Springer Reference Medizin

Springer Reference Medizin bietet Ärztinnen und Ärzten die optimale Lösung für ihren Arbeitsalltag. Unser Publikationsangebot beinhaltet die Qualität, die man von Springer kennt, bietet aber den Vorteil, dass das Wissen kontinuierlich aktualisiert wird und die Leser somit immer auf dem neuesten Stand sind. Die großen, umfassenden Fachbücher sind als Printausgabe verfügbar, zusätzlich bieten wir dynamische online Publikationen an.

Der Vorteil der Live Reference-Ausgaben: Das Bücherregal muss nicht in regelmäßigen Abständen erneuert werden, denn die Informationen sind jederzeit online abrufbar – schnell, übersichtlich und in deutscher Sprache. Schnelle online First Publikationen bieten nach wie vor gesichertes Wissen, denn alle Kapitel sind von führenden Experten verfasst und peer-reviewed. Springer Reference Medizin wächst ständig um neue Kapitel und Fachgebiete.

Alle deutschsprachigen Referenzwerke – auch anderer Fächer – finden Sie unter www.springerreference.de.

Gernot Marx · Elke Muhl · Kai Zacharowski ·
Stefan Zeuzem
Hrsg.

Die Intensivmedizin

13. Auflage

Band 1

mit 394 Abbildungen und 426 Tabellen

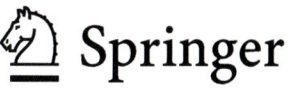

Hrsg.
Gernot Marx
Klinik für Operative Intensivmedizin
Universitätsklinikum RWTH Aachen
Aachen, Deutschland

Elke Muhl
Groß Grönau, Deutschland

Kai Zacharowski
Klinik für Anästhesiologie, Intensivm.
Universitätsklinikum Frankfurt am Main
Frankfurt, Deutschland

Stefan Zeuzem
Medizinische Klinik 1
Universitätsklinikum Frankfurt
Frankfurt am Main, Deutschland

ISSN 2625-3461   ISSN 2625-350X (electronic)
Springer Reference Medizin
ISBN 978-3-662-68698-0   ISBN 978-3-662-68699-7 (eBook)
https://doi.org/10.1007/978-3-662-68699-7

Die Deutsche Nationalbibliothek verzeichnet diese Publikation in der Deutschen Nationalbibliografie; detaillierte bibliografische Daten sind im Internet über https://portal.dnb.de abrufbar.

© Springer-Verlag GmbH Deutschland, ein Teil von Springer Nature 1955, 1971, 1972, 1977, 1982, 2001, 2004, 2008, 2011, 2015, 2024

Das Werk einschließlich aller seiner Teile ist urheberrechtlich geschützt. Jede Verwertung, die nicht ausdrücklich vom Urheberrechtsgesetz zugelassen ist, bedarf der vorherigen Zustimmung des Verlags. Das gilt insbesondere für Vervielfältigungen, Bearbeitungen, Übersetzungen, Mikroverfilmungen und die Einspeicherung und Verarbeitung in elektronischen Systemen.
Die Wiedergabe von allgemein beschreibenden Bezeichnungen, Marken, Unternehmensnamen etc. in diesem Werk bedeutet nicht, dass diese frei durch jedermann benutzt werden dürfen. Die Berechtigung zur Benutzung unterliegt, auch ohne gesonderten Hinweis hierzu, den Regeln des Markenrechts. Die Rechte des jeweiligen Zeicheninhabers sind zu beachten.
Der Verlag, die Autoren und die Herausgeber gehen davon aus, dass die Angaben und Informationen in diesem Werk zum Zeitpunkt der Veröffentlichung vollständig und korrekt sind. Weder der Verlag noch die Autoren oder die Herausgeber übernehmen, ausdrücklich oder implizit, Gewähr für den Inhalt des Werkes, etwaige Fehler oder Äußerungen. Der Verlag bleibt im Hinblick auf geografische Zuordnungen und Gebietsbezeichnungen in veröffentlichten Karten und Institutionsadressen neutral.

Planung/Lektorat: Anna Kraetz
Springer ist ein Imprint der eingetragenen Gesellschaft Springer-Verlag GmbH, DE und ist ein Teil von Springer Nature.
Die Anschrift der Gesellschaft ist: Heidelberger Platz 3, 14197 Berlin, Germany

Wenn Sie dieses Produkt entsorgen, geben Sie das Papier bitte zum Recycling.

Vorwort zur 13. Auflage

Die Intensivmedizin zeichnet sich durch eine dynamische und umfangreiche wissenschaftliche Weiterentwicklung aus. Dies umfasst biologische, wirtschaftliche, ethische, technologische und durch künstliche Intelligenz geprägte neue Inhalte. Kontinuierlich entstehen mehr Evidenz und ein großes Spektrum an Möglichkeiten, um noch mehr Menschen in kritischen medizinischen Situationen zurück ins Leben zu bringen. Auf der anderen Seite stellen die demografische Entwicklung, Strukturreform und Defizite in den personellen und infrastrukturellen Ressourcen große Herausforderungen für die Intensivmedizin dar. Das zentrale Ziel unseres Handelns bleibt dabei immer das Wohl der Patienten und im weitesten Sinne auch dessen Umfeld. Das Erreichte zu sichern und kontinuierlich zu verbessern ist unser Anspruch als Intensivmediziner: In, um die uns anvertrauten schwer kranken Patienten auf höchstem Niveau erfolgreich und sicher behandeln zu können. Dabei benötigt diese erfolgreiche Behandlung der schwerstkranken intensivpflichtigen Patienten zwingend Multiprofessionalität und Interdisziplinarität auf allen Ebenen.

Unser Ziel: Gemeinsam besser und sicherer zu versorgen.

Grund genug, dass sich das bewährte Herausgeberteam der vorigen Auflage mit Elke Muhl, Gernot Marx, Kai Zacharowski und Stefan Zeuzem, Ende 2020 entschlossen hatte mit gewohntem Enthusiasmus, einer gehörigen Portion Ausdauer und großer Tatkraft die 13. Auflage des Standardwerkes umzusetzen.

2020 – ja 2020, also mitten in der Corona Pandemie war dieser Entschluss schon mutig, denn die Intensivmedizin sah sich genau zu dieser Zeit mit der Bewältigung der Pandemie ihrer größten Herausforderung und Bewährungsprobe in der Geschichte der Intensivmedizin in Deutschland und weltweit ausgesetzt! Alle intensivmedizinischen Teams waren maximal gefordert, es galt viele schwer- und schwerstkranke Patienten zu versorgen, die durch ein neues Virus SARS-Cov2 erkrankt waren. Die Intensivmedizin war nicht nur medizinisch, sondern auch gesellschaftspolitisch im Fokus aller Medien. Umgehend wurde die Systemrelevanz der Intensivmedizin in den westlichen Industrienationen allzu deutlich. Krisen induzieren und beschleunigen auch Innovationen. In der letzten Auflage wurde das Potenzial der Telemedizin für die Intensivmedizin, erstmals in einem eigenen Kapitel beleuchtet. In der Corona-Pandemie wurde Telemedizin an mehreren Orten umfangreich eingesetzt, um die intensivmedizinische Behandlung von Covid-19-Patienten telemedizinisch erfolgreich zu unterstützen. Konsequenterweise gelang so die Transformation von einem innovativen Forschungsansatz in die Regelversorgung seit kurzem als Teil der GKV-Regelversorgung auch mit eigenständigen Intensivzentren nach G-BA-Krise als Katalysator.

Inzwischen hat die Intensivmedizin nicht nur die Herausforderungen der Pandemie gemeistert, sondern sich auch bei der Flutkatastrophe und der Versorgung der Opfer des Ukrainekrieges als katastrophen-resistent gezeigt. Doch wir haben auch gelernt, dass Intensivmedizin nicht nur bedeutet, miteinander kompetenter für die Patienten zu sein, sondern auch, dass wir uns intensiv umeinander kümmern müssen.

Diese 13. Auflage enthält umfangreiche Aktualisierungen, ohne auf die umfassende Darstellung aller wesentlichen Inhalte zu verzichten. Es wurden alle Kapitel für die 13. Auflage komplett überarbeitet. Initial war diese Auflage als rein digitales, nicht Papier-basiertes Werk geplant. Bereits die 12. Auflage wurde komplett in die medizinische Datenbank des Springer-Verlags aufgenommen, wodurch die Inhalte ständig aktuell gehalten werden konnten. Dieses überzeugende und bewährte Konzept wird selbstverständlich bei der 13. Auflage fortgeführt. Nachdem die 13. Auflage durch die umfangreichen Aktualisierungen jetzt 17 Sektionen und 1900 Seiten umfasst und den Anforderungen eines Standardlehrbuchs mehr als gerecht wird, hat sich der Springer-Verlag entschlossen, die 13. Auflage in 2 Bänden auch als gedruckte Version zur Verfügung zu stellen. Dies begrüßen wir als Herausgeber insbesondere und danken dem Verlag für diesen sowohl mutigen als auch verständnisvollen Schritt für die noch haptisch orientierten Intensivmediziner unter uns. Auch im digitalen Zeitalter ist ein Standardlehrbuch ein wichtiger Rückhalt beim Erlernen und Bestehen der täglichen Herausforderungen bei unseren komplexen und schwer- und schwerstkranken Intensivpatienten. In der Situation eines digitalen Ausfalls auf der Intensivstation kann ein gedrucktes Standardlehrbuch sowohl in der Pflege als auch im ärztlichen Bereich durchaus mehr als hilfreich sein.

Angesichts der Pandemie und den Herausforderungen auch in der postpandemischen Periode danken wir allen Kolleginnen und Kollegen, die zum Gelingen der 13. Auflage beigetragen haben im besonderen Maße! Das Lehrbuch und die medizinische Datenbank leben von ihrem Expertenwissen. Unser Dank gilt auch den Mitarbeitern des Springer-Verlags, insbesondere Anna Krätz, die das Projekt seit vielen Jahren hervorragend betreut.

Aachen, Lübeck und Frankfurt, Deutschland
Oktober 2023

Gernot Marx
Elke Muhl
Kai Zacharowski
Stefan Zeuzem

Inhaltsverzeichnis

Band 1

Teil I Organisation und Umfeld der Intensivmedizin 1

1. **Möglichkeiten und Grenzen der Intensivmedizin** 3
   Uwe Janssens

2. **Rechtliche Probleme in der Intensivmedizin** 17
   Hans-Joachim Wilke

3. **Psychosoziale Situation und psychologische Betreuung in der Intensivmedizin** 27
   Svenja Teufert und Sven Bercker

4. **Entwicklung und Bedeutung der Gesundheitsfachberufe in der Intensivmedizin** 39
   Andre Ewers

5. **Intensivpflege** 49
   Arnold Kaltwasser, Rolf Dubb, Sabrina Pelz, Carsten Hermes und Dietmar Stolecki

6. **Hygiene in der Intensivmedizin** 59
   Simone Scheithauer, Reiner Schaumann, Stefan Bushuven und Markus Dettenkofer

7. **Transport kritisch kranker Patienten** 89
   Tobias Hüppe und Jürgen Graf

8. **Scores in der Intensivmedizin** 97
   Rolf Lefering

9. **Qualitätsmanagement, Patientendatenmanagementsysteme (PDMS) und Ökonomie in der Intensivmedizin** 111
   Tobias M. Bingold, Jörg Martin, Jürgen Graf, Oliver Kumpf und Falk von Dincklage

10. **Intensivmedizinisch bedeutsame Infektionserkrankungen** 129
    Christine Dierkes und Enos Bernasconi

11. **Organisation und Management einer Intensivstation** 147
    Dierk A. Vagts

12. **Teleintensivmedizin – Möglichkeiten und Grenzen einer Innovation** 157
    Gernot Marx und Robert Deisz

13 Weiterbildung und Kompetenzvermittlung in der Intensivmedizin 165
Axel R. Heller und Michael P. Müller

14 Langzeitfolgen nach Intensivtherapie 179
J. Langgartner

15 Akut- und Frührehabilitation 189
Gudrun Sylvest Schönherr, Michaela Eyl, Ton Hanel, Mariella Katzmayr,
Simone Kircher und Patricia Meier

16 Palliativmedizin in der Intensivmedizin 225
Friedemann Nauck

17 Risikomanagement und Fehlerkultur 237
Jürgen Graf, Adrian Frutiger und Kyra Schneider

18 Patient Blood Management 253
Dania Fischer, Patrick Meybohm und Kai Zacharowski

Teil II Diagnostik und Überwachung 261

19 Hämodynamisches und respiratorisches Monitoring 263
Matthias Heringlake, Hauke Paarmann, Hermann Heinze,
Heinrich V. Groesdonk und Sebastian Brandt

20 Zerebrales und neurophysiologisches Monitoring 307
Martin Jakobs, Alexander Younsi, Asita Simone Sarrafzadeh und
Karl Ludwig Kiening

**21 Bildgebende Verfahren in der Intensivmedizin: Röntgen, Sonographie,
CT, MRT, Nuklearmedizin und bildgesteuerte Interventionen** 317
Peter Hunold, Thomas Schlosser, Sonja Kinner, Marc Schlamann und
Ingo Janssen

22 Intensivtherapie bei erhöhtem intrakraniellem Druck 385
Mohammed Issa, Alexander Younsi, Oliver W. Sakowitz und
Andreas W. Unterberg

23 Endoskopische Diagnostik 397
Mireen Friedrich-Rust, Florian Alexander Michael und Jörg Albert

24 Blutgasanalyse 413
Markus Rehm, Klaus Hofmann-Kiefer und Peter Conzen

25 Point of Care Testing in der Gerinnungsanalytik 427
Christian F. Weber und Kai Zacharowski

Teil III Techniken 433

26 Endotracheale Intubation 435
Fritz Fiedler und Michael Quintel

27 Perkutane Tracheotomie 451
Stefan Utzolino, Michael Quintel und Axel Prause

**28 Nichtinvasive Beatmung zur Therapie der akuten respiratorischen
Insuffizienz** 467
Bernd Schönhofer und Sarah Bettina Schwarz

29 Maschinelle Beatmung und Entwöhnung von der Beatmung 483
Johannes Bickenbach und Rolf Dembinski

30 Heimbeatmung und Überleitung in die Heimbeatmung 513
Christopher Wagner, Sönke Wallis und Daniel Drömann

31 Drainagen in der Intensivmedizin 517
Patrick Kassenbrock, Ursula Wild und Samir G. Sakka

32 Katheter in der Intensivmedizin 541
Maximilian Ragaller und Oliver Vicent

33 Kardiopulmonale Reanimation 573
Holger Herff, Udo Wagner und Volker Wenzel

Teil IV   Prinzipien der Therapie 587

34 Pharmakodynamik und Pharmakokinetik beim Intensivpatienten, Interaktionen 589
Julia Langgartner

35 Ernährung der Intensivpatient*in 607
Wolfgang H. Hartl

36 Volumentherapie 623
Tim-Philipp Simon, Kai Zacharowski und Gernot Marx

37 Inotropika und Vasopressoren 631
Steffen Rex und Kira Erber

38 Hämostase 643
W. Miesbach und H. Schöchl

39 Schmerz, Sedierung und Delir 677
Claudia Spies, Björn Weiß, Alawi Lütz und Anika Müller

40 Prophylaxen 691
Tobias M. Bingold, Martin Hoffmann, Susanne Krotsetis und Elke Muhl

Teil V   Extrakorporale Organunterstützung, VAD-Systeme 711

41 Extrakorporale Verfahren zur Unterstützung bei Lungenversagen 713
Christopher Lotz, Jonas Ajouri, Tobias M. Bingold, Harald Keller und
Ralf M. Muellenbach

42 Mechanische Unterstützung bei Herzversagen 723
Fabian Emrich und Thomas Walther

43 Extrakorporale Verfahren zur Unterstützung bei Leberversagen 735
Jörg Bojunga

44 Extrakorporale Verfahren zur Behandlung des akuten Nierenversagens 743
Bernhard K. Krämer

Teil VI   Störungen des ZNS und neuromuskuläre Erkrankungen 755

45 Koma, metabolische Störungen und Hirntod 757
Andreas Bitsch

| 46 | **Zerebrovaskuläre Notfälle**... | 771 |

Thorsten Steiner, Lea Küppers-Tiedt, Stefan Schwab und Werner Hacke

| 47 | **Intensivtherapie bei Anfallsserien und Status epilepticus**............... | 787 |

Stephanie Gollwitzer, Hajo M. Hamer und Stefan Schwab

| 48 | **Psychische und psychosomatische Störungen bei Intensivpatienten**......... | 795 |

Tilman Wetterling

| 49 | **Intensivtherapie bei Infektionen des ZNS**............................. | 805 |

Bernd Salzberger

| 50 | **Querschnittlähmung: Akutbehandlung und Rehabilitation**............... | 813 |

Michael Baumberger, Franz Michel, Luca Brendebach, Hans Georg Koch, Peter Felleiter und Anke Scheel-Sailer

| 51 | **Neuromuskuläre Erkrankungen bei Intensivpatienten**................... | 829 |

Tobias Ruck, Hans-Peter Hartung, Sven G. Meuth, Bernd C. Kieseier und Helmar C. Lehmann

| 52 | **Neurologisch-neurochirurgische Frührehabilitation**..................... | 845 |

Jens D. Rollnik

| **Teil VII** | **Kardiale Störungen**... | 861 |

| 53 | **Intensivtherapie bei akuter Herzinsuffizienz, kardiogenem Schock und Herzbeuteltamponade**.. | 863 |

Sonja Iken, Martin Calineata, Christian Reyher und Andreas Zierer

| 54 | **Intensivtherapie bei akutem Koronarsyndrom, Myokardinfarkt und instabiler Angina pectoris**... | 895 |

Stephan Fichtlscherer und Joachim Weil

| 55 | **Intensivtherapie bei Herzrhythmusstörungen**........................ | 929 |

Hans-Joachim Trappe

| 56 | **Intensivtherapie bei infektiöser Endokarditis**........................ | 949 |

Marcus Maximilian Mücke und Johanna Maria Kessel

Band 2

| **Teil VIII** | **Vaskuläre Störungen**.. | 963 |

| 57 | **Hypertensiver Notfall**... | 965 |

Nicholas Obermüller

| 58 | **Intensivtherapie bei Lungenarterienembolie**......................... | 977 |

Wolfgang A. Wetsch und Bernd W. Böttiger

| 59 | **Thrombose in der Intensivmedizin**................................. | 985 |

Bruno Geier

| 60 | **Intensivtherapie bei akutem arteriellem Verschluß**................... | 993 |

Heiner Wenk

| 61 | **Mesenteriale Durchblutungsstörungen**............................. | 999 |

Felix Rockmann

Teil IX Respiratorische Störungen 1011

62 Intensivtherapie bei Pneumonien 1013
Santiago Ewig

63 Intensivtherapie bei akutem Lungenversagen 1039
Rolf Dembinski

64 Intensivtherapie bei COPD und Asthma bronchiale 1047
Robert Bals, Bernd Schönhofer und Christian Taube

Teil X Gastrointestinale Störungen 1061

65 Intensivtherapie bei akutem und chronischem Leberversagen 1063
Christoph Sarrazin, Maximilian David Schneider, Wolf O. Bechstein und
Stefan Zeuzem

66 Intensivtherapie bei akuten gastrointestinalen Blutungen 1089
Georg Braun, Frank Klebl und Helmut Messmann

67 Intensivtherapie bei Ileus und toxischem Megakolon 1097
Guido Woeste und Oliver Schröder

68 Intensivtherapie bei Peritonitis 1109
Wolfgang H. Hartl

69 Intensivtherapie bei akuter Pankreatitis 1121
Stephanie-Susanne Stecher, Georg Beyer, Sofia Antón, Ali Alexander Aghdassi,
Jonas Adrian Scheiber, Markus M. Lerch und Julia Mayerle

Teil XI Stoffwechsel, Niere, Säure-Basen-, Wasser- und Elektrolythaushalt . . . 1133

70 Diabetisches Koma und perioperative Diabetestherapie 1135
Gesine Meyer und Jörg Bojunga

71 Endokrine Störungen beim Intensivpatienten 1147
Gesine Meyer und Jörg Bojunga

72 Intensivtherapie bei akuten Porphyrien 1167
Eva Diehl-Wiesenecker, Rajan Somasundaram und Nils Wohmann

**73 Intensivtherapie bei akutem Nierenversagen (ANV), extrakorporale
Eliminationsverfahren und Plasmaseparation** 1179
Bernhard K. Krämer und Bernd Krüger

Teil XII Infektionen 1199

**74 Antibiotika, Antibiotikaprophylaxe und Antimykotika in der
Intensivmedizin** 1201
Nils Wetzstein, Janne J. Vehreschild und Maria J. G. T. Vehreschild

75 Nosokomiale Infektionen auf der Intensivstation 1215
Gösta Lotz, Jan Kloka, Linda Vo, Helga Häfner, Simone Scheithauer und
Sebastian Lemmen

76 Sepsis 1245
Tobias Schürholz und Gernot Marx

77 Infektionen bei Immundefizienz 1261
Bernd Salzberger und Christine Dierkes

78 Intensivtherapie bei Haut- und Weichgewebsinfektionen 1271
Elke Muhl und Peter Kujath

Teil XIII Trauma 1281

79 Polytrauma 1283
Mark Lehnert und Ingo Marzi

80 Schädel-Hirn-Trauma 1305
Alexander Younsi, Moritz Scherer und Andreas W. Unterberg

81 Intensivtherapie bei Verletzungen der Kiefer- und Gesichtsregion 1323
Siegmar Reinert und Michael Krimmel

82 Thoraxtrauma 1333
Reto Stocker

83 Intensivtherapie bei Abdominalverletzungen 1347
Anna Philine Düssel, Martin Hornberger, Christian Hierholzer,
Michael Lang und Alexander Woltmann

84 Intensivtherapie bei Brandverletzungen 1369
Felix Stang, Norbert Pallua und Erhan Demir

85 Unterkühlung, Ertrinken und Tauchunfälle 1395
Jan-Christoph Lewejohann

Teil XIV Operative Intensivmedizin 1413

**86 Intensivtherapie nach neurochirurgischen Eingriffen: elektive Kraniotomie,
intrakranielle Blutung, Schädel-Hirn-Trauma, Rückenmarkverletzung** 1415
Stefanie Pilge und Gerhard Schneider

87 Intensivtherapie nach herzchirurgischen Eingriffen 1445
Frank Vogel, Tobias Ninke, Bernhard Zwißler und Erich Kilger

88 Intensivtherapie nach thoraxchirurgischen Eingriffen 1471
Jens Geiseler, Volkan Kösek, Burkhard Thiel, Hans-Georg Bone,
Robert Kaiser und Lorenz Nowak

89 Intensivtherapie nach abdominalchirurgischen Eingriffen 1493
Hany Ashmawy, Guido Peterschulte und Matthias Schauer

90 Intensivtherapie nach gefäßchirurgischen Eingriffen 1523
Andreas Greiner, Michael Jacobs, Jochen Grommes und Alexander Gombert

Teil XV Organtransplantation 1533

**91 Hirntodfeststellung und intensivmedizinische Behandlung
von Organspendern** 1535
Hans-Joachim Wilke

92 Intensivtherapie im Rahmen der Transplantation solider Organe 1545
Christoph Lichtenstern, Frederike Lund, Matthias Müller, Jan Schmidt,
Konstantin Mayer und Markus A. Weigand

Teil XVI Spezielle Notfälle 1585

93 Hämorrhagischer Schock 1587
Patrick Meybohm und Kai Zacharowski

94 Schwangere in der Intensivmedizin 1605
Michael K. Bohlmann

95 Schwangerschaftsassoziierte Notfälle 1621
Peter Kranke, Dorothee Bremerich und Benedikt Schmid

96 Anaphylaxie – Diagnostik und Therapie unter intensivmedizinischen Gesichtspunkten 1635
Christoph Steup und Kai-Henrik Peiffer

97 Rheumatologische Notfälle 1647
Sylvia Pemmerl und Boris Ehrenstein

98 Hämatologische und onkologische Notfälle 1657
Johannes Atta, Salem Abdulfatah Ajib und Stefanie Froh

99 Intensivtherapie bei Vergiftungen 1673
Herbert Desel und Martin Ebbecke

Teil XVII Pädiatrische Intensivmedizin 1687

100 Intensivmedizin bei Früh- und Neugeborenen 1689
Johannes Wirbelauer und Christian P. Speer

Sachwortverzeichnis 1743

Herausgeber- und Autorenverzeichnis

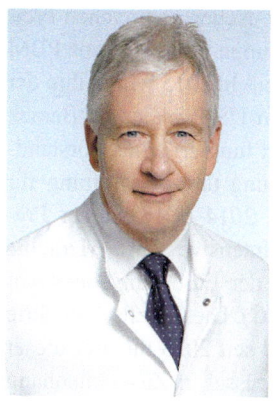

Gernot Marx studierte Humanmedizin an der Medizinischen Hochschule Hannover. Nach seiner Promotion und Habilitation arbeitete er als Senior Lecturer in der Anästhesiologie und Intensivmedizin an der University of Liverpool und wurde 2004 auf eine Professur für Anästhesiologie, Intensiv- und Notfallmedizin an die Friedrich-Schiller-Universität Jena berufen. Seit 2008 ist er W3-Professor für Anästhesiologie mit Schwerpunkt operativer Intensivmedizin und Intermediate Care an der RWTH Aachen und Direktor der Klinik für Operative Intensivmedizin und Intermediate Care an der Uniklinik RWTH Aachen. Seit seiner Berufung in Aachen engagiert sich Marx stark für die Themen Telemedizin und Digitalisierung im Gesundheitswesen. In diesem Kontext leitete Marx verschiedene Forschungsverbünde, die national z. B. die Medizininformatikinitiative durch das BMBF oder von der EU gefördert worden sind (z. B. das Projekt THALEA). Sein Projekt TELnet@NRW wurde im Jahr 2021 mit dem Deutschen Preis für Patientensicherheit ausgezeichnet. Im Rahmen der Corona-Pandemie koordinierte Marx auch die Vorstufe des Virtuellen Krankenhauses NRW. 2021–2022 ist Gernot Marx Präsident der Deutschen Interdisziplinären Vereinigung für Intensiv– und Notfallmedizin (DIVI) gewesen. 2023 ist er als Mitglied in das Expertengremium der Nationalen Forschungsdateninfrastruktur (NFDI) berufen worden. Für die Deutsche Gesellschaft für Anästhesiologie und Intensivmedizin ist Marx für die Amtszeit 2025/2026 als Präsident gewählt worden.

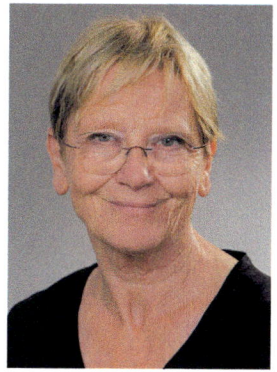

Elke Muhl hat nach dem Studium der Humanmedizin an der Christian-Albrechts-Universität in Kiel am Universitätsklinikum Schleswig-Holstein (UKSH) Campus Lübeck ihre Weiterbildung zur Ärztin für Chirurgie absolviert und die Zusatzbezeichnungen als Ärztin für Unfallchirurgie und Ärztin für Gefäßchirurgie erworben, sowie die Fakultative Zusatzweiterbildung Intensivmedizin. Sie war nach Promotion und Habilitation für das Fach Chirurgie zuletzt langjährig als Oberärztin und Leiterin der Chirurgischen Intensivstation am UKSH Campus Lübeck tätig. Berufspolitisch hat sie sich in der DIVI engagiert, war Mitglied des Präsidiums der DIVI von 2009–2014, 2011/2012 deren Präsidentin und 2018 Kongresspräsidentin des DIVI-Kongresses. Sie ist zudem Ehrenmitglied der Fachgesellschaft.

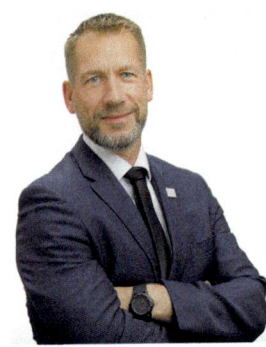

Kai Zacharowski, ML FRCA FESAIC ist seit 2009 Direktor der Klinik für Anästhesiologie, Intensivmedizin und Schmerztherapie an der Goethe Universität Frankfurt. Von 2006 bis 2008 hatte er die gleiche Position am Universitätsklinikum Bristol, UK inne. Seine Forschungsinteressen liegen insbesondere in der Patientensicherheit, Patient Blood Management (PBM) und dem Immunsystem in der Intensivmedizin. Er promovierte zum Dr. med. in Mainz und Dr. phil. in London. Seit 2016 ist er Mitglied der Leopoldina, der ältesten wissenschaftlichen Akademie der Welt. Seine wissenschaftlichen Arbeiten sind publiziert u. a. in *Nature Medicine, Lancet, NEJM* and *Proceedings of the National Academy of Science* (in PubMed mehr als 560 Beiträge). Neben zahlreichen Preisen und Ehrungen erhielt er mit seiner Gruppe für das Thema PBM den deutschen Preis für Patientensicherheit. In 2015 wurde ihm der Humanitarian Award gemeinsam mit den US-Präsidenten Barack Obama and Joe Biden überreicht. Aktuell fungiert er als Vorstandvorsitzender der Christoph-Lohfert Stiftung und der Stiftung für Gesundheit, Prävention und PBM. Von 2014–2018 war er Präsident des Multiple Joint Committee Intensive Care Medicine (UEMS) und von 2020–2021 Präsident der European Society of Anaesthesiology & Intensive Care (ESAIC). Die Gesellschaft ehrte ihn als Honorary member of ESAIC und seit 2023 dient er dieser als Botschafter für alle EU Fragen in Brüssel in Zusammenhang mit der Anästhesiologie und Intensivmedizin.

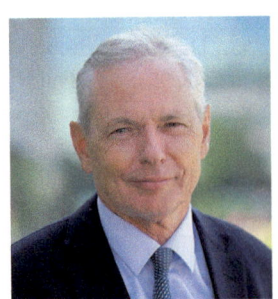

Stefan Zeuzem studierte Humanmedizin in Frankfurt a.M., Cambridge und Newcastle upon Tyne, England. Facharztweiterbildung am Universitätsklinikum Frankfurt a.M., Forschungsaufenthalte am Max-Planck-Institut für Biophysik (1990–1991) und am Howard Hughes Medical Institute, Yale University (1993). Nach dem Facharzt für Innere Medizin, Schwerpunktweiterbildung in der Gastroenterologie, Endokrinologie und Internistischen Intensivmedizin. Nach Habilitation (1992) und Ernennung zum außerplanmäßigen Professor (1998) an der Universität Frankfurt, Ruf auf den Lehrstuhl für Innere Medizin an der Universitätsklinik des Saarlandes (2002–2006), seit dem 1. Januar 2007 Lehrstuhl für Innere Medizin und Direktor der Medizinischen Klinik 1 am Universitätsklinikum Frankfurt a.M. Von 2010 bis 2016 Mitglied des Wissenschaftsrats, seit 2019 Dekan der Medizinischen Fakultät.

Autorenverzeichnis

Ali Alexander Aghdassi Klinik und Poliklinik für Innere Medizin A, Universitätsmedizin Greifswald, Greifswald, Deutschland

Salem Abdulfatah Ajib Hämatologie/Onkologie (Med 2), Universitätsklinikum Frankfurt, Frankkfurt a. M, Deutschland

Jonas Ajouri Klinik für Anästhesiologie, Intensivmedizin, Notfallmedizin und Schmerztherapie, ECMO-Zentrum, Klinikum Kassel, Kassel, Deutschland

Jörg Albert Klinik für Gastroenterologie, gastroenterologische Onkologie, Hepatologie, Infektiologie und Pneumologie, Klinikum Stuttgart, Stuttgart, Deutschland

Sofía Antón Medizinische Klinik und Poliklinik II, Klinikum der LMU München, München, Deutschland

Hany Ashmawy Klinik für Allgemein-, Viszeral- und Kinderchirurgie, Universitätsklinikum Düsseldorf, Düsseldorf, Deutschland

Johannes Atta Sektionsleitung Hämatologie und Infektiologie, Hochwaldkrankenhaus – GZ Wetterau, Bad Nauheim, Deutschland

Robert Bals Klinik für Innere Medizin V, Universitaetsklinikum des Saarlandes, Homburg/Saar, Deutschland

Michael Baumberger Schweizer Paraplegiker-Zentrum Nottwil, Nottwil, Schweiz

Wolf O. Bechstein Klinik für Allgemein-, Viszeral und Transplantationschirurgie, Universitätsklinikum Frankfurt, Frankfurt am Main, Deutschland

Sven Bercker Klinik für Anästhesiologie und Intensivtherapie, Universitätsklinikum Leipzig AöR, Leipzig, Deutschland

Enos Bernasconi Ospedale Civico Lugano, Lugano, Schweiz

Georg Beyer Medizinische Klinik und Poliklinik II, Klinikum der LMU München, München, Deutschland

Johannes Bickenbach Klinik für Operative Intensivmedizin und Intermediate Care, Universitätsklinikum Aachen, Aachen, Deutschland

Tobias M. Bingold Clinical Affairs, ADVITOS GmbH, München, Deutschland

Andreas Bitsch Klinik für Neurologie und Stroke Unit, Mediclin Krankenhaus Plau am See, Plau am See, Deutschland

Michael K. Bohlmann Zentrum für Gynäkologie & Geburtshilfe, St. Elisabethen-Krankenhaus GmbH, Lörrach, Deutschland

Jörg Bojunga Medizinische Klinik 1, Klinik für Gastroenterologie, Hepatologie, Pneumologie und Endokrinologie, Universitätsklinikum Frankfurt, Frankfurt am Main, Deutschland

Internistische Intensivmedizin, Medizinische Klinik, Universitätsklinikum Frankfurt, Frankfurt am Main, Deutschland

Hans-Georg Bone Zentrum für Anästhesiologie, Intensiv- und Schmerztherapie, Klinikum Vest, Recklinghausen, Deutschland

Bernd W. Böttiger Medizinische Fakultät, Klinik für Anästhesiologie und Operative Intensivmedizin, Uniklinik Köln, Universität zu Köln, Köln, Deutschland

Sebastian Brandt Klinik für Anaesthesiologie, Intensivmedizin und perioperative Schmerztherapie, Städtisches Klinikum Dessau, Dessau-Roßlau, Deutschland

Georg Braun Medizinische Klinik III am Universitätsklinikum Augsburg, Augsburg, Deutschland

Dorothee Bremerich Klinik für Anästhesiologie, Helios Kliniken Schwerin, Schwerin, Deutschland

Luca Brendebach Schweizer Paraplegiker-Zentrum Nottwil, Nottwil, Schweiz

Stefan Bushuven Institut für Krankenhaushygiene und Infektionsprävention am Hegau-Bodensee-Klinikum Radolfzell, Gesundheitsverbund Landkreis Konstanz (GLKN), Radolfzell, Deutschland

Martin Calineata Klinik für Anästhesiologie, Intensivmedizin und Schmerztherapie, Goethe-Universität Frankfurt, Universitätsklinikum, Frankfurt am Main, Deutschland

Peter Conzen Klinik für Anästhesiologie, Klinikum der Universität München Campus Großhadern, München, Deutschland

Robert Deisz Intensive Care Philips GmbH Market DACH, Philips GmbH, Hamburg, Deutschland

Rolf Dembinski Klinik für Intensivmedizin und Notfallmedizin, Klinikum Bremen-Mitte, Bremen, Deutschland

Erhan Demir Privatklinik für Plastische und Ästhetische Chirurgie, Handchirurgie, Köln, Deutschland

Herbert Desel Abteilung Exposition, Fachgruppe „Expositionsbewertung von gefährlichen Produkten", Bundesinstitut für Risikobewertung, Berlin, Deutschland

Markus Dettenkofer Hygiene und Infektiologie, Sana Kliniken AG, Ismaning, Deutschland

Eva Diehl-Wiesenecker Zentrale Notaufnahme Campus Benjamin Franklin, Porphyrie-Ambulanz Campus Benjamin Franklin, Charité Universitätsmedizin Berlin, Berlin, Deutschland

Christine Dierkes Gastroenterologie und interventionelle Endoskopie, Krankenhaus Barmherzige Brüder Regensburg, Regensburg, Deutschland

Falk von Dincklage Klinik für Anästhesie, Intensiv-, Notfall- und Schmerzmedizin, Universitätsmedizin Greifswald, Greifswald, Deutschland

Daniel Drömann Medizinische Klinik III, Universitätsklinikum Schleswig-Holstein – Campus Lübeck, Lübeck, Deutschland

Rolf Dubb Fachbereichsleitung Weiterbildung an der Akademie der Kreiskliniken Reutlingen GmbH, Reutlingen, Deutschland

Anna Philine Düssel Abt. für Viszeraltraumatologie und viszerale Paraplegiologie, Berufsgenossenschaftliche Unfallklinik Murnau, Murnau/Staffelsee, Deutschland

Martin Ebbecke Giftinformationszentrum-Nord der Länder Bremen, Hamburg, Niedersachsen und Schleswig-Holstein (GIZ-Nord) und Toxikologisches Labor, Universitätsmedizin Göttingen, Göttingen, Deutschland

Boris Ehrenstein Klinik und Poliklinik für Rheumatologie, Asklepios Klinik Bad Abbach, Bad Abbach, Deutschland

Fabian Emrich Klinik für Herz- und Gefäßchirurgie, Universitäres Herzzentrum, Universitätsklinikum Frankfurt, Frankfurt am Main, Deutschland

Kira Erber Klinik für Anästhesiologie und Intensivmedizin, Universitätsklinikum Schleswig-Holstein, Lübeck, Deutschland

Andre Ewers Leitung Koordination Klinische Pflegewissenschaft und Pflegeforschung, Pflegedirektion, Universitätsklinikum Salzburg, Salzburg, Österreich

Santiago Ewig Kliniken für Pneumologie und Infektiologie, EVK Herne und Augusta-Kranken-Anstalt Bochum, Thoraxzentrum Ruhrgebiet, Bochum, Deutschland

Michaela Eyl Neurorehabilitation, Universitätsklinik Innsbruck, Innsbruck, Österreich

Peter Felleiter Schweizer Paraplegiker-Zentrum Nottwil, Nottwil, Schweiz

Stephan Fichtlscherer Medizinische Klinik III: Kardiologie, Angiologie Universitäres Herz- & Gefäßzentrum Universitätsklinikum Frankfurt, Frankfurt am Main, Deutschland

Fritz Fiedler St. Elisabeth-Krankenhaus GmbH, Klinik für Anaesthesie und Operative Intensivmedizin, Köln, Deutschland

Dania Fischer Klinik für Anästhesiologie, Universitätsklinikum Heidelberg, Heidelberg, Deutschland

Mireen Friedrich-Rust Medizinische Klinik 1 – Gastroenterologie und Hepatologie, Pneumologie und Allergologie, Endokrinologie und Diabetologie sowie Ernährungsmedizin, Universitätsklinikum Frankfurt, Frankfurt am Main, Deutschland

Stefanie Froh Luzern, Schweiz

Adrian Frutiger Trimmis, Schweiz

Bruno Geier Department of Vascular Surgery, Krankenhaus Bethanien Moers, Moers, Deutschland

Jens Geiseler Klinik für Pneumologie, Beatmungs- und Schlafmedizin, Klinikum Vest, Behandlungszentrum Paracelsus-Klinik Marl, Marl, Deutschland

Stephanie Gollwitzer Neurologische Klinik, Universitätsklinikum Erlangen, Erlangen, Deutschland

Alexander Gombert Europäisches Gefäßzentrum Aachen-Maastricht, Klinik für Gefäßchirurgie, Universitätsklinikum RWTH Aachen, Aachen, Deutschland

Jürgen Graf Universitätsklinikum Frankfurt, Frankfurt, Deutschland

Jürgen Graf Ärztlicher Direktor Universitätsklinik Frankfurt, Goethe Universität, Stuttgart, Deutschland

Andreas Greiner Klinik für Gefäßchirurgie, Charité – Universitätsmedizin Berlin, Berlin, Deutschland

Heinrich V. Groesdonk Klinik für Interdisziplinäre Intensivmedizin und Intermediate Care, HELIOS Klinikum Erfurt, Erfurt, Deutschland

Jochen Grommes Klinik für Gefäßchirurgie, Marienhospital Aachen, Aachen, Deutschland

Werner Hacke Universitaetsklinikum Heidelberg, Neurologische Klinik, Heidelberg, Deutschland

Helga Häfner Zentralbereich für Krankenhaushygiene und Infektiologie, Uniklinik RWTH Aachen, Aachen, Deutschland

Hajo M. Hamer Neurologische Klinik, Universitätsklinikum Erlangen, Erlangen, Deutschland

Ton Hanel Neurorehabilitation, Universitätsklinik Innsbruck, Innsbruck, Österreich

Wolfgang H. Hartl Klinik für Allgemeine, Viszeral- und Transplantationschirurgie, Ludwig-Maximilians-Universität München – Klinikum der Universität Campus Großhadern, München, Deutschland

Hans-Peter Hartung Medizinische Fakultät, Klinik für Neurologie, Heinrich-Heine-Universität, Düsseldorf, Deutschland
Brain and Mind Center, University of Sydney, Sydney, Australien
Klinik für Neurologie, Medizinische Universität Wien, Wien, Österreich

Hermann Heinze Klinik für Anästhesiologie, AGAPLESION DIAKONIEKLINIKUM HAMBURG gemeinnützige GmbH, Hamburg, Deutschland

Axel R. Heller Klinik für Anästhesiologie und Operative Intensvmedizin, Universitätsklinikum Augsburg, Augsburg, Deutschland

Holger Herff Anästhesiologie, PAN Klinik Köln, Köln, Deutschland

Matthias Heringlake Klinik für Anästhesiologie und Intensivmedizin, Herz- und Diabeteszentrum Mecklenburg Vorpommern – Klinikum Karlsburg, Karlsburg, Deutschland

Carsten Hermes HELIOS Klinikum Siegburg, Siegburg, Deutschland

Christian Hierholzer Klinik für Traumatologie, Universitätsspital Zürich, Zürich, Schweiz

Martin Hoffmann Klinik für Allgemein-Viszeral- und minimalinvasive Chirurgie, Asklepios Paulinen-Klinik Wiesbaden, Wiesbaden, Deutschland

Klaus Hofmann-Kiefer Klinik für Anästhesiologie, Klinikum der Universität München Campus Großhadern, München, Deutschland

Martin Hornberger Abt. für Viszeraltraumatologie und viszerale Paraplegiologie, Berufsgenossenschaftliche Unfallklinik Murnau, Murnau/Staffelsee, Deutschland

Peter Hunold FOKUS Radiologie & Nuklearmedizin, Göttingen, Heilbad Heiligenstadt, Eisenach, Deutschland

Tobias Hüppe Klinik für Anästhesiologie, Intensivmedizin und Schmerztherapie, Universitätsklinikum des Saarlandes, Homburg, Deutschland

Sonja Iken Klinik für Anästhesiologie, Intensivmedizin und Schmerztherapie, Goethe-Universität Frankfurt, Universitätsklinikum, Frankfurt am Main, Deutschland

Mohammed Issa Neurochirurgische Klinik, Universitätsklinikum Heidelberg, Heidelberg, Deutschland

Michael Jacobs Europäisches Gefäßzentrum Aachen-Maastricht, Klinik für Gefäßchirurgie, Universitätsklinikum RWTH Aachen, Aachen, Deutschland

Martin Jakobs Neurochirurgische Klinik, Universitätsklinikum Heidelberg, Heidelberg, Deutschland

Ingo Janssen Nuklearmedizin, BeRaNuk Berliner Radiologie und Nuklearmedizin, Berlin, Deutschland

Uwe Janssens Klinik für Innere Medizin, St. Antonius Hospital, Eschweiler, Deutschland

Robert Kaiser Lungenmedizin, Klinikverbund Allgäu gGmbH – Klinik Immenstadt, Immenstadt im Allgäu, Deutschland

Arnold Kaltwasser Fachbereichsleitung Weiterbildung an der Akademie der Kreiskliniken Reutlingen GmbH, Reutlingen, Deutschland

Patrick Kassenbrock Gemeinschaftsklinikum Mittelrhein, Klinik für Intensivmedizin, Akademisches Lehrkrankenhaus der Universitätsmedizin der Johannes Gutenberg-Universität Mainz, Koblenz, Deutschland

Mariella Katzmayr Neurorehabilitation, Universitätsklinik Innsbruck, Innsbruck, Österreich

Harald Keller Thorax-, Herz-, Thorakale Gefäßchirurgie, Abteilung Kardiotechnik, Universitätsklinikum Frankfurt, Frankfurt am Main, Deutschland

Johanna Maria Kessel Medizinische Klinik 2, Zentrum Innere Medizin, Universitätsklinikum Frankfurt, Frankfurt, Deutschland

Karl Ludwig Kiening Neurochirurgische Klinik, Universitätsklinikum Heidelberg, Heidelberg, Deutschland

Bernd C. Kieseier Neurologische Klinik, Universitätsklinikum Düsseldorf, Düsseldorf, Deutschland

Erich Kilger Klinik für Anästhesiologie, Herzklinik der Universität München am Augustinum, München, Deutschland

Sonja Kinner Institut für Diagnostische und Interventionelle Radiologie und Neuroradiologie, Universitätsklinikum Essen, Universität Duisburg-Essen, Essen, Deutschland

Simone Kircher Neurorehabilitation, Universitätsklinik Innsbruck, Innsbruck, Österreich

Frank Klebl Praxiszentrum Alte Mälzerei, Regensburg, Deutschland

Jan Kloka Klinik für Anästhesiologie, Intensivmedizin und Schmerztherapie, Universitätsklinikum Frankfurt, Frankfurt, Deutschland

Hans Georg Koch Grosswangen, Schweiz

Volkan Kösek Klinik für Thoraxchirurgie, Klinik am Park Lünen, Klinkum Westfalen, Lünen, Deutschland

Bernhard K. Krämer V. Medizinische Klinik (Nephrologie, Hypertensiologie, Endokrinologie, Diabetologie, Rheumatologie, Pneumologie), Universitätsmedizin Mannheim, Medizinische Fakultät Mannheim der Universität Heidelberg, Mannheim, Deutschland

Bernhard K. Krämer V. Medizinische Klinik, Klinikum Mannheim GmbH, Universitätsklinikum, Medizinische Fakultät Mannheim der Universität Heidelberg, Mannheim, Deutschland

Peter Kranke Klinik und Poliklinik für Anästhesiologie, Intensivmedizin, Notfallmedizin und Schmerztherapie, Universitätsklinikum Würzburg, Würzburg, Deutschland

Michael Krimmel Klinik u. Poliklinik für Mund-, Kiefer- u. Gesichtschirurgie, Universitätsklinikum Tübingen, Tübingen, Deutschland

Susanne Krotsetis Pflegedirektion, Universitätsklinikum Schleswig-Holstein – Campus Lübeck, Lübeck, Deutschland

Bernd Krüger Medizinische Klinik III, Klinikum Darmstadt GmbH, Darmstadt, Deutschland

Peter Kujath Klinik für Allgemein-, Gefäß und Thoraxchirurgie, KMG Klinikum Güstrow GmbH, Güstrow, Deutschland

Oliver Kumpf Klinik für Anästhesiologie mit Schwerpunkt operative Intensivmedizin, Charité – Universitätsmedizin Berlin, Berlin, Deutschland

Lea Küppers-Tiedt Klinik für Neurologie, Varisano – Klinikum Frankfurt Höchst, Frankfurt, Deutschland

Michael Lang Abt. für Viszeraltraumatologie und viszerale Paraplegiologie, Berufsgenossenschaftliche Unfallklinik Murnau, Murnau/Staffelsee, Deutschland

J. Langgartner Medizinische Klinik II, Klinikum Landshut, Landshut, Deutschland

Julia Langgartner Medizinische Klinik II, Klinikum Landshut, Landshut, Deutschland

Rolf Lefering IFOM – Institut für Forschung in der Operativen Medizin, Private Universität Witten/Herdecke gGmbh, Köln, Deutschland

Helmar C. Lehmann Klinik und Poliklinik für Neurologie, Universitätsklinikum Köln, Köln, Deutschland

Mark Lehnert Klinik für Unfallchirurgie und Orthopädie, Klinikum Hanau, Hanau, Deutschland

Sebastian Lemmen Zentralbereich für Krankenhaushygiene und Infektiologie, Uniklinik RWTH Aachen, Aachen, Deutschland

Markus M. Lerch Medizinische Fakultät, Ludwig-Maximilians-Universität München, München, Deutschland

Jan-Christoph Lewejohann Klinik für Notfallmedizin, Universitätsklinikum Jena, Jena, Deutschland

Christoph Lichtenstern Klinik für Anästhesiologie, Universitätsklinikum Heidelberg, Heidelberg, Deutschland

Christopher Lotz Klinik und Poliklinik für Anästhesiologie, Intensivmedizin, Notfallmedizin und Schmerztherapie, Universitätsklinikum Würzburg, Würzburg, Deutschland

Gösta Lotz Klinik für Anästhesiologie, Intensivmedizin und Schmerztherapie, Universitätsklinikum Frankfurt, Frankfurt, Deutschland

Frederike Lund Klinik für Anästhesiologie, Universitätsklinikum Heidelberg, Heidelberg, Deutschland

Alawi Lütz Klinik für Anästhesiologie m.S. operative Intensivmedizin (Campus Charité Mitte und Campus Virchow-Klinikum), Charité – Universitätsmedizin Berlin, Berlin, Deutschland

Jörg Martin Anästhesie-Abteilung, Kliniken des Landkreises Göppingen, Göppingen, Deutschland

Gernot Marx Klinik für Operative Intensivmedizin und Intermediate Care, Universitätsklinikum Aachen, Aachen, Deutschland

Ingo Marzi Klinik für Unfall-, Hand- und Wiederherstellungschirurgie, Universitätsklinikum Frankfurt, Frankfurt am Main, Deutschland

Konstantin Mayer Klinik für Pneumologie und Schlafmedizin, ViDia Kliniken Karlsruhe, Karlsruhe, Deutschland

Julia Mayerle Klinik und Poliklinik für Innere Medizin II, LMU Klinikum, München, Deutschland

Medizinische Klinik II, Klinikum der Universitaet Muenchen-Großhadern, München, Deutschland

Patricia Meier Neurorehabilitation, Universitätsklinik Innsbruck, Innsbruck, Österreich

VASCage GmbH, Research Centre on Vascular Ageing and Stroke, Innsbruck, Österreich

Helmut Messmann Medizinische Klinik III am Universitätsklinikum Augsburg, Augsburg, Deutschland

Sven G. Meuth Neurologische Klinik, Universitätsklinikum Düsseldorf, Düsseldorf, Deutschland

Patrick Meybohm Klinik und Poliklinik für Anästhesiologie, Intensivmedizin, Notfallmedizin und Schmerztherapie, Universitätsklinikum Würzburg, Würzburg, Deutschland

Gesine Meyer Zentrum der Inneren Medizin Medizinische Klinik 1, Universitätsklinikum Frankfurt, Frankfurt am Main, Deutschland

Florian Alexander Michael Medizinische Klinik 1 – Gastroenterologie und Hepatologie, Pneumologie und Allergologie, Endokrinologie und Diabetologie sowie Ernährungsmedizin, Universitätsklinikum Frankfurt, Frankfurt am Main, Deutschland

Franz Michel Rehab Basel, Basel, Schweiz

W. Miesbach Schwerpunkt Hämostaseologie/Hämophiliezentrum, Medizinische Klinik II, Institut für Transfusionsmedizin, Universitätsklinikum Frankfurt, Frankfurt am Main, Deutschland

Marcus Maximilian Mücke Medizinische Klinik 1, Zentrum Innere Medizin, Universitätsklinikum Frankfurt, Frankfurt, Deutschland

Ralf M. Muellenbach Klinik für Anästhesiologie, Intensivmedizin, Notfallmedizin und Schmerztherapie, ECMO-Zentrum, Klinikum Kassel, Kassel, Deutschland

Elke Muhl Klinik für Chirurgie, Universitaetsklinikum Schleswig-Holstein, Campus Luebeck, Luebeck, Deutschland

Anika Müller Klinik für Anästhesiologie m.S. operative Intensivmedizin (Campus Charité Mitte und Campus Virchow-Klinikum), Charité – Universitätsmedizin Berlin, Berlin, Deutschland

Matthias Müller Klinik für Anaesthesiologie und Operative Intensivmedizin, Universitaetsklinikum Gießen und Marburg, Gießen, Deutschland

Michael P. Müller Klinik für Anästhesiologie, Intensiv- und Notfallmedizin, St. Josefskrankenhaus, Freiburg im Breisgau, Deutschland

Friedemann Nauck Klinik für Palliativmedizin, Universitaetsmedizin Goettingen, Goettingen, Deutschland

Tobias Ninke Klinik für Anästhesiologie, Klinikum der Universität München, München, Deutschland

Lorenz Nowak Klinik für Intensivmedizin, Schlaf- und Beatmungsmedizin, Asklepios Fachkliniken Muenchen-Gauting, Gauting, Deutschland

Nicholas Obermüller Nephrologie, Medizinische Klinik III, Universitätsklinikum Frankfurt, Frankfurt, Deutschland

Hauke Paarmann Klinik für Anästhesiologie und Intensivmedizin, Herz- und Diabeteszentrum Mecklenburg Vorpommern – Klinikum Karlsburg, Karlsburg, Deutschland

Norbert Pallua Aesthetic Elite International, Private Practice, Düsseldorf, Deutschland

Kai-Henrik Peiffer Klinik für Innere Medizin B: Gastroenterologie, Hepatologie, Endokrinologie und Klinische Infektiologie, Universitätsklinikum Münster, Münster, Deutschland

Sabrina Pelz Intensivstation, Universitäts- und Rehabilitationskliniken Ulm, Ulm, Deutschland

Sylvia Pemmerl Medizinisch-Ärztliche Direktion, Ärztliche Leitung Klinikhygiene, Caritas-Krankenhaus St. Josef, Regensburg, Deutschland

Guido Peterschulte Klinik für Viszeral-, Tumor-, Transplantations- und Gefäßchirurgie, Krankenhaus Holweide, Köln, Deutschland

Stefanie Pilge Klinik für Anästhesiologie und Intensivmedizin, Klinikum rechts der Isar der TU München, München, Deutschland

Axel Prause Abteilung Anaesthesiologie, Intensivmedizin, Notfallmedizin, Schmerztherapie, Asklepios Klinik Altona, Hamburg, Deutschland

Michael Quintel Zentrum für Anästhesiologie, Donau-Isar-Klinikum, Deggendorf, Deutschland
Klinik für Anästhesiologie, Universitätsmedizin Göttingen UMG, Göttingen, Deutschland

Maximilian Ragaller Klinik und Poliklinik für Anästhesiologie und Intensivtherapie, Universitätsklinikum Carl Gustav Carus an der Technischen Universität Dresden, Dresden, Deutschland

Markus Rehm Klinik für Anästhesiologie, Klinikum der Universität München Campus Großhadern, München, Deutschland

Siegmar Reinert Klinik u. Poliklinik für Mund-, Kiefer- u. Gesichtschirurgie, Universitätsklinikum Tübingen, Tübingen, Deutschland

Steffen Rex Department of Anesthesiology, Campus Gasthuisberg & Department of Cardiovascular Sciences, Katholieke Universiteit Leuven, Leuven, Belgien

Christian Reyher Klinik für Anästhesiologie, Intensivmedizin, Notfall- und Palliativmedizin, Elisabeth-Krankenhaus Kassel GmbH, Kassel, Deutschland

Felix Rockmann Notfallzentrum, Krankenhaus Barmherzige Brueder, Notfallzentrum, Regensburg, Deutschland

Jens D. Rollnik Institut für neurorehabilitative Forschung (InFo), Assoziiertes Institut der Medizinischen Hochschule Hannover (MHH), BDH-Klinik Hessisch Oldendorf gGmbH, Hessisch Oldendorf, Deutschland

Tobias Ruck Neurologische Klinik, Universitätsklinikum Düsseldorf, Düsseldorf, Deutschland

Samir G. Sakka Gemeinschaftsklinikum Mittelrhein, Klinik für Intensivmedizin, Akademisches Lehrkrankenhaus der Universitätsmedizin der Johannes Gutenberg-Universität Mainz, Koblenz, Deutschland

Oliver W. Sakowitz Neurochirurgisches Zentrum Ludwigsburg-Heilbronn, RKH Gesundheit – Klinikum Ludwigsburg, Ludwigsburg, Deutschland

Bernd Salzberger Abt. Krankenhaushygiene und Infektiologie, Universitätsklinikum Regensburg, Regensburg, Deutschland

Asita Simone Sarrafzadeh Clinique des Grangettes, Chene-Bougeries, Schweiz

Christoph Sarrazin Medizinische Klinik 1, Universitätsklinikum Frankfurt, Frankfurt am Main, Deutschland

Medizinische Klinik 2, St. Josefs-Hospital Wiesbaden, Wiesbaden, Deutschland

Matthias Schauer Klinik für Allgemein-, Viszeral-, Thorax- und Endokrine Chirurgie, Augusta-Krankenhaus Düsseldorf, Düsseldorf, Deutschland

Reiner Schaumann Institut für Krankenhaushygiene und Infektiologie (IK&I), Universitätsmedizin Göttingen, Georg-August-Universität, Göttingen, Deutschland

Anke Scheel-Sailer Schweizer Paraplegiker-Zentrum Nottwil, Nottwil, Schweiz

Jonas Adrian Scheiber Klinik und Poliklinik für Innere Medizin A, Universitätsmedizin Greifswald, Greifswald, Deutschland

Simone Scheithauer Institut für Krankenhaushygiene und Infektiologie (IK&I), Universitätsmedizin Göttingen, Georg-August-Universität, Göttingen, Deutschland

Simone Scheithauer Zentralabteilung Krankenhaushygiene und Infektiologie, Georg-August-Universität, Göttingen, Deutschland

Moritz Scherer Neurochirurgische Klinik, Universitätsklinikum Heidelberg, Heidelberg, Deutschland

Marc Schlamann Sektion Neuroradiologie, Institut für Diagnostische und Interventionelle Radiologie, Uniklinik Köln, Köln, Deutschland

Thomas Schlosser Institut für Diagnostische und Interventionelle Radiologie und Neuroradiologie, Universitätsklinikum Essen, Universität Duisburg-Essen, Essen, Deutschland

Benedikt Schmid Klinik und Poliklinik für Anästhesiologie, Intensivmedizin, Notfallmedizin und Schmerztherapie, Universitätsklinikum Würzburg, Würzburg, Deutschland

Jan Schmidt Klinik Hirslanden/Klinik Im Park, Zürich, Schweiz

Gerhard Schneider Klinik für Anästhesiologie und Intensivmedizin, Klinikum rechts der Isar der TU München, München, Deutschland

Kyra Schneider Universitätsklinikum Frankfurt, Frankfurt, Deutschland

Maximilian David Schneider Internistische Praxisgemeinschaft Hanau, Hanau, Deutschland

H. Schöchl Abteilung für Anästhesiologie und Intensivmedizin, AUVA Unfallkrankenhaus Salzburg und Ludwig-Boltzmann-Institut für experimentelle und klinisch Traumatologie, Wien, Österreich

Gudrun Sylvest Schönherr Neurorehabilitation, Universitätsklinik Innsbruck, Innsbruck, Österreich

Bernd Schönhofer Klinik für Innere Medizin, Pneumologie und Intensivmedizin; Evangelisches Klinikum Bethel, Universitätsklinikum Ostwestphalen Lippe (OWL) der Universität Bielefeld, Bielefeld, Deutschland

Oliver Schröder Gastroenterologie, MVZ Sachsenhausen, Frankfurt, Deutschland

Tobias Schürholz Klinik für Operative Intensivmedizin und Intermediate Care, Universitätsklinikum Aachen, Aachen, Deutschland

Stefan Schwab Neurologische Klinik, Universitätsklinikum Erlangen, Erlangen, Deutschland

Sarah Bettina Schwarz Fakultät für Gesundheit/Department für Humanmedizin, Lungenklinik Köln-Merheim, Kliniken der Stadt Köln gGmbH, Universität Witten/Herdecke, Köln, Deutschland

Tim-Philipp Simon Klinik für Operative Intensivmedizin und Intermediate Care, Universitätsklinikum Aachen, Aachen, Deutschland

Rajan Somasundaram Zentrale Notaufnahme Campus Benjamin Franklin, Porphyrie-Ambulanz Campus Benjamin Franklin, Charité Universitätsmedizin Berlin, Berlin, Deutschland

Christian P. Speer Kinderklinik und Poliklinik, Universitätsklinikum Würzburg, Würzburg, Deutschland

Claudia Spies Klinik für Anästhesiologie m.S. operative Intensivmedizin (Campus Charité Mitte und Campus Virchow-Klinikum), Charité – Universitätsmedizin Berlin, Berlin, Deutschland

Felix Stang Klinik für Plastische Chirurgie, Handchirurgie, Intensiveinheit für Schwerbrandverletzte, Universitätsklinikum Schleswig-Holstein, Campus Lübeck, Lübeck, Deutschland

Stephanie-Susanne Stecher Medizinische Klinik und Poliklinik II, Klinikum der LMU München, München, Deutschland

Thorsten Steiner Neurologische Klinik, Varisano-Kliniken Frankfurt Hoechst, Frankfurt am Main, Deutschland

Neurologische Klinik, Universitätsklinik Heidelberg, Heidelberg, Deutschland

Christoph Steup Medizinische Klinik 1, Gastroenterologie, Hepatologie, Pneumologie, Endokrinologie, Universitätsklinikum Frankfurt, Frankfurt am Main, Deutschland

Reto Stocker Hirslanden AG Hirslanden, Zuerich, Schweiz

Dietmar Stolecki Referat Fort- u. Weiterbildung, Kath. St.-Johannes-Gesellschaft Dortmund gGmbH Deutsche Gesellschaft für Fachkrankenpflege, Dortmund, Deutschland

Christian Taube Klinik für Pneumologie, Universitätsmedizin Essen – Ruhrlandklinik, Essen, Deutschland

Svenja Teufert Diplom-Psychologin Abteilung für Medizinische Psychologie und Medizinische Soziologie, Universitätsklinikum Leipzig AöR, Leipzig, Deutschland

Burkhard Thiel Klinik für Thoraxchirurgie, Klinik am Park Lünen, Klinkum Westfalen, Lünen, Deutschland

Hans-Joachim Trappe Ruhr-Universität Bochum, Medizinische Universitätsklinik II, Universitätsklinik Marien Hospital Herne, Herne, Deutschland

Andreas W. Unterberg Neurochirurgische Klinik, Universitätsklinikum Heidelberg, Heidelberg, Deutschland

Stefan Utzolino Universitätsklinikum Freiburg, Klinik für Allgemein- und Viszeralchirurgie, Freiburg, Deutschland

Dierk A. Vagts Klinik für Anästhesiologie und Intensivmedizin, Notfallmedizin, Palliativmedizin und Schmerztherapie, Marienhaus Klinikum Hetzelstift, Neustadt an der Weinstraße, Deutschland

Janne J. Vehreschild Medizinische Klinik I, Infektiologie, Uniklinik Köln, Köln, Deutschland

Maria J. G. T. Vehreschild Medizinische Klinik II, Infektiologie, Universitätsklinikum Frankfurt, Goethe-Universität, Frankfurt am Main, Deutschland

Oliver Vicent Klinik und Poliklinik für Anästhesiologie und Intensivtherapie, Universitätsklinikum Carl Gustav Carus an der Technischen Universität Dresden, Dresden, Deutschland

Linda Vo Klinik für Anästhesiologie, Intensivmedizin und Schmerztherapie, Universitätsklinikum Frankfurt, Frankfurt, Deutschland

Frank Vogel Anästhesiologie und Intensivmedizin, Artemed Klinikum München Süd, München, Deutschland

Christopher Wagner Medizinische Klinik III, Universitätsklinikum Schleswig-Holstein – Campus Lübeck, Lübeck, Deutschland

Udo Wagner Landeskrankenhaus-Universitaetskliniken Innsbruck, Klinik für Anaesthesie und Allgemeine Intensivmedizin, Innsbruck, Österreich

Sönke Wallis Schön Klinik Neustadt SE & Co. KG, Neustadt, Deutschland

Thomas Walther Klinik für Herz- und Gefäßchirurgie, Universitäres Herzzentrum, Universitätsklinikum Frankfurt, Frankfurt am Main, Deutschland

Christian F. Weber Klinik für Anästhesiologie, Intensiv- und Notfallmedizin, Asklepios Klinik Wandsbek, Hamburg, Deutschland

Markus A. Weigand Klinik für Anästhesiologie, Universitätsklinikum Heidelberg, Heidelberg, Deutschland

Joachim Weil Sana-Kliniken Lübeck GmbH, Medizinische Klinik II – Kardiologie und Angiologie, Lübeck, Deutschland

Björn Weiß Klinik für Anästhesiologie m.S. operative Intensivmedizin (Campus Charité Mitte und Campus Virchow-Klinikum), Charité – Universitätsmedizin Berlin, Berlin, Deutschland

Heiner Wenk Chirurgie, Klinik Lilienthal, Lilienthal, Deutschland

Volker Wenzel Klinik für Anästhesiologie, Intensivmedizin, Notfallmedizin und Schmerztherapie, Klinikum Friedrichshafen, Friedrichshafen, Deutschland

Wolfgang A. Wetsch Medizinische Fakultät, Klinik für Anästhesiologie und Operative Intensivmedizin, Uniklinik Köln, Universität zu Köln, Köln, Deutschland

Tilman Wetterling Berlin, Deutschland

Nils Wetzstein Medizinische Klinik II, Infektiologie, Universitätsklinikum Frankfurt, Goethe-Universität, Frankfurt am Main, Deutschland

Ursula Wild Klinik für Anästhesiologie und operative Intensivmedizin, Kliniken der Stadt Köln, Krankenhaus Merheim, Köln, Deutschland

Hans-Joachim Wilke Klinik für Anästhesiologie, Intensivmedizin und Schmerztherapie, Universitätsklinikum Frankfurt, Frankfurt am Main, Deutschland

Johannes Wirbelauer Kinderklinik und Poliklinik, Universitätsklinikum Würzburg, Würzburg, Deutschland

Guido Woeste Klinik für Allgemein- und Viszeralchirurgie, AGAPLESION ELISABETHENSTIFT gemeinnützige GmbH, Darmstadt, Deutschland

Nils Wohmann Sächsisches Porphyrie Zentrum, Klinikum Chemnitz gGmbH, Chemnitz, Deutschland

Alexander Woltmann Abt. für Allgemein- und Traumachirurgie, Berufsgenossenschaftliche Unfallklinik Murnau, Murnau/Staffelsee, Deutschland

Alexander Younsi Neurochirurgische Klinik, Universitätsklinikum Heidelberg, Heidelberg, Deutschland

Kai Zacharowski Klinik für Anästhesiologie, Intensivmedizin und Schmerztherapie, Universitätsklinikum Frankfurt a. M., Goethe-Universität, Frankfurt am Main, Deutschland

Stefan Zeuzem Medizinische Klinik 1, Universitätsklinikum Frankfurt, Frankfurt am Main, Deutschland

Andreas Zierer Klinik für Herz-, Gefäß- und Thoraxchirurgie, Kepler Universitätsklinikum, Linz, Österreich

Bernhard Zwißler Klinik für Anästhesiologie, Klinikum der Universität München, München, Deutschland

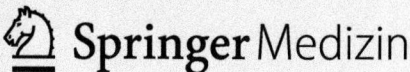

So geht Nachschlagen heute!

e.Medpedia – die digitale Enzyklopädie

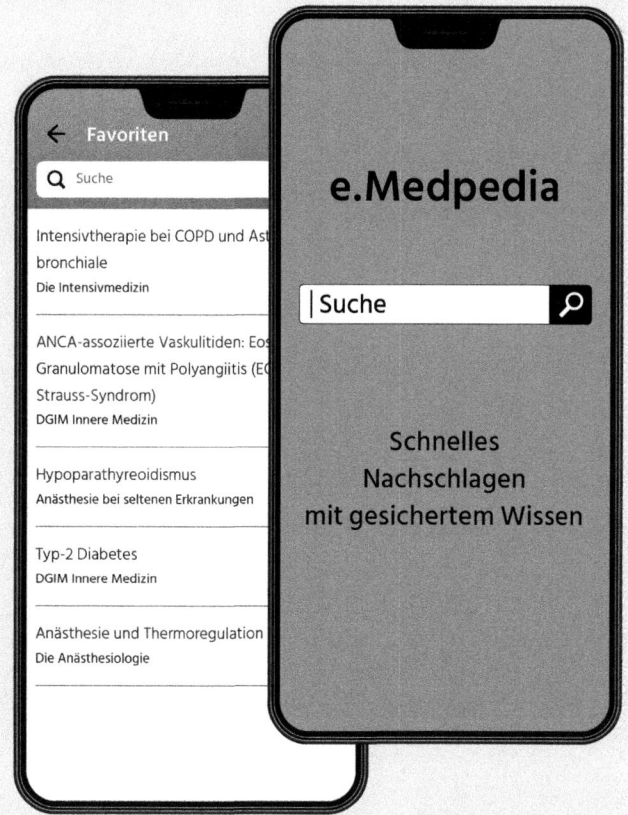

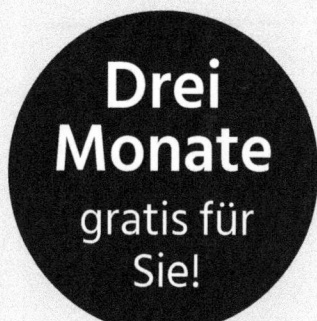

Drei Monate gratis für Sie!

Zugriff auf 34 Referenzwerke von Springer Medizin

So erhalten Sie Zugang zu e.Medpedia:

- QR-Code scannen
- Mit Springer Medizin-Zugangsdaten einloggen oder einmalig registrieren
- 11-stellige TAN einlösen – e.Medpedia 3 Monate gratis nutzen!*

TAN   52159300004

SpringerMedizin.de/eMedpedia

*Der kostenlose Zugang zu e.Medpedia wird ab dem Tag der Einlösung aktiviert und ist für 3 Monate freigeschaltet. Nach den 3 Monaten läuft der Zugang automatisch aus. Keine Kündigung erforderlich.

Teil I
Organisation und Umfeld der Intensivmedizin

Möglichkeiten und Grenzen der Intensivmedizin

Uwe Janssens

Inhalt

1 Einleitung 3
2 Sterben auf der Intensivstation 4
3 Ethische Grundlagen – Autonomie der Patient:Innen 5
4 Terminologie 5
5 Entscheidungen am Lebensende 6
   5.1 Indikation 6
   5.2 Der Patientenwille 7
   5.3 Exkurs Sinnhaftigkeit von Intensivmedizin 7
   5.4 Indikation für intensivmedizinische Therapie ist nicht mehr gegeben 9
   5.5 Therapiebegrenzung 9
6 Dokumentation 10
7 Patientenangehörige 10
8 Kommunikation und Interaktion 11
   8.1 Exkurs: Zeitlich begrenzter Therapieversuch 12
9 Beispiel Herzinsuffizienz 13
Literatur 14

1 Einleitung

Intensivmedizin ist eine relativ junge Disziplin, die sich in den vergangenen Jahrzehnten zu einem eigenständigen Fachgebiet entwickelt hat (Vincent et al. 2010). Die heutige Intensivmedizin hat nur noch wenig mit den Anfängen zu Zeiten der Polioepidemie in den 50er-Jahren gemeinsam (Vincent und Singer 2010). Sie stellt einen unverzichtbaren Bestandteil der stationären Krankenversorgung mit enger Anbindung an Notfallaufnahme, Operationseinheiten und die initial oder weiterversorgenden Normalstationen dar (Janssens und Graf 2011).

Prinzipiell werden Patient:Innen auf eine Intensivstation (ITS) mit einem kurativen Therapieansatz aufgenommen.

U. Janssens (✉)
Klinik für Innere Medizin, St. Antonius Hospital, Eschweiler, Deutschland
E-Mail: uwe.janssens@sah-eschweiler.de; uwe.janssens@post.rwth-aachen.de

Die Intensivtherapie stellt medizinische sowie medizintechnische Verfahren, fachliches Wissen und eine hohe Personaldichte zur Verfügung, um Zeit für das Wiedererlangen gestörter oder verlorener Körper- und Organfunktionen zu gewinnen. Die betroffenen Patient:Innen sollen in eine Situation versetzt werden, in der sie mit den verbleibenden Defekten ein Leben unabhängig von der ITS führen können. Somit überbrückt und ermöglicht die Intensivmedizin im Erfolgsfall das Überleben und die Rückkehr der Patient:Innen in ein unabhängiges und selbstbestimmtes Leben (Quintel 2012).

Immer wieder kommt es jedoch zu einer kompletten, teilweise irreversiblen Abhängigkeit der Patient:Innen von lebensunterstützenden Apparaturen. In anderen Fällen wird die intensivmedizinische Behandlung nur mit schweren neurologischen und somatischen Defiziten überlebt, die für die Patient:Innen nach Entlassung eine erhebliche

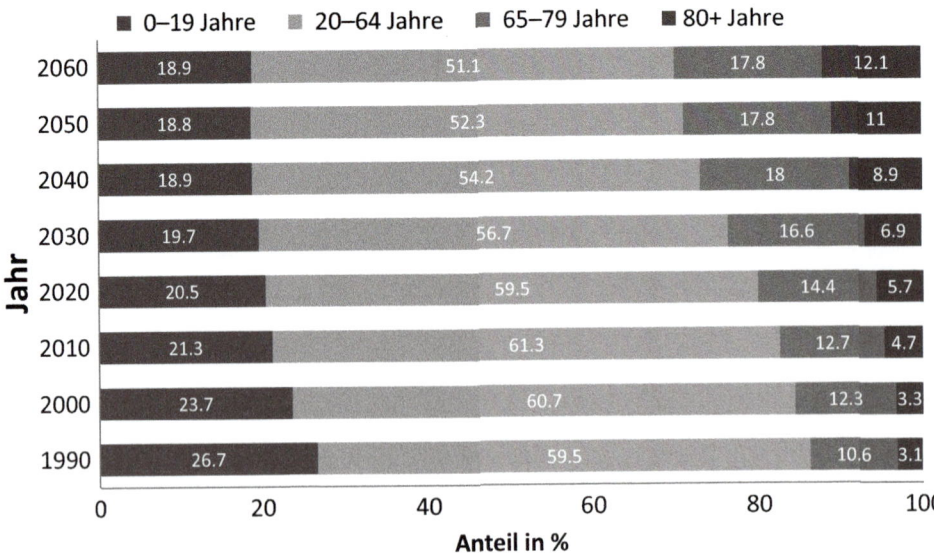

Abb. 1 Entwicklung der Altersstruktur in der Europäischen Union zwischen 1990 und 2060 (http://ec.europa.eu/social/main.jsp?langId=en&catId=750, Zugriff am 05.01.2013)

Einschränkung seiner Lebensqualität bedeuten können (DeVita et al. 2003; Janssens 2010).

Die Veränderung der allgemeinen Altersstruktur (Abb. 1) und der gleichzeitig nachweisbar zunehmende Anteil sehr alter Patient:Innen auf der ITS (Bagshaw et al. 2009) stellt die Intensivmediziner vor neue Herausforderungen. Dabei spielt die altersabhängig wachsende Anzahl an Komorbiditäten eine besondere Rolle. Chronische Erkrankungen wie Herzinsuffizienz, Diabetes oder Niereninsuffizienz sind für die Prognose – neben dem Alter – von herausragender Bedeutung. Die natürlichen Grenzen des Lebens werden durch eine effektive Intensivmedizin tatsächlich immer weiter verschoben – die Hochleistungsmedizin scheint keine Grenzen mehr zu kennen. Neben dem Wunsch vieler Menschen nach einem langen und möglichst gesunden Leben macht sich aber auch eine Angst vor einer inhumanen Apparatemedizin breit, die ein Sterben nicht zulässt und einen Sterbeprozess unnötig und qualvoll verlängert.

Auch wenn Intensivmediziner:Innen traditionell Krankheiten heilen und Gesundheit und funktionellen Status der Patient:Innen wiederherstellen möchten, muss die Intensivmedizin den Patient:Innen mit entsprechend schlechter Prognose auch einen guten und würdigen Tod ermöglichen und garantieren können (Truog et al. 2008). Im gleichen Umfang wie der technologische Fortschritt Therapieerfolge in der Intensivmedizin sichert, verfügen wir über genügend Kenntnisse und Fähigkeiten einen würdigen und schmerzfreien Tod zu unterstützen (Truog et al. 2008). Dieser Spagat zwischen kurativ ausgerichteter Maximaltherapie und Therapiezieländerung mit dem Ziel einer optimierten palliativen Behandlung (siehe ▶ Kap. 14, „Langzeitfolgen nach Intensivtherapie") sterbender Patient:Innen ist sicherlich für Ärzt:Innen und das gesamte Behandlungsteam eine der zentralen Herausforderungen einer modernen und humanen Intensivmedizin (Janssens 2004).

▶ Die Intensivmedizin befindet sich im Spannungsfeld zwischen Heilen und Sterben. Diesen scheinbaren Widerspruch gilt es zu überbrücken und zu verbinden.

2 Sterben auf der Intensivstation

Sterben auf der ITS ist häufig und kommt selten unerwartet. Die Anzahl der Sterbefälle auf ITS nach Beendigung lebensunterstützender Maßnahmen nimmt international deutlich zu (Truog et al. 2001, 2008). In einer französischen Studie konnte gezeigt werden, dass 53 % der Sterbefälle auf ITS nach Therapielimitierung (Tab. 1) auftreten (Ferrand et al. 2001).

In der europäischen ETHICUS-Studie wurden lebensverlängernde Maßnahmen bei 9,8 % aller Intensivaufnahmen (3068 von 31.417 Patient:Innen) bzw. bei 76 % aller sterbenden Patient:Innen (n = 4056) eingestellt (Sprung et al. 2003). Amerikanische Daten gehen hierbei sogar von 90 % aus (Prendergast und Luce 1997). Die mediane Zeitdauer von der ersten Entscheidung zur Therapielimitierung bis zum Tod der Patient:Innen lag in der ETHICUS-Studie bei 14,7 (2,9–54,7) Stunden (Sprung et al. 2003). Die ETHICUS-2 Studie untersuchte zwischen 2015 und 2019 die Praktiken am Lebensende auf 199 ITS in 36 Ländern weltweit (Avidan et al. 2021). Eine Limitation lebenserhaltender Behandlungen wurde bei 10.401 Patient*Innen registriert (11,8 % aller Aufnahmen auf der ITS und 80,9 % von 12.850 Patient*Innen der Studienpopulation. Die häufigste Einschränkung war das Unterlassen einer lebenserhaltenden Behandlung (5661 [44,1 %]), gefolgt von Beendigung der lebenserhaltenden Behandlung (4680 [36,4 %]). In einer retrospektiven Beobachtungsstudie wurde die deutschlandweite fall-pauschalenbezogene Krankenhausstatistik (DRG-Statistik; DRG,

Tab. 1 Formen der Begrenzung intensivmedizinischer Maßnahmen. (Nach (Scheffold et al. 2009))

Primärer Therapieverzicht	Verzicht auf die Aufnahme einer Patient:In auf die Intensivstation
Therapiebegrenzung („withholding treatment")	Instrument der Limitation therapeutischer Maßnahmen auf einem zuvor definierten Umfang
Therapiebeendigung („withdrawing treatment")	Aktive Beendigung jeglicher lebenserhaltender Maßnahmen
Therapiereduktion/ Therapieminimierung	Rücknahme begonnener intensivmedizinischer Maßnahmen

„diagnosis related groups") zwischen 2007 und 2015 ausgewertet (Fleischmann-Struzek et al. 2019). Dabei wurden Hospi-talisierungen, Anzahl der Todesfälle und die Inanspruchnahme einer Inten-sivtherapie untersucht. Die jährlichen bevölkerungsbasierten Inzidenzen wurden auf die Alters- und Geschlechtsverteilung der deutschen Bevölkerung standardisiert. Die standardisierten Krankenhausbehandlungsraten stiegen jährlich um 0,8 % (von 201,9 auf 214,6 pro 1000 Einwohner), während die Krankenhausbehandlungsraten mit Inanspruchnahme einer Intensivtherapie jährlich um 3,0 % (von 6,5 auf 8,2 pro 1000 Einwohner) stiegen. Unter allen Todesfällen in der deutschen Bevölkerung nahm der Anteil der Todesfälle im Krankenhaus mit Inanspruchnahme einer Intensivtherapie jährlich um 2,3 % zu (von 9,8 auf 11,8 %). Unter den Krankenhaustodesfällen erhöhte sich der Anteil der Patient*Innen, die eine Intensivtherapie erhielten, jährlich um 2,8 % von 20,6 % (2007) auf 25,6 % (2015). In der Altersgruppe ab 65 Jahre stieg die Zahl der im Krankenhaus Verstorbenen, die eine Intensivtherapie erhielten, dreimal so schnell wie die der Krankenhaustodesfälle.

3 Ethische Grundlagen – Autonomie der Patient:Innen

Den Entscheidungen zur Therapieausrichtung am Lebensende sind in der Regel sehr komplexe Diskussionen vorgeschaltet, die neben enormen medizinischen Sachverstand dem Intensivmediziner auch juristische Kenntnisse abverlangen und eine hohe soziale Kompetenz und Kommunikationsfähigkeit erfordern. Dabei spielt die Medizinethik eine zentrale Rolle.

Beauchamp und Childress entwickeln die Grundprinzipien, die sich schon im Hippokratischen Eid finden, weiter und schlagen als Kernelemente medizinethischer Prinzipien folgende Punkte vor (Beauchamp und Childress 2013; Nauck 2011):

- Respekt vor der Autonomie.
  - Das Prinzip der Autonomie schließt den Respekt vor den Wertvorstellungen und dem Willen der Patient:Innen ebenso ein wie die Verpflichtung der Ärzt:Innen, die informierte Willensbildung zu fördern.
- Fürsorge („beneficence")
  - Das Prinzip der Fürsorge bedeutet durch Handeln das Wohlergehen der Patient:Innen zu fördern.
- Nichtschaden („nonmaleficence")
  - Das Prinzip der Schadensvermeidung entspricht dem ärztlichen Grundsatz des primum nil nocere.
- Gerechtigkeit
  - Das Prinzip der Gerechtigkeit bezieht sich auf die Vorstellungen von fairer Ressourcenverteilung im Gesundheitswesen.

▶ „Primun non nocere" (Nicht-Schaden) und das Recht auf Selbstbestimmung sind Kernelemente einer ethisch ausgerichteten Entscheidungsfindung.

Das Autonomieprinzip ist in der westlichen Welt als eine medizinethische, rechtlich und gesellschaftspolitisch nicht mehr ernsthaft strittige Grundforderung aufzufassen (Neitzke 2014): Der Wille der Patient:Innen ist das höchste Gebot.

Das am 01.09.2009 in Kraft getretene Dritte Gesetz zur Änderung des Betreuungsrecht (Bundesgesetzblatt 2009) implementiert erstmalig auf gesetzlicher Grundlage das Instrument der Patient:Innenverfügung und stellt somit sicherlich eine unzweifelhafte Verbesserung der ärztlichen Versorgung schwerstkranker und nicht einwilligungsfähiger Patient:In-nen dar.

4 Terminologie

Begriffsverwirrungen und Fehlinformationen zu ethischen oder rechtlichen Termini können zu problematischen Handlungen in der Versorgung und Betreuung schwer Kranker und Sterbender führen (Wallner 2008). Es bestehen erhebliche Unsicherheiten in Bezug auf die Differenzierung zwischen ‚aktiver' und ‚passiver' sowie ‚direkter' und ‚indirekter' Sterbehilfe/Euthanasie. Im deutschen Rechtsraum sind aktive und direkte Sterbehilfe verboten, wohingegen die passive Sterbehilfe gestattet ist (z. B. Verzicht auf eine Reanimation), da hierbei nicht in den Sterbeprozess eingegriffen wird. Erlaubt ist ebenfalls die indirekte Sterbehilfe, bei der die Hauptintention eine andere als der Tod der Patient:Innen ist (z. B. Schmerztherapie).

Der Nationale Ethikrat (Ethikrat 2006) schlägt vor, die eingeführte, aber missverständliche und teilweise irreführende Terminologie von aktiver, passiver und indirekter Ster-behilfe aufzugeben. Entscheidungen und Handlungen am Lebensende, die sich mittelbar oder unmittelbar auf den Prozess des Sterbens und den Eintritt des Todes auswirken, können angemessen beschrieben und unterschieden werden (Tab. 2) (Ethikrat 2006).

Von Begriffen wie „Therapieabbruch" oder „Therapieeinstellung" oder „Therapiebegrenzung" sollte zu Gunsten des Begriffs „Therapiezieländerung" Abstand genommen werden. Auch Begriffe wie „DNR" (do not resuscitate) sind

Tab. 2 Terminologie Therapie am Lebensende. (Nach (Ethikrat 2006))

Begriff	Vorgang
Sterbebegleitung	Maßnahmen zur Pflege und Betreuung von Todkranken und Sterbenden. Körperliche Pflege, Löschen von Hunger- und Durstgefühlen, Mindern von Übelkeit, Angst, Atemnot, aber auch menschliche Zuwendung und seelsorgerlicher Beistand
Therapie am Lebensende	Maßnahmen in der letzten Phase des Lebens mit dem Ziel, Leben zu verlängern und Leiden zu lindern. Dazu zählen auch Maßnahmen mit der Möglichkeit einer Verkürzung des natürlichen Sterbeprozesses (hochdosierte Schmerzmedikation, starke Sedierung). Tod der Patient:In ist weder direkt noch indirekt das Ziel des Handelns
Sterbenlassen	Lebensverlängernde Maßnahme wird unterlassen bzw. nicht eingeleitet oder nicht weiter fortgeführt oder beendet. Der durch den Verlauf der Krankheit bedingte Tod tritt früher ein.
Beihilfe zur Selbsttötung	Ärzt:Innen oder andere Personen verschaffen jemandem ein todbringendes Mittel oder unterstützen ihn auf andere Weise bei der Vorbereitung oder Durchführung einer eigenverantwortlichen Selbsttötung. Die Mitwirkung von Ärzt:Innen bei der Selbsttötung ist keine ärztliche Aufgabe (Avidan et al. 2021).
Tötung auf Verlangen	Verabreichung einer tödlichen Spritze oder Überdosis an Medikamenten, um den Tod eines Betroffenen auf dessen ernsthaften Wunsch hin herbeizuführen, der krankheitsbedingt noch nicht eintreten würde. Ein Anderer und nicht der Betroffene führt die tödliche Handlung aus.

negativ belegt und können entsprechende Emotionen hervorrufen, da hier ein Im-Stich-Lassen der Patient:innen suggeriert wird (Venneman et al. 2008). Vor diesem Hintergrund wurde der Vorschlag gemacht, den Begriff „Allow natural death" („AND") in diesem Kontext in den klinischen Alltag einzuführen (Cohen 2004; Venneman et al. 2008). Auch wenn dieser Begriff etwas freundlicher erscheint und auf eine höhere Akzeptanz im Behandlungsteam treffen mag, darf unter keinen Umständen übersehen werden, dass die Prozesse und Inhalte die zu einer AND Anordnung führen, den gleichen Anforderungen bezüglich Indikation und PatientInnenwille standhalten müssen (siehe weiter unten) wie bei der Verzicht auf Wiederbelebung (DNR Anordnung).

▶ Zwischen dem Abbruch einer Behandlung („withdrawal") und dem Vorenthalten (Therapieverzicht) („withholding") bestehen prinzipiell keine ethischen Unterschiede.

Die Beendigung einer Behandlung ist für die verantwortlichen Ärzt:Innen und das Behandlungsteam jedoch emotional belastender (Vincent 2001).

5 Entscheidungen am Lebensende

Im Zentrum aller ärztlichen Bemühungen um eine optimale Therapie schwerkranker Patient:Innen, in der Behandlung von Patient:Innen mit palliativem Therapieansatz oder in der Betreuung von Patient:Innen am Lebensende stehen zwei unumstößliche Grundsätze:

- Die medizinische Indikation
- Der Patient:innenwille (Borasio et al. 2009)

Erfüllt die jeweils geprüfte Behandlungsmaßnahme beide Voraussetzungen, muss die Behandlung eingeleitet oder fortgeführt werden. Liegt eine der beiden Voraussetzungen nicht vor, ist eine Therapiezieländerung und Begrenzung der Therapie nicht nur erlaubt, sondern sogar geboten (Jaarsma et al. 2009).

5.1 Indikation

Die Indikationsstellung fällt in die alleinige Kompetenz des Arztes (Verrel 2018). Dazu sind zwei Fragen zu beantworten:

(1) Welches Therapieziel wird mit der zur Diskussion stehenden Maßnahme angestrebt?
(2) Ist das angestrebte Therapieziel durch diese Maßnahme mit einer realistischen Wahrscheinlichkeit zu erreichen?

Die Festlegung eines vernünftigen Therapieziels ist die Grundvoraussetzung vor Durchführung diagnostischer und therapeutischer Maßnahmen. Allgemein akzeptierte Therapieziele sind z. B. Heilung, Lebensverlängerung, Rehabilitation oder Erhaltung der Lebensqualität (Janssens und Karg 2012).

▶ Eine Indikation kann nur gestellt werden, wenn zuvor ein Therapieziel definiert wurde (Jaarsma et al. 2009).

In der konkreten Situation muss also wie folgt vorgegangen werden (Janssens et al. 2012):

(1) Der behandelnde Arzt überprüft anhand der wissenschaftlichen Evidenz, ob die geplante Maßnahme prinzipiell geeignet ist, das angestrebte Therapieziel zu erreichen.
(2) Anschließend wird überprüft, ob die geplante Maßnahme auch geeignet ist, den individuellen Patient:Innen in ihrer konkreten Situation zu helfen. Hier werden die aktuelle Erkrankung, aber auch der Schweregrad, die Prognose sowie vorliegende Begleiterkrankungen berücksichtigt

Eine Maßnahme, bei der im konkreten Fall das angestrebte Ziel nicht oder nur mit einer verschwindend kleinen Wahrscheinlichkeit erreicht werden kann, ist nicht medizinisch indiziert (Borasio et al. 2009). Die ärztliche Indikationsstellung sollte in jedem Fall kritisch zwischen dem potenziellen Nutzen einer Maßnahme („beneficence") und der mit ihr verbundenen Belastung oder gar Schädigung, die es zu vermeiden bzw. zu minimieren gilt („nonmaleficence") abwägen (Beauchamp und Childress 2013).

Ist eine Maßnahme für die Patient:Innen im Hinblick auf das angestrebte Behandlungsziel ohne Nutzen oder steht der Nutzen in keinem medizinisch vertretbaren Verhältnis zu dem zu befürchtenden Schaden, so ist die Maßnahme medizinisch sinnlos (engl. „futile"). Für ihre Durchführung gibt es keine medizinische Begründung und damit auch keine Rechtfertigung. Sie darf den Patient:Innen nicht angeboten werden bzw. muss – sofern sich die Sinnlosigkeit erst im Laufe der Behandlung herausstellt – abgebrochen werden (Simon 2010).

Erst wenn die Indikation bejaht oder zumindest mit ausreichender Wahrscheinlichkeit angenommen werden kann, wird die Patient:In oder der Vertreter darüber informiert und der Patient:Innenwille ermittelt.

▶ Bei fehlender Indikation ist die Überprüfung des Patient:Innenwillens – und damit auch die Einrichtung einer Betreuung – entbehrlich.

Diese Prozesse der Indikationsstellung sind unabhängig von der Art der zu treffenden Entscheidung. Sie gelten sowohl für die Einleitung einer Therapie, für den Therapieverzicht, aber auch im Zusammenhang mit der regelmäßigen Überprüfung der Indikation zur Fortführung einer Therapie (Janssens und Karg 2012).

5.2 Der Patientenwille

Vor dem Hintergrund der Patientenautonomie hat allein die Patient:In das Recht zu entscheiden, ob und ggf. wie lange wie lange er behandelt wird. Dieses Selbstbestimmungsrecht über den eigenen Körper gilt unabhängig von der Art und dem Stadium der Erkrankung (Janssens und Karg 2012; Verrel 2018). Dabei spielt es keine Rolle, ob die Ablehnung aus der Sicht anderer unvernünftig oder sogar lebensbedrohlich ist (Simon 2010).

In der Intensivmedizin werden häufig Patient:Innen behandelt, die aufgrund ihrer schweren Erkrankung nicht oder nur unzureichend ihre Einwilligung zu diagnostischen und therapeutischen Maßnahmen erteilen können (Abb. 2).

Das Selbstbestimmungsrecht der Patient:Innen geht nicht – wie viele vermuten – auf die Ärzt:Innen oder die Angehörigen über, sondern es bleibt bei dem Primat des Patient:Innenwillens (Janssens und Karg 2012; Verrel 2018).

Wurde vor dem Eintritt der Einwilligungsunfähigkeit ein entsprechender Wille geäußert und dokumentiert und erfasst dieser die dann eingetretene Situation, muss dem Patient:Innenwille im Sinne einer fortwirkenden Einwilligung bzw. Einwilligungsverweigerung gefolgt werden (Simon 2010). Ist eine Betreuer:In oder Bevollmächtigter eingesetzt, liegt es in der Verantwortung dieser Person den Patient:Innenwillen umzusetzen (Verrel 2018).

▶ Eine Patient:Innenverfügung gilt bezogen auf die mögliche Reichweite unabhängig von Art und Stadium einer Erkrankung der Patient:Innen.

In der aktuellen Entscheidungssituation prüft der gesetzliche Betreuer, ob die Festlegungen der Patient:Innenverfügung auf die „aktuelle Lebens- und Behandlungssituation zutreffen" (May 2018).

Im klinischen Alltag ist eine 100 %ige Übereinstimmung der in der Patient:Innenverfügung niedergeschriebenen Vorgaben mit der aktuellen klinischen Situation nicht zu erwarten. Zusätzlich muss der Arzt sich über Wünsche, Einstellungen und Präferenzen der Patient:Innen ein genaues Bild machen um die Patient:Innenverfügung ausreichend genau auslegen zu können (Janssens 2010). In Notfällen, in denen keine Zeit zur Einholung einer Vertreterentscheidung oder einer Eilentscheidung des Betreuungsgerichts über eine Betreuerbestellung oder unmittelbar über die Vornahme der konkreten Behandlung bleibt, entscheiden die Ärzt:Innen auf der Grundlage des (mutmaßlichen) Patient:Innenwillens (Fleischmann-Struzek et al. 2019).

Wenn die Patient:In nicht einwilligungsfähig ist, keine *wirksame* Patient:Innenverfügung vorliegt und kein Stellvertreter (Bevollmächtigter oder Betreuer) bekannt ist, muss umgehend eine Betreuung beantragt werden (Janssens et al. 2012).

Die Ärzt:In ist an die Vertreterentscheidung nur dann nicht gebunden, wenn sich die Vertreter:In in offensichtlichen Widerspruch zum Patient:Innenwillen setzt. Das Betreuungsgericht sollte immer dann von der Ärzt:In angerufen werden, wenn dieser Zweifel an der Rechtmäßigkeit des Vertreterhandelns hat.

5.3 Exkurs Sinnhaftigkeit von Intensivmedizin

Im Rahmen von Behandlungsprozessen muss immer wieder die Frage nach dem Sinn der Behandlung gestellt werden. Dies bezieht sich auf den Sinn eines Therapieziels und die davon abhängenden diagnostischen, therapeutischen oder pflegerischen Maßnahmen. Die Frage nach der Sinnhaftigkeit ist nicht objektiv zu klären, sondern bedarf des Rückgriffs auf individuelle und subjektive Bewertungen, etwa zur Bedeutung von Leben, Sterben und Leid, zur Einschätzung von Lebensqualität oder zu Lebenszielen und Lebensentwürfen. Dieser Rückgriff erfolgt sowohl intuitiv „aus dem Bauch heraus" als auch in Form eines reflektiert rationalen Prozesses (Neitzke et al. 2016).

Die Frage nach der Sinnhaftigkeit enthält zwei Komponenten: die Zweckrationalität und die Wertrationalität. Beide können getrennt voneinander betrachtet und diskutiert werden.

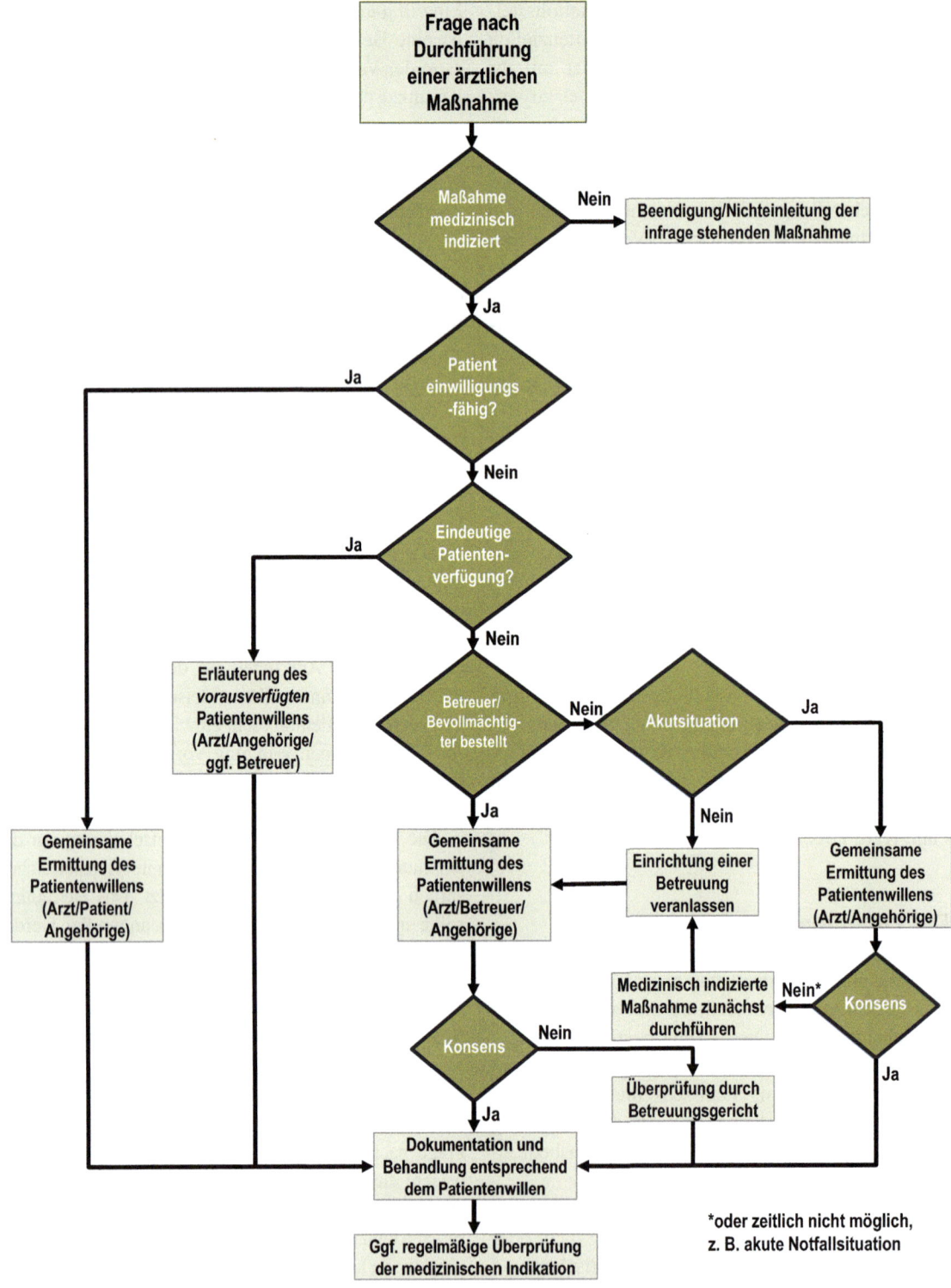

Abb. 2 Indikation und Patient:Innenwille im Ablauf einer Therapiezielfindung und Therapieentscheidung unter Einbeziehung der Angehörigen. (Nach (Borasio et al. 2009))

Zweckrationalität beschreibt die Eignung einer Maßnahme, ein bestimmtes Ziel erreichen zu können (Bsp.: „Es ist sinnvoll, diese Infektion mit Antibiotika zu behandeln."). Sinnvoll in diesem Sinne ist eine ärztliche oder pflegerische Maßnahme dann, wenn ausreichend Erfahrung oder Evidenz vorliegt, dass diese Maßnahme mit einer bestimmten Wahrscheinlichkeit einen Behandlungserfolg herbeiführen kann.

Wertrational ist eine Maßnahme hingegen, wenn sie in geeigneter Weise bestimmte moralische Grundwerte ausdrückt oder zur Geltung bringt (Bsp.: „Es ist sinnvoll, einem infektiös erkrankten Patienten zu helfen.").

Wenn die Sinnhaftigkeit einer Maßnahme geprüft werden soll, müssen also unter anderem Fragen nach dem Wert der angestrebten Behandlungsziele, der Bedeutung von Leid und Krankheit, den subjektiven Faktoren der Lebensqualität, dem Stellenwert von professioneller und familiärer Hilfe und Unterstützung geklärt werden (Neitzke et al. 2016).

„Medical futility" beschreibt in diesem Zusammenhang die Aussichtslosigkeit und Sinnlosigkeit einer medizinischen Intervention, die aller Voraussicht nach nicht zum Ziel führen wird (Becker und Blum 2004). Der Begriff „Futility" ist schillernd (vergeblich ist nicht gleich sinnlos) und entzieht sich einer eindeutigen Definition. Der Begriff ist unzureichend definiert und wird häufig auf eine ökonomische Kosten-Nutzen-Bewertung reduziert. Im Rahmen einer Behandlung muss der Sinn von diagnostischen und therapeutischen Maßnahmen ohne Beachtung der ökonomischen Auswirkungen geklärt werden (Neitzke et al. 2016). In der Futility-Debatte zeigt sich exemplarisch das ethische Dilemma der modernen Medizin. Dieses kann nicht dadurch gelöst werden, dass bei jedem Behandlungsfall die Maximaltherapie angestrebt wird im Sinne eines „macht man alles, versäumt man nichts". Die optimale Therapie ist nicht die maximale, sondern die adäquate (Becker und Blum 2004).

5.4 Indikation für intensivmedizinische Therapie ist nicht mehr gegeben

In folgenden Situationen muss die Indikation zur Therapiezieländerung zeitnah überprüft werden:

- Die Patient:In befindet sich im unmittelbaren Sterbeprozess
- Nach ärztlicher Erkenntnis wird die Patient:In in absehbarer Zeit sterben
- Die Patient:In oder seine Stellvertreter:In wünscht eine Therapiezieländerung
- Es haben sich relevante medizinische Veränderungen ergeben, die eine Therapiezieländerung erforderlich machen

Es ist in vielen Behandlungssituationen schwierig, die Sinnhaftigkeit von Behandlungskonzepten und Behandlungsmaßnahmen zu belegen und zu begründen. Die Sinnlosigkeit von Behandlungsbemühungen lässt sich hingegen einfacher erkennen.

Zur Prüfung der Sinnlosigkeit von Behandlungskonzepten oder Behandlungsmaßnahmen ist zu klären:

- Kann das angestrebte Therapieziel nach professioneller Einschätzung erreicht werden?
- Wird dieses Therapieziel von der Patient:In gewünscht?
- Sind die Belastungen während der Behandlung durch die erreichbare Lebensqualität/Lebensperspektive aus Patient:Innensicht gerechtfertigt?

Behandlungskonzepte oder Behandlungsmaßnahmen sind sinnlos, wenn

- das angestrebte Therapieziel nicht erreicht werden kann,
- dieses Therapieziel vom Patient:Innenwillen nicht gedeckt ist,
- die dadurch erreichbare Lebensqualität/Lebensperspektive die Belastungen während der Behandlung aus Patient:Innensicht nicht rechtfertigt.

Wenn ein Therapieziel nach professioneller Einschätzung faktisch nicht erreicht werden kann, sind die darauf ausgerichteten Behandlungsmaßnahmen sinnlos.

Wenn ein Therapieziel aus professioneller Einschätzung nur mit sehr geringer Wahrscheinlichkeit erreicht werden kann, sind die darauf ausgerichteten Behandlungsmaßnahmen nicht von vornherein sinnlos, sondern nur fraglich oder zweifelhaft indiziert (Janssens et al. 2012; Neitzke 2014).

Die Beurteilung, ob ein Therapieziel erreicht werden kann oder nicht, ist professionelle Aufgabe. Ob die erreichbaren Therapieziele auch gewünscht oder angestrebt werden, kann nur die Patient:In entscheiden. Hier spielen unter anderem ihre Werte, weltanschaulichen/religiösen Bindungen, Le-bensentwürfe, Zukunftspläne, Hoffnungen und Ängste eine Rolle. Damit die Patient:In oder ggf. die juristische Stellvertreter:In eine Bewertung der grundsätzlich erreichbaren Therapieziele vornehmen kann, ist eine eingehende ärztliche Beratung über den zu erwartenden Zustand nach Erreichen des Therapieziels geboten (Neitzke et al. 2016).

5.5 Therapiebegrenzung

Wird die kurative Zielsetzung verlassen, müssen sämtliche diagnostische, therapeutische und pflegerische Maßnahmen überprüft werden. Eine zusätzliche Belastung Sterbender durch Verzicht auf diese Maßnahmen muss allerdings immer vermieden werden (Janssens et al. 2012).

Maßnahmen, die ausschließlich zu einer Verlängerung des Sterbeprozesses führen, sind unzulässig (Janssens et al. 2012). Dazu zählen (Sold und Schmidt 2018):

- Herz- und kreislaufstabilisierende Medikamente
- Antibiotikagabe (zum Beispiel bei Pneumonie)
- Dialyse
- Künstliche Beatmung
- Parenterale Ernährung
- Ernährung über Sonde
- Parenterale Flüssigkeitszufuhr

Nahrungs- und Flüssigkeitszufuhr sind einzustellen, wenn sie den sterbenden Patienten erkennbar belasten (Sold und Schmidt 2018).

Eine Therapiebegrenzung darf nicht ohne eine zielgerichtete Optimierung der lindernden (palliativen) Therapie erfolgen (Sold und Schmidt 2012). Dazu zählen Maßnahmen der Basisbetreuung (Bundesärztekammer 2011) wie:

- Menschenwürdige Unterbringung
- Menschliche Zuwendung
- Körperpflege
- Lindern von Schmerzen, Luftnot, Übelkeit und anderen subjektiv belastenden Symptomen
- Stillen von subjektiv vorhandenem Hunger und Durst

▶ Unter allen Umständen muss der Eindruck von Patient:Innen und Angehörigen vermieden werden, die behandelnden Ärzt:Innen hätten die Patient:In angesichts fehlender oder mangelhafter kurativer Ziele aufgegeben.

Dies ist insbesondere dann zu bedenken, wenn die Entscheidung für eine Therapielimitation fällt (Salomon 2006).

6 Dokumentation

Therapiezielvereinbarungen und -änderungen bei Patient:Innen müssen in allen Versorgungsbereichen einer Klinik bekannt sein, da sie vom gesamten behandelnden Team beachtet werden sollen. Die rasch überschaubare Dokumentation der getroffenen Vereinbarungen sorgt für Klarheit in den unterschiedlichen Versorgungsstrukturen einer Klinik und verhindert die Einleitung bzw. die Fortführung nicht (mehr) indizierter oder nicht (mehr) gewollter Maßnahmen. Hierzu wurde ein Dokumentationsbogen entwickelt (Abb. 3), der Vereinbarungen zur Therapiebegrenzung im klinischen Alltag unmittelbar verfügbar macht (Janssens et al. 2018; Neitzke et al. 2017). Die auf dem Bogen dokumentierten Entscheidungen sollen die Ergebnisse eines multiprofessionellen und interdisziplinären Dialogs sein.

Die wesentlichen Entscheidungsgrundlagen sollen in der (digitalen) Krankenakte klar und nachvollziehbar hinterlegt sein. Der Dokumentationsbogen fasst diesen Entscheidungsprozess an zentraler Stelle in übersichtlicher Form zusammen. Er bietet eine verlässliche Entscheidungsgrundlage, sofern keine Anhaltspunkte für eventuelle Veränderungen erkennbar sind. Insoweit entbindet er aber das behandelnde Team nicht von seiner Verantwortung für die zu treffenden Entscheidungen in der konkreten Situation. Es wird empfohlen, das vorliegende Dokument an die lokalen Gegebenheiten der jeweiligen Klinik anzupassen, um die getroffenen Entscheidungen klar und nachvollziehbar in Papierform und/oder elektronisch zu dokumentieren. Es sollte Teil der Patientenakte sein und den Patienten durch alle Funktionsbereiche des Krankenhauses begleiten. So kann es von den Beteiligten jederzeit eingesehen und umgesetzt werden.

Die Einführung und Anwendung dieses Dokumentationsbogens erfordert eine angemessene Schulung aller ärztlichen und pflegerischen Mitarbeiter.

Die Verlagerung von kurativen zu palliativen Maßnahmen bedeutet in der Regel eine Begrenzung kurativ ausgerichteter Maßnahmen oder den Verzicht darauf. Daher trägt das Dokument den Titel „Dokumentation Therapiebegrenzung". Maßnahmen der Basisbetreuung, z. B. Symptomkontrolle, Pflege und Zuwendung/Begleitung sowie palliativmedizinische und -pflegerische Maßnahmen werden dadurch nicht eingeschränkt.

7 Patientenangehörige

Dem Sterben der Patient:Innen gehen komplexe Prozesse voraus, die jenseits der eigentlichen Intensivtherapie die Patient:Innen und Angehörigen vor enorme Herausforderungen stellen (Janssens und Graf 2010). Das Behandlungsteam muss in dieser Phase nicht nur den medizinischen Bedürfnissen der Patient:Innen („patient centered care") entsprechen, sondern sich in gleicher Weise den Angehörigen zuwenden: Diese befinden sich in einer Ausnahmesituation und leiden oftmals erheblich unter der technologisch ausgerichteten, „unmenschlich" wirkenden Medizin. Die Patientenangehörigen erleben während und auch nach der Intensivbehandlung eine erhebliche Belastung, die zu einem langanhaltenden Psychotrauma führen kann (McAdam und Puntillo 2009). Das Dritte Gesetz zur Änderung des Betreuungsrechts weist den nahen Angehörigen und sonstigen Vertrauenspersonen der Patient:Innen bei der Feststellung des Patient:Innenwillens, der Behandlungswünsche oder des mutmaßlichen Willens eine wichtige Rolle zu.

Hier kommt der Angehörigenbesprechung als weiteres wichtiges Strukturmerkmal eine elementare Rolle zu. Die oben dargestellten Prozesse, die in eine Therapiezieländerung münden und schließlich eine Therapieminimierung nach sich ziehen, müssen sorgsam, empathisch, rechtzeitig und in einem fortlaufenden Prozess kommuniziert werden (Janssens und Graf 2010). Eine Therapiezieländerung bedeutet keinesfalls, dass die Patient:In aufgegeben wird. Dieses sollte explizit den Angehörigen verständlich und nachdrücklich vermittelt werden. Linderung von Schmerzen und Leiden als zentrales Therapieziel, Sicherstellung einer angehörigennahen Pflege sind als Komponenten einer palliativen Intensivtherapie in solchen Situationen herauszustellen (Janssens und Graf 2010). Die Angehörigen müssen detailliert auf den Prozess der Therapieminimierung vorbereitet werden; sie sollen wissen und verstehen was mit der sterbenden Patient:In geschieht (Tab. 3).

Dokumentation Therapiebegrenzung　　　　　DIVI

Datum: ....
Gültig
maximal bis:................................
(Gültigkeit erlischt mit der Entlassung aus dem Krankenhaus)

Patientenetikett

❶ Folgende Maßnahmen werden _nicht_ durchgeführt*:

Reanimation:
- ☐ Herzdruckmassage
- ☐ Defibrillation / Kardioversion
- ☐ Medikamente
- ☐ Assist Devices

Beatmung:
- ☐ Invasiv
- ☐ Nicht-invasiv (Maskenbeatmung)
- ☐ Intensivierung der Beatmung
- ☐ Lungenersatzverfahren (z. B. ECMO)

☐ Verlegung Intensiv/IMC/andere Klinik

Künstliche Ernährung:
- ☐ Enteral (Sondenkost)
- ☐ Parenteral

Andere:
- ☐ Antiinfektive Therapie (z. B. Antibiotika)
- ☐ Andere Medikamente (unter Besonderheiten benennen)
- ☐ Blutprodukte
- ☐ Nierenersatzverfahren (z. B. Dialyse)
- ☐ Operative / diagnostische Maßnahmen
- ☐ Passagerer Schrittmacher
- ☐ Weitere: _____

Besonderheiten:

❷ Grund für die Begrenzung der Maßnahmen

☐ Medizinische Indikation nicht gegeben
(Therapie führt wegen schlechter Gesamtprognose nicht zum Erreichen des angestrebten Therapieziels oder Sterbephase hat begonnen)

☐ Therapiebegrenzung auf Grund des Patientenwillens
(Aussage kann von Patient/in jederzeit ohne Angabe von Gründen formlos widerrufen werden)

Erläuterung zum Patientenwillen:
- ☐ Patient/in kann eigene Situation erfassen und die Folgen der Therapiebegrenzung verstehen
- ☐ Patientenwille wurde durch Betreuer oder Bevollmächtigten zur Geltung gebracht

Patientenwille gesichert auf Basis von:
- ☐ Patientenverfügung
- ☐ Behandlungswünschen
- ☐ Mutmaßlichem Patientenwillen

Besonderheiten:

Informationsgespräch erfolgte am: _____
　　　　　　　　　　　　　　am: _____
　　　　　　　　　　　　　　am: _____
　　　　　　　　　　　　　　am: _____

- ☐ mit Patient/in
- ☐ mit Betreuer/ Vorsorge-Bevollmächtigtem
- ☐ mit Pflegekraft
- ☐ mit Angehörigen u. sonstigen Vertrauenspersonen, nämlich: _____

❸ Autorisierung

[Unterschrift Ärztin/Arzt Name in Druckbuchstaben]　　　[_Zur Kenntnis genommen_ Unterschrift der/des Pflegenden Name in Druckbuchstaben]

*Die Therapiebegrenzung gilt nur für die oben genannten Maßnahmen. Basisbetreuung sowie palliativmedizinische und -pflegerische Maßnahmen werden dadurch nicht eingeschränkt.
*Wenn im Fall einer möglichen Organspende andere Regeln gelten sollen, ist dies unter Besonderheiten vermerkt.

Abb. 3 Dokumentationsbogen Therapiebegrenzung. (Nach (Janssens et al. 2018; Neitzke et al. 2017))

8 Kommunikation und Interaktion

Die Prozesse, die zu den oben dargestellten Entscheidungen führen, sind außerordentlich komplex und benötigen neben einer verständlichen und empathischen Kommunikation organisatorische und strukturelle Rahmenbedingungen (Janssens et al. 2012).

Entscheidungen zum medizinischen Vorgehen wie Maximaltherapie, Therapieverzicht, Therapiebegrenzung oder Therapiezieländerung müssen verständlich kommuniziert werden.

- Die Ziele müssen klar formuliert werden.
- Das Handeln sollte präzisiert werden (z. B. Abstellen des Beatmungsgerätes oder der Dialyse, ausreichende Sedierung).

Tab. 3 Vorbereitung und Durchführung einer Familienbesprechung Im Rahmen der Behandlung einer Intensivpatient:In am Lebensende. (Nach (Curtis et al. 2001; Janssens und Graf 2010))

Vorbereitung der Familienbesprechung
Überprüfung der Vorkenntnisse der Patient:In und/oder der Familie.
Überprüfung der vorbekannten familiären Handlungs- und Reaktionsmuster.
Überprüfung der eigenen Kenntnis zur Erkrankung, Prognose, Behandlungsoptionen.
Überprüfung der eigenen Gefühle, Haltungen, Befangenheit.
Planung des Besprechungsraumes: Ruhig und abgeschirmt.
Information der Familie über die Teilnehmer der Familienbesprechung.
Durchführung der Familienbesprechung
Vorstellung aller Teilnehmer.
Wenn angebracht, folgende offene Einleitung wählen: „Diese Besprechung führen wir mit allen Familienangehörigen durch …".
Das Ziel der Besprechung erläutern.
Herausfinden, was die Familie versteht und verstehen kann.
Den Behandlungsverlauf resümieren, darstellen wie es der Patient:In geht.
Die Prognose der Patient:In offen und aussagekräftig darstellen.
Unsicherheiten in der Prognose einräumen.
Das Grundprinzip erläutern, welches hinter den Entscheidungsprozessen steht: „Was würde die Patient:In wollen und wünschen?"
Die Entscheidung der Familie unterstützen.
Nicht alle Hoffnung zerstören; die Hoffnung in Richtung eines erträglichen und würdevollen Tod lenken (wenn angebracht).
Dem Versuch widerstehen, zu detailliert medizinische Sachverhalte darzustellen.
Vorenthaltung lebensverlängernder Maßnahmen bedeutet nicht Reduktion der Pflege und Fürsorge
Klare Darstellung der symptomatischen Behandlungsverfahren, wo und wie sie durchgeführt werden, wie und wann die Angehörigen Zugang zur Patient:In erhalten.
Wenn lebensverlängernde Maßnahmen nicht durchgeführt werden bzw. abgesetzt werden erläutern, dass der Tod des Patienten in der Folge auftreten kann.
Wiederholt zeigen, dass die Patient:In oder die Angehörigen verstanden werden.
Angehörige in ihren Emotionen unterstützen und bestärken, dass Patient:In und Familien über diese Gefühle sprechen sollen.
Schweigen tolerieren und ertragen.
Abschluss der Familienbesprechung
Allgemeines Verständnis über Erkrankung und Behandlung besteht bei allen Angehörigen.
Explizit nachfragen, ob noch weitere Unklarheiten und Fragen bestehen.
Konsens in allen wichtigen Fragen betonen.
Den weiteren Behandlungsplan sicherstellen und verlässlich vereinbaren; Ansprechpartner benennen, eigene Erreichbarkeit garantieren.

- Die Entscheidung muss begründet und dokumentiert werden (Janssens et al. 2012).

Entscheidungen zur Therapiezieländerung und Therapiebegrenzung können nur sinnvoll getroffen und umgesetzt werden, wenn sie sich auf die Einschätzung aller an der Behandlung beteiligten Ärzt:Innen und das multiprofessionelle Behandlungsteam stützen.

Eine Teambesprechung ist insbesondere bei Unklarheiten über die Prognose und die anzustrebenden Therapieziele hilfreich, oder wenn die Behandlungssituation als besonders belastend empfunden wird. Hierbei sollten die unterschiedlichen Standpunkte und Erfahrungen aller in die Behandlung eingebundenen Berufsgruppen erarbeitet und diskutiert werden.

Bleibt ein Dissens bestehen, ist eine Ethik-Fallberatung angeraten. Diese kann nicht nur vom Team, sondern auch von Patient:Innen, vom Betreuer oder von den Angehörigen angefordert werden.

▶ Stellungnahmen einer ethischen Fallberatung sind für die verantwortlichen Ärzt:Innen nicht verbindlich sondern Empfehlungen, die sie und das Behandlungsteam in ihrer Entscheidung unterstützen sollen (Sold und Schmidt 2018).

Der Beratungsschwerpunkt liegt auf den Bewertungen von Heilungschancen, Therapiezielen, Lebensqualität und Belastungen. Dies trägt dazu bei, dass das weitere Vorgehen sich nicht am medizinisch Machbaren, sondern an den individuellen Behandlungspräferenzen, Lebensplänen und Wertvorstellungen der Patient:In orientiert (Janssens et al. 2012).

8.1 Exkurs: Zeitlich begrenzter Therapieversuch

Für das Behandlungsteam auf einer ITS ist es häufig schwierig zu entscheiden, ob Patient:Innen von einer Aufnahme auf eine ITS oder im Verlauf einer Intensivtherapie von der Fortführung einer intensivmedizinischen Behandlung profitieren. Es bestehen häufig Unsicherheiten, die sowohl auf patienten- aber auch behandlerbezogene Faktoren zurückzuführen sind (Ghosh 2004). Diese Unsicherheiten beziehen sich auf die aktuelle Prognose aber auch auf das angestrebte patientenzentrierte langfristige Therapieziel, das Ansprechen auf die Behandlung sowie das Risiko von Komplikationen. Ein zeitlich begrenzter Therapieversuch (ZTB) kann in diesen Situationen hilfreich sein, um für die Behandler, Patient:Innen sowie deren Angehörigen mehr Sicherheit für zu treffende Entscheidungen zu erlangen und somit eine unangemessene, belastende oder sogar sinnlose Behandlung zu vermeiden. Ein ZTB beschreibt eine Vereinbarung zwischen dem Behandlungsteam und dem Patienten bzw. seinen Angehörigen zum Einsatz einer genau festgelegten Therapie über einen bestimmten Zeitraum, der dem individuellen Krankheitsbild angepasst wird. Innerhalb dieser Zeitspanne wird überprüft, ob sich der Patient gemäß der zuvor vereinbarten Kriterien verbessert oder verschlechtert. Verbessert sich der Patient wird die zielgerichtete Therapie weiter fortgeführt. Tritt innerhalb dieses Zeitraums eine weitere Verschlechterung ein oder bleibt der Zustand unverändert schlecht wird eine Therapiezieländerung vorgenommen und die Behandlung palliativ ausgerichtet. Bei fortbestehender Unsicherheit über die Prognose kann ein erneuter TLT vereinbart werden (Quill und Holloway 2011). Wichtig ist, dass das Therapieziel unter Berücksichtigung der zu erwartenden Lebensqualität und die zur Beurteilung herangezogenen Parameter klar definiert sowie offen und engmaschig kommuniziert werden (Riessen et al. 2020).

9 Beispiel Herzinsuffizienz

Die Herzinsuffizienz wird mittlerweile als das führende Krankheitsbild des 21. Jahrhunderts angesehen. Sie ist durch einen chronischen Krankheitsverlauf gekennzeichnet. Hocheffektive medikamentöse Therapiekonzepte sowie die Entwicklung neuer komplexer Schrittmacherverfahren und auch die Weiterentwicklung mechanischer Kreislaufunterstützungssysteme haben in den vergangenen Jahren das Überleben und auch die Symptomatik schwer herzinsuffizienter Patient:Innen trotz rückläufiger Transplantationszahlen deutlich verbessert. Dennoch sind regelhaft im Verlauf der Erkrankung stationäre Behandlungen erforderlich, die durch akute Dekompensationen bis hin zu lebensbedrohlichen Komplikationen der Grunderkrankungen verursacht werden (Janssens 2012).

Angesichts eines voraussehbaren langfristigen Behandlungsverlaufs (Abb. 4) sollten die Ärzt:Innen im ambulanten aber vor allem auch im stationären Bereich die Patient:Innen und ihre Angehörigen eingehend beraten und auf die möglichen Szenarien der Erkrankung im Sinne einer

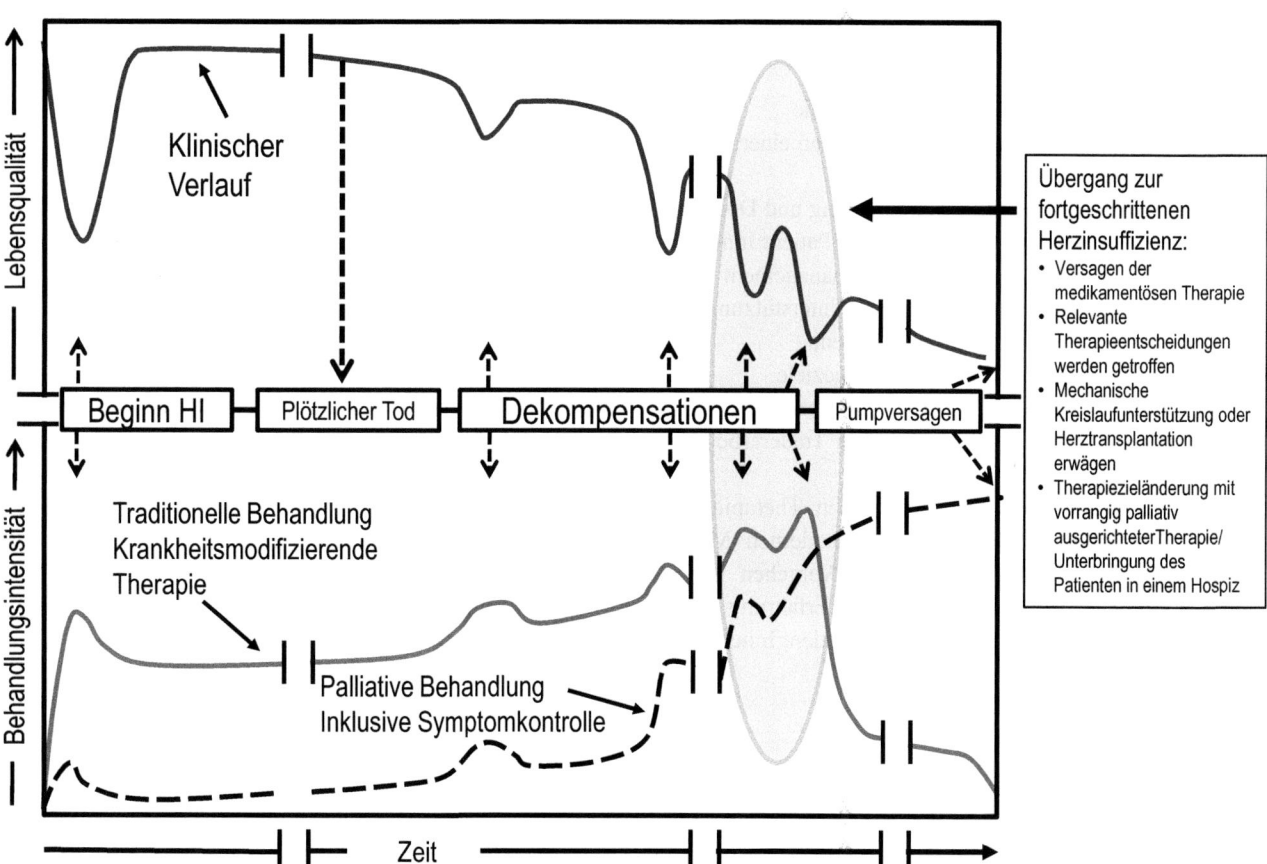

Abb. 4 Darstellung des klinischen Verlaufs einer Herzinsuffizienz unter Berücksichtigung der Lebensqualität, Intensität der Therapie sowie einzelner klinischer Ereignisse. Mit fortschreitender Erkrankungsdauer kommt es zu einer Abnahme der Lebensqualität. Dieser Verlauf kann durch einen plötzlichen Herztod oder ein progressives Pumpversagen unterbrochen werden. Ebenfalls kann es zu wiederholten Dekompensationen kommen, die einen Krankenhausaufenthalt mit Intensivtherapie erforderlich machen. Parallel dazu nimmt die Intensität der Behandlung zu, neben der Intensivierung einer medikamentösen Therapie wird die Implantation eines Schrittmachers (ICD [implantierbare Kardioverter Defibrillator] oder CRT [*kardiale Resynchronisationstherapie*]) erforderlich. Die untere Linie bezieht sich auf die begleitende palliativ ausgerichtete Behandlung. Eine Palliativbehandlung sollte schon früh im Krankheitsverlauf beginnen und komplementär zum traditionellen Behandlungsverfahren die Patient:Innen begleiten. Der kritische Übergang zur fortgeschrittenen (terminalen) Herzinsuffizienz führt häufig auch zu einer Therapiezieländerung unter Berücksichtigung der Patient:Innenwünsche bzw. der Angehörigen. Dieses gilt insbesondere für die Patient:Innen, die nicht für eine Maximaltherapie mit mechanischer Kreislaufunterstützung oder Herztransplantation infrage kommen. Die behandelnden Ärzt:Innen sollten sehr frühzeitig diesen Übergang erkennen und notwendige Therapiezieländerungen ergebnisoffen mit Patient:Innen und Angehörigen besprechen. Gerade in dieser kritischen Phase kommt häufig den Intensivmediziner:Innen eine besondere Rolle zu (modifiziert nach (Allen et al. 2012; Janssens und Reith 2013; Schmucker et al. 2005))

vorbereitenden Planung hinweisen (Janssens und Reith 2013). Die Intensivmediziner:Innen nehmen hier eine besondere Stellung ein, da sie die Patient:Innen in sehr schwierigen, zum Teil lebensbedrohlichen Krankheitsphasen behandeln. An diesen Schnittstellen werden häufig einschneidende und prognosebestimmende Entscheidungen getroffen. Die Intensivmediziner:Innen sollten die Weichen für die post-intensivmedizinische Phase stellen und entsprechende Hilfe und Unterstützung anbieten und vorbereiten. Nur eine sehr weitreichende Aufklärung ermöglicht es den Betroffenen, die Zustimmung oder Ablehnung zu einem Therapieangebot mit der gebotenen Sicherheit vorzunehmen.

Patient:Innen mit einer fortgeschrittenen Herzinsuffizienz und/oder in der Endphase ihrer Erkrankung benötigen zwingend auch eine begleitende palliativ ausgerichtete Behandlung (Allen et al. 2012; Jaarsma et al. 2009). Maßnahmen in der Umsetzung einer palliativen Behandlung bei Patient:Innen mit Herzinsuffizienz sind u. a. (Jaarsma et al. 2009):

- Optimierung der evidenzbasierten Therapie
- Empathische und sensible Kommunikation einer schlechten Nachricht
- Vorbereitende patientenzentrierte Planung und Dokumentation der Behandlungspräferenzen der Patient:Innen
- Aufklärung und Beratung zum Selbstmanagement
- Organisation einer multidisziplinären Unterstützung
- Erkennen der terminalen Herzinsuffizienz
- Regelmäßige Reevaluation der Therapieziele
- Optimiertes Symptommanagement am Lebensende
- Unterstützung der Angehörigen bei der Trauerarbeit

Das sorgsame Abwägen einer maximalen Therapie unter Einbeziehung aller Möglichkeiten der modernen Medizin gegen ein eher palliativ ausgerichtetes Vorgehen ist eine grosse Kunst und bedarf einer immensen Erfahrung des Intensivmediziners. Die Autonomie der Patient:Innen bleibt hier höchstes Gebot.

Literatur

Allen LA, Stevenson LW, Grady KL et al (2012) Decision making in advanced heart failure: a scientific statement from the American Heart Association. Circulation 125:1928–1952

Avidan A, Sprung CL, Schefold JC et al (2021) Variations in end-of-life practices in intensive care units worldwide (Ethicus-2): a prospective observational study. Lancet Respir Med. https://doi.org/10.1016/s2213-2600(21)00261-7

Bagshaw SM, Webb SA, Delaney A et al (2009) Very old patients admitted to intensive care in Australia and New Zealand: a multicentre cohort analysis. Crit Care 13:R45

Beauchamp TL, Childress JF (2013) Principles of biomedical ethics. Oxford University Press, New York/Oxford

Becker G, Blum HE (2004) „Medical futility": Der Arzt im Spannungsfeld von Behandlungsauftrag und Behandlungsbegrenzung. Dtsch Med Wochenschr 129:1694–1697

Borasio GD, Heßler H-J, Wiesing U (2009) Patientenverfügungsgesetz – Umsetzung in der klinischen Praxis. Dtsch Arztebl 106:A1952–A1957

Bundesärztekammer (2011) Grundsätze der Bundesärztekammer zur Sterbebegleitung. Dtsch Ärztebl 108:A346–A348

Bundesgesetzblatt (2009) Drittes Gesetz zur Änderung des Betreuungsrechts vom 29.07.2009. http://www.bundesgesetzblatt.de

Cohen RW (2004) A tale of two conversations. Hastings Cent Rep 34:49

Curtis JR, Patrick DL, Shannon SE et al (2001) The family conference as a focus to improve communication about end-of-life care in the intensive care unit: opportunities for improvement. Crit Care Med 29:N26–N33

DeVita MA, Groeger J, Truog R (2003) Current controversies in critical care ethics: not just end of life. Crit Care Med 31:S343–S344

Ethikrat N (2006) Selbstbestimmung und Fürsorge am Lebensende. Stellungnahme. Nationaler Ethikrat, Berlin

Ferrand E, Robert R, Ingrand P et al (2001) Withholding and withdrawal of life support in intensive-care units in France: a prospective survey. French LATAREA Group. Lancet 357:9–14

Fleischmann-Struzek C, Mikolajetz A, Reinhart K et al (2019) Hospitalisierung und Intensivtherapie am Lebensende. Dtsch Arztebl Int 116:653–660

Ghosh AK (2004) Understanding medical uncertainty: a primer for physicians. J Assoc Phys India 52:739–742

Jaarsma T, Beattie JM, Ryder M et al (2009) Palliative care in heart failure: a position statement from the palliative care workshop of the heart failure association of the european society of cardiology. Eur J Heart Fail 11:433–443

Janssens U (2004) Dialektik der Intensivmedizin – kurativ und palliativ. Intensivmed 41:1–5

Janssens U (2010) Ethik. In: Welte T (Hrsg) Handbuch Intensiv Update 2010. Med Publico, Wiesbaden, S 16\11–16\44

Janssens U (2012) Die akute Herzinsuffizienz. Med Klin Intensivmed Notfmed 107:397–423

Janssens U, Graf J (2010) Angehörigenkonferenz. Intensivmed 47:35–42

Janssens U, Graf J (2011) Konzepte zur Aus- und Weiterbildung in der internistischen Intensivmedizin. Intensivmed 48:396–402

Janssens U, Karg O (2012) Sterben am/trotz Beatmungsgerät. DIVI 3:145–155

Janssens U, Reith S (2013) Der chronisch kritisch kranke Patient aus der Perspektive des Kardiologen. Med Klin Intensivmed Notfmed 108:267–278

Janssens U, Burchardi H, Duttge G et al (2012) Therapiezieländerung und Therapiebegrenzung in der Intensivmedizin. DIVI 3:103–107

Janssens U, Lucking KM, Boll B et al (2018) Ergänzung des Dokumentationsbogens „Therapiebegrenzung" unter Berücksichtigung eines moglichen Organspendewunsches : Empfehlung der Sektion Ethik sowie der Sektion Organspende und Organtransplantation der Deutschen Interdisziplinaren Vereinigung fur Intensiv- und Notfallmedizin (DIVI) unter Mitarbeit der Sektion Ethik der Deutschen Gesellschaft fur Internistische Intensivmedizin und Notfallmedizin (DGIIN). Med Klin Intensivmed Notfmed. https://doi.org/10.1007/s00063-018-0509-8

May AT (2018) Der Wille des Patienten in der Intensivmedizin. In: Salomon F (Hrsg) Praxisbuch Ethik in der Intensivmedizin. Medizinisch Wissenschaftliche Verlagsgesellschaft, Berlin, S 95–107

McAdam JL, Puntillo K (2009) Symptoms experienced by family members of patients in intensive care units. Am J Crit Care 18:200–209

Nauck F (2011) Ethische Aspekte in der Therapie am Lebensende. Med Klin Intensivmed Notfmed 106:137–148

Neitzke G (2014) Indikation: fachliche und ethische Basis ärztlichen Handelns. Med Klin Intensivmed Notfmed 109:8–12

Neitzke G, Burchardi H, Duttge G et al (2016) Grenzen der Sinnhaftigkeit von Intensivmedizin. Med Klin Intensivmed Notfmed 111:486–492

Neitzke G, Boll B, Burchardi H et al (2017) Dokumentation Therapiebegrenzung – Empfehlung der Sektion Ethik der Deutschen Interdisziplinäre Vereinigung für Intensiv und Notfallmedizin (DIVI) unter Mitarbeit der Sektion Ethik der Deutschen Gesellschaft für Internistische Intensivmedizin und Notfallmedizin (DGIIN). Med Klin Intensivmed Notfmed. https://doi.org/10.1007/s00063-017-0321-x

Prendergast TJ, Luce JM (1997) Increasing incidence of withholding and withdrawal of life support from the critically ill. Am J Respir Crit Care Med 155:15–20

Quill TE, Holloway R (2011) Time-limited trials near the end of life. JAMA 306:1483–1484

Quintel M (2012) Ziele und Aufgaben der Intensivmedizin. In: Salomon F (Hrsg) Praxisbuch Ethik in der Intensivmedizin. MWV, Berlin, S 19–28

Riessen R, Haap M, Marckmann G et al (2020) Rationale Therapieentscheidungen bei Intensivpatienten. Dtsch Med Wochenschr 145:1470–1475

Salomon F (2006) Leben erhalten und Sterben ermöglichen. Anaesthesist 55:64–69

Scheffold N, Riemann U, Paoli A et al (2009) Konzept zur Therapiebegrenzung in der Intensivmedizin. Intensivmed 47:124–129

Schmucker P, Stratling-Tolle H, Stratling M (2005) Entscheidungen am Lebensende in der Intensivmedizin. Teil I: Grundlagen einer praxisbezogenen Medizinethik. Anasthesiol Intensivmed Notfallmed Schmerzther 40:302–318

Simon A (2010) Patientenverfügung in der Intensiv- und Notfallmedizin. Intensivmed 47:43–48

Sold M, Schmidt KW (2012) Therapiebegrenzung und Therapiereduktion – praktisch umgesetzt. In: Salomon F (Hrsg) Praxisbuch ethik in der Intensivmedizin. Medizinisch Wissenschaftliche Verlagsgesellschaft, Berlin, S 247–281

Sold M, Schmidt KW (2018) Therapiebegrenzung und Therapiereduktion – praktisch umgesetzt. In: Salomon F (Hrsg) Praxisbuch Ethik in der Intensivmedizin. Medizinisch Wissenschaftliche Verlagsgesellschaft, Berlin, S 223–261

Sprung CL, Cohen SL, Sjokvist P et al (2003) End-of-life practices in European intensive care units: the ethicus study. JAMA 290:790–797

Truog RD, Cist AF, Brackett SE et al (2001) Recommendations for end-of-life care in the intensive care unit: The ethics committee of the society of critical care medicine. Crit Care Med 29:2332–2348

Truog RD, Campbell ML, Curtis JR et al (2008) Recommendations for end-of-life care in the intensive care unit: a consensus statement by the american college [corrected] of critical care medicine. Crit Care Med 36:953–963

Venneman SS, Narnor-Harris P, Perish M et al (2008) „Allow natural death" versus „do not resuscitate": three words that can change a life. J Med Ethics 34:2–6

Verrel T (2018) Die Rolle des Rechts bei Behandlungsentscheidungen am Lebensende. In: Salomon F (Hrsg) Praxisbuch Ethik in der Intensivmedizin. Medizinisch Wissenschaftliche Verlagsgesellschaft, Berlin, S 78–94

Vincent JL (2001) Cultural differences in end-of-life care. Crit Care Med 29:N52–N55

Vincent JL, Singer M (2010) Critical care: advances and future perspectives. Lancet 376:1354–1361

Vincent JL, Singer M, Marini JJ et al (2010) Thirty years of critical care medicine. Crit Care 14:311

Wallner J (2008) Die richtigen Worte für medizinische Entscheidungen am Lebensende finden. Wien Klin Wochenschr 120:647–654

Rechtliche Probleme in der Intensivmedizin

Hans-Joachim Wilke

Inhalt

1	**Einleitung**	17
1.1	Der Wandel im Arzt-Patienten-Verhältnis	17
1.2	Rechtliche Grundlagen	18
1.3	Allgemeines	18
2	**Sorgfaltspflicht**	18
2.1	Methodenfreiheit des Arztes	19
2.2	Forensische Bedeutung von Leitlinien	19
2.3	Facharztstandard	19
2.4	Übernahmeverschulden	20
2.5	Organisationsverschulden	20
2.6	Einfacher bzw. grober Behandlungsfehler	20
2.7	Offenlegungspflicht von Behandlungsfehlern	20
3	**Aufklärungspflicht**	21
3.1	Anforderungen an die aufklärende Person	21
3.2	Adressaten der Aufklärungspflicht	22
3.3	Umfang und Inhalt der Aufklärungspflicht	22
3.4	Art und Weise der Aufklärung	23
3.5	Zeitpunkt der Aufklärung	23
3.6	Aufklärung und Einwilligung beim entscheidungsunfähigen Patienten	23
4	**Dokumentationspflicht**	24
4.1	Inhalt und Umfang der Dokumentationspflicht	24
4.2	Art und Weise der Dokumentation	24
4.3	Zeitpunkt der Dokumentation	24
4.4	Einsichtsrecht des Patienten in die Krankenakte	25
4.5	Rechtliche Bedeutung der Dokumentation	25
5	**Zulässigkeit und Grenzen der ärztlichen Behandlungspflicht**	25
6	**Ausblick**	26
	Literatur	26

1 Einleitung

Die Behandlung eines Patienten in ärztlicher Eigenmacht verstößt gegen die Menschenwürde, ist strafbar und verpflichtet zum Ersatz des durch sie entstandenen Schadens.

H.-J. Wilke (✉)
Klinik für Anästhesiologie, Intensivmedizin und Schmerztherapie, Universitätsklinikum Frankfurt, Frankfurt am Main, Deutschland
E-Mail: hans-joachim.wilke@kgu.de

1.1 Der Wandel im Arzt-Patienten-Verhältnis

Die Gründe für den Anstieg der Straf- und Zivilverfahren gegen Ärzte sind sicherlich vielfältig und nicht eindeutig geklärt. Ohne Frage führt der enorme Fortschritt in der Medizin bei vielen Patienten zu hohen Erwartungen. Bleibt der erwartete Erfolg dann aus oder kommt es zu einer Komplikation, ist der Patient eher geneigt, dies als vermeidbar bzw. fehlerhaft und weniger als unvermeidbar bzw. schicksalhaft anzusehen. Aber auch die höchstrichterliche Rechtsprechung und der Gesetzgeber haben die Stellung des Patienten gegenüber dem behandelnden Arzt objektiv gestärkt. So stellt das **Patientenverfügungsgesetz** vom 01.09.2009 klar, dass der vorausverfügte Behandlungswusch eines Patienten in jeder Erkrankung und in jedem Stadium für den Arzt verbindlich ist (Putz und Steldinger 2021). Das am 26.02.2013 in Kraft getretene **Patientenrechtegesetz** will zwar „nur" das auch bisher schon geltende Richterrecht kodifizieren, aber die Erhebung des Richterrechts in den Rang eines Gesetzes hat fraglos „Signalcharakter" für die Rechtsgemeinschaft (Kubella 2011). Im Ergebnis ist ein Wandel im Arzt-Patienten-Verhältnis zu konstatieren: Das überkommene paternalistische Vertrauensverhältnis wandelt sich zu einem partnerschaftlichen Auftragsverhältnis.

Ob man als Arzt diesen Wandel bedauert oder begrüßt, ist letztlich unerheblich, denn den juristischen Vorgaben hat man in jedem Fall zu entsprechen. Hierzu muss man sie in ihren Grundzügen kennen und verstehen, wozu der vorliegende Beitrag dienen soll.

1.2 Rechtliche Grundlagen

Jede Schädigung eines Patienten im Rahmen seiner Behandlung kann im Grundsatz eine Straftat (z. B. eine fahrlässige Körperverletzung oder Tötung) und/oder – zivilrechtlich – eine unerlaubte Handlung darstellen: Im **Strafverfahren** geht es um die persönliche Schuld des Arztes und ihre Sühne durch entsprechende Sanktionen (Geldstrafe und/oder Freiheitsentzug). Gegen strafrechtliche Sanktionen kann man sich nicht versichern. Die Verurteilung impliziert immer einen moralischen Unwert des abgeurteilten ärztlichen Verhaltens. Aufgrund der weitreichenden Konsequenzen eines Strafurteils muss die Schuld des Arztes „zweifelsfrei" nachgewiesen werden. Beweiserleichterungen oder gar eine Beweislastumkehr zu Ungunsten des Beschuldigten/Angeklagten gibt es im Strafrecht prinzipiell nicht.

Im **Zivilrecht** geht es dagegen ausschließlich um die (monetäre) Wiedergutmachung zugefügten Schadens bzw. den Ausgleich erlittener Schmerzen des Patienten. Gegen diese Regressforderungen kann und muss sich der Arzt versichern. Zwar muss auch im Zivilverfahren primär der Patient dem Arzt die Sorgfaltspflichtverletzung und deren Ursächlichkeit für den Schaden nachweisen, aber hier sind Beweiserleichterungen zu Gunsten des Patienten durchaus möglich, wie noch darzustellen sein wird.

In diesem Zusammenhang darf nicht vergessen werden, dass sowohl Straf- als auch Zivilverfahren Anlass zu erheblichen arbeits-, beamten-, standes- und versicherungsrechtlichen Sanktionen sein können, wie z. B. Kündigung, Ruhen der Approbation und Verlust des Versicherungsschutzes.

Da weder Straf- noch Zivilrichter über medizinische Sachkenntnis verfügen, werden im Prozess immer Fachgutachter gehört, die regelmäßig zu der im konkreten Fall gebotenen Sorgfaltspflicht, Aufklärungspflicht und Dokumentationspflicht Stellung nehmen. Die Frage, ob die Sorgfalts-, Aufklärungs- und Dokumentationspflicht durch den Arzt eingehalten wurde, obliegt letztlich zwar dem Gericht, gleichwohl aber sind die Ausführungen der Gutachter zu den genannten Themen von prozessentscheidender Bedeutung. Aus diesem Grund wird nachfolgend Inhalt und Umfang der genannten Pflichten dargestellt.

1.3 Allgemeines

Schon das Reichsgericht hat festgestellt, dass auch dem geschickten, sorgfältigen und fähigen Arzt eine Maßnahme misslingen kann, welche ihm sonst regelmäßig gelingt (LGZ 78, 432 ff.). Der Bundesgerichtshof (BGH) wiederum erkennt an, dass der lebende Organismus eigenen Gesetzen unterliegt, die auch durch ein sorgfältiges Vorgehen nicht vollkommen beherrscht und kontrolliert werden können (BGH, NJW 1977, S. 1102).

Im Ergebnis ist es somit juristisch unstrittig, dass allein aus der Tatsache, dass eine Behandlung fehlgeschlagen ist bzw. dass bei der Durchführung einer Maßnahme eine Komplikation aufgetreten ist – gerade auch wenn Fehlschlag und Komplikation objektiv sehr selten sind –, nicht geschlossen werden darf, dass ärztliches Fehlverhalten vorliegt.

Der Patient, der einen iatrogenen Schaden postuliert, muss – wie gesagt – im Verfahren vor dem Zivilgericht nachweisen, dass der Arzt seine Sorgfaltspflicht objektiv verletzt hat **und** dass diese Pflichtwidrigkeit für den Schaden mit „hinreichender Gewissheit" ursächlich war. Gelingt dies nicht, ist ein Regress ausgeschlossen.

Im Strafverfahren muss der Staatsanwalt den Bruch der Sorgfaltspflicht und dessen „zweifelsfreie" Ursächlichkeit für den entstandenen Schaden nachweisen. **Zusätzlich** muss er zur Überzeugung des Gerichts zeigen, dass dem Arzt die Einhaltung der gebotenen Sorgfalt aufgrund seiner **persönlichen** Kenntnisse und Erfahrungen zumutbar gewesen wäre. Gelingt dies nicht, ist eine Verurteilung ausgeschlossen.

Da in beiden Fällen die Verletzung der Sorgfaltspflicht (mit)entscheidend ist, soll auf die Sorgfaltspflicht im Folgenden näher eingegangen werden.

2 Sorgfaltspflicht

Gemäß ständiger Rechtsprechung schuldet der Arzt dem Patienten in Diagnose und Therapie die im „Verkehr gebotene Sorgfalt". Das Patientenrechtegesetz kodifiziert diese Rechtsprechung, indem es feststellt, dass die Behandlung nach den „zum Zeitpunkt der Behandlung bestehenden, allgemein anerkannten fachlichen Standards zu erfolgen hat" (§ 630a Abs. 2 BGB).

Da das Gesetz den Begriff des allgemein anerkannten fachlichen Standards nicht näher definiert, ist zu seiner Deutung auf die einschlägige Judikatur zurückzugreifen, welche bei der Ermittlung des im konkreten Einzelfall einzuhaltenden Fachstandards u. a. immer auf die Aussagen eines mit dem Gebiet vertrauten Gutachters zurückgreift sowie – sofern vorhanden – die einschlägigen Leitlinien, Empfehlungen und Vereinbarungen der medizinischen Fachgesellschaften zuzieht. Dies schließt grundsätzlich auch die Verlautbarungen der Fachgebietsgesellschaften im Hinblick auf die einzuhaltende Struktur- und Prozessqualität ein.

Da eine umfassende Darstellung der ärztlichen Sorgfaltspflicht den Rahmen sprengen würde, soll im Folgenden nur auf die Schlüsselbegriffe der Sorgfaltspflicht eingegangen werden, ohne deren Kenntnis ein Grundverständnis des Umfangs und Inhalts der Sorgfaltspflicht nicht möglich ist.

Im Einzelnen geht es dabei um die Schlüsselbegriffe: Methodenfreiheit des Arztes, forensische Bedeutung von Leitlinien, Facharztstandard, Übernahme- und Organisationsverschulden, die Einordnung eines Behandlungsfehlers als einfach oder grob sowie die Pflicht des Arztes, Behandlungsfehler unter bestimmten Umständen offenzulegen.

2.1 Methodenfreiheit des Arztes

Die Rechtsprechung konzediert, dass die Wahl einer im konkreten Behandlungsfall anzuwendenden (intensiv)medizinischen Behandlungsmethode zunächst im fachlichen Ermessen des Arztes liegt (BGH, NJW 1982, S. 2121). Methodenfreiheit ist insbesondere dann gegeben, wenn es – wie oft in der Intensivmedizin – keinen allgemein anerkannten Behandlungsstandard gibt und der behandelnde Arzt somit primär auf seine eigene Erfahrung angewiesen ist. Das Prinzip der Methodenfreiheit gilt auch dann, wenn es mehrere im Fachgebiet anerkannte Vorgehensweisen gibt, welche sich im Hinblick auf Nutzen und Risiko nicht wesentlich unterscheiden. Auch hier darf und muss der Arzt die für den Patienten im konkret vorliegenden Fall letztlich am besten geeignete Vorgehensweise auswählen.

Ihre Grenze findet die Methodenfreiheit dort, wo es für einen bestimmten Eingriff eine eindeutig überlegene Vorgehensweise gibt, wo also das angestrebte Ziel – im Vergleich zu anderen möglichen Vorgehensweisen – genau so sicher, aber mit einem erheblich niedrigeren Risiko erreicht wird (Laufs 2021).

2.2 Forensische Bedeutung von Leitlinien

Zunächst einmal ist grundsätzlich festzuhalten: Kein Arzt macht sich allein deshalb strafbar oder regresspflichtig, weil er eine einschlägige Leitlinie nicht eingehalten hat. Umgekehrt gilt aber auch: Die Einhaltung einer Leitlinie wirkt nicht automatisch haftungsbefreiend bzw. exkulpierend.

> Leitlinien haben nur Informationscharakter für den im konkreten Fall einzuhaltenden Sorgfaltsstandard.

Die Gründe hierfür sind nachvollziehbar: Leitlinien sind ihrer Natur nach abstrakt und generalisierend; es ist durchaus möglich, dass die Einhaltung ihrer Vorgaben im Einzelfall objektiv nicht notwendig ist und ihre rigide Einhaltung somit den Patienten nur potenziellen Risiken ohne wirklichen Nutzen aussetzt. Umgekehrt kann der Arzt natürlich im Einzelfall aufgrund einer besonderen Gefährdungslage auch verpflichtet sein, zur Sicherheit des Patienten über die Vorgaben einer Leitlinie hinauszugehen.

Allgemein bekannt ist auch, dass Leitlinien im Hinblick auf ihre Legitimität, ihre Qualität und gerade auch ihre Aktualität kontrovers diskutiert werden und somit per se keine rechtsverbindlichen Handlungsanleitungen sein können.

Das Gesagte darf gleichwohl nicht dazu verführen, die erhebliche praktische Bedeutung von Leitlinien bei der Feststellung des gebotenen Sorgfaltsstandards zu unterschätzen. Jeder Intensivmediziner ist gut beraten, allgemein anerkannte, einschlägige Leitlinien auf ihre Anwendbarkeit im konkreten Fall hin sorgfältig zu überprüfen. Entschließt er sich dann – aus nachvollziehbaren, guten Gründen – einer Leitlinie nicht zu folgen, sollte er dies entsprechend dokumentieren.

2.3 Facharztstandard

Die Rechtsprechung fordert, dass dem Patienten im Rahmen der intensivmedizinischen Diagnostik und Therapie eine Behandlungsqualität zukommt, wie sie in theoretischer und praktischer Hinsicht von einem Facharzt des betreffenden Gebiets geleistet würde (BGH, NJW 1987, S. 1479, 1992, S. 1560).

Der Facharztstandard ist „objektiv", womit gemeint ist, dass er zu jedem Behandlungszeitpunkt gilt, dass er auf individuelle fachliche Defizite des Arztes keine Rücksicht nimmt und dass er durch evtl. vorliegende vermeidbare infrastrukturelle und organisatorische Probleme nicht herabgesetzt wird.

> Der Patient hat Anspruch auf eine Behandlung, die ein besonnener und gewissenhafter Facharzt in der konkreten Behandlungssituation durchgeführt hätte.

Der Standard ist gleichwohl im Hinblick auf die gegebene Situation als auch den konkret handelnden Arzt sowie dessen

Umfeld unterschiedlich. So berücksichtigt er – in vernünftigen Grenzen – z. B. die Besonderheiten des akuten Notfalls. Er fordert von dem spezialisierten Intensivmediziner eines Universitätsklinikums mehr als von dem Intensivmediziner eines Hauses der Grund- und Regelversorgung. Er bleibt aber „objektiv" in dem Sinne, dass die entscheidende Frage immer ist, wie sich ein (hypothetischer) besonnener und gewissenhafter Facharzt in den gegebenen Umständen verhalten hätte.

2.4 Übernahmeverschulden

Die Rechtsprechung erwartet von jedem Arzt die (selbst) kritische Prüfung, ob er nach seinen persönlichen Kenntnissen und den ihm zur Verfügung stehenden technischen und personellen Mitteln dem Patienten die erforderliche Behandlungsqualität bieten kann. Kann er dies objektiv betrachtet nicht, ist es sorgfaltspflichtwidrig, den Patienten zu behandeln bzw. (allein) weiterzubehandeln und/oder ihn nicht in kompetente Hände zu übergeben.

2.5 Organisationsverschulden

Die Behandlung des Patienten muss im Prinzip so organisiert sein, dass von Beginn bis zum Ende der Behandlung der Facharztstandard gewährleistet ist. Die Rechtsprechung stellt in diesem Zusammenhang hohe Ansprüche an die vom leitendem Arzt und Krankenhausträger zu erbringende Organisation des intensivmedizinischen Teams. Kommt nämlich ein Patient nachweislich aufgrund von Kommunikations-, Koordinations-, Qualifikations- oder Kompetenzabgrenzungsmängeln im Team zu Schaden, so steht im Ergebnis immer die Haftung bzw. die Strafbarkeit des für die Organisation verantwortlichen leitenden Arztes und des Krankenhausträgers im Raum (MedR S. 360).

In diesem Zusammenhang ist der Einsatz von Nichtfachärzten bzw. Weiterbildungsassistenten im Nacht- und Wochenenddienst besonders kritisch zu sehen. Die genannten Ärzte dürfen nur dann eingesetzt werden, wenn sie jederzeit zeitnah auf einen qualifizierten Arzt zur Unterstützung und Supervision zurückgreifen können. Anderenfalls ist ihr Einsatz aus forensischer Sicht abzulehnen.

> Eine zeitgemäße Intensivmedizin muss durch ein angemessenes Qualitäts- und Risikomanagement organisatorisch abgestützt sein, um medizinisch wirksam und effizient zu sein. Nicht zuletzt wird ein solches Behandlungsmanagement auch das forensische Risiko reduzieren.

2.6 Einfacher bzw. grober Behandlungsfehler

Sowohl im Straf- als auch Zivilverfahren wird ein Behandlungsfehler entweder als „einfach" oder „grob" klassifiziert. Die Klassifikation obliegt als Rechtsfrage dem Gericht unter Berücksichtigung der Ausführungen des Sachverständigen. In diesem Zusammenhang gilt, dass jede Verletzung der gebotenen Sorgfaltspflicht (zunächst) als „einfach" fehlerhaft angesehen wird. Ergibt die weitere Prüfung, dass das sorgfaltswidrige ärztliche Verhalten objektiv „unverständlich" ist bzw. dass der Arzt einen Fehler gemacht hat, der ihm „schlechterdings nicht unterlaufen darf", ist von einem „groben" Behandlungsfehler auszugehen (BGH, VerS 2001, S. 1150). Der Einordnung des Behandlungsfehlers wiederum kommt im **Zivilprozess** erhebliche Bedeutung im Hinblick auf die Beweislast zu.

Beim einfachen Behandlungsfehler liegt die Beweislast bezüglich der Ursächlichkeit des Fehlers für den postulierten Schaden beim Patienten; beim groben Behandlungsfehler dagegen muss der Arzt mit hinreichender Gewissheit zeigen, dass sein Fehler nicht den Schaden des Patienten verursacht hat. Dieses Prinzip wird auch im Patientenrechtegesetz übernommen (§ 630 h Abs. 5 BGB). In der Praxis ist zu beachten, dass es dem Arzt nur sehr selten gelingen wird, zu widerlegen, dass sein sorgfaltswidriges Verhalten nicht für den Schaden des Patienten ursächlich war. Somit gilt letztlich:

> Im Arzthaftungsprozess hat die Einordnung des Behandlungsfehlers als einfach oder grob regelmäßig streitentscheidende Bedeutung.

2.7 Offenlegungspflicht von Behandlungsfehlern

Das Patientenrechtegesetz verpflichtet den Arzt, unter bestimmten Umständen eigene (und fremde!) Behandlungsfehler offenzulegen (§ 630 c Abs. 2 S. 2 und 3 BGB). Hierzu ist anzumerken, dass auch schon vor Inkrafttreten des Patientenrechtegesetzes der Arzt immer dann verpflichtet war, den Patienten über Komplikationen zu informieren, wenn zwecks Schadensbegrenzung weitere Maßnahmen am Patienten notwendig waren. Insoweit kodifiziert das Gesetz – möglicherweise – nur die bisherige Rechtsprechung. Neu ist dagegen, dass der Arzt dem Patienten auf dessen „Nachfrage" einen „Behandlungsfehler" offenlegen muss, wenn für den Arzt Umstände „erkennbar" sind, die die Annahme eines Behandlungsfehlers „begründen". Informiert ein Arzt den Patienten über einen Behandlungsfehler, dann darf diese Information in einem Straf- bzw. Bußgeldverfahren gegen ihn nur mit seiner „Zustimmung" verwendet werden.

Dem Wortlaut des Gesetzes nach besteht somit für den „geständigen" Arzt zwar ein gewisser strafrechtlicher „Schutz"; dieser „Schutz" ist aber nach Umfang und Inhalt nicht exakt definiert. Dies ist sehr kritisch zu sehen, denn es ist ein grundlegendes, rechtsstaatliches Prinzip, dass niemand gezwungen werden darf, an seiner eigenen Verurteilung mitzuwirken. Darüber hinaus ist auch unklar, welche zivilrechtliche Konsequenz einem solchen „Schuldeingeständnis" zukommt! Es bleibt abzuwarten, wie die Rechtsprechung Umfang, Inhalt und Grenzen dieser Offenlegungspflicht auslegen wird.

3 Aufklärungspflicht

Es ist rechtsdogmatisch unumstritten, dass jeder ärztliche Eingriff in die körperliche Integrität des Patienten, in welchen der Patient nicht (vorher) eingewilligt hat, den Straftatbestand der Körperverletzung erfüllt und darüber hinaus – aus Sicht des Zivilrechts – ein Delikt (unerlaubte Handlung) darstellt.

Diese Wertung, nämlich dass eine in ärztlicher Eigenmacht durchgeführten Maßnahme, trotz ihrer offenkundig kunstgerechten Durchführung in heilender oder gar lebenserhaltender Absicht, grundsätzlich rechtswidrig ist, geht auf eine Entscheidung des Reichsgerichts 1894 zurück.

Rechtsgeschichtlich stellte nach diesem richtungsweisenden Urteil zunächst die ausdrückliche oder konkludente Einwilligung des Patienten in die avisierte Maßnahme eine ausreichende Rechtfertigung dar; erst wesentlich später kam dann die Erfordernis einer ordnungsgemäßen Aufklärung als Vorbedingung einer rechtlich wirksamen Einwilligung hinzu.

> Eine Einwilligung in eine ärztliche Maßnahme ist nur nach ordnungsgemäßer Aufklärung rechtswirksam.

Dass ein schlichtes „Ja" im Hinblick auf eine angebotene ärztliche Maßnahme juristisch nicht (mehr) genügt, gründet sich in letzter Analyse auf dem grundgesetzlich garantierten, unveräußerlichen Recht jedes Menschen auf Leben und körperliche Unversehrtheit und sein korrespondierendes Recht, über Eingriffe in sein Leben und seine körperliche Unversehrtheit selbst zu entscheiden.

Im Prinzip wird davon ausgegangen, dass nur ein Patient, der durch eine sachgerechte Aufklärung in die Lage versetzt wurde, das Ausmaß des potenziellen Nutzens einer ärztlichen Maßnahme bzw. das mit ihr einhergehende Risiko für sein Leben und seine Gesundheit gegeneinander abzuwägen, wirklich „selbstbestimmt" handeln kann.

Unter diesem Blickwinkel betrachtet ist die ärztliche „Risikoaufklärung" immer auch „Selbstbestimmungsaufklärung". So wichtig, klar und eindeutig dieses mit der Aufklärung verfolgte Ziel auch ist, umso schwieriger ist oft seine Umsetzung in der ärztlichen Praxis, wie eine Sichtung der einschlägigen Judikatur belegt.

Im Folgenden sollen die essenziellen Elemente einer ordnungsgemäßen Aufklärung dargestellt werden. Hierbei wird zunächst auf die Anforderungen eingegangen, die an den Aufklärenden selber gestellt werden. Danach wird aufgezeigt, welche Person bzw. Personen – neben dem Patienten oder stellvertretend für ihn – Adressaten der Aufklärungspflicht sind. Im Weiteren geht es dann um Umfang und Inhalt der Aufklärungspflicht. Sodann wird die Art und Weise der Aufklärung sowie ihr korrekter Zeitpunkt dargestellt. Den Abschluss der Ausführungen bildet die Darstellung der therapeutischen Entscheidungsfindung bei einwilligungsunfähigen Patienten, wie sie durch das Patientenverfügungsgesetz – richtiger das „Dritte Gesetz zur Änderung des Betreuungsrechts" – vorgegeben ist.

3.1 Anforderungen an die aufklärende Person

Die Aufklärung des Patienten ist immer durch den Arzt durchzuführen, eine Delegation der Aufklärungspflichtflicht z. B. an Pflegepersonal, Medizinstudenten oder Mitglieder der Krankenhausverwaltung ist unzulässig (BVerfG, NJW 1979, S. 1925). Obschon primär der behandelnde Arzt dem Patienten die Aufklärung schuldet, erkennt die Rechtsprechung doch an, dass gerade an Großkrankenhäusern aus organisatorischen Gründen aufklärender und behandelnder Arzt (oft) nicht identisch sein können.

Die Delegation der Aufklärungspflicht an einen nicht behandelnden Arzt ist dann korrekt, wenn beispielsweise innerhalb einer Abteilung durch geeignete Organisations- und Überwachungsmaßnahmen sichergestellt wird, dass es aufgrund der unvermeidbaren Aufgabenteilung nicht zu Qualitätseinbußen bei der Durchführung der Aufklärung kommt.

In diesem Zusammenhang fordert das Patientenrechtegesetz, dass die Aufklärung durch einen „Behandelnden" (= Arzt) zu erfolgen hat, der über die zur „Durchführung" der geplanten Maßnahme „notwendige Ausbildung" verfügt (§ 630e Abs. 2 BGB). In der Gesetzesbegründung wird in diesem Zusammenhang festgestellt, dass durch den Begriff „Ausbildung" – im Gegensatz zu dem umfassenderen Begriff „Befähigung" – klargestellt werden soll, dass die Aufklärung auch durch einen Arzt erfolgen darf, der aufgrund seiner abgeschlossenen Ausbildung die notwendige theoretische Befähigung zur Durchführung der vorgesehenen Maßnahme erworben hat, auch wenn er möglicherweise noch nicht das Maß an praktischer Erfahrung aufweist, das für die eigenständige Durchführung der Maßnahme selbst unverzichtbar ist (Drucksache Bundestag 17/11710 v. 28.11.2012, S. 3).

Nicht vergessen werden darf, dass dies selbstverständlich impliziert, dass der aufklärende Arzt aufgrund seiner Ausbildung befähigt sein muss, patientenbezogene Risikofaktoren und deren Relevanz für eine geplante Maßnahme korrekt einzuschätzen.

Im Kern soll also durch die Erfordernis der „Ausbildung" sichergestellt werden, dass der Arzt über die nötigen Kenntnisse verfügt, um den Patienten umfassend über sämtliche für die Durchführung der Maßnahme wesentlichen Umstände aufzuklären.

3.2 Adressaten der Aufklärungspflicht

Primär wird die Aufklärung immer dem Patienten selbst geschuldet, nur wenn dieser nicht (mehr) einwilligungsfähig bzw. entscheidungsfähig ist, muss sich der Arzt an seinen Stellvertreter (z. B. Betreuer, Bevollmächtigter) wenden und diesen aufklären, damit der Stellvertreter in die Lage versetzt wird, eine Entscheidung im Sinne des Patienten zu treffen (§ 630d Abs. 1 BGB; § 630e Abs. 4 BGB). Aber auch der nicht mehr entscheidungsfähige Patient hat ein Recht zumindest auf „Information". Wenn der Patient in der Lage ist, „Erläuterungen aufzunehmen" und dies seinem „Wohl" nicht zuwider läuft, ist er über die wesentlichen Umstände einer geplanten Maßnahme ins Bild zu setzen (§ 630e Abs. 5 BGB). Jedoch trifft in diesem Fall der Stellvertreter des Patienten die Entscheidung, ob eine vorgesehene Maßnahme im Sinne des Patienten durchzuführen oder zu unterlassen ist.

Das Patientenrechtegesetz hält weiterhin fest, dass die Einwilligung eines „Berechtigten" dann entbehrlich ist, wenn eine einschlägige Patientenverfügung eine konkrete medizinische Maßnahme „gestattet" oder „untersagt" (§ 630 d Abs. 1 BGB).

Gleichwohl ist zu beachten, dass in diesem Zusammenhang in der Gesetzesbegründung ausgeführt wird, dass eine Patientenverfügung, die eine Einwilligung in eine ärztliche Maßnahme enthält, nur mit vorangegangener ärztlicher Aufklärung oder bei ausdrücklich erklärtem Aufklärungsverzicht wirksam ist. Liegt ein solcher Aufklärungsverzicht nicht vor, ist die Patientenverfügung nur als Indiz für den mutmaßlichen Willen zu werten. Es bedarf dann immer einer Entscheidung des Stellvertreters des Patienten über die Zulässigkeit des Eingriffs. Umgekehrt ist aber die Ablehnung einer ärztlichen Maßnahme unabhängig von einer ärztlichen Aufklärung wirksam (Drucksache Bundestag 17/10488 v. 15.08. 2012).

3.3 Umfang und Inhalt der Aufklärungspflicht

Das Patientenrechtegesetz verpflichtet den Arzt, über „sämtliche" für die Einwilligung „wesentlichen" Umstände einer geplanten Maßnahme aufzuklären. Dazu gehört u. a. die Erläuterung der Notwendigkeit, der Erfolgsaussicht sowie des Risikos der Maßnahme. Gibt es zwei oder gar mehrere gleichermaßen indizierte und übliche Methoden, die zu wesentlich unterschiedlichen Belastungen, Risiken und Heilungschancen führen, muss der Patient auf diese Alternativen „hingewiesen" werden (§ 630e Abs. 1 BGB).

Im Prinzip wird hierdurch wohl nur die bislang geltende Rechtsprechung zum Umfang der Aufklärungspflicht kodifiziert. Der BGH hat 1994 in einem viel beachteten Grundsatzurteil dargelegt, über welche Risiken ein Patient aufzuklären ist, damit er in der Lage ist, selbstbestimmt zu entscheiden. Hiernach ist über „jedes Risiko aufzuklären, welches der Maßnahme spezifisch anhaftet und welches bei seiner Verwirklichung die Lebensführung des Patienten besonders belastet" (BGH, NJW 1994, S. 793).

> Jedes Risiko, welches einer Maßnahme spezifisch anhaftet und welches bei seiner Verwirklichung die Lebensführung des Patienten besonders belastet, ist aufklärungspflichtig.

Es kommt also praktisch nicht auf die statistische Häufigkeit der Verwirklichung eines Risikos an, sondern ob das Risiko verfahrensimmanent und bei Verwirklichung für den Patienten besonders belastend ist. So hat der BGH in Anwendung des dargestellten Maßstabs entschieden, dass das Risiko der Querschnittslähmung im Rahmen der rückenmarknahen Leitungsblockaden sowie das Risiko der Infektionsübertragung im Zusammenhang mit einer Bluttransfusion aufklärungspflichtig sind. In der Tat sind die genannten Verfahrensrisiken extrem selten, haben aber bei ihrer Verwirklichung unbestreitbar erhebliche Auswirkungen auf das Leben der betroffenen Patienten.

Die große Reichweite des Maßstabs des BGH, welcher belastende, methodentypische Risiken auch im Promillebereich erfasst, war und ist Anlass zu Kritik. Dem ist entgegenzuhalten, dass es durchaus legitim ist, wenn der Arzt im Rahmen des Aufklärungsgesprächs dem Patienten das Verhältnis von Eingriffsnutzen – sehr groß – im Vergleich zu seinem Risiko – sehr gering – eindeutig und nachdrücklich darstellt.

Wie dem auch sei: Auch nach dem Patientenrechtegesetz ist der Arzt – wie bisher – für die ordnungsgemäße Aufklärung verantwortlich (§ 630 h Abs. 2 BGB). Im Zweifelsfall ist er somit sicherlich gut beraten, eher mehr als weniger aufzuklären.

> Im Zivilprozess trägt der Arzt die Beweislast, dass der Patient ordnungsgemäß aufgeklärt wurde.

In der Praxis wird die geforderte Aufklärung über alternative Verfahren häufig unterlassen. Sie ist immer dann Pflicht, wenn es mehrere gleich wirksame und indizierte Verfahren gibt, diese im Blick auf den Zustand des Patienten auch anwendbar wären, aber die Verfahren sich in ihrem Risikoprofil erheblich unterscheiden. Entscheidend ist also, ob der Patient bei objektiver Betrachtung eine echte Wahlmöglichkeit hat.

So kann beispielsweise die Operation einer Leistenhernie in Lokalanästhesie mit Sedierung oder in rückenmarknaher Betäubung oder in Vollnarkose durchgeführt werden. Der Arzt schuldet dem Patienten also immer den Hinweis auf die gegebene Wahlmöglichkeit; er darf aber gleichwohl dem Patienten das aus seiner persönlichen Erfahrung geeignetste Verfahren empfehlen.

3.4 Art und Weise der Aufklärung

§ 630 e Abs. 2 des Patientenrechtegesetzes fordert u. a. die „mündliche" Aufklärung des Patienten. Dies ist grundsätzlich nichts Neues, hat doch die Rechtsprechung immer die Notwendigkeit des Gesprächs zwischen Arzt und Patient betont und in diesem Zusammenhang auch die telefonische Risikoaufklärung unter bestimmten Bedingungen bei Routineeingriffen für zulässig erklärt. Wie bisher dienen also die gängigen Aufklärungsbögen nur der Vorabinformation des Patienten und der Protokollierung des Aufklärungsgesprächs. Der aufklärende Arzt ist – wie bisher – gut beraten, auf den Aufklärungsbögen ausgiebige Notizen über die Inhalte des Gesprächs mit dem Patienten zu machen, da er nur so im Konfliktfall zweifelsfrei nachweisen kann, worüber genau gesprochen wurde.

Neu ist allerdings die gesetzliche Verpflichtung des Arztes, dem Patienten Abschriften von Unterlagen, die er im Zusammenhang mit der Aufklärung oder Einwilligung unterzeichnet hat, auszuhändigen.

3.5 Zeitpunkt der Aufklärung

Hier wird nach dem Patientenrechtegesetz gefordert, dass die Aufklärung so „rechtzeitig" erfolgen muss, dass der Patient seine Entscheidung über die Einwilligung „wohlüberlegt" treffen kann. Da der Begriff „rechtzeitig" im Gesetz nicht definiert wird, ist für seine Deutung wohl auch hier die bisherige, einschlägige Judikatur maßgeblich.

Der BGH hat 1992 festgestellt, dass die juristisch gebotene Länge der Bedenkzeit zwischen Aufklärung und Einwilligung und Durchführung des Eingriffs im Wesentlichen von den konkreten Umständen des Einzelfalles abhängt. Es muss aber in jedem Fall „unbedingt vermieden werden, dass der Patient z. B. wegen der in der Klinik bereits getroffenen Vorbereitungen unter einen unzumutbaren psychischen Druck gerät" (BGH, NJW 1992, S. 2351).

3.6 Aufklärung und Einwilligung beim entscheidungsunfähigen Patienten

In der operativen Medizin unterziehen sich zunehmend hochbetagte, multimorbide Patienten kurativen Eingriffen, deren Größe eine postoperative Überwachung, Nachbeatmung und/oder Kreislaufstabilisierung auf der Intensivstation notwendig machen. Sind die genannten intensivmedizinischen Maßnahmen objektiv vorhersehbar, so sind die betroffenen Patienten über diese Maßnahmen selbstverständlich aufzuklären.

Kommen jetzt jedoch im weiteren Verlauf unerwartete Komplikationen hinzu, die ihrerseits invasive Behandlungsmaßnahmen erfordern, dann dürfen diese am entscheidungsunfähigen Patienten nur bei vitaler Indikation bzw. Unaufschiebbarkeit („Gefahr im Verzuge") durchgeführt werden. In diesen (begrenzten) Fällen handelt der Arzt als „Geschäftsführer ohne Auftrag", er darf und muss davon ausgehen, dass die Lebensrettung bzw. Schadensabwehr – bei Fehlen zweifelsfrei anderslautender Willensbekundungen des Patienten – durch die „mutmaßliche" Einwilligung des Patienten gerechtfertigt ist.

Ist andererseits in solchen Situationen eine indizierte Maßnahme aufschiebbar, dann muss der Arzt gemäß § 1896 BGB bei Entscheidungsunfähigkeit des Patienten zunächst vor Durchführung der Maßnahme beim zuständigen Betreuungsgericht die Bestellung eines Betreuers herbeiführen. Die Bestellung des Betreuers ist nur dann nicht notwendig, wenn der Patient durch Ausstellung einer rechtswirksamen Vollmacht einen Bevollmächtigten berufen hat.

Sowohl Betreuer als auch Bevollmächtigter sind Treuhänder des Willens des entscheidungsunfähigen Patienten. Der Arzt ist verpflichtet, den Stellvertretern des Patienten die geplante Maßnahme im Hinblick auf ihren Nutzen, ihr Risiko und das mit ihr verfolgte Therapieziel zu erläutern (§ 1901 b BGB). Aufgabe des Patientenstellvertreters ist es, festzustellen, ob es in Bezug auf die Maßnahme und ihr Ziel eine einschlägige schriftliche Verfügung oder einen eindeutigen mündlichen Behandlungswunsch oder einen ermittelbaren mutmaßlichen Willen des Patienten gibt (§ 1901 a BGB).

Ist dies der Fall, und können Arzt und Patientenvertreter nach sorgfältiger Prüfung ihr Einvernehmen feststellen, dass eine der oben genannten Willensbekundungen auf die aktuelle Lebens-und Behandlungssituation des Patienten zweifelsfrei zutrifft, dann muss gemäß dem festgestellten Willen des Patienten gehandelt werden. Der Arzt ist berechtigt, ohne Einschaltung des Betreuungsgerichts gemäß dem Willen des Patienten Behandlungsmaßnahmen durchzuführen, abzubrechen oder zu unterlassen, auch wenn die begründete Gefahr besteht, dass der Patient aufgrund der Durchführung, des Unterlassens oder des Abbruchs der Maßnahme stirbt oder einen schweren und länger dauernden Gesundheitsschaden erleidet (§ 1904 Abs. 4 und 5 BGB).

Für den Fall, dass Arzt und Patientenstellvertreter **kein** Einvernehmen darüber erzielen können, ob in der aktuellen Lebens- und Behandlungssituation eine zutreffende Willensbekundung des Patienten vorliegt, muss das Betreuungsgericht zur Ermittlung des Patientenwillens angerufen werden.

Ist es unmöglich, trotz sorgfältiger Prüfung einen eindeutigen Patientenwillen zu ermitteln, dann hat der Arzt die Behandlung im Sinne des (objektiven) Wohls des Patienten durchzuführen. Hierbei hat im Zweifel der Erhalt des Lebens Vorrang (in dubio pro vita).

4 Dokumentationspflicht

Die Pflicht des Arztes über die Behandlung seiner Patienten Aufzeichnungen anzufertigen, begründete sich bislang u. a. aus dem Standesrecht und aus dem Behandlungsvertrag selbst (§ 10 Abs. 1 MBO-Ä). Das Patientenrechtegesetz kodifiziert nun die ärztliche Dokumentationspflicht (§ 630 f BGB).

Daneben fordern aber auch z. B. Kranken- sowie Haftpflichtversicherer und – bei angestellten Ärzten – der Arbeitgeber die Dokumentation aller ärztlichen (und pflegerischen) Maßnahmen. Der folgende Abschnitt soll zunächst den Inhalt der Dokumentationspflicht und die korrekte Art und Weise sowie den richtigen Zeitpunkt der Dokumentation darstellen. Danach wird das Einsichtsrecht des Patienten in seine Krankenakte sowie die (beweis)rechtliche Bedeutung der Dokumentation aufgezeigt.

4.1 Inhalt und Umfang der Dokumentationspflicht

Der zentrale Sinn der Dokumentation ist die Sicherung des Wohls des Patienten (BGH, NJW 1985, S. 2193). Daneben dient die ärztliche Dokumentation der ordnungsgemäßen Abrechnung erbrachter Leistungen sowie der Rechenschaftslegung gegenüber dem Patienten und – dieser Aspekt wird zunehmend bedeutsamer werden – der Beweissicherung im Rahmen von Zivil- und Strafverfahren.

Die Forderung des Patientenrechtegesetzes, dass über Anamnese, Befund, durchgeführte Diagnostik, Behandlung, Therapieerfolg sowie Komplikationen Aufzeichnungen anzulegen sind, ist zunächst nur selbstverständlich und eine Fortschreibung der höchstrichterlichen Rechtsprechung. Hiernach war die Dokumentationspflicht nur dann ordnungsgemäß erfüllt, wenn es einem medizinisch Kundigen (weiterbehandelnder Kollege bzw. Gutachter) möglich war, anhand der Dokumentation (ggf. auch noch nach Jahren) nachzuvollziehen, warum im konkreten Fall ärztliche Maßnahmen getroffen, unterlassen bzw. abgebrochen wurden (BGH, NJW 1985, S. 2193).

> Die Dokumentation ist ordnungsgemäß, wenn sich aus ihr nachvollziehen lässt, warum ärztliche Maßnahmen getroffen, unterlassen bzw. abgebrochen wurden.

Der genannte Standard ist umfassend und erzwingt im Zweifelsfall eine eher breit angelegte „defensive" Dokumentation, dies gilt natürlich besonders im Hinblick auf besondere Vorfälle, Komplikationen und Notfälle. So hat der BGH in diesem Zusammenhang u. a. auch gefordert, dass der Anfänger ausführlicher dokumentieren muss als der Erfahrene, aber auch, dass die Tatsache der Supervision des Anfängers aus der Dokumentation hervorgehen muss (BGH, NJW 1985, S. 2193).

4.2 Art und Weise der Dokumentation

Ohne Frage wird die klassische, papierbasierte, handschriftliche Dokumentation auch im Zeitalter der digitalen Informationsübermittlung und -speicherung ihren Wert behalten. Allerdings erlaubt z. B. die digitale Bildtechnik die zweifelsfreie Sicherung von Befunden, welche anders nur schwer oder gar nicht zu erreichen ist. Gleichgültig, ob die Patientenakte elektronisch oder in Papierform geführt wird: Der Arzt ist in jedem Fall laut Patientengesetz verpflichtet, nachträgliche Änderungen zeitlich zu datieren und die ursprüngliche Version zu erhalten (§ 630 f Abs. 1 BGB). Interessant ist in diesem Zusammenhang, dass der Urheber der Änderung nicht erkennbar sein muss. Welche Bedeutung dieser Tatsache zukommt, wird die Auslegung des Gesetzes durch die Gerichte zeigen.

4.3 Zeitpunkt der Dokumentation

Das Patientenrechtegesetz fordert eine Dokumentation, die „in unmittelbarem zeitlichem Zusammenhang" mit der Behandlung steht, ohne allerdings diesen unbestimmten Begriff näher zu definieren. Die Rechtsprechung hat bislang konzediert, dass besonders in Notfallsituationen die Patientenversorgung Vorrang vor der Dokumentation hat. Wird z. B. im Rahmen eines Notfalls zunächst nur das Wesentlichste festgehalten und danach innerhalb einer adäquaten Zeit die Dokumentation im Hinblick auf Details vervollständigt bzw. ergänzt, so genügte eine solche Dokumentation in aller Regel bislang auch forensisch. Umgekehrt wurden und werden Aufzeichnungen, die erst Tage oder gar Wochen nach einem Ereignis angefertigt werden, entweder nur einen geringen oder gar keinen Beweiswert haben.

4.4 Einsichtsrecht des Patienten in die Krankenakte

Patienten haben – von eng begrenzten Ausnahmen abgesehen – das Recht auf Einsicht ihrer kompletten Krankenakte. Einer besonderen Begründung durch den Patienten bedarf es hierzu nicht. Der Arzt kann dem Rechtsanspruch des Patienten durch die Überlassung einer Kopie der Krankenakte genügen. Er darf die Kopierkosten dem Patienten in Rechnung stellen (§ 630 g Abs. 1 und 2 BGB). Auch diese Regelung des Patientenrechtegesetzes bringt nichts wesentlich Neues.

Das Einsichtsrecht des Patienten unterstreicht aber sowohl die Wichtigkeit einer an objektiven Tatsachen orientierten Dokumentation als auch die Notwendigkeit, hoch subjektive – potenziell belastende – Spekulationen und Mutmaßungen nicht in die Dokumentation einfließen zu lassen.

4.5 Rechtliche Bedeutung der Dokumentation

Anders als beispielsweise eine ungenügende Aufklärung begründet eine mangelhafte Dokumentation per se keine Haftung oder Strafbarkeit. Kein Arzt wird regresspflichtig oder macht sich strafbar, nur weil er nicht oder ungenügend dokumentiert hat. Gleichwohl hat fehlerhafte Dokumentation ggf. erhebliche juristische Konsequenzen.

Kommt es z. B. aufgrund von fehlender Dokumentation nachweislich zu einer fehlerhaften Behandlung eines Patienten, so stellt die fehlende Weitergabe von Informationen einen Behandlungsfehler dar.

Darüber hinaus hat eine mangelhafte Dokumentation beweisrechtliche Bedeutung. Wird eine aufzeichnungspflichtige ärztliche oder pflegerische Maßnahme nicht dokumentiert, so darf laut Patientenrechtegesetz im Hinblick auf die Maßnahme vermutet werden, dass sie nicht durchgeführt wurde (§ 630 h Abs. 5 BGB). Auch diese nunmehr gesetzliche Vermutung steht im Einklang mit der bislang geltenden Rechtsprechung. Zwar kann die Vermutung grundsätzlich – z. B. durch Zuziehung von Zeugen – widerlegt werden, aber dies kann offensichtlich bei lange zurückliegenden Maßnahmen sehr problematisch oder gar unmöglich sein.

Stellt das Unterlassen der nicht dokumentierten Maßnahme sogar einen groben Behandlungsfehler dar, so kann es im Zivilprozess zu einer Beweislastumkehr zu Gunsten des Klägers kommen; der Arzt muss nun beweisen, dass seine Vorgehensweise für den postulierten Schaden nicht ursächlich war (§ 630 h Abs. 5 BGB).

Vor diesem Hintergrund ist es kaum möglich, den Wert einer ordnungsgemäßen Dokumentation zu hoch anzusetzen.

Jeder Arzt tut gut daran, sich zu einer adäquaten Dokumentationstechnik zu erziehen. Zu dokumentieren ist im Ergebnis, was bezüglich der Patientensicherheit üblich und erforderlich ist.

> Im Streitfall wird die in die Dokumentation investierte Sorgfalt in einem direkten Verhältnis zu ihrem juristischen Beweiswert stehen.

5 Zulässigkeit und Grenzen der ärztlichen Behandlungspflicht

Eine angemessene Darstellung des Themas unter Berücksichtigung seiner medizinethischen und soziokulturellen Aspekte ist im Rahmen dieses Buchbeitrags nicht zu leisten. Gleichwohl soll im Folgenden das grundlegende juristische Prinzip kurz rekapituliert werden.

> In letzter Analyse wird die ärztliche Behandlungspflicht durch die Notwendigkeit der Indikation für eine geplante Maßnahme und den Willen des Patienten begrenzt.

Es ist unstritten, dass nur der Arzt die Indikation für eine intensivmedizinische Maßnahme stellen kann, womit hier das fachliche Urteil des Arztes gemeint ist, dass die Maßnahme unter Berücksichtigung des Gesamtzustands und der Prognose des Patienten sinnvoll und notwendig ist. Gibt es eine solche Indikation nicht, dann endet die Behandlungspflicht des Arztes. Es gibt kein Patientenrecht auf die Durchführung einer medizinisch nicht indizierten Behandlung.

Ist umgekehrt eine intensivmedizinische Behandlungsmaßnahme indiziert, dann ist der Arzt verpflichtet, dem Patienten nicht nur den Nutzen und das Risiko der geplanten Maßnahme zu erläutern, sondern auch – und das wird häufig in der Praxis nicht oder nicht in dem gebotenen Umfang getan – welches therapeutische Ziel mit der Maßnahme verfolgt wird. Intensivmedizinische Ziele sind bekanntlich die Heilung, die Wiederherstellung und/oder der Lebenserhalt des Patienten.

Es ist allein Sache des Patienten, über die Durchführung der Maßnahme und das mit ihr verfolgte Ziel zu entscheiden. Der Patientenwille ist unbedingt zu achten.

> In diesem Zusammenhang haben der eindeutige aktuelle, der vorausverfügte und der mutmaßliche Wille die gleiche juristische Würde. Somit gilt: Die Behandlung eines Patienten in ärztlicher Eigenmacht verstößt gegen die Menschenwürde, ist strafbar und verpflichtet zum Ersatz des durch sie entstandenen Schadens.

6 Ausblick

Die Rechtsprechung billigt dem Arzt den zur Erfüllung seines Auftrags notwendigen Entscheidungs- und Ermessensspielraum ohne Weiteres zu. Sie fordert aber die Achtung der für die Rechtsgemeinschaft unverzichtbaren Prinzipien. Um diese zu achten, muss der Arzt sie in ihren Grundzügen kennen und verstehen. Er wird durch dieses Wissen das forensische Risiko seiner Tätigkeit nicht eliminieren, aber es mit Sicherheit reduzieren.

Literatur

BGH (1977) Urteil vom 15.03.1977 – VI ZR 201/75, NJW, 1102
BVerfG (1979) Beschluss vom 25.07.1979 – 2 BvR 878/74, NJW, 1925
BGH (1982) Urteil vom 11.05.1982 – VI ZR 171/80, NJW, 2121
BGH (1985) Urteil vom 07.05.1985 – VI ZR 224/83, NJW, 2193
BGH (1987) Urteil vom 10.02.1987 – VI ZR 68/86, NJW, 1479
BGH (1992) Urteil vom 10.03.1992 – VI ZR 64/91, NJW, 1560
BGH (1992) Urteil vom 07.04.1992 – VI ZR 192/91, NJW, 2351. (neu)
BGH (1994) Urteil vom 02.11.1993 – VI ZR 245/92, NJW, 793
BGH (2001) Urteil vom 18.07.2001, VersR 2001, 1150
Kubella K (2011) Patientenrechtegesetz. Springer, Berlin/Heidelberg
Laufs A (2021) Arztrecht. Verlag C. H. Beck, München, S 317 ff
Putz W, Steldinger B, Unger T (2021) Patientenrechte am Ende des Lebens. dtv, München

Psychosoziale Situation und psychologische Betreuung in der Intensivmedizin

Svenja Teufert und Sven Bercker

Inhalt

1 Einleitung ... 27
2 Situation von Patienten ... 28
2.1 Krankheitsbedingte Belastungsfaktoren ... 28
2.2 Behandlungs- und milieubedingte Belastungsfaktoren ... 28
2.3 Soziale Belastungsfaktoren ... 29
2.4 Folgen der Intensivstationsbehandlung für den Patienten ... 29
3 Situation von Angehörigen ... 30
3.1 Belastungen und Bedürfnisse während des stationären Aufenthalts ... 30
3.2 Langfristige Folgen bei Angehörigen ... 30
4 Situation von Pflegenden und ärztlichem Personal auf der Intensivstation ... 30
4.1 Folgen der Belastungen ... 31
4.2 Burnout ... 32
4.3 Sekundärtraumatisierung und Compassion Fatigue ... 32
5 Interventionen ... 32
5.1 Einflussnahme auf das Milieu und die situativen Bedingungen ... 32
5.2 Psychologische Mitarbeit ... 33
6 Familienzentrierte Intensivstation ... 35
6.1 Besuchszeiten ... 36
6.2 Angehörigenkonferenz ... 36
Literatur ... 37

1 Einleitung

Neben persönlichem, menschlichem Leid sind die langfristigen Folgen von psychischen Belastungen ein nicht zu vernachlässigender Kostenfaktor für das Gesundheitssystem. Psychische Komorbiditäten verlängern die Liegedauer auf der Intensivstation und verzögern langfristig den Genesungsverlauf. Angehörige können aufgrund unzureichender Bewältigungsstrategien nach einer akuten Belastung psychisch erkranken, Ärzte und Pflegende sind aufgrund der hohen emotionalen Belastung und des Leistungsdrucks den Risiken eines Burnouts und einer Sekundärtraumatisierung ausgesetzt. Ein erhöhter Krankenstand lässt sich dann beobachten.

Sowohl die psychosoziale Situation als auch die psychologische Betreuung und Begleitung von Patienten, von deren Angehörigen und dem behandelnden Personal spielen im Arbeitsalltag einer Intensivstation bislang eine untergeordnete Rolle. Dies ist angesichts der hohen Anforderungen an die Bewältigungsfähigkeiten eines jeden Einzelnen unverständlich.

Eine psychologische Mitarbeit auf der Intensivstation kann und soll alle Personengruppen erreichen und entlasten, die auf einer Intensivstation vertreten sind.

S. Teufert (✉)
Diplom-Psychologin Abteilung für Medizinische Psychologie und Medizinische Soziologie, Universitätsklinikum Leipzig AöR, Leipzig, Deutschland
E-Mail: svenja.teufert@medizin.uni-leipzig.de

S. Bercker
Klinik für Anästhesiologie und Intensivtherapie, Universitätsklinikum Leipzig AöR, Leipzig, Deutschland
E-Mail: sven.bercker@medizin.uni-leipzig.de

2 Situation von Patienten

2.1 Krankheitsbedingte Belastungsfaktoren

Die regelhaft lebensbedrohliche Situation, die eine Aufnahme auf die Intensivstation notwendig macht, wird durch **unangenehme körperliche Empfindungen** (Schmerz, Parästhesien, starke Schwäche, Schüttelfrost etc.) begleitet, deren Eintreten und Persistenz für den Patienten oft unvorhersehbar sind. Auch die Bewusstseinslage ist verändert (Hannich 2016).

Das Vertrauen in den eigenen Körper ist erschüttert, der damit verbundene **Kontrollverlust** führt zu einem Verlust der Autonomie und einer Abhängigkeit von medizinischen Geräten und Personal. Dies wirkt verstärkend auf das Gefühl der **Angst** und **Hilflosigkeit** und führt zu einer Minderung des Selbstwertgefühls. Angesichts der unsicheren Prognose und Perspektive können Todesangst, Zukunftsangst, Hoffnungslosigkeit und **Depression** auftreten (Hannich et al. 1983).

2.2 Behandlungs- und milieubedingte Belastungsfaktoren

Auch die Behandlung bringt ein hohes Maß an Belastung mit sich. Die zur Anwendung kommenden Verfahren sowie die **Gerätetechnik** sind den meisten Patienten unbekannt, wirken bedrohlich und bedürfen einer Adaptation. Ein neu gelegtes Tracheostoma kann z. B., obwohl es objektiv die ausreichende Versorgung mit Sauerstoff sichert, subjektiv zu Kurzatmigkeit und innerer Unruhe führen und belastet Patienten außerdem durch Enge und Würgen im Hals. Angst und Depression sind bei etwa 50 % der intubierten und tracheotomierten Patienten in klinisch relevanter Weise nachweisbar. Beschrieben werden diffuse Ängste, Verletzungsangst und Todesangst (Hannich 1984).

Die Angst, sich in Notfallsituationen nicht bemerkbar machen zu können, weist auf die Bedeutung des **Verlusts der sprachlichen Kommunikationsfähigkeit** hin, die mit einem künstlichen Atemweg zumindest vorübergehend einhergeht.

Invasive Maßnahmen (Punktionen, Drainageanlagen, Verbandswechsel etc.) durchbrechen die natürlichen Körpergrenzen, sodass bei einigen Patienten das Gefühl entsteht „sich aufzulösen". Eine unzureichende sensorische Stimulation der Haut bewirkt eine Reduktion der Körperwahrnehmung. Die Unterscheidung zwischen Innenwelt und Außenwelt verschwimmt und kann ganz aufgehoben werden. Dieses Gefühl verstärkt sich durch fehlende Lagewechsel und Mobilisation, da auch die Wahrnehmung der Position des Körpers im Raum beeinträchtigt wird.

Bewegungsunfähigkeit kann sowohl durch die Grunderkrankung, durch das Angeschlossensein an Geräte und Drainagen, durch eine ausgeprägte Schwäche sowie durch eine Sedierung bedingt sein. Die Unmöglichkeit, sich aus eigener Kraft zu bewegen, hindert Patienten an der Befriedigung grundlegender Bedürfnisse, etwa dem Kratzen einer juckenden Körperstelle oder dem Stillen von Durst.

Die **Monotonie** im Umfeld (durch den immer gleichen Blick aus dem Fenster oder an die Decke) geht mit einer fehlenden kognitiven Anregung einher und bietet kaum Möglichkeiten der Ablenkung. Dem Mangel an sensorischen Reizen auf der einen Seite steht eine Überflutung mit Reizen auf der anderen Seite gegenüber:

Auf einer Intensivstation entsteht ein erheblicher **Geräuschpegel**, der den Patienten immer wieder in seiner Ruhe stört, die Erholungsphasen und Kommunikation begrenzt sowie die Konzentration erschwert. Hauptlärmquellen sind das Personal (Gespräche, Rufen, Lachen, Radios), die Arbeitsgeräusche (Manipulation an Bettgittern, Aufreißen von Kartons, Absauggeräusche und Geräusche von Thoraxsaugdrainagen, Telefone, Klingeln etc.) und die für den Patienten nicht interpretierbaren, oft zusätzlich als beunruhigend empfundenen, akustischen Alarme.

Durch das rund um die Uhr benötigte **Licht**, die durchzuführenden Kontrollen, Behandlungen und Pflegemaßnahmen am Patienten selbst oder an Mitpatienten im gleichen Zimmer, ist der **Tag-Nacht-Rhythmus** aufgehoben. Schlafstörungen und Mangel an erholsamem Schlaf führen zu verlängerten Liegezeiten.

Patienten berichten über **Erinnerungslücken**, **Orientierungsbeeinträchtigung** und **belastende Träume**, die sowohl durch Sedierung und Analgesie, fehlende Orientierungshilfen (Uhren, Kalender, Namensschilder, Tag-Nacht-Rhythmus), aber auch durch die Erkrankung selbst auftreten können. Sie haben den Wunsch, die „fehlende" Zeit zu rekonstruieren.

> Das Bedürfnis nach genauen, verständlichen und wahrhaftigen Informationen ist hoch (Klapp und Scheer 1982).

Nebenwirkungen von Medikamenten, Substanzentzug, Schlafmangel, Lärm, Licht und fehlende Orientierungsmöglichkeiten sowie ein Mangel an Kommunikation können die Kognition beeinträchtigen. Fast alle genannten Faktoren erhöhen das Risiko, ein **Delir** zu entwickeln. Man kann davon ausgehen, dass sich die Inzidenz von Delir bei Patienten einer Intensivstation in einem hohen zweistelligen Prozentbereich bewegt. Die Entwicklung eines Delirs erhöht die Morbidität und die Letalität unserer Patienten, und sie führt zu einer signifikanten Verlängerung des intensivstationären Aufenthaltes. In diesem Sinne ist ein Delir oftmals ein sich selbst erhaltendes Krankheitsbild (Schiemann et al. 2011).

Die zusätzliche Belastung durch die Entwicklung eines Delirs ist für den Patienten immens, da er sich an die belastende Zeit nur teilweise erinnert und die Grenze zwischen realem Erleben, Traum und Halluzinationen verwischt. Wahninhalte haben häufig bedrohlichen Charakter. Die Aufarbeitung ist für eine erfolgreiche Verarbeitung des Intensivstationsaufenthaltes wichtig. Das gilt auch für Patienten, die durch Sedierung, Analgesie oder im Rahmen ihrer Grunderkrankung eine eingeschränkte Vigilanz haben.

2.3 Soziale Belastungsfaktoren

Die soziale Situation von Patienten auf einer Intensivstation ist in erster Linie von dem Gefühl der **Isolation** gekennzeichnet. Auch wenn die Patienten auf der Station nie allein sind, fühlen sie sich doch von der Außenwelt abgeschnitten (Isolation nach außen) und vom pflegerischen und ärztlichen Personal nicht in ihrer gesamten Person wahrgenommen (Isolation nach innen) (Klapp und Scheer 1982).

Die Isolation nach außen begründet sich durch die Unterbringung in einer fremden Umgebung, die kaum Möglichkeiten des Kontakts zur Außenwelt beinhaltet (keine Telefone/Mobiltelefone, Milchglasscheiben etc.). Die Trennung von den wichtigsten Bezugspersonen, die oftmals sehr restriktiven Besuchszeiten und -regelungen, die eingeschränkte Teilhabe an den gewohnten Lebensbezügen und das Ausgeschlossensein aus gewohnten Abläufen stellen für Patienten eine große Belastung dar und bedeuten einen Verlust an innerer Sicherheit verbunden mit **Trennungsangst** (Hannich et al. 1983).

Daneben fühlen sich Patienten aber auch nach innen isoliert. Die Möglichkeiten der Kommunikation sind in vielerlei Hinsicht wie oben beschrieben durch Erkrankung und die Umstände eingeschränkt. Aber auch im Charakter der Kommunikation findet sich ein deutliches Ungleichgewicht zwischen Patient und Behandlungsteam (liegend vs. stehend; krank vs. gesund; abhängig vs. autonom etc.). Inhaltlich bezieht sich die Kommunikation überwiegend auf das aktuelle Krankheitsbild, die „gesunden Anteile" des Patienten werden nicht wahrgenommen. Die Aufmerksamkeit richtet sich in erster Linie auf die notwendigen Kontrollen, Messungen und Tätigkeiten am Patienten. Patienten berichten häufig darüber, dass nicht mit ihnen, sondern hauptsächlich über sie gesprochen wird.

Patienten, die nicht verbal kommunizieren können, sowie schwerhörige oder gehörlose Patienten sind davon in besonderer Weise betroffen. Das resultierende Informationsdefizit verstärkt Gefühle der Hilflosigkeit und Angst.

Die Verletzung der Intimsphäre durch Mehrbettzimmer und aufgedecktes Liegen zur leichteren Behandlung und besseren Sichtbarkeit auftretender Komplikationen ist für Patienten zudem sehr schambesetzt und beeinflusst das Selbstwertgefühl.

2.4 Folgen der Intensivstationsbehandlung für den Patienten

Eine Reihe von Untersuchungen beschäftigt sich mit den langfristigen psychischen Folgen einer Behandlung auf der Intensivstation. Scragg et al. (2001) untersuchten in ihrer Studie Patienten, die einen Aufenthalt auf einer Erwachsenenintensivstation in ihrer Vergangenheit hatten, und stellten fest, dass **Angst** und **Depression**, gemessen anhand eines Fragebogens, der Angst und Depression evaluiert (HADS = Hospital Anxiety and Depression Scale), bei 47 % der Befragten in klinisch relevanter Weise vorlagen und 38 % Symptome einer **posttraumatischen Belastungsstörung** (PTBS) berichteten (Scragg et al. 2001).

Deja et al. veröffentlichten 2006 eine Untersuchung, in der Überlebende eines akuten Lungenversagens (ARDS) bezüglich ihrer gesundheitsbezogenen Lebensqualität und hinsichtlich Symptomen einer PTBS befragt wurden. In der Zusammenschau der Ergebnisse folgern sie, dass erhöhte Angst während des Aufenthalts auf der Intensivstation und traumatische Erinnerungen daran mit einem höheren Risiko, an einer posttraumatischen Belastungsstörung zu erkranken, einhergehen.

> Langfristig betrachtet erscheint die psychische Beeinträchtigung die Lebensqualität stärker zu beeinflussen als das physische Funktionsniveau, und die so erworbene Beeinträchtigung scheint auch länger anzuhalten.

Eine gute soziale Unterstützung korreliert mit einem geringeren Risiko, an einer PTSB zu erkranken (Deja et al. 2006). Cuthbertson et al. (2004) bestätigen in ihrer Studie, dass ein Teil der ehemaligen Patienten einer Intensivstation in erheblicher Weise unter psychologischen Beschwerden leidet und in seiner Lebensqualität eingeschränkt ist, aber keine psychologische Unterstützung erhalten.

Wesch et al. (2010) weisen darauf hin, dass in der Folge eines durchlebten Delirs eine anhaltende kognitive Beeinträchtigung auftreten und die Gestaltungsmöglichkeiten des weiteren Lebens nachhaltig beeinflussen kann. Der Wiedereinstieg in die Berufstätigkeit sowie der Erhalt der Selbstständigkeit sind gefährdet, es finden sich erhöhte Mortalitäts- und Morbiditätsraten. Der Delirprävention, der Früherfassung und Behandlung kommt hier eine wichtige Bedeutung zu.

> Die Ergebnisse dieser exemplarisch genannten Untersuchungen unterstreichen die dringende Notwendigkeit, Patienten nach Intensivtherapie psychologische Nachsorge und eine angeleitete Aufarbeitung der belastenden Zeit, z. B. durch den Einsatz von Intensivtagebüchern, anbieten zu können.

3 Situation von Angehörigen

3.1 Belastungen und Bedürfnisse während des stationären Aufenthalts

Zu Beginn der Behandlung eines Patienten auf der Intensivstation sind dessen Angehörige durch ein hohes Maß an **Angst** belastet. In der Regel hatten sie keine Gelegenheit, sich auf die intensivstationäre Behandlung vorzubereiten, und die wenigsten Angehörigen können auf hilfreiche Erfahrungen in Zusammenhang mit einem Intensivstationsaufenthalt zurückgreifen. Sie sind zudem in aller Regel bei ihrem Besuch zum ersten Mal mit dem äußeren Erscheinungsbild einer Intensivstation konfrontiert (Anmeldung, Gegensprechanlage, Warteraum).

Die Angst wird vor dem ersten „Sehen" des Patienten und Informationen über Diagnose und Prognose am intensivsten erlebt. Sie ist verbunden mit emotionaler Aufruhr (Unruhe, Mitgefühl, Hilflosigkeit, Verzweiflung, Trauer), die zu starken Gefühlsreaktionen führen kann. Der Kontakt zum Personal der Intensivstation ist hier entscheidend: Hannich und Wedershoven (1985) konnten in ihrer Untersuchung feststellen, dass 72 % der Angehörigen Informationen über die Intensivstation und den Zustand des Angehörigen vor der ersten Konfrontation als hilfreich für den Umgang mit der Situation beurteilten.

Während des Aufenthalts richtet sich die Angst auf unterschiedliche Bereiche: Angst und Unsicherheit bezüglich des weiteren Verlaufs, Angst vor schlechten Nachrichten, Angst vor der Notwendigkeit, Entscheidungen treffen zu müssen, Angst vor dem Verlust finanzieller und existenzieller Sicherheit, Angst vor notwendigen Rollenwechseln innerhalb der Familie (z. B. Pflegeperson werden), Zukunftsangst und schließlich die Angst vor dem Versterben des Patienten.

Im Verlauf der Behandlung auf der Intensivstation gelingt den meisten Angehörigen eine Adaptation, und die emotionale Belastung durch Angst nimmt ab. Vor der Verlegung bzw. Entlassung zeigt sich aber oftmals ein erneuter Angstanstieg (Leske 2002): Da die technische Ausstattung einer Intensivstation für die Mehrzahl der Angehörigen eine Sicherheit darstellt, löst der antizipierte Verlust der Möglichkeit von Überwachung und Kontrolle Unruhe aus.

Es gibt viele Untersuchungen, die sich mit den **Bedürfnissen von Angehörigen** auf einer Intensivstation befassen. Insgesamt zeigt sich, dass sich die wichtigsten Bedürfnisse von Angehörigen auf den Patienten richten und nicht auf die Angehörigen selbst. Zu den wichtigsten Bedürfnissen der Angehörigen zählen das Bedürfnis nach Information, das Bedürfnis nach Zuversicht, das Bedürfnis nach Nähe, das Bedürfnis nach Unterstützung und das Bedürfnis nach Komfort (Leske 2002).

Das Bedürfnis nach Informationen ist während des gesamten Aufenthalts auf der Intensivstation hoch. Insgesamt sollten Informationen persönlich, regelmäßig, genau, konsistent und empathisch erfolgen, um eine beruhigende und angstreduzierende Wirkung zu induzieren und Vertrauen zu schaffen (Davidson 2009; Azoulay und Pochard 2002). Um dies gewährleisten zu können, ist es wesentlich, insbesondere bei schwierigen Verläufen die Zahl der Ansprechpartner und Informationspartner so klein wie möglich zu halten. Dies ist auf einer Intensivstation oftmals auch eine organisatorische Herausforderung.

Wenn Angehörige das Gefühl haben, zu wenig Informationen zu erhalten, erhöht sich die Angst, und es entsteht Misstrauen. In gleichem Maße wächst das Informationsbedürfnis, der Wunsch nach Arztgesprächen, telefonischen Kontaktaufnahmen bei gleichzeitig reduzierter Aufnahmefähigkeit. Ärzte und Pflegende fühlen sich durch „anstrengende Angehörige" nun belastet, Angehörige fühlen sich ausgeschlossen. Schließlich bilden Informationen die Grundlage für weitreichende Entscheidungen, die Angehörige für den Patienten treffen oder zumindest mittragen müssen.

Die Reduktion der psychischen Belastung von Angehörigen durch Angst und Depression kommt letztendlich dem Patienten zugute. Stark belastete Angehörige können den Patienten weniger wirksam unterstützen, sind in der Aufnahme und im Verständnis von Informationen beeinträchtigt, verfügen über weniger wirksame Coping- (= Bearbeitungs-)strategien, sind gegenüber dem Personal misstrauischer, häufiger incompliant und unzufrieden.

Wenn eine Familie mit der schweren Erkrankung eines Familienmitgliedes konfrontiert wird, ist sie gefordert, neue Bewältigungsmöglichkeiten zu entwickeln.

3.2 Langfristige Folgen bei Angehörigen

Für viele Angehörige sind die emotionalen Belastungen durch den Intensivstationsaufenthalt über das Ende der Behandlung hinaus in erheblicher Weise spürbar.

Eine anhaltende Belastung durch Angst und/oder Depression kann entstehen, wenn die im Kontext des Aufenthalts auf der Intensivstation entstehenden Bedürfnisse nicht in ausreichender Weise wahrgenommen und berücksichtigt werden. Dadurch kann die Bewältigung und Anpassung an die Situation erheblich behindert werden. Auch bei Angehörigen von ehemaligen Intensivpatienten finden sich Symptome einer posttraumatischen Belastungsstörung.

4 Situation von Pflegenden und ärztlichem Personal auf der Intensivstation

In den Darstellungen und Untersuchungen zu Belastungen von Intensivpflegepersonal werden zunächst die speziellen Arbeitsbedingungen und Tätigkeitsfelder benannt. Eine ausführliche Beschreibung findet sich bei Ganster (2009), der in einer qualitativen Studie die psychischen Belastungen untersucht.

Das Personal auf der Intensivstation ist ebenso wie die Patienten einer hohen **Lärmbelastung** ausgesetzt. Lärm verursacht eine reduzierte Leistungsfähigkeit und senkt das Konzentrationsvermögen, insbesondere bei komplexen Aufgaben. Anders als Patienten und Besucher ist das Personal einer Intensivstation aber gefordert, auf den durch Geräte und Überwachung ausgelösten Alarm zu reagieren. In einer Studie zu den Alarmen durch medizinisch-technische Geräte auf einer operativen Intensivstation wurde festgestellt, dass es allein 20 unterschiedliche akustische Alarme auf der Station gab, dazu kamen optische Alarme und sog. gekoppelte Alarme. Insgesamt ergaben sich daraus 117 verschiedene Alarmmöglichkeiten, welche in dem Beobachtungszeitraum von 190 Stunden insgesamt 2041-mal ausgelöst wurden und damit eine Reaktion forderten. In 33 % der Fälle handelte es sich um einen Fehlalarm (Deller et al. 1988). Abgesehen von der Belastung durch die Geräuschkulisse bedeuten die häufigen Alarme auch eine Unterbrechung der gerade ausgeführten Tätigkeiten, sei es in der Körperpflege, der Medikamentengabe oder bei Gesprächen mit Patienten, was die Stressempfindungen verstärkt.

Auf Intensivstationen gibt es eine Fülle von aufwendigen und fachspezifischen Tätigkeiten: In Unterscheidung von eigenverantwortlichen Tätigkeiten (Pflegebedürfnisse, Pflegeplanung, Dokumentation, Tagesplanung etc.) und mitverantwortlichen Tätigkeiten (Medikamentengabe, Infusionen, Blutentnahmen, Verbandswechsel, Legen von Magensonden etc.) kommt noch die Kenntnis der zahlreichen komplexen medizinisch-technischen Geräte und deren Bedienung sowie die interdisziplinäre Zusammenarbeit mit anderen Berufsgruppen, die hohe Anforderungen an kommunikative Fähigkeiten stellt, dazu.

In den letzten Jahren stehen zunehmende Versorgungsleistungen auf Intensivstationen (gemessen an höheren Fallzahlen und Bettenkapazitäten, erhöhtem Bedarf an Intensivbetten, insbesondere für Beatmungspatienten) einer abnehmenden Personaldichte gegenüber. Ein höherer Betreuungsschlüssel führt allerdings zu höherem Zeitdruck für Pflegekräfte.

Es liegt auf der Hand, dass unter den gegebenen Bedingungen viele Pflegekräfte das Gefühl haben, hinter den eigenen Erwartungen an die Arbeit zurückzubleiben.

Als belastend wird auch die Tätigkeit im Schichtdienst herausgestellt, die durch den veränderten Tag-Nacht-Rhythmus auf der physischen Seite Anspannung, Nervosität und Schlafstörungen und auf der psychischen Seite eine zunehmende Isolation durch einen Mangel an sozialen Kontakten mit sich bringen kann. Auch der Umgang mit unangenehmen Gefühlen, insbesondere Ekel (z. B. durch Gerüche oder den Anblick exulzerierender Wunden) stellt eine Belastung für Pflegende dar.

Es gibt in der Literatur einige Hinweise darauf, dass auch Ärzte auf Intensivstationen oder allgemein in notfallmedizinisch relevanten Bereichen besonderen Belastungen ausgesetzt sind und dadurch eine erhöhte Inzidenz mutmaßlich stressassoziierter Erkrankungen aufweisen. Ursachen hierfür sind neben den Faktoren, die auf beide Berufsgruppen zutreffen (Schichtdienst, Lärmbelastung etc.), auch die als Last empfundene Tragweite von Entscheidungen am Ende des Lebens (Lederer et al. 2008). Quenot et al. (2012) konnten demonstrieren, dass eine strukturierte Kommunikationsstrategie zu derartigen Entscheidungen u. a. auch zu einer Verringerung emotionaler Erschöpfung unter Mitarbeitern von Intensivstationen führt.

Insgesamt gilt es festzuhalten, dass die Adressierung derartiger Konflikte zumindest in Deutschland unterentwickelt ist und dass allfällige auch organisatorische Probleme (Mitarbeiterfluktuation, geringe Facharztdichte etc.) auf eine Unterschätzung der Belastung der Mitarbeiter zurückzuführen sind.

Nicht zuletzt angesichts immer wieder besonders auf Intensivstationen auftretender Fälle verbaler und physischer Übergriffe gegenüber Patienten aber auch von Patienten gegenüber dem Personal muss die psychische Betreuung von Mitarbeitern in besonders belasteten Bereichen als Teil der Unternehmensaufgabe eines Krankenhauses wahrgenommen werden. Paragraf 5 des Arbeitsschutzgesetzes schreibt daher seit 2014 eine Verpflichtung zur psychischen Gefährdungsbeurteilung vor und fordert entsprechende Maßnahmen zum Schutz der psychischen Gesundheit der Mitarbeiter zu implementieren (§ 5ArbSchG).

4.1 Folgen der Belastungen

Das Arbeitsfeld Intensivstation ist gekennzeichnet durch die in den vorangehenden Abschnitten ausführlich beschriebenen spezifischen Arbeitsbedingungen (Zeitdruck, Ausstattung, Überstunden etc.) und Anforderungen (kritische Krankheitsbilder, Notfälle, interdisziplinäre Zusammenarbeit, Umgang mit Angehörigen etc.). Die berufsgruppen- und hierarchieübergreifende Anerkennung der jeweiligen Leistung ist in diesem Spannungsfeld aufgrund der Konzentration auf den eigenen Aufgabenbereich oft nicht in ausreichender Weise gegeben. Das Versterben von Patienten trotz hochprofessioneller Behandlung und Pflege kann als ein Scheitern und Kompetenzmangel empfunden werden. Der Zeitdruck kann zu einer großen Diskrepanz zwischen dem Ideal der sich Kranken und Angehörigen emotional und empathisch zuwendenden Person und dem Arbeitsalltag als Arzt oder Pflegender auf einer Intensivstation führen. Schließlich bleiben auch Anerkennung durch Patienten und Angehörige, die durch ihre spezifische Situation belastet sind, häufig aus.

> In allen Bereichen, in denen Helfer (z. B. Ärzte, Pflegende, Seelsorge, Psychologen, Sanitäter) mit einem hohen Maß an physischem und in der Folge psychischem Leid konfrontiert sind, ist eine persönliche Belastung dieser Gruppe zu erwarten, die unter bestimmten Bedingungen die Gesundheit nachhaltig beeinträchtigen kann.

4.2 Burnout

Der Begriff Burnout wurde 1974 erstmals von Freudenberger beschrieben und durch Maslach und Jackson in den darauffolgenden Jahren überwiegend an Mitarbeitern des Gesundheitswesens weiter untersucht. Zusammenfassend lässt sich ein arbeitsbezogenes Burnout als ein Zustand chronischer **körperlicher, emotionaler und geistiger Erschöpfung** beschreiben, der in der Folge einer andauernden Stresssituation entstehen kann. Es finden sich Gefühle der Kraft- und Antriebslosigkeit, eine erhöhte Reizbarkeit, und die Stimmung ist gedrückt. Die Betroffenen versuchen, sich durch eine **Depersonalisierung** (emotionale Distanz, Zynismus, Aufgabe der Empathie) abzugrenzen. Die eigene **Leistungskompetenz** wird als unzureichend empfunden, woraus eine Selbstwertminderung resultiert. Psychosomatische Symptome (z. B. Schlafstörungen, Beschwerden im Magen-Darm-Bereich, Kopf- und Rückenschmerzen) treten auf und können zu einer Zunahme des Krankenstandes führen.

Ein Burnout tritt häufig nach einer Phase hoher Motivation mit großem ideellem und emotionalem Engagement für die Aufgabe ein, wobei eine Anerkennung ausgeblieben ist. Auch geringe Handlungsspielräume und Einflussmöglichkeiten sind für das Auftreten eines Burnouts von Bedeutung. Vermittelnd wirken u. a. Persönlichkeitsfaktoren, Ressourcen und Bewältigungsfähigkeiten.

▶ **Cave** Nach Bauer et al. (2003) findet sich bei Ärzten, die auf einer Intensivstation arbeiten, ein Burnout-Syndrom bei 15–30 % sowie bei 30–40 % der Pflegekräfte.

Schädlicher Substanzgebrauch kann ebenfalls die Folge sein. Die allgegenwärtige Verfügbarkeit von Substanzen mit Abhängigkeitspotenzial spielt hier sicher ebenfalls eine Rolle.

4.3 Sekundärtraumatisierung und Compassion Fatigue

Unter einer Sekundärtraumatisierung versteht man das Auftreten von Symptomen einer posttraumatischen Belastungsstörung bei Behandlern (Intensivmedizinern und -pflegern, Notärzten, Sanitätern etc.), ohne dass diese selbst mit den sensorischen Eindrücken des Traumaauslösers in Berührung gekommen sind.

Eine sekundäre oder stellvertretende Traumatisierung kann sich über die Zeit entwickeln und tritt zeitlich versetzt auf. Zu den Symptomen gehören u. a. Depression, soziale Isolation, Misstrauen, emotionale Taubheit sowie Belastungen und Ängste. Ein hohes Maß an Empathiefähigkeit sowie eine mangelnde Distanzierung vom Traumaopfer scheinen eine sekundäre Traumatisierung zu begünstigen. Andreatta und Unterluggauer (2010) beschreiben die Auswirkungen der sekundären Traumatisierung von Helfern als eine Erschütterung des Selbst- und Weltverständnisses: Die schützende, dem Menschen innewohnende Überzeugung, selbst von Krankheit, Leid, Tod, Unfällen und ähnlichen traumatisierenden Ereignissen verschont zu bleiben, kommt durch die ständige Konfrontation mit menschlichen Schicksalen und Leid ins Wanken. Behandler können durchlässig für die emotionalen Belastungen des Traumaopfers werden und ähnliche Symptome (z. B. Angst vor und Vermeidung von Autofahrten bei Mitarbeitern, die Unfallopfer versorgen) aufweisen.

Dem gegenüber beschreibt der Begriff Compassion Fatigue einen Zustand emotionaler Erschöpfung, in dem die Möglichkeit, Mitgefühl zu empfinden zum eigenen Schutz deutlich herabgesetzt ist.

5 Interventionen

5.1 Einflussnahme auf das Milieu und die situativen Bedingungen

Die Berücksichtigung der Bedürfnisse von Patienten, von Angehörigen und des Personals auf einer Intensivstation beginnt bei der baulichen Konzeption: Möglichst kleine Zimmereinheiten ermöglichen mehr Schutz, Ruhe und die Wahrung der Intimsphäre. Ein Besprechungszimmer für wichtige Arzt-Angehörigen-Gespräche sowie ein ruhiger Raum für die Abschiednahme von verstorbenen Patienten sollten zur Verfügung stehen. Ein Pausenraum, der Mitarbeitern die Möglichkeit zum Rückzug bietet, gehört selbstverständlich in die Planung.

Grundsätzlich sollten von jedem Bettplatz aus eine große Uhr und ein Kalender mit dem aktuellen Datum gut sichtbar sein, um die zeitliche Orientierung zu ermöglichen. Persönliche Gegenstände, wie z. B. Fotos, kleine Erinnerungsstücke und Glücksbringer haben für den Patienten eine große Bedeutung. Sie unterstützen den Kontakt zur realen Welt, stellen eine Brücke zu den gewohnten Lebensbezügen her und wirken gleichzeitig motivierend.

Das Schaffen und Nutzen von Ablenkungsmöglichkeiten (Musik, Fernsehen, Bücher oder Hörbücher, evtl. die Nutzung von Mobiltelefonen oder PCs etc.) sollte erlaubt und gefördert werden, da diese ebenfalls den Kontakt zur

Außenwelt herstellen, vor Orientierungsverlust schützen und kognitiv anregen.

Das Verwenden von gewohnten Produkten zur Körperpflege (Cremes, Seifen, Rasierwasser) und das Hören bekannter Musik kann insbesondere für vigilanzgeminderte Patienten eine Verbindung zum Leben darstellen.

5.2 Psychologische Mitarbeit

In einer Klinik gibt es drei Möglichkeiten der Einbindung eines Psychologen in die Behandlung von Patienten.

Ein Psychologe kann nach Indikationsstellung durch den Arzt als **Konsiliarius** hinzugezogen werden, um die psychische Verfassung des Patienten zu beurteilen und Empfehlungen auszusprechen. Das zweite Modell sieht eine Mitarbeit im **Liäsondienst** vor: Ein Psychologe ist der Intensivstation zugeordnet und ist zu bestimmten Zeiten auf der Station präsent, um für die Patienten- und Angehörigenbetreuung zur Verfügung zu stehen. Eine dritte Möglichkeit ist die **integrierte Mitarbeit** im Team der Station, die in der Praxis viele Vorteile aufweist.

Die Indikation für eine psychologische Mitbetreuung insgesamt wird durch die verschiedenen Berufsgruppen mitunter unterschiedlich eingeschätzt. Im gemeinsamen Gespräch kann gut geklärt werden, wie die Situation des Patienten einzuschätzen ist und ob eine psychologische Mitarbeit indiziert ist. Aufgrund der Integration in das Team der Intensivstation erweitert sich der Fokus der psychologischen Mitarbeit um die Bereiche der Mitarbeiterbelange und das „System Intensivstation" als Organisation. Da das psychologische Fachwissen durch eine integrierte Mitarbeit am effizientesten und in allen Bereichen genutzt werden kann, orientiert sich die folgende Darstellung an diesem Modell.

5.2.1 Patientenbezogene psychologische Mitarbeit

Durch die Anwesenheit im Stationsalltag, die Teilnahme an Visiten und Übergaben und die Möglichkeit der Anwesenheit bei patientenbezogenen Besprechungen ist der Psychologe gut über die Gesamtsituation informiert und in der Lage, sich auf die aktuellen Bedürfnisse der Patienten und Angehörigen einzustellen. Das meint zum einen rein organisatorisch die flexible Nutzung von „Wachzeiten" des Patienten, die häufig über den Tagesverlauf schwanken, sowie zum anderen „Lücken" zwischen Untersuchungen, Behandlungen und pflegerischen Tätigkeiten. Bei stark beeinträchtigten Patienten können kurze, dafür aber tägliche Kontakte erfolgen und für Struktur und Konstanz sorgen.

Gesprächsinhalte und Formen richten sich nach den Bedürfnissen und den Möglichkeiten des Patienten. Es hat sich als hilfreich herausgestellt, auch Patienten, die nur sehr eingeschränkt kontakt- und kommunikationsfähig sind, bei denen aber ein längerer und möglicherweise komplikationsbehafteter Verlauf zu erwarten ist, bereits frühzeitig in die psychologische Mitbetreuung einzubinden. Die Mitbetreuung hat dann eine **haltende Funktion** und zielt auf den Beziehungsaufbau sowie die Bedürfnisse des Patienten abseits des gesundheitlichen Zustandes ab. Bewährt hat sich zum Beispiel der Satz: „Ich bin gekommen, um zu sehen, ob Sie etwas brauchen". Patienten, die über einen längeren Zeitraum auf diese Weise betreut und gehalten wurden, beurteilen diese Kontakte in der Rückschau als hilfreich: Es habe sich Vertrauen aufgebaut, sie hätten die Regelmäßigkeit als strukturgebend erlebt und sich mehr als „ganzer" Mensch wahrgenommen gefühlt. Auf die so aufgebaute Beziehung konnte in der weiteren Betreuung gut zurückgegriffen werden.

Inhalt psychologischer Gespräche bei kontaktfähigen Patienten ist zunächst die Erhebung des psychischen Befundes (insbesondere hinsichtlich der oben genannten am häufigsten auftretenden Symptome wie Angst, reaktiver Depression, Belastungsreaktionen, Zuständen von Verwirrtheit etc.).

Das vom Patienten wiedergegebene Wissen über seine Erkrankung gibt wichtige Informationen über den Stand der **Krankheitsverarbeitung** und für das weitere Vorgehen. Über die Fragen „Was wissen Sie über Ihre Erkrankung? Was konnten die Ärzte Ihnen sagen?" lassen sich Informationsdefizite und -bedarf auf der einen Seite, aber auch Abwehrmechanismen auf der anderen Seite aufdecken: Wird die Frage „Möchten Sie mehr über Ihre Situation wissen?" bejaht, ist es Aufgabe des Psychologen, Arzt und Patient miteinander ins Gespräch zu bringen: Um medizinische Informationen zu vermitteln, ist häufig mehr als ein Gespräch nötig, da sich Patienten aufgrund unterschiedlichster Ursachen nicht an alle Gesprächsinhalte erinnern und sie verstehen können (Aufregung, Konzentrations- und Gedächtniseinschränkungen, Medikamente, Schwerhörigkeit, medizinisches Fachvokabular etc.). Wenn der Patient keine weiteren Informationen zu seiner Situation wünscht, diese verdrängt oder verleugnet, ist das zu respektieren. Abwehrmechanismen schützen den Menschen vor Informationen, die er nicht verarbeiten kann und die ihn aus dem psychischen Gleichgewicht bringen würden. In diesem Fall ist es Teil der psychologischen Mitbetreuung, den Patienten durch das Auffinden und Aktualisieren von Ressourcen zu entlasten und zu unterstützen, sodass er sich zunehmend mit seiner Situation auseinandersetzen kann.

Für viele Patienten ist es wichtig, über ihre Erlebnisse im Zusammenhang mit der meist plötzlichen und schweren Erkrankung zu berichten und immer wieder im **Entlastungsgespräch** ausführlich davon zu erzählen. Dies ist, insbesondere nach einer **akuten Belastungsreaktion**, z. B. nach einem Verkehrsunfall oder nach dem Diagnoseschock in Zusammenhang mit einer Krebserkrankung, wichtig und wiederholt zu ermöglichen. Das Gespräch dient der Angstreduktion und emotionalen Stabilisierung, Abläufe werden rekapituliert, und Erinnerungslücken werden geschlossen. In der Regel haben Patienten das Bedürfnis, genau zu wissen, was geschehen ist und warum es geschehen ist. Sie wünschen eine Erklärung und Rückmeldung über das eigene Verhalten. Dies gilt insbesondere dann, wenn sie an sich Verhaltensweisen (z. B. Aggressionen, Panikattacken, Stimmungsschwankungen, etc.) beobachten bzw. sich an solche erinnern, die sie aus ihrem Leben vor der Erkrankung nicht kennen oder sogar verurteilen. Eine **Entlastung von Scham- und Schuldgefühlen** und eine **Normalisierung** sind dann notwendig.

> Eine ausführliche Psychoedukation ist wichtiger Bestandteil psychologischer Mitbetreuung. An dieser Stelle ist es notwendig, die Kommunikation zu fördern: Pflegende können in hohem Maße entlastend wirken, wenn sich ein Patient mit Schuld- und Schamgefühlen plagt.

Wie dargestellt, existiert ein nachgewiesener Zusammenhang zwischen erhöhter Angst während des Intensivstationsaufenthaltes und dem Risiko, an einer **posttraumatischen Belastungsstörung (PTSB)** zu erkranken.

> Daher sollte Angstreduktion während des Aufenthaltes einen zentralen Stellenwert besitzen.

Eine Sensibilisierung für die Thematik und die Empfehlung einer psychotherapeutischen Weiterbehandlung von Patienten mit entsprechenden Risikofaktoren ist anzustreben. In den S3-Leitlinien zur posttraumatischen Belastungsstörung werden als erste Maßnahmen das „Herstellen einer sicheren Umgebung", die „Organisation des psycho-sozialen Helfersystems", das Vermitteln von „Psychoedukation und Informationen bzgl. traumatypischer Symptome und Verläufe" und schließlich das „frühe Hinzuziehen eines mit PTBS-Behandlung erfahrenen Psychotherapeuten" empfohlen (Flatten et al. 2011).

Eine gute Möglichkeit, Patienten in der Rekonstruktion der nicht erinnerlichen Zeit und der Bewältigung des Intensivstationsaufenthaltes zu unterstützen, ist das Führen eines **Intensivtagebuch s** (Übersicht).

Intensivtagebuch
Das Intensivtagebuch wird von Angehörigen, Pflegenden, Ärzten, Therapeuten und Besuchern geschrieben und verbleibt am Bett des Patienten. Während das Tagebuch in den skandinavischen Ländern bereits gut etabliert ist, ist es in Deutschland noch wenig verbreitet. Es sollte geführt werden, wenn die Dauer der Sedierung länger als 3 Tage beträgt und ein Überleben des Patienten erwartet wird.

Eingetragen werden, nach einer Zusammenfassung der Geschehnisse im Vorfeld der Aufnahme auf der Intensivstation, Beobachtungen, Vorkommnisse, Entwicklungen und das Befinden des Patienten. Dabei sollen wertschätzende und beschreibende Formulierungen verwendet werden, der Patient sollte persönlich und durch reflexive Fragen angesprochen werden. Wertungen, Diagnosen, Laborwerte, Teamkonflikte u. Ä. werden nicht aufgenommen. Die Einträge werden unterzeichnet, sodass sie für den Patienten gut nachvollziehbar und zuzuordnen sind. Bei der Verlegung sollte dem Patienten das Tagebuch ausgehändigt werden, er kann dann selbst darüber entscheiden, wann er darin lesen möchte. Ihm sollte angeboten werden, jederzeit Rückfragen an das Team der Intensivstation stellen zu können.

Patienten berichten zwar über Aufregung und Angst vor dem ersten Lesen im Tagebuch, aber auch darüber, dass ihnen die Situation deutlicher wurde und sie besser zwischen realen und irrealen Eindrücken unterscheiden konnten. Insgesamt hat sich ein positiver Effekt hinsichtlich der Verarbeitung des Intensivstationsaufenthaltes, dem Auftreten einer posttraumatischen Belastungsstörung sowie von Angst und Depression gezeigt (Garrouste-Orgeas et al. 2012).

Unterstützend können **Entspannungstechniken**, z. B. progressive Muskelrelaxation nach Jacobson, und **Imaginationsverfahren** eingesetzt und mit dem Patienten geübt werden.

5.2.2 Angehörigenbezogene psychologische Mitarbeit

Die dargestellte Belastungssituation von Angehörigen macht deutlich, dass hier der Bedarf für eine psychologische Mitbetreuung ebenfalls gegeben ist. Eine integrierte Mitarbeit auf der Intensivstation vereinfacht die Kontaktaufnahme mit den Angehörigen. Umgekehrt ist die Inanspruchnahme der psychologischen Mitbetreuung für die Angehörigen umso einfacher, je niederschwelliger und selbstverständlicher sie angeboten wird.

Krisenintervention en in direktem zeitlichem Kontext der Aufnahme auf der Intensivstation sowie nach dem Erhalt schlechter Nachrichten haben stützende und haltende Funktion.

Neben **Entlastungsgesprächen** kann der Psychologe Familien dabei unterstützen, sich angesichts der bedrohlichen und herausfordernden Situation in ihrer Rollenstruktur neu zu definieren. Er kann helfen, Unsicherheiten im Umgang mit dem Patienten abzubauen und Informationen in Zusammenhang mit psychischen Belastungen und auftretenden Symptomen (**Psychoedukation**) geben. Durch eine ausführliche Fremdanamnese ist es möglich, gemeinsam mit den Angehörigen individuelle Strategien zur Unterstützung zu erarbeiten, die sich an den Gewohnheiten und der Persönlichkeit des Patienten orientieren. Ein kurzer Fragebogen, der bei Aufnahme mit den Angehörigen diesbezüglich ausgefüllt wird und gut sichtbar für alle Behandelnden aufbewahrt wird, kann eine effektive Hilfe darstellen.

Dem Bedürfnis von Angehörigen nach **Unterstützung** kann durch psychologische Mitarbeit gut begegnet werden. Die Wertschätzung vorhandener familiärer Ressourcen sowie die Erarbeitung neuer Bewältigungsstrategien dienen dem Erhalt der Funktionsfähigkeit des Systems Familie als wichtigste Ressource des Patienten.

Aufgabe des Psychologen kann es auch sein, die **Kommunikation** zwischen Arzt, Pflege und Angehörigen zu **fördern**, manchmal zu deeskalieren. Angst und Anspannung auf der einen und Zeit- und Leistungsdruck auf der anderen Seite können zu Missverständnissen und Misstrauen führen, was die kooperative Zusammenarbeit behindert. Die Vermittlung zwischen Bedürfnissen und Erfordernissen und das Wecken von gegenseitigem Verständnis stellen eine wirksame Intervention dar. Insbesondere die Begleitung von Familien, die mit einem komplikationsbehafteten Verlauf konfrontiert sind und möglicherweise Entscheidungen (z. B. auch zur Therapiebegrenzung) im Sinne des Patienten mittragen müssen, ist vor dem Hintergrund einer erfolgreichen Verarbeitung indiziert. Der Psychologe kann hier konstanter Ansprechpartner sein, den Patientenwillen in den Fokus rücken und in den Behandlungsprozess einbringen sowie eine Nachsorge anbieten, welche in der Literatur immer wieder gefordert wird. Dies gilt auch für die Hinterbliebenen eines verstorbenen Patienten.

5.2.3 Personalbezogene psychologische Mitarbeit

Durch das Modell einer integrierten Mitarbeit auf der Intensivstation ist der Psychologe auch für das Personal sichtbar und ansprechbar. Dies gilt in gleicher Weise für Ärzte wie auch für die Pflegenden. Die persönlichen Belastungen durch die Betreuung von Patienten können so zur Sprache kommen und reflektiert werden.

Insbesondere im Hinblick auf die dargestellten Risikofaktoren für die Ausbildung eines Burnout-Syndroms und einer Sekundärtraumatisierung ist die Vermittlung von Wissen ein wichtiger protektiver Faktor. Eine gute Selbstbeobachtung ist nur vor diesem Hintergrund möglich. Notwendig ist ein Klima, in dem mit Belastungen offen umgegangen werden kann und in dem diese nicht als unprofessionell oder als Schwäche stigmatisiert werden. Insofern ist ein interprofessioneller und hierarchieübergreifender Austausch anzustreben, in dem sowohl Reflexion, das Klären offener Fragen und Missverständnisse wie auch eine gegenseitige Anerkennung stattfinden können. Transparenz in Entscheidungsprozessen und in der Kommunikation sind entscheidende Voraussetzungen dafür.

An der Medizinischen Universität Innsbruck wurde 2005 eine Heavy Case Conference etabliert, die ein freiwilliges Gesprächsforum für alle Mitarbeiter der Station bieten soll und während der Dienstzeit ca. alle 4–6 Wochen stattfindet. Zu diesem Termin kann ein „Fall" gewünscht werden, der vom Oberarzt vorbereitet und vorgestellt wird. Die Besprechung, die in Innsbruck durch den Liaisonpsychotherapeuten moderiert wird, soll alle Konflikt- und Berührungspunkte der Behandlung beinhalten. Die erste Evaluation nach 25 Heavy Case Conferences zeigt, dass sie hinsichtlich der Qualität, Themenwahl, Verständlichkeit, Diskussionskultur, Moderation und der Gelegenheit, Fragen zu stellen, als gut bis sehr gut bewertet wurde. Teilnehmende Ärzte, Pflegekräfte und Physiotherapeuten empfanden die Möglichkeit des Austauschs als gutes Instrument zur Teamentwicklung, zur Weiterbildung, zum Qualitätsmanagement und zur Supervision. Neben der psychischen Entlastung und der Förderung der interprofessionellen Kommunikation war zusätzlich ein Austausch über Werte möglich (Kantner-Rumplmair und Lorenz 2009).

Neben der Moderation eines solchen Gesprächsforums für das Team der Intensivstation steht der Psychologe den Mitarbeitern auch für kurze Entlastungs- und Beratungsgespräche, oftmals zwischen Tür und Angel, zur Verfügung. Ein lösungsorientierter Umgang mit Belastungen, das Nutzen von Ressourcen zur Erarbeitung wirksamer Bewältigungsstrategien sowie die bedarfsorientierte Vermittlung weiterführender Betreuungs- und Therapieangebote kann so unterstützt werden.

Stationsinterne Weiterbildungen zu psychologischen Themen im Kontext intensivstationärer Behandlung (psychische Komorbiditäten, Umgang mit Verwirrtheit etc.) können durch den psychologischen Mitarbeiter angeboten werden.

Teamsupervisionen sollten dagegen immer durch einen externen Supervisor und nicht durch ein Mitglied des Teams durchgeführt werden.

6 Familienzentrierte Intensivstation

Der Ansatz einer familienorientierten Intensivstation betrachtet das System Familie in seiner Gesamtheit als wertvolle Ressource und schließt sie in die Behandlung ein. Dies beginnt bei der Organisation von Besuchszeiten: Während sich in vielen europäischen Ländern schon familienzentrierte Besuchszeiten etablieren konnten, bestehen in Deutschland noch viele Vorbehalte. Auch in der Gesprächsführung mit Angehörigen gibt es Entwicklungen und Vorschläge, deren Umsetzung noch nicht regelhaft und in qualitativ zufriedenstellender Weise stattfindet.

Im Folgenden werden abschließend zu diesem Kapitel beispielhaft die Besuchszeiten und die Angehörigenkonferenz herausgegriffen, um die Möglichkeiten einer familienzentrierten Intensivstation aufzuzeigen.

6.1 Besuchszeiten

Die Besuchszeiten auf Intensivstationen sind überwiegend restriktiv. Die Einschränkungen beziehen sich in der Regel auf Besuchszeiten, Dauer der Besuche, Anzahl und Alter der Besucher. Kinder werden bis zu einem bestimmten Alter als Besucher ausgeschlossen. Diesem Modell der Besuchszeitregelung steht das Modell der offenen Besuchszeiten gegenüber, innerhalb dessen die Entscheidung über Besuche allein bei Patienten und Angehörigen liegen.

Vor dem Hintergrund der dargestellten Belastungen und Bedürfnisse von Patienten, Angehörigen, pflegerischem und ärztlichem Personal erscheint ein „Vertragsmodell" als Möglichkeit eines Kompromisses und der Einflussnahme aller in die Situation involvierten Personen. Ein solches Modell sieht vor, dass im Sinne einer Familienorientierung und der Wertschätzung der wichtigen patientenbezogenen Ressource „Familie" Besuchszeiten individuell „ausgehandelt" werden. Dabei finden Bedürfnisse und Erfordernisse der Familie und der Pflegenden (und Ärzte) Berücksichtigung. Diese Besuchsregelungen sollten verbindlich dokumentiert und in Form eines Vertrages festgehalten werden, der für das gesamte Intensivteam gut einsehbar hinterlegt ist, sodass Konsistenz im Verhalten innerhalb des Teams gewährleistet werden kann.

Der positive Effekt einer so getroffenen Vereinbarung wird in den verschiedenen Bereichen sichtbar: Der Patient kann seinen Bedarf an familiärer Unterstützung zum Ausdruck bringen und mitgestalten. Das unterstützt ihn in seinem Bedürfnis nach Autonomie und fördert das Vertrauen in die fremde Umgebung und das Selbstwertgefühl. Holl (1993) untersuchte das Wohlbefinden von Patienten, die eine individuelle Besuchsregelung vereinbaren konnten. Es zeigte sich eine signifikant höher empfundene soziale Unterstützung und Kontrolle sowie signifikant niedrigere Angstwerte.

Familien stellt die Begleitung eines Angehörigen auf der Intensivstation vor die Aufgabe, das Bedürfnis nach Nähe zum Angehörigen zur eigenen psychischen Entlastung mit dem Erhalt der familiären Funktionsfähigkeit in Einklang zu bringen. Dass dies durch individuelle Besuchsregelungen am ehesten gewährleistet werden kann, ist offensichtlich. Schließlich finden auch die Erfordernisse durch die pflegerische Versorgung und die Abläufe auf der Intensivstation Berücksichtigung. Es ist zu beobachten, dass Konflikte innerhalb des Teams aufgrund unterschiedlicher Handhabungen der Besuchsregelungen vermieden werden können.

Die Einführung individueller Besuchszeiten auf einer Intensivstation und die konkrete Umsetzung erfordern ein Umdenken bei allen Mitarbeitern sowie ein hohes Maß an Bereitschaft und Kommunikation sowohl innerhalb des Teams als auch mit den Patienten und Angehörigen. In diesem Bereich können integriert mitarbeitende Psychologen eine moderierende, schulende und begleitende Rolle einnehmen und entsprechende „Verhandlungen" führen.

6.2 Angehörigenkonferenz

Es ist gut belegt, dass in Europa auf Intensivstationen vielen Todesfällen eine Entscheidung zur **Therapiebegrenzung** im Sinne eines palliativen Therapieziels vorausgeht. Janssen und Graf zeigen auf, dass die psychische Belastung Angehöriger durch Stress, Depression, Angst und Symptome einer posttraumatischen Belastungsstörung mindestens und nachweislich reduziert werden kann, wenn eine umfassende, wahrhaftige und empathische Gesprächsführung ein Bestandteil bei der Entscheidung zur Therapielimitierung ist. Angehörige erhalten so die Informationen, die für die Verarbeitung des Todes des Patienten und für das Verständnis des häufig sehr komplexen Krankheitsgeschehens notwendig sind. Dies gilt insbesondere dann, wenn aufgrund einer fehlenden Patientenverfügung die Angehörigen die Aufgabe haben, die mutmaßlichen Wünsche des Patienten zu interpretieren.

> Die Autoren schlagen die Durchführung einer Angehörigenkonferenz vor und betonen ausdrücklich, dass Ärzte in einem solchen Setting gefordert sind, klare Empfehlungen in Bezug auf die weitere Behandlung auszusprechen und die medizinische Verantwortung zu übernehmen.

Dies sollte idealerweise mit großer Transparenz und im Konsens mit dem Behandlungsteam geschehen. Bei Konflikten bzw. unterschiedlichen Vorstellungen innerhalb des Teams oder zwischen Team und Angehörigen kann es hilfreich sein, die Beratung durch ein klinisches Ethikkomitee in Anspruch zu nehmen.

Zu den Teilnehmern einer Familienkonferenz sollte neben einem verantwortlichen Arzt auch ein Vertreter des Pflegepersonals gehören; der Einbezug eines Psychologen bereits im Vorfeld der Besprechung und schließlich zur Nachsorge ist sinnvoll.

Die äußeren Rahmenbedingungen (Terminierung, ruhiger Raum, ausreichend Zeit, keine Störungen etc.) müssen gewährleistet werden.

Die Durchführung eines solchen Gesprächs stellt hohe Anforderungen an die Kompetenz der Gesprächsführung der Ärzte. Obwohl die Kommunikationsfähigkeit sich als wichtigster vertrauensbildender Faktor noch vor der fachlichen Kompetenz im Arzt-Patienten-Verhältnis herausgestellt hat, findet sie im Medizinstudium noch zu wenig Berücksichtigung. Die Fortbildungsbereitschaft von Ärzten zur Gesprächsführung ist hier gefragt und sollte eingefordert werden.

In der Psychoonkologie und in der Arbeit auf Palliativstationen hat sich eine Form des Familiengesprächs bewährt, das im Auftrag des Patienten durch einen Arzt und Psychologen gemeinsam geführt wird. In Anlehnung an diese

Vorgehensweise kann ein Familiengespräch auf der Intensivstation ebenfalls konzipiert sein. Im Ablauf werden, für alle Beteiligten verständlich, der bisherige Verlauf, die aktuelle Situation, der Therapiezielwechsel von kurativ nach palliativ, die daraus resultierenden Behandlungsoptionen sowie Fragen und (mutmaßliche) Wünsche um das Wann, Wie und Wo des Sterbens besprochen. Arzt und Psychologe ergänzen sich in ihrem fachspezifischen Wissen und können gemeinsam dafür sorgen, dass in der großen Runde eines emotional hoch angebundenen Familiengesprächs die Bedürfnisse aller auf den verschiedenen Ebenen wahrgenommen und so gut wie möglich beantwortet werden.

Die menschliche Haltung, einem solchen Gespräch den Raum und die Wertigkeit zu geben und es mit Wahrhaftigkeit, Empathie und fachlicher Kompetenz zu führen, setzt die Reflexion persönlicher Werte voraus. Es braucht einen Umgang mit den eigenen Grenzen, den Grenzen des Machbaren, des Aushaltbaren und des ethisch Verantwortbaren.

Literatur

Andreatta P, Unterluggauer K (2010) Das Phänomen der sekundären Traumatisierung. In: Wagner R (Hrsg) Sekundäre Traumatisierung als Berufsrisiko? Konfrontation mit schweren Schicksalen anderer Menschen. Friedrich Ebert Stiftung, Magdeburg

Azoulay E, Pochard F (2002) Meeting the needs of intensive care unit patients' family members: beyond satisfaction. Crit Care Med 30:2171

Bauer J, Hafner S, Kachele H, Wirsching M, Dahlbender RW (2003) The burn-out syndrome and restoring mental health at the working place. Psychother Psychosom Med Psychol 53:213–222

Cuthbertson BH, Hull A, Strachan M, Scott J (2004) Post-traumatic stress disorder after critical illness requiring general intensive care. Intensive Care Med 30:450–455

Davidson JE (2009) Family-centered care: meeting the needs of patients' families and helping families adapt to critical illness. Crit Care Nurse 29:28–34

Deja M, Denke C, Weber-Carstens S et al (2006) Social support during intensive care unit stay might improve mental impairment and consequently health-related quality of life in survivors of severe acute respiratory distress syndrome. Crit Care 10:R147

Deller A, Schuhle B, Konrad F, Kilian J (1988) Alarms of medical-technical equipment in the surgical intensive care unit. A prospective study. Anasth Intensivther Notfallmed 23:238–243

Flatten G, Gast U, Hofmann A et al (2011) S3-Leitlinie Posttraumatische Belastungsstörung. Trauma Gewalt 3:202–210

Ganster R (2009) Psychische Belastungen des Intensivpflegepersonals. Diplomarbeit, University of Vienna

Garrouste-Orgeas M, Coquet I, Perier A et al (2012) Impact of an intensive care unit diary on psychological distress in patients and relatives. Crit Care Med 40:2033–2040

Hannich HJ (1984) Recent studies on the mental state of ventilated patients in intensive care units. Anasth Intensivther Notfallmed 19: 124–128

Hannich HJ (2016) Intensivmedizin und ihre psychischen Folgen. Psychotherapeutische Behandlungsansätze. Psychother Dialog 1:48–51

Hannich HJ, Wedershoven C (1985) The situation on relatives in the intensive care unit. Anasth Intensivther Notfallmed 20:89–94

Hannich HJ, Wendt M, Hartenauer U, Lawin P, Kolck C (1983) Intensive care treatment as remembered by traumatological and surgical patients. Anasth Intensivther Notfallmed 18:135–143

Holl RM (1993) Role-modeled visiting compared with restricted visiting on surgical cardiac patients and family members. Crit Care Nurs Q 16:70–82

Kantner-Rumplmair W, Lorenz I (2009) Stress und Burnout auf der Intensivstation. Sprechen als Ausweg. Intensivmed Notfallmed 46: 330–333

Klapp BF, Scheer JW (1982) Psychologische Aspekte der intensivmedizinischen Betreuung. In: Beckmann D, Davies-Osterkamp S, Scheer JW (Hrsg) Medizinische Psychologie. Springer, Berlin/Heidelberg/New York

Lederer W, Kinzl JF, Traweger C, Dosch J, Sumann G (2008) Fully developed burnout and burnout risk in intensive care personnel at a university hospital. Anaesth Intensive Care 36:208–213

Leske JS (2002) Interventions to decrease family anxiety. Crit Care Nurse 22:61–65

Quenot JP, Rigaud JP, Prin S et al (2012) Suffering among carers working in critical care can be reduced by an intensive communication strategy on end-of-life practices. Intensive Care Med 38:55–61

Schiemann A, Hadzidiakos D, Spies C (2011) Managing ICU delirium. Curr Opin Crit Care 17:131–140

Scragg P, Jones A, Fauvel N (2001) Psychological problems following ICU treatment. Anaesthesia 56:9–14

Wesch C, Massarotto P, Schubert M (2010) Wirksame pflegerische Delirprävention. Krankenpflege 3:26–27

§ 5ArbSchG: Beurteilung der Arbeitsbedingungen, Ziffer 6: Psychische Belastungen bei der Arbeit

Entwicklung und Bedeutung der Gesundheitsfachberufe in der Intensivmedizin

Andre Ewers

Inhalt

1 Einleitung 39
2 Akademisierung der Pflege 40
2.1 Neue Kompetenzen und Aufgabenprofile der Pflegenden durch Akademisierung 41
2.2 Übertragung ärztlicher Tätigkeiten 41
3 Pflegebezogene Qualifizierung in der Intensivpflege – alte und neue Ansätze 42
3.1 Etabliert und geschätzt – Fachweiterbildung in Intensivpflege und Anästhesie 42
3.2 Advanced Practice Nurse – Ein Zukunftsmodell für die Intensivpflege auf Masterniveau 43
3.3 Intensive Care Practitioner 44
4 Medizinbezogene Qualifizierung in der Intensivpflege 44
4.1 Physician Assistant – Arztassistenz ohne Pflegefokus 44
5 Attraktivität des Tätigkeitsfeldes Intensivstation für Pflegende 45
Literatur 45

1 Einleitung

Fort- und Weiterbildungen haben in der Pflege eine lange Tradition. In den 1960er-, 1970er- und zu Beginn der 1980er-Jahre wurden Fort- und Weiterbildungen in der Regel unter Federführung von Medizinern durchgeführt, da die Tätigkeiten und das Aufgabenprofil von Pflegenden in diesen Jahrzehnten, auch in der Intensivpflege überwiegend medizinisch ausgerichtet waren. Seit Mitte der 1980er-Jahre hat im Rahmen der Professionalisierung der Pflege in diesem Punkt ein spürbarer Umdenkungsprozess stattgefunden. Dieser wurde einerseits durch die Autonomiebestrebungen der Pflegenden ausgelöst, ist jedoch auch durch die tiefgreifenden Veränderungen im Gesundheitssystem insgesamt zu erklären.

Der Fokus der Pflegenden richtete sich nun zunehmend auf pflegefachliche Inhalte, die von Medizinern entweder gar nicht oder nur in einem begrenzten Maße vermittelt werden konnten. Also mussten, sofern sich die Pflege als eigenständige Profession weiterentwickeln wollte, die Inhalte von Fort- und Weiterbildungen von Personen vermittelt werden, die vornehmlich aus der Pflege stammen und in ihr verwurzelt sind. Die Umsetzung der Botschaft „Whoever controls the educational process of a profession controls the practice of that profession" (McDonough 2010) war und ist einer der wichtigen ersten Schritte im Professionalisierungsprozess der Pflege.

Heutzutage kommen die Anbieter und Vortragenden zentraler pflegerischer Themen in Fort- und Weiterbildungen aus der eigenen Berufsgruppe. Je nach Fachbereich und inhaltlicher Ausrichtung sind Mediziner oder andere Gesundheitsberufe in Fort- und Weiterbildungen der Pflegenden mit eingebunden. Betrachtet man die Ausrichtung von Fort- und Weiterbildungen, so lassen sich in beiden Bereichen Unterschiede aufzeigen. In Fortbildungen der Pflege werden in der Regel jene Themen angeboten, die einen pflegepraktischen Hintergrund besitzen (z. B. zu den Themen Dekubitusprophylaxe, Sturzprophylaxe, Schmerzmanagement, Harninkontinenz etc.).

Fortbildungen in der Pflege sind also zur Aktualisierung des Wissens geeignet und beschäftigen sich mit Themen, die

A. Ewers (✉)
Leitung Koordination Klinische Pflegewissenschaft und Pflegeforschung, Pflegedirektion, Universitätsklinikum Salzburg, Salzburg, Österreich
E-Mail: a.ewers@salk.at

im Alltag der Pflege benötigt werden. Die Absolvierung einer Fortbildung führt nicht zu einem höherqualifizierenden Abschluss im Sinne einer rechtlichen Kompetenzerweiterung der Pflegenden.

Weiterbildungen hingegen vermitteln Grundlagen- und Fachwissen in spezifischen Bereichen wie z. B. in der Intensivpflege. So berechtigt der Abschluss einer Fachweiterbildung in der Intensivpflege sowohl zur Unterweisung von Pflegenden auf Intensivstationen sowie, bei entsprechender persönlicher Qualifikation, zur Übernahme von Führungsverantwortung in diesem Bereich. Weiterbildungen in der Pflege beleuchten einen umfassenden Bereich eines Faches, der in der Regel auch den medizinischen Sektor tangiert. Aus diesem Grund werden die Lehrenden von Weiterbildungen aus verschiedenen Professionen rekrutiert. Außenstehendes Merkmal einer Weiterbildung ist der durch Abschlussprüfungen erworbene Nachweis der Qualifikation im Rahmen einer staatlichen Anerkennung, der im Rahmen von Fortbildungen in dieser Form nicht erfolgt (Sozialgesetzbuch III, § 180).

2 Akademisierung der Pflege

Zu Beginn der 1990er-Jahre wurde aufgrund der Entwicklungen im deutschen Gesundheitssystem deutlich, dass die notwendigen Qualifizierungen, die Pflegende zur Bewältigung der anstehenden Herausforderungen in den einzelnen Bereichen des Gesundheitswesens in den kommenden Jahren benötigen, nicht allein durch Inhalte im Rahmen von Fort- und Weiterbildungen gesichert werden können, sondern in Studiengängen an Fachhochschulen und Universitäten gelehrt werden müssen. Diese Erkenntnis führte v. a. Mitte der 1990er-Jahre zu einem sprunghaften Anstieg der Angebote für. Pflegende von Studiengängen auf Fachhochschul- und universitärer Ebene. Den zunächst ausbildungsergänzenden Studiengängen, z. B. in Pflegepädagogik, Pflegewissenschaft und Pflegemanagement auf Bachelor- und Masterniveau, folgten erst vor wenigen Jahren einige grundständige Studiengänge der Pflege im Sinne einer dualen Ausbildung. In diesen grundständigen Studiengängen kann sowohl die Krankenpflegeausbildung wie auch das Bakkalaureat in der Pflege mit einer wissenschaftlichen Fundierung, erworben werden. Die Studienabschlüsse berechtigen, sofern sie den Kriterien nach Bologna entsprechen, zur Aufnahme eines weiterführenden Studiums oder einer Promotion im europäischen und außereuropäischen Ausland.

Mit Stand Wintersemester 2018/19 werden in 63 Hochschulen und drei Fernhochschulen an insgesamt 86 Standorten in Deutschland 144 Studiengänge angeboten, darunter fallen 112 Bachelorstudiengänge und 32 Masterstudiengänge (Heitmann und Reuter 2019). Auch die Absolvierung eines Doktorats oder eines PhD ist seit einigen Jahren, vor allem im Fachbereich Pflegewissenschaft, möglich.

▶ Somit besteht heutzutage flächendeckend in Deutschland die Möglichkeit für Pflegende, sich an Fachhochschulen und Universitäten in vielen Bereichen der Pflege akademisch zu qualifizieren.

Die Pflege in Deutschland betrat damit als eines der letzten Länder Europas akademisches Terrain. Die Diskussionen um die Sinnhaftigkeit der Akademisierung der Profession Pflege wurden in den ersten Jahren zuweilen sehr kontrovers geführt, v. a. dann, wenn die Diskussion sich der Quantität akademisch ausgebildeter Pflegenden im deutschen Gesundheitswesen zuwendet.

An dieser Stelle ist anzumerken, dass nicht alle Pflegenden akademisch ausgebildet sein müssen. Jedoch macht die Erkenntnis, dass Excellence in der Medizin gleichzeitig auch Excellence in der Pflege fordert, deutlich, dass es Bereiche gibt, in denen auf akademisch ausgebildete Pflegekräfte nicht mehr verzichtet werden kann. Diese unausweichliche Tatsache scheint sich, wenn auch langsam, im Gesundheitswesen mittlerweile durchzusetzen, auch wenn noch nicht von einer Durchdringung einer akademischen Qualifizierung der Pflege in allen Teilbereichen des Gesundheitssystems gesprochen werden kann.

▶ Zu den akademisch auszubildenden Pflegekräften zählen selbstverständlich auch die Pflegenden auf den Intensivstationen. Görres (2009) geht insgesamt von einem Bedarf an 10 % akademisch ausgebildeter Pflegekräfte in Deutschland aus. Der deutsche Wissenschaftsrat empfahl im Jahr 2012, dass 10–20 % der Auszubildenden eines Jahrganges für die direkte Tätigkeit am Patienten ausgebildet werden sollen (Heitmann und Reuter 2019; Wissenschaftsrat 2012). Aktuell kann davon ausgegangen werden, dass erst etwa 2 % der dreijährig ausgebildeten Pflegekräfte über den Abschluss eines pflegebezogenen Studiums verfügen (Heitmann und Reuter 2019).

Der Prozess des „Sich-auf-den-Weg-Machens" in der Akademisierung von Pflegenden gilt als abgeschlossen. Eine Rückführung der Qualifikationsmöglichkeiten von Pflegenden auf das Bildungsniveau der 1990er- oder 2000er-Jahre ist auch politisch nicht mehr gewollt.

Zugangsvoraussetzungen
Die Zugangsvoraussetzungen zur Aufnahme eines Hochschulstudiums der Pflege in Deutschland sind noch nicht einheitlich geregelt. So gilt beispielsweise in einigen Bundesländern die 3-jährige Pflegeausbildung in Kombination mit dem Abschluss der Fachweiterbildung im Bereich der Intensivpflege und Anästhesie als alleinige Voraussetzung zum Hochschulzugang. In anderen Bundesländern wiederum kann der Zugang zur Universität durch eine abgeschlossene

Pflegeausbildung und eine abgeschlossene Fachweiterbildung in Verbindung mit einer 4-jährigen Berufspraxis erreicht werden. Alternativ kann durch eine erfolgreich abgeschlossene Fachweiterbildung die Fachhochschulreife erworben und damit der Weg zu Studiengängen an Fachhochschulen geebnet werden.

Eine bundeseinheitliche Regelung zur Aufnahme eines Studiums im Bereich der Pflege wäre zu begrüßen. Dabei muss auch weiterhin das Potenzial derjenigen Pflegenden berücksichtigt werden, die über eine ausgewiesene Fachexpertise ohne das (Fach)Abitur als Hochschulzugang verfügen. Hier sollte, wie bereits an einigen Hochschulen in Deutschland erprobt und durch Sonderregelungen und Einzelfallprüfungen gesichert, die Möglichkeit zur Aufnahme eines Studiums in der Pflege geschaffen werden.

Die Bundesärztekammer steht der Akademisierung von Pflegenden und anderen Angehörigen der Medizinfachberufe weiterhin skeptisch gegenüber (Glatz 2011; Gerst und Hibbeler 2012). Sie fordert, dass die akademische Qualifizierung von Angehörigen der Medizinfachberufe kein Selbstzweck sein darf, sondern zum Ziel haben muss, Versorgungsmängel im Gesundheitssystem aufzudecken und zu optimieren (Glatz 2011). Diese Forderung ist zu unterstützen, denn die zukünftigen Herausforderungen im Gesundheitssystem werden sich, auch im Bereich der Intensivpflege, vom kurativen zunehmend auch in den präventiven, rehabilitativen und palliativen Bereich verlagern. Zudem führt, einerseits bedingt durch den demografischen und epidemiologischen Wandel, andererseits durch die Diversität der Gesellschaft, die Zunahme chronisch Kranker und multimorbider Menschen zu einer wachsenden Komplexität der pflegerischen Versorgung (RKI 2015; Darmann-Finck und Reuschenbach 2018). Es ist zu unterstellen, dass die Pflege insgesamt, und damit auch die Pflege auf den Intensivstationen, mit der derzeitig vorherrschenden Kompetenzregelung ihrem pflegerischen Auftrag auf Dauer nicht gerecht wird. Daher ist dem veränderten Aufgabenprofil der Intensivpflege ein entsprechendes Kompetenzprofil zur Seite zu stellen, welches es ermöglicht, die pflegerische Versorgung des Patienten auf einem dauerhaft hohen Niveau zu sichern.

2.1 Neue Kompetenzen und Aufgabenprofile der Pflegenden durch Akademisierung

Die Akademisierung der Pflegeberufe erlaubt den Absolventen der Studiengänge die Anwendung neuer Kompetenzen in der Praxis. Bereits 2007 wurde im Gutachten des Sachverständigenrates gefordert, dass die Pflege evidenzbasiert erfolgt (Sachverständigenrat 2007; Blanck-Köster et al. 2018). Die praxisbezogenen Studiengänge der Pflege auf Bachelor- und Masterniveau vermitteln neue Kompetenzen v. a. im Umgang mit wissenschaftlicher Literatur und der Ableitung von Schlussfolgerungen für die tägliche Praxis. Dies ist in den herkömmlichen Pflegeausbildungen erst seit wenigen Jahren und nur auf niederschwelligem Niveau der Fall. Erst mit Beginn und Ausbau der Hochschulstudiengänge hat die Auseinandersetzung von Pflegenden mit pflegewissenschaftlicher und medizinischer Fachliteratur begonnen. Gerade im intensivmedizinischen Bereich sind die Patientensicherheit und die damit verbundene Planung, Analyse und Bewertung pflegerischer Interventionen auf wissenschaftlicher Grundlage eine nicht mehr wegzudenkende zentrale Säule der Patientenversorgung.

Die Aufgaben von Pflegenden auf Intensivstationen lagen zu Beginn der 1990er-Jahre vornehmlich in der Überwachung der Vitalfunktionen der Patienten, in der Assistenz bei intensivmedizinischen Behandlungen oder der Diagnostik, in der Durchführung der kardiopulmonalen Reanimation, in der Einhaltung hygienischer Standards sowie in der Durchführung der Grund- und Behandlungspflege (Stolecki 2011). Waren Pflegende auf Intensivstationen zum damaligen Zeitpunkt vornehmlich im kurativen Bereich gefordert, so sind sie heute mit ihrer Fach- und Methodenkompetenz v. a. präventiv, kurativ, rehabilitativ und palliativ tätig. Dieser Wandel in den täglichen Aufgaben einer Pflegefachkraft ist zwangsläufig mit einem Wandel an Kompetenzen verbunden.

Der nachhaltige positive Einfluss akademisch ausgebildeten Pflegepersonals in bestimmten Versorgungsbereichen auf die Qualität der Versorgung wird in der internationalen öffentlichen Diskussion kaum mehr angezweifelt (Aiken et al. 2014, 2017; Kelly et al. 2014).

▶ Die direkte Patientenversorgung und die Lösung der sich in der Praxis ergebenen Probleme und Fragestellungen des Patienten bleiben Kern und Auftrag des pflegerischen Handelns.

2.2 Übertragung ärztlicher Tätigkeiten

In der Intensivpflege wird seit vielen Jahren diskutiert, welche zumeist medizinischen Tätigkeiten an qualifiziertes Intensivpflegepersonal delegiert werden können (DGAI et al. 2019). Dabei muss angemerkt werden, dass die Übertragung dieser Tätigkeiten nicht zur Entlastung des ärztlichen Dienstes dienen. Der Fokus der Delegation sollte auf der sinnvollen Ergänzung medizinischer Tätigkeiten zum Kompetenzprofil der Intensivpflege, unter Klärung der rechtlichen Grundlagen liegen. Die Durchführung von aus Sicht der bundesdeutschen Pflege ärztlichen Tätigkeiten bedarf im internationalen Kontext keiner Diskussion. Vor allem in den angloamerikanischen Ländern werden bestimmte Tätigkeiten im Intensivpflegebereich, die in Deutschland dem ärztlichen Dienst zugesprochen werden (z. B. arterielle und venöse Punktionen, Intubationen etc.) von dazu qualifizierten Pflegenden ausgeführt. Bei den

Tätigkeiten handelt es sich also um praxisnahe Tätigkeiten, deren geplante Durchführung pflegerelevante Auswirkungen haben können. Selbstverständlich sind dazu Qualifizierungen der Pflegenden auf Intensivstationen in der Regel auf Masterniveau erforderlich.

Der Deutsche Berufsverband für Pflegeberufe (DBfK) macht in seinen Ausführungen deutlich, dass vor der Übertragung ärztlicher Tätigkeiten und Aufgaben die Sicherung der Qualität der Gesamtversorgung der Patienten stehen muss (DBfK 2010). Wirtschaftliche Aspekte sollten nach Auffassung von Rogalski et al. (2012) nicht ein Entscheidungskriterium für die Übertragbarkeit ärztlicher Aufgaben an Pflegende oder Personen anderer Gesundheitsberufe sein.

Die Übertragbarkeit ärztlicher Tätigkeiten ist nach Auffassung von Kuhlmey (2008) aus rechtlicher Sicht umstritten (s. auch Rogalski et al. 2012). Kuhlmey (2008) sieht v. a. die aus ihrer Sicht mangelhafte interprofessionelle Standardisierung sowie die nicht eindeutige Rechtsprechung in der Zusammenarbeit von Berufsgruppen im Gesundheitswesen als problematisch (s. auch Rogalski et al. 2012). Engelmann (2017) führt aus, dass ein effektiver Betrieb einer Intensivstation nach „Übertragung ärztlicher Maßnahmen an nicht-ärztliches Personal" nahezu verlangt, allerdings „erst dann, wenn allseitige juristische Sicherheit besteht" (Engelmann 2017, S. 61).

Rogalski et al. (2012) unterscheiden in Anlehnung an das Deutsche Krankenhausinstitut zwischen Tätigkeiten, die kurz-, mittel- und langfristig übertragen werden können.

- Kurzfristig übertragbare Leistungen können binnen kurzer Zeit nichtärztliches Personal in die Lage versetzen, definierte ärztliche Tätigkeiten mit der gleichen Qualität und Sorgfalt auszuführen. Insofern handelt es sich bei der kurzfristigen Übertragung ärztlicher Tätigkeiten um Tätigkeiten im Sinne der Delegation (Rogalski et al. 2012).
- Tätigkeiten, die mittelfristig übertragen werden können, erfordern nach Auffassung von Rogalski et al. (2012) in Anlehnung an die Ausführungen von Offermanns und Bergmann (2008) aufgrund eines höheren Gefährdungspotenzials des Patienten einer umfangreichen Anpassung der Qualifikation der Ausführenden.
- Langfristig übertragbare Tätigkeiten erfordern nach Offermanns und Bergmann (2008) gesetzliche Novellierungen, die mit einer tiefgreifenden Erweiterung der Qualifikation der Ausführenden einhergehen.

Rogalski et al. (2012) schlussfolgern, dass die Übertragung mittel- und langfristiger Tätigkeiten substituierenden Charakter haben. Substitution wiederum bedeutet in diesem Zusammenhang die Übertragung von Kompetenzen an die dafür am besten geeignete Berufsgruppe (Rogalski et al. 2012), im Bereich der Intensivmedizin also an akademisch qualifizierte Pflegekräfte.

Die Diskussion um die Übertragung ärztlicher Tätigkeiten an dafür qualifiziertes Pflegepersonal ist nicht neu. Sie wird derzeit im § 63 Abs. 3c des SGBV in der Fassung vom 20. Oktober 2011 in der „Richtlinie über die Festlegung ärztlicher Tätigkeiten zur Übertragung auf Berufsangehörige der Alten- und Krankenpflege zur selbständigen Ausübung von Heilkunde im Rahmen von Modellvorhaben" konkret angegangen (Gemeinsamer Bundesausschuss 2011a). Das Modellvorhaben betrifft in der derzeitigen Vorlage die Bereiche Diabetes mellitus (Typ 1 und 2), chronische Wunden (z. B. Ulcus cruris), Demenz (nicht palliativ) und Hypertonus (ohne vorliegende Schwangerschaft), wobei in den oben genannten einzelnen Bereichen immer die Diagnosestellung und Indikationsstellung durch den Arzt, die weitere therapeutische Tätigkeit dann durch die qualifizierte Pflegeperson gesichert ist (Gemeinsamer Bundesausschuss 2011c). Allerdings sei angemerkt, dass hohe formale wie auch bürokratische Hürden bisher die Durchführung von Modellprojekten verhindert haben (DBfK 2019).

Sollte diese Regelung künftig zur modellhaften Anwendung kommen, so bedeutet dies die Ausübung von bestimmten Bereichen der Heilkunde durch Pflegende. Diese Ausübung beinhaltet dann selbstverständlich nicht nur die Übernahme fachlicher, sondern auch wirtschaftlicher und rechtlicher Verantwortung (Gemeinsamer Bundesausschuss 2011b). Die Sicherung der Qualität dieser Tätigkeiten kann dann nur durch akademisch qualifiziertes Personal erfolgen.

Eine wichtige Frage in der Übertragung ärztlicher Tätigkeiten an qualifiziertes Pflegepersonal ist, ob und inwieweit die dann vorzuhaltenden Studiengänge der Intensivpflege in der Lage sind, entsprechende Curricula vorzulegen, die geeignet sind, die notwendigen theoretischen wie praktischen Voraussetzungen für die Übernahme ärztlicher Tätigkeiten zu lehren. Aus heutiger Sicht ist dieser Prozess, der von den Hochschulen durchdacht und verantwortet werden muss, noch nicht abgeschlossen.

3 Pflegebezogene Qualifizierung in der Intensivpflege – alte und neue Ansätze

Die Pflege von Patienten auf Intensivpflegestationen fordert eine qualitativ angemessene Pflege und eine entsprechende Qualifizierung der dort tätigen Pflegenden. Hier gibt es alte und neue Ansätze, die zu diskutieren sind.

3.1 Etabliert und geschätzt – Fachweiterbildung in Intensivpflege und Anästhesie

Bereits 1976 empfahl die Deutsche Krankenhausgesellschaft die Durchführung einer 2-jährigen berufsbegleitenden Weiterbildung Anästhesie und Intensivpflege, die zum damaligen

Zeitpunkt jedoch nur marginal pflegerische Inhalte abbildete (Lawin und Opderbecke 1989; Ullrich et al. 1994, 2005). Die Tätigkeiten von Pflegenden auf Intensivstationen war zu dieser Zeit in erster Linie auf die kompetente Beherrschung der intensivmedizinischen Behandlung ausgerichtet (Grünewald et al. 2010). Mit Beginn der 1980er-Jahre wandelte sich der Fokus der Pflege auf der Intensivstation von der zuvor eher medizinisch geprägten Tätigkeit hin zu einem pflegerisch geprägten Fokus (Hannich und Ullrich 1986; Grünewald et al. 2010). Schon im Jahr 1995 wurde in der Weiterbildungs- und Prüfungsverordnung Intensivpflege und Anästhesie in Nordrhein Westfalen die wissenschaftliche Orientierung verankert, lang bevor im Jahr 2003 pflegewissenschaftliche Inhalte (Meyer und Friesacher 1993; Meyer und Ullrich 1994) Einzug in das Krankenpflegegesetz fanden (Grünewald et al. 2010). Die Verankerung der wissenschaftlichen Orientierung in der Intensivpflege entsprach der Auffassung der Robert Bosch Stiftung, dass die Intensivpflege auf systematischem, regelgeleitetem und wissenschaftstheoretischem Niveau durchdrungen werden muss (Robert Bosch Stiftung 1992).

Im Jahr 2007 wurde im Gutachten des Sachverständigenrats (SVR) zur Begutachtung der Entwicklung im Gesundheitswesen eine evidenzbasierte Umsetzung der Pflege gefordert (SVR 2007; vgl. auch Blanck-Köster et al. 2018). Unter anderem sollen Pflegende den pflegerischen Bedarf der Patientinnen und Patienten eigenständig einschätzen, daraus gezielte Interventionen durchführen und die Ergebnisse der pflegerischen Versorgung verantworten (SVR 2009, 2014; vgl. auch Blanck-Köster et al. 2018).

▶ Trotz dieser positiven Entwicklung fehlt bis heute eine bundesweite Regelung für pflegerische Fort- und Weiterbildungsangebote, da dies weiterhin in den Zuständigkeitsbereich der einzelnen Bundesländer fällt (Rogalski et al. 2012; Busch und Wohlgehagen 2014; DGNI 2021).

Dies kann auch als Grund dafür angesehen werden, dass das Qualifikationsniveau der einzelnen Programme zur Ausbildung von Intensivpflegekräften nicht einheitlich ist. Auch konnte eine einheitliche Beschreibung der Aufgaben und Tätigkeiten der Absolventen im Bereich der Fort- und Weiterbildung sowie im akademischen Bereich bislang ebenfalls nicht realisiert werden (Rogalski et al. 2012; DGNI 2021).

Die Qualifizierung für die Tätigkeit von Pflegenden auf Intensivstationen ist auch für die zukünftige Sicherung einer hohen Pflegequalität unabdingbar. Das Gutachten des Sachverständigenrates zur Begutachtung der Entwicklung im Gesundheitswesen hat im Jahr 2007 auch im Intensivpflegebereich eine deutliche Aufwertung der Pflege gefordert (SVR 2007). Die Fachweiterbildung Intensivpflege und Anästhesie ist jedoch derzeit die einzige Qualifizierungsmöglichkeit, die eine fachliche Qualifizierung von Pflegenden flächendeckend ermöglicht.

Nach erfolgreicher Absolvierung der Fachweiterbildung liegen die Berufsperspektiven der Absolventen in der Übernahme der fachlichen Verantwortung, sowie von Führungsverantwortung. Die Möglichkeiten einer darüber hinausgehenden weiteren fachlichen Qualifizierung sind in diesem Bereich flächendeckend derzeit kaum möglich. Zwar ebnet die Fachweiterbildung wie dargestellt in einigen Bundesländern den Weg zu einem Hochschulstudium, allerdings liegen die Qualifizierungsmöglichkeiten auf Hochschulniveau dann im strengen Sinne nicht mehr flächendeckend im praktisch-fachlichen Bereich. Für die Zukunft ist anzustreben, Pflegende mit abgeschlossener Fachweiterbildung eine weiterführende fachliche Qualifikation auf Hochschulniveau zu ermöglichen. Diese Qualifikation kann konsekutiv, im besten Fall aber bereits mit Beginn der Fachweiterbildung erfolgen. Die ersten Schritte in diese Richtung, die gemeinsame Ausbildung von Fachpflegekräften für die Intensivpflege im Rahmen einer Kooperation zwischen einer Fachweiterbildungsstätte und einer Universität, sind im deutschsprachigen Raum bereits erfolgt.

3.2 Advanced Practice Nurse – Ein Zukunftsmodell für die Intensivpflege auf Masterniveau

Advanced Practice Nurse entwickelten sich in den USA ursprünglich aus einem Mangel an Medizinern in den 1960er-Jahren (Maurice und Byrnes 2001; Corbett und McGuigan 2008). Es bestand die Hoffnung, durch die Übertragung ärztlicher Tätigkeiten an Pflegende den Medizinern mehr Zeit für ihre eigentlichen Aufgaben zu ermöglichen. Die Umsetzung dieses Plans führte zu einer Übertragung medizinischer Tätigkeiten an Pflegende wie z. B. arterielle und venöse Punktionen, endotracheale Intubation, körperliche Diagnostik, Verschreibung von Pflegebedarf etc. (Ball 2005) im Sinne einer umfassenden pflegerischen Versorgung. Der Aufgabenbereich der APN hat auch weiterhin einen klaren pflegespezifischen Fokus und ist darauf fokussiert gesundheitlich komplexe Versorgungssituationen in eigener Verantwortung zu bewältigen (Gaidys 2011; Blanck-Köster et al. 2018). Die aus dem ärztlichen Bereich stammenden Aufgaben stehen dabei in einer klaren Verbindung zu den inhaltlichen Schwerpunkten der pflegerischen Tätigkeiten und dienen primär nicht der Entlastung des Mediziners (DBfK 2019).

Im Intensivbereich können nach Blanck-Köster et al. (2018), in Anlehnung an die Ausführungen von Keienburg (2016), folgende Bereiche einer APN identifiziert werden, die auch eine weitreichende Entscheidungskraft einer APN benötigt:

- Beatmungs- und Weaningprozess,
- Wundmanagement,
- Schmerzmanagement,
- Delirmanagement,
- Anpassung des Katecholaminbedarfs,
- Regulierung des Flüssigkeits- und Elektrolythaushalts
- sowie des Säure-Basenhaushalts

Der DBfK (2019) führt zur Einführung von APN, unabhängig ihres Einsatzortes, unter anderem folgende Argumente an:

- Steigerung des Patienten-Outcome
- Sicherung des wirtschaftlichen Erfolges
- Erweiterung pflegerischer Interventionen durch APN, dadurch Orientierung am Bedarf des Patienten
- Reibungslose und effiziente Prozesse durch Optimierung

Der DBfK (2020) legt in seinen Ausführungen eindeutig dar, dass die Handlungsautonomie einer APN mehr Kompetenzen umfasst, als dies in anderen Ausbildungen in der Pflege der Fall ist. Es ist zu unterstellen, dass die oben geschilderten Kompetenzen derzeit durch keine auf dem Bildungsmarkt angebotene Maßnahme im Sinne einer klassischen Weiterbildung vermittelt werden können und sollten. Daher liegt die Qualifikationsebene eines Advanced Nurse Practicioner auf universitärem Masterniveau. Wissen und Kenntnisse im Bereich der Wissenschaft und Forschung werden als Grundlage der Tätigkeit einer APN verstanden. eine APN muss (pflege)wissenschaftliche und medizinische Abhandlungen (Artikel, Bücher) interpretieren können und aus den Ergebnissen von Wissenschaft und Forschung praxisnahe Ableitungen machen können.

In Deutschland gibt es derzeit, auch wenn einige Hochschulen Qualifizierungsmaßnahmen zur APN anbieten, kaum klinisch arbeitende Pflegende, die im originären Sinne der Advanced Nursing Practice ausgebildet und tätig sind (Mendel und Feuchtinger 2009). Dies liegt vornehmlich an den rechtlich derzeit nicht sichergestellten Grundlagen v. a. in der Übertragung ärztlicher Tätigkeiten an Pflegende, die, wie dargelegt, mit Abschluss eines solchen Studiums einhergehen sollten.

3.3 Intensive Care Practitioner

Die Weiterbildung zum Intensive Care Practicioner in Deutschland zeigt in ihrer Struktur Ähnlichkeit mit dem Critical Care Nurse Practicioner bzw. dem Acute Care Nurse Practicioner in den USA. Allerdings unterscheiden sich die Studiengänge darin, dass der Critical Care Nurse Practicioner bzw. der Acute Care Nurse Practicioner in den USA in der Regel auf Masterniveau und damit auf dem Niveau eines Advanced Nurse Practicioner mit entsprechend weitreichenden Kompetenzen ausgebildet wird. Der Intensive Care Practicioner hingegen schließt derzeit in Deutschland auf Bachelorniveau ab. Im Vordergrund der Tätigkeiten eines Intensive Care Practicioner stehen in Deutschland v. a. die Unterstützung der ärztlichen Versorgung in allen Aspekten der klinischen Arbeit sowie die Mitarbeit in einem interdisziplinären Team (Notz 2010). Aufgrund der derzeit noch geringen Absolventenzahlen im Bereich der Intensive Care Practicioner kann nicht abschließend beurteilt werden, ob und inwieweit diese Qualifizierung ihren Platz im Praxisfeld der Intensivpflege zukünftig einnehmen wird.

4 Medizinbezogene Qualifizierung in der Intensivpflege

4.1 Physician Assistant – Arztassistenz ohne Pflegefokus

Ausgangspunkt der Überlegungen zur Ausbildung von Physician Assistants (PA) in den USA war der Arztmangel in den 1960er-Jahren. Das erste Programm zum PA startete in den Vereinigten Staaten im Jahr 1965 (Hooker und Kuilman 2011). Auch in Deutschland haben die in der Regel sechssemestrigen Studiengänge zum Physician Assistant mit einem Abschluss zum Bachelor of Science mittlerweile Einzug gehalten, wenn auch in einem heute noch zu vernachlässigendem Umfang.

Betrachtet man die Ausbildungsinhalte von Physician Assistants in Deutschland, so stehen die Assistenz bei Operationen, deren fachgerechte Vor- und Nachbereitung sowie die Koordination medizinischer Abläufe im Vordergrund. Zusammengefasst ist der Physician Assistant somit in der Lage, im medizinischen Bereich das ärztliche Personal zu unterstützen und zu entlasten (Hoffmann und Blum 2017).

Die Ausbildung zum Physician Assistant wird zuweilen auch heute noch als originäre Weiterbildungsform der Pflege postuliert. Diese Darstellung wird auch von der Deutschen Gesellschaft für Fachkrankenpflege und Funktionsdienste e. V. (DGF 2018) als solche nicht beworben oder unterstützt. Physician Assistants arbeiten zwar im Aufgabenbereich des medizinischen Dienstes selbstständig, unterliegen jedoch grundsätzlich den Anweisungen eines Facharztes. Sie sind damit so eng mit dem ärztlichen Bereich verknüpft, dass eine Autonomie als eigenständige Berufsgruppe nur schwer erkennbar ist. Pflegende unterliegen in bestimmten Bereichen ebenfalls der ärztlichen Weisung. Sie gelten jedoch als eigenständige Berufsgruppe mit einem klaren pflegerischen Auftrag, den sie ohne Weisung des ärztlichen Dienstes verrichten und in dem sie eigenverantwortlich handeln. Derzeit vermittelt kein Ausbildungsprogramm zum Physician Assistant in Europa, Asien oder Nordamerika pflegerelevante oder pflegebezogene Inhalte.

Aufgrund der curricularen Ausrichtung und des Aufgabenprofils ist ein Physician Assistant somit nicht geeignet, pflegerelevante Probleme zu erkennen und auf einer pflegerischen wie pflegewissenschaftlichen Grundlage zu beschreiben, pflegebezogene bzw. pflegewissenschaftliche Fragestellungen zu generieren und zu präzisieren oder pflegewissenschaftliche Projekte zu leiten.

5 Attraktivität des Tätigkeitsfeldes Intensivstation für Pflegende

Die Arbeit von Pflegenden auf Intensivstationen ist nicht erst seit Ausbruch der COVID-19 Pandemie im Jahr 2020, sondern schon seit vielen Jahrzehnten von einer hoher Wertschätzung in der Gesellschaft und im Gesundheitswesen geprägt. Allerdings ist verstärkt in den letzten Jahren eine flächendeckende Abwanderung von Intensivpflegepersonal zu verzeichnen. Diese Abwanderung führt, bei gleichzeitiger erschwerter Rekrutierung neuer Intensivpflegenden, zu einem erheblichen personellen Engpass hochqualifiziert ausgebildeter Intensivpflegekräfte. Dieser Mangel zeigt seine Auswirkungen nicht nur quantitativ in der Zuordnung Pflege-Patient, sondern selbstverständlich auch qualitativ.

Die Deutsche interdisziplinäre Vereinigung für Intensivmedizin und Notfallmedizin (DIVI) empfiehlt ein Pflege-Patient-Verhältnis auf einer Intensivstation von 1:2, unabhängig davon, ob die Patienten beatmungspflichtig sind oder nicht (Jorch et al. 2010; Karagiannidis et al. 2019). Bei Einsatz von Organersatzverfahren wird sogar ein Pflege-Patient-Verhältnis von 1:1 empfohlen (Jorch et al. 2010; Karagiannidis et al. 2019). Dieser Empfehlung kamen bereits im Jahr 2012 nur knapp 1/3 der Intensivstationen nach (Isfort et al. 2012). Es ist zu unterstellen, dass dieser Prozentsatz aufgrund des weiter gestiegenen Personalmangels in den letzten Jahren weiter unterschritten wurde.

Das Bundesministerium für Gesundheit hat, nachdem die DKG und der GKV Spitzenverband aufgrund mangelnder Datengrundlage nicht in der Lage waren unter anderem Pflegepersonaluntergrenzen in pflegesensitiven Bereichen festzulegen, eine solche Festlegung vorgenommen. Die Verordnung des BMG gemäß § 137i SGB V zur Einführung von Personaluntergrenzen in pflegesensitiven Bereichen wie z. B. der Intensivpflege trat bereits zum 01.01.2019 in Kraft (DKG 2021). Die Umsetzung dieser Verordnung in die Praxis kann jedoch auch nach zweijähriger Laufzeit nicht als für die Patientenversorgung effektiv bewertet werden.

▶ Die oben genannten Ausführungen zeigen den dringlichen Handlungsbedarf, einerseits erfahrene Pflegekräfte auf den Intensivstationen (akademisch) zu qualifizieren und zu halten, andererseits neue Pflegekräfte für die Tätigkeit einer Intensivpflegekraft zu gewinnen.

Qualifizierungsmaßnahmen in der Intensivpflege sind v. a. dann für die Pflegenden attraktiv, wenn v. a. folgende Faktoren berücksichtigt werden:

- Vereinbarkeit von Studium, Familie und Beruf,
- Sicherstellung der rechtlichen Grundlagen im Tätigkeitsbereich für Pflegende,
- Übernahme von erweiterter Verantwortung durch Delegation/Substitution von Tätigkeiten,
- praktisch ausgerichtetes Studium mit theoriegeleiteten Ansätzen,
- Excellence im Bereich der Wissensvermittlung durch universitäre/praktische Experten in der Intensivpflege,
- finanzielle Anreize nach Abschluss des Studiums.

Die Sicherung der intensivpflegerischen/-medizinischen Versorgung der Patienten durch Qualifizierung geeigneten Pflegepersonals ist eine der Kernaufgaben der Klinikträger. Es kann davon ausgegangen werden, dass die Realisierung der oben genannten Faktoren eine Zunahme an Personal zumindest denkbar erscheinen lässt.

Die COVID-19 Pandemie hat gezeigt, dass Pflegende auf den Intensivstationen nicht nur ideell sondern aufgrund ihrer hervorragenden, in langen Jahren der Praxis oder/und durch Weiterbildungs- oder Studiengänge erworbene fachlichen Qualifikationen geeignet sind, die pflegerische Versorgung der Patienten zu sichern. Somit ist auch außerhalb jeder besonderen Herausforderung im Gesundheitswesen deutlich zu machen, dass die Qualifizierung von Intensivpflegepersonal im Sinne einer Kompetenzerweiterung nicht nur sinnvoll, sondern unerlässlich für die Zukunft ist.

Literatur

Aiken LH, Sloane DM, Bruyneel L, Van den Heede K, Griffiths P, Busse R, Diomidous M, Kinnunen J, Kozka M, Lesaffre E, McHugh M, Moreno-Casbas MT, Rafferty AM, Schwendimann R, Scott PA, Tishelman C, van Achterberg T, Sermeus W (2014) Nurse staffing and education and hospital mortality in nine European countries: a retrospective observational study. Lancet 383(9931):1824–1830

Aiken LH, Sloane D, Griffiths P, Rafferty AM, Bruyneel L, McHugh M, Maier CB, Moreno-Casbas T, Ball JE, Ausserhofer D, Sermeus W (2017) Nursing skill mix in European hospitals: cross-sectional study of the association with mortality, patient ratings and quality of care. BMJ Qual Saf 26:559–568

Ball J (2005) Maxi nurses. Advanced and specialist nursing roles. Royal College of Nursing, London

Blanck-Köster K, Becker T, Gaidys U, Keienburg C, Kaltwasser A, Schäfer A (2018) Wissenschaftliche Weiterentwicklung in der Intensivpflege – Positionspapier. Med Klein Intensivmed Notfmed 113:672–675

Busch J, Wohlgehagen J (2014) Nationale und europäische Weiterbildungen für die Intensivpflege. Intensiv 22(3):145–150

Corbett G, McGuigan T (2008) Patient satisfaction. Emerg Nurse 16(3):26–35

Darmann-Finck I, Reuschenbach B (2018) Qualität und Qualifikation: Schwerpunkt Akademisierung der Pflege. In: Jacobs K, Kuhlmey A, Greß S, Klauber J, Schwinger A (Hrsg) Pflege-Report – Qualität in der Pflege. Springer, Berlin S 163–170

Deutsche Gesellschaft für Fachkrankenpflege (DGF) (2018). https://www.dgf-online.de/physician-assistant-entprofessionalisierung-der-pflege. Zugegriffen am 10.07.2021

Deutsche Gesellschaft für Neurointensiv und Notfallmedizin (2021). https://www.dgni.de/weiterbildung/fachweiterbildung-intensivpflege.html. Zugegriffen am 09.07.2021

Deutsche Krankenhausgesellschaft (2021). https://www.dkgev.de/themen/personal-weiterbildung/pflegepersonaluntergrenzen/. Zugegriffen am 11.07.2021

Deutscher Berufsverband für Pflegeberufe e. V. (2010) Position des DBfK zur Neuordnung von Aufgaben im Krankenhaus. https://www.dbfk.de/media/docs/download/DBfK-Positionen/Position-zu-Delegation-im-Krankenhaus_2010-03-29.pdf. Zugegriffen am 02.07.2021

Deutscher Berufsverband für Pflegeberufe e. V. (2020) Positionspapier des DBfK – Bundesvorstands zu Advanced Nursing Practice. https://www.dbfk.de/media/docs/download/DBfK-Positionen/Positionspapier-DBfK_Advanced-Practice-Nursing_2020-06.pdf. Zugegriffen am 17.07.2021

Deutscher Berufsverband für Pflegeberufe e. V. (2019) Advanced Practice Nursing – Pflegerische Expertise für eine leistungsfähige Gesundheitsversorgung. https://www.dbfk.de/media/docs/download/Allgemein/Advanced-Practice-Nursing-Broschuere-2019.pdf. Zugegriffen am 06.07.2021

DGAI e.V., BDA e.V., DAAF e.V, DIVI (2019) Ärztliche Kernkompetenz & Delegation in der Anästhesie/Intensivmedizin. Anästhesiologie & Intensivmedizin. Sonderdruck, Stand Januar 2019:5

Engelmann L (2017) Ärztliche Tätigkeit durch nichtärztliches Personal. Med Klin Intensivmed Notfallmed 1:59–61

Gaidys U (2011) Qualität braucht Kompetenz und Verantwortung – Herausforderungen und Perspektiven einer Advanced Nursing Practice für die Gesundheitsversorgung aus pflegewissenschaftlicher Sicht. Pflege 24(1):15–20

Gemeinsamer Bundesausschuss (2011a) Beschluss des gemeinsamen Bundesausschusses über eine Richtlinie über die Festlegung ärztlicher Tätigkeiten zur Übertragung auf Berufsangehörige der Alten- und Krankenpflege zur selbständigen Ausübung von Heilkunde im Rahmen von Modellvorhaben nach § 63 Absatz 3c SGB V (Richtlinie nach § 63 Absatz 3c SGB V) in der Erstfassung vom 20. Oktober 2011. https://www.g-ba.de/downloads/62-492-600/2011-10-20_RL-63Abs3c.pdf. Zugegriffen am 06.07.2021

Gemeinsamer Bundesausschuss (2011b) Beschluss des gemeinsamen Bundesausschusses über eine Richtlinie über die Festlegung ärztlicher Tätigkeiten zur Übertragung auf Berufsangehörige der Alten- und Krankenpflege zur selbständigen Ausübung von Heilkunde im Rahmen von Modellvorhaben nach § 63 Absatz 3c SGB V (Richtlinie nach § 63 Absatz 3c SGB V) in der Erstfassung vom 20. Oktober 2011. A. Allgemeiner Teil § 2 Absatz 2). https://www.g-ba.de/downloads/62-492-600/2011-10-20_RL-63Abs3c.pdf. Zugegriffen am 06.07.2021

Gemeinsamer Bundesausschuss (2011c) Beschluss des gemeinsamen Bundesausschusses über eine Richtlinie über die Festlegung ärztlicher Tätigkeiten zur Übertragung auf Berufsangehörige der Alten- und Krankenpflege zur selbständigen Ausübung von Heilkunde im Rahmen von Modellvorhaben nach § 63 Absatz 3c SGB V (Richtlinie nach § 63 Absatz 3c SGB V) in der Erstfassung vom 20. Oktober 2011. B. Besonderer Teil). https://www.g-ba.de/downloads/62-492-600/2011-10-20_RL-63Abs3c.pdf. Zugegriffen am 06.07.2021

Gerst T, Hibbeler B (2012) Auf dem Weg in die Akademisierung. Dtsch Ärztebl 109(49):2458–2461

Glatz U (2011) Akademische Ausbildung in den Gesundheitsberufen. Dtsch Med Wochenschr 136(25/26):p20. https://www.thieme-connect.com/products/ejournals/abstract/10.1055/s-0031-1271838. Zugegriffen am 01.08.2021

Görres S (2009) Ausbildung bringt Qualität. Akademisierung in den Pflegeberufen. In: ippinfo. Newsletter des Instituts für Public Health und Pflegeforschung, Universität Bremen 5/7: 2f

Grünewald M, Nauerth A, Stolecki D, Ullrich L (2010) Aktualisierung der Weiterbildungs- und Prüfungsordnung Intensivpflege und Anästhesie in Nordrhein-Westfalen. Intensiv 18:304–313.

Hannich HJ, Ullrich L (1986) Psychosomatische Lehrinhalte in der Weiterbildung von Intensivpflegepersonal. Schwester Pfleger 25:377–381

Heitmann D, Reuter C (2019) Pflegestudiengänge in Deutschland. Pflegezeitschrift 72:59–61

Hoffmann M, Blum K (2017) Physician Assistant – Ein neuer Beruf im deutschen Gesundheitswesen. Das Krankenhaus 109:07. ISBN/Artikel Nr. OP034036021707

Hooker RS, Kuilman L (2011) Physician assistant education: five countries. J Physician Assist Educ 22(1):53–58

Isfort M, Weidner F, Gehlen D (2012) Pflege-Thermometer 2012. Eine bundesweite Befragung von Leitungskräften zur Situation der Pflege und Patientenversorgung mit Intensivstationen im Krankenhaus. Deutsches Institut für angewandte Pflegeforschung e. V. (dip), Köln. http://www.dip.de. Zugegriffen am 06.07.2021

Jorch G, Kluge S, König F, Markewitz A, Notz K, Parvo V, Quintel M, Schneider D, Sybrecht GW, Waydhas C (2010) Empfehlungen zur Struktur und Ausstattung von Intensivstationen. http://www.mwv-berlin.de/buecher-bestellen-2016/images/product_images/leseproben_images/9783941468603_Leseprobe.pdf. Zugegriffen am 12.07.2021

Karagiannidis C, Kluge S, Riessen R, Krakau M, Bein T, Janssens U (2019) Auswirkungen des Pflegepersonalmangels auf die intensivmedizinische Versorgungskapazität in Deutschland. Med Klin Intensivmed Notfallmed 4:327–333

Keienburg C (2016) Das sollten Sie können. Pflegerische Expertise beim Weaning. Intensiv 24(6):310–317

Kelly DM, Kutney-Lee A, McHugh MD, Sloane DM, Aiken LH (2014) Impact of critical care nursing on 30-day mortality of mechanically ventilated older adults. Crit Care Med 42(5):1089–1095

Kulmey A (2008) Neue Rollen für nicht-ärztliche Heilberufe. Forum Public Health 16(58):2.e1–2.e3

Lawin P, Opderbecke HW (1989) Organisation der Intensivmedizin. In: Lawin P (Hrsg) Praxis der Intensivbehandlung. Thieme, Stuttgart, S 1.1–1.54

Maurice H, Byrnes M (2001) Is there a role for nurse practitioners in Australian metropolitan emergency departments? Aust Emerg Nursing J 4(2):9–11

McDonough JP (2010) Stellungnahme zur positiven Akkreditierung des Onlinestudiengangs Pflegewissenschaft am Institut für Pflegewissenschaft der Paracelsus Medizinischen Privatuniversität Salzburg (unveröffentlicht)

Mendel S, Feuchtinger J (2009) Aufgabengebiete klinisch tätiger Pflegeexperten in Deutschland und deren Verortung in der Internationalen Advanced Nursing Practice. Pflege 22:208–216. https://doi.org/10.1024/1012-5302.22.3.208. Zugegriffen am 01.07.2021

Meyer G, Friesacher H (1993) Die Anwendung eines Pflegekonzeptes als Grundlage der Weiterbildung in der Intensivpflege. Intensiv 1:88–94

Meyer G, Ullrich L (1994) Entwicklung und Perspektiven der Weiterbildung in der Intensivpflege. Intensiv 2:67–72

Notz K (2010) Zwischen Fachpflege und Medizin. Pflegenintensiv 1:6–11

Offermanns M, Bergmann KO (2008) Neuordnung von Aufgaben des ärztlichen Dienstes. Bericht des Deutschen Krankenhausinstituts. https://www.dki.de/service/publikationen. Zugegriffen am 04.07.2021

Robert Bosch Stiftung (1992) Pflege braucht Eliten. Denkschrift der Kommission der Robert Bosch Stiftung zur Hochschulausbildung für Lehr- und Leitungskräfte in der Pflege: 117

Robert-Koch Institut (2015) Gesundheit in Deutschland. Gesundheitsberichterstattung des Bundes. Gemeinsam getragen vom RKI und Destatis. Welche Auswirkungen hat der demografische Wandel auf Gesundheit und Gesundheitsversorgung? In: RKI. Gesundheit in Deutschland 2015. https://www.rki.de/DE/Content/Gesundheitsmonitoring/Gesundheitsberichterstattung/GesInDtld/GesInDtld_node.html. Zugegriffen am 04.07.2021

Rogalski H, Dreier A, Hoffmann W, Oppermann RF (2012) Zukunftchance Pflege – von der Professionalisierung zur Restrukturierung des Aufgabenfeldes. Pflege 25(1):11–21

Sachverständigenrat zur Begutachtung der Entwicklung im Gesundheitswesen (SVR) (2007) Kooperation und Verantwortung. Voraussetzungen einer zielorientierten Gesundheitsversorgung. http://www.svr-gesundheit.de/fileadmin/user_upload/Gutachten/2007/Kurzfassung_2007.pdf. Zugegriffen am 15.01.2017

Sachverständigenrat zur Begutachtung der Entwicklung im Gesundheitswesen (SVR) (2009) Koordination und Integration – Gesundheitsversorgung in einer Gesellschaft des längeren Lebens. http://www.svr-gesundheit.de/index.php?id=14. Zugegriffen am 15.01.2017

Sachverständigenrat zur Begutachtung der Entwicklung im Gesundheitswesen (SVR) (2014) Bedarfsgerechte Versorgung? Perspektiven für ländliche Regionen und ausgewählte Leistungsbereiche. http://www.svr-gesundheit.de/index.php?id=465. Zugegriffen am 15.01.2017

Sozialgesetzbuch III, § 180 Ergänzende Anforderungen an Maßnahmen der beruflichen Weiterbildung. https://www.sozialgesetzbuch-sgb.de/sgbiii/180.html. Zugegriffen am 18.06.2021

Stolecki D (2011) Intensivpflege. In: Burchardi H, Larsen R, Marx G, Muhl E, Schölmerich J (Hrsg) Die Intensivmedizin. Springer, Berlin/Heidelberg/New York, S 27–35

Ullrich L, Hartenauer U, Lawin P (1994) Pflege – Überwachung – Dokumentation. In: Lawin P (Hrsg) Praxis der Intensivbehandlung. Thieme, Stuttgart, S 99–119

Ullrich L, Stolecki D, Grünewald M (2005) Entwicklung der Weiterbildung in der Intensivpflege und Anästhesie. In: Ullrich L, Stolecki D, Günewald M (Hrsg) Thiemes Intensivpflege und Anästhesie. Thieme, Stuttgart, S 4–9

Wissenschaftsrat der Bundesrepublik Deutschland (2012) Präsentation des Wissenschaftsrates zu Empfehlungen zu hochschulischen Qualifikationen für das Gesundheitswesen. https://www.wissenschaftsrat.de/download/archiv/Praesentation_HSQ_Juli2012.pdf?__blob=publicationFile&v=1. Zugegriffen am 30.06.2021

Intensivpflege

Arnold Kaltwasser, Rolf Dubb, Sabrina Pelz, Carsten Hermes und Dietmar Stolecki

Inhalt

1 Begriffsbestimmung 49
2 Interaktionen 50
3 Entwicklung der Intensivpflege 50
4 Kompetenzen in der Intensivpflege 52
4.1 Fachkompetenz 52
4.2 Methodenkompetenz 52
4.3 Persönlichkeitskompetenz 53
4.4 Psychosoziale Kompetenz 53
5 Personaleinsatzplanung 54
5.1 Personalentwicklung 55
5.2 Gestaltung von Beziehungen 56
6 Fehlervermeidung 56
Literatur 57

C. Hermes und D. Stolecki waren in den früheren Ausgaben Mitautoren

A. Kaltwasser (✉) · R. Dubb
Fachbereichsleitung Weiterbildung an der Akademie der Kreiskliniken Reutlingen GmbH, Reutlingen, Deutschland
E-Mail: kaltwasser_a@klin-rt.de; dubb_r@klin-rt.de

S. Pelz
Intensivstation, Universitäts- und Rehabilitationskliniken Ulm, Ulm, Deutschland

C. Hermes
HELIOS Klinikum Siegburg, Siegburg, Deutschland
E-Mail: carsten.hermes@helios-kliniken.de

D. Stolecki
Referat Fort- u. Weiterbildung, Kath. St.-Johannes-Gesellschaft Dortmund gGmbH Deutsche Gesellschaft für Fachkrankenpflege, Dortmund, Deutschland
E-Mail: dietmar.stolecki@joho-dortmund.de

1 Begriffsbestimmung

Die Gesundheits- und Krankenpflege ist ein wichtiger interprofessioneller Partner in der Versorgung von Patienten im Krankenhaus. Nach dem International Council of Nurses bedeutet der Begriff Pflege: „... die eigenverantwortliche Versorgung und Betreuung, allein oder in Kooperation mit anderen Berufsangehörigen, von Menschen aller Altersgruppen, von Familien oder Lebensgemeinschaften, sowie von Gruppen und sozialen Gemeinschaften, ob krank oder gesund, in allen Lebenssituationen (,settings'). Pflege schließt die Förderung der Gesundheit, Verhütung von Krankheiten und die Versorgung und Betreuung kranker, behinderter und sterbender Menschen ein. Weitere Schlüsselaufgaben der Pflege sind Wahrnehmung der Interessen und Bedürfnisse (,advocacy'), Förderung einer sicheren Umgebung, Forschung, Mitwirkung in der Gestaltung der Gesundheitspolitik sowie im Management des Gesundheitswesens und in der Bildung" (Definition Pflege bei International Council of Nurses – ICN 2010).

In der Intensivmedizin muss diese Definition für das Setting präzisiert werden. Die Deutsche Gesellschaft für Fachkrankenpflege und Funktionsdienste e. V. (DGF) definiert Intensivpflege als die Unterstützung, Übernahme und Wiederherstellung der Aktivitäten des Lebens unter Berücksichtigung der existenziellen Erfahrungen und der gesundheitlichen Biografie/Pflegeanamnese des kritisch kranken Patienten mit manifesten oder drohenden Störungen vitaler Funktionen. Meyer und Friesacher (1993) beschreiben als das Ziel der Intensivpflege, den Patienten unter Aktivierung der physischen, psychischen und sozialen Fähigkeiten durch präventive, kurative und rehabilitative Maßnahmen zur weitgehenden Selbstständigkeit zurückzuführen oder dem Patienten Linderung zu geben und im Sterben zu begleiten. Ebenso umfasst Intensivpflege die palliative Versorgung unheilbar Erkrankter und bezieht Angehörige in den Prozess mit ein. Dies hat unter Bezugnahme aktueller pflege- und bezugswissenschaftlicher Erkenntnisse und Berücksichtigung der gegebenen personellen und strukturellen Möglichkeiten zu erfolgen (vgl. Larsen et al. 2012).

Historisch gewachsen ist Intensivpflege – wie die Intensivmedizin – eine eigenständige hochspezialisierte Institution im Krankenhausbetrieb, die hier Gegenstand der Betrachtungen sein soll, auch wenn die Intensivpflege z. T. außerhalb der Klinik in ambulanten und stationären Pflegeeinrichtungen praktiziert wird.

2 Interaktionen

Intensivpflege auf einer Intensivstation bewegt sich in dem Spannungsverhältnis zwischen hoher Technisierung und menschlicher Begegnung mit engem Kontakt und persönlicher Nähe („high tech and high touch"). Im Zentrum guter Pflege steht das Wohl der zu pflegenden oder hilfebedürftigen Person in ihrer Individualität, beschreibt die Gerontologin Adelheid Kuhlmey sehr treffend das Spannungsfeld zwischen Tradition und Moderne (Krüger-Brand 2020). Es bestehen einerseits aufwendige diagnostische und therapeutische Möglichkeiten, mit deren Hilfe das Leben erhalten werden kann. Andererseits sorgen infauste Prognosen z. T. für längere pflegerische Interventionen mit Sterbebegleitung und Trauerarbeit.

„High tech" und „high touch" in der Intensivpflege werden begleitet von Kommunikationsprozessen zwischen dem therapeutischen Team und dem Patienten sowie seinen Angehörigen und Bezugspersonen. Die Güte der Kommunikation innerhalb des Teams ist sehr bedeutsam für die Versorgungsprozesse rund um den Patienten. Als Basis für eine gezielte, lückenlose Information in der Behandlung des Patienten bestimmt sie den nahtlosen Ablauf aller geplanten Interventionen. Auch die Gestaltung der Beziehung zwischen Team und Patient und auch seinen Angehörigen ist Teil der Versorgungsqualität und dient auch die Vermeidung von Fehlern (Friesacher 1995; Ullrich und Lamers-Abdella 1996).

In diesem Gesamtprozess sind verschiedene Interaktionen zu beachten:

- Eine hohe Technisierung verlangt nicht nur nach fachlicher und methodischer Kompetenz, sondern auch nach dem Bewusstsein, dass der Mensch im Mittelpunkt der Versorgung steht.
- Die Förderung des Patienten bedarf einer engen Abstimmung mit allen am therapeutischen Prozess beteiligten Akteuren (therapeutisches Team). Eine Kooperation und enge Verzahnung der beteiligten Berufsgruppen im Sinne eines gesamttherapeutischen Handelns ist erforderlich. Kommunikationsprozesse müssen stringent geregelt sein, um Informationsdefizite zu vermeiden bzw. bestmöglich zu minimieren. Dies ist umso wichtiger, wenn die Rahmenbedingungen sich ungünstig entwickeln und Besuche durch Angehörige, wie in der Pandemiezeit durch COVID-19 extrem eingeschränkt sind (Pelz et al. 2020)
- Alle Mitarbeiter mit ihren individuellen Kompetenzen müssen mit geeigneten Methoden geführt und koordiniert werden. Dies verlangt nach einer adäquaten und zeitgemäßen Ausbildung der Führungskräfte unter Beachtung ökonomischer Grundsätze.
- Die Herausforderungen der modernen Intensivpflege und -medizin verlangen von allen Beteiligten die Bereitschaft zum lebenslangen Lernen unter Einbezug nationaler und internationaler evidenzbasierter Erkenntnisse. Hier unterstützen aktuelle Leitlinien und die DIVI-Qualitätsindikatoren (Kumpf et al. 2018).
- Allen Patienten auf der Intensivstation ist im Rahmen der kritischen Erkrankung bis zu ihrer Verlegung und darüber hinaus, auch bis zu ihrem möglichen Tod eine bestmögliche Versorgung zu gewährleisten.
- Angehörige sind in diesen gesamten Prozess eng einzubeziehen. Hier sind die besonderen Umstände in Pandemiezeiten zu beachten und moderne Hilfsmittel (Tablet, Smartphone, Video-Call etc.) hilfreich, um den Kontakt zu den Bezugspersonen zu gewährleisten (Pelz et al. 2020)

Damit sind hohe Anforderungen an alle Mitglieder des therapeutischen Teams gestellt. Entsprechend sind für Pflegende und Ärzte auf der Intensivstation neben einer profunden fachlich-technischen pflegerischen Kompetenz weitere berufliche Kompetenzen Grundvoraussetzung, um handlungsfähig zu sein.

3 Entwicklung der Intensivpflege

Die Krankenpflege hat mit der Entwicklung der Intensivmedizin frühzeitig begonnen, Fortbildungen anzubieten. Bereits 1964 wurde in Mainz eine 2-jährige Zusatzqualifikation zur Fachkrankenpflege durchgeführt. Aufgrund gemeinsamer Beratungen zwischen der DGAI, der Deutschen Gesellschaft für

Internistische Intensivmedizin, der Gesellschaft für Sozialpädiatrie, der inzwischen gegründeten Deutschen Gesellschaft für Fachkrankenpflege (DGF) und in Absprache mit verschiedenen Krankenpflegeverbänden entstand schließlich erstmalig eine von allen Verbänden befürwortete und 1976 durch die DKG verabschiedete Weiterbildungsordnung, die in verschiedenen Bundesländern unverändert bis 1998 bindend war. Jedoch wurden bereits zwischen den 1980er- und 1990er-Jahren in verschiedenen Bundesländern landesrechtliche Regelungen zur Durchführung von Weiterbildungslehrgängen erlassen, die das curriculare Bild erheblich verändert haben.

Inzwischen existieren in den meisten der Bundesländer landesrechtliche Regelungen zur Durchführung der Fachweiterbildung, mit fächerintegrativem Ansatz oder in modularer Form. In einzelnen Bundesländern wurde ein modularer Ansatz in Anlehnung an den Bologna-Prozess geschaffen, womit die internationale Durchlässigkeit durch ein vergleichbares internationales Niveau angestrebt wird (Gottschalk 2003).

In 2009 publizierte die DGF den Fachkrankenpflegestandard. Dieser umfasst die Forderungen und Kompetenzen zur Ausgestaltung der Intensivfachpflege (DGF- Fachpflegestandard 2009).

Seit 2007 existieren an diversen Hochschulen in Deutschland bereits Masterstudiengänge für die Fachlichkeit von intensiven komplexen Pflegebedarfen bzw. Akutpflege zur Akademisierung u. a. von Intensivpflegenden.

2009 ist in Deutschland ein erster Studiengang für „Intensive Care Practitioner" hinzugekommen, der mit einem Bachelor of Science abgeschlossen werden konnte. Hintergrund dieser Entwicklung sind Forderungen, den Beruf der Pflege zu akademisieren (Abschn. 4.2).

Seit 2016 wird in Deutschland zusätzlich die Fachweiterbildung Notfallpflege nach dem Curriculum der Deutschen Krankenhausgesellschaft (DKG) angeboten. Diese Weiterbildung ist zwischenzeitlich etabliert und schließt die Lücke sektorenübergreifend von der Präklinik zur klinischen Intensivversorgung der kritisch erkrankten Patienten. Diese 2-jährige Weiterbildung wird, dem föderalen System geschuldet, zwischenzeitlich ebenfalls in einzelnen Bundesländern als staatliche Weiterbildung angeboten (Dubb et al. 2019).

In 2017 publizierte die DGF das „Positionspapier – Wissenschaftlichen Weiterentwicklung in der Intensivpflege". In dieser Veröffentlichung wird die wachsende Komplexität und erforderliche Etablierung von akademisierten Intensivpflegekräften zur Weiterentwicklung der immer komplexer werdenden Bedarfe der Intensivpatienten verdeutlicht. Die Performanz von Intensivpflegenden muss deshalb dringend angepasst werden (Blanck-Köster et al. 2018).

▶ Es ist anzumerken, dass die Vielzahl unterschiedlichster Bildungsgänge und Abschlüsse eine Beurteilung der Fähigkeiten allein nach dem Titel oder Abschluss erschweren.

Tab. 1 Befragung von intensivpflegerischen Leitungen (n = 535) in Deutschland: Welche der folgenden Maßnahmen werden von Pflegenden auf einer ICU autonom und ohne vorherige Absprache mit einem Arzt eingeleitet und durchgeführt? (Nach Isfort et al. 2012)

Maßnahme	Häufigkeit
Durchführung als notwendig erachteter Laboruntersuchungen	86,4 %
Legen eines Blasenverweilkatheters	82,2 %
„Freispülen" eines Blasenverweilkatheters	82,1 %
Verbandswechsel bei ZVK	97,2 %
Legen einer Venenverweilkanüle	48,8 %
Erhöhung des PEEP bei der Beatmung	30,3 %
Kurzzeitige Regulierung kardiowirksamer Medikamente (z. B. Katecholamine)	84,7 %
Kurzzeitige Regulierung der Sedierung	90,8 %
Spülen eines Ports mit NaCl zur Vermeidung von Katheterokklusionen	44,9 %
Kurzzeitige Regulierung der Insulingabe	85,8 %
Umlagerung des Patienten in Bauchlage	29,5 %
Anpassung der O_2-Beimischung bei Dauerbeatmung	61,7 %
Anpassung der O_2-Beimischung vor dem Absaugen	94,4 %
Gabe von Schmerzmitteln (z. B. Paracetamol)	46,9 %
Gabe von Flüssigkeit in Form von Infusionen (NaCl)	38,9 %
Endotracheales Absaugen	**99,4 %**

Die Tätigkeiten einer Intensivpflegekraft sind heutzutage in der Fachpraxis vielfältig und von unterschiedlicher Selbstständigkeit geprägt. In einer aktuellen Erhebung zum Pflege-Thermometer 2012 von Isfort et al. (2012) werden Tätigkeiten mit ihrer unterschiedlichen Ausprägung der selbstständigen Entscheidung auf deutschen Intensivstationen genannt. Hierbei wurden intensivpflegerische Leitungen (n = 535) in Deutschland befragt: Welche der folgenden Maßnahmen werden von Pflegenden auf einer ICU autonom und ohne vorherige Absprache mit einem Arzt eingeleitet und durchgeführt? (Tab. 1).

Wie an der Aufzählung in Tab. 1 zu erkennen ist, werden einige bislang primär ärztliche Tätigkeiten durchaus selbstständig von Pflegenden wahrgenommen. Es ergeben sich demzufolge erweiterte Handlungsfelder für Pflegende mit einer abgeschlossenen Fachkrankenpflegeweiterbildung wie z. B. diagnostische und therapeutische Prozeduren durchzuführen bzw. anzufordern, innerklinische und interklinische Transporte zu begleiten oder Atemwegszugänge herzustellen oder zu überwachen.

In 2021 fordern in einem gemeinsamen Positionspapier die DGF und DIVI Rahmenbedingungen zur Stärkung der Intensivpflege in Deutschland. Enthalten sind in den Forderungen z. B. die gesetzliche Handlungsautonomie, akzeptable Arbeitsbedingungen, die Schaffung von beruflichen Perspektiven und die Stärkung des politischen Einflusses im G-BA (DIVI und DGF 2021).

▶ Die DGAI hat in ihrer Stellungnahme zur Delegation in der Intensivmedizin bestimmte Tätigkeiten aus ihrer Sicht für delegationsfähig erklärt, hier seien beispielhaft das endotracheale Absaugen, die Bedienung und Überwachung der Respiratortherapie genannt (DGAI 2008).

4 Kompetenzen in der Intensivpflege

Ahnefeld et al. beschrieben bereits 1975 die immer größer werdende Diskrepanz zwischen Erkenntnissen der pflegerischen Erstausbildung und den immer höheren Ansprüchen in speziellen Arbeitsbereich wie der Intensivpflege und postulierten parallel zur Etablierung von Weiterbildungslehrgängen einen hohen Bildungsstand. Intensivpflege gestellt ein hochkomplexes pflegerisches Handeln dar und befindet sich seit Jahren in einem schnellen Wandel. Ein lebenslanges Lernen ist unverzichtbar (Fischell 2013).

Die European federation of Critical Care Nursing associations (EfCCNa) hat 2014 ihre Publikation von 2013 ins Deutsche übersetzt. Diese beschreiben europäische Intensivpflegekompetenzen zur Unterstützung der Weiterentwicklung der Intensivpflege. Dieses Dokument umfasst Kompetenzen aus unterschiedlichen Wissensgebieten der komplexen Intensivpflege, welche sich wiederum in Domänen und Unterdomänen unterteilt. Es dient zur Unterstützung von Intensivpflegenden zur Selbstreflexion, Praxisanleitern und Stationsleitungen.

4.1 Fachkompetenz

Die fachlich-technische Kompetenz steht sicher unbestritten weit oben in der Skala erforderlicher Kompetenzen und ist ein Garant für die Umsetzung intensivpflegerisch-medizinischer Interventionen. Ausgehend von der Krankenbeobachtung sowie der klinischen und apparativen Überwachung umfasst das Grundgerüst intensivpflegerischer Maßnahmen die in der Übersicht genannten Komponenten.

Komponenten des Grundgerüstes intensivpflegerischer Maßnahmen
- Alle Arten von Prophylaxen oder Therapien
- Planung, Durchführung und Evaluation von Positionierungsmaßnahmen
- Planung, Durchführung und Evaluation von Mobilisationsmaßnahmen
- Steuerung und Durchführung von medikamentösen Therapien in vorgegebenen Schemata
- Kompensation bzw. Teilkompensation der Körperhygiene
- Förderung der Atmung und Organisation der Atemtherapie inkl. Weaning
- Wundversorgung
- Einhaltung der Hygienestandards etc.

Daran angeschlossen sind alle assistierenden sowie delegierbare medizinische Tätigkeiten, die im Rahmen der Intensivmedizin erforderlich sein können.

Im Kontext der Beatmung ergeben sich für eine Fachkrankenpflegekraft z. B. folgende Fragen (mod. nach Martin und Messelken 1998):

- Welchen Befund hat der Patient unter Einbezug der Anamnese?
- Was will und kann man therapeutisch bzw. pflegerisch erreichen?
- Was sieht der Wille des Patienten zur Therapie vor?
- Wie viel Zeit wird für welche Maßnahme benötigt?
- Welche Mittel bzw. Ressourcen stehen zur Verfügung?
- Welche Therapieunterstützung kann dem behandelnden Mediziner angeboten werden?
- Welche technischen Hilfsmittel werden benötigt?

Im Kontext der Therapieunterstützung muss z. B. zur Vorbereitung einer suffizienten Intubation entschieden werden, ob eine eher kurzfristige oder langfristige Beatmungssituation bevorsteht, um z. B. einen Tubus mit subglottischer Absaugung oder mit speziellen Cuff-Systemen vorzubereiten. Ebenso verhält es sich, wenn Patienten mit einem hohen PEEP beatmet werden und die Frage der Atemgasklimatisierung überdacht werden muss (häufigere Diskonnektionen durch regelmäßige HME-Wechsel; HME = „heat and moisture exchanger"), oder die geschlossene endotracheale Absaugung muss integriert werden. Wenn ein solcher Patient z. B. endotracheal abgesaugt werden sollte, muss eine klare Indikationsstellung (Kaltwasser und Dubb 2021) erfolgen, z. B. durch Bewertung der die Druck- und Flusskurven am Monitor des Beatmungsgerätes oder durch Auskulta-tionsbefunde.

4.2 Methodenkompetenz

Fachliche Kompetenz allein reicht im komplexen Tätigkeitsfeld der Intensivpflege nicht aus. Um handlungsfähig zu bleiben, muss ein Mitarbeiter auch methodisch kompetent sein, damit er spezifische Probleme mit entsprechenden Konzepten lösen kann. Methodenkompetenz als spezielle Form der Kompetenz meint die Fähigkeit, Techniken, Strategien und Verfahren zur Problemlösung zielgerichtet anzuwenden.

Hier ist der Pflegeprozess nicht nur strukturierendes Moment zur Planung und Durchführung intensivpflegerischer Maßnahmen, sondern auch Grundlage zur Evaluation von Versorgungsprozessen. Er ermöglicht sowohl eine prospektive Einschätzung der Situation des Patienten als auch eine intermittierende wie auch eine retrospektive Qualitätsbeurteilung. Dienlich sind hier Score-Systeme, wie z. B. die Richmond Agitation Sedation Scale (RASS), die medizinische und pflegerische Problemsituationen einzuschätzen helfen.

Methodenkompetenz bedeutet auch, Arbeitstechniken und Konzepte situationsbezogen und zielgerichtet einsetzen zu können. Damit müssen Konzepte, die nicht primär aus der Pflege stammen, komplementär berücksichtigt werden, wie z. B. das Konzept der Kinästhetik zur Förderung der Mobilisation, die basale Stimulation, besonders bei Beatmungspatienten, ebenso wie die Förderung der Wahrnehmung und der Frührehabilitation (z. B. nach Bobath u. a.) sowie die fazioorale Stimulation aus der Ernährungstherapie, die in das Gesamtkonzept der intensivpflegerischen Strategie einfließen.

Darüber hinaus umfasst Methodenkompetenz auch die Fähigkeit zur fachbezogenen Informationsbeschaffung. Unter dem Stichwort der evidenzbasierten Intervention sind damit die Ergebnisse von pflegewissenschaftlichen und medizinischen Studien gemeint, die für den jeweiligen Fall in Betracht kommen. Dies wird unter dem Begriff **evidence based nursing** zusammengefasst: „Evidence-based nursing ist die Integration der derzeit besten wissenschaftlichen Belege in die tägliche Pflegepraxis unter Einbezug theoretischen Wissens und der Erfahrungen der Pflegenden, der Vorstellungen des Patienten und der vorhandenen Ressourcen" (Langer 2001; Behrens und Langer 2010).

Dies kommt besonders dann zum Tragen, wenn weder nationale Leitlinien oder Empfehlungen der Fachverbände oder der Bezugswissenschaften vorhanden sind. Im Bereich der Pflege gibt es nur sehr wenige vom Deutschen Netzwerk für Qualitätssicherung in der Pflege (DNQP) freigegebene nationale Standards (https://www.dnqp.de/expertenstandards-und-auditinstrumente/).

Hier ist die Fachkrankenpflege gefragt. Am Beispiel des endotrachealen Absaugens wird dies deutlich: Es gibt in einzelnen Aspekten der Verwendung geschlossener Absaugsysteme Vorteile (z. B. Sättigungsabfälle, Atemfrequenz, Lungenvolumen und Beatmungsdruck, Herzfrequenz, -rhythmus und mittlerer arterieller Druck) aber z. B. keine Vorteile in Bezug auf Reduzierung der Mortalität, Beatmungsdauer, Länge des Patientenaufenthaltes (Subirana et al. 2007). Dennoch sollten geschlossene endotracheale Absaugsysteme auf Intensivstationen zum Schutz des Personals verwendet werden, insbesondere deshalb, weil dies in der heutigen Zeit einen wichtigen Ressoucenschutz darstellt: „However, closed systems create less aerosolization of potentially infected airway secretions" (Kollef 2011). So können die intensivpflegerischen Ziele: Kontaminationsprophylaxe, hygienisches Umfeld und Eigenschutz des Anwenders, Beatmungsparameter aufrechterhalten erreicht werden.

4.3 Persönlichkeitskompetenz

Um im Berufsalltag mit verschiedenen Akteuren des Gesundheitswesens und Angehörigen der Patienten bestehen zu können, sind weitere Fähigkeiten und Kompetenzen gefordert, die unter „Soft-Skills" zu fassen sind:

- Anwendung spezifischer Normen und Werte zur Beurteilung verschiedener Situationen,
- Aufgeschlossenheit und Lernbereitschaft vor dem Hintergrund ständiger Neuerungen,
- Kreativität angesichts neuer Herausforderungen und mangelnder Ressourcen,
- Autonomie im Sinne von Selbstständigkeit und Selbstdisziplin,
- ein hohes Maß an Motivation und Energie sowie Stabilität und Belastbarkeit, da Umfang und Qualität der intensivpflegerischen Arbeit ständig variieren und Physis wie Psyche beanspruchen (Friesacher 1993),
- Flexibilität,
- Konflikt- und Kritikfähigkeit, um in der multidisziplinären Versorgung mit vielen Mitarbeitern zu bestehen,
- Fähigkeit zur Stressbewältigung und zur Gewährleistung der eigenen Psychohygiene,
- Authentizität und Loyalität.

4.4 Psychosoziale Kompetenz

Abgerundet werden die beruflichen Handlungskompetenzen durch psychosoziale Kompetenzen, die gerade in der Intensivpflege eine besondere Verankerung benötigen. In der Versorgung kritisch Kranker ist es notwendig, soziale Verantwortung zu tragen und Respekt auszudrücken. Insbesondere müssen Beziehungen gestaltet und sowohl problemlösende als auch beziehungsbildende Rollen übernommen werden. Hierbei ist die Fähigkeit vorauszusetzen, dass die Bedürfnisse und Wünsche anderer realitätsgerecht erfasst und auf dieser Grundlage in nicht bewertender, sondern deskriptiver Weise beantwortet werden. Empathie ist hierbei die Basis, um die Welt durch die Augen eines anderen zu sehen (Hannich und Wedershoven 1985; Hannich und Ullrich 1984; Hannich 1987a, b).

Die Vielzahl der unterschiedlicher Berufsgruppen und Tätigkeiten verlangt Kooperations- und Delegationsfähigkeit. Die sich schnell verändernden Versorgungssituationen erfordern eine Ambiguitätstoleranz, d. h. die Fähigkeit, sich schnell und mit geringem Unbehagen an neue, instabile Situationen anzupassen (Correll 1971).

Wie wichtig die Kombination dieser Kompetenzen z. B. in der Betreuung von Patienten am Lebensende ist, verdeutlicht die Übersicht mit einem Auszug aus der Deklaration der Menschenrechte Sterbender, entstanden auf einem Workshop mit dem Thema „Der Todkranke und sein Helfer" in Lansig, Michigan, USA (Busche und Student 1986).

Deklaration der Menschenrechte Sterbender
- Ich habe das Recht, bis zu meinem Tode wie ein lebendiges menschliches Wesen behandelt zu werden und das

Recht, stets noch hoffen zu dürfen – worauf auch immer sich diese Hoffnung richten mag.
- Ich habe ein Recht darauf, von Menschen umsorgt zu werden, die sich eine hoffnungsvolle Einstellung zu bewahren vermögen – worauf auch immer sich diese Hoffnung richten mag.
- Ich habe das Recht, Gefühle und Emotionen anlässlich meines nahenden Todes auf die mir eigene Art und Weise ausdrücken zu dürfen.
- Ich habe das Recht, schmerzfrei zu sein, in Frieden und Würde und nicht allein zu sterben.
- Ich habe das Recht, meine Fragen ehrlich beantwortet zu bekommen und nicht getäuscht zu werden.
- Ich habe das Recht, von meiner Familie und für meine Familie Hilfen zu bekommen, damit ich meinen Tod annehmen kann.
- Ich habe das Recht, meine Individualität zu bewahren und meiner Entscheidungen wegen auch dann nicht verurteilt zu werden, wenn diese in Widerspruch zu Einstellungen anderer stehen.
- Ich habe das Recht, offen und ausführlich über meine religiösen und/oder spirituellen Erfahrungen zu sprechen, unabhängig davon, was dies für andere bedeutet.
- Ich habe das Recht, zu erwarten, dass die Unverletzlichkeit des menschlichen Körpers nach dem Tode respektiert wird.
- Ich habe das Recht, von fürsorglichen, empfindsamen und klugen Menschen umsorgt zu werden, die sich bemühen, meine Bedürfnisse zu verstehen, und die fähig sind, innere Befriedigung daraus zu gewinnen, dass sie mir helfen, meinem Tod entgegenzusehen.

▶ Wahrheit und Wahrhaftigkeit am Krankenbett spielen nicht nur für Pflegende eine entscheidende Rolle, sondern für das gesamte therapeutische Team.

5 Personaleinsatzplanung

Eine wichtige Aufgabe in der Intensivpflege ist die Wahrnehmung von multiprofessionellen Leitungsaufgaben. Zu den Hauptfragen gehören: Welche Ziele sollen mit welchen Mitarbeitern, mit welchen Ressourcen, in welcher Zeit und unter welchen Bedingungen erreicht werden (Simon 2001)? In diesem Zusammenhang werden auf der Intensivstation mehrere Tätigkeiten unterschieden (Übersicht).

Multiprofessionelle Führungsaufgaben in der Intensivmedizin

- Organisation der Personaleinsatzplanung
- Personalentwicklung und Sicherung der Pflegequalität
- Gestaltung der multiprofessionellen Zusammenarbeit
- Gestaltung der Strukturqualität
- Strategische Planungen unter Einbezug von Fort- und Weiterbildungsmaßnahmen
- Ökonomische Bewertung von Prozessen
- Projekt- und Change-Management

Die pflegerische Leitung übernimmt die Zuordnung des Pflegepersonals und ist verantwortlich für eine bedarfsadaptierte Personaleinsatzplanung, welche alle Pflegeinterventionen sowie Fragen der Personalentwicklung, der Fort- und Weiterbildung berücksichtigt. Ärzte und Pflegende sind gemeinsam verantwortlich für die Koordination beider und anderer Berufsgruppen Hier gibt der DIVI Qualitätsindikator X entsprechende Hinweise (Kumpf et al. 2018). Kooperation und eine professionelle Beziehungsgestaltung im Team und zum Patienten , sowie im zu Angehörigen und anderen Berufsgruppen sind die Basis für ein funktionierendes Gesamtsystem (Sperl 1994).

Neben der periodischen Dienstplangestaltung muss eine schichtweise fachliche Zuordnung des eingesetzten Personals erfolgen. Zu berücksichtigen ist dabei die Zuordnung von Mitarbeitern mit entsprechender Qualifikation entsprechend dem erforderlichen Versorgungsgrad der Patienten. Je höher der qualitative und quantitative Versorgungsgrad, desto höher sollte die Kompetenz des betreuenden Mitarbeiters sein. In diesem Zusammenhang profitiert die intensivpflegerische Leitung bzw. Schichtleitung von einem hohen Anteil von Mitarbeitern mit Fachkrankenpflegeweiterbildung, um die Betreuung der Intensivpatienten sinnvoll organisieren zu können (Abb. 1).

Die *Mindest*anforderungen der Deutschen interdisziplinäre Vereinigung für Intensiv- und Notfallmedizin (DIVI) sind in der Übersicht zusammengestellt (DIVI 2010).

Mindestanforderungen der Deutschen interdisziplinäre Vereinigung für Intensiv- und Notfallmedizin (DIVI) an Quantität und Qualität des Personaleinsatzes auf der Intensivstation

- Für 2 Behandlungsplätze ist pro Schicht eine Pflegekraft erforderlich (Empfehlungsgrad 1A).
- Zusätzlich soll eine Stelle für die pflegedienstliche Leitung (mit der Qualifikation der Fachweiterbildung Anästhesie und Intensivtherapie) pro Intensivtherapieeinheit vorgesehen werden (Empfehlungsgrad 1C).
- Bei speziellen Situationen (z. B. schwere Verbrennungen, extrakorporale Lungenersatzverfahren), einem hohen Anteil (> 60 %) an Patienten mit Organersatzverfahren (z. B. Beatmung, Nierenersatzverfahren) oder zusätzlichen Aufgaben (z. B. Stellung des Reanimationsteams für das Krankenhaus, Begleitung der Transporte der Intensivpatienten) soll eine erhöhte Präsenz von Pflegepersonal bis zu 1 Pflegekraft pro Bettenplatz pro Schicht eingesetzt werden (Empfehlungsgrad 1C).

Abb. 1 Identifikation von Qualifikationsschnittstellen und Kernkompetenzen

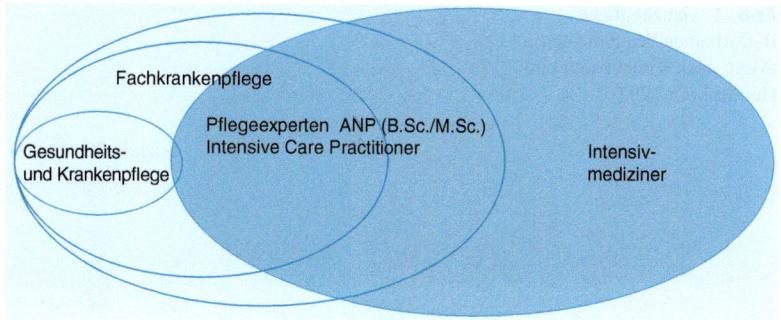

- Der Anteil an qualifizierten Intensivfachpflegekräften soll mindestens 30 % des Pflegeteams der Intensivtherapieeinheit betragen (Empfehlungsgrad 1C).

In der Zwischenzeit wurde die Forderung nach der Quantität, d. h. dass pro 2 Behandlungsplätze pro Schicht mindestens 1 Pflegekraft kalkuliert werden muss, auch in die Reihe der Qualitätsindikatoren für die Intensivmedizin im Peer-Review-Verfahren aufgenommen (DIVI; www.divi.de/qualitaetssicherung/peer-review.html). Die europäische Vereinigung der Intensivmedizin geht hier in die gleiche Richtung, indem sie eine 1 : 1-Betreuung bei Level-lll-Patienten grundsätzlich fordert (Valentin und Ferdinande 2011).

Gleichzeitig sollte im Dienstplan ein Konzept angewendet werden, das die Anleitung von neuen Mitarbeitern als Berufsanfänger, Mitarbeitern mit Berufserfahrung, Praktikanten anderer Weiterbildungen bzw. Fortbildungen und Auszubildende nach dem Pflegeberufereformgesetz durch qualifizierte Praxisanleiter (300 Std. Stand 2021) und Ansprechpartner für übergeordnete Belange (Schichtleitung) enthält, sodass die Personalentwicklung von Mitarbeitern mit (noch) geringerem Kompetenzgrad durch Zuordnung von Mitarbeitern mit einem höheren Kompetenzgrad gewährleistet wird. Praxisanleitung muss im Dienstplan für Fachweiterbildungen der Intensivpflege und Anästhesie geplant und nachgewiesen werden.

Im Zuge der Dienstplangestaltung sind Zeitfenster für die abteilungsinterne Fortbildung, Einweisungen in Geräte und Besprechungen prospektiv zu verankern, sodass die Kompetenz nicht nur durch die fachpraktische Arbeit, sondern auch durch intermittierende und flankierende Themenangebote weiterentwickelt werden kann (Meyer 1994).

5.1 Personalentwicklung

Das bisher sehr wenig beachtete Instrument der **Pflegevisite** ist eine hervorragende Ergänzung der Personalentwicklung und auch das des Qualitätsmanagements. Analog zu der ärztlichen Verantwortung analysieren und entwickeln Pflegeverantwortliche der Intensivstation sowohl Struktur- als auch Prozesskriterien. Hinsichtlich der Struktur- und Prozessqualität wird deutlich, ob vereinbarte Kriterien zur Dokumentation, die Handhabung von Pflegeleitlinien und -standards und Konzepte zur Anleitung neuer Mitarbeiter eingehalten werden. Zeitgleich kann überprüft werden, ob Behandlungspfade und Pflegeinterventionen analog zum Pflegeprozess umgesetzt werden. In gleicher Weise kann auch der Gesamtkenntnisstand der Mitarbeiter erfasst werden.

Zusätzlichsollten in diesem Kontext die Qualitätsindikatoren der DIVI für das Peer Review-Verfahren in der Intensivmedizin (siehe oben) als Instrument mitverwendet werden (Kumpf et al. 2021). Dieses Verfahren ist zwischenzeitlich etabliert und methodisch anerkannt. Zudem unterliegt es einer regelmäßigen wissenschaftlichen Überprüfung und garantiert somit eine hohe Evidenz. Auch wenn nicht bei allen Patienten alle 10 Qualitätsindikatoren jeden Tag bzw. in jeder Schicht erhoben werden können, können doch außer den Tageszielen für den jeweiligen Intensivpatienten sog. Wochen-/Monatsziele (wie z. B. „das Delir-Scoring wird zu 100 % durchgeführt") zielgerichtet sein. Die Erstellung einer Monatsübersicht über die Kennzahlen der Qualitätsindikatoren ist hilfreich zur Darstellung als Standortbestimmung des Intensivteams.

▶ Eine multiprofessionelle Visite mit allen an dem Behandlungsprozess beteiligten Akteuren ist anzustreben.

Aus den Visiten gewonnene Erkenntnisse sollten zur Reflexion in Teambesprechungen (Fallbesprechungen) führen, um evtl. Entwicklungspotenziale zu diskutieren. „Nebenbei" erfährt der Patient auf der Intensivstation individuell eine erhöhte Aufmerksamkeit, wenn er bei allen Betrachtungen in den Mittelpunkt gestellt wird. Das bedeutet, dass man mit ihm über seinen Versorgungsprozess spricht, ihm signalisiert, dass sich alles um ihn dreht. Keinesfalls darf die Pflegevisite zu einem Instrument der persönlichen Überprüfung entarten, sondern soll zur Optimierung der Versorgungsprozesse sowie der erwarteten Ergebnisse beitragen (Grünewald et al. 2005).

Bedingt durch permanente Veränderungsprozesse, eine hohe Arbeitsverdichtung mit einem rasanten Durchlauf der Patienten, begrenzte Ressourcen sowie erhöhte

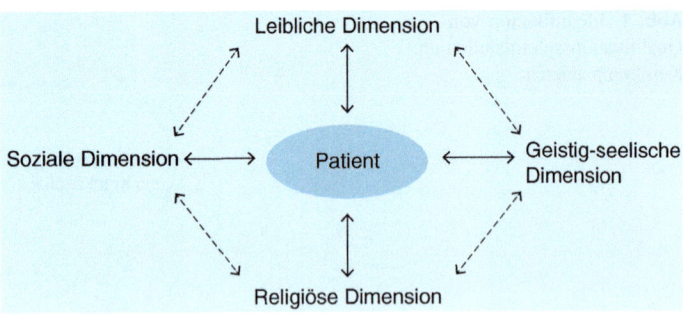

Abb. 2 Ganzheitliche Betroffenheit des Patienten. (Mod. nach Kreienbaum und Hundenborn 1994)

Arbeitsanforderungen durch die demografische Entwicklung, verbunden mit dem Anspruchshaltung von Angehörigen sind Pflegekräfte enorm gefordert. Hier gewinnt die Arbeitsorganisation an Bedeutung. Denn zielführend ist nicht noch schneller zu arbeiten, sondern radikal anders (Bechtel et al. 2017)

Parallel dazu sind pädagogisch konzipierte Anleitungsprozesse zur Personalentwicklung notwendig. Hier werden die Mitarbeiter mit ihren Kompetenzen analysiert und erforderliche Begleit- bzw. Lehr-/Lernprozesse bestimmt (Leuzinger und Luterbach 2000).

5.2 Gestaltung von Beziehungen

Die professionelle Gestaltung von Beziehungen ist ein elementarer Bestandteil des beruflichen Handelns und ein entscheidender Faktor dafür, ob die angestrebten Ziele erreicht werden können. Da gerade in der Intensivpflege komplexe Situationen auftreten, müssen Aufgaben, Zuständigkeiten und Entscheidungskompetenzen klar geregelt werden. Dies gilt auch für Ablaufpläne, die Informationskultur und das notwendige Schnittstellenmanagement. Die Pflege gehört zu den Urmanifestationen der Hilfe und Unterstützung. Sie ist aus einer Gesellschaft nicht wegzudenken, weil sie die Antwort auf ein Urbedürfnis des Menschen darstellt. Schon daraus wird deutlich, dass die Pflege nicht einfach, wie man früher annahm, eine Hilfsdisziplin der Medizin darstellt, sondern sie ist eine eigenständige Disziplin mit einer ureigenen Aufgabe, eigenen Zielsetzung, eigener Methodik, eigenem Wert (Maio 2015)

Wesentliche gestaltende Elemente sind dabei Initiative, Offen- und Direktheit sowie Berechenbarkeit und eine kritische Loyalität.

▶ Zielvereinbarungen („objectives") vermitteln allen Beteiligten vor dem Hintergrund bestehender Probleme, was, wann und wie erreicht werden soll.

Ergebnisse („results") sollen Anlass für positive Verstärkungen sein, um die Leistungsfähigkeit in quantitativer, v. a. aber in qualitativer Hinsicht zu optimieren (Correll 1971, 2006). Fehlt ein solches Konzept zur professionellen Beziehungsgestaltung, können im Team u. U. schwelende Konflikte, Verbitterung, Aggressionen sowie Frustrationen und Demotivation entstehen. Im schlimmsten Fall zerfällt das Team durch Zunahme von Fluktuation, Zunahme der inneren Kündigung bzw. durch das Auftreten von Burn-out (Leuzinger und Luterbach 2000; Kypta 2008).

Im Rahmen der Beziehungsgestaltung (Abb. 2) spielen der Patient und seine Angehörigen bzw. Bezugspersonen eine entscheidende Rolle. Patienten erleben die Intensivstation nicht nur als Belastung. In einer Untersuchung von Hannich (1987b) empfanden Patienten die Monitorüberwachung, die individuelle Aufmerksamkeit und Pflege als Sicherheit. Sie wollen informiert werden, nachfragen und mitentscheiden können. Angehörige von Intensivpatienten haben ein starkes Bedürfnis nach Klarheit. Sie möchten Vertrauen haben, Sicherheit spüren und Zweifel ausblenden können. Daher wollen sie ehrliche Antworten auf ihre Fragen hören. Sie brauchen das Gefühl, dass es Hoffnung gibt, und möchten die Prognose des Erkrankten wissen (Kuhlmann 2002). Wenn physische Besuche der Patienten durch die Angehörigen bzw. Zugehörigen nicht möglich sind aus diversen Gründen, ist die Videotelefonie oder das Angehörigentelefonat organisiert durch das Intensivteams eine gute Alternative (Pelz et al. 2020; Pelz und Odenthal 2020).

Fühlen sich Patienten nicht verstanden oder werden kommunikativ übergangen, so verweigern sie die Zusammenarbeit, beklagen sich bei Außenstehenden und verbleiben in ihren krankmachenden Mustern. Sind Angehörige aufgebracht, ist die Kontaktaufnahme unumgänglich, um sich der eventuellen Kritik zu stellen, auch wenn sie objektiv nicht immer gerechtfertigt ist.

6 Fehlervermeidung

Durch die Zunahme von Dynamik und Komplexität, der sog. Dynaxität, haben die therapeutischen Teams immer weniger Zeit, die pro Patienten notwendigen Interventionen vorzunehmen. Da im Zuge von Kostenreduktionen die

Arbeitsbereiche der Intensivstationen sowohl für ärztliche als auch für pflegerische Mitarbeiter einerseits unattraktiver geworden sind, zeitgleich in den letzten Jahren Stellen abgebaut bzw. eingefroren wurden, erhöhen sich die Gefahren durch Personalmangel und ungenügende Qualifikation des Personals (St. Pierre und Hofinger 2020). Diesen Entwicklungen geschuldet etablieren sich zunehmend Assistenzsysteme, die Pflegenden bestimmte Tätigkeiten abnehmen oder erleichtern sollen. Als Beispiel ist hier der Einsatz von Robotik im Kontext der Frühmobilistation zu nennen. Diese Entwicklung muss sicherlich kritisch begleitet werden und nur dann zum Einsatz kommen, wenn ein tatsächlicher Mehrwert für die Patientenversorgung erkennbar ist. Keinesfalls kann nur auf die ökonomische Komponente fokussiert werden (Hülsken-Giesler und Daxberger 2018; Krüger-Brand 2020).

▶ Fehler und Beinahe-Fehler stellen erhebliche Gefahren dar. Ihre Erfassung und Ursachenanalyse mit dem Ziel künftiger Fehlervermeidung sind ein Qualitätsmerkmal einer Intensivstation.

Vor diesem Hintergrund sind Pflegende und Ärzte als Team gefordert, sich mit der Gefahr auseinanderzusetzen und im Sinne der Patienten gemeinsam entgegenzuwirken. In diesem Zusammenhang haben sich Critical Incident Reporting System (CIRS) und Crew Resource Management (CRM) inkl. der multiprofessionalen Simulationstrainings bewährt und sollten zum Standard der Aus-, Fort- und Weiterbildung gehören.

Literatur

Ahnefeld FW, Dick W, Halmagyi M, Valerius T (1975) Fachschwester, Fachpfleger Anästhesie – Intensivmedizin. Weiterbildung 1. Richtlinien, Lehrplan, Organisation. Springer, Berlin/Heidelberg/New York

Bechtel P, Smerdka-Arhelger I, Lipp K (2017) Pflege im Wandel gestalten – Eine Führungsaufgabe: Lösungsansätze, Strategien, Chancen 2. akt. u. erw. Aufl. Springer, Heidelberg

Behrens J, Langer G (2010) Evidence-based Nursing and Caring, Methoden und Ethik der Pflegepraxis und Versorgungsforschung, 3. überarb. u. erg. Aufl. Verlag Hans Huber, Bern

Blanck-Köster K, Becker T, Gaidys U, Keienburg C, Kaltwasser A, Schäfer A (2018) Wissenschaftliche Weiterentwicklung in der Intensivpflege : Positionspapier [Scientific development of critical care : Position paper]. Med Klin Intensivmed Notfallmed 113(8): 672–675. https://doi.org/10.1007/s00063-018-0496-9

Busche A, Student JC (1986) Zu Hause sterben-Hilfen für Betroffene und Angehrige in der Stadt Hannover (Broschüre)

Correll W (1971) Pädagogische Verhaltenspsychologie, 4. Aufl. Ernst Reunhardt, München

Correll W (2006) Motivation und Überzeugung in Führung und Verkauf. Redline Wirtschaftsverlag, Frankfurt

DGF- Fachpflegestandard (2009) https://www.dgf-online.de/wp-content/uploads/DGF-Fachkrankenpflegestandard_10.07.09.pdf

Deutsche Gesellschaft für Anästhesiologie und Intensivmedizin – DGAI (2008) Ärztliche Kernkompetenz und Delegation in der Intensivmedizin. Anästhesiol Intensivmed 49:52–53

Deutsche Interdisziplinäre Vereinigung für Intensiv und Notfallmedizin – DIVI (2010) Empfehlungen zur Struktur und Ausstattung von Intensivstationen. Hintergrundtext. www.divi-org.de/fileadmin/pdfs/struktur/Langversion_201105.pdf. Zugegriffen am 30.09.2013

Deutsche Interdisziplinäre Vereinigung für Intensiv und Notfallmedizin – DIVI. www.divi.de/qualitaetssicherung/peer-review.html. Qualitätsindikatoren. Zugegriffen am 30.09.2013. www.divi.de/qualitaetssicherung/peer-review/71-qualitaetsindikatoren/169-hauptindikator.html. Zugegriffen am 17.06.2013

DIVI, DGF (2021) Positionspapier Zur Stärkung der Intensivpflege in Deutschland 2021. https://www.dgf-online.de/wp-content/uploads/DGF-und-DIVI-Stellungnahme-zur-St%C3%A4rkung-und-Zukunft-der-der-Intensivpflege-in-Deutschland.pdf. Zugegriffen am 04.06.2021

Dubb R, Kaltwasser A, Pühringer FK, Schmid (2019) Notfallversorgung und Pflege in der Notaufnahme: Praxisbuch für die multiprofessionelle Zusammenarbeit. Kohlhammer Verlag, Stuttgart

European federation of Critical Care Nursing association (EfCCNA), EfCCNa – Competencies for European Critical Care Nurses -German Version. Übersetzt aus dem Englischen von Klas K, Schäfer A, 2014. https://www.efccna.org/images/stories/publication/2014_CC_Competencies_German.pdf. Zugegriffen am 16.06.2021

Fischell M (2013) Die Architektur Lebenslangen Lernens unter weiterbildungsrechtlicher Regulation. Schneider-Hohengehren, Baltmannsweiler

Friesacher H (1993) Psychosoziale Belastungen des Intensivpflegepersonals. Ursachen – Auswirkungen – Lösungsansätze. Intensiv 1:34–40

Friesacher H (1995) Intensivpflege heute: Pflege zwischen High-Tech und High-Touch. Intensiv 2:47–52

Gottschalk E (2003) Fächerintergrative Curriculum für die Weiterbildung. Intensiv 11:139–142

Grünewald M, Stolecki D, Ullrich L (2005) Arbeitsfeld Intensivstation und Anästhesie. In: Ullrich L, Stolecki D, Grünewald M (Hrsg) Thiemes Intensivpflege und Anästhesie. Thieme, Stuttgart/New York

Hannich HJ (1987a) Medizinische Psychologie in der Intensivbehandlung. Springer, Berlin/Heidelberg/New York

Hannich HJ (1987b) Medizinische Psychologie in der Intensivbehandlung. Untersuchungen zur psychologischen Situation, Bd 175, Anästhesiol Intensivbehand. Springer, Berlin

Hannich HJ, Ullrich L (1984) Der Umgang mit Intensivpatienten. Schwester Pfleger 9:682

Hannich HJ, Wedershoven C (1985) Die Situation von Angehörigen auf der Intensivstation. Anästh Intensivther Notfallmed 20:89–94

Hülsken-Giesler M, Daxberger S (2018) Robotik in der Pflege aus pflegewissenschaftlicher Perspektive. In: Bendel O (Hrsg) Pflegeroboter. Springer Fachmedien Wiesbaden, Wiesbaden

International Council of Nurses – ICN (2010) Definition der Pflege. Deutsche Übersetzung. http://www.dbfk.de/download/download/ICN-Definition%20der%20Pflege%20-%20ICN%20deutsch%20DBfK.pdf. Zugegriffen am 04.03.2013. http://www.icn.ch/about-icn/icn-definition-of-nursing/. Zugegriffen am 04.03.2013

Isfort M, Weidner F, Gehlen D (2012) Pflegethermometer 2012. Schwester Pfleger 08. http://www.dip.de/fileadmin/data/pdf/projekte/Isfort_Pflege-Thermometer_DSDP.pdf. Zugegriffen am 17.06.2013

Kaltwasser A, Dubb R (2021) Endotracheales Absaugen [Endotracheal suctioning]. Med Klin Intensivmed Notfmed 116(2):136–137. German. https://doi.org/10.1007/s00063-020-00746-4. PMID: 33095313; PMCID: PMC7582029

Kollef M (2011) Prevention of Nosocomial pneumonia in the intensive care unit: beyond the use of bundles. Surg Infect 3(12):211–220

Kreienbaum A, Hundenborn G (1994) Ein systemischer Ansatz von Pflege. Seminarscript für das Studienfach Pflegewissenschaft im Rahmen der Studiengänge Pflegemanagement und Pflegepädagogik an der Katholischen Hochschule NW Köln (unveröffentlicht)

Krüger-Brand HE (2020) Robotik in der Pflege: Ethikrat sieht großes Potenzial. Dtsch Arztebl Int 117:591–594

Kuhlmann B (2002) Die Situation von Angehörigen auf einer Intensivstation. Intensiv 10:250–255

Kumpf O, Braun JP, Brinkmann A, Bause H, Bellgardt M, Bloos F, Dubb R, Greim C, Kaltwasser A, Marx G, Riessen R, Spies C, Weimann J, Wobker G, Muhl E, Waydhas C (2018) Quality indicators in intensive care medicine for Germany – third edition 2017. Ger Med Sci 15: Doc10

Kumpf, O, Nothacker M, Dubb R, Kaltwasser A, Brinkmann A, Greim CA, Wildenauer R (2021) [Quality Assurance in Intensive Care Medicine: Peer Reviews and Quality Indicators]. Anasthesiol Intensivmed Notfallmed Schmerzther, 56:12–27

Kypta G (2008) Burnout erkennen, überwinden, vermeiden, 2. Aufl. Carl Auer, Heidelberg

Langer G (2001) German center for evidence based nursing. http://www.ebn.at. Zugegriffen am 30.09.2013

Larsen R, Müller-Wolff T, Pfeffer S (2012) Intensivpflege: Ziele und Strategien. In: Larsen R (Hrsg) Anästhesie und Intensivmedizin für die Fachpflege, 8. Aufl. Springer, Berlin/Heidelberg/New York

Leuzinger A, Luterbach T (2000) Mitarbeiterführung im Krankenhaus – Management im Gesundheitswesen. Huber, Stuttgart

Maio G (2015) Den kranken Menschen verstehen. Für eine Medizin der Zuwendung. Herder, Freiburg

Martin J, Messelken M (1998) Sequentielles Sedierungs- und Analgesie-Management in der Intensivmedizin: (SeSAM). Zuckschwerdt, München/Bern/New York

Meyer G (1994) Qualitätssicherung in der Intensivpflege. Intensiv 2: 146–151

Meyer G, Friesacher H (1993) Die Anwendung eines Pflegekonzeptes als Grundlage der Weiterbildung in der Intensivpflege. Intensiv 1(3): 88–94

Pelz S, Odenthal T (2020) Angehörige und das Delir. Praxisbuch Psychologie in der Intensiv- und Notfallmedizin. Medizinisch Wissenschaftliche Verlagsgesellschaft mbH & Co. KG, Berlin

Pelz S, Kaltwasser A, Dubb R, Faltlhauser M (2020) Kontakt mit den Angehörigen – trotz sozialer Isolation. PflegenIntensiv 03/20

Simon FB (2001) Radikale Marktwirtschaft. Grundlagen des systemischen Managements, 4. Aufl. Carl-Auer-Systeme Verlag, Heidelberg

Sperl D (1994) Qualitätssicherung in der Pflege. Validierte Pflege im Krankenhaus unter besonderer Berücksichtigung der Intensivpflege. Schlütersche Verlagsbuchhandlung, Hannover

St. Pierre M, Hofinger G (2020) Human Factors und Patientensicherheit in der Akutmedizin, 4. Aufl. Springer, Berlin/Heidelberg

Subirana M, Solà I, Benito S (2007) Closed tracheal suction systems versus open tracheal suction systems for mechanically ventilated adult patients. Cochrane Database Syst Rev Issue 4:CD004581

Ullrich L, Lamers-Abdella A (1996) Intensivpflege. Thieme, Stuttgart

Valentin A, Ferdinande P (2011) ESICM Working Group on Quality Improvement: recommendations on basic requirements for intensive care units: structural and organizational aspects. Intensive Care Med 37:1575–1587

Hygiene in der Intensivmedizin

Simone Scheithauer, Reiner Schaumann, Stefan Bushuven und Markus Dettenkofer

Inhalt

1 Hauptursachen, Entstehung und Übertragungswege von nosokomialen Infektionen 60
2 Hygienemaßnahmen auf Intensivstationen 61
2.1 Händehygiene 62
2.2 Hygieneplan 64
2.3 Besucher und externe Personen auf der Intensivstation 66
3 Verhütung und Kontrolle der wichtigsten Krankenhausinfektionen 66
4 Surveillance nosokomialer Infektionen auf Intensivstationen 67
5 Prävention nosokomialer Infektionen 68
5.1 Postoperative Wundinfektionen 68
5.2 Device-assoziierte Pneumonie 69
5.3 Device-assoziierte Harnwegsinfektion 70
5.4 Device-assoziierte Blutstrominfektion 71
5.5 *Clostridioides-difficile*-Infektionen 73
6 Isolierung infizierter und kolonisierter Patienten 75
6.1 Bauliche Voraussetzungen 75
6.2 Kohortenisolierung 76
6.3 Hygienemaßnahmen bei multiresistenten Erregern 77
6.4 Hygienemaßnahmen bei klassischen Infektionserkrankungen 80
6.5 Hygienemaßnahmen bei Häufungen und Ausbrüchen 80

Unter Mitarbeit von S. Clauberg, I. Dresselhaus, J. Krause, K. Reimers und C. Windolf, Universitätsmedizin Göttingen, Georg-August-Universität, Institut für Krankenhaushygiene und Infektiologie (IK&I), Göttingen

---

S. Scheithauer (✉) · R. Schaumann
Institut für Krankenhaushygiene und Infektiologie (IK&I), Universitätsmedizin Göttingen, Georg-August-Universität, Göttingen, Deutschland
E-Mail: krankenhaushygiene.leitung@med.uni-goettingen.de; reiner.schaumann@med.uni-goettingen.de

S. Bushuven
Institut für Krankenhaushygiene und Infektionsprävention am Hegau-Bodensee-Klinikum Radolfzell, Gesundheitsverbund Landkreis Konstanz (GLKN), Radolfzell, Deutschland
E-Mail: stefan.bushuven@glkn.de

M. Dettenkofer
Hygiene und Infektiologie, Sana Kliniken AG, Ismaning, Deutschland
E-Mail: markus.dettenkofer@sana.de

© Springer-Verlag GmbH Deutschland, ein Teil von Springer Nature 2024
G. Marx et al. (Hrsg.), *Die Intensivmedizin*, Springer Reference Medizin,
https://doi.org/10.1007/978-3-662-68699-7_6

7	**Reinigung und Desinfektion**	80
7.1	Raum- und Oberflächenreinigung und -desinfektion	81
7.2	Reinigung und Desinfektion der Betten	81
7.3	Wasserhygiene	81
7.4	Aufbereitung von medizinischem Instrumentarium	82
8	**Unnötige Hygienemaßnahmen**	82
9	**Klimatisierung und raumlufttechnische Anlagen**	82
10	**Umweltschutz auf Intensivstationen**	82
	Anhang	83
	Literatur	85

1 Hauptursachen, Entstehung und Übertragungswege von nosokomialen Infektionen

Die Reduktion und Vermeidung von nosokomialen Infektionen ist eines der wichtigsten Themen der Patientensicherheit und fest in den APSS (Actionable Patient Safety Solutions) verankert. Bei diesen APSS handelt es sich um die 18 häufigsten Aktionen, die evidenzbasiert, spezifisch, valide und dauerhaft gesundheitliche Risiken adressieren und somit eine Sicherheitskultur etablieren (PatientSafetyMovement 2018). Hierzu zählen vor allem die Prävention der bedeutendsten nosokomialen Infektionen, der sogenannten „Big-5": der beatmungsassoziierten Pneumonie (VAP, „ventilator-associated pneumonia"), der katheterassoziierten Blutstrominfektionen (CLABSI, „central line associated blood-stream infection"), der katheterassoziierten Harnwegsinfektion (CAUTI, „catheter-associated urinary tract infection"), der Wundinfektion sowie der Infektion durch *Clostridioides difficile*.

Hauptursachen der nosokomialen Infektionen liegen vor allem in der Translokation des bakteriellen Mikrobioms der behandelten Patienten in andere, teils sterile oder durch die Grunderkrankung abwehrgeschädigten Körperkompartimente. Neben Eintrittspforten durch Wunden (Einstichstellen, Hautnähte) kann auch eine systemische Störung der gesunden Schleimhautbarriere durch Erkrankungen (Schock im Sinne einer Unterversorgung der Gewebe mit Sauerstoff) oder Medikamente (hochdosierte Katecholamine, Immunsuppressiva) eine Translokation des natürlichen Mikrobioms durch Schleimhäute begünstigen (Piton und Capellier 2016). Die vorherige Anwendung von Antiinfektiva kann das Mikrobiom bereits geschädigt haben und so zu einer Selektion von antibiotikaresistenten Mikroorganismen (MRE, multiresistente Erreger) führen (AWMF 2018). Die Mehrzahl nosokomialer Infektionen wird durch Translokation und Invasion „patienteneigener" Bakterien hervorgerufen (Gastmeier et al. 2010; Grundmann et al. 2005). Die übrigen Fälle erfolgen durch die Translokation des Mikrobioms von anderen Personen oder durch eine kontaminierte Umgebung auf vulnerable Patienten. In beiden Fällen spielt die Transmission über die Hände des Personals die hauptsächliche Rolle, die damit durch Optimierung der Händehygienedisziplin maßgeblich beeinflusst werden kann. Die Translokation kann zudem durch Medikamente wie Protonenpumpeninhibitoren (PPI), die teils im erheblichen Ausmaß und langdauernd als „Stressprophylaxe" verabreicht werden, begünstigt werden, sodass der Einsatz von PPI (und ihrer Dosierung) individuell in ständig reevaluierter Nutzen-Risiko-Analyse erfolgen soll (Lorente et al. 2007; KRINKO 2013; Cheng et al. 2016).

Nicht nur in der SARS-CoV-2-Pandemie stellten virale Erreger ebenfalls Gründe für nosokomiale Infektionen dar, wie z. B. durch aerosol- und tröpfchenübertragene Erreger wie Corona-, Influenza- und Respiratory-Syncytial-Viren, die Kontaktübertragungen von Noro- und Rotaviren sowie die Blutprodukt-Übertragung von Hepatitis-, HI- und Zytomegalieviren. Andere Übertragungen wie von Toxinen in Lebensmitteln (*S. aureus*, *B. cereus*), Ausbrüche durch Parasiten (z. B Skabies) oder bakterielle Durchfallerkrankungen (enterische Salmonellen, Shigellen) führen immer wieder zu lokalen Ausbrüchen.

Infektionspräventionsmaßnahmen umfassen damit hauptsächlich Hände- und Umgebungs-(Flächen-)Hygiene, einen rationalen Einsatz von antiinfektiven Substanzen und Medikamenten mit Auswirkungen auf das Immunsystem sowie das frühzeitige Erkennen von Infektionsclustern (Grundmann et al. 2005; Gastmeier et al. 2010; AWMF 2018). Dies reduziert nicht nur medizinische Risiken für Patienten, sondern auch reputative („schlechte Presse") und ökonomische Risiken (Leistner et al. 2013, 2014a, b).

Vorrangig in der Prävention ist der Einsatz der Händehygiene nach den 5 WHO-Indikationen (Pittet et al. 2009): vor Patientenkontakt, vor aseptischen Tätigkeiten, nach möglicher Kontamination der Hände mit erregerhaltigem Material, nach Patientenkontakt und nach Kontakt mit der Patientenumgebung (s. Abschn. 2.1). Handschuhe sind in den meisten Fällen „persönliche Schutzausrüstung" (PSA). Ihr Tragen ersetzt *nicht* die indizierte Händedesinfektion.

Oberflächen auf den Stationen stellen vor allem Erregerreservoirs für umweltbeständige Mikroorganismen dar, z. B. Entero- und Staphylokokken sowie *Acinetobacter* spp.

und deren multiresistente Varianten. Lagerungsmaterialien (z. B. Lagerungskissen bei Bauchlage) müssen unbeschädigt sein, um die Kontamination des Innenlebens zu vermeiden.

Im Gegensatz zu den bereits genannten Erregern, werden andere, wie z. B. *Pseudomonas aeruginosa* und *Klebsiella pneumoniae*, in wassertragenden oder wasserexponierten Materialien gefunden (z. B. Mundspüllösungen, Verneblersysteme, Anfeuchter bei High-Flow-Geräten und Beatmungsanfeuchtern). Die regelhafte Kontamination dieser Geräte sowie ihre teils aufwendige Aufbereitung hat zu einem erheblichen Anstieg der Verwendung von sterilen oder keimarmen Einmalprodukten geführt, darunter Sterilprodukte wie Skalpelle, Nadelhalter sowie mittlerweile Endo- und Zystoskope. Diese sollten unter den Aspekten des Aufbereitungsaufwands und auch der Ökologie sowie der Beachtung spezieller Infektionserkrankungen (z. B. Endoskope bei vermuteten oder bestätigten Prionenerkrankungen) eingesetzt werden.

Durch die zunehmende Digitalisierung kommt weiterhin der Desinfektion von Interfaces wie Tastaturen, PC-Mäusen, Touchscreens und anderen interaktiven Elementen eine neue Rolle zu.

2 Hygienemaßnahmen auf Intensivstationen

Die im Jahr 2016 im Rahmen der europäischen Prävalenzerhebung durchgeführte Deutsche nationale Punktprävalenzerhebung ergab für Deutschland für die repräsentative Stichprobe eine Punktprävalenz nosokomialer Infektionen von 3,6 % (NRZ 2017; Behnke et al. 2017). Wie schon zuvor 2011 beschrieben (RKI 2012a), bestand ein enger Zusammenhang zwischen Art und Größe der Krankenhäuser bzw. Art der Station und der Prävalenz an nosokomialen Infektionen. So lag die Prävalenz bei Universitätskliniken bei 6,2 % und auf Intensivstationen bei 17,1 % (NRZ 2017; Behnke et al. 2017). Am häufigsten wurden die in Tab. 1 dargestellten Infektionen dokumentiert. Auf Intensivstationen dominiert in der Regel die Pneumonie.

Die Hauptursache für nosokomiale Infektionen sind invasive Maßnahmen, davon zahlreiche device-assoziiert:

• Pneumonie:	Intubation, invasive Beatmung
• Harnwegsinfektionen:	Blasenkatheter
• Sepsis:	intravasale Katheter, vor allem ZVK
• Wundinfektion:	vorausgegangene Operation
• *Clostridioides-difficile-*Infektion (CDI)	Antibiotikatherapie

Tab. 1 Die häufigsten bei der Deutschen nationalen Punktprävalenzerhebung dokumentierten nosokomialen Infektionen. (Nach NRZ 2017; Behnke et al. 2017)

Infektion	Häufigkeit
Untere Atemwegsinfektionen	24,0 %
Postoperative Wundinfektionen	22,4 %
Harnwegsinfektionen	21,6 %
CDI*	10,0 %
primäre Sepsis	5,1 %

CDI: *Clostridioides-difficile-*Infektion.

Die wichtigsten Hygienemaßnahmen auf der Intensivstation zur Prävention sind im Folgenden aufgeführt, wobei auf die genannten Punkte in den verschiedenen Abschnitten des vorliegenden Kapitels näher eingegangen wird.

- Indikationsgerechte Händedesinfektion nach WHO (Pittet et al. 2009; WHO 2009) mit einem alkoholischen Händedesinfektionsmittel als wichtigste Standardhygienemaßnahme, einschließlich regelrechter Hautschutzmaßnahmen; s. Abschn. 2.1.
- Händewaschen bei Verdacht oder Nachweis von Sporen bildenden Erregern; s. Abschn. 5.5.
- Rationale Verwendung von medizinischen Schutzhandschuhen; s. Abschn. 2.1.
- Möglichst kurze Verweildauer von Fremdkörpern (Venenkatheter, Blasenkatheter, arterielle Katheter, externe Ventrikeldrainagen usw.); strenge Indikationsstellung und tägliche Prüfung der Indikation; s. Abschn. 5 und ▶ Kap. 75, „Nosokomiale Infektionen auf der Intensivstation".
- Hygienisch adäquate interventionelle und pflegerische Techniken, insbesondere auch bei invasiven Maßnahmen, zur Verhütung von Blasenkatheterinfektionen, Venenkatheterinfektionen, Pneumonie bei Beatmung und postoperativen Wundinfektionen; s. Abschn. 5 und ▶ Kap. 75, „Nosokomiale Infektionen auf der Intensivstation".
- Bei notwendiger, längerfristiger Anlage eines transurethralen Harnblasenkatheters Überprüfung der Indikation zur Anlage eines suprapubischen Harnblasenkatheters; s. Abschn. 5.3 und ▶ Kap. 75, „Nosokomiale Infektionen auf der Intensivstation".
- Rationaler Einsatz von Antiinfektiva; *(s. unten).
- Schulung und Disziplin des Personals, vor allem der Ärzte (insbesondere, als wichtige Vorbildfunktion, der leitenden Ärzte); s. Abschn. 2.1 und 2.2.
- Einsatz von speziell ausgebildetem Personal (Krankenhaushygieniker und Hygienefachpersonal, „Link Nurses") sowie Beratung des Personals der ITS durch dieses Fachpersonal; s. Abschn. 2.1 und 2.2.
- Sichere Aufbereitung von Medizinprodukten gemäß aktuellen Leitlinien und Herstellerangaben. Die Herstellerangaben zur Aufbereitung sind elementarer Teil des Medizinproduktes; s. Abschn. 7.4.

- Gezielte und sinnvolle (erregerbezogene), d. h. regelrechte und regelhafte Reinigungs- und Desinfektionsmaßnahmen; s. Abschn. 7.
- Kontaminationsfreie Material- und Abfallentsorgung.
- Sichere und wirksame (d. h. regelrechte und regelhafte) Isolierungsmaßnahmen; s. Abschn. 6.
- Surveillance device-assoziierter Infektionen als interne und externe Qualitätssicherung (z. B. KISS und DeQS-RL [QS-WI] nach G-BA); s. Abschn. 4.
- Adäquate Personal-Patienten-Relation; zu wenig qualifiziertes Personal bedeutet immer eine Einschränkung bei der Umsetzung von Hygienemaßnahmen (KRINKO 2009; RKI 2016).
- Unterweisung von Besuchern und externem (fachfremdem) Personal; s. Abschn. 2.3.
- Dokumentation der getroffenen Hygienemaßnahmen sowie der personellen Verantwortlichkeiten, z. B. im Rahmen eines Hygieneplans; s. Abschn. 2.2.

*Siehe zum rationalen Einsatz von Antiinfektiva (Antibiotikatherapie und -prophylaxe), insbesondere das ▶ Kap. 74, „Antibiotika, Antibiotikaprophylaxe und Antimykotika in der Intensivmedizin". Gemäß Infektionsschutzgesetz (IfSG 2021) müssen Art und Umfang des Antibiotikaverbrauchs nicht nur dokumentiert, sondern auch interpretiert werden. Die Interpretation der lokalen Resistenzstatistik ist ein wesentlicher Bestandteil eines empirischen Antibiotikaeinsatzes (ART 2020). Aus der Interpretation der Daten müssen Handlungsmaßnahmen in Bezug auf den Einsatz abgeleitet werden. Umso relevanter ist auch die regelmäßige Reevaluation der Antibiotikatherapie, um diese Therapie ggf. sobald als möglich zu adaptieren, zu deeskalieren oder zu beenden. Eine prolongierte perioperative Antibiotikaprophylaxe ist bis auf wenige Ausnahmen, z. B. bei bestimmten kardiochirurgischen Eingriffen oder bei bestimmten urologischen Eingriffen überflüssig, teuer, sowie potenziell von unerwünschten Arzneimittelwirkungen begleitet und fördert die Resistenzentwicklung (Berríos-Torres et al. 2017; WHO 2018). Um einen rationalen Einsatz von Antibiotika (rationale Antibiotikatherapie und -prophylaxe) bei der Behandlung von Patienten zu gewährleisten, ist auf einer ITS ein Antibiotic Stewardship (ABS) essenziell (AWMF 2018; ART 2020).

Auf die Punkte „Händehygiene", „Hygieneplan" und „Besucher und externe Personen auf der Intensivstation" wird in den nachfolgenden Abschnitten näher eingegangen.

2.1 Händehygiene

Der Händehygiene mit Verwendung alkoholischer Präparate (vor allem Propanol, Ethanol) kommt in der Vermeidung von nosokomialen Infektionen eine zentrale Rolle zu als (neben der „No-touch-Technik") einfachste und kosteneffizienteste Methode der Infektionsprävention. Die Entwicklung der 5 WHO-Indikationen (WHO 2009) zeigt dabei klare Notwendigkeiten auf und vermeidet unnötige Desinfektionen (s. Tab. 2).

Um die Händehygiene in allen Professionen und auch bei Patienten und Angehörigen im Sinne eines „Patient Empowerment" (McGuckin et al. 2011) effizient verankern zu können, müssen diese Personen hierzu hinreichend ausgebildet werden. Die Personen sollen je nach Professionalisierungsgrad Faktenwissen aufweisen (Wann muss ich mir die Hände desinfizieren? Was ist eine aseptische Tätigkeit? Was ist mit einer potenziellen Kontamination gemeint? Was gehört zur Patientenumgebung? Welche individuellen, psychologischen, ökonomischen, rechtlichen, ethischen und medizinischen Auswirkungen haben nosokomiale Infektionen? Wie reagieren Menschen auf Infektionen?). Sie sollten die psychomotorischen Fertigkeiten zur Händehygiene beherrschen (Vorgang der Desinfektion (Pittet et al. 2009)) und adäquate Problemlösestrategien kennen (Was tue ich, wenn ich das Mittel nicht vertrage? Wo finde ich neue Mittel, wenn das alte leer ist? Wie kommuniziere ich eine Infektion gegenüber Angehörigen und Patienten? Wie reagiere ich, wenn ich mich verantwortlich für eine Infektion fühle? Wie motiviere ich

Tab. 2 Beispiele für die WHO-Indikationen zur Händedesinfektion

WHO-Indikationen	Beispiele
WHO 1 Vor Patientenkontakt	Berühren einer versorgten Person
WHO 2 Unmittelbar vor aseptischer Tätigkeit	Vorbereitung von Medikamenten (i.v./p.o.) Manipulation an Verbänden Manipulation an ZVK- und PVK-Hubs Berühren oraler Medikamente (Tabletten) Konnektion von Infusionslösungen an PVK/ZVK Konnektion von Blutkonserven an PVK/ZVK Endoskopien Punktionen
WHO 3 Nach möglicher Kontamination mit infektiösem Material (auch: nach Ablegen von Schutzhandschuhen)	Kontakt zu Blut, Urin, Sekreten, Stuhl, Liquor, u. a. Kontakt zu Abfällen Ablage von PSA Notfallsituationen
WHO 4 nach Patientenkontakt	Berühren einer versorgten Person
WHO 5 nach Kontakt zur unmittelbaren Patientenumgebung	Kontakt zu Bett, Bettwäsche, Lagerungshilfen, WC-Umgebung der Patienten, Kleidung, Beistelltisch, Bed-side-PC-Umgebung und -Displays, Perfusoren, Infusomaten, Beatmungsgeräte, Rasierer

"mein" Team, die Händehygiene umzusetzen und Infektionen zu vermeiden, für die ich die Endverantwortung gegenüber Patienten und Angehörigen trage?). Ebenfalls sollten sie eine Einstellung und damit intrinsische Motivation zur Händehygiene aufweisen und die vier Lerndimensionen (s. Tab. 3) als kombinierte Kompetenz im Alltag dann auch tatsächlich umsetzen.

Die Verfügbarkeit und gute Sichtbarkeit von Händedesinfektionsmittelspendern (Scheithauer et al. 2014) spielt für die Compliance eine relevante Rolle. Ebenso spielt die Workload auf der Station eine relevante Rolle (Scheithauer et al. 2017) wie auch psychologische Faktoren für die regelgerechte Anwendung der Händehygiene. So erhöht z. B. der Hawthorne-Effekt die Häufigkeit der Händehygiene unter Beobachtung (Chen et al. 2015) (wodurch es zu Verzerrungen bei Erhebungen zur Händehygiene unter Beobachtungen kommt). Der Nachfolge-Effekt (wenn die erste Person keine Händedesinfektion durchführt, machen dies die anderen nach), wie auch der Selbstüberhöhungseffekt („Ich kann es besser als die anderen") (Bushuven et al. 2019b) bauen erhebliche Hürden für ein Speaking-up (Schwappach und Gehring 2014), also die Korrektur anderer Personen bei unterlassener oder fehlerhafter Händehygiene (Bushuven et al. 2020) auf.

Lernen und Verhaltenskorrektur erfolgen nur dann, wenn Feedback eine intrinsische (konstruktive Korrektur) oder extrinsische (z. B. Strafe, Lob) Motivation erzeugt (Hattie und Timperley 2007). Intrinsische Motivation ist hierbei meist stärker als extrinsische (Deci und Ryan 1991).

Kommt es bei einer ZVK-Anlage zur Punktion der A. carotis, ist diese Fehlpunktion leicht und sofort z. B. an der spritzenden Blutung zu erkennen. Dieses Feedback erzeugt unmittelbares Lernen. Bei einer fehlerhaften Händehygiene folgt dagegen das Feedback erst nach mehreren Tagen, wenn es zu einer Infektion kommt. Diese ist jedoch aufgrund der Vielzahl von Kontakten zu einem Patienten (Azim et al. 2016) nicht mehr einer einzelnen auslösenden Situation zuschreibbar. Erfolgt nun doch noch eine Korrektur durch eine andere Person, kann dies im Rahmen der unbewussten Selbstüberhöhung subjektiv als Angriff gewertet werden. Das unerwartete Feedback kann bei Selbstüberhöhung emotional verletzend aufgefasst werden und damit eine Verhaltensänderung eher behindern.

Ob diese Selbstüberhöhung auch motivationale Lernprobleme auslöst, ist bisher unklar, jedoch zeigen einzelne Studien, dass die regelgerechte Umsetzung der Händehygiene einem sogenannten Matthäus-Effekt unterliegen kann: Bereits kompetentes Personal mit korrekter Einstellung zur Hygiene wird durch Schulungen besser, weniger kompetentes und gering motiviertes Personal (mit dem höchsten Bedarf) profitiert weniger von Schulungen (Caris et al. 2017).

Ganz allgemein kann es hilfreich sein, nicht primär auf die Steigerung der Händedesinfektionen, sondern auf die Reduktion der erforderlichen Desinfektionen zu fokussieren und so bei identischer Anzahl an Desinfektionen, also wahrgenommener Arbeitslast, die Compliance durch Prozessoptimierung ressourcenneutral zu erhöhen. Dies kann in verschiedenen kritischen Bereichen auch nachhaltig erfolgreich sein (Scheithauer et al. 2012, 2013a, b, c). Ein Element von Prozessoptimierung kann auch die Desinfektion medizinischer Einmalhandschuhe sein (Fehling et al. 2019; Scheithauer et al. 2016).

Bei Schulungen in der Händehygiene sollte daher das Ziel verfolgt werden, nicht nur die 5 Indikationen (s. Tab. 2) sowie die Technik der Händehygiene zu schulen, sondern vor allem die selbstreflexiven Einstellungen zur Händehygiene und die Prozessoptimierung zu adressieren und Möglichkeiten zur Etablierung einer professionsübergreifenden konstruktiven, feedback-bejahenden Sicherheitskultur aufzuzeigen.

Tab. 3 Lerndimensionen bei der Umsetzung der Händehygiene

Lerndimension	Beispiel	Mögliche Auswirkungen bei fehlender Kompetenz
Faktenwissen	Indikationsstellung (5 WHO-Indikationen)	Geringere Compliance, damit Risikoerhöhung für Übertragungen
	Funktionsweise des Desinfektionsmittels	Unwissen um mögliche Hautunverträglichkeiten
	Verzicht auf Ringe, Schmuck, Uhren	Reduktion der Wirksamkeit
Psychomotorische Fertigkeit	Desinfektionsschritte	Reduktion der Wirksamkeit
	Desinfektionsmittel am Spender wechseln können	Geringere Verfügbarkeit
Einstellung	Wissen um die Auswirkungen unterlassener Händehygiene	Verringerung der Motivation zur Durchführung der Händehygiene
	Wissen um Vorbildfunktion von Führungspersonal	Verringerung der Motivation zur Durchführung der Händehygiene
Problemlösen	Speaking-up	Verringerung der allgemeinem Händedesinfektions-Compliance, ggf. Frustration
	Prozessoptimierung	Steigerung der Compliance durch Reduktion der erforderlichen Händedesinfektionen
	Coping bei nosokomialer Infektion	ggf. Second-Victim-Problematik, ggf. Moral-Injury-Problematik
Verhalten	Beobachtung im Alltag und Kombination der anderen Lerndimensionen	Geringere Compliance Geringere Versorgungsqualität

Die Durchführung einer Händedesinfektion erfolgt nach verschiedenen validierten Schemata (Pittet et al. 2009; Arias et al. 2016; Tschudin-Sutter et al. 2019). Essenziell ist die Benetzung der gesamten Hand, vor allem der Fingerkuppen und der Nagelfalze und der Fingerzwischenräume mit einer ausreichenden Menge Desinfektionsmittel (ca. 3 ml). Das Tragen von Schmuck und anderen Gegenständen soll im Sinne eines Bare-below-elbows-Konzeptes unterlassen werden, da sie als Quelle gramnegativer Infektionen identifiziert wurden (WHO 2009). Hierzu zählen z. B. künstliche Fingernägel, Ringe, Armbanduhren, Armbänder und Festivalbändchen. Für die Durchführung sollen Händedesinfektionsmittelspender in ausreichender Anzahl und gut sichtbar angebracht sein.

Handschuhe sind Teil der PSA, suggerieren jedoch bisweilen, dass sie die Händedesinfektion ersetzen könnten (Scheithauer et al. 2010). Auch das erschwerte Anziehen von Handschuhen nach inkomplett angetrockneter Händedesinfektion kann sich negativ auf die Compliance auswirken und dermatologische Schäden verursachen.

Um die Händehygiene in Krankenhäusern und ambulanten Einrichtungen zu verbessern, wurden Surveillance und Qualitätssicherungsprotokolle eingeführt. In Deutschland unterstützt die „Aktion Saubere Hände" mit einem dreistufigen Zertifizierungskonzept die Händehygiene. Zur Zertifizierung sind hierzu auch Beobachtungen und Messungen auf Intensivstationen eingeschlossen.

2.2 Hygieneplan

Ein Hygieneplan ist in medizinischen Einrichtungen für die verschiedenen medizinischen Bereiche zu erstellen und gesetzlich vorgeschrieben (RKI 2017b). Zu den Einrichtungen, in denen innerbetriebliche Verfahrensanweisungen zur Infektionshygiene durch einen Hygieneplan festgelegt werden müssen, gehören Einrichtungen des Gesundheitswesens, Kindergemeinschaftseinrichtungen, Gemeinschaftsunterkünfte und Justizvollzugsanstalten. Dies ist in § 36 Abs. 1 IfSG geregelt (IfSG 2021). Hierzu gehören z. B. auch der Rettungsdienst, die Heimunterbringung von Menschen, Alten- und Krankenversorgung, einschließlich Pflege und ambulante Bereiche. Insofern muss auch für andere Einrichtungen als ein Krankenhaus ein Hygieneplan erstellt werden (hier zum Teil auch als Hygieneleitfaden bezeichnet). Für den Rettungsdienst und die Heimunterbringung sei in diesem Zusammenhang auf die jeweiligen spezifischen Voraussetzungen verwiesen (RKI 2012b, 2018b).

Im Folgenden soll auf die Rahmenbedingungen eines Hygieneplans eingegangen werden, ohne dass dabei ein Muster- oder Rahmenhygieneplan für eine Intensivstation (ITS) vorgestellt wird. Die Erstellung eines solchen Hygieneplans obliegt letztendlich der jeweiligen Einrichtung. Vielmehr sollen an dieser Stelle Hinweise gegeben werden, worauf ein Hygieneplan beruht und was bei der Erstellung beachtet werden sollte. Dabei werden in einem Hygieneplan unterschiedliche Informationen zu Hygienemaßnahmen sowie deren Umsetzung und Verfahrensanweisungen, ggf. auch unter Verwendung von Verlinkungen, aufgeführt und zusammengefasst. Aber auch die Regelung der personellen Verantwortlichkeit und Zuständigkeit sowie sog. Standardarbeitsanweisungen (SOP, „Standard Operating Procedure") sind Bestandteil. Die verschiedenen Dokumente eines Hygieneplans sollten sowohl allgemeine als auch konkrete Hinweise sowie Verfahrensanweisungen enthalten. Hierzu gehören insbesondere:

- Hinweise zur Händehygiene und zum Hautschutz,
- Umgang mit sowie Aufbereitung von Medizinprodukten,
- Umgang mit Arzneimitteln,
- Reinigung und Desinfektion,
- Umgang mit der persönlichen Schutzausrüstung des Personals (PSA),
- Abfallentsorgung,
- Hinweise zu Trink- und Abwasser bzw. zur Wasserinstallation,
- Hinweise zur Pflege von Patienten, einschließlich Pflegestandards,
- Hinweise zu Eingriffen und Untersuchungen am Patienten,
- Hinweise zur Infektionssurveillance.

Die o. g. SOP dienen als Grundlage für die praktische Umsetzung des Hygieneplans und somit dem Personal der jeweiligen Einrichtung als konkrete Arbeitsanleitung und Arbeitsanweisung.

Der Hygieneplan muss dabei auf den jeweiligen Bereich, im vorliegenden Fall eine ITS, konkret zugeschnitten sein. Er dient dem Schutz der Patienten sowie der Infektionsprävention und damit auch der Vermeidung von nosokomialen Infektionen. Aus rechtlicher Sicht muss der Hygieneplan alle einrichtungsinternen Vorgaben zur Infektionsprävention und Infektionsüberwachung sowie deren Umsetzung in einer (rechts-)verbindlichen Form beinhalten und dient bei juristisch strittigen Fragen als Grundlage zu Klärung der Sachlage. Gleichzeitig dient er mit seinen Dokumenten und Hinweisen dem Personal als Schulungsanleitung und Anleitung für ein sicheres Arbeiten. Er ist somit auch ein Instrument der internen Qualitätssicherung. Als Beispiel für die praktische Umsetzung ist das Muster eines Reinigungs- und Desinfektionsplans für eine Intensivstation im Anhang in Tabellenform als Anlage beigefügt.

Die Erstellung des Hygieneplans wie auch die Überwachung seiner Umsetzung obliegt der Leitung von medizinischen Einrichtungen und ist nur teilweise delegierbar. Die gesetzlichen Voraussetzungen finden sich u. a. im Infektionsschutzgesetz (IfSG), dem Sozialgesetzbuch (SGB), den

Technischen Regeln für Biologische Arbeitsstoffe (im Gesundheitswesen und in der Wohlfahrtspflege; speziell TRBA 250), dem Arbeitsschutzgesetz (ArbSchG), der Biostoffverordnung (BiostoffV), der Medizinprodukteverordnung (medical devices regulation; MDR) und dem Medizinprodukterecht-Durchführungsgesetz (MPDG) (s. hierzu auch die Medizinprodukte-EU-Anpassungsverordnung von April 2021 (www.bgbl.de)), dem Arzneimittelgesetz (AMG), der Trinkwasserverordnung (TrinkwV) sowie in weiteren hier nicht explizit genannten Dokumenten. Insbesondere seien an dieser Stelle die sog. Landeshygieneverordnungen der einzelnen Bundesländer erwähnt. Hintergrund hierfür ist u. a. § 23 Abs. 8 IfSG (RKI 2021c; IfSG 2021):

> „Die Landesregierungen haben durch Rechtsverordnung für Krankenhäuser, Einrichtungen für ambulantes Operieren, Vorsorge- oder Rehabilitationseinrichtungen, in denen eine den Krankenhäusern vergleichbare medizinische Versorgung erfolgt, sowie für Dialyseeinrichtungen und Tageskliniken die jeweils erforderlichen Maßnahmen zur Verhütung, Erkennung, Erfassung und Bekämpfung von nosokomialen Infektionen und Krankheitserregern mit Resistenzen zu regeln."

Durch Verabschiedung bzw. Inkrafttreten der sog. Landeshygieneverordnungen haben die Landesregierungen diese Vorgabe des IfSG umgesetzt. Dabei muss beachtet werden, dass bei den gesetzlichen Vorgaben in den verschiedenen Bundesländern Deutschlands durch die föderalistische Struktur durchaus Unterschiede bestehen können. Darüber hinaus sollten für spezifische Punkte des Hygieneplans auch weitere Dokumente berücksichtigt werden; z. B. im Rahmen der Bauhygiene die jeweilige Bauordnung (BauO) eines Bundeslandes.

Der Hygieneplan muss sich zudem auf dem aktuellen Stand der Wissenschaft und Technik befinden. In diesem Zusammenhang wird u. a. auf die Empfehlungen der Kommission für Krankenhaushygiene und Infektionsprävention (KRINKO) (RKI 2021b) sowie der Kommission Antiinfektiva, Resistenz und Therapie (ART) (RKI 2013) am Robert Koch-Institut (RKI) verwiesen. Insofern gehören zum Hygieneplan u. a. auch Hinweise zur Erfassung und Bewertung von Erregern mit speziellen Resistenzen sowie im weitesten Sinne auch Hinweise zum Antibiotic Stewardship (ABS). Laut IfSG greift dabei nach § 23 Nosokomiale Infektionen; Resistenzen; Rechtsverordnungen durch die Länder; Abs. 3 die Vermutungswirkung:

> „Die Einhaltung des Standes der medizinischen Wissenschaft auf diesem Gebiet wird vermutet, wenn jeweils die veröffentlichten Empfehlungen der Kommission für Krankenhaushygiene und Infektionsprävention beim Robert Koch-Institut und der Kommission Antiinfektiva, Resistenz und Therapie beim Robert Koch-Institut beachtet worden sind" (IfSG 2021).

Nach den Landeshygieneverordnungen gibt es Vorgaben, in welchem zeitlichen Rahmen die Dokumente des Hygieneplans geprüft und überarbeitet werden müssen, wobei diese Vorgaben aufgrund der o. g. Punkte je nach Bundesland unterschiedlich sein können. Insofern sollten die Dokumente, z. B. im Rahmen des einrichtungsinternen Qualitätsmanagements (QM), jeweils mit aktuellem Datum, Revisionsstand, Freigabe, Unterschriften versehen sein. Letztendlich soll dies in medizinischen Einrichtungen zur Vermeidung von beherrschbaren Risiken und zum Beherrschen von vermeidbaren Risiken beitragen.

Die Überwachung von medizinischen Einrichtungen, und damit der Dokumente des Hygieneplans, unterliegt den örtlichen Aufsichtsbehörden, wie dem örtlichen Gesundheitsamt, aber, je nach Teilbereich der medizinischen Einrichtung, wie z. B. Station, Lüftungsanlage, Aufbereitungseinheit für Medizinprodukte (AEMP), Küche/Speiseversorgung, auch der Gewerbeaufsicht, dem Regierungspräsidium, dem Veterinäramt u. a., wobei es hier je nach Bundesland ebenfalls Unterschiede bei den behördlichen Zuständigkeiten gibt.

Auf der Internetseite der Deutschen Gesellschaft für angewandte Hygiene in der Dialyse (DGAHD e.V.) finden sich auf der Informationsseite für Hygiene neben Verlinkungen zu den o. g. Landeshygieneverordnungen auch Verlinkungen zu o. g. Gesetzen, Verordnungen, Normen und Regeln, die den Bereich Hygiene betreffen (DGAHD e.V. 2021).

Inhaltlich sollte der Hygieneplan alle hygienerelevanten Maßnahmen zum Schutz der Patienten in einer strukturierten Form darstellen und den Erfordernissen der jeweiligen Einrichtungen genügen. Allerdings gibt es keine eindeutigen Vorgaben, wie dies inhaltlich und von der Form her auszusehen hat, und insofern hat man relativ viel Handlungsspielraum. Denkbar sind z. B. Abbildungen, Fließtext, Flussdiagramme, Tabellen etc. Bei der Erstellung einer SOP sollten dennoch die folgenden Punkte berücksichtigt werden:

- Sie sollte möglichst kurz sein und den täglichen Arbeitsablauf abbilden und dabei alle erforderlichen Informationen beinhalten; i. d. R. nicht umfangreicher als 2–3 Seiten.
- Sie sollte ausführlich genug sein, damit ein „Nicht-Vertrauter", aber eine in der Sache erfahrene Person, nach Anleitung die Arbeit sicher bewältigen kann bzw. den Prozess und die Anweisungen versteht.
- Es kann eine beliebige Form gewählt werden, wobei eine bildliche Darstellung und/oder ein Flussdiagramm i. d. R. sehr übersichtlich sind.
- Sie benötigt, ebenso wie der Hygieneplan insgesamt, eine Kennzeichnung mit Erstellungsdatum, Autor, Verantwortlichen (mit Unterschrift) und Revisionsdatum.

Da der Schutz der Patienten natürlicherweise auch von der Arbeit und damit auch dem Schutz des Personals abhängig ist, und nicht unabhängig hiervon betrachtet werden kann, beinhaltet der Hygieneplan zudem Maßnahmen zum Personalschutz (Arbeitsschutz). Seine Erstellung sollte insofern auch in Abstimmung mit der Arbeitsmedizin/dem Betriebsärztlichen Dienst der jeweiligen Einrichtung erfolgen.

Vor der Erstellung eines Hygieneplans muss eine Risiko- und Gefährdungsanalyse der jeweiligen medizinischen

Einrichtung durchgeführt werden, da nur hierdurch eine der jeweiligen Einrichtung angepasste Erarbeitung des Hygieneplans möglich ist. Es gibt für die zu erstellenden Dokumente des Hygieneplans, die unterschiedlichsten frei zugänglichen Vorlagen, wie z. B. den Muster- oder Rahmenhygieneplan:

- https://www.rki.de/DE/Content/Infekt/Krankenhaushygiene/ThemenAZ/H/Hygiene/Hygiene_plan.html (RKI 2017b)
- https://www.uminfo.de/rahmenhygieneplaene-lak.html (Länderarbeitskreis 2021)
- https://www.hygiene-medizinprodukte.de/download (Kompetenzzentrum Hygiene und Medizinprodukte 2021).

Diese sollten aber nicht einfach 1:1 übernommen werden, sondern vielmehr der jeweils eigenen Einrichtung bzw. dem jeweiligen Bereich angepasst sein, was teilweise auch von den Aufsichtsbehörden überprüft wird. Für die ITS z. B. müssen aktuelle Dokumente vorliegen. Hierbei kann u. a. auf Hinweise und Leitlinien entsprechender Fachgesellschaften, z. B. die Leitlinien der *Arbeitsgemeinschaft der Wissenschaftlichen Medizinischen Fachgesellschaften e.V.* (AWMF 2021), aber zum Teil auch auf Herstellerangaben zurückgegriffen werden. Insofern können aus arbeitstechnischen Gründen bereits bestehende und frei zugängliche Dokumente verwendet werden, die aber auf die jeweilige Einrichtung und den jeweiligen Bereich angepasst werden müssen. So kann für die Einrichtung z. B. auch ein allgemeingültiger Hygieneplan erstellt werden, der unter Verwendung von „Verlinkungen" zusätzlich konkrete Dokumente für den jeweiligen Bereich, hier die ITS, enthält. Dies sollte ggf. mit den Aufsichtsbehörden abgestimmt werden.

Darüber hinaus müssen die einzelnen Dokumente des Hygieneplans dem Personal in der jeweils aktuellen Form frei zugänglich zur Verfügung stehen, z. B. über das Intranet oder ggf. auch in Form von Aushängen und frei zugänglichen Ordnern. Bei wesentlichen Änderungen sollte neben den regelmäßigen Schulungen, z. B. jährlich, und regelmäßigen Informationen des Personals eine zeitnahe Information der Mitarbeiter erfolgen. Bei der Einstellung von Personal sollte zudem eine Schulung und Information der neuen Mitarbeiter durchgeführt werden. Die Kenntnis über die Dokumente des Hygieneplans sowie deren Aktualisierungen sollten durch die Mitarbeiter bestätigt werden (durch eigenhändige Unterschrift oder durch elektronische Kennzeichnung).

2.3 Besucher und externe Personen auf der Intensivstation

Das Erleben schwerer Krankheit fordert Patienten, Angehörige wie auch das Personal der Intensivstationen. Der Besuch kritisch kranker Patienten ist für alle drei Gruppen von Vorteil: Patienten erleben Unterstützung durch ihre Angehörigen, Angehörige können in bedrohlichen Phasen sowie in End-of-Life-Situationen vor Ort sein und das Personal erfährt bisweilen Hilfe durch Mitbetreuung und erhält Informationen zur Verwirklichung des nicht immer vorliegenden Patientenwillens sowie Einwilligungen in notwendige Eingriffe. In der SARS-CoV-2-Pandemie zeigten sich die erheblichen psychosozialen Auswirkungen bei kompletten Besuchsstopps, in denen Menschen nicht nur subjektiv „alleingelassen sterben" (Capozzo 2020).

Werden Besucher zugelassen, sollten diese möglichst frei von akuten Infektionen sein und durch eine Bezugsperson, die auch bei Fragen zur Verfügung steht, in die Händedesinfektion eingewiesen werden. Sind Besucher mit Infektionserkrankungen unabdingbar notwendig (z. B. End-of-Life-Situation), sollte dies durch Fachkräfte begleitet werden (z. B. Hygienefachpersonal, Hygienebeauftragte, Fachkräfte), im Team abgesprochen sein und weitere Schutzmaßnahmen sollten ergriffen werden. Insbesondere bei respiratorischen Symptomen bietet es sich im Sinne der Corona-Pandemie-Regeln an, einen medizinischen Mund-Nasen-Schutz oder ggf. eine dichter sitzende FFP2-Maske als Fremdschutz zu verwenden.

Der Besuch durch Minderjährige sollte von der „Notwendigkeit" des Besuches (Abschied am Lebensende? „Mitbesuch" aufgrund fehlender Kinderbetreuung? Profitiert der Patient? Profitiert das Kind? Tragen Erziehungsberechtigte den Besuch mit? Besteht eine fachliche Betreuung und geschützter Raum bei Fragen?), vom individuellen Risikoprofil, sowie Infektions- und Immunitätsstatus abhängig gemacht werden.

Für den Betrieb der Intensivstation erforderliche externe Personen (z. B. Handwerker) sollten vor Betreten der Station ebenfalls in die Händehygiene eingewiesen und bei eigener akuter Infektion durch andere Personen vertreten werden.

3 Verhütung und Kontrolle der wichtigsten Krankenhausinfektionen

In Deutschland stehen von der Kommission für Krankenhaushygiene und Infektionsprävention (KRINKO) am Robert Koch-Institut (RKI) erarbeitete evidenzbasierte, kategorisierte Empfehlungen zur Verfügung, die wesentliche Aspekte zur Verhütung und Kontrolle der wichtigsten Krankenhausinfektionen beinhalten. Sie sind über das Internet unter https://www.rki.de/DE/Content/Infekt/Krankenhaushygiene/Kommission/kommission_node.html (RKI 2021b) bzw. https://www.rki.de/DE/Content/Infekt/Krankenhaushygiene/Kommission/Tabelle_gesamt.html (RKI 2021d) abrufbar und stimmen in weiten Teilen mit den HICPAC-Guidelines (Healthcare Infection Control Practices Advisory Committe) der CDC (Centers for Disease Control and Prevention, Atlanta, USA) überein. Diese sind über das Internet unter https://www.cdc.gov/infectioncontrol/guidelines/index.html (CDC 2020a) abrufbar. Die Empfehlungen werden regelmäßig aktualisiert und ergänzt. So finden sich z. B. aufgrund der Corona-Pandemie aktuelle Hinweise zu Hygienemaßnahmen im Rahmen der Behandlung und Pflege von Patienten mit einer Infektion durch SARS-CoV-2; über das Internet abrufbar unter https://www.rki.de/DE/Content/InfAZ/N/Neuartiges_Coronavirus/Hygiene.html (RKI 2021e) und https://www.cdc.gov/coronavirus/2019-ncov/hcp/infection-control.html (CDC 2020b). Zudem verweist die KRINKO zunehmend selbst auf spezielle Leitlinien einzelner Fachgesellschaften. Der zunehmende Bezug auf evidenzbasierte Daten seitens des RKI bedeutet allerdings auch, dass vermehrt individuelle Anpassungen des Hygieneregimes seitens der Krankenhaushygiene verantwortet werden müssen. Die eigenständige Lektüre der RKI- und CDC-Guidelines ist anzuraten, zumal dort wertvolle Hintergrundinformationen gegeben werden. Übersichten zu einzelnen Themen finden sich im ▶ Kap. 75, „Nosokomiale Infektionen auf der Intensivstation" und auch in Standardwerken wie *Praktische Krankenhaushygiene und Umweltschutz* (Dettenkofer et al. 2018) und *Krankenhaus- und Praxishygiene* (Kramer et al. 2022) sowie in *Mayhall's Hospital Epidemiology and Infection Prevention* (Weber und Talbot 2020).

▶ **Cave** Der weitaus häufigste Überträger von Infektionen ist der Mensch, d. h. auf der Intensivstation in erster Linie das medizinische Personal mit direktem Patientenkontakt. Dabei spielen kontaminierte Hände (und Handschuhe) oder Gegenstände bei der Infektionsübertragung die mit Abstand wichtigste Rolle, gefolgt von der Transmission über Tröpfchen oder Tröpfchenkerne (aerogen). Sonstige Flächen wie Wände, Decken oder auch Fußböden bergen nur eine äußerst geringe Infektionsgefahr.

4 Surveillance nosokomialer Infektionen auf Intensivstationen

Das Infektionsschutzgesetz (IfSG) verpflichtet Krankenhäuser nach § 23 Abs. 4, eine Surveillance zur Erfassung von nosokomialen Infektionen in der stationären Patientenversorgung durchzuführen. Es handelt sich dabei um „eine fortlaufende, systematische Erfassung, Analyse und Inter-pretation der Daten zu diesen Infektionen" (KRINKO 2020b). Dies betrifft insbesondere die gezielte Surveillance von device-assoziierten Infektionen. Konkrete Zahlen sind eine Voraussetzung für die Beurteilung des Infektionsgeschehens und können z. B. zur Klärung der Frage beitragen, ob die Infektionen durch ein zugrunde liegendes krankenhaushygienisches Problem bedingt sind und ggf. ob und welches Vermeidungspotenzial besteht.

Insofern ist Surveillance, insbesondere auch auf Intensivstationen (ITS), eine wichtige Maßnahme im Rahmen des internen Qualitätsmanagements. Es sollte beachtet werden, dass die Surveillance nosokomialer Infektionen nach IfSG nicht die Verpflichtung zur externen Qualitätssicherung (Gemeinsamer Bundesausschuss [G-BA], Institut für Qualitätssicherung und Transparenz im Gesundheitswesen [IQTIQ]) ersetzt. Als Hilfe zur praktischen Umsetzung der gesetzlichen Vorgaben hat die Kommission für Krankenhaushygiene und Infektionsprävention (KRINKO) am Robert Koch-Institut (RKI) eine Empfehlung herausgegeben: https://www.rki.de/DE/Content/Infekt/Krankenhaushygiene/Kommission/Downloads/Surv_NI_Rili.pdf?__blob=publicationFile (KRINKO 2020b).

Das RKI legt die zu erfassenden nosokomialen Infektionen fest. Stand 2021 handelt es sich um folgende Infektionsarten (KRINKO 2020b):

- postoperative Wundinfektionen,
- katheterassoziierte Septikämien,
- beatmungsassoziierte Pneumonien,
- katheterassoziierte Harnwegsinfektionen,
- nosokomiale Diarrhöen durch *Clostridioides difficile*.

Da die Surveillance zeitaufwendig ist, sollte dies gezielt in den von der Hygienekommission festgelegten Risikobereichen und nur bezogen auf die in der jeweiligen Abteilung relevanten Infektionsarten durchgeführt werden. Es kann aber auch sinnvoll sein, die Liste abteilungsspezifisch zu erweitern – auf neurochirurgischen Intensivstationen beispielsweise um ventrikeldrainage-assoziierte Meningitiden/Ventrikulitiden (KRINKO 2020b).

Die gesammelten Daten sollen regelmäßig, mindestens jährlich, analysiert und interpretiert werden. Dafür ist es sinnvoll, die Surveillance-Ergebnisse mit den Infektionsdaten der Vorjahre aus dem eigenen Krankenhaus und mit Referenzdaten anderer ähnlicher Krankenhäuser bzw. Abteilungen zu vergleichen. Dadurch wird eine Bewertung der Rate an nosokomialen Infektionen im eigenen Haus bzw. in der Abteilung ermöglicht. Referenzdaten werden vom Nationalen Referenzzentrum für Surveillance von nosokomialen Infektionen (NRZ) zur Verfügung gestellt. Zur Erleichterung der systematischen Erfassung nosokomialer Infektionen bietet das NRZ das Krankenhaus-Infektions-Surveillance-System (KISS) an, das u. a. das Modul ITS-KISS speziell für Intensivstationen beinhaltet (NRZ 2021). Um eine gute Vergleichbarkeit der zu erhebenden Daten zu gewährleisten, müssen Einführungskurse zum Erlernen der Erfassungsmethodik absolviert werden. Weitere Informationen zu KISS stehen auf der Homepage des NRZ zur Verfügung: https://www.nrz-hygiene.de/surveillance/kiss/ (NRZ 2021).

Surveillance-Ergebnisse sollten gemeinsam vom Hygieneteam und den Verantwortlichen der jeweiligen Abteilung ausgewertet und beurteilt werden. Bei Auffälligkeiten sollten mögliche Ursachen identifiziert und Maßnahmen zur Verbesserung der Hygiene erarbeitet und umgesetzt werden. Durch die fortlaufende Surveillance können die neu eingeführten Maßnahmen auf Erfolg kontrolliert und die Mitarbeiter bei einer Reduktion der nosokomialen Infektionen auch zukünftig zur Einhaltung von Hygienemaßnahmen motiviert werden.

Nur eine aktive Surveillance kann also zu einer Reduktion der Infektionsraten beitragen. Dabei stehen das Feedback der erhobenen Daten und die in der gemeinsamen Diskussion entstandenen Interventionsstrategien im Vordergrund.

5 Prävention nosokomialer Infektionen

Wie einleitend bemerkt, schätzt das RKI basierend auf einer Studie von 2019 (Zacher et al. 2019), dass in Deutschland pro Jahr ca. 400.000 bis 600.000 nosokomiale Infektionen auftreten (RKI 2019). Die Zahl der Todesfälle wird auf ca. 10.000 bis 20.000 pro Jahr geschätzt (RKI 2019). Die Krankheitslast – ausgedrückt in Disability-Adjusted Life-Years (DALY) – liegt bei ca. 250.000 pro Jahr (RKI 2019). Anzumerken bleibt, dass nicht jede nosokomiale Infektion vermeidbar ist. Allerdings könnten durch geeignete Präventionsmaßnahmen zumindest 20–30 % dieser Infektionen vermieden werden (Gastmeier et al. 2010). Hierzu veröffentlicht die Kommission für Krankenhaushygiene und Infektionsprävention (KRINKO) am RKI die bereits o. g. Empfehlungen auf der Website des RKI: https://www.rki.de/DE/Content/Infekt/Krankenhaushygiene/Kommission/Tabelle_gesamt.html; jsessionid=D1853E393948411BE89F6D6E943499BD.internet092 (RKI 2021d).

Die einzelnen Empfehlungen der KRINKO werden mit einer Evidenzkategorie (I bis IV) belegt. Im Jahr 2010 wurden die Evidenzkategorien überarbeitet und konkretisiert. Hierbei ist zu beachten, dass dies nur die Empfehlungen der KRINKO betrifft, die nach 2010 veröffentlicht worden sind. Auf der Überarbeitung basierend wird die Umsetzung der Maßnahmen umso nachdrücklicher (entsprechend Kategorie I) empfohlen, je höher die wissenschaftliche Beweiskraft der vorhandenen Studien ist, da es sich dann um den derzeitigen Stand wissenschaftlicher Kenntnis und Erfahrung handelt. Eine Ausnahme hiervon bildet die Kategorie IV (Anforderungen, Maßnahmen und Verfahrensweisen, die durch allgemein geltende Rechtsvorschriften zu beachten sind). Insgesamt kann von den Vorgaben der Richtlinie grundsätzlich dann abgewichen werden, wenn nach Prüfung alternativer Maßnahmen diese nicht zu einem niedrigeren Schutzniveau für Patient und medizinischem Personal führen. Die entsprechenden Maßnahmen müssen im Fall der Abweichung von der Richtlinie fachlich begründet werden (KRINKO 2010).

In den nachfolgenden Abschnitten wird auf die bereits oben erwähnten häufigsten auf einer Intensivstation vorkommenden nosokomialen Infektionen eingegangen und es werden Präventionsmaßnahmen vorgestellt, die auf den o. g. Empfehlungen basieren. Auf eine Kategorisierung der Präventionsmaßnahmen entsprechend den Evidenzkategorien der KRINKO wurde verzichtet, um die Darstellung nicht unnötig zu verkomplizieren. Um dies mit Bezug auf die Evidenzkategorien zu vertiefen, sei auf die jeweiligen Empfehlungen der KRINKO verwiesen, die in den jeweiligen folgenden Abschnitten aufgeführt sind, wobei es auch gilt, die jeweiligen gesetzlichen Vorgaben und ggf. Herstellerangaben zu beachten.

5.1 Postoperative Wundinfektionen

Postoperative Wundinfektionen (SSI – „surgical site infections") gehören zu den häufigsten nosokomialen Infektionen. In der nationalen Punktprävalenzerhebung 2016 lag ihr Anteil an den gesamten nosokomialen Infektionen bei 22,4 % (NRZ 2017). Im Jahr 2018 erschien die KRINKO-Empfehlung „Prävention postoperativer Wundinfektionen" (KRINKO 2018b). Zudem bewerten die Leitlinien diverser internationaler Fachgesellschaften Faktoren der Prävention postoperativer Wundinfekte (Anderson et al. 2014; Berríos-Torres et al. 2017; WHO 2018). Die in diesen Empfehlungen thematisierten Präventionsmaßnahmen betreffen neben dem OP-Bereich im engeren Sinne auch die perioperative Behandlung mit vorbereitenden Maßnahmen und Nachsorge.

Präoperativ sollten möglichst optimale Bedingungen für den Eingriff angestrebt werden. So sollte z. B. der Blutzucker bei Diabetikern bestmöglich eingestellt werden. Auch wenn im intensivmedizinischen Kontext dies bereits Teil der Therapie ist, kann die Dringlichkeit der Operation eine optimale Vorbereitung erschweren.

Als vorbereitende Maßnahme ist unter anderem eine präoperative antimikrobielle Körperwaschung zu diskutieren. Die verschiedenen Leitlinien empfehlen bei Patienten, die nasal mit einem *S. aureus* (zwischen Methicillin-resistenten *S. aureus* [MRSA] und Methicillin-sensiblen *S. aureus* [MSSA] wird dabei nicht unterschieden) besiedelt sind, zusätzlich zu einer nasalen Behandlung (mit Mupirocin-Nasensalbe oder einer antiseptischen Nasensalbe) eine antimikrobielle präoperative Körperwaschung bei Operationen, bei denen eine Wundinfektion mit *S. aureus* häufig ist. Die beste Evidenz zum Nutzen dieser Maßnahme gibt es bei großen orthopädischen Eingriffen und in der Herz-Thorax-Chirurgie. Bestuntersuchtes Mittel zur antimikrobiellen Waschung ist Chlorhexidin.

Die Umsetzung dieser Empfehlung wird allerdings dadurch erschwert, dass die nasale Kolonisation von *S. aureus* in der Regel abseits von einem MRSA-Screening nicht bekannt ist. Die routinemäßige Durchführung eines präoperativen Screenings scheitert oft an den Rahmenbedingungen (zu wenig Zeitabstand zwischen Aufnahme/Indikationsstellung und Operation). In der Regel muss daher die behandelnde chirurgische Abteilung entscheiden, bei welchen Konstellationen sie die beschriebenen Maßnahmen ohne Kenntnis einer nasalen Kolonisation durchführen möchte. Die strittigste Maßnahme ist dabei aus infektiologischer Sicht die routinemäßige Gabe einer antibiotischen Nasensalbe.

Für kolorektale Operationen kann eine mechanische Darmdekontamination (MBP – „mechanical bowel preparation") erwogen werden. Bei nicht einheitlicher Datenlage zu ihrem Nutzen kann eine MBP aus rein infektionspräventiver Sicht nicht grundsätzlich empfohlen werden. Sie sollte mit einer oralen Antibiotikagabe kombiniert werden (Rollins et al. 2018; Klinger et al. 2019).

Ein weiterer Baustein der SSI-Prävention für Eingriffe mit einer Anästhesiedauer > 30 Minuten ist die Vermeidung einer akzidentellen Hypothermie für den gesamten perioperativen Zeitraum (Beginn Einleitung bis Ende der Narkose). Komplikationen als Folge einer perioperativen Hypothermie können neben dem erhöhten Risiko für SSI eine Pneumonie und Sepsis sowie eine erhöhte postoperative Morbidität und Letalität sein. Besondere präventive Bedeutung hat die adäquate aktive präoperative Vorwärmung (ca. 20 Minuten, *mindestens* 10 Minuten). „Aktiv" bedeutet dabei eine Wärmezufuhr durch Konduktion bzw. Konvektion (Wärmedecken) im Gegensatz zu der weniger effektiven „passiven" Wärmeprotektion durch Isolierung/Reduktion von Wärmeverlusten. Patienten mit Vorwärmung und Anästhesiedauer < 60 Minuten benötigen keine aktive intraoperative Wärmung (AWMF 2019).

Zur Indikation für eine perioperative Antibiotikaprophylaxe (PAP) gibt es recht einheitliche evidenzbasierte Empfehlungen in den Leitlinien verschiedener Fachgesellschaften (Berríos-Torres et al. 2017; Anderson et al. 2014). Hierbei sind Faktoren wie die Art der geplanten OP, der Kontaminationsgrad des OP-Gebietes und patientenassoziierte Faktoren (z. B. Immunsuppression) zu berücksichtigen. Die Auswahl des Antibiotikums richtet sich nach der geplanten Prozedur und den dabei zu erwartenden Erregern.

Die Gabe der PAP sollte in der Regel 30–60 Minuten vor der Inzision erfolgen, sodass zum Zeitpunkt der Inzision ausreichende Gewebsspiegel vorliegen. Substanzspezifisch kann eine frühere Gabe erforderlich sein (z. B. bei Chinolonen und Vancomycin aufgrund der längeren Infusionsdauer). Wesentlich ist das rechtzeitige Beenden einer antibiotischen Prophylaxe (in der Regel bei OP-Ende), da bei fortgesetzter Antibiotikagabe die infektionspräventive Wirkung abnimmt und die Rate von unerwünschten Wirkungen steigt, also ein ungünstiges Nutzen-Schaden-Verhältnis entsteht.

In der Vorbereitung des OP-Feldes ist eine Haarentfernung zum Zweck der SSI-Prophylaxe nicht indiziert, kann aber aus operationstechnischen Gründen sinnvoll sein. In diesem Fall sollte sie vorzugsweise außerhalb des OPs als elektrische Kürzung mit einem Clipper oder alternativ als chemische Haarentfernung durchgeführt werden (Lefebvre et al. 2015).

Die Hautdesinfektion des OP-Feldes („Abwaschen") soll mit einem Präparat auf alkoholischer Basis in Kombination mit einem remanenten Wirkstoff (z. B. Chlorhexidin [CHX] und Octenidin) erfolgen. Eine komplette Benetzung des OP-Feldes und eine ausreichende Einwirkzeit sind essenziell.

Der erste Verbandswechsel einer im OP mit sterilen Wundauflage bedeckten Wunde ist nach KRINKO-Empfehlung nach etwa 48 Stunden vorgesehen, sofern der Verdacht auf Komplikationen nicht eine frühere Wundinspektion notwendig macht. Intraoperativ gelegte Drainagen sollten aus hygienischer Perspektive so früh wie möglich gezogen werden. Eine liegende Drainage begründet allein keine antibiotische Therapie.

Neben einer regelmäßigen ärztlichen Wundinspektion ist in der postoperativen Wundversorgung vor allem die Einhaltung der Basishygiene wichtig. Hier sollte streng auf die Indikationen zur Händehygiene geachtet werden. Für Verbandswechsel und Wundversorgung werden ein Verbandwagen oder Tablettsysteme empfohlen. Unterschiedliche Wagen/Tabletts für aseptische und infizierte Wunden sind dabei nicht gefordert. Voraussetzung ist jedoch immer, dass Kontaminationen strikt vermieden werden (KRINKO 2018b). Prozessabläufe beim Verbandswechsel müssen also nach festgelegten Regeln durchgeführt und auf Alltagstauglichkeit geprüft werden. Hierbei ist insbesondere die Umsetzbarkeit mit der zur Verfügung stehenden Personalkapazität zu beachten.

Eine weitere essenzielle Säule der Infektionsprävention ist die Durchführung einer Surveillance bezüglich SSI. Die fortlaufende systematische Erfassung, Analyse und Interpretation von Daten sowie deren Übermittlung an die behandelnden Ärzte/das Pflegepersonal ist ein wichtiges Element der Qualitätssicherung und der Optimierung von Prozessen (s. Abschn. 4).

5.2 Device-assoziierte Pneumonie

Die beatmungsassoziierten Pneumonien gehören mit einer Inzidenz von 5–40 % zu den häufigsten nosokomialen Infektionen auf der Intensivstation (Papazian et al. 2020) und führen zu einem signifikanten Verlust an Lebensjahren und Lebensqualität (Cassini et al. 2016). Besonders bei an den Atemwegen vorerkrankten Personen (z. B. COPD, zystische Fibrose) sind sie von hoher Relevanz. Ihr Progress zur pneumogenen Sepsis und zur Critical-Illness-Polyneuropathie erschweren die Entwöhnung und den Heilungsprozess der zugrunde liegenden Erkrankung. In vielen Fällen resultiert eine prolongierte Entwöhnung von der Beatmung mit der

Notwendigkeit einer plastischen oder dilatativen Tracheotomie mit wiederum neuen infektionsrelevanten Aspekten. Die Risiken einer Pneumonie sind daher nicht nur für Patienten von hoher Relevanz, sondern durch den prolongierten Verlauf auch für die Ressourcenplanung der Intensivstationen und für die Krankenhausökonomie (Leistner et al. 2013).

Die wichtigsten Präventionsmaßnahmen der deviceassoziierten Pneumonie umfassen nach der immer noch geltenden KRINKO-Empfehlung aus dem Jahr 2013 (KRINKO 2013), der hohen Bedeutung der frühen Mobilisierung (Zang et al. 2020) und den APSS-Empfehlungen (PatientSafetyMovement 2018) folgende Punkte:

- Verzicht auf invasive Beatmung zugunsten nichtinvasiver Beatmung (NIV),
- Verwendung von Entwöhnungsprotokollen mit täglichen Entwöhnungsversuchen,
- konsequente Händehygiene,
- Personalschulungen,
- Verwendung geblockter Tuben und Kanülen in der Intensivtherapie,
- Verwendung subglottischer Absaugungen,
- wochenweiser Wechsel der Beatmungssysteme,
- Verwendung geschlossener Absaugsysteme bei MRE-Kolonisation,
- Nutzen steriler Handschuhe beim offenen Absaugen,
- Mundpflege mit aseptischen Substanzen,
- frühe enterale Ernährung,
- Verzicht auf eine Stressulkus-Prophylaxe bei enteral ernährten Patienten,
- Vermeiden ungeplanter Extubationen.

Als zueinander gleichwertige Methoden hinsichtlich der Pneumonie werden folgende Aspekte bewertet:

- Verwendung geschlossener oder offener Absaugsysteme,
- eher frühe als späte Tracheotomie,
- Bevorzugung der Oberkörperhochlagerung gegenüber flacher Lagerung,
- Verwendung von Probiotika.

Diese Empfehlungen stehen unter intensiver und teils kontroverser wissenschaftlicher Reevaluation (Papazian et al. 2020).

Bei Auftreten von Symptomen, die mit einer Pneumonie vereinbar sind, sollte die Auswahl der antibiotischen Therapie im Kontext von Grunderkrankung, mikrobiologischem Profil des Krankenhauses und nach Sicherung von respiratorischen Sekreten erfolgen (Papazian et al. 2020). Hierbei ist stets darauf zu achten, dass die Diagnose einer Pneumonie sich nicht auf Einzelbefunde reduziert (z. B. nur Infiltrat im Röntgen-Bild oder „gelbes" Trachealsekret), sondern in Zusammenschau der Befunde und Risikofaktoren eine Entscheidung für die weitere Therapie getroffen wird.

Besondere Situationen stellen Patienten mit dauerhafter Atemwegssicherung dar, z. B. Patienten mit dauerhafter Tracheostomie. Patienten mit erhaltenem oberem Atemweg tragen häufig ungeblockte Trachealkanülen oder Kanülen mit Sprechaufsatz, um die verbale Kommunikation zu sichern. Diese für die Patientensicherheit essenzielle Kommunikation sollte nicht ohne Risikostratifizierung zugunsten einer geblockten Kanüle geopfert werden.

Einflussfaktoren, die eine Pneumonie begünstigen, gründen auf einer primären oder sekundären Dysphagie, mit hoher Inzidenz der „post-extubation dysphagia" auf der Intensivstation (Zuercher et al. 2019), hypoperfundierten und abwehrgeschwächten Schleimhäuten des Respirationstraktes, Minderbelüftung und Atelektasenbildung bei fehlenden trachealen Clearing-Mechanismen, z. B. durch muskelrelaxierende Substanzen, Muskelhypotonie bei Critical-Illness-Myopathie, Antitussiva wie Opioiden, Senkung der laryngealen Sensibilität durch Medikamente wie Propofol, Sedativa wie Benzodiazepine oder Neuroleptika. Die meist multifaktorielle Genese nosokomialer Pneumonien erfordert das Zusammenwirken von ärztlichem, pflegerischem, atmungstherapeutischem, physiotherapeutischem und logopädischem Fachpersonal in der Prophylaxe und Therapie. Aus krankenhaushygienischer Sicht ist es wichtig, dass Schulungen zu Händehygiene und PSA all diese Personen erfassen und umfassend vermittelt werden (Bushuven et al. 2019a).

5.3 Device-assoziierte Harnwegsinfektion

Nosokomial erworbene Harnwegsinfektionen liegen nach den deutschen Daten der europäischen Punktprävalenzuntersuchung des European Centre for Disease Prevention and Control (ECDC) aus dem Jahr 2016 mit einem Anteil von 21,6 % an dritter Stelle nach den unteren Atemwegsinfektionen und postoperativen Wundinfektionen (Behnke et al. 2017). In über 80 % der Fälle sind nosokomiale Harnwegsinfektionen mit einem Harnblasenkatheter assoziiert: katheterassoziierte Harnwegsinfektionen/CAUTI („catheter-associated urinary tract infection").

Harnblasenkatheter zählen mit zu den am häufigsten angewendeten invasiven Devices, besonders auch auf Intensivstationen. Nach deren Anlage beträgt das Risiko einer asymptomatischen Bakteriurie (Nachweis von Bakterien im Urin ohne klinische Zeichen einer Infektion) 3–7 % pro Tag mit liegendem Katheter, sodass nach >3 Wochen mit einem Blasenkatheter fast alle Patienten Bakterien im Urin haben. Risikofaktoren für eine katheterassoziierte Harnwegsinfektion sind (KRINKO 2015b):

- Immunsuppression,
- höheres Lebensalter (>50 Jahre),
- Diabetes mellitus,

- weibliches Geschlecht,
- Niereninsuffizienz,
- Dauer der Katheterisierung,
- Anzahl der Diskonnektionen eines geschlossenen Ableitungssystems,
- Missachtung von hygienischen Vorgaben bei Anlage und Pflege von Kathetern.

Aus krankenhaushygienischer Sicht besteht das Präventionspotenzial besonders auch durch eine strenge Indikationsstellung und eine reduzierte Liegedauer von Harnwegskathetern sowie in einem kontrollierten, aseptischen Umgang bei Anlage und Pflege.

Empfehlungen zur Prävention nosokomialer Harnwegsinfektionen wurden von der Kommission für Krankenhaushygiene und Infektionsprävention beim Robert Koch-Institut (KRINKO) 2015 (KRINKO 2015b) aktualisiert und von der Society for Healthcare Epidemiology of America (SHEA) im Jahr 2014 (Lo et al. 2014) veröffentlicht.

Folgende für die Intensivmedizin besonders wichtige Präventionsmaßnahmen werden nach KRINKO (2015b) empfohlen:

- jede Anwendung eines Blasenkatheters von einer strengen, medizinisch begründeten und ärztlich angeordneten Indikation abhängig zu machen und diese zu dokumentieren;
- die Liegedauer eines Blasenverweilkatheters auf ein erforderliches Minimum zu beschränken und das Weiterbestehen einer Indikation täglich ärztlich zu überprüfen und zu dokumentieren;
- die Einführung von sog. Interventionsbündeln, ggf. mit Verwendung von Checklisten;
- hygienische Händedesinfektion vor und nach Manipulation und aseptische Katheterisierung (Basishygiene);
- durchhängende Schlaufen des Ableitungssystems, in denen der Urin länger verweilt, zu vermeiden und den Auffangbeutel vor jedem Transport des Patienten zu leeren, vor allem wenn eine Umlagerung erforderlich ist;
- ein Abknicken der Harnableitung zu vermeiden und den Auffangbeutel frei hängend ohne Bodenkontakt und stets unter Blasenniveau anzubringen;
- bei Diskonnektion eine erneute Verbindung nur unter aseptischen Kautelen nach Wisch- oder Sprühdesinfektion mit einem alkoholischen Präparat (z. B. Hautdesinfektionsmittel) durchzuführen;
- den Auffangbeutel rechtzeitig zu entleeren, bevor der Harn mit der Rückflusssperre in Kontakt kommt (dabei Einmalhandschuhe tragen);
- die Reinigung des Genitales mit Trinkwasser und Seifenlotion ohne Zusatz antiseptischer Substanzen im Rahmen der täglichen Körperpflege vorzunehmen und Inkrustationen des Katheters im Bereich der Urethraöffnung schonend zu entfernen;
- den Blasenverweilkatheter aus Gründen der Infektionsprävention nicht routinemäßig in festen Intervallen zu wechseln. Bei Infektion, Inkrustation, Obstruktion, Verschmutzung, technischem Defekt des Katheters/Drainagesystems erfolgt der Wechsel nach individuellen Gesichtspunkten und nach ärztlicher Indikationsstellung;
- für die mikrobiologische Diagnostik den Harn nach vorheriger Wischdesinfektion mit einem alkoholischen Präparat nur aus der dafür vorgesehenen patientennahen Entnahmestelle am Drainagesystem zu entnehmen;
- keine prophylaktische Anwendung von Antibiotika bei Legen eines Dauerkatheters bzw. während der Katheterliegedauer und keine Instillation von antiseptischen oder antimikrobiellen Substanzen in das Harndrainagesystem;
- außer bei speziellen urologischen Indikationen (z. B. nach transurethralen Operationen) auf regelmäßige Spülungen der Harnblase bei liegendem Katheter sowie auf ein Blasentraining vor Entfernung grundsätzlich zu verzichten;
- eine suprapubische Katheterdrainage zur Umgehung und Schonung der Harnröhre bei längerfristig Katheterisierten und nach größeren operativen Eingriffen, insbesondere im kleinen Becken und am Genitale, in Betracht zu ziehen;
- auf Grundlage der verfügbaren Studiendatenlage kann keine Empfehlung zur Verwendung antimikrobiell beschichteter Katheter gegeben werden.

Zusammengefasst sind nosokomiale Harnwegsinfektionen überwiegend katheterassoziiert. Die wichtigsten infektionspräventiven Maßnahmen sind eine strenge Indikationsstellung, die aseptische Katheteranlage, die tägliche Beurteilung der weiteren Notwendigkeit und frühzeitige Entfernung nicht mehr benötigter Katheter sowie ein hygienisch korrekter Umgang mit Kathetern und Drainagesystemen durch geschultes Personal. Die Teilnahme an einer Surveillance sowie die Zusammenfassung infektionspräventiver Maßnahmen als Maßnahmenbündel sind sinnvoll. Starre Wechselintervalle, Blasenspülungen oder die prophylaktische Gabe von Antibiotika sind aus infektionspräventiver Sicht abzulehnen.

5.4 Device-assoziierte Blutstrominfektion

Device-assoziierte Blutstrominfektionen (CLABSI; „central line associated bloodstream infection") umfassen die Infektion von zentralen Venenkathetern, implantierten zentralen Kathetern, Dialysekathetern, Ports und auch peripheren Venenkathetern und arteriellen Kanülierungen. Die unbeabsichtigte Kolonisation der Devices mit Bakterien erfolgt extraluminal (Einstichstellen, Katheteraußenseiten) sowie intraluminal (im Katheterlumen) durch Verschleppung fremder und eigener Mikrobiota. Durch zusätzliche Thrombenbildung an den Katheterspitzen können hier ein Nährboden für Bakterien mit der Folge von bakteriell besiedelten

Thrombembolien sowie rezidivierende Bakteriämien durch aufbrechende Biofilme entstehen. Durch diese Bakteriämien können sich Erreger in anderen Fremdkörpern und Geweben absiedeln und dort akut, aber auch über längere Zeit zu Infektionen führen. Hierzu zählen z. B. Lungenabszesse, Endokarditis, Spondylodiszitiden, Psoas- und Hirnabszesse sowie andere device-assoziierte Infektionen (z. B. Schrittmacherkabel, frische Endoprothesen, Gefäßendoprothesen, künstliche Herzklappen).

Zu den Empfehlungen der KRINKO (KRINKO 2017) und APSS (PatientSafetyMovement 2018) zum Umgang mit zentralen Venenkathetern (ZVK) zählen u. a.:

- Implementierung von multiprofessionellen und multidisziplinären Team-Ansätzen und Schulungen zur Generierung einer proaktiven Sicherheitskultur,
- Anlage von ZVKs unter sterilen Kautelen mit sterilen Handschuhen, Kittel, Mundschutz, Haarhaube,
- Hautantiseptik mit Remanenz (Chlorhexidin oder Octenidin) an der Einstichstelle,
- Verwenden ausreichend großer Lochtücher (cave: Seldinger-Drähte!),
- Verwenden steriler Ultraschallkopfüberzüge,
- möglichst Verzicht auf die Punktion der V. jugularis bei Tracheostoma-Trägern,
- möglichst Verwenden von ZVKs mit wenigen Lumina,
- enge Überwachung bei zentralen Zugängen auf Infektionszeichen,
- tägliche Indikationsprüfung der Anwendung des Devices und Entfernen unnötiger Devices,
- ZVKs, die unter Notfallbedingungen gelegt wurden, sollen nach 24 h entfernt werden,
- Wechsel nichttransparenter ZVK-Verbände i. d. R. alle 72 Stunden,
- sofortige Erneuerung verschmutzter ZVK-Verbände,
- Hautantiseptik der Einstichstelle bei Verbandswechsel,
- Verwendung Chlorhexidin-freisetzender Verbände bei hoher aktueller Infektionsrate in Anwendungsbereich oder hohem Risiko (z. B. Immunsuppression),
- keine Routine-ZVK-Wechsel,
- möglichst keine ZVK-Wechsel „über Draht". Sollte dies nötig sein (keine andere Punktionsstelle), ist die Verwendung imprägnierter ZVKs empfohlen,
- Händehygiene bei allen Manipulationen an ZVKs und den ZVK-Hubs,
- Routinewechsel der ZVK-Infusionssysteme alle 96 Stunden, bei lipidhaltigen Infusionen alle 24 Stunden.

Bei periphervenösen Verweilkathetern/-kanülen (PVK) und peripheren arteriellen Gefäßkatheter (pAK):

- Händehygiene,
- tägliche Prüfung der Indikationsstellung,
- bei Manipulationen an arteriellen Zugängen Verwendung von sterilen Handschuhen, Mundschutz und Lochtuch sowie bei axillären und femoralen arteriellen Zugängen zusätzlich steriler Kittel.

Bei Vorliegen einer infektionsverdächtigen peripheren, zentralen oder arteriellen Kanülierung empfiehlt es sich, diesem Verdacht nach internen Leitlinien nachzugehen (z. B. ein Set Blutkulturflaschen über das Device, 2 Sets durch periphere Punktion und Antibiotika-Einsatz bis zur Feststellung, ob eine Bakteriämie vorliegt oder nicht) und nicht nur das infektionsverdächtige Device zu entfernen.

Die Katheterspitze kann bei Verdacht auf eine Infektion zur Testung eingeschickt werden. Dies sollte aufgrund der hohen Rate an akzidentellen Detektionen von Hautkeimen und dem damit verbundenen Risiko von unnötigen Antibiotikatherapien nicht routinemäßig erfolgen. Die bei Verdacht auf eine CLABSI mehrfach durchzuführende Abnahme von Blutkultursets kann durch Testung der Katheterspitze nicht ersetzt werden.

Der singuläre Nachweis bestimmter Bakterien in der Blutkultur (z. B. *S. epidermidis*, Proprionibakterien, *Micrococcus* spp., Corynebakterien, vergrünende Streptokokken) deutet auf eine Kontamination hin. Da diese Bakterien meist eine Reihe von Antibiotikaresistenzen aufweisen, kann bei Überinterpretation eines Singulärbefundes eine lang dauernde ungerechtfertigte Antibiotikatherapie resultieren. Zeigen hingegen zwei der unabhängig voneinander abgenommenen Blutkulturen die gleiche Erregerspezies, ist eine „antibiotikapflichtige" Bakteriämie wahrscheinlich. Bei Nachweis von *S. aureus*, *Acinetobacter baumanii* oder *Pseudomonas aeruginosa* muss auch bei Einzelnachweis eine antibiotische Therapie erfolgen (KRINKO 2017).

Bei der Abnahme von Blutkulturen sollten folgende Empfehlungen beachtet und in der Ausbildung des Personals berücksichtigt werden:

- Verwenden steriler Handschuhe,
- Abnahme von mindestens 2 Sets (bei V.a. Endokarditis 3 Sets) aus unterschiedlichen Punktionsstellen,
- bei Entnahme aus neu angelegten ZVKs oder arteriellen Kanülen möglichst keine Abnahme aus dem Seldinger-Draht-Lumen,
- Verwendung ausreichender Blutmengen pro Blutkulturflasche (1 ml bei Frühgeborenen, 1–3 ml bei Säuglingen, 2-mal 5ml anaerob/aerob bei Kindern < 20 kg, 2-mal 10 ml anaerob/aerob bei Kindern > 20 kg, 2-mal 20 ml bei Erwachsenen). Pro ml weniger sinkt die Sensitivität um 10 %,
- keine Belüftung der aeroben Flaschen (Kontaminationsgefahr),
- Desinfektion der Punktionsmembran vor Blutzugabe.

Ein weiterer wichtiger Aspekt bei Verdacht auf eine katheterassoziierte Blutstrominfektion ist die sog. Time-to-

Positivity, die bei z. B. bei Entnahme von Blutkulturen aus einem verdächtigen ZVK für die Diagnostik relevant sein kann. Ist die Blutkultur aus einem ZVK mehr als 2 Stunden früher positiv als eine peripher abgenommene Blutkultur, besteht ein hinreichender Verdacht auf eine CLABSI. Dieses Verfahren kann angewandt werden, wenn der ZVK rückläufig ist und ein Verdacht besteht, ein prophylaktischer Wechsel jedoch erhebliche punktionsbedingte Risiken birgt oder aufgrund des venösen Status als sehr schwierig erwartet wird.

5.5 Clostridioides-difficile-Infektionen

Infektionen verursacht durch *Clostridioides* (früher *Clostridium*) *difficile* (*C. difficile*) (CDI), auch als CDAD (*Clostridioides-difficile*-assoziierte Diarrhö) bezeichnet, zählen inzwischen mit zu den häufigsten nosokomialen Infektionen (Behnke et al. 2017), kommen aber auch zunehmend im ambulanten Bereich vor, ohne dass hier die für das Krankenhaus typischen Risikofaktoren (s. u.) vorliegen müssen (Lübbert et al. 2018; KRINKO 2019).

Bei dem ursächlichen Erreger handelt es sich um ein grampositives Sporen bildendes obligat anaerobes Stäbchen, das ubiquitär in der Umwelt, z. B. Boden, Oberflächenwasser, Darmtrakt von Tier und Mensch, vorkommt. Aufgrund seiner Sporenbildung bzw. bei Vorliegen in seiner Sporenform ist der Erreger gegenüber vielen Umweltfaktoren, wie Austrocknung und Hitze, aber auch gegenüber Sauerstoff und vielen Desinfektionsmitteln (auch gegenüber alkoholhaltigen Händedesinfektionsmitteln) widerstandsfähig. Insofern sind bei der Händehygiene besondere Maßnahmen zur Infektionsprävention notwendig. Eine alleinige Händedesinfektion ist zur Infektionsprävention nicht ausreichend, sondern vielmehr muss neben einer Händedesinfektion auch eine „Händewaschung" mit Wasser und Flüssigseife durchgeführt werden, um so die Sporen mechanisch von den Händen zu spülen (Lübbert et al. 2014; KRINKO 2019).

Ungefähr 15–20 % der Antibiotika-assoziierten Durchfallerkrankungen und mehr als 95 % der Fälle von pseudomembranöser Kolitis werden durch *C. difficile* verursacht, wobei bei ca. einem von 100 Patienten, die mit Antibiotika behandelt werden, eine CDI auftritt (RKI 2018a). Hervorzuheben ist, dass es nicht-toxin-bildende und toxin-bildende (sog. toxigene) *C.-difficile*-Stämme gibt, wobei nur die toxigenen Stämme (hauptsächlich Toxin A [Enterotoxin, TcdA] und Toxin B [Zytotoxin, TcdB] bildende Stämme) pathogen sind und damit eine Infektion verursachen können. Bei Kleinkindern kommt es im Allgemeinen allerdings auch bei toxigenen Stämmen nicht zu einer symptomatischen Infektion, da bei Kleinkindern der entsprechende Toxin-Rezeptor noch nicht ausgebildet ist. Im Säuglingsalter liegt die Besiedlungsrate mit toxigenen Stämmen bei 30–70 % und nimmt bei gesunden Erwachsenen auf unter 10 % ab. Mit zunehmender Länge des Krankenhausaufenthaltes kann es allerdings bei Patienten zu einem raschen Anstieg der Besiedlungszahlen mit *C. difficile* kommen. Ebenso nimmt die asymptomatische Besiedlung mit zunehmendem Alter wieder zu (Lübbert et al. 2014; KRINKO 2019).

Eine *mikrobiologische Diagnostik* sollte nur bei symptomatischen Patienten mit einer entsprechenden Klinik durchgeführt werden, da auch bei asymptomatischen und gesunden Menschen der Erreger und dessen Toxine nachgewiesen werden können, ohne dass dies klinisch relevant wäre (RKI 2018a; Lübbert et al. 2014). Zu den typischen Symptomen, die mit einer nosokomialen CDI vereinbar sind, gehört eine mehr als 3 Tage andauernde Diarrhö, ohne dass ein anderweitiger Erreger bekannt ist und der Patient in den letzten 60 Tagen Antibiotika eingenommen hat, unabhängig ob im oder außerhalb eines Krankenhauses. Hiervon sollte der klassische Subileus oder paralytische Ileus mit intensivierten Abführmaßnahmen und dann folgender Diarrhö abgegrenzt werden, um unnötige antiinfektive Therapien quasi „selbsterzeugter" CDI-Verdachtsfälle zu vermeiden. Zu den Risikofaktoren gehören u. a.: älter als 65 Jahre, Immunsuppression oder anderweitige schwere Grunderkrankungen, einschließlich gastrointestinale Grunderkrankungen sowie Einnahme von Protonenpumpeninhibitoren (RKI 2018a; Lübbert et al. 2014). Die mikrobiologische Diagnostik wird häufig als Stufendiagnostik durchgeführt: Zunächst erfolgt eine Untersuchung der Stuhlprobe mittels Enzymimmunoassays auf den Nachweis des Glutamat-Dehydrogenase-Enzyms (GDH-EIA) von Clostridien, der allerdings nicht nur *C. difficile* (auch nichttoxigene Stämme), sondern auch andere Clostridienspezies nachweist. Bei positivem GDH-EIA erfolgt eine spezifische Untersuchung auf die Toxine A und B, die ursächlich für CDI sind. Der alleinige Nachweis von GDH erlaubt nicht die Diagnose einer CDI und der Patient darf in solch einem Fall auch nicht wie bei einer CDI behandelt werden. Erst bei dem positiven Nachweis eines oder auch beider Toxine liegt bei einer entsprechenden Symptomatik und Klinik eine CDI vor. Für die weiterführende Diagnostik und epidemiologische Untersuchungen kann eine molekularbiologische Typisierung des Erregers (z. B. Ribotyping; „genetischer Fingerabdruck") durchgeführt werden. Hierzu muss der Erreger allerdings kulturell angezüchtet werden (Lübbert et al. 2014).

Als Proben für die o. g. Untersuchungen sind frische Stühle, aber keine Rektalabstriche geeignet, wobei die Transportzeit zum Labor nicht 2 h überschreiten sollte, da die Toxine bei Raumtemperatur relativ schnell zerfallen. Bei 2–8 °C können die Proben maximal 3 Tage gelagert werden. Ist eine längere Lagerung notwendig, muss dies bei −80 °C erfolgen (RKI 2018a).

Bei negativem mikrobiologischem Ergebnis und weiterbestehender Symptomatik mit entsprechender Klinik müssen bei Verdacht auf eine CDI neue bzw. weitere Proben untersucht werden (Lübbert et al. 2014). Auf die Einzelheiten der Diagnostik, Falldefinition sowie Prävention und Therapie wird an dieser Stelle nicht näher eingegangen, sondern vielmehr auf die entsprechenden Kapitel in diesem Buch (▶ Kap. 10, „Intensivmedizinisch bedeutsame Infektionserkrankungen", ▶ Kap. 74, „Antibiotika, Antibiotikaprophylaxe und Antimykotika in der Intensivmedizin" und ▶ Kap. 75, „Nosokomiale Infektionen auf der Intensivstation") und die entsprechende weiterführende Literatur verwiesen (s. u.).

Unter krankenhaushygienischen Gesichtspunkten sind die im Weiteren aufgeführten *Maßnahmen zur Infektionsprävention* nur bei symptomatischen Patienten, insbesondere Diarrhö mit Nachweis toxigener Stämme, erforderlich. Symptomatische Patienten scheiden große Mengen von Bakterien/Sporen mit ihrem flüssigen Stuhl aus, asymptomatische Patienten in weit geringerem Maße. Die Erreger bilden auch während einer akuten Erkrankung umweltresistente Sporen. Die Übertragung erfolgt fäkal-oral sowohl durch direkten als auch durch indirekten Kontakt. Bei der Aufnahme des Erregers kommt es beim überwiegenden Teil der Patienten nicht zu einer symptomatischen Infektion. Bei den symptomatischen bzw. erkrankten Patienten reicht die Symptomatik von leichter Diarrhö über pseudomembranöse Kolitis bis hin zu schweren Komplikationen, wie das toxische Megakolon, Darmperforationen und Sepsis, mit einer geschätzten Gesamtletalität von 1,2 %. Bei einer Infektion mit sog. hypervirulenten Stämmen liegt die Letalität deutlich höher, insbesondere wenn bei den betroffenen Patienten zusätzliche eine Abwehrschwäche vorliegt. Wichtige Risikofaktoren für eine Infektion sind die (Vor-)Behandlung mit Antibiotika. Ebenso gilt eine Behandlung mit Protonenpumpeninhibitoren, insbesondere in Kombination mit einer Antibiotikatherapie, als unabhängiger Risikofaktor. Als Übertragungswege werden vor allem kontaminierte Hände des Personals oder kontaminierte Oberflächen der Umgebung des Erkrankten beschrieben. Des Weiteren wurden früher nicht sachgerecht aufbereitete rektale Fieberthermometer als Übertragungsquelle vermutet, sodass diese als Mehrwegprodukte bei den Patienten nicht mehr zum Einsatz kommen. Die Verwendung anderer Medizinprodukte sollte patientenbezogen erfolgen. Eine *Meldepflicht* durch feststellende ärztliche Personen besteht bei einem klinisch schweren Verlauf einer CDI, sowohl bei Erkrankung als auch bei Tod. Insbesondere ist die Aufnahme bzw. die Verlegung eines Patienten wegen einer CDI auf eine ITS sowie eine stationäre Aufnahme eines Patienten aufgrund einer ambulant erworbenen CDI bereits als ein schwerer Verlauf zu werten und damit meldepflichtig. In Sachsen besteht darüber hinaus auch in allen anderen Fällen einer CDI eine Meldepflicht (Lübbert et al. 2014; RKI 2018a; KRINKO 2019).

Als wichtigste Präventionsmaßnahmen, um einer CDI vorzubeugen und um deren Weiterverbreitung entgegenzuwirken, sollten ein Antibiotic Stewardship etabliert sowie bei symptomatischen Patienten umgehend eine gezielte Diagnostik auf CDI durchgeführt werden (Lübbert et al. 2014, 2018; KRINKO 2019). Zudem sollte eine Surveillance von CDI, insbesondere auf einer ITS, erfolgen. Bei gehäuftem Auftreten von CDI mit vermutetem epidemiologischem Zusammenhang müssen in Abstimmung mit der Krankenhaushygiene spezifische (Hygiene-)Maßnahmen eingeleitet werden. Bei symptomatischen Patienten müssen neben der konsequenten Standardhygiene spezielle Hygienemaßnahmen eingehalten und umgesetzt werden (bei Verstorbenen sind keine über die Standardhygiene hinausgehenden Maßnahmen notwendig). Hierzu gehört u. a. auch die Einzelunterbringung eines (symptomatischen) Patienten mit CDI. Bei Ausbrüchen bzw. einem gehäuften Auftreten von Patienten mit CDI ist in Rücksprache mit der Krankenhaushygiene eine Kohortenbildung von mehreren Patienten möglich. Ein generelles Aufnahmescreening auf *C. difficile* ist nicht zu empfehlen. Zu den allgemeinen und speziellen (Hygiene-)Maßnahmen bei CDI gehören insbesondere (KRINKO 2019):

- Das Personal, der Patient selbst (soweit bei einem ITS-Patienten möglich) sowie andere Kontaktpersonen, z. B. Angehörige und Besucher werden auf das Übertragungsrisiko hingewiesen und in die korrekte Nutzung der Schutzausrüstung und die Durchführung von Händedesinfektion und Händewaschen eingeführt.
- Zusätzlich müssen regelmäßig entsprechende Schulungen für das Personal erfolgen.
- Es erfolgt eine Einzelunterbringung des Patienten oder ggf. eine Kohortenisolierung (s. Abschn. 6).
- Bei Kontakten zu dem Patienten und der unmittelbaren Patientenumgebung wird eine persönliche Schutzausrüstung (PSA) angelegt, wie z. B. Handschuhe, Kittel und ggf. auch ein Mund-Nasen-Schutz, und diese nach Beendigung der Tätigkeit sowie vor Verlassen des Patientenzimmers abgelegt.
- Notwendige interne und externe Transporte und Verlegungen erfolgen unter Beibehaltung der oben genannten Schutzmaßnahmen (Zieleinrichtung informieren). Sie sollten beschränkt bleiben, ohne dass dadurch die medizinische Versorgung des Patienten leiden darf.
- Aufgrund der Widerstandsfähigkeit des Erregers gegenüber vielen Desinfektionsmitteln ist zusätzlich zur Händedesinfektion ein nachfolgendes Händewaschen mit Wasser und Flüssigseife erforderlich, um so die Sporen mechanisch von den Händen zu spülen. Die gilt besonders, wenn kein guter Schutz durch Handschuhe gegeben war. Alkohol als wichtiger Bestandteil von vielen Händedesinfektionsmitteln ist nicht sporozid wirksam.
- Laufende und Schlussdesinfektion erfolgen mit sporozidem Desinfektionsmittel; vorzugsweise auf der Basis von Sauerstoffabspaltern.
- Es erfolgt ein möglichst patientenbezogener Einsatz von Arbeitsmaterialien, z. B. Blutdruckmessgerät, Stethoskop, Stauschlauch, Fieberthermometer etc.

- Andere Instrumente/Medizinprodukte werden wie üblich trocken abgelegt bzw. Einmalartikel entsorgt; Mehrwegprodukte werden zur Aufbereitung in die Aufbereitungseinheit für Medizinprodukte (AEMP; früher ZSVA) gegeben.
- Für Wäsche, Geschirr und Müll gelten in aller Regel *keine* besonderen Auflagen. Wäsche, die nicht massiv mit infektiösem Material (z. B. Stuhl) kontaminiert ist, wird im Zimmer im Wäschesack gesammelt und wie üblich desinfizierend aufbereitet (Basishygiene). Bei massiver Kontamination (z. B. Stuhl, Erbrochenes) und Gefahr der Durchfeuchtung im Patientenzimmer wird die Wäsche, z. B. bevor sie in einen geschlossenen Wäschesack gegeben wird, zusätzlich in einen Plastiksack gegeben. Geschirr wird zur Aufbereitung in die (Zentral-) Küche gegeben.
- Die Abfallentsorgung erfolgt in der Regel im normalen Krankenhausmüll (AS 18 01 04).

Die speziellen Hygienemaßnahmen, z. B. Einzelunterbringung, sollten frühestens 48 Stunden nach Sistieren der Durchfälle aufgehoben werden. Bei asymptomatischen Patienten ist allein eine Ausscheidung des Erregers kein ausreichender Grund für eine weitere Einzelunterbringung des Patienten. Eine Kontrolluntersuchung sollte in der Regel bei asymptomatischen Patienten nicht durchgeführt werden, da auch symptomfreie Patienten noch über einen längeren Zeitraum Erreger ausscheiden können und diese Untersuchungen darüber hinaus keine weiterführenden Informationen bieten. Erst bei Verdacht auf ein Rezidiv sollte eine erneute Diagnostik erfolgen. Aufgrund einer persistierenden Erregerausscheidung sollten sich allerdings alle Personen, einschließlich des Personals, nach Kontakt zu dem Patienten und der unmittelbaren Patientenumgebung, neben einer Händedesinfektion, weiterhin ihre Hände waschen (Lübbert et al. 2018; KRINKO 2019).

Weitere Hinweise zu *C. difficile* finden sich auf der Homepage des Robert Koch-Instituts: https://www.rki.de/DE/Content/InfAZ/C/Clostridium_difficile/Clostridium_difficile.html (RKI 2018a).

Die Empfehlung der KRINKO zu den Hygienemaßnahmen bei CDI finden sich auf der RKI-Homepage unter: https://edoc.rki.de/bitstream/handle/176904/6224/2019_Article_HygienemaßnahmenBeiClostridioi.pdf (KRINKO 2019).

6 Isolierung infizierter und kolonisierter Patienten

Die Isolierung von Patienten mit Infektionserkrankungen oder multiresistenten Erregern erfolgt unter Anwendung folgender Methoden und Optionen:

Zum einen durch bauliche Isolierung in Einbettzimmern und Zimmern mit spezieller Raumlufttechnik (z. B. mit Überdruck/Unterdruck) sowie Schleuse und zum anderen durch die getrennte Unterbringung und Versorgung von Patienten in Isolierungs-Kohorten. Bei hochpathogenen Erregern (z. B. hämorrhagische Fieber) ist nach Erstversorgung eine Behandlung auf Sonderisolierstationen in Betracht zu ziehen, die in folgenden Kliniken zur Verfügung stehen: Charité Berlin, Bernhard-Nocht Institut Hamburg, Universitätsklinikum Frankfurt a. M., Klinikum St. Georg Leipzig, Klinikum Schwabing in München und Robert-Bosch-Krankenhaus Stuttgart.

Als weitere Form der Isolierung ist die „Umkehr-Isolierung" zu nennen, durch die besonders vulnerable Patienten geschützt werden. Dies kann z. B. bei allogener Stammzelltransplantation, Transplantationspatienten oder schwerer Immunsuppression anderer Art erforderlich werden.

6.1 Bauliche Voraussetzungen

Baulich-funktionale Eigenschaften von Krankenhausbereichen nehmen zumindest in der subjektiven Wahrnehmung einen hohen Stellenwert ein. Im Gegenzug dazu ist die vorliegende Evidenz baulich-funktioneller Komponenten zur Vermeidung von Erregerübertragungen, Ausbrüchen und nosokomialen Infektionen als limitiert zu betrachten. Dies gilt auch für Intensivstationen. Ganz grundsätzlich kann unterschieden werden in gesetzliche/rechtliche Rahmenbedingungen (z. B. Arbeitsschutz, KRINKO-Richtlinien), Empfehlungen von Fachgesellschaften, evidenzbasierte Größen und Erfahrungswerte respektive sachlich plausible Aspekte. Inhaltlich ist die Trennung zwischen Neukonzeption und Neubau von der Erhaltung respektive Modifikation und Optimierung im Bestand zu unterscheiden. Eine gute Übersicht ((BBSR 2017) dazu findet sich unter https://www.bbsr.bund.de/BBSR/DE/veroeffentlichungen/zukunft-bauen-fp/2018/band-13-dl.pdf?__blob=publicationFile&v=1 (BBSR 2017).

Insbesondere in den diversen intensivmedizinischen Bereichen ist neben der prophylaktischen Relevanz die bauliche Grundlage essenziell im Fall von – nach derzeitigem Standard – isolierpflichtigen Erregern und insbesondere Ausbruchssituationen. Zum einen sind die hier versorgten Patienten im hohen Maße gefährdet, nosokomiale Infektionen zu erleiden, zum anderen ist der Anteil an Patienten mit multiresistenten und folglich zum Teil isolierpflichtigen Erregern besonders hoch, und zum dritten ist der Platzbedarf aufgrund der intensivmedizinischen Komplexbehandlung und der zunehmenden invasiven Gerätschaften in den letzten Jahren deutlich gestiegen, sodass sich auch im bestehenden Bau besondere Herausforderungen ergeben. Obgleich unstrittig, dass auch im Intensivbereich sowohl personelle Ausstattung, Wissen und Umsetzung guter Basishygiene zentrale Elemente zur Infektionsprävention darstellen, sollte auf gewisse

Rahmenbedingungen bei der baulich-funktionalen Ausstattung geachtet werden. Entscheidend ist, dass das Raumkonzept so ausgerichtet ist, dass das spezifische Patientenklientel gut gepflegt werden kann, die Elemente der Basishygiene wie Händedesinfektion, aber auch die Bereitstellung von unter aseptischen Kautelen zuzubereitenden Präparaten (sofern nicht optimiert ausverlagert in die Apotheke) erfolgen kann. Auch müssen ggf. ausgedehnte Verbandswechsel stattfinden können, mit besonderen Anforderungen vor allem bei Intensivstationen für Schwerbrandverletzte. Natürlich sollten ausreichende Isolierungsmöglichkeiten vorhanden sein, optimal im Rahmen eines modular betreibbaren Konzeptes. In welchem Ausmaß Isolierungen auch mit der Option zur richtigen aerogenen Isolierung inklusive Schleusenfunktion und Raumluftumkehr erforderlich sind, ergibt sich aus dem Versorgungslevel des Hauses sowie der Intensivstation, dem Patientenklientel und dem Bedarf. Für die verbauten Oberflächen und Materialien ergeben sich keinerlei Besonderheiten im Vergleich zum gesamten Krankenhaus. So ist auch der Einsatz besonderer Oberflächenmaterialien, die im Labor antiseptische Potenz aufweisen, nicht evidenzbasiert und zum gegebenen Zeitpunkt nicht empfehlenswert. Vielmehr ist bei der Abwägung zu beachten, dass die „Hardware" im Wesentlichen dazu da ist, die bestmögliche prozessuale Umsetzung der erforderlichen Maßnahmen zur Behandlung der dortigen Patienten zu ermöglichen.

Bei einer Neubauplanung und eingeschränkt auch Umbauplanung ergeben sich Optionen, Prozesse baulich-funktional unterstützend zu optimieren. Entscheidend hierbei ist eine frühzeitige Einbindung sowohl der Nutzer als auch der krankenhaushygienischen Fachexpertise. Konkrete fachspezifische Aspekte sollten vorgedacht und hinsichtlich der bestmöglichen Umsetzbarkeit – auch unter infektionspräventiven Aspekten – adressiert werden. Ganz allgemein dient die Zweckmäßigkeit im Hinblick auf Arbeitsabläufe und Patientenfluss unter Berücksichtigung einer Kosten-Nutzen-Risikoabwägung als Entscheidungskriterium. Zum Beispiel liegt keine klassische Evidenz für das Erfordernis einer dreistufig filternden Raumlufttechnischen Anlage (RLT-Anlage) im gesamten Intensivbereich vor. Vielfach wird diese jedoch aus Gründen nicht nur der Infektionsprävention bei Neubau favorisiert und unterstützt. Konzeptionell wichtig erscheint, dass oft bei Planungen vergessene Bereiche wie z. B. hauswirtschaftlicher Dienst, Lagerung und Übergabesituationen nicht ausreichend dimensioniert sind. Ziel jedweder Planung muss hier die Vermeidung von Overcrowding-Situationen sein. Fragen/Themen, die im Vorfeld einer Neubauplanung adressiert/diskutiert werden sollten, sind exemplarisch in Tab. 4 dargestellt.

Im Folgenden sind die in diesem Unterabschnitt (6.1 Bauliche Voraussetzungen) zitierte und weiterführende Literatur sowie Übersichtsarbeiten aufgeführt:

Bannister et al. (2009); Bataille und Brouqui (2017); Bassareo et al. (2020); BBSR (2017); Conti (2020); Drews (2013); Gammon und Hunt (2018); Gensini et al. (2004); Giubilini et al. (2018); Holmdahl und Lanbeck (2013); Helbing (2013); Jorch et al. (n.d.); Koeppen und Holzhausen (2019); Lewin (1936); Masterton et al. (2003); Prytula et al. (2020); Odusanya et al. (2020); Rosenberger et al. (2012); Tognotti (2013); Uhrmacher (2000); Wilder-Smith und Freedman (2020); Wischer et al. (2007).

6.2 Kohortenisolierung

In bestimmten epidemiologischen Situationen bedarf es einer Einzelunterbringung (auch als Isolierung bezeichnet) von Patienten, sowohl der kolonisierten als auch der erkrankten Patienten und solcher, die (noch) nicht erkrankt sind (KRINKO 2015a). Hierzu gehören z. B. Infektionsausbruchsgeschehen, aber auch die Kolonisation/Besiedlung von Patienten mit bestimmten Erregern, z. B. multiresistenten Erregern, sowie bei bestimmten Erkrankungen und Infektionen, z. B. infektiöse Gastroenteritiden.

Bei der sog. Kohortenisolierung erfolgt eine gemeinsame Unterbringung von Patienten, die eine Infektion mit dem gleichen Erreger haben oder mit dem gleichen Erreger kolonisiert sind, in einem räumlich abgetrennten Bereich, um so eine Infektionsübertragung auf noch nicht kolonisierte/infizierte Patienten zu verhüten. Die gemeinsame Isolierung von Patienten kann u. a. aus Kapazitätsgründen notwendig sein, z. B. bei nicht ausreichend vorhandenen Einzelzimmern oder aufgrund der Personalsituation. Sie kann durchgeführt werden, wenn bei den Patienten keine anderen Gründe, wie z. B. Immunsuppression oder die Möglichkeit einer (Super-)Infektion oder auch der Kolonisation durch einen anderen Erreger, einschließlich unterschiedlicher Spezies oder Subspezies bzw. unterschiedlicher Serovaren bzw. Subtypen oder einen anderen Stamm mit anderen Resistenzen oder Virulenz- und Pathogenitätseigenschaften, dagegensprechen (KRINKO 2015a). Dies ist nicht immer eindeutig und kann möglicherweise bei MRGN-kolonisierten Personen zu Transmissionen und dadurch zu noch resistenteren Varianten (z. B. durch Plasmid-Übertragung) führen (KRINKO 2012). Eine Kohortierung kann auch zur Risikominimierung bei exponierten, aber (noch) nicht infizierten Patienten effektiv und effizient sein – eine Rücksprache mit den Hygienefachkräften und/oder Krankenhaushygienikern ist sinnvoll, auch um dem jeweiligen multifaktoriellen Setting (Patientenfaktoren – Kontaktpersonen – Expositionszeit – Infektionserkrankung) gerecht zu werden.

Insofern sollte bei der Kohortenisolierung fachlicher Rat (Hygienefachkraft, Krankenhaushygieniker) zur Risikobewertung hinzugezogen werden. In diese Bewertung können neben den Charakteristika der Mikroorganismen (Umweltpersistenz, Pathogenität), der Lokalisation der Erreger am Patienten (Urin? Atemweg? Stuhl? Wunden?) auch die

Tab. 4 Fragen/Themen, die im Vorfeld einer Neubauplanung adressiert/diskutiert werden können (Beispiele)

Bauplanung	Besonderheiten	Beachtenswertes
Fachbereiche berücksichtigen	z. B. onkologische Patienten, Anästhesie, konservative Fächer, Neonatologie usw.	Nutzer muss vor/bei Planungsbeginn spezielle Behandlungsform/Patientenklientel berücksichtigen
Raumgrößen	Patientenzimmer mit und ohne Vorraum, Einzelzimmer, Zweibettzimmer, Pflegearbeitsräume, Lagerräume (rein/unrein) Entsorgungsräume, Büros, Aufenthaltsraum, Umkleiden, Wartezonen für Besucher (ggf. Kaffee oder Wasserautomat), Anzahl der Toiletten, Duschmöglichkeit Personal, bzgl. Kontamination, Platz für Geräte, Interventionsräume, Hauswirtschaftsräume, Aufbereitungsräume sowie Lagerräume für Betten	Ausreichend Platz für Geräte, z. B. C-Bogen, Ultraschallgeräte, Verbandwagen, Endoskopieturm oder Dialysegeräte, die zusätzlich zu den anderen Geräten mit in die Zimmer genommen werden müssen
Luftführung	Zuluft ohne endständigen Filter, Zuluft mit endständigem Filter, Regulierung der Luftströme (z. B. Überdruck, Neutraldruck, Unterdruck, Wärmelastenabfuhr (div. medizintechnische Geräte), bei Kühlgeräten kontaminationsfreie Ableitung des Kondenswassers	Bei endständigen Filtern muss die Decke oder die Revisionsklappe versiegelt sein, frühzeitig Lüftungstechnik hinzuziehen
Wasser/Abwasser	So wenig wie möglich, so viel wie nötig	Warm- und Kaltwasser nicht direkt nebeneinander verlegen (Konzepte überprüfen), Totstränge vermeiden, bei endständiger Filterinstallation Höhe der Armaturen anpassen, frühzeitig Sanitärtechnik hinzuziehen, TRBA (individuell) berücksichtigen
Wegeführung	Rein und unrein	Keine Kreuzung der Wegeführung
Geräte	Desinfektionsmittelbeständigkeit vor Neuanschaffung prüfen, Berücksichtigung von Elektroinstallation für Geräte, die auch im Ruhezustand angeschlossen sein müssen, validierbare RDG verbauen	Freigabe durch Hersteller einfordern
Digitale Ausstattung	Ausreichend groß, zukunftsfähig und noch erweiterbar dimensionieren	z. B. bei Büroarbeitsplätzen oder auch in den Patientenzimmern
Oberflächen	Sämtliche Oberflächen wie Wände, Fußböden oder auch Inventar müssen desinfektionsmittelbeständig sein, welche Wärmeinstallation wird verwendet, Heizkörper, Deckenstrahlung?	Vorab Herstellerangaben prüfen oder Freigabe einfordern, Heizkörper müssen glatt und gut erreichbar zu desinfizieren sein
Isolierungsmöglichkeiten	Vorab überprüfen, welche Möglichkeiten der Isolierung sich aus der Planung ergeben und/oder wie z. B. bei einer Pandemie großräumige, komplette Bereiche sicher von anderen getrennt werden können	Dabei muss das Ein-/und Ausschleusen in diesen Bereichen unter Berücksichtigung der Luftführung bedacht werden
Fenster	Außenfenster müssen versiegelt sein Sonnenschutz außen berücksichtigen, je nach Lüftungsart zumindest mit einem Fliegengitter versehen	
Prozessbeschreibung	Durch den Nutzer anhand des Bauplans, um eine Fehlplanung zu verhindern	Dadurch nachvollziehbar, ob die Planung richtig und vollständig ist

TRBA = Technische Regeln für biologische Arbeitsstoffe; RDG Reinigungs- und Desinfektionsgeräte.

Charakteristika des Patienten zur Abschätzung des „Streuungspotenzials" (intubiert? NIV-beatmet? Komatös? Wach? Delirant? Durchfälle? Erbrechen?) sowie das Risikopotenzial der Station und anderer Patienten (Aplasie? Transplantation?) hinzugezogen werden.

Um eine Übertragung und Ausbreitung der jeweiligen Erreger zu vermeiden, bleibt als infektionspräventive und hygienische Maßnahme zudem eine hohe Compliance bei der Einhaltung und Umsetzung der Maßnahmen der Standardhygiene essenziell.

Eine Kohortenisolierung kann unter Umständen aber für die betroffenen Patienten auch sehr hilfreich sein, um gegenüber einer prolongierten Einzelunterbringung Hospitalisierungstendenzen (Isolationseffekt) zu dämpfen. Sowohl die Einzelunterbringung als auch die sog. Kohortenisolierung bedürfen aber, insbesondere auch auf einer ITS, bestimmten baulichen Gegebenheiten, wie z. B. Vorhalten von Einzelzimmern für die Einzelunterbringung als auch räumliche und technische Möglichkeiten für eine Kohortenisolierung.

6.3 Hygienemaßnahmen bei multiresistenten Erregern

Grundsätzlich sind die Maßnahmen bei multiresistenten Erregern (MRE) in mehreren KRINKO-Empfehlungen hinterlegt, wobei Intensivstationen stets als Hochrisikobereiche gelten. Klassische MRE umfassen MRSA (Methicillin-resistente

S. aureus), multiresistente gramnegative Erreger (MRGN) sowie Vancomycin-resistente Enterokokken (VRE). *C. difficile* wird häufig mit unter MRE klassifiziert. Zu den selteneren MRE zählen Panton-Valentine-Leukocinidase (PVL) produzierende MRSA-Stämme (ggf. auch MSSA-Stämme), Linezolid-resistente Enterokokken (LRE), Linezolid- und Vancomycin-resistente Enterokokken (LVRE), Colistin-resistente gramnegative Erreger, verschiedene Carbapenemase-bildende gramnegative Erreger sowie antimykotikaresistente Pilze mit hohem Transmissionspotenzial wie *Candida auris*.

1. **MRSA**
In Deutschland zeigte sich zuletzt eine rückläufige Prävalenz (KRINKO 2014). Häufiger Kolonisationsort mit MRSA ist der Nasenvorhof, jedoch kann jede Körperoberfläche MRSA ein passageres oder dauerhaftes Habitat bieten. Das Screening auf MRSA erfolgt über einen kulturellen Nasenvorhof- und Rachenabstrich. PCRs sind ebenfalls möglich und detektieren eine definierte Gen-Kassette, die jedoch auch bei bestimmten anderen Staphylokokken sowie nach Dekolonisierung auftreten kann. In einem solchen Fall ist die PCR dann positiv und die später befundete Kultur negativ. Zu MRSA-Varianten zählen die Panton-Valentine-Leukocinidase (PVL) bildenden MRSA und der Livestock-MRSA (LS-MRSA). PVL-positive MSSA und MRSA (Otto 2013) bilden ein gewebezersetzendes Enzym, sodass Patienten unter erheblichen Abszessbildungen leiden. Livestock-MRSA sind in der Veterinärmedizin und im Agrarsektor verbreitet. Patienten mit MRSA werden möglichst einzeln untergebracht und versorgt, wobei eine Benachteiligung von isolierten Patienten strikt zu vermeiden ist (z. B. Auslassen von Visiten, OP-Verschiebungen). Enge häusliche Kontaktpersonen sollen in Rücksprache mit Hygiene-Fachpersonal via kultureller Testung gescreent und risikostratifiziert isoliert werden. Die Versorgung der Patienten erfolgt in PSA (i. d. R. Handschuhe, Kittel, Mundschutz) (KRINKO 2014). Die effektivste Maßnahme bleibt auch hier eine konsequente Händehygiene. Dekolonisierungsschemata zur Eradikation von MRSA (s. KRINKO 2014) können angewendet werden, sind jedoch aus verschiedenen Gründen nicht immer erfolgreich, z. B. bei implantierten Devices (PEG, Trachealkanüle). Systemische Antiinfektiva sind zur Eradikation eines MRSA nicht indiziert. Vor Überprüfung eines Eradikationsversuchs sollen MRSA-wirksame Medikamente einige Zeit (i. d. R. 2–3 Tage) abgesetzt sein, um das Risiko falsch-negativer Ergebnisse zu reduzieren (KRINKO 2014).

2. **VRE**
Zu den Vancomycin-resistenten Enterokokken (VRE) (KRINKO 2018a) gehören vor allem die Spezies *E. faecium* und, seltener, *E. faecalis*. Vancomycin-sensible Enterokokken sind übliche Mikroorganismen des Gastrointestinaltraktes und können vor allem bei immungeschwächten Personen Infektionen hervorrufen, vor allem Harnwegs- und Blutstrominfektionen. Bei intestinaler Kolonisation sind sie bei Darmperforationen u. a. peritoneal als Teil einer Mischflora nachweisbar.

Enterokokken mit Vancomycin-Resistenz (VRE) verbreiten sich seit 2010 zunehmend in Deutschland. Während Vancomycin-sensible *E. faecalis* meist auch Ampicillin-sensibel sind, sind *E. faecium* stets Ampicillin-resistent. Die VRE beider Spezies sind definitionsgemäß Vancomycin- und Ampicillin-resistent. VRE exprimieren ihre Resistenz vor allem durch *vanA*- und *vanB*- Gencluster. Diese beiden Resistenzvarianten unterscheiden sich in vitro in der Teicoplanin-Sensibilität (*vanB* ist Teicoplanin sensibel, *vanA* nicht), die jedoch keine In-vivo-Wirksamkeit von Teicoplanin bedeutet. Enterokokken können seltener zudem auch gegen Linezolid (LRE) oder Tigecyclin resistent sein.

Enterokokken weisen eine hohe Umweltpersistenz auf. Sie sind leicht und lange vor allem über die Hände von Patienten und Personal übertragbar.

Intensivpatienten mit VRE-Nachweis sollten möglichst im Einzelzimmer separiert, eine Hände- und Flächenhygiene durchgeführt und regelmäßig gescreet werden. Zwischen Kolonisierungen und Infektionen muss klinisch unterschieden werden. Bei Kontakt zu Patienten und Oberflächen ist seitens des Personals PSA (Handschuhe, Kittel) zu tragen. Wenn möglich, sollen Patienten ebenfalls zur Händehygiene angeleitet werden. Aufgrund des möglichen Gentransfers von Enterokokken auf Staphylokokken und der damit verbundenen Gefahr der Bildung von VRSA ist eine Kohortierung von Patienten mit MRSA und Patienten mit VRE in einem Raum nicht empfohlen. Dekolonisierungsschemata wurden zwar entworfen, sind aber nicht ausreichend validiert und werden aktuell nicht empfohlen. Als zusätzliche Präventionsmaßnahmen zur weiteren Ausbreitung empfiehlt die KRINKO (2018a), ein Bündel von mindestens zwei aus fünf möglichen Maßnahmen (1. Screening, 2. antiseptische Waschung, 3. Patient Empowerment zur Basishygiene, 4. intensivierte Reinigung und Umgebungsdesinfektion, 5. Isolierung) zu implementieren (KRINKO 2018a).

3. **MRGN**
Multiresistente gramnegative Erreger (KRINKO 2012) umfassen eine breite Gruppe von gramnegativen Bakterien unterschiedlicher Spezies mit definierten Resistenzen. Zu den gramnegativen Bakterien zählen u. a. Enterobakterien, wie z. B. *E. coli*, *Klebsiella* spp., *Proteus* spp., aber auch *Acinetobacter* spp., *Pseudomonas* spp. u. a. Die Zahl vor „MRGN" gibt die Anzahl der Resistenzen gegenüber vier Antibiotika-Hauptgruppen „Penicilline, Cephalosporine, Carbapeneme und Flurochinolone" an. Dies bedeutet

jedoch nicht, dass ein 3MRGN gleich einem anderen ist, da die Bakterienspezies sehr unterschiedliche Charakteristika in ihrer Pathogenität und Umweltpersistenz aufweisen. Die Kohortenisolierung von MRGN-positiven Patienten sollte daher mit Fachpersonal abgeklärt sein, um einen möglichen Plasmid-/Transposontransfer zu verhindern.

Zu den MRGN zählen Extended-Spectrum-Betalactamase (ESBL) sowie bedeutsam die Carbapenemresistenten Erreger (CRE), die sich durch Bildung von Carpapenemasen (Bonomo et al. 2018) verschiedener Klassen (z. B. NDM, OXA, VIM) auszeichnen und besonderer Beachtung bedürfen.

In Hochrisikobereichen wie der Intensivstation sollen nach aktueller Empfehlung Patienten mit Nachweis von 3MRGN oder 4MRGN jeden Typs durch „Barrierepflege" (Kittel, Handschuhe) isoliert werden. Auf Allgemeinstationen können Patienten mit Nachweis von 3MRGN-Enterobakterien ohne Isolierung behandelt werden (Köck et al. 2021). Dies birgt das Risiko, dass bekannte, peripher nicht isolierpflichtige 3MRGN-Patienten bei einem Wechsel von der Allgemeinstation in den OP oder auf die Intensivstation nicht als solche registriert werden. Um diese Schnittstelleneffekte zu verhindern, sollten hausinterne Strategien und Kommunikation über einen MRE-Status konsentiert und weiterentwickelt werden.

Es ist anzumerken, dass MRE häufig im Fokus der Betrachtungen stehen. Letztlich ist jedoch die Rate an nosokomialen Infektionen durch Nicht-MRE höher (KRINKO 2016).

MRE sind zwar gegenüber Antibiotika resistent, nicht aber gegenüber Desinfektionsmitteln. Die Verwendung von Reserve-Desinfektionsmitteln, wie viruziden Händedesinfektionsmitteln, die durch die Zusatzstoffe wie Phosphorsäure erheblich hautschädigend sein können, ist nicht indiziert. Bei MRE sind i. d. R alkoholbasierte Händedesinfektionsmittel sowie Standardflächendesinfektionsmittel in der Anwendung ausreichend. Maschinelle Desinfektionsverfahren wie UV-Lampen oder die Anwendung von Wasserstoffperoxid-Verdampfern sind speziellen Situationen vorbehalten und bei MRE im Alltag i. d. R. nicht erforderlich.

Die Verwendung von persönlicher Schutzausrüstung (PSA) am Patienten umfasst i. d. R. Handschuhe, Schutzkittel, Mundschutz und ggf. Haarnetze. Das Anlegen („Donning") und Ablegen („Doffing") dieser Hilfsmittel soll regelmäßig geübt werden inklusive der zu verschiedenen Zeitpunkten geforderten Händehygiene – vor allem beim Ablegen. Die Händedesinfektion wird durch die Schutzkleidung nicht ersetzt.

Die Verwendung der Schutzausrüstung birgt zusammen mit der Isolierung eine Reihe von unerwünschten Wirkungen: Zum einen suggeriert sie drohende (Lebens-)Gefahr und erzeugt vor allem bei ungeschulten Personen (z. B. Angehörige, Reinigungspersonal, Lernende) emotionale Reaktionen (Bushuven et al. 2021).

Zum anderen behindert die Schutzkleidung die nonverbale sowie vor allem beim Tragen von Mundschutz die paraverbale Kommunikation und behindert damit die Beziehung zwischen medizinischem Personal und Patienten. Patienten können die Schutzkleidung zudem verkennen und darüber erhebliche Ängste aufbauen. Die Anwendung der Schutzkleidung (z. B. Schürzen oder Schutzmäntel) dient daher dem Schutz von Personen vor infektiösen Sekreten und sollte nicht nur bei Personen mit MRE-Nachweis angewandt werden. Sie ist immer dann erforderlich, wenn eine Infektionsgefahr durch eine Tätigkeit vermutet wird, also z. B. bei Bronchoskopien oder Tracheotomien.

Bei Patienten mit Nachweis von MRE kommt es bisweilen zu Schwierigkeiten im Entlassungsmanagement und bei der Weiterbehandlung. Obwohl die Besiedlung mit MRE im Gegensatz zum Vorliegen einer Infektionserkrankung (s. u.) keine besonderen Maßnahmen außerhalb des medizinischen Sektors benötigt, ist die soziale Stigmatisierung als „Seuchenkeim" in einigen Bereichen sehr hinderlich, z. B. bei der Suche nach einem Kurzzeitpflege- oder Altenpflegeplatz oder auch bei der Betreuung in Behinderteneinrichtungen und schulischen Institutionen (RKI 2017a).

Bei Verlegung in (Früh-)Rehabilitationseinrichtungen kann es ebenso zu Verzögerungen kommen, da dort oft nicht ausreichend Einbettzimmer zur Verfügung stehen und die Unterbringung des einzelnen MRE-Patienten in einem Mehrbettzimmer für verschiedene Personen unattraktiv erscheint. Um einer drohenden Stigmatisierung und empirisch nicht seltenen Posteriorisierung von Patienten mit MRE-Nachweis entgegenzuwirken, bedarf es eines guten Schnittstellenmanagements unter Einbeziehung von Zuweisern, Mit- und Weiterbehandelnden, Hygienefachpersonal und ggf. dem Öffentlichen Gesundheitsdienst, z. B. im Rahmen von MRE-Netzwerken (s. Infektionsschutzgesetz).

Häufige Fragen auf Stationen sind, ob die Schutzkleidung auch für minimale Tätigkeiten eingesetzt werden soll (z. B. Perfusor umstellen, ein Speisetablett hineinbringen). Dies wird auf vielen Intensivstationen unterschiedlich gehandhabt und sollte in den Teams im Vorfeld festgelegt und klar kommuniziert werden, um Teamkonflikte zu reduzieren. Grundsätzlich muss bei jedem Betreten des Zimmers damit gerechnet werden, dass eine ungeplante Aktion an einem Patienten erforderlich ist, was dann das Anlegen der Schutzkleidung impliziert.

Weiterhin stellt sich die Frage, welche Schutzmaßnahmen für im selben Zimmer betreute Patienten erforderlich werden, wenn ein Patient unerwartet positiv auf MRE getestet wurde. Hierbei sind in der Bewertung wiederum die Erregerspezies und das Streuungspotenzial des Indexpatienten essenziell: Ein deliranter Patient mit produktivem Husten und einem trachealen Nachweis von 4MRGN *Pseudomonas aeruginosa* bietet für Mitpatienten ein anderes Risiko als ein intubierter, tief sedierter und kontrolliert beatmeter Patient.

In solchen komplexen Fällen mit unterschiedlichen Einflussfaktoren durch Patienten, Personal, bauliche Begebenheiten usw. bietet es sich an, eine gemeinsame Entscheidung zwischen behandelnden Ärzten auf den Intensivstationen und dem Hygienefachpersonal zu treffen, um weitere Maßnahmen und Schritte umzusetzen.

6.4 Hygienemaßnahmen bei klassischen Infektionserkrankungen

Anders als bei Kolonisation oder Infektion mit MRE, bei denen Isolierungs- und Barrieremaßnahmen auf medizinische Einrichtungen beschränkt sind, sind Infektionserkrankungen auch außerhalb medizinischer Einrichtungen von Relevanz und können zu Quarantäne (präventive Absonderung asymptomatischer Personen mit behördlicher Anordnung), Absonderungen (ebenso, ohne behördliche Anordnung) und Isolierungen (bei Nachweis der Erkrankung) führen. Zu diesen Infektionserregern zählen z. B. bakterielle Organismen (Salmonellen, Typhus, Meningokokken, Tuberkulose), virale Erreger (Influenza, RSV, SARS-CoV-2, EBV, HPV, HIV) sowie übertragbare Parasitosen (z. B. Skabies, Flöhe, Läuse). Für viele Erreger sind spezielle Ratgeber-Dokumente beim Robert Koch-Institut hinterlegt; (https://www.rki.de/DE/Content/Infekt/Krankenhaushygiene/Kommission/Downloads/UebersInfektionserkrMassn_2016.pdf?__blob=publicationFile; Zugegriffen: 31. Januar 2022).

Jede dieser Infektionserkrankungen weist sehr unterschiedliche Charakteristika aufgrund von Erregertypen, Pathogenität, Übertragungswegen und Umweltresistenz, die hier nicht abschließend behandelt werden können. Einige Infektionserkrankungen bedürfen keiner Isolierungsmaßnahmen, andere bedürfen einer strikten Kohorten- oder Einzelisolierung. Die Anwendung von PSA sowie die Auswahl von Flächen- und Händedesinfektionsmitteln hängt ebenfalls vom Erreger ab und wird in verschiedenen technischen Regeln für biologische Gefahrstoffe geregelt. Hier ist es ratsam, Erreger-Hygienepläne/SOPs sowie Beratung durch eine hygienefachkundige Person sowie den Arbeitsschutz einzuholen.

6.5 Hygienemaßnahmen bei Häufungen und Ausbrüchen

Risikobewusstsein, Wachsamkeit und Surveillance-Strategien, ggf. unter augmentierter Intelligenz, sind essenziell, um Ausbrüche frühzeitig als solche zu erkennen. Dies beinhaltet nicht nur abrupte Ausbrüche, die sich innerhalb weniger Tage zeigen, sondern auch Ausbrüche über längere Zeiträume. Treten MRE oder Infektionserkrankungen gehäuft auf, sollen umgehend Analysen zur Differenzierung zwischen Koinzidenzen und kausalen Zusammenhängen sowie Maßnahmen zur Prüfung der Befunde und Maßnahmen zur Prävention weiterer Infektionen und Kolonisationen getroffen werden. Bei gehäuftem Auftreten im epidemiologischen Zusammenhang („Ausbrüchen") ist zudem durch die feststellende ärztliche Fachperson eine Meldung an das Gesundheitsamt erforderlich, welches in der Kontrolle vor Ort unterstützen kann und die Nachverfolgung bereits entlassener Personen übernimmt. Anleitungen zu einem strukturierten Vorgehen sind in den KRINKO-Empfehlungen angegeben: (https://www.rki.de/DE/Content/Infekt/Krankenhaushygiene/Kommission/Downloads/Ausbr_Rili.pdf?__blob=publicationFile; Zugegriffen 01. Januar 2022).

Kommt es zu einer Ausbruchssituation, ist in Abhängigkeit von der Dienstsituation (Tagdienst? Wochenende?) umgehend eine ärztliche Führungskraft (z. B. oberärztliche Fachperson, ideal Hygienebeauftragte, ärztliche Person) zu verständigen. Nach Prüfung der Situation bietet es sich an, ein Ausbruchsteam bestehend aus den behandelnden Ärzten, Mitgliedern der Pflege (z. B. Pflegedienstleitung), Hygienefachpersonal (Hygienefachkräfte und Krankenhaushygieniker) und Mikrobiologen zu bilden. Bei ausgedehnten und langwierigen Ausbrüchen oder im Rahmen von Pandemien sollte eine Stabsstruktur im Sinne einer Krankenhauseinsatzleitung (KEL) (S1 Personal, S2 Lage, S3 Einsatz, S4 Versorgung, S5 Presse, S6 Technik, ggf. S7 Psychosoziale Notfallversorgung unter gemeinsamer Leitung) aufgebaut werden (siehe KAEP, https://www.bbk.bund.de/DE/Themen/Gesundheitlicher-Bevoelkerungsschutz/Krankenhausalarmplanung/krankenhausalarmplanung_node.html) (BBK Zugegriffen: 19. Dezember 2021).

Erfolgt eine Alarmierung im Rahmen eines infektiologischen Massenanfalls von Erkrankten (MANE), wechselt die Zuständigkeit für die Einsatzleitung an die Behörden (i. d. R. Einsatzleiter der Feuerwehr).

In jedem Fall ist eine Protokollierung der Maßnahmen ratsam, insbesondere wenn die getroffenen Maßnahmen Auswirkungen auf die Patientenversorgung oder auf Reputation und Ökonomie haben.

7 Reinigung und Desinfektion

Neben Händehygiene und -desinfektion sind Reinigung und Desinfektion von Oberflächen, einschließlich der regelrechten Aufbereitung von Medizinprodukten/medizinischen Instrumentarien, wichtige Maßnahmen, um Erregerübertragung zu verhindern und Infektionsketten zu unterbrechen. Auf diese Maßnahmen wird in den nachfolgenden Unterabschnitten eingegangen, wobei die Händehygiene und -desinfektion im Abschn. 2.1 detailliert beschrieben ist. Das Muster eines

Reinigungs- und Desinfektionsplans für eine Intensivstation ist im Anhang in Tabellenform als Anlage beigefügt.

7.1 Raum- und Oberflächenreinigung und -desinfektion

Die Reinigung und die ggf. zusätzlich oder kombiniert angewendete Desinfektion von Oberflächen hat einen bedeutenden Stellenwert für die Prävention von Erregerübertragungen gerade auf Intensivstationen (Assadian et al. 2021). Eine Wischdesinfektion der horizontalen patientennahen Flächen sowie der Flächen mit häufigerem Händekontakt vor allem durch das Personal ist indiziert (s. Tabelle im Anhang). Auf das Versprühen von Desinfektionsmitteln sollte konsequent verzichtet werden (Raumluftbelastung, schlechtere Wirksamkeit als beim Wischen mit der zusätzlich mechanischen Komponente).

Eine Desinfektion von Waschbecken, Siphons oder Toiletten ist ohne besonderen Anlass nicht nötig; eine Reinigung mit einem umweltfreundlichen Reinigungsmittel reicht in aller Regel aus. Die Desinfektion ist aber erforderlich nach Benutzung durch Patienten mit multiresistenten Erregern oder meldepflichtigen Erkrankungen.

Reinigung und Desinfektion sollen nur von geschultem Personal durchgeführt werden, und die Zuständigkeiten müssen definiert sein und verständlich kommuniziert werden, um eine Verantwortungsdiffusion zu vermeiden. Desinfizierend gereinigt werden:

- patientennahe Flächen (z. B. Nachttisch, Versorgungsleiste, Monitor, Medikamentenwagen, Verbandswagen, Beistelltische): routinemäßig in der Regel 1-mal/Arbeitsschicht,
- Flächen, die häufig mit den Händen berührt werden (Bedienungsoberflächen des Beatmungsgeräts und der Monitore): ebenfalls 1-mal in jeder Schicht.

Für jeden Raum und für jede Box sollten frische Tücher verwendet werden. Zur Desinfektion von kleinen Flächen sind Alkohol 60–70 % (z. B. 60 %iger Isopropanol) oder entsprechende Produkte auf alkoholischer Basis gut geeignet, Materialverträglichkeit vorausgesetzt. Für größere Flächen werden nach VAH oder RKI gelistete Flächendesinfektionsmittel verwendet (VAH Desinfektionsmittel-Liste – Verbund für Angewandte Hygiene e.V. [vah-online.de]; RKI – Krankenhaushygiene Desinfektionsmittelliste [www.rki.de]. Zugegriffen: 19. Dezember 2021).

Bei Kontamination von Flächen, inklusive Fußboden, mit potenziell infektiösen Substanzen z. B. Blut, Sputum, Wundexsudat, muss sofort gezielt desinfiziert werden, d. h., die Kontamination wird mit einem desinfektionsmittelgetränkten Tuch mit Handschuhen entfernt. Der Fußboden wird 1- bis 2-mal täglich mit dem hausüblichen, den Hygieneanforderungen entsprechenden Reinigungssystem (ohne Zusatz eines Desinfektionsmittels) gereinigt (Dettenkofer et al. 2004; Dancer und Kramer 2018).

Die Verwendung von Desinfektionsmitteln in den relativ hohen Konzentrationen der Desinfektionsmittelliste des Robert Koch-Instituts (https://www.rki.de/DE/Content/Infekt/Krankenhaushygiene/Desinfektionsmittel/Desinfektionsmittelliste/Desinfektionsmittelliste_node.html. Zugegriffen: 19. Dezember 2021) ist auch bei meldepflichtigen Infektionskrankheiten nicht notwendig, sondern nur im Epidemiefall auf Anordnung des Amtsarztes. Eine Raumdesinfektion durch Verdampfen von Formaldehyd ist auch nach meldepflichtigen Erkrankungen, z. B. offener Lungentuberkulose, nicht sinnvoll und nicht indiziert. Die abschließende Bewertung der Anwendung von H_2O_2-Verneblung oder automatisierten UVC-Bestrahlungsgeräten im Ausbruchsfall durch Erreger hoher Umweltstabilität (z. B. *Acinetobacter baumannii*) steht aus, ist als Option aber in Betracht zu ziehen.

7.2 Reinigung und Desinfektion der Betten

Matratzen erhalten einen flüssigkeitsdichten und wasch-/abwischbaren Schonbezug; Kopfkissen und Bettdecken müssen desinfizierend gewaschen werden können (i. d. R. nach Verlegung der Patienten). Bettgestelle müssen zur Aufbereitung nicht in eine Zentrale gefahren werden, die Reinigung und Wischdesinfektion kann manuell auf der Station erfolgen. Erforderlich sind eine gute Logistik und geeignete Räumlichkeiten.

7.3 Wasserhygiene

In Übereinstimmung mit Empfehlungen der Weltgesundheitsorganisation und den Centers for Disease Control and Prävention in den USA ist der Wert von routinemäßigen Wasseruntersuchungen auf Legionellen umstritten, die heute allerdings auf der Basis der Trinkwasserverordnung in der Regel 1- bis 2-mal jährlich erfolgen. Bei jeder nosokomialen Pneumonie muss konsequent die Legionellenätiologie ausgeschlossen werden. Wenn eine Legionellen-Pneumonie auf einer Station auftritt, sind unverzüglich gezielte Wasseruntersuchungen auf Legionellen erforderlich (ggf. Typisierung bei positivem Nachweis). Präventionsmaßnahmen müssen mit der Krankenhaushygiene- und Technikabteilung abgestimmt werden, z. B. können in Hochrisikobereichen Legionellenfilter installiert werden. Nicht benötigte Waschbecken sollten zusammen mit den Leitungen professionell rückgebaut werden.

Hinsichtlich der Abwasserhygiene bestehen eine Reihe von Empfehlungen, die vor allem den Bau von Einrichtungen im Gesundheitswesen betreffen (KRINKO 2020a). Bedeutsam sind hier u. a. die krankenhaushygienische Beurteilung von Waschbecken (Siphonproblematik (Salm et al. 2016)), WC-Anlagen (Aerosolbildung), Steckbeckenspülen, Duschen (z. B. auch „Wundduschen") und Abwasserleitungen. Diese Aspekte sind nicht nur unter krankenhaushygienischer Risikobewertung relevant, sondern auch unter ökologischen Gesichtspunkten. Hier ist z. B. die teils erhebliche Antibiotikabelastung von Gewässern zu nennen (Kovalakova et al. 2020).

7.4 Aufbereitung von medizinischem Instrumentarium

Die sichere Aufbereitung von medizinischem Instrumentarium gehört zu den unerlässlichen Standardhygienemaßnahmen (Dettenkofer et al. 2018; Weber und Talbot 2020; Schulz-Stübner et al. 2003). Hierzu wird besonders auf die einschlägigen aktuellen Empfehlungen des Robert Koch-Instituts hingewiesen: https://www.rki.de/DE/Content/Infekt/Krankenhaushygiene/Aufb_MedProd/Aufb_MedProd_node.html (RKI 2021a).

Diese sind auch in der Medizinprodukte-Betreiberverordnung verankert, s. dazu die Medizinprodukte-EU-Anpassungsverordnung von April 2021 (www.bgbl.de). Wenn immer möglich soll gebrauchtes Instrumentarium ohne Zeitverzug maschinell mit validierten Verfahren aufbereitet werden (Reinigungs- und Desinfektionsautomat, RDG; falls erforderlich: anschließende Autoklavierung/Sterilisation).

8 Unnötige Hygienemaßnahmen

Verschiedene routinemäßig durchgeführte mikrobiologisch-hygienische Untersuchungen, wie z. B. Abklatschuntersuchungen von Flächen oder Gegenständen zur Überprüfung der Effektivität von Reinigung oder Desinfektion und Personaluntersuchungen (z. B. Abklatschuntersuchungen von Händen und Rachenabstriche), sowie routinemäßige Luftkeimzahlbestimmungen sind unter (krankenhaus-)hygienischen Gesichtspunkten in medizinischen Einrichtungen, einschließlich Intensivstationen, nicht zielführend. Solche Untersuchungen beanspruchen aber die knappen Ressourcen und sind zum Teil mit hohen Kosten verbunden.

Eine Auswahl unnötiger Hygienemaßnahmen im Intensivbereich ist nachfolgend aufgeführt:

- routinemäßige Abklatschuntersuchungen,
- Personal-, Material- und Geräteschleusen (ausgenommen in entsprechenden Isolierbereichen),
- Umkleiden bei Betreten oder Verlassen der Intensivstation,
- spezifische Bereichskleidung,
- routinemäßig Kittel oder Hauben für Besucher,
- indikationslose Verwendung medizinischer Einmalhandschuhe durch Personal und Besucher,
- Plastiküberschuhe oder spezielles Schuhwerk,
- routinemäßige Personaluntersuchungen (z. B. Rachenabstriche),
- routinemäßige Luftkeimzahlbestimmungen,
- routinemäßige ungezielte Wasseruntersuchungen,
- routinemäßige ungezielte Untersuchungen von Desinfektionslösungen,
- routinemäßige Desinfektion von nicht patientennahen (Hand-)Kontaktflächen, wie z. B. Siphons, Gullys, Fußboden,
- Klebematten, Desinfektionsmatten, beheizbare Siphons,
- Routinewechsel von medizinischen Devices, außer bei entsprechenden Herstellerangaben bzw. gesetzlichen Vorgaben (s. hierzu das ▶ Kap. 75, „Nosokomiale Infektionen auf der Intensivstation").

Einige dieser Maßnahmen und Untersuchungen kommen risikoadaptiert zum Einsatz und bleiben besonderen Situationen, z. B. einem Ausbruchsgeschehen, das auch bei Umsetzung anderer Maßnahmen nicht beherrschbar ist, vorbehalten. Sie erfordern aber dann eine Rücksprache mit der Krankenhaushygiene.

9 Klimatisierung und raumlufttechnische Anlagen

Bei der Klimatisierung von Intensivstationen wird zwischen arbeitsphysiologischen und hygienischen Anforderungen unterschieden. Aus arbeitsphysiologischen Gründen (Behaglichkeit für Patienten und Personal, Wärmeabführung von Geräten) ist es meist notwendig, Intensivstationen mit raumlufttechnischen Anlagen auszustatten (2-stufige Filterung in der Regel ausreichend; in der 2. Stufe Filterklasse F9). Aus rein infektionspräventiven Gründen, d. h. zur Verhütung einer aerogenen Keimübertragung, ist eine Klimatisierung nur in den Bereichen notwendig, in denen z. B. Patienten unter Immunsuppression (z. B. Patienten in Aplasie) oder mit einer Infektion mit als hochinfektiös eingestuften Erregern (z. B. hämorrhagische Fieber) behandelt werden sollen.

10 Umweltschutz auf Intensivstationen

Mit Ausnahme von Spritzen und Nadeln ist bisher nicht nachgewiesen worden, dass die Verwendung von Einwegmaterial für sich genommen zu einer Senkung der Infektionsrate führt. Viele Einwegmaterialien (z. B. Beatmungsschläuche,

Einwegabsaugsysteme) können durch Mehrwegmaterialien ersetzt werden. Einige Einwegsysteme können grundsätzlich wiederaufbereitet werden, z. B. Atemtrainer oder Sauerstoffmasken. Die Wiederaufbereitung von Einwegmaterialien ist in Deutschland gesetzlich nicht verboten, muss dann aber hohen hygienischen Standards genügen: https://www.rki.de/DE/Content/Infekt/Krankenhaushygiene/Aufb_MedProd/Aufb_MedProd_node.html (RKI 2021a).

Einschränkend ist zu berücksichtigen, dass aufwendige Aufbereitungsprozesse die ökologische Bilanz deutlich negativ belasten können.

Geschlossene Trachealabsaugsysteme können 48–72 h verwendet werden. Infusionsbestecke müssen nicht häufiger als alle 96 h gewechselt werden, dadurch wird die Menge des Kunststoffabfalls deutlich reduziert (vorzugsweise PVC-freie Bestecke verwenden). Einweggeschirr ist aus hygienischen Gründen in aller Regel überflüssig.

Anhang

In Tab. 5 ist das Muster eines Reinigungs- und Desinfektionsplans für eine Intensivstation dargestellt.

Tab. 5 Muster eines Reinigungs- und Desinfektionsplans für eine Intensivstation

Was?	Wann?	Womit?	Wie?
Hygienische Händedesinfektion	Gemäß den 5 Indikationen der WHO, z. B. unmittelbar vor Verbandswechsel, Injektionen, Blutabnahmen, Anlage von Blasen- und Venenkathetern, nach Kontamination[a] (bei grober Verschmutzung vorher Hände waschen), nach Ausziehen der Handschuhe	Alkoholisches Händedesinfektionsmittel (farb- und duftstofffrei)	Ausreichende Menge entnehmen, damit die Hände vollständig benetzt sind, gründlich verreiben, bis die Hände trocken sind (30 s); kein Wasser zugeben!
Händereinigung	Bei Betreten bzw. Verlassen des Arbeitsbereiches, nach Verschmutzung	Flüssigseife aus Spender	Hände waschen, mit Einmalhandtuch abtrocknen
Chirurgische Händedesinfektion	Vor operativen Eingriffen	Alkoholisches Händedesinfektionsmittel: saubere Hände und Unterarme (ggf. zuvor waschen; dabei Nägel und Nagelfalze nur bei Verschmutzung bürsten), anschließend Händedesinfektionsmittel präparateabhängig während 1,5–3 min portionsweise auf den Händen und anfangs auch den Unterarmen verreiben	
Hautdesinfektion des Patienten	Vor Punktionen, bei Verbandswechsel usw.	Alkoholisches Hautdesinfektionsmittel oder PVP-Jod/Alkohol-Lösung	Sprühen – wischen – sprühen(– wischen) Dauer: 30 s (s. Herstellerangabe)
	Vor Anlage von intravasalen Kathetern	Alkoholisches Hautdesinfektionsmittel (vorzugsweise mit remanentem Wirkstoffzusatz: z. B. Octenidin, Chlorhexidin)	Mit sterilen Tupfern mehrmals auftragen und einreiben (wichtig: nicht nur sprühen) Dauer: 1 min (s. Herstellerangabe)
	Vor invasiven Eingriffen mit besonderer Infektionsgefährdung (z. B. Gelenkpunktionen)	Alkoholisches Hautdesinfektionsmittel, ggf. mit remanentem Zusatz	Mit sterilen Tupfern mehrmals auftragen und einreiben (wichtig: nicht nur sprühen); Dauer: 3 min
Schleimhautdesinfektion	z. B. vor Anlage von Blasenkathetern	Octenidin-haltiges Schleimhautdesinfektionsmittel; oder PVP-Jodlösung ohne Alkohol	Unverdünnt auftragen; Dauer: 1 min (s. Herstellerangabe)
Instrumente	Nach Gebrauch	Reinigungs- und Desinfektionsgerät (RDG), verpacken, autoklavieren; falls nicht verfügbar: ggf. vorreinigen, in Instrumentendesinfektionsmittel einlegen und reinigen (ggf. Ultraschallbad), abspülen, trocknen, verpacken, autoklavieren; immer: Herstellerangaben beachten	
Standgefäß mit Kornzange	1-ma täglich	Reinigen, verpacken, autoklavieren (bei Verwendung kein Desinfektionsmittel in das Gefäß geben)	
Trommeln	1-mal täglich nach Öffnen (Filter regelmäßig wechseln)	Reinigen, autoklavieren	
Blutdruckmanschette Kunststoff (vorzugsweise patientenbezogener Einsatz)	Nach Kontamination, nach Verschmutzung, nach jedem Patienten	Mit Flächendesinfektionsmittel bzw. Alkohol 60–70 % abwischen, trocknen oder Reinigungs- und Desinfektionsgerät In Instrumentenreiniger einlegen, abspülen, trocknen, autoklavieren oder Reinigungs- und Desinfektionsgerät	

(Fortsetzung)

Tab. 5 (Fortsetzung)

Was?	Wann?	Womit?	Wie?
Stethoskop	Nach jedem Patienten	Alkohol 60–70 %	Abwischen
Mundpflegeset	3-mal täglich	Reinigungs- und Desinfektionsgerät, trocknen oder mit Alkohol 60–70 % abwischen	
Tablett/Becher, Klemme	Nach jedem Gebrauch 1-mal täglich	Mit Alkohol 60–70 % abwischen Reinigungs- und Desinfektionsgerät oder in Instrumentenreiniger einlegen, trocknen, verpacken, autoklavieren	
Becher mit Gebrauchslösung	Nach jedem Gebrauch	Mit Alkohol 60–70 % auswischen	
Führungsstab	Nach Gebrauch	Reinigungs- und Desinfektionsgerät, verpacken, autoklavieren	
Sauerstoffanfeuchter Gasverteiler	Bei Patientenwechsel oder alle 48 h (ohne Aqua dest.)	Reinigungs- und Desinfektionsgerät, trocknen, autoklavieren	
Wasserbehälter Verbindungsschlauch	Alle 7 Tage	Reinigungs- und Desinfektionsgerät (Flowmeter mit Alkohol 60–70 % abwischen)	
Haarschneidemaschine	Nach Gebrauch	Mit Alkohol 60–70 % abwischen	
Scherkopf	Nach Gebrauch	Reinigen, in Alkohol 60–70 % für 10 min einlegen, trocknen oder reinigen, autoklavieren (Pflegeöl benutzen)	
Geräte, insbesondere Bedienungsknöpfe	1-mal pro Schicht	Flächendesinfektionsmittel	Abwischen
Mobiliar	Nach Kontamination	Flächendesinfektionsmittel	Abwischen
Kuhn-System, Beatmungsbeutel	Alle 24 h bzw. bei Patientenwechsel	Reinigungs- und Desinfektionsgerät	
Laryngoskopgriff, Tubusklemme	Nach Gebrauch	Flächendesinfektionsmittel oder Alkohol 60–70 %	Abwischen
Laryngoskopspatel	Nach Gebrauch	Reinigungs- und Desinfektionsgerät, zuvor ggf. Birne entfernen	
Masken, Guedel-Tubus, Magill-Zange	Nach Gebrauch	Reinigungs- und Desinfektionsgerät; falls nicht verfügbar: in Instrumentenreiniger einlegen, abspülen, trocknen, verpacken, autoklavieren	
Temperatursonden	Nach Gebrauch	Alkohol 60–70 %	Abwischen
Notfallbeatmungsgerät (Schläuche, Ventil, Beutel etc.)	Nach Gebrauch	Mit Flächendesinfektionsmittel abwischen; Reinigungs- und Desinfektionsgerät	
Transducer und Kabel	Direkt vor und nach Gebrauch, bei jedem Systemwechsel	Flächendesinfektionsmittel oder Alkohol 60–70 %	Abwischen
Kapnometrieschlauch und Adapter	Nach Gebrauch	Reinigungs- und Desinfektionsgerät oder autoklavieren	
ICP-Kabel	Bei Systemwechsel	Mit Flächendesinfektionsmittel abwischen	
ICP-Sonde	Nach Gebrauch	Mit Alkohol 60–70 % abwischen, anschließend Niedrigtemperatursterilisation (Plasmasterilisation)	
Pulsoxymetriekabel und Clip	Bei Patientenwechsel 1-mal täglich	Alkohol 60–70 % oder Flächendesinfektionsmittel	Abwischen
Beatmungszubehör (z. B. Schläuche, Wasserfalle, Verneblertopf, Tubusadapter, Y-Stück)	Bei Patientenwechsel (bzw. vorher bei Verschmutzung)	Reinigungs- und Desinfektionsgerät	
Absauggefäße inkl. Verschlussdeckel und Verbindungsschläuche	1-mal täglich oder bei Patientenwechsel	Reinigungs- und Desinfektionsgerät; oder falls nicht verfügbar: in Desinfektionsmittel einlegen, abspülen, trocknen	
Waschbecken	1-mal täglich	Mit umweltfreundlichem Reiniger reinigen	
Duschen	Nach Benutzung durch infizierte Patienten	Flächendesinfektionsmittel	Nach der Einwirkzeit mit Wasser nachspülen, trocknen
Fußboden	1- bis 2-mal täglich Nach Kontamination*	Umweltfreundlicher Reiniger Flächendesinfektionsmittel	Hausübliches Reinigungssystem Wischen
Waschschüsseln	Nach Benutzung	Vorzugsweise maschinelle (thermische) Aufbereitung im Reinigungs- und Desinfektionsgerät	
Nagelbürsten	Nach Gebrauch	Reinigungs- und Desinfektionsgerät	
Steckbecken, Urinflaschen	Nach Gebrauch	Steckbeckenspülautomat	

(Fortsetzung)

Tab. 5 (Fortsetzung)

Was?	Wann?	Womit?	Wie?
Abfall, bei dem Verletzungsgefahr besteht, z. B. Skalpelle, Kanülen	Direkt nach Gebrauch (bei Kanülen kein Recapping!)	Entsorgung in durchstichsichere und fest verschließbare Kunststoffbehälter	

* Kontamination: Kontakt mit (potenziell) infektiösem Material.

Anmerkungen:

Nach Kontamination mit potenziell infektiösem Material (z. B. Blut, Exsudaten oder Exkreten) immer sofort gezielte Desinfektion der Fläche.
Beim Umgang mit Desinfektionsmitteln immer mit (Haushalts-)Handschuhen arbeiten (ansonsten Risiko der toxisch-irritativen Wirkung und ggf. Allergisierung).
Ansetzen der Desinfektionsmittellösungen nur in kaltem Wasser (Vermeidung schleimhautreizender Dämpfe); keine Schüttmethode.
Anwendungskonzentration und Einwirkzeiten von Instrumentendesinfektionsmitteln einhalten.
Standzeiten von Instrumentendesinfektionsmitteln nach Herstellerangaben (wenn Desinfektionsmittel mit Reiniger angesetzt wird: täglich wechseln).
Zur Flächendesinfektion nicht sprühen, sondern wischen.
Nach Wischdesinfektion: Benutzung der Flächen möglich, sobald diese wieder trocken sind.
Benutzte, d. h. mit Blut etc. belastete Flächendesinfektionsmittellösung mindestens täglich wechseln.
Haltbarkeit einer unbenutzten dosierten Flächendesinfektionsmittellösung (z. B. 0,5 %) in einem verschlossenen Behälter (z. B. Spritzflasche) nach Herstellerangaben (meist 14–28 Tage).
Reinigungs- und Desinfektionsgerät (RDG): mindestens 80 °C, 10 min Haltezeit (ohne Desinfektionsmittelzusatz; A_0-Wert = 600; in der Regel gefordert: A_0-Wert = 3000).

Literatur

Anderson DJ, Podgorny K, Berríos-Torres S et al (2014) Strategies to prevent surgical site infections in acute care hospitals. 2014 Update. Infect Control Hosp Epidemiol 35(6):605–627. https://doi.org/10.1086/676022

Arias AV, Garcell HG, Ochoa YR et al (2016) Assessment of hand hygiene techniques using the World Health Organization's six steps. J Infect Public Health 9(3):366–369. https://doi.org/10.1016/j.jiph.2015.11.006

ART (2020) Strukturelle und personelle Voraussetzungen für die Sicherung einer rationalen Antiinfektivaverordnung in Krankenhäusern. Positionspapier der Kommission Antiinfektiva, Resistenz und Therapie (Kommission ART) beim Robert Koch-Institut mit Beratung durch Fachgesellschaften. Bundesgesundheitsbl 63:749–760. https://doi.org/10.1007/s00103-020-03152-5. Zugegriffen am 06.10.2021

Assadian O, Harbarth S, Vos M et al (2021) Practical recommendations for routine cleaning and disinfection procedures in healthcare institutions: a narrative review. J Hosp Infect 113:104–114. https://doi.org/10.1016/j.jhin.2021.03.010

AWMF (2018) S3-Leitlinie Strategien zur Sicherung rationaler Antibiotika-Anwendung im Krankenhaus. https://www.awmf.org/uploads/tx_szleitlinien/092-001l_S3_Strategien-zur-Sicherung-rationaler-Antibiotika-Anwendung-im-Krankenhaus_2020-02.pdf. Zugegriffen am 06.10.2021

AWMF (2019) S3-Leitlinie „Vermeidung von perioperativer Hypothermie" – Aktualisierung 2019. https://www.awmf.org/uploads/tx_szleitlinien/001-018l_S3_Vermeidung_perioperativer_Hypothermie_2019-08.pdf. Zugegriffen am 19.12.2021

AWMF (2021) Leitlinien der Arbeitsgemeinschaft der Wissenschaftlichen Medizinischen Fachgesellschaften e.V. (AWMF). https://www.awmf.org/die-awmf.html. Zugegriffen am 04.10.2021

Azim S, Juergens C, McLaws ML (2016) An average hand hygiene day for nurses and physicians: the burden is not equal. Am J Infect Control 44(7):777–781. https://doi.org/10.1016/j.ajic.2016.02.006

Bannister B, Puro V, Fusco FM, Heptonstall J, Ippolito G (2009) EUNID Working Group. Framework for the design and operation of high-level isolation units: consensus of the European Network of Infectious Diseases. Lancet Infect Dis 9:45–56. https://doi.org/10.1016/S1473-3099(08)70304-9

Bassareo PP, Melis MR, Marras S, Calcaterra G (2020) Learning from the past in the COVID-19 era: rediscovery of quarantine, previous pandemics, origin of hospitals and national healthcare systems, and ethics in medicine. Postgrad Med J 96:633–638. https://doi.org/10.1136/postgradmedj-2020-138370

Bataille J, Brouqui P (2017) Building an intelligent hospital to fight contagion. Clin Infect Dis 65:4–11. https://doi.org/10.1093/cid/cix402

BBSR (2017) Bauliche Hygiene im Klinikbau. Planungsempfehlungen für die bauliche Infektionsprävention in den Bereichen der Operation, Notfall- und Intensivmedizin. https://www.bbsr.bund.de/BBSR/DE/veroeffentlichungen/zukunft-bauen-fp/2018/band-13-dl.pdf?__blob=publicationFile&v=1. Zugegriffen am 14.01.2023

Behnke M, Aghdassi SJ, Hansen S et al (2017) The prevalence of nosocomial infection and antibiotic use in German hospitals. Dtsch Arztebl Int 114(5):851–857. https://doi.org/10.3238/arztebl.2017.0851

Berríos-Torres SI, Umscheid CA et al (2017) Centers for disease control and prevention guideline for the prevention of surgical site infection. JAMA Surg 152(8):784–791. https://doi.org/10.1001/jamasurg.2017.0904

Bonomo RA, Burd EM, Conly J (2018) Carbapenemase-producing organisms: a global scourge. Clin Infect Dis 66(8):1290–1297. https://doi.org/10.1093/cid/cix893

Bushuven S, Dettenkofer M, Kahla-Witzsch HA et al (2019a) Aus- und Fortbildung in der Infektionsprävention: Didaktik und Risikoanalyse. Krankenhaushygiene up2date 14(2):203–222. https://doi.org/10.1055/a-0750-4626

Bushuven S, Juenger K, Moeltner A et al (2019b) Overconfidence in infection control proficiency. Am J Infect Control 47(5):545–550. https://doi.org/10.1016/j.ajic.2018.10.022

Bushuven S, Dettenkofer M, Sippel S et al (2020) Speaking up behaviour and cognitive bias in hand hygiene: competences of German-speaking medical students. PLoS One. https://doi.org/10.1371/journal.pone.0239444c

Bushuven S, Dettenkofer M, Dietz A et al (2021) Interprofessional perceptions of emotional, social, and ethical effects of multidrug-resistant organisms: a qualitative study. PLoS One. https://doi.org/10.1371/journal.pone.0246820

Capozzo AV (2020) Dying alone due to COVID-19: do the needs of the many outweigh the rights of the few – or the one? Front Public Health. https://doi.org/10.3389/fpubh.2020.593464

Caris MG, Kamphuis PGA, Dekker M et al (2017) Patient safety culture and the ability to improve: a proof of concept study on hand hygiene. Infect Control Hosp Epidemiol 38(11):1277–1283. https://doi.org/10.1017/ice.2017.209

Cassini A, Plachouras D, Eckmanns T et al (2016) Burden of six healthcare-associated infections on European population health: estimating incidence-based disability-adjusted life years through a population prevalence-based modelling study. PLoS Med. https://doi.org/10.1371/journal.pmed.1002150

CDC (2020a) Guidelines & Guidance Library. https://www.cdc.gov/infectioncontrol/guidelines/index.html. Zugegriffen am 04.10.2021

CDC (2020b) Infection control guidance for healthcare professionals about Coronavirus (COVID-19). https://www.cdc.gov/coronavirus/2019-ncov/hcp/infection-control.html. Zugegriffen am 04.10.2021

Chen LF, Vander Weg MW, Hofmann DA et al (2015) The Hawthorne effect in infection prevention and epidemiology. Infect Control Hosp Epidemiol 36(12):444–1450. https://doi.org/10.1017/ice.2015.216

Cheng VCC, Chen JHK, So SYC et al (2016) A novel risk factor associated with colonization by Carbapenemase-producing *Enterobacteriaceae*: use of proton pump inhibitors in addition to antimicrobial treatment. Infect Control Hosp Epidemiol 37(12):1418–1425. https://doi.org/10.1017/ice.2016.202

Conti AA (2020) Historical and methodological highlights of quarantine measures: from ancient plague epidemics to current coronavirus disease (COVID-19) pandemic. Acta Biomed 91:226–229. https://doi.org/10.23750/abm.v91i2.9494

Dancer SJ, Kramer A (2018) Four steps to clean hospitals: look, plan, clean and dry. J Hosp Infect 103(1):e1–e8. https://doi.org/10.1016/j.jhin.2018.12.015. Zugegriffen am 19.12.2021

Deci EL, Ryan RM (1991) A motivational approach to self: Integration in personality. Nebraska symposium on motivation, 1990: perspectives on motivation. University of Nebraska Press, Lincoln, S 237–288

Dettenkofer M, Wenzler S, Amthor S et al (2004) Does disinfection of environmental surfaces influence nosocomial infection rates? A systematic review. Am J Infect Control 32(2):84–89. https://doi.org/10.1016/j.ajic.2003.07.006

Dettenkofer M, Frank U, Just HM et al (Hrsg) (2018) Praktische Krankenhaushygiene und Umweltschutz, 4. Aufl. Springer, Berlin/Heidelberg

DGAHD e.V. (2021) Informationen – Hygiene. https://www.dgahd.de/informationen/. Zugegriffen am 04.10.2021

Drews K (2013) A brief history of quarantine. Virginia Tech Undergrad Hist Rev 2. https://doi.org/10.21061/vtuhr.v2i0.16

Fehling P, Hasenkamp J, Unkel S et al (2019) Effect of gloved hand disinfection on hand hygiene before infection-prone procedures on a stem cell ward. J Hosp Infect 103(3):321–327

Gammon J, Hunt J (2018) A review of isolation practices and procedures in healthcare settings. Br J Nurs 27:137–140. https://doi.org/10.12968/bjon.2018.27.3.137

Gastmeier P, Brunkhorst F, Schrappe M et al (2010) Wie viele nosokomiale Infektionen sind vermeidbar? Dtsch Med Wochenschr 135(3):91–93. https://doi.org/10.1055/s-0029-1244823

Gensini GF, Yacoub MH, Conti AA (2004) The concept of quarantine in history: from plague to SARS. J Infect 49:257–261. https://doi.org/10.1016/j.jinf.2004.03.002

Giubilini A, Douglas T, Maslen H, Savulescu J (2018) Quarantine, isolation and the duty of easy rescue in public health. Dev World Bioeth 18:182–189. https://doi.org/10.1111/dewb.12165

Grundmann H, Bärwolff S, Tami A et al (2005) How many infections are caused by patient-to-patient transmission in intensive care units? Crit Care Med 33(5):946–951. https://doi.org/10.1097/01.ccm.0000163223.26234.56

Hattie J, Timperley H (2007) The power of feedback. Rev Educ Res 77(1):81–112. https://doi.org/10.3102/003465430298487

Helbing D (2013) Verkehrsdynamik: Neue physikalische Modellierungskonzepte. Springer, Berlin/Heidelberg. https://doi.org/10.1007/978-3-642-59063-4

Holmdahl T, Lanbeck P (2013) Design for the post-antibiotic era: experiences from a new building for infectious diseases in Malmö, Sweden. HERD 6:27–52. https://doi.org/10.1177/193758671300600403

IfSG – Infektionsschutzgesetz (2021) Gesetz zur Verhütung und Bekämpfung von Infektionskrankheiten beim Menschen (Infektionsschutzgesetz – IfSG). Ausfertigungsdatum: 20.07.2000.Vollzitat: „Infektionsschutzgesetz vom 20. Juli 2000 (BGBl. I S. 1045), das zuletzt durch Artikel 12 des Gesetzes vom 10. September 2021 (BGBl. I S. 4147) geändert worden ist". http://www.gesetze-im-internet.de/ifsg/IfSG.pdf. Zugegriffen am 04.10.2021

Jorch G, Kluge S, König F, Markewitz A, Notz K, Parvu V, Quintel M, Schneider D, Sybrecht GW, Waydhas C (n.d.) DIVI Empfehlung zur Struktur und Ausstattung von Intensivstationen. https://www.divi.de/joomlatools-files/docman-files/publikationen/intensivmedizin/20101130-publikationen-zur-struktur-v-intensivstationen-langversion.pdf. Zugegriffen am 04.10.2021

Klinger AL, Green H, Monlezun DJ et al (2019) The role of bowel preparation in colorectal surgery: results of the 2012–2015 ACS-NSQIP Data. Ann Surg 269(4):671–677

Köck R, Herr C, Kreienbrock L et al (2021) Multiresistant gram-negative pathogens – a zoonotic problem. Dtsch Arztebl Int. https://doi.org/10.3238/arztebl.m2021.0184. Zugegriffen am 19.12.2021

Koeppen M, Holzhausen J (2019) Temporäre Isolierungsmaßnahmen im Krankenhaus: Erstversorgung von Patienten mit Verdacht auf hochkontagiöse Erreger in Krankenhäusern der Schwerpunkt- und Maximalversorgung. HygMed 44(12):D118–D123

Kompetenzzentrum Hygiene und Medizinprodukte (2021) Musterhygienepläne des Kompetenzzentrums Hygiene und Medizinprodukte der KVen und der KBV. https://www.hygiene-medizinprodukte.de/download. Zugegriffen am 04.10.2021

Kovalakova P, Cizmas L, McDonald TJ et al (2020) Occurrence and toxicity of antibiotics in the aquatic environment: a review. Chemosphere. https://doi.org/10.1016/j.chemosphere.2020.126351. Zugegriffen am 19.12.2021

Kramer A, Assadian O, Exner M et al (Hrsg) (2022) Krankenhaus- und Praxishygiene: Hygienemanagement und Infektionsprävention in medizinischen und sozialen Einrichtungen, 4. Aufl. Urban & Fischer Verlag/Elsevier GmbH, München

KRINKO (2009) Personelle und organisatorische Voraussetzungen zur Prävention nosokomialer Infektionen. Bundesgesundheitsbl 52:951–962. https://doi.org/10.1007/s00103-009-0929-y

KRINKO (2010) Die Kategorien in der Richtlinie für Krankenhaushygiene und Infektionsprävention – Aktualisierung der Definitionen. Bundesgesundheitsbl 53:754–756

KRINKO (2012) Hygienemaßnahmen bei Infektionen oder Besiedlung mit multiresistenten gramnegativen Stäbchen. Bundesgesundheitsbl 55:1311–13544

KRINKO (2013) Prävention der nosokomialen beatmungsassoziierten Pneumonie. Empfehlung der Kommission für Krankenhaushygiene und Infektionsprävention. Bundesgesundheitsbl 56:1578–1590

KRINKO (2014) Empfehlungen zur Prävention und Kontrolle von Methicillinresistenten *Staphylococcus aureus*-Stämmen (MRSA) in medizinischen und pflegerischen Einrichtungen. Bundesgesundheitsbl 57:696–732

KRINKO (2015a) Infektionsprävention im Rahmen der Pflege und Behandlung von Patienten mit übertragbaren Krankheiten. Bundesgesundheitsbl 58:1151–1170. https://doi.org/10.1007/s00103-015-2234-2

KRINKO (2015b) Prävention und Kontrolle Katheter-assoziierter Harnwegsinfektionen. Bundesgesundheitsbl 58:641–650. https://doi.org/10.1007/s00103-015-2152-3

KRINKO (2016) Händehygiene in Einrichtungen des Gesundheitswesens. Bundesgesundheitsbl 59:1189–1220

KRINKO (2017) Prävention von Infektionen, die von Gefäßkathetern ausgehen. https://www.rki.de/DE/Content/Infekt/Krankenhaushygiene/Kommission/Tabelle_Gefaesskath_Rili.html. Zugegriffen am 19.12.2021

KRINKO (2018a) Hygienemaßnahmen zur Prävention der Infektion durch Enterokokken mit speziellen Antibiotikaresistenzen. Bundesgesundheitsbl 61:1310–1361

KRINKO (2018b) Prävention postoperativer Wundinfektionen. Bundesgesundheitsbl 61:448–473. https://doi.org/10.1007/s00103-018-2706-2

KRINKO (2019) Hygienemaßnahmen bei *Clostridioides difficile*-Infektion (CDI). Bundesgesundheitsbl 62:906–923. https://doi.org/10.1007/s00103-019-02959-1

KRINKO (2020a) Anforderungen der Hygiene an abwasserführende Systeme in medizinischen Einrichtungen. Bundesgesundheitsbl 63:484–501. https://doi.org/10.1007/s00103-020-03118-7

KRINKO (2020b) Surveillance von nosokomialen Infektionen. Bundesgesundheitsbl 63:228–241

Länderarbeitskreis (2021) Rahmenhygienepläne des Länderarbeitskreises zur Erstellung von Hygieneplänen. https://www.uminfo.de/rahmenhygieneplaene-lak.html. Zugegriffen am 04.10.2021

Lefebvre A, Saliou P, Lucet JC et al (2015) Preoperative hair removal and surgical site infections: network meta-analysis of randomized controlled trials. J Hosp Infect 91:100–108. https://doi.org/10.1016/j.jhin.2015.06.020

Leistner R, Kankura L, Bloch A et al (2013) Attributable costs of ventilator-associated lower respiratory tract infection (LRTI) acquired on intensive care units: a retrospectively matched cohort study. Antimicrob Resist Infect Control 2(1):13. https://doi.org/10.1186/2047-2994-2-13. Zugegriffen am 19.12.2021

Leistner R, Gürntke S, Sakellariou C et al (2014a) Bloodstream infection due to extended-spectrum beta-lactamase (ESBL)-positive *K. pneumoniae* and *E. coli*: an analysis of the disease burden in a large cohort. Infection 42(6):991–997

Leistner R, Hirsemann E, Bloch A et al (2014b) Costs and prolonged length of stay of central venous catheter-associated bloodstream infections (CVC BSI): a matched prospective cohort study. Infection 42:31–36. https://doi.org/10.1007/s15010-013-0494-z

Lewin K (1936) Principles of topological psychology. McGraw Hill Book, New York. https://doi.org/10.1037/10019-000

Lo E, Nicolle LE, Coffin SE et al (2014) Strategies to prevent catheter-associated urinary tract infections in acute care hospitals: 2014 update. Infect Control Hosp Epidemiol 35(Suppl 2):S32–S47

Lorente L, Blot S, Rello J (2007) Evidence on measures for the prevention of ventilator-associated pneumonia. Eur Respir J 30(6):1193–1207. https://doi.org/10.1183/09031936.00048507

Lübbert C, John E, von Müller L (2014) *Clostridium difficile* infection: guideline-based diagnosis and treatment. Dtsch Arztebl Int 111(43):723–731. https://doi.org/10.3238/arztebl.2014.0723

Lübbert C, Lippmann N, von Braun A (2018) Neue Leitlinien und Daten zu *Clostridium difficile* – Was ändert sich? Dtsch Med Wochenschr 143(11):787–792. https://doi.org/10.1055/a-0585-9595

Masterton RG, Mifsud AJ, Rao GG (2003) Hospital Isolation Precautions Working Group. Review of hospital isolation and infection control precautions. J Hosp Infect 54:171–173. https://doi.org/10.1016/s0195-6701(03)00089-6

McGuckin M, Storr J, Longtin Y et al (2011) Patient empowerment and multimodal hand hygiene promotion: a win-win strategy. Am J Med Qual 26(1):10–17. https://doi.org/10.1177/1062860610373138

NRZ (2017) Deutsche nationale Punkt-Prävalenzerhebung zu nosokomialen Infektionen und Antibiotika-Anwendung 2016. https://www.nrz-hygiene.de/fileadmin/nrz/download/pps2016/PPS_2016_Abschlussbericht_20.07.2017.pdf. Zugegriffen am 06.10.2021

NRZ (2021) NRZ für Surveillance von nosokomialen Infektionen: KISS (Krankenhaus-Infektions-Surveillance-System) Projektbeschreibung. https://www.nrz-hygiene.de/surveillance/kiss/. Zugegriffen am 24.08.2021

Odusanya OO, Odugbemi BA, Odugbemi TO, Ajisegiri WS (2020) COVID-19: a review of the effectiveness of non-pharmacological interventions. Niger Postgrad Med J 27:261–267. https://doi.org/10.4103/npmj.npmj_208_20

Otto M (2013) Community-associated MRSA: what makes them special? Int J Med Microbiol 303(6-7):324–330. https://doi.org/10.1016/j.ijmm.2013.02.007

Papazian L, Klompas M, Luyt CE (2020) Ventilator-associated pneumonia in adults: a narrative review. Intensive Care Med 46(5):888–906. https://doi.org/10.1007/s00134-020-05980-0

PatientSafetyMovement (2018) Actionable Patient Safety Solutions (APSS).

Piton G, Capellier G (2016) Biomarkers of gut barrier failure in the ICU. Curr Opin Crit Care 22(2):152–160. https://doi.org/10.1097/MCC.0000000000000283

Pittet D, Allegranzi B, Boyce J (2009) The World Health Organization guidelines on hand hygiene in health care and their consensus recommendations. Infect Control Hosp Epidemiol 30(7):611–622. https://doi.org/10.1086/600379

Prytula M, Rexroth S, Lutz M, May F (2020) Zukunft Bauen: Forschung für die Praxis Band 22, BBSR, ISBN: 978-3-87994-083-7

RKI (2012a) Deutsche Daten im Rahmen der ersten europäischen Prävalenzerhebung zum Vorkommen nosokomialer Infektionen und zur Antibiotikaanwendung. Epidemiol Bull 26:239–240

RKI (2012b) Krankentransport und Rettungsdienst. https://www.rki.de/DE/Content/Infekt/Krankenhaushygiene/ThemenAZ/K/Krankentransp_29-06-12.html;jsessionid=5933580B9AFDD161913288C9DA086AFE.internet101?nn=2868974. Zugegriffen am 18.10.2021

RKI (2013) Kommission Antiinfektiva, Resistenz und Therapie. https://www.rki.de/DE/Content/Kommissionen/ART/ART_node.html. Zugegriffen am 04.10.2021

RKI (2016) Empfehlung zum Kapazitätsumfang für die Betreuung von Krankenhäusern und anderen medizinischen Einrichtungen durch Krankenhaushygieniker/innen. Bundesgesundheitsbl 59:1183–1188. https://doi.org/10.1007/s00103-016-2410-z

RKI (2017a) Ablehnung der Behandlung von Patienten mit MRE in geriatrischen Kliniken und Rehabilitationseinrichtungen: Einzelfälle oder gängige Praxis? Epidemiol Bull 50:567–569

RKI (2017b) Hygieneplan. Wo bekomme ich Rahmen- oder Musterhygienepläne für Einrichtungen des Gesundheitswesens? https://www.rki.de/DE/Content/Infekt/Krankenhaushygiene/ThemenAZ/H/Hygiene/Hygiene_plan.html. Zugegriffen am 04.10.2021

RKI (2018a) *Clostridioides* (früher *Clostridium*) *difficile*. https://www.rki.de/DE/Content/InfAZ/C/Clostridium_difficile/Clostridium_difficile.html. Zugegriffen am 30.10.2021

RKI (2018b) Infektionsprävention in der Pflege. https://www.rki.de/DE/Content/Infekt/Krankenhaushygiene/Pflege/Heime_node.html;jsessionid=1A520E169B0CCBB92C291D760FEFE0AA.internet062. Zugegriffen am 18.10.2021

RKI (2019) Neue Schätzung zur Krankheitslast durch Krankenhaus-Infektionen. Pressemitteilung des Robert Koch-Instituts. https://www.rki.de/DE/Content/Service/Presse/Pressemitteilungen/2019/14_2019.html. Zugegriffen am 24.08.2021

RKI (2021a) Aufbereitung von Medizinprodukten. https://www.rki.de/DE/Content/Infekt/Krankenhaushygiene/Aufb_MedProd/Aufb_MedProd_node.html. Zugegriffen am 19.10.2021

RKI (2021b) Empfehlungen der Kommission für Krankenhaushygiene und Infektionsprävention (KRINKO). https://www.rki.de/DE/Content/Infekt/Krankenhaushygiene/Kommission/kommission_node.html. Zugegriffen am 04.10.2021

RKI (2021c) Infektionsschutzgesetz – IfSG. https://www.rki.de/DE/Content/Infekt/IfSG/ifsg_node.html. Zugegriffen am 04.10.2021

RKI (2021d) Liste der aktuell gültigen KRINKO-Empfehlungen. https://www.rki.de/DE/Content/Infekt/Krankenhaushygiene/Kommission/Tabelle_gesamt.html. Zugegriffen am 04.10.2021

RKI (2021e) Empfehlungen des RKI zu Hygienemaßnahmen im Rahmen der Behandlung und Pflege von Patienten mit einer Infektion durch SARS-CoV-2. https://www.rki.de/DE/Content/InfAZ/N/Neuartiges_Coronavirus/Hygiene.html. Zugegriffen am 04.10.2021

Rollins KE, Javanmard-Emamghissi H, Lobo DN (2018) Impact of mechanical bowel preparation in elective colorectal surgery: a meta-analysis. World J Gastroenterol 24(4):519–536. https://doi.org/10.3748/wjg.v24.i4.519

Rosenberger LH, Riccio LM, Campbell KT, Politano AD, Sawyer RG (2012) Quarantine, isolation, and cohorting: from cholera to Klebsiella. Surg Infect (Larchmt) 13:69–73. https://doi.org/10.1089/sur.2011.067

Salm F, Deja M, Gastmeier P et al (2016) Prolonged outbreak of clonal MDR *Pseudomonas aeruginosa* on an intensive care unit: contaminated sinks and contamination of ultra-filtrate bags as possible route of transmission? Antimicrob Resist Infect Control 6(5):53. https://doi.org/10.1186/s13756-016-0157-9. Zugegriffen am 19.12.2021

Scheithauer S, Oberröhrmann A, Haefner H et al (2010) Compliance with hand hygiene in patients with meticillin-resistant *Staphylococcus aureus* and extended-spectrum β-lactamase-producing enterobacteria. J Hosp Infect 76(4):320–323

Scheithauer S, Eitner F, Mankartz J et al (2012) Improving hand hygiene compliance rates in the haemodialysis setting: more than just more hand rubs. Nephrol Dial Transplant 27(2):766–770. https://doi.org/10.1093/ndt/gfr365

Scheithauer S, Eitner F, Häfner H et al (2013a) Long-term sustainability of hand hygiene improvements in the hemodialysis setting. Infection 41(3):675–680

Scheithauer S, Kamerseder V, Petersen P et al (2013b) Improving hand hygiene compliance in the emergency department: getting to the point. BMC Infect Dis 13:367. https://doi.org/10.1186/1471-2334-13-367

Scheithauer S, Rosarius A, Rex S et al (2013c) Improving hand hygiene compliance in the anesthesia working room work aera: more than just more hands rubs. Am J Infect Control 41(11):1001–1006. https://doi.org/10.1016/j.ajic.2013.02.004

Scheithauer S, Häfner H, Schröder J et al (2014) Influence of signal colored hand disinfectant dispensers on hand hygiene compliance at a medical intensive care unit. Am J Infect Control 42(8):926–928. https://doi.org/10.1016/j.ajic.2014.05.021

Scheithauer S, Häfner H, Seef R et al (2016) Disinfection of gloves: feasible, but pay attention to the disinfectant/glove combination. J Hosp Infect 94(3):268–272

Scheithauer S, Batzer B, Dangel M et al (2017) Workload even affects hand hygiene in a highly trained and well-staffed setting: a prospective 365/7/24 observational study. J Hosp Infect 97(1):11–16. https://doi.org/10.1016/j.jhin.2017.02.013

Schulz-Stübner S, Hauer T, Dettenkofer M (2003) Aufbereitung von Medizinprodukten in der Anästhesiologie und Intensivmedizin. Anästhesiol Intensivmed 44:442–446

Schwappach DL, Gehring K (2014) Silence that can be dangerous: a vignette study to assess healthcare professionals' likelihood of speaking up about safety concerns. PLoS One 9(8):e104720. https://www.ncbi.nlm.nih.gov/pmc/articles/PMC4130576/pdf/pone.0104720.pdf. Zugegriffen am 20.12.2021

Tognotti E (2013) Lessons from the history of quarantine, from plague to influenza A. Emerg Infect Dis 19:254–259. https://doi.org/10.3201/eid1902.120312

Tschudin-Sutter S, Sepulcri D, Dangel M et al (2019) Simplifying the World Health Organization protocol: 3 steps versus 6 steps for performance of hand hygiene in a cluster-randomized trial. Clin Infect Dis 69(4):614–620. https://doi.org/10.1093/cid/ciy948

Uhrmacher M (2000) Leprosorien in Mittelalter und früher Neuzeit. In: Irsigler F (Hrsg) Geschichtlicher Atlas der Rheinlande, Beiheft und Karte VIII.5. Rheinlandverlag, Köln, S 3–66

Weber D, Talbot T (Hrsg) (2020) Mayhall's hospital epidemiology and infection prevention, 5. Aufl. Lippincott Williams & Wilki, Philadelphia, Pennsylvania

WHO (2009) Guidelines on hand hygiene in health care. https://www.who.int/publications/i/item/9789241597906. Zugegriffen am 14.01.2023

WHO (2018) Global guidelines for the prevention of surgical site infection. https://www.ncbi.nlm.nih.gov/books/NBK536404/pdf/Bookshelf_NBK536404.pdf. Zugegriffen am 06.10.2021

Wilder-Smith A, Freedman DO (2020) Isolation, quarantine, social distancing and community containment: pivotal role for old-style public health measures in the novel coronavirus (2019-nCoV) outbreak. J Travel Med 27:taaa020. https://doi.org/10.1093/jtm/taaa020

Wischer R, Riethmüller H-U, Daschner F (2007) Zukunftsoffenes Krankenhaus: Fakten, Leitlinien, Bausteine. Springer, Wien. https://doi.org/10.1007/978-3-211-69297-4

Zacher B, Haller S, Willrich N et al (2019) Application of a new methodology and R package reveals a high burden of healthcare-associated infections (HAI) in Germany compared to the average in the European Union/European Economic Area, 2011 to 2012. Euro Surveill 24(46):1900135. https://doi.org/10.25646/6471. Zugegriffen am 19.12.2021

Zang K, Chen B, Wang M, Chen D et al (2020) The effect of early mobilization in critically ill patients: a meta-analysis. Nurs Crit Care 25(6):360–367. https://doi.org/10.1111/nicc.12455

Zuercher P, Moret CS, Dziewas R et al (2019) Dysphagia in the intensive care unit: epidemiology, mechanisms, and clinical management. Crit Care 23(1):103. https://doi.org/10.1186/s13054-019-2400-2. Zugegriffen am 19.12.2021

Transport kritisch kranker Patienten

Tobias Hüppe und Jürgen Graf

Inhalt

1 Transportrisiken 89
1.1 Atmung/Beatmung 90
1.2 Herz-Kreislauf-System 90

2 Transportausrüstung 90
2.1 Transportmonitor 90
2.2 Transportbeatmungsgerät 90
2.3 Notfalltasche 91

3 Vorbereitung und Durchführung des Transports 91
3.1 Personelle Voraussetzungen 91
3.2 Vorbereitung des Patienten 91
3.3 Überwachung während des Transports 92
3.4 Einstellung des Transportbeatmungsgeräts 92
3.5 Vorgehen in Sonderfällen 93

4 Besonderheiten des Interhospitaltransports 94
4.1 Transportmittel 94
4.2 Vorbereitung und Durchführung 94

Literatur 95

Dieses Buchkapitel wurde in der Vorauflage anteilig von W. Wilhelm erarbeitet und überlappt daher mit dem Buchkapitel „Intensivtransport" in „Praxis der Intensivmedizin", Hrsg. W. Wilhelm und S. Sakka, 3. Auflage, Springer 2022

T. Hüppe (✉)
Klinik für Anästhesiologie, Intensivmedizin und Schmerztherapie, Universitätsklinikum des Saarlandes, Homburg, Deutschland
E-Mail: tobias.hueppe@uks.eu

J. Graf
Universitätsklinikum Frankfurt, Frankfurt, Deutschland
E-Mail: juergen.graf@kgu.de

1 Transportrisiken

Die Häufigkeit von Zwischenfällen während eines Intensivtransportes wird in der Literatur nicht einheitlich angegeben. „Leichte" Komplikationen treten beim Intrahospitaltransport in bis zu 68 %, „schwere" Zwischenfälle in bis zu 9 % auf (Fanara et al. 2010). Beim Interhospitaltransport liegt die Häufigkeit für Komplikationen bei etwa 12 % für „spezialisierte" Transportteams und bei 34 % für „Standardtransfers" (Wiegersma et al. 2011). Zwischenfälle treten am häufigsten aufgrund von technischen und nicht von medizinischen Problemen auf. Komplikationen können allerdings auch Folge einer Verschlechterung des Gesundheitszustandes des Patienten sein.

Die Hauptrisiken des Intensivtransportes betreffen die Atmung bzw. Beatmung und das Herz-Kreislauf-System. Hier können Störungen rasch und ohne Vorwarnung auftreten und dann sofort lebensbedrohlich werden. Hinzu kommt, dass es bei den meisten Transporten kurze Zeitabschnitte (z. B. beim Umlagern) gibt, in denen die Überwachung des Patienten trotz optimaler Geräteausstattung ausschließlich klinisch durchgeführt werden muss.

1.1 Atmung/Beatmung

Die Beatmung während des Intensivtransports erfolgt in der Regel nicht mit dem Intensivrespirator sondern mit einem Transportbeatmungsgerät. Allein durch diesen Gerätewechsel und den anschließenden Transport kann es zu Oxygenierungsstörungen kommen. Häufig sind für eine identische Beatmung mit verschiedenen Respiratoren beim gleichen Patienten unterschiedliche Beatmungsdrücke notwendig. Daher ist es ratsam, nach Wechsel des Beatmungsgerätes auch die applizierten Tidalvolumina zu überprüfen und ggfs. die Beatmungsdrücke anzupassen. Bei jedem Intensivtransport beatmeter Patienten muss eine Kapnographie abgeleitet werden. Möglicherweise stellt der Transport beatmeter Patienten einen eigenständigen Risikofaktor für die Entwicklung einer „respiratorassoziierten" Pneumonie dar (Bercault et al. 2005). Spontan atmende Patienten müssen häufig für den Transport sediert werden. Hier kann es zu lebensbedrohlichen Oxygenierungsstörungen kommen, sodass auch hier eine Kapnographie sinnvoll ist.

1.2 Herz-Kreislauf-System

Herz-Kreislauf-Störungen können jederzeit während eines Intensivtransports auftreten. Häufig treten Schwankungen des Blutdrucks und der Herzfrequenz insbesondere bei Umlagerung des Patienten auf. Auch Herzstillstände wurden beschrieben. In einer Untersuchung von 339 Intensivtransporten wurden insgesamt 604 unerwartete Ereignisse registriert, von denen 30 als schwerwiegend klassifiziert wurden (Papson et al. 2007). Folgende Zwischenfälle traten am häufigsten auf:

- schwerwiegende Hypotonie,
- Bewusstseinstrübung, die dann eine Intubation erforderte,
- Anstieg des intrakraniellen Drucks.

Risikofaktoren und Gefahren beim Transport von Intensivpatienten (mod. nach Brunsveld-Reinders et al. 2015)

- Fehlfunktionen des Equipments
- Fehlendes Equipment
- Ungenügende Vorbereitung des Intensivtransports
- Schlechte Kommunikation zwischen abgebendem und aufnehmendem Team
- Dislokationen von Tubus, Beatmungsschlauch, Drainagen oder Infusionsleitungen
- Fehlende Sauerstoffreserve
- Erhöhter Bedarf an Katecholaminen während des Transports
- Hypoxie, Hypo- oder Hyperkapnie
- Psychische Belastung des Patienten
- Vorübergehender Mehrbedarf an Analgetika/Sedativa
- Bei Lagerungsänderungen: Oxygenierungsstörungen, Hirndruckanstieg
- Transporttrauma durch Beschleunigung, Lärm, Vibration
- Betriebsinterne Transportprobleme (Fahrstuhl, Wartezeiten)

2 Transportausrüstung

Für den innerklinischen Intensivtransport ist folgende Basisausstattung erforderlich (Empfehlung der DIVI zum innerklinischen Transport kritisch kranker, erwachsener Patienten – DIVI 2004a):

- Transportmonitor
- Transportbeatmungsgerät
- Notfallequipment inklusive Handbeatmungsbeutel mit Sauerstoffreservoir
- Defibrillator, sofern der Patient besonders gefährdet ist.
- Spritzenpumpen
- ausreichende Menge Sauerstoff

2.1 Transportmonitor

Der Transportmonitor muss stabil gebaut, übersichtlich und bedienbar sein, einen beleuchteten, gut erkennbaren Bildschirm besitzen sowie über eine Akkulaufzeit von mindestens 2 h verfügen. Folgende Parameter müssen überwacht werden können:

- EKG mit Herzfrequenz,
- nicht-invasive, oszillometrische Blutdruckmessung (mit verschiedenen Manschettengrößen),
- invasive Druckmessung mit Darstellung der Druckkurve (für Blutdruck, ZVD, PAP, PCWP oder ICP),
- Pulsoxymetrie
- Kapnographie bei beatmeten Patienten.

2.2 Transportbeatmungsgerät

Ein Transportbeatmungsgerät sollte folgende Einstellmöglichkeiten bzw. Eigenschaften besitzen:

- Atemfrequenz und Tidalvolumen bzw. Atemminutenvolumen,
- Atemzeitverhältnis (I:E frei wählbar, zumindest aber 1:1 und 1:2),
- F_iO_2 frei wählbar,
- PEEP,
- Beatmungsdruckanzeige,

- akustischer und optischer Volumenmangel-, Stenose- und Diskonnektionsalarm.

▶ **Cave** Beim Einsatz der Transportbeatmungsgeräte müssen folgende Gefahren beachtet werden:

- Alte Geräte besitzen keinen Diskonnektions- oder Volumenmangelalarm
- Die Beobachtung der Beatmungsdruckanzeige ist zwar hilfreich, beweist aber keine ausreichende Ventilation und kann bei einer Stenose im Bereich der Atemwege irreführend sein.
- Manche Geräte sind Sauerstoff-druckbetrieben. Ist kein Sauerstoff-Druck mehr vorhanden (bei geschlossener oder vollständig entleerter O_2-Flasche), stoppt die Beatmung bei einigen Geräten ohne Vorwarnung.

Daher ist gleichzeitig die Beobachtung der Kapnographiekurve sowie eine klinische Überwachung erforderlich: Der Thorax hebt und senkt sich regelmäßig. Eine Überwachung mittels Kapnometrie ist dabei zwingend vorgeschrieben. Auch bei sedierten Patienten unter Spontanatmung sollte eine Kapnographie erwogen werden. Hierfür sind kommerzielle Systeme erhältlich, die gleichzeitig Sauerstoff applizieren und die exspiratorische Kohlendioxidkonzentration messen. Die Pulsoxymetrie reagiert erst verzögert bei beginnendem O_2-Mangel und ist daher keinesfalls ausreichend bei der Überwachung beatmeter oder sedierter Patienten.

2.3 Notfalltasche

Die Notfalltasche für innerklinische Transporte muss kein vollständig aufgerüsteter Notarztkoffer sein; es genügen vielmehr ein Basissatz Notfallmedikamente (Narkotika, Analgetika, Muskelrelaxantien, Antiepileptika, Antiarrhythmika, Adrenalin, Noradrenalin), Endotrachealtuben, Laryngoskope, Absaugkatheter und - pumpe, Beatmungsbeutel, einige Spritzen und Kanülen, ein Intubationsbesteck sowie ein Handbeatmungsbeutel mit Masken und Guedel-Tuben.

Eine Vorschlagsliste zur Medikamentenausstattung findet sich in Tab. 1.

Tab. 1 Vorschlagsliste zur Medikamentenausstattung eines Notfallkoffers für innerklinische Transporte

Notfallmedikamente	Sedativa/ Analgetika	Sonstiges
– Adrenalin	–	– 100 ml NaCl 0,9 %
– Noradrenalin	Midazolam	– Nichtdepolarisierendes
– Atropin	– Propofol	Muskelrelaxans
– Akrinor	– Ketamin	(z. B. Rocuronium oder
– Amiodaron		Cisatracurium)
– Nitroglycerin		

3 Vorbereitung und Durchführung des Transports

Geplante Intensivtransporte werden am besten während der Hauptarbeitszeit durchgeführt, wenn die Mitarbeiterzahl am höchsten ist. Dies gilt insbesondere für Transporte zu diagnostischen Zwecken, um Befunde sofort mit einem erfahrenen Untersucher „vor Ort" diskutieren und eventuelle Zusatzuntersuchungen anschließend ohne unnötigen Zweittransport durchführen zu können.

3.1 Personelle Voraussetzungen

Innerklinische Transporte beatmeter Intensivpatienten sollten immer von mindestens 2 Personen begleitet werden: einem Arzt und einer Pflegekraft (= Transportteam), beide mit intensivmedizinischer Qualifikation (Empfehlung der DIVI zum innerklinischen Transport kritisch kranker, erwachsener Patienten – DIVI 2004a). Der transportbegleitende Arzt sollte folgende Anforderungen erfüllen:

- Erfahrung in der Intensivmedizin,
- Erfahrung in der Notfallmedizin,
- Erfahrung in der Transportbegleitung,
- Erfahrung im Atemwegsmanagement (Beutel-Masken-Beatmung, Intubation und alternative Verfahren).

Im Idealfall sollte das Team, das den Patienten auf der Intensivstation betreut, auch den Transport selber durchführen. Dann sind dem Team die individuellen Besonderheiten des Patienten bekannt.

Ist der Patient dem Transportteam nicht bekannt, so wird eine adäquate Übergabe durchgeführt. Hierbei muss auch eine Identitätssicherung des Patienten und der geplanten Maßnahme erfolgen. Ein mobiles Telefon sollte beim Transport immer mitgeführt werden, um im Notfall Hilfe zu alarmieren.

▶ **Cave** Bei innerklinischen Transporten gilt: Persönlich unbekannte Patienten nie ohne vorhergehende Identitätssicherung transportieren! Dies gilt insbesondere bei Patienten, die zu einer Operation oder nach Hirntoddiagnostik zur Explantation begleitet werden sollen.

3.2 Vorbereitung des Patienten

Der ansprechbare Patient wird vor dem Transport entsprechend informiert, etwa 30–45 min vor dem geplanten Untersuchungs- oder Operationstermin kann dann in Ruhe mit den Transportvorbereitungen begonnen werden.

3.2.1 Infusionen

Prinzipiell sollten nur so viele Infusionen und Spritzenpumpen wie wirklich nötig mitgenommen werden, um auch beim Umlagern möglichst übersichtlich arbeiten zu können. In der Regel reicht eine gute laufende Infusion; hierüber können Medikamente rasch injiziert und eingespült werden. Infusionsflaschen mit parenteraler Ernährung oder Antibiotika werden nicht benötigt und sollten – um Inkompatibilitäten bei der Injektion anderer Medikamente zu vermeiden – gar nicht erst mitgeführt werden.

3.2.2 Kreislaufwirksame Medikamente

Katecholamine, Vasodilatatoren und evtl. Antiarrhythmika müssen selbstverständlich auch während des Transports infundiert werden. Die Spritzenzuleitung sollte direkt an einen (zentralen) Venenkatheter angeschlossen werden. Werden diese Medikamente über einen Y-Anschluss mit einer laufenden Infusion zugeführt, so müssen Infusionspausen (z. B. durch Ablegen der Flasche beim Transport) unbedingt vermieden werden. Schließlich muss auf ausreichend gefüllte Medikamentenspritzen geachtet werden: Ein Spritzenwechsel sollte noch vor Transportbeginn erfolgen, Ersatzspritzen werden bei Bedarf mitgeführt.

3.2.3 Andere Medikamente

Weitere Perfusoren sollten wegen der Transportübersichtlichkeit nur dann am Patienten angeschlossen bleiben, wenn eine Unterbrechung aufgrund der kurzen Wirkdauer problematisch wäre oder das Medikament im Bedarfsfall nicht ausreichend sicher als Bolus appliziert werden kann. So kann beispielsweise auf die „prophylaktische" Heparininfusion während des Transportes verzichtet werden. Eine „therapeutische" Heparinisierung wird dagegen meist fortgeführt.

▶ **Cave** Besondere Vorsicht ist geboten bei insulin- oder kaliumhaltigen Infusionen: Diese sollten (von seltenen Ausnahmefällen abgesehen) wegen der Hypoglykämie- und Hyperkaliämiegefahr nicht auf dem Transport mitgeführt werden.

3.3 Überwachung während des Transports

Anschließend wird das Transportmonitoring angeschlossen, wobei sich der Überwachungsumfang an den nachfolgenden Empfehlungen orientieren sollte.

3.3.1 Nicht beatmete Patienten

Für den Transport nicht beatmeter Intensivpatienten wird zur Überwachung folgender Minimalstandard empfohlen:

- EKG mit Herzfrequenz,
- Pulsoxymetrie,
- nichtinvasive Blutdruckmessung.

Ist eine arterielle Kanüle vorhanden, so wird auch eine direkte, invasive Druckmessung empfohlen. In manchen Situationen ist es sinnvoll, eine invasive Druckmessung allein für den Transport und die geplante Intervention neu anzulegen. Bei spontanatmenden Patienten, die für den Transport sediert werden müssen, sollte eine Kapnographiekurve (s. o.) abgeleitet werden.

3.3.2 Beatmete Patienten

Zusätzlich zu dem oben genannten Monitoring ist bei beatmeten Patienten eine weitergehende Überwachung erforderlich:

- Beatmungsdruck mit Stenosealarm,
- Volumenmangel- und Diskonnektionsalarm,
- Kapnometrie (mit Kapnographiekurve).

3.4 Einstellung des Transportbeatmungsgeräts

Bei der Einstellung des Transportbeatmungsgeräts wird die Einstellung des Intensivrespirators direkt übernommen. Ist dies nicht vollständig möglich, so sollte bei den folgenden Beatmungsparametern eine ähnliche Einstellung erreicht werden:

- Atemfrequenz,
- Tidalvolumen,
- Atem-Zeit-Verhältnis,
- PEEP
- Beatmungsspitzendruck.

Die Patienten werden beim Gerätewechsel anfänglich mit 100 % O_2 beatmet. Dies scheint bei Erwachsenen auch für eine kurze Transportdauer akzeptabel zu sein und ist zudem mit einem gewissen Sicherheitsgewinn verbunden.

Dauert die Intervention vermutlich länger (z. B. mehrstündige Operation, angiografische Intervention etc.), so kann der Intensivrespirator zusätzlich mitgeführt und z. B. im OP oder Angiografieraum über Wandanschlüsse wieder in Betrieb genommen werden.

3.4.1 Berechnung von O_2-Vorrat und maximaler Betriebsdauer

Vor dem Transport können O_2-Vorrat und mögliche Betriebsdauer berechnet werden. Hierbei muss man berücksichtigen, dass aus Sicherheitsgründen in O_2-Flaschen ein Restdruck von ca. 30 bar verbleiben sollte. Der minütliche

Gasverbrauch der oben genannten Transportrespiratoren entspricht bei 100 %-O$_2$-Beatmung der Summe aus Atemminutenvolumen plus 1 l/min „Betriebsgas".

Berechnung des O$_2$-Vorrats

$$\text{Nutzbarer } O_2 - \text{Vorrat} = \text{Volumen der } O_2 - \text{Flasche} \times (\text{Flaschendruck} - 30 \text{ bar Restdruck})$$

Beispiel:

$$3 l \times (180 - 30 \text{ bar}) = 450 \, l \, O_2$$

Bei einem Atemminutenvolumen von 9 l/min entspricht dies einer sicheren Beatmungsdauer von 450 l/(9 + 1 l/min) = 45 min. Durch Beatmung mit einer F$_i$O$_2$ = 0,5 („Air Mix") ließe sich die Beatmungsdauer in etwa verdoppeln. ◄

3.4.2 Patienten mit schweren Oxygenierungsstörungen

Sollen Patienten mit schwersten Oxygenierungsstörungen transportiert werden (z. B. CT-Diagnostik bei Polytrauma mit ARDS), so ist die Indikation hier besonders streng zu stellen. Für die Transportbeatmung wird dann am besten ein High-end-Transportbeatmungsgerät oder ein akkubetriebener Intensivrespirator verwendet. Diese Transporte sind technisch besonders anspruchsvoll und verlangen von allen Beteiligten eine exakte Planung und Durchführung.

3.5 Vorgehen in Sonderfällen

In Sonderfällen verfügt der Patient über weitere Katheter oder ist von Organersatzverfahren bzw. -unterstützungsverfahren abhängig. Hier empfiehlt sich folgendes Vorgehen:

3.5.1 Pulmonalarterienkatheter

Ein unbeabsichtigtes Vorschieben des Katheters beim Transport oder Umlagern kann Herzrhythmusstörungen auslösen oder sogar zu einer Pulmonalarterienruptur führen. Um dies zu vermeiden, wird der Pulmonalarterienkatheter vor dem Transport unter Monitorkontrolle zurückgezogen, ausgehend von der Wedge-Position um ca. 5 cm, sodass die Katheterspitze dann in einem größeren Pulmonalarteriengefäß liegt. Anschließend wird der Katheter am Schleuseneingang fixiert und die Zentimetermarke notiert. Der Ballon sollte immer entblockt werden.

Eine kontinuierliche PAP-Messung während des Transports ist nur selten erforderlich; allerdings sollte die Lage der Katheterspitze intermittierend mittels PAP-Messung überprüft werden. Während länger dauernder Interventionen oder Operationen wird eine kontinuierliche PAP-Druckmessung empfohlen, die Bestimmung des Wedge-Drucks erfolgt nach Bedarf und analog zur Intensivstation.

3.5.2 Intrakranielle Druckmessung

Abhängig vom verwendeten Druckmesssystem ist eine kontinuierliche Überwachung des intrakraniellen Drucks (ICP) während des Transports gar nicht möglich. Das in der Übersicht dargestellte Vorgehen hat sich bei Patienten mit erhöhtem ICP bewährt.

Praxisempfehlungen zum Transport von Patienten mit erhöhtem intrakraniellen Druck:

- Vor Transportbeginn Analgosedierung vertiefen, dabei auf ausreichenden zerebralen Perfusionsdruck (CPP) achten
- Muskelrelaxierung erwägen, um ein Pressen und damit ein Anstieg des ICP bei Umlagerung zu vermeiden
- Bei der Beatmungseinstellung Normokapnie anstreben, ggf. vorübergehend milde Hyperventilation (bei Bedarf Blutgasanalyse)
- Osmodiuretika bereithalten; falls schon im Routineplan enthalten, dann Applikation einer Dosis unmittelbar vor Transportbeginn
- Transport mit erhöhtem Oberkörper, Kopf stabil in der Mittellinie lagern
- Bei Ankunft z. B. im CT oder OP sofort ICP-Messung wieder anschließen, Flachlagerung des Patienten möglichst vermeiden oder unter ICP-Kontrolle durchführen
- Bei länger dauernden Interventionen Kontrolle der Beatmungseinstellung mit Kapnometrie und intermittierender Blutgasanalyse
- Vorsicht bei intraventrikulärer Druckmessung mit Liquorableitung: System am besten für den Transport verschließen, um ein unbeabsichtigtes „Leerlaufen" bei Tieflagerung des Reservoirs zu verhindern; Öffnung der Liquordrainage nach Bedarf und ICP-Wert

3.5.3 Thoraxdrainage

Thoraxdrainagen werden im Schockraum bei beatmeten Patienten häufig mit einem Gummilippenventil (sog. Heimlich-Ventil) versorgt. Dabei muss auf die seitenrichtige Ventilkonnektion geachtet werden, anderenfalls kann sich ein Spannungspneumothorax entwickeln. Wird an das Heimlich-Ventil ein Sekretbeutel angeschlossen, so droht die gleiche Gefahr, wenn der Beutel nicht durch einen Scherenschnitt eröffnet wurde. Wenn möglich sollte die Anwendung eines Heimlich-Ventils innerklinisch vermieden und „konventionelle" Drainagesysteme verwendet werden.

Beim Intensivtransport ist Folgendes zu beachten:

- Thoraxdrainage und Verbindungsschlauch vor Transportbeginn auf freie Durchgängigkeit prüfen,
- Schläuche sicher befestigen, um ein unbemerktes Abknicken oder eine Diskonnektion zu verhindern,
- Drainagesystem nicht über Patientenniveau anheben, um einen Rücklauf von Flüssigkeit zu vermeiden.

- Ist ein Sog erforderlich, dann kann für kurze Transporte ein geschlossenes Dreikammersystem mit integrierter Sogkontrolle verwendet werden, anderenfalls muss eine akkubetriebene Saugpumpe an das Drainagesystem angeschlossen werden.

▶ **Cave** Auch bei korrekter Lage und Funktion der Thoraxdrainage kann sich während des Transports ein neuer Spannungspneumothorax ausbilden, der eine sofortige Entlastung erfordert!

3.5.4 Hämodialyse/Hämofiltration

Bei Patienten, die ein Nierenersatzverfahren benötigen, sind folgende Besonderheiten zu beachten:

- Nach intermittierender Hämodialyse sind Volumenmangel und Elektrolytentgleisungen möglich; daher vor Transportbeginn aktuelle Blutgas- und Elektrolytkontrolle durchführen und Volumenstatus abschätzen.
- Bei kontinuierlichen Verfahren (z. B. CVVHD): Schlauchleitungen mit heparinhaltiger Kochsalzlösung („Heparinschloss") oder zitrathaltiger Kochsalzlösung („Zitratschloss") freispülen, Maschine in Stand-by-Modus.
- Abhängig von der geplanten Intervention systemische Restwirkung der „Dialyseantikoagulation" beachten.

3.5.5 Intraaortale Ballonpumpe (IABP) und ECMO

Für den Transport von Patienten mit IABP oder ECMO wird die Hilfe einer weiteren Person empfohlen, die mit den typischen Problemen einer IABP/ECMO und deren Lösung gut vertraut ist; meist ist dies ein Kardiotechniker (Berset et al. 2012). Dies gilt ebenso bei Patienten mit einem linksventrikulären oder biventrikulären „Assist Device" (LVAD/BVAD) oder Patienten mit einem Kunstherzsystem. Vor Transportbeginn muss Folgendes beachtet werden:

- IABP-Katheter ausreichend fixieren, um eine Dislokation beim Transport (und insbesondere beim Umlagern) zu verhindern,
- bei EKG-Triggerung: EKG-Elektroden auf sicheren Halt überprüfen, evtl. erneuern,
- bei Drucktriggerung: Druckmessvorrichtung überprüfen, Steuereinheit der IABP kontrollieren: Augmentationsstärke, Frequenz?

Bei manchen IABP-Geräten ist eine korrekte Drucktriggerung bei erheblicher Hypotonie nicht möglich. Daher sollte für den Transport ein alternatives Triggerverfahren sofort verfügbar sein, am einfachsten das EKG. Der IABP-Betrieb kann während des Transports anhand der typischen arteriellen Druckkurvenveränderungen überwacht werden.

4 Besonderheiten des Interhospitaltransports

Interhospitaltransporte zwischen Intensivstationen unterschiedlicher Versorgungsstufe finden in beiden Richtungen statt: Anfänglich werden die Patienten aufgrund der Schwere oder Besonderheit der Erkrankung von einer Intensivstation mit niedrigerer Versorgungsstufe in eine Spezialeinheit verlegt, nach abgeschlossener Behandlung häufig dann ein Rücktransport durchgeführt.

Prinzipiell sind die Risiken beim Interhospitaltransport und beim innerklinischen Transport ähnlich; zusätzlich müssen jedoch vermehrt technische Probleme bedacht werden (Droogh et al. 2012). Viele Problem können möglicherweise durch eine gute Vorbereitung des Transportes vermieden werden (Ligtenberg et al. 2005).

4.1 Transportmittel

Für den Interhospitaltransfer werden speziell ausgerüstete Fahrzeuge (ITW = Intensivtransportwagen), Hubschrauber (ITH = Intensivtransporthubschrauber) oder Flächenflugzeuge (Ambulanz-Jet) vorgehalten, deren Alarmierung und Einsatzkoordination über die lokale Rettungsleitstelle (ITW, ITH) oder die bekannten Hilfsorganisationen (ITH, Ambulanz-Jet) erfolgt.

Alle Fahr- und Flugzeuge müssen über die für den innerklinischen Transport dargestellten Überwachungs- und Behandlungsmöglichkeiten verfügen, zusätzlich muss ein moderner Intensivrespirator an Bord vorhanden sein. Die Deutsche interdisziplinäre Vereinigung für Intensiv- und Notfallmedizin (DIVI) hat zu Konstruktion und Ausstattung eines ITW konkret Stellung bezogen (Stellungnahme der BAND und DIVI zur Konstruktion und Ausstattung von Intensivtransportwagen (ITW) – DIVI 2004a) und darüber hinaus Empfehlungen zur erforderlichen Qualifikation des begleitenden Arztes gemacht (Zur ärztlichen Qualifikation bei Intensivtransport – DIVI 2004a).

Der **Einsatzradius** wird etwa folgendermaßen angegeben:

- ITW: bis 100 km oder 2 h Transportdauer,
- ITH: 50–250 km,
- Ambulanzjet: > 250–500 km.

4.2 Vorbereitung und Durchführung

Jeder Interhospitaltransport muss im Vorfeld exakt geplant werden; dazu ist unbedingt ein Arzt-Arzt-Gespräch erforderlich. Zuerst müssen zwei entscheidende Fragen beantwortet werden:

- Warum soll der Patient verlegt werden?
- Wie dringend ist der Transport?

Hierbei sei betont, dass jede Transportindikation eine Einzelfallentscheidung darstellt, bei der Nutzen und Risiken für den Patienten individuell sorgfältig abgewogen werden müssen. Kritisch sollte auch das notwendige Transportmittel (ITW vs. ITH) in Rücksprache mit der Leitstelle nach den Gesichtspunkten Dringlichkeit, Angemessenheit, Verhältnismäßigkeit und Verfügbarkeit ausgewählt werden. Dementsprechend ist es nahezu unmöglich, von einem „nicht transportfähigen" Patienten zu sprechen, der erwartete Nutzen muss aber in jedem Fall das evtl. extrem hohe Risiko rechtfertigen. Weiterhin muss bei sehr dringlichen Einsätzen folgendes beachtet werden:

▶ Intensivtransporter sind keine Notfallverlegungsfahrzeuge. Muss ein Notfallpatient sofort in eine Spezialklinik gebracht werden, z. B. bei intrakranieller Blutung mit Einklemmungsgefahr oder Herzinfarkt zur Katheterintervention, so erfolgt dies mit dem schnellstmöglich verfügbaren Rettungsmittel und mit Begleitung durch den verlegenden Arzt.

In dem Arzt-Arzt-Gespräch müssen außerdem weitere Informationen abgefragt werden, die am besten auf einem speziellen Protokoll dokumentiert werden (Intensivtransportprotokoll – DIVI 2004a).

Es empfiehlt sich, beim Planungsgespräch folgende Abfragen durchzuführen:

- Datum und Uhrzeit der Verlegung, zuständige Zielleitstelle mit Telefon/Funk
- Patientenname mit Alter, Größe und Gewicht (bei ITH Verlegung ist eine Patientenbreite von > 65 cm möglicherweise kritisch)
- Abgebende Klinik mit Station, zuständigem Arzt und Telefonnummer
- Aufnehmende Klinik mit Station, zuständigem Arzt und Telefonnummer
- Grund der Verlegung
- Beatmung/Beatmungsparameter
- Zugänge/Drainagen
- Perfusoren (Konzentrationen und Laufrate)
- Infektionen/Isolierungspflicht
- Aktuelles Labor/Blutgasanalyse
- Sonstige Besonderheiten
- Kostenübernahme durch Krankenkasse

- Bei ITH Verlegungen: Landemöglichkeit am Krankenhaus, zusätzlicher Transfer des Patienten?

Direkt vor Beginn des Transportes sollte nochmals eine telefonische Ankündigung des Patienten mit erwarteter Ankunftszeit durch den transportierenden Arzt erfolgen. Dadurch lassen sich evtl. doch nicht vorhandene Aufnahmekapazitäten im Zielkrankenhaus vor Beginn des Transportes frühzeitig erkennen.

Die Übergabe des Patienten erfolgt auf der Intensivstation des verlegenden Krankenhauses. Anschließend übernimmt das Transportteam die volle Verantwortung für den Patienten. Die Übergabe in der Zielklinik sollte ebenfalls an einen intensivmedizinisch erfahrenen Arzt erfolgen.

Literatur

Bercault N, Wolf M, Runge I, Fleury JC, Boulain T (2005) Intrahospital transport of critically ill ventilated patients: a risk factor for ventilator-associated pneumonia-a matched cohort study. Crit Care Med 33:2471–2478

Berset A, Albrecht R, Ummenhofer W, Erne JJ, Zuercher M (2012) Air transfer of patients with intra-aortic balloon pump support. Swiss experience and recommendations. Swiss Med Wkly 142:w13552

Brunsveld-Reinders AH, Arbous MS, Kuiper SG, de Jonge E (2015) A comprehensive method to develop a checklist to increase safety of intra-hospital transport of critically ill patients. Crit Care 19(1):214. https://doi.org/10.1186/s13054-015-0938-1

Deutsche interdisziplinäre Vereinigung für Intensiv- und Notfallmedizin – DIVI (2004a) Empfehlung der DIVI zum innerklinischen Transport kritisch kranker, erwachsener Patienten. http://www.divi-orgde/fileadmin/pdfs/Intensivmedizin/Empfehlung_DIVI.pdf. Zugegriffen am 30.09.2021

Deutsche interdisziplinäre Vereinigung für Intensiv- und Notfallmedizin – DIVI (2004b) Stellungnahme der BAND und DIVI zur Konstruktion und Ausstattung von Intensivtransportwagen (ITW). https://www.divi.de/joomlatools-files/docman-files/publikationen/intensivtransport/04-intensivtransportwagen-ausstattung-stellungnahme-BAND-DIVI.pdf. Zugegriffen am 30.09.2021

Deutsche interdisziplinäre Vereinigung für Intensiv- und Notfallmedizin – DIVI (2004c) Zur ärztlichen Qualifikation bei Intensivtransport – DIVI 2004. https://www.divi.de/images/Dokumente/041130-weiterbildung-intensivtransport-spezialkurs-intensivtransport.pdf. Zugegriffen am 30.09.2021

Droogh JM, Smit M, Hut J, de Vos R, Ligtenberg JJM, Zijlstra JG (2012) Inter-hospital transport of critically ill patients; expect surprises. Crit Care 16:R26

Fanara B, Manzon C, Barbot O, Desmettre T, Capellier G (2010) Recommendations for the intra-hospital transport of critically ill patients. Crit Care 14:R87

Ligtenberg JJM, Arnold LG, Stienstra Y et al (2005) Quality of interhospital transport of critically ill patients: a prospective audit. Crit Care 9:R446–R451

Papson JP, Russel KL, Taylor DM (2007) Unexpected events during the intrahospital transportof critically ill patients. Acad Emerg Med 14: 574–577

Wiegersma JS, Droogh JM, Zijlstra JG, Fokkema J, Ligtenberg JJ (2011) Quality of interhospital transport of the critically ill: impact of a Mobile Intensive Care Unit with a specialized retrieval team. Crit Care 15:R75

Scores in der Intensivmedizin

Rolf Lefering

Inhalt

1 Was ist ein Score? 97
2 Scores in der Intensivmedizin 98
2.1 Zusammensetzung 98
2.2 Spezifische vs. allgemeine Scores 100
2.3 Einmalerhebung versus Verlaufsbeobachtung 101
3 Ziele der Anwendung von Scores 101
3.1 Schweregradklassifikation und Prognose 101
3.2 Forschung 103
3.3 Qualitätssicherung 104
3.4 Ökonomie 105
3.5 Ausbildung 105
4 Entwicklung und Evaluation von Scores 106
4.1 Experte plus Statistik 106
4.2 Bewertung von Scores 106
4.3 Sensitivität und Spezifität 107
5 Grenzen und Gefahren 108
5.1 Interpretation 108
5.2 Therapieentscheidungen 108
5.3 Therapieabbruch 108
5.4 Starre Komponenten 109
5.5 Aktualität 109

Literatur 109

1 Was ist ein Score?

Der Begriff Score stammt aus dem Englischen und bedeutet übersetzt Punktzahl.

Definition
Score
Ein Score ist der Versuch, eine komplexe klinische Situation auf einen eindimensionalen Punktwert abzubilden. Eine solche Reduktion verfolgt das Ziel, übergreifende Aspekte wie Schweregrad oder Prognose als Kombination einzelner Fakten objektiv zu fassen, um sie dann in unterschiedlichen Kollektiven vergleichend darstellen zu können.

Jeder Versuch, die individuelle Situation eines Patienten zu dokumentieren, stellt bereits eine Reduktion dar, denn sie beschreibt nur das, was wir heute messen können oder meinen, messen zu müssen. Jeder Laborwert, jede Röntgenaufnahme, jede Blutgasanalyse, jedes EKG ist ein kleines Stück Information, ein Mosaikstein im Zustandsbild des Patienten. Die Gesamtheit dieser Befunde und ihre Veränderung über die Zeit ist ein Versuch, diese Komplexität – in reduzierter Form – abzubilden.

R. Lefering (✉)
IFOM – Institut für Forschung in der Operativen Medizin, Private Universität Witten/Herdecke gGmbh, Köln, Deutschland
E-Mail: rolf.lefering@uni-wh.de

Score bedeutet Reduktion

Ein Score geht hier noch einen deutlichen Schritt weiter. Er reduziert die vorliegenden Daten eines Patienten auf einen einzigen Wert, der sich als Punktsumme einzelner Faktoren ergibt, die aus Sicht von Experten oder aufgrund statistischer Datenanalysen als wesentliche Determinanten des Zustands eines Patienten angesehen werden (Abb. 1).

Der große Vorteil dieser Reduktion wird deutlich, wenn man den ersten in der Medizin publizierten Score, den **10-Punkte-Apgar-Score** zur Beurteilung von Neugeborenen, betrachtet. Es ist der Versuch, eine komplexe Situation durch die Konzentration auf das „Wesentliche" überschaubar zu machen und damit eine vergleichende Betrachtung unter vielen Patienten erst zu ermöglichen.

> Scores sind der Versuch, durch Reduktion auf das Wesentliche vergleichende Betrachtungen zu ermöglichen.

2 Scores in der Intensivmedizin

Die Intensivmedizin befasst sich mit schwerkranken Patienten, und nicht jeder Patient überlebt diesen kritischen Zustand, trotz massivem Einsatz von Medikamenten, technischen Hilfsmitteln und permanenter Überwachung. Das Ziel der Intensivtherapie ist letztlich das Überleben der Situation, die zur Einweisung auf die Intensivstation geführt hat, d. h. den Zustand des Patienten soweit zu stabilisieren oder zu normalisieren, dass er der Intensivtherapie nicht mehr bedarf. Es stellt sich bei jedem Intensivpatienten immer die Frage, wie weit er von diesen beiden Extremen, nämlich die Intensivstation lebend und stabil verlassen zu können oder zu sterben, entfernt ist. Scores sind ein Versuch, ein Ansatz, eine Möglichkeit, diesen Zustand zu quantifizieren.

In Tab. 1 sind einige in der Intensivmedizin häufig verwendete Scoresysteme beispielhaft zusammengestellt.

2.1 Zusammensetzung

Ein Score ist immer die Kombination mehrerer Aspekte eines Krankheitsgeschehens, von denen jeder für sich im klassischen Sinne messbar ist, z. B. Blutdruck, Herzfrequenz oder Laborwerte. Zusätzlich zum aktuellen Zustand können auch Aspekte berücksichtigt werden, die der Patient anamnestisch (Alter, Vorerkrankungen) oder akut (Operation, Diagnose) mitbringt. Auch therapeutische Maßnahmen (z. B. Beatmungstherapie, Dialyse) können als indirekte Indikatoren für die Schwere der Erkrankung einbezogen werden. Ein Score wählt gewisse Aspekte aus, gewichtet sie mit Punkten und fügt diese durch Summation zu einem Gesamtwert zusammen. Auswahl und Gewichtung der Aspekte hängen von der Art und Weise der Scoreentwicklung und von der beabsichtigten Anwendung ab. In der Regel unterstützen heute statistische Analysen die von Experten initiierten Ansätze zur Entwicklung und Validierung von Scores.

2.1.1 Physiologische Scores

Die Physiologie eines Patienten beschreibt das „Funktionieren" des Organismus. Jedes Organ hat eine Aufgabe zu erfüllen, und es wird an ausgewählten klinischen und Laborparametern erfasst, inwieweit ihm diese Aufgabe gelingt. Ein Beispiel für einen solchen physiologischen Score ist der SAPS II (Tab. 2), bei dem für Werte in einem definierten Normbereich 0 Punkte vergeben werden, was einer normalen Funktion entspricht. Zunehmende Abweichungen von diesem Normbereich werden mit steigenden Punktzahlen versehen. Hierbei werden therapeutische Maßnahmen zur Korrektur der Messwerte nicht berücksichtigt.

Abb. 2 zeigt beispielhaft die Verteilung von SAPS-II-Scorewerten bei Aufnahme auf die Intensivstation und wie mit zunehmend größeren Scorewerten die Sterblichkeit zunimmt.

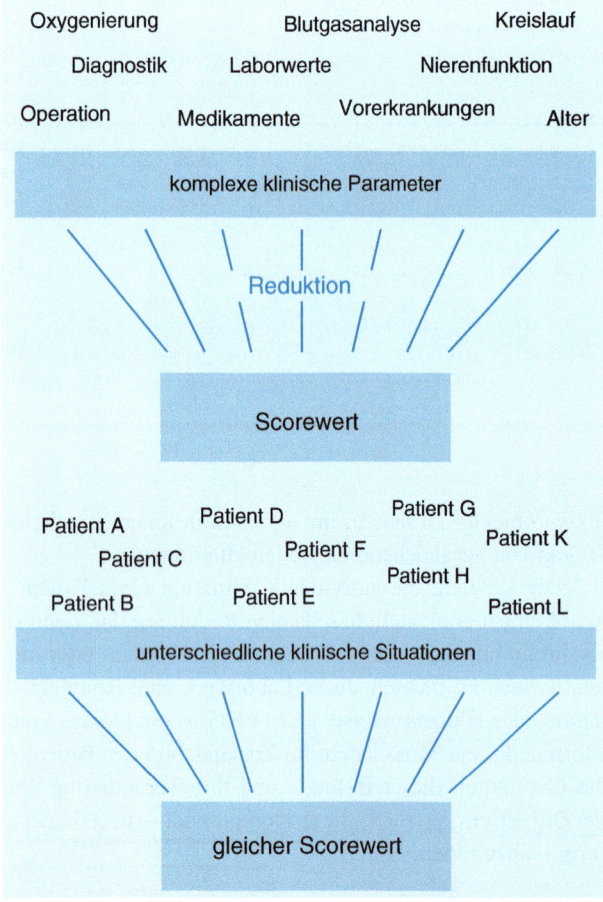

Abb. 1 Ein Scorewert ist die Zusammenfassung unterschiedlicher Aspekte eines Patienten in einem einzigen Zahlenwert (oben). Der gleiche Scorewert kann daher aus vielen unterschiedlichen Situationen resultieren (unten)

Tab. 1 Auswahl von in der Intensivmedizin gebräuchlichen Scoresystemen

Score	Referenz, Jahr	Patienten	Zeitpunkt	Zusammensetzung Punktwerte	Summenwert*	Bemerkung
Allgemeine Schweregradklassifikation						
APACHE II Acute Physiology and Chronic Health Evaluation	(Knaus et al. 1981)	Intensiv allgemein	nach 24 h	12 physiologische Parameter, GCS, Alter, Vorerkrankungen	0–68*	Prognoseberechnung mit zusätzlichen Koeffizienten für 50 Diagnosegruppen
APACHE III	(Knaus et al. 1985) 1991	Intensiv allgemein	nach 24 h	18 physiologische Parameter, GCS, Alter, Vorerkrankungen	0–319*	Formeln für Prognose nicht frei verfügbar
APACHE IV	(Zimmerman et al. 2006)	Intensiv allgemein	nach 24 h	142 Variablen	?	Formel nicht publiziert; 116 Diagnosegruppen
SAPS II Simplified Acute Physiology Score	(Le Gall et al. 1993)	Intensiv allgemein	nach 24 h	14 physiologische Parameter, GCS, Alter, Vorerkrankung	0–163*	Entwickelt mit Daten aus Europa und USA; Teil der Aufwandspunkte
SAPS III	(Metnitz et al. 2006; Moreno et al. 2006)	Intensiv allgemein	nach 1 h	20 Parameter: Patient (5), Aufnahme (5), Physiologie (10)	0–217*	multinationale Datenbasis; mit Prognoseformel
Therapie und Pflege						
TISS – Therapeutic Intervention Scoring System	(Cullen et al. 1974)	Intensiv allgemein	täglich	76 therapeutische und pflegerische Maßnahmen; je 1–4 Punkte	0–177*	Erste Version von 1974 u. a. genutzt für ökonomische Analysen/Personalbedarf
TISS-28	(Reis Miranda et al. 1996)	Intensiv allgemein	täglich	28 therapeutische und pflegerische Maßnahmen; je 1–8 Punkte	0–78*	Berechnet aus dem TISS; deutlich robuster und einfacher; weitere Reduzierung auf 9 Maßnahmen als NEMS publiziert (Reis Miranda et al. 1996)
Core-10-TISS	(Burchardi et al. 2004) 2006	Intensiv allgemein	täglich	10 Maßnahmen; 3–8 Punkte	0–47*	Teilmenge der TISS-28-Maßnahmen; für Aufwandspunkte
Organversagen						
MOF – Multiple Organ Failure	(Goris et al. 1985)	Intensiv allgemein	täglich	7 Organsysteme: Dysfunktion (1 Punkt), Versagen (2 Punkte)	0–14*	Basiert auf Expertenwissen; einfache Handhabung
MODS – Multiple Organ Dysfunction Score	(Marshall et al. 1995)	Intensiv allgemein	täglich	6 Organsysteme, je 0–4 Punkte	0–24*	Basiert auf Literaturstudien und Daten; keine therapeut. Maßnahmen
SOFA – Sequential Organ Failure Assessment	(Vincent et al. 1996)	Intensiv allgemein	täglich	6 Organsysteme, je 0–4 Punkte		Konsensuskonferenz; ursprünglich „sepsis related organ failure assessment"
SIRS – Systemic Inflammatory Response Syndrome	(Bone et al. 1992) 1991	Intensiv allgemein	nach Bedarf	Temperatur, Herzfrequenz, Atemfrequenz, Leukozyten	0–4	Ab 2 Punkten zusammen mit einem Keimnachweis zur Definition einer Sepsis benutzt

(Fortsetzung)

Tab. 1 (Fortsetzung)

Score	Referenz, Jahr	Patienten	Zeitpunkt	Zusammensetzung Punktwerte	Summenwert*	Bemerkung
Quick SOFA	(Singer et al. 2016)	Intensiv allgemein	nach Bedarf	Atemfrequenz, Bewusstsein, Blutdruck	0–3	Bei der Neudefinition der Sepsis 2016 als Ablösung der SIRS Kriterien entstanden
Spezifische Scores (Auswahl)						
GCS – Glasgow Coma Scale	(Teasdale und Jennet 1974)	Schädel-Hirn-Trauma	initial und im Verlauf	Augen öffnen, verbale und motorische Reaktion	3*–15	weltweit angewendet; Teil vieler anderer Scores
ABSI – Abbreviated Burn Severity Index	(Tobiasen et al. 1982)	Patienten mit Verbrennungen	initial	Alter, Geschlecht, verbrannte Körperoberfläche, Inhalationstrauma	0–18*	Verfeinerung der bekannten Baux-Regel
RISC II Revised Injury Severity Classification	(Lefering et al. 2014)	Schwerverletzte	nach Aufnahme	13 Angaben zum Patienten, seiner Physiologie und den Verletzungen	Überlebens-Wahrscheinlichkeit	Einschätzung der Trauma-Schwere und Prognose nach Eintreffen im Krankenhaus; entwickelt an >30.000 Patienten

Mit * sind jeweils die schlechtest möglichen Werte gekennzeichnet, die teilweise real nicht erreichbar sind
GCS = Glasgow Coma Scale

2.1.2 Therapeutische Interventionen

Neben der Betrachtung typischer Parameter der Organfunktion ist aber auch das Ausmaß der therapeutisch notwendigen Unterstützung eines Organs ein klinisch äußerst wichtiger Indikator für dessen Zustand. Ein Beispiel für einen ausschließlich auf therapeutischen, diagnostischen und pflegerischen Maßnahmen aufgebauten Score ist der TISS-28 (Tab. 3; [Reis Miranda et al. 1996]), eine Weiterentwicklung des Therapeutic Intervention Scoring System von Cullen (Cullen et al. 1974) und Keene (Keene und Cullen 1983) aus den 1970er-Jahren. Beim TISS-28 werden 28 Maßnahmen bzw. Maßnahmenkomplexe mit Punktwerten zwischen 1 und 8 versehen und, falls durchgeführt, zu einem täglichen Wert addiert. Unabhängige Untersuchungen konnten zeigen, dass TISS-Werte sehr gut mit den klassischen physiologischen Scores (APACHE, SAPS) korrelieren (Lefering et al. 1997, 2000).

Mittlerweile gibt es mit dem NEMS (Tab. 1) eine noch weitere Reduktion des TISS-28 auf nur 9 Maßnahmen, allerdings mit neuer Punktgewichtung. Als Teil der Aufwandpunkte findet der Core-10-TISS Anwendung, eine weitere Kurzform des TISS-28. Dies sind gerade die 9 Items des TISS-28 (außer Standardmonitoring), die mindestens 4 Punkte ergeben, plus die Dialyse (Tab. 3).

2.1.3 Organversagenscores

Eine andere Gruppe von Scoresystemen beschreibt den Zustand eines Patienten über die Funktion seiner wichtigsten Organsysteme. Jedes Organ für sich genommen hat seine spezifischen Aufgaben im Organismus zu erfüllen, es lässt sich in der Regel räumlich gut abgrenzen, und sein Funktionszustand ist durch eine Anzahl direkter oder indirekter Messparameter zu erfassen. Die Nierenfunktion lässt sich beispielsweise gut über die Kreatininclearance beschreiben. Über die Vergabe von Punkten für jedes Organ, je nach Grad der Funktionseinschränkung, ergibt sich in der Summe wieder eine kumulative Gesamtzahl. Häufig werden auch therapeutisch notwendige Interventionen wie Beatmung oder Dialyse zur Beschreibung der Organfunktion mit herangezogen. Organversagenscores dienen in der Regel der Verlaufsbeobachtung, d. h. der wiederholten täglichen Anwendung und Dokumentation.

2.2 Spezifische vs. allgemeine Scores

Bei der Schweregradbeschreibung konkreter Krankheitsbilder finden sich mit zunehmender Komplexität der Erkrankung fließende Übergänge zwischen „Stadieneinteilung", „Grading", „Skalen" und „Scores", wobei die beiden Letztgenannten über die Kombination von Punktwerten zu einer Graduierung gelangen. Skalen wie die Glasgow Coma Scale beschreiben eher einen Teilaspekt des Patientenzustands.

2.2.1 Spezifische Scores

Scores, die sich nur auf ganz bestimmte Krankheitsbilder beziehen, betrachten nur eine für diese Situation spezifische Auswahl von Faktoren. Ein gutes Beispiel ist hier der Abbreviated Burn Severity Index von Tobiasen (Tobiasen et al. 1982) (ABSI), der die Schwere eines Verbrennungstraumas beschreibt). Eine Übersicht über traumaspezifische Scoresysteme ist z. B. in (Lefering 2012) zu finden.

2.2.2 Allgemeine Scores

Allgemeine oder krankheitsübergreifende Scores versuchen, Aspekte zu kombinieren, die allgemeine Indikatoren von Gesundheit oder Krankheit sind. Fieber, Tachykardie, Hyper-/Hypotonie oder Leukozytose/-penie sind solche Indikatoren. Bezogen auf die Intensivtherapie lassen sich solche Scores in der Regel auf alle Intensivpatienten anwenden. Die bekanntesten Beispiele solcher krankheitsübergreifenden Scores sind die APACHE-Scores von Knaus et al. (1981, 1985, 1991; Zimmerman et al. 2006) sowie die SAPS-Scores (Le Gall et al. 1993; Metnitz et al. 2006, S. 18) (Tab. 1 und 2).

2.2.3 Vergleich

Spezifische Scores haben den Vorteil, einzelne Aspekte einer Erkrankung deutlich stärker gewichten zu können als ein allgemeiner Score. Sie können auch spezielle Aspekte einbeziehen, die nur bei diesem Krankheitsbild von Bedeutung sind. Bei homogenen Patientengruppen kann dies von Vorteil sein. Beispiel: Der ABSI vermag die Prognose von Schwerverbrannten genauer vorherzusagen als der SAPS; das Gleiche gilt für traumaspezifische Scores bei Unfallopfern (Lefering et al. 1997). Betrachtet man allerdings ein gemischtes Patientengut, wie es bei klinikübergreifenden Ansätzen zur Qualitätssicherung geschieht, wird man ein krankheitsübergreifendes System wählen müssen.

2.3 Einmalerhebung versus Verlaufsbeobachtung

Scores sollten nur bei denjenigen Patienten und unter denjenigen Bedingungen angewendet werden, für die sie entwickelt und geprüft wurden. Diese Bedingungen, zu denen auch der Zeitpunkt bzw. der Zeitraum der Erhebung gehören, sind immer in der Originalpublikation angegeben und sollten beachtet werden.

APACHE II und III sowie SAPS II betrachten die schlechtesten Werte innerhalb der ersten 24 h nach Aufnahme auf die Intensivstation, der SAPS III nur in der 1. Stunde nach Aufnahme. Dem Ziel, den Zustand des Patienten bei Aufnahme zu erfassen, kommt damit der SAPS III deutlich näher, denn Veränderungen im Zustand des Patienten in den ersten 24 h können auch auf Interventionen oder deren Fehlen zurückzuführen sein.

Die meisten Organversagensscores erlauben eine täglich wiederholte Anwendung, ebenso die Scores zur Erfassung der therapeutischen Maßnahmen (TISS). Damit eignen sich beide zur Verlaufsdokumentation und -kontrolle und in ihrer kumulativen Form (Summe der Scorewerte über mehrere Tage) auch zur Klassifikation der gesamten Intensivtherapie – ähnlich den Liegetagen.

Der Zeitraum, der einer Scoreerhebung zugrunde liegt, beträgt meistens 24 h, wobei die schlechtesten Werte aus diesem Zeitfenster zu wählen sind. Der Multiple Organ Dysfunction Score von Marshall (Le Gall et al. 1993) dagegen wird täglich zu einem definierten Zeitpunkt erhoben (z. B. immer morgens) und erfasst die aktuellen Werte.

Abweichungen von den publizierten Vorgaben zur Scoreerhebung wie z. B. das tägliche Erheben des SAPS-II-Score für die Aufwandspunkte (Burchardi et al. 2004) sind nicht grundsätzlich unzulässig, bedürfen aber einer eingehenden Validierung und eines Hinweises bei der Publikation solcher abweichend erhobenen Daten.

3 Ziele der Anwendung von Scores

Ein Score ist die Reduktion einer komplexen Situation auf eine eindimensionale Skala, auf einen einzigen Wert. Dabei gehen Detailinformationen zugunsten einer Reduktion auf das Wesentliche verloren. Der Vorteil oder Gewinn liegt darin, ein objektives, reproduzierbares und patientenübergreifendes Maß zu besitzen, das eine Kommunikation über Krankheiten und deren Therapien wesentlich erleichtert. Dabei ist ein Score relativ unabhängig von der subjektiven, durch Emotionen und Erfahrung beeinflussten Einschätzung des Arztes.

> Scores können eingesetzt werden, um die Erkrankungsschwere objektiv zu messen.

Es sei ausdrücklich darauf hingewiesen, dass Scores nicht den Anspruch erheben, den Zustand eines Patienten **besser** beschreiben zu können als ein Arzt oder ihn **ersetzen** zu wollen. Die Gewichtung der einzelnen Informationen innerhalb eines Scores erfolgt immer statisch in gleicher Weise, was der Standardisierung förderlich ist, aber einem individuellen Patienten nicht immer gerecht wird. In dieser Funktion werden Scores in den folgenden Bereichen angewendet:

- Prognose,
- Forschung,
- Qualitätssicherung,
- Ökonomie,
- Ausbildung.

3.1 Schweregradklassifikation und Prognose

Das primäre Ziel der Intensivtherapie ist das Überleben eines Patienten, das Überwinden eines kritischen Gesundheitszustands und das Wiederherstellen normaler Organfunktionen. Scores versehen Werte außerhalb eines Normalbereichs mit Punkten, und dies umso mehr, je größer die Abweichung ist. Scores können somit den Grad der Abweichung von

Tab. 2 SAPS-II-Score, entwickelt an über 13.000 Intensivpatienten aus Nordamerika und Europa (Le Gall et al. 1993). Maßgeblich sind die schlechtesten Werte (d. h. die höchste Punktzahl) in einem 24-h-Zeitraum nach Aufnahme auf die Intensivstation. Für Werte im Normalbereich werden keine Punkte vergeben

	Punkte bei niedrigen Werten			Normalbereich	Punkte bei hohen Werten				
Alter [Jahre]				<40	40–59 7	60–69 12	70–74 15	75–79 16	≥80 18
Herzfrequenz [pro min]		<40 11	40–69 2	70–119	120–159 4	≥160 7			
Blutdruck (systolisch) [mm Hg]		<70 13	70–99 5	100–199	≥200 2				
Temperatur [°C]				<39,0	≥39,0 3				
Nur bei Beatmung oder Pulmonaliskatheter: p_aO_2 [mm Hg]/F_IO_2	<100 11	100–199 9	≥200 6	–					
Urinausscheidung [l/Tag]		<0,5 11	0,5–0,99 4	≥1,0					
Harnstoff [mg/dl] oder Harnstoff-Stickstoff [mg/dl]				<60 <28	60–179 28–83 6	≥180 ≥84 10			
Leukozyten [10^3/mm^3]		<1,0 12		1,0–19,9	≥20 3				
Kalium [mmol/l]			<3 3	3,0–4,9	≥5,0 3				
Natrium [mmol/l]			<125 5	125–144	≥145 1				
Serumbikarbonat [mEq/l]		<15 6	15–19 3	≥20					
Bilirubin [mg/dl]				<4,0	4,0–5,9 4	≥6,0 9			
Glasgow Coma Scale (vor Sedierung)	<6 26	6–8 13	9–10 7	11–13 5	14–15				
Vorerkrankungen				–	Metastasierendes Karzinom 9	Maligne hämatologische Erkrankung 10	Aids 17		
Zuweisung auf Intensivstation				Elektiv chirurgisch	Medizinisch (ohne Operation) 6	Ungeplant chirurgisch 8			

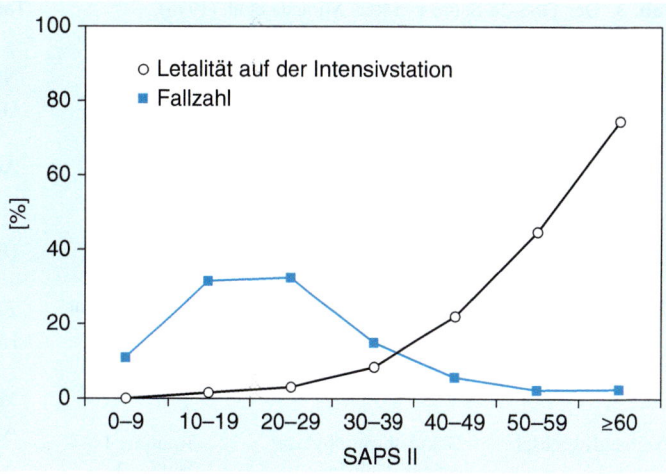

Abb. 2 Häufigkeitsverteilung der SAPS-II-Scorewerte (*senkrechte Balken*) bei Aufnahme auf die Intensivstation in einem gemischen Patientengut (n = 11.289; Interdisziplinäre AG Qualitätssicherung der DIVI) sowie die beobachtete Letalität auf der Intensivstation in Abhängigkeit vom initialen SAPS-II-Scorewert (*durchgezogene Linie*)

einem „gesunden" Normalzustand quantifizieren, bezogen auf die im Score verwendeten Parameter. Wenn ein Score die für ein spezielles Krankheitsbild relevanten Parameter berücksichtigt, kann mit dem Scorewert der Schweregrad dieser Erkrankung festgelegt werden.

> Die Ziele von Scores in der Intensivmedizin sind Schweregradbeschreibung und daraus angeleitete Prognoseschätzungen.

Da mit zunehmendem Schweregrad einer Erkrankung auch das Risiko für eine ungünstige Prognose steigt, lassen sich Scorewerte auch für **prognostische** Aussagen nutzen. Basis solcher Aussagen sind immer Daten großer Patientengruppen mit bekanntem Outcome. Die Gegenüberstellung von Scorewert und Letalität beispielsweise zeigt beim SAPS II eine deutliche Korrelation (Abb. 2). Anhand mathematischer Formeln lassen sich Scorewerte auch direkt in Überlebenswahrscheinlichkeiten transformieren (z. B. SAPS II [Le Gall et al. 1993]). Für den APACHE III und IV sind diese Formeln allerdings nicht publiziert worden. Prognostische Aussagen in Form von Wahrscheinlichkeiten lassen sich jedoch sinnvoll nur für **Gruppen** von Patienten interpretieren (Abschn. 5.1).

3.2 Forschung

Ziel klinischer Forschung in der Intensivmedizin ist das Erkennen und Beschreiben von Krankheitsbildern, deren Pathophysiologie sowie ihre therapeutische und supportive Beeinflussung zur Verbesserung des Outcome der Patienten. Hierzu ist es notwendig, über den Einzelfall hinausgehende verallgemeinernde Beschreibungen vorzunehmen, wozu sich Scores insbesondere eignen.

3.2.1 Einschlusskriterien

Um ein Krankheitsbild in klinischen Studien nachvollziehbar zu charakterisieren, können Scores als **Einschlusskriterien** dienen. Mit Hilfe von Scores können sehr leicht oder sehr schwer erkrankte Patienten ausgeschlossen werden, sodass sich eine Homogenisierung des Studienkollektivs ergibt. Die Konsensusdefinitionen der Begriffe „Sepsis" und „SIRS" („systemic inflammatory response syndrome"; [Bone et al. 1992]) haben dies deutlich gezeigt. Studien an Schädel-Hirn-Verletzten nutzen die Glasgow Coma Scale häufig zum Patienteneinschluss und zur Definition eines Komas (GCS $\leq$ 8).

3.2.2 Vergleichbarkeit

In kontrollierten Studien ist die Vergleichbarkeit der untersuchten Patientengruppen eine Grundvoraussetzung für die Interpretation der Ergebnisse. Eine korrekt durchgeführte **Randomisierung** bei hinreichend großer Fallzahl ist der beste Weg, um vergleichbare Patientengruppen zu erhalten. Doch trotz Randomisierung, und erst recht in nichtrandomisierten Vergleichsstudien, ist eine Prüfung der Strukturgleichheit der Patientengruppen unerlässlich. Scores als zusammenfassendes, objektives Maß zur Schweregradklassifikation leisten hier wichtige Dienste.

3.2.3 Outcomeevaluation

Scores spielen ferner eine immer wichtigere Rolle bei der Outcomeevaluation therapeutischer Maßnahmen. Neben Letalität und Morbidität (Komplikationsraten) findet man zunehmend über Scores definierte **Endpunkte in klinischen Studien**, wie das ARDS („adult respiratory distress syndrome"), definiert über den LIS von Murray et al. (1988), oder das Auftreten oder die Dauer eines Multiorganversagens, definiert über einen der verfügbaren Organversagenscores (Tab. 1). Kumulative TISS-Punkte spiegeln den tatsächlichen Therapieaufwand deutlicher wider als Liegetage (Lefering et al. 2000). Scores können als integratives Maß sowohl

Tab. 3 Der TISS-28-Score von Reis Miranda et al. (1996)

		Punkte
Basis		
Standardmonitoring	Stündlich Vitalzeichenkontrolle; regelmäßige Bestimmung der Flüssigkeitsbilanz	5
Labor	Biochemische Bestimmungen; Mikrobiologie	1
Medikation	i.v.; i.m.; subkutan; oral oder Magenschlauch	1 Medikament: 2 / 2 oder mehr Medikamente: 3
Verbandswechsel	Dekubitusprophylaxe/-pflege; tägliche Verbandswechsel; häufig heißt mindestens einmal pro Schicht oder ausgedehnte Wundpflege	Routine: 1 / häufig: 2
Drainagen	Pflege aller Drainagen (außer Magenschlauch)	3
Lunge		
Beatmung	Mechanische/assistierte Beatmung, auch Spontanatmung mit PEEP oder Atemunterstützung (Spontanatmung ohne PEEP, O_2-Nasenschlauch/-maske)	Mechanisch: 5* / unterstützt: 2
Künstliche Luftwege	Pflege der künstliche Luftwege; Endotrachealtubus, Tracheostoma	1
Atemtherapie	Behandlung zur Verbesserung der Lungenfunktion: Physiotherapie, Inhalationen, Ergo-/Spirometrie	1
Herz/Kreislauf		
Vasoaktive Medikamente	Jedes Medikament, jede Dosis	1 Medikament: 3 / 2 oder mehr Medikamente: 4*
Flüssigkeitstherapie	Hoher Volumenersatz i.v. (mindestens 5 l pro Tag)	4*
Arterie	Peripherer arterieller Katheter	5*
Pulmonaliskatheter	Mit oder ohne Messung des Herzzeitvolumens	8*
ZVK	Zentralvenöser Katheter	2
Reanimation	kardiopulmonale Reanimation nach Herzstillstand (ohne 1-maligen präkordialen Faustschlag)	3

(Fortsetzung)

Tab. 3 (Fortsetzung)

		Punkte
Niere		
Dialyse	Hämofiltration, Dialyse (diverse Techniken)	3*
Ausfuhr	quantitative Urinmessungen (z. B. über Katheter)	2
Diurese	aktive medikamentöse Diurese (z. B. Furosemid)	3
ZNS		
Hirndruck	Messung des intrakraniellen Drucks	4*
Metabolismus		
Azidose/Alkalose	Behandlung einer komplizierten metabolischen Azidose/Alkalose	4*
Ernährung	i.v. Hyperalimentation	3
Enterale Ernährung	Durch Magenschlauch oder über Jejunostomie	2
Interventionen		
Besondere Interventionen auf der Intensivstation	Endotracheale Intubation, Einsetzen eines Schrittmachers, Kardioversion, Endoskopie, Notfalloperation, Magenspülung (keine Routineinterventionen)	1 Intervention: 3 / 2 oder mehr Medikamente: 5*
Interventionen außerhalb der Intensivstation	Besondere Interventionen außerhalb der Intensivstation, Diagnostik (z. B. CT) oder Operationen	5*

Die mit * gekennzeichneten Maßnahmen gehören zum Core-10-TISS

Inzidenz als auch Schweregrad verschiedener Ereignisse erfassen.

3.3 Qualitätssicherung

Die Qualität der Intensivtherapie definiert sich über deren Aufgabenstellung, nämlich schwerkranken Patienten durch supportive Maßnahmen über den kritischen Zustand hinweg zu helfen. Primärer Indikator der Ergebnisqualität ist das Überleben der Patienten. Jedoch sind Letalitätsraten ohne Angaben zur Erkrankungsschwere kaum zu interpretieren. Soll die Qualität der Intensivtherapie gemessen werden, kann dies einerseits anhand vorgegebener, definierter „Standards" erfolgen, oder man vergleicht die Qualität verschiedener Stationen miteinander und erhält so einen relativen Qualitätsvergleich.

Es sei noch darauf hingewiesen, dass scorebasierte Vergleiche nur **einen** Aspekt im Rahmen des Qualitätsmanagements darstellen. Sie können auch verwendet werden, um

Leitlinien zu erstellen. In den Bereich der Qualitätssicherung gehören auch alle Maßnahmen, die in den Routinebetrieb einer Intensivstation eingreifen, beginnend mit der Indikationsstellung für bestimmte therapeutische Maßnahmen (Abschn. 5.2 f.) bis hin zur Triage. Für Letztere sind allerdings die derzeit vorliegenden Scoringsysteme weder vorgesehen noch geeignet (Neugebauer et al. 1996).

3.3.1 Standardisierte Mortalitätsrate (SMR)

Scores können in diesem Zusammenhang als externer Standard dienen. Die mit einem Score berechnete Prognose ist quasi der **Sollwert**, dem die tatsächlich beobachtete Letalitätsrate (**Istwert**) gegenübergestellt wird. Die so ermittelte standardisierte Mortalitätsrate (SMR, Istwert dividiert durch Sollwert) sollte um 1 oder darunter liegen. Valide SMR-Werte benötigen jedoch eine große Fallzahl (Konfidenzintervall beachten) (Lefering 2012).

Der Sollwert bezieht sich immer auf die Population, mit welcher ein Score entwickelt wurde. Die SAPS II Prognose gibt beispielsweise an, wie die erwartete Sterblichkeit Anfang der 1990er-Jahre in Europa und USA war. Wenn Validierungsstudien zeigen, dass die Prognosen nicht mehr zutreffen, ist eine Anpassung an aktuelle Daten angezeigt. Die „alten" Prädiktoren sind zwar heute immer noch aktuell, ihr Einfluss auf die Sterblichkeit kann sich aber mit der Zeit verändern.

Die Identifikation von Patientensubgruppen, in denen der Istwert deutlich größer ist als der Sollwert, d. h. mehr Patienten verstorben sind als gemäß Scoreprognose erwartet (SMR >1), führt über eine Detailanalyse möglicherweise zur Identifikation von Defiziten in der Patientenversorgung. Der Erfolg qualitätssichernder Maßnahmen lässt sich durch wiederholte Messungen ebenfalls mit dieser Methode quantifizieren.

Eine unentbehrliche Rolle spielen Scores zur Schweregradklassifikation, wenn die Ergebnisse verschiedener Abteilungen, Stationen oder Krankenhäuser im Sinne eines Benchmarking miteinander verglichen werden. Erst eine Schweregradadjustierung, beispielsweise mit der SAPS-II-Prognose, erlaubt hier sinnvolle Vergleiche (Lefering und IAG Qualitätssicherung der DIVI 2002).

3.4 Ökonomie

Die Intensivtherapie gehört zu den kostenintensivsten Maßnahmen im Gesundheitswesen; entsprechend hoch kann ihr Anteil am Krankenhausbudget sein. Daher ist nicht nur aus gesellschaftlicher Sicht eine Transparenz in der Verwendung dieser Mittel geboten.

Ökonomische Analysen werden häufig vorschnell mit Mittelkürzungen und Sparmaßnahmen gleichgesetzt. Sie sollen jedoch die tatsächlichen Kosten einer Behandlung möglichst valide wiedergeben, damit z. B. eine kostendeckende Vergütung dieser Maßnahmen möglich ist. Die häufig angewandte Abrechnung über Tagessätze ist insbesondere für die Intensivtherapie zu ungenau.

Eine detaillierte, bis ins Einzelne gehende Kostenanalyse ist wegen des enormen Aufwands aber nur selten durchführbar. Hier können Scoresysteme wie der TISS-28 (Reis Miranda et al. 1996) ein wesentlich genaueres Bild der tatsächlich verbrauchten Ressourcen liefern. Setzt man alle in einem bestimmten Zeitraum erbrachten Leistungen einer Station (gemessen mit TISS) in Relation zu den Gesamtkosten der Intensivtherapie in diesem Zeitraum, lässt sich ein **Kostenwert pro TISS-Punkt** berechnen.

Bei der Einführung von Aufwandspunkten zur Vergütung intensivmedizinischer Komplexbehandlung im **DRG-System** spielen Scoresysteme ebenfalls eine wichtige Rolle. Die Aufwandspunkte als Basis der Vergütung kombinieren den täglichen therapeutischen Aufwand (Core-10-TISS: 10 Maßnahmen aus dem TISS-28; in der Tabelle mit * gekennzeichnet) mit dem Zustand des Patienten, gemessen mit dem SAPS II (ohne GCS) (Burchardi et al. 2004). Damit lässt sich der Aufwand besser abbilden als mit fixen Tagessätzen.

3.5 Ausbildung

Ein wichtiges, aber oft übersehenes Ziel von Scores ist der Ausbildungseffekt. Durch den Anspruch, die „wesentlichen" Aspekte eines Krankheitsbilds oder des Zustands eines Patienten zu erfassen, erfolgt eine Fokussierung auf einige wenige Schlüsselparameter. Sofern nicht der falsche Schluss gezogen wird, dass die übrigen Parameter unbedeutend seien, kann die Beschäftigung mit Scores dem Anfänger eine durchaus hilfreiche Orientierung bieten.

Man kann auch lernen, dass diese Schlüsselparameter unterschiedliche Herkunft haben. Gerade der SAPS III-Score zeigt mit der Aufteilung der Prognosefaktoren in 3 Bereiche (Box I = vorbestehende Bedingungen; Box II = Aufnahmegrund; Box III = akute Physiologie), dass nur ein Teil der Faktoren intensivmedizinisch zu beeinflussen ist (Metnitz et al. 2006).

> Scores sind eine Form der „gemeinsamen Sprache", die sowohl die Kommunikation unter Intensivmedizinern als auch die Darstellung und den Transfer neuer Erkenntnisse fördern kann.

4 Entwicklung und Evaluation von Scores

4.1 Experte plus Statistik

Die Entwicklung eines Scores, d. h. die Auswahl der Parameter und die Festlegung der Punktwerte, beruht immer auf Vorerfahrungen, sei es die klinische Erfahrung von Experten oder die systematisch dokumentierte Verlaufsbeobachtung vieler Intensivpatienten (Abb. 3). Mit statistischen Verfahren lassen sich aus solchen Datensammlungen diejenigen Parameter identifizieren, die mit einem guten bzw. schlechten Outcome verbunden sind, und entsprechend multivariat kombinieren (z. B. mit Hilfe einer logistischen Regression). Ein gutes Beispiel für die interdisziplinäre Entwicklung eines Scores ist der SAPS III (Metnitz et al. 2006; Moreno et al. 2006). Anzumerken bleibt aber, dass erst unabhängige Validierungsstudien die Qualität eines Scores belegen können.

4.2 Bewertung von Scores

Bei der Frage, wie „gut" ein Score ist, müssen mehrere Aspekte geprüft werden. Diese Aspekte beziehen sich sowohl auf die Eigenschaften des Scores als Messinstrument wie auch auf die Anwendbarkeit in der klinischen Situation.

Kriterien zur Bewertung/Auswahl eines Scores
- Reliabilität (Zuverlässigkeit)
- Validität (Gültigkeit)
- Anwendbarkeit
- Klinische Relevanz

4.2.1 Reliabilität

> Bei der Zuverlässigkeit eines Scores steht die Frage im Vordergrund, ob der Score das, was er misst, genau und verlässlich misst.

Die Reliabilität ist unabhängig davon, ob das, was der Score zu messen vorgibt, tatsächlich so ist. Ein reliables Messinstrument kann auch sehr exakt das Falsche messen!

Kriterien guter Reliabilität sind verständlich definierte Komponenten, die eindeutige Wahl der Messwerte (z. B. höchster/niedrigster Wert der letzten 24 h), klare Punktwerte oder Vorgaben zum Verhalten bei fehlenden Werten. Die Verfügbarkeit der notwendigen Messparameter ist ebenfalls ein wichtiges Kriterium. Werden sehr spezifische Laborwerte benötigt, die viele Patienten nicht haben, verschlechtert dies die Reliabilität. Dies ist ebenfalls der Fall, wenn komplizierte Formeln oder aufwändige Untersuchungen benötigt werden.

Zur Prüfung der Reliabilität kann man Test-Retest-Untersuchungen durchführen oder den Score von mehreren Personen unabhängig voneinander erheben lassen und vergleichen (Inter-Rater-Reliabilität). Bekannte Quellen von Beobachtervariationen sind beispielsweise die Bestimmung der Glasgow Coma Scale bei sedierten und beatmeten Patienten, unklare Definitionen von Vorerkrankungen oder lange Beobachtungszeiträume bei sich rasch ändernden Messwerten wie Blutdruck oder Herzfrequenz. Dies ist auch der Grund dafür, dass die GCS bei den Aufwandspunkten (als Teil des täglichen SAPS II) nicht mit erfasst wird.

4.2.2 Validität

> Ein Score ist valide, wenn er tatsächlich das misst, was er zu messen vorgibt.

Ein Score zur Schweregradklassifikation sollte Patienten, die aus klinischer Sicht tatsächlich schwer krank sind, deutlich höhere Punktwerte zuweisen als weniger schwer kranken Patienten.

Die Prüfung der Validität erfolgt einerseits durch die sog. „face validity", d. h. man prüft, ob die im Score verwendeten Parameter „offensichtlich" mit dem Ziel des Scores (Prognose, Schweregrad, Therapieaufwand) übereinstimmen. Andererseits gibt es formale Methoden zur Prüfung der

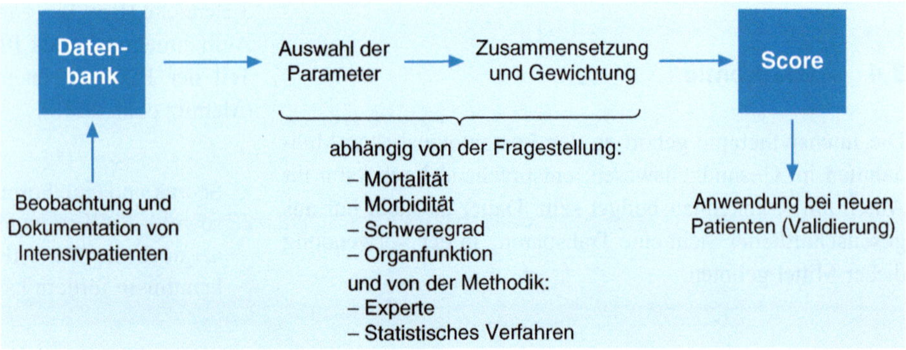

Abb. 3 Vorgehen bei der Entwicklung eines Scoresystems

Validität. Hierzu zählt beispielsweise ein Anstieg der Letalität bei steigenden Scorepunkten, wie in Abb. 2 für den SAPS II gezeigt. Es kann auch die Übereinstimmung (Korrelation) mit bekannten und akzeptierten Verfahren (z. B. anderen Scores) überprüft werden. Subgruppen von Patienten, die sich prognostisch unterscheiden, sollten auch im Scorewert Unterschiede zeigen.

Zeigt ein Prognosescore beispielsweise bei Anwendung auf neuen Daten oder durch unterschiedliche Nutzer eine vergleichbar gute Vorhersagegenauigkeit, ist dies ebenfalls ein deutlicher Nachweis der Validität. Auch in größeren zeitlichen Abständen sollte ein Score anhand aktueller Daten erneut validiert werden, um zu prüfen, ob seine Prognosen immer noch zutreffend sind.

4.2.3 Anwendbarkeit

> Vor seiner Anwendung muss geprüft werden, ob der Score für die betrachtete Patientenpopulation überhaupt geeignet ist.

Bei der Anwendbarkeit stellt sich die Frage, ob ein Score für die Zielgruppe von Patienten geeignet ist, d. h. ob das betreffende Krankheitsbild identisch ist mit demjenigen, das die Entwickler des Scores betrachtet hatten. Ist dies nicht der Fall, sind erst Validierungsstudien durchzuführen, die möglicherweise die Aussagekraft des Scores einschränken.

Beispielsweise konnten mehrere Untersucher zeigen, dass der APACHE II die Prognose von Traumapatienten deutlich unterschätzt (Lefering et al. 1997). Mit den „Augen des Scores" sieht ein operativ versorgter, stabilisierter junger Traumapatient besser aus, als es seiner tatsächlichen Situation entspricht. Scores für spezielle Subgruppen von Patienten, zum Beispiel der RISC-II für Schwerverletzte (Lefering et al. 2014), haben gegenüber allgemeinen Scores oft einen Vorteil, da sie zusätzlich spezifische Aspekte mit betrachten und so genauer den Zustand des Patienten beschreiben können. Kinder, Patienten mit Verbrennungen, Patienten mit kurzer Liegedauer oder solche nach kardiovaskulären Eingriffen sind weitere Gruppen, die oft bei der Entwicklung allgemeiner Intensiv-Scores ausgeklammert wurden.

4.2.4 Klinische Relevanz

> Ein Score ist nur dann von Nutzen, wenn seine Ergebnisse klinisch gut interpretierbar sind.

Bei der Wahl eines Scores zur Beschreibung von Patienten oder als Zielgröße in klinischen Studien sollten die Ergebnisse klinisch gut interpretierbar und beobachtete Unterschiede klinisch relevant sein. Ein Scorewert an sich hat nur für denjenigen eine Bedeutung, der sich intensiv mit diesem Score befasst hat; daher ist die Verwendung allgemein bekannter Scores einer Neuentwicklung vorzuziehen. Scorewerte sollten sich leicht in klinische interpretierbare Größen übertragen lassen. Die Umrechnung eines Scorewerts in eine Prognose (Überlebenswahrscheinlichkeit) ist hierfür ein gutes Beispiel. Bei kumulativen TISS-28-Punkten (Summe der TISS-Punkte während des Intensivaufenthaltes) entsprechen 28 Punkte im Mittel einem Liegetag.

Will man mit einem Score das Outcome einer Intervention messen, sollten sich die erwarteten Effekte im Score deutlich widerspiegeln (**Änderungssensitivität**).

4.3 Sensitivität und Spezifität

Für Scores, die aufgrund ihres Wertes oder einer daraus abgeleiteten Wahrscheinlichkeit ein zukünftiges Ereignis vorhersagen (bei prognostischen Scores das Überleben oder Versterben eines Patienten), gibt es spezielle Kenngrößen, die die Güte oder Genauigkeit der Vorhersage quantifizieren. Für solche prognostischen Aussagen muss der Scorewert in eine Ja/Nein-Aussage verwandelt werden. Dies geschieht anhand eines Cut-off-Punkts, eines Grenzwerts. Beispielsweise könnte man allen Patienten mit einem initialen SAPS-II-Wert von 60 Punkten oder darüber ein Versterben prognostizieren. Kennt man nun das wahre Outcome dieser Patienten, lässt sich die Richtigkeit der Prognose ermitteln. Wenn man das für verschiedene Cut-Off Punkte durchrechnet, ergibt sich ein Bild von der Güte der Prognose.

Erhöht man beispielsweise beim SAPS II den Cut-off-Wert, verschlechtert sich die Sensitivität (immer weniger tatsächlich Verstorbene werden erkannt), und die Spezifität verbessert sich (immer mehr Überlebende liegen unterhalb des Wertes). Senkt man den Cut-off-Wert, ist dieser Trend gegenläufig.

Qualitätsmerkmale eines Scores zur Prognose der Letalität
Sensitivität
Richtigkeit der Prognose, bezogen auf alle verstorbenen Patienten.
Spezifität
Richtigkeit der Prognose, bezogen auf alle überlebenden Patienten.
Positiver Vorhersagewert
Richtigkeit der Prognose, bezogen auf alle vom Score als „versterbend" prognostizierten Patienten.
Negativer Vorhersagewert
Richtigkeit der Prognose, bezogen auf alle vom Score als „überlebend" prognostizierten Patienten.

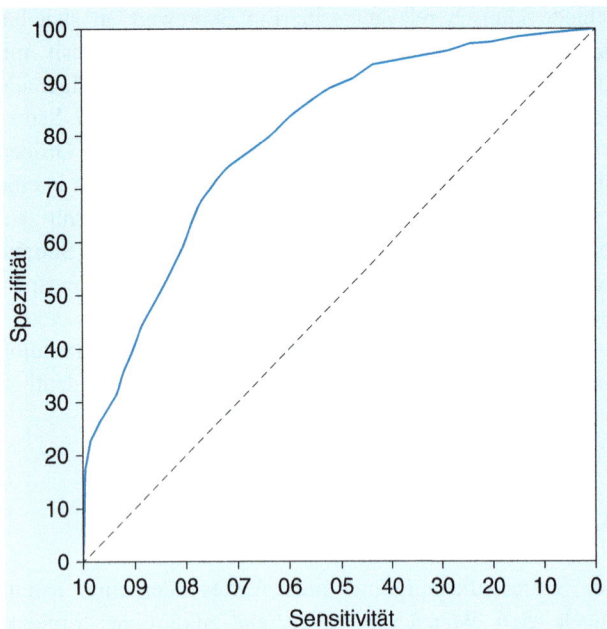

Abb. 4 Receiver-operating-characteristic-(ROC-)Kurve für den APACHE-II-Score, ermittelt an 1986 Patienten einer chirurgischen Intensivstation. Die AUC beträgt 0,80

Trägt man nun für jeden Cut-off-Punkt Sensitivität und Spezifität in ein Diagramm ein und verbindet diese Punkte, erhält man eine sog. **ROC-Kurve** („receiver operating characteristic", Abb. 4). Ein Score ist umso exakter, je weiter sich seine ROC-Kurve in die linke obere Ecke der Grafik bewegt (hohe Sensitivität und zugleich hohe Spezifität). Ein Score ohne jegliche prognostische Information würde eine Diagonale ergeben.

Als zusammenfassendes Maß für die Güte eines Scores wird häufig die Fläche unter der ROC-Kurve berechnet (**AUC** = „Area Under the Curve"). Die Werte liegen hier zwischen 0,5 und 1,0; je höher der Wert, desto besser diskriminiert der Score. Flächen unter ROC-Kurven aus verschiedenen Publikationen sind aber nur bedingt vergleichbar, denn die Kollektive unterscheiden sich oft deutlich. Wenn viele leicht prognostizierbare Fälle enthalten sind, liegt der Score öfter richtig und die AUC steigt an.

5 Grenzen und Gefahren

Die Anwendung von Scores birgt aber auch Gefahren. Ähnlich wie bei Medikamenten müssen die „Nebenwirkungen" bekannt sein. Die häufigsten Fehler ergeben sich aus dem fehlenden Wissen um die Intention von Scores und aus der Überbewertung der Ergebnisse. Dies gilt insbesondere für die Anwendung von Scores bei individuellen Patienten (Neugebauer et al. 1996).

Typische Fehlerquellen und Gefahren bei der Anwendung von Scoresystemen liegen in den Bereichen:

- Interpretation,
- Therapieentscheidung,
- Therapieabbruch,
- starre Komponenten,
- Aktualität.

5.1 Interpretation

Insbesondere die Angabe einer scorebasierten Prognose in Form einer Wahrscheinlichkeit führt häufig zu Fehlinterpretationen. Was ist, wenn bei Aufnahme eines Patienten auf der Intensivstation der Score nur ein Letalitätsrisiko von 5 % prognostiziert, der Patient am Ende aber nicht überlebt? Hat sich der Score geirrt? Dies ist ein Problem der richtigen Interpretation von Wahrscheinlichkeiten. Kommen solche Fälle auf lange Sicht nicht häufiger als 1 in 20 Fällen vor (d. h. 5 %), dann entspricht dies genau dem Erwarteten. Ein Score kann aber nicht sagen, ob ein einzelner Patient zu den 5 % gehört, die diese Erkrankung nicht überleben werden, oder zu den übrigen 95 % (Abb. 1).

5.2 Therapieentscheidungen

Die Entscheidung für oder gegen gewisse Therapiemaßnahmen beruht auf vielen Aspekten. Da Scores viele Aspekte zu einem Gesamtwert kombinieren, könnte man meinen, solche Entscheidungen könnten sich am Scorewert allein orientieren. Dies würde aber einem Automatismus entsprechen, der auch falsche Entscheidungen induziert. Gerade wegen der vielfältigen Situationen, die zu einem bestimmten Scorewert führen (Abschn. 5.4), darf eine Therapieentscheidung nie allein auf einem Scorewert beruhen. Scorewerte können aber durchaus das Spektrum der verfügbaren Informationen erweitern und damit Therapieentscheidungen beeinflussen; das individuelle Abwägen können sie allerdings nie ersetzen.

5.3 Therapieabbruch

Scores können, wie gesagt, nur Prognosen in Form von Wahrscheinlichkeiten liefern, beinhalten also eine Unsicherheit. Bewegt sich eine Wahrscheinlichkeit aber gegen 0 % oder 100 %, werden daraus nahezu sichere Aussagen. Dies mag dazu verleiten, daraus auch für den Einzelpatienten Konsequenzen zu ziehen. Diese Sicherheit ist aber nur relativ. Eine aus einem Scorewert abgeleitete 100 %ig negative Prognose bedeutet lediglich, dass in dem Datensatz, der der Scoreentwicklung zugrunde lag, unter den wenigen Patienten mit gleich hoher Punktzahl keiner überlebt hatte. Es ist aber fraglich, ob unter diesen ein vergleichbarer Patient war.

Zudem entwickelt sich die Medizin fort, und die Prognosen, beispielsweise des APACHE II, stammen aus dem Anfang der 1980er-Jahre.

Ein Scorewert beim Einzelpatienten, auch ein „100 %iger", darf nur gemeinsam mit der individuellen Situation (Alter, Vorgeschichte, akutes Problem, Wünsche des Patienten etc.) interpretiert werden.

5.4 Starre Komponenten

In der Regel besteht ein Score aus der Summe einzelner, fest definierter Komponenten. Ein bestimmter Scorewert kann auf unterschiedliche Weise zustande kommen und viele unterschiedliche klinische Situationen repräsentieren.

Ein weiterer Punkt ist, dass die in einem Score berücksichtigten Parameter häufig **synergistische Effekte** zeigen, d. h., dass 2 Beeinträchtigungen „A" und „B" jede für sich nicht so schwerwiegende Folgen haben wie das gemeinsame Auftreten von „A" und „B". Um dies in einem Score zu berücksichtigen, müsste eine Punktvergabe variabel und in Abhängigkeit von den übrigen Parametern erfolgen. Dies würde aber sehr schnell zu komplexen Abhängigkeiten führen, die ihrerseits wieder validiert werden müssten. Scores sind daher nur Näherungswerte für den tatsächlichen Schweregrad einer Erkrankung.

5.5 Aktualität

Der Fortschritt der Medizin zeichnet sich nicht zuletzt auch in der Intensivmedizin ab. Daher ist ein regelmäßiges Hinterfragen der Scorekomponenten sowie deren Gewichtung unerlässlich. Auch liefern Validierungsstudien häufig Ergebnisse, die in eine Überarbeitung eingebracht werden sollten. Häufig verwendete Scoresysteme sollten regelmäßig aktualisiert werden, um dem Fortschritt der Medizin gerecht zu werden. Die Entwicklung des SAPS III wurde nicht zuletzt wegen der bereits über 10 Jahre alten Datenbasis des SAPS II initiiert.

> Bei älteren Scores sollten die aus einem Score abgeleiteten Prognosen regelmäßig aktualisiert werden.

Literatur

Bone R et al (1992) American College of Chest Physicians/Society of Critical Care Medicine Consensus Conference: definition for sepsis and organ failure and guidelines for the use of innovative therapies in sepsis. Crit Care Med 20:864–874

Burchardi H, Specht M, Braun J, Schleppers A, Martin J (2004) OPS-Code 8-980 Intensivmedizinische Komplexbehandlung. Stellungnahme, Inhalte und Kodiervorschriften. https://www.bda.de/docman/alle-dokumente-fuer-suchindex/oeffentlich/publikationen. Zugegriffen am 06.10.2022

Cullen DJ, Civetta JM, Briggs BA, Ferrara L (1974) Therapeutic intervention scoring system: a method for quantitative comparison of patient care. Crit Care Med 2:57–60

Goris RJA, te Boekhorst TPA, Nuytinck JKS, Gimbrère JSF (1985) Multiple-organ failure. Generalized autodestructive inflammation? Arch Surg 120:1109–1115

Keene AR, Cullen DJ (1983) Therapeutic intervention scoring system – update 1983. Crit Care Med 11:1–3

Knaus WA, Zimmerman JE, Wagner DP, Draper EA, Lawrence DE (1981) APACHE – acute physiology and chronic health evaluation: a physiologically based classification system. Crit Care Med 9:591–597

Knaus WA, Draper EA, Wagner DP, Zimmerman JE (1985) APACHE II: a severity of disease classification system. Crit Care Med 13:818–829

Knaus WA, Wagner DP, Draper EA, Zimmerman JE, Bergner M, Bastos PG, Sirio CA, Murphy DJ, Lotring T, Damiano A, Harrel FE (1991) The APACHE III prognostic system. Risk prediction of hospital mortality for critically ill hospitalized adults. Chest 100:1619–1636

Le Gall JR, Lemeshow S, Saulnier F (1993) A new simplified acute physiology score (SAPS II) based on a European/North American multicenter study. JAMA 270:2957–2963

Lefering R (2012) Scoring-Systeme und Qualitätsmanagement. In: Marzi I, Rose S (Hrsg) Praxisbuch Polytrauma. Vom Unfall bis zur Rehabilitation. Deutscher Ärzte, Köln, S 289–325

Lefering R, IAG Qualitätssicherung der DIVI (2002) Erste Ergebnisse des Nationalen Registers zum externen Qualitätsvergleich der Intensivmedizin. Intensivmed Notfallmed 39:334–340

Lefering R, Dicke S, Böttcher B, Neugebauer E (1997) Der APACHE II Score bei Traumapatienten – eine systematische Unterschätzung der Prognose. Intensivmed 34:426–431

Lefering R, Zart M, Neugebauer E (2000) Retrospective evaluation of the simplified therapeutic intervention scoring system (TISS-28) in a surgical intensive care unit. Intensive Care Med 26:1794–1802

Lefering R, Huber-Wagner S, Nienaber U, Maegele M, Bouillon B (2014) Update of the trauma risk adjustment model of the Trauma-Register DGU: the Revised Injury Severity Classification, version II. Crit Care 18:1–12

Marshall JC, Cook DJ, Christou NV, Bernhard GR, Spring CL, Sibbald WJ (1995) Multiple organ dysfunction score: a reliable descriptor of a complex clinical outcome. Crit Care Med 23:1638–1652

Metnitz PGH, Moreno RP, Almeida E et al (2006) SAPS 3 – from evaluation of the patient to evaluation of the intensive care unit. Part 1: objectives, methods and cohort description. Intensive Care Med 31:1336–1344

Moreno RP, Metnitz PGH, Almneida E et al (2006) SAPS 3 – from evaluation of the patient to evaluation of the intensive care unit. Part 2: development of a prognostic model for hospital mortality at ICU admission. Intensive Care Med 31:1345–1355

Murray JF, Matthay LJM, Flick MR (1988) An expanded definition of the adult respiratory distress syndrome. Am Rev Respir Dis 138:720–723

Neugebauer E, Lefering R, Bouillon B (1996) Die Bedeutung von Scores für die Therapieplanung und Therapiebeurteilung beim individuellen Intensivpatienten – Grundsätzliches. Langenbecks Arch Chir (Suppl II):293–298

Reis Miranda D, de Rijk A, Schaufeli W (1996) Simplified therapeutic intervention scoring system: the TISS-28 items – results from a multicenter study. Crit Care Med 24:64–73

Singer M, Deutschmann CS, Seymour CW et al (2016) The third international consensus definitions for sepsis and septic shock (Sepsis-3). JAMA 315:801–810

Teasdale G, Jennet B (1974) Assessment of coma and impaired consciousness. A practical scale. Lancet II:81–84

Tobiasen J, Hiebert JH, Edlich RF (1982) Prediction of burn mortality. Surg Gynecol Obstet 154:711–714

Vincent JL, Moreno R, Takala J et al (1996) The SOFA (sepsis-related organ failure assessment) score to describe organ dysfunction/failure. Intensive Care Med 22:707–710

Zimmerman JE, Kramer AA, McNair DS, Malila FM (2006) Acute physiology and chronic health evaluation (APACHE) IV: hospital mortality assessment for today's critically ill patients. Crit Care Med 34:1297–1310

Qualitätsmanagement, Patientendatenmanagementsysteme (PDMS) und Ökonomie in der Intensivmedizin

Tobias M. Bingold, Jörg Martin, Jürgen Graf, Oliver Kumpf und Falk von Dincklage

Inhalt

1 Qualitätsmanagement in der Intensivmedizin 111
1.1 Einleitung 111
1.2 Dimensionen der Qualität 112
1.3 Qualitätsmanagement auf der Intensivstation 113
1.4 Teamarbeit – der Schlüssel zum Erfolg 113
1.5 Evaluation von Qualität in der Intensivmedizin – Verstetigung von Qualitätssicherungsprogrammen 113
1.6 Externe Qualitätssicherung 114
1.7 Mögliche Kriterien der Ergebnisqualität 115
1.8 Vergleichbarkeit der Ergebnisse 115

2 Patientendatenmanagementsysteme (PDMS) 118
2.1 Funktionalitäten eines PDMS 118
2.2 Technik 118
2.3 Datensicherung 119
2.4 Kosten 119
2.5 Nutzen 119

3 Ökonomie 120
3.1 Einführung 120
3.2 Kosten und Kostenkategorien 121
3.3 Refinanzierung der Intensivmedizin 122

Literatur 126

1 Qualitätsmanagement in der Intensivmedizin

1.1 Einleitung

Die Intensivmedizin – wie alle Bereiche der Krankenhausbehandlung – muss sich der Frage stellen, wie gute, idealerweise am Patientenoutcome orientierte, Behandlungsqualität abgebildet werden kann. Die aktuell existierende externe Qualitätssicherung betrachtet kaum intensivmedizinische Prozesse. Alternative Qualitätsmessungen wie z. B. der Kerndatensatz Intensivmedizin, die ein Benchmarking von Intensivstationen ermöglicht hätten, haben sich nicht durchgesetzt (Waydhas 2000). Daher ist es in der Verantwortung der einzelnen Intensivstationen Verbesserungspotenziale zu identifizieren und über ein internes Qualitätsmanagement oder externe Qualitätssicherungsverfahren wie z. B. Peer Review Verfahren (Kumpf 2021) zu evaluieren und schließlich geeignete Maßnahmen zur Verbesserung umzusetzen. Ziel von Qualitätsmanagements ist es dabei, Strukturen so anzupassen und Prozesse so zu organisieren, dass ein optimales Ergebnis entsteht.

Definition
Qualität im Gesundheitswesen

> Qualität im Gesundheitswesen ist definiert als Versorgung bzw. Behandlung, die sicher, zeitnah, effektiv, effizient, angemessen und patientenzentriert ist (Committee on Quality of Health Care in America 2001)

1.2 Dimensionen der Qualität

Nach Donabedian lässt sich Qualität grob in drei Dimensionen unterteilen: Struktur-, Prozess- und Ergebnis-(Outcome-) Qualität (Donabedian 1993). Diese stehen in einem engen Verhältnis zueinander und bedingen sich zu einem gewissen Grad gegenseitig.

1.2.1 Struktur-, Prozess und Ergebnisqualität

Strukturqualität bezeichnet die Komponente der Qualität die beschreibt, wie Intensivmedizin entsprechend ihres jeweiligen Zwecks organisiert ist. Hier gibt es in Deutschland große Unterschiede je nach Aufgabe einer Intensivstation z. B. interdisziplinäre, fachübergreifende Intensivstationen, fachspezifische Intensivstationen und interdisziplinär operative oder medizinische Intensivstationen entsprechend der Organisationsstruktur einer Klinik. Zu den relevanten Komponenten zählen organisatorische Leitung, personelle Besetzung, technische Ausstattung, räumliche Organisation und weitere.

Dass Strukturkomponenten Einfluss auf das Outcome haben konnte z. B. daran gezeigt werden, dass Intensivstationen, die von Intensivmedizinern geleitet werden, die 24 h erreichbar sind, ein besseres Outcome haben (Pronovost et al. 2002). Dies führte dazu, dass die Deutsche Interdisziplinäre Vereinigung für Intensiv- und Notfallmedizin (DIVI) seit 2012 Strukturvoraussetzungen für Intensivstationen in einer Empfehlung festgelegt (Jorch et al. 2012). *Diese wurden 2022 aktualisiert* (Waydhas et al. 2022).

Die zweite Dimension stellt die *Prozessqualität* dar. In ihr spiegeln sich die Behandlungsprozesse für die Patienten wieder mit ihren Auswirkungen auf Patienten selbst, aber auch Angehörige und das Personal. Gerade die Intensivmedizin hat eine sehr große Zahl an klinischen und nicht klinischen Schnittstellen, die optimal aufeinander abgestimmt sein müssen. Die ablaufenden Prozesse der Intensivmedizin sind wesentlich für die Behandlungsqualität. Die Basis guter Behandlungsprozesse sind Leitlinien und Empfehlungen, deren Erstellung auf den Prinzipien der „Evidence-based medicine" beruht. Es gibt Studien, die darlegen, dass spezielle Interventionen und Prozesse zu einer Verbesserung der Qualität führen (Kalassian et al. 2002), dennoch gibt es keine wissenschaftlichen Belege, wie die Gesamtorganisation einer Intensivstation optimal zu gestalten ist. Prozesse an den o. g. Leitlinien und Empfehlungen zu orientieren erhöht aber die Wahrscheinlichkeit ein gewünschtes Behandlungsergebnis zu erzielen. Allerdings haben auch nicht klinische Prozesse, wie das Organisationsmanagement, einen Einfluss auf die Qualität der Behandlung (Reis Miranda et al. 1997a) Weitere Parameter der Prozessqualität können das Aufnahme-, Entlass- und Verlegungsmanagement (Carlet 1996) sein.

Die dritte Dimension dieses Qualitätsmodells ist die *Ergebnis – bzw. Outcome-Qualität*. Hierzu gibt es in der Intensivmedizin die meisten Publikationen. Es wurden Modelle entwickelt, die die risikoadjustierte Mortalität sowie die standardisierte Mortalitätsrate aufzeigen. Dennoch hat auch die risikoadjustierte Messung der Mortalität wichtige Limitationen und kann nur bedingt die Qualität einzelner Intensivstationen darstellen (Werner und Asch 2005). Auch andere Outcome-Parameter, wie z. B. die Morbidität, beschreiben die Ergebnisqualität der Intensivmedizin. Dies ist der Grund, dass die Ergebnisqualität in der Intensivmedizin keine reine Outcome-Qualität ist. Eine Verbesserung der Ergebnisqualität benötigt optimale Prozessqualität. Hierzu muss die Strukturqualität die entsprechenden Voraussetzungen bieten.

Bei der Implementierung eines übergreifenden Qualitätsmanagementprogramms auf einer Intensivstation müssen mindestens diese drei Ausprägungen der Qualität berücksichtigt werden.

Weitere Qualitätsdimensionen die in der Intensivmedizin eine Rolle spielen umfassen auch Aspekte wie Sicherheit, Effizienz, Patientenorientierung, Angemessenheit und Zeitnähe (Siehe Abb. 1).

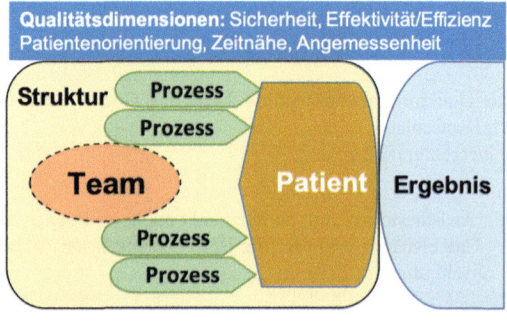

Abb. 1 Struktur-, Prozess- und Ergebnisqualität sind wesentliche Komponenten guter medizinischer Behandlung. Sie betreffen verschiedene Qualitätsaspekte, die für ein gewünschtes Ergebnis relevant sind

1.3 Qualitätsmanagement auf der Intensivstation

Qualitätsmanagement ist immer eine Leitungsaufgabe. Ziel aller Initiativen zum Qualitätsmanagement muss sein die Prinzipien zur Erreichung optimaler Qualität innerhalb einer Organisation zu verinnerlichen. Sinnvollerweise gehen diese Initiativen von der Leitung aus und werden von ihr kontinuierlich unterstützt. Dabei sind verschiedene Aspekte zu berücksichtigen (Tab. 1). Wesentlich ist, dass solche Initiativen in einem Teamansatz verfolgt werden (Ivers et al. 2012). Bei der Einführung qualitätsfokussierter Teamarbeit kann externe Unterstützung z. B. durch Peer Reviews oder Audits hilfreich sein (Griem et al. 2013; Siggelkow et al. 2017).

1.4 Teamarbeit – der Schlüssel zum Erfolg

Erfolgreiches Qualitätsmanagement setzt einen Teamansatz voraus. Bei der Einführung eines Qualitätsmanagementsystems sind unterschiedliche Beteiligte erforderlich. Deren Expertise muss in den Entwicklungsprozess einbezogen werden. Dabei sind unterschiedliche Rollen definiert, denen Rechnung getragen werden muss (Stakeholderanalyse). Eine wichtige Erfolgsvoraussetzung sind angemessene Ressourcen (vor allem Zeit) und Unterstützung durch die Leitungsebene.

***Voraussetzungen für das erfolgreiche Implementieren der Teamarbeit* (Martin et al. 2007)**

- Die Einführung von Teamarbeit als Prozess verstehen und nicht als einmaligen Akt.
- Widerstände der Mitarbeiter als normales Phänomen akzeptieren.
- Regelmäßige Kommunikation in allen Phasen der Einführung durchführen.
- Schulungen frühzeitig starten.
- Vor dem Start der Teamarbeit die Arbeitsabläufe entsprechend der neuen Struktur definieren.
- Die Handlungsspielräume der Mitarbeiter festlegen.
- Wer bislang hierarchisch geführt hat, braucht eine Qualifizierung für die neue Rolle.
- Erfolge feiern.

Die Bildung von Teams und die entsprechende Reorganisation der Arbeitsabläufe allein genügen nicht, um die Synergieeffekte freizusetzen, die das Einführen eines Qualitätsmanagements ermöglichen. Wenn Teamarbeit zum Erfolg aller Beteiligten führen soll, müssen Gewohnheiten aufgegeben und Arbeitsstile aufeinander abgestimmt werden. Eine Vielzahl von Einzelhandlungen ist zu einem wirksamen Gesamtprozess zu koordinieren. Teamarbeit als gemeinsame Vorgehensweise und Entscheidung bedeutet einen wichtigen Wechsel im Rollenverständnis aller Beteiligten. Dies beinhaltet dann vor allem Elemente des Changemanagements (Curtis et al. 2006). Die Änderung vor allem von Behandlungsprozessen sollte die Erstellung von z. B. Therapiestandards enthalten. Diese können z. B. in Behandlungsbündel, oder übergeordnet in Behandlungspfade integriert werden. Dies macht Anforderungen an Prozesse transparent und nachvollziehbar. Überdies ermöglichen Standards leichter die Einführung von Qualitätskennzahlen. Schlussendlich ist im Team eine Reflexion der eigenen Tätigkeit in Bezug auf qualitative Vorgaben möglich. Dies ist der entscheidende Schritt um eine kontinuierliche Qualitätsverbesserung zu erreichen (Kalassian et al. 2002; Grol und Grimshaw 2003).

1.5 Evaluation von Qualität in der Intensivmedizin – Verstetigung von Qualitätssicherungsprogrammen

Qualitätsmanagement basiert – neben nachhaltigen Anpassungen von Strukturen und Prozessen – auf der regelmäßigen Überprüfung inwieweit dies erfolgreich geschieht. Gleichzeitig

Tab. 1 Implementierung eines Qualitätsmanagementprogrammes durch die Leitung einer Einrichtung. (Martin et al. 2007)

Stadium	Die einzelnen Schritte
Vorbereitung eines Qualitätsmanagementprogramms	– Motivation der Mitarbeiter, Unterstützen des Teams – Aufbau einer Führungsstruktur – Eruieren potenzieller Projekte und Auswahl eines Startprojektes – Vorbereiten des Projektes durch Festlegung der Messinstrumente, Aufbau einer Unterstützung für das Projekt und Entwicklung eines Projektplanes – Durchführung einer Ist-Analyse der Struktur-, Prozess- und Ergebnisqualität, (eventuelle Hindernisse, Möglichkeiten und Gefahren evaluieren) – Ressourcen für das Projekt freigeben – Festlegen der Datensammlung (Qualitätsindikatoren) und Dokumentation – Regelmäßige Darstellung der Zwischenergebnisse – Ein Veränderungsmanagement (Change-Management) implementieren.
Evaluation des Qualitätsmanagementprogramms	– Überprüfen, ob die Ziele der Änderung erreicht sind – Weitere Änderungsstrategien einführen – Fokussieren auf das interdisziplinäre Team

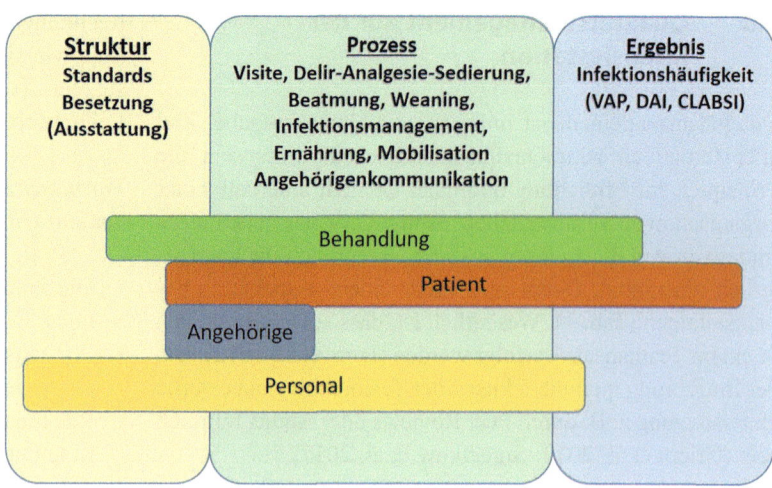

Abb. 2 Struktur-, prozess- und ergebnisbezogene Wirkung auf Prozesse und beteiligte Personengruppen während einer intensivmedizinischen Behandlung. (VAP = ventilator-assoziierte Pneumonie, DAI = Device-assoziierte Infektion, CLABSI = „Central-line associated blood-stream infections")

soll eine tatsächliche Verbesserung messbar werden. Hierzu ist es erforderlich Kennzahlen zu erfassen und zu bewerten. Diese Kennzahlen bezeichnet man als Qualitätsindikatoren. Diese sind Hilfsgrößen, die die Qualität einer zu bewertenden Einheit durch Zahlen bzw. Zahlenverhältnisse indirekt abbilden.

Qualitätsindikatoren können frei definiert werden. In der Praxis ist es jedoch sinnvoll, auf bereits entwickelte Kennzahlen zur Überwachung von Qualität zurückzugreifen. Es gibt eine Vielzahl von Qualitätsindikatoren für die Intensivmedizin, die mehr oder weniger geeignet sind Qualität abzubilden oder zu überwachen (Kumpf 2021). Sie sollen Grundanforderungen genügen. Eine einfache Systematik bietet die sog. RUMBA-Regel. Weiterführende Qualitätsmerkmale für solche Qualitätsindikatoren sind z. B. in der QUALIFY-Systematik zu finden (Reiter et al. 2007). Diese erweitert diese Anforderungen und beinhaltet Aspekte wir Wissenschaftlichkeit und Risiko von Fehlanreizen (Kumpf et al. 2020).

Anforderungen an Qualitätsindikatoren: RUMBA-Regel
- „Relevant for selected problem" (relevant für das Problem)
- „Understandable" (verständlich)
- „Measurable with high reliability and validity" (messbar mit hoher Zuverlässigkeit und
- Gültigkeit)
- „Behavourable, i. e. changeable by behaviour" (veränderbar durch das Verhalten)
- „Achievable and feasible" (erreichbar und durchführbar)

Für die Intensivmedizin in Deutschland existieren seit 2010 intensivmedizinische Qualitätsindikatoren der DIVI. Diese werden in regelmäßigen Zeitintervallen aktualisiert. Sie beinhalten überwiegend Prozesskennzahlen und orientieren sich thematisch an patientenrelevanten Prozessen wir Kommunikation, Vermeidung von langfristigen negativen Outcomes nach Intensivbehandlung und Infektionsprävention und -management. Die aktuellen Qualitätsindikatoren in der Intensivmedizin sind auf der Internetseite der DIVI (https://www.divi.de/empfehlungen/qualitaetssicherung-intensivmedizin/peer-review/qualitaetsindikatoren) veröffentlicht, einschließlich ausführlicher Erläuterungen zu jedem Qualitätsindikator. Das intensivmedizinische Peer Review Verfahren der DIVI beinhaltet diese Qualitätsindikatoren als integralen Bestandteil (Siehe Abschn. 2) (Kumpf et al. 2021) (Abb. 2) (Tab. 2 and 3).

Fazit
Für das erfolgreiche Implementieren eines Qualitätsmanagements auf der Intensivstation bedarf es eines interdisziplinären und interprofessionellen Teams, das motiviert ist, ein Qualitätsmanagement stufenweise und kontinuierlich einzuführen (Jorch et al. 2012).

1.6 Externe Qualitätssicherung

Externe Qualitätssicherung in der Intensivmedizin ist grundsätzlich sinnvoll. Die angewandten Methoden sollten sich dabei an Grundsätzen orientiert sein, die eine Fehlsteuerung in diesem Zusammenhang vermeiden. Versuche in Deutschland über Registerstrukturen eine vergleichende Qualitätssicherung zu etablieren waren bislang nicht erfolgreich. Der DIVI-Kerndatensatz konnte sich als Methode nicht flächendeckend durchsetzen Durch die COVID-19 Pandemie sind neue Strukturen entstanden wie z. B. das DIVI-Intensivregister: (https://www.divi.de/versorgungsforschung/intensivregister) die zukünftig für solche Zwecke nutzbar sein können.

Die externe Qualitätssicherung beruht auf dem Vergleich des eigenen Ergebnisses mit einem Komparator. Aus diesem Vergleich wird auf die Ergebnisqualität geschlossen. Sie bezieht sich dabei auf die Qualität der Erreichung eines vorgegebenen Ziels, gemessen an einem absoluten Zielwert oder

Tab. 2 Schritte zur Entwicklung von Qualitätsindikatoren. (Pronovost et al. 2003)

Arbeitsschritte	Erklärung
Review in der aktuellen Literatur	Zusammenfassung der vorhandenen Evidenz in Struktur und Prozessen der Versorgung bei Verbesserung des Outcomes.
Auswahl spezifischer Typen von Outcome	Auswahlkriterien: evaluiertes Outcome, eingeschlossen Mortalität, Morbidität, Kosten der Versorgung
Pilotindikatoren festlegen	Auswahlkriterien: Stärke der Evidenz, dass ein spezieller Prozess das Outcome verbessern könnte; Möglichkeit der Datenerhebung
Ein Manual zur Erfassung der Indikatoren erstellen	Für jede Messung definieren: Wer, was; wo, wann und wie die Daten erfasst werden müssen
Evaluation auf Validität und Reliabilität der Daten	Validität: Ist es glaubhaft, dass die gemessenen Daten einen wichtigen Aspekt der Qualität der Versorgung darstellen?
	Reliabilität: Reduktion der Unterschiede in der Datenerfassung durch ein exaktes Beschreiben, wie die Daten zu erfassen sind?
Pilotmessung in der Praxis	Überprüfen ob die Daten nutzbar sind

im Vergleich mit der Zielerreichung Anderer. Sie kann als Beurteilungsmaßstab für eine medizinische Leistung herangezogen werden. Die zentrale Hypothese besagt dabei, dass ein direkter Zusammenhang zwischen der Qualität der eingesetzten Mittel (Strukturqualität) und der Qualität der Behandlungsdurchführung (Prozessqualität) mit dem erreichten Ergebnis besteht. Bei Abweichungen ist eine retrospektive Analyse von möglichen Schwächen in der Struktur- oder Prozessqualität nötig um diese ggf. zu identifizieren und zu beseitigen. Zu beachten ist, dass Unterschiede in der Zielerreichung auch durch nicht beeinflussbare Variablen wie beispielsweise die Patientenselektion bedingt sein können. Das schränkt den Wert dieses Verfahrens stark ein.

1.7 Mögliche Kriterien der Ergebnisqualität

Das Ergebnis einer Behandlung ist ein sehr wichtiges Kriterium für die Qualität der Versorgung. Alle anderen Maßnahmen, in den Bereichen der Struktur- und Prozessqualität, zielen auf die Erreichung eines möglichst guten Ergebnisses ab. Dabei ist ein weites Spektrum verschiedenster (messbarer) Ergebnisausprägungen möglich (Tab. 4). Sie werden häufig als Ergebnisindikatoren dargestellt.

Die genannten Ergebnisqualitäten sind offensichtlich von der Perspektive der Interessengruppen abhängig. Daher sind diese je nach Zweck besser oder schlechter geeignet. Die Auswahl erfolgt in Abhängigkeit von selbst gewählten oder vorgegebenen Qualitätszielen und davon, wer die Qualitätssicherung vornimmt (Blumenstock 2011). Auch in diesem Zusammenhang ist es wichtig diese Kennzahlen geeignet zu definieren (siehe Abschn. 1.5). Entsprechend der ausgewählten Ergebnisausprägungen ist eine darauf abgestimmte spezielle Leistungserfassung erforderlich. Diese kann – je nach Qualität der Datenerfassungsstruktur – routinemäßig und mit relativ geringem Aufwand möglich sein (z. B. Sterblichkeit, Liegedauer, Morbidität, einige Kostenaspekte), oder aber aufwendiger – und deshalb selten außerhalb wissenschaftlicher Studien – können das Langzeitüberleben, Lebensqualitätsparameter (z. B. SF-36) sowie gesamtökonomische Ergebnisse erhoben und analysiert werden. Insbesondere durch elektronische Datenerfassung aus Klinikinformationssystemen oder PDMS (Siehe Abschn. 2) ergeben sich in Zukunft neue Möglichkeiten im Qualitätsmanagement und in der externen Qualitätssicherung (Salluh et al. 2018).

1.8 Vergleichbarkeit der Ergebnisse

Für die Bewertung von Behandlungsergebnissen ist ein Vergleich mit einem Zielwert notwendig. Wenn die Kalibrierung an einem übergeordneten, allgemein gültigen „Standard" fehlt, ist das Ergebnis im Spektrum dessen, was generell erwartet bzw. geleistet wird, schwierig einzuordnen. Hierfür ist ein externer Qualitätsvergleich erforderlich. Ein externer Vergleich (Benchmarking) macht die eigene Leistung transparent und animiert zur Analyse der eigenen Leistung (Salluh et al. 2017). Bei der internen Analyse kann ein Vorher-nachher-Vergleich den Fortschritt, den die eigenen qualitätsverbessernden Maßnahmen bewirkt haben aufzeigen. Das kann in einen Zyklus der ständigen Verbesserung münden, als Herz des Qualitätszyklus.

> Kernproblem aller Vergleiche ist die Frage, ob verschiedene Patientenkollektive überhaupt miteinander vergleichbar sind.

Das Behandlungsergebnis hängt neben der Struktur- und vor allem der Prozessqualität, von demografischen Faktoren wie Alter und Geschlecht des Patienten, seinen Vorerkrankungen, der Art und dem Stadium bzw. der Prognose der Grunderkrankung, der Dauer der akuten Erkrankung vor Aufnahme auf die Intensivstation, dem Zustand des Patienten zum Zeitpunkt der Aufnahme auf die Intensivstation, dem Vorliegen einer Patientenverfügung u. v. a. ab. Nur wenn bezüglich dieser und anderer Risikofaktoren eine Vergleichbarkeit zwischen Patientenkollektiven besteht, kann auf den Einfluss der o. g. Qualitätskriterien zurückgeschlossen werden.

Tab. 3 Qualitätsindikatoren in der Intensivmedizin. Fassung aus dem Jahr 2022. (https://www.divi.de/empfehlungen/qualitaetssicherung-intensivmedizin/peer-review/qualitaetsindikatoren)

Indikator	Titel	Qualitätsziel
I	Tägliche multiprofessionelle und interdisziplinäre klinische Visite mit Dokumentation von Tageszielen	Durchdringung des täglichen Ablaufs auf einer Intensivstation mit vorgegebenen Tageszielen und Durchführung einer multidisziplinären Visite.
II	Management von Sedierung, Analgesie und Delir	Es soll sichergestellt werden, dass die Überwachung von unangemessener Sedierung, unzureichender Schmerztherapie und das Erkennen eines Delirs zeitnah und kontinuierlich über den gesamten Behandlungsverlauf erfolgt
III	Patientenadaptierte Beatmung (bei schwerem Lungenversagen)	Der Indikator soll zur Verbesserung des Behandlungsergebnisses des schweren Lungenversagens beitragen, indem standardisierte, an den neuesten Erkenntnissen der EBM orientierte Behandlungsverfahren bei der Therapie des ARDS angewandt werden. Dabei steht die individualisierte Beatmungsstrategie im Vordergrund
IV	Frühzeitige Entwöhnung von einer invasiven Beatmung (Weaning)	Möglichst niedrige Anzahl erfolgloser Beatmungsentwöhnungen
V	Überwachung der Maßnahmen zur Infektionsprävention	Der Qualitätsindikator Infektionsprävention überwacht die Struktur, Prozess- und Ergebnisqualität als Maß für die Umsetzung der Leitlinien zur Infektionsprävention. Es soll sichergestellt werden, dass aktuelle Empfehlungen zur Infektionsprävention auf Intensivstationen umgesetzt werden.
VI	Maßnahmen zum Infektionsmanagement	Durch frühzeitige, adäquate und effektive Infektionsdiagnostik, Fokuskontrolle und antiinfektive Therapie wird ein relevanter Beitrag zur Verbesserung des Outcomes (Sterblichkeit, Komplikationen und Behandlungsdauer) von kritisch kranken Patienten mit schweren Infektionen, Sepsis und septischem Schock geleistet. Rationaler, gezielter und reliabler Einsatz von antiinfektiven Substanzen leistet im Weiteren einen gewichtigen Beitrag zur Reduktion der Resistenzentwicklung und der Behandlungskosten.
VII	Patientenadaptierte klinische Ernährung	Intensivpatienten erhalten eine standardbasierte, an den individuellen Bedarf angepasste Ernährungstherapie. Durch die Nutzung des Qualitätsindikators soll die Anzahl von Patienten die eine ungenügende Ernährungstherapie erhalten minimiert werden
VIII	Strukturierte Kommunikation mit Patienten und Angehörigen	Verbesserung der Kommunikation mit Patienten und Angehörigen und Dokumentation von strukturierten Gesprächsinhalten. Vermeiden von PTSD, Depressionen und Ängsten bei Familienmitgliedern von Patienten. Vermeidung von ethischen Konflikten und interpersonellen Belastungen des Personals.
IX	Frühmobilisation	Sicherstellung ausreichender pflegerischer und physiotherapeutischer Ressourcen zur Durchführung von Frühmobilisation
X	Leitung der Intensivstation	Die Leitung der Intensivstation durch einen Facharzt mit Zusatzbezeichnung Intensivmedizin, der keine anderen klinischen Aufgaben hat, die Präsenz eines Facharztes mit Zusatzbezeichnung Intensivmedizin in der Kernarbeitszeit und die Gewährleistung der Präsenz von intensivmedizinisch erfahrenem ärztlichen und pflegerischen Personal über 24 h sichert die Qualität der Versorgung und verringert Mortalität und Behandlungsdauer der Intensivpatienten. Zur qualitativ hochwertigen Versorgung von intensivmedizinischen Patienten ist die Präsenz von erfahrenem, ärztlichem und pflegerischem Personal rund um die Uhr erforderlich. Die pflegerische und ärztliche Leitung der Intensivstation haben mit der Geschäftsführung zusammen für die Umsetzung der personellen Strukturvorgaben der DIVI Sorge zu tragen.

> Ein externer Qualitätsvergleich ist ohne eine Form der Risikoadjustierung z. B. mit Prognosescores nicht möglich.

Für die Intensivmedizin existieren eine Reihe von gut validierten Prognosescores wie der Simplified Acute Physiology Score 3 (SAPS 3) ist (Tab. 5). Dieser ist als „public domain" frei verfügbar. Alternativen sind der ältere SAPS 2 sowie der APACHE II und der APACHE III (kostenpflichtig). Für andere Ergebnisqualitäten können andere Schweregradadjustierungen erforderlich sein; nicht für alle Anwendungen sind diese vorhanden.

Für den Ergebnisvergleich ist, neben dem eingangs erwähnten internen Längsschnittvergleich, der eher das interne

Tab. 4 Mögliche Ausprägungen der Ergebnisqualität (Auswahl)

Parameter	Qualitätsindikator
Sterblichkeit	– Intensivstationsletalität – Krankenhausletalität – 28- oder 90-Tages-Letalität – 2- oder 5-Jahres-Letalität
Behandlungsdauer	– Beatmungsdauer – Intensivstationsliegedauer – Krankenhausliegedauer
Morbidität	– Infektionen (Inzidenz, Schwere) – Organfunktionsstörungen (Inzidenz, Schwere) – Reintubationsrate – Ungeplante Wiederaufnahmerate auf die Intensivstation
Zwischenfälle	– Inzidenz – Schwere
Zufriedenheit und Lebensqualität	– der Patienten – der Angehörigen von Intensivpatienten – des medizinischen Personals
Ökonomie und Kosteneffizienz aus der Sicht von	– eigener Abteilung (Budgetverantwortung) – Krankenhausleitung – Kostenträger – Versicherten – Gesundheitspolitik

Tab. 5 Parameter des Simplified Acute Physiology Score 3 (SAPS 3). (Adaptiert nach (Moreno et al. 2005))

Box 1	Box 2	Box 3
– Alter – Komorbiditäten – Dauer des Krankenhausaufenthalts vor Aufnahme auf die Intensivstation – Krankenhausbereich, in dem sich der Patient vor Aufnahme auf die Intensivstation aufgehalten hat – Wesentliche Therapiemaßnahmen vor Aufnahme auf die Intensivstation	– Geplante oder ungeplante Aufnahme auf die Intensivstation – Gründe für die Aufnahme (welche Organstörung?) – Chirurgischer Status – Anatomische Region des chirurgischen Eingriffs (falls zutreffend) – Akuter Infektionsstatus zum Zeitpunkt der Aufnahme auf die Intensivstation	– Glasgow-Coma-Scale – Gesamtbilirubin – Körpertemperatur – Kreatinin im Serum – Herzfrequenz – Leukozytenzahl – pH-Wert – Thrombozytenzahl – Systolischer Blutdruck – Oxygenierung

Qualitätsmanagement betrifft, der Vergleich mit den Ergebnissen anderer, vergleichbarer Intensivstationen von besonderem Interesse. Diese können, beispielsweise anhand publizierter Daten aus wissenschaftlichen Studien, als die möglicherweise „besten" erzielbaren Ergebnisse definiert werden. Dies hat den Nachteil, dass man sich mit Ergebnissen vergleicht, die zwar unter optimalen Bedingungen erreichbar sind (und zusätzlich einem Hawthorne-Effekt – Teilnehmer einer Studie ändern ihr natürliches Verhalten, weil sie wissen, dass sie an einer Studie teilnehmen – unterliegen können), aber unter artifiziellen Studienbedingungen und entsprechender Selektion von Patienten entstanden sind. Damit sind diese Ergebnisse nicht regelhaft auf typische Patientenkollektive übertragbar. Auch ist eine Vergleichbarkeit in der Datenerfassung und Datenqualität meist nicht sichergestellt. Günstiger erscheint die Teilnahme an größeren Qualitätssicherungsprojekten mit definierter Datenerfassung, einheitlichen Definitionen und vorgegebenen Qualitätsindikatoren. Hierzu gehören im deutschsprachigen Raum bzw. international:

- Peer Review Verfahren der Initiative Qualitätsmedizin (IQM) https://www.initiative-qualitaetsmedizin.de/
- Peer Review Verfahren der DIVI mit intern nutzbaren Qualitätsindikatoren, https://www.divi.de/empfehlungen/qualitaetssicherung-intensivmedizin/peer-review
- Österreichisches Zentrum für Dokumentation und Qualitätssicherung in der Intensivmedizin (ASDI) [www.asdi.ac.at] (Metnitz et al. 1999),
- das Krankenhaus-Infektions-Surveillance-System (KISS): Modul ITS-KISS [www.nrz-hygiene.de] (DIVI),
- Surveillance der Antibiotikaanwendung und der bakteriellen Resistenzen auf Intensivstationen (SARI) beim Nationalen Referenzzentrum (NRZ) für Surveillance von nosokomialen Infektionen am Institut für Hygiene und Umweltmedizin Charité Berlin [http://www.antibiotika-sari.de].
- Leapfrog Group (USA) [www.leapfroggroup.org],

Insgesamt ist in Deutschland die externe Qualitätssicherung im Bereich der Intensivmedizin z. B. in der stationären externen Qualitätssicherung (EQS) des Bundes nicht repräsentiert. Freiwillige Initiativen wie die Initiative Qualitätsmedizin (IQM) sind aber Möglichkeiten sich extern zu vergleichen z. B. anhand von Tracern für intensivmedizinische Sachverhalte (Rink 2012; Brenner et al. 2019).

Eine häufig genutzte Analyse ist der Vergleich der erwarteten Sterblichkeit mit der tatsächlichen, ausgedrückt als SMR („standardized mortality ratio"). Die SMR ist der Quotient aus beobachteter zu vorhergesagter Sterblichkeit. Ein Quotient von < 1 bedeutet, dass weniger Patienten verstorben sind als erwartet (als Hinweis auf gute Qualität), ein Quotient von > 1 ist entsprechend umgekehrt zu interpretieren. Ergänzt werden können solche Kennzahlen mit Faktoren wie z. B. Behandlungsaufwand. Daraus lässt sich gewissermaßen auch auf die Effizienz einer Intensivstation schließen. Die alleinige Bewertung der SMR ist allerdings kritisch zu sehen (Lilford und Pronovost 2010), u. a. weil sie eine unterschiedlicher durchschnittliche Fallschwere der Behandlungsfälle verglichener Krankenhäuser nicht berücksichtigt. (Roessler et al. 2021).

Zur Interpretation des Vergleichs ist die Definition des angestrebten Ziels entscheidend („benchmarking"). Es kann Ziel sein der durchschnittlichen Leistung vergleichbarer Intensivstationen zu entsprechen oder sich an den Besten zu orientieren. Der Vergleich soll in jedem Fall dazu führen, dass Problembereiche identifiziert und die Potenziale realisiert werden, die eine Spitzenleistung ermöglichen. Im Grunde zeigt eine Leistung wie der Durchschnitt eine adäquate Qualität an. Ein unterdurchschnittliches Ergebnis oder ein Ergebnis, das nicht den eigenen Erwartungen entspricht, muss Anlass sein mögliche Struktur- oder Prozessdefizite zu identifizieren diese zu untersuchen und Verbesserungspotenziale auszuschöpfen. Dabei ist zu beachten, dass solche Analysen der Ergebnisqualität auch unerwünschte Effekte haben können, sog. „gaming". Dabei werden unerwünschte Ergebnisse vermieden, um im Benchmark besser dazustehen. Das konterkariert Qualitätsbemühungen und kann Ausdruck einer unzureichenden Identifikation mit dem Qualitätsgedanken durch eine Einrichtungsleitung sein.

2 Patientendatenmanagementsysteme (PDMS)

Ein „Patientendatenmanagementsystem" (PDMS) ist ein klinisches Informationssystem, das die klassische papiergebundene Dokumentation im Bereich der Intensivmedizin ersetzt und der Verbesserung der Struktur-, Prozess- und Ergebnisqualität dient. Als Grundfunktionen bieten solche Systeme einerseits die vollständige Dokumentation klinischer Daten inkl. Verordnungen und andererseits eine automatisierte Datenübernahme von Medizingeräten.

> Somit kann die vollständige ärztliche und pflegerische Befund- und Verlaufsdokumentation sowie die vollständige Therapie- und Pflegeplanung über dieses Systeme erfolgen (Rohrig und Ruth 2009)

Neben dem Ersatz einer papiergestützten Dokumentation bietet ein PDMS die Möglichkeit über Managementfunktionen klinische und administrative Prozesse zu unterstützen und somit zur Verbesserung der Behandlungsqualität und Erhöhung der Patientensicherheit beizutragen (Meyfroidt et al. 2011; Roshanov et al. 2013). Doch obwohl die Anzahl der Software-Anbieter im letzten Jahrzehnt zunehmend größer wurde, steigt die Verbreitung auf deutschen Intensivstationen nach wie vor eher langsam.

2.1 Funktionalitäten eines PDMS

PDMS sind mittlerweile in ihrer Entwicklung zu komplexer Spezialsoftware vorangeschritten. Bei der Betrachtung der Systeme müssen grundsätzlich drei wesentliche Funktionalitäten unterschieden werden.

- Dokumentationssystem,
- Schnittstellen zu Geräten und Krankenhausinformationssystem (KIS), Labor, Radiologie,
- Managementfunktionen.

Tab. 6 zeigt eine Übersicht der möglichen Funktionalitäten, über die ein modernes PDMS verfügen sollte. Insbesondere die Managementfunktionen sind für den Anwender längerfristig von entscheidender Bedeutung und werden von klinischen Nutzern als besonders relevant eingeschätzt (von Dincklage et al. 2018). Neben der Verfügbarkeit der einzelnen Funktionen ist auch die Qualität deren Umsetzung und die Nutzerfreundlichkeit von entscheidender Bedeutung, kann jedoch in verschiedenen Produkten sehr unterschiedlich ausfallen (von Dincklage et al. 2019). Die Hinterlegung evidenzbasierter Standard-Therapie-Protokolle und z. B. von Datenbanken zur Pharmakotherapie kann sicherheitsrelevant sein und Fehler vermeiden helfen.

2.2 Technik

Technisch gibt es zwei Möglichkeiten einer Anbindung von Geräten an das PMDS, die auch in Kombination beider Varianten ausgeführt werden können:

- Einerseits besteht die Möglichkeit, die Daten des Monitoring-Systems, die in der Regel als Medizinprodukt über ein eigenständiges Netzwerk betrieben werden, zentral in das PDMS einzuspeisen.
- Alternativ kann eine dezentrale Lösung, d. h. die Einspeisung der Daten über jeden einzelnen Arbeitsplatz, erfolgen.

Der Vorteil der zentralen Einspeisung der Daten besteht darin, dass erheblich weniger Datenverbindungen geschaffen werden müssen, also nicht an jedem Arbeitsplatz eine Einzelanbindung erforderlich ist. Somit können Kosten eingespart werden. Zusätzlich können bei dieser Lösung z. B. die Beatmungsgeräte oder das erweiterte hämodynamische Monitoring über das Monitoring-Netzwerk eingebunden werden. Der Nachteil ist, dass bei Unterbrechung der zentralen Verbindung an allen Arbeitsplätzen die Datenübertragung ausfällt. Bei der dezentralen Anbindung erfolgt eine bettseitige Anbindung, d. h. an jedem Bettarbeitsplatz werden alle Geräte einzeln über einen Datenkonzentrator angebunden. Der Vorteil ist, dass bei Ausfall des Netzwerkes lokal weiter alle Daten elektronisch zur Verfügung stehen.

Bei der Ausgestaltung des Bettarbeitsplatzes ist, insbesondere unter dem Aspekt knapper Raumressourcen, auf eine

Tab. 6 Funktionen eines PDMS

Dokumentation	Geräteschnittstellen	Management
Ärztliche Befunde, Verlaufsberichte, Arztbriefe	Vitaldatenmonitor	Hinterlegung von Standards und standardisierten Prozessbeschreibungen
Pflegeplanung, -dokumentation und -bericht	Beatmung	Klinische Entscheidungsunterstützung
Therapieplanung und -dokumentation	Perfusoren	Verordnungs- und Medikationsunterstützung
Medikationsverordnungen, sonstige Anordnungen	Nierenersatztherapie	Patientenmanagement
Überwachungsdaten des Monitors, der Beatmung und anderer Geräte	Erweitertes hämodynamisches Monitoring	Statistiken und Auswertungen
Automatisierte Berichte zur Weiterverarbeitung in anderen Systemen (z. B. KIS)	Andere Geräte (ECMO, IABP etc.)	Interne und externe Qualitätssicherung (Kerndatensatz Intensivmedizin, KIS)
Benutzerverwaltung/Berechtigungskonzept	Krankenhausinformationssystem (KIS)	Kostenträgerrechnung
Leistungsdokumentation	Radiologieinformationssystem (RIS/PACS)	
Materialdokumentation	Laborinformationssystem (LIS)	
Personaldokumentation	Mikrobiologie	

möglichst hohe Ergonomie für das Personal des ärztlichen und pflegerischen Dienstes zu achten. Der Blickkontakt zum Patienten sollte während der Dokumentationszeiten am Bett gewährleistet sein. Zusätzlich sollte die Möglichkeit, sich während der Dokumentation hinsetzen zu können, berücksichtigt werden. Aus technischer Sicht ist hier die DIN ISO 60601 zu beachten.

Die Verwendung eines PDMS stellt technisch eine besondere Herausforderung für das Krankenhaus dar. Deshalb ist bei Einführung eines PDMS auf den Schutz der Gesundheit und der Unversehrtheit des Patienten bei Anwendung von Medizingeräten am Menschen zu achten. Es existieren hierzu verschiedene Vorschriften und Normen, die beachtet werden müssen.

Vorschriften und Normen, die bei Einführung eines PDMS beachtet werden müssen
- Verordnung (EU) 2017/745 über Medizinprodukte
- Medizinprodukterecht-Durchführungsgesetz (MPDG)
- DIN EN 82304 (IEC 82304)
- DIN EN 60601 (IEC 60601)
- DIN EN 62304 (IEC 62304)
- DIN EN 62366 (IEC 62366)
- DIN EN 13485 (ISO 13485)
- DIN EN ISO 14971 (ISO 14971)

2.3 Datensicherung

Die Datensicherung eines PDMS muss wohl bedacht sein. Um der rechtssicheren Dokumentationspflicht (Handelsgesetzbuch § 257) nachkommen zu können, bedarf es eines entsprechend definierten Prozesses. Es gibt grundsätzlich zwei Möglichkeiten:

- Die Möglichkeit eines Papierausdrucks am Ende des Aufenthalts; die digitalen Patientenakten im PDMS können jedoch bei längerem Aufenthalt auf der Intensivstation einen erheblichen Umfang erreichen.
- Die zweite Möglichkeit ist die digitale Archivierung. Diese ist in vielen Krankenhäusern jedoch noch nicht abschließend rechtssicher gewährleistet.

2.4 Kosten

Die Einführung eines PDMS ist mit erheblichen Investitionskosten verbunden. Eine verlässliche Kosteneffektivitätsanalyse zum Betreiben eines PDMS liegt derzeit noch nicht vor. Aus einzelnen kleineren Studien geht jedoch hervor, dass durch die vollständige Dokumentation ein Kostenvorteil in der Abrechnung entstehen kann (Levesque et al. 2013). Analysen zu Kosteneffektivität durch die Erhöhung der Patientensicherheit liegen derzeit noch nicht vor.

2.5 Nutzen

Der Nutzen eines PDMS ist vielseitig. Im Wesentlichen lässt sich der Nutzen in drei Ebenen untergliedern:

Ebene der direkten Krankenversorgung
- Die automatisierte elektronische Erfassung über Schnittstellen bietet, je nach Einstellung und Konfiguration der Schnittstellen, die Möglichkeit, minutengenau Daten des Standardmonitorings, des hämodynamischen Monitorings, der Beatmung sowie anderer Geräte automatisiert zu übertragen. Hieraus entsteht eine neue Dimension einer vollständigeren Datengrundlage und damit die Gelegenheit,

Veränderungen klinischer Parameter tabellarisch oder grafisch darzustellen. Entsprechend entsteht die Möglichkeit für den Arzt und die Pflegekraft, differenziertere Entscheidungen treffen zu können.
- Durch eine elektronische Anordnung therapeutischer Maßnahmen wird die Patientensicherheit durch klar lesbare Anordnungen und hinterlegte Medikamentendosierungen erhöht; damit werden Therapiefehler reduziert (Shulman et al. 2005; Ali et al. 2010).
- Eine weitere Erhöhung der Patientensicherheit kann durch die Implementierung von **standardisierten Behandlungsprozessen** erreicht werden. Hierin liegt einer der großen Vorteile eines PDMS. Die standardisierten Behandlungsprozesse können Behandlungsprotokolle beinhalten, aber auch z. B. eine Unterstützung bei der Initiierung einer antiinfektiven Therapie oder aber eine Indikationsüberprüfung bei Verordnung von Blutprodukten beinhalten. Wissenschaftlich gibt es Hinweise auf einen positiven Effekt bezüglich Morbidität und Mortalität; die abschließende Beurteilung bedarf aber weiterer Untersuchungen (Manias et al. 2012; Roshanov et al. 2013).
- Eine weitere Möglichkeit zur Erhöhung der Patientensicherheit ist durch die Implementierung von intelligenten Frühwarnsystemen möglich. Ein möglicher Nutzen kann hier z. B. die automatisierte Kontrolle der SIRS-Kriterien sein. Sind z. B. über 2 h > 2 SIRS-Kriterien erfüllt, und das System erkennt, dass keine Antiinfektivatherapie erfolgt, kann eine Meldung auf dem Monitor oder je nach Anbieter per Telefon, Pager oder SMS erfolgen.

Wirtschaftliche Ebene
- Ein PDMS ermöglicht eine patientenbezogene Zuordnung von Kosten und Erlösen. Somit ist, je nach PDMS, eine relativ genaue Kostenträgerrechnung zur besseren wirtschaftlichen Kontrolle und Steuerung möglich.
- Die automatisierte Übernahme von Daten des Monitorings, der Beatmung bis hin zur automatisierten Übernahme von Daten der Perfusor- und Infusionspumpen reduziert den Dokumentationsaufwand der Pflegekräfte. Dieser Zeitgewinn wird nicht selten durch eine zusätzliche Dokumentation von neuen Parametern bei immer aufwendigeren Patienten aufgebraucht, dennoch ist eine Effizienzsteigerung mit einer patientenorientierten Versorgung durch ein PDMS möglich (Shulman et al. 2005; Ali et al. 2010). Ob sich hieraus insgesamt auch ein positiver Effekt auf die Kosten ergibt ist allerdings unklar (Thompson et al. 2015).
- Die Abrechnung im deutschen DRG-System der Intensivstationsfälle wird durch eine vollständige Dokumentation erleichtert. Insbesondere in Bezug auf die Intensivkomplexziffer, die Beatmungsdauer, durchgeführte Prozeduren oder anderer administrativer Protokolle sind durch ein PDMS eine präzisere Abrechnung und eine Reduktion von Verlusten infolge lückenhafter Dokumentation möglich.
- Für eine Prüfung des MDK sind, je nach PDMS-Hersteller, individuell zusammengestellte Protokolle mit den abrechnungsrelevanten Daten möglich. Durch diese Form der Vorbereitung von Patientenakten sind zeiteffiziente Prüfungen möglich bzw. erübrigen ggf. zusätzliche Prüfungen.

Qualitätssicherung und Wissenschaft
- Im Bereich der Qualitätssicherung bietet ein PDMS gegenüber der papiergebundenen Aktenführung, je nach Anpassungsmöglichkeit der Software, einen deutlichen Vorteil. Es können Scores durch eine Vorbelegung mit Daten durch das System zeitlich wesentlich effizienter erstellt werden, sodass eine Beteiligung an Qualitätssicherungssystemen wie dem Kerndatensatz Intensivmedizin der DIVI auch bei knappen Personalressourcen möglich ist. Zusätzlich besteht die Möglichkeit, mit geringem Aufwand Kennzahlen zur internen Qualitätssicherung zu erheben und eigene Prozessanweisungen entsprechend gezielt zu überprüfen und zu adaptieren. Dies kann z. B. zur automatisierten Überprüfung des Wirkgrades der Umsetzung von Qualitätsindikatoren in der Intensivmedizin verwendet werden.
- Durch Konfiguration von Eingabemasken für Studiendaten kann einerseits eine Doppeldokumentation von bereist erhobenen Parametern verhindert werden. Andererseits können zeitkritische Eingaben gezielt durch Benachrichtigung protokollgerecht erfolgen. Weiterhin besteht die Möglichkeit, Benachrichtigungen an ein Studienteam zu versenden, sobald das System erkennt, dass z. B. die Einschlusskriterien für eine Studie erfüllt sind.

3 Ökonomie

3.1 Einführung

Die Ökonomik bzw. Wirtschaftswissenschaften setzen sich mit dem rationalen Umgang nur begrenzt verfügbarer Güter oder Dienstleistungen auseinander. Hierbei geht es nicht nur um die Betrachtung von Kosten und Ressourcen, sondern auch um die Bewertung von Nutzen und Verteilungsgerechtigkeit, sowie die Planung und Steuerung von Kapazitäten und Leistungen.

Die Intensivmedizin stellt in der stationären Patientenversorgung einen integralen und zentralen Bereich dar. Im Vergleich zu anderen stationären Bettenbereichen wird überproportional viel und speziell ausgebildetes Personal benötigt, womit vergleichsweise hohe Kosten pro Patient bzw. Fall entstehen. Kosten und Ressourceneinsatz sind hierbei im

Kontext der Leistungserbringung und der erzielten Ergebnisqualität zu bewerten. Aus diesem Grund ist es für jeden Intensivmediziner essenziell eine Vorstellung von der Ökonomik der Intensivmedizin zu entwickeln.

3.2 Kosten und Kostenkategorien

Unter Kosten wird in den Wirtschaftswissenschaften der monetär bewertete Verbrauch von Produktionsfaktoren verstanden. Da die betriebswirtschaftliche Nomenklatur in der Medizin häufig uneinheitlich verwendet wird, werden grundlegende Begrifflichkeiten im Folgenden erläutert (1–4) (Edbrooke et al. 1997; Frutiger et al. 1998; Jegers et al. 2002).

Es können *direkte* und *indirekte* sowie *fixe* und *variable* Kosten unterschieden werden. Die Klassifikation dieser Kosten-Kategorien wird durch den Zeitrahmen der Kostenermittlung (*fixe* versus *variable* Kosten) und durch die Zuordnung zu einer Kostenstelle (*direkte* versus *indirekte* Kosten) determiniert.

Direkte Kosten sind Kosten, die einer spezifischen Kostenstelle (bestimmte Abteilung oder Station) zugeordnet werden können, während *indirekte* Kosten auf mehrere Kostenstellen verteilt werden. Um die Gesamtkosten eines Kostenträgers für eine bestimmte Zeitspanne zu ermitteln, werden die indirekten Kosten auf die Kostenträger umgelegt und jeweils den direkten Kosten hinzugefügt. Folglich beinhalten die Gesamtkosten einer Intensivstation nicht nur die Kosten, die sie selbst verursacht, sondern ebenso Anteile von Kosten des Krankenhausmanagements und des Personals, das nicht auf der Intensivstation beschäftigt ist, aber dennoch Dienstleistungen für die Intensivstation erbringt. Dasselbe gilt für Vorhaltekosten (Infrastruktur) (Tab. 7). Alle aufgeführten Kategorien beschreiben verschiedene ökonomische Mechanismen und sind als unabhängig voneinander zu betrachten.

Um eine Unterscheidung zwischen *fixen* und *variablen* Kosten zu ermöglichen, wird ein dritter Parameter, die „Aktivität" hinzugezogen (Jegers et al. 2002). Die Aktivität kann in einem Krankenhaus oder auf einer Intensivstation durch die Anzahl der Patienten (möglicherweise nach deren Krankheitsbildern gewichtet), die Anzahl der Liegetage, durch eine gezielte Beschreibung der realen Aktivität z. B. mittels eines therapeutisch-interventionellen Scoring-Systems oder die Anzahl von Interventionen definiert werden. Die einfachsten Parameter zur Umsetzung auf einer Intensivstation sind die Anzahl der Patienten und die Liegetage sowie kategorisierende Merkmale wie Beatmung oder Organersatztherapie. Zur Berücksichtigung der unterschiedlichen personellen Aufwendungen für die individuellen Patienten sind in der Vergangenheit vor allem therapeutisch-interventionelle Scoring-Systeme wie z. B. TISS (5) (Cullen et al. 1974), TISS-28 (6) (Miranda et al. 1996) oder NEMS (7) (Reis Miranda et al. 1997a) eingesetzt worden.

Die Gesamtkosten der Intensivstation bestehen zudem aus *fixen* Kosten, die von dem Aktivitäts-Niveau der Station *unabhängig* sind. Energiekosten, Versicherungs-Beiträge, Abschreibungen, Zinsen und der Großteil der Gehälter können hier beispielhaft genannt werden. Als *variable* Kosten wird der vom Aktivitäts-Niveau der Station *abhängige* Teil bezeichnet (Abb. 3). Folglich sinken die durchschnittlichen Fixkosten proportional mit einem steigenden Aktivitäts-Niveau der Station, während die durchschnittlichen variablen Kosten in Abhängigkeit des Aktivitätsniveaus entweder steigen *oder* sinken können.

Die individuelle Zuordnung von Personalkosten zu einer Kostenkategorie und spezifischen Patienten stellt eine besondere Herausforderung dar. Das Pflege- und Ärztepersonal der Station verbringt unterschiedlich viel Zeit mit den einzelnen Patienten und neben dieser Zeit einen weiteren Teil für allgemeine Stationsaufgaben, wie z. B. der Organisation, dem Management, Fort- und Weiterbildung und anderen Tätigkeiten.

Die Kosten für letztere Tätigkeiten werden als *nicht-patienten-spezifische* Kosten bezeichnet. Zudem repräsentiert das im Dienst befindliche Pflege- und Ärztepersonal nur einen Teil der gesamten Belegschaft, die zur Bereitstellung eines medizinischen 24-Stunden-Betriebes benötigt wird. Die „Hintergrund-Belegschaft" (d. h., Mitarbeiter im Dienstfrei, Urlaub, Fortbildung oder auch Krankheit) wird daher ebenfalls in Form *nicht-patienten-spezifischer* Kosten berechnet.

Diese Aufteilung der Arbeitszeit einerseits in variable Zeit, die direkt für die einzelnen Patienten – abhängig von deren Bedürftigkeit – aufgewendet und andererseits in Zeit, die allgemeinen Stationsaufgaben gewidmet wird, führt dazu, dass Personalkosten zu einem Teil als *variable*, zu einem anderen Teil jedoch als *fixe* Kosten (sowie als *patienten-* und *nicht-patienten-spezifische* Kosten) betrachtet werden müssen.

3.2.1 Klinisch eingesetzte Methoden der Kostenkalkulation

Die klinisch verwendeten Methoden zur Kostenkalkulation lassen sich gemäß der angewendeten Grundprinzipien in die so genannte *top-down-* und *bottom-up-Methode* unterteilen.

Tab. 7 Einteilung von Kosten-Kategorien (F = fix, V = variabel, D = direkt, I = indirekt)

Kosten-Kategorie		abhängig von der *Kostenstelle*	
		direkte Kosten	indirekte Kosten
abhängig vom *Zeitrahmen* der Kostenkalkulation	fixe Kosten	F/D	F/I
	variable Kosten	V/D	V/I

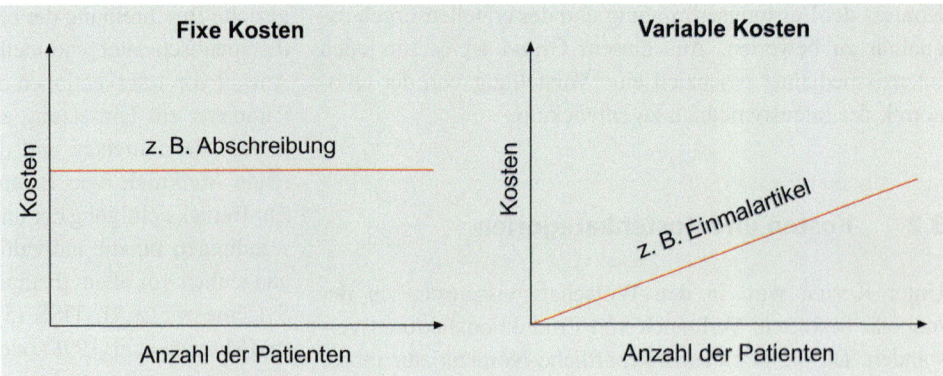

Abb. 3 Fixe und variable Kosten in Abhängigkeit vom Aktivitätsniveau der Intensivstation (hier der Anzahl der behandelten Patienten) (Abbildung Kirsten Haase, Aachen)

Die *top-down-Methode* verwendet Globaldaten der Verwaltung (d. h. z. B. die Gesamtausgaben einer Klinik) und weist diese Kosten dann retrospektiv den einzelnen Bereichen zu (Abb. 4). Unterschiedliche Ressourcennutzung einzelner Patienten oder kleinerer Untereinheiten oder Funktionsbereiche bleiben bei dieser Vorgehensweise in der Regel unberücksichtigt.

Die *bottom-up-Methode* ist die Methode der Wahl für Kosten-Effizienz-Betrachtungen, da die Kosten im Sinne des Kostenträgers (hier der Leitung der Intensivstation) durch Berechnung aller Aktivitäten und Umrechnung dieser in monetäre Einheiten kalkuliert werden. Dieser Ansatz kann sowohl retrospektiv als auch prospektiv durchgeführt werden (Abb. 4). Mit der *bottom-up-Methode* sind detaillierte Kostenanalysen für einzelne Patienten, Krankheitsbilder oder auch Interventionen möglich (8,9) (Graf et al. 2005, 2008). Andererseits ist die Durchführung selbst ressourcen- und zeitaufwendig und komplex im Hinblick auf die Entwicklung, Validierung und Implementierung der benötigten Instrumente (10) (Graf et al. 2003).

3.3 Refinanzierung der Intensivmedizin

Die Refinanzierung der Intensivmedizin basiert in der aktuellen Form (2023) auf der im Rahmen des Gesundheitsreformgesetzes 2000 verabschiedeten Einführung eines durchgängig leistungsorientierten und pauschalierenden Entgeltsystems für die Vergütung von Krankenhausleistungen. Daraus entstand im Jahre 2000, in Anlehnung an das australischen AR-DRG System (Australian Refined Diagnosis Related Groups), die deutsche Fassung des DRG-Systems (http://www.g-drg.de/).

3.3.1 Abrechnung eines Intensivpatienten mit dem Kostenträger

Die Abrechnung eines Patienten erfolgt nach vollständiger Codierung der Diagnosen nach dem ICD10 und der Prozeduren nach dem OPS-Katalog. Grundlage ist hierbei eine konsistente, vollständige Dokumentation in der Krankenakte. Ist

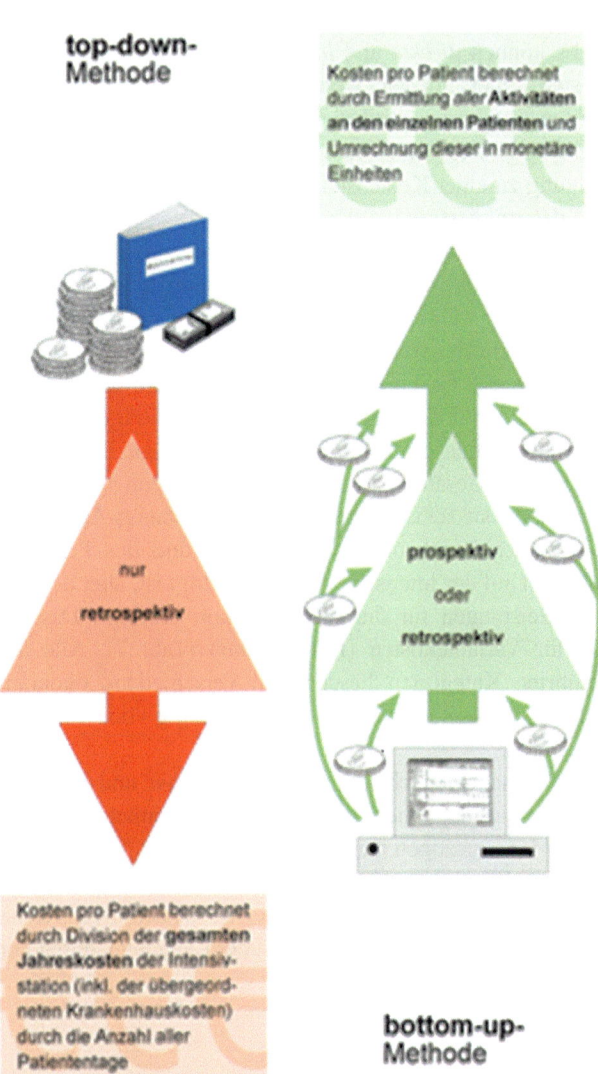

Abb. 4 *Top-down-* und *bottom-up-Methode* zur Kostenkalkulation auf Intensivstationen (Abbildung Kirsten Haase, Aachen)

die Behandlung abgeschlossen und der Patient entlassen, wird eine Hauptdiagnose festgelegt. Die Hauptdiagnose ist diejenige Diagnose, die als *hauptsächlich* für die Veranlassung des stationären Krankenhausaufenthaltes des Patienten gilt. Diese Diagnose entspricht aber nicht immer der Diagnose, die den größten Ressourcenverbrauch zur Folge hatte. Diagnosen, die während des Aufenthaltes neu gestellt werden, oder aber vorbestehende Krankheitszustände beschreiben werden als Nebendiagnosen bezeichnet. Um eine Nebendiagnose jedoch kodieren zu können müssen drei Faktoren während des stationären Aufenthaltes erfüllt sein:

- Diagnostische Maßnahmen
- Therapeutische Maßnahmen
- Erhöhter Aufwand (bzgl. Betreuung, Pflege, Überwachung) bezogen auf die Nebendiagnose.

Um eine Nebendiagnose kodieren zu können muss somit die diagnostische Maßnahme bzw. die therapeutische Maßnahme entsprechend dokumentiert werden. Hierzu ist auch der Befund, der diese Maßnahme erforderlich macht, hinreichend nachvollziehbar zu dokumentieren. Als einfaches Beispiel und die Gabe eines Thrombozyten-Konzentrates abrechnen zu können muss die Indikation z. B. die Thrombozytopenie in der Krankenakte nachvollziehbar dokumentiert sein.

Sind Prozeduren und Diagnosen kodiert, wird über eine Grouper-Software eine DRG zugeordnet. Wesentliche Grundbegriffe, die hierbei verwendet werden, sind in Tab. 8 zusammengefasst. Jede DRG setzt sich aus einem Buchstaben (MDC) einer Nummer (Basis DRG) und einem weiteren Buchstaben für den Schweregrad zusammen (Abb. 5).

Der Erlös für den Bereich der Intensivmedizin setzte sich bis 2020 aus drei Erlösblöcken zusammen:

- DRG
- Zusatzentgelte
- Neue Untersuchungs- und Behandlungsmethoden NUB

Das DRG-System ist ein medizinisch-ökonomisch auf die ärztlichen Leistungen ausgelegtes Abrechnungssystem. Die Leistungen des Pflegepersonals wurden hier nur unzureichend klassifiziert.

Der Gesetzgeber hat in den vergangenen Jahren hier unterschiedliche Reformen angestoßen. Seit 2019 sind für die Vergütung der Intensivmedizin die ersten entscheidenden Reformen in Kraft getreten. Zunächst besteht seit 2019 für den Bereich der Intensivstationen die Pflicht verbindliche Pflegepersonaluntergrenzen einzuhalten (PpUGV, Pflegepersonal-untergrenzen-Verordnung) (Bundesministerium der Justiz/Bundesamt für Justiz 2021). Hier wurde neben der Anzahl an Pflegepersonal auch eine Vorgabe für den möglichen Pflegepersonalqualifikationsmix festgelegt. Die aktuelle Verordnung des Bundesministeriums für Gesundheit (3. Verordnung vom 16.12.2022) (11) (Bundesministerium für Gesundheit 2022) sieht für Intensivmedizin und pädiatrische Intensivmedizin eine Besetzung in der Tagschicht mit 2 Patienten pro Pflegekraft vor sowie in der Nachtschicht 3,0 Patienten pro Pflegekraft (12). Hierbei müssen die Krankenhäuser für die einzelnen Monate Durchschnittswerte der Personalbesetzung ermitteln. Die Überprüfung erfolgt hierbei durch unabhängige Wirtschaftsprüfer oder Buchprüfer und muss durch diese bestätigt werden. Bei Nichteinhaltung werden die Krankenhäuser, die sich nicht an diese Vorgaben gehalten haben und die Grenzen unterschritten haben mit Vergütungsabschlägen belegt.

Als weiterer für das Abrechnungssystem relevanter Prozess wurde mit dem seit 01.01.2019 in Kraft getretenen Pflegepersonal-Stärkungsgesetz (PpSG) eine Ausgliederung der Pflegepersonalkosten aus dem G-DRG-System sowie die Einführung einer neuen Pflegepersonalkostenvergütung ab dem Jahr 2020 beschlossen (13) (InEK – Institut für das Entgeltsystem im Krankenhaus 2021). Gemäß dem Selbstkostendeckungsprinzip werden seit 2020 die Pflegepersonalkosten in der Form eines Pflegebudgets refinanziert. Wichtig ist hierbei zu beachten, dass sowohl bei der PpUGV noch beim Pflegebudget die Berechnung auf Grund des individuellen Pflegebedarf der Patienten ermittelt wird und ein großer zusätzlicher Dokumentationsaufwand für die Krankenhäuser entstanden ist.

Im Folgenden wird anhand eines Beispiels die Ermittlung des Erlöses für einen fiktiven Intensivpatienten mit einer Beatmungs-DRG dargestellt. Bei der Eingruppierung ist die Versorgungsstufe des eigenen Krankenhauses zu berücksichtigen. Hierbei ist in der Intensivmedizin die Eingruppierung der intensivmedizinischen Komplexbehandlung relevant. Diese richtet sich in der Eingruppierung neben den täglich erhobenen Aufwandspunkten nach den Strukturmerkmalen, die die eigene Intensivstation, respektive das Krankenhaus erfüllt.

DRG

Liegt bei Entlassung z. B. die DRG A09B vor, kann man die Zuordnung der erzielten Erlöse aus dem DRG-Browser ablesen. Die DRG hat einen Bewertungsrelation/Case mix von 15,205 Punkten. Diese wird mit dem Basisfallwert, z. B. 3833,07 € multipliziert. So beträgt der Erlös aus der DRG für diesen Patienten 58.281,83 €. Grundsätzlich ist zu beachten, dass der Erlös der DRG sich jährlich durch den Basisfallwert ändert, wenn dieser neu festgelegt wird. Je nach Verweildauer des Patienten im Krankenhaus kann sich der Erlös ändern, die durchschnittliche Verweildauer für

Tab. 8 DRG Grundbegriffe

MDC	Major Diagnosis Category (**DRG Hauptgruppen/Kapitel**)
Pre-MDC	**Sonderfälle**
CCL	Complication and Comorbidity Level **Schweregrad für jede einzelne Nebendiagnose**
PCCL	Patient Complication and Comorbidity Level **Patientenbezogener Fallschweregrad** (wird aus den CCL der Nebendiagnosen errechnet)

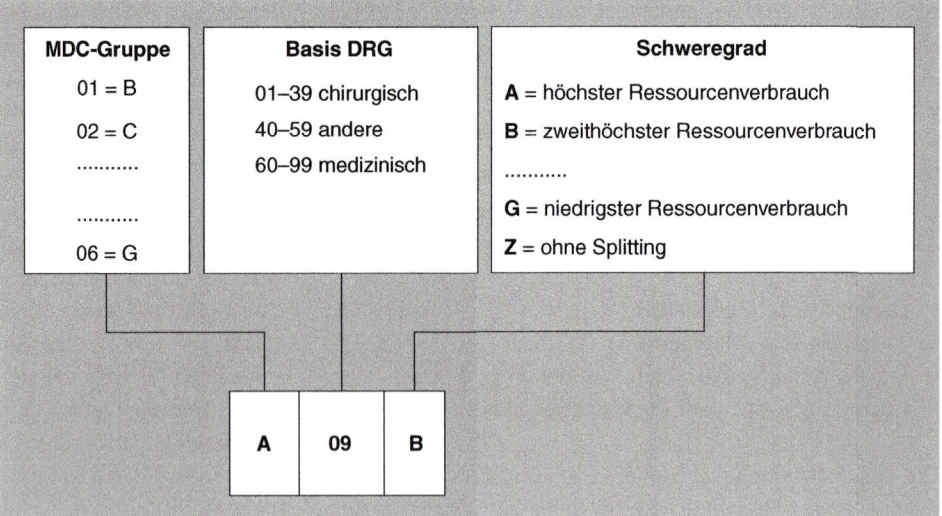

Abb. 5 Aufbau einer DRG

diese DRG liegt 2022 bei 40,9 Tagen. In einer Spanne von 14–58 Tagen Verweildauer im Krankenhaus ändert sich dieser Erlös nicht. Wird die Verweildauer aber unterschritten entstehen Abschläge, in diesem Beispiel 0,898 Bewertungsrelationspunkte oder 3442,10 €/Tag. Bei Überschreitung einer Verweildauer von 58 Tagen erhält das Krankenhaus für jeden weiteren Liegetag 0,307 Bewertungsrelationspunkte, oder 1176,75 €.

Die Aufschlüsselung der Erlöszuordnung gliedert sich in 13 Unterpunkte (Normalstation, Intensivstation, OP-Bereich, Anästhesie, Kardiologische Diagnostik/Therapie, Endokopische Diagnostik/Therapie, Radiologie, Laboratorien, Diagnostische Bereiche, Therapeutische Verfahren und Patientenaufnahme), im Detail ist in Tab. 9 der Erlösanteil der Intensivstation von 38.320,22 € näher aufgeführt. Die Anteile für den Pflegedienst sind hier nicht mehr integriert sondern werden extra vergütet.

Zusatzentgelte (ZE)

Neben diesem Grunderlös sind die Erlöse aus Zusatzentgelten (ZE) in der Intensivmedizin wichtig. Bei einem Patienten mit einem ARDS und der DRG A09B können ZE auf Grund verschiedener Prozeduren anfallen. Die Erlöse und die Aufschlüsselung der ZE sind im Zusatzentgelt-Katalog nach § 6 Abs. 1 KHEntgG hinterlegt. Unterschieden werden hierbei ZE die im Entgeltkatalog bereits bepreist sind, so z. B. Antimykotika, Nierenersatztherapie oder aber ZE die vom Krankenhaus individuell vereinbart werden müssen (z. B. ECMO-Therapie). In dem hier aufgeführten Beispiel eines ARDS-Patienten können z. B. durch eine Nierenersatztherapie, Gabe von Gerinnungsfaktoren und Erythrozytenkonzentraten, Antimykotika und einer ECMO 10.000 € bis 20.000 € zusätzlicher Erlös entstehen.

Tab. 9 Erlös Intensivstation für DRG A09B

Personalkosten		
	Ärztlicher Dienst (1)	14.500,09 €
	med/techn. Dienst (3)	459,34 €
Sachkosten		
	Arzneimittel (4a)	2338,61 €
	Arzneimittel (4b)	1508,51 €
	Implantate/Transplantate (5)	4,71 €
	Med. Bedarf (6a)	5140,35 €
	Med. Bedarf (6b)	209,83 €
	Med. Bedarf (6c)	127,35 €
Infrastrukturkosten		
	med. Infrastruktur (7)	4052,22 €
	nicht med. Infrastruktur (8)	9979,19 €
Summe		38.320,22 €

Nummer in Klammern entsprechen der Kostengruppe

Neue Untersuchungs- und Behandlungsmethoden (NUB)

Gemäß § 6 Abs. 2 KHEntgG sollen die örtlichen Vertragsparteien zeitlich befristete, fallbezogene Entgelte oder Zusatzentgelte für neue Untersuchungs- und Behandlungsmethoden (NUB) vereinbaren (14) (InEK – Institut für das Entgeltsystem im Krankenhaus 2022). Diese Entgelte müssen für neue Untersuchungs- und Behandlungsmethoden von jedem Krankenhaus individuell vereinbart werden und sind zeitlich befristet. Im Gegensatz zu den ZE werden NUB-Entgelte zusätzlich zum vereinbarten Krankenhaus Budget bezahlt. Die ZE sind im Gegensatz dazu ein Teil des vereinbarten Gesamtbudgets. Der Vorteil einer ZE liegt darin, dass die Entgelte im ZE-Entgeltkatalog definiert sind und somit nicht vom Basisfallwert abhängig sind.

DRG-System und Intensivmedizin – Strukturproblem/ Anreizproblem

Das DRG-System als Abrechnungssystem bildet in sehr unterschiedlicher Form den Ressourcenverbrauch im Krankenhaus ab. Der Anteil an Intensivpatienten beträgt ca. 3–5 % der Patienten im Krankenhaus. Diese erlösen aber ca. 15–20 % des Gesamterlöses.

Diese hohen Erlöse werden durch kostenintensive, komplexe Behandlungen ermöglicht; so entsteht ein Anreiz, v. a. diese Patienten zu behandeln. Die Beatmung z. B. ist einer der hoch vergüteten Bereiche in der Intensivmedizin. Dies stellt aber unter dem Aspekt, prinzipiell Beatmung zu vermeiden einen falschen Anreiz dar. Nicht invasive Beatmung, verbunden mit hohem Personalaufwand wird deutlich schlechter vergütet als eine invasive Beatmung. Ein Anreiz durch eine gute Ergebnisqualität einen adäquaten Erlös zu erzielen, fehlt im derzeitigen DRG-System vollständig. Der Gesetzgeber reagiert entsprechend mit einer kontinuierlichen Weiterentwicklung. Eine Abschwächung der Summe der Beatmungsstunden als maßgeblicher Trigger für eine entsprechend hohe Erlössumme wird in den vergangenen Jahren durch eine Aufwertung der intensivmedizinischen Komplexziffer verfolgt.

3.3.2 Aufteilung der Deckungsbeiträge zwischen den Leistungserbringern

Im Krankenhaus müssen die Erlöse den einzelnen Leistungserbringern zugeordnet werden, um eine Deckungsbeitragsrechnung durchführen zu können (siehe auch Klinisch eingesetzte Methoden der Kostenkalkulation). Dies geschieht, je nach Krankenhaus auf sehr unterschiedliche Art und Weise. Eine goldene Regel, wie Kosten und Erlöse sinnvoll zugeordnet werden sollten, existiert nicht. Ein wesentliches Problem ist, dass ein Teil der Kosten (Medikamente, Personal) sehr gut zugeordnet werden können, ein anderer Teil (Strom-, Wasserkosten) jedoch mit sehr hohem Aufwand einer einzelnen Behandlung zugeordnet werden können. Das DRG-System sieht eine strukturierte Erlöszuordnung jeder einzelnen DRG für die einzelnen Leistungserbringer vor (s.o.). Diese strukturierte Zuordnung in den klinischen Alltag zu implementieren ist mit einem sehr hohen Kosten- und Zeitaufwand verbunden.

3.3.3 Modulationsgrößen

Wesentliche Modulationsgrößen sind die Personalkosten, die Kosten für Struktur- und Organisation der Intensivstation sowie die effiziente Nutzung der vorhandenen Infrastruktur (Vermeidung von Fehlbelegung, Vermeidung von Unterbelegung).

Der Anteil an fixen Kosten sinkt, wenn das Aktivitätsniveau der Station hoch ist bzw. steigt. Andererseits versuchen viele Krankenhausträger insbesondere in personalintensiven Bereichen wie der Intensivstation, die Kosten durch eine Reduktion des Personals zu senken.

Um den Fixkostenanteil sinnvoll gering zu halten ist eine adäquate Belegung der Station eminent wichtig. Das Aktivitätsniveau kann hoch sein, wenn immer die Station zu 100 % belegt ist. Dennoch kann hierdurch erheblicher wirtschaftlicher Schaden entstehen, wenn Patienten ohne eine entsprechende Indikation für eine Intensivtherapie dort behandelt werden. D. h. werden Patienten zur reinen Überwachung auf einer strukturell voll ausgestatteten Intensivstation (mit je einem Beatmungsgerät/Bettplatz, Nierenersatztherapie-Geräten) und einem entsprechenden Pflege-schlüssel versorgt wird die Refinanzierung nicht gegeben sein und der/die Patientin ist einem höheren Risiko für die Entwicklung eines Delirs, der potenziellen Übertragung von hochresistenten Erregern etc. ausgesetzt.

Als Modulationsgröße ist deshalb aus struktureller Sicht des Krankenhauses auf eine adäquate Ressourcenplanung zu achten. Es bedarf, je nach zu behandelndem Patientenkollektiv, neben einer voll ausgestatteten Intensivstation einer ausreichenden Anzahl von Überwachungsbetten im Bereich einer Postanästhesiologischen Überwachungsstation (PACU) oder einer Intermediate Care Station (IMC).

Neben der sinnvollen Strukturierung kann auch die Größe einer Behandlungseinheit eine nachhaltige Modulationsgröße der Fixkosten darstellen. Die Infrastrukturkosten sinken, wenn größere Behandlungseinheiten vorgehalten werden. Eine effiziente Versorgungseinheit sollte hierzu nicht größer als 8–12 Betten sein. Um die Strukturkosten für Ersatzgeräte (Beatmungsgeräte etc.), oder Geräte, die nur selten benötigt werden zu senken, können mehrere Versorgungseinheiten in einer größeren Organisationseinheit – im Sinne eines ‚shared service' – zusammengefasst werden. Auch im Personalbereich können so effiziente Einheiten geschaffen werden um die Kosten für Fort- und Weiterbildung, Einarbeitung oder Schulung zu senken.

Betrachtet man als Modulationsgröße den Erlös, so ist neben der vollständigen Dokumentation der erbrachten Leistungen und Erfassung der Diagnosen eine wesentliche Stellgröße die Beachtung der Verweildauer des Patienten. Werden Patienten „zu früh" verlegt, d. h. unterhalb der unteren Grenzverweildauer, so führen entsprechende Abschläge zu einer Erlösminderung. Im umgekehrten Fall wird die obere Grenzverweildauer überschritten, sinken die Erlöse für den Fall trotz anteiligem Zuschlag je Behandlungstag oberhalb der oberen Grenzverweildauer. D.h. die kosteneffizienteste Liegedauer eines Patienten ist im Zeitraum zwischen unterer Grenzverweildauer und mittlerer Verweildauer eines Patienten. Dies kann, muss allerdings nicht in jedem Fall der medizinisch optimalen Verweildauer entsprechen.

Literatur

Ali J, Barrow L, Vuylsteke A (2010) The impact of computerised physician order entry on prescribing practices in a cardiothoracic intensive care unit. Anaesthesia 65(2):119–123

Blumenstock G (2011) Zur Qualität von Qualitätsindikatoren. Bundesgesundheitsbl Gesundheitsforsch Gesundheitsschutz 54(2):154–159

Brenner T, Bingold T, Braun J, Bause H, Dubb R, Henninger A, Kaltwasser A, Kumpf O, Krüger WA, Marx G, Weigand MA, Brinkmann A (2019) Konzepte zur Qualitätssicherung in der Intensivmedizin – Ärztliches Peer-Review, Zertifizierungsverfahren & Benchmarking-Instrumente. Anästh Intensivmed 60:209–222

Bundesministerium der Justiz/Bundesamt für Justiz (2021) Verordnung zur Festlegung von Pflegepersonaluntergrenzen in pflegesensitiven Bereichen in Krankenhäusern für das Jahr 2021 (Personaluntergrenzenverordnung – PpUGV) §6 Festlegung der Personaluntergrenzen. www.bundesgesundheitsministerium.de/themen/pflege/pflegepersonaluntergrenzen.html

Bundesministerium für Gesundheit (2022) Dritte Verordnung zur Änderung der Pflegepersonaluntergrenzen-Verordnung [Internet]. Zugegriffen am 23.12.2022

Carlet J (1996) Quality assessment of intensive care units. Curr Opin Crit Care 2(4):319–325

Committee on Quality of Health Care in America (2001) Crossing the quality chasm: A new health system for the 21st century. National Academies Press, Washington, DC

Cullen DJ, Civetta JM, Briggs BA, Ferrara LC (1974) Therapeutic intervention scoring system: a method for quantitative comparison of patient care. Crit Care Med 2(2):57–60

Curtis JR, Cook DJ, Wall RJ, Angus DC, Bion J, Kacmarek R, Kane-Gill SL, Kirchhoff KT, Levy M, Mitchell PH, Moreno R, Pronovost P, Puntillo K (2006) Intensive care unit quality improvement: a „how-to" guide for the interdisciplinary team. Crit Care Med 34(1):211–218

Dincklage F von, Suchodolski K, Lichtner G, Friesdorf W, Podtschaske B, Ragaller M (2018). Functional requirements of critical care information systems (CCIS) from the users' perspective. Int J Med Inform 120:8–13

Dincklage F von, Suchodolski K, Lichtner G, Friesdorf W, Podtschaske B, Ragaller M (2019) Investigation of the usability of computerized critical care information systems in Germany. J Intensive Care Med 34(3):227–237

Donabedian A (1993) Continuity and change in the quest for quality. Clin Perform Qual Health Care 1(1):9–16

Edbrooke DL, Stevens VG, Hibbert CL, Mann AJ, Wilson AJ (1997) A new method of accurately identifying costs of individual patients in intensive care: the initial results. Intensive Care Med 23(6):645–650. https://doi.org/10.1007/s001340050388

Frutiger A, Moreno R, Thijs L, Carlet J (1998) A clinician's guide to the use of quality terminology. Working group on quality improvement of the European Society of Intensive Care Medicine. Intensive Care Med 24(8):860–863. https://doi.org/10.1007/s001340050678

Graf J, Graf C, Koch K-C, Hanrath P, Janssens U (2003) Kostenanalyse und Prognoseabschätzung internistischer Intensivpatienten mittels des „Therapeutic Intervention Scoring System" (TISS und TISS-28) [Cost analysis and outcome prediction with the Therapeutic Intervention Scoring System (TISS and TISS-28)]. Med Klin (Munich) 98(3):123–132. https://doi.org/10.1007/s00063-003-1235-3

Graf J, Wagner J, Graf C, Koch K-C, Janssens U (2005) Five-year survival, quality of life, and individual costs of 303 consecutive medical intensive care patients – a cost-utility analysis. Crit Care Med 33(3):547–555. https://doi.org/10.1097/01.ccm.0000155990.35290.03

Graf J et al (2008) Health care costs, long-term survival, and quality of life following intensive care unit admission after cardiac arrest. Crit Care 12(4):R92. https://doi.org/10.1186/cc6963

Griem C, Kleudgen S, Diel F (2013) Qualitätssicherung: Instrumente der kollegialen Qualitätsförderung. Dtsch Arztebl Int 110(26):1310–1313

Grol R, Grimshaw J (2003) From best evidence to best practice: effective implementation of change in patients' care. Lancet 362(9391):1225–1230

InEK – Institut für das Entgeltsystem im Krankenhaus (2021) Pflegebudget. https://www.g-drg.de/pflegebudget-2021. Zugegriffen am 21.12.2022

InEK – Institut für das Entgeltsystem im Krankenhaus (2022) Neue Untersuchungs- und Behandlungsmethoden (NUB). https://www.g-drg.de/neue-untersuchungs-und-behandlungsmethoden-nub/drg. Zugegriffen am 23.12.2022

Ivers N, Jamtvedt G, Flottorp S, Young JM, Odgaard-Jensen J, French SD, O'Brien MA, Johansen M, Grimshaw J, Oxman AD (2012) Audit and feedback: effects on professional practice and healthcare outcomes. Cochrane Database Syst Rev (6):Cd000259

Jegers M, Edbrooke DL, Hibbert CL, Chalfin DB, Burchardi H (2002) Definitions and methods of cost assessment: an intensivist's guide. ESICM section on health research and outcome working group on cost effectiveness. Intensive Care Med 28(6):680–685. https://doi.org/10.1007/s00134-002-1279-5

Jorch G, Kluge S, König F, Markewitz A, Notz K, Parvu V, Quintel M, Schneider D, Sybrecht GW, Waydhas C (2012) In: Q. M. Putensen C, Sybrecht GW (Hrsg) Empfehlungen zur Struktur und Ausstattung von Intensivstationen. DIVI Jahrbuch 2011/2012. Medizinisch Wissenschaftliche Verlagsgesellschaft, Berlin

Kalassian KG, Dremsizov T, Angus DC (2002) Translating research evidence into clinical practice: new challenges for critical care. Crit Care 6(1):11–14

Kumpf O (2021) Quality indicators in intensive care medicine : Background and practical use. Med Klin Intensivmed Notfmed 116(1):17–28

Kumpf O, Nothacker M, Braun J, Muhl E (2020) The future development of intensive care quality indicators – a methods paper. Ger Med Sci 18:Doc09

Kumpf O, Nothacker M, Dubb R, Kaltwasser A, Brinkmann A, Greim CA, Wildenauer R (2021) Quality assurance in intensive care medicine: peer reviews and quality indicators. Anasthesiol Intensivmed Notfallmed Schmerzther 56(1):12–27

Levesque E, Hoti E, de La Serna S, Habouchi H, Ichai P, Saliba F, Samuel D, Azoulay D (2013) The positive financial impact of using an Intensive Care Information System in a tertiary Intensive Care Unit. Int J Med Inform 82(3):177–184

Lilford R, Pronovost P (2010) Using hospital mortality rates to judge hospital performance: a bad idea that just won't go away. BMJ 340:c2016

Manias E, Williams A, Liew D (2012) Interventions to reduce medication errors in adult intensive care: a systematic review. Br J Clin Pharmacol 74(3):411–423

Martin J, Wegermann P, Bause H, Franck M, Geldner G, Gerlach H, Janssens U, Kuckelt W, Kuhlen R, Max M, Meier-Hellmann A, Muhl E, Putensen C, Quintel M, Ragaller M, Reinhart K, Schleppers A, Specht M, Spies C, Waydhas C (2007) Qualitätsmanagement in der Intensivmedizin – Eine Aufgabe für das gesamte interdisziplinäre und interprofessionelle Team. Anästhesiol Intensivmed 28:48–53

Metnitz PG, Vesely H, Valentin A, Popow C, Hiesmayr M, Lenz K, Krenn CG, Steltzer H (1999) Evaluation of an interdisciplinary data set for national intensive care unit assessment. Crit Care Med 27(8):1486–1491

Meyfroidt G, Wouters P, De Becker W, Cottem D, Van den Berghe G (2011) Impact of a computer-generated alert system on the quality of tight glycemic control. Intensive Care Med 37(7):1151–1157

Miranda DR, de Rijk A, Schaufeli W (1996) Simplified Therapeutic Intervention Scoring System: the TISS-28 items – results from a multicenter study. Crit Care Med 24(1):64–73. https://doi.org/10.1097/00003246-199601000-00012

Moreno RP, Metnitz PG, Almeida E, Jordan B, Bauer P, Campos RA, Iapichino G, Edbrooke D, Capuzzo M, Le Gall JR, Investigators S (2005) SAPS 3 – From evaluation of the patient to evaluation of the intensive care unit. Part 2: Development of a prognostic model for hospital mortality at ICU admission. Intensive Care Med 31(10):1345–1355

Pronovost PJ, Angus DC, Dorman T, Robinson KA, Dremsizov TT, Young TL (2002) Physician staffing patterns and clinical outcomes in critically ill patients: a systematic review. JAMA 288(17):2151–2162

Pronovost PJ, Berenholtz SM, Ngo K, McDowell M, Holzmueller C, Haraden C, Resar R, Rainey T, Nolan T, Dorman T (2003) Developing and pilot testing quality indicators in the intensive care unit. J Crit Care 18(3):145–155

Reis Miranda D, Ryan DW, Schaufeli W (1997a) Organization and management of intensive care: a prospective study in 12 European countries. Springer, Berlin/Heidelberg/New York

Reis Miranda D, Moreno R, Iapichino G (1997b) Nine equivalents of nursing manpower use score (NEMS). Intensive Care Med 23(7):760–765. https://doi.org/10.1007/s001340050406

Reiter A, Fischer B, Kotting J, Geraedts M, Jackel WH, Dobler K (2007) QUALIFY – a tool for assessing quality indicators. Z Arztl Fortbild Qualitatssich 101(10):683–688

Rink O (2012) The IQM peer review procedure – results of the „initiative qualitatsmedizin". Z Evid Fortbild Qual Gesundhwes 106(8):560–565

Roessler M, Schmitt J, Schoffer O (2021) Can we trust the standardized mortality ratio? A formal analysis and evaluation based on axiomatic requirements. PLoS One 16(9):e0257003. https://doi.org/10.1371/journal.pone.0257003

Rohrig R, Ruth R (2009) [Intelligent telemedicine in intensive care units. Be]d-side operation of medical technology devices and IT in intensive care medicin. Bundesgesundheitsbl Gesundheitsforsch Gesundheitsschutz 52(3):279–286

Roshanov PS, Fernandes N, Wilczynski JM, Hemens BJ, You JJ, Handler SM, Nieuwlaat R, Souza NM, Beyene J, Van Spall HG, Garg AX, Haynes RB (2013) Features of effective computerised clinical decision support systems: meta-regression of 162 randomised trials. BMJ 346:f657

Salluh JIF, Soares M, Keegan MT (2017) Understanding intensive care unit benchmarking. Intensive Care Med 43(11):1703–1707

Salluh JIF, Chiche JD, Reis CE, Soares M (2018) New perspectives to improve critical care benchmarking. Ann Intensive Care 8(1):17

Shulman R, Singer M, Goldstone J, Bellingan G (2005) Medication errors: a prospective cohort study of hand-written and computerised physician order entry in the intensive care unit. Crit Care 9(5):R516–R521

Siggelkow A, Herzog J, Strodtmann L (2017) Peer Review: Interprofessionelle Optimierung. Dtsch Arztebl Int 114(46):2142

Thompson G, O'Horo JC, Pickering BW, Herasevich V (2015) Impact of the electronic medical record on mortality, length of stay, and cost in the hospital and ICU: a systematic review and metaanalysis. Crit Care Med 43(6):1276–1282

Waydhas C (2000) Vorschlag für ein nationales Register zum externen Qualitätsvergleich in der IntensivmedizinInterdisziplinäre Arbeitsgruppe „Qualitätssicherung in der Intensivmedizin" der Deutschen Interdisziplinären Vereinigung für Intensivmedizin (DIVI). Intensivmed Notfallmed 37(5):454–460

Waydhas C, Riessen R, Markewitz A, Hoffmann F, Frey L, Böttiger BW, Brenner S, Brenner T, Deffner T, Deininger M, Janssens U, Kluge S, Marx G, Schwab S, Unterberg A, Walcher F, van den Hooven T (2022) Empfehlung zur Struktur und Ausstattung von Intensivstationen 2022. https://www.divi.de/joomlatools-files/docman-files/publikationen/intensivmedizin/221128-divi-strukturempfehlungen-intensivstationen-langversion.pdf. Zugegriffen am 10.01.2023

Werner RM, Asch DA (2005) The unintended consequences of publicly reporting quality information. JAMA 293(10):1239–1244

Intensivmedizinisch bedeutsame Infektionserkrankungen

10

Christine Dierkes und Enos Bernasconi

Inhalt

1	**Bakterielle Infektionen**	129
1.1	Tuberkulose	129
1.2	Hämolytisch-urämisches Syndrom (HUS)/Thrombotische Mikroangiopathie	132
2	**Virale Infektionen**	134
2.1	Influenza	134
2.2	Varizella zoster	136
2.3	Zytomegalovirus (CMV)	137
2.4	Tollwut	139
2.5	Virale hämorrhagische Fieber	140
3	**Parasitäre Infektionen**	142
3.1	Malaria	142
Literatur		144

Beschrieben werden Diagnostik und Therapie bei Tuberkulose, Malaria, Influenza, CMV, Varizella-zoster-Virus sowie viralem hämorrhagischem Fieber. Zudem wird das hämolytisch-urämische Syndrom behandelt, welches in vielen Fällen durch enterohämorrhagische E. coli (EHEC) ausgelöst wird. Fragestellungen außerhalb dieser Gruppe sollten mit Hilfe spezieller Literatur beantwortet werden; Hilfestellungen geben auch die Verweise auf folgenden Webseiten:

- Robert Koch-Institut [www.rki.de],
- Bernhard-Nocht-Institut [www.bni-hamburg.de],
- Paul-Ehrlich-Gesellschaft [www.pei.de],
- World Health Organization [www.who.gov].

C. Dierkes (✉)
Gastroenterologie und interventionelle Endoskopie, Krankenhaus Barmherzige Brüder Regensburg, Regensburg, Deutschland
E-Mail: christine@dierkes.name

E. Bernasconi
Ospedale Civico Lugano, Lugano, Schweiz
E-Mail: enos.bernasconi@eoc.ch

1 Bakterielle Infektionen

1.1 Tuberkulose

Epidemiologie

Die Tuberkulose bleibt eine der Infektionserkrankungen mit der höchsten Sterblichkeit weltweit. Allerdings betreffen trotz der Infektion von vermuteten 30 % der Weltbevölkerung nur 5 % aller Erkrankungen Europa. Insbesondere Osteuropa ist betroffen, sodass bei zunehmender Migration die Bedeutung auch in Deutschland wächst. Im Jahr 2021 wurden 3896 Neuerkrankungen diagnostiziert, dies entspricht einer Inzidenz von 4,7 Neuerkrankungen pro 100.000 Einwohner. Wie in der Vergangenheit betrafen 68 % aller Neuerkrankten ausländische Staatsbürger, das männliche Geschlecht ist deutlich überrepräsentiert.

Der Hauptmanifestationsort bleibt ist die Lunge, insbesondere bei Patienten auf der Intensivstation, wenn auch nur 3 % aller Tuberkuloseinfizierten eine intensivmedizinische Therapie benötigen. Die Rate der gefürchteten Multiresistenzen bleibt mit 2,8 % in Deutschland niedrig. Besorgniserregend sind Fälle von extrem multiresistenten Erregern, sog. XDR

(= Extensively Drug Resistant) -Tuberkulose, die auch in Deutschland bereits in Einzelfällen beschrieben wurden.

Erreger

Der wichtigste Erreger der Tuberkulose ist Mycobacterium tuberculosis. Das säurefeste, schwach grampositive Bakterium ist kulturell sehr langsam wachsend und daher mittels dieser Methode meist nur verzögert nachweisbar. Spezielle Färbungen wie die Ziehl-Neelsen-Färbung helfen bei der Visualisierung in Ausstrichpräparaten, sofern eine ausreichende Zahl von Erregern vorhanden ist. Andere Mykobakterien des Mycobacterium-tuberculosis-Komplexes wie M. bovis, spielen in Deutschland fast keine Rolle. Atypische Mykobakterien sind selten und lediglich im Kontext stark immunsupprimierter Patienten z. B. nach Knochenmarktransplantation, von Bedeutung.

Klinische Präsentation

Prinzipiell lassen sich 2 Patientengruppen unterscheiden, die mit Tuberkulose auf einer Intensivstation behandelt werden:

- Patienten mit nachgewiesener Tuberkuloseinfektion, die im Rahmen der Infektion oder der Therapie eine Komplikation entwickeln. Hierzu zählen die tuberkulösen Perikarditiden, Meningitiden sowie postoperative Patienten nach thoraxchirurgischen Eingriffen, eine insgesamt seltene Patientengruppe;
- Patienten mit Sepsis oder respiratorischer Insuffizienz, bei denen erst im Verlauf der Erkrankung die Diagnose gestellt werden kann. Hier sind insbesondere immunsupprimierte Patienten betroffen, unter anderem HIV-positive Patienten, bzw. Patienten mit iatrogener Immunsuppression, bei denen auch disseminierte Infektionen vorkommen können (Landouzy-Sepsis).

Insbesondere die 2. Gruppe weist eine sehr heterogene Präsentation auf, sodass die Identifikation schwierig sein kann. Bei Risikogruppen sollte bei unklaren Krankheitsbildern stets eine Tuberkulose differenzialdiagnostisch erwogen werden, um so frühzeitig therapeutische Maßnahmen ergreifen zu können, da insbesondere die verspätete Therapie zur erhöhten Mortalität bei Patienten auf Intensivstationen beiträgt. Die Erfragung möglicher Tuberkuloseexpositionen oder positiver Hauttests sollte erfolgen.

Diagnostik

Nach wie vor ist der kulturelle bzw. direkte Nachweis von Mykobakterien aus Atemwegsmaterial die wichtigste diagnostische Methode (Tab. 1). Diese kann auch bei beatmeten Patienten angewendet werden, sei es gezielt in Form einer bronchoalveolären Lavage bei nachweisbaren Konsolidierungen oder tuberkulosespezifischer Veränderungen im Röntgenbild, ansonsten typischerweise aus den Oberlappen. Ist der Nachweis in diesen Proben positiv, muss die Diagnose einer offenen Tuberkulose gestellt werden, und es müssen entsprechende Isolationsmaßnahmen ergriffen werden.

Tab. 1 Diagnostik bei Verdacht auf Tuberkulose

Methode	Einschränkungen
Sputum/BAL	Mikroskopie sehr schnell, kulturelle Ergebnisse bis zu 8 Wochen später
Bildgebende Verfahren	Hinweise auf spezifische Veränderungen, aber geringe Sensitivität
Nukleinsäureamplifikation	Ergebnis nach wenigen Stunden, keine Unterscheidung vital/avital
Hauttest nach Mendel-Mantoux	Nachweis des Kontakts mit Erreger, abhängig vom Immunstatus des Patienten. Nicht mehr empfohlen
Interferon-γ-Essays	Nachweis des Kontakts mit Erreger, geringere Abhängigkeit vom Immunstatus des Patienten im Vergleich zu Hauttests, können falsch negativ sein

Neben Atemwegsmaterialien kann der Direktnachweis auch aus allen anderen Materialien bei vermuteter lokaler Infektion geführt werden. Kulturelle Nachweise gelingen derzeit meist nach 5–14 Tagen. In der Akutdiagnostik unabdingbar sind daher **Nukleinsäureamplifikationstechniken (NAT)**, die innerhalb weniger Stunden Ergebnisse liefern, jedoch nicht zwischen vitalen oder avitalen Pathogenen unterscheiden können und somit in der Verlaufskontrolle nur bedingt verwertbar sind. Mittlerweile können auch spezifische Resistenzen mit PCR-Verfahrung schnell nachgewiesen werden, zur ausführlichen Resistenztestung sind aber weiterhin kulturelle Methoden notwendig. Die Sensitivität der NAT liegt bei 80–90 % und ist ähnlich der kulturellen Diagnostik und sollte nicht als alleinige Testmethode verwendet werden

Zum sicheren Ausschluss einer offenen Tuberkulose sollten mindestens 3 Proben untersucht werden. Ist keine Bronchoskopie verfügbar, kann alternativ auch beim intubierten Patienten Magennüchternsekret mittels Magensonde gewonnen werden.

Die indirekten Nachweismethoden wie Tuberkulinhauttests nach Mendel-Mantoux oder neuere Methoden mit Nachweis von Interferon-γ produzierenden spezifischen Zellen spielen auf der Intensivstation meist keine Rolle, da die begleitende intrinsische Immunsuppression der schweren Erkrankung die Sensitivität deutlich erniedrigt. Eine Übersicht über die Möglichkeiten der Diagnostik bietet Tab. 1.

> Bei Erstdiagnose besteht eine Meldepflicht laut § 6 Infektionsschutzgesetz, die bereits bei Einleitung einer antituberkulostatischen Therapie eintritt, auch wenn noch kein Nachweis eines Erregers erfolgt ist!

Therapie

Die medikamentöse Therapie der Tuberkulose ist immer eine Kombinationstherapie, die von der Resistenzlage beeinflusst wird. Da diese in der Regel beim Intensivpatienten nicht bekannt ist, wird zunächst mit der Standardtherapie begonnen. Diese besteht aus der Kombination von Isoniazid, Rifampicin, Pyrazinamid und Ethambutol für 2 Monate, gefolgt von 4 Monaten Isoniazid und Rifampicin.

Einen Überblick über die Dosierungen können Tab. 2 entnommen werden.

> Beachtung der Ergebnisse der Resistenztestung, die oft erst nach mehreren Wochen verfügbar sind!

Besondere Situationen

Malresorption

Bestehen Bedenken bezüglich der oralen Resorption, so kann auf ein parenterales Therapieschema ausgewichen werden. Hier bietet sich die Gabe von Streptomycin statt Pyrazinamid in einer Dosis von 15 mg/kg KG i. v. an, bei Niereninsuffizienz muss eine Dosisanpassung erfolgen. Andere Zweitlinientherapeutika sollten nur nach Erhalt der Resistenztestung eingesetzt werden.

Tuberkulöse Meningitis

Ergeben sich klinisch Hinweise auf eine zerebrale Beteiligung so sollte erst nach erfolgter Bildgebung eine Liquorpunktion durchgeführt werden. Aufgrund der unterschiedlichen Penetrationsraten der Antibiotika durch die Blut-Hirn-Schranke wird in der aktuellen deutschen Tuberkulose Leitlinie empfohlen, Ethambutol durch Streptomycin zu ersetzen. Bei allen Formen der tuberkulösen Meningitis sollte eine adjuvante Steroidtherapie erfolgen, siehe unten.

Bei primär verzögertem Ansprechen muss eine Verlängerung der Gesamttherapiedauer erfolgen; dies gilt ebenfalls für Fälle von Miliartuberkulose und tuberkulöser Meningitis.

Nebenwirkungen

Sowohl Isoniazid, Ethambutol, Pyrazinamid als auch Rifampicin können zu Leberwerterhöhungen führen. Im Umfeld einer intensivmedizinischen Behandlung ist es oft schwierig, die Ursache einer solchen Leberschädigung abzugrenzen. Aufgrund der Gefahr einer fulminanten Hepatitis sollte aber im Fall einer Erhöhung auf das mehr als 3-Fache der Norm die Therapie unterbrochen und erst nach Normalisierung wieder begonnen werden. Visus- und Farbsehprüfungen sind bei sedierten Patienten meist nicht möglich, sollten aber so rasch wie möglich nachgeholt werden und insbesondere in der oft schwierigen Aufwachphase nicht in Vergessenheit geraten. Die Sehstörungen sind normalerweise vollständig reversibel.

Adjuvante Therapie

Die Gabe von Steroiden ist bei erhöhtem intrakraniellem Druck bei tuberkulöser Meningitis empfohlen, begonnen werden sollte mit 40 mg Prednisolon/Tag, eine Reduktion kann nach 2–3 Wochen um 10 mg/Woche erfolgen. (Prasad und Singh 2008). Bei Patienten mit erhöhtem Vitaminbedarf (Alkoholabhängige, Schwangere, Mangelernährte) sollte eine Substitution von Pyridoxin (Vitamin B_6) erfolgen.

Hinsichtlich der Behandlung von Komplikationen unterscheidet sich die Tuberkulose nicht von anderen Infektionen, die zur respiratorischen Insuffizienz führen. So können auch bei diesen Patienten überbrückende Therapien mit Organersatzverfahren bis zum extrakorporalen Lungenersatz erfolgreich eingesetzt werden.

Prognose

Die Mortalität der Tuberkulose liegt weltweit bei 24 %, in den Industrienationen bei 5–7 %. Diese ist bei Patienten mit Notwendigkeit einer intensivmedizinischen Behandlung mit 25–67 % deutlich erhöht. Risikofaktoren, die mit erhöhter Mortalität assoziiert werden, sind ein verzögerter Therapiebeginn, akutes Nierenversagen, Sepsis, ARDS, Beatmungspflicht sowie begleitende nosokomiale Pneumonie (Erbes et al. 2006).

Prävention

Bei nachgewiesener offener Tuberkulose muss eine Isolation des Patienten möglichst in einem Zimmer mit separater Luftführung erfolgen. Besucher und medizinisches Personal müssen Schutzkittel, Mundschutz nach Schutzklasse FFP3 sowie bei direktem Kontakt auch Handschuhe tragen. Dies gilt auch für invasiv beatmete Patienten, insbesondere bei Tätigkeiten wie Absaugung oder Bronchoskopie.

Tab. 2 Medikamentöse Therapie der Tuberkulose

Medikament	Dosierung	Besonderheiten	Adjustierung bei Dialyse
Isoniazid (INH)	5 mg kg KG/Tag (max. 300 mg)	Oral und intravenös	Ja
Rifampicin	10 mg kg KG/Tag (max. 600 mg)	Oral und intravenös, multiple Interaktionen	Nein
Pyrazinamid	15–30 mg/kg KG/Tag (maximal 2000 mg)	Oral, hepatotoxisch	Ja (Therapie nicht empfohlen)
Ethambutol	15–25 mg/kg KG/Tag (maximal 1600 mg)	Oral und intravenös	Ja

Meist nach 2–3 Wochen korrekter Therapie sind Patienten nicht mehr infektiös, bei multiresistenten Keimen kann die Zeit verlängert sein. Eine Kontrolle mittels Lichtmikroskopie ist möglich, diese kann aber bei Nachweis avitaler Pathogene ohne Möglichkeit der Unterscheidung in die Irre führen.

Für weitere Informationen sei auf die sehr ausführliche Leitlinie zur Diagnostik und Therapie der Tuberkulose verwiesen. https://register.awmf.org/assets/guidelines/020-019l_S2k_Tuberkulose-im-Erwachsenenalter_2022-12.pdf.

1.2 Hämolytisch-urämisches Syndrom (HUS)/ Thrombotische Mikroangiopathie

Das hämolytisch-urämische Syndrom ist eine Systemerkrankung, die mit Organversagen und einer hohen Mortalität einhergeht. Das Entscheidende in der Behandlung der Erkrankung ist die rechtzeitige Diagnosestellung.

Gekennzeichnet ist die Erkrankung durch das Auftreten einer thrombotischen Mikroangiopathie, die die Folgeerscheinungen **Anämie, Nierenversagen und Thrombopenie** verursacht.

Epidemiologie

Insgesamt ist das HUS eine seltene Erkrankung, die in der Allgemeinbevölkerung eine Inzidenz von ca. 5 Erkrankungen/10^6 Einwohner pro Jahr aufweist. Bei Kindern < 15 Jahren liegt die Inzidenz bei 7–10/10^6, noch höher im Bereich < 5 Jahre (Scheiring et al. 2008). In den Fokus der Aufmerksamkeit gelangte die Erkrankung durch einen nahrungsmittelassoziierten Ausbruch in Deutschland im Jahr 2011. Hier waren v. a. Erwachsene betroffen, und die Rate an HUS-Fällen pro Durchfallepisode war mit 22 % sehr hoch. Es wurde ein neuartiger aggressiverer Serotyp E. coli O104:H4 identifiziert (RKI 2011).

Bei Kindern stellen hämorrhagische Durchfallerkrankungen den Hauptauslöser dar. Diese sind meist durch E. coli der Gruppe der enterohämorrhagischen E. coli (EHEC) bedingt und besitzen die Fähigkeit, Enterotoxine (Shiga-like Toxin) zu bilden, die zu einer Schädigung der Darmepithelien führen. Hierüber kann es zu einer Invasion von Toxinen in den Blutkreislauf kommen. Neben dem neuen Serotyp O104:H4 ist einer der bekanntesten Erreger der Serotyp E. coli O157, der im Rahmen einer Massenerkrankung im Jahr 1982 in den USA als Auslöser identifiziert werden konnte. Seltener werden auch Infektionen mit Shigellen oder Streptococcus pneumoniae gefunden. Bei Kindern ist das infektionsassoziierte HUS mit > 90 % der Hauptgrund für ein akutes Nierenversagen.

Es wird unterschieden zwischen einem „typischen" infektionsassoziiertem HUS sowie dem atypischen HUS anderer Genese bzw. auch anderer thrombotischer Mikroangiopathien.

Tab. 3 Ursachen/Auslöser eines hämolytisch-urämischen Syndroms

Infektiös	Shiga-Toxin produzierende E. coli (enterohämorragische E. coli), Shigellen, HIV, Streptokokkus pneumoniae
Medikamentös	Immunsuppressiva (Tacrolimus, Ciclosporin), Clopidogrel, Ticlopidin, Chemotherapeutika (Cisplatin, Bleomycin, Gemcitabin)
Schwangerschaft	
Allogene Stammzelltransplantation	
Idiopathisch/angeboren	ADAM-TS13-Defizienz Mutationen der Komplementfaktoren Diacylglycerolkinase E (DGKE) Genmutation Cobalamin-Stoffwechseldefekt

Das typische HUS resultierend aus Infektionen spielt bei Erwachsenen nur eine untergeordnete Rolle, teilweise können Medikamente oder genetische Ursachen nachgewiesen werden, welche dann die Diagnose einer thrombotischen Mikroangiopathie definieren. Häufig bleibt die Genese allerdings unklar, Details sind in Tab. 3 dargestellt.

Pathogenese

Im Fall des infektiösen HUS kommt es zu einer Aufnahme und Dissemination von Toxinen, die konsekutiv zu einer Schädigung des Gefäßendothels führen. Diese Gefäßschädigung führt zu Okklusionen und einer thrombotischen Mikroangiopathie insbesondere in der Niere, je nach Unterart des produzierten Toxins unterscheiden sich aber die klinische Präsentation und die Prognose des Patienten.

In der Pathogenese des atypischen HUS spielt eine von-Willebrand-Faktor spaltende Protease ADAM-TS13 eine Rolle, die normalerweise den Abbau von Multimeren des von-Willebrand-Faktors induziert. Bei genetischen Formen des HUS konnte ein Mangel dieser Protease nachgewiesen werden, die bei erworbenen Formen von den auslösenden Faktoren beeinflusst werden. Beschrieben sind z. B. Antikörper gegen diese Protease, welche konsekutiv zur Akkumulation der genannten Multimere mit Thrombozytenaggregation, Okklusion der kleinen Kapillaren und Schädigung des Gewebes führen. Hieraus ergibt sich das Bild einer immunvermittelten thrombisch-thrombozytopenischen Purpura (TTP). Je nach betroffenem Organ zeigt sich die Erkrankung in unterschiedlicher Ausprägung. In Abgrenzung zum atypischen HUS sind die ADAMTS13 Spiegel beim typischen HUS normal.

Klinische Präsentation

Bedingt durch die Pathogenese der Erkrankung präsentieren sich die Patienten oft oligosymptomatisch (Tab. 4). Beim klassischen HUS besteht eine Einschränkung der Nieren-

Tab. 4 Symptome bei HUS

Organsystem	Symptome
Neurologisch	Somnolenz, Krampfanfälle
Hämatologisch	Thrombopenie, Anämie
Renal	Akutes Nierenversagen
Weitere betroffene Organe	Herz, Pankreas, Muskulatur, Darm

funktion bis hin zum Nierenversagen sowie laborchemisch eine ausgeprägte Thrombopenie und Anämie bei Coombs-negativer Hämolyse. Insbesondere bei atypischen Präsentationen finden sich neurologische Beeinträchtigungen, hier sind Bewusstseinsstörung oder Krampfanfälle möglich. Neben diesen typischen Symptomen können auch andere Organe durch die Mikroangiopathie betroffen sein; zu nennen sind das Herz, der Darm oder die Muskulatur.

Vorausgehend findet man die Symptome des gastrointestinalen Infektes mit Durchfällen und krampfartigen Bauchschmerzen. Fieber besteht nur in 30 % der Fälle, bei bis zu 50 % kommt es zusätzlich zu Übelkeit und Erbrechen.

Diagnose
Die Diagnose des klassischen HUS bei Kindern kann aus der typischen Anamnese mit Diarrhö in Kombination mit einer Thrombopenie und Erhöhung der renalen Retentionsparameter gestellt werden. Aufgrund der Zerstörung von Erythrozyten wird die Diagnose durch den Nachweis von Hämolyseparametern wie LDH-Erhöhung und Haptoglobinerniedrigung sowie von Fragmentozyten im peripheren Blutausstrich bestätigt. Der Blutausstrich zur Beurteilung der Fragmentozyten ist als absolute Notfalluntersuchung zu sehen und sollte jederzeit auch zu ungünstigen Uhrzeiten durchgeführt werden.

Weitere spezifische Laborparameter sind in der Akutsituation nicht verfügbar; zur Einordnung der Erkrankung sollte bei hochgradigem Verdacht eine Bestimmung der ADAM-TS13-Protease erfolgen. Wichtig ist die Asservierung von Citratblut vor einer möglichen therapeutischen Plasmapherese. Hierüber kann, wenn auch meist nicht zeitnah, eine weitgehende Diagnosesicherung erfolgen. Differenzialdiagnostisch ist eine Sepsis mit disseminierter intravasaler Gerinnung zu erwägen.

Wichtig insbesondere für die Therapie ist die Abgrenzung des typischen vom atpischen HUS, da bei unterschiedlicher Pathogenese sich differenzierte Therapien ergeben. Zur Beurteilung der Wahrscheinlichkeit der Diagnose einer ADAMS-TS13 bedingten Mikroangiopathie wurde in der Literatur 2017 der PLASMIC Score vorgestellt (Bendapudi et al. 2017) Maßgebliche Laborwerte sollten die der ersten 72 Stunden sein, spätere Proben sind nicht evaluiert. Je höher

Tab. 5 PLASMIC-Score zur Abschätzung des Risikos einer thrombotischen Mikroangiopathie. (Benapudi et al. 2017)

Thrombozytenzahl < 30.000/µl	1
Hämolyse Retikulozyten > 2,5 % *oder* Haptoglobin nicht nachweisbar *oder* indirektes Bilirubin > 2,0 mg/dl (34,2 µmol/l)	1
Keine aktive Tumorerkrankung Keine Behandlung einer Tumorerkrankung innerhalb des letzten Jahrs	1
Keine Solide Organ- oder Stammzelltransplantation in der Anamnese	1
Mittleres Erythrozytenvolumen (MCV) < 90 fl	1
International Normalized Ratio (INR) < 1,5	1
Serumkreatinin < 2,0 mg/dl (176,8 µmol/l)	1

der Score desto höher die Wahrscheinlichkeit einer thrombotischen Mikroangiopathie. Siehe Tab. 5
Auswertung PLASMIC-Score:

Score 0–4	Geringes Risiko (0–4 %)
5	Intermediäres Risiko (5–25 %)
6 und höher	Hohes Risiko (62–82 %)

Therapie
Typisches HUS:
Bei Kindern mit HUS sollte die klassische Therapie eines akuten Nierenversagens mit Volumenkontrolle, Blutdruckeinstellung sowie Elektrolytausgleich erfolgen. Die Gabe von Thrombozytenkonzentraten sollte nur im Notfall einer akuten Blutungssituation durchgeführt werden, da nicht mit einem langfristigen Anstieg der Thrombozyten zu rechnen ist. Bluttransfusionen bei ausgeprägter Anämie sind jedoch meist unausweichlich. Eine antibiotische Therapie ist auch bei infektassoziierter Erkrankung derzeit sehr umstritten, da diese Therapie mit einem schlechteren Outcome, sowohl was Überleben als auch Erhalt der Nierenfunktion angeht, assoziiert wird. (Fakhouri et al. 2017) Erklärt wird dies experimentell mit einer zunehmenden Freisetzung von bakteriellen Bestandteilen bzw. Toxinen in die Darmmukosa, die hierüber eine vermehrte Wirkung aufweisen können. Beobachtungen aus der Epidemie 2011 konnten diese These nicht stützen, es ergaben sich im Gegenteil Hinweise auf einem möglichen Vorteil beim Einsatz von Fluorchinolonen, da diese im Gegensatz zu Betalaktamantibiotika nicht resistent waren.

Insgesamt wird prinzipiell bei Nachweis von Shigatoxinen eine reine supportive Therapie befürwortet.
Bei der Verdachtsdiagnose eine thrombotischen Mikroangiopathie im Sinne einer Thrombotisch-thromozytopenischen Purpura mit Veränderungen der ADAMTS-13 Protease ist hingegen klar eine Plasmapherese Therapie der Wahl, diese sollte in den ersten 4–8 Stunden erfolgen (Zheng et al. 2004).

Bei atypischem HUS ist mittlerweile der Komplement-Inhibitor Eculizumab, ein monoklonaler Antikörper gegen C5 als therapeutische Option verfügbar. (Legendre et al. 2013) Aufgrund der Komplementhemmung ist zwingend eine Impfung gegen die Erreger vorgesehen, welche Komplementvermittelt durch das Immunsystem bekämpft werden, in der Zulassung somit die Meningokokken Impfung. Auch eine Pneumokokken und Hämophilus-Influenza Impfung sollte erwogen werden. Bestehen in der Akutphase Bedenken bezüglich der Effektivität der Impfung und zur Überbrückung der Zeit bis zur Wirkung kann eine antibiotische Prophlaxe eingenommen werden.

Prognose
Je nach Ursache der Erkrankung ergibt sich eine unterschiedliche Prognose sowohl bezüglich des Überlebens als auch der Nierenfunktion bzw. weiterer Organmanifestationen. Das typische HUS weist eine bessere Prognose als die atypischen Formen auf.

Bei Kindern mit typischem HUS ist zunächst bei bis zu 2/3 der Fälle mit einer zumindest temporären Dialysepflichtigkeit zu rechnen. Bezüglich einer bleibenden terminalen Niereninsuffizienz wird das Risiko in Studien bei 12 % angegeben, mit zusätzlich bis zu 25 % fortbestehender Nierenfunktionseinschränkung (Scheiring et al. 2010). Während der Epidemie in Deutschland 2011 lag die Mortalität der HUS-erkrankten Personen bei 4,1 % (RKI 2011).
Patienten mit atypischen HUS und z. B. angeborenem Mangel der ADAM-TS13-Metalloprotease haben ein hohes Rezidivrisiko. Experimentelle Therapien wie die Durchführung einer Nieren- oder auch Lebertransplantation konnten bisher ihre Effektivität nicht endgültig beweisen.

Beispiel
Übernahme einer 54-jährigen Patientin aus einem peripheren Krankenhaus, Verlegung wegen zunehmender Vigilanzminderung und Verdacht auf Sepsis. Bei Ankunft zeigt sich die Patientin somnolent und ohne eindeutigen Infektfokus, anamnestisch hatte eine Diarrhö in der Vorwoche bestanden. Die Laborwerte bei Übernahme zeigen eine deutliche Thrombopenie von 14/nl, eine Anämie, Kreatininerhöhung, Troponin- und LDH-Erhöhung sowie Erhöhung der Leberparameter. Bei Verdacht auf HUS wurden 43 ‰ Fragmentozyten nachgewiesen und eine sofortige Plasmaseparation begonnen. Obwohl diese bereits 3 h nach Übernahme durchgeführt wurde, verschlechterte sich der Zustand der Patientin zunehmend; es erfolgte eine Schutzintubation. Im Verlauf der nächsten Stunden dann kardiale Instabilität mit Asystolie 9 h nach Übernahme. Zunächst konnte eine erfolgreiche Reanimation stattfinden, 11 h nach Übernahme dann Tod im Multiorganversagen.

2 Virale Infektionen

2.1 Influenza

Epidemiologie
Infektionen mit dem Influenzavirus unterliegen einer saisonalen Schwankung. In Mitteleuropa kommt es alljährlich im Winter zu einem Anstieg der Infektionen. Besonders gefährdet sind Patienten mit Herzerkrankungen, Lungenerkrankungen, Immunsuppression, hohem sowie sehr jungem Alter (Säuglinge). In Deutschland wird die Zahl der jährlichen Todesfälle, die mit Influenza assoziiert sind, auf etwa 13.000 geschätzt. Noch höhere Zahlen finden sich in Jahren, in denen neue Virustypen zirkulieren, gegen die nur eine geringe Kreuzimmunität besteht.

Neben der saisonalen Influenza treten immer wieder neue Virusstämme auf, die von tierischen Wirten auf den Menschen übergreifen. Bekannte Wirte für das Influenza-A-Virus sind Vögel, Schweine, Pferde sowie kleinere Säugetiere. Gelegentlich kommt es zur Vermischung von humanen mit tierspezifischen Virusstämmen, sodass neue Antigene in die Zirkulation eintreten (sog. Antigen-Shift). Sofern sich diese Stämme durch Anpassungen von Mensch zu Mensch übertragen lassen, besteht die Gefahr einer Epidemie oder Pandemie, da für diese Virusstämme kaum Immunität vorhanden ist. In den letzten Jahren wurde zunächst die aviäre Influenza, seit 2009 die „Schweinegrippe" als Pandemierisiko eminent (H1N1). Weder der derzeitigen aviären Influenza noch anderen neuen Virusstämmen ist der Sprung zur weitverbreiteten Mensch-zu-Mensch Übertragung bisher jedoch gelungen, Übertragungen vom Tier auf den Menschen passieren jedoch regelmäßig, sodass das Risiko hoch bleibt, eine erneute Pandemie zu erleben.

Im Nachgang zur COVID-19 Pneumonie kam es zu Änderungen in der Influenza Verbreitung, insbesondere durch die Kontaktbeschränkungen und individuellen Schutzmaßnahmen, sodass eine Influenza-Welle 2020/2021 und 2021/2022 fast vollständig ausblieb. Die Saison 2022/2023 bot daher eine deutlich höhere Fallzahl, welche trotz intensivierter Impfraten auch eine höhere Morbidität nach sich zog.

H1N1
Im Jahr 2009 trat letztmals im Rahmen eines Antigen-Shifts eine neue Grippevariante in die Zirkulation ein. Aufgrund fehlender Immunität entwickelte sich hieraus eine weltweite Pandemie mit insgesamt geringer Mortalität, die höchste Warnstufe der World Health Organization wurde ausgerufen und konnte im August 2010 wieder aufgehoben werden. Im Rahmen dieser neuen Influenza zeigten sich andere Risikofaktoren im Vergleich zur saisonalen Influenza, die mit einer erhöhten Mortalität einhergehen.

So sind jüngere Personen, Schwangere sowie Übergewichtige besonders gefährdet. In einer kanadischen Studie lag das Durchschnittsalter der Personen, die intensivmedizinisch betreut werden mussten, bei 32 Jahren, die 90-Tage-Mortalität bei 17,3 %, die Rate der invasiven Beatmung bei 81 %. Ähnliche Zahlen wurden auch aus anderen Regionen gemeldet (Kumar et al. 2009).

Klinik
Die klassische Präsentation einer Influenza stellen plötzlicher Krankheitsbeginn, hohes Fieber, schwere Allgemeinsymptome (Kopfschmerzen, Muskelschmerzen) sowie respiratorische Beschwerden wie Husten, Schnupfen und Heiserkeit dar. Die wichtigste Komplikation ist die Pneumonie, je nach Virustyp dominiert die Influenzapneumonie oder eine bakterielle Superinfektionen. Bei respiratorischem Versagen kann eine Intensivtherapie notwendig sein. Bei Infektionen durch H1N1 sind diese Komplikationen zwar selten, jedoch häufiger bei jüngeren Menschen aufgetreten. Primäre Influenzapneumonien waren zu ca. 66 % Ursache des respiratorischen Versagens.

Diagnostik
Bei wachen, kooperationsfähigen Patienten kann der Nachweis des Virus aus Rachenspülwasser durchgeführt werden. Alternativ kann ein hoher Nasen-Rachen-Abstrich durchgeführt werden. Hierzu stehen verschiedene Schnelltests zur Verfügung, die jedoch bei einer Sensitivität zwischen 40 % und 80 % den Ausschluss einer Influenza nur eingeschränkt ermöglichen. Insbesondere bei niedriger Viruslast versagen diese Tests. Eine sensitivere Methode ist der Nachweis mittels Nukleinsäureamplifikation, die mittlerweile großflächiger zur Verfügung steht und auch zwischen Influenza A und B unterscheiden kann.

Beim intubierten Patienten kann die Diagnostik aus einer bronchoalveolären Lavage durchgeführt werden, jedoch kann auch hier Rachenspülwasser oder Trachealsekret verwendet werden.

> Bei einem Direktnachweis der klassischen Influenzaerreger ist der Erkrankungsfall meldepflichtig nach § 7 Infektionsschutzgesetz, zudem der Tod bei H1N1-Infektion.

Therapie
Antivirale Substanzen gegen Influenza A und B sind Neuraminidasehemmer wie Oseltamivir und Zanamivir, gegen Influenza A auch Amantadin und Rimantadin. Aufgrund einer schnellen Resistenzentwicklung gegen Letztgenannte wird der Einsatz nur bei fehlender Verfügbarkeit von Neuraminidasehemmern empfohlen.

Oseltamivir ist nur oral verfügbar, scheint aber bei Intensivpatienten in einer Dosierung von 2 × 75 mg Oseltamivir ausreichende therapeutische Spiegel zu erreichen, wie aktuelle pharmakokinetische Studien u. a. auch bei Patienten mit extrakorporaler Membranoxygenierung darlegen.

Zanamivir ist seit 2019 in der EU als intravenöse Therapie zugelassen und verfügbar, schon lange war die inhalative Therapie möglich, wenn auch bei invasiv beatmeten Patienten weiterhin nicht evaluiert. Eine Wirksamkeit für beide Substanzen ist bei Einsatz innerhalb der ersten 48 h nach Symptombeginn nachgewiesen, sodass bei begründetem Verdacht mit entsprechender Exposition eines Risikopatienten die Therapie auch kalkuliert begonnen werden sollte. Hierdurch kann eine Reduktion der Krankheitsdauer erreicht werden; der Nachweis der Reduktion von schweren Verläufen unter Therapie wird in einer aktuellen Metaanalyse bestätigt (Muthuri et al. 2013). Im Fall einer verspäteten Diagnose einer Influenzainfektion bei einem kritisch kranken Patienten sollte eine Therapie auch noch später als 48 h nach Symptombeginn durchgeführt werden. Bei schweren Verläufen mit respiratorischer Insuffizienz sollte immer eine Kombinationstherapie mit einer antibiotischen Therapie erfolgen, insbesondere Staph. aureus Pneumonien treten bei Influenza gehäuft auf. Häufig kommt es erst im Verlauf zu sekundären bakteriellen Komplikationen, welche mit einer hohen Mortalität assoziiert sind. Die Details der medikamentösen Therapie zeigt Tab. 6.

Peramivir, ein intravenöser Neuraminidasehemmer, konnte bei unkompliziertem Verlauf in Studien die Nichtunterlegenheit gegenüber Oseltamivir zeigen, die Studie bei hospitalisierten Patienten zeigte jedoch keinen Nutzen im Vergleich zu Placebo, sodass ein Einsatz nicht empfohlen ist (De Jong 2014). Eine weitere neue orale Substanz Baloxavir marboxil ist in der EU zugelassen, allerdings nur für unkomplizierte Influenza Verläufe und somit in der Intensivmedizin derzeit nicht von Bedeutung.

Resistenzen gegen Neuraminidasehemmer wurden beobachtet, sodass wie bei konventionellen Antibiotika der Einsatz rational und zeitlich begrenzt erfolgen sollte. Die normale Therapiedauer liegt bei 5 Tagen, kann in schweren Fällen aber verlängert werden.

Nebenwirkungen der Therapie sind meist gering und betreffen v. a. den Gastrointestinaltrakt.

Bei primär respiratorischem Versagen aufgrund einer Influenzapneumonie sollten alternative Oxygenierungsstrategien wie extrakorporale Membranoxygenierungen in Betracht gezogen werden, da diese z. B. im Rahmen der Pandemie von H1N1 erfolgreich eingesetzt werden konnten (Zangrillo et al. 2013).

Prävention
Jedes Jahr wird ein neuer Impfstoff gegen die saisonale Influenza im Herbst zur Verfügung gestellt. Aufgrund der

Tab. 6 Medikamentöse Therapiemöglichkeiten bei Influenza

Medikament	Dosierung Kinder	Erwachsene	Besonderheiten
Amantadin	5 mg/kg KG bis 150 mg in 2 Dosen	2 × 100 mg	Nur oral verfügbar Schnelle Resistenzentwicklung Wirkung nur gegen Influenza A
Oseltamivir	2 × 2 mg/kg KG bis 40 kg, sonst 2 × 75 mg	2 × 75 mg	Nur oral verfügbar, Reduktion der Dosis bei Niereninsuffizienz/CVVH
Zanamivir	Seit 2019 in Deutschland zugelassen	2 × 600 mg i. v. 2 × 10 mg inhalativ	Intravenös und inhalativ verfügbar, Therapiedauer 5–10 Tage
Peramivir	EU Zulassung widerrufen	1 × 600 mg	Ggf. verlängerte Therapiedauer bis 5 Tage, in Studien kein eindeutiger Nutzen bei hospitaliserten Patienten
Baloxavir marboxil	EU Zulassung, in Deutschland nicht vertrieben	1 × 40 bzw. 80 mg	Unkomplizierte Influenza

Kinetik der Impfantwort sollte die Impfung möglichst im Oktober/November stattfinden. Im Umfeld des Gesundheitswesens dient die Impfung nicht primär dem Schutz des Personals, sondern soll die Infektion Gefährdeter verhindern. Dies sollte sowohl dem ärztlichen als auch dem pflegerischen Personal vermittelt werden, um einer geringen Impfrate zu begegnen.

Sollte es zur Exposition mit infektiösem Material kommen, so kann eine medikamentöse Prophylaxe mit Oseltamivir durchgeführt werden; dies sollte jedoch gegen die möglichen Nebenwirkungen abgewogen werden.

Bei nachgewiesener Influenzainfektion muss eine Isolation des Patienten erfolgen, möglichst sollte eine eigene Belüftung zur Verfügung stehen. Der individuelle Schutz sollte in Form von Schutzkittel, Atemmaske und Handschuhen erfolgen. Bei Influenzastämmen, die ein Pandemierisiko beinhalten, sollte eine Atemmaske der Schutzklasse FFP3 verwendet werden. Die Versorgung des Patienten sollte möglichst nur durch geimpftes Personal erfolgen. Die Infektiosität eines Patienten besteht in der Regel bis zu 7 Tage nach Erkrankungsbeginn, jedoch sind bei Immunsupprimierten auch längere Virusausscheidungen beobachtet worden.

2.2 Varizella zoster

Epidemiologie
Während die Varizelleninfektion bei Kindern meist ohne Komplikationen verläuft, kann die Erstinfektion im Erwachsenenalter zu schwerwiegenden Komplikationen führen. Vermutlich 3–5 % aller Erwachsenen bis 40 Jahre besitzen keine Immunität. Für den Intensivmediziner sind die zerebralen Beteiligungen mit Enzephalitis, aber auch die Varizellenpneumonie von Bedeutung, die mit hoher Frequenz zur Beatmungspflicht führt und bei bis zu 20 % der Erwachsenen auftritt. Als Risikofaktoren für eine Varizellen-Pneumonie konnten männliches Geschlecht, Immunsuppression sowie Nikotinkonsum in mehreren Studien identifiziert werden (Jones et al. 2001). Seit Einführung der Impfung in Deutschland im Jahr 2004 haben sowohl die Infektionen insgesamt als auch die mit komplikativem Verlauf deutlich abgenommen. (RKI, Infektionsepidemiologisches Jahrbuch meldepflichtiger Krankheiten für 2019 (rki.de)). Abfrage 15.03.2023).

Erreger
Das Varizella-zoster-Virus gehört zur Gruppe der Herpesviren und wird auch als humanes Herpesvirus 3 (HHV3) bezeichnet. Das Virus ist doppelsträngig, membranumhüllt und sehr eng mit dem Herpes-simplex-Virus verwandt.

Diagnose
Wichtiges Instrument in der Diagnose der Varizelleninfektion ist eine genaue Anamnese, in der eine fehlende Varizelleninfektion in der Kindheit erfragt werden muss, zudem sollte der Kontakt zu erkrankten Kindern erfragt werden, da das Virus eine sehr hohe Kontagiösität aufweist. Die zweite Komponente stellt die körperliche Untersuchung dar, bei der ein makulopapulöses bis vesikuläres Exanthem Anlass zur spezifischen Diagnostik geben sollte, allerdings in der Regel mehrere Tage vor den pneumonischen Veränderungen auftritt. Die Kombination einer Pneumonie mit virustypischen Veränderungen in der Bildgebung der Lunge (noduläre Veränderungen sowie Zeichen der interstitiellen Pneumonie) sowie Virusnachweis z. B. mittels Nukleinsäureamplifikation aus einer bronchoalveolären Lavage (oder auch Liquor bei Verdacht auf Enzephalitis) sichern die Diagnose. Die serologische Antwort ist in der akuten Phase der Erkrankung meist nicht schnell genug, der Nachweis spezifischer IgG kann jedoch eine vorangegangene Varizelleninfektion anzeigen und somit die Erstinfektion und eine dadurch bedingte Pneumonie unwahrscheinlich machen. Allerdings sind insbesondere bei Immunsupprimierten auch Reaktivierungen in Form eines Herpes Zoster mit Enzephalitis beschrieben, sodass dies differenzialdiagnostisch beachtet werden muss

> Die rasche Diagnose gelingt mit Nachweis der Hautveränderungen sowie einer genauen Anamnese.

Therapie
Die Therapie der komplizierten Varizelleninfektion im Erwachsenenalter sollte mit **Aciclovir** erfolgen, die **intravenöse Therapie wird mit 5–10 mg/kg KG über 7–10 Tage** verabreicht. Die Datenlage bezüglich einer zusätzlichen Gabe von Kortikosteroiden ist widersprüchlich, mehrere retrospektive Studien konnten eine schnellere Verbesserung der Beatmungsparameter zeigen, während andere Studien keinen Vorteil nachweisen konnten (Adhami et al. 2006; Mer und Richards 1998). Die Entscheidung sollte daher situativ erfolgen. Bei immunsupprimierten Personen sollte die Gabe von Varizella-zoster-Immunglobulinen erwogen werden, dies gilt auch für schwer erkrankte Erwachsene in der Frühphase. Randomisierte Studien liegen hierzu jedoch nicht vor. Die Gabe von Acetylsalicylsäure ist aufgrund der Gefahr eines Reye-Syndroms nicht empfohlen.

Prognose
Die Mortalität der Varizellen Pneumonie ist in älteren Studien mit 10 bis 30 Prozent beschrieben, bei Notwendigkeit einer invasiven Beatmung allerdings auch bis zu 50 Prozent. Insgesamt fehlen allerdings neuere Studiendaten, die Fortschritte in der Intensivmedizin lassen hier derzeit eine niedrigere Mortalität erwarten.

Prävention
Die Impfung von seronegativen Personen ist die beste Methode, die Erkrankung im Erwachsenenalter zu verhindern. Bei Patienten mit Varizellenpneumonie ist eine Isolierung zur Vermeidung von nosokomialen Infektionen unter Beachtung der Luftführung der Klimaanlage empfohlen; insbesondere sollte sichergestellt werden, dass nur Personen mit nachgewiesener Immunität die Behandlung übernehmen, da die Kontagiosität sehr hoch ist. Zudem sollten bei direktem Kontakt mit dem Patienten Schutzhandschuhe getragen werden, da nosokomiale Epidemien beschrieben und immunsupprimierte Patienten besonders gefährdet sind. Postexpositionell sollte bei diesen Patienten die Gabe von Varizella-zoster-Immunglobinen erfolgen.

2.3 Zytomegalovirus (CMV)

Zytomegalovirus (CMV), das größte Virus, das Menschen infizieren kann, gehört zur Betaherpesgruppe. Die CMV-Primärinfektion verläuft meistens asymptomatisch, wobei bei jungen Erwachsenen ein mononukleoseähnliches Krankheitsbild beobachtet werden kann. Die Prävalenz der Infektion in der allgemeinen Bevölkerung wird auf 60–70 % in den westlichen Ländern und bis 100 % in einigen Gebieten von Afrika geschätzt.

Sowohl die Primärinfektion als auch die Reaktivierung aus der latenten Infektion können bei Patienten mit zellulärer Immundefizienz zu schweren klinischen Manifestationen führen. In den ersten Monaten nach Organtransplantation weist die CMV-Pneumonie eine hohe Mortalität auf (Fishman 2007). Bei Patienten mit fortgeschrittener und unbehandelter HIV-Infektion stehen dagegen CMV-Retinitis, Darm- und Zentralnervensystembefall als Krankheitsmanifestationen im Vordergrund.

Erreger
Das CMV-Genom besteht aus einer linearen doppelsträngigen DNA. Die 230 vom Virus kodierten Proteine dienen sehr unterschiedlichen Zwecken, zur Virusaufnahme in die Zellen, zur viralen Replikation, zur Downregulierung des menschlichen Immunsystems und Latenzbildung. Im Gegensatz zu γ-Herpesviren (Epstein-Barr-, humanes Herpesvirus 8) besteht für CMV kein Hinweis auf ein onkogenes Potenzial, da CMV in vitro weder Zellen immortalisieren noch die DNA-Proliferation stimulieren kann.

Klinik
Die klinische Manifestation der CMV-Infektion hängt v. a. vom Schweregrad der Immundefizienz ab. Vor einem spezifischen Organbefall können über Tage oder Wochen Abgeschlagenheit, Fieber, leichte Anämie, Thrombozytopenie und Erhöhung der Transaminasen im Vordergrund stehen.

Akute CMV-Infektion
Die Primärinfektion im frühen Erwachsenenalter kann wie eine Mononukleose mit Fieber, Halsschmerzen, Lymphadenopathien, Splenomegalie, Lymphozytose im peripheren Blutbild und Erhöhung der Lebertransaminasen verlaufen. Beim immunkompetenten Individuum sind interstitielle Pneumonie, schwere Hepatitis, Meningoenzephalitis, Guillain-Barré-Syndrom, Myokarditis und hämolytische Anämie seltene Komplikationen.

CMV-Infektion und HIV
In der Ära der kombinierten antiretroviralen Therapie ist eine schwere Reaktivierung der CMV-Infektion selten geworden. Diese opportunistische Infektion tritt typischerweise als späte Komplikation von Aids bei einer CD4-Zellzahl < 100/μl, nach einer oder mehreren vorhergehenden opportunistischen Infektionen auf. Am häufigsten klagen die Patienten über progressiven Visusverlust wegen einer nekrotisierenden Retinitis. In der Frühphase beobachtet man im Augenfundus weißliche Infiltrate mit oder ohne Hämorrhagie v. a. in der peripheren Retina. Ohne CMV-spezifische Behandlung führt die Infektion zur progressiven Destruktion der Retina mit irreversiblem Visusverlust. In-

teressanterweise kann auch beim asymptomatischen HIV-infizierten Patienten mit CD4 < 100/µl wenige Wochen nach Beginn einer antiretroviralen Therapie eine Visusverschlechterung eintreten. Es handelt sich dabei um ein sog. inflammatorisches Immunrekonstitutionssyndrom (IRIS) mit Retinitis und Vitritis von unterschiedlichem Schweregrad. Pathophysiologisch handelt es sich um einen beginnenden, häufig kaum erkennbaren CMV-Befall der Retina. Wegen der raschen Verbesserung der CMV-spezifischen Immunantwort unter antiretroviraler Behandlung kommt es zu einer starken lokalen Entzündungsreaktion. Zur Behandlung dieses Syndroms kommen sowohl antivirale Substanzen als auch Steroide zum Einsatz.

Eine weitere charakteristische CMV-Manifestation bei Patienten mit Aids ist die Polyradikulopathie. Typisch ist eine aszendierende Schwäche der unteren Extremitäten mit Verlust der Sehnenreflexe und später der Blasen- und Darmkontrolle. In 1–6 Wochen tritt eine zunehmende schlaffe Paralyse auf.

Die CMV-Enzephalitis, mit charakteristischem periventrikulärem Befall in der zerebralen Magnetresonanz, war häufig eine präterminale Aids-Manifestation vor der Zeit der kombinierten antiretroviralen Therapie. CMV kann ebenfalls den ganzen Gastrointestinaltrakt involvieren. Aids-Patienten können sowohl eine Dysphagie wegen Ösophagusulzera wie auch eine explosive wässrige bis blutige Diarrhö wegen des Kolonbefalls entwickeln.

CMV-Infektion nach Transplantation

Die immunsuppressive Therapie bei hämatopoietischer Stammzelltransplantation (HSCT) oder nach Organtransplantation geht mit dem Risiko einer schweren CMV-Infektion einher. Gleichzeitig erhöht eine aktive CMV-Infektion das Risiko der Organabstoßung.

Die Intensität der Immunsuppression bestimmt den Schweregrad der CMV-Infektion. Medikamente wie Ciclosporin und Azathioprin können auch als Monotherapie zu einer CMV-Reaktivierung führen, wobei Azathioprin in Kombination mit hoch dosierten Steroiden das Risiko wesentlich erhöht. Die Anwendung vom OKT3-Antiserum zur Behandlung der Organabstoßung kann ebenfalls zu einer schweren CMV-Krankheit führen. Seronegative Organempfänger können die CMV-Infektion durch die Organspende akquirieren und haben dann das höchste Risiko einer CMV-Erkrankung. Bei allogener HSCT haben dagegen die seropositiven Empfänger bei seronegativem Spender das höchste Risiko einer lebensbedrohlichen CMV-Erkrankung. Unabhängig vom Serostatus des Spenders kann es beim CMV-seropositiven Empfänger wegen der Immunsuppression zu einer klinisch manifesten CMV-Reaktivierung kommen.

Eine CMV-Pneumonie in den ersten 4 Monaten nach HSTC ist mit einer höheren Mortalität als nach einer Nierentransplantation behaftet. Dabei könnte eine gleichzeitig auftretende Graft-versus-host-Reaktion zur Schwere des Krankheitsbildes beitragen. Die CMV Krankheit trägt ebenfalls zur Morbidität in den ersten 14 Wochen nach Lebertransplantation, v. a. beim seropositiven Spender, bei. Klinisch dominieren hohes und andauerndes Fieber, erhöhte Leberenzyme und Hyperbilirubinämie. Die Leberbiopsie ist die einzige sichere diagnostische Methode, um zwischen CMV-Infektion und Abstoßungsreaktion zu unterscheiden und um eine korrekte sowie organrettende Therapie einzuleiten.

Nach Nierentransplantation ist die CMV-Infektion meistens weniger schwerwiegend als nach Lebertransplantation. Im Gegensatz zur häufig asymptomatischen Reaktivierung beim CMV-seropositiven Nierenempfänger führt die Primärinfektion beim seronegativen Empfänger und positiven Spender zu Fieber, Myalgien, Arthralgien, Hepatosplenomegalie, Leukopenie, Lymphozytose und atypischen Lymphozyten.

Diagnose

Bei der akuten Infektion kann man spezifische IgM-Antikörper mit einem ELISA-Test nachweisen. Diese können aber zusammen mit dem später auftretenden IgG-Antikörper Monate oder sogar Jahre persistieren. Es ist darum bei der Interpretation der CMV-Serologie bei einem unklaren Krankheitsbild immer Vorsicht geboten. Die Detektion von pp65-Antigen in Granulozyten mit monoklonalen Antikörpern war für Jahre eine wichtige Grundlage der CMV-Diagnostik.

Die Mehrheit der klinischen Laboratorien bietet heute eine quantitative molekularbiologische Diagnostik, basierend auf der Technologie der Polymerasekettenreaktion (PCR). Eine positive PCR im Liquor ist ein starker Hinweis auf einen CMV-Befall des zentralen Nervensystems. Die positive PCR im EDTA-Blut ist dagegen in Abwesenheit einer schweren zellulären Immundefizienz, z. B. beim schwerkranken Patienten auf der Intensivpflegestation, schwieriger zu interpretieren. Dabei handelt es sich häufig um eine unspezifische CMV-Reaktivierung. Die Notwendigkeit der Behandlung mit antiviralen Substanzen ist in diesen Fällen umstritten.

Ein ähnliches diagnostisches Conundrum bietet die positive CMV-PCR in der bronchoalveolären Lavage bei Verdacht auf CMV-Pneumonie, eine selten gewordene CMV-Manifestation dank den präventiven Maßnahmen bei transplantierten Patienten. Die spezifischste, aber wenig sensitive diagnostische Methode ist die Histologie.

Das Vorhandensein von aufgeblasenen Zellen mit klassischen intranukleären Inklusionen im Gewebe gilt als Goldstandard in der Diagnose der klinisch signifikanten CMV-Infektion.

Therapie

Zur Behandlung der schweren CMV-Infektionen können verschiedene antivirale Substanzen eingesetzt werden, die in

Tab. 7 Antivirale Therapie der CMV-Infektion

Medikament	Substanz	Induktionstherapie* (erste 2–3 Wochen)	Erhaltungstherapie*
Ganciclovir	Guanosinanalog (Nukleosid)	5 mg/kg KG, 2× täglich i. v.	5 mg/kg KG, 1× täglich
Valganciclovir	Valinester von Ganciclovir	900 mg, 2× täglich p. o.	900 mg (2 Tbl.), 1× täglich
Cidofovir	Cytosinanalog (Nukleotid)	5 mg/kg KG, 1× pro Woche i. v.	5 mg/kg KG, 1× alle 2 Wochen
Foscarnet	Pyrophosphatanalog	90 mg/kg KG, 2× täglich i. v. (über mindestens 2 h)	90–120 mg/kg, 1× täglich
Maribavir	Benzimidazol-Derivat	400 mg, 2× täglich p. o.	400 mg, 2× täglich p. o.

*Die Dosierung muss bei Niereninsuffizienz angepasst werden. Cidofovir ist bei Niereninsuffizienz kontraindiziert

Tab. 6 mit entsprechendem Dosierungsschema präsentiert werden. Wenn die CMV-Krankheit bei Patienten mit fortgeschrittener HIV-Infektion oder nach Organtransplantation diagnostiziert wird, ist die Indikation der Behandlung immer gegeben (Tab. 7). Bei immunkompetenten Patienten ist der Schweregrad des Verlaufs für den möglichen Einsatz antiviraler Substanzen bestimmend (Kotton 2019).

Ganciclovir ist aktiv gegen alle Herpesviren und wird als Mittel der 1. Wahl in der Behandlung der CMV-Infektion eingesetzt. Für die Aktivierung braucht es einen ersten Phosphorylierungsschritt durch ein Virusenzym, das vom UL97-Gen kodiert wird. Ganciclovirmonophosphat wird dann durch menschliche Enzyme zum Triphosphat umgewandelt. Eine Mutation im CMV UL97-Gen oder seltener im DNA-Polymerasegen UL54, führt zur Ganciclovirresistenz, die nach längerer oder wiederholter Behandlung von immunkompromittierten Patienten beobachtet wird.

Valganciclovir ist der Valinesther von Ganciclovir. Es ist durch eine gute orale Bioverfügbarkeit charakterisiert (ca. 68 %) und hat Ganciclovir v. in der Erhaltungstherapie weitgehend ersetzt. Häufigste Nebenwirkungen von Ganciclovir und Valganciclovir sind Neutropenie und Thrombozytopenie.

Als Alternative zu Ganciclovir und Valganciclovir steht **Cidofovir** zur Verfügung. Es braucht keinen Phosphorylierungschritt durch virale Enzyme und ist darum aktiv gegen Ganciclovir-resistente CMV-Stämme. Wegen der langen intrazellulären Halbwertszeit kann Cidofovir einmal wöchentlich in der Induktionsphase (2 Wochen) und dann alle 2 Wochen verabreicht werden. Der Nierentoxizität mit irreversibler Schädigung des proximalen Tubulus kann durch Gabe von Probenecid vorgebeugt werden.

Foscarnet ein direkter Hemmer der CMV-Polymerase, ist ebenfalls gegen Ganciclovir-resistente CMV wirksam. Da in vitro eine synergistische Wirkung von Ganciclovir mit Foscarnet gezeigt wurde, kann der kombinierte Einsatz beider Substanzen bei schweren Fällen erwogen werden. Wegen der schlechten subjektiven Verträglichkeit und signifikanter Nephrotoxizität wird Foscarnet selten verschrieben.

Maribavir, ein Hemmer der CMV Kinase pUL97 (Hemmung der CMV-DNA Synthese), wurde im Jahr 2022 von der EMA für transplantierte Patienten zugelassen. Er darf bei Patienten eingesetzt werden, die auf mindestens einen der anderen verfügbaren antiviralen Substanzen (Ganciclovir, Valganciclovir, Foscarnet oder Cidofovir) therapierefraktär sind.

Die antivirale **Prophylaxe** oder **präventive Therapie** bei Nachweis von CMV-DNA im Blut kann die Inzidenz der CMV-Infektion bei transplantierten Patienten wesentlich senken. Bei hämatopoetischer Stammzelltransplantation wird heutzutage vor allem Letermovir, ein CMV-Terminase Komplex Inhibitor, eingesetzt. Nach Solidorgantransplantation, werden zum gleichen Zweck Ganciclovir i. v., Valganciclovir p.o. sowie hoch dosiertes Valacyclovir p.o. eingesetzt. Hochtitrige CMV-spezifische Immunglobuline können in der Therapie der CMV-Pneumonie verwendet werden, obwohl deren Nutzen umstritten bleibt. Die Transplantationszentren verfügen über die aktuellen Protokolle zur CMV-Prävention.

2.4 Tollwut

Tollwut ist eine virale Enzephalomyelitis, die, einmal ausgebrochen, trotz modernster Intensivbehandlung in praktisch 100 % der Fälle zum Tode führt. Aus diesem Grund ist die Prävention von höchster Bedeutung (Fooks et al. 2017).

Erreger und Epidemiologie

Das klassische Tollwutvirus, ein RNA-Virus vom Genus Lyssavirus, infiziert verschiedene Säugetiere, wobei in Europa v. a. der Hund und der Fuchs, in den USA auch Fledermäuse für die Übertragung auf den Menschen verantwortlich sind. Weltweit sterben pro Jahr zwischen 50.000 und 70.000 Menschen an der Tollwut, wobei die meisten Fälle in Indien und China vorkommen. Deutschland gilt seit 2008 als tollwutfrei. Eine Übertragung durch Organtransplantation wurde in seltenen Fällen dokumentiert.

Klinik

Der Mensch wird durch den Biss eines tollwütigen Tieres infiziert. Das Virus gelangt in periphere Nervenendigungen, von dort aus in das zentrale Nervensystem und verursacht hier eine Enzephalitis. Die Inkubationszeit der Tollwut ist, in Abhängigkeit von der Lokalisation der Wunde, unterschiedlich und beträgt zwischen wenigen Tagen und 3 Monaten. In seltenen Fällen kann die Inkubationszeit auch 1 oder mehrere Jahre dauern.

Nach einem Prodromalstadium von 2–10 Tagen mit Müdigkeit, Kopfschmerzen, Abgeschlagenheit und Fieber treten die ersten neurologischen Symptome auf. Ein Teil der Patienten klagt über Schmerzen und Parästhesien im Bereich der Wunde. Nachfolgend imponieren Hyperaktivität, Verwirrtheit, Halluzinationen und Anfälle mit Agitiertheit (Exzitationsphase). Als Ausdruck der Dysautonomie beobachtet man Hyperthermie, Tachykardie, Blutdruckschwankungen und Hypersalivation. Als klassisches Zeichen kann auch die Hydrophobie, d. h. Auftreten von schweren lokalen Spasmen beim Versuch, Wasser zu trinken, kombiniert mit Angst auftreten. Die Exzitationsphase wird von der paralytischen Phase abgelöst, bei der die Patienten zunehmende Lähmungen entwickeln, gefolgt von einem progredienten Koma. Die Krankheit führt praktisch immer in 1–2 Wochen zum Tod.

Diagnose
Vor Auftreten der typischen klinischen Zeichen ist die Diagnose einer Tollwutinfektion praktisch unmöglich, sodass sich die Verdachtsdiagnose insbesondere aus dem Verhalten eines auffälligen Tieres ergibt. Das Virus kann mittels Immunfluoreszenz aus Haut- oder Nervengewebebiopsien, oder mit RT/PCR („reverse transcriptase polymerase chain reaction") im Speichel sowohl beim Menschen als auch im Tier nachgewiesen werden. Speichel und Biopsien sind als potenziell infektiös zu betrachten und müssen mit adäquaten Sicherheitsmaßnahmen zum Labor transportiert werden. Ist eine Untersuchung des verursachenden Tieres möglich, so sollte die entsprechende Diagnostik durchgeführt werden. Andere Verfahren wie Liquoruntersuchungen, die oft eine mononukleäre Pleozytose zeigen, oder die Magnetresonanzuntersuchung des Gehirns oder das Elektroenzephalogramm zeigen keine krankheitsspezifischen Veränderungen. Andere behandelbare Erkrankungen, wie die Herpes-simplex-Enzephalitis, Tetanus und Vergiftung mit atropinartigen Substanzen, müssen vor der Diagnose einer Tollwut ausgeschlossen werden.

Behandlung
Es gibt keine wirksame Behandlung der Tollwut.

Eine amerikanische Expertengruppe empfiehlt für Erkrankte folgendes Protokoll: Aktive Tollwutimpfung, Antitollwutimmunglobulin, intravenöses oder intraventrikuläres Ribavirin, intravenöses oder intraventrikuläres Interferon α. Im Wisconsin hat ein 15-jähriges Mädchen mit neuroprotektiven Maßnahmen, Ribavirin i. v. und Amantadin p.o. behandelt, eine symptomatische Tollwut überlebt (Ledesma et al. 2020). Später wurde von einzelnen Personen berichtet, die nach Behandlung mit ähnlichen Protokollen (teilweise ohne Ribavirin) überlebt haben. Die Experten des Robert Koch Institut halten die Behandlung nach dem sogenannten „Milwaukee-Protokoll" für höchst umstritten.

Die **Postexpositionsprophylaxe** muss so früh wie möglich erfolgen. Die Entscheidung, ob diese bei der Art von Exposition indiziert ist, hängt von der lokalen Epidemiologie ab. Ist eine Tollwutexposition möglich, muss sofort eine kombinierte postexpositionelle aktive und passive Impfung gemäß Angaben der Impfstoffhersteller durchgeführt werden. Das Antitollwutimmunglobulin wird teils periläsionell im Bereich der Wunde, teils intramuskulär injiziert. Weitere Informationen: https://www.rki.de/DE/Content/Infekt/Epid Bull/Merkblaetter/Ratgeber_Tollwut.html.

Prävention
Verschiedene inaktivierte Tollwutimpfstoffe stehen zur aktiven Immunisierung zur Verfügung. Die Impfung sollte bei Personen mit erhöhtem Expositionsrisiko wie z. B. Laborpersonal, Tierärzte, Wildhüter und Jäger in Endemiegebieten etc. durchgeführt werden. Die Impfung kann auch für Personen, die für mehr als einen Monat im Ausland in ein Endemiegebiet reisen, empfohlen werden. Nach einer tollwutverdächtigen Exposition wird auch bei Geimpften eine postexpositionelle aktive Immunisierung empfohlen.

2.5 Virale hämorrhagische Fieber

Unter viralem hämorrhagischem Fieber versteht man eine Gruppe von Erkrankungen, die klinisch akut beginnen und mit folgenden Symptomen einhergehen:

- Fieber,
- Myalgien,
- Kopfschmerzen,
- respiratorische Störungen,
- gastrointestinale Störungen,
- Lungenödem,
- Schock,
- schwerste Haut- und Schleimhautblutungen.

In der Regel werden diese Erkrankungen von Insekten oder Tieren übertragen und in Europa v. a. bei Rückkehrern aus Endemiegebieten beobachtet. Obwohl Ribavirin für einige der Erreger möglicherweise eine wirksame Behandlung darstellt, bleibt die gute intensivmedizinische Betreuung der Komplikationen von zentraler Bedeutung.

▶ **Cave** Die hohe Infektiosität, verbunden mit der hohen Virulenz einzelner Erreger, erfordert eine frühe, rigorose und konsequent durchgeführte Isolation im Verdachtsfall.

Erreger, die ein virales hämorrhagisches Fieber auslösen können, sind in Tab. 8 dargestellt.

10 Intensivmedizinisch bedeutsame Infektionserkrankungen

Tab. 8 Viren, die ein hämorrhagisches Fieber hervorrufen können

Virusfamilie	Hauptvertreter	Endemiegebiete
Bunyaviridae	Krim-Kongo-Fieber, verschiedene Hantaviren	Afrika, Südosteuropa, mittlerer Osten und Asien; weltweit
Arenaviridae	Lassavirus, Junin-, Machupo-, Guanarito- und Sabiavirus	Westafrika, Südamerika
Filoviridae	Marburg- und Ebolavirus	Zaire, Südsudan, Uganda, Gabun
Flaviviridae	Gelbfiebervirus, Denguevirus	West- und Zentralafrika, Asien, Teile von Afrika; Zentral- und Südamerika

Gemeinsamkeiten viraler hämorrhagischer Fieber

Es handelt sich um sehr akut auftretende Erkrankungen mit hohem Fieber, Multiorganbefall und generalisierten Kapillarschäden, die neben den charakteristischen Haut- und Schleimhautblutungen oft mit einem Lungenödem einhergehen. Todesursache ist in der Regel ein hypovolämischer Schock, z. T. begleitet von einem ARDS. Die meisten Erkrankungen sind Zoonosen und werden eher in ländlichen Gebieten übertragen. Alle viralen hämorrhagischen Fieber haben eine Inkubationszeit, die kürzer als 4 Wochen ist. Eine genaue Anamnese kann hierbei Hinweise auf den Erreger liefern.

Generell geht es bei der Behandlung darum, die Komplikationen der akuten Phase der Erkrankung zu behandeln, da sich die Patienten in der Regel danach rasch und komplett wieder erholen. Das Hauptproblem ist das Auftreten eines Kapillarlecks mit hypovolämischem Schock und Hämokonzentration, die durch kontrollierte Volumengabe behandelt werden müssen.

Ausgedehnte Blutungen führen zu Anämie und Thrombopenie, die durch Blutersatzprodukte korrigiert werden müssen. Eine disseminierte intravasale Gerinnung gehört nicht zur Klinik der viralen hämorrhagischen Fieber, kann aber im Rahmen einer Sekundärkomplikation wie der bakteriellen Sepsis hinzukommen. Lungenödem und ARDS erfordern häufig eine maschinelle Beatmung, und ein Nierenversagen muss durch eine Nierenersatzbehandlung überbrückt werden. Nicht selten treten auch ZNS-Komplikationen mit intrazerebralen Blutungen und Krämpfen auf, weiterhin Herzrhythmusstörungen sowie Leberfunktionsstörungen, v. a. bei Gelbfieber.

Differenzialdiagnose

Die folgenden Infektionskrankheiten müssen differenzialdiagnostisch bei einem Patienten mit akuter Krankheit, Fieber und hämorrhagischem Ausschlag in Betracht gezogen werden: eine bakterielle Sepsis mit Purpura fulminans/disseminierter intravasaler Gerinnung, verursacht durch Neisseria meningitidis, Streptococcus pneumoniae, Staphylococcus aureus, gramnegative Keime, Capnocytophaga canimorsus oder andere Erreger, weiterhin eine Rickettsiose, eine Leptospirose sowie eine Malaria.

Antivirale Behandlung

Eine Behandlungsmöglichkeit besteht in der Gabe von Ribavirin, eine Breitspektrum antivirale Substanz. Empfohlene Dosierung: 30 mg/kg Körpergewicht (Maximum 2 g) i. v. als Erstdosis, dann 15 mg/kg (max. 1 g) i. v. alle 6 Std für 4 Tage, danach 7,5 mg/kg (max. 0,5 g) i. v. alle 8 Std für weitere 6 Tage (WHO Dosierungsschema, 2016). Diese Behandlung wird für Lassafieber empfohlen, ist aber möglicherweise auch beim südamerikanischen hämorrhagischen Fieber, dem Krim-Kongo-Fieber und bei Hantaviren wirksam.

> Weder Austauschtransfusionen noch Steroide scheinen bei viralem hämorrhagischem Fieber wirksam zu sein.

Vorsichtsmaßnahmen im Krankenhaus

Diese haben das Ziel, sekundäre Erkrankungsfälle zu vermeiden. An ein virales hämorrhagisches Fieber muss bei jedem Patienten gedacht werden, der innerhalb von 4 Wochen nach der Rückkehr aus einem Endemiegebiet akut Fieber, Allgemeinsymptome und Haut- und Schleimhautblutungen entwickelt.

Maßnahmen bei viralem hämorrhagischem Fieber bei hospitalisierten Patienten

Patienten, die diese Kriterien – Fieber, Allgemeinsymptome und Haut- und Schleimhautblutungen – erfüllen, sollten hospitalisiert und für 3 Wochen in einem Einzelzimmer, möglichst mit Unterdruckbelüftung, isoliert werden. Die Übertragung findet v. a. durch Kontakt mit Körperflüssigkeiten statt, möglicherweise auch aerogen. Es empfiehlt sich deshalb das Tragen von Schutzkleidung, Hochleistungsatemschutzmasken, chirurgischen Handschuhen, Kopfbedeckung und Schutzbrille.

Sämtliche Körperflüssigkeiten müssen mit den notwendigen Sicherheitsmaßnahmen behandelt werden. Alle Personen innerhalb des Krankenhauses, die möglicherweise mit kontaminiertem Material in Kontakt kommen könnten, müssen entsprechend informiert und die notwendigen Schutzmaßnahmen sichergestellt werden (https://www.rki.de/DE/Content/InfAZ/V/ViraleHaemFieber/Virale_node.html).

Wichtige Kontaktadresse bei Verdacht auf ein virales hämorrhagisches Fieber: Bernhard-Nocht-Institut (BNI), Bernhard-Nocht-Str. Kontakt: Zentrale Labordiagnostik, Telefon: +49 40 285380-0; Fax: +49 40 285380-252; E-Mail: labordiagnostik@bnitm.de.

3 Parasitäre Infektionen

3.1 Malaria

> Eine schwere Malaria wird meistens durch eine Infektion mit Plasmodium falciparum und Plasmodium knowlesi ausgelöst werden. Sie führen zu einer Reihe von Komplikationen, die eine Intensivbehandlung erfordern und eine Letalität von 10–50 % aufweisen.

Infektionen mit Plasmodium vivax, ovale und malariae verlaufen auch für Touristen praktisch nie tödlich und können in der Regel ambulant behandelt werden.

An eine Malaria muss bei jedem Patienten mit Fieber gedacht werden, der von einer Tropenreise bzw. von einem Endemiegebiet zurückkehrt (Ashley et al. 2018).

3.1.1 Erreger

Plasmodium-falciparum-Sporozoiten infizieren primär Hepatozyten, in denen sie zu Schizonten werden. Nach 1–2 Wochen platzen die infizierten Hepatozyten, und Merozoiten werden in die Blutbahn freigesetzt. In der Phase der Parasitämie treten die typischen klinischen Symptome auf. Im Gegensatz zu P. vivax und P. ovale persistiert P. falciparum nicht in der Leber. Die freigesetzten Merozoiten infizieren die Erythrozyten, reifen zu Schizonten aus und setzen nach Ruptur des Erythrozyten erneut Merozoiten frei. Es ist mit einer Inkubationszeit von 7 Tagen bis zu mehreren Monaten (im Mittel 2 Wochen) zu rechnen, insbesondere bei einer unvollständig aktiven Chemoprophylaxe.

Epidemiologie

Plasmodium falciparum ist der häufigste Erreger einer Malaria in Afrika, Haiti, in verschiedenen Ländern Südamerikas, in Südostasien und in Neuguinea, während P. vivax häufiger auf dem indischen Subkontinent und in Südamerika auftritt. Weitere humanpathogene Plasmodien sind P. ovale, P. malariae und P. knowlesi. P. knowlesi, der in Malaysia (v. a. in Borneo und Sarawak) und anderen Ländern Südostasiens beschrieben wurde, kann zu einer hohen Parasitämie und schwerem klinischem Verlauf führen. Der wiederholte Kontakt mit dem Parasiten führt zu einer partiellen Immunität, die einige Jahre nach Verlassen des Endemiegebiets wieder verschwinden kann.

Neben der Übertragung durch Anophelesmücken kann die Krankheit selten durch Bluttransfusionen, kontaminierte Kanülen, Organtransplantation und transplazentar übertragen werden. In Europa werden die meisten Fälle bei Tropenrückkehrern und Ausländern aus Endemiegebieten beobachtet.

Pathogenese

Bei der Ruptur der Schizonten werden vom Parasiten Stoffe freigesetzt, die zur Makrophagenstimulation und der Freisetzung von Interleukin 1, Tumornekrosefaktor α und anderen proinflammatorischen Zytokinen führen. Parasitenhaltige Erythrozyten adhärieren zudem im Bereich der Venolen verschiedener Organe, insbesondere des Gehirns, der Nieren, des Darms, der Plazenta, der Skelettmuskulatur und der Leber. Folge davon sind Ischämie, Hypoxie und anaerobe Glykolyse, verbunden mit einer erhöhten Laktatproduktion.

Klinik

Eine schwere bzw. komplizierte Malaria besteht bei Vorhandensein von mindestens einem der in Tab. 9 aufgelisteten Kriterien. Patienten mit schwerer Malaria werden so rasch wie möglich auf eine Intensivstation aufgenommen und mit Chinin behandelt.

ZNS

Die klinischen Zeichen einer zerebralen Malaria sind Bewusstseinsstörungen, generalisierte Krämpfe und Augenmotilitätsstörungen. Das Auftreten einer Dezerebrierungsstarre und Retinablutungen sind Ausdruck einer schlechten Prognose. Überlebende können nach einigen Tagen aus dem Koma erwachen und haben nur selten neurologische Folgeschäden.

Ein schwerer Verlauf ist v. a. bei kleinen Kindern, schwangeren Frauen, älteren Patienten, Immunsupprimierten und bei Asplenie zu erwarten. Bei Vorhandensein von zerebralen Symptomen müssen unbedingt andere Ursachen wie virale oder bakterielle Meningoenzephalitiden ausgeschlossen werden.

Tab. 9 Kriterien für eine schwere (= komplizierte) Malaria. Definitionsgemäß genügt ein Kriterium

Klinische Kriterien	– Krämpfe, Somnolenz, Koma (zerebrale Beteiligung) – Arterielle Hypotonie bis zum Schock – Hohe respiratorische Frequenz, Kussmaul-Atmung – Ikterus – Wiederholtes Erbrechen – Hyperpyrexie (> 40 °C) – Extreme Schwäche
Laborparameter	– Parasitämie > 5 % – Disseminierte intravasale Gerinnung – Hämoglobinurie (intravasale Hämolyse) – Blutglukose < 2,8 mmol/l (< 50 mg/dl) – Kreatinin > 250 µmol/l (> 3 mg/dl) – Hämoglobin < 7 g/dl – Bilirubin > 40 µmol/l (> 3 mg/dl) – arterieller pH-Wert < 7,2

▶ **Cave** Eine Hypoglykämie kann Symptome eines zerebralen Befalls nachahmen und tritt gehäuft als Nebenwirkung unter Therapie mit Chinin und Chinidin auf.

Herz, Kreislauf und Lunge
Das akute Lungenödem ist eine gefürchtete Komplikation, v. a. bei Fällen mit hoher Parasitämie und bei schwangeren Patientinnen. Hypotonie und Schock können Ausdruck einer Dehydratation bei Fieber, einer akuten Blutung oder einer gramnegativen Sepsis, die nicht selten als Komplikation einer Malaria auftritt, sein. Eine Laktatazidose ist Ausdruck der Gewebehypoxie.

Niere und Leber
Etwa 33 % der Patienten mit schwerer Malaria entwickeln Nierenfunktionsstörungen, die bis zur akuten Tubulusnekrose führen können. Der Ikterus ist Ausdruck der intravasalen Hämolyse, kombiniert mit einer Hepatozytendysfunktion.

Blutgerinnung
Leichtere Störungen der Blutgerinnung mit Aktivierung der plasmatischen Gerinnung oder Thrombozytopenie sind häufig. Eine disseminierte intravasale Gerinnung kann bei schwerer Malaria vorkommen.

Diagnose
Die Diagnostik beginnt mit einer detaillierten Reise- und Prophylaxeanamnese. Sobald als möglich müssen dicke und dünne Blutausstriche angefertigt werden, um die Diagnose zu stellen. Zudem stehen mittlerweile zuverlässige Antigentests zur Verfügung, welche die Diagnose erleichtern. Ein einmaliger negativer Ausstrich schließt eine Malaria nicht aus, vielmehr sollten weitere Ausstriche alle 6–8 h, wenn möglich bei Schüttelfrost und Fieberanstieg, abgenommen werden. Falls mindestens 3 Ausstriche negativ sind, wird die Diagnose Malaria unwahrscheinlich. Fälle von zerebraler Malaria mit negativem peripherem Ausstrich sind jedoch beschrieben worden.

Aufgrund der Morphologie kann im Ausstrich oft die Artdiagnose gestellt und die Parasitendichte in % der befallenen Erythrozyten quantifiziert werden. Bei einer Parasitendichte von > 2 % sollte eine engmaschige, d. h. 6-stündliche Kontrolle der Parasitendichte durchgeführt werden. Schnelltests, die den Nachweis von Plasmodiumantigenen ermöglichen, erleichtern das Screening, ersetzen aber die morphologische Diagnostik nicht.

Die Differenzialdiagnose der Malaria erfasst v. a. Influenza, Typhus, bakterielle Sepsis, Dengue, akute Schistosomiase, Leptospirose, Infektion durch Rickettsia sp., Borrelia recurrentis und Gelbfieber.

Therapie
Die in der Übersicht dargestellten allgemeinen Behandlungsrichtlinien gelten für Patienten mit schwerer Malaria (Mer et al. 2020).

Allgemeine Behandlungsempfehlungen für Patienten mit schwerer Malaria
- Verlegung des Patienten auf die Intensivstation.
- Lumbalpunktion bei klinischem Verdacht auf Beteiligung des Zentralnervensystems.
- Berechnung der Medikamentendosierung aufgrund des Körpergewichts und schnellstmöglicher Beginn mit einer Antimalariachemotherapie.
- Regelmäßige Kontrolle der Laborparameter, insbesondere Blutglukose und arterielle Blutgasanalyse, Laktatkonzentration, Parasitämie, Thrombozyten, Gerinnungsparameter und Nierenfunktion.
- Sorgfältige Überwachung des intravasalen Volumenstatus; hier ist oft die Anlage eines zentralvenösen Katheters (oder eines Pulmonalarterienkatheters) erforderlich. Vorsichtige Flüssigkeitszufuhr, um das Auftreten eines Lungenödems zu verhindern.
- Überwachung der Körpertemperatur: Einsatz von physikalischen Mitteln, kombiniert mit Antipyretika bei schwerer Hyperthermie.
- Blutkulturen zum Ausschluss einer begleitenden Bakteriämie oder Sepsis anderer Ursache, frühzeitiger Einsatz von Breitspektrumantibiotika bei Verdacht auf Sepsis.
- Kontrolle der Urinproduktion, meist durch Einlage eines Urinkatheters.
- Kontrolle des spezifischen Gewichts und der Natriumkonzentration im Urin.

Die Behandlung einer komplizierten Malaria, bei der entweder Plasmodium falciparum nachgewiesen wurde oder die Artdiagnose noch nicht erfolgte, wird in der Regel parenteral mit Artesunate durchgeführt. Empfohlene Dosierungsschemata zeigt die Übersicht.

Empfohlenes Dosierungsschema
1. **Artesunate**
   - 2,4 mg/kg KG i. v. sofort, dann nach 12 und 24 h.
   - Danach 2,4 mg/kg KG 1 × pro Tag, für maximal 7 Tagen (bis Parasitämie < 1 %).
   - Wenn die Parasitämie auf < 1 % gesunken ist: Artemether/lumefantrine 4 Tbl. alle 12 h, 6 Dosen.
2. **Chinindihydrochlorid**
   - Initialdosis 7 mg/kg KG Chinindihydrochlorid (Salz) über 30 min in 100 ml Glukose 5 % i. v.

- Unmittelbar anschließend 10 mg/kg KG über 4 h in 250 ml Glukose 5 % i. v.
- Die Maximaldosis von 2,5 g Chinindihydrochlorid sollte am 1. Tag nicht überschritten werden.
- Danach 10 mg/kg KG i. v. in 250 ml Glukose 5 % über 4 h, 3× pro Tag, d. h. alle 8 h.
- Nach 48–72 h und günstigem Verlauf kann die Tagesdosis auf 1,8 g, d. h. 3× 600 mg pro Tag, reduziert werden.
- Bei günstigem Verlauf kann auf eine perorale Behandlung mit Chininsulfat 3× 600 mg/Tag p. o. für 7 Tage, kombiniert mit Doxycyclin 200 mg/Tag p. o., gewechselt werden.

*Zweite Wahl: weniger wirksam und toxischer als Artesunate

Schwangerschaft

Die Therapie erfolgt bevorzugt mit Chinin; zusätzlich sollte ein Gynäkologe in die Betreuung einbezogen werden. Anstelle von Doxycyclin wird bei Schwangeren Clindamycin 5 mg/kg KG 3× pro Tag angewandt.

▶ **Cave** Die Behandlung in der Schwangerschaft ist besonders risikoreich, da vermehrt schwere Hypoglykämien, ein Lungenödem oder ein Abort auftreten können.

Nebenwirkungen

- **Artesunate:** Übelkeit, Erbrechen, Schwindel. Selten: Neutropenie, Hämolyse, Erhöhung der Leberenzyme, Neurotoxiziät.
- **Chinin:** Tinnitus, Sehstörungen, Kopfschmerzen, Übelkeit, Herzrhythmusstörungen und Krämpfe. Bei Überdosierung kann Aktivkohle per os gegeben werden.

Austauschtransfusion

Von den meisten Autoren nicht mehr empfohlen, weil in einer randomisierten kontrollierten Studie keine Verbesserung der Mortalität demonstriert werden konnte. Kann eventuell bei sehr hoher Parasitämie (> 15 %) und bei schwerer disseminierter intravasaler Gerinnung erwogen werden.

Die von der World Health Organisation publizierten Richtlinien für die Behandlung der schweren Malaria können unter https://www.who.int/publications/i/item/guidelines-for-malaria heruntergeladen werden.

Prävention

Die Malariaprävention basiert auf dem Vermeiden eines Kontakts mit dem Moskitovektor und der medikamentösen Prophylaxe. Verschiedene Impfpräparate sind zurzeit in klinischer Prüfung.

Literatur

Adhami N et al (2006) Effect of corticosteroids on adult varicella pneumonia: cohort study and literature review. Respirology 11(4):437–441

Ashley EA, Pyae Phyo A, Woodrow CJ (2018) Malaria. Lancet 391(10130):1608–1621., ISSN 0140-6736. https://doi.org/10.1016/S0140-6736(18)30324-6

Bendapudi PK, Hurwitz S, Fry A, Marques MB, Waldo SW, Li A, Sun L, Upadhyay V, Hamdan A, Brunner AM et al (2017) Derivation and external validation of the PLASMIC score for rapid assessment of adults with thrombotic microangiopathies: a cohort study. Lancet Haematol 4(4):e157–e164. https://doi.org/10.1016/S2352-3026(17)30026-1

Erbes R et al (2006) Characteristics and outcome of patients with active pulmonary tuberculosis requiring intensive care. Eur Respir J 27(6):1223–1228. https://doi.org/10.1183/09031936.06.00088105

Fakhouri F, Zuber J, Frémeaux-Bacchi V, Loirat C (2017) Haemolytic uraemic syndrome. Lancet 390:681–696. https://doi.org/10.1016/S0140-6736(17)30062-4

Fishman JA (2007) Infection in solid-organ transplant recipients. N Engl J Med 357(25):2601–2614. https://doi.org/10.1056/NEJMra064928

Fooks AR, Cliquet F, Finke S et al (2017) Rabies. Nat Rev Dis Primers 3:17091. https://doi.org/10.1038/nrdp.2017.91

Jones AM, Thomas N, Wilkins EG (2001) Outcome of varicella pneumonitis in immunocompetent adults requiring treatment in a high dependency unit. J Infect 43(2):135–139. https://doi.org/10.1053/jinf.2001.0874

Jong MD de, Ison MG, Monto SA et al (2014) Evaluation of intravenous peramivir for treatment of influenza in hospitalized patients. Clin Infect Dis 59(12):e172–e185. https://doi.org/10.1093/cid/ciu632. Epub 2014 Aug 12

Kotton CN (2019) Updates on antiviral drugs for cytomegalovirus prevention and treatment. Curr Opin Organ Transplant 24(4):469–475. https://doi.org/10.1097/MOT.0000000000000666

Kumar A et al (2009) Critically ill patients with 2009 influenza A (H1N1) infection in Canada. JAMA 302(17):1872–1879. https://doi.org/10.1001/jama.2009.1496

Ledesma LA, Sampaio Lemos ER, Marco Aurélio Horta MA (2020) Comparing clinical protocols for the treatment of human rabies: the Milwaukee protocol and the Brazilian protocol (Recife). Rev Soc Bras Med Trop 53:e20200352. https://doi.org/10.1590/0037-8682-0352-2020

Legendre CM, Licht C, Muus P et al (2013) Terminal complement inhibitor eculizumab in atypical hemolytic-uremic syndrome. N Engl J Med 368:2169–2181. https://doi.org/10.1056/NEJMoa1208981

Mer M, Richards GA (1998) Corticosteroids in life-threatening varicella pneumonia. Chest 114(2):426–431

Mer M, Dünser MW, Giera R, Dondorp AM (2020) Severe malaria. Current concepts and practical overview: what every intensivist should know. Intensive Care Med 46:907–918. https://doi.org/10.1007/s00134-020-06019-0

Muthuri SG et al (2013) Impact of neuraminidase inhibitor treatment on outcomes of public health importance during the 2009–2010 Influenza A (H1N1) pandemic: a systematic review and meta-analysis in hospitalized patients. J Infect Dis 207(4):553–563. https://doi.org/10.1093/infdis/jis726

Prasad K, Singh MB (2008) Corticosteroids for managing tuberculous meningitis. Cochrane Database Syst Rev 1(1):CD002244. https://doi.org/10.1002/14651858.CD002244.pub3

Robert Koch-Institut – Bericht zur Epidemiologie der Tuberkulose in Deutschland für 202. https://www.rki.de/DE/Content/InfAZ/T/Tuberkulose/Download/TB2021.pdf?__blob=publicationFile. Zugegriffen im Februar 2023

Robert Koch-Institut – RKI (2011) Abschließende Darstellung und Bewertung der epidemiologischen Erkenntnisse im EHEC =104:

H4 Ausbruch. Deutschland 2011. http://www.rki.de/DE/Content/InfAZ/E/EHEC/EHEC_O104/EHEC-Abschlussbericht.pdf?__blob=publicationFile. Zugegriffen im Juni 2014

Robert-Koch-Institut – RKI (2019) Infektionsepidemiologisches Jahrbuch meldepflichtiger Krankheiten für 2019 (rki.de). Zugegriffen am 15.03.2023

Robert-Koch-Institut. https://www.rki.de/DE/Content/Infekt/EpidBull/Merkblaetter/Ratgeber_Tollwut.html. Zugegriffen am 22.04.2023

Robert-Koch-Institut. https://www.rki.de/DE/Content/InfAZ/V/Virale HaemFieber/Virale_node.html. Zugegriffen am 22.04.2023

Scheiring J, Andreoli SP, Zimmerhackl LB (2008) Treatment and outcome of Shiga-toxin-associated hemolytic uremic syndrome (HUS). Pediatr Nephrol 23(10):1749–1760

Scheiring J, Rosales A, Zimmerhackl LB (2010) Clinical practice. Today's understanding of the haemolytic uraemic syndrome. Eur J Pediatr 169(1):7–13. https://doi.org/10.1007/s00467-008-0935-6

Zangrillo A, Biondi-Zoccai G, Landoni G et al (2013) Extracorporeal membrane oxygenation (ECMO) in patients with H1N1 influenza infection: a systematic review and meta-analysis including 8 studies and 266 patients receiving ECMO. Crit Care 17(1):R30. https://doi.org/10.1186/cc12512

Zheng XL, Kaufman RM, Goodnough LT, Sadler JE (2004) Effect of plasma exchange on plasma ADAMTS13 metalloprotease activity, inhibitor level, and clinical outcome in patients with idiopathic and nonidiopathic thrombotic thrombocytopenic purpura. Blood 103(11):4043–4049. https://doi.org/10.1182/blood-2003-11-4035

Organisation und Management einer Intensivstation

Dierk A. Vagts

11

Inhalt

1 Einleitung 147
2 Bettenzahl 148
3 Arztpräsenz 148
4 Personalausstattung 148
4.1 Personalbedarf 148
4.2 Anhaltszahlen 149
4.3 Arbeitsplatzmethode 149
4.4 Leistungszahlen 150
4.5 Analytische Methode 150
4.6 Zahlenverhältnis Arzt-Pflege 151
4.7 Zahlenverhältnis Arzt-Patient 151
5 Leitung einer Intensivstation 151
5.1 Leitungsfunktion 152
5.2 Arbeitsplatzzufriedenheit 152
5.3 Dienststruktur 152
5.4 Visitenstruktur 153
5.5 Rapid-Response-Teams 154
Literatur 154

1 Einleitung

Die Intensivmedizin ist einer der kostenintensivsten Bereiche im Gesundheitswesen (Engel et al. 2007). 3–5 % der stationären Patienten benötigen eine intensivmedizinische Behandlung (Martin et al. 2004), die hierfür 15–20 % eines Krankenhausbudgets verbrauchen. Innerhalb dieses Budgets entfallen 60–70 % auf das pflegerische (ca. 40 %) und ärztliche (ca. 20 %) Personalbudget (Hawner 2001).

Zur Kostenintensität tragen die hohe Technisierung und der Einsatz teurer Medikamente und Behandlungsmethoden, aber auch der hohe Personalbedarf bei. Weltweit steigt der Bedarf an Intensivtherapiebetten im Verhältnis zu peripheren Betten bedingt durch den medizinischen Fortschritt und die demografischen Veränderungen kontinuierlich an. Gleichzeitig sind die monetären Ressourcen weiterhin begrenzt, und die verfügbaren ärztlichen und pflegerischen Mitarbeiter werden als Fachkräfte relativ (erhöhter Bedarf durch Personaluntergrenzenverordnung, PPUgV) und absolut (zunehmende Abwanderung aus dem Pflegeberuf, demografischer Wandel hin zu geburtenschwächeren Jahrgängen) immer knapper. In vielen Ländern führt die politische Willensbildung zudem zu einem deutlichen Abbau der normalen Klinikbetten verbunden mit zunehmender Ambulantisierung und Bildung von wenigen großen hochspezialisierten Klinikmaximalversorgern wie z. B. in Dänemark (Konzentrierung der Kliniken) oder Deutschland (Abbau der Krankenhausbetten und Anzahl der Kliniken).

Daraus ergibt sich ein Spannungsfeld, in dem Organisationsformen für die Intensivmedizin geschaffen werden müssen,

D. A. Vagts (✉)
Klinik für Anästhesiologie und Intensivmedizin, Notfallmedizin, Palliativmedizin und Schmerztherapie, Marienhaus Klinikum Hetzelstift, Neustadt an der Weinstraße, Deutschland
E-Mail: dierk.vagts@marienhaus.de; dierk.vagts@uni-rostock.de

- die eine hohe medizinische Qualität gewährleisten,
- die ökonomischen Rahmenbedingungen beachten,
- die die aktuellen gesetzlichen und tarifrechtlichen Bedingungen beachten und
- die gleichzeitig den Fähigkeiten, den Leistungsmöglichkeiten und den Bedürfnissen der Mitarbeiter gerecht werden
- und die letztlich sich auch an den aktuellen räumlich-logistischen Möglichkeiten einer Klinik orientieren müssen.

Bei allen Organisationsformen sind aber auch spezifische lokale, bauliche, logistische und medizinische Gegebenheiten zu berücksichtigen, sodass ein Model „one fits all" selten angewendet werden kann. Gerade die räumlichen und logistischen Gegebenheiten in Klinikbauten, die mehr als 30 Jahre alt sind, sind häufig ein nicht auflösbarer limitierender Faktor.

2 Bettenzahl

▶ Prinzipiell gilt, dass unter den derzeit bestehenden Refinanzierungsbedingungen des DRG-Systems größere Einheiten (16–18 Betten) sowohl medizinisch als auch ökonomisch sinnvoller sind als kleine Intensivtherapieeinheiten mit 6–8 Betten.

Die Zusammenlegung von kleinen Intensiveinheiten hat an verschiedenen Kliniken in Deutschland zu verbesserter Ausnutzung von vorhandenen Ressourcen bis hin zu deutlichen Kostenreduktionen geführt (Volkert et al. 2008; Kopp et al. 2012). Auch in Bezug auf die Behandlungsqualität lässt sich feststellen, dass die Behandlung von mehr Fällen und die Erweiterung des Spektrums zu einer Reduktion der Mortalität führen, so lange die Personalausstattung adäquat mitwächst und den heute durch die Personaluntergrenzen gesetzlich festgelegten Mindestausstattungen entspricht, sie aus qualitativen Gründen eher sogar überschreitet.

3 Arztpräsenz

Die heutigen Empfehlungen der Fachgesellschaften, die Vorgaben der Gemeinsamen Bundesausschuss zu Zentrumsregelungen wie dem Gefäßzentrum (G-BA 2021a), die Richtlinien zur minimalinvasiven Herzklappenintervention (G-BA 2021b), aber auch die verbesserten Refinanzierungsmöglichkeiten durch die Abrechnung der Aufwendigen Intensivmedizinischen Komplexziffer 8–98 f., 8–98d für die pädiatrische Intensivmedizin, 8–980 für die Basisprozedur der Intensivmedizinischen Komplexbehandlung oder für die prolongierte Beatmungsentwöhnung (OPS 8–718.8) (BfArm 2021) legen für die Intensivtherapie alle eine 24-stündige Arztpräsenz und kurzfristige Verfügbarkeit (in der Regel innerhalb von 10–30 min) eines Facharztes auf der Intensivstation mit der Zusatzbezeichnung Intensivmedizin, und damit einer größeren intensivmedizinischen Erfahrung, zugrunde. Dies beruht darauf, dass gezeigt werden konnte, dass in eigenständigen Intensiveinheiten mit festem Personal im Vergleich zu „offenen" Intensivstationen, die mehr oder weniger konsiliarisch geführt wurden, die Mortalität und die Intensivaufenthaltsdauer gesenkt werden konnte. Die Komplikationsraten auf den Intensivstationen reduzierte sich, und auch die Krankenhausverweildauer verkürzte sich (Gajic et al. 2008; Bell und Redelmeier 2001; Cram et al. 2004; Uusaro et al. 2003; Brown et al. 2011)

Ebenso kann eine qualitative Steigerung der Intensivbesetzung (kontinuierliche Anwesenheit eines in der Intensivmedizin erfahrenen Facharztes auf Station) durch strukturierte und systematische Visiten und Entscheidunge nicht nur in teuren Therapiebereichen (Antibiotika, Blutprodukte, Ernährung, etc.) zu deutlichen Kosteneinsparungen führen (Reinhart 2004).

Bei der Dienststruktur hat sich allerdings in einer großen Studien gezeigt, dass ein Dienstmodell mit einer täglichen kontinuierlichen Anwesenheit eines Intensivmediziners plus nächtlichem Bereitschaftsdienst dem vollständigen Schichtmodell nicht unbedingt unterlegen sein muss (Wallace et al. 2012).

Einschränkend muss aber angemerkt werden, dass es bisher keine Studien gibt, die den Einfluss der Qualifikation eines Leiters einer Intensivstation, wie in den OPS-Codes gefordert, auf das Outcome der Patienten, weder in Bezug auf Liegezeit noch auf Mortalität oder andere Kriterien, untersucht hat, wenngleich auch andere Fachgesellschaften in Europa, die Leitung einer Intensivstation durch einen Spezialisten mit mehrjähriger intensivmedizinischer Erfahrung als sinnvoll ansehen (Faculty of Intensive Care Society (FICM) 2019)

Die Anzahl der für die Leitung einer Intensiveinheit vorgesehenen VK-Zahl sollte sich immer an der Bettenzahl und an der damit verbundenen Höhe der Personalausstattung und der behandelten Patienten orientieren. Als Anhalt kann hier gelten, dass pro Einheit von 12–16 Betten 1,0 VK als Leitungsfunktion bereitgestellt werden sollten.

4 Personalausstattung

4.1 Personalbedarf

Grundsätzlich lässt sich festhalten, dass die Anzahl und die Qualifikation der auf einer Intensivstation benötigten Ärzte und Pflegekräfte von verschiedenen Faktoren abhängig sind:

- von der Anzahl der zu betreuenden Intensivbetten (Pflegepersonaluntergrenzen als Minimum, aber nicht unbedingt als ausreichende Zahl!),
- von der Krankheitsschwere und der Behandlungsintensität der Patienten (reine Intensivstation vs. gemischt ITS/IMC),
- von den geplanten Betriebszeiten und Kapazitäten,
- von der Liegezeit der Patienten auf der Intensivstation („Umsatz"),
- von den logistischen Bedingungen im Krankenhaus sowie
- von den hygienischen und infektiologischen Rahmenbedingungen bzw. Behandlungsmöglichkeiten und -notwendigkeiten
- von den zusätzlichen Aufgaben des Intensivteams (Reanimation, Schockraum etc.).

Ein weiterer bedeutender Faktor sind die geltenden arbeitsrechtlichen und/oder tarifrechtlichen Bestimmungen, die einzuhalten sind.

Der Personalbedarf einer Intensivstation kann nach verschiedenen Methoden evaluiert werden (Vagts 2006).

4.2 Anhaltszahlen

Anhaltszahlen stützen sich darauf, welche Arbeitsleistung pro Zeiteinheit von einer Arbeitskraft (Arzt oder Pflegekraft) erbracht werden kann bzw. muss. Die Berechnungen beruhen auf Daten aus Einzelerhebungen oder auf Rückschlüssen aus bestehenden Personaldichten. Spezifische lokale Unterschiede wie der Versorgungsauftrag eines Krankenhauses (Grund- und Regelversorgung vs. Maximalversorgung), seine Patientenstruktur, die innerbetriebliche Organisation oder die technische und räumliche Ausstattung bleiben in der Regel unberücksichtigt.

Die Deutsche Krankenhausgesellschaft hat 1969 Anhaltszahlen für die Pflege und 1974 für Ärzte veröffentlicht, die 1998 „aktualisiert", aber nicht verändert wurden (DKG 1969; Bayerischer Kommunaler Prüfungsverband 1998). Nach diesen Anhaltszahlen ist ein Arztschlüssel von 1 Arzt für 2 Intensivtherapiebetten zu verwenden, für eine Station mit 18 Betten würden danach 9 ärztliche Vollzeitkräfte (VK) benötigt.

Dieser Schlüssel beruht jedoch auf der Annahme, dass nach einem 8-stündigen Regeldienst ein 16-stündiger Bereitschaftsdienst folgt und die Wochenenden und Feiertage über voll bezahlte 24-stündige Bereitschaftsdienste abgedeckt werden. Das finanzielle Volumen der Bereitschaftsdienste entspricht einem Stellenäquivalent von 3–4 VK, sodass sich nach dieser Methode ein Stellenbedarf von 12–13 VK ergibt.

4.3 Arbeitsplatzmethode

Die Arbeitsplatzmethode geht von der Zahl zu besetzender Arbeitsplätze aus, ohne auf deren Auslastung zu achten. Diese Methode lässt sich zur Ermittlung eines Mindestpersonalbedarfs ideal auf die Anästhesie anwenden, wo eine problemlose Zuordnung von einem Arzt zu einem Operationssaal oder gleichzeitig betriebenen Narkosearbeitsplatz möglich ist. In der Intensivmedizin lässt sie sich nur anwenden, wenn die gesamte Intensivtherapiestation (ITS) als ein oder zwei Arbeitsplätze begriffen wird, unabhängig davon, ob ein Arzt 6, 8, 10 oder mehr Patienten versorgen kann oder soll.

Grundlage dieser Methode ist die Ermittlung des jährlichen Nettogesamtarbeitszeitbedarfs für die Intensivstation. Unter der beispielhaften Annahme eines durchlaufenden Dreischichtsystems (3 × 8,5 h, mit Übergabe) mit zwei Ärzten im Frühdienst und jeweils einem Arzt in Spät- und Nachtdienst muss jährlich eine Gesamtarbeitszeit von 12.410 h pro Jahr (365 Tage mal 34 h pro Tag) abgedeckt werden. Bei einer 40-h-Woche ergeben sich pro Jahr 2080 Bruttoarbeitsstunden, unter Abzug von 15 % Ausfallzeiten (Übersicht) 1768 Nettoarbeitsstunden. Aus diesen Zahlen ist ersichtlich, dass die ärztliche Mindestbesetzung einer Intensivstation unter den genannten Bedingungen bei 7,0 VK liegen muss, wenn 8–10 Intensivpatienten (Betten) versorgt werden sollen.

Ausfallzeiten von Personal über das Kalenderjahr

- Tarifrechtlicher Urlaub (ca. 12 %)
- Fortbildung (ca. 2–3 %)
- Krankheitsausfall (in der Regel sollte dieser nicht höher als 4 % sein)

Für eine Beispielstation mit 18 Betten ist diese Berechnung nur bedingt geeignet, da die Arbeitsplatzmethode für die Intensivmedizin offenlässt, wie viele Patienten ein Arzt pro Schicht betreuen kann. Von der European Society of Intensive Care Medicine (ESICM) werden 6–8 Patienten pro Arzt angegeben, was bei einer 18-Betten-Station mindestens eine Verdopplung der 7,0 VK zur Folge hätte, also 14 VK. In Deutschland hat sich die DIVI diesen Empfehlungen ebenfalls angeschlossen (Valentin und Ferdinande 2011; Ferdinande 1997; Jorch et al. 2010; Weißauer 2005).

Auch in einem Dienstmodell aus täglichem Routinedienst (8 h) und nächtlichem Bereitschaftsdienst ergibt sich nach heutigem Arbeits- und Tarifrecht ein Mindestbedarf von 6 VK [250 Arbeitstage mit zwei Ärzten im Routinedienst (4000 Nettoarbeitsstunden), 250 Arbeitstage mit 8 h Regelarbeitszeit (2000 h) plus 8 h Bereitschaftsdienst (Faktor 0,9 – 1800 h) sowie 115 Tage mit 24 h (Faktor 0,9 – 2484 h) =

10.284 h Nettojahresarbeitszeit]. Dabei muss aber auch die wöchentliche maximale Arbeitszeit von 48 h berücksichtigt werden.

Viele aktuelle tarifrechtliche Bestimmungen legen zudem fest, dass Ärzte z. B. bei der Anordnung von Bereitschaftsdienst oder Rufbereitschaft an mindestens zwei Wochenenden (Freitag ab 21 Uhr bis Montag 5 Uhr) pro Monat im Durchschnitt innerhalb eines Kalenderhalbjahres keine Arbeitsleistung (regelmäßige Arbeit, Bereitschaftsdienst oder Rufbereitschaft) leisten dürfen.

Außerdem hat die Ärztin/der Arzt grundsätzlich innerhalb eines Kalenderhalbjahres monatlich im Durchschnitt nur bis zu vier Bereitschaftsdienste zu erbringen. (MB-TV-Ärzte/VKA 2019) Dies bedeutet zwangsläufig, dass eine Dienstgruppe, sei es für Bereitschaftsdienst oder Schichtdienst (zur Abdeckung der Wochenenden) aus mindestens 8 Personen mit 8,0 VK bestehen muss. Diese Dienstgruppe kann sich im Rahmen eines Bereitschaftsdienstes auch aus Mitarbeitern/-innen zusammensetzen bzw. aufgefüllt werden, die nicht werktäglich auf der Intensivstation arbeiten. Dabei stellt sich aber immer die Frage der Qualität innerhalb der Bereitschaftsdienstversorgung und die Gefahr des Informationsverlustes bei Übergaben.

4.4 Leistungszahlen

Bei der Kalkulation des Personalbedarfs geht man davon aus, dass die auf einer Intensivstation arbeitenden Ärzte (und Pfleger) im Jahresdurchschnitt eine bestimmte Anzahl an Patienten behandeln können und sollten. Die Deutsche Krankenhausgesellschaft geht bei ihren Leistungszahlen davon aus, dass pro Arztstelle 100–125 Intensivpatienten behandelt werden sollen. Für Intermediate-Care-Patienten wird die Leistungszahl mit 185–210 Patienten angegeben (DKG 1969).

Daraus ergibt sich, dass eine Intensivstation, die mit 7 VK-Ärzten (Mindestbesetzung in einem Schichtdienstmodell) besetzt ist, mindestens 700–875 Intensivpatienten pro Jahr behandelt werden müssen.

4.5 Analytische Methode

Der Bayerische Kommunale Prüfungsverband hat 1994 eine alternative Berechnungsformel für den ärztlichen Bereich von Betten führenden Abteilungen in Krankenhäusern vorgeschlagen (Golombek 1990a). Hier wird zwischen fixen Zeiten, die auf die Fallzahl der Abteilung bezogen werden, und variablen Zeiten, die auf die Patienten sowie 5 Arbeitstage pro Woche umgerechnet auf 7 Tage pro Woche bezogen werden, unterschieden. Dabei wird nach operativen und konservativen Fachrichtungen differenziert. Da die Entwicklung in den Krankenhäusern keine Festlegung von fixen Minutenwerten, wie sie 1984 noch erfolgte, mehr zulässt, müssten die Minutenwerte für therapeutische und diagnostische Leistungen individuell ermittelt werden (Golombek 1990b; Kersting und Kellnhauser 1991).

Zusammenfassend können die Berechnungen des Personalbedarfs nach Anhaltszahlen, nach Arbeitsplatzmethode oder nach Leistungszahlen hohe Variabilität aufweisen, zumal lokale Besonderheiten keinen Eingang in die Berechnungen finden.

Aus diesem Grund ist innerhalb des Berufsverbandes Deutscher Anästhesisten (BDA) und der Deutschen Gesellschaft für Anästhesiologie und Intensivmedizin (DGAI) in den letzten Jahren ein neues Modell entwickelt worden, das räumliche und strukturelle Bedingungen genauso wie Versorgungscharakteristika und erbrachte Leistungen verschiedener Stationen sowie die unterschiedlichen Qualifikationen von Ärzten in einem Intensivteam berücksichtigt (Weiss et al. 2008, 2012).

Die Berechnung beruht darauf, dass die ärztlichen Tätigkeiten in einen Basisaufwand und Zusatzaufwand eingeteilt werden. Der Basisaufwand umfasst alle Tätigkeiten, die bei jedem Intensivpatienten anfallen. Der Zusatzaufwand umfasst abhängig alle zusätzlichen Maßnahmen, Prozeduren und Untersuchungen, die mit der Krankheitsschwere variieren. Für jede Prozedur wurden evaluierte Durchschnittszeiten hinterlegt (Miller 2009).

Das Modell ermöglicht festzustellen, wie viel Zeit für die tägliche Routine, zusätzliche Leistungen, Ausfallzeiten, Weiterbildung und Fortbildung sowie für Leitungsaufgaben benötigt werden. Damit analysiert es auch Schwächen in Prozessabläufen. Im Gegensatz zu den oben genannte Anhaltszahlen und Kennzahlen arbeitet dieses Modell mit aber mit einer realistischeren **Ausfallzeit von 19,5 %**.

Auch die von den Fachgesellschaften geforderte Leitungsfunktion werden mit 0,15 VK/6 Betten sowie die Fortbildung und Mitarbeitergespräche mit jeweils 50 h/Jahr/VK berücksichtigt.

Letztlich steht den bisher genannten Methoden zur Personalkalkulation die Methode gegenüber, die von den derzeitigen ökonomischen Rahmenbedingungen der deutschen „diagnosis-related groups" (G-DRG)-Finanzierung vorgegeben wird (Vagts 2006; Vagts et al. 2007).

Die Erlöse für eine G-DRG werden in diesem Finanzierungssystem durch den in den ca. 250 Kalkulationskrankenhäusern ermittelten Aufwand für einen Gesamtprozess errechnet. In diese Kalkulation fließen im Idealfall durchschnittliche Komplikationsraten bei ausreichender Qualität ein.

Die aus fachlicher Sicht zu fordernde und gerechtfertigte 24-stündige Anwesenheit eines Arztes auf der Intensivstation sowie die Verfügbarkeit eines qualifizierten Intensivmediziners wird mit der Erlösrelevanz der „Komplexbehandlung Intensivmedizin" als OPS-Kode 8-980 honoriert (Plücker 2004).

Jede G-DRG enthält anteilig Personalkosten für die Intensivmedizin. Stellt man die kumulativen G-DRG-Erlösanteile eines Jahres und die tatsächlichen Kosten gegenüber, so kann beurteilt werden, wie wirtschaftlich und prozessorientiert eine Intensiveinheit arbeitet (Vagts 2006; Vagts et al. 2007).

▶ Anzumerken ist allerdings, dass für ein gutes Risikomanagement bisher immer eine optimale 85 %ige Auslastung der Intensiveinheit (mit 100 % des benötigten Personals) anzustreben war (Wicha 2010).

Diese Maßzahl kann in Anbetracht der heute geltenden Personaluntergrenzenverordnung allerdings bei der Auslastung der Intensivstation in Frage gestellt werden. Da die Personaluntergrenzen für die Intensivstation von einem mindestens 1:2 Verhältnis von Pflegekraft zu zu versorgenden Patienten ausgehen, das in speziellen Fällen auch auf 1:1 reduziert werden sollte, eine „Überbelegung" im Sinne einer schlechteren Pflege : Patienten – Ratio sogar finanziell sanktioniert wird, kann die Belegung praktisch vollständig an die geltende Maßzahl, also nahezu zu 100 %, herangeplant und ausgelastet werden. Ein Puffer für unerwartete Aufnahmen oder sehr arbeitsintensive Patienten sollte aber immer im Hinterkopf behalten werden.

4.6 Zahlenverhältnis Arzt-Pflege

Eine gute Ausbildung der Pflegekräfte und eine zahlenmäßig ausreichende Besetzung führt zur Reduktion von unerwünschten Zwischenfällen, eine Reduktion von Pflegekräften umgekehrt zu einer Zunahme der Mortalität und Morbidität durch Fehler oder Verzögerungen beim Erkennen von pathophysiologischen Veränderungen (Tarnow-Mordi et al. 2000; Aiken et al. 2003; Tibby et al. 2004).

Rothen stellte in einer Studie fest, dass Stationen mit weniger Ärzten und mehr Pflegekräften pro Bett eine bessere Ausnutzung der ökonomischen Ressourcen bei besseren Ergebnissen für die Patienten hatten. Allerdings lagen in dieser Studie die Werte für Ärzte mit 0,74 pro Bett und bei der Pflege mit 3,36 pro Bett deutlich über den deutschen Verhältnissen, sodass eine Übertragung nicht ohne Weiteres möglich ist (Rothen et al. 2007).

Bei einer 12 Betten Intensivstation entspräche der Schlüssel von Rothen et al. 9 VK ärztlicher Besetzung, wovon 3 VK schon Fachärzte mit Zusatzweiterbildung wären, und dies bei 3,36 Pflegekräften pro Bett, also 41 VK auf 12 Betten oder 0,6 Pflegekräfte pro Bett in jeder Schicht, also Besetzung 7-7-7 plus ein Zwischendienst im Dreischichtsystem. Diese Besetzung war als nochmals besser als die PPUgV es derzeit fordert! Die geringste Mortalität in dieser Studienquartile spricht hier eher dafür, für eine auskömmliche quantitative und qualitative pflegerische Besetzung zu sorgen.

4.7 Zahlenverhältnis Arzt-Patient

Genauso wie man das Arzt-Pflege- oder das Pflege-Patienten-Verhältnis betrachten kann, lohnt sich auch ein Blick auf das Arzt-Patienten-Verhältnis. Eine französische Studie konnte zeigen, dass ein Arzt-Patienten-Verhältnis von >1:14 pro Schicht mit einer Verdopplung der Letalität auf der Intensivstation im Vergleich zu einem Verhältnis von 1:8 einherging (Neuraz et al. 2015).

Gershengorn empfahl ebenfalls ein optimales Arzt-Patientenverhältnis von 1:8 bis 1:12 in der täglichen Regelarbeitszeit (Gershengorn et al. 2017). Eine weitere Studie konnte keine Mortalitätsunterschiede zwischen 1 : 8 und 1 : 10 feststellen, was allerdings auf Grund des geringen Unterschieds in Arzt-Patienten-Verhältnis und der etwas höheren Krankheitsschwere in der deutlich größeren Gruppe mit dem „besseren" Arzt-Patientenverhältnis (1:8) nicht verwunderlich ist. (Gershengorn et al. 2022) Die britische Gesellschaft für Intensivmedizin (FICM) empfiehlt basierend auf der Arbeit von Gershengorn et al. (2017) ein zusätzliches Intensivmediziner-Patienten-Verhältnis von 1:8 bis 1:12 am Tage, wohlgemerkt zusätzlich eines Arztes mit Spezialisierung für Intensivmedizin. Für die übrigen Ärzte sollte das Verhältnis ebenfalls 1:8 betragen, woraus sich eine Mindestbesetzung mit zwei Ärzten bei 8 (–12) Patienten ergibt.

Auch für Wochenende, Feiertage und nachts sollte dieses Verhältnis qualitative gewahrt sein. Zwar lassen sich viele Routineuntersuchungen und die Initiierung von Therapien in die Regelarbeitszeit am Tage verlagern, aber Intensivpatienten erfordern trotz möglicher Einhaltung von Tag-Nacht-Rhythmen etc. auch nachts und am Wochenende ungeteilte und unveränderte Aufmerksamkeit und Therapie.

Kato konnte allerdings zeigen, dass die Arbeitsbelastung von kontinuierlich auf einer Intensivstation arbeitetenden spezialisierten Ärzten durch Ruhephasen unterbrochen sein sollte, um die Qualität der Betreuung zu erhalten. (Kato et al. 2021)

5 Leitung einer Intensivstation

Die Intensiveinheit muss nach Empfehlung aller Fachgesellschaften unter einer qualifizierten, einheitlichen ärztlich-organisatorischen Leitung eines Arztes stehen, der über die

Zusatzbezeichnung Intensivmedizin verfügt. Auch sollte der Leiter von allen übrigen ärztlichen Aufgaben in seiner Klinik freigestellt sein (Valentin und Ferdinande 2011).

Zu den Aufgaben eines Leiters der Intensivstation gehört, zumindest in Einheiten mit Weiterbildungsermächtigung, auch die Leitung der strukturierten Weiterbildung mit Lehre und Supervision (Haupt et al. 2003; Dorman et al. 2004). Bei kurzen Rotationszeiten von nur 6 Monaten, wie sie in einigen Fächern vorgegeben wird, erhöht sich das Risiko für Fehler (Tibby et al. 2004). Neue Mitarbeiter benötigen eine Einarbeitungszeit, die in der Personalbemessung berücksichtigt werden muss. Aus diesem Grund sind Rotationen von mindestens 12 Monaten auf einer Intensivstation anzustreben.

5.1 Leitungsfunktion

Die führenden Fachgesellschaften in der Intensivmedizin empfehlen, die Leitung einer Intensivstation einem fachlich hoch qualifizierten Arzt anzuvertrauen, der keine weiteren klinischen Aufgaben in der Klinik mehr wahrnehmen muss. Mit dem Anwachsen der Stationen auf Einheiten bis zu 100 Betten und mehr und der zunehmenden Spezialisierung sowie dem stärker werdenden ökonomischen Druck ist dies nur allzu sinnvoll.

Diese Entwicklung stellt aber auch an die Leiter der Intensivstationen zunehmend höhere Ansprüche. Das medizinische Fachwissen reicht für eine Leitungsfunktion hier nicht mehr aus (Vagts et al. 2010). Teamführung ist ein besonderes Merkmal, das von einem Leiter einer Intensivstation gelebt werden muss, zumal schon vor Jahren gezeigt werden konnte, dass Führungsfähigkeit sogar Auswirkungen auf die Mortalität haben kann (Baggs et al. 1999).

Hierbei spielen funktionelle – und auf den ersten Blick selbstverständliche – Verhaltensweisen eines Teamleaders eine wichtige Rolle:

- unverzüglich neue Informationen von neuen Patienten einholen,
- strukturiere Entscheidungsfindung und Therapieplanung,
- Teamentwicklung und -ausbildung,
- Entwicklung von Teameinsatzplänen nach Fähigkeiten (Reader et al. 2011).

Der Vorbildcharakter ist von großer Bedeutung. In diesem Bereich kann die Medizin, insbesondere die Intensivmedizin, noch von vielen Transferleistungen aus der Industrie und Raumfahrt profitieren (Helmreich et al. 1999).

Bezogen auf das Arbeitsrecht wird für die intensivmedizinische Versorgung von den entsprechenden Fachgesellschaften übereinstimmend auf europäischer (ESICM) und auf nationaler Ebene (DIVI, DGAI) eine durchgehende ärztliche Präsenz gefordert. Diese qualitätssichernde Maßnahme ist die unabdingbare Voraussetzung für eine Abrechnung über die Intensivmedizinische Komplexziffer OPS-Kode 8–980 im Rahmen der G-DRG.

Tab. 1 Probleme bei der Arbeitsplatzzufriedenheit von ärztlichen Mitarbeitern auf Intensivstationen. (Nach Rogers et al. 2004b)

Kriterium	Im Einzelnen
1. Arbeitsorganisation	– Häufige Arbeitsunterbrechungen – Ausgeprägter Zeitdruck – Informationsdefizite
2. Organisationsseitige Ressourcen	– Unzureichende Unterstützung durch den Arbeitgeber – Knappe personelle Ausstattung – Mangelnde Mitwirkungs- und Mitentscheidungsmöglichkeiten
3. Führung	– Mangelndes Vorgesetztenfeedback – Ungenügende Berücksichtigung individueller Entwicklungs- und Karrieremöglichkeiten
4. Aus- und Weiterbildung der Klinikärzte	– Unbefriedigende ärztliche Weiter- und Fortbildung

5.2 Arbeitsplatzzufriedenheit

Die größte Zufriedenheit ergab sich aus der Sicherheit des Arbeitsplatzes und dem Betriebsklima (Mills et al. 1983). Befragt nach dem Arbeitsalltag konstatierten 60 % der Befragten, dass die Arbeit in der vorgesehenen Zeit nicht zu schaffen sei; 70 % fühlten sich ständig überlastet, 45 % bemängelten schlecht organisierte Abläufe (Rogers et al. 2004a). Der höchste Handlungsdruck, um die Zufriedenheit der Befragten zu steigern, bestand bei den Merkmalen

- Vereinbarkeit mit Privatleben, geregelte Arbeitszeiten,
- familienfreundliche Arbeitszeiten,
- Bezahlung oder Ausgleich von Überstunden,
- Wertschätzung von Leistung sowie
- bei der Ausgestaltung von Weiter- und Fortbildungsmöglichkeiten.

Bei diesen Kriterien war die Diskrepanz zwischen Wichtigkeit und wahrgenommener Zufriedenheit am größten. Die Probleme listet Tab. 1 auf.

5.3 Dienststruktur

Die Struktur von Intensivstationen hat sich in den letzten Jahrzehnten grundlegend verändert. Aus mehr oder weniger pflegerisch geführten Überwachungsstationen sind medizinisch hochspezialisierte und -technisierte, hochprofessionelle, multiprofessionelle und interdisziplinäre Intensivtherapiestationen geworden. Während im pflegerischen Bereich schon immer das Schichtsystem die Dienststruktur bestimmt hat, hat sich diese im ärztlichen Bereich mit der zunehmenden Spezialisierung für die Intensivmedizin erst entwickeln müssen.

Obwohl die Dienststruktur der ärztlichen Besetzung einer Intensivstation offensichtlich einen bedeutenden Einfluss auf das Outcome der Patienten hat, ist immer noch unklar, welches System das beste ist

- für Patienten – im Hinblick auf Informationsübergabe und Therapieverlauf und
- für Ärzte – im Hinblick auf die Lebensperspektive „Intensivmedizin" und die Vorbeugung von Burn-out.

Müdigkeit hat negative Einflüsse auf die Leistungsfähigkeit, mehr als 20 Stunden ohne Schlaf sind vergleichbar mit der Wirkung eines Blutalkoholspiegels von 0,1 %. Lange Nachtschichtfolgen wirken sich nachteilig auf die Gesundheit und auf das Lernverhalten aus, weshalb die Anzahl der Nachtschichten auf 7 pro Monat beschränkt bleiben sollen, um ausreichend Zeit für die Erholung bereit zu stellen. Der Effekt des Schafentzugs wirkt mit dem Effekt des gestörten Tag-Nacht-Rhythmus mindestens additiv.

In der Krankenpflege steigt das Risiko für Fehler schon bei einer Arbeitszeit, die länger als 8,5 h ist, und wird signifikant ab einer Arbeitszeit von mehr als 12,5 h. Ebenso steigt das Risiko für eigene Verletzungen (Barger et al. 2006; Ayas et al. 2006).

Die Arbeitszufriedenheit ist höher bei 8-h-Schichten als bei 12-h-Schichten (Zboril-Benson 2002), obwohl die längeren Schichten kurzfristig populärer sind (Richardson et al. 2003; McGettrick und O'Neill 2006).

Aus der Industrie, der Luftfahrt und dem Militär ist bekannt, welche negativen Auswirkungen Müdigkeit hat. Geplante Kurzschlafphasen („naps") während Nachtschichten können die Sicherheit von Patienten und Mitarbeitern erhöhen, aber dies würde bedeuten, dass sich unsere Arbeitskultur grundlegend ändern müsste (Driskell und Mullen 2005; Smith-Coggins et al. 2006).

Das Konzept der „**prophylaktischen Erholung**" besagt, dass eine Arbeit erst nach mindestens 5 h Schlaf in der vorhergehenden Nacht oder 12 Stunden in den vorhergehenden 48 h begonnen werden darf. Dadurch werden auch medizinische Langzeitfolgen (Magenulzera, Schlafstörungen, Herzerkrankungen, Depression etc.) reduziert. Eine „gesündere" Langzeitperspektive für Ärzte und Pflegekräfte in der Intensivmedizin zu schaffen, ist insbesondere im Hinblick auf den Facharztmangel und die älter werdenden Fachärzte sehr wichtig (Mion und Ricouard 2007).

Auf das zunehmende Problem des **Burnout** kann in diesem Kapitel nicht näher eingegangen werden, zumal das Wissen im Bezug auf intensivmedizinisch tätige Ärzte noch unvollständig ist. Klar ist jedoch, dass folgende Faktoren prognostisch negativ für die Entwicklung eines Burnout-Syndroms sind (Embriaco et al. 2007; Poncet et al. 2007):

- viele Überstunden,
- eine schlechte Arbeitsatmosphäre (sowohl zu Mitarbeitern wie Konflikte mit Patienten und Angehörigen),
- eine sehr hohe Arbeitsdichte,
- wenige arbeitsfreie Tage,
- die Anzahl der Nachtdienste pro Monat,
- lange Arbeitsperioden ohne Unterbrechung.

Systemische Probleme können das Risiko für die Entwicklung eines Burnout-Syndroms unterstützen (Hurst und Kopelin-Baucum 2005):

- unüberlegte und aggressive Behandlungsstrategien,
- unreflektierte Nutzung von Ressourcen des Gesundheitssystems,
- mangelnde Kommunikationsfähigkeit der Ärzte sowie
- sich widersprechende Therapieziele von Angehörigen und Ärzten (Gutierrez 2005),
- unstrukturierte End-of-live-Entscheidungen,
- tägliche Auseinandersetzung mit Schmerz, Leiden und Tod.

Ein wesentlicher Faktor für die Burnout-Vorbeugung ist die Ausstattung einer Intensivstation mit genügend Personal, sodass die Nachtdienste auf maximal 4 am Stück und nicht mehr als 7 pro Monat begrenzt bleiben (Vagts et al. 2010).

5.4 Visitenstruktur

Die technische Entwicklung im Bereich der Intensivmedizin hat in den letzten Jahren die zur Verfügung stehenden Informationen zu jedem Patienten vervielfacht. Gleichzeitig werden immer mehr Patienten pro Zeitraum behandelt, der Kommunikationsbedarf zu Patienten und Angehörigen, aber auch innerhalb der multiprofessionellen und multidisziplinären Teams nimmt stetig zu.

Dadurch wird jedes Teammitglied bei jeder Übergabe und jeder Visite mit einer sehr großen Zahl und Dichte an neuen Informationen konfrontiert (Specht 2007).

Traditionell werden die meisten Informationen mündlich von Arzt zu Arzt weitergegeben (Covell et al. 1985), auch wenn Patientendatenmanagementsysteme vorhanden waren (Safran et al. 1999). Erfolgreiche Kommunikation und Informationsweitergabe ist allerdings abhängig von Einflussfaktoren wie hierarchischen Strukturen, Stress und Ablenkung durch die Umgebung.

Informationsweitergabe wird durch die Physiologie und Funktion des menschlichen Gehirns begrenzt: Die Aufnahmekapazität unseres Gehirns ist begrenzt (Reason 1997).

Übersteigt die neue Information unsere Kapazität, so führt dies zu Unaufmerksamkeit und Vergessen sowie zu Fehlern (Reason 2005).

▶ 50 % der Fehler im Krankenhaus werden auf solche Kommunikationsprobleme zurückgeführt (Bhasale et al. 1998) und gelten als wichtiger Faktor für erhöhte Krankenhausmortalitätsraten (Wilson et al. 1995).

Viele Forschungsprojekte setzen sich mit der Kommunikation zwischen Arzt und Patient auseinander, aber nur wenige mit der Kommunikation auf der Intensivstation zwischen Ärzte oder zwischen Ärzten und Pflegern.

In den wenigen Arbeiten zu diesem Thema zeigte sich, dass bei der Analyse einer Informationsübergabe auf einer universitären Intensivstation während der ersten morgendlichen Visite noch durchschnittlich 15 Informationen pro Patient übergeben wurden. Nur 75 % dieser Informationen wurden in der Mittagsvisite eines Dreischichtsystems noch übergeben und nur noch 52 % in der Spätvisite. Für klinisch relevante Informationen konnte ein Informationsverlust von fast 50 % innerhalb von 24 h festgestellt werden. Aber es gab Unterschiede zwischen Patienten, die regelhaft zu Beginn einer Übergabe visitiert wurden (30 % Verlust an Information) und jenen, die immer am Ende einer Übergabe gesehen wurden (61 % Verlust an Information). Die durchschnittliche Visitenzeit war allerdings für alle Patienten gleich (5 min) (Klöcker et al. 2009). Diese Ergebnisse sind mit Mechanismen der Physiologie des Gehirns und der Kognitionspsychologie erklärbar: der Ebbinghaus'schen Kurve des Lernens und Vergessens, der Fähigkeit, Aufmerksamkeit zu erhalten und der Struktur des menschlichen Erinnerns (Parkin 2000; Anderson 2007; Zimbardo und Gerrig 2004).

Der serielle Positionseffekt spielt beim Erinnern eine große Rolle. Das menschliche Gehirn ist in der Lage, Informationen, die es zu Beginn einer Visite aufgenommen hat („primacy-effect") und die es zum Ende aufgenommen hat („recency-effect"), besser zu behalten als diejenigen aus der Mitte (Parkin 2000).

Das Wissen aus der Kognitionspsychologie erklärt, warum wir so viele Informationen aus den täglichen Visiten und Übergaben verlieren, insbesondere, je größer die Stationen werden. Es zeigen aber auch, dass die Struktur und Organisation einer Visite und/oder Übergabe Einfluss auf den medizinischen Behandlungsverlauf haben kann.

Empfehlungen zur Visite und Patientenübergabe

- Idealerweise sollte ein Arzt aus kognitiven Gründen nicht mehr als 6–7 Patienten auf der Intensivstation betreuen.
- Übergaben sollten nur in kleinen Teams stattfinden, sodass die Übergabe bei größeren Stationen auf 2–3 Teams aufgeteilt werden sollte.
- Die Übergabe sollte nicht wesentlich mehr als 30 min in Anspruch nehmen, damit die Konzentration erhalten bleiben kann.
- Patienten sollten in wechselnder Reihenfolge visitiert werden (Klöcker et al. 2009).

5.5 Rapid-Response-Teams

Seit 2005 wird, ausgehend von den Intensivstationen, in den USA durch das Institute for Healthcare Improvement (IHI) die Einrichtung von Rapid-Response Teams (RRT) empfohlen, ohne dass bis heute eindeutige positive Studien über die Wirksamkeit dieser intensivmedizinischen Teams vorliegen (Dailey et al. 2009). Bei diesen RRT handelt es sich nicht um Reanimationsteams, die in Wiederbelebungsnotfällen auf die Stationen gerufen werden, sondern um Teams aus intensivmedizinischen Experten, die über Anforderungen oder über strukturierte Visiten auf peripheren Stationen kritisch kranke Patienten frühzeitig erkennen und einer intensivmedizinischen Therapie zuführen sollen.

Theoretisch sollte ein Vorteil durch diese RRT entstehen (Turek et al. 2013), dies konnte jedoch bisher weder in Multicenter- noch in Metaanalysen belegt werden (Beitler et al. 2011; Chan et al. 2010; Downar et al. 2013), es gibt sogar vereinzelte Studien, die einen Nachteil für die Patienten durch den Einsatz von RRT postulieren (Karpman et al. 2013). Unabhängig von einer Reduktion der Mortalität konnte aber gezeigt werden, dass der Einsatz von RRT zu einer Reduktion der Liegezeit auf Intensivstationen führt und dass die Qualität der End-of-life-Versorgung verbessert werden kann (Psirides et al. 2013).

Literatur

Aiken LH, Clarke SP, Cheung RB et al (2003) Educational levels of hospital nurses and surgical patient mortality. JAMA 290: 1617–1623

Anderson JR (2007) Kognitive psychologie. Springer, Berlin\Heidelberg\New York

Ayas NT, Barger LK, Cade BE et al (2006) Extended work duration and the risk of self-reported percutaneous injuries in interns. JAMA 296: 1055–1062

Baggs JG, Schmitt MH, Mushlin AI, Eldrege DH, Oakes D (1999) Association between nurse-physician collaboration and patient outcomes in three intensive care units. Crit Care Med 27:1991–1998

Barger LK, Ayas NT, Cade BE et al (2006) Impact of extended-duration shifts on medical errors, adverse events, and attentional failures. PLoS Med 3:e487

Bayerischer Kommunaler Prüfungsverband (1998) Personaleinsatz und Personalkosten im Krankenhaus. München

Beitler JR, Link N, Bails DB et al (2011) Reduction in hospital-wide mortality after implementation of a rapid response team: a long-term cohort study. Crit Care 15:R269. https://doi.org/10.1186/cc10547. Epub 2011 Nov 15

Bell CM, Redelmeier DA (2001) Mortality among Mortality among patients admitted to hospitals on weekends as compared with weekdays. N Engl J Med 345:663–668

BfArM. Operationen- und Prozedurenschlüssel – Version 2021. 21.12.2021. https://www.dimdi.de/static/de/klassifikationen/ops/kode-suche/opshtml2021/. Zugegriffen am 21.12.2021

Bhasale AL, Miller GC, Reid SE, Britt CB (1998) Analysing potential harm in Australian general practice: an incident-monitoring. Med J Aust 169:73–76

Brown KL, Pagel C, Pienaar A, Utley M (2011) The relationship between workload and medical staffing levels in a paediatric cardiac intensive care unit. Intensive Care Med 37:326–333. https://doi.org/10.1007/s00134-010-2085-0. Epub 2010 Dec 2

Chan PS, Jain R, Nallmothu BK et al (2010) Rapid response teams: a systematic review and meta-analysis. Arch Intern Med 170:18–26

Covell DG, Uman GC, Manning PR (1985) Information needs in office practice: are they being met? Ann Intern Med 103:596–599

Cram P, Hillis SL, Barnett M, Rosenthal GE (2004) Effects of weekend admission and hospital teaching status on in-hospital mortality. Am J Med 117:151–157

Dailey MS, Durkin S, Gulczynski B, Kearney M et al (2009) Rapid response teams and continuous quality improvement. http://www.psqh.com/november-december-2009/309-rapid-response-teams-and-continuous-quality-improvement.html. Zugegriffen am 08.04.2013

Deutsche Krankenhausgesellschaft (DKG) (1969) Anhaltszahlen für die Besetzung der Krankenhäuser mit Pflegekräften. Empfehlungen der Deutschen Krankenhausgesellschaft Krankenhaus 66:427–433

Dorman T, Angood PB, Angus DC et al (2004) Guidelines for critical care medicine training and continuing medical education. Crit Care Med 32:263–272

Downar J, Barua R, Rodin D et al (2013) Changes in end of life care 5 years after the introduction of a rapid response team: a multicentre retrospective study. Resuscitation Mar 15 pii:S0300–9572(13) 00154–8. https://doi.org/10.1016/j.resuscitation.2013.03.003. (Epub vor der Druckversion)

Driskell JB, Mullen B (2005) The efficacy of naps as a fatigue countermeasure: a meta-analytic integration. J Human Factors Ergon Soc 47:360–377

Embriaco N, Papazian L, Kentish-Barnes N, Pochard F, Azoulay E (2007) Burnout syndrom among critical care healthcare workers. Curr Opin Crit Care 13:482–488

Engel C, Brunkhorst FM, Bone HG et al (2007) Epidemiology of sepsis in Germany: results from a national prospective multicenter study. Intensive Care Med 33:606–618

Faculty of Intensive Care Society (FICM) (2019) Guidelines for the provision of intensive care services (GPICS) second edition. https://www.ficm.ac.uk/standards-research-revalidation/guidelines-provision-intensive-care-services-v2. Zugegriffen am 22.12.2021

Ferdinande P (1997) Recommendations on minimal requirements for Intensive Care Departments. Members of the Task Force of the European Society of Intensive Care Medicine. Intensive Care Med 23:226–232

Gajic O, Afessa B, Hanson AC et al (2008) Effect of 24-hour mandatory versus on-demand critical care specialist presence on quality of care and family and provider satisfaction in the intensive care unit of a teaching hospital. Crit Care Med 36:36–44

Gemeinsamer Bundesausschuss (G-BA) (2021a) Regelungen zur Konkretisierung der besonderen Aufgaben von Zentren und Schwerpunkten gemäß § 136c Absatz 5 SGB V. https://www.g-ba.de/richtlinien/117/. Zugegriffen am 21.12.2021

Gemeinsamer Bundesausschuss (G-BA) (2021b) Richtlinie über Maßnahmen zur Qualitätssicherung bei der Durchführung von minimalinvasiven Herzklappeninterventionen gemäß § 136 Absatz 1 Satz 1 Nummer 2 für nach § 108 SGB V zugelassene Krankenhäuser – MHI-RL. https://www.g-ba.de/richtlinien/84/. Zugegriffen am 21.12.2021

Gershengorn HB, Harrison DA, Garland A, Wilcox ME, Rowan KM, Wunsch H (2017) Association of Intensive Care Unit patient-to-intensivist ratios with hospital mortality. JAMA Intern Med 177: 388–396

Gershengorn HB, Pilcher DV, Litton E, Anstey M, Garland A, Wunsch H (2022) Association of patient-to-intensivist ratio with hospital mortality in Australia and New Zealand. Intensive Care Med 48: 179–189. https://doi.org/10.1007/s00134-021-06575-z. Epub 2021 Dec 2

Golombek G (1990a) Analytische Berechnungen des Personalbedarfs im ärztlichen Dienst – ein neues Konzept der Deutschen Krankenhausgesellschaft, Teil I. Anästhesiol Intensivmed 31:214–217

Golombek G (1990b) Analytische Berechnungen des Personalbedarfs im ärztlichen Dienst. Ein neues Konzept der Deutschen Krankenhausgesellschaft, Teil II. Anästhesiol Intensivmed 31:281–288

Gutierrez KM (2005) Critical care nurses' reception of and responses to moral distress. Dimens Crit Care Nurs 24:229–241

Haupt MT, Bekes CE, Brilli RJ et al (2003) Guidelines on critical care services and personnel: recommendations based on a system of categorization of three levels of care. Crit Care Med 31:2677–2683

Hawner A (2001) Kostenrechnung. In: Burk R, Hellmann W (Hrsg) Krankenhausmanagement für Ärztinnen und Ärzte. Ecomed, Landsberg, S III-4.2, 19

Helmreich R, Merritt A, Wilhelm J (1999) The evolution of crew resource management training in commercial aviation. Int J Aviat Psychol 9:19–32

Hurst S, Kopelin-Baucum S (2005) A pilot study relating to hardiness in ICU nurses. Dimens Crit Care Nurs 24:97–100

Jorch G, Kluge S, König F et al (2010) Empfehlungen zur Struktur und Ausstattung von Intensivstationen. DIVI 2010. http://www.divi-org.de/fileadmin/pdfs/struktur/Langversion_201105.pdf. Zugegriffen am 01.07.2013

Karpman C, Keegan MT, Jensen JB et al (2013) The impact of rapid response team on outcome of patients transferred from the ward to the intensive care unit: a single center study. Crit Care Med 41: 2284–2291

Kato H, Jena AB, Figueroa JF, Tsugawa Y (2021) Association between physician part-time clinical work and patient outcomes. JAMA Intern Med 181:461–1469. https://doi.org/10.1001/jamainternmed.2021.5247

Kersting T, Kellnhauser E (1991) TISS – ein Weg zur Bemessung des Personalbedarfs in der Intensivmedizin. Das Krankenhaus 99:128

Klöcker K, Schindler N, Schindler AW, Vagts DA (2009) Information transfer during ICU ward rounds – analysis under cognitive psychological aspects. Intensive Care Med 35:S111

Kopp R, Schürholz T, Asché P, Rossaint R, Marx G (2012) Intensivstation und Intermediate Care unter einem Dach. Anästhesiol Intensivmed 11:598–608

Martin J et al (2004) Der Kerndatensatz Intensivmedizin: Mindestinhalte der Dokumentation im Bereich Intensivmedizin. Anästhesiol Intensivmed 45:207–216

MB-Tarifvertrag für Ärztinnen und Ärzte an kommunalen Krankenhäusern im Bereich der Vereinigung der kommunalen Arbeitgeberverbände (MB-TV-Ärzte/VKA) (2019) fassung vom 22.05.2019. http://www.marburger-bund.de/sites/default/files/tarifvertraege/2021-03/19-10-10%20TV-%C3%84rzte%20VKA%20i.d.F%207.%20%C3%84nderungsTV_final_0.pdf. Zugegriffen am 21.12.2021

McGettrick KS, O'Neill MA (2006) Critical care nurses – perceptions of 12-h shifts. Nurs Crit Care 11:188–197

Miller F (2009) Analytische Personalbedarfsermittlung für Intensivtherapiestationen. Dissertation Universität Rostock. Medizinische Fakultät

Mills ME, Arnold B, Wood CM (1983) Core 12: a controlled study of the impact of twelve-hour scheduling. Nurs Res 32:356–361

Mion G, Ricouard S (2007) Rest for safety: which stakes? Ann Fr Anesth Reanim 26:638–648

Neuraz A, Guérin C, Payet C, Polazzi S, Aubrun F, Dailler F, Lehot JJ, Piriou V, Neidecker J, Rimmelé T, Schott AM, Duclos A (2015) Patient Mortality is Associated with staff resources and workload in the ICU: a multicenter observational study. Crit Care Med 43:1587–1594

Parkin AJ (2000) Erinnern und Vergessen – Wie das Gedächtnis funktioniert und was man bei Gedächtnisstörungen tun kann. Huber, Bern

Plücker W (2004) Personalbedarfsermittlung im Krankenhaus. Deutsches Krankenhausinstitut (DKI), Wuppertal

Poncet MC, Toullic P, Papaziani L, Kentish-Barnes N, Timset J-F, Pochard F, Chevret S, Schlemmer B, Azoulay E (2007) Burnout syndrome in critical care nursing staff. Am J Respir Crit Care Med 175:698–704

Psirides A, Hill J, Hurford S (2013) A review of rapid response team activation parameters in New Zealand hospitals. Resuscitation pii: S0300–9572(13)00053–1. https://doi.org/10.1016/j.resuscitation.2013.01.022. (Epub vor der Druckversion)

Reader TW, Flin R, Cuthbertson BH (2011) Team leadership in the intensive care unit: the perspective of specialists. Crit Care Med 39(7):1683–1691

Reason JT (1997) Managing the risks of organizational accidents. University of Michigan

Reason JT (2005) Safety in the operating theatre – Part 2: human error and organisational failure. Qual Saf Health Care 14:56–61

Reinhart K (2004) Echter Fortschritt in der Intensivmedizin muss auch in Zukunft noch finanzierbar sein – Plädoyer für einen öffentlichen Diskurs. Anasthesiol Intensivmed Notfallmed Schmerzther 39:187–190

Richardson A, Dabner N, Curtis S (2003) Twelve-hour shift on ITU: a nursing evaluation. Nurs Crit Care 8:103–108

Rogers AE, Hwang W-T, Scott LD, Aiken LH, Dinges DF (2004a) The working hours of hospital staff nurses and patient safety. Health Aff 23:202–212

Rogers AE, Hwang W-T, Scott LD (2004b) The effects of work breaks on staff nurse performance. JONA (J Nurs Admin) 34:512–519

Rothen HU, Stricker K, Einfalt J et al (2007) Variability in outcome and resource use in intensive care units. Intensive Care Med 33:1329–1336. Epub 2007 Jun 1

Safran C, Sands DZ, Rind DM (1999) Online medical records: a decade of experience. Methods Inf Med 38:308–312

Smith-Coggins R, Howard S, Mac D et al (2006) Improving alertness and performance in emergency department physicians and nurses: the use of planned naps. Ann Emerg Med 48:596–604

Specht M (2007) Intensivmedizin. Thieme, Stuttgart\New York, S 392–395

Tarnow-Mordi WO, Hau C, Warden A, Shearer AJ (2000) Hospital mortality in relation to staff workload: a 4-year study in an adult intensive-care unit. Lancet 356:185–189

Tibby SM, Correa-West J, Durward A et al (2004) Adverse events in a paediatric intensive care unit: relationship to workload, skill mix and staff supervision. Intensive Care Med 30:1160–1166. (Epub 2004 Apr 6)

Turek JW, Andersen ND, Lawson DS et al (2013) Outcomes before and after implementation of a pediatric rapid-response extracorporeal membrane oxygenation program. Ann Thorac Surg 95(6):2140–2147

Uusaro A, Kari A, Ruokonen E (2003) The effects of ICU admission and discharge times on mortality in Finland. Intensive Care Med 29:2144–2148. Epub 2003 Nov 5

Vagts D (2006) Ärztliche Personalbedarfsermittlung in der Intensivmedizin. WDP – Wismarer Diskussionspapiere/Wismar Discussion Papers 10/2006, Hochschule Wismar, Fachbereich Wirtschaft, Wismar 2006, ISBN 3–910102–97–2. http://www.wihs-wismarde/~wdp/2006/0610_Vagts.pdf. Zugegriffen am 01.07.2013

Vagts DA, Schütt S, Martin J (2007) Von InEK-Daten zum DRG-Budget – Finanzierung von Anästhesie und Intensivmedizin im Krankenhaus. Anasthesiol Intensivmed Notfallmed Schmerzther 42:834–839

Vagts DA, Klöcker K, Mutz CW (2010) Structures, monitoring, and personal. Medical work patterns: the impact on quality and burnout. In: Flaatten H, Moreno R, Putensen C, Rhodes A (Hrsg) Organisation and management of intensive care. Medizinisch Wissenschaftliche Verlagsgesellschaft, Berlin, S 197–204

Valentin A, Ferdinande P (2011) ESICM Working Group on Quality Improvement: recommendations on basic requirements for intensive care units: structural and organizational aspects. Intensive Care Med 37:1575–1587. https://doi.org/10.1007/s00134-011-2300-7. (Epub 2011 Sept 15)

Volkert T, Hinder F, Ellger B, Van Aken H (2008) Changing from a specialized surgical observation unit to an interdisciplinary surgical intensive care unit can reduce costs and increase the quality of treatment. Eur J Anaesthesiol 25:382–387. https://doi.org/10.1017/S026502150800361X. (Epub 2008 Feb 5)

Wallace DJ, Angus DC, Barnato AE, Kramer AA, Kahn JM (2012) Nighttime intensivist staffing and mortality among critically ill patients. N Engl J Med 366:2093–2101. https://doi.org/10.1056/NEJMsa1201918. Epub 2012 May 21

Weiss M, Marx G, Vagts DA, Leidinger W, Sehn N, Iber T (2008) Personalbedarfsplanung in der Intensivmedizin im DRG-Zeitalter – ein neues leistungsorientiertes Kalkulationsmodell. Anästhesiol Intensivmed 49:S41–S51

Weiss M, Marx G, Vagts DA, Schleppers A, Leidinger W, Sehn N, Klöss T, Iber T (2012) Personalsbedarfskalkulation „Intensivmedizin" 2012. Anästh Intensivmed 53:S49–S62

Weißauer W (2005) Ausstattung und Organisation interdisziplinärer operativer Intensiveinheiten Gemeinsame Empfehlungen der Deutschen Gesellschaft für Anästhesiologie und Intensivmedizin und des Berufsverbandes Deutscher Anästhesisten sowie der Deutschen Gesellschaft für Chirurgie und des Berufsverbandes der Deutschen Chirurgen. Dtsch Ges Chir Mitt 3(1):232–235

Wicha LL (2010) Die Beurteilung von OP-Prozessen mittels der Kennzahlen „Auslastung" und „Wechselzeit". Eine empirische und simulationsexperimentelle Untersuchung. Dissertation Charité, Berlin

Wilson RM, Runciman WB, Gibberd RW, Harrison BT, Hamilton JD (1995) The quality in Australian Health Care Study. Med J Aust 163:458–471

Zboril-Benson LR (2002) Why nurses are calling in sick: the impact of health-care restructuring. Can J Nursing Res 33:89–107

Zimbardo PG, Gerrig RJ (2004) Psychologie. Pearson Studium, München

Teleintensivmedizin – Möglichkeiten und Grenzen einer Innovation

Gernot Marx und Robert Deisz

Inhalt

1 Hintergrund 157
1.1 Definition von Teleintensivmedizin 157
2 Gegenwärtige Evidenz 158
3 Nutzennachweis teleintensivmedizinischer Interventionen in Deutschland 160
4 Diskussion 160
4.1 Mögliche Wirkweise 160
4.2 Akzeptanz des Verfahrens 161
4.3 Grenzen des Verfahrens 161
5 Herausforderungen 161
5.1 Technische Herausforderungen 161
5.2 Datenschutz 162
5.3 Finanzierung 162
6 Ausblick 162
Literatur 162

1 Hintergrund

Der demografische Wandel der Bevölkerung bedingt einen zunehmenden Bedarf an intensivmedizinischer Versorgung. Zu erwarten sind eine steigende Zahl von Krankenhausbehandlungen, mit überproportional hochbetagten Patienten und komplexeren Krankheitsbildern sowie daraus resultierend zunehmender Inzidenz der Sepsis (Michalsen und Hartog 2013). Es ist von enormer Wichtigkeit, die Versorgungsqualität bei zunehmender Komplexität der Intensivbehandlungen zu sichern (Brinkmann et al. 2015).

Die Teleintensivmedizin ist ein erfolgversprechendes Modell, auftretende Versorgungslücken zu schließen sowie Patientensicherheit, Qualität der Behandlung und ökonomische Faktoren positiv zu beeinflussen. In den USA hat sich durch einen Mangel an Intensivmedizinern, welche bisher nur für 10–20 % der Krankenhäuser zur Verfügung standen, bereits eine umfassende teleintensivmedizinische Zusatzversorgung, vor allem im ländlichen Raum, entwickelt (Marx et al. 2022). Mittlerweile sind 11 % der Intensivstationen durch ein Teleintensivprogramm mitbetreut; hierbei beträgt der Anteil betreuter Intensivstationen kleinerer Krankenhäuser, mit durchschnittlich 300 Betten, etwa 60 %. Der Anteil größerer Krankenhäuser mit größeren Intensivstationen, mit durchschnittlich 19 Betten, beträgt etwa 30 % (Lilly et al. 2014a).

1.1 Definition von Teleintensivmedizin

Die „American Telemedicine Association" beschreibt Telemedizin als einen Austausch medizinischer Informationen zwischen 2 Orten durch elektronische Kommunikationsmittel, mit

G. Marx (✉)
Klinik für Operative Intensivmedizin und Intermediate Care, Universitätsklinikum Aachen, Aachen, Deutschland
E-Mail: gmarx@ukaachen.de

R. Deisz
Intensive Care Philips GmbH Market DACH, Philips GmbH, Hamburg, Deutschland
E-Mail: robert.deisz@philips.com

dem Ziel, den Gesundheitszustand eines Patienten zu verbessern. Kommunikationsmittel können hierbei Video- und Audioübertragung sowie elektronische Übermittlung von Vitalparametern und Untersuchungsbefunden sein. Zu betonen ist, dass Telemedizin nicht einheitlich definiert ist und Unterschiede in der Umsetzung bestehen.

Teleintensivmedizin beschreibt die Anwendung von Telemedizin auf der Intensivstation. Hierbei unterstützt und berät ein Telemedizinzentrum eine unterschiedliche Anzahl an Satellitenintensivstationen (Abb. 1). Ein kontinuierlicher Datenaustausch in Echtzeit ermöglicht regelmäßige Visiten sowie Konsultationen bei Bedarf, zwischen behandelnden Ärzten vor Ort und ihren Fachkollegen auf der Teleintensivstation. Zusätzlich können Experten unterschiedlicher Disziplinen beratend an den Visiten teilnehmen. Die Kombination aus Audio-/Videokonferenz, der Übertragung von Vitaldaten und elektronischer Dokumentation bietet eine gemeinsame, einheitliche Sicht auf den Patienten. Teleintensivmedizin ist jedoch nicht allein auf die technische Dimension begrenzt, sondern bietet ein komplexes Zusammenspiel aus technischer Kommunikationsinfrastruktur, erweiterten Monitoring-Algorithmen zur Entscheidungsunterstützung und auch Umsetzung von anerkannten Behandlungsbündeln zur Verstärkung der Leitlinienadhärenz.

2 Gegenwärtige Evidenz

Zahlreiche Studien belegen die positiven Effekte von Teleintensivmedizin (Abb. 2). Die größte Multicenter-Studie von Lilly et al. (2014b) untersuchte 107.432 Patienten auf 56 Intensivstationen in 32 Krankenhäusern in der Interventionsgruppe. Dabei betrug die durchschnittliche Dauer der teleintensivmedizinischen Versorgung, im Sinne einer Interaktion zwischen Teleintensivstation und lokaler Intensivstation, 1340 Tage (729–2056 Tage), sodass die Beobachtung von Kurzzeiteffekten eher unwahrscheinlich ist. Im Vergleich zur Kontrollgruppe führten telemedizinische Interventionen zu einer Reduktion der Krankenhaussterblichkeit – Hazard Ratio (HR) = 0,84; 95 %-iges Konfidenzintervall (95 % CI) 0,78–0,89; $p < 0,001$ – sowie der Sterblichkeit auf der Intensivstation (HR = 0,74; 95 % CI 0,68–0,79; $p < 0,001$). Darüber hinaus konnte die Liegedauer im Krankenhaus und auf der Intensivstation gesenkt werden.

Weitere große Studien von Sadaka et al. (2013) sowie Zawada et al. (2009) zeigen ebenfalls eine Reduktion von Sterblichkeit und Verweildauer auf der Intensivstation sowie im Krankenhaus. Eine Verlängerung der Krankenhausliegedauer in ersterer Studie erklären sich die Autoren dadurch, dass mehr Patienten den Intensivaufenthalt überlebten und

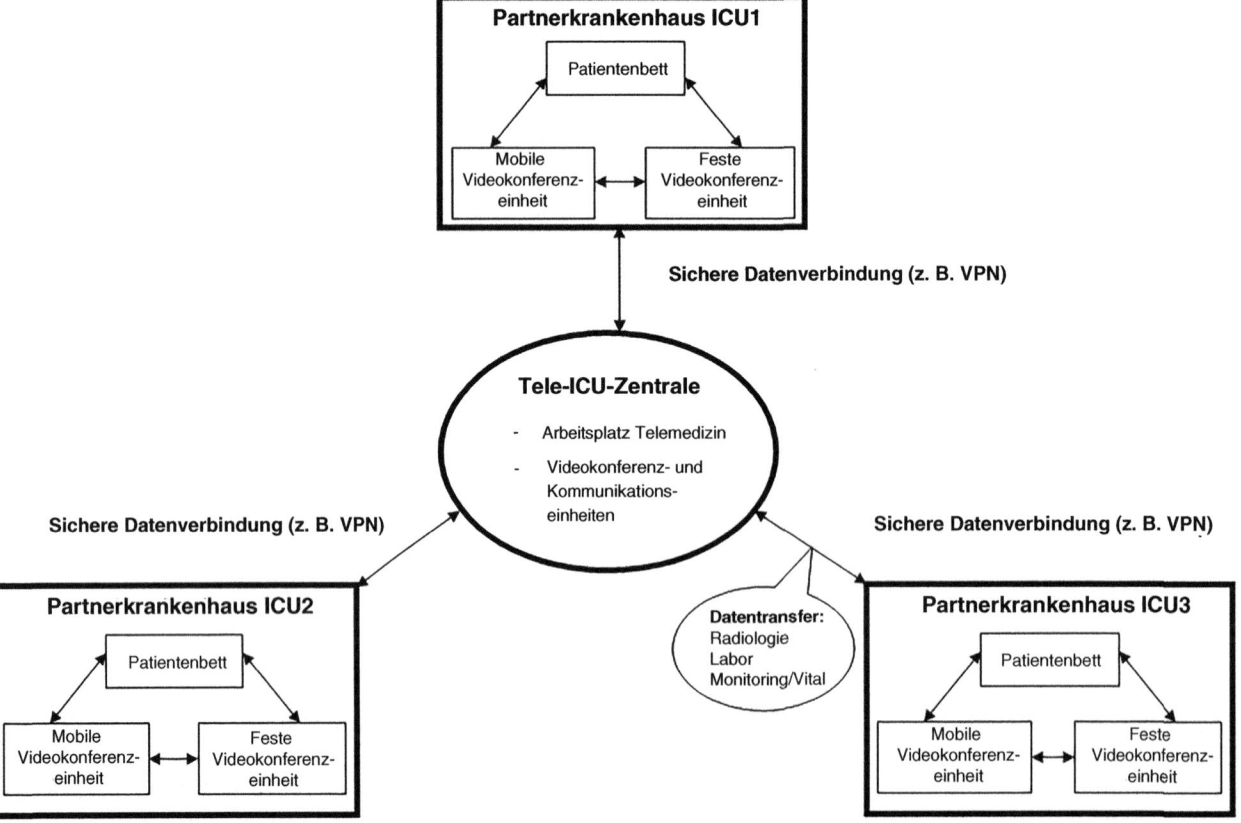

Abb. 1 Schema eines Teleintensivmedizinnetzwerkes; *ICU ... VPN ...*

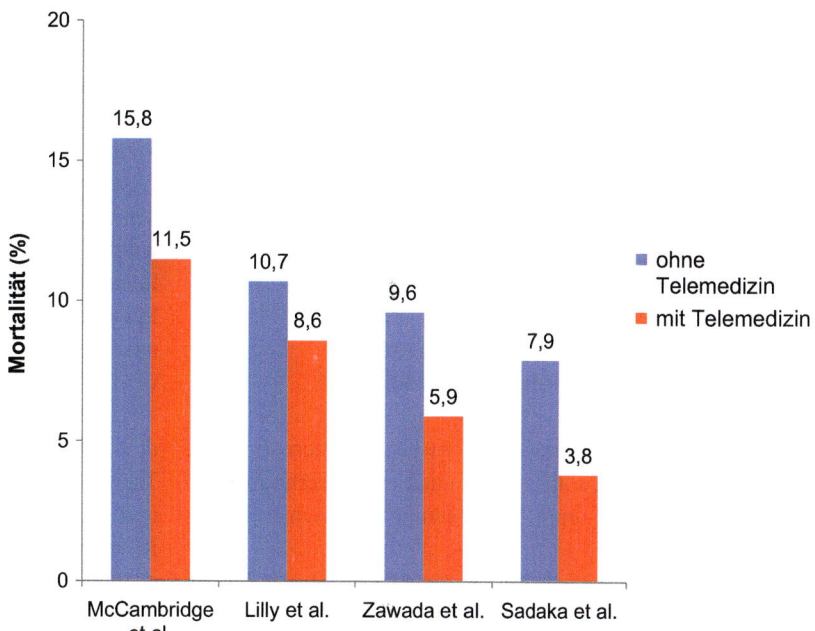

Abb. 2 Reduktion der Sterblichkeit durch Teleintensivmedizin. (Mod. nach Lilly et al. 2014b; Sadaka et al. 2013; Faine et al. 2015; McCambridge et al. 2010)

somit längere Zeit im Krankenhaus verbrachten. Bei der Analyse von kleineren Krankenhäusern zeigte sich, dass durch telemedizinische Beratung seltener Patiententransporte in größere Einheiten notwendig waren. An Patienten, die an einer Sepsis litten, konnte gezeigt werden, dass sich durch Verlegungen zum Teil erhebliche Therapieverzögerungen ergeben können (Faine et al. 2015).

In einem Prä-post-Vergleich einer teleintensivmedizinischen Intervention konnte an rund 950 Patienten gezeigt werden, dass sowohl die Sterblichkeit (von 21,4 auf 14,7 %), als auch die risikoadjustierte Sterblichkeit (um 29,5 % im Vergleich zur Kontrollgruppe) signifikant gesenkt werden konnten (McCambridge et al. 2010). Bei Patienten der Interventionsgruppe war auch eine invasive Beatmung seltener notwendig. Die Unterschiede sind nach Ansicht der Autoren unter anderem dadurch erklärbar, dass in der Interventionsgruppe rund um die Uhr ein Intensivmediziner für die Behandlung der Patienten verfügbar war, wohingegen in der Kontrollgruppe eine 16-stündige Präsenz mit zusätzlichem Rufdienst gegeben war. Eine generelle Übertragbarkeit dieser positiven Ergebnisse auf alle teleintensivmedizinischen Kooperationsmodelle kann nicht angenommen werden, da Erkrankungsschwere, Organisationsform der intensivmedizinischen Versorgung und Akzeptanz einer externen telemedizinischen Betreuung beeinflussende Faktoren sind. Aufgrund der günstigen Ergebnisse von Studien mit großen Fallzahlen ist jedoch anzunehmen, dass schon bei durchschnittlicher Erkrankungsschwere positive Effekte überwiegen. Wie am Beispiel von Nassar (Nassar et al. 2014) an einer Matched-pair-Analyse zwischen Teleintensivmedizin und konventioneller Versorgung gezeigt, gibt es möglicherweise Einrichtungen, die aufgrund einer sehr günstigen Ausgangslage nur wenig von teleintensivmedizinischen Interventionen profitieren. Angepasste Versorgungskonzepte, wie z. B. eine Abdeckung von Spitzenauslastungen, Wochenenden und Nachtschichten könnten auch für diese Institutionen weitere Vorteile bringen.

Der günstige Einfluss ist nicht nur für kleine Intensivstationen oder entlegene Krankenhäuser nachweisbar, sondern lässt sich auch für größere Krankenhäuser und universitäre Einrichtungen reproduzieren. In einer Studie an 6290 Patienten auf 7 Intensivstationen eines akademischen Krankenhauses untersuchten Lilly et al. (2011) den Einfluss von Telemedizin auf vermeidbare Komplikationen durch leitliniengerechte Behandlung. In der Interventionsgruppe zeigte sich eine höhere Leitlinienadhärenz zur Prävention tiefer Venenthrombosen und Stressulzera. Das Auftreten von katheterassoziierten Infektionen und beatmungsassoziierten Pneumonien konnte signifikant reduziert werden. Durch tägliche Überprüfung der Beatmungsstrategie wurden mehr Patienten lungenprotektiv beatmet, während Beatmungszeit und Sterblichkeit gesenkt werden konnten (Kalb et al. 2014). Die Unterstützung durch einen Pharmakologen bewirkte einen signifikanten Anstieg der täglich durchgeführten Sedierungspausen (Forni et al. 2010). In systematischen Reviews und Metaanalysen konnten die Effekte auf Sterblichkeit und Liegedauer bestätigt werden (Wilcox und Adhikari 2012; Coustasse et al. 2014; Cummings et al. 2007). Des Weiteren zeigte sich eine verbesserte Patientensicherheit durch höhere Leitlinienadhärenz und Reduktion von Medikationsfehlern. Die Behandlungskosten konnten im Durchschnitt gesenkt werden.

Darüber hinaus sind positive Effekte nicht nur auf die Zeit des Krankenhausaufenthaltes begrenzt, sondern auch auf die nachfolgende Versorgungssituation der Patienten feststellbar (Lilly et al. 2011). Die Anzahl überlebender Patienten nimmt zu, gleichzeitig kommt es zu einem Rückgang des Anteils längerfristig pflegebedürftiger Patienten. Das dürfte sozialmedizinisch von großem Interesse sein.

3 Nutzennachweis teleintensivmedizinischer Interventionen in Deutschland

Zusätzlich zum Wirksamkeitsnachweis in internationalen Studien wurden auch in Deutschland die Übertragbarkeit des Konzepts sowie eine Verbesserung des Behandlungsergebnisses belegt.

In einer observationalen multizentrischen Studie (Deisz et al. 2019) zur teleintensivmedizinischen Unterstützung bei der Diagnostik und Therapie wurden bei 196 Patientinnen und Patienten mit schwerer Sepsis und septischem Schock eine Steigerung der Leitlinienadhärenz zum 3-h- und 6-h-Bundle der Surviving Sepsis Campaign sowie eine Reduktion der Sterblichkeit nachgewiesen.

In der bislang größten Telemedizinstudie (Marx et al. 2022) in Deutschland, Telnet@NRW wurde in einem clusterrandomisierten kontrollierten Stepped-wedge-Design bei über 10.000 intensivmedizinisch behandelten Patientinnen und Patienten die Chance einer leitlinienkonformen Therapie der schweren Sepsis und des septischen Schocks erhöht – Odds Ratio (OR) 6,8 – und gleichzeitig eine Senkung der Sepsissterblichkeit um 5 % demonstriert. Für stationär behandelte Patientinnen und Patienten wurde die Chance einer empfehlungskonformen Diagnostik und Therapie einer Staphylococcus-aureus-Bakteriämie erhöht (OR 4,0).

Das in dieser Studie geschaffene sektorenübergreifende Netzwerk wies eine hohe Nutzerakzeptanz auf und wurde auch wegen seiner robusten technologischen Funktion und des belegten medizinischen Nutzens während der Coronapandemie in eine Vorstufe des Virtuellen Krankenhauses NRW überführt.

Im Bereich der Teleintensivmedizin des Virtuellen Krankenhauses war während der COVID-19-Pandemie in der Gruppe der beatmeten Patientinnen und Patienten mit zusätzlichen telemedizinischen Konsilen die Sterblichkeit mit 34,2 % (Dohmen et al. 2021) niedriger als 53 % in einer bundesweiten Vergleichsgruppe ohne teleintensivmedizinische Konsile (Karagiannidis et al. 2020). Damit konnte eindrucksvoll gezeigt werden, dass Teleintensivmedizin durch die digitale Vernetzung rasch auf neue Versorgungsbedarfe reagieren und die Versorgung von COVID-19-Patienten verbessern kann.

4 Diskussion

4.1 Mögliche Wirkweise

Welche Einzelfaktoren zur Verbesserung der Behandlungsergebnisse durch Teleintensivmedizin beitragen, kann aus den durchgeführten Interventionsstudien nur zum Teil erklärt werden. Allein das mögliche Interaktionsspektrum zwischen Intensivstation und Teleintensivstation sowie der Grad an Integration elektronischer Informationssysteme sind so unterschiedlich, dass eine systematische Analyse erschwert wird (Lilly et al. 2014c).

Eine Ursache könnte sich durch Volumeneffekte ergeben, d. h. dass Intensivstationen durch Assoziation mit einem Telemedizinzentrum zu einem Verbund zusammenwachsen und sich somit durch geteilte Expertise in Abläufen und Routine ein wechselseitiger Vorteil für die beteiligten Intensiveinheiten und konsekutiv auch für den Patienten ergibt. Sicherlich spielen auch die automatisch durchgeführten Überwachungsmaßnahmen eine Rolle, denn über intelligente Algorithmen werden die Patienten unabhängig von Arbeitsbelastung, Erfahrung und tageszeitlich schwankender Vigilanz kontinuierlich überwacht. Obwohl automatische Hinweise auf kritische Laborparameter sich auch außerhalb der Teleintensivmedizin als nützlich erweisen, um z. B. die Reaktionszeit zu verkürzen (Kuperman et al. 1999), ist in der Teleintensivmedizin zwischen hochintegrierten Systemen, die kontinuierlich Vitaldaten überwachen und diese mit automatischen Algorithmen auswerten und Installationen mit hoher Überwachungsintensität allein durch kontinuierliche Vitaldatenübertragung und regelmäßige Televisiten kein Unterschied in der Sterblichkeitsreduktion festzustellen (Wilcox und Adhikari 2012). Der entscheidende Einflussfaktor ist nach der Metaanalyse von Wilcox (Wilcox und Adhikari 2012) die Intensität der teleintensivmedizinischen Überwachung. Nur Systeme mit kontinuierlicher Vitaldatenübertragung (sog. „high-intensity passive systems") und Systeme mit kontinuierlicher Überwachung und automatischen, algorithmenbasierten Alarmen (sog. „active systems") waren in der Lage, zu einer Reduktion der Sterblichkeit beizutragen, wohingegen Systeme ohne kontinuierliche Datenübertragung (sog. „low-intensity passive systems") keinen Einfluss hatten.

Ein weiterer Einflussfaktor auf die Prognose der Patienten haben Aufnahmezeitpunkt und ärztliche Besetzung. Somit könnte ein weiterer Grund für die Effektivität der Teleintensivmedizin darin liegen, dass durch teleintensivmedizinische Zusatzversorgung auch in der Nacht und an Wochenenden die Versorgungsqualität konstant bleibt. Dies ist jedoch kein monokausaler Zusammenhang. In der Arbeit von Sadaka et al. (2013) wurden Patienten, die während des Tages aufgenommen wurden mit Patientin verglichen, die während der Nacht aufgenommen wurden. In beiden Gruppen war gleichermaßen eine Reduktion der Sterblichkeit in der teleintensivmedizinischen Interventionsgruppe nachweisbar.

Um Erklärungsmodelle zur Wirkungsweise der Intervention Teleintensivmedizin zu evaluieren, wurden prospektiv definierte Einzelfaktoren auf ihre Korrelation mit den Parametern Liegedauer und Sterblichkeit untersucht (Lilly et al. 2014b). Dabei konnten folgende Schlüsselfaktoren identifiziert werden:

- Frühzeitige Überprüfung und Anpassung des Therapieplanes durch einen Intensivmediziner
- Rasche Verfügbarkeit von Ergebnisdaten
- Schnellere Reaktion auf Alarme
- Höhere Adhärenz zu leitliniengerechter Therapie
- Interdisziplinäre Visiten und regelmäßige Rückmeldung über Kennzahlen und Behandlungsergebnisse

4.2 Akzeptanz des Verfahrens

Telemedizin wird bei Patienten und Angehörigen nicht nur als wertvolle zusätzliche Versorgungsform wahrgenommen, sondern aktiv nachgefragt (Whitten und Mair 2000). Wie bei anderen telemedizinischen Verfahren, so ist auch bei der Teleintensivmedizin die Akzeptanz ein wichtiger Schlüssel zur erfolgreichen Umsetzung. Eine Reihe von Publikationen untersuchte die Personalzufriedenheit und Akzeptanz von Teleintensivmedizin bei ärztlichem und pflegerischem Personal unterschiedlicher Intensivstationen. Selbst in personell gut ausgestatteten Intensivstationen war eine hohe Akzeptanz zu verzeichnen (Young et al. 2011; Romig et al. 2012). Die Einfachheit der Bedienung und der wahrgenommene Nutzen für den Anwender spielt hierbei eine erhebliche Rolle und trägt entscheidend zum nachhaltigen Gebrauch der telemedizinischen Interventionen bei. Ein weiterer entscheidender Faktor für eine erfolgreiche Nutzung und positive Wahrnehmung von Telemedizin im klinischen Alltag ist die Umsetzung der technischen Komponente. Die eingeführten telemedizinischen Applikationen sollten sich im Idealfall einheitlich in das bereits bestehende Krankenhausinformationssystem einfügen und keine zusätzlichen Schnittstellen verursachen.

4.3 Grenzen des Verfahrens

Teleintensivmedizin ist kein universelles Verfahren, um die Sterblichkeit oder Verweildauer auf der Intensivstation zu reduzieren. Neben organisatorischen und qualitativen Rahmenbedingungen der telemedizinischen Versorgung haben die Ausgangslage und Strukturmerkmale der untersuchten Intensivstationen einen erheblichen Einfluss (Kahn 2011).

So konnte bei Patienten mit nur geringer Erkrankungsschwere und niedrigem Sterblichkeitsrisiko im Gegensatz zu Patienten (Sadaka et al. 2013; Wilcox und Adhikari 2012) mit durchschnittlichem Sterblichkeitsrisiko durch Teleintensivmedizin keine signifikante Reduktion der Sterblichkeit und der Verweildauer auf der Intensivstation erzielt werden (Nassar et al. 2014). Möglicherweise ist die Beeinflussung der Intensivsterblichkeit bei niedriger, nichtrisikoadjustierter Sterblichkeit geringer ausgeprägt ist als bei hohen Sterblichkeitsraten. In der Arbeit von Thomas et al. (2009) ist eine Reduktion der Intensivsterblichkeit bei allen Patienten, eine Reduktion der Krankenhaussterblichkeit jedoch nur bei höherer Erkrankungsschwere nachweisbar.

Betont werden muss, dass die Situation US-amerikanischer Intensivstationen nicht ohne Weiteres auf andere Länder übertragen werden kann. Bereits die Behandlung durch einen Intensivmediziner kann die Sterblichkeit um 40 % und die Verweildauer auf der Intensivstation um 14–51 % senken. In den USA steht demgegenüber nur für 10–20 % der Krankenhäuser tatsächlich ein Intensivmediziner zur Verfügung. Die Frage, wie die jeweiligen Qualitätsmerkmale der untersuchten Intensivstationen und somit die Ausgangssituation vor Beginn telemedizinischer Interventionen tatsächlich waren, kann letztendlich nicht sicher beantwortet werden. Denkbar wäre jedoch ein, je nach Ausgangslage, unterschiedlich großer Einfluss der telemedizinischen Versorgung auf das Behandlungsergebnis. Sicherlich ist jedoch davon auszugehen, dass eine konsequente Umsetzung von Präventionsmaßnahmen während des Behandlungsverlaufs positive Effekte auf die Patientenversorgung hat (Lilly et al. 2011, 2014b).

Weiterhin ist anzumerken, dass Teleintensivmedizin kein Mittel zum Personalabbau oder arztersetzendes Verfahren ist, sondern ein additives Versorgungs- und Organisationskonzept, welches beispielsweise im ländlichen Raum, bei Personalmangel oder zu Dienstzeiten in der Nacht und am Wochenende Unterstützung bieten kann (2011).

5 Herausforderungen

5.1 Technische Herausforderungen

Technische Herausforderungen, wie die Verfügbarkeit einer ausreichenden Übertragungsbandbreite, sind insbesondere im ländlichen Raum möglich, werden aber in Zukunft durch den weiteren Ausbau der Breitbandversorgung in Deutschland zu überwinden sein. Der Gesetzgeber hat mit dem 3. Juni 2020 beschlossenen „Zukunftsprogramm Krankenhäuser" und dem am 29. Oktober 2020 in Kraft getretenen Krankenhauszukunftsgesetz mit einem Fördervolumen von

4,3 Milliarden € nicht nur ein klares Signal zur Stärkung der Krankenhäuser, sondern auch die Mittel bereitgestellt, die Chancen der Digitalisierung für die Krankenversorgung zu nutzen.

5.2 Datenschutz

Der wichtige Aspekt des Datenschutzes kann zum einen technologisch gelöst werden, indem eine gesicherte, End-zu-End-verschlüsselte Datenverbindung zwischen den Intensivstationen und der Teleintensivstation hergestellt wird. Besonderes Augenmerk ist, unabhängig von den telemedizinischen Anwendungen, für den Fall einer Datenspeicherung oder Auswertung außerhalb des Krankenhauses auf einen eventuell gesondert zustimmungspflichtigen Tatbestand der Auftragsdatenverarbeitung zu richten. Diese Auftragsdatenverarbeitung beschränkt sich jedoch nicht auf die Telemedizin, sondern ist z. B. zu Abrechnungszwecken rechtssicher in der Routine umsetzbar und umgesetzt.

5.3 Finanzierung

Außerhalb von öffentlichen Förderprojekten existiert in Europa derzeit noch kein allgemein übertragbares Vergütungsmodell, das die Gegenfinanzierung einer teleintensivmedizinischen Versorgung ermöglicht. Untersuchungen aus den USA über zusätzliche Ausgaben oder Kostenreduktion durch Teleintensivmedizin reichen vor allem aufgrund hoher Ausgangsinvestitionen, von zusätzlichen Krankenhauskosten von 5600 $ pro Patient bis zu einer Kostenreduktion von 3000 $ pro Patient (Kumar et al. 2013) im ersten Jahr.

Generalisierte Aussagen zur Übertragbarkeit der Kosteneffizienz der Teleintensivmedizin sind wegen der Abhängigkeit von der individuellen Ausgangslage und unterschiedlicher Vergütungssysteme derzeit noch nicht zu treffen. Es kann jedoch damit gerechnet werden, dass sich aus vermindertem Ressourcenverbrauch, wie dem Rückgang des Anteils beatmeter Patienten (McCambridge et al. 2010), weniger Organdysfunktionen durch schnellere Interventionen und vor allem reduziertem Bedarf an langfristiger Pflege (Lilly et al. 2011) eine günstige Kosten-Nutzen-Relation bei Betrachtung des Gesamtsystems bei gleichzeitig resultierender höherer Lebensqualität der Patienten ergibt. Aufgrund des langfristigen Nutzens für die behandelten Patienten mit reduzierten Behandlungs- und Folgekosten ist die Ausarbeitung von tragfähigen Finanzierungskonzepten auch für die Kostenträger interessant. Für zwei der aus dem Innnovationsfonds des G-BA (Innovationsausschusses beim Gemeinsamen Bundesausschuss) geförderten Projekten, TELnet@NRW (Marx et al. 2022) und ERIC sind mittlerweile nach der Evaluation klare Empfehlungen zur Verstetigung in Richtung der Gesundheitsministerien, der Selbstverwaltung sowie der Kostenträger ausgesprochen worden.[1,2]

6 Ausblick

Teleintensivmedizin ist mehr als eine technisch realisierbare Kommunikationsstruktur und zusätzliche Überwachungsmöglichkeit. Vielmehr ist Telemedizin als ärztliches Kooperationsmodell eine komplexe ergebnis- und qualitätsorientierte Intervention. Mittelfristig wird aufgrund der demografischen Entwicklung sowie der Verpflichtung, auch im ländlichen Raum eine qualitativ exzellente Intensivmedizin zu erhalten, nicht nur in Deutschland, sondern europaweit eine innovative Option gesucht. Teleintensivmedizin kann als neue Form der ärztlichen Kooperation zum Nutzen der Patienten einen wichtigen Beitrag leisten – unter dem Motto „Miteinander kompetenter".

Literatur

Brinkmann A et al (2015) Qualitätssicherungskonzepte in der Intensivmedizin. Med Klin Intensivmed Notfmed 110(8):575–583

Coustasse A et al (2014) A business case for tele-intensive care units. Perm J 18(4):76–84

Cummings J et al (2007) Intensive care unit telemedicine: review and consensus recommendations. Am J Med Qual 22(4):239–250

Deisz R et al (2019) Additional telemedicine rounds as a successful performance-improvement strategy for sepsis management: observational multicenter study. J Med Internet Res 21(1):e11161

Dohmen S et al (2021) Measurable patient benefit through digital healthcare networks for COVID-19 patients requiring intensive care in the Virtual Hospital NRW. Anäst Intensivmed 62:431–440

Faine BA et al (2015) Interhospital transfer delays appropriate treatment for patients with severe sepsis and septic shock: a retrospective Cohort study. Crit Care Med 43(12):2589–2596

Forni A et al (2010) Evaluation of the impact of a tele-ICU pharmacist on the management of sedation in critically ill mechanically ventilated patients. Ann Pharmacother 44(3):432–438

Kahn JM (2011) The use and misuse of ICU telemedicine. JAMA 305(21):2227–2228

Kalb T et al (2014) A multicenter population-based effectiveness study of teleintensive care unit-directed ventilator rounds demonstrating improved adherence to a protective lung strategy, decreased ventilator duration, and decreased intensive care unit mortality. J Crit Care 29(4):691. e7–14

Karagiannidis C et al (2020) Case characteristics, resource use, and outcomes of 10,021 patients with COVID-19 admitted to 920 German hospitals: an observational study. Lancet Respir Med 8(9):853–862

Kumar G, Falk DM, Bonello RS, Kahn JM, Perencevich E, Cram P (2013) The costs of critical care telemedicine programs: a systematic

---

[1] https://innovationsfonds.g-ba.de/downloads/beschluss-dokumente/57/2021-04-16_TELnet-NRW.pdf.

[2] https://innovationsfonds.g-ba.de/downloads/beschluss-dokumente/127/2022-01-21_ERIC.pdf.

review and analysis. Chest 143(1):19–29. https://doi.org/10.1378/chest.11-3031

Kuperman GJ et al (1999) Improving response to critical laboratory results with automation: results of a randomized controlled trial. J Am Med Inform Assoc 6(6):512–522

Lilly CM et al (2011) Hospital mortality, length of stay, and preventable complications among critically ill patients before and after tele-ICU reengineering of critical care processes. JAMA 305(21):2175–2183

Lilly CM et al (2014a) Critical care telemedicine: evolution and state of the art. Crit Care Med 42(11):2429–2436

Lilly CM et al (2014b) A multicenter study of ICU telemedicine reengineering of adult critical care. Chest 145(3):500–507

Lilly CM et al (2014c) Prevalence and test characteristics of national health safety network ventilator-associated events. Crit Care Med 42(9):2019–2028

Marx G et al (2022) An innovative telemedical network to improve infectious disease management in critically Ill patients and outpatients (TELnet@NRW): stepped-wedge cluster randomized controlled trial. J Med Internet Res 24(3):e34098

McCambridge M et al (2010) Association of health information technology and teleintensivist coverage with decreased mortality and ventilator use in critically ill patients. Arch Intern Med 170(7):648–653

Michalsen A, Hartog CS (2013) End-of-life Care in der Intensivmedizin. Springer, Berlin/Heidelberg

Nassar BS et al (2014) Impact of an intensive care unit telemedicine program on patient outcomes in an integrated health care system. JAMA Intern Med 174(7):1160–1167

Romig MC et al (2012) Perceived benefit of a telemedicine consultative service in a highly staffed intensive care unit. J Crit Care 27(4):426.e9–16

Sadaka F et al (2013) Telemedicine intervention improves ICU outcomes. Crit Care Res Prac 2013:456389

Thomas EJ et al (2009) Association of telemedicine for remote monitoring of intensive care patients with mortality, complications, and length of stay. JAMA 302(24):2671–2678

Whitten PS, Mair F (2000) Telemedicine and patient satisfaction: current status and future directions. Telemed J E Health 6(4):417–423

Wilcox ME, Adhikari NK (2012) The effect of telemedicine in critically ill patients: systematic review and meta-analysis. Crit Care 16(4):R127

Young LB, Chan PS, Cram P (2011) Staff acceptance of tele-ICU coverage: a systematic review. Chest 139(2):279–288

Zawada ET Jr et al (2009) Impact of an intensive care unit telemedicine program on a rural health care system. Postgrad Med 121(3):160–170

Weiterbildung und Kompetenzvermittlung in der Intensivmedizin

Axel R. Heller und Michael P. Müller

Inhalt

1 Einleitung 165
2 Umfeld intensivmedizinischer Aus-, Weiter- und Fortbildung 167
3 Ziele des intensivmedizinischen Abschnitts der Facharztweiterbildung .. 168
4 Entwicklung und Implementierung eines Curriculums 170
5 Vom Wissen zum Können 172
6 Nutzung von Simulatoren und Algorithmen für unterschiedliche Aspekte der Wissensvermittlung 173
6.1 Technische Fertigkeiten 174
6.2 Nicht technische Fertigkeiten 174
6.3 Prozeduren und Handlungsabläufe 175
6.4 Systemkenntnis 176
Literatur 177

1 Einleitung

Ein grundsätzlicher Vorteil der Erwachsenenbildung ist die vergleichsweise hohe Lernmotivation und Zielorientierung der Lernenden. Dies gilt explizit auch für die neuen Mitarbeiter der Generation Z. Entsprechend sollten die Weiterbilder diese gerne übersehene Lernmotivation unter Berücksichtigung des Weiterbildungsstands als Triebfeder für eine effektive intensivmedizinische Weiterbildung zu nutzen lernen, sowohl im Interesse der Lernenden als auch der Institution. Der Lehrende oder Mentor sollte sich als Steigbügelhalter für den Lernenden verstehen (Feld et al. 2015) und einen Realitätsschock beim Einsteiger verhindern (Koch et al. 2013). In einer anspruchsvollen Weiterbildung haben Ausbildende die sich selbst besonders kenntnisreich und bedeutend in den Vordergrund stellen, keinen Platz. Andererseits müssen sich die Lernenden auch in ihr selbst gewähltes Arbeitsumfeld hineinentwickeln und ihre Weiterbildung mit intrinsischer Motivation selbst mitgestalten (Heller und Schaffer 2017). „Wer immer darauf wartet, von anderen motiviert zu werden, wird es selten zu etwas bringen" (Malik 2014). Bei alldem dürfen aber auch weiche Mitarbeiterfaktoren nicht unberücksichtigt bleiben und es wird vom Weiterbilder Work- Life Kompetenz erwartet (Heller und Heller 2009).

Wissensvermittlung in der Intensivmedizin muss in diesem Sinne als Kontinuum von der studentischen Lehre (Beckers et al. 2009) über die Intensivzeit während der Facharztweiterbildung (Heller und Koch 2006) und Intensivspezialisierung bis hin in die tägliche Praxis verstanden und gelebt werden. Dabei werden bereits während der studentischen Ausbildung Lehrmethoden angewandt, die das lebenslange Lernen fördern und methodisch den Grundstein für die lernerzentrierte Weiterbildung legen (Heller 2015).

A. R. Heller (✉)
Klinik für Anästhesiologie und Operative Intensivmedizin, Universitätsklinikum Augsburg, Augsburg, Deutschland
E-Mail: axel.heller@uni-a.de

M. P. Müller
Klinik für Anästhesiologie, Intensiv- und Notfallmedizin, St. Josefskrankenhaus, Freiburg im Breisgau, Deutschland
E-Mail: Anaesthesie-sjk@rkk-klinikum.de

> Einflussfaktoren für die Kompetenzvermittlung sind die Arbeitsumgebung, das Curriculum, eigene Erfahrungen, Weiterbildungsaktivitäten und Lernen am Vorbild.

Um dies zu erreichen, müssen Lehrende in der Intensivmedizin einer Reihe von Qualitätsansprüchen genügen (Dorman et al. 2004). Neben der formal nachgewiesenen intensivmedizinischen Fachkompetenz im entsprechenden Fachbereich (Subspezialisierung) und kontinuierlichem eigenem Lernen (Literatur, Kongresse) muss die Weiterbildung ein Herzensanliegen des Weiterbildenden sein, was sich in der Schaffung von zeitlichen Freiräumen, Entwicklung der eigenen Lehrbefähigung, dem Engagement in intensivmedizinischen Netzwerken sowie einem eigenen Curriculum zeigt. Bereits die Musterweiterbildungsordnung (MWBO) der Bundesärztekammer von 2004 schreibt die Vorlage eines entsprechenden Weiterbildungsprogramms bei der Beantragung der Weiterbildungsbefugnis vor. In der MWBO von 2018 wird dies noch einmal besonders betont (Sorgatz et al. 2018). Allerdings ist absehbar, dass die Umsetzung dieser 2018er MWBO noch einige Zeit beanspruchen wird, weil mit Drucklegung die Rückkopplung mit den Fachverbänden erst zum Abschluss kommt und die flächendeckende Neubewertung aller (!) Weiterbildungsermächtigten mit entsprechendem Begutachtungsprozess der Landesärztekammern aussteht.

Zur Qualitätssicherung und Weiterentwicklung der Lehre ist der regelmäßige Austausch mit anderen Lehrenden innerhalb und außerhalb der Institution obligat (Ortwein et al. 2007). Ein ergänzender Aspekt, der den Horizont sowohl der Lernenden als auch der Lehrenden weitet, ist die Schaffung eines Umfelds, in dem intensivmedizinische Forschung (klinisch, experimentell, Versorgungsforschung) im weitesten Sinne gedeihen kann (Koch et al. 2017a). Schließlich sollte der Lehrende mit Qualitätssicherungssystemen vertraut (Brenner et al. 2019; Kumpf 2021) sein, sowie mit ethischen, rechtlichen und betriebswirtschaftlichen Themen, soweit sie die Intensivmedizin berühren (Koch et al. 2017b). Idealerweise hat die weiterbildende Intensivstation bereits eine intensivmedizinische Zertifizierung erfolgreich durchlaufen (Bingold et al. 2014)

> Lehrende in der Intensivmedizin müssen neben reiner Fachkompetenz Mindeststandards erfüllen in eigener Weiterbildung, Lehrbefähigung, Curricularentwicklung, Netzwerk, Forschung und Qualitätsmanagement.

Die Relevanz einer zertifizierten ärztlichen Weiterbildung für das Überleben von Patienten nach Standardeingriffen konnten Silber et al. zweifelsfrei belegen (Silber et al. 1992). Auch zeigen Auswertungen über die Einführung eines zeitlich gestuften Prüfungskonzepts für den Anästhesiefacharzt in den USA, dass mehrere Teilprüfungen verteilt über die Weiterbildungszeit die Lernkurve im Sinne des *„assessment drives learning"* beschleunigen (Zhou et al. 2018). Inwiefern allerdings die Inhalte der frühen Prüfungen über die Zeit abrufbar bleiben, wird im begleitenden Editorial dahingestellt (Murray und Boulet 2018). Es muss aber festgehalten werden, dass das eigenmotivierte Absolvieren einer umfänglichen Prüfung wie des European Diploma in Anaesthesiology and Intensive Care (EDAIC) das Wissen steigert und zumindest in Deutschland ein persönliches Qualifikationsmerkmal darstellt, wo diese Prüfung nicht obligatorischer Teil der Facharztanerkennung ist, anders wie z. B. in Österreich, den Niederlanden oder Polen (Engelhardt und Geldner 2018).

Medizinische Aus-, Weiter- und Fortbildung wird in Deutschland häufig stiefmütterlich nach dem Motto „see one – do one – teach one" (Vozenilek et al. 2004) behandelt. Die qualitätssichernde Maßnahme „get one" existiert begreiflicherweise nur in Ausnahmefällen (McDonald und Thompson 2002). Ein strukturiertes Erlernen von Prozeduren und Maßnahmen unter Supervision (Heller und Koch 2006) hat noch nicht im wünschenswerten Umfang in Deutschland Einzug gehalten und gehört noch nicht durchgängig zur Lehrkultur. Umfrageergebnisse bei deutschen Oberärzten zeigen, dass strukturierte Anleitung in 71 % der Einrichtungen erfolgt, „learning by doing" allerdings noch immer 50 % ausmacht (Mehrfachauswahl möglich (Goldmann et al. 2006)). Allerdings steigt der Stellenwert einer hoch qualitativen Weiterbildung im Zuge des Fachkräftemangels und der Möglichkeit sich als Lernende die Weiterbildungsstätte schon heute nach ihrem Lehrangebot auszusuchen.

Das Fehlen einer ärztlichen Lehrerausbildung und mangelnde Wertschätzung der Lehrtätigkeit für Karriereentscheidungen ist eine der Ursachen für den Status quo. Andererseits ist auch die Entgeltstruktur der Krankenhäuser, die keine Vergütung für die ärztliche Weiter- und Fortbildungstätigkeit erhalten ein Grund dafür, dass weder eine diesbezügliche Personalstruktur vorgehalten wird noch eine Lehr- und Lernkultur etabliert sind. Diese Situation kann sich unter dem betriebswirtschaftlichen Primat der Fallpauschalen nur dann bessern, wenn analog der Pflege auch die ärztlichen Leistungen unter Berücksichtigung der Weiterbildungsaufwendungen ausgegliedert werden. Nach wie vor arbeiten viele Kliniken vorrangig mit Facharztbesetzung und bilden nicht mehr weiter. Hierdurch erscheint vordergründig ein Qualitäts- und Ressourcenproblem gelöst (notwendige Supervision, nicht indizierter diagnostischer Aufwand, Fehlerbehebungskosten, verlängerte Verweildauer etc.). Folge ist aber ein klar zu beobachtender Stillstand in der fachlichen Weiterentwicklung der jeweiligen Institution (Sun et al. 2019).

> Da in Deutschland die medizinische Lehrerausbildung noch in den Kinderschuhen steckt und die Wertschätzungskultur für Ausbildertätigkeiten weithin fehlt, ist „learning by doing" noch immer an der Tagesordnung.

Trotz dieser schwierigen Ausgangslage im Stellenwert von Aus-, Fort- und Weiterbildung sind in den letzten Jahren gleichfalls positive Entwicklungen zu beobachten. So sind die Evaluation der Lehrveranstaltungen an den Universitäten sowie die Veröffentlichung der Ergebnisse mittlerweile durch die Approbationsordnung vorgeschrieben, und die Qualität der Weiterbildung an den Krankenhäusern wird im Rahmen eines bundesweiten Benchmarking -Projekts der Bundesärztekammer evaluiert (Korzilius 2009). Der anfängliche Hype um diese grundsätzlich begrüßenswerte Evaluation ist mittlerweile aber der allgemeinen Bewertungsmüdigkeit zum Opfer gefallen. Diese in der Schweiz bereits lange bestehenden Vergleichsmöglichkeiten der Qualität in der Weiterbildung hätten das Potenzial auch in Deutschland wesentlich für die Arbeitgeberwahl durch den Arzt sein. Relevanter in der Praxis erscheinen aber Weiterempfehlungen unter Kollegen und ein glaubhafter strukturierter Internetauftritt mit den Angeboten der Klinik. Dies ist in Bewerbungsgesprächen regelmäßig nachvollziehbar und ein spürbarer Standortvorteil. Die Qualität der Wissensvermittlung muss daher für die Weiterbildenden ein zentrales Interesse sein, gerade auch im Hinblick auf den demografischen Wandel mit zunehmender Patientenkomplexität und dem mancherorts bereits massiven Fachkräftemangel.

> Weiterempfehlungen unter Kollegen und ein glaubwürdiger und strukturierter Internetauftritt mit den Angeboten der Klinik werden im Rahmen des mittlerweile manifesten Fachkräftemangels Migrationsbewegungen hin zu den in der Lehre ausgewiesenen bzw. zumindest bemühten Kliniken auslösen.

Zur Professionalisierung der Lehre und zur Etablierung von medizinischer Lehrkompetenz in Deutschland sind Masterprogramme für Medical Education (MME) über Jahre etabliert worden. MME Absolventen strukturieren zunächst Curricula in den Universitäten. Diese vornehmlich auf die studentische Lehre fokussierten Maßnahmen strahlen aber auch positiv auf die ärztliche Weiter- und Fortbildung aus, indem dieses Know-how ebenfalls in lokale Curricula für Weiter- und Fortbildung einfließt.

> Neue Chancen entstehen durch die zunehmend über die Universitäten verbreitete medizinische Lehrerausbildung „Master of Medical Education" (MME).

2 Umfeld intensivmedizinischer Aus-, Weiter- und Fortbildung

Unabhängig von der Art der hoch spezialisierten Tätigkeit in Risikobereichen (Luftfahrt, Reaktorbetrieb, Militär etc.) muss sich die Wissensvermittlung einerseits *innerhalb* einer Berufsgruppe andererseits aber auch im *interdisziplinär/multiprofessionellen Team* immer sowohl an den Zielen der Arbeitsprozesse selbst, aber auch an ihrem Umfeld orientieren. Vor diesem Hintergrund ist auch die Diskussion zu sehen, ob ein intensivmedizinischer Abschluss mit dem formalen Qualifikationsziel „Zusatzbezeichnung" wie in Deutschland oder als eigene „Facharztbezeichnung" erreicht werden soll. Die Deutsche Gesellschaft für Anästhesiologie und Intensivmedizin hat hier gemeinsam mit anderen Fachgesellschaften seit jeher und vorausschauend das Zusatzbezeichnungsmodell favorisiert, weil andernfalls der reguläre Personalzustrom aus den Fachgebieten versiegt und der ohnehin bestehende Personalmangel in der Intensivmedizin aggraviert wird (van Aken und Zacharowski 2016).

Bei der nüchternen Analyse des intensivmedizinischen Arbeitsumfelds müssen jedem Teammitglied Schwächen (Kinzl et al. 2007) eingeräumt werden. Die Institution hat aber dafür Sorge zu tragen, dass diese Schwächen durch organisatorische und ausbilderische Maßnahmen aufgefangen werden (Eisold und Heller 2017). Ein Mentorenprogramm (Feld et al. 2015) und Peer-Teaching (Sopka et al. 2015), sowie die Berücksichtigung weicher Faktoren können dabei helfen Lernende gut in das neue Umfeld einzuführen (Heller und Heller 2009). Voraussetzungen für eine erfolgreiche Aus- und Weiterbildungstätigkeit in der Intensivmedizin sind **klare Führungsstrukturen** (Heller 2009, 2016) und ein **offener Dialog** aller beteiligten Berufsgruppen mit dem eigenen **Bedürfnis zur Qualitätsverbesserung**. Die vor einigen Jahren von unseren Fachgesellschaften bereits eingeführten Qualitätsindikatoren (Kumpf 2021) und Qualitätssicherungsprogramme u. a. mit Peer- Reviews (Bause et al. 2019) erleichtern die konkrete Umsetzung (Brenner et al. 2019).

Eine gemeinsame Vision Aller für eine **patientenzentrierte Intensivtherapie** und das Ziel der bestmöglichen Patientenversorgung unter Einbeziehung **evidenzbasierter Behandlungsalgorithmen** muss die tägliche Versorgung tragen (Heller 2009). Zum Aspekt der Qualitätssicherung gehört dabei in allen beteiligten Berufsgruppen eine offene

Fehlerkultur und die fortlaufende **Messung der Ergebnisqualität** auch als Prüfstein der Weiterbildung. Ebenso muss die Wirtschaftlichkeit der Intensivbehandlung Gegenstand der Weiterbildung sein, auch wenn Controllingabteilungen von Krankenhäusern regelmäßig überfordert sind mit der Vorlage steuerungsrelevanter Leistungszahlen für die interdisziplinäre Intensivmedizin. Eine fest verankerte **positive Kommunikationskultur** mit den Patienten und Angehörigen gehört darüber hinaus zu den guten Rahmenbedingungen für eine erfolgreiche Weiterbildungstätigkeit (Eisold und Heller 2017; Dorman et al. 2004).

> Organisatorische und Ausbildungsmaßnahmen müssen allgegenwärtige Schwächen im Team auffangen. Dazu gehören ein offener Dialog, Qualitätsmessung und -verbesserung, Patientenzentrierung, EBM und Handlungsalgorithmen.

Das in Abb. 1 dargestellte Führungsmodell für medizinische Hochrisikoeinrichtungen (Heller 2009), wie es Intensivstationen sind, bezieht die relevanten Umfeldfaktoren mit ein: Es legt eine modifizierte Schwerpunktsetzung bei der Betrachtung des Plan-Do-Check- Act (PDCA)-Zyklus (Deming 1986) auf die Kommunikation und Rahmenbedingungen nahe. Zunächst wird ein (Therapie-) Ziel definiert (*Plan*), das als Führungsaufgabe an die Teammitglieder kommuniziert wird. Bereits in diesem Stadium des Task Management können in der Intensivmedizin die Rahmenbedingungen Komplexität, Zeitdruck und Fehlerrisiko entscheidende Auswirkungen auf die Qualität der weiteren Schritte bis zur Zielerreichung haben. Um die Auswirkungen dieser Störgrößen einzudämmen, können aber verhaltensorientierte Techniken wie evidenzbasierte Algorithmen („standard operation procedures"; SOP) (Bleyl und Heller 2008; Nachtigall et al. 2009), Simulatortraining sowie Crew Ressource Management (Abschn. 6.2) und Critical Incident Reporting (CIRS)

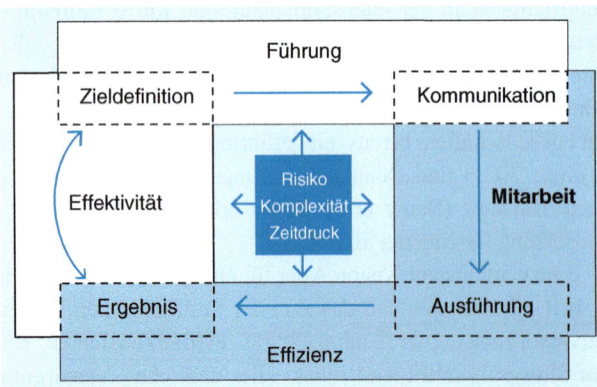

Abb. 1 Komponenten und Störgrößen der Zielerreichung in der Intensivmedizin (*weiß* Führungsaufgaben, *grau* Teamaufgaben, *blau* Störfaktoren). (Mod. nach (Heller 2009))

(Hübler et al. 2008) ergänzend zur rein kognitiven Wissensvorhaltung Outcome-relevant eingesetzt werden (Eisold und Heller 2017; Haut et al. 2009).

Unter Mitarbeit des Teams kommt es zur Ausführung (*Do*) der z. B. im Rahmen der Visite kommunizierten Aufgabe. Das Ergebnis hängt hierbei maßgeblich von der Effizienz (die Dinge richtig tun) des Gesamtteams ab. Die Frage, ob das Ergebnis dem ursprünglich definierten Ziel entspricht, wird vielfach nicht gestellt, ist aber der Kernpunkt eines jeden Qualitätsmanagements und damit Führungsaufgabe (Deming 1986). Nur im Abgleich von erreichtem Ergebnis mit dem einst definierten Ziel (Check) kann die Effektivität (die richtigen Dinge tun) eines Teams überhaupt erst bestimmt werden.

Genau diese Einsichtsfähigkeit, dass das Ergebnis einer Aufgabe und ihr ursprünglich definiertes Ziel vielfach diskrepant sind und eine Nachjustierung der Aufgabenstellung (Act) mit erneutem Durchlaufen eines Zyklus verlangt, macht gute Intensivmediziner aus. Hier wird deutlich, wie Verhaltensaspekte, wie rechtzeitige selbstkritische Rückmeldungen aus dem Team, zu einem wichtigen Steuerinstrument werden (Eisold und Heller 2017). Auf diese Weise lässt sich die Zielerreichung innerhalb eines Visiten-Visiten-Zyklus sowohl effektiv als auch effizient gestalten.

> Effizienz misst sich am erreichten Ergebnis, Effektivität am ursprünglichen Ziel. Ein Metalernziel der Weiterbildung ist, dass regelhaft ein Unterschied zwischen Ziel und Ergebnis besteht und Nachjustierungen notwendig sind.

3 Ziele des intensivmedizinischen Abschnitts der Facharztweiterbildung

In seinem Buch „Das Unerwartete managen" beschreibt K. Weick Besonderheiten von Hochrisikoorganisationen (HRO), zu denen er auch die intensivmedizinische Versorgung zählt (Weick und Sutcliffe 2007). Diese Eigenschaften sind genau diejenigen Lernziele, die der Arzt während seiner intensivmedizinischen Weiterbildung verinnerlichen muss: Menschen brauchen oft zu lange, um zu erkennen, dass die Ereignisse ihren Erwartungen zuwider laufen und dass eine problematische Situation eskaliert. Wenn sie dann verspätet erkennen, wie das Unerwartete seine Wirkung entfaltet, gehen ihre Bemühungen, das Unglück einzudämmen, außerdem häufig in die falsche Richtung.

Als wesentliche Kennzeichen des Erfolgs von HROs beschreibt Weick ein entschlossenes **achtsames Handeln** mit der Würdigung schwacher Anzeichen auf sich anbahnende Probleme, sowie der Konzentration darauf, negative Wirkungen mit flexiblen Mitteln symptomatisch einzudämmen, um das Gesamtsystem möglichst schnell wieder funktionstüchtig zu machen. Dazu gehören die ständig aktualisierte, nicht zu vereinfachende Deutung der komplexen Zusammenhänge und ggf. eine kontraintuitive starke Reaktion (Therapie) auf schwache Signale mit demjenigen Teil des Teams mit der größten Kompetenz für dieses Problem (Rochlin et al. 1998) und nicht durch das Mitglied mit der höchsten hierarchischen Stellung (Eisold und Heller 2017; Heller und Müller 2008). Zuletzt ist das Vorhandensein einer offenen Fehlerkultur Kennzeichen des Erfolgs und der Sicherheit von HROs. Gaba hat die Schlüsselelemente des Crew Ressource Managements zusammengefasst, die eine angemessene Reaktion auf **das Unerwartete** unter Zeitdruck erleichtern sollen und die auch als übergeordnete Lernziele für Teamarbeit in der Intensivmedizin gelten können (Übersicht).

Schlüsselelemente des Crew Ressource Management (Howard et al. 1992)
- Kenne Deine Arbeitsumgebung.
- Antizipiere und plane voraus.
- Lenke deine Aufmerksamkeit bewusst.
- Nutze alle verfügbaren Informationen.
- Reevaluiere immer wieder.
- Benutze Merkhilfen.
- Übernimm die Führungs- oder eine Helferrolle.
- Fordere frühzeitig Hilfe an.
- Kommuniziere effektiv.
- Verteile die Arbeitsbelastung.
- Mobilisiere alle verfügbaren Ressourcen.
- Verhindere Fixierungsfehler.
- Teamarbeit aktiv fördern.
- Setze die Prioritäten dynamisch.

> Der Erfolg von Hochrisikoorganisationen (HRO) liegt in flexiblem entschlossenem Reagieren auf sich anbahnende Probleme. Negative Wirkungen werden symptomatisch eingedämmt, um das Gesamtsystem schnell wieder funktionstüchtig zu machen.

Für eine nachhaltige Weiterbildung konnten dabei gerade im medizinischen Kontext einige Erfolgsfaktoren identifiziert werden (Mattern et al. 1983). Zuallererst muss der zeitliche Freiraum für die Weiterbildung auf der Intensivstation aktiv gegen den Widerstand der Vielzahl von Aufgaben geschaffen werden. Mehrere Jahre währende Vorstöße der Deutschen Gesellschaft für Anästhesiologie und Intensivmedizin und anderer Fachgesellschaften mit dem Ziel der Finanzierung der ärztlichen Weiterbildung konnten bislang politisch nicht durchgesetzt werden (Goetz et al. 2015). Zudem ist ein Klima des Vertrauens und der Patientenzuwendung auf der Station eine wertvolle Vorbedingung für eine erfolgreiche Weiterbildung. Unabdingbar für den Lehrenden sind Fachkompetenz und die hieraus abgeleitete klinische Glaubwürdigkeit. Sind diese Vorbedingungen erfüllt, so haben sich Einführungs- und Abschlussgespräche für die Lernenden als unverzichtbar erwiesen. Zunächst, um den individuellen Bedarf an Förderung und Forderung zu ermitteln und um später ein Feedback für die weitere Entwicklung zu geben, aber auch, um den Wissenszuwachs überhaupt erst messen zu können (Heller und Koch 2006).

In diesem Zusammenhang müssen auch die Musterweiterbildungsordnungen der Landesärztekammern berücksichtigt werden, die mindestens jährlich zu dokumentierende Weiterbildungsevaluationen fordert. Ein Clinical Mentor Programm (Feld et al. 2015) oder auch Befragungen können hier das Procedere erleichtern, wobei gleichermaßen auch die Lehrperformance parallel dazu erhoben werden muss (Koch et al. 2017a, b; Heller und Koch 2006).

Erfolgsfaktoren für die Weiterbildung
- Schaffung zeitlichen Freiraums,
- Klima des Vertrauens und der Patientenzuwendung,
- klinische Glaubwürdigkeit des Lehrenden,
- Einführungs- und Abschlussgespräche.

> Einführungs- und Abschlussgespräche ermöglichen erst die Messbarkeit des Lerneffekts und vermitteln Wertschätzung.

Die **Visite** bildet ein Schlüsselelement der intensivmedizinischen Kompetenzvermittlung. Einen wesentlichen Beitrag zur Schulung der differenzialdiagnostischen Kenntnisse und von Problemlösungsfähigkeiten im eigenen Umfeld liefern auch Fallvorstellungen durch den Lernenden. Dabei soll der Lehrende eher mit sparsamen Rückfragen den Zusammenhang klären lassen, als im Monolog sein eigenes Wissen in den Vordergrund stellen.

Weiterhin gehören auch moderierte Journal Clubs (Bagheri, et al. 2010) und das Unterstützen beim Verfassen von Case Reports (Herter und Heller 2020), Fallvignetten (Ventzke et al. 2022) Letters to the Editor (Umlauf und Heller 2022) oder CME Artikel (Schumann und Wiege 2022) zu den erfolgreichen Methoden der Wissensvermittlung. Für häufig wiederkehrende klinische Situationen können in diesem Rahmen auch Algorithmen gemeinsam entwickelt werden. Die **Präsentation** von Themen im Rahmen von Vorträgen oder spontanen Referaten und Falldiskussionen durch Lehrende z. B. Oberärzte und Mentoren (Feld et al. 2015) oder Lernende als Peer-Teaching (Sopka et al. 2015) ist ebenfalls methodisch wertvoll, wenn sie konkret und ohne Weitschweifigkeit am aktuellen klinischen Problem bleibt. Das hierdurch bereits gezielt stattfindende Lernen durch Lehren, auch im Studierendenunterricht ist eine sehr effektive Möglichkeit des **Wissenstransfers** (Sun et al. 2019; Sopka et al. 2015).

Letztlich kann durch die beschriebenen Personalentwicklungsmaßnahmen trotz Mitarbeiterrotation sichergestellt werden, dass Know-how im Team aufgebaut, erhalten und entwickelt wird (Mattern et al. 1983; Rochlin et al. 1998). Abgerundet wird der Leistungsstandard in der intensivmedizinischen Weiterbildung, wenn **psychosoziale sowie ethische Aspekte** des Handelns sowohl am Patienten als auch im Team eine tragende Rolle spielen.

Elemente des Wissenstransfers (Beispiele)
- Fallvorstellungen und -diskussionen innerhalb oder außerhalb der Visite sowie
- Präsentationen durch Lehrende und Lernende auch als Peer Teaching.
- Klinische Arbeitsgruppen (z. B. Delir, Airway, Simulation)
- Journal Clubs
- Publikationen (z. B. Letter, Case reports, Fallvignetten, CME-Artikel)

> Trotz Mitarbeiterrotation müssen Aufbau, Erhalt und Fortentwicklung des Know-how im Team sichergestellt werden.

4 Entwicklung und Implementierung eines Curriculums

Die intensivmedizinischen Kompetenzziele sind Ausschnitte aus den allgemeinen ärztlichen Kompetenzzielen: Medizinischer Experte, Teamarbeiter, Kommunikator mit Patienten und Angehörigen, Organisator, lebenslanger Lerner, Gesundheitsfürsorger und professionell Handelnder (Ortwein et al. 2007). Neben den in Abschn. 3 angesprochenen Aspekten ist die Erreichung dieser allgemeinen Kompetenzziele Prüfstein für ein jedes Curriculum.

Kompetenzziele
- Experte
- Teamarbeiter
- Kommunikator
- Organisator
- Lerner
- Gesundheitsfürsorger
- Professionalität

Um ein krankenhausindividuell passgenaues Intensivcurriculum zu erstellen, das einen Nutzen sowohl für die Weiterbildung als auch für die Krankenversorgung erwarten lässt, hat sich eine 6-stufige Vorgehensweise, die konsequent aufeinander aufbaut, als zweckmäßig erwiesen (Kern et al. 1998): Dazu gehört zu allererst eine **Umfeld- und Bedarfsanalyse** für spezifische Wissensinhalte und Kompetenzen von Seiten der Station an die Mitarbeiter, die vom Profil der Station geprägt ist. Dabei wird es umso einfacher sein, ein passgenaues Curriculum zu entwickeln, je genauer die Problemlage definiert ist. Der Erfolg aller weiteren Schritte für eine verbesserte Patientenversorgung und Weiterbildung hängt davon ab, inwiefern ein genaues Verständnis des Bedarfs existiert. Inhalt dieser Analyse muss es sein, aus der Perspektive der Beteiligten (Arzt, Patient, Pflege etc.) die gegenwärtige Bewältigungsstrategie für ein Problem einer idealen Lösung gegenüberzustellen sowie disponierende und verstärkende Faktoren zu ermitteln. Hier können bereits existierende Curricula (Dorman et al. 2004; Heller und Koch 2006) oder auch Leitliniendatenbanken und Qualitätsindikatoren (Kumpf 2021) sehr hilfreich sein. Dabei ist es auch wichtig, dass diese Analyse nicht vom grünen Tisch eines Einzelnen aus, sondern im interprofessionellen Team der Ausbilder einer Klinik erfolgt.

Entwicklung eines Curriculum s (6-stufig)
1. Bedarfsanalyse seitens der Patienten/der Station
2. Bedarfsanalyse seitens der Lernenden
3. Zieldefinition
4. Festlegung der Lehrmethoden
5. Implementierung
6. Feedback

Im 2. Schritt ist zu klären, welcher **Bedarf auf Seiten der lernenden Zielgruppe** besteht. Dabei sind sowohl kognitive Vorbedingungen wie die individuelle Fachrichtung, Weiterbildungsstand im Hinblick auf intensivmedizinische Inhalte, Zusatzweiterbildungen als auch affektive (Engagement, Werte, Rollenvorstellungen) und psychomotorische Fähigkeiten bestimmend. Ebenso sind selbst erkannte Defizite der Lernenden und verfügbare oder bevorzugte Lehrressourcen und Lehrformate (Art der Patienten, Medienzugang, Mentoren) bedarfsbestimmend.

Hieraus wird klar, dass der 3. Schritt – Festsetzung der **konkreten Aufgaben und Ziele** des Curriculums – erst dann möglich ist, wenn die Bedarfslagen ermittelt sind. Ihre explizite Formulierung ist deswegen von Bedeutung, weil der Lehrinhalt nur auf diese Weise transparent gemacht und priorisiert werden kann. Gleichzeitig werden die Lernenden fokussiert, und es wird so erst eine Evaluierbarkeit ermöglicht. Dabei können sich Ziele auf die **kognitive** (z. B. Kenntnis von Definitionen und Zusammenhängen), **affektive** (Wertungen) oder **psychomotorische Entwicklung** (z. B. Angehörigengespräch) der Lernenden beziehen, aber auch auf den **Prozess** (Teilnahme an Veranstaltungen) oder auch das bisher bewirkte **Outcome** der dem Lernenden zugewiesenen Patienten.

Die Formulierung von Ziele n ist indes eine vielfach unterschätzte Aufgabe. Ein wirkungsvoll formuliertes Ziel beinhaltet 5 Grundkomponenten:

Wer wird wie viel (wie gut) von was bis wann tun?
Bis zum Ende der Intensivrotation (wann) wird der Weiterbildungsassistent (wer) anhand von 5 Fällen (wie viel) das Standardvorgehen bei Patienten mit ICB (was) demonstrieren (tun). Eine entsprechende Lernziel sammlung (Dorman et al. 2004) kann dann als Logbuch erarbeitet werden (Heller und Koch 2006), anhand dessen die Erfüllung der Lehrgegenstände nachgewiesen werden kann.

> Ziele können erst dann definiert werden, wenn die Bedarfslagen geklärt sind. Sie beziehen sich auf kognitive, affektive oder psychomotorische Fähigkeiten, die am Lernprozess selbst oder am Outcome gemessen werden können.

Definition
Lernzieldefinition
Wer wird wie viel von was bis wann tun?

Diese Ziele und Lerninhalte bestimmen unter Berücksichtigung der Schritte 1 und 2 die notwendigen **Weiterbildungsstrategien und Lehrmethoden**, die in Tab. 1 zusammengefasst sind. Dabei ist zu berücksichtigen, dass der Lernerfolg zwar durch Variation geeigneter Lehrmethoden steigt, die Methodenauswahl aber immer auch vor dem Hintergrund der verfügbaren Lehrressourcen getroffen werden muss.

Erst jetzt beginnt die **Implementierungsphase** des Curriculums. Hierbei steht zunächst die Ressourcenproblematik (Personal, Zeit, Räume, Kosten) im Vordergrund (Goldmann et al. 2006). Entsprechend ist hier das frühzeitige Gewinnen von interner und externer Unterstützung (finanziell, administrativ) eine notwendige Vorbedingung, denn die notwendigen Verwaltungs- und Kommunikationsaufgaben (Materialien, Ausrüstung, Zeitpläne, Evaluationen) müssen z. B. aus existierenden Sekretariaten heraus übernommen werden. Gleichermaßen müssen Hürden (finanziell, Interessens- und Autoritätskonflikte) identifiziert und entgegnet werden. Schließlich hat sich die Einführung über eine Pilotphase vor dem vollständigen „roll out" bewährt, da erstens Probleme in der Pilotphase im Kleinen behoben werden können und zweitens ein erfolgreicher Pilot dem Gesamtprojekt Triebkraft und Nachfrage verleiht.

> Ressourcenknappheit ist die wesentliche Hürde für die Implementierung eines Curriculums. Eine Pilotphase ermöglicht es, Umsetzungsprobleme schnell zu erkennen und zu beheben.

Um die Bedarfsgerechtigkeit des Curriculums an die sich ständig ändernden Rahmenbedingungen anzupassen und sein langfristiges Überleben zu sichern, ist eine regelmäßige beiderseitige **Evaluation und Feedback**, sowohl der Weiterbildenden als auch der Weiterzubildenden, von hoher Bedeutung (Moll-Khosrawi et al. 2020; Koch et al. 2017b). Die Ergebnisse der Evaluation müssen anschließend für Verbesserungen des Curriculums im Sinne eines PDCA Zyklus (Deming 1986) herangezogen werden (Müller et al. 2005). Die Anpassung des Curriculums an den Bedarf sichert erst eine Compliance sowohl der Lernenden als auch der Lehrenden mit der Lehrsystematik über die Zeit, da sie dann erst als sinnvoll erachtet und gelebt wird. Dabei muss auch dem Team der Lehrenden motivierende Wertschätzung von Seiten der Klinikadministration entgegengebracht werden (Faculty-development-Programme, Auslobung von Lehrpreisen, Anerkennung von aktiver Weiter- und Fortbildungstätigkeit im Rahmen von Habilitationsverfahren, Öffentlichkeitsarbeit etc.).

Tab. 1 Kongruenz von Lehrziel und Lehrmethode. (Nach (Kern et al. 1998))

	Lernziel				
	Kognitiv		Affektiv	Psychomotorisch	
Lehrmethode	Wissen	Problemlösung	Denkweise	Skills	Verhalten
Literaturstudium	+++	+	+	+	o
Vorlesung	+++	+	+	+	o
Diskussionen	++	++	+++	+	+
Übungen zu Problemlösung	++	+++	+	o	+
Programmiertes Lernen	+++	++	o	+	o
Lernprojekte	+++	+++	+	+	+
persönliche Vorbilder	o	+	++	+	++
Demonstration	+	+	+	++	++
Erfahrungen am Lebenden	+	++	++	+++	+++
Erfahrungen am Simulator [a]	+	++	++	+++	++
Video-Feedback	+	o	o	+++	+
Eingriffe Verhalten/Umgebung	o	o	+	+	+++

o nicht empfehlenswert, + gelegentlich nützlich, ++ geeignet, +++ sehr geeignet
[a]Abhängig vom Komplexitätsgrad

Die Anpassung eines Curriculums an die sich über die Zeit wandelnden Bedarfslagen sichert dessen langfristige Akzeptanz. Regelmäßige Evaluationen liefern die Datengrundlage hierfür.

Um ein nachhaltiges Curriculum zu entwickeln zu validieren und zu erhalten ist ein nicht unerheblicher Aufwand notwendig (Moll-Khosrawi et al. 2020). Sollten Weiterbildungskosten jemals von den Kostenträgern finanziert werden, dann könnten Möglichkeiten über das Eigenengagement Einzelner hinaus eröffnet werden. Die Qualität der Weiterbildung wird zukünftig einer der Faktoren sein, die entscheiden, ob ein Krankenhaus seine Personalstellen besetzen kann oder nicht. Daher ist ein entsprechendes Engagement in die Curricularentwicklung und -implementierung lohnend. Ein zukunftsweisendes kompetenzbasiertes Weiterbildungscurriculum wurde durch den Arbeitskreis Weiterbildung der DGAI entwickelt und den Ärztekammern zur Integration in die Musterweiterbildungsordnung vorgelegt (Breuer et al. 2015; Goetz et al. 2015). Im Ergebnis blieb aber die aktuell zu implementierende MWBO von 2018 weit hinter den tatsächlichen Möglichkeiten für unser Fach zurück.

Die Qualität der Weiterbildung wirkt sich nicht nur positiv auf die Performance der aktuellen Mitarbeiter aus, sie erleichtert zudem das Recruiting zukünftiger Mitarbeiter.

5 Vom Wissen zum Können

Die Fähigkeiten, die von Lernenden der Intensivmedizin in den unterschiedlichen Abschnitten ihrer Aus-, Weiter- und Fortbildung erwartet werden, sind in Abb. 2 dargestellt. Dabei wird von reinem Faktenwissen (Physiologie, Biochemie etc.) ausgegangen, das bereits im Studium erweitert wird durch immer realitätsnähere und fallbezogene Lehrkonzepte, die zunehmend Verhaltensaspekte und Problemlösefähigkeiten als Lehrinhalte berücksichtigen. Eine Vielzahl von Fähigkeiten und Fertigkeiten kann u. a. auch an Simulatoren unterschiedlichen Realitätsgrades erlernt oder trainiert werden.

Im Gegensatz zur nicht linearen und komplex vernetzten Realität vermittelt klassischer Frontalunterricht oder ein Literaturstudium lediglich theoretische und fachbezogene Einzelinhalte. Dieses Wissen allein reicht nicht aus, ohne Weiteres in die Praxis umgesetzt zu werden (Abb. 2), da die unüberschaubare Kombinationsmöglichkeit des Wissens bei jeder weiteren Aufgabe neu zu einer tragfähigen Lösung zusammengesetzt werden muss.

Diese Neukonfiguration der Inhalte ist aufwendig, weil die gegebene Situation nicht mit bekannten gespeicherten

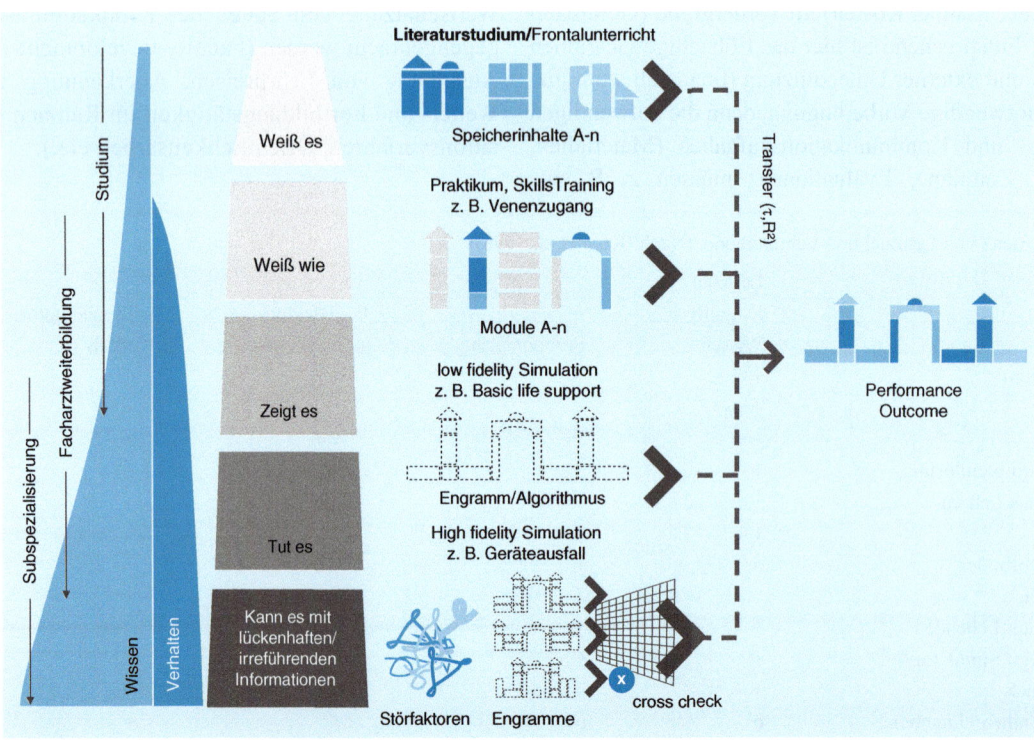

Abb. 2 Evolution der Lehrkonzepte und Einordnung in die intensivmedizinische Ausbildung (R^2 = Unschärfe, τ = Zeitkonstante)

Handlungen kongruent ist. Es muss also eine bewusste zeitaufwendige Analyse der Informationen erfolgen sowie eine bewusste, das Problem lösende Planungsentscheidung und Ausführung. Diese Vorgehensweise ist unter Berücksichtigung der in Abb. 1 dargestellten Rahmenbedingungen in der Intensivmedizin inakzeptabel. Die neue Approbationsordnung für Ärzte nimmt sich dieses Problems an, indem schon im vormals präklinischen Studienabschnitt klinisches Wissen z. B. innerhalb eines Z- Curriculums einfließt (Härtl et al. 2017).

> Die Summe aller kognitiven Einzelinhalte kann nicht ohne Weiteres in die intensivmedizinische Praxis umgesetzt werden. Die Komplexität macht eine zeitaufwendige Rekombination der Inhalte erforderlich.

Zunächst können Praktika unter Zuhilfenahme kleiner Skills-Trainer durchgeführt werden, die z. B. die Fähigkeit, einen Venenzugang zu etablieren, schulen. Diese Stufe ist beim intensivmedizinischen Weiterbildungsassistenten in der Regel bereits erreicht. Erlernte Zuordnungen von Signal – zu Handlungsmustern können so direkt umgesetzt werden. Damit werden bereits Module für die Problemlösung bereitgehalten, die ein erster Schritt zur qualitätssichernden Standardisierung und somit sinnvoll im medizinisch-zeitkritischen Umfeld sind. Trotzdem ist beim Zusammenbau der „Module" noch ein hoher aktiver Regulationsgrad mit entsprechendem Zeitversatz notwendig.

Die klinische Realität zeigt, dass bei weitem nicht alle wie im Beispiel dargestellten Möglichkeiten der Wissenskombination (Abb. 2) eintreten. Die Menge der ausreichend häufig vorkommenden Notfälle beschränkt sich auf eine überschaubare Anzahl von Szenarien.

Komplexere Problemlösungen liegen dann bereits als Engramme vor, die nur noch auf die moderat variablen Randbedingungen angepasst werden müssen. Entsprechend kann die Umsetzung sofort nach der „Blickdiagnose" (Feststellung des Kreislaufstillstandes) beginnen. Dieses Niveau sollten zumindest für die Basisreanimation alle approbierten Ärzte erreicht haben. Weiterhin ist zu fordern, dass diese Fähigkeiten über das gesamte Berufsleben eines Arztes „up to date" und jederzeit abrufbar gehalten wird. Ein Schritt hin zur kompetenzbasierten Wissensvermittlung in der Weiterbildung ist die Aufteilung der Inhalte in *Entrustable Professional Activities* (EPA) (Moll-Khosrawi et al. 2020a). Eine von bisher 47 anvertrauten professionellen Tätigkeiten in der Anästhesie ist die Narkoseführung bei Patienten mit akutem Abdomen. Mit jeder EPA wird jetzt auch für den Regelbetrieb ein Tätigkeits- Engramm erzeugt (Abb. 2) dass den Lernenden Handlungssicherheit gewährt.

> Algorithmen sind Engramme der Teammitglieder, die eine zeitnahe Lösung von Problemen ermöglichen, da nur noch Randbedingungen angepasst werden müssen.

Schließlich erfordert die Simulation komplexer Szenarien entsprechend auch High-fidelity-Simulatoren, die eine besondere Realitätsnähe und Informationskomplexität bieten (Baschnegger et al. 2017). Komplexe Notfallsituationen in der Intensivmedizin zeichnen sich häufig durch eine Notwendigkeit zur Entscheidungsfindung unter Zeitdruck bei eigentlich unzureichenden Informationen aus. Oft ist hier auch ein *shared decision making* erfolgsentscheidend, das die Kombination von Fachwissen verschiedener hoch spezialisierter Einzelpersonen, deren Denken in einem gemeinsamen mentalen Modell und deren Interaktionsfähigkeit voraussetzt (van den Bossche et al. 2009).

In der realistischen Arbeitsumgebung am High-Fidelity-Simulator können in echtzeitigen Szenarien Problemlösefähigkeiten trainiert werden (Baschnegger et al. 2017).

Spätestens in dieser Komplexitätsstufe wird auch Crew Ressource Management zum erfolgskritischen Faktor (Abschn. 6.2), wo ein „kollektives Bewusstsein" (Abb. 2) zur Fehlerrobustheit bzw. Resilienz beiträgt (van den Bossche et al. 2009). Die ad hoc- Entwicklung eines gemeinsamen Mentalen Modell befähigt die Akteure bei der Problembewältigung auf scheinbar widersprüchliche Informationen, neue Situationen oder fachliche Defizite einzelner Teammitglieder mit shared decision making und Kommunikationskompetenz zu reagieren.

> Mit steigender Komplexität der Anforderungen an ein Team werden Verhaltensaspekte zunehmend erfolgsentscheidend, die nur am Simulator trainiert werden können.

6 Nutzung von Simulatoren und Algorithmen für unterschiedliche Aspekte der Wissensvermittlung

Die Trainingsanforderungen und Einsatzbereiche verschiedener Lehrmethoden unterscheiden sich in Abhängigkeit vom Weiterbildungsziel und dem existierenden Weiterbildungsstand (Tab. 1, Abb. 2). Dabei sind im Wesentlichen technische und nicht technische Fertigkeiten (Verhalten, Kommunikation, *shared decision making*) sowie Prozeduren und Systemkenntnis zu unterscheiden.

> Für die Lehrformate gilt: „*One size does not fit all*".

6.1 Technische Fertigkeiten

In der Medizin sind in vielen Bereichen manuelle Fertigkeiten von großer Bedeutung. Ein Beispiel aus der Intensivmedizin ist die endotracheale Intubation, die Übung erfordert und eine Reihe von Komplikationsmöglichkeiten vom Zahnschaden bis hin zum letalen Ausgang bietet. Das Erlernen der Intubation kann prinzipiell an einem einfachen Intubationstrainer geübt werden. Diese Skills-Trainer sind kostengünstig und eignen sich für Übungen von Einsteigern in die Intensivmedizin. Vergleichbare Übungsmodelle sind auch in anderen Hochrisikobereichen etabliert, so können beispielsweise Flugzeugbesatzungen das Öffnen der Notausgänge trainieren.

Eine Besonderheit der medizinischen Skills-Trainer im Vergleich zu anderen Berufsfeldern ist jedoch die hohe Variabilität der realen Umstände. Ein Atemwegsmodell zum Üben der Intubation mag anatomisch gut nachgebildet sein, allerdings variiert die Anatomie der Atemwege von Patient zu Patient so stark, dass eine gute Intubationsleistung am Skills-Trainer keine wirkliche Sicherheit bei der Intubation am Patienten gibt. Selbst der erfahrene Intensivmediziner erlebt gelegentlich Situationen, in denen die Intubation schwierig oder gar unmöglich ist. Diese Fälle treten etwa mit einer Häufigkeit von knapp 10 % aller Patienten auf (Schäuble und Heidegger 2022). Nun muss eine alternative Oxygenierungsmöglichkeit bzw. Atemwegssicherung gewählt werden. In etwa 0,29 % aller Fälle tritt eine lebensbedrohliche Situation ein, wenn auch die Maskenbeatmung nicht funktioniert („cannot ventilate – cannot oxygenate") (Schäuble und Heidegger 2022).

An einer größeren Klinik müssen somit 50–80 solcher vitalen Atemwegsnotfälle pro Jahr **einkalkuliert** und damit auch im kontinuierlichen Training für alle am Patienten tätigen Berufsgruppen und Hierarchieebenen berücksichtigt werden. Am Skills-Trainer kann sowohl die Prozedur der Intubation trainiert als auch Systemkenntnis hinsichtlich der Anwendung verschiedener Atemwegshilfen im Kontext von Leitlinien (Schäuble und Heidegger 2022) oder des adaptierten lokalen Protokolls (Heller und Juncken 2020) erworben werden.

> Skills-Trainer ermöglichen die modulare Entwicklung psychomotorischer Fähigkeiten, können die Variabilität der medizinischen Wirklichkeit allerdings nur bedingt abbilden.

6.2 Nicht technische Fertigkeiten

In der Medizin, ähnlich wie in der Luftfahrt, werden etwa 80 % aller kritischen Ereignisse durch menschliche Fehler verursacht (Arnstein 1997). Sogenannte Crew-Ressource-Management- (CRM-) Fortbildungen (Eisold und Heller 2017) vermitteln Fertigkeiten zur Reduktion der menschlichen Fehler in kritischen Situationen unter Einbeziehung des gesamten Teams (Baschnegger et al. 2017) (Abb. 2).

Bereits in den frühen 1990er-Jahren wurden die verfügbaren Anästhesiesimulatoren in einer für Anästhesisten typischen Arbeitsumgebung betrieben. Komplette OP-Teams trainierten nach einem von der Arbeitsgruppe um David Gaba entwickelten Curriculum die Bewältigung kritischer Ereignisse in Echtzeit (Howard et al. 1992). Hierbei wurde der Schwerpunkt des Trainings auf nicht-technische Fertigkeiten gelegt (Tab. 2). Um die 4 Kernkompetenzen des CRM (**Übersicht**) zu vermitteln, hat sich die Kombination von Simulatortraining unter Mitwirkung von Psychologen in einem 6-stufigen Lehrkonzept bewährt (Müller et al. 2007). Somit kann ein optimaler Transfer des psychologischen Problemlösungswissens in die medizinische Praxis erreicht werden.

Die 4 Kernkompetenzen des Crew Ressource Management (CRM)

- Situationsbewusstsein
- Teamarbeit
- Organisationsfähigkeit
- Entscheidungsfindung

Tab. 2 7 Prinzipien zur Vermittlung von Prozeduren und technischen Fertigkeiten. (McLeod et al. 2001)

Prinzip	Anmerkungen
1. Planung	Welches sind die Ziele der Prozedur?
	Welches sind die Bedürfnisse der Lernenden?
	Sind die Lernenden vorbereitet? (Literatur/AV-Medien)
2. Vorführen der Prozedur	Ausführliche Beschreibung
	Zwischenfragen sind erwünscht
3. Beobachtung des Lernenden während der Übung	Lernender soll eigene Tätigkeit kommentieren
	Ermutigen zur Selbsteinschätzung und -reflexion
4. Feedback geben	Spezifische und beschreibende Beurteilung
	Bezug nur zur gezeigten Leistung, keine Wertung
5. Ermutigen zur Selbsteinschätzung	Selbst wahrgenommene Leistungsstärke
	Selbst wahrgenommenes Verbesserungspotenzial
6. Übungsphase unter nicht optimalen Bedingungen	Variation des Komplexitätsgrads
7. Weiterentwicklung des Lehrablaufs	Unvorbereitete Lernende
	Unterschiedliche Lernumgebungen
	Dynamisches Lehren und Lernen

> Crew Ressource Management (CRM) überträgt psychologisches Problemlösungswissen als Situationsbewusstsein, Teamarbeit, Organisationsfähigkeit und Entscheidungsfindungsfähigkeit in die Medizin.

Stufe 1
Dabei wird in der Stufe 1 ein Notfallszenario mit vorbildhafter Verwendung von nicht technischen Fähigkeiten zur Lernzieldemonstration durch die Instruktoren vorgeführt.

Stufe 2
In der Stufe 2 werden psychologische Grundlagen des CRM sowie Strategien der jeweiligen Kernkompetenz interaktiv vermittelt.

Stufe 3
Eine Festigung erfolgt dann in Stufe 3 anhand abstrakter psychologischer Übungen.

Stufe 4
Erst in Stufe 4 wird dieses Wissen auf eine reale medizinische Umgebung übertragen. Hierzu dient ein kurzes interaktives Simulatorszenario mit Instruktoren und Teilnehmern, wobei die jeweilige zu vermittelnde Kernkompetenz eine Schlüsselrolle bei der Problemlösung spielt.

Stufe 5
In Stufe 5 erfolgt ein Übungsszenario mit 2–3 Teilnehmern am High-Fidelity-Simulator mit Fokus auf die thematisierte Kernkompetenz. Die restlichen Teilnehmer verfolgen das Geschehen per Videoübertragung und diskutieren die Abläufe im Hinblick auf die aktuellen Lernziele.

Stufe 6
Schließlich erfolgt in Stufe 6 eine videoassistierte Analyse für die Akteure von 4 Seiten: Selbsteinschätzung durch die Akteure, Einschätzung durch die Beobachter sowie durch die medizinischen und psychologischen Instruktoren. Nach Durchlaufen der 4 Kernkompetenzblöcke folgen weitere Simulatorszenarien mit Debriefing, die auf komplexere Art alle CRM-Kompetenzen fordern.

Mit zunehmendem Professionalitätsgrad der Mitarbeiter (Abb. 2) sind Verhaltensaspekte und Kommunikationskompetenz in kritischen Situationen neben dem medizinischen Wissen und den technischen Fähigkeiten zunehmend erfolgsentscheidend. Ein Baustein dabei ist das Denken in gemeinsamen mentalen Modellen des Teams (z. B. Leitlinie/Algorithmus) und einem hieraus abgeleiteten *shared decision making*. Daher gehört CRM zu den Lernzielen eines nachhaltigen Intensivcurriculums.

> CRM schult das Problemlösungsverhalten der Mitarbeiter, das mit steigender Komplexität der Aufgaben und der Behandlerstruktur Outcome-relevant wird.

6.3 Prozeduren und Handlungsabläufe

Der Nutzen von **Algorithmen** sowohl in der intensivmedizinischen Versorgung als auch in der Früherkennung kritischer Situationen ist in der Literatur mittlerweile empirisch gut abgesichert (Heller et al. 2020; Müller et al. 2014; Nachtigall et al. 2009). Während Algorithmen in der Patientenversorgung früher vielerorts als Hilfsmittel für Anfänger verpönt waren, zeigt sich heute klar, dass die stringente Einführung von Algorithmen einen größeren Effekt auf das Überleben der Patienten hat als die individuelle Erfahrung des behandelnden Arztes (Haut et al. 2009; Koch et al. 2019). Für die Erstellung von **SOPs** eignen sich dabei besonders solche Situationen, in denen unter großem Zeitdruck wenig komplexe kritische Situationen bewältigt werden müssen (Müller et al. 2006) und für die eine Evidenz besteht (Heller und Juncken 2020).

> Algorithmen eignen sich für wenig komplexe Situationen, die unter Zeitdruck bewältigt werden müssen vorliegt. Ein verbessertes Outcome durch Algorithmeneinsatz ist empirisch belegt.

Ein gutes Beispiel für das erfolgreiche Teaching von Erkennungs- und Behandlungsalgorithmen stellt die Reanimation dar (Heller et al. 2020; Müller et al. 2014). Die regelmäßig überarbeiteten Leitlinien geben die Maßnahmen in der Reihenfolge vor, in der nach derzeitigem Kenntnisstand die Überlebenschance der Patienten am höchsten ist. Zur Gewährleistung einer bestmöglichen Patientenversorgung muss der Ablauf der Reanimation nach den aktuellen **Leitlinien** allerdings regelmäßig trainiert werden. Interaktive elektronische Gedächtnis- und Entscheidungshilfen die auch für Smartphones adaptiert sind (Richter et al. 2021) können helfen. Sie ersetzen aber keinesfalls das Lernen der Inhalte und das Training am Simulator (Tab. 1).

Dabei gibt es eine große Vielfalt an Trainingsmodellen und Simulatoren, an denen die entsprechenden Abläufe geübt werden können. Während die Industrie mit jeder Generation an Übungsmodellen weitere Funktionen implementiert (z. B. blaue LEDs zur kaum realistischen Darstellung einer Lippenzyanose), muss der Nutzen solcher zusätzlichen Funktionen immer mit Rücksicht auf die Zielgruppe abgewogen werden. Für ein vollkommen hinreichendes Low-fidelity-Training des Reanimationsablaufs verleiten komplexere Möglichkeiten zur Eröffnung verwirrender Nebenschauplätze, die das eigentliche Lernziel aus dem Fokus rücken und eher der Selbstdarstellung des

Ausbildenden dienen. So sind beim Herzstillstand die Qualität der Basismaßnahmen (v. a. der Herzdruckmassage) sowie der Zeitpunkt der Defibrillation diejenigen Faktoren mit dem größten Einfluss auf die Überlebensrate und stellen demnach den Schwerpunkt bei der Schulung dar (Olasveengen et al. 2021).

Virtual Reality (VR) Anwendungen wie sie für die Ausbildung in der präklinischen Notfall- und Katastrophenmedizin bereits dokumentiert sind (Lerner et al. 2020) könnten auch in der Intensivmedizin Bedeutung gewinnen. VR kann zwar aufgrund unzureichender Haptik (noch) nicht für ein Skillstraining dienen, bei dem manuelle Fähigkeiten realistisch trainiert werden sollen. Gleichwohl können aber komplexe Abläufe und die kollaborative interprofessionelle Entscheidungsfindung mit beliebig vielen Patienten in beliebigen Umgebungen trainiert werden. Eine VR- Basisanwendung wäre z. B. eine Nachtdienstreifeprüfung für die Intensivstation mit typischer Stationsbelegung. Hieraus könnten für Fortgeschrittene weitere herausfordernde Szenarien weiterentwickelt (Ressourcenmangel, technische Ausfälle, Evakuierung, etc.). Eine andere Anwendung wäre das räumlich aufgelöste und nachvollziehbare Nachstellen von Zwischenfällen.

Folglich steht und fällt die zielgruppenorientierte Effektivität eines Simulatortrainings mit der Lehrqualifikation der Lehrenden und mit der Passgenauigkeit des Lehrcurriculums (Dorman et al. 2004).

> Der Lehrinhalt und die Simulatorkomplexität müssen immer an den tatsächlichen Bedarf der Zielgruppe angepasst werden. Weniger ist meistens mehr.

In der Vermittlung von Prozeduren und technischen Fähigkeiten am Simulator genauso wie in der klinischen Lehrpraxis hat sie eine 7-stufige Vorgehensweise (Tab. 2) als zweckmäßig herausgestellt (McLeod et al. 2001). Ein evidenzbasiert erarbeiteter Handlungsalgorithmus muss dabei den Mitarbeitern auf geeignetem Wege jederzeit abrufbar kommuniziert werden. Dazu eignen sich ein regelmäßig zu aktualisierendes Kitteltaschenbuch sowie die Form als Poster in entsprechenden Gefährdungsbereichen. Zusätzlich sollten die SOPs auch im Intranet verfügbar sein. St. Pierre hat mit einer Arbeitsgruppe des Berufsverbands Deutscher Anästhesisten eine interaktive elektronische Gedächtnis- und Entscheidungshilfe für Notfälle in der Anästhesiologie (eGENA) entwickelt (Eismann et al. 2020). Mittlerweile ist sie auch für Smartphones adaptiert und kostenfrei verfügbar (Richter et al. 2021). Bei allen elektronischen Möglichkeiten ist aber oft das Poster der SOP für das Management des schwierigen Atemwegs an jedem Beatmungsplatz eine wichtige Entscheidungshilfe und fördert das Lernen und regelmäßige rekapitulieren. Obligat ist weiterhin das jährliche Training (pflegerisches und ärztliches Personal) mit den im Algorithmus angegebenen Hilfsmitteln am Skills-Trainer.

> Handlungsalgorithmen müssen für die Mitarbeiter stets zugänglich sein und regelmäßig trainiert werden.

6.4 Systemkenntnis

Insbesondere in der Intensivmedizin fand in den letzten Jahrzehnten eine starke Technisierung statt. Dies führte u. a. durch Verbesserung der Überwachungsmöglichkeiten zu einer Erhöhung der Patientensicherheit. Die Abhängigkeit unserer Patienten von Überwachungsmonitoren, Respiratoren und anderen technischem Hilfsmitteln birgt jedoch auch zusätzliche Gefahren. Wie auch in anderen Hochrisikobereichen ist die Bedienung der Geräte durch Menschen oft fehlerbehaftet.

Ein Intensivarbeitsplatz setzt sich üblicherweise aus Geräten unterschiedlicher Hersteller zusammen. Damit ist nur selten gewährleistet, dass die Geräte über entsprechende Schnittstellen – beispielsweise hinsichtlich einer Alarmhierarchie – miteinander kommunizieren. Auch sind die verschiedenen Geräte häufig nicht so angeordnet, dass der Anwender alle Funktionen und Messwerte gleichzeitig im Blick hat. Nicht zuletzt die große Anzahl an Geräten verschiedener Hersteller oder auch gleicher Hersteller, aber unterschiedlicher (Software-) Versionen erschweren die reaktionsschnelle und korrekte Bedienung durch den nicht routinierten Anwender.

> Bei der Nutzung von Medizintechnik ist stets mit Bedienfehlern zu rechnen.

Obwohl der Gesetzgeber für Geräteeinweisungen strenge Auflagen gibt (Deutsch et al. 2018), ist eine einmalige Schulung kein Garant für das Ausbleiben von Fehlbedienungen. Beim Training am Patientensimulator kann die nötige Systemkenntnis geschult werden, die die Wahrscheinlichkeit gefährlicher Fehlbedienungen reduziert. Als besonders wertvoll sind Trainings einzuordnen, in denen der Umgang mit technischen Problemen bei den medizinischen Geräten geschult wird. Moderne Simulatorzentren in der Medizin stellen die komplette Arbeitsumgebung eines oder mehrerer Intensivplätze nach. Das Training kann im Team und in Echtzeit erfolgen, sodass die Zwischenfallsituationen unter ähnlichen Bedingungen wie in der Realität gemeistert werden müssen (Baschnegger et al. 2017).

> Teamtrainings zu technischen Problemen verbessern die Systemkenntnis und reduzieren die Fehlbedienungsrate.

Literatur

Aken H van, Zacharowski K (2016) Zusatz-Weiterbildung Intensivmedizin nach den neuen europäischen Richtlinien. Anästh Intensivmed 57:367

Arnstein F (1997) Catalogue of human error. Br J Anaesth 79:645–656

Bagheri A, Shmygalev S, Werschy A, Heller AR (2010) Frühzeitige Epiduralanästhesie in der Geburtshilfe. Anaesthesist 59(6):564–565

Baschnegger H, Meyer O, Zech A, Urban B, Rall M, Breuer G, Prückner S (2017) Full-Scale-Simulation in der anästhesiologischen Lehre und Weiterbildung in Deutschland. Anaesthesist 66(1):11–20

Bause H, Braun J, Brinkmann A, Muhl E (2019) Peer Review Intensivmedizin und Qualitätsindikatoren der DIVI – eine historische Perspektive. DIVI 10:10–13. https://doi.org/10.3238/DIVI.2019.0010-0013

Beckers SK, Rex S, Kopp R, Bickenbach J, Sopka S, Rossaint R, Dembinski R (2009) Intensivmedizin als Bestandteil des Pflicht-Curriculums: evaluation eines Pilot-Curriculums am Universitatsklinikum Aachen. Anaesthesist 58:273–274

Bingold TMBJ, Bickenbach J, Coburn MD, David M, Dembinski R, Kuhnle G, ... Marx G (2014) Modulares Zertifikat Intensivmedizin der DGAI. Anästh Intensivmed 55:316–329

Bleyl JU, Heller AR (2008) Standard operating procedures und OP-Management zur Steigerung der Patientensicherheit und der Effizienz von Prozessabläufen. Wien Med Wochenschr 158:595–602

Bossche P van den, Akkermans M, Gijselaers W, Segers M (2009) Shared mental models and team learning: consequences for improving patient safety. In: Heller AR (Hrsg) Dresden teamwork concept for high risk medical organizations. Nova Publishers, New York, S 45–64

Brenner T, Bingold TM, Braun JP, Bause H, Dubb R, Henninger A et al (2019) Konzepte zur Qualitätssicherung in der Intensivmedizin – Ärztliches Peer-Review, Zertifizierungsverfahren & Benchmarking-Instrumente. Anästh Intensivmed 60:209–222. https://doi.org/10.19224/ai2019.209

Breuer G, Ahlers O, Beckers S, Breckwoldt J, Böttiger BW, Eichler W, Frank A, Hahnenkamp K, Hempel G, Koppert W, Meyer O, Mönk S, Schaumberg A, Schmidt G, Schneider G, Sopka S, Schüttler J (2015) Nationaler Lernzielkatalog „Anästhesiologie" mit fachspezifischen Aspekten der Bereiche Intensivmedizin, Notfall- und Schmerzmedizin – Grundlage einer lebenslangen Lernspirale und Basis der aktuellen Musterweiterbildungsordnung. Anästh Intensivmed 56:546–558

Deming WE (1986) Out of the crisis. McGraw-Hill, New York

Deutsch E, Lippert HD, Ratzel R, Tag B, Gassner UM (2018) Gesetz über Medizinprodukte (Medizinproduktegesetz – MPG). In: Kommentar zum Medizinproduktegesetz (MPG). Springer, Berlin/Heidelberg. https://doi.org/10.1007/978-3-662-55461-6_1

Dorman T, Angood PB, Angus DC, Clemmer TP, Cohen NH, Durbin CG Jr, Falk JL, Helfaer MA, Haupt MT, Horst HM, Ivy ME, Ognibene FP, Sladen RN, Grenvik AN, Napolitano LM (2004) Guidelines for critical care medicine training and continuing medical education. Crit Care Med 32:263–272

Eismann H, Schild S, Neuhaus C, Baus J, Happel O, Heller AR, ... St Pierre M (2020) Gedächtnis-und Entscheidungshilfen für Notfälle in der Anästhesiologie: Grundlagen und Anwendungen. Anästh Intensivmed 61:239–247

Eisold C, Heller AR (2017) Risikomanagement in Anästhesie und Intensivmedizin. Med Klin Intensivmed Notfallmed 112(2):163–176

Engelhardt W, Geldner G (2018) Das Europäische Examen in Anästhesiologie und Intensivmedizin. Anästh Intensivmed 59:502–511. https://doi.org/10.19224/ai2018.502

Feld F, Sopka S, Stieger L, Schürholz T, Ittel T, Rossaint R, Marx G (2015) Innovationen in der intensivmedizinischen Weiterbildung Das Aachener „Clinical-Mentor-Konzept" in der operativen Intensivmedizin und Intermediate Care. Anästh Intensivmed 56:112–118

Goetz AE, Wenning M, Hahnenkamp K, Bitzinger D, Breuer G, Zöllner C, Sopka S, Gries A, Reifferscheid F, Wiese CHR, Koppert W, Bürkle H, Heller AR, Larmann J (2015) Novellierung der (Muster-)Weiterbildungsordnung. Anästh Intensivmed 56:699–767

Goldmann K, Steinfeldt T, Wulf H (2006) Die Weiterbildung für Anästhesiologie an deutschen Universitätskliniken aus Sicht der Ausbilder – Ergebnisse einer bundesweiten Umfrage. Anasthesiol Intensivmed Notfallmed Schmerzther 41:204–209

Härtl A, Berberat P, Fischer MR, Forst H, Grützner S, Händl T, Hoffmann R (2017) Development of the competency-based medical curriculum for the new Augsburg University Medical School. GMS J Med Educ 34(2):Doc21

Haut ER, Chang DC, Hayanga AJ, Efron DT, Haider AH, Cornwell EE III (2009) Surgeon- and system-based influences on trauma mortality. Arch Surg 144:759–764

Heller AR (2009) Dresden teamwork concept for high risk medical organizations. Nova, New York

Heller AR (2015) Lebenslanges Lernen. Anästh Intensivmed 56:755–758

Heller AR (2016) Structure follows process follows strategy. Anaesthesist 65(4):241–242. https://doi.org/10.1007/s00101-016-0147-6. PMID: 26961768

Heller AR, Heller SC (2009) Die familienfreundliche Klinik: (Wie) geht das? Anaesthesist 58(6):571–581. https://doi.org/10.1007/s00101-009-1566-4. PMID: 19484192

Heller AR, Juncken K (2020) Primärversorgung in der Zentralen Notaufnahme. Anästh Intensivmed 61:164–176

Heller AR, Koch T (2006) Weiterbildung Anästhesie. Thieme, Stuttgart

Heller AR, Müller MP (2008) Kommunikation bei Großschadensereignissen. In: Buerschaper C, Starke S (Hrsg) Führung und Teamarbeit in kritischen Situationen. Verlag für Polizeiwissenschaft, Frankfurt, S 133–155

Heller AR, Schaffer K (2017) Recruiting und Personalentwicklung am Uniklinikum Dresden: Wer sind die richtigen? In: Handbuch Changemanagement im Krankenhaus. Springer, Berlin/Heidelberg, S 539–549

Heller AR, Mees ST, Lauterwald B, Reeps C, Koch T, Weitz J (2020) Detection of deteriorating patients on surgical wards outside the ICU by an automated MEWS-based early warning system with paging functionality. Ann Surg 271(1):100–105

Herter T, Heller AR (2020) Asystole triggered by the trigeminocardiac reflex following posttetanic count stimulation of the facial nerve: a case report. Eur J Anaesthesiol 37(3):247–248. https://doi.org/10.1097/EJA.0000000000001133. PMID: 32028290

Howard SK, Gaba DM, Fish KJ, Yang G, Sarnquist FH (1992) Anesthesia crisis resource management training: teaching anesthesiologists to handle critical incidents. Aviat Space Environ Med 63:763–770

Hübler M, Möllemann A, Regner M, Koch T, Ragaller M (2008) Anonymes Meldesystems für kritische Ereignisse. Implementierung auf einer Intensivstation. Anaesthesist 57:926–932

Kern DE, Thomas PA, Howard DM, Bass EB (1998) Curriculum development for medical education – a six step approach. Johns Hopkins University Press, Baltimore, S 1–178

Kinzl JF, Traweger C, Trefalt E, Riccabona U, Lederer W (2007) Work stress and gender-dependent coping strategies in anesthesiologists at a university hospital. J Clin Anesth 19:334–338

Koch T, Graupner A, Heller AR (2013) Situation junger Ärztinnen und Ärzte – eine problemorientierte Einführung. In: Perspektiven junger Ärztinnen und Ärzte in der Patientenversorgung. Deutscher Ärzteverlag, Köln, S 3–20

Koch T, Töpfer A, Heller AR (2017a) Team Management im Krankenhaus für eine Lernkultur. In: Handbuch Changemanagement im Krankenhaus. Springer, Berlin/Heidelberg, S 587–608

Koch T, Töpfer A, Heller AR, Maertins A (2017b) Aktivierung der Mitarbeiter und Mitarbeiterbefragung in der Krankenhauspraxis:

Bericht eines Veränderungsprojektes. In: Handbuch Changemanagement im Krankenhaus. Springer, Berlin/Heidelberg, S 511–527

Koch T, Heller AR, Schewe JC (Hrsg) (2019) Medizinische Einsatzteams: Prävention und optimierte Versorgung innerklinischer Notfälle, Scoringsysteme, Fallbeispiele. Springer, Berlin/Heidelberg

Korzilius H (2009) Evaluation der Weiterbildung – Auf der Zielgeraden. Dtsch Ärztebl 106:1697

Kumpf O (2021) Qualitätsindikatoren in der Intensivmedizin. Med Klin Intensivmed Notfmed 116:17–28. https://doi.org/10.1007/s00063-019-00630-w

Lerner D, Mohr S, Schild J, Göring M, Luiz T (2020) An immersive multi-user virtual reality for emergency simulation training: usability study. JMIR Serious Games 8(3):e18822

Malik F (2014) Wenn Grenzen keine sind. Management und Bergsteigen. Campus, Frankfurt

Mattern WD, Weinholtz D, Friedman CP (1983) The attending physician as teacher. N Engl J Med 308:1129–1132

McDonald SB, Thompson GE (2002) „See one, do one, teach one, have one": a novel variation on regional anesthesia training. Reg Anesth Pain Med 27:456–459

McLeod PJ, Steinert Y, Trudel J, Gottesman R (2001) Seven principles for teaching procedural and technical skills. Acad Med 76:1080

Moll-Khosrawi P, Schubert AM, Kamphausen A, Schmeck J, Zöllner C, Schulte-Uentrop L (2020) E'Lyte. Entwicklung und Validierung eines strukturierten Lehr- und Weiterbildungscurriculums der Anästhesiologie am Universitätsklinikum Hamburg-Eppendorf (UKE). Anästh Intensivmed 61:396–406. https://doi.org/10.19224/ai2020.396

Moll-Khosrawi P, Ganzhorn A, Zöllner C, Schulte-Uentrop L (2020a) Development and validation of a postgraduate anaesthesiology core curriculum based on Entrustable Professional Activities: a Delphi study. GMS J Med Educ 37(5):Doc52

Müller M, Graupner A, Weber S, Frank MD, Biewener A, Nitsche I, Heller AR, ... Koch T (2005) Evaluationsbasierte Optimierung der Lehre: am Beispiel des Kurses „Akute Notfälle" im Reformcurriculum der Medizinischen Fakultät Dresden

Müller MP, Hänsel M, Hübler M, Koch T (2006) Vom Fehler zum Zwischenfall – Strategien zur Erhöhung der Patientensicherheit in der Anästhesie. Anaesth Intensivmed 47:13–25

Müller MP, Hänsel M, Stehr SN, Fichtner A, Weber S, Hardt F, Bergmann B, Koch T (2007) Six steps from head to hand: a simulator based transfer oriented psychological training to improve patient safety. Resuscitation 73:137–143

Müller MP, Richter T, Papkalla N, Poenicke C, Herkner C, Osmers A, Heller AR (2014) Effects of a mandatory basic life support training programme on the no-flow fraction during in-hospital cardiac resuscitation: an observational study. Resuscitation 85(7):874–878

Murray DJ, Boulet JR (2018) Anesthesiology board certification changes: a real-time example of „assessment drives learning". Anesthesiology 128(4):704–706. https://doi.org/10.1097/ALN.0000000000002086. PMID: 29324480

Nachtigall I, Tamarkin A, Tafelski S, Deja M, Halle E, Gastmeier P, Wernecke KD, Bauer T, Kastrup M, Spies C (2009) Impact of adherence to standard operating procedures for pneumonia on outcome of intensive care unit patients. Crit Care Med 37:159–166

Olasveengen TM, Semeraro F, Ristagno G, Castren M, Handley A, Kuzovlev A, Monsieurs KG, Raffay V, Smyth M, Soar J, Svavarsdottir H, Perkins GD (2021) European Resuscitation Council Guidelines 2021: basic life support. Resuscitation 161:98–114. https://doi.org/10.1016/j.resuscitation.2021.02.009. Epub 2021 Mar 24. PMID: 33773835

Ortwein H, Dirkmorfeld L, Haase U, Herold KF, Marz S, Rehberg-Klug B, Scheid A, Vargas-Hein O, Spies C (2007) Zielorientierte Ausbildung als Steuerungsinstrument für die Facharztweiterbildung in der Anästhesiologie. Anaesth Intensivmed 48:420–429

Richter T, Baus J, Eismann H, Happel O, Heller AR, Neuhaus C, Pierre MS (2021) Bereitstellung einer Smartphone- Variante von eGENA, der elektronischen Gedächtnis- und Entscheidungshilfe für Notfälle in der Anästhesiologie. Anästh Intensivmed 62:V37–V44

Rochlin GI, La Porte TR, Roberts KH (1998) The self-designing high-reliability organization- aircraft carrier flight operations at sea. Naval War College Rev 3:97–113

Schäuble JC, Heidegger T (2022) Management des schwierigen Atemwegs – Die aktualisierten Handlungsempfehlungen der Canadian Airway Focus Group. Anästh Intensivmed 63:255–263. https://doi.org/10.19224/ai2022.255

Schumann C, Wiege S (2022) Indikation, Einwilligung und Therapielimitierung in der Akutmedizin. Anaesthesist 71:159–167

Silber JH, Williams SV, Krakauer H, Schwartz S (1992) Hospital and patient characteristics associated with death after surgery: a study of adverse occurrence and failure to rescue. Med Care 30:615–629

Sopka S, Beemelmanns S, Rex S, Beckers SK, Stieger L, Rossaint R, Marx G (2015) Peer-Assisted Learning in der intensivmedizinischen Lehre – Ein Mehrwert für die anästhesiologische Intensivmedizin. Anästh Intensivmed 56:206–215

Sorgatz H, Goetz A, Zwißler B (2018) Novellierung der (Muster-)Weiterbildungsordnung. Anästh Intensivmed 59:541–545

Sun NZ, Maniatis T, Steinert Y (2019) Learning by teaching: benefits for frontline clinician-teachers. Med Educ 53(11):1154–1155. https://doi.org/10.1111/medu.13977. PMID: 31650585

Umlauf J, Heller AR (2022) Anteil an Geimpften in der Bevölkerung und Coronavirus Disease 2019(COVID-19)-Fälle – Limitationen und irreführende Schlussfolgerungen. Anaesthesist 71(4):318–320. https://doi.org/10.1007/s00101-022-01099-7. PMID: 35179610; PMCID: PMC8855745

Ventzke MM, Tharmaratnam G, Müller T (2022) 29/w – Polytrauma nach Verkehrsunfall und Damage Control Surgery. Anaesthesiologie. https://doi.org/10.1007/s00101-022-01164-1

Vozenilek J, Huff JS, Reznek M, Gordon JA (2004) See one, do one, teach one: advanced technology in medical education. Acad Emerg Med 11:1149–1154

Weick KE, Sutcliffe KM (2007) Das Unerwartete managen. Wie Unternehmen aus Extremsituationen lernen. Klett-Cotta, Stuttgart, S 1–212

Zhou Y, Sun H, Lien CA, Keegan MT, Wang T, Harman AE, Warner DO (2018) Effect of the BASIC examination on knowledge acquisition during anesthesiology residency. Anesthesiology 128(4):813–820. https://doi.org/10.1097/ALN.0000000000002036. PMID: 29251641

Langzeitfolgen nach Intensivtherapie

J. Langgartner

Inhalt

1 Prognose und Lebensqualität 179
2 Das Post-Intensive Care Syndrome 181
2.1 Begriffsdefinition und Inzidenz 181
2.2 Häufigkeit und klinische Präsentation 181
2.3 Prävention und Therapie 183
3 Fazit 185
Literatur 185

1 Prognose und Lebensqualität

Regelmäßig wird auf der Intensivstation nicht nur die Frage nach dem Therapieziel sondern auch damit verknüpft die Frage nach der Prognose des Patienten gestellt. Die Prognosestellung soll helfen, die Therapieziele realistisch und für den Patienten sinnvoll zu setzen. Dabei muss zwischen der kurzfristigen und der langfristigen Prognose unterschieden werden.

- Als **kurzfristige Prognose** werden Endpunkte wie Überleben oder Versterben auf der Intensivstation oder im Krankenhaus angesehen. Hier gehen in der Regel das funktionelle Ergebnis sowie die Lebensqualität nicht mit ein.
- Die **langfristige Prognose** ist hingegen nicht nur durch das reine Überleben, sondern auch durch die Funktionalität sowie die Lebensqualität gekennzeichnet.

Die Prognosebestimmung ist kein rein formalistischer Prozess, sondern setzt sich aus einer Vielzahl von Einflussfaktoren zusammen, die eine subjektive Einordnung und Gewichtung durch die auf der Intensivstation tätigen Ärzte und deren Erfahrungen erleben.

J. Langgartner (✉)
Medizinische Klinik II, Klinikum Landshut, Landshut, Deutschland
E-Mail: julia.langgartner@ukr.de

Die Abschätzung der Prognose ist eine der schwierigsten aber auch eine der zentralen Aufgaben der Intensivmedizin. Um den Intensivmediziner bei seiner Prognoseeinschätzung zu unterstützen, wurden eine Reihe prognostischer Scoring-Systeme entwickelt. Prognostische Scores sind

- APACHE (Acute Physiology And Chronic Health Evaluation), APACHE II, APACHE III, APACHE IV
- SAPS (Simplyfied Acute Physiology Score), SAPS II, SAPS III
- MODS (Multiple Organ Dysfunction Score),
- SOFA (Sequential Organ Failure Assessment),
- MPM (Mortality Prediction Model), MPM II.

Die Hauptlimitation dieser prognostischen Scores besteht darin, dass eine Aussage bezüglich des Letalitätsrisikos nur für eine ganze Patientengruppe, aber nicht für den einzelnen Patienten möglich ist (Pilz und Werdan 1998). Die hier ermittelte Risikoabschätzung liefert somit nur eine statistische Wahrscheinlichkeit und keine individuelle Prognose. Das Outcome und der Schweregrad der Erkrankung werden mit der Wahrscheinlichkeit, im Krankenhaus zu sterben, gleichgesetzt. Diese Reduktion auf nur einen Outcomeparameter wird aber dem einzelnen Patienten nicht gerecht, da die Prognose-Scores keinerlei Aussage über die Lebensqualität nach dem Intensivaufenthalt ermöglichen. Somit können prognostische Scores für individuelle Überlebensprognosen oder Therapieentscheidungen nur Hilfsmittel, nicht aber ausschlaggebend sein.

> Scoring-Systeme erlauben keine Aussage über das individuelle Letalitätsrisiko des einzelnen Patienten, sondern liefern nur eine statistische Wahrscheinlichkeit. Auch können sie keine Aussage über die Lebensqualität treffen.

Obwohl das Alter und der Schweregrad der Erkrankungen intensivmedizinisch betreuter Patienten in den letzten Jahren stetig zugenommen hat, konnten große Populationsstudien einen Rückgang der Mortalität von bis zu 35 % im Beobachtungszeitraum von 1988–2012, zeigen (Zimmerman et al. 2013). Für die Sepsis zeigt sich der gleiche Trend mit einem Rückgang der Mortalität über die Jahre (Bauer et al. 2020). Mit der stetigen Verbesserung des Überlebens rückt die Frage nach dem „wie geht es nach der Intensivtherapie weiter?" zunehmend in den Focus. Die Lebensqualität gewinnt zunehmend an Bedeutung.

Zur Frage, wie Lebensqualität definiert wird und welche Aspekte dabei eine Rolle spielen, gibt es verschiedene Ansichten. Lebensqualität wird z. B. von der WHO als „… die subjektive Wahrnehmung einer Person über ihre Stellung im Leben in Relation zur Kultur und den Wertsystemen, in denen sie lebt, und in Bezug auf ihre Ziele, Erwartungen, Standards und Anliegen" definiert (World Health Organization 1948). So wird in Bezug auf die Gesundheit diese nicht allein als das Freisein von Krankheit definiert, sondern umfasst auch das geistige und soziale Wohlbefinden (World Health Organization 1948).

Im medizinischen Bereich wird häufig von der gesundheitsbezogenen Lebensqualität als multimodales Konzept gesprochen. Diese beinhaltet körperliche, mentale, soziale und verhaltensbezogene Komponenten des Wohlbefindens und der Funktionsfähigkeit aus Sicht der Patienten und/oder der von Beobachtern.

Die Lebensqualität ist somit ein subjektives Merkmal, das im Individuum verankert, von der jeweiligen Lebenssituation abhängig und einem ständigen Wandel unterworfen ist. Die gesundheitsbezogene Lebensqualität ist weniger ein medizinisch bestimmbarer Zustand oder Befund, sondern vielmehr ein subjektives Erleben und Empfinden. Nicht jeder, der vom medizinischen Standpunkt aus gesund ist, fühlt sich gut – und natürlich gilt das auch umgekehrt (Welpe 2008).

Die Lebensqualität sowohl vor, während als auch nach der Intensivtherapie ist sehr schwierig zu beurteilen (Graf et al. 2003).

Viele Aspekte der Lebensqualität können nicht direkt erfasst werden und müssen indirekt, z. B. mittels Fragen, bestimmt werden. Die Antworten werden in Punktwerte umgesetzt, deren Summe dann den Wert der jeweiligen Komponente ergibt. Die einzelnen Komponenten werden zu größeren Domänen zusammengefasst. Theoretisch sollte sich die so ermittelte Lebensqualität nicht von der tatsächlichen Lebensqualität unterscheiden (Testa und Simonson 1996).

Es existiert eine Vielzahl an Testinstrumenten zur Beurteilung der Lebensqualität (Übersicht). Es kann methodisch zwischen allgemeinen, krankheitsspezifischen und primär psychologischen Instrumenten unterschieden werden. Die methodischen Anforderungen an solche Instrumente zur Erfassung der Lebensqualität sind hoch. Neben Zuverlässigkeit, Wiederholungsfähigkeit und Validität der verschiedenen Bereiche muss das Testinstrument die Fähigkeit besitzen, Veränderungen wiederzugeben (Black et al. 2001; Wehler et al. 2003).

Der „Medical Outcomes Study Short-Form 36"-Fragebogen (SF-36) und der EQ-5d (EuroQol) werden am häufigsten in der Intensivmedizin verwendet. Der Medical Outcome Survey Short Form-36 wurde – im Gegensatz zu den anderen Tests – sowohl sprachlich als auch kulturell anderen Ländern angepasst. Sowohl Zuverlässigkeit als auch Validität für die Evaluation von Intensivpatienten wurden hoch bewertet (Hermans et al. 2008). Der Nachteil dieser Fragebögen ist aber, dass Symptome wie zum Beispiel Erschöpfung, Dyspnoe, Schmerzen, die gerade nach einer Phase der Beatmung von hohem Interesse sind, nicht berücksichtigt werden. So liegt es nahe, auf Intensivpatienten ausgerichtete Scores zu finden und zu evaluieren.

Um den Einfluss der Intensivtherapie und der ursächlichen Erkrankung zu ermitteln, wäre ein „Ausgangswert" der Lebensqualität vor der Intensivtherapie wünschenswert. Es kann versucht werden, den Patienten bei Aufnahme auf die Intensivstation dahingehend zu interviewen, was aber in den meisten Fällen nicht möglich ist. Alternativ kann eine Befragung von Angehörigen vorgenommen werden oder der Patient retrospektiv dazu befragt werden, sobald er dazu in der Lage ist (Graf und Janssens 2003).

Neueste Studien zur Lebensqualität nach einer Covid-19 Erkrankung (Taboada et al. 2021) reihen sich ein in verschiedene Studien der letzten Jahre, die bei vielen Patienten sechs Monate nach der Intensivtherapie eine Verschlechterung der gesundheitsbezogenen Lebensqualität nach ARDS, Sepsis oder anderen kritischen Erkrankungen zeigt (Herridge et al. 2003; Bein et al. 2018; Thompson et al. 2018; Biehl et al. 2015; Yende et al. 2016; Herridge et al. 2011).

Als primäres Therapieziel und Studienziel werden häufig das Überleben der Intensivtherapie und das Krankenhausüberleben definiert. Das Erreichen dieser Ziele ist objektiv und leicht nachvollziehbar. Allein diese Ziele werden dem Patienten als Menschen aber nicht gerecht. Für das weitere Leben spielt der Allgemeinzustand des Patienten eine überragende Rolle. Daher ist man sich heute einig, dass das Erzielen einer für den Einzelnen ausreichende Lebensqualität ebenfalls ein erklärtes Ziel medizinischen Handelns sein muss. Die Intensivtherapie an sich stellt ein belastendes, traumatisches Ereignis dar, das selbst auch Langzeitfolgen und erhebliche Beeinträchtigungen in jeglicher Hinsicht nach sich ziehen kann.

2 Das Post-Intensive Care Syndrome

Wie bei dem Theater kommt es auch im Leben nicht darauf an, wie lange es dauert, sondern wie gut gespielt wird. (Seneca, römischer Philosoph, ca. 4 v. Chr.–65 n. Chr.)

2.1 Begriffsdefinition und Inzidenz

Das PICS ist gekennzeichnet durch neu auftretende oder sich verschlechternde physische, psychische oder kognitive Beeinträchtigungen nach Überleben einer kritischen Erkrankung mit entsprechender Beeinflussung der Lebensqualität (Abb. 1). Der Zeitpunkt des Auftretens kann direkt nach dem Intensivaufenthalt sein oder die Beeinträchtigungen treten erst im weiteren Verlauf in Erscheinung. Diese Symptome wurden 2012 in einer internationalen Konsensuskonferenz als PICS definiert (Needham et al. 2012).

Eine extrem betroffene Gruppe an Patienten ist auch nach der Behandlung auf der Intensivstation weiterhin von invasiven Maßnahmen, wie einer Beatmung mit entsprechendem Versorgungsaufwand abhängig. Dieser Zustand wird auch als chronische kritische Erkrankung tituliert (Nelson 2010). Damit verbunden sind neben deutlichsten Einschränkungen der Lebensqualität des Einzelnen hohe Anforderungen und Belastungen der Angehörigen und auch des Gesundheitssystems.

Es wurde beobachtet, dass es bei ca. 30 % der Angehörigen ebenfalls zu einer Beeinträchtigung der psychischen Gesundheit kommen kann, wie vermehrte Ängste, Depressionen und Stress. (Davidson; Schmid). Das Auftreten akuter oder chronischer Probleme bei Angehörigen während oder nach dem Intensivaufenthalt eines nahestehenden Menschen werden entsprechend als Post-intensive Care Syndrome Family (PICS-F) bezeichnet.

2.2 Häufigkeit und klinische Präsentation

Die genaue Prävalenz des PICS ist unklar. Inzidenzen finden sich eher für die einzelnen Beeinträchtigungen. Bei mindestens 25 % der Patienten kommt es zu kognitiven Einschränkungen, einige Studien berichten sogar vom Auftreten kognitiver Defizite bei Dreiviertel aller Überlebenden einer Intensivtherapie (Needham et al. 2013; Pandharipande et al. 2013). Psychische Probleme in Form von Depressionen, Angststörungen oder Posttraumatischer Belastungsstörungen werden in einer Häufigkeit von 2–62 % beschrieben (Hopkins et al. 2005; Desai et al. 2011; Wunsch et al. 2014; Rawal et al. 2016) . Die critidal illness Myopathie und Neuropathie ist mit 25 % die häufigste körperliche Einschränkung nach Intensivtherapie (Fan et al. 2014a, b; Hermans et al. 2014).

Die Präsentation des PICS ist sehr variabel und kann aus der Kombination verschiedener Symptome aus den einzelnen Bereichen bestehen. Das Hauptmerkmal ist, dass die Beschwerden nach einem Intensivaufenthalt neu aufgetreten sind oder sich gegenüber vor der Intensivtherapie verschlechtert haben. Die am häufigsten berichteten Symptome sind allgemeine Schwäche, Fatigue, ängstliche oder depressive Stimmung sowie sexuelle Störungen, Schlafstörungen und kognitive Störungen.

Die Symptome können für einige Monate aber auch bis mehrere Jahre nach Überleben der kritischen Krankheit und Intensivtherapie andauern (Fletcher et al. 2003; Gries et al. 2010).

2.2.1 Physische Beeinträchtigungen
Etwa 6 % aller intensivpflichtigen Patienten entwickeln ein **akutes Nierenversagen** (Nash et al. 2002; Uchino et al. 2005). Während die Akutsterblichkeit bei diesen Patienten hoch ist, haben die Patienten nach einem intensivpflichtigen akuten Nierenversagen eine gute Langzeitprognose mit subjektiv guter Lebensqualität, die sich nicht signifikant von der anderer Intensivpatienten ohne akutes Nierenversagen unterscheidet (Hofhuis et al. 2013; Hoste et al. 2003; Morgera und Neumayer 2009). Doch behalten zwischen 2 und 15 % aller Patienten mit akutem Nierenversagen eine permanente Nierenfunktionsstörung zurück (Bashour et al. 2000; Bhandari und Turney 1996; Jones et al. 1998). 57 % der Überlebenden bei Entlassung aus dem Krankenhaus weisen eine komplette und 43 % nur eine partielle Remission der Nierenfunktionsstörung auf (Schiffl und Fischer 2008). Bei den meisten

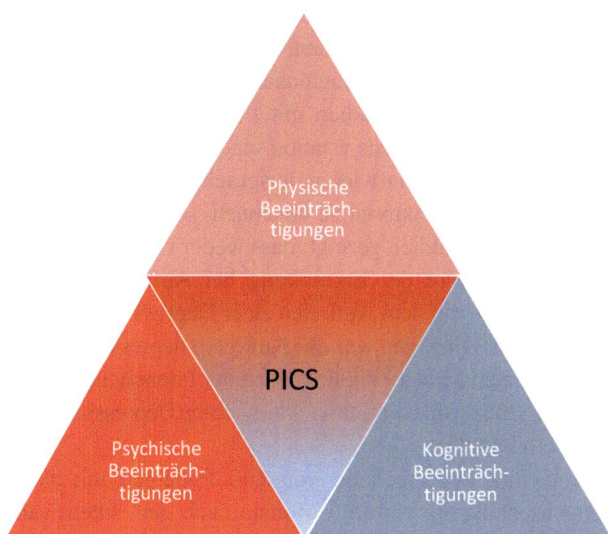

Abb. 1 PICS und seine Bestandteile. (Nach Needham et al. 2012)

Patienten kam es im Verlauf zu einer weiteren Verbesserung der Nierenfunktion. Nach 5 Jahren hatten 91 % eine normale Nierenfunktion (Merlani et al. 2007). Die im August 2020 veröffentlichte Studie von der Arbeitsgruppe aus Thübingen konnte die vorhandenen Daten erneut untermauern. Die Krankenhausmortalität lag in der Kohorte bei 45,8 % und stieg im 1-jahres Beobachtungszeitraumes auf 66,1 % an. Bei 21,7 % der bei Entlassung dialysepflichtiger Patienten erholte sich die Nierenfunktion im Beobachtungszeitraum so weit, dass keine Dialyse mehr notwendig wurde. 78,2 % der Patienten blieben auf Dauer dialysepflichtig (Mizera et al. 2020).

Daten zur **Leberfunktion** bei Patienten nach Intensivtherapie gibt es nur wenige, obwohl die Leber eine zentrale Rolle bei Patienten mit Sepsis und Multiorganversagen spielt. Eine in den letzten Jahren in den Blickwinkel gerückte Spätfolge bei kritisch kranken Patienten ist die sekundär sklerosierende Cholangitis. Dabei handelt es sich um eine chronische cholestatische Erkrankung, die das Gallengangsystem betrifft und zu einer fortschreitenden Fibrosierung der Leber mit Gallengangstrikturen und im Endstadium zum Vollbild einer Leberzirrhose führt. Betroffen sind Patienten ohne vorbekannte Gallen- oder Leberfunktionsstörungen. Als auslösender Mechanismus wird eine hypoxische Schädigung des Gallengangsystems im Rahmen der intensivpflichtigen Erkrankung angenommen. Die Möglichkeiten eines therapeutischen Eingreifens sind gering und beschränken sich meist auf supportive Maßnahmen, wie z. B. die antibiotische Therapie rezidivierender Cholangitiden. Häufig bleibt die Lebertransplantation als einzige Therapieoption (Deltenre und Valla 2006; Gelbmann et al. 2007; Ruemmele et al. 2009; Kirchner und Rümmele 2015; Leonhardt et al. 2015; Martins und Verdelho Machado 2020).

Eine weitere wichtige, da sehr häufige Langzeitfolge nach Intensivtherapie ist die Beeinträchtigung des **neuromuskulären Systems**, die Critical-Illness assoziierte Schwäche (CIAW) zu der die Critical-Illness-Polyneuropathie (CIP) und Myopathie (CIM) sowie die Mischform der Critical-illness Poyneuromyopathie zählen. Die Inzidenz variiert deutlich in Abhängigkeit von den untersuchten Subgruppen von Intensivpatienten, den Risikofaktoren, denen die Patienten ausgesetzt waren, den angewandten Diagnosekriterien und dem Zeitpunkt der Diagnosestellung (Stevens et al. 2007). So wird die Häufigkeit des Auftretens it ca. 30–50 % angegeben, doch entwickeln beispielsweise 70 % der Patienten mit Sepsis oder SIRS eine CIP (Witt et al. 1991). Kommt es zu weiteren Komplikationen und Multiorganversagen, steigt die Inzidenz sogar bis auf 100 % (Tennila et al. 2000). In einer Untersuchung von Patienten, die bei ARDS intensivmedizinisch betreut wurden, konnte 1 Jahr danach noch bei allen Patienten eine funktionelle Einschränkung bei Muskelatrophie und Schwäche nachgewiesen werden (Herridge et al. 2003). Aber auch 5 Jahre nach einem Intensivaufenthalt fanden sich bei Patienten noch klinische und neurophysiologische Zeichen einer CIP und CIM. Eine Verminderung der Lebensqualität 1 Jahr nach dem Intensivaufenthalt aufgrund persistierender Symptome ist beschrieben (Hermans et al. 2008).

Als führende Risikofaktoren wurden Sepsis, SIRS und das Multiorganversagen identifiziert. Daneben wurden noch weitere unabhängige Risikofaktoren wie z. B. die Gabe von Katecholaminen oder die Hyperglykämie identifiziert (Hermans et al. 2008). Die Risikofaktoren sind in Abb. 2 aufgezeigt.

Präventiv kann nur versucht werden, die Risikofaktoren zu minimieren und bewusst die Frühförderung der Patienten in das Behandlungskonzept aufzunehmen. Eine frühzeitige neurologische Rehabilitation kann das funktionelle Outcome deutlich verbessern und sollte ebenfalls Eingang in das Behandlungskonzept finden (Intiso et al. 2011).

2.2.2 Psychische Beeinträchtigungen

Nicht nur die schwere Erkrankung selbst, sondern auch die damit verbundene Intensivtherapie stellt einen ausgeprägten Stressor für den Patienten dar. Die Unsicherheit bezüglich des eigenen Fortkommens, die Angst vor Schmerzen und das Ausgeliefertsein in unangenehmen Situationen lassen es nicht überraschend erscheinen, dass mit dem Auftreten depressiver Symptome nach einer Intensivtherapie zu rechnen ist.

Das Risiko, nach der Entlassung von der Intensivstation eine Depression, Angststörung oder eine Posttraumatische Belastungsstörung zu entwickeln wird grob mit 1 bis 62 % angegeben (Hopkins et al. 2005; Desai et al. 2011; Wunsch et al. 2014, Rawal et al. 2016).

Davydow et al. haben eine systematische Übersicht der Literatur zu depressiven Symptomen nach Intensivtherapie erstellt (Davydow et al. 2009). Sie konnten zeigen, dass 1 Jahr nach Entlassung in 33 % der Fälle depressive Symptome und in 28 % eine klinisch signifikante Depression vorlag. Es ist davon auszugehen, dass die tatsächliche Anzahl an Patienten mit Depressionen nach Intensivaufenthalt sogar noch höher liegt, da Studien mit Patienten, die bereits bei Aufnahme auf die Intensivstation eine Depression bzw. depressive Symptome aufwiesen, ausgeschlossen wurden. Versucht man, Risikofaktoren zu benennen, so hat sich über die verschiedenen Studien gezeigt, dass weder Geschlecht, Alter noch die Schwere der Erkrankung bei Aufnahme auf die Intensivstation mit dem Auftreten einer Depression vergesellschaftet sind. Hingegen war das Auftreten depressiver Symptome zu einem frühen Zeitpunkt nach der Intensivtherapie ein starker Indikator für die Entwicklung einer Depression (Davydow et al. 2009).

Bei einer Untersuchung von 160 Patienten mit akuter Lungenschädigung wurde 6 Monate nach dem Intensivaufenthalt in 26 % der Fälle eine Depression diagnostiziert. Das Auftreten depressiver Symptome war in dieser Studie

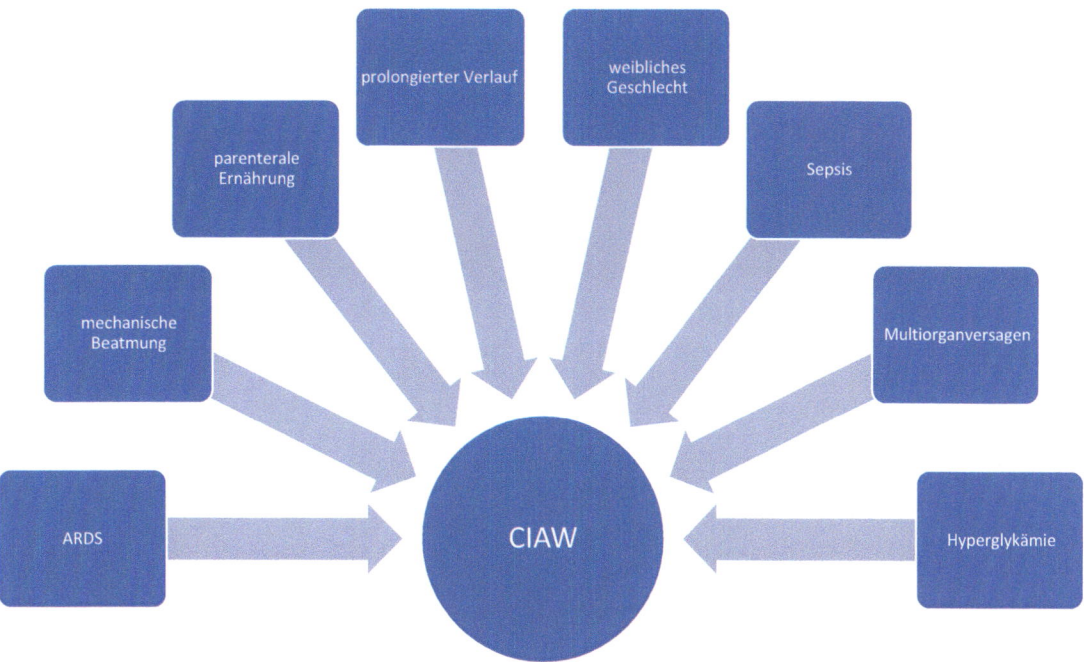

Abb. 2 Risikofaktoren für das Auftreten einer Criticall-illness assoziierten Schwäche. (Cheung et al. 2021)

assoziiert mit dem Aufenthalt auf einer chirurgischen Intensivstation, einem SOFA-Score von > 10 und einer mittleren täglichen Benzodiazepindosis von mindestens 75 mg Midazolamäquivalent (Dowdy et al. 2009). Der Zusammenhang zwischen diesen identifizierten Risikofaktoren und deren Bedeutung ist bisher nicht klar und muss in weiteren Studien evaluiert werden. Auch 2 Jahre nach einer akuten Lungenschädigung sind depressive Symptome häufig. Die kumulative Inzidenz lag zu diesem Zeitpunkt bei 40 % (Bienvenu et al. 2012).

Ein Jahr nach Intensivstationsentlassung leiden 22 % der Patienten an klinisch relevanten posttraumatischen Stresssyndromen (Parker et al. 2015).

Die depressiven Symptome nehmen negativen Einfluss auf die entsprechenden Faktoren der gesundheitsassoziierten Lebensqualität der Patienten. Entsprechend sollte frühzeitig nach depressiven Symptomen gefahndet und mittels interdisziplinärer Zusammenarbeit mit Psychiatern und Psychologen diese angegangen werden, um so die Morbidität und Lebensqualität nach Intensivtherapie positiv zu beeinflussen.

Als Risikofaktoren für das Auftreten psychischer Beeinträchtigungen konnten das weibliche Geschlecht, niedriger Bildungsstand vorbestehende Behinderungen sowie der Einsatz von Sedativa und Analgetika identifiziert werden (Wunsch et al. 2014; Rawal et al. 2016; Jackson et al. 2014).

2.2.3 Kognitive Beeinträchtigungen

Ein Jahr nach Überleben eines respiratorischen Versagens oder eines Schocks und beendeter Intensivtherapie weist jeder 3. Patient eine kognitive Einschränkung wie nach einem moderaten Schädel-Hirn-Trauma auf (Pandharipande et al. 2013). Andere Studien berichten von einem Auftreten kognitiver Störungen bei ca. 25 % aller Intensivpatienten (Needham et al. 2013; Davydow 2009).

Die kognitiven Einschränkungen repräsentieren sich als Defizite in den Bereichen Gedächtnis, Konzentration und Aufmerksamkeit, dem räumlichen Vorstellungsvermögen sowie Ausführen von Führungsaufgaben.

Als Hauptrisikofaktoren sind mit jenen für die CIAW vergleichbar (Abb. 3).

Wolters et al. (2013) nehmen in einer Literaturübersicht Stellung zum Auftreten kognitiver Störungen nach Intensivtherapie. Sie kommen zu dem Schluss, dass die meisten untersuchten Studien einen Zusammenhang zwischen der Intensivtherapie kritisch kranker Patienten und einer langfristigen kognitiven Beeinträchtigung nahelegen. Wobei die Definition einer kognitiven Beeinträchtigung nicht standardisiert ist und somit sowohl die Ausprägung als auch die Schwere ungesichert ist. 2019 ist nun eine neue Übersichtsarbeit von Rengel et al erschienen, mit einer guten Zusammenfassung der Daten aus der Literatur.

2.3 Prävention und Therapie

Wurde erst einmal die Diagnose eines PICS gestellt, sind die therapeutischen Möglichkeiten limitiert, daher kommt der Prävention eine große Bedeutung zu. Betrachtet man die verschiedenen und multiplen Risikofaktoren für das Auftreten eines PICS, so erscheint ein multimodaler Ansatz

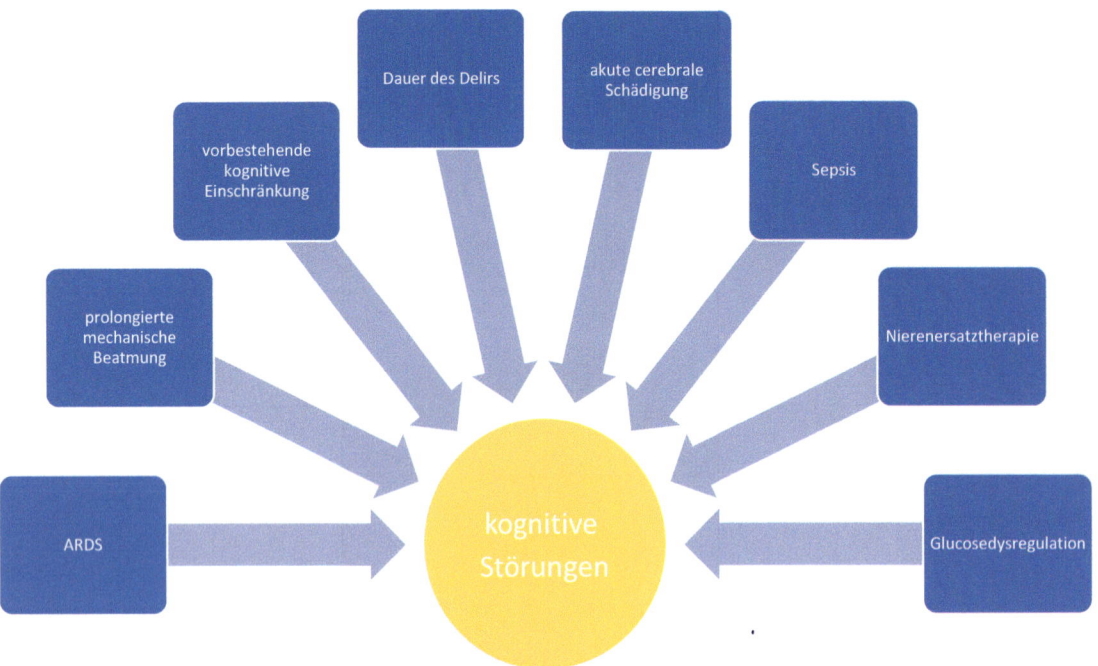

Abb. 3 Risikofaktoren für die Entwicklung kognitiver Störungen. (Rawal et al. 2017)

notwendig, um den besten Erfolg für die Patienten zu erzielen. Ein solcher Ansatz ist das ABCDEF-Bündel, ein Maßnahmenkatalog, der bei jedem Patienten auf der Intensivstation Anwendung finden sollte (Tab. 1). Es konnte gezeigt werden, dass durch diesen Maßnahmenkatalog positiv Einfluss auf das Auftreten des PICS genommen werden konnte (Ely 2017).

Ziel dieses Maßnahmenbündels ist es, die Sedierung zu minimieren aber diese auch den Bedürfnissen des Patienten anzupassen, also sowohl eine zu tiefe Sedierung als auch eine zu flache Sedierung, die mit Angst und Stress vergesellschaftet ist, zu vermeiden. Ebenso gehört eine adäquate Schmerztherapie dazu. Dies dient der Delir-Prophylaxe, genauso wie die entsprechende Auswahl der Sedativa mit dem Ziel Benzodiazepine möglichst zu meiden. Durch regelmäßige Spontanatmungsversuche und Sedierungspausen kann eine prolongierte Beatmung vorgebeugt werden und die Frühmobilisation erfolgen. Die Einbindung der Familie in die Behandlung ist ebenfalls ein stabilisierender Faktor. Durch die Kombination der Einzelmaßnahmen in einem Bündel kann deren Effektivität gesteigert werden, was eine Reduktion der Mortalität, Beatmungstage, Delir und physischer Einschränkungen bedeutet (Morandi et al. 2011; Pun et al. 2019).

Ein weiterer möglicher Ansatzpunkt zur frühzeitigen Prävention einer depressiven Störung ist das Führen eines Patiententagebuches (Knowles und Tarrier 2009; Blair et al. 2017). Diese Patiententagebücher können helfen, den Kontext zwischen den vorhanden Erinnerungsstücken und dem Krankheitsverlauf herzustellen als Grundlage für eine Verarbeitung der Erlebnisse.

Tab. 1 ABCDEF Bundle. (Nach Ely 2017)

A	Assessment, management, and prevention of pain
B	Both spontaneous breathing trials and spontaneous awakening trials
C	Choice of sedation and analgesia (maintain a relatively light level of sedation and avoid benzodiazepines)
D	Delirium assessment, prevention, and management
E	Early mobility and exercise
F	Family engagement and empowerment

In Anbetracht der Vielzahl und Vielfältigkeit möglicher Probleme nach einer Intensivtherapie erscheint es sinnvoll und notwendig, dass sich der Intensivmediziner auch nach der Intensivtherapie weiter mit dem Patienten beschäftigt. Plattform hierfür ist die Einführung sog. „Postintensivambulanzen", die von intensiverfahrenen Ärzten geführt werden und speziell auf die Probleme von Patienten nach Intensivtherapie eingehen. Ziel wäre nicht nur eine verbesserte Versorgung der Patienten mit Verbesserung der Lebensqualität, sondern auch die Schulung und Sensibilisierung für die Langzeitprobleme. Denn nur so ist die Entwicklung von Präventionsmaßnahmen möglich.

Die Symptome eines PICS scheinen sich über das erste halbe Jahr bis Jahr nach der Entlassung aus der Intensivstation moderat zu verbessern, bei den meisten Patienten bestehen aber weiterhin Einschränkungen über Jahre hinweg. Dies bedingt eine verminderte Lebensqualität, Arbeitsunfähigkeit und einer Erhöhten Mortalität (Rydingsward et al. 2016).

Einen weiteren wichtigen Bestandteil des ABCDEF Bündels ist die Familie. Angehörige können ebenfalls physische und psychische Probleme nach Entlassung des Patienten entwickeln. Risikofaktoren finden sich vor allem bei den Pflegenden selbst und dem Gesundheitssystem. Während die Patientenfaktoren nur eine geringe Rolle bei der Entwicklung eines PICS-F spielen (Cameron et al. 2016). Faktoren seitens der pflegenden Angehörigen sind weibliches Geschlecht, pflegende Ehepartner, geringer Bildungsgrad, vorbestehende Erkrankungen, Fehlende Soziale und professionelle Unterstützung und mehr als 100 Pflegestunden pro Monat (Davidson et al. 2012).

Beeinflussbare Risikofaktoren auf Seiten des Gesundheitssystems sind, z. B. limitierte Besuchszeiten und Gesprächsführungen. Auch die Einbeziehung von Angehörigen in die Pflege der Intensivpatienten wird empfohlen (Selph et al. 2008; Curtis und White 2008; Lautrette et al. 2007).

Im Oktober 2021 ist die Veröffentlichung einer Leitlinie zum Thema „Multimodale Rehabilitationskonzepte für das Post-Intensive-Care-Syndrom (PICS)" geplant, was noch einmal die Wichtigkeit des Erkennens und Beachtung dieses Syndroms unterstreicht. (AWMF online, Registernummer 080 – 007).

3 Fazit

Das akuten Überleben der kritischen Krankheit und Verlassen der Intensivstation ist für sehr viele Patienten leider nicht der Eintritt in ihr „altes" Leben, sondern ist durch Einschränkungen in physischer, psychischer oder kognitiver Hinsicht geprägt, dem sogenannten Post-Intensiv Care Syndrome. Dieser Tatsache muss bereits während des Intensivaufenthalts Rechnung getragen werden, was sowohl die Prävention als auch die Einschätzung der Langzeitprognose betrifft. Ebenfalls betroffen von den Nachwirkungen der Intensivtherapie sind die nahen Angehörigen, die selbst Symptome eines PICS-F entwickeln können. Eine Sensibilisierung bezüglich Risikofaktoren, Präventionsmaßnahmen, wie das ABCDEF Bündel, sowie regelmäßig Nachsorge dieser Patienten und Ihrer Familien mit multidisziplinärem Ansatz ist dringend notwendig.

Literatur

Bashour CA, Yared JP, Ryan TA, Rady MY, Mascha E, Leventhal MJ, Starr NJ (2000) Long-term survival and functional capacity in cardiac surgery patients after prolonged intensive care. Crit Care Med 28:3847–3853

Bauer M, Gerlach H, Vogelmann T, Preissing F, Stiefel J, Adam D (2020) Mortality in sepsis and septic shock in Europe, North America and Australia between 2009 and 2019- results from a systematic review and meta-analysis. Crit Care 24(1):239

Bein T, Weber-Carstens S, Apfelbacher C (2018) Long-term outcome after the acute respiratory distress syndrome: different from general critical illness? Curr Opin Crit Care 24:35–40

Bhandari S, Turney JH (1996) Survivors of acute renal failure who do not recover renal function. QJM 89:415–421

Biehl M, Kashyap R, Ahmed AH (2015) Six-month quality-of-life and functional status of acute respiratory distress syndrome survivors compared to patients at risk: a population-based study. Crit Care 19:356

Bienvenu OJ, Colantuoni E, Mendez-Tellez PA, Dinglas VD, Shanholtz C, Husain N, Dennison CR, Herridge MS, Pronovost PJ, Needham DM (2012) Depressive symptoms and impaired physical funktion alfter acute lung injury. A 2-year longitudinal study. Am J Respir Crit Care Med 185:517–524

Black NA, Jenkinson C, Hayes JA, Young D, Vella K, Rowan KM, Daly K, Ridley S (2001) Review of outcome measures used in adult critical care. Crit Care Med 29:2119–2124

Blair KT, Eccleston SD, Binder HM, McCarthy MS (2017) Improving the patient experience by implementing an ICU diary for those at risk of post-intensive care syndrome. J Patient Exp 4:4–9

Cameron JI, Chu LM, Matte A, Tomlinson G, Chan L, Thomas C et al (2016) One-year outcomes in caregivers of critically ill patients. N Engl J Med 374:1831–1841

Cheung K, Rathbone A, Melanson M, Trier J, Ritsma BR, Allen MD (2021) Pathophysiology and management of critical illness polyneuropathy and myopathy. J Appl Physiol (1985) 130(5): 1479–1489. https://doi.org/10.1152/japplphysiol.00019.2021. Epub 2021 Mar 18.PMID: 33734888

Curtis JR, White DB (2008) Practical guidance for evidence-based ICU family conferences. Chest 134:835–843

David W, Dowdy MD et al (2009) Are intensive care factors associated with depressive symptoms six months after acute lung injury? Crit Care Med 37(5):1702–1707

Davidson JE, Jones C, Bienvenu OJ (2012) Family response to critical illness: postintensive care syndrome-family. Crit Care Med 40: 618–624

Davydow D, Grifford JM, Desai SV, Bienvenu OJ, Needham DM (2009) Depression in general intensive care unit survivors: a systematic review. Intensive Care Med 35:796–809

Davydow DS, Katon WJ, Zatzick DF (2009) Psychiatric morbidity and functional impairments in survivors of burns, and ICU stays for other critical illnesses: a review of the literature. Int Rev Psychiatry 21(6): 531–538

Deltenre P, Valla DC (2006) Ischemic cholangiopathy. J Hepatol 44: 806–817

Desai SV, Law TJ, Needham DM (2011) Long-term complications of critical care. Crit Care Med 39:371–379

Ely EW (2017) The ABCDEF bundle: science and philosophy of how ICU liberation serves patients and families. Crit Care Med 45(2): 321–330

Fan E, Dowdy DW, Colantuoni E, Mendez-Tellez PA, Sevransky JE, Shanholtz C et al (2014a) Physical complications in acute lung injury survivors: a two-year longitudinal prospective study. Crit Care Med 42:849–859

Fan E, Cheek F, Chlan L, Gosselink R, Hart N, Herridge MS et al (2014b) An official American Thoracic Society Clinical Practice guideline: the diagnosis of intensive care unit-acquired weakness in adults. Am J Respir Crit Care Med 190:1437–1446

Fletcher SN, Kennedy DD, Ghosh IR, Misra VP, Kiff K, Coakley JH et al (2003) Persistent neuromuscular and neurophysiologic abnormalities in longterm survivors of prolonged critical illness. Crit Care Med 31:1012–1016

Gelbmann CM, Rümmele P, Wimmer M, Hofstädter F, Göhlmann B, Endlicher E, Kullmann F, Langgartner J, Schölmerich J (2007) Ischemic-like cholangiopathy with secondary sclerosing cholangitis in critically ill patients. Am J Gastroenterol 102:1221–1229

Graf J, Janssens U (2003) Der Postintensivpatient. Langzeitüberleben und Lebensqualität nach Intensivtherapie. Intensivmed 40:184–194

Graf J, Koch M, Dujardin R, Kersten A, Janssens U (2003) Health-related quality of life before, 1 month after, and 9 months after intensive care in medical cardiovascular pulmonary patients. Crit Care Med 31:2163–2169

Gries CJ, Engelberg RA, Kross EK, Zatzick D, Nielsen EL, Downey L et al (2010) Predictors of symptoms of posttraumatic stress and depression in family members after patient death in the ICU. Chest 137:280–287

Hermans G, De Jonghe B, Bruyninckx F, Van den Berghe G (2008) Clinical review: critical illness polyneuropathy and myopathy. Crit Care 12:238–246

Hermans G, Van Mechelen H, Clerckx B, Vanhullebusch T, Mesotten D, Wilmer A et al (2014) Acute outcomes and 1-year mortality of intensive care unit-acquired weakness: a cohort study and propensity-matched analysis. Am J Respir Crit Care Med 190:410–420

Herridge MS, Cheung AM, Tansey CM, Matte-Martyn A, Diaz-Granados N, Al Saidi F, Cooper AB, Guest CB, Mazer CD, Mehta S, Stewart TE, Barr A, Cook D, Slutsky AS, Canadian Critical Care Trials Group (2003) One-year outcomes in survivors of the acute respiratory distress syndrome. N Engl J Med 348:683–693

Herridge MS, Tansey CM, Matté A (2011) Functional disability 5 years after acute respiratory distress syndrome. Canadian Critical Care Trials Group. N Engl J Med 364:1293–1304

Hofhuis JG, van Stel HF, Schrijvers AJ, Rommes JH, Spronk PE (2013) The effect of acute kidney injury on long-term health-related quality of life: a prospective follow-up study. Crit Care 17:R17

Hopkins RO, Weaver LK, Collingridge D, Parkinson RB, Chan KJ, Orme JF Jr (2005) Two-year cognitive, emotional, and quality-of-life outcomes in acute respiratory distress syndrome. Am J Respir Crit Care Med 171:340–347

Hoste EA, Lameire NH, Vanholder RC (2003) Acute renal failure in patients with sepsis in a surgical ICU: predictive factors, incidence, comorbidity and outcome. J Am Soc Nephrol 14:1022–1030

Intiso D, Amoruso L, Zarrelli M, Pazienza L, Bsciani M, Grimaldi G, Iarossi A, Di Rienzo F (2011) Long-term functional outcome and health status of patients with critical illness polyneuromyopathy. Acta Neurol Scand 123:211–219

Jackson JC, Pandharipande PP, Girard TD, Brummel NE, Thompson JL, Hughes CG et al (2014) Depression, post-traumatic stress disorder, and functional disability in the BRAIN-ICU study: a longitudinal cohort study. Lancet Respir 2:369–379

Jones CH, Richardson D, Goutcher E (1998) Continuous venovenous high-flux dialysis in multiorgan failure: a 5-year single-center experience. Am J Kidney Dis 31:227–233

Kirchner GI, Rümmele P (2015) Update on sclerosing cholangitis in critically ill patients. Viszeralmedizin 31(3):178–184. https://doi.org/10.1159/000431031. Epub 2015 Jun 9.PMID: 26468312

Knowles RE, Tarrier N (2009) Evaluation of the effect of prospective patient diaries on emotional well-being in intensive care unit survivors: a randomized controlled trial. Crit Care Med 37:184–191

Lautrette A, Darmon M, Megarbane B, Joly LM, Chevret S, Adrie C et al (2007) A communication strategy and brochure for relatives of patients dying in the ICU. N Engl J Med 356:469–478

Leonhardt S, Veltzke-Schlieker W, Adler A, Schott E, Eurich D, Faber W, Neuhaus P, Seehofer D (2015) Secondary sclerosing cholangitis in critically ill patients: clinical presentation, cholangiographic features, natural history, and outcome: a series of 16 cases. Medicine (Baltimore) 94(49):e2188

Martins P, Verdelho Machado M (2020) Secondary sclerosing cholangitis in critically ill patients: an underdiagnosed entity. GE Port J Gastroenterol 27(2):103–114. Epub 2019 Jul 30

Merlani P, Chenaud C, Mariotti N, Ricou B (2007) Intensive care oft he eldery in Finland. Acta Anaesthesiol Scand 51:522–529

Mizera L, Dürr MM, Rath D, Artunc F, Gawaz M, Riessen R (2020) Langzeitergebnis nach akutem dialysepflichtigem Nierenversagen auf einer internistischen Intensivstation. Med Klein Intensivmed Notfmed. https://doi.org/10.1007/s00063-020-00719-7

Morandi A, Brummel NE, Ely EW (2011) Sedation, delirium and mechanical ventilation: the 'ABCDE' approach. Curr Opin Crit Care 17:43–49

Morgera S, Neumayer HH (2009) Langzeitüberleben nach akutem Nierenversagen. Nephrologe 4:135–141

Nash K, Hafeez A, Hous S (2002) Hospital-acquired renal insufficiency. Am J Kidney Dis 39:930–936

Needham DM, Davidson J, Cohen H, Hopkins RO, Weinert C, Wunsch H et al (2012) Improving long-term outcomes after discharge from intensive care unit: report from a stakeholders' conference. Crit Care Med 40:502–509

Needham DM, Dinglas VD, Morris PE, Jackson JC, Hough CL, Mendez Tellez PA et al (2013) Physical and cognitive performance of patients with acute lung injury 1 year after initial trophic versus full enteral feeding. EDEN trial follow-up. Am J Respir Crit Care Med 188:567–576

Nelson JE et al (2010) Chronic Critical Illness. Am J Respir Crit Care Med 182:446–454

Pandharipande PP, Girard TD, Jackson JC, Morandi A, Thompson JL, Pun BT et al (2013) Long-term cognitive impairment after critical illness. N Engl J Med 369:1306–1316

Parker AM, Sricharoenchai T, Raparla S et al (2015) Posttraumatic stress disorder in critical illness survivors: a metaanalysis. Crit Care Med 43(5):1121–1129

Pilz G, Werdan K (1998) Scores für Multiorgandysfunktion und Multiorganversagen. Internist 39(5):502–508

Pun BT, Balas MC, Barnes-Daly MA, Thompson JL, Aldrich JM, Barr J et al (2019) Caring for critically ill patients with the ABCDEF bundle: results of the ICU Liberation Collaborative in over 15,000 adults. Crit Care Med 47:3–14

Rawal G, Yadav S, Kumar R (2016) Post-traumatic stress disorder: a review from clinical perspective. Int J Indian Psychol 3:156–164

Rawal G, Yadav S, Kumar R (2017) Post-intensive care syndrome: an overview. J Transl Int Med 5(2):90–92

Rengel KF, Hayhurst CJ, Pandharipande PP, Hughes CG (2019) Long-term cognitive and functional impairments after critical illness. Anesth Analg 128(4):772–780

Ruemmele P, Hofstaedter F, Gelbmann CM (2009) Secondary sclerosing cholangitis. Nat Rev Gastroenterol Hepatol 6:287–295

Rydingsward JE, Horkan CM, Mogensen KM, Quraishi SA, Amrein K, Christopher KB (2016) Functional status in ICU survivors and out of hospital outcomes: a cohort study. Crit Care Med 44:869–879

Schiffl H, Fischer R (2008) Five-year outcomes of severe acute kidney injury requiring renal replacement therapy. Nephrol Dial Transplant 23(7):2235–2241

Selph RB, Shiang J, Engelberg R, Curtis JR, White DB (2008) Empathy and life support decisions in intensive care units. J Gen Intern Med 23:1311–1317

Stevens RD, Dowdy DW, Michaels RK, Mendez-Tellez PA, Pronovost PJ, Needham DM (2007) Neuromuscular dysfunction acquired in critical illness: a systematic review. Intensive Care Med 33:1876–1891

Taboada M, Moreno E, Cariñena A, Rey T, Pita-Romero R, Leal S, Sanduende Y, Rodríguez A, Nieto C, Vilas E, Ochoa M, Cid M, Seoane-Pillado T (2021) Quality of life, functional status, and persistent symptoms after intensive care of COVID-19 patients. Br J Anaesth 126(3):e110–e113. Epub 2020 Dec 10

Tennila A, Salmi T, Pettila V, Roine RO, Varpula T, Takkunen O (2000) Early signs of critical illness polyneuropathy in ICU patients with systemic inflammatory response syndrome or sepsis. Intensive Care Med 26:1360–1363

Testa MA, Simonson DC (1996) Assessment of quality-of-life outcomes. N Engl J Med 334(13):835–840

Thompson K, Taylor C, Jan S (2018) Health-related outcomes of critically ill patients with and without sepsis. Intensive Care Med 44: 1249–1257

Uchino S, Kellum JA, Bellomo R (2005) Beginning and ending supportive therapy for the kidney (BEST Kidney) investigators. Acute renal failure in critically ill patients: a multinational, multicenter study. JAMA 294(7):813–818

Wehler M, Geise A, Hadzionerovic D, Aljukic E, Reulbach U, Hahn EG, Strauss R (2003) Health-related quality-of-life of patients with multi organ dysfunction: individual changes and comparison with normative population. Crit Care Med 31:1094–1101

Welpe I (2008) Ein Leben in autonomer Verantwortung. Dtsch Ärztebl 105(10):A514–A517

Witt NJ, Zochodne DW, Bolton CF, Grand'Maison F, Wells G, Young GB, Sibbald WJ (1991) Peripheral nerve function in sepsis and multiple organ failure. Chest 99:176–184

Wolters AE, Slooter AJ, van der Kooi AW, van Dijk D (2013) Cognitive impairment after intensive care unit admission: a systematic review. Intensive Care Med 39(3):376–386. https://doi.org/10.1007/s00134-012-2784-9. Epub 2013 Jan 18

World Health Organization (1948) The constitution of the World Health Organization. WHO Chron 1:29–46

Wunsch H, Christiansen CF, Johansen MB, Olsen M, Ali N, Angus DC et al (2014) Psychiatric diagnoses and psychoactive medication use among nonsurgical critically ill patients receiving mechanical ventilation. JAMA 311:1133–1142

Yende S, Austin S, Rhodes A (2016) Long-term quality of life among survivors of severe aepsis: analyses of two international trials. Crit Care Med 44:1461–1467

Zimmerman JE, Kramer AA, Knaus WA (2013) Changes in hospital mortality for United States intensive care unit admissions from 1988 to 2012. Crit Care 17:R81

Akut- und Frührehabilitation

15

Gudrun Sylvest Schönherr, Michaela Eyl, Ton Hanel, Mariella Katzmayr, Simone Kircher und Patricia Meier

Inhalt

1	**Team und Prozesse**	190
1.1	Strukturelle und personelle Rahmenbedingungen	192
1.2	Standardisierte Abläufe im Rahmen der International Classification of Functioning, Disability and Health (ICF)	193
2	**Assessments und Zielsetzung**	194
2.1	Globale orientierende Instrumente	194
2.2	Assessments auf Ebene der Aktivität und Partizipation	196
2.3	Assessments mentaler und kognitiver Funktionen	196
2.4	Assessments auf Ebene der Körperstruktur und Funktion	197
2.5	Zieldefinition	198
3	**Therapiemaßnahmen auf der Intensivstation**	200
3.1	Stimulationsbehandlung	200
3.2	Lagerung	201
3.3	Kontrakturprophylaxe	202
3.4	Atemtherapie	202
3.5	Frühmobilisation	204
3.6	Dysphagietherapie	206
4	**Der neurologische Patient**	214
4.1	Positive Phänomene des Syndroms des Oberen Motoneurons	214
4.2	Negative Phänomene des Syndroms des Oberen Motoneurons	215
4.3	Adaptive Phänomene des Syndroms des Oberen Motoneurons	215
5	**Motorisches Lernen und Training**	215
5.1	Motorischen Lernen	215
5.2	Motorische Fähigkeiten	220
5.3	Training globaler und spezifischer mentaler Funktionen	221
6	**Sprachliche und Nicht-sprachliche Kommunikation**	221
6.1	Diagnostik und Therapie von Sprach- und Sprechstörungen	221
6.2	Wie kann Kommunikation auf der ICU gelingen?	222
7	**Zusammenfassung**	223
	Literatur	223

G. S. Schönherr (✉) · M. Eyl · T. Hanel · M. Katzmayr · S. Kircher
Neurorehabilitation, Universitätsklinik Innsbruck, Innsbruck, Österreich
E-Mail: gudrun.schoenherr@tirol-kliniken.at;
michaela.eyl@tirol-kliniken.at; ton.hanel@tirol-kliniken.at;
mariella.katzmayr@tirol-kliniken.at; simone.kircher@tirol-kliniken.at

P. Meier
Neurorehabilitation, Universitätsklinik Innsbruck, Innsbruck, Österreich

VASCage GmbH, Research Centre on Vascular Ageing and Stroke, Innsbruck, Österreich
E-Mail: patricia.meier@tirol-kliniken.at

Abkürzungen

AABT	Aachener Aphasie-Bedside-Test
AAT	Aachener Aphasie Test
AATB	Aachener Aphasie-Bedside-Test
ACL	Aphasie-Check-Liste

AGD	Screening zur Erfassung sprachverarbeitungsrelevanter Aufmerksamkeits-, Gedächtnis- und Exekutivfunktionen bei Patienten mit Kognitiver Dysphasie und Aphasie
APACHE II	Acute Physiology and Chronic Health Disease Classification System II
ARAS	aufsteigenden retikulären aktivierenden Systems
BIWOS	Bielefelder Wortfindungsscreening für leichte Aphasien
BODS	Bogenhausener Dysphagiescore
BoDyS	Bogenhausener Dysarthrieskalen
CAM	Confusion Assessment Method
CAM-ICU	Confusion Assessment Method for Intensive Care Units
CETI	Communicative Effectiveness Index
CIM	Critical-Illness-Myopathie
CIP	Critical-Illness-Polyneropathie
DOS	Delirium Observation Scale
DSRS	Dysphagia Severity Rating Scale
EMG	Elektromyographie
FES	Funktionelle Elektrostimulation
FEES	Flexible Endoscopic Evaluation of Swallowing
FOIS	Functional Oral Intake Scale
FOUR Scale	Full Outline of Unresponsiveness Scale
GCS	Glasgow Coma Scale
GUSS ICU ab 2021	Gugging Swallowing Screen – ICU
HNO	Hals-Nasen-Ohren-Klinik
HWS	Halswirbelsäule
ICDSC	Intensive Care Delirium Screening Checklist
ICF	International Classification of Functioning, Disability and Health
ICU	Intensive Care Unit
ICUAW	ICU-Acquired Weakness
IDDSI	Internationale Initiative zur Standardisierung der Dysphagie Diät
MAS	Modifizierte Ashworthscale
MRC	Medical Research Council
NLG	Nervenleitgeschwindigkeit
NRS	*Nutritional Risk* Screening
ORT	Orofaziale Regulationstherapie
PAS	Penetrations-Aspirations-Skala
PDT	Perkutan dilatative Tracheotomie
PEEP	Positive end-expiratory pressure
PEMU	Pflegerische Erfassung von Mangelernährung und deren Ursachen
PMV	Passy-Muir Valve/Ventil
RASS	Richmond Agitation Sedation Scale
RSS	Ramsay Sedation Scale
SAQOL-39	Stroke and Aphasia Quality of Life Scale
SAPS II	Simplified Acute Physiology Score II
SBS	Schluckbeeinträchtigungsskala
SWAL-QOL,	Swallowing Quality of Life *questionnaire*
SWAL-CARE	Swallowing Quality of Care *questionnaire*
TENS	Transkutane elektrische Nervenstimulation
TISS 28	Therapeutic Intervention Scoring System
TK	Trachealkanüle
TKM	Trachealkanülenmanagement
UMNS	Upper Motor Neuron Syndrome
VFSS	Videofluoroscopic Swallowing Study
Z-FAKA	Züricher Fragebogen zur Aktivität und Kommunikation im Alltag

1 Team und Prozesse

Die Akut- und Frührehabilitation beginnt häufig schon am ersten Tag nach der Aufnahme eines Patienten[1] an einer Intensiv- oder Überwachungsstation wie beispielsweise einer Schlaganfalleinheit. Ergo- und Physiotherapeuten sowie Logopäden sind dabei ein integrativer Bestandteil eines interdisziplinären Behandlungsteams mit Fachärzten, Pflege, Psychologen und Sozialarbeitern. Diese gemeinsame Vorgehensweise kennzeichnet die Frührehabilitation und macht sie nachweislich erfolgreich. Für spezialisierte Abteilungen, wie z. B. Schlaganfalleinheiten ist mittlerweile klar belegt, dass sie das Outcome von Patienten deutlich positiv beeinflussen können (Stroke Unit Trialists' Collaboration 2002). Die Frührehabilitation bedeutet aufgrund dieses interprofessionellen Herangehens eine große Herausforderung in Hinblick auf Ausbildung und Kommunikationsfähigkeit aller Teammitglieder.

Für einen optimalen Behandlungserfolg ist die Einführung von standardisierten Abläufen bzw. das Arbeiten nach therapeutischen Prozessen unerlässlich (Abb. 1). Die eingesetzten Therapiemaßnahmen reichen von regelmäßig durchgeführten Assessments über prophylaktischen Maßnahmen, Dysphagietherapie bis hin zu gezieltem sprachsystematischem, sprech-, stimm-, und sensomotorischem sowie kognitivem Training. Diese Maßnahmen werden regelmäßig reevaluiert und im Bedarfsfall neu angepasst.

Zu Beginn der Behandlung auf einer Intensivstation (ICU) überschneiden sich Ziele und Maßnahmen von Ergo-, Physiotherapeuten und Logopäden. Mit zunehmender Vigilanz

---

[1] In diesem Beitrag wird die männliche Form verwendet, um den Text kürzer und besser lesbar zu machen. Selbstverständlich sind damit Personen jeden Geschlechts gemeint.

15 Akut- und Frührehabilitation

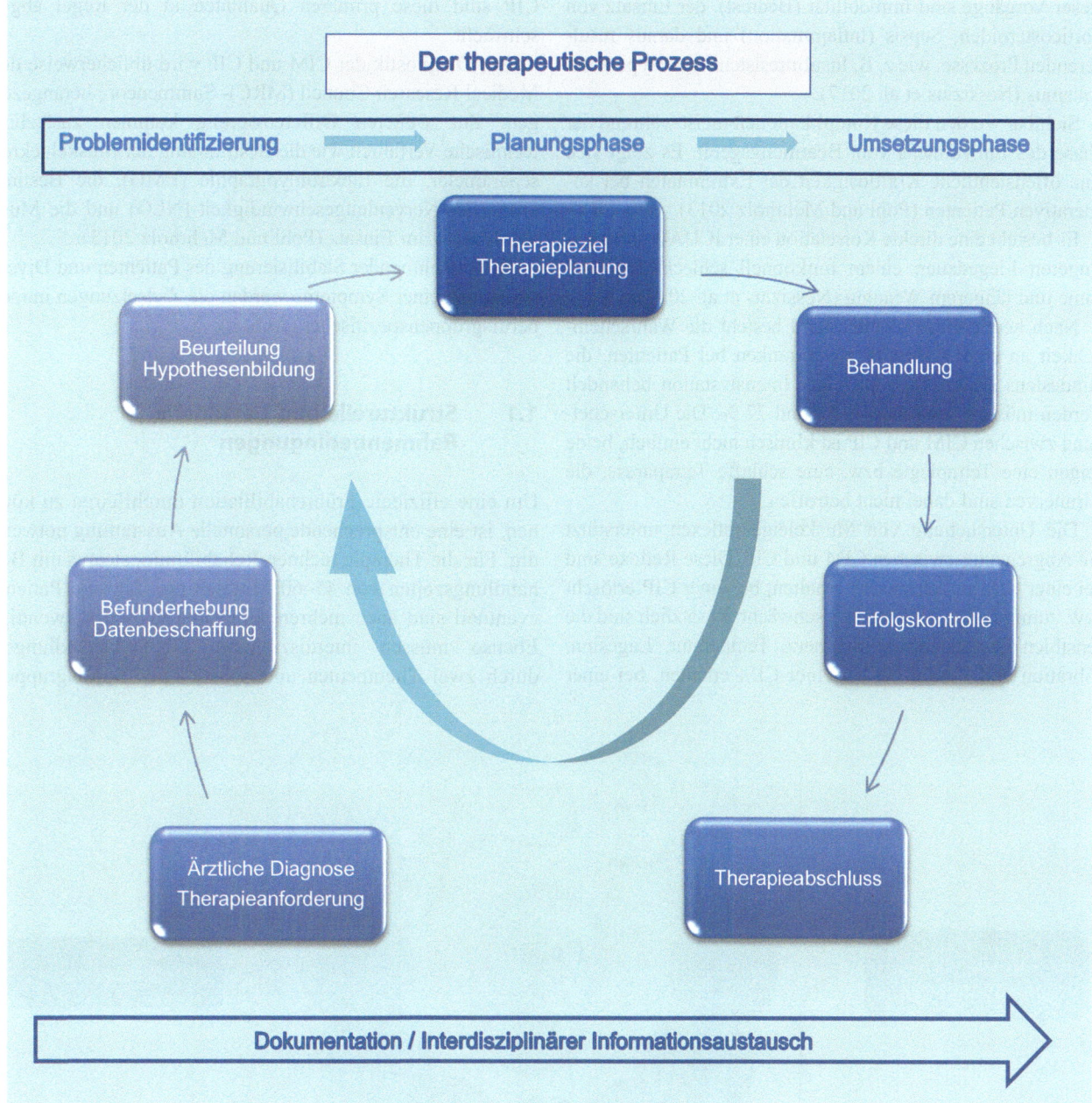

Abb. 1 Therapeutischer Prozess. (Schönherr 2021 modifiziert nach „physioaustria")

und somit Sichtbarwerden von spezifischen Ausfallserscheinungen werden Ziele und Behandlungsmaßnahmen der einzelnen Berufsgruppen spezifischer und differenzierter. In den ersten Phasen intensivmedizinischer Erkrankungen sind die Zielsetzungen und Behandlungsansätze häufig v. a. im prophylaktischen bzw. strukturellen Bereich definiert:

- Stabilisation der Vitalfunktionen
- Prophylaxe von Sekundärschäden
- Vigilanz, Aufmerksamkeit, Orientierung
- Angstmanagement
- Awarenesstraining
- ICU-Delir
- ICU-Acquired Weakness (ICUAW): Vermeidung von Entitäten muskulärer Schwäche bei kritisch kranken Patienten: Critical-Illness-Myopathie (CIM) und Critical-Illness-Polyneropathie (CIP)

ICU-Delir und ICUAW stellen ein Hauptproblem in der Frührehabilitation des Intensivpatienten dar. Hintergrund dieser Vorgänge sind Immobilität (Bedrest), der Einsatz von Corticosteroiden, Sepsis (Inflammation) und daraus resultierenden Prozesse, wie z. B. Insulinresistenz und Hyperkatabolismus (Nessizius et al. 2017).

Sichtbar werden diese Komplikationen meist während der Phase des Entwöhnens vom Beatmungsgerät. Es zeigt sich eine offensichtliche Kraftlosigkeit der Extremitäten bei kooperativen Patienten (Pohl und Mehrholz 2013).

Es besteht eine direkte Korrelation einer ICUAW mit einer längeren Liegedauer, einem funktionell schlechteren Outcome und längerem Weaning (Nessizius et al. 2017).

Nach heutigem Erkenntnisstand besteht die Wahrscheinlichkeit an einer CIM/CIP zu erkranken bei Patienten, die mindestens sieben Tage auf einer Intensivstation behandelt werden müssen, zwischen 49 % und 77 %. Die Unterscheidung zwischen CIM und CIP ist klinisch nicht einfach, beide zeigen eine Tetraplegie bzw. eine schlaffe Tetraparese, die Hirnnerven sind dabei nicht betroffen.

Die Untersuchung von Muskeleigenreflexen unterstützt die Abgrenzung zwischen CIM und CIP. Diese Reflexe sind bei einer CIM üblicherweise erhalten, bei einer CIP erlöscht bzw. zumindest signifikant abgeschwächt. Zusätzlich sind die sensiblen Qualitäten wie Schmerz, Temperatur, Lagesinn, Vibration und Berührung bei einer CIM erhalten, bei einer CIP sind diese primären Qualitäten in der Regel abgeschwächt.

Zur Diagnostik der CIM und CIP wird üblicherweise der Medical Research Council (MRC)- Summencore herangezogen. Zur weiteren Differenzierung kommen zusätzlich technische Verfahren wie die Bestimmung der Muskelnekroseparameter, die Elektromyographie (EMG), die Bestimmung der Nervenleitgeschwindigkeit (NLG) und die Muskelbiopsie zum Einsatz (Pohl und Mehrholz 2013).

Mit zunehmender Stabilisierung des Patienten und Diversifikation seiner Symptome werden die Zielsetzungen immer berufsgruppenspezifischer (Abb. 2).

1.1 Strukturelle und personelle Rahmenbedingungen

Um eine effiziente Frührehabilitation durchführen zu können, ist eine entsprechende personelle Ausstattung notwendig. Für die Therapie rechnen Rehabilitationsteams mit Behandlungszeiten von 45–60 Minuten pro Tag und Patient, eventuell sind auch mehrere Einheiten täglich notwendig. Ebenso müssen interdisziplinäre Doppelbehandlungen durch zwei Therapeuten unterschiedlicher Berufsgruppen

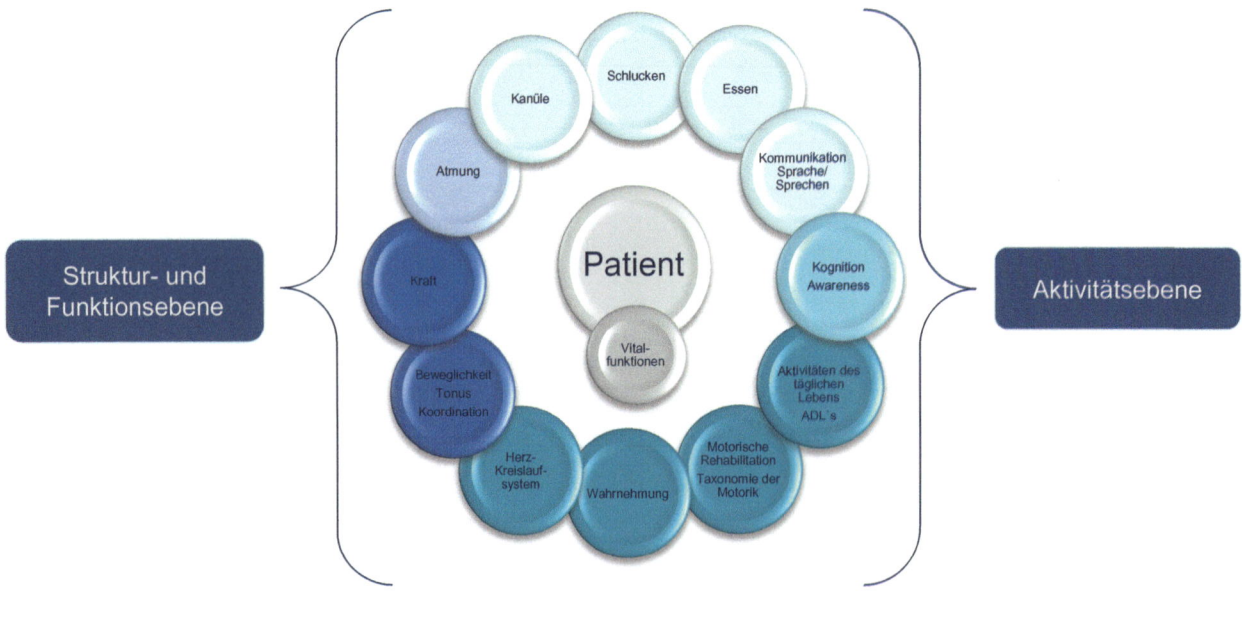

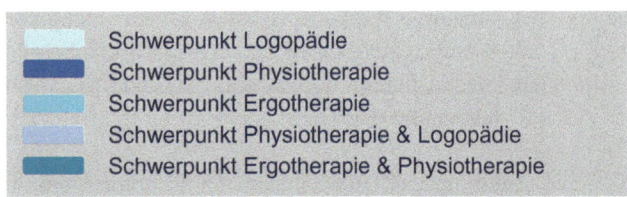

Abb. 2 Schwerpunkte der interdisziplinären Therapie (eigene Darstellung)

möglich sein. Hinzu kommen noch Evaluierungs- und Dokumentationszeiten sowie regelmäßige interdisziplinäre Fallbesprechungen.

Zu empfehlen ist ein Therapieraum direkt auf der Station, einerseits um lange Wege zu vermeiden, andererseits um aus Sicherheitsgründen jederzeit in der Nähe von Pflege und Ärzten zu sein. Neben diversen therapeutischen Kleingeräten benötigen Therapeuten Patientenlifter, Vertikalisierungshilfen (z. B. Stehtisch oder Stehbett), höhenverstellbare Tische, entsprechendes Lagerungsmaterial und spezielle, individuell verstellbare Mobilisationsrollstühle mit aufsetzbaren Tischen. Des Weiteren sind Elektrostimulationsgeräte zur sensiblen Stimulation (TENS) oder zur funktionellen Mehrkanal-Elektrostimulation (FES) sowie computerunterstützte Rehabilitationsprogramme für kognitives und visuelles Training zu empfehlen.

1.2 Standardisierte Abläufe im Rahmen der International Classification of Functioning, Disability and Health (ICF)

Bei allen rehabilitativen Maßnahmen wird empfohlen, nach einem standardisierten Prozedere vorzugehen, um möglichst zielorientiert befunden und behandeln zu können. Die therapeutischen Abläufe orientieren sich an einem Klassifizierungssystem der Weltgesundheitsorganisation (WHO) zur „Beschreibung des funktionalen Gesundheitszustandes, der Behinderung, der sozialen Beeinträchtigung und der relevanten Umgebungsfaktoren eines Menschen" (World Health Organization 2001).

Dieses System beurteilt die Komponenten der Gesundheit in verschiedenen Ebenen, das heißt, der Ansatz ist ressourcenorientiert und ergänzt damit die Diagnosenkataloge ICD-10 bzw. ICD-11, da eine Diagnose allein nur begrenzt Aussagekraft über die funktionelle Beeinträchtigung eines Patienten liefert.

Die ICF stellt die Funktionseinschränkungen eines Patienten als Resultat des Wechselspiels der jeweiligen Diagnosen mit den individuellen – den Patienten betreffenden – Kontextfaktoren dar. Die Funktionsfähigkeit eines Menschen wird in drei Teilbereiche gegliedert: Körperfunktion und -struktur, Aktivität und Teilnahme (Abb. 3).

Auf der Ebene der Körperfunktion und -struktur werden Beeinträchtigungen der Organe und deren Funktionen beurteilt. Therapeutisch relevante Systeme sind z. B.:

- Mentale Funktionen
- Sinnesfunktionen und Schmerz
- Hör- und Vestibularfunktionen
- Funktionen des Atemsystems
- Neuromuskuläre und bewegungsbezogene Funktionen
- Stimm- und Sprechfunktionen

Hieraus ergeben sich die zu testenden Komponenten dieser ICF-Ebenen wie z. B. Schmerz, Bewegungsausmaß, Kraft, Tonus, Gelenkbeweglichkeit, Ausdauer oder pulmonale Parameter.

Die Funktionsebenen Aktivität und Partizipation werden gemeinsam beschrieben. Aktivitäten beschreiben den Menschen als handelndes Subjekt, die Teilnahme erweitert dies um ein Handeln der individuellen Person im jeweiligen soziokulturellen Rahmen. Die Einteilung erfolgt dabei in verschiedenste Lebensbereiche wie beispielsweise die, für den Akutbereich besonders relevanten, Komplexe:

- Lernens und Wissensanwendung
- Kommunikation
- Mobilität
- Selbstversorgung

In diesen Ebenen befunden Therapeuten mittels Aktivitäts- und Partizipationsskalen etwa Aktivitäten des täglichen Lebens, gesundheitsbezogene Lebensqualität, aber auch einzelne Aktivitäten, wie z. B. Gehen, Gleichgewicht, Greifen und

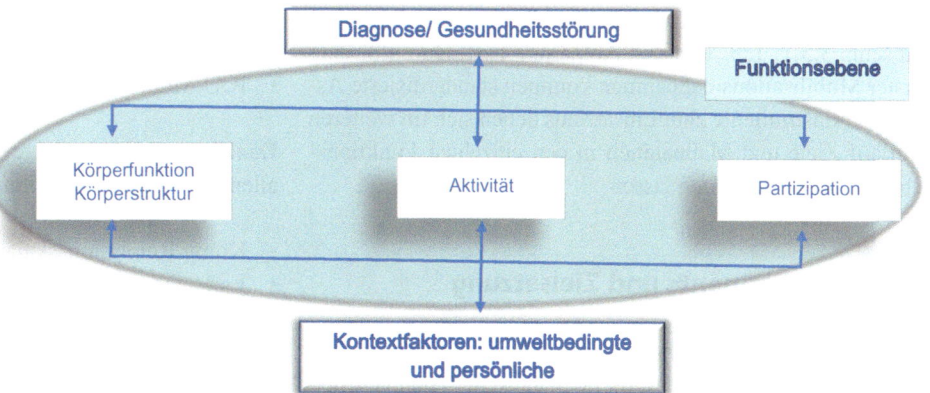

Abb. 3 Zusammenspiel von Funktionseinschränkung, Diagnose und Kontextfaktoren. (World Health Organization 2001)

Manipulation. Im intensivmedizinischen Bereich stehen meist Struktur- und Funktionsziele, einfache Aktivitätsziele sowie die entsprechenden Maßnahmen, wie in etwa der Schluckakt, die Prophylaxe am Bewegungsapparat, die Steigerung der Kraft im Vordergrund, um auf dieser Basis längerfristig Partizipationsziele anstreben zu können.

Der personelle und soziale Hintergrund eines Patienten wird im Klassifikationsschema der ICF in der Ebene der Kontextfaktoren (persönliche und umgebungsbedingte) dargestellt: z. B. Alter, Persönlichkeitsmerkmale, Beruf, Lebensstil, kulturelle oder soziale Umweltfaktoren.

Dieser Rahmen der ICF ermöglicht eine international standardisierte Vorgehensweise bei der Beurteilung des Funktionsniveaus des Patienten in allen Ebenen. Zudem dient die ICF zur Zielformulierung für den Einzelnen, zur Behandlungsprozessplanung und (Re-)Evaluierung des Behand-lungsergebnisses.

Der Fokus liegt herbei anfänglich bei der Formulierung von kurzfristigen Zielen auf den Ebenen der Struktur und Funktion, jedoch langfristig immer auf Partizipationsebene, da diese für den funktionellen Outcome des Patienten relevant sind. Die Behandlung erfolgt auf allen Ebenen, jedoch immer mit dem Ziel der Verbesserung der Partizipation des Patienten in all seinen individuellen Lebensbereichen. Dieser Zugang ermöglicht allen an der Frührehabilitation beteiligten Berufsgruppen eine einheitliche Sprache sowie einen gemeinsamen Behandlungsrahmen.

Ein Beispiel hierfür ist der Algorithmus Frührehabilitation der sich in der Praxis der Schlaganfallbehandlung bereits bewährt hat. Hierbei werden Assessments, Ziele und Maßnahmen in die einzelnen ICF Kategorien unterteilt (Abb. 4).

In diesem Algorithmus werden Abläufe, Ziele und Maßnahmen aller therapeutischen Berufsgruppen (Physio-, Ergotherapie und Logopädie) gemeinsam angeführt, da sie sich häufig überschneiden bzw. ein Ganzes bilden (siehe auch Abschn. 1; Abb. 2).

Nach der ärztlichen Zuweisung zur Therapie wird durch Arzt und das Therapieteam (insbesondere Physiotherapie) festgestellt, ob und inwieweit der Patient einer (frühen) Mobilisation zugeführt werden kann.

Eine Möglichkeit, diesen gemeinsamen Vorgang zu systematisieren bietet die Checkliste Remobilisierung (siehe auch Abschn. 3.5.1; Tab. 1). Nach Abklärung bzw. Durchführung erster Mobilisationsmaßnahmen kommen standardisierte Assessmentinstrumente zum Einsatz aus denen sich im weiteren Verlauf Ziele und Maßnahmen in den einzelnen Funktionsebenen der ICF ableiten lassen.

2 Assessments und Zielsetzung

Therapeutische Testverfahren dienen dazu, kognitive, motorische, sprachliche und sensorische Fähigkeiten standardisiert abzubilden, daraus Ziele und Behandlungsmaßnahmen abzuleiten, diese zu re-evaluieren und gegebenenfalls zu modifizieren.

Das funktionelle Outcome und die gesundheitsbezogene Lebensqualität sind wichtige Ergebnisparameter für Patienten während und nach der Behandlung auf einer Intensivstation. Für die therapeutische Testung werden in der Praxis eine große Anzahl an Assessmentsystemen eingesetzt, von denen einige direkt für den Einsatz an einer ICU entwickelt wurden, andere haben ihren Ursprung bei der Testung verschiedener Krankheitsbilder und Verlaufsphasen, werden jedoch ebenfalls für die intensivmedizinische Testung empfohlen.

2.1 Globale orientierende Instrumente

Im Alltag einer ICU kommen eine Fülle an *allgemeinen Scoringsystemen* zum Einsatz, wie z. B. das Acute Physiology and Chronic Health Disease Classification System II (APACHE II) oder der Simplified Acute Physiology Score (SAPS II), die vor allem das Mortalitätsrisiko beurteilen, aber auch verschiedene Sedierungsscores, wie z. B. die Richmond Agitation Sedation Scale (RASS) oder die Ramsay Sedation Scale (RSS). Zudem gibt es Scores zur Messung der Bewusstseinsquantität (Glasgow Coma Score – GCS), der Pflegeintensität (Therapeutic Intervention Scoring System – TISS 28) oder eines Delirs (Confusion Assessment Method – CAM, Intensive Care Delirium Screening Checklist – ICDSC) (Schönherr 2017).

Darüber hinaus existieren für verschiedene Teilbereiche spezielle Assessments. Für die motorische Remission wurden z. B. in den letzten Jahren an die 30 ICU- spezifische Testsysteme entwickelt, von denen leider nur sehr wenige in deutscher Übersetzung vorliegen. Den meisten ist gemeinsam, dass sie neben funktionellen Parametern wie Transfers oder Mobilität auch die Muskelkraft als relevanten Zielparameter erheben da diese motorische Eigenschaft im Verlauf einer intensivmedizinischen Behandlung sehr schnell und erheblich beeinträchtigt wird (Schönherr 2017).

Beispiele hierfür sind:

- Physical Function in Intensiv Care Test (PFIT-s)
- Chelsea Critical Care Physical Assessment Tool (CPAx)
- Perme Intensive Care Unit Mobility Score
- Functional Status for the Intensive Care Unit (FSS-ICU)
- ICU Mobility Scale

Daneben existieren einige *Frührehabilitationsskalen*, die vor allem der Verlaufsbeurteilung neurologischer Patienten dienen:

- Koma-Remissionsskala (KRS)
- Early Functional Abilities (EFA)

Im Alltag kommt zudem eine Vielzahl an Assessments zum Einsatz, die nicht spezifisch für Intensivstationen entwickelt wurden, jedoch für die Beurteilung der einzelnen ICF-Ebenen sehr praktikabel sind.

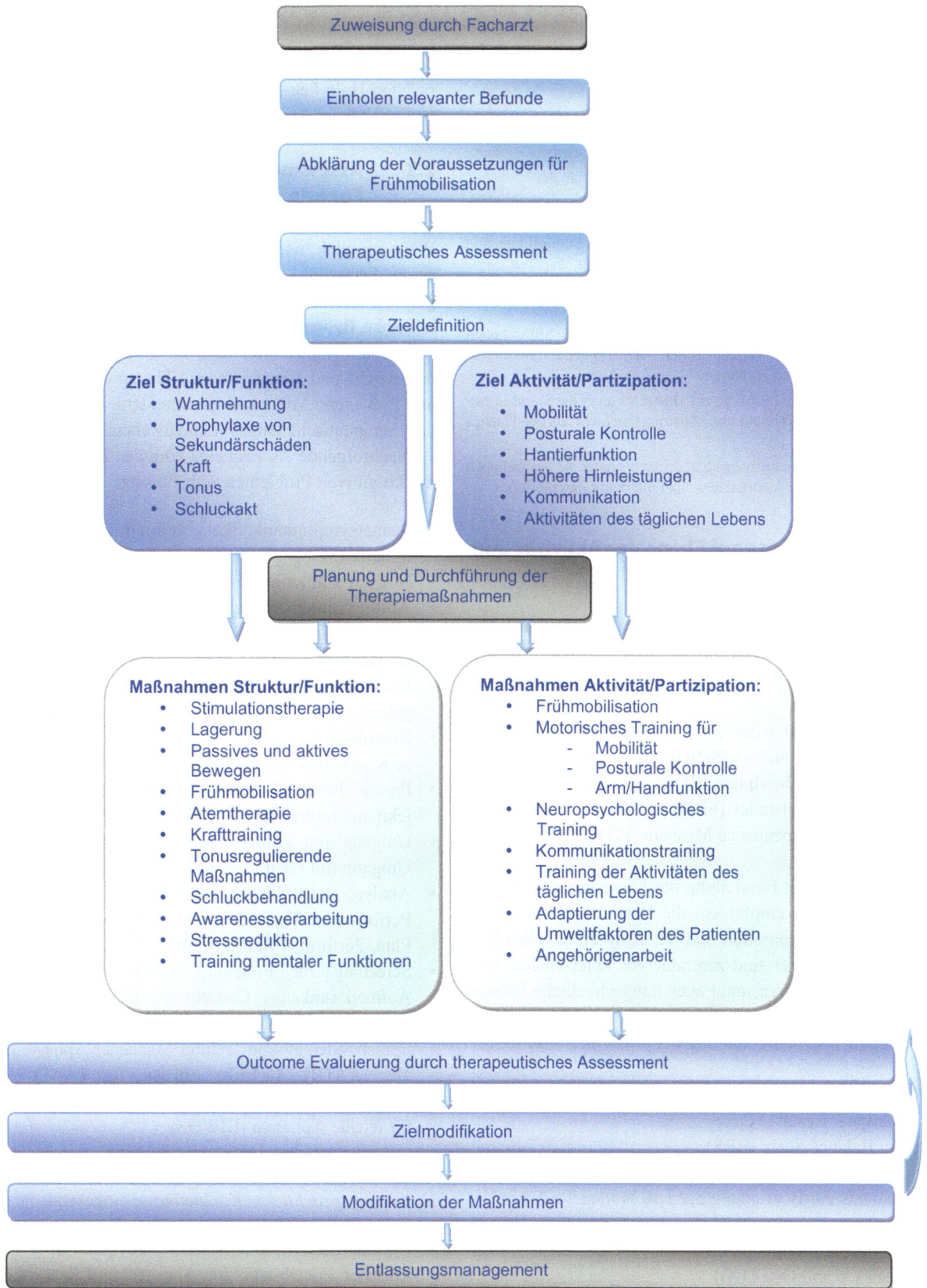

Abb. 4 Algorithmus Neurorehabilitation. (Kiechl und Schönherr 2009)

Tab. 1 Penetrations/Aspirationsschweregrade nach Rosenbek. (Rosenbek et al. 1996)

8-Punkt Penetrations-Aspirationsskala (PAS) in Anlehnung an Rosenbek
1 Material dringt nicht in die Luftwege ein
2 Material dringt in die Luftwege ein, verbleibt oberhalb der Stimmlippen und wird im weiteren Verlauf aus den Luftwegen entfernt.
3 Material dringt in die Luftwege ein, verbleibt oberhalb der Stimmlippen und wird im weiteren Verlauf nicht aus den Stimmlippen entfernt.
4 Material dringt in die Luftwege ein, kontaktiert die Stimmlippen und wird im weiteren Verlauf aus den Luftwegen entfernt.
5 Material dringt in die Luftwege ein, kontaktiert die Stimmlippen und wird im weiteren Verlauf nicht aus den Luftwegen entfernt.
6 Material dringt in die Luftwege ein, dringt bis unter die Stimmlippen vor und wird im weiteren Verlauf aus der Trachea in den Larynx hinein oder aus den Luftwegen entfernt.
7 Material dringt in die Luftwege ein, dringt bis unter die Stimmlippen und wird im weiteren Verlauf trotz Anstrengung nicht aus der Trachea entfernt
8 Material dringt in die Luftwege ein, dringt bis unter die Stimmlippen vor und es wird keine Anstrengung zur Entfernung unternommen

2.2 Assessments auf Ebene der Aktivität und Partizipation

Beispiele für gemeinsame Instrumente zur allgemeinen Beurteilung der *Aktivitäts- und Partizipationsebene auf interdisziplinärer Ebene* sind:

- Selbstständigkeitsindex für die Neurologische und Geriatrische Rehabilitation (SINGER)
- Erweiterter Barthel-Index (BI)
- Frühreha-Barthel-Index (FRB)
- Functional Independence Measure (FIM)

Bei der detaillierten Beurteilung der *Ebene der Aktivität und Partizipation* wird empfohlen, die Bereiche der posturalen Kontrolle, der Lokomotion und der Arm- Handfunktion zu unterscheiden. Diese sind zentralnervös unterschiedlich organisiert und erfordern somit auch unterschiedliche Behandlungsschwerpunkte und Maßnahmen.

Assessments zur Beurteilung der *posturalen Kontrolle:*

- Trunk Control Test (TCT)
- Functional Reach (FR)
- Berg Balance Scale (BBS)

Assessments zur Beurteilung der *Lokomotion:*

- Functional Ambulation Categories (FAC)
- Timed Up and Go (TUG)
- 10-Meter Gehtest (10 MWT)
- 6-Minuten Gehtest (6 MWT)

Assessments zur Beurteilung der *Arm-Handfunktion:*

- Box-and-Block-Test (BBT)
- Nine-Hole-Peg-Test (NHP)
- Fugl Meyer Assessment (FMA)

2.3 Assessments mentaler und kognitiver Funktionen

Wenn möglich, wird von Neuropsychologen eine standardisierte Erfassung neuropsychologischer Störungen durchgeführt. Diese Expertise und dazu ergänzend gezielte klinische Beobachtungen von Alltagssituationen sowie aufgaben- und alltagsorientierte Befundsysteme dienen dazu, realistische und alltagsrelevante Therapieziele zu entwickeln und in weiterer Folge maßgeschneiderte kognitive Inhalte in das therapeutische Angebot einzuweben.

Nachfolgende Assessments kommen häufig bei Patienten mit kognitiven Problemen zum Einsatz:

- Pushersymptomatik: Skala für kontraversive Pushersymptomatik (SCP)
- Neglect: Catherine Bergego Scale (CBS), Tisch- Strichtest
- Aufmerksamkeit: standardisierte Verhaltensbeobachtung einer Alltagshandlung
- Gedächtnis: Wortliste, Zahlenreihe, Topografie, ...
- Exekutive Leistungen: Tower of London; Planungsaufgaben, logisches Denken
- Räumliche Leistungen: Uhrentest, Linien halbieren, diverse Konstruktionsaufgaben
- Praxie: Imitation bedeutungsloser Handstellungen, Objektpantomime, Objektgebrauch
- Umgang mit Zahlen und Geld: Grundrechnungsarten, Umgang mit Geld
- Analyse von Alltagshandlungen aus dem Occupational Performance Model Australia (OPMA): Perceive, Recall, Plan, Perform (PRPP System)
- Screening zur Erfassung sprachverarbeitungsrelevanter Aufmerksamkeits-, Gedächtnis- und Exekutivfunktionen bei Patienten mit Kognitiver Dysphasie und Aphasie (AGD)
- Sprachsystematische Testung: Aachener Aphasie-Bedside-Test (AATB), Aachener Aphasie Test (AAT), Aphasie-Check-Liste (ACL), Bielefelder Wortfindungsscreening für leichte Aphasien (BIWOS)

Des Weiteren werden häufig folgende *Fragebögen zur Erfassung sprachlicher Kompetenzen* eingesetzt:

- Communicative Effectiveness Index (CETI)
- Züricher Fragebogen zur Aktivität und Kommunikation im Alltag (Z-FAKA)
- Stroke and Aphasia Quality of Life Scale (SAQOL-39)

2.4 Assessments auf Ebene der Körperstruktur und Funktion

Die Assessments der *Ebene der Körperstruktur und -funktion* können in verschiedene Bereiche gegliedert werden. Für das Arbeiten auf der ICU vor sind vor allem Beurteilungsskalen in den Kategorien Kraft, Tonus, Schmerz, Atmung und Schlucken relevant.

Möglichkeiten zur Beurteilung der *Kraft:*

- Medical Research Council (MRC) – auch als Summenscore
- Kraftmessgeräte (Dynamometer)
- Motricity Index (MI)

Möglichkeiten zur Beurteilung des *Tonus:*

- Modifizierte Ashworthscale (MAS)
- Tardieu Skala

Möglichkeiten zur Beurteilung von *Schmerzen:*

- Behavioral Pain Scale (BPS) für bewusstseinseingeschränkte Patienten
- Numeric Rating Scale (NRS) für wache Patienten

Möglichkeiten zur Beurteilung der *Atmung:*

- Dyspnoeskalen
- Inspektion, Palpation, Auskultation
- Hustenassessment
- Peak Cough Flow (PCF)
- Maximal inspiratory Pressure (MIP)
- Borg-Skala

Möglichkeiten zur Beurteilung der *Dysphagie:*

- Gugging Swallowing Screen (GUSS)
- Bogenhausener Dysphagiescore (BODS)
- Functional Oral Intake Scale (FOIS)
- Dysphagia Severity Rating Scale (DSRS)
- Schluckbeeinträchtigungsskala (SBS) n.Prosiegl
- die internationale Initiative zur Standardisierung der Dysphagiediät (IDDSI)
- *Nutritional Risk* Screening (NRS)
- pflegerische Erfassung von Mangelernährung und deren Ursachen (PEMU)

Das Ziel der evidenzbasierten klinisch standardisierten und therapieorientierten Dysphagieerstdiagnostik liegt im individuellen Evaluieren sensomotorischer Störungsschwerpunkte des oropharyngealen Schluckaktes und der Entscheidung von geeigneten Maßnahmen unter Berücksichtigung eines Nachweises eines prä-intra-postdeglutitiven akzidentellen oder generellen Penetration bzw. Aspirationsrisikos, mit und ohne Trachealkanüle und mit und ohne Beatmung.

Dabei wird besonderer diagnostischer Fokus auf die in der in Abb. 5 angeführten – mit türkisen Pfeilen dargestellten – funktionellen sensomotorischen Störungsschwerpunkte gelenkt, welche letztlich die Sicherheit einer zeitgerechten und funktionell restfreien pharyngealen Bolusaustreibung und die Klärungseffizienz isoliert und kombiniert gefährden könnten.

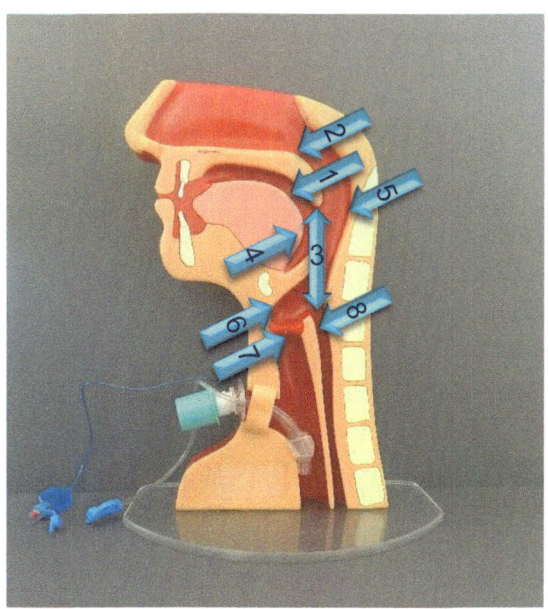

(1) Boluskontrolle versus Zungenrückenabschluss
(2) Velumelevation (Würgreflex; Palatalreflex)
(3) Triggerzonen für Auslösung des Schluckaktes
(4) Zungenbasisretraktion versus Schubkraft der Zungenbasis
(5) Pharynxkontraktion
(6) Larynxelevation
(7) Laryngeale Verschlussmechanismen sensomot. laryngeale Schutzmechanismen supra- und subglottische Klärungsfähigkeit
(8) Öffnung OÖS

Abb. 5 Dysphagierelevante funktionell senso-motorische Schwerpunkte (eigene Darstellung)

Begleitend in der Befunderhebung wird bei neurologischen Patienten das Symptombild der *Schluckapraxie* berücksichtigt. Einen weiteren Faktor der Diagnostik und Behandlung stellt die zentrale und periphere Fazialisparese dar. Sie wird im Dysphagiebefund und in der Entscheidung adaptierender Maßnahmen und Hilfsmittel separat berücksichtigt. In der Behandlung wird sie als eigenständiger funktioneller Schwerpunkt gehandhabt (Warnecke et al. 2021).

Ergänzend zur standardisierten und therapieorientierten Dysphagiediagnostik steht im Vordergrund die flexible/fiberoptische endoskopische Evaluierung des Schluckens (FEES) zur Verfügung (Abb. 6). Diese kann auf der ICU Station durch Intensivmediziner und zertifizierte Logopädinnen und Phoniater bettseitig regelmäßig bei Bedarf durchgeführt werden und hat sich als sicher und leicht anwendbar erwiesen (Zuercher et al. 2020). Dabei wird die Schweregradeinteilung von Penetrationen bzw. Aspirationen über die Penetrations-Aspirations-Skala (PAS) (Rosenbek et al. 1996) angewandt. Begleitend wird die Wirksamkeit verschiedener Konsistenzen in Anlehnung an die internationale Initiative zur Standardisierung der Dysphagiediät (IDDSI), Applikationsarten und von Haltungsänderungen/Schluckmanövern individuell für die therapeutische Planung untersucht.

Zum fest implementierten diagnostischen Standard zählt die FEES, die eine differenzierte Befunderhebung und anschauliche Bildgebung unter Berücksichtigung von standardisierten Skalen wie der Sekretbeurteilungsskala, Reinigungsfunktionsskala und Glottisschluss/Atemanhalten (alle nach Murray) und der YALE Scales sichert.

Besonders hervorzuheben ist für die logopädische Therapie die PAS (Tab. 1), da sie standardisiert zur Auswertung des Penetrations- und Aspirationsgrades (Abb. 7) aller funktionell testbaren Konsistenzen IDDSI 0–7 (Abb. 8) inklusive Medikamente herangezogen wird.

2.5 Zieldefinition

Nach Durchführung der standardisierten Tests legt nun das Therapieteam – wenn möglich – in Absprache mit Patienten und Angehörigen die therapeutischen Ziele auf den einzelnen ICF-Ebenen im Rahmen einer interdisziplinären Fallkonferenz fest. Diese sollte mindestens einmal pro Woche

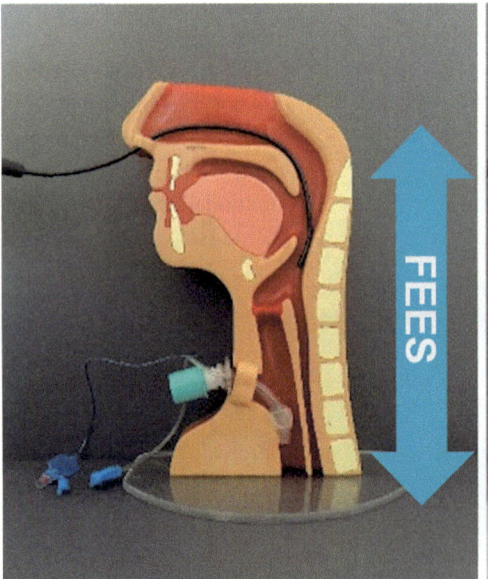
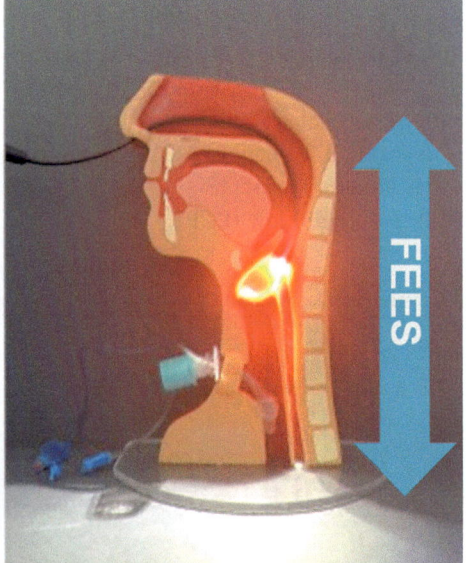

Abb. 6 Weg des Endoskops bei FEES ohne (a.) und mit (b.) eingeschalteter Lichtquelle (eigene Darstellung)

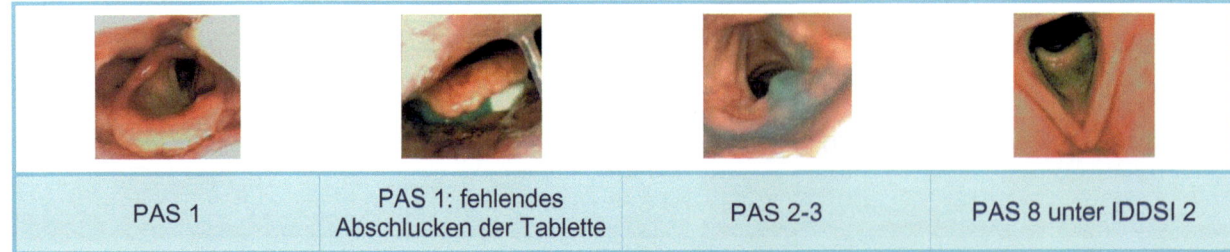

Abb. 7 Beispiele für Penetrations- und Aspirationsgrade unter FEES (eigene Darstellung)

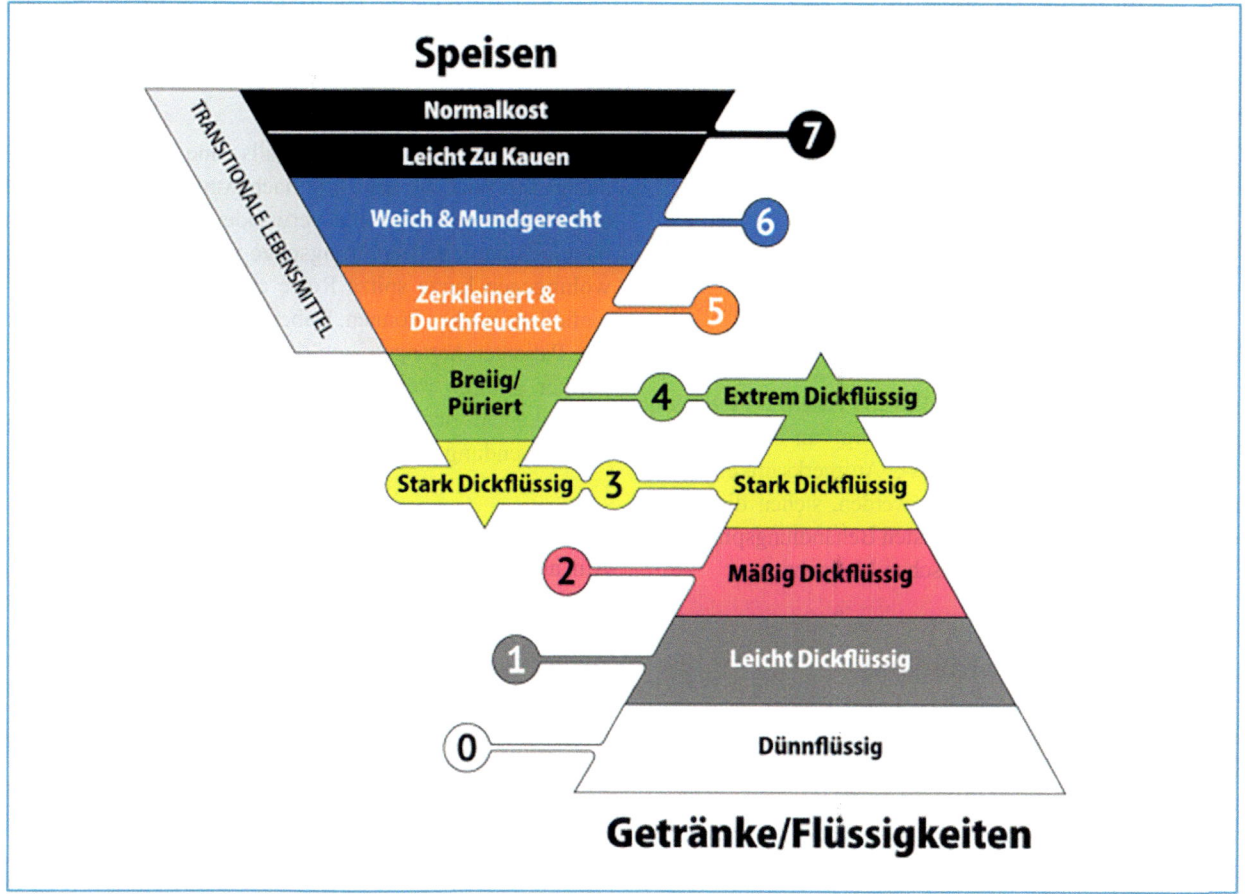

Abb. 8 Die Internationale Initiative zur Standardisierung der Dysphagie Diät – IDDSI Scale skaliert Flüssigkeiten und Speisen nach ihrer Konsistenz von 0 (dünnflüssig) bis 7 (fest und Mischkonsistenzen). (McRae 2019; Cichero et al. 2017)

stattfinden. Nach Befundaufnahme und therapeutischer Diagnose werden realistische, messbare und klar definierte Ziele formuliert und Maßnahmen eingeleitet. Ziele sollten spezifisch, messbar, akzeptiert, realistisch und terminiert sein (SMART-Ziele) und in weiterer Folge regelmäßig reevaluiert werden. Auch wenn erste Nahziele und Maßnahmen auf einer ICU meist auf der Struktur- und Funktionsebene stattfinden, ist es wichtig, diese im Kontext der Aktivität und Partizipation zu sehen um für den Patienten relevant zu sein (siehe Abb. 4, Abschn. 1.2).

Anzustrebende Ziele mithilfe von therapeutischen Maßnahmen auf der *Ebene der Körperstruktur und -funktion*

- Steigerung von Wahrnehmungsleistungen, Vigilanz, Aufmerksamkeit und Orientierung,
- Lagerung
- Prophylaxe und Verminderung von Dekubiti, Kontrakturen, Pneumonien und Thrombosen
- Schmerzprophylaxe und -verminderung
- Erhalten/Steigerung von Kraft- und Ausdauer
- Regulation des Muskeltonus

- Erreichen einer bestmöglichen Schluckdynamik unter gleichzeitiger forcierter Entwöhnung der Trachealkanüle ohne Beatmung
- Steigerung der Ess-Sprech- und Stimmqualität unter Beatmung

Mögliche Ziele mithilfe von therapeutischen Maßnahmen auf der *Ebene der Aktivität und Partizipation*

- Erhalt und Verbesserung der posturalen Kontrolle
- Erhalt und Verbesserung der Arm/Handfunktion
- Erhalt und Steigerung der Kognitiven Leistungsfähigkeit wie z. B.: selektiver Aufmerksamkeit oder Gedächtnisleistungen und kognitiver Gesprächskompetenz
- Erhalten und Förderung der sprachlichen und nichtsprachlichen Kommunikationsfähigkeit
- Verbesserung der Verständlichkeit im freien Gespräch
- Erreichen des selbstständigen Durchführens von Aktivitäten des täglichen Lebens
- Selbstständige Teilhabe an Mahlzeiten im Tagesverlauf und Besuch im Café mit Angehörigen

3 Therapiemaßnahmen auf der Intensivstation

Nach einer entsprechenden Vereinbarung der Zielsetzung durch das rehabilitative Team erhält der Patient diverse therapeutische Maßnahmen, von denen die wichtigsten in den nachfolgenden Abschnitten dargestellt sind. Nach regelmäßiger Anwendung dieser Maßnahmen empfiehlt sich eine Evaluierung, um sie bei Bedarf modifizieren zu können. Dieser Regelkreis wiederholt sich bis zum Entlassungsmanagement des Patienten.

Wie bereits erwähnt, überschneiden sich die Ziele der einzelnen Berufsgruppen in den frühen Phasen. Da insbesondere neurologische Erkrankungen häufig von Bewusstseinsstörungen sowie Wahrnehmungs-, Aufmerksamkeits- und Orientierungsstörungen begleitet werden, stehen diese Problematiken im Mittelpunkt der ersten Behandlungsphase und führen zu den ersten therapeutischen Maßnahmen.

3.1 Stimulationsbehandlung

Das Therapieteam strebt eine gezielte Stimulation des Patienten an. An einer ICU gibt es eine Fülle von unspezifischen Stimuli wie Geräuschen, Licht, Bewegungen usw., jedoch haben – insbesondere neurologische – Patienten wiederholt Probleme, diese Reize in adäquater Weise und entsprechender Geschwindigkeit zu integrieren und darauf zu reagieren. Das Ziel der Stimulationsbehandlung in der Rehabilitation besteht demnach darin, für den jeweiligen Patienten adäquate, auf ihn abgestimmte Stimuli zu finden, die ihm zugänglich sind, die von ihm verarbeitet werden können und ihm somit eine positive Reaktion ermöglichen. Die Erfahrung zeigt, dass je nach der Phase der Remission, verschiedene Stimuli unterschiedlich wirksam sein können.

3.1.1 Vestibuläre Stimulation

Gerade in der Frühphase der Rehabilitation wird die vestibuläre Stimulation häufig verwendet. Sie kann – je nach Anwendung – aktivierende oder beruhigende Wirkungen erzielen. Bei der Vertikalisierung des Patienten erfolgt eine Stimulation des aufsteigenden retikulären aktivierenden Systems (ARAS) der Formatio Reticularis. Hierdurch wird die Vigilanz gesteigert und die Voraussetzung für Aufmerksamkeit und aktive Teilnahme des Patienten an allen rehabilitativen Maßnahmen geschaffen. Vertikalisierungen erfolgen je nach aktivem motorischen Potenzial des Patienten mittels Stehhilfen oder mit einer entsprechenden Anzahl an Hilfspersonen. Da vestibuläre Reize starke vegetative Auswirkungen hervorrufen können, ist eine erstmalige Vertikalisierung unter Monitorkontrolle durchzuführen.

Eine weitere Anwendungsmöglichkeit vestibulärer Stimuli ist die Tonusbeeinflussung. So haben vestibuläre Reize je nach Geschwindigkeit und Bewegungsrichtung tonuserhöhende oder tonussenkende Wirkung.

3.1.2 Taktile Stimulation

Taktile Stimulation kann ebenfalls eine beruhigende oder anregende Wirkung haben, je nach Anwendung von Druck- und Berührungsreizen und verwendeten Materialien. Großflächige deutliche Berührungsreize wirken eher beruhigend, wohingegen kurze spitze Reize anregend aber auch angsteinflößend wirken können. Dabei können Reize von außen an den Patienten herangetragen oder dessen Hände am eigenen Körper geführt werden. In diese Stimulationsform fallen Techniken aus der basalen Stimulation, die auch in der Pflege zur Anwendung kommen (Abb. 9).

3.1.3 Akustische Stimuli

Auf akustische Stimuli reagieren Patienten häufig schon in frühen Rehabilitationsphasen. Diese können verschiedene Wirkungen entfalten, je nach Frequenz und Lautstärke der angebotenen Reize. Geeignet sind bekannte Geräusche, wie die Lieblingsmusik oder Stimmen von Angehörigen. Wichtig ist, mit Patienten immer altersgemäß und einfach kommunizieren und ihnen Zeit für Reaktionen geben.

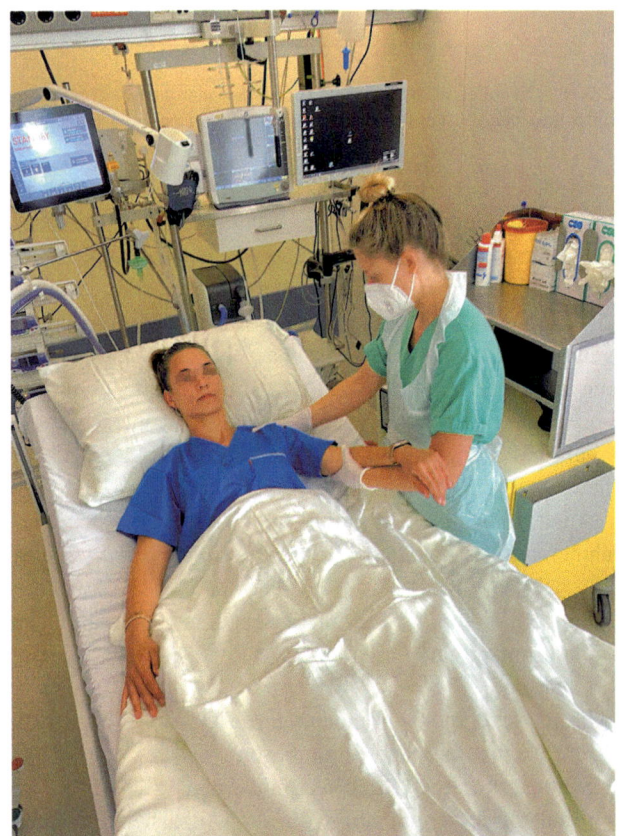

Abb. 9 Basale Stimulation (eigene Darstellung)

3.1.4 Visuelle Stimulation

Die visuelle Stimulation erfolgt durch unterschiedliche Lichtquellen und Objekte, die dem Patienten präsentiert werden. Wobei auch hier bekannte Gegenständen zu verstärkten Reaktionen des Patienten führen. Diese Stimuli sind zudem gut geeignet, um Kopfkontrolle und Blickfolgebewegungen anzubahnen.

3.2 Lagerung

Die Lagerung spielt in der Frührehabilitation eine zentrale Rolle und ist ein fachübergreifendes Aufgabengebiet, das intensiver und guter Absprache zwischen den Berufsgruppen bedarf. Je nach Hauptproblematik des Patienten wird in jedem Fall eine individuell angepasste Lagerung angestrebt. Das Durchziehen eines Konzepts für alle Patienten ist nicht zielführend (Hafsteinsdóttir et al. 2007). Die Lagerung kann demnach unterschiedlichste Ziele verfolgen:

- Sicherheit, Bequemlichkeit, positives Beeinflussen von Angstgefühlen des Patienten
- Prophylaxe und Behandlung von Pneumonien, Thrombosen, Dekubitalulzera
- Prophylaxe und Behandlung von Veränderungen/Verkürzungen am Bewegungsapparat
- Prophylaxe und Behandlung von Schmerzen am Bewegungsapparat, v. a. Schulterschmerz
- Beeinflussung von Tonussteigerungen
- Optimierung der Ausgangsstellung (z. B. kompensatorische Kopfhaltung) für therapeutische Maßnahmen direkt während dem Dysphagietraining, der Atem-Phonationstherapie oder auch dem Armfunktionstraining, etc.

Durch den Einsatz von ausreichend Lagerungsmaterial und einer sicheren Lagerung (zum Beispiel Seitlage weit hinten im Bett, Anbringen eines Tisches am Rollstuhl) vermittelt das Behandlungsteam dem Patienten Sicherheit, was auch Auswirkungen auf Tonus und vegetative Reaktionen hat (Abb. 10).

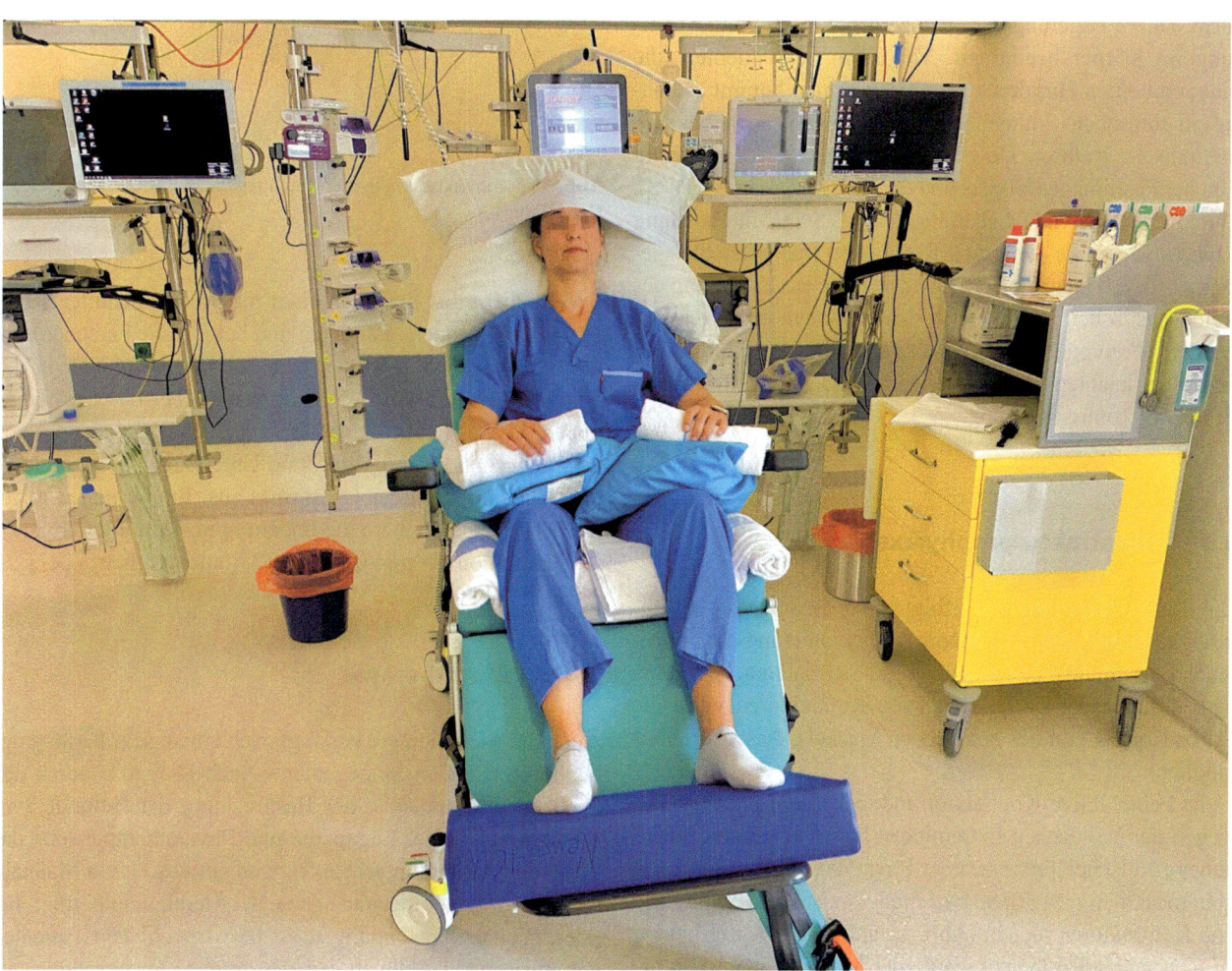

Abb. 10 Lagerung des Patienten im Sitz: bei fehlender Kopfkontrolle kann eine Sicherung des Kopfes mit einem Leintuch sinnvoll sein (eigene Darstellung)

Die Einschätzung der Dekubitusgefährdung erfolgt durch das Pflegepersonal. Ebenso der Einsatz von Spezialmatratzen. Eine Risikoabwägung muss im Einzelfall erfolgen. Auch die Umlagerungsintervalle variieren je nach Gefährdungsgrad von meist zwei bis vier Stunden.

Häufiges Umlagern und frühe Mobilisation dienen sowohl der Thrombose- als auch der Pneumonieprophylaxe. Nach Rücksprache mit dem Arzt und Konsultation des Lungenröntgenbefundes kann eine entsprechende Drainagelagerung – je nach minderbelüftetem Lungenbezirk – in Zusammenhang mit einer entsprechenden Atemtherapie (s. u.) helfen, Pneumonien vorzubeugen.

Eine Immobilisation des Patienten führt sehr schnell zu Veränderungen an Weichteilen und Gelenken. Häufiges Umlagern unter Berücksichtigung bereits bestehender Verkürzungen bzw. entgegen zu erwartender Verkürzungsmuster und frühestmögliche Mobilisation können Veränderungen am Bewegungsapparat vorbeugen.

Die lange unter Praktikern vorherrschende Annahme, dass durch Lagerung nach bestimmten Konzepten die Entstehung einer Spastik verhindert werden kann, bestätigten Studien nicht. Durch Lagerung wird jedoch die aktuelle Tonusverteilung im Körper beeinflusst. Vor allem bei Patienten, die einem erhöhten Hirndruck ausgesetzt waren, kommt es häufig zu tonischen Enthemmungsphänomenen, auch bekannt als tonische Reflexe. Deren Ausprägung ist stark abhängig von der Position des Kopfes und der Halswirbelsäule (HWS). Durch entsprechende Lagerung der HWS in Mittelstellung bzw. entgegen der tonischen Reaktionen (meist leichte Flexionsstellung) kann eine deutliche positive Beeinflussung des rigidospastischen Tonus nach Mittelhirnsyndrom gesehen werden (Freivogel 1997). Die Lagerung der Extremitäten erfolgt in leichten, nie schmerzhaften, Dehnpositionen entgegen der Tonussteigerung.

3.3 Kontrakturprophylaxe

Die Kontrakturprophylaxe erfolgt vor allem durch regelmäßiges Umlagern (Abb. 11), adäquate Positionierung der betroffenen Extremitäten und regelmäßiges Stehtraining. Am günstigsten gegen die Entwicklung von Kontrakturen wirkt die aktive Kontraktion des betroffenen Muskels, dies so früh als möglich.

Ist keine aktive Kontraktion möglich, kann passives Bewegen der paretischen Extremitäten bzw. der Einsatz manualtherapeutischer Techniken der Prophylaxe und Behandlung von muskulärer Steifheit beziehungsweise der Prophylaxe von Kontrakturen dienen (Abb. 12 und 13). Wichtig hierbei ist, den fehlenden Gelenkschutz der Muskulatur infolge der verminderten Muskelaktivierung zu beachten und nicht forciert in Bewegungsendpositionen zu arbeiten.

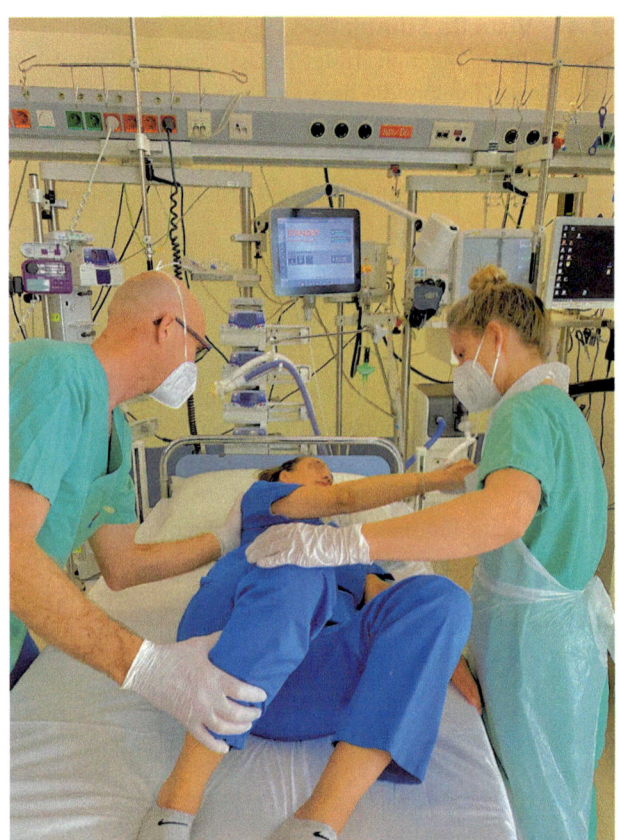

Abb. 11 Kontrakturprophylaxe durch regelmäßiges Umlagern (eigene Darstellung)

Vor allem das Bewegen einer plegischen Schulter bedarf besonderer Vorsicht. Patienten und betreuende Personen sollten dazu angehalten werden, die betroffene Schulter in den ersten Tagen und Wochen nicht passiv über 60–90 Grad zu heben. Diese Bewegung führen zuerst nur Therapeuten mit entsprechender Mobilisation und Unterstützung der Skapula und Außenrotation des Oberarmes aus. Empfohlen wird für die betroffene Schulter eine Lagerung in – gut tolerierbarer – Außenrotation für mindestens 30 Minuten täglich.

3.4 Atemtherapie

Auch die Atemtherapie verlangt nach einem sehr berufsgruppenübergreifenden Management. Nach Diagnose durch den Facharzt und gemeinsamer Besprechung der Befunde zwischen Arzt, Pflege, Logopädie und Physiotherapie setzt das Team die Behandlungsziele fest und entwickelt ein Maßnahmen- und Lagerungsmanagement. Atemtherapie trägt bei konsequenter Anwendung dazu bei, sowohl den Patienten vor invasiveren Maßnahmen (Beatmung) zu bewahren, als auch die Entwöhnung von der maschinellen Beatmung zu erleichtern und zu beschleunigen. Hierdurch werden die

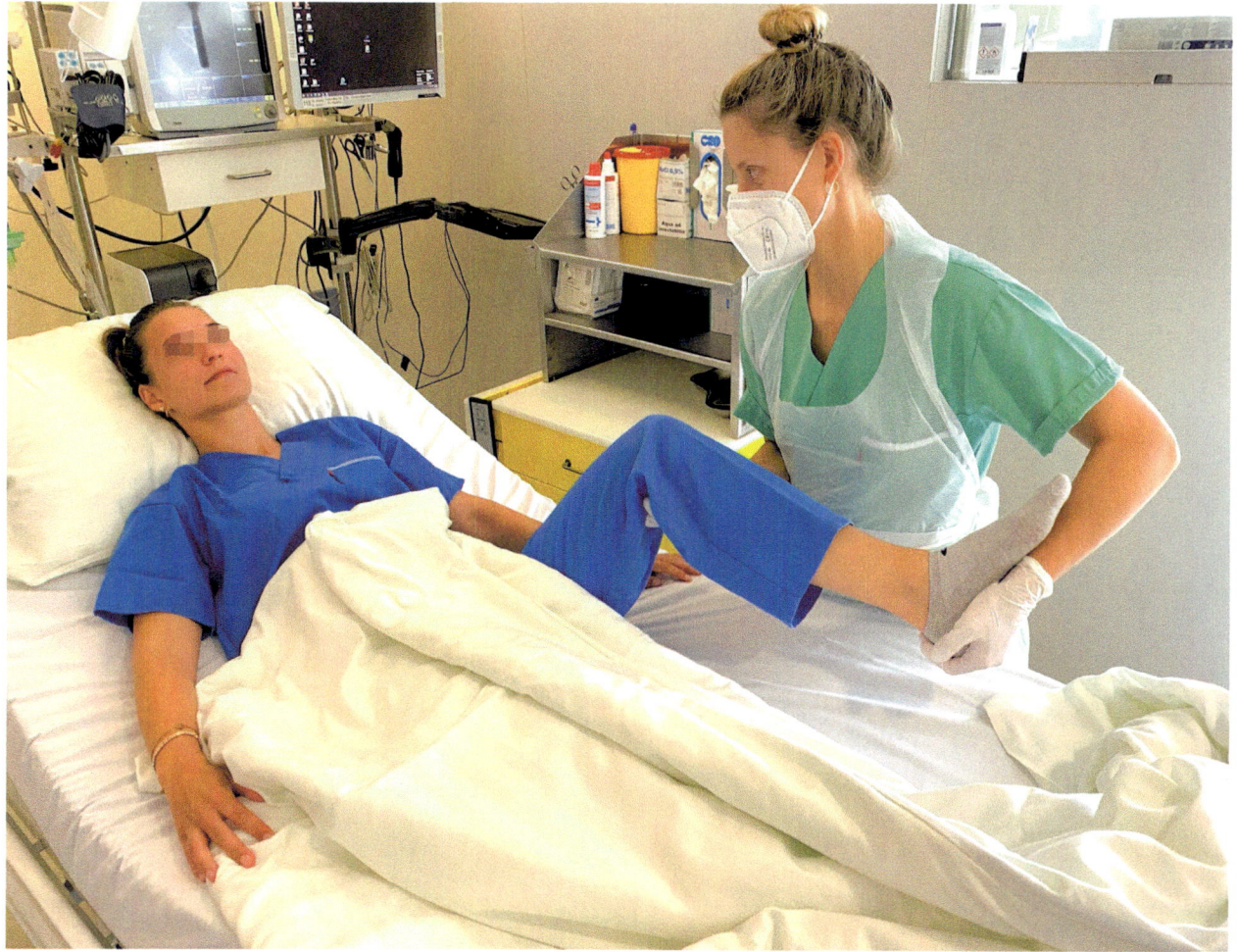

Abb. 12 Passives Durchbewegen des Patienten beugt Kontrakturen vor (eigene Darstellung)

Maßnahmen zur Förderung des Dekanülierungsprozesses durch die Logopädie maßgeblich unterstützt.

Je nach Thoraxröntgenbefund (Ort und Ausmaß von Infiltraten, Atelektasen, minderbelüfteten Lungenbezirken) werden – möglichst gleichzeitig mit sekretlösenden Maßnahmen – **Drainagelagerungen** durchgeführt. Diese sollten frühestens ein bis zwei Stunden nach der letzten Nahrungsaufnahme erfolgen. Ziel der Drainagelagerung ist es, das Bronchialsekret mithilfe der Schwerkraft entsprechend der Anatomie des Bronchialsystems zu transportieren und zu entfernen. Ist ein aktives Abhusten nicht möglich, wird das Sekret vor dem erneuten Umlagern abgesaugt.

Die jeweils anzuwendenden Methoden sind abhängig von Beatmungsform, Vigilanz und Kooperation des Patienten, wobei aktive Maßnahmen nach Möglichkeit immer vorzuziehen sind.

Die einzelnen Ziele der Atemtherapie sind: Verbesserung der Vitalkapazität, des Atemzugsvolumens, Mobilitätsverbesserung des Thorax für vermehrte Atemexkursion, Vermehrte Belüftung minderbelüfteter Bezirke, Sekretlösung – Sekretmobilisation und Sekretentfernung.

Das Weaning bedarf einer sehr engen interdisziplinären Zusammenarbeit zwischen Therapeuten (siehe Abschn. 3.6.2) und Pflegepersonal. Für die Begleitung des Weanings wird das Therapieteam zur Unterstützung der Atmung hinzugezogen, sobald der Patient nicht mehr voll kontrolliert beatmet ist. Dafür bringen die Therapeuten den Patienten in eine optimale Ausgangsstellung (Seitlage, Sitz im Bett o. Ä.). In Absprache mit dem Pflegepersonal werden beispielsweise die Syncronized Intermittend Mandatory Ventilation (SIMV) -Frequenzen (eine Kombination aus assisitierter Spontanatmung und kontrollierten Beatmungshüben), Druckunterstützung und der positive endexpiratorische Druck (PEEP, Positive End-Expiratory Pressure) reduziert. Währenddessen unterstützt der Therapeut den Brustkorb des Patienten, damit ein erhöhtes Atemvolumen erreicht werden kann. Ist ein Patient bereits wach und kooperativ, kann man ihn zum aktiven Mitatmen oder zum Beispiel zum Atmen gegen Widerstand animieren

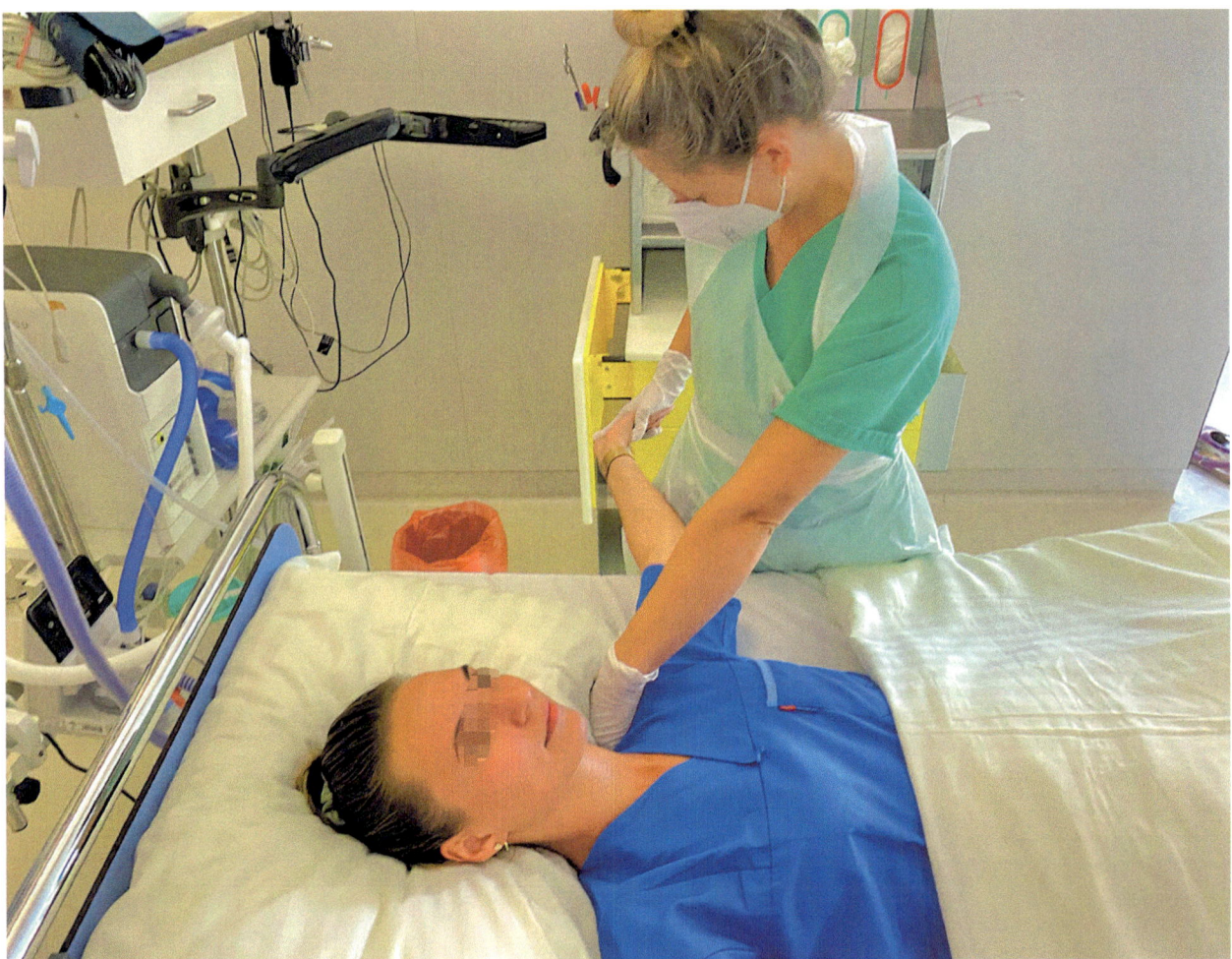

Abb. 13 Neurodynamische Mobilisation verbessert die Gleitfähigkeit der peripheren Nerven und ermöglicht so ein schmerzfreies Bewegen (eigene Darstellung)

3.5 Frühmobilisation

Der Zeitpunkt der ersten Mobilisation ist international und je nach Fachgebiet sehr unterschiedlich. Prinzipiell wird jedoch eine möglichst frühe Mobilisation angestrebt, um die negativen Effekte einer länger dauernden Immobilität zu vermeiden bzw. zu verlangsamen. Die Entscheidung über den Zeitpunkt der ersten Mobilisation ist immer ein Abwägen zwischen eventuellen negativen Effekten einer zu forcierten Vertikalisierung und den erwähnten Immobilitätsschäden (Nessizius et al. 2017).

Zu erwähnen ist an dieser Stelle auch der Zusammenhang zwischen aktiver Muskelaktivität und der damit assoziierten Modulation von entzündungshemmenden Zytokinen bei kritisch kranken Patienten. Eine regelmäßige und gut dokumentierte aktive Frühmobilisation ist sicher und relativ komplikationslos durchführbar. Schon tägliche Aktivität für zwanzig Minuten führt zu einer Verbesserung der inflammatorischen Dysregulation durch einer Zunahme von antiinflammatorischen Zytokinen (Winkelman et al. 2012).

Studien untermauern, dass ein tägliches Training mit beispielsweise funktioneller Elektrostimulation oder (FES) synchronisierten Radtrainern auf ICUs komplikationslos einsetzbar ist und Vorteile hinsichtlich kürzerer Aufenthaltsdauer und dem funktionellem Outcome zeigen (Parry et al. 2014).

Je nach Bewusstseinszustand und der im Vordergrund stehenden Problematik des Patienten werden unterschiedlichste Ziele durch das frühe Mobilisieren verfolgt: neben der Prophylaxe von Sekundärkomplikationen, der Steigerung der kardiopulmonalen Belastbarkeit und Mobilität hat frühe Mobilisation auch Auswirkungen auf evtl. auftretende Fallängste bzw. depressive Verstimmungen (Bernhardt et al. 2006).

Unter Frühmobilisation ist die Mobilisation zumindest im Sitz (Querbett oder Rollstuhl) bzw. im Stehen, wenn möglich im Gehen zu verstehen. Diese Mobilisation kann durch einen Therapeuten, bzw. Pflegepersonal, alleine oder zu zweit bzw. auch unter Zuhilfenahme von Patientenlifter, Stehtisch oder Stehbett erfolgen (Abb. 14). Je aktiver die Maßnahme, desto mehr kann damit gerechnet werden, dass der Patient auch motorisch lernt, je passiver umso mehr steht die Prophylaxe

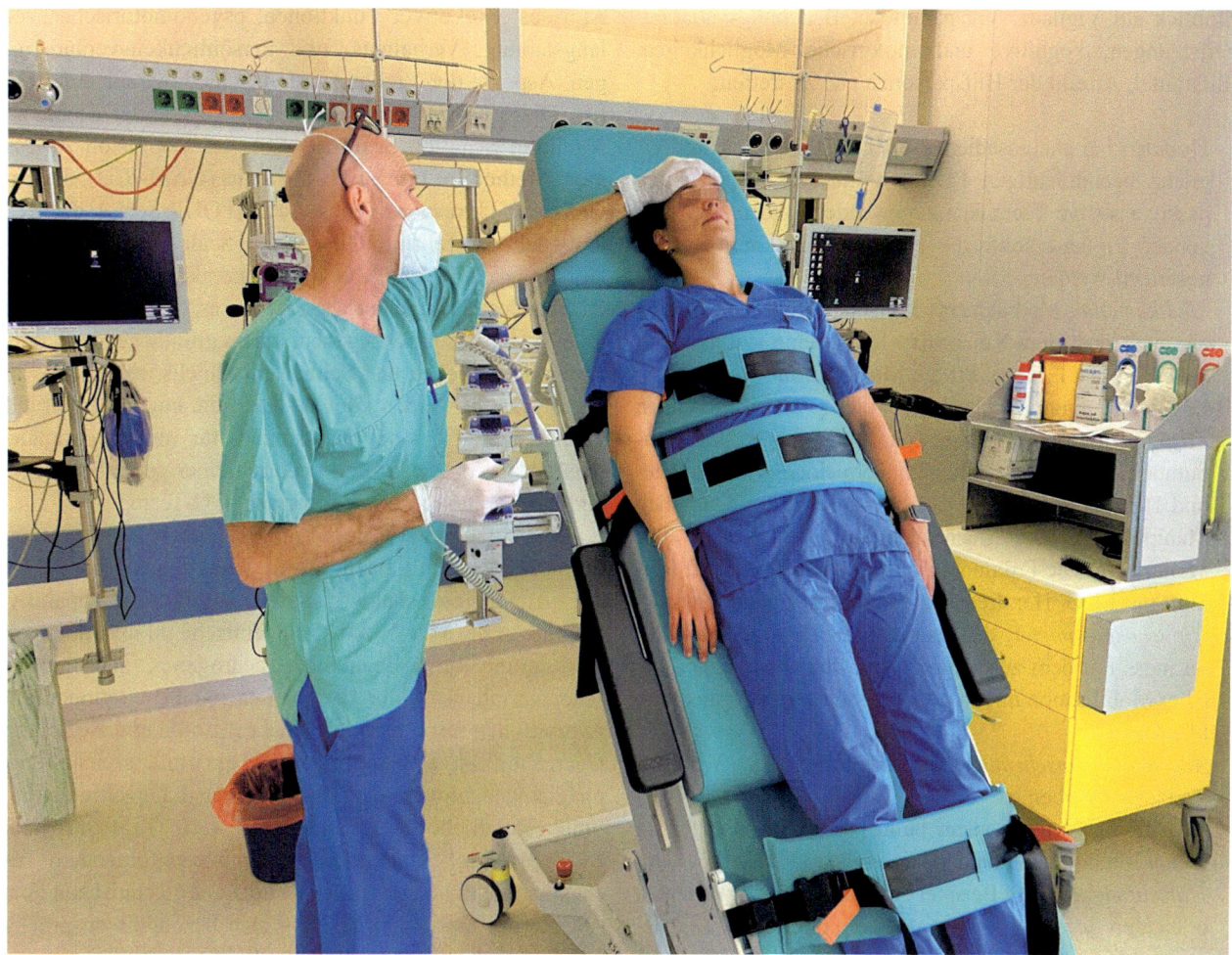

Abb. 14 Mobilisation des Patienten mit Hilfe eines Stehbettes (eigene Darstellung)

von Sekundärkomplikationen im Vordergrund. Ein Hochstellen des Oberkörpers im Bett ist nicht als Mobilisation zu werten!

3.5.1 Voraussetzungen für eine frühe Mobilisation

Der Zeitpunkt der Frühmobilisation bestimmt der Arzt individuell. Die Entscheidung richtet sich nach verschiedenen Parametern.

Zur Abklärung der prinzipiellen Mobilisationsfähigkeit und deren Form wurde im Rahmen des Integrierten Behandlungspfades Schlaganfall Tirol eine Checkliste „Remobilisierung" (Tab. 2) für Arzt und Therapeut entworfen (Kiechl und Schönherr 2009). Diese Checkliste dient als Entscheidungshilfe für die frühe Remobilisierung und kommt bei jedem Patienten zum Einsatz, der zur Mobilisation zugewiesen wird. Hierbei wägt der Arzt anhand der angeführten Kriterien ab, ob die anzustrebende Mobilisation innerhalb der ersten 24 Stunden durchgeführt werden kann oder ob es Faktoren gibt, die dagegensprechen, bzw. ob spezielle hygienische Sicherheitsmaßnahmen ergriffen werden müssen. Wird nach

Tab. 2 Checkliste Remobilisierung. (Kiechl und Schönherr 2009)

Vitalparameter	RR < 120 oder > 220, O2-Sättigung < 92, Herzfrequenz < 40 oder > 100, Temp > 38 °C
Klinik/CT	Orthopädisch, traumatisch, neurologisch, internistisch, psychiatrisch
Ätiologie	Gravierende hämodynamische Beeinträchtigung, etc.
Begleiterkrankungen	MCI, Endokarditis, Lungenödem, intrakranialer Thrombus, ausgedehnte Pneumonie, Sepsis, etc.
Hygiene	Clostridienenteritis, MRSA, ...

Abwägung aller Faktoren entschieden, den Patienten zu mobilisieren, plant der Therapeut die Mobilisationsform (Anzahl der Hilfspersonen, Hilfsmittel, Monitoring etc.).

3.5.2 Durchführung der Frühmobilisation

Für die praktische Durchführung einer frühen Mobilisation sind durch das Therapeutenteam einige Abwägungen im

Hinblick auf Vigilanz, Vitalparameter, Beatmungssituation, Verletzungen, kognitive und motorische Möglichkeiten, Hilfsmittel, Anzahl der Hilfspersonen etc. zu treffen.

- *Vigilanz:* bei analgosedierten oder allgemein in ihrer Vigilanz beeinträchtigen Patienten müssen hauptsächlich passiv-assistive Techniken angewendet werden. Bei steigender Vigilanz sollte die Eigenaktivität kontinuierlich gesteigert werden.
- *Medikamente:* Medikamente können sowohl die Vigilanz als auch das Herz-Kreislaufsystem beeinträchtigen und haben großen Einfluss auf die Mobilisation
- *Zu- und Abgänge:* Kontrolle über die zu- und abführenden Zugänge (arterielle/venöse Zugange, Drainagen, Vakuumpumpen etc.), Zugbelastungen vermeiden, Harnkatheter und Harnkatheterzugang sichern, so wenig wie möglich Manipulation an der Trachealkanüle
- *Monitoring:* Die Frühmobilisation erfolgt immer mit Monitoring: EKG, Herzfrequenz, Blutdruck, Pulsoxymetrie
- *Hindruckparameter:* der Maximalwert für die Mobilisation muss mit dem zuständigen Arzt definiert werden, bei einer Mobilisation mit Hirndrucksonde eventuell das Ventil schließen
- *Allgemeine Einschränkungen:* Frakturen, offene Wunden, Verbände, Narben etc....
- *Trachealkanüle:* vor allem beim passiven Aufstehen so wenig Manipulation an der Trachealkanüle wie möglich
- *Hilfsmittel:* wie zum Beispiel ein Tisch vor dem Patienten erleichtert den Augenkontakt und die räumliche Orientierung, reduziert die Vollbelastung und gibt Sicherheit. Weiters sollten größere und kleiner Hilfsmittel auf einer Intensivstation zur Verfügung stehen:
  - Rutschbretter, Antirutschmatten und Antirutschsocken
  - Aufstehhilfen, Rollatoren, Rollstuhle, Rollbretter
  - Deckenlifter, Lifter
  - Rollstühle, die bei Bedarf auch in Liegeposition gebracht werden können
  - Stryker/Thekla

3.6 Dysphagietherapie

Schlucken und Atmen sind grundlegende Vitalfunktionen, die beim Patienten auf einer Intensivstation (ICU) aufgrund der Schwere der Erkrankung und des reduzierten Allgemeinzustandes nach unterschiedlicher Intubationsdauer unterschiedlich schwer beeinträchtigt sein können. Abhängig von der Ätiologie kann die funktionelle oropharyngeale Dysphagie hochgradige prä – intra – postdeglutitive Aspirationen begünstigen, die eine Indikation zur Trachealkanüle mit und ohne Beatmung darstellt. Weitere zu berücksichtigende krankheitsspezifische Faktoren und belastende Begleiterscheinungen zeigen sich durch Defizite des Antriebs, exekutiver Funktionen, psychomotorischer Verlangsamung, Verhaltens- und Persönlichkeitsveränderungen, Aspekte der Vigilanz und verschiede Grade eines Delirs. Diese werden anhand von Skalen, wie der Richmond Agitation Sedation Scale (RASS), der Confusion Assessment Method for Intensive Care Units (CAM-ICU), der Full Outline of Unresponsiveness Scale (FOUR Scale), der GCS und auch der Delirium Observation Scale (DOS) mehrmals täglich durch die Pflege evaluiert und aktualisiert.

Oberstes therapeutisches Ziel ist es, ein Maximum an Lebensqualität zurückzugeben, indem grundlegende Bedürfnisse wie Sprechen und Schlucken schnellst möglichst wieder angestrebt werden können. Auch die kognitiven Grundvoraussetzungen sind maßgeblich für einen optimalen rehabilitativen Verlauf und bedürfen einer guten Skalierung und Kooperation mit dem gesamten ICU-Team.

Zu den theoretischen und pragmatischen Expertisen der Logopädie im multidisziplinären Team zählen vordergründig differenzierte standardisierte, klinische und apparative diagnostische Mittel und therapeutische Maßnahmen zur Evaluierung unterschiedlicher neurogener, sensomotorischer, oropharyngealer Dysphagien mit Penetrationen und Aspirationen mit oder ohne Trachealkanüle und Beatmung. Die rehabilitative Versorgung durch ein umfangreiches Dysphagiemanagement nach Ersatz einer Langzeitintubation (unterschiedliche ICU Richtlinien <10 Tage bis max. 21 Tage) durch Tracheo(S)tomie mit nachfolgendem Trachealkanülenmanagement stellt trotz aller technischen Fortschritte der modernen Medizin eine besonders anspruchsvolle Aufgabe dar (Macht et al. 2012).

Dekanülierungsmaßnahmen beginnen auf der ICU. Ein zeitgerechter Beginn ist u. a. entscheidend, um die Integrität der pharygno-hypopharyngo-laryngealen Sensibilität und von Schutzmechanismen zu fördern, wiederherzustellen oder bestmöglich zu erhalten. Ein Cuff „Ballon" ist kein genereller Aspirationsschutz und kann bei dauerhaft aufgeblasener Cuff-Manschette den Verlust bzw. die Minderung der Sensibilität mit Sekretpooling, einer Bakterienbesiedlung, der Einschränkung physiologischer Glottisbewegungen sowie Druckstellen bewirken und nicht zuletzt eine fehlende sprachliche Kommunikation mit Gefahr der psychosozialen Isolation zur Folge haben.

Vor allem im *Trachealkanülenmanagement* beatmungspflichtiger Patienten ist eine intensive interdisziplinäre Zusammenarbeit mit dem ICU Pflegepersonal und den Intensivmedizinern unumgänglich. Die Kernschritte gezielter standardisierter und therapieorientierter Maßnahmen mit stetiger Re-evaluierung sich entwickelnder nutzbarer funktioneller Schluckfähigkeit, mit und ohne komplexem Dekanülierungsprozess, werden übersichtlich im unten angeführten Algorithmus im multiprofessionellen Team dargestellt (Abb. 15) und in einer Legende fakultativ näher erläutert. Dies verdeutlicht wie essenziell die teambasierte

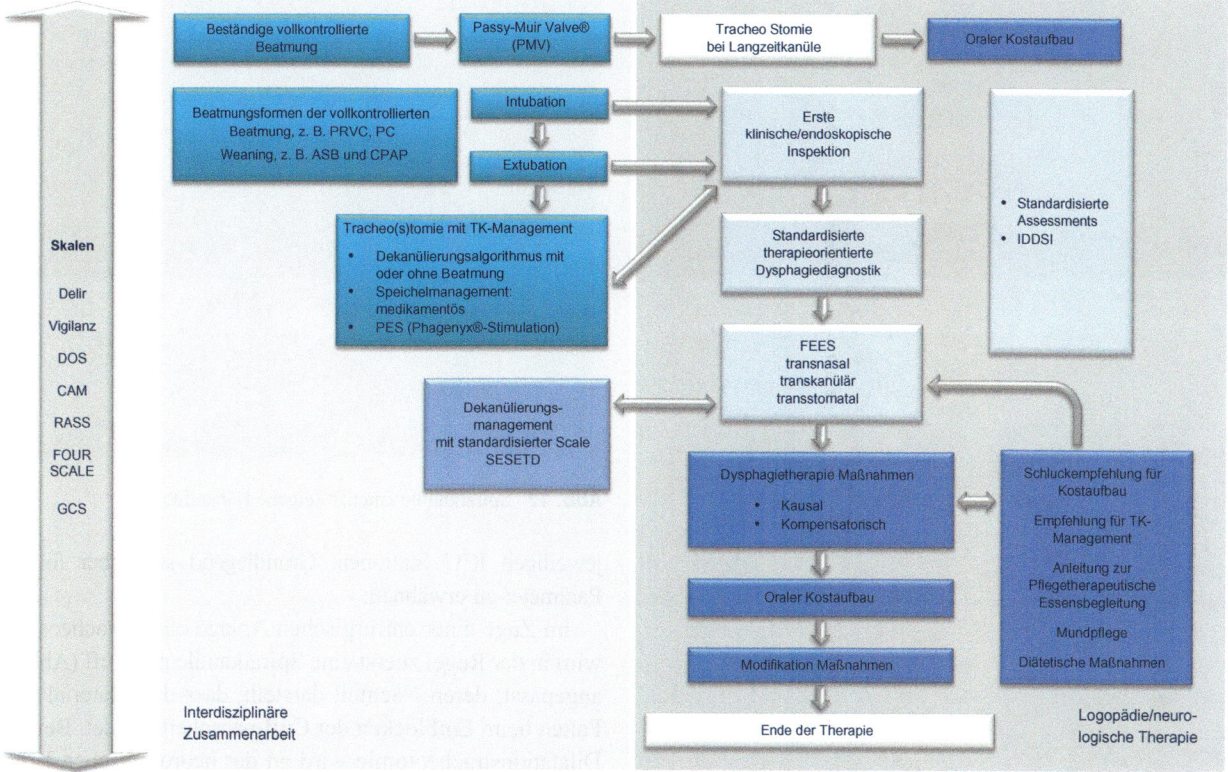

Abb. 15 Algorithmus Dysphagie-und Trachealkanülenmanagement mit und ohne Beatmung (eigene Darstellung)

Zusammenarbeit im Rahmen von vielen interdisziplinären Schnittstellen im Therapieverlauf ist.

Dysphagien die, in weiterer Folge zu Dehydrierung und Mangelernährung führen könnten, werden durch ein breites Spektrum von akuten und chronischen neurologischen Erkrankungen verursacht und verstärkt. In diesem Zusammenhang zu erwähnen sind Störungen der sensomotorischen Steuerung des oropharyngealen Schlucktraktes, einer „Critical Illness Dysphagie" bei Critical-Illness-Polyneuropathie und Critical-Illness-Myopathie, strukturelle Veränderungen der am Schluckvorgang direkt beteiligten Organe und benachbarten Bereiche wie Schädelbasis, Wirbelsäule, oberer Thoraxapparatur und der Schilddrüse. Begleitend beeinflussende Faktoren stellen kognitive Störungen, Störung der Körpermotorik mit Beeinträchtigung der Kopf-Rumpfkontrolle, Änderung des Verhaltens im Rahmen einer deliranten Entwicklung nach Antriebsstörungen infolge von Schädigungen des Frontalhirns, demenzieller und psychogener Faktoren dar (Perren et al. 2019).

Auch der medizinische Aspekt der Mangelernährung stellt einen wichtigen Behandlungsschwerpunkt an der ICU dar. Bei Verdacht auf einen Mangelzustand stehen verschiedene Diagnosemöglichkeiten in Form von spezifischen Screeninginstrumenten, wie z. B. das *Nutritional Risk* Screening (NRS), die pflegerische Erfassung von Mangelernährung und deren Ursachen (PEMU) oder die Dysphagia Severity Rating Scale (DSRS) zur Verfügung. Diese können ein Risiko für eine Mangelernährung schnell und mit hoher Genauigkeit feststellen z. B. werden mittels der NRS-Scale durchgeführt: Nach einem sogenannten Vorscreening durch die Pflege aus vier Fragen zu Gewicht, Gewichtsverlust, Nahrungszufuhr und Erkrankung kann die Notwendigkeit einer genaueren Bewertung des Ernährungszustandes erhoben werden (McRae et al. 2020; Zuercher et al. 2020).

3.6.1 Dysphagie unter Tracheo(S)tomie mit Trachealkanülenmanagement (TK)

Einleitung

Unter dem Prozess des Trachealkanülenmanagements werden alle Maßnahmen berücksichtigt, die den Zeitraum von der Anlage der perkutanen, dilatativen Tracheotomie PDT oder chirurgisch angelegter TracheoStomie bis hin zur etwaigen Dekanülierung betreffen.

▶ Häufig wird ein plastisches Stoma chirurgisch zu groß angelegt, was sich unter rehabilitativen-therapeutischen Maßnahmen im Belüftungsvorgang unter entblockter TK in zu unökonomischem Luftverlust beim Sprechen und im Einsatz bzw. im therapeutischen Training von Schutzmechanismen

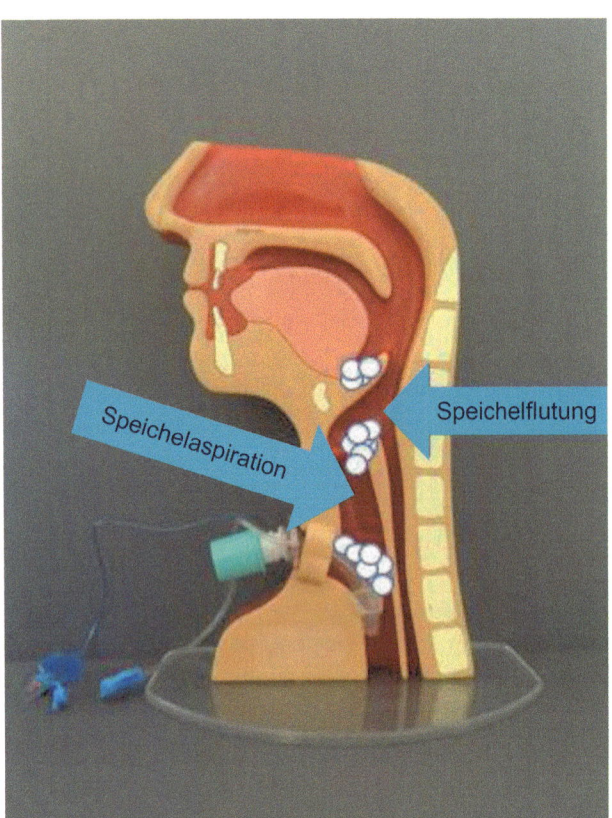

Abb. 16 Modell Querschnitt oropharyngealer Schluckakt/supra- und subglottischer Bereich mit Kanüle unter Adaptation eines Sprechventils (PMV®); Speichelflutung und Speichelaspiration dargestellt an weißen Punkten (eigene Darstellung)

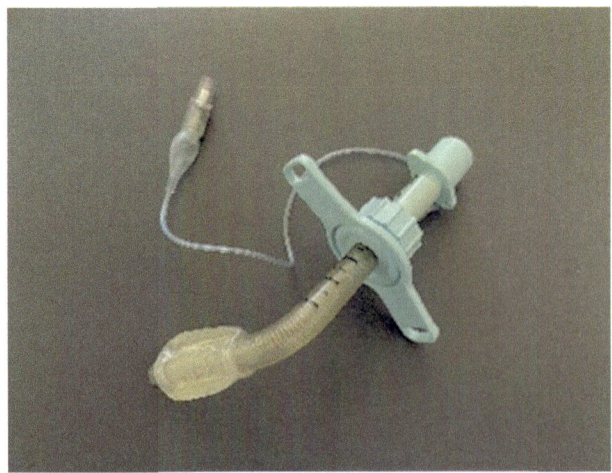

Abb. 17 Spiralkanüle entcufft (eigene Darstellung)

sehr hinderlich auswirken kann. Dieses „Leck" kann oftmals nur schwer konsekutiv abgedichtet werden. Ebenso begünstigt dieses „Leck" einen Speichelaustritt, was zusätzliche Hautirritationen zur Folge haben kann.

Vorrangiges Therapieziel ist, den Patienten bereits an der Beatmung einer standardisierten Dysphagieabklärung und Evaluierung hinsichtlich der Option eines Sprechventils (SV) zu unterziehen. Mit Ausnahme einer tiefen Analgosedierung oder höherem Positive EndExpiratory Pressure (PEEP) Niveau (>8 mbar) gibt es keine Kontraindikationen im engeren Sinn (Abb. 16).

Auch hier ermöglicht eine transkanüläre und transstomatale FEES frühzeitig etwaige Komplikation zu erfassen. Die einzelnen Schritte des TK Managements werden aus dynamisch-interdisziplinärem Blickwinkel aller Maßnahmen betrachtet und stets kritisch überprüft und adaptiert.

Anpassung der geeigneten Trachealkanüle

Die Optimierung in der Handhabung des Trachealkanülenmanagements (TKM) nach TracheoStomie oder Dilatationstracheotomie unterliegen oft unterschiedlichen Traditionen der jeweiligen ICU Stationen. Grundlegend sind aber folgende Parameter zu erwähnen:

Im Zuge einer chirurgischen Anlage einer Tracheostomie wird in der Regel zuerst eine Spiralkanüle mit Cuff (Abb. 17) angepasst, deren Nachteil darstellt, dass das Material große Falten beim Entblocken der Cuffmanschette bildet. Bei einer Dilatationstracheotomie wird an der neurologischen ICU in der Regel eine blockbare TK mit subglottischem Absaugventil angelegt.

Die Größe und Auswahl der TK wird an die Beatmungsbedürftigkeit, die individuelle Anatomie und Situation des aktuellen Speichelmanagements und der Schleimhautbedingungen angepasst und in ihrer endotrachealen Zentrierung bei TK-Anlage und TK-Wechsel endoskopisch geprüft. Folgende Möglichkeiten und Modelle unterschiedlicher Materialien stehen zur Auswahl: TK mit/ohne Cuff („Ballon") und Druckausgleichsventil, High – Pressure – Cuffs und TK mit subglottischem Absaugventil, TK mit und ohne Innenkanüle, TK mit unterschiedlichem Krümmungswinkel und Phonationsöffnung z. B. Siebung bzw. Fenstrierung. Die Platzierung der Siebung muss endoskopisch gesichert werden. Als Übergang vor der Dekanülierung verwendet man Platzhaltersysteme, Stoma Buttons und Tracheosafe.

Die TK – Auswahl richtet sich u. a. nach Speichelmanagement und Schleimhautverhältnissen. Weiters ist zu beachten, dass die Nahrungsaufnahme unter geblockter TK unphysiologisch ist und die Qualität des Schluckaktes verschlechtert

Eine TK mit/ohne Beatmung ist in der Regel kein Argument, das gegen Sprechen, Essen und Trinken spricht, denn das Passy-Muir-Ventil (PMV)® kann an jede TK mit/ohne Beatmung, Befeuchtung (AIRVO®/Tracheovent®) und Sauerstoff adaptiert werden. Auch hängt die Fähigkeit zu Sprechen nicht von einer Phonationskanüle ab. Bei der Platzierung ist die Lage der Siebung der TK zu beachten. Liegt sie in der Trachealschleimhaut, stellt dies eine Granulationsgefahr dar.

15 Akut- und Frührehabilitation

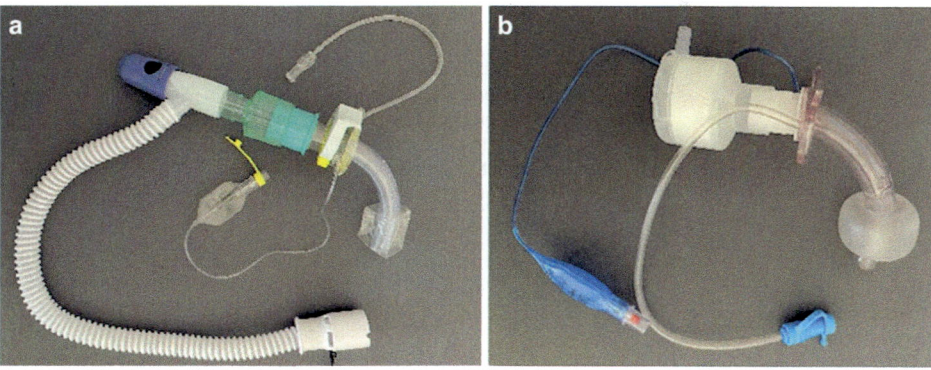

Abb. 18 Modell Duracuff VarioKombi Lingophon® mit PMV und AIRVO (Abb. a). Modell Portex® mit subglott Absaugventil gecufft mit Tracheovent® (Abb. b) (eigene Darstellung)

Essenziell ist auch die Handhabung des Cuffdrucks. Daher sollte die Druckmessung bei SV mit einem Digital-Manometer durchgeführt werden, denn bei konstant zu hohem Expirationsdruck muss die TK gewechselt werden. Generell wird der Cuffdruck für den Einatmungswiderstand mit dem Manometer bzw. Cuffwächter reguliert und kontrolliert.

Begleitend findet die Adaptation einer Befeuchtung unter gleichzeitiger Anwärmung über entweder AirFlow®, AirVo® oder HME (Heat and Moisture Exchanger) Systeme (Abb. 18) statt.

Der Kanülenwechsel erfolgt durch Intensivmediziner oder Fachärzte der Chirurgie bzw. Hals-Nasen-Ohren-Klinik (HNO) und wird abhängig von Stomaanlage bzw. der Materialunversehrtheit und den lokalen Verhältnisse nach max. 30 Tagen durchgeführt.

▶ Voraussetzungen für PMV® 007 unter Beatmung (Abb. 19)

- Vigilanter und reaktionsfähiger Patient
- PEEP max. 8 mmHg
- Freie Belüftungspassage pharyngeal und laryngeal bzw. neben der TK
- Stabiler medizinischer Zustand und Vitalzeichen
- TK-Innendurchmesser max. 8 mm
- Fenestrierung bzw. Siebung der TK endoskopisch kontrollieren
- Volumen und Druckunterstützung anpassen
- Blutgasanalyse und Ausatemdruck kontrollieren
- Gegebenenfalls Refluxbeutel
- Monitoring und permanente Anwesenheit

Den strategisch behutsamen und schrittweisen Ablauf im Dekanülierungsprozess mit reevaluierendem Blickpunkt auf stetig sich entwickelnder, nutzbarer funktioneller Schluckfähigkeit und funktioneller Klärungsfähigkeit und Klärungssicherheit auf supra-, subglottischer und endotrachealer Ebene sind im folgenden Algorithmus detailliert dargestellt (Abb. 20):

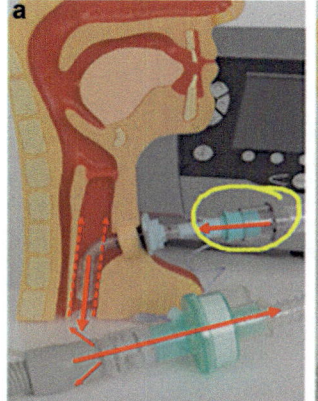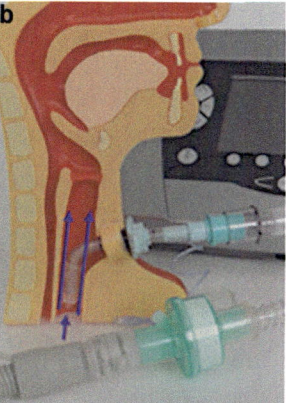

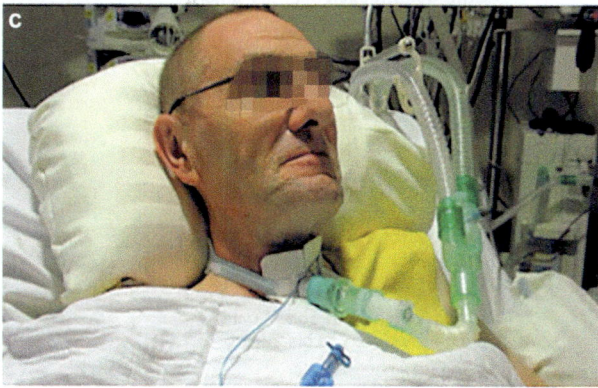

Abb. 19 Darstellung des Inspirationsweges durch den Beatmungsschlauch bei entcuffter TK (**a**). Darstellung des Expirationsweges an der entcufften TK vorbei Richtung sub- und supraglottischem Raum (**b**) (mit freundlicher Genehmigung). Patient mit PMV® unter Beatmung (Abb. c) (eigene Darstellung)

Medikamentöses Speichelmanagement

Patienten mit schweren sensomotorischen Dysphagien können die Hypersalivation und das damit verbundene funktionelle Speichelmanagement nicht mehr steuern. Dies kann zu unterschiedlich ausgeprägtem pharyngo-hypopharyngealen Speichelpooling mit Flutung des Hypopharynx, Penetrationen und Aspirationen unterschiedlichen Schweregrades

a Trachealkanüle **dauerhaft geblockt**

Bei:
- Fehlendem Speichelmanagement
- Genereller stiller Speichelpenetration/Aspiration
- Spontanschlucke <1/Min
- Struktureller respiratorischer supra-subglottischer Passageenge
- Genereller pharyngo-laryngealer, endotrachealer Absaugkontrolle

⬇

Kurzfristiges Entblocken zur ersten Überprüfung der respiratorischen laryngo-pharyngealen Passage und der laryngealen, supra-und subglottischen Schutzmechanismen und Klärungsfähigkeit unter therapeutischer Kontrolle mit PMV und Monitoring

Erste Anwendung Passy-Muir Valve PMV

⬇

Apparative Diagnostik:
- Laryngoskopie
- Bronchoskopie
- FEES: transnasal, transkanülär, transstomatal

⬇

Zeitweises Entblocken mit PMV unter Atemtherapie, Förderung und nachhaltiger Kontrolle der laryngealen Schutzmechanismen* bei therapeutischer Intervention in verschiedenen Ausgangspositionen und Kopfkontrolle

*Räuspern, Husten, Hochgurgitieren, Ausspucken, Schluckfunktion, Phonation

Sobald:
- Kein Speichel, Sekret aus dem Tracheostoma
- Funktionelle willentliche und/oder reflektorische sensomotorische Schluckrestfähigkeiten und nutzbare Schutzmechanismen
- Fakultative pharyngo-laryngeale, endotracheale Absaugkontrolle

⬇

Forcierte Verlängerung der Entblockungszeit mit PMV unter therapeutischer, pflege-therapeutischer Überwachung, in unterschiedlichen Ausgangspositionen bis zu 24h

Beginnend dichter Verschluss der TK in sitzender Position

Im Verlauf Evaluierung FEES mit beginnenden therapieorientierten diagnostischen Schluckversuchen IDDSI 0-4

Sobald:
- Verbindliche freie expiratorische und inspiratorische Passage in allen Ausgangspositionen
- Keine generelle Speichelaspirationsgefahr im Liegen

⬇

Dauerhaftes Entblocken mit dichtem Verschluss bis zu 24 Stunden

Dichte Verschlüsse

⬇

Dekanülierung nach ca. 48h dauerhafter Entblockung und dichtem Verschluss der TK

In Folge:
- Abdichtung des Stomas durch Spezialpflaster mit einsetzbarem Verschluss
- Operativer Verschluss des Tracheostomas

Abb. 20 a) Dekanülierungsprozess bei eigenständiger Atmungsfunktion, **b)** Kontraindikationen für den Dekanülierungsprozess

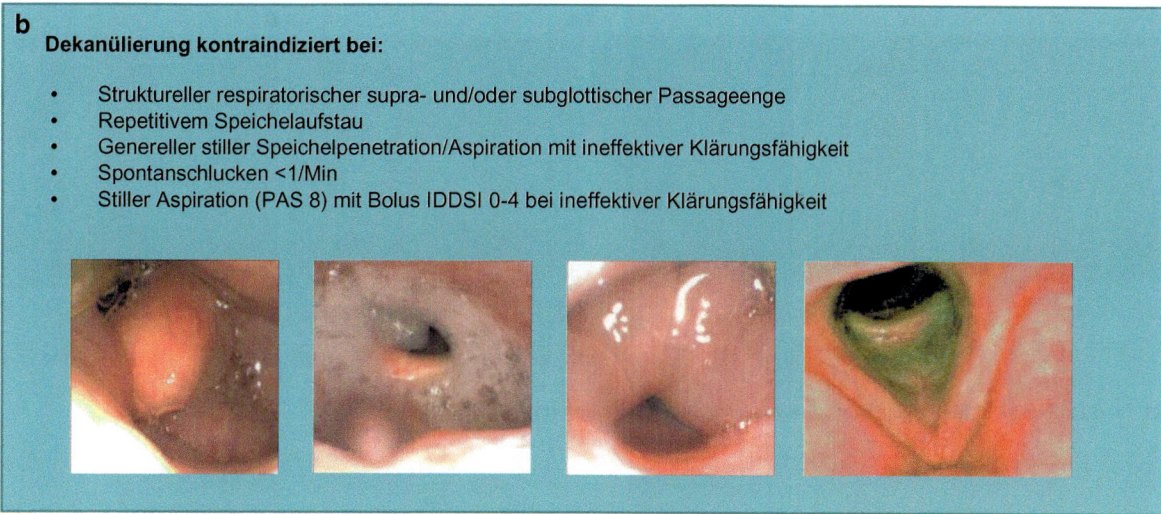

Abb. 20 (Fortsetzung)

führen. Mit der therapeutischen Zielsetzung einer forcierten Entblockung unter Adaptation eines Sprechventils (PMV)® oder dichtem Verschlusses muss dieser Faktor berücksichtigt werden. Unter verbindlicher Rücksprache mit Intensivmedizinern wird ein medikamentöses Speichelmanagement oder die Indikation einer Botolinumtoxininjektion in alle Speicheldrüsen beraten (Abb. 21).

Es gibt eine Vielzahl von unterschiedlichen Sprechventilen und dichten Verschlüssen, die in der Praxis ohne Beatmung angewandt werden. Zu beachten ist die jeweilige Kontrolle der Sprechventile auf mögliche Verlegung der Membran durch das Abhusten oder durch Verklebung nach Sekretexpektoration.

Dekanülierung

Vor einer Dekanülierung ist die Evaluierung folgender Parameter durchzuführen:

- Effizenz des Speichelmanagements im Tagesverlauf bis zu 24 h in allen Ausgangspositionen
- Sekretmobilisation/Effizienz Bronchialtoilette mit ggf. maschineller, manueller Unterstützung und Hilfsmittel
- Freie, gesicherte Atmung
- Kein gastropharyngealer Reflux oder rezidivierendes Erbrechen
- keine absehbare OP
- stabile Vitalparameter

Unmittelbar nach erfolgter Dekanülierung sind folgende Interventionen essenziell:

- Transstomatale endoskopische Inspektion und Kontrolle
- Bei Bedarf HNO bzw. Chirurgisches Konsil
- Chirurgischer Verschluss des plastischen Stomas
- Zuziehen der Expertise eines Wundmanagers

3.6.2 Dysphagietherapie und Maßnahmen

Kausale, restituierende Dysphagietherapie

Ziel der kausalen, restituierenden Behandlungsmethoden ist das Erreichen einer maximalen Verbesserung bzw. Erhaltung sensomotorischer Funktionen und das Hemmen pathologischer Bewegungsmuster des willentlichen und reflektorisch gesteuerten oropharyngealen Schluckaktes. Bei der Behandlung der Dysphagie kommen folgende Interventionen zum Einsatz:

- Basale Stimulation
- Oralmotorik
- Mobilisation Velum
- Mobilisationstraining Pharynx
- Mobilisation Larynx
- Thermische und taktil-manuelle Schluckreflexstimulation
- PHAGENYX®-Stimulation in Abhängigkeit der Ätiologie mit fachärztlicher, intensivmedizinischer Beratung und Entscheidung (Abb. 22)
- TENS®-Stimulation
- Atem – Phonationstherapie mit Unterstützung maschineller, manueller Unterstützung und Handhabung von Hilfsmittel

Kompensatorische Dysphagietherapie

Unter kompensatorischen Behandlungsmaßnahmen versteht man schlucktechnische Manöver, die direkt während des Schluckaktes angewendet werden, um die Physiologie des Schluckaktes zu beeinflussen, ohne das zugrunde liegende neuromuskuläre Defizit zu beeinflussen. In Anlehnung an die

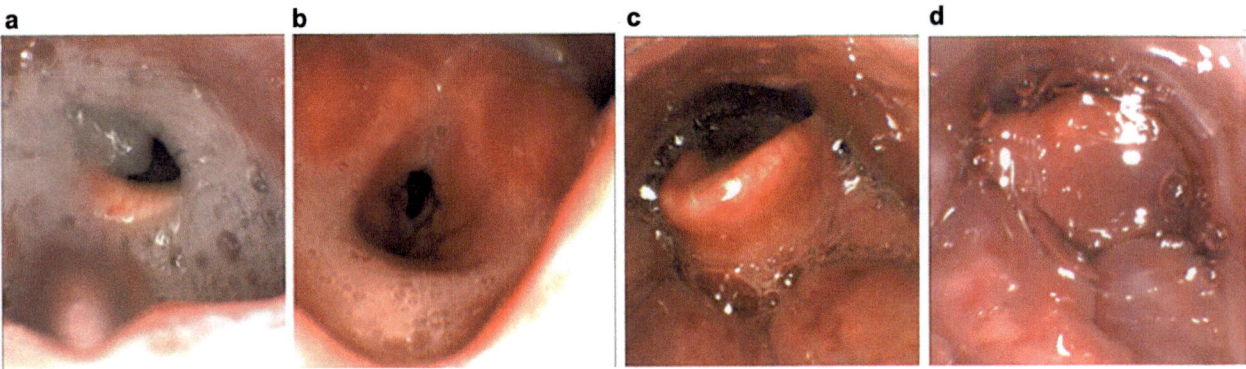

Abb. 21 a–d Fallbeispiele für ausgeprägtes pharyngeales Speichelpooling (eigene Darstellung)

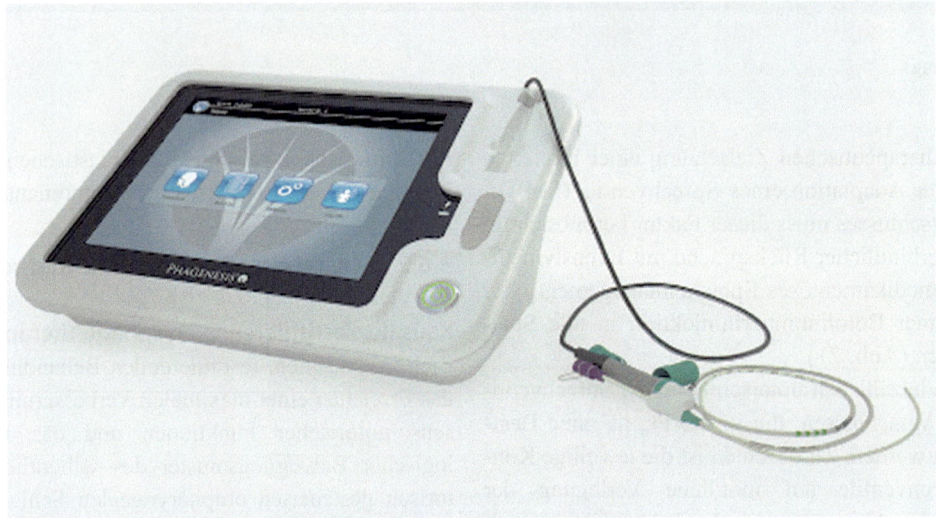

Abb. 22 Phagenyx® Stimulationsgerät mit freundlicher Genehmigung. (Bath et al. 2020)

zugrunde liegenden funktionellen motorischen und/oder sensorischen oropharyngealen Störungsschwerpunkte und unter entsprechenden therapeutisch nutzbaren kognitiven Fähigkeiten des Patienten werden angeführte Techniken hinsichtlich ihrer Effizienz gewählt, geprüft, konditioniert und in der Sicherstellung einer disziplinierten Anwendung im Rahmen einer therapeutischen Essensbegleitung supervidiert.

Die Entscheidung und Adaptation der individuell geeigneten schlucktechnischen Maßnahmen, die hier als Auswahl dargestellt sind, werden im Rahmen der FEES individuell gesichert und entschieden:

- Änderung der Kopfhaltung
- Mendelsohn-Manöver
- Masako-Manöver
- Supraglottisches Schlucken
- Super-supraglottisches Schlucken
- Kräftig Schlucken
- Nachschlucken im Sinne des Leeschluckens

- Hochgurgitieren/Ausspucken
- Diätetische Anpassung (IDDSI 0–7)
- Boluskontrolltechniken wie z. B. Three-second prep, lingual sweep, cyclic ingestion, dry swallow, modification of bolus size

Maßgeblich ist dabei die Fähigkeit einer disziplinierten, verbindlichen Umsetzung bei jedem Bolusabschluck unter Berücksichtigung einer möglichen ideomotorischen apraktischen Komponente und neuropsychologischer Defizite (Bartolome 2014).

Schluckempfehlung und Empfehlung für TKM und pflegetherapeutische Essensbegleitung

Im Prozess des therapieorientiert diagnostischen Dysphagieverlaufes werden stetig individuelle Maßnahmen zielorientiert evaluiert, um partizipatorisch schnellstmöglich eine therapeutisch supervidierte oder pflegetherapeutisch angeleitete Essensbegleitung anzubieten. Dabei werden patientenspezifisch angepasste

Therapeutische Empfehlungen

Name des/r PatientIn	Hr. X
TherapeutIn	Fr. K.

SCHLUCKVERBOT	• Vollkost IDDSI 7 • Wässrige Getränke IDDSI 0
KONSISTENZEN (IDDSI 0-7) Nahrungsaufnahme MASSNAHMEN	• Leicht angedickte Getränke IDDSI 2 • Weichkost Spezial + Cremesuppe IDDSI 2-6 • Supraglottisches Schlucken (selbständig vom Patienten durchgeführt) • Cyclic Ingestion IDDSI 6 + 2 unter Supraglottischem Schlucken • Selbständige Nahrungsaufnahme durch Vorbereitung der Pflege
MEDIKAMENTE	• Im Ganzen mit IDDSI 2

TRACHEALKANÜLEN-MANAGEMENT	
BESONDERES	• FEES Nachuntersuchung • Erweiterung Kostspektrum ohne Schluckmanöver IDDSI 0
MUNDPFLEGE RACHENCLEARING ABSAUGEN	• Kein Mundspülen mit Wasser

Therapeutische Empfehlungen

Name des/r PatientIn	Hr. X
TherapeutIn	Fr. K.

SCHLUCKVERBOT	• Keine orale Gabe von Nahrung/Medikamenten unabhängig der Konsistenz von IDDSI 0-7
KONSISTENZEN (IDDSI 0-7) Nahrungsaufnahme MASSNAHMEN	• Aktuell keine therapieorientierten diagnostischen Schluckversuche mit Testnahrung IDDSI 0-7 vertretbar • Quantitativ vollständige Ernährung über PEG Anlage
MEDIKAMENTE	• Via PEG Anlage/ parenteral

TRACHEALKANÜLEN-MANAGEMENT	• Entblockung der TK unter Inlet für Sprechfunktion und Adaptation des Passy-Muir in sitzender Position • Im Liegen/Nachts: TK blocken und Inlet einsetzen
BESONDERES	• FEES • Medikamentöses Speichelmanagement
MUNDPFLEGE RACHENCLEARING ABSAUGEN	• Kein Mundspülen mit Wasser • Keine flüssigen Medikamente zur Soorbehandlung auf die Zunge träufeln • Fakultatives oropharyngeales Absaugen

Abb. 23 Fallbeispiele einer therapeutischen Empfehlung bei Dysphagie mit/ohne TK (eigene Darstellung)

schlucktechnische Manöver und modifizierte diätetische Maßnahmen (z. B. SBS und FOIS in Anlehnung an IDDSI Scale) unter Berücksichtigung eines angepassten Sondenregimes angestrebt. Um die Transparenz aller Maßnahmen interdisziplinär zu sichern werden diese täglich neu, direkt am Patientenbett in Form einer Empfehlung sichtbar gemacht (Abb. 23).

Mundpflege

Eine im Tagesverlauf wiederholt angebotene Mundhygiene wird bei (neurologisch) intensivpflichtigen PatientInnen mit hohem Infektions- und Entzündungsrisiko eine ganz bedeutende, unverzichtbare Rolle der interdisziplinären pflegetherapeutischen Maßnahme zugeordnet (Gottschalck 2007).

Sie dient nicht nur der Hygiene und Aufrechterhaltung eines physiologischen Mundmilieus, sondern auch begleitend einer basalen Stimulation mit Anbahnung hochautomatisierter oraler Bewegungen und in Folge einer sich entwickelnden Schluckakteinleitung, einer Desensibilisierung und Hemmung oraler Schablonen und pathologisch funktioneller oraler Mechanismen. Daher vermag die Mundpflege auch vielen funktionellen Komplikationen entgegenzuwirken.

Bei neurologischen Patienten mit Dysphagie mit und ohne Endotrachealtubus oder Trachealkanüle bei Penetrations- bzw. Aspirationsrisiko entscheiden diese Aspekte auch den Einsatz und die Handhabung interdisziplinär vertretbarer lokal angewandter Medikamente und Mundspüllösungen wie beispielsweise zur Behandlung von hartnäckigem Zungenbelag, Soor oder Entzündungen.

Alle zu berücksichtigenden praktischen Empfehlungen im Hinblick auf differenzierte oropharyngeale Dysphagien, Apraxien, kognitiv-funktioneller Planungs- und Handlungsfertigkeiten werden im Rahmen der individuellen professionellen Schluckempfehlung interdisziplinär transparent festgehalten.

Besonderer Fokus gilt der Kontrolle des Zahnstatus mit und ohne Tubus und der Gefahr von Zahnverlust mit dem Risiko einer Penetration oder Aspiration. Auch die Prothesenkontrolle und -pflege wird in das interdisziplinäre pflegetherapeutische Setting eingebunden und wird bei Bedarf auch Zahn- bzw. kieferfachärztliche konsiliarisch abgeklärt.

Schlecht haftende Vollprothesen und Teilprothesen können ebenfalls ein hohes Penetrations- und Aspirationsrisiko darstellen.

▶ **Cave** Das interdisziplinäre, professionelle Handling des oralen, transnasalen, nasotrachealen und endotrachealen Absaugen unterliegt den Standards der jeweiligen ICU Stationen.

Auch die Nasenpflege wird in der Dysphagiebehandlung mitberücksichtigt.

Schluckapraxie
Dabei handelt es sich um eine funktionelle willentliche Planungsstörung supra-und subglottischer Schutzmechanismen und Klärungsmanöver wie z. B.:

- Willentliches Räuspern mit bewusst nachfolgend willentlichem Einleiten des Leerschluckens
- Willentliches Husten mit bewusst nachfolgend willentlichem Einleiten des Leerschluckens
- Willentliches Hochgurgitieren und Ausspucken
- Willentliche Phonationsprüfung
- Willentliche Umsetzung gezielter Schluckmanöver

Therapie zentraler Gesichtslähmung und Facialisparese
Bei Erhebung und Behandlung von Dysphagien spielt eine weitere neurologische Begleiterscheinung nämlich die der zentralen Gesichtslähmung und peripheren Facialisparese eine Rolle. Sie wird häufig per Blickdiagnose gestellt. Bei peripheren Lähmungen ist die untere und obere Gesichtshälfte also der Stirn- Nase- und Mundas betroffen. Bei zentralen Lähmungen ist überwiegend nur die untere Gesichtshälfte also der Nase und Mundast betroffen. Zusätzlich abgeklärt werden Störungen der Tränen- Nasen- und Speichelsekretion, des Geschmacksempfindens, der Sensibilität im Gesichtsbereich und der Lärmempfindlichkeit.

In der Behandlung finden manuelle, funktionelle und thermale Ansätze Anwendung wie z. B.

- Orofaciale Regulationstherapie ORT nach Castillo Morales
- Propriozeptive-Neurologische Fazilitation nach Kabath, Knott & Voss
- funktionelle Elektrostimulation
- Biofeedback
- Transkutane elektrische Nervenstimulation TENS®/STIWELL®
- Tape

4 Der neurologische Patient

Infolge der Immobilität sowie verschiedenster metabolischer Veränderungen im Rahmen einer intensivmedizinischen Behandlung kommt es zu Veränderungen an Weichteilen, Muskeln, Gelenken sowie dem kardiorespiratorischen System. Bei neurologischen Patienten kommen zusätzlich sensomotorische, sprachliche und kognitive Ausfälle hinzu. All diese Veränderungen und Ausfallserscheinungen bedürfen eines möglichst intensiven und frühzeitigen Wiederaufbaus und Trainings.

Beim Training nach zentralen Läsionen fand in den letzten Jahrzehnten ein deutlicher Paradigmenwechsel in der Neurorehabilitation statt. Wurde in der Vergangenheit das „spastische Muster" behandelt, orientiert man sich heute an der

Tab. 3 Überblick über die Symptome des UMNS, Schönherr 2000, modifiziert nach Sheen in Barnes. (Sheen 2001)

Positive (Plus) Phänomene	Negative (Minus) Phänomene	Adaptive Phänomene
Hyperreflexie mit Irradiation	Muskuläre Schwäche: Parese, Plegie	Biomechanische Veränderungen in Muskel- und Bindegewebe
Klonus	Verlust der Geschicklichkeit	Verändertes motorisches Verhalten
Positives Babinskizeichen	Schnelle Ermüdbarkeit	Kontrakturen
Spastizität	Inadäquate Kraftgeneration	Atrophien
Extensorspasmen	Verlangsamte Bewegungen	
Flexorspasmen		
Massenreflexe		
Ko-Kontraktion		
spastische Dystonie		
assoziierte Reaktionen		

Untergliederung der Symptome des Syndroms des Oberen Motoneurons (Upper Motor Neuron Syndrome – UMNS). Diese Differenzierung ermöglicht eine genauere Klassifikation der Symptome sowie eine effektivere Behandlung derselben. Tab. 3 gibt einen Überblick über die Phänomene des UMNS.

4.1 Positive Phänomene des Syndroms des Oberen Motoneurons

Wie aus Tab. 3 ersichtlich, zählen weit mehr Symptome zu den positiven Phänomenen als die Spastik. Diese Symptome, die häufig miteinander in Zusammenhang gebracht werden, haben jedoch unterschiedliche Entstehungsursachen und bedingen sich nicht gegenseitig.

Tonussteigerungen der Muskulatur haben bei neurologischen Patienten neuronale und biochemische Ursachen. An Intensivstationen werden häufig Tonuserhöhungen nach Mittelhirnsyndrom gesehen. Diese haben einen rigiden Anteil, der auf supraspinale Enthemmungsphänomene, beruhend auf einem kontinuierlichen efferenten Einstrom auf die α-Motoneurone, zurückzuführen ist und sich meist spontan bis zu einem gewissen Grad zurückbildet (Freivogel 1997). Diese dystone Komponente führt zu starken Beeinträchtigungen der Funktion, auch aufgrund ihrer immensen Auswirkungen auf den Bewegungsapparat.

Die aktuelle Literatur zeigt jedoch für supraspinale Tonuserhöhungen, wie z. B. bei Schlaganfall, dass die Spastik nicht die Hauptursache für funktionelle Beeinträchtigungen darstellt. Im Gegenteil, ein aktives aufgabenorientiertes Training kann Plusphänomene wie etwa Spastik, Ko-Kontraktion oder assoziierte Reaktionen positiv beeinflussen (Schönherr 2010).

4.2 Negative Phänomene des Syndroms des Oberen Motoneurons

Negative Phänomene sind das Hauptproblem nach zentralen Läsionen. Die Parese wird definiert als eine verringerte Rekrutierung motorischer Einheiten (Gracies 2005). Hinzu kommt, wie auch bei nicht neurologischen Patienten, eine zusätzliche Abschwächung der weniger bis nicht betroffenen Muskulatur durch Immobilität und Nichtgebrauch. Dieser Nichtgebrauch resultiert aus dem erschwerten bzw. unmöglichen Einsatz der Extremität und der zunehmenden Kompensation der anderen Seite (Teixeira-Salmela et al. 2001). Hinzu kommen verlangsamter Kraftaufbau und inadäquater Krafteinsatz. Durch biomechanische Veränderungen der Weichteile ist ein zusätzlicher Widerstand bei Bewegung zu überwinden.

Das Ziel der motorischen Frührehabilitation muss deshalb eine frühest mögliche Optimierung motorischer Funktionen sein. Aktuelle Arbeiten belegen, dass für die Physiotherapie zentraler Störungen die Implementierung der theoretischen Grundlagen des Lernens – insbesondere des motorischen Lernens – zur Wiederherstellung motorischer Funktionen zielführend ist (siehe Abschn. 5.1).

4.3 Adaptive Phänomene des Syndroms des Oberen Motoneurons

Im Rahmen einer intensivmedizinischen Behandlung kommt es zu anatomischen, metabolischen und funktionellen Anpassungen am Bewegungsapparat, v. a. bedingt durch die Immobilität. Diese Veränderungen beeinträchtigen wiederum das neuronale System und die motorischen Fähigkeiten. Zu den typischen Veränderungen zählen (Carr und Shepherd 2008; Sinkjaer und Magnussen 1994):

- gesteigerte Muskelsteifheit
- Veränderungen elastischer Eigenschaften der Muskelzellen
- struktureller Umbau des Muskels und des Bindegewebes
- Veränderte motorische Muster
- erlernter Nichtgebrauch der Extremität

Durch diese Veränderungen werden die Muskeln schwächer, steifer und langsamer, was wiederum zu einer verminderten Leistungsfähigkeit des Patienten führt. Diese Veränderungen finden relativ schnell statt – teilweise schon innerhalb von wenigen Tagen – da sich das Bewegungssystem immer an dessen aktuelle Beanspruchung anpasst.

Das veränderte motorische Verhalten, welches bei vielen Patienten zu beobachten ist, beruht in der Frühphase häufig auf Paresen und muskulären Dysbalancen, in späteren Phasen kommen muskuläre Steifheit und Kontrakturen hinzu. Zu den Aufgaben der Physiotherapie bei der Behandlung adaptiver Phänomene zählen somit die Prophylaxe und Behandlung muskuloskeletaler Veränderungen, z. B. in Form von Muskeldehnungen, bevorzugt unter Gewichtsbelastung oder durch die Anwendung manualtherapeutischer Techniken. Weitere Schwerpunkte sind die Muskelkräftigung zur Beeinflussung der muskulären Dysbalancen und das Erhalten bzw. das Aufbautraining einer kardiovaskulären Fitness (siehe Abschn. 3.2, 3.3 und 3.5).

5 Motorisches Lernen und Training

Moderne Behandlungsansätze haben sich durch den Nachweis von neuronalen Veränderungen auf struktureller und funktioneller Ebene sowie das Wissen über die neuronale Plastizität von eher restriktiven hin zu übungsdominanten Behandlungsmethoden, die den Prinzipien des motorischen Lernens folgen, entwickelt (Shepherd und Carr 2005).

Das motorische Lernen beschäftigt sich mit den idealen Übungs- und Lernbedingungen und beschreibt die mit dem Training und der motorischen Erfahrung einhergehenden Prozesse zur relativ permanenten Aneignung motorischer Fertigkeiten (Schmidt et al. 2019). Auch wenn die neuroplastischen Veränderungen im Gehirn beim Patienten mit und ohne neurologische Schädigung unterschiedlich sind, sind die Grundsätze und Prinzipien des motorischen Lernens doch für jeden dieselben.

5.1 Motorischen Lernen

Der Prozess des motorischen Lernens gliedert sich in drei Phasen, die fließend in einander übergehen (Fitts und Posner 1967).

In der ersten Lernphase ist der Lernende vor allem damit beschäftigt, die richtige Strategie zur Zielerreichung zu erarbeiten, weshalb sie auch als kognitive Phase bezeichnet wird. Effektive Strategien werden beibehalten und uneffektive wieder verworfen. Der Therapeut kann den Patienten bei der Strategiefindung durch manuelle Hilfestellungen oder durch Feedback während der Bewegung unterstützen. Verbales Feedback soll vom Wortlaut her möglichst gleich, einfach und prägnant sein (Freivogel und Fries 2010). In dieser Lernphase sieht der Therapeut den größten Lernfortschritt, auch wenn die Bewegungen noch sehr variabel sind (Schmidt et al. 2019).

Die zweite Lernphase wird als assoziative Phase bezeichnet. In diesem Zeitraum werden motorische Bahnen konsolidierter, die Variabilität in der Bewegung nimmt ab und die Bewegungsstrategie wird weitgehend gefestigt (Wulf 2010). Der Lernfortschritt wird somit für den Therapeuten weniger offensichtlich. Auf manuelle Unterstützung sollte in dieser Lernphase weitestgehend verzichtet werden und Feedback sollte eher mit Latenz erfolgen, um sich nicht mit dem intrinsischen Feedback der Bewegungskontrolle zu überschneiden (Majsak 1996).

Die autonome Phase ist die dritte und letzte Phase des motorischen Lernprozesses. In dieser Phase ist die Bewegung automatisiert. Sie kann somit ohne größere Aufmerksamkeit oder Konzentration durchgeführt werden, was den Fokus auf andere Aspekte der Aufgabe lenkt sowie auch eine Variation der Bewegung möglich macht (Wulf 2010).

▶ **Lernphasen:**
1. Kognitive Phase (Erwerb): Die motorische Aufgabe wird verstanden und Strategien zur Bewältigung werden gesucht.
2. Assoziative Phase (Retention): Die Strategie zur Bewegungsdurchführung ist weitgehend gefestigt.
3. Autonome Phase (Transfer): Die Bewegung ist automatisiert und die Übung kann variiert werden.

Beim motorischen Lernen sollte darauf geachtet werden, die zu erlernende Bewegung häufig zu wiederholen (siehe Abschn. 5.1.1), in einem späteren Lernstadium auch mit kleinen Variationen, um die Motivation des Patienten zu halten. Um das Lernen zu ermöglichen und Überforderung zu vermeiden, müssen der Übende stets an seine Leistungsgrenze herangeführt werden (siehe Abschn. 5.1.2). Die Inhalte der therapeutischen Behandlung sollen vorwiegend aufgaben- und handlungsorientiert sein, da plastische Veränderungen auf neuronaler und biomechanischer Ebene in der Aktivität reorganisiert werden (siehe Abschn. 5.1.5). Dabei sollen jene Übungen gewählt werden, die für den Patienten relevant sind, damit der Lernende die notwendige Aufmerksamkeit und Motivation aufbringen kann. Damit die richtige Auswahl gelingt, ist eine gemeinsame Zielformulierung unerlässlich (siehe Abschn. 2.5). Soweit es die motorischen Voraussetzungen des Patienten erlauben, sollen Übungen zudem alltagsnahe gewählt werden (siehe Abschn. 5.1.6). Des Weiteren ist es für den Patienten von Vorteil, wenn er sich in einer Umgebung befindet, die ihm Bewegungen und Handlungen entsprechend seiner motorischen Voraussetzungen ermöglicht und ihn dazu animiert, selbst aktiv zu werden. Diese handlungsfördernde Umgebung wird im Fachterminus als „Enriched Environment" bezeichnet und wirkt sich positiv auf die Reorganisation und somit auf den Rehabilitationsprozess aus (siehe Abschn. 5.1.4).

▶ **Der motorische Lernprozess kann durch den Behandler optimal unterstützt werden, wenn auf die Einhaltung gewisser Prinzipien geachtet wird:**

- Repetition
- Variation
- Shaping
- Alltagsnähe
- Handlungs- und Zielorientierung
- Enriched Environment

Wenn diese Grundprinzipien befolgt werden, ist dies eine ideale Voraussetzung für einen soliden Lernprozess. Allerdings können verschiedenste Faktoren, wie z. B. Das Ausmaß der Eigenmotivation des Lernenden, diesen Prozess fördern oder hemmen. Man spricht hierbei von positiv oder negativ beeinflussenden Faktoren. Motivation ist der wahrscheinlich zentralste Aspekt (Wulf 2010). Durch bereits gemachte Bewegungserfahrung und Übungserfolge ergibt sich die Motivation „von innen heraus", die intrinsische Motivation des Lernenden. Die Motivation kann allerdings auch durch äußere Faktoren gefördert werden, also vom Lehrenden. Dies ist in der Therapie vom Behandler vor allem durch eine gemeinsame Zielformulierung und durch positive Verstärkung zu erreichen. Positive Verstärkung kann der Therapeut am besten durch Feedback einer gelungenen Bewegung geben (externes Feedback). Der Patient kann jedoch auch durch intrinsisches Feedback der Bewegungswahrnehmung positiv beeinflusst werden (Freivogel und Fries 2010). Die Möglichkeit zu positiver externer oder intrinsischer Rückmeldung setzt jedoch immer die adäquate Anpassung der Übungsschwierigkeit („Shaping") voraus. Hat der Lernende, vor allem in der frühen Lernphase, noch Schwierigkeiten die Bewegung durchzuführen, kann der Therapeut durch manuelle Unterstützung („hands-on") den Patienten beim Erlernen der Bewegung unterstützen. In späteren Lernphasen sollte auf diese Unterstützung jedoch verzichtet werden können („hands-off").

In den letzten Jahren rückte die Wichtigkeit des Fokus der Bewegung in den Vordergrund. Studien haben gezeigt, dass wenn der Bewegungsfokus von intern „Beugen Sie den Arm!" auf extern „bringen Sie das Glas zum Mund!" (siehe Abschn. 4.2.3) verschoben wird, die Bewegungserfolge größer sind (Wulf 2011).

▶ **Jeder Lernprozess kann durch verschiedene beeinflussende Faktoren jedoch auch positiv oder negativ gelenkt werden:**

- Motivation
- Positive/negative Verstärkung
- Feedback
- Manuelle Unterstützung
- Fokus

Verschiedenste therapeutische Methoden, die unterschiedlich intensiv auf die einzelnen Prinzipien des motorischen Lernens fokussieren, haben sich bereits evidenzbasiert etabliert, wie zum Beispiel Laufbandtherapie, Robotics, funktionelle Elektrostimulation, rhythmisch-akustisches Cueing, aufgabenorientiertes Training und mentales Training.

5.1.1 Repetition

Eine hohe Widerholungszahl ist unabdingbar für den Erwerb motorischer Fähigkeiten (Hauptmann und Müller 2011; Lang et al. 2007, 2009), da neuroplastische Veränderungen auf Basis einer wiederholten Stimulation eintreten. Dieser wiederholte Stimulus wird auch als „Long-term Potentation" (LTP) oder Langzeitpotenzierung bezeichnet und führt dazu, dass sich die synaptische Effizienz und somit die Erregungsübertragung von Zelle zu Zelle verbessert (Bliss und Lomo 1973). Repetition meint allerdings nicht das exakte Wiederholen einer speziellen Übung, sondern das Üben einer Aktivität unter unterschiedlichen Kontextbedingungen (Mulder 2007). Die Variabilität in der Übung soll allerdings lediglich durch kleine Veränderungen erfolgen. Sie kann jedoch im Lernverlauf zunehmend gesteigert werden. Dieses Leitprinzip des motorischen Lernens wird auch als „Repetition ohne Repetition" bezeichnet (Wulf 2010). Ist eine Bewegung bereits gefestigt, kann eine Steigerung des Schwierigkeitsgrades in den verschiedenen Komponenten, wie zum Beispiel Geschwindigkeit oder Bewegungsausmaß, erfolgen.

5.1.2 Shaping

Die Steigerung des Schwierigkeitsgrades beziehungsweise die grundsätzliche Anpassung an die Leistungsgrenze, im Falle auch die Reduktion der Schwierigkeit, wird als „Shaping" bezeichnet. Übungen können grundsätzlich vom Einfachen zum Komplexen gesteigert oder in die entgegengesetzte Richtung vereinfacht werden (Freivogel und Fries 2010). Anpassungen können auf unterschiedlichsten Ebenen erfolgen, wie zum Beispiel durch die Anzahl der eingebundenen Körperteile, die Art der Ausgangsstellung oder die Geschwindigkeit der Bewegung (Meier 2021).

Bei neurologischen Patienten kann, zur Förderung der betroffenen Extremität und deren Einbeziehung in alltägliche Handlungen, das „Shaping" der betroffenen Extremität gemeinsam mit der Restriktion (Einschränkung) der nichtbetroffenen Extremität hilfreich sein. Die Restriktion dient dazu, einem erlernten Nichtgebrauch vorzubeugen. Der „Learned Nonuse" beschreibt die Situation, wenn die positive Bewegungserfahrung mit der gesunden Seite gegenüber der negativen Erfahrungen mit der betroffenen Seite dazu führen, dass die betroffene Extremität nicht mehr eingesetzt wird (Taub et al. 1994).

5.1.3 Externer Fokus

Beim motorischen Lernen ist es wichtig, die Aufmerksamkeit des Patienten auf die Übung zu richten, dies kann durch einen internen oder externen Fokus geschehen. Der Patient kann sich einerseits auf die Bewegung konzentrieren, die der Arm durchführt, also zum Beispiel sich strecken (interner Fokus). Die Anleitung würde hierbei lauten „strecken Sie den Arm!". Eine andere Möglichkeit ist es, den Aufmerksamkeitsfokus auf einen Gegenstand zu lenken, wie beispielsweise ein Glas (externer Fokus). Die Aufforderung heißt hierbei „ergreifen Sie das Glas!". Obwohl die Bewegung in beiden Fällen die Gleiche ist, hat sich in Studien die Überlegenheit des Übens mit externem Fokus gezeigt (Wulf 2011). So ist also die Aufforderung nach einem Gegenstand zu greifen deutlich effektiver als jene den Arm zu strecken.

5.1.4 Das rehabilitative Setting „Enriched Environment"

Angelehnt an Untersuchungen auf diversen Stroke Units konnte gezeigt werden, dass Patientinnen nach Schlaganfällen nur durchschnittlich 12,8 % des Tages (von 9:00 bis 17:00) aktiv verbringen und die restliche Zeit im Bett liegen oder im Rollstuhl sitzen (Bernhardt et al. 2004). Es ist also zu hinterfragen, inwieweit das rehabilitative Setting an ICU's eine aktivierende und fördernde Umgebung darstellt und ob es genügend Anreize für (motorisches) Lernen anbietet. Ergebnisse aus experimentellen Studien belegen, dass eine zur körperlichen und geistigen Aktivität anregende Umgebung die neuronale Reorganisation und funktionelle Wiederherstellung nach einer Hirnschädigung fördern. Deshalb ist es das Ziel der Rehabilitation auf ICU's vom ersten Tag an ein Umfeld zu schaffen, das körperliche und mentale Aktivität sowie Lernen ermöglicht (Carr und Shepherd 2008). Eine erfolgreiche Umsetzung ist daher von einer guten interdisziplinären Zusammenarbeit und der Koordination personeller, materieller und räumlicher Ressourcen abhängig.

Die traditionell praktizierte 1:1 „Beübung" durch den Therapeuten, in kurzen, dafür eventuell mehrmaligen, auf die Belastbarkeit der Patienten abgestimmten Tageseinheiten, sollte inhaltlich so an die Leistungsgrenze des Patienten angepasst werden, dass der Patient auch einige Übungen eigenständig durchführen kann. Durch Anleitung und Absprache aller beteiligten Berufsgruppen sowie der Einweisung der Angehörigen des Patienten kann zusätzliches Training ermöglicht werden. Um Überforderung zu vermeiden, sind ein guter Informationsfluss und eine gute Abstimmung zwischen anstehenden Pflegemaßnahmen, ärztlichen Interventionen oder externen Untersuchungen notwendig.

Durch konkrete Übungsvorgaben, was der Patient selbst wann und wie häufig machen sollte, und durch Zurverfügungstellung von Trainingsgeräten auf der Station, wie zum Beispiel MOTOmed® und Ergometer für motorisches Training aber auch Tabletts, Laptops, Papier-Bleistift Aufgaben für die kognitive Aktivierung, kann das Trainingsquantum ebenfalls erhöht werden. Auch Mentales Training und Bewegungsbeobachtung wirken sich positiv aus und stellen zusätzliche Trainingsmöglichkeiten dar. Ein Trainingstagebuch kann ebenfalls motivieren.

▶ Eine der wichtigsten Aufgaben des Therapeuten ist es somit Bedingungen zu schaffen, die das eigenständige Training, dadurch eine häufige Wiederholung und somit das motorische Lernen, fördern.

Lernen erfordert aber auch eine Umgebung die frei von störenden, und ablenkenden Faktoren ist. Eine solche zu erreichen ist für Therapeuten auf den funktionell und offen gestalteten ICU's häufig eine große Herausforderung. Wichtig ist eine, wenn möglich, ruhige Geräuschkulisse. So sollte zum Beispiel Fernsehen nur mit Kopfhörern erfolgen und Telefone auf lautlos gestellt werden. Schutz vor visuellen Ablenkungen bieten Paravents oder Vorhänge.

Die unbekannte Umgebung der ICU mit vielen unbekannten Gesichtern kann vor allem von kognitiv betroffenen bzw. deliranten Patienten als bedrohlich und nicht einordbar wahrgenommen werden. Dies beeinträchtigt den Prozess der Reorientierung. Die Möglichkeit von dimmbarem Licht bzw. eine Verdunkelungsmöglichkeit ist in Betracht zu ziehen, um einen physiologischen Tag-Nacht Rhythmus zu erreichen. Geeignet sind auch Orientierungshilfen im Blickfeld des Patienten wie zum Beispiel Magnettafeln mit Datumsanzeige, Fotos von Angehörigen und Haustieren oder persönlich wichtigen Gegenstände (Schönherr et al. 2018).

5.1.5 Aufgabenorientiertes Training

Beim motorischen Lernen gilt der viel zitierte Grundsatz „man lernt nur das, was man macht und nur dann, wenn man es wirklich tut". Das heißt, ein Patient erlernt nur jene Fertigkeiten, die er tatsächlich trainiert. Das bedeutet, dass für den Patienten relevante Funktionen wie das Umdrehen, Sitzen, Stehen, Gehen oder das Handling von Gegenständen geübt werden müssen, um wieder Zugang zu diesen Funktionen zu finden (Abb. 24). Therapeuten können nicht von einer Übertragung von Fertigkeiten, beispielsweise von einer Ausgangsstellung in die andere, ausgehen. Auch Einzelaspekte, die sich gegenseitig bedingen können, und Teilaspekte können nicht automatisch in den motorischen Ablauf integriert werden und müssen somit im Gesamtablauf trainiert werden (Schönherr 2010). Das Training muss also adäquat aufgebaut sein und phasenweise, angepasst

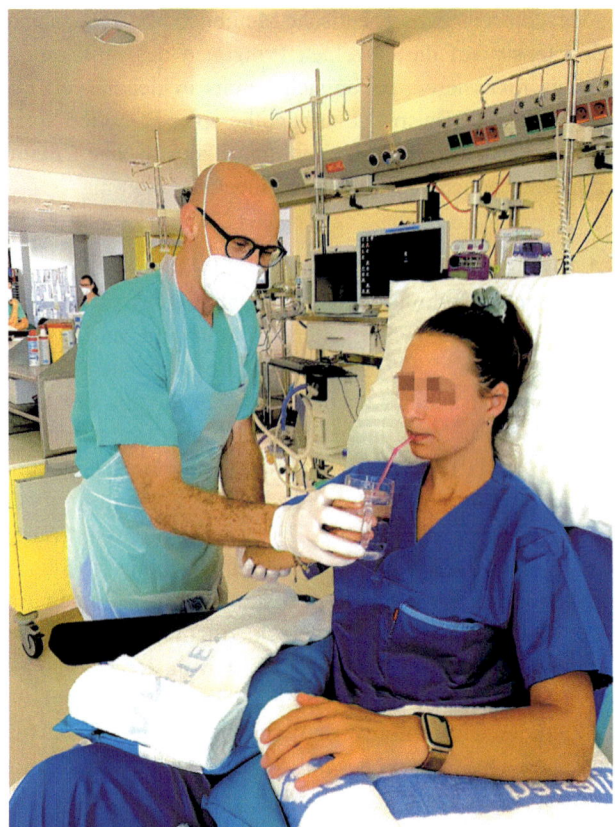

Abb. 24 Für einen erfolgreichen motorischen Lernprozess, ist es wichtig, aufgaben- und Patientenziel-orientiert zu üben

an das Leistungsniveau des Patienten, gesteigert werden, um Lernerfolge zu ermöglichen (siehe Abschn. 5.1.2). So kann zum Beispiel das Aufstehen zu Beginn aus erhöhten und härteren Sitzpositionen geübt werden, dann aus einer niedrigen und härteren Sitzposition, um schließlich aus einer niedrigen weichen Sitzposition, wie zum Beispiel dem Bett, aufstehen zu können. Zum Üben des Stehens kann in manchen Fällen auch ein „Fallschirmgurt" hilfreich sein, um den Patienten die Angst vor dem Stürzen zu lindern (Schönherr et al. 2018).

5.1.6 ADL Training

Diese oben genannten Grundsätze des aufgabenorientierten Trainings kommen im Besonderen beim spezifischen Training von Aktivitäten des täglichen Lebens (ADLs) zur Anwendung. ADL-Training beinhaltet alle Übungen zum Wiedererwerb der Selbstständigkeit im Alltag in den Bereichen Mobilität und Selbstversorgung. Besonderes Augenmerk liegt initial auf der Durchführung von Basis-ADLs, wie zum Beispiel Zähne putzen, sich Waschen, Essen und Trinken sowie das Drehen und Aufsetzen im Bett. Im Laufe des Rehabilitationsprozesses gewinnt aber auch das Training von instrumentellen ADLs, wie zum Beispiel Aktivitäten in den Bereichen des häuslichen

Lebens und anderen für den Patienten wichtigen Lebensbereichen, an Bedeutung.

Das Ziel des ADL-Trainings ist es, mit dem Patienten dessen Handlungs- und Partizipationsfähigkeit für die spezifischen Alltagsanforderungen wieder zu erarbeiten sowie seine Handlungsrollen aufrechtzuerhalten. Auf Intensivstationen ist ein umfängliches ADL Training – zum Beispiel im Stationsbad – zwar nur mit wachen und kardial stabilen Patienten möglich, jedoch können schon bei beginnender Wachheit bei der ersten Mobilisation Handlungssequenzen angeboten werden, die im Verlauf der Therapie ständig erweitert werden. Solche Handlungssequenzen können beispielsweise das Haare kämmen oder das Gesicht waschen mit einem Waschlappen sein (Abb. 25). Dies bietet dem Patienten eine gute Möglichkeit sich zu orientieren, in der Gegenwart anzukommen und vermittelt ein Gefühl der Selbstwirksamkeit. Für Therapeuten sind diese Aktivitäten eine gute Gelegenheit zur Befunderhebung (siehe Abschn. 2). Mittels Aktivitätsanalyse und gezielter Beobachtung können die Ressourcen und Schwierigkeiten des Patienten in den verschiedenen ICF-Ebenen (World Health Organization 2001) eingeordnet (siehe Abschn. 1.2) und in die Awareness-Erarbeitung mit dem Patienten eingebaut werden.

▶ ADL-Training beschreibt das Training zum Wiedererwerb der Selbstständigkeit im Alltag in den Bereichen Mobilität und Selbstversorgung. Beim ADL-Training werden die bisher eher puzzleartig in kurzen Sequenzen trainierten Funktionen und Aktivitäten zu einem Gesamtbild von motorischen und kognitiven Fähigkeiten zusammengesetzt.

Wichtige Aspekte des Trainings von Alltagsaktivitäten sind hierbei:

- Im Prozess sollen gemeinsam mit dem Patienten die bisher formulierten Ziele reevaluiert und angepasst werden
- Die Rahmenbedingungen und die Unterstützung des Therapeuten sollen gewährleisten, dass der Patient an seiner Leistungsgrenze möglichst selbstständig arbeitet (siehe Abschn. 5.1.2)

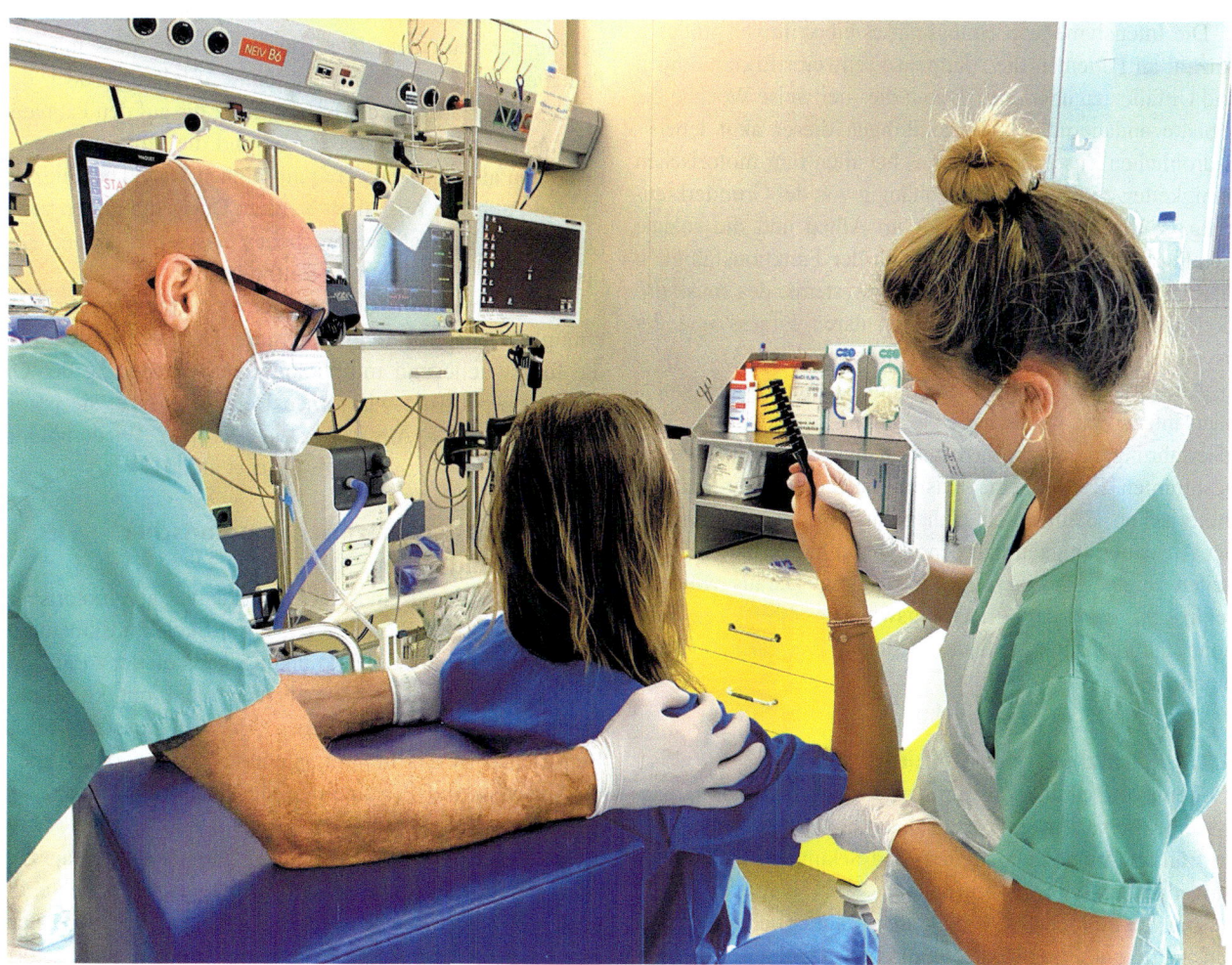

Abb. 25 Für den Patienten wichtige Basic-ADLs sollen von Anfang an in die Therapie einbezogen werden

- Handlungen sollen „eingeschliffen", wiederholt und mit positivem Feedback verstärkt werden – auch hier gelten die Trainingsprinzipien
- Das Erarbeiten von Problemlösungsstrategien soll dem Patienten dabei helfen, Handlungen selbstständig ausführen zu können. Solche Strategien können zum Beispiel das Anleiten der Reihenfolge beim Anziehtraining bei Patienten mit Hemiplegie sein.
- Der Gebrauch von Hilfsmitteln kann beim ADL Training eintrainiert werden, wenn die Hilfsmittel einerseits die vorübergehende selbstständige Durchführung der Handlung ermöglichen oder andererseits wenn es prognostisch realistisch erscheint, dass Defizite bestehen bleiben, die kompensiert werden müssen (Schönherr et al. 2018).

5.2 Motorische Fähigkeiten

Unter motorischen Fähigkeiten werden die Begriffe *Ausdauer, Kraft, Schnelligkeit, Koordination und Beweglichkeit* subsummiert.

Die Intensivmedizin ermöglicht es einer immer größeren Anzahl an Patienten die Akutphase schwerer Erkrankungen und Unfällen zu überleben. Durch die – teilweise Wochen bis Monate andauernden – Behandlungen dieser akut lebensbedrohlichen Zustände kommt es bei allen fünf motorischen Fähigkeiten zu Einbußen. Unabhängig von der Grunderkrankung ist die Funktionsfähigkeit im Alltag und die soziale Reintegration zum größten Teil von der Funktionsfähigkeit des zentralen und peripheren Nervensystems, des muskuloskeletalen Systems, der kardiovaskulären Fitness und der psychischen Situation abhängig (Pieber et al. 2013).

Alle diese fünf motorischen Fähigkeiten sind bei Patienten nach intensivmedizinischer Behandlung beeinträchtigt. Praxiserfahrungen zeigen, dass mit der Verbesserung in einem bestimmten Bereich eine Leistungssteigerung der anderen motorischen Fähigkeiten einhergeht. Besonders zwischen der Ausdauerfähigkeit und den weiteren motorischen Fähigkeiten zeigte sich eine enge Verbindung. Daraus wird geschlossen, dass der Ermüdungswiderstandsfähigkeit eine hohe fähigkeitsübergreifende Bedeutung zukommt (Bergmann 2008).

5.2.1 Prinzipien des Trainings

Ziel eines Rehabilitationsteams einer ICU ist es, die Organsysteme (nerval, muskuloskeletal, kardiovaskulär, psychisch) so früh wie möglich zu fördern und Sekundärschädigungen zu verhindern oder zu vermeiden.

Um die motorischen Fähigkeiten bestmöglich zu aktivieren, sollte nach trainingsmethodischen Aspekten vorgegangen werden. Ob bei Spitzensportlern oder bei intensivpflichtigen Patienten kann dieses System angewandt und mittels Shaping perfekt auf den Patienten adaptiert werden (siehe Abschn. 5.1.2).

Training bedeutet die Anpassung des Körpers im Hinblick auf seine motorischen Fähigkeiten. Definiert wird ein Training durch viele Prinzipien. Im Folgenden werden diejenigen angeführt, die für Intensivpatienten und in der Frührehabilitation relevant sind:

Dem Patienten sollten möglichst viele *Varianten* eines Bewegungsablaufes angeboten werden. Alle motorischen Muster, die für das Erlernen von komplexen Bewegungsabläufen erforderlich sind, werden vom Gehirn integriert. Die *Wiederholung* festigt und sichert die Bewegungsabfolgen und ist die Basis für eine Steigerung.

Gerade beim Intensivpatienten muss beachtet werden, dass das Training nur im ermüdungsfreien Zustand effizient ist. Um erfolgreich zu sein, sollten eine *kurze Belastungsdauer und lange Pausen* gewählt werden.

Bei den Trainingsinhalten auf Intensivstationen und in der Frührehabilitation handelt es sich sehr oft um Bettmobilität, Sitz-Standtraining, Greif- und Hantierfunktion sowie um Manipulation. Die dazu benötigten Hilfsmittel, wie z. B. Stehbett oder Gurte unterstützen in erster Linie eine frühe Vertikalisierung des Patienten. Die Trainingseinheit muss mit dem Patienten besprochen werden, eine Aufklärung über den zeitlichen Verlauf und die Belastungen, die auf den Patienten zukommen, reduzieren die Angst und die Stressreaktionen. Es sollten auch in jeder Trainingseinheit klare Therapieziele für den Patienten formuliert werden. Durch die in den vorangegangenen Kapiteln besprochenen Assessments kann eine optimale Trainingskontrolle stattfinden.

Die Strukturierung durch allgemeine Trainingsprinzipien ermöglicht eine *Trainingsanpassung*. Darunter versteht man die funktionelle und morphologische Veränderung der Organsysteme auf die wirksamen Belastungsreize, sie ist ein Leitfaden für die Anpassung von Varianz, Wiederholung, Belastung und Methode (Nessizius et al. 2017).

5.2.2 Training spezifischer motorischer Fähigkeiten

Das Hauptproblem eines Intensivpatienten aus motorischer Sicht ist der schnelle Kraftverlust der Skelettmuskulatur. Je nach Schweregrad einer Erkrankung, kann oft der zusätzliche Energiebedarf des Intensivpatienten nicht mit künstlicher Ernährung kompensiert werden. Bei den meisten kritisch Betroffenen ist das Immunsystem stark aktiviert und greift vorzugsweise auf Proteine der Muskulatur zur Glukoseverarbeitung zurück.

Bei Patienten mit eingeschränkter motorischer Kapazität ist es ratsam, auch hinsichtlich psychologischer Aspekte, die noch gut einsetzbaren Körperbereiche zu trainieren. Dies steigert die differenzierte Wahrnehmung der Willkürmotorik des Patienten und seine Motivation. Wenn dieser sieht, dass Verbesserungen möglich sind, fällt es ihm leichter auch ein

Training auf seine muskulär abgeschwächten Körperbereiche zu erweitern.

Aufgrund des erwähnten muskulären Abbaus ist das Ziel eines Krafttrainings mit Intensivpatienten eine Rekrutierung möglichst vieler motorischer Einheiten in einem Muskel, um eine intramuskuläre Koordination zu forcieren. Es muss eine neuronale Anpassung und somit eine schnelle Aktivierung der Alpha-Motoneurone stattfinden.

Es hat sich gezeigt, dass ein Ein – Zweisatztraining sinnvoll ist: jede Muskelgruppe wird – meist mit funktionellen Bewegungsmustern gegen Widerstand mit ein oder maximal zwei Wiederholungen für ca. zehn Sekunden beansprucht. Die Bewegungen können sowohl konzentrisch als auch supramaximal exzentrisch und bei 100 % der Maximalkraft isometrisch erfolgen (Nessizius et al. 2017).

5.3 Training globaler und spezifischer mentaler Funktionen

Die Therapie globaler und spezifischer mentaler Funktionen ist ein komplexes und teilweise vernachlässigtes Thema und erfordert eine gute Abstimmung im interdisziplinärem Setting, vor allem in der Befundung.

Eine fachübergreifende und alle Intensivstationen betreffende Komplikation stellt das Delir dar. Kritisch kranke Patienten haben ein hohes Risiko, ein Delir zu entwickeln. Unter Delir versteht man eine zerebrale Organdysfunktion. Es ist eine häufige Entität auf Intensivstationen. Das Auftreten eines Delirs erhöht die Morbidität und Mortalität und es kann des Weiteren auch zu kognitiven Langzeitfolgen kommen (Wolters et al. 2013).

Dabei scheint der Zeitfaktor wesentlich zu sein. Je länger das Delir auf ICU's (und in weiterer Folge auf nachfolgenden Stationen) andauert, desto betroffener ist die Kognition des Patienten im Hinblick auf exekutive Funktionen und die allgemeine Kognition. Diese Problematik zieht sich bis in die Spätrehabilitation und beeinträchtigt Patienten über einen langen Zeitraum (Mehrholz 2014).

Die Therapie des Delirs ist bestimmt durch nicht pharmakologische Maßnahmen. Ziele sind die frühe Identifikation, Reorientierung und Mobilisierung des Patienten, darüber hinaus die Förderung der geistigen Aktivität und die Etablierung eines adäquaten Tag-Nacht-Rhythmus. Besonders beim Delirmanagement ist die interdisziplinäre Zusammenarbeit grundlegend und ein Schlüssel zum Erfolg (Kersten und Reith 2016).

Besonderes Augenmerk ist, abgesehen vom Delir, generell auf die kognitive Performance der Patienten zu legen. Fehlende oder nur geringe Fortschritte in der Rehabilitation können durch spezifische oder globale Störungen der Kognition mitbedingt sein.

Eine zeitlich engmaschige Evaluierung der globalen und spezifischen mentalen Funktionen mittels Assessments und gezielter Beobachtung in den ADLs, sollte im Verlauf eines Intensivaufenthaltes der Standard sein (siehe Abschn. 2.3 und 5.1.6). Anamnestisch werden vorbestehende kognitive Einschränkungen identifiziert, z. B. bedingt durch frühere neurologische Erkrankungen, Demenzen, oder psychiatrische Erkrankungen. Neurologische ICU's spielen hier sicher eine Sonderrolle, da an diesen das gesamte Spektrum an fokalen und globalen mentalen Einschränkungen vorkommt. Aber auch auf ICU's anderer Fachrichtungen sollte auch das therapeutische Team für die Kognition der Patienten sensibilisiert sein (Hypoxien nach Myokardinfarkt, etc.).

Das Training globaler und spezifischer mentaler Funktionen dient dazu, die kognitive Performans zu verbessern. Dies wird durch Aufklärung, Training und Beratung des Patienten und des sozialen Umfeldes angestrebt. Mit dem Patienten werden Hilfs- bzw. Kompensationsstrategien zur Bewältigung von Alltagsaktivitäten erarbeitet. Der Betroffene soll im aktiven handlungsorientierten Prozess eine Awareness dafür entwickeln, welche Hirnleistungen intakt sind und wo seine Schwierigkeiten liegen, um zu einer besseren Selbsteinschätzung bzw. -wahrnehmung zu gelangen. Das Training erfolgt durch das Lösen von Aufgaben auf der Aktivitätsebene sollte und in einer ruhigen Umgebung mit möglichst wenig Ablenkung stattfinden.

6 Sprachliche und Nicht-sprachliche Kommunikation

6.1 Diagnostik und Therapie von Sprach- und Sprechstörungen

Ein weiterer logopädischer Schwerpunkt in der Frühphase ist die Unterstützung einer erfolgreichen Kommunikation und das Erarbeiten diverser patientenspezifischer kommunikativer und sprachersetzender Strategien. Dies ist wesentlich, um das psychosoziale Wohlbefinden und auch die herausfordernde Kooperation im Klinikalltag zu optimieren. Diverse Studien bestätigen, wie gravierend linguistische und kognitiv-kommunikative Gesprächskompetenzdefizite zu Stressentwicklung beitragen (Menzel 1998; Green et al. 2018; McRae etal. 2020). Ebenso gibt es Zusammenhänge zwischen Patienten mit Mitteilungsstörungen und dem Vorhandensein eines Delirs. Bereits beim intubierten Patienten, der wach und mitteilungsbereit ist, ist es das frühe Ziel, aktive Verständigungswege und Strategien zur Verständnissicherung zu etablieren, um die Interaktion und die Verständnissicherung mit dem gesamten Rehabilitationsteam und den Angehörigen zu erleichtern.

Die gestörten linguistischen Sprachmodalitäten können sich in den ersten vier bis sechs Wochen zu einem gewissen Teil zurückbilden. Daher gilt es in einer prozesshaften und patientenspezifisch ausgerichteten Weise, die sich entwickelnden sprachlichen Fähigkeiten im Tagesgeschehen zu erkennen und zu nutzen. Diese werden an vorhandene Zusatzbeeinträchtigungen des Patienten, wie in etwa qualitative Bewusstseinsstörungen wie ein demenzieller Verlauf oder ein Delir angepasst. Mittels Screeningverfahren im Bedsideformat sowie diverser therapieorientierter Assessments wird eine Erstdiagnose bezüglich der rezeptiven und expressiven sprachlichen Fähigkeiten erstellt. Auf der Grundlage der ICF spielt der narrative Teil im Rahmen der Evaluation eine entscheidende Rolle.

Die orientierenden diagnostischen Mittel beziehen sich auf die Erhebung der aphasischen expressiven und rezeptiven Symptome, auf isolierter Wort-, Satz- und Textebene und einer Beurteilung begleitender buccofacialer und sprechapraktischer Komponenten, einer Dysarthrophonie und diverser begleitender kognitiver kommunikativer Beeinträchtigungen unter Berücksichtigung unterschiedlicher neurologischer Ursachen.

In diesem Sinne werden gezielte Aufgaben zusammengestellt für eine Einschätzung und nachfolgend auch zur Behandlung und Förderung sprachlicher und nicht sprachlicher Leistungen wie das globale Kommunikationsverhalten, die Spontansprache, Blick- und Kopfbewegungen, Singen, Reihen- und Floskelsprechen, Identifizieren von gegenständlichen Objekten, Benennen von Objekten, Artikulation und Phonation, auditives Sprachverständnis, Schriftsprache: Schreiben, Lesen und Umgang mit Zahlen genutzt.

Weiters geht es darum, individualisierte Programme, die auf Aktivitäts- und Partizipationsebene basieren wie z. B. Wortfindungsstrategien, self-cueing und Feedback zu erstellen. Diese zielen auf ein alltagsrelevantes Verständigungstraining mit der dazugehörigen Verständigungssicherung unter Einbeziehung sämtlicher verfügbarer konventioneller und elektronischer alternativen Kommunikationsmittel ab und werden je nach Vigilanz, kognitiver-exekutiver und motorischer, aber auch ideatorischer Fähigkeiten in der Akutphase eingesetzt. Im Repertoire befinden sich z. B. Schreibutensilien, Kommunikationstafeln, Bildtafeln, digital voice recorder, Piktogramme, Buchstabenboards, die mit Augen oder Fingerbewegungen angesteuert werden können und Tablet-Devices mit speziellen sprachrelevanten Programmen (je nach motorischen und kognitiven Fähigkeiten). Der Patient benötigt gerade frühzeitig die Sicherheit, dass seine Bedürfnisse wahrgenommen werden und seine Befindlichkeit sensibel erkannt und darauf kommunikativ eingegangen wird.

Nicht zu unterschätzen sind zahlreiche Missverständnisse, die nicht nur auf Einschränkungen des Verständnisses im verletzten Sprachsystem basieren, sondern auch im Zusammenhang mit Desorientierung und zahlreichen kognitiven Defiziten stehen können. Daher ist der gewünschte Abruf eines adäquaten und verbindlichen Ja/Nein Codes innerhalb einer Gesprächssituation mit Vorbehalt auszuwerten. Mitentscheidend sind wichtige biografische Informationen von Seiten der Angehörigen, die in Form von z. B. sozialanamnestischen Erhebungen und deren Umweltfaktoren im Gespräch erfasst werden.

6.2 Wie kann Kommunikation auf der ICU gelingen?

Im Folgenden sind einige Strategien angeführt, die die Kommunikation in der Anfangsphase erleichtern können:

- Auf nonverbale Reaktionen des Patienten achten: Gestik und Mimik, Atmung, vegetative Veränderungen
- Beobachtung von kommunikativen Signalen im Sinne einer sprachlichen oder nicht sprachlichen Interaktion des Patienten, sobald sich die Vigilanz bessert
- Beobachten eines formalen Rahmens einer Gesprächssituation im Sinne eines Sprecherwechsels
- Der Patient steht im Mittelpunkt: Was benötigt er an medizinisch-therapeutischer Information und eigener Bedürfnisabdeckung
- Auf geräuscharme Umgebung achten d. h. kein TV, laute Gespräche im Umfeld vermeiden
- Gesprächsorganisation von außen setzen: Themen klar benennen und einschränken, auf einfache Formulierungen achten, plötzliche Themensprünge vermeiden
- Verständnissichernde Maßnahmen wie z. B. Nachfragen, Ja/Nein antworten, Keyword Angebot, Bildmaterial, persönliche Gegenstände und Fotos, Agenden
- Kooperationsabhängigkeit durch den Gesprächspartner
- Ein Gesprächspartner, der Gestik und Mimik nutzt, Pausen geben

Verbessern sich die medizinischen Rahmenbedingungen und Voraussetzungen für eine standardisierte Testung zur eindeutigen evidenzbasierte Klassifikation des Patienten, kann diese aus dem umfangreichen Sortiment der Aphasiediagnostik, der kognitiven Dysphasie- und Dysarthrophonieuntersuchung erfolgen, um die entsprechenden Maßnahmen für ein gezieltes symptomspezifisches Übungsprogramm zu erstellen. In diesem Zusammenhang empfiehlt sich auch, die logopädischen Assessments gegebenenfalls mittels eines professionellen neuropsychologischen Gutachtens abzugleichen. Eine wichtige Ergänzung bilden auch Fragebögen zur Selbst- und Fremdeinschätzung von Sprachstörungen (siehe Abschn. 2.3).

Die Rehabilitation von sprachlichen, sprechmotorischen und kognitiven Defiziten umfasst nicht nur die Wiederherstellung von Teilleistungen, welche die Mittel einer Kommunikation und Gesprächskompetenz fördern sollte, sondern auch eine umfangreiche Beratung und Begleitung von Angehörigen, um mit den veränderten sozialen Herausforderungen dieser Lebenskrise umgehen zu können. Die interdisziplinäre Therapie der ICU setzt damit erste maßgebliche, frührehabilitative Schritte in diesem oft zeitlich intensiven Prozess (Ziegler und Vogel 2010; Huber et al. 2013; Bauer und Auer 2008).

7 Zusammenfassung

Die therapeutische Arbeit an einer Intensivstation stellt ein umfassendes Aufgabengebiet dar und erfordert eine sehr intensive interdisziplinäre Zusammenarbeit zwischen allen beteiligten Berufsgruppen und erfolgt prozesshaft nach standardisierten Abläufen.

Die Frührehabilitation beginnt schon in den ersten Tagen nach der Aufnahme des Patienten mit der Anwendung von standardisierten Assessments. Diese werden sowohl berufsgruppenübergreifend zur globalen Orientierung im Hinblick auf den aktuellen allgemeinen Status des Patienten, als auch spezifisch zu einzelnen sensomotorischen und kognitiven Symptomenkomplexen durchgeführt. Den Rahmen für die Befundung und im Weiteren für die daraus abgeleiteten Ziele und Maßnahmen bildet die internationale Klassifikation der Funktionsfähigkeit, Behinderung und Gesundheit, die ICF (World Health Organization 2001). Diese ermöglicht eine Differenzierung verschiedenster Symptomengruppen in den Ebenen der Körperstruktur- und Funktion, der Aktivität und Partizipation. In diesen verschiedenen Ebenen setzen auch frühe rehabilitative Maßnahmen an. Jene reichen von prophylaktischen Maßnahmen auf Strukturebene bis hin zu gezieltem Training einzelner sensomotorischer, sprachlicher und kognitiver Fähigkeiten auf Aktivitäts- und Partizipationsniveau. In dieser ersten Phase der Rehabilitation werden somit schon grundlegende Voraussetzungen für den weiteren Rehabilitationsverlauf und für spätere funktionellen Fähigkeiten des Patienten gelegt. Um diese angestrebten Ziele bestmöglich zu erreichen, sind für das gesamte Rehabilitationsteam fundierte fachliche Ausbildungen, fachübergreifende Kenntnisse, aktuelles Wissen aus der Rehabilitationsforschung und ausgezeichnete kommunikative Fähigkeiten unabdingbar.

Literatur

Bartolome G (2014) Neurorehabilitation des Schluckens. NeuroGeriatrie 11(2):79–90

Bath P, Woodhouse L, Suntrup-Krueger S, Likar R, Koestenberger M, Warusevitane A ... for PHADER Investigators (2020) Pharyngeal electrical stimulation for neurogenic dysphagia following stroke, traumatic brain injury or other cause: main results from the PHADER cohort study. EClinical Med 28:100608

Bauer A, Auer P (2008) Aphasie im Alltag. Georg Thieme, Stuttgart

Bergmann J (2008) Akademie für Sport und Gesundheit. Retrieved from https://www.akademie-sport-gesundheit.de/wissenschaft/816/motorische-leistungsfaehigkeit.html

Bernhardt J, Dewey H, Thrift A, Donnan G (2004) Inactive and alone: physical activity within the first 14 days of acute stroke unit care. Stroke 35(4):1005–1009

Bernhardt J, Dewey H, Collier J, Thrift A, Lindley R, Moodie M, Donnan G (2006) A very early rehabilitation trial (AVERT). Int J Stroke 1(3):169–171

Bliss TV, Lomo T (1973) Long-lasting potentiation of synaptic transmission in the dentate area of the anaesthetized rabbit following stimulation of the perforant path. J Physiol 232(2):331–356

Carr J, Shepherd R (2008) Optimierung der Wiederherstellung der Funktion nach Schlaganfall. In: Mehrholz J (Hrsg) Frühphase Schlaganfall. Georg Thieme, Stuttgart

Cichero J, Lam P, Steele C, Hanson B, Chen J, Dantas R, Stanschus S et al (2017) Development of international terminology and definitions for texture-modified foods and thickened fluids used in dysphagia management: the IDDSI framework. Dysphagia 32(2):293–314. https://iddsi.org/

Fitts PM, Posner MI (1967) Human performance. Brooks/Cole Publishing Company, Belmont

Freivogel S (1997) Motorische Rehabilitation nach Schädelhirntrauma. Pflaum, München

Freivogel S, Fries W (2010) Motorische rehabilitation. In: Frommelt P, Lösslein H (Hrsg) Neuro-rehabilitation, 1. Aufl. Springer, Berlin/Heidelberg, S 225–266

Gottschalck T (2007) Mundhygiene und spezielle Mundpflege. Huber, Bern

Gracies J (2005) Pathophysiology of spastic paresis. I: paresis and soft tissue changes. Muscle Nerve 31(5):535–551

Green S, Reivonen S, Rutter L-M, Nouzova E, Duncan N, Clarke C, Tieges Z et al (2018) Investigating speech and language impairments in delirium: a preliminary case-control study. PLoS One 13(11):e0207527

Hafsteinsdóttir T, Kappelle J, Grypdonck M, Algra A (2007) Effects of Bobath-based therapy on depression, shoulder pain and health-related quality of life in patients after stroke. J Rehabil Med 39(8): 627–632

Hauptmann B, Müller C (2011) Motorisches Lernen und repetitives Training. In: Nowak D (Hrsg) Handfunktionsstörungen in der Neurologie. Springer, Berlin/Heidelberg, S 214–223

Huber W, Poeck K, Springer L (2013) Klinik und Rehabilitation der Aphasie. Georg Thieme, Stuttgart

Kersten A, Reith S (2016) Delir und Delirmanagement bei kritisch kranken Patienten. Med Klin Intensivmed Notfmed, 111(1):14–21

Kiechl S, Schönherr G (2009) Integrierter Patientenpfad/Behandlungspfad Schlaganfall Tirol. Retrieved from https://schlaganfallpfad.tirol-kliniken.at/page.cfm?vpath=index

Lang CE, MacDonald JR, Gnip C (2007) Counting repetitions: an observational study of outpatient therapy for people with hemiparesis post-stroke. J Neurol Phys Ther 31(1):3–10

Lang CE, MacDonald JR, Reisman DS, Boyd L, Kimberley TJ, Schindler-Ivens SM, Scheets PL (2009) Observation of amounts of movement practice provided during stroke rehabilitation. Arch Phys Med Rehabil 90(10):1692–1698

Macht M, Wimbish T, Clark BJ, Benson AB, Burnham EL, Williams A, Moss M (2012) Diagnosis and treatment of post-extubation dysphagia: results from a National Survey. J Crit Care 27(6):578–586

Majsak MJ (1996) Application of motor learning priciples tot he stroke population. Top Stroke Rehabil 3(2):37–59

McRae J (2019) The role of speech and language therapy supporting nutritional management in ICU. ICU Manag Pract:174–177

McRae J, Montgomery E, Garstang Z, Cleary E (2020) The role of speech and language therapists in the intensive care unit. J Intensive Care Soc 21(4):344–348

Mehrholz J (2014) Kognitive Langzeitfolgen bei chronisch kritisch Kranken. Neuroreha 6(04):153–154

Meier P (2021) Plastizität und motorisches Lernen. In: Schick T (Hrsg) Funktionelle Elektrostimulation in der Neurorehabilitation. Springer, Berlin/Heidelberg, S 9–19

Menzel L (1998) Factors related to the emotional responses of intubated patients unable to speak. Heart Lung 27(4):245–252

Mulder T (2007) Das adaptive Gehirn. Georg Thieme, Stuttgart

Nessizius S, Rottensteiner C, Nydahl P (2017) Frührehabilitation in der Intensivmedizin. Elsevier/Urban & Fischer, München

Parry S, Berney S, Warrillow S, El-Ansary D, Bryant A, Hart N, Denehy L et al (2014) Functional electrical stimulation with cycling in the critically ill: a pilot case-matched control study. J Crit Care 29(4): 695.e1–695.e7

Perren A, Zürcher P, Schefold JC (2019) Clinical approaches to assess post-extubation dysphagia (PED) in the critically Ill. Dysphagia 34(4):475–486

Pieber K, Herceg M, Paternostro-Sluga T (2013) Frührehabilitation an der Intensivstation. Springer, Wien

Pohl M, Mehrholz J (2013) Begriffsbestimmung: Critical-Illness-Polyneuropathie und Critical-Illness-Myopathie. Neuroreha 5(01):10–16

Rosenbek J, Robbins J, Roecker E, Coyle J, Wood J (1996) A penetration-aspiration scale. Dysphagia 11(2):93–98

Schmidt RA, Lee TD, Winstein C, Wulf G, Zelaznik HN (2019) Motor control and learning: a behavioral emphasis, 6. Aufl. Human Kinetics, Champaign

Schönherr G (2010) Physiotherapeutische Maßnahmen in der Frührehabilitation – stimulieren und motivieren. Neuroreha 2(04):160–169

Schönherr G (2017) Assessments und Zielsetzung in der Frührehabilitation. In: Nessizius S, Cornelia R, Nydahl P (Hrsg) Frührehabilitation in der Intensivmedizin: Interprofessionelles Management. Urban & Fischer, München, S 89–107

Schönherr G, Brugnara P, Katzmayr M, Eyl M, Stricker I, Hanel T (2018) Integrierter Behandlungspfad Schlaganfall Tirol. Retrieved from https://schlaganfallpfad.tirol-kliniken.at/2018/TP_2_Pdf_2018/01_EMPFEHLUNGEN_Neurorehabilitation%20nach%20Schlaganfall.pdf

Sheen G (2001) Neurophysiology of spasticity. In: Barnes MP, Johnson GR (Hrsg) Upper motor neurone syndrome and spasticity: clinical management and neurophysiology. Cambridge University Press, Cambridge, S 12 ff

Shepherd R, Carr J (2005) Scientific basis of neurological physiotherapy: bridging the gap between science and practice. In: Dettmers C, Weiler C (Hrsg) Update neurologische Rehabilitation, 1. Aufl. Hippocampus, Bad Honnef, S 61–71

Sinkjaer T, Magnussen I (1994) Passive, intrinsic and reflex mediated stiffness in the ankle extensors of hemiplegic patients. Brain 117 (Pt 2):355–636

Stroke Unit Trialists' Collaboration (2002) Organised inpatient (stroke unit) care for stroke. Cochrane Database Syst Rev (1):CD000197

Taub E, Crago JE, Burgio LD, Groomes TE, Cook EW III, DeLuca SC, Miller NE (1994) An operant approach to rehabilitation medicine: overcoming learned nonuse by shaping. J Exp Anal Behav 61(2): 281–293

Teixeira-Salmela L, Nedeau S, McBride I, Olney S (2001) Effects of muscle strengthening and physical conditioning training on temporal, kinematic and kinetic variables during gait in chronic stroke survivors. J Rehabil Med 33(2):53–60

Warnecke T, Labeit B, Schroeder J, Reckels A, Ahring S, Lapa S, Dziewas R et al (2021) Neurogenic dysphagia: systematic review and proposal of a classification system. Neurology 96(6):e876–e889

Winkelman C, Johnson K, Hejal R, Gordon N, Rowbottom J, Daly J, Levine A et al (2012) Examining the positive effects of exercise in intubated adults in ICU: a prospective repeated measures clinical study. Intensive Crit Care Nurs 28(6):307–318

Wolters A, Slooter A, van der Kooi A, van Dijk D (2013) Cognitive impairment after intensive care unit admission: a systematic review. Intensive Care 39(3):376–386

World Health Organization (2001) IFC: international classification of functioning, disability and health. World Health Organization, Geneva

Wulf G (2010) Motorisches Lernen. In: Hüter-Becker A, Dölken M (Hrsg) Physiotherapie in der Neurologie, 3. Aufl. Georg Thieme, Stuttgart, S 41–72

Wulf G (2011) Bewegungen erlernen und automatisieren: Worauf ist die Aufmerksamkeit zu richten? Neuroreha 3(01):18–23

Ziegler W, Vogel M (2010) Dysarthrie: verstehen – untersuchen – behandeln. Georg Thieme, Stuttgart

Zuercher P, Dziewas R, Schefold JC (2020) Dysphagia in the intensive care unit: a (multidisciplinary) call to action. Intensive Care Med 46(3):554–556

Palliativmedizin in der Intensivmedizin

Friedemann Nauck

Inhalt

1 Einleitung ... 225
2 Entwicklung der Intensiv- und Palliativmedizin ... 225
3 Gemeinsamkeiten und Gegensätze von Intensivmedizin und Palliativmedizin ... 226
4 Therapie- und Behandlungsangebote in der Palliativmedizin ... 227
5 Symptomkontrolle ... 228
5.1 Dyspnoe ... 228
5.2 Schmerztherapie in der letzten Lebensphase ... 229
5.3 Rasseln in der Terminalphase („Death Rattle") ... 229
5.4 Übelkeit und Erbrechen ... 229
5.5 Obstipation ... 230
5.6 Pflegerische und komplementäre Maßnahmen ... 230
6 Ethische Entscheidungen in der Intensivmedizin ... 231
6.1 Wege der Entscheidungsfindung in der Intensivmedizin ... 232

Literatur ... 234

1 Einleitung

Untersuchungen konnten nachweisen, dass palliativmedizinische Methoden und Vorgehensweisen auf einer Intensivstation zu einer verbesserten Betreuung am Lebensende für Patienten, ihre Angehörigen und Freunde führen können bzw. mit guter Versorgung am Lebensende assoziiert werden (Hamric und Blackhall 2007; Mularski et al. 2005; Nelson et al. 2006). Hierbei sollte die Palliativmedizin als ergänzende, besondere Expertise in Schmerztherapie und Symptomkontrolle sowie einer respektvollen, fürsorglichen Begleitung des Patienten und seiner Familie in dessen letzter Lebensphase und während des Sterbeprozesses gesehen werden. Um dies in die Praxis umzusetzen, sollten die unterschiedlichen involvierten Berufsgruppen das gleiche Ziel in der Behandlung verfolgen und ihre Kompetenzen in der Lösung schwieriger Probleme bündeln.

F. Nauck (✉)
Klinik für Palliativmedizin, Universitaetsmedizin Goettingen, Goettingen, Deutschland
E-Mail: friedemann.nauck@med.uni-goettingen.de

2 Entwicklung der Intensiv- und Palliativmedizin

Aufgrund neuer intensivmedizinischer Therapiemöglichkeiten überleben Patienten immer häufiger eine vorübergehende lebensbedrohliche Erkrankung oder einen erforderlichen operativen Eingriff. Gleichzeitig sterben zahlreiche Patienten auf Intensivstationen. Hier besteht die Gefahr, dass Ärzte medizinisch, aber auch ethisch gebotene Grenzen der Intensivmedizin nicht erkennen bzw. nicht in ihre therapeutischen Überlegungen mit einbeziehen. Das wiederum kann zu einer Übertherapie oder Überversorgung führen. Überversorgung bezeichnet diagnostische und therapeutische Maßnahmen, die nicht angemessen sind, da sie die Lebensdauer oder Lebensqualität der Patienten nicht verbessern, mehr Schaden als Nutzen verursachen und/oder von den Patienten nicht gewollt werden (Michalsen et al. 2021). Somit ist es erforderlich, dass Behandlungsteams wiederholt die jeweilige Prognose bewerten und abwägen, um das individuelle Therapieziel unter Berücksichtigung des Willens und der Wertvorstellungen des Patienten festzulegen.

Die Entwicklung der modernen Medizin macht in der Intensivmedizin besonders deutlich, dass sich nicht nur die Arzt-Patienten-Beziehung verändert, sondern auch das Verständnis von Krankheit. Intensivmediziner müssen nicht ausschließlich Kompetenzen zur Anwendung der neuen Techniken erwerben, sondern zunehmend über Fähigkeiten verfügen, mit denen sie den Herausforderungen am Lebensende, der Auseinandersetzung mit ethischen Problemen in Grenzsituationen sowie den Themen Therapieabbruch, Therapieverzicht oder der Hilfe zum Sterben (Tötung auf Verlangen, assistierter Suizid) begegnen. Hier können und müssen sich – auch wenn die Behandlungsprioritäten und therapeutischen Konzepte in Intensiv- und Palliativmedizin unterschiedlich sind – beide Bereiche ergänzen.

Die Palliativmedizin hat sich aufgrund von Defiziten in unserem modernen Gesundheitssystem entwickelt. Diese lagen nicht nur in der Behandlung von Schmerzen oder anderen belastenden körperlichen Symptomen bei Patienten mit weit fortgeschrittenen inkurablen Erkrankungen am Lebensende, sondern auch in unzureichender psychosozialer und spiritueller Begleitung der Patienten und ihrer Angehörigen.

> Optimale Symptomkontrolle physischer Beschwerden und Unterstützung bei psychosozialen Problemen, Kommunikation, Auseinandersetzung mit der Erkrankung und Begleitung des Sterbenden und seiner Angehörigen sind wesentliche Merkmale der Palliativversorgung (Nauck et al. 2008).

Palliativmedizin in der Intensivmedizin bedeutet somit eine Medizin, die sich dem ganzen Menschen und seiner komplexen psychosozialen Verfasstheit widmet und die von einer gesprächs- und behandlungsorientierten Medizin sinnvoll ergänzt wird.

Palliativmedizinische und palliativpflegerische Inhalte werden zunehmend verpflichtend in die Aus-, Fort- und Weiterbildungskataloge aller Berufsgruppen im Gesundheitswesen, die in die Versorgung schwerkranker und sterbender Menschen eingebunden sind, aufgenommen. Hier gilt es gerade in der intensivmedizinischen Weiterbildung, sinnvolle zukunftsweisende Konzepte zu entwickeln, um palliativmedizinische Inhalte noch nachhaltiger fächerübergreifend zu integrieren.

3 Gemeinsamkeiten und Gegensätze von Intensivmedizin und Palliativmedizin

Trotz unterschiedlicher Ansatzpunkte zeigt sich, dass Intensivmedizin und Palliativmedizin nicht einander ausschließende Gegensätze sind, sondern zahlreiche Gemeinsamkeiten aufweisen. Es geht somit nicht um den Widerspruch „Apparate-Medizin" vs. „sprechende, begleitende Medizin". In beiden Bereichen werden Patienten in extremen Lebensphasen und problematischen Therapiesituationen behandelt, die oftmals von einer enormen Dynamik geprägt sind. Hohe Fachkompetenz, Arbeit im inter- und multidisziplinären Team, mit einem der Intensität der Betreuung angepassten Stellenplan sind Voraussetzungen für eine erfolgreiche Arbeit sowohl auf der Palliativstation als auch in der Intensivmedizin. Offene Kommunikation im Team, mit Patienten und Angehörigen, Aufklärung und Übermittlung schlechter Nachrichten sowie Entscheidungsfindung bei schwierigen ethischen Fragestellungen gehören ebenso wie die Begleitung in der letzten Lebensphase zu weiteren wesentlichen Gemeinsamkeiten.

Durch die modernen Möglichkeiten der Intensivmedizin und die damit verbundenen Grenzverschiebungen wurden Sterben und Tod zunehmend verdrängt, mit der Folge, sich vornehmlich auf das medizinisch-technisch Machbare zu konzentrieren und nicht genügend auf das medizinisch-ethisch Vertretbare zu achten. Angst vor einer inhumanen Apparatemedizin – aufgrund der zunehmenden diagnostischen Möglichkeiten wie Sonographie, Computertomographie, Kernspintomographie, aber auch die technischen Voraussetzungen für eine immer differenziertere Narkoseführung und Beatmung sowie die Möglichkeiten der Ersatzverfahren für Niere, Herz und Leber, leiteten einen schleichenden Paradigmenwechsel ein. Furcht vor unnötiger Leidensverlängerung und unwürdigem Sterben war ein Motor für die Stärkung des Selbstbestimmungsrechts des Patienten bei gleichzeitiger Absage an das bis dato eher paternalistische Fürsorgeprinzip des Arztes. Hier bieten die Erfahrungen aus der Palliativmedizin gerade in der Intensivmedizin gute Voraussetzungen, den Herausforderungen der Zukunft kompetent begegnen zu können.

Jedoch bestehen auch Gegensätze, die die Integration der Palliativmedizin in die Intensivmedizin nicht immer leicht machen. Das Behandlungsziel in der Intensivmedizin ist in erster Linie die Lebensverlängerung und, wenn möglich, die Wiederherstellung der Gesundheit. In der Intensivmedizin müssen Entscheidungen schnell, manchmal reflektorisch bei nicht entscheidungsfähigen Patienten gefällt werden. Der Ausgang einer Intensivbehandlung ist häufig nicht vorhersehbar. Die Lebens- und Funktionserhaltung in der Intensivmedizin durch hohen technischen Aufwand leitet ihre Berechtigung aus der Überzeugung ab, dem Patienten durch Überwinden einer lebensbedrohlichen Situation eine neue Lebensperspektive zu geben. Ist dies nicht möglich, müssen Entscheidungen getroffen werden, die zum einen den Willen des Patienten, zum anderen das ethisch gebotene medizinische Handeln berücksichtigen (Nauck et al. 2008).

Unterschiede werden somit deutlich in der Zielsetzung, die primär nahezu konträr verläuft. Palliativmedizin hat das Ziel bei nicht heilbar kranken Patienten, deren Erkrankung fortgeschritten und lebensbegrenzend ist, durch adäquate Symptomkontrolle und Linderung von Leiden die bestmögliche Lebensqualität zu erreichen, wobei die Lebensverlängerung zunächst nicht im Vordergrund steht.

> Palliativmedizin sieht das Sterben als einen natürlichen Prozess, ohne dabei Leben zu verkürzen oder Sterben zu verlängern.

In den palliativmedizinischen Versorgungsstrukturen Deutschlands werden weit überwiegend Patienten mit fortgeschrittenen, inkurablen Tumorerkrankungen (89,7 % in der Hospiz- und Palliativerhebung HOPE 2007) behandelt. Bisher noch relativ wenigen Patienten mit nicht malignen Grunderkrankungen und belastenden Symptomen wird ebenfalls eine palliativmedizinische Versorgung zuteil, wie z. B. Patienten mit neurologischen, kardialen, respiratorischen oder renalen Erkrankungen im Terminalstadium.

Die Entwicklung der Palliativmedizin zeigt, dass palliativmedizinische Behandlung und Begleitung zunehmend bereits in früheren Krankheitsstadien und nicht nur von Tumorpatienten nachgefragt werden, über einen deutlich längeren Zeitraum erfolgen und auch für nicht onkologisch erkrankte Patienten sinnvoll sind (Mularski et al. 2005). Dies entspricht auch deren Selbstverständnis, wie es sich z. B. in der Definition der Weltgesundheitsorganisation aus dem Jahr 2002 ausdrückt (Sepulveda et al. 2002):

> **Definition**
> **Palliativmedizin/Palliative Care (Definition der WHO)** Palliativmedizin/Palliative Care ist ein Ansatz zur Verbesserung der Lebensqualität von Patienten und ihren Familien, die mit Problemen konfrontiert sind, welche mit einer lebensbedrohlichen Erkrankung einhergehen. Dies geschieht durch Vorbeugen und Lindern von Leiden durch frühzeitige Erkennung, sorgfältige Einschätzung und Behandlung von Schmerzen sowie anderen Problemen körperlicher, psychosozialer und spiritueller Art.

Ein weiterer Unterschied zur Intensivmedizin besteht darin, dass es in der Palliativmedizin in der Regel keinen Zeitdruck gibt, Entscheidungen zu treffen. Anders als in der Intensivmedizin sind die meisten Patienten bewusstseinsklar und entscheidungsfähig. In Gesprächen zwischen Patient, Angehörigen und dem therapeutischen Team kann das Ziel des „informed consent", d. h. Entscheidung des Patienten nach ausführlicher Aufklärung, häufig erreicht werden.

4 Therapie- und Behandlungsangebote in der Palliativmedizin

> Die Kardinalsymptome menschlichen Leidens wie Schmerz, Angst, Atemnot, Unruhe und Durst prompt und dauerhaft zu lindern, wie es bereits Hufeland (1763–1836) formulierte, ist integraler Bestandteil ärztlichen Handelns und Teil des Aufgabenspektrums jeder medizinischen Fachdisziplin.

Ein mitmenschlicher Umgang mit Leben, Sterben und Tod sowie der Erhalt von Autonomie und Respekt vor der Würde Schwerstkranker und Sterbender waren und sind zentrale Themen der modernen Hospizbewegung und Palliativmedizin. Die palliativmedizinische Versorgung basiert dabei auf der hohen Fachkompetenz sowie auf inter- und multidisziplinärer Zusammenarbeit unterschiedlicher Berufsgruppen, ergänzt durch ehrenamtliche Mitarbeiter. Palliativmedizin versteht sich in diesem Zusammenhang als Ergänzung und Erweiterung dieser grundlegenden Leistungen auch in der oder für die Intensivmedizin durch:

- spezielle Kompetenzen in der Schmerztherapie und Symptomkontrolle,
- Sensibilisierung für die Bedürfnisse Sterbender, ihrer Angehörigen und Freunde,
- psychosoziale Unterstützung und Begleitung des Patienten und seiner Angehörigen (s. dazu auch ▶ Kap. 5, „Intensivpflege", Abschn. Psychosoziale Kompetenz),
- kommunikative Kompetenzen auch bei ethischen Fragestellungen (Therapiezieländerung, palliative Sedierung, Flüssigkeitsgabe und Ernährung am Lebensende etc.),
- Kompetenzen in der palliativen Pflege und dem Wundmanagement,
- seelsorgerische Begleitung in Aspekten der Spiritualität und Religiosität,
- rehabilitative/versorgungsdienstliche Maßnahmen,
- Ehrenamtlichenarbeit,
- Trauerarbeit.

Palliativmedizinische Angebote kommen in der Intensivmedizin besonderes dann zum Tragen, wenn akute, physische und/oder psychosoziale Krisensituationen bzw. ethische Fragestellungen bei Patienten mit fortgeschrittener, inkurabler Erkrankung auftreten, seltener bei Fragen der Schmerztherapie, Symptomkontrolle oder palliativpflegerischen Maßnahmen.

Für die palliativmedizinische Krisenintervention stehen Organisationsformen wie Palliativstation, Palliativdienst (Konsiliardienst) und ambulanter Palliativdienst zur Verfügung. Zudem bieten stationäre Hospize und ambulante Hospizdienste, teils mit Unterstützung ehrenamtlicher Helfer, in enger Zusammenarbeit mit den palliativmedizinischen und -pflegerischen Diensten ihre Kompetenzen bei der Begleitung schwer- und sterbenskranker Menschen an. Auf Intensivstationen bietet sich die Unterstützung durch einen Palliativdienst an. Gemeinsam können dann weitere Therapiemaßnahmen, eine Verlegung auf eine Palliativstation, in ein Hospiz oder gar in die häusliche Umgebung geplant werden.

5 Symptomkontrolle

Die Linderung von Leiden gehört seit jeher zu den zentralen ärztlichen und pflegerischen Aufgaben, somit ist die Palliativmedizin keine neue medizinische Disziplin. Neu belebt wurden jedoch Aspekte wie Kommunikation, Mitmenschlichkeit, Teamarbeit, Integration der Angehörigen in das Behandlungs- und Versorgungskonzept sowie die Berücksichtigung des Menschen in seiner ganzheitlichen Dimension durch ihren interdisziplinären und multiprofessionellen Ansatz. Neu ist auch die Integration evidenzbasierter Erkenntnisse in der Symptomkontrolle, insbesondere der Schmerztherapie und im Rahmen der Behandlung von Intensivpatienten die Dyspnoe und Obstipation, die als belastende und die subjektive Lebensqualität einschränkende Symptome häufig vorhanden sind.

Für die palliativmedizinische Behandlung, Pflege und Begleitung sind die individuellen Bedürfnisse der Schwerstkranken und Sterbenden das wesentliche Kriterium. Voraussetzung für eine suffiziente Behandlung aller Symptome ist die Kenntnis der Pathophysiologie sowie eine sorgfältige Anamnese, in der neben den möglichen physischen auch die psychischen, sozialen und ggf. spirituellen Ursachen ermittelt werden. Die Erstellung eines individuellen an Vorerkrankungen adaptierten Therapieplans, die regelmäßige klinische Untersuchung vor und während der Behandlung sowie die offene und ehrliche Kommunikation mit dem Patienten und seinen Angehörigen sind weitere wichtige Grundvoraussetzungen. Durch ein differenziertes Therapieregime lässt sich bei den meisten Patienten eine zufriedenstellende Symptomkontrolle erzielen.

Im Folgenden wird die Behandlung und Symptomkontrolle in der letzten Lebensphase anhand der Symptome Dyspnoe, Schmerz, terminales Rasseln sowie der Behandlung von Übelkeit/Erbrechen und Obstipation kurz dargestellt, um aufzeigen, welche Möglichkeiten bei Intensivpatienten hilfreich sein können, wobei sich auch hier intensiv-medizinische und palliativmedizinische Behandlungsstrategien sinnvoll ergänzen.

5.1 Dyspnoe

Dyspnoe, ein häufiges Symptom bei Patienten auf einer Intensivstation, ist das unangenehme subjektive Symptom der Atemnot, dessen Ausmaß nur der Patient selbst bestimmen kann. Dyspnoe ist oftmals von Tachypnoe, Angst, Unruhe und Panik begleitet. Intensivmedizinische Therapiestrategien beinhalten neben der invasiven bzw. nichtinvasiven Beatmung die medikamentöse Therapie der zugrundeliegenden Ursache sowie eine Behandlung mit Opioiden.

Dyspnoe bei Intensivpatienten kann durch Pleuraergüsse, Lungenödem, chronische oder akute Atemwegsobstruktionen, Infektionen, kardiale Ursachen, aber auch durch primäre oder sekundäre Lungentumoren, Aszites, Anämie, oder postoperativ nach thorakalen oder abdominellen Eingriffen bedingt sein.

Therapie
Palliativmedizinische Behandlungsstrategien können in der Weaningphase indiziert sein, um zu einer Linderung der Dyspnoe und zur Symptomkontrolle beizutragen, wenn eine Entscheidung zum Therapieverzicht (Beatmung) gefallen ist. Ist eine Behandlung der Dyspnoe mit Opioiden indiziert, so zielt diese auf eine Reduktion der Atemfrequenz bei Tachypnoe und die Ökonomisierung der Atemarbeit ab, darüber hinaus auf die Beeinflussung der Reaktion des Patienten auf die Atemnot.

> Die wichtigsten Substanzen zur Symptomkontrolle von Dyspnoe sind starke Opioide.

Opioide bewirken eine größere Toleranz des Atemzentrums gegenüber erhöhten CO_2-Werten und führen durch Senkung der Atemfrequenz zur Abnahme der Atemarbeit. Bei gleichem Atemminutenvolumen und gleichzeitig geringerer Atemfrequenz steigt das Atemzugvolumen und damit die alveoläre Ventilation. Zudem dämpfen Opioide über ihre Wirkung am limbischen System die emotionale Reaktion des Patienten auf die Atemnot.

Die medikamentöse Behandlung besteht in der regelmäßigen Gabe von Morphin oder einem anderen starken Opioid wie z. B. Hydromorphon, das bei älteren Menschen aufgrund der niedrigeren Plasmaeiweißbindung sowie der geringeren Kumulation aktiver Metabolite bei Patienten mit Niereninsuffizienz Vorteile in Bezug auf das Nebenwirkungsspektrum bietet. Wenn der Patient opioidnaiv ist oder keine regelmäßige Schmerztherapie mit starken Opioiden erhält und in der Lage ist, Medikamente oral zu sich zu nehmen, ist die Anfangsdosierung 5–10 mg Morphin oral alle 4 h, bei regelmäßiger Opioidvormedikation zusätzlich 1/6–1/3 der bisherigen Tagesdosis. Bei der parenteralen intravenösen Applikation können Opioide sehr gut in niedrigen Dosierungen titriert werden, bis eine deutliche Symptomlinderung erfolgt oder Nebenwirkungen wie Sedierung eine Dosisreduktion erforderlich machen, wenn diese Nebenwirkung – anders als etwa in der Finalphase – nicht gewünscht ist. Bei Panikattacken ist die Kombination mit Anxiolytika wie Diazepam oder Lorazepam indiziert. Hier ist das rasch und stark anxiolytisch wirkende Lorazepam bei Bedarf oder regelmäßig alle 8 h 1–2,5 mg sublingual indiziert.

Nichtmedikamentöse Strategien wie Entspannungsverfahren, Physiotherapie, ein offenes Fenster, eine ruhige Umgebung, Oberkörperhochlagerung, nicht beengende Kleidung und der Einsatz eines Ventilators können zusätzlich Erleichterung verschaffen. Die nasale Gabe von Sauerstoff ist selten, d. h. nur bei ausgeprägter Hypoxämie und Zyanose, sinnvoll. Bei Palliativpatienten führt in der Regel das Versagen der Atemmechanik und nicht der Sauerstoffmangel zur Dyspnoe.

5.2 Schmerztherapie in der letzten Lebensphase

Schmerz ist auch bei Patienten in der letzten Lebensphase auf der Intensivstation ein häufiges Problem. Ähnlich wie in der Behandlung von Schmerzen bei Tumorerkrankungen gilt, dass neben einer möglichst kausalen Therapie der Schmerzen eine Schmerztherapie nach den Richtlinien des seit Jahren anerkannten Stufenschemas der Weltgesundheitsorganisation (WHO) eine Schmerzlinderung erreicht werden kann, wobei der Einsatz starker Opioide eine herausragende Rolle spielt. Die Behandlung verliert auch in der letzten Lebensphase der Erkrankung nicht ihre Wirksamkeit.

Die Auswahl der Analgetika erfolgt nach der Schmerzursache und der Stärke des Schmerzes. Analgetika werden schrittweise gegen den Schmerz titriert, wobei die Dosis so weit gesteigert wird, bis der Patient ausreichend schmerzreduziert ist.

Therapie nach dem WHO-Stufenschema
- In der WHO-Stufe 1 werden Nichtopioide wie Novaminsulfon oder Antiphlogistika wie Ibuprofen verabreicht. Hier müssen bei Intensivpatienten die möglichen Kontraindikationen (z. B. Niereninsuffizienz und Nebenwirkungen, z. B. gastrointestinale Blutungen) beachtet werden.
- In der 2. Stufe wird die Therapie durch ein mittelstarkes Opioid wie z. B. Tramadol oder Tilidin ergänzt.
- Bei unzureichender Analgesie – bzw. bei starken Schmerzen bereits initial – werden starke Opioide verabreicht.

Opioide können auf vielfältige Weise invasiv und nichtinvasiv appliziert werden. Ist in der Tumorschmerztherapie die orale Gabe der Analgetika der Standard, so werden bei Intensivpatienten die starken Opioide häufig intravenös über Spritzenpumpen kontinuierlich verabreicht.

Für die Schmerztherapie stehen zahlreiche starke Opioide (u. a. Buprenorphin, Fentanyl, Hydromorphon, Morphin, Oxycodon, Sufentanil) zur Verfügung.

> Für alle starken Opioide gilt, dass durch eine Prophylaxe Nebenwirkungen in der Regel vermieden werden können.

Grundsätzlich muss die Basisdosierung des starken Opioides gegen den Schmerz titriert werden.

Zusätzlich benötigen viele Patienten insbesondere für pflegerische oder physiotherapeutische Maßnahmen eine Bedarfsmedikation, deren Dosierung individuell titriert werden muss. Als Grundregel gilt ca. 1/6 der Tagesdosis. Häufig ist eine Dosisanpassung bei Zunahme der Schmerzen erforderlich.

5.3 Rasseln in der Terminalphase („Death Rattle")

> **Definition**
> Rasseln in der Terminalphase („Death Rattle") Oszillierendes Sekret im Pharynx-Trachea-Bereich.

Ursachen und Folgezustände
- In der Finalphase ist kein ausreichendes Abhusten möglich, es erfolgt eine Retention von Bronchialsekret auch bei Patienten, die in der letzten Lebensphase extubiert wurden.
- Terminales Rasseln führt zu Erstickungsangst beim Patienten und entsprechenden Befürchtungen bei den Angehörigen.

Therapie
- Medikamentöse Therapie:
  - Morphingabe bzw. Erhöhung der bisherigen Dosis.
  - Anticholenergikum, z. B. N-Butylscopolamin (Buscopan) 10–20 mg s.c. 6- bis 8-stündlich, Glycopyrrolat (Robinul) 0,2 mg alle 6 h s.c., ggf. Scopolamin-Pflaster (Scopoderm TTS).
  - Sekretionshemmung.
  - Relaxierung glatter Muskulatur, zusätzlich Sedierung.
- Naso-/oropharyngeale Absaugung nur kurzfristig erfolgreich, manchmal jedoch unvermeidlich.
- Lagerung halbsitzend, 30° Seitlagerung.

5.4 Übelkeit und Erbrechen

Ursachen
- Afferente Impulse aus dem oberen Gastrointestinaltrakt an das Brechzentrum in der Formatio reticularis der Medulla oblongata.
- Erregung von Chemorezeptoren in der Area postrema, der Medulla oblongata (Chemorezeptortriggerzone).
- Vestibularisreizung, Hirndrucksteigerung und/oder psychische (visuelle oder olfaktorische) Stimuli.

Therapieansätze zur Behandlung von Übelkeit und Erbrechen
Die Therapie von Übelkeit und Erbrechen umfasst nichtmedikamentöse und medikamentöse Maßnahmen. Zunächst sollte, wenn möglich, die Ursache behandelt werden (z. B. Obstipation, Infektionen, Husten, Schmerzen, Hyperkalzämie, erhöhter Hirndruck).

Bei der symptomatischen Therapie kommen als antiemetisch wirksame Medikamente prokinetische Substanzen, Neuroleptika, Antihistaminika, Anticholinergika, $5HT_3$-Antagonisten, Glukokortikoide und Benzodiazepine zur Anwendung. Die Auswahl der Antiemetika erfolgt nach der auslösenden Ursache sowie der spezifischen Rezeptorwirkung. Die Medikation sollte regelmäßig, in ausreichender Dosierung und antizipativ verabreicht werden. Bei starkem Erbrechen kann initial eine parenterale Gabe der Antiemetika sinnvoll sein.

Therapie
- Bei gastrointestinal bedingter Übelkeit stellt Metoclopramid 30–60 mg/Tag oral oder i.v. das Medikament der 1. Wahl (Basisantiemetikum) dar.
- Bei Übelkeit und/oder Erbrechen ausgelöst durch Erregung der Chemorezeptortriggerzone (CTZ) wird Haloperidol 3 × 0,5 mg/Tag oral oder i.v. verabreicht.
- Bei Erregung des Brechzentrums: Antihistaminikum Dimenhydrinat 3 × 50 mg oral bzw. bis zu 2 × 150 mg rektal bzw. bei Patienten in der Intensivmedizin i.v.

5.4.1 Opioidbedingte Übelkeit und Erbrechen

Zu Beginn einer Opioidtherapie klagen etwa 20–30 % aller Patienten über Übelkeit und Erbrechen.

Auslöser ist eine direkte Wirkung der Opioide auf:

- die Chemorezeptortriggerzone (CTZ),
- den Gastrointestinaltrakt (Gastrostase),
- das Vestibularorgan.

Eine Toleranzentwicklung und somit ein Nachlassen der Symptome tritt in der Regel nach 8–10 Tagen ein. Aufgrund der Häufigkeit von opioidbedingter Übelkeit und Erbrechen sollte bei Beginn einer Therapie mit starken Opioiden eine Prophylaxe mit Antiemetika durchgeführt werden.

Prophylaxe
- Haloperidol 3 × 0,5 mg/Tag oral oder i.v. (CTZ)

Metoclopramid 30–60 mg/Tag oral (in Tropfenform 4 mg/ml nicht mehr verkehrsfähig!) oder i.v. (Gastrostase/CTZ).

5.5 Obstipation

Das Symptom Obstipation ist bei Intensivpatienten ebenso wie bei Palliativpatienten ein multifaktorielles Geschehen.

Ursachen
- Behandlung mit Opioiden und anderen obstipierend wirkenden Medikamenten.
- Postoperativ.
- Organische (u. a. Tumoren), metabolische (z. B. Hyperkalzämie) oder neurogene Ursachen.
- Funktionelle Ursachen (u. a. ballaststoffarme Kost, geringe Flüssigkeitsaufnahme, Immobilität, Arzneimittel).

Aufgrund dieser Probleme ist bei Intensivpatienten häufig eine Indikation für eine medikamentöse, symptomatische Therapie mit Laxanzien gegeben, da eine Umstellung auf eine ballaststoffreiche Kost, die Erhöhung der Trinkmenge und Steigerung der körperlichen Aktivität oft nicht möglich sind.

Mit Beginn einer Therapie mit starken Opioiden muss in jedem Fall eine Obstipationsprophylaxe mit Laxanzien durchgeführt und über den gesamten Therapieverlauf beibehalten werden (keine Toleranzentwicklung).

Therapie
- Laxanzien werden aufgrund der Pathophysiologie und Wirkungsweise appliziert.
- Steigerung der Propulsion: Natriumpicosulphat (Laxoberal; 10–20 Trpf. initial) oder Bisacodyl (Dulcolax)-Supp.
- Stuhlaufweichung: Macrogol (Movicol; 1–2 Beutel/Tag).
- Mikroklysma und/oder Einlauf.
- Methylnaltrexon (Relistor) subkutan bei opioidinduzierter Obstipation.
- In Extremfällen: Amidotrizoate (Gastrografin) 50–100 ml oral nach Absprache mit den Radiologen.
- Wenn notwendig, frühzeitig manuelle Ausräumung (ggf. unter Sedierung).

> Bei Intensivpatienten, die viszeral chirurgisch operiert wurden, muss eine Absprache mit den mitbehandelnden Chirurgen erfolgen.

Die Anwendung der Laxanzien richtet sich auch nach Vortherapie und Auskultations- und Tastbefund (klinische Diagnostik von Subileus und Ileus).

5.6 Pflegerische und komplementäre Maßnahmen

Bei der Symptomkontrolle in der letzten Lebensphase sind pflegerische Maßnahmen, wie Mundpflege bei Mundtrockenheit oder Quarkwickel bei Lymphödem, Einreibungen oder Waschungen bei starkem Schwitzen oder Juckreiz, aber auch zahlreiche andere komplementäre Verfahren wie Auflagen, gelegentlich Akupressur oder Akupunktur, bei den unterschiedlichsten Symptomen eine sinnvolle Ergänzung der medikamentösen Behandlung. Die Kombination verschiedener Behandlungsverfahren erweitert nicht nur das Wirkungsspektrum, sondern hat oftmals auch Einfluss auf das Ausmaß der Nebenwirkungen einer medikamentösen Therapie.

5.6.1 Juckreiz bzw. Pruritus

> **Definition**
> **Juckreiz/Pruritus** Unangenehme Empfindung der Haut (und der angrenzenden Schleimhäute), die zum Kratzen zwingt und von Unruhe, Schlaflosigkeit, Angstgefühlen sowie nachfolgenden Hautläsionen, Kratzeffekten, Superinfektionen begleitet wird.

Die Reizaufnahme, Leitung und Modulation über Strukturen erfolgen wie beim nozizeptiven System.

Pruritus kann eingeteilt werden in

- „Pruritus cum materia" (mit umschriebenen Hautveränderungen assoziiert) und
- „Pruritus sine materia" (ohne solche Hautveränderungen).

Ursachen
- Tumoröse Hautinfiltration (z. B. Lymphangiosis, Non-Hodgkin-Lymphome, Leukämien, Mykosis fungoides).
- Paraneoplastisch (z. B. M. Hodgkin).
- Primäre Hautkrankheiten (z. B. Psoriasis, Mykosen, atopische Dermatitis, Scabies).
- Metabolisch (Urämie, Cholestase).
- Allergien.
- Medikamentös induziert, z. B. durch Opioide (bei systemischer Applikation, häufiger bei epiduraler und subarachnoidaler Applikation).
- Durch Nichtopioide (NSAID, Antidepressiva, Kalzitonin).
- Durch Zytostatika (Hautrötung, -schuppung).
- Allergische Reaktionen auf Medikamente (allgemein).

Therapie
- Allgemeinmaßnahmen wie Regulieren der Raumtemperatur, Luftbefeuchtung, lockere Baumwollkleidung, Nagel- und Hautpflege: Öl, Schüttelmixturen, Lotionen, Emulsionen, Steroidcremes.
- Waschungen mit Essigwasser.
- Bäder mit rückfettenden und juckreizstillenden Zusätzen (z. B. Balneum Hermal, Ölbad Cordes, Linola-Fett-Ölbad).
- Beseitigung von Noxen und Stoffwechselstörungen.
- Überprüfung der verabreichten (evtl. induzierenden) Medikamente.
- Photochemotherapie: UV-Bestrahlung, PUVA = Psoralen (Meladinine) + UVA (z. B. bei Mykosis fungoides, Psoriasis).
- Kausale Behandlung tumoröser Infiltrationen mit Strahlentherapie/Chemotherapie.
- **Medikamentöse** Therapie:
  - Antihistaminika, sedierende Präparate bevorzugen: z. B. Clemastin (Tavegil) 3 × 1 mg/Tag, Pheniramin (Avil) 3 × 0,05 mg/Tag.
  - Bei opioidbedingtem Pruritus Opioidwechsel erwägen.
  - Opioidantagonisten niedrig dosiert, z. B. Naloxon (Narcanti) 1,7–2 mg i.v./Tag, Nalbuphin (Nubain) 60 µg/kg KG/h.
  - Gabe von Propofol in subsedierender Dosis (Disoprivan) 1 mg i.v./kg KG/h.
  - Trizyklische Antidepressiva: Doxepin (Aponal, Sinquan) oder Amitryptilin (Saroten).
  - Bei urämisch bedingtem Juckreiz: Ondansetron (Zofran), einmalig 8 mg i.v., dann 2 × 4 mg oral/Tag.

6 Ethische Entscheidungen in der Intensivmedizin

Nicht nur in der Palliativmedizin, sondern auch in anderen Bereichen wie der Intensivmedizin zeigt sich eine zunehmende Auseinandersetzung mit der möglichen Inkurabilität von Erkrankungen. Nicht zuletzt angeregt durch die gesellschaftliche Diskussion über Tod und Sterben, inklusive der Regelungen zum ärztlich assistierten Suizid, (Nauck und Simon 2021; BVerfG Urteil 2020), verleihen Patienten ihrer autonomen Willensentscheidung durch eine Patientenverfügung bzw. Vorsorgevollmacht Ausdruck. Durch die im Hospiz- und Palliativgesetz verankerte Regelung im § 132 g zur Gesundheitlichen Versorgungsplanung für die letzte Lebensphase soll deren Implementierung nachhaltig gestärkt werden.

> Der aktuell erklärte Wille des Patienten ist für die Behandlung bindend.

Die Auseinandersetzung mit den Wünschen und dem Willen des Patienten und Fragen nach einer etwaigen Therapiezieländerung oder -begrenzung erfordern ein hohes Maß an kommunikativer Kompetenz und klinischer Abwägung. In Ergänzung zu einer eher klinisch orientierten Kooperation unterschiedlicher Fachrichtungen, die in die Behandlung des Patienten involviert sind, wurden in Deutschland zur Unterstützung des klinischen Entscheidungsprozesses Strukturen der klinischen Ethikberatung (Konsil, Fallbesprechung, Komitee) etabliert. Darüber hinaus leisten palliativmedizinische

Versorgungseinrichtungen mit ihrem interdisziplinären und multiprofessionellen Behandlungsansatz auch auf Intensivstationen (Nauck et al. 2008) und in der Notfallmedizin (Nauck und Alt-Epping 2008; Nauck und Jaspers 2021) Unterstützung bei der vorausschauenden Planung, der moderierenden Strukturierung und der ethischen Bewertung klinischer Entscheidungssituationen.

Die Entscheidungsfindung ist gerade bei der Behandlung von Patienten auf einer Intensivstation nicht immer leicht. Es bedarf gleichermaßen ärztlicher wie menschlicher Erfahrung, die Grenzen eines sinnvollen Einsatzes intensivmedizinischer Maßnahmen zu erkennen, die sich nicht nur an ökonomischen Kriterien orientieren, sondern an der Wiederherstellung eines für den betroffenen Menschen akzeptablen Gesundheitszustandes. Entscheidungen bedeuten immer auch Urteilsbildung, Respektierung individueller Werte, Begleitung und die Bereitschaft, Verantwortung zu übernehmen. Entscheidungen möglichst im multidisziplinären Team nach bestem Wissen und Gewissen zu treffen, kann aber auch bedeuten, zu akzeptieren, dass man im Einzelfall auch einmal eine falsche Entscheidung trifft.

Die Dilemmata zwischen ärztlichem Ethos und der Autonomie des Patienten oder zwischen Lebenserhaltungsprinzip und subjektiver Lebensqualität manifestieren sich in Intensiv- und Palliativmedizin mit unterschiedlicher Gewichtung, dennoch ist es in beiden Arbeitsfeldern dringend geboten, sich mit ethischen Problemen in Grenzsituationen auseinanderzusetzen.

6.1 Wege der Entscheidungsfindung in der Intensivmedizin

Im Grenzbereich zwischen Leben und Sterben bedarf es insbesondere im Spannungsfeld von medizinischen Möglichkeiten, sozialen Interessen, gesellschaftlichen Prioritäten und individuellen Erwartungen einer Orientierungshilfe (De Ridder und Dißmann 1998). Jedoch ist die Beurteilung, ob der Sterbeprozess eines Menschen bereits begonnen hat und ob Maßnahmen eine Verlängerung des Sterbens oder des Lebens bedeuten würden, nicht nur in der Intensivmedizin häufig schwierig. Zudem wird nicht selten berichtet, dass Ärzte sich mit einem Behandlungsverzicht u. a. aus Angst vor juristischen Konsequenzen und Furcht vor Vorwürfen Angehöriger oder Vorgesetzter schwer tun und eher den „sicheren" Weg der Maximaltherapie wählen.

Heileingriffe erfüllen nach gültiger Rechtsprechung den (äußeren) Tatbestand der Körperverletzung, sofern sie nicht durch ausdrückliche oder mutmaßliche Einwilligung des Patienten gerechtfertigt sind. Dies gilt selbst dann, wenn der Eingriff vital indiziert und dringend ist, lege artis durchgeführt wird und in jeder Hinsicht erfolgreich verläuft (Weißauer 1999). Das Selbstbestimmungsrecht des bewusstseinsklaren Patienten muss respektiert werden, auch wenn der Patient einen lebensrettenden oder lebensverlängernden Eingriff ablehnt (Säuberlich 1998).

In der Intensivbehandlung nimmt infolge demographischer Entwicklungen sowie aufgrund der Fortschritte der Medizin die Zahl nicht einwilligungsfähiger Patienten zu. Gleichzeitig müssen Ärzte sich nicht nur in der Intensivmedizin mit der Tatsache auseinandersetzten, dass verbindlich gültige Patientenverfügungen, Vorsorgevollmachten oder Betreuungsverfügungen von Angehörigen oder Betreuern vorgelegt werden. Hierdurch kann der Patient auch für den Fall, dass er sich nicht (mehr) mündlich äußern kann, sein Selbstbestimmungsrecht wahrnehmen und Einfluss auf eine medizinische Behandlung nehmen.

> Ärztliches Handeln ist an die medizinische Indikation und die Zustimmung des Patienten gebunden – und damit auch an den in einer Patientenverfügung geäußerten Willen.

Die seit 1. September 2009 gültige Gesetzgebung zur Patientenverfügung bekräftigt die Verbindlichkeit, wobei deutlich wird, dass, je konkreter eine Patientenverfügung inhaltlich gestaltet ist, desto eher auch die Chance besteht, dass sie adäquat umgesetzt wird. Ein unreflektiertes Abarbeiten eines in einer Patientenerklärung vor Monaten oder Jahren festgehaltenen Willens könnte jedoch dazu führen, dass sich der Arzt bei Vorliegen einer Patientenverfügung nicht mehr aufgefordert sieht, den individuellen Patientenwillen in der jetzt gegebenen, konkreten Situation zu ermitteln (Nauck et al. 2003). Um dem vorzubeugen, hatte der Gesetzgeber in § 1901b BGB („Patientenverfügungsgesetz" 2009) auf die Bedeutung eines Gesprächs mit Betreuer, Vorsorgebevollmächtigtem, Verwandten oder nahestehenden Personen zur Ermittlung des Patientenwillen s hingewiesen. Mittlerweile wurde das *Gesetz zur Reform des Vormundschafts- und Betreuungsrechts* vom 04.05.2021 verabschiedet (Inkrafttreten 01.01.2023). Informationen hierzu und der Gesetzestext zum Download finden sich auf der Website des Bundesministeriums der Justiz. [REFERENZ: Bundesministerium der Justiz. Aktuelle Gesetzgebungsverfahren, Informationen unter: https://www.bmj.de/SharedDocs/Gesetzgebungsverfahren/DE/Reform_Betreuungsrecht_Vormundschaft.html; Zugriff 23.11.2022 Auch wenn Paragraphen nun neu geordnet und zum Teil verändert oder ergänzt wurden, empfiehlt es sich immer noch, diese nicht ohne ein ausführliches Informationsgespräch mit dem betreuenden Arzt oder im Rahmen des Advance Care Planning (ACP) mit qualifizierten Gesprächsbegleitern, wie es das Konzept Behandlung im Voraus Planen (BVP) beinhaltet, durchzuführen und zu verfassen, um valide und verlässliche Vorausverfügungen zu erstellen (Hirthammer 2000; Nauck et al. 2018; Ferner et al. 2020). Advance Care

Planning führt dazu, dass Patienten und gegebenenfalls auch deren Vorsorgebevollmächtigte bzw. Betreuer im Rahmen von moderierten Gesprächsprozessen mit qualifizierten Gesprächsbegleitern Ziele und Präferenzen für zukünftige mögliche medizinische Behandlung erarbeiten. Im Gegensatz zu herkömmlichen Patientenverfügungen beinhalten die BVP-Dokumente Festlegungen für das Vorgehen in Notfällen (Ärztliche Anordnung für den Notfall (ÄNo)) oder beim Vorliegen einer vorübergehenden Nichteinwilligungsfähigkeit in einer prognostisch unklaren Situation, also Bedingungen, wie sie typischerweise während einer Intensivbehandlung auftreten können. Aktuell sind diese Dokumente zusätzlich an die besonderen Bedingungen der SARS-CoV-2-Pandemie angepasst worden (Feddersen et al. 2020).

Jedoch haben sich nicht alle Menschen über ihre Erwartungen bezüglich der menschlichen und medizinischen Betreuung und Versorgung am Lebensende und/oder bei lebensbedrohlichen Erkrankungen Gedanken gemacht. Forensischen Problemen bei Nichteinwilligungsfähigkeit kann durch eine rechtzeitige Bestimmung eines Vorsorgebevollmächtigten/Betreuers in der Behandlung von Intensivpatienten begegnet werden. Kann zwischen Ärzten und Vorsorgebevollmächtigtem/Betreuer bzw. Ehegatten, die nach der grundlegenden Gesetzesreform ab 01.01.2023 unter bestimmten Bedingungen auch ohne Vorsorgebevollmächtigung zur „Notvertretung" in Angelegenheiten der Gesundheitssorge berechtigt sind, keine Einigkeit über die weitere Behandlung erzielt werden, so können Einwilligungen in medizinische Eingriffe durch das Vormundschaftsgericht erteilt oder untersagt werden.

Auch wenn nach der Gesetzgebung die Bindungskraft an eine zuvor schriftlich festgelegte Patientenverfügung für eine Situation, die auf die aktuelle Behandlungssituation zutrifft, unumstritten ist, so bleibt doch fraglich, inwieweit bei einem nicht mehr einwilligungsfähigen Patienten der zuvor schriftlich festgelegte Wille, lebenserhaltende Maßnahmen in bestimmten Situationen zu unterlassen, tatsächlich noch so vom Patienten gewünscht ist; dies besonders unter dem Aspekt, dass es für Menschen schwierig ist, Entscheidungen, die Gesundheit oder Krankheit betreffen, zu antizipieren. Im Unterschied zum Gesunden, der bei einer Befragung ein theoretisches, antizipiertes Szenario entwirft, vor dessen Hintergrund er seine Antwort formuliert, hat der Kranke im Laufe seiner Erkrankung eine Entwicklung durchgemacht, in der die meisten Menschen ihre Vorstellungen und Wünsche ihren realistischen Möglichkeiten anpassen (Gap-Theorie) und durchaus Lebensqualität empfinden (Calman 1984). Auch hat sich gezeigt, dass Anlässe und Gründe eine Patientenverfügung zu erstellen, wie etwa schlechte Erfahrungen mit dem Sterben eines anderen, den Inhalt von Verfügungen so beeinflussen können, dass möglicherweise wichtige persönliche Aspekte beim Verfassen einer Patientenverfügung unberücksichtigt bleiben (Jaspers et al. 2012).

Zudem können Faktoren wie Prognose und erwartete Reversibilität einer Situation die Bereitschaft der Umsetzung einer Patientenverfügung bei Ärzten beeinträchtigen (Arruda et al. 2019). Dieses Wissen sollte bei der Eruierung des „mutmaßlichen Willens" nicht außer Acht gelassen werden.

Hilfreich sind die Hinweise zum Umgang mit Therapieentscheidungen am Lebensende, die in den Grundsätzen der Bundesärztekammer zur ärztlichen Sterbebegleitung aufgeführt werden. Dabei wird deutlich, dass Lebensverlängerung nicht in jedem Fall und nicht mit allen Mitteln das ausschließliche Ziel ärztlichen Handelns sein kann und darf (Bundesärztekammer 2011).

Bei einer Änderung des Therapieziels bestehen unterschiedliche Entscheidungsoptionen, die nur nach sorgfältiger Prüfung der aktuellen Situation und bei nicht einwilligungsfähigen Patienten, wenn möglich, im Konsens der Behandelnden mit den Betreuenden und Angehörigen eines Patienten im multidisziplinären Team im Sinne eines „ethischen Fallgesprächs" getroffen werden sollten. Solche Entscheidungen erfordern weit mehr als medizinisches Wissen.

> Die Einschätzung der aktuellen klinischen Situation und der Prognose unter Berücksichtigung des Willens des Patienten, des psychosozialen und familiären Umfeldes ist wesentliche Voraussetzung für eine nicht nur medizinisch adäquate, sondern auch für eine medizinisch-ethisch vertretbare Entscheidung.

Entscheidungsoptionen sind hierbei die Entscheidungen zu

- Therapieverzicht (Nichtbeginnen einer möglichen intensivmedizinischen Therapie),
- Einfrieren der begonnenen Therapie oder
- Therapieerhalt bei kritischer Prognose und geringen Überlebenschancen (Nichterweitern einer intensivmedizinischen Behandlung, z. B. Dialyse, Reanimation),
- Therapiereduktion, wenn keine Überlebenschance mehr besteht (Beendigung einer Therapie mit Katecholaminen, Beatmung mit 21 % O_2 und optimale Basisversorgung) oder
- Therapieabbruch am Lebensende (Beenden einer das Sterben verlängernden Therapie bei infauster Prognose).

Voraussetzung für die Durchführung jeglicher medizinischer Behandlung ist jedoch, dass eine Indikation für die Therapie besteht oder weiterhin besteht. Das „ethische Fallgespräch" stellt für den behandelnden Arzt eine Hilfe bei der Entscheidungsfindung für oder gegen eine medizinische Behandlung dar. Letztendlich steht jedoch der betreuende Arzt als Mensch und als juristisch verantwortliche Person vor einer Entscheidung, die ihm keine Gruppe und kein Angehöriger abnehmen kann, es sei denn, ein Vorsorgebevollmächtigter/Ehegatte oder Betreuer ist benannt, oder bei Dissens mit dem Bevollmächtigten/Betreuer hat das Vormundschaftsgericht entschieden.

Eine Entscheidung hin zu einer Änderung des Therapieziels (Therapieverzicht, Einfrieren der Therapie oder Therapieabbruch) darf jedoch nicht das Ende aller therapeutischer Maßnahmen bedeuten, sondern erfordert auch in der Intensivmedizin die Begleitung und Betreuung des Sterbenden und Schwerkranken mit infauster Prognose im Sinne der Palliativmedizin.

Fazit

Palliativmedizin in der Intensivmedizin widerspricht sich nicht, auch wenn Aufgaben, Konzepte und Ziele ursprünglich unterschiedliche medizinische Bereiche betreffen. In beiden Bereichen haben Schmerztherapie und Symptomkontrolle, Leidenslinderung, offene Kommunikation im Team, Aufklärung und Übermittlung schlechter Nachrichten, intensive Patienten- und Angehörigenbegleitung und Auseinandersetzung in Grenzbereichen des Lebens und der Medizin sowie Entscheidungsfindung in schwierigen ethischen Fragestellungen eine hohe Priorität, höher als in anderen Bereichen der Medizin. Die Kunst liegt darin, zur richtigen Zeit die jeweils beste, ethisch und medizinisch gebotene Entscheidung mit dem (oder im Sinne des) Patienten für den Patienten zu gewährleisten.

In Anlehnung an einen Beschluss der 5th International Conference in Critical Care in Brüssel 2003 gehört zu einer optimalen Betreuung des Intensivpatienten die Konzentration auf „cure, care and comfort" als gleichwertige Elemente unter Beachtung palliativmedizinischer Prinzipien; das bedeutet auch die Einbeziehung des Patienten und seiner Angehörigen im Sinne von „shared decision making" und „comfort care" unter Berücksichtigung physischer, psychischer, sozialer und spiritueller Gesichtspunkte im multidisziplinären Team. Wesentlich ist es, den Übergang von „cure to care" zu erkennen und zu vermitteln, wenn eine Lebensverlängerung und Widerherstellung lebensbedrohlich gestörter Organfunktionen nicht möglich ist, der Krankheitsverlauf nicht mehr abwendbar ist und der Tod nahe bevorsteht. Eine Entscheidung für die Fortführung einer Behandlung oder die Anordnung einer erneuten Diagnostik fällt, so zeigt sich im klinischen Alltag, nicht selten leichter als eine Entscheidung hin zu einer Therapiezieländerung, die auch den Abbruch einer Behandlung umfassen kann.

In unklaren Situationen bei nicht entscheidungsfähigen Patienten und wenn im Behandlungsteam kein Konsens besteht, ist das ethische Fallgespräch ein sinnvolles Instrument, um die bestmögliche und angemessene Behandlung für die Patienten zu ermitteln.

Mit ihrem ganzheitlichen Behandlungsansatz hat die Palliativmedizin neue Wege in der umfassenden Betreuung schwerkranker und sterbender Menschen beschritten, die gerade in der Behandlung von Intensivpatienten eine sinnvolle Ergänzung darstellen können. Hierzu bieten sich für die Implementierung der Palliativmedizin in die Intensivmedizin verschiedene Konzepte an (Morrison et al. 2018; Ferner et al. 2020; Meier und Nauck 2020). Es werden integrative und konsultative Modelle unterschieden. Bei integrativen Modellen wird das palliativmedizinische Angebot in die tägliche Arbeit der Intensivstation integriert und von zusätzlich für diese Tätigkeit qualifizierten ärztlichen und pflegerischen Mitarbeitenden der Intensivstation durchgeführt. Dadurch kann sich innerhalb des intensivmedizinischen Teams eine eigene Kompetenz und ein Bewusstsein für palliativmedizinische Fragestellungen entwickeln. Ein integratives Modell kann einen multiprofessionell arbeitenden spezialisierten Palliativdienst jedoch nicht ersetzen. In konsultativen Modellen wird die Mit-Behandlung von palliativmedizinisch ausgebildeten Expertenteams (Palliativdienst) von außerhalb der Intensivstation geleistet. Vorteilhaft sind die Kontinuität der Behandlung auch nach einer Verlegung des Patienten auf Allgemeinstationen des Krankenhauses, die Planung weiterer Versorgungsmöglichkeiten sowie die Involvierung externer Expertise, die einen neuen Blick auf bestehende intensivmedizinische Behandlungen ermöglicht. Letztendlich ist für eine umfassende palliativmedizinische Behandlung in der Intensivmedizin eine Kombination aus den genannten Modellen sicher die sinnvollste Variante. Hier können regelmäßige, gemeinsame Visiten mit Mitgliedern des Palliativdienstes auch dazu beitragen, Patienten zu identifizieren, die Bedarf an palliativmedizinischer Unterstützung haben könnten (Meier und Nauck 2020).

Literatur

Arruda LM, Abreu KPB, Santana LBC, Sales MVC (2019) Variables that influence the medical decision regarding Advance Directives and their impact on end-of-life care. Einstein (Sao Paulo) 18: eRW4852. https://doi.org/10.31744/einstein_journal/2020RW4852. PMID: 31618287; PMCID: PMC6896595

Bundesärztekammer (2011) Grundsätze der Bundesärztekammer zur ärztlichen Sterbebegleitung. Dtsch Ärztebl 108:A346–A348

BVerfG, Urteil des Zweiten Senats vom 26. Februar 2020 – 2 BvR 2347/15 -, Rn. 1–343, http://www.bverfg.de/e/rs20200226_2bvr234715.html. Zugegriffen am 23.11.2022

Calman KC (1984) Quality of life in cancer patients – a hypothesis. J Med Ethics 10(3):124–127

De Ridder M, Dißmann W (1998) Vom Unheil sinnloser Medizin. Der Spiegel 18:202–210

Feddersen B, Petri G, Marckmann G, in der Schmitten J (2020) Advance Care Planning – eine Chance für ambulant tätige Ärzte. MMW Fortschr Med 162:45–48

Ferner M, Nauck F, Laufenberg-Feldmann R (2020) [Palliative Care in Intensive Care Units]. Anasthesiol Intensivmed Notfallmed Schmerzther 55(1):41–53. https://doi.org/10.1055/a-0862-4790. Epub 2020 Jan 22. German. PMID: 31968389

Hamric AB, Blackhall LJ (2007) Nurse-physician perspectives on the care of dying patients in intensive care units: collaboration, moral distress, and ethical climate. Crit Care Med 35:422–429

Hirthammer C (2000) Empfehlungen zur Patientenverfügung. Ärztekammer Nordrhein bietet Handreichungen für Ärzte und Ärztinnen sowie Patienten und Patientinnen. Rheinisches Ärzteblatt (6):25

Jaspers B, Becker M, King C, Radbruch L, Voltz R, Nauck F (2012) Ich will nicht so sterben wie mein Vater! Eine qualitative Untersuchung zum Einfluss von Motivationen auf die Konzeption einer Patientenverfügung. Z Palliativmed 11:218–226

Meier S, Nauck F (2020) Aspekte der Palliativmedizin für die Intensivmedizin. DIVI 11: 116–123

Michalsen A, Neitzke G, Dutzmann J, Rogge A, Seidlein AH, Jöbges S, Burchardi H, Hartog C, Nauck F, Salomon F, Duttge G, Michels G, Knochel K, Meier S, Gretenkort P, Janssens U (2021) [Overtreatment in intensive care medicine-recognition, designation, and avoidance: position paper of the Ethics Section of the DIVI and the Ethics section of the DGIIN]. Med Klin Intensivmed Notfmed :1–11. https://doi.org/10.1007/s00063-021-00794-4

Morrison WE, Gauvin F, Johnson E, Hwang J (2018) Integrating palliative care into the icu: from core competence to consultative expertise. Pediatr Crit Care Med 19:S86–S91

Mularski RA, Heine CE, Osborne ML, Ganzini L, Curtis JR (2005) Quality of dying in the ICU: ratings by family members. Chest 128:280–287

Nauck F, Alt-Epping B (2008) Crises in palliative care – a comprehensive approach. Lancet Oncol 9(11):1086–1091

Nauck F, Jaspers B (2021) Integration der Palliativmedizin in die Akutmedizin. Med Klin Intensivmed Notfmed 116:267–276. https://doi.org/10.1007/s00063-021-00792-6

Nauck F, Simon A (2021) Der assistierte Suizid – Reflexionen nach dem Bundesverfassungsgerichtsurteil. Forum. https://doi.org/10.1007/s12312-021-00902-7. Published 03 March 2021

Nauck F, Ostgathe C, Klaschik E (2003) Stellenwert von Patientenverfügungen. Viszeralchirurgie 38:67–71

Nauck F, Junginger T, Perneczky A, Vahl CF, Werner C (2008) Entscheidungsfindung in der Intensivmedizin. In: Grenzsituationen in der Intensivmedizin. Entscheidungsgrundlagen. Springer, Heidelberg, S 219–225

Nauck F, Marckmann G, in der Schmitten J (2018) Behandlung im Voraus planen – Bedeutung für die Intensiv- und Notfallmedizin. Anästhesiol Intensivmed Notfallmed Schmerzther 53:62–70

Nelson JE, Angus DC, Weissfeld LA, Puntillo KA, Danis M, Deal D, Levy MM, Cook DJ (2006) Critical care peer workgroup of the promoting excellence in end-of-life care project. End-of-life care for the critically ill: a national intensive care unit survey. Crit Care Med 34(10):2547–2553

Säuberlich G (1998) Hilfe im und zum Sterben? Welche Konsequenzen hat das Patiententestament für den behandelnden Arzt? Anästhesist 47:143–144

Sepulveda C, Marlin A, Yoshida T, Ullrich A (2002) Palliative care: the World Health Organization's global perspective. J Pain Symptom Manag 24:91–96

Weißauer W (1999) Behandlung nicht einwilligungsfähiger Patienten. Rechtliche Anforderungen in der Anästhesie und Intensivmedizin. Anästhesist 48:593–601

Weiterführende Literatur

Aulbert E, Nauck F, Radbruch L (2011) Lehrbuch der Palliativmedizin, 3. Aufl. Schattauer, Stuttgart

Bausewein C, Roller S, Voltz R (Hrsg) (2021) Leitfaden Palliative Care – Palliativmedizin und Hospizbegleitung. 7., akt. Aufl. Urban & Fischer in Elsevier (Verlag). 978-3-437-23361-6 (ISBN)

Husebø S, Klaschik E (2009) Palliativmedizin. Praktische Einführung in Schmerztherapie, Ethik und Kommunikation, 5. Aufl. Springer, Berlin/Heidelberg/New York

Risikomanagement und Fehlerkultur

Jürgen Graf, Adrian Frutiger und Kyra Schneider

Inhalt

1 Risikomanagement und Fehlerkultur 237
1.1 Grundüberlegungen, Definitionen, Semantik 237
1.2 Sicherheitskultur: mit Fehlern leben, aus Fehlern lernen 241
1.3 Fehlermonitoring: verschiedene Ansätze 242
1.4 Risikomanagement und Fehlerkultur in anderen Bereichen 247
1.5 „Risk Assessment", Risikomanagement 247
1.6 Auswirkung und Nutzen von Ereignismonitoring 248
1.7 Schwerste Ereignisse, Rechtswelt 249

2 Fazit 250

Literatur 251

1 Risikomanagement und Fehlerkultur

1.1 Grundüberlegungen, Definitionen, Semantik

Fehler sind in der Medizin häufig, und die damit verbundene Morbidität, Letalität und ökonomischen Auswirkungen sind beträchtlich (Bates et al. 1997; Kohn et al. 1999; Slawomirski et al. 2017). Die Intensivstation steht als multidisziplinäres, hochkomplexes und stark technisiertes System im Zentrum der stationären Krankenversorgung. Die Häufigkeit eines Fehlers, Zwischenfalls oder unerwünschten Ereignisses ist, neben anderen Faktoren, v. a. von der Intensität der geleisteten Therapie und Pflege, dem Schweregrad der Erkrankung der Patienten und der Komplexität der organisatorischen Abläufe abhängig (Weingart et al. 2000; Wilson et al. 1995; Bates et al. 1999; Panagioti et al. 2019).

► Somit zählt die Intensivmedizin zu einem der fehleranfälligsten Bereiche der stationären Krankenversorgung.

J. Graf (✉) · K. Schneider
Universitätsklinikum Frankfurt, Frankfurt, Deutschland
E-Mail: juergen.graf@kgu.de; kyra.schneider@kgu.de

A. Frutiger
Trimmis, Schweiz
E-Mail: a.frutiger@sunrise.ch

Viele Erkenntnisse über Fehler in der Medizin wurden deshalb auch im Bereich der Intensivmedizin gewonnen.

1.1.1 Irren ist menschlich: Fehler als untrennbares Element jeglichen menschlichen Tuns

„To err is human" lautet der Titel des Aufsehen erregenden Berichts, der für den US-Kongress verfasst wurde (Kohn et al. 1999). Hierin wird von geschätzten 44.000–98.000 Todesfällen jährlich infolge vermeidbarer medizinischer und organisatorischer Fehler und Zwischenfälle allein in den USA berichtet. Anlass für die Erstellung des Berichtes war die zunehmende Verunsicherung der Öffentlichkeit über Fehler und unerwünschte Ereignisse im Gesundheitswesen, die regelmäßig zu schweren Patientenfolgen und hohen Kosten führten. Australische Untersuchungen stufen etwa 18.000 Todesfälle und mehr als 50.000 bleibende Behinderungen pro Jahr als fehlerassoziiert und somit letztlich vermeidbar ein (Weingart et al. 2000). Diese Fehler reichen von der unzutreffenden Diagnose über fehlerhafte Untersuchungen bis hin zum falschen Medikament, das dem falschen Patienten zur falschen Zeit verabreicht wird (Weingart et al. 2000). Medizinische Fehler werden auch in aktuellen Studien als die dritthäufigste Todesursache benannt (Makary und Daniel 2016).

1.1.2 Semantik: „Fehler" oder „Ereignis", „Beinaheereignis"

Die Semantik rund um die Beschreibung von Fehlern ist sehr variabel und bisweilen verwirrend. Die Bezeichnung „Fehler" oder „error" wird oft verwendet, trägt aber das wertende Element der Schuldhaftigkeit in sich. Auch der Begriff „kritisches Ereignis" bzw. „critical incident" wird häufig verwendet. Neutralere Terminologien bevorzugen die Begriffe „unerwünschtes Ereignis" („adverse event") und „vermeidbares unerwünschtes Ereignis" (preventable adverse event). Davon sind im Alltag nur eingeschränkt abgegrenzt „kritische Ereignisse" („critical incident"), d. h. Ereignisse, die das Risiko für das Eintreten eines schwerwiegenden unerwünschten Ereignisses erhöhen oder tatsächlich in ein schwerwiegendes unerwünschtes Ereignis münden (Schrappe 2018).

Die Formulierung „near miss" oder „Beinaheereignis" schließlich bezeichnet ein Ereignis, das hätte Schaden anrichten können, bei dem aber glücklicherweise nichts passiert ist.

Auch das Verständnis, wann es sich in der Medizin um einen Fehler oder Zwischenfall handelt, ist sehr unterschiedlich ausgeprägt:

- alle Handlungen, in denen eine geplante Abfolge von mentalen oder physischen Aktivitäten das erwünschte Ergebnis verfehlen und diese Verfehlungen nicht einer Zufallseinwirkung zugeschrieben werden können,
- ein Ereignis, welches, falls es nicht bemerkt und zeitnah korrigiert wird, zu einem unerwünschten Ergebnis führen könnte bzw. geführt hat (Flanagan 1954).

Obwohl diese Definitionen praktisch alle denkbaren Fehler einschließen, sind sie in der (Intensiv-)medizin nicht ganz unproblematisch: Nicht selten werden Patienten mit schwersten Erkrankungen und einer sehr hohen erwarteten Letalität behandelt, wie z. B. Patienten im kardiogenen Schock, septischen Schock oder im Multiorganversagen. Sterben diese Patienten, ist der Tod mitunter die Folge eines unumkehrbaren Krankheitsprozesses und nicht prinzipiell als ein „Fehler" zu bewerten. Noch deutlicher wird die Problematik am Beispiel der Herz-Kreislauf-Wiederbelebung: Natürlich ist es das Ziel dieser Intervention, das Überleben der Patienten sicherzustellen. Auf der anderen Seite ist den behandelnden Ärzten schon während der Reanimationsmaßnahmen die extrem hohe Letalität der Patienten bewusst. Der Tod reanimierter Patienten ist somit nicht unbedingt Folge eines Fehlers, sondern mitunter ein Teil der Erkrankung.

Daher führt eine so umfassende Definition des Fehlers zwangsläufig zu einer Überschneidung zwischen den unabwendbaren Geschehnissen des Krankheitsverlaufs auf der einen und tatsächlichen unerwünschten oder ungeplanten Ereignissen bzw. Fehlern auf der anderen Seite.

Für die klinische Praxis und v. a. für die Intensivmedizin ist also eine Definition notwendig, die diese besonderen Umstände berücksichtigt (Tab. 1 und 2).

Auch der Ursprung von Fehlern bietet eine Option zur Klassifikation. Fehler können sowohl in der Planung als auch in der Ausführung- beabsichtigt oder auch beabsichtigt- entstehen (Abb. 1).

Für die Beurteilung des Aufwandes einer Nachbereitung von Fehlern ist die Unterscheidung zwischen sporadischen, zufälligen und systemischen Fehlern hilfreich. Die Prävention von sporadischen und zufälligen Fehlern ist oftmals nur mit außerordentlichem Aufwand, wenn überhaupt möglich.

1.1.3 Klassifizierung von Schadensereignissen, Sicherheitstaxonomie

Im Ereignismonitoring fehlte bisher eine allgemein anerkannte Terminologie, was die Förderung und Akzeptanz solcher Systeme erheblich erschwert hat. Die JCAHO (Joint Commission on Accreditation of Healthcare Organizations) hat eine Taxonomie zur Einteilung, Beschreibung und Sammlung von Ereignissen mit Patientenschäden publiziert (Chang et al. 2005). Sie will damit die Sprachverwirrung in der Diskussion um Patientensicherheit verringern. Das vereinfachte Schema mit 5 Hauptgruppen ist in Tab. 3 dargestellt. Es wird noch in 21 Unterklassen und 200 kodierte Kategorien unterteilt, die den Rahmen dieses Textes sprengen. Zusätzlich erlaubt das System auch freie Erzählung, „free narrative", um kontextrelevante Informationen zu ermöglichen.

Das System soll namentlich mit im Bereich Intensivmedizin etablierten Systemen gut kompatibel sein. Der Bereich Ursachen sei hier noch etwas vertieft (Tab. 4).

Bei der Analyse von Zwischenfällen unterscheiden Fehlertheoretiker zwischen dem sog. „system approach" (Systemansatz) und dem „person approach" (Individualansatz). Der „system approach" bezeichnet eine Verkettung ungünstiger Umstände, die durch das Arbeitsumfeld und die dort herrschenden Organisations- und Prozessstrukturen begünstigt wird. Gleichwohl bildet regelhaft eine auslösende Aktion oder das Unterlassen einer notwendigen Intervention den unmittelbaren Anlass für einen Zwischenfall. Genauere Untersuchungen dieser Zwischenfälle offenbaren jedoch häufig eine Serie von latenten Fehlern, fehlerbegünstigenden Faktoren und aktiven Fehlern von der sonst geübten Praxis, die letztlich in einem Zwischenfall münden (Abb. 2).

Beim „person approach" wird das Auftreten von Fehlern und Zwischenfällen als Konsequenz individueller und persönlicher Fehlleistungen aufgefasst. Letzteres stellt die dominierende Sicht- und Verfahrensweise im Gesundheitswesen dar (Reason 2000).

Die JCAHO hat als Basis einer internationalen, von der WHO getragenen Standardisierung die Terminologie, Definition und Konzeptionalisierung der vielfältigen Aspekte der Patientensicherheit in Delphi-Runden weiterentwickelt (Sherman et al. 2009; Towards an International Classification for Patient Safety 2009) und schließlich als Schlüsselkonzept

Tab. 1 Definition der verschiedenen Begrifflichkeiten

Begriff/Literatur	Definition
Fehler („error") (Schrappe 2018)	Nichterreichen eines geplanten Handlungszieles oder Anwendung eines falschen Plans
Fehler („error") (Leape 1994)	Eine unbeabsichtigte Handlung, entweder durch Unterlassung oder Durchführung, die nicht zum gewünschten Ergebnis führte.
Fehler („error") (Kohn et al. 1999)	Eine geplante Handlung kann nicht wie beabsichtigt durchgeführt werden (im Sinne eines Durchführungsfehlers), oder zur Zielerreichung wurde ein falscher Plan oder ein falsches Vorgehen verwendet (im Sinne eines Planungsfehlers).
Unerwünschtes Ereignis („adverse event") (Schrappe 2018)	Ein unbeabsichtigtes negatives Ergebnis, das auf die Behandlung zurückgeht und nicht der bestehenden Erkrankung geschuldet ist.
Vermeidbares unerwünschtes Ereignis – Schaden („preventable adverse event") (Kohn et al. 1999)	Ein auf einen Fehler zurückgehendes unerwünschtes Ereignis.
Behandlungsfehler („negligent adverse event") (Kohn et al. 1999)	Behandlungsfehler bilden eine Untergruppe der unerwünschten Ereignisse, die rechtliche Kriterien der Nachlässigkeit erfüllen.
Zwischenfall („critical incident") (Beckmann et al. 2003)	Ein unbeabsichtigtes Ereignis oder Ergebnis, das die Sicherheit des Patienten gefährdet oder zumindest gefährden konnte. Möglicherweise war es vermeidbar oder unvermeidbar und beinhaltete vielleicht einen Fehler des medizinischen Personals.
Missgeschick, Beinaheereignis („near miss") (Barach und Small 2000)	Ein Ereignis, das sich zu einem unerwünschten Ereignis oder Schaden hätte entwickeln können und sich von solchen nur durch die ausbleibenden Folgen unterscheidet.
Versehen, Ausrutscher („slip", „laps") (Reason 2003)	Fehler bei der Durchführung einer Handlung, die auf bestimmten Fähigkeiten beruht. Der Unterschied zwischen einem „slip" und einem „laps" liegt in der Beobachtbarkeit der Handlung: Das Verabreichen der falschen Dosierung einer Arznei ist ein „slip", wohingegen die fehlende Erinnerung, was die richtige Arznei gewesen wäre, ein „laps" ist.
Irrtum („mistake") (Reason 2003)	Aufgrund einer falschen Planung führt eine ansonsten korrekt durchgeführte Handlung nicht zum gewünschten Ergebnis.
Patientensicherheit („patient safety") (Kohn et al. 1999)	„Freedom from accidental injury" Freiheit von Verletzungen und Schäden durch Unfälle.
Patientensicherheit („patient safety") (WHO 2021)	Patient safety is a framework of organized activities that creates cultures, processes, procedures, behaviours, technologies and environments in health care that consistently and sustainably lower risks, reduce the occurrence of avoidable harm, make error less likely and reduce its impact when it does occur.

Tab. 2 Klassifizierung von Fehlern. (Nach Kohn et al. 1999)

Fehlerart	Definition
Diagnostische Fehler	– Fehler oder Verzögerung in der Diagnosestellung – Fehler bei der Durchführung des geeigneten, indizierten Untersuchungsverfahrens – Anwendung eines veralteten Untersuchungsverfahrens – fehlende Konsequenz aus einem Untersuchungs- oder Testergebnis
Behandlungsfehler	– Fehler bei der Durchführung einer Operation, einer Prozedur oder eines Tests – Fehler bei der Durchführung einer Behandlung – Fehler bei der Medikamentendosierung oder Medikamentenauswahl – vermeidbare Verzögerung in der Behandlung oder in der Reaktion auf ein pathologisches Untersuchungsergebnis – ungeeignete (nicht indizierte) Behandlung, veraltete Therapie
Fehler bei der Prävention	– fehlende oder fehlerhafte vorbeugende Behandlung – unzureichende Nachbeobachtung einer Behandlung
Sonstige Fehler	– Fehler bei der Kommunikation – medizintechnischer Fehler – andere systembedingte Fehler

mit 48 sicherheitsrelevanten Einzelaspekten beschrieben (Runciman et al. 2009).

▶ Allgemein darf gelten, dass Fehler sowohl Systemkomponenten als auch individuell menschliche Komponenten haben.

1.1.4 Die Intensivstation als hochkomplexes verletzliches System

Obwohl bislang nur wenige strukturierte Untersuchungen zu Fehlern und Zwischenfällen in der Medizin vorliegen, scheinen die Häufigkeit und die Auswirkungen dieser Fehler u. a. von der Komplexität der Versorgung, der Schwere der Erkrankung und dem Spektrum der therapeutischen Inter-

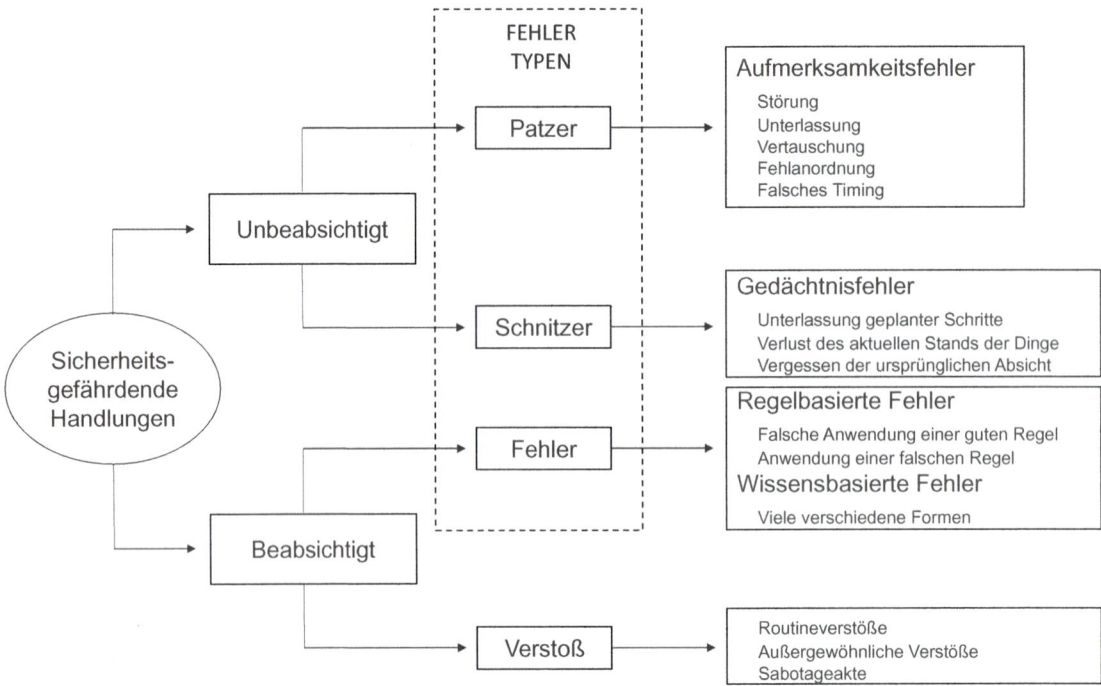

Abb. 1 Fehlerklassifikation modifiziert nach St. Pierre M, Hofinger G, Human Factors und Patientensicherheit in der Akutmedizin 2020

Tab. 3 Die Hauptgruppen zur Klassifizierung von Ereignissen der Joint Commission on Accreditation of Healthcare Organizations (JCAHO)

Ereignis	JCAHO
Auswirkung	„Impact"
Typus	„Type"
Bereich	„Domain"
Ursache	„Cause"
Vermeidung und Entschärfung	„Prevention and mitigation"

Tab. 4 Untereinteilung von Ereignisursachen

Ursachen		
System	– Organisation – Management – Kultur – Richtlinien – Wissenstransfer	– Technik – Geräte – Installationen
Faktor Mensch	– Patient – Compliance	– Personal – Fachwissen („knowledge-based") – Fertigkeiten („skill-based", „slips") – Regelbeachtung („rule-based", „mistakes")

ventionen abhängig zu sein (Osmon et al. 2004). Besonders Bereiche mit hoher Arbeitsbelastung, Entscheidungen unter Zeitdruck mit eingeschränkten Informationen, komplexe Erkrankungen mit divergierenden Zielparametern (z. B. Einnahme von Gerinnungshemmern bei Traumapatienten)- wie in der Intensivmedizin üblich – sind somit potenziell anfällig für Fehler. Gerade hier müssen täglich in kurzer Zeit eine Vielzahl von Parametern bewertet und wichtige Entscheidungen für mitunter lebensbedrohlich erkrankte Patienten getroffen werden (Weingart et al. 2000).

Viele dieser Prozesse verlaufen im Arbeitsalltag parallel und werden zudem häufig mehrfach unterbrochen. Diese in der Intensiv- und Notfallmedizin vorherrschenden Rahmenbedingungen bezeichnen Psychologen als ein kognitiv komplexes Umfeld (Walsh und Beatty 2002). Andererseits ist bekannt, dass maximal 4–5 Objekte parallel im Gedächtnis bearbeitet werden können (Alvarez und Cavanagh 2004). Bei zunehmendem Informationsgehalt sinkt zudem die Zahl der Objekte. Die Anzahl medizinischer Geräte und Überwachungssysteme hat im Gegensatz dazu in den letzten 30 Jahren um ein Vielfaches zugenommen (Walsh und Beatty 2002). Konkurrierten am Anfang der 1970er-Jahre beispielsweise in der Anästhesie noch 4 Geräte um die Aufmerksamkeit des Personals, waren es im Jahr 2000 bereits über 20 verschiedene Systeme (Walsh und Beatty 2002).

Ein weiteres relevantes Risiko ergibt sich aus unterschiedlichen Dokumentationssystemen im Rahmen der Digitalisierung, wenn die Schnittstellen zwischen Krankenhausinformationssystem und dem Patientendokumentationssystem der Intensivstation nur eingeschränkte Schnittstellen implementiert sind.

1.1.5 Bedeutung des Fehlermonitorings in der Intensivmedizin

Unternehmen mit hohem Sicherheitsanspruch, wie die Atomkraftwerksbetreiber oder die öffentliche Luftfahrt, arbeiten mit dem Ansatz des „fehlerhaften Systems". Darin ist der Mensch als eine Fehlerquelle bereits mit einbezogen. Im System

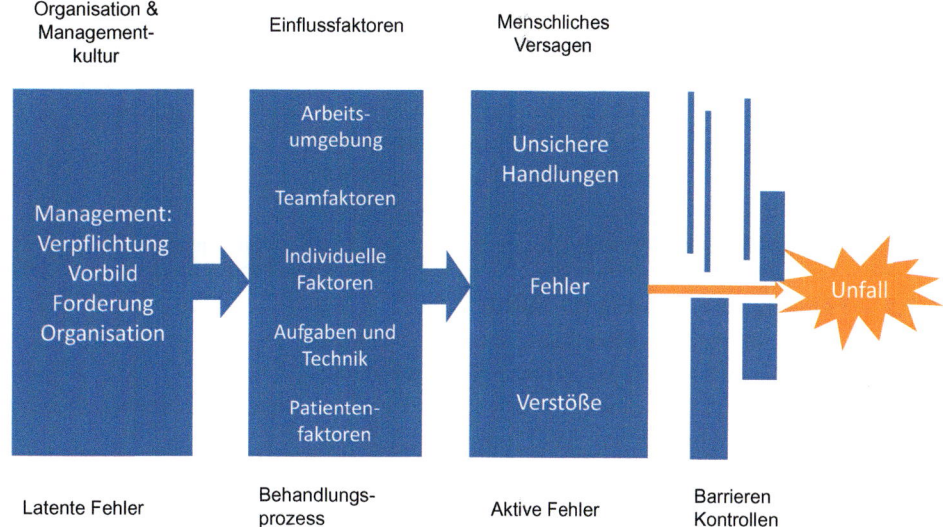

Abb. 2 Systemanalyse **schwerer Zwischenfälle** modifiziert nach Taylor-Adams S, Vincent C 2007

enthaltene Kontrollinstanzen überprüfen die menschlichen Aktionen und können so Missgeschicke oder falsche Eingaben melden oder beheben, bevor ein Fehler daraus entsteht. Dazu gehören einerseits technische Überwachungssysteme und andererseits regelmäßige Supervisionen durch Kollegen, wie z. B. das 4-Augen-Prinzip. Es wird nicht nach dem Schuldigen gesucht, sondern der Fehlerprozess in seiner Gesamtheit analysiert und das System entsprechend angepasst. Dieser ständige, aktive Veränderungsprozess ist das Kernelement des Sicherheitssystems. Eine langfristige und intelligente Systemoptimierung beseitigt so die latenten Fehler und hilft, die Wiederholung eines Fehlers zu vermeiden (Alvarez und Cavanagh 2004).

Verschiedene Arbeiten zeigen, dass in unseren Intensivstationen täglich zahlreiche gefährliche Ereignisse ablaufen (Valentin et al. 2006). Eine Arbeit, die stellvertretend für viele steht, nennt 1,7 Fehler pro Patient und Tag bzw. 2 ernste Fehler pro Station und Tag (Donchin et al. 1995). Viele dieser Fehler haben menschliche Ursachen und liegen im Bereich von Kommunikation und Timing.

Fehlererfassungssysteme ermöglichen Einblicke in die Störanfälligkeit und Verletzlichkeit der Abläufe einer Intensivstation. Wenn diese Instrumente richtig eingesetzt werden, kann ein strukturiertes Ereignismonitoring ein sehr wirksames Instrument zur Messung und Verbesserung der Prozessqualität der Intensivmedizin darstellen. Es stellt somit das Rückgrat eines Risikomanagementsystems dar und kann helfen, Fehlerquellen zu identifizieren und möglichen Schaden abzuwenden.

1.2 Sicherheitskultur: mit Fehlern leben, aus Fehlern lernen

In jedem Qualitätssystem stellen Handlungsanweisungen für den Umgang mit unerwünschten Ereignissen, d. h. Fehlern und Zwischenfällen, Schlüsselelemente des Qualitätsmanagements dar. Andere Hochsicherheitsbereiche – die eine geringere als die zufällig auftretende Fehlerrate aufweisen, wie z. B. Atomkraftwerke und die kommerzielle Luftfahrt – sind in ständiger Bereitschaft, Fehler und unerwünschte Ereignisse zu erkennen und frühzeitig Gegenmaßnahmen einzuleiten (Reason 2000).

Medizinisches Fachpersonal ist hingegen nur unzureichend für die Möglichkeit und Häufigkeit von Fehlern in ihrem eigenen Handeln sensibilisiert. Nach den Ergebnissen einer in amerikanischen Universitätskliniken durchgeführten Befragung verneinten 30 % der im intensivmedizinischen Bereich beschäftigten Pflegekräfte und Ärzte das Auftreten von Fehlern im Rahmen ihrer Tätigkeiten. Zusätzlich beklagte die Krankenhausverwaltung einen völlig unzureichenden Umgang mit aufgetretenen Fehlern und Zwischenfällen in ihren Einrichtungen (Sexton et al. 2000).

1.2.1 Traditioneller Umgang mit Fehlern

Den Umgang mit Fehlern haben wohl die meisten von uns exemplarisch in der Schule gelernt. Fehler im Diktat oder Aufsatz wurden mit Rotstift markiert und führten zu Sanktionen, genannt „Verbesserungen", mit dem Ziel, Fehler zu vermeiden. Unsere Motivation war aber nicht das Verbessern des Systems, sondern das Vermeiden von Sanktionen. Dass Fehler ein völlig normales Nebenprodukt menschlichen Handelns sind, lehrte man uns nicht.

Über Fehler zu reden, insbesondere wenn es sich um die eigenen handelt, ist alles andere als selbstverständlich. Es ist bekannt, dass im Krankenhaus über Schadensereignisse nicht gern berichtet wird. Vincent et al. (1999) identifizierten die Sorge v. a. der jüngeren Kollegen, unfair bezichtigt zu werden, als eine wesentliche Ursache, Fehler nicht offen anzusprechen. Man sorgt sich um allfällige Haftpflichtansprüche oder Disziplinarmaßnahmen, erwartet von seinen Kollegen nicht genug Unterstützung und möchte solche Fälle auch nicht vor größeren Gremien besprechen.

▶ Unsere Erfahrung eines traditionell bestrafenden Umgangs mit Fehlern stellt sicherlich ein wesentliches Hindernis bei der Einführung eines erfolgreichen Risikomanagementsystems dar.

1.2.2 Fehlerkultur, „No-blame-Kultur"

Entscheidender Ansatz einer Fehlerkultur ist, dass man aufhört, immer nach Schuldigen zu suchen. Auch wenn die Beteiligten nicht direkt beschuldigt werden, hat sich der Blick nicht auf sie, sondern auf das Problem zu richten. Unter dem momentanen Eindruck eines Ereignisses heißt aber die Frage noch allzu oft: „Wer war das?" Richtigerweise müssten die Fragen lauten: „Was hat dazu geführt, dass dieses Ereignis eintreten konnte? Welche Sicherungssysteme haben versagt (falls vorhanden)? Wer kann etwas zur Lösung dieses Problems bzw. zur Verhinderung zukünftiger Ereignisse beitragen?" Es hat aber überhaupt keinen Zweck, in einem Betrieb eine Ereignisüberwachung aufzubauen, wenn nicht parallel dazu die entsprechende teambasierte Kritikkultur entwickelt wird.

Ein Auftreten von Fehlern wird noch vielfach als menschliches Versagen und damit als Schwäche menschlicher Leistung angesehen. Dieses bis heute in der Medizin geltende Gedankenmodell wird von Reason als „Heile-Welt Hypothese" bezeichnet (Reason 2003). Diese Hypothese besagt, dass nur schlechten Menschen Fehler passieren und es nur wenige schlechte Charaktere in der Masse der Menschheit gibt. Diese schlechten Menschen sind Fehlerverursacher und tragen die alleinige Schuld. Durch öffentliche Bloßstellung und Sanktionen können sie zum richtigen Verhalten erzogen werden. Jede Wiederholung des Fehlers wird dem schlechten Charakter des Verursachers zugeschrieben.

Hiervon grenzt Sidney Dekker in seiner Diskussion um „Just Culture" die Systemverantwortung ab (Dekker und Leveson 2015).

1.2.3 Täter oder Opfer?

Fehler haben in der Regel komplexe Ursachen. Fast immer sind sie multifaktoriell und können nicht einem alleinigen Auslöser zugeordnet werden. Namentlich, wenn Systemfehler im Spiel sind, werden die Mitarbeiter, in deren Gegenwart das Ereignis stattfindet, ebenso zu Opfern. Entscheidend ist die Umsetzung dieser Erkenntnis in den täglichen kollegialen Umgang. An Zwischenfällen beteiligte Kollegen benötigen Hilfe, keine Bestrafung. Die Systemfehler sind der (tückische) Teil des Eisbergs unter Wasser.

Reason erklärt das Zustandekommen eines Fehlers mit verschiedenen gelochten Schichten, die sich gegeneinander verschieben (Abb. 3). Die verschiedenen Schichten bezeichnen Faktoren der Fehlerentstehung, namentlich System und

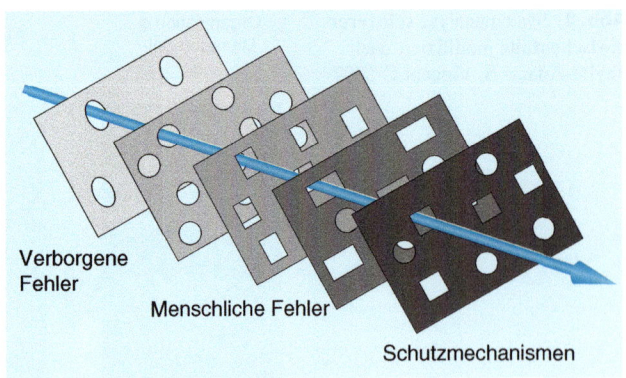

Abb. 3 Das Schweizer-Käse-Modell nach James Reason

Mensch. Im Hintergrund wartet die Gefahr auf eine Gelegenheit („window of opportunity"), ein Ereignis auszulösen.

1.2.4 Kommunikationskultur/Kritikkultur

Kritik abgeben und annehmen, positive wie auch negative, will gelernt sein. Im Medizinstudium wird Kritikkultur kaum gelehrt. Der Umgang mit Fehlern und das Lernen daraus muss in einem Betrieb bewusst vorgelebt und gepflegt werden. Entscheidend ist das Vorbild der Chefs bzw. der leitenden Ärzte, die täglich zeigen müssen, dass gerade sie mit ihren eigenen Fehlern offen und lernend umzugehen verstehen. Sie haben ihren Mitarbeitern zu vermitteln, dass Fehler nicht lediglich seltene und bedauerliche Ausrutscher sind, sondern dass sie häufig und integraler Teil jedes Systems sind, in dem Menschen zusammenarbeiten.

Crew Ressource Managements Trainings werden auch in Krankenhäusern erfolgreich durchgeführt. (Mickan und Rodger 2005). Eine größere Offenheit in der Kommunikation führte zu einer um 6,48 % reduzierten Mortalität in 137 englischen Krankenhäusern (Toffolutti und Stuckler 2019).

Die Einsicht eines Fehlers bzw. Zwischenfalls innerhalb der Verantwortungsträger ist oftmals begrenzt, und besonders Mediziner neigen zur Überschätzung ihrer persönlichen Leistungsfähigkeit: 47–70 % der befragten Ärzte gaben z. B. an, dass ihre Leistung nicht durch Müdigkeit beeinträchtigt werde. Über 60 % der Befragten verneinten Einflüsse privater Probleme bei ihrer Arbeit (Sexton et al. 2000). Auch die Einführung sinnvoller, weithin akzeptierter und von der WHO empfohlener Kontrollmechanismen wie die Surgical Safety Checklist führen nicht aus sich heraus zu einer Veränderung der Sicherheitskultur (Haugen et al. 2013), wenngleich durch gezielte Interventionen Verbesserungen sowohl der Kultur als auch der Patientensicherheit erreicht werden können (Vigorito et al. 2011).

1.3 Fehlermonitoring: verschiedene Ansätze

Ein großer Irrtum wäre es, sich beim Fehlermonitoring lediglich auf die Art der Datensammlung zu konzentrieren.

Ein erfolgreiches Fehlermanagementprogramm steht auf 4 Säulen:

- Psychologische Sicherheit-> Sicherheitskultur im Sinne einer offenen Fehlerkultur (Edmondson 2019),
- Sammeln von berichteten Ereignissen,
- Analyse und ggf. Entwicklung von Präventivmaßnahmen,
- Umsetzen des Gelernten in Führungsmaßnahmen.

1.3.1 Fehlermonitoring: „Top down versus Bottom up"

Ereignismonitoring kann nie erfolgreich von oben organisiert und durchgesetzt werden. Die uns vorgesetzten Behörden sollen zwar durchaus das Vermeiden von Fehlern und das Steigern der Patientensicherheit zu einem strategischen Betriebsziel erklären. Sie können diesen Willen zudem mit organisatorischen Erleichterungen und durch Zuteilung betrieblicher Mittel unterstützen. Methodisch ausgebildete Qualitäts- bzw. Risikomanager können mit Know how beitragen. Die Verbesserung der Strukturen kann an Führungsebenen delegiert werden, die Einführung der Prozesse, d. h. der eigentliche Aufbau des Systems muss aber von der Betriebsbasis ausgehen, gestaltet und getragen werden.

1.3.2 Wie eine Ereignissammlung aufzubauen ist

In Deutschland sind seit 2014 Fehlermeldesysteme mit der Möglichkeit einer anonymen Meldung gemäß Qualitätsmanagement-Richtlinie verpflichtend. Unter dem erneuten Vorbehalt, dass ein Meldewesen nicht schon per se ein Fehlermanagementsystem ist, hat man beim systematischen Sammeln von gemeldeten Ereignissen gewisse Regeln zu beachten. Dabei spielt es überhaupt keine Rolle, ob mit Papier und Bleistift dokumentiert wird, oder ob man sich eine elektronische Datensammlung anlegt. Die meisten Autoren bezeichnen relativ übereinstimmend die folgenden Elemente einer Ereignissammlung als wesentlich.

Freiwilligkeit
Mitarbeiter können nicht zum Melden von kritischen Ereignissen gezwungen werden. Sie sollen dies freiwillig tun. Mit Weiterbildungen und Rückmeldungen zu aus den Meldungen generierten präventiven Maßnahmen sollen sie zum Melden ermuntert werden. Technische und psychologische Hürden müssen tief gehalten werden. Die freiwillige Meldung muss leicht, ohne großen Aufwand erfolgen können.

Anonymität der Aufzeichnung
Die Registrierung der gesammelten Ereignisse muss anonym sein, das bedeutet, dass die Ereignisse ohne Nennung von Namen von Geschädigten, aber insbesondere von Beteiligten aufgezeichnet werden. Die Ereignisdokumentation ist so zu gestalten, dass von vorneherein irrelevant ist, „wer es war". Da keine Schuldigen gesucht werden, müssen auch keine Namen aufgezeichnet werden. Ob auch das Meldewesen anonym laufen soll, ist eine Frage, die im Folgenden noch diskutiert wird.

Freies Erzählen des Ereignisses
Wenn Betroffene ein kritisches Ereignis frei berichten können, erfährt man die Abläufe hautnah aus erster Hand, ohne dass der Bericht bereits in das Schema eines Fragebogens gezwängt wäre. Erfassungsformulare sollten deshalb unbedingt Raum für freie Texteingabe enthalten. Besonders die australisch/neuseeländischen Autoren unterstreichen den Wert des freien Erzählens („free narrative") im Ereignismonitoring [http://www.apsf.net.au]. Nicht zu unterschätzen ist auch der kathartische Effekt, wenn Betroffene sich ein kritisches Ereignis ‚von der Seele' reden können.

Systematik einbauen
Eine gewisse minimale Einteilung nach Art des Ereignisses, Ereignisort, involvierten Bereichen, entstandenem Schaden und festgestellten oder vermuteten Ursachen ist zweckmäßig, um Auswertungen zu ermöglichen. Wichtig ist, dass die Systematik die Erfassung multipler Ursachen möglich macht. Der typischerweise multifaktoriellen Ursache eines kritischen Ereignisses muss Rechnung getragen werden.

Beinaheereignisse sammeln
Der Wert von Beinaheereignissen – solchen, bei denen zum Glück nichts passiert ist – kann nicht überbetont werden. Leider sind viele Ereignissammlungen nur auf das Erfassen von Fehlern mit Patientenschaden ausgelegt. Das Ereignis, bei dem „zum Glück nichts passiert ist", wird fälschlich als banal und nicht beachtenswert betrachtet. Genau das Gegenteil ist aber der Fall: Risikomanagement beruht gerade darauf, Konstellationen zu identifizieren, bei denen zwar bisher nichts geschehen ist, die aber ein Schadenspotenzial enthalten. Es sind Verbesserungen möglich, ohne dass zuerst etwas passieren musste.

„Near miss-Ereignisse" bieten noch einen zusätzlichen Vorteil: Wir können aus ihnen lernen, welche Sicherheitsfaktoren dann doch den Fehler vermieden haben, welche Dämme nicht gebrochen, welche Zäune nicht niedergerissen, welche Warnsignale eben doch noch beachtet wurden.

Neben dem Eliminieren von Schwächen im System lassen sich auch dessen Stärken identifizieren und proaktiv fördern.

Neben dem Eliminieren von Schwächen im System lassen sich auch dessen Stärken identifizieren und proaktiv fördern. Hollnagel hat mit dem SAFETY II Ansatz einen wichtigen Impuls zum Lernen aus dem erfolgreichen Handeln entwickelt (Hollnagel et al. 2015).

Interpretation des Ereignisses durch die Beteiligten
Unsere Mitarbeiter verfügen über ein riesiges kollektives Wissen zu Abläufen, Fehlerquellen und Risiken. Sie drängen

uns aber diese Kenntnisse nicht auf. Wenn wir freilich fähig sind zuzuhören, lernen wir Vieles und oft Unerwartetes über unseren Betrieb. Befragt man Personal über eine eben aufgetauchte Fehlerquelle an einem Gerät, wird man häufig hören, dies „sei bekannt" oder „mir auch schon passiert". Der Chef darf sich dann fragen, wieso es ihm bisher nicht gelang, dieses Problemwissen zu realisieren; vermutlich, weil er nicht zugehört hat.

Nie von „Schuldigen" reden
Ereignismeldesysteme dürfen nicht strafend sein. Sie dürfen nicht mit dem Finger auf Beteiligte zeigen und sollen nicht Sanktionen androhen. Uns allen klingt noch in den Ohren: „Wer das war, meldet sich nachher bei mir im Büro". Niemand wird über ein Schadensereignis berichten, wenn er riskiert, an den Pranger gestellt zu werden. Die Schulung hat zu vermitteln, dass die an einem Ereignis Beteiligten eher Opfer als Täter sind.

Transparenz
Die Datensammlung, wie auch immer sie organisiert ist, muss für die Teammitglieder einsehbar und kontrollierbar sein. Der Mitarbeiter hat das Recht, zu sehen, in welcher Weise das von ihm mitgeteilte Ereignis in der Dokumentation abgelegt wurde. Er soll überdies nicht nur seine Meldungen, sondern sämtliche Meldungen des Betriebs einsehen dürfen. Transparenz ist eine besonders Vertrauen schaffende Maßnahme. Jeder Mitarbeiter soll schließlich aus der Gesamtheit der Ereignisse lernen können.

Qualitätskreis schließen
Der sog. Qualitätszirkel beschreibt den Grundvorgang jeder Qualitätssicherung (Abb. 4). Leider bestehen viele Ereigniserfassungssysteme nur aus dem Sammeln von Daten, ohne dass die erhobenen Befunde entsprechend analysiert und in Maßnahmen umgewandelt werden. Datensammlungen sind nutzlos, wenn nicht aus ihnen gelernt und das Gelernte in Führungsmaßnahmen umgesetzt wird. Die Mitarbeiter werden sehr rasch mit dem Melden von Ereignissen aufhören, wenn sie keine verbessernden Maßnahmen feststellen und keine strukturierte Rückmeldung („feedback") erfolgt.

Regelung der Datenhoheit
Daten über Versäumnisse, Missgeschicke und Fehler sind innerhalb des Betriebs in der oben beschriebenen Offenheit und Unvoreingenommenheit zu benutzen, bedürfen aber gegenüber Außenstehenden der Vertraulichkeit. Es muss deshalb schon vor Beginn einer Datensammlung klar sein, wem diese Daten gehören und wie es vermieden wird, dass Krankenhausverwaltung oder staatliche Behörden Zugang zu den Daten erhalten. Dies trifft v. a. auf Gesundheitsbehörden zu, aber auch Strafverfolgungsbehörden könnten versucht sein, Daten zu erhalten. Wenn Daten in ein bereichsübergreifendes nationales oder internationales Netzwerk (CIRS) eingespeist werden sollen, müssen die vernetzten Betriebe den gegenseitigen Umgang mit den vertraulichen Daten vertraglich klar regeln.

Besonders bei Gesundheitsbehörden ist der politische Druck groß, mit derartigen Statistiken zu punkten. Von denselben Stellen kommt regelmäßig die leidige Forderung nach „benchmarking"; dies in der irrigen Meinung, Vergleiche (vielleicht gar öffentliche Vergleiche) zwischen verschiedenen Fehlerstatistiken seien ein geeignetes Instrument der Qualitätssicherung. Allen Beteiligten muss jedoch klar sein, dass die reine Anzahl der Meldungen nicht relevant ist, solange es regelmäßige Meldungen gibt. Die Qualität der Meldungen und die daraus abgeleiteten Maßnahmen sind weniger einfach zu erfassen.

Kritikkultur dauernd entwickeln und fördern
Eine Ereignisdatei perpetuiert sich nicht von selbst. Der dahinterstehende Gedanke eines offenen Umgangs mit Fehlern muss immer wieder vermittelt und geschult werden. Jedes neu eingeführte Ereignismonitoring führt zunächst zu einer großen Meldehäufigkeit. Meist werden die Meldungen bald zum dünnen Rinnsal und fließen erst wieder reichlicher, wenn die Leitung dauernd auf den Wert des Systems hinweist. Auch dann wird die Meldefreude sich in Wellen bewegen. Die Häufigkeit der Meldungen hat übrigens nicht mit der Häufigkeit der Ereignisse selbst zu tun.

Abb. 5a, b zeigt das Beispiel eines Erfassungsbogens für Ereignisse.

1.3.3 Weshalb sollen Beinaheereignisse („Near Miss") erfasst werden?

Übereinstimmend wird der große Wert der Erfassung von Beinaheereignissen betont.

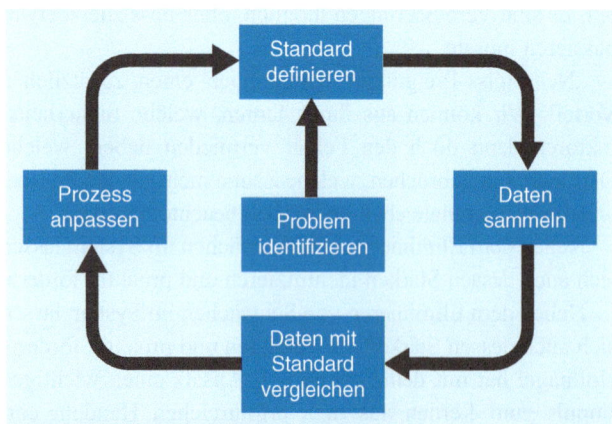

Abb. 4 Qualitätszirkel. Identifikation eines relevanten Problems, gefolgt von der Festlegung des Sollzustandes (Standard), Messen des Istzustandes durch Sammeln relevanter Daten, Vergleich von Ist und Soll und schließlich das Ergreifen von Maßnahmen, um den gegenwärtigen Zustand dem Standard (oder Sollzustand) anzugleichen

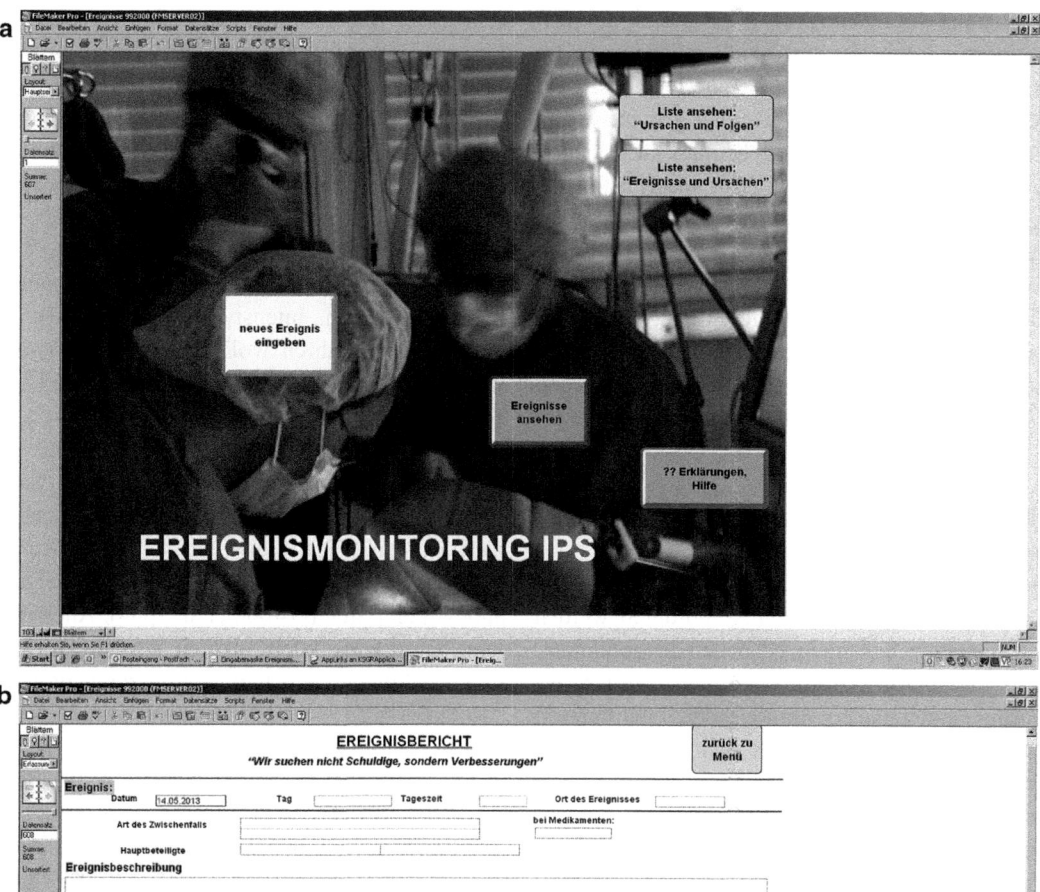

Abb. 5 (**a**, **b**) Beispiel einer Datenerfassung von Ereignissen auf der Intensivstation des Kantonsspitals Graubünden Chur. Hier besteht über das Patientendatenmanagementsystem (PDMS) überall auf der Intensivstation bettseitig die Möglichkeit zur sofortigen Dateneingabe und auch Ereignisabfrage. (Abbildung. freundlicherweise überlassen von Dr. Adrian Wäckerlin, Chefarzt Intensivmedizin, Kantonsspital Graubünden Chur, Schweiz, http://www.ksgr.ch/intensivmedizin.aspx)

▶ Vor allem in Hochsicherheitsbereichen, die sich keinen Fehler leisten können, zählen Near-miss-Ereignisse zu den wichtigsten Informationsquellen bei der Identifikation von Systemschwächen.

Near-miss-Ereignisse sind für das Risikomanagement und für die Qualitätsverbesserung von herausragender Bedeutung:

- Beim Beinaheereignis liegt das Interesse automatisch beim Vorgang, nicht bei den Folgen.
- Beinaheereignisse sind emotional nicht so befrachtet und lassen sich unverkrampft analysieren.
- Beinaheereignisse zeigen uns jene Sicherheitselemente, die dafür sorgten, dass dann doch nichts passiert ist.
- Beinaheereignisse machen den direkten Weg zur Prävention frei – ohne Schadensbehebung.

Es wird deshalb empfohlen, beim Aufbau eines Ereigniserfassungssystems primär schon Near-miss-Fälle zu sammeln. Im Allgemeinen gilt: Je geringer der Schaden eines Vorfalls, desto einfacher sein Nutzen in einem Risikomanagementsystem. Schadensfälle sollten jedoch unbedingt ebenfalls für das organisatorische Lernen genutzt werden. Hierfür bedarf es jedoch den Auftrag und die Unterstützung der Leitung sowie die Methodenkompetenz von Risikomanagern.

Interessanterweise wird der Wert von Beinaheereignissen im medizinischen Bereich nicht uneingeschränkt positiv bewertet: Gerade die JCAHO beschränkt sich in ihrer wegweisenden Taxonomie auf Ereignisse mit Patientenschaden und schließt „any near miss" aus Ereignissammlungen aus (Chang et al. 2005).

1.3.4 Wie sollen die Ergebnisse kommuniziert werden?

Innerhalb des Betriebs sollen die Datensammlungen transparent und jedermann zugänglich sein. Empfohlen werden aber zudem regelmäßige Sitzungen, bei denen die gesammelten Ereignisse gesichtet und zusammengestellt werden. Ereignismonitoring kann Teil einer umfassenden regelmäßigen Qualitätsbesprechung des Betriebs, aber auch eine selbstständige Aktivität sein.

Morbiditäts- und Mortalitätskonferenzen sind ein etabliertes Instrument zur systematischen Besprechung von Komplikations- und Todesfällen. Leitfäden zur Umsetzung wurden sowohl von der Bundesärztekammer (2016) als auch der Stiftung Patientensicherheit Schweiz (2019) veröffentlicht.

Wie häufig oder wie selten solche Veranstaltungen stattfinden, ist dem Stil der Abteilung zu überlassen. Wichtig ist, dass sie zuverlässig und regelmäßig durchgeführt werden und nachhaltig bleiben. Einfache Bulletins fassen dabei die wesentlichen Beobachtungen und Verbesserungen der Berichtsperiode zusammen. Die Mitarbeiter interessieren sich v. a. dafür, welche Meldungen zu Veränderungen und Maßnahmen geführt haben.

Wichtig ist auch, die Auswertungen an die richtigen Adressaten zu verteilen. Wenn, was sehr häufig ist, ein bereichsübergreifendes Ereignis dokumentiert wird, müssen auch die Nachbarbetriebe mit diesem Wissen bedient werden. Darüber hinaus muss die Stationsleitung sicherstellen, dass die Informationen nicht nur abgegeben wurden, sondern auch angekommen sind und betrieblich umgesetzt werden. Wenn aber der Kreis sich nicht schließt, wenn damit nicht aktives Risikomanagement betrieben wird, ist Ereignismonitoring nutzlos, und das Desinteresse der Mitarbeiter wird die logische Folge sein.

1.3.5 Eingabe anonym oder offen?

Wenn oben ausgeführt wurde, dass die gesammelten Ereignisse anonym, ohne die Namen der Beteiligten, dokumentiert werden sollen, ist damit noch nichts über die Art des Meldevorgangs gesagt. Auch Letzterer kann anonym oder offen sein. Anonyme Meldesysteme sind beispielsweise aus der Fliegerei bekannt, aber auch in vernetzten Ereignissammlungssystemen der Medizin (z. B. Critical Incident Reporting System; CIRS; http://www.anaesthesie.ch/cirs/) oder PaSOS (Patienten-Sicherheits-Optimierungssystem, http://www.pasos-ains.de/) erfolgen die Meldungen anonym, z. B. durch Briefkästen im Stationsbereich oder durch Web-basierte, Passwort-geschützte Eingabesysteme.

Gerade für Einrichtungen ohne eine entsprechende Betriebskultur, d. h. Intensivstationen, die neu ein Ereignismonitoring einführen wollen, ist die Anonymität zunächst von besonderer Bedeutung. Sind aber Fehlerkultur und Meldesystem in einer Abteilung bereits entwickelt, verblasst das Thema Anonymität rasch. Mit gutem Grund: In einem positiven lernfähigen System müssen keine Sanktionen befürchtet werden, wenn unerwünschte Ereignisse kommuniziert werden. Eine Studie über die Meldepraxis in einer Intensivstation ergab, dass nur 6,5 % der Ereignismeldungen anonym eintrafen (Osmon et al. 2004). Anonyme Meldesysteme haben zudem den Nachteil, dass sie für Denunziationen und persönliche Abrechnungen missbraucht werden können.

1.3.6 Andere Erfassungstechniken: „Medical Chart Review"

Nun ist die Ereignissammlung mit spontanen Meldesystemen durchaus nicht die einzige etablierte Erfassungsmethode. Im Gegenteil, gerade die ersten bahnbrechenden Berichte über Fehler im Krankenhaus wurden mit der Technik des „medical chart review" erarbeitet. Aus der retrospektiven Durchsicht tausender Krankenakten ergaben sich Hinweise über Häufigkeit, Art der Fehler und Ursachenmuster (Leape et al. 1991). Im Vordergrund standen bei diesen Untersuchungen Medikationsfehler. Diese Art der Fehler (falsches Medikament, falsche Dosis, falsche Applikation, falscher Zeitpunkt etc.) tauchen in allen Studien als die häufigsten unerwünschten Ereignisse auf. Zum einen, weil Medikamente häufig verabreicht werden und die Bereitstellung von Medikamenten viele fehleranfällige Schritte umfasst (Anordnung, Bereitstellung, Kontrolle, Verabreichung), und zum anderen, weil Fehler dieser Art in den Krankenakten wohl leichter zu erfassen sind als andere Fehler. Prozessfehler sind hingegen im Rahmen einer retrospektiven Durchsicht einer Krankenakte schwer zu identifizieren.

In einem prospektiven Vergleich zwischen den Erfassungstechniken der freiwilligen Ereignismeldung und des „medical chart review" auf Intensivstationen wurden mit dem freiwilligen Meldesystem mehr und wesentlichere Ereignisse erfasst als beim Durchsuchen der Krankenakte. Die freiwillig gemeldeten Ereignisse enthielten zudem mehr Informationen über die Umstände und Ursachen und boten somit mehr Ansatzmöglichkeiten zur künftigen Prävention (Beckmann et al. 2003).

1.3.7 Netzwerke: CIRS, APSF (Australien, Neuseeland)

Vielerorts werden landesweite oder gar internationale Netzwerke zum Ereignismonitoring empfohlen. Deren Ausgestaltung ist frei wählbar, wobei zunehmend Internet-basierte Systeme zur Datenerfassung genutzt werden. In der Schweiz haben Basler Anästhesisten vor vielen Jahren schon ein sog. CIRS („critical incident reporting system") eingerichtet (http://www.anaesthesie.ch/cirs/). Der Benutzer kann anonym Ereignisse in strukturierter Form melden und hat auch Zugang zu den gesammelten Ereignisberichten. Ein Vorteil gerade für den Fachbereich Anästhesie liegt darin, dass auch eher seltene Ereignisse einer breiteren Gruppe zur Kenntnis gebracht werden und beispielsweise durch die Fachgesellschaften in Form von Empfehlungen und Standards bekannt gegeben werden können. Nachteile eines CIRS sind die unkontrollierte Eingabe und die Entkopplung vom lokalen Risikomanagement der meldenden Einrichtung.

Mit einem zentralen CIRS allein ist die Verbesserung lokaler Prozesse, und damit letztlich die Prävention gleicher oder ähnlicher Ereignisse, nicht möglich. Auch das Fehlen kontextrelevanter Informationen und der Verzicht auf „near miss" schränken den praktischen Nutzen solche Systeme für die Verbesserung der eigenen Einheit erheblich ein.

Ein vorbildliches Netzwerk wird in Australien und Neuseeland betrieben, die Australian Patient Safety Foundation (APSF [http://www.apsf.net.au]). Teil des Angebots ist das „advanced incident management system" (AIMS), das die langjährigen, dortigen Erfahrungen demjenigen zugänglich macht, der ein Ereignismonitoring aufbauen will. In Deutschland wird die Teilnahme an einem übergeordneten CIRS-System finanziell unterstützt. Die Bundesärztekammer, die Deutsche Krankenhausgesellschaft e. V. und der Deutsche Pflegerat e. V. sind z. B. Träger des KH-CIRS-Netz 2.0 Deutschland (https://www.kh-cirs.de). Diese bieten sich über übergeordnete Themen an.

1.4 Risikomanagement und Fehlerkultur in anderen Bereichen

1.4.1 Beispiel Luftfahrt

Der am häufigsten im Zusammenhang mit Sicherheit genannte nicht medizinische Bereich ist die zivile Luftfahrt. Im Gegensatz zur Medizin werden dort seit Jahrzehnten größte Anstrengungen für die Flugsicherheit unternommen. Viele Konzepte wie die kontinuierliche Suche nach Schwachstellen, das anonyme „incident reporting" und die Bedeutung des gut kommunizierenden Teams („crew resource management") wurden in der Luftfahrt entwickelt. Dort hat sich über Jahre auch eine sehr solide Sicherheitskultur etabliert, die sich in einer kritischen Selbsteinschätzung und in einem hoch entwickelten Sicherheitsbewusstsein der Mitarbeiter widerspiegelt (Sexton et al. 2000).

In einem provokanten Editorial gibt Berwick, basierend auf den realen Zahlen eines New Yorker Krankenhauses (Leape et al. 1991), die entsprechende Cockpitdurchsage eines Flugkapitäns an seine Passagiere wieder (Berwick und Leape 1999):

> Ladies and gentlemen, welcome aboard flight number 743, this is your captain speaking. You have a 97 % chance of reaching your destination without being significantly injured. Our chances of making a serious error during the flight is only 6,7 %.

Und es folgt die rhetorische Frage:

> Would you fly this airline again?

Unter 30.195 nach Zufall ausgesuchten Krankengeschichten fanden die Autoren 1133 Patienten (3,7 %), welche aufgrund der Behandlung schwere Schädigungen erlitten hatten. In 58 % dieser Fälle wurden Behandlungsfehler festgestellt, die Hälfte davon war auf Nachlässigkeit zurückzuführen. Eine wesentliche Rolle spielten Medikationsfehler (Leape et al. 1991).

Natürlich haben Vergleiche zwischen Luftfahrt und Akutmedizin gewisse Grenzen. So sind beispielsweise die kritischen Prozesse eines Fluges recht stereotyp, und im Cockpit gilt bei jeglicher Tätigkeit das 4-Augen-Prinzip, während beim Umgang mit Schwerkranken eine größere Variabilität besteht und nur selten die Gelegenheit für redundantes Vorgehen gegeben ist. Dies entbindet uns aber keineswegs, die hervorragenden Entwicklungen in der Flugsicherheit für unser Fachgebiet weiterzuentwickeln und die daraus gewonnenen Erkenntnisse entsprechend anzuwenden. In diesem Sinne haben Eisen und Savel (2009) die operationellen Abläufe einer spektakulären (und erfolgreichen) Notwasserung eines Flugzeugs vom Typ Airbus auf dem Hudson-River in New York zum Anlass genommen, Vorgehensweise und Kommunikation einer kardiopulmonalen Reanimation auf einer Intensivstation der Arbeit im Cockpit während eines Notfalls gegenüberzustellen. Augenfällig ist die klare Übernahme des Führungsauftrags mit entsprechender Rollenverteilung, die verbindliche und redundante Kommunikation sowie die Akzeptanz des Feedbacks.

1.5 „Risk Assessment", Risikomanagement

Klinisches Risikomanagement stellt eine Methode dar, kontinuierlich und in systematischer Form Fehler oder Risiken zu erkennen, zu analysieren, zu verhindern oder ihre Folgen zu begrenzen und die ergriffenen Maßnahmen hinsichtlich ihrer Wirksamkeit zu bewerten.

Kennzahlen wie z. B. die Wiederaufnahmerate oder die Re-Intubation können als Frühindikatoren auf Risiken hinweisen.

Für Risikoanalysen sind die Beinaheereignisse und jene mit geringem Schaden von besonderer Bedeutung. Es geht schließlich darum, Risiken zu eliminieren und Fehler mit Schaden zu vermeiden. Allgemein lässt sich sagen: Je geringer die Folgen des Ereignisses, desto geeigneter ist es für das Risikomanagement. Je schwerer die Folgen hingegen, desto weniger brauchbar ist ein Ereignis, weil die Notwendigkeit der Schadensbehebung den Präventionsgedanken in den Hintergrund rückt und Emotionen eine größere Rolle einnehmen.

1.5.1 Analysen: Fehlermonitoring zum Aufdecken von Ursachen und Angehen von Verbesserungen nutzen

Konsequentes Ereignismonitoring erlaubt einer Intensivstation, aus Fehlern und v. a. aus den Beinaheereignissen kontinuierlich zu lernen und die eigenen Schwächen, aber auch Stärken zu erkennen. Werden die Daten systematisch ausgewertet, erlaubt die Analyse von Ursachen und Verbesserungsmöglichkeiten die Weiterentwicklung der eigenen Prozesse. Dieser Möglichkeit kommt eine viel größere Bedeutung zu als der Zusammenstellung der Schäden an sich. Ereignismonitoring unterscheidet z. B. zwischen individuellen, menschlichen Fehlleistungen und Systemfehlern, wobei wir meist mit fehlerhaften Prozessen konfrontiert sind. Um diese zu verbessern, müssen Prozessanalysen durchgeführt werden. Dafür bieten sich 2 Methoden an:

- **Process control charts**: Bei dieser Technik werden quantifizierbare Prozesse konsekutiv dargestellt (z. B. „door-to-balloon time" bei der perkutanen Koronarintervention) und mit einem angestrebten Soll-Wert verglichen. Die Kurve zeigt, ob die Leistung im Durchschnitt erreicht wird und inwieweit die Leistung streut. Auch ob eine Leistung sich nach und nach verändert, lässt sich ablesen. Der Leiter der Station kann dann gezielte Verbesserungen anstreben.
- **Prozessanalyse mit Cause- effect- Diagramm („fishbone diagram")**: Hier werden unerwünschte Wirkung und erkannte Ursachen in Form von Fischgräten dargestellt, wobei das unerwünschte Problem als Kopf und die verschiedenen Ursachen als Gräten dargestellt werden. Die Hauptursachen (Hauptgräten) sind meist: Material, Menschen, Regeln, Technologie. „Nebengräten" helfen, die Analyse zu verfeinern. Diese Technik macht rasch sichtbar, wo die verschiedenen Ursachen des fehlerhaften Prozesses zu suchen sind.

Sind die Ursachen eines fehlerhaften Ereignisses identifiziert, müssen gezielte Führungsmaßnahmen zur Prävention erneuter Ereignisse eingeleitet werden. Dabei unterscheiden sich die Maßnahmen für menschliche Fehler und für Systemfehler.

Abhängig von der Fehlerart sind die Maßnahmen abzuleiten. Trainings und Schulung sind bei regel- und wissensbasierten Fehlern anzuwenden. Absichtlichen Regelverstößen muss jedoch mit entsprechenden Maßnahmen der Führung und ggf. auch Sanktionen begegnet werden. Aufmerksamkeitsbedingte Fehler benötigen andere Maßnahmen, z. B. durch veränderte Abläufe oder ein 4-Augen-Prinzip.

Systemfehler können entweder recht leicht zu lösen oder aber sehr tückisch sein. Ist das Problem an der Oberfläche lokalisiert und betrifft es Prozesse, so lassen sich rasch Gegenmaßnahmen ergreifen. So kann beispielsweise eine fehlerhafte Serie von Infusionssystemen augenblicklich aus dem Verkehr genommen werden. Andere, tiefer im System verankerte Fehler, die die Strukturen der Einrichtung betreffen, sind mitunter nur sehr schwierig zu lösen. So stellen beispielsweise ungenügende Stellenpläne oder veraltete Betriebsstrukturen durchaus Sicherheitsrisiken dar, können aber aufgrund fehlender Mittelzuweisung nicht einfach verändert werden.

Deshalb ist Flexibilität eine der Grundvoraussetzungen (und größten Herausforderungen) für ein erfolgreiches Riskomanagementsystem: Es muss ebenso für rasche Reaktion einsatzbereit sein (sofortige Elimination fehlerhafter Infusionssysteme) wie auch für langfristige Umgestaltungen (z. B. wenn ein unzureichender Stellenschlüssel kontinuierlich die Patientensicherheit gefährdet).

1.6 Auswirkung und Nutzen von Ereignismonitoring

1.6.1 Prävention

Die idealen kritischen Ereignisse sind jene, die sich gar nicht ereignen. Wird Ereignismonitoring in Führungsmaßnahmen umgesetzt, verringert es die Schäden kritischer Ereignisse oder vermeidet diese ganz. Der wirkliche Nutzen des Risikomanagements lässt sich deshalb kaum quantifizieren. Nur bei sehr genauer Datensammlung kann die Zu- oder Abnahme bestimmter Ereignisse gemessen werden. In einer multizentrischen Untersuchung zu Fehlern im Zusammenhang mit Medikamenten traten auf Intensivstationen mit etabliertem Ereignismonitoring signifikant weniger Medikationsfehler auf (Valentin et al. 2009). Die Datensammlungen stellen allerdings nie die Gesamtheit der Ereignisse dar, sondern nur die Spitze des Eisbergs.

1.6.2 Fehler und Kosten, Aufwand des Fehlermonitorings und Nutzen

Oft scheut sich ein Stationsleiter, ein Ereignismonitoring einzuführen, weil ihn der Aufwand abschreckt und die Ressourcen zu fehlen scheinen. Qualitätssicherung wird generell als Luxus angesehen, den man sich ohne die nötigen Mittel nicht leisten kann.

Die umgekehrte Optik ist richtig: Es ist ein sträflicher Luxus, sich nicht mit Patientensicherheit zu befassen. Der

Aufwand, Schadensereignisse zu vermeiden, ist um Vieles geringer als derjenige, der nötig ist, um schwere Schäden zu beheben. Korrekturkosten, materiell und emotional, sind immer viel höher als Kosten für die Vorbeugung.

1.6.3 Fehlerbewirtschaftung als integraler Bestandteil der Betriebs- und Führungskultur

Fehlermonitoring, Prozessanalysen und Risikomanagement sind Kernaufgaben des Leiters einer Intensivstation. Viel zu oft lassen wir uns blenden von immer neueren und spannenderen Therapieformen. Wir vergessen dabei, dass wir im Krankenhaus viel mehr Leben retten und Schäden verhindern könnten, wenn wir schon nur die richtigen Dinge zur richtigen Zeit auch richtig tun würden. Bei fehlerloser Anwendung aller gesicherten Methoden von Diagnose, Therapie und Prävention könnten unsere Kliniken einen Qualitätssprung nach vorn machen, der die Suche nach immer neuen Therapien geradezu nebensächlich erscheinen lassen würde.

1.7 Schwerste Ereignisse, Rechtswelt

1.7.1 Grenzen des Ereignismonitorings bei schwersten Ereignissen

Gerade die schwersten Ereignisse (schwerer Schaden oder Tod eines Patienten) benötigen aus der Sicht des Qualitäts- bzw. Risikomanagements eine Unterstützung – in Bezug auf die Analyse, die Kommunikation mit Patienten und Angehörigen und last, but not least für die betroffenen Mitarbeitenden, die im Sinne eines Second Victim ebenfalls betroffen sind. Die Agency for Healthcare Research and Quality hat hierfür ein strukturiertes Programm – **Communication and Optimal Resolution** (CANDOR 2018) – entwickelt.

Schwerste Ereignisse sind aber in anderer Weise für die Qualitätssicherung nutzbar. Sie können im betreffenden Betrieb den nötigen Druck erzeugen, sich mit explizitem Fehler- und Risikomanagement zu befassen. Mitarbeiter sind nach solchen Situationen jeweils offen dafür, dass „jetzt etwas geschehen muss", und dass „es so nicht weitergehen kann". Häufig wird dann ein allseits belastendes Ereignis zum Ausgangspunkt eines formalen Ereignismonitorings. Hier braucht es eine Priorisierung und eine Beachtung der Schnittstellen in Bezug auf den Informationsfluss und bestehenden Abstimmungsbedarf. Die Intensivmedizin als Schnittstellenfach muss hier in die Abstimmung mit den Kliniken und darf nicht als solitäre Insel im System dargestellt werden.

1.7.2 Verschiedenartige Behandlung von Fehlern in der Rechtswelt und in der Qualitätswelt

Die Rechtswelt ist jenes Fach, das sich seit Menschengedenken mit schweren Schäden befasst hat. Ziel war immer im weiteren Sinn, die Gemeinschaft vor Schäden an Leib und Leben zu schützen und dafür untersuchend und nötigenfalls strafend einzugreifen (Tab. 5).

Tab. 5 Fehler in der Rechtswelt und im Qualitätsmanagement

Rechtswelt	Qualitätsmanagement
Frage nach Schaden	Frage nach Ursachen
Ereignis ohne Schaden interessiert rechtlich nicht	Beinaheereignis („near miss") interessiert sehr
Suche nach Schuldigen	Kein Interesse an Schuldigen
Verfügen von Sanktionen, Strafen	Suche nach Lösungen, nicht punitives System
Entschädigung der Opfer	Alle gelten als Opfer
Je schwerer der Schaden, desto wichtiger	Je schwerer der Schaden, desto hinderlicher

1.7.3 Vorgehen bei schweren Schäden (schwere Körperverletzung oder Tod)

Wie oben erwähnt, entziehen sich die schwersten Formen unerwünschter Ereignisse der Qualitätssicherung im engeren Sinn. Je schwerer ein Schaden ist, desto größer ist das Interesse der Öffentlichkeit, und zwar in zweifacher Hinsicht: Die Rechtspflege kennt Meldepflichten bei Verdacht auf Offizialdelikte, und die Informationsgesellschaft erwartet, dass schwere Ereignisse kommuniziert werden. Die beiden Anliegen können in Konflikt stehen („keine Auskunft bei laufendem Verfahren" wird durch die Medien als Geheimnistuerei kommentiert).

Vorgesetzte, in deren Bereich ein Schwerstereignis passiert, haben deshalb mit den Rechtsorganen und mit den Medien richtig umzugehen. Dies kann nicht improvisiert werden, sondern muss vorbereitet sein. Wichtig ist, das Ereignis nicht in einer defensiven, vertuschenden Art zu behandeln, sondern sich sofort als engagierter, offener und an der Sicherheit der Patienten interessierter Betrieb darzustellen. Es ist nicht schwer, aufzuzeigen, dass im Krankenhaus Menschen arbeiten, die den anvertrauten Kranken helfen und nicht schaden wollen.

Dazu gehören folgende Punkte:

1. Schweres Ereignis überhaupt erkennen:
   - Viele schwere Ereignisse sind sofort als solche erkennbar.
   - Aber es gibt auch Ereignisse, die nicht offensichtlich sind.
   - Immer bereit sein, an einen Zwischenfall zu denken.
   - Die unerwartete Wende eines Falls muss Verdacht wecken.
   - Normalverlauf gut kennen.
   - Ereignis durch andere Mitarbeiter bestätigen lassen.
2. Krisenteam ad hoc formieren:
   - Alle unmittelbar Beteiligten gehören zum Krisenteam.
   - Leitung durch den momentan Ranghöchsten.
   - Der Ad-hoc-Teamleiter teilt dies den anderen klar mit („Ich leite diese Krisensituation").

- Der Teamleiter hat volle Kompetenzen quer durch alle betrieblich-territorialen Grenzen.
- Er hat zunächst das Informationsmonopol und bindet unmittelbar die Krankenhausleitung, das Risikomanagement und die Öffentlichkeitsarbeit ein.

3. „Safety first", Folgeereignisse vermeiden:
   - Sorge tragen, dass Patienten und Mitarbeitende sicher sind.
   - Sicherheit des Personals gewährleisten.
   - Hilfe holen.
   - Geschädigte lückenlos begleiten.
   - Schadensquellen erkennen und eliminieren (Medikamente, Nahrungsmittel, Stromquelle etc.).
   - Weitere Opfer verhindern.
4. Ereignisort sichern, Sachverhalte sicherstellen:
   - Außer Personen, die in Sicherheit gebracht werden, und Schadensquellen, die zu entfernen sind, muss alles unverändert belassen werden.
   - Nicht beginnen, „das Durcheinander aufzuräumen".
   - Asservieren und Markieren von Infusionen, Spritzen, Körperflüssigkeiten etc.
   - Keine Versuche unternehmen, das Ereignis zu kaschieren.
   - Unverzüglich professionelle Untersucher einschalten (Rechtsmediziner, Untersuchungsbehörden), vollständig kooperieren.
   - Alle Beteiligten möglichst rasch und allein ihre eigenen Beobachtungen und deren zeitlichen Ablauf niederschreiben lassen.
   - Betroffene Räume für weitere Verwendung sperren.
5. Kommunizieren, dokumentieren:
   - Den Patienten (falls er lebt und bei Bewusstsein ist) gründlich und wahrheitsgemäß darüber informieren, dass er Opfer eines Ereignisses wurde (Teamleiter).
   - Angehörige klar und umfänglich über das Ereignis informieren (Teamleiter und möglichst alle Beteiligten), Zeugen am Gespräch teilnehmen lassen.
   - Gespräche müssen formellen Charakter haben.
   - Offen erklären, dass Fehler passiert sind.
   - Zusichern, dass das Ereignis gründlich untersucht wird.
   - Keine Selbstbezichtigungen oder Schuldzuweisungen an andere.
   - Gespräche und gesamtes Krisenmanagement protokollieren.
   - Unverzüglich Klinikleitung informieren.
   - Klarlegen, wer für die weitere Kommunikation zuständig ist.
   - Vorbereitetes Kommunikationskonzept umsetzen.
   - Schriftliche Mitteilung bereithalten, wenn Medien involviert werden.
   - Weitere Gesprächstermine mit Patienten bzw. Familie festlegen.
   - Unbürokratische Hilfe anbieten, psychologische Hilfe anbieten.
   - Immer für Angehörige verfügbar sein.
   - Beteiligte äußern sich nur noch auf Anfrage.
6. Debriefing, Unterstützung der nicht Geschädigten:
   - Alle beteiligten Mitarbeiter werden psychisch leiden und meist Schuldgefühle empfinden.
   - Aussprachen unter den Beteiligten genügen oft (Kollegenhilfe, „Peer Support").
   - Einige Mitarbeiter werden professionelles Debriefing brauchen.
   - Schwelle tief halten, wenn Hilfe beansprucht werden soll.
   - Liste von Spezialisten führen, die das Debriefing posttraumatischer Stressstörungen beherrschen.
   - Den beteiligten Mitarbeitern Rechtshilfe zusichern.
7. Künftige Ereignisse ausschließen:
   - Versuchen, aus dem Ereignis später zu lernen.
   - Mit Unterstützung des Risikomanagements eine Fallanalyse z. B. anhand der Methodik des London-Protokolls (Taylor-Adams und Vincent 2007) durchführen.
   - Nach versteckten Systemursachen („root causes") suchen.
   - Nicht voreilig Abläufe und Verfahren ändern, da dies als Eingeständnis von Schuld missverstanden werden kann.
   - Den Kreis des Qualitätszirkels schließen: Ereignis für Verbesserungen nutzen.
   - Schafft das Ereignis eine Gelegenheit, im betroffenen Betriebsbereich eine Qualitätssicherung aufzubauen?
8. Zurück zur Normalität, Spätkontrollen:
   - Ereignis durch Bericht an die vorgesetzte Klinikbehörde formal abschließen.
   - Den Bericht mit den Beteiligten besprechen.
   - Beginn des erneuten Normalbetriebs explizit bekannt machen.
   - Allfällige neue Richtlinien und Weisungen publik machen.
   - Weiter Kontakt zum Patienten und dessen Familie aufrechterhalten, Abschlussgespräch anbieten.
   - Fachliche Entwicklungen im betreffenden Gebiet aufmerksam verfolgen.
   - Erfahrungen und Gelerntes für andere verfügbar machen („lessons learned").

2 Fazit

Erfolgreiches Risikomanagement und eine positive Sicherheitskultur führen zu einer gelebten Fehlerkultur. Die geschilderten Konzepte sind hochwirksam, wenn Patientenleben geschützt oder Patientenschäden verhindert werden sollen. Tatsächlich könnten in der klinischen Medizin viel mehr Leben gerettet werden, wenn schon nur die gut belegten Regeln sicher angewendet würden (Singer und Glynne 2005).

Literatur

Alvarez GA, Cavanagh P (2004) The capacity of visual short-term memory is set by visual information load and by number of objects. Psychol Sci 15:106–111

Barach P, Small SD (2000) Reporting and preventing medical mishaps: lessons from non-medical near miss reporting systems. BMJ 320: 759–763

Bates DW, Spell N, Cullen DJ, Burdick E, Laird N, Petersen LA et al (1997) The costs of adverse drug events in hospitalized patients. Adverse Drug Events Prevention Study Group. JAMA 277(4): 307–311

Bates DW, Miller EB, Cullen DJ, Burdick L, Williams L, Laird N (1999) Patient risk factors for adverse drug events in hospitalized patients. ADE Prevention Study Group. Arch Intern Med 159(BerE):2553–2560

Beckmann U, Bohringer C, Carless R, Gillies DM, Runciman WB, Wu AW et al (2003) Quality improvement in intensive care – evaluation of two methods: „facilitated" incident monitoring and retrospective medical chart review. Crit Care Med 31:1006–1011

Berwick DM, Leape LL (1999) Reducing errors in medicine. Qual Health Care 8(3):145–146

Chang A, Schyve PM, Croteau RJ, O'Leary DS, Loeb JM (2005) The JCAHO patient safety event taxonomy: a standardized terminology and classification schema for near misses and adverse events. Int J Qual Health Care 17:95–105

Communication and Optimal Resolution (CANDOR) (2018) Content last reviewed April 2018. Agency for Healthcare Research and Quality, Rockville

Dekker SWA, Leveson NG (2015) The systems approach to medicine: controversy and misconceptions. BMJ Qual Saf 24:7–9

Donchin Y, Gopher D, Olin M, Badihi Y, Biesky M, Sprung CL et al (1995) A look into the nature and causes of human errors in the intensive care unit. Crit Care Med 23(2):294–300

Edmondson AC (2019) The fearless organization: creating psychological safety in the workplace for learning, innovation, and growth. Wiley, Hoboken

Eisen LA, Savel RH (2009) What went right: lessons for the intensivist from the crew of US Airways Flight 1549. Chest 136(3):910–917

Flanagan JC (1954) The critical incident technique. Psychol Bull 51: 327–359

Haugen AS, Søfteland E, Eide GE, Sevdalis N, Vincent CA, Nortvedt MW, Harthug S (2013) Impact of the World Health Organization's Surgical Safety Checklist on safety culture in the operating theatre: a controlled intervention study. Br J Anaesth 110(5):807–815. (Epub 12 Feb 2013)

Hollnagel E, Wears RL, Braithwaite J (2015) From safety-I to safety-II: a white paper. The Resilient Health Care Net: Published simultaneously by the University of Southern Denmark, University of Florida, USA, and Macquarie University, Australia

Kohn LT, Corrigan JM, Donaldson MS (1999) To err is human: building a safer health system. National Academy Press, Washington, DC

Leape LL (1994) Error in medicine. JAMA 272(23):1851–1857

Leape LL, Brennan TA, Laird N, Lawthers AG, Localio AR, Barnes BA et al (1991) The nature of adverse events in hospitalized patients. Results of the Harvard Medical Practice Study II. N Engl J Med 324(6):377–384

Makary MA, Daniel M (2016) Medical error – the third leading cause of death in the US. BMJ 353:i2139

Mickan SM, Rodger SA (2005) Effective health care teams: a model of six characteristics developed from shared perceptions. J Interprof Care 19(4):358–370

Osmon S, Harris CB, Dunagan C, Prentice D, Fraser VJ, Kollef MH (2004) Reporting of medical errors: an intensive care unit experience. Crit Care Med 32(3):727–732

Panagioti M et al (2019) Prevalence, severity, and nature of preventable patient harm across medical care settings: systematic review and meta-analysis. MJ 366:l4185

Reason J (2000) Human error: models and management. BMJ 320: 768–770

Reason J (2003) Human error. Cambridge University Press, Cambridge

Runciman W, Hibbert P, Thomson R, van der Schaaf T, Sherman H, Lewalle P (2009) Towards an international classification for patient safety: key concepts and preferred terms. Int J Qual Health Care 21(1):18–26

Schrappe M, APS-Weißbuch Patientensicherheit (2018) MVW Medizinisch Wissenschaftliche Verlagsgesellschaft, mbH & Co. KG Berlin. ISBN 978-3-95466-410-8

Sexton JB, Thomas EJ, Helmreich RL (2000) Error, stress and teamwork in medicine and aviation: cross-sectional surveys. BMJ 320:745–749

Sherman H, Castro G, Fletcher M, Hatlie M, Hibbert P, Jakob R, Koss R, Lewalle P, Loeb J, Pernenger T, Runciman W, Thomson R, van der Schaaf T, Virtanen M (2009) Towards an international classification for patient safety: a conceptual framework. Int J Qual Health Care 21(1):2–8

Singer M, Glynne P (2005) Treating critical illness: the importance of first doing no harm. PLoS Med 2(6):e167. (Epub 2005 Jun 28)

Slawomirski L, Auraaen A, Klazinga N (2017) The economics of patient safety: strengthening a value-based approach to reducing patient harm at national level. OECD Health working papers no 96. OECD Publishing, Paris

St. Pierre M, Hofinger G (2020) Human Factors und Patientensicherheit in der Akutmedizin, 4. Aufl. Springer, Heidelberg

Taylor-Adams S, Vincent C (2007) Systemanalyse klinischer Zwischenfälle. Stiftung für Patientensicherheit, Zürich

Toffolutti V, Stuckler D (2019) A culture of openness is associated with lower mortality rates among 137 English National Health Service Acute Trusts. Health Aff (Millwood) 38(5):844–850. https://doi.org/10.1377/hlthaff.2018.05303. PMID: 31059370

Tully AP, Hammond DA, Li C, Jarrell AS, Kruer RM (2019) Evaluation of medication errors at the transition of care from an ICU to non-ICU location. Crit Care Med 47(4):543–549. https://doi.org/10.1097/CCM.0000000000003633. PMID: 30855330

Valentin A, Capuzzo M, Guidet B, Moreno RP, Dolanski L, Bauer P et al (2006) Patient safety in intensive care: results from the multinational Sentinel Events Evaluation study. Intensive Care Med 32:1592–1598

Valentin A, Capuzzo M, Guidet B, Moreno R, Metnitz B, Bauer P et al (2009) Errors in administration of parenteral drugs in intensive care units: multinational prospective study. Br Med J 338:b814

Vigorito MC, McNicoll L, Adams L, Sexton B (2011) Improving safety culture results in Rhode Island ICUs: lessons learned from the development of action-oriented plans. Jt Comm J Qual Patient Saf 37(11):509–514

Vincent C, Stanhope N, Crowley-Murphy M (1999) Reasons for not reporting adverse incidents. J Eval Clin Pract 5:13–21

Walsh T, Beatty PCW (2002) Human factors error and patient monitoring. Physiol Meas 23:R111–R132

Weingart SN, Wilson RM, Gibberd RW, Harrison B (2000) Epidemiology of medical error. BMJ 320(7237):774–777

WHO (2021) Global patient safety action plan 2021–2030

Wilson RM, Runciman WB, Gibberd RW, Harrison BT, Newby L, Hamilton JD (1995) The quality in Australian Health Care Study. Med J Aust V3(9):458–471

Patient Blood Management

Dania Fischer, Patrick Meybohm und Kai Zacharowski

Inhalt

1. Das Konzept des Patient Blood Managements ... 253
2. Anämie bei Intensivpatienten ... 254
3. Prävention einer im Krankenhaus erworbenen Anämie ... 254
4. Optimierung der Hämostase ... 255
5. Nutzen und Risiken von Blutkonserven ... 255
6. Rationale Transfusionsindikation ... 256
7. Patient Blood Management in Pandemiezeiten ... 258
8. Fazit ... 258

Literatur ... 258

1 Das Konzept des Patient Blood Managements

Das Patient Blood Management (PBM) ist ein multimodales, patientenorientiertes Konzept zur Schonung patienteneigener Ressourcen und zur Förderung eines individualisierten, rationalen Einsatzes allogener Blutprodukte (Althoff et al. 2019). Die Sicherheit von Blutprodukten hat hinsichtlich der möglichen Übertragung von Krankheitserregern inzwischen sehr hohe Standards erreicht (Hourfar et al. 2008). Allerdings mehren sich Hinweise auf eine transfusionsassoziierte Morbidität und Sterblichkeit, deren Pathogenese vermutlich multifaktorieller Natur ist (Ferraris et al. 2012; Acheson et al. 2012). Neben den immunmodulatorischen Effekten allogener Transfusionen spielen wahrscheinlich auch die im Rahmen der Lagerung entstehenden metabolischen, oxidativen und biomechanischen Veränderungen der Blutprodukte hierbei eine Rolle (Cata et al. 2013; Lee und Gladwin 2010).

Die intensivmedizinische Patientenversorgung sollte deshalb interdisziplinäre Anstrengungen beinhalten, Bluttransfusionen durch Prävention von Blutverlusten und eine restriktive Transfusionspraxis auf ein notwendiges Maß zu beschränken.

D. Fischer (✉)
Klinik für Anästhesiologie, Universitätsklinikum Heidelberg, Heidelberg, Deutschland
E-Mail: dania.fischer@med.uni-heidelberg.de

P. Meybohm
Klinik und Poliklinik für Anästhesiologie, Intensivmedizin, Notfallmedizin und Schmerztherapie, Universitätsklinikum Würzburg, Würzburg, Deutschland
E-Mail: Meybohm_P@ukw.de

K. Zacharowski
Klinik für Anästhesiologie, Intensivmedizin und Schmerztherapie, Universitätsklinikum Frankfurt a. M., Goethe-Universität, Frankfurt am Main, Deutschland
E-Mail: kai.zacharowski@kgu.de

> Effektives Patient Blood Management im intensivmedizinischen Bereich zielt darauf ab, patienteneigene Ressourcen zu schonen und im Rahmen individueller Hämotherapiekonzepte eine Balance zwischen den Risiken allogener Erythrozytenkonzentrate und dem Risiko niedriger Hämoglobinkonzentrationen zu finden (Gombotz et al. 2013).

Zahlreiche blutsparende Maßnahmen in Diagnostik und Therapie, die Optimierung der Hämostase und die

Anwendung individueller Transfusionstrigger haben großes Potenzial, die Patientensicherheit und die Behandlungsergebnisse nachhaltig zu verbessern.

2 Anämie bei Intensivpatienten

Die Anämie ist ein häufiges Krankheitsbild bei Intensivpatienten: Etwa 2/3 der Patienten weisen bereits bei Aufnahme eine Hämoglobinkonzentration < 12 g/dl auf, nach Ablauf einer Woche sind 97 % anämisch (Vincent et al. 2002; Corwin et al. 2004; Thomas et al. 2010). Kombinationen aus niedriger Eisenbioverfügbarkeit, Hämolyse, Myelosuppression, Niereninsuffizienz, Komorbiditäten und Blutverlusten sowohl im Rahmen diagnostischer Blutentnahmen als auch therapeutischer Interventionen, Wundblutungen und okkulte gastrointestinale Blutungen resultieren in einer Anämie, die jener chronischer Erkrankungen ähnelt (Abb. 1; Rogiers et al. 1997; Krafte-Jacobs 1997; Rodriguez et al. 2001; DeBellis 2007; Walsh et al. 2006).

Zahlreiche Studien legen einen Zusammenhang zwischen Anämien bei Intensivpatienten und Verlaufskomplikationen nahe. Allerdings ist es schwierig, die Anämie als unabhängigen Risikofaktor oder als bloßen Marker der Erkrankungsschwere zu identifizieren (Khamiees et al. 2001; Thygesen et al. 2007; Rasmussen et al. 2011). Leider führte eine intravenöse Eisengabe nicht zu einer signifikanten Verringerung des Transfusionsbedarfs im Vergleich zu Placebo bei Patienten, die auf der Intensivstation aufgenommen wurden und anämisch waren. (IRONMAN Investigators et al. 2016) In der sog. IRONMAN-Studie wurden 140 intensivmedizinische Patienten mit Eisenmangelanämie mit intravenösem Eisen behandelt. Lediglich der Hb bei Krankenhausentlassung war höher in der Therapiegruppe, die Rate an allogenen Transfusionen unterschied sich nicht. Aus der therapeutischen Alternativlosigkeit ergibt sich die Notwendigkeit, patienteneigene Ressourcen bestmöglich zu schonen.

> Ein Ansatzpunkt des Patient Blood Managements in der Intensivtherapie ist deshalb die Prävention der im Krankenhaus erworbenen Anämie.

3 Prävention einer im Krankenhaus erworbenen Anämie

Bei Intensivpatienten bedarf es der kontinuierlichen Überwachung von Vitalparametern, Säure-Basen-Haushalt, Elektrolyten, Koagulation, Organfunktion und des Auftretens und Verlaufes von Infektionen. Diagnostische Blutentnahmen sind hierzu vielfach unumgänglich. Erhebungen auf Intensivstationen ergaben jedoch einen wöchentlichen Blutverlust einzig durch Laborkontrollen von 340–660 ml je Patient (Silver et al. 1993; Nguyen et al. 2003)! Diese Entnahmemengen sind problematisch, da sie Anämien verursachen bzw. verschärfen können. Die SOAP-Studie konnte überdies eine positive Korrelation zwischen Schwere von Organdysfunktionen und der Zahl und dem Volumen der Blutentnahmen zeigen (Vincent et al. 2002).

> Frequenz und Volumen diagnostischer Blutentnahmen müssen auf ein notwendiges Minimum begrenzt werden.

Von Routineanforderungen und Laborentnahmen aus medikolegalen Gründen sollte Abstand genommen werden zugunsten individueller, therapierelevanter Analysen. Hinsichtlich der evaluierten Parameter sollten weiterhin deren

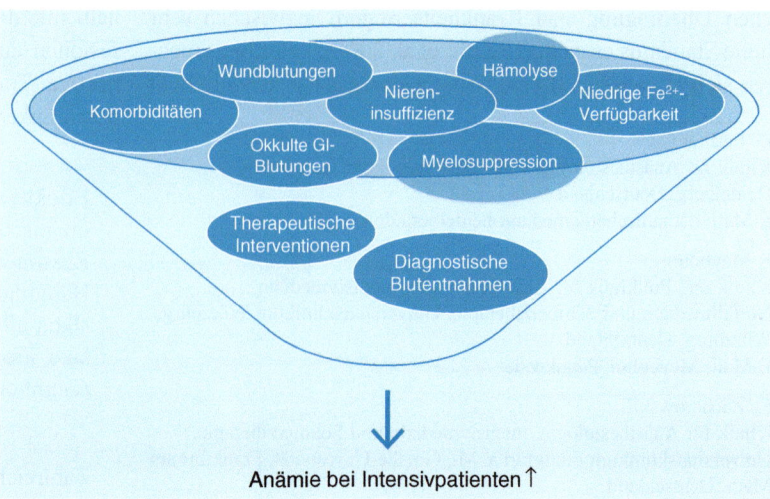

Abb. 1 Ursachen von Anämie bei Intensivpatienten

Halbwertszeiten und Zweckmäßigkeit abgewogen werden. Die Bestimmung von C-reaktivem Protein (CRP) als Parameter zur Initiierung oder Steuerung antibiotischer Therapien beispielsweise ist nach wie vor verbreitet, jedoch überholt (Dupuy et al. 2013).

Bezüglich der Entnahmetechnik ist speziell auf Intensivstationen die Nutzung geschlossener arterieller Blutentnahmesysteme möglich, bei denen es zu keinerlei Verwurf kommt. Die Abnahmemengen können überdies in Absprache mit dem zuständigen Labor häufig deutlich reduziert werden, ohne dass die diagnostische Qualität leidet. Das Einsparpotenzial durch Verwendung blutsparender Entnahmesysteme, kleinerer Probenröhrchen und restriktiver Blutuntersuchungsstrategien liegt bei bis zu 80 % (Fischer et al. 2014; Harber et al. 2006; Sanchez-Giron und Alvarez-Mora 2008). Diese Verfahren sind beispielsweise in der Neonatologie bewährt.

Auch nichtinvasive, kontinuierliche Messmethoden von Vitalparametern sind eine Option, Blutentnahmen zu reduzieren, z. B. mittels der kontinuierlichen endexspiratorischen oder transdermalen Messung von Kohlendioxid oder der transkutanen nichtinvasiven Bestimmung des Hb-Wertes (Kodali 2013; Frasca et al. 2011; O'Reilly 2013). Jedoch gilt es zu bedenken, dass insbesondere letztere Analysemethode oftmals nur eine Annäherung an tatsächliche Werte darstellt; insbesondere die Gabe von Vasopressoren interferiert mit der nichtinvasiven Hb-Messung (Coquin et al. 2012).

Auch im Rahmen therapeutischer Prozeduren ist ein blutsparendes Vorgehen möglich. Nierenersatzverfahren z. B. sind im Behandlungsverlauf häufig indiziert. Sie verlangen eine suffiziente Antikoagulation, um Gerinnselbildung im extrakorporalen System zu verhindern, welche ansonsten zum Verwurf des blutgefüllten Systems und somit einem iatrogenen Blutverlust führen würde. Die Antikoagulation ihrerseits steigert allerdings das Risiko von Blutungen. Die kontinuierliche Hämofiltration mit Hilfe einer Zitratantikoagulation weist im Vergleich zur Antikoagulation mit Heparin verlängerte Filterlaufzeiten bei reduziertem Blutungsrisiko und damit reduzierten Blutverlusten auf (Wu et al. 2012; Bagshaw et al. 2005; Monchi et al. 2004). Zitrat wird im extrakorporalen System zugegeben und bindet das für die Blutgerinnung notwendige Kalzium, welches bei Blutrückführung resubstituiert wird. Somit beschränkt sich die Antikoagulation hauptsächlich auf das Blut im extrakorporalen System.

Überdies können weitere technische Hilfsmittel wie die maschinelle Autotransfusion des Blutes aus chirurgischen Drainagen ebenfalls eine Rolle bei der Reduktion von Fremdbluttransfusionen spielen; dies insbesondere bei koagulopathischen Patienten innerhalb der ersten Stunden nach einem herzchirurgischen, unfallchirurgischen oder auch orthopädischen Eingriff (Eng et al. 1990).

4 Optimierung der Hämostase

Basisvoraussetzungen für die Hämostase sind physiologische Rahmenbedingungen wie ionisiertes Kalzium > 1,2 mmol/l, pH > 7,3 und Temperatur > 36 °C. Hierauf kann jedwede weitere Therapie aufbauen, wie z. B. in den ESA-Leitlinien zur Behandlung perioperativer Blutungen empfohlen (Dietrich et al. 2013), wobei insbesondere die algorithmusbasierte Therapie koagulopathischer Patienten ein effektives und ökonomisches Management erlaubt (Weber et al. 2013; Weber et al. 2012).

Grundsätzlich sollte bei Verdacht auf eine Hyperfibrinolyse frühzeitig Tranexamsäure verabreicht werden. Dies konnte bei traumatisierten Patienten und operativen Patienten effektiv die Letalität senken, ohne das Risiko für unerwünschte Nebenwirkungen zu erhöhen (Shakur et al. 2010; Taeuber et al. 2021). Bei einem Faktorendefizit sollte sukzessive die Therapie algorithmusbasiert eskaliert werden. Hierfür stehen sowohl Fibrinogen- und Prothrombinkomplexkonzentrate als auch insbesondere bei der Massivtransfusion (> 10 Erythrozytenkonzentrate) Frischplasma zur Verfügung. Die zellulär vermittelte (primäre) Hämostase kann durch Vasopressinanaloga (z. B. Desmopressin) verbessert werden, da sie die thrombozytäre Adhäsion und Aggregation steigern. Erst wenn alle genannten Stellschrauben optimiert wurden, sollte die Transfusion von Erythrozytenkonzentrat als letzte Option gehandelt werden.

Point-of-care- (POC-) aggregometrische und viskoelastische Verfahren ergänzen das Gerinnungsmanagement sinnvoll durch im Vergleich zur konventionellen Labordiagnostik schnellere und umfassendere Ergebnisse. Dies zeigte eine Metaanalyse von 7 kontrollierten, randomisierten Studien an herzchirurgischen Patienten: Eine mittels dieser Verfahren gesteuerte Hämotherapie vermochte die Transfusionswahrscheinlichkeit von Erythrozytenkonzentraten, Plasmen und Thrombozytenkonzentraten drastisch zu senken (Bollinger 2013). Aber auch bei Intensivpatienten ist insbesondere bei diffuser und unklarer Gerinnungssituation eine algorithmusbasierte Hämotherapie einschließlich POC-Verfahren zuverlässig, um Koagulopathien zu korrigieren und Blutverluste zu reduzieren (Meybohm et al. 2013).

5 Nutzen und Risiken von Blutkonserven

Etwa 30–50 % der Patienten auf der Intensivstation erhalten während ihres Krankenhausaufenthalts eine Transfusion. (Corwin et al. 2004). Potenzielle Nebenwirkungen allogener Bluttransfusionen sind Transfusionsreaktionen, Infektionen, die transfusionsassoziierte Lungeninsuffizienz (TRALI) und die Volumenüberladung (TACO) (Skeate und Eastlund 2007). Zusätzlich sind zahlreiche immunmodulatorische Effekte der

Fremdbluttransfusion beschrieben, die das Risiko für nosokomiale Infektionen und Sterblichkeit steigern (Vamvakas und Blajchman 2007; Cata et al. 2013; Peju et al. 2021).

Die „Zielsetzung" von Erythrozytenkonzentrat-Transfusionen bei normovolämen, nicht blutenden anämischen Patienten ist eine Verbesserung der Gewebeoxygenierung. Diese ist u. a. abhängig vom Herzminutenvolumen, der Hämoglobinkonzentration und der Sauerstoffsättigung. Studien an Patienten mit ARDS, Sepsis und nach Trauma zeigten jedoch **keine** Verbesserung der Gewebeoxygenierung nach Erythrozytenkonzentrat -Transfusionen (Conrad et al. 1990; Marik und Sibbald 1993; Ronco et al. 1991; Shah et al. 1982). Eine Rolle spielen hierbei vermutlich teilweise reversible Lagerungsschäden der Erythrozytenkonzentrate, denn während der Lagerung kommt es zu metabolischen, biomechanischen und oxidativen Veränderungen des Konserveninhaltes (Lee und Gladwin 2010). Beispielsweise steigt das Laktat, die Verformbarkeit der Zellen nimmt ab, und es kommt zur Hämolyse, wodurch Hämoglobin freigesetzt wird. Freies Hämoglobin wiederum verbraucht im vaskulären System des Empfängers Stickstoffmonoxid, was in Vasokonstriktion und der Entstehung reaktiver Sauerstoffspezies resultiert. Die geringere Verfügbarkeit von Stickstoffmonoxid aktiviert überdies die Adhäsion und Aggregation von Thrombozyten.

Evtl. kann die transfusionsassoziierte Immunmodulation darüber hinaus ein „malignomfreundliches" Milieu bewirken (Cata et al. 2013). Die Immunantwort von Natural-killer-Zellen, Makrophagen und $T_{H}1$-Zellen wird zugunsten einer $T_{H}2$-Zellantwort verschoben, was die Ergebnisse von Acheson et al. erklären könnte, die in einer Metaanalyse von 55 Studien an 20.795 Kolonkarzinompatienten nach einer Hemikolektomie ein erhöhtes Risiko von Tumorrezidiven bereits nach intraoperativer Transfusion von 1–2 Erythrozytenkonzentrate feststellten (OR Rezidiv, Metastasen, Tod: 1,66, 95 % KI 1,41–1,97; Acheson et al. 2012). Viele Observationsstudien identifizierten EK-Transfusionen als einen unabhängigen Risikofaktor für Morbidität und Letalität. Eine Metaanalyse durch Marik et al. z. B. zeigte jeweils eine OR von 1,8 für die Entstehung nosokomialer Infektionen, 2,5 für ARDS und 1,7 für Sterblichkeit (Marik und Corwin 2008).

6 Rationale Transfusionsindikation

Hinsichtlich der Indikationsstellung von Transfusionen gilt es, Ursache, Dauer und Schweregrad der Anämie sowie Ausmaß und Geschwindigkeit des Blutverlusts kritisch und individuell zu prüfen (Bundesärztekammer 2020). Vorbestehende kardiale, vaskuläre und pulmonale Erkrankungen sowie der aktuelle klinische Zustand des Patienten, welche die Kompensationsfähigkeit bei akuter Anämie limitieren, sind ebenfalls zu berücksichtigen.

Aktuelle Studien und Leitlinien unterstützen die Anwendung restriktiver Transfusionsstrategien bei der Mehrheit der kritisch kranken Patienten. Die kritische Hämoglobinkonzentration ist allgemein definiert als diejenige, bei der der Sauerstoffverbrauch bei Normovolämie direkt angebotsabhängig ist. Dies ist vermutlich kein statischer Wert, sondern schwankt in Abhängigkeit von der metabolischen Aktivität und dem Sauerstoffextraktionsvermögen des jeweiligen Zielorgans.

> Physiologische Transfusionstrigger müssen in die Entscheidungsfindung zur Erythrozytentransfusion einbezogen werden ebenso wie der aktuelle klinische Zustand des Patienten sowie Vorerkrankungen und der intravasale Volumenstatus.

Intensivpatienten weisen unterschiedlichste Charakteristika hinsichtlich Alter, Diagnose, Komorbiditäten und Erkrankungsschwere auf. Dies bedingt inter- und intraindividuelle Schwankungen in Bezug auf die Anämietoleranz und das Nutzen-Risiko-Profil von Fremdbluttransfusionen. Aus diesem Grund sind Hämotherapiekonzepte immer individuell, orientieren sich jedoch an folgenden Studien und Leitlinien:

Walsh et al. (2013) fanden in einer prospektiven, randomisierten Studie an 100 beatmungspflichtigen Intensivpatienten einen Trend hin zu niedrigerer Sterblichkeit bei restriktiver Transfusionspraxis. 32 % aller Patienten waren kardial vorerkrankt. In der restriktiven Gruppe war als Transfusionstrigger ein Hb-Wert von 7 g/dl mit einem Ziel-Hb von 7–9 g/dl vorgegeben, während in der liberalen Gruppe der Trigger bei 9 g/dl lag (Ziel: 9,1–11 g/dl). Weder Parameter für Organdysfunktion, Beatmungsdauer, Infektionsrate noch kardiale Komplikationen unterschieden sich zwischen den beiden Gruppen. Die Sterblichkeit war in der liberalen Gruppe 180 Tage nach Randomisierung mit 55 % höher als in der restriktiven Gruppe mit 37 % (RR 0,68, 95 %-CI, 0,44–1,05; p = 0,073). Die TRICC-Studie zeigte an 838 Intensivpatienten ebenfalls, dass ein restriktives Regime mit denselben Hämoglobingrenzwerten wie bei Walsh et al. (2013) genauso effektiv bei gleichbleibender Sterblichkeit ist (Hebert et al. 1999). Allerdings wurden in diese Studie nur Patienten ohne die Risikofaktoren chronische Anämie, Myokardischämie oder aktive Blutung eingeschlossen.

Die Evidenz für ein sicheres Transfusionsregime selbst bei Patienten mit ischämischer Herzerkrankung gewann dank des REALITY-trials an Gewicht (Ducrocq et al. 2021). Die französisch-spanische multizentrische Studie untersuchte bei anämischen Patienten im akuten Myokardinfarkt, ob ein restriktiver (Hämoglobinkonzentration Hb < 8 g/dl) einem liberalen Transfusionstrigger (Hb 8–10 g/dl) unterlegen sei. Dafür wurden n = 668 Patienten in 35 Krankenhäusern in Frankreich und Spanien mit einem enzymatischen Myokardinfarkt vor maximal 48 h und einer Anämie von Hb 7–10 g/dl eingeschlossen.

Die angestrebten Zielspiegel der Therapie mit leukozytenreduzierten Erythrozytenkonzentraten waren in der restriktiven Gruppe Hb 8–10 g/dl oder in der liberalen Studiengruppe 11 g/dl. Diese Spiegel sollten bis zur Entlassung oder für 30 Tage aufrechterhalten werden. Nach 30 Tagen waren Tod oder schwere Kreislaufereignisse (MACE) bei 36 Patienten in der restriktiven Gruppe (11,0 % [95 % CI, 7,5 %–14,6 %]) verglichen mit 45 Patienten (14,0 % [95 % CI, 10,0 %–17,9 %]) in der liberal transfundierten Gruppe aufgetreten (Differenz, −3,0 % [95 % CI, −8,4 %–2,4 %]). Das relative Risiko dafür betrug 0,79 (1-sided 97,5 % CI, 0,00–1,19) und das Kriterium für die Nicht-Minderwertigkeit der restriktiven Strategie war damit erreicht („meeting the prespecified non-inferiority criterion"). Im weiteren Einzelvergleich von restriktiver vs. liberaler Strategie trat Tod (durch alle Ursachen) bei 5,6 % vs. 7,7 % der Patienten ein, Rezidivherzinfarkt bei 2,1 % vs. 3,1 %, Notfall-Revaskularisation bei 1,5 % vs. 1,9 % und zerebrale Ischämie bei 0,6 % der Patienten in beiden Gruppen gleich.

Die Daten des REALITY-trials gingen in die 2020 novellierten Querschnittsleitlinien der Bundesärztekammer noch nicht ein, jedoch wird auch hier ein vergleichsweise restriktives Vorgehen empfohlen (Bundesärztekammer 2020): Ausdrücklich verweisen die Querschnittsleitlinien insbesondere darauf, dass die Hämoglobinkonzentration kein adäquates Maß des Sauerstoffangebots ist. Erst eine eingeschränkte Kompensationsfähigkeit oder eine anämische Hypoxie sollen Anlass zur Transfusion geben! Als Hinweise auf eine anämische Hypoxie bei laborchemisch gesichertem Hb < 8 g/dl und erhaltener Normovolämie werden hierbei in den Querschnittsleitlinien die in der nachfolgenden Übersicht (Tab. 1) dargestellten physiologischen Transfusionstrigger angegeben.

Die für die Transfusionsindikationsstellung äußerst wichtige Diagnostik von Volumenmangel wurde in einer AWMF-Leitlinie zusammengefasst (AWMF Leitlinie S3 intravasale Volumentherapie 2020): Es wird insbesondere die Passive-Leg-Raising-Methode empfohlen, die präzise und quantitativ in allen Situationen anwendbar den Volumenstatus misst und/oder kontinuierlich, noninvasiv monitort. Verlässlich und angeraten, wenn auch noch nicht mit der höchsten Evidenz sind die Pulskonturanalyse, die Dopplersonographische Bestimmung des V.Cava-Durchmessers und die Echokardiographie in allen Situationen perioperativ und Intensivstation inklusive der Sepsis. Trotz allem ist die Steuerung der Flüssigkeitstherapie auch beim Hochrisiko-Patienten (def. als vorbestehend eingeschränkter kardiozirkulatorischer Reserve) und bei EIngriffen mit großen Volumenumsätzen mit schwachen Evidenz und Empfehlungsgraden belegt (Empfehlung 6a-1, Grad 0). Mit der vergleichsweise hohen Sterblichkeit von Intensivpatienten wird begründet, warum die Steuerung der Volumentherapie mit dynamischen flussbasierten Parametern beim Intensivpatienten trotz dünner Evidenzlage eine wesentlich stärkere Empfehlung bekam (Empfehlung 6b-1, Grad A). Der ZVD soll nicht mehr dazu benutzt werden, aufgrund einer hohen Fehleranfälligkeit. Die Echokardiographie bekam eine schwache Empfehlung (Empfehlung 6b-5, Grad 0), vermutlich wegen der Abhängigkeit vom Untersucher, der Passive Leg Rasing Test (PLR) eine verständlich starke (Empfehlung 6b-4, Grad A) zur Detektion des Volumenmangels.

Physiologische Transfusionstrigger gem. Querschnittsleitlinien, die bei laborchemisch gesicherter Anämie und erhaltener Normovolämie auf eine anämische Hypoxie hinweisen können:
- **Kardio-pulmonale Symptome**
  - Tachykardie
  - Hypotension
  - Dyspnoe
  - Blutdruckabfall unklarer Genese
- **Ischämietypische EKG-Veränderungen**
  - Neu auftretende ST-Streckenveränderungen
  - Neu auftretende Herzrhythmusstörungen
- **Neu auftretende regionale myokardiale Kontraktionsstörungen im Echokardiogramm**
- **Globale Indizes einer unzureichenden Sauerstoffversorgung**
  - Abfall der gemischtvenösen O_2-Sättigung (SVO_2) < 50 %
  - Abfall der zentralvenösen O_2-Sättigung ($ScvO_2$) < 65–70 %
  - Laktazidose (Laktat > 2 mmol/l + Azidose)

Mit Ausnahme von Massivtransfusionen muss nach jeder transfundierten Einheit reevaluiert werden, ob eine weitere Transfusion tatsächlich notwendig ist.

> Um die Leitlinienkonformität zu gewährleisten, empfiehlt sich im Alltag eine EDV-gestützte Information und Dokumentation der Transfusionstrigger bei der tagtäglichen Anforderung von Blutkonserven.

Tab. 1 Transfusionstrigger. (Modifiziert nach den Querschnitts-Leitlinien zur Therapie mit Blutkomponenten und Plasmaderivaten – Gesamtnovelle 2020, Bundesärztekammer 2020)

Hb (g/dl)	Transfusionstrigger
< 7 g/dl	Für schwerkranke Intensivatienten ohne kardiovaskuläre Erkrankungen und ohne akute, schwere Blutung. (Empfehlungsgrad 1A) Zielwert ist eine Hb-Konzentration von 7 bis 9 g/dl. Hinweis: Bei stabilen Herz – Kreislauf-Funktionen, Normovolämie, fehlenden patienteneigenen Risikofaktoren und gegebenen Überwachungsmögilchkeiten können individuell niedrigere Hb-Werte ohne Transfusion toleriert werden.
7,5 g/dl	Für herzchirurgische Patienten, die nicht akut bluten. (Empfehlungsgrad 1A)

7 Patient Blood Management in Pandemiezeiten

Der Ausbruch der SARS-CoV-2-Pandemie hat weltweit zu einer Verknappung der Blutversorgung in den Gesundheitssystemen geführt. Die Einführung von Patient Blood Management Maßnahmen hat großes Potenzial, in Zeiten von Knappheit den Bedarf an Blutkonserven erheblich zu senken. Eine Meta-Analyse ergab, dass die Umsetzung des Patient Blood Management zu einem allgemeinen Rückgang des Transfusionsbedarfs und zu einer geringeren Morbidität führt, insbesondere zu weniger akuten Nierenversagen und thrombotischen Ereignissen (Schlesinger et al. 2020; Baron et al. 2020).

8 Fazit

Anämien bei Intensivpatienten sind häufig, Behandlungsmöglichkeiten sehr eingeschränkt und die Therapie mit allogenen Blutprodukten ist potenziell mit Nebenwirkungen behaftet. Durch Patient Blood Management werden patienteneigene Ressourcen geschont und somit Situationen reduziert bis vermieden, in denen Fremdbluttransfusionen notwendig werden. Blutprodukte sollten nur nach individueller Risiko-Nutzen-Abwägung zum Einsatz kommen.

Patient Blood Management hat viele Potenziale, die Patientensicherheit im Intensivbereich zu steigern. Ein maßgeschneidertes, praktikables Konzept sollte in enger Kooperation von Anästhesiologen, Chirurgen, Internisten, Labor- und Transfusionsmedizinern ausgearbeitet werden.

Literatur

Acheson AG, Brookes MJ, Spahn DR (2012) Effects of allogeneic red blood cell transfusions on clinical outcomes in patients undergoing colorectal cancer surgery: a systematic review and meta-analysis. Ann Surg 256(2):235–244

Althoff FC, Neb H, Herrmann E, Trentino KM, Vernich L, Füllenbach C, Freedman J, Waters JH, Farmer S, Leahy MF, Zacharowski K, Meybohm P, Choorapoikayil S (2019) Multimodal patient blood management program based on a three-pillar strategy: a systematic review and meta-analysis. Ann Surg 269:794–804

AWMF Leitlinie S3 intravasale Volumentherapie (2020). https://www.awmf.org/leitlinien/detail/ll/001-020.html. Zugegriffen am 25.01.2022

Bagshaw SM, Laupland KB, Boiteau PJ, Godinez-Luna T (2005) Is regional citrate superior to systemic heparin anticoagulation for continuous renal replacement therapy? A prospective observational study in an adult regional critical care system. J Crit Care 20(2):155–161

Baron DM, Franchini M, Goobie SM et al (2020) Patient blood management during the COVID-19 pandemic: a narrative review. Anaesthesia. https://doi.org/10.1111/anae.15095. https://pubmed.ncbi.nlm.nih.gov/32339260/

Bollinger DTK (2013) Roles of thrombelastography and thromboelastometry for patient blood management in cardiac surgery. Transfus Med Rev 27:213–220

Bundesärztekammer (2020) Querschnitts-Leitlinien zur Therapie mit Blutkomponenten und Plasmaderivaten – Gesamtnovelle 2020. Deutscher Ärzteverlag, Köln

Cata JP, Wang H, Gottumukkala V, Reuben J, Sessler DI (2013) Inflammatory response, immunosuppression, and cancer recurrence after perioperative blood transfusions. Br J Anaesth 110(5):690–701

Conrad SA, Dietrich KA, Hebert CA, Romero MD (1990) Effect of red cell transfusion on oxygen consumption following fluid resuscitation in septic shock. Circ Shock 31(4):419–429

Coquin J, Dewitte A, Manach YL, Caujolle M, Joannes-Boyau O, Fleureau C, Janvier G, Ouattara A (2012) Precision of noninvasive hemoglobin-level measurement by pulse co-oximetry in patients admitted to intensive care units for severe gastrointestinal bleeds. Crit Care Med 40(9):2576–2582

Corwin HL, Gettinger A, Pearl RG, Fink MP, Levy MM, Abraham E, MacIntyre NR, Shabot MM, Duh MS, Shapiro MJ (2004) The CRIT Study: anemia and blood transfusion in the critically ill – current clinical practice in the United States. Crit Care Med 32(1):39–52

DeBellis RJ (2007) Anemia in critical care patients: incidence, etiology, impact, management, and use of treatment guidelines and protocols. Am J Health Syst Pharm 64(3 Suppl 2):14–21; quiz 28–30

Dietrich W, Faraoni D, von Heymann C, Bolliger D, Ranucci M, Sander M, Rosseel P (2013) ESA guidelines on the management of severe perioperative bleeding: comments on behalf of the subcommittee on transfusion and haemostasis of the European Association of Cardiothoracic Anaesthesiologists. Eur J Anaesthesiol 31(4):239–241

Ducrocq G, Gonzalez-Juanatey JR, Puymirat E, Lemesle G, Cachanado M, Durand-Zaleski I, Arnaiz JA, Martinez-Selles M, Silvain J, Ariza-Sole A et al (2021) Effect of a Restrictive vs Liberal Blood Transfusion Strategy on Major Cardiovascular Events Among Patients With Acute Myocardial Infarction and Anemia: The Reality Randomized Clinical Trial. Jama 325(6):552–560

Dupuy AM, Philippart F, Pean Y, Lasocki S, Charles PE, Chalumeau M, Claessens YE, Quenot JP, Guen CG, Ruiz S et al (2013) Role of biomarkers in the management of antibiotic therapy: an expert panel review: I – currently available biomarkers for clinical use in acute infections. Ann Intensive Care 3(1):22

Eng J, Kay PH, Murday AJ, Shreiti I, Harrison DP, Norfolk DR, Barnes I, Hawkey PM, Inglis TJ (1990) Postoperative autologous transfusion in cardiac surgery. A prospective, randomised study. Eur J Cardiothorac Surg 4(11):595–600

Ferraris VA, Davenport DL, Saha SP, Austin PC, Zwischenberger JB (2012) Surgical outcomes and transfusion of minimal amounts of blood in the operating room. Arch Surg 147(1):49–55

Fischer D, Zacharowski KD, Meybohm P (2014) Savoring every drop – Vampire or Mosquito? Critical care 18(3):306

Frasca D, Dahyot-Fizelier C, Catherine K, Levrat Q, Debaene B, Mimoz O (2011) Accuracy of a continuous noninvasive hemoglobin monitor in intensive care unit patients. Crit Care Med 39(10):2277–2282

Gombotz H, Zacharowski K, Spahn DR (2013) Patient Blood Management: individuelles Behandlungskonzept zur Reduktion und Vermeidung von Anämie. Thieme, Stuttgart

Harber CR, Sosnowski KJ, Hegde RM (2006) Highly conservative phlebotomy in adult intensive care – a prospective randomized controlled trial. Anaesth Intensive Care 34(4):434–437

Hebert PC, Wells G, Blajchman MA, Marshall J, Martin C, Pagliarello G, Tweeddale M, Schweitzer I, Yetisir E (1999) A multicenter, randomized, controlled clinical trial of transfusion requirements in critical care. Transfusion requirements in critical care investigators, canadian critical care trials group. N Engl J Med 340(6):409–417

Hourfar MK, Jork C, Schottstedt V, Weber-Schehl M, Brixner V, Busch MP, Geusendam G, Gubbe K, Mahnhardt C, Mayr-Wohlfart U et al (2008) Experience of german red cross blood donor services with nucleic acid testing: results of screening more than 30 million blood donations for human immunodeficiency virus-1, hepatitis C virus, and hepatitis B virus. Transfusion 48(8):1558–1566

IRONMAN Investigators I, Litton E, Baker S, Erber WN, Farmer S, Ferrier J, French C, Gummer J, Hawkins D, Higgins A, Hofmann A, De Keulenaer B, McMorrow J, Olynyk JK, Richards T, Towler S, Trengove R, Webb S, Australian, New Zealand Intensive Care Society Clinical Trials G (2016) Intravenous iron or placebo for anaemia in intensive care: the IRONMAN multicentre randomized blinded trial: a randomized trial of IV iron in critical illness. Intensive Care Med 42:1715–1722

Khamiees M, Raju P, DeGirolamo A, Amoateng-Adjepong Y, Manthous CA (2001) Predictors of extubation outcome in patients who have successfully completed a spontaneous breathing trial. Chest 120(4):1262–1270

Kodali BS (2013) Capnography outside the operating rooms. Anesthesiology 118(1):192–201

Krafte-Jacobs B (1997) Anemia of critical illness and erythropoietin deficiency. Intensive Care Med 23(2):137–138

Lee JS, Gladwin MT (2010) Bad blood: the risks of red cell storage. Nat Med 16(4):381–382

Marik PE, Corwin HL (2008) Efficacy of red blood cell transfusion in the critically ill: a systematic review of the literature. Crit Care Med 36(9):2667–2674

Marik PE, Sibbald WJ (1993) Effect of stored-blood transfusion on oxygen delivery in patients with sepsis. JAMA 269(23):3024–3029

Meybohm P, Zacharowski K, Weber CF (2013) Point-of-care coagulation management in intensive care medicine. Crit Care 17(2):218

Monchi M, Berghmans D, Ledoux D, Canivet JL, Dubois B, Damas P (2004) Citrate vs. heparin for anticoagulation in continuous venovenous hemofiltration: a prospective randomized study. Intensive Care Med 30(2):260–265

Nguyen BV, Bota DP, Melot C, Vincent JL (2003) Time course of hemoglobin concentrations in nonbleeding intensive care unit patients. Crit Care Med 31(2):406–410

O'Reilly M (2013) Understanding noninvasive and continuous hemoglobin monitoring. Crit Care Med 41(5):e52

Peju E, Llitjos JF, Charpentier J, Francois A, Marin N, Cariou A, Chiche JD, Mira JP, Lambert J, Jamme M, Pene F (2021) Impact of blood product transfusions on the risk of ICU-Acquired infections in septic shock. Crit Care Med 49:912–922

Rasmussen L, Christensen S, Lenler-Petersen P, Johnsen SP (2011) Anemia and 90-day mortality in COPD patients requiring invasive mechanical ventilation. Clin Epidemiol 3:1–5

Rodriguez RM, Corwin HL, Gettinger A, Corwin MJ, Gubler D, Pearl RG (2001) Nutritional deficiencies and blunted erythropoietin response as causes of the anemia of critical illness. J Crit Care 16(1):36–41

Rogiers P, Zhang H, Leeman M, Nagler J, Neels H, Melot C, Vincent JL (1997) Erythropoietin response is blunted in critically ill patients. Intensive Care Med 23(2):159–162

Ronco JJ, Phang PT, Walley KR, Wiggs B, Fenwick JC, Russell JA (1991) Oxygen consumption is independent of changes in oxygen delivery in severe adult respiratory distress syndrome. Am Rev Respir Dis 143(6):1267–1273

Sanchez-Giron F, Alvarez-Mora F (2008) Reduction of blood loss from laboratory testing in hospitalized adult patients using small-volume (pediatric) tubes. Arch Pathol Lab Med 132(12):1916–1919

Schlesinger T, Kranke P, Zacharowski K, Meybohm P (2020) Coronavirus threatens blood supply: patient blood management now! Ann Surg 272(2):e74

Shah DM, Gottlieb ME, Rahm RL, Stratton HH, Barie PS, Paloski WH, Newell JC (1982) Failure of red blood cell transfusion to increase oxygen transport or mixed venous PO2 in injured patients. J Trauma 22(9):741–746

Shakur H, Roberts I, Bautista R, Caballero J, Coats T, Dewan Y, El-Sayed H, Gogichaishvili T, Gupta S et al (2010) Effects of tranexamic acid on death, vascular occlusive events, and blood transfusion in trauma patients with significant haemorrhage (CRASH-2): a randomised, placebo-controlled trial. Lancet 376(9734):23–32

Silver MJ, Li YH, Gragg LA, Jubran F, Stoller JK (1993) Reduction of blood loss from diagnostic sampling in critically ill patients using a blood-conserving arterial line system. Chest 104(6):1711–1715

Skeate RC, Eastlund T (2007) Distinguishing between transfusion related acute lung injury and transfusion associated circulatory overload. Curr Opin Hematol 14(6):682–687

Taeuber I, Weibel S, Herrmann E, Neef V, Schlesinger T, Kranke P, Messroghli L, Zacharowski K, Choorapoikayil S, Meybohm P (2021) Association of intravenous tranexamic acid with thromboembolic events and mortality: a systematic review, meta-analysis, and meta-regression. JAMA Surg 156(6):e210884

Thomas J, Jensen L, Nahirniak S, Gibney RT (2010) Anemia and blood transfusion practices in the critically ill: a prospective cohort review. Heart Lung 39(3):217–225

Thygesen K, Alpert JS, White HD (2007) Universal definition of myocardial infarction. Eur Heart J 28(20):2525–2538

Vamvakas EC, Blajchman MA (2007) Transfusion-related immunomodulation (TRIM): an update. Blood Rev 21(6):327–348

Vincent JL, Baron JF, Reinhart K, Gattinoni L, Thijs L, Webb A, Meier-Hellmann A, Nollet G, Peres-Bota D, Investigators ABC (2002) Anemia and blood transfusion in critically ill patients. JAMA 288(12):1499–1507

Walsh TS, Saleh EE, Lee RJ, McClelland DB (2006) The prevalence and characteristics of anaemia at discharge home after intensive care. Intensive Care Med 32(8):1206–1213

Walsh TS, Boyd JA, Watson D, Hope D, Lewis S, Krishan A, Forbes JF, Ramsay P, Pearse R, Wallis C et al (2013) Restrictive versus liberal transfusion strategies for older mechanically ventilated critically ill patients: a randomized pilot trial. Crit Care Med 41(10):2354–2363

Weber CF, Gorlinger K, Meininger D, Herrmann E, Bingold T, Moritz A, Cohn LH, Zacharowski K (2012) Point-of-care testing: a prospective, randomized clinical trial of efficacy in coagulopathic cardiac surgery patients. Anesthesiology 117(3):531–547

Weber CF, Zacharowski K, Brun K, Volk T, Martin EO, Hofer S, Kreuer S (2013) Basic algorithm for Point-of-Care based hemotherapy: perioperative treatment of coagulopathic patients. Anaesthesist 62(6):464–472

Wu MY, Hsu YH, Bai CH, Lin YF, Wu CH, Tam KW (2012) Regional citrate versus heparin anticoagulation for continuous renal replacement therapy: a meta-analysis of randomized controlled trials. Am J Kidney Dis 59(6):810–818

Teil II
Diagnostik und Überwachung

# Hämodynamisches und respiratorisches Monitoring

19

Matthias Heringlake, Hauke Paarmann, Hermann Heinze, Heinrich V. Groesdonk und Sebastian Brandt

Inhalt

1	**Einleitung**	263
2	**Monitoring des Herz-Kreislauf-Systems**	263
2.1	Basismonitoring	263
2.2	Erweitertes hämodynamisches Monitoring	265
2.3	Welches Monitoringverfahren für welchen Patienten?	281
2.4	Zielgerichtete hämodynamische Therapie	281
2.5	Vorgehen bei unklarer hämodynamischer Instabilität	283
3	**Monitoring der respiratorischen Funktion**	284
3.1	Gerätemonitoring	287
3.2	Patientenmonitoring	288
3.3	Erweitertes respiratorisches Monitoring	294
	Literatur	302

1 Einleitung

Es gilt zu berücksichtigen, dass in kaum einem Bereich der Akutmedizin *Wunsch* (was man alles messen kann!) *und Wirklichkeit* (ob der Einsatz eines Monitoringverfahrens tatsächlich zu einem besseren Outcome führt! Ob das entsprechende Monitoring überhaupt verfügbar ist, und wenn ja,

M. Heringlake (✉) · H. Paarmann
Klinik für Anästhesiologie und Intensivmedizin, Herz- und Diabeteszentrum Mecklenburg Vorpommern – Klinikum Karlsburg, Karlsburg, Deutschland
E-Mail: Heringlake@drguth.de; H.Paarmann@drguth.de

H. Heinze
Klinik für Anästhesiologie, AGAPLESION DIAKONIEKLINIKUM HAMBURG gemeinnützige GmbH, Hamburg, Deutschland
E-Mail: hermann.heinze@agaplesion.de

H. V. Groesdonk
Klinik für Interdisziplinäre Intensivmedizin und Intermediate Care, HELIOS Klinikum Erfurt, Erfurt, Deutschland
E-Mail: Heinrich.Groesdonk@helios-gesundheit.de

S. Brandt
Klinik für Anaesthesiologie, Intensivmedizin und perioperative Schmerztherapie, Städtisches Klinikum Dessau, Dessau-Roßlau, Deutschland
E-Mail: sebastian.brandt@klinikum-dessau.de

auch eingesetzt wird!) so stark divergieren wie beim Monitoring. Eine Beobachtung, die sich allerdings zwanglos dadurch erklären lässt, dass Monitoring per se niemals einen Patienten heilen, sondern nur einen Krankheitszustand beschreiben kann.

Zielsetzung des vorliegenden Kapitels soll es sein, dem Leser zunächst einen Überblick über die zum gegenwärtigen Zeitpunkt in der klinischen Praxis etablierten Monitoringverfahren zu geben, die Vor- und Nachteile der einzelnen Systeme aufzuzeigen und darauf aufbauend herauszuarbeiten, welche Bedeutung die einzelne Verfahren – nach evidenzbasierten Kriterien – für eine rationale Therapie haben können.

2 Monitoring des Herz-Kreislauf-Systems

2.1 Basismonitoring

2.1.1 Klinische Untersuchung

Die klinische Untersuchung zählt zu den grundlegenden Basismaßnahmen in der Einschätzung des kardiozirkulatorischen Systems und des Allgemeinzustandes eines Patienten und ermöglicht es in vielen Situationen, wertvolle

Informationen zu sammeln, die es erlauben, den Status eines Patienten besser einzuschätzen. Neben der körperlichen Inspektion (ist der Patient rosig oder blass, ist die Haut gleichmäßig und gut perfundiert, oder finden sich – ggf. auch nur peripher – Zeichen einer verminderten Perfusion wie livide Verfärbungen oder Abblassungen der Haut) kann anhand einfacher Untersuchungsverfahren wie z. B. der Rekapillarisationszeit der kardiovaskuläre Status **orientierend beurteilt** werden.

Allerdings gilt es zu berücksichtigen, dass eine präzise Einschätzung des kardiovaskulären Status durch Kliniker oft mangelhaft ist. So sind auch erfahrene Intensivmediziner nur selten in der Lage, das Herzzeitvolumen eines Patienten richtig einzuschätzen. Gleichzeitig gehen auch schwere Auslenkungen des Volumenstatus oft nur mit geringen oder gar keinen Veränderungen von arteriellem Blutdruck und Herzfrequenz einher. Dies legt nahe, dass eine Therapiesteuerung lediglich nach klinischer Untersuchung und einfachen Kreislaufparametern beim Intensivpatienten in der Regel unzureichend ist.

2.1.2 Kontinuierliche EKG-Überwachung

Die kontinuierliche Überwachung des EKG zählt zu den Basismaßnahmen hämodynamischen Monitorings. Verschiedene Untersuchungen deuten darauf hin, dass idealerweise mindestens 2 Ableitungen, z. B. Ableitung II und V, überwacht und auf dem Monitor dargestellt werden sollten. Da die Wahrscheinlichkeit, Ischämieepisoden zu detektieren, mit der Anzahl der Ableitungen deutlich zunimmt, liegt für den Bereich der perioperativen Versorgung nicht herzchirurgischer Patienten sogar eine Klasse-I-Leitlinienempfehlung (Grad C) der Europäischen Gesellschaft für Kardiologie (ESC) vor, Hochrisikopatienten mittels 12-Kanal-EKG zu überwachen (Kristensen et al. 2014).

Zusätzlich sollte – zumindest in der postoperativen Phase nach herzchirurgischen Eingriffen – nach Leitlinienempfehlung eine kontinuierliche ST-Segmentanalyse durchgeführt werden. Die hierfür erforderliche Technologie ist in aller Regel in moderne Hämodynamikmonitorsysteme integriert und der visuellen Auswertung von Veränderungen der ST-Strecke überlegen.

Mittels kontinuierlichem EKG-Monitoring detektierbare Störungen der Herzfunktion

- Störungen der Herzfrequenz (Bradykardie, Tachykardie)
- Herzrhythmusstörungen
- Veränderungen der EKG-Morphologie im Rahmen von myokardialer Ischämie und Elektrolytstörungen
- Funktionsstörungen in- und externer Schrittmacher

2.1.3 Nichtinvasive Blutdruckmessung

Zur nicht invasiven Überwachung des arteriellen Blutdrucks stehen mittlerweile neben dem klassischen oszillometrischen Verfahren auch Systeme zur Verfügung, dies es erlauben, über Fingerplethysmographie den arteriellen Blutdruck „Schlag für Schlag" darzustellen. Einige dieser Systeme sind auch geeignet, mittels Pulskonturanalyse eine Trendinformation über den Verlauf des kardialen Schlagvolumens zu geben.

Oszillometrische Blutdruckmessung

Die oszillometrische Blutdruckmessung basiert auf dem klassischen Prinzip von Riva-Rocci. Eine an Arm oder Bein angebrachte Blutdruckmanschette wird über den systolischen Blutdruck hinaus aufgeblasen und der Druck in der Manschette langsam abgelassen. Beim Erreichen des systolischen Blutdrucks kommt es zu feinen Oszillation des Drucks in der Manschette, die bei Reduktion des Manschettendrucks unter den diastolischen Druck wieder verschwinden. Die Oszillationen werden von einem Monitor in Zusammenhang mit dem in der Manschette aufgebauten Druck analysiert, systolischer und diastolischer arterieller Blutdruck werden bestimmt und der arterielle Mitteldruck (MAP) kalkuliert.

$$\text{MAP} = p_{diast} + \left(p_{syst} - p_{diast}\right)/3$$

MAP: mittlerer arterieller Druck; p_{diast}: diastolischer arterieller Druck; p_{syst}: systolischer arterieller Druck.

Naturgemäß kann mit diesem Verfahren der Blutdruck nur intermittierend bestimmt werden, was den Einsatz bei Patienten mit sich rasch ändernder Hämodynamik erheblich einschränkt (Übersicht).

Ursachen ungenauer Messergebnisse oszillometrischer Blutdruckmessung

- Fehlerhafte Anbringung der Manschette
- Inkorrekte Manschettengröße
- Tachykarde Herzrhythmusstörungen
- Periphere Vasodilatation oder Vasokonstriktion

Auswahl der korrekten Blutdruckmanschette

Als Faustregel sollten Länge und Breite der Manschette ein Verhältnis von 2:1 aufweisen und der aufblasbare Anteil der Manschette mindestens 80 % des Armumfanges messen (Parati et al. 2008).

Fingerplethysmographie

Bei der (nach dem Erstbeschreiber Penaz, einem tschechischen Physiologen) auch Penaz-Prinzip genannten Volume-clamp-Fingerplethysmographie handelt es sich um ein Verfahren zum kontinuierlichen Monitoring des arteriellen Fingerblutdrucks (Boehmer 1987). Hierbei wird eine Luftmanschette um den Finger gelegt und in diesem ein Druck aufgebaut, der photoplethysmographisch so gesteuert wird, dass das pulsatile arterielle Signal maximal ist und sich das arterielle Gefäßvolumen des Fingers im Rahmen

Abb. 1 a, b Penaz-Prinzip zur kontinuierlichen, nicht invasiven Registrierung des arteriellen Fingerblutdrucks. **a** In einer um den Finger gelegten Luftmanschette (Cuff) wird ein Druck aufgebaut, der photoplethysmographisch (über eine Infrarot-LED und eine Photodiode) so gesteuert wird, dass sich das Volumen des Fingers im Rahmen blutdrucksynchroner Schwankungen nicht ändert. Dadurch entspricht der Druck in der Fingermanschette (p_{Cuff}) dem arteriellen Druck ($p_{arteriell}$) und kann als solcher „Schlag für Schlag" registriert werden. **b** Applikation des CNAP-Fingerplethysmographs

blutdrucksynchroner Schwankungen nicht ändert (transmuraler Druck = 0). Dadurch entspricht der Druck in der Fingermanschette dem arteriellen Druck und kann als solcher „Schlag für Schlag" registriert werden (Abb. 1a). Zur Adjustierung an eine individuell oft unterschiedliche Volumendehnbarkeit der Unterarm- und Handgefäße kann das Signal zusätzlich mittels einer oszillometrischen Blutdruckmessung am Oberarm kalibriert werden.

Die Technik wird gegenwärtig in zwei verschiedenen Systemen angeboten, und zwar als „Continous Noninvasive Arterial Pressure"-Modul (CNAP; Dräger Medical, Lübeck, Deutschland) sowie als Clear-Sight® (Edwards Lifesciences, Unterschleißheim, Deutschland), wobei in das letztgenannte System auch eine Pulskonturanalysefunktion integriert ist.

Klinische Beurteilung
Während erste Untersuchungen im perioperativen Kontext nahelegten, dass bei herzchirurgischen Patienten eine klinisch akzeptable Übereinstimmung mit dem invasiv gemessenen arteriellen Druck bestehe (Fischer et al. 2012), war die Zuverlässigkeit bei hämodynamisch instabilen kritisch Kranken deutlich reduziert (Hohn et al. 2013). Die aktuellste systematische Übersichtsarbeit kommt zu dem Ergebnis, dass die Messungenauigkeit dieser Systeme aktuell nicht akzeptabel sei. (Kim et al. 2014).

2.2 Erweitertes hämodynamisches Monitoring

2.2.1 Invasive Druckmessungen
Historisch betrachtet hat die Tatsache, dass Drücke einfacher zu messen sind als Flüsse, über lange Zeit dazu geführt hat, den Blutfluss, also das Herzzeitvolumen, als wichtigste hämodynamische Variable zu ignorieren und die Überwachung des Blutdrucks in den Vordergrund zu stellen. Dies wurde von bedeutenden Kreislaufphysiologen als Fehlentwicklung betrachtet (Frank 1930). Dennoch gibt die Drucküberwachung – und insbesondere die gleichzeitige Überwachung verschiedener Kreislaufabschnitte – für die Diagnose und Therapie kritisch Kranker und operativ versorgter Patienten unverzichtbare Informationen und stellt die Basis erweiterten Monitorings dar.

Dabei gilt es zu berücksichtigen, dass die Verteilung des systemischen Blutflusses im Kreislauf auf die einzelnen Organsysteme über Veränderungen des Gefäßwiderstandes reguliert wird und der Fluss über den jeweiligen Gefäßabschnitt über den Gradienten aus Perfusiondruck und jeweiligem venösem Druck reguliert wird. Dies ist insbesondere zu bedenken, wenn im Rahmen einer anhand volumetrischer Variablen gesteuerten Volumentherapie physiologische Druckgrenzen überschritten werden. Nachfolgend soll daher auf die klinisch relevanten, invasiv erfassten Druckparameter näher eingegangen werden.

Allgemeine Grundsätze zur korrekten invasiven Druckmessung

- Adjustierung des Nullpunktes auf Vorhofniveau (ca. 3/5 Höhe des Thorax; Kennzeichnung des Nullpunktes z. B. idealerweise mittels Thoraxschublehre)
- Regelmäßiger Nullabgleich
- Überwachung der Druckkurve auf inadäquate Signalqualität. Dämpfung: falsch-niedrige Amplitude, „Schleuderzacke": falsch-hohe Amplitude
- Wahl einer für den jeweiligen Druckbereich angemessenen Skalierung auf dem Überwachungsmonitor

Invasive Messung des arteriellen Blutdrucks
Aufgrund der oben skizzierten Limitationen nicht invasiver Blutdruckmessverfahren zählt die invasive Überwachung des arteriellen Druckes zu den Routineüberwachungsverfahren bei hämodynamisch kompromittierten kritisch Kranken und bei Patienten, die sich großen chirurgischen Eingriffen unterziehen müssen. Und auch wenn heutzutage die Indikation für eine invasive arterielle Blutdruckmessung oft sehr großzügig gestellt wird und es sich um ein klinisch sehr weit verbreitetes Verfahren handelt, gilt es bei diesem Monitoringverfahren einige Fallstricke zu beachten, die die Aussage des Messverfahrens beeinträchtigen können.

Wie in ▶ Kap. 32, „Katheter in der Intensivmedizin" ausführlich dargestellt, kann eine invasive Blutdruckmessung entweder in einer peripheren (A. radialis, A. dorsalis pedis) oder einer zentralen Arterie (A. femoralis, A. brachialis) durchgeführt werden. Die physiologische Ausbreitung des Druckpulses entlang des Gefäßbaums, die sehr stark durch in der Peripherie reflektierte Wellen beeinflusst wird, bringt es mit sich, dass der systolische arterielle Druck von zentral nach peripher kontinuierlich steigt; ein Phänomen, welches bei Patienten mit (z. B. aufgrund von Arteriosklerose) sehr steifen oder vasokonstringierten arteriellen Gefäßen verstärkt und im Rahmen von mit Vasodilatation einhergehenden Kreislaufstörungen (z. B. im septischen Geschehen oder nach herzchirurgischen Eingriffen mit langen Phasen der extrakorporalen Zirkulation) deutlich reduziert sein kann.

Konsekutiv kann es in den entsprechenden Situationen zu einer Über- bzw. Unterschätzung des tatsächlich aortal vorliegenden Druckes kommen. Dies legt prinzipiell nahe, bei kreislaufinstabilen Patienten einer zentralen arteriellen Blutdruckmessung den Vorzug zu geben. Allerdings sind femoralarterielle Katheter durchaus mit relevanten Komplikationen verbunden (Scheer et al. 2002; Tab. 1).

Größere Fallserien, die allerdings im Kontext ambulanter Blutdrucküberwachung durchgeführt worden sind, legen nahe, einer Drucküberwachung in der klinisch eher selten genutzten und – zumindestens unter ambulanten Bedingungen – wenig komplikationsbelasteten A. brachialis den Vorzug zu geben (Scheer et al. 2002). Systematische, prospektiv vergleichende Untersuchungen zur Frage des optimalen Punktionsortes zur Anlage einer invasiven Blutdrucküberwachung bei kritisch Kranken liegen allerdings nicht vor.

Neben höherer Messgenauigkeit bei der Registrierung absoluter Werte – insbesondere bei niedrigem arteriellem Blutdruck – erlaubt die invasive Messung des arteriellen Druckes, eine bettseitige, visuelle Analyse der Pulskurve durchzuführen und somit indirekte Informationen über das kardiale Schlagvolumen sowie den Volumenstatus eines Patienten zu erhalten.

Die Fläche unter der Kurve ist dabei repräsentativ für das kardiale Schlagvolumen und Grundlage für die nachfolgend dargestellten Verfahren der Pulskonturanalyse. Amplitudenänderungen im Rahmen kontrollierter Beatmung (Pulsdruckvariation; sog. „swing") reflektieren den Grad potenzieller Volumenreagibilität und werden im Abschnitt dynamische Vorlastparameter näher erläutert (unten).

Invasive Messung des zentralvenösen Druckes
Der zentralvenöse Druck (ZVD), der bei korrekter Lage eines zentralen Venenkatheters in der V. cava superior unittelbar vor dem rechten Atrium gemessen wird, reflektiert bei intakter Trikuspidalklappe als komplexer Summationsparameter die folgenden Faktoren:

- intrathorakaler und intraabdomineller Druck,
- rechtsventrikulärer enddiastolischer Druck und
- Compliance des venösen Systems.

Konsekutiv ist die Interpretation dieses Parameters keineswegs trivial und bedarf der Würdigung des klinischen Kontextes.

In zahlreichen Untersuchungen der letzten Jahre wurde gezeigt, dass der absolute ZVD (ähnlich wie der mittels Pulmonalarterienkatheter gemessene pulmonalkapilläre Verschlussdruck (PAOP, „Wedge-Druck") nur schlecht geeignet ist, eine Volumenreagibilität, d. h. einen Anstieg des

Tab. 1 Komplikationen arterieller Zugangswege für invasives hämodynamisches Monitoring

Zugangsweg	Permanente Ischämie	Vorübergehende Ischämie	Infektion	Hämatom	Blutung	Dysästhesie
A. radialis (n = 19.617)	0,09 % (0–3 %)	19,7 % (0–35 %)	0,72 % (0–0,5 %)	14,4 % (0–30,5 %)	0,53 % (0–0,6 %)	k. A.
A. femoralis (n = 3899)	0,18 % (0–0,3)	1,45 % (0–3,5)	0,78 % (0–1,8 %)	6,1 % (0–11,8 %)	1,6 (0–1,8)	k. A.
A. brachialis* (n = 1000)	0 %	0,2 %	0,1 %	4,5 %	1,3	1,4 %

Zusammenstellung relevanter Komplikationen, die im Rahmen eines kontinuierlichen arteriellen Blutdruckmonitorings beobachtet wurden, nach den Ergebnissen einer systematischen Übersicht (Scheer et al. 2002). Die Darstellung erfolgt als Mittelwert (Minimum-Maximum), der in den jeweils zugrunde liegenden Studien angegeben wurden
*Der Einsatz eines arteriellen Blutdruckmonitorings in der A. brachialis wurde nur in einer größeren Studie untersucht (n = 1000), daher entfällt hier die Angabe von Streuungsmaßen

kardialen Schlagvolumens oder des Herzzeitvolumens nach Gabe von Volumen vorherzusagen (Marik und Cavallazzi 2013). Dies erklärt sich zwanglos aus der oben erwähnten Tatsache, dass es sich hierbei um einen Summationsparameter handelt, dessen Niveau durch zahlreiche Faktoren beeinflusst werden kann. So führt ein Anstieg des intrathorakalen Druckes unter Beatmung in der Regel auch zu einem Anstieg des ZVD, während die effektive rechtsventrikuläre Vorlast sinkt.

Diesen Beobachtungen steht entgegen, dass sich der ZVD in mehreren Studien als Ziel- bzw. Sicherheitsparameter im Rahmen einer zielgerichteten hämodynamischen Therapie als sinnvoll erwies (Rivers et al. 2001; Donati et al. 2007). Hierbei gilt zu berücksichtigen, dass diese Protokolle die Volumentherapie dynamisch mittels einzelner Flüssigkeitsboli mit dem Ziel gesteuert haben, einen überproportionalen Anstieg des ZVD ohne weiteren Effekt auf Surrogatparameter der Kreislaufeffektivität wie die zentralvenöse Sauerstoffsättigung ($S_{zv}O_2$) zu vermeiden und lediglich solange Volumen zu applizieren, bis der ZVD ein Plateau erreicht hatte.

Erstaunlich wenig Aufmerksamkeit wurde in der Vergangenheit der visuellen Analyse der zentralvenösen Pulskontur gewidmet, obwohl aus der Kurve des ZVD eine Fülle an Informationen sowohl über hämodynamische Effekte von Herzrhythmusstörungen (insbesondere auch unter Schrittmachertherapie), die Compliance des rechten Ventrikels und die Funktion der Trikuspidalklappe abgeleitet werden können. Beispiele für typische Veränderungen der ZVD-Kurve bei verschiedenen Krankheitsbildern sind in Abb. 2 und der Übersicht dargestellt. Diese Änderungen der Pulskontur können analog – wenn keine Veränderungen der Lungenstrombahn, z. B. durch eine pulmonalarterielle Hypertonie vorliegen – auch im PAOP beobachtet und auf das linke Herz übertragen werden.

Klinische Interpretation der zentralen venösen Pulskontur

Die normale zentralvenöse Pulskurve (Abb. 2a) beinhaltet typische, für den kardialen Zyklus repäsentative Wellen, deren Formveränderungen zur Diagnostik rechtsventrikulärer Störungen herangezogen werden können. Vergleichbare Veränderungen für das linke Herz lassen sich, unter der Voraussetzung, dass keine pathologischen Veränderungen der pulmonalen Strombahn (z. B. bei chronischer pulmonalarterieller Hypertonie) bestehen, in der pulmonalarteriellen Verschlussdruckkurve (PAOP) beobachten.

Die a-Welle repräsentiert die Vorhofkontraktion (a = „atrial kick"), die c-Welle den Trikuspidalklappenschluss und die ventrikuläre Kontraktion (c = „tricuspid closure and ventricular contraction"), der x-Abfall die atriale Relaxation und die Verschiebung der Klappenebene im Rahmen der ventrikulären Kontraktion, die v-Welle die venöse

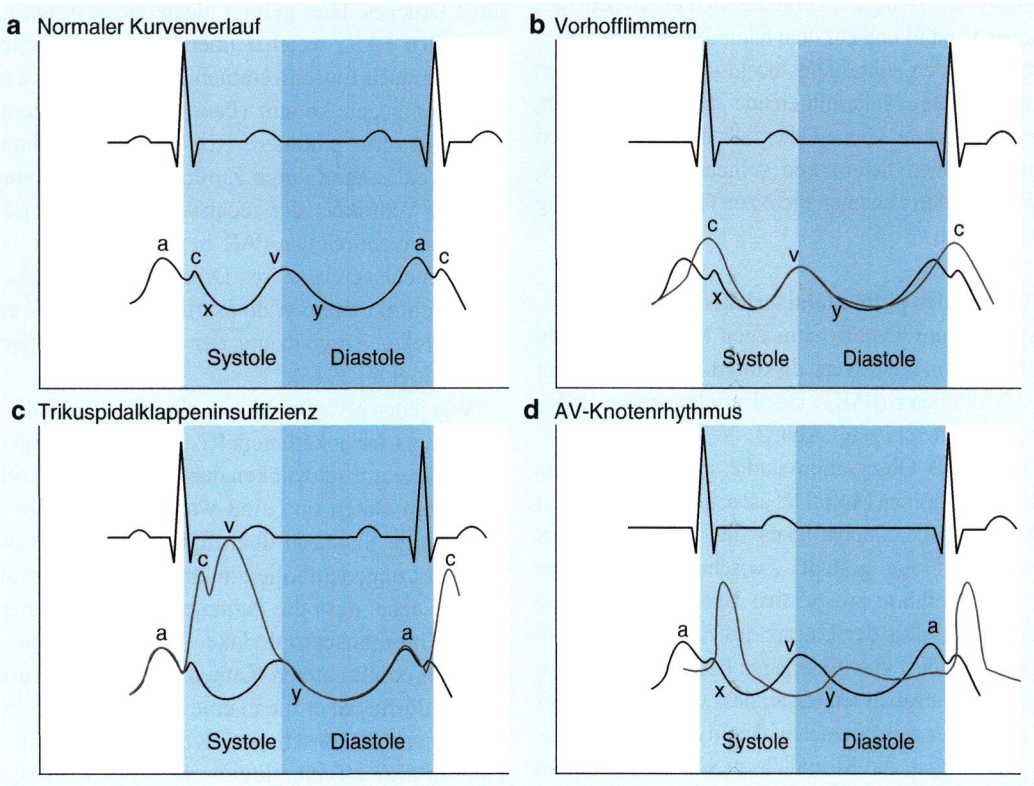

Abb. 2 Klinische Interpretation der zentralen venösen Pulskontur (Details Übersicht)

Füllung bei geschlossener Trikuspidalklappe und der y-Abfall den Druckabfall bei passivem Einstrom von Blut aus dem Vorhof in den Ventrikel nach Öffnen der Trikuspidalklappe.

Durch die zeitliche Verschiebung von Vorhof- und Ventrikelkontraktion lassen sich anhand von Veränderungen des Kurvenverlaufs Störungen der atrialen Füllung, z. B. bei Vorhofflimmern (Abb. 2b: fehlende a-Welle), bei einer Trikuspidalinsuffizienz (Abb. 2c: überhöhte V-Welle) oder bei einem AV-Knotenrhythmus (Abb. 2d: enddiastolische a-Welle fehlt, frühsystolische „Kanonenwelle") diagnostizieren.

Ähnlich unbeachtet wie die zentralvenöse Pulskonturanalyse wurden in den letzten Jahren insbesondere im kardiologischen Krankengut erhobene Beobachtungen, die einen Zusammenhang zwischen der Höhe des ZVD und der Nierenfunktion (glomeruläre Filtrationsrate und renaler Blutfluss) fanden, sowie die Tatsache, dass sich bei Patienten mit Herzinsuffizienz ein Zusammenhang zwischen der Höhe des ZVD und der Langzeitprognose fand (Damman et al. 2009). Dies legt nahe, dass hohe ZVD-Werte – als Ausdruck eines reduzierten effektiven Perfusionsdruckes – mit einer Abnahme der viszeralen Perfusion assoziiert sein können.

Klinische Beurteilung

Für die klinische Praxis legen die oben genannten Aspekte in jedem Falle nahe, dass der ZVD – da ja fast jeder Intensivpatient bereits aus anderen Gründen mit einem zentralvenösen Katheter versorgt ist – zwingend kontinuierlich überwacht und in angemessener Verstärkung auf dem hämodynamischen Monitor dargestellt werden sollte. Dies deckt sich mit aktuellen Leitlinienempfehlungen. Intermittierende Einzelmessungen, gar mit einer Wassersäule, können allenfalls bei Extremwerten relevante Informationen liefern und sollten bei hämodynamisch kompromittierten Patienten nicht zur Therapiesteuerung herangezogen werden.

Invasive Messung des pulmonalarteriellen Druckes

Kaum ein System zum hämodynamischen Monitoring ist in den letzten Jahren so kontrovers diskutiert worden wie der Pulmonalarterienkatheter (PAK). Das Einschwemmen eines Pulmonalarterienkatheters zeigt Abb. 3.

Basierend auf einer Observationsstudie, in der der Einsatz des PAK mit einer erhöhten Mortalität assoziiert war (Connors et al. 1996), wurde die Sinnhaftigkeit des Einsatzes dieses Messverfahrens in Frage gestellt. Zwischenzeitlich haben nachfolgend durchgeführte prospektive Untersuchungen die initiale Beobachtung, dass der Einsatz des PAK zu einer höheren Sterblichkeit führt, klar widerlegen können. Im Gegensatz zeigte sich in Metaanalysen sogar, dass der Einsatz eines PAK im Rahmen einer zielgerichteten hämodynamischen Therapie sogar geeignet ist, die Mortalität zu senken (Hamilton et al. 2011).

> Hervorstechendes Merkmal des PAK ist als Rechtsherzkatheter die Möglichkeit, den pulmonal-arteriellen Druck (PAP) präzise und kontinuierlich messen und intermittierend den pulmonalarteriellen Okklusionsdruck (PAOP) als indirekten Anhalt für die linksventrikuläre Vorlast bestimmen zu können.

In Zusammenschau mit dem ZVD liefert der PAK eine kontinuierliche Information über die Funktion des rechten Herzens und die Interaktion mit der pulmonalen Strombahn. Dies ist insbesondere bei Patienten mit pulmonalen Erkrankungen, sowohl in chronischer Form (z. B. bei schwerer chronisch obstruktiver Lungenerkrankung mit Rechtsherzbelastung) als auch in akuter Form („acute lung injury" mit der Notwendigkeit der Beatmung mit hohem PEEP) von hoher klinischer Relevanz.

Die Analyse des PAOP-Druckes (Abb. 3) erlaubt darüber hinaus, vergleichbar der oben geschilderten Interpretation der ZVD-Kurve (Abb. 2), Rückschlüsse auf die Funktion der Mitralklappe und den linksventrikulär enddiastolischen Druck. Ausgeprägte Mitralinsuffizienzen können sogar bereits an Veränderungen der pulmonalarteriellen Pulskontur detektiert werden.

Als weitere Einsatzmöglichkeit des PAK ergeben sich neben den weiter unten diskutierten Ableitung volumetrischen Variablen die direkte Bestimmung des rechtsventrikulären Druckes. Dies gelingt idealerweise durch Einsatz eines speziellen PAK, welcher über einen zusätzlichen Port verfügt, der nach Einschwemmen des Katheters im rechten Ventrikel zu liegen kommt (Paceport-PAK). Alternativ – aber aufgrund des erhöhten Risikos für Rhythmusstörungen nicht ideal – kann durch Zurückziehen des Katheters in den rechten Ventrikels der rechtsventrikuläre Druck auch über einen konventionellen PAK bestimmt werden. Die Evaluation der rechtsventrikulären Druckkurve und insbesondere des rechtsventrikulären, enddiastolischen Druckes erlaubt dabei eine direkte Abschätzung der rechtsventrikulären Funktion (Denault et al. 2013).

Wie jedes invasive Monitoring birgt auch der Einsatz des Pulmonalarterienkatheters Risiken. Die Häufigkeitsangaben in der Literatur schwanken dabei sehr stark, beruhen z. T. auf sehr alten Daten und sind wahrscheinlich nur bedingt auf die heutige Situation übertragbar. So erklärt sich die hohe Rate an Lungenembolien in älteren Studien zwanglos durch die Tatsache, dass die Patienten nicht – wie heute üblich – eine Thromboseprophylaxe erhalten haben und keine Heparin-beschichteten Katheter verwendet wurden. Realistischer dürfte daher die in einer jüngeren Fallserie publizierte Rate von 0,1 % schwerer Komplikationen in den Händen einer in dieser Technologie erfahrenen Klinik sein (Bossert et al. 2006).

19 Hämodynamisches und respiratorisches Monitoring

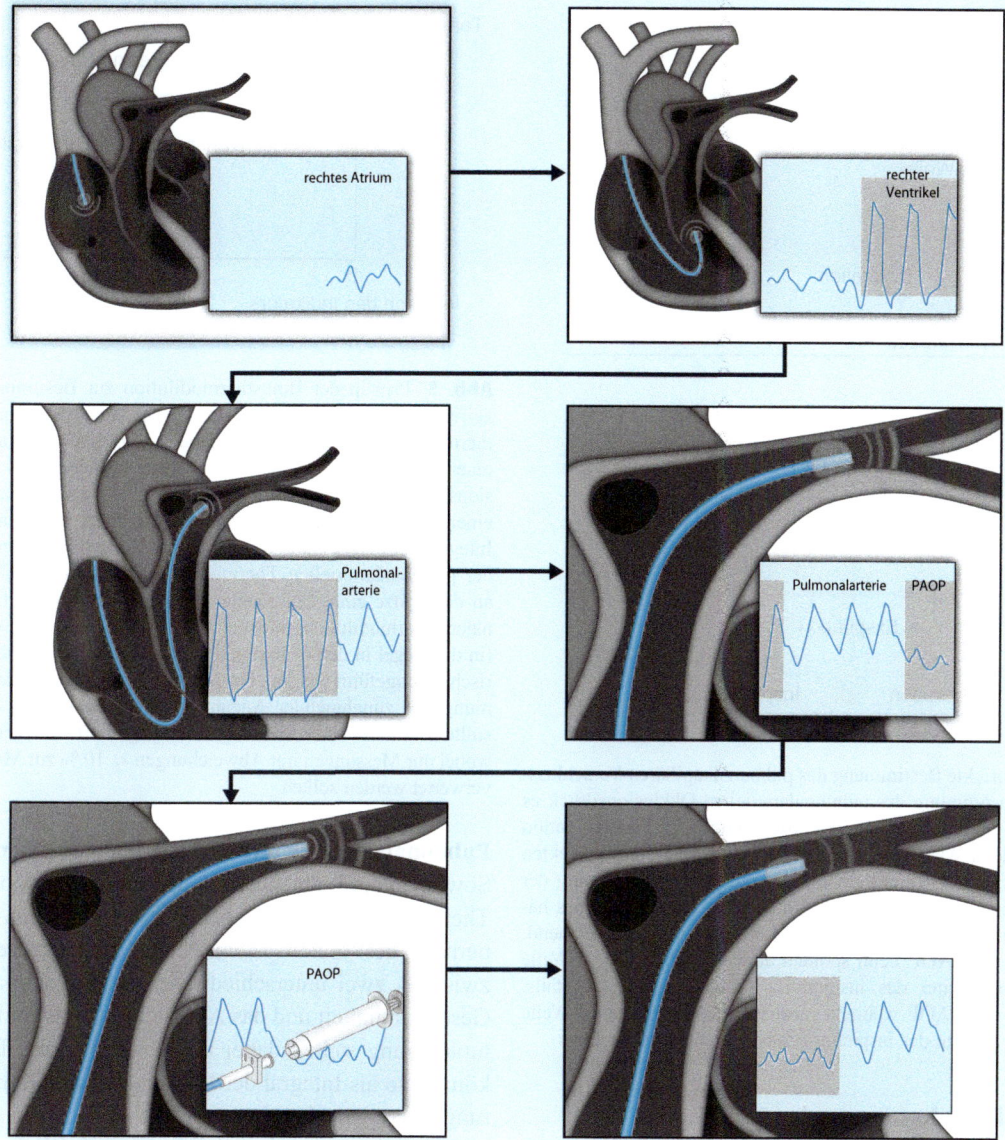

Abb. 3 Vorgehen und typischer Druckverlauf beim Einschwemmen eines Pulmonalarterienkatheters. Nach Insertion einer Schleuse (typischerweise in der V. jugularis oder V. subclavia) erfolgt zunächst das Vorschieben des Katheters in die V. cava superior. Nach Aufblasen des Ballons wird der Katheter unter kontinuierlicher Überwachung der Druckkurven vorsichtig weitergeschoben, zunächst in den rechten Vorhof (RA), von dort in den rechten Ventrikel (RV), die Pulmonalarterie (PA) und in die Position zur Messung des pulmonalarteriellen Okklusionsdrucks (PAOP). Wichtig ist, dass nach Erreichen der PAOP-Position und Messung des Druckes der Ballon „passiv" entlüftet und wenige cm zurück gezogen wird. Die typischen Druckkurven sind jeweils in der kleinen Abbildung im rechten Bildrand dargestellt

Allerdings gibt es Patientengruppen, bei denen der Einsatz eines PAK mit einem erhöhten Risiko insbesondere für schwere Herzrhytmusstörungen verbunden ist. Hierzu zählen insbesondere Patienten mit endokardialer Ischämie (z. B. Patienten mit Aortenklappenstenose und ausgeprägter myokardialer Hypertrophie, Patienten mit hochgradiger Hauptstammstenose), bei denen die arrhythmogenen Sensationen, die bei der Passage des Katheters durch den rechten Ventrikel nicht selten auftreten und in der Regel harmlose, vereinzelt ventrikuläre Extrasystolen nach sich ziehen, schwere Herzrhytmusstörungen bis hin zum Kammerflimmern auslösen können. Konsekutiv bedarf der Einsatz eines PAK bei solchen Patienten einer besonders strikten Risiko-Nutzen-Abwägung.

Weiterhin zu berücksichtigen ist, dass der korrekte PAOP nicht einfach zu ermitteln ist. So zeigte sich in mehreren Untersuchungen, dass auch erfahrene Fachärzte nur zu einem geringen Anteil in der Lage waren, PAOP-Kurven korrekt zu interpretieren (Abb. 4).

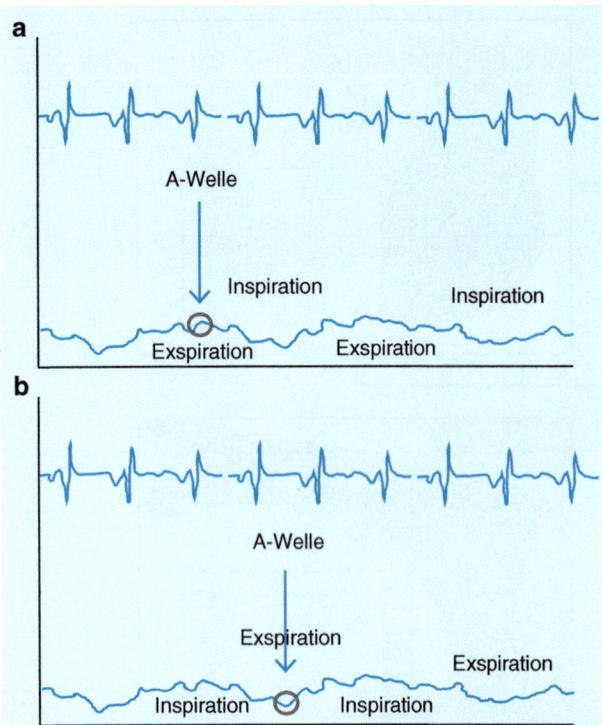

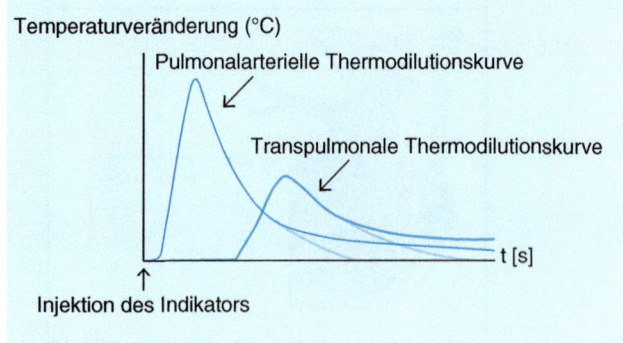

Abb. 4 a, b Korrekte Bestimmung des pulmonalkapillären Verschlussdruck s. Die Bestimmung des pulmonalarteriellen Okklusionsdruck es (PAOP) sollte – analog zum zentralvenösen Druck – in Endexspiration als Mittelwert der a-Welle erfolgen. Konsekutiv bedarf es zur korrekten Bestimmung des PAOP einer individuellen grafischen Bearbeitung der PAOP-Kurve; eine Registrierung des Mittelwertes, der seitens des hämodynamischen Monitors ausgegeben wird, ist selten ausreichend. **a** Bestimmung des PAOP beim spontan atmenden Patienten; a-Welle unmittelbar vor Beginn des inspiratorisch bedingten Druckabfalls. **b** Bestimmung des PAOP während mechanischer Beatmung; a-Welle unmittelbar vor Beginn des inspiratorisch bedingten Druckanstiegs

2.2.2 Schlagvolumen- und Herzzeitvolumenmessung

Zur klinischen Bestimmung des kardialen Schlagvolumens bzw. des Herzzeitvolumens stehen heute eine Vielzahl an Verfahren zu Verfügung, die sich im Hinblick auf Validität, Praktikabilität und Kostenaufwand unterscheiden. Neben der auch heute noch als klinischen Goldstandard betrachteten pulmonalarteriellen Thermodilution sind hier insbesondere die transpulmonale Thermodilution, die transpulmonalen Indikatorverfahren, verschiedene Systeme zur Pulskontur- bzw. Pulsdruckanalyse und der Ösophagusdoppler zu nennen. Darüberhinaus existieren noch zahlreiche andere, überwiegend nicht invasive Verfahren, die bislang noch als in der Erprobung befindlich betrachtet werden müssen oder – wie die Impedanztomografie – eine so geringe Validität aufweisen, dass ein klinischer Einsatz gegenwärtig nicht empfohlen werden kann.

Abb. 5 Prinzip der Bolusthermodilution zur Bestimmung des Herzzeitvolumens mittels pulmonalarterieller und transpulmonaler Bolusthermodilution. Bei beiden Methoden wird nach zentralvenöser Gabe einer definierten Menge (10–20 ml) einer idealerweise 4 °C kalten Infusionslösung (NaCl 0,9 % oder Glukose 5 %) die Temperaturänderung an einem vom Injektionsort entfernten Thermistor bestimmt und über das Integral der Fläche unter der Kurve das Herzzeitvolumen errechnet. Bei der pulmonalarteriellen Thermodilution wird die Temperaturänderung an der Spitze eines Pulmonalarterienkatheters erfasst, bei transpulmonaler Thermodilution an einem Thermistor in einer großen Arterie (in der Regel in der A. femoralis). Die Messungen sollten endexpiratorisch durchgeführt werden. Da die Präzison der Herzzeitvolumenbestimmung mit zunehmender Anzahl an Einzelmessungen deutlich steigt, sollten mindestens 3 Messungen durchgeführt und gemittelt werden, wobei nur Messungen mit Abweichungen < 10 % zur Mittelwertbildung verwertet werden sollten

Pulmonalarterielle und transpulmonale Thermodilution

Sowohl der pulmonalarteriellen als auch der transpulmonalen Thermodilution liegt als Prinzip zugrunde, den Blutfluss innerhalb des Gefäßsystems aus Temperaturveränderungen zwischen zwei unterschiedlichen Orten zu bestimmen. Die Geschwindigkeit und das Ausmaß der registrierten Temperaturänderung stehen dabei im Verhältnis zum Blutfluss und können so als Integral der Fläche unter der Temperaturänderungskurve berechnet werden (Abb. 5).

Bei der pulmonalarteriellen Thermodilution erfolgt die Induktion der Bluttemperaturänderung – entweder durch Bolusapplikation eines definierten Volumens einer kalten Flüssigkeit (z. B. NaCl 0,9 %) oder Applikation von Wärmeboli (im Rahmen der semikontinuierlichen, automatisierten Thermodilution) auf Niveau des rechten Vorhofes und wird an einem Thermistor an der Spitze des Pulmonalarterienkatheters in der Pulmonalarterie gemessen. Bei der transpulmonalen Thermodilution, die gegenwärtig nur als Bolusverfahren verfügbar ist, erfolgt die Applikation eines Bolus kalter Flüssigkeit ebenfalls auf Vorhofniveau mittels eines ZVK, die Messung der Temperaturänderung erfolgt über einen speziellen in einer großen Arterie (in der Regel in der A. femoralis) platzierten Katheter mit Thermistor.

Die Messgenauigkeit der Bolusthermodilution wird stark durch die Häufigkeit der Bolusapplikationen und die

Temperatur des Injektates beeinflusst. Dabei ist die Messgenauigkeit umso höher, je mehr Einzelboli gemittelt werden und je kälter das Injektat ist, was aufgrund des nicht unbeträchtlichen Zeitaufwandes unter klinischen Bedingungen eine relevante Limitation darstellt und es nahelegt, kontinuierlichen Verfahren den Vorzug zu geben. In Hinblick auf die pulmonalarterielle Thermodilution mittels automatisierter, semikontuierlicher Wärmeapplikation gilt es allerdings zu berücksichtigen, dass bei diesem Verfahren ebenfalls – im Rahmen des hinterlegten Algorithmus – die Resultate einzelner Wärmeboli über mehrere Minuten gemittelt werden und der HZV-Monitor akute Änderungen nur mit zeitlicher Latenz darstellt.

Limitationen der HZV-Messung mittels pulmonalarterieller Thermodilution bestehen einerseits in einer höhergradigen Trikuspidalklappeninsuffizienz sowie in kardialen Vitien mit Links-rechts-Shunt. Im erstgenannten Fall kommt es zum Unter-, im zweiten Fall zum Überschätzen des HZV. Die HZV-Messung mittels transpulmonaler Thermodilution wird durch kardiale Vitien mit Rechts-links-Shunt, Aortenaneurysmen, Zustand nach Pneumektomie und während Einlungenbeatmung gestört.

Indikatorverfahren

Die Bestimmung des HZV durch die Analyse der Verdünnung eines in den Blutkreislauf verabreichten Indikatorstoffes wurde in den 1930er-Jahren von Hamilton et al. (1932) entwickelt. Er verwendete den Farbstoff Indocyaningrün (ICG) als Indikator. Weiterentwicklungen dieser Methode wurden über Jahrzehnte v. a. zur Beantwortung wissenschaftlicher Fragestellungen benutzt. Das Verfahren war sehr aufwendig, da es eine Vielzahl von Blutentnahmen und Analysen sowie eine manuelle Auswertung der Dilutionskurve erforderte. Dies schränkte den klinischen Nutzen dieser Methode für eine routinemäßige Anwendung ein. Inzwischen wurden HZV-Monitoringsysteme entwickelt, die nach dem ICG-Dilutionsprinzip arbeiten und die Anwendung vereinfacht haben (z. B. DDG 2001 Monitor, Nihon Kohden, Tokio, Japan). In den 1990er-Jahren wurde die Lithiumdilution methode entwickelt.

Lithiumdilutionsverfahren

Wie bereits erwähnt eigneten sich klassische Indikatorverfahren nicht für wiederholte HZV-Messungen im klinischen Alltag. Es wurde daher ein HZV-Monitor entwickelt, der zur Kalibration für die kontinuierliche HZV-Messung mittels Pulskontur das Lithiumdilutionsverfahren verwendet wird (Linton et al. 1993). Für dieses Verfahren genügt das Vorhandensein eines periphervenösen und eines peripherarteriellen Gefäßzugangs, es wird also kein ZVK benötigt. Weiterhin benötigt man einen speziellen, für das Verfahren geeigneten Monitor (z. B. LiDCOplus) sowie einen Sensor, der an den arteriellen Katheter angeschlossen wird.

Die eigentliche Messung erfolgt, indem man einen definierten Bolus (0,15–0,30 mmol) einer Lithiumchloridlösung über den periphervenösen Zugang verabreicht. Nun wird durch das Gerät mit konstanter Geschwindigkeit (4,5 ml/min) kontinuierlich Blut aus dem arteriellen Katheter abgezogen und die Blutlithiumkonzentration kontinuierlich mit einer lithiumselektiven Elektrode gemessen. Aus den gewonnenen Daten berechnet der Monitor das Lithimdilutions-HZV nach der folgenden Formel:

$$HZV = (\text{Lithiumdosis} \times 60) \times \left(AUC \times (1 - PCV)^{-1}\right)$$

Das PCV („packed cell volume") kann nach der Formel Hämoglobinkonzentration (in g/dl)/34 abgeschätzt werden. AUC: Fläche unter der Lithiumdilutionskurve.

Mittels des so ermittelten HZV wird der Monitor kalibriert, der zur kontinuierlichen Messung ein Pulskonturverfahren verwendet (unten).

Die Lithiumdilutionsmethode ist **kontraindiziert**

- bei Patienten unter Lithiumtherapie,
- bei Patienten mit einem Gewicht ≤ 40 kg und
- bei Schwangeren im 1. Trimenon.

Die Messgenauigkeit der Lithiumdilutionsmethode zeigt befriedigende Übereinstimmungen mit der Thermodilutionsmethode mittels Pulmonalarterienkatheter (Linton et al. 1997). Voraussetzungen sind jedoch, das kein Indikatorverlust zwischen Injektions- und Detektionsort auftritt (z. B. aktive Blutung, Shunts) und ein konstanter Blutfluss besteht. Da die Lithiumelektrode auch auf Muskelrelaxanzien anspricht, müssen gewisse, je nach Relaxans unterschiedliche Intervalle eingehalten werden (bis zu 15 min). Für die kontinuierliche Messung mittels Pulskonturanalyse gilt das dort über die Genauigkeit Gesagte.

Indocyaningrün-Pulsdensitometrie

Mittels Indocyaningrün-Pulsdensitometrie (ICG-PDD) wurde Ende der 1990er-Jahre ein nicht invasives Verfahren zur Messung von HZV, Blutvolumen und ICG-Clearance entwickelt (Baulig et al. 2005). Der Farbstoff ICG verbleibt im Intravaskularraum, da er an α_1-Lipoproteine gebunden wird. ICG ist nicht toxisch, kann allerdings in seltenen Fällen anaphylaktische und allergische Reaktionen auslösen.

Nach einer Bolusinjektion in eine periphere Vene passiert der Farbstoff den Lungenkreislauf, und die ICG Blutkonzentration kann peripherarteriell mittels eines Fingersensors (Pulsoxymetriesensor) gemessen werden. Aus der Absorption bei 805 nm und 809 nm kann dann die ICG-Konzentrations-Zeit-Kurve und damit das HZV berechnet werden.

Für den klinischen Alltag bringt die Methode einige Nachteile mit sich. So kann eine neue Messung erst initiiert werden, wenn die ICG-Blutkonzentration auf 1 % des Initialwertes abgesunken ist. Dies ist bei gesunden Patienten spätestens nach ca. 20 min der Fall, kann sich jedoch in einer Low-output-Situation oder bei Leberinsuffizienz deutlich verlängern. Weiterhin problematisch ist, das die Messgenauigkeit, ähnlich wie bei der Pulsoxymetrie, abnimmt, wenn sich die periphere Perfusion verschlechtert – also genau dann, wenn eine HZV-Überwachung am ehesten indiziert ist. Insgesamt wird die Messgenauigkeit in Studien kontrovers beurteilt (Imai et al. 1997).

Ultraschalldilution

Das Ultraschalldilutionsverfahren ist ein invasives Monitoringverfahren zur Messung des HZV und des Blutvolumens (Kisloukhine und Dean 1996). Zur Durchführung des Verfahrens benötigt man neben einem zentralvenösen und einem arteriellen Katheter ein spezielles Monitoringsystem (COStatus, Transsonic Systems Inc., Ithaca, USA).

Mittels eines speziellen Schlauchsystems wird eine Verbindung zwischen dem arteriellen und dem zentralvenösen Katheter hergestellt. Anschließend werden 2 Ultraschallsensoren sowohl am arteriellen wie auch am zentralvenösen Schenkel sowie eine Rollerpumpe installiert. Um die Messung auszulösen, wird ein Bolus isotonischer Kochsalzlösung (Körpertemperatur) über den zentralvenösen Katheter verabreicht. Während der nun folgenden 5- bis 8-minütigen Messphase pumpt die Rollerpumpe Blut vom arteriellen Schenkel zum zentralvenösen Schenkel (ca. 8–12 ml/min). Der Sensor im arteriellen Schenkel detektiert nun das „verdünnte" Blut und berechnet nach der Steward-Hamilton-Formel daraus die Volumetrie- und Flussparameter. Das Prinzip ist in Abb. 6 dargestellt.

Ein Vorteil des Verfahrens besteht darin, das es im Gegensatz zu vielen anderen Verfahren auch für Kinder (<15 kg) gut geeignet ist (Boehne et al. 2012). Bei pädiatrischen Patienten sind andere Verfahren, wie z. B. die transpulmonale Thermodilution, häufig nicht möglich, da die speziellen Katheter nicht in kleinen und kleinsten Größen verfügbar sind. Für das Ultraschalldilutionsverfahren werden normale arterielle und zentralvenöse Katheter verwendet. Bei Untersuchungen im Tiermodell zeigte sich für die Ultraschalldilutionstechnik eine mit der transpulmonalen Thermodilution vergleichbare HZV-Genauigkeit, jedoch erhebliche Unterschiede bei den volumetrischen Parametern (siehe unten).

Pulskontur- und Pulsdruckanalyse

Das Prinzip der arteriellen Pulskonturanalyse zur indirekten Messung des Herzzeitvolumens basiert darauf, dass man anhand der Analyse einer arteriellen Druckkurve auf das linksventrikuläre Schlagvolumen rückschließen kann, sofern arterielle Compliance und der Gefäßwiderstand bekannt sind. Grundlage des Verfahrens, das 1930 erstmals durch den deutschen Physiologen Otto Frank beschrieben wurde, ist die Theorie einer direkten zeitlichen Beziehung zwischen der arteriellen Pulsdruckkurve und dem Blutfluss.

Basierend auf der Annahme, dass sich die Fläche unter dem systolischen Anteil der arteriellen Druckkurve proportional zum ausgeworfenen Schlagvolumen verhält, wurden verschiedene Formeln entwickelt, nach denen sich das Schlagvolumen berechnen lässt.

$$SV = A_{sys}/Z_{Ao}$$

SV = Schlagvolumen des linken Ventrikels; A_{sys} = Fläche unter dem systolischen Anteil der Druckkurve; Z_{Ao} = Impedanz der Aorta.

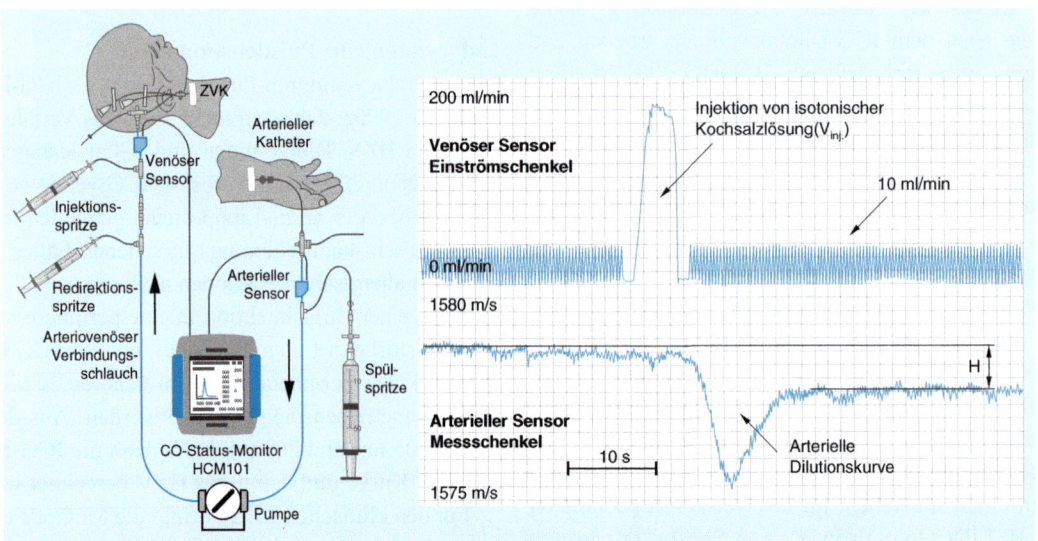

Abb. 6 Prinzip der Ultraschalldilution. Nach Injektion von NaCl 0,9 % als Indikator in den venösen Schenkel eines extrakorporalen arteriovenösen Shunts wird im arteriellen Schenkel die Änderung der Ultraschallgeschwindigkeit des Blutes gemessen und nach den Prinzipien der Indikatordilution ausgewertet

Um den komplexen Verhältnissen des menschlichen Organismus gerecht werden zu können, wurden weitere Korrekturfaktoren wie Patientenalter, mittlerer arterieller Blutdruck und die Herzfrequenz in den Algorithmus implementiert. Dadurch sollten einerseits druckabhängige, nicht lineare Veränderungen des Aortendurchmessers ausgeglichen werden und andererseits periphere Pulswellenreflektionen in die Analyse einbezogen werden. Das Herzzeitvolumen berechnet sich dann vereinfacht nach folgender Formel:

$$HZVPC = HF \times A_{sys}/Z_{Ao}$$

$HZVPC$ = HZV der Pulskontur; Z_{Ao} = a/(b + (c × MAP) + (d × HF); HF = Herzfrequenz; MAP = mittlerer arterieller Blutdruck; a, b, c und d = altersabhängige Faktoren.

Für die Bestimmung der patientenspezifischen aortalen Compliance und des systemischen Gefäßwiderstandes müssen die meisten Pulskonturanalysesysteme anhand einer Referenzmethode kalibriert werden. Traditionell wurde hierfür die pulmonalarterielle Thermodilution eingesetzt; bei den heutigen Pulskonturanalysesystemen erfolgt dies typischerweise mittels transpulmonaler Thermodilution oder transpulmonaler Indikatordilutionstechniken. Dadurch kann ein patientenspezifischer Kalibrierungsfaktor berechnet werden, der die Grundlage einer validen Herzzeitvolumenbestimmung darstellt. Das HZV der Pulskontur berechnet sich dann z. B. wie in Abb. 7 dargestellt.

Seit kurzem steht neben der klassischen arteriellen Pulskonturanalyse auch ein in die Hemosphere® Plattform integriertes Verfahren zur pulmonalarteriellen Pulskonturanalyse zur Verfügung, welches als „schnelles" Herzzeitvolumen die konventionelle, semikontinuierliche Thermodilution mittels PAK ergänzt. Unabhängige Validierungen zu dieser Technologie liegen allerdings bislang nicht vor.

Volume View; PiCCO; LiDCOplus

Das Verfahren der kalibrierten Pulskonturanalyse mittels transpulmonaler Thermodilution wird gegenwärtig als Volume View® auf der EV-1000-Plattform (Edwards Lifescience, Unterschleißheim, Deutschland) sowie als PiCCO Technologies®-System auf der PulsioFlex-Plattform (Maquet GmbH, Rastatt, Deutschland) angeboten. Ein weiteres System, dessen Kalibrierung der Pulskonturanalyse mittels Lithiumdilution erfolgt, steht als LiDCOplus® (LiDCO Ltd) zur Verfügung (oben).

> Aus den Dilutionskurven der transpulmonalen Thermodilution können bei allen genannten Systemen zusätzliche dynamische Vorlastparameter, wie die Schlagvolumenvarianz (SVV) und Pulsdruckvariation (PPV), sowie volumetrische Variablen, wie das extravasale Lungenwasser (EVLW), das intrathorakale Blutvolumen (ITBV) und das global enddiastolische Volumen (GEDV) berechnet werden.

Die genannten Verfahren wurden in zahlreichen Studien mit der pulmonalarteriellen Thermodilution verglichen und zeigen unter Studienbedingungen bei intermittierender Bestimmung des Herzzeitvolumens eine klinisch akzeptable Übereinstimmung (Sakka et al. 2012). Die Datenlage hinsichtlich der Validität der kalibrierten Pulskonturanalyse ist hingegen als kontrovers zu bezeichnen. Hierzu finden sich in der Literatur einerseits Untersuchungen, die auch unter wechselnden hämodynamischen Bedingungen und über längere Zeiträume nach einer Kalibrierung, eine gute Übereinstimmung zwischen Pulskontur-HZV und dem mittels transpulmonaler Thermodilution bestimmten HZV zeigen (Bendjelid et al. 2013). Andererseits konnte eine Auswertung im klinischen Routineeinsatz

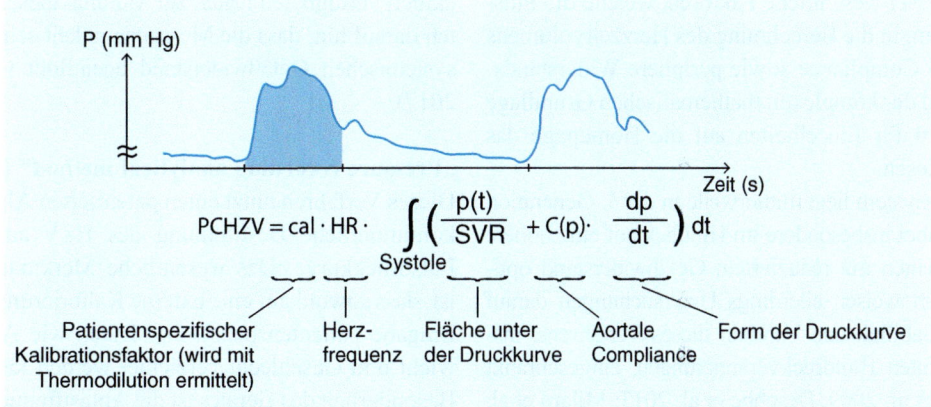

Abb. 7 Prinzip der kalibrierten arteriellen Pulskonturanalyse. Die Fläche unter der Pulskonturfläche (mit einem Korrekturfaktor für die aortale Compliance und die Form der Druckkurve) wird benutzt um das Pulskontur-Herzzeitvolumen (PCHZV) zu berechnen. Notwendig dafür ist eine initiale patientenspezifische Kalibrierung mittels transpulmonaler Thermodilution. Diese Kalibrierung sollte regelmäßig, insbesondere aber vor Therapieentscheidungen und beim Vorliegen signifikanter hämodynamischer Veränderungen wiederholt werden. (Abb. von Pulsion Medical Systems AG, mit freundlicher Genehmigung)

inakzeptable Unterschiede zwischen dem kalibrierten Pulskontursignal und einer akut durchgeführten Eichung darlegen. Interessanterweise war die Abweichung zwischen den Verfahren dabei unabhängig davon, wie lang die letzte Kalibrierung zurücklag; lediglich unter hochdosierter Therapie mit Vasopressoren zeigte sich eine akzeptable Übereinstimmung (Gruenewald et al. 2011).

> Diese Beobachtungen legen nahe, dass bei hämodynamischen Veränderungen eine erneute Kalibrierung des Systems durchgeführt werden sollte.

Darüber hinaus ist die Messgenauigkeit der Pulskonturanalyse bei Herzrhythmusstörungen, Aortenklappeninsuffizienz, peripherer arterieller Verschlusskrankheit und bei Verwendung einer intraaortalen Ballonpumpe limitiert.

Neben dem oben erwähnten System werden mittlerweile auch diverse nicht- bzw. autokalibrierende Pulskontur- bzw. Pulsdruckanalyseverfahren angeboten.

FloTrac-System

Dieses minimalinvasive System der Firma Edwards Lifescience besteht aus einem speziellen Sensor (FloTrac®), welcher entweder an das EV-1000-System oder die HemoSphere-Monitoring-Plattform angeschlossen und mit jedem beliebigen arteriellen Katheter kombiniert werden kann. Als wesentliches Merkmal bedarf dieses System keiner externen Kalibrierung durch eine Referenzmethode. Formell handelt es sich hierbei nicht um eine Pulskontur-, sondern eine Pulsdruckanalyse, die durch laufende Anpassung eines Korrekturfaktors (Khi) Änderungen des Gefäßtonus adjustiert und darüber eine Autokalibration durchführt. Der Algorithmus bezieht neben patientenspezifischen Daten wie Alter, Größe und Geschlecht zwei wesentliche Faktoren, welche die Pulskurve beeinflussen, in die Berechnung des Herzzeitvolumens ein; die arterielle Compliance sowie periphere Widerstandseffekte. Aufgrund der komplexen mathematischen Grundlage des Systems wird für Einzelheiten auf die Homepage das Herstellers verwiesen.

Das FloTrac®-System liegt mittlerweile in der 4. Generation vor und wurde dabei insbesondere im Hinblick auf eine höhere Validität bei Patienten mit reduziertem Gefäßwiderstand optimiert. Unverändert weisen allerdings Untersuchungen darauf hin, dass die Reliabilität und Validität dieses Verfahrens, insbesondere bei akuten Blutdruckveränderungen, eingeschränkt ist (Eleftheriadis et al. 2009; Desebbe et al. 2013; Milam et al. 2021), Als Vorteil des Systems kann die unkomplizierte Inbetriebnahme aufgeführt werden, da es nicht auf einen speziellen arteriellen Katheter angewiesen ist und bei Patienten, die bereits über eine arterielle Druckmessung verfügen, angeschlossen werden kann. Außerdem ermöglicht es durch die kontinuierliche Schlagerkennung, die SVV trotz Arrhythmien als Indikator für Vorlaständerungen zu nutzen und daraus ein Volumenmanagement abzuleiten.

LiDCO rapid

Auch bei diesem Pulskonturanalyseverfahren kann auf eine initiale Kalibrierung mittels eines Referenzverfahrens verzichtet werden. Die Pulsdruckkurve kann wie bei dem bereits erwähnten FloTrac®-System über jeden konventionellen arteriellen Katheter, der durch ein spezielles Druckkabel mit dem Monitor verbunden wird, abgeleitet werden. Für die Kalkulation des HZV aus der Pulskonturanalyse wird analog dem LiDCO-System ein spezieller Algorithmus verwendet. Zusätzlich ist in die Software ein Nomogramm integriert, welches patientenspezifische Daten wie Alter, Größe und Gewicht berücksichtigt. Als zusätzliche hämodynamische Parameter werden SVV und PPV berechnet.

Bislang existieren wenige Vergleichsstudien, welche die Reliabilität und Validität dieses Verfahrens bei herz- und nicht herzchirurgischen Patienten untersucht haben. Diese berichten größtenteils über klinisch inakzeptable Abweichungen vom jeweiligen Vergleichsverfahren, sodass sich auch bei diesem Verfahren der Stellenwert nicht sicher beurteilen lässt (Broch et al. 2011).

ProAQT

Das ProAQT®-System der Firma Maquet stellt ebenfalls ein System zur unkalibrierten Pulskonturanalyse dar und ist in die PulsioFlex-Plattform integriert. Der Drucksensor kann mit einem beliebigen bestehenden arteriellen Katheter konnektiert werden. Auf Basis der für das PiCCO®-System verwendeten kalibrierten Pulskonturanalyse erlaubt dieses System sowohl eine unkalibrierte als auch eine manuell kalibrierte Trendanalyse des HZV. Hierfür wird der Ausgangswert mittels eines anderen Verfahrens erhoben (z. B. echokardiographisch). Die aktuell verfügbaren Daten zur Validität dieses Verfahrens deuten darauf hin, dass die Messgenauigkeit sehr stark durch den systemischen Gefäßwiderstand beeinflußt wird (Biais et al. 2017).

„Pressure recording analytical method" (PRAM)

Dieses Verfahren nutzt einen patentierten Algorithmus für die kontinuierliche Bestimmung des HZV aus der arteriellen Pulsdruckkurve. Das wesentliche Merkmal dieses Systems ist, dass sowohl auf eine externe Kalibrierung als auch auf die Eingabe patientenspezifischer Daten wie Alter, Größe, Gewicht und Geschlecht verzichtet werden kann. Eine weitere Besonderheit des Gerätes ist die Abtastfrequenz von 1000 Hz, welche für die Pulskonturanalyse während einer kompletten Herzaktion zur Anwendung kommt. Daraus abgeleitete hämodynamische Parameter werden ebenso wie morphologische Veränderungen der Pulsdruckkurve, hervorgerufen durch Pulswellenreflektion, in die Kalkulation des HZV einbezogen. Neben SV und HZV werden außerdem SVV und PPV kontinuierlich dargestellt. Im Gegensatz zu allen anderen Pulskonturanalyseverfahren kann das HZV mittels PRAM-Technologie auch unter Anwendung einer intraaortalen Ballonpumpe bestimmt werden.

Nur wenige unabhängige Studien haben sich mit der Reliabilität und Validität dieser Technologie befasst und berichten über zum Teil erhebliche, klinisch inakzeptable Abweichungen im Vergleich zur pulmonalarteriellen Thermodilution (Scolletta et al. 2005; Paarmann et al. 2011), sodass der Stellenwert dieses Verfahrens anhand der aktuellen Datenlage nicht beurteilt werden kann. Im deutschsprachigen Raum findet dieses System keine Anwendung.

Dopplerverfahren
Der österreichische Physiker Christian Doppler (1803–1853) entdeckte 1842, dass sich die Frequenz eines von einem bewegten Objekt ausgehenden oder reflektierten Schallsignals je nach Abstand zwischen Sender und Empfänger verändert. Dieser nach ihm benannte Doppler-Effekt wird in der Medizin schon seit den 1950er-Jahren zur Messung von Blutflüssen mittels Ultraschall genutzt (Dark und Singer 2004). Verwendet man eine solche Sonde, um den Blutfluss in der Aorta zu bestimmen, entsteht eine typische Wellenform im Geschwindigkeits-Zeit-Diagramm (Abb. 8 und 9). Die Fläche dieser Kurve stellt die Strecke dar, die die Blutsäule in der Aorta während eines Herzschlags zurücklegt. Bei bekanntem aortalem Durchmesser, welcher je nach Gerät mittels Nomogramm abgeschätzt (z. B. CardioQ-Kombi®, Deltex Medical) oder mit Hilfe des M-Mode-Dopplers (z. B. Hemo Sonic®100, Arrow International) direkt gemessen wird, lässt sich daraus das Schlagvolumen berechnen.

Nach korrekter Platzierung der ösophagealen Ultraschallsonde in ca. 35–40 cm Tiefe stellt sich eine typische Flusskurve der Aorta descendens auf dem Monitor dar. Dieser muss zur Ermittlung des totalen linksventrikulären Schlagvolumens das in der descendierenden Aorta gemessene Schlagvolumen mit einem Faktor korrigieren, da der Blutfluss hier um ca. 1/3 reduziert ist. Letztendlich ermöglicht der Ösophagusdoppler so eine bettseitige und kontinuierliche Messung des Herzzeitvolumens. Als limitierend ist zu erwähnen, dass diese Methode in der Regel nur bei sedierten bzw. narkotisierten Patienten angewendet werden kann.

In verschiedenen Outcome-Studien konnte für dieses Verfahren ein positiver Effekt nachgewiesen werden, allerdings findet es im deutschsprachigen Raum kaum Anwendung.

2.2.3 Sauerstoffangebot, -verbrauch und venöse Oxymetrie

Die primäre Aufgabe des Herz-Kreislauf-Systems ist es, eine dem Bedarf angemessene Sauerstoffversorgung der Gewebe sicherzustellen. Hämodynamische Basisparameter, wie der arterielle Blutdruck und die Herzfrequenz, konventionelle Blutflussvariablen und mittels Thermodilution oder Echokardiografie erhobene volumetrische Variablen geben keinen unmittelbaren Aufschluss über das Verhältnis von arteriellem Sauerstoffangebot (DO_2) und Sauerstoffbedarf (VO_2). Daher sollte im Rahmen des hämodynamischen Monitorings stets zusätzlich erfasst werden, ob das jeweilige Sauerstoffangebot für den individuellen Sauerstoffbedarf angemessen ist.

Das Sauerstoffangebot ergibt sich aus dem Produkt von HZV und arteriellem Sauerstoffgehalt [C_aO_2; vereinfacht Hämoglobingehalt (Hb) x arterielle Sauerstoffsättigung (S_aO_2) $\times$ 1,34]; welches sich somit einfach über eine HZV-Messung und eine arterielle Blutprobe bzw. bei bekanntem Hb mittels Pulsoxymetrie bestimmen lässt.

Die Ermittlung des Sauerstoffverbrauchs, der die metabolische Aktivität der Zellen widerspiegelt, ist hingegen komplizierter. Technischer Goldstandard zur Messung der Sauerstoffaufnahme ist die indirekte Kalorimetrie; ein Verfahren,

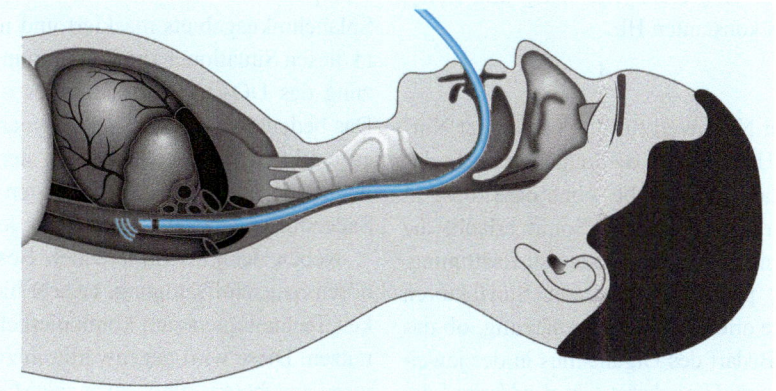

Abb. 8 Positionierung der Ösophagusdopplersonde. Nach Einführen der Ösophagusdopplersonde sollte sich beim Erwachsenen in ca. 35–40 cm Tiefe die typische Flusskurve der Aorta descendens darstellen. Die Sondenpositionierung muss nun mittels vorsichtiger Bewegungen optimiert werden. Das Ziel sollte eine klar begrenzte Kontur der Kurve bei einem deutlichen, scharfen Flussgeräusch sein

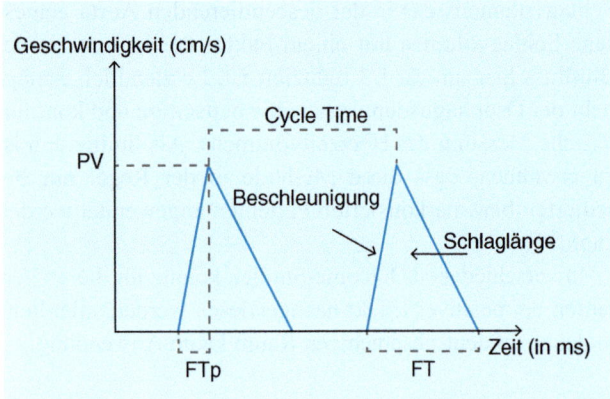

Abb. 9 Prinzip der Schlagvolumen- und HZV-Bestimmung mittels Ösophagusdoppler. Nach korrekter Positionierung der Ösophagusdopplersonde (Aorta descendens) können der Geschwindigkeit-Zeit-Kurve folgende Parameter entnommen werden, die auch auf dem Display des Monitors angezeigt werden: Peak Velocity (PV): maximaler aortaler Fluss während der Systole, Flow Time (FT): Dauer des systolischen aortalen Blutflusses, Flow time to Peak (FTp): Zeit zwischen Beginn der Systole und PV, Cycle Time: Zeit zwischen zwei Systolen, Schlaglänge: Strecke, die eine Blutsäule während der Systole zurücklegt. Nach Eingabe der demografischen Daten des Patienten berechnet der Monitor das Schlagvolumen als Produkt aus Schlaglänge und Querschnittsfläche der Aorta descendens nach einem internen Nomogramm

welches sich unter klinischen Bedingungen jedoch oft nur sehr mühsam durchführen lässt.

Alternativ lässt sich durch die Bestimmung der gemischt-venösen Sauerstoffsättigung (S_vO_2) die arteriovenöse Sauerstoffgehaltsdifferenz ($C_{(av)}O_2 = C_aO_2 - C_vO_2$) ermitteln und der Sauerstoffbedarf als Produkt aus HZV und $C_{(a-v)}O_2$ abschätzen. Unter Annahme konstanter Bedingungen für HZV und C_aO_2 entspricht die $C_{(a-v)}O_2$ der Sauerstoffextraktion der Gewebe; bei konstantem Stoffwechsel (z. B. in Allgemeinanästhesie oder tiefer Analgosedierung) und bekannter $CaO2$ lassen sich wiederum aus der $C_{(a-v)}O_2$ Rückschlüsse auf das HZV ziehen. Da die $C_{(a-v)}O_2$ dem Produkt aus Hb x ($S_aO_2 - S_vO_2$) × 1,34 entspricht, gilt dieser Zusammenhang auch für die Differenz von S_aO_2 und S_vO_2, unter der Maßgabe eines konstanten Hb.

S_vO_2

Beim Gesunden liegt der Normwert für die S_vO_2 unter Normoxämie bei 70–75 %. Unter diesen Bedingungen deckt das HZV den Sauerstoffbedarf der Gewebe, ohne dass diese in erhöhtem Maße O_2 extrahieren müssen. Somit erlaubt die Bestimmung der gemischt-venösen Sauerstoffsättigung, unter Berücksichtigung patientenspezifischer Störfaktoren (z. B. Shunt-Vitien), eine orientierende Abschätzung, ob das Sauerstoffangebot dem Bedarf des Organismus in der jeweiligen Situation gerecht wird. Umgekehrt gibt der Verlauf der S_vO_2 bei konstantem VO_2 und der Variation DO_2-relevanter Variablen Aufschluss über den Verlauf des HZV und bietet so wertvolle Informationen über den hämodynamischen Status sowie kritische Änderungen der klinischen Situation des Patenten. Gleichzeitig ermöglicht die wiederholte Messung die Beurteilung der Effektivität einer zielgerichteten Therapie. Zur Bestimmung der S_vO_2 ist die Anlage eines Pulmonalarterienkatheters notwendig. Dieser wurde Anfang der 1970er-Jahre von Swan und Ganz beschrieben und bietet ein umfassendes hämodynamisches Monitoring. Um eine Gewebehypoxie rechtzeitig zu erkennen, sind häufige intermittierende Blutentnahmen notwendig. Um diese zu vermeiden und sofortige Informationen über Änderungen der Hämodynamik zu erhalten, kann die kontinuierliche Messung der S_vO_2 genutzt werden. Die Firma Edwards Lifesciences bietet hierfür Swan-Ganz-Katheter an, welche in Kombination mit der HemoSphere®-Monitoring-Plattform nicht nur eine kontinuierliche HZV-Überwachung, sondern zusätzlich die lückenlose Detektion der gemischt-venösen Sauerstoffsättigung ermöglicht. Hierfür erfolgt zunächst die Kalibrierung anhand eines initialen Referenzwertes der S_vO_2 mittels Blutentnahme.

$S_{zv}O_2$

Orientierend kann das globale Verhältnis von Sauerstoffangebot und -bedarf auch anhand der zentralvenösen Sauerstoffsättigung ($S_{zv}O_2$) abgeschätzt werden. Die $S_{zv}O_2$ liegt in größeren Untersuchungen an kritisch kranken Intensivpatienten meist 5 % höher als die S_vO_2 und kann unter stabilen hämodynamischen Bedingungen zur Einschätzung der Sauerstoffbalance herangezogen werden. Bei Patienten mit schwankenden Kreislaufverhältnissen, wie z. B. herzchirurgischen Patienten (Sander et al. 2007) und Patienten im septischen Schock (van Beest et al. 2010), aber auch bei Patienten mit schwerer Herzinsuffizienz beobachtet man zum Teil erhebliche Differenzen zwischen beiden Parametern. Eine Erklärung hierfür ist, dass die zentralvenöse Sättigung vor allem die Sauerstoffextraktion der oberen Körperhälfte, aufgrund der Katheterlage in der der V. cava superior, widerspiegelt. Somit besteht die Gefahr, dass eine inadäquate Gewebeperfusion der unteren Körperhälfte inklusive des Splanchnikusgebiets maskiert und nicht erfasst wird, sodass in diesen Situationen die Bestimmung der $S_{zv}O_2$ zur Abschätzung des DO_2/VO_2-Verhältnisses oft nicht ausreichend ist. Das bedeutet, dass unter hämodynamischer Auslenkung und erniedrigter $S_{zv}O_2$ eine Störung der Sauerstoffbalance nahe liegt, eine normale $S_{zv}O_2$ hingegen ein Mismatch zwischen Sauerstoffangebot und -verbrauch jedoch nicht ausschließt.

Neben der intermittierenden Bestimmung der zentralvenösen Sauerstoffsättigung, besteht hier ebenfalls die Möglichkeit Technologien zum kontinuierlichen $S_{zv}O_2$-Monitoring zu nutzen. Diese wird gegenwärtig in zwei verschiedenen Systemen angeboten, und zwar als CeVOX®-Sonde (Maquet GmbH, Rastatt, Deutschland), welche in jeden bereits liegenden ZVK implementiert werden kann, sowie als zentralvenöser Oxymetriekatheter (Edwards Lifescience, Unterschleißheim,

Deutschland), der sowohl an das EV-1000-System als auch an die HemoSphere Monitoring Plattform angeschlossen werden kann.

Die kontinuierliche Erfassung von S_vO_2 und $S_{zv}O_2$ basieren auf dem Prinzip der Spektrofotometrie. Hierfür wird über ein Glasfasersystem im Katheter Infrarotlicht mit spezifischen Wellenlängen in das entsprechende Blutgefäß geleitet. Dieses Licht wird abhängig von der Konzentration von oxygeniertem und desoxygeniertem Hämoglobin unterschiedlich reflektiert und wiederum durch eine Glasfaser an ein optisches Modul geleitet, welches das ankommende Signal analysiert.

So ermöglicht ein kontinuierliches Monitoring von S_vO_2 und $S_{zv}O_2$ das unmittelbare Erkennen von Änderungen der hämodynamischen Situation und kann als Indikator für eine globale Gewebehypoxie dienen, wobei bei aus oben genannten Gründen bei hämodynamisch kompromittierten Patienten der S_vO_2 den Vorzug zu geben ist.

Zerebrale Oxymetrie
Die Messung der zerebralen Sauerstoffsättigung (S_cO_2) beruht auf den physikalischen Prinzipien von Absorption und Streuung mittels Nahinfrarotspektroskopie (NIRS) und ermöglicht kontinuierlich und nicht invasiv die Abschätzung der Sauerstoffsättigung im Gefäßsystem des Hirngewebes. Die NIRS wurde erstmals 1977 von F.F.Jobsis beschrieben und nutzt aus, dass Licht im nahinfraroten Wellenlängenbereich von 700–900 nm Knochengewebe relativ gut durchdringt. Ein Zerebraloxymeter produziert Licht im definierten Wellenlängenbereich, welches im Gewebe bogenförmig streut, überwiegend von oxygeniertem und desoxygeniertem Hämoglobin absorbiert wird und deren unterschiedliche Absorptionseigenschaften die Ermittlung des Oxygenierungsgrades ermöglichen. Die Eindringtiefe des Lichtes wird hierbei durch den Abstand zwischen Lichtquelle und Detektor bestimmt; dieser erfasst das nicht absorbierte, austretende Licht an der Schädeloberfläche. Bei Nutzung mehrerer, räumlich voneinander entfernter Sensoren kann durch Subtraktion des oberflächlichen vom tiefen Signal ein Areal des Hirngewebes etwa 20 mm unterhalb der Schädelkalotte erfasst werden.

Unter Ruhebedingungen setzt sich das intrakranielle Blutvolumen zu 70–75 % aus einem venösen und zu 25–30 % aus einem kapillären und arteriellen Anteil zusammen. Dies wird bei der Kalibration der aktuell kommerziell verfügbaren Zerebraloxymeter von den Herstellern unterschiedlich berücksichtigt (70:30 oder 75:25 für venös versus kapillär/arteriell). Zudem unterscheiden sich die Oxymeter hinsichtlich der erfassten Wellenlängen und Sensor-Abstände. Konsekutiv lassen sich die mit dem Gerät eines bestimmten Herstellers erhobenen S_cO_2 – Werte nicht auf die eines anderen Oxymetertyps übertragen (Thiele et al. 2020).

Zu den klassischen Anwendungsgebieten der zerebralen Oxymetrie zählen kardiochirurgische Eingriffe und Gefäßoperationen, bei denen es vermehrt zu einer Störung der zerebralen Perfusion kommen kann. Des weiteren etabliert sich die NIRS zunehmend als Kreislauf- und Neuromonitoring in der Neonatologie und Kinderanästhesie, sowie in der neurologischen und neurochirurgischen Intensivmedizin.

Verschiedene Untersuchungen konnten zeigen, dass eine niedrige präoperative S_cO_2 ein unabhängiger Prädiktor einer erhöhten postoperativen Morbidität und Mortalität ist (Heringlake et al. 2011; Sun et al. 2014). Einschränkend muß festgehalten werden, dass diese Untersuchungen beide mit dem Oxymeter eines bestimmten Herstellers durchgeführt wurden, und es bislang unklar ist, ob diese Beobachtungen auch bei Einsatz anderer Zerbraloxymeter reproduziert werden können.

Darüberhinaus waren intraoperative Abfälle der S_cO_2 in verschiedenen Untersuchungen mit mit einer höheren Inzidenz neurologischer Komplikationen und/oder einem schlechteren klinischen Outcome assoziiert (Übersicht unter Scheeren et al. 2019). Konsekutiv wurden Algorithmen entwickelt, mit deren Hilfe eine perioperative Optimierung der S_cO_2 bzw. eine Vermeidung zerebraler Desaturierung erreicht werden soll (Murkin et al. 2007; Denault et al. 2007). Demnach wird bei zerebraler Desaturierung folgendes Vorgehen empfohlen: Korrektur der Kopfposition, Vermeidung von Hyperventilation, Anheben des arteriellen Blutdrucks, Therapie einer Anämie und Vermeidung einer venösen Abflussbehinderung, z. B. Lagekorrektur der venösen HLM-Kanüle. Gegebenenfalls sollte der zerebrale Sauerstoffverbrauch (physikalisch oder medikamentös) reduziert und ergänzend die akzidentielle Fehllage der arteriellen Perfusionskanüle evaluiert werden.

Entsprechend zeigte sich in verschiedenen Untersuchungen, dass die genannten Maßnahmen nicht nur zu einer Reduktion neurologischer Komplikationen, sondern auch zu einer Reduktion der Morbidität und Mortalität führen. Dies scheint nicht verwunderlich, wenn man bedenkt, dass eine perioperative Optimierung des Sauerstoffangebots im Rahmen einer zielgerichteten Therapie nach Evidenzkriterien geeignet ist das Outcome chirurgischer Risikopatienten zu verbessern, und dass die zerebrale Sauerstoffsättigung naturgemäß nicht abgekoppelt von der systemischen Sauerstoffbalance betrachtet werden kann. So fand sich in mehreren Studien eine klinisch relevante Korrelation zwischen S_vO_2 und S_cO_2 (Paarmann et al. 2012). Allerdings findet sich bei Einsatz des INVOS® ein deutlich engerer Zusammenhang zwischen S_vO_2 und S_cO_2 als bei Einsatz des ForeSight Elite® Systems (Schmidt et al. 2018). Dies legt nahe, dass die Messergebnisse von Zerebraloxymetern unterschiedlicher Hersteller auch im Hinblick auf den Einfluß der systemischen Perfusion nicht direkt vergleichbar sind und das dies bei der

Interpretation von Messwerten zu berücksichtigen ist (Thiele et al. 2020).

Im Gegensatz zu der oben skizzierten, ein Monitoring der S_cO_2 mittels Zerebraloxymetrie eher sinnvoll bewertenden Übersichtsarbeit (Scheeren et al. 2019) und einer aktuellen Meta-Analyse, die zeigt, dass ein zielgerichteter Einsatz dieser Technologie geeignet ist, die Inzidenz postoperativer kognitiver Dysfunktion zu reduzieren (Zorrilla-Vaca et al. 2018) finden sich aber auch systematische Übersichtsarbeiten und Meta-Analysen, die die zerebrale Nahinfrarotspektroskopie kritisch (Zhen et al. 2013) oder neutral bewerten (Yu et al. 2018). Somit läßt sich der Stellenwert der Zerebraloxymetrie aktuell nach Evidenz-basierten Kriterien nicht sicher beurteilen. Vor dem Hintergrund, dass es trotz groß angelegter Studien noch nicht einmal gelungen ist, nachzuweisen, dass der Einsatz der Pulsoxymetrie zu einer Verbesserung des Outcomes beiträgt, erscheint es eher zweifelhaft, dass hier in absehbarer Zeit klare Aussagen zu erwarten sind.

2.2.4 Dynamische Vorlastparameter

In den letzten Jahren sind verschiedene Verfahren zur Evaluation der Volumenreagibilität entwickelt worden, deren gemeinsame physiologische Grundlage die Analyse beatmungsinduzierter Veränderungen des kardialen Schlagvolumens respektive assoziierter Variablen wie Pulsdruck oder systolischer Blutdruck ist, nach dem Prinzip: Je größer die Veränderungen des kardialen Schlagvolumens unter Änderungen des thorakalen Drucks (bei kontrollierter Beatmung), desto größer ist die Wahrscheinlichkeit, dass es bei Volumengabe zu einer Steigerung des Schlagvolumens kommt.

Die in diesem Kontext am häufigsten untersuchten Parameter sind die Pulsdruckvariation (PPV) und die Schlagvolumenvariation (SVV). Diese Variablen werden mittlerweile auch von vielen hämodynamischen Monitorsystemen automatisch berechnet und dargestellt.

Aufgrund des sehr unterschiedlichen Designs vieler Studien, die die Wertigkeit dynamischer Vorlastparameter im Hinblick auf die Prädiktion von Volumenreagibilität untersucht haben, ist es gegenwärtig schwer, klare Grenzwerte festzulegen, ab welchem Wert für PPV und SVV ein Patient auf eine Volumengabe hin tatsächlich mit einem Anstieg des Schlagvolumens reagiert. Die Angaben in der Literatur hierzu schwanken zwischen 9 % und 17 %. Nach neueren Untersuchungen, die den „Graubereich", in dem mit großer Wahrscheinlichkeit nicht mit einem Anstieg des Schlagvolumens zu rechnen ist, näher definiert haben, ist bei einer PPV zwischen 9 % und 13 % keine verlässliche Aussage zur Volumenreagibilität möglich, was im Umkehrschluss nahelegt, dass ein Patient oberhalb dieses Grenzwertes mit hoher Wahrscheinlichkeit auf eine Volumengabe positiv reagiert (Le Manach et al. 2012; Abb. 10).

Bei der Interpretation von PPV und SVV gilt es aber zwingend zu beachten, dass diese Variablen nur unter den Bedingungen kontrollierter Beatmung mit einem Tidalvolumen zwischen 8 und 10 ml/kg KG und bei geschlossenem Thorax als Vorlastparameter geeignet sind. Bei höheren Tidalvolumina oder unter Spontanatmung kann es zwar ebenfalls zu deutlichen Amplitudenschwankungen im Pulsdruck bzw. Schlagvolumen kommen; eine hohe PPV oder SVV ist aber in dieser Situation nicht notwendigerweise Ausdruck eines Volumenmangels, sondern kann im Gegenteil bei spontan atmenden Patienten sogar Ausdruck gesteigerter Atembemühungen bei Volumenüberladung sein.

Neben den oben genannten Einschränkungen des Einsatzes der dynamischen Vorlastparameter PPV und SVV bei spontan atmenden Patienten ist zu berücksichtigen, dass bei

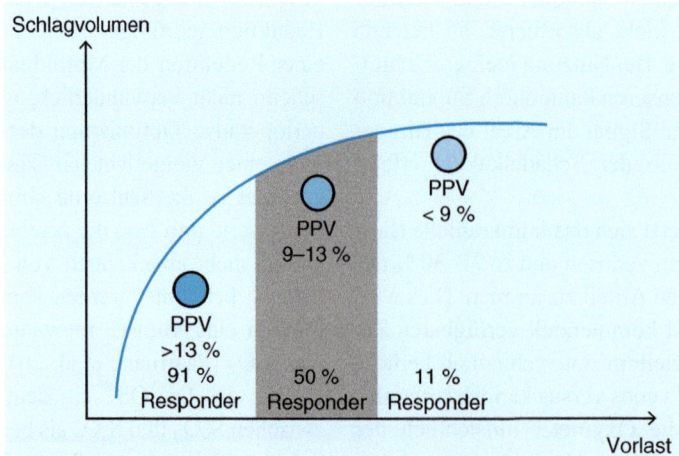

Abb. 10 Der Zusammenhang zwischen Pulsdruckvariation und Volumenreagibilität in einer Kohorte von 413 Patienten (Le Manach et al. 2012). Ein PPV-Wert von > 13 % zeigt mit hoher Sensitivität eine Volumenreagibilität an (91 % der Patienten sind Responder). Ein PPV-Wert von < 9 % identifiziert mit hoher Spezifität die sog. Non-Responder (11 %). Im „Grauzonenbereich" (PPV 9–13 %) ist die Unterscheidung schwierig (50 % Responder). (Nach Renner et al. 2012)

Patienten mit eingeschränkter rechtsventrikulärer Funktion der Schweregrad der myokardialen Dysfunktion positiv mit PPV und SVV korreliert ist. Konsekutiv kann eine hohe PPV/SVV somit auch Ausdruck einer schweren rechtsventrikulären Funktionsstörung sein (Richter et al. 2011), was die Aussagekraft dieser Parameter bei kardial vorerkrankten Patienten erheblich einschränkt und eine Erklärung dafür sein könnte, dass es bislang nur wenige überzeugende klinische Studien gibt, die einen konkreten Outcomeeffekt einer hämodynamischen Optimierung mittels dynamischer Vorlastparameter zeigen konnten.

2.2.5 Volumetrische Verfahren

Neben dem oben skizzierten Ansatz, die kardiale Vorlast anhand dynamischer Variablen zu evaluieren, wurde in den vergangenen Jahren postuliert, dass dieser für eine adäquate hämodynamische Therapie grundlegende physiologische Parameter auch anhand statischer, mittels transpulmonaler oder pulmonalarterieller Thermodilutionsverfahren ermittelter volumetrischer Variablen erfasst werden. Aktuelle Daten legen nahe, dass eine Neubewertung der mittels transpulmonaler Thermodilution erhobenen Variablen erforderlich ist (Hilty et al. 2017).

Transpulmonale Indikatorverfahren und transpulmonale Thermodilution

Historisch betrachtet gründet sich das intensivmedizinische Monitoring volumetrischer Variablen mittels transpulmonaler Thermodilution auf das in den 80er-Jahren des letzten Jahrhunderts entwickelte Doppelindikatorverfahren, welches in dem heute nicht mehr verfügbaren COLD-System (Pulsion Medical, München, Deutschland) zur Verfügung stand (Neumann 1999). Bei diesem Vorläufersystem der heutigen transpulmonalen Thermodilutionssysteme wurde als Indikator zentralvenös kaltes Indocyaningrün (ICG) appliziert, welches strikt intravaskulär verbleibt. Somit konnte anhand der Bestimmung des Indikatorverlaufs in der A. femoralis sowie durch die dort erfasste Temperaturänderung zwischen dem vaskulären und dem extrazellulären Kompartiment unterschieden werden. Damit konnten valide Angaben über das extravaskuläre Lungenwasser sowie das im Intravasalraum zwischen den Messorten befindliche Volumen gemacht werden.

Vor dem Hintergrund, dass ICG recht kostspielig und das Messverfahren mittels des COLD-Systems sehr aufwendig war, wurde seitens des Herstellers des Systems ein vereinfachter Algorithmus entwickelt, der es ermöglicht, auf den Einsatz des Indikators zu verzichten und die Volumetrie mit einer einfachen Thermodilution durchzuführen (Sakka et al. 2000).

Bei den im Rahmen dieses Messverfahrens bestimmten Variablen sind folgende Parameter besonders hervorzuheben:

$$ITTV = MTe \times HZV$$

Intrathorakales Thermovolumen (ITTV)

Das ITTV bezeichnet die Summe aller Mischkammern im Thorax, also das gesamte intrathorakale Verteilungsvolumen für Kälte, und lässt sich als Produkt aus HZV und mittlerer Transitzeit des Indikators berechnen:

$$PTV = HZV_{therm} \times Dst_{therm}$$

Pulmonales Thermovolumen (PTV)

Das PTV repräsentiert die größte einzelne Mischkammer im Thorax, das pulmonale Thermovolumen, das sich aus dem Blutvolumen der Lungenstrombahn (pulmonales Blutvolumen, PBV) und dem extravasalen Lungenwasser (EVLW) zusammensetzt. Das PTV berechnet sich als Produkt aus HZV und der exponentielle Abfallzeit („downslope time") des Indikators.

$$GEDV = ITTV - PTV$$

Global enddiastolisches Volumen (GEDV)

Das GEDV bezeichnet das gesamte Blutvolumen beider Vorhöfe und beider Ventrikel und berechnet sich als Differenz zwischen ITTV und PTV:

Das GEDV kann als Volumenparameter zur Abschätzung der totalen kardialen Vorlast herangezogen werden. Verschiedene Vergleichsuntersuchungen legen nahe, dass das GEDV als statischer Vorlastparameter dem ZVD und dem pulmonalarteriellen Okklusionsdruck (PAOP) überlegen ist (Lichtwarck-Aschoff et al. 1992).

$$ITBV = GEDV + PBV$$

Intrathorakales Blutvolumen (ITBV)

Das ITBV ist die Summe aus GEDV und dem Blutvolumen der Lungenstrombahn und repräsentiert somit das gesamte im Herz und in der pulmonalen Strombahn befindliche Blut und lässt sich berechnen als Summe aus GEDV und pulmonalem Blutvolumen (PBV).

$$EVLW = ITTV - ITBV$$

Extravasales Lungenwasser (EVLW)

Das EVLW entspricht der Differenz aus ITTV und ITBV und gibt einen Anhalt für den extravasalen Wassergehalt des Lungengewebes.

Das ITBV soll analog dem GEDV zur Abschätzung der kardialen Vorlast herangezogen werden können; das EVLW dient zur Quantifizierung eines Lungenödems bei kritisch Kranken. Der Quotient aus EVLW und dem pulmonalen Blutvolumen (PBV), der sog. pulmonalvaskuläre Permeabilitätsindex (PVPI), soll zur Differenzierung zwischen hydrostatischem und Permeabilitätsödem bei „acute lung injury"

(ALI) und „respiratory distress syndrome" (ARDS) eingesetzt werden können.

Das ITBV und das EVLW zählen allerdings zu den Parametern, für deren präzise Bestimmung die Doppelindikatortechnik (Kälte und Indocyaningrün) erforderlich ist und für deren Berechnung anhand einer einfachen Kältethermodilutionskurve (wie gegenwärtig im PiCCO Plus bzw. Volume View realisiert) ein Korrekturfaktor erforderlich ist. Da der gegenwärtig verwendete Korrekturfaktor sich auf eine Untersuchung an lediglich 57 Intensivpatienten gründet (Sakka et al. 2000) und verschiedene tierexperimentelle Daten nahelegen, dass der Zusammenhang zwischen GEDV und ITBV durch Erkrankungen der Lunge verändert wird (Rossi et al. 2006), kann zum gegenwärtigen Zeitpunkt nicht sicher beantwortet werden, ob das mittels einfacher Kältethermodilution bestimmte ITBV und das daraus abgeleitete EVLW stets valide sind. Aktuelle Angaben zu den im Rahmen der Behandlung operativer und intensivmedizinisch versorgter Patienten erhobenen Daten lassen darüber hinaus Zweifel aufkommen, welche Werte als „normal" für das EVLW zu betrachten sind (Eichhorn et al. 2012).

Allerdings wurde in einer aktuellen Untersuchung im Vergleich zwischen mittels transpulmonaler Thermodilution, Echo- und Laevokardiographie klar herausgearbeitet, dass die transpulmonale Volumetrie nicht geeignet ist, zwischen unterschiedlichen intraventrikulären Volumina bei Patienten mit dilatativer Kardiomyopathie, hochgradiger Aortenklappenstenose und normaler kardialer Funktion zu diskriminieren (Hilty et al. 2017). Lediglich im Hinblick auf das EVLW fanden sich signifikante Unterschiede zwischen den unterschiedlichen pathophysiologischen Zuständen. Dies stellt das Konzept der transpulmonalen Volumtrie prinzipiell in Frage.

Transpulmonale Ultraschalldilution

Die transpulmonale Ultraschalldilution erlaubt in Analogie zu den oben skizzierten Variablen der transpulmonalen Thermodilution ebenfalls die Bestimmung volumetrischer Variablen (Kisloukhine und Dean 1996; Boehne et al. 2012):

- **Zentrales Blutvolumen (CBV):** Das CBV beinhaltet das Volumen zwischen dem Injektionsort in eine zentrale Vene und den Herzkammern, der Lunge sowie den großen thorakalen Gefäßen und wird aus dem HZV und der Transitzeit des Echoindikators ermittelt.
- **Totales enddiastolisches Volumen (TEBV):** Das TEBV ist die Summe der enddiastolischen Volumina der Vorhöfe und Kammern. Im Hinblick auf die zugrunde liegenden Algorithmen wird auf einschlägige Literatur verwiesen.

Aufgrund der Tatsache, dass es sich bei der Ultraschalldilution noch um ein sehr junges Verfahren handelt, liegen bislang nur wenig Untersuchungen zu dieser Methode vor. Bemerkenswert ist allerdings, dass sich bei direktem Vergleich mit der transpulmonalen Thermodilution (PiCCO-System) vergleichbare Werte im Hinblick auf das HZV, aber deutlich niedrigere und physiologisch plausiblere Werte für das CBV (im Vergleich mit dem ITBV) und dem TEDV (im Vergleich mit dem GEDV) zeigen (Kisloukhine und Dean 1996; Boehne et al. 2012). Vor dem Hintergrund fehlender Validierungsdaten zur transpulmonalen Volumetrie mittels Thermodilution bleibt abzuwarten, welches System sich langfristig als das validere Verfahren herausstellen wird.

Pulmonalarterielle Thermodilution

Neben den oben skizzierten volumetrischen Parametern, die stets global die rechts- und linksventrikulären Volumina zu einer Angabe zusammenfassen, erlaubt die pulmonalarterielle Thermodilution mittels eines Thermistors mit schneller Reaktionszeit (Rapid-response-Thermistor) eine intermittierende (mittels Bolusverfahren) oder eine automatisierte, semikontinuierliche Bestimmung der rechtsventrikulären Ejektionsfraktion und darüber die Berechnung des rechtsventrikulär enddiastolischen Volumens. Technisch wird dies so realisiert, dass die im Rahmen einer Bolusmessung oder einer semikontinuierlichen Messung erzeugten Kälte- bzw. Wärmedilutionskurven im Hinblick auf pulssynchrone Überlagerungen analysiert und die mit jedem kardialen Auswurf induzierten „kleinen" Auslenkungen der Thermodilutionskurve zu einer Relaxationskurve verknüpft werden, anhand derer dann die REF bestimmt werden kann (Abb. 11).

$$RVEDV = SV/REF$$

RVEDV: „right ventricular end-diastolic volume", SV: Schlagvolumen, REF: rechtsventrikuläre Ejektionsfraktion.

Die Daten zur Validität der rechtsventrikulären EF-Bestimmung und Volumetrie im Vergleich mit der Echokardiografie sind nicht einheitlich. Während sich bei intraoperativen Messungen im Vergleich mit der 3-D-Echokardiografie eine akzeptable Übereinstimmung mit der mittels pulmonalarterieller Thermodilution bestimmten REF zeigte (wobei der PAK die REF eher unterschätzt) (De Simone et al. 2005), war dieses Verfahren im experimentellen Rechtsherzversagen invasiven Conductance-Messungen deutlich unterlegen (Hein et al. 2009). Dabei muss aber berücksichtigt werden, dass die Funktion des rechten Ventrikels auch mit anderen Verfahren wie z. B. der Echokardiografie oft nur schwer zu quantifizieren ist, was jede Form der Vergleichsuntersuchung erheblich erschwert.

Allerdings zeigte sich in einer aktuellen Observationsstudie bei herzchirurgischen Patienten, dass die mittels pulmonal-arterieller Thermodilution bestimmte REF prognostische Relevanz hinsichtlich der Einjahresüberlebensrate hat (Bootsma et al. 2017).

Neben den oben erwähnten Risiken und relativen Kontraindikationen für den Einsatz eines PAK führen höhergradige Trikuspidalinsuffizienzen (Balik et al. 2002) zum Unterschätzen

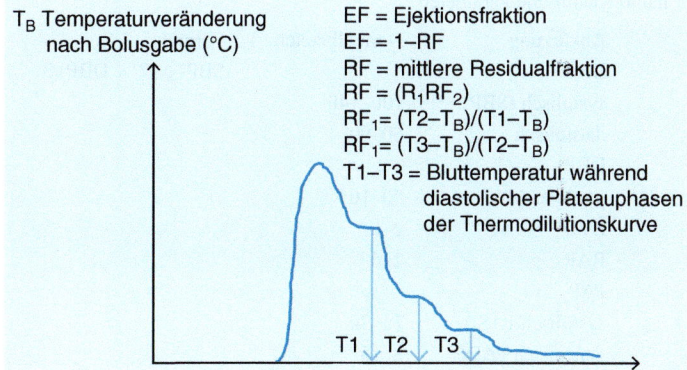

Abb. 11 Das Prinzip der Bolusvolumetrie mittels Pulmonalarterienkatheter zur Bestimmung der rechtsventrikulären Ejektionsfraktion und des rechtsventrikulär enddiastolischen Volumens. Nach Gabe kalter Indikatorlösung zur Bolusthermodilution werden die diastolischen Plateauphasen einzelner Herzaktionen dank eines schnell reagierenden („rapid response") Thermistors erfasst. Die Temperaturdifferenzen zwischen der Ausgangstemperatur und den einzelnen diastolischen Plateaus erlauben die Kalkulation der rechtsventrikulären Ejektionsfraktion und – unter Berücksichtigung des kardialen Schlagvolumens – auch des rechtsventrikulär enddiastolischen Volumens. (Nach Dhainaut et al. 1987)

des mittels pulmonalarterieller Thermodilution gemessenen HZV und SV und somit u. U. auch zu fehlerhaften volumetrischen Messungen.

Hämodynamische Normwerte im Überblick zeigt Tab. 2.

2.3 Welches Monitoringverfahren für welchen Patienten?

In den vergangenen Jahren wurde eine Fülle von Untersuchungen publiziert, die den Einfluss eines Monitoringverfahrens auf das Outcome chirurgischer und intensivmedizinischer Patienten untersucht haben. Nicht wenige dieser Untersuchungen zeichnen sich dadurch aus, dass oft nur dahingehend stratifiziert wurde, ob ein spezifisches Monitoring eingesetzt wurde oder nicht; ein zutiefst unsinniger Ansatz, da das Vorhandensein eines Monitorings nichts darüber aussagt, ob es richtig, falsch oder überhaupt eingesetzt wurde.

> Monitoring kann nur dann das Outcome eines Patienten verbessern, wenn es dazu genutzt wird, sinnvolle Therapiestrategien umzusetzen!

2.4 Zielgerichtete hämodynamische Therapie

Anfang der 80er-Jahre des letzten Jahrhunderts machten der Chirurg William C. Shoemaker und seine Mitarbeiter die Beobachtung, dass Patienten mit einer hohen erwarteten Letalität, die in der Lage waren, perioperativ ein ihrem Sauerstoffbedarf angemessenes Sauerstoffangebot zu generieren, große chirurgische Eingriffe überlebten, während Patienten, die perioperativ mit Herzzeitvolumen und Sauerstoffangebot abfielen, verstarben. Gelang es, mittels Gabe von Volumen sowie Optimierung von Inotropie und Nachlast eine adäquate kardiale Funktion und ein für den individuellen Bedarf ausreichendes Sauerstoffangebot aufrechtzuerhalten und damit die Entwicklung einer „Sauerstoffschuld" zu vermeiden, ließen sich Letalität und Morbidität der Patienten deutlich reduzieren (Shoemaker et al. 1992). Dieser Ansatz wurde in mehreren Untersuchungen an chirurgischen Hochrisikopatienten wiederholt und auch in jüngeren Metaanalysen bestätigt (Hamilton et al. 2011).

Dennoch konnte sich dieses Konzept in der Folge zunächst nicht durchsetzen und wurde recht bald sogar vehement abgelehnt. Dies lässt sich v. a. dadurch erklären, dass verschiedene Arbeitsgruppen das Shoemaker-Konzept aus der perioperativen Versorgung in den Bereich der Intensivmedizin transferiert hatten und dabei beobachteten, dass es bei kritisch Kranken mit fortgeschrittener Sepsis und/oder bereits etablierter Organdysfunktion keine positiven und z. T. sogar negative Effekte auf das Outcome zeigte (Hayes et al. 1994; Gattinoni et al. 1995). Ein klares „Missverständnis", denn Shoemaker hatte in seinen Publikationen stets darauf hingewiesen, dass die zielgerichtete hämodynamische Optimierung nur dann von Vorteil für den Patienten war, wenn die Therapie vor Einsetzen einer Organdysfunktion initiiert wurde.

Bemerkenswerterweise ließen sich verschiedene angelsächsische und US-amerikanische Arbeitsgruppen von dieser generellen Ablehnung des Shoemaker-Konzeptes nicht irritieren. In einer Zeit, in der wissenschaftlich sehr auf den Darm als Motor des Multiorganversagens fokussiert wurde, wählten sie das kardiale Schlagvolumen – eine physiologisch

Tab. 2 Normalwerte ausgewählter hämodynamische Parameter

Parameter	Abkürzung	Normalbereich	Formel	Einheit
Arterieller Blutdruck	BP		SBP + (2 × DBP)/3	mm Hg
	systolisch (SBP)	100–140		
	diastolisch	60–90		
	DBP			
	mittlerer MAP	70–105		
Zentralvenöser Druck	ZVD	2–6		mm Hg
Rechtsarterieller Druck	RAP	2–6		mm Hg
Pulmonalarterieller Druck	PAP			mm Hg
	systolisch PASP	15–30		
	diastolisch PADP	8–15		
	mittlerer MPAP	9–18	MPAP = PASP + (2 × PADP)/3	
Herzzeitvolumen	HZV	4–8	HF × SV/1000	l/min
Herzindex	CI	2,5–4,5	CI = HZV/KOF	l/min/m^2
Schlagvolumen	SV	60–100	HZV/HF × 1000	ml
Schlagvolumenindex	SVI	40–60	SVI = SV/KOF	ml/Schlag
Schlagvolumenvariation	SVV	10–15	$SV_{max} - SV_{min}/SV_{mean} \times 100$	%
Systemischer Gefäßwiderstand	SVR	800–1200	80 × (MAP – RAP)/CO	dynes – s/cm^{-5}
Systemischer Gefäßwiderstandindex	SVRI	1970–2390	80 × (MAP – RAP)/CI	dynes – s/cm^{-5}
Pulmonaler Gefäßwiderstand	PVR	< 250	80 × (MPAP – PAOP)/CO	dynes – s/cm^{-5}
Pulmonaler Gefäßwiderstandindex	PVRI	255–285	80 × (MPAP – PAOP)/CI	dynes – s/cm–5/m^2
Pulmonalarterieller Okklusionsdruck	PAOP	6–12		mm Hg
Gemischtvenöse Sauerstoffsättigung	S$_v$O2	65–80		%
Zentralvenöse Sauerstoffsättigung	S$_{cv}$O2	70–80		%

Abkürzungen (größtenteils orientiert an der englischen Bezeichnung) BP = „blood pressure"; s = systolisch; d = diastolisch; KOF = Körperoberfläche; MAP = mittlerer arterieller Druck

wesentliche Determinante der viszeralen Perfusion – als Ziel einer Optimierung des Volumenstatus (Mythen und Webb 1995). Sie konnten mittels dieses Konzeptes, das man populistisch auch als „Shoemaker light" bezeichnen könnte, in zahlreichen Untersuchungen zeigen, dass eine zielgerichtete Optimierung des kardialen Schlagvolumens postoperative Komplikationen und damit einhergehend auch die Krankenhausverweildauer reduziert (Übersicht unter Hamilton et al. 2011).

Ergänzt wurden diese überwiegend als reine Volumenoptimierungsstudien angelegten Arbeiten durch Studien, die auf die andere Achse des klassischen Shoemaker-Konzeptes – ein adäquates Verhältnis zwischen Sauerstoffangebot und -bedarf – fokussierten (Pölönen et al. 2000). Diese Studien belegen ebenfalls, dass eine Therapie mit dem Ziel einer normalen gemischtvenösen Sauerstoffsättigung bzw. die Aufrechterhaltung eines liberalen Sauerstoffangebotes das Outcome chirurgischer Patienten mit moderatem operativem Risiko verbessert.

Die bislang vorliegende Datenlage zur perioperativen hämodynamischen Optimierung wurde in mehreren Metaanalysen aufgearbeitet. Dabei zeigt sich, dass jede Form einer präemptiven, zielgerichteten hämodynamischen Optimierung geeignet ist, Morbidität zu reduzieren; unabhängig davon, welches Monitoringverfahren eingesetzt und welche hämodynamischen Ziele angesteuert wurden. Die alleinige Optimierung des Volumenstatus ist allerdings nicht geeignet, dies zu erreichen (Deng et al. 2018) Eine dezidierte Analyse, welche Monitoringverfahren und Therapieziele geeignet sind, Mortalität zu reduzieren zeigt allerdings, dass dies nur bei Einsatz eines Pulmonalarterienkatheters mit dem Ziel einer Optimierung von Herzindex und Sauerstoffangebot gelang, wobei man einschränkend feststellen muss, dass es sich bei den zugrunde gelegten Studien überwiegend um ältere Arbeiten mit sehr hohen Mortalitätsraten handelte (Hamilton et al. 2011).

Nichtsdestotrotz erscheint es vor dem Hintergrund des oben Geschilderten und der Ergebnisse der jüngsten Metaanalysen gerechtfertigt zu postulieren, dass im Rahmen der hämodynamischen Optimierung des Risikopatienten mit hoher Mortalität neben einer Variablen des Volumenstatus wie z. B. dem kardialen Schlagvolumen zwingend auch überwacht werden sollte, ob das jeweilige Sauerstoffangebot für den individuellen Bedarf eines Patienten ausreicht. Ohne Zweifel lässt sich dies am einfachsten, und im Hinblick auf die Validität der Oxymetrie auch am präzisesten, mit einem modernen Pulmonalarterienkatheter realisieren. Prinzipiell sollten aber – enge Messintervalle bei intermittierenden Messungen bzw. kontinuierliche Messungen vorausgesetzt – vergleichbare Ergebnisse auch mit allen anderen verfügbaren Monitoringsystemen erreicht werden. Empfehlungen, wie dies für herzchirurgische Patienten umgesetzt werden kann, wurden in einer S3-Leitlinie zusammengestellt (Tab. 3; Habicher et al. 2018). Im Einklang mit den klassischen Konzepten zielgerichteter hämodynamischer Therapie wird der Therapieerfolg daran geknüpft, diese Therapieziele möglichst rasch postoperativ zu erreichen (Tab. 3; Habicher et al. 2018).

Für die Therapie des kritisch Kranken außerhalb des perioperativen Settings erscheint allerdings wesentlich, dass das oben skizzierte Konzept hämodynamischer Optimierung bei Patienten mit etablierter Organdysfunktion keinen nachhaltig positiven Einfluss hat. Eine relevante Ausnahme scheinen lediglich Patienten mit hypodynamem Verlauf einer schweren Sepsis respektive septischem Schock darzustellen. Rivers und Mitarbeiter konnten zeigen, dass eine zielgerichtete hämodynamische Therapie mit dem Ziel Normovolämie, Normotonie und Normalisierung der $S_{cv}O_2$ geeignet ist, die Mortalität von septischen Patienten mit bei Diagnosestellung stark erniedrigter zentralvenöser Sauerstoffsättigung deutlich reduziert (Rivers et al. 2001). Allerdings ist zu berücksichtigen, dass nur wenige Patienten, die in Europa auf einer Intensivstation aufgenommen werden, eine vergleichbare hämodynamische Konstellation aufweisen (van Beest et al. 2008) und dass im Rahmen dieser Studie, die auch Eingang in verschiedene Leitlinien zur Sepsistherapie genommen hat, nicht nur die primäre Zielvariable $S_{cv}O_2$, sondern auch arterieller Blutdruck und ZVD in der Interventionsgruppe deutlich höher waren als in der Kontrollgruppe (Abb. 12 und 13; Rivers et al. 2001).

2.5 Vorgehen bei unklarer hämodynamischer Instabilität

Auch wenn seitens der Industrie oft Gegenteiliges postuliert wird, ist keines der verfügbaren hämodynamischen Monitoringsysteme geeignet, bei einem Patienten mit unklarer hämodynamischer Instabilität ohne eine gewisse Restunsicherheit eine Diagnose zu stellen, alle Facetten einer Kreislaufstörung sicher abzubilden und diese Informationen in wenigen Minuten zur Verfügung zu stellen. Dies zu ermöglichen ist ohne Zweifel das Privileg der Echokardiografie.

Nach Empfehlungen verschiedener Fachgesellschaften ist es daher angebracht, in dieser Situation rasch eine echokardiographische Diagnose zu stellen. Während im OP der Einsatz transthorakaler Echokardiografie nur selten oder gar nicht möglich ist und konsekutiv ein transösophagealer Ansatz gewählt werden muss, können auf der Intensivstation oft auch mittels transthorakaler Echokardiografie relevante Befunde erhoben werden. Naturgemäß kann an dieser Stelle nicht dezidiert auf alle Aspekte der Echokardiografie eingegangen werden; einige wenige Standardschnitte im Rahmen einer „fokussierten" Untersuchung sollte aber jeder intensivmedizinisch Tätige – zumindestens orientierend – beherrschen.

2.5.1 Transthorakale Echokardiografie

Bei kritisch Kranken sind oft nur einzelne Schallfenster für eine transthorakale Echokardiografie geeignet. Daher kann es sinnvoll sein, die Evaluation des Patienten im Rahmen eines Protokolls durchzuführen, welches die Untersuchung mehrerer Schallfenster beinhaltet, wie z. B. das FATE-Protokoll (FATE: „focus assessed transthoracic echocardiography"; Holm et al. 2012), welches unter http://www.usabcd.org auch als Applikation für Smartphones zur Verfügung steht. Die anzustrebenden Schnitte sind in Abb. 14 dargestellt, typische wegweisenden Befunde in Abb. 15.

2.5.2 Transösophageale Echokardiografie

> Die transösophageale Echokardiografie (TEE) stellt gegenwärtig ohne Zweifel eines der umfassendsten diagnostischen Verfahren zur Evaluation der kardialen Funktion dar und hat innerhalb der letzten Jahre in Anästhesie und Intensivmedizin große Bedeutung im Hinblick zur Primärdiagnostik unklarer Kreislaufbilder

Tab. 3 Therapieziele der S3-Leitlinie zum Monitoring und zur hämodynamischen Therapie herzchirurgischer Patienten. (Nach Habicher et al. 2018)

Parameter		Hämodynamische Zielwerte
$S_{cv}O_2$	zentralvenöse Sauerstoffsättigung	$>>> 70\,\%$
oder		
S_vO_2	gemischtvenöse Sauerstoffsättigung	$> 65\,\%$ *
SVI	Kardialer Schlagvolumenindex	$> 35\ m/m^2$
MAD	mittlerer arterieller Blutdruck	> 65 mm Hg
ZVD	zentraler Venendruck	< 15 mm Hg$^{\#}$
LV-EADI	linksventrikulärer enddiastolischer Flächenindex	$6\text{–}9\ cm^2/m^2$
GEDVI	Global enddiastolischer Volumenindex	$640\text{–}800\ ml/m^{2\#}$
PAOP ≤ 15–18 mm Hg	Pulmonal-kapillärer Verschlußdruck	$\leq 15\text{–}18$ mm Hg$^{\#}$
RV-LV-Index < 1	Rechts- zu linksventrikulärer Flächenindex	< 1
SVV/PPV	Schlagvolumen- oder Pulsdruckvariation	$< 10\text{–}13\,\%$
UV	Diurese	$> 0{,}5$ ml/kg KG/h
Laktat		≤ 2 mmol/l

*: Bei hohen Werten der $S_{cv}O_2/S_vO_2 \geq 80\,\%$ gibt es Hinweise, dass dies mit einer verminderten Sauerstoffausschöpfung und mit einem schlechten Outcome assoziiert sein könnte, vor allem wenn gleichzeitig ein erhöhter Laktatwert ≥ 2 mmol/l vorliegt
#: Individuelle Grenzwerte können nach Volumenoptimierung durch TTE/TEE oder anhand dynamischer Parameter (SVV/PPV) bestimmt werden

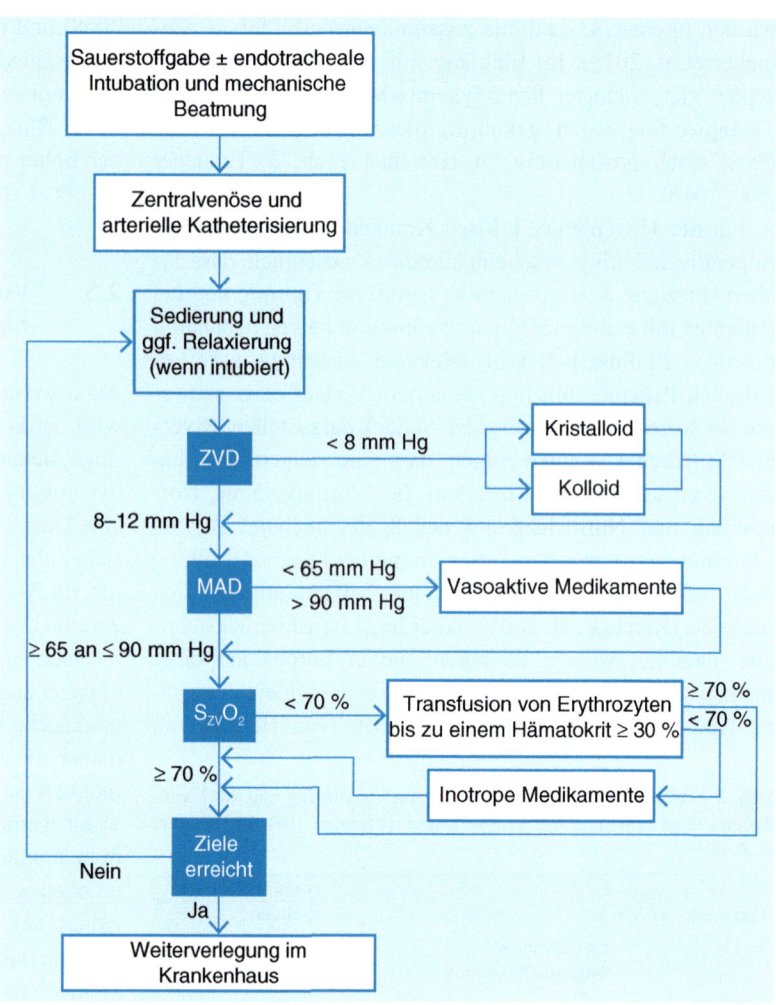

Abb. 12 Behandlungsalgorithmus zur frühen zielgerichten hämodynamischen Therapie bei Patienten mit schwerer Sepsis und septischem Schock. (Nach Rivers et al. 2001)

sowie als wichtige Ergänzung konventionellen Monitorings erlangt.

In Abb. 16 sind einige wichtige Schnittebenen für eine orientierende TEE dargestellt, anhand derer therapeutisch wegweisende Befunde rasch erhoben werden können.

3 Monitoring der respiratorischen Funktion

Die Lungenfunktion spielt neben der kardialen Funktion bei kritisch erkrankten Patienten eine entscheidende Rolle. Bei vielen Patienten ist die Störung der pulmonalen Funktion der Grund für die Aufnahme auf der Intensivstation, bei anderen entwickelt sich eine Störung im Verlauf der Intensivtherapie. Bei einigen Patienten ist die Initiierung der künstlichen Beatmung zur Behandlung der Grunderkrankung notwendig. Grundlegendes Ziel der Intensivtherapie muss sein, einen ausreichenden pulmonalen Gasaustausch zu erhalten bzw. wieder herzustellen. Hierbei ist es zunächst nicht von Bedeutung, ob der Patient unter Spontanatmung, nicht invasiver Beatmung oder invasiver Beatmung steht. Das respiratorische Monitoring soll hierbei mögliche Abweichungen von diesem Ziel frühzeitig erkennen, bzw. durch eine Optimierung der Therapie dazu beitragen, dass eine Abweichung unwahrscheinlicher wird.

Analog zum hämodynamischen Monitoring ist eine Einteilung in ein Basismonitoring und ein erweitertes Monitoring sinnvoll. Das Basismonitoring wiederum lässt sich in das Gerätemonitoring, also die Eigenüberwachung des Beatmungsgerätes, und das Patientenmonitoring unterteilen. Hier spielt die Überwachung des Gasaustauschs, also der Oxygenierung und des CO_2-Austauschs, die entscheidende Rolle. Zusätzlich sollte bei beatmeten Patienten die Darstellung der Beatmungskurven als Standard für das Basismonitoring gelten (Druck-Zeit-Kurve, Fluss-Zeit-Kurve und Volumen-Zeit-Kurve).

Je nach Erkrankungsschwere bzw. spezieller Fragestellung stehen erweiterte Monitoringverfahren zu Verfügung,

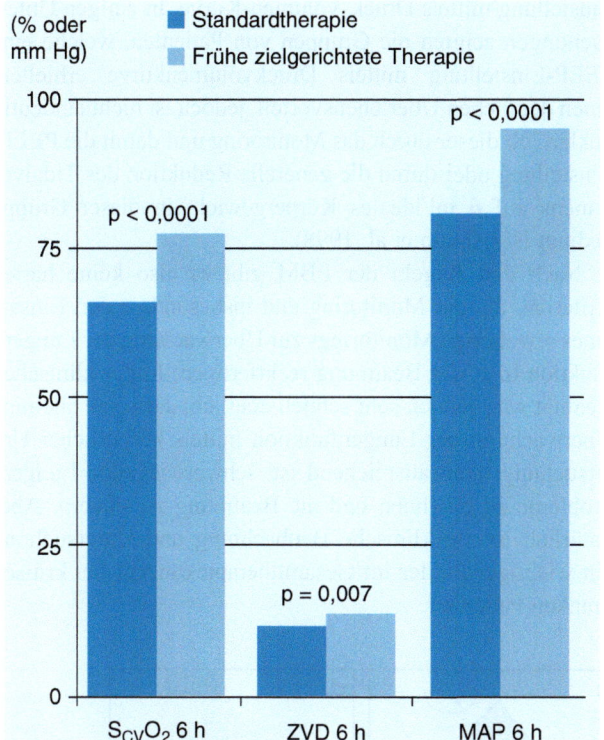

Abb. 13 Ergebnisse einer frühen zielgerichten hämodynamischen Therapie gemäß Behandlungsalgorithmus in Abb. 12 bei Patienten mit schwerer Sepsis und septischem Schock. Im Vergleich mit einer Standardtherapie mit den Zielen Normalisierung von mittlerem arteriellem Blutdruck (MAP) und zentralvenösem Druck (ZVD) führte der in Abb. 12 dargestellte Algorithmus mit dem innerhalb von 6 h anzustrebenden Therapieziel einer zentralvenösen Sauerstoffsättigung $\geq 70\,\%$ zu einer signifikanten Reduktion der Letalität lebensbedrohlich erkrankter Patienten mit schwerer Sepsis und septischem Schock (Rivers et al. 2001). Bemerkenswert ist, dass in der Interventionsgruppe im Rahmen der Therapie nicht nur die zentralvenöse Sauerstoffsättigung, sondern auch MAP und ZVD im Vergleich mit der Standardtherapiegruppe signifikant verbessert wurden. (Nach Rivers et al. 2001)

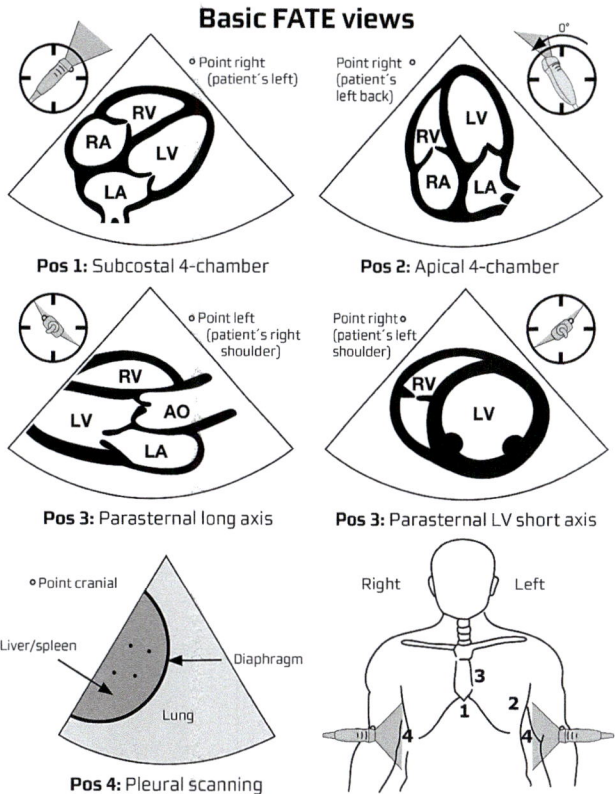

Abb. 14 FATE („focus assessed transthoracic echocardiography"): Mögliche Schnittebenen im Rahmen einer fokussierten transthorakalen Echokardiografie am Beispiel des FATE-Protokolls (http://www.Fate-protocol.com). Primäres Ziel ist dabei nicht, eine dezidierte echokardiographische Untersuchung durchzuführen, vielmehr geht es darum, unter Verwendung mehrerer Schnittebenen rasch eine orientierende Information über die kardiale Funktion, den Füllungszustand des Herzens und die Klappenfunktion zu erhalten. (Abb. von Eric Sloth, Aarhus, Denmark, mit freundlicher Genehmigung)

denn mit der modernen Intensivmedizin wurde zunehmend erkannt, dass durch die invasive Beatmung die Lunge einer erheblichen Schädigung ausgesetzt sein kann. Verschiedene Ursachen für dieses ventilatorinduzierte Lungenversagen („ventilator induced lung injury", VILI), wie Baro-, Volu-, Atelektrauma und Biotrauma wurden herausgearbeitet. Um VILI zu vermeiden, sind Überwachungsmethoden entwickelt worden, welche v. a. die Einstellung der Beatmungsdrücke lungenschonender möglich machen sollen. Hier zu nennen sind insbesondere Messwerte der respiratorischen Mechanik wie Compliance, Druckvolumenkurven, Stressindex und der transpulmonale Druck. Auch mit Lungenvolumen- und Lungenvolumenverteilungsmessungen wird versucht, die Beatmung so schonend wie möglich einzustellen. Ein weiterer Aspekt der Überwachung der Beatmung ist die Überwachung bzw. Unterstützung der Entwöhnung von der Beatmung (Okklusionsdruck, P0.1 und „work of breathing"; Abb. 17).

Insbesondere beim erweiterten respiratorischen Monitoring werden Methoden vornehmlich für wissenschaftliche Fragestellungen benutzt und haben sich bisher nicht immer in der Klinik durchsetzen können. Es ist jedoch zu erwarten, dass einige von diesen Verfahren in den nächsten Jahren eine zunehmende Verbreitung finden werden.

Nach den Kriterien der „evidence based medicine" (EBM) konnte bislang für kein Verfahren zum respiratorischen Monitoring ein sicherer Einfluss auf Morbidität oder Mortalität herausgearbeitet werden (Ospina-Tascon et al. 2008). Wohl konnte in einer großen prospektiven randomisierten Untersuchung an über 20.000 chirurgischen Patienten gezeigt werden, dass mittels Pulsoxymetrie eine Erkennung hypoxämischer Patienten 19-mal häufiger ist, jedoch hat sich dies interessanterweise nicht auf harte Outcome-Daten ausgewirkt (Moller et al. 1993). Ein weiteres Beispiel ist die PEEP-

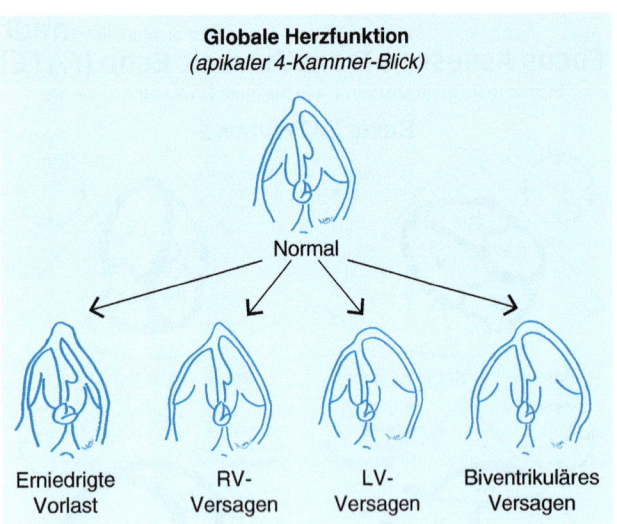

Abb. 15 Vereinfachte Graduierung der globalen Herzfunktion im Rahmen einer transthorakalen Echokardiografie (apikaler 4-Kammer-Blick)

Einstellung mittels Druck-Volumen-Kurve. In einigen Untersuchungen zeigten die Gruppen von Patienten, welche eine PEEP-Einstellung mittels Druckvolumenkurve erhielten, einen deutlichen Überlebensvorteil, jedoch ist nicht eindeutig geklärt, ob dieser durch das Monitoring und damit die PEEP-Einstellung oder durch die generelle Reduktion des Tidalvolumens auf 6 ml/ideales Körpergewicht in dieser Gruppe bedingt ist (Amato et al. 1998).

Nach den Regeln der EBM gibt es also keine harten Kriterien, die ein Monitoring und insbesondere den Einsatz eines erweiterten Monitorings zur Überwachung der Lungenfunktion bzw. der Beatmung rechtfertigen. In der klinischen Realität wird jedoch sehr schnell deutlich, dass eine alleinige Überwachung der Lungenfunktion mittels körperlicher Untersuchung nicht ausreichend ist, schwerwiegende Lungenprobleme zu erkennen und die Beatmung zu steuern. Aber natürlich ist die klinische Beobachtung und Untersuchung ein wichtiger Pfeiler im Gesamttherapiekonzept bei kritisch kranken Patienten.

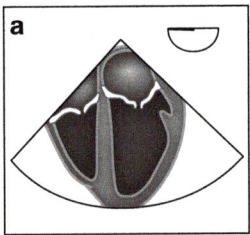 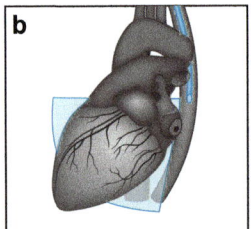 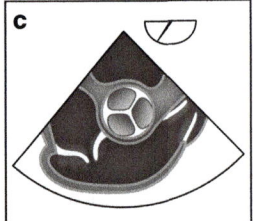 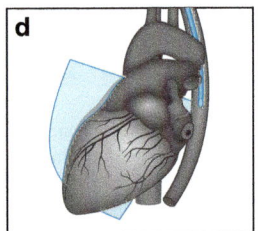

Mitösophagealer 4-Kammer-Blick:
- Links- und rechtsventrikuläre Füllung, globale Funktion
- Wandbewegungsstörungen
- Funktion von Trikuspidal- und Mitralklappe
- Perikarderguss

Mitösophagealer rechtsventrikulärer Einfluss-Ausfluss-Blick:
- rechtsventrikuläre Füllung und Funktion
- Morphologie und Funktion der Aorten- und Trikuspidalklappe

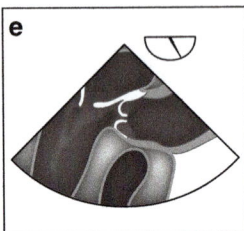 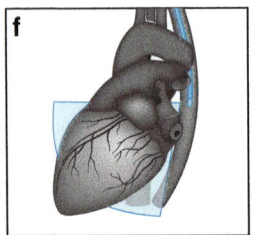 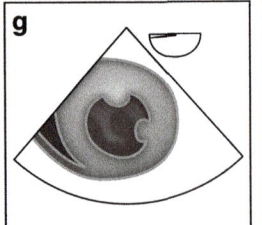 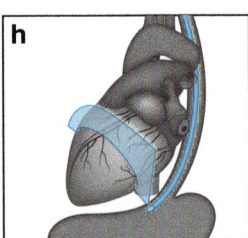

Mitösophagealer langer Achsenblick:
- Morphologie des LVOT
- Morphologie der Aorten- und Mitralklappe

Transgastrischer mitpapillärer Kurzachsenblick:
- Links- und (rechts-)ventrikuläre Füllung und Funktion
- Wandbewegungsstörungen
- Perikarderguss

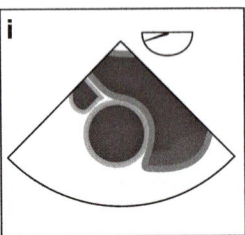 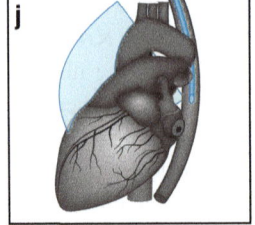 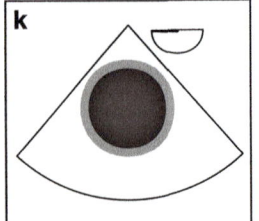 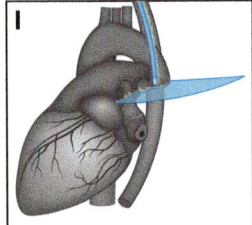

Mitösophagealer Kurzachsenblick der (Aorta ascendens):
- Thromben in der A. pulmonalis
- Aortendissektion

Mitösophagealer Kurzachsenblick (Aorta descendens):
- Aortendissektion

Abb. 16 a–l Wichtige Schnittebenen der transösophagealen Untersuchung zur raschen Einschätzung der globalen Herzfunktion und relevanter Pathologien

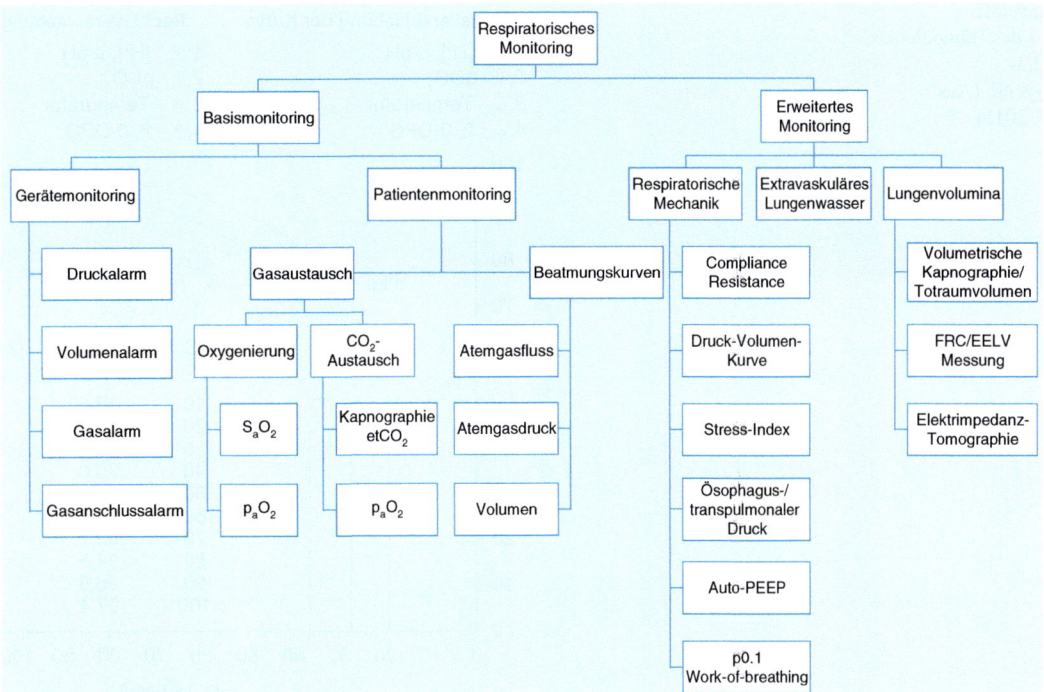

Abb. 17 Einteilung des respiratorischen Monitorings

Für die Diagnostik und die Beurteilung der Erkrankungsschwere sowie eine Abschätzung der therapeutischen Maßnahmen (Pleuradrainagen, Bronchuskopien etc.) stehen zusätzlich zum Monitoring als bildgebende Verfahren zur Verfügung:

- die Röntgenaufnahme des Thorax,
- die computertomografische Untersuchung des Thorax und
- die Sonografie.

Da die beiden erstgenannten Verfahren u. a. aufgrund der Strahlenbelastung nicht als regelmäßig wiederholbare Methoden im Sinne eines Monitoringverfahrens geeignet sind, werden sie im Folgenden nicht vertiefend behandelt.

Die Ultraschalluntersuchung der Lunge ist seit Jahren Standard zur schnellen, nicht invasiven strahlungsfreien semiquantitativen Diagnose insbesondere eines Pleuraergusses. Zusätzlich sind auch ein Lungenödem oder ein Pneu diagnostizierbar. In den letzten Jahren sind vermehrt auch Versuche unternommen worden, therapeutische Erfolge im Sinne einer Wiederbelüftung atelektatischer Lungenareale, ein Recruitment zu erkennen. Die Ultrallschalluntersuchung scheint sich also von einem diagnostischen Instrument hin zu einer Methode des respiratorischen Monitorings zu entwickeln (Via et al. 2012). Allerdings ist die Durchführung sehr trainingsintensiv und untersucherabhängig. Auch die Lungensonografie wird an dieser Stelle nicht gesondert dargestellt.

Die oben genannte Unterteilung in Basismonitoring und erweitertes Monitoring sollte nicht zu streng gesehen werden. Natürlich ist eine Überwachung eines beatmeten postoperativen Patienten für wenige Stunden auch ohne eine Blutgasanalyse mit Messung des arteriellen Partialdruckes für Sauerstoff und für Kohlendioxid (p_aO_2, p_aCO_2) möglich. Auf der anderen Seite bieten moderne Ventilatoren routinemäßig bei jedem Patienten die Messung von z. B. Compliance und Resistance oder dem P0.1 an. Diese Werte sind aber, obwohl ohne Aufwand verfügbar, für die Einstellung der Beatmung eines unkomplizierten Patienten wahrscheinlich nicht nötig.

3.1 Gerätemonitoring

Mit dem Gerätemonitoring ist die Selbstüberwachung des Beatmungsgerätes auf fehlerfreie Funktionalität möglich. Einige der erhobenen Parameter sind gesetzlich vorgeschrieben, wie z. B. die Messung der inspiratorischen Sauerstoffkonzentration und Alarme für Gasmangel und Stromausfall. Für die Überwachung der Verbindung zwischen Patient und Beatmungsgerät sind besonders die Beatmungsdrücke sowie die Beatmungsvolumina entscheidend. Bei modernen Ventilatoren werden kontinuierlich vier Druckwerte gemessen und können mit entsprechenden Alarmgrenzen versehen werden. Es sind dies:

- Atemwegsspitzendruck,
- inspiratorischer Plateaudruck,

Abb. 18 Sauerstoffbindungskurve des Hämoglobins. 2, 3-DPG = 2,3-Diphosphoglyzerat. (Aus Wilhelm et al. 2011)

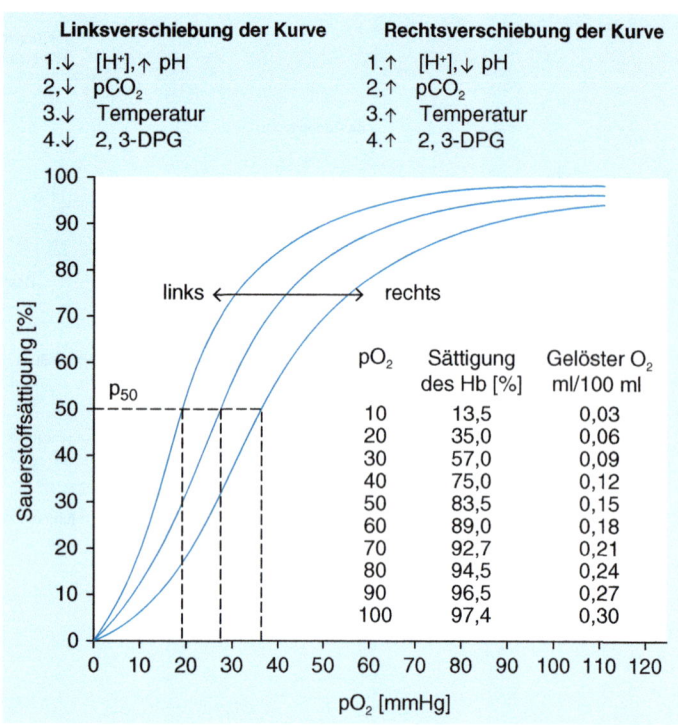

- Atemwegsmitteldruck und
- endexspiratorischer Druck.

Hierdurch kann z. B. eine akzidentelle Diskonnektion des Tubus vom Beatmungssystem erkannt werden. Eine Überschreitung vorgegebener Grenzwerte, z. B. des Atemwegsspitzendrucks, kann z. B. durch eine Verlegung oder ein Abknicken des Beatmungsschlauches oder des Tubus, eine Cuffhernie, einen Sekretstau in den Bronchien, einen Bronchospasmus, einen Pneumothorax oder ein Gegenatmen des Patienten verursacht sein. Die Messung und Überwachung von Tidalvolumen, Atemfrequenz und Atemminutenvolumen ist insbesondere bei assistierten Beatmungsverfahren wichtig. Hierdurch kann eine mögliche Hypoventilation oder Hyperventilation aufgrund z. B. einer veränderten Sedierungstiefe erkannt werden. Bei kontrollierter Beatmung dienen die gemessenen Parameter der Kontrolle der gewählten Einstellung.

3.2 Patientenmonitoring

3.2.1 Pulmonaler Gasaustausch

Die Überwachung des pulmonalen Gasaustausches stellt einen wichtigen Aspekt bei allen intensivmedizinischen Patienten dar. Hier stehen als nicht invasive Verfahren die Pulsoxymetrie und die Kapnometrie/Kapnographie sowie die nur intermittierend mögliche invasive arterielle Blutgasanalyse zur Verfügung.

Physiologie des pulmonalen Gasaustausches
Sauerstoff

Die treibende Kraft für den Austausch von Gasen an Grenzflächen ist immer eine Druckdifferenz. Wenn also Sauerstoff in der Inspirationsluft in das Blut gelangen soll, muss der Partialdruck von Sauerstoff in der Inspirationsluft höher sein als in der Alveole bzw. als im Blut. In der normalen Luft beträgt der pO_2 auf Meereshöhe 159 mmHg (entsprechend einer atmosphärischen Konzentration von 20,94 %). Bei der Einatmung gelangt der Sauerstoff in den Respirationstrakt und wird dort mit Feuchtigkeit bzw. Wasserdampf gesättigt. Nach dem Boyle-Gesetz gilt folgende Formel:

$$p_iO_2 = (p_{atm} - pH_2O) \times O_2$$

p_iO_2: inspiratorischer Sauerstoffpartialdruck, p_{atm}: Atmosphärendruck, pH_2O: Wasserdampfdruck bei 37 °C, O_2: Sauerstoffkonzentration, also:

$$p_iO_2 = (760 - 47) \times 0{,}2094 \text{ mm Hg} = 149 \text{ mm Hg}$$

In der Alveole liegt nur noch ein Partialdruck für Sauerstoff von ca. 105 mm Hg vor (alveolärer Partialdruck für Sauerstoff, p_AO_2). Beim Übergang von der Alveole zum arteriellen Druck sinkt der Sauerstoffpartialdruck weiter ab, sodass im arteriellen Blut ein Partialdruck für Sauerstoff (p_aO_2) von ca. 95 mm Hg vorliegt. Dieser Sauerstoffpartialdruck ist die treibende Kraft, mit der Sauerstoff an das Hämoglobinmolekül in den Erythrozythen gebunden wird. Je nach Lage auf der Sauerstoffbindungskurve, welche die Beziehung zwischen dem pO_2 und der Sauerstoffsättigung des Hämoglobins (Hb) beschreibt, lassen sich dann unterschiedliche Sauerstoffsättigungen messen. (Abb. 18) Die Beziehung zwischen O_2-Sättigung des Hb und p_aO_2 ist jedoch nicht linear, sondern sigmoidal. Das bedeutet, dass im Bereich niedriger p_aO_2-Werte die Kurve sehr steil verläuft. Dadurch führen schon geringe Anstiege des p_aO_2 zu starken Veränderungen der Sauerstoffsättigung. Im oberen Teil der Kurve verläuft diese jedoch horizontal, wodurch zu erklären ist, dass eine weitere Steigerung des p_aO_2 zu keiner weiteren Steigerung der Sauerstoffsättigung führt.

Die Sauerstoffbindungskurve kann durch verschiedene Faktoren in ihrer Lage nach links oder rechts verschoben werden. Eine Linksverschiebung der Kurve führt zu einer stärkeren Bindung des Sauerstoffes an das Hb. Bei gleichem Sauerstoffpartialdruck ist so mehr Sauerstoff an das Hb gebunden. Diese Linksverschiebung wird durch Hypothermie, Alkalose, Hypokapnie und 2,3-Diphosphoglyzerat- (2,3-DPG-) Mangel hervorgerufen. Entsprechend führt eine Rechtsverschiebung der Kurve, bedingt durch Fieber, Azidose, Hyperkapnie oder 2,3-DPG-Überschuss zu weniger Bindung von Sauerstoff an das Hb bei gleichem Sauerstoffpartialdruck. Dieser wird dann allerdings besser in der Peripherie vom Hb freigesetzt. Die arterielle Sauerstoffsättigung (S_aO_2) beschreibt nun den prozentualen Anteil des mit Sauerstoff gesättigten (oxygenierten) Hb (O_2Hb) am Gesamthämoglobingehalt des Blutes:

$$S_aO_2 = cO_2Hb/(cO_2Hb + cDesoxyHb + cCOHb + cMetHb)$$

cO_2: Konzentration oxygeniertes Hb, cDesoxyHb: Konzentration desoxygeniertes Hb, cCOHb: Konzentration CarboxyHb, cMetHb: Konzentration von Methämoglobin.

Der Sauerstoffgehalt im Blut errechnet sich aus folgender Formel:

$$C_aO_2 (mml/dl) = S_aO_2 (\%) \times cHb\ (g/dl) \times 1{,}39 + (p_aO_2 \times 0{,}003)$$

An dieser Formel ist zu erkennen, dass der Anteil des physikalisch gelösten Sauerstoffes, d. h. der Sauerstoffpartialdruck multipliziert mit 0,003 nur einen kleinen Anteil am Gesamtsauerstoffgehalt im Blut hat. Dies bedeutet, dass die entscheidendere Größe des Sauerstoffgehaltes im Blut nicht der Partialdruck, sondern die Sauerstoffsättigung ist.

Der Normalwert des Sauerstoffgehaltes liegt im arteriellen Blut bei Männern bei 20,4 mml/dl, bei Frauen bei 18,6 mml/dl.

Kohlendioxid

Das Kohlendioxid als Endprodukt des oxidativen (aeroben) Stoffwechsels muss aus dem Körper über die Lunge eliminiert werden. Die treibende Kraft für die Ausscheidung des Kohlendioxids ist ebenfalls die Partialdruckdifferenz zwischen Blut und Alveole bzw. Alveole und Umgebungsluft. Diese Partialdruckdifferenz ist jedoch um Einiges kleiner als im Falle des Sauerstoffes. So beträgt der Partialdruck für CO_2 des gemischtvenösen Blutes 46 mmHg und der Partialdruck in der Alveole ca. 40 mmHg. Demnach beträgt die Partialdruckdifferenz nur 6 mm Hg.

Für das Kohlendioxid besteht ebenfalls eine Bindungskurve für oxygeniertes und desoxygeniertes Blut. Diese verläuft im physiologischen Bereich nahezu linear, sodass keine Sättigungscharakteristik besteht, sie nähert sich also keinem Maximalwert an. Je höher also der CO_2-Partialdruck ist, desto mehr Kohlendioxid kann in Form von Bikarbonat gebunden werden.

3.2.2 Pulsoxymetrie

Mit der Pulsoxymetrie lässt sich in der klinischen Routine kontinuierlich und nicht invasiv die periphere Sauerstoffsättigung überwachen. Zusätzlich wird durch die Darstellung einer Pulskurve die Herzfrequenz miterfasst. Mit dem Pulsoxymeter kann also beurteilt werden, in welchem Ausmaß der Sauerstoff die Diffusionsbarriere der Lunge überwunden hat und zu einer entsprechenden Konzentration von oxygeniertem Hämoglobin geführt hat.

Messprinzip

Die Pulsoxymetrie beruht auf zwei kombinierten Prinzipien, dem der Spektralfotometrie und der Photoplethysmographie. Die im klinischen Alltag üblichen angewandten Pulsoxymeter analysieren das Absorptionsverhalten von Hb mit zwei Wellenlängen (typischerweise 660 nm und 940 nm). Das Prinzip beruht auf der Tatsache, dass oxygeniertes und desoxygeniertes Hb ein deutlich unterschiedliches Absorptionsverhalten bei diesen beiden Wellenlinien haben. Hierdurch wird ein Quotient gebildet, der mit im Gerät gespeicherten Daten von Probanden verglichen wird. Zwischen einer Sättigung von 80 % und 100 % besteht eine sehr gute Übereinstimmung mit den mittels arterieller Blutentnahme gemessenen Werten. Diese Genauigkeit nimmt bei Werten unter 80 % deutlich ab.

Aufgrund der Messung mit nur zwei Wellenlängen sind die üblichen Pulsoxymeter nur in der Lage, zwischen oxygeniertem und desoxygeniertem Hb zu unterscheiden. Andere Derivate wie das COHb oder das MetHb können nicht detektiert werden. Daher wird bei zunehmender Hypoxie und gleichzeitiger Methämoglobinämie die periphere Sauerstoffsättigung zunehmend zu hoch angegeben. Eine weitere Limitation der Technik besteht darin, dass aufgrund der Form der Sauerstoffbindungskurve in Bereichen mit p_aO_2-Werten über 100 mmHg keine Veränderungen der p_aO_2-Werte mehr zu detektieren sind.

Immer wieder gab es in der Vergangenheit Hinweise, dass Nagellack oder auch eine starke Pigmentierung der Haut zu Fehlmessungen führen könnten. Neuere Untersuchungen zeigen jedoch, dass durch Nagellack die Messung um ca. 2 % beeinflusst wird, was klinisch nicht wirklich relevant ist. Bei Patienten mit starker Hautpigmentierung kann die Pulsoxymetrie die arterielle Sauerstoffsättigung leicht unterschätzen. Da in einem peripheren Gewebe, typischerweise dem Finger oder dem Ohrläppchen, gemessen wird, ist die dortige Hautdurchblutung von entscheidender Bedeutung. Daher kann es bei Patienten im Schockzustand mit verminderter peripherer Durchblutung zu fehlerhaften oder gar keinen Messungen führen.

> Insgesamt sind Fehlalarme häufig, sodass bei zweifelhaften Werten zur Sicherheit immer eine arterielle Blutgasanalyse zu machen ist (Blankman und Gommers 2012).

Klinische Bewertung des Verfahrens

Die Pulsoxymetrie bietet die Möglichkeit eines frühen Warnsignals einer drohenden Hypoxie. Hierdurch wird die Häufigkeit von arteriellen Blutgasanalysen vermindert. Die Pulsoxymetrie ist als einfaches nicht invasives Verfahren zur Abschätzung des Oxygenierungsstatus des Patienten unerlässlich. Sie sollte zum Routineverfahren bei jedem Intensivpatienten gehören.

3.2.3 Kapnometrie, Kapnographie

Mit der Kapnometrie wird die kontinuierliche Messung des exspiratorischen CO_2-Gehaltes bezeichnet. Bei dem typischerweise angegebenen Messwert handelt es sich um den Wert zum Ende der Exspiration (endtidaler CO_2-Wert, et-CO_2). Dieser wird unter Berücksichtigung des aktuellen Luftdruckwertes in mmHg oder Volumenprozent (Vol.-%) angegeben. Sinnvoll ist die Darstellung des CO_2-Verlaufs in der gesamten Exspiration, denn dieser Kurvenverlauf zeigt charakteristische Merkmale, welche qualitative Informationen zur Beatmung liefern (Abb. 19).

Der typische CO_2-Verlauf ist gekennzeichnet durch einen steilen Anstieg zu Beginn der Exspiration. Dies wird als Phase 1 bezeichnet. Dieses Gas repräsentiert das Gas vom Beatmungssystem und vom anatomischen Totraum und hat daher charakteristischerweise so gut wie kein CO_2. Die Phase 2 repräsentiert eine zügig ansteigende CO_2-Konzentration, welche aus der zunehmenden Entleerung der Alveolen resultiert. Die Phase 3 mit ihrem nahezu horizontalen Verlauf entspricht dem Alveolargas. Der Wert zum Ende der Exspiration entspricht daher dem alveolären CO_2-Wert und ist ein Surrogatparameter für den arteriellen p_aCO_2-Wert.

Physiologischerweise besteht zwischen diesen eine geringe Differenz, da der arterielle p_aCO_2-Wert aufgrund von physiologischen Shuntmechanismen bzw. dem Blut aus den Vv. thebesiae ca. 4–5 mm Hg höher ist. Eine Vergrößerung dieser arterioendtidalen CO_2-Differenz spricht für ein gestörtes Ventilations-Perfusions-Verhältnis, was z. B. beim akuten Lungenversagen („acute respiratory distress syndrome", ARDS) aufgrund von Atelektasen oder bei Lungenarterienembolie in einer verminderten Abgabe von CO_2 aus der Lunge resultiert.

Der oben dargestellte leicht ansteigende Verlauf der Phase 3 ist durch die unterschiedliche Abgabe von CO_2 bei Ventilations-/Perfusionsinhomogenitäten bedingt. Daher kann die Steigung des Plateaus Hinweise auf ein Ventilations-Perfusions-Mismatch bieten. Ebenso konnte gezeigt werden, dass der Anstieg des Plateaus mit der Schwere einer bronchialen Obstruktion korreliert (Kellerer et al. 2019).

Messmethoden

Die Kapnometrie erfolgt entweder im Haupt- oder Nebenstromverfahren nach dem Prinzip der Infrarotabsorption. Die Messung im Hauptstromverfahren hat den Vorteil der sehr kurzen Ansprechzeit. Allerdings müssen die Sensoren beheizt werden, damit ein Beschlagen des Lichtfensters verhindert wird und damit die Lichtdurchlässigkeit erhalten bleibt. Zum Nullabgleich müssen die Sensoren vom Atemsystem getrennt werden und mit CO_2-freiem Gas durchströmt werden. Bei der Seitstrommessung wird über einen dünnen Schlauch von bis zu 3 m Länge kontinuierlich Gas aus dem Atemgas abgesaugt und in einer Messküvette gemessen. Dadurch ergibt sich eine Verzögerungszeit bis zu mehreren Sekunden (Georgopoulos et al. 2006).

Abb. 19 Die typischen Phasen des Kapnogramms. **a–b**: Phase 1 (Exspiration des Anteils des anatomischen Totraumes), **b–c**: Phase 2 (zügige Entleerung der Exspirationsluft aus den Alveolen), **c–d**: Phase 3 (Alveolargas), **d–e**: Phase 4 (Inspiration)

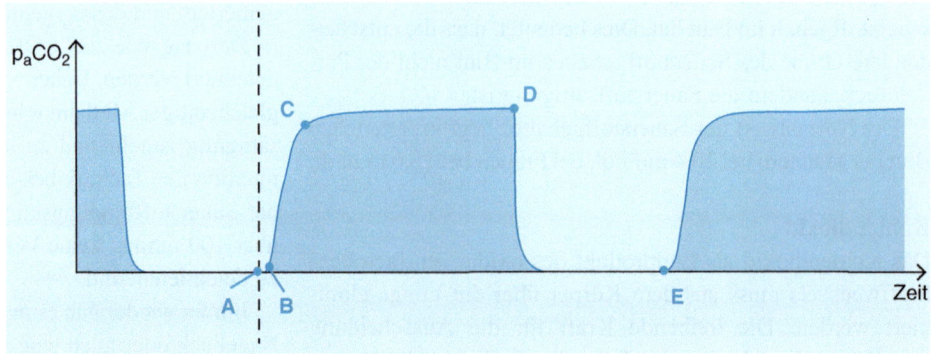

Klinische Beurteilung des Verfahrens
Die Kapnometrie/Kapnographie bietet ein nicht invasives Verfahren zur Einstellung der Beatmung. Anhand des et-CO_2-Wertes kann eine ungefähre Einschätzung erfolgen, ob eine ausreichende alveoläre Ventilation vorliegt, ob also keine Hypo- oder Hyperventilation besteht. Die Form des charakteristischen Kurvenverlaufes der Kapnographie kann wertvolle Hinweise zu Atemwegsobstruktionen, aber auch zu anderen pathologischen Situationen mit Änderung des Ventilations-Perfusions-Verhältnisses bieten. Zur Detektion einer sicheren endotrachealen Intubation und damit auch als Warnfunktion für eine akzidentelle Extubation ist die Kapnometrie sehr hilfreich.

Bei plötzlichen Veränderungen des kardiozirkulatorischen Status, wie einer Lungenarterienembolie, eines „low cardiac output" mit pulmonaler Hypoperfusion sowie einem akuten Herzstillstand zeigt sich eine plötzliche Abnahme der etCO_2-Werte. Die gleichzeitige Bestimmung des arteriellen p_aCO_2 und der etCO_2 mit Errechnung der arterioendtidalen CO_2-Differenz liefert durch eine plötzlich auftretende deutliche Zunahme dieser Differenz wertvolle Hinweise auf potenziell gefährliche Situationen. Der herausragende Stellenwert dieser Methode liegt also insbesondere darin begründet, dass nicht nur Ventilation, sondern auch Aspekte der CO_2-Produktion und CO_2-Elimination im Messwert integriert sind.

> Mit der Kapnometrie/Kapnographie steht ein sehr sensitives, allerdings relativ unspezifisches Monitoringverfahren für respiratorische und kardiozirkulatorische Komplikationen zur Verfügung.

3.2.4 Blutgasanalyse

Auf jeder Intensivstation sollte die Möglichkeit zur patientennahen Blutgasanalyse im Vollblut vorhanden sein. Da es sich um Analysen im Vollblut handelt, müssen heparinisierte Spritzen für die Blutentnahme verwandt werden. Über spezielle Elektroden werden je nach Gerät und Hersteller sämtliche Werte, die für die Interpretation der Sauerstoffaufnahme in der Lunge (Oxygenierung) und die Elimination von Kohlendioxid (Ventilation) nötig sind, bestimmt. Darüber hinaus werden weitere Parameter zur Beurteilung des Säure-Basen-Haushaltes direkt gemessen bzw. errechnet. Moderne Blutgasanalysegeräte sollten zusätzlich mit einem CO-Oxymeter ausgestattet sein. Dieses misst mit mehr als zwei Wellenlängen die Sättigung des Blutes, wodurch eine Differenzierung nicht nur zwischen oxygeniertem und desoxygeniertem Hämoglobin, sondern auch von Methämoglobin und Carboxyhämaglobin möglich ist.

Der gemessene p_aO_2-Wert muss allerdings im Verhältnis zum eingeatmeten Sauerstoffanteil (F_iO_2) betrachtet werden. Hierfür hat sich der sog. Oxygenierungsindex (p_aO_2/F_iO_2, Horovitz-Quotient) durchgesetzt: Anhand dieses Oxygenierungsindex wird z. B. der Schweregrad des ARDS eingeteilt. Ein Oxygenierungsindex < 300 spricht für eine deutliche Einschränkung der Oxygenierung. Je höher der eingeatmete Sauerstoffanteil (F_iO_2) bei einem gegebenen Oxygenierungsindex ist, umso schlechter ist die Prognose des Patienten. Ein durch Beatmungsmanöver ansteigender Oxygenierungsindex kann als Surrogatparameter für ein Recruitment, also Wiedereröffnung von verschlossenen Alveolarbezirken dienen. Allerdings wird hierbei der Anteil der Perfusion nicht mitbedacht. Der Oxygenierungsindex ist außerdem auch von der Höhe des positiv-endexspiratorischen Druckes (PEEP) abhängig. Daher wurde der Sauerstoffindex als Alternative vorgeschlagen, welcher besser die Beeinflussung durch die Beatmungsdrücke repräsentiert

$$\text{Sauerstoffindex} = (p_{\text{mean}} \times F_iO_2 \times 100)/p_aO_2$$

Ein anderer Parameter, um die Oxygenierungsfunktion der Lunge beurteilen zu können, ist die alveoloarterielle pO_2-Differenz (AaDO_2). Diese beschreibt den Sauerstoffdruckgradienten zwischen dem Alveolargas und dem arteriellen Blut.

$$\text{Aa}DO_2 = p_AO_2 - p_aO_2$$

Die alveoloarterielle pO_2-Differenz beträgt beim Lungengesunden 5–10 mmHg, bei älteren Patienten 10–30 mmHg. Die AaDO_2 ist allerdings auch von der Höhe des eingeatmeten Sauerstoffgehaltes abhängig.

Eine weitere Möglichkeit ist die Berechnung der venösen Beimischung, des intrapulmonalen Rechts-links-Shunts (Qs/Qt). Dieses gilt als genauestes Verfahren, um die Oxygenierungsfunktion der Lunge beurteilen zu können. Hierbei wird der Sauerstoffgehalt des Blutes zur Berechnung benutzt. Aus der Differenz von endkapillärem Sauerstoffgehalt ($c_{cap}O_2$) und arteriellem Sauerstoffgehalt (c_aO_2), dividiert durch die Differenz von $c_{cap}O_2$ und dem gemischtvenösen Sauerstoffgehalt (c_vO_2) kann die venöse Beimischung (Qs) als Anteil des Herzzeitvolumens (Qt) errechnet werden.

$$Qs/Qt = (c_{cap}O_2 - c_aO_2)/(c_{cap}O_2 - c_vO_2).$$

Für die Bestimmung ist ein Pulmonaliskatheter nötig und setzt eine vollständige Equilibrierung des Sauerstoffes zwischen Alveole und endkapillärem Blut voraus, da $c_{cap}O_2$ nicht gemessen werden kann. Bei der Berechnung des Shunt-Volumens werden außerdem nicht der anatomische Shunt sowie der Blutfluss über die Bronchialvenen und die thebaesischen Venen eingerechnet. Ebenfalls nicht bedacht sind Änderungen des Herzzeitvolumens.

Obwohl sich im klinischen Alltag die Beschreibung der Lungenfunktion mit Hilfe von Parametern des

Oxygenierungsstatus, insbesondere mit dem Oxygenierungsindex, durchgesetzt hat, scheinen vom arteriellen CO_2-Wert abhängige Parameter deutlich besser mit dem Outcome der Patienten zu korrelieren. Hier ist insbesondere die Bestimmung des alveolären Totraums anzusprechen.

Klinische Beurteilung
Die Blutgasanalyse stellt ein unverzichtbares Standardverfahren zur Beurteilung der Oxygenierung, der Ventilation und des Säure-Basen-Haushaltes dar. Ein beatmeter Patient ohne Lungenerkrankung kann sicher auch ohne arterielle Blutgasanalyse therapiert werden, jedoch ist die Blutgasanalyse unverzichtbar in Fällen von Lungenerkrankung oder unklaren Situationen.

3.2.5 Beatmungskurven

Moderne Beatmungsgeräte bieten die Möglichkeit der kontinuierlichen Darstellung von Beatmungskurven. Hierbei sind insbesondere die Atemfluss-, Atemwegsdruck- und Volumenkurven von besonderer Bedeutung. Die genaue Analyse dieser Kurven ermöglicht die sofortige Diagnose von verschiedenen Beatmungssituationen. So lässt sich z. B. bei volumenkontrollierter Beatmung mit kontinuierlichem Atemwegsfluss durch die Differenz zwischen dem Spitzenatemwegsdruck (p_{peak}) und dem Plateaudruck (p_{plat}) ein Hinweis auf den Widerstand im Atemweg ziehen. Dies resultiert daraus, dass der Spitzendruck von dem Widerstand und der Compliance, jedoch der Plateaudruck nur von der Compliance des respiratorischen Systems abhängt. Ein hoher Spitzendruck mit normalem Plateaudruck spricht daher für einen erhöhten Atemwegswiderstand, wie er z. B. beim Bronchospasmus oder bei zu kleinen Endotrachealtuben vorkommen kann. Ein plötzlicher Anstieg des Spitzendruckes bei stabilem Plateaudruck kann für ein plötzliches Abknicken des Tubus sprechen (Abb. 20 und 21).

Ist der exspiratorische Atemgasfluss zu Beginn in der neuen Inspiration nicht bis auf Null zurückgekehrt, atmet der Patient also noch zu Beginn der neuen maschinellen Inspiration aus, ist dies ein Hinweis auf die Entstehung eines AutoPEEP/intrinsischen PEEP. Man spricht hier auch von gefangener Luft („air trapping"), und es besteht die Gefahr einer dynamischen Hyperinflation. Der Blick auf die Flow-Kurve bietet allerdings nur die Möglichkeit einer qualitativen Diagnosen eines Auto-PEEP, für eine quantitative Messung muss die Okklusionsmethode angewandt werden (unten; Abb. 22).

Insbesondere bei unterstützten Beatmungsformen, wie z. B. druckunterstützte („pressure support") Ventilation,

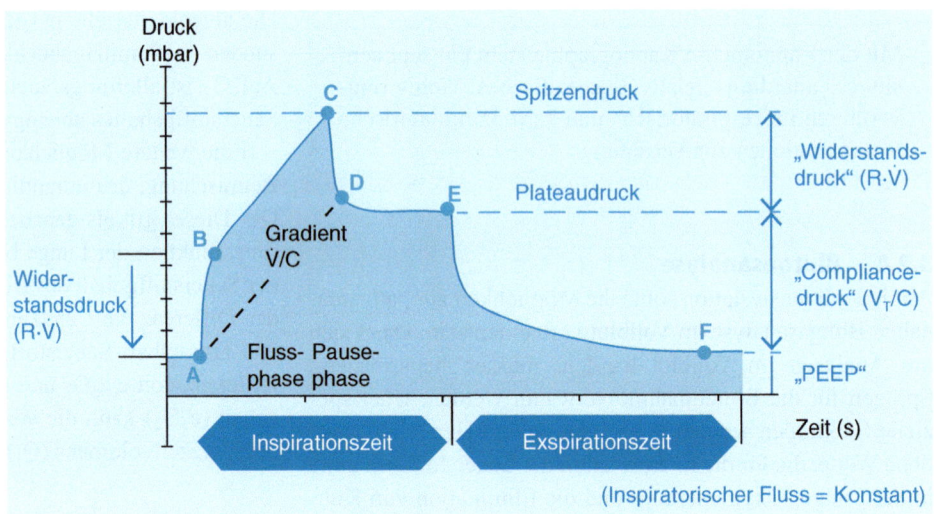

Abb. 20 Atemdruckkurve einer volumenkontrollierten Beatmung

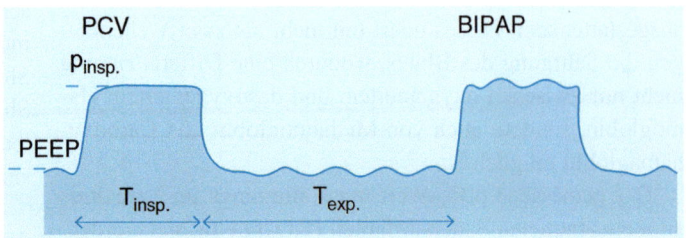

Abb. 21 Atemdruckkurve bei druckkontrollierter Beatmung bzw. Beatmung mit BIPAP-Beatmung

„assist volume control" (AVC) oder proportionaler assistierter Ventilation (PAV) ist eine gute Interaktion zwischen Patient und Ventilator von großer Bedeutung.

Eine schlechte Synchronisierung kann zur dynamischen Hyperinflation führen, sowie zur übermäßigen Unterstützung durch das Beatmungsgerät und so Verzögerungen im Entwöhnungsprozess von der Beatmung nach sich ziehen. Zusätzlich führt eine schlechte Synchronisation zu einer Beeinträchtigung der Schlafqualität. Eine verspätete Triggerung der Inspiration durch das Beatmungsgerät lässt sich anhand einer plötzlichen Abnahme des Exspirationsflusses mit dem Beginn einer neuen Inspiration ohne simultanen Druckanstieg in der Druckkurve erkennen. Die Dauer der verspäteten Triggerung entspricht der Differenz zwischen abruptem Ende der Inspiration (zu sehen in der Flusskurve) und dem Beginn der nächsten Inspiration (zu erkennen am Druckanstieg der Druckkurve).

Wenn ein plötzliches Ende der Exspiration (positiver Atemgasfluss) nicht von einem positiven Druckanstieg gefolgt ist, handelt es sich um einen sog. ineffektiven Versuch. Dies bedeutet, dass der Patient nicht in der Lage ist, durch seine Atemanstrengung eine Triggerung des Beatmungsgerätes auszulösen. Dies ist insbesondere bei intrinsischem PEEP und Drucktriggerung möglich, da der Patient zusätzlich zum Drucktrigger auch den intrinsischen PEEP überwinden muss. Deutlich wird dies auch durch eine Druckerniedrigung in der Atemdruckkurve ohne nachfolgenden Druckanstieg (Abb. 23).

Mit dem Begriff der Autotriggerung wird ein Phänomen beschrieben, bei dem das Beatmungsgerät ohne Atemanstrengungen des Patienten zur Inspiration getriggert wird. Dies geschieht häufig bei niedrigen Triggerschwellen (Druck- oder Flussschwellen) oder bei Fluss- oder Druckveränderungen durch Systemleck, Wasser im Beatmungssystem oder auch kardiogene Oszillationen. Auch ein Schluckauf kann zu einer Autotriggerung führen. Zu erkennen ist dieser bei druckgetriggerten assistierten Beatmungsformen durch das Fehlen des initialen Druckabfalls unter den endexspiratorischen Druck zu Beginn der Inspiration. Bei Beatmungsformen mit Flusstriggerung kann dieser Druckabfall bei niedrigen Beatmungswiderständen jedoch sehr gering ausfallen.

Die Beendigung der maschinellen Unterstützung der Inspiration sollte im Idealfall mit dem Ende der neuronalen Inspiration zusammenliegen. Dies ist allerdings häufig nicht der Fall, sodass bei vielen modernen Ventilatoren das Kriterium für die Beendigung der unterstützten Inspiration variiert werden kann. Um also die fehlende Synchronisierung der Exspiration zu optimieren, muss der behandelnde Arzt unter genauer Beobachtung der Beatmungskurven das Kriterium zur Beendigung der Exspiration anpassen.

Klinische Bewertung des Verfahrens
Jedes moderne Beatmungsgerät sollte mindestens zwei Beatmungskurven kontinuierlich anzeigen. Insbesondere

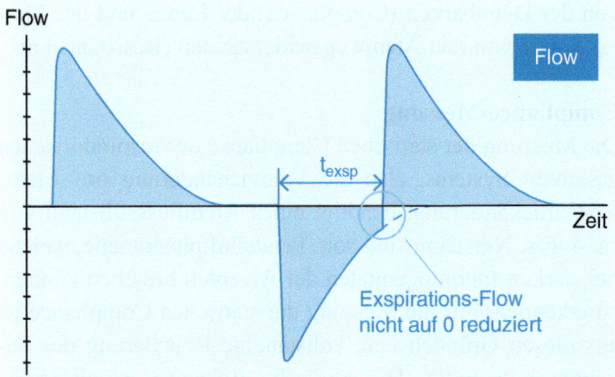

Abb. 22 Flusskurve mit Auto-PEEP bei zu kurzer Exspirationszeit

Abb. 23 Fluss- und Druckkurve mit ineffektiver Triggerung

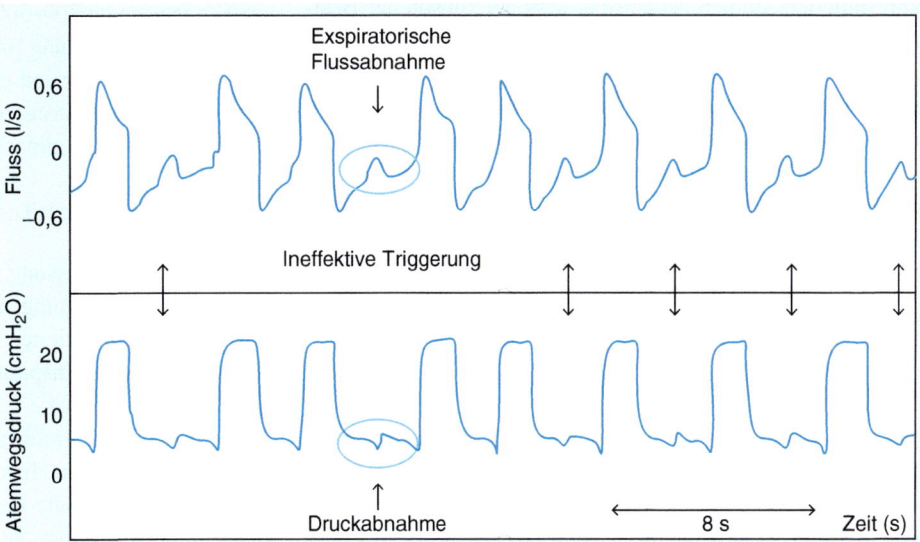

Atemgasfluss- und Atemgasdruckkurven geben dem behandelnden Intensivmediziner wertvolle Hinweise auf Probleme bei der Beatmungseinstellung, gerade bei assistierten Spontanatmungsformen. Da es bisher keine automatische Methode gibt, um eine schlechte Synchronisierung zwischen Patient und Beatmungsgerät zu erkennen, diese aber Einfluss auf die Entwöhnung der Beatmung und die Schlafqualität hat, ist es von klinischer Bedeutung, diese Probleme anhand der Beatmungskurven erkennen und ggf. therapieren zu können.

> Beatmungskurven wie Atemfluss- und Atemdruckkurven können wichtige Hinweise auf einen Auto-PEEP oder auf eine schlechte Synchronisierung zwischen Patient und Ventilator geben. Es ist für den Intensivmediziner sehr wichtig, diese Probleme erkennen und ggf. therapieren zu können.

Berechnung des Driving pressure
In den letzten Jahren hat sich zunehmend die Berechnung des „Driving pressure" (DP) als einfach zu bestimmender Lungenfunktionsparameter etabliert. Wahrscheinlich ist der DP der beste Weg, die pulmonalen Risiken, die mit einem gegebenen Tidalvolumen assoziiert sind, zu bestimmen.

Die Bestimmung des DP geht von der Annahme aus, dass im ARDS zur Minimierung von Ventilator-assoziierten Lungenschäden das Tidalvolumen nicht auf das Normalgewicht, sondern auf das aktuelle funktionelle Lungenvolumen bezogen werden sollte. Da das funktionelle Lungenvolumen mit der Dehnbarkeit der Lungen (Compliance, C_{RS}) korreliert, lässt sich der DP relativ einfach als Vt/C_{RS}, bzw. als Differenz zwischen Plateaudruck und PEEP berechnen (Amato et al. 2015).

In mehreren retrospektiven Analysen von randomisiert kontrollierten Studien zeigte sich, dass bei künstlicher Beatmung niedrigere Werte des DP stark mit besserem Überleben assoziiert sind, unabhängig vom eingestellten Vt, PEEP, Pplat und der mechanischen Kraft. Ein DP >15 mbar scheint mit erhöhter Morbidität und Mortalität vergesellschaftet zu sein. Eine Reduktion des DP durch Veränderungen der Beatmungseinstellungen war in einer Analyse mit einem verbesserten Überleben verbunden. Allerdings existieren derzeit noch keine prospektiven Untersuchungen, welche den Vorteil einer Beatmungseinstellung anhand des DP zweifelsfrei belegen (Chen et al. 2021).

Technik
Während kontrollierter Beatmung ist eine Bestimmung des DP relativ einfach als Differenz zwischen Plateaudruck und eingestelltem PEEP möglich. Mögliche Fehlerquellen ergeben sich bei signifikantem intrinsischem PEEP (s. u.) oder Leckagen z. B. über Fisteln. Die Bestimmung des DP während assistierter oder vollständiger Spontanatmung ist deutlich aufwändiger und benötigt eine ösophageale Manometrie (s. u.). Eine Alternative könnte die Bestimmung des statischen DP über eine end-inspiratorische Occlusion mit Messung des P_{Plat} sein. In der klinischen Routine haben sich beide Verfahren bisher nicht durchsetzen können. Die Frage, ob darüber hinaus die Messung des transpulmonalen Druckes (s. u.) zur besseren Differenzierung der extrapulmonalen und pulmonalen Compliance die Aussagekraft des DP erhöht, kann anhand der derzeitigen Evidenz nicht beantwortet werden.

3.3 Erweitertes respiratorisches Monitoring

3.3.1 Respiratorische Mechanik
Die respiratorische Mechanik oder auch Atemmechanik beschreibt die Messung und Darstellung der Beziehung zwischen den Atemwegsdrücken und den resultierenden Volumina. Diese Druck-Volumen-Beziehung hängt entscheidend von der Dehnbarkeit (Compliance) der Lunge und des Thorax sowie von den Atemwegswiderständen (Resistance) ab.

Compliance-Messung
Die Messung der statischen Compliance des respiratorischen gesamten Systems, also die Volumenänderung pro Atemwegsdruckänderung, benötigt einen Atemflussstillstand von ca. 4–6 s. Nur dann sind sog. Pendelluftphänomene, welche bei starken Inhomogenitäten der Alveolen bestehen können, zu erkennen. Für die Messung der statischen Compliance ist aus diesen Gründen eine vollständige Relaxierung des Patienten notwendig. Die klinische Relevanz ist allerdings unklar.

An die klinische Realität angepasst wird daher die quasistatische Compliance bestimmt. Für sie ist nur eine endinspiratorische Pause von 200–500 ms nötig. Wird also bei volumenkontrollierter Beatmung mit kontinuierlichem Atemgasfluss zum Ende der Inspiration eine inspiratorische Pause eingelegt, lässt sich so der Plateaudruck messen. Eine Berechnung der Compliance ist dann einfach möglich.

$$C_{st}(mml/cmH^2O) = Tidalvolumen/(Plateaudruck - PEEP)$$

Eine Complianc-Messung unter den Bedingungen der druckkontrollierten Beatmung mit dezelerierendem Atemgasfluss ist deutlich komplizierter, insbesondere dann, wenn zu Beginn der nächsten Inspiration der endexspiratorische Fluss noch nicht beendet ist.

Die von den Beatmungsgeräten angezeigten Compliance-Werte können einen Hinweis auf die Erkrankungsschwere der Lunge geben. Eine niedrige Compliance, also eine sehr wenig dehnbare Lunge ist häufig bei Patienten im Lungenversagen mit nur niedrigen ventilierbaren Lungenvolumina zu finden. Wird zusätzlich der Ösophagusdruck als Surrogatparameter für den Pleuraldruck gemessen, kann durch die Errechnung des transpulmonalen Druckes zwischen der Compliance der Lunge und der Compliance des Thorax unterschieden werden (siehe unten).

Resistance -Messung
Die Messung des Atemwegswiderstandes lässt sich aus der Druckdifferenz pro Atemgasfluss errechnen. Gewöhnlich wird hier der Widerstand des gesamten Lungen-Thorax-Systems gemessen, also der Widerstand des Beatmungssystems, der Bronchien und der Lunge. Um genaue Messungen zu erzielen, muss der Atemweg okkludiert, also verschlossen werden, um die Atemwegsdrücke genau messen zu können. Zusätzlich muss eine Messung des Gasflusses direkt am Tubus erfolgen, um die Einflüsse der apparativen Widerstände zu minimieren. Dieser Aufwand wird in der klinischen Routine selten getrieben, sodass Resistance-Werte am Beatmungsgerät relativ ungenau sein können und kritisch gesehen werden müssen.

3.3.2 Druck-Volumen-Kurven

Die Untersuchung der Lungenmechanik anhand von Druck-Volumen-Kurven ist insbesondere bei Patienten im akuten Lungenversagen von Bedeutung. Um den Einfluss der Widerstände des Atemsystems zu minimieren, sind sehr langsame Atemflüsse notwendig. Traditionell wurden Druck-Volumen-Kurven mittels einer sehr großen Luftspritze („super syringe") mit repetitiver Insufflation von 100–200 ml Luft und Messung des dazugehörigen Druckes durchgeführt. In modernen Beatmungsgeräten stehen automatisierte Methoden zur Verfügung, bei denen Inflation und Deflation der Lunge mit einem konstant niedrigen Gasfluss von ca. 1,7 l/min erfolgen (Abb. 24).

Der untere Umschlagspunkt in der Druck-Volumen-Kurve ist definiert als der Punkt, an dem die nahezu horizontale Kurve umschlägt in einen steilen Anstieg. Dieser Punkt soll den Eröffnungsdruck eines Großteils der Alveolen markieren, d. h. dass unterhalb dieses Druckes die Alveolen verschlossen sind. Der obere Umschlagspunkt ist als der Druck definiert, an dem es zu keiner weiteren deutlichen Volumenänderung kommt, die Kurve also wieder in die Horizontale umschlägt. Ab diesem Druck kommt es zunehmend zur Überinflation von geöffneten Alveolen. Der Gedanke ist, dass der PEEP oberhalb des unteren Inflektionspunktes gewählt werden sollte, um ein Wiedereröffnen und Verschließen von Alveolen mit der Folge eines Atelektraumas zu verhindern. Der Plateaudruck sollte nicht oberhalb des oberen Inflationspunktes liegen, um eine Überinflation von Alveolen mit Entwicklung eines Barotraumas zu vermeiden (Abb. 25).

In verschiedenen Untersuchungen wurde die PEEP-Einstellung mittels Druck-Volumen-Kurven umgesetzt. Jedoch gibt es einige Kritikpunkte an diesem Verfahren. Es ist häufig sehr schwierig, überhaupt den unteren und oberen Umschlagspunkt zu identifizieren. Insbesondere bei großen Inhomogenitäten der Lunge findet ein Recruitment, also ein Eröffnen von verschlossenen Alveolen über den gesamten Druckbereich statt und nicht nur unterhalb des unteren Inflektionspunktes. Da die Verhinderung eines Verschlusses von Alveolen durch einen PEEP ein exspiratorisches Phänomen ist, sollte dieser eher über den exspiratorischen Anteil der Druck-Volumen-Kurve gefunden werden.

Zusätzliche erfordert die Bestimmung einer Druck-Volumen-Kurve einen apnoeischen und relaxiert kontrollierten beatmeten Patienten. Ob die ermittelten Werte dann auch bei Muskeleigenaktivität des Patienten richtig sind, ist nicht geklärt. Zusätzlich ist die Interpretation der Druckvolumenkurve bei veränderter Dehnbarkeit des Thorax, wie sie z. B. bei einer abdominellen Hypertonie auftreten kann, sehr erschwert. Hier könnte die ergänzende Messung des Ösophagusdruckes als Surrogatparameter für den Pleuraldruck mit Berechnung des transpulmonalen Druckes hilfreich sein (siehe unten).

Wird eine Druck-Volumen-Kurve in der Inspiration und der Exspiration durchgeführt, kann die Differenz dieser zwei Kurven (Hysterese) ein Hinweis auf den Einsatz eines PEEP geben. Liegen beide Kurven übereinander, so ist durch den Einsatz eines PEEP keine Rekrutierung von verschlossenen Alveolen zu erwarten. Ist hingegen in der Exspiration bei gleichem Druck deutlich mehr Volumen in der Lunge, spricht dies für eine Rekrutierbarkeit, und der Einsatz eines höheren PEEP ist wohl gerechtfertigt (Blanch et al. 2007; Lucangelo et al. 2007).

Klinische Beurteilung des Verfahrens
Obwohl in den modernen Beatmungsgeräten die Möglichkeit zur automatisierten Messung einer Druck-Volumen-Kurve besteht, scheint dieses Verfahren aufgrund der oben angegebenen Gründe nicht für die klinische Routine geeignet. Es wird daher hauptsächlich für wissenschaftliche Fragestellungen genutzt.

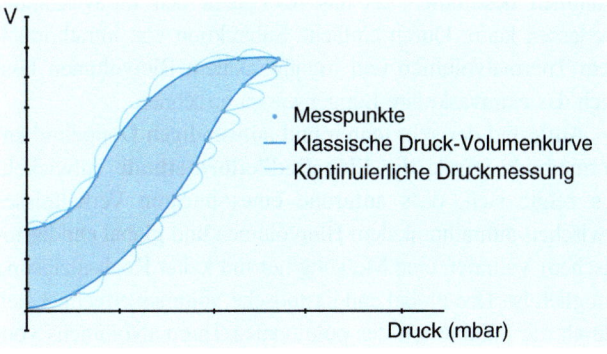

Abb. 24 Druck-Volumen-Kurve

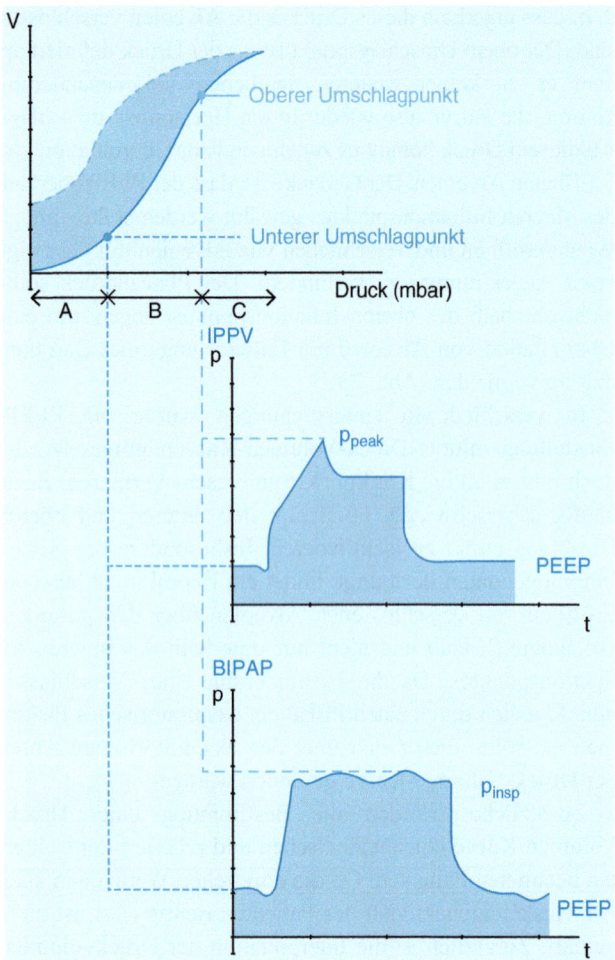

Abb. 25 Druck-Volumen-Kurve mit dem unteren und oberen Umschlagpunkt und den entsprechenden Einstellungen bei druck- und volumenkontrollierter Beatmung

3.3.3 Stressindex

Der Stressindex beschreibt unter den Bedingungen eines kontinuierlichen Atemgasflusses bei volumenkontrollierter Beatmung quasi eine Druck-Volumen-Kurve bei jedem Atemzug. Durch Berechnung der Steilheit des Druckanstieges ist im Tiermodell eine Unterscheidung in Überinflation und tidales Recruitment möglich. Eine abnehmende Steigung (Stressindex <1) bedeutet eine Verbesserung der Compliance während des Atemzuges und damit also eine Rekrutierung von verschlossenen Alveolen. Ein gerader Druckanstieg über die Zeit bedeutet eine Beatmung einer normalen Lunge mit geöffneten Alveolen. Bei deutlich ansteigenden Druckwerten während der Inspiration, also einer Abnahme der Compliance ist von einer Überinflation von Alveolen auszugehen. (Stressindex > 1).

Im Tiermodell konnten hierbei im Vergleich zu CT-Aufnahmen die drei Situationen von tidalem Recruitment, homogene Eröffnung von allen Alveolen und Überinflation erkannt werden. Die Beatmungseinstellung mit Hilfe des Stressindex zeigte eine deutliche Verbesserung der beatmungsassoziierten Lungenschädigung. Allerdings scheinen nicht pulmonale Faktoren, wie z. B. ein Pleuraerguss den Stressindex deutlich zu beeinflussen, sodass die klinische Wertigkeit und Reliabilität dieses Verfahrens noch nicht geklärt ist (Grasso et al. 2004).

3.3.4 Extravaskuläres Lungenwasser

Ein häufiges Symptom bei beatmungspflichtigen Patienten auf der Intensivstation ist ein erhöhtes extravaskuläres Lungenwasser (EVLW). Dies kann entweder ein Zeichen einer hydrostatischen Belastung sein, wie z. B. im Linksherzversagen mit Erhöhung des linksatrialen Druckes und konsekutiver Rückstauung des Blutes in die Pulmonalvenen. Insbesondere bei Patienten im akuten Lungenversagen oder im ARDS kann es zu einer Erhöhung des extravaskulären Lungenwassers durch eine erhöhte endotheliale oder epitheliale Permeabilität kommen. Je nach Ausprägung handelt es sich um ein interstitielles oder intraalveoläres Lungenödem.

Verschiedene Untersuchungen haben zeigen können, dass die Menge des extravaskulären Lungenwassers ein prognostischer Parameter für das Überleben der Patienten ist. Insofern erscheint es sinnvoll, einerseits zur Abschätzung der Prognose, andererseits zur eventuellen Steuerung der Volumentherapie Messungen des extravaskulären Lungenwassers in das Therapiekonzept einzubinden (Michard 2007; Brown et al. 2009).

Technik

Die klassische Technik zur Messung des EVLW ist die Doppelindikatormethode. Hierbei werden zwei Farbstoffe, einerseits Indocyaningrün (ICG) als ein Farbstoff, welcher intravasal bleibt, und kalte Kochsalzlösung als diffusionsfähiger Indikator injiziert. Mittels dieser zwei Indikatoren lässt sich das intrathorakale Thermalvolumen messen, also sämtliches Gewebe, welches von der kalten Kochsalzlösung im Thorax erreicht werden kann. Durch die ICG-Lösung lässt sich das intrathorakale Blutvolumen bestimmen, da das ICG nicht den Intravasalraum verlassen kann. Durch einfache Subtraktion von intrathorakalem Thermalvolumen und intrathorakalem Blutvolumen lässt sich das extravaskuläre Lungenwasser errechnen.

Aufgrund der sehr teuren und aufwendigen Doppelindikatormethode wurde die **Einzelindikatormethode** entwickelt. Es zeigte sich, dass aufgrund eines linearen Verhältnisses zwischen inthrathorakalem Blutvolumen und global enddiastolischem Volumen eine Messung nur mit kalter Kochsalzlösung möglich ist. Das global enddiastolische Volumen errechnet sich durch die Subtraktion des pulmonalen Thermalvolumens vom intrathorakalen Thermalvolumen. Nun kann unter der Annahme eines linearen Verhältnisses das intrathorakale Blutvolumen anhand folgender Gleichung gerechnet werden:

$$\text{ITBV} = (1{,}25 \times \text{GEDV}) - 28{,}4 \text{ ml}$$

Die Einzelindikatormethode geht dabei von folgenden Annahmen aus:

- Das global enddiastolische Volumen und das intrathorakale Blutvolumen stehen in einem konstanten und vorhersagbaren Verhältnis zueinander. Wenn diese Annahme zutrifft, muss daher das intrathorakale Blutvolumen nicht mehr gemessen werden, sondern kann errechnet werden. Das Verhältnis zwischen Blutvolumen im Herzen und in der Lunge wird hierbei mit 4:1 angenommen.
- Die Messung des pulmonalen Thermalvolumens ist mit der kalten Kochsalzlösung richtig. Allerdings beeinflussen verschiedene Parameter diese Messung, z. B. die Höhe des extravaskulären Lungenwassers, das Tidalvolumen, die PEEP-Einstellung, und der Oxygenierungsindex. Die Beeinflussung scheint sich im Rahmen von weniger als 10 % zu bewegen.

Weitere technikspezifische Limitationen sind die folgenden:
Die Kochsalzlösung muss in alle Lungenareale gelangen, um eine richtige Messung zu erhalten. Kommt es also zu einer Reduktion der pulmonalen Perfusion, kann die Messung falsch-niedrig sein. Nicht eindeutig geklärt ist die Richtigkeit der Messung bei einem schon vorhandenen Lungenödem, bei Beatmung mit hohen PEEP-Werten und nach großen pulmonalen Resektionen. Größere Aortenaneurysmen beeinflussen die Messung, wobei es zu einem falsch-hohen Wert des EVLW kommt. Ebenfalls haben intrakardiale Shunts und die Lage des peripheren arteriellen Thermistors einen Einfluss auf die Messung.

Klinische Bewertung des Verfahrens
In mehreren Untersuchungen konnte gezeigt werden, dass ein erhöhtes EVLW mit einer schlechteren Prognose vergesellschaftet ist. Allerdings scheint diese Prognoseabschätzung schlechter zu sein als mit anderen Scoring-Verfahren wie dem Sofa-Score, SAPS oder Apache-Score.

In zwei älteren Untersuchungen an kritisch kranken Patienten konnte gezeigt werden, dass die Steuerung der Therapie mittels Messung des EVLW im Gegensatz zur Steuerung mit einem Pulmonalarterienkatheter zu einem verbesserten Outcome führt. Allerdings wurden diese Untersuchungen mit der Doppelindikatormethode durchgeführt. Bis heute gibt es keine prospektiv randomisierte Untersuchung, welche die Wertigkeit einer Therapiesteuerung mit der aktuellen verfügbaren Einzelindikatormethode untersucht hat. Die Messung des extravaskulären Lungenwassers scheint daher zur Therapiesteuerung sinnvoll zu sein; dies konnte allerdings bisher nur mit der Doppelindikatormethode gezeigt werden. Aufgrund der methodischen Schwächen bzw. Unklarheiten der Einzelindikatormethode kann derzeit keine Empfehlung zur routinemäßigen Messung bzw. Steuerung der Therapie gegeben werden.

3.3.5 Transpulmonaler Druck, Ösophagusdruckmessung

Sollen Messungen der Lungenmechanik zur Prognoseabschätzung, Diagnostik oder Therapiesteuerung bei beatmeten Patienten eingesetzt werden, sind der Atemwegsdruck (p_{AW}) oder davon abgeleitete Werte schlechte Parameter, da der p_{AW} von vielen Faktoren auch nicht pulmonaler Art beeinflusst wird. Der entscheidende Parameter, welcher z. B. die Gefahr einer alveolären Überdehnung anzeigt, ist der transpulmonale Druck (p_{TP}). Dieser ist die Differenz zwischen dem Alveolardruck (p_{alv}) und dem Pleuraldruck (p_{Pl}). Dieser ist schwer zu messen, daher kann stattdessen als Surrogatparameter der Ösophagusdruck ($p_{Ösoph}$) mittels Ösophagussonde bestimmt werden (Branson und Johannigman 2009; Cortes und Marini 2013).

$$p_{TP} = p_{alv} - p_{Pl} \text{ bzw. } p_{TP} = p_{alv} - p_{Ösoph}$$

Eine randomisierte kontrollierte Studie hat die p_{TP}-Werte zur PEEP-Einstellung benutzt. Der PEEP wurde so eingestellt, dass ein endexspiratorischer p_{TP} zwischen 0 und 10 cmH$_2$O resultierte. Das Tidalvolumen wurde so gewählt, dass der endinspiratorische p_{TP} < 25 cmH$_2$O betrug. In einer Pilotstudie zeigten sich nach 72 h eine deutlich bessere Oxygenierung und Compliance und ein Trend zu einem besseren Überleben im Vergleich zur Kontrollgruppe (Talmor et al. 2008), diese Ergebnisse bestätigten sich allerdings nicht in der nachfolgenden größeren Untersuchung (Beitler et al. 2019).

Zusätzlich kann der $p_{Ösoph}$ hilfreich für die Diagnose von Asynchronizitäten zwischen Patient und Beatmungsgerät sein (Georgopoulos et al. 2006) und ermöglicht Berechnungen wie die der Atemarbeit („work of breathing") (Cabello und Mancebo 2006). Eine zu starke negative Auslenkung des ösophagealen Drucks während der Inspiration (negativer Swing des Ppl), zeigt einen verstärkten Atemantrieb und damit eine erhöhte Gefahr einer zusätzlichen Lungenschädigung. Als sicherer Bereich sind Werte zwischen −5 und −8 cmH$_2$O empfohlen worden.

Technik
Zur $p_{Ösoph}$-Messung wird ein Ballonkatheter, der mit 0,5 ml Luft gefüllt ist, zur Druckaufnahme in den unteren bis mittleren Ösophagus eingeführt. Wichtig und auch eines der Probleme ist die korrekte Platzierung des Katheters. Eine Methode bedient sich bei spontanatmenden Patienten eines Atemwegsverschlusses. Am Ende der Exspiration wird der

Atemweg verschlossen, und die parallelen Druckveränderungen in der Atemwegskurve und der p_{Osoph}-Kurve während es anschließenden Inspirationsversuches des Patienten werden als Identifikation einer korrekten Lage benutzt. Bei passiv beatmeten Patienten ist dies nicht möglich, sodass der Katheter zunächst in den Magen vorgeschoben wird, was durch eine Druckerhöhung bei Druck auf das obere Abdomen verifiziert wird. Anschließend wird der Katheter zurück in den Ösophagus gezogen. Die korrekte Lage wird hier bei sichtbaren Veränderungen durch kardiale Oszillationen und atemsynchrone Änderungen der Druckkurve erkannt.

Die Absolutwerte sind von Lageänderungen, Lungenvolumenänderungen und dem Druck des Mediastinums abhängig. Weitere Einflussfaktoren sind die regionale Charakteristik des zu messenden Gewebes, extrapulmonale Faktoren wie ein erhöhter intraabdomineller Druck oder Adipositas und eine Heterogenität der vorhandenen Lungenerkrankung.

Klinische Beurteilung
Um die Kräfte zu beurteilen, welche genau auf das Lungengewebe einwirken, ist die Differenzierung zwischen p_{AW} und p_{TP} physiologisch sinnvoll. Berechnungen wie die Atemarbeit können hilfreiche Unterstützung bei der Entwöhnung von Problempatienten bieten. In der klinischen Routine stellt allerdings die korrekte Platzierung des Katheters ein nicht zu unterschätzendes Problem dar. Abschließende Empfehlungen zur Steuerung des PEEP-Wertes können für ARDS Patienten anhand der verfügbaren Evidenz nicht gegeben werden.

3.3.6 Messung des Auto-PEEP-intrinsischen PEEP-Wertes

Im Normalfall besteht am Ende der Exspiration vor Beginn der nächsten Inspiration kein Gasfluss mehr, der alveoläre Druck entspricht also dem atmosphärischen Druck. Sollte aufgrund einer zu kurzen Exspirationszeit, eines zu hohen Exspirationsflusses oder einer Atemwegsobstruktion noch Atemgas fließen, ist also der Alveolardruck höher als der Umgebungsdruck, liegt ein Auto-PEEP vor. Dieser wird auch intrinsischer PEEP ($PEEP_i$) genannt. Wird außerdem mit einem externen PEEP beatmet, addiert sich der $PEEP_i$ und der externe, eingestellte PEEP zum Gesamt PEEP.

Klinische Relevanz erhält der $PEEP_i$, da es hierdurch zu gefangener Atemluft („air trapping") kommt. Das endexspiratorische Lungenvolumen ist größer als die FRC, also das Lungenvolumen der Atemruhestellung. Dies wird mit dem Begriff der dynamischen pulmonalen Hyperinflation beschrieben und ist häufig bei Patienten mit COPD zu beobachten.

Einen klinischen qualitativen Hinweis bietet die Atemflusskurve. Besteht direkt vor Beginn der Inspiration noch Atemgasfluss, also Exspirationsfluss, liegt ein Auto-PEEP vor. Während assistierter Spontanatmung muss der Patient nun zur Auslösung einer maschinellen Inspiration (Triggerung) eine erhöhte Atemarbeit erbringen. Dies kann zu schlechter Synchronisation zwischen Ventilator und Patient mit verspäteter oder ineffektiver Unterstützung führen. Zusätzlich ist die Gefahr eines Barotraumas erhöht. Je nach Höhe des Auto-PEEP kann es insbesondere durch den erhöhten intrathorakalen Druck zu einem verminderten venösen Rückstrom mit reduziertem Herzzeitvolumen kommen.

Die Höhe des $PEEP_i$ lässt sich allerdings nicht direkt am Ventilator abmessen. Hierzu ist ein Atemwegsverschlussmanöver (Okklusionsmanöver) nötig.

Technik
Die $PEEP_i$-Messung mit Hilfe der Okklusionsmethode kann an den modernen Beatmungsgeräten angewählt und automatisch durchgeführt werden. Manuelle Okklusionen sind nicht zu empfehlen, da der exakte Zeitpunkt der Okklusion entscheidend für die Genauigkeit der Messung ist. Während der Exspiration wird der Inspirationsschenkel verschlossen. Bei der folgenden Inspiration wird der Exspirationsschenkel geöffnet und der Restdruck im Atemsystem und damit in der Alveole gemessen. Bei einigen Beatmungsgeräten wird zusätzlich das Volumen der „gefangenen" Luft bestimmt.

Klinische Beurteilung
Die Beachtung und auch Messung des intrinsischen PEEP ist von großer Bedeutung. Insbesondere bei Patienten mit COPD oder bei erschwerter Entwöhnung kann eine Anpassung der Beatmung mit ggf. reduziertem Tidalvolumen oder verlängerter Exspirationszeit helfen, pulmonale oder zirkulatorische Komplikationen zu verhindern bzw. zu therapieren. Durch die einfache und nicht invasive automatisierte Messung ist sie ein wichtiger Baustein im erweiterten Beatmungsmonitoring.

3.3.7 Messung des respiratorischen Antriebs

Die erhaltende und ggf. unterstützte Spontanatmung zeigt bei Patienten im Lungenversagen verschiedene Vorteile. Doch besteht auch ohne kontrollierte mechanische Beatmung die Gefahr eines Lungenschadens durch einen vermehrte Atemantrieb, welcher zu erhöhtem Stress und Strain führen kann. Über psychologische, inflammatorische, biochemische oder mechanische Stimuli kann solch ein verstärkter neuronaler Atemantrieb entstehen. Bei gesunden Personen ist die resultierende Atmung mit dem neuronalen Atemantrieb gleichzusetzen, dieses ist bei Patienten im Lungenversagen nicht der Fall. Aufgrund von Veränderungen der neuromuskulären Funktion (muskulären Insuffizienzen, Atrophie) und der respiratorischen Mechanik (Bildung von Dys-, Atelektasen und erhöhte Lungen- und Brustwandelastance) besteht eine Diskrepanz zwischen der Aktivität der Atemzentren im zentralen Nervensystem und der resultierenden motorischen Antwort. Dies bedeutet, dass die Atemantwort, also die Kraft der muskulären Kontraktion und die Veränderungen von Druck, Fluss und Volumen den eigentlichen neuronalen Antrieb unterschätzt.

Klinische Surrogatparameter für den Atemantrieb können anhand der „Entfernung" vom zentralnervösen Zentrum in drei Kategorien unterschieden werden. 1. Messung des **neuronalen Outputs** durch Messung der elektrischen muskulären Aktivierung. 2. Messung der **Atemanstrengung (breathing effort)** durch Erfassung der Druckveränderungen durch die Atemmuskulatur (Pleuraldruck, P0.1). 3. **Atemmuster**, Ventilatorische Anwort (Vt, Atemfrequenz)

Messung des neuronalen Outputs:
Die Messung der elektrischen Diaphragma-Aktivität kann helfen, die Atemarbeit zu verstehen, Patient-Ventilator Asynchronizität und das Ausmaß von zu großer oder zu geringer Unterstützung der einzelnen Atemzüge zu erkennen.

Technik:
Da die elektrische Aktivität des Zwerchfells (EAdi) die Aktivität des N. phrenicus und damit die neurale Aktivierung durch die respiratorischen Zentren des zentralen Nervensystems widerspiegelt, lässt sich diese mittels eines ösophagealen Katheters mit multiplen Elektroden erfassen. Aufgrund einer großen interindividuellen Variabilität können keine Referenzwerte für die EAdi gegeben werden, sodass dem Trendverlauf eine große Bedeutung zukommt. Allerdings erfasst die EAdi nur die Aktivität des Diaphragmas. Über Oberflächenelektroden kann zusätzlich die Aktivierung akzessorischer inspiratorischer und exspiratorischer Atemhilfsmuskulatur erfasst werden.

Messung des Okklusionsdruckes P0.1
Bei Patienten mit erschwerter Entwöhnung von der Beatmung, insbesondere mit dynamischer Hyperinflation, ist eine Abschätzung der Atemarbeit („work of breathing", WOB) sinnvoll, um u. a. den Energieverbrauch des Patienten, welcher durch die Atemarbeit entsteht, abschätzen zu können. Die Messung des WOB oder analog des sog. Druck-Zeit-Produktes („pressure time product", PTP) ist allerdings in der klinischen Routine sehr aufwendig, da u. a. eine Messung des Ösophagusdruckes als Surrogatparameter für den Pleuraldruck nötig ist (oben).

Alternativ bietet sich die Messung des Atemwegsverschlussdruckes (Okklusionsdruck) an, da dieser mit dem WOB korreliert. Da bei spontan atmenden Patienten ein Verschluss des Atemweges über einen längeren Zeitraum sehr unangenehm ist, wird bei der Messung des P0.1 nur eine sehr kurze Okklusionszeit von 100 ms durchgeführt. Die Druckveränderungen in diesen 100 ms während einer Atemanstrengung eines spontan atmenden Patienten werden als P0.1 bezeichnet. Dabei ist der P0.1 ein sensitiver Parameter für den zentralen Atemantrieb.

Die Messung von P0.1 ist in modernen Beatmungsgeräten automatisiert und nicht invasiv durchführbar (Kuhlen et al. 1995). Für die Beurteilung der Atemarbeit sollte der Mittelwert von mehreren Messungen verwendet werden. Da ein zu geringer Atemantrieb die Gefahr eine diaphragmalen Schädigung und ein zu hoher Atemantrieb die Gefahr einer weiteren Lungenschädigung bedingt, wurde empfohlen, den P0.1 zwischen 1–1,5 und 3,5 cmH$_2$O zu halten.

Untersuchungen zeigen, dass mit Hilfe des P0.1 die externe PEEP-Einstellung bei Patienten mit dynamischer Hyperinflation optimiert werden kann. Bei diesen Patienten mit Spontanatmung und intrinsischem PEEP ergibt sich häufig das Problem, dass die PEEP$_i$-Messung fehlerhaft ist, da abdominelle exspiratorische Muskelaktivitäten nicht berücksichtigt werden. Eine parallele Messung des intraabdominellen Druckes wäre nötig. Bei Anlage eines externen PEEP zeigt eine koneskutive Abnahme des p0.1 eine Reduktion des PEEP i sowie der WOB an (Mancebo et al. 2000).

Der P0.1 könnte auch für die Einstellung der Höhe der Druckunterstützung bei assistierter Spontanatmung hilfreich sein. Hierbei zeigt ein zu großer Wert (> 5 cmH$_2$O) eine zu geringe, ein Wert < 1,5 cmH$_2$O eine zu große Druckunterstützung an. Der optimale Wert liegt bei ca. 3,5 cmH$_2$O (Telias et al. 2018).

Als prädiktiver Parameter für eine erfolgreiche Entwöhnung von der Beatmung zeigten erste Untersuchungen eher negative Ergebnisse (Nemer und Barbas 2011). Eine aktuelle Meta-Analyse kommt allerdings zu dem Ergebnis, dass der p0.1 gut geeignet ist, ein erfolgreiches Weaning von der Beatmung vorherzusagen (Sato et al. 2021).

Klinische Beurteilung:
Da der Zwerchfellfunktion eine große Bedeutung insbesondere im Rahmen der Entwöhnung von der Beatmung zukommt, erscheint es plausibel, diese und insgesamt den Atemantrieb zu überwachen. Die Beatmungseinstellung soll an diesen angepasst werden, nicht der Patient an die Beatmungsmaschine. Hierzu ist das Monitoring von neuronalem Output, der Atemanstrengung und des Atemmusters wichtig. Sinnvoll ist weiterhin eine Kombination mit einer Ultraschalluntersuchung der Zwerchfellfunktion, um ein vollständiges Bild zu erhalten.

Bei der unkomplizierten Entwöhnung von der Beatmung erscheint der Aufwand einer Messung der EAdi nicht nötig und bisher fehlen Studien, welche einen Vorteil des Monitorings bei komplizierter Entwöhnung zeigen. Da die EAdi nur an wenigen kommerziellen Ventilatoren routinemäßig messbar ist, konnte sich die Technik bisher nicht durchsetzen. Ebenfalls hat sich der Okklusionsdruck P0.1 bisher nicht in der klinischen Routine durchsetzen können, sondern wurde vornehmlich für wissenschaftliche Fragestellungen benutzt. Durch seine einfache und nicht invasive Messung ist er ein einfacher Parameter, um den zentralen Atemantrieb abschätzen zu können. Seine genaue Stellung im respiratorischen Monitoring muss noch definiert werden.

Insbesondere der Beurteilung des Atemmusters anhand der Atemfluss- und -druckkurven kommt in der Routine eine große Rolle zu und sollte von jedem Intensivmediziner, insbesondere in der Phase der Entwöhnung von der Beatmung regelhaft durchgeführt werden.

3.3.8 Lungenvolumenmessungen
Totraumvolumenmessung
Physiologischer Hintergrund

Als Totraum wird der Anteil des Atemsystems bezeichnet, welcher nicht am Austausch von Sauerstoff und Kohlendioxid teilnimmt. Dabei besteht der gesamte Totraum aus dem anatomischen und dem physiologischen Totraum. Bei beatmeten Patienten addiert sich zum anatomischen Totraum das Volumen durch das Atemsystem, wie Tubus, Filter etc. Dieser wird häufig als Atemwegstotraum bezeichnet. Der anatomische Totraum beträgt ca. 30 % des Atemzugvolumens.

$$Vd_{Gesamt} = Vd_{phys} + Vd_{AW}$$

Vd_{Gesamt}: Gesamttotraum, Vd_{phys}: physiologischer Totraum, Vd_{AW}: Atemwegstotraum.

Häufig wird der Totraum in Bezug zum aktuellen Atemzugvolumen gesetzt und als pulmonale Totraumfraktion (Vd_{phys}/Vt) bezeichnet. Bei beatmeten Patienten gilt, je höher der Vd_{phys}/Vt, desto eingeschränkter ist die CO_2-Exkretion aufgrund eines Ventilations-Perfusions-Missverhältnisses. So vergrößert sich der Vd_{phys}/Vt bei einer Lungenembolie durch die eingeschränkte pulmonale Perfusion bei erhaltener Ventilation. Bei Patienten mit ARDS ist der Vd_{phys}/Vt aufgrund von Mikrothromben häufig erhöht. Es konnte gezeigt werden, dass der Vd_{phys}/Vt ein unabhängiger Prädiktor für Mortalität ist, und zwar deutlich besser als von der Oxygenierung abgeleitete Parameter wie der Quotient aus p_aO_2 und F_iO_2 (Lucangelo et al. 2008).

Hinweise gibt es auch, dass der Vd_{phys}/Vt zur Diagnostik bzw. zum Ausschluss einer Lungenembolie und zur Einstellung des PEEP-Wertes sinnvoll eingesetzt werden kann. Hierzu fehlen allerdings noch weitere Untersuchungen.

Technik

Mit der von Enghoff modifizierten Bohr-Gleichung lässt sich unter der Annahme, dass p_aCO_2 gleich dem alveolären p_ACO_2 ist, der Vd_{phys}/Vt wie folgt berechnen:

$$Vd_{phys}/Vt = (p_aCO_2 - p_ECO_2)/p_aCO_2$$

p_aCO_2: arterieller Partialdruck für CO_2, p_ECO_2: gemischter exspiratorischer Partialdruck für CO_2.

Der p_ECO_2 entspricht der mittleren CO_2-Fraktion multipliziert mit der Differenz zwischen dem atmosphärischen Druck und dem Partialdruck für H_2O. Hierzu ist allerdings eine volumetrische Kapnographie mit der simultanen Messung von pCO_2 und dem Tidalvolumen nötig. Andere Methoden nach Fowler oder Langley sind ebenfalls sehr aufwändig und erfordern eine grafische Analyse des Kapnogramms. Vielleicht aus diesen Gründen hat sich die Totraumbestimmung bisher nicht in der klinischen Routine durchgesetzt.

Klinische Beurteilung

Die Vd_{phys}/Vt-Berechnung hat einen besseren prognostischen Wert als Oxygenierungsparameter und könnte für die PEEP-Einstellung und die zusätzliche Diagnostik einer Lungenarterienembolie genutzt werden. Eine hinreichend genaue Berechnung ist prinzipiell auch mit routinemäßig erhobenen Parametern möglich. Diese, aber auch die Bestimmung mittels volumetrischer Kapnometrie, hat sich allerdings aufgrund ihrer Komplexität bisher nicht in der klinischen Routine durchsetzen können.

Messung der funktionellen Residualkapazität (FRC)

Die Abschätzung der Größe des sog. Ruhevolumens, der funktionellen Residualkapazität (FRC), also dem Volumen, bei dem die elastischen Kräfte des Lungengewebes nach innen und die Rückstellkräfte des knöchernen Thorax nach außen im Gleichgewicht sind, ist extrem sinnvoll und hilfreich zur Optimierung der Beatmungseinstellung bei Patienten im Lungenversagen. Die Erkrankung selber, aber auch viele therapeutische Maßnahmen, wie eine Beatmung mit PEEP, eine Bauchlagerung, ein endotracheales Absaugmanöver, eine akzidentelle Diskonnektion des Schlauchsystems und der Übergang von kontrollierter Beatmung zu assistierter Spontanatmung beeinflussen die FRC.

Nach dem Konzept von einem ventilatorassoziierten Lungenversagen durch „Stress" und „Strain" sollte das Tidalvolumen auf die Größe des Ruhevolumens der Lungen bezogen werden und nicht zwangsläufig auf das Idealgewicht. Auch hier könnte eine Messung der FRC hilfreich sein.

Bedacht werden muss allerdings, dass die FRC bei beatmeten Patienten – bei Beatmung mit PEEP häufig mit endexspiratorischem Lungenvolumen (EELV) bezeichnet – keine Differenzierung zwischen einer Eröffnung von zuvor verschlossenen Alveolen, also einem Recruitment, und einer Überdehnung von schon offenen Alveolen zulässt. Daher sollten FRC-Messungen, v. a. zur PEEP-Einstellung nicht isoliert betrachtet werden, sondern in Kombination mit z. B. Compliance-Messungen angewandt werden.

Aufgrund technischer Schwierigkeiten haben sich Verfahren zur Bestimmung der FRC in der klinischen Routine bei beatmeten Patienten bisher nicht durchgesetzt. In den letzten Jahren sind hier erfreuliche Fortschritte gemacht worden, sodass heute mit der Sauerstoffauswaschmethode und der modifizierten Stickstoffauswaschmethode zwei bettseitige Methoden, die Letztere kommerziell verfügbar (Carescape R860 Intensiv-Rspirator, GE Healthcare; LuFu System Dräger), zur Verfügung stehen.

Die Messung der FRC ist ohne größeren Aufwand bei beatmeten Patienten mit hinreichender absoluter Genauigkeit sowie guter Reproduzierbarkeit bei wiederholten Messungen möglich (Branson und Johannigman 2009; Heinze und Eichler 2009).

Technik
Die im Lungenfunktionslabor zur Diagnostik chronischer Lungenerkrankungen benutzten Methoden zur Bestimmung der FRC, die Ganzkörperplethysmographie und die Heliumdilutionsmethode, sind bei beatmeten Patienten nicht oder nur mit erheblichen Aufwand möglich und werden in der Routine nicht eingesetzt. Als Alternative bieten sich sog. Auswaschverfahren an. Hierbei wird – typischerweise über mehrere Atemzüge – in einem offenen Atemkreis entweder der in der Lunge enthaltende Stickstoff ausgewaschen oder ein zuvor eingewaschenes Inertgas (im Blut nicht lösliches Gas) wieder ausgewaschen. Durch die Messung der Veränderungen der Gaskonzentrationen über mehrere Atemzüge kann die FRC berechnet werden. Typische Verfahren sind das Schwefelhexafluorid- (SF6-) Auswaschverfahren und der „multiple breath nitrogen washout" (MBNW), welche sich jedoch in der klinischen Routine aufgrund des hohen apparativen Aufwands und der teilweise komplizierten Technik nicht durchgesetzt haben.

Die FRC-Messung beruht auf Änderungen der in- und exspiratorischen Gaskonzentration bei einer plötzlichen Änderung der inspiratorischen Sauerstoffkonzentration. Durch Änderung der F_iO_2 von mindestens 0,1 wird die Messung automatisch gestartet. Typischerweise sollte der Mittelwert aus einem Wash-in, also einer Erhöhung der F_iO_2, und einem Wash-out, also der Verringerung der F_iO_2 verwendet werden.

Bei der Sauerstoffauswaschmethode wird direkt aus den Veränderungen der inspiratorischen und exspiratorischen Sauerstoffkonzentrationen über mehrere Atemzüge die FRC berechnet. Bei der modifizierten Stickstoffauswaschmethode wird durch Messung von Sauerstoff und CO_2 auf das verbleibende restliche Gas (Stickstoff) geschlossen und hierüber die FRC berechnet.

Klinische Beurteilung
Für die Beurteilung und schonende Einstellung der Beatmung von Patienten im Lungenversagen ist die Kenntnis der FRC hilfreich. Diese ist durch keinen anderen routinemäßig erhobenen Parameter abschätzbar. Allerdings sind FRC-Messungen bisher hauptsächlich für wissenschaftliche Fragestellung erhoben worden, eine wirkliche Einführung in die klinische Praxis ist nicht erfolgt.

Elektrische Impedanztomografie (EIT)
Bei Patienten, welche aufgrund eines Lungenversagens oder anderer schwerer Erkrankungen künstlich beatmet werden müssen, zeigt sich häufig eine Ungleichverteilung der Ventilation. Je nach Erkrankungsschwere und Beatmungseinstellung finden sich in Rückenlage ventrale überdehnte Areale und dorsale atelektatische Bezirke. Eventuell ist nur ein kleiner Anteil der Lunge im medialen Bereich normal belüftet.

Herkömmliche Überwachungsverfahren sind nur unzureichend hilfreich, diese Ungleichverteilung zu detektieren. Mit Hilfe der elektrischen Impedanztomografie (EIT) ist eine strahlungsfreie Darstellung der regionalen Ventilation am Krankenbett möglich. Arbeiten im Tiermodel zeigten, dass die EIT die räumliche Darstellung von Veränderungen des Luftgehaltes in der untersuchten Schicht der Lunge erlaubt. Aufgrund der hohen zeitlichen Auflösung scheint damit eine kontinuierliche Überwachung des aktuellen Lungenvolumens während der Beatmung auch am Krankenbett möglich. So zeigten Victorino et al. an 10 beatmeten Patienten mit ARDS, dass die EIT im Vergleich zur CT die Verteilung der Ventilation hervorragend darstellt (Victorino et al. 2004). Hinz et al. (2009) demonstrierten die Erfassung von regionalen Ventilationsunterschieden bei Patienten im Lungenversagen. Veränderungen der Ventilationsverteilung von z. B. Intubation und Beatmung mit PEEP, Spontanatmungsverfahren, Ein-Lungen-Ventilation und Lagerungsmethoden können dargestellt werden. Erste Untersuchungen zum Einsatz der EIT zur Steuerung der Ventilation v. a. im Vergleich mit anderen herkömmlichen Verfahren sind veröffentlicht.

Eine Möglichkeit bietet sich an, die Beatmung so einzustellen, dass eine möglichst gleichmäßige Verteilung des Anteils der Ventilation in den ventralen, mittleren und dorsalen Schichten der Lunge gegeben ist. In Tab. 4 sind die prozentualen Verteilungen bei normaler Verteilung abgebildet. Bei der Ausbildung dorsaler Atelektasen würde der dorsale Anteil im Verhältnis zum ventralen Anteil der Ventilation abnehmen.

Zunehmend werden Indizes entwickelt, welche ein Maß für die Heterogenität der Ventilation darstellen. So definierten z. B. Luepschen et al. (2007) den „centre of gravity index", Wrigge et al. (2008) den „regional ventilation delay index" und Zhao et al. (2009) den „global inhomogeneity index". Auch konnte mithilfe der EIT das sogenannte Pendelluft-Phänomen bei assistierter Spontanatmung bei Patienten mit ARDS mit konsekutiver lokaler Hyperinflation detektiert werden. Hierdurch ergeben sich umfangreiche klinische Anwendungsgebiete im Rahmen der PEEP-Einstellung, der Entwöhnung von der Beatmung und der schonenden Beatmungseinstellung.

Tab. 4 Normalverteilung der tidalen Variationen bei einem gesunden Probanden. (Adaptiert nach Fa. Dräger Medical, Lübeck)

Lungenschicht	Anteil der Ventilation
Ventral	10–15 %
Mitte/ventral	35–40 %
Mitte/dorsal	35–40 %
Dorsal	10–15 %

Technik

Die EIT ist ein nicht invasives, strahlungsfreies, funktionelles Bildgebungsverfahren. Das technische Prinzip besteht in der Messung des Flusses kleiner Wechselströme zwischen Oberflächenelektroden, die in gleichmäßigem Abstand rund um das interessierende Organ angebracht sind. Über die nicht stromführenden Elektrodenpaare wird die resultierende Spannungsverteilung an der Körperoberfläche gemessen. Für die EIT des Thorax werden Systeme mit z. B. 16 Oberflächenelektroden verwendet.

Zur Erfassung eines EIT-Bildes erfolgen 16 Stromeinspeisungen mit jeweils 13 resultierenden Oberflächenspannungen. Daraus errechnen sich $13 \times 16 = 208$ Spannungsunterschiede. Von diesen werden nur 104 zur Bildrekonstruktion verwendet, da jeweils 2 Differenzen voneinander abhängig sind. Die gemessenen Oberflächenspannungen hängen von der Impedanz- (Widerstands-)verteilung innerhalb des Thorax ab. Der gemessene Widerstand ist zum überwiegenden Teil vom intrapulmonalen Luftgehalt abhängig, geringe Anteile zum Widerstand tragen der pulsatile Blutfluss und intrathorakale Flüssigkeitsverschiebungen bei.

Die EIT quantifiziert die regionale Impedanzverteilung innerhalb eines Thoraxquerschnitts und korreliert diese mit der regionalen Ventilation sowie dem regionalen Lungenvolumen. Die Schichtdicke des zur Erstellung des Tomogramms erfassten Gewebes ist abhängig von der Fläche der verwendeten Elektroden und beträgt typischerweise etwa 40 mm. Dabei nimmt die Schichtdicke zum Zentrum der erfassten Ebene zu. Die räumliche Auflösung reicht aus diesen technischen Gründen bei weitem nicht an die einer herkömmlichen Computertomografie (CT) heran, jedoch ermöglicht es die hohe zeitliche Auflösung dieser funktionellen Bildgebung, auch physiologische Veränderungen, die innerhalb von Sekunden auftreten, zu erfassen (Abb. 26).

Klinische Relevanz

Regionale Unterschiede der Ventilationsverteilung sind ein häufiges Phänomen bei beatmeten Patienten auf der Intensivstation. Mit der EIT steht ein strahlungsfreies, nicht invasives bettseitiges Verfahren zur Verfügung, diese Unterschiede zu erkennen und Auswirkungen der Beatmungseinstellung beurteilen zu können. Bisher bietet die kommerziell erhältliche Technik aber noch keinen einfachen Parameter zur Einstellung. Die Auswertung der gewonnenen Daten ist nur anschließend „off-line" möglich. Dies schränkt den Einsatz in der klinischen Routine deutlich ein.

Mögliche Indizes zur einfacheren Einstellung der Beatmung werden derzeit von verschiedenen Arbeitsgruppen entwickelt. Ob und welcher sich von ihnen für die Einstellung der Beatmung durchsetzen wird, werden weitere Studien klären müssen. Es zeigt sich jedoch, dass die EIT zur bettseitigen Erfassung der regionalen Ventilationsverteilung geeignet ist. Die EIT hat großes Potenzial, zu einem wichtigen Baustein in der Beatmungseinstellung bei Patienten im Lungenversagen zu werden.

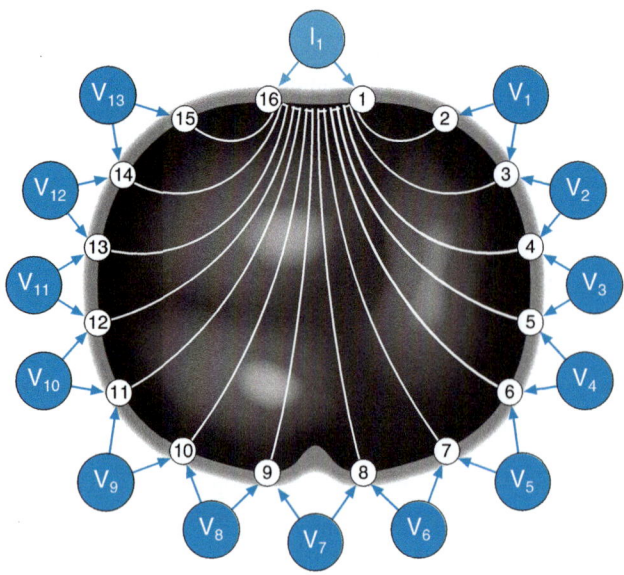

Abb. 26 Methodik der elektrischen Impedanztomografie. Alternierend wird über ein Elektrodenpaar eine Spannung angelegt (V_1) und über ein anderes Elektrodenpaar (I_1) die resultierende Impedanz gemessen. Dann wird zirkulär im Uhrzeigersinn über dem nächsten Elektrodenpaar (V_2) die Spannung angelegt. Nach einer Umdrehung wird das Elektrodenpaar zur Impedanzmessung ebenfalls rotiert (von Elektrode 16 und 1 zu Elektrode 1 und 2). Daraus resultieren 13×15 Impedanzmessungen. (Adaptiert nach Fa. Dräger Medical, Lübeck)

> Regionale Unterschiede der Ventilationsverteilung sind ein häufiges Phänomen. Mit der EIT lassen sich diese strahlungsfrei, nicht invasiv und bettseitig erkennen. Die EIT hat großes Potenzial zu einem wichtigen Baustein in der Beatmungseinstellung bei Patienten im Lungenversagen zu werden.

Literatur

Amato MB, Barbas CS, Medeiros DM, Magaldi RB, Schettino GP, Lorenzi-Filho G, Kairalla RA, Deheinzelin D, Munoz C, Oliveira R, Takagaki TY, Carvalho CR (1998) Effect of a protective-ventilation strategy on mortality in the acute respiratory distress syndrome. N Engl J Med 338(6):347–354

Amato MB, Meade MO, Slutsky AS, Brochard L, Costa ELV, Schoenfeld DA, Stewart TE, Briel M, Talmor D, Mercat A, Richard JCM, Carvalho CRR, Brower RG (2015) Driving pressure and survival in the acute respiratory distress syndrome. N Engl J Med 372:747–755

Balik M, Pachl J, Hendl J (2002) Effect of the degree of tricuspid regurgitation on cardiac output measurements by thermodilution. Intensive Care Med 28(8):1117–1121

Baulig W, Bernhard EO, Bettex D, Schmidlin D, Schmid ER (2005) Cardiac output measurement by pulse dye densitometry in cardiac surgery. Anaesthesia 60:968–973

Beest PA van, Hofstra JJ, Schultz MJ, Boerma EC, Spronk PE, Kuiper MA (2008) The incidence of low venous oxygen saturation on admission to the intensive care unit: a multi-center observational study in The Netherlands. Crit Care 12(2):R33

Beest PA van, van Ingen J, Boerma EC, Holman ND, Groen H, Koopmans M, Spronk PE, Kuiper MA (2010) No agreement of mixed venous and central venous saturation in sepsis, independent of sepsis origin. Crit Care 14(6):R219

Beitler JR, Sarge T, Banner-Goodspeed VM, Gong MC, Cook D, Novack V, Loring SH, Talmor D (2019) Effect of titrating positive end-expiratory pressure (PEEP) with an esophageal pressure – guided strategy vs an empirical high PEEP-Fio2 strategy on death and days free from mechanical ventilation among patients with acute respiratory distress syndrome a randomized clinical trial. JAMA 321(9):846–857

Bendjelid K, Marx G, Kiefer N, Simon TP, Geisen M, Hoeft A, Siegenthaler N, Hofer CK (2013) Performance of a new pulse contour method for continuous cardiac output monitoring: validation in critically ill patients. Br J Anaesth 111(4):573–579

Biais M, Mazocky E, Stecken L et al (2017) Impact of systemic vascular resistance on the accuracy of the pulsioflex device. Anesth Analg 124:487–493

Blanch L, Lopez-Aguilar J, Villagra A (2007) Bedside evaluation of pressure-volume curves in patients with acute respiratory distress syndrome. Curr Opin Crit Care 13(3):332–337

Blankman P, Gommers D (2012) Lung monitoring at the bedside in mechanically ventilated patients. Curr Opin Crit Care 18(3):261–266

Boehmer RD (1987) Continuous, real-time, noninvasive monitor of blood pressure: penaz methodology applied to the finger. J Clin Monit 3(4):282–287

Boehne M, Schmidt F, Witt L et al (2012) Comparison of transpulmonary thermodilution and ultrasound dilution technique: novel insights into volumetric parameters from an animal model. Pediatr Cardiol 33:625–632

Bootsma IT, de Lange F, Koopmans M, Haenen J, Boonstra PW, Symersky T, Boerma EC (2017) Right ventricular function after cardiac surgery is a strong independent predictor for long-term mortality. J Cardiothorac Vasc Anesth 31(5):1656–1662

Bossert T, Gummert JF, Bittner HB, Barten M, Walther T, Falk V, Mohr FW (2006) Swan-Ganz catheter-induced severe complications in cardiac surgery: right ventricular perforation, knotting, and rupture of a pulmonary artery. J Card Surg 21(3):292–295

Branson RD, Johannigman JA (2009) Innovations in mechanical ventilation. Respir Care 54(7):933–947

Broch O, Renner J, Höcker J, Gruenewald M, Meybohm P, Schöttler J, Steinfath M, Bein B (2011) Uncalibrated pulse power analysis fails to reliably measure cardiac output in patients undergoing coronary artery bypass surgery. Crit Care 15(1):R76

Brown LM, Liu KD, Matthay MA (2009) Measurement of extravascular lung water using the single indicator method in patients: research and potential clinical value. Am J Phys Lung Cell Mol Phys 297(4):L547–L558

Cabello B, Mancebo J (2006) Work of breathing. Intensive Care Med 32(9):1311–1314

Chen L, Jonkman A, Pereira SM, Lu C, Brochard L (2021) Driving pressure monitoring during acute respiratory failure in 2020. Curr Opin Crit Care 27:303

Connors AF Jr, Speroff T, Dawson NV, Thomas C, Harrell FE Jr, Wagner D, Desbiens N, Goldman L, Wu AW, Califf RM, Fulkerson WJ Jr, Vidaillet H, Broste S, Bellamy P, Lynn J, Knaus WA (1996) The effectiveness of right heart catheterization in the initial care of critically ill patients. SUPPORT Investigators. JAMA 276:889–897

Cortes GA, Marini JJ (2013) Two steps forward in bedside monitoring of lung mechanics: transpulmonary pressure and lung volume. Crit Care 17(2):219

Damman K, van Deursen VM, Navis G, Voors AA, van Veldhuisen DJ, Hillege HL (2009) Increased central venous pressure is associated with impaired renal function and mortality in a broad spectrum of patients with cardiovascular disease. J Am Coll Cardiol 53(7):582–588

Dark PM, Singer M (2004) The validity of trans-esophageal Doppler ultrasonography as a measure of cardiac output in critically ill adults. Intensive Care Med 30:2060–2066

De Simone R, Wolf I, Mottl-Link S, Böttiger BW, Rauch H, Meinzer HP, Hagl S (2005) Intraoperative assessment of right ventricular volume and function. Eur J Cardiothorac Surg 27(6):988–993

Denault A, Deschamps A, Murkin JM (2007) A proposed algorithm for the intraoperative use of cerebral near-infrared spectroscopy. Semin Cardiothor Vasc Anesth 11:274–281

Denault AY, Haddad F, Jacobsohn E, Deschamps A (2013) Perioperative right ventricular dysfunction. Curr Opin Anaesthesiol 26:71–81

Deng QW, Tan WC, Zhao BC, Wen SH, Shen JT, Xu M (2018) Is goal-directed fluid therapy based on dynamic variables alone sufficient to improve clinical outcomes among patients undergoing surgery? A meta-analysis. Crit Care 22(1):298

Desebbe O, Henaine R, Keller G, Koffel C, Garcia H, Rosamel P, Obadia JF, Bastien O, Lehot JJ, Haftek M, Critchley LA (2013) Ability of the third-generation FloTrac/Vigileo software to track changes in cardiac output in cardiac surgery patients: a polar plot approach. J Cardiothorac Vasc Anesth 27:1122–1127. https://doi.org/10.1053/j.jvca.2013.03.008

Dhainaut A et al (1987) Bedside evaluation of right ventricular performance using a rapid computerized thermodilution method. Crit Care Med 15:147–152

Donati A, Loggi S, Preiser JC, Orsetti G, Münch C, Gabbanelli V, Pelaia P, Pietropaoli P (2007) Goal-directed intraoperative therapy reduces morbidity and length of hospital stay in high-risk surgical patients. Chest 132(6):1817–1824

Eichhorn V, Goepfert MS, Eulenburg C, Malbrain ML, Reuter DA (2012) Comparison of values in critically ill patients for global end-diastolic volume and extravascular lung water measured by transcardiopulmonary thermodilution: a meta-analysis of the literature. Med Int 36(7):467–474

Eleftheriadis S, Galatoudis Z, Didilis V, Bougioukas I, Schön J, Heinze H, Berger KU, Heringlake M (2009) Variations in arterial blood pressure are associated with parallel changes in FlowTrac/Vigileo-derived cardiac output measurements: a prospective comparison study. Crit Care 13(6):R179

Fischer MO, Avram R, Cârjaliu I, Massetti M, Gérard JL, Hanouz JL, Fellahi JL (2012) Non-invasive continuous arterial pressure and cardiac index monitoring with Nexfin after cardiac surgery. Br J Anaesth 109(4):514–521

Frank O (1930) Schätzung des Schlagvolumens des menschlichen Herzens aufgrund der Wellen- und WindkesselTheorie. Z Biol 90:405

Gattinoni L, Brazzi L, Pelosi P, Latini R, Tognoni G, Pesenti A, Fumagalli R (1995) A trial of goal-oriented hemodynamic therapy in critically ill patients. SvO2 Collaborative Group. N Engl J Med 333(16):1025–1032

Georgopoulos D, Prinianakis G, Kondili E (2006) Bedside waveforms interpretation as a tool to identify patient-ventilator asynchronies. Intensive Care Med 32(1):34–47

Grasso S, Terragni P, Mascia L, Fanelli V, Quintel M, Herrmann P, Hedenstierna G, Slutsky AS, Ranieri VM (2004) Airway pressure – time curve profile (stress index) detects tidal recruitment/hyperinflation in experimental acute lung injury. Crit Care Med 32(4):1018–1027

Gruenewald M, Meybohm P, Renner J, Broch O, Caliebe A, Weiler N, Steinfath M, Scholz J, Bein B (2011) Effect of norepinephrine dosage and calibration frequency on accuracy of pulse contour-derived cardiac output. Crit Care 15(1):R22

Habicher M, Zajonz T, Heringlake M, Böning A, Treskatsch S, Schirmer U, Markewitz A, Sander M (2018) S3-Leitlinie zur intensivmedizinischen Versorgung herzchirurgischer Patienten: Hämodynamisches Monitoring und Herz-Kreislauf – ein Update. Anaesthesist 67(5):375–379

Hamilton MA, Cecconi M, Rhodes A (2011) A systematic review and meta-analysis on the use of preemptive hemodynamic intervention to improve postoperative outcomes in moderate and high-risk surgical patients. Anesth Analg 112(6):1392–1402

Hamilton WF, Moore JW, Kinsman JM, Spurling RG IV (1932) Further analysis of the injection method, an of changes in hemodynamics under physiological and pathological conditions. Am J Phys 99:534–551

Hayes MA, Timmins AC, Yau EH, Palazzo M, Hinds CJ, Watson D (1994) Elevation of systemic oxygen delivery in the treatment of critically ill patients. N Engl J Med 330(24):1717–1722

Hein M, Roehl AB, Baumert JH, Rossaint R, Steendijk P (2009) Continuous right ventricular volumetry by fast-response thermodilution during right ventricular ischemia: head-to-head comparison with conductance catheter measurements. Crit Care Med 37(11):2962–2967

Heinze H, Eichler W (2009) Measurements of functional residual capacity during intensive care treatment: the technical aspects and itspossible clinical applications. Acta Anaesthesiol Scand 53:1121–1130

Heringlake M, Garbers C, Käbler JH, Anderson I, Heinze H, Schön J, Berger KU, Dibbelt L, Sievers HH, Hanke T (2011) Preoperative cerebral oxygen saturation and clinical outcomes in cardiac surgery. Anesthesiology 114(1):58–69

Hilty MP, Franzen DP, Wyss C, Biaggi P, Maggiorini M (2017) Validation of transpulmonary thermodilution variables in hemodynamically stable patients with heart diseases. Ann Intensive Care 7(1):86

Hinz J, Hahn G, Neumann P, Sydow M, Mohrenweiser P, Hellige G, Burchardi H (2009) End-expiratory lung impedance change enables bedside monitoring of end-expiratory lung volume change. Intensive Care Med 29(1):37–43

Hohn A, Defosse JM, Becker S, Steffen C, Wappler F, Sakka SG (2013) Non-invasive continuous arterial pressure monitoring with Nexfin does not sufficiently replace invasive measurements in critically ill patients. Br J Anaesth 111(2):178–184

Holm JH, Frederiksen CA, Juhl-Olsen P, Sloth E (2012) Perioperative use of focus assessed transthoracic echocardiography (FATE). Anesth Analg 115(5):1029–1032

Imai T, Takahashi K, Fukura H, Morishita Y (1997) Measurement of cardiac output by pulse dye densitometry using indocyanine green: a comparison with the thermodilution method. Anesthesiology 87:816–822

Kellerer C, Jankrift N, Jörres RA, Klütsch K, Wagenpfeil S, Linde K, Schneider A (2019) Diagnostik accuracy of capnovolumetry fort he identification of airway obstruction – results of a diagnostic study in ambulatory care. Respir Res 20:92

Kim SH, Lilot M, Sidhu KS, Rinehart J, Yu Z, Canales C, Cannesson M (2014) Accuracy and precision of continuous noninvasive arterial pressure monitoring compared with invasive arterial pressure: a systematic review and meta-analysis. Anesthesiology 120(5):1080–1097

Kisloukhine VV, Dean DA (1996) Validation of a novel ultrasound dilution method to measure cardiac output during hemodialysis. ASAIO J 42(5):M906–M907

Kristensen SD, Knuuti J, Saraste A, Anker S, Bøtker HE, Hert SD, Ford I, Gonzalez-Juanatey JR, Gorenek B, Heyndrickx GR, Hoeft A, Huber K, Iung B, Kjeldsen KP, Longrois D, Lüscher TF, Pierard L, Pocock S, Price S, Roffi M ... Authors/Task Force Members (2014) 2014 ESC/ESA Guidelines on non-cardiac surgery: cardiovascular assessment and management: the Joint Task Force on non-cardiac surgery: cardiovascular assessment and management of the European Society of Cardiology (ESC) and the European Society of Anaesthesiology (ESA). Eur Heart J 35(35):2383–2431

Kuhlen R, Hausmann S, Pappert D, Slama K, Rossaint R, Falke K (1995) A new method for P0.1 measurement using standard respiratory equipment. Intensive Care Med 21(7):554–560

Le Manach Y, Hofer CK, Lehot JJ, Vallet B, Goarin JP, Tavernier B, Cannesson M (2012) Can changes in arterial pressure be used to detect changes in cardiac output during volume expansion in the perioperative period? Anesthesiology 117(6):1165–1174

Lichtwarck-Aschoff M, Zeravik J, Pfeiffer UJ (1992) Intrathoracic blood volume accurately reflects circulatory volume status in critically ill patients with mechanical ventilation. Intensive Care Med 18(3):142–147

Linton R, Band D, O'Brien T, Jonas M, Leach R (1997) Lithium dilution cardiac output measurement: a comparison with thermodilution. Crit Care Med 25(11):1796–1800

Linton RA, Band DM, Haire KM (1993) A new method of measuring cardiac output in man using lithium dilution. Br J Anaesth 71:262–266

Lucangelo U, Bernabe F, Blanch L (2007) Lung mechanics at the bedside: make it simple. Curr Opin Crit Care 13(1):64–72

Lucangelo U, Bernabe F, Vatua S et al (2008) Prognostic value of different dead space indices in mechanically ventilated patients with acute lung injury and ARDS. Chest 133(1):62–71

Luepschen H, Meier T, Grossherr M, Leibecke T, Karsten J, Leonhardt S (2007) Protective ventilation using electrical impedance tomography. Physiol Meas 28(7):S247–S260

Mancebo J, Albaladejo P, Touchard D, Bak E, Subirana M, Lemaire F, Harf A, Brochard L (2000) Airway occlusion pressure to titrate positive end-expiratory pressure in patients with dynamic hyperinflation. Anesthesiology 93:81–90

Marik PE, Cavallazzi R (2013) Does the central venous pressure predict fluid responsiveness? An updated meta-analysis and a plea for some common sense. Crit Care Med 41(7):1774–1781

Michard F (2007) Bedside assessment of extravascular lung water by dilution methods: temptations and pitfalls. Crit Care Med 35(4):1186–1192

Milam AJ, Ghoddoussi F, Lucaj J, Narreddy S, Kumar N, Reddy V, Hakim J, Krishnan SH (2021) Comparing the mutual interchangeability of ECOM, FloTrac/Vigileo, 3D-TEE, and ITD-PAC cardiac output measuring systems in coronary artery bypass grafting. J Cardiothorac Vasc Anesth 35(2):514–529

Moller JT, Pedersen T, Rasmussen LS, Jensen PF, Pedersen BD, Ravlo O, Rasmussen NH, Espersen K, Johannessen NW, Cooper JB (1993) Randomized evaluation of pulse oximetry in 20,802 patients: I. Design, demography, pulse oximetry failure rate, and overall complication rate. Anesthesiology 78(3):436–444

Murkin JM, Adams SJ, Novick RJ, Quantz M, Bainbridge D, Iglesias I, Cleland A, Schaefer B, Irwin B, Fox S (2007) Monitoring brain oxygen saturation during coronary bypass surgery: a randomized, prospective study. Anesth Analg 104(1):51–58

Mythen MG, Webb AR (1995) Perioperative plasma volume expansion reduces the incidence of gut mucosal hypoperfusion during cardiac surgery. Arch Surg 130(4):423–429

Nemer SN, Barbas CS (2011) Predictive parameters for weaning from mechanical ventilation. J Bras Pneumol 37(5):669–679

Neumann P (1999) Extravascular lung water and intrathoracic blood volume: double versus single indicator dilution technique. Intensive Care Med 25(2):216–219

Ospina-Tascon GA, Cordioli RL, Vincent JL (2008) What type of monitoring has been shown to improve outcomes in acutely ill patients? Intensive Care Med 34(5):800–820

Paarmann H, Groesdonk HV, Sedemund-Adib B, Hanke T, Heinze H, Heringlake M, Schön J (2011) Lack of agreement between pulmonary arterial thermodilution cardiac output and the pressure recording analytical method in postoperative cardiac surgery patients. Br J Anaesth 106(4):475–481

Paarmann H, Heringlake M, Heinze H, Hanke T, Sier H, Karsten J, Schön J (2012) Non-invasive cerebral oxygenation reflects mixed venous oxygen saturation during the varying haemodynamic conditions in patients undergoing transapical transcatheter aortic valve implantation. Interact Cardiovasc Thorac Surg 14(3):268–272

Parati G et al (2008) European Society of Hypertension guidelines for blood pressure monitoring at home: a summary report of the Second International Consensus Conference on Home Blood Pressure Monitoring. J Hypertens 26:1505–1530

Pölönen P, Ruokonen E, Hippeläinen M, Pöyhönen M, Takala J (2000) A prospective, randomized study of goal-oriented hemodynamic therapy in cardiac surgical patients. Anesth Analg 90(5):1052–1059

Renner J et al (2012) Perioperatives Flüssigkeitsmanagement – Abschätzung des Volumenstatus. Anasthesiol Intensivmed Notfallmed Schmerzther 47:470

Richter HP, Petersen C, Goetz AE, Reuter DA, Kubitz JC (2011) Detection of right ventricular insufficiency and guidance of volume therapy are facilitated by simultaneous monitoring of static and functional preload parameters. J Cardiothorac Vasc Anesth 25(6): 1051–1055

Rivers E, Nguyen B, Havstad S, Ressler J, Muzzin A, Knoblich B, Peterson E, Tomlanovich M (2001) Early goal-directed therapy in the treatment of severe sepsis and septic shock. N Engl J Med 345(19): 1368–1377

Rossi P, Wanecek M, Rudehill A, Konrad D, Weitzberg E, Oldner A (2006) Comparison of a single indicator and gravimetric technique for estimation of extravascular lung water in endotoxemic pigs. Crit Care Med 34(5):1437–1443

Sakka SG, Rühl CC, Pfeiffer UJ, Beale R, McLuckie A, Reinhart K, Meier-Hellmann A (2000) Assessment of cardiac preload and extravascular lung water by single transpulmonary thermodilution. Intensive Care Med 26(2):180–187

Sakka SG, Reuter DA, Perel A (2012) The transpulmonary thermodilution technique. J Clin Monit Comput 26(5):347–353

Sander M, Spies CD, Foer A, Weymann L, Braun J, Volk T, Grubitzsch H, von Heymann C (2007) Agreement of central venous saturation and mixed venous saturation in cardiac surgery patients. Intensive Care Med 33(10):1719–1725

Sato R, Hasegawa D, Hamahata NT, Narala S, Nishida K, Takahashi K, Sempokuya T, Daoud EG (2021) The predictive value of airway occlusion pressure at 100 msec (P0.1) on successful weaning from mechanical ventilation: a systematic review and meta-analysis. J Crit Care 63:124–132

Scheer B, Perel A, Pfeiffer UJ (2002) Clinical review: complications and risk factors of peripheral arterial catheters used for haemodynamic monitoring in anaesthesia and intensive care medicine. Crit Care 6(3):199–204

Scheeren TWL, Kuizenga MH, Maurer H, Struys MMRF, Heringlake M (2019) Electroencephalography and brain oxygenation monitoring in the perioperative period. Anesth Analg 128:265–277

Schmidt C, Heringlake M, Kellner P, Berggreen AE, Maurer H, Brandt S, Bucsky B, Petersen M, Charitos EI (2018) The effects of systemic oxygenation on cerebral oxygen saturation and its relationship to mixed venous oxygen saturation: a prospective observational study comparison of the INVOS and ForeSight Elite cerebral oximeters. Can J Anaesth 65:766–775

Scolletta S, Romano SM, Biagioli B, Capannini G, Giomarelli P (2005) Pressure recording analytical method (PRAM) for measurement of cardiac output during various haemodynamic states. Br J Anaesth 95(2):159–165

Shoemaker WC, Appel PL, Kram HB (1992) Role of oxygen debt in the development of organ failure sepsis, and death in high-risk surgical patients. Chest 102(1):208–215

Sun X, Ellis J, Corso PJ, Hill PC, Lowery R, Chen F, Lindsay J (2014) Mortality predicted by preinduction cerebral oxygen saturation after cardiac operation. Ann Thorac Surg 98:91–96

Talmor D, Sarge T, Malhotra A et al (2008) Mechanical ventilation guided by esophageal pressure in acute lung injury. N Engl J Med 359(20):2095–2104

Telias I, Damiani F, Brochard L (2018) The airway occlusion pressure (P0.1) to monitor respiratory drive during mechanical ventilation: increasing awareness of a not-so-new problem. Intensive Care Med 44:1532–1535

Thiele RH, Shaw AD, Bartels K, Brown CH 4th, Grocott H, Heringlake M, Gan TJ, Miller TE, McEvoy MD, Perioperative Quality Initiative (POQI) 6 Workgroup (2020) American Society for Enhanced Recovery and Perioperative Quality Initiative Joint Consensus Statement on the role of neuromonitoring in perioperative outcomes: cerebral near-infrared spectroscopy. Anesth Analg 131(5):1444–1455

Via G, Storti E, Gulati G, Neri L, Mojoli F, Braschi A (2012) Lung ultrasound in the ICU: from diagnostic instrument to respiratory monitoring tool. Minerva Anestesiol 78(11):1282–1296

Victorino JA, Borges JB, Okamoto VN, Matos GF, Tucci MR, Caramez MP, Tanaka H, Sipmann FS, Santos DC, Barbas CS, Carvalho CR, Amato MB (2004) Imbalances in regional lung ventilation: a validation study on electrical impedance tomography. Am J Respir Crit Care Med 169(7):791–800

Wilhelm W, Larsen R, Pargger H, Ziegeler S, Mertzlufft F (2011) Hämodynamisches und respiratorisches Monitoring, intravasale Katheter. In: Burchardi H, Larsen R, Marx G, Muhl E, Schölmerich J (Hrsg) Die Intensivmedizin, 11. Aufl. Springer, Berlin/Heidelberg/New York, S 147–179

Wrigge H, Zinserling J, Muders T, Varelmann D, Günther U, von der Groeben C, Magnusson A, Hedenstierna G, Putensen C (2008) Electrical impedance tomography compared with thoracic computed tomography during a slow inflation maneuver in experimental models of lung injury. Crit Care Med 36(3):903–909

Yu Y, Zhang K, Zong H, Meng L, Han R (2018) Cerebral near-infrared spectroscopy (NIRS) for perioperative monitoring of brain oxygenation in children and adults. Cochrane Database Syst Rev 1: CD010947

Zhao Z, Möller K, Steinmann D, Frerichs I, Guttmann J (2009) Evaluation of an electrical impedance tomography-based global inhomogeneity index for pulmonary ventilation distribution. Intensive Care Med 35(11):1900–1906

Zhen F, Sheinberg R, Yee MS, Ono M, Zheng Y, Hogue CW (2013) Cerebral near-infrared spectroscopy monitoring and neurologic outcomes in adult cardiac surgery patients: a systematic review. Anesth Analg 116:663–673

Zorrilla-Vaca A, Healy R, Grant MC et al (2018) Intraoperative cerebral oximetry-based management for optimizing perioperative outcomes: a meta-analysis of randomized controlled trials. Can J Anaesth 65: 529–542

Zerebrales und neurophysiologisches Monitoring

Martin Jakobs, Alexander Younsi, Asita Simone Sarrafzadeh und Karl Ludwig Kiening

Inhalt

1 Zerebrales Basismonitoring: intrakranieller Druck, zerebraler Perfusionsdruck 307
2 Prinzipien des zerebralen Monitorings 308
3 Monitoring der zerebralen Oxygenierung 308
  3.1 Jugularvenöse Oxymetrie 308
  3.2 Nahe-Infrarot-Spektroskopie 309
  3.3 Hirngewebe-pO_2 310
4 Kontinuierliche, quantitative Messung des zerebralen Blutflusses 312
  4.1 Komplikationen, Vor- und Nachteile 312
  4.2 Stellenwert im Rahmen des Intensivmonitorings 312
5 Quantitative Pupillometrie 312
  5.1 Messprinzip 313
  5.2 Stellenwert im Rahmen des Intensivmonitorings 313
6 Zerebrale Mikrodialyse 314
  6.1 Funktionsprinzip 314
  6.2 Zerebrale Hypoxie und Mikrodialyse 314
  6.3 Stellenwert im Rahmen des Intensivmonitorings 315

Literatur 315

1 Zerebrales Basismonitoring: intrakranieller Druck, zerebraler Perfusionsdruck

In erster Annäherung an das diagnostische Problem der zerebralen Minderdurchblutung wurde zunächst als Messparameter der intrakranielle Druck (ICP) und später der zerebrale Perfusionsdruck (CPP) – die Differenz von mittlerem arteriellen Blutdruck (MAP) und ICP – verwendet (Lundberg et al. 1965; Rosner und Daughton 1990). Der Einfluss von pathologischem ICP und CPP auf das klinische Outcome ist unstrittig. Die Einführung von interventionsbedürftigen Grenzwerten der beiden Druckgrößen (ICP $\geq$ 22 mmHg; CPP $<$ 60 mmHg) und ihre Behandlung führten zu einer Optimierung der Intensivtherapie, sodass beide Parameter heute die Grundlage des zerebralen Intensivmonitorings darstellen.

Allgemein gelten folgende interventionspflichtigen Grenzwerte

- Intrakranieller Druck (ICP): $\geq$ 22 mmHg
- Zerebraler Perfusionsdruck (CPP): $<$ 60 mmHg

Die Einhaltung der oben genannten physikalischen Druckgrenzen garantiert aber per se nicht einen adäquaten zerebralen Blutfluss (CBF) bzw. eine ausreichende zerebrale Oxygenierung und damit kein funktionell ausreichend versorgtes Hirngewebe.

Diese diagnostische Einschränkung wird besonders im Falle einer überschießenden zerebralen Vasokonstriktion, wie sie z. B. im Rahmen eines zerebralen Vasospasmus nach Subarachnoidalblutung auftreten kann, deutlich.

Hierunter kommt es oftmals, trotz „normaler" ICP- und CPP-Werte, zur zerebralen Hypoxie/Ischämie, sodass ein erweitertes zerebrales Monitoring sinnvoll erscheint, um gesundes Hirngewebe vor sekundären Schädigungen im Sinne einer Hypoxie und Ischämie zu bewahren.

2 Prinzipien des zerebralen Monitorings

Die in der Folge vorgestellten Methoden des zerebralen Neuromonitorings stellen inhärent stets einen Kompromiss dar, da sich jedes Verfahren in einem Spannungsfeld verschiedener Grundprinzipien befindet, welche hier kurz erörtert werden sollen.

Invasive versus non-invasive Verfahren:
Invasive Verfahren des Neuromonitorings gehen mit einer temporären Implantation einer Messsonde in das Hirnparenchym, die Ventrikel oder Hirngefäße einher und erlauben daher eine direktere Messung der Zielparameter am Wirkort. Zwar sind die Maßnahmen meist minimalinvasiv und benötigen neben einer Stichinzision und einem wenige Millimeter messenden Bohrloch in der Schädelkalotte keine weiteren operativen Eingriffe, jedoch können auch diese bei schwer geschädigten Patienten auch mit Komplikationen wie intrazerebralen Blutungen oder gar Infektionen (Sinha et al. 2017; Morton et al. 2012) einhergehen. Noninvasive Verfahren hingegen sind risikofrei anzuwenden, erfassen jedoch die gewünschten Veränderungen am Hirngewebe nur indirekt, da sie transkraniell oder transbulbär zur Anwendung kommen und lediglich Surrogate für das Hirngewebe selbst liefern.

Lokale versus globale Verfahren:
Lokale Verfahren wie invasive eingebrachte Messsonden für den Gewebesauerstoff-Partialdruck oder den zerebralen Stoffwechsel erfassen diese Messparameter meist nur in einem Radius von wenigen Millimetern um die Sonde. Zwar sind die Messmethoden local dann sehr spezifisch, jedoch nur sensible für kritische Veränderungen, sofern sich die Pathologie auch an diesem Ort ereignet. Weiter entfernte Hypoxien oder Ischämien erfassen diese Verfahren nicht. Globale Messverfahren wie die Messung des intrazerebralen Drucks erlauben die Beurteilung des Messwertes im gesamten intrakraniellen Raum (oder zumindest in den supratentoriellen Anteilen). Pathologische Veränderungen werden hier sehr sensible erfasst, jedoch erlaubt die Messung keinen Rückschluss auf den spezifischen Ort der zur Veränderung der Messwerte führenden Pathologie.

Kontinuierliche versus intermittierende Verfahren:
Intermittierende Messverfahren erlauben die exakte Wertbestimmung nur zu fixierten Zeitpunkten oder nach bestimmten Zeitintervallen (z. B. die Analyse des Hirnstoffwechsels), womit die zeitliche Auflösung dieser Verfahren geringer ist als solche Verfahren, die kontinuierliche Messwerte abliefern. Letztere Verfahren benötigen jedoch ebenso in gewissen zeitlichen Abständen Messeichungen, um eine adäquate Datenqualität zu gewährleisten. Hinzukommt für beide Verfahren, dass nicht nur der aktuelle Messwert, sondern auch der Trend der zeitlichen Veränderungen in einem gewissen Zeitraum, als auch das Zusammenspiel mit anderen physiologischen Messgrößen eine entscheidende Rolle in der Therapie spielt.

Keines der in der Folge vorgestellten Verfahren des erweiterten zerebralen Neuromonitorings ist im Hinblick auf diese Aspekte ideal – vielmehr bewegen sich alle Verfahren innerhalb dieses mehrdimensionalen Spannungsfeldes zwischen räumlicher, zeitlicher und funktioneller Sensitivität und Spezifität.

3 Monitoring der zerebralen Oxygenierung

Das Gehirn ist hinsichtlich einer drohenden O_2-Minderversorgung besonders gefährdet, da es einerseits einen hohen O_2-Verbrauch, andererseits keine nennenswerten O_2-bzw. ATP-Speicher aufweist und auf einen vorwiegend aeroben Stoffwechsel zurückgreifen muss. Wie oben erwähnt, ist ein reines zerebrales „Druckmonitoring" (ICP, CPP) oftmals ungenügend und bedarf der Ergänzung. Für ein Monitoring der zerebralen Oxygenierung stehen grundsätzlich drei gänzlich unterschiedliche Verfahren zur Verfügung, die im Folgenden näher erläutert werden.

Der Stellenwert des Monitorings der zerebralen Oxygenierung ist bei Patienten mit dem Risiko sekundärer Ischämien und Hypoxämien besonders hoch. Hierzu zählen Patienten mit aneurysmatischer Subarachnoidalblutung, schwerem Schädel-Hirn-Trauma (Vajkoczy et al. 2000) oder auch intrakranieller Blutungen.

3.1 Jugularvenöse Oxymetrie

Dieses invasive, globale und kontinuierliche Messverfahren stellt das älteste Verfahren zur Messung der zerebralen Oxygenierung dar. Auf Grund der Komplexität der Anlage des Messkatheters, sowie des Handlings bei Patientenmobilisierung und -transport, ist es in den vergangenen Jahren zu einer deutlichen Abnahme der Anwendung der jugularvenösen Oxymetrie gekommen. Eine Untersuchung britischer

Neurointensivstationen zeigte, dass lediglich 3 % der Einrichtungen dieses Messverfahren noch anwendeten (Wijayatilake et al. 2015) und spiegelt damit die geringe klinische Relevanz wider. Dennoch soll die jugularvenöse Oxymetrie hier der Vollständigkeit halber kompakt vorgestellt und diskutiert werden.

Es handelt sich um die kontinuierliche Messung der O_2-Sättigung im Bulbus der V. jugularis interna ($S_{jv}O_2$) über fiberoptischer Katheter (Cruz et al. 1990) zur Messung der zerebralen O_2-Versorgung und des zerebralen O_2-Umsatzes ($CMRO_2$).

3.1.1 Messprinzip

Der Oxymetriekatheter wird hierbei retrograd über die V. jugularis interna bis zur Schädelbasis vorgeschoben und verwendet Licht ausgewählter Wellenlängen aus dem Rot- und Nahe-Infrarotspektrum zur Bestimmung der Rate an Lichtreflektion und -absorption des Hämoglobins der Erythrozyten – abhängig von der Auslastung mit Sauerstoffmolekülen.

Ein $S_{jv}O_2$-Monitoring sollte, als invasive Monitoringmethode, Patienten vorbehalten sein, die einem signifikanten Risiko einer zerebralen Hypoxie bzw. Ischämie unterliegen.

3.1.2 Aussagefähigkeit im Rahmen des Intensivmonitorings

Bei der $S_{jv}O_2$ können 3 Messbereiche definiert werden. Der **Normalbereich** erstreckt sich von 54–75 %. Werte < 50 % werden als *Desaturation* (Schneider et al. 1998) und Werte > 75 % als *Hyperämie* bezeichnet (Tab. 1).

Eine *Desaturationsepisode* ist definiert als eine über mindestens 15 min anhaltende Reduktion der $S_{jv}O_2$ auf < 50 % und sollte therapeutische Gegenmaßnahmen bedingen.

Das $S_{jv}O_2$-Monitoring eignet sich ferner zur Bestimmung des optimalen CPP und zur Überwachung hirndrucksenkender Maßnahmen, speziell bei kontrollierter Hyperventilation.

Einschränkungen der Aussagekraft der $S_{jv}O_2$ bestehen v. a. hinsichtlich der Identifizierung *regionaler* hypoxischer Areale, da die Methode als *globales* Verfahren zur Erfassung der zerebralen Oxygenierung angesehen wird.

3.1.3 Kontraindikationen & Komplikationsmöglichkeiten

Kontraindikationen für die $S_{jv}O_2$-Messung sind hämorrhagische Diathese, vorbestehende Infektionen des Punktionsorts, instabile Verletzungen der Halswirbelsäule und jede Art der zerebrovenösen Abflussbehinderung (z. B. Sinusvenenthrombose). Die Katheterisierung bei einem gleichzeitigen Tracheostoma stellt wegen der erhöhten Infektionsgefahr eine relative Kontraindikation dar.

Zwar gilt das Verfahren per se als sicher, jedoch können gefäßbezogene Komplikationen auftreten. Jugulavenenthrombosen wurden in einer Serie von 123 Patienten nicht beobachtet, folgenlose Punktionen der A. carotis im Rahmen der Anlage bei ca. 3 % (Goetting und Preston 1990).

3.1.4 Artefakte

Die Katheter können anfällig auf verschiedene Artefakte sein. Verlust der Lichtintensität deutet auf eine Katheterobstruktion hin, wohingegen bei zu hoher Lichtintensität die Katheterspitze der Gefäßwand anliegen kann. Ein Kinking des Katheters in der Vene kann zu sich wellenförmig ändernden Messwerten führen. Eine Röntgenologische Kontrolle kann hierzu dienen dies darzustellen und ggf. einen leichten Rückzug oder eine Neupositionierung anzustoßen.

Auch kann ein Rückfluss von extrakraniellem Blut in den Bulbus jugularis z. B. im Rahmen der zerebralen Herniation fälschlich hohe Messwerte (meist nach einem deutlichen Abfall) erzeugen.

3.1.5 Stellenwert im Rahmen des Intensivmonitorings

Trotz des wissenschaftlich gesicherten Nutzens ist die $S_{jv}O_2$ in der praktischen Anwendung v. a. wegen der ihr anhaftenden vielfältigen Probleme (hoher zeitlicher und personeller Aufwand bei hoher Artefaktanfälligkeit) vom Monitoring des regionalen Hirngewebe-pO_2 ($p_{ti}O_2$) weitgehend verdrängt worden.

Zumeist erfolgt die Anlage für 2–4 Tage, wobei stabile Messungen bis zu 10 Tagen, z. B. nach Trauma und komplizierten Krankheitsverläufen wünschenswert wären.

Die Anwendung der $S_{jv}O_2$-Messung bei Patienten mit schweren hemisphärischen Infarkten korrelierte jedoch nur schlecht mit Phasen der ICP-Erhöhung oder Pupillenstörungen im Hinblick auf die bei Traumapatienten etablierten kritischen Schwellenwerte zur Desaturation (Spezifität 47 %). Daher wurde die Generalisierbarkeit dieser Schwellenwerte bei verschiedenen neurologischen Krankheitsbildern in Frage gestellt (Keller et al. 2002).

3.2 Nahe-Infrarot-Spektroskopie

Die Nahe-Infrarot-Spektroskopie (NIRS) ist, im Gegensatz zur jugularvenösen Oxymetrie und zur Messung des Hirngewebe-pO_2 ($p_{ti}O_2$), eine *nichtinvasive globale* und *kontinuierliche* Methode zur Überwachung der zerebralen O_2-Versorgung und -Utilisation.

Tab. 1 Einteilung jugularvenöser Oxymetrieergebnisse

Bereich	$S_{jv}O_2$
Normalbereich	54–75 %
Desaturation	< 50 %
Hyperämie	> 75 %

Im Nahe-Infrarot-Wellenlängenbereich (650–1100 nm) besitzen die drei Chromophoren oxygeniertes Hämoglobin, desoxygeniertes Hämoglobin und oxydierte Zytochromoxydase aa3, das letzte Enzym der mitochondrialen Atmungskette, O_2-abhängige spezifische Absorptionsmaxima.

Neben den eingangs erwähnten Parametern können abgeleitete Größen, wie das Gesamthämoglobin oder die regionale O_2-Sättigung (S_rO_2), die das Verhältnis des oxygenierten Hämoglobins zum Gesamthämoglobin in Prozent anzeigt, dargestellt werden. Ferner kann die Veränderung der optischen Dichte von linker zu rechter Hemisphäre einen Hinweis auf sekundär entstehende intra- oder extrazerebrale Hämatome geben (Gopinath et al. 1993).

3.2.1 Artefaktverhalten und -erkennung

Bei der NIRS-Anwendung sind einige Fehler- und Artefaktquellen jedoch zu bedenken. Eine Nullpunktkalibrierung ist nicht möglich, sodass absoluten Referenzwerte zum Abgleich zur Verfügung stehen. Daneben ist das von der NIRS-Methode erfasste Hirnvolumen unbekannt und beschränkt sich wahrscheinlich nur auf die vordere Zirkulation auf Grund der meist (bi-)frontalen Elektrodenposition.

Es zeigten sich jedoch in einer Studie eine gute Korrelation zwischen NIRS-Abfällen und Befunden in der Xenonverstärkten CT-Perfusionsbildgebung zeigte (Kim et al. 2010).

Bei neurologischen Intensivpatienten nach Trauma oder kraniellen Operationen können Hämatome die Eindringtiefe der NIRS-Messung nach intrakraniell erheblich reduzieren und ihre Qualität beeinträchtigen.

3.2.2 Stellenwert im Rahmen des Intensivmonitorings

Zwar stellt NIRS in der Theorie als noninvasives, vergleichsweise günstiges und schnell anzuwendendes in der Theorie eine gute Option für die Anwendung bei Intensivpatienten mit neurologischen und neurochirurgischen Krankheitsbildern dar, jedoch hat der Einsatz keinen evidenzbasierten Einzug in Leitlinien oder Therapiealgorithmen gefunden (Viderman und Abdildin 2021). Insbesondere fehlen größere multizentrische und kontrollierte Studien hierzu.

NIRS hat jedoch in der operativen Medizin bei herzchirurgischen Eingriffen, wo es zunehmend zur intraoperativen Detektion zerebraler Hypoxiephasen verwendet wird, gefunden – auch als Alternativverfahren zur Jugularvenösen Oxymetrie (Taillefer und Denault 2005).

3.3 Hirngewebe-pO_2

Die *kontinuierliche Messung* des Hirngewebe-O_2-Partialdrucks ($p_{ti}O_2$) beim Menschen ist ein *invasives und lokales Verfahren* zur Überwachung der zerebralen Oxygenierung. Über eine Bohrlochschraube wird ein pO_2-Messkatheter in das Hirnparenchym (typischerweise in die weiße Substanz) eingeführt. Dieses Verfahren stellt trotz seines invasiven Charakters in der Neurointensivmedizin den Goldstandard in der Überwachung der zerebralen Oxygenierung dar und hat Einfluss in Leitlinienempfehlungen gefunden.

3.3.1 Messprinzip

Im Wesentlichen stehen für die kommerzielle Anwendung zwei verschiedene Elektrodentypen zur Verfügung. Zum einen eine sogenannte „Clark-Elektrode", welche polarografisch die pO_2-Werte erfasst und ein System, welches nach dem sogenannten „oxygen-quenching" Verfahren arbeitet. Scheinbar differieren beide Sondensysteme in Ihren Messwerten leicht (Dengler et al. 2011).

3.3.2 Lage des Hirn-$p_{ti}O_2$-Katheters

Für die Interpretation der Hirngewebe-pO_2-Messwerte ist die Lage des pO_2-Mikrosensors im Verhältnis zur Läsion und Anatomie (weiße Substanz, graue Substanz) entscheidend.

Zur Überwachung der zerebralen Oxygenierung wird der Mikrosensor in der weißen Substanz positioniert. Will man den $p_{ti}O_2$ als Surrogat für die *globale* zerebrale Sauerstoffsituation verwenden, sollte der Katheter im vitalen Hirngewebe platziert werden. In einer Kontusion oder in ihrer unmittelbaren Umgebung ist z. B. der $p_{ti}O_2$ erniedrigt und die O_2-Reaktivität (pO_2-Anstieg bei Erhöhung der F_IO_2) deutlich herabgesetzt – ein Hinweis darauf, dass geschädigtes bzw. nekrotisches Gewebe vorliegt und die Messwerte dann nur repräsentativ für die *lokale* Pathologie sind (Kiening et al. 1998). Das Prinzip eine besonders hypoxieanfällige Region im Sinne einer Penumbra zu monitoren, wird jedoch in diesem Sinne auch von einigen Anwendern diskutiert.

Der überwiegende Anteil der Anwender bevorzugt für die Anlage des pO_2-Katheters die typische rechts oder links frontale, präkoronare Insertionsstelle, wobei man versucht, in die Nähe des pathologischen Befundes zu gelangen, um einen besseren Überblick über die aktuellen Veränderungen im gefährdeten Gewebe zu bekommen. Darüber hinaus stellt eine präkoronare Lage auch eine „grenzzonennahe" Lage zwischen Arteria cerebri anterior und media Territorien und damit eine besonders auf Hypoxien anfällige Region dar stellt.

Neben der $p_{ti}O_2$-Sonde wird die parenchymatöse oder EVD-gestützte ICP-Messung, die Anlage einer arteriellen Blutdruckmessung sowie eine endtidale CO2-Messung empfohlen, um sinnvoll die Messwerte des Hirngewebe pO_2 im Kontext beurteilen und ggf. behandeln zu können.

3.3.3 Zerebrale Hypoxie

Der theoretische Normalwert des mittleren $p_{ti}O_2$ in der weißen Substanz wird mit mehr als 20 mmHg angegeben. Als kritischer $p_{ti}O_2$ wird ein Abfall um 10–15 mmHg beschrieben als „hypoxische Episode" ein $p_{ti}O_2$ von < 10 mmHg, analog den sog. „Desaturationsepisoden" ($S_{jv}O_2$ < 50 %). Vergleichsmessungen mit der Bulbusoxymetrie zeigen im standardisierten Versuch ein paralleles Messverhalten der beiden Oxygenierungsparameter sowie eine gute Reagibilität des $p_{ti}O_2$-Katheters hinsichtlich eines kritischen CPP-Abfalls (Kiening et al. 1997).

Generell ist die Bewertung von $p_{ti}O_2$-Messwerten alleinig als kritisch anzusehen und sollten stehts im Zusammenhang mit anderen Messgrößen des Neuromonitorings wie dem CPP betrachtet werden. Darüber hinaus wird empfohlen, bevor spezifische Therapiemaßnahmen ergriffen werden, stabile Basisvoraussetzungen für ein aussagekräftiges Hypoxie Monitoring geschaffen werden (Chesnut et al. 2020). Hierzu zählen:

- CPP > 60 mmHg
- Hb > 7 g/dl
- Sauerstoffsättigung peripher > 94 %

3.3.4 Therapie eines erniedrigten $p_{ti}O_2$

Die zerebrale Gewebeoxygenierung wird hauptsächlich von der Hirndurchblutung (CBF) und dem arteriellen O_2-Gehalt bestimmt (Jaeger et al. 2005a).

Häufigste Ursache für einen Abfall des $p_{ti}O_2$ ist ein unzureichender CBF, verursacht durch intrakranielle Druckerhöhung, oder Blutdruckabfall.

Prinzipiell unterscheiden sich die Empfehlungen zur Therapie einer erniedrigten $p_{ti}O_2$ in Abhängigkeit eines normalen oder erhöhten intrakraniellen Drucks bei Patienten mit schwerem Schädel-Hirn-Trauma (s. Tab. 2).

Hierbei wird die Rolle der $p_{ti}O_2$-Messung als zusätzlicher Parameter in der Rolle der zerebralen Autoregulation im Sinne der MAP-Challenge noch einmal besonders deutlich.

Details zur Therapie des erhöhten intrakraniellen Drucks können dem entsprechenden Kapitel (bitte Kapitelnummer eingeben) entnommen werden.

3.3.5 Komplikationen, Vor- und Nachteile

Bisher sind im Zusammenhang mit der Platzierung von $p_{ti}O_2$-Kathetern keine Komplikationen berichtet worden (Meixensberger et al. 1997; Vajkoczy et al. 2000). Offensichtlich ist das Risiko einer Infektion bzw. Blutung deutlich niedriger als bei der Anlage einer externen Ventrikeldrainage (hier: Infektion 2–10 %, Blutung 1–2 %).

Die Katheter weisen jedoch nach initialer Anlage eine bis zu 24 h andauernde Phase auf, in welcher die Messewerte nicht sicher verwertbar sind, da sich die Umgebung um die invasiv eingebrachte Sonde (z. B. Ödem, Mikroblutungen, ...) zunächst stabilisieren muss. Zeigt die Sonde auch nach 24 h keine plausiblen oder stabilen Messwerte, kann temporär eine F_iO_2-Erhöhung auf hyperoxämische Werte angewendet werden, um das generelle Ansprechen der Sonde zu überprüfen.

Ist dies ebenfalls nicht erfolgreich oder inkonklusiv sollte eine zerebrale CT-Bildgebung erfolgen, um eine Katheterfehllage (z. B. subdural, Lage in einem bereits ischämisch veränderten Areal) oder eine Komplikation (intrakranielle Blutung durch Sondenanlage) auszuschließen.

Regelmäßige Nullpunktkalibrierungen sollten durchgeführt werden, um die Qualität der Messungen über mehrere Tage sicherzustellen.

Anzumerken ist, dass die $p_{ti}O_2$-Messonden nach dem Clark System in einem feuchten Milieu sowie nicht höher als bei Raumtemperatur gelagert werden dürfen, um fehlerhafte Messungen zu vermeiden.

3.3.6 Stellenwert im Rahmen des Intensivmonitorings

Insgesamt hat sich die invasive lokale $p_{ti}O_2$ Messung als Goldstandard gegenüber Jugularvenösen Messungen und NIRS-Monitoring etabliert.

In einer prospektiven Analyse von $p_{ti}O_2$-Messungen bei hochgradigen SAB Patienten (Hunt & Hess Grad 4) zeigten sich pathologische Messwertabfälle auf < 10 mmHg häufig mit pathologischen ICP-Anstiegen und Phasen der zerebralen Herniation assoziiert (Meixensberger et al. 2003). Des Weiteren gehen $p_{ti}O_2$-Abfälle bei SAB-Patienten mit dem Nachweis eines angiografischen Vasospasmus und lokalen CBF-Abfällen einher (Veldeman et al. 2021).

Das rasche Ansprechen auf von $p_{ti}O_2$-Werten auf therapeutische Maßnahmen, sowie eine weitere subakute Besserung der Messwerte zeigte eine Studie, bei welcher ICP und $p_{ti}O_2$ vor während und nach einer dekompressiven Hemikraniektomie gemessen wurden. So wurde neben deutliche Besserungen von ICP und $p_{ti}O_2$ bei Kraniektomie und mit Duraeröffnung auch ein weitere kontinuierliche Verbesserung der Messwerte in den 12 Stunden nach dem operativen Eingriff detektiert (Jaeger et al. 2005b).

Neben Empfehlungen im Sinne eines Therapiealgorithmus bei erniedrigter $p_{ti}O_2$ bei Patienten mit schwerem Schädel-Hirn-Trauma (s. Tab. 2), wird auch in internationalen Konsensus-Papieren zu multimodalem Neuromonitoring erwähnt (Le Roux et al. 2014):

- Die Messung der $p_{ti}O_2$ wird bei Patienten mit Risiko auf zerebrale Ischämien empfohlen (Starker Empfehlungsgrad)
- Die Position der Messsonde sollte sich nach der Art und Lage der führenden Pathologie richten (Starker Empfehlungsgrad)
- $p_{ti}O_2$-Monitoring sollte stets mit anderen klinischen Parametern und Monitoringmethoden verwendet werden, um Prognose und Therapie zu beurteilen (Starker Empfehlungsgrad)

Tab. 2 Therapiealgorithmus bei erniedrigter $p_{ti}O_2$

Maßnahmen Level	Maßnahmen
Level 1	• CPP 60–70 mmHg (durch Volumentherapie, Vasopressoren & Inotropika) • $P_aCO_2 > 35$ mmHg • FiO_2 auf maximal 60 % anheben, bis P_aO_2 im gewünschten Bereich

Level 2	• P_aO_2 auf maximal 150 mmHg anheben
	• ICP auf < 22 mmHg senken
	• Liquordrainage erwägen
	• Optimierung der Sedierungstiefe, ggf. neuromuskuläre Blockade
	• MAP Challenge zur Überprüfung der zerebralen Autoregulation-
	  - MAP über 20 Minuten mittels Vasopressoren oder Inotropika um 10 mmHg anheben
	  - Dokumentation der Schlüsselparameter vor, während und nach der MAP-Challenge (MAP, CPP, ICP, $p_{ti}O_2$)
	• Bei positiver MAP-Challenge (Ansprechen der $p_{ti}O_2$ auf MAP-Erhöhung): CPP-Anhebung auf mehr als 70 mmHg mittels Volumenboli, Vasopressoren, Inotropika
	• Bei negativer MAP-Challenge (kein Ansprechen auf MAP-Erhöhung): Level 3 Maßnahmen

Level 3	• P_aCO_2 45–60 mmHg (falls ICP dies zulässt) • Normobare Hyperoxie $P_aO_2 > 150$ mmHg • Erythrozytenkonzentrat-Transfusion, wenn Hb < 9 g/dl
Sinnvolle Zusatzmaßnahmen bei Wechsel des Maßnahmen-Levels	
• Kranielles CT zur Reevaluation der intrakraniellen Pathologien • Evaluation chirurgischer Maßnahmen für potenziell behandelbare Pathologien • Abklärung extrakranieller Ursachen für Hypooxygenierung/ICP-Erhöhung • Beurteilung der physiologischen Basisparameter (CPP, Blutgase,) • Verlegung in ein spezialisiertes Neurointensiv-Zentrum	

Adaptiert nach Chesnut et al. 2020

- $p_{ti}O_2$-Monitoring sollte als Maßnahme verwendet werden, um die Therapiemaßnahmen der ICP/CPP-Therapie adäquat zu titrieren (Schwacher Empfehlungsgrad)

4 Kontinuierliche, quantitative Messung des zerebralen Blutflusses

Als weiteres *invasives lokales und kontinuierliches Verfahren* des erweiterten Neuromonitorings wurde Anfang der 2000er-Jahre die quantitative Messung des zerebralen Blutflusses (CBF) eingeführt.

Hierbei wird das Prinzip der Thermodiffusion angewandt, bei welcher über eine Sonde das Hirngewebe leicht über die physiologische Körpertemperatur erwärmt und die Wärmeableitung als Korrelat für den Blutfluss wenige Millimeter von der Heizelektrode gemessen (Vajkoczy et al. 2003). Als kritischer Grenzwert eines ungenügenden CBF wird 18 ml/100 g/min angegeben (Unterberg et al. 1997).

4.1 Komplikationen, Vor- und Nachteile

Die Anlage, sowie die hiermit verbundenen Risiken und Komplikationsmöglichkeiten entsprechen im Wesentlichen denen, der $p_{ti}O_2$-Messsonden. Insbesondere sollte auf die Positionierung in relevanten Hirnarealen geachtet werden. Es ist jedoch anzumerken, dass bei Patienten mit erhöhter Körperkerntemperatur die Messungen nicht zuverlässig durchgeführt werden können, da die Heizelektrode hierbei nicht auf supraphysiologische Werte das Hirngewebe aufheizt.

4.2 Stellenwert im Rahmen des Intensivmonitorings

Trotz Hinweise, dass die invasive CBF-Messung der Detektion eines zerebralen Vasospasmus bei Patienten mit schwerer Subarachnoidalblutung einer transkraniellen Doppler-Untersuchung überlegen sein könnte – sofern die Messsonde auch im entsprechend vom Vasospasmus betroffenen Areal zu Liegen gekommen ist, hat sich diese Monitoring-Technologie nicht relevant etablieren können.

Zuletzt wurde ein System zur Messung von zerebralem Blutfluss und Blutvolumen auf dem Boden einer invasiven NIRS-Technologie in Kombination mit repetitiven Injektionen von Indocyaningrün (ICG) in einer kombinierten Sonde mit Möglichkeit zur ICP und Temperaturmessung bei Patienten mit schwerer aneurysmatischer Subarachnoidalblutung erprobt (Seule et al. 2016).

Es existieren einzelne kommerziell erhältliche Systeme, jedoch hat die invasive CBF-Messung nicht Einzug in Leitlinien oder etablierte Therapiealgorithmen gehalten.

In Internationalen Konsensus-Papieren wird die invasive CBF Messung lediglich mit einem schwachen Empfehlungsgrad bei Patienten mit dem Risiko fokaler Ischämien und die Platzierung des Katheters auf der Hemisphäre des rupturierten Aneurysmas empfohlen (Le Roux et al. 2014).

Zur Beurteilung der kraniellen Durchblutung wird hier die Anwendung des transkraniellen Dopplers bzw. transkraniellen Ultraschalls klar favorisiert (Le Roux et al. 2014).

5 Quantitative Pupillometrie

Die regelmäßige Überprüfung der Pupillenreaktivität, sowie der Größe, Form und Seitengleichheit der Pupillen stellt beim analgosedierten Neurointensiv-Patienten eine einfache, schnelle und kosteneffiziente Methode des Monitorings dar. Die Enge anatomische Lage des N. Okulomotrius, welcher die Pupillenreaktion vermittelt, zum Tentoriumschlitz macht diese Untersuchungsmethode besonders relevant, um Phasen des erhöhten intrakraniellen Drucks und der zerebralen

Herniation beurteilen zu können. Jedoch handelt es sich hierbei um ein subjektives und stark untersucherabhängiges Verfahren, welches hoher Interrater-Diskordanzen aufweist.

Bei der quantitativen Pupillometrie erfolgt eine standardisierte optische Analyse der Pupillengröße und Reaktivität auf einen definierten Lichtreiz vorgegebener Dauer und Stärke (auch im Seitenvergleich). Die von diesem noninvasiven, globalen und intermittierendem Monitoringverfahren erhobene Daten können auch in Reaktivitätsindices vereinfacht angegeben werden.

5.1 Messprinzip

Verschiedene Systeme zur quantitativen Pupillometrie sind kommerziell erhältlich. Bei diesem non-invasiven, globalen Verfahren wird das Messinstrument in einem vordefinierten Abstand vor die Pupillen des Patienten gehalten, ein vorgegebener Lichtreiz ausgelöst und quantitativ die Pupillengröße vor, während und nach dem Lichtreiz, sowie die Geschwindigkeit und Verzögerung der pupillären Konstriktion und Relaxation bestimmt.

Hieraus können nach Algorithmen Reaktivitätsindices wie der Neurological Pupil Index (NPi) berechnet werden. Hierbei liegen die Werte zwischen 0,0 und 5,0, wobei ein NPi von 0,0 eine absolute Pupillenstarre und ein NPi von 5,0 eine normal reaktive Pupille widerspiegelt (Abb. 1). Meist wird ein pathologischer NPi ab Werten von < 3,0 definiert (Chen et al. 2011).

Zum Teil können die Daten chipbasiert einzelnen Patienten zugeordnet und gespeichert werden, sodass Trends und Veränderungen über einen längeren Zeitraum erfasst und beurteilt werden können.

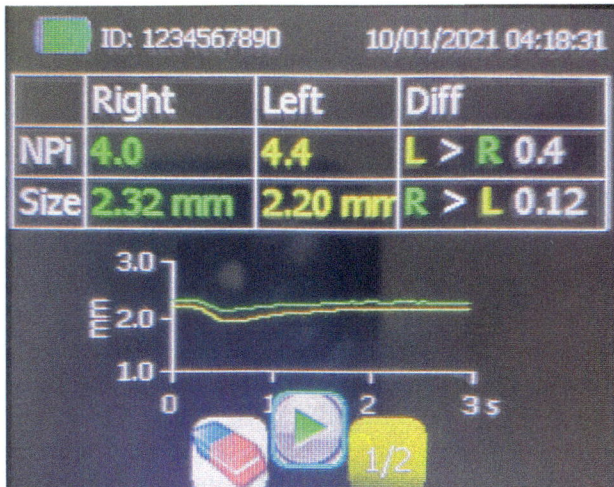

Abb. 1 Point-of-care Pupillometrie

Im Vergleich zur subjektiven Pupillometrie, welche durch erfahrene Pflegekräfte durchgeführt wurde, zeigte sich lediglich eine Konkordanz von 75 % zur quantitativen Pupillometrie. Relevante Anisokorien mit ≥ 1 mm Größenunterschied wurden subjektiv nur halb so häufig wie mit der quantitativen Pupillometrie erfasst (Couret et al. 2016).

5.2 Stellenwert im Rahmen des Intensivmonitorings

Durch die wenig zeitaufwendige und noninvasive Durchführbarkeit der quantitativen Pupillometrie konnte sich diese in den vergangenen Jahren – auch auf Grund höherer Akzeptanz durch das Intensiv-Pflegepersonal – zunehmend etablieren.

Bei Patienten mit Schädel-Hirn-Trauma, intrakraniellen Hämatomen und Subarachnoidalblutungen, sowie Zeichen des erhöhten intrakraniellen Drucks im CT erfolgte die dichotome Analyse des Pupillen-Reaktivitätsindex (NPi). Patienten mit einem NPi < 3,0 wiesen durchschnittlich signifikant höhere ICP-Werte auf als Patienten mit einem NPi zwischen 3,0–5,0 (Chen et al. 2011). Zum Teil wird berichtet, dass Verschlechterungen des NPis zum Teil mehrere Stunden einer ICP-Erhöhung vorausgingen, wobei diese Ergebnisse auf Grund der unklaren Pathophysiologie kritisch zu diskutieren sind. Bisher konnte keine Evidenz geschaffen werden, ICP-senkende Maßnahmen bei Patienten auf Grund alleinig eines sich verschlechternden NPis zu ergreifen.

In einer prospektiven Analyse mit ausschließlich analgosedierten Patienten mit spontanen intrazerebralen Blutungen zeigte die quantitative Pupillometrie insbesondere einen hohen negativen Vorhersagewert. Hier korrelierten normale Werte für die Latenz der Pupillenreaktion, sowie der Geschwindigkeit der Konstriktion und Relaxation in 99 % der Fälle mit normwertigen ICP-Werten (Giede-Jeppe et al. 2021).

Ein herabgesetzter Pupillen-Reaktivitätsindex (NPi) von < 4,0 und eine Seitendifferenz von mehr als 0,2 lag signifikant häufiger bei Patienten mit nachgewiesenem oder klinisch wahrscheinlichem nonkonvulsiven Status epilepticus bei Pateinten mit unklarer Bewusstlosigkeit und v. a. stattgehabtem Krampfanfall vor (Godau et al. 2021), sodass die quantitative Pupillometrie potenziell in der Point-of-care Diagnostik von epileptogenen Zuständen herangezogen werden könnte.

Kritisch betrachtet werden müssen aber Substanzen, welche einen Einfluss die Pupillenreaktivität nehmen können und durchaus häufig Teil der intensivmedizinischen Therapie sind. Hierzu zählen Opiate, α2-adrenerge Rezeptor-Agonisten, und NMDA-Rezeptor-Antagonisten (Opic et al. 2021).

Bisher hat die quantitative Pupillometrie noch keinen Einzug in Leitlinien in Behandlung von neurologischen und neurochirurgischen Intensivpatienten gehalten.

6 Zerebrale Mikrodialyse

Die Mikrodialyse ermöglicht die Messung von Substanzen im Extrazellulärraum verschiedener Gewebe. Mit der Methode können bereits seit vielen Jahren im tierexperimentellen Bereich metabolische Vorgänge untersucht werden, wie sie z. B. typisch für die Entwicklung des sekundären Hirnschadens sind. Untersuchungen mit der zerebralen Mikrodialyse bei Patienten werden erst seit der Entwicklung geeigneter Mikrodialysekatheter durchgeführt (Woodman und Roberstoan 1996). Mittlerweile stehen ein Point-of-care Analysegeräte zu Verfügung, welche mehrere unterschiedliche Substanzen messen und in graphischer Form als Trendkurven darstellen können (Veldeman et al. 2021).

Diese ermöglichen die stündliche Messung von Substanzen des Gehirnstoffwechsels (Glukose, Pyruvat, Laktat), des exzitatorischen Neurotransmitters Glutamat, des Glyzerols als Marker der zerebralen Zellmembranstabilität, sowie des Harnstoffs als Referenzmarker (Tab. 3).

6.1 Funktionsprinzip

Grundlage der Methode ist das Dialyseprinzip: Eine semipermeable Membran wird kontinuierlich von 2 Flüssigkeiten umgeben. Der Konzentrationsgradient zu messenden Substanz entlang der semipermeablen Membran führt zu einer Diffusion der Substanzen. Über eine Pumpe wird der Mikrodialysekatheter kontinuierlich mit physiologischer Lösung gespült und so der Konzentrationsgradient aufrechterhalten.

Die auf der Intensivstation einsetzbare Mikrodialyseeinheit besteht aus dem im Hirngewebe liegenden Mikrodialysekatheter, einer Pumpe, die den Katheter mit steriler Ringerlösung perfundiert, den Auffangbehältern für das Mikrodialysat („Vials") und dem Analysegerät.

Tab. 3 Bettseitige Mikrodialyse. Wichtigste derzeit mit der bettseitigen Mikrodialyse erfassbare Parameter sowie ihre Interpretation

Parameter	Interpretation
Glukose	Energiesubstrat für die Gehirnzellen
Pyruvat	Metabolit von Glukose
Laktat	Metabolit von Glukose; wird bei O_2-Mangel vermehrt gebildet
Laktat/Pyruvat-Quotient	Indikator für aerobe/anaerobe Stoffwechsellage
Glutamat	Exzitatorischer Neurotransmitter, wird z. B. bei Ischämie freigesetzt, wirkt zytotoxisch; Marker des sekundären Hirnschadens
Glyzerol	Zerebral: bei Zellmembrandegradation über Phospholipasen freigesetzt – Marker für Zellschaden
Harnstoff	Referenzparameter zur Kontrolle der Dialysequalität

Die Vials müssen in regelmäßigen Abständen von zumeist einer Stunde gewechselt, aus der Pumpe entfernt und in die Analyseeinheit überführt werden,

Damit ermöglichen die bisher verfügbaren Mikrodialyse-Systeme lediglich ein intermittierendes Monitoring.

Lösungen, die ein kontinuierliches Monitoring und damit eine permanente Metabolismus-Analyse ermöglichen werden aktuell in den Markt eingeführt.

6.2 Zerebrale Hypoxie und Mikrodialyse

Die bisherigen Untersuchungen zeigen, dass die Mikrodialyseparameter die Schwere der SAB anzeigen mit signifikanten pathologischen Veränderungen im Energiestoffwechsel (z. B. hoher Laktat/Pyruvat-Quotient) und einen Anstieg des extrazellulären Glutamats bei klinisch-neurologischer Verschlechterung des Patienten im Rahmen einer sog. „delayed cerebral ischemia" (DCI) (Sarrafzadeh et al. 2002). Ein weiteres Anwendungsgebiet ist die Kontrolle der Insulintherapie und der zerebralen Glukosespiegel bei neurochirurgischen Intensivpatienten (Schmutzhard und Rabinstein 2011).

PET-Untersuchungen bei dieser Patientengruppe haben gezeigt, dass die hohen Glutamat- und Glyzerolwerte mit einem kurzfristig erniedrigten regionalen CBF korrelieren, der Laktat/Pyruvat-Quotient hingegen erst nach längerer Ischämie (> 6 h) ansteigt (Sarrafzadeh et al. 2004b). In einer Studie an 131 SAB-Patienten war der Laktat/Pyruvat-Quotient (bei Werten von > 40) der aussagekräftigste prognostische metabolische Parameter für das 12-Monats-Outcome (Sarrafzadeh et al. 2004a). (Abb. 2)

Die stündlich gemessenen Parameter des zerebralen aeroben/anaeroben Metabolismus (Glukose, Pyruvat, Laktat) sowie des exzitatorischen Neurotransmitters Glutamat eines Patienten nach aneurysmatischer Subarachnoidalblutung. Gegen 16 Uhr kommt es zu einer Verschiebung des Metabolismus von aerob zu vorwiegend anaerob sowie zu einem Anstieg des Glutamats. Klinisch entwickelte die Patientin einen zerebralen Vasospasmus mit Zunahme der transkraniell gemessenen Blutflussgeschwindigkeiten

Bei Patienten mit schwerem Schädel-Hirn-Trauma wurden Verschiebungen zum anaeroben Hirnstoffwechsel (erhöhter Laktat/Pyruvat-Quotient, Anstieg von Glutamat) ebenfalls mit Phasen erhöhtem ICP und erniedrigter $P_{ti}O_2$ beobachtet (Zeiler et al. 2017). Eine Verbesserung des Outcomes solcher Patienten bei nach auffälligen Mikrodialyse-Werten ausgerichteter Therapie wurde jedoch noch nicht gezeigt.

Weitere Untersuchungen liegen vor für Patienten mit Hirninfarkten (Berger et al. 2005) sowie bei Epilepsie, M. Parkinson und Hirntumoren (Hillered et al. 2005).

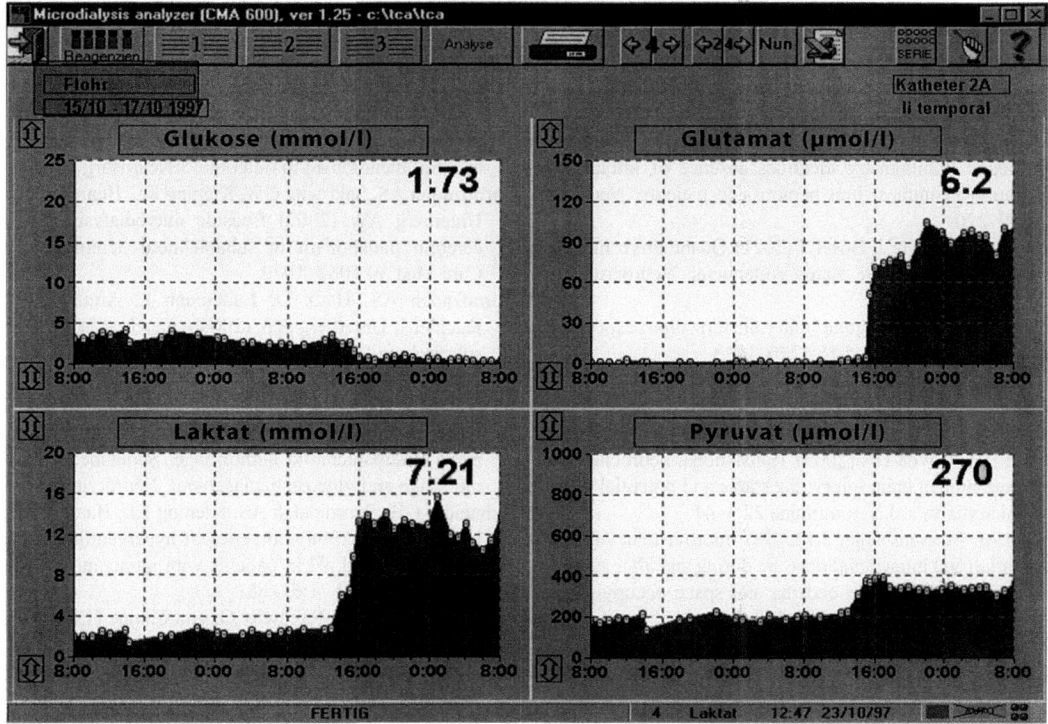

Abb. 2 Verlauf der Mikrodialyseparameter

6.3 Stellenwert im Rahmen des Intensivmonitorings

Im Rahmen der Neurointensiv-Medizin kann die Mikrodialyse bei Patienten mit sekundärem Ischämie-Risiko und damit zumeist bei Patienten mit schwerem Schädel-Hirn-Trauma und nach aneurysmatischer Subarachnoidalblutung angewendet werden (Peerdeman et al. 2003).

Daneben hat die Mikrodialyse einen Platz im intensivmedizinischen Monitoring der rekonstruktiven Medizin zur Überwachung der Vitalität freier Lappenplastiken gewonnen (Kääriäinen et al. 2018).

Dieses *invasive, lokale und intermittierende Neuromonitoring-Verfahren* hat insbesondere auf Grund des erhöhten Personal- und Kostenaufwand noch keine breite Verwendung in der klinischen Routineüberwachung gefunden. Es ist daher nicht Bestandteil von Leitlinien oder festen Therapiealgorithmen. Dies bedeutet, dass die Verwendung der Mikrodialyse bisher auch in keinen prospektiven und kontrollierten Studien bei Patienten mit schwerem Schädel-Hirn-Trauma oder Subarachnoidalblutung zu einem verbesserten Outcome führen konnte.

In Konsensus-Papieren wird die Verwendung jedoch empfohlen (Le Roux et al. 2014).

- Die Messung des zerebralen Metabolismus wird bei Patienten mit Risiko auf zerebrale Ischämien empfohlen (Starker Empfehlungsgrad)
- Die Position der Messsonde sollte sich nach der Art und Lage der führenden Pathologie richten (Starker Empfehlungsgrad)
- Zerebrales Metabolismus-Monitoring sollte stets mit anderen klinischen Parametern und Monitoringmethoden verwendet werden, um Prognose und Therapie zu beurteilen (Schwacher Empfehlungsgrad)
- Monitoring des zerebralen Metabolismus sollte als Maßnahme verwendet werden, um die Therapiemaßnahmen wie Transfusionen, Hypothermie und Beatmungsparameter adäquat zu titrieren (Schwacher Empfehlungsgrad)

Literatur

Berger C, Sakowitz OW, Kiening KL, Schwab S (2005) Neurochemical monitoring of glycerol therapy in patients with ischemic brain edema. Stroke 36:e4–e6

Chen JW, Gombart ZJ, Rogers S, Gardiner SK, Cecil S, Bullock RM (2011) Pupillary reactivity as an early indicator of increased intracranial pressure: the introduction of the Neurological Pupil index. Surg Neurol Int 2011:82

Chesnut R, Aguilera S, Buki A, Bulger E, Citerio G, Cooper DJ et al (2020) Management algorithm for adult patients with both brain oxygen and intracranial pressure monitoring: the Seattle International Severe Traumatic Brain Injury Consensus Conference (SIBICC). Intensive Care Med 46(5):919–929

Couret D, Boumaza D, Grisotto C, Triglia T, Pellegrini L, Ocquidant P et al (2016) Reliability of standard pupillometry practices in neurocritical care: an observational, double blinded study. Crit Care 20:99

Cruz J, Miner ME, Allen SJ, Alves WM, Gennarelli TA (1990) Continuous monitoring of cerebral oxygenation in acute brain injury:

injection of mannitol during hyperventilation. J Neurosurg 73: 725–730

Dengler J, Frenzel C, Vajkoczy P, Wolf S, Horn P (2011) Cerebral tissue oxygenation measured by two different probes: challenges and interpretation. Intensive Care Med 37(11):1809–1815

Giede-Jeppe A, Sprügel MI, Huttner HB, Borutta M, Kuramatsu et al (2021) Automated Pupillometry identifies absence of intracranial pressure elevation in intracerebral hemorrhage patients. Neurocrit Care 35(1):210–220

Godau J, Bierwirth C, Rösche J, Bösel J (2021) Quantitative Infrared Pupillometry in nonconvulsive status epilepticus. Neurocrit Care 35(1):113–120

Goetting MG, Preston G (1990) Jugular bulb catheterization: experience with 123 patients. Crit Care Med 18:1220–1223

Gopinath SP, Robertson CS, Grossman RG, Chance B (1993) Near-infrared spectroscopic localization of intracranial hematomas. J Neurosurg 79:43–47

Hillered L, Vespa PM, Hovda DA (2005) Translational neurochemical research in acute human brain injury: the status and potential future for cerebral microdialysis. J Neurotrauma 22:3–41

Jaeger M, Soehle M, Meixensberger J (2005a) Improvement of brain tissue oxygenation and intracranial pressure during and after surgical decompression for diffuse brain oedema and space occupying infarction. Acta Neurochir Suppl 95:117–118

Jaeger M, Soehle M, Schuhmann MU, Winkler D, Meixensberger J (2005b) Correlation of continuously monitored regional cerebral blood flow and brain tissue oxygen. Acta Neurochir 147:51–56

Kääriäinen M, Halme E, Lranne J (2018) Modem postoperative monitoring of free flaps. Curr Opin Otolaryngol Head Neck Surg 26(4):248–253

Keller E, Steiner T, Fandino J, Schwab S, Hacke W (2002) Jugular venous oxygen saturation thresholds in trauma patients may not extrapolate to Ischemic stroke. J Neurosurg Anaesthesiol 14(2):130–136

Kiening KL, Hartl R, Unterberg AW, Schneider GH, Bardt T, Lanksch WR (1997) Brain tissue pO_2-monitoring in comatose patients: implications for therapy. Neurol Res 19:233–240

Kiening KL, Schneider GH, Bardt TF, Unterberg AW, Lanksch WR (1998) Bifrontal measurements of brain tissue-pO_2 in comatose patients. Acta Neurochir Suppl 71:172–173

Kim MN, Durduran T, Frangos S, Edlow BL, Buckley EM, Moss HE et al (2010) Noninvasive measurement of cerebral blood oxygenation using near infrared and diffuse correlation spectroscopies in critically Brain-injured adults. Neurocrit Care 12(2):173–180

Le Roux P, Menon DK, Citerio G, Vespa P, Bader MK, Brophy GM et al (2014) Consensus summary statement of the international multidisciplinary consensus conference on multimodality monitoring. Neurocrit Care 21:S1–S26

Lundberg N, Troupp H, Lorin H (1965) Continuous recording of the ventricular-fluid pressure in patients with severe acute traumatic brain injury. A preliminary report. J Neurosurg 22:581–590

Meixensberger J, Baunach S, Amschler J, Dings J, Roosen K (1997) Influence of body position on tissue- pO_2, cerebral perfusion pressure and intracranial pressure in patients with acute brain injury. Neurol Res 19:249–253

Meixensberger J, Vath A, Jaeger M, Kunze E, Dings J, Roosen K et al (2003) Monitoring of brain tissue oxygenation following severe subarachnoid hemorrhage. Neurol Res 25(5):445–450

Morton R, Lucas TH, Ko A, Browd SR, Ellenbogen RG, Chesnut RM (2012) Intracranial abscess associated with the Camino intracranial pressure monitor: case report and review of the literature. Neurosurgery 71(1):E193–E198

Opic P, Rüegg S, Marsch S, Gut SS, Sutter R (2021) Automated quantitative pupillometry in the critically Ill – a systematic review of the literature. Neurology 97(6):e629–e642

Peerdeman SM, van Tulder MW, Vandertop W (2003) Cerebral microdialysis as a monitoring method in subarachnoid hemorrhage patients, and correlation with clinical events – a systematic review. J Neurol 250(7):797–805

Rosner MJ, Daughton S (1990) Cerebral perfusion pressure management in head injury. J Trauma 30:933–940

Sarrafzadeh A, Haux D, Kuchler I, Lanksch WR, Unterberg AW (2004a) Poor-grade aneurysmal subarachnoid hemorrhage: relationship of cerebral metabolism to outcome. J Neurosurg 100:400–406

Sarrafzadeh AS, Sakowitz OW, Kiening KL, Benndorf G, Lanksch WR, Unterberg AW (2002) Bedside microdialysis: a tool to monitor cerebral metabolism in subarachnoid hemorrhage patients? Crit Care Med 30:1062–1070

Sarrafzadeh AS, Haux D, Ludemann L, Amthauer H, Plotkin M, Kuchler I, Unterberg AW (2004b) Cerebral ischemia in aneurysmal subarachnoid hemorrhage: a correlative microdialysis-PET study. Stroke 35:638–643

Schmutzhard E, Rabinstein AA (2011) Participants in the international multi-disciplinary consensus conference on the critical care management of subarachnoid hemorrhage. Spontaneous subarachnoid hemorrhage and glucose management. Neurocrit Care 15(2):281–286

Schneider GH, Sarrafzadeh AS, Kiening KL, Bardt TF, Unterberg AW, Lanksch WR (1998) Influence of hyperventilation on brain tissue-pO_2, pCO_2, and pH in patients with intracranial hypertension. Acta Neurochir Suppl 71:62–65

Seule M, Sikorski C, Sakowitz O, von Campe G, Santos E, Orakcioglu B et al (2016) Evaluation of a new brain tissue probe for intracranial pressure, temperature, and cerebral blood flow monitoring in patients with aneurysmal subarachnoid hemorrhage. Neurocrit Care 25(2):193–200

Sinha S, Hudgins E, Schuster J, Balu R (2017) Unraveling the complexities of invasive multimodality neuromonitoring. Neurosurg Focus 43(5):E4

Taillefer MC, Denault AY (2005) Cerebral near-infrared spectroscopy in adult heart surgery: systematic review of its clinical efficacy. J Can Anaesth 52(1):79–87

Unterberg AW, Kiening KL, Hartl R, Bardt T, Sarrafzadeh AS, Lanksch WR (1997) Multimodal monitoring in patients with head injury: evaluation of the effects of treatment on cerebral oxygenation. J Trauma 42:S32–S37

Vajkoczy P, Roth H, Horn P, Lucke T, Thome C, Hubner U, Martin GT, Zappletal C, Klar E, Schilling L, Schmiedek P (2000) Continuous monitoring of regional cerebral blood flow: experimental and clinical validation of a novel thermal diffusion microprobe. J Neurosurg 93:265–274

Vajkoczy P, Horn P, Thome C, Munch E, Schmiedek P (2003) Regional cerebral blood flow monitoring in the diagnosis of delayed ischemia following aneurysmal subarachnoid hemorrhage. J Neurosurg 98:1227–1234

Veldeman M, Albanna W, Weiss M, Park S, Hoellig A, Clusmann H et al (2021) Invasive multimodal neuromonitoring in aneurysmal subarachnoid hemorrhage: a systematic review. Stroke. StrokeAHA.121.034633 52(11):3624–3632

Viderman D, Abdildin YG (2021) Near-infrared spectroscopy in neurocritical care: a review of recent updates. World Neurosurg 151:23–28

Wijayatilake DS, Talati C, Panchatsharam S (2015) The Monitoring and management of severe traumatic brain injury in the United Kingdom: is there a consensus? A National Survey. J Neurosurg Anaesthesiol 27(3):241–245

Woodman T, Robertsoan CS (1996) Jugular venous oxygen saturation monitoring. In: Narayan RK, Wilberger JE, Povlishock JT (Hrsg) Neurotrauma. McGraw-Hill, New York, S 527–529

Zeiler FA, Thelin EP, Helmy A, Czosnyka M, Hutchinson PJA, Menon DK (2017) A systematic review of cerebral microdialysis and outcomes in TBI: relationships to patient functional outcome, neurophysiologic measures, and tissue outcome. Acta Neurochir 159(12): 2245–2273

Bildgebende Verfahren in der Intensivmedizin: Röntgen, Sonographie, CT, MRT, Nuklearmedizin und bildgesteuerte Interventionen

Peter Hunold, Thomas Schlosser, Sonja Kinner, Marc Schlamann und Ingo Janssen

Inhalt

1	Einführung	319
2	Anforderung von Diagnostik und Kommunikation	319
3	Grundlagen: Geräte, Zubehör und Anwendung	320
3.1	Technische Ausstattung	320
3.2	Strahlenschutz in der Röntgendiagnostik	320
3.3	Nuklearmedizinische Diagnostik	321
4	Thorax	321
4.1	Durchführung des Röntgenthorax (Intensiv-, Liegend-)	321
4.2	Besonderheiten des Liegendthorax	323
5	Lagekontrolle von Kathetern und anderen Installationen	325
6	Pneumonie	330
6.1	Klinische Einteilung	331
6.2	Röntgenbefunde	331
6.3	Typisches Erscheinungsbild verschiedener Erreger	332
7	Stauung und kardiales Lungenödem	332
7.1	Definition und Pathophysiologie	332
7.2	Röntgenbefunde	333
8	ARDS, Atemnotsyndrom des Erwachsenen	335
8.1	Definition und Pathophysiologie	335
8.2	Röntgenbefunde	336
9	Pleuraerguss und -empyem	337
10	Andere pulmonale und thorakale Verschattungen	338
10.1	Atelektase	338
10.2	Aspiration	339
11	Lungenarterienembolie	340

P. Hunold (✉)
FOKUS Radiologie & Nuklearmedizin, Göttingen, Heilbad Heiligenstadt, Eisenach, Deutschland
E-Mail: p.hunold@fokus-radiologie.de

T. Schlosser · S. Kinner
Institut für Diagnostische und Interventionelle Radiologie und Neuroradiologie, Universitätsklinikum Essen, Universität Duisburg-Essen, Essen, Deutschland
E-Mail: thomas.schlosser@uni-due.de; sonja.kinner@uni-due.de

M. Schlamann
Sektion Neuroradiologie, Institut für Diagnostische und Interventionelle Radiologie, Uniklinik Köln, Köln, Deutschland
E-Mail: neuroradiologie@uk-koeln.de

I. Janssen
Nuklearmedizin, BeRaNuk Berliner Radiologie und Nuklearmedizin, Berlin, Deutschland
E-Mail: janssen@beranuk.de

12	**Aufhellungen und pathologische Luftansammlungen**	340
12.1	Pneumothorax und Spannungspneumothorax	340
12.2	Pneumomediastinum und Pneumoperikard	342
12.3	Interstitielles Lungenemphysem	343
13	**Sonographie des Thorax**	343
14	**Thorax-CT**	344
14.1	Pulmonalis-CTA bei Lungenembolie	344
14.2	Komplizierte Pneumonie	345
14.3	Pleuraerguss vs. Hämatothorax und Pleuraempyem	345
14.4	Thoraxtrauma	346
15	**Interventionelle Radiologie des Thorax**	347
16	**Abdomen**	348
17	**Röntgendiagnostik**	348
17.1	Aufnahmequalität	348
17.2	Installationen: Fremdkörper, Sonden- und Katheterlage	349
17.3	(Atypische) Darmgasverteilung und Spiegel	349
17.4	Freie intraabdominale Luft	351
17.5	Intramurale Gaseinschlüsse und atypische intraabdominale Gasansammlungen	352
17.6	Beurteilung der Weichteilstrukturen, freie Flüssigkeit	352
17.7	Intraabdominale Verkalkungen und Beurteilung der Knochen	352
17.8	Magen-Darm-Passage mit oralem Kontrastmittel	353
18	**Sonographie**	354
18.1	Leber	354
18.2	Gallenblase und Gallenwege	356
18.3	Milz	358
18.4	Pankreas	359
18.5	Nieren	359
18.6	Darm	361
18.7	Retroperitoneale Gefäße	361
18.8	Freie Flüssigkeit	361
19	**Abdomen-CT**	361
19.1	Darmdiagnostik	362
19.2	Entzündungsfokussuche	364
19.3	Gefäßdiagnostik und Blutungen	366
20	**Interventionelle Radiologie des Abdomens**	367
21	**Zentrales Nervensystem: Neuroradiologie**	367
21.1	Hirnödem	369
21.2	Blutungen und Hämatome	371
21.3	Schädel-Hirn-Trauma (SHT)	373
21.4	Ischämie, Hirninfarkt	374
21.5	Hypoxischer Hirnschaden	374
21.6	Sinusvenenthrombose (SVT)	375
21.7	Entzündungsfokussuche	375
21.8	Hydrozephalus	377
21.9	Krampfanfälle	377
21.10	Akute sekundäre Enzephalopathien	378
21.11	Komplikationen	378
21.12	Hirntod	378
21.13	Spinale Erkrankungen	378
22	**Nuklearmedizin**	379
22.1	Einführung	379
22.2	Lungenszintigraphie	379
22.3	Entzündungsdiagnostik	381
22.4	Blutungsquellensuche	382
22.5	Weitere nuklearmedizinische Diagnostik	383
Weiterführende Literatur zu „Thorax"		383

1 Einführung

Die bildgebende Diagnostik in der Intensivmedizin unterliegt speziellen Bedingungen, die mit Herausforderungen in zweierlei Hinsicht einhergehen: Einerseits sind besondere logistische Dinge zu beachten. Das bezieht sich auf die Patienten und deren Handhabung während der Untersuchung, aber auch auf die dafür vorzuhaltenden Gerätschaften, sofern die Untersuchung direkt auf der Intensivstation durchgeführt wird. Die Untersuchung von Intensivpatienten außerhalb der Intensivstation, z. B. an Großgeräten wie Computertomographie oder Angiographie, ist häufig mit großem Aufwand verbunden, was Planung, Koordination und Transport angeht. Andererseits sind bei der Interpretation und Befundung der speziellen intensivmedizinischen Untersuchungen andere Maßstäbe anzulegen. Dies gilt insbesondere für die Röntgenuntersuchung des Thorax, die wegen der unterschiedlichen Geräteeinstellungen und der Rückenlage der Patienten andere Bilder liefert, als man es von den Stehendaufnahmen am Rasterwandstativ gewohnt ist.

Naturgemäß findet die radiologische Diagnostik in der Intensivmedizin überwiegend direkt am Krankenbett statt („bedside radiology"). Die mit weitem Abstand am häufigsten eingesetzte Untersuchungsmodalität ist die Projektionsradiographie, die konventionelle Röntgenaufnahme. Sie macht etwa 90 % der radiologischen Diagnostik auf der Intensivstation aus. Darunter nimmt den größten Anteil die Untersuchung des Thorax ein. Auch die Sonographie gehört heute zur Standardausstattung einer Intensivstation. Insbesondere in der Diagnostik des Abdomens hat sie einen höheren Stellenwert zur gezielten Abklärung von abdominaler Symptomatik als die Abdomen-Übersichtsaufnahme. Wenngleich die radiologische Schnittbilddiagnostik mittels Computertomographie (CT) und Magnetresonanztomographie (MRT) immer häufiger auch bei Intensivpatienten eingesetzt wird, bleibt sie solchen Fällen vorbehalten, in denen die o. g. bettseitige Diagnostik mit Sonographie und Röntgen nicht mehr weiterhelfen kann. Selbiges gilt für die Angiographie. Schließlich muss dem Aufwand und dem Risiko, das mit dem Patiententransport verbunden ist, ein zu erwartender relevanter diagnostischer Zusatzgewinn entgegen stehen.

Insgesamt ergeben sich für die radiologische Diagnostik von Intensivpatienten folgende Bedingungen, denen bei der Bildgebung Rechnung getragen werden muss:

- Der Patient ist meist nicht oder nur sehr eingeschränkt kooperationsfähig
- Schon die korrekte Patientenlagerung bzw. Platzierung der notwendigen Gerätschaften kann sehr aufwendig sein
- Die diagnostische Aussagekraft ist durch die Aufnahmebedingungen oft eingeschränkt (z. B. schräge Projektion oder mangelnde Inspiration beim Liegendthorax)
- Externe Fremdmaterialien überlagern das Röntgenbild (z. B. EKG-Elektroden, Sauerstoffschläuche, Verbandsmaterial)
- Interne Fremdmaterialien (z. B. Katheter, Drainagen, Trachealtuben) beeinflussen die Aussagekraft
- Die Geräteausstattung ist in ihrer Leistungsfähigkeit begrenzt, z. B. fahrbares Röntgengerät
- Die erreichbare Bildqualität ist technisch bedingt eingeschränkt, z. B. durch fehlende Belichtungsautomatik und Raster
- Eine direkte Anbindung an die digitalen Bildarchivierungs- und -verarbeitungssysteme (PACS, Picture Archiving and Communication System) ist oft auf der Intensivstation nicht gegeben

Das vorliegende Kapitel soll auf die besonderen medizinischen und logistischen Untersuchungsbedingungen von Intensivpatienten eingehen und auf den korrekten Umgang damit hinweisen. Im Weiteren werden spezielle, auf der Intensivstation vorkommende Indikationen zu bildgebender Diagnostik besprochen und die korrekte Anforderung für die entsprechenden Untersuchungen diskutiert.

Im Rahmen dessen werden auch die typischen Befunde von häufigen Krankheitsbildern beschrieben, um bettseitig die bedeutsamen Pathologien erkennen zu können. Die subtile Differenzialdiagnostik der verschiedenen Untersuchungen kann und soll in diesem Werk nicht abgehandelt werden, dazu wird auf die entsprechende radiologische Fachliteratur verwiesen.

2 Anforderung von Diagnostik und Kommunikation

Auf den besagten Einschränkungen auf der technischen Seite basieren die besonderen Anforderungen an den die Bilder befundenden Radiologen oder Intensivmediziner. Einerseits muss von nicht optimaler Bildqualität ausgegangen werden, was die Interpretation der Bildbefunde per se erschwert. Andererseits handelt es sich gerade bei Intensivpatienten oft um solche, die einer direkten und schnellen Therapie bedürfen.

Die Bilder müssen besonders schnell angefertigt und umgehend als Film oder im digitalen Betrachtungssystem verfügbar gemacht und die entsprechende Diagnose muss schnell gestellt werden.

▶ Es ist unabdingbar für den befundenden Radiologen, dass alle relevanten Informationen zum Patienten generell und zur Indikation für die speziell angeforderte Untersuchung mit der Anforderung der Untersuchung zur Verfügung gestellt werden.

Der lückenlose Informationsfluss zwischen Anforderer und Befunder trägt stark dazu bei, dass die Befunde richtig und klinisch relevant ausfallen. Umgekehrt ist es sehr schwierig, ohne die entsprechenden Hintergrundinformationen aus den unspezifischen Befunden im Bild einen spezifische Befund zu erstellen.

Folgende klinische Informationen sind für den Radiologen relevant:

- Grunderkrankung und Anamnese des Patienten
- Aktueller Grund für den Aufenthalt auf der Intensivstation
- Vorangegangene Operationen oder größere Eingriffe
- Unterschiede im klinischen Verlauf gegenüber dem Zeitpunkt der Voruntersuchung
- Derzeitige relevante Laborwerte, z. B. Entzündungswerte – am besten sollten diese für den Radiologen uneingeschränkt verfügbar sein
- Art der Beatmung
- Derzeitige Kreislaufsituation
- Vorangegangene Punktionen, z. B. ZVK-Anlage, Pleurapunktion
- Art und Zeitpunkt vorangegangener diagnostischer Eingriffe, z. B. Bronchoskopie mit bronchoalveolärer Lavage, Gastroskopie mit Luftinsufflation
- Allergien, Medikation, Kontrastmittelunverträglichkeit

Die Informationen können entweder während der gemeinsamen Visite von Intensivmediziner und Radiologe auf der Intensivstation oder während der gemeinsamen Befunddemonstration ausgetauscht werden. Sollte beides nicht stattfinden können, kommt der korrekten und ausführlichen Untersuchungsanforderung besondere Bedeutung zu.

Grundsätzlich sollte bei der Anforderung von bildgebender Diagnostik zwischen Routine-, dringlicher und Notfall-Indikation unterschieden werden.

3 Grundlagen: Geräte, Zubehör und Anwendung

3.1 Technische Ausstattung

Die Grundausstattung für die bildgebende Diagnostik einer Intensivstation besteht aus folgenden Komponenten:

- Mobiles Röntgenaufnahmegerät
- Filmkassetten oder Speicherfolienkassetten (35 × 43 cm)
- Möglichkeiten der Seitenmarkierung (rechts/links)
- Strahlenschutzschürzen (Bleichgleichwert 0,25–0,5 mm)
- Strahlenschutzhandschuhe
- Bleigummistreifen zur Patientenabdeckung
- Bewegliche/fahrbare Strahlenschutzwand
- Befundungs- oder Betrachtungsmonitor (PACS = Picture Archiving and Communication System) oder Lichtkasten zur Filmbetrachtung. Dabei sollten zum Bildvergleich mindestens zwei Großformatbilder nebeneinander gleichzeitig betrachtet werden können
- Mobiles Ultraschallgerät mit Printer oder PACS-Anbindung

Die Röntgen-Durchleuchtung spielt heute nur noch eine untergeordnete Rolle. Zunehmend wichtig ist dagegen heute die schnelle Verfügbarkeit eines CT-Gerätes, was dazu geführt hat, dass in modernen Kliniken auf kurze Wege zwischen Intensivstation und einem CT-Scanner Wert gelegt wird.

3.2 Strahlenschutz in der Röntgendiagnostik

Auch hinsichtlich des Strahlenschutzes ergeben sich für Intensivpatienten, die bettseitig mit Röntgendiagnostik untersucht werden, besondere Bedingungen. Die Intensivstation muss für die Untersuchungen vor Ort die Gerätschaften zum Strahlenschutz vorhalten. Trotzdem ist der Strahlenschutz wegen der fehlenden Abschirmeinrichtungen schwieriger durchzuführen. Naturgemäß ist es auf einer Intensivstation mit eng beieinander liegenden Patienten und zahlreichen Mitarbeitern schwieriger als in der dafür extra ausgelegten Röntgenabteilung, einen adäquaten Strahlenschutz zu gewährleisten. Alle Mitarbeiter sind entsprechend zu schulen.

▶ Es ist zu beachten, dass zum Zeitpunkt der Röntgenaufnahme die unmittelbare Umgebung der Röntgenröhre als „Kontrollbereich" im Sinne der Strahlenschutzverordnung (StrlSchV) definiert ist, d. h. dass dort Personen (Mitarbeiter und mit im Zimmer liegende Patienten) bei regelmäßigem Aufenthalt pro Jahr effektive Dosen von ≥ 6 mSv akkumulieren können.

Selbstverständlich muss eine Röntgenanforderung bei Intensivpatienten den Ansprüchen an die rechtfertigende Indikation gemäß § 119 der Strahlenschutzverordnung (StrlSchV) genügen. Das bedeutet, dass das mit der Untersuchung vergesellschaftete Risiko (deterministische und überwiegend stochastische Strahlenschäden) nicht den zu erwartenden diagnostischen und therapeutischen Nutzen der Untersuchung überwiegen darf. Jede unnötige Strahlenexposition von Patient und Mitarbeitern ist zu vermeiden. Insofern ist besonderer Wert auf die korrekte Indikationsstellung zu legen. Der routinemäßig täglich angefertigte Röntgenthorax eines jeden Patienten einer Intensivstation ist weder rechtlich noch medizinisch zu rechtfertigen. In einer großen

Metaanalyse konnte gezeigt werden, dass eine tägliche Röntgenaufnahme von Intensivpatienten gegenüber der selektiven Indikationsstellung im Gesamten keine Verbesserung von Patientenmanagement und -outcome bringt (Oba und Zaza 2010).

Schließlich ist zu bedenken, dass ein Intensivthorax per se mit einer höheren Strahlendosis verbunden ist als eine Aufnahme am Rasterwandstativ. Gerade bei Langliegern, z. B. langzeitbeatmeten Patienten, kommen häufig zwei- und sogar dreistellige Zahlen an Röntgenthoraces während eines Intensivstationsaufenthaltes zusammen, was wiederum zu sehr hohen kumulativen Dosen führen kann.

▶ Der unreflektierte tägliche Röntgenthorax jedes Patienten einer Intensivstation ist weder rechtlich noch medizinisch zu rechtfertigen. Die Regeln der „rechtfertigenden Indikationen" gelten auch für die Intensivstation.

Um unnötige Strahlenbelastung für die Mitarbeiter und die Patienten auf ein Minimum zu reduzieren, sind auch auf der Intensivstation die üblichen, einfachen Maßnahmen zu ergreifen: Nach dem Abstand-Quadrat-Gesetz soll wegen der Streustrahlung während der Aufnahme ein möglichst großer Abstand von Bediensteten und Mitpatienten zum untersuchten Patienten eingehalten werden. Schon dadurch ist eine erhebliche Reduktion der Strahlenbelastung gewährleistet. Wird außerdem die vorgeschriebene Schutzkleidung (Röntgenschürze) vorschriftsmäßig getragen, ist die Strahlenbelastung für das medizinische Personal vernachlässigbar.

3.3 Nuklearmedizinische Diagnostik

Für die Beantwortung intensivmedizinischer Fragestellungen gibt es in der Nuklearmedizin eine Vielzahl von Untersuchungen, von denen die in den körperabschnitt-spezifischen näher beschriebenen Verfahren jedoch mit Abstand am meisten eingesetzt werden und für die Intensivmedizin die größte klinische Relevanz aufweisen.

Die in der radiologischen Diagnostik geltenden Anforderungen im Hinblick auf Kommunikation gelten uneingeschränkt auch für die Nuklearmedizin. Da in der Nuklearmedizin der Zeitraum zwischen Injektion des Radiopharmakons und Beginn des Untersuchungsscans unter Umständen einige Stunden beträgt und auch die reine Akquisitionszeit unter der Kamera einen längeren Zeitraum beanspruchen kann, bedarf es besonders guter Kommunikation und Abstimmung zwischen Intensivmedizinern und der Nuklearmedizin, um eine optimale Überwachung des Patienten und möglichst wenige innerklinische Transporte zu gewährleisten.

Die diagnostische und therapeutische Anwendung radioaktiver Substanzen ist in der Verordnung über den Schutz vor Schäden durch ionisierende Strahlen (Strahlenschutzverordnung, StrlSchV) und der Richtlinie zur StrlSchV geregelt. Die Anwendung radioaktiver Substanzen ist nur in Räumen möglich, die als Kontroll- und Überwachungsbereich genehmigt sind. Somit kann die Injektion eines Radiopharmakons in der Regel nur in den Räumen der nuklearmedizinischen Abteilung stattfinden. Alternativ kann in Ausnahmefällen (ggf. unter Rücksprache mit der zuständigen Behörde) ein temporärer Kontrollbereich außerhalb der Abteilung eingerichtet werden. Die Indikationsstellung zu nuklearmedizinischen Untersuchungen hat durch einen fachkundigen Arzt oder einen Facharzt für Nuklearmedizin zu erfolgen. Für alle nuklearmedizinischen Untersuchungen ist eine bestehende Schwangerschaft als absolute, Stillzeit als relative Kontraindikation zu sehen.

4 Thorax

Der weit überwiegende Teil der diagnostischen Untersuchungen des Thorax bei Intensivpatienten ist die bettseitig angefertigte Röntgenaufnahme im Liegen. Das liegt nicht daran, dass der Röntgenthorax im Liegen eine besonders gute Untersuchung mit hoher diagnostischer Genauigkeit wäre, sondern ist der Tatsache geschuldet, dass der Röntgenthorax mit relativ geringem Aufwand schnell einen guten Überblick über verschiedene für Intensivpatienten relevante Befunde bieten kann. Darüber hinaus kommen für bestimmte Indikationen auch die Sonographie (ebenfalls bettseitig) und immer häufiger die Thorax-CT bei Intensivpatienten zum Einsatz.

4.1 Durchführung des Röntgenthorax (Intensiv-, Liegend-)

Technische Aspekte

Im Gegensatz zur Thoraxaufnahme im Stehen muss der Intensivthorax aus praktischen Gründen im anterior-posterioren (a.-p.) Strahlengang akquiriert werden.

Mobile Röntgengeräte kommen auf der Intensivstation zur Anwendung, um überflüssige Patiententransporte zu vermeiden. Entsprechend müssen sie klein und wendig und von einer Person zu bewegen und zu bedienen sein. Ebenso müssen sie am normalen Stromnetz (220 V) anschließbar sein. Sie sind nicht so leistungsfähig wie stationäre Geräte mit größeren Generatoren und digitalen Detektoren. Sie müssen allerdings so leistungsstark sein, dass Lungenaufnahmen mit adäquat kurzen Belichtungszeiten möglich sind und auch in Ausnahmefällen Abdomina und Knochen geröntgt werden können. Damit ein Fokus-Film-Abstand von mindestens 1,50 m gewährleistet ist, sollte die Aufhängung der Röntgenröhre schwenk- und höhenverstellbar sein.

Wie in stationären Systemen werden heute auch für die Intensivstation überwiegend digitale Radiographie-Systeme eingesetzt. Üblicherweise werden digitale Flat-panel-Detektoren oder Speicherfolien (digitale Lumineszenzradiographie) verwendet: Bei letzterer liegt in einer Aluminiumkassette eine Speicherfolie, die nach der Belichtung in ein digitales, elektronisches Auslesegerät eingelegt und davon ausgelesen wird. Dadurch werden digitale Bilder erstellt, die entweder durch einen Laser-Printer auf Film ausgedruckt oder in ein digitales Archivsystem (PACS) eingespeist werden können. Die Besonderheiten der digitalen Systeme liegen wie folgt:

- Fehlbelichtungen werden durch den vergleichsweise sehr hohen Dichteumfang vermieden; dadurch gibt es weniger nicht-diagnostische Bilder. Das ist insbesondere wegen der fehlenden Belichtungsautomatik von mobilen Röntgengeräten wichtig.
- Das volle Spektrum der digitalen Bildnachbearbeitung (Kontrast-Fensterung, Zoom etc.) steht zur Verfügung.
- Die Bilder können in einem PACS gespeichert, verarbeitet und vor allem sehr schnell und zuverlässig nach Erstellung auf allen Stationen, ggf. im OP und anderen therapeutischen Einrichtungen des Krankenhauses eingesehen werden.
- Digitale Bilder haben eine geringere Ortsauflösung und ein höheres Bildrauschen als konventionelle Röntgenfilme.

Analog zu Aufnahmen mit dem Rasterwandstativ sollten auch Bettaufnahmen in Hartstrahltechnik durchgeführt werden, um durch kürzere Belichtungszeiten Bewegungsunschärfen zu reduzieren und die Überlagerung der Lungenstrukturen durch Rippen zu minimieren. Um die damit verbundene erhöhte Streustrahlung, die zu Kontrastminderung im Bild führt (Abb. 1), zu reduzieren, können auch Liegendthoraces mit einem Streustrahlenraster aufgenommen werden. Die Handhabung von Kassetten mit Raster ist etwas unkomfortabler und setzt auch etwas höhere Strahlendosen voraus. Zudem ist mit Rastern die Gefahr von fehlbelichteten Aufnahmen („Rastereffekt") gegeben. Eine korrekt durchgeführte Aufnahme mit Raster ist allerdings wegen des höheren Kontrastes besser zu beurteilen.

Standardeinstellungen für den Intensivthorax sind Röhrenspannungen zwischen 100 und 120 kV. Der Film-Fokus-Abstand sollte etwa 1,50 m betragen, in jedem Fall aber über 1 m.

Patientenaspekte

Sicherheit und Komfort spielen für den oft schwerkranken Patienten eine wichtige Rolle. Grundsätzlich gilt die Regel,

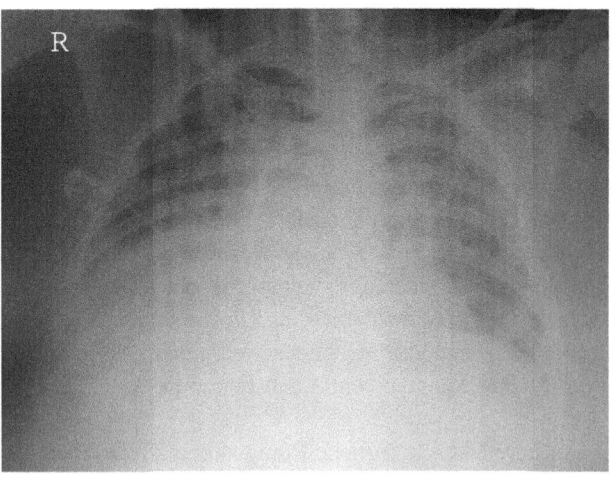

Abb. 1 Liegendthorax eines sehr adipösen Patienten, die ohne Streustrahlenraster aufgenommen wurde. Neben den erheblichen Weichteilüberlagerungen, die zu einer homogenen Transparenzminderung führen, ist die Aufnahme wegen der ausgeprägten Streustrahlung sehr kontrastarm

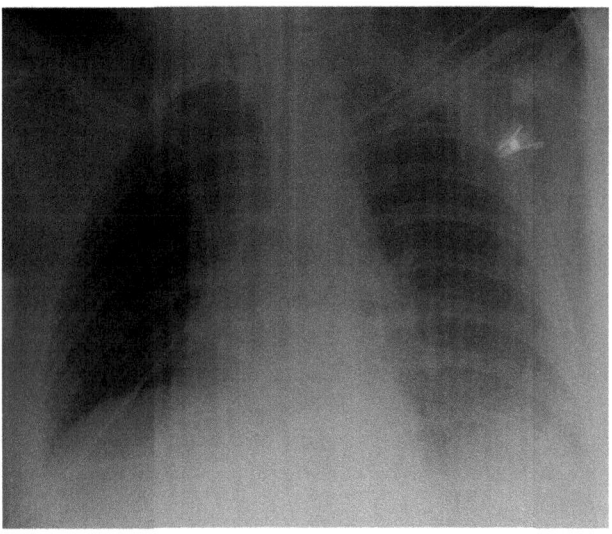

Abb. 2 Versehentliche Schrägprojektion mit sagittaler Verkantung, die Aufnahme ist in LAO- Projektion (LAO, left anterior oblique) angefertigt. Bei der homogenen Verschattung des linken Hemithorax ist bei bestehendem Pleuraerguss der Einfluss der asymmetrischen Weichteilüberlagerung nicht zuverlässig abzuschätzen

dass der Patient während der Röntgenaufnahme so aufrecht wie möglich gelagert werden sollte. Das heißt, ein sitzender Patient ist bezüglich der Beurteilbarkeit der Röntgenaufnahme besser als ein liegender Patient. Allerdings sollte in jedem Falle Wert darauf gelegt werden, dass die Projektion korrekt geführt und Schrägprojektionen vermieden werden (Abb. 2). Somit ist eine stabile, gerade Rückenlage wertvoller als instabile und schräge Sitzendposition.

Flat-panel-Detektor oder Speicherfolienkassette werden unter den Rücken des Patienten platziert.

Abb. 3 a, b Einfluss der Inspirationstiefe auf den Bildeindruck: Während in Exspiration (a) die basalen Anteile beider Lungenflügel verschattet sind und Pleuraergüsse und Infiltrate vortäuschen, ergibt sich während maximaler Inspiration (b) des selben Patienten am selben Tag ein Normalbefund

Analog zur Stehendaufnahme soll der Liegendthorax während maximaler Inspiration aufgenommen werden, um die basalen Recessus komplett zu entfalten, die Lunge maximal zu belüften und beides korrekt beurteilen zu können (Abb. 3). Spontanatmende und wache Patienten sollten dementsprechende Atemkommandos bekommen. Bei beatmeten Patienten sollte die Aufnahme während der maximalen Inspiration ausgelöst werden.

4.2 Besonderheiten des Liegendthorax

Grundsätzlich handelt es sich bei jedem Liegendthorax gegenüber der Stehendaufnahme in 2 Ebenen um einen Kompromiss zwischen eingeschränkter Beurteilbarkeit durch nicht optimale Aufnahmebedingungen einerseits und einfache Durchführung mit hohem Patientenkomfort ohne logistischen Aufwand andererseits. Insofern muss mit eingeschränkter Bildqualität gerechnet werden, die u. A. durch typische Fehler bei der Einstellung und Patientenpositionierung herabgesetzt wird. Zudem ergeben sich in der Befundung deutliche Unterschiede zwischen dem Liegendthorax und der Stehendaufnahme, die bei der Beurteilung beachtet werden müssen.

Typische Aufnahmefehler und Artefakte
- Wegen der Lagerungsbedingungen kommt es viel häufiger als bei Stehendaufnahmen zu unvollständiger Erfassung der relevanten Thoraxorgane und/oder der Installationen (z. B. Katheter, Drainagen, Herzschrittmacherkabel) bei Intensivpatienten.
- Aufgrund der fehlenden Belichtungsautomatik kommt es häufig zu Über- oder Unterbelichtungen, die zwar zum Teil durch die digitale Nachbearbeitung korrigiert, aber nicht komplett kompensiert werden können.
- Bei Aufnahmen mit Raster kann es bei Verkantungen zwischen der durch das Raster vorgegeben Richtung und dem Zentralstrahl zu typischen Artefakten, dem „Rastereffekt", kommen. Dabei zeigen sich asymmetrische Aufhellungen und Unterbelichtungen der beiden Thoraxhälften, die zu Fehleinschätzungen, z. B. als Überblähung und Pleuraerguss, führen können.
- Bei Schrägprojektion wirkt das Mediastinum verbreitert und die Lungenflügel erscheinen transparenzgemindert.
- Durch die Kranialabweichung des Zentralstrahls („Lordoseaufnahme") projiziert sich das Zwerchfell unnatürlich hoch und die Lunge scheint in kraniokaudaler Richtung verkürzt (Abb. 4).
- Bei ungenügender Inspirationstiefe wirken die Lungen minderbelüftet und das Mediastinum, besonders das Herz, gestaucht bzw. verbreitert.

Spezifika bei der Befundung des Intensivthorax
Aufgrund der geschilderten Aufnahmebedingungen unterscheidet sich der Bildeindruck eines Liegendthorax vom dem einer Röntgenaufnahme im Stehen. Insofern ist es notwendig, für den Liegendthorax einen speziellen Normalbefund als „Engramm" im Sinn zu haben und die zu befundenden Aufnahmen damit zu vergleichen. Außerdem ist zu beachten, dass durch die gegebenen Voraussetzungen die diagnostische Aussagekraft des Liegendthorax gegenüber der Aufnahme im Stehen eingeschränkt ist – auch wenn die

Akquisition lege artis erfolgt. Folgende veränderte Verhältnisse sind typisch für den Liegendthorax:

- Herz und Mediastinum sind breiter (Abb. 5).
  Das liegt zum einen an der größeren Entfernung des Herzens zum Detektor in a.-p.-Projektion, noch mal verstärkt durch den geringeren Detektor-Fokus-Abstand; zum anderen an der Tatsache, dass das Zwerchfell höher steht.
- Das Zwerchfell steht höher.
  Aufgrund des Höhertretens der Abdominalorgane im Liegen wird das Zwerchfell nach kranial gedrückt.

- Die Konturen werden unschärfer abgebildet.
  Dies ist ebenfalls auf den verringerten Detektor-Fokus-Abstand zurückzuführen.
- Pleuraerguss und Pneumothorax sind schwieriger zu erkennen.
  Wegen der veränderten Schwerkraftverhältnisse sammeln sich Ergüsse dorsal und freie pleurale Luft ventral, was beides in der anterioren Aufsicht sowohl schwieriger zu erkennen als auch im Ausmaß einzuschätzen ist.
- Die Lungenperfusion ist verändert.
  Ebenfalls aufgrund der anderen Schwerkraftbedingungen verteilt sich das Blutvolumen innerhalb der Lunge in kraniokaudaler Richtung homogener. Daher gelten andere Bedingungen für die Beurteilung einer kardialen/pulmonalvenösen Stauung.

Für die systematische Bildanalyse wird empfohlen, jeweils zusammengehörige anatomische Strukturen auch gemeinsam und gezielt zu beurteilen (z. B. Lunge, Mediastinum, Skelett), um erstens die gesehenen Strukturen sicherer den entsprechenden anatomischen Korrelaten zuordnen zu können und zweitens keine relevanten Kompartimente zu vergessen.

▶ Für die systematische Bildanalyse wird empfohlen, jeweils zusammengehörige anatomische Strukturen gemeinsam und gezielt zu beurteilen. Es hat sich in diesem Zusammenhang bewährt, mit der Inspektion der Lungen zu beginnen und dabei von peripher nach zentral vorzugehen.

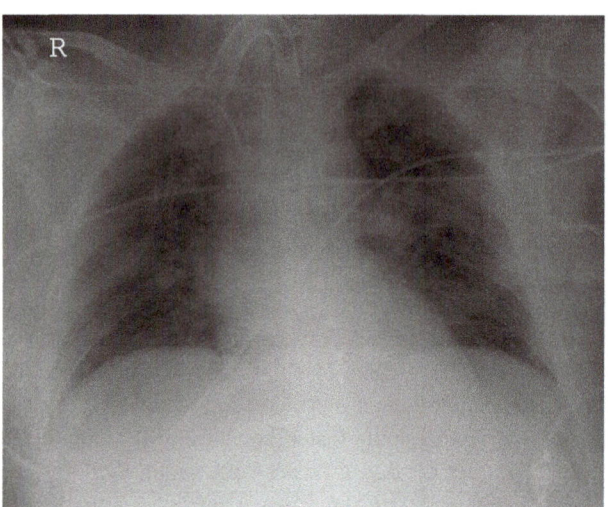

Abb. 4 Fehlerhafte Projektion: Durch Kranialabweichung des Zentralstrahls wirkt die Lunge verkürzt

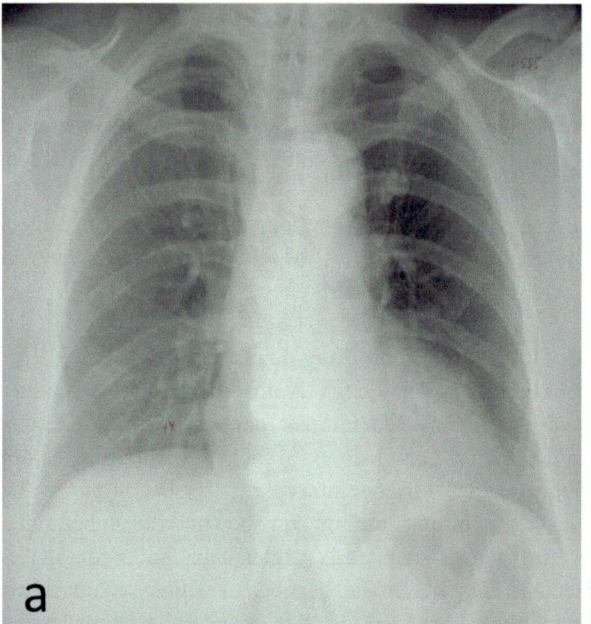
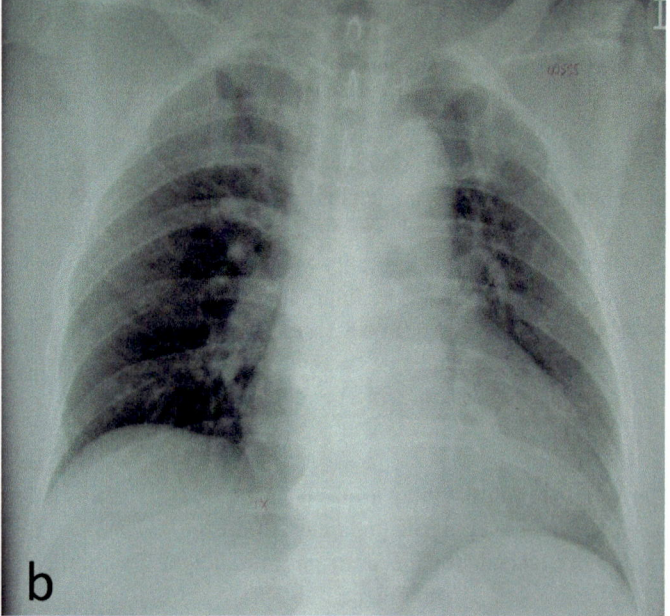

Abb. 5 a, b Unterschied im Bildeindruck zwischen Aufnahmen im Stehen (**a**) und im Liegen (**b**), selber Patient am selben Tag: Im Liegen können die Skapulae nicht herausgedreht werden, Herz und Mediastinum wirken breiter und die Zwerchfellkuppeln stehen höher

5 Lagekontrolle von Kathetern und anderen Installationen

Zu den häufigsten Indikationen für einen Intensivthorax gehört die Kontrolle von ein- und angebrachten Installationen, d. h. Tuben, Kathetern, Drainagen etc.

▶ Nach jeder invasiven Anlage von Installationen hat eine Röntgenkontrolle zu erfolgen.

So wird die Dokumentation der korrekten Lage sichergestellt, um Fehlfunktionen der Installationen, aber auch Komplikationen durch die Anlage und Nutzung fehlliegender Katheter zu vermeiden. Zur richtigen Einschätzung der Installationen ist es deshalb wichtig, dass die Strukturen **röntgendicht** und damit im Intensivthorax sicher zu identifizieren sind. Sollten die Materialien nicht ausreichend röntgendicht sein, sollten sie vor der Röntgenaufnahme mit Kontrastmittel gefüllt und damit markiert werden. Zweitens sollen Installationen im gesamten intrathorakalen Verlauf abgebildet sein. Durch mögliche Bewegungen des Patienten und Manipulationen, z. B. beim Umlagern während Patiententransporten kann es auch sekundär zu Fehllagen kommen; daher müssen Installationen regelmäßig auf ihre korrekte Lage hin überprüft werden.

▶ Der behandelnde oder befundende Arzt ist dazu verpflichtet, in jeder einzelnen Röntgenaufnahme die Anwesenheit und Lage jeder Installation zu begutachten und entsprechend zu dokumentieren.

Zu beachten ist, dass auch nach vergeblichen Punktionsversuchen im Falle thorakaler Installationen eine Thoraxaufnahme notwendig ist, um Komplikationen aufzuspüren, z. B. Pneumothorax oder Hämatothorax nach ZVK-Anlageversuch.

Da für den Intensivthorax immer nur eine Projektion, nämlich a.-p., zur Verfügung steht, kann die exakte Zuordnung von Kathetermaterialien zu Gefäßen oder anatomischen Strukturen schwierig sein. Daher ist es angebracht, bei der Beschreibung der Lage von Installationen den Begriff „in Projektion auf" zu verwenden. Wenn aufgrund der singulären a.-p.-Aufnahme Zweifel an der korrekten Installation bestehen, sollte vor Verwendung derselben weitere Diagnostik betrieben werden, beispielsweise durch Anspritzen eines Katheters mit Kontrastmittel unter Durchleuchtung oder während der Röntgenaufnahme, ggf. müssen auch CT-Untersuchungen hinzugezogen werden.

Trachealtubus und Trachealkanüle

Die häufigste Komplikation von Anlagen eines Trachealtubus ist die Fehllage. Bei etwa 15 % der Intensivpatienten wird im Intensivthorax eine Fehllage von Trachealtuben gesehen, die zuvor nicht erkannt werden konnte (Godoy et al. 2012a). Die normalerweise wegen der röntgendichten Markierung gut sichtbare Spitze des Trachealtubus sollte mittig innerhalb des Tracheallumens liegen und beim erwachsenen Patienten idealerweise 5 cm oberhalb der Carina trachealis platziert sein, wenn der Kopf des Patienten in Neutralposition gelagert ist. Der Kopf liegt in Neutralposition, wenn sich die Unterkante der Mandibula mittig auf die untere HWS projiziert. Durch Bewegungen des Kopfes kann die Höhe der Spitze um ca. 2 cm nach proximal (Extension) und distal (Flexion) variieren. Liegt der Trachealtubus zu hoch, droht die Extubation oder die Fehllage im Hypopharynx, ggf. eine Verletzung der Stimmlippen. Liegt der Tubus zu tief, kann eine selektive Intubation eines Hauptbronchus, bevorzugt des rechten, mit entsprechender Atelektase der linken Lunge resultieren (Abb. 6).

▶ Das Lumen des Trachealtubus sollte die Hälfte bis 2/3 des Tracheallumens ausfüllen. Der Cuff sollte das Lumen komplett verlegen, ohne die Trachealwand nach außen zu wölben, weil sonst Tracheanekrosen auftreten können.

Eine etwaige Trachealperforation bzw. -ruptur durch den Trachealtubus kann sich durch die Projektion des Tubus neben den Trachealschatten und die inadäquate Überblähung des Cuffs bemerkbar machen. Zudem sind häufig Pneumomediastinum, Weichteilemphysem oder Pneumothorax nachweisbar. Bei insuffizienter Beatmung muss eine solche

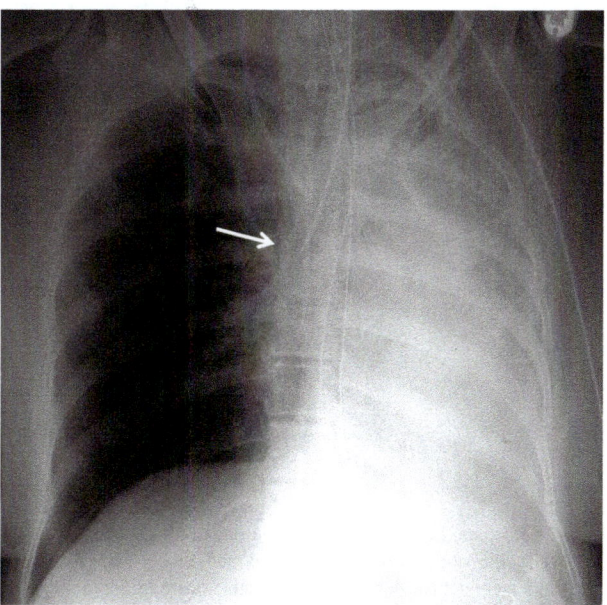

Abb. 6 Fehlintubation mit zu tiefer Lage des Trachealtubus im rechten Hauptbronchus (Pfeil: Tubusspitze). Bei korrekter a.-p.-Projektion weicht der Tubus nach rechts ab und liegt mit der Spitze im Lumen des rechten Hauptbronchus distal der Carina trachealis. Konsekutive Totalatelektase der linken Lunge mit Mediastinalshift nach ipsilateral

Situation allerdings klinisch bzw. bronchoskopisch erkannt und Ventilation und Oxygenierung des Patienten müssen gesichert werden. Erst dann ist ggf. bei V. a. Komplikation aufgrund des Trachealtubus eine Thorax-CT indiziert, in der man Pneumomediastinum und Pneumothorax sicher nachweisen und außerdem Hinweise auf den Ort der Perforation erhalten kann, sofern diese nicht schon bronchoskopisch gesichert wurde.

Die korrekt liegende Trachealkanüle sollte parallel zum Lumen in der Trachea verlaufen. Häufig kann man in der Röntgenaufnahme Verkantungen der Kanülenspitze nachweisen, die durch den scharfkantigen Kontakt zur Schleimhaut zu Verletzung und Nekrose der Trachealschleimhaut führen können. Ebenfalls auf eine Fehllage deutet eine tangential projizierte, d. h. zu waagerecht verlaufende Kanüle hin, sofern die Projektion der Röntgenaufnahme an sich korrekt ist. In diesem Falle kann davon ausgegangen werden, dass die Kanülenspitze zur Hinterwand der Trachea Kontakt hat. Das Kaliber der Trachealkanüle sollte wiederum die Hälfte bis 2/3 des Tracheallumens ausfüllen (Abb. 7). Die Spitze der Kanüle liegt idealerweise auf der Hälfte bis 2/3 der Distanz zwischen Tracheostoma und Carina trachealis (Hill et al. 2008).

In der Frühphase nach Anlage eines Tracheostoma ist eine geringe Menge freier Luft in Mediastinum und Subkutanfett als normal anzusehen. Bei größerem Pneumomediastinum und Weichteilemphysem muss allerdings die Verdachtsdiagnose einer Trachealruptur gestellt und weitere Diagnostik mittels CT veranlasst werden.

ZVK und Shaldon-Katheter

Zentrale Venenkatheter (ZVK) und Dialyse-Katheter gehören zu den am häufigsten auf der Intensivstation angelegten Installationen; sie werden in diesem Kapitel gemeinsam behandelt. Üblicherweise werden sie über die Vv. jugularis int. oder subclavia eingebracht. Zum Ausschluss von Fehllagen oder Pneumothorax ist die Lagekontrolle eines ZVK mittels Röntgenaufnahme auf der Intensivstation obligat. Dazu ist die gesamte Länge des Katheters auf der Röntgenaufnahme abzubilden. Auch nach erfolglosem Punktionsversuch muss eine Röntgenkontrolle erfolgen, um etwaige Komplikationen wie Pneumothorax oder Hämatom/Hämatothorax auszuschließen.

▶ Optimalerweise liegt die Spitze des ZVK innerhalb der V. cava sup., d. h. zwischen der Höhe des sternalen Ansatzes der 1. anterioren Rippe im Röntgenbild und dem rechten Vorhof. Die Lokalisation der Katheterspitze im rechten Vorhof ist wegen der Gefahr von Arrhythmien, Endokardverletzungen oder Myokardruptur zu vermeiden. Lediglich Demerskatheter oder Sieboldkatheter zur Dialyse sollten mit der Spitze im rechten Vorhof liegen.

Intravasale Fehllagen von Kathetern sollten korrigiert werden. Die Katheter können fälschlicherweise aus der V. subclavia in die ipsilaterale V. jugularis int. (Abb. 8.) oder die kontralaterale V. brachiocephalica abweichen. Oder auch in den Vv. thoracica int., azygos oder pericardiophrenica liegen. Bei der mit einer Prävalenz von 0,3 % relativ häufigen Anlageanomalie der persistierenden linken oberen Hohlvene verläuft der links inserierte Katheter typischerweise senkrecht am linken Rand des Mediastinums (Abb. 9). Hierhin würde sich auch ein fälschlich arteriell liegender Katheter projizieren, der in der A. mammaria oder im absteigenden Aortenbogen liegt. Die intraarterielle Fehllage eines Katheters fällt normalerweise durch den pulsatilen Fluss bei Installation schon klinisch auf. Im Röntgenbild ist sie durch einen ungewöhnlichen Verlauf medial des zu erwartenden gekennzeichnet (Abb. 10).

Der Pneumothorax ist die zweithäufigste Komplikation einer ZVK-Anlage, er kommt in etwa 5 % vor (Trotman-Dickenson 2010). Der Pneumothorax nach venöser Fehlpunktion unterscheidet sich nicht vom anderweitig verursachten Pneumothorax und kann bei entsprechendem Ausmaß im Röntgenthorax erkannt werden. Extravasale Fehlanlagen kommen selten vor und zeichnen sich im Röntgenbild durch außergewöhnliche Verläufe und manchmal durch vermehrte Knickbildungen aus, ggf. findet sich ein ipsilateraler Pleuraerguss bei Hämato- oder Infusothorax.

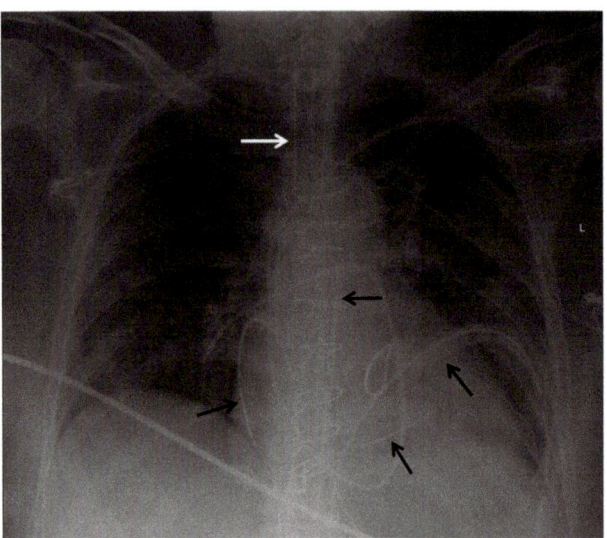

Abb. 7 Korrekte Lage und Dimensionierung der Trachealkanüle (weißer Pfeil), die ohne Verkantung zentral und in der Längsachse der Trachea abgebildet ist. Z. n. Aortenklappenrekonstruktion: einliegender Pulmonalis-Katheter mit der Spitze in der rechten Intermediärarterie. Die schwarzen Pfeile weisen auf die typischerweise nach herzchirurgischen Eingriffen von subxiphoidal eingebrachten Drainagen in Pleura beidseits, Mediastinum und Perikard

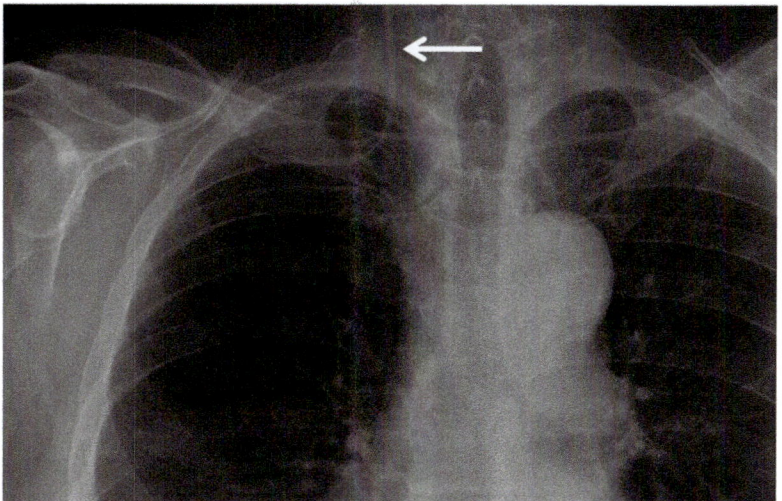

Abb. 8 Fehllage des in die rechte V. subclavia eingebrachten ZVK: Die Spitze (Pfeil) weicht nach kranial in die V. jugularis int. ab

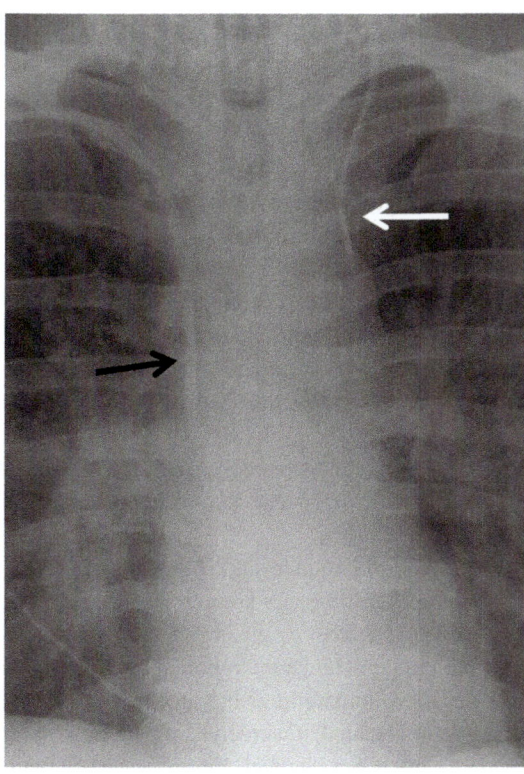

Abb. 9 ZVK in korrekter Lage bei venöser Anlageanomalie: Der in die linke V. jugularis int. eingebrachte ZVK (weißer Pfeil) liegt in der persistierenden linken oberen Hohlvene. Korrekt platzierter Shaldon-Katheter (schwarzer Pfeil) in der rechten V. subclavia, dessen Spitze in der tiefen V. cava sup. liegt

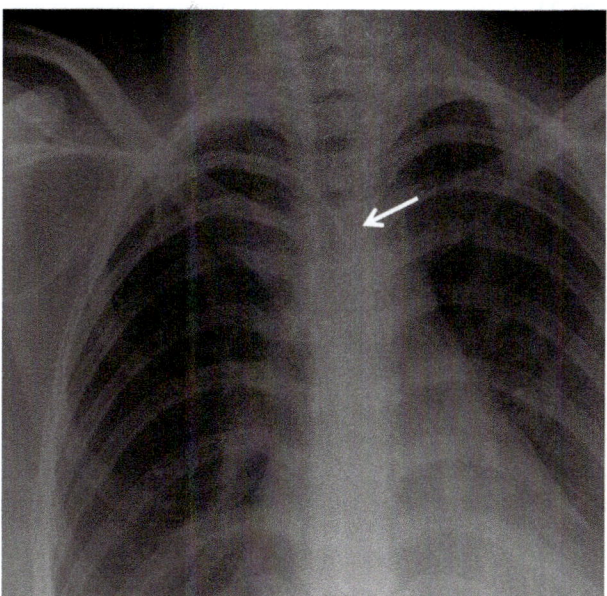

Abb. 10 Arterielle Fehllage eines von rechts subklavikulär eingebrachten Katheters mit der Spitze (Pfeil) im Tr. brachiocephalicus. Der Verlauf geht nicht erwartungsgemäß senkrecht entlang des rechten Mediastinalrandes, sondern weicht nach medial ab

Venöse Schleuse und Pulmonaliskatheter

Die venöse Schleuse als Zugang für die Einschwemmung eines Pulmonaliskatheters (syn. Swan-Ganz-Katheter, Einschwemmkatheter) wird typischerweise wie ein ZVK über die Vv. jugularis int. oder subclavia eingelegt. Dabei ist nicht zwingend gefordert, dass die Spitze der Schleuse zentral, d. h. in der V. cava sup. liegt.

▶ Die ideale Lage der Katheterspitze des Pulmonaliskatheters in Ruheposition ist der rechte oder linke Pulmonalishauptstamm. Auch eine Lage im Tr. pulmonalis ist akzeptabel. Die Katheterspitze sollte sich somit nicht weiter als 2 cm jenseits der Hilusgrenzen in der Thoraxaufnahme projizieren (Godoy et al. 2012b).

Bei zu weit distaler Katheterposition drohen Okklusion, Thrombosierung und Lungeninfarkt (Abb. 11). Nach

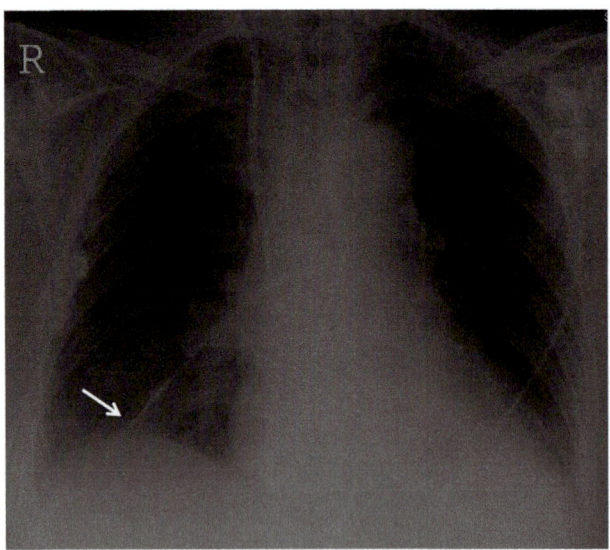

Abb. 11 Zu weit distale Fehllage eines Pulmonalis-Katheters in Ruheposition, die Spitze (Pfeil) liegt tief in der rechten Pulmonalarterie

Einschwemmen eines Pulmonaliskatheters ist die Kontrolle mittels Röntgenthorax zur Dokumentation der korrekten Lage und Ausschluss von Komplikationen obligat.

In 16–19 % der Pulmonaliskatheter-Anlagen kommt es zu Fehllagen (Godoy et al. 2012b), Schlingen- und Knotenbildungen. Schwerere Komplikationen umfassen Lungenblutung durch Perforation der Pulmonalgefäße (oder endobronchiale Blutungen) und die Ausbildung eines Aneurysma spurium. Durch die Okklusion von kleineren Lungenarterien bei zu weit distaler Lage kann es zu Lungeninfarkten kommen, die sich als Infiltrat/Konsolidierung distal der Katheterspitze abzeichnen, aber nicht immer pleuraständig liegen, wie man es bei der Lungenarterienembolie erwarten würde.

Pleuradrainagen

Nach Anlage einer Pleuradrainage ist die Kontrolle mittels Röntgenthorax obligat. Die optimale Lage der Pleuradrainage hängt von der Indikation ab. Bei Pneumothorax sollte die Drainagenspitze generell apikal und anterior liegen, da sich die intrapleurale Luft am ehesten dort sammelt. Aufgrund der Schwerkraft und der sich dort sammelnden Flüssigkeit sollte bei frei im Pleuraraum verteilter Flüssigkeit die Katheterspitze basal und posterior liegen. Dafür bietet sich ein Zugang zwischen 6. und 8. ICR in der mittleren Axillarlinie an. Bei abgekapselten Flüssigkeitssammlungen (chronischer Erguss, organisierender Hämatothorax, Empyem etc.) muss häufig von den genannten Empfehlungen abgewichen werden, da diese Bedingungen spezielle Zugangswege erfordern. Oft muss der Verhalt sonographisch oder CT-gesteuert gezielt drainiert werden. In der Röntgenkontrolle ist unabhängig von der Indikation darauf zu achten, dass alle Seitenlöcher der Pleuradrainage, die an den Unterbrechungen im röntgendichten Markierungsstreifen zu erkennen sind, innerhalb des Pleuraraums liegen.

Generell muss nach Drainagenanlage an die Möglichkeit einer Fehllage gedacht werden, wenn sich keine Besserung des Bildes (Pneumothorax und/oder Flüssigkeitssammlung) ergibt. Allerdings kann das auch durch Verstopfung des Lumens durch Blut, Eiter etc. bedingt sein oder dadurch, dass bei gekammerten Ergüssen nur eine partielle Drainage erfolgen konnte. Wenn die Drainage ungewöhnliche Verläufe nimmt, z. B. mit Knickbildung oder sehr weit nach medial, so dass sich die Spitze auf das Mediastinum projiziert, kann dies die Funktion der Drainage beeinträchtigen. Zur Abklärung bei V. a. Fehllagen kann eine seitliche oder Schrägaufnahme helfen. In der CT ist die Fehllage meist sicher zu diagnostizieren.

Fehllagen kommen in den thorakalen Weichteilen vor, wenn die Drainage versehentlich nicht in den Pleuraraum gelangt, sondern die Spitze interkostal oder extrathorakal liegen bleibt. Eine weitere Möglichkeit der Drainagenfehllage ist innerhalb der Interlobärspalten oder auch intraparenchymatös innerhalb der Lunge.

▶ Es ist unbedingt darauf zu achten, dass alle Seitenlöcher des Drainagekatheters intrapleural liegen. Wenn ein proximal gelegenes Seitenloch außerhalb des Pleuraraums liegt, kommt es über den Drainageschlauch zu einer Fistel zwischen Pleuraraum und Brustwand, was insbesondere beim Pleuraempyem zu weiteren Komplikationen, nämlich einem Brustwandabszess, führen kann.

Auch bei einer nicht ausreichend drainierten Lungenfistel kann es zum Hautemphysem kommen, selbst wenn die Drainage korrekt einliegt.

Unter den Komplikationen sind Blutungen die häufigsten: Beim Inserieren der Drainage können die Interkostalgefäße verletzt werden, so dass es zu einem Hämatothorax oder einem extrapleuralen Hämatom kommen kann. Beim Hämatothorax, der im Röntgenbild nicht von einem anderweitigen Pleuraerguss unterschieden werden kann, ändert sich zumindest in den akuten Stadien vor Eintritt einer Organisation die Konfiguration beim Umlagern des Patienten. Ein extrathorakales, epipleurales Hämatom kann sich als eine dichte, konvexbogige und scharf abgrenzbare Verschattung nahe den Rippen darstellen, die sich rasch nach Insertion der Drainage entwickelt. Auch eine unscharfe Verdickung der extrathorakalen Weichteile in der Umgebung der Draineninsertion kann einem Hämatom entsprechen. Neu nach der Drainage entstandene Verschattungen des Lungenparenchyms im Verlauf der Drainage weisen auf intraparenchymatöse Lage und Lungenblutung hin. Verletzungen des Zwerchfells und damit auch der Oberbauchorgane sind glücklicherweise selten.

Mediastinal- und Perikarddrainagen

Drainagen in Mediastinum und Perikard werden am häufigsten während herz- und thoraxchirurgischer Operationen eingebracht und inserieren oft subxiphoidal (Abb. 12). Fehllagen sind in diesem Falle selten, da die Drainagen unter Sicht eingelegt und in ihrem Verlauf entsprechend modelliert werden.

▶ Der typische Verlauf einer Mediastinaldrainage im Röntgenthorax ist senkrecht median hinter dem Sternum. Die Konfiguration der Perikarddrainage ist etwas variabler: Meist verläuft sie im Röntgenthorax zunächst extrathorakal und im unteren Mediastinum senkrecht nach kranial, um dann in einer ungefähr 90°-Kurve nach links zu verlaufen und entweder waagerecht zu enden oder nochmal leicht bogig nach kranial um das Herz herum zu laufen.

Intraaortale Ballonpumpe (IABP), intraaortale Gegenpulsation

Die IABP dient der Entlastung des linken Ventrikels bei Herzinsuffizienz. Durch EKG-getriggerte zyklische In- und Deflation eines Gasballons in der Aorta descendens soll einerseits die Nachlast gesenkt, andererseits der diastolische Perfusiondruck der Koronararterien angehoben werden. Der Zugang erfolgt über die Femoralarterien, der Ballonkatheter wird retrograd meist unter Durchleuchtung in die Aorta desc. vorgeschoben. Nach Anlage einer IABP sollte unbedingt ein Röntgenthorax angefertigt werden, um die korrekte Lage zu dokumentieren.

▶ Die optimale Lage der Spitze IABP ist unmittelbar distal des Abgangs der linken A. subclavia. An der Spitze des IABP-Katheters liegt eine kleine, kapselförmige röntgendichte Metallmarkierung (Abb. 13). Diese soll sich im Röntgenthorax auf den Aortenbogen projizieren.

Liegt die IABP zu weit proximal, drohen Verschlüsse der supraaortalen Arterien und zerebrale Embolien. Bei zu weit distaler Lage der IABP, kann der therapeutische Nutzen eingeschränkt sein. Bei Lage von Teilen des Ballons in der Aorta abdominalis drohen Verschlüsse der Viszeralarterien. In 1–4 % kommt es bei Einführen der IABP zu Aortendissektionen (Hurwitz und Goodman 2005), die sich durch plötzlich einsetzende Ischämiezeichen oder durch Veränderungen der Aortenkontur im Röntgenthorax bemerkbar machen können.

Herzschrittmacher

Schrittmacherelektroden werden über die Vv. subclavia, jugularis int. oder auch femoralis comm. eingebracht und in die Spitze des rechten Ventrikels eingelegt. Bei herzchirurgischen Eingriffen werden häufig intraoperativ epikardiale Schrittmacherelektroden aufgebracht und mit sehr feinen

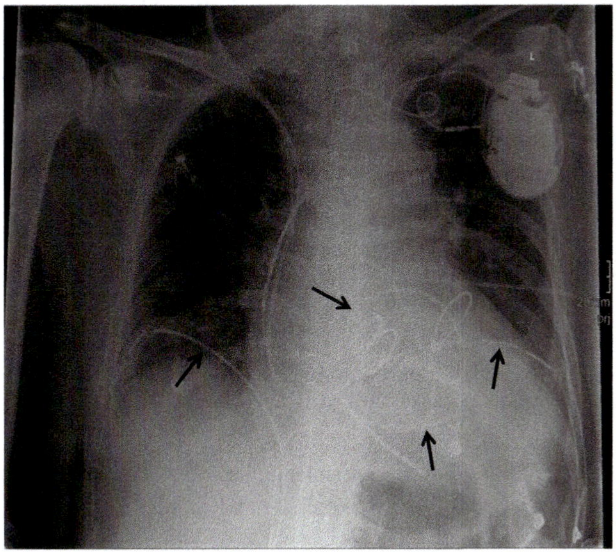

Abb. 12 Patient nach Doppel-Klappenersatz mit typischen Verläufen der von subxiphoidal eingebrachten Drainagen (Pfeile) nach herzchirurgischen Eingriffen, von links nach rechts: Pleuradrainage rechts, Spitze der Mediastinaldrainage, Spitze der Perikarddrainage, Pleuradrainage links. Zudem noch Shaldon-Katheter und Pulmonalis-Katheter von rechts jugulär, Schockelektrode des AICD im rechten Ventrikel und nicht mehr konnektierte epikardiale Schrittmacherelektrode

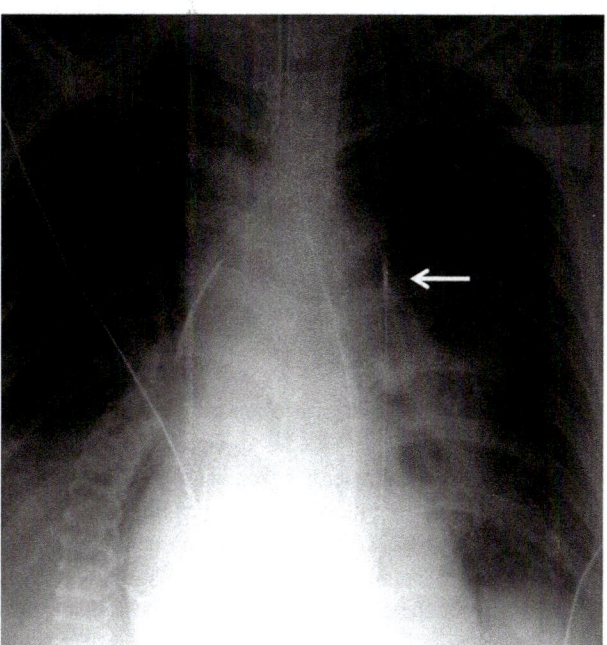

Abb. 13 Korrekte Lage einer IABP, die Spitze mit der Kapselmarkierung (Pfeil) projiziert sich auf den distalen Aortenbogen

Drähten im epikardialen Fett verankert, die dann subxiphoidal nach extrakorporal ausgeleitet werden. Auf die Besonderheiten der verschiedenen implantierbaren Schrittmachersysteme soll hier nicht eingegangen werden.

Die Ventrikelelektrode liegt optimalerweise im Apex des rechten Ventrikels und projiziert sich im Röntgenthorax entsprechend auf knapp oberhalb des Zwerchfells etwas medial des linken Herzrands. In der Seitaufnahme ist die Spitze der Elektrode nach ventral gerichtet. Ein Röntgenthorax ist zur Dokumentation der korrekten Lage indiziert. Bei nicht optimaler Lage, aber korrekter elektrischer Funktion ist ein Elektrodenwechsel meist nicht notwendig. Funktionelle Fehllagen im Sinne eines fehlenden Kontakts zum Endomyokard werden meist schon klinisch durch Anstieg der Reizschwelle und fehlendes Sensing erkannt. Epikardiale Schrittmacherelektroden sind in ihrer Lage nicht zuverlässig beurteilbar.

Eine seltene, aber ernsthafte Komplikation ist die Myokardperforation mit relevantem Hämoperikard. Auf dem Röntgenthorax ist meist eine myokardiale Perforation nicht sicher als solche erkennbar, dazu sollten Echokardiographie oder CT herangezogen werden. Eine Perforation von Myokard, Perikard und Pleura, die zu einem Pneumothorax führt, ist eine Rarität.

Magen- und Ernährungssonden
Gastrointestinale Sonden werden entweder oral oder nasal eingeführt und sollen je nach Indikation in Magen, Duodenum oder Jejunum liegen. Sie werden zur enteralen Ernährung oder als Ablaufsonden verwendet. Klinisch ist die korrekte Lage der Sonden schwierig einzuschätzen. Fehllagen im Ösophagus oder im Tracheobronchialtrakt sowie Schlingenbildung sind zu beachten (Abb. 14). Gerade im Oberbauch und bei voluminösen Patienten kann eine Sonde trotz röntgendichter Markierung schwierig in ihrem gesamten Verlauf abzugrenzen sein. Die Lagebeurteilung wird durch Füllung mit Röntgenkontrastmittel erleichtert. Die duodenale oder jejunale Lage einer Ernährungssonde kann nur radiologisch gesichert werden; es sei denn, die Sonde wurde endoskopisch gelegt.

Die optimale Lage ist, wie oben beschrieben, abhängig vom Zweck der Sonde. Da die meisten Sonden auf den distalen 10 cm Seitenlöcher besitzen, ist es wichtig, dass die Spitze mindestens 10 cm distal des ösophagogastralen Übergangs liegt, da sonst Reflux oder Fehlapplikationen in den Ösophagus und Aspiration drohen.

Eine bedrohliche Komplikation der Sonde selbst ist die Ösophagusperforation, die nur selten vorkommt. Häufiger sind Pneumonie durch intrabronchiale Lage und Aspiration durch in den Ösophagus instillierte und regurgitierte Ernährungsflüssigkeit.

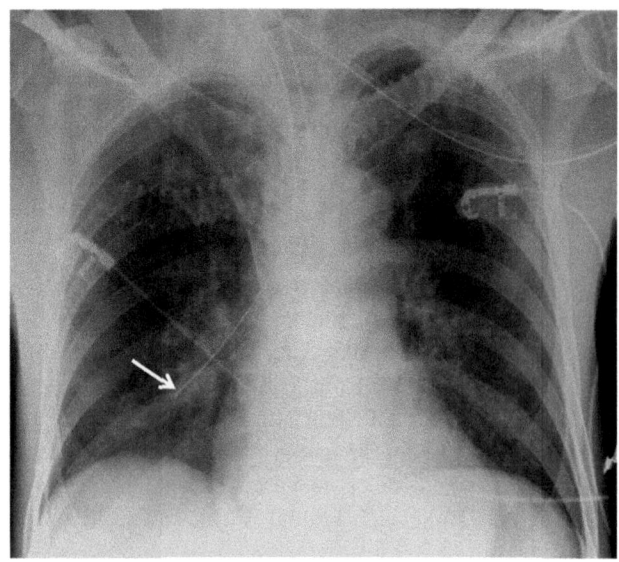

Abb. 14 Tracheale bzw. bronchiale Fehllage der Magensonde. Die Spitze (Pfeil) liegt tief im rechten Hauptbronchus. Außerdem korrekt liegender Trachealtubus und Shaldon-Katheter von rechts subklavikulär. Die Überlagerung durch EKG-Kabel sollte vermieden werden

6 Pneumonie

Die Pneumonie hat bei Intensivpatienten, insbesondere bei den beatmeten Intensivpatienten eine große Bedeutung, weil sie mit hoher Morbidität und Mortalität einhergeht. Zudem besteht eine sehr hohe Inzidenz, was in Kombination mit der hohen Mortalität zu erheblichen Problemen führt. Bei 10–60 % der Patienten auf der Intensivstation werden Pneumonien gefunden. Es besteht ein Zusammenhang zwischen Beatmungsdauer und Häufigkeit einer Pneumonie. Die Gründe für die Häufigkeit von Pneumonien bei Intensivpatienten sind:

- Schwere Grunderkrankungen der Patienten mit entsprechender Immunsuppression
- Antibiotikatherapie mit Veränderung der natürlichen Flora
- Steroid- oder andere immunsuppressive Therapien
- Einsatz von verschiedenen Kathetern und Tuben
- Aspiration
- Beatmung über Endotrachealtubus oder Trachealkanüle mit Aufhebung der mukoziliären Clearance

Aus den besagten Gründen ergibt sich die Notwendigkeit einer frühen Diagnose, die neben den klinischen Parametern immer auch den Röntgenthorax mit einbezieht. Die Identifikation typischer Infiltrate ist im Liegendthorax erschwert. Dies führt zu einer hohen Anzahl von Fehldiagnosen, insbesondere übersehenen Pneumonien.

6.1 Klinische Einteilung

Im Krankenhaus erworbene Pneumonien („hospital acquired pneumonia", HAP, früher: nosokomial) sind von ambulant erworbenen Pneumonien („community acquired pneumonia", CAP) klinisch zu unterscheiden und werden wegen unterschiedlicher Erregerspektren auch unterschiedlich kalkuliert antibiotisch behandelt. Eine Sonderstellung nimmt die beatmungsassoziierte Pneumonie ein („ventilator associated pneumonia", VAP). Für die Diagnosestellung ist die Röntgenaufnahme des Thorax nur ein Baustein neben klinischen und Auskultationsbefunden, Veränderung des Trachealsekrets, erhöhten Infektparametern im Labor und dem gezielten Erregernachweis sowie Verschlechterung des Oxygenierungs-Indexes (Horovitz-Quotient: P_aO_2/FiO_2).

6.2 Röntgenbefunde

Der Röntgenthorax ist beim Intensivpatienten mit V. a. Pneumonie trotz vieler Einschränkungen die bildgebende Methode der ersten Wahl. Insgesamt ist festzuhalten, dass es bis auf wenige spezifische Röntgenbefunde nicht möglich ist, aufgrund des Röntgenbefundes auf den zu Grunde liegenden Erreger zu schließen. Die Bedeutung des Röntgenthorax ergibt sich deshalb in erster Linie aus der Detektion pneumonischer Infiltrate und der Verlaufsbeurteilung derselben unter Therapie.

Das typische Korrelat einer Pneumonie im Röntgenthorax ist das „Infiltrat", das zu einer pulmonalen Parenchymverdichtung führt, der Verschattung (Abb. 15). Dabei kann das Ausmaß zwischen sehr umschriebenen, nur diskret abzugrenzenden Veränderungen bis hin zu ausgeprägten, ubiquitär in der Lunge zu findenden Konsolidierungen variieren. Im Gegensatz zur Atelektase geht ein Infiltrat mit einer Volumenzunahme, zumindest mit Volumenerhalt des betroffenen Lungenlappens einher. In der Differenzialdiagnose zum sich häufig rasch verändernden Lungenödem weist die Pneumonie im Röntgenbild langsamere Veränderungen auf; meist sieht man relevante Veränderungen erst im Verlauf von mehreren Tagen. Das typische Kennzeichen von alveolären Infiltraten, nämlich das positive Bronchopneumogramm (Abb. 16), kann bei der Pneumonie sichtbar sein und damit die Diagnose einer alveolären Pneumonie in Abgrenzung zur interstitiellen Pneumonie erleichtern, ist aber nicht obligat. Zu beachten ist weiterhin, dass die pulmonalen Verschattungen gerade bei schwerkranken Intensivpatienten häufig ein Mischbild aus pneumonischem Infiltrat, Lungenödem und Pleuraerguss sind, was die zuverlässige Differenzialdiagnose erschwert.

Bei Lobärpneumonien, die auf einen Lungenlappen beschränkt sind, kann man typischerweise Bronchopneumogramme finden. Auch dichte Konsolidierungen und scharfe

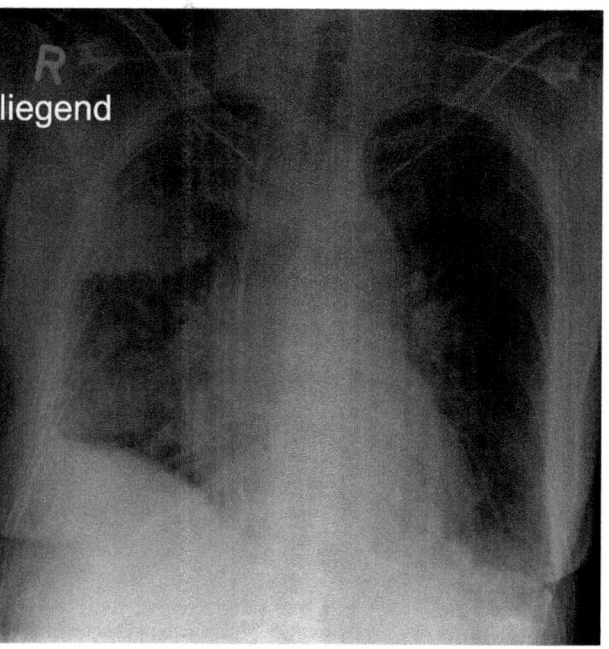

Abb. 15 Typische Verschattungen bei Pneumonie: Solides Infiltrat im rechten Oberlappen (Lobärpneumonie mit scharfer Abgrenzung durch den horizontalen Lappenspalt), Infiltrat im rechten Unterfeld – wegen der unscharf abgrenzbaren rechten Herzkontur (Silhouettenphänomen) handelt es sich um eine Mittellappenpneumonie

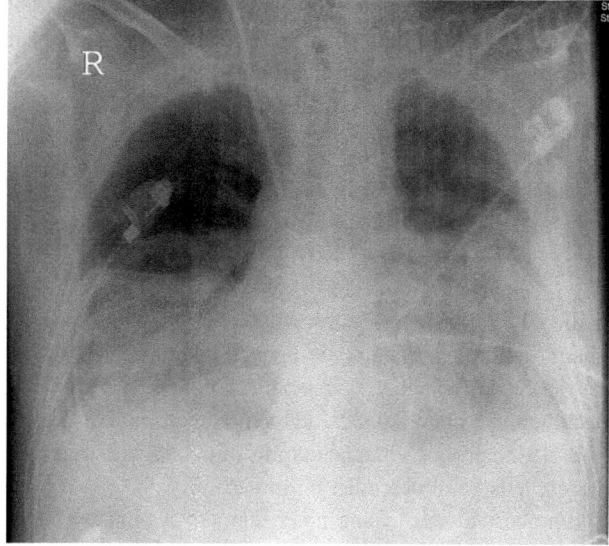

Abb. 16 Positives Bronchopneumogramm: lineare, fächerförmige Aufhellungen rechts infrahilär durch luftgefüllte Bronchien innerhalb der sehr dichten alveolären Infiltrate bei beidseitiger Lobärpneumonie der Unterlappen

Abgrenzungen an den Interlobärspalten sind Kennzeichen einer Lobärpneumonie (Abb. 17). Zudem hilft die Anwesenheit eines Bronchopneumogramms bei der Unterscheidung

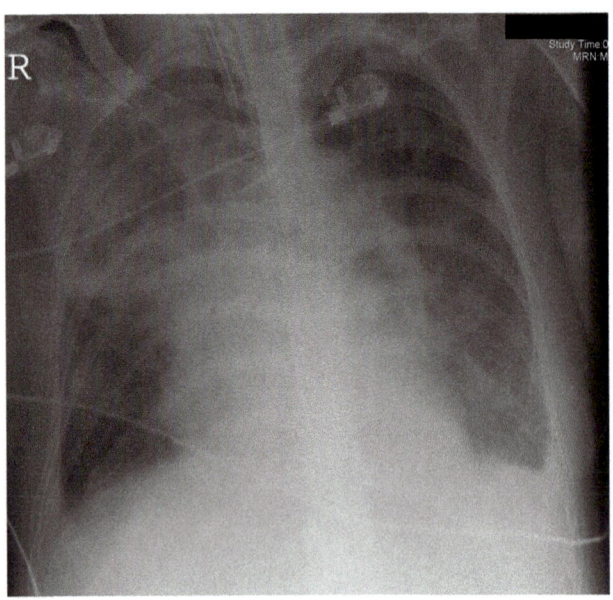

Abb. 17 Lobärpneumonie im rechten Oberlappen mit soliden Infiltraten und scharfer Begrenzung durch den Lappenspalt. Zudem beidseitiger Pleuraerguss

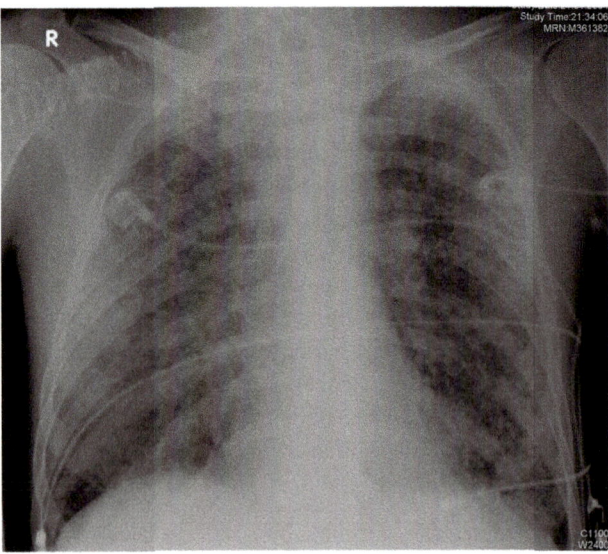

Abb. 18 Viral bedingte interstitielle Pneumonie mit ubiquitär und symmetrisch verteilten, teils konfluierenden, feinnodulären Infiltraten

zwischen intrapulmonalen Infiltraten und anderen pleuralen Verschattungen wie Erguss und Empyem. Die Bronchopneumonie ist im Gegensatz dazu durch fleckige, konfluierende Infiltrate ohne Bronchopneumogramm gekennzeichnet. In Abgrenzung zu den genannten Entitäten zeichnen sich die atypischen, interstitiellen Pneumonien (viral oder Pneumocystis jiroveci) durch feinfleckige Infiltrate aus, die meist bilateral mit kleinfleckigen Verdichtungen auftreten (Abb. 18).

6.3 Typisches Erscheinungsbild verschiedener Erreger

In aller Regel ist eine Zuordnung des Röntgenbefundes zu einem bestimmten Pneumonie-Erreger nicht möglich, da keines der Kennzeichen erregerspezifisch ist. Die in Tab. 1 dargestellten Befunde können jedoch Anhaltspunkte liefern. Abb. 19 zeigt eine Pilzpneumonie mit rundlichen und fleckigen, teils konfluierenden Infiltraten.

Eine besondere Stellung unter den auf der Intensivstation behandelten Pneumonien nimmt seit Ende 2019 das schwere akute Atemnotsyndrom (SARS, severe acute respiratory syndrom) ein, das durch das neuartige Coronavirus 2 (SARS-CoV-2) verursacht wird. Die entsprechende, pandemisch auftretende Erkrankung, die klinisch insbesondere durch schwere, oft letale Pneumonien gekennzeichnet ist, wird als COVID-19 bezeichnet. Im Röntgenthorax bietet die COVID-19-Pneumonie ein relativ spezifisches Bild (Abb. 20). Charakteristisch sind meist seitensymmetrische, bipulmonale Milchglas-Infiltrate in Mittel- und Unterfeldern, die zunächst fleckig imponieren, später konfluieren und konsolidieren (Jacobi et al. 2020; Meiler et al. 2020). Trotz oft ausgeprägter pulmonaler Infiltrate sind Pleuraergüsse selten, Lymphadenopathie die Ausnahme.

Tab. 1 Pneumonie-Erreger und ihre häufigen Röntgenbefunde

Erreger	Röntgenbefund des Infiltrats
Streptococcus pneumoniae	Klassische Lobärpneumonie, Beschränkung auf Teile eines Lungenlappens
Klebsiella	Volumenzunahme
Staphylokokken	Bronchopneumonie und septische Streuung, Kavernen im Sinne von Abszessen in Konsolidierungen
Pseudomonas	Bronchopneumonie, oft sehr ausgeprägt, Betonung in Unterlappen, Lungenabszess und Pleuraempyem
Pilze	Meist bilateral, nodulär bis fleckig, peribronchovaskuläre Ausbreitung, Einschmelzungen (Abb. 19)
SARS-CoV-2	Bipulmonale, meist fleckige, später konfluierende Milchglasinfiltrate und Konsolidierungen. Betonung in Mittel- und Unterfeldern peripher. Nur selten Pleuraerguss (Abb. 20)

7 Stauung und kardiales Lungenödem

7.1 Definition und Pathophysiologie

Der Röntgenthorax kann gute Einblicke in die Hämodynamik von Intensivpatienten bieten. So ist eine der häufigsten Fragen an den Radiologen in der Anforderung eines Intensivthorax die „Stauung". Gemeint ist damit eine pulmonalvenöse

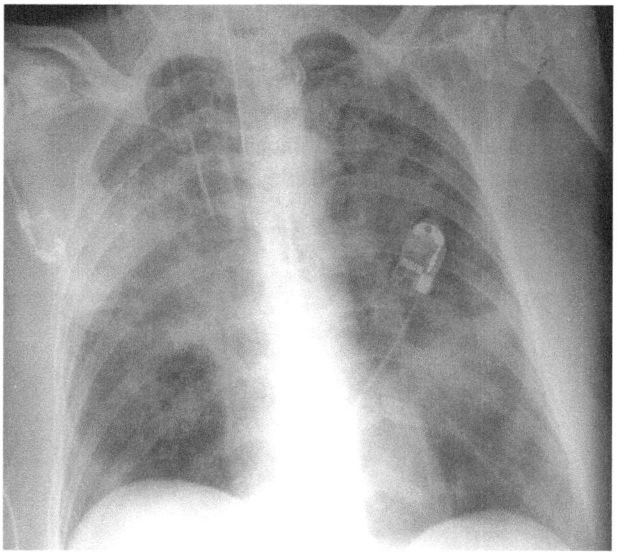

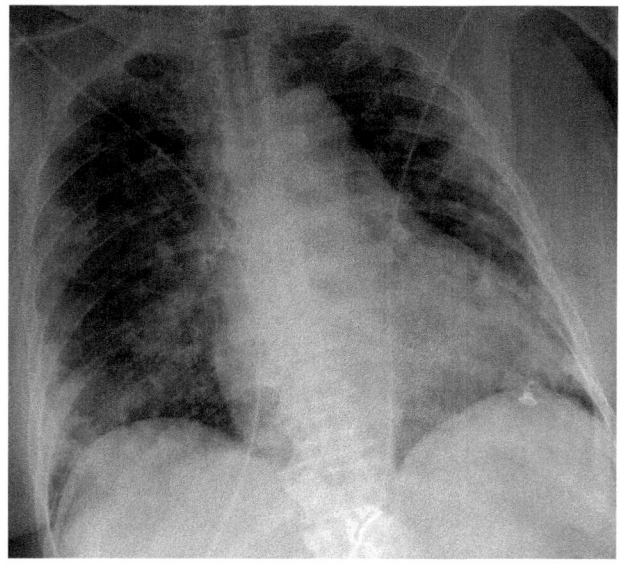

Abb. 19 Pilzpneumonie mit insbesondere links nachweisbaren rundlichen und fleckigen, teils konfluierenden Infiltraten. Im rechten Oberlappen mutmaßlich zusätzliche bakterielle Infiltrate

Abb. 20 COVID-19-Pneumonie mit typischen, in diesem Falle schon konsolidierenden Infiltraten bipulmonal, die in Mittel- und Unterfeldern und peripher betont sind. (Abbildung zur Verfügung gestellt von Dr. M. Sieren, Klinik für Radiologie und Nuklearmedizin, UKSH Lübeck)

Stauung, die in der Maximalform bis zum kardial bedingten Lungenödem führen kann.

Pulmonalvenöse Mitteldrücke von 12–20 mmHg führen zu einer Umverteilung des pulmonalen Blutvolumens und zu einer vaskulären Dilatation, ohne dass Wasser über die Kapillargefäße ins perivaskuläre Interstitium austritt (Stauung Grad I). Bei einer weitergehenden Drucksteigerung von 20–25 mmHg kommt es zur Dysfunktion des Kapillarendothels und Übertritt von Wasser aus dem intravasalen Raum ins pulmonale Interstitium, es folgt ein interstitielles Lungenödem (Stauung Grad II). Die Menge des übertretenden Wassers hängt vom hydrostatischen sowie vom onkotischen Druck ab. Der größte Teil des interstitiellen Ödems wird lymphatisch abtransportiert. Dieser lymphatische Drainagemechanismus weist eine Kapazitätsreserve um den Faktor 3 bis 10 auf, so dass Patienten mit chronischer Stauung trotz deutlich erhöhter Drücke kein Lungenödem entwickeln. Kommt nun bei pulmonalvenösen Drücken jenseits der 25–30 mmHg eine Schädigung des Alveolarepithels hinzu, tritt das Wasser vom Interstitium in die Alveolen über und es entsteht ein alveoläres Lungenödem (Stauung Grad III).

7.2 Röntgenbefunde

Typischerweise verlaufen die drei klinischen Stadien der pulmonalvenösen Hypertonie sequenziell ab. Es kommt aber durchaus vor, dass die Stadien fließend ineinander übergehen oder sich regional auch überlappen.

Gefäßdilatation (Stauung Grad I)
Die Dilatation der elastischen Lungengefäße betrifft bei chronischer Stauung Lungenvenen, allerdings in geringerem Maße auch die Lungenarterien. Sie manifestiert sich als Gefäßkaliber-Angleichung zwischen basalen und kranialen Lungenabschnitten oder vaskuläre Umverteilung oder auch Kranialisierung der Lungenperfusion. Es herrscht dann eine Umkehr der von der Schwerkraft abhängigen Kaliberunterschiede der Lungengefäße. Allerdings kommt es beim Liegendthorax alleine durch die Rücklage des Patienten schon zu einem Angleich der Gefäßkaliber, so dass dieses Zeichen im Intensivthorax nicht verwertbar ist. Dagegen gilt die Gefäßinversion oder Kranialisierung der Lungengefäßkaliber im Röntgenthorax als nicht von der Patientenlage beeinflusstes Zeichen und darf auch im Liegendthorax verwertet werden. Folgende Befunde sprechen im Liegendthorax für eine pulmonalvenöse Stauung Grad I:

- Kranialisierung bzw. Gefäßinversion: Die kranialen Lungengefäße erscheinen im Röntgenthorax in Anzahl und Kaliber größer als die basalen.
- Verbreiterung des „vascular pedicle": Das obere Mediastinum mit V. cava sup., V. azygos und Aorta ist in Höhe des kranialen Aortenbogenscheitels verbreitert. Die absolute Messung ist wenig zuverlässig; die Befunde können aber gut zur Verlaufsbeurteilung herangezogen werden als Maß für Volumenveränderungen im systemischen Kreislauf (Abb. 21).
- Verbreiterung und unscharfe Abgrenzbarkeit der Lungenhili (Abb. 22): Diese Veränderungen sind absolut meist schwierig zu fassen, können aber in Verlaufsaufnahmen hilfreich sein. Zu bedenken ist, dass alleine durch die

Rückenlage des Patienten die zentralen Lungengefäße schon unschärfer konturiert sind.
- Herzverbreiterung: Diese gilt als indirekter Hinweis auf eine Herzinsuffizienz als Ursache für die Stauung. Im Unterschied zur Stehendaufnahme gilt im Liegendthorax eine Herz-Thorax-Quotient (HTQ) von $> 0{,}53$ als vergrößert.
- Thoraxwanddicke: Die Betrachtung der Thoraxwanddicke kann im Verlauf als Parameter für den hydrostatischen Druck und damit für den Volumenstatus herangezogen werden.

Interstitielles Lungenödem (Stauung Grad II)

Das pulmonale Interstitium kann eingeteilt werden in das Kompartiment entlang der bronchovaskulären Bündel und den peripheren Teil mit interlobulären Septen und dem subpleuralen Raum. Hier finden sich jeweils Verdichtungen durch die vermehrten Flüssigkeitseinlagerungen. Folgende Röntgenbefunde sprechen für ein interstitielles Lungenödem (Abb. 23):

- Unscharfe Abbildung von Gefäßkonturen, typischerweise zunächst perihilär.
  - ▶ In der Liegendaufnahme sind die Gefäße per se durch größeren Fokus und geringeren Film-Fokus-Abstand unschärfer abgebildet!
- Pleurale und subpleurale Verdickung: besonders gut sichtbar an den Interlobärsepten
- Verdickte Interlobärsepten
- Peribronchiales Cuffing: ödembedingte Verdickung und Unschärfe der Bronchialwände, die besonders gut bei tangential abgebildeten Bronchien sichtbar ist. Am besten beurteilbar am rechten anterioren Oberlappenbronchus. Cave: Auch sichtbar bei Bronchitis oder Asthma.
- Sichtbare septale Linien: Kerley A-, B- und C-Linien

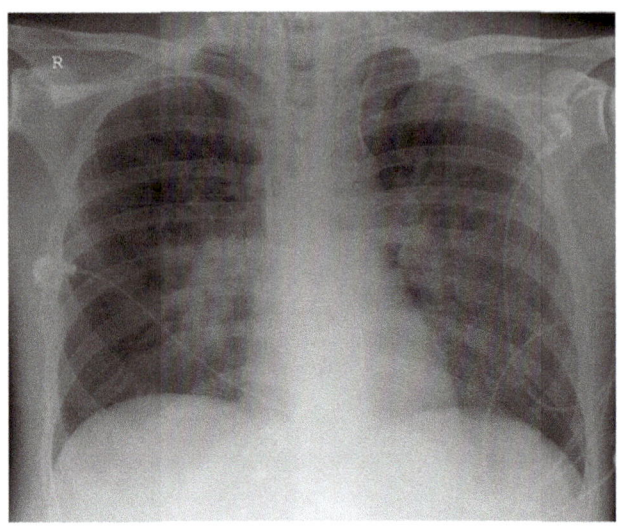

Abb. 22 Ausgeprägte pulmonalvenöse Stauung mit sehr breiten und unscharfen Hili beidseits. Zudem schon stark vermehrte zentrale Gefäßzeichnung in der Lunge

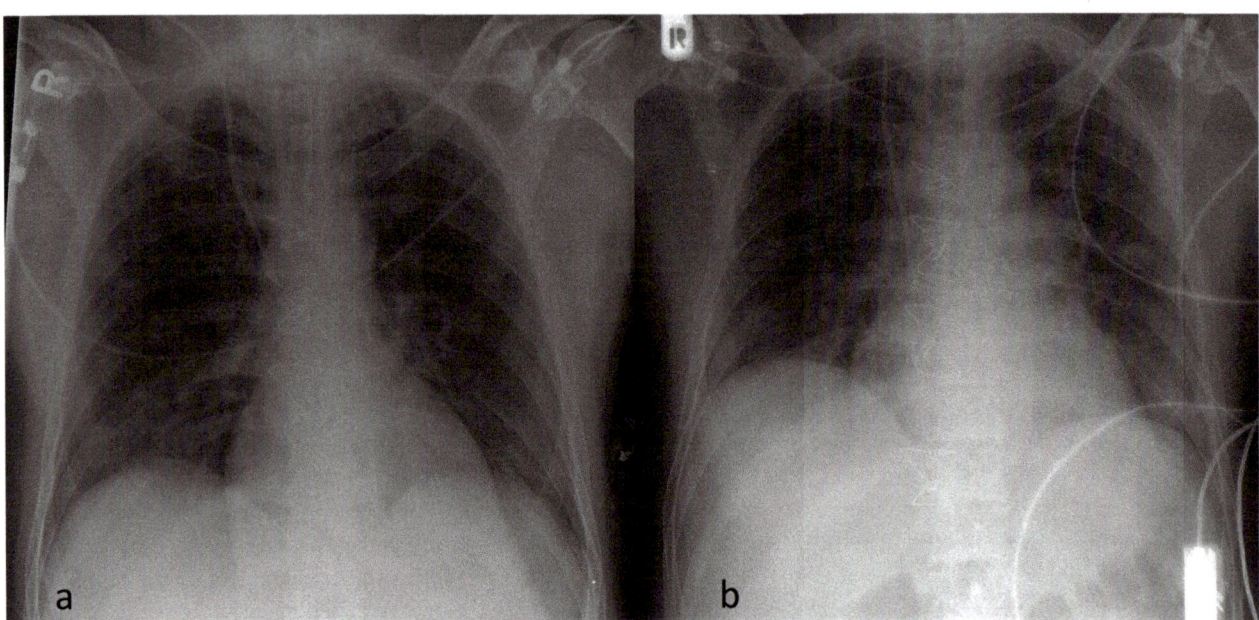

Abb. 21 Pulmonalvenöse Stauung durch Volumenüberladung: Vor Volumentherapie (**a**) noch keine Stauungszeichen; nach forcierter Volumengabe (**b**) deutlich Verbreiterung des oberen Mediastinums und „vascular pedicle" sowie Verbreiterung und zunehmende Unschärfe der Hili, Zunahme der pulmonalen Gefäßzeichnung

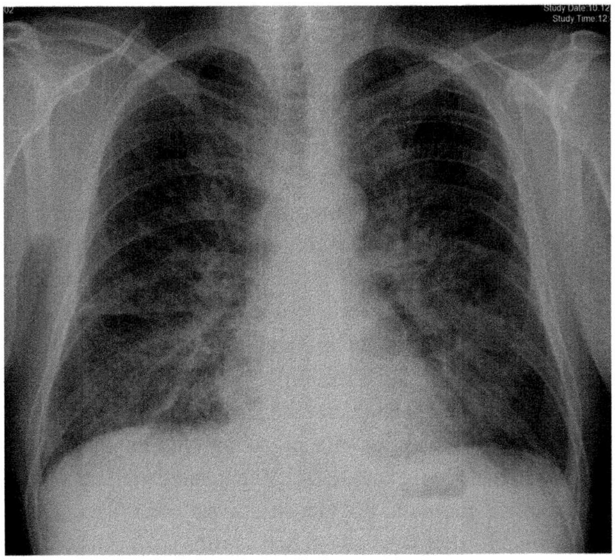

Abb. 23 Ausgeprägtes interstitielles Lungenödem (Stauung Grad II) mit sehr breiten und unscharfen Hili, massiv vermehrter und zentral betonter streifiger Lungengefäßzeichnung, horizontal verlaufenden und verdickten Interlobärsepten (rechts basal) im Sinne von Kerley-B-Linien sowie peribronchialem Cuffing (rechts hilär verdickte Bronchialwände)

Alveoläres Lungenödem (Stauung Grad III)

Das alveoläre Lungenödem kann sehr unterschiedlich verteilt sein, nämlich fokal oder diffus, symmetrisch oder asymmetrisch, teils auch inhomogen fleckig. In frühen Stadien ist es häufig homogen über die gesamte Lunge verteilt, bleibt dann betont perihilär und basal. Folgende Röntgenbefunde gelten als Zeichen eines alveolären Lungenödems:

- Flächige, milchglasartige Verschattungen in frühen Stadien
- Unscharf begrenzte, flächige Verdichtungen, die zu größeren Konsolidierungen konfluieren können (Abb. 24)
- Zunächst relativ symmetrische Verteilung der Infiltrate zentral perihilär („Schmetterlingsödem", Abb. 25), später durch die Schwerkraft eher basal
- Positives Bronchopneumogramm
- Lageabhängigkeit: Veränderung des Bildes nach Umlagerung des Patienten
- Rasche Rückbildung unter suffizienter Therapie

8 ARDS, Atemnotsyndrom des Erwachsenen

8.1 Definition und Pathophysiologie

Das ARDS (Acute respiratory distress syndrome) bezeichnet den klinischen Zustand der akuten respiratorischen Insuffizienz im Sinne einer schwersten akuten Lungenschädigung

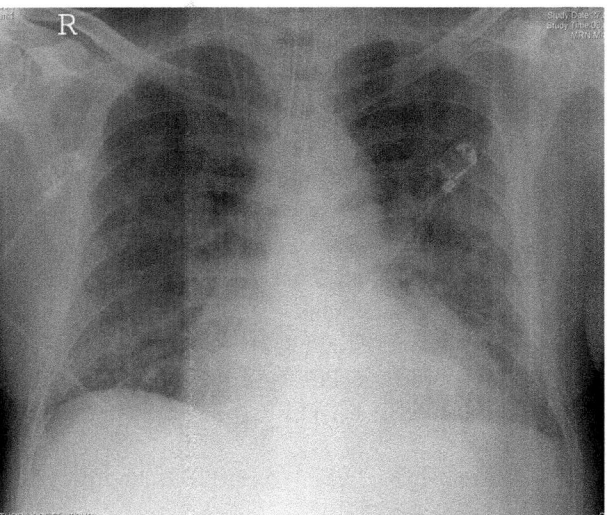

Abb. 24 Alveoläres Lungenödem (Stauung Grad III) mit unscharf begrenzten, symmetrisch zentral betonten und konfluierenden Infiltraten

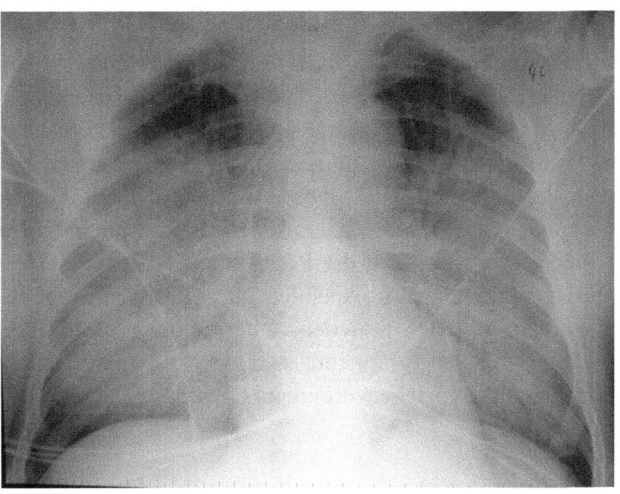

Abb. 25 Alveoläres Lungenödem (Stauung Grad III) im Sinne eines typischen „Schmetterlingsödems" mit symmetrischen beidseits perihilären, flächigen Infiltraten unter Aussparung der Peripherie (s. scharfe Abgrenzbarkeit der Zwerchfelle). Zudem deutliche positive Bronchopneumogramme beidseits als Ausdruck der alveolären Verlegung

mit einer hohen Mortalität. Neben den klinischen Parametern der schweren Hypoxie bei normalen linksatrialen Drücken gehören diffuse bilaterale Lungeninfiltrate im Röntgenbild zur Diagnose ARDS. Ätiologisch können dem ARDS verschiedene pulmonale Schädigungsmechanismen zu Grunde liegen.

Ein ARDS liegt nach der Berlin-Definition (ARDS Definiton Task Force 2012) vor, wenn folgende Kriterien zutreffen:

- Die respiratorische Symptomatik beginnt akut innerhalb einer Woche nach einem Ereignis oder verschlechtert sich.

- In der bildgebenden Diagnostik (Röntgen- bzw. CT-Untersuchung) finden sich bilaterale diffuse Infiltrate, die sich nicht allein durch einen Pleuraerguss, eine Atelektase oder eine Raumforderung erklären lassen.
- Ein interstitielles Ödem führt zur vermehrten Atemarbeit im Sinne einer verminderten Compliance. Die Folge ist ein respiratorisches Versagen, das nicht durch kardiale Ursachen (z. B. akute Herzinsuffizienz) oder durch eine Volumenüberladung erklärbar ist. Häufig ist eine maschinelle Beatmung notwendig.
- Horovitz-Quotient (PaO2/FiO2):
  - 201–300 mmHg bei PEEP $\geq$ 5 cmH2O (mildes ARDS)
  - 101–200 mmHg bei PEEP $\geq$ 5 cmH2O (moderates ARDS)
  - $\leq$ 100 mmHg bei PEEP $\geq$ 5 cmH2O (schweres ARDS)

8.2 Röntgenbefunde

Der Verlauf des ARDS kann typischerweise in 4 chronologisch aufeinander folgende Stadien eingeteilt werden, die jeweils mit speziellen Röntgenbefunden einhergehen. Allerdings hinkt der Röntgenbefund oft dem klinischen Zustand um bis zu 12 Stunden hinterher. Das erschwert insbesondere die Erstdiagnose, weil bei schon deutlich vorhandenen Symptomen typische Infiltrate noch fehlen können. Generell dient der Röntgenbefund einerseits zur Diagnosestellung mit bilateralen Infiltraten als fester Bestandteil der ARDS-Kriterien, andererseits ist er zur Verlaufskontrolle der Erkrankung sehr wertvoll. Im Folgenden werden die typischen Röntgenbefunde der 4 Stadien betrachtet:

Exsudative oder Frühphase (bis 24 Std.)

Es entsteht das oben erwähnte Ödem von Interstitium und Alveolarwand mit der Exsudation von proteinreicher Flüssigkeit in die Alveolen und der Bildung von Fibrinthromben in obliterierten Kapillaren, Arteriolen und Venolen.

Im Röntgenbild zeigt sich zunächst ein beidseitiger Zwerchfellhochstand, der durch Mikroatelektasen bedingt ist. Darauf folgend entwickelt sich das interstitielle Lungenödem mit den unter Abschn. 7.2 beschriebenen Zeichen, nämlich Verbreiterung der Gefäßstrukturen und Bronchialwände sowie unscharf begrenzte Lungenhili. Dann geht das interstitielle in ein alveoläres Ödem über mit diffuser Transparenzminderung und zunächst fleckigen, dann konfluierenden Infiltraten. In beiden Lungenflügeln finden sich zu diesem Zeitpunkt flächige, unscharf abgrenzbare Verschattungen mit Bronchopneumogrammen, die sich im Gegensatz zum kardialen Ödem hauptsächlich peripher ausbreiten (Abb. 26). Dabei sind keine Zeichen der Herzinsuffizienz zu verzeichnen.

Intermediärphase (Tag 2 bis 7)

Das alveoläre Ödem wird kompakter durch Einwandern von Leukozyten und Makrophagen sowie Zellproliferation und Atelektasenbildung. Die Verdichtungen im Röntgenbild nehmen zu und breiten sich auf den Großteil beider Lungenflügel aus. Herz- und Mediastinalschatten sowie die Zwerchfellkuppeln sind nicht mehr abgrenzbar (Abb. 27). Im Extremfall bietet sich das Bild der „weißen Lunge". Bronchopneumogramme sind für diese Phase typisch, während ein Pleuraerguss auf begleitende Komplikationen hinweist. In der späten Intermediärphase (Tag 4 bis 7) lockern sich die Infiltrate auf und das Bild wird inhomogener. Es kann nun durch begleitende Pneumonie und Beatmung ein fleckförmiges Nebeneinander von Verdichtungen und Aufhellungen entstehen.

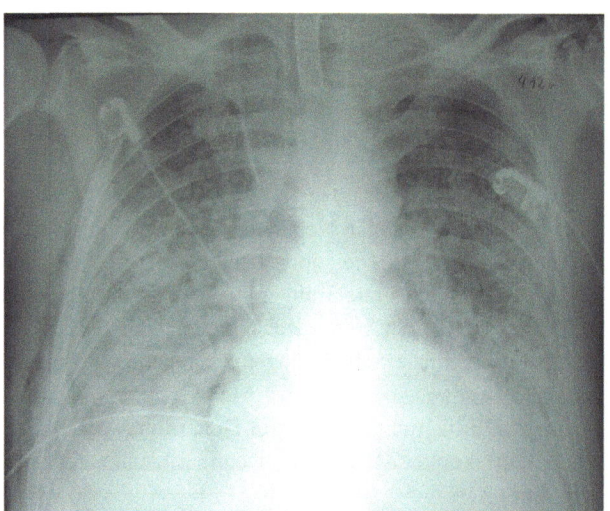

Abb. 26 ARDS in der exsudativen oder Frühphase: Konfluierende, flächige und unscharfe Infiltrate, die sich im Gegensatz zum Stauungsödem eher peripher ausbreiten

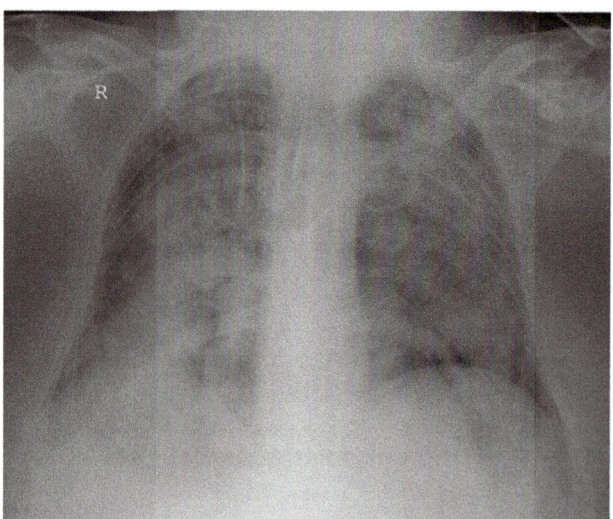

Abb. 27 ARDS in der Intermediärphase mit progredienten, konsolidierenden Infiltraten

Zudem kann man retikulär-streifige Zeichnungsvermehrung sehen.

Proliferations- oder Spätphase (nach 7 Tagen)
Das Einwandern von Fibroblasten und Myelofibroblasten führt zu einer Fibrosierung von Alveolen und Interstitium. In dieser Phase besteht eine erhöhte Infektionsgefahr im Sinne einer Überlagerung durch Pneumonie. Es zeigen sich im Röntgenbild streifenförmige und flächenhafte Verschattungen einerseits und bullöse Überblähungen andererseits. Pneumothorax und Mediastinalemphysem können als Begleitphänomene auftreten.

Endstadium
Bei den überlebenden Patienten finden sich die Zeichen einer interstitiellen Fibrose mit inhomogenem Lungenmuster und grob retikulären sowie streifenförmigen Verdichtungen mit bleibenden bullösen Überblähungen.

▶ Zur Diagnosestellung, Verlaufskontrolle und Detektion von Komplikationen bei ARDS kann die CT einen wichtigen Beitrag leisten.

9 Pleuraerguss und -empyem

Flüssigkeitsansammlungen innerhalb des Pleuraspalts werden bei Intensivpatienten sehr häufig gefunden. Ein frei im Pleuraspalt verteilter, nicht gekammerter Erguss verteilt sich beim liegenden Patienten dorsal; je aufrechter der Patient gelagert wird, desto mehr verteilt sich die Flüssigkeit in den kaudalen Abschnitten der Pleura. So ist die Veränderung der Verschattungen bei Umlagerung des Patienten für einen freien Erguss typisch und erleichtert die Differenzialdiagnose zum pneumonischen Infiltrat. Beim internistischen Patientengut stehen kausal Herzinsuffizienz, Pleuropneumonie, Leberzirrhose und maligne Pleuraerkrankungen im Vordergrund. Nach thorakalen operativen Eingriffen oder Thoraxtrauma handelt es sich häufig um einen Hämatothorax oder zumindest blutig tingierten Erguss oder Chylothorax. Ein großer Pleuraerguss mit entsprechender Kompressionsdystelektase ist oft eine Indikation zur Punktion bzw. Anlage einer Drainage.

Die Röntgenbefunde beim Pleuraerguss im Liegendthorax sind oft nur subtil und unterscheiden sich in vielen Punkten von denen im Stehendthorax. So muss man davon ausgehen, dass mindestens 1/3 der Pleuraergüsse im Liegen übersehen werden. Folgende Befunde sind zu erheben:

- Homogene Transparenzminderung der betroffenen Seite im Seitenvergleich (Abb. 28). Allerdings kann diese auch durch leicht schräge Projektion, überlagernde Hautfalten oder Rasterdezentrierung hervorgerufen werden
- Homogene, nach kranial abnehmende Transparenzminderung ohne Bronchopneumogramm (Abb. 29)

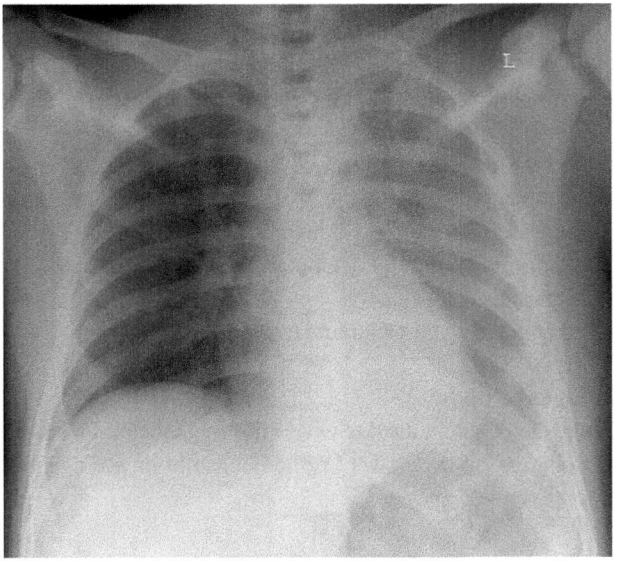

Abb. 28 Ausgeprägter Pleuraerguss links dorsal mit homogener Verschattung des linken Hemithorax bei korrekter a.-p.-Projektion, die Aorta descendens ist innerhalb des Ergusses retrokardial nicht mehr scharf abzugrenzen, die linke Herzkontur hingegen schon. Kein Mediastinalshift nach ipsilateral, den man bei einer differenzialdiagnostisch zu erwägenden Atelektase erwarten würde

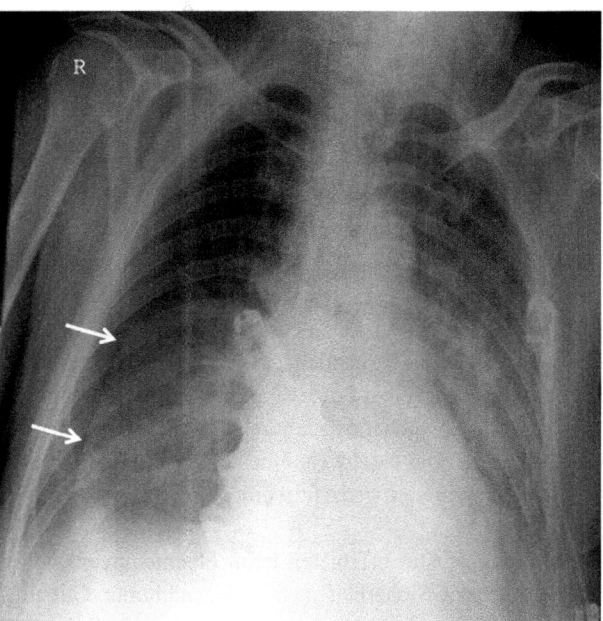

Abb. 29 Pleuraergüsse beidseits mit typischer homogener, nach kranial abnehmender Transparenzminderung. Die Pfeile weisen auf die Überlagerung durch eine Hautfalte, die nicht mit einem Pneumothorax zu verwechseln ist, denn peripher davon ist noch Lungengefäßzeichnung abzugrenzen

- Unscharfe, oder fehlende Abgrenzbarkeit der Zwerchfellkuppeln
- Verschattung der lateralen Recessus
- Verdickter Pleurasaum lateral und apikal
- Fehlende Abgrenzbarkeit der Aorta descendens
- Bei in den großen Interlobärspalt auslaufenden Ergüssen findet man bogenförmige Verschattungen, die nach kranial und lateral abnehmen
- Ergüsse im kleinen Interlobärspalt rechts führen zu umschriebenen, manchmal keilförmigen Verschattungen im rechten Mittelfeld
- Bei streng subpulmonalem Erguss wird ein Zwerchfellhochstand vorgetäuscht
- Große, sehr ausgedehnte Pleuraergüsse können zur Totalverschattung des betroffenen Hemithorax führen – im Gegensatz zur Atelektase mit Volumengewinn der betroffenen Seite, ggf. sogar Mediastinalshift zur Gegenseite
- Abgekapselte, organisierende Ergüsse erscheinen meist als solide, oft scharf abgrenzbare Verschattungen in Kugelform oder konvexbogig in die Lunge hineinragend

▶ Die Sonographie des Thorax hat sich beim Pleuraerguss als zuverlässiger erwiesen als der Liegendthorax, da auch kleine Mengen detektiert und die optimale Lokalisation für etwaige Drainagenzugänge ermittelt werden können. Zudem sind sonographisch Aussagen über die Beschaffenheit des Ergusses möglich, z. B. mit Sedimenten beim Hämatothorax oder septiert bei länger bestehenden und organisierenden Ergüssen.

Pleuraempyem
Während parapneumonische Pleuraergüsse häufig sind, kommt das Pleuraempyem als pleurale Eiteransammlung nur in etwa 5 % der Pneumonien vor.

Das Pleuraempyem als infizierte Form des meist abgekapselten Ergusses ist im Liegendthorax nicht zuverlässig zu diagnostizieren, weil es keine verlässlichen Befunde gibt, die die Infektion klar definieren können. In den weit überwiegenden Fällen handelt es sich beim Pleuraempyem um einen abgekapselten Prozess. So muss bei entsprechender Klinik, ggf. den passenden laborchemischen Befunden des Pleurapunktats und Nachweis eines abgekapselten Ergusses an ein Pleuraempyem gedacht werden.

▶ Sonographie und CT bieten beim Pleuraempyem höhere diagnostische Sicherheit als der Liegendthorax. Gut abgegrenzte intrapulmonale Verschattungen mit Spiegelbildung sind abszessverdächtig.

10 Andere pulmonale und thorakale Verschattungen

10.1 Atelektase

Definition
Atelektase – Unter Atelektase versteht man den partiellen oder totalen Kollaps eines Lungenlappens oder -segmentes mit Resorption der Alveolarluft im entsprechenden.

Pathogenese
Solche Belüftungsstörungen sind bei liegenden Intensivpatienten sehr häufig. Bedingt durch Schwerkraft und eingeschränkte Atembewegungen zeigen sich Minderbelüftungen am häufigsten dorsobasal. Atelektasen können jederzeit auftreten und sehr variable Ausmaße annehmen, nämlich von kleinen Arealen innerhalb eines Lungensegments bis hin zum totalen Kollaps eines Lungenflügels. Grundsätzlich kann man mehrere Entstehungsmechanismen voneinander unterscheiden, 2 davon sind für Intensivpatienten relevant:

- die poststenotische Obstruktions- oder Resorptionsatelektase und
- die Kompressionsatelektase.

Erstere entsteht durch Verlegung der Atemwege, letztere durch Kompression von Lungenabschnitten von außen. Die in der Übersicht dargstellten Ursachen kommen für Atelektasen bei Intensivpatienten in Betracht:
Mögliche Ursachen für Atelektasen bei Intensivpatienten:

- Hypoventilation bei geschwächter Spontan- oder unzureichender maschineller Beatmung, unzureichendem PEEP
- Vermehrte bronchiale Sekretion oder Blutung mit Verlegung der Bronchien
- Inkomplette Beatmung durch Fehllage des Tubus, z. B. bei zu tiefer Intubation im rechten Hauptbronchus mit nachfolgender Atelektase des linken Lungenflügels
- Kompression durch Pneumothorax oder Pleuraerguss
- Aspiration
- Postoperativ und posttraumatisch

Röntgenbefunde
Grundsätzlich geht die Atelektase mit folgenden 2 Phänomenen einher, mit denen das Erscheinungsbild im Röntgenbild zu erklären ist:

- Verschattung durch verminderte Strahlentransparenz bei fehlender Belüftung des betroffenen Abschnitts und

- Volumenminderung der Lunge durch den Kollaps des atelektatischen Lungenteils.

Die in Tab. 2 gelisteten Befunde finden sich bei Atelektase (s. auch Abb. 30 und 31).

▶ Mitunter bereitet es große Schwierigkeiten, im Liegendthorax das Ausmaß eines zur Atelektase führenden Pleuraergusses abzuschätzen. In diesen Fällen hilft die Sonographie weiter.

10.2 Aspiration

Die Aspiration ist bei Intensivpatienten nicht selten und man geht davon aus, dass viele der nosokomialen Pneumonien durch Aspirationen bedingt sind.

Das Erscheinungsbild der Aspiration im Röntgenthorax ist variabel. Grundsätzlich muss bei plötzlich neu aufgetretenen bilateralen Infiltraten oder v. a. im rechten Lungenunterfeld an eine Aspiration gedacht werden. Allerdings ist es innerhalb einer stark vorgeschädigten Lunge, z. B. bei Pneumonie oder Lungenödem mit entsprechenden Infiltraten, sehr schwierig, die Aspiration sicher zu detektieren. Umschriebene Aspirationen führen meist zu basal gelegenen, fleckigen Verdichtungen, die im Laufe der nächsten Tage eher zunehmen und konfluieren. Sehr ausgedehnte Aspirationen können auch zu einem ausgeprägten Lungenödem führen. Bei Verlegung von größeren Bronchien können zusätzlich auch Atelektasen entstehen.

Unter Therapie können die Veränderungen innerhalb weniger Tage wieder vollständig rückgebildet sein, allerdings ist auch der Übergang in eine Pneumonie oder in ein ARDS möglich.

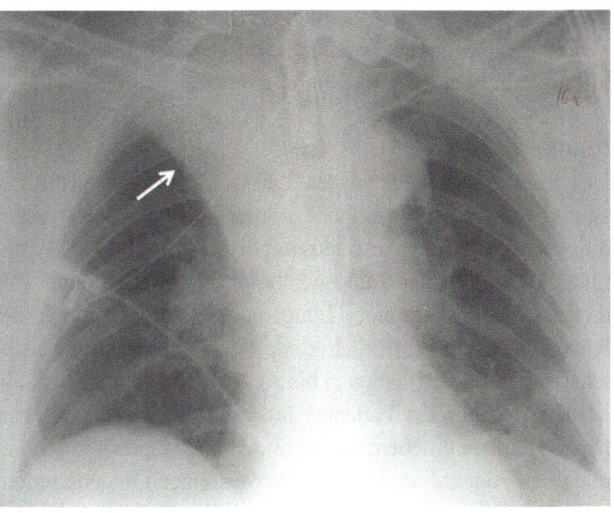

Abb. 30 Atelektase des rechten Oberlappens mit typischer keilförmiger, sehr dichter Verschattung (Pfeil), die Verbindung zum Hilus hat. Das „horizontale" Interlobium ist stark nach kranial verzogen

Tab. 2 Röntgenbefunde bei verschiedenen Ausprägungen der Atelektase

Ausmaß der Atelektase	Röntgenbefund
Plattenatelektase, Dystelektase	Band- oder dreieckförmige, relativ scharf abgrenzbare Verschattungen
	Lappenübergreifende Verschattungen, häufig in Nachbarschaft von Septen oder Narben
Lappen-/ Totalatelektase	Totalverschattung und Mediastinalshift zur betroffenen Seite bei Totalatelektase (Abb. 31)
	Dreieckige oder keilförmige Verschattungen mit scharfer Begrenzung und Orientierung zum Lungenhilus (Abb. 30)
	Verlagerung der Lappenspalten in Richtung der Atelektase
	Verlagerung/Verziehung der hilären Strukturen zur Atelektase hin
	Zwerchfellhochstand auf der betroffenen Seite bei basaler Atelektase
	Mediastinalshift zur betroffenen Seite bei Oberlappenatelektase (Abb. 30)
	Kompensatorische Überblähung der nicht betroffenen Lungenteile (Abb. 31)
	Negatives Bronchopneumogramm bei Resorptionsatelektase
	Verschmälerung der Zwischenwirbelräume bei chronischer Atelektase

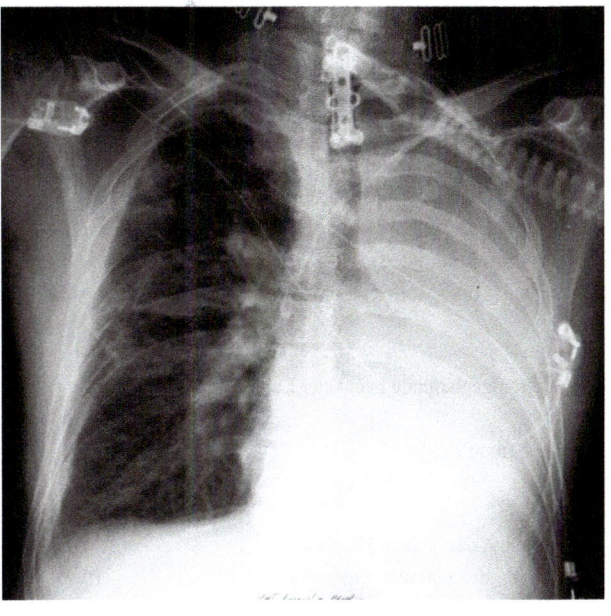

Abb. 31 Totalatelektase des linken Lungenflügels mit typischem Mediastinalshift nach ipsilateral und kompensatorischer Überblähung und Hyperperfusion des rechten Lungenflügels

11 Lungenarterienembolie

Definition

Lungenarterienembolie (LAE) – Die Lungenarterienembolie ist gekennzeichnet durch die Einschwemmung von disloziertem Material in die Lungenarterien, die zu einem partiellen oder totalen Verschluss von Lungenarterien führt. In den weit überwiegenden Fällen handelt es sich bei dem embolisierenden Material um Thromben aus der venösen Becken- oder Beinstrombahn, sehr viel seltener Fett nach Frakturen von großen Knochen, meist den langen Röhrenknochen.

Die akute Lungenarterienembolie ist eine Erkrankung, die mit einer hohen Mortalität einhergeht.

Röntgenbefunde

Der Röntgenthorax ist in den Leitlinien zur Diagnostik der akuten Lungenarterienembolie immer noch erwähnt – allerdings lediglich zum Ausschluss anderer Ursachen bei Symptomatik, die auf eine Lungenembolie hinweisen könnte. Zur direkten Diagnostik einer Lungenarterienembolie spielt der Röntgenthorax ausdrücklich keine Rolle, da er selbst bei intensivpflichtigen Patienten in bis zu 40 % der Fälle unauffällig ist. Bei den übrigen Patienten lassen sich lediglich unspezifische Befunde erheben, die besonders im Liegendthorax niemals den Ausschluss oder den Beweis einer Lungenarterienembolie zulassen. In Tab. 3 sind die Befunde, die bei Pulmonalarterienembolie erhoben werden können, aufgeführt.

▶ Diagnostische Methode der Wahl bei Verdacht auf Lungenembolie in der Bildgebung ist heute die Pulmonalis-CT-Angiographie (CTA). Diese ist unbedingt in der Anforderung auch so zu nennen, nämlich: „Pulmonalis-CTA" – ein „Thorax-CT mit KM" übersieht einen Großteil der LAE.

Daher sollte bei Patienten mit dem V. a. akute Lungenembolie sofort eine CTA durchgeführt werden. Gerade bei Intensivpatienten ist die CTA zu bevorzugen, weil sie sehr zuverlässig und schnell ist und eine gute Überwachung während der Untersuchung gewährleistet. Alternativ stehen die Ventilations-Perfusions-Szintigraphie und die Pulmonalis-MR-Angiographie zur Verfügung – erstere allerdings nur bei nicht beatmeten Patienten, zweitere ist mit langen Untersuchungszeiten behaftet und bietet nur sehr eingeschränkten Patientenzugang.

12 Aufhellungen und pathologische Luftansammlungen

12.1 Pneumothorax und Spannungspneumothorax

Beim Pneumothorax gelangt Luft durch Verletzung der Pleura visceralis oder parietalis in den Pleuraraum. Es besteht neben Dyspnoe und Schmerzen bzw. erschwerter Beatmung die Gefahr des kompletten Lungenkollaps und eines Spannungspneumothorax mit schweren hämodynamischen Einschränkungen. Bei Intensivpatienten herrschen für einen Pneumothorax Barotrauma und andere iatrogene neben traumatischen Ursachen vor. Es muss bedacht werden, dass Pneumothoraces auch noch Tage nach der eigentlichen Pleuraverletzung auftreten können, insofern ist eine längere Kontrolle notwendig. Die Prävalenz von Pneumothoraces wird bei Intensivpatienten mit 4–15 % angegeben, beim ARDS sogar bis 87 % (Gammon et al. 1992; Peterson und Baier 1983). Besonders bei beatmeten Patienten besteht eine große Gefahr, im Verlauf einen Spannungspneumothorax zu entwickeln. Lange Dauer mechanischer Beatmung mit hohen Beatmungsdrücken und zu Grunde liegende Lungenerkrankungen wie Lungenemphysem gehen mit höherem Pneumothorax-Risiko einher. Daher ist in diesem Kollektiv die zuverlässige Detektion auch kleiner Pneumothoraces von außerordentlicher Relevanz. Tab. 4 gibt eine Übersicht über die Ursachen für Pneumothoraces bei Intensivpatienten.

Tab. 3 Röntgenbefunde bei akuter Lungenarterienembolie

Röntgenbefund	Häufigkeit [%]
Atelektase	70 %
Pleuraerguss	35–50
Vergrößerung des rechten Herzens	30
Erweiterung der zentralen Pulmonalarterien (Fleischner-Zeichen)	15
Hypertransparenz von Lungenteilen wegen erniedrigter Perfusion (Westermark-Zeichen)	20
Einseitiger Zwerchfellhochstand	20
Lungeninfarkt mit peripherer, subpleuraler Parenchymverdichtung (Hampton's hump)	15

Tab. 4 Typische Ursachen für einen Pneumothorax bei Intensivpatienten

Iatrogen (häufig)	Barotrauma durch mechanische Beatmung
	Pleuraverletzung bei venösen Katheteranlagen
	Pleuradrainage
	Pleurozentese
	Kardiopulmonale Reanimation mit Rippen- oder Sternumfrakturen oder durch Barotrauma während der Massage
	Tracheotomie
	Tracheal- oder Ösophagusperforation durch Sonden
Traumatisch	Frakturen des Thoraxskeletts mit Durchspießung der Pleura
Sonstige	Mediastinalemphysem mit sekundärem Pneumothorax
	Perforierter Lungenabszess

Erste Wahl zur Diagnostik bei V. a. Pneumothorax ist der Röntgenthorax. Allerdings ist die Sensitivität der auf der Intensivstation üblichen a.-p. Aufnahme im Liegen deutlich der einer Stehendaufnahme unterlegen. Bis zu 30 % der Pneumothoraces werden in der Liegend- oder Halbsitzendposition übersehen; etwa die Hälfte dieser Patienten entwickelt im Verlauf einen Spannungspneumothorax (Kollef 1991). Spezialprojektionen, die eine höhere Sensitivität für den Pneumothorax aufweisen, werden nur selten genutzt. Die mit weitem Abstand sensitivste Methode ist die CT. Auch die Sonographie in Händen erfahrener Untersucher wird zunehmend für die Detektion eines Pneumothorax genutzt.

Typische Röntgenbefunde
Aufgrund der Schwerkraft ist bei liegenden Intensivpatienten die Luftsammlung des Pneumothorax in 2/3 der Fälle in den anteromedialen oder subpulmonalen Abschnitten des Thorax lokalisiert. Und genau dort ist der Pneumothorax besonders schwierig zu diagnostizieren. Daher sind die klassischen Zeichen des Pneumothorax, wie man sie aus der Stehendaufnahme kennt (scharf abgrenzbare Pleura visceralis, fehlende Gefäßzeichnung, Abb. 32), nur selten und bei großen Luftmengen mit erhaltener Lungenelastizität zu finden.

Im Fall der Detektion eines Pneumothorax wird das wahre Ausmaß oftmals sehr deutlich unterschätzt – rechnerische Methoden zur Volumenabschätzung haben sich als nicht zuverlässig erwiesen. Auf die in Tab. 5 genannten Zeichen ist in der Liegendaufnahme deshalb besonders zu achten (s. auch Abb. 33 und 34):

Tab. 5 Zeichen des Pneumothorax im Röntgenthorax

Lokalisation des Pneumothorax	Indirekte Zeichen
Anteromedial (Abb. 33)	Auffallend/zu scharfe Abgrenzbarkeit von • Vv. cavae sup. und inf., V. azygos, linker A. subclavia, oberer Pulmonalvene • Herzrand • Mediastinum • Kardiophrenischem Sulkus • Medialem Zwerchfell unter der Herzsilhouette • Perikardialem Fettbürzel
	Verlagerung der anterioren pleuralen Umschlagsfalte nach kontralateral
Subpulmonal	Hypertransparenz des ipsilateralen oberen abdominalen Quadranten
	„Deep sulcus sign": tief einsehbarer und hypertransparenter lateraler costophrenischer Winkel (Abb. 34)
	Auffallend/zu scharfe Abgrenzbarkeit von • Zwerchfell • V. cava inf. • Vorderer und hinterer Zwerchfellkontur („Doppeltes Zerchfellzeichen")
	Erkennbarkeit der Lungenunterfläche
Apikolateral	Fehlender Kontakt des kleinen rechten Interlobiums mit der Brustwand

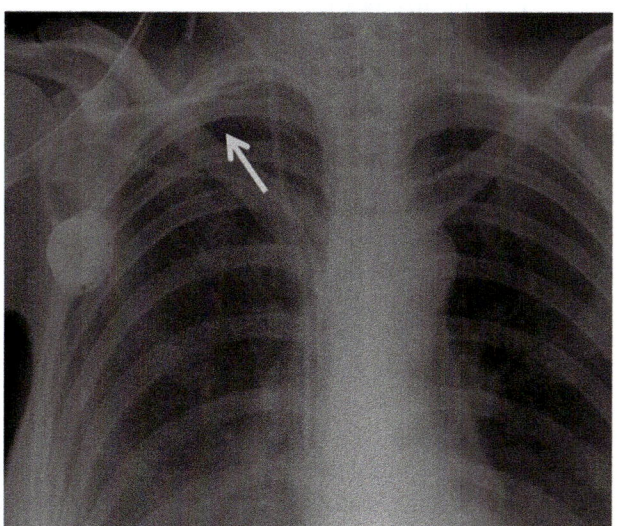

Abb. 32 Schmaler Spitzenpneumothorax rechts mit sehr feiner, nur schwierig abzugrenzender Pleura visceralis (Pfeil)

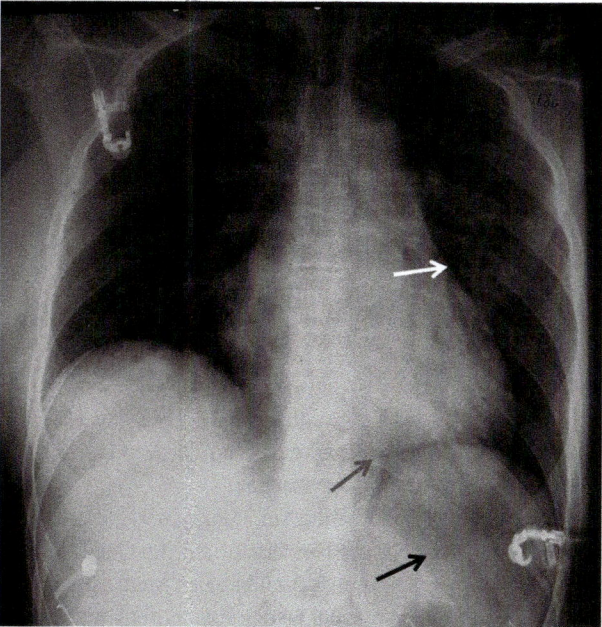

Abb. 33 Ausgeprägter anteromedialer Pneumothorax links mit auffallend scharfer Abgrenzbarkeit des Mediastinums bzw. der Herzkontur (weißer Pfeil) und dem medialen Zwerchfell unter der Herzsilhouette (grauer Pfeil), Hypertransparenz des ipsilateralen oberen abdominalen Quadranten

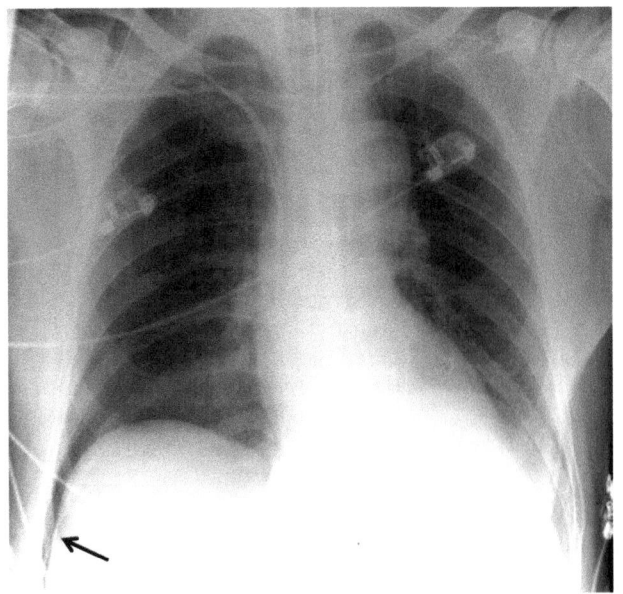

Abb. 34 Subpulmonaler Pneumothorax rechts mit „Deep sulcus sign": sehr tief einsehbarer, scharf abgrenzbarer und hypertransparenter lateraler costophrenischer Winkel

Spannungspneumothorax

Die klinisch relevante Maximalvariante des Pneumothorax ist der Spannungspneumothorax, der zu erheblichen Veränderungen der Hämodynamik führt und unverzüglich durch Entlastung mittels Drainage behandelt werden muss. Entsprechend ist eine sichere und schnelle Diagnosestellung unabdingbar. Bei beatmeten Patienten kann auch schon ein im Bild nur als klein abgrenzbarer Pneumothorax eine Spannungs-Komponente aufweisen. Bei Patienten mit Veränderungen des Lungenparenchyms, die zur Versteifung des Parenchyms führen, ohne dass der betroffene Lungenflügel kollabiert, z. B. bei Pneumonie oder aus geprägtem Lungenödem, können die Zeichen des Spannungspneumothorax sehr diskret ausgebildet sein.

Die typischen Zeichen eines Spannungspneumothorax sind (Abb. 35):

- Verlagerung des Mediastinums zur Gegenseite („Mediastinalshift"), oft gut zu erkennen an der Verlagerung und dem bogigen Verlauf der Trachea
- Projektion der noch belüfteten Lunge bzw. der Luft des Pneumothorax über die Herzkontur auf die Gegenseite im Sinne einer Verlagerung der präkardialen Mediastinalblätter
- Absenkung und Abflachung des Zwerchfells auf der betroffenen Seite
- Absenkung und Verbreiterung des lateralen Recessus phrenicocostalis, im Maximalfall mit kaudaler Konvexität und stumpfem Winkel des Recessus („deep sulcus sign")
- Abflachung und Verschlankung der linken Herzkontur bei linksseitigem Spannungspneumothorax

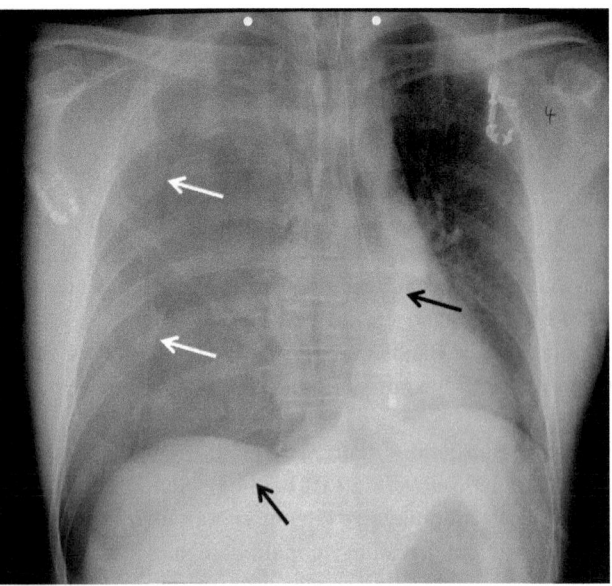

Abb. 35 Massiver Spannungspneumothorax rechts mit Hypertransparenz des „leer" wirkenden rechten Hemithorax, „deep sulcus sign" rechts, sehr gut abgrenzbarer Pleura visceralis (weiße Pfeile), ipsilateralem Zwerchfelltiefstand, massivem Mediastinalshift zur Gegenseite und Projektion der Luft des Pneumothorax über die Herzkontur auf die Gegenseite (schwarze Pfeile). Die Tatsache, dass rechts lateral der Pleuraspalt paradoxerweise dichter ist als das Lungenparenchym liegt an einem zusätzlichen Hämatothorax, der sich dorsal ausbreitet

- Asymmetrische Verbreiterung der Interkostalräume auf der betroffenen Seite im Seitenvergleich

12.2 Pneumomediastinum und Pneumoperikard

Hauptursache für das Pneumomediastinum ist das Barotrauma beim beatmeten Patienten. Das Pneumomediastinum kann ebenfalls im Zusammenhang mit einem Spannungspneumothorax entstehen, somit gelten als Ursachen auch die unter Tab. 4 genannten Umstände. Es ist zu bedenken, dass mediastinale Luftansammlungen nach operativen Eingriffen am Mediastinum als normal gelten. Das Pneumomediastinum ist per se nicht bedrohlich, kann allerdings Ausdruck einer bedrohlichen begleitenden Erkrankung als Ursache desselben sein, z. B.:

- Trachealverletzung oder -ruptur durch Trauma, Nekrose durch den Tubuscuff unter Langzeitbeatmung oder Fehlinsertion von Sonden oder Endoskopen
- Ösophagusverletzung nach Endokopie, durch Sonden oder nach Dilatationen
- Mediastinalphlegmone oder -abszess durch Infektion mit gasbildenden Bakterien

Typische Röntgenbefunde des Pneumomediastinums sind in kranio-kaudaler Richtung verlaufende, oftmals schmale und scharf abgrenzbare Aufhellungslinien in Projektion auf das Mediastinum (Abb. 36). Da sich die Luft innerhalb des Mediastinums üblicherweise entlang der anatomischen Strukturen wie Gefäße, Ösophagus und Trachea ausbreitet, erscheinen diese Strukturen, deren Grenzen im Röntgenbild normalerweise nicht abgrenzbar sind, manchmal sehr scharf. Oftmals breitet sich die Luft nach kranial bis in Halswurzel, Hals und auch die umgebenden Weichteile in Richtung der Schultern aus. Dort sind im Röntgenthorax die Luftansammlungen des Weichteilemphysems oftmals einfacher abzugrenzen als innerhalb des Mediastinums. Auch die Ausbreitung der Luft nach kaudal, nach peritoneal oder retroperitoneal ist möglich.

Als Ursache für ein Pneumoperikard kommen penetrierende Traumata (Messerstichverletzung) und vorangegangene operative Eingriffe mit Perikardiotomie in Betracht. Meist ist die Luft innerhalb des Perikards am besten als schmale, sichelförmige Aufhellungslinie entlang der linken Herzkontur abgrenzbar.

12.3 Interstitielles Lungenemphysem

Häufigste Ursache für das insgesamt seltene interstitielle Emphysem ist wiederum das Barotrauma unter Überdruckbeatmung. Man versteht darunter freie intrapulmonale Luft,

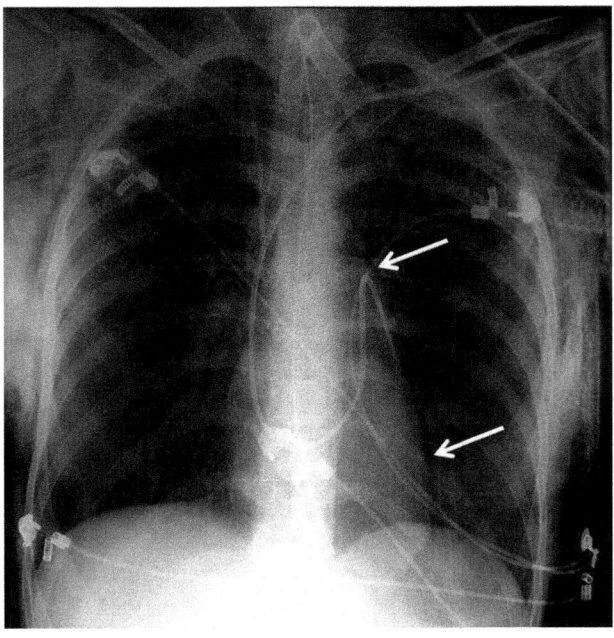

Abb. 36 Mediastinalemphysem mit außergewöhnlich scharfer Abgrenzung des Perikards bzw. des linken Herzrandes und schmalem hypodensem Luftsaum zur Lunge (Pfeile). Beachte zusätzlich das ausgeprägte thorakale Weichteilemphysem mit der typischen Fiederung der Pektoralismuskulatur beidseits

die sich nach Ruptur von Alveolen im Gegensatz zur pleuralen Luft beim Pneumothorax innerhalb der Lunge entlang der Septen und des Interstitiums ausbreitet. Bei starker Ausbreitung nach peripher kann es auch zum Pneumothorax kommen, umgekehrt führt die Ausbreitung nach zentral in einigen Fällen zum Pneumomediastinum.

Die Diagnose des interstitiellen Emphysems ist schwierig und setzt eine gewisse alveoläre „Hintergrund"-Verschattung der Lunge voraus, z. B. durch Pneumonie oder alveoläres Lungenödem. Dann kann man die interstitiellen Luftansammlungen als ungerichtete und unstrukturierte Anordnung kleiner Luftbläschen (rundliche Aufhellungen) oder schmaler Aufhellungsstreifen entlang der Gefäßstrukturen oder Bronchien erkennen. Werden Gefäß- oder Bronchusstrukturen in der Projektion tangential getroffen, kann man unter Umständen ringförmige Aufhellungen darum herum erkennen, die als Halo imponieren.

13 Sonographie des Thorax

Generell spielt die Sonographie bei der Diagnostik der Thoraxorgane – wenn man von der Echokardiogragie absieht – aufgrund des engen Spektrums zu beurteilender Organe eine untergeordnete Rolle. Allerdings hat sie den Charme der sehr schnellen bedside Anwendung und der ubiquitären Verfügbarkeit ohne notwendige Patiententransporte. Haupteinsatzgebiet der Sonographie sind die Pleura und pleuranahe Lungenabschnitte. Zur Beurteilung von Lungenoberfläche, Pleura und Thoraxwand eignen sich 5- bzw. 7,5 MHz-Linearschallköpfe. Zur zuverlässigen Anwendung der thorakalen Sonographie ist ein gewisses Maß an Erfahrung notwendig; gleichwohl kann ein erfahrener Untersucher klinisch bedeutsame Befunde in kurzer Zeit erheben. Folgende Befunde können bei den erwähnten Krankheitsprozessen erhoben werden:

- **Pleuraergüsse** lassen sich sonographisch sehr sensitiv nachweisen. Typischerweise wird auch die im Erguss schwimmende Lungenatelektase dargestellt. Es lassen sich sonographisch Lungenabszesse von pleuralen Flüssigkeitssammlungen unterscheiden, außerdem können Ergüsse quantifiziert und charakterisiert werden. Aufgrund bestehender Septierung, Sedimentierung und Echogenität kann auf die Beschaffenheit der Flüssigkeit geschlossen werden.
- Minderbelüftete periphere Lungenabschnitte im Sinne einer **Atelektase oder Infiltrate** können sonographisch als Areale mit weniger Luftreflexen imponieren. Bei systematischer Untersuchung durch einen erfahrenen Untersucher ist ein Großteil der Lungenoberfläche der Sonographie zugänglich.

- Ein wichtiger Aspekt in der Beurteilung der Pleura ist die Darstellung der dynamischen Bewegung des Zwerchfells und der Pleura während In- und Exspiration, die sich am besten mit einem senkrecht zu den Rippen stehenden Schallkopf beurteilen lässt. Damit können **Adhäsionen der Pleura** und Zwerchfellhochstand mit wenig Aufwand nachgewiesen werden.
- Bei der dynamischen Untersuchung während der Atmung können normalerweise kleine, senkrecht zur Pleura stehende Echos (wahrscheinlich Septen der sekundären Lobuli) nachgewiesen werden. Fehlen diese, kann das ein Hinweis auf einen **Pneumothorax** sein.

14 Thorax-CT

Mittel der 1.Wahl zur Bildgebung der Lunge und des Thorax auf der Intensivstation ist der Röntgenthorax. Allerdings ist auf die Schwächen des Projektionsverfahrens hinlänglich eingegangen worden. Somit ist die diagnostische Aussagekraft des Röntgenthorax bei vielen Fragestellungen auch in der Intensivmedizin nicht ausreichend.

▶ Die CT ist das sensitivste Verfahren zur Beurteilung des Lungenparenchyms, der Pleura und des Mediastinums. Hohe Kontrastauflösung bei sehr hoher Ortsauflösung und überlagerungsfreier Darstellung der Strukturen machen die Überlegenheit der CT gegenüber dem Röntgenthorax aus.

Auch bei Intensivpatienten ist ein steter Anstieg der Untersuchungszahlen zu verzeichnen; die Stärke der Methode ist die genaue Abklärung von unklaren oder unspezifischen Röntgenbefunden oder möglicher Komplikationen im Verlauf. Gerade die CT-Angiographie (CTA) als eine spezielle Anwendung der CT hat mit Einführung der Spiral- und der Multidetektor-CT große Bedeutung erlangt in der Diagnostik der thorakalen Gefäße, insbesondere der Lungenarterien.

Dennoch sich folgende Aspekte der CT bei Intensivpatienten zu bedenken:

- der hohe logistische Aufwand gepaart mit Risiken beim Patiententransport zur CT und
- die im Vergleich zum Röntgenthorax um den Faktor 20 bis 100 höhere Strahlenbelastung des Patienten.

Daher ist die Anwendung der CT bei Intensivpatienten speziellen Fragestellungen vorbehalten. Im Folgenden wird auf einige klinische Szenarien eingegangen, in denen Intensivpatienten von der Anwendung der CT profitieren können. Ziel dieses Kapitels ist ausdrücklich nicht die ausführliche Darstellung der in der CT zu erhebenden Befunde und deren Differenzialdiagnose – dazu sei auf Fachliteratur zur CT verwiesen.

14.1 Pulmonalis-CTA bei Lungenembolie

In Abschn. 11 wurde bereits auf die geringe diagnostische Wertigkeit des Röntgenthorax bei der akuten Lungenarterienembolie eingegangen. Seit Einführung der Multidetektor-Spiral-CT, die mit sehr hoher Kontrast- und Ortsauflösung in Scanzeiten von nur noch wenigen Sekunden den gesamten Thorax und gezielt die Pulmonalarterien darstellen kann, ist die CT-Angiographie bzw. die Pulmonalis-CTA die diagnostische Methode der ersten Wahl bei V. a. Lungenarterienembolie. Die gezielte Untersuchung der Pulmonalarterien erfolgt in dünnen Schichten und unter Gabe größerer Mengen i.v. Kontrastmittels mit hohem Fluss (etwa 4 ml/s). Um die optimale Kontrastierung der Pulmonalarterien auch bis in die Peripherie zu gewährleisten, wird die Bildakquisition getriggert. Das bedeutet, dass entweder mit einem Testbolus die Kreislaufzeit bis zum Maximum der Kontrastierung in den Pulmonalarterien ermittelt wird oder während der Injektion des Kontrastmittels in einer einzelnen Schicht jede Sekunde ein Bild im Tr. pulmonalis akquiriert und die entsprechende Kontrastierung anhand der Dichtewerte gemessen wird. Ist ein Schwellenwert erreicht, z. B. 120 HU, beginnt automatisch die Akquisition der eigentlichen CTA-Spirale. Während der Bildakquisition sollten die Patienten versuchen, die Luft anzuhalten. Bei beatmeten Patienten sollte während der Akquisition zur Vermeidung von Bewegungsartefakten die Beatmung kurzzeitig unterbrochen werden. Aufgrund der nur noch sehr kurzen Akquisitionszeiten ist das in aller Regel gut möglich.

CT-Befunde
In der Pulmonalis-CTA gelingt bei adäquater Technik und Kontrastierung der direkte Nachweis von Thromben innerhalb der Pulmonalarterien mit einer Sensitivität und Spezifität von > 90 % bis in die Segmentebene (Abb. 37). Auch in den Subsegmentarterien können Thromben noch nachgewiesen werden. Es hat sich dabei gezeigt, dass die Thromben akuter Embolien häufig zentral in den Gefäßen liegen und teilweise noch zirkulär von kontrastiertem Blut umspült werden. Chronische Thromben dagegen lagern sich häufig den Gefäßwänden an, wo sie nach und nach organisieren. Üblicherweise erfolgt die Befundung zunächst an den transversalen Originalbildern, dann an koronaren und zeitweise auch sagittalen Rekonstruktionen an Post-processing workstations.

Neben den Emboli selbst können in der Pulmonalis-CTA weitere Befunde erhoben werden, die einen Eindruck der klinischen Relevanz der gefundenen Embolie vermitteln: Vergrößerte Kaliber der Pulmonalarterien deuten auf eine pulmonalarterielle Hypertonie hin, vergrößerte rechte

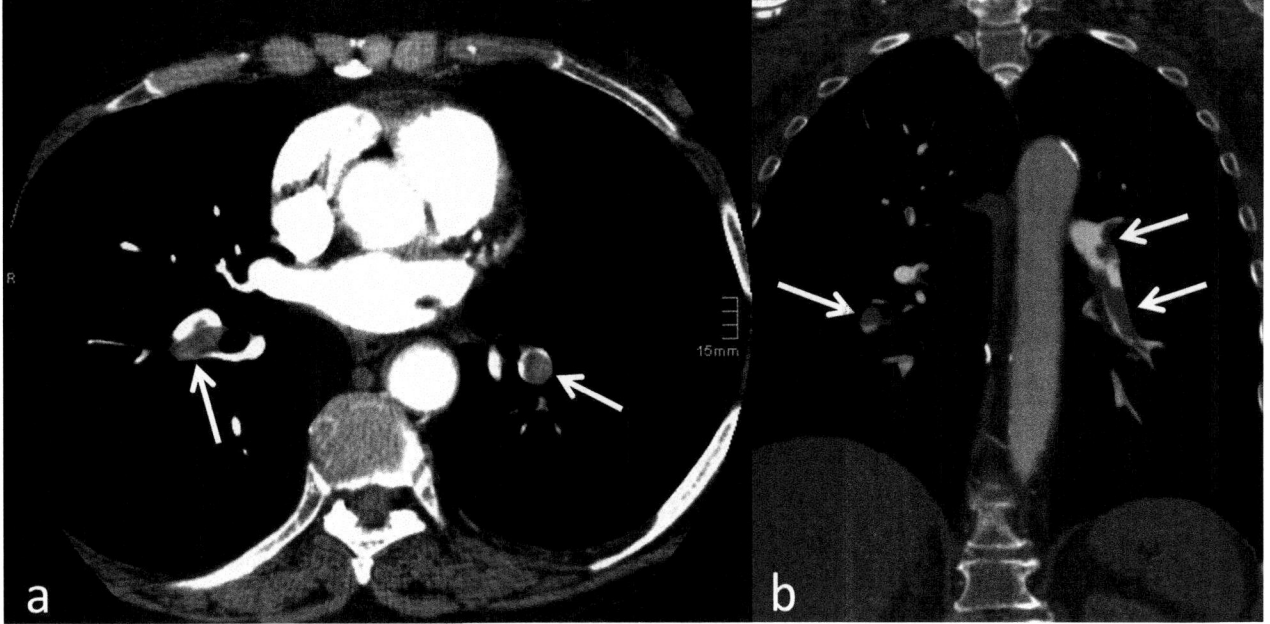

Abb. 37 Beidseitige Lungenarterienembolie in der Pulmonalis-CTA: Große Thromben mit Kontrastmittelaussparungen in beiden Unterlappenarterien (**a** in den axialen Quellbildern, **b** als koronare Rekonstruktionen)

Herzhöhlen können als Zeichen einer bestehenden Rechtsherzbelastung identifiziert werden. Der Rückstrom des üblicherweise über die V. cava sup. einströmenden Kontrastmittels retrograd in die Vv. azygos, cava inf. und hepaticae spricht für eine Rechtsherzinsuffizienz. Nicht zuletzt gelingt in einigen Fällen auch der Nachweis rechts-kardialer Thromben als zu Grunde liegende Emboliequelle. In der Pulmonalis-CTA können Lungenparenchym und Mediastinum ebenfalls in sehr hoher Qualität beurteilt und einige der möglichen Differenzialdiagnosen der Lungenembolie abgeklärt werden.

14.2 Komplizierte Pneumonie

Der Röntgenthorax ist die Bildgebung der ersten Wahl zur Diagnosestellung und Verlaufsbeurteilung einer Pneumonie. Dennoch ergeben sich gerade bei Intensivpatienten häufig diagnostische Probleme wegen der Überlagerung mehrerer Pathologien im Lungenparenchym, z. B. Pneumonie, Atelektase, Pleuraerguss, Lungenödem oder ARDS. Diese können sich gegenseitig maskieren und mittels Röntgenthorax nicht adäquat auseinander gehalten werden. Die Thorax-CT ist in einzigartiger Weise geeignet, Pathologien von Lungenparenchym und Pleura voneinander zu differenzieren und diagnostisch zu klären. Zudem ergibt sich häufig das Szenario einer nicht adäquaten Pneumonie-Heilung bzw. Befundbesserung trotz korrekter antibiotischer Therapie. In diesen Fällen ist eine Thorax-CT indiziert. Sie kann auch die Komplikationen einer Pneumonie, z. B. Lungenabszess, Pleuraerguss oder -empyem bei Pleuritis, detektieren und sicher voneinander differenzieren. In Zusammenschau mit der Klinik und der Laborkonstellation ist es mit der Thorax-CT im Vergleich zum Röntgenthorax viel besser möglich, den Erreger der Pneumonie näher einzugrenzen, indem häufig z. B. Pilzpneumonien von viralen Infekten unterschieden werden können (Abb. 38). Auch bei der Diagnose der COVID-19-Pneumonie in Abgrenzung zu anderen atypischen Pneumonien hat sich die CT als sehr hilfreich erwiesen. Abb. 39 zeigt 2 typische Beispiele. Ebenso ist es möglich, Infiltrate von Atelektasen zu unterscheiden und die größeren Atemwege zu beurteilen. Für die hier genannten Indikationen ist die Gabe von i.v. Kontrastmittel nicht zwingend notwendig.

Die typischen Befunde der verschiedenen Pneumonien hier aufzuzählen würde den Rahmen dieses Buches sprengen. Die korrekte Deutung von Veränderungen des Lungenparenchyms ist generell schwierig und obliegt dem befundenden Radiologen.

14.3 Pleuraerguss vs. Hämatothorax und Pleuraempyem

Im Röntgenthorax im Liegen können auch größere Mengen eines Pleuraergusses übersehen werden. Sonographisch sind dagegen schon kleinere Mengen mit hoher Sicherheit darzustellen. Wenngleich in der CT auch schon kleinere Mengen pleuraler Flüssigkeiten sicher detektiert werden können, ist

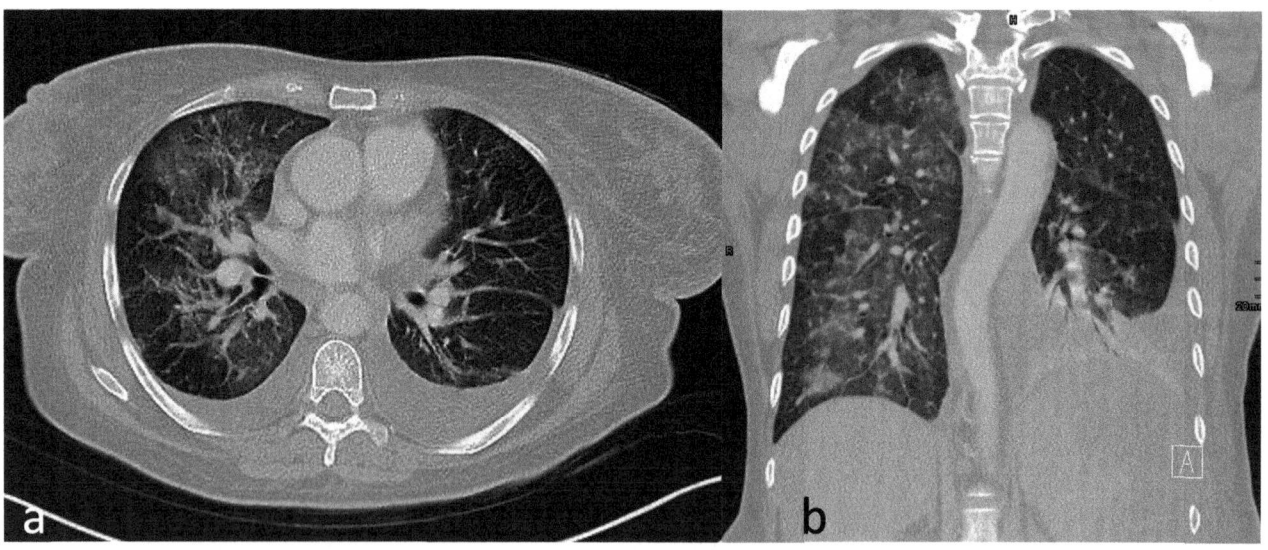

Abb. 38 Atypische Pneumonie: CT einer Pneumocystis jiroveci-Pneumonie mit typischen milchglasartigen Infiltraten, die konfluieren und die Peripherie aussparen (**a** in den axialen Quellbildern, **b** als koronare Rekonstruktionen). Im konventionellen Röntgenthorax ist die diagnostische Sicherheit deutlich geringer

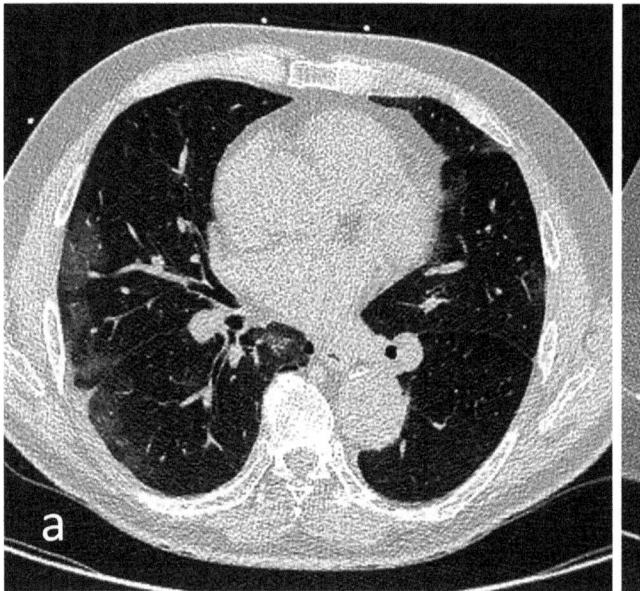

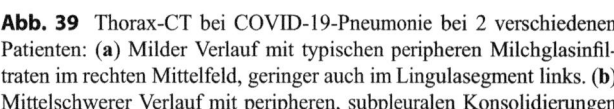

Abb. 39 Thorax-CT bei COVID-19-Pneumonie bei 2 verschiedenen Patienten: (**a**) Milder Verlauf mit typischen peripheren Milchglasinfiltraten im rechten Mittelfeld, geringer auch im Lingulasegment links. (**b**) Mittelschwerer Verlauf mit peripheren, subpleuralen Konsolidierungen und darin befindlichen Traktionsbronchiektasen; zudem weiterhin periphere Milchglasinfiltrate. (Abbildung zur Verfügung gestellt von Dr. M. Sieren, Klinik für Radiologie und Nuklearmedizin, UKSH Lübeck)

der Nachweis eines Pleuraergusses keine CT-Indikation. Vielmehr ist es eine Domäne der Thorax-CT, verschiedene Arten pleuraler Flüssigkeiten voneinander zu unterscheiden. Dazu sollte i.v. Kontrastmittel gegeben werden, um insbesondere die entzündliche Pleurareaktion erfassen zu können. In der folgenden Tab. 6 werden typische Befunde für pleurale Flüssigkeitsansammlungen in der Thorax-CT aufgeführt:

14.4 Thoraxtrauma

Das Thoraxtrauma ist ähnlich wie das Abdominaltrauma eine Domäne der CT. Letztlich können damit sowohl knöcherne als auch Weichteilverletzungen in ihrer Gesamtheit erfasst und sicher diagnostiziert werden. Die besondere Stärke der CT beim Traumapatienten liegt in der schnellen Diagnostik

Tab. 6 Typische CT-Befunde bei verschiedenen Arten pleuraler Flüssigkeitsansammlungen

Pathologie	CT-Befund
Seröser Pleuraerguss	Geringe Dichtewerte bis 10 HU
	Keine Kapsel
	Sammlung in den abhängigen Partien
	Schmiegt sich konkav der Pleura parietalis an
Abgekapselter Pleuraerguss	Konvexe, in die Lunge vorwölbende Form
	Oft in den Interlobärspalten
	Manschmal schmale, KM-anreichernde Kapsel
Hämatothorax	Höhere Dichte, > 20 HU
	Oft sedimentierte Blutbestandteile in den abhängigen Partien
	Im späteren Stadium Abkapselung (s.o.)
Pleuraempyem	Höhere Dichte, > 20 HU
	Dicke, KM-anreichernde Kapsel
	Oft Abkapselung und konvexe Form
	Manchmal Gaseinschlüsse, nicht immer mit Spiegelbildung
	Sedimente in den abhängigen Partien

Tab. 7 Sicher in der CT zu detektierende Pathologien im Rahmen eines Thoraxtraumas

Organsystem	Pathologie
Lunge und Pleura	Pneumothorax
	Lungenkontusion oder -ruptur
	Hämatothorax
Mediastinum	Hämatom
	Ruptur oder Dissektion der großen Gefäße
	Hämoperikard und Perikardtamponade
	Tracheal- und Bronchialverletzungen
Skelett	Frakturen und Luxationen von Rippen, Sternum und Wirbelsäule
Zwerchfell	Ruptur
Thoraxwand	Hämatom
	Weichteilemphysem
	Fremdkörper
Installationen	Fehllage von Tubus und Kathetern

während der Erstversorgung und nach operativer Therapie. Die Untersuchung sollte zumindest bei der Erstversorgung mit i.v. Kontrastmittel angefertigt werden, am besten als Aorten-CTA. Tab. 7 bietet einen Überblick über die zu erhebenden CT-Befunde bei Thoraxtrauma:

15 Interventionelle Radiologie des Thorax

Auch wenn deutlich seltener als im Abdomen, handelt es sich bei interventionellen Eingriffen am Thorax bei Intensivpatienten ebenfalls zumeist um eine Entlastung von sonographisch oder computertomographisch detektierten Flüssigkeitssammlungen, meist im Pleuraraum. Andere Indikationen für interventionelle Eingriffe sind selten. Voraussetzung für alle interventionelle Maßnahmen, gerade an Lunge und Pleura, ist eine suffiziente Blutgerinnung.

Sonographie- oder CT-gesteuerte Drainage
Üblicherweise werden Pleuradrainagen direkt auf der Intensivstation ohne Bildsteuerung oder Sonographie-gesteuert installiert, was aufgrund fehlenden Patiententransports wünschenswert ist. Dennoch gelingt dies nicht immer, so dass in komplizierteren Fällen bildgesteuerte Interventionen gefragt sind. Die CT hat dabei den Vorteil, dass sie den gesamten Thorax darstellen und die Ziel-Pathologie erfassen kann. Es gelingt in den allermeisten Fällen auch, einen komfortablen und für den Patienten sicheren Zugangsweg zu identifizieren.

Häufige Indikationen für eine interventionell-radiologische Drainage sind abgekapselte Ergüsse oder Pleuraempyeme, die entweder vergeblich zu punktieren versucht wurden oder unter einer nicht optimal einliegenden Drainage nicht suffizient behandelt, sprich drainiert sind. Die übliche Vorgehensweise in der CT ist wie folgt:

- Übersichtsspirale ohne i.v. Kontrastmittel
- Aufsuchen der optimalen Schicht und Markieren der avisierten Hautinsertionsstelle
- Desinfektion, steriles Abdecken und Lokalanästhesie
- Punktion des Verhalts mit einer Koaxialnadel und Bildsteuerung, Aspiration
- Einbringen eines Spiral-Führungsdrahtes (Seldinger-Technik)
- Bougieren des Punktionskanals mit Dilatatoren aufsteigender Größe
- Über Draht Einbringen des Drainage-Katheters

Übliche Instrumentarien sind 10F oder 12F große, sehr flexible Körbchen- oder Pigtail-Katheter. Bei großen Befunden kann der Drainagekatheter nach Identifikation des optimalen Zugangsweges auch per Direktpunktion mit Hilfe eines einliegenden geschliffenen Trokars eingebracht werden.

Interventionell-angiographische Stillung von Lungenblutungen
In seltenen Fällen ist eine perkutane interventionelle Blutstillung bei Hämoptoe oder Hämatothorax notwendig. Der Zugang erfolgt in den allermeisten Fällen aus Praktikabilitätsgründen über den rechts-femoralen Zugang. Während bei traumatischer Lungenruptur mit entsprechender Blutung meist sofort operiert werden muss, können andere Blutungen oft minimal-invasiv gestoppt werden:

- Hämoptoe bei Lungenabszess oder -tumor
- Bronchialarterienblutung
- Hämatothorax oder Thoraxwandhämatom bei Verletzungen der Interkostalarterien, z. B. im Rahmen einer Fraktur

Je nach Indikation werden dazu Mikrosphären oder Coils zur Embolisation genutzt.

16 Abdomen

Die Grundausstattung für die bildgebende Diagnostik des Abdomens auf einer Intensivstation besteht zunächst aus einem oben bereits erwähnten mobilen Röntgengerät. Zusätzlich spielt in der abdominellen Diagnostik auch die Sonographie eine große Rolle, so dass ein mobiles, ggf. auch tragbares Ultraschallgerät mit der Möglichkeit zum Ausdrucken der Bilder zur Archivierung in der Patientenakte zur Verfügung stehen sollte oder – noch besser – mit einem Anschluss an das PACS zur Speicherung der Bilder. In letzterem Fall ist der Vergleich mit weiterer abdomineller Bildgebung wie der konventionellen Röntgenübersicht oder einer Computertomographie des Abdomens einfacher zu gewährleisten, da die Printbilder zumeist nicht mit in die Radiologie gegeben werden und zur vergleichenden Befundung dann nicht vorliegen.

17 Röntgendiagnostik

Die oftmals unspezifische abdominelle Klinik von Intensivpatienten, die jedoch einem breiten Spektrum von möglichen abdominellen Pathologien unterliegt, gepaart mit der eingeschränkten bzw. nicht vorhandenen Mitteilbarkeit von abdominellen Beschwerden stellt hohe Ansprüche an den Kliniker. Aufgrund der eingeschränkten Transportfähigkeit von Intensivpatienten ist die Röntgen-Übersichtsaufnahme neben der Sonographie als Basisdiagnostik auf der Intensivstation einsetzbar. Die abdominelle Aufnahme im Liegen kann insbesondere zur Diagnostik der Darmgasverteilung und freier abdomineller Luft, von größeren Raumforderungen sowie von Fremdkörpern und anderen röntgendichten Partikeln wie Steinen sowie den knöchernen Strukturen herangezogen werden.

▶ Zu beurteilende Strukturen: „Gases and masses, bones and stones!"

Als Befundungsschema für die Auswertung einer Röntgen-Übersichtsaufnahme des Abdomens kann dementsprechend Folgendes empfohlen werden:

- Aufnahmequalität.
- Überlagernde und/oder internalisierte Fremdkörper, Sonden- und Katheterlagen
- Beurteilung des Gasverteilungsmusters:
- (Atypische) Darmgasverteilung und Spiegelbildungen
- Freie intraabdominelle Luft (als Hinweis auf Perforation)
- Intramurale Gaseinschlüsse sowie atypische intraabdominelle Gasansammlungen (z. B. bei größeren Abszessformationen, intrabiliär, portalvenös)
- Beurteilung der abgrenzbaren Weichteilstrukturen (Organvergrößerungen, Raumforderungen, Verschattungen infolge von Aszites)
- Detektion und Beurteilung intraabdomineller Verkalkungen (Konkremente, Atherosklerose); Beurteilung der ossären Strukturen

17.1 Aufnahmequalität

Typischerweise erfolgt die Aufnahme beim mobilen Patienten in der Röntgenabteilung am Rastertisch bzw. Rasterwandstativ in zwei Ebenen (in Rücken- sowie in Linksseitenlage). Die Voraussetzungen bei kritisch kranken Patienten auf der Intensivstation machen zumeist nur eine Ebene in Rückenlage möglich. Vereinzelt ist es möglich, eine zweite Ebene, die Linksseitenlage, anzufertigen. Diese ist insbesondere zur Beurteilung von freier Luft relevant, die entsprechend den Lageverhältnissen aufsteigt und zwischen Leber und rechter Zwerchfellhälfte bzw. Bauchwand sichtbar wird. Da das Aufsteigen der Luft an den höchsten Punkt einige Minuten braucht, wird die Linksseitenlagenaufnahme erst nach einer Wartezeit von ca. 5–10 Minuten angefertigt. Eine solche Lagerung des Intensivpatienten über diese Zeit ist nicht immer durchführbar. Eine weitere Möglichkeit zur Darstellung einer zweiten Ebene ist die horizontale Aufnahme mit angestellter Kassette, die insbesondere ihren Einsatz auf der pädiatrischen Intensivstation findet.

Auf der Intensivstation erfolgt die Röntgen-Übersichtsaufnahme ohne Raster. Da das Raster der Reduzierung von Streustrahlung dient, die zur Bildinformation keinen Beitrag leistet, ist die Bildqualität aufgrund des stark herabgesetzten Bildkontrastes zumeist deutlich reduziert und die Aussagekraft von Abdomen-Übersichtsaufnahmen im Vergleich zu Aufnahmen am Rastertisch bzw. Rasterwandstativ eingeschränkt (Abb. 40). Insbesondere bei adipösen Patienten oder sehr subtilen Fragestellungen sollte deswegen auf die Bettaufnahme verzichtet werden, um falsch-negative Befunde zu vermeiden. In solchen Fällen sind der Transport in die Röntgenabteilung oder eine CT notwendig.

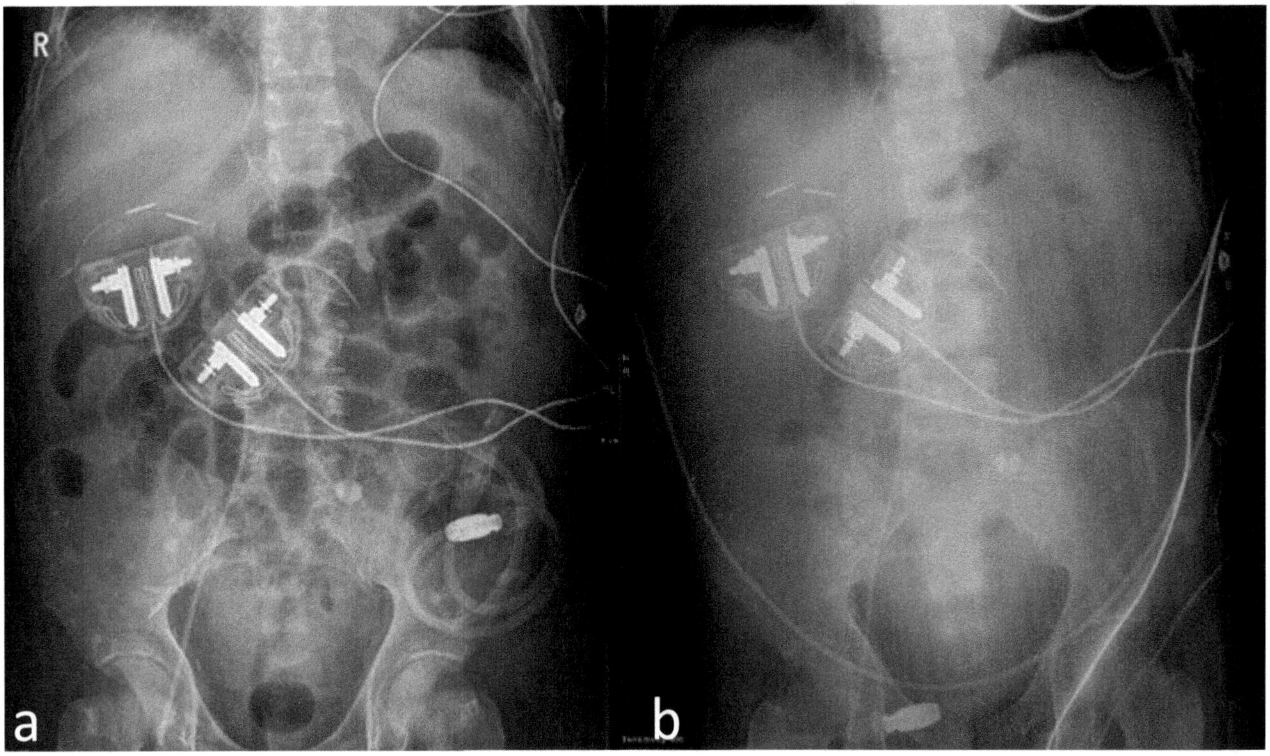

Abb. 40 Übersichtaufnahmen des Abdomens in Rückenlage im Tagesverlauf: Die initiale Aufnahme (**a**) wurde am Rastertisch geröntgt, die spätere Aufnahme (**b**) auf der Station ohne Raster: „weichgezeichnete", kontrastarme Darstellung der abdominellen Strukturen aufgrund von Streustrahlung

▶ Bei adipösen Patienten ist die Abdomen-Übersichtsaufnahme auf der Intensivstation zu vermeiden, da aufgrund des fehlenden Streustrahlenrasters die Bildqualität massiv eingeschränkt und die Aufnahmen nicht mehr diagnostisch verwertbar sind.

17.2 Installationen: Fremdkörper, Sonden- und Katheterlage

Bei der Anfertigung von Röntgenaufnahmen generell sollten externe, mobile Katheter- und Sondenstrukturen aus dem Aufnahmegebiet entfernt werden. Nichtsdestotrotz kommen Überlagerungen des Bildes auch abdominell häufig vor. Es gilt daher zunächst zu erkennen, welche Strukturen innerhalb bzw. außerhalb des Patienten liegen. Hierzu ist die Kenntnis der eingebrachten Sonden, Katheter und Drainagen im Verlauf hilfreich.

Die Beurteilung von eingebrachten Fremdmaterialien, insbesondere von Kathetern und Sonden gelingt trotz der eingeschränkten Bildqualität zumeist auch mit einer Abdomenübersichtsaufnahme auf der Intensivstation und hat hier insbesondere bei instabilen und kritisch kranken Patienten unter ECMO-Therapie zur Visualisierung der Lage der Katheterspitzen ihren Stellenwert (Abb. 41). Je nach Materialbeschaffenheit, also Röntgendichte der Strukturen, kann die Beurteilbarkeit im Röntgenbild eingeschränkt sein. Zur sicheren Verifizierung der intraluminalen Katheterlage kann Kontrastmittel über den Katheter kurz vor bzw. während Anfertigung des Röntgenbildes injiziert werden.

17.3 (Atypische) Darmgasverteilung und Spiegel

Die Luftmengen in Magen und Darm sind von Patient zu Patient verschieden. Typischerweise finden sich abdominell immer gewisse Luftmengen im Magen, die beim stehenden oder halbsitzenden Patienten im Fundus abgrenzbar sind, beim liegenden Patienten in das Magenkorpus aufsteigen. Der Dünndarm ist zumeist gasarm; geringe bis ausgedehnte Mengen (Meteorismus) an Luft sind im Dickdarm erkennbar. In Rückenlage können keine Spiegelbildungen detektiert werden. Dies gelingt nur bei einer Aufnahme im Stehen oder Sitzen sowie in der Linksseitenlage (Abb. 42).

Die häufigste Indikation zur für eine abdominelle Diagnostik auf der Intensivstation ist der klinische Verdacht auf eine Darmobstruktion, einen **Ileus**. Typisches Zeichen des Ileus ist der sog. „Spiegel", oder genauer: Flüssigkeit-Luft-Spiegel. Isolierte Dünndarmspiegel bei normal imponierendem

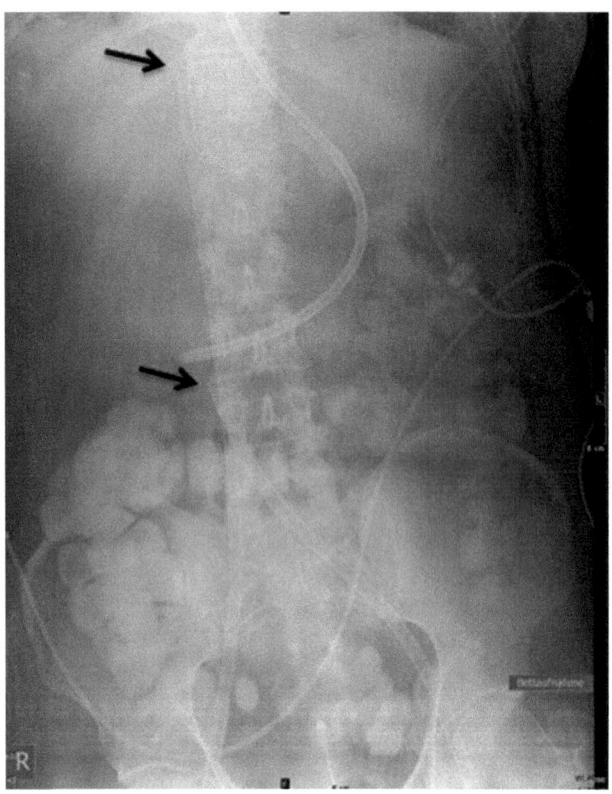

Abb. 41 Übersichtaufnahme des Abdomens auf der Station zur Lagekontrolle von ECMO-Kanülen: Diese können, von beidseits inguinal eingebracht, erkannt werden (Pfeile). Zusätzlich erkennbare Magensonde und Rest-Kontrastmittel im Dickdarm

Dickdarm weisen zumeist auf eine mechanische Stenose in einem Dünndarmsegment hin. Darüber hinaus können Durchblutungsstörungen mit Darmwandödem zu einem isolierten Dünndarmileus führen. Ischämien von Dünn- und Dickdarm sind ein häufiges Problem älterer Patienten auf der Intensivstation.

Neben der sofortigen operativen Versorgung des Patienten wird heutzutage oftmals eine genauere Lokalisation und Ursache des Passagehindernisses von Seiten der Chirurgen gewünscht. Dazu kann eine abdominelle Computertomographie mit oralem und intravenösem Kontrastmittel hilfreich sein, welche die sogenannte Übergangszone (Bereich der Engstellung) mit vorgeschaltet dilatierten, nachgeschaltet normalkalibrigen bzw. wie Hungerdarm imponierenden Darmanteilen detektieren kann.

Isolierte Dickdarmspiegel sind seltener mit einem mechanischen Ileus assoziiert. Zumeist handelt es sich eher um einen paralytischen Zustand, der auch reaktiver Genese sein kann. Ursächlich können dabei entzündliche oder posttraumatische Veränderungen benachbarter Organe (Gallenblase, Niere/Ureter) sowie Medikamentenwirkungen oder metabolische Veränderungen sein.

Liegen sowohl Dünn- als auch Dickdarmspiegel vor, so kann die zugrunde liegende Pathologie schwerwiegend, aber auch leicht sein, daher ist das weitere Procedere in solchen Fällen nie allein radiologischerseits zu bewerten: Je nach Klinik und Laborbefund des Patienten sollte die Ursache herausgefiltert werden. Diagnostisch hilfreich kann

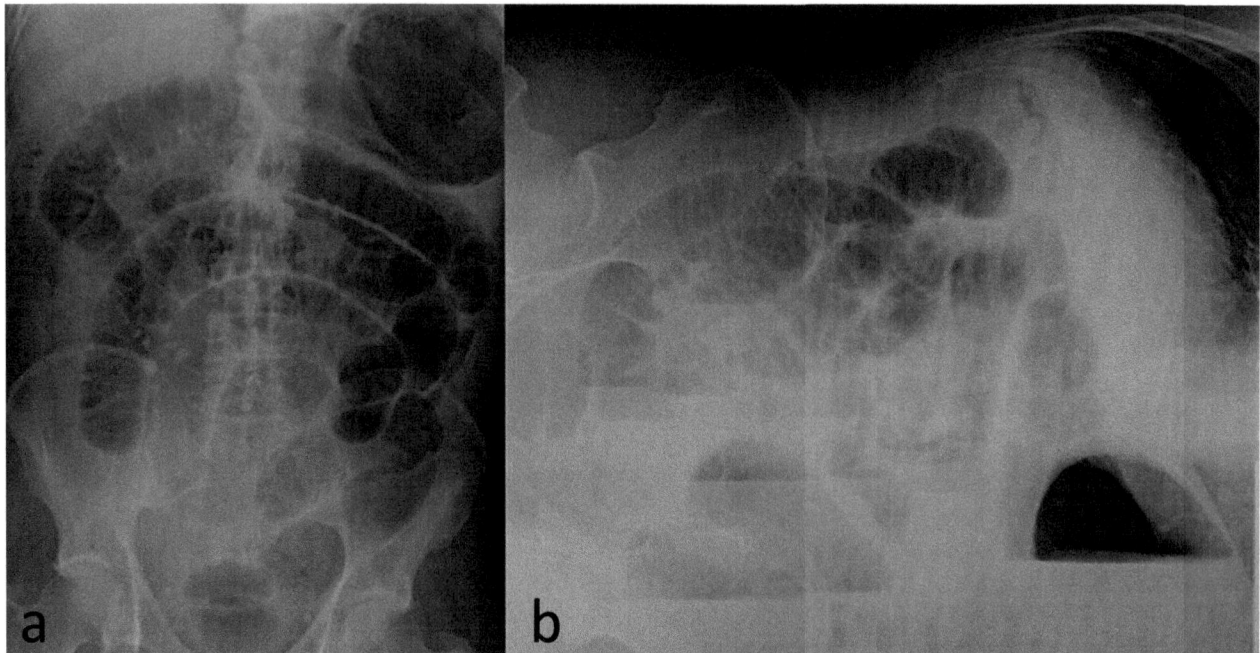

Abb. 42 Röntgenaufnahmen des Abdomens in Rückenlage (**a**) sowie in Linksseitenlage (**b**) bei Dünndarmileus: In Rückenlage erkennt man eine deutliche Dilatation und Meteorismus von Magen und Dünndarmschlingen. Spiegelbildungen lassen sich erst in der Linksseitenlage nachweisen

allerdings das Vorhandensein freier abdomineller oder retroperitonealer Luft, von Darmwandverdickungen oder Verlagerung von Darmschlingen sein. Bei persistierenden Unklarheiten ist eine weitere Diagnostik mittels Abdomen-CT zur Abklärung erforderlich. Auch an intestinale Durchblutungsstörungen und neurologische Erkrankungen sowie Medikamenten-Nebenwirkungen sollte gedacht werden.

17.4 Freie intraabdominale Luft

Eine exakte Mengenangabe, ab wann freie Luft auf der Übersichtsaufnahme sichtbar wird, gibt es nicht. Der Nachweis gelingt auf Übersichtsaufnahmen in Rückenlage Studien zufolge in nur 56 % der Fälle, im Stehen in 76 % der Fälle und in der Linksseitenlage in bis zu 90 %. Daher hat die Aufnahme in Linksseitenlage die im Stehen abgelöst.

Freie intraabdominelle Luft in geringen Mengen ist postoperativ noch bis zu 10 Tage lang erkennbar. Zudem findet sich bei Patienten mit chronischer ambulanter Peritonealdialyse (CAPD) immer eine gewisse Menge freier Luft sowie nach Pertubation (Eileiterdurchblasung), Aszitespunktion oder PEG-Anlagen.

▶ Daher müssen vorangegangene operative oder andere Eingriffe bei der Beurteilung von freier Luft dem befundenden Radiologen in der Anforderung mitgeteilt und berücksichtigt werden.

Zu den häufigsten pathologischen Ursachen von freier abdomineller Luft gehören Perforationen von Hohlorganen. Die klinische Symptomatik beim Intensivpatienten kann unspezifisch sein. Typischerweise bestehen jedoch Schmerzen, Peritonismus und je nach Ursache erhöhte Entzündungsparameter. Retroperitoneale Perforationen können klinisch und bildmorphologisch tagelang inapparent verlaufen.

Ursächlich für spontane Perforationen sind nicht selten Ulcera ventriculi oder duodeni, die (Sigma-)Divertikulitis oder eine (nekrotisierende) Enterokolitis. Die freie Luft kann nach thorakal mediastinal aufsteigen, so dass sie ggf. zunächst auf einer Röntgenaufnahme des Thorax sichtbar wird. Seltener, aber ebenfalls möglich, steigt freie mediastinale Luft nach abdominell ab.

In der Abdomenübersicht im Stehen oder Sitzen kann freie abdominelle Luft unterhalb des Zwerchfells abgegrenzt werden, wobei die Luftsichel aufgrund der darunter liegenden weichteiligen Leber rechts subphrenisch eher auffällig wird, weshalb die Linksseitenlage bevorzugt wird (Abb. 43). Das Zwerchfell zeigt sich als scharf begrenzte Linie.

▶ Bei der anlagebedingten (Chilaiditi-Syndrom) sowie nach Hemihepatektomie auftretenden Interposition des Kolons zwischen (Rest-)Leber und rechter Zwerchfellkuppel kann ebenfalls Luft subdiaphragmal erkennbar werden.

In Rückenlage kann dem Betrachter freie abdominelle Luft entgehen, da sich die Luft im Liegen unter dem höchsten

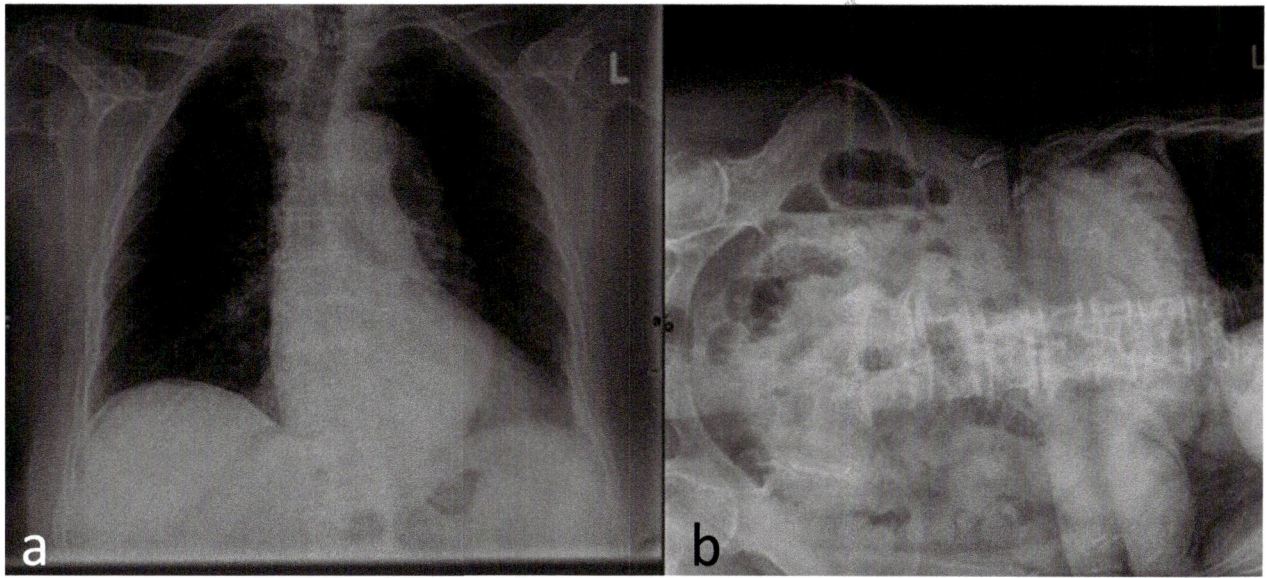

Abb. 43 In der Stehend-Röntgenaufnahme des Thorax (**a**) ist eine sehr schmale Luftsichel rechts subphrenisch erkennbar. In der Abdomen-Aufnahme in Linksseitenlage (**b**) zeigt sich mehr freie Luft zwischen Bauchwand und Leber subdiaphragmal

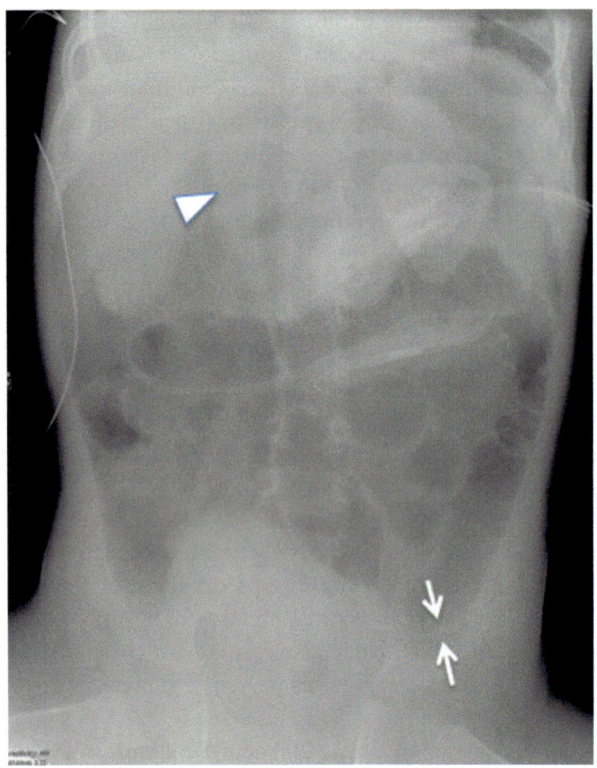

Abb. 44 Übersichtsaufnahme des Abdomens in Rückenlage mit deutlichem Pneumoperitoneum nach PEG Anlage. Man erkennt deutlich das luftumgebene Ligamentum falciforme (Pfeilspitze, „football sign") sowie die Darmwand mit Luft von innen und außen (Pfeile; Rigler Zeichen)

Punkt der Bauchdecke sammelt und nur in größeren Mengen als Aufhellung sichtbar wird. Dabei kann insbesondere bei Kindern das Ligamentum falciforme aufgrund der umgebenden, oftmals längsoval wie bei einem amerikanischen Football verteilten Luft im Peritoneum als röntgendichte lineare Struktur demarkiert werden (Abb. 44; „football sign"; das Ligament entspricht der bekannten, kräftigen Naht) (Chiu et al. 2009). Im Normalfall ist nur die Darminnenwand aufgrund der Luftfüllung erkennbar. Wenn auf der Abdomenübersicht auch die Darmaußenwand erkennbar wird, ist dies ein sicheres Zeichen für freie Luft in der Peritonealhöhle („Riglers sign") (Lee et al. 2013). Im Zweifelsfall sollte (wenn lagerungstechnisch möglich) eine zweite Ebene in Form einer Linksseitenlage oder eine seitlich angestellte Aufnahme (falls Linksseitenlagerung nicht möglich) erfolgen. Insbesondere retroperitoneale Luft kann der Detektion auf einer Übersichtsaufnahme des Abdomens auch einschließlich zweiter Ebene entgehen. Ursächlich hierfür sind Perforationen von retroperitoneal gelegenen Darmanteilen wie Duodenum, Colon ascendens und descendens sowie Rektum. Dabei kann Luft vornehmlich strichförmig am Psoasrand oder perirenal erkennbar werden (Abb. 45). Die Computertomographie kann auch geringe intraabdominelle extraintestinale Luft nachweisen und bleibt in unklaren Fällen die Methode der Wahl.

17.5 Intramurale Gaseinschlüsse und atypische intraabdominale Gasansammlungen

Intramurale Gaseinschlüsse in Darmabschnitten werden selten auf einer Abdomenübersicht im Liegen detektiert (Adar und Paz 2013). Sie sind ein Zeichen der Pneumatosis intestinalis, die wiederum ischämische, medikamententoxische, entzündliche oder idiopathische Ursachen haben kann. Ein ergänzendes Abdomen-CT sollte erfolgen, um die Ausdehnung und den Ursprung der intramuralen Lufteinschlüsse zu klären.

Zu den atypischen intraabdominellen Gaseinschlüssen gehören auch lokalisierte Lufteinschlüsse in Abszessformationen, z. B. nach Hemihepatektomie im rechten Oberbauch, parazökal bei Appendizitis oder im Rahmen einer Pankreatitis im Bereich der Bauchspeicheldrüse oder Bursa omentalis.

▶ Nicht immer können atypische intraabdominale Gaseinschlüsse direkt als nicht intestinal-assoziierte Luft erkannt werden und die Diagnose wird erst bei einer CT des Abdomens gestellt.

Lufteinschlüsse in den Gallenwegen können nach einer endoskopischen retrograden Cholangiopankreatographie (ERCP) auftreten. Erkennt man eine Aerobilie ohne vorausgegangene Intervention, so liegt in den allermeisten Fällen eine entzündliche Ursache zugrunde.

17.6 Beurteilung der Weichteilstrukturen, freie Flüssigkeit

Auf einer normalen Übersichtsaufnahme des Abdomens im Stehen oder Liegen lassen sich die Weichteilschatten von Psoas und den großen parenchymatösen Organen abgrenzen. So gelingt auch eine Einschätzung hinsichtlich Organomegalien (Abb. 46). Aufgrund der erhöhten Streustrahlung kann die Abgrenzbarkeit der Weichteilschatten bei der Röntgenübersicht auf der Station ohne Raster eingeschränkt sein. Die Aufhebung der Organ- und Psoaskonturen im Stehen oder Liegen mit Raster kann hinweisend auf freie Flüssigkeit abdominell sein. In einem solchen Fall sollte zur weiteren Abklärung eine Sonographie erfolgen, die bei der Fragestellung nach freier Flüssigkeit im Abdomen die Methode der Wahl ist.

17.7 Intraabdominale Verkalkungen und Beurteilung der Knochen

Röntgendichte Konkremente können in Niere und ableitenden Harnwegen sowie in der Gallenblase in den dafür typischen Lokalisationen detektiert werden. Sie können Hinweise auf

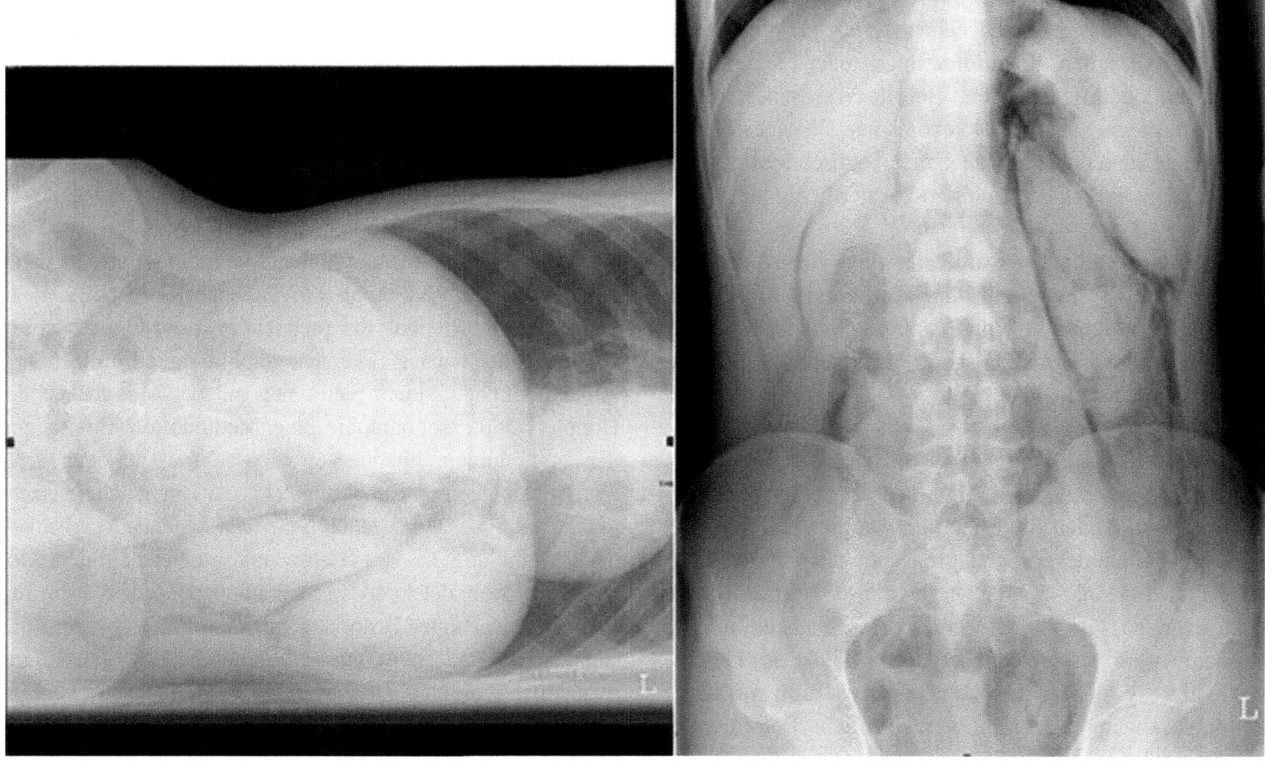

Abb. 45 Ausgedehnte Mengen freier retroperitonealer Luft entlang beider Mm. psoae und um die linke Niere herum nach Perforation bei Koloskopie. Man erkennt entsprechend der Lage retroperitoneal kein Aufsteigen der Luft unter das Zwerchfell in der Linksseitenlage (**a**)

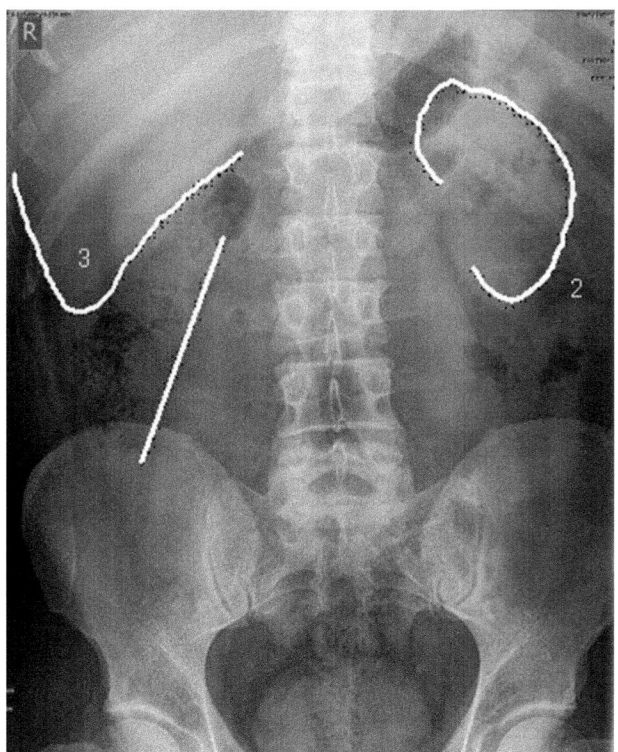

Abb. 46 Röntgenübersicht in Rückenlage mit Streustrahlenraster. Man erkennt deutlich die Begrenzungen der kräftigen Mm. psoae (1), der Nieren (2) sowie des Leberunterrandes (3)

sekundär entzündliche Veränderungen und Abflussprobleme geben. Verkalkungen in der Pankreasloge sind zumeist Folge einer chronischen Pankreatitis; ggf. muss eine akut entzündliche Komponente ausgeschlossen werden.

Häufig detektiert werden können atherosklerotische Veränderungen der Aorta sowie der Viszeralarterien, verkalkte Lymphknoten mesenterial (postentzündlich) sowie Phlebolithen. Seltener erkennt man Verkalkungen in primären Tumoren (Nierenzellkarzinom) oder Metastasen (z. B. von Osteosarkomen in der Leber). Diese Verkalkungen haben zumeist keinen eigenen Krankheitswert bzw. sind zumeist nicht assoziiert mit einer akuten abdominellen Symptomatik.

Die Beurteilung der ossären Strukturen ist nur in seltenen Fällen für den Intensivmediziner von Relevanz. Dennoch sollten auffällige Veränderungen wie Knochendestruktionen, die tumoröser oder entzündlicher Genese sein können, sowie grobe Fehlstellungen (z. B. posttraumatisch) in der konventionellen Röntgenaufnahme erkannt werden.

17.8 Magen-Darm-Passage mit oralem Kontrastmittel

Die Magen-Darm-Passage ist eine Folge mehrerer Röntgen-Übersichtsaufnahmen des Abdomens vor und nach der oralen Gabe von Kontrastmittel. Eine initiale Leeraufnahme muss zeigen, dass keine Perforation vorliegt. Indikationen für Magen-Darm-Passagen sind neben der Detektion von anatomischen Varianten, Raumforderungen oder Entzündungen auch funktionelle Störungen. Bei Ileusverdacht wird die Kontrastmittelpassage zur Detektion von Passagestörungen genutzt; sie kann dabei ggf. auch therapeutisch wirksam sein, insbesondere bei Kindern mit ileo-zökaler Invagination.

▶ Allerdings stellt Ein manifester Ileus mit starker Distension des Darms stellt eine Kontraindikation für die orale Verabreichung von Kontrastmittel dar, das aufgrund seines hygroskopischen Verhaltens die Situation aggravieren kann.

Das orale Kontrastmittel muss wasserlöslich sein, da eine potenziell eintretende Perforation oder direkt operativ anzugehende Pathologien die Gabe von Bariumsulfat verbieten. Die erste Aufnahme nach oraler Ingestion des Kontrastmittels erfolgt nach ca. 30–45 Minuten. Der obere Gastrointestinaltrakt kann so visualisiert werden. Anschließend erfolgen Aufnahmen im Verlauf, welche von der Klinik des Patienten sowie der Verteilung des Kontrastmittels zum vorherigen Zeitpunkt abhängig gemacht werden sollten. Bei einem paralytischen Ileus kann die Hyperosmolarität des Kontrastmittels und die damit einhergehende Wasserresorption in den Darm die A- bzw. Hypomotilität des Darmes reduzieren oder sogar aufheben, was einer therapeutischen Indikation entspricht. Der Wasser- und Elektrolythaushalt des Intensivpatienten muss während einer solchen Kontrastmittelpassage überwacht werden (Tuladhar et al. 1999).

18 Sonographie

Die Grundausstattung für die bildgebende Diagnostik einer Intensivstation besteht aus einem fahr- oder tragbaren Ultraschallgerät mit einem 3–3,5 Mhz-Schallkopf als Minimalausstattung. Die Möglichkeit zur farbkodierten Dopplersonographie (FKDS oder Duplex-Sonographie) sollten ebenso vorhanden sein wie additive Schallköpfe z. B. hochfrequente Linearschallköpfe zur Untersuchung von pädiatrischen Patienten oder oberflächlichen Prozessen beim Erwachsenen (bis 5 cm Eindringtiefe). Das Ultraschallgerät sollte mindestens über einen Printer verfügen oder im besten Fall an das PACS angeschlossen sein.

▶ Die Abdomen-Sonographie ist ubiquitär einsetzbar, damit auch eine Methode der 1. Wahl für kritisch kranke Patienten auf der Intensivstation.

Die schnelle Verfügbarkeit, eine zumeist nicht nötige bestimmte Lagerung des Patienten, das Fehlen ionisierender Strahlung sowie die nichtinvasive Beurteilung des Abdomens zusammen mit der Möglichkeit zur sonographisch gesteuerten Biopsieentnahme und Drainageanlage haben die Sonographie bei unklarer abdomineller Symptomatik sowie auch als Routineuntersuchung z. B. zur Fokussuche zum initial genutzten bildgebenden Verfahren gemacht. In der präklinischen Diagnostik, insbesondere beim Traumapatienten bei der Erstversorgung im Schockraum hat die Sonographie einen hohen Stellenwert: Die Erstbeurteilung mittels FAST (focussed assessment sonography for trauma) Sonographie erfolgt dabei parallel zur Erstversorgung des Patienten (Brenchley et al. 2006). Die Beurteilung der parenchymatösen Organe ist genauso möglich wie das Erkennen von Flüssigkeitskollektionen intraabdominell. Zudem bietet sich mit der Möglichkeit der Doppler-/Duplexsonographie eine Methode zur Beurteilung der Durchblutungssituation von venösen und arteriellen Gefäßen. Mit einigen Einschränkungen hat der Untersucher manchmal zu kämpfen: Dazu gehören die teils fehlende Möglichkeit der Verdunklung, so dass Grauwertunterschiede auf dem Monitor erschwert detektiert werden können. Zudem kann der Intensivpatient unter Beatmung keine suffizienten Atemstillstände gewährleisten, ist teils agitiert und bewegt sich, und die manchmal multiplen Drainagen verwehren bestimmte Einschallpositionen. Dennoch kann die wenig zeitintensive Sonographie in 50 % der Fälle das therapeutische Vorgehen verändern und in 80 % der Fälle weitere, aufwendigere Untersuchungen ersparen (Schacherer 2007).

18.1 Leber

Leberwerterhöhungen sind bei intensivmedizinischen Patienten mit einer erhöhten Mortalität assoziiert (Penndorf et al. 2013) und können Hinweise auf eine chronische, bereits vorbestehende Schädigung der Leber geben sowie auch auf akute hepatische Veränderungen einschließlich iatrogener Ursachen hinweisen. Zur Abklärung hepatobiliärer Erkrankungen bleibt die Sonographie unter intensivmedizinischen Bedingungen Methode der ersten Wahl. Bei Unklarheiten kann eine Schnittbilddiagnostik ergänzt werden.

Normalbefund
Im Normalfall zeigt die Leber ein homogenes Echo, welches zumeist niedriger (also dunkler) im Vergleich zur Milz und nahezu gleich zum Kortex der Niere zur Darstellung kommt. Lebergefäße und Gallenwege stellen sich echoärmer als das Parenchym dar und können bis zur Mündung in bzw. ihrem Abgang aus den großen abdominellen Gefäßen/extrahepatischen Gallenwegen verfolgt werden.

Vorbestehende Schädigung der Leber (Steatose, Fibrose, Zirrhose)
Zeigt sich das Leberparenchym homogen oder anteilig echogenitätserhöht, so liegt eine Verfettung der Leberzellen

vor. Die Ursachen sind vielfältig, als häufigste Ursachen sind alimentäre (Diabetes, Adipositas, Fettstoffwechselstörung, Alkohol), entzündliche und medikamententoxische Veränderungen zu nennen. Bei fibrotischen und zirrhotischen Veränderungen der Leber zeigt sich ein generalisierter Umbau, der zumeist ebenfalls mit einer Echogenitätserhöhung und einer zunehmenden Irregularität des Leberrandes einhergeht.

Entzündliche Veränderungen der Leber
Ursächlich für Fieber, Sepsis und hohe Infektparameter können Leberabszesse sein, die in weit über 50 % einzeln, weniger häufig multipel vorkommen und aufgrund der prädominanten Blutversorgung häufiger im rechten Leberlappen zu finden sind. Das sonographische Erscheinungsbild von Leberabszessen kann sehr variabel sein: Es finden sich runde oder ovale, unscharf begrenzte und inhomogene, zumeist echogenitätsverminderte Areale (Abb. 47). Das sonomorphologische Erscheinungsbild kann sich mit der Zeit aufgrund der Veränderungen des Eiteranteils verändern. Auch können Lufteinschlüsse, Flüssigkeitsspiegel und Septierungen auftreten. In der Duplexsonographie kann neben einem zentral nicht perfundierten Anteil eine hyperperfundierte Abszessmembran detektiert werden.

Multiple kleine, oft charakteristisch schießscheibenartig (zentral echoreich, sonst echoarm) konfigurierte Läsionen können hinweisend auf eine hepatische Pilzinfektion (Candidiasis) sein (Abb. 48). Weitere, auch in der Milz vorliegende Läsionen gleichen Bildeindrucks erhärten die Diagnose. Pneumocystis carinii-Infektionen der Leber wurden mit einem ähnlichen Erscheinungsbild beschrieben.

Eine akute (Virus)hepatitis hat keine typischen Zeichen im Ultraschall: Die Leber ist zumeist etwas vergrößert und etwas echoärmer als normal, was je nach Erfahrung des Untersuchers erschwert zu differenzieren ist. Die Diagnose ist serologisch, virologisch und klinisch zu stellen.

Posttraumatische Leberveränderungen: Hämatom, Ruptur
Die Leber ist beim abdominellen Trauma neben der Milz das am häufigsten betroffene Organ (Reichmann et al. 1998). Man unterscheidet die Lazeration von der Einblutung. Die Klassifikation erfolgt nach Moore (Moore et al. 1995). Patienten mit Leberverletzungen nach Moore Grad I oder II werden konservativ behandelt. Dies sind zumeist Patienten mit subkapsulären Leberhämatomen, doch können Hämatome auch intraparenchymal lokalisiert sein. Initial sind die Blutansammlungen zumeist echofrei, bei intakter Koagulation kommt es im Verlauf zu echoreichen Binnenechos. Subkapsuläre Hämatome passen sich meist der Leberoberfläche an und sind scharf begrenzt. Es besteht die Gefahr der Kapselruptur. Eine Verwechslung mit perihepatischer subphrenischer oder pleuraler Flüssigkeit ist möglich. Intrahepatische Hämatome sind zumeist unscharf begrenzt und können je nach Alter erschwert gegenüber Zysten oder Abszessformationen abgegrenzt werden. Leberhämatome mit angrenzenden partiellen Parenchymnekrosen bieten einen guten Nährboden zur Entstehung von Abszessen.

Lebergefäße
Chronische Leberparenchymschäden können Veränderungen der leberversorgenden Gefäße verursachen, wie z. B. eine portale Hypertension. Mit Hilfe der Dopplersonographie kann der

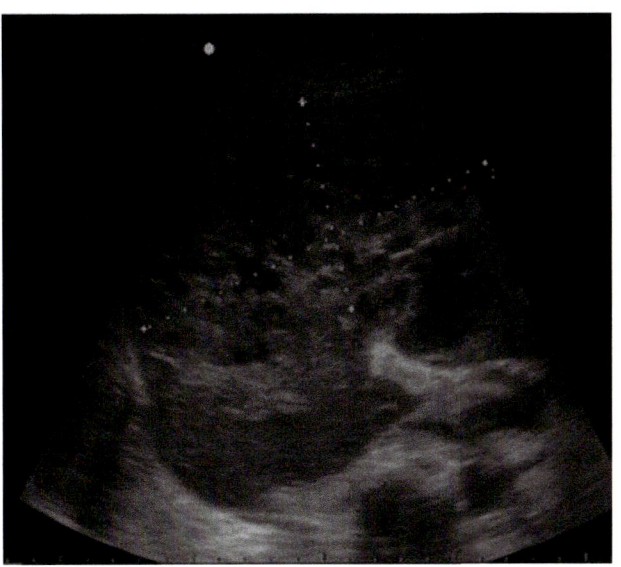

Abb. 47 Sonographie der Leber: Großer, heterogen imponierender Leberabszess im rechten Leberlappen mit multiplen echoarmen Einschmelzungen. (Abbildung zur Verfügung gestellt von Prof. Dr. A. Dechêne, Klinik Innere Medizin 6, Klinikum Nürnberg)

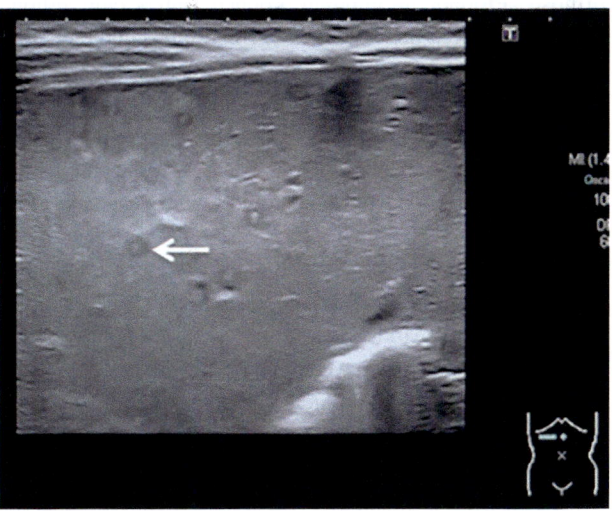

Abb. 48 Sonographisches Bild einer hepatischen Candidiasis mit typischem „Schießscheibenmuster" der multiplen Läsionen (Pfeil). Zur besseren Darstellung der teils oberflächlich gelegenen Läsionen wurde ein Linearschallkopf verwendet. (Abbildung zur Verfügung gestellt von Prof. Dr. A. Dechêne, Klinik Innere Medizin 6, Klinikum Nürnberg)

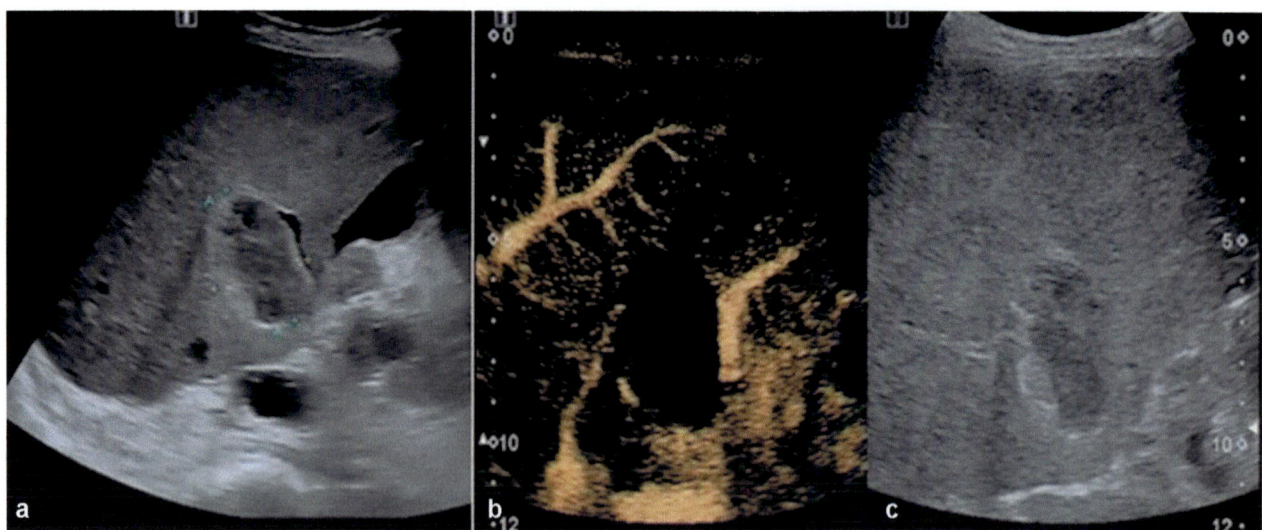

Abb. 49 Pfortaderthrombus erkennbar durch erhöhte Echogenität zentral in der erweiterten Pfortader (**a, c**). Dopplersonographische Untersuchungen oder Kontrastmittelsonographien (**b**) können in Ergänzung hilfreich sein: Erkennbare fehlende Perfusion des Thrombus im Sinne einer Aussparung. (Abbildung zur Verfügung gestellt von Prof. Dr. A. Dechêne, Klinik Innere Medizin 6, Klinikum Nürnberg)

Fluss in den hepatischen Gefäßen dargestellt und quantifiziert werden (Bunk et al. 1998). Üblicherweise werden bei der Dopplersonographie Bewegungen auf den Schallkopf zu mit der Farbe Rot und solche vom Schallkopf weg mit der Farbe Blau kodiert („**Farbdoppler**") und dem B-Bild überlagert.

Die Lebergefäße verlaufen normalerweise in der Leber gestreckt. Bogige Verläufe können auf eine Verdrängung durch Raumforderungen (großbogig) oder auf eine Leberzirrhose (multipel kleinbogig) zurückzuführen sein. Ektasien von Lebervenen und V. cava inf. können auf eine Stauungsleber hindeuten. Die Erweiterung der Pfortader > 14 mm ist ein Zeichen für eine portale Hypertension im Rahmen einer Leberzirrhose. Pfortaderthrombosen können durch eine erhöhte Echogenität durch den vorliegenden Thrombus und eine mangelnde Komprimierbarkeit auffallen (Abb. 49). Hilfreich zur Detektion des Thrombus ist ebenfalls die Dopplersonographie. Die seltene akute Thrombose der Lebervenen (Budd-Chiari-Syndrom) kann sich in der Dopplersonographie mit fehlendem, umgekehrtem oder turbulentem Fluss in den Lebervenen darstellen. Klinisch finden sich meist Oberbauchschmerzen und Aszites neben einem Anstieg der Transaminasen.

Zur Beurteilung der Gefäße nach Lebertransplantation sind ebenfalls B-Mode Sonographie, Farbdopplersonographie sowie auch die weniger winkelabhängige Power Doppler-Sonographie „die nicht-richtungskodierte Intensitäten angibt" unverzichtbare diagnostische Methoden.

18.2 Gallenblase und Gallenwege

Veränderungen an den Gallenwegen einschließlich der Gallenblase sind nicht selten entzündlicher Genese und können beim Intensivpatienten ursächlich sein für Fieber unklaren Ursprungs. Das biliäre System ist der Ultraschalldiagnostik einfach zugänglich. Die Indikation zur Sonographie ist großzügig zu stellen (Boland et al. 2000).

▶ Eine wichtige Voraussetzung zur Beurteilung der Gallenblase ist der Nüchternstatus des Patienten, da die Gallenblase andernfalls entleert und nicht darstellbar sein kann oder die Kontraktion eine Wandverdickung vortäuscht.

Normalbefund

Die Gallenblase findet sich bei nicht vergrößerter Leber zumeist in der Medioklavikularlinie (MCL) am unteren Leberrand. Der Inhalt der Gallenblase zeigt sich echofrei, die Gallenblasenwand sollte zart (< 3 mm Dicke) zur Darstellung kommen. Der Ductus choledochus sollte normalerweise nicht weiter als 7 mm sein, bei Z. n. Cholezystektomie kann er normal bis 1 cm weit sein. Die gesunden intrahepatischen Gallengänge, die Äste der A. hepatica und Pfortader begleiten, sind aufgrund ihrer geringen Weite (< 2 mm) sonographisch nur mit neueren Geräten zu differenzieren.

Konkremente

Sensitivität und Spezifität der Sonographie bei der Diagnostik der Cholezystolithiasis erreichen nahezu 100 %. 10–15 % der Bevölkerung haben Gallensteine, dabei ist der Anteil der Frauen doppelt so hoch wie der der Männer. Steine stellen sich sonographisch als intraluminale schattengebende Reflexe dar (Abb. 50). Bei Lagerungswechsel des Patienten kann (außer bei seltenen wandadhärenten Steinen) eine Lageveränderung der Konkremente dokumentiert werden. Wandadhärente Echos ohne Schallschatten können polypösen

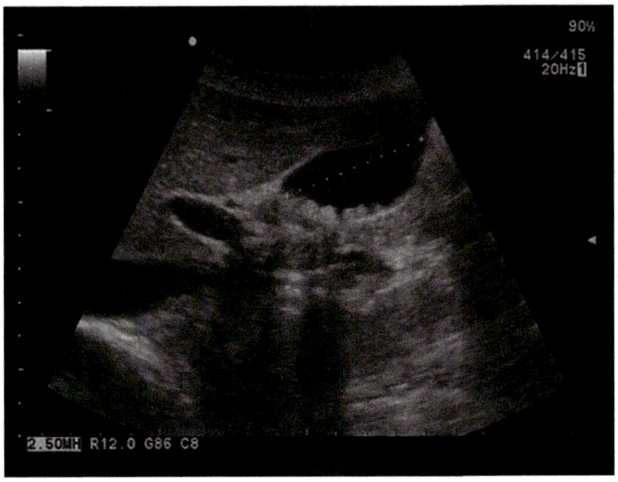

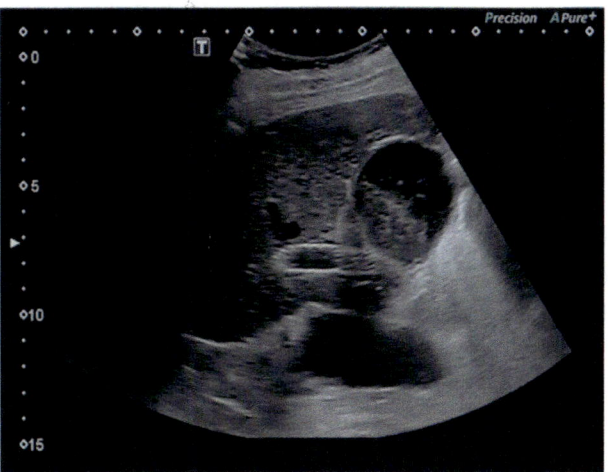

Abb. 50 Sonographie einer Cholezystolithiasis: In den abhängigen Partien erkennt man gut 5 sehr echoreiche Konkremente innerhalb der Gallenblase, die teilweise einen dorsalen Schallschatten aufweisen. (Abbildung zur Verfügung gestellt von Prof. Dr. A. Dechêne, Klinik Innere Medizin 6, Klinikum Nürnberg)

Abb. 51 Gallenblasengries/Sludge: Innerhalb der Gallenblase dorsal inhomogen echoreichere, sedimentierende Substanz ohne darin abgrenzbare Konkremente. Nebenbefundlich einliegender TIPSS-Stent. (Abbildung zur Verfügung gestellt von Prof. Dr. A. Dechêne, Klinik Innere Medizin 6, Klinikum Nürnberg)

Veränderungen entsprechen. Im Vergleich zur Cholezystolithiasis weist die Sensitivität des Ultraschalls in der Darstellung einer Choledocholithiasis mit 25–75 % eine deutliche Variabilität auf. Insbesondere bei kleinen oder im distalen Ductus cysticus lokalisierten Steinen kann der Nachweis des Schallschattens schwierig sein. Sludge/Gries kann sich als echoreichere Schicht in den lageabhängigen Partien der Gallenblase manifestieren (Abb. 51) und tritt gehäuft nach Fasten oder bei parenteraler Ernährung auf. Generell hat das Vorliegen von Konkrementen und Sludge im biliären System keinen Krankheitswert. Nur ca. 25 % der Patienten mit Gallensteinen entwickeln entzündliche Veränderungen der Gallenwege.

Cholezystitis

Eine Cholezystitis entsteht überwiegend durch Steinverschluss des Ductus cysticus (> 90 % der Fälle; kalkulöse Cholezystitis). In weniger häufigen Fällen entsteht eine Cholezystitis nach großen operativen Eingriffen (Stressgallenblase) oder nach schweren Traumen (Schockgallenblase) ohne Steinnachweis (akalkulös) (Boland et al. 1993).

Im B-Bild fällt bei der akuten Cholezystitis vor allem die Wandverdickung der Gallenblase (> 3 mm) auf (Abb. 52). Die Wandverdickung kann jedoch auch in Fällen nicht-entzündlicher Erkrankungen, z. B. bei Aszites, Nierenerkrankungen oder Hypoalbuminämie auftreten. Hilfreich sind dann echoreiche Bänder, die in der sonst echoarmen Wand abgrenzbar sind und entzündungsbedingten Ödemen entsprechen. In der Wand finden sich in der Dopplersonographie zudem deutliche Signale als Zeichen der entzündungsbedingten Hyperämie. Eine Dreischichtung der Wand kann fehlen und ist eher als gangränöse Veränderung zu werten. Das sensitivste Zeichen der akuten Cholezystitis ist das Murphy-Zeichen (Sensitivität

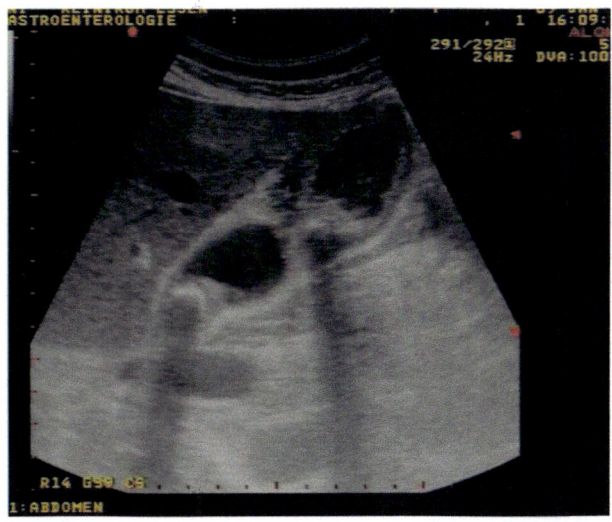

Abb. 52 Cholezystitis bei Lithiasis: Zirkuläre Wandverdickung der Gallenblase in der Sonographie mit Mehrschichtung aufgrund des Wandödems. In diesem Fall keine perizystische Flüssigkeitssammlung. Zusätzlich im Gallenblasenhals ein großer, verkalkter Stein mit deutlichem dorsalem Schallschatten. (Abbildung zur Verfügung gestellt von Prof. Dr. A. Dechêne, Klinik Innere Medizin 6, Klinikum Nürnberg)

90 %): Bei Druck mit einem Finger oder dem Schallkopf über der Gallenblase werden Schmerzen ausgelöst. Bei der gangränösen Cholezystitis kann aufgrund der nekrosebedingten Denervation das Murphy-Zeichen fehlen, bei der akalkulösen Cholezystolithiasis ist es ebenfalls weniger zuverlässig. Weitere Begleitsymptome oder hinweisende Veränderungen sind pericholezystische Flüssigkeitsansammlungen sowie eine generelle Vergrößerung des Organs (Hydrops) und Sludge. Bei ausgeprägter Entzündung mit Wandnekrose spricht

man von einer gangränösen Cholezystitis, die in bis zu 10 % der Fälle mit einer Perforation einhergehen kann.

Gallestau

Bei Patienten mit Choledocholithiasis findet man in nur etwa 70 % eine Erweiterung der Gallenwege. Man spricht von einer Erweiterung des Ductus hepatocholedochus ab einer Weite von > 7 mm beim Patienten mit nicht entfernter Gallenblase, > 11 mm bei Patienten nach Cholezystektomie. Die Gallengangserweiterung intrahepatisch kann im Vergleich zum begleitenden Pfortaderast beurteilt werden: Man spricht von einer Erweiterung ab einer Weite > 2 mm, dies entspricht zumeist > 40 % der begleitenden Pfortader. Oftmals sind die Gallenwege aber genauso weit wie der Pfortaderast oder weiter. Dann imponiert das B-Bild eines „Doppelflintenphänomens" (Abb. 53). Die Dopplersonographie kann ebenfalls helfen: Hier zeigt sich ein fehlendes Dopplersignal im erweiterten Gallengang. Die Klärung der Ursache der Obstruktion ist weniger einfach: Neben Steinen können Veränderungen an der Papille und Pankreaspathologien (Entzündung, Tumore) die Ursache sein.

Entzündliche Veränderungen der Gallenwege

Die akute eitrige Cholangitis, die bei Galleabflussstörungen in Folge aszendierender Bakterien entsteht, ist zumeist klinisch anhand der Charcot-Trias (Fieber, rechtsseitiger Oberbauchschmerz und Ikterus) diagnostizierbar. Sonographisch finden sich unregelmäßige Wandbegrenzungen der erweiterten intrahepatischen Gallenwege. Ein zunehmend an Bedeutung gewinnendes Krankheitsbild bei Intensivpatienten ist

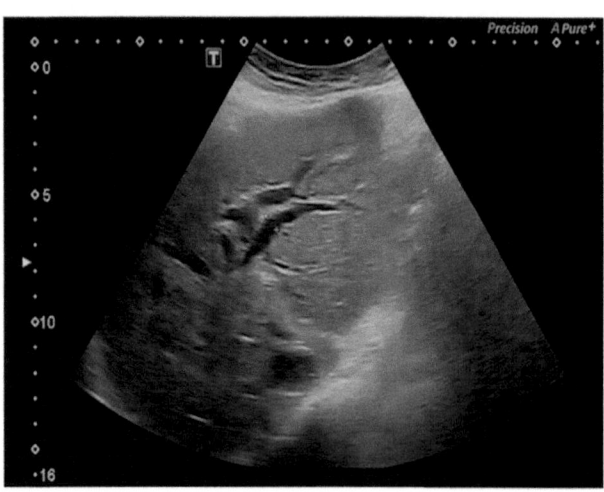

Abb. 53 „Doppelflinten"-Zeichen als Korrelat einer Gallengangserweiterung: In der Sonographie stellen sich intrahepatisch Pfortaderast und erweiterter Gallengang nebeneinander dar. (Abbildung zur Verfügung gestellt von Prof. Dr. A. Dechêne, Klinik Innere Medizin 6, Klinikum Nürnberg)

die sekundär sklerosierende Cholangitis (SSC), die ähnlich der primär sklerosierenden Cholangitis (PSC) ein Mischbild aus Erweiterungen und Rarefizierungen der Gallenwege mit dem Muster einer Perlschnur und nicht unerheblichen biliären Ausgüssen (Cast) aufweist (Gelbmann et al. 2007). Bei Intensivpatienten tritt die SSC ohne vorbestehende Leber- oder Gallenwegserkrankungen auf und zeigt einen dramatischen Verlauf mit ansteigenden Cholestaseparametern und hoher Morbidität und Mortalität. Nicht selten müssen die überlebenden Patienten im Anschluss eine Lebertransplantation erhalten.

18.3 Milz

Beim liegenden Intensivpatienten ohne suffiziente Atemstillstände kann die Beurteilung der Milz aufgrund ihrer weit dorsolateralen Lage unter dem linken Zwerchfell eingeschränkt sein. Auch unter optimalen Bedingungen können die kranialen Anteile maskiert und der sonographischen Beurteilung nicht zugänglich sein.

Normalbefund

Die normale Echogenität des Milzparenchyms ist homogen und gering echoreicher als das des Leberparenchyms. Das Organ hat zumeist die Konfiguration einer Bohne. Als Normvariante finden sich nicht selten eine oder mehrere kleine Nebenmilzen, die an der gleichen Echogenität zum Milzparenchym erkennbar sind. Die normale Größe der Milz beträgt 12 cm × 7,5 cm × 3 cm (Länge × Breite × Tiefe). Von einer Splenomegalie spricht man, wenn mindestens zwei der Ausdehnungsrichtungen höhere Werte aufweisen. Ursächlich hierfür können entzündliche Erkrankungen, hämatologische Grunderkrankungen, HIV- Infektion oder eine portale Hypertension sein.

Posttraumatische Milzläsionen

Ähnlich der Leber können bei der Milz Lazerationen und intraparenchymatöse Hämatome durch abdominelle Traumata entstehen. Das sonographische Erscheinungsbild ist dem der posttraumatischen Leberläsionen ähnlich. Sollte die initiale Sonographie keine Milzverletzung detektieren oder ein intraparenchymatöses oder subkapsuläres Hämatom ohne freie Flüssigkeit zeigen, kann ein Milztrauma nicht ausgeschlossen werden und es bestünde grundsätzlich die Gefahr einer zweizeitigen Milzruptur. Daher wird bei adäquatem Trauma i. d. R. eine Computertomographie angeschlossen. Alternativ kann beim kreislauf- und Hb-stabilen Patienten eine klinische Überwachung und Re-Sonographie zur Kontrolle erfolgen.

Fokale Milzläsionen
Fokale Milzläsionen sind selten und werden in < 1 % der abdominellen Sonographien detektiert. Zur Charakterisierung der Läsionen müssen neben dem sonographischen Erscheinungsbild auch Anamnese und Klinik des Patienten berücksichtigt werden. Bei Infektionserkrankungen können auch in der Milz umschriebene Abszesse detektiert werden (Abb. 54).

18.4 Pankreas

Die Bauchspeicheldrüse kann durch vermehrten Gasgehalt in den Darmschlingen (Meteorismus), durch postoperatives Nahtmaterial und Pflasterverbände nicht selten erschwert bzw. partiell oder gar nicht eingesehen werden.

Normalbefund
Die Leitstruktur zur Auffindung des Pankreas ist die V. lienalis, die am Hinterrand und leicht kranial des Organs verläuft. Die Echogenität des Organs ist ähnlich der der Leber, homogen und feinkörnig. Der Ductus pancreaticus kann zart als feines echogenes Doppelband abgegrenzt werden oder kommt aufgrund der geringen Weite nicht zur Darstellung.

Pankreatitis
Die akute Pankreatitis ist durch gürtelförmige Bauchschmerzen einhergehend mit dem Anstieg von Pankreasenzymen gekennzeichnet. Die initiale, milde Form der Pankreatitis (ödematöse Pankreatitis) kann in der Anfangsphase dem sonographischen Nachweis entgehen. Im Verlauf zeigen sich eine diffuse oder umschriebene Vergrößerung des Organs und eine ödematös bedingte Absenkung der Echogenität bei verwaschenen Konturen. Bei der schweren Form der Entzündung (hämorrhagisch-nekrotisierende Pankreatitis und abszedierende Formen) finden sich echoarme bzw. echofreie Areale in der Bauchspeicheldrüse. Da die Computertomographie nach Kontrastmittelgabe diese Areale sensitiver als vital (Ödemzonen) oder avital (Nekrosezonen) klassifizieren kann und begleitende einfache Exsudate besser von Abszessformationen differenzieren und in ihrer Ausdehnung darstellen kann, ist die weitere Abklärung der Pankreatitis und ihrer Komplikationen die Domäne der kontrastverstärkten Computertomographie. Der Schweregrad der entzündlichen Veränderungen lässt sich bei vielen Patienten im Verlauf auch sonographisch ausreichend erfassen und kontrollieren. Es besteht zudem die Möglichkeit der sonographisch gesteuerten Drainage von postentzündlich entstehenden Pseudozysten.

Posttraumatische Veränderungen
Pankreasverletzungen infolge stumpfer oder penetrierender Bauchverletzungen sind selten (3–4 % aller Abdominaltraumata). Typisch sind Autolenkrad- oder Fahrradlenkerverletzungen. Da die Mortalitätsraten aufgrund der begleitenden Komplikationen bei 20–40 % liegen, sollte bei entsprechendem Trauma immer eine weitere Abklärung mittels Computertomographie erfolgen (Lahiri und Bhattacharya 2013).

18.5 Nieren

Die Einsehbarkeit der Nieren von ventral ist je nach Patientenhabitus, insbesondere durch das Schallfenster der Leber auf der rechten Seite zumeist gegeben. Häufiger jedoch werden die Nieren von dorsal geschallt, da so keine überlagernde Luft durch Magen und Kolon die Einsicht erschwert. Gegebenenfalls muss hierfür jeweils eine Seite beim bettlägerigen Intensivpatienten angehoben werden, um den Schallkopf dorsal positionieren zu können.

Normalbefund
Die Niere hat eine mittlere Gesamtlänge von ca. 10 cm, abhängig von Geschlecht, Körpergröße und Körpergewicht. Die Niere kann in Rinde (Kortex) und Mark (Medulla) differenziert werden. Der Nierenkortex wird sonographisch mit dem Leberparenchym verglichen (Abb. 55). Eine Erhöhung der Echogenität des Nierenkortex ist physiologisch bei Säuglingen, kann beim Erwachsenen jedoch Hinweis auf eine chronische Nierenerkrankung sein (Hricak et al. 1982). Beim Kind ist auch eine Renkulierung typisch, die in der Regel nach dem 1. Lebensjahr nur selten noch nachweisbar

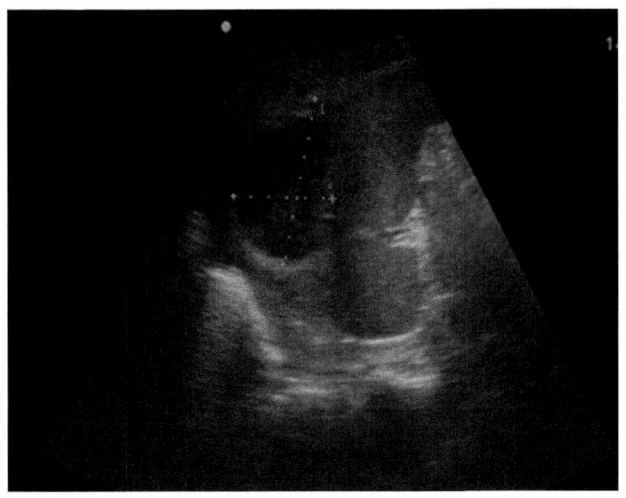

Abb. 54 Sonographisch erkennbarer Milzabszess mit abgekapselter Einschmelzung innerhalb des Milzparenchyms

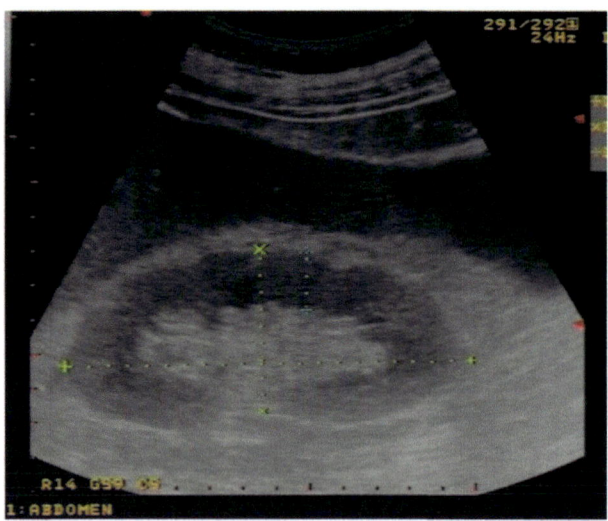

Abb. 55 Sonographischer Normalbefund der linken Niere mit kollabiertem, echoreichem Nierenbecken und echoarmem Kortex

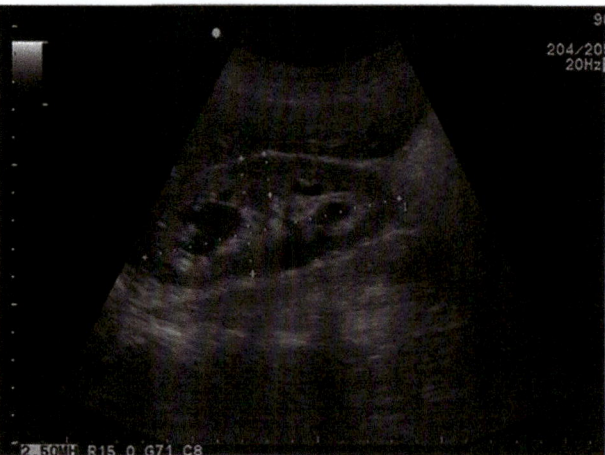

Abb. 56 Gestautes Nierenbecken mit entsprechend echofreier Darstellung des Harns

ist, jedoch im Einzelfall bis in das Erwachsenenalter erhalten bleiben kann. Relevant ist ebenfalls die Analyse der Weite des Nierenbeckenkelchsystems (NBKS) sowie der Ureteren.

Akutes Nierenversagen

Im Falle eines akuten Nierenversagens muss eine postrenale Obstruktion als Ursache ausgeschlossen werden. Die Erweiterung der ableitenden Harnwege kann in Grade eingeteilt werden (Abb. 56), die vom Grad 1 (Erweiterung des Nierenbeckens ohne Erweiterung der Kelche) bis hin zum Grad 4 (massive echofreie Erweiterung des NBKS mit aufgehobenen Grenzen zwischen Kelchen und Pyelon) reichen kann. Nierengrößenveränderungen und Veränderungen der Parenchymechogenität sind für verschiedene Formen des akuten Nierenversagens wie bei akuter Tubulusnekrose, interstitieller Nephritis oder Glomerulonephritis beschrieben. Diese Befunde sind jedoch weder sehr sensitiv noch spezifisch. In den meisten Fällen von akutem Nierenversagen sind die Ultraschallbefunde unspezifisch bzw. normal.

Entzündliche Veränderungen der Niere

Die Pyelonephritis ist mit 10–20 % eine der häufigsten Nierenerkrankungen. Häufig gibt ein Harnaufstau einen direkten Hinweis auf die Entzündung. Die sonographischen Zeichen bei nicht gestauter Niere können sehr diskret sein und werden auf Anhieb nicht immer erkannt. In fortgeschritteneren Stadien zeigen sich eine Schwellung und eine ödem-bedingte Echogenitätsverminderung der betroffenen Niere. Seltener sind die entzündlichen Veränderungen fokal und können mit Raumforderungen der Niere verwechselt werden. Die seltene emphysematöse Pyelonephritis zeigt Lufteinschlüsse, die durch Echos hoher Amplitude auffallen.

Bei einer akuten Glomerulonephritis sind die Nieren aufgrund einer deutlichen Parenchymschwellung erheblich vergrößert. Eine Verkleinerung tritt erst im chronischen Stadium bei Dialysepflichtigkeit ein. Eine Mark-Rinden-Differenzierung ist dann nicht mehr gegeben.

Als Komplikation einer Nephritis können intra- oder perirenale Abszesse auftreten, die sich als echofreie Raumforderungen zeigen, die auch mit einer Zyste verwechselt werden können. Es finden sich jedoch zumeist Wandverdickungen oder Septen. Bei Verdacht auf solche Komplikationen sollte jedoch eine zusätzliche Computertomographie erfolgen.

Vaskuläre Veränderungen der Niere

Gefäßveränderungen können mittels Farbdopplersonographie gut diagnostiziert werden. Fehlende Flusssignale in Arterie oder Vene sind Zeichen eines Verschlusses. Relevant ist vor allem die Gefäßkontrolle in der Transplantationsdiagnostik. Verlaufskontrollen zur Überprüfung der Organversorgung sind hier unerlässlich. Wie bei der Lebergefäßbeurteilung kann der RI (resistance index), der aus der maximalen endsystolischen und enddiastolischen Strömungsgeschwindigkeit ermittelt wird, als Parameter für die Perfusion des Organes genutzt werden: Erhöhte Werte (insbesondere im Seitenvergleich) können bei Transplantatabstoßung, Hydronephrose oder intrinsischer Nierenerkrankung gefunden werden. Erniedrigte Werte können ein Hinweis auf eine Nierenarterienstenose sein.

Posttraumatische Veränderungen der Niere

Bei hochgradigem Verdacht bzw. adäquatem Trauma ist die CT die Methode der Wahl. Als Initialdiagnostik im Schockraum oder zur Verlaufskontrolle von instabilen Patienten auf der Intensivstation kann die Sonographie eingesetzt werden:

Hämatome, Urinome oder Harnstau können im B-Bild diagnostiziert werden. Unter Einsatz der Farbdopplersonographie kann eine fehlende Durchblutung bei (partiellem) Nierenstielabriss detektiert werden.

18.6 Darm

Die Beurteilung des Darmes ist primär nicht die Domäne der Sonographie. Dennoch kann sonographisch eine Aussage zur Darmmotilität getroffen werden. Postoperative und parenteral ernährte Patienten zeigen dabei häufig eine reduzierte Beweglichkeit des Darms (Atonie) mit weit gestellten Darmabschnitten. Auch kann die Dicke der Darmwand sonographisch beurteilt werden, so dass akute entzündliche Veränderungen erkannt werden können (Abb. 57). Eine Appendizitis kann sich mit der typischen Kokarde darstellen. Hilfreich sind zudem lokale Entzündungszeichen wie freie Flüssigkeit, Lymphknotenvergrößerungen und eine vermehrte Durchblutung in der Dopplersonographie. Ein negativer Ultraschallbefund schließt die Appendizitis aber nicht aus: Führend bleibt der klinische Befund.

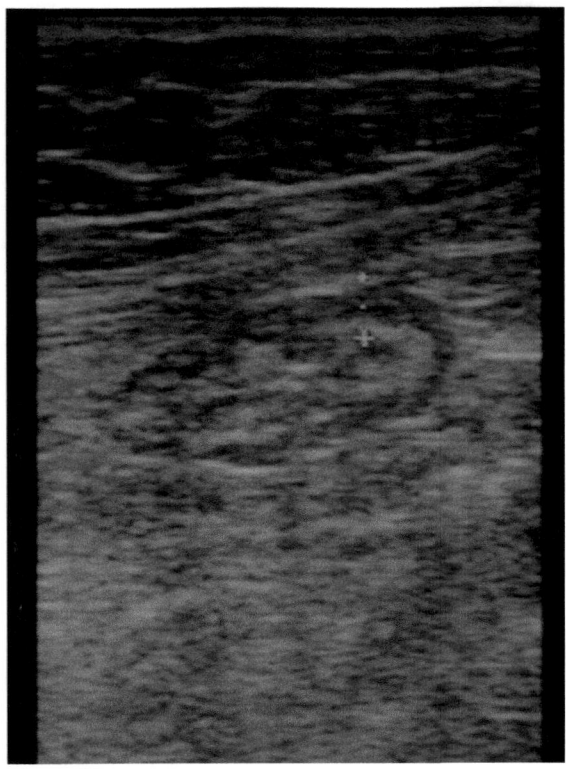

Abb. 57 Sonographische Beurteilung der Darmwand. Im dargestellten Sonogramm kollabiertes Darmlumen und messebare Wandverdickung

18.7 Retroperitoneale Gefäße

Der Einblick in das Retroperitoneum kann beim liegenden Intensivpatienten aufgrund von Adipositas und Meteorismus erschwert sein. Bei guten Schallbedingungen sind Aorta und Vena cava inferior sowie assoziierte Pathologien wie Aneurysmata, Dissektionen, Thrombosen und Gefäß-Prothesen gut beurteilbar. Viele Pathologien sind bereits im B-Bild erkennbar. Für die Detektion von Thromben und nicht perfundierten Gefäßanteilen hilft die Dopplersonographie weiter.

18.8 Freie Flüssigkeit

Beim liegenden Patienten muss an typischen Prädilektionsstellen nach freier Flüssigkeit gefahndet werden: subhepatisch im Recessus hepatorenalis (Morrison pouch), retrovesikal (Douglas-Raum), parakolisch (rechts häufiger als links), interenterisch und perisplenisch. Im Normalfall ist Aszites echofrei. Auch Serome, Billiome, Urinome und Lymphozelen sind echofrei und damit nur aufgrund der Lokalisation und Fokalität von Aszites zu differenzieren. Ältere Abszesse und Hämatome unterschiedlichen Alters zeigen eine mittlere Echogenität. Gegebenenfalls muss neben Anamnese, Klinik und Labor eine diagnostische Punktion zur Klärung des Ursprungs der Flüssigkeiten erfolgen.

In der Initialversorgung des Traumapatienten kommt im Rahmen der FAST (focussed assessment with sonography for trauma) Sonographie dem Erkennen von freier Flüssigkeit eine hohe Bedeutung zu (Walcher et al. 2006): Mit den standardisierten Ultraschallschnitten 1. perihepatisch/hepatorenal, 2. perisplenisch, 3. pelvin/suprapubisch und 4. subxiphoideal/perikardial wird nach freier Flüssigkeit als Korrelat von Blutansammlungen gesucht.

19 Abdomen-CT

Die Beurteilung des Abdomens mittels Computertomographie ist unverzichtbar in der Diagnostik auch kritisch Kranker. Die abdominellen Strukturen können mittels der CT schnell und genau beurteilt werden. Die Möglichkeit zur intensivmedizinischen Überwachung ist an den meisten CT-Standorten gegeben.

Typische Indikationen für eine Computertomographie des Abdomens:

- Unklare Fieberzustände zur Fokussuche.
- Unklares Abdomen mit oder ohne bereits detektierbare Pathologien in der abdominellen Röntgendiagnostik oder Sonographie (Go et al. 2005).

- Trauma.
- Hb-Abfälle zur Blutungssuche.
- Postoperative Komplikationen wie z. B. gastrointestinale Nahtinsuffizienzen.
- Abszesse.
- Durchblutungsstörungen viszeraler Organe.

Generell können mit der Computertomographie des Abdomens Aussagen zu den parenchymatösen Organen, dem Darm, Gefäßen sowie knöchernen Strukturen getroffen werden. Im Folgenden wird dabei jedoch nur auf die hauptsächlich relevanten Krankheitsbilder und Pathologien für den akut traumatisierten oder kritisch kranken Patienten auf der Intensivstation eingegangen, bei denen eine Zusatzinformation durch die CT zu erwarten ist.

19.1 Darmdiagnostik

Ileus

Die Computertomographie (Abb. 58) ermöglicht die genaue Lokalisation einer mechanischen Engstellung oder die Differenzierung zum paralytischen Ileus. Ursächlich für mechanische Passagehindernisse sind neben Briden (50 %) vor

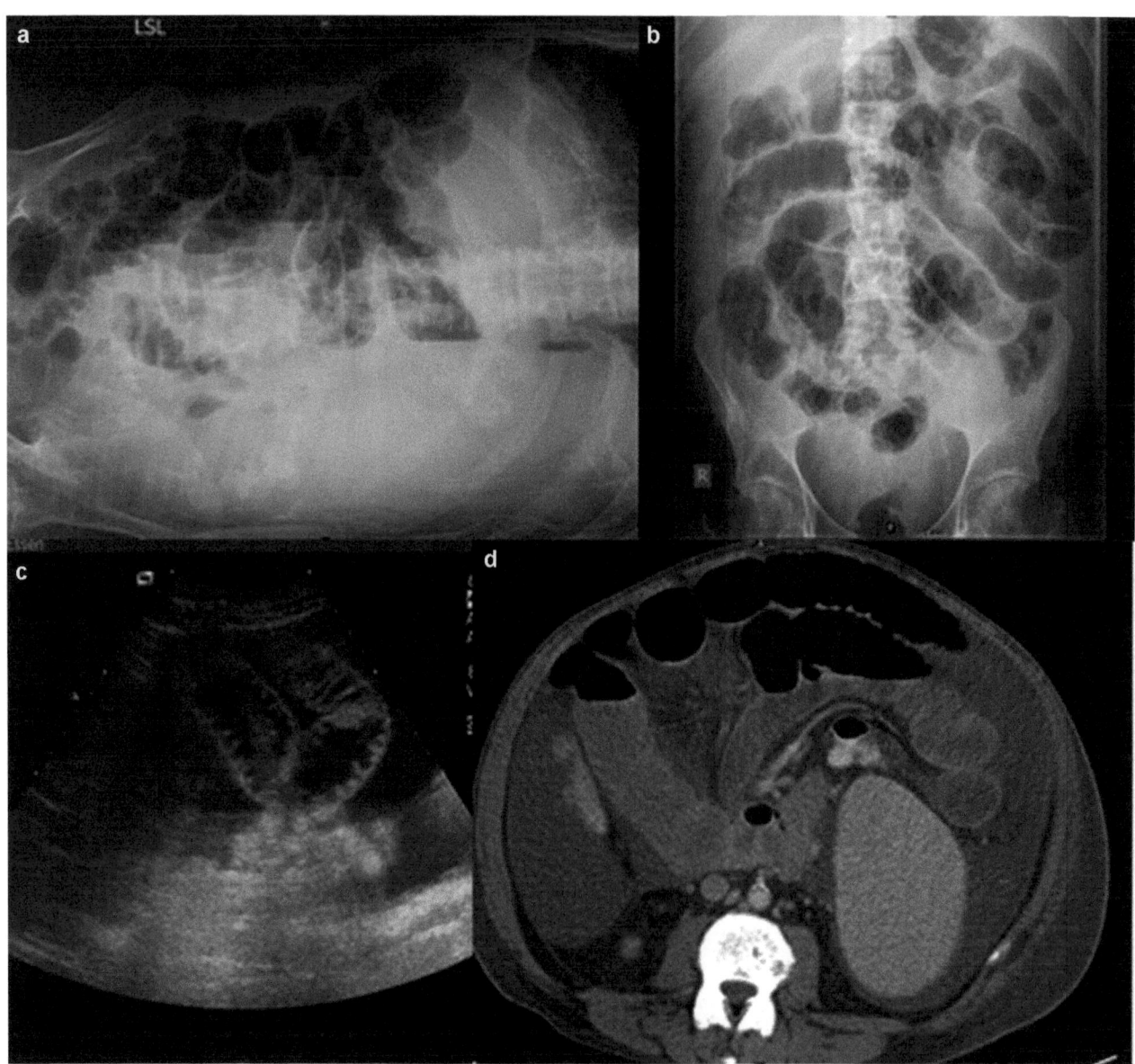

Abb. 58 Typischer Abklärungsalgorithmus bei unklarem Abdomen: Methode der ersten Wahl sind Röntgenübersichtsaufnahmen, soweit möglich in Rücken- (**b**) und Linksseitenlage (**a**): distendierter Dünndarm mit Spiegeln. Sonographie (**c**): ebenfalls erkennbare erweiterte Dünndarmschlingen, Aszites. Bei Unklarheiten erfolgt die Computertomographie (**d**); hier keine mechanische Passagebehinderung erkennbar, damit paralytischer Ileus

allem Hernien und Tumormanifestationen (jeweils 15 %). Weniger häufige Ursachen sind kleinere primäre Tumoren des Darms, entzündlich bedingte Engen und peritoneale Absiedlungen.

Für die CT sollte der Patient möglichst enterales Kontrastmittel erhalten. Es kann beim wachen Patienten mit guter Compliance oral gegeben oder über eine Magen- oder Dünndarmsonde appliziert werden. Von enormer Wichtigkeit ist hier erneut die ausschließliche Verwendung wasserlöslichen Kontrastmittels, das für die CT verdünnt (3 %ig, entsprechend 30 ml Kontrastmittel auf 1 Liter Wasser) gegeben werden muss, da es sonst zu massiven Überstrahlungsartefakten und eingeschränkter Beurteilbarkeit kommen kann (Abb. 59). Proximal möglicher Engstellen finden sich im CT dann distendierte, kontrastierte Darmschlingen, die man von oral nach aboral verfolgen kann. Findet sich eine Stelle, an der der Darm einen Kalibersprung aufweist (Übergangszone), so ist das mechanische Hindernis erkannt. Liegen keine extraintestinalen Ursachen der Kompression vor, so muss man von einer mechanischen Passagebehinderung durch Briden ausgehen. Findet sich kein Kalibersprung des Darmes im gesamten Verlauf und ist der Darm durchgehend weit gestellt, so ist von einem paralytischen Ileus auszugehen.

▶ Vorsicht ist geboten bei der enteralen Gabe von Kontrastmittel, wenn Erbrechen oder starke Magensondensekretion vorliegen und Aspirationsgefahr besteht.

Entzündliche Veränderungen des Darms
Der Verdacht auf entzündliche Veränderungen kann einerseits bei (blutigen) Diarrhoen, andererseits auch bei steigenden Entzündungsparametern oder Fieber bestehen.

Zur Beurteilung entzündlicher Veränderungen des Darmes eignet sich die CT hervorragend (Abb. 60), da sie neben der enteralen Entzündung auch perienterische Veränderungen beurteilen kann, die z. B. der Endoskopie entgehen.

▶ Entzündlich veränderte Darmanteile zeigen eine verdickte Darmwand mit teils erkennbarer Schichtung der Wand. Eine ringförmige Kontrastmittelanreicherung ist Korrelat eines submukösen Ödems.

Entzündliche Veränderungen können sich akut im Rahmen einer chronisch-entzündlichen Darmerkrankung aufgrund der Gesamtsituation des Patienten manifestieren. Darüber hinaus finden sich typische infektiöse Darmentzündungen wie die neutropenische Kolitis (nekrotisierende Enteropathie/Enterokolitis) vor allem bei Patienten mit Neutropenie (unter Chemotherapie, Leukämie). Dabei kann das gesamte Kolon betroffen sein, häufig findet sich der Hauptbefund jedoch zökal (daher auch der Name Typhlitis). Als Komplikation gilt die Perforation, die im CT am Kontrastmittelaustritt oder fokalen Lufteinschlüssen bis hin zu freier Luft erkennbar wird.

Die häufig notwendige Antibiotikatherapie bei kritisch Kranken kann zu einer pseudomembranösen Kolitis (Clostridium difficile-Toxin-positive Colitis) führen. In der Computertomographie kann man eine Pan- oder Segmentkolitis mit unterschiedlich starker Darmwandverdickung erkennen. Typisch sind ausgeprägte Wandverdickungen mit Schichtung und kräftiger KM-Anreicherung der Schleimhaut. Häufig sind nur geringe entzündliche Veränderungen des perikolischen Fettgewebes trotz ausgeprägter Wandverdickung erkennbar. Wandverdickungen, murales und submuköses Kontrastmittelverhalten können divergieren. In bis zu 30 % kann die CT die Veränderungen jedoch nicht detektieren, was die Diagnose nicht ausschließt und eine weitere Untersuchung mittels Stuhlkultur und Endoskopie bedingen sollte (Boland et al. 1994).

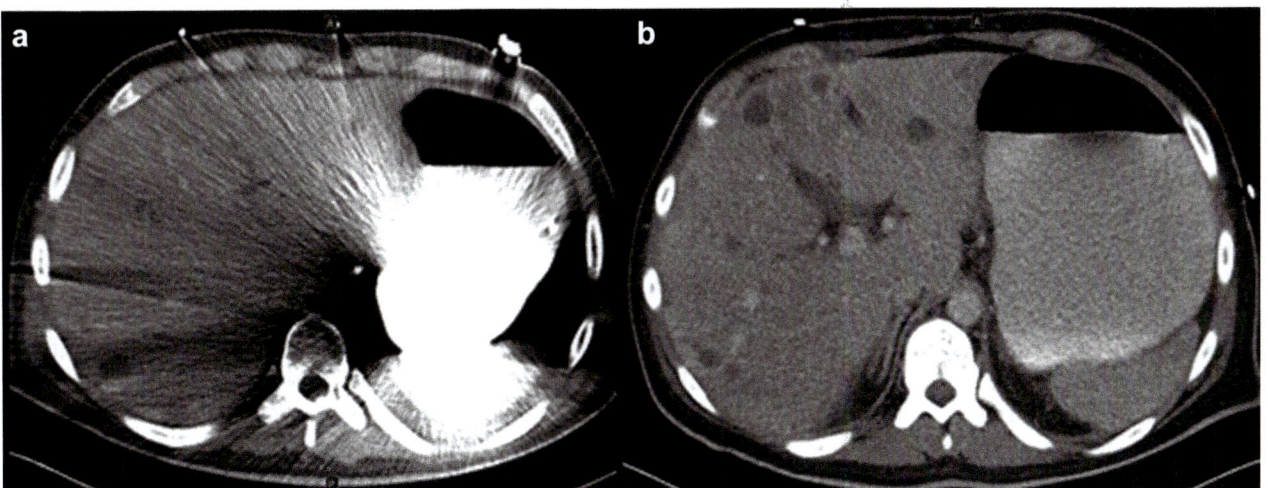

Abb. 59 Für die Computertomographie muss das orale Kontrastmittel verdünnt verabreicht werden (**b**), da ansonsten ausgeprägte Überstrahlungsartefakte auftreten (**a**), die die Diagnostik der angrenzenden Strukturen (z. B. Leberläsionen, **b**) verhindern können

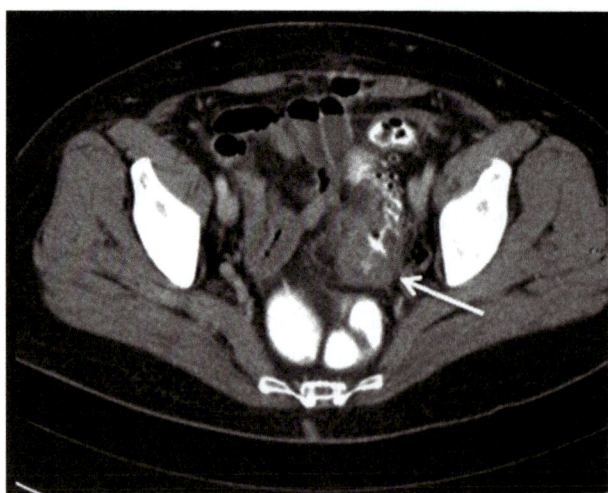

Abb. 60 Deutlich verdickte Darmwand bei phlegmonöser Divertikulitis im Colon sigmoideum (Pfeil). Umgebende Flüssigkeitsimbibierung des Fettgewebes ohne Hinweis auf eine (gedeckte) Perforation oder Abszedierung. Zur Darmdistension und Detektion einer Perforation wurde rektal verdünntes Kontrastmittel appliziert

19.2 Entzündungsfokussuche

Ein Anstieg der Entzündungsparameter mit oder ohne rezidivierende Fieberschübe, mit abdomineller Symptomatik oder bei Verdacht auf Komplikation nach abdominellem operativem Eingriff ist eine Indikation zur Fokussuche im Abdomen mittels CT – auch wenn bereits pneumonische Veränderungen als ein Infektfokus erkannt wurden. Entzündliche Veränderungen können nahezu jedes Organ, einschließlich des Darmes betreffen. Typische Foci abdominell sind postoperative Abszesse oder Nahtinsuffizienzen gastrointestinaler Anastomosen, entzündliche Veränderungen der Bauchspeicheldrüse oder Nieren.

Abszess

▶ Die Computertomographie ist mit einer Genauigkeit von über 90 % die Methode der 1. Wahl zur Diagnose eines intraabdominellen Abszesses (Pasławski et al. 2004).

Es besteht meist die Möglichkeit, mittels perkutaner Drainage eine direkte interventionelle Therapie durchzuführen. Abszesse erscheinen in der Regel als Flüssigkeitskollektion (0–40 HE), die von einer unterschiedlich dicken, auch irregulär konturierten Wand umgeben ist, welche ein unterschiedlich starkes Kontrastmittelanreicherungsverhalten aufweist. Sind im Verhalt nicht iatrogen erklärbare Gaseinschlüsse nachweisbar (30–50 % der Fälle), so macht dies die Diagnose sehr wahrscheinlich. Intraparenchymatöse Abszesse manifestieren sich als einzelne oder multiple Foci, die als hypodense Areale erkennbar werden (Abb. 61) und dem sonographischen Erscheinungsbild ähneln.

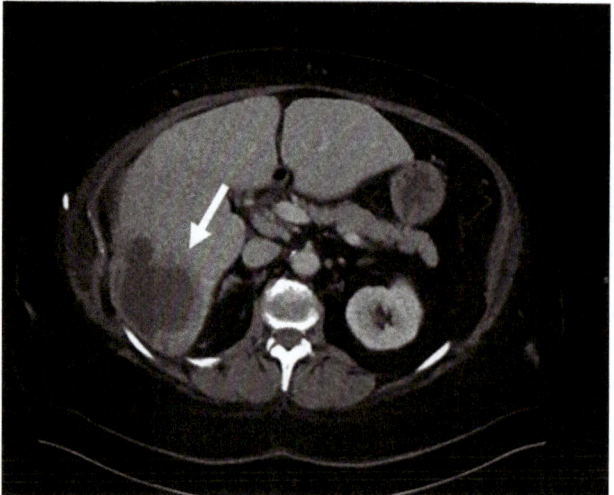

Abb. 61 Kontrastverstärkte CT eines Leberabszesses mit relativ breiter Abszessmembran (Pfeil)

Pankreatitis

Der V. a. Pankreatitis alleine ist keine Indikation zu einer CT. Auch der Computertomographie kann in bis zu 14 % der Fälle der Nachweis einer milden Pankreatitis entgehen. Die Vergrößerung des gesamten Organes oder auch nur einzelner Abschnitte wird als früheste Manifestation einer Pankreatitis erkennbar. Mit zunehmender Schwere der Erkrankung erkennt man eine peripankreatische Weichteilentzündung, verdickte peripankreatische Faszien und ein inhomogenes Anreicherungsmuster des Parenchyms. Es treten in 40–50 % der Fälle intra- und extraparenchymatös akute Flüssigkeitsansammlungen auf, die sich in der Hälfte der Fälle spontan wieder zurückbilden. Eine Persistenz kann zur Bildung von Pankreaspseudozysten führen. Solche Pseudozysten können eine beachtliche Größe entwickeln und neben Kompressionen der angrenzenden Organe als Komplikation einbluten oder superinfizieren. Die Nekrose von Pankreasarealen kann bei schweren Verlaufsformen anhand von fehlender Kontrastmittelaufnahme erkannt werden. Das Erkennen ist insofern relevant, als dass Pankreasnekrosen mit erhöhter Morbidität und Mortalität assoziiert sind. Typisch sind bei nekrotisierender Pankreatitis auch Exsudate, die peripankreatisch erkennbar sind oder sich straßenförmig im Retroperitoneum auf dem M. psoas beidseits ausbreiten können (Abb. 62). Auch diese potenziellen Abszesse sind einer interventionellen Therapie bei Bedarf zumeist zugänglich.

Nephritis

Die entzündlichen Veränderungen der Nieren sind oftmals klinisch und sonographisch erkennbar, so dass die CT in der Diagnostik zunächst keine Rolle spielt. Bei fehlendem Therapieansprechen kann die CT zur Diagnostik von Komplikationen wie Nierenabszessen eine Rolle spielen.

Im Initialstadium entzündlicher Veränderungen ist die betroffene Niere im Seitenvergleich vergrößert, kann keilförmige

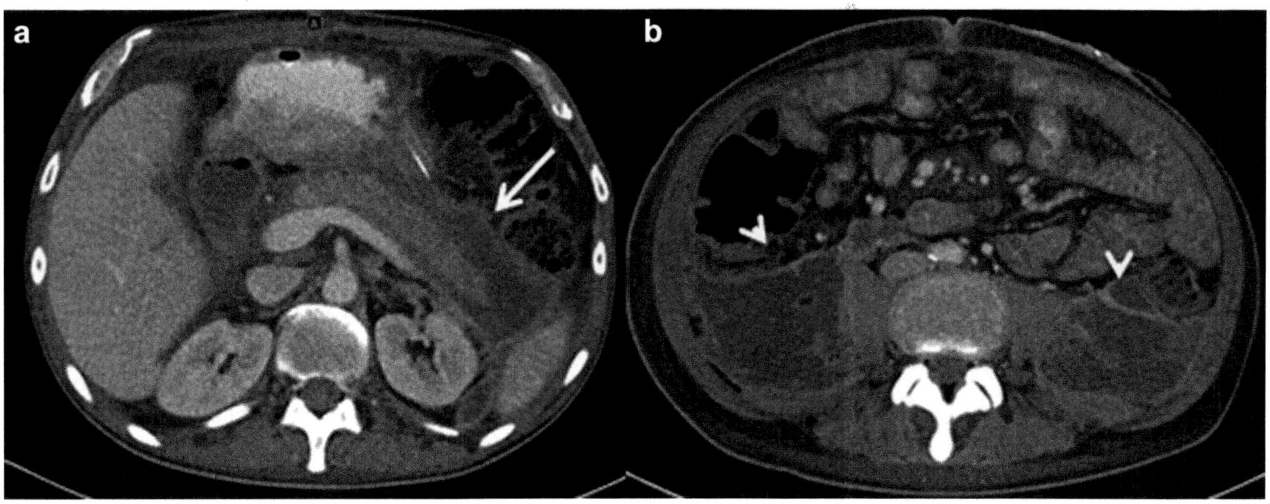

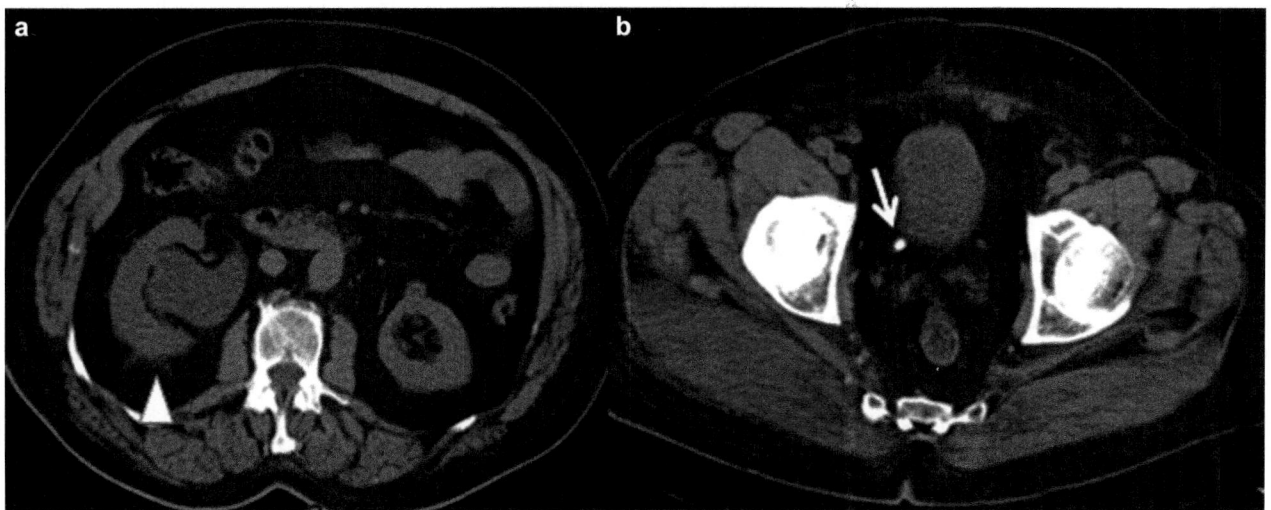

Abb. 62 Ausgeprägte nekrotisierende Pankreatitis mit abgekapselten Flüssigkeitsverhalten um das Pankreas (**a**, Pfeil) und absteigenden Abszessformationen beidseits seitlich des Musculus psoas (**b**, Pfeilspitzen)

Abb. 63 Natives Abdomen-CT in low dose-Technik zur Detektion von röntgendichten Nierensteinen. Das Konkrement kann rechts prävesikal (**b**, Pfeil) abgegrenzt werden. Es hat bereits zu einem deutlichen Harnaufstau rechts mit Erweiterung des Nierenbeckens und perirenaler flüssiger Imbibierung geführt (**a**, Pfeilspitze)

oder radspeichenartige Perfusions-veränderungen zeigen und eine verzögerte Kontrastierung und Ausscheidefunktion. Abszesse werden als Flüssigkeitskollektionen erhöhter Dichte erkennbar. Ursächlich kann ein Steinleiden sein. Die Methode der Wahl zum Konkrementnachweis in Nieren und ableitenden Harnwegen ist eine native low-dose Computertomographie (Hyams und Shah 2010) (Abb. 63).

Cholezystitis

Die Sonographie gilt als Methode der Wahl für die Erkennung der akuten Cholezystitis. Bei eingeschränkten Untersuchungsbedingungen (Adipositas, Meteorismus, insuffizientes Luftanhalten bzw. Atemstillstände beim beatmeten Patienten) bleibt die CT als Abklärungsuntersuchung.

Die akute Entzündung der Gallenblase mit oder ohne Nachweis eines Steines (kalkulös/akalkulös) zeigt eine Kontrastmittel-affine Gallenblasenwandverdickung mit perifokaler Flüssigkeit (Abb. 64). Die Gallenblase kann erweitert sein (> 5 cm). Wie bereits erwähnt, ist die Wandverdickung unspezifisch und kann auch bei anderen Erkrankungen wie Hypoproteinämien, Heptatitiden oder im Rahmen von generalisiertem Aszites z. B. auf dem Boden einer Leberzirrhose oder Rechtsherzinsuffizienz auftreten. Der seltene pericholezystische Abszess tritt typischerweise in der Nähe des Gallenblasenfundus auf, da dort die Blutversorgung eingeschränkter ist. Das Risiko für eine Perforation liegt fünfmal höher bei einer gangränosen Cholezytitis, der schwersten Verlaufsform, verglichen mit der akuten kalkulösen

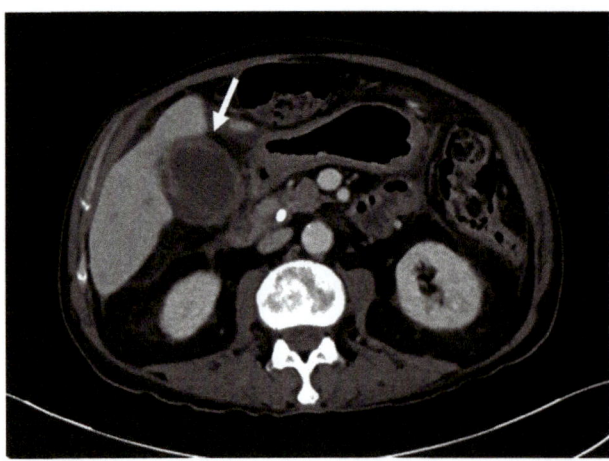

Abb. 64 Kontrastverstärkte CT einer akuten Cholezystitis mit verdickter Gallenblasenwand (Pfeil) und angrenzender Flüssigkeit, die auch auf der rechten Gerota-Faszie nach kausal ausläuft

Cholezystitis. Gas in der Gallenblasenwand kann typischerweise erst 24–48 h nach Auftreten der Entzündung nachgewiesen werden. Ursächlich für Lufteinschlüsse in der Gallenblase und Gallenwegen können auch posttraumatisch sein, postoperativ bei bilioenterischen Anastomosen oder nach Papillotomie.

19.3 Gefäßdiagnostik und Blutungen

Bei ausgeprägtem Meteorismus können die retroperitonealen Gefäße der Sonographie nicht zugänglich sein. Zudem sind fokale Thromben erschwert detektierbar und Blutungen oftmals diffus, so dass der Computertomographie ein hoher Stellenwert bei der Frage der Gefäßdiagnostik zukommt.

Gefäßverschluss
Neben dem akuten oder chronischen Verschluss der Aorta abdominalis (Leriche-Syndrom) können Veränderungen der venösen Gefäße bis zum Übergang in die femoralen Venen erkannt werden. Ein Verschluss zeigt sich durch Fehlen der Kontrastierung des Gefäßes für kurze oder längere Abschnitte (Abb. 65). Eine Kontrastmittelanreicherung der Wand oder perifokal kann auf eine zusätzliche entzündliche Komponente oder intramurales Hämatom bzw. Dissektion hinweisen.

Auch mesenteriale Gefäßverschlüsse können im venösen wie arteriellen Schenkel vorkommen: Mittels mehrphasiger, d. h. nativ, arteriell und venös erfasster CT-Angiographie des Abdomens können sämtliche Gefäßabschnitte auf ihre Durchgängigkeit untersucht werden und ggf. vorliegende Thromben detektiert werden. Häufig liegt eine Serumlaktaterhöhung beim akuten Abdomen vor, wenn die Durchblutungsstörung an Dünn- oder Dickdarm zu transmuraler Nekrose führt.

Mesenterialarterienverschlüsse zeigen einen Verschluss häufig in der A. mesenterica superior mit nachgeschalteter Minderversorgung der Darmabschnitte, die eine reduzierte Kontrastierung aufweisen (Abb. 66) (Taourel et al. 1996). Bei einem venösen Gefäßverschluss findet man aufgrund der venösen Abflussproblematik zumeist ein diffuses Wandödem und eine Hyperperfusion. Die arterielle Minderperfusion führt zur Nekrose der Darmanteile, die sich im späten Stadium durch intramurale Luft äußert (Pneumatosis intestinalis), die über die Pfortader bis in die Leber reichen kann (Abb. 67). Zur Differenzierung von hepatischen Lufteinschlüssen in den Gallenwegen (Aerobilie) gegenüber Luft in den Pfortderästen hilft das Verteilungsmuster: Portale Luft findet sich zumeist in den kranialen Leberanteilen peripher; Aerobilie ist zumeist in beiden Leberlappen auch zentral abgrenzbar. Nicht immer ist ein Thrombus detektierbar in der Abdomen-CT. Dennoch kann es zu einer Pneumatosis intestinalis kommen, z. B. im Rahmen von nicht okklusiven Mesenterialischämien (NOMI), im Schock und unter Katecholamingabe. Auch medikamentöse Ursachen (Chemotherapie) können zu einer klinisch häufig inapparenten Form der Pneumatosis führen (Lee et al. 2013).

▶ Für die Abklärung von arteriellen Gefäßstenosen und -verschlüssen ist eine gezielte CT-Untersuchung in Form der sog. CT-Angiographie (CTA) notwendig, die mit höherem Fluss und höheren Dosen von i.v. Kontrastmittel sowie dünneren Schichten angefertigt wird. Unabdingbar für die korrekte Planung einer CTA ist die gezielte Fragestellung.

Abdominale Blutungen
Abdominale Hämatome zeigen je nach Alter und Ausdehnung ein unterschiedliches CT-Erscheinungsbild. Zumeist haben akute Blutungen HE-Werte von über 30 und sind so von seröser Flüssigkeit (HE Werte um 0, höher mit zunehmenden Proteinanteilen) differenzierbar. Ausnahmen sind dabei nur Patienten mit Anämie, hier können auch niedrigere Werte vorliegen. Höhere Hounsfield-Einheiten finden sich bei geronnenem Blut. Typischerweise liegen zumeist gemischte Formen vor. Die aktive Blutung kann in der CT anhand eines Fahnen-förmigen Kontrastmittelaustritts erkannt werden (Jeffrey Jr et al. 1991) (Abb. 68). Auch arterielle Blutungen sind dabei oftmals besser in der venösen Phase detektierbar, da sich das kontrastierte Blut erst langsam extravasal sammelt und dann mit hoher Dichte abgrenzbar ist. Blutungen können posttraumatisch, spontan oder medikamenteninduziert auftreten und sowohl intraperitoneal, retroperitoneal als auch intraparenchymal oder intraenterisch auftreten. Bei der Suche nach einer Blutung im Gastrointestinaltrakt sollte die CT ohne orale Kontrastierung erfolgen, da das hyperdense orale Kontrastmittel den Austritt von

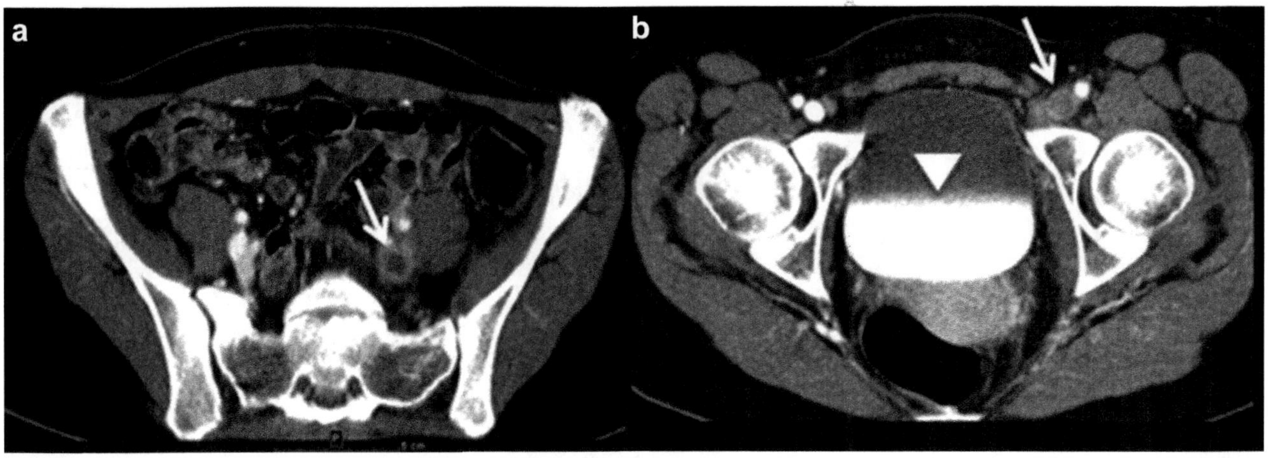

Abb. 65 Ausgedehnte Thrombose der linken Becken-Bein-Venen (**a, b**; Pfeile), erkennbar durch fehlende Kontrastierung. Arterielle Gefäße und rechtsseitige Venen regelrecht kontrastiert. Nach Kontrastmittelgabe bereits kräftige Kontrastierung der Harnblase mit Sedimentierung des Kontrastmittels mit höherer Dichte (Pfeilspitze)

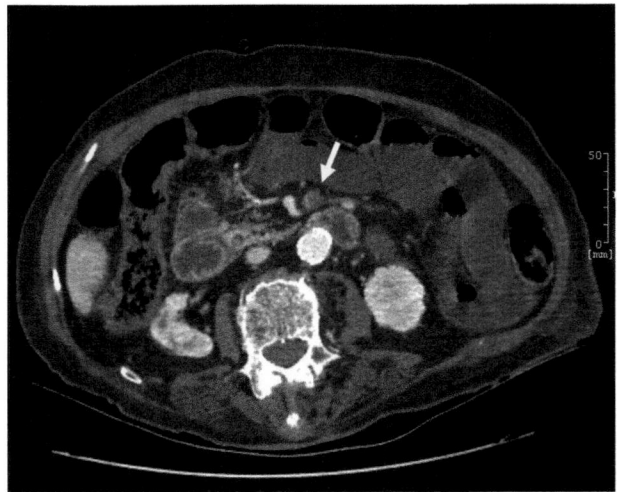

Abb. 66 Kontrastverstärkte CT einer ausgeprägten mesenterialen Ischämie mit Thrombus in der A. mesenterica superior (Pfeil) und minderperfundiertem Jejunum und Colon

ebenfalls hyperdensem intravaskulärem Kontrastmittel maskieren kann.

20 Interventionelle Radiologie des Abdomens

Zumeist handelt es sich bei interventionellen Eingriffen bei Intensivpatienten um eine Entlastung von sonographisch oder computertomographisch detektierten abdominellen Flüssigkeitskollektionen oder Abszessformationen. Gelegentlich kann bzw. muss bei der Frage nach mesenterialer Ischämie, besonders NOMI, auch eine Digitale Subtraktionsangiographie (DSA) zur weiteren Diagnostik und ggf. Therapie erfolgen.

Sonographie- oder CT-gesteuerte Drainage

Abszessverdächtige abdominelle Flüssigkeitskollektionen sollten aufgrund der leichteren Handhabung und auf der Station durchführbaren Intervention sonographisch gesteuert entlastet werden, wenn die Verhalte in der Sonographie detektiert werden können und bei sicherer Darstellung des Punktionsweges dort erreichbar erscheinen. Bei komplexeren, ggf. auch nur anguliert erreichbaren Abszessformationen mit der Gefahr einer Verletzung angrenzender Organe, z. B. eines Pneumothorax, sollte die Intervention CT-gesteuert erfolgen, wenn der Patient stabil und transportfähig ist.

In der Sonographie kann der Verhalt eingestellt und angelotet werden und unter stetiger Ultraschallkontrolle üblicherweise in Seldinger-Technik eine Drainage eingebracht werden (Abb. 69). In der CT erfolgt nach nativer oder ggf. kontrastverstärkter Bildgebung die Festlegung des Zugangsweges. Anschließend erfolgt über Punktion und drahtgeführte Sondierung die Drainagenanlage (Gazelle und Mueller 1994) (Abb. 70). Die CT-gesteuerte Drainage gelingt technisch in über 90 % der Fälle.

21 Zentrales Nervensystem: Neuroradiologie

Neuroradiologische Fragestellungen auf der Intensivstation sind vielfältig und häufig abhängig von der Grunderkrankung des Patienten. In der Regel sind die Patienten nur sehr eingeschränkt neurologisch beurteilbar. Somit können Komplikationen teilweise erst in sehr fortgeschrittenem Stadium klinisch erkennbar sein. Daher gebührt neuroradiologischer Bildgebung in der Intensivmedizin ein besonderer Stellenwert.

Die sinnvollerweise am häufigsten durchgeführte Untersuchung ist die Computertomographie. Sie ist nahezu

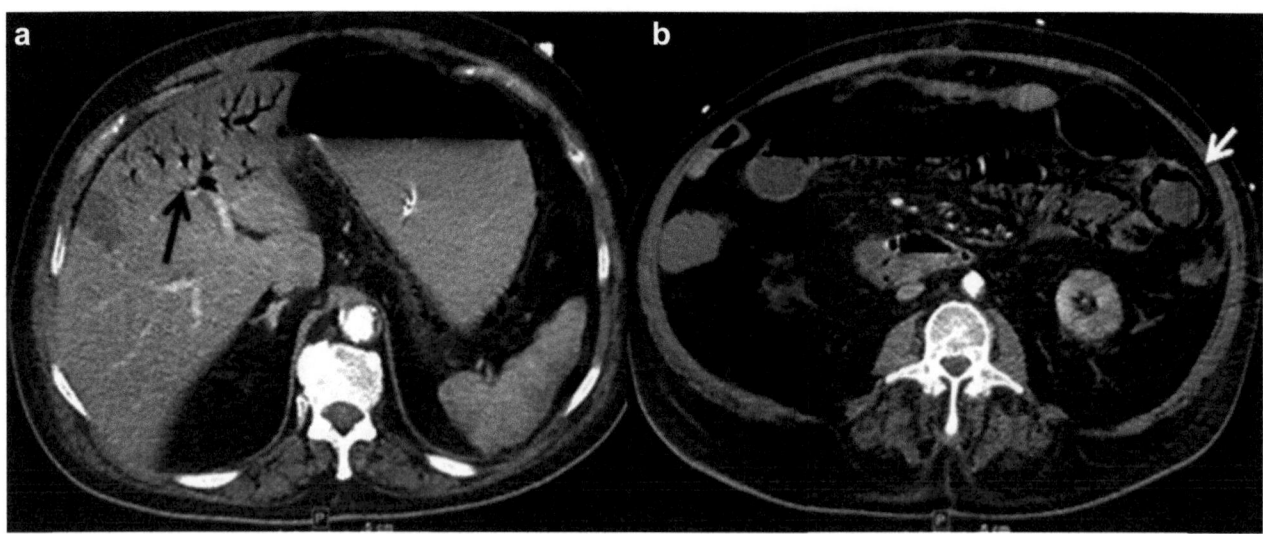

Abb. 67 Ausgeprägte Lufteinschlüsse in der intrahepatischen Pfortader (**a**, schwarzer Pfeil) mit begleitenden Perfusionsstörungen des Leberparenchyms. Im Dickdarm findet sich ischämisch bedingt eine deutliche Pneumatosis intestinalis (**b**, Pfeilspitze). Auch die linke Niere zeigt aufgrund ischämischer Veränderungen bereits Perfusionsdefizite

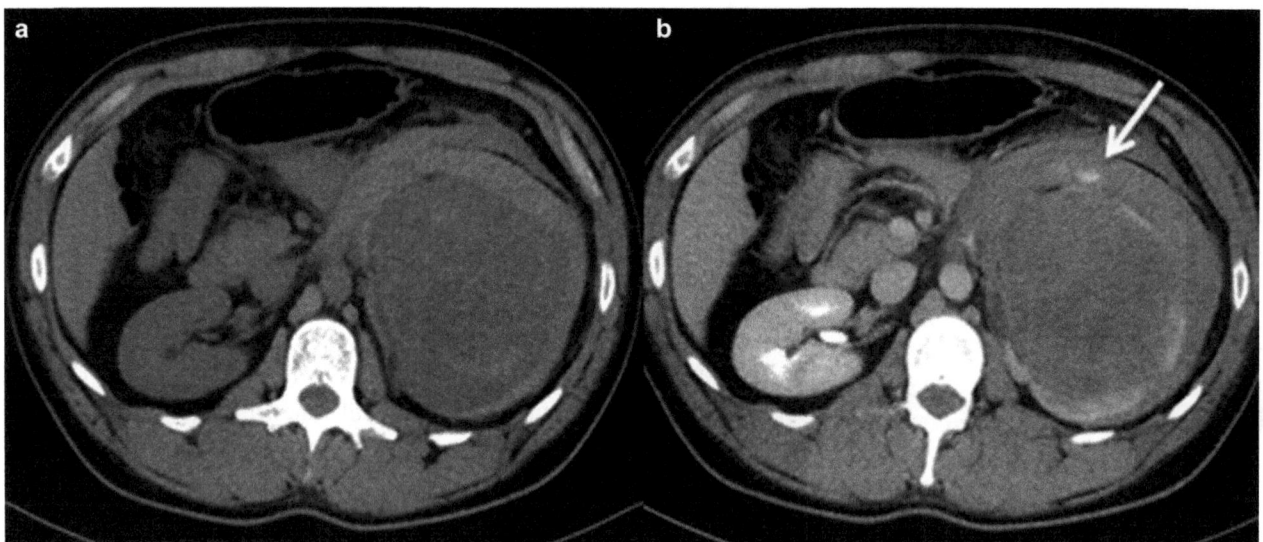

Abb. 68 Abdomen-CT auf Höhe der Nieren in nativer (**a**) und portalvenöser (**b**) Kontrastmittel-Phase: Man erkennt ein großes Hämatom der linken Niere mit Anteilen unterschiedlichen Alters und Dichtewerten. Nach Kontrastmittelgabe erkennbare aktive Blutung als Kontrastmittelaustritt am vorderen Pol (**b**, Pfeil)

ubiquitär verfügbar und sehr schnell, so dass die Überwachung des Patienten während der Untersuchung wesentlich einfacher zu bewerkstelligen ist als bei der MRT, die speziellen Fragestellungen vorbehalten bleibt.

In der Regel wird zunächst eine Nativ-CT des Kopfes durchgeführt. Hierbei ist zu beachten, dass aus Strahlenschutzgründen die Augen des Patienten, sofern sie nicht Teil der Fragestellung sind, aus dem Strahlenfeld herausgekippt werden sollten. Die Augenlinse ist eines der strahlensensibelsten Körperteile des Menschen und bereits 10 CT-Untersuchungen der Orbita können zu einer messbaren Linsentrübung führen.

Das Nativ-CCT ermöglicht Aussagen über bestehende Ödeme, Blutungen oder stattgehabte Ischämien. Eine Kontrastmittelgabe ist häufig nicht erforderlich, sondern nur sinnvoll, wenn septische Streuungsherde, Metastasen, Abszesse oder die Darstellung der arteriellen oder venösen Blutleiter Teil der Fragestellung sind. Dennoch kann es bei der Untersuchung von Intensivpatienten sinnvoll sein, sowohl native als auch Kontrastmittel-gestützte Untersuchungen hintereinander durchzuführen: die native Untersuchung ermöglicht den Ausschluss von Blutungen und Ödemen. Blutungen können nach Kontrastmittelgabe maskiert sein, was die native Untersuchung erforderlich macht. Bei Intensivpatienten

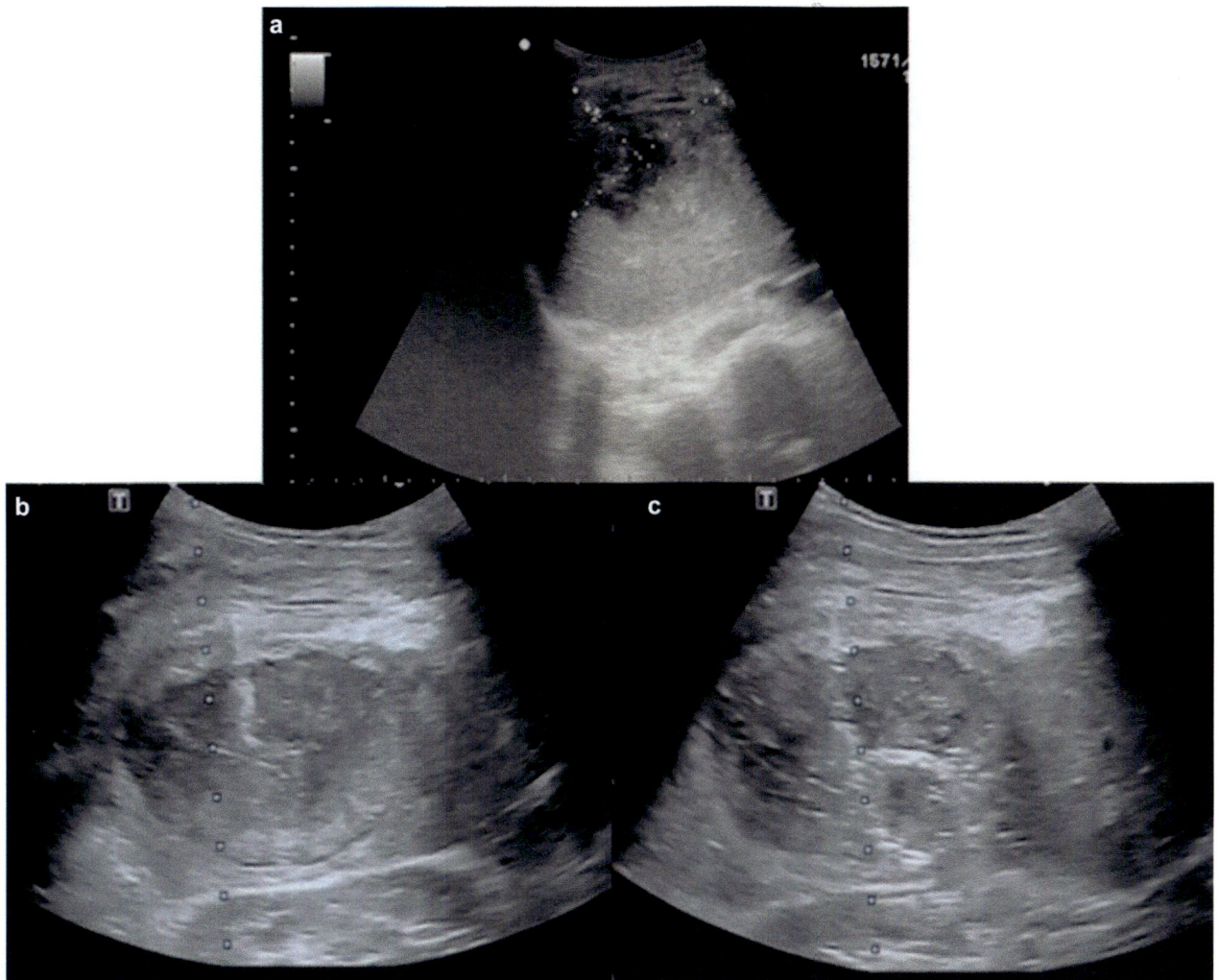

Abb. 69 In der Sonographie Nachweis eines heterogenen intraparenchymalen Leberabszesses (**a**). Unter sonographischer Steuerung zunächst Punktion des Abszesses (**b**), dann Einlage eines Pigtailkatheters (**c**) in Seldinger-Technik

wird dann häufig eine Untersuchung von Thorax und Abdomen durchgeführt, die in der Regel nach Kontrastmittelgabe erfolgt. Somit ist es grundsätzlich sinnvoll, da das Kontrastmittel dem Patienten bereits verabreicht worden ist, auch den Kopf ein zweites Mal zu untersuchen, ohne eigens Kontrastmittel geben zu müssen. Es kommt immer wieder vor, dass im Nachgang der Sofortbefundung Fragen auftauchen, die nur nach Kontrastmittelgabe zu klären sind und die eine erneute Untersuchung inklusive erneutem Intensivtransport erforderlich machen würden. Somit sollten Radiologen und Intensivmediziner daran denken, zur Vereinfachung des Work-flow nach einem Thorax-/Abdomen-CT ggf. eine Schädeluntersuchung zu ergänzen. Es erfordert lediglich eine Umpositionierung der Arme, die während einer Thorax-/Abdomenuntersuchung nach Möglichkeit eleviert und bei einer Schädel-/Hals-Untersuchung dem Körper anliegend gelagert sein sollten. Während der Umlagerung verstreicht etwas Zeit, was der intrakraniellen Kontrastierung zu Gute kommt: Bei Untersuchungen des Gehirnes sollte zwischen Applikation des Kontrastmittels und Bildakquisition 5–10 Minuten gewartet werden. Pathologien im Hirnparenchym, seien sie entzündlicher oder tumoröser Genese, führen häufig zu einer Schädigung der Blut-Hirn-Schranke. Das anflutende Kontrastmittel dringt an den Stellen der Schädigung in das Gewebe ein und reichert sich dort an. Akquiriert man die Bilder zu früh, ist das Kontrastmittel noch in den Gefäßen vorhanden und eine etwaige Kontrastmittelanreicherung des Gewebes kann übersehen werden oder noch nicht vorhanden sein.

21.1 Hirnödem

Hirnödem bezeichnet eine Einlagerung von Flüssigkeit in das Hirngewebe. Es kann sowohl exogene als auch endogene Ursachen haben. In Frage kommen neben metabolischen

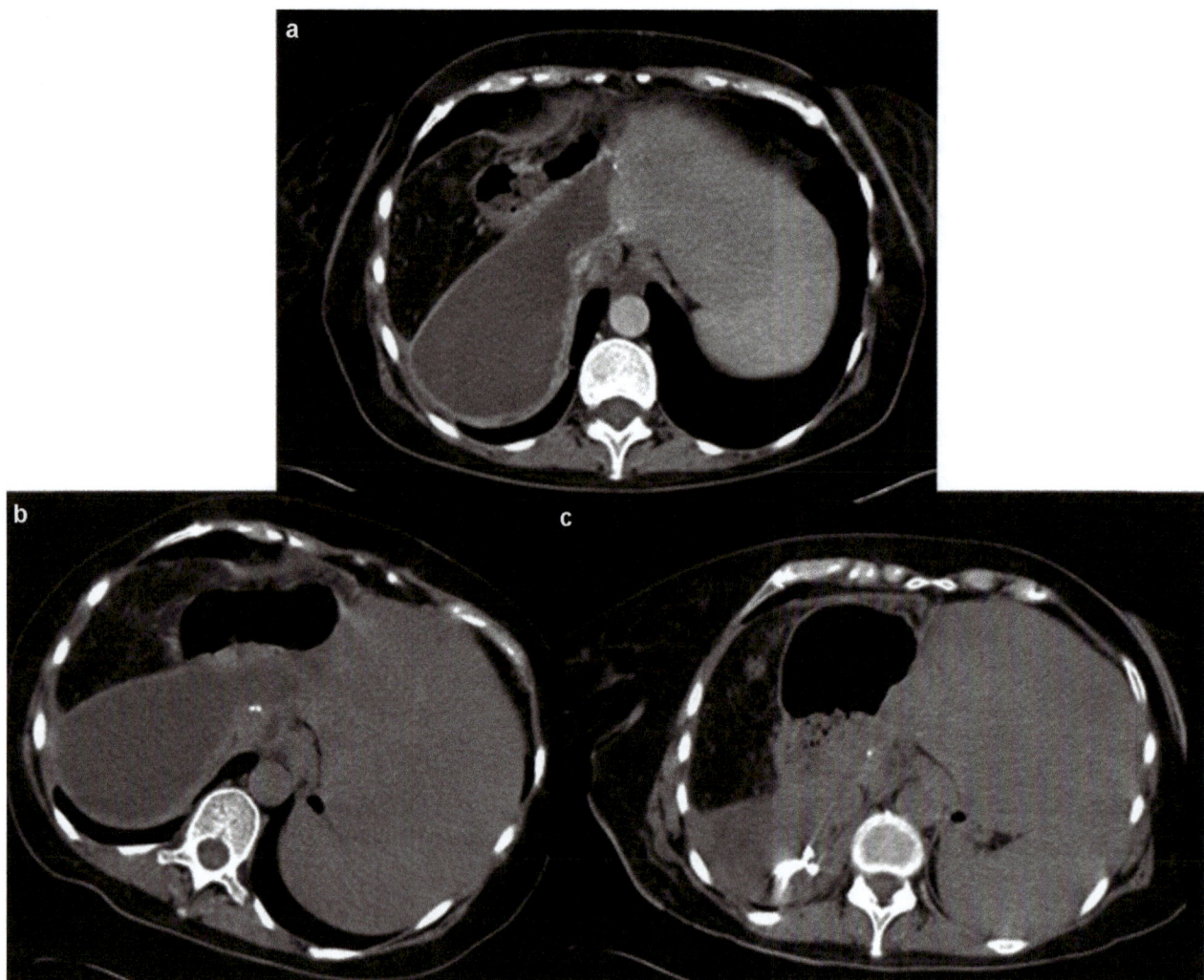

Abb. 70 Patient mit Fieber nach Hemihepatektomie rechts. In der Abdomen-CT erkennbarer, randständig Kontrastmittel-affiner Verhalt am rechtsseitigen Leberabsetzungsrand (**a, b**). Ventral davon erkennt man die bereits nach kranial umgeschlagene rechte Kolonflexur. In der im Anschluss durchgeführten CT-gesteuerten Abszessdrainage erfolgt nach Darstellung des Verhaltes und Auswahl des Zugangsweges die Einlage eines Körbchenkatheters (**c**) in Seldinger-Technik

Störungen auch Hypoxie und Hypoxämie sowie Neoplasien, Intoxikationen, Traumen und Entzündungen. Das Hirnödem betrifft im Cortex insbesondere den Intrazellularraum, im Mark vorwiegend den Extrazellularraum. Schwerwiegendste Komplikation eines Hirnödems ist die sogenannte Einklemmung (➔ Übersicht).

Die 5 Formen der zerebralen Einklemmung/Herniation:

- Lateralisierte transtentorielle/unkale Herniation: Hierbei herniert der Uncus gyri parahippocampalis über den Tentoriumrand mit Kompromittierung u. a. des N. oculomotorius (weite Pupille) und des Mittelhirns.
- Zentrale transtentorielle Herniation nach kaudal mit Verlagerung des Mittelhirnes und diencephalen Störungen. Gefahr von Ischämien im Posteriorstromgebiet.
- Zentrale transtentorielle Herniation nach rostral durch erhöhten Druck in der hinteren Schädelgrube mit Verlagerung des Kleinhirnoberwurmes. Gefahr von Kleinhirn-ischämien.
- Cinguläre Herniation mit Verlagerung des Gyrus cinguli unter die Falx und Abklemmung der A. pericallosa. Gefahr frontaler Ischämien
- Die foraminale/tonsilläre Herniation mit Verlagerung der Kleinhirntonsillen in das Foramen magnum und Kompression der Medulla oblongata und Gefahr zerebellärer Ischämien.

Der bildmorphologische Nachweis gelingt computertomographisch oder in der MRT. Hauptaugenmerk sollte auf den basalen Zisternen liegen. Sind diese nicht mehr abgrenzbar, ist von einem Hirnödem auszugehen. Zusätzlich sollte die Weite der äußeren Liquorräume bewertet werden. Bei fortgeschrittenen Ödemen ist zunehmend auch die Mark-Rindengrenze nicht mehr scharf abgrenzbar. Der Bildeindruck kann abhängig vom Alter des Patienten und damit einhergehendem Stadium der Hirninvolution sehr variieren. Bei der Extremform eines Hirnödems können die basalen Zisternen verdichtet (hyperdens) erscheinen und der Bildeindruck einer Subarachnoidalblutung entstehen. Dies bezeichnet man als „Pseudo-Subarachnoidalblutung" (O'Hare und Berkowitz 2021). Grundsätzlich ist ein Hirnödem auch in der MRT nachweisbar.

21.2 Blutungen und Hämatome

Nachweismethode der Wahl ist die CT. Grundsätzlich ist der Blutungsnachweis aber auch MR-tomographisch mit gleicher, bzw. bei geringen Blutmengen und zeitlicher Latenz zum Blutungsereignis auch mit etwas höherer Sensitivität möglich.

Blutungen werden nach ihrer Lokalisation in intraaxial und extraaxial eingeteilt. Intraaxiale Blutungen befinden sich innerhalb des Parenchyms, extraaxiale Blutungen außerhalb. Bei spontanen intraaxialen Hämatomen ist zudem die Unterscheidung in typische und atypische Blutungen von Belang. Eine typische Blutung findet sich in den Stammganglien, dem Hirnstamm, dem Pons oder dem Kleinhirn. Der Patient ist fortgeschrittenen Alters und hat ein durch arterielle Hypertonie vorgeschädigtes Hirn. Liegt eine Blutung in dieser Konstellation vor, kann man als Ursache der Blutung die mikrovaskuläre Schädigung des Hirnes annehmen. Man spricht von einer typischen hypertonen Blutung.

Ist die Blutung anders lokalisiert, der Patient jünger oder ohne vorgeschädigtes Hirn, spricht man von einer atypischen Blutung. Bei diesen Blutungen muss die Ursache gesucht (CTA, MRT und im Zweifel DSA) und gefunden werden. Mögliche Ursachen atypischer intraaxialer Blutungen sind beispielsweise durale Fisteln, eingeblutete Ischämien, Metastasen, Sinusvenenthrombosen, Kavernome etc.

▶ Grundsätzlich ist die primäre Nachweismethode von Blutungen die native CT, in der akute Blutungen hyperdens imponieren. Ältere Blutungen werden zunehmend hypodens und entwickeln ein umgebendes, ebenfalls hypodenses Ödem des Parenchyms.

Hyperakute Blutungen zeichnen sich häufig durch eine Spiegelbildung aus. Der räumlich unten gelegene (bei Rückenlage des Patienten der hintere) Anteil ist hyperdens, während der obere Anteil hypodens ist. Das Signalverhalten von Blutungen im MRT ist analog Tab. 8.

Tab. 8 Erscheinung von Blut im MRT im zeitlichen Verlauf

Zeitpunkt	Molekül	T1-Gewichtung	T2-Gewichtung
0–12 h	Oxy-Hb	iso-/hypointens	hyperintens
12–72 h	Desoxy-Hb	iso-/hypointens	hypointens
3–7 d	Met-Hb (intrazell.)	hyperintens	hypointens
7–28 d	Met-Hb (extrazell.)	hyperintens	hyperintens
> 28 d	Hämosiderin	iso-/hypointens	hypointens

Extraaxiale Blutungen werden nach ihrer Lokalisation eingeteilt:

Epidurales Hämatom (EDH)

Beim epiduralen Hämatom (Abb. 71) handelt es sich in der Regel um eine Blutung aus Ästen der Arteria meningea media zwischen Dura mater und Schädelkalotte. Meist sind diese Blutungen traumatisch bedingt. Nicht selten findet sich eine Kalottenfraktur im Bereich des Hämatoms. Typisch ist ein zweizeitiger klinischer Verlauf: Nach erlittenem Trauma erholt sich der Patient wieder, trübt dann aber sekundär ein. Bildmorphologisch fallen epidurale Hämatome im CT durch eine bikonvexe, hyperdense Form auf, die zum einen durch die Kalotte und zum anderen durch die aufgespannte Dura bedingt ist. Die Blutung überschreitet die Schädelnähte in der Regel nicht. Das Erscheinungsbild im MRT ist variabel und hängt vom Alter der Blutung ab (Tab. 8).

Subdurales Hämatom (SDH)

Blutung aus Brückenvenen zwischen Dura mater und Arachnoidea (Abb. 72). Dieser Blutungstyp tritt häufig bei Patienten mit eingeschränkter Gerinnung auf. Bei älteren Patienten kann selbst ein großes subdurales Hämatom klinisch erstaunlich wenig Symptome verursachen. Ein akutes subdurales Hämatom ist hyperdens, ein chronisch subdurales Hämatom hypodens im CT. Ausnahmen stellen Subduralhämatome bei Patienten mit starker Anämie dar. Hier kann auch ein akutes Hämatom iso-/hypodens zum Hirngewebe sein. In der Regel ist eine Kontrastmittelgabe zum Ausschluss eines Subduralhämatoms nicht erforderlich, kann jedoch im Einzelfall hilfreich sein: Auf dem Weg zur Chronifizierung des Hämatoms, bildmorphologisch von hyperdens zu hypodens, ist irgendwann der Zeitpunkt erreicht, an dem das Hämatom computertomographisch die gleiche Dichte hat wie das umgebende Hirnparenchym. Dann kann ein Hämatom dem Blick entgehen bzw. nur indirekt durch eine Verlagerung der Mittellinie auffallen. In solchen Fällen hilft eine Kontrastmittelgabe, da das Kontrastmittel das Gehirn perfundiert, das Hämatom aber nicht.

Der Nachweis eines subduralen Hämatoms im MRT ist ebenfalls problemlos möglich. Das Signalverhalten ist analog (Tab. 8).

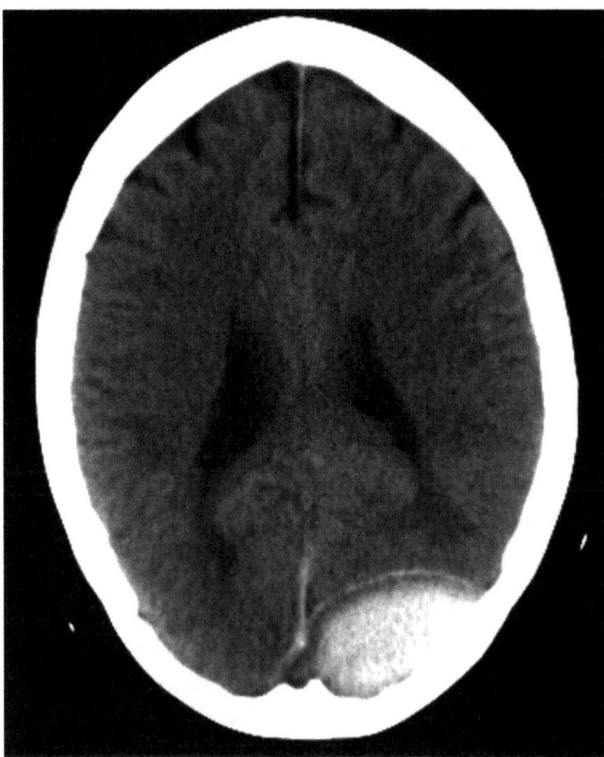

Abb. 71 Computertomographie einer akuten epiduralen Blutung links parietal

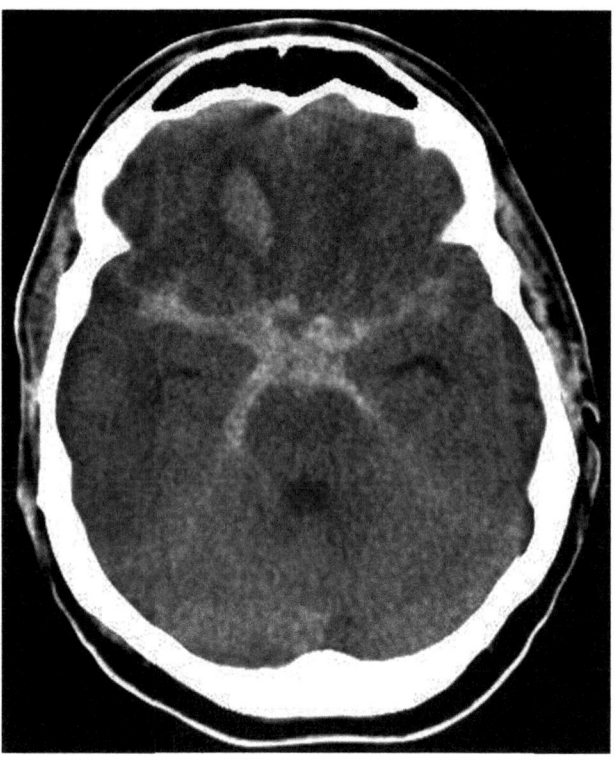

Abb. 73 CT einer akuten Subarachnoidalblutung. Ausgedehnte hyperdense Blutmengen in den basalen Zisternen. Zudem umschriebene intrazerebrale Blutung rechts frontobasal

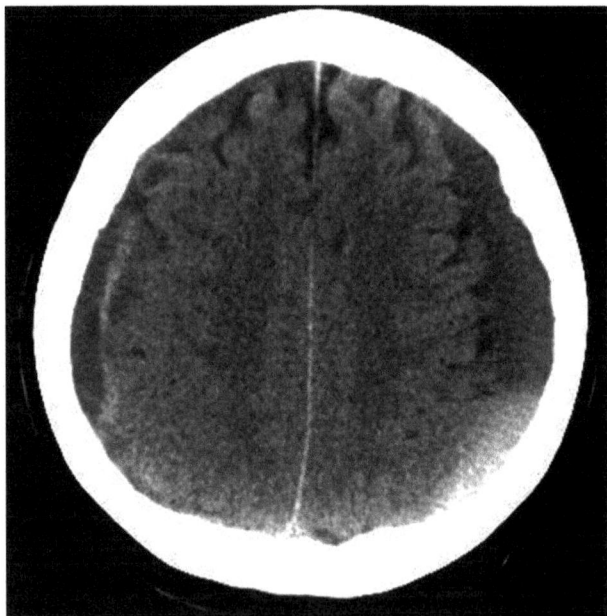

Abb. 72 Chronische subdurale Hämatome über beiden Hemisphären, linksseitig mit akuter Einblutung. Die korpuskulären Blutbestandteile sind sedimentiert

Subarachnoidalblutung (SAB)

Es kommt es zum Blutaustritt unterhalb der Arachnoidea in den Liquorraum (Abb. 73). Ursächlich ist in 80 % der Fälle ein rupturiertes Aneurysma der Hirnarterien. Alternative Ursachen können unter anderem ein stattgehabtes Trauma oder Fisteln sein. In etwa 10 % der Fälle bleibt die Ursache ungeklärt. Wichtig ist, bei unauffälliger zerebraler Angiographie die spinale Achse mittels MRT zu untersuchen, da sich auch hier die Blutungsquelle verbergen kann.

Je nach Lokalisation und Konfiguration wird ein rupturiertes Aneurysma neurochirurgisch mittels Clipping oder neuroradiologisch mittels Coiling oder anderer neurointerventioneller Techniken verschlossen. Dies dient der Sekundärprophylaxe einer erneuten Blutung, deren Wahrscheinlichkeit in den ersten Tagen nach Blutung deutlich erhöht ist (20 % in den ersten 14 Tagen, Letalität einer Rezidvblutung bis 70 %). Somit sollte eine Subarachnoidalblutung zügig versorgt werden; das Zeitfenster ist jedoch deutlich größer als bei der Schlaganfallbehandlung.

Die Letalität einer SAB ist nach wie vor hoch: Von den Patienten, die die Klinik erreichen, überlebt ein Drittel nicht; ein weiteres Drittel hat persistierende Defizite. Wichtigste Komplikation bei zunächst überlebter SAB sind der Vasospasmus, der mit konservativen und ggf. wiederholten interventionellen Methoden (intraarterielle Nimodipingabe, Stent-PTA, Ballon-PTA) behandelt werden kann (Jabbarli et al. 2019), und der malresorptive Hydrozephalus.

Der bildmorphologische Nachweis einer SAB gelingt nicht immer. Grundsätzlich ist die CT das Mittel der Wahl, bei sehr geringen Blutmengen und bereits einige Tage vergangenem Blutungsereignis kann die CT aber unauffällig sein. Die MRT ist mit blutungssensitiven Gradientenechosequenzen und der FLAIR-Sequenz der CT überlegen. Bei typischer Klinik und unauffälliger Bildgebung sollte jedoch eine Lumbalpunktion durchgeführt werden, um eine stattgehabte Blutung auszuschließen (Blut- oder Siderophagennachweis im Liquor).

21.3 Schädel-Hirn-Trauma (SHT)

Scherverletzungen

Häufigste Folge von Schädel-Hirn-Traumata sind Scherverletzungen (engl. Diffuse axonal Injury, DAI). Aufgrund des Traumamechanismus (Akzeleration/Dezeleration) kommt es zum Dehnen oder Abreißen von Nervenfasern. Je nach Ausprägungsgrad kann es somit zu passageren oder dauerhaften Funktionsstörungen kommen. Werden gleichzeitig Blutgefäße beschädigt, lassen sich in der weißen Substanz multiple petechiale Blutungen nachweisen. Methode der Wahl ist die MRT, deren spezielle Gradientenechosequenzen (T2* oder noch besser die 4x empfindlichere SWI) sehr sensitiv für Blutabbauprodukte sind (Abb. 74). Dennoch gelingt es in der MRT, nur einen Bruchteil der vorhandenen Scherverletzungen nachzuweisen. Durch den Schädigungsmechanismus sind sie meist dort zu finden, wo Gewebe unterschiedlicher Konsistenz benachbart sind. Am häufigsten findet man sie daher an der Grenze zwischen weißer und grauer Substanz sowie im Corpus callosum, dessen Splenium am häufigsten betroffen ist (Smith et al. 2019).

Im CT ist der Nachweis von Scherverletzungen nur in seltenen und sehr ausgeprägten Fällen möglich. Reagiert der Patient nach einem Trauma nicht adäquat, sollte bei unauffälligem CT-Befund eine MRT mit Gradientenechosequenzen und T2-gewichteten Sequenzen erwogen werden. Letztere dienen dem Nachweis nicht hämorrhagischer Scherverletzungen, die in T2-gewichteten Sequenzen hyperintens imponieren. Auch hier sind nur ausgedehnte Befunde bildmorphologisch fassbar.

Hirnkontusion

Hirnkontusionen kommen häufig zusammen mit Scherverletzungen vor. Im Gegensatz zu Scherverletzungen handelt es sich hierbei um Nekrosen, Blutungen und Ödeme der grauen Substanz, meist durch unmittelbare Druckwirkung verursacht. Daher treten Kontusionen besonders häufig an Stellen auf, an denen der Cortex besonders „unebenen" Stellen der Kalotte aufliegt. Das sind neben der Frontobasis insbesondere die Felsenbeine. Kontusionen finden sich sowohl am Ort der Krafteinwirkung („Coup") als auch auf der Gegenseite („Contre-Coup"). Häufig ist die Ausprägung des „Contre-Coup" stärker als die des „Coup".

Im CT können Kontusionen gemischt hypo-/hyperdens aussehen. Häufig ist das initiale CT unauffällig.

▶ Wichtig ist, dass Kontusionen sich erst bis zu 24 h nach einem Trauma darstellen können. Somit ist bei klinischem Verdacht eine Kontrolluntersuchung obligat.

Zeigen sich im CCT intrakranielle Lufteinschlüsse, so kann dies ein indirektes Zeichen für ein offenes Schädel-Hirn Trauma sein. Auch ohne nachweisbare Fraktur kann eine Antibiotikatherapie zur Meningitisprophylaxe diskutiert werden.

Carotis-Cavernosus-Fistel

Ein seltenes Krankheitsbild nach Schädel-Hirn-Trauma, jedoch mit sehr typischer Klinik, ist die Carotis-Cavernosus-Fistel (CCF). Teilweise mit einiger Latenz kommt es durch Schädigung von Ästen der A. carotis externa und/oder A. carotis interna zu Fistelungen in den Sinus cavernosus. Durch den venösen Rückstau in die Orbita kommt es zu ziliaren Injektionen, im Extremfall zum Exophthalmus, Sehstörungen und im Verlauf von einigen Tagen zur Erblindung. Die Diagnostik stützt sich auf die DSA, die dann auch über einen interventionellen Verschluss der Fistel die Therapie bietet. Gute Anhaltspunkte liefert die MRT mit sog. TOF-Angiographie, einer Technik zur Darstellung der Arterien ohne Kontrastmittel. Hier sieht man arterialisiertes Blut

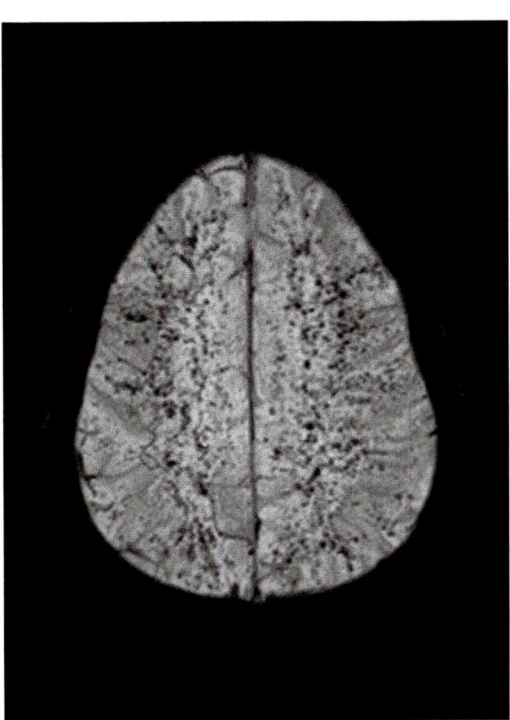

Abb. 74 MRT (Susceptibility-weighted Sequenz, SWI) mit diffusen Scherverletzungen (multiple kleinste Hypointensitäten als Korrelat kleinster Blutungen)

z. B. im Sinus cavernosus. Ein indirekter Hinweis kann auch die Dilatation der Vena ophtalmica sein.

21.4 Ischämie, Hirninfarkt

Besteht der klinische Verdacht auf eine Ischämie, ist zunächst eine CT indiziert. Hier stellen sich Infarkte zunehmend hypodens dar, spätestens nach etwa drei Stunden. Bei klinischer Konsequenz mit möglicher Lyseindikation (sowohl lokal als auch systemisch) sollte eine CT-Angiographie durchgeführt werden. Hierbei können der Gefäßverschluss direkt detektiert und eventuelle Therapieentscheidungen getroffen werden. Eine weitere Möglichkeit stellt das Perfusions-CT dar. Dabei wird ein Kontrastmittelbolus unter hohem Druck injiziert und gleichzeitig repetitiv die Kontrastierung des Hirnparenchyms gemessen. So kann das territoriale Ausmaß einer Hypoperfusion auch im Hinblick auf eine mögliche Kollateralisierung über andere Gefäße bestimmt und mit Einschränkungen das Ausmaß der entstehenden Ischämie vorhergesagt werden.

▶ Zu beachten ist, dass ein Perfusionsbild immer nur eine Momentdarstellung liefert. Insbesondere Blutdruckschwankungen können das Perfusionsbild durch Veränderungen im Perfusionsdruck in den Kollateralkreisläufen deutlich verändern.

Das CT-Bild lässt häufig Rückschlüsse auf die Ätiologie des Schlaganfalles zu: Bei einer kardiogenen Emboliequelle sind in der Regel mehrere Gefäßterritorien in beiden Hemisphären betroffen. Ist eine Stenose eines Gefäßes ursächlich, findet sich die Ischämie im Versorgungsgebiet dieses Gefäßes. Weitere Infarktmuster sind z. B. hämodynamisch: beispielsweise auf dem Boden einer vorbestehenden Carotisstenose kann sich im Zuge einer arteriellen Hypotonie eine Ischämie im Bereich der „Wasserscheide" zwischen Anterior- und Mediastromgebiet entwickeln. Hierdurch ergibt sich ein sehr charakteristisches Bild aus perlschnurartig zwischen Media- und Anteriorstromgebiet gelegenen Infarktarealen.

Grundsätzlich ist der Nachweis von Ischämien im MRT ebenfalls möglich. In der Diffusionssequenz lässt sich ein ischämisches Areal bereits ab etwa 20–30 Minuten nach Symptombeginn erkennen. Nach etwa 3 Stunden zeigen sich zunehmende Veränderungen in der FLAIR-Sequenz. Die Veränderungen in der Diffusionssequenz verschwinden um den 8. Tag, während die Veränderungen in der FLAIR-Sequenz im Rahmen der Alterung des Infarkts bleiben. Die Darstellung der Gefäße ist sowohl mit als auch ohne Kontrastmittel möglich. Zusätzlich kann analog zur CT eine Perfusionsmessung durchgeführt werden.

Der Vorteil der MRT liegt neben der Strahlenfreiheit in der frühzeitigen sicheren Diagnostizierbarkeit von Ischämien, weshalb viele Kliniken diesem Verfahren den Vorzug geben. Nachteilig ist die deutlich höhere Messzeit (CT 3–5 Minuten, MRT > 20 Minuten) und die wesentlich aufwendigere Lagerung und Überwachung, gerade bei Intensivpatienten. Insbesondere bei zeitkritischen Diagnosen wie der zerebralen Ischämie wird daher in der Regel das schnellste diagnostische Verfahren, die CT, angewendet.

▶ „Time is brain!"

Therapeutisch kann, sofern keine Kontraindikationen vorliegen, eine systemische Lyse durchgeführt werden, falls die Symptome nicht länger als 4,5 Stunden bestehen. Jenseits dieses Zeitfensters, bei Verschlüssen der A. carotis int., des Carotis-T, der A. basilaris, Mediaverschlüssen oder bei Vorliegen von Kontraindikationen gegen eine systemische Lyse, ist eine interventionelle Thrombektomie vorzuziehen und im Einzelfall auch im Zeitfenster bis 24 h durchführbar (Jadhav et al. 2021). Hierbei wird der Thrombus interventionell entfernt. Dies kann bei kooperativen Patienten (rechtshemisphärisches Ereignis) in wachem Zustand durchgeführt werden, bei unkooperativen Patienten ist eine Behandlung in Analgosedierung oder Vollnarkose sinnvoll. Hierbei ist es erforderlich, aufgrund der zeitkritischen Gesamtsituation so viel Zeit zu sparen wie möglich und z. B. statt einer gesonderten arteriellen Druckmessung sich der dann einer größer dimensionierten arteriellen Schleuse des Interventionalisten zu bedienen.

21.5 Hypoxischer Hirnschaden

Aufgrund einer Stagnation des Blutflusses kann es zu einem globalen hypoxischen Hirnschaden kommen. Je nach Dauer und Grad der resultierenden Hypoxie kommt es zu unterschiedlichen klinischen und radiologischen Befunden. Besonders sensibel reagiert der Cortex und ist daher als erstes betroffen. Es kann zu vorübergehenden oder auch dauerhaften Funktionseinbußen kommen. Bildmorphologisches Korrelat ist hierbei ein Ödem, das zunächst im Bereich der Grenzgebiete der arteriellen Versorgungsgebiete nachweisbar ist. Zudem kann es zu einer kortikalen Störung der Blut-Hirn-Schranke kommen, die besonders in der subakuten Phase nachweisbar ist. Bei schwer betroffenen Patienten kommt es im akuten Stadium zu einem zytotoxischen Hirnödem. Im subakuten Stadium kommt es zu einem zytotoxischen und einem vasogenen Hirnödem. Im chronischen Stadium findet sich ein Nebeneinander von Gliosen und Nekrosen. Der Nachweis gelingt sowohl im CT als auch im MRT; das MRT ist jedoch insgesamt sensitiver.

Im CT zeigt sich ein ausgedehntes Hirnödem mit verstrichenen äußeren Liquorräumen, deutlich eingeengtem Ventrikelsystem und engen basalen Zisternen. Die Mark-Rinden-differenzierung ist aufgehoben, in manchen Fällen invertiert, beginnend an den „Wasserscheiden" zwischen Media-, Anterior- und Posteriorstromgebiet, später ubiquitär. Die Stammganglien imponieren hypodens. Wichtig zu bemerken ist, dass dieser bildmorphologische Zustand keinerlei Rückschlüsse auf die Prognose des Patienten zulässt. Wenngleich prognostisch sicherlich ungünstig, gibt es einzelne Patienten, die sich vollständig erholen.

Durch die ausgedehnte Hypodensität des Hirnparenchyms können die Sinus, die Falx oder auch die Hirnarterien im Vergleich hyperdens erscheinen. Dies sollte nicht fälschlich als Zeichen einer Subarachnoidalblutung fehlgedeutet werden. Weitere Befunde im CT können kortikale Hyperdensitäten sein, die Korrelat eingebluteter laminärer Nekrosen sind.

Der MRT Befund folgt, ähnlich der Abfolge beim ischämischen Schlaganfall, einem zeitlichen Schema. Im akuten Stadium zeigt sich das Hirnödem analog zum CT-Befund. In T2- gewichteten Sequenzen findet sich eine Hyperintensität der Stammganglien. Zusätzlich sind Diffusionsstörungen mit Verminderung des ADC-Wertes in Cortex, Stammganglien und teilweise auch zerebellär abgrenzbar.

21.6 Sinusvenenthrombose (SVT)

Die Sinusvenenthrombose kann klinisch höchst variabel symptomatisch werden und ist eines der zahlreichen „Chamäleons der Medizin". Häufigste Erscheinungsform auf der Intensivstation ist die atypische zerebrale Blutung, die sich häufig frontal und parietal im falxnahen Marklager findet und auch beidseitig auftreten kann. Die Sinusvenenthrombose ist sowohl im MRT als auch im CT gut nachweisbar. Bei der MRT wird beispielsweise eine sog. venöse Phasenkontrastangiographie oder aber eine venöse Time-of-flight Angiographie durchgeführt. Für beide Verfahren ist keine Kontrastmittelapplikation erforderlich. Beim CT muss eine Kontrastmittelgabe erfolgen. Hier werden dünne (i. d. R. 1 mm) Schichten zur venösen Phase eines Kontrastmittelbolus akquiriert. Der Thrombus stellt sich als Füllungsdefekt bzw. als Aussparung im Kontrastmittelfluss dar.

▶ Ein reguläres CT nach Kontrastmittelgabe ist in der üblichen Spätphase nicht ausreichend zum definitiven Ausschluss einer Sinusvenenthrombose. Der Thrombus selbst kann dann Kontrastmittel anreichern und dadurch im Bild vollständig maskiert werden. Daher ist eine venöse, frühere Phase notwendig.

21.7 Entzündungsfokussuche

Auf der Suche nach einem Entzündungsfokus steht das Neurocranium in der Regel nicht primär im Vordergrund. Das Gehirn ist jedoch häufig von einer hämatogenen Streuung betroffen, die sich in entzündlichen Läsionen unterschiedlicher Anzahl, Größe und Morphologie widerspiegelt. Auf der Suche nach entzündlichen Foci wird häufig ein CT des Thorax und Abdomens durchgeführt. Es empfiehlt sich bei Intensivpatienten schon aus logistischen Gründen, den Kopf mit zu untersuchen. Hierbei sollte zunächst ein Nativscan durchgeführt werden. Dieser dient hauptsächlich dem Blutungsausschluss. Wichtiger ist der Scan mit Kontrastmittel, der im Anschluss an das Thorax-/Abdomen-CT durchgeführt werden kann. Eine weitere Kontrastmittelgabe ist nicht erforderlich.

Wie bei jeder Suche nach zerebralen Tumoren oder Entzündungsherden sollte auch hier 5 bis 10 Minuten zwischen Kontrastmittelapplikation und Scan gewartet werden, da die Pathologie in der Regel zur Störung der Blut-Hirn-Schranke führt. An diesen Stellen dringt das Kontrastmittel in das Gewebe ein, während es in den nicht betroffenen Hirnarealen abfließt. Nach Umlagerung der Arme nach unten (Zur Vermeidung von Artefakten im Kopf-/Hals-Bereich) nach der Durchführung des Thorax-/Abdomen-CT ist in der Regel die Wartezeit bereits weitgehend verstrichen.

In manchen Fällen kann es sinnvoll sein, die Zähne mit im CT-Feld zu erfassen, um dentogene Abszesse nachzuweisen/auszuschließen. Ist ein dentogener oder singener Abszess möglich, kann ein CT des Mittelgesichts ergänzt werden. Bei beatmeten Patienten finden sich jedoch häufig nahezu vollständig verlegte Nasennebenhöhlen, so dass aus diesem Befund nicht automatisch ein Infektfokus herzuleiten ist.

Bildmorphologisch kommt es abhängig vom Infektionsweg zu charakteristischen Untersuchungsbefunden. Bei hämatogen verbreiteten Infektionen finden sich häufig multiple Kontrastmittelanreicherungen ubiquitär im Hirnparenchym. Eine Kontrastmittelgabe ist bei der Frage nach entzündlichen Foci obligat. Abszesse zeigen eine liquide zentrale Einschmelzung mit zirkulärer Kontrastmittelanreicherung. Häufig findet man selbst bei sehr kleinen Läsionen ein sehr ausgedehntes perifokales Ödem. Bei direkter Übertragung aus den Nasennebenhöhlen oder dem Mastoid reagiert zunächst die angrenzende Dura (Meningitis) und dann das angrenzende Hirnparenchym (Meningoenzephalitis).

Bei liquogener Verbreitung kommt es häufig zu einer Kontrastmittelmehranreicherung des Ventrikelsystems als Zeichen einer Ventrikulitis.

▶ Grundsätzlich ist die Sensitivität gegenüber entzündlichen Foci im MRT deutlich höher als im CT.

Vorteile bestehen auch in der möglichen ätiologischen Zuordnung zystischer Raumforderungen: Während das CT eine Zyste mit randständiger Anreicherung und ggf. einem perifokalen Ödem zeigt, kann das MRT die möglichen Differenzialdiagnosen zystische Metastase/Tumor und Abszess häufig aufklären: in der Diffusions-MRT zeigt sich ein Abszess im b1000-Bild hyperintens und hypointens in der sog. ADC-Karte (Abb. 75). Eine tumoröse Raumforderung zeigt dieses Bild nicht.

In Einzelfällen kann es sinnvoll sein, sowohl CT als auch MRT durchzuführen. Das gilt insbesondere für otogene Prozesse, die nach intrakraniell durchbrechen können. Das CT ermöglicht dann die Beurteilung der ossären Strukturen des Felsenbeines und Mastoids (Abb. 76), während das MRT Aufschluss über entzündliche Reaktionen der Dura oder des Hirnparenchyms gibt. Eine wichtige Komplikation einer nach intrakraniell fortgeleiteten Mastoiditis ist die septische Sinusvenenthrombose. Sie kann sowohl im MRT als auch im CT nachgewiesen werden. Auch dentogene Abszesse sind grundsätzlich in beiden Verfahren nachweisbar.

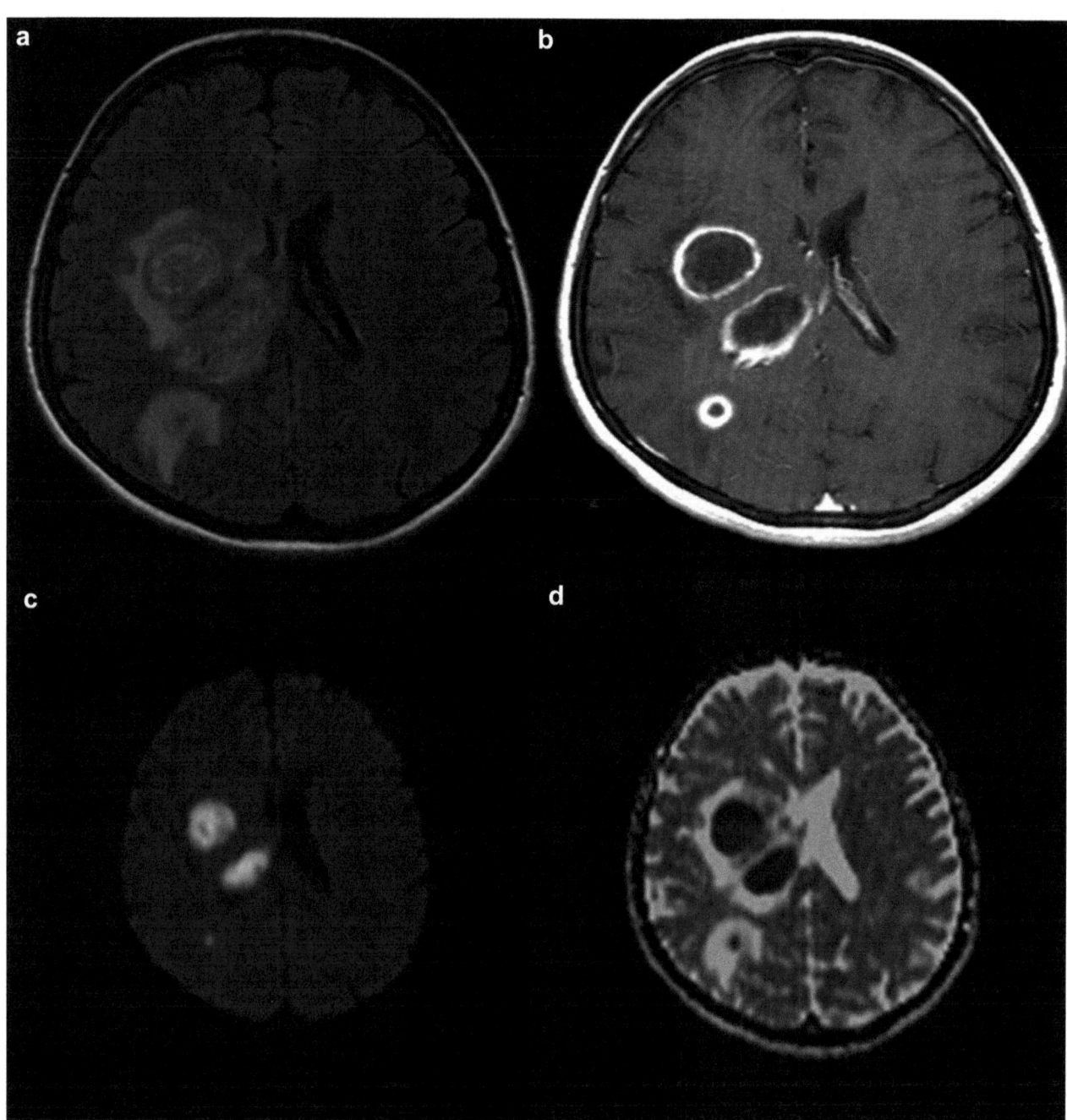

Abb. 75 MRT bei hämatogenen Hirnabszessen. (a) FLAIR-Sequenz mit Nachweis eines ausgedehnten Ödems; (b) T1-Gewichtung nach Kontrastmittelgabe mit zirkulärer Kontrastmittelanreicherung der drei zentral liquiden Raumforderungen; (c) Diffusionsbild (b1000) mit Nachweis der Hyperintensität der liquiden Raumforderungen; (d) korrespondierendes ADC-Bild mit Hypointensität

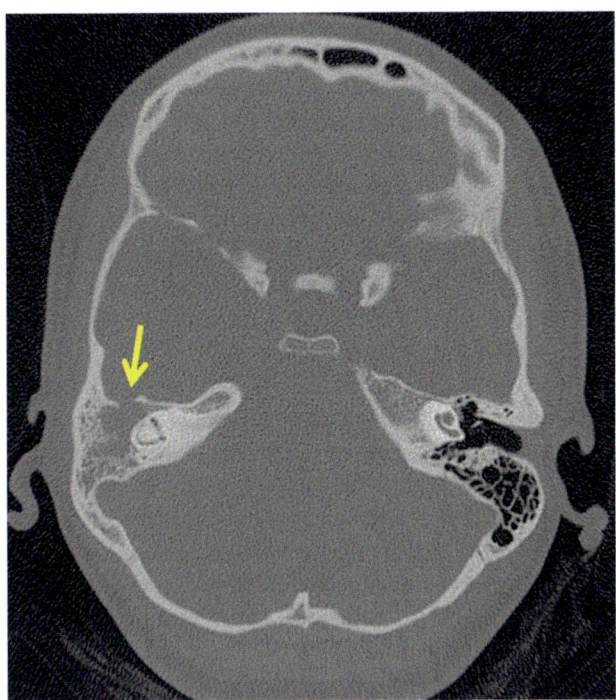

Abb. 76 Rechtsseitige Mastoiditis im CT (Knochenfenster) mit Flüssigkeitsfüllung der Mastoidzellen: Die ossäre Begrenzung zur mittleren Schädelgrube ist destruiert (Pfeil)

Besteht der Verdacht auf einen Pilz oder einen Parasiten als ursächliches Agens, kann sich das bildmorphologische intrakranielle Korrelat deutlich von dem anderer Infektionen unterscheiden.

Aspergillose
Eine zerebrale Aspergillose kann zu solitären oder auch multiplen Hirnabszessen führen. Der Pilz infiltriert häufig auch die Blutgefäße der Stammganglien und des Thalamus (angioinvasiv), was dann zu ausgedehnten Hämorrhagien führen kann. 50 % der Patienten erleiden hämorrhagische Infarkte im Rahmen einer Vaskulitis. Weitere Komplikationen können entzündliche Aneurysmata der Hirnarterien mit entsprechender Blutungsgefahr sein.

Kryptokokkose
Neben Kontrastmittel-affinen Granulomen findet sich häufig eine Aufweitung der basalen perivaskulären Räume, sog. gelatinöse Pseudozysten.

21.8 Hydrozephalus

Man unterscheidet drei Arten des Hydrozephalus:

- Hydrozephalus hypersecretorius bei vermehrter Produktion
- Hydrozephalus malresorptivus bei verminderter Resorption
- Hydrozephalus occlusus bei gestörtem Liquorfluss

Das wichtigste und erste radiologische Zeichen eines Hydrozephalus ist die Aufweitung der Temporalhörner. Erst in der Folge kommt es zur Aufweitung der Seitenventrikel. Im Verlauf kommt es dann zur Aufweitung der betroffenen Anteile des Ventrikelsystems, abhängig von der Ätiologie des Hydrozephalus. Ein Hydrozephalus occlusus entsteht am häufigsten durch eine Stenose/einen Verschluss des Aquädukts am Boden des III. Ventrikels. Es kommt somit zu einer Aufweitung der Seitenventrikel und des III. Ventrikels (sog. triventrikulärer Hydrozephalus). Der IV. Ventrikel bleibt schlank. Im Zuge des Aufstaus kommt es zur transependymalen Liquorabpressung. Dieser Befund stellt sich im CT als hypodenser Saum insbesondere um die Seitenventrikelvorderhörner dar. In der MRT stellt sich das Bild abhängig von der verwendeten Sequenz dar. Besonders sensitiv sind FLAIR-Sequenzen, die bei diesem Befund deutliche periventrikuläre Hyperintensitäten aufweisen. Grundsätzlich ist der Nachweis eines Hydrozephalus in CT und MRT möglich, jedoch ist das MRT in der Ursachenklärung deutlich überlegen. Während die CT nur indirekte Schlüsse über die Ätiologie zulässt, kann die MRT aufgrund des besseren Weichteilkontrastes auch kleine Raumforderungen z. B. am Aquädukt zuverlässig detektieren. Zudem ist eine direkte Quantifizierung des Liquorflusses möglich.

21.9 Krampfanfälle

Epileptische Anfälle können im intensivmedizinischen Setting durch eine Vielzahl von Auslösern bedingt sein. Neben der Wirkung krampfschwellensenkender Medikamente kommen eine Vielzahl entzündlicher und metabolischer Faktoren in Frage. Auch intrakranielle Blutungen können zu Krampfanfällen führen.

▶ Als Primärdiagnostik reicht in der Regel ein Nativ-CT. Bietet es keine hinreichende Erklärung, sollte eine MRT angeschlossen werden.

Häufige Ursache für epileptische Anfälle in der Intensivmedizin ist das PRES (Posteriores reversibles Enzephalopathie-Syndrom): PRES bezeichnet einen Symptomenkomplex aus Kopfschmerzen, epileptischen Anfällen und Bewusstseinsstörungen, häufig im Rahmen von medikamentösen Therapien oder Intensivaufenthalten.

Computertomographisch finden sich häufig hypodense Areale in Cortex und subkortikalem Marklager als

Ausdruck eines Ödems. Entgegen der Suggestion durch den Namen sind die Hypodensitäten nicht auf die posterioren Hirnanteile beschränkt. MR-tomographisch zeigen sich in der FLAIR-Sequenz Hyperintensitäten. Durch die zusätzliche Anwendung von Diffusionssequenzen kann zwischen einem potenziell reversiblen, vasogenen Hirnödem und einem zytotoxischen Ödem unterschieden werden. Zusätzlich ermöglichen T2*-gewichtete Sequenzen die Visualisierung auch kleiner Hämorrhagien, die eine Komplikation des PRES darstellen.

21.10 Akute sekundäre Enzephalopathien

Hepatische Enzephalopathie (HE)
Bei Patienten mit hepatischer Enzephalopathie findet sich im MRT eine Hyperintensität des Globus pallidus und der Substantia nigra in T1-gewichteten Aufnahmen, was als Korrelat von Manganablagerungen anzusehen ist. Diese Veränderungen korrelieren nur wenig mit dem Schweregrad der Leberfunktionsstörung, sind jedoch in der Regel nach einer Transplantation nicht mehr nachweisbar.

Hämolytisch-urämisches Syndrom (HUS)
Bei neurologischen Symptomen im Rahmen eines HUS ist das MRT dem CT vorzuziehen. Bildmorphologisch können sich T1- und T2-Hyperintensitäten in den Stammganglien als Korrelat hämorrhagischer Infarzierungen und Signalalterationen im Splenium des Corpus callosum finden (Ogura et al. 1998).

21.11 Komplikationen

Jede therapeutische Maßnahme birgt das Risiko von Komplikationen. In der Intensivmedizin ist dies häufig durch fehlerhaft einliegende Katheter bedingt. Infolge von Fehlpunktionen kann es zu Verletzungen benachbarter Strukturen kommen, so beispielsweise nach ZVK-Anlage zu einer AV-Fistel durch Verletzung der Arteria carotis. Auch kann es durch Infektionen zentralvenöser Katheter zu Phlebitiden kommen, die im Extremfall bis zu einer Sinusvenenthrombose und intrakranieller Druckerhöhung oder auch zu Abszedierungen führen können. Diagnostisches Verfahren der Wahl ist zunächst eine CT-Angiographie, wobei darauf geachtet werden sollte, dass der Kontrastmittelbolus in einer späten Phase abgepasst wird, um eine optimale venöse Kontrastierung zu erzielen. Einschmelzungen und Abszesse sind im CT ebenfalls abgrenzbar. Bei konkretem Verdacht auf eine Fistel sollte eine MRT mit zeitaufgelöster Angiographie oder ggf. eine DSA durchgeführt werden. Ggf. kann dann in gleicher Sitzung ein interventioneller Fistelverschluss durchgeführt werden.

21.12 Hirntod

Neuroradiologische Verfahren haben in der Hirntoddiagnostik einen deutlich höheren Stellenwert erhalten. So ist das CT mittlerweile zur Diagnostik des cerebralen Perfusionsausfalls bei Erwachsenen zugelassen. Dies erfordert eine genaue Einhaltung des publizierten Scanprotokolls unter Aufsicht eines mehrjährig in der cerebralen CT-Diagnostik erfahrenen Radiologen. Auch Patientenparameter sind zu protokollieren. Die Untersuchung erfordert zudem einen mittleren arteriellen Druck > 60 mmHg (Lanfermann et al. 2015).

Computertomographisch zeigt sich bei einem Perfusionsausfall ein globales Hirnödem mit verwaschener Mark-Rinden Grenze. Die basalen Zisternen sind deutlich eingeengt. Dieser Befund allein sagt jedoch nichts über die Irreversibilität aus und kann vollständig reversibel sein. Deshalb muss eine CTA nach genau standardisierten Parametern ergänzt werden und bestimmte Bildkriterien erfüllen (z. B. Kontrastierung der A. temporalis superficialis bei fehlender intraduraler Kontrastierung).

Im MRT zeigen sich T2-Hyperintensitäten sowie Diffusionsstörungen. Weiterreichende Aussagekraft hat die MRT bei der Feststellung des Hirntods aktuell nicht.

21.13 Spinale Erkrankungen

Eine im Rahmen des intensivmedizinischen Aufenthaltes auftretende Paraparese oder Blasen-Mastdarmstörungen können zahlreiche Ursachen haben. Postoperativ nach Eingriffen an der Aorta kann es zu spinalen Ischämien (akute ischämische Myelomalazie) kommen. Diese bleibt jedoch häufig zunächst eine Verdachtsdiagnose, da sich eine spinale Ischämie im Vergleich zur zerebralen Ischämie erst spät im MRT darstellen lässt. Bei 52 % der Patienten ist innerhalb von 24 h eine Veränderung im T2-Bild zu erkennen (Mull 2005). Eine CT-Bildgebung ist bei dieser Differentialdiagnose nicht zielführend, jedoch zum Ausschluss konkurrierender Erkrankungen gelegentlich hilfreich. Die Bedeutung der Diffusionsbildgebung ist jedoch noch wenig umschrieben, da erst seit kurzem Sequenzen zur Verfügung stehen, die im Bereich der Wirbelsäule aufgrund der Artefaktüberlagerung überhaupt eine Beurteilung zulassen. Eine wichtige Differentialdiagnose zur spinalen Ischämie stellt die Myelitis dar. Die Klinik kann hier sehr ähnlich sein. Zur Unterscheidung kann eine MRT-Bildgebung beitragen: Während bei der spinalen Ischämie die T2-Hyperintensitäten im Versorgungsgebiet des betroffenen Gefäßes liegen (meist A. spinalis anterior), hält sich die Myelitis nicht an Gefäßterritorien. Wegweisend ist häufig der Liquorbefund.

Wichtige Differentialdiagnose mit therapeutischer Konsequenz ist die spinale Blutung oder der spinale Abszess. Beide Entitäten sind grundsätzlich in der Computertomographie in einem hohen Prozentsatz nachweisbar. Es empfiehlt sich, die Untersuchung nach Kontrastmittelgabe durchzuführen. Hierbei sollte nicht, wie sonst bei neuroradiologischen Untersuchungen erforderlich, gewartet werden, sondern das Kontrastmittel in der venösen Phase abgepasst werden. Dadurch kommt es zur Kontrastierung des epiduralen Venenplexus, was die Abgrenzbarkeit anatomischer Strukturen im Spinalkanal begünstigt. Nach Möglichkeit sollte jedoch eine MRT durchgeführt werden. In den akquirierten T1- und T2-Sequenzen ist eine Blutung sicher nachzuweisen. Zusätzliches Kontrastmittel kann bei der Abgrenzung zu einem Abszess helfen.

Weiterer möglicher Grund für spinale Symptome im intensivmedizinischen Setting ist die Critical-illness Polyneuropathie (CIP). Hierbei gibt es kein spezifisches bildmorphologisches Korrelat.

22 Nuklearmedizin

22.1 Einführung

Für die Beantwortung intensivmedizinischer Fragestellungen gibt es in der Nuklearmedizin eine Vielzahl von Untersuchungen, von denen die in den folgenden Abschnitten näher beschriebenen Verfahren jedoch mit Abstand am meisten eingesetzt werden und für die Intensivmedizin die größte klinische Relevanz aufweisen.

Die in der radiologischen Diagnostik geltenden Anforderungen im Hinblick auf Kommunikation gelten uneingeschränkt auch für die Nuklearmedizin. Da in der Nuklearmedizin der Zeitpunkt der Injektion des Radiopharmakons und Beginn des Untersuchungsscans unter Umständen einige Stunden auseinanderliegen und auch die reine Akquisitionszeit unter der Kamera einen längeren Zeitraum beanspruchen kann, bedarf es besonders guter Kommunikation und Abstimmung zwischen Intensivstation und Nuklearmedizin, um eine optimale Überwachung des Patienten und möglichst wenige innerklinische Wege zu gewährleisten.

Die diagnostische und therapeutische Anwendung radioaktiver Substanzen ist in der Verordnung über den Schutz vor Schäden durch ionisierende Strahlen (Strahlenschutzverordnung – StrlSchV) und der Richtlinie zur StrlSchV geregelt. Die Anwendung radioaktiver Substanzen ist nur in Räumen möglich, welche als Kontroll- und Überwachungsbereich genehmigt sind. Somit kann die Injektion eines Radiopharmakons in der Regel nur in den Räumen der nuklearmedizinischen Abteilung stattfinden. Alternativ kann in Ausnahmefällen (ggf. unter Rücksprache mit der zuständigen Behörde) ein temporärer Kontrollbereich außerhalb der Abteilung eingerichtet werden. Die Indikationsstellung zu nuklearmedizinischen Untersuchungen hat durch einen fachkundigen Arzt oder einen Facharzt für Nuklearmedizin zu erfolgen. Für nahezu alle nuklearmedizinischen Untersuchungen ist eine bestehende Schwangerschaft als absolute, Stillzeit als relative Kontraindikation zu sehen. Eine Ausnahme bildet hier in der Notfalldiagnostik die Lungenszintigraphie.

22.2 Lungenszintigraphie

Die Ventilations-Perfusionsszintigraphie (V/Q-Szintigraphie) ist ein etabliertes und sensitives Verfahren in der Diagnostik der Lungenarterienembolie. Im Gegensatz zur Pulmonalis-CTA, mit der Thromben in den Pulmonalarterien direkt nachgewiesen werden, stellt die Perfusionsszintigraphie die regionale Lungenperfusion dar und kann somit durch Identifikation von Perfusionsausfällen Lungenarterienembolien auf indirektem Wege nachweisen. Die Lungenareale, welche durch okkludierte Gefäße nicht mehr versorgt werden, weisen somit in der Perfusionsszintigraphie eine Minderspeicherung oder fehlende Speicherung auf. Auch wenn bei Lungenarterienembolien von mehreren zumindest teilweise okkludierenden Thromben auszugehen ist, besteht bei der Lungenszintigraphie die Möglichkeit, dass einzelne, die Pulmonalarterien nicht okkludierende Thromben mit dieser Untersuchungsmodalität nicht nachgewiesen werden können. Es hat sich allerdings gezeigt, dass Patienten mit einem unauffälligen V/Q-Szintigramm eine ausgezeichnete Prognose haben. In einem Nachbeobachtungszeitraum von 3 Monaten zeigte sich bei Patienten mit einem unauffälligen planaren Lungenszintigramm kein einziger Fall einer symptomatischen Folgeembolie (Romano et al. 2001).

Eine V/Q-Lungenszintigraphie besteht aus zwei Untersuchungsabschnitten.

- Im ersten Abschnitt, der Ventilationsszintigraphie, inhalieren die Patienten ein mit ^{99m}Tc radioaktiv markiertes Aerosol. Hierzu ist die Kooperationsfähigkeit des Patienten notwendig. Beatmete Patienten können mit dieser Technik nicht untersucht werden (unverhältnismäßig hohe Kontaminationsgefahr). Nachdem der Patient das Aerosol inhaliert hat, werden planare oder (inzwischen in den meisten Kliniken standardmäßig und empfehlenswert) SPECT-Aufnahmen der Lunge angefertigt.
- Im Anschluss daran wird den Patienten in einem zweiten Untersuchungsabschnitt mit ^{99m}Tc radioaktiv markiertes makroaggregiertes Albumin (MAA) injiziert, welches sich in den Lungenkapillaren anreichert und damit eine repräsentative Darstellung der Lungenperfusion gewährleistet.

In der Perfusionsszintigraphie nicht darstellbare Lungenareale, die eine erhaltene Ventilation aufweisen (sog. „mismatch"-Befunde), sind als Lungenarterienembolie zu werten (Abb. 77).

Insbesondere obstruktive Lungenerkrankungen sind nur eingeschränkt beurteilbar, da es durch den Verschluss von Bronchien und die damit verbundene Minderbelüftung durch den Euler-Liljestrand-Reflex in diesen Regionen auch zu

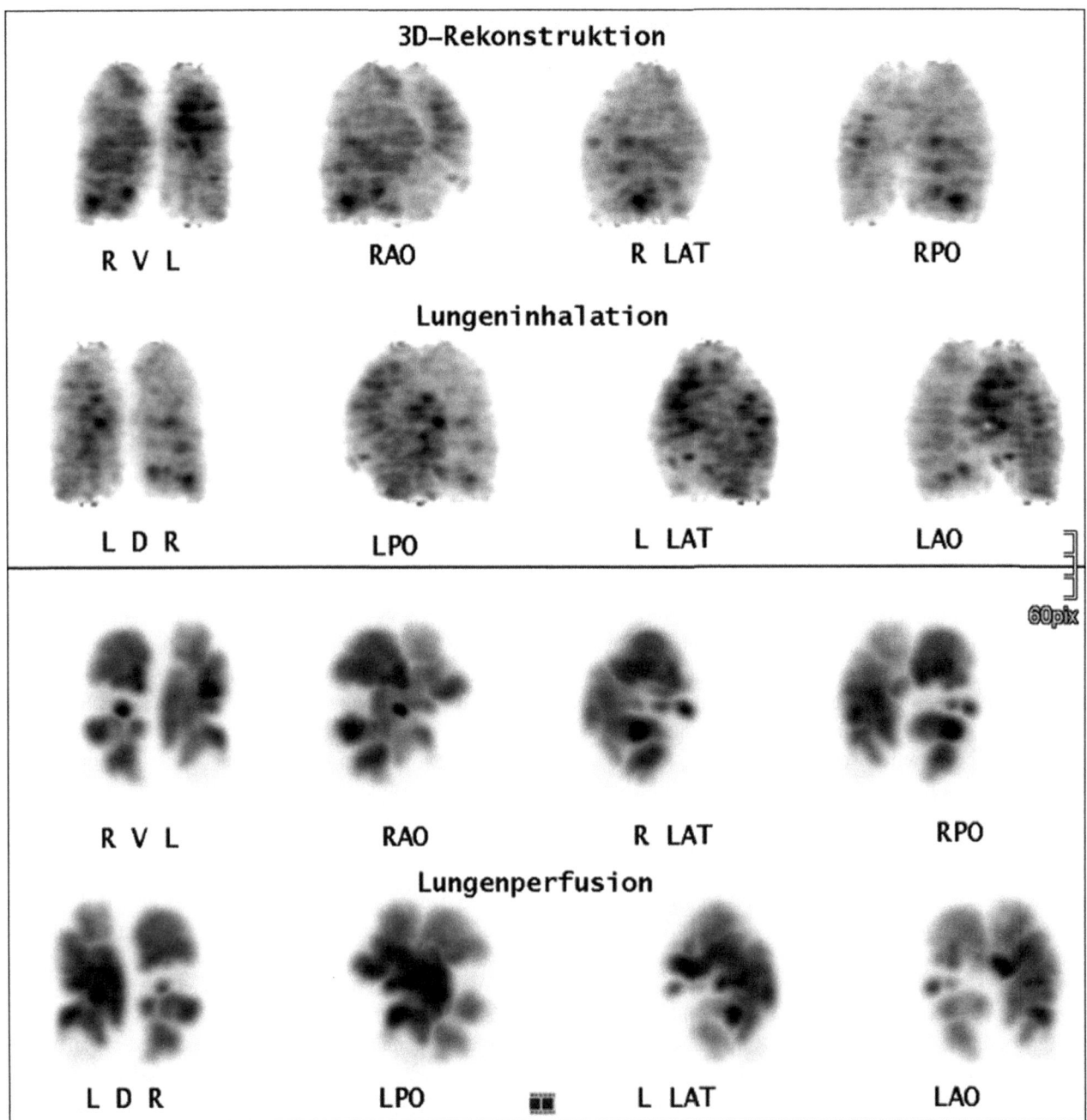

Abb. 77 Multisegmentale Lungenarterienembolie beidseits: multiple „mismatch"-Befunde, d. h. multiple Minderspeicherungen bds. in der Perfusions-Studie (unten) bei gleichzeitig erhaltener Speicherung in der Inhalations-Studie (oben)

Minderdurchblutungen kommt. Als match-Befunde sind sie nicht mit Lungenembolien zu verwechseln; der Nachweis von zusätzlichen Embolien in minderbelüfteten Arealen ist methodisch nicht sicher möglich. Weitere Gründe für match-Befunde können u. a. pneumonische Infiltrate oder auch Lungentumoren sein.

Als reine Untersuchungszeit sind für die V/Q-Szintigraphie etwa 45–60 min einzukalkulieren. Die Bedeutung dieser Untersuchung ist v. a. durch ihre längere Untersuchungsdauer und geringere Verfügbarkeit verglichen mit der Pulmonalis-CTA in den letzten Jahren zurückgegangen. Sie ist allerdings auch bei Patienten mit Kontraindikationen gegenüber jodhaltigen Kontrastmitteln (Niereninsuffizienz, Kontrastmittelallergie) durchführbar. Die Strahlenbelastung liegt mit etwa 1,5–2 mSv unterhalb der einer Pulmonalis-CTA.

Eine besondere Bedeutung hat die V/Q-Szintigraphie bei schwangeren und stillenden Frauen. Hier ist sie die aufgrund der signifikant niedrigeren Strahlenbelastung für die proliferierenden Mammae und den Fetus im Vergleich zur Pulmonalis-CTA die Untersuchung der Wahl zum Nachweis/Ausschluss einer Lungenarterienembolie (Schümichen et al. 2017).

Als besonders anspruchsvoll stellt es sich dar, Patienten mit COVID-19 Infektion einer Lungenszintigraphie zu unterziehen, da hier eine Ausbreitung des Erregers über Aerosole bei der Ventilationsszintigraphie nur schwierig zu verhindern ist. Hier müssen jeweils besondere Hygieneprotokolle entwickelt werden (Zuckier 2022).

Indikationen für die Lungenszintigraphie:

- Ausschluss einer Lungenarterienembolie bei nicht beatmeten Patienten
- Nachweis und Quantifizierung von rechts-links-Shunts
- Voraussage der postoperativen Lungenfunktion bei geplanter Lungen(teil)resektion

Wichtig für die Praxis:

- Aufgrund der niedrigen Strahlenbelastung Untersuchung der Wahl zum Ausschluss/Nachweis einer Lungenarterienembolie bei schwangeren und stillenden Frauen
- Untersuchung insbesondere auch geeignet für Patienten mit Niereninsuffizienz oder Allergie gegen Jod-Kon-trastmittel
- Kooperation des Patienten bei der Inhalationsszintigraphie notwendig (somit nicht bei beatmeten Patienten durch-führbar)
- Untersuchungsdauer 45–60 min

22.3 Entzündungsdiagnostik

Zur tragenden Säule in der bildgebenden Entzündungsdiagnostik auch der Intensivmedizin hat sich in den letzten Jahren die FDG-PET/CT entwickelt. Dies ist v. a. auch durch die breitere Verfügbarkeit moderner PET-CT-Geräte bedingt, die einen hochauflösenden PET-Scanner mit einer volldiagnostischen CT kombinieren.

▶ Mit der Untersuchungsmodalität FDG-PET/CT können hochauflösende, sensitive metabolische Diagnostik und volldiagnostische kontrastmittelgestützte morphologische Diagnostik in einer Untersuchung kombiniert werden.

Dies bietet v. a. auch in der Intensivmedizin die Möglichkeit, neben der reinen Entzündungsdiagnostik eine Reihe weiterer sowohl an die metabolische als auch an die morphologische Diagnostik geknüpfter Fragestellungen zu beantworten. Ein weiterer Vorteil der FDG-PET-CT ist zudem, dass sie sehr einfach auch als Ganzkörperdiagnostik durchgeführt werden kann.

Der in der Entzündungsdiagnostik verwendete Tracer ^{18}F-Fluordesoxyglukose (FDG) reichert sich in entzündlichen Prozessen in Makrophagen und Granulozyten des Entzündungsgebietes an. Besonders wichtig ist bei der Entzündungsdiagnostik eine genaue Information des Nuklearmediziners bezüglich vorangegangener operativer Eingriffe oder auch anderer Interventionen, da sich FDG in Granulationsgewebe nach Operationen ebenfalls anreichert und somit eventuell zu falsch positiven Befunden führen kann (Meller et al. 2002). Sollte dennoch eine Differenzierung zwischen postoperativ erhöhter FDG-Anreicherung und granulozytärer Entzündung nicht möglich sein, empfiehlt sich ggf. eine ergänzende ^{99m}Tc-Antigranulozytenszintigraphie, welche nur bei granulozytärer Pathologie (bakterieller Genese) positiv ist.

Die FDG-PET/CT eignet sich zur Entzündungsdiagnostik nahezu aller Weichteil- und Knochenstrukturen (Abb. 78). Die Indikationen für die FDG-PET/CT erstrecken sich somit von Fieber unklarer Genese über Osteomyelitis bis hin zur Vaskulitis (Meller et al. 2002). Ebenso sehr gute Ergebnisse hat die FDG-PET/CT beim Nachweis von Gefäßprotheseninfektionen zeigen können (Rojoa et al. 2019) oder bei Herzklappenprothesen, insbesondere Kunstklappenprothesen (Casali et al. 2021). Eine Ausnahme, bei der die FDG-PET/CT nicht zielführend ist, ist die Beantwortung der Frage nach einer Endokarditis, da das Myokard an sich bereits einen physiologisch sehr hohen Glukosestoffwechsel aufweist. Ebenso ist die FDG-PET/CT aufgrund des physiologisch hohen Glukosestoffwechsels des Gehirns nicht die Untersuchung der Wahl bei der Suche nach intrazerebralen Infektfoci.

Die FDG-PET/CT ist nicht nur eine sensitive Untersuchung in der Entzündungs-, sondern vor allem auch in der Tumordiagnostik. Mittels FDG-PET können auch viele Malignome, welche evtl. Ursache eines begleitenden

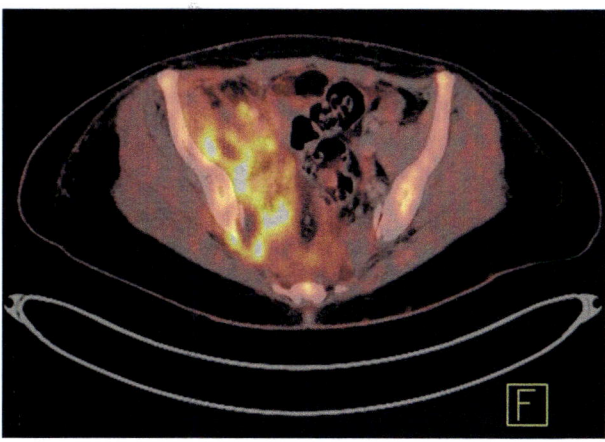

Abb. 78 FDG-PET/CT mit Darstellung der typischen glukosehypermetabolen Kapsel eines Psoas-Abszesses rechts

entzündlichen oder entzündlich anmutenden paraneoplastischen Krankheitsgeschehens sind, identifiziert und hinsichtlich der Krankheitsausbreitung zuverlässig beurteilt werden. Nicht unerwähnt bleiben sollte auch, dass die FDG-PET in der kardiologischen Diagnostik hervorragend eingesetzt werden kann, um in myokardialen Infarktarealen zwischen avitaler Narbe und vitalem, hibernierendem Myokard zu unterscheiden.

FDG wird im Rahmen einer PET/CT-Untersuchung ca. 60 min vor Untersuchungsbeginn injiziert (möglichst in einen peripheren intravenösen Zugang). Die reine Untersuchungszeit liegt bei modernen Geräten etwa zwischen 20 und 40 min.

Wie oben bereits erwähnt, ist es oftmals sinnvoll, die PET/CT mit einem volldiagnostischen Kontrastmittel-CT zu kombinieren. Die Untersuchung kann jedoch auch in Kombination mit einer nativen CT-Untersuchung durchgeführt (ggf. in low-dose-Technik) werden. Somit ist die FDG-PET/CT auch bei Patienten mit Kontraindikationen gegenüber jodhaltigen Röntgen-Kontrastmitteln (Niereninsuffizienz, Kontrastmittelallergie) sehr gut einsetzbar.

Wichtig für eine gute diagnostische Aussagekraft dieser Untersuchung ist ein möglichst gut eingestellter Blutzucker, der möglichst deutlich unter 150 mg/dl (absolutes Maximum 200 mg/dl) liegen sollte, da bei hohen Blutzuckerspiegeln mit einer deutlich geringeren Sensitivität der Untersuchung zu rechnen ist. Somit sollte der Blutglukosespiegel bei diabetischen Patienten zur FDG-PET/CT-Untersuchung möglichst gut eingestellt sein. Eine kurzfristige Senkung des Blutzuckerspiegels direkt vor Untersuchungsbeginn ist hierbei jedoch nicht zielführend, da auch ein Hyperinsulinismus die Aussagekraft der Untersuchung herabsetzen kann. Für alle Patienten wird eine Nahrungskarenz von 6 Stunden vor der Untersuchung (auch parenterale Ernährung betreffend) empfohlen. Alle intensivmedizinischen Patienten sollten für diese Untersuchung über einen Harnblasenkatheter verfügen.

Indikationen für die FDG-PET im Rahmen der Entzündungsdiagnostik:

- Fieber unklarer Genese
- Entzündungsfokus bei septischem Krankheitsbild
- Osteomyelitis
- Gelenkprotheseninfektion
- Gefäßprotheseninfektion
- Vaskulitis
- Schrittmacher-, Schrittmachersondeninfektionen

Durchführung der FDG-PET/CT

- Mindestens 6 Stunden Nahrungskarenz vor Beginn der Untersuchung (gilt auch für parenterale Ernährung).
- Gut eingestellter Blutzucker (möglichst < 150 mg/dl).
- Gutes Zeitmanagement notwendig (relativ kurze Halbwertszeit des Radiopharmakons – somit in der Regel nur kurzes Zeitfenster für die Untersuchung).
- Untersuchung auch bei Kontraindikationen gegenüber jodhaltigen Röntgen-Kontrastmitteln durchführbar.
- Harnblasenkatheter für alle intensivmedizinischen Patienten.
- Der befundende Nuklearmediziner muss über vorangegangene Interventionen und operative Eingriffe des Patienten für eine korrekte Bildinterpretation ausführlich informiert werden.
- Untersuchungsdauer ca. 20–40 min. Tracerinjektion ca. 60 min vor Beginn der Untersuchung.

22.4 Blutungsquellensuche

Die Abklärung gastrointestinaler Blutungen obliegt im Magen bis zum Übergang ins Jejunum und im Kolon primär der Endoskopie. Blutungen des Dünndarms können oftmals ab einer gewissen Intensität angiographisch abgeklärt werden. Szintigraphisch können abdominelle Blutungsquellen mittels mit ^{99m}Tc radioaktiv in-vitro oder in-vivo markierter patienteneigener Erythrozyten nachgewiesen werden. Hierbei ist die Szintigraphie sehr sensitiv und kann okkulte oder auch intermittierende Blutungen im Gastrointestinalbereich mit einer Wahrscheinlichkeit von etwa 90 % nachweisen (Abb. 79).

▶ Die untere Nachweisgrenze einer Blutung liegt bei ca. 0,1 ml/min (Smith et al. 1987).

Die Untersuchungsdauer ist sehr variabel, je nachdem ob und wann sich eine Blutungsquelle darstellt. Aufnahmen unter der Kamera werden in der Regel direkt nach Injektion zunächst über eine Stunde durchgeführt, ggf. auch mit SPECT-Aufnahmen. Danach schließen sich ggf. in 1-3-stündigen Intervallen weitere Aufnahmen an. Die Gesamtuntersuchungsdauer kann bis zu 24 Stunden betragen, so dass diese Untersuchung mit mehrmaligen Patiententransporten zwischen Intensivstation und Nuklearmedizin und somit einem erheblichen logistischen Aufwand verbunden sein kann. Eine relevante Blutung, bei der die Patienten auch von einer Kathetherintervention profitieren, lässt sich jedoch meist schon in den sehr frühen Aufnahmen direkt nach der Injektion nachweisen (Gurajala et al. 2019).

Indikation:

- Lokalisation unklarer intestinaler Blutungen (Hb-Abfall > 2 g/dl/d – positiver Hämokkult-Test nicht ausreichend, da äußerst sensitiv)

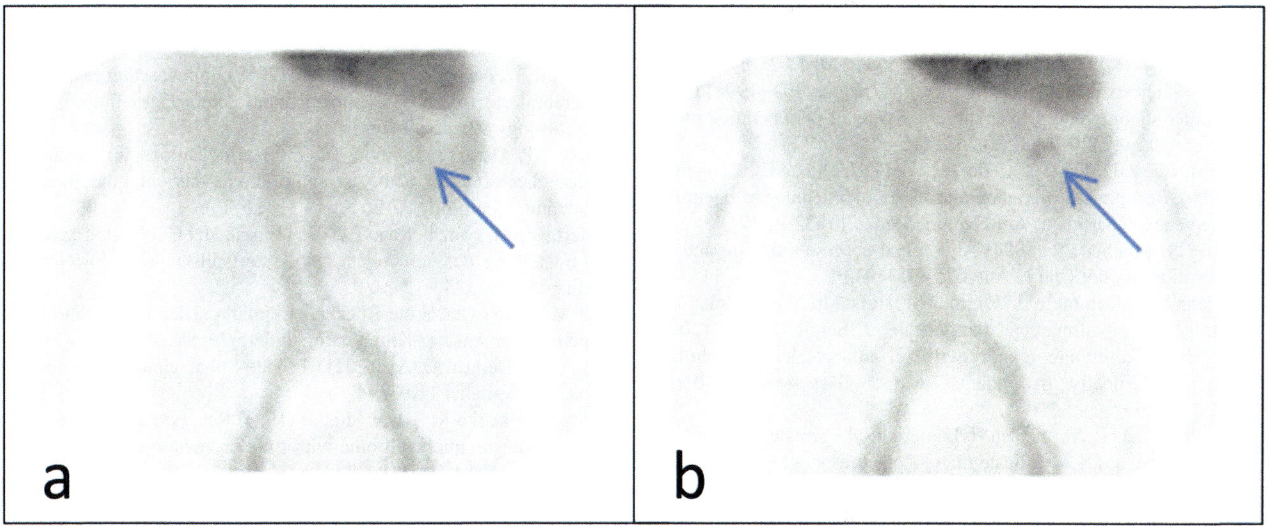

Abb. 79 Szintigraphie einer zunehmenden gastrointestinalen Blutung (Pfeile). (**a**) 30 min., (**b**) 40 min. nach i.v. Applikation von mit Tc^{99m} radioaktiv markierten patienteneigenen Erythrozyten

Wichtig für die Praxis:

- Lange Dauer der gesamten Untersuchung über einen Zeitraum von bis zu 24 Stunden.
- Mehrere Transporte des Patienten innerhalb dieses Zeitraums in die nuklearmedizinische Abteilung.

22.5 Weitere nuklearmedizinische Diagnostik

Neben der oben näher beschriebenen nuklearmedizinischen Diagnostik gibt es eine Vielzahl weiterer nuklearmedizinischer Untersuchungen, welche für intensivmedizinische Patienten eine Bedeutung spielen. Zu nennen sind hierbei insbesondere:

- Die szintigraphische Hirntoddiagnostik (sichere Beurteilung des irreversiblen Hirnfunktionsausfalls)
- Die Nierenszintigraphie (Beurteilung der Seitenfunktionsanteile, Beurteilung/Quantifizierung einer Abflussstörung, Beurteilung einer Transplantatabstoßung)
- Die Myokardszintigraphie (Diagnostik von myokardialen Belastungs-/Ruheischämien)
- Im Rahmen weiterer szintigraphischer Entzündungsdiagnostik die Mehrphasenskelettszintigraphie (zur Beurteilung ossärer Strukturen)
- Die oben bereits erwähnte Antigranulozytenszintigraphie.

Weiterführende Literatur zu „Thorax"

Gammon RB, Shin MS, Buhalter SE (1992) Pulmonary barotraumas in mechanical ventilation. Chest 102:568–572
Godoy MCB, Leitman BS, de Groot PM, Vlahos I, Naidich DP (2012a) Chest radiography in the ICU: part 1, evaluation of airway, enteric, and pleural tubes. AJR Am J Roentgenol 198:563–571
Godoy MCB, Leitman BS, de Groot PM, Vlahos I, Naidich DP (2012b) Chest radiography in the ICU: part 2, evaluation of cardiovascular lines and other devices. AJR Am J Roentgenol 198:572–581
Hill JR, Horner PE, Primack SL (2008) ICU imaging. Clin Chest Med 29:59–76
Hurwitz LM, Goodman PC (2005) Intraaortic balloon pump location and aortic dissection. AJR 184:1245–1246
Jacobi A, Chung M, Bernheim A, Eber C (2020) Portable chest X-ray in coronavirus disease-19 (COVID-19): a pictorial review. Clin Imaging 64:35–42. https://doi.org/10.1016/j.clinimag.2020.04.001
Kollef MH (1991) Risk factors for the misdiagnosis of pneumothorax in the intensive care unit. Crit Care Med 19:906–910
Meiler S, Stroszczynski C, Hamer OW (2020) Bildgebung der COVID-19-Pneumonie. Radiologie up2date 20:251–261. https://doi.org/10.1055/a-1083-0496
Oba Y, Zaza T (2010) Abandoning daily routine chest radiography in the intensive care unit: meta-analysis. Radiology 255:386–395
Peterson GW, Baier H (1983) Incidence of pulmonary barotraumas in a medical ICU. Crit Care Med 11:67–69
ARDS Definition Task Force, Ranieri VM, Rubenfeld GD, Thompson BT, Ferguson ND, Caldwell E, Fan E, Camporota L, Slutsky AS (2012) Acute respiratory distress syndrome – the Berlin definition. JAMA 307:2526–2533
Trotman-Dickenson B (2010) Radiography in the critical care patient. In: McLoud TC, Boiselle P (Hrsg) Thoracic radiology: the requisites. Mosby Elsevier, Philadelphia, S 136–159

Weiterführende Literatur zu „Abdomen"

Adar T, Paz K (2013) Images in clinical medicine. Pneumatosis intestinalis. N Engl J Med 368(15):e19
Boland G, Lee MJ, Mueller PR (1993) Acute cholecystitis in the intensive care unit. New Horiz 1(2):246–260
Boland GW, Lee MJ, Cats AM, Gaa JA, Saini S, Mueller PR (1994) Antibiotic-induced diarrhea: specificity of abdominal CT for the diagnosis of Clostridium difficile disease. Radiology 191(1):103–106
Boland GW, Slater G, Lu DS, Eisenberg P, Lee MJ, Mueller PR (2000) Prevalence and significance of gallbladder abnormalities seen on sonography in intensive care unit patients. AJR Am J Roentgenol 174(4):973–977

Brenchley J, Walker A, Sloan JP, Hassan TB, Venables H (2006) Evaluation of focussed assessment with sonography in trauma (FAST) by UK emergency physicians. Emerg Med J 23(6):446–448

Bunk A, Stoelben E, Konopke R, Nagel M, Saeger HD (1998) Color Doppler sonography in liver surgery. Status of perioperative monitoring. Ultraschall Med 19(5):202–212

Chiu YH, Chen JD, Tiu CM, Chou YH, Yen DH, Huang CI, Chang CY (2009) Reappraisal of radiografic signs of pneumoperitoneum at emergency department. Am J Emerg Med 27(3):320–327

Gazelle GS, Mueller PR (1994) Abdominal abscess. Imaging and intervention. Radiol Clin N Am 32(5):913–932

Gelbmann CM, Rümmele P, Wimmer M, Hofstädter F, Göhlmann B, Endlicher E, Kullmann F, Langgartner J, Schölmerich J (2007) Ischemic-like cholangiopathy with secondary sclerosing cholangitis in critically ill patients. Am J Gastroenterol 102(6):1221–1229

Go HL, Baarslag HJ, Vermeulen H, Laméris JS, Legemate DA (2005) A comparative study to validate the use of ultrasonography and computed tomography in patients with post-operative intra-abdominal sepsis. Eur J Radiol 54(3):383–387

Hricak H, Romanski RN, Eyler WR (1982) The renal sinus during allograft rejection: sonografic and histopathologic findings. Radiology 142(3):693–699

Hyams ES, Shah O (2010) Evaluation and follow-up of patients with urinary lithiasis: minimizing radiation exposure. Curr Urol Rep 11(2):80–86

Jeffrey RB Jr, Cardoza JD, Olcott EW (1991) Detection of active intraabdominal arterial hemorrhage: value of dynamic contrast-enhanced CT. AJR Am J Roentgenol 156(4):725–729

Lahiri R, Bhattacharya S (2013) Pancreatic trauma. Ann R Coll Surg Engl 95(4):241–245

Lee KS, Hwang S, Rúa SM, Janjigian YY, Gollub MJ (2013) Distinguishing benign and life-threatening pneumatosis intestinalis in patients with cancer by CT imaging features. AJR Am J Roentgenol 200(5):1042–1047

Lewicki AM (2004) The Rigler sign and Leo G. Rigler. Radiology 233(1):7–12. Epub 2004 Aug 27

Moore EE, Cogbill TH, Jurkovich GJ, Shackford SR, Malangoni MA, Champion HR (1995) Organ injury scaling: spleen and liver (1994 revision). J Trauma 38(3):323–324

Pasławski M, Szafranek-Pyzel J, Złomaniec J (2004) Imaging of abdominal abscesses. Ann Univ Mariae Curie Sklodowska Med 59(2):284–288

Penndorf V, Saner F, Gerken G, Canbay A (2012) Leberparameter in der Intensivmedizin. Zentralbl Chir 138(6):636–642. https://doi.org/10.1055/s-0031-1271601

Reichmann I, Aufmkolk M, Neudeck F, Bardenheuer M, Schmit-Neuerburg KP, Obertacke U (1998) Comparison of severe multiple injuries in childhood and adulthood. Unfallchirurg 101(12):919–927

Schacherer D, Klebl F, Goetz D, Buettner R, Zierhut S, Schoelmerich J, Langgartner J (2007) Abdominal ultrasound in the intensive care unit: a 3-year survey on 400 patients. Intensive Care Med 33(5):841–844. https://doi.org/10.1007/s00134-007-0577-3

Taourel PG, Deneuville M, Pradel JA, Régent D, Bruel JM (1996) Acute mesenteric ischemia: diagnosis with contrast-enhanced CT. Radiology 199(3):632–636

Tuladhar R, Daftary A, Patole SK, Whitehall JS (1999) Oral gastrografin in neonates: a note of caution. Int J Clin Pract 53(7):565

Walcher F, Weinlich M, Conrad G, Schweigkofler U, Breitkreutz R, Kirschning T, Marzi I (2006) Prehospital ultrasound imaging improves management of abdominal trauma. Br J Surg 93:238–242

Weiterführende Literatur zu „Neuroradiologie"

Jabbarli R, Pierscianek D, Rölz R et al (2019) Endovascular treatment of cerebral vasospasm after subarachnoid hemorrhage: more is more. Neurology 93:e458–e466

Jadhav AP, Desai SM, Jovin TG (2021) Indications for mechanical thrombectomy for acute ischemic stroke: current guidelines and beyond. Neurology 97(20 Suppl 2):126–136

Lanfermann H, Götz F, Raab P (2015) Einsatz der CT-Angiographie zur Feststellung des zerebralen Zirkulationsstillstandes. Clin Neuroradiol 25:329–333

Mull M (2005) Der akute Rückenmarkinfarkt: Diagnostik ohne therapeutischen Ansatz? Klin Neuroradiol 15:79–88

O'Hare M, Berkowitz AL (2021) Pseudo-Subarachnoid Hemorrhage. Neurohospitalist 11:93–94

Ogura H, Takaoka M, Kishi M et al (1998) Reversible MR findings of hemolytic uremic syndrome with mild encephalopathy. AJNR Am J Neuroradiol 19(6):1144–1145

Smith LGF, Milliron E, Ho ML et al (2019) Advanced neuroimaging in traumatic brain injury: an overview. Neurosurg Focus 47(6):E17

Weiterführende Literatur zu „Nuklearmedizin"

Casali M, Lauri C, Altini C, Bertagna F et al (2021) State of the art of ^{18}F-FDG PET/CT application in inflammation and infection: a guide for image acquisition and interpretation. Clin Transl Imaging 9:299–339

Gurajala RK, Fayazzadeh E, Nasr E, Shrikanthan S, Srinivas S, Karuppasamy K (2019) Independent usefulness of flow phase 99mTc-red blood cell scintigraphy in predicting the results of angiography in acute gastrointestinal bleeding. Br J Radiol 92(1094):20180336

Keidar Z, Nitecki S (2009) FDG-PET for the detection of vascular grafts. Q J Nucl Med Mol Imaging 53:35–40

Meller J, Sahlmann CO, Lehmann K et al (2002) FDG-Hybrid-Camera-PET in patients with postoperative fever. Nuklearmedizin 29:22–29

Meller J, Ivančevic V, Lerch H et al, überarbeitet nach W. Becker (2013) Differentialindikation für verschiedene radioaktive Arzneimittel bei unterschiedlichen entzündlichen Erkrankungen. Deutsche Gesellschaft für Nuklearmedizin. www.nuklearmedizin.de

Meller J, Sahlmann C-O, Ivančevic V. (2015) DGN Handlungsempfehlung (S1-Leitlinie) Differentialindikation für verschiedene radioaktive Arzneimittel bei unterschiedlichen entzündlichen Erkrankungen, Stand: 06/2015 – AWMF Registriernummer: 031-018. Deutsche Gesellschaft für Nuklearmedizin. www.nuklearmedizin.de

Rojoa D, Kontopodis N, Antoniou SA, Ioannou CV, Antoniou GA (2019) 18F-FDG PET in the diagnosis of vascular prosthetic graft infection: a diagnostic test accuracy meta-analysis. Eur J Vasc Endovasc Surg 57(2):292–301

Romano L, Pinto A, Giovine S et al (2001) Helical CT as preferred imaging modality in the diagnosis of pulmonary embolism. Radiol Med (Torino) 102:320–324

Schümichen C, Schmidt M, Krause Th. DGN Handlungsempfehlung (S1-Leitlinie) Lungenszintigraphie, Stand: 11/2017- AWMF Registriernummer: 031-005. Deutsche Gesellschaft für Nuklearmedizin. www.nuklearmedizin.de

Smith RK, Copely DJ, Bolen FH (1987) ^{99m}Tc RBC scintigraphy: correlation of gastrointestinal bleeding rates with scintigrafic findings. AJR 148:869–874

Zuckier LS (2022) Safe pulmonary scintigraphy in the era of COVID-19. Semin Nucl Med 52(1):48–55

Intensivtherapie bei erhöhtem intrakraniellem Druck

Mohammed Issa, Alexander Younsi, Oliver W. Sakowitz und Andreas W. Unterberg

Inhalt

1 Einleitung 385
2 Intrakranieller Druck (ICP) 386
2.1 Physiologie und Pathophysiologie des ICP 386
2.2 Messmethoden 388
3 Klinik 389
3.1 Klinische Manifestationen des erhöhten ICP 389
3.2 Indikationen für die ICP-Messung 389
3.3 Therapie des erhöhten ICP 390
4 Ausblick 394
Literatur 394

1 Einleitung

Der Inhalt des Neurokraniums besteht aus dem weichen Hirngewebe, den bindegewebigen Hirnhäuten und -gefäßen (kompressibles Kompartiment) sowie den Flüssigkeiten Liquor und Blut (inkompressibles Kompartiment). Bei einem Gesamtvolumen von ca. 1500–1700 ml beträgt der Anteil des Hirngewebes etwa 1100–1200 ml. Das Blutvolumen trägt in etwa 150 ml bei, der venöse Anteil überwiegt dabei mit 2/3. Das Liquorvolumen macht je nach Alter und Hirnatrophie insgesamt weitere 5–15 % des Volumens aus und verteilt sich im extra- und intraventrikulären Raum, wobei sich Ersterer von intrakraniell kaudalwärts in den spinalen Subarachnoidalraum fortsetzt (Metz et al. 1970; Walsh und Schettini 1976; Zülch 1959).

Da sich der knöcherne Hirnschädel nach Schluss der Nähte nicht ausdehnen kann, steht diesen Volumina nur ein begrenzter Raum (V_{gesamt}) zur Verfügung. Tritt eine 4. Komponente ($dV_{Raumforderung}$) hinzu, muss diese durch Ausgleichsbewegungen des inkompressiblen Kompartiments aufgewogen werden.

Diese – nach ihren Erstbeschreibern – Monro-Kellie-Doktrin genannten Zusammenhänge sind in den folgenden Gleichungen verdeutlicht.

> **Übersicht**
>
> $$V_{gesamt} = V_{Blut} + V_{Liquor} + V_{Gewebe}$$
>
> $$V_{gesamt} + dV_{Blut} + dV_{Liquor} + dV_{Gewebe} + dV_{Raumforderung} = konst.$$

Kann eine Zunahme des intrakraniellen Inhalts nicht mehr durch Volumenverschiebungen (dV) der flüssigen Rauminhalte kompensiert werden, kommt es zum Anstieg des intrakraniellen Drucks.

M. Issa · A. Younsi · A. W. Unterberg
Neurochirurgische Klinik, Universitätsklinikum Heidelberg, Heidelberg, Deutschland
E-Mail: mohammed.issa@med.uni-heidelberg.de; alexander.younsi@med.uni-heidelberg.de; andreas.unterberg@med.uni-heidelberg.de

O. W. Sakowitz (✉)
Neurochirurgisches Zentrum Ludwigsburg-Heilbronn, RKH Gesundheit – Klinikum Ludwigsburg, Ludwigsburg, Deutschland
E-Mail: oliver.sakowitz@uni-heidelberg.de

© Springer-Verlag GmbH Deutschland, ein Teil von Springer Nature 2024
G. Marx et al. (Hrsg.), *Die Intensivmedizin*, Springer Reference Medizin,
https://doi.org/10.1007/978-3-662-68699-7_24

2 Intrakranieller Druck (ICP)

2.1 Physiologie und Pathophysiologie des ICP

2.1.1 Definition, Normalwerte

Als intrakranieller Druck wird derjenige Druck bezeichnet, der im Inneren des Hirnschädels herrscht und als Flüssigkeitsdruck in Höhe der Foramina Monroi in den Seitenventrikeln gemessen wird. An anderer Stelle gemessene Drücke (epidural, parenchymal) können geringfügig abweichen. Normalwerte sind in Tab. 1 zusammengefasst. Der ICP ist positionsabhängig, eine Beziehung, die durch Oberkörperhochlagerung (umgekehrte Trendelenburg-Lagerung) therapeutisch genutzt wird.

2.1.2 ICP-Druckkurve

Das Druckprofil des ICP wird durch die arterielle Pulswelle (Amplitudenmodulation um 1–4 mm Hg) und ventilatorische Schwankungen des intrathorakalen Drucks (Schwankungsbreite der Amplitudenmodulation abhängig von Atemtiefe) bestimmt. Bei spontan atmenden Patienten kommt es zu einem inspiratorischen Minimum, hingegen weisen mit Überdruck beatmete Patienten ein inspiratorisches Maximum auf (Baethmann et al. 1997).

Nach Lundberg lassen sich bei der kontinuierlichen Aufzeichnung des ICP drei Wellenformen klassifizieren (Lundberg 1962):

- A-Wellen: Werden auch Plateauwellen oder Lundberg-Wellen genannt und zeichnen sich, bei einer Periode von 5–20 min, durch Druckanstiege über 40 mm Hg aus. Oft lassen sich im Rahmen einer intrakraniellen Raumforderung terminal Serien von A-Wellen aufsteigender Druckniveaus beobachten. Pathogenetisch wird eine Kompression sinusnaher Brückenvenen angenommen.
- B-Wellen: Bezeichnen ICP-Anstiege mit einer Frequenz von bis zu 3/min, die unabhängig von Blutdruck und Atmung auftreten. Ihre Ursache ist ungeklärt, jedoch wird eine intrinsische, rhythmische Änderung des intrazerebralen Gefäßtonus angenommen.
- C-Wellen: Treten als Folge von Undulationen des systemischen Blutdrucks (Hering-Traube-Wellen) mit einer Frequenz von bis zu 8/min und einer Amplitude von bis zu 20 mm Hg auf.

Tab. 1 Normalwerte des intrakraniellen Drucks

Altersgruppe	ICP (Normalwerte)
Säuglingsalter	< 7,5 mm Hg
Kleinkindalter	< 10 mm Hg
Erwachsene	< 15 mm Hg

Die Kenntnis der Dynamik der ICP-Kurve und ihrer (patho)physiologischen Korrelate ist von intensivmedizinischer Bedeutung und prognostischem Wert.

2.1.3 ICP und Hirndurchblutung

Das Hauptaugenmerk der intensivmedizinischen Behandlung der intrakraniellen Drucksteigerung liegt darauf, eine adäquate zerebrale Perfusion zu gewährleisten. Der zerebrale Perfusionsdruck („cerebral perfusion pressure", CPP) lässt sich näherungsweise als Differenz des systemischen arteriellen Mitteldrucks („mean arterial pressure", MAP) und des ICP errechnen. Korrekterweise muss der Druckaufnehmer für die ICP- und MAP-Messung hierbei auf gleicher Höhe vom Foramen Monroi angebracht sein (z. B. Nullpunktregistrierung auf Höhe des Meatus acusticus externus).

> **Übersicht**
>
> $$CPP = MAP - ICP$$
> $$CBF = CPP/CVR$$

In einem Bereich von 50–150 mm Hg ist der zerebrale Blutfluss („cerebral blood flow", CBF) über die Autoregulation des intrakraniellen Gefäßwiderstands („cerebrovascular resistance", CVR) gesichert. Unter pathologischen Bedingungen mit einer Engstellung der Gefäße (z. B. zerebraler „Vasospasmus") ist dieser Bereich verschoben, sodass schon bei normalem CPP von einem signifikant verminderten CBF ausgegangen werden muss. Für die individuelle Bestimmung des „optimalen" CPP können sog. „Autoregulationsindizes" herangezogen werden. Diese werden durch Korrelationsanalysen von blutflussassoziierten Messwerten (z. B. transkranielle Dopplersonografie, zerebrale Oxygenierung, etc.) mit dem CPP gewonnen. Zunehmende Verbreitung findet hier auch der zerebrovaskuläre Druck-Reaktions-Index (PRx), der die Stärke der linearen Korrelation zwischen ICP und MAP widerspiegelt und kürzlich in einer prospektiven Studie für die Behandlung von SHT-Patienten erfolgreich angewendet wurde (Tas et al. 2021). Negative Werte zeigen hierbei eine normale Reaktivität des zerebralen Gefäßstrombetts an (Czosnyka et al. 1997).

2.1.4 Parameter der ICP-Dynamik

Wie aus Abb. 1 zu ersehen ist, folgt der ICP-Anstieg nach Auftreten einer akuten Raumforderung einer Exponentialfunktion. Als kritischer Parameter dieser Druckzunahme kann die Elastance E als Maß der steigenden Rigidität des intrakraniellen Kompartiments bei Volumenzunahme und Einnahme der Ausgleichsräume bestimmt werden. Analog berechnet sich ihr Kehrwert, die Compliance C.

> **Übersicht**
>
> $$E = dp/dV$$
> $$C = dV/dp$$

Diese abgeleiteten Werte haben den Vorteil, dass sie – im Gegensatz zum absoluten ICP – eine Aussage über die intrakraniellen Reserveräume erlauben. Zur Abschätzung der Compliance bietet sich der sog. Pressure-volume-Index (PVI) an (Maas et al. 1997):

$$PVI = dV/\log_{10}(p/p_0)$$

Nach definierter Volumenbelastung (z. B. Flüssigkeitsinjektion in einen Ventrikelkatheter oder Aufblasen eines ventrikulär gelegenen Ballons) oder Volumenentzug wird der resultierende ICP bestimmt und mit dem Ausgangsdruck p_0 verglichen. Der errechnete PVI bezeichnet die theoretische Volumenbelastung zur Steigerung des ICP auf das 10-fache des Ausgangswerts (Normwert 25–30 ml).

2.1.5 ICP und Ventilation

Der zerebrale Gefäßtonus ist eng an den metabolischen Bedarf gekoppelt. Eine Zunahme des CO_2-Partialdrucks (z. B. infolge erhöhter Stoffwechselleistung aktiver Hirnareale) führt zur Vasodilatation des zerebralen Strombetts und nachfolgend zum Anstieg des CBF. Die Umkehr dieser Beziehung wird klinisch im Rahmen der kontrollierten Hyperventilation genutzt. Hierbei gilt:

▶ Im Bereich von 35–60 mm Hg bewirkt ein Abfall des arteriellen pCO_2 um 1 mm Hg eine 4 %ige Abnahme des CBF.

Der Beitrag des arteriellen O_2-Partialdrucks zur Regulation des zerebralen Gefäßtonus ist in einem weiten Bereich vernachlässigbar. Erst ab einem Abfall des pO_2 unter 50 mm Hg kommt es zur Vasodilatation.

2.1.6 ICP und Raumforderung

Die Gefahr eines erhöhten ICP infolge einer akuten Raumforderung liegt darin, dass ein selbst-verstärkender Mechanismus (Abb. 2) in Gang gesetzt wird, dessen Verlauf sich schematisch in Phasen einteilen lässt. Nach einer initialen Phase der Kompensation (I) kommt es in der kritischen Phase (II) zur Erschöpfung der Ausgleichsräume des intrakraniellen Kompartimentes. Der resultierende Anstieg des ICP vermindert den zerebralen Perfusionsdruck. Im Zuge der Autoregulation sinkt der zerebrale Gefäßwiderstand, das intrakranielle Blutvolumen steigt und erhöht wiederum den ICP.

Dieser Verlauf mündet in die Phase des terminalen Anstiegs (III), in welcher bereits eine geringe Volumenzunahme zu drastischen Drucksteigerungen führt. Der ICP folgt schließlich passiv dem arteriellen Druck (Verlust der Autoregulation), der zerebrale Blutfluss sistiert, bis der Hirntod (IV) eintritt.

2.1.7 Ursachen der ICP-Steigerung

Grundsätzlich lassen sich Steigerungen des ICP („intrakranielle Hypertension"), definiert als Ventrikelinnendruck > 22 mm Hg (Berry et al. 2012; Carney et al. 2017; Foundation et al. 2007), nach ihrem zeitlichen Verlauf unterteilen. Ein langsames Ansteigen (z. B. bei Tumorwachstum) wird trotz pathologisch hoher ICP-Werte oft lange symptomlos toleriert. Schnelle Druckanstiege (innerhalb von Minuten)

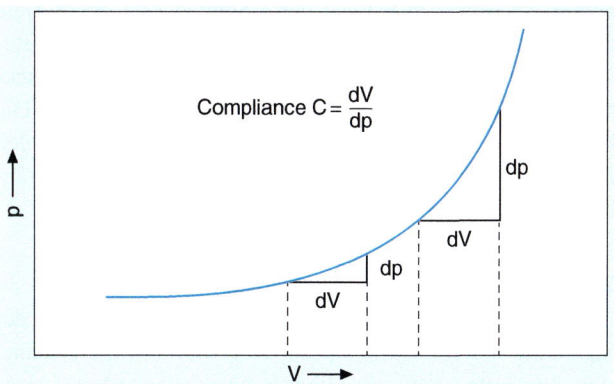

Abb. 1 Intrakranielle Compliance. Die Druck-Volumen-Kurve veranschaulicht die Phasen der Drucksteigerung bei einer intrakraniellen Raumforderung

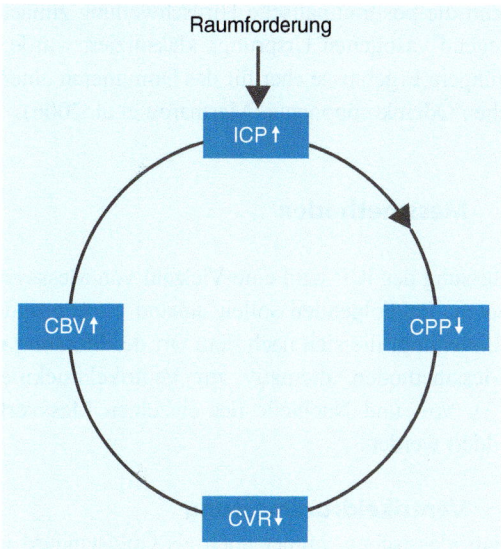

Abb. 2 Circulus vitiosus von Raumforderung und intrakranieller Drucksteigerung, der unbehandelt zum zerebralen Kreislaufstillstand führen kann (ICP intrakranieller Druck; CPP zerebraler Perfusionsdruck; CVR zerebrovaskulärer Widerstand; CBV zerebrales Blutvolumen)

sind meist durch hämodynamische Ursachen (z. B. Vasodilatation), die zu einer Zunahme des zerebralen Blutvolumens führen, oder akut raumfordernde Prozesse wie intrakranielle Blutungen nach Schädel-Hirn-Trauma bedingt. Die posttraumatische Hirnschwellung ist pathophysiologisch allerdings nicht abschließend erklärt.

Beim schweren Schädel-Hirn-Trauma sind für die Hirnschwellung vaskuläre Mechanismen (Vasodilatation, erhöhtes zerebrales Blutvolumen) und das posttraumatische Hirnödem verantwortlich.

Es werden zwei Prototypen des Hirnödems unterschieden (Unterberg et al. 2004):

- Vasogenes Hirnödem:
  Beim vasogenen Ödem kommt es zur Extravasation einer Ödemflüssigkeit ins Hirnparenchym durch die geschädigte Blut-Hirn-Schranke. Die Gefäßpermeabilität ist auch für Makromoleküle erhöht; die Ödemflüssigkeit ist proteinreich, der Extrazellulärraum erweitert. Das Ausmaß des Ödems wird vom Ausmaß der Schrankenstörung und vom Druckgradienten zwischen Blutgefäßen und Parenchym bestimmt.
- Zytotoxisches Hirnödem:
  Beim zytotoxischen Hirnödem ist die Gefäßpermeabilität primär unverändert. Ihm liegt ein toxischer Schaden von Astrozyten und Neuronen zugrunde, der zu einer intrazellulären Wasserakkumulation führt (Zunahme der Natriumpermeabilität, Hemmung des Energiestoffwechsels, Versagen der Eliminationsmechanismen für osmotisch wirksame Ionen und Moleküle). Dadurch kommt es zur Schrumpfung des Extrazellulärvolumens. Die wichtigste Ursache für ein zytotoxisches Hirnödem ist dabei die zerebrale Ischämie.

Während die posttraumatische Hirnschwellung zunächst als vorwiegend vasogenen Ursprungs klassifiziert wurde, sprechen jüngere Ergebnisse eher für das Dominieren einer zytotoxischen Ödemkomponente (Marmarou et al. 2006).

2.2 Messmethoden

Zur Messung des ICP wird eine Vielzahl von Messsystemen angeboten. Im Folgenden sollen anhand einer grundsätzlichen Einteilung, die sich nach dem Ort der Messung richtet (für Messmethoden alternativ zur Ventrikeldruckmessung Abb. 3), Vor- und Nachteile der einzelnen Messverfahren geschildert werden.

2.2.1 Ventrikeldruckmessung

Bei dem klassischen, immer noch als Goldstandard geltenden, flüssigkeitsmanometrischen Verfahren der Ventrikeldruckmessung wird ein Katheter in das Vorderhorn des

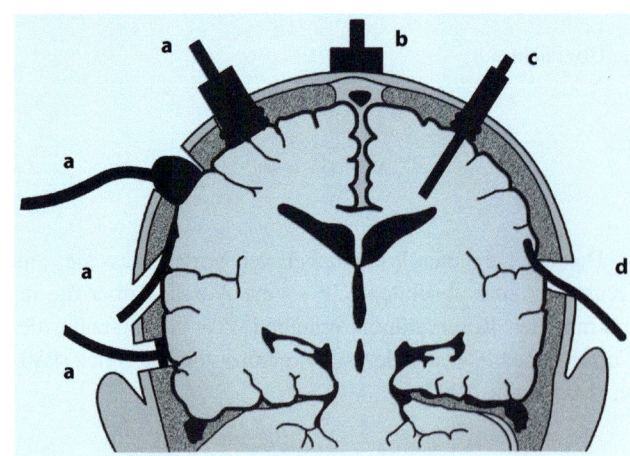

Abb. 3 Alternative Messverfahren des intrakraniellen Druckes. a epidural; b Fontanometrie (Säugling); c parenchymal; d subdural

(a.e. rechten) Seitenventrikels eingebracht und über eine Flüssigkeitssäule mit einem externen Druckaufnehmer verbunden. Der Liquordruck des Ventrikelsystems kann so, aber auch über einen mit dem Ventrikelkatheter kombinierten Direktdruckmesser (unten) bestimmt werden. Neben den niedrigen Kosten der einfachen Ventrikelkatheter und der simplen Handhabung ist die Möglichkeit zur Liquordrainage als Vorteil zu nennen. Die Ventrikelpunktion an sich ist mit einem durchschnittlichen Blutungsrisiko von 2 % belastet, die Infektionsgefahr steigt mit der Liegezeit (5–10 %). Das Risiko einer Fehlpunktion korreliert mit dem Ausmaß der Ventrikelverlagerung/-kompression (durchschnittlich 6 %) (Grumme und Kolodziejczyk 1995).

2.2.2 Parenchymdruckmessung

Parenchymdruckmessungen erfolgen mit Direktdruckwandlern, die z. B. fiberoptisch oder piezoresistiv den mechanischen Druck übertragen. Die Einfachheit der Implantation dieser Systeme erklärt die steigende klinische Akzeptanz. Durch ein Bohrloch werden diese Sonden in 2–3 cm Tiefe in der weißen Substanz platziert. Infektionsrisiko und Blutungskomplikationen werden gegenüber der Ventrikeldruckmessung als günstiger beschrieben (Volovici et al. 2019). Die Nachteile liegen in den deutlich höheren Kosten sowie den fehlenden Möglichkeiten, Liquor zu drainieren und nachträgliche Kalibrationen durchzuführen.

2.2.3 Epidurale Druckmessung

Die epidurale Druckmessung beruht auf der Messung der Spannung der Dura (Prinzip der Koplanarität). Sie zeichnet sich durch ihre geringere Invasivität sowie eine geringere Komplikationsrate (Blutungen und Infektionen unter 1 %) aus. Die Zuverlässigkeit der Methode ist jedoch eingeschränkt (Fehlfunktionen bis zu 15 % der Messungen) und die klinische Verbreitung gering.

2.2.4 Subdurale Druckmessung

Messsysteme, die subdural platziert werden, spielen heutzutage eine untergeordnete Rolle. Wenn überhaupt wird der ICP subdural mit Direktdruckwandlern (oben) gemessen. Gegenüber der intraparenchymatösen Messung mit diesen Sonden ist die subdurale Lage mit einer höheren Rate an Fehlfunktionen verbunden.

2.2.5 Nicht-invasive Druckmessung

Eine nicht-invasive ICP-Messung wäre wünschenswert. Verschiedene Techniken und Verfahren sind in Erprobung. Neben indirekten, korrelations-basierten Messmethoden, bei welchen der ICP anhand von Surrogatparametern (z. B. Indizes der transkraniellen Dopplersonografie, Durchmesser der Sehnervenscheide) bestimmt wird, lassen in der Zukunft ggf. auch direkte Verfahren wie der „Zwei-Tiefen-Transorbital-Doppler" eine nicht-invasive ICP-Messung zu (Ragauskas et al. 2012; Robba et al. 2020). Neben der einfachen Handhabbarkeit und geringeren Kosten könnten hierbei vor allem ein reduziertes Maß an Komplikationen und eine breitere Verfügbarkeit von Vorteil sein.

3 Klinik

3.1 Klinische Manifestationen des erhöhten ICP

Die Symptome der intrakraniellen Hypertension sind initial unspezifisch, abhängig vom zeitlichen Verlauf (akut oder chronisch) und müssen in ihrer Zusammenschau bewertet werden. Als Frühsymptome des erhöhten ICP sind Kopfschmerzen, Übelkeit und Erbrechen zu nennen. Später kann es (insbesondere bei chronisch progredienter Entwicklung) zu einer Stauungspapille kommen.

Bei rascher Progredienz des Geschehens kommt es zur Entwicklung eines Druckgradienten mit einer sukzessiven Massenverschiebung des Gehirns. Diese wird durch Einklemmung von Hirngewebe an knöchernen und bindegewebigen Strukturen (Herniation) in klinisch-neurologischen Syndromen manifest. Die Richtung dieses Gradienten bestimmt die Richtung der Verschiebung und die klinische Symptomatik. So kommt es bei der axialen Massenverschiebung zur Einklemmung des Uncus hippocampi am Tentoriumschlitz (transtentorielle Herniation) mit einer Kompression des N. oculomotorius (N. III). Sie bewirkt eine Anisokorie, die bei beidseitiger Herniation in eine bilaterale Mydriasis übergeht. Im Bereich der Falx cerebri kann es durch Verschiebung der Frontallappen (subfalcine Herniation) zu Verschlüssen der Aa. cerebri anteriores mit resultierendem Frontalhirnsyndrom und Minderperfusion der motorischen Regionen im Bereich der Mantelkante (Beinparese) kommen. Okklusionen im Stromgebiet der Aa. cerebri posteriores können zu Territorialinfarkten sowie petechialen Blutungen im Mittel- und Stammhirn führen. Bei der inversen transtentoriellen Herniation (z. B. infolge einer infratentoriellen Raumforderung) fehlt die pupillomotorische Störung. Massive Verschiebungen mit Einklemmung im Foramen magnum (transforaminale Herniation) führen in kürzester Zeit zur vegetativen Entgleisung und zum Atemstillstand.

▶ Die klassische Cushing-Trias aus arterieller Hypertension („Wasserhammerpuls"), Bradykardie und respiratorischer Arrhythmie findet sich nur in 1/3 der Fälle mit massiv erhöhtem ICP.

3.2 Indikationen für die ICP-Messung

Der positive Beweis einer Verbesserung des klinisch-neurologischen Endergebnisses durch ICP-Monitoring anhand einer kontrollierten, randomisierten Studie steht zwar noch aus, allerdings konnte jüngst in einer multizentrischen, Beobachtungsstudie ein positiver Zusammenhang zwischen ICP-Monitoring und der Mortalität sowie des klinisch-neurologischen Outcome nach sechs Monaten nachgewiesen werden (Robba et al. 2021). Zudem wurde bereits durch mehrere kontrollierte, randomisierte Studien – zumindest indirekt – der Nutzen der ICP-Messung und der ICP-gesteuerten Therapie belegt (Miller et al. 1977). Die Erhöhung des ICP kann nur dann behandelt werden, wenn er als unabhängiger Parameter direkt gemessen wird. Die Messung des ICP ist deshalb immer dann indiziert, wenn eine Erkrankung zur ICP-Erhöhung und -Dekompensation führen kann und die Drucksteigerung durch bildgebende Verfahren nur unzuverlässig zu erkennen ist.

> **Die Indikation für die ICP-Messung gilt in erster Linie für Patienten mit**
> - schwerem Schädel-Hirn-Trauma (Glasgow Coma Scale < 9),
> - höhergradigen Subarachnoidalblutungen (SAB nach Hunt u. Hess Grad 4 und 5),
> - intraventrikulären und intraparenchymatösen Hirnblutungen,
> - raumfordernden Hirninfarkten.

Seltenere Indikationen sind die perioperative Überwachung von Patienten nach Hirntumoroperationen, insbesondere mit erhöhtem Nachblutungsrisiko, schwere Meningitiden und das Reye-Syndrom.

3.2.1 Kontraindikationen

Aus den Risiken und Komplikationen der einzelnen Messverfahren ergibt sich, dass sie abgebrochen oder nicht durchgeführt werden sollten, sobald weniger invasive Methoden zur Erkennung eines erhöhten intrakraniellen Drucks angewandt werden können. Bei wachen, bewusstseinsklaren Patienten erübrigt sich somit meist die ICP-Messung. An ihre Stelle tritt die engmaschige neurologische Untersuchung. Bei Patienten mit Koagulopathien oder Immundefizit ist unter Abwägung der Nutzen-Risiko-Relation und angemessenen prophylaktischen Maßnahmen (z. B. Normalisierung der Gerinnungsparameter durch Faktorensubstitution) das jeweils risikoärmste Verfahren zu wählen.

3.3 Therapie des erhöhten ICP

Zur Senkung des erhöhten ICP stehen eine Reihe von Maßnahmen zur Verfügung, die neben ihrem therapeutischen Nutzen auch potenzielle Risiken und Komplikationen mit sich bringen. Im Folgenden werden diese in der Reihenfolge dargestellt, wie sie auch in der Praxis angewandt werden sollten. Ein detaillierter Algorithmus, der diese Optionen zusammenfasst, wird in Zusammenschau mit den heutzutage vorherrschenden Therapiekonzepten vorgeschlagen (Foundation et al. 2007; Maas et al. 1997) (▶ Kap. 50, „Querschnittlähmung: Akutbehandlung und Rehabilitation" Tab. 2).

3.3.1 Lagerung des Oberkörpers

Die Lagerung des Patienten hat einen erheblichen Einfluss auf den intrakraniellen Druck und den zerebralen Perfusionsdruck. Schon die seitliche Drehung des Kopfes oder ein Abknicken des Halses kann den venösen Abfluss deutlich beeinträchtigen und eine prompte Steigerung des ICP hervorrufen. Obwohl kontrovers diskutiert, sind bei den meisten Patienten durch eine Oberkörperhochlagerung von 15–30°, bei unbehindertem zerebrovenösen Abfluss, intrakranieller Druck, zerebraler Perfusionsdruck und zerebrale Oxygenierung optimiert (Schneider et al. 1993).

Andere mechanische Zu- und Abflusshindernisse (z. B. enge Halsverbände, zervikale Hämatome, Hautemphysem) sind zu vermeiden oder zu korrigieren, bevor sie hämodynamisch relevant werden. In verschiedenen Untersuchungen ist allerdings gezeigt worden, dass bei der Flachlagerung von Patienten mit erhöhtem ICP dieser zwar deutlich ansteigt, der zerebrale Perfusionsdruck jedoch praktisch unbeeinträchtigt bleibt und Hirndurchblutung und zerebrale Oxygenierung ebenfalls konstant bleiben (Rosner und Coley 1986).

> **Übersicht**
>
> Als Empfehlung kann derzeit abgeleitet werden
>
> Die Oberkörperhochlagerung sollte bei Patienten mit deutlich erhöhtem intrakraniellem Druck als Basismaßnahme durchgeführt werden. Patienten mit nur mäßig erhöhtem intrakraniellem Druck profitieren von der Oberkörperhochlagerung entsprechend weniger.

3.3.2 Liquordrainage

Mittels eines Ventrikelkatheters kann nicht nur der ICP gemessen, sondern auch therapeutisch Liquor drainiert werden.

Tab. 2 Synopsis der Therapieoptionen zur Senkung des intrakraniellen Druckes

Therapie	Mechanismus	Vorteile	Nachteile
Oberkörperhochlagerung	Venöse Drainage, CBV ↓	Einfach, effektiv	CPP ↓
Liquordrainage	Intrakranielle Volumenentlastung	Einfach, effektiv	Invasiv, Infektionsrisiko
Hyperventilation	Zerebrale Vasokonstriktion	Einfach, effektiv	Gefahr der zerebralen Ischämie, zerebrale Oxygenierung ↓
– moderat (pCO$_2$ = 30–35 mm Hg)	CBF ↓, CBV ↓		
– forciert (pCO$_2$ < 30 mm Hg)	CBF ↓↓, CBV ↓		
Osmodiuretika (z. B. Mannit 20 %, hypertone Kochsalzlösungen)	Osmotischer Gradient, Dehydratation des Gehirns	Einfach	Gefahr der Nephrotoxizität bei Osmolarität > 320 mosm/l, Hypernatriämie
Barbiturate	Metabolismus ↓, CBF ↓, CBV ↓		Systemische Nebenwirkungen, EEG-Überwachung notwendig
Dekompressionstrepanation (+ Duraerweiterungsplastik)	Intrakranieller Raumgewinn	Einfach, schnell	Operatives Risiko (gering)
Hypothermie	Metabolismus ↓, CBF ↓, CBV ↓		Technisch aufwändig, systemische Nebenwirkungen

Dadurch wird im intrakraniellen Kompartiment der Liquorraum verkleinert und Platz für eine Raumforderung geschaffen. Die Liquordrainage ist eine sehr einfache und effektive Maßnahme zur ICP-Senkung, deren Wert sich an der Einsparung weiterer Maßnahmen bemisst. Prinzipiell stehen zwei verschiedene Möglichkeiten der Liquordrainage zur Verfügung:

Kontinuierliche Liquordrainage Bei der kontinuierlichen Liquordrainage wird das Tropfgefäß in definierter Höhe über dem Meatus acusticus externus installiert und bleibt stets geöffnet.

Intermittierende Liquordrainage Die intermittierende Drainage erfolgt halbstündlich oder stündlich für wenige Minuten bis zu einer Drainagegrenze von 15–20 cm H_2O. Während bei der Dauerdrainage eine gleichzeitige Messung des intrakraniellen Drucks nur mit einem zusätzlichen Druckaufnehmer möglich ist, kann dies bei intermittierender Drainage problemlos erfolgen.

3.3.3 Hyperventilation

Bei Hypokapnie durch Hyperventilation kommt es zur Konstriktion zerebraler Gefäße. Unterschieden werden moderate (p_aCO_2 30–35 mm Hg) und forcierte (p_aCO_2 < 30 mm Hg) Hyperventilation. Durch die Konstriktion der Hirngefäße wird das zerebrale Blutvolumen reduziert und der ICP rasch und effektiv gesenkt. Andererseits geht mit der Vasokonstriktion die Gefahr einer zusätzlichen (sekundären) zerebralen Ischämie einher (Darby et al. 1988).

▶ **Cave** Die prolongierte, forcierte Hyperventilation (Zielgröße: p_aCO_2 25 mm Hg) wirkt sich negativ auf das klinisch-neurologische Outcome der Patienten aus. Diese Maßnahme ist daher heute obsolet (Muizelaar et al. 1991). Da es in der Frühphase nach einer Hirnverletzung (z. B. erste 24 Stunden nach SHT) meist zu einer zerebralen Hypoperfusion kommt, sollte speziell in dieser Zeit auf eine prophylaktische Anwendung der Hyperventilation verzichtet werden (Foundation et al. 2007).

Eine forcierte Hyperventilation kann unabhängig davon auch kurzfristig angewandt werden, wenn einer akuten druckbedingten neurologischen Verschlechterung begegnet werden muss oder auch, wenn im Rahmen einer längerfristigen Therapie die Therapieoptionen Sedierung, Liquordrainage und Osmodiuretika ausgeschöpft sind. Dabei ist aber zu beachten, dass auch die kurzfristige Hyperventilation sich u. U. negativ auswirken kann: Stets kommt es – trotz Abnahme des intrakraniellen Drucks und trotz Verbesserung des zerebralen Perfusionsdrucks – zur Abnahme der zerebralen Oxygenierung (Kiening et al. 1996). Deshalb wird zur Erkennung einer möglichen zerebralen Ischämie bei der Hyperventilationstherapie die Überwachung der jugularvenösen O_2-Sättigung oder die Hirndurchblutungsmessung empfohlen, sofern die Grenze eines p_aCO_2 von 30 mm Hg unterschritten wird (Foundation et al. 2007). Alternativ bieten sich direkte Messungen des O_2-Partialdrucks im Hirngewebe an. Diese Messungen basieren auf dem Prinzip der Clark-Elektrode (z. B. Licox-Mikrokatheter) und sind eine zuverlässige und sensitive Methode zur Erkennung zerebraler Hypoxien (Kiening et al. 1996).

Ein im Rahmen der kontrollierten oder assistierten Beatmung applizierter positiv endexspiratorischer Druck (PEEP) beeinflusst den intrakraniellen Druck zwar nicht per se, kann allerdings durch kardial-hämodynamische Effekte die zerebrale Perfusion indirekt beeinträchtigen (Muench et al. 2005).

3.3.4 Osmodiuretika (Mannit)

Osmodiuretika führen zur raschen, effektiven, passageren Senkung des intrakraniellen Drucks. Durchgesetzt hat sich in der Praxis vielerorts die Gabe 15 %- oder 20 %iger Mannitinfusionen, wobei in der Intensivmedizin bei erwachsenen Patienten (70–80 kg) in der Regel ca. 100–200 ml (entspricht: 0,3–0,6 g/kg KG) über 10–20 min infundiert werden. Zur akuten, z. B. intraoperativen Senkung des gesteigerten ICP werden jedoch auch höhere Dosen, z. B. 250–300 ml (0,6–0,8 g/kg KG), kurzfristig infundiert.

Mannitinfusionen werden entweder in vorher festgelegten Zeitintervallen (z. B. alle 6–8 h) gegeben oder erst nach Bedarf, d. h. jedes Mal, wenn der ICP einen definierten Wert (z. B. 20 mm Hg) übersteigt. Diese letztgenannte, individualisierte Mannittherapie ist weniger gebräuchlich. Meist werden Mannitgaben „nach Schema" angesetzt. Die 2-stündliche Mannitgabe entspricht einer Tagesdosis von 3,6 g/kg KG. Aufgrund der möglichen Nierenschädigung sollte vor der Mannitgabe die Plasmaosmolarität (Grenzwert 320 mosm/l) bestimmt werden.

Eine konkrete Empfehlung zur medikamentösen Senkung des erhöhten ICP mittels Mannit wurde allerdings in der aktuellen Leitlinienfassung nicht mehr übernommen, weil zwar der ICP-senkende Effekt gesichert, der positive Effekt auf das klinische Behandlungsergebnis aber nicht ausreichend belegbar ist (Picetti et al. 2017).

Wirkungsmechanismus Als Wirkungsmechanismen des Mannits werden eine passagere, unspezifische Dehydratation des gut durchbluteten Gewebes (osmotischer Gradient) sowie die Verbesserung der rheologischen Eigenschaften des Blutes (herabgesetzte Viskosität) postuliert. Die Hirndurchblutung steigt an, und bei intakter Autoregulation nimmt der ICP ab, der CPP hingegen zu (Barry und Berman 1961; James 1980; Mcgraw und Howard 1983; Wakai et al. 2013).

Reboundphänomen Insbesonders nach mehrfacher Mannitgabe bei defekter Blut-Hirn-Schranke könnte es zum Anstieg des ICP-Niveaus kommen. Dies wird als Reboundphänomen bezeichnet und auf osmotisch wirksames, parenchymales Mannit zurückgeführt. Die Existenz des Rebounds ist schwer nachzuweisen, da der ICP eine dynamische Größe ist.

Die klinische Erfahrung lehrt, dass selbst bei Patienten mit nachweisbarer Schrankenstörung über Tage mit Mannit therapiert werden kann und damit immer eine ICP-Reduktion erreicht wird, ohne dass darunter ein „tendenzieller" ICP-Anstieg zu beobachten ist. Im Rahmen des allgemeinen intensivmedizinischen Therapiekonzepts ist besonders darauf zu achten, dass auch unter Mannittherapie durch adäquate Flüssigkeitsbilanzierung eine Normovolämie erhalten bleibt.

3.3.5 Hypertone Kochsalzlösungen

Auch andere hyperosmolare Substanzen wie z. B. hypertone Kochsalzlösungen führen zu einer Reduktion des zerebralen Wassergehalts und können somit den ICP senken. Ferner wird eine Optimierung der Mikrozirkulation diskutiert. Der Einsatz hypertoner Kochsalzlösungen zur Therapie des erhöhten intrakraniellen Druckes leitet sich aus Studien zur „small-volume-resuscitation" bei polytraumatisierten Patienten im hämorrhagischen Schock ab. Die Kontrolle hämodynamischer Parameter wirkte sich hier am besten bei Patienten mit SHT aus (Wade et al. 1997), sodass bei diesem Krankheitsbild bislang die meisten Erfahrungen bestehen. Die Auswahl der Konzentration (z. B. 1,6 %, 3 %, 23,4 %) sowie Applikationsdauer und -häufigkeit variieren jedoch zwischen den Studien stark. Auch bei Patienten mit Subarachnoidalblutungen, intrazerebralen Blutungen und raumfordernden Hirninfarkten werden hypertone Kochsalzlösungen in zunehmendem Maße eingesetzt.

Eine Überlegenheit der hypertonen Kochsalzlösungen gegenüber Mannit wurde bislang in Form einer vergleichenden randomisierten, kontrollierten Studie nicht untersucht. Nach einer Metaanalyse verschiedener Beobachtungsstudie kann der erhöhte ICP möglicherweise durch hypertone Kochsalzlösungen besser kontrolliert werden (Kamel et al. 2011).

Trotzdem war auch in einer kürzlich veröffentlichen randomisierten, kontrollierten Studie durch die ICP-Therapie mit 20 % hypertoner Kochsalzlösung bei SHT-Patienten keine Verbesserung des klinisch-neurologischen Outcomes nachweisbar, zudem gab es Anhalt für ein Rebound-Phänomen bereits nach vier Tagen (Roquilly et al. 2021).

▶ **Cave** Hypertone Kochsalzlösungen können bei Patienten mit chronischer Hyponatriämie zur zentralen pontinen Myelinolyse führen. Eine Hyponatriämie sollte vor dem Einsatz hypertoner Kochsalzlösungen ausgeschlossen werden.

3.3.6 Hochdosis-Barbiturattherapie

Nach Ausschöpfen von Liquordrainage, moderater Hyperventilation und Gabe von Osmodiuretika können Barbiturate zur Therapie des erhöhten ICP eingesetzt werden.

Der ICP-senkende Effekt von Barbituraten konnte in einer Cochrane-Analyse nachgewiesen werden, allerdings zeigte sich im Vergleich zur Standardtherapie ohne Barbiturate kein Behandlungsvorteil bzgl. der Mortalität oder des klinisch-neurologischen Outcomes (Wakai et al. 2013).

Barbiturate führen zu einer Reduktion des zerebralen Stoffwechsels und einer damit einhergehenden Senkung der Hirndurchblutung und des zerebralen Blutvolumens. Weitere erwünschte Wirkungen der Therapie sind die antikonvulsive Wirkung, die Hemmung lysosomaler Enzyme, die Verhinderung der Freisetzung von freien O_2-Radikalen sowie eine mäßige Hypothermie bzw. Fiebersenkung (Lyons und Meyer 1990). Unerwünschte Nebenwirkungen der Barbiturate sind Blutdruckabfall, eine Leukozytendepression sowie eine erhöhte Infektbereitschaft.

Um zu testen, ob es durch eine angestrebte Barbiturattherapie zur Verbesserung des zerebralen Perfusionsdrucks kommt, werden 5 mg/kg KG Thiopental in 30 min infundiert. Dabei werden der intrakranielle Druck, der mittlere arterielle Blutdruck und der zerebrale Perfusionsdruck kontrolliert. Nur wenn es zu einer Verbesserung des zerebralen Perfusionsdrucks kommt, ist ein Weiterführen der Therapie sinnvoll (Eisenberg et al. 1988). Als Erhaltungsdosis werden 5 mg/kg KG/h Thiopental empfohlen.

Da keine eindeutige Korrelation zwischen Serumspiegel und therapeutischer Wirkung gezeigt werden konnte, wird die kontinuierliche EEG-Überwachung zur exakten Titration der therapeutischen Erhaltungsdosis herangezogen. Danach ist die maximale Reduktion des zerebralen Metabolismus erreicht, wenn ein Burst-suppression-Muster induziert worden ist (Sahuquillo et al. 2019).

3.3.7 Katecholamine

Der Einsatz von Katecholaminen zur Behandlung des erhöhten intrakraniellen Drucks beruht auf dem Konzept des sog. CPP-Managements (Rosner und Coley 1986). Wird bei erhaltener Autoregulation und konstantem Hirnstoffwechsel der arterielle Blutdruck gesteigert, so kommt es – dem oben dargestellten physiologischen Regelkreis folgend – zur Vasokonstriktion und zu einer Abnahme von zerebralem Blutvolumen und intrakraniellem Druck.

Als Katecholamine werden Dopamin (Niedrigdosis: bis 3 μg/kg KG/min; Mitteldosis: 5–10 μg/kg KG/min; Hochdosis: über 10 μg/kg KG/min) sowie Noradrenalin (z. B. 0,1 μg/kg KG/min) eingesetzt. Wichtig bei diesem Verfahren sind die Aufrechterhaltung der Normovolämie und die besondere Beachtung der Nierenfunktion. Da diese Therapieform auf der Annahme einer intakten Autoregulation basiert (und anderenfalls die ICP-Erhöhung verstärken würde), sollte sie zur Behandlung der intrakraniellen Hypertension (ICP > 22 mm Hg) in erster Linie bei arterieller Hypotension oder erst nach Ausschöpfen anderer Maßnahmen wie moderater Hyperventilation, Liquordrainage und Osmodiuretikagabe eingesetzt werden.

Eine vergleichende Studie der ICP-orientierten („Standard"-)therapie mit einer CPP-orientierten Therapie konnte bei SHT-Patienten keinen messbaren Einfluss auf das klinisch-neurologische Endergebnis nachweisen. Hingegen ist die CPP-orientierte Therapiestrategie mit einer Häufung systemischer Komplikationen wie dem akuten Atemnotsyndrom (ARDS) vergesellschaftet (Robertson et al. 1999).

▶ **Cave** Zumindest eine „unkritische" Erhöhung des CPP über 70 mm Hg muss demnach in Frage gestellt werden. Beim Schädel-Hirn-Trauma wird von einer prophylaktischen Anhebung des CPP über 60–70 mm Hg abgeraten. Der exakte minimale CPP hängt vom Status der Autoregulation ab (Carney et al. 2017).

3.3.8 Dekompressionstrepanation (mit Duraerweiterungsplastik)

Die Dekompressionstrepanation mit Duraerweiterungsplastik sollte erst dann erfolgen, wenn zunächst versucht wurde, die Hirnschwellung konservativ zu behandeln. Sie wird uni- oder bilateral durchgeführt. Die Indikation stellt sich insbesondere bei langsam progredienten ICP-Erhöhungen junger Patienten (Alter < 50 Jahre), deren primäre Hirnschädigung überlebt werden kann, die keine primäre Pupillenstörung aufweisen und bei denen keine primären Hirnstammschädigungen vorliegen (Guerra et al. 1999). Patienten mit schwerer Hypoxie sind keine Kandidaten für diese Therapieform (Gaab et al. 1990).

Die dekompressive Hemikraniektomie mit Duraerweiterungsplastik wird als frühzeitige Maßnahme bei Patienten mit ausgedehnten Hemisphäreninfarkten („maligner Mediainfarkt") angewendet. Mehrere randomisierte, multizentrische Studien konnten hier eine drastische Reduktion in der Mortalität gegenüber der konservativen ICP-Therapie belegen (Vahedi et al. 2007). Zuletzt wurde in der randomisierten, kontrollierten „DESTINY-II-Studie" dies auch für ältere Patienten (> 60 Jahre) mit Mediainfarkt nachgewiesen. Allerdings war der Anteil sehr schwer behinderter Patienten nach Entlastungstrepanation bei älteren Patienten deutlich höher, weshalb die Indikation für den chirurgischen Eingriff vor allem bei diesem Patientenkollektiv eine individuelle Entscheidung (Jüttler et al. 2014).

Beim Schädel-Hirn-Trauma erlaubt die gegenwärtige Studienlage kein abschließendes Urteil zur Wertigkeit der Dekompressionstrepanation. Die Ergebnisse der randomisierten, multizentrischen „DECRA-Studie" zur frühzeitigen bifronto-temporo-parietalen Dekompression bei diffusen Hirnverletzungen (getriggered durch einen relativ kurzfristig erhöhten ICP) zeigten einen Vorteil für die konservative Behandlung: Zwar konnte der ICP durch die Dekompression signifikant gesenkt und die Aufenthaltsdauer auf der Intensivstation reduziert werden, das klinisch-neurologische Endergebnis nach einem halben Jahr war jedoch schlechter (Cooper et al. 2011). Mehrere Details im Studiendesign lassen jedoch in Frage stellen, inwieweit diese Ergebnisse zu verallgemeinern sind. In der zuletzt veröffentlichten randomisierten und ebenfalls multizentrischen „RESCUE-ICP-Studie" konnte bei einem praxisnäheren Studiendesign neben einer Reduktion des ICP und der intensivmedizinischen Behandlungsdauer auch eine Verbesserung des klinisch-neurologischen Outcomes durch eine dekompressive Hemikraniektomie 12 Monate nach schwerem SHT nachgewiesen werden (Hutchinson et al. 2016).

Obwohl die Dekompressionstrepanation in aktuellen Leitlinien wieder Einzug gefunden hat und sekundär, bei refraktärer ICP-Erhöhung zur Senkung des ICP und Reduktion der Mortalität empfohlen wird, wird die Indikation anhand von unterschiedlichen Kriterien und in Abhängigkeit des mutmaßlichen Patientenwillens weiterhin individuell gestellt werden (Hawryluk et al. 2020).

3.3.9 Hypothermie

Der Wirkungsmechanismus der kontrollierten moderaten Hypothermie (32 °C) leitet sich wie bei der Hochdosis-Barbiturattherapie von einer Verringerung des zerebralen Metabolismus und des zerebralen Blutflusses ab. Der intrakranielle Druck wird in der Phase der besonders stark ausgeprägten posttraumatischen Schwellung gedrosselt und der zerebrale Perfusionsdruck verbessert.

Während durch Hypothermie in Phase-II-Studien zunächst äußerst positive Resultate hinsichtlich des klinisch-neurologischen Endergebnisses von SHT-Patienten erzielt werden konnten, wurde eine multizentrische Phase-III-Studie der (ultra-)frühen Hypothermie in den USA abgebrochen (Clifton et al. 2001; Clifton et al. 2011). Bei dieser Studie konnte kein positiver Effekt der Hypothermie beim schweren SHT nachgewiesen werden – im Gegenteil: Die mit Hypothermie behandelten Patienten wiesen mehr Komplikationen auf und waren länger hospitalisiert. In Europa wurde in der multizentrischen randomisierten, kontrollierten „EuroTherm3235-Studie" gezeigt, dass die Hypothermie infolge eines schweren SHTs erfolgreich den erhöhten ICP senken konnte, jedoch auch zu einer höheren Mortalität und einem schlechteren klinisch-neurologischen Outcome führte (Andrews et al. 2018). Die aktuellste randomisierte, kontrollierte Studie zur moderaten Hypothermie zur Behandlung von Patienten mit schweren SHT aus China konnte hingegen bei einer Subgruppe mit initial stark erhöhtem ICP (≥ 30 mm Hg) eine Senkung des ICP und Verbesserung des klinisch-neurologische Outcomes nachweisen, dies ohne vermehrte Komplikationen (Hui et al. 2021).

Für die Schlaganfallbehandlung wurden ebenfalls mehrere Hypothermie-Studien durchgeführt, wobei die frühe Behandlung hier nicht nur auf eine ICP-Senkung, sondern auch eine Neuroprotektion des Hirngewebes abzielt. Nach mehreren negativen Ergebnissen musste zuletzt auch die randomisierte, kontrollierte „EuroHYP-1-Studie" zur milden Hypothermie (34–35 °C) nach ischämischem Schlaganfall nach 98 von geplant 1500 Patienten vorzeitig beendet werden.

Insgesamt sprechen sich daher aktuelle deutsche und amerikanische Leitlinien gegen eine Hypothermie zur ICP-Senkung aus (Huttner et al. 2019). Aufgrund der z. T. erheblichen Beeinträchtigung anderer Körpersysteme (Leber, Pankreas, Nieren, Gerinnung) sollte das Verfahren der milden bis moderaten Hypothermie nur unter besonderen Vorsichtsmaßnahmen an erfahrenen Zentren angewendet werden (Metz et al. 1996).

4 Ausblick

Eine unkontrollierte Erhöhung des intrakraniellen Druckes ist häufig die Endstrecke verschiedener zerebraler Pathologien und stellt nach wie vor eine therapeutische Herausforderung dar. Die ICP-Messung gehört seit vielen Jahren zum Repertoire neurochirurgisch-neurologischer Intensivmedizin. Idealerweise sollte eine sich anbahnende Erhöhung des intrakraniellen Drucks schon in der frühesten Anfangsphase erkannt werden, um mit der Therapie bereits in der Phase der Kompensation beginnen zu können. Darüberhinaus scheint dem „Dosisprodukt", d. h. dem Absolutwert des ICP und die Zeit, die dieser gemessen werden konnte, eine entscheidende Bedeutung zu zu kommen. Dies konnte in den letzten Jahren wiederholt nachgewiesen werden. So waren z. B. wiederholte Episoden von erhöhtem ICP > 20 mm Hg für länger als 37 min bei Erwachsenen und als 8 min bei Kindern mit einem schlechteren klinisch-neurologischem Outcome und kumulativ erhöhter Mortalität nach SHT assoziiert (Güiza et al. 2015).

Zur raschen ICP-Senkung befinden sich derzeit hämodynamikbasierte Konzepte (Autoregulation) und ergänzende Monitoringverfahren in der klinischen Erprobung und könnten zukünftig eine individualisierte Therapie des erhöhten intrakraniellen Drucks erlauben.

Auch neue Therapieoptionen zur medikamentösen Senkung des ICP durch z. B. Verringerung des Hirnödems, wie aktuell in der randomisierten, kontrollierten „NOSTRA-III-Studie" werden untersucht (Tegtmeier et al. 2020).

Etablierte Therapieoptionen, die bislang weitestgehend pragmatisch angewandt wurden (z. B. Dekompressionstrepanation), müssen weiteren kontrollierten, randomisierten Studien unterzogen werden, um z. B. Subgruppen zu identifizieren, die u. U. besser von den Verfahren profitieren.

Die Überwachung und Therapie von ICP und CPP wird auch in den nächsten Jahren die klinische Behandlung akut zerebral geschädigter Patienten maßgeblich mit bestimmen.

Literatur

Andrews PJ, Sinclair HL, Rodríguez A et al (2018) Therapeutic hypothermia to reduce intracranial pressure after traumatic brain injury: the Eurotherm3235 RCT. Health Technol Assess (Winch Eng) 22:1

Baethmann A, Jantzen J, Piek J et al (1997) Physiologie und Pathophysiologie des intrakraniellen Druckes. Zentralbl Neurochir 58:29–31

Barry KG, Berman AR (1961) Mannitol infusion: the acute effect of the intravenous infusion of mannitol on blood and plasma volumes. N Engl J Med 264:1085–1088

Berry C, Ley EJ, Bukur M et al (2012) Redefining hypotension in traumatic brain injury. Injury 43:1833–1837

Carney N, Totten AM, O'Reilly C, Ullman JS, Hawryluk GW, Bell MJ, Bratton SL, Chesnut R, Harris OA, Kissoon N, Rubiano AM, Shutter L, Tasker RC, Vavilala MS, Wilberger J, Wright DW, Ghajar J (2017) Guidelines for the Management of Severe Traumatic Brain Injury, Fourth Edition. Neurosurgery 80(1):6–15. https://doi.org/10.1227/NEU.0000000000001432. PMID: 27654000

Clifton GL, Miller ER, Choi SC et al (2001) Lack of effect of induction of hypothermia after acute brain injury. N Engl J Med 344:556–563

Clifton GL, Valadka A, Zygun D et al (2011) Very early hypothermia induction in patients with severe brain injury (the National Acute Brain Injury Study: Hypothermia II): a randomised trial. Lancet Neurol 10:131–139

Cooper DJ, Rosenfeld JV, Murray L et al (2011) Decompressive craniectomy in diffuse traumatic brain injury. N Engl J Med 364:1493–1502

Czosnyka M, Smielewski P, Kirkpatrick P et al (1997) Continuous assessment of the cerebral vasomotor reactivity in head injury. Neurosurgery 41:11–19

Darby JM, Yonas H, Marion DW et al (1988) Local "inverse steal" induced by hyperventilation in head injury. Neurosurgery 23:84–88

Eisenberg HM, Frankowski RF, Contant CF et al (1988) High-dose barbiturate control of elevated intracranial pressure in patients with severe head injury. J Neurosurg 69:15–23

Gaab M, Rittierodt M, Lorenz M et al (1990) Traumatic brain swelling and operative decompression: a prospective investigation. In: Brain Edema VIII. Springer, Berlin/Heidelberg, S 326–328

Grumme T, Kolodziejczyk D (1995) Komplikationen in der Neurochirurgie. Blackwell Wissenschafts-Verlag, Berlin/Wien

Guerra WK-W, Gaab MR, Dietz H et al (1999) Surgical decompression for traumatic brain swelling: indications and results. J Neurosurg 90:187–196

Güiza F, Depreitere B, Piper I et al (2015) Visualizing the pressure and time burden of intracranial hypertension in adult and paediatric traumatic brain injury. Intensive Care Med 41:1067–1076

Hawryluk GW, Rubiano AM, Totten AM et al (2020) Guidelines for the management of severe traumatic brain injury: 2020 update of the decompressive craniectomy recommendations. Neurosurgery 87:427–434

Hui J, Feng J, Tu Y et al (2021) Safety and efficacy of long-term mild hypothermia for severe traumatic brain injury with refractory intracranial hypertension (LTH-1): a multicenter randomized controlled trial. EClinicalMedicine 32:100732

Hutchinson PJ, Kolias AG, Timofeev IS et al (2016) Trial of decompressive craniectomy for traumatic intracranial hypertension. N Engl J Med 375:1119–1130

Huttner H, Bardutzky J, Beck J et al (2019) Intrakranieller Druck (ICP), S1-Leitlinie, 2018. In: DEUTSCHE Gesellschaft für Neurologie (Hrsg) Leitlinien für Diagnostik und Therapie in der Neurologie. www.dgn.org/leitlinien. Zugegriffen am 29.03.2020

James H (1980) Methodology for the control of intracranial pressure with hypertonic mannitol. Acta Neurochir 51:161–172

Jüttler E, Unterberg A, Woitzik J et al (2014) Hemicraniectomy in older patients with extensive middle-cerebral-artery stroke. N Engl J Med 370:1091–1100

Kamel H, Navi BB, Nakagawa K et al (2011) Hypertonic saline versus mannitol for the treatment of elevated intracranial pressure: a meta-analysis of randomized clinical trials. Crit Care Med 39:554–559

Kiening KL, Unterberg AW, Bardt TF et al (1996) Monitoring of cerebral oxygenation in patients with severe head injuries: brain tissue PO2 versus jugular vein oxygen saturation. J Neurosurg 85:751–757

Lundberg N (1962) Continuous recording and control of ventricular fluid pressure in neurosurgical practice. J Neuropathol Exp Neurol 21:489–489

Lyons MK, Meyer FB (1990) Cerebrospinal fluid physiology and the management of increased intracranial pressure. Mayo Clin Proc 65:684–707

Maas A, Dearden M, Teasdale G et al (1997) EBIC-guidelines for management of severe head injury in adults. Acta Neurochir 139:286–294

Marmarou A, Signoretti S, Fatouros PP et al (2006) Predominance of cellular edema in traumatic brain swelling in patients with severe head injuries. J Neurosurg 104:720–730

Mcgraw CP, Howard G (1983) Effect of mannitol on increased intracranial pressure. Neurosurgery 13:269–271

Metz C, Holzschuh M, Bein T et al (1996) Moderate hypothermia in patients with severe head injury: cerebral and extracerebral effects. J Neurosurg 85:533–541

Metz H, Mcelhaney J, Ommaya AK (1970) A comparison of the elasticity of live, dead, and fixed brain tissue. J Biomech 3:453–458

Miller JD, Becker DP, Ward JD et al (1977) Significance of intracranial hypertension in severe head injury. J Neurosurg 47:503–516

Muench E, Bauhuf C, Roth H et al (2005) Effects of positive end-expiratory pressure on regional cerebral blood flow, intracranial pressure, and brain tissue oxygenation. Crit Care Med 33:2367–2372

Muizelaar JP, Marmarou A, Ward JD et al (1991) Adverse effects of prolonged hyperventilation in patients with severe head injury: a randomized clinical trial. J Neurosurg 75:731–739

Picetti E, Iaccarino C, Servadei F (2017) Guidelines for the management of severe traumatic brain injury fourth edition. Neurosurgery 81:E2–E2

Ragauskas A, Matijosaitis V, Zakelis R et al (2012) Clinical assessment of noninvasive intracranial pressure absolute value measurement method. Neurology 78:1684–1691

Robba C, Pozzebon S, Moro B et al (2020) Multimodal non-invasive assessment of intracranial hypertension: an observational study. Crit Care 24:1–10

Robba C, Graziano F, Rebora P et al (2021) Intracranial pressure monitoring in patients with acute brain injury in the intensive care unit (SYNAPSE-ICU): an international, prospective observational cohort study. Lancet Neurol 20:548–558

Robertson CS, Valadka AB, Hannay HJ et al (1999) Prevention of secondary ischemic insults after severe head injury. Crit Care Med 27:2086–2095

Roquilly A, Moyer JD, Huet O et al (2021) Effect of continuous infusion of hypertonic saline vs standard care on 6-Month neurological outcomes in patients with traumatic brain injury: the COBI randomized clinical trial. JAMA 325:2056–2066

Rosner MJ, Coley IB (1986) Cerebral perfusion pressure, intracranial pressure, and head elevation. J Neurosurg 65:636–641

Sahuquillo J, Dennis JA (2019) Decompressive craniectomy for the treatment of high intracranial pressure in closed traumatic brain injury. Cochrane Database Syst Rev 12(12):CD003983. https://doi.org/10.1002/14651858.CD003983.pub3. PMID: 31887790; PMCID: PMC6953357

Schneider G-H, Helden AV, Franke R et al (1993) Influence of body position on jugular venous oxygen saturation, intracranial pressure and cerebral perfusion pressure. In: Monitoring of cerebral blood flow and metabolism in intensive care. Springer, Wien, S 107–112

Tas J, Beqiri E, Van Kaam RC et al (2021) Targeting autoregulation-guided cerebral perfusion pressure after traumatic brain injury (COGiTATE): a feasibility randomized controlled clinical trial. J Neurotrauma 38:2790–2800

Tegtmeier F, Schinzel R, Beer R et al (2020) Efficacy of Ronopterin (VAS203) in patients with moderate and severe traumatic brain injury (NOSTRA phase III trial): study protocol of a confirmatory, placebo-controlled, randomised, double blind, multi-centre study. Trials 21:1–9

Unterberg A, Stover J, Kress B et al (2004) Edema and brain trauma. Neuroscience 129:1019–1027

Vahedi K, Hofmeijer J, Juettler E et al (2007) Early decompressive surgery in malignant infarction of the middle cerebral artery: a pooled analysis of three randomised controlled trials. Lancet Neurol 6:215–222

Volovici V, Huijben JA, Ercole A et al (2019) Ventricular drainage catheters versus intracranial parenchymal catheters for intracranial pressure monitoring-based management of traumatic brain injury: a systematic review and meta-analysis. J Neurotrauma 36:988–995

Wade CE, Grady J, Kramer G et al (1997) Individual patient cohort analysis of the efficacy of hypertonic saline/dextran in patients with traumatic brain injury and hypotension. J Trauma Acute Care Surg 42:61S–65S

Wakai A, McCabe A, Roberts I, Schierhout G (2013) Mannitol for acute traumatic brain injury. Cochrane Database Syst Rev 2013(8):CD001049. https://doi.org/10.1002/14651858.CD001049.pub5. PMID: 23918314; PMCID: PMC7050611

Walsh E, Schettini A (1976) Elastic behavior of brain tissue in vivo. Am J Phys-Legacy Content 230:1058–1062

Zülch K (1959) Störungen des intrakraniellen Druckes. In: Grundlagen I. Springer, Berlin/Heidelberg, S 208–303

Endoskopische Diagnostik

23

Mireen Friedrich-Rust, Florian Alexander Michael und Jörg Albert

Inhalt

1	**Voraussetzungen**	398
2	**Die Bronchoskopie**	398
3	**Die Ösophagogastroduodenoskopie (ÖGD)**	399
4	**Die Koloskopie**	402
5	**Kapselendoskopie und Enteroskopie**	406
6	**Hepatobiläre Interventionen**	406
6.1	Die Endoskopisch retrograde Cholangiopankreatografie (ERCP)	406
6.2	Perkutane transhepatische Cholangiodrainage (PTCD)	407
6.3	Endosonografisch-gesteuerte Gallengangsdrainage (EUS-CD)	408
7	**Endosonografie**	408
	Literatur	409

Die auf der Intensivstation am häufigsten eingesetzte endoskopische Technik ist die Bronchoskopie, die einen ganz wesentlichen Beitrag in der Diagnostik und Behandlung der Broncho-Pneumonie und bei Atelektasen sowie bei der Aspiration leistet (Kabadayi und Bellamy 2017).

Die Endoskopie ist zudem der Goldstandard in der Notfall-Diagnostik bei der gastrointestinalen Blutung und ist hier gleichzeitig die primäre Therapieoption. Die Untersuchung des oberen Gastrointestinaltrakts (GIT) mit der Ösophagogastroduodenoskopie (ÖGD) und des unteren Intestinaltrakts mit der Koloskopie wird durch moderne Enteroskopieverfahren für die Untersuchung des Dünndarms ergänzt. Hier stehen neben rein diagnostischen Verfahren wie der Kapselendoskopie zur Detektion des Blutungsortes auch kombiniert diagnostische und therapeutische Verfahren zur Verfügung, mit denen der gesamte Gastrointestinaltrakt behandelt werden kann. In der Regel werden diese Verfahren sequenziell in etablierten Algorithmen angewendet (Götz et al. 2017).

Neben Blutungen stellen vor allem septische Infektionen den zweiten wichtigen Einsatzbereich für die akutmedizinische gastroenterologische Endoskopie dar. Bei der Cholangitis und der biliären Pankreatitis ist die endoskopisch retrograde Cholangiopankreatografie (ERCP) der aktuelle Goldstandard zur Sanierung des biliopankreatischen Systems als Infektionsfokus. In zweiter Linie kommen Verfahren wie die perkutane transhepatische Cholangiodrainage (PTCD) oder die endosonografisch gesteuerte Gallengangsdrainage (EUS-CD) zum Einsatz (Gutt et al. 2018; Will et al. 2007). Mit speziellen Endoskopen können zudem die Gallenwege und das Pankreasgangsystem direkt endoskopisch inspiziert werden.

Darüber hinaus eröffnet der endoskopische Ultraschall (EUS) auch die Möglichkeit von therapeutischen Eingriffen

M. Friedrich-Rust (✉) · F. A. Michael
Medizinische Klinik 1 – Gastroenterologie und Hepatologie, Pneumologie und Allergologie, Endokrinologie und Diabetologie sowie Ernährungsmedizin, Universitätsklinikum Frankfurt, Frankfurt am Main, Deutschland
E-Mail: mireen.friedrich-rust@kgu.de;
Florian-Alexander.Michael@kgu.de

J. Albert
Klinik für Gastroenterologie, gastroenterologische Onkologie, Hepatologie, Infektiologie und Pneumologie, Klinikum Stuttgart, Stuttgart, Deutschland
E-Mail: jo.albert@klinikum-stuttgart.de

jenseits des direkten luminalen Zugangs auf benachbarte Organe oder Infektherde, etwa zur Nekrosektomie bei der nekrotisierenden Pankreatitis (Arvanitakis et al. 2018). Zudem kann die EUS aber auch den Ausschluss von Konkrementen im Ductus hepatocholedochus und eine diagnostische Punktion sowie Drainageanlage bei V. a. infizierte Nekrosen oder von superinfizierten Pankreaspseudozysten leisten (Gutt et al. 2018).

1 Voraussetzungen

Eine unabdingbare Voraussetzung vor einer diagnostischen oder therapeutischen Notfall-Endoskopie ist die Stabilisierung des Kreislaufs des Patienten. Bei Zeichen einer intestinalen Blutung sollte möglichst vor Intervention eine Gerinnungsstörung und/oder eine Thrombozytopenie ausgeglichen werden. So ist z. B. der Verdacht auf eine diffuse Blutung bei ausgeprägter Thrombozytopenie in der Regel keine Indikation zur sofortigen Notfall-Endoskopie. Die Indikation der Antikoagulation sollte geprüft und ggf. vorübergehend pausiert werden. Ebenso geht bei einer septischen Cholangitis die Therapie der Sepsis der Durchführung einer ERCP voraus, die erst erfolgen kann, nachdem der Kreislauf stabilisiert wurde (Gutt et al. 2018; Götz et al. 2017; Denzer et al. 2015; Veitch et al. 2021).

Der spontan atmende Patient wird für die Endoskopie in stabiler Linksseitenlage positioniert, der intubierte Patient kann auf dem Rücken liegend oder in Linksseitenlage untersucht werden. Für die ERCP kann eine Bauchlagerung Vorteile bieten (Denzer et al. 2015).

Bei einem elektiven Eingriff sollte der Patient nüchtern sein. Ist der Patient nicht nüchtern oder besteht der V. a. eine obere gastrointestinale Blutung, so kann analog zur Leitlinie zur Förderung der Magenentleerung vor der Untersuchung der Motilin-Rezeptor-Agonist Erythromycin (Dosis: 250 mg i.v. [Cave: aktuell nicht in Deutschland lieferbar; nur 1 g lieferbar]) gegeben werden (Bai et al. 2011; Barkun et al. 2010). Vor einer Koloskopie muss in der Regel eine Darmlavage erfolgen (orales Abführen oder Hebe-Senk-Einlauf), damit das vorgereinigte Kolon aussagekräftig untersucht werden kann. Ist ein Eingriff notfällig indiziert, sollte eine Intubation zur Vermeidung einer Aspiration erwogen werden (Götz et al. 2017).

Insbesondere bei der Durchführung von endoskopischen Maßnahmen auf der Intensivstation sollten die erreichbaren Therapieziele entweder mit dem Patienten oder seinem gesetzlichen Vertreter besprochen werden. Etwaige Maßnahmen sollten dann nur durchgeführt werden, wenn das Therapieziel erreichbar ist. Für alle elektiven Maßnahmen muss eine schriftliche Einwilligungserklärung des Patienten oder seines gesetzlichen Betreuers mit 24-stündiger Bedenkzeit vorliegen. Bei Notfalleingriffen bei ansprechbaren orientierten Patienten muss ebenfalls das Einverständnis für den Notfalleingriff durch Unterschrift für eine Notfallendoskopie erteilt werden, wobei hier eine Bedenkzeit zwischen Aufklärung und Untersuchung entfällt. Bei nicht einwilligungsfähigem Patienten erfolgt eine Notfalluntersuchung zum Wohl und nach dem mutmaßlichen Willen des Patienten (Denzer et al. 2015; Götz et al. 2017).

Zur Ausstattung der Video-Endoskopieeinheit gehört ein mobiler Endoskopie-Turm, der an das Patientenbett gefahren werden kann und auf der Intensivstation oder im Bereich der Notaufnahme vorgehalten wird. Je nach Indikation steht eine breite Auswahl an Endoskopen zur Verfügung. Meist wird ein therapeutisches Endoskop mit großem Absaugkanal und zusätzlichem Spülkanal verwendet, um eine ausreichende Übersicht bei Blutungen zu bekommen.

Zudem gehören zur Ausstattung Instrumente und Medikamente wie beispielsweise Biopsiezangen, Faßzangen, Hämostase-Zangen oder -Sonden, Metall-Clips, Injektionsnadel, Suprarenin 1:10.000, Fibrinkleber, Histoacryl (Fundusvarizen), Ligatur-Set für die Ösophagusvarizenligatur, APC-Sonde, etc. Je nach Intervention kann ein mobiler Hochfrequenzgenerator für thermische Therapien bzw. eine APC-Einheit für die Argonplasma-Koagulation (APC) nötig sein.

Als Personal sollte mindestens ein intensivmedizinisch erfahrener Arzt, der die Sedierung durchführt und die Vitalparameter des Patienten überwacht, anwesend sein. Darüber hinaus führt ein Arzt die Endoskopie durch und wird von einer Endoskopieassistenz unterstützt (Denzer et al. 2015).

2 Die Bronchoskopie

Für die Untersuchung der Atemwege stehen diagnostische und etwas kaliberstärkere therapeutische Bronchoskope zur Verfügung. Der nicht-intubierte Patient sollte in halbsitzender Position untersucht werden. Es erfolgt vor der Untersuchung eine Lokalanästhesie von Pharynx und Larynx, dann – unter bronchoskopischer Sicht – eine Lokalanästhesie der Stimmlippen, Trachea und beider Hauptbronchien. Intubierte und analgosedierte Patienten werden in der Regel in Rückenlage untersucht. Beim intubierten analgosedierten Patienten ist meist keine zusätzliche Lokalanästhesie erforderlich.

Die Indikation zu einer Bronchoskopie wird u. a. bei Dyspnoe oder Hämoptysen gestellt (Tab. 1). Spezielle Indikationsstellungen sind die bronchoskopisch gesteuerte dilatative Tracheotomie, eine gezielte einseitige Intubation nach Pneumektomie und die Bronchoskopie bei thoraxchirurgischen Eingriffen. Vor einer Thorakotomie oder Lungen-(teil-)resektion ist eine Bronchoskopie obligat, um zentrale Veränderungen auszuschließen.

Eine relative Kontraindikation zur Bronchoskopie in Abwägung von Nutzen und Risiko ist eine angespannte

Tab. 1 Indikation zur Bronchoskopie. (Berton et al. 2014; Kabadayi und Bellamy 2017; He et al. 2011; Jelic et al. 2008; Lee et al. 2010; Luna et al. 2013; Murgu et al. 2012; Peng et al. 2011; Phua und Wahidi 2009; Rabe et al. 2010; Scala et al. 2010)

Indikation	Mögliche Ursachen	Endoskopische Diagnostik oder Therapie
Dyspnoe	Atelektase Bronchusstenose oder Verschluss zentraler Tumor	Entfernung von obstruierendem Material
		Lokalisation, ggf. Therapie Herdbiopsie
		Entfernung von Gewebe mit Laser oder APC, Stentimplantation
Pulmonale Infektion	Pneumonie (Bakterien, Pilze, Viren)	Sekretgewinnung/BAL
	Tuberkulose	
Akute Aspiration	Aspiration	Entfernung von infektiösem oder obstruierendem Material
Hämoptysen	Inflammatorische oder neoplastische Erkrankungen	Diagnosestellung und/oder Blutungsstillung
Erschwerte Intubation		Intubation unter bronchoskopischer Sicht
Dilatative Tracheotomie		Bronchoskopisch gesteuerte dilatative Tracheotomie

BAL – bronchoalveoläre Lavage

Beatmungssituation oder ein respiratorisch instabiler Patient. Komplikationen können durch die Bronchoskopie mit verursacht werden, wie bspw. eine Blutung oder eine aggravierte Hypoxie bzw. Lungenversagen, ein Pneumothorax und infektiöse Komplikationen (Kabadayi und Bellamy 2017; Jelic et al. 2008; Murgu et al. 2012; Peng et al. 2011; Phua und Wahidi 2009; Scala et al. 2010).

Bei der bronchoalveolären Lavage (BAL) wird das flexible Bronchoskop tief in einen Segmentbronchus eingeführt und 100–200 ml 0,9 %ige-Kochsalzlösung über den Spülkanal des Bronchoskops instilliert. Anschließend wird die instillierte Flüssigkeit abgesaugt. Das gewonnene Material wird in einer Zytozentrifuge aufbereitet und danach auf Objektträger ausgestrichen, fixiert und gefärbt. Je nach Fragestellung können immunhistochemische, molekularbiologische und elektronenmikroskopische Untersuchungen und/oder Spezialfärbungen erfolgen. So kann z. B. die Bestimmung auf CD4- und CD8-positive Lymphozyten bei V. a. Sarkoidose oder exogen allergische Alveolitis, CD1-Zellen bei V. a. Histiocytosis, Kongorotfärbung bei V. a. Amyloidose oder Grocott-Färbung bei V. a. Pneumocystis jirovecii wegweisend sein (Kabadayi und Bellamy 2017; Barkun et al. 2010; He et al. 2011; Lee et al. 2010; Luna et al. 2013; Phua und Wahidi 2009; Rabe et al. 2010).

3 Die Ösophagogastroduodenoskopie (ÖGD)

Entsprechend der jeweiligen Indikation kann zur ÖGD ein Standard-Endoskop eingesetzt werden, das einen Außendurchmesser von 8 bis 10 mm aufweist und einen Arbeitskanal von 2,8 mm hat oder ein therapeutisches Gastroskop, das bei einem Außendurchmesser von 10 bis 12 mm einen größeren Arbeitskanal von beginnend bei 3,4 mm besitzt. Die meisten Geräte bieten darüber hinaus einen zusätzlichen Spülkanal mit der Option der kontinuierlichen Spülung. Für besondere Fragestellungen wie die bei einer hochgradigen Stenose, kann ein besonders dünnes Gerät (Durchmesser ca. 5 mm) erforderlich sein.

Die häufigste Indikation zur Notfall-ÖGD ist die gastrointestinale Blutung. Zeichen der gastrointestinalen Blutung sind das Erbrechen von alteriertem Blut (Hämatinerbrechen, Kaffeesatzerbrechen) oder von unverändertem Blut und Koageln (Hämatemesis) sowie die peranale Ausscheidung von alteriertem (Melena, Teerstuhl) oder frischem (Hämatochezie) Blut (Götz et al. 2017).

Bei vermuteter oberer gastrointestinaler Blutung wird zwischen der Verdachtsdiagnose einer varikösen und nicht-varikösen Blutung unterschieden. Hierzu ist eine Anamnese bezüglich der Blutungsmanifestation, vegetativer Symptome, (gerinnungshemmender) Medikation und Begleiterkrankungen (Leberzirrhose, Malignom, zeitnah erfolgte Polypektomien, etc.) erforderlich.

Bei nicht-varikösen Blutungen stehen zur Einschätzung der Dringlichkeit und der weiteren Versorgungsform (ambulant versus stationär) des Patienten verschiedene Scores (z. B. Glasgow-Blatchford-Score (GBS) oder modifizierter GBS) zur Verfügung (Cheng et al. 2012; Blatchford et al. 2000). Der Glasgow-Blatchford-Score besteht aus *laborchemischen Parametern* (Hämoglobin-Wert, BUN [definiert als an den Harnstoff gebundener Stickstoff; Umrechnung: BUN = Harnstoff × 0,467], initialer systolischer Blutdruck, Herzfrequenz) und *anamnestischen Parametern* (Geschlecht, Melena, Synkopen, Lebererkrankungen, Herzinsuffizienz). Insbesondere Patienten mit einem niedrigen Score 0–1 können einer ambulanten Gastroskopie zugeführt werden und müssen nicht stationär aufgenommen werden (Götz et al. 2017).

Präendoskopisch sollte ein Protonenpumpenhemmer (z. B. 40 oder 80 mg Pantoprazol oder 40 mg Omeprazol intravenös) verabreicht werden. Der Zeitpunkt der Endoskopie ist abhängig von der Klinik des Patienten: hämorrhagischer Schock (< 12 h), Risikokonstellation (< 24 h) und stabile Situation (< 72 h). Zur Einschätzung der Risikokonstellation soll der Hämoglobin-Wert und der GBS/mGBS bestimmt werden. Insbesondere im hämorrhagischen Schock ist auch eine Bestimmung des Laktat-Wertes hilfreich, da Werte über

5 mmol/l, bzw. 45 mg/dl mit einer erhöhten Letalität verbunden sind und in der Folge auf der Intensivstation überwacht werden sollten (Götz et al. 2017).

Bei V. a. variköse Blutung und bekannter portaler Hypertension sollte zunächst eine Prämedikation mit einem Vasokonstriktor (Terlipressin, Somatostatin oder Octreotid) sowie einem Antibiotikum (z. B. Ceftriaxon oder Chinolon) erfolgen. Bei einem Patienten mit einem hämorrhagischen Schock sollte die Endoskopie frühestmöglich, ansonsten zeitnah (< 12 h) erfolgen.

Da Studien eine bessere diagnostische Beurteilbarkeit des Magens nach Erythromycin-Gabe bei oberer gastrointestinaler Blutung gezeigt haben, sollte dies vor jeder notfälligen ÖGD 30–120 min angewendet werden (Bai et al. 2011; Barkun et al. 2010). Außerdem haben die Endoskophersteller durch die Ausstattung ihrer Endoskope mit technischen Hilfsmitteln eine Verbesserung der Übersicht geschaffen. Durch Bildbearbeitung können so Blutungsquellen auch in unübersichtlichen Situationen leichter lokalisiert werden (Götz et al. 2017).

Weitere Indikationen und Kontraindikationen zur ÖGD sind in Tab. 2 und 3 aufgelistet.

Ein Beispiel einer varikösen Blutung und der Therapie mittels Varizenligatur zeigt Abb. 1. Abb. 2 und 3 zeigen jeweils Blutungsquellen einer nichtvarikösen Ätiologie.

Auch eine akute Bolus-Obstruktion (siehe Abb. 4) und Fremdkörperingestion (siehe Abb. 5) können eine Notfallindikation darstellen. Bei der Bolus-Obstruktion kommt es zu einer Verlegung des Ösophaguslumens durch Nahrungsreste (meist Fleisch). Der Patient kann bei vollständigem Verschluss seinen Speichel nicht mehr schlucken. Die Endoskopie dient hier der therapeutischen Intervention.

Grundsätzlich muss immer die Ursache der Bolusobstruktion abgeklärt werden. Am häufigsten liegt der Obstruktion eine peptische Ösophagusstenose bei gastroösophagealer Refluxkrankheit oder eine eosinophile Ösophagitis zu Grunde. Andere Ursachen sind ein Schatzki-Ring und Ösophagustumore, eine zu enge Fundoplicatio oder eine Motilitätsstörung der Speiseröhre (z. B. Achalasie). Endoskopische Probenentnahmen sind zur Diagnosestellung oft zusätzlich erforderlich genau wie eine weitere Diagnostik (z. B. CT-Thorax, HR-Manometrie, etc.) (Ali et al. 2012; Birk et al. 2016; Sung et al. 2011).

Fremdkörper, die akzidentell oder intentionell geschluckt wurden, passieren in 80–90 % via naturalis den Gastrointestinaltrakt und müssen nur in ca. 10–20 % endoskopisch entfernt werden. Eine operative Bergung ist in weniger als 1 % der Fälle nötig.

Anamnestisch sollte zunächst erhoben werden, welche Art und Anzahl an Fremdkörpern oral aufgenommen wurden. Besonders gefährlich können verschluckte Magnete oder Batterien sein. Spitze Gegenstände können in Ösophagus oder Duodenum einspießen. Vor einer endoskopischen Intervention sollte der Patient zunächst untersucht und klinische Zeichen von Komplikationen ausgeschlossen werden. Bei unklarer Anzahl, Lokalisation oder Konfiguration der Fremdkörper kann ein Röntgenbild angefertigt werden. Nahrung ist hierbei in der Regel nicht im Röntgenbild darstellbar. Im Falle einer vermuteten Komplikation (z. B. Perforation, Ileus) ist eine Computertomografie anzufertigen. Im seltenen

Tab. 2 Indikationen zur Ösophagogastroduodenoskopie (ÖGD). (Arvanitakis et al. 2021; Biecker et al. 2008; Birk et al. 2016; Denzer et al. 2015; Chirica et al. 2017; Götz et al. 2017; Higuchi et al. 2003; Lusong et al. 2017)

Indikation	Mögliche Ursachen	Endoskopische Therapie
Dysphagie	Bolusobstruktion	Bolusentfernung
	Fremdkörperingestion	Fremdkörperentfernung
	Infektion (z. B. Soorösophagitis, HSV- oder CMV-assoziierte Ulcera etc.)	Diagnosesicherung
	Tumor	Diagnosesicherung (Biopsieentnahme) Palliation: Stenteinlage
	Eosinophile Ösophagitis	Diagnosesicherung (Biopsieentnahme)
Blutung	Tumor	Diagnosesicherung (Biopsieentnahme), Blutungsstillung
	Varizenblutung, Ulcusblutung	Blutungsstillung (Ligatur, Injektionstherapie, ELLA-Stent, Spray-Therapie, Metall-Clip Applikation, OTSC Applikation)
Intoxikation	Tabletteningestion	Endoskopische Entfernung der Tabletten
Postoperative Diagnostik	Leckage an der Anastomose	Endoskopischer Verschluss der Leckage mittels OTSC, Einlage eines cSEMS, Endosponge
Persistierendes Erbrechen und/oder Übelkeit	Enterale Stenose	Behandlung der Stenose (z. B. Ballondilatation, Bougierung)
Enterale Ernährung	z. B. nach Operationen am Magen/Ösophagus	Einlage einer nasojejunalen Sonde, Anlage einer PEG mit oder ohne jejunalem Schenkel (Indikation: innerhalb von 4 Wochen keine ausreichende orale Nahrungsaufnahme möglich)
Frustrane Anlage einer Magensonde	Stenose benigner oder maligner Ätiologie	Endoskopisch gesteuerte Sondenanlage

OTSC – over the scope Clip; cSEMS – ummantelter selbst-expandierender Metallstent; PEG – perkutane endoskopische Gastrostomie

Fall des „Body packing" ist zunächst eine natürliche Passage anzustreben. Bei Verdacht auf Ruptur der Päckchen ist eine Notfallchirurgie notwendig. Eine Endoskopie sollte vermieden werden (Birk et al. 2016).

Tab. 4 zeigt die zeitliche Indikationsstellung verschiedener Bolusobstruktionsarten und Fremdkörper abhängig von der Lage im Ösophagus oder Magen.

Die Ingestion von Laugen oder Säuren stellt einen akuten Notfall dar. Säuren führen zu einer Koagulationsnekrose. Laugen hingegen zu einer Kolliquationsnekrose. Eine Schädigung der Mukosa tritt in der Regel nach wenigen Minuten ein. In den ersten drei Wochen kommt es zunächst zu einer mukosalen Schuppung, einer bakteriellen Invasion gefolgt von der Bildung von Granulationsgewebe und Kollagengewebe. In dieser Phase ist das Gewebe am vulnerabelsten für Scherkräfte, weshalb Endoskopien im Zeitraum von ca. Tag 3 bis 15 vermieden werden sollten. Ab der dritten Woche beginnt dann eine Ausbildung von Narbengewebe. Eine endoskopische Diagnostik sollte innerhalb der ersten 12 Stunden nach Ingestion von Ätzstoffen erfolgen, um das Ausmaß der Schleimhautverletzung im oberen Gastrointestinaltrakt zu beurteilen und eine prognostische Abschätzung

Tab. 3 Relative Kontraindikationen und Komplikationsraten bei der Ösophagogastroduodenoskopie (ÖGD). (Behrens et al. 2019; Ben-Menachem et al. 2012; Denzer et al. 2015)

Relative Kontraindikation zur ÖGD	Komplikationsrate bei der diagnostischen ÖGD
Fehlende Einwilligung bei elektiver Endoskopie	Perforation: 0,03 %
Gastrointestinale Perforation	Blutung: 0,03 %
Hämorrhagischer Schock, der zunächst eine Kreislaufstabilisierung erfordert	Kardiopulmonale Komplikationen: 0,06 %
Ungeklärte (klinische relevante) Gerinnungsstörung	Infektion: 1/50.000
	Mortalität: < 0,01 %

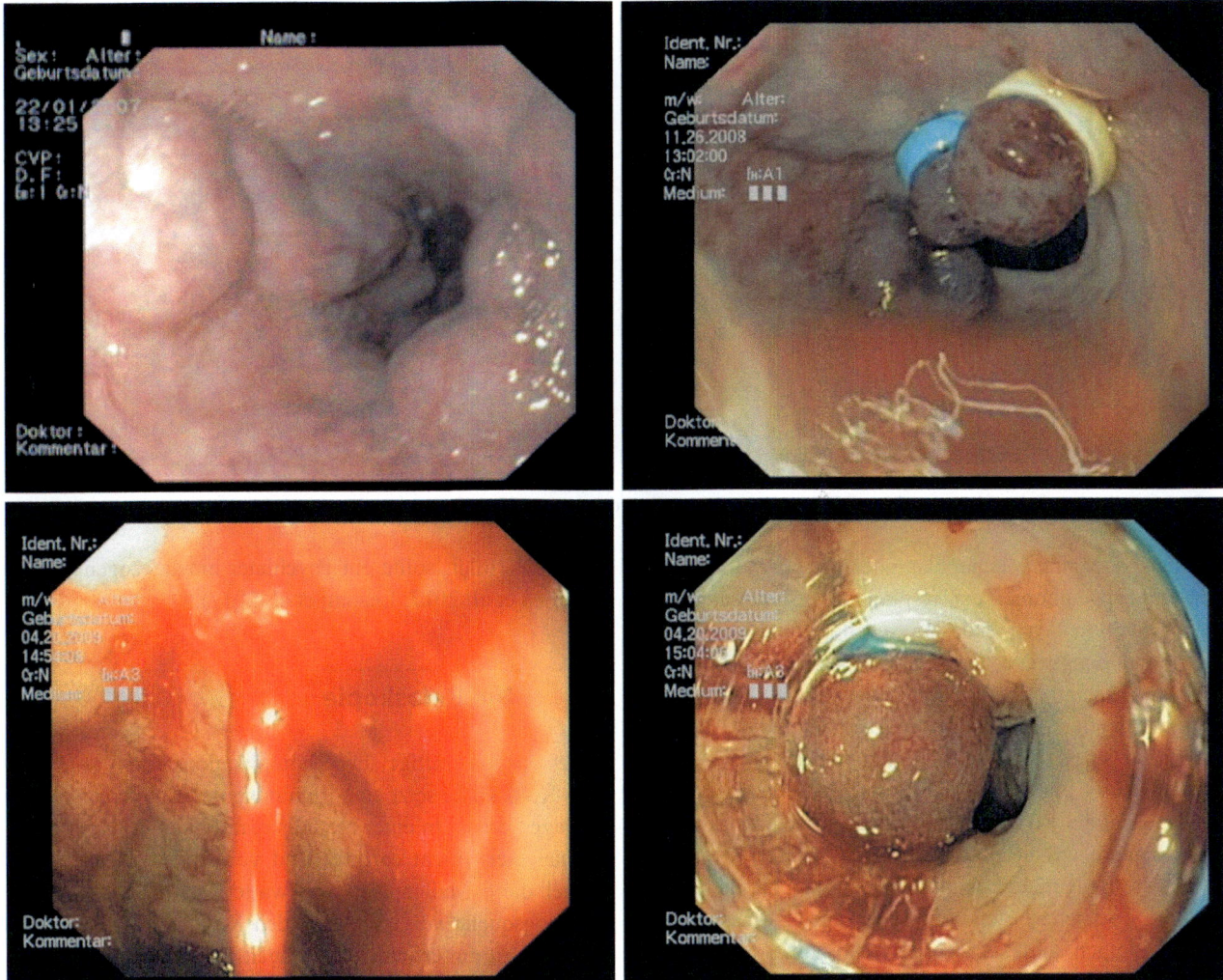

Abb. 1 Ösophagusvarizen: links oben: Ösophagusvarizen Grad 2 vor Therapie; rechts oben nach elektiver endoskopischer Gummibandligatur; links unten: akute Ösophagusvarizenblutung; rechts unten: erfolgreiche Blutstillung mittels Gummibandligatur

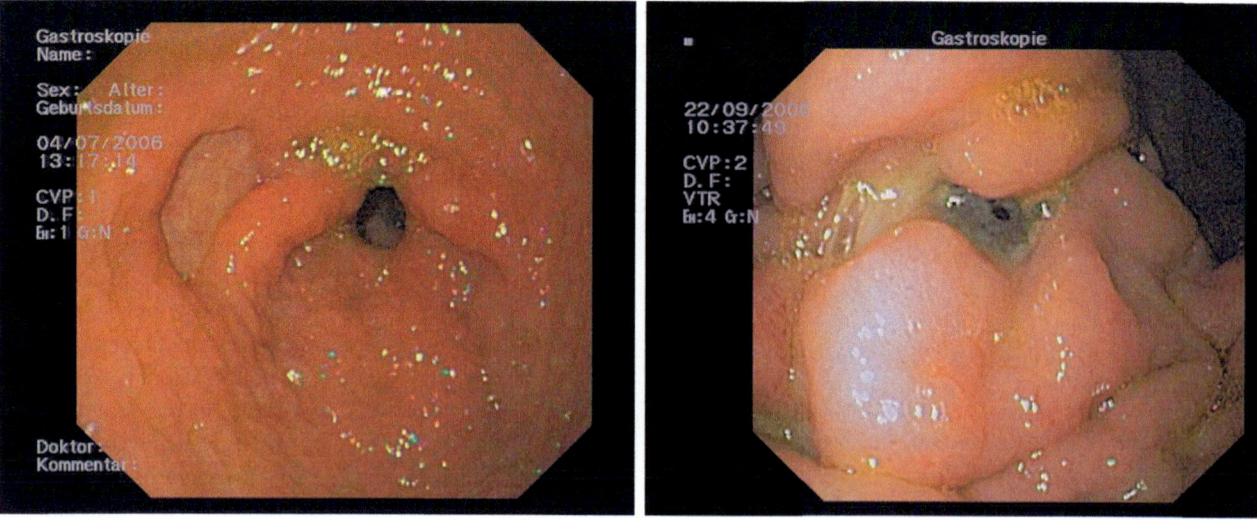

Abb. 2 Ulcera ventrikuli: links Stadium Forrest III; rechts Stadium Forrest IIb

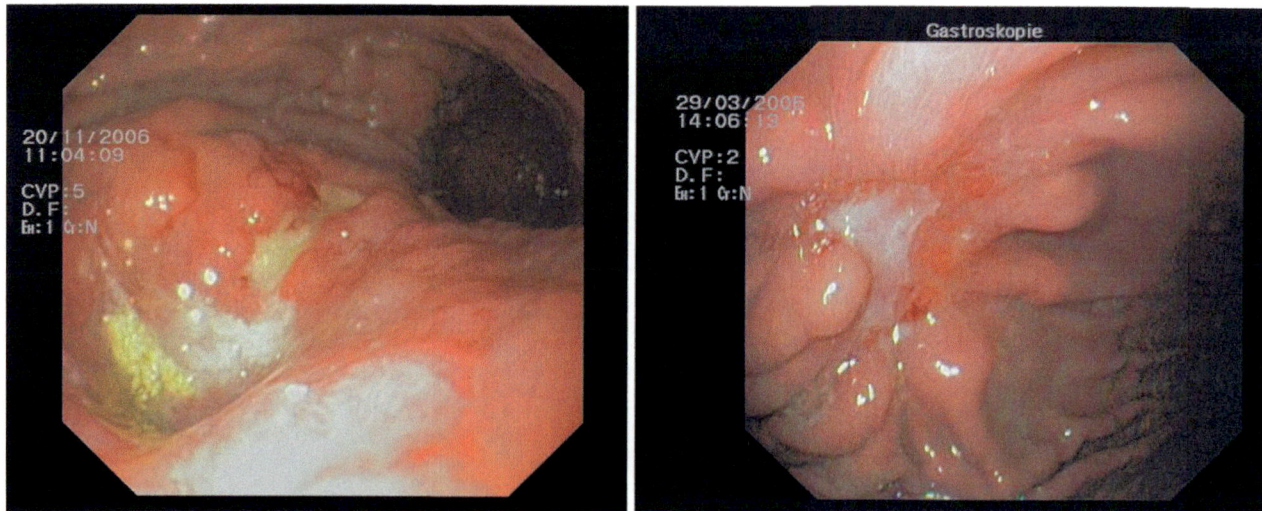

Abb. 3 Malignom: links: Magenkarzinom T3N+; rechts: Magenlymphom

abgeben zu können. Komplikationen sind Strikturen, eine Aspirationspneumonie, ein respiratorisches Versagen und die Perforation. Vom endoskopischen Befund werden die Kurz- und Langzeitprognose eingeschätzt und das weitere Vorgehen beeinflusst. Weitere diagnostische Maßnahmen sind neben einer ausführlichen Anamnese, die Abnahme von Laborwerten (Blutbild, Gerinnung, arterielle BGA, Elektrolyte, Leber- und Nierenwerte) und ggf. eine Bildgebung bei Verdacht auf Perforation. Tab. 5 zeigt die endoskopische Klassifikation und die zu treffenden Maßnahmen je Stadium. Besondere Bedeutung kommt der Ernährung zu, die ab dem Stadium 2b über eine endoskopisch angelegte nasogastrale Sonde erfolgen sollte. Außerdem kann zum Atemwegsmanagement eine Intubation oder eine Tracheotomie bei einem Larynxödem indiziert sein. Ist die Ingestion in suizidaler Absicht erfolgt, sollte ein Psychiater hinzugezogen werden (Chirica et al. 2017; Lusong et al. 2017).

4 Die Koloskopie

Eine aussagekräftige und komplikationsarme, komplette Ileo-Koloskopie setzt eine Reinigung des Kolons durch eine Lavage voraus. In einer Notfallsituation ist der Darm naturgemäß meist nicht entsprechend vorbereitet, sodass in der Regel diese Maßnahmen abgewartet werden müssen. Die Blutungsquelle von schweren, den Kreislauf kompromittierenden gastrointestinalen Blutungen ist auch nur in Ausnahmefällen im unteren Gastrointestinaltrakt zu finden, sodass eine Lavage meist keine den Patienten gefährdende

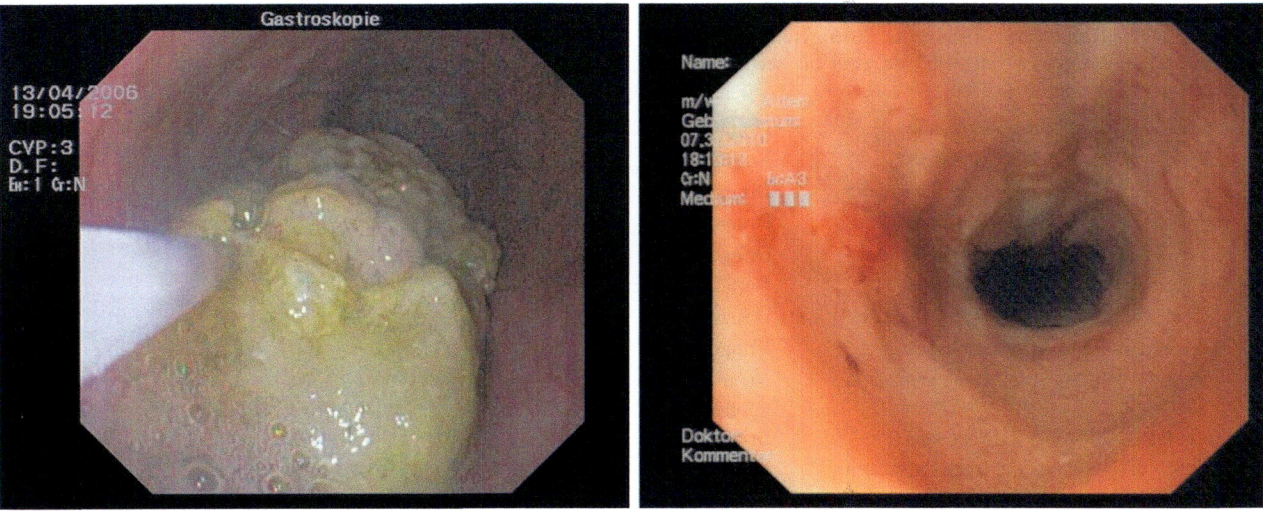

Abb. 4 Bolusobstruktion: links: Bolus im Ösophagus. Mobilisierung mit der Schlinge; rechts: Ösophagusstenose mit oberflächigen Schleimhauteinrissen nach Bolus-Extraktion

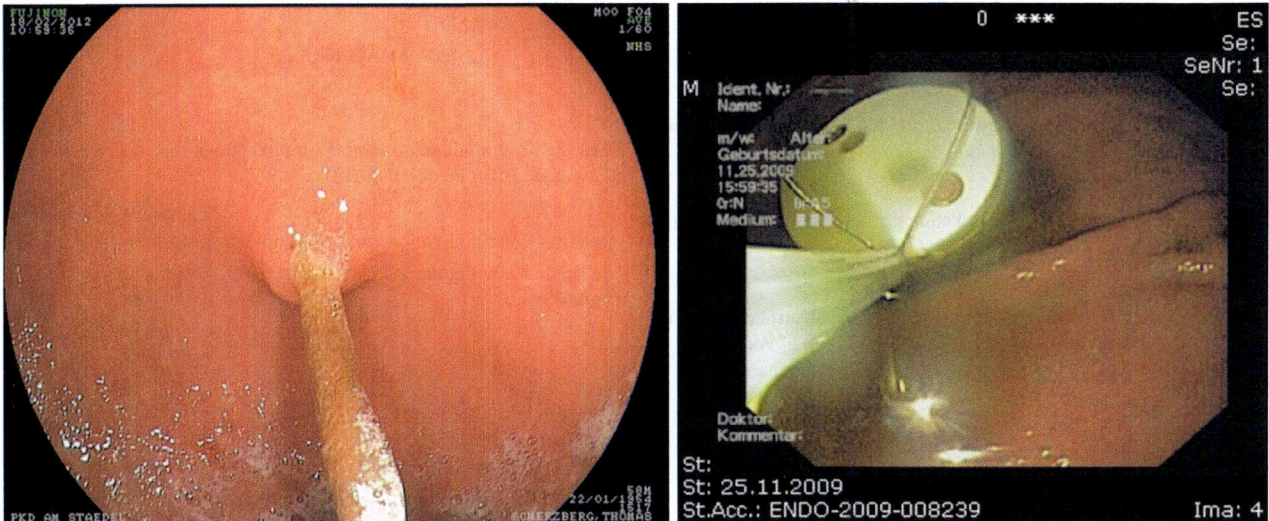

Abb. 5 Fremdkörper-Ingestion: rechts: Entfernung eines Magnets aus dem Magen; links: Zahnstocher Penetration in die Magenwand

Verzögerung darstellt. Ist eine orale Lavage durch Trinken oder über eine Magensonde nicht möglich, kann der Patient mit einem Hebe-Senk Einlauf vorbereitet werden.

Insbesondere die Einnahme von Thrombozytenaggregationshemmern und/oder Antikoagulanzien erhöht das Blutungsrisiko im gesamten Gastrointestinaltrakt. Hierbei ist das Risiko unter der Einnahme einer dualen Plättchenaggregationshemmung höher als unter einer Monotherapie mit Thrombozytenaggregationshemmern. Das Risiko für eine gastrointestinale Blutung ist unter direkt wirkenden oralen Antikoagulanzien (DOAKs) vergleichbar mit Vitamin-K-Antagonisten. Hierbei spielt die Indikation der Antikoagulation für das Blutungsrisiko eine entscheidende Rolle: Vorhofflimmern (OR: 1,21), venöse Thrombosen (OR: 1,59); akutes Koronarsyndrom (OR: 5,21) (Götz et al. 2017).

Indikation und Kontraindikation zur Koloskopie sind in Tab. 6 und 7 aufgeführt. Ätiologien von Blutungsquellen sind in den Abb. 6 (Divertikelblutung), Abb. 7 (Angiodysplasie), Abb. 8 (pseudomembranöse Kolitis), und Abb. 9 (ischämische Kolitis) bildlich dargestellt.

Die Indikation zur Endoskopie beim toxischen Megakolon, der schweren akuten Kolitis und/oder Ischämie ist zurückhaltend zu stellen, da im Rahmen der Entzündung des Darms ein erhöhtes Perforationsrisiko besteht. Die Endoskopie sollte nur erfolgen, wenn daraus eine therapeutische Konsequenz gezogen wird (z. B. Operation versus keine Operation) und muss durch einen erfahrenen Untersucher erfolgen. Für die diagnostische Probengewinnung bei Pankolitis (z. B. bzgl. CMV-Befall versus Graft-versus-host-disease (GvHD) bei immunsupprimierten

Tab. 4 Zeitliche Dringlichkeit abhängig von der Objektart und Lokalisation des Fremdkörpers nach (Birk et al. 2016); Notfällig bedeutet eine Intervention möglichst innerhalb von zwei bis sechs Stunden, dringende innerhalb von 24 Stunden

Objektart	Lokalisation	Dringlichkeit
Batterie	Ösophagus	Notfällig
	Magen/Dünndarm	Dringend
Magnet	Ösophagus	Dringend
	Magen/Dünndarm	Dringend
Spitzer Fremdkörper	Ösophagus	Notfällig
	Magen/Dünndarm	Dringend
Stumpfer und kleiner (< 2 cm) Fremdkörper	Ösophagus	Dringend
	Magen/Dünndarm	Nicht dringend
Stumpfer und mittelgroßer (2–5 cm) Fremdkörper	Ösophagus	Dringend
	Magen/Dünndarm	Nicht dringend
Stumpfer und großer (> 5 cm) Fremdkörper	Ösophagus	Dringend
	Magen/Dünndarm	Dringend
Essensbolus	Ösophagus (Komplettverschluss/Symptome)	Notfällig
	Ösophagus (Teilverschluss ohne Symptome)	Dringend

Notfällig: idealerweise < 2 h, maximal bis zu 6 h; dringend: innerhalb von 24 h, nicht dringend: innerhalb von 72 h

Tab. 5 Die endoskopische Klassifikation der Schleimhautverletzung im Gastrointestinal-trakt nach Zargar et al. (1991)

Grad 0	unauffällige Schleimhaut	Maßnahmen
Grad 1	Schleimhautödem- und hyperämie	Krankenhausüberwachung für 24–48 h; vorsichtige Nahrungsaufnahme gestattet.
Grad 2a	Oberflächige Ulzerationen, Erosionen, Kontaktvulnerabilität, Blasen, Exsudation, Hämorrhagien, weißliche Belege	
Grad 2b	Grad 2a plus tiefe fokale oder zirkumferentielle Ulzerationen	Engmaschige Überwachung auf IMC/ICU; Ernährung über endoskopisch angelegte nasogastrale Sonde für 2–3 Tage
Grad 3a	Multiple Ulzera mit nekrotischen Arealen (braun-schwarze oder graue Schleimhautveränderungen)	Engmaschige Überwachung auf IMC/ICU initial; Krankenhausüberwachung für mind. 1 Woche; Ernährung über endoskopisch angelegte nasogastrale Sonde
Grad 3b	Ausgedehnte Nekrosen	
Grad 4	Perforation	Chirurgie/(endoskopische Verschlusstechniken)

Tab. 6 Indikation zur Koloskopie. (Dominitz et al. 2003; Dafnis et al. 2001; Rembacken et al. 2012; Truong et al. 1997)

Indikation	Mögliche Ursachen	Endoskopische Therapie
Intestinale Blutung	Divertikelblutung Angiodysplasien	Blutungsstillung
	Kolitis (ischämisch, infektiös, chronisch entzündliche Darmerkrankung, radiogen)	
	Anorektale Erkrankungen (Hämorrhoiden, Rektumvarizen, Rektumulcus)	
	Neoplasien und post-Polypektomie Blutung	
Megakolon	toxisches Megakolon	Endoskopische Dekompression, ggf. mit Einlage einer Dekompressionssonde
	Intestinale Pseudoobstruktion	
Diarrhöe	Pseudomembranöse Kolitis	
	Colitis unklarer Genese	

Tab. 7 Kontraindikation und Komplikationen bei der Koloskopie. (Kim et al. 2019; Pox et al. 2012)

Relative Kontraindikation zur Koloskopie	Komplikationen bei der Koloskopie
Fehlende Einwilligung bei elektiver Endoskopie	Perforation: 0,01/1000 (diagnostische Koloskopie) 0,46/1000 (therapeutische Koloskopie)
Gastrointestinale Perforation	Relevante Blutung: 0,01/1000 (diagnostische Koloskopie) 0,92/1000 (therapeutische Koloskopie)
Hämorrhagischer Schock, der zunächst einer Kreislaufstabilisierung bedarf	Kardiopulmonale Komplikationen: 0,04/1000 (diagnostische Koloskopie) 0,05/1000 (therapeutische Koloskopie)
Ungeklärte (klinisch relevante) Gerinnungsstörung	Infektion: 1/50.000
Akute, perforierte Divertikulitis	Mortalität: < 0,01 %
tiefe Ulzerationen, transmurale Nekrosen, fulminante Kolitis	
Kardiopulmonale Dekompensation	

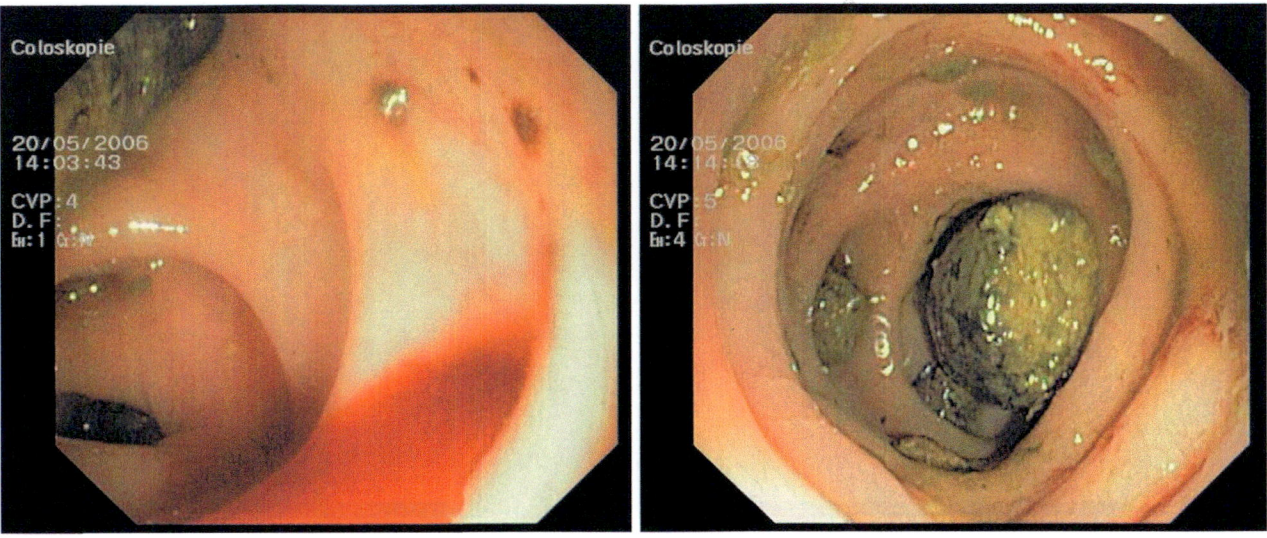

Abb. 6 Divertikelblutung: links: blutgefülltes Divertikel; rechts Divertikulose mit Ulcerationen

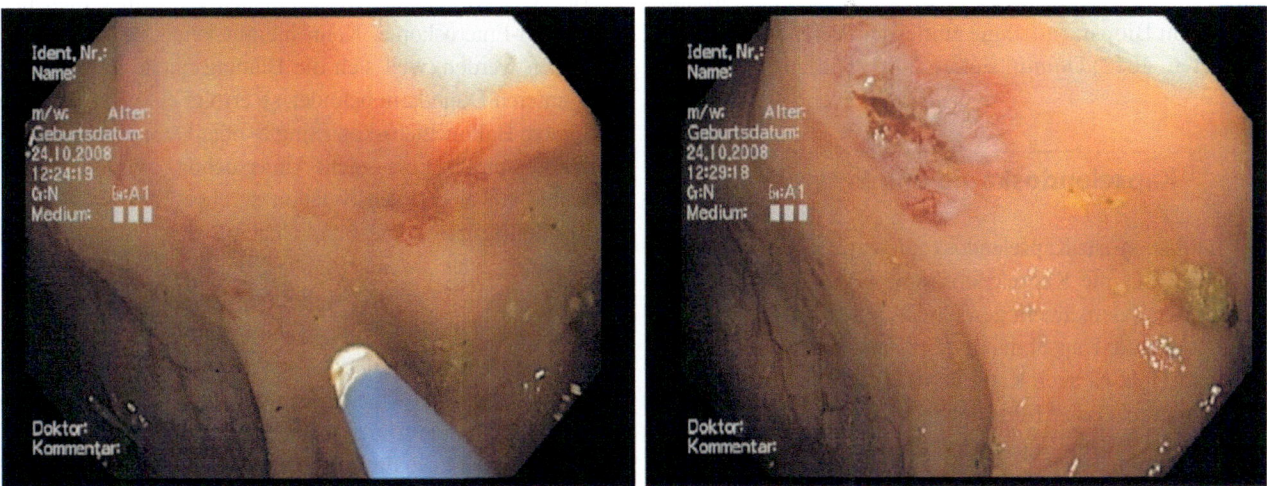

Abb. 7 Angiodysplasie: links Angiektasie und Argon-Plasma-Koagulation (APC) Sonde; rechts Z. n. APC Therapie

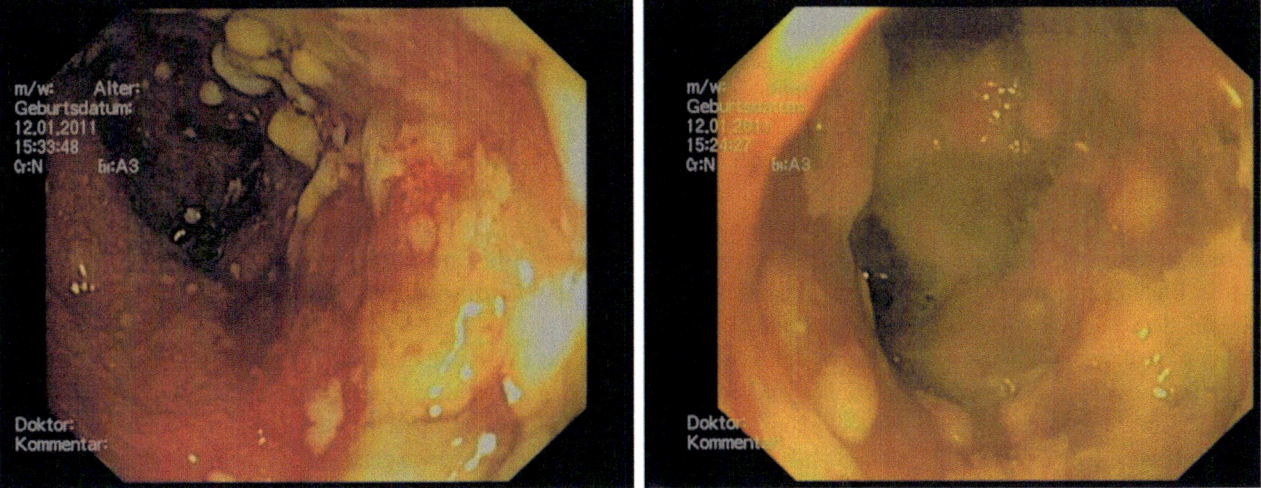

Abb. 8 Pseudomembranöse Colitis

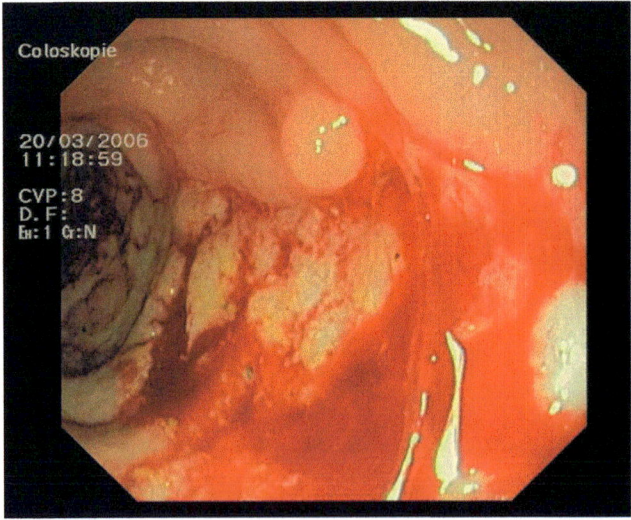 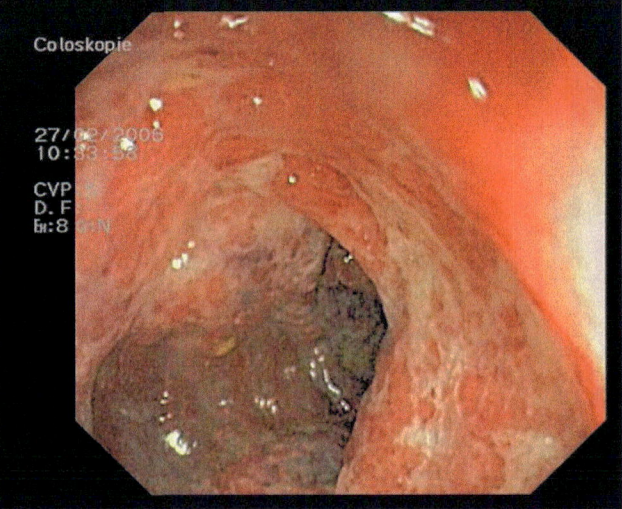

Abb. 9 Ischämische Colitis

knochenmarktransplantierten Patienten) ist eine Sigmoidoskopie mit Biopsieentnahme zumeist ausreichend (Rembacken et al. 2012; Dominitz et al. 2003; Dafnis et al. 2001).

5 Kapselendoskopie und Enteroskopie

Die Indikation zur Kapselendoskopie auf der Intensivstation ist selten. Für die Kapselendoskopie wird eine Kapsel mit integrierter Videokamera geschluckt und ein Video während der Passage der Kapsel durch den Dünndarm aufgezeichnet. Alternativ gibt es auch Kapseln, die keine Kamera besitzen, sondern mittels einer Messeinheit Blutbestandteile detektieren können. Sowohl Kapseln mit als auch ohne Video dienen der Detektion und Lokalisation einer Blutungsquelle, insbesondere bei der mittleren gastrointestinalen Blutung (Albert et al. 2008; Schmidt et al. 2016).

Bei dem seltenen Fall einer hämodynamisch relevanten, mittleren gastrointestinalen Blutung wird in der Regel eine CT-Angiografie oder eine konventionelle Angiografie zur Lokalisation der Blutung der Kapselendoskopie vorgezogen; die anschließende Angiografie ermöglicht die radiologische Intervention zur Blutungsstillung. In erfahrenen Zentren wird zudem die Indikation zur Ballonenteroskopie oder Motorspiralen-Enteroskopie, die ebenfalls die Möglichkeit einer Intervention bietet, zu prüfen sein. Nach vorangegangener Kapselendoskopie oder CT-Angiografie und damit nachgewiesener aktiver Blutung im Jejunum oder Ileum erfolgt die Enteroskopie auf dem kürzesten Weg von oral oder anal. Wird die Blutungsquelle erreicht, kann gezielt interveniert werden und es stehen die meisten therapeutischen Optionen zur Verfügung, die auch im Rahmen einer ÖGD oder Koloskopie eingesetzt werden können (Albert et al. 2008; Götz et al. 2017).

Bei V. a. Blutungen im proximalen Jejunum erfolgt erst eine Push-Enteroskopie. Kann hiermit keine Blutungsquelle gefunden werden, weil sich die Blutungsquelle im mittleren oder unteren Dünndarm befindet, so erfolgt eine Enteroskopie mit einem Ballonenteroskop (Single- oder Doppelballon) oder der Motorspirale. Eine solche Untersuchung wird selten bei Patienten auf einer Intensivstation durchgeführt. Das Prinzip der Ballon-Enteroskopie beruht darauf, den Dünndarm mit Hilfe eines oder zweier Ballons, die am Endoskop bzw. einem Übertubus befestigt sind, über das Endoskop aufzufädeln und somit die Blutungsquelle im Dünndarm zu erreichen. Diese Untersuchung bedarf einer speziellen Ausstattung zur Inflation der auf dem Übertubus und/oder Endoskop montierten Ballons und kann meist nicht am Patientenbett erfolgen. Der Patient muss also für den Transport hämodynamisch stabil sein. Bei der Motorspiralenteroskopie befindet sich um das Endoskop ein turbinenförmiger Motor, der es dem Untersucher ermöglicht, den Dünndarm hinter dem Endoskop aufzuschieben. Dadurch ist eine schnelle Darmpassage möglich. Allerdings muss der Patient für diese Untersuchung zunächst bougiert und intubiert werden. Eine gefürchtete Komplikation ist die Perforation (Denzer et al. 2015; Beyna et al. 2021).

6 Hepatobiläre Interventionen

6.1 Die Endoskopisch retrograde Cholangiopankreatografie (ERCP)

Die Durchführung einer ERCP erfordert neben der endoskopischen Ausstattung eine Röntgenanlage und kann daher in der Regel nicht bettseitig durchgeführt werden. Die ERCP wird heute überwiegend mit therapeutischer Indikation erfolgen, es sei denn, es ist eine gezielte Untersuchung der Gallengänge oder des Pankreasgangs mit speziellen Techniken wie etwa der Cholangioskopie oder dem intraduktalen Ultraschall nach uneindeutiger, nicht invasiver Diagnostik (z. B. MRT/MRCP) erforderlich. Bei einem intensivpflichtigen Patienten wird die Indikation zur ERCP eher selten gestellt. Im Vordergrund steht zuerst immer die Behandlung der Sepsis bei Cholangitis und/oder Pankreatitis. Zeichen einer Cholangitis werden durch die Tokyo Klassifikation charakterisiert: systemische Inflammation (Fieber/Schüttelfrost oder Leukozytose/CRP-Erhöhung) + erhöhte Leberwerte (Bilirubin, γ-GT, AP, Transaminasen) + Sonografie (Ductus hepatocholedochus [DHC] > 7 mm/Konkrementnachweis). Für eine Choledocholithiasis sind folgende Kriterien prädiktiv: Erweiterter DHC > 7 mm + Hyperbilirubinämie + erhöhte GGT/ALT oder ein Konkrementnachweis oder der Nachweis einer Cholangitis gemäß den Tokyo-Kriterien. Weitere indirekte Merkmale sind insbesondere mehrere kleine Gallenblasensteine (Durchmesser < 5 mm) oder eine erhöhte Lipase (Gutt et al. 2018).

In Tab. 8 sind weitere typische Indikationen zur ERCP aufgeführt.

Wenn die Indikation zur ERCP durch weitere diagnostische Untersuchungen abgesichert werden muss, stehen als nicht-invasive Verfahren die Magnetresonanz-Cholangiopankreatikografie (MRCP) und der endoskopische Ultraschall zur Verfügung.

Komplikationen der ERCP schließen unter anderem eine Pankreatitis (1,7–10 %), eine intestinale Blutung (< 1 %), eine Perforation (0,45–1,9 %) und eine Cholangitis ein. Wird durch die ERCP keine komplette Drainage von kontrastierten Gallenwegsegmenten erreicht, kann durch eine prophylaktische Antibiotika-Gabe die konsekutive Cholangitis-Rate reduziert werden (Christensen et al. 2004; Fatima et al. 2007; Freeman 1998; Lai et al. 1992; Gutt et al. 2018; Ozden et al. 2005; Preetha et al. 2003; Will et al. 2007).

6.2 Perkutane transhepatische Cholangiodrainage (PTCD)

Eine PTCD hat ein etwas höheres Komplikationsrisiko als die ERCP und sollte daher dann erfolgen, wenn eine ERCP nicht gelingt (nicht zu intubierende Papille; hochgradige, nicht sondierbare DHC-Stenose zur Gallenwegsdrainage) oder wenn mittels ERCP keine suffiziente Drainage der Gallenwege (z. B. bei Cholangitis) erzielt werden kann oder wenn die Papille aus anatomischen Gründen – etwa bei biliodigestiver Anastomose – nicht erreicht werden kann. In ausgewählten Fällen kann auch ein kombiniertes, endoskopisch-perkutanes Vorgehen (Rendez-vous Prozedur) den therapeutischen Erfolg bringen (Kränzle et al. 2018; Lai et al. 1992; Ozden et al. 2005; Will et al. 2007; Gutt et al. 2018).

Die Gallenwege werden unter sonografischer Steuerung perkutan punktiert, mit Kontrastmittel unter radiologischer Kontrolle dargestellt, mit Draht und Katheter sondiert, bougiert und anschließend wird eine Drainage eingelegt. Langfristiges Ziel ist eine Internalisierung der Drainage, d. h. eine Sondierung des DHC mit Einlage einer Yamakawa- oder Münchner-Drainage von perkutan über den DHC in den Dünndarm. So kann das Gallesekret nach endoluminal ablaufen. Ein Beispiel einer PTCD im Rendez-vous-Verfahren ist in Abb. 10 dargestellt (Kränzle et al. 2018; Lai et al. 1992; Ozden et al. 2005; Will et al. 2007; Gutt et al. 2018).

Tab. 8 Indikation zur Durchführung einer endoskopisch retrograden Cholangiopankreatografie (ERCP) beim Intensivpatienten. (Christensen et al. 2004; Fatima et al. 2007; Freeman 1998; Lai et al. 1992; Gutt et al. 2018; Ozden et al. 2005; Preetha et al. 2003; Will et al. 2007)

Indikation	Mögliche Ursachen	Endoskopische Therapie
Akute Cholangitis Definition (2/3 Kriterien): 1) Fieber/Leukozytose/CRP 2) Erhöhte Leberwerte 3) DHC > 7 mm/Konkrementnachweis	Choledocholithiasis	Endoskopische Steinentfernung
	Neoplastische Obstruktion des Gallenwegsystems	Einlage einer Endoprothese (Plastik-/Metallstent)
Choledocholithiasis	Kriterien: 1) DHC > 7 mm/Konkrementnachweis 2) Erhöhtes Bilirubin/GGT/AP 3) Nachweis einer Cholangitis oder biliären Pankreatitis	Endoskopische Steinentfernung; ggf. endoskopische Nekrosenbehandlung
Postoperative Komplikationen	Pankreasgangleckage	Sphinkterotomie
	Biliäre Leckagen (z. B. nach Lebertransplantation) Biliäre Stenosen Anastomosenstenosen	Einlegen einer Endoprothese Ballondilatation der Stenose

DHC – Ductus hepatocholedochus. DW – Ductus wirsungianus

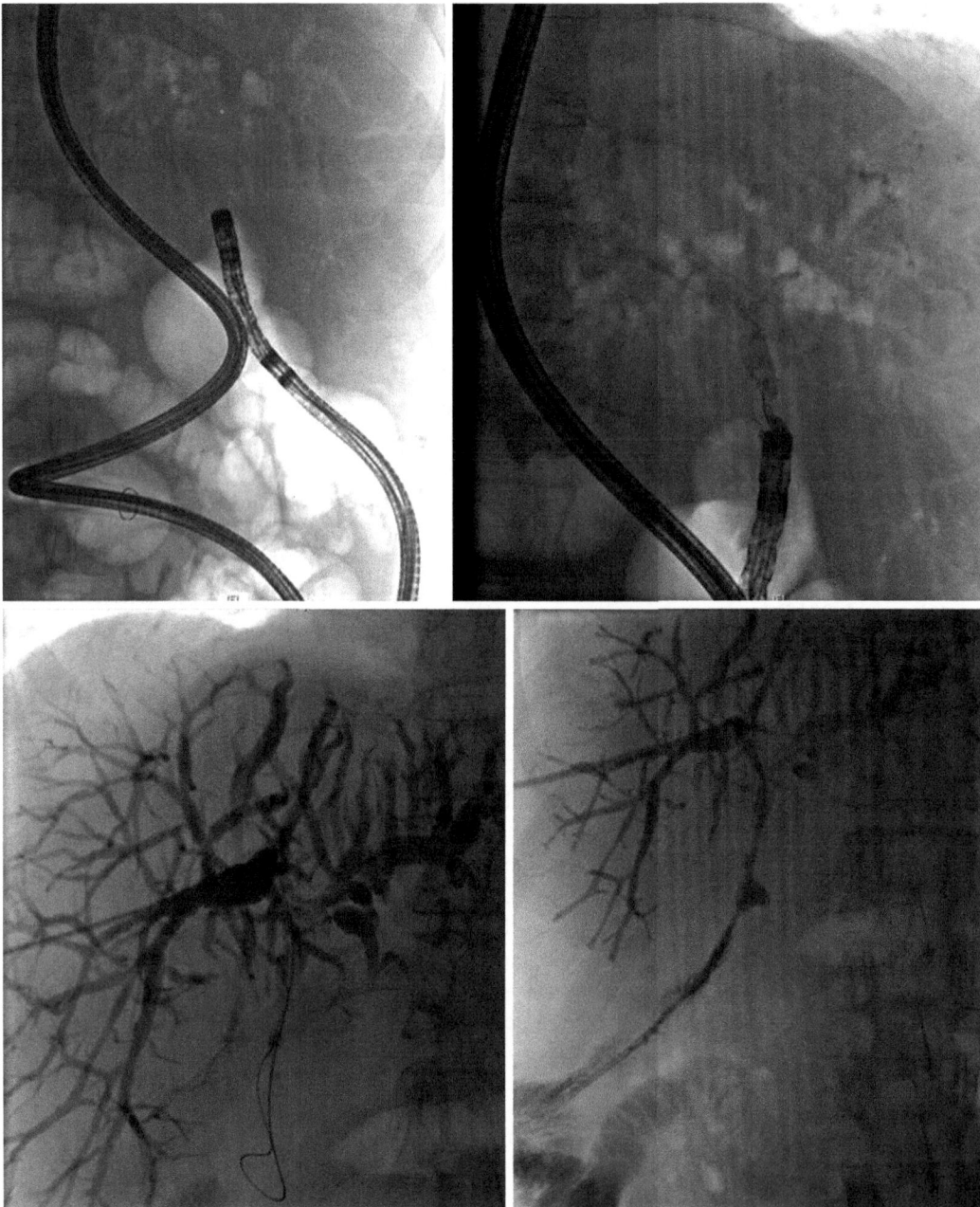

Abb. 10 Perkutane transhepatische Cholangiodrainage (PTCD) zur Therapie einer hochgradigen Stenose der bilio-digestiven Anastomose mit rezidivierender Cholangitis nach Lebertransplantation: Darstellung und Diagnosestellung der Stenose mit der Doppelballonenteroskopie (oben) und Einlage einer perkutanen Drainage, nach intestinal internalisert (unten)

6.3 Endosonografisch-gesteuerte Gallengangsdrainage (EUS-CD)

Eine alternative Methode nach frustraner ERCP stellt die endosonografisch-gesteuerte Gallengangsdrainage (EUS-CD) dar. Mit Hilfe eines therapeutischen longitudinalen Endosonografiegerätes wird ein erweiterter Gallengang sonografisch punktiert und ein Stent mittels Seldinger-Technik von intestinal oder gastral in den Gallengang eingelegt. Diese Methode wird überwiegend in der Palliation eingesetzt (Bang et al. 2018; Paik et al. 2018; Park et al. 2018).

7 Endosonografie

Der endoskopische Ultraschall (EUS, Endosonografie) bietet eine exzellente Ortsauflösung und eine hervorragende Detailgenauigkeit in der Abbildung schallkopfnaher Organe und kann daher zur Darstellung der Gallenwege – etwa bei der Frage nach einem Gallengangstein – oder von Pankreas, Leber, Gallenblase oder der Wand des Gastrointestinaltraktes dienen. In den letzten Jahren hat die therapeutische Endosonografie darüber hinaus eine zunehmende Rolle in der

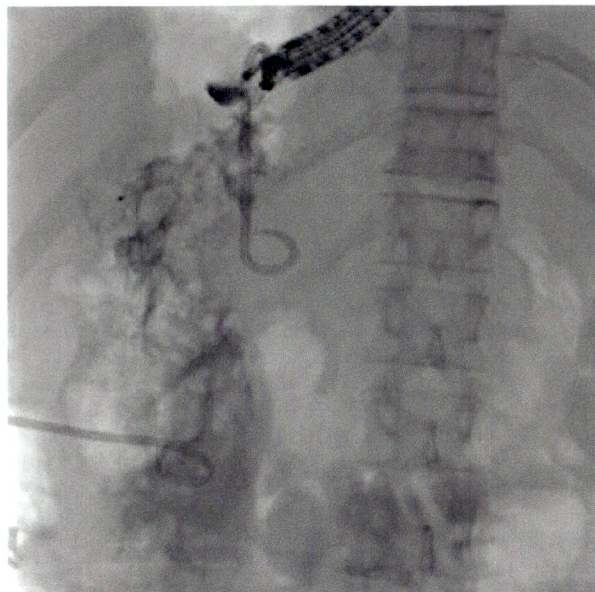
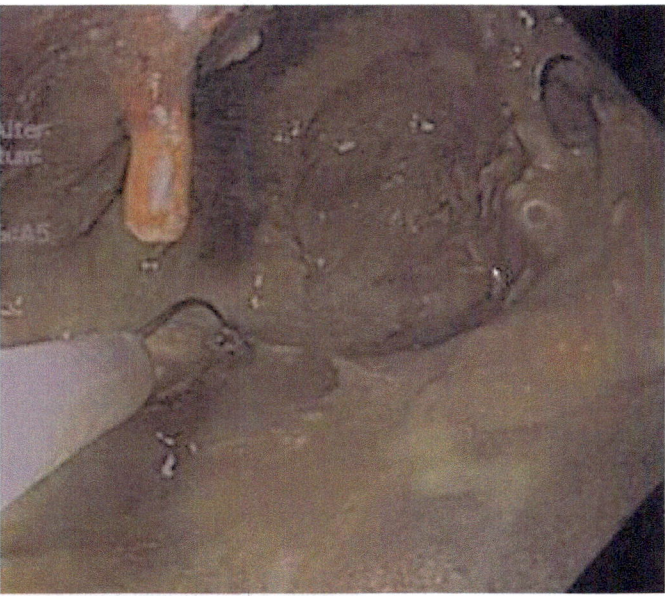
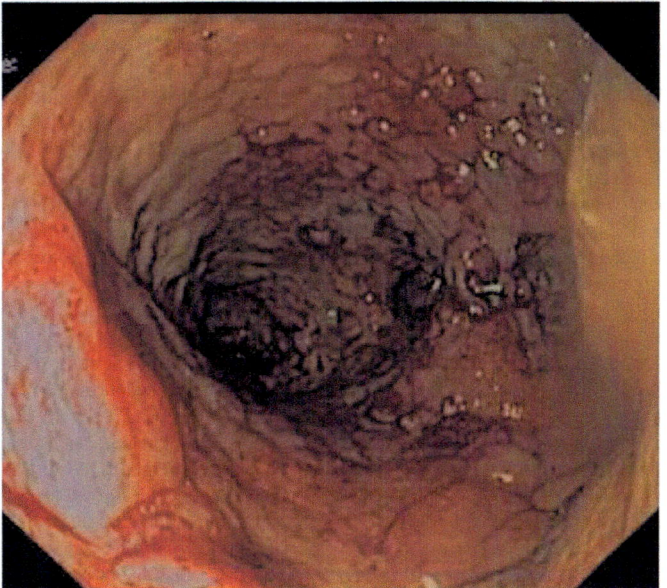

Abb. 11 Endosonografie-gesteuerte Punktion einer sog., „walled-off necrosis" (WON) bei nekrotisierender Pankreatitis (**a**) und endoskopische Nekrosektomie (**b**). Im Verlauf nach mehreren endoskopischen Sitzungen gut granulierte Nekrosehöhle ohne Hinweis auf verbliebende Nekrosen (**c**)

endosonografischen Drainage und Nekrosektomie bei infizierter nekrotisierender Pankreatitis und infizierten Pseudozysten erlangt. Im Vergleich zur primär offenen, operativen Nekrosektomie bei nekrotisierender Pankreatitis haben minimal invasive Verfahren in Studien eine Reduktion von Komplikationen aufgezeigt und sollten für diese Indikation primär bevorzugt werden. Neben der transabdominellen sonografischen oder CT-gesteuerten Drainage zählt hierzu auch die endosonografisch gesteuerte Drainage – meist ausgehend vom Magen. Über die gelegte Drainage kann dann in einer oder mehreren endoskopischen Sitzungen die Nekrosehöhle ausgeräumt werden (siehe Abb. 11). Dies kann mittels konventioneller Schlingentechnik oder einem neuen, nicht thermischen, mechanischen, turbinenartigen System erfolgen.

Darüber hinaus kann die Endosonografie zur Diagnose/Ausschluss einer Choledocholithiasis bei V. a. biliäre Pankreatitis in der Akutsituation hilfreich sein, um zwischen persistierender Choledocholithiasis und Z. n. Steinabgang zu differenzieren (Arvanitakis et al. 2018; Rizzatti et al. 2020; van Santvoort et al. 2010; Bakker et al. 2012; Will et al. 2007).

Literatur

Albert JG, Schülbe R, Hahn L, Heinig D, Schoppmeyer K, Porst H et al (2008) Impact of capsule endoscopy on outcome in mid-intestinal bleeding: a multicentre cohort study in 285 patients. Eur J Gastroenterol Hepatol 20(10):971–977. https://doi.org/10.1097/MEG.0b013e3282fb2a53

Ali MA, Lam-Himlin D, Voltaggio L (2012) Eosinophilic esophagitis: a clinical, endoscopic, and histopathologic review. Gastrointest Endosc 76(6):1224–1237. https://doi.org/10.1016/j.gie.2012.08.023

Arvanitakis M, Dumonceau J-M, Albert J, Badaoui A, Bali M, Barthet M et al (2018) Endoscopic management of acute necrotizing pancreatitis: European Society of Gastrointestinal Endoscopy (ESGE) evidence-based multidisciplinary guidelines. Endoscopy 50(05):524–546. https://doi.org/10.1055/a-0588-5365

Arvanitakis M, Gkolfakis P, Despott EJ, Ballarin A, Beyna T, Boeykens K et al (2021) Endoscopic management of enteral tubes in adult patients – part 1: definitions and indications. European Society of Gastrointestinal Endoscopy (ESGE) Guideline. Endoscopy 53(1):81–92. https://doi.org/10.1055/a-1303-7449

Bai Y, Guo J-F, Li Z-S (2011) Meta-analysis: erythromycin before endoscopy for acute upper gastrointestinal bleeding. Aliment Pharmacol Ther 34(2):166–171. https://doi.org/10.1111/j.1365-2036.2011.04708.x

Bakker OJ, van Santvoort HC, van Brunschot S, Geskus RB, Besselink MG, Bollen TL et al (2012) Endoscopic transgastric vs surgical necrosectomy for infected necrotizing pancreatitis: a randomized trial. JAMA 307(10):1053–1061. https://doi.org/10.1001/jama.2012.276

Bang JY, Navaneethan U, Hasan M, Hawes R, Varadarajulu S (2018) Stent placement by EUS or ERCP for primary biliary decompression in pancreatic cancer: a randomized trial (with videos). Gastrointest Endosc 88(1):9–17. https://doi.org/10.1016/j.gie.2018.03.012

Barkun AN, Bardou M, Martel M, Gralnek IM, Sung JJY (2010) Prokinetics in acute upper GI bleeding: a meta-analysis. Gastrointest Endosc 72(6):1138–1145. https://doi.org/10.1016/j.gie.2010.08.011

Behrens A, Kreuzmayr A, Manner H, Koop H, Lorenz A, Schaefer C et al (2019) Acute sedation-associated complications in GI endoscopy (ProSed 2 Study): results from the prospective multicentre electronic registry of sedation-associated complications. Gut 68(3):445–452. https://doi.org/10.1136/gutjnl-2015-311037

Ben-Menachem T, Decker GA, Early DS, Evans J, Fanelli RD, Fisher DA et al (2012) Adverse events of upper GI endoscopy. Gastrointest Endosc 76(4):707–718. https://doi.org/10.1016/j.gie.2012.03.252

Berton DC, Kalil AC, Teixeira PJZ (2014) Quantitative versus qualitative cultures of respiratory secretions for clinical outcomes in patients with ventilator-associated pneumonia. Cochrane Database Syst Rev 10:CD006482. https://doi.org/10.1002/14651858.CD006482.pub4

Beyna T, Arvanitakis M, Schneider M, Gerges C, Böing D, Devière J, Neuhaus H (2021) Motorised spiral enteroscopy: first prospective clinical feasibility study. Gut 70(2):261–267. https://doi.org/10.1136/gutjnl-2019-319908

Biecker E, Heller J, Schmitz V, Lammert F, Sauerbruch T (2008) Diagnosis and management of upper gastrointestinal bleeding. Dtsch Arztebl Int 105(5):85–94. https://doi.org/10.3238/arztebl.2008.0085

Birk M, Bauerfeind P, Deprez PH, Häfner M, Hartmann D, Hassan C et al (2016) Removal of foreign bodies in the upper gastrointestinal tract in adults: European Society of Gastrointestinal Endoscopy (ESGE) Clinical Guideline. Endoscopy 48(5):489–496. https://doi.org/10.1055/s-0042-100456

Blatchford O, Murray WR, Blatchford M (2000) A risk score to predict need for treatment for uppergastrointestinal haemorrhage. Lancet 356(9238):1318–1321. https://doi.org/10.1016/S0140-6736(00)02816-6

Cheng DW, Lu YW, Teller T, Sekhon HK, Wu BU (2012) A modified Glasgow Blatchford Score improves risk stratification in upper gastrointestinal bleed: a prospective comparison of scoring systems. Aliment Pharmacol Ther 36(8):782–789. https://doi.org/10.1111/apt.12029

Chirica M, Bonavina L, Kelly MD, Sarfati E, Cattan P (2017) Caustic ingestion. Lancet 389(10083):2041–2052. https://doi.org/10.1016/S0140-6736(16)30313-0

Christensen M, Matzen P, Schulze S, Rosenberg J (2004) Complications of ERCP: a prospective study. Gastrointest Endosc 60(5):721–731. https://doi.org/10.1016/s0016-5107(04)02169-8

Dafnis G, Ekbom A, Pahlman L, Blomqvist P (2001) Complications of diagnostic and therapeutic colonoscopy within a defined population in Sweden. Gastrointest Endosc 54(3):302–309. https://doi.org/10.1067/mge.2001.117545

Denzer U, Beilenhoff U, Eickhoff A, Faiss S, Hüttl P, Smitten S et al (2015) S2k-Leitlinie Qualitätsanforderungen in der gastrointestinalen Endoskopie, AWMF Register Nr. 021-022. Erstauflage 2015. Z Gastroenterol 53(12):E1–E227. https://doi.org/10.1055/s-0041-109598

Dominitz JA, Eisen GM, Baron TH, Goldstein JL, Hirota WK, Jacobson BC et al (2003) Complications of colonoscopy. Gastrointest Endosc 57(4):441–445. https://doi.org/10.1016/S0016-5107(03)80005-6

Fatima J, Baron TH, Topazian MD, Houghton SG, Iqbal CW, Ott BJ et al (2007) Pancreaticobiliary and duodenal perforations after periampullary endoscopic procedures: diagnosis and management. Arch Surg 142(5):448–454; discussion 454–455. https://doi.org/10.1001/archsurg.142.5.448

Freeman ML (1998) Toward improving outcomes of ERCP. Gastrointest Endosc 48(1):96–102. https://doi.org/10.1016/s0016-5107(98)70143-9

Götz M, Anders M, Biecker E, Bojarski C, Braun G, Brechmann T et al (2017) S2k-Leitlinie Gastrointestinale Blutung. Z Gastroenterol 55(9):883–936. https://doi.org/10.1055/s-0043-116856

Gutt C, Jenssen C, Barreiros A-P, Götze TO, Stokes CS, Jansen PL et al (2018) Aktualisierte S3-Leitlinie der Deutschen Gesellschaft für Gastroenterologie, Verdauungs- und Stoffwechselkrankheiten (DGVS) und der Deutschen Gesellschaft für Allgemein- und Viszeralchirurgie (DGAV) zur Prävention, Diagnostik und Behandlung von Gallensteinen. Z Gastroenterol 56(8):912–966. https://doi.org/10.1055/a-0644-2972

He H, Ding L, Li F, Zhan Q (2011) Clinical features of invasive bronchial-pulmonary aspergillosis in critically ill patients with chronic obstructive respiratory diseases: a prospective study. Crit Care 15(1):R5. https://doi.org/10.1186/cc9402

Higuchi D, Sugawa C, Shah SH, Tokioka S, Lucas CE (2003) Etiology, treatment, and outcome of esophageal ulcers: a 10-year experience in an urban emergency hospital. J Gastrointest Surg 7(7):836–842. https://doi.org/10.1007/s11605-003-0027-7

Jelic S, Cunningham JA, Factor P (2008) Clinical review: airway hygiene in the intensive care unit. Crit Care 12(2):209. https://doi.org/10.1186/cc6830

Kabadayi S, Bellamy MC (2017) Bronchoscopy in critical care. BJA Educ 17(2):48–56. https://doi.org/10.1093/bjaed/mkw040

Kim SY, Kim H-S, Park HJ (2019) Adverse events related to colonoscopy: global trends and future challenges. World J Gastroenterol 25(2):190–204. https://doi.org/10.3748/wjg.v25.i2.190

Kränzle S, Schmid U, Seeger C (Hrsg) (2018) Palliative Care. Praxis, Weiterbildung, Studium, 6. Aufl. Springer Berlin Heidelberg, Berlin/Heidelberg

Lai EC, Mok FP, Tan ES, Lo CM, Fan ST, You KT, Wong J (1992) Endoscopic biliary drainage for severe acute cholangitis. N Engl J Med 326(24):1582–1586. https://doi.org/10.1056/NEJM199206113262401

Lee Y-L, Chen W, Chen L-Y, Chen C-H, Lin Y-C, Liang S-J, Shih C-M (2010) Systemic and bronchoalveolar cytokines as predictors of in-hospital mortality in severe community-acquired pneumonia. J Crit Care 25(1):176.e7–176.e13. https://doi.org/10.1016/j.jcrc.2009.05.002

Luna CM, Sarquis S, Niederman MS, Sosa FA, Otaola M, Bailleau N et al (2013) Is a strategy based on routine endotracheal cultures the best way to prescribe antibiotics in ventilator-associated pneumonia? Chest 144(1):63–71. https://doi.org/10.1378/chest.12-1477

Lusong, MAA de, Timbol ABG, Tuazon DJS (2017) Management of esophageal caustic injury. World J Gastrointest Pharmacol Ther 8(2): 90–98. https://doi.org/10.4292/wjgpt.v8.i2.90

Murgu S, Langer S, Colt H (2012) Bronchoscopic intervention obviates the need for continued mechanical ventilation in patients with airway obstruction and respiratory failure from inoperable non-small-cell lung cancer. Respiration 84(1):55–61. https://doi.org/10.1159/000339316

Ozden I, Tekant Y, Bilge O, Acarli K, Alper A, Emre A et al (2005) Endoscopic and radiologic interventions as the leading causes of severe cholangitis in a tertiary referral center. Am J Surg 189(6): 702–706. https://doi.org/10.1016/j.amjsurg.2005.03.010

Paik WH, Lee TH, Park DH, Choi J-H, Kim S-O, Jang S et al (2018) EUS-guided biliary drainage versus ERCP for the primary palliation of malignant biliary obstruction: a multicenter randomized clinical trial. Am J Gastroenterol 113(7):987–997. https://doi.org/10.1038/s41395-018-0122-8

Park JK, Woo YS, Noh DH, Yang J-I, Bae SY, Yun HS et al (2018) Efficacy of EUS-guided and ERCP-guided biliary drainage for malignant biliary obstruction: prospective randomized controlled study. Gastrointest Endosc 88(2):277–282. https://doi.org/10.1016/j.gie.2018.03.015

Peng Y-Y, Soong W-J, Lee Y-S, Tsao P-C, Yang C-F, Jeng M-J (2011) Flexible bronchoscopy as a valuable diagnostic and therapeutic tool in pediatric intensive care patients: a report on 5 years of experience. Pediatr Pulmonol 46(10):1031–1037. https://doi.org/10.1002/ppul.21464

Phua GC, Wahidi MM (2009) ICU procedures of the critically ill. Respirology (Carlton) 14(8):1092–1097. https://doi.org/10.1111/j.1440-1843.2009.01643.x

Pox CP, Altenhofen L, Brenner H, Theilmeier A, von Stillfried D, Schmiegel W (2012) Efficacy of a nationwide screening colonoscopy program for colorectal cancer. Gastroenterology 142(7):1460–7.e2. https://doi.org/10.1053/j.gastro.2012.03.022

Preetha M, Chung Y-FA, Chan W-H, Ong H-S, Chow PKH, Wong W-K et al (2003) Surgical management of endoscopic retrograde cholangiopancreatography-related perforations. ANZ J Surg 73(12): 1011–1014. https://doi.org/10.1046/j.1445-2197.2003.t01-15-.x

Rabe C, Appenrodt B, Hoff C, Ewig S, Klehr HU, Sauerbruch T et al (2010) Severe respiratory failure due to diffuse alveolar hemorrhage: clinical characteristics and outcome of intensive care. J Crit Care 25(2):230–235. https://doi.org/10.1016/j.jcrc.2009.04.009

Rembacken B, Hassan C, Riemann JF, Chilton A, Rutter M, Dumonceau J-M et al (2012) Quality in screening colonoscopy: position statement of the European Society of Gastrointestinal Endoscopy (ESGE). Endoscopy 44(10):957–968. https://doi.org/10.1055/s-0032-1325686

Rizzatti G, Rimbas M, Impagnatiello M, Gasbarrini A, Costamagna G, Larghi A (2020) Endorotor-based endoscopic necrosectomy as a rescue or primary treatment of complicated walled-off pancreatic necrosis. A case series. J Gastrointest Liver Dis JGLD 29(4): 681–684. https://doi.org/10.15403/jgld-2534

Santvoort HC van, Besselink MG, Bakker OJ, Hofker HS, Boermeester MA, Dejong CH et al (2010) A step-up approach or open necrosectomy for necrotizing pancreatitis. N Engl J Med 362(16): 1491–1502. https://doi.org/10.1056/NEJMoa0908821

Scala R, Naldi M, Maccari U (2010) Early fiberoptic bronchoscopy during non-invasive ventilation in patients with decompensated chronic obstructive pulmonary disease due to community-acquired-pneumonia. Crit Care 14(2):R80. https://doi.org/10.1186/cc8993

Schmidt A, Bauder M, Kama C, Küllmer A, Meier B, Caca K (2016) Detektion der oberen gastrointestinalen Blutung mit einer neuartigen schluckbaren telemetrischen Sensorkapsel („HemoPill acute") – eine prospektive Pilot-Studie. Z Gastroenterol 54(08). https://doi.org/10.1055/s-0036-1586889

Sung SH, Jeon SW, Son HS, Kim SK, Jung MK, Cho CM et al (2011) Factors predictive of risk for complications in patients with oesophageal foreign bodies. Dig Liver Dis 43(8):632–635. https://doi.org/10.1016/j.dld.2011.02.018

Truong S, Willis S, Riesener KP, Seelig M, Bötjer A, Schumpelick V (1997) Stellenwert der intraluminalen Darmdekompression durch eine endoskopisch plazierte Dennis-Sonde in der Therapie des Ileus. Retrospektive klinische Studie bei 174 Patienten. Langenbecks Arch Chir 382(4):216–221. https://doi.org/10.1007/BF02391869

Veitch AM, Radaelli F, Alikhan R, Dumonceau J, Eaton D, Jo J et al (2021) Endoscopy in patients on antiplatlet or anticoagulant therapy: British Society of Gastroenterology (BSG) and European Society of Gastrointestinal Endoscopy (ESGE) guideline update. Endoscopy 53(09). https://doi.org/10.1055/a-1547-2282

Will U, Thieme A, Fueldner F, Gerlach R, Wanzar I, Meyer F (2007) Treatment of biliary obstruction in selected patients by endoscopic ultrasonography (EUS)-guided transluminal biliary drainage. Endoscopy 39(4):292–295. https://doi.org/10.1055/s-2007-966215

Zargar SA, Kochhar R, Mehta S, Mehta SK (1991) The role of fiberoptic endoscopy in the management of corrosive ingestion and modified endoscopic classification of burns. Gastrointest Endosc 37(2): 165–169. https://doi.org/10.1016/s0016-5107(91)70678-0

Blutgasanalyse

Markus Rehm, Klaus Hofmann-Kiefer und Peter Conzen

Inhalt

1 Physiologische Grundlagen 413
1.1 Definitionen 413
1.2 Puffersysteme 414

2 Pathophysiologie des Säure-Basen-Haushalts 415
2.1 Äthiopathologie von Säure-Basen-Störungen 415
2.2 Physiologisch-analytische Modelle metabolischer Störungen ... 415
2.3 Respiratorische Störungen 422

3 Therapie der Störungen 423
3.1 Erkennung von Säure-Basen-Störungen in der Klinik 423
3.2 Puffertherapie 423

4 Fazit 424

Literatur 424

1 Physiologische Grundlagen

1.1 Definitionen

Die meisten biologischen Komponenten sind schwache Säuren oder schwache Basen. Schwache Säuren können relativ leicht Protonen abgeben und wieder aufnehmen, bei schwachen Basen sind die Verhältnisse genau umgekehrt.

Der pH-Wert einer Lösung wird üblicherweise definiert als der negative dekadische Logarithmus der Hydroniumionenkonzentration. In neutralem Wasser beträgt diese 10^{-7} mmol/l, der pH-Wert demnach $-\log(10^{-7}) = 7$. Im arteriellen Blut dagegen liegt eine Hydroniumionenkonzentration von 40 nmol/l vor. Der pH-Wert beträgt dort dementsprechend: $-\log(40 \times 10^{-9}) = 7{,}40$. Hydroniumionenkonzentrationen zwischen 160 und 16 nmol/l sind mit dem Leben vereinbar (pH 7,8–6,8).

M. Rehm (✉) · K. Hofmann-Kiefer · P. Conzen
Klinik für Anästhesiologie, Klinikum der Universität München Campus Großhadern, München, Deutschland
E-Mail: markus.rehm@med.uni-muenchen.de;
klaus.hofmann-kiefer@med.uni-muenchen.de;
peter.conzen@med.uni-muenchen.de

Für eine Lösung, die die schwache Säure [HA] und die schwache Base [A$^-$] enthält, lässt sich eine Dissoziationskonstante K wie folgt festlegen:

$$K = \frac{[HCO_3^-] \times [OH^-]}{[H_2O]^2} \quad (1)$$

Der negative dekadische Logarithmus dieser Gleichung wird als **Henderson-Hasselbalch-Gleichung** bezeichnet:

$$pH = pK_s + \log\frac{[A^-]}{[HA]} \quad (2)$$

Nach dieser Gleichung lässt sich der pH-Wert einer Lösung berechnen aus dem pK$_s$ einer Säure und den Konzentrationen der Säure und ihrer konjugierten Base. Klinische Veränderungen, die mit einer Verschiebung des Blut-pH-Werts einhergehen, bezeichnet man je nach der Form der Veränderung als Azidosen oder Alkalosen.

Unter einer **Azidose** versteht man ein Absinken des pH-Werts unter 7,36, unter einer **Alkalose** einen Anstieg des pH-Werts über 7,44. Respiratorische Störungen liegen vor, wenn der pCO$_2$ primär von der Veränderung betroffen

Tab. 1 Verschiebungen im Säure-Basen-Haushalt und Kompensationsmechanismen

	Primäre Veränderung	Kompensationsreaktion
Respiratorische Azidose	$p_aCO_2\uparrow$	$(sHCO_3^- \uparrow)$
Respiratorische Alkalose	$p_aCO_2\downarrow$	$(HCO_3^- \downarrow)$
Metabolische Azidose	$(sHCO_3^- \downarrow)$	$p_aCO_2\downarrow$
Metabolische Alkalose	$(sHCO_3^- \uparrow)$	$p_aCO_2\uparrow$

$(sHCO_3^-)=$ Standardbikarbonatkonzentration: Hierunter versteht man die $(sHCO_3^-)$ einer beliebigen Blutprobe interpoliert auf einen pCO2 von 40 mm Hg, eine Temperatur von 37 °C und eine O2-Sättigung von 100 %

ist. Betreffen die Veränderungen im Säure-Basen-Haushalt v. a. die HCO3⁻-Konzentration, spricht man von einer nichtrespiratorischen oder auch metabolischen Störung. Hierzu zählen auch Störungen renaler oder intestinaler Ursache.

Metabolische Störungen können in der Regel durch respiratorische Kompensationsmechanismen in weiten Grenzen ausgeglichen werden und umgekehrt (Tab. 1). Zu beachten ist jedoch, dass beim intubierten und beatmeten Intensivpatienten das Atemminutenvolumen als wesentliches Regulativ des pCO2 von den Respiratoreinstellungen und nicht von physiologischen Erfordernissen bestimmt ist.

1.2 Puffersysteme

Schon unter physiologischen Bedingungen fallen im Stoffwechsel ca. 50–100 mmol Protonen pro Tag an (Halperin 1982). Diese entstehen im Proteinstoffwechsel sowie aus der unvollständigen Verbrennung von Kohlehydraten, Fetten und organischen Säuren. Unter pathologischen Bedingungen (z. B. Sepsis) können auch weitaus größere Mengen an Protonen im Organismus entstehen.

Um ein konstantes physiologisches Milieu aufrecht erhalten zu können, existieren im Körper daher effiziente Puffersysteme, die die anfallenden Protonen „abfangen", den pH-Wert der Körperflüssigkeiten in engen Grenzen halten (7,36–7,44) und damit für ein einwandfreies Funktionieren der Enzyme und Transportsysteme des Organismus sorgen.

1.2.1 Kohlensäure-Bikarbonat-Puffersystem

Das Kohlensäure-Bikarbonat-System ist das effizienteste Puffersystem im menschlichen Organismus. Obwohl es im eigentlichen Sinn nur aus den Komponenten H_2CO_3 und HCO_3^- als konjugiertes Säure-Basen-Paar besteht, kann auch der Kohlendioxidpartialdruck (pCO2) in die Puffergleichung eingesetzt werden, denn es gilt:

$$H_2O + CO_2 \leftrightarrow H_2CO_3 \leftrightarrow H^+ + HCO_3^- \quad (3)$$

Die Hydratation des CO_2 geschieht hierbei über das Enzym Karboanhydrase, das sich v. a. in den Erythrozyten befindet. Zudem findet entlang der Erythrozytenmembran ein (elektroneutraler) Ionenaustausch statt, bei dem Chloridionen gegen (HCO_3^-) ausgetauscht werden (Chlorid-Shift). Hierdurch kann die (HCO_3^-)-Konzentration im Plasma erhöht werden.

Wird der Löslichkeitskoeffizient des CO_2 mit in Betracht gezogen, kann die **Henderson-Hasselbalch-Gleichung** für das Kohlensäure-Bikarbonat-System wie folgt beschrieben werden:

Henderson-Hasselbalch-Gleichung

$$pH = pKs + \log \frac{[HCO_3^-]}{[0,03\ paCO_2]} \quad (4)$$

oder

$$pH = 6,1 + \log \frac{[HCO_3^-]}{[0,03\ paCO_2]} \quad (5)$$

Man beachte, dass der pK_s der Kohlensäure mit 6,1 relativ weit vom pH-Wert des Blutes entfernt ist und das System daher als Puffer grundsätzlich wenig effizient sein sollte. Das Reaktionsgleichgewicht in Gl. (5) liegt prinzipiell weit auf Seiten des HCO_3^-. Entscheidend ist jedoch, dass das System nach zwei Seiten offen ist: CO_2 wird über die Lungen abgeatmet, hierdurch verschiebt sich das Reaktionsgleichgewicht auf die Seite des CO_2 – Protonen können aufgenommen werden. Auf der anderen Seite können Nieren und Leber aktiv in die Regulation der HCO_3^--Konzentration eingreifen. Der Kohlensäure-Bikarbonat-Puffer wird nur wirksam bei metabolischen Störungen des Säure-Basen-Haushalts, auf respiratorische Störungen hat er keinen Einfluss.

1.2.2 Hämoglobin als Puffersystem

Neben dem Kohlensäure-Bikarbonat-Puffersystem stellt das Hämoglobin das mengenmäßig bedeutendste Puffersystem dar. Für die Pufferkapazität verantwortlich sind im Wesentlichen Histidinbindungstellen mit einem pK von ca. 6,8. Die Säure-Basen-Gleichung des Hämoglobins kann vereinfacht ausgedrückt werden als Interaktion zwischen dem hydroxylierten Hämoglobin und seinem Kaliumsalz.

$$H^+ + KHb \leftrightarrow HHb + K^+ \quad (6)$$

Desoxygeniertes Hämoglobin hat hierbei eine größere Pufferkapazität als oxygeniertes. Im Gegensatz zum Kohlensäure-Bikarbonat-Puffersystem wird das Hämoglobinpuffersystem sowohl bei metabolischen als auch bei respiratorischen Störungen wirksam.

1.2.3 Weitere Puffersysteme

Proteine (v. a. Albumin) und Phosphate spielen eine wichtige Rolle als extrazelluläre Puffersysteme. Daneben hat der Intrazellulärraum bedeutende Pufferkapazitäten. Neben Proteinpuffern spielt v. a. die Pufferung im Knochen eine große Rolle (Burton 1992). Karbonate und Phosphate übernehmen hierbei die Funktion von Pufferbasen. Der intrazelluläre Säure-Basen-Haushalt ist sehr komplex und kann daher hier nicht weiter ausgeführt werden. Es bestehen große Unterscheide zum Extrazellulärraum. So beträgt beispielsweise der pH-Wert im Zytoplasma und im endoplasmatischen Retikulum 6,8–7,2, in den Golgi-Apparaten 5,6 und in den Mitochondrien 8,0 (Magder 2002). Sowohl die klassische Analytik als auch das Stewart-Modell des Säure-Basen-Haushalts (Abschn. 3.2) sollten intrazellulär anwendbar sein. Daten hierzu liegen allerdings noch nicht vor.

1.2.4 Pulmonale Kompensationsmechanismen

Im Stoffwechsel entstehen bereits in Ruhe täglich ca. 14.000 mmol CO_2, die zu einer Verschiebung des pH-Werts in Richtung auf eine Azidose führen würden. Darüber hinaus fallen durch metabolische Prozesse ständig größere Mengen an nicht flüchtigen Säuren an bzw. werden mit der Nahrung aufgenommen. Ein Abfall des pH-Werts im arteriellen Blut stimuliert daher das Atemzentrum sowie periphere Chemosensoren und führt dadurch zu einer Steigerung des Atemminutenvolumens.

Die pulmonale Antwort auf Verschiebungen des Säure-Basen Status setzt sehr schnell ein, erreicht aber dennoch erst nach mehreren Stunden ein Gleichgewicht entsprechend der Menge an anfallenden sauren Valenzen. Die alveoläre Ventilation kann hierbei für kurze Zeit auf das 10-fache des Normalwerts gesteigert werden.

Dennoch wird durch ventilatorische Kompensation allein der pH-Wert normalerweise nicht vollständig normalisiert. Auch durch maximale Hyperventilation kann der pCO_2 nur auf Werte von 10–15 mm Hg gesenkt werden. Darüber hinaus ist keine respiratorische Kompensation mehr möglich.

Metabolische Alkalosen können durch respiratorische Kompensation nur in weitaus geringerem Maße ausgeglichen werden als Azidosen, da die Verminderung der alveolären Ventilation zur Hypoxämie führt. Hierdurch werden sauerstoffsensitive Chemosensoren aktiviert, die wiederum eine Steigerung der Ventilation induzieren. In der Regel kommt es nicht zu einem Anstieg des pCO_2 auf mehr als 55 mm Hg.

1.2.5 Renale Kompensationsmechanismen

Nach der klassischen Analytik ist die Ausscheidung fixer Säuren (und damit von H^+-Ionen) und Ammoniumionen unter normalen Bedingungen eine der Hauptaufgaben der Niere. Die Regulationsmechanismen setzen bei Störungen im Säure-Basen-Haushalt sofort ein. Bis sie klinisch wirksam werden, sind jedoch in der Regel mehrere Stunden erforderlich. Die renale Kompensation findet sowohl bei respiratorischen als auch metabolischen Störungen statt.

Die Niere verfügt hierbei über 3 verschiedene effiziente Regelkreise zur Elimination anfallender saurer Valenzen

- eine Steigerung der Rückresorption von Bikarbonat bei erhöhtem Anfall (I),
- die gesteigerte Exkretion fixer Säuren über $H_2PO_4^-$ (II),
- die gesteigerte Bildung von Ammoniak (III).

Alle 3 Regelkreise sind an energieverbrauchende, membranständige Transportprozesse gebunden. In jedem Fall laufen die physiologischen Regelkreise über das Enzym Karboanhydrase. Wichtigste Quelle für Ammoniumionen (Regelkreis III) ist das Glutamin. Die genauen Reaktionswege sind der Abb. 1 zu entnehmen.

2 Pathophysiologie des Säure-Basen-Haushalts

Eine Einteilung der metabolischen Störungen im Säure-Basen-Haushalt von Intensivpatienten ist sowohl nach äthiopathologischen als auch nach physiologisch-analytischen Gesichtspunkten möglich.

2.1 Äthiopathologie von Säure-Basen-Störungen

Bei Intensivpatienten entstehen Störungen im Säure-Basen-Haushalt aus einer Vielzahl von Ursachen. Selbstverständlich sollte hierbei eine kausale Behandlung erstes Therapieprinzip sein. Die wichtigsten Erkrankungen sowie kurze Hinweise zu ihrer Genese sind in Tab. 2 (metabolische Azidosen), Tab. 3 und 4 (metabolische Alkalosen) zusammengefasst.

Oft kann eine metabolische Störung nicht unmittelbar kausal behandelt werden. Eine symptomatische Therapie, z. B. durch Puffern von Azidosen (Abschn. 4), ist angezeigt. Kenntnisse in der Analytik des Säure-Basen-Haushalts sind deshalb zur Auswahl der optimalen Therapiestrategie sowie prinzipiell zum besseren Verständnis der zugrunde liegenden Erkrankungen von großer Bedeutung.

2.2 Physiologisch-analytische Modelle metabolischer Störungen

Allgemein anerkannte Meilensteine in der Entwicklung der Analytik des Säure-Basen-Haushalts waren die Beschreibung

Abb. 1 Renale Kompensationsmechanismen

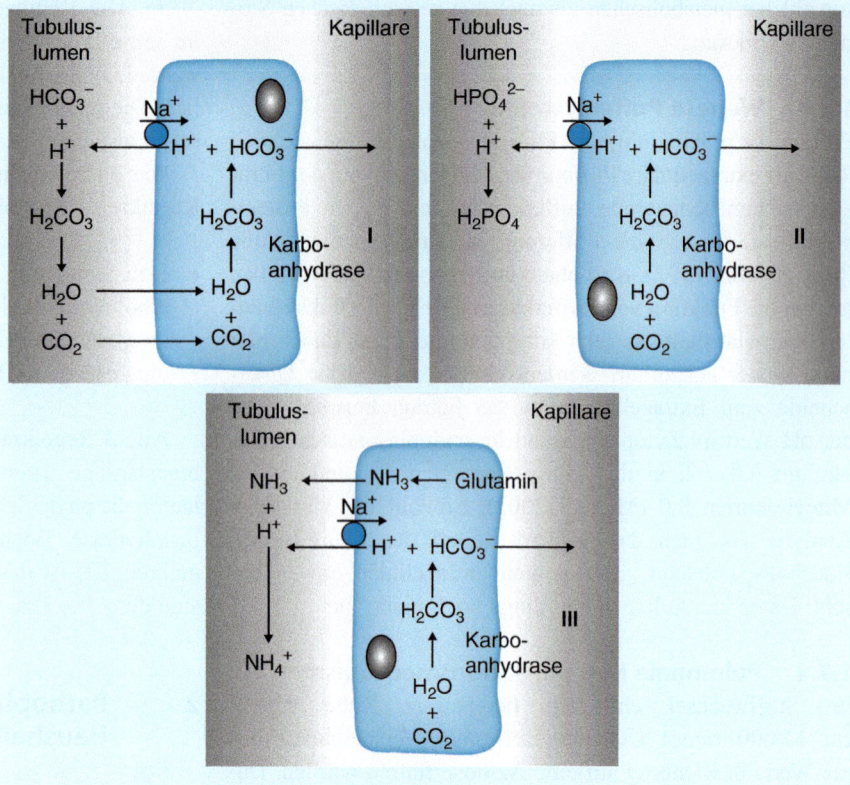

der Hendersen-Hasselbalch-Gleichung 1916 (Henderson und Cohn 1916; Hasselbalch 1916) (Abschn. 2.1), des „base excess" 1960 durch Siggaard-Andersen (Siggaard-Andersen 1977; Siggaard-Andersen und Fogh-Andersen 1995) und der Anionenlücke in den 1970er-Jahren (Astrup et al. 1960; Oh und Carroll 1977). Als weitere wesentliche Entwicklung gilt auch die von Peter Stewart 1983 ausgearbeitete **„quantitative Analytik des Säure-Basen-Haushaltes"** (Stewart 1983).

2.2.1 Henderson-Hasselbalch-Gleichung

Die Henderson-Hasselbalch-Gleichung bietet nur eine beschreibende Darstellung von pathologischen Veränderungen des Säure-Basen-Haushalts. Sie stellt die Wasserstoffionenkonzentration als Funktion der Massengleichung der Kohlensäure dar und betrachtet ausschließlich die Variablen des Bikarbonat-Kohlensäure-Puffersystems (Abschn. 2.2). Alle anderen möglichen Variablen werden nicht in Betracht gezogen. Es existieren in der Literatur zahlreiche Nomogramme, die den Zusammenhang zwischen pH-Wert, pCO_2 und HCO_3^- graphisch darstellen. Ein Beispiel zeigt Abb. 2.

Als weiteres beschreibendes Element zur Differenzierung von Säure-Basen-Störungen wurde 1977 von Oh die **Anionenlücke** („anion gap") eingeführt. Sie wird allgemein definiert als Differenz des Kations (Na^+) und der Anionen (Cl^- und HCO_3^-):

$$\text{Anionenlücke} = [Na^+] - ([Cl^-] + [HCO_3^-]) \quad (7)$$

Der Normalwert der Anionenlücke liegt bei 12 ± 4 Milliäquivalente/l (meq/l). Milliäquivalente/l ist eine im englischen Sprachraum gebräuchliche Angabe zur Beschreibung der Stoffmengenkonzentration. Wie die (veraltete) Angabe mval/l bezieht sie die Wertigkeit eines Ions (z) mit ein.

$$1 \; 0{,}5em\text{mmol}/z = 1 \; 0{,}5em\text{meq} = 1 \; 0{,}5em\text{mval} \quad (8)$$

In der Realität existiert die Anionenlücke allerdings nicht, denn die Summe aller Kationen und Anionen im Plasma muss immer Null ergeben („Gesetz der Elektroneutralität"; s. u."). Es gibt demnach eine ganze Reihe von Ionen, sowohl mit negativer als auch mit positiver Ladung, die in die oben genannte Gleichung nicht eingehen. Diese sind teilweise leicht messbar (Beispielsweise Ka^+, Mg^{2+}, Ca^{2+}, Laktat, Albumin) und werden daher von einigen Autoren auch mit in die Berechnung einbezogen, sodass die Definition des „anion gap" mittlerweile nicht mehr ganz einheitlich ist und durchaus unterschiedliche Normwerte angegeben werden (Kellum 2005). Dennoch kann versucht werden, metabolische Störungen in solche mit großer oder kleiner Anionenlücke zu unterteilen:

Bei metabolischen Störungen mit **großer Anionenlücke (>20 mmol/l)** handelt es sich meist um Azidosen, die durch einen starken Anstieg nicht volatiler Säuren im Plasma

Tab. 2 Ätiopathologie der Azidosen

Azidosen	Ätiopathologie
Laktatazidose	– Mangelnde Sauerstoffversorgung der Gewebe – Hochgradige Leberinsuffizienz – Alkoholkrankheit – Diabetes mellitus (auch ohne Zufuhr von Biguaniden) – Thiaminmangel – Kurzdarmsyndrom (D-Laktat)
Ketoazidose	– Relativer oder absoluter Insulinmangel bei Diabetes mellitus – Alkoholkrankheit – Fasten
Intoxikationen	– Kohlenmonoxid und Zyanide → Laktatazidose – Acetylsalicylsäure → Akkumulation organischer Säuren (u. a. Laktat), oft überlagert durch respiratorische Alkalose bei Hyperventilation – Äthylenglykol → Akkumulation von Glykolsäure und Oxalsäure – Methanol → Akkumulation von Formaldehyd
Renale Azidosen	– Fortgeschrittene Niereninsuffizienz (GFR <20 ml/min): Ausfall der renalen Puffersysteme (oben) → meist mit erhöhter Anionenlücke (Abschn. 3.2) – Renale tubuläre Azidose: Es existieren 3 verschiedene Typen, alle sind durch eine verminderte tubuläre H^+-Ionen-Sekretion oder eine verminderte Bikarbonatrückresorption gekennzeichnet. – Eine Therapie mit Karboanhydrasehemmern (Acetazolamid) führt ebenfalls zu einer verminderten H^+-Ionen-Sekretion.
Hyperchloräme Azidose	– Verlust von alkalischen Sekreten aus Galle, Darm oder Pankreas → Ersatz von Bikarbonat durch Chloridionen im Plasma aus Gründen der Elektroneutralität – Einnahme von Cholestyramin, Kalzium- oder Magnesiumchlorid – Zufuhr großer Mengen NaCl-Lösung oder sog. Vollelektrolytlösungen

verursacht werden. Hierfür kommt eine ganze Reihe von Ursachen in Frage:

- Versagen der renalen Elimination fixer Säuren bei hochgradiger Niereninsuffizienz,
- gesteigerter Anfall nicht volatiler Säuren, beispielsweise bei Gewebehypoxie (Laktatazidose) oder im diabetischen Koma (Ketoazidose),
- Intoxikation mit exogen zugeführten Säuren, z. B. Salizylaten.

Metabolische Azidosen mit **normaler Anionenlücke** sind in der Regel verbunden mit einer Hyperchloridämie und treten v. a. bei größeren Verlusten von Darminhalt, Galle oder Pankreassekret auf. Auch die renale tubuläre Azidose (RTA; unten) ist eine hyperchloräme Azidose mit normaler Anionenlücke. Von hoher Bedeutung ist in diesem Zusammenhang die Zufuhr größerer Mengen chloridreicher Volumenersatzlösungen (NaCl-Lösung, Vollelektrolytlösungen, Hydroxyäthylstärkelösungen), die bei Intensivpatienten regelhaft zu einer hyperchlorämen Azidose führen (s. u.).

In einer ganzen Reihe von Studien wurde untersucht, ob zwischen der Höhe der Anionenlücke und dem Mortalitätsrisiko kritisch kranker Patienten eine nachweisbare Relation besteht. Die Ergebnisse hierzu sind jedoch uneinheitlich. Einige Autoren sprechen dem „anion gap" durchaus eine prädiktive Bedeutung zu (Sahu et al. 2006), andere fanden Parameter mit höherer prognostischer Aussagekraft, wie z. B. „base excess" oder „strong ion gap" (unten).

2.2.2 Standardbikarbonat und „base excess"

Bereits in den 1940er-Jahren erkannten einige Untersucher, dass eine rein deskriptive Betrachtung, wie sie die Henderson-Hasselbalch-Gleichung und die daraus abgelei-

Tab. 3 Ätiopathologie der Alkalosen. Der größte Teil der metabolischen Alkalosen resultiert entweder aus einem Mangel an Chloridionen (chloridsensitiv) oder einer gesteigerten Aktivität des mineralokortikoiden Systems (chloridresistent)

Alkalose	Äthiopathologie	
Chloridsensitive Alkalosen	– Renal – Gastrointestinal – Zystische Fibrose	– Chloridverluste durch Diuretika (Furosemid, Etacrynsäure) – Vermehrte Reabsorbtion von Na^+ bei Volumenmangel – Chloridverluste durch Erbrechen – Magensaftdrainage – Chloridverluste über Schweiß
Chloridresistente Alkalosen	– Primärer Hyperaldosteronismus – Sekundärer Hyperaldosteronismus – Cushing-Syndrom – Bartter-Syndrom	– Gesteigerte mineralokortikoide Aktivität → Hypernatriämie, Hypokaliämie
Andere Ursachen	– Hyperkalzämie (Pathomechanismus unklar) – Massivtransfusion	– Milch-Alkali-Syndrom – Knochenmetastasen – Blutprodukte enthalten Anionen (Acetat, Laktat, Zitrat), die teilweise zu Bikarbonat verstoffwechselt werden

Tab. 4 Ursachen der respiratorischen Alkalose

Respiratorische Alkalose	Ursachen
Zentral stimuliert	– Schmerz – Angst – Fieber
Drogeninduziert	– Salizylate – Analeptika – Progesteron
Peripher stimuliert	– Hypoxämie – Asthma – Lungenembolien – Anämie – Kardiale Dekompensation
Iatrogen	– Falsche Respiratoreinstellung

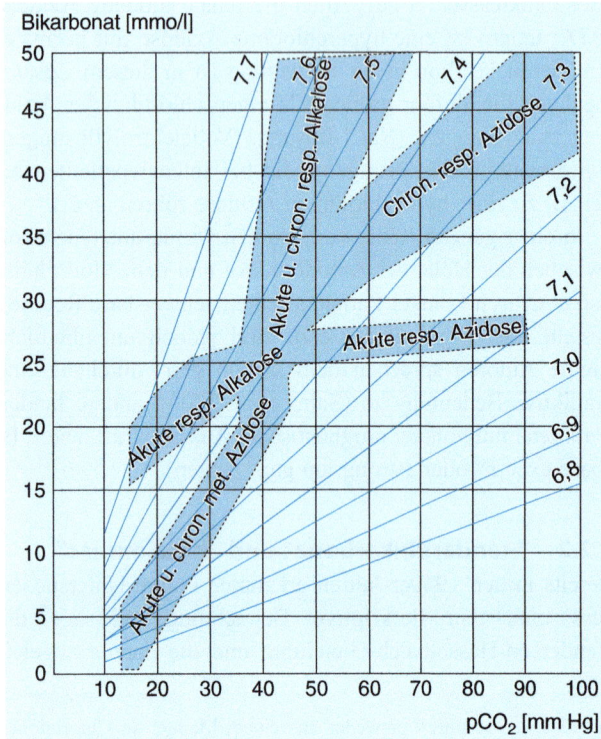

Abb. 2 Nomogramm zum Zusammenhang zwischen pH, pCO_2 und HCO_3^-. (Nach Arbus 1973)

teten Größen bieten, hinsichtlich der Beschreibung von Störungen des Säure-Basen-Haushalts einige Limitationen aufweist. Ein offensichtlicher Nachteil ist, dass Veränderungen des Plasmabikarbonats nur dann eine (semi)quantitative Aussage darüber erlauben, wie viel Säure oder Base dem Plasma zugeführt wurde, wenn der pCO_2 konstant gehalten wird. Dies führte zu Entwicklung von Techniken, das Plasmabikarbonat zu standardisieren (Abschn. 2.1) bzw. die metabolische Komponente einer Säuren-Basen-Störung zu quantifizieren.

1948 prägten Singer und Hastings den Begriff der „Pufferbase" als Summe des Plasmabikarbonats und der nicht volatilen, schwachen Säure-Basen-Puffer.

Definition
Basenüberschuss („base excess"; BE)

Unter dem Basenüberschuss versteht man die Menge an Pufferbase (oder Säure), die einer Blutprobe bei standardisierten Bedingungen (pCO_2 40 mm Hg, Temperatur 37 °C) zugeführt werden muss, um einen pH-Wert von 7,4 zu erreichen.

Es existieren zahlreiche Formeln zur exakten Berechnung des „base excess", in die teilweise unterschiedliche Einflussgrößen (z. B. Hämoglobinkonzentration, Albuminkonzentration, Phosphatkonzentration, O_2-Sättigung des Blutes) mit eingehen. Die bekannteste errechnet den sog. Standardbase-excess (SBE). Hierbei wird eine über sämtliche Körperkompartimente gemittelte Hämoglobinkonzentration von 5 g/dl angenommen:

$$SBE = 0,9287 \times \left[HCO_3^- - 24, 4 + 14, 83 \times (pH - 7, 4)\right] \quad (9)$$

Der Referenzbereich liegt bei ± 3 meq/l. Liegt der SBE unter −3 meql/l, liegt eine metabolische Azidose vor, entweder primär oder kompensatorisch.

Mit dem BE ist dem Intensivmediziner ein Instrument an die Hand gegeben, das **Ausmaß einer Säure-Basen-Störung** auf einen Blick abschätzen zu können. Außerdem kann der SBE zur Berechnung der evtl. notwendigen Menge einer Pufferlösung (z. B. Natriumbikarbonat) herangezogen werden (Abschn. 4).

Daneben wurden, vergleichbar der Anionenlücke, zahlreiche Untersuchungen publiziert, die die prognostische Aussagekraft des Parameters „base excess" hinsichtlich der Mortalität von Intensivpatienten untersuchten. Während einige Autoren dem BE eine hohe prognostische Aussagekraft hinsichtlich des Überlebens insbesondere von politraumatisierten Patienten bescheinigten (Smith et al. 2001; Rixen et al. 2001a, b; Davis et al. 1996), fanden andere keine eindeutige Korrelation (Balasubramanyan et al. 1999; Park et al. 2006).

2.2.3 Stewart-Modell des Säure-Basen-Haushaltes

Die „moderne quantitative Analytik des Säure-Basen-Haushaltes" (Stewart 1983) zeigt eine völlig veränderte Sichtweise hinsichtlich der Mechanismen, denen die Veränderungen des Säure-Basen-Haushalts unterliegen, auf. Die wissenschaftliche Diskussion hierüber wird auf breiter Basis geführt und hat bereits zu wichtigen neuen Erkenntnissen und damit einer neuen Sichtweise beigetragen. Das Modell wird daher im Rahmen dieses Kapitels ausführlich dargestellt.

Methodik der quantitativen Analytik
Stewarts Ansatz betrachtet Gleichgewichte von Teilchen in Lösungen und die Interaktion dieser Gleichgewichte. Er geht hierbei von 3 Grundprinzipien aus:

- Dem Prinzip der Elektroneutralität als wichtigster Grundlage: Die Summe der positiven Ladungen im Plasma muss immer der Summe aller negativen Ladungen entsprechen.
- Die Dissoziationsgleichgewichte aller unvollständig dissoziierten Substanzen müssen immer erfüllt sein.
- Dem Prinzip von der Erhaltung der Masse.

Im Plasma definiert Stewart 3 Komponenten, die zu jeder Zeit diesen Prinzipien unterliegen:

- Das Wasser, das in nur in geringen Teilen in H^+-Ionen und OH^--Ionen dissoziiert vorliegt.
- „Starke", d. h. (nahezu) vollständig dissoziierte und damit chemisch nicht mit anderen Substanzen reagierende Ionen, wie Elektrolyte (Na^+, K^+, Cl^-, Ca^{2+}, Mg^{2+}) und körpereigene Substanzen wie Laktat.
- „Schwache", d. h. unvollständig dissoziierte Substanzen. Dies sind die volatilen Säure-Basen-Paare Kohlendioxid + Kohlensäure und Ammoniak + Ammonium und die nicht volatilen Paare des Phosphates und der Plasmaproteine.

Des Weiteren beschreibt Stewart den pH-Wert und damit die Wasserstoffionenkonzentration, die Hydroxylionenkonzentration (OH^-), aber auch die (HCO_3^-) und (CO_3^{2-})-Konzentrationen als **„abhängige"** Variablen des Säure-Basen-Haushaltes. Diese sind nicht nur voneinander abhängig, sondern werden von den sog. **unabhängigen** Variablen vollständig bestimmt:

Die 1. unabhängige Variable ist der Kohlendioxidpartialdruck (pCO_2)

Mit der Beschreibung dieser Variablen sind in das Stewart-Modell die respiratorischen Säure-Basen-Störungen eingeschlossen. Ein Anstieg des pCO_2 führt auch hier zu einer Abnahme des pH-Werts und vice versa. Die Henderson-Hasselbalch-Gleichung hat insofern auch in der Theorie Stewarts nach wie vor Gültigkeit, allerdings ist sie keineswegs der einzige Faktor, der das Verhalten von H^+-Ionen im Plasma bestimmt oder gar erklären kann.

Weitaus interessanter sind die Implikationen des Stewart-Theorems für die metabolischen Veränderungen des Säure-Basen-Haushalts. Die metabolischen Komponenten des Säure-Basen-Haushalts sind im Stewart-Modell in der 2. und 3. unabhängigen Variablen zum Ausdruck gebracht:

Die 2. unabhängige Variable ist die Gesamtmenge aller schwachen Säuren [A^-] im Plasma

Der von Peter Stewart noch als „A_{TOT}" bezeichnete Komplex der schwachen negativen Ladungen beinhaltet alle unvollständig dissoziierten und damit chemisch nicht inerten Substanzen des Blutplasmas. Wie man heute weiß, stellen **Albumin** und **Phosphat** hierbei die Hauptmenge an schwachen negativen Ladungen dar (Figge et al. 1991). So lässt sich [A^-] nach Fencl et al. (2000) mit Hilfe folgender Formel berechnen:

$$[A^-] = [Alb \times (0,123 \times pH - 0,631)] + [Pi \times (0,309 \times pH - 0,469)] \quad (10)$$

Die Albuminkonzentration ist hierbei in g/l, die des ionisierten Phosphats in mmol/l anzugeben.

Legt man normale Albumin- bzw. Phosphatkonzentration von 45 g/l bzw. 1,2 mmol/l zugrunde, so berechnet sich bei einem pH von 7,4 (der pH-Wert ist hierbei für die Berechnung der Dissoziation des Albumins und des (ionisierten) Phosphats notwendig) ein Normalwert für [A^-] von: 12,3 + 2,2 = 14,5 meq/l.

Die 3. unabhängige Variable ist die Differenz der starken Ionen, die „strong ion difference" (SID)

Unter der SID versteht Stewart die Summe aller „starken" (vollständig dissoziierten) Kationen minus der Summe aller „starken" (vollständig dissoziierten) Anionen.

„Strong ion difference" (SID)

$$SID = [Na^+] + [K^+] - [Cl^-] - [Lac^-] \quad (11)$$

Normalwert: (142 meq/l) + (4 meq/l) - (105 meq/l) - (1 meq/l) = 40 meq/l

Hier dargestellt ist zunächst die leicht messbare, sog. „Bedside-SID". Stewart beschrieb Natrium und Chlorid als die Hauptkomponenten der SID, da diese, bezüglich ihrer Konzentrationen im Extrazellulärraum die größte Rolle spielen. K^+ und (SO_2^{4-}), Ca^{2+} und Mg^{2+}sind zwar als weitere potenziell starke Ionen einzustufen, nicht nur die in vivo niedrige Konzentration, sondern auch die vergleichsweise geringe Schwankungsbreite im Plasma führt jedoch dazu, dass deren Beitrag für Veränderungen des Säure-Basen-Haushaltes begrenzt ist. Laktat ist kein Ion im chemischen Sinn, verhält sich aber zumindest im Plasma- und Extrazellulärraum aufgrund seiner nahezu vollständigen Dissoziation in Lac^- wie ein starkes Ion und wurde daher in die SID eingruppiert (Stewart 1983).

Abb. 3 erläutert das Zusammenspiel der verschiedenen Komponenten in Stewarts Model: Aus dem Diagramm ist ersichtlich, dass die Summe der Ladungen aller Kationen im Plasma ([Na^+], [Ka^+], [Mg^{2+}], [Ca^{2+}]) ca. 150 meq/l beträgt. Auf der negativen Seite stehen zunächst [Cl^-] und [Laktat$^-$] mit zusammen ca. 103 meq/l. Als Gesamtdifferenz der Ladungen dieser Ionen ergibt sich die oben beschriebene SID mit ca. 47 meq/l, die auch als „apparente SID" (SIDa) bezeichnet wird.

Aus Gründen der Elektroneutralität, dem wesentlichsten Prinzipien des Stewart-Modells (oben), müssen aber noch weitere negativ geladene Komponenten im Plasma vorhanden

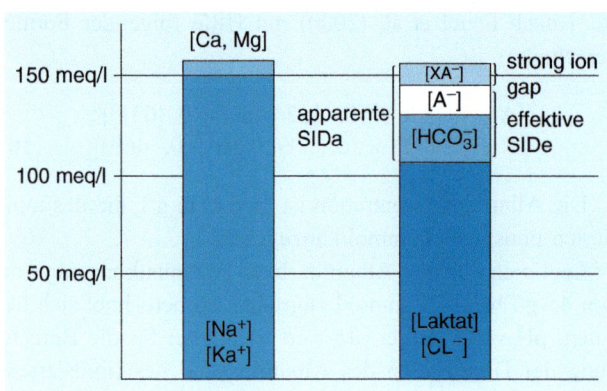

Abb. 3 Normales Ioniogramm

sein: Dies ist zum einen das $([HCO_3^-])$ (ca. 24 meq/l) und zum anderen die bereits angesprochene Fraktion der schwachen Säuren [A⁻] (ca.15 meq/l). Figge et al. (1991) beschrieben folgerichtig eine „effektive SID" (SIDe), die sich als Funktion der Albumin- und Phosphatkonzentration sowie von pH und pCO₂ berechnen lässt. [A⁻] wird hierbei mit Hilfe der Formel (9) berechnet, die aktuelle Bikarbonatkonzentration über die Henderson-Hasselbalch-Gleichung (2) aus pH-Wert und pCO₂. Es gilt:

SIDe

$$\text{SIDe} = f(pH, pCO_2, [Alb], [Pi^-]) \quad (12)$$

Vereinfacht lässt sich SIDe auch darstellen als:

SIDe (vereinfachte Darstellung)

$$\text{SIDe} = [A^-] + [HCO_3^-] \quad (13)$$

Normalwert: (14,5 meq/l) + (24 meq/l) = 38,5 meq/l

Ergänzt man die Summe aus [Cl⁻] und [Laktat⁻] um die Summe aus $([A^-] + [HCO_3^-])$ (Abb. 3), zeigt sich, dass zum Erreichen der Elektroneutralität noch weitere negativ geladene Komponenten dargestellt werden müssen. Wiederum Figge et al. (1991) wiesen zu Recht darauf hin, dass nicht alle Anionen messtechnisch erfasst werden können. So finden sich im Blutplasma negative Ladungen (Ketonsäuren, Sulfat, Hydroxyproprionat, Oxalat u. a.), die den heutigen Blutgasanalysatoren vollkommen entgehen (Maloney et al. 2002). Die Fraktion dieser „schwer" messbaren Anionen („unmeasured anions") „füllt den Raum" zwischen SIDa und SIDe und wird demzufolge auch als **„strong ion gap"** (SIG) bezeichnet.

„Strong ion gap" (SIG)

$$\text{SIG} = \text{SIDa} - -\text{SIDe} \quad (14)$$

Normalwert: (47 meq/l) – (38,5 meq/l) = 8,5 meq/l

Das SIG ist von den Veränderungen der Plasmaalbuminkonzentration unabhängig. Im Gegensatz hierzu ist die Anionenlücke weitaus weniger spezifisch. Sie erfasst sowohl die Veränderungen der „unmeasured anions" als auch die Veränderungen der Plasmaproteine und des Laktats (Story et al. 2004).

Das vollkommen neue Verständnis für die Mechanismen der Veränderungen des Säure-Basen-Status im Stewart-Modell ergibt sich aus folgendem Axiom:

> Abhängige Variablen, wie der pH-Wert – damit auch [H⁺] und $[HCO_3^-]$ – können sich nur dann im Sinne einer Azidose oder Alkalose ändern, wenn sich zumindest eine der unabhängigen Variablen pCO₂, [A⁻] oder SID verändert. Bei ausschließlich metabolischen Veränderungen (pCO₂ konstant) sind der pH-Wert und damit auch die Bikarbonatkonzentration vollkommen determiniert von Veränderungen von [A⁻] und/oder der SID.

Eine metabolische Azidose wird demnach **nur** durch einen Anstieg von [A⁻] oder eine Abnahme der SID verursacht, eine metabolische Alkalose **nur** durch eine Verminderung von [A⁻] oder eine Zunahme der SID.

Abb. 4 verdeutlicht beispielhaft die Entstehung einer metabolischen Azidose durch eine Abnahme der SID bei Hyperchloridämie und die einer metabolischen Alkalose durch Abnahme von [A⁻] bei Hypalbuminämie.

Die Rolle des Bikarbonats als abhängige Größe wird hier klar ersichtlich: Werden dem System starke Anionen zugeführt, z. B. in Form von Chlorid, verkleinert sich die SID, $([HCO_3^-])$ muss aus Gründen der Elektroneutralität abnehmen. Kommt es zu einem Verlust an [A⁻], beispielsweise durch eine Abnahme des Serumalbumins, steigt die $([HCO_3^-])$ zur Wahrung der Elektroneutralität an. Selbstverständlich verändern sich hierbei auch die Konzentrationen der anderen abhängigen Ionen (z. B. [OH⁻]), diese sind jedoch aufgrund ihrer geringen Menge für das Gesamtsystem von kleinerer Bedeutung. Sollen die Veränderungen sämtlicher abhängigen Variablen in diesem Zusammenhang berechnet werden, folgt dies mathematisch gesehen einem Polynom 4. Ordnung.

SID und [A⁻] müssen immer im Zusammenspiel betrachtet werden, da sie sich auch voneinander unabhängig verändern können. So sind Konstellationen denkbar, in denen der BE Null ergibt oder das Bikarbonat mit 24 meq/l normal ist, aber dennoch eine hyperchloräme Azidose vorliegt, die jedoch vollständig durch eine hypoalbuminäme Alkalose überlagert wird. Im klinischen Alltag ist diese Situation keineswegs selten, entsteht sie doch z. B. nach der Verabreichung größerer Mengen kochsalzhaltiger Infusionslösungen ([Cl⁻]) bei gleichzeitiger Verdünnung des Plasmaalbumins.

Abb. 4 Entstehung einer metabolischen Azidose durch Abnahme der SID bei Hyperchloridämie und Entstehung einer metabolischen Alkalose durch Abnahme von [A$^-$] bei Hypalbuminämie

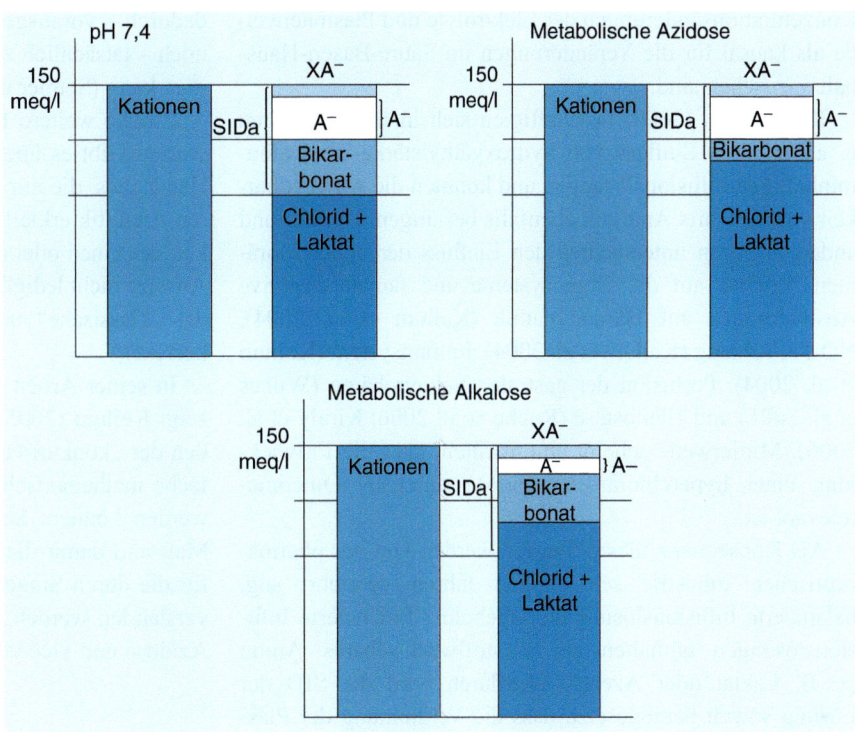

Der klassischen Analytik entgeht eine solche Störung des Säure-Basen-Haushaltes vollkommen.

Stewarts Analytik in der wissenschaftlichen Diskussion
Der Ansatz von Stewart bietet eine Reihe sehr interessanter Implikationen. So ist etwa die einwandfreie Funktion humaner Enzymsysteme nach Stewart nicht abhängig vom pH-Wert (oben), sondern von der SID und damit von den Konzentrationsverhältnissen der starken Ionen. Auch die bereits beschriebenen (Abschn. 2.2) renalen Kompensationsmechanismen metabolischer Störungen müssen nach den Vorstellungen von Stewart aus einem anderen Blickwinkel betrachtet werden. Nicht die Sekretion von H$^+$-Ionen und die Rückresorbtion von Bikarbonat sind hierbei die Zielgrößen der renalen Regulation, sondern Veränderungen der Plasma-SID durch Sekretion bzw. Rückresorbtion von Na$^+$, Ka$^+$ und Cl$^-$.

Hier könnte sich möglicherweise ein Widerspruch zu unseren Kenntnissen über Protonenpumpen und Bikarbonattransportsysteme der Zellmembranen ergeben, die aktuell erforscht werden. Die außer Frage stehende Relation zwischen Fehlfunktionen der membranständigen Protonenpumpen und der RTA beispielsweise könnte ein Problem für Stewarts Analytik darstellen. Erste Arbeiten u. a. von Corey et al. (2006) und Ring et al. (2005) zeigen jedoch auf, dass Stewarts Theorem auch hier anwendbar sein könnte. So korrelierte in der Arbeit von Corey et al., die Patienten mit RTA einer Kochsalzbelastung aussetzten, der Plasma-pH-Wert nicht wie erwartet mit der renalen Bikarbonatausscheidung, sondern mit der SID.

Für die Intensivmedizin ebenfalls interessant sind die Arbeiten von Scheingraber et al. (1999), Rehm et al. (2000, 2004), Rehm und Finsterer (2003) sowie von Kellum (1998, 2002a, b) und Kellum et al. (1998, 2004), die sich mit dem Einfluss von Infusionslösungen auf den Säure-Basen-Haushalt befassten. Scheingraber et al. 1999 infundierten Patientinnen im „steady state" größere Mengen an NaCl-Lösung ([Na$^+$] und [Cl$^-$] je 154 meq/l; SID = 0) und stellten fest, dass die mit Hilfe des Stewart-Modells prognostizierten Veränderungen im Säure-Basen-Status (hyperchloräme Azidose) exakt eintrafen.

Bei Infusion der gleichen Menge Ringer-Laktatlösung ([Na$^+$] = 129 meq/l; [Cl$^-$] = 109 meq/l; SID = 27 meq/l) trat dieser Effekt nicht ein. Hier wurde die metabolische Azidose (Zufuhr von Chloridionen) durch eine metabolische Alkalose (Abnahme des Serumalbumins) vollkommen kompensiert. Die Patientinnen blieben pH-stabil.

Durch die oben genannten Arbeiten wurde der Begriff der „Dilutionsazidose" relativiert. Hierunter verstand man nach traditioneller Auffassung die Verdünnung von Bikarbonat im Extrazellulärraum durch bikarbonatfreie Elektrolytlösungen und eine sich hieraus ergebende Azidose. Die hier vorgestellten Arbeiten zeigen aber, dass, entsprechend der Terminologie von Stewart, nicht die Dilution von Bikarbonat, sondern

Konzentrationsänderungen der Elektrolyte und Plasmaeiweiße als kausal für die Veränderungen im Säure-Basen-Haushalt anzusehen sind.

Rehm et al. (2000) beschäftigten sich in ihren Arbeiten u. a. mit dem Einfluss von hydroxyäthylstärke- und albuminhaltigen Infusionslösungen und konnten die Anwendbarkeit von Stewarts Analytik ebenfalls bestätigen. Kellum und andere Autoren untersuchten den Einfluss der hyperchlorämen Azidose auf die Organsysteme und fanden negative Auswirkungen auf Hämodynamik (Kellum et al. 2004), NO-Freisetzung (Kellum et al. 2004), Immunsystem (Kellum et al. 2004), Perfusion der gastralen Schleimhäute (Wilkes et al. 2001) und Hämostase (Roche et al. 2006; Kiraly et al. 2006). Mittlerweile scheint unumstritten, dass die Entwicklung einer hyperchlorämen Azidose durchaus Outcomerelevant ist.

Als Konsequenz dieser Studien werden von der pharmazeutischen Industrie seit einigen Jahren vermehrt sog. balancierte Infusionslösungen angeboten. Balancierte Infusionslösungen enthalten ein verstoffwechselbares Anion (z. B. Laktat oder Azetat). Hierdurch wird die SID der Lösung soweit herabgesetzt, dass die Verdünnung der Plasmaeiweiße und damit die Abnahme von [A$^-$] gerade ausgeglichen wird. Der Säure-Basen-Haushalt des Patienten bleibt daher, auch nach Infusion mehrerer Liter dieser Lösungen, unbeeinflusst.

Analog zu Untersuchungen bezüglich der Anionenlücke und des BE finden sich in der Literatur etliche Studien, die den prognostischen Wert des „strong ion gap" hinsichtlich der Mortalität von Intensivpatienten evaluierten. Balasubramanyan et al. (1999), Gunnerson et al. (2006) und Kaplan und Kellum (2004) sprachen dem SIG hierbei einen besseren prädiktiven Wert zu als den Parametern der klassischen Säure-Basen-Analytik. Andere Untersucher fanden keine Unterschiede (Rocktaeschel et al. 2003).

Etliche Kritiker verneinen allerdings die Notwendigkeit einer **neuen** Säure-Basen-Analytik, da aus deren Applikation auch kein zweifelsfreier klinischer Vorteil zu erkennen sei (Cusack et al. 2002). Fencl et al. (2000) konnten jedoch zeigen, dass gerade bei Intensivpatienten eine Vielzahl verschiedener „versteckter" metabolischer Säure-Basen-Störungen auftreten, die mit einem normalen BE oder einer normalen Bikarbonatkonzentration einhergehen und damit der traditionellen Analytik entgehen müssen.

Ausserdem wurde durch die analytische Auseinandersetzung mit dem Stewartschen Ansatz zumindest die Entstehung der hyperchlorämen Azidose neu verstanden, ebenso die Tatsache, dass man sie mit der Gabe von Natrium-Bicarbonat nicht „kausal" therapieren kann. Dies hatte wiederum zur Folge, dass balancierte Elektrolyt-Lösungen eine weite Verbreitung erlebten um die negative Folgen einer hyperchlorämen Azidose zu vermeiden. Aktuelle Daten zeigen, dass es dadurch – vorausgesetzt die Infusionsmenge ist ausreichend hoch – tatsächlich zu einer Verbesserung des Outcome kommen kann (Semler et al. 2018).

Etliche weitere Fragen sind dagegen bis heute unbeantwortet: Gibt es überhaupt Veränderungen des Säure-Basen-Haushaltes, die nur mit Hilfe der einen, nicht aber der anderen Analytik erklärt werden können? Lässt sich die Richtigkeit des einen oder anderen Ansatzes beweisen oder sind die Ansätze nicht lediglich komplementär und demzufolge beide, der „klassische" und der „quantitativ analytische", völlig korrekt?

In seiner Arbeit „Reunification of acid-base physiology" zeigt Kellum (2005) beispielhaft auf, dass etliche Kenngrößen der „konkurrierenden" analytischen Systeme durch einfache mathematische Umformungen ineinander übergeführt werden können. So kann beispielsweise die SID auch als Maß und damit die Elektrolyte als wichtige Einflussgrößen für die durch Singer und Hastings eingeführte „Pufferbase" verstanden werden. Nimmt die SID ab, führt dies zu einer Azidose und vice versa.

2.3 Respiratorische Störungen

2.3.1 Respiratorische Azidose

Der arterielle pCO_2 repräsentiert prinzipiell das Verhältnis zwischen CO_2-Produktion und alveolärer Ventilation:

$$\mathrm{paCO_2} = \frac{CO_2 - Genese}{alveoläre\ 0{,}5emVentilation} \quad (15)$$

Von wenigen Ausnahmen abgesehen (maligne Hyperthermie, thyreotoxische Krise, unausgewogene parenterale Ernährung) findet sich beim Intensivpatienten fast immer eine reduzierte alveoläre Ventilation als Ursache einer Hyperkapnie. Kausale Therapiemaßnahmen zielen daher selten auf eine verminderte CO_2-Produktion (Dantrolene, Thyreostatika), sondern meist auf die Wiederherstellung einer adäquaten Ventilation (Reversion eines Relaxanzien-, Narkotika- oder Opioidüberhangs, evtl. Bronchodilatation). Ist dies nicht in ausreichendem Maß möglich, so ist die maschinelle Beatmung oft die einzig sinnvolle Therapieoption, da renale Kompensationsmechanismen erst verzögert einsetzen und ausgeprägte respiratorische Azidosen grundsätzlich nicht völlig kompensieren können.

2.3.2 Respiratorische Alkalose

Auslöser einer respiratorischen Alkalose ist i. Allg. eine im Verhältnis zur CO_2-Produktion inadäquat gesteigerte alveoläre Ventilation. Hierfür kommt eine ganze Reihe von Ursachen in Frage (Tab. 4). Die Therapie erfolgt in der Regel durch die Behandlung der auslösenden Erkrankung. In seltenen Fällen (pH > 7,6) kann die Gabe von HCL-Lösung notwendig sein.

3 Therapie der Störungen

3.1 Erkennung von Säure-Basen-Störungen in der Klinik

Vor der Therapie einer Säure-Basen-Störung ist es notwendig den „Typ" der vorliegenden Störung korrekt zu identifizieren. Dies bereitet Medizinstudenten und unerfahrenen Kollegen erfahrungsgemäß Schwierigkeiten. Tab. 5 zeigt ein einfaches Schema, dass erlaubt, zwischen der grundlegenden Störung und dem jeweiligen Kompensationsmechanismus zu unterscheiden.

Tab. 6 zeigt reale Fallbeispiele zur Identifikation von Säure-Basen-Störungen und ist spaltenweise zu lesen. Dabei können die beiden untersten Zeilen vom Leser zunächst abgedeckt werden, um erst die richtige Symptomenkombination zu erkennen und anschließend die richtige Diagnose zu stellen.

3.2 Puffertherapie

Prinzipiell sollte bei Störungen des Säure-Basen-Haushaltes die Therapie der Grunderkrankung im Vordergrund stehen. Da dies nicht in allen Fällen möglich ist, steht als symptomatische Therapieoption bei metabolischen Azidosen die Gabe alkalisierender Substanzen zur Verfügung.

Natriumbikarbonat (NaBic) ist hierbei immer noch das am meisten eingesetzte Medikament, Trometamol (THAM, Trishydroxymethylaminomethan, R-NH$_2$) kann eine Alternative darstellen.

Dosierung von NaBic 3.1.

$$NaHCO_3^-[mmol] = SBE \times 0{,}2 \times Körpergewicht[kg] \quad (16)$$

Tab. 5 Identifikation von Säure-Basen-Störungen

Störungen	pH	pCO$_2$	BE	
Metabolische Azidose	↓	↓	↓	Bei metabolischen Störungen verändern sich pH, BE und pCO$_2$ gleichgerichtet
Metabolische Alkalose	↑	↑	↑	
Respiratorische Azidose	↓	↑	↑	Bei respiratorischen Störungen verändert sich der pH-Wert gegenläufig zu BE und pCO$_2$
Respiratorische Alkalose	↑	↓	↓	

Der Faktor 0,2 ergibt sich hierbei aus dem Anteil des EZR am Gesamtkörpergewicht.

Dosierung von THAM

$$THAM[mmol] = SBE \times 0{,}3 \times Körpergewicht[kg] \quad (17)$$

Der Faktor 0,3 resultiert hier daraus, dass das THAM-Molekül nur zu 70 % in dissoziierter (= wirksamer) Form vorliegt, die Dosierung also etwas höher gewählt werden muss. Zu beachten ist, dass sowohl THAM (3000 mmol/l) als auch Nabic (1000 mmol/l) hyperosmolare Lösungen sind! (Tab. 7).

> Pufferlösungen sollten nur über einen zentralen Venenkatheter infundiert werden.

Substanzunabhängig bestehen bei einer zu hohen Alkalizufuhr folgende Gefahren:

- Linksverschiebung der Sauerstoffdissoziationskurve mit dadurch erschwerter Sauerstoffabgabe an die Gewebe.
- Entwicklung einer intrazellulären Azidose: Bei der Pufferung mit NaBic entsteht CO_2. Dies kann, insbesondere bei hämodynamischer und/oder respiratorischer Instabilität, evtl. nicht ausreichend eliminiert werden und wird intrazellulär angereichert. Inwieweit diese potenzielle Gefahr im menschlichen Organismus tatsächlich von Bedeutung ist, ist allerdings unklar.

▶ **Cave** Der intrazelluläre Säure-Basen-Status wird durch eine Blutgasanalyse nicht erfasst.

„Klassische" und „moderne" Analytik gehen von völlig unterschiedlichen Wirkmechanismen einer „Pufferlösung" aus (Tab. 7). Nach Stewarts Terminologie ist die Zufuhr bzw. die Produktion von Bikarbonat – einer **abhängigen** Variablen – für die Veränderung von pH und HCO_3^- völlig irrelevant. Durch die Infusion von NaBic steigen SIDa und SIDe (Rehm und Finsterer 2003), der „Kationenpool" vergrößert sich. Damit ist die Infusion des starken Ions Natrium, nicht aber die Zufuhr von Bikarbonat als Ursache der pH-Wertveränderung anzusehen.

Im Falle der THAM-Infusion postulierten Rehm und Finsterer (2003) das Entstehen eines positiv geladenen THAM-Moleküls (THAM$^+$), ein mit herkömmlichen Methoden nicht messbares starkes Ion, das ebenfalls den „Kationenpool" vergrößert und so auf der Seite der Anionen „Raum" schafft für eine Vergrößerung der SID.

Tab. 6 Fallbeispiele zu Säure-Basen-Störungen

pH	7,558	7,315	7,225	7,558
pCO$_2$	17,6 mm Hg	72,8 mm Hg	11,7 mm Hg	49,5 mm Hg
[HCO$_3^-$]	15,3 mmol/l	36,2 mmol/l	4,7 mmol/l	31,0 mmol/l
BE	−5,0 mmol/l	7,9 mmol/l	−20,3 mmol/l	9,0 mmol/l
Symptomkombination	pH ↑, pCO$_2$↓, BE ↓	pH ↓, pCO$_2$↑, BE ↑	pH ↓, pCO$_2$ ↓, BE ↓	pH ↑, pCO$_2$↑, BE ↑
Diagnose	Respiratorische Alkalose	Respiratorische Azidose	Metabolische Azidose	Metabolische Alkalose

Tab. 7 Wirkungsweise und Nebenwirkungen von Pufferlösungen

	Wirkungsweise nach klassischer Analytik	Wirkungsweise nach dem Stewart-Modell	Unerwünschte Wirkungen
Natriumbikarbonatlösung (8,4 %)	Zufuhr von Bikarbonat: $(H + HCO_3^+ \leftrightarrow H_2CO_3 \leftrightarrow CO_2 + H_2O)$	Zufuhr des starken Kations Na$^+$	– Hypertone Lösung – Hypernatriämie – Hyperkapnie
THAM-Lösung (36,34 %)	Produktion von HCO$_3^-$ $(R - NH_2 + H_2O + CO_2 \leftrightarrow (R - NH_3^+) + HCO_3^-)$	Entstehung eines „unmeasured kation" $(THAM + (R - NH_3^+))$	– Hypertone Lösung – Hyperkaliämie → Hypokaliämie – Hypoglykämie, Erbrechen – Atemdepression (pCO$_2$↓) – Kumulation bei Niereninsuffizienz

4 Fazit

Die Analytik des Säure-Basen-Haushalts hat, seit Erkennung der enormen Bedeutung metabolischer Störungen für den menschlichen Organismus, immer wieder zu teils enthusiastischen, teils sehr kontroversen Diskussionen geführt, wie z. B. im Rahmen der klassischen „Great trans-Atlantic acid-base debate" oder bei Einführung der Stewart-Analytik. Dem Thema „Säure-Basen-Haushalt" wird in der Zukunft noch viel Aufmerksamkeit zuteil werden. Arbeiten wie die „Reunification of acid-base physiology" (Kellum 2005) stellen wichtige Grundlagen zukünftiger Forschung dar, deren Ergebnisse mit Spannung erwartet werden können.

Literatur

Arbus GS (1973) An in vivo acid-base nomogram for clinical use. Can Med Assoc J 109:291–293

Astrup P, Jorgensen K, Andersen OS, Engel K (1960) The acid-base metabolism. A new approach. Lancet 1:1035–1039

Balasubramanyan N, Havens PL, Hoffman GM (1999) Unmeasured anions identified by the Fencl-Stewart method predict mortality better than base excess, anion gap, and lactate in patients in the pediatric intensive care unit. Crit Care Med 27:1577–1581

Burton RF (1992) The roles of intracellular buffers and bone mineral in the regulation of acid-base balance in mammals. Comp Biochem Physiol Comp Physiol 102:425–432

Corey HE, Vallo A, Rodriguez-Soriano J (2006) An analysis of renal tubular acidosis by the Stewart method. Pediatr Nephrol 21:206–211

Cusack RJ, Rhodes A, Lochhead P et al (2002) The strong ion gap does not have prognostic value in critically ill patients in a mixed medical/surgical adult ICU. Intensive Care Med 28:864–869

Davis JW, Parks SN, Kaups KL et al (1996) Admission base deficit predicts transfusion requirements and risk of complications. J Trauma 41:769–774

Fencl V, Jabor A, Kazda A, Figge J (2000) Diagnosis of metabolic acid-base disturbances in critically ill patients. Am J Respir Crit Care Med 162:2246–2251

Figge J, Rossing TH, Fencl V (1991) The role of serum proteins in acid-base equilibria. J Lab Clin Med 117:453–467

Gunnerson KJ, Saul M, He S, Kellum JA (2006) Lactate versus non-lactate metabolic acidosis: a retrospective outcome evaluation of critically ill patients. Crit Care 10:R22

Halperin ML (1982) Metabolism and acid-base physiology. Artif Organs 6:357–362

Hasselbalch KA (1916) Die Berechnung der Wasserstoffzahl des Blutes aus der freien und gebundenen Kohlensäure desselben, und die Sauerstoffbindung des Blutes als Funktion der Wasserstoffzahl. Biochem Z 78:112–144

Henderson LJ, Cohn EJ (1916) The equilibrium between acids and bases in sea water. Proc Natl Acad Sci USA 2:618–622

Kaplan LJ, Kellum JA (2004) Initial pH, base deficit, lactate, anion gap, strong ion difference, and strong ion gap predict outcome from major vascular injury. Crit Care Med 32:1120–1124

Kellum JA (1998) Metabolic acidosis in the critically ill: lessons from physical chemistry. Kidney Int Suppl 66:81–86

Kellum JA (2002a) Saline-induced hyperchloremic metabolic acidosis. Crit Care Med 30:259–261

Kellum JA (2002b) Fluid resuscitation and hyperchloremic acidosis in experimental sepsis: improved short-term survival and acid-base balance with Hextend compared with saline. Crit Care Med 30:300–305

Kellum JA (2005) Clinical review: reunification of acid-base physiology. Crit Care 9:500–507

Kellum JA, Bellomo R, Kramer DJ, Pinsky MR (1998) Etiology of metabolic acidosis during saline resuscitation in endotoxemia. Shock 9:364–368

Kellum JA, Song M, Venkataraman R (2004) Effects of hyperchloremic acidosis on arterial pressure and circulating inflammatory molecules in experimental sepsis. Chest 125:243–248

Kiraly LN, Differding JA, Enomoto TM et al (2006) Resuscitation with normal saline (NS) vs. lactated ringers (LR) modulates hypercoagulability and leads to increased blood loss in an uncontrolled hemorrhagic shock swine model. J Trauma 61:57–64

Magder S (2002) A „post-copernican" analysis of intracellular pH. In: Gallo A (Hrsg) Anaesthesia pain intensive care and emergency medicine. Springer, Berlin/Heidelberg/New York, S 589–609

Maloney DG, Appadurai IR, Vaughan RS (2002) Anions and the anaesthetist. Anaesthesia 57:140–154

Oh MS, Carroll HJ (1977) The anion gap. N Engl J Med 297:814–817

Park M, Azevedo LC, Maciel AT et al (2006) Evolutive standard base excess and serum lactate level in severe sepsis and septic shock patients resuscitated with early goal-directed therapy: still outcome markers? Clinics 61:47–52

Rehm M, Finsterer U (2003) Treating intraoperative hyperchloremic acidosis with sodium bicarbonate or tris-hydroxymethyl aminomethane: a randomized prospective study. Anesth Analg 96:1201–1208

Rehm M, Orth V, Scheingraber S et al (2000) Acid-base changes caused by 5 % albumin versus 6 % hydroxyethyl starch solution in patients undergoing acute normovolemic hemodilution: a randomized prospective study. Anesthesiology 93:1174–1183

Rehm M, Conzen PF, Peter K, Finsterer U (2004) The Stewart model. „Modern" approach to the interpretation of the acid-base metabolism. Anaesthesist 53:347–357

Ring T, Frische S, Nielsen S (2005) Clinical review: renal tubular acidosis – a physicochemical approach. Crit Care 9:573–580

Rixen D, Raum M, Bouillon B et al (2001a) Predicting the outcome in severe injuries: an analysis of 2069 patients from the trauma register of the German Society of Traumatology (DGU). Unfallchirurg 104:230–239

Rixen D, Raum M, Bouillon B et al (2001b) Base deficit development and its prognostic significance in posttrauma critical illness: an analysis by the trauma registry of the Deutsche Gesellschaft fur unfallchirurgie. Shock 15:83–89

Roche AM, James MF, Bennett-Guerrero E, Mythen MG (2006) A head-to-head comparison of the in vitro coagulation effects of saline-based and balanced electrolyte crystalloid and colloid intravenous fluids. Anesth Analg 102:1274–1279

Rocktaeschel J, Morimatsu H, Uchino S, Bellomo R (2003) Unmeasured anions in critically ill patients: can they predict mortality? Crit Care Med 31:2131–2136

Sahu A, Cooper HA, Panza JA (2006) The initial anion gap is a predictor of mortality in acute myocardial infarction. Coron Artery Dis 17:409–412

Scheingraber S, Rehm M, Sehmisch C, Finsterer U (1999) Rapid saline infusion produces hyperchloremic acidosis in patients undergoing gynecologic surgery. Anesthesiology 90:1265–1270

Semler M, Self W, Wanderer J (2018) Balanced crystalloids versus saline in critically ill adults. N Engl J Med 378(9):829–839

Siggaard-Andersen O (1977) The van Slyke equation. Scand J Clin Lab Investig Suppl 37:15–20

Siggaard-Andersen O, Fogh-Andersen N (1995) Base excess or buffer base (strong ion difference) as measure of a non-respiratory acid-base disturbance. Acta Anaesthesiol Scand Suppl 107:123–128

Singer R, Hastings A (1948) An improved clinical method for the estimation of disturbances of the acid-base balance of human blood. Medicine (Baltimore) 27:223–242

Smith I, Kumar P, Molloy S et al (2001) Base excess and lactate as prognostic indicators for patients admitted to intensive care. Intensive Care Med 27:74–83

Stewart PA (1983) Modern quantitative acid-base chemistry. Can J Physiol Pharmacol 61:1444–1461

Story DA, Morimatsu H, Bellomo R (2004) Strong ions, weak acids and base excess: a simplified Fencl-Stewart approach to clinical acid-base disorders. Br J Anaesth 92:54–60

Wilkes NJ, Woolf R, Mutch M et al (2001) The effects of balanced versus saline-based hetastarch and crystalloid solutions on acid-base and electrolyte status and gastric mucosal perfusion in elderly surgical patients. Anesth Analg 93:811–816

Point of Care Testing in der Gerinnungsanalytik

Christian F. Weber und Kai Zacharowski

Inhalt

1 Pro und Kontra der konventionellen und POC-Gerinnungsanalytik 427
2 Verfahren zur Erfassung der primären Hämostase 429
3 Verfahren zur Erfassung von Parametern der plasmatischen Gerinnung 430
3.1 TPZ- und aPTT-Bestimmung 430
3.2 ACT-Bestimmung 430
4 Viskoelastische Vollblutverfahren zur kombinierten Erfassung der plasmatischen Gerinnung, Gerinnselfestigkeit und Fibrinolyse 430

Literatur 432

Definition
Point-of-care-Diagnostik (POC-Diagnostik)

Der Begriff Point-of-care-Diagnostik in der perioperativen Medizin beschreibt die Durchführung der Analysen am Ort der Patientenversorgung: im Operationssaal, auf der Intensivstation, im Schockraum und in der Notaufnahme oder auch präoperativ, z. B. in der Anästhesieambulanz. Synonyme sind bettseitige oder patientennahe Diagnostik.

Abhängig von der Fragestellung werden die verschiedenen POC-Testverfahren gezielt eingesetzt. Die einzelnen Methoden erfassen jeweils nur Teilaspekte der Hämostase und können somit nur gemeinsam und sich ergänzend den komplexen physiologischen Gerinnungsprozess abbilden. Selbst bei Kombination mehrerer methodisch unterschiedlicher Methoden bleiben Teilaspekte der Hämostase unerkannt – beispielsweise lassen sich die Einflüsse von Hypothermie, Azidose, Anämie aber auch Einzelfaktordefizite oder bestimmte Antikoagulantien nicht oder nur unspezifisch abbilden (Nath et al. 2022).

1 Pro und Kontra der konventionellen und POC-Gerinnungsanalytik

Der komplexe Ablauf und die Funktionen der Blutgerinnung lassen sich aus pathophysiologischer und analytischer Sicht in 4 Abschnitte unterteilen.

Primäre Hämostase,

- Thrombin- und Fibringenerierung,
- Gerinnselbildung und -stabilisierung,
- Fibrinolyse.

Bei der **primären Hämostase** spielen die vaskulären Komponenten (Endothel, Gefäßmuskulatur etc.), die Thrombozyten und der von-Willebrand-Faktor (vWF) eine wichtige

---

Dieses Buchkapitel basiert strukturell auf dem Kapitel „Bettseitiges Monitoring der Blutgerinnung" (Jámbor und Weber 2012) aus der 3. Auflage des Buches „Die Anästhesiologie" (Herausgeber: Rossaint, Werner, Zwißler; Springer-Verlag 2012). Die Herausgeber des Werkes „Die Anästhesiologie" haben eine Druckfreigabe erteilt.

C. F. Weber (✉)
Klinik für Anästhesiologie, Intensiv- und Notfallmedizin, Asklepios Klinik Wandsbek, Hamburg, Deutschland
E-Mail: c.weber@asklepios.com

K. Zacharowski
Klinik für Anästhesiologie, Intensivmedizin und Schmerztherapie, Universitätsklinikum Frankfurt a. M., Goethe-Universität, Frankfurt am Main, Deutschland
E-Mail: kai.zacharowski@kgu.de

Rolle. Bei der **Thrombingenerierung** sind die zahlreichen extrinsischen und intrinsischen Gerinnungsfaktoren von essenzieller Bedeutung. Das hierbei entstehende Thrombin ist das Schlüsselenzym der Gerinnung und der Initiator der **Gerinnselbildung**. Im Gegensatz zur Thrombinbildung sind in diesem 3. Abschnitt nur wenige Faktoren beteiligt: das Fibrinogen bzw. Fibrin, die Thrombozyten und der das Gerinnsel stabilisierende Faktor XIII. Die maßgeblich über Plasmin vermittelte **Fibrinolyse** folgt als 4. und letzte Phase, welche unter physiologischen Bedingungen später und adäquat reguliert stattfindet.

Die Parameter und Globaltests der **konventionellen Routinegerinnungsdiagnostik** (Thrombozytenzahl, INR, aPTT und Fibrinogenkonzentration) sind nicht geeignet, um die beschriebenen Funktionen des Gerinnungssystems abzubilden. Nach oftmals zeitaufwendigem Transport und präanalytischer Aufbereitung der Blutproben (z. B. Zentrifugation) wird mit dem Beginn der Analyse der Blutprobe erst verzögert begonnen. Die Messungen erfolgen standardisiert bei 37 °C, deshalb können durch Hypothermie induzierte Gerinnungsstörungen nicht detektiert werden. Durch Zentrifugation werden die korpuskulären Elemente des Bluts (Erythrozyten, Leukozyten etc.) eliminiert, und somit wird deren Funktion im Hämostaseprozess bei der Analyse nicht berücksichtigt. Die rein quantitative Messung der Thrombozytenzahl erfasst die Kapazität der primären Hämostase nur unzureichend. Eine spezifische und sensitive Diagnose der (Hyper)fibrinolyse ist mit den konventionellen Gerinnungsanalysen nicht möglich (Tahitu et al. 2022).

Eine Metaanalyse von 64 Studien, die zwischen 1950 und 2013 publiziert wurden, zeigte, dass es keine Evidenz aus randomisierten Studien gibt, die den Nutzen von konventioneller Gerinnungsdiagnostik für das perioperative Blutungsmanagement bestätigt (Haas et al. 2015).

Ein besseres Abbild der physiologischen Funktionen und der analytischen Abschnitte des Gerinnungsprozesses liefern die **POC-Methoden**. Diese POC-Systeme sind in ihren analytischen Technologien sehr heterogen. Gemeinsam ist, dass durch den Wegfall eines zeitaufwendigen Probentransports und die Vereinfachung der Präanalytik binnen weniger Minuten Parameter zur Diagnostik und zum Therapiemonitoring einer Koagulopathie zur Verfügung stehen.

Zur Analyse werden meist geringe Mengen von Vollblut verwendet. Die Zentrifugation entfällt und ermöglicht dadurch die Erfassung des Gerinnungsprozesses in einem physiologischeren Umfeld als bei der konventionellen Analytik. Die Kapazität der primären Hämostase, die Dynamik der Gerinnselbildung, die Gerinnselfestigkeit, sowie die Stabilität des Gerinnsels in Abhängigkeit von der Zeit eignen sich als Surrogatparameter für eine klinische Blutungsneigung und lassen sich mit der Kombination verschiedener POC-Methoden quantifizieren (Volod et al. 2022; Hanke et al. 2017).

Auch wenn das diagnostische Spektrum der POC basierten Gerinnungsdiagnostik stetig wächst und mittlerweile auch Methoden zur bettseitigen sensitiven und spezifischen Detektion der Effekte von direkten oralen Antikoagulantien sowie des fibrinolytischen Systems zur Verfügung stehen (Groene et al. 2021a; Bachler et al. 2021) bleiben einige Ursachen für Gerinnungsstörungen selbst bei Kombination mehrerer POC-Methoden verborgen:

> Es existieren derzeit keine POC-Methoden zum bettseitigen sensitiven und spezifischen Monitoring der hämostaseologischen Effekte von Hypothermie, Azidose und Anämie sowie einiger hereditärer Koagulopathien (z. B. Einzelfaktormangelzustände) oder bestimmter Antikoagulantien. Auch die Effektivität der Notfall-Reversierung bestimmter direkter oraler Antikoagulantien (Xa Inhibitoren) lässt sich nicht sicher abbilden.

Im Gegensatz zu den konventionellen Analysen im Gerinnungslabor ist die Durchführung der POC-Methoden zur Gerinnungsdiagnostik im Regelfall durch Personal ohne umfassende Ausbildung und medizinisch-technische Erfahrung in Labortätigkeiten möglich. Bei den meisten Methoden müssen die Reagenzien nicht manuell vorbereitet werden, und die Bedienung der Geräte ist einfach zu erlernen.

Die **Nachteile** der POC-Diagnostik gegenüber den konventionellen Laboranalysen bestehen in der Bindung von Personal und Zeit für die Messung und Ergebnisinterpretation, Qualitätskontrollen, Dokumentation sowie Leistungserfassung für Abrechnungszwecke. Die Qualitätskontrollen der Methoden werden dadurch erschwert, dass das Vollblut als Probenmaterial nur über eine sehr kurze Zeitspanne stabil ist und deswegen beispielsweise Methoden zur Analyse der Thrombozytenfunktion nicht in Ringversuchen kontrolliert werden können. Verfügbare Kontrollmaterialen bestehen deshalb meist aus lyophilisiertem Plasma oder sonstigen vom Hersteller der jeweiligen POC-Methode bereitgestellten Lösungen, bei deren Analyse im Rahmen der Qualitätskontrolle das Einhalten bestimmten Referenzwerte untersucht wird.

> Die Ergebnisse der gleichen POC-Messungen in verschiedenen Einrichtungen, sogar an verschiedenen baugleichen Geräten sind daher nur bedingt miteinander vergleichbar. Die mangelnde Reproduzierbarkeit der Ergebnisse erschwert die Berechnung von Sensitivität und Spezifität einzelner Verfahren.

Die „Richtlinie der Bundesärztekammer zur Qualitätssicherung laboratoriumsmedizinischer Untersuchungen – Rili-BÄK" legt verbindliche Anforderungen für die Qualitätskontrolle fest. Regelmäßige interne Kontrollen, in der Regel mit Kontrollmaterialien des Herstellers, müssen durchgeführt werden. Die Teilnahme an Ringversuchen wird empfohlen. Bei POC-Methoden, zu denen analoge Verfahren im Labor verfügbar sind (TPZ, aPTT), kann die externe Kontrolle durch vergleichende Untersuchungen zwischen dem POC-System und dem Labor erfolgen.

Die Implementierung von POC-Verfahren in Hämotherapiealgorithmen ermöglicht eine zielgerichtete Hämotherapie und reduziert dadurch die Transfusionsrate allogener Blutprodukte. Metaanalysen mehrerer prospektiv randomisierter Studien zeigten, dass die Anwendung von POC-basierten Hämotherapie-Algorithmen bei der Versorgung koagulopathischer Patienten mit einem besseren klinischen Outcome assoziiert ist (Veigas et al. 2016; Wikkelsø et al. 2017).

> Die Gegenüberstellung zeigt, dass die bettseitige Gerinnungsdiagnostik keine Konkurrenz, sondern eher eine Erweiterung der konventionellen Gerinnungsanalytik darstellt. Eine schnellere Diagnostik, ein kontinuierlich weiterentwickeltes breiteres diagnostisches Spektrum und die wissenschaftliche Begleitung der Implementierung von POC-Methoden im klinischen Alltag haben dazu geführt, dass POC-basierte Hämotherapie einen festen Platz in der Versorgung akutkoagulopathischer und hämorrhagischer Patienten gefunden hat.

2 Verfahren zur Erfassung der primären Hämostase

Die konventionelle Gerinnungsdiagnostik liefert mit der „Thrombozytenzahl" lediglich eine quantitative Analyse der primären Hämostase, die bekanntermaßen von eingeschränktem klinischem Wert ist. Es besteht deswegen regelhaft der Bedarf einer qualitativen Analyse der primären Hämostase, und hier insbesondere der Thrombozyten*funktion*.

In den 1960er- bis 80er-Jahren wurde die Thrombozytenfunktionsdiagnostik v. a. nach dem Verfahren von Born (1962) im plättchenreichem Plasma durchgeführt. Seit einigen Jahren werden zunehmend Analyseverfahren entwickelt und eingesetzt, welche patientennah aus dem Vollblut Teilaspekte der primären Hämostase erfassen. Methodisch unterscheiden sich die Verfahren hinsichtlich der Aktivierung, der im Test auftretenden Scherkräfte sowie der Detektion der Thrombozytenaktivierung.

Es existieren heute verschiedene POC-Methoden zur Analyse der primären Hämostase. Sie unterscheiden sich substanziell in der ihrem Messprinzip zugrunde liegenden Methodik. Grundsätzliches und methoden-übergreifendes Prinzip ist, dass üblicherweise mit Heparin antikoaguliertes Blut in eine Testzelle verbracht wird und dort auf unterschiedlichem Weg und mit unterschiedlichen Agonisten eine Aktivierung der Thrombozyten erfolgt. Durch die Aktivierung der Thrombozyten kommt es zu einer Veränderung in der Messzelle, die beispielsweise elektrisch oder optisch analysiert wird und wodurch die thrombozytäre Stimulierbarkeit als Surrogat der Thrombozytenfunktion quantifizierbar wird.

Das methodenspezifische analytische Prinzip umfasst nach thrombozytärer Aktivierung beispielsweise die Zeitmessung bis zum Verschluss einer Kapillare (PFA-100®-Gerät), die Erfassung einer Impedanzänderung zwischen zwei Metalldrähten nach Anhaften aktivierter Thrombozyten (Multiplate®-System) oder die Veränderung der Turbidität einer Blutprobe (VerifyNow®). Klassische in-vitro Agonisten zur Stimulierung der Thrombozytenaggregation sind das Thrombin-Rezeptor aktivierende Peptid (TRAP), Arachidonsäure, Kollagen oder ADP.

Das Anwendungsspektrum der POC-Methoden zur Analyse der primären Hämostase umfasst neben der Diagnostik von antikoagulatorische Effekten von Aggregationshemmern (COX-Inhibitoren, ADP-Inhibitoren, Glykoprotein IIb/IIIa-Inhibitoren) insbesondere

- die Analyse von Non-Response gegenüber Aggregationshemmern
- die Auswahl und Dosierung aggregationshemmender Medikation, beispielsweise nach Koronarintervention
- die Detektion hereditärer Koagulopathien
- die Analyse akut erworbener Thrombozytopathien, beispielsweise im Zusammenhang mit extrakorporaler Zirkulation oder der Trauma-induzierten Koagulopathie
- das Therapiemonitoring von bekannten Störungen der primären Hämostase, z. B. nach Einsatz von DDAVP oder nach Transfusion von Thrombozytenkonzentraten

Limitationen der Verfahren zur Erfassung der primären Hämostasen

Als Hauptlimitation gilt, dass die Ergebnisse der POC-Methoden zur Analyse der primären Hämostase von externen Faktoren beeinflussbar sind und dadurch die Aussagekraft der Ergebnisse eingeschränkt sein kann. Die Ergebnisse variieren in Abhängigkeit der Thrombozytenzahl und des Hämatkrits der untersuchten Blutprobe. Außerdem hat die Dauer einer präanalytischen Ruhephase einen Einfluss auf die Ergebniskonsistenz einzelnen Methoden, was den Nutzen dieser Systeme für das Management akuter Blutungen limitiert.

> Die Methoden zur bettseitigen Diagnostik der Thrombozytenfunktion sind wichtige Tools für die Detektion von hereditären, iatrogen induzierten oder akut erworbenen Störungen im Bereich der primären Hämostase, die Effektivitätskontrolle nach Einsatz von Blutprodukten und anderen Hämotherapeutika und das Therapiemonitoring von antikoagulatorischer Therapie.

3 Verfahren zur Erfassung von Parametern der plasmatischen Gerinnung

Die bettseitigen Verfahren zur Bestimmung von Parametern der plasmatischen Gerinnung erfassen lediglich den Abschnitt der Thrombingenerierung aus dem Gerinnungsprozess. Die gewonnenen Informationen ermöglichen jedoch die sinnvolle Anwendung dieser Geräte bei bestimmten Fragestellungen:

- Monitoring der oralen Antikoagulation mit Vitamin-K-Antagonisten (Quick-Wert bzw. Thromboplastinzeit, TPZ),
- Monitoring der Heparin-Wirkung (aktivierte partielle Thromboplastinzeit, aPTT),
- Monitoring der Antikoagulation mit unfraktioniertem Heparin und anderen Antikoagulanzien bei Eingriffen mit der extrakorporalen Zirkulation sowie periinterventionell mittels aktivierter Gerinnungszeit (ACT).

3.1 TPZ- und aPTT-Bestimmung

Methoden zur bettseitigen Bestimmung der Thromboplastinzeit (TPZ) und aPTT sind Handgeräte mit Einwegteststreifen, die die Analysen aus einem Tropfen Vollblut durchführen können. Die Methoden eignen sich für das Monitoring einer oralen Antikoagulation mit Vitamin-K-Antagonisten. Die Methoden sind nach WHO-Richtlinien gegen internationale Referenzthromboplastine standardisiert und können auch als Patientenselbsttest angewandt werden.

3.2 ACT-Bestimmung

Eine stetig wachsende Zahl verschiedener POC-Geräte wird zur bettseitigen Bestimmung der aktivierten Gerinnungszeit (ACT) aus Vollblutproben verwendet. Die angewandten Methoden unterscheiden sich in der Art ihrer Messtechnik erheblich. Es gibt Verfahren, bei denen Blut über Teststreifen oder durch Kapillaren bzw. Einwegkassetten fließt, deren Oberflächen mit Aktivatoren präpariert sind. Bei anderen Messtechniken wird das Blut in Küvetten überführt und der aktivierte Gerinnungsprozess mit einer optischen Methode detektiert. Als Aktivatoren wird meistens Kaolin oder Celite verwendet.

> Der größte Nachteil dieser Vielfalt ist, dass die Ergebnisse unterschiedlicher Testsysteme nur bedingt miteinander vergleichbar sind. Daher existieren keine einheitlichen Referenz- und Zielwerte.

4 Viskoelastische Vollblutverfahren zur kombinierten Erfassung der plasmatischen Gerinnung, Gerinnselfestigkeit und Fibrinolyse

Die Verfahren zur viskoelastischen Gerinnungsdiagnostik aus Vollblut basieren auf dem Prinzip der klassischen Thrombelastographie nach Hartert (1981), die sich wegen methodischer Limitationen (keine Einwegtestzellen, hohe Vibrationsempfindlichkeit) nicht im labormedizinischen und klinischen Alltag etablieren konnte.

Das diagnostische Prinzip der Viskoelastometrie (z. B. mittels ROTEM® oder ClotPro®) basiert in Anlehnung an die von Hartert entwickelte Methode darauf, dass ein Stempel in eine mit Vollblut gefüllte Küvette ragt und sich der Stempel (bzw. die Küvette) in dem üblicherweise mittels Zitrat antikoagulierten Blut kontinuierlich dreht. Der der Drehbewegung entgegenwirkende Widerstand in der Küvette wird kontinuierlich erfasst und graphisch aufgetragen. Nach Hinzugabe von methodenspezifischen Agonisten kommt es in-vitro zur Gerinnungsaktivierung und in dessen Folge zum Anstieg des Widerstands durch zunehmende Gerinnselfestigkeit. Andere Methoden basieren auf der Analyse der Viskoelastizität durch eine Resonanzmethode (z. B. TEG6s®) oder der Analyse der Gerinnselfestigkeit mittels Ultraschallbasierter Sonorheometrie (z. B. Quantra®).

In Abhängigkeit der verwendeten POC-Methode variiert der Aufwand für den Anwender: Bei einigen Methoden ist es erforderlich, dass Blutproben und Agonisten vom Anwender in die Messzelle pipettiert werden – andere Methoden zeichnen sich durch einen höheren Automatisierungsgrad aus und ermöglichen dadurch eine kürzere Personalbindung.

Die Dauer der Gerinnungsaktivierung nach Hinzugabe der Agonisten kann auf das Potential der Gerinnungsaktivierung und damit auf die Gerinnungsfaktoren hinweisen; die Höhe des Widerstandes kann die Bestandteile des Gerinnsels reflektieren (Thrombozytenzahl, Fibrinogen, Faktor XIII) und das frühzeitige Nachlassen der Gerinnselfestigkeit kann

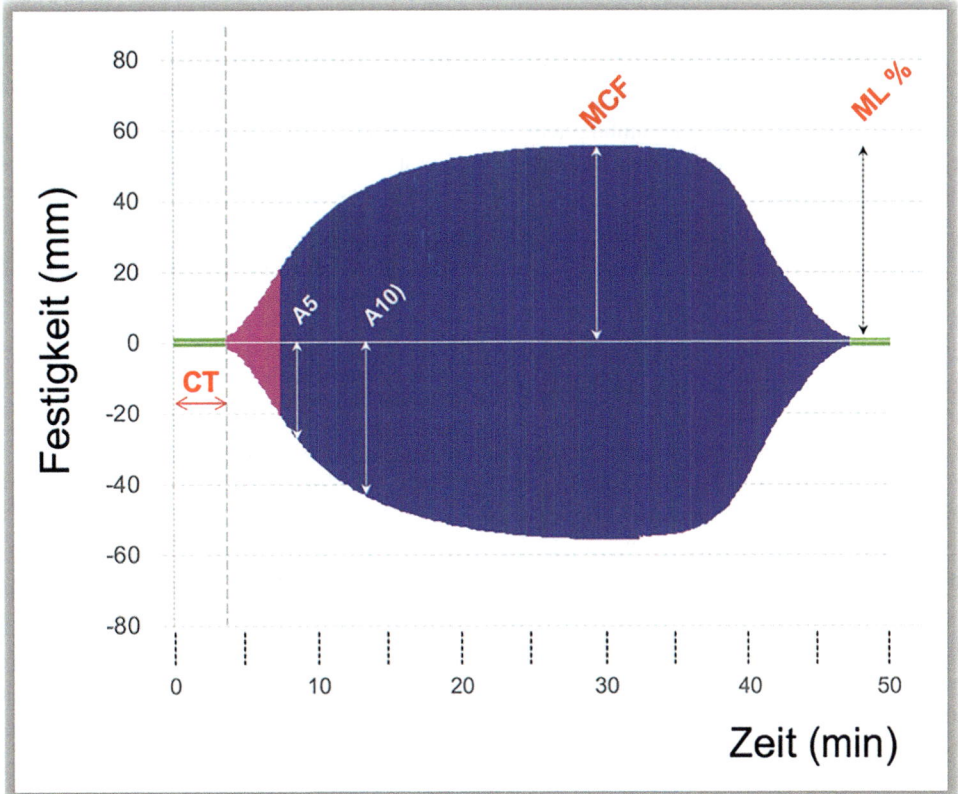

Abb. 1 Schema der Ergebnisbereitstellung einer viskoelastischen Analyse. (Graphische Darstellung einer viskoelastischen Analyse. Von besonderer Relevanz ist die Dauer der Gerinnungsaktivierung (**CT** = Clotting Time), die Rückschlüsse auf Faktorenmangelzustände oder den Einsatz von Antikoagulantien (Vitamin K Antagonisten, Xa-Inhibitoren wie direkte orale Antikoagulantien oder unfraktioniertes Heparin) zulässt sowie die Maximale Gerinnselfestigkeit (**MCF** = Maximum Clot Firmness), die Rückschlüsse auf die Fibrinogenkonzentration und die Thrombozytenzahl zulässt und den Lyseindex (**ML** = Maximum Lysis), der die Stabilität des Gerinnsels während der Untersuchung analysiert und Rückschlüsse auf das fibrinolytische System erlaubt und bei der Diagnose einer Hyperfibrinolyse hilfreich sein kann)

Rückschlüsse auf das fibrinolytische System ermöglichen (Abb. 1).

Klassisches Testspektrum der Viskoelastometrie
- Extrinsische Aktivierung z. B. mittels Gewebsfaktor (= Tissue Factor; TF). Verlängerte CT-Zeiten können extrinsische Faktorenmangelzustände oder eine effektive Wirkung von Vitamin K Antagonisten anzeigen.
- Extrinsische Aktivierung z. B. mittels Gewebsfaktor (TF) + Cytochalasin zur Inhibierung von Thrombozyten. In diesem Test werden die Thrombozyten inhibiert, so dass die im Test dargestellte maximale Clotfestigkeit hauptsächlich von Fibrinogen determiniert wird. So lässt dieser Test Rückschlüsse darauf zu, ob ein Fibrinogenmangel vorherrscht oder eine eingeschränkte Gerinnselfestigkeit auf eine Thrombozytopenie zurückzuführen sein kann.
- Extrinsische Aktivierung z. B. mittels TF + Aprotinin. In Vitro würde eine Hyperfibrinolyse durch das Aprotinin gehemmt. Wenn bei dem Test mit klassischer extrinsischer Aktivierung das Gerinnsel frühzeitig zusammenbricht und in diesem Test mit Aprotinin nicht, dann gilt eine (Hyper)fibrinolyse als bestätigt.
- Intrinsische Aktivierung z. B. mittels Ellagsäure. Die CT-Zeit reflektiert die intrinsischen Faktoren der Gerinnungsaktivierung – eine Verlängerung kann auf einen intrinsischen Faktorenmangel (z. B. bei massivem Blutverlust) oder auf die Wirkung von Antikoagulantien (unfraktioniertes Heparin oder Xa-Inhibitoren) hinweisen.
- Intrinsische Aktivierung z. B. mittels Ellagsäure + Heparinase. In vitro wird unfraktioniertes Heparin durch die Heparinase inhibiert. Sollte nach klassischer intrinsischer Aktivierung eine verlängerte CT-Zeit vorliegen und würde in diesem Test mit Heparinase die CT-Zeit normalisiert, dann wäre das ein Beweis für das Vorliegen eines Heparin-Effektes.

> Die klassischen Tests eignen sich zur Analyse von extrinsischen und/oder intrinsischen Faktorenmangelzuständen und erlauben eine Differenzierung zwischen echtem „Faktorenmangel" und dem Vorhandensein

von Vitamin K – Antagonisten oder unfraktioniertem Heparin oder Xa-Inhibitoren. Außerdem erlaubt das klassische Testspektrum eine Differentialdiagnose von eingeschränkter Gerinnselfestigkeit (Thrombozytenmangel, Fibrinogenmangel oder beides) sowie die Diagnose einer Hyperfibrinolyse.

Erweitertes Spektrum

- Direkte orale Antikoagulantien (DOAK)
  Von besonderem Interesse ist wegen der klinischen Relevanz das Monitoring von direkten oralen Antikoagulantien (Xa- und Thrombin-Inhibitoren), deren Effekte sich nur unzureichend in der konventionellen Gerinnungsdiagnostik, den klassischen viskoelastischen Tests oder der Standard-antiXa-Aktivität abbilden lassen und bei denen auch mit Blick auf den Einsatz spezifischer Pharmaka zur Reversierung der antikoagulatorischen Effekte ein rasch verfügbares sowie sensitives und spezifisches Monitoring dringend notwendig ist. Das ClotPro® System verfügt mit dem RVV- und dem ECA-Test über zwei viskoelastische Testverfahren, die für das Monitoring von Xa- bzw. Thrombininhibitoren eingesetzt werden können.
- TPA
  Im TPA-Test des ClotPro® wird in vitro durch den Zusatz von tissue Plasminogen-Aktivator (tPA) eine Lyse induziert. Der Test kann sich dafür eignen das fibrinolytische System abzubilden (Heinz et al. 2021) oder die Wirkung von Tranexamsäure zu überprüfen (Groene et al. 2021b).

Literatur

Bachler M, Bösch J, Stürzel DP, Hell T, Giebl A, Ströhle M, Klein SJ et al (2021) Impaired fibrinolysis in critically ill COVID-19 patients. Br J Anaesth 126:590–598

Born GV (1962) Aggregation of blood platelets by adenosine diphosphate and its reversal. Nature 194:927–929

Groene P, Wagner D, Kammerer T, Kellert L, Giebl A, Massberg S, Schäfer ST (2021a) Viscoelastometry for detecting oral anticoagulants. Thromb J 19:18

Groene P, Sappel SR, Saller T, Nitschke T, Sa PA, Paulus A, Chappell D et al (2021b) Functional testing of tranexamic acid effects in patients undergoing elective orthopaedic surgery. J Thromb Thrombolysis 51:989–996

Haas T, Fries D, Tanaka KA, Asmis L, Curry NS, Schöchl H (2015) Usefulness of standard plasma coagulation tests in the management of perioperative coagulopathic bleeding: is there any evidence? Br J Anaesth 114:217–224

Hanke AA, Horstmann H, Wilhelmi M (2017) Point-of-care monitoring for the management of trauma-induced bleeding. Curr Opin Anaesthesiol 30:250–256

Hartert HH (1981) Resonance-thrombography, theoretical and practical elements. Biorheology 18:693–701

Heinz C, Miesbach W, Herrmann E, Sonntagbauer M, Raimann FJ, Zacharowski K, Weber CF et al (2021) Greater fibrinolysis resistance but no greater platelet aggregation in critically ill COVID-19 patients. Anesthesiology 134:457–467

Nath SS, Pandey CK, Kumar S (2022) Clinical application of viscoelastic point-of-care tests of coagulation-shifting paradigms. Ann Card Anaesth 25:1–10

Tahitu M, Ramler PI, Gillissen A, Caram-Deelder C, Henriquez D, de Maat MPM, Duvekot JJ et al (2022) Clinical value of early assessment of hyperfibrinolysis by rotational thromboelastometry during postpartum hemorrhage for the prediction of severity of bleeding: a multicenter prospective cohort study in the Netherlands. Acta Obstet Gynecol Scand 101:145–152

Veigas PV, Callum J, Rizoli S, Nascimento B, da Luz LT (2016) A systematic review on the rotational thrombelastometry (ROTEM®) values for the diagnosis of coagulopathy, prediction and guidance of blood transfusion and prediction of mortality in trauma patients. Scand J Trauma Resusc Emerg Med 24:114

Volod O, Bunch CM, Zackariya N, Moore EE, Moore HB, Kwaan HC, Neal MD et al (2022) Viscoelastic hemostatic assays: a primer on legacy and new generation devices. J Clin Med 11:860

Wikkelsø A, Wetterslev J, Møller AM, Afshari A (2017) Thromboelastography (TEG) or rotational thromboelastometry (ROTEM) to monitor haemostatic treatment in bleeding patients: a systematic review with meta-analysis and trial sequential analysis. Anaesthesia 72:519–531

Teil III

Techniken

Endotracheale Intubation

Fritz Fiedler und Michael Quintel

Inhalt

1 Besonderheiten der Intubation bei kritisch Kranken 435
2 Anatomie der oberen Atemwege 436
3 Technische Hilfsmittel 436
  3.1 Masken 436
  3.2 Guedel- und Wendl-Tuben 436
  3.3 Endotracheale Tuben 436
  3.4 Laryngoskope und Spatel 437
  3.5 Videolaryngoskope 437
  3.6 Weitere Hilfsmittel 438
4 Diagnostik des schwierigen Atemwegs 439
5 Durchführung der endotrachealen Intubation 442
  5.1 Lagerung 442
  5.2 Präoxygenierung 442
  5.3 Orotracheale Intubation 443
  5.4 Ileuseinleitung 443
  5.5 Fiberoptische Intubation 443
6 Management des schwierigen Atemwegs 445
7 Intubationsschäden 445
8 Extubation 447
9 Besonderheiten des Atemwegsmanagements in Zeiten von COVID-19 447
Literatur 448

F. Fiedler (✉)
St. Elisabeth-Krankenhaus GmbH, Klinik für Anaesthesie und Operative Intensivmedizin, Köln, Deutschland
E-Mail: fritz.fiedler@hohenlind.de

M. Quintel
Zentrum für Anästhesiologie, Donau-Isar-Klinikum, Deggendorf, Deutschland

Klinik für Anästhesiologie, Universitätsmedizin Göttingen UMG, Göttingen, Deutschland
E-Mail: michael.quintel@donau-isar-klinikum.de

1 Besonderheiten der Intubation bei kritisch Kranken

Im Gegensatz zur endotrachealen Intubation bei elektiven Anästhesien ist die endotracheale Intubation bei kritisch kranken Patienten mit einem deutlich erhöhten Risiko verbunden. Je nach Patientenkollektiv ist mit schweren Zwischenfällen und Komplikationen in 22 bis 54 % aller endotrachealen Intubationen zu rechnen (Mosier et al. 2020; Myatra 2021). Das 4. Nationale Audit in Großbritannien zeigte, dass schwerwiegende atemwegsbezogene Komplikationen in der Intensivmedizin in 61 % der Fälle zum Tod bzw. schweren Hirnschäden führten, während dies nach atemwegsbezogenen

Komplikationen bei Anästhesien nur in 14 % der Fall war (Cook et al. 2011a; Cook et al. 2011b). Die intubationsassoziierte Letalität wird mit bis zu 3 % angegeben (Lavery und McCloskey 2008; Walz et al. 2007).

2 Anatomie der oberen Atemwege

Im Bereich der oberen Atemwege gibt es zwei parallele Luftwege, die für die endotracheale Intubation von Bedeutung sind. Zum einen führt der Weg in die Trachea über die Nase, den Naso-, den Oropharynx und den Larynx und zum anderen über den Mund, den Oropharynx und den Larynx (Abb. 1).

3 Technische Hilfsmittel

Zur Vorbereitung und Durchführung einer Intubation sind eine Reihe von Hilfsmitteln erforderlich oder nützlich, die im Folgenden beschrieben werden.

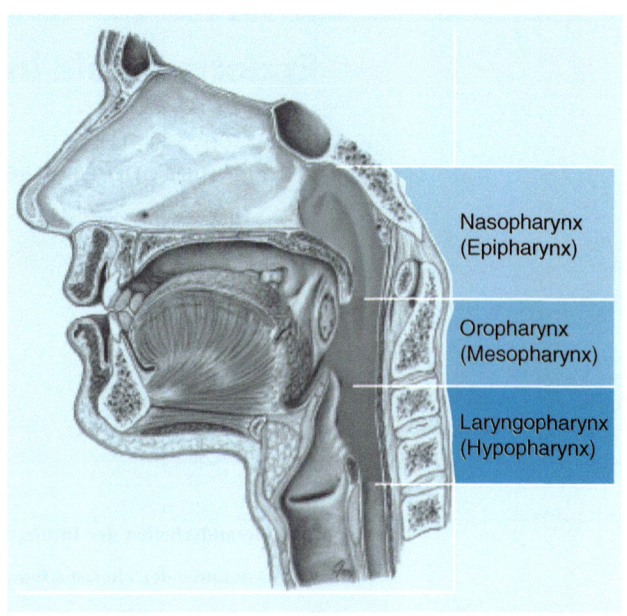

Abb. 1 Schematische Darstellung der oberen Luftwege. (Aus: Zilles und Tillmann 2010)

> **Materialien zur endotrachealen Intubation**
> - Sauerstoffversorgung (F_iO_2 1,0)
> - Gesichtsmasken (verschiedene Größen)
> - Beatmungsbeutel mit Sauerstoffreservoir und PEEP-Ventil
> - Endexspiratorischer CO_2-Monitor
> - Absaugvorrichtung; Absaugkatheter inkl. starrer Katheter (z. B. Yankauer)
> - Skalpell
> - Magill-Zange
> - Guedel- und Wendl-Tubus
> - Laryngoskop mit verschiedenen Spateln (inkl. Ersatzhandgriff)
> - Endotrachealtuben (verschiedene Größen)
> - Blockerspritzen
> - Verschiedene Polster zur Lagerung des Kopfes
> - Fixierungsmaterial
> - Alternative Atemwege (Larynxmasken; Larynxtuben; Intubationslarynxmasken)
> - Weitere Hilfsmittel (z. B. Videolaryngoskop; Bronchoskop; Intubationsbougie)

3.1 Masken

Gesichtsmasken, die Mund und Nase umschließen, werden über ein Nichtrückatemventil entweder in Kombination mit einem selbstfüllenden Beatmungsbeutel mit Reservoir und Sauerstoffanschluss oder mit einem Beatmungsgerät zur Maskenbeatmung verwendet. Abb. 2 zeigt einige Beispiele für verschiedene Gesichtsmasken. Die Auswahl orientiert sich an den individuellen anatomischen Verhältnissen des Patienten.

3.2 Guedel- und Wendl-Tuben

Bei erschwerter Maskenbeatmung kann die Anwendung eines oropharyngealen Tubus (Guedel-Tubus) oder eines nasopharyngealen Tubus (Wendl-Tubus) hilfreich sein (Abb. 3). Die passende Größe lässt sich annäherungsweise durch die Strecke vom Mundwinkel (Guedel-Tubus) bzw. Naseneingang (Wendl-Tubus) bis zum Ohrläppchen bestimmen (Krier und Georgi 2001).

▶ **Cave** Die korrekte Größe der Tuben ist von Bedeutung, da bei zu kurzem Tubus die Atemwege nicht ausreichend freigehalten werden; ein zu großer oro- oder nasopharyngealer Tubus kann durch Luxation der Epiglottis den Larynx verschließen (Benumof 1992).

3.3 Endotracheale Tuben

Endotracheale Tuben dienen der Freihaltung der Atemwege. Das Tubusmaterial – meist PVC, seltener Silikon und Polyurethan – ist durch internationale Standards festgelegt. Neben Standardtuben mit und ohne Cuff finden bei der oro- bzw.

Abb. 2 Gesichtsmasken unterschiedlicher Größe und Bauart

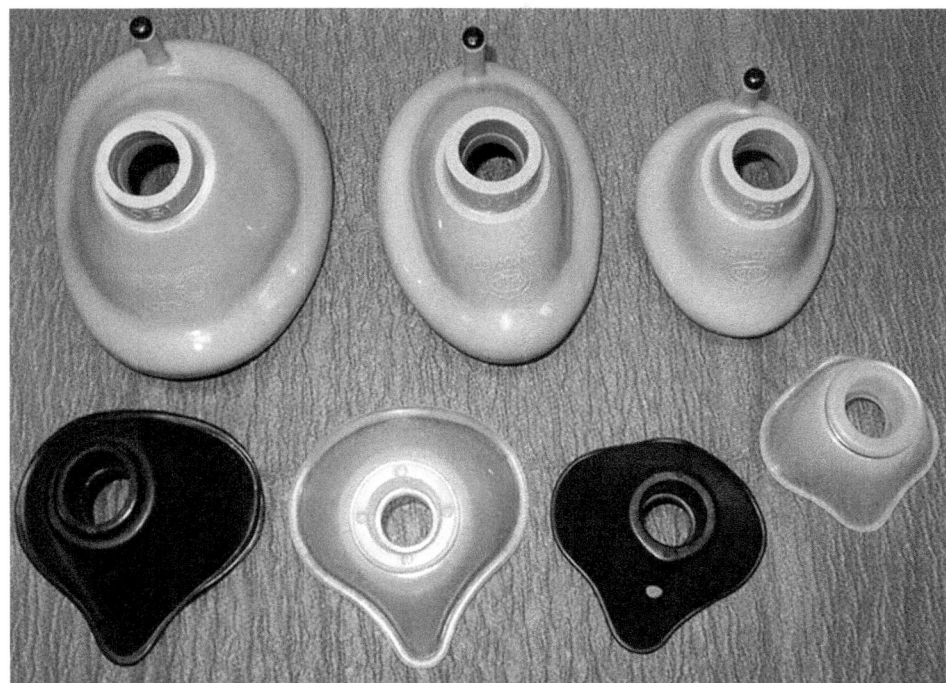

Abb. 3 Guedel- (linke Bildhälfte) und Wendl-Tuben (rechte Bildhälfte) unterschiedlicher Größe und Bauart

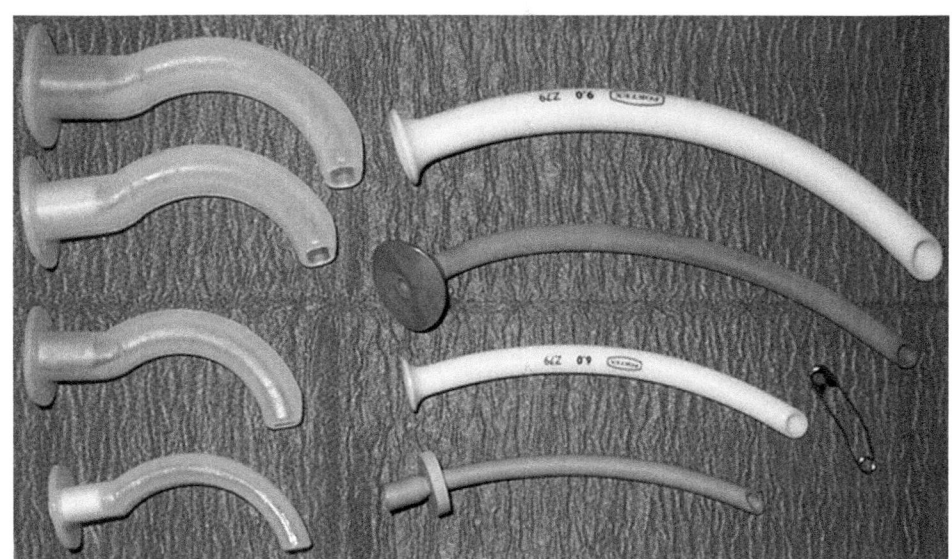

nasotrachealen Intubation Spezialtuben – wie Spiral-, Doppellumen- oder Lasertuben – Anwendung (Abb. 4).

3.4 Laryngoskope und Spatel

Laryngoskope und die zugehörigen auswechselbaren Spatel mit verschiedener Form und Größe (Abb. 5) sind ein unabdingbares Werkzeug zur direkten Darstellung des Kehlkopfeingangs und der Stimmritze.

3.5 Videolaryngoskope

In den letzten Jahren wurden Laryngoskope mit integrierter Videokamera (sog. Videolaryngoskope) in die klinische Praxis eingeführt (Abb. 6). In einer neueren Meta-Analyse von 32 Studien mit mehr als 15.000 Notfallintubationen zeigte sich bei Intensivpatienten eine höhere Erfolgsrate beim ersten Intubationsversuch mit dem Videolaryngoskop verglichen mit der direkten Laryngoskopie, wobei der Vorteil nur in der Gruppe der weniger geübten, nicht aber bei Mitarbeitern

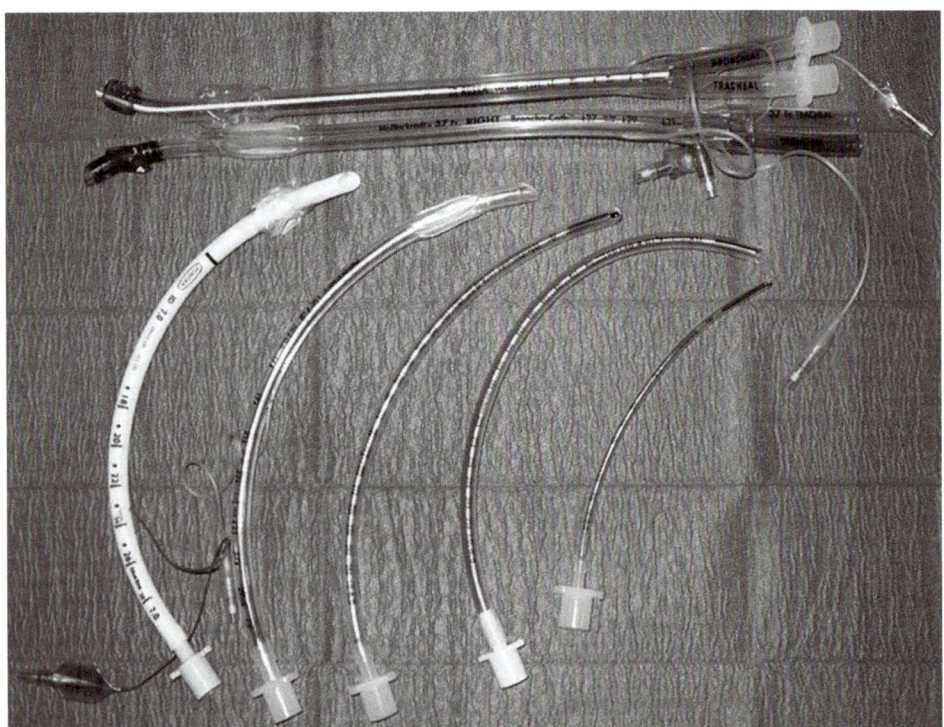

Abb. 4 Verschiedene endotracheale Tuben. Doppellumentuben zur seitengetrennten Beatmung im oberen Bildteil; unterschiedliche Endotrachealtuben (mit und ohne Cuff) im unteren Bildteil

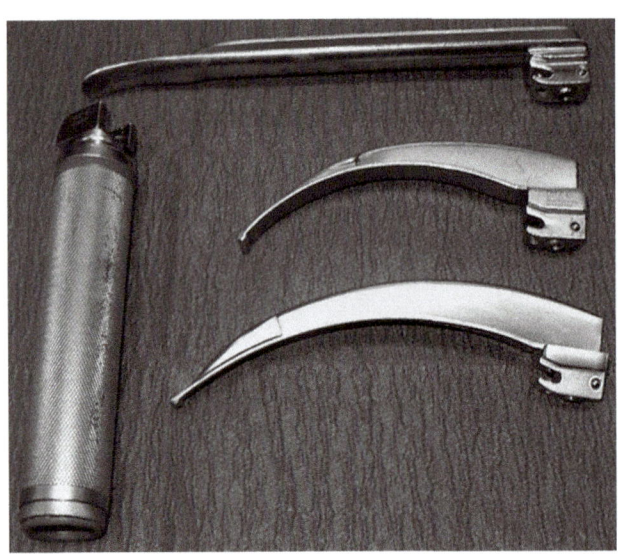

Abb. 5 Laryngoskop mit verschiedenen Spateln (Foregger-Spatel im oberen Bildteil; 2 Macintosh-Spatel im unteren Bildteil)

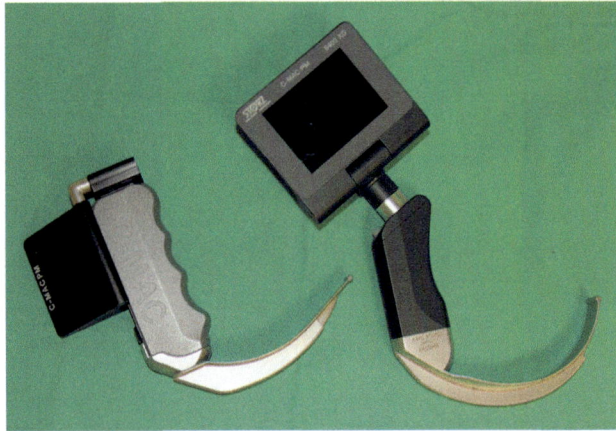

Abb. 6 Videolaryngoskope

3.6 Weitere Hilfsmittel

mit einer großen Intubationsexpertise signifikant war (Arulkumaran et al. 2018). Eine Chochrane Analyse aus dem Jahr 2016 kommt zu dem Schluss, dass durch die Verwendung eines Videolaryngoskopes die Häufigkeit von Fehlintubationen, insbesondere bei Patienten mit schwierigem Atemweg, reduziert werden kann. Gleichzeitig fanden sich aber keine Hinweise für eine Reduktion respiratorischer Komplikationen bzw. der Inzidenz von Hypoxien (Lewis et al. 2016).

Biegsame Führungsstäbe, die insbesondere bei der Ileuseinleitung, der schwierigen Intubation und zur Stabilisierung von Spiraltuben Anwendung finden, sowie Tubusfasszangen (z. B. Magill-Zange; Abb. 7) gehören zur Standardausstattung. Zur Bewältigung des schwierigen Atemweges wurde eine große Anzahl weiterer Hilfsmittel entwickelt. Neben der Standardlarynxmaske (Abb. 8), über die ggf. fiberoptisch ein Tubus endotracheal platziert werden kann, gibt es verschiedene Intubationsbougies (Abb. 7) und Tubuseinführhilfen, wie der Schröder-Mandrin. Mit dem Larynxtubus (Abb. 8)

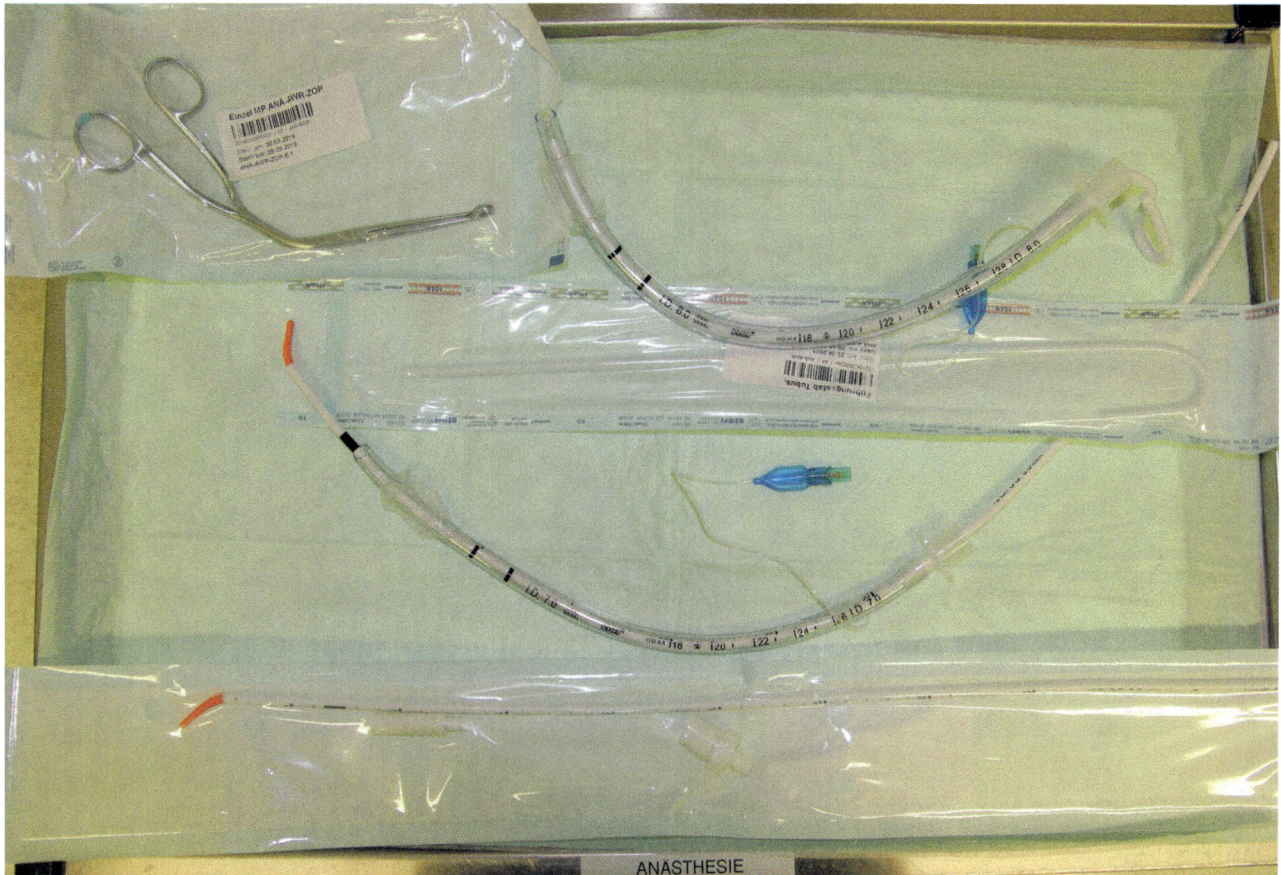

Abb. 7 Verschiedene Hilfsmittel zur Durchführung der Intubation (linke obere Bildhälfte: Magill-Zange; Bildmitte oben: Führungsstab und Tubus mit einliegendem Führungsstab; untere Bildhälfte: Intubationsbougie S-Guide (VBM-Medizintechnik GmbH) und Intubationstubus mit einliegendem Intubationsbougie)

oder dem Kombitubus stehen alternative Tubusformen für das Management des schwierigen Atemwegs zur Verfügung. Technisch aufwendigere Intubationshilfen – wie das Trachlite, das Bullard-Laryngoskop, das McCoy-Laryngoskop, das retromolare Intubationsfiberskop nach Bonfils, die Laryngoskopmodifikation nach Bumm und das Intubationstracheoskop – vervollständigen die Palette an Werkzeugen (Abb. 9) zur Bewältigung einer schwierigen Intubation (Krier und Georgi 2001).

4 Diagnostik des schwierigen Atemwegs

Der „schwierige Atemweg" ist gekennzeichnet durch die Unmöglichkeit einer suffizienten Maskenbeatmung und die fehlende Möglichkeit zur direkten Laryngoskopie und endotrachealen Intubation. Die Inzidenz dieser lebensbedrohlichen Situation wird in der Literatur sehr unterschiedlich angegeben. Die publizierten Zahlenangaben bei elektiv operierten Patienten schwanken zwischen 0,05 % und 4,5 % (Krier und Georgi 2001). Bei Intensivpatienten ist eine deutlich höhere Inzidenz des schwierigen Atemwegs zu erwarten (Cook et al. 2011b; Walz et al. 2007). Verschiedene Studien sprechen von einer Prävalenz des schwierigen Atemwegs ausserhalb des OP-Settings von bis zu 50 % (Mosier et al. 2020).

▶ Bei bestimmten Vorerkrankungen – wie z. B. Adipositas, Arthrose der Halswirbelsäule, M. Bechterew, Diabetes mellitus, kraniofazialen Missbildungssyndromen (z. B. Pierre-Robin-Syndrom) und dem Schlafapnoesyndrom – treten Intubationsschwierigkeiten gehäuft auf. Auch bei Patienten, die sich hals-nasen-ohrenärztlichen oder kieferchirurgischen Eingriffen unterziehen müssen, bei Patientinnen in der Geburtshilfe und unter Notfallbedingungen treten vermehrt Intubationsschwie-rigkeiten auf.

Die Sensitivität von einzelnen Untersuchungsverfahren zur Vorhersage des schwierigen Atemwegs ist gering, sodass in der klinischen Praxis möglichst viele Parameter aus der Anamneseerhebung (z. B. obstruktives Schlafapnoesyndrom; anamnestisch schwierige Intubation) und der klinischen Untersuchung bewertet und bei der Einschätzung möglicher

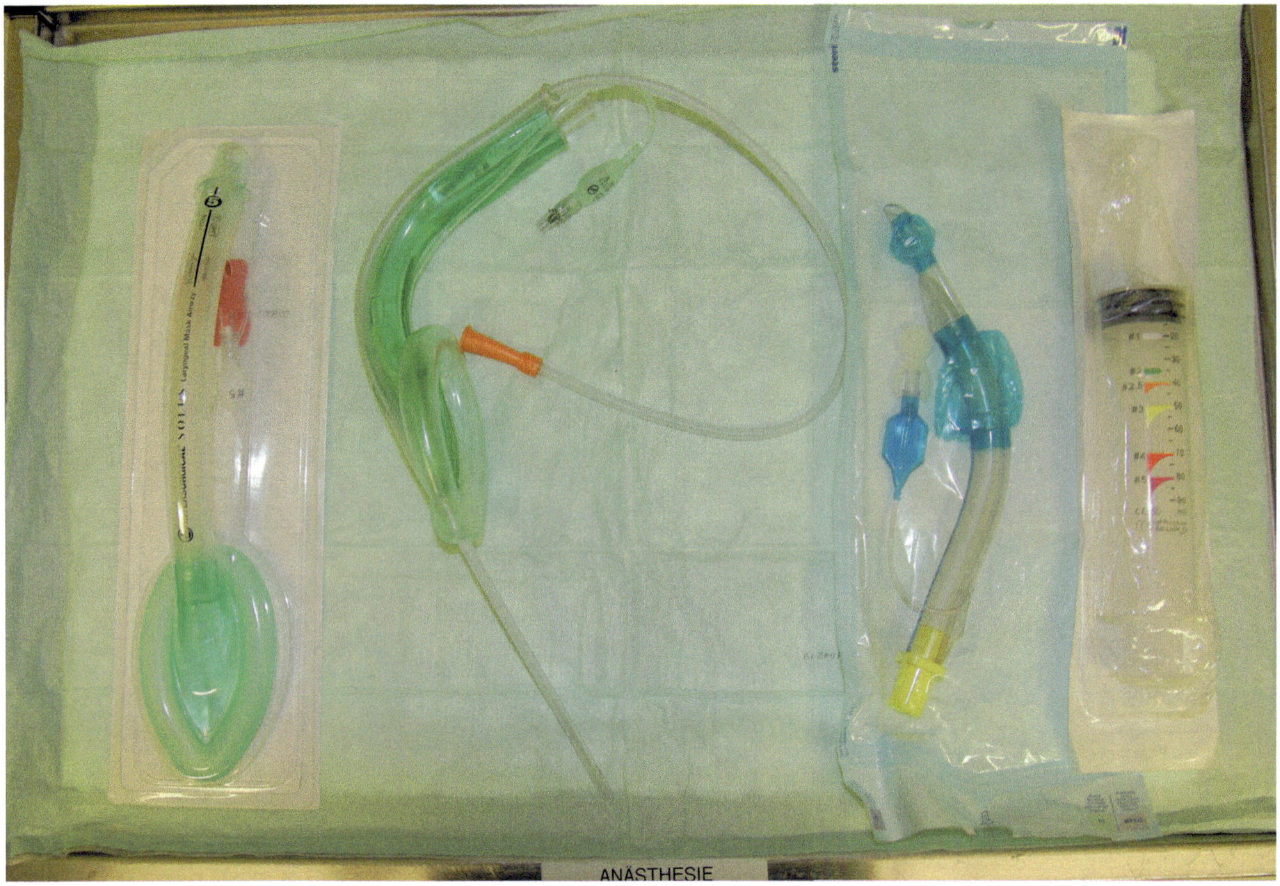

Abb. 8 Linker Bildteil: Larynxmaske. Bild Mitte: 2. Generationslarynxmaske mit Drainagekanal und einliegender Magensonde. Rechter Bildteil: Larynxtubus mit Blockerspritze

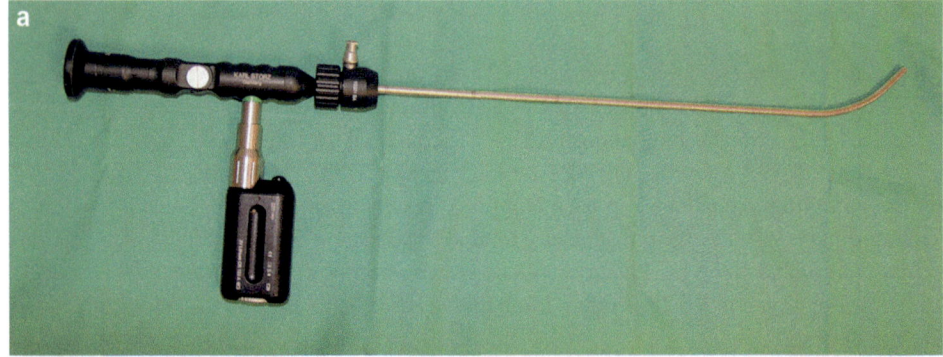
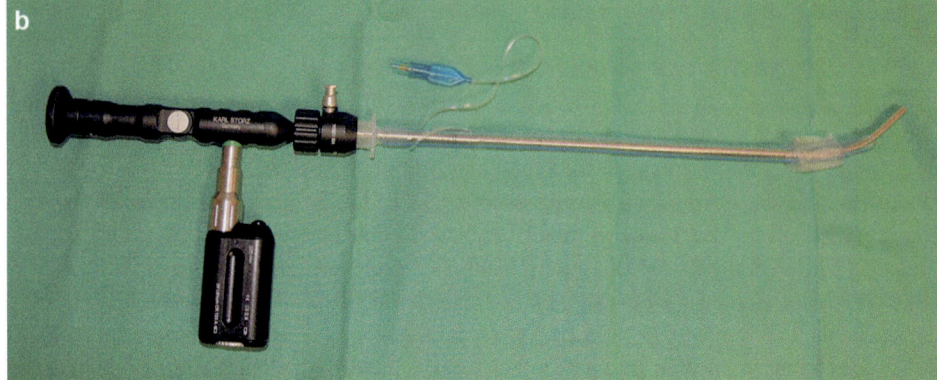

Abb. 9 a, b. Intubationsfiberskop nach Bonfils. (**a**) ohne Tubus. (**b**) mit aufgefädeltem Tubus

Intubationsschwierigkeiten abgewogen werden müssen. Die aussagekräftigste anamnestische Angabe ist die einer stattgehabten schwierigen Intubation. Eine einfache, klinisch praktikable Untersuchungsmethode ist der Mallampati- Test (Abb. 10), bei dem der Patient aufgefordert wird, im Sitzen bei neutraler Kopfstellung den Mund maximal zu öffnen und die Zunge ohne Phonation möglichst weit herauszustrecken. Die Sichtbarkeit oropharyngealer Strukturen wird dabei in die Klassen I–IV eingeteilt, wobei das Risiko für eine schwierige Intubation mit steigender Klasse zunimmt (Mallampati et al. 1983)

Daneben liefern die Messung des thyromentalen Abstands (Test nach Patil et al. 1983) und der maximalen Mundöffnung, der sog. Upper Lip Bite Test, der die Fähigkeit des Patienten misst mit der unteren Zahnreihe auf die Oberlippe zu beißen, die Überprüfung der Unterkiefer- und Halswirbelsäulenbeweglichkeit sowie die spezielle Prüfung der Beweglichkeit im Atlantookzipitalgelenk wertvolle, klinisch einfach zu erhebende Hinweise zur Einschätzung möglicher Intubationsschwierigkeiten. Ein systematischer Review und eine Metaanalyse von über 30.000 Intubationen zeigte, dass diese einfachen Tests Hinweise für einen schwierigen Atemweg geben können (Detsky et al. 2019). Der MACOCHA-Score, der einige dieser Tests integriert und neben Patientenmerkmalen, Krankheitsfaktoren und Anwendereigenschaften umfasst, korreliert ebenfalls mit dem Auftreten eines schwierigen Atemwegs (Tab. 1) (Myatra 2021).

Der Score geht von 0 bis 12: 0 = einfacher Atemweg, 12 = sehr schwieriger Atemweg

Bei Intensivpatienten sind jedoch viele dieser Untersuchungsverfahren nicht durchführbar. Zudem sind die in der anästhesiologischen Praxis etablierten Risikofaktoren

Tab. 1 MACOCHA-Score

Merkmal	Punkte
Patientenmerkmal	
Mallampati Score 3 oder 4	5
Obstruktives Schlaf-Apnoe-Syndrom	2
Eingeschränkte Mobilität der Halswirbelsäule	1
Eingeschränkte Mundöffnung (< 3 cm)	1
Merkmale der Grunderkrankung	
Koma	1
Schwere Hypoxie	1
Merkmale des Intubierenden	
Nicht-Anästhesist	1
Gesamtpunktzahl	12

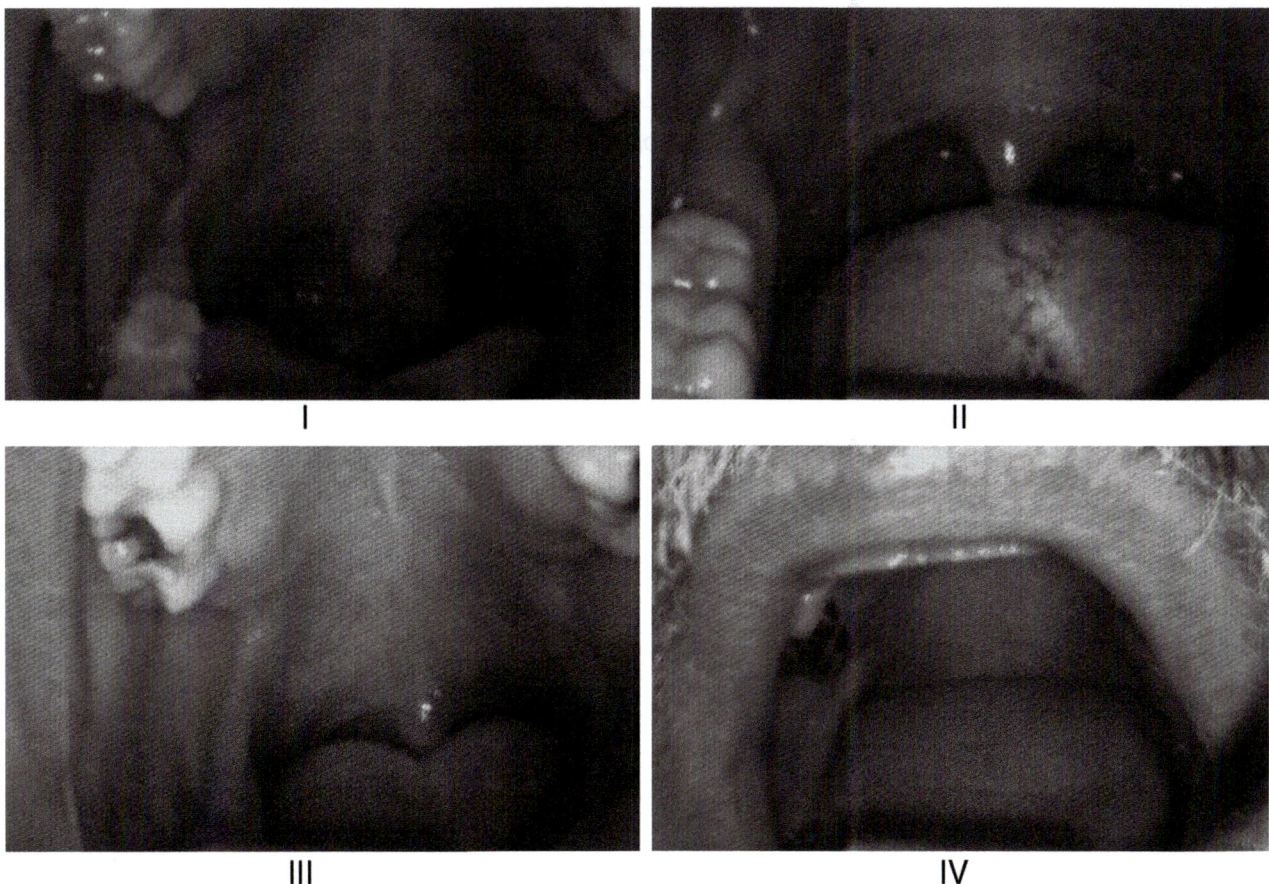

Abb. 10 Mallampati-Klassifikation

des schwierigen Atemwegs an Intensivpatienten nicht untersucht (Walz et al. 2007), sodass eine präinterventionelle Einschätzung potenzieller Intubationsprobleme extrem schwierig ist.

5 Durchführung der endotrachealen Intubation

Unabdingbar ist eine sorgfältige Vorbereitung der Intubation, z. B. an Hand einer Checkliste (Abb. 11).

5.1 Lagerung

Es wird allgemein empfohlen, den Patienten so zu lagern, dass eine direkte Laryngoskopie durch die Position der Schulter-Hals-Kopf-Achse erleichtert wird (Krier und Georgi 2001). Hierzu soll der Kopf, z. B. durch ein Kissen im Hinterkopfbereich, leicht angehoben und im Atlantookzipitalgelenk nach dorsal flektiert werden („Schnüffelposition"). Kernspintomographische Untersuchungen an gesunden Probanden belegen, dass die Annäherung der anatomischen Achsen durch dieses Manöver jedoch nicht erreicht wird (Adnet et al. 2001b).

„Schnüffelposition" versus einfache Überstreckung
In einer großen klinischen Untersuchung konnten Adnet et al. (2001a) keinen Vorteil bei der Intubation durch die „Schnüffelposition" gegenüber der einfachen Überstreckung im Atlantookzipitalgelenk erreichen. Lediglich bei adipösen Patienten und bei Personen mit eingeschränkter Halswirbelsäulenbeweglichkeit erbrachte die Lagerung in „Schnüffelposition" messbar bessere Intubationsbedingungen.

5.2 Präoxygenierung

Eine Präoxygenierung mit einem F_iO_2 von 1,0 vor Einleitung der Narkose wird allgemein empfohlen. Die Denitrogenisierung des funktionellen Residualkapazitätsvolumens und dessen Anreicherung mit Sauerstoff können die Toleranz gegenüber einer verlängerten Apnoezeit verbessern. Trotz einer vermehrten Ausbildung von Atelektasen unter steigenden inspiratorischen Sau-

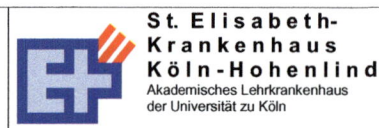

Checkliste Intubation kritisch kranker Patienten – Team Time Out

Patient	Material	Team	Notfall - Probleme
Sicherer i. v. Zugang	Vollständiges Monitoring	Aufgabenverteilung bekannt	Kann man der Patient aufwachen lassen?
Optimierte Lagerung	Intubationsmaterial vollständig	# Teamleader	Notfallplan laut kommunizieren
Prüfung schwieriger Atemweg z. B. MACOCHA-Score	# Trachealtuben ## gewählter Tubus und eine Nummer kleiner; Cuff geprüft	# 1. Intubierender	Hilfe rufen
Optimale Präoxygenierung	# Laryngoskop funktionsfähig	# 2. Intubierender	# Plan A ## Medikamente optimieren ## Leitlinie „Schwieriger Atemweg"
# 3 Min mit 10 l O_2-Flow	# Videolaryngoskop funktionsfähig; incl. D-Blade	# Intubationsassistenz	# Plan B ## Supraglottischer Atemweg ## Intubation durch supraglottischen Atemweg
# CPAP bzw. NIV	# Esmarchstab	# Wer appliziert Medikamente	# Plan C ## Notfalltracheotomie
Optimierter Kreislaufstatus	# Supraglottischer Atemweg	# Springer	
# Flüssigkeitsbolus	# Guedel/Wendel-Tubus	# Wer macht die Tracheotomie	
# Vasopressorgabe	# Absaugung geprüft	# Wer ruft wen um Hilfe?	
Magensonde absaugen	# Notfalltracheotomiebesteck		
Relevante Allergien	Medikamente		
	Sedierung ausreichend		
Infektiologie z. B. COVID siehe SOP Atemwegssicherung bei COVID-19	Ketamin nötig		Fragen oder Anmerkungen?
	Relaxans		
	Notfallmedikamente		

Abb. 11 Checkliste „Intubation kritisch Kranker". (Modifiziert nach Higgs et al. 2018)

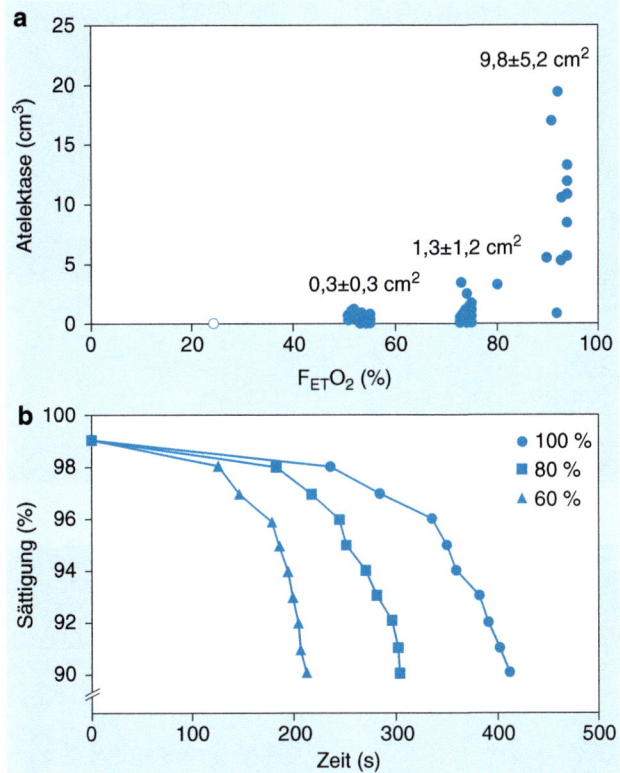

Abb. 12 a, b. (a) Atelektasengröße nach Narkoseinduktion in Abhängigkeit von der zur Präoxygenierung verwendeten Sauerstoffkonzentration. (b) Zeitdauer der Apnoe bis zu einer O_2-Sättigung von 90 % in Abhängigkeit von der zur Präoxygenierung verwendeten O_2-Konzentration. (Nach Edmark et al. 2003)

erstoffkonzentrationen ist die Apnoezeittoleranz nach Gabe von 100 % Sauerstoff im Vergleich zu 60 % bzw. 80 % signifikant verlängert (Edmark et al. 2003; Abb. 12). In einem aktuellen systematischen Review wird der mögliche Vorteil einer Präoxygenierung mittels Nicht-invasiver Beatmung bzw. mittels High-Flow-Therapie hervorgehoben (Cabrini et al. 2018).

▶ **Cave** Kritisch Kranke haben ein deutlich erhöhtes Hypoxierisiko im Rahmen von Intubationen.

▶ **Cave** Die Applikation von reinem Sauerstoff ist nicht unproblematisch, da es – wohl auf dem Boden von Resorption – zur Ausbildung von Atelektasen kommen kann

5.3 Orotracheale Intubation

Nach Öffnen des Mundes wird das Laryngoskop im rechten Mundwinkel eingeführt und unter Sicht auf die Epiglottis vorgeschoben. Die Zunge wird dabei nach links verdrängt. Bei Verwendung eines gebogenen Spatels ist dessen Spitze zwischen Zungengrund und Epiglottis in die Vallecula epiglottica zu platzieren. Durch Zug in Richtung Mundboden wird die Epiglottis aufgerichtet und damit die direkte Laryngoskopie ermöglicht.

▶ Die Einstellung der Glottis kann durch Manipulation am Krikoid optimiert werden, z. B. „backwards upwards rightwards pressure"; BURP (Knill 1993).

Bei Verwendung eines geraden Intubationsspatels wird die Epiglottis direkt aufgeladen und angehoben.

Abhängig von den anatomischen Verhältnissen wird die Glottis sichtbar (Einteilung nach Cormack und Lehane (1984); Abb. 13), und der orotracheale Tubus wird unter direkter Sicht durch die Stimmritze in die Trachea eingeführt. Die korrekte Lage des Tubus ist unmittelbar nach Platzierung mittels Auskultation im Epigastrium und über den Lungen zu überprüfen. Dabei ist zumindest bei Kindern eine mehretagige Auskultation in der Axillarlinie dringend zu empfehlen. Die Kapnometrie ergänzt die Auskulation und sollte grundsätzlich additiv zur Prüfung einer korrekten Tubuslage angewandt werden.

5.4 Ileuseinleitung

Unter dem Begriff „Ileuseinleitung" (Crush-Einleitung, „rapid sequence induction") werden Vorgehensweisen verstanden, die bei der Intubation aspirationsgefährdeter Patienten angewandt werden. Im Allgemeinen wird der Patient dazu mit erhöhtem Oberkörper gelagert und ausreichend präoxygeniert. Im Anschluss werden ein Anästhetikum und ein Muskelrelaxans in rascher Folge injiziert. Sobald der Patient ausreichend relaxiert ist, wird ohne Zwischenbeatmung eine orotracheale Intubation durchgeführt. Die routinemäßige Anwendung des Krikoiddrucks nach Sellink wird kontrovers diskutiert und nicht mehr grundsätzlich empfohlen (Steinmann und Priebe 2009).

5.5 Fiberoptische Intubation

Die fiberoptische Intubation ist das Verfahren der Wahl bei Patienten mit bekanntem schwierigem Atemweg (Abb. 14). Vor dem Einführen des Bronchoskops wird der Tubus auf das Gerät aufgefädelt und am Kontrollteil fixiert. In aller Regel wird die Intubation am wachen, spontanatmenden Patienten nach ausreichender topischer Anästhesie, z. B. mit Lidocain, auf nasotrachealem Weg durchgeführt. Nach der Passage der Stimmbänder mit dem Bronchoskop kann die Narkose eingeleitet werden; der Tubus wird danach über das liegende

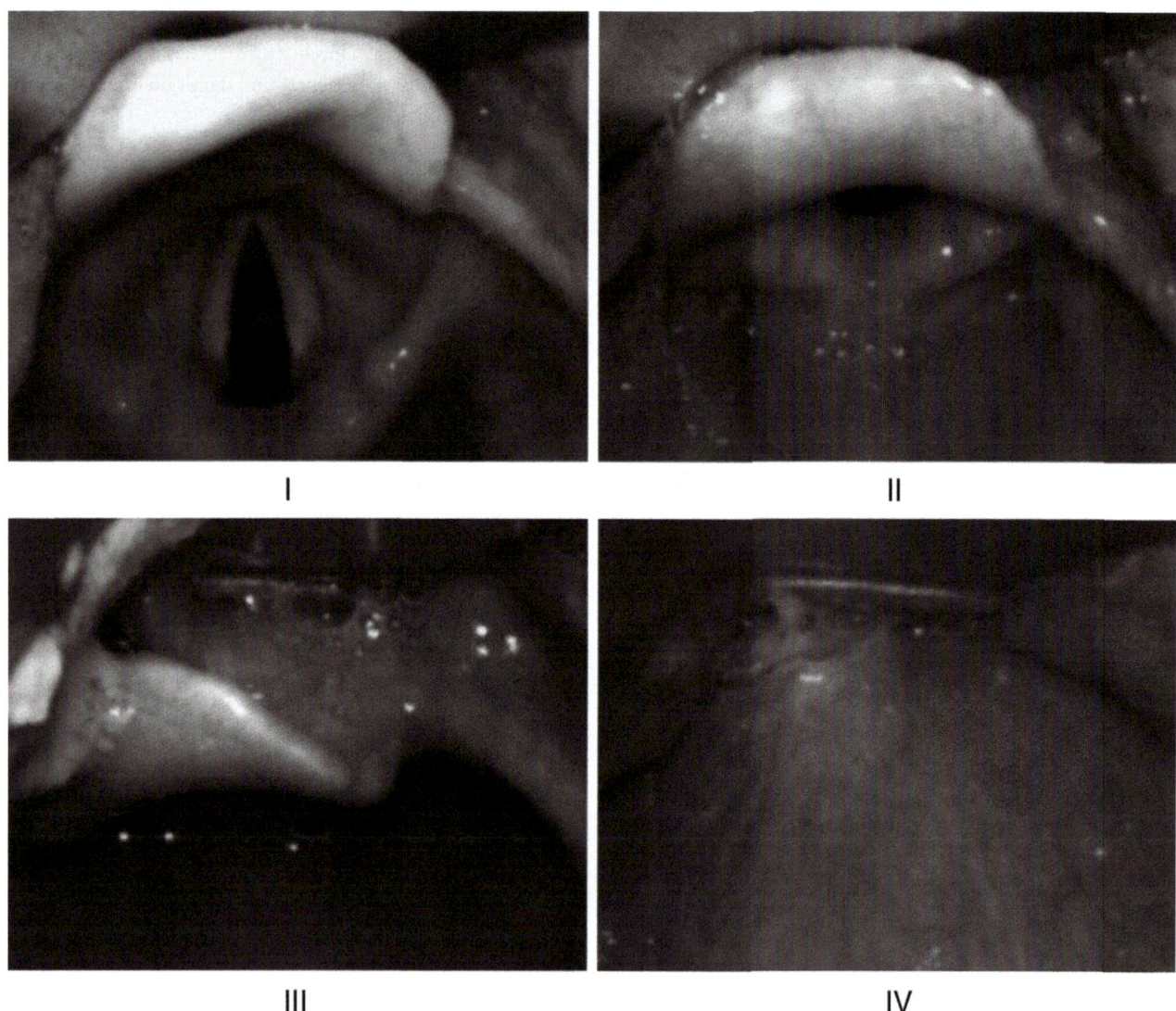

Abb. 13 Einteilung der Laryngoskopie nach Cormack und Lehane

Bronchoskop als Leitschiene in die Trachea vorgeschoben und nach optischer Lagekontrolle fixiert.

Hauptschwierigkeiten bei der fiberoptischen Intubation sind:

- das Auffinden der Glottis und die Intubation der Trachea mit dem Bronchoskop und
- das Vorschieben des Tubus über das liegende Bronchoskop in die Trachea (Asai und Shingu 2004).

Indikationen zur fiberoptischen Indikation (nach Kleemann 1997)
- Schwierige Intubation
- Intubation beim wachen Patienten bei
- nicht möglicher Maskenbeatmung
- Aspirationsgefahr
- extremer Position
- Überstrecken der Halswirbelsäule kontraindiziert
- Kontraindikation für die Gabe von Anästhetika und Muskelrelaxanzien
- Endoskopische Untersuchung vor der Intubation
- Platzierung und Lagekontrolle des endotrachealen Tubus
- Verhütung von Intubationsschäden
- Ausbildung in der Technik

Verschiedene Hilfsmittel – wie z. B. der Mainzer Universaladapter, Endoskopiemasken oder spezielle Guedel-Tuben – können die fiberoptische Intubation von Patienten in Allgemeinanästhesie unterstützen. Im klinischen Alltag hat sich bei Patienten in Allgemeinanästhesie oder bei unerwartet

Abb. 14 Verschiedene Materialien zur fiberoptischen Intubation

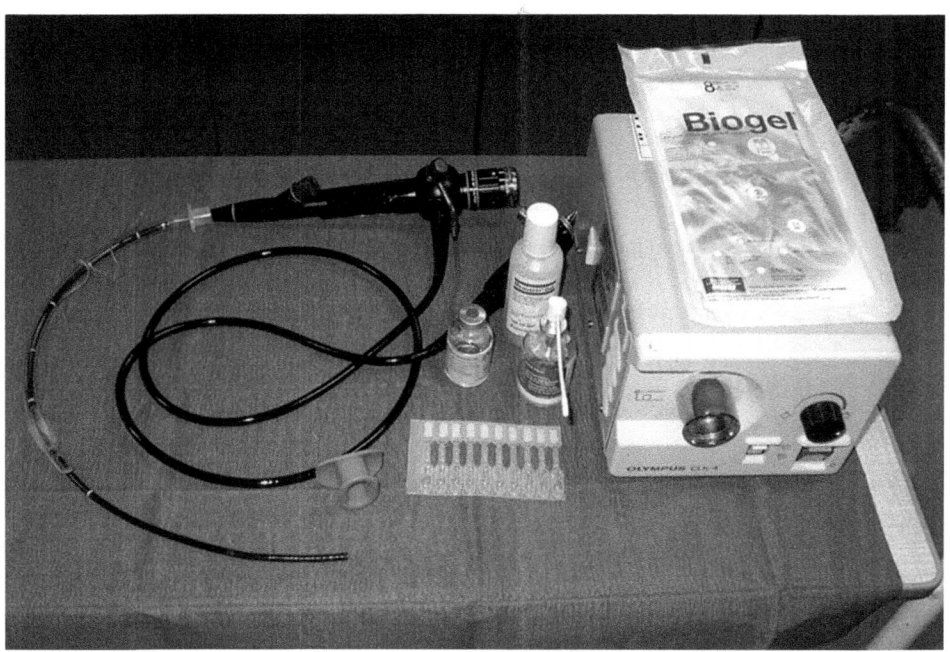

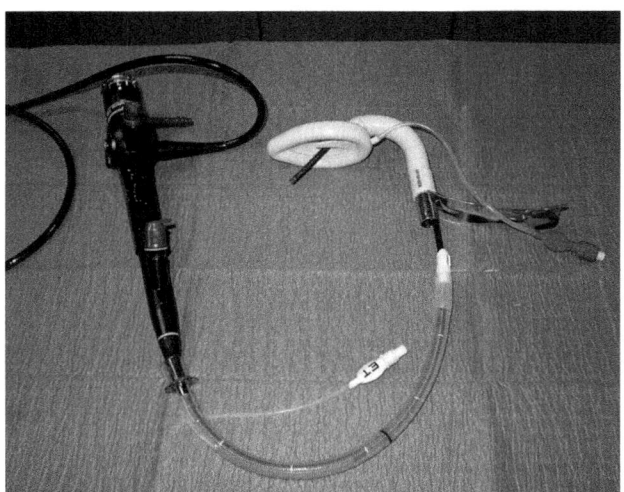

Abb. 15 Fiberoptische Intubation durch eine Intubationslarynxmaske (Fastrach)

schwierigem Atemweg die fiberoptische Intubation über eine liegende Larynxmaske bzw. Intubationslarynxmaske bewährt (Abb. 15).

6 Management des schwierigen Atemwegs

Die „American Society of Anesthesiologists" (ASA) hat im Jahr 2013 die überarbeiteten Richtlinien (ASA 2013) zum Vorgehen bei schwierigem Atemweg veröffentlicht (Abb. 16).

Dieser Algorithmus besitzt jedoch keine Allgemeingültigkeit, vielmehr muss er den jeweiligen klinikinternen Gegebenheiten und Besonderheiten angepasst werden.

Im klinischen Alltag empfiehlt es sich, auf Patienten mit schwierigem Atemweg z. B. durch große farbige Bettschilder, auf denen auch mögliche Lösungswege beschrieben sein können, kenntlich zu machen.

7 Intubationsschäden

Insbesondere bei Notfall- und kritisch kranken Patienten ist die Intubation mit besonderen Risiken verbunden (Mosier et al. 2020; Myatra 2021). Das Spektrum möglicher Nebenwirkungen und Verletzungen im Rahmen der endotrachealen Intubation reicht von unkomplizierten Verletzungen der Lippen bzw. der Mundschleimhaut bis zu perforierenden Traumen des Oro- und Nasopharynx, der Trachea und des Ösophagus mit hoher Letalität. Zahnschäden stellen mit rund der Hälfte der dokumentierten Verletzungen die häufigsten Narkoseschäden dar. Angaben zur Inzidenz dieser Verletzungen schwanken erheblich. Klinisch relevante Zahnschäden, die eine zahnärztliche Behandlung erfordern, treten mit einer Häufigkeit von 4500:1 auf (Warner et al. 1999), wobei vorbestehende Erkrankungen des Kauapparats das Risiko für Verletzungen deutlich erhöhen (Folwaczny und Hickel 1998). Kiefergelenkbeschwerden, Schmerzen im Bereich der Halswirbelsäule und Halsschmerzen treten ebenfalls in einem hohen Prozentsatz auf (Rieger 2001).

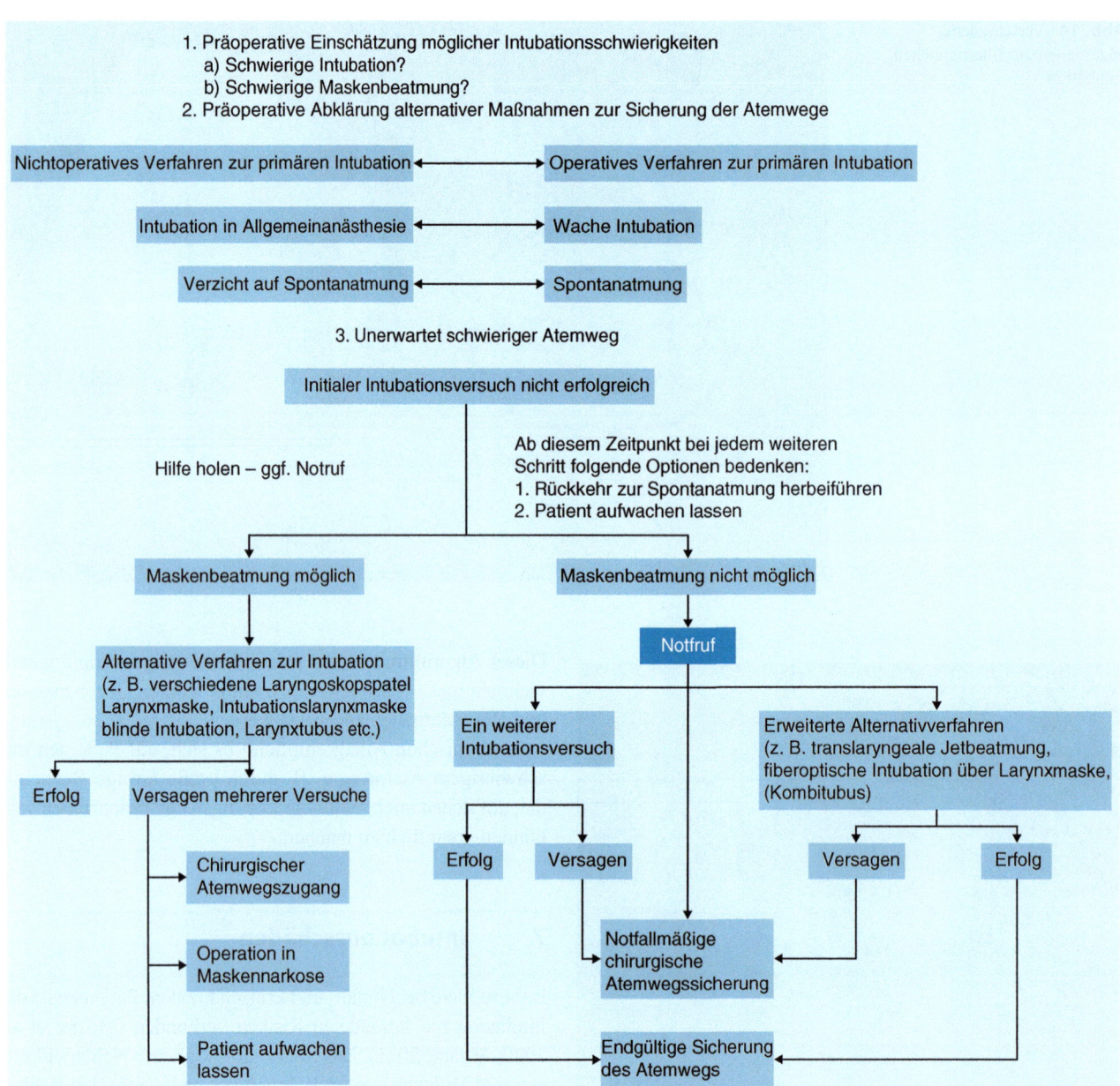

Abb. 16 Algorithmus „schwieriger Atemweg" in Anlehnung an den Task-Force-Algorithmus „difficult airway" der ASA (American Society of Anesthesiologists). (Nach American Society of Anesthesiologists – ASA 2013)

Verletzungen des Larynx, wie Hämatome oder Stimmlippengranulome, werden auch nach unauffälliger endotrachealer Intubation und kurzer Intubationsdauer in bis zu 6 % der Fälle gefunden (Kambic und Radsel 1978).

▶ Nach computertomographischen Untersuchungen finden sich geringfügige Schädigungen des Larynx – wie Einrisse, Narben und kleinere Laryngozelen – bei 86 % aller Patienten, die 6 Monate zuvor für < 8 h elektiv endotracheal intubiert waren, und nach nahezu 100 % der Notfallintubationen (Avrahami et al. 1995).

Mit einer Inzidenz von 12 % bis zu 37 % stellt der Postextubationsstridor ein relevantes Problem bei kritisch Kranken dar (Higgs et al. 2018). Mit einem einfachen Test des „Cufflecks" können gefährdete Patienten identifiziert werden (Jaber et al. 2003). Bei diesen Patienten sollte eine prophylaktische Gabe von Methylprednisolon (z. B. 40 mg i. v. 24 h vor Extubation) erwogen werden (Cheng et al. 2006). Persistierende Heiserkeit nach einer Intubationsnarkose kann auf einer Funktionsstörung im Krikoarytaenoidgelenk oder einer Schädigung des N. recurrens beruhen. Schädigungen der Trachea sind überwiegend auf druckbedingte Perfusionsstörungen und Ischämien der Trachealmukosa zurückzuführen, in deren Folge in einem hohen Prozentsatz Stenosierungen auftreten können, insbesondere nach Langzeitintubation (Rieger 2001). Als wichtigste Ursache für diese Schädigungen wird ein inadäquat hoher Cuffdruck angeschuldigt (Ulrich-Pur et al. 2006).

▶ Perforierende Verletzungen der Trachea, des Hypopharynx oder des Ösophagus stellen die schwerwiegendsten Komplikationen dar.

Die spezifischen Komplikationen der nasotrachealen Intubation sind Nasenbluten, das traumatischen Abscheren von Nasenmuscheln, Polypen oder Adenoiden sowie die Perforation der Rachenhinterwand. Eine intrakranielle Fehllage des Tubus ist in Einzelfällen beschrieben worden (Marlow et al. 1997). Für die Langzeitbeatmung wird die nasotracheale Intubation nicht mehr empfohlen, da Abszessbildungen im Bereich des Nasenseptums und parapharyngeal, ebenso wie – mit der Dauer der nasotrachealen Intubation in zunehmender Häufigkeit auftretende – Sinusitiden eine relevante Sepsisquelle darstellen können (Rieger 2001).

8 Extubation

Die Extubation von kritisch kranken Patienten stellt ein risikobehaftetes Unterfangen dar. Bis zu 15 % aller Patienten, die auf Intensivstation extubiert werden, müssen innerhalb von 48 Stunden reintubiert werden (Higgs et al. 2018). Die britische Difficult Airway Society hat eine Leitline (2012) etabliert, die je nach erwartetem Risiko verschiedene Algorithmen vorschlägt (Abb. 17), um das Risiko einer fehlgeschlagenen Extubation zu minimieren.

9 Besonderheiten des Atemwegsmanagements in Zeiten von COVID-19

Beim SARS-CoV-2 Virus, der für COVID-19 Erkrankungen verantwortlich ist, handelt es sich um ein hoch kontagiöses RNA-Virus, das vor allem über Tröpfcheninfektion und direkten Kontakt übertragen wird. Damit werden Aerosol generierende Maßnahmen, wie z. B. das Atemwegsmanagement für das durchführende Personal zu einer Hochrisikoprozedur.

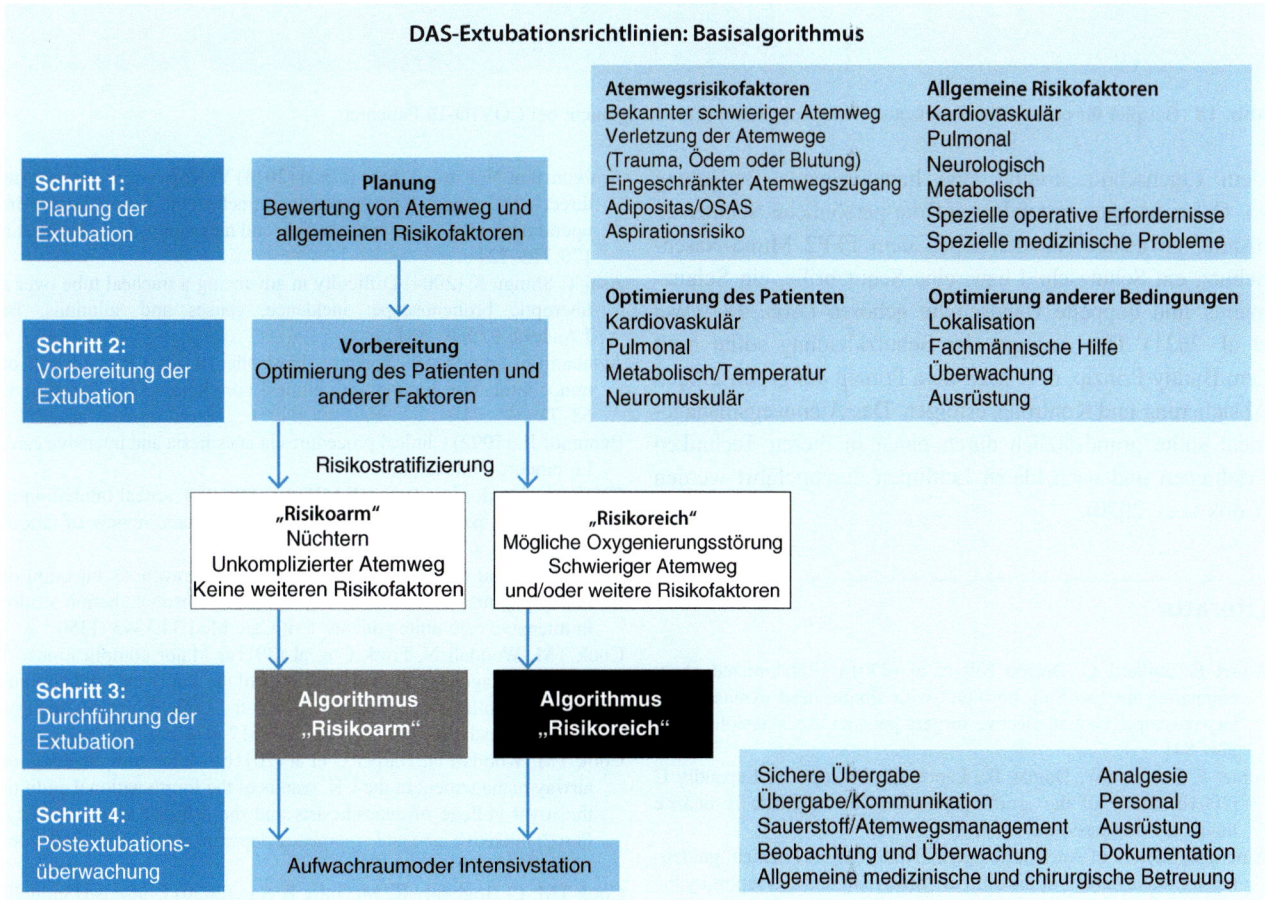

Abb. 17 Basisalgorithmus Extubation der Difficult Airway Society (2012)

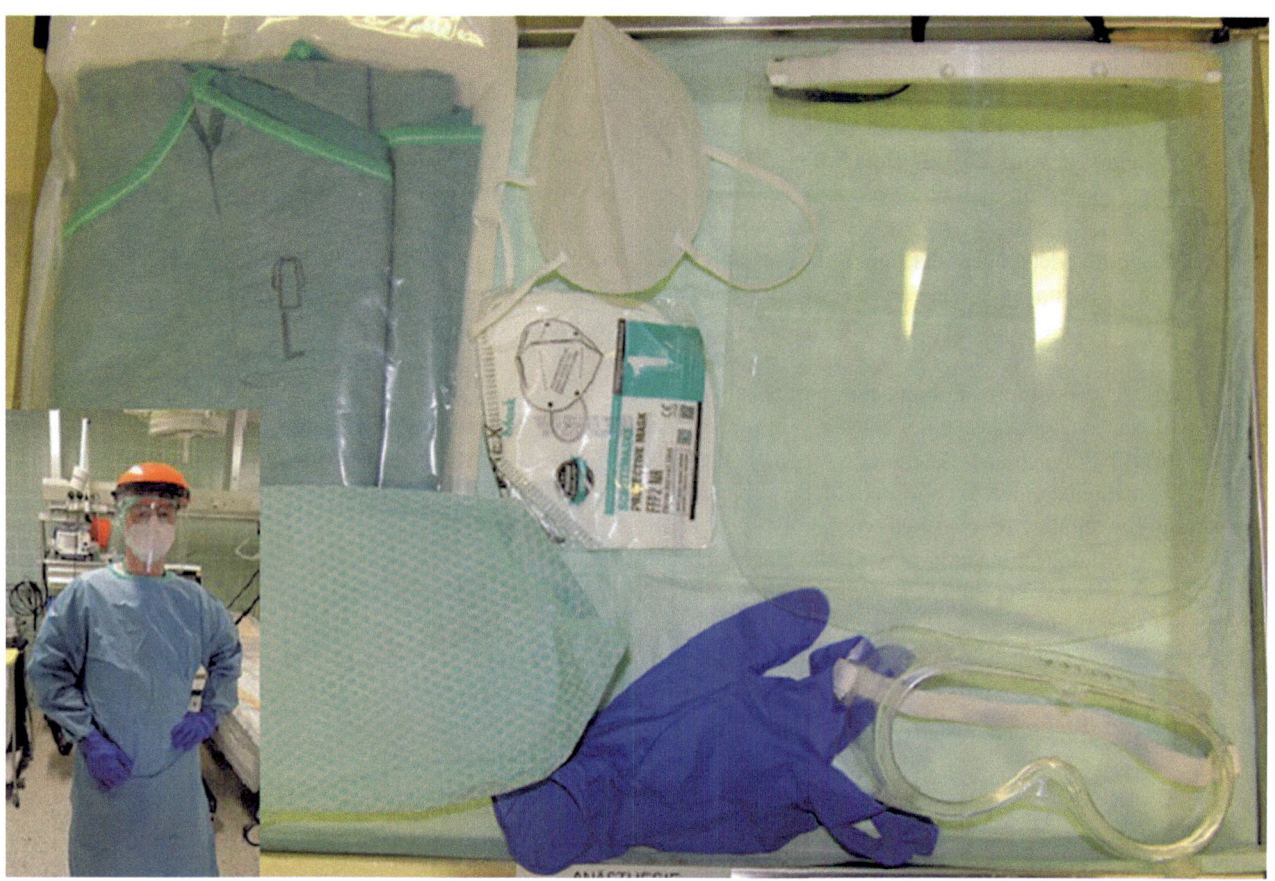

Abb. 18 Beispiel für persönliche Schutzausrüstung zum Atemwegsmanagement bei COVID-19 Patienten

Dem Eigenschutz kommt eine herausragende Bedeutung zu. Dabei ist ganz besonders auf die persönliche Schutzausrüstung zu achten, zu der neben dem FFP2 Mund-Nasen-Schutz, ein Schutzschild bzw. eine Schutzbrille, ein Schutzmantel und doppelte Handschuhe gehören (Abb. 18) (Wei et al. 2021). Das Anlegen der Schutzkleidung sollte nach dem Buddy-Prinzip, d. h. nach dem Prinzip der gegenseitigen Absicherung und Kontrolle, erfolgen. Das Atemwegsmanagement sollte grundsätzlich durch einen in diesen Techniken Erfahrenen und nach klaren Leitlinien durchgeführt werden (Cook et al. 2020).

Literatur

Adnet F, Baillard C, Borron SW et al (2001a) Randomized study comparing the „sniffing position" with simple head extension for laryngoscopic view in elective surgery patients. Anesthesiology 95: 836–841

Adnet F, Borron SW, Dumas JL, Lapostolle F, Cupa M, Lapandry C (2001b) Study of the „sniffing position" by magnetic resonance imaging. Anesthesiology 94:83–86

American Society of Anesthesiologists (ASA) (2013) Practical guidelines for management of the difficult airway: an updated report by the American Society of Anesthesiologists Task Force on Management of the Difficult Airway. Anesthesiology 118:251–270

Arulkumaran N, Lowe J, Ions R et al (2018) Videolaryngoscopy versus direct laryngoscopy for emergency orotracheal intubation outside the operating room: a systematic review and metaanalysis. Br J Anaesth 120:712–724

Asai T, Shingu K (2004) Difficulty in advancing a tracheal tube over a fiberoptic bronchoscope: incidence, causes and solutions. Br J Anaesth 92:870–881

Avrahami E, Frishman E, Spierer I, Englender M, Katz R (1995) CT of minor intubation trauma with clinical correlations. Eur J Radiol 1: 68–71

Benumof JL (1992) Clinical procedures in anesthesia and intensive care. Lippincott, Philadelphia

Cabrini L, Landoni G, Radaelli MB et al (2018) Tracheal intubation in critically ill patients: a comprehensive systematic review of randomized trials. Crit Care 22:6

Cheng KC, Hou CC, Huang HC et al (2006) Intravenous injection of methylprednisolone reduces the incidence of psotextubation stridor in intensive care unite patients. Crit Care Med 34:1345–1350

Cook TM, Woodall N, Frerk C et al (2011a) Major complications of airway management in the UK: results of the fourth national audit of the royal college of anaesthetists and the difficult airway society. Part 1: anaesthesia. Br J Anaesth 106:617–631

Cook TM, Woodall N, Harper C et al (2011b) Major complications of airway management in the UK: results of the fourth national audit of the royal vollege of anaesthetists and the difficult airway society. Part 2: intensive care and emergency departments. Br J Anaesth 106: 632–642

Cook TM, El Boghdaly K, McGuire B et al (2020) Consensus guidelines for managing the airway in patients with COVID-19. Anaesthesia 75:785–799

Cormack RS, Lehane J (1984) Difficult tracheal intubation in obstetrics. Anaesthesia 39:1105–1111

Detsky ME, Jivraj N, Adhikari NK et al (2019) Will this patient be difficult to intubate? The rational clinical examination systematic review. JAMA 321:493–503

Edmark L, Kostova-Aherdan K, Enlund M, Hedenstierna G (2003) Optimal oxygen concentration during induction of general anesthesia. Anesthesiology 98:28–33

Folwaczny M, Hickel R (1998) Oro-dentale Verletzungen während der Intubationsnarkose. Anästhesist 47:107–116

Higgs A, McGrath BA, Goddard C et al (2018) Guidelines for the management of tracheal intubation in critically ill adults. Br J Anaesth 120:323–352

Jaber S, Chanques G, Matecki S et al (2003) Post-extubation stridor in intensive care unit patients. Intensive Care Med 29:69–74

Kambic V, Radsel Z (1978) Intubation lesions of the larynx. Br J Anaesth 50:587–590

Kleemann PP (1997) Fiberoptische Intubation: Anwendung fiberendoskopischer Geräte in Anästhesie und Intensivmedizin. Thieme, Stuttgart/New York

Knill JR (1993) Difficult laryngoscopy made easy with a „BURP". Can J Anaesth 40:279–282

Krier C, Georgi R (2001) Airway-management. Thieme, Stuttgart/New York

Lavery GG, McCloskey BV (2008) The difficult airway in adult critical care. Crit Care Med 36:2163–2173

Lewis SR, Butler AR, Parker J, Cook TM, Smith AF (2016) Videolaryngoscopy versus direct laryngoscopy for adult patients requiring tracheal intubation. Cochrane Database Syst Rev 11:CD011136. https://doi.org/10.1002/14651858.CD011136.pub2

Mallampati SR, Gatt SP, Gugino LD et al (1983) A clinical sign to predict difficult tracheal intubation: a prospective study. Can Anaesth Soc J 32:429–433

Marlow TJ, Goltra DD Jr, Schabel S (1997) Intracranial placement of a nasotracheal tube after facial fracture: a rare complication. J Emerg Med 15:187–191

Membership of the Difficult Airway Society Extubation Guidelines Group, Popat M, Mitchell V, Dravid R et al (2012) Difficult airway society guidelines for the management of tracheal extubation. Anaesthesia 67:318–340

Mosier JM, Sakles JC, Law JA et al (2020) Tracheal intubation in the critical ill. Am J Respir Crit Care 201:775–788

Myatra SN (2021) Airway management in the critically ill. Curr Opin Crit Care 27:37–45

Patil VU, Stehling LC, Zauder HL (1983) Predicting the difficulty of intubation utilizing an intubation gauge. Anesthesiol Rev 10:32–33

Rieger A (2001) Intubationsschäden: Inzidenz, Komplikationen, Konsequenzen. In: Krier C, Georgi R (Hrsg) Airway-management. Thieme, Stuttgart/New York, S 139–153

Steinmann D, Priebe HJ (2009) Krikoiddruck. Anästhesist 58:695–707

Ulrich-Pur H, Hraska F, Krafft P et al (2006) Comparison of mucosal pressures induced by cuffs of different airway devices. Anesthesiology 104:933–938

Walz JM, Zayaruzny M, Heard SO (2007) Airway management in critical illness. Chest 131:608–620

Warner ME, Benenfeld SM, Warner MA, Schroeder DR, Maxson PM (1999) Perianesthetic dental injuries: frequency, outcome, and risk factors. Anesthesiology 90:1302–1305

Wei H, Jiang B, Behringer EC et al (2021) Controversies in airway management of COVID-19 patients: updated information and international expert consensus recommondations. Br J Anaesth 126:361–366

Zilles K, Tillmann B (2010) Anatomie, Kap 10. Springer, Berlin/Heidelberg/New York

Perkutane Tracheotomie

Stefan Utzolino, Michael Quintel und Axel Prause

Inhalt

1	Einleitung	451
2	Indikation	452
3	Kontraindikationen der perkutanen Dilatationstracheotomie	453
4	Zeitpunkt der Tracheotomie	454
5	Technik	454
5.1	Sicherheit	455
5.2	Identifikation der Trachea	455
5.3	Punktionsort	456
5.4	Beatmung	456
5.5	Perkutane Dilatationstracheotomie nach Ciaglia	457
5.6	Perkutane Dilatationstracheotomie nach Ciaglia Blue Rhino	458
5.7	Technik nach Griggs	458
5.8	Translaryngeale Tracheotomie nach Fantoni	459
5.9	Perkutane Tracheotomie nach Frova/Quintel	460
5.10	Ballondilatation nach Zgoda	461
5.11	Kanülenwechsel	461
6	Komplikationen	462
6.1	Blutungen	462
6.2	Ruptur einer Knorpelspange	462
6.3	Verletzung der Trachealhinterwand	462
6.4	Verlust des Atemweges	463
6.5	Akzidentelle Verletzungen	463
6.6	Trachealstenosen	463
7	Fazit	463
	Literatur	464

S. Utzolino (✉)
Universitätsklinikum Freiburg, Klinik für Allgemein- und Viszeralchirurgie, Freiburg, Deutschland
E-Mail: stefan.utzolino@uniklinik-freiburg.de

M. Quintel
Zentrum für Anästhesiologie, Donau-Isar-Klinikum, Deggendorf, Deutschland

Klinik für Anästhesiologie, Universitätsmedizin Göttingen UMG, Göttingen, Deutschland
E-Mail: michael.quintel@donau-isar-klinikum.de

A. Prause
Abteilung Anaesthesiologie, Intensivmedizin, Notfallmedizin, Schmerztherapie, Asklepios Klinik Altona, Hamburg, Deutschland
E-Mail: a.prause@asklepios.com

1 Einleitung

Die Dilatations-Tracheotomie ist einer der weltweit am häufigsten angewandten invasiven Eingriffe auf Intensivstationen (Freeman und Morris 2012).

▶ Ziele jeder rechtzeitig innerhalb der Langzeitbeatmung durchgeführten Tracheotomie sind die Vermeidung von Kehlkopf- und Stimmbandschäden, die schnellere Entwöhnung vom Respirator, Verbesserung der Hygiene sowie die bessere Pflege des Patienten und ein besserer Patientenkomfort.

Neben der klassischen chirurgischen Tracheotomie stehen seit 30 Jahren verschiedene **Verfahren der perkutanen Tracheotomie** zur Verfügung. Sie gehen auf Beschreibungen von Ciaglia, Griggs, Fantoni, Frova und Zgoda zurück. Vorteile der perkutanen im Vergleich zur chirurgischen Tracheotomie sind

- einfache Technik auch ohne chirurgische Erfahrung
- Durchführung auf der Intensivstation, Transportrisiko entfällt
- Sehr viel niedrigere Infektrate
- Rasches spontanes Zugranulieren nach Dekanülierung ohne zweiten Eingriff
- Besseres kosmetisches Langzeit-Ergebnis.

In Deutschland liegt die Anzahl der als Dilatation durchgeführten Tracheotomien nach Statistischem Bundesamt bei etwa 35.000 jährlich. Die niedrige perioperative Komplikationsrate der perkutanen Dilatationstracheotomie (PDT) konnte in mehreren Untersuchungen belegt werden (Dennis et al. 2013). Auch von chirurgischer Seite ist mittlerweile die PDT als Goldstandard anerkannt. Die Forderung, dass Dilatationstracheotomien nur von Operateuren durchgeführt werden dürfen, die auch die chirurgische Tracheotomie beherrschen, ist nur noch historisch zu verstehen – schon weil die Tracheotomie heute in aller Regel von Intensivmedizinern vorgenommen wird, die keine Chirurgen sind (Kornblith et al. 2011; Klotz et al. 2018; Brass et al. 2016).

▶ Bereits vor über 40 Jahren wurde von Sheldon und Mitarbeitern eine perkutane Tracheotomie beschrieben, die zur Identifikation der Trachea eine Spezialnadel erforderte und bei der die Trachealkanüle über einen schneidenden Trokar eingeführt wurde. Toye u. Weinstein beschrieben 1969 eine ähnliche Technik und benutzten zur Identifikation der Trachea eine spaltbare Nadel. Die eigentliche **Trachealkanüle**, in die ein Dilatator eingeführt war, wurde in einem Schritt in die Trachea eingesetzt. Von besonderer Bedeutung sind die Arbeiten von Ciaglia et al. (1985), die den perkutanen Tracheotomietechniken zur Akzeptanz verhalfen.

Die Unterschiede der einzelnen Verfahren liegen v. a. in der unterschiedlichen **Dissektion** des prätrachealen Gewebes und der Trachea mit verschiedenen Dilatationstechniken (Tab. 1).

Tab. 1 Methoden der Tracheotomie

Methode	Jahr	Prinzip
Punktionstracheotomie (Ciaglia)	1985	Punktion der Trachea, Aufdehnung des Punktionskanals mit abgestuften Dilatatoren
Dilatationstracheotomie (Griggs)	1990	Punktion der Trachea, Aufspreizen des prätrachealen Gewebes mit einer modifizierten Howard-Kelly-Zange
Translaryngeale Tracheotomie (Fantoni)	1997	Punktion der Trachea, Aufdehnung der Trachea und des prätrachealen Gewebes durch retrograden Durchzug der Trachealkanüle
Punktionstracheotomie „Blue Rhino" (Ciaglia)	2000	Punktion der Trachea, Aufdehnung des Punktionskanals mit einem konischen Dilatator
Punktionstracheotomie „percuTwist" (Frova/Quintel)	2001	Punktion der Trachea, Aufdehnung des Punktionskanals mit einer Dilatationsschraube
Ballondilatationstechnik „Blue Dolphin" (Zgoda)	2003	Punktion der Trachea, Aufdehnung des Punktionskanals mit einem Dilatationsballon

2 Indikation

▶ In der Intensivtherapie ist die Tracheotomie ein elektiver Eingriff zur Erleichterung der Langzeitbeatmung bei Patienten, die bereits einen gesicherten Atemweg haben. Daher ist die Indikation zur sekundären perkutanen Tracheotomie immer relativ.

Im Vergleich zum plastischen **epithelialisierten Tracheostoma** erfordert die PDT keinen sekundären Eingriff zum Verschluss des Tracheostomas. Die PDT ist immer dann indiziert, wenn für eine begrenzte Zeit ein Tracheostoma benötigt wird. Ist eine permanente Tracheotomie aus anderen als intensivmedizinischen Gründen indiziert, sollte ein epithelialisiertes Tracheostoma angelegt werden. Da es sich immer um einen elektiven Eingriff handelt, ist grundsätzlich das Einverständnis des Patienten bzw. des gesetzlichen Betreuers einzuholen.

Vorteile im Vergleich zur prolongierten translaryngealen Intubation, die die Indikation für eine Tracheotomie begründen, sind

- Erleichtertes und verkürztes Weaning
- Bessere Toleranz durch den Patienten, weniger Sedierung notwendig

- Möglichkeit der intermittierenden assistierten oder kontrollierten Beatmung im Wechsel mit nicht unterstützter Atmung („Trachealmaske" oder „feuchte Nase")
- In der Spätphase die Option für Sprechkanülen
- Verminderte Atemarbeit durch geringere Resistance
- Verbesserung der Mundpflege
- Möglichkeit der oralen Nahrungsaufnahme
- Vermeidung von Larnyxschäden, vor allem der Aryknorpel
- Wesentlich erleichtertes Handling bei längerfristig notwendiger Atemunterstützung oder Aspirationsprophylaxe, z. B. für die Verlegung in die neurologische Reha
- Verkürzung des Aufenthaltes auf Intensivstation.

Während einige Punkte wie die viel bessere subjektive Toleranz der Trachealkanüle durch den Patienten evident sind, sind die Studienergebnisse zu anderen Aspekten widersprüchlich. Insbesondere die erhoffte Reduktion der Rate Ventilator-assoziierter Pneumonien konnte nicht schlüssig reproduziert werden (Terragni et al. 2010; Koch et al. 2012; Blot et al. 2008). Die Handling-Vorteile sind jedoch so überzeugend, dass die PDT auf den meisten Intensivstationen das Standardverfahren bei längerfristiger Beatmungspflicht geworden ist (Kluge et al. 2008; Freeman 2017).

3 Kontraindikationen der perkutanen Dilatationstracheotomie

In der **Notfallmedizin** hat die Dilatationstracheotomie keinen Platz. Hier sind die endotracheale Intubation und in seltenen Fällen die Koniotomie die bewährten Maßnahmen zur Sicherung des Atemwegs.

Bei Kindern und Jugendlichen muss die Indikation zur Dilatationstracheotomie mit besonderer Vorsicht gestellt werden. Der Eingriff ist komplikationsträchtiger als bei Erwachsenen, und bei kleinen Kindern weist die Anatomie wesentliche Unterschiede auf (hoch stehende Pleurakuppen, sehr weiche Tracheaknorpel, Nähe der A. carotis, größerer Isthmus der Schilddrüse, kurzer Abstand zum Cricoid und zur Carina). Es sind allerdings schon 1994 erfolgreiche und komplikationslose Punktionstracheotomien bei jungen Menschen zwischen 10 und 20 Jahren beschrieben worden (Toursarkissian et al. 1994a). Für ältere Kinder relativiert sich mittlerweile die früher geübte zurückhaltende Indikationsstellung (Raju et al. 2010). Insgesamt werden Tracheotomien bei Kindern sehr viel seltener vorgenommen als bei Erwachsenen, die Indikation wird kaum vor der 3. Woche Beatmung gesehen und bei jungen Kindern dominiert bei weitem das offen chirurgische Vorgehen (Meyer-Macaulay et al. 2019).

In jedem Fall ist zu fordern, dass die Tracheotomie bei Patienten unter 18 Jahren nur von einem speziell erfahrenen Team und in Rücksprache mit der Pädiatrie erfolgen sollte. Die aktuelle deutsche Leitlinie gibt „Kinder" ohne Altersfestlegung als Kontraindikation für die PDT an (Arbeitsgemeinschaft der Wissenschaftlichen Medizinischen Fachgesellschaften (AWMF)).

Gerinnungsstörungen sind eine relative Kontraindikation. Bei den Punktionstechniken besitzt die Kanüle den gleichen Durchmesser wie der Zugangsweg, so dass Blutungen sich in aller Regel selbst komprimieren. Nach Absaugen von frischem Blut aus der Trachea nach dem Eingriff wird mit dem geblockten Ballon ein weiteres Bluten in den Bronchialbaum hinein effektiv verhindert. Ggf. kann die Dilatationstracheotomie sogar unter laufender therapeutischer Antikoagulation vorgenommen werden, z. B. bei ECMO Patienten (Braune et al. 2013).

Viele früher oft angegebene Kontraindikationen wie Adipositas, kurzer Hals oder schlechte Reklination haben sich bei zunehmender Erfahrung mit der Methode relativiert (Kornblith et al. 2011; Huang et al. 2014; Groves und Durbin 2007; Iftikhar et al. 2019).

Absolute Kontraindikationen der perkutanen Dilatationstracheotomie (PDT)
- Notfälle
- Instabile Verletzungen der Halswirbelsäule
- Vorbestehende Trachealeinengung mit Tracheomalazie
- Schwerste Gasaustauschstörung/ARDS („adult respiratory distress syndrome")
- Frische Tracheanaht
- Seitengetrennte Beatmung (Doppellumentubus ist nicht platzierbar)
- Gefäßanomalien im Punktionsweg

Relative Kontraindikationen der perkutanen Dilatationstracheotomie (PDT)
- Frische Bronchusnaht
- Vorbestehende Tracheomalazie
- Kinder und Jugendliche unter 18 Jahren (wegen der hohen Elastizität der Trachea, des geringen Abstands zwischen Trachealvorderwand und Pars membranacea)
- Nicht korrigierbare Gerinnungsstörung
- Struma
- bestehende Indikation für ein permanentes Tracheostoma

Frische Sternotomien, Aids sowie Adipositas stellen keine Kontraindikationen dar (Blot et al. 2008; Trouillet et al. 2018).

4 Zeitpunkt der Tracheotomie

Die Diskussion über den optimalen Zeitpunkt für die Tracheotomie des beatmeten Intensivpatienten wird seit Jahrzehnten geführt. Die wenigen prospektiv randomisierten Studien ergaben widersprüchliche Ergebnisse. Rumbak et al. (2004) untersuchten bei internistischen Patienten den Effekt einer Tracheotomie innerhalb von 48 h gegen eine Tracheotomie nach 14–16 Tagen. Sie beschrieben in der früh tracheotomierten Grupppe eine signifikant niedrigere Letalität. Im Gegensatz dazu konnten Barquist et al. (2006) bei Traumapatienten keine signifikanten Unterschiede hinsichtlich Letalität oder Beatmungsdauer feststellen. In dieser Studie wurde entweder vor dem 8. Tag oder nach dem 28. Tag tracheotomiert. In einer deutschen Studie fanden sich bei „früher" Tracheotomie (Median Tag 2,8) weniger Pneumonien und eine kürzere Beatmungszeit als bei „später" (Median Tag 8,1), aber kein Unterschied in der Letalität (Koch et al. 2012). Eine französische prospektiv-randomisierte Studie an kardiochirurgischen Patienten fand keinen Unterschied in der Beatmungsdauer, aber besseren Patientenkomfort und weniger Sedierungsbedarf bei früher Tracheotomie (Trouillet et al. 2011).

In der hochwertigen Tracheotomiestudie von Young et al. (2013) erhielten nur 44 % in der Spättracheotomiegruppe überhaupt eine Tracheotomie, d. h. jeder zweite Patient bei einer Frühtracheotomie erhielt eine nicht notwendige und potenziell komplikative Prozedur.

Momentan kann man nicht festlegen, wann der translaryngeal intubierte Patient tracheotomiert werden soll. Es gibt theoretische Argumente jeweils für eine frühe und eine späte Tracheotomie. Die leichte Durchführbarkeit und die exzellenten Resultate der PDT erlauben die Tracheotomie zu einem frühen Zeitpunkt, und die meisten Autoren empfehlen eine Tracheotomie innerhalb von 10 Tagen. Pragmatisch ist der Ansatz, bei absehbar langer Beatmungsdauer (z. B. schweres Schädel-Hirn-Trauma) frühzeitig zu tracheotomieren, dagegen bei nicht absehbarer Dauer (z. B. akute Pneumonie) zunächst den Verlauf abzuwarten und erst bei ausbleibender Besserung nach 7–10 Tagen die PTD durchzuführen.

> **Übersicht**
> Die S3-Leitlinie „Invasive Beatmung und Einsatz extrakorporaler Verfahren bei akuter respiratorischer Insuffizienz" gibt keine konkrete Empfehlung zum Zeitpunkt der Tracheotomie. Sie spricht sich explizit gegen die routinemäßige Frühtracheotomie aus (Arbeitsgemeinschaft der Wissenschaftlichen Medizinischen Fachgesellschaften (AWMF)).

> Auch internationale Guidelines legen sich nicht auf eine Empfehlung für den Zeitpunkt der Tracheotomie fest (Trouillet et al. 2018; Michetti et al. 2020; Takhar et al. 2020; Fan et al. 2017).

5 Technik

Die verschiedenen perkutanen Verfahren unterscheiden sich in der Methode der Schaffung eines **Zugangs zur Trachea**. Hierzu müssen die Gewebeschichten zwischen der Haut und der ventralen Trachealwand durchtrennt werden. Dies betrifft insbesondere die Kutis und Subkutis mit Platysma und die mediane Faszie der geraden Halsmuskulatur. In der tieferen Schicht verlaufen subkutane Nerven und Venen. Größere Venen findet man in der Medianlinie sowie am vorderen und hinteren Rand des M. sternocleidomastoideus.

▶ **Cave** Von besonderer Bedeutung für Blutungskomplikationen ist der Verlauf des Truncus brachiocephalicus, der ventral und rechtslateral der Trachea verläuft. Bei Tracheomalazie kann es hier zu gravierenden Arrosionsblutungen kommen (Klemm und Nowak 2017; Simon et al. 2013).

Das Prinzip der **Seldinger-Technik** wurde von Ciaglia für die perkutane Technik der Tracheotomie modifiziert (Ciaglia et al. 1985). Der Eingriff kann problemlos auf der Intensivstation unter totaler i.v.-Anästhesie durchgeführt werden; ein Transport in den Operationssaal ist nicht erforderlich. Die Verfügbarkeit kommerzieller „Sets" führte dazu, dass bereits 1997 in Deutschland über 44 % der anästhesiologischen Intensivstationen Erfahrungen mit der perkutanen Tracheotomie hatten. Heute ist die perkutane Technik das Standardverfahren auf deutschen Intensivstationen (Arbeitsgemeinschaft der Wissenschaftlichen Medizinischen Fachgesellschaften (AWMF)).

▶ **Cave** Voraussetzung: Um eine PDT sicher durchführen zu können, muss die Trachea eindeutig zu identifizieren sein. Nur dann darf eine PDT durchgeführt werden!

Technik Der Patient wird mit leicht rekliniertem, geradem aber nicht überstrecktem Kopf gelagert (Cave: Schädel-Hirn-Trauma mit erhöhtem intrakraniellem Druck, HWS-Pathologien). Nach üblicher Hautdesinfektion wird steril abgedeckt. Zur Vermeidung kutaner Blutungen hat sich die Infiltation des Situs mit Adrenalin bewährt. Die horizontale

Schnittführung (1–1,5 cm) ergibt in der Regel ausgezeichnete kosmetische Ergebnisse und vermeidet eine akzidentelle Verletzung des Krikoids. Dagegen ist bei der von manchen Autoren bevorzugten vertikalen Inzision die Verletzung von großen, paramedianen subkutanen Venen weniger wahrscheinlich. Es ist unklar, ob die spreizende Präparation des Gewebes auf die Trachea einen Vorteil bietet gegenüber der ausschließlichen Punktion. Der translaryngeale Tubus wird, in der Regel unter direkter bronchoskopischer Kontrolle, bis in den Larynx zurückgezogen.

Der Kanülendurchmesser (ID) wird in der Regel 1 mm größer als der des translaryngealen Tubus gewählt: bei größeren Erwachsenen ca. 9 mm, bei kleineren (Frauen) ca. 8 mm. Es stehen Kanülen unterschiedlicher Länge zur Verfügung (adipöse Patienten!).

Die passende Kanülengröße für Kinder lässt sich ermitteln durch die Formeln

$$\text{Innendurchmesser (mm)} = (\text{Gewicht [kg]} \times 0{,}08) + 3{,}1$$

oder

$$\text{Innendurchmesser (mm)} = (\text{Alter [Jahre]}/3) + 3{,}5$$

(Behl und Watt 2005).

5.1 Sicherheit

Während der Tracheotomie kommt es zwangsläufig zur Öffnung des ansonsten am Beatmungsgerät geschlossenen Atemwegsystems. Eine Kontamination der Umgebung ist unvermeidlich. Die Gefahr einer Infektion des Personals wurde bereits in den 90er-Jahren vor dem Hintergrund von HIV diskutiert. Das Thema hat in der Coronavirus-Pandemie besondere Bedeutung erfahren, weil Covid-19 Patienten besonders häufig eine Langzeitbeatmung benötigen. Anfangs wurde von der Tracheotomie aus Sicherheitsgründen komplett abgeraten. Mit zunehmender Erfahrung hat sich herauskristallisiert, dass die Indikation bei dieser Patientengruppe so gestellt werden soll, wie bei allen anderen auch (Kluge et al. 2020; Lamb et al. 2020). Bemerkenswerter Weise betrug die Rate an PDT an den britischen Zentren, die am COVIDtrach audit (COVIDTrach collaborative et al. 2020) teilnahmen, nur 42 %. Im Spanischen Nationalbericht über 1890 Tracheotomien bei Covid-19 Patienten erhielten nur 23 % eine PDT (COVID ORL ESP Collaborative Group (*) et al. 2020).

In einer britischen Vergleichsstudie fand sich kein Sicherheitsvorteil durch die chirurgische versus PDT (Rovira et al. 2021). Einige Fachgesellschaften empfehlen, mit der Tracheotomie zu warten bis die Viruslast gesunken ist (Michetti et al. 2020; Takhar et al. 2020; Jones et al. 2020).

Allerdings werden besondere Sicherheitsvorkehrungen empfohlen, teils nun grundsätzlich für alle Patienten:

- anwesendes Personal auf das Notwendigste beschränken
- nur erfahrenes Personal den Eingriff durchführen lassen
- Schutzkleidung, FFP-2 Maske und Schutzbrille für alle unmittelbar Beteiligten (Abb. 1 und 2).

Den Verzicht auf Bronchoskopie, stattdessen Ultraschall-Führung muss man aus unserer Erfahrung nicht empfehlen. Wichtig ist, sobald die Trachea eröffnet ist, während der folgenden Schritte immer den Hautschnitt mit dem Finger oder einer Kompresse zu komprimieren. Hier tritt sonst die Atemluft mit hohem Flow und oft mit Tröpfchen oder Blut vermischt aus. An dieser Stelle liegt das höchste Kontaminationsrisiko.

▶ Die Aerosol-Kontamination der Umgebung kann erheblich sein. Schutzmaßnahmen für das Personal sind obligatorisch.

5.2 Identifikation der Trachea

Die **bronchoskopische Steuerung** der Trachealpunktion gilt heute im deutschsprachigen Raum als Standard, wobei die videoskopische Führung die Prozedur noch sicherer macht: so kann auch der Operateur die intratrachealen Schritte genau mitverfolgen (Abb. 1 und 2). In einer großen retrospektiven Übersichtsstudie stellten US-amerikanische Autoren den Nutzen der bronchoskopischen Kontrolle allerdings in Frage (Dennis et al. 2013). Zunehmend wird die Identifikation der Trachea **mittels Ultraschall** propagiert, vor allem bei adipösen Patienten (Rudas et al. 2014; Gobatto et al. 2016; Guinot et al. 2012). Dieser erlaubt zusätzlich das Erkennen aberranter Blutgefäße oder Anteile der Schilddrüse im Punktionsweg. Auch die korrekte Trachealspange und die mittige Punktion können sonographisch identifiziert werden. Die **Kombination** von Bronchoskopie und stumpfer Präparation des Gewebes bis nahe an die Trachea mit der progressiven Dilatation des Tracheostomas ist ein besonders schonendes und sicheres Verfahren. Die Trachea kann eindeutig identifiziert werden, unterstützt noch durch Diaphanoskopie; damit ist das Risiko einer paratrachealen Fehlpunktion gering. Die Punktionstiefe beträgt nur 1–2 cm, dadurch ist die Gefahr einer zu tiefen Punktion mit Verletzung der Pars membranacea minimal.

Die **Palpation der Trachea** ermöglicht in der Regel eine Identifikation der Knorpelspangen. So kann sicher zwischen den Knorpeln punktiert werden, die dann bei der Dilatation auseinanderweichen, aber in sich unverletzt bleiben. Bei unkontrollierter Punktion kann es zur Verletzung einer Knorpelspange kommen, die unter dem Dilatationsvorgang wie bei

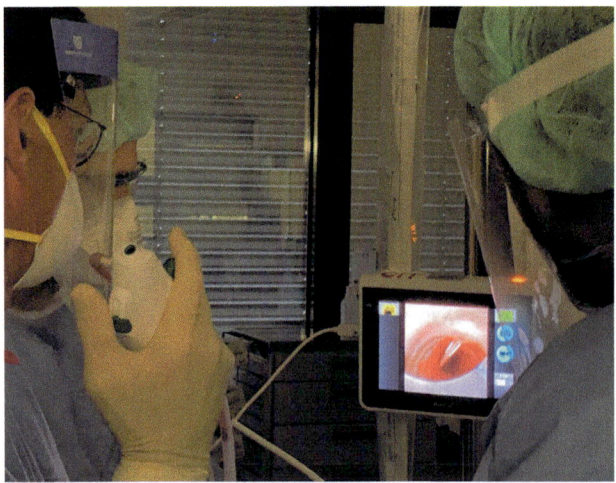

Abb. 1 Der Raum ist abgedunkelt für die Diaphanoskopie. Im Monitorbild die Punktionsnadel mittig in der Trachea caudal des 2. Trachealringes

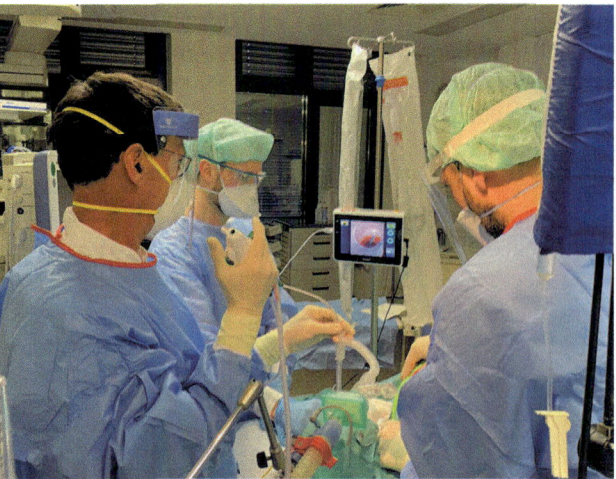

Abb. 2 Das Team trägt Schutzkleidung, FFP2-Masken, Schutzbrille. Im Monitor der Führungsdraht in der Trachea. Der Operateur (rechts) führt den one-step-Dilatator ein. Ein Mitarbeiter sichert manuell den Tubus (Mitte). Alle verfolgen das Procedere am Monitor

konventioneller Tracheotomie im anterioren Bereich durchtrennt wird und damit ihre Stabilität verliert. Hierdurch sind akut keine Komplikationen zu erwarten, langfristig erhöht sich aber das Risiko für Trachealstenosen (Piazza et al. 2021; Jacobs et al. 2013).

5.3 Punktionsort

Ciaglia beschrieb zunächst die Punktion zwischen Krikoid und 1. Trachealknorpel, wodurch das Krikoid verletzt werden kann (Ciaglia et al. 1985). Heute punktiert man zwischen dem 2. und 3. Trachealknorpel. Zu hohe Punktionen verursachen vermehrt Trachealstenosen, zu tiefe führen durch „Verkanten" der Trachealkanüle zu permanentem Hustenreiz und können die A. brachiocephalica arrodieren (Klemm und Nowak 2017; Jacobs et al. 2013; Young et al. 2014). Es wird zudem eine Punktion des translaryngealen Tubus oder seines Cuffs verhindert.

▶ Die Punktion zwischen dem 2. und 3. Trachealknorpel vermeidet eine Verletzung des Ringknorpels bei der Dilatation. Die sichere Identifikation des korrekten Punktionsortes gelingt leicht mit dem Bronchoskop.

Auch **Drucknekrosen** durch die liegende Trachealkanüle sind nicht beobachtet worden. Dies ist von besonderer Bedeutung, da Verletzungen des Ringknorpels eine hohe Inzidenz an subglottischen Trachealstenosen bedingen. Die von Toursarkissian et al. (1994b) beschriebenen Trachealstenosen traten bei direkt subkrikoidaler Punktion bzw. nach Fraktur des Ringknorpels auf. Stenosen im Langzeitverlauf sind aber vor allem auch nach Fraktur von Tracheal-Knorpelspangen (meist der proximalen) beschrieben. Die Rate an klinisch apparenten Trachealstenosen nach PDT liegt bei etwa 3,5 % (de Kleijn et al. 2019). HNO-Ärzte befürchten bereits eine Vielzahl von Trachealstenosen durch die hohe Zahl an Tracheotomien im Rahmen der Corona-Virus-Pandemie (Piazza et al. 2021).

5.4 Beatmung

Für die Durchführung der wird der Patient mit 100 % Sauerstoff kontrolliert beatmet und ggf. relaxiert. Die Atemfrequenz sollte hoch gewählt werden, um die Einschränkung der Ventilation unter der Bronchoskopie zumindest partiell zu kompensieren. Die Funktion „Apnoe-Ventilation" als Backup-Beatmung sollte für die Zeit des Eingriffs ausgeschaltet sein, da das Umspringen der Beatmungsmaschine in diesen Modus zu einer Verschlechterung der Ventilation während der PDT führen kann. Die Druckgrenze muss arbiträr sehr hoch gewählt sein, damit das Gerät die Inspiration mit dem Bronchoskop im Tubus nicht abbricht. In der Phase des entblockten Tubus ist eine Hypoventilation nicht zu vermeiden. Bei hohem PEEP-Niveau droht der Einbruch der Oxygenierung. Notfalls kann über den Absaugkanal des Bronchoskops Sauerstoff insuffliert werden. Ein besonderer Gefahrenpunkt liegt am Anfang der operativen Maßnahme der PDT, nämlich zum Zeitpunkt des Zurückziehens des Endotrachealtubus bis oberhalb der Punktionsstelle in der Trachea bei erhaltener Ventilation. Während Ciaglia den entblockten Tubus bis in die Stimmritze zurückzieht, empfehlen andere Autoren die Benutzung der Larynxmaske (Kuhl et al. 2012). Ihr Einsatz erfordert jedoch vor dem Eingriff eine „Umintubation" und hat keine weite Verbreitung gefunden. Sollte der Tubus beim Rückzug versehentlich aus der

Trachea dislozieren, empfiehlt sich das sofortige Vorschieben des Bronchoskops und über diese Leitschiene die Replatzierung des Tubus. Die **korrekte Lage der Trachealkanüle** wird am Ende der PDT fiberoptisch kontrolliert.

Es sind mittlerweile viele Varianten der unten beschriebenen Techniken publiziert. Dies auch vor dem Hintergrund der Coronavirus-Pandemie mit dem Schwerpunkt, die Kontamination der Umgebung zu minimieren. Die Einführung des Bronchoskops neben dem Tubus statt in ihm soll Beatmungsprobleme während der Tracheotomie verhindern. Dies ist allerdings eine gefährliche Belastung für die Stimmritze, und die Manövrierbarkeit des Bronchoskops neben dem Tubus ist sehr limitiert. Es gibt nun einen Tubus mit integriertem Video, der die Tracheotomie unter Sicht ganz ohne Bronchoskop ermöglicht. Selbstverständlich muss der Patient dafür zuvor umintubiert werden, was die Vorteile wieder zunichte machen dürfte.

▶ Erst nach fiberoptischer Kontrolle der korrekten Trachealkanülenlage wird der oral einliegende Endotrachealtubus entfernt.

5.5 Perkutane Dilatationstracheotomie nach Ciaglia

Ciaglia berichtete 1985 über eine elektive Dilatationstechnik, bei der zur Tracheotomie mit Ausnahme des Hautschnitts kein Messer benutzt wurde, und stimulierte damit das Interesse an dieser Technik (Ciaglia et al. 1985). Die **progressive Dilatationstechnik** nach Ciaglia fand letztlich dadurch eine besondere Verbreitung, dass konsequent über eine Dilatationstechnik mit verschiedenen Dilatatoren das prätracheale Gewebe und die Trachea selbst schonend aufbougiert werden. Das Verfahren wurde dadurch nicht mehr als Operation, sondern als Intervention wahrgenommen, Ausführende wurden zunehmend nicht mehr die Chirurgen, sondern die Intensivmediziner.

> **Instrumentarium für die weiterentwickelte Dilatationstechnik nach Ciaglia**
> - Tracheotomieset (Einmaldilatatoren mit verschiedenem Durchmesser, Skalpell, Punktionskanüle, Vordilatator, weicher Seldingerdraht, Gleitmittel)
> - Trachealkanüle der gewünschten Größe (in modernen Sets enthalten, mit konischer stufenfreier Einführhilfe)
> - Präparierschere oder Overholt-Klemme
> - Operationsleuchte/Raumverdunkelung (zur Diaphanoskopie)

Die etwa 1–1,5 cm lange **Hautinzision** erfolgt horizontal 1–2 cm distal des Krikoidknorpels (über dem 2.–4. Trachealknorpel) bzw. 1–2 cm cranial des Jugulums.

▶ **Cave** Die primär von Ciaglia angegebene Punktionshöhe der Trachea zwischen Krikoid- und 1. Trachealknorpel darf nicht gewählt werden, da in dieser Höhe mit einer höheren Rate an Trachealstenosen zu rechnen ist!

Das subkutane und prätracheale Gewebe kann mit der Präparierschere oder einer Overholt-Klemme stumpf gespreizt werden, bis die Trachea gut zu tasten ist. Die Vorderfläche der Trachea sollte zur Vermeidung von Komplikationen nicht freipräpariert werden.

Alternativ wird unter Diaphanoskopie perkutan die Trachea punktiert und dann erst die Haut inzidiert. Das Gewebe wird ausschließlich durch die Bougies disseziert.

Eine weitere Alternative ist die Darstellung der Trachea und der richtigen Punktionshöhe mittels Ultraschall. Dieses Verfahren bietet zusätzliche Sicherheit bei fehlender Diaphanoskopie, bei Adipositas und anderen anatomischen Besonderheiten (Freeman 2017; Rudas et al. 2014; Gobatto et al. 2016; Guinot et al. 2012). Nadel und Draht lassen sich sonographisch gut verfolgen. Zur verbesserten sonographischen Visualisierung kann man den Cuff mit Flüssigkeit statt mit Luft füllen.

Nach Identifikation der Trachea erfolgt die **Punktion der Trachea** mit einer 14-G-Teflonkanüle unter bronchoskopischer Sicht. Die korrekte Kanülenlage wird durch Aspiration von Luft in eine aufgesetzte, mit Kochsalzlösung gefüllte Spritze gesichert (Abb. 3). Um Komplikationen bei der Punktion zu vermeiden (Verletzung der Hinterwand!), sehen wir es als obligatorisch an, die Trachealpunktion unter bronchoskopischer Kontrolle durchzuführen.

Nach Einführen eines **Seldinger-J-Drahtes**) wird dieser mit einem dünnen **Kunststoffkatheter** armiert). Dadurch wird verhindert, dass der Seldinger-Draht bei dem folgenden Dilatationsmanöver abknickt und die Pars membranacea der Trachea verletzt. Über den armierten Seldinger-Draht erfolgt nun schrittweise die Dilatation des Tracheostomas bis auf 36 Charr. Dabei werden Dilatatoren benutzt, die in ihrem vorderen Abschnitt leicht gebogen sind. Bei der Dilatation müssen die abgewinkelten vorderen Teile exakt in der Richtung des Punktionskanals gegen einen deutlichen, individuell unterschiedlichen Gewebewiderstand vorgeschoben werden, bis der schwarze Markierungsring das Hautniveau erreicht. Jeder Dilatator wird nur einmal angewandt. Der Wechsel der Dilatatoren sollte schnell erfolgen, damit die kontinuierlich fortgesetzte Beatmung nicht unnötig behindert wird.

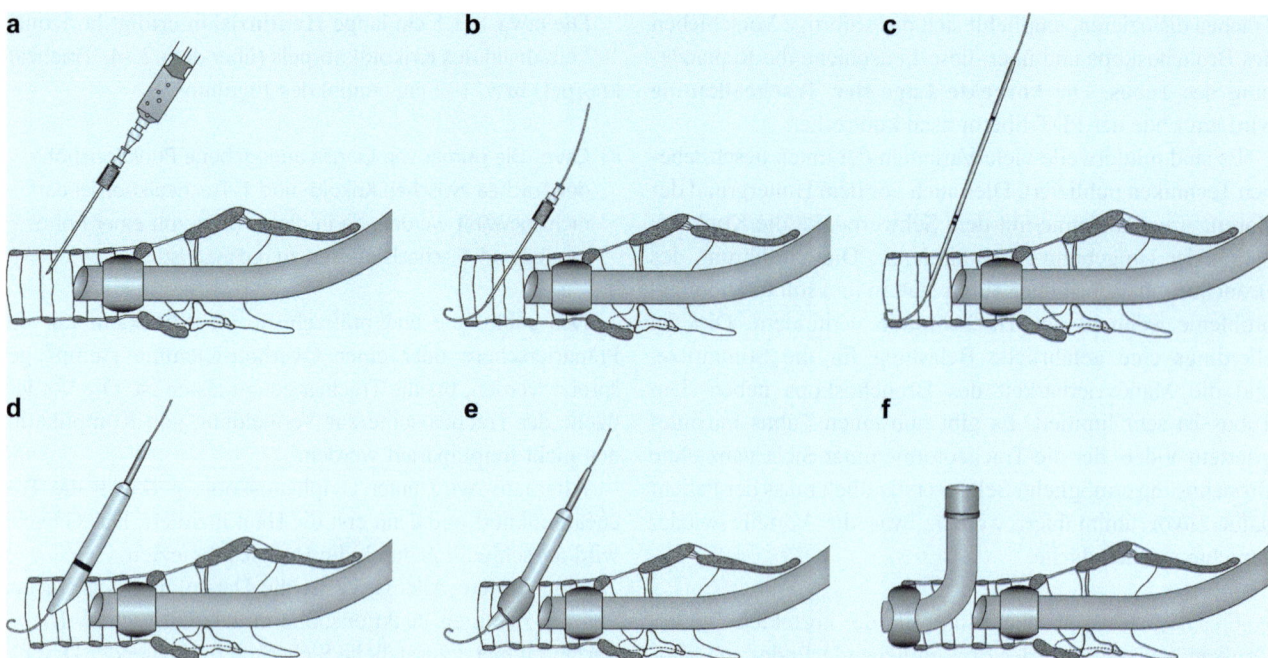

Abb. 3 (a–f) Perkutane Dilatationstracheotomie nach Ciaglia. Die Trachea wird unter bronchoskopischer Kontrolle unterhalb des 2. Trachealknorpels punktiert; die Identifikation der endotrachealen Kanülenlage erfolgt durch Luftaspiration in eine mit Kochsalzlösung gefüllte Spritze (a). Anschließend werden der Seldinger-Draht (b) und darüber ein dünner Kunststoffkatheter (c) eingeführt. Nun wird die Punktionsöffnung schrittweise dilatiert (d) und schließlich die Trachealkanüle über einen Dilatator eingelegt (e, f)

Die **Trachealkanüle** wird auf einen passenden Dilatator aufgezogen (ID 8,0 mm auf 24 Charr, ID 9,0 mm auf 28 Charr). Dabei muss durch großzügige Anwendung von Gleitmittel sichergestellt werden, dass der Dilatator leicht wieder aus der Kanüle entfernt werden kann. Dann wird die Kanüle mit dem Dilatator über den armierten Seldinger-Draht in die Trachea eingeführt (Abb. 3e). Das Einbringen der Trachealkanüle erfordert einen gewissen Druck, da die Kanüle über die Kante des proximalen und distalen Trachealknorpels rutschen muss.

Nach dem Platzieren der Kanüle werden Draht, Armierung und Dilatator entfernt und der Cuff geblockt (Abb. 3f). Dann kann der Patient über die Trachealkanüle beatmet werden. Die **korrekte Positionierung der Trachealkanüle** erfolgt unter tracheoskopischer Kontrolle.

5.6 Perkutane Dilatationstracheotomie nach Ciaglia Blue Rhino

Ciaglia entwickelte die oben beschriebene Technik 1999 weiter (Ciaglia 1999), indem er die multiplen Dilatatoren durch einen einzigen mit Hydrogel beschichteten Dilatator (initial „Blue Rhino", Fa. Cook. Mittlerweile verschiedene Modelle auf dem Markt) ersetzte. Sie zeichnet sich durch besondere Sicherheit und einfache Anwendung aus. Benötigt wird nur noch ein einziger Dilatator mit progressivem Durchmesser. Dieser ist Hydrogel-beschichtet, so dass er nach Anfeuchtung hervorragend gleitet. Der Seldingerdraht läuft in diesem Dilatator in einer zusätzlichen Führung aus PVC mit einer Arretierung, die die Spitze des relativ weichen Hydrogel-Dilatators beim Einführen schützt und selbst diese kleine Stufenbildung vermeidet.

Das Vorgehen unterscheidet sich bis zur Einführung des Seldingerdrahtes nicht von der klassischen Ciaglia-Methode. Es wird dann wie bei der Griggs-Technik ein kurzer harter Vordilatator eingebracht, um die erste kleine Perforation in der Trachealwand zu schaffen. Dann wird der Hydrogel-Dilatator mitsamt PVC-Führung über den Draht gefädelt und langsam bougierend so weit vorgeschoben, bis eine deutlich erkennbare Markierung mit dem Bronchoskop in der Trachea zu sehen ist. Dieses Manöver beansprucht deutlich weniger Zeit als das klassische progressive Bougieren.

Nun wird der Hydrogel-Dilatator mitsamt PVC-Führung entfernt und stattdessen die auf einer gleichen Führung sitzende Trachealkanüle eingebracht. Mit den heute zur Verfügung stehenden Spezialtrachealkanülen für die perkutane Tracheotomie verschiedener Anbieter ist das Einbringen der Kanüle leicht, da sich der Übergang vom Dilatator zur Trachealkanüle bündig gestaltet.

5.7 Technik nach Griggs

Die Vorbereitung zur perkutanen Tracheotomie nach Griggs (Set: Fa. Portex) erfolgt wie oben beschrieben. In Abwandlung der Ciaglia-Technik wird bei der Methode nach Griggs die Trachea nicht mit Dilatatoren, sondern mit einer **modifizierten Howard-Kelly-Zange** aufgespreizt (Griggs et al. 1990). Identifikation und Punktion der Trachea erfolgen mit einer 14-G-Nadel mit angeschlossener flüssigkeitsgefüllter Spritze.

Ein **Seldinger-Draht mit J-Spitze** wird in die Trachea eingeführt und die Plastikkanüle entfernt, wobei der Seldinger-Draht in seiner Position verbleiben muss (Abb. 4a). Mit einem kurzen harten Vordilatator wird eine 3 mm große Öffnung der Trachea geschaffen. Sodann wird die Howard-Kelly-Zange (mit Perforation im Längsverlauf der Branchen zur Führung über den Draht) in das weiche Halsgewebe eingeführt, bis ein Widerstand spürbar ist und anschließend gespreizt, um das prätracheale Gewebe aufzudehnen.

Die Zange wird unter Führung des Seldinger-Drahtes geschlossen in die Trachea vorgeschoben (Abb. 4b). Gewöhnlich fühlt man einen leichten Widerstandsverlust, wenn die vordere Trachealwand durchstoßen wird. In der Trachea wird die Howard-Kelly-Zange vorgeschoben, bis die Zange entlang der Längsachse der Trachea liegt (Abb. 4c). Zur Vorbereitung des Stomas wird die Zange auf die Breite der Hautinzision geöffnet und dann entfernt. Eine vorbereitete **Trachealkanüle** und der beigefügte **Trokar** werden über den Seldinger-Draht in die Trachea vorgeschoben (Abb. 4d). Trokar und Führungsdraht werden entfernt und der Cuff der Trachealkanüle geblockt. Die weiteren Maßnahmen zur Sicherung der Lage der Trachealkanüle entsprechen der Ciaglia-Technik.

Besonderheiten Die Gefahrenpunkte der Griggs-Technik sind vergleichbar der Ciaglia-Technik – bis auf den Umstand, dass die Dilatation der Trachea in ihrer Ausdehnung nicht limitiert ist. Sie erfordert deshalb besondere Erfahrung. Unter bronchoskopischer Sicht kann das Ausmaß des Spreizens exakt kontrolliert werden. Die Risiken in Bezug auf einen Defekt der Pars membranacea erscheinen bei beiden Techniken derzeit vergleichbar.

5.8 Translaryngeale Tracheotomie nach Fantoni

Die Vorbereitungen zur translaryngealen Tracheotomie (TLT) (Fantoni und Ripamonti 1997) entsprechen weitgehend denen der Ciaglia- und der Griggs-Technik. Neben dem Set (Fa. Mallinckrodt Medical), das eine konisch sich verjüngende Spezialtracheotomiekanüle, eine Punktionsnadel, einen Seldinger-Draht, einen Obturator, einen starren Bronchoskopietubus sowie einen dünnen Beatmungstubus enthält, wird zwingend ein **flexibles Bronchoskop** benötigt. Für die erforderlichen Umintubationen sollten besondere Erfahrungen in der endotrachealen Intubation vorhanden sein.

Zu Beginn des Verfahrens wird der Patient ggf. auf den beigefügten starren Bronchoskopietubus unter Narkose und Relaxation umintubiert. Diese Maßnahme erscheint verzichtbar. Danach erfolgen die übliche **Desinfektion** des Operationsgebiets mit steriler Abdeckung sowie die Reinigung des Mund- und Rachenraums. Unter fiberoptischer Kontrolle durch den Bronchoskopietubus wird die Trachea mit der beigefügten Spezialnadel nach Hautinzision oberhalb des 2.–4. Trachealknorpels punktiert (Abb. 5a).

Nach korrekter Punktion unter fiberoptischer Kontrolle und Luftaspiration wird der **Seldinger-Draht** durch die Kanüle eingeführt und durch den starren Bronchoskopietubus oder den endotracheal liegenden Tubus nach außen geleitet. Nach Sicherung des Drahtes an beiden Enden wird der Bronchoskopie- bzw. Endotrachealtubus entfernt und durch den dünnen Beatmungstubus ausgetauscht, der mit seinem Cuff direkt vor der Bifurkation der Trachea positioniert wird. Nach Sicherstellung der Beatmung wird der Draht nun durch die Spezialkanüle geführt und durch Fixation gesichert (Abb. 5b).

Es erfolgt dann der **Durchzug der Spezialkanüle** mit ihrem metallischen und spitzen Ende durch den Mund-Rachen-Raum in die Trachea. Durch kontinuierlichen Zug lässt sich die Spitze der Trachealkanüle langsam nach außen ziehen (Abb. 5c).

▶ Damit die Trachealkanüle nicht komplett durchgezogen wird, empfiehlt es sich, den Cuff gering anzublocken und das Durchzugmanöver über das in das kaudale Ende der Trachealkanüle eingeführte Bronchoskop zu kontrollieren.

Es erfolgen dann das Abschneiden des distalen Endes der Trachealkanüle und die Befreiung des Cuffschlauchs aus der Trachealkanüle. In das nun offene Ende der Trachealkanüle wird der Obturator eingeführt, die Kanüle aufgerichtet und unter Rotation nach kaudal in die Trachea vorgeschoben (Abb. 5d, e). Anschließend erfolgt wiederum die **bronchoskopische Kontrolle der Kanülenlage**. Wenn die Kanüle korrekt positioniert ist, werden der Cuff des Beatmungstubus entblockt und der Tubus entfernt.

Die hier dargestellte Fantoni-Technik hat in ihrer jungen Geschichte schon mehrere Modifikationen erfahren, da die primär empfohlene Anwendung eines starren Bronchoskops nur auf geringe Akzeptanz stieß. Insgesamt ähnelt die Technik in einigen Aspekten der retrograden Intubation. Der methodische Vorteil der Fantoni-Technik liegt in der **geringen Kompression der Trachea** im Vergleich zur Ciaglia- und zur Griggs-Technik. Außerdem wird der Patient die ganze Zeit über mit distal geblocktem Cuff mit PEEP beatmet, so dass die Kontraindikation schwerstes ARDS entfällt.

Abb. 4 (a–d) Perkutane Tracheotomietechnik nach Griggs. Trachealpunktion und Einlage des Seldinger-Drahtes erfolgen wie bei der Methode nach Ciaglia (**a**). Nun wird die Howard-Kelly-Zange über den Draht geführt und dann gespreizt, wobei zuerst das prätracheale Gewebe und anschließend die Tracheavorderwand eröffnet und aufgedehnt werden (**b, c**). Schließlich wird die Trachealkanüle auf einem Trokar in die Luftröhre eingeführt (**d**)

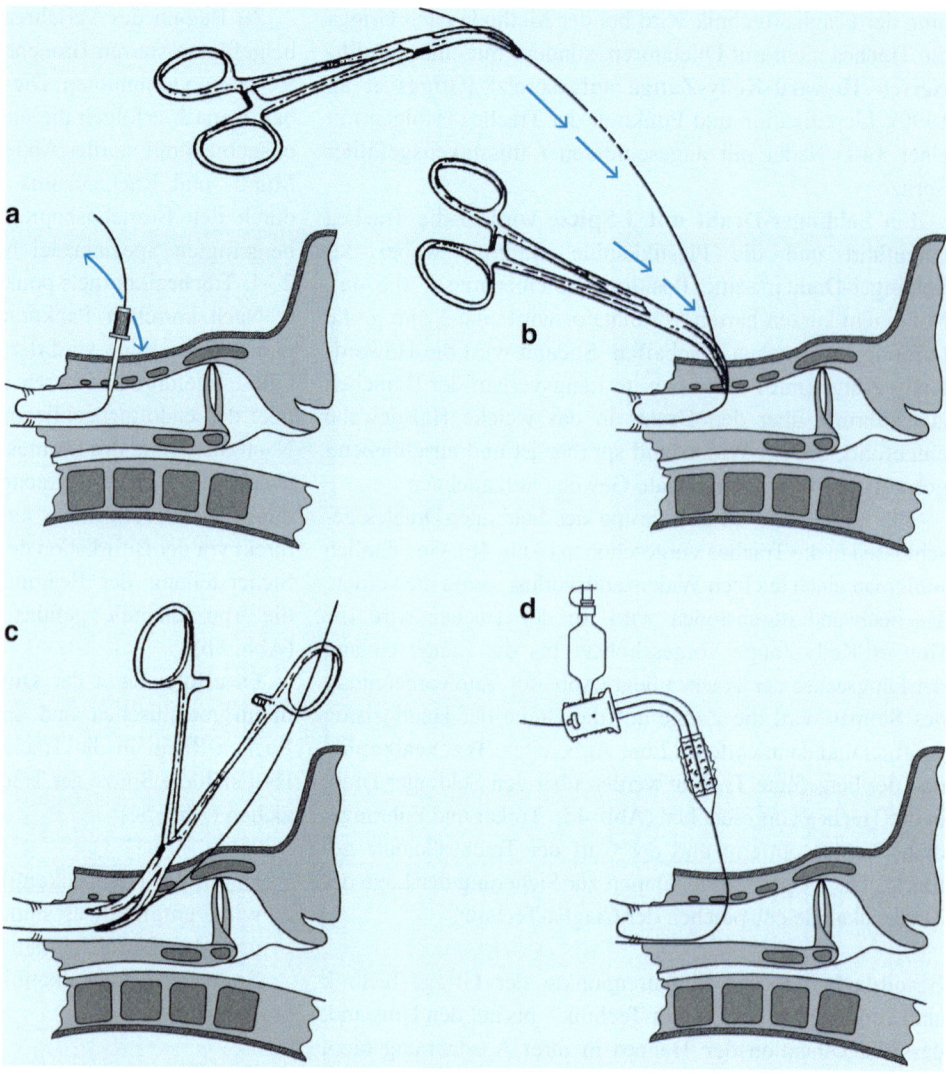

Besonderheiten Problematisch erscheint das Wendemanöver der Trachealkanüle nach kaudal innerhalb der Trachea, da die Trachealkanüle leicht aus der Trachea herausgezogen werden kann. Die Trachealkanüle kann dann nicht mehr in der Trachea platziert werden, und die gesamte Prozedur ist mit einem weiteren Set zu wiederholen. Das Verfahren ist technisch anspruchsvoll, umständlich und langwierig. Es gilt heute eher als Alternative, wenn die simpleren Methoden nicht möglich sind.

5.9 Perkutane Tracheotomie nach Frova/Quintel

Bei der von Frova in Italien und Quintel in Deutschland (Frova und Quintel 2002) weiterentwickelten perkutanen Tracheotomietechnik (PercuTwist, Fa. Rüsch) wurde der **Dilatator PercuTwist** als Schraube entworfen, wobei der Gewindebereich mit einer hydrophilen Schicht versehen ist, die den Dilatationsvorgang erleichtern soll. Statt zu bougieren, wird der PercuTwist unter endoskopischer Sicht über den Führungsdraht unter vorsichtigem Drehen im Uhrzeigersinn in die Trachea vorgebracht. Während des Drehens soll die vordere Trachealwand durch leichtes Ziehen an der PercuTwist-Schraube angehoben werden. Es kommt dabei zu einer Entlastung der Vorderwand der Trachea, um die Komplikation Ruptur einer Trachealspange zu vermeiden. Mindestens nach jeder zweiten vollständigen Rotation der Schraube muss kontrolliert werden, ob sich der Führungsdraht problemlos im Lumen der Schraube hin und her bewegen lässt. Wenn nicht, kann der Draht abgeknickt sein und dadurch die Dilatation prä- oder paratracheal erfolgen. Nach Herausschrauben des Dilatators wird die Trachealkanüle über den belassenen Führungsdraht mittels Führungsdilatator platziert. Der in der Packung beigefügte CrystalClear-

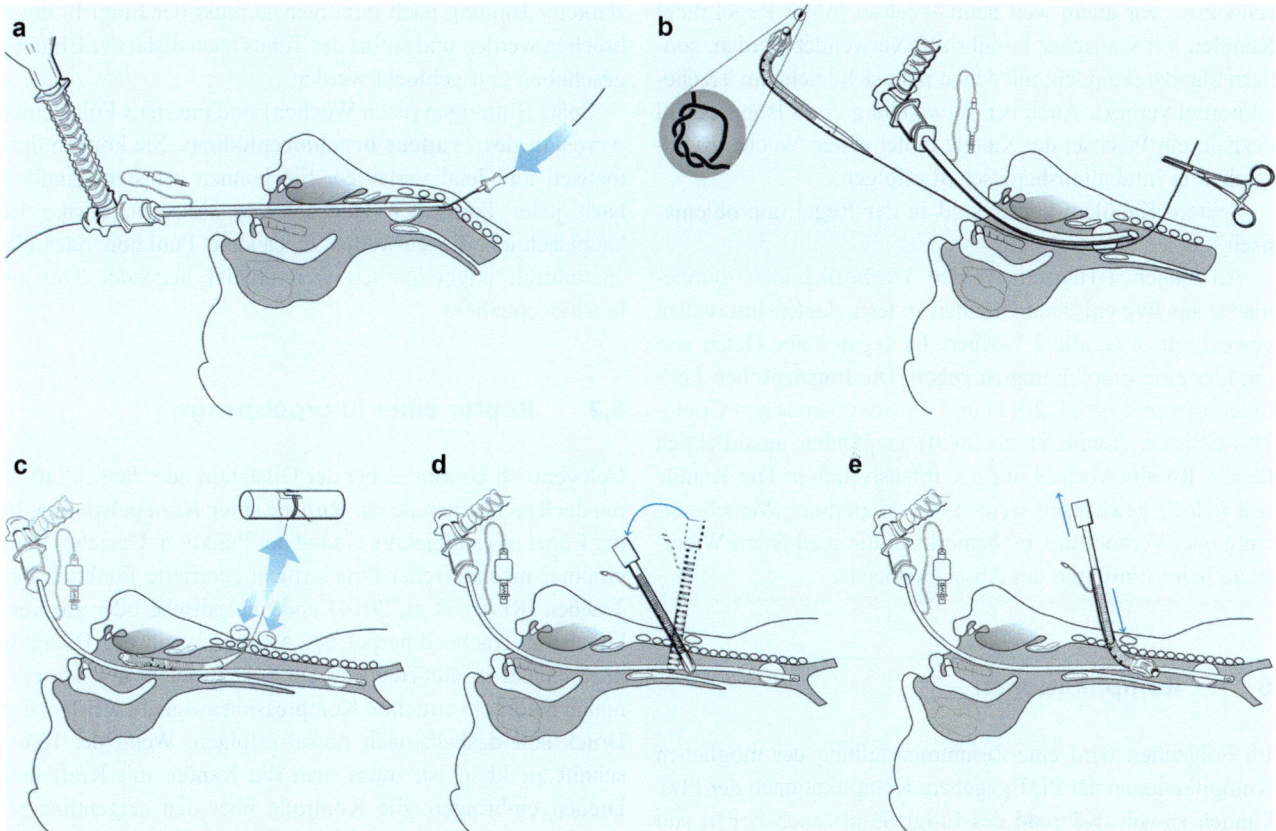

Abb. 5 (**a–e**) Translaryngeale Tracheotomie nach Fantoni. Zu Beginn wird der Patient auf den beigefügten starren Bronchoskopietubus umintubiert. Die Trachealpunktion erfolgt wie bei der Methode nach Ciaglia (Abb. 3), der Seldinger-Draht wird jedoch translaryngeal durch den Tubus nach außen geleitet (**a**). Anschließend wird der Bronchoskopietubus entfernt und durch einen dünnen Beatmungstubus ersetzt, dessen Cuff direkt vor der Trachealbifurkation platziert wird. Der Seldinger-Draht wird durch die Fantoni-Kanüle geführt und mit einem Knoten gesichert (**b**). Nun wird die Fantoni-Kanüle translaryngeal eingeführt und mit ihrer Spitze von endotracheal nach außen durchgezogen (**c**). Schließlich wird die Spitze abgeschnitten, die Kanüle mit Hilfe eines Obturators aufgerichtet, gewendet und in typischer Weise in der Trachea platziert (**d, e**). (System Fa. Mallinckrodt Medical GmbH)

Tracheostomietubus ist ebenfalls hydrophil beschichtet, was die Einlage in die Trachea erleichtert.

5.10 Ballondilatation nach Zgoda

Zgoda modifizierte 2005 die Ciaglia-Technik im Tierversuch. Eine erste Serie an Patienten wurde 2008 publiziert (Byhahn et al. 2008). Die Dilatation der Trachea erfolgt mit einem Ballondilatator und soll dadurch besonders schonend erfolgen. Der Ballon wird für wenige Sekunden mit 11 bar gefüllt, dann wieder entblockt und das gesamte System mit der darauf sitzenden Spezial-Trachealkanüle in die Trachea vorgeschoben. Sobald die Trachealkanüle in situ ist, werden Führungsdraht und Ballon herausgezogen. Ein entsprechendes Set wird unter der Bezeichnung „Blue Dolphin" vermarktet (Fa. Cook). Insgesamt erscheint die Technik etwas aufwändiger als das „Blue Rhino"-Verfahren, und entgegen der initialen Vermutung scheint die Komplikationsrate geringfügig höher zu sein (Cianchi et al. 2010).

5.11 Kanülenwechsel

Der erste postoperative Kanülenwechsel sollte frühestens nach 5 Tagen durchgeführt werden, da sonst der Tracheotomiekanal nicht stabil ist, das prätracheale Gewebe sich kulissenartig verschieben und das Wiederauffinden der Trachea unmöglich sein kann. Beim ersten Trachealkanülenwechsel ist auf eine Lagerung des Patienten mit rekliniertem Kopf zu achten, was kulissenartige Verschiebungen des Gewebes vermindert und den Wechsel erleichtert. Der erste Trachealkanülenwechsel sollte in Intubationsbereitschaft erfolgen. Sollte innerhalb der ersten Woche die Kanüle akzidentell dislozieren, muss sofort eine orale Intubation erfolgen! Erst nach erfolgter Sicherung des Atemwegs wird unter fiberoptischer Kontrolle die Trachealkanüle wieder eingelegt.

Ein geplanter Kanülenwechsel muss in der ersten Woche über einen Bougie erfolgen, um die Trachea sicher wieder aufzufinden. Geeignete Bougies sind auch hohl verfügbar, so dass ggf. zusätzlich O_2 insuffliert werden kann. Trotz gesichertem Weg ist manchmal das Einbringen der neuen Kanüle schwierig, vor allem weil beim Wechsel in der Regel nicht Kanülen mit konischer Einführhilfe verwendet werden, sondern Standardkanülen, mit denen man sich leicht am Trachealknorpel verhakt. Auch bei Verwendung eines Bougies soll deshalb ein Wechsel der Kanüle in der ersten Woche grundsätzlich in Intubationsbereitschaft erfolgen.

Spätere Kanülenwechsel sind in der Regel unproblematisch.

An manchen Häusern werden Trachealkanülen routinemäßig aus hygienischen Gründen in festgelegten Intervallen gewechselt, z. B. alle 2 Wochen. Es liegen keine Daten vor, um hier eine Empfehlung zu geben. Die französischen Leitlinien (Trouillet et al. 2018) und die amerikanischen Covid-19-Leitlinien (Lamb et al. 2020) empfehlen ausdrücklich keinen Routinewechsel auf der Intensivstation. Die Kanüle soll jedoch gewechselt werden bei erkennbarer Verschmutzung oder Verborkung, oft bemerkbar durch erhöhten Widerstand beim Einführen des Absaugkatheters.

6 Komplikationen

Im Folgenden wird eine Zusammenstellung der möglichen Komplikationen der PDT gegeben. Komplikationen der PDT können sowohl während des Eingriffs als auch bei in situ positionierter Trachealkanüle und nach Dekanülierung auftreten (Tab. 2). Am stärksten werden während des Eingriffs die **Blutung** sowie der **Verlust des Atemwegs** gefürchtet.

6.1 Blutungen

Intraoperative Blutungen lassen sich häufig durch das Einsetzen der Trachealkanüle komprimieren und dadurch beherrschen. Bei stärkerer Blutung ist zu überlegen, ob nicht auf eine offene Tracheostomie umgestiegen werden sollte. Bei stärkerer Blutung nach intratracheal muss der Eingriff abgebrochen werden und sofort der Tubus nach distal der Blutung geschoben und geblockt werden.

Späte Blutungen (nach Wochen) sind meistens Folge einer **Arrosion des Truncus brachiocephalicus**. Sie können dramatisch und letal verlaufen. Sie können selbstverständlich nach jeder Form der Tracheotomie auftreten. Risiko ist hauptsächlich die entweder zu caudale Punktion oder ein anatomisch ungewöhnlich weit cranial liegender Truncus brachiocephalicus.

6.2 Ruptur einer Knorpelspange

Gelegentlich kommt es bei der Dilatation oder beim Einführen der Trachealkanüle zur **Ruptur einer Knorpelspange**. In der Regel ist es diejenige cranial der Punktion. Ursachen sind erhöhter mechanischer Druck, nicht zentrierte Punktion der Trachea (Rudas et al. 2014) und unelastische oder gar verknöcherte Trachealknorpel bei Älteren. Wenn der Dilatator nach caudal in die Trachea gleitet, kann leicht auf den cranialen Knorpel vermehrte Kompression ausgeübt werden: der Druck soll deshalb nach dorsal erfolgen. Wenn der Hautschnitt zu klein ist, muss man die Kanüle mit Kraft und Drehen einbringen: die Kontrolle über den „eigentlichen" Druck an der Trachea ist eingeschränkt. Bei nicht zentraler Punktion der Trachea entstehen Scherkräfte, nur ein Teil des Druckvektors steht dann für das Hineingleiten des Dilatators zur Verfügung (Rudas et al. 2014).

Bis zu 40 % auch nicht-neurologischer Patienten entwickeln **Schluckstörungen** bei liegender Trachealkanüle (Romero et al. 2010). In diesem Fall ist wegen Aspirationsgefahr die Zeit bis zur Dekanülierung oft verlängert. In der Entwöhnungsphase kann die Cuff-Deflation, solange der Patient nicht am Beatmungsgerät ist, dieses Problem vermindern.

6.3 Verletzung der Trachealhinterwand

Eine seltene, aber sehr schwerwiegende Komplikation ist die **Verletzung der Trachealhinterwand**. Unbehandelt führt sie zur **Mediastinitis** und ist für den Patienten lebensbedrohlich. Gefährdet ist der Patient bei dieser Komplikation auch dann, wenn bei nicht erkannter Verletzung die Beatmung des Patienten insuffizient ist durch Entweichen der Luft nach mediastinal und subcutan und wenn ein mediastinal erhöhter Druck zu kardialer Funktionsstörung führt. Auch **tracheoösophageale Fisteln** sind beschieben. Die PDT unter bronchoskopischer Sicht minimiert das Auftreten dieser Komplikation erheblich.

Erkennbar wird die Verletzung durch ein unter der Beatmung auftretendes Mediastinalemphysem und Hautemphysem,

Tab. 2 Komplikationen der perkutanen Dilatationstracheotomie (PDT)

Intraoperativ	Kanüle in situ	Nach Dekanülierung
– Blutung	– Blutung	– Kosmetischer Defekt
– Paratracheale Punktion	– Infektion	– Larynxstenose
– Pars-membranacea-Defekt	– Kanülendislokation	– Trachealgranulation
– Ruptur einer Trachealspange	– Kanülenobstruktion	– Tracheomalazie
– Kanülenfehllage	– Cuffleckage	
– Verlust des Atemwegs	– Trachealerosion	
– Hypoxie	– Ösophagotracheale Fistel	
– Pneumothorax	- Dysphagie	
– Cuffdefekt		
– Hautemphysem		
– Hypotension		

das sich von Hals und Kopf am Thorax ausbreitet. Ist die Trachealkanüle trotz der Verletzung korrekt in der Trachea platziert, kann der Cuff der Trachealkanüle unterhalb der Läsion platziert werden, sodass die Läsion überbrückt ist. Ist die Trachealkanüle nicht endotracheal platziert, ist sie sofort zu entfernen und der Patient tief zu intubieren. Die Tubuslage muss bronchoskopisch kontrolliert werden und die Tubusblockung caudal der Tracheallasion platziert werden. Wird die Läsion sofort erkannt und ist keine Mediastinitis vorhanden, kann die Verletzung so meist konservativ unter zusätzlicher antibiotischer Abdeckung ausbehandelt werden. Eine thoraxchirurgische Mitbeurteilung soll auf jeden Fall erfolgen.

▶ Eine Kontrolle des Cuffdrucks während der Beatmung sowie eine Tracheotomie unterhalb des ersten und oberhalb des 4. Trachealknorpels gelten als wichtige Komplikationsprophylaxe.

6.4 Verlust des Atemweges

Besonders gefürchtet ist der Verlust des Atemweges während der PDT. Das notwendige Rückzugsmanöver des Endotrachealtubus in die Glottisebene kann zur Dislokation des Tubus in den Hypopharynx führen. Diese Art des Verlustes des Atemweges ist ein spezifisches Problem der PDT, mit und ohne flexible Endoskopie. Es sind Einzelfälle mit tödlichem Ausgang beschrieben, in denen die Reintubation nicht gelang (Klemm und Nowak 2017). Allein die Technik nach Fantoni und Ripamonti (1997) kann diese Gefahr sicher vermeiden.

Blutung, Verlust des Atemweges und Via falsa sind die häufigsten Ursachen für Tracheotomie-assoziierte Todesfälle. Die Rate an Komplikationen insgesamt, besonders aber die Häufigkeit schwerwiegender Komplikationen (Tod, Trachealstenose) ist im Vergleich zur konventionellen Tracheotomietechnik niedrig. Insgesamt wird die **Komplikationsrate** für die konventionelle Tracheotomie in einem Bereich von 6 bis 66 % angegeben, mit einer **Letalität** von 0–5 %. Bei der PDT liegt die prozedurale **Komplikationsrate** bei 0,4–1,4 % und die **Letalität** bei 0–0,16 % (Dennis et al. 2013; Kornblith et al. 2011; Simon et al. 2013).

6.5 Akzidentelle Verletzungen

Wird während des Bougierens beim Wechsel des Dilatators versehentlich der Draht mit aus der Trachea entfernt, so ist das Wiedereinführen außerordentlich schwierig. Es kann leicht zu einer Fehllage im prätrachealen Gewebe kommen. Bevor die Dilatation weitergeführt wird, muss unbedingt die korrekte Lage des Seldinger-Drahtes mit einer **fiberoptischen Tracheoskopie** über den liegenden Tubus gesichert werden.

▶ **Cave** Wird die Fehllage der Punktionskanüle nicht bemerkt (keine Luftaspiration möglich!), sondern trotzdem der Seldinger-Draht eingeführt und die Dilatation durchgeführt, ergibt sich zwangsläufig eine Fehllage der Kanüle (via falsa) Diese Komplikation ist bei eindeutiger Identifikation der Trachea und mit Bronchoskopie sicher vermeidbar.

Eine **Schleimhautverletzung der Trachea** kann auftreten, wenn während der Prozedur der Seldinger-Draht an der Spitze des Dilatators geknickt wird – insbesondere, wenn nicht auf eine korrekte Positionierung des Dilatators auf dem Kunststoffkatheter (Knickschutz!) geachtet wird. Es kann dann zur Schleimhautläsion der Trachealhinterwand kommen. Deshalb darf ein abgeknickter Seldinger-Draht nicht weiterbenutzt werden!

Cuffdefekte und Zerreißungen beim Einführen der Trachealkanüle kommen vor. Gelegentlich mussten Cuffanteile bronchoskopisch aus der Trachea geborgen werden. Schließlich sind mehrere Todesfälle beschrieben durch irreversible **Kanülen-Frühdislokationen** (Klemm und Nowak 2017).

6.6 Trachealstenosen

Bei den schon früh beschriebenen Trachealstenosen wurden **kraniale Tracheostomaanlagen** gewählt, wie sie ja auch von Ciaglia in seinen ersten Arbeiten empfohlen wurden. Inzwischen sind diese Spätfolgen seltener geworden. Mit zunehmender Häufigkeit der PDT nehmen allerdings auch die Stenosen zu (Piazza et al. 2021). Die „Korkenzieherstenose" ist sogar als spezifische Entität nach PDT beschrieben, in aller Regel als Folge einer rupturierten Trachealspange (Jacobs et al. 2013).

7 Fazit

Obwohl die perkutane Dilatationstracheotomie eine einfach durchzuführende Technik darstellt, ist die exakte Kenntnis der anatomischen Verhältnisse unabdingbar. Nur in den Händen eines mit der Anatomie gut vertrauten Arztes ist die Tracheotomie ein sicheres und komplikationsarmes Verfahren.

Derzeit scheint die PDT in Bezug auf Komplikationen der konventionellen Operationstechnik ebenbürtig zu sein.

Die PDT hat sich wegen der einfachen Durchführung auf der Intensivstation, der besseren Wundheilung und der guten Verfügbarkeit ausgereifter Sets allgemein durchgesetzt.

Unter den verschiedenen Techniken der PDT hat das „Ciaglia Blue Rhino"-Verfahren die größte Verbreitung gefunden.

Der richtige Zeitpunkt für die Tracheotomie ist weiterhin unklar. Die routinemäßige Frühtracheotomie wird nicht empfohlen.

Literatur

Arbeitsgemeinschaft der Wissenschaftlichen Medizinischen Fachgesellschaften (AWMF). S3-Leitlinie Invasive Beatmung und Einsatz extrakorporaler Verfahren bei akuter respiratorischer Insuffizienz, 1. Aufl. Langversion, Registrierungsnummer: 001-021 Stand 04.12.2017. awmf.org

Barquist ES, Amortegui J, Hallal A et al (2006) Tracheostomy in ventilator dependent trauma patients: a prospective, randomized intention-to-treat study. J Trauma 60:91–97. https://doi.org/10.1097/01.ta.0000196743.37261.3f

Behl S, Watt JWH (2005) Prediction of tracheostomy tube size for paediatric long-term ventilation: an audit of children with spinal cord injury. Br J Anaesth 94:88–91. https://doi.org/10.1093/bja/aeh296

Blot F, Similowski T, Trouillet J-L et al (2008) Early tracheotomy versus prolonged endotracheal intubation in unselected severely ill ICU patients. Intensive Care Med 34:1779–1787. https://doi.org/10.1007/s00134-008-1195-4

Brass P, Hellmich M, Ladra A et al (2016) Percutaneous techniques versus surgical techniques for tracheostomy. Cochrane Database Syst Rev 7:CD008045. https://doi.org/10.1002/14651858.CD008045.pub2

Braune S, Kienast S, Hadem J et al (2013) Safety of percutaneous dilatational tracheostomy in patients on extracorporeal lung support. Intensive Care Med 39:1792–1799. https://doi.org/10.1007/s00134-013-3023-8

Byhahn C, Zgoda M, Birkelbach O et al (2008) Ciaglia Blue Dolphin: a new technique for percutaneous tracheostomy using balloon dilation. Crit Care 12:P333. https://doi.org/10.1186/cc6554

Ciaglia P (1999) Technique, complications, and improvements in percutaneous dilatational tracheostomy. Chest 115:1229–1230. https://doi.org/10.1378/chest.115.5.1229

Ciaglia P, Firsching R, Syniec C (1985) Elective percutaneous dilatational tracheostomy. A new simple bedside procedure; preliminary report. Chest 87:715–719. https://doi.org/10.1378/chest.87.6.715

Cianchi G, Zagli G, Bonizzoli M et al (2010) Comparison between single-step and balloon dilatational tracheostomy in intensive care unit: a single-centre, randomized controlled study. Br J Anaesth 104:728–732. https://doi.org/10.1093/bja/aeq087

COVID ORL ESP Collaborative Group (*), Martin-Villares C, Perez Molina-Ramirez C et al (2020) Outcome of 1890 tracheostomies for critical COVID-19 patients: a national cohort study in Spain. Eur Arch Otorhinolaryngol. https://doi.org/10.1007/s00405-020-06220-3

COVIDTrach collaborative, Hamilton N, Jacob T et al (2020) COVID-Trach; the outcomes of mechanically ventilated COVID-19 patients undergoing tracheostomy in the UK: Interim Report. Intensive Care Crit Care Med. https://doi.org/10.1101/2020.05.22.20104679

Dennis BM, Eckert MJ, Gunter OL et al (2013) Safety of bedside percutaneous tracheostomy in the critically ill: evaluation of more than 3,000 procedures. J Am Coll Surg 216:858–865; discussion 865–867. https://doi.org/10.1016/j.jamcollsurg.2012.12.017

Fan E, Del Sorbo L, Goligher EC et al (2017) An official American Thoracic Society/European Society of Intensive Care Medicine/Society of Critical Care Medicine clinical practice guideline: mechanical ventilation in adult patients with acute respiratory distress syndrome. Am J Respir Crit Care Med 195:1253–1263. https://doi.org/10.1164/rccm.201703-0548ST

Fantoni A, Ripamonti D (1997) A non-derivative, non-surgical tracheostomy: the translaryngeal method. Intensive Care Med 23:386–392. https://doi.org/10.1007/s001340050345

Freeman BD (2017) Tracheostomy update: when and how. Crit Care Clin 33:311–322. https://doi.org/10.1016/j.ccc.2016.12.007

Freeman BD, Morris PE (2012) Tracheostomy practice in adults with acute respiratory failure. Crit Care Med 40:2890–2896. https://doi.org/10.1097/CCM.0b013e31825bc948

Frova G, Quintel M (2002) A new simple method for percutaneous tracheostomy: controlled rotating dilation. A preliminary report. Intensive Care Med 28:299–303. https://doi.org/10.1007/s00134-002-1218-5

Gobatto ALN, Besen BAMP, Tierno PFGMM et al (2016) Ultrasound-guided percutaneous dilational tracheostomy versus bronchoscopy-guided percutaneous dilational tracheostomy in critically ill patients (TRACHUS): a randomized noninferiority controlled trial. Intensive Care Med 42:342–351. https://doi.org/10.1007/s00134-016-4218-6

Griggs WM, Worthley LI, Gilligan JE et al (1990) A simple percutaneous tracheostomy technique. Surg Gynecol Obstet 170:543–545

Groves DS, Durbin CG (2007) Tracheostomy in the critically ill: indications, timing and techniques. Curr Opin Crit Care 13:90–97. https://doi.org/10.1097/MCC.0b013e328011721e

Guinot P-G, Zogheib E, Petiot S et al (2012) Ultrasound-guided percutaneous tracheostomy in critically ill obese patients. Crit Care 16:R40. https://doi.org/10.1186/cc11233

Huang C-S, Chen P-T, Cheng S-H et al (2014) Relative contraindications for percutaneous tracheostomy: from the surgeons' perspective. Surg Today 44:107–114. https://doi.org/10.1007/s00595-013-0491-y

Iftikhar IH, Teng S, Schimmel M et al (2019) A network comparative meta-analysis of percutaneous dilatational tracheostomies using anatomic landmarks, bronchoscopic, and ultrasound guidance versus open surgical tracheostomy. Lung 197:267–275. https://doi.org/10.1007/s00408-019-00230-7

Jacobs JV, Hill DA, Petersen SR et al (2013) „Corkscrew stenosis": defining and preventing a complication of percutaneous dilatational tracheostomy. J Thorac Cardiovasc Surg 145:716–720. https://doi.org/10.1016/j.jtcvs.2012.12.025

Jones H, Gendre A, Walshe P et al (2020) The Royal College of surgeons multidisciplinary guidelines on elective tracheostomy insertion in COVID-19 ventilated patients. Surgeon. https://doi.org/10.1016/j.surge.2020.12.002

Kleijn BJ de, Wedman J, Zijlstra JG, et al (2019) Short- and long-term complications of surgical and percutaneous dilatation tracheotomies: a large single-centre retrospective cohort study. Eur Arch Otorhinolaryngol 276:1823–1828. https://doi.org/10.1007/s00405-019-05394-9

Klemm E, Nowak AK (2017) Tracheotomy-related deaths. Dtsch Arztebl Int 114:273–279. https://doi.org/10.3238/arztebl.2017.0273

Klotz R, Probst P, Deininger M et al (2018) Percutaneous versus surgical strategy for tracheostomy: a systematic review and meta-analysis of perioperative and postoperative complications. Langenbeck's Arch Surg 403:137–149. https://doi.org/10.1007/s00423-017-1648-8

Kluge S, Baumann HJ, Maier C et al (2008) Tracheostomy in the intensive care unit: a nationwide survey. Anesth Analg 107:1639–1643. https://doi.org/10.1213/ane.0b013e318188b818

Kluge S, Janssens U, Welte T et al (2020) Empfehlungen zur intensivmedizinischen Therapie von Patienten mit COVID-19 – 3. Version: S1-Leitlinie. Anaesth 69:653–664. https://doi.org/10.1007/s00101-020-00833-3

Koch T, Hecker B, Hecker A et al (2012) Early tracheostomy decreases ventilation time but has no impact on mortality of intensive care patients: a randomized study. Langenbeck's Arch Surg 397:1001–1008. https://doi.org/10.1007/s00423-011-0873-9

Kornblith LZ, Burlew CC, Moore EE et al (2011) One thousand bedside percutaneous tracheostomies in the surgical intensive care unit: time to change the gold standard. J Am Coll Surg 212:163–170. https://doi.org/10.1016/j.jamcollsurg.2010.09.024

Kuhl T, Wendt S, Michels G et al (2012) Alternative Punktionstracheotomie mit Hilfe der Larynxmaske. Dtsch Med Wochenschr 137: 442–446. https://doi.org/10.1055/s-0031-1298994

Lamb CR, Desai NR, Angel L et al (2020) Use of tracheostomy during the COVID-19 pandemic: American College of Chest Physicians/American Association for Bronchology and Interventional Pulmonology/Association of Interventional Pulmonology Program Directors Expert Panel Report. Chest 158:1499–1514. https://doi.org/10.1016/j.chest.2020.05.571

Meyer-Macaulay CB, Dayre McNally J, O'Hearn K et al (2019) Factors impacting physician recommendation for tracheostomy placement in pediatric prolonged mechanical ventilation: a cross-sectional survey on stated practice. Pediatr Crit Care Med 20:e423–e431. https://doi.org/10.1097/PCC.0000000000002046

Michetti CP, Burlew CC, Bulger EM et al (2020) Performing tracheostomy during the Covid-19 pandemic: guidance and recommendations from the Critical Care and Acute Care Surgery Committees of the American Association for the Surgery of Trauma. Trauma Surg Acute Care Open 5:e000482. https://doi.org/10.1136/tsaco-2020-000482

Piazza C, Filauro M, Dikkers FG et al (2021) Long-term intubation and high rate of tracheostomy in COVID-19 patients might determine an unprecedented increase of airway stenoses: a call to action from the European Laryngological Society. Eur Arch Otorhinolaryngol 278: 1–7. https://doi.org/10.1007/s00405-020-06112-6

Raju A, Joseph DK, Diarra C et al (2010) Percutaneous versus open tracheostomy in the pediatric trauma population. Am Surg 76: 276–278. https://doi.org/10.1177/000313481007600307

Romero CM, Marambio A, Larrondo J et al (2010) Swallowing dysfunction in nonneurologic critically ill patients who require percutaneous dilatational tracheostomy. Chest 137:1278–1282. https://doi.org/10.1378/chest.09-2792

Rovira A, Tricklebank S, Surda P et al (2021) Open versus percutaneous tracheostomy in COVID-19: a multicentre comparison and recommendation for future resource utilisation. Eur Arch Otorhinolaryngol. https://doi.org/10.1007/s00405-020-06597-1

Rudas M, Seppelt I, Herkes R et al (2014) Traditional landmark versus ultrasound guided tracheal puncture during percutaneous dilatational tracheostomy in adult intensive care patients: a randomised controlled trial. Crit Care 18:514. https://doi.org/10.1186/s13054-014-0514-0

Rumbak MJ, Newton M, Truncale T et al (2004) A prospective, randomized, study comparing early percutaneous dilational tracheotomy to prolonged translaryngeal intubation (delayed tracheotomy) in critically ill medical patients. Crit Care Med 32:1689–1694. https://doi.org/10.1097/01.ccm.0000134835.05161.b6

Simon M, Metschke M, Braune SA et al (2013) Death after percutaneous dilatational tracheostomy: a systematic review and analysis of risk factors. Crit Care 17:R258. https://doi.org/10.1186/cc13085

Takhar A, Walker A, Tricklebank S et al (2020) Recommendation of a practical guideline for safe tracheostomy during the COVID-19 pandemic. Eur Arch Otorhinolaryngol 277:2173–2184. https://doi.org/10.1007/s00405-020-05993-x

Terragni PP, Antonelli M, Fumagalli R et al (2010) Early vs late tracheotomy for prevention of pneumonia in mechanically ventilated adult ICU patients: a randomized controlled trial. JAMA 303: 1483–1489. https://doi.org/10.1001/jama.2010.447

Toursarkissian B, Fowler CL, Zweng TN et al (1994a) Percutaneous dilational tracheostomy in children and teenagers. J Pediatr Surg 29: 1421–1424. https://doi.org/10.1016/0022-3468(94)90135-x

Toursarkissian B, Zweng TN, Kearney PA et al (1994b) Percutaneous dilational tracheostomy: report of 141 cases. Ann Thorac Surg 57: 862–867. https://doi.org/10.1016/0003-4975(94)90191-0

Trouillet JL, Collange O, Belafia F et al (2018) Tracheotomy in the intensive care unit: guidelines from a French expert panel. Ann Intensive Care 8:37. https://doi.org/10.1186/s13613-018-0381-y

Trouillet J-L, Luyt C-E, Guiguet M et al (2011) Early percutaneous tracheotomy versus prolonged intubation of mechanically ventilated patients after cardiac surgery: a randomized trial. Ann Intern Med 154:373–383. https://doi.org/10.7326/0003-4819-154-6-201103150-00002

Young D, Harrison DA, Cuthbertson BH et al (2013) Effect of early vs late tracheostomy placement on survival in patients receiving mechanical ventilation: the TracMan randomized trial. JAMA 309: 2121–2129. https://doi.org/10.1001/jama.2013.5154

Young E, Pugh R, Hanlon R et al (2014) Tracheal stenosis following percutaneous dilatational tracheostomy using the single tapered dilator: an MRI study. Anaesth Intensive Care 42:745–751. https://doi.org/10.1177/0310057X1404200610

Nichtinvasive Beatmung zur Therapie der akuten respiratorischen Insuffizienz

Bernd Schönhofer und Sarah Bettina Schwarz

Inhalt

1	**Pathophysiologischer Hintergrund**	467
2	**Invasiver und nichtinvasiver Beatmungszugang**	468
3	**Durchführung der nichtinvasiven Beatmung**	468
3.1	Beatmungsgeräte und Beatmungsverfahren	469
3.2	Beatmungszugang („Interfaces")	470
3.3	Personeller Aufwand und Ort des Geschehens	470
3.4	Praktische Aspekte zur Applikation von NIV	471
4	**Spektrum der Indikationen**	472
4.1	NIV bei hyperkapnischer Verlaufsform der ARI	472
4.2	NIV bei hypoxämischer Verlaufsform der ARI	474
4.3	Kardiales Lungenödem	475
4.4	NIV in der perioperativen/periinterventionellen Phase	476
4.5	NIV bei schwieriger Entwöhnung	477
4.6	Postextubationsphase	477
4.7	Weitere Anwendungsbereiche	478
5	**Fazit**	480
	Literatur	480

1 Pathophysiologischer Hintergrund

Die Regulierung der Atmung ist ein recht komplizierter Prozess mit vielfältigen Wechselwirkungen. Das Atemzentrum im Hirnstamm wird durch Veränderungen des Partialdrucks des arteriellen Sauerstoffs (paO_2), des Kohlenstoffdioxidpartialdrucks ($paCO_2$) und des pH-Wertes sowie durch Signale von Mechanorezeptoren in der Lunge und der Brustwand beeinflusst (Roussos 1982). Kommt es hierbei zu akut auftretenden Veränderungen aufgrund unterschiedlicher Pathologien, zeigt sich dies in einem vermehrten Atemantrieb. Die Erhöhung der Atemarbeit kann dabei allerdings nur bis zu einem individuellen Maximum erfolgen, da die Leistungen der Atempumpe begrenzt sind. Somit besteht immer auch ein enger Zusammenhang zwischen der ARI in der Folge eines Parenchymdefektes und einer Affektion der Atempumpe, siehe Abb. 1. Pathophysiologisch betrachtet kommt es bei hyperkapnischer ARI infolge Ermüdung bzw. Überlastung der Atemmuskulatur (z. B. bei chronisch obstruktiver Lungenerkrankung) akut zur Hypoventilation mit dem Leitwert Hyperkapnie (d. h. erhöhter $paCO_2$); sekundär folgt die Hypoxämie. Demgegenüber kommt es bei einer Lungenparenchymerkrankung (wie z. B. Pneumonie) mit relevanter Gasaustauschstörung zur Hypoxämie. Die kompensatorisch erhöhte Ventilation führt dann zur Hypokapnie (d. h. reduzierter $paCO_2$-Wert) (Schönhofer und Köhler 1994).

B. Schönhofer (✉)
Klinik für Innere Medizin, Pneumologie und Intensivmedizin; Evangelisches Klinikum Bethel, Universitätsklinikum Ostwestphalen Lippe (OWL) der Universität Bielefeld, Bielefeld, Deutschland

S. B. Schwarz
Fakultät für Gesundheit/Department für Humanmedizin, Lungenklinik Köln-Merheim, Kliniken der Stadt Köln gGmbH, Universität Witten/Herdecke, Köln, Deutschland
E-Mail: schwarzSa@kliniken-koeln.de

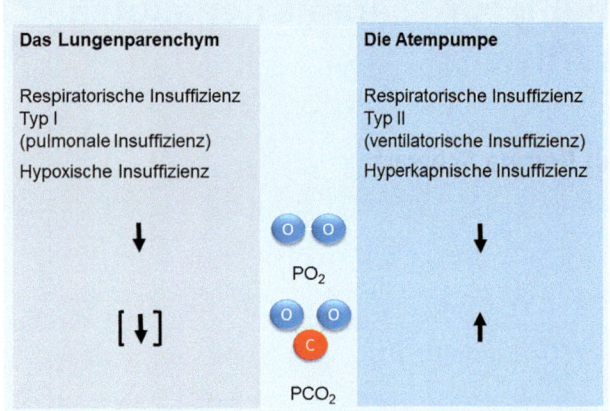

Abb. 1 Das respiratorische System

Tab. 1 Absolute und relative Kontraindikationen der NIV

Absolute Kontraindikationen	Relative Kontraindikationen
Fehlende Spontanatmung/ Schnappatmung	Hyperkapnisch bedingtes Koma
Verlegung der Atemwege	Schwere Agitation
Gastrointestinale Blutung	Schwerer Sekretverhalt trotz endoskopischen Maßnahmen
Ileus	Schwere Hypoxämie
Nicht-hyperkapnisch bedingtes Koma	Schwere Azidose (pH < 7,1)
	Hämodynamische Instabilität
	Anatomische/Individuelle Hindernisse bezüglich der Maskennutzung
	Z. n. Eingriff im oberen Gastrointestinaltrakt

Die maschinelle Beatmung dient im Wesentlichen 2 Zielen:

- der Übernahme einer erhöhten Atemarbeit sowie
- der Korrektur einer schweren Gasaustauschstörung.

Bei der hyperkapnischen respiratorischen Insuffizienz aufgrund einer versagenden Atempumpe ist die Übernahme der Atemarbeit durch maschinelle Beatmung von entscheidender Bedeutung (Schönhofer und Köhler 1994). Bei der hypoxämischen Insuffizienz aufgrund eines akuten Lungenschadens („acute lung injury", ALI; „acute respiratory distress Syndrome", ARDS) stellt die Verbesserung des alveolären Gasaustausches die Indikation zur Beatmung (Tobin 2001) dar, wenn trotz medikamentöser Therapie und O_2-Applikation keine ausreichende Oxygenierung aufrecht erhalten werden kann.

2 Invasiver und nichtinvasiver Beatmungszugang

Die Etablierung des positiven inspiratorischen Atemwegsdruckes ist zunächst unabhängig von der Art des Beatmungszuganges. Somit kann auch die Effektivität der invasiven Beatmung als äquivalent mit der Beatmung über einen nicht-invasiven Beatmungszugang gesehen werden (Brochard et al. 1995). Das dennoch in der Intensivmedizin häufiger ein invasiver Beatmungszugang zur Therapie der ARI gewählt wird, liegt häufig an den Kontraindikationen für NIV (siehe dort, Tab. 1).

Bestehen jedoch keine Kontraindikationen sollte NIV eingesetzt und damit die Intubation bzw. invasive Beatmung und die hiermit verbundenen Komplikationen vermieden werden. Die Intubation geht mit einer 6- bis 20-fachen Zunahme der VAP (genauer: Tubus-assoziierten Pneumonien), hohen Sterblichkeitsraten sowie deutlichen Mehrkosten einher (Craven und Duncan 2006; Fagon et al. 1993; Kollef 2004). Die höchste Inzidenz der Tubus-assoziierten Pneumonie besteht vor allem in der initiale Phase der invasiven Beatmung (Fagon et al. 1993). Zur Vermeidung dieser schwerwiegenden Komplikation sollte deshalb möglichst auf die Intubation verzichtet bzw. frühzeitig extubiert werden (Kollef 2004; Wu et al. 2019).

Auch unter atemmechanischer Betrachtung ergeben sich Nachteile für die invasive Beatmung. So führt der Trachealtubus proportional zu seiner Länge, v. a. aber in der 4. Potenz und umgekehrt proportional zu seinem Innendurchmesser zu erhöhter resistiver Atemarbeit (Shapiro et al. 1986). Bei Sekretablagerung im Tubus kommt es zu einer weiteren Steigerung des Strömungswiderstandes (Boque et al. 2004).

Die wesentlichen Vor- und Nachteile von nichtinvasiver Beatmung bzw. invasiver Beatmung sind in Tab. 2 dargestellt.

3 Durchführung der nichtinvasiven Beatmung

Die NIV wird auf der Intensivstation zunehmend als Initialtherapie für 15–20 % der kritisch kranken Patienten mit ARI eingesetzt (Demoule et al. 2006). Hierbei stehen grundsätzlich zwei unterschiedliche Techniken zur Verfügung: Negativ- und Positivdruckbeatmung. Bei der Negativdruckbeatmung (mit den Prototypen des „Tankventilators" oder der „eisernen Lunge") führt der extrathorakal applizierte Unterdruck zur thorakalen Expansion und damit zur Inspiration. Während der Polioepidemien war die Negativdruckbeatmung als Therapieform der ventilatorischen Insuffizienz weit verbreitet (Lassen 1953). Vor allem bedingt durch den hohen technischen Aufwand wird Negativdruckbeatmung inzwischen nur noch in wenigen Zentren zur Behandlung der ARI eingesetzt (Corrado und Gorini 2002).

Tab. 2 Vor- und Nachteile von nichtinvasiver Beatmung bzw. invasiver Beatmung

Komplikationen und klinische Aspekte	Invasive Beatmung	Nichtinvasive Beatmung
Ventilator- (Tubus-) assoziierte Pneumonie	+++	+
Tubusbedingte erhöhte Atemarbeit	++ (während Spontanatmung)	–
Tracheale Früh- und Spätschäden	+++	–
Sedierung	++ (moderate bis tiefe Sedierung)	+ (in einigen Fällen milde Sedierung)
Intermittierende Applikation	–	++
Effektives Husten möglich	–	++
Essen und Trinken möglich	+ (Tracheostoma) – (Intubation)	++
Kommunikation möglich	+	++
Aufrechte Körperposition	+	++
Zugang zu den Atemwegen	+++	+
Druckstellen im Gesichtsbereich	–	++
CO_2-Rückatmung	–	+
Leckage	–	++
Aerophagie	–	++

Tab. 3 Vergleich der portablen Ventilatoren mit den Intensivrespiratoren

Kriterium	Portable Ventilatoren	Intensivventilatoren
Leckagekompensation	Gut bis sehr gut	Häufig unzureichend
Alarme	Selten	Häufig (Fehlalarme)
Monitoring (z. B. Flow und Druck)	Nicht regelhaft vorhanden	Immer vorhanden
Möglichkeit der fraktionierten Sauerstoffzumischung	Nicht regelhaft vorhanden	Immer vorhanden
Handhabung	Einfach	Häufig kompliziert
Gewicht des Schlauchsystems	Leicht	Relativ schwer
CO_2-Rückatmung	Möglich bei Einschlauchsystem	Nicht möglich bei Zweischlauchsystem (d. h. separatem Exspirationsschenkel)

In den vergangenen beiden Jahrzehnten hat sich die NIV als Positivdruckbeatmung zur Behandlung der ARI zunehmend durchgesetzt. Hierbei führt die Applikation von positivem Druck über einen nichtinvasiven Beatmungszugang, entweder in Form von Masken oder Helmen, zur Erhöhung des intrabronchialen bzw. -alveolären Druckes und damit zur Unterstützung der Inspiration.

3.1 Beatmungsgeräte und Beatmungsverfahren

Abhängig vom Schweregrad der Erkrankung, den örtlichen Gegebenheiten und insbesondere der Erfahrung des behandelnden Teams wird zur Durchführung der NIV bei ARI ein breites Spektrum von Beatmungsgeräten verwendet. Es reicht von portablen Geräten mit geringerem technischem Aufwand, welche auch zur Heimbeatmung genutzt werden können, bis zu hochentwickelten Intensivrespiratoren, welche primär für die invasive Beatmung entwickelt wurden (Schönhofer und Sortor-Leger 2002).

Auch wenn inzwischen technische Ausstattung zur Durchführung von NIV in allen Respiratoren vorhanden ist, existieren bisher keine allgemeingültigen Richtlinien oder Empfehlungen, welcher Gerätetyp bei welcher Indikation an welchem Ort zu verwenden ist. Die wesentlichen Charakteristika der portablen Ventilatoren und Intensivrespiratoren sind in Tab. 3 aufgeführt. Trotz spezieller Softwareaufrüstungen für Intensivrespiratoren zur NIV-Applikation sind portable Geräte bei vergleichbarer Beatmungsqualität häufig einfacher zu handhaben und weisen zusätzliche nützliche Eigenschaften auf, welche die Akzeptanz der Patienten erhöhen kann (Bunburaphong et al. 1997).

Bei der Anwendung der NIV existiert eine teilweise verwirrende Vielzahl von Beatmungsoptionen. Allgemein gesagt wird NIV im assistierten, assistiert-kontrollierten oder kontrollierten Modus mit Druck- oder Volumenvorgabe angewandt.

> Die inspiratorische Druckunterstützung ist der entscheidende Wirkmechanismus der NIV zur Behandlung der ARI. Hierbei bleibt die Spontanatmung erhalten (d. h. der Patient triggert die Inspiration), die inspiratorische Atemmuskulatur wird maschinell entlastet und die Ventilation augmentiert.

In ihrer Anfangsphase vor mehr als 20 Jahren wurde NIV bevorzugt mit Volumenvorgabe auch zur Therapie der ARI eingesetzt (Bott et al. 1993). Im weiteren Verlauf setzte sich PSV durch, v. a. weil die Kompensation von Leckagen infolge Maskenundichtigkeit und/oder offenem Mund bei Beatmung mit Druckvorgabe im Vergleich zur Volumenvorgabe größer ist (Mehta et al. 2001).

Da Patienten mit ARI häufig stark agitiert sind und einen hohen Atemantrieb aufweisen, werden bei diesen Patienten kontrollierte Beatmungsverfahren im Gegensatz zur elektiven extrahospitalen Beatmung bei chronisch ventilatorischer Insuffizienz selten angewendet (Schönhofer und Sortor-Leger 2002).

Die inspiratorische Druckunterstützung kommt nicht nur in Form von „pressure support ventilation" (PSV) (Brochard et al. 1995), sondern auch in Form der „proportionate assist ventilation" (PAV) zur Anwendung. PAV führt zur Entlastung der Atemmuskulatur und Besserung der Blutgase (Vitacca et al. 2000). Außer einem von den in Studien befragten Patienten verspürten höheren Komfort hat PAV allerdings im klinischen Alltag bisher keinen entscheidenden Vorteil gegenüber PSV in der Therapie der ARI.

Inzwischen wird assistierte Beatmung fast nur noch im sog. ST-Modus mit einer Backup-Frequenz eingesetzt, d. h. dass der Patient in der Regel die Maschine triggert und nur bei Bradypnoe oder Apnoe mit einer Sicherheitsgrundfrequenz kontrolliert beatmet wird.

Reines CPAP, d. h. Applikation eines konstanten Drucks während In- und Exspiration, wird in der Therapie des kardialen Lungenödems und während der postoperativen Phase (dort) erfolgreich eingesetzt (Rochwerg et al. 2017). Im Therapiekonzept der hypoxämischen ARI infolge Covid-19-induzierter ARI hat CPAP einen festen Stellenwert (Kluge et al. 2021a).

3.2 Beatmungszugang („Interfaces")

Ein breites Spektrum von Beatmungszugängen im Gesichtsbereich, wie z. B. Nasenmasken, Mund-Nasen-Masken sowie Ganzgesichtsmasken steht zur Verfügung (Abb. 2). Mund-Nasen-Masken werden v. a. in der Initialphase der Therapie bevorzugt (Hess 2013). Es konnte gezeigt werden, dass bei Patienten mit hyperkapnischer ARI ein Versagen der NIV Therapie häufiger bei initialem Gebrauch der Nasenmasken infolge erhöhter Leckage auftrat (Girault et al. 2009).

Bei der Wahl des Maskentyps sollte neben einem möglichst optimalen Sitz auch die individuelle Patientencharakteristika wie die Physiogonomie des Gesichtes, bereits vorhandene Erfahrungen des Patienten bei vorangegangenen Beatmungsperioden (wie z. B. Angststörungen) bei der Auswahl für den jeweiligen Beatmungszugang berücksichtigt werden (Callegari et al. 1883). Die Entscheidung für einen bestimmten Beatmungszugang sollte im weiteren regelmäßig überprüft werden, insbesondere wenn maskenbedingte Druckstellen im Bereich von Nasenrücken und/oder übrigen Gesichtsbereich auftreten, die eine umgehende Korrektur des Maskensitzes bzw. einen Maskenwechsel erforderlich machen (Mehta und Hill 2001; Brill et al. 2018; Pépin et al. 1995).

Im Vergleich zu Masken werden Beatmungshelme in Deutschland relativ selten eingesetzt. Der Helm umschließt den gesamten Kopf (Abb. 3) und kommt v. a. bei Patienten mit hypoxämischer ARI zum Einsatz (Antonelli et al. 2002). Im Vergleich zur Ganzgesichtsmaske wurde der Helm auch von COPD-Patienten gut toleriert; das Ausmaß der $paCO_2$-Absenkung war jedoch geringer (Antonelli et al. 2004; Patroniti et al. 2003). In jüngerer Vergangenheit wurde der Helm als Beatmungszugang der NIV zur Therapie der COVID-19 – induzierten hypoxämischen ARI erfolgreich eingesetzt (Munshi und Hall 2021). NIV mit Helm als Beatmungszugang ist mit einem verspäteten Triggerverhalten, erhöhten Tidalvolumina und schwer zu detektierenden Asynchronien verbunden (Coppadoro et al. 2021).

Vor- und Nachteile der unterschiedlichen Beatmungszugänge werden in Tab. 4 aufgeführt.

3.3 Personeller Aufwand und Ort des Geschehens

Der Personalbedarf bei NIV ist in der Initialphase der Therapie der ARI mit einem Patient-Therapeut-Verhältnis von 1:1 relativ hoch. Die Intensivstation mit dem geschultem Personal, der technischen Ausrüstung und dem notwendigen

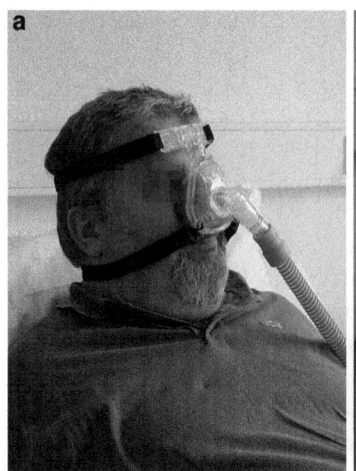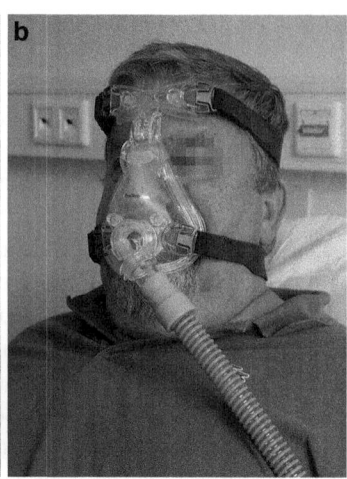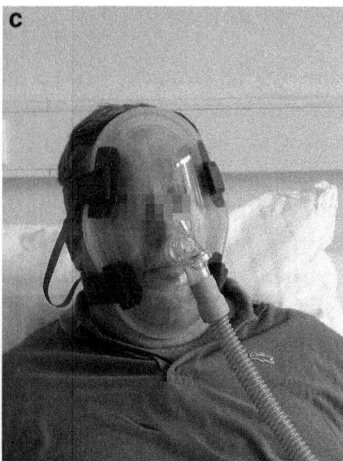

Abb. 2 (a–c) Maskentypen: (**a**) Nasenmaske, (**b**) Mund-Nasen-Maske, (**c**) Ganzgesichtsmaske

Monitoring sollte primär der Behandlungsort bei NIV zur Therapie der ARI sein.

Es ließ sich zeigen, dass NIV im Vergleich zur konventionellen Therapie (inklusive invasive Beatmung) für ein trainiertes Team auch während der ersten 4 Therapiestunden keinen vermehrten Zeitaufwand bedeutet (Bott et al. 1991; Confalonieri et al. 1999; Kramer et al. 1995). Im weiteren Verlauf der Behandlung mit NIV lässt sich die Arbeitszeit und der personelle Aufwand oftmals reduzieren (Nava et al. 1997; Plant et al. 2000).

Insbesondere durch den initial hohen personellen Aufwand sollte die NIV zur Behandlung der ARI bevorzugt auf der Intensivstation durchgeführt werden (Nava et al. 1997). Weitere Argumente hierfür sind die sichere und kontinuierliche Überwachung des Patienten (in Form von Monitoring und unverzögertem Beginn vital indizierter therapeutischer Maßnahmen wie z. B. Intubation) und die Notwendigkeit einer exakten Dokumentation von Prozeduren, therapeutischem Aufwand und Beatmungsstunden (Nava und Hill 2009).

Die Ergebnisse der in England auf Normalstationen durchgeführten Therapiestudie zu NIV als Behandlungsform der ARI (Plant et al. 2000) sind allerdings nicht ohne Weiteres auf die Verhältnisse in Deutschland zu übertragen. Die in der Studie auf Normalstation eingesetzten Pflegekräfte verfügten über große Erfahrung mit NIV als Therapie der ARI.

3.4 Praktische Aspekte zur Applikation von NIV

Die NIV wird bevorzugt in halbsitzender Position durchgeführt. Im Notfall wird vorwiegend mit einer Nasen-Mund-Maske begonnen. Diese sollte initial von Hand aufgesetzt werden, um den Patienten allmählich an diesen Fremdkörper zu gewöhnen. Darüber wird Sauerstoff zugeführt.

Vor allem bei Patienten mit hyperkapnischer ARI kann die initiale Adaptation an die Maskenbeatmung durch manuelle Luftinsufflation mit Hilfe eines Ambu-Beutels erleichtert werden. Diese Vorgehensweise bietet dem behandelnden Personal auch den Vorteil, besser abschätzen zu können, mit welchen Volumina, In- und Exspirationszeiten sich der Patient adäquat beatmen lässt. Auch beruhigt sich der Patient erfahrungsgemäß schneller und es gelingt die Adaptation an die NIV häufig besser, wenn das spontane Atmungsmuster in der initialen

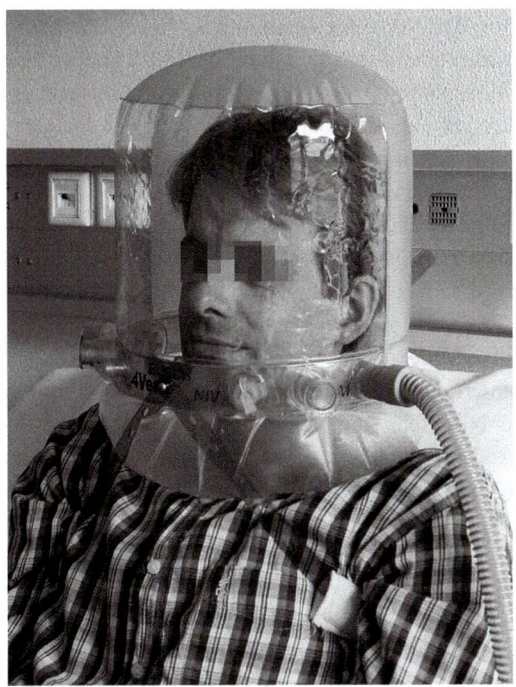

Abb. 3 Beatmungshelm für die NIV

Tab. 4 Vergleich verschiedener Interfaces für die NIV

Klinischer Aspekt	Nasenmaske	Nasen-Mund- bzw. Ganzgesichtsmaske	Beatmungshelm
Mundleckage	Häufig	Nicht relevant	Nicht relevant
Mundatmung	Wird, wenn möglich, vermieden	Möglich	Möglich
Volumenmonitoring	Fehlerhaft	Möglich	Fehlerhaft
Beeinträchtigte Nasenatmung	Problematisch	Unproblematisch	Unproblematisch
Initiale Besserung der Blutgase (insbesondere CO_2-Abnahme)	Verzögert	Relativ schnell	Verzögert
Komfort und Toleranz	Gut	Mäßig	Gut
Kommunikationsfähigkeit	Gut	Mäßig	Mäßig
Expektoration	Gut	Eingeschränkt	Eingeschränkt
Aspirationsgefahr	Gering	Erhöht	Gering
Aerophagie	Selten	Mäßig	Mäßig
Klaustrophobie	Selten	Mäßig	Mäßig
Totraum (kompressibles Volumen)	Gering	Mäßig	Groß
Geräuschbelästigung	Selten	Selten	Häufiger
Ohrendruck und Hörstörungen	Nein	Nein	Häufiger
Bronchoskopische Absaugung	Möglich	Möglich	Möglich

Beatmungsphase manuell mit dem Ambu-Beutel unterstützt wird. Zeichnet sich hier eine Stabilisierung ab, kann die Beatmungsmaschine angeschlossen werden. Ist der Patient sehr agitiert, hat sich eine leichte Sedierung v. a. in der Adaptationsphase der NIV bei ARI bewährt. In der klinischen Routine hat sich insbesondere die fraktionierte Gabe von Morphin etabliert, obwohl nur wenige wissenschaftliche Evidenz hinsichtlich des adäquaten Sedativums in dieser Situation besteht (Michels et al. 2021). Alternativ können kurzwirksame Sedativa eingesetzt werden, wobei bei Morphinderivaten und Sedativa die Atemdepression als potenzielle Nebenwirkung zu beachten ist.

Inzwischen sind nationale und internationale Empfehlungen bezüglich NIV als Therapieform der ARI publiziert (Rochwerg et al. 2017; Guideline 2002; Westhoff et al. 2015). Da mit wachsender Erfahrung in der Anwendung von NIV der Schweregrad der Grunderkrankung und das Ausmaß der Komorbidität der behandelten Patienten zunehmen, relativiert sich der Begriff „absolute Kontraindikationen" für NIV als Therapieverfahren der hyperkapnischen ARI zunehmend (Tab. 1).

Generell lässt sich bezüglich des Stellenwertes von NIV und invasiver Beatmung in der Therapie der ARI sagen, dass sich beide Verfahren ergänzen und nicht in Konkurrenz zueinanderstehen.

Darüber hinaus sind hohe NIV-Abbruchraten häufig auf infrastrukturelle Mängel, unzureichendes technisches Equipment sowie geringe Erfahrung von Pflegekräften und Ärzten zurückzuführen (Carlucci et al. 2003).

Allgemein ist festzustellen, dass der erfolgreiche Einsatz von NIV in einem nicht zu unterschätzenden Ausmaß von der Erfahrung und Motivation des Behandlungsteams sowie der technischen Ausrüstung abhängt.

> Wichtige Voraussetzung für den Einsatz von NIV generell sind langjährige Erfahrung eines hoch motivierten Teams in der invasiven und nichtinvasiven Beatmung, engmaschiges Monitoring der Vitalfunktionen und die Möglichkeit zur unverzögerten Reintubation bei ventilatorischem Versagen, um weitere Komplikationen zu vermeiden.

4 Spektrum der Indikationen

Basierend auf der S3-Leitlinie „Nichtinvasive Beatmung zur Therapie der akuten respiratorischen Insuffizienz" werden im Folgenden die wichtigen Indikationen abgehandelt und am Ende des jeweiligen Abschnittes die wesentlichen Empfehlungen der S3-Leitlinie aufgeführt (Westhoff et al. 2015). Bezüglich der weiterführenden Literatur sei auf diese Publikation verwiesen.

4.1 NIV bei hyperkapnischer Verlaufsform der ARI

Die häufigste Ursache für die hyperkapnische ARI (mit der Definition: pH < 7,35 und P_aCO_2 > 45 mmHg) ist die exazerbierte COPD (▶ Kap. 64, „Intensivtherapie bei COPD und Asthma bronchiale"). Es kommt hierbei infolge des erhöhten Atemwegswiderstandes, der dynamischen Lungenüberblähung und der konsekutiven Abflachung des Zwerchfells zur Überlastung mit drohender Erschöpfung der Atemmuskulatur. Die Exazerbation der COPD führt zur Aggravierung der pathologischen Mechanismen mit einer erhöhten Belastung der Atempumpe, einem erhöhten Atemwegswiderstand durch Zunahme der Obstruktion, einem erhöhten Atemantrieb, eine verkürzte Inspirationszeit, eine Hypersekretion insbesondere bei Infektexazerbation, einer Zunahme des intrinischen PEEP, einer Überblähung und Abflachung des Zwerchfells (Abb. 4).

Bezüglich der Einstellung der Beatmungsparameter bei COPD ist v. a. auf ausreichend hohe inspiratorische Spitzendrücke (d. h. zwischen 15 und 35 cm H_2O) zu achten. Häufig wird die inspiratorische Druckunterstützung mit einem PEEP („positive endexpiratory pressure") von etwa 3–6 cm H_2O kombiniert, um den inspiratorischen PEEP zu kompensieren.

Die NIV führt zur Entlastung der Muskulatur, Verbesserung der Ventilation (erkennbar an der Reduktion des P_aCO_2) und Abnahme der Dyspnoe. Im Vergleich zur Pharmakotherapie senkt NIV die Letalität und die Intubationsfrequenz (Keenan et al. 2002). Dies lässt sich an der „number needed to treat" verdeutlichen: nur 5 Patienten müssen mit NIV behandelt werden, damit eine Intubation verhindert wird, und nur 8 Patienten müssen mit NIV behandelt werden, damit ein Leben gerettet wird (Lightowler et al. 2003). Es kommt darüber hinaus zur Senkung der Komplikationsrate und der Dauer des Krankenhausaufenthaltes.

Eine Übersichtsarbeit über 17 RCTs mit insgesamt 1264 AECOPD-Patienten mit ARI zeigte zudem, dass die NIV das Mortalitätsrisiko um fast die Hälfte reduzieren kann, die Notwendigkeit einer invasiven mechanischen Beatmung nach endotrachealer Intubation um 65 % senkt, die Dauer des Krankenhausaufenthalts um fast dreieinhalb Tage reduziert und das Auftreten von Komplikationen verringert (Osadnik et al. 2017; Chawla et al. 2020). Die Anwendung der NIV führte auch zu einer Verbesserung der Blutgase (pH, paO₂ und paCO₂) innerhalb einer Stunde. Anhand des pH-Wertes lässt sich die Gruppe der COPD-Patienten, die von NIV besonders profitieren, gut definieren: Für den pH-Bereich zwischen 7,2 und 7,35 ist die Effektivität der NIV nachgewiesen, wobei sich insbesondere durch frühzeitigen Therapiebeginn bei pH-Werten zwischen 7,30 und 7,35 die besten Ergebnisse erzielen lassen. In der Regel sollte bei einem pH-Wert von < 7,2 die invasive Beatmung begonnen

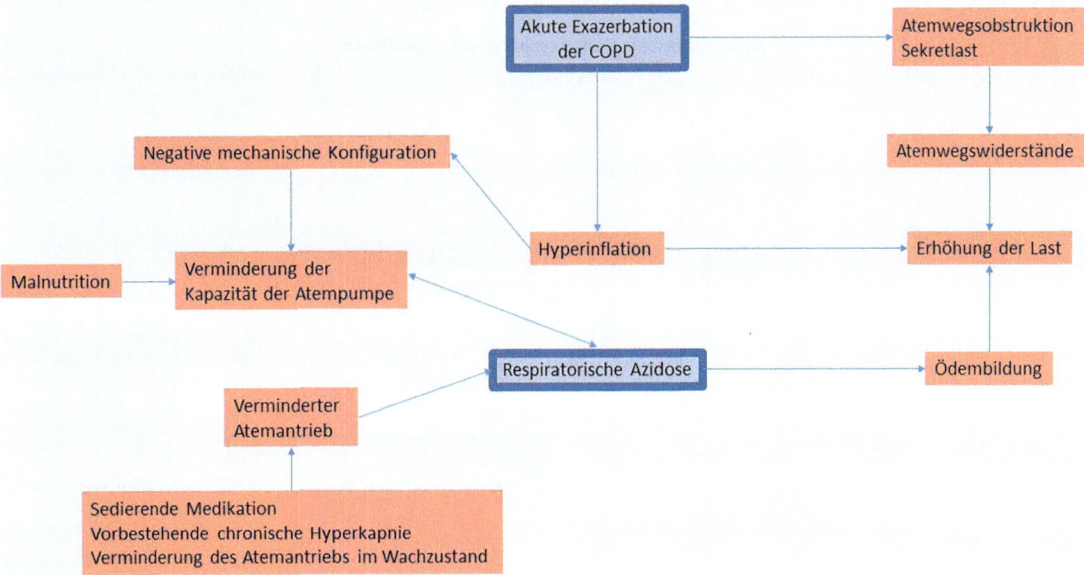

Abb. 4 Pathomechanismus der akuten respiratorischen Insuffizienz bei der COPD

werden. Nur sehr erfahrene Behandlungsteams können in Einzelfällen (d. h. bei kooperierenden Patienten, unproblematischer Adaptation, keiner weiteren Organinsuffizienz) COPD-Patienten bei pH-Werten von < 7,2 nichtinvasiv beatmen.

Das Koma galt lange als absolute Kontraindikation für NIV. Es wurde allerdings inzwischen gezeigt (Scala et al. 2007), dass NIV auch bei Patienten mit Koma infolge hyperkapnischer ARI erfolgreich eingesetzt werden kann. Hierzu ist anzumerken, dass die erfolgreiche NIV-Therapie bei Koma in Zentren mit sehr großer Erfahrung auf dem Gebiet der NIV, kontinuierlichem Monitoring und unter Intubationsbereitschaft durchgeführt wurde und die Ergebnisse nicht verallgemeinert werden dürfen.

In der Initialphase der NIV ist ein Monitoring der wichtigen Verlaufsparameter erforderlich, um Therapieerfolg bzw. -versagen frühzeitig zu erkennen (Abb. 5). Besonders anhand des Verlaufes der Dyspnoe, der P_aCO_2-Werte und der Atemfrequenz lässt sich bereits 12 h nach Therapiebeginn zwischen Respondern (d. h. Abnahme dieser Parameter) bzw. Non-Respondern (d. h. fehlende Abnahme bzw. Zunahme dieser Parameter) unterscheiden. In Tab. 5 sind Abbruchkriterien für die NIV bzw. Intubationskriterien aufgeführt. Zum NIV-Versagen kommt es besonders häufig bei Patienten im hohen Lebensalter mit ausgeprägter Azidose und Multimorbidität.

DNI Do not intubate; NIV nicht-invasive Beatmung

Auch nach zunächst erfolgreich abgeschlossener NIV müssen Patienten im weiteren Verlauf engmaschig beobachtet werden, da es auch nach Tagen wieder zur hyperkapnischen ARI (sog. NIV-Spätversagen) kommen kann (Lane et al. 2021). Dabei geht der erneute Einsatz der NIV mit einer hohen Letalität einher, was sich evtl. durch frühzeitige Intubation bzw. invasive Beatmung verhindern lässt. In Abb. 5 ist ein Algorithmus zum differenzierten Einsatz von NIV und invasiver Beatmung.

> Bei einer hyperkapnischen ARI pH 7,30–7,35 sollte die NIV frühzeitig eingesetzt werden.
>
> Besonders in der Initialphase (ersten 1–2 Stunden der NIV) sollte sich der Effekt der Beatmung zeigen, wobei stabile pH und $PaCO_2$ Werte bei klinischer Verbesserung toleriert werden können.
>
> Auch bei Patienten mit schwergradiger respiratorischer Azidose (pH < 7,30) kann ein Therapieversuch mit NIV als Alternative zur invasiven Beatmung unternommen werden, unter kritischer Reevaluation.
>
> Bei NIV-Versagen soll die NIV umgehend beendet und unverzögert intubiert werden, sofern keine palliative Gesamtsituation vorliegt.

Nicht selten kommt es nach passagerem Einsatz von NIV zur Therapie der hyperkapnischen ARI zur Normalisierung des $paCO_2$.

Allerdings wurde in der HOT-HMV-Studie im randomisiert/kontrollierten Design gezeigt, dass es bei Patienten mit Sauerstofflangzeittherapie, die auch 2–4 Wo. nach Beendigung der NIV weiterhin hyperkapnisch waren, durch zusätzlichen Einsatz von NIV mit hohen inspiratorischen Drücken zur effektiven Reduktion der $paCO_2$-Werte am Tage zur Verbesserung der Überlebensrate kam (Murphy et al. 2017).

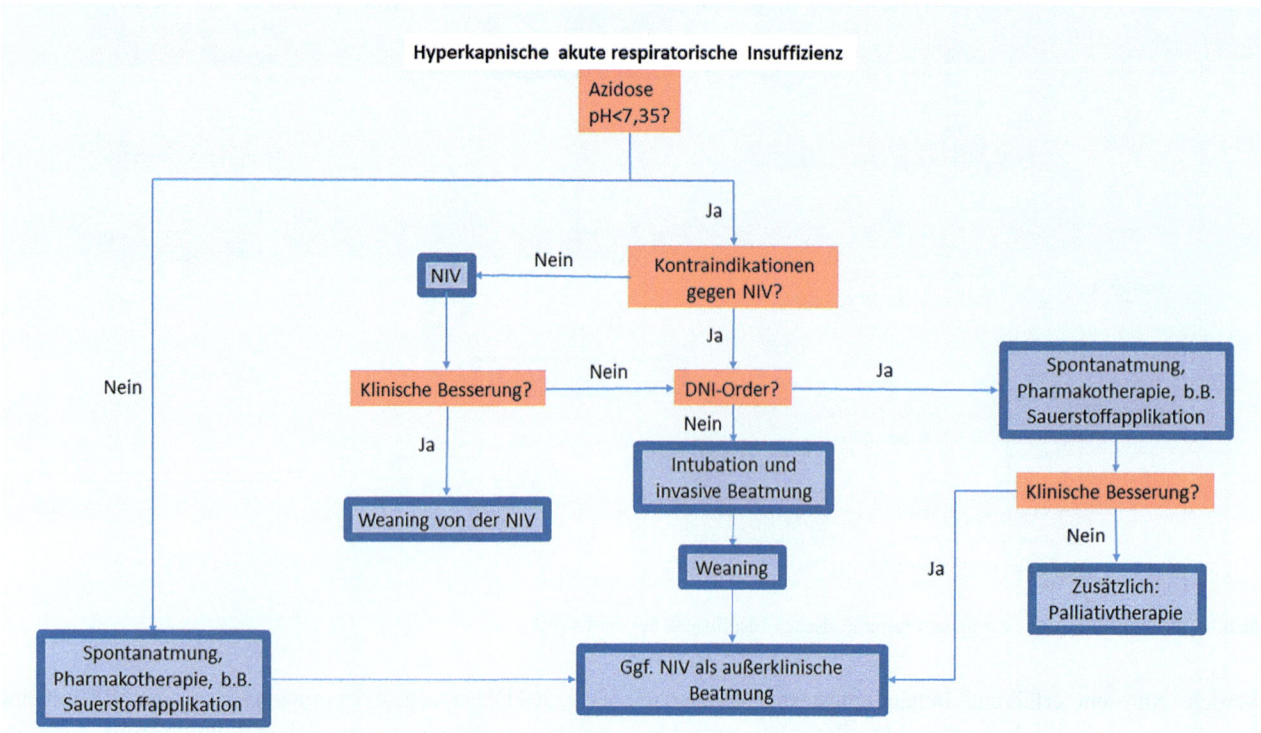

Abb. 5 Algorithmus zur NIV Therapie bei hyperkapnischer akuter respiratorischer Insuffizienz. (Angelehnt an (Westhoff et al. 2015))

Tab. 5 Verlaufsparameter und Abbruchkriterien für NIV (d. h. Indikation zur Intubation)

Parameter	Abbruchkriterien der NIV
pH-Wert	Weitere Abnahme trotz NIV
Oxygenierung	Abnahme von S_aO_2
Ventilation	P_aCO_2-Zunahme
Dyspnoe	Zunahme
Atemfrequenz	Zunahme
Tidalvolumen	Abnahme
Herzfrequenz	Zunahme
Hämodynamik	Instabilität
Atemmuskulatur	Zunehmende Erschöpfung
Vigilanz und mentaler Zustand	Zunehmende Verschlechterung

Daher wird inzwischen die außerklinische NIV bei anhaltender Hyperkapnie nach akut exazerbierter COPD empfohlen.

4.2 NIV bei hypoxämischer Verlaufsform der ARI

Die Datenlage zum Stellenwert der NIV bei der hypoxämischen ARI (mit der Definition: $S_aO_2 < 95\%$ trotz O_2-Gabe und Atemfrequenz > 25/min) ist im Gegensatz zur hyperkapnischen ARI weniger klar. Abb. 6 zeigt einen Algorithmus zur NIV in der Initialphase der Therapie bei Patienten mit hypoxämischer ARI.

In einer Metaanalyse aus dem Jahr 2017, die 11 randomisierte Studien und 1480 Patienten mit akutem rein hypoxämischer ARI unterschiedlicher Ätiologie umfasste, zeigte sich, dass der Einsatz von NIV die Intubationsraten und die Krankenhaussterblichkeit signifikant reduzierte (Xu et al. 2017). Bei höhergradiger hypoxämischer ARI (pO$_2$/FIO$_2$ < 150 mmHg) besteht allerdings ein höheres Risiko für ein Versagen der NIV mit einer erhöhten Mortalität (36,2 % in der NIV-Gruppe gegenüber 24,7 % in der Gruppe mit invasiver Beatmung) (Bellani et al. 2016). Demgegenüber zeigten andere Untersuchungen, dass NIV bei gemischt hypoxämisch-hyperkapnischer ARI, z. B. infolge Pneumonien bei Patienten mit COPD, erfolgreich eingesetzt wurde. Bei hypoxämischer ARI mit zusätzlich bestehender Schwäche der Atempumpe und konsekutiver Hyperkapnie bestehen gute Chancen für einen Therapieerfolg mit NIV (Westhoff et al. 2015).

Die NIV-Versagerquote für ein heterogenes Patientenkollektiv mit hypoxämischer ARI lag für ambulant erworbene Pneumonie und ARDS je nach Studien zwischen 25 und 87 % (Piraino 2019). Diese hohe Misserfolgsrate ist im Wesentlichen bedingt durch die komplexe Pathophysiologie der Grunderkrankung und nicht primär assoziiert mit der Anwendung der NIV. Hier steht nicht die insuffiziente Atemmuskulatur im Vordergrund, sondern die reduzierte Gasaustauschfläche und Diffusionsstörung infolge von Alveolarkollaps und Atelektase, Shunt infolge Ventilations-

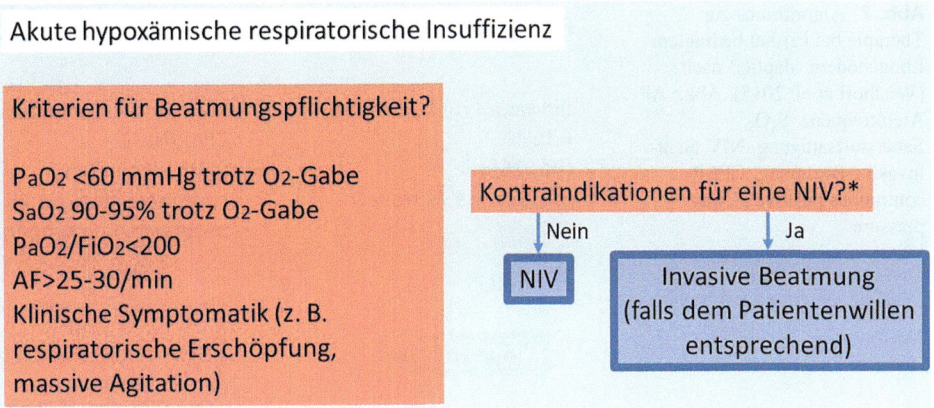

Abb. 6 Algorithmus zur NIV in der Initialphase der Therapie bei Patienten mit hypoxämischer ARI (* Kontraindikationen s. Tab. 1). Abk.: AF Atemfrequenz, NIV nicht-invasive Beatmung

Perfusions-Missverhältnis und Inflammation. Eine weitere Ursache für die hohe Rate an NIV-Versagen bei Pneumonie und ARDS besteht darin, dass zur Beseitigung des Alveolarkollaps ein kontinuierlicher Überdruck notwendig ist, was bei NIV wegen der Leckage und der diskontinuierlichen Anwendung nicht realisierbar ist. Schon kurzzeitige Abfälle des Atemwegsdrucks können in dieser Situation zur Atelektasenbildung und Hypoxämie führen.

Bei bestehender Indikation für eine Intubation bei hypoxämischer ARI wurde nachgewiesen, dass sich durch kurzphasige Anwendung der NIV vor Intubation die Oxygenierung im weiteren Verlauf bessert (Baillard et al. 2006). Allerdings liegen neuere Studien nahe, dass kein Vorteil der NIV gegenüber herkömmlicher Präoxygenierung besteht (Baillard et al. 2018).

Bei Patienten mit COPD und schwerer Form der ambulant erworbenen Pneumonie kann ein Therapieversuch mit NIV unter Beachtung der Kontraindikationen und Abbruchkriterien erwogen werden.

NIV sollte allenfalls in einem milden Stadium des ARDS und bei ausgewählten Patienten ohne oder mit nur geringgradigen, zusätzlichen Organversagen eingesetzt werden. Der Einsatz sollte spezialisierten Zentren mit Erfahrung im Einsatz der NIV vorbehalten bleiben und ausschließlich unter kontinuierlichem Monitoring und ständiger Intubationsbereitschaft erfolgen.

4.3 Kardiales Lungenödem

Pathosphysiologisch kommt es während eines kardiogenen Lungenödems zu einer verminderten Compliance des Atmungssystems und einer Ödembildung im Bereich der Alveolen aufgrund des hohen Kapillardrucks. Durch eine Positivdruckbeatmung kann die Atemmechanik verbessert werden und auch die linksventrikuläre Nachlast verringert werden, da es zu weniger negativen Druckschwankungen durch die Atemarbeit kommt. Der Stellenwert von NIV und CPAP beim kardial bedingten Lungenödem ist neben der medikamentösen Standardtherapie inzwischen gut belegt. CPAP hat bei dieser Indikation eine besondere Bedeutung. CPAP bewirkt das Absenken der kardialen Vor- und Nachlast, die Reduktion der Atemarbeit, eine Verbesserung der Koronarperfusion sowie des Ventilations-Perfusions-Missverhältnisses.

Bereits vor mehr als 20 Jahren wurde die Überlegenheit der CPAP-Behandlung im Vergleich zur alleinigen O_2-Gabe beim kardiogenen Lungenödem nachgewiesen (Räsänen et al. 1985). In oben genannter Metaanalyse von Xu et al. ergibt der Vergleich NIV gegen Standardtherapie für NIV Verminderungen der Intubationsrate($-$ 13 %, statistisch signifikant) und der Sterblichkeit($-$ 7 %, statistisch nicht signifikant)(Xu et al. 2017). Die Myokardinfarktraten werden nicht beeinflusst. Im direkten Vergleich NIV gegen CPAP ergeben sich keine signifikanten Unterschiede bezüglich Intubationsfrequenz, Sterblichkeit und Myokardinfarktrate. Diese positiven Effekte konnten nicht nur in der Phase der intensivmedizinischen Behandlung im Sinne eines stationären Settings gezeigt werden, sondern auch in der präklinischen Anwendung (Thompson et al. 2008; Roessler et al. 2012; Plaisance et al. 2007). Zu beachten ist dabei, dass in den meisten Studien Patienten mit kardiogenem Schock ausgeschlossen wurden, sodass hierzu keine Empfehlungen abgegeben werden können.

Demgegenüber ergab eine multizentrische, randomisierte Studie mit 1069 Patienten jedoch keinen Unterschied in der 7-Tage Mortalität zwischen CPAP/NIV und Standardtherapie (Gray et al. 2008). Allerdings kam es in der Studie durch Positivdruckverfahren zu einer rascheren Besserung sekundärer Endpunkte wie Dyspnoe und metabolischer Störungen. Trotz dieser diskrepanten Daten empfiehlt sich CPAP als

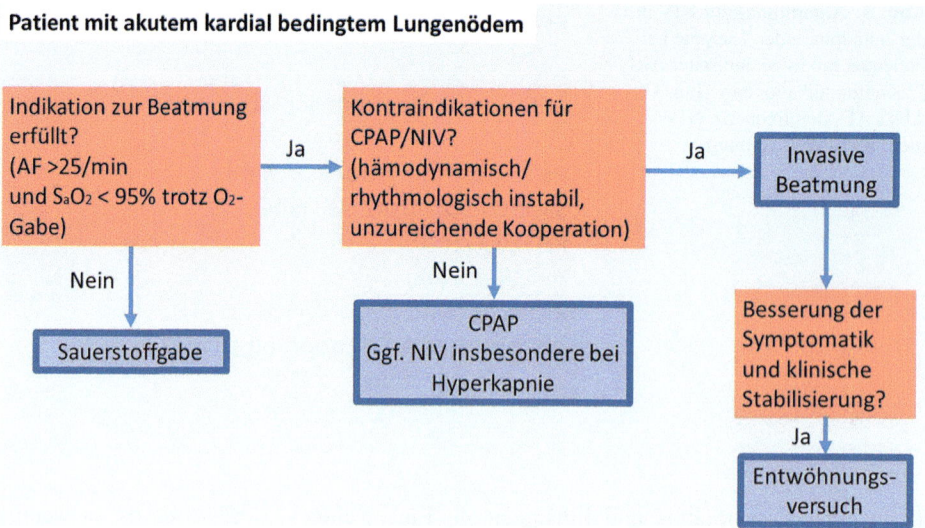

Abb. 7 Algorithmus zur Therapie bei kardial bedingtem Lungenödem adaptiert nach (Westhoff et al. 2015). Abk.: AF Atemfrequenz, S_aO_2 Sauerstoffsättigung, NIV nichtinvasive Beatmung, CPAP continuous positive airway pressure

Therapie der hypoxämischen ARI bei kardiogenem Lungenödem.

Geht das kardial bedingte Lungenödem neben der Hypoxämie mit einer Hyperkapnie einher, kann CPAP in Kombination mit inspiratorischer Druckunterstützung, d. h. als NIV, durchgeführt werden (Abb. 7).

> Bei Patienten mit hypoxämischer ARI bei kardiogenem Lungenödem sollte, neben oro-nasaler Sauerstoffgabe, möglichst frühzeitig eine CPAP-Therapie begonnen werden. Dies gilt auch für die Behandlung von Patienten in der Prähospitalphase oder in der Notaufnahme.
>
> Bei zusätzlicher Hyperkapnie kann neben der Pharmakotherapie primär NIV als Alternative zu CPAP eingesetzt werden. Sowohl ein adäquater inspiratorischer Druck (IPAP) mit dem Ziel der Normoventilation als auch ein ausreichend hoher exspiratorischer Druck (EPAP), in Analogie zum CPAP, sollten individuell titriert werden.

4.4 NIV in der perioperativen/periinterventionellen Phase

Während einer Allgemeinanästhesie in Rückenlage des Patienten und maschineller Beatmung nimmt die funktionelle Residualkapazität (FRC) um ca. 20 % ab, was zu endexspiratorischem Verschluss der kleinen Atemwege („airway closure"), Bildung von Atelektasen, Zunahme des intrapulmonalen Rechts-links-Shunts, d. h. Hypoxämie, führt. Insbesondere nach abdominal- und thoraxchirurgischen Eingriffen kann es infolge dorsobasaler Belüftungsstörungen mit daraus resultierendem Rechts-links-Shunt zu Störungen der Sauerstoffversorgung kommen.

CPAP wird schon seit Jahren mit dem Ziel der Vermeidung von atelektatischen Lungenarealen bzw. konsekutiven Pneumonien postoperativ eingesetzt. Squadrone et al. verglichen Sauerstofftherapie allein mit Sauerstoff plus CPAP-Therapie bei Patienten mit Hypoxämie nach großen abdominellen Operationen (Squadrone et al. 2005). Patienten unter CPAP-Therapie hatten eine signifikant niedrigere Intubationsrate und entwickelten weniger Pneumonien bzw. Wundinfektionen durch Anastomoseninsuffizienzen. Kommt es in der postoperativen Phase von kardio- und thoraxchirurgischen Eingriffen zur ARI, führte NIV in Form der inspiratorischen Druckunterstützung neben einer Verbesserung des Gasaustausches und der Hämodynamik zur Reduktion der Reintubations-, Komplikations- und Mortalitätsrate (Westhoff et al. 2015).

Ebenfalls zeigten sich positive Effekte der NIV bei periinterventionellem Einsatz während z. B. transösophageale Echokardiographie, Gastroskopie und Bronchoskopie (Pieri et al. 2018). Insbesondere bei Patienten mit einem höheren Risiko für ein ARI konnte hierdurch die Rate an Allgemeinanästhesien reduziert werden.

Patienten mit neuromuskulären Erkrankungen leiden häufig neben einer Atemmuskelschwäche unter Schluckstörungen und benötigen zur adäquaten enteralen Ernährung eine PEG-Sonde. Diesen Patienten droht während der PEG-Anlage die ARI. Durch Anwendung von NIV während der PEG-Anlage kann die ARI vermieden werden (Park und Kang 2009; Birnkrant et al. 2006).

Bei gefährdeten Patienten kann durch eine Bronchoskopie eine ARI verursacht werden. Bei unterschiedlichen

Indikationen für eine Bronchoskopie bei Patienten mit Hypoxämien ließ sich zeigen, dass sich durch NIV über Maske und Helm die Oxygenierung verbessert und die Notwendigkeit zur Intubation verringert (Sircar et al. 2019; Makkar und Husta 2020; Du Rand et al. 2013).

> Bei Patienten mit erhöhtem Risiko für eine postoperative hypoxämische ARI können durch die Anwendung von CPAP bzw. NIV unmittelbar nach der Extubation die Reintubationsrate und weitere Komplikationen signifikant gesenkt werden und sollte bei entsprechender Indikation eingesetzt werden. Bei endoskopischen Eingriffen kann die NIV zur Verbesserung der Ventilation eingesetzt werden.

4.5 NIV bei schwieriger Entwöhnung

Im schwierigen Entwöhnungsprozess von der invasiven Beatmung hat NIV eine zunehmende Bedeutung und hat auch einzig in die Leitlinien gehalten (Schönhofer et al. 2019). Die zugrunde liegende Rationale ist die oben ausgeführte Erkenntnis, dass eine länger dauernde invasive Beatmung die Prognose des Patienten verschlechtert. Vergleichbar der invasiven Beatmung führt NIV zur Reduktion der Atemarbeit und Verbesserung des Gasaustausches. Zwingende Voraussetzungen für diese Strategie sind die Extubations- und NIV-Fähigkeit eines weiterhin vom Respirator abhängigen Patienten.

Gute Argumente sprechen dafür, dass NIV bei einer selektierten Gruppe invasiv beatmeter Patienten die Respiratorentwöhnung erleichtert. Aufgrund der komplexen Pathophysiologie der COPD ist bei invasiv beatmeten COPD-Patienten in 35–67 % der Fälle mit einer schwierigen Entwöhnung zu rechnen (Schönhofer et al. 2002). Es konnte zudem nachgewiesen werden, dass die häufigste Ursache für ein primäres Weaning-Versagen eine akut exazerbierte COPD ist und diese Gruppe somit einer besonderen Bedeutung zukommt (Bornitz et al. 2020). Bereits vor > 10 Jahren wurde im Rahmen von unkontrollierten klinischen Studien nachgewiesen, dass NIV im schwierigen Entwöhnungsprozess bei Patienten mit hyperkapnischer ARI infolge COPD eine mögliche Therapieoption darstellt. Inzwischen liegen die Ergebnisse von 3 randomisierten und kontrollierten Studien aus Italien, Frankreich und Spanien vor sowie Metaananalysen vor (Westhoff et al. 2015; Schönhofer et al. 2019). Bei invasiv beatmeten und schwer vom Respirator entwöhnbaren Patienten (V. a. mit der Diagnose COPD) wurde durch Extubation mit nachfolgender NIV – verglichen mit der invasiv beatmeten Kontrollgruppe – die Erfolgsrate der Respiratorentwöhnung signifikant gebessert. Des Weiteren ließ sich die Letalitätsrate signifikant reduzieren; auch wurden die Reintubations-, Tracheotomie- und Komplikationsrate gesenkt.

Trotz dieser vielversprechenden Studienergebnisse sei einmal mehr einschränkend gesagt, dass neben der Patientenselektion (d. h. hyperkapnische ARI, vorwiegend infolge COPD) wesentliche Voraussetzung für den NIV-Erfolg in der Entwöhnungsphase die langjährige Erfahrung des Teams mit dieser Methode ist. Auch für das prolongierte Weaning gilt, dass die Stärke von NIV im Zusammenhang mit dem schwierigem Entwöhnungsprozess bei hyperkapnischer ARI liegt und der Stellenwert der NIV beim schwierigen Weaning infolge hypoxämischer Atmungsinsuffizienz strittig bleibt (Westhoff et al. 2015). Bisher wurde nur an einer kleinen Fallzahl bei Nicht-COPD-Patienten mit hypoxämischem Lungenversagen gezeigt, dass die Entwöhnungsrate nach frühzeitiger Extubation mit anschließender NIV hoch war und NIV zur Verbesserung physiologischer Parameter (wie z. B. Besserung der Oxygenierung, des Atemmusters und Abnahme des Shunts) führte. Da diese Ergebnisse jedoch bisher nicht durch größere Patientenzahlen und multizentrisch bestätigt wurden, kann der Einsatz der NIV im Weaning für diese Indikation derzeit nicht allgemein empfohlen werden.

> Ist eine NIV-Fähigkeit auch im Rahmen der invasiven Langzeitbeatmung gegeben, sollten Patienten mit hyperkapnischer ARI extubiert bzw. dekanüliert und auf NIV umgestellt werden, wenn aufgrund der klinischen Situation absehbar ist, dass keine längerdauernde kontinuierliche Respiratorpflichtigkeit besteht.

4.6 Postextubationsphase

Abhängig von unterschiedlichen Faktoren liegt die Inzidenz der Reintubation in der Postextubationsphase zwischen 3,3 % und 23,5 % (Westhoff et al. 2015). Das sog. Postextubationsversagen, d. h. Reintubation aufgrund einer ARI, ist mit einer hohen Komplikations- und Letalitätsrate verbunden. Die Krankenhausmortalität kann 30–40 % übersteigen.

Obwohl es sich um einen häufigen negativen Verlauf handelt, ist die wissenschaftliche Datenlage hierzu weiterhin unzureichend vorhanden und in vielen Punkten widersprüchlich. Vor allem bei Risikopatienten mit COPD, hohem Alter, Herzinsuffizienz und Hypersekretion, die nach Extubation eine hyperkapnische ARI entwickeln, führt der frühzeitige Einsatz von NIV zur Reduktion der Reintubations- und Letalitätsrate; dies wurde auf unterschiedlichen EBM-Niveaus gezeigt (Westhoff et al. 2015).

Trotz dieser positiven Anwendungsbeispiele, sollte keinesfalls ein unselektierter Einsatz der NIV in der Postextubationsphase erfolgen. Dies zeigen insbesondere zwei RCTs die NIV mit konventioneller Behandlung (Sauerstofftherapie) verglichen (Keenan et al. 2002; Esteban et al. 2004).

KEENAN et al. untersuchten die Rolle der NIV im Vergleich zur Standardbehandlung zur Vermeidung einer erneuten Intubation, wobei keine positive Wirkung der NIV auf die Reintubation, die Sterblichkeit auf der Intensivstation und im Krankenhaus sowie die Dauer des Aufenthalts auf der Intensivstation und im Krankenhaus festgestellt werden konnte (Keenan et al. 2002). Ähnliche Ergebnisse zeigte auch ein weiteres multizentrisches RCT, in dem ebenfalls kein Vorteil der NIV in Bezug auf die Reintubationshäufigkeit festgestellt werden konnte (Esteban et al. 2004). Eine Metaanalyse zeigte zudem, dass die Verwendung von NIV sogar zu einem Anstieg der Sterblichkeit führte, mit einem unsicheren Effekt auf die Intubation, was insbesondere auf die Verzögerung der Intubation zurückgeführt wurde (Lin et al. 2014).

Die fehlende Effektivität und hohe Komplikationsrate bei den mit NIV zur Behandlung von ARI in der postoperativen Phase erklärt sich zumindest teilweise durch den verzögerten Beginn der NIV, niedrige Beatmungsdrücke bzw. Tidalvolumina, geringe Erfahrung des Behandlungsteams (Reintubationsrate > 70 % nach elektiver Extubation) und unzureichendes technisches Equipment. Diese Studienergebnisse lassen nicht die Schlussfolgerung zu, dass NIV in der Postextubationsphase generell kontraindiziert bzw. obsolet sei.

So wurden nur wenige COPD-Patienten eingeschlossen, so dass diese Einschätzung möglicherweise nicht für COPD-Patienten nach der Extubation gilt.

> In der Postextubationsphase nach länger dauernder invasiver Beatmung (> 48 h) sollten Patienten mit hyperkapnischer ARI und Risikofaktoren für ein Extubationsversagen präventiv mit NIV behandelt werden.
>
> Bei hypoxämischem Extubationsversagen von Nicht-COPD-Patienten sollte eine Reintubation ohne Zeitverzögerung erfolgen.

4.7 Weitere Anwendungsbereiche

In jüngerer Vergangenheit wurde NIV mit neuen Indikationen eingesetzt. Im Folgenden werden einige Bereiche erläutert.

4.7.1 Immunsupprimierte Patienten

Entsprechend der Literatur und der klinischen Erfahrung nimmt die Mortalitätsrate bei immunsupprimierten Patienten, die infolge ARI invasiv beatmet werden, v. a. infolge nosokomialer Infektionen signifikant zu. Darüber hinaus ist bei Aids die ARI infolge Pneumocystis-jirovecii-Pneumonie oder anderer opportunistischer Erreger die häufigste Todesursache. In einer randomisierten Studie wurde NIV mit der Standardtherapie bei immunsupprimierten Patienten mit ARI nach Organtransplantation verglichen (Antonelli et al. 2000). Neben der verbesserten Oxygenierung führt NIV auch zur Reduktion der Intubations-, Komplikations- und Mortalitätsrate und der Aufenthaltsdauer auf der Intensivstation. Ein weiterer Vergleich zwischen Standardtherapie und NIV bei immunsupprimierten Patienten mit hypoxämischer ARI (meistens infolge Pneumonie) und hämatologischen Erkrankungen, HIV-Infektion und nach Transplantation ergab, dass NIV die Intubations-, Komplikations- und Mortalitätrate senkt (Hilbert et al. 2001). Es liegen allerdings auch negative Studienergebnisse vor, welche die positive Einschätzung des Effektes von NIV bei dieser Indikation relativieren (Depuydt et al. 2010; Adda et al. 2008).

4.7.2 „Do Not Intubate" (DNI) oder „Do Not Resuscitate" (DNR) und Palliation

In der terminalen Phase unterschiedlicher Erkrankungen kommt es häufig zur Beteiligung der Lunge mit konsekutiver Atmungsinsuffizienz. In der Endphase ihrer Krankheit werden Karzinompatienten oder lungenkranke Patienten mit ARI häufig nicht mehr auf die Intensivstation aufgenommen, da eine Intubation mit einer hohen Mortalität einhergeht. In dieser Situation lässt sich die Intubation durch NIV verhindern. Es wurde gezeigt, dass NIV als Palliativmaßnahme in der Terminalphase durchaus sinnvoll eingesetzt werden kann.

In dieser Situation kann NIV in Kombination mit, Sauerstoff und Sedativa im begründeten Einzelfall effektiv zur Symptomkontrolle, vor allem Reduktion der Dyspnoe in der finalen Lebensphase eingesetzt werden. Es sollte auf jeden Fall vermieden werden, dass sich durch NIV der Leidensweg und der Sterbevorgang verlängern.

Die retrospektive Analyse zur Prognose von 2 Patientenkollektiven mit hämatologischen Erkrankungen und ARI, die im Zeitraum von 1990–1995 ohne NIV und von 1996–1998 mit NIV auf der Intensivstation behandelt wurden, ergab, dass die Überlebensrate mit NIV deutlich zunahm (Westhoff et al. 2015).

In einer prospektiven Studie konnte gezeigt werden, dass 43 % der Patienten unter NIV Therapie bei bestehender DNI Order überlebten und in die Häuslichkeit entlassen werden konnten (Levy et al. 2004). Die zur Beatmung führende Diagnose war hierbei von entscheidender Bedeutung. Patienten mit Herzinsuffizienz oder COPD zeigten höhere Überlebensraten als Patienten mit Krebserkrankungen oder Pneumonien.

Da zu dem Zeitpunkt einer Entscheidung für oder gegen eine Intubation viele Patienten nicht mehr selbst entscheidungsfähig sind, sollte möglichst frühzeitig eine Aufklärung und Dokumentation der individuellen Wünsche erfolgen als „advance care planning". Hierunter ist ein Konzept zur Planung der medizinischen Versorgung am Lebensende gemeint.

Insbesondere chronisch erkrankte Patienten mit drohendem ARI kommt der möglichst individuellen Formulierung der Patientenverfügung ein hoher Stellenwert zu. Hier sollten die Situationen konkretisiert werden, in denen der Patient eine Beatmung wünscht resp. eine Beatmung nicht dem (ggf. mutmaßlichen) Willen des Patienten entspricht. Bei Patienten mit Vorerkrankungen im Bereich der Lungen oder der Atemwege ist es dringend zu empfehlen, die Willenserklärung der Patientenverfügung auch mit Lungenfachärzten, die in der Intensiv- und Beatmungsmedizin erfahren sind, zu besprechen (Schönhofer und Köhler 2016).

4.7.3 NIV in Kombination mit einer extrakorporalen CO_2-Auswaschung

Durch die veno-venöse extrakorporale CO_2-Auswaschung (vv-ECCO2R) kann CO_2 im Falle einer ARI schnell entfernt und die respiratorische Azidose korrigiert werden. Bei Patienten mit COPD hat die vv-ECCO2R in Kombination mit der NIV das Potenzial, die mit der invasiven mechanischen Beatmung verbundenen Komplikationen zu vermeiden, durch eine frühere Extubation und Reduktion von VAP (Girou et al. 2000). Fallkontrollstudien konnten bereits positive Effekte einer zeigen, obwohl erhebliche gerätebedingte Nebenwirkungen und die anschließende Notwendigkeit einer Intubation aufgrund der sich verschlechternden Oxygenierung beobachtet wurden. Eine weitere physiologische Studie konnte zeigen, dass die elektrische Aktivität des Zwerchfells (Edi) zur Kontrolle des Atemantriebs bei Patienten mit schwerer akuter Exazerbation der COPD unter vv-ECCO2R hilfreich sein kann zur Entwöhnung der extrakorporalen CO_2 Auswaschung (Karagiannidis et al. 2019).

Trotz dieser ersten positiven Ergebnisse bezüglich des Einsatzes der NIV in Kombination mit extrakorporalen CO_2-Auswaschungen kann zum jetzigen noch kein genereller und primärer Einsatz bei Hyperkapnie ohne vorherige Optimierung der medikamentösen Therapie und Beatmung empfohlen werden. Da der Stellenwert extrakorporaler Verfahren zur CO_2-Elimination noch experimentell und demzufolge unklar ist, empfiehlt sich außerhalb von Studien eine Anwendung im klinischen Alltag allenfalls für Einzelfälle und aufgrund potenziell schwerwiegender Komplikationen nur durch ein erfahrenes und geschultes Team in Frage (Westhoff et al. 2016).

4.7.4 NIV bei COVID-19 bedingtem respiratorischen Versagen

Bei Patienten mit COVID-19 und hypoxämischer respiratorischer Insuffizienz können bei nicht ausreichender Low-flow-Sauerstofftherapie als Therapieeskalation eine NIV/CPAP-Therapie unter Verwendung einer Mund-Nasen-Maske bzw. eines Beatmungshelms oder alternativ eine High-flow-Sauerstofftherapie unter kontinuierlichem Monitoring und ständiger Intubationsbereitschaft als Therapieeskalation durchgeführt werden, solange keine zwingende Indikation für eine endotracheale Intubation besteht (siehe Abb. 8).

Es konnte zudem gezeigt werden, dass Patienten unter NIV Therapie zusätzlich von einer Bauchlagerung profitieren (Ehrmann et al. 2021; Rosén et al. 2021).

In retrospektiven Studien während der Corona-Pandemie konnte gezeigt werden, dass NIV auch bei schwerer Hypoxämie erfolgreich sein kann (Windisch et al. 2021). Somit darf ein Nichterreichen einer SaO_2 von beispielsweise 90–92 %

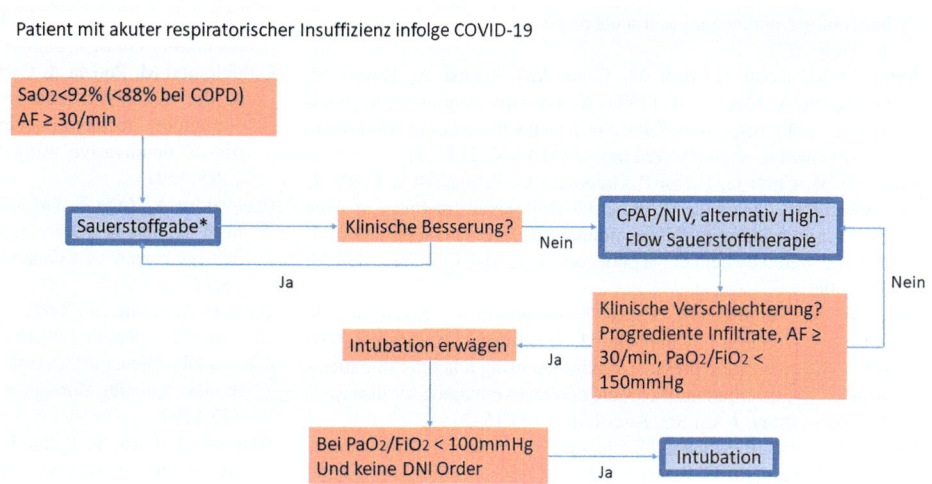

Abb. 8 Algorithmus zur Therapie der respiratorischen Insuffizienz infolge von COVID-19. (Angelehnt an (Kluge et al. 2021b))

nicht als alleiniges Intubationskriterium gewertet werden, um eine „zu frühe" Intubation mit invasiver Beatmung mit den bekannten Komplikationen zu vermeiden.

Es sollte die klinische Stabilität des Patienten kontinuierlich reevaluiert werden und bei progredienter Oxygenierungsstörung mit einem hohen Atemstress die Intubation nicht kritisch verzögert werden, da hierdurch die Prognose verschlechtert wird. Zusätzlich sollte eine notfallmäßige Intubation auch aufgrund des erhöhten Übertragungsrisikos für das medizinische Personal unbedingt vermieden werden (Kluge et al. 2021b).

5 Fazit

Der Einsatz der NIV als Therapieform der ARI hat in vielen verschiedenen Anwendungsbereichen einen positiven Nutzen gezeigt.

Bei der Anwendung müssen insbesondere die Kontraindikationen bedacht werden und eine fortlaufende kritische Evaluation der Effektivität stattfinden.

NIV senkt die Intubations- und Mortalitätsrate bei der hyperkapnischen ARI deutlich. Bei hypoxämischer ARI – z. B. infolge Covid-19 induzierter Pneumonie – ist ein Therapieversuch mit NIV gerechtfertigt.

NIV-Versagen bei ARI muss frühzeitig erkannt werden, um die Verzögerung einer Intubation, d. h. Verschlechterung der Prognose, zu vermeiden.

In der Palliativsituation kann NIV in ausgewählten Fällen hilfreich sein, die Dyspnoe zu reduzieren.

Literatur

Adda M, Coquet I, Darmon M, Thiery G, Schlemmer B, Azoulay É (2008) Predictors of noninvasive ventilation failure in patients with hematologic malignancy and acute respiratory failure. Crit Care Med 36:2766–2772

Antonelli M, Conti G, Bufi M, Costa MG, Lappa A, Rocco M, Gasparetto A, Meduri GU (2000) Noninvasive ventilation for treatment of acute respiratory failure in patients undergoing solid organ transplantation: a randomized trial. JAMA 283:235–241

Antonelli M, Conti G, Pelosi P, Gregoretti C, Pennisi MA, Costa R, Severgnini P, Chiaranda M, Proietti R (2002) New treatment of acute hypoxemic respiratory failure: noninvasive pressure support ventilation delivered by helmet – a pilot controlled trial. Crit Care Med 30:602–608

Antonelli M, Pennisi MA, Pelosi P, Gregoretti C, Squadrone V, Rocco M, Cecchini L, Chiumello D, Severgnini P, Proietti R (2004) Noninvasive positive pressure ventilation using a helmet in patients with acute exacerbation of chronic obstructive pulmonary disease: a feasibility study. J Am Soc Anesthesiol 100:16–24

Baillard C, Fosse JP, Sebbane M, Chanques G, Vincent F, Courouble P, Cohen Y, Eledjam JJ, Adnet F, Jaber S (2006) Noninvasive ventilation improves preoxygenation before intubation of hypoxic patients. Am J Respir Crit Care Med 174:171–177

Baillard C, Prat G, Jung B, Futier E, Lefrant J, Vincent F, Hamdi A, Vicaut E, Jaber S (2018) Effect of preoxygenation using non-invasive ventilation before intubation on subsequent organ failures in hypoxaemic patients: a randomised clinical trial. Br J Anaesth 120:361–367

Bellani G, Laffey JG, Pham T, Fan E, Brochard L, Esteban A, Gattinoni L, Van Haren F, Larsson A, McAuley DF (2016) Epidemiology, patterns of care, and mortality for patients with acute respiratory distress syndrome in intensive care units in 50 countries. JAMA 315:788–800

Birnkrant DJ, Ferguson RD, Martin JE, Gordon GJ (2006) Noninvasive ventilation during gastrostomy tube placement in patients with severe duchenne muscular dystrophy: case reports and review of the literature. Pediatr Pulmonol 41:188–193

Boque M, Gualis B, Sandiumenge A, Rello J (2004) Endotracheal tube intraluminal diameter narrowing after mechanical ventilation: use of acoustic reflectometry. Intensive Care Med 30:2204–2209

Bornitz F, Ewert R, Knaak C, Magnet FS, Windisch W, Herth F (2020) Beatmungsentwöhnung in Weaning-Zentren nach primärem Weaning-Versagen. Dtsch Arztebl Int 117:205–210

Bott J, Baudouin SV, Moxham J (1991) Nasal intermittent positive pressure ventilation in the treatment of respiratory failure in obstructive sleep apnoea. Thorax 46:457

Bott J, Carroll M, Conway J, Keilty S, Ward E, Brown A, Paul E, Elliott M, Godfrey R, Wedzicha J (1993) Randomised controlled trial of nasal ventilation in acute ventilatory failure due to chronic obstructive airways disease. Lancet 341:1555–1557

Brill A-K, Pickersgill R, Moghal M, Morrell MJ, Simonds AK (2018) Mask pressure effects on the nasal bridge during short-term noninvasive ventilation. ERJ Open Res 4:00168–02017

Brochard L, Mancebo J, Wysocki M, Lofaso F, Conti G, Rauss A, Simonneau G, Benito S, Gasparetto A, Lemaire F (1995) Noninvasive ventilation for acute exacerbations of chronic obstructive pulmonary disease. N Engl J Med 333:817–822

Bunburaphong T, Imanaka H, Nishimura M, Hess D, Kacmarek RM (1997) Performance characteristics of bilevel pressure ventilators: a lung model study. Chest 111:1050–1060

Callegari J, Magnet FS, Taubner S, Berger M, Schwarz SB, Windisch W, Storre JH (1883) Interfaces and ventilator settings for long-term noninvasive ventilation in COPD patients. Int J Chron Obstruct Pulmon Dis 2017:12

Carlucci A, Delmastro M, Rubini F, Fracchia C, Nava S (2003) Changes in the practice of non-invasive ventilation in treating COPD patients over 8 years. Intensive Care Med 29:419–425

Chawla R, Dixit SB, Zirpe KG, Chaudhry D, Khilnani GC, Mehta Y, Khatib KI, Jagiasi BG, Chanchalani G, Mishra RC et al (2020) ISCCM guidelines for the use of non-invasive ventilation in acute respiratory failure in adult ICUs. Indian J Crit Care Med 24:S61–S81

Confalonieri M, Potena A, Carbone G, Porta RD, Tolley EA, Umberto Meduri G (1999) Acute respiratory failure in patients with severe community-acquired pneumonia: a prospective randomized evaluation of noninvasive ventilation. Am J Respir Crit Care Med 160:1585–1591

Coppadoro A, Zago E, Pavan F, Foti G, Bellani G (2021) The use of head helmets to deliver noninvasive ventilatory support: a comprehensive review of technical aspects and clinical findings. Crit Care 25:327

Corrado A, Gorini M (2002) Negative-pressure ventilation: is there still a role? Eur Respir J 20:187–197

Craven DE, Duncan RA (2006) Preventing ventilator-associated pneumonia: tiptoeing through a minefield. Am J Respir Crit Care Med 173:1297

Demoule A, Girou E, Richard J-C, Taillé S, Brochard L (2006) Increased use of noninvasive ventilation in French intensive care units. Intensive Care Med 32:1747–1755

Depuydt PO, Benoit DD, Roosens CD, Offner FC, Noens LA, Decruyenaere JM (2010) The impact of the initial ventilatory strategy on survival in hematological patients with acute hypoxemic respiratory failure. J Crit Care 25:30–36

Du Rand I, Blaikley J, Booton R, Chaudhuri N, Gupta V, Khalid S, Mandal S, Martin J, Mills J, Navani N (2013) British Thoracic Society guideline for diagnostic flexible bronchoscopy in adults: accredited by NICE. Thorax 68:i1–i44

Ehrmann S, Li J, Ibarra-Estrada M, Perez Y, Pavlov I, McNicholas B, Roca O, Mirza S, Vines D, Garcia-Salcido R (2021) Awake prone positioning for COVID-19 acute hypoxaemic respiratory failure: a randomised, controlled, multinational, open-label meta-trial. Lancet Respir Med 9:1387–1395

Esteban A, Frutos-Vivar F, Ferguson ND, Arabi Y, Apezteguía C, González M, Epstein SK, Hill NS, Nava S, Soares M-A (2004) Noninvasive positive-pressure ventilation for respiratory failure after extubation. N Engl J Med 350:2452–2460

Fagon J-Y, Chastre J, Hance AJ, Montravers P, Novara A, Gibert C (1993) Nosocomial pneumonia in ventilated patients: a cohort study evaluating attributable mortality and hospital stay. Am J Med 94:281–288

Girault C, Briel A, Benichou J, Hellot M-F, Dachraoui F, Tamion F, Bonmarchand G (2009) Interface strategy during noninvasive positive pressure ventilation for hypercapnic acute respiratory failure. Crit Care Med 37:124–131

Girou E, Schortgen F, Delclaux C, Brun-Buisson C, Blot F, Lefort Y, Lemaire F, Brochard L (2000) Association of noninvasive ventilation with nosocomial infections and survival in critically ill patients. JAMA 284:2361–2367

Gray A, Goodacre S, Newby DE, Masson M, Sampson F, Nicholl J (2008) Noninvasive ventilation in acute cardiogenic pulmonary edema. N Engl J Med 359:142–151

Guideline B (2002) Non-invasive ventilation in acute respiratory failure. Thorax 57:192–211

Hess DR (2013) Noninvasive ventilation for acute respiratory failure. Respir Care 58:950–972

Hilbert G, Gruson D, Vargas F, Valentino R, Gbikpi-Benissan G, Dupon M, Reiffers J, Cardinaud JP (2001) Noninvasive ventilation in immunosuppressed patients with pulmonary infiltrates, fever, and acute respiratory failure. N Engl J Med 344:481–487

Karagiannidis C, Strassmann S, Schwarz S, Merten M, Fan E, Beck J, Sinderby C, Windisch W (2019) Control of respiratory drive by extracorporeal CO(2) removal in acute exacerbation of COPD breathing on non-invasive NAVA. Crit Care 23:135–135

Keenan SP, Powers C, McCormack DG, Block G (2002) Noninvasive positive-pressure ventilation for postextubation respiratory distress: a randomized controlled trial. JAMA 287:3238–3244

Kluge S, Janssens U, Spinner CD, Pfeifer M, Marx S, Karagiannidis C (2021a) Clinical practice guideline: recommendations on inpatient treatment of patients with COVID-19. Dtsch Arztebl Int 118:1–7

Kluge S, Janssens U, Welte T, Weber-Carstens S, Schälte G, Spinner CD, Malin JJ, Gastmeier P, Langer F, Wepler M et al (2021b) S2k-Leitlinie – Empfehlungen zur stationären Therapie von Patienten mit COVID-19. Pneumologie 75:88–112

Kollef MH (2004) Prevention of hospital-associated pneumonia and ventilator-associated pneumonia. Crit Care Med 32:1396–1405

Kramer N, Meyer TJ, Meharg J, Cece RD, Hill NS (1995) Randomized, prospective trial of noninvasive positive pressure ventilation in acute respiratory failure. Am J Respir Crit Care Med 151:1799–1806

Lane N, Hartley T, Steer J, Elliott M, Sovani M, Curtis H, Fuller E, Murphy P, Shrikrishna D, Lewis K et al (2021) S132 Late failure and relapse in patients receiving non-invasive ventilation for exacerbations of COPD: a UK prospective study. Thorax 76:A78–A79

Lassen H (1953) A preliminary report on the 1952 poliomyelitis epidemic. In: Classic papers in critical care 1:37–41

Levy M, Tanios MA, Nelson D, Short K, Senechia A, Vespia J, Hill NS (2004) Outcomes of patients with do-not-intubate orders treated with noninvasive ventilation. Crit Care Med 32:2002–2007

Lightowler JV, Wedzicha JA, Elliott MW, Ram FS (2003) Non-invasive positive pressure ventilation to treat respiratory failure resulting from exacerbations of chronic obstructive pulmonary disease: Cochrane systematic review and meta-analysis. BMJ 326:185

Lin C, Yu H, Fan H, Li Z (2014) The efficacy of noninvasive ventilation in managing postextubation respiratory failure: a meta-analysis. Heart Lung 43:99–104

Makkar P, Husta B (2020) Use of noninvasive ventilation for diagnostic and therapeutic bronchoscopies in patients with respiratory failure. In: Esquinas AM, Fiorentino G, Insalaco G, Mina B, Duan J, Mondardini MC, Caramelli F (Hrsg) Noninvasive ventilation in sleep medicine and pulmonary critical care: critical analysis of 2018–19 clinical trials. Springer International Publishing, Cham, S 405–410

Mehta S, Hill NS (2001) Noninvasive ventilation. Am J Respir Crit Care Med 163:540–577

Mehta S, McCool FD, Hill NS (2001) Leak compensation in positive pressure ventilators: a lung model study. Eur Respir J 17:259–267

Michels G, Busch H-J, Wolfrum S, Dodt C (2021) Handlungsalgorithmus: Nichtinvasive Beatmung (NIV). Med Klinik Intensivmed Notfallmed 116:508–510

Munshi L, Hall JB (2021) Respiratory support during the COVID-19 pandemic: is it time to consider using a helmet? JAMA 325:1723–1725

Murphy PB, Rehal S, Arbane G, Bourke S, Calverley PM, Crook AM, Dowson L, Duffy N, Gibson GJ, Hughes PD (2017) Effect of home noninvasive ventilation with oxygen therapy vs oxygen therapy alone on hospital readmission or death after an acute COPD exacerbation: a randomized clinical trial. JAMA 317:2177–2186

Nava S, Hill N (2009) Non-invasive ventilation in acute respiratory failure. Lancet 374:250–259

Nava S, Evangelisti I, Rampulla C, Compagnoni ML, Fracchia C, Rubini F (1997) Human and financial costs of noninvasive mechanical ventilation in patients affected by COPD and acute respiratory failure. Chest 111:1631–1638

Osadnik CR, Tee VS, Carson-Chahhoud KV, Picot J, Wedzicha JA, Smith BJ (2017) Non-invasive ventilation for the management of acute hypercapnic respiratory failure due to exacerbation of chronic obstructive pulmonary disease. Cochrane Database Syst Rev 13:CD004104

Park JH, Kang SW (2009) Percutaneous radiologic gastrostomy in patients with amyotrophic lateral sclerosis on noninvasive ventilation. Arch Phys Med Rehabil 90:1026–1029

Patroniti N, Foti G, Manfio A, Coppo A, Bellani G, Pesenti A (2003) Head helmet versus face mask for non-invasive continuous positive airway pressure: a physiological study. Intensive Care Med 29:1680–1687

Pépin JL, Leger P, Veale D, Langevin B, Robert D, Lévy P (1995) Side effects of nasal continuous positive airway pressure in sleep apnea syndrome: study of 193 patients in two French sleep centers. Chest 107:375–381

Pieri M, Landoni G, Cabrini L (2018) Noninvasive ventilation during endoscopic procedures: rationale, clinical use, and devices. J Cardiothorac Vasc Anesth 32:928–934

Piraino T (2019) Noninvasive respiratory support in acute hypoxemic respiratory failure. Respir Care 64:638–646

Plaisance P, Pirracchio R, Berton C, Vicaut E, Payen D (2007) A randomized study of out-of-hospital continuous positive airway pressure for acute cardiogenic pulmonary oedema: physiological and clinical effects. Eur Heart J 28:2895–2901

Plant P, Owen J, Elliott M (2000) A multicentre randomised controlled trial of the early use of non-invasive ventilation in acute exacerbation of chronic obstructive pulmonary disease on general respiratory wards. Lancet 355:1931–1935

Räsänen J, Heikkilä J, Downs J, Nikki P, Väisänen I, Viitanen A (1985) Continuous positive airway pressure by face mask in acute cardiogenic pulmonary edema. Am J Cardiol 55:296–300

Rochwerg B, Brochard L, Elliott MW, Hess D, Hill NS, Nava S, Navalesi P, Antonelli M, Brozek J, Conti G (2017) Official ERS/ATS clinical practice guidelines: noninvasive ventilation for acute respiratory failure. Eur Respir J 50:1602426

Roessler MS, Schmid DS, Michels P, Schmid O, Jung K, Stöber J, Neumann P, Quintel M, Moerer O (2012) Early out-of-hospital non-invasive ventilation is superior to standard medical treatment in patients with acute respiratory failure: a pilot study. Emerg Med J 29:409–414

Rosén J, von Oelreich E, Fors D, Fagerlund MJ, Taxbro K, Skorup P, Eby L, Jalde FC, Johansson N, Bergström G (2021) Awake prone positioning in patients with hypoxemic respiratory failure due to COVID-19: the PROFLO multicenter randomized clinical trial. Crit Care 25:1–10

Roussos C (1982) The failing ventilatory pump. Lung 160:59–84

Scala R, Nava S, Conti G, Antonelli M, Naldi M, Archinucci I, Coniglio G, Hill NS (2007) Noninvasive versus conventional ventilation to treat hypercapnic encephalopathy in chronic obstructive pulmonary disease. Intensive Care Med 33:2101–2108

Schönhofer B, Köhler D (1994) Ventilatorische Insuffizienz und hyperkapnische Kompensation infolge chronisch belasteter „Atempumpe": Physiologie, Pathophysiologie und Therapie. DMW-Dtsch Med Wochenschr 119:1209–1214

Schönhofer B, Köhler D (2016) Beatmungsmedizin. In: Patientenverfügungen. Springer, Berlin/Heidelberg, S 225–234

Schönhofer B, Sortor-Leger S (2002) Equipment needs for noninvasive mechanical ventilation. Eur Respir J 20:1029–1036

Schönhofer B, Euteneuer S, Nava S, Suchi S, Köhler D (2002) Survival of mechanically ventilated patients admitted to a specialised weaning centre. Intensive Care Med 28:908–916

Schönhofer B, Geiseler J, Dellweg D, Fuchs H, Moerer O, Weber-Carstens S, Westhoff M, Windisch W, Hirschfeld-Araujo J, Janssens U et al (2019) Prolongiertes weaning. Pneumologie 73:723–814

Shapiro M, Wilson RK, Casar G, Bloom K, Teague RB (1986) Work of breathing through different sized endotracheal tubes. Crit Care Med 14:1028–1031

Sircar M, Jha OK, Chabbra GS, Bhattacharya S (2019) Noninvasive ventilation-assisted bronchoscopy in high-risk hypoxemic patients. Indian J Crit Care Med 23:363–367

Squadrone V, Coha M, Cerutti E, Schellino MM, Biolino P, Occella P, Belloni G, Vilianis G, Fiore G, Cavallo F (2005) Continuous positive airway pressure for treatment of postoperative hypoxemia: a randomized controlled trial. JAMA 293:589–595

Thompson J, Petrie DA, Ackroyd-Stolarz S, Bardua DJ (2008) Out-of-hospital continuous positive airway pressure ventilation versus usual care in acute respiratory failure: a randomized controlled trial. Ann Emerg Med 52:232–241. e231

Tobin MJ (2001) Advances in mechanical ventilation. N Engl J Med 344:1986–1996

Vitacca M, Clini E, Pagani M, Bianchi L, Rossi A, Ambrosino N (2000) Physiologic effects of early administered mask proportional assist ventilation in patients with chronic obstructive pulmonary disease and acute respiratory failure. Crit Care Med 28:1791–1797

Westhoff M, Schönhofer B, Neumann P, Bickenbach J, Barchfeld T, Becker H, Dubb R, Fuchs H, Heppner H, Janssens U (2015) Nichtinvasive Beatmung als Therapie der akuten respiratorischen Insuffizienz. Pneumologie 69:719–756

Westhoff M, Bachmann M, Braune S, Karagiannidis C, Kluge S, Lepper PM, Müller T, Schönhofer B (2016) Schweres hyperkapnisches Atmungsversagen bei akuter COPD-Exazerbation: Stellenwert von Beatmung und ECCO2R. DMW Dtsch Med Wochenschr 141:1758–1762

Windisch W, Schönhofer B, Majorski DS, Wollsching-Strobel M, Criée C-P, Schwarz SB, Westhoff M (2021) Bedeutung nicht-invasiver Verfahren in der Therapie des akuten hypoxämischen Versagens bei COVID-19. Pneumologie 75:424–431

Wu D, Wu C, Zhang S, Zhong Y (2019) Risk factors of ventilator-associated pneumonia in critically III patients. Front Pharmacol 10:482

Xu XP, Zhang XC, Hu SL, Xu JY, Xie JF, Liu SQ, Liu L, Huang YZ, Guo FM, Yang Y, Qiu HB (2017) Noninvasive ventilation in acute hypoxemic nonhypercapnic respiratory failure: a systematic review and meta-analysis. Crit Care Med 45:e727–e733

Maschinelle Beatmung und Entwöhnung von der Beatmung

Johannes Bickenbach und Rolf Dembinski

Inhalt

1 Indikationen zur Beatmung 483
2 Unterstützung der Ventilation 484
3 Aufrechterhaltung eines ausreichenden Gasaustauschs 484
4 Formen der Beatmung 484
4.1 Vollständige Unterstützung der Ventilation 484
4.2 Partielle Unterstützung der Ventilation 486
4.3 Trigger bei assistierter Beatmung 489
5 Nebenwirkungen und Risiken der maschinellen Beatmung 490
5.1 Hämodynamische Konsequenzen maschineller Ventilation 490
5.2 Nebenwirkung der Beatmung auf die Organfunktion 491
5.3 Beatmungsassoziierte Organschäden 491
5.4 Infektiöse Komplikationen der Beatmung 492
5.5 Beatmung als proinflammatorischer Stimulus 493
6 Einstellung der Beatmung und Wahl des Verfahrens 494
6.1 Akutes Lungenversagen 494
6.2 Obstruktive Ventilationsstörung 496
6.3 Nichtinvasive Beatmung (NIV) 497
7 Entwöhnung von der Beatmung 500
7.1 Begriffsbestimmung 500
7.2 Grundlagen der Entwöhnung 500
8 Schwierige Entwöhnung 503
8.1 Entwöhnungskonzepte 504
8.2 Weaningprotokolle 505
8.3 Analgosedierung 505
8.4 Wahl des Beatmungsverfahrens für die Entwöhnung 507
8.5 Nichtinvasive Beatmung zur Entwöhnung 508

Literatur 508

1 Indikationen zur Beatmung

Eine schwere respiratorische Insuffizienz tritt entweder als Versagen der Atempumpe oder als primäres Versagen des pulmonalen Gasaustauschs auf. Dementsprechend ergeben sich 2 prinzipielle Indikationen zur maschinellen Beatmung:

- Übernahme oder Unterstützung der Ventilation
- Aufrechterhaltung eines ausreichenden Gasaustauschs

Hiervon abzugrenzen sind die nichtrespiratorischen Indikationen zur Beatmung wie Koma, Intoxikationen, sequenzielle operative Versorgung in Narkose etc., die bei ca. 20 % aller Patienten Grund der Beatmung sind (Esteban et al. 2008). Hierbei führen entweder der Ausfall des zentralen Atemantriebs, Blockaden der neuromuskulären Überleitung oder aber die Sicherung der Atemwege zur Beatmungsindikation.

2 Unterstützung der Ventilation

Eine absolute Indikation zur maschinellen Beatmung ist fraglos beim Ausfall des zentralen Atemantriebs oder der neuromuskulären Transmission gegeben. Schwieriger ist die Indikationsstellung bei Reduktion der effektiven Ventilation, ohne dass diese aber ganz ausfällt. Die Ineffektivität der Ventilation kann zumindest für eine gewisse Zeit durch Erhöhung der muskulären Atemarbeit kompensiert werden, führt allerdings dann in die muskuläre Erschöpfung und wird so zu einer der häufigsten Indikationen für die maschinelle Beatmung.

> Bei der ventilationsbedingten respiratorischen Insuffizienz hängt die Indikation zur Beatmung davon ab, ob die erhöhte Atemarbeit vom Patienten geleistet werden kann, oder ob er sich muskulär erschöpfen wird.

Klinische Zeichen, bei denen in aller Regel die Indikation zur maschinellen Beatmung gegeben ist
- Flache, schnelle Atmung (Frequenz > 35/min, „rapid shallow breathing")
- Deutliche Aktivität der inspiratorischen Hilfsmuskulatur
- Einziehungen der oberen oder unteren Thoraxapertur und/oder sichtbare, muskuläre Aktivität der Muskulatur des Schultergürtels, interkostale Einziehungen
- Agitation, Minderung der Vigilanz durch die respiratorische Insuffizienz
- Entwicklung einer respiratorischen Azidose
- Entwicklung einer Hypoxämie (S_aO_2 < 90 %) trotz O_2-Gabe.

3 Aufrechterhaltung eines ausreichenden Gasaustauschs

Die hypoxische respiratorische Insuffizienz beruht pathophysiologisch in aller Regel auf Veränderungen der Lungenstruktur und der Volumina. Es kommt auf dem Boden verschiedener Ursachen zu einer uniformen Abnahme der Gasaustauschfläche. In dieser Situation dient die maschinelle Beatmung primär der Restitution der Gasaustauschfläche durch Wiedereröffnung und Offenhalten anderweitig verschlossener Lungenareale (Slutsky 1994a, b).

4 Formen der Beatmung

Die verschiedenen Formen der maschinellen Beatmung lassen sich nach dem Anteil der maschinellen Ventilation an der Gesamtventilation in 2 Gruppen unterteilen.

4.1 Vollständige Unterstützung der Ventilation

Hauptmerkmal der kontrollierten Beatmung ist das Fehlen jeglicher Spontanatmung. Die Ventilation resultiert gänzlich aus der maschinellen Einstellung des Beatmungsmusters und den passiven mechanischen Eigenschaften des respiratorischen Systems. Je nach Steuerung des verabreichten Atemzugs unterscheidet man die volumenkontrollierte (VCV) von der druckkontrollierten (PCV) Beatmung.

4.1.1 Volumenkontrollierte Beatmung
Bei der volumenkontrollierten Beatmung wird ein definiertes Atemzugvolumen (V_T) mit einem einstellbaren Gasfluss appliziert. Die Höhe des Gasflusses ergibt sich aus V_T und Dauer der Inspiration. An modernen Beatmungsgeräten stehen konstante, dezelerierende und sinusförmige Flussmuster zur Verfügung. Als weitere Option ist ein endinspiratorisches, strömungsfreies Plateau einstellbar („No-flow-Intervall"; Abb. 1 und 2).

Der Atemwegsdruck ergibt sich bei der volumenkontrollierten Beatmung aus den mechanischen Eigenschaften des respiratorischen Systems und der Höhe des Gasflusses. Zur Vermeidung überhöhter inspiratorischer Spitzendrücke sollte eine absolute obere Druckgrenze (< 30 cm H_2O) eingestellt werden, bei deren Erreichen die Inspiration entweder abgebrochen oder auf diesem Druckniveau solange gehalten wird, bis die vorgegebene Inspirationszeit erreicht ist (volumenkontrollierte, druckbegrenzte Beatmung).

4.1.2 Druckkontrollierte Beatmung
Bei der druckkontrollierten Beatmung wird der Atemwegsdruck in Form eines Rechtecksignals direkt angewählt. Der Gasfluss ergibt sich hierbei aus der Höhe der Druckamplitude und den mechanischen Eigenschaften des respiratorischen Systems. Da die respiratorischen Widerstände am Beginn der Inspiration am geringsten sind, erhält man eine hohe Initialströmung, die im Sinne eines dezelerierenden Flusses rasch abnimmt und mit einem No-flow-Intervall endet. Dieses No-flow-Intervall unterscheidet sich jedoch vom klassischen Plateau, da der Plateaudruck bei Volumenverlust (z. B. weil bisher verschlossene Bezirke der Lunge bei dem

Abb. 1 Atemwegsdruck (p_{aw}) und Gasfluss (Flow) während volumenkontrollierter Beatmung mit konstantem Fluss. Hier lässt sich ein Atemwegsspitzendruck (p_{peak}) am Ende des inspiratorischen Flusses von einem Plateaudruck (p_{plat}) während des No-flow-Intervalls unterscheiden

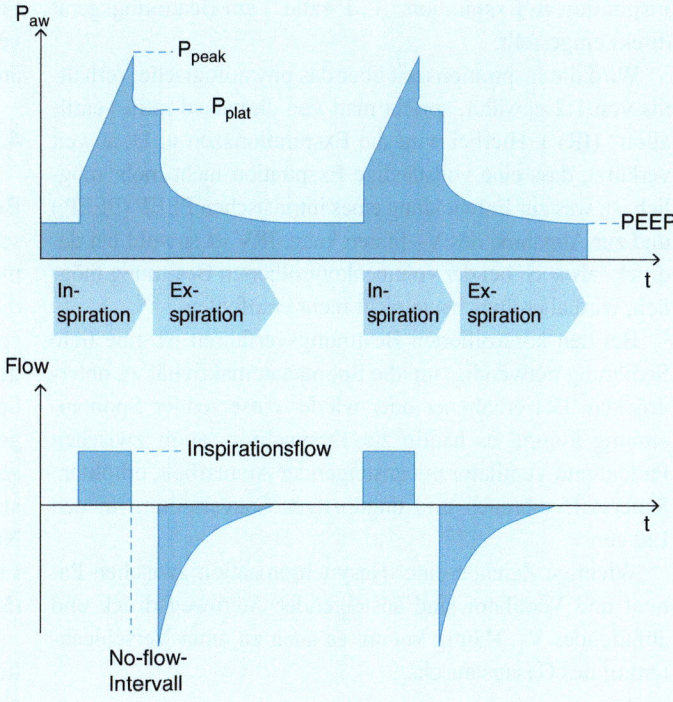

Abb. 2 Atemwegsdruck (p_{aw}) und Gasfluss (Flow) während druckkontrollierter Beatmung. Hier wird der Atemwegsdruck als Rechteck appliziert, sodass sich eine dezelerierende Gasströmung ergibt. Hier lässt sich der inspiratorische Druck (p_{insp}) nicht weiter differenzieren

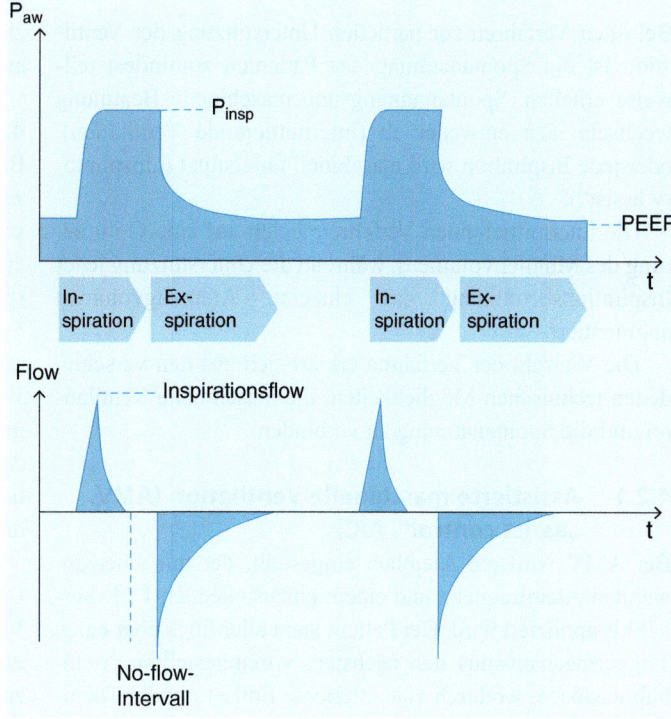

gehaltenen Druck eröffnet werden) sofort durch erneuten inspiratorischen Gasfluss aufrechterhalten wird.

Da das Atemzugvolumen bei dieser Beatmung nicht konstant ist, muss es engmaschig überwacht werden.

4.1.3 Atemfrequenz, I : E-Verhältnis und „inversed ratio ventilation"

Bei allen kontrollierten Beatmungsverfahren werden die Beatmungsfrequenz und das Atemzeitverhältnis (Verhältnis aus

Inspiration zu Exspiration, „I : E-ratio") am Beatmungsgerät direkt eingestellt.

Wird die Inspirationszeit über das physiologische Verhältnis von 1:2 gewählt, spricht man von „inversed ratio ventilation" (IRV). Hierbei wird die Exspirationszeit u. U. soweit verkürzt, dass eine vollständige Exspiration nicht mehr möglich ist, was zur Entwicklung eines intrinsischen PEEP ($PEEP_i$) und zur Abnahme des V_T führen kann. IRV ist sowohl bei der druck- als auch bei der volumenkontrollierten Beatmung möglich, wird allerdings heute nicht mehr empfohlen.

Bei den kontrollierten Beatmungsverfahren ist eine tiefe Sedierung notwendig, um die Spontanatemaktivität zu unterdrücken. Bei erhaltener oder wieder einsetzender Spontanatmung kommt es häufig zur Desynchronisation zwischen Patient und Ventilator mit ansteigender Atemarbeit, erhöhtem Sauerstoffverbrauch und ungünstiger Gasverteilung in den Lungen.

Wichtige Zeichen einer Desynchronisation zwischen Patient und Ventilator sind ansteigender Atemwegsdruck und abfallendes V_T. Häufig kommt es auch zu einer Verschlechterung des Gasaustauschs.

4.2 Partielle Unterstützung der Ventilation

Bei allen Verfahren zur partiellen Unterstützung der Ventilation ist die Spontanatmung des Patienten zumindest teilweise erhalten. Spontanatmung und maschinelle Beatmung wechseln sich entweder ab (intermittierende Ventilation), oder jede Inspiration wird maschinell unterstützt („inspiratory assist").

Die intermittierenden Verfahren zielen auf eine Optimierung des Minutenvolumens, während die Unterstützung jeder Inspirationsbemühung das einzelne Atemzugvolumen augmentiert.

Die Vielzahl der Verfahren erklärt sich aus den verschiedenen technischen Möglichkeiten, die maschinelle Ventilation und die Spontanatmung zu verbinden.

4.2.1 Assistierte maschinelle Ventilation (AMV, „assist control", A/C)

Bei AMV wird ein Atemhub eingestellt, der mit einer gewählten Atemfrequenz und einem einzustellenden I : E-Verhältnis appliziert wird. Der Patient kann allerdings über einen Triggermechanismus den nächsten, voreingestellten Atemhub auslösen, wodurch eine effiziente Entlastung der Atemmuskulatur erreicht wird (Abb. 3).

Problematisch ist allerdings, dass die Länge der maschinellen Inspiration unabhängig von der Anzahl der Triggerimpulse ist. Bei steigender Atemfrequenz wird also immer häufiger ein Atemhub mit einer definierten Inspiration ausgelöst, sodass die Exspiration notwendigerweise kürzer wird, was zur Entwicklung eines $PEEP_i$ beitragen kann. Diese Form der unterstützten Beatmung ist die einfachste und konventionellste Technik und wird heute weltweit nach wie vor am häufigsten verwendet (Esteban et al. 2002).

4.2.2 Synchronisierte intermittierende Ventilation (SIMV)

Bei SIMV kann der Patient zwischen den eingestellten maschinellen Atemzügen ein- und ausatmen. Der Beginn eines maschinellen Atemhubes wird über einen Triggerimpuls an die Spontanatmung synchronisiert. Sollte der Patient nicht spontan atmen, wird der maschinelle Atemzug nach einem gewissen „Erwartungsfenster" appliziert. Da bei fehlender Spontanatmung eine maschinelle Mindestventilation sichergestellt ist, wurde SIMV vielfach als Standardmodus eingesetzt. Die maschinellen Atemhübe können sowohl volumen- als auch druckkontrolliert (pcSIMV) appliziert werden. Nachteilig ist aber, dass mit reinem SIMV keine effektive Entlastung der respiratorischen Muskulatur erreicht wird (Marini et al. 1986).

Der Tubus und das Atemschlauchsystem sind ein zusätzlicher Atemwegswiderstand, dessen Überwindung zusätzliche Atemarbeit darstellt. Deswegen werden die spontanen Atemzüge bei SIMV häufig mit einem inspiratorischen Hilfsdruck („pressure support", PS, ▶ Kap. 28, „Nichtinvasive Beatmung zur Therapie der akuten respiratorischen Insuffizienz") unterstützt. Hierdurch kann die zusätzliche Atemarbeit kompensiert werden (Abb. 4) (Leung et al. 1997).

4.2.3 BIPAP („biphasic positive airway pressure")

BIPAP lässt sich als die Kombination einer drucklimitierten, zeitgesteuerten Beatmung mit erhaltener Spontanatmung beschreiben (Baum et al. 1989). Es werden zwei Druckniveaus eingestellt, zwischen denen nach einer einstellbaren Zeitspanne gewechselt wird. Auf beiden Druckniveaus ist die Spontanatmung möglich. Der Anteil der maschinellen Ventilation ergibt sich aus den Volumenverschiebungen beim Wechsel zwischen dem unteren und dem oberen Druckniveau. Atmet der Patient nicht spontan, gleicht BIPAP also der druckkontrollierten Beatmung. Atmet der Patient lediglich auf dem unteren Druckniveau, entspricht dies einem druckkontrollierten SIMV (Abb. 5).

Originäres BIPAP ist erreicht, wenn der Patient auf beiden Druckniveaus spontan atmet. Der maschinelle Anteil der Ventilation kann über eine Verringerung der Druckamplitude zwischen oberem und unterem Druck und über eine Verkürzung der Zeit für das obere Druckniveau erreicht werden.

4.2.4 Druckunterstützte Beatmung

Im Gegensatz zur intermittierenden Beatmung wird bei der druckunterstützten Beatmung („pressure support"; PS) jede Spontanatemaktivität mit einem inspiratorischen Hilfsdruck unterstützt. Nach Überwinden der Triggerschwelle liefert der Ventilator hierbei solange eine Gasströmung, bis der

Abb. 3 Atemwegsdruck (p_{aw}) und Gasfluss (Flow) während assistierter, volumenkontrollierter Beatmung mit positiv endexspiratorischem Druck (PEEP)

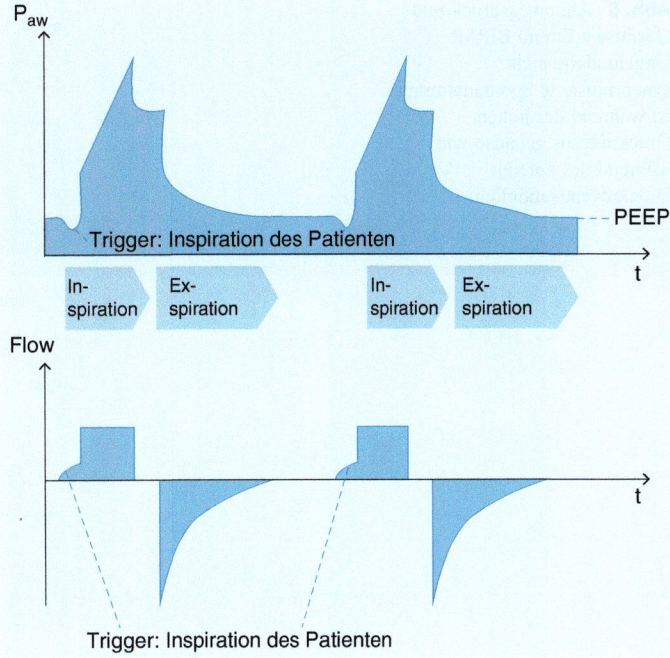

Abb. 4 Atemwegsdruck (p_{aw}) und Gasfluss (Flow) während volumenkontrollierter SIMV mit PEEP. Kommt es innerhalb eines Erwartungsfensters nicht zu einer Atembemühung, wird ein volumenkontrollierter Atemhub appliziert (A). Eine Spontanatmungsbemühung innerhalb des Erwartungsfensters führt ebenfalls zur Applikation eines volumenkontrollierten Atemhubes (C). Jede weitere Spontanatmungsbemühung außerhalb des Erwartungsfensters kann mit einer Druckunterstützung („pressure support", PS) unterstützt werden (B)

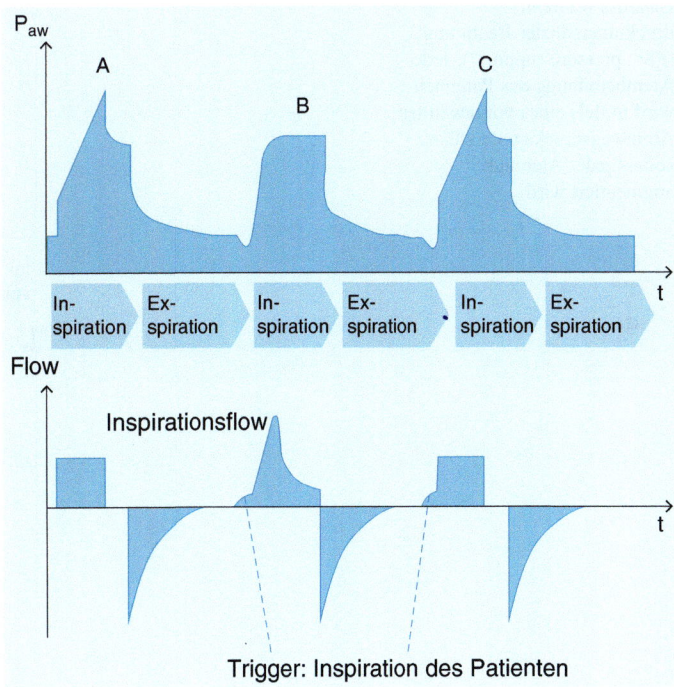

gewählte Atemwegsdruck erreicht ist. Sobald die inspiratorische Gasströmung einen bestimmten Wert unterschritten hat (meist 25 % des Spitzenflusses) oder der Atemwegsdruck um einen bestimmten Wert überschritten wird (meist 1–3 cm H_2O), wird die Inspiration beendet. Die Höhe des V_T hängt von der Höhe der Druckamplitude und der Mechanik des respiratorischen Systems ab. Je nach Höhe der Druckunterstützung ist eine graduelle Reduktion der Atemarbeit zu erreichen (Abb. 6; (Brochard et al. 1989)).

Die alleinige Anwendung von PS setzt einen ausreichenden Atemantrieb des Patienten voraus. PS ermöglicht eine gute Adaptation zwischen Patient und Ventilator, da der

Abb. 5 Atemwegsdruck und Gasfluss während BIPAP. Ungehinderte nicht synchronisierte Spontanatmung ist während des hohen Druckniveaus genauso wie während des unteren Druckniveaus möglich

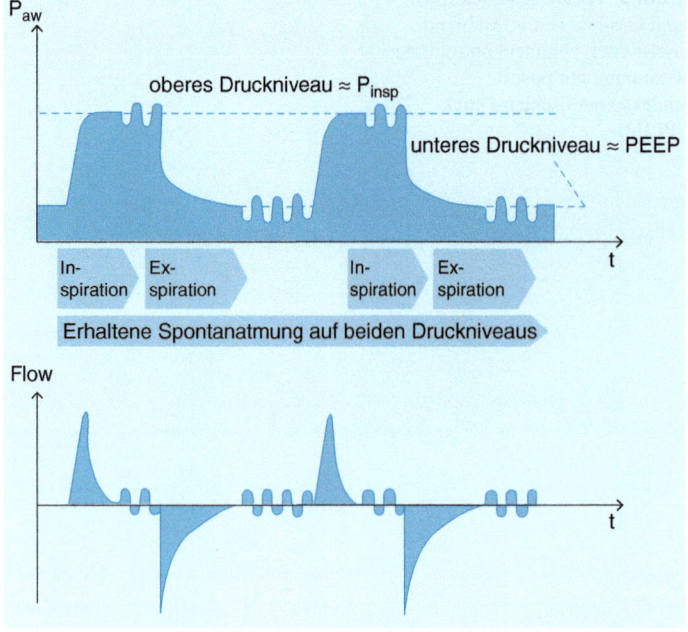

Abb. 6 Atemwegsdruck und Gasfluss während druckunterstützter Beatmung (PS; „pressure support"). Jede Atembemühung des Patienten wird mittels eines vorgewählten Atemwegsdrucks unterstützt, sodass jeder Atemhub augmentiert wird

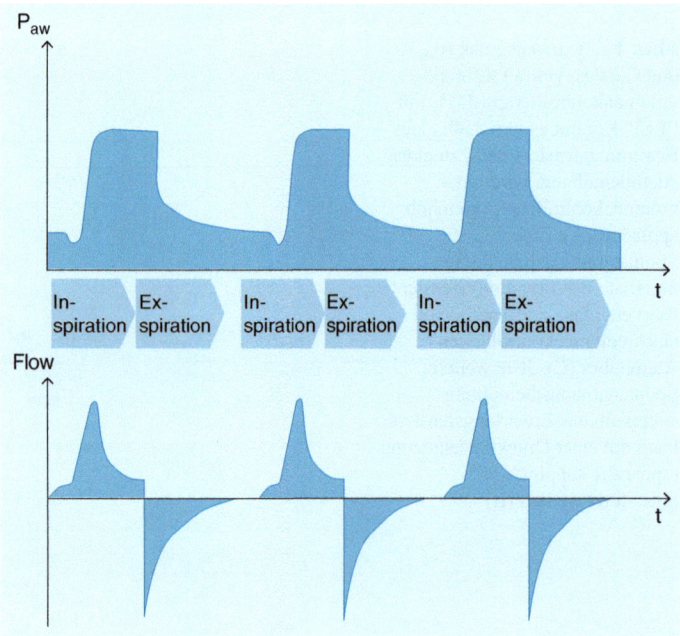

Patient die nahezu vollständige Kontrolle über die Atemfrequenz, das Atemzeitverhältnis und die Höhe der Gasströmung behält. Es ist allerdings zu bedenken, dass auch bei diesem Modus eine Desynchronisation auftreten kann, insbesondere dann, wenn der Patient wenig Muskelkraft und eine hohe exspiratorische Resistance hat und beim Beatmungsgerät eine hohe Druckunterstützung eingestellt ist (Fabry et al. 1995).

4.2.5 Proportional assist ventilation (PAV)

Eine neuere Entwicklung ist die Beatmung mit volumen- oder flussproportionaler Druckunterstützung („proportional assist ventilation"; PAV bzw. „proportional pressure support"; PPS) (Younes 1992). Bei konventionellen Beatmungsverfahren kommt es zu einer Diskrepanz zwischen der Inspirationsbemühung und der tatsächlich erreichten Ventilation. Ein mit PS beatmeter Patient kann zwar mit einem höheren inspiratorischen Kraftaufwand ein größeres Atemzugvolumen generieren, erhält jedoch vom Respirator keine entsprechend höhere Unterstützung. Die notwendige Mehrarbeit muss vollständig vom Patienten selber aufgebracht werden. Mit PAV soll diese Diskrepanz vermieden werden, indem die Druckunterstützung proportional zur Inspirationsbemühung verabreicht wird (Abb. 7).

Mit PAV wird ein definierter Anteil der Atemarbeit gegen elastische Widerstände als volumenproportionale Druckunterstützung oder ein definierter Anteil der Atemarbeit gegen resistive Widerstände als flowproportionale Druckunterstützung vom Respirator übernommen. Bei Steigerung der Inspirationsbemühung wird eine proportional höhere Druckunterstützung verabreicht. Mit PAV soll eine optimale Adaptation zwischen Patient und Respirator ermöglicht werden (Younes et al. 1992).

Die optimale Einstellung dieses Beatmungsverfahrens setzt die Kenntnis von Elastance und Resistance voraus, deren genaue Bestimmung allerdings lange nur während kontrollierter Beatmung hinreichend genau durchgeführt werden konnte, weshalb PAV für die Praxis letztlich zu aufwendig war. Inzwischen können Elastance und Resistance zwar durch automatisierte Messmanöver auch während Spontanatmung exakt genug kalkuliert werden (Younes et al. 2001a, b), der klinische Stellenwert von PAV ist jedoch bis heute nicht hinreichend untersucht und kann deshalb nicht abschließend beurteilt werden.

4.2.6 Neurally adjusted ventilatory assist

Bei Spontanatmungsbemühungen des Patienten treten immer wieder zeitliche Asynchronien zwischen Beatmungstrigger und Atembedarf des Patienten auf. Zudem ist der Grad der maschinellen Unterstützung pro Atembemühung nicht immer gleich ausgeprägt, sodass eine „Übertriggerung" durch das Beatmungsgerät die Folge sein kann. Umgekehrt können gänzlich nichtassistierte Atemzüge auftreten. In der Folge haben Patienten eine unnötige Erhöhung der Atemarbeit, Dyskomfort und Stress.

Bei der neuronal gesteuerten Beatmung (NAVA) verabreicht das Beatmungsgerät die Unterstützung synchron und proportional zur elektrischen Aktivität des Zwerchfells. Die Messung der Zwerchfellaktivität erfolgt durch eine mit einer Spezialelektrode versehene Magensonde. Da die Zwerchfellaktivität durch neuronale Feedback-Mechanismen moduliert wird, kann der Patient das Ausmaß der Beatmungsunterstützung selbst steuern, indem die abgeleiteten elektrischen Signale Beginn und Ende der Inspiration des Patienten erkennen, die wiederum im Beatmungsgerät weiterverarbeitet werden. Die resultierende Druckunterstützung ist somit direkt proportional zur elektrischen Aktivität des Zwerchfells und wird kontinuierlich angepasst an die aktuelle Stärke des gemessenen Signals.

Eine abschließende Beurteilung, ob Patienten, insbesondere in der Entwöhnung nach Langzeitbeatmung, von NAVA profitieren, ist fraglich, weil auch hier bisher große klinische Studienergebnisse nicht vorliegen.

4.3 Trigger bei assistierter Beatmung

Wie schon angedeutet, ist die Triggerung bei assistierenden Beatmungsformen ein wichtiges Steuerungsprinzip. Hierbei wird der maschinelle Beatmungsvorgang durch die initiale Spontanatmungsaktivität des Patienten ausgelöst und so synchronisiert. Das erfordert einen entsprechenden Steuermechanismus im Respirator, der die Spontanatmungsbemühungen des Patienten erkennen und durch Auslösen eines maschinellen Beatmungszuges („assistierte" Beatmung) beantworten oder, bei Spontanatmungsformen, einen ausreichenden Gasfluss zur Verfügung stellen muss („demandflow").

Das zugrundeliegende Steuerprinzip beruht auf der Detektion eines relativen Unterdrucks als Folge der Einatmungsbemühungen des Patienten. In modernen Respiratoren erfolgt dies durch empfindliche elektronische Druck- oder Flowsensoren.

4.3.1 Triggerempfindlichkeit

Die Triggerempfindlichkeit (Triggerschwelle) wird entweder manuell als Differenzdruck („Drucktrigger") oder als Flowäquivalent („Flowtrigger") eingestellt oder fest vorgegeben. Bei Spontanatmung steigern hohe Triggerschwellen die Atemarbeit des Patienten durch ineffektive, nicht von einer effektiven Beatmung gefolgte Atemexkursionen. Dyspnoe, Stress, Angst, motorische Unruhe usw. sind die Folge.

> Es ist daher nicht sinnvoll, hohe Atemfrequenzen oder unerwünschte Eigenatmung des Patienten durch das Erhöhen der Triggerschwelle am Respirator zu unterdrücken. Der Trigger soll so sensibel wie eben möglich eingestellt werden, ohne dass es zur Selbsttriggerung kommt.

Bei der Selbsttriggerung führen bereits geringste Schwankungen von Druck, Flow oder Volumen (z. B. durch Bewegungen des Patienten oder Kondenswasser in den Atemschläuchen) zur Auslösung einer unerwünschten maschinellen Inspiration, ohne dass ein echter Atemantrieb vom Patienten hier vorliegt.

Die Sensitivität des gesamten Regelkreises aus Atemmechanik, Steuersensor und Ventil beeinflusst v. a. die Triggerlatenz. Sie beschreibt den Zeitraum vom Beginn der Inspirationsbemühung des Patienten bis zur tatsächlichen Öffnung des Inspirationsventils. Die Triggerlatenz sollte kurz sein, der maschinelle Ventilationsflow sollte möglichst verzögerungsfrei geliefert werden. Die Triggerlatenz ist

Abb. 7 Atemwegsdruck und Gasfluss während proportionaler Druckunterstützung („proportional assist ventilation", PAV; bzw. „proportional pressure support", PPS). Jede Atembemühung des Patienten wird mit einem Atemwegsdruck unterstützt, der sich aus den eingestellten Proportionalitätsfaktoren ergibt. Der applizierte p_{aw} entwickelt sich als Funktion des Pleuradrucks, des Flusses und des Volumens. Steigt der Muskeldruck, ergibt sich hieraus eine Erhöhung des applizierten p_{aw} im Sinne eines positiven Feedback-Mechanismus. Die muskuläre Mehrarbeit führt zu einer entsprechenden Erhöhung der Ventilation

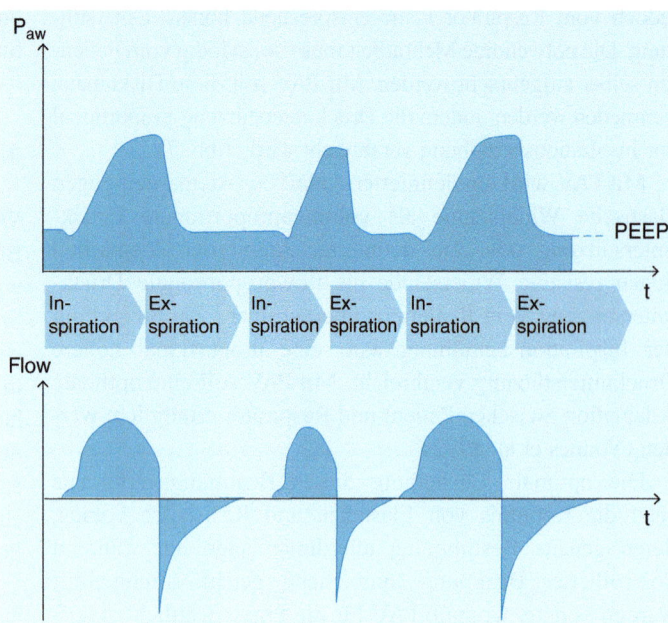

gerätespezifisch unterschiedlich, abhängig von den pneumatischen Übertragungseigenschaften des Schlauchsystems, der Qualität des Inspirationsventils sowie der Sensitivität des Steuersensors. Sie kann von Patient oder Therapeut nicht unmittelbar beeinflusst werden.

Ältere Respiratoren haben aufgrund technischer Unzulänglichkeiten oftmals hohe Ventiltriggerlatenzzeiten im Bereich von mehreren hundert Millisekunden, die insbesondere bei Spontanatmung zu unbefriedigender Volumenbereitstellung, Phasenverschiebung zwischen Patient und Respirator sowie Erhöhung der isometrischen Atemarbeit führen. Wesentliches klinisches Symptom überhöhter Latenzzeiten ist die Desynchronisation. Die Sensoren und Ventile moderner Intensivrespiratoren haben durchgehend recht geringe Triggerlatenzzeiten im Bereich weniger Millisekunden.

5 Nebenwirkungen und Risiken der maschinellen Beatmung

5.1 Hämodynamische Konsequenzen maschineller Ventilation

> Der positive Atemwegsdruck wird entsprechend der Dehnbarkeit des respiratorischen Systems auf die anderen intrathorakalen Organe übertragen, wobei die Drucktransmission mit der Höhe der Compliance zunimmt.

Bei Vorliegen eines schweren akuten Lungenschadens mit deutlicher Abnahme der Compliance ist mit weniger Beeinträchtigung der kardiozirkulatorischen Funktion durch erhöhten Beatmungsdruck zu rechnen als bei normaler Lungenmechanik, da es aufgrund der Steife der Lunge zu einer geringeren Druckübertragung kommt.

5.1.1 Wirkungen des positiven intrathorakalen Drucks am rechten Herzen

Die Erhöhung des intrathorakalen Drucks führt je nach Höhe des Drucks, des Füllungszustandes der Gefäße und der kardialen Funktion zu:

- Abnahme des venösen Rückstroms nach intrathorakal,
- Kompression der Vorhöfe und Kammern mit Abnahme der Herzfüllung,
- Erhöhung der rechtsventrikulären Nachlast.

5.1.2 Vermeidung und Therapie der eingeschränkten Herzleistung

Da dem mittleren Atemwegsdruck eine entscheidende Bedeutung für die kardiozirkulatorischen Wirkungen der maschinellen Beatmung zukommt, sollte zu deren Vermeidung der Atemwegsdruck minimiert und der intravasale Füllungszustand optimiert werden (Vieillard-Baron und Jardin 2003).

5.1.3 Wirkungen des positiven intrathorakalen Drucks am linken Herzen

> Eine Erhöhung des intrathorakalen Drucks senkt die Nachlast des linken Ventrikels.

Das ist der Grund für die benefiziellen Wirkungen der Beatmung beim kardiogenen Lungenödem (▶ Kap. 53, „Intensivtherapie bei akuter Herzinsuffizienz, kardiogenem Schock und Herzbeuteltamponade"). Ebenfalls hierdurch erklärbar wird, warum bei der Entwöhnung von der Beatmung durch den abrupten Wegfall des positiven intrathorakalen Drucks beim Risikopatienten eine akute linksventrikuläre Dekompensation provoziert werden kann (Pinsky 2005).

5.2 Nebenwirkung der Beatmung auf die Organfunktion

5.2.1 Hepatische Nebenwirkungen

Aufgrund des verminderten Rückstroms venösen Blutes zum Herzen ist an der Leber häufig eine venöse Stauung nachzuweisen. Durch die Beeinträchtigung der intrahepatischen hydrostatischen Verhältnisse kommt es letztlich zu einer Beeinträchtigung der Leberzellfunktion. Hierdurch kann die maschinelle Beatmung zur recht häufigen Hyperbilirubinämie bei Intensivpatienten beitragen (Putensen et al. 2006b).

5.2.2 Renale Nebenwirkungen

Während der maschinellen Beatmung ist regelhaft eine Einschränkung der Diurese und der Natriurese nachweisbar. Neben dem herabgesetzten Herzzeitvolumen und der Erhöhung des Drucks in der V. Cava inferior sind hierfür die Stimulation antidiuretischer und antinatriuretischer Hormonsysteme während der Überdruckbeatmung mitverantwortlich (Kuiper et al. 2005).

5.2.3 Nebenwirkungen am zentralen Nervensystem

Abnahme des arteriellen Blutdrucks und Reduktion des venösen Abstroms können den zerebralen Perfusionsdruck senken. Hierdurch kann die Erhöhung des intrathorakalen Drucks bei Patienten mit erhöhtem intrakraniellem Druck negative Folgen für die Hirnfunktion haben. Der mittlere Atemwegsdruck soll bei diesen Patienten so niedrig wie möglich gehalten werden. Auf der anderen Seite muss eine arterielle Hypoxämie oder aber eine ausgeprägte Hypoventilation verhindert werden, da hierdurch ebenfalls eine Beeinträchtigung der Hirnfunktion zu befürchten ist (Lowe und Ferguson 2006).

Bei gleichzeitigem Vorliegen eines Lungenversagens und eines Schädel-Hirn-Traumas muss ein Hirndruckmonitoring vorgenommen werden, um die ZNS-Effekte der Beatmungseinstellung individuell überprüfen zu können.

5.3 Beatmungsassoziierte Organschäden

5.3.1 Überdehnung der Lunge

Die maschinelle Beatmung kann sowohl einen Lungenschaden auslösen als auch zur Progression eines bereits bestehenden Lungenschadens beitragen. Als Ursache wurde der erhöhte Atemwegsdruck identifiziert (Barotrauma). Experimentelle Untersuchungen zeigen, dass auch ein zu hohes Volumen der Lunge im Sinne eines Volutraumas schadet. Beide Effekte sind allerdings in der klinischen Praxis kaum voneinander zu trennen, da bei der Beatmung mit positivem Atemwegsdruck die Applikation hoher Volumina notwendigerweise mit der Applikation hoher Beatmungsdrücke einhergeht (Pinhu et al. 2003). Ganz offensichtlich spielen diese Mechanismen auch für die klinische Behandlung beatmeter Patienten eine große Rolle, da die initiale Überblähung der Lunge durch hohe Atemzugvolumina als Risikofaktor für die Sterblichkeit bei der Behandlung eines akuten Lungenschadens identifiziert werden konnte (Sakr et al. 2005).

▶ **Cave** Kommt es zu einer Überdehnung der Lunge, können Verletzungen der alveolokapillären Mikrostrukturen bis hin zum Einreißen ganzer alveolarer Bezirke resultieren. Klinisches Korrelat eines ausgeprägten Barotraumas sind „Bullae" oder Pneumo-thoraces.

5.3.2 Lungenschaden durch Scherkräfte

Auch die Beatmung bei einem zu geringen Lungenvolumen kann die Lunge schädigen. Rezidivierendes exspiratorisches Kollabieren von Lungenarealen mit Wiedereröffnung in der nächsten Inspiration kann in enormen Scherkräfte n resultieren, die zum Zerreißen des alveolokapillären Gerüsts der Lunge führen können. Die dosierte Applikation eines exspiratorischen Drucks während der Beatmung kann deswegen lungenprotektiv wirksam sein, weil hierdurch die exspiratorische Atelektasenbildung minimiert werden kann (MacIntyre 2005).

▶ **Cave** Exspiratorische Atelektasenbildung mit Wiedereröffnung in der folgenden Inspiration führt zu Scherkräften, die zu einem beatmungsassoziierten Lungenschaden (Ventilator-associated Lung Injury, VALI) beitragen (Atelektrauma).

Die molekularen Mechanismen der Mechanotransduktion, also der Umwandlung dieser physikalischen Reize in potenziell schädliche biochemische Signale, sind nur unvollständig bekannt (Lionetti et al. 2005). Möglicherweise ist die Art dieser Signalumsetzung und/oder die Weiterverarbeitung dieser Signale auch davon abhängig, ob bereits eine

Lungenschädigung besteht. So finden sich negative Effekte der maschinellen Beatmung v. a. im Sinne eines „second hit" bei bereits vorbestehende r Lungenschädigung.

Zunehmende Kenntnisse über die Aktivierung inflammatorischer Prozesse, die durch mechanosensorische Aktivierung von Zytokinen weiter unterhalten werden, haben den Begriff „Biotrauma" geprägt. Alle Mechanismen sind als Ursachen für den beatmungsinduzierten Lungenschaden in Abb. 8 zusammengefasst.

Mögliche Sensoren physikalischer Reize sind dehnungsabhängige Ionenkanäle sowie verschiedene Plasmamembranrezeptoren (z. B. Integrinrezeptoren und Wachstumsfaktorrezeptoren) und zelluläre Adhäsionsmoleküle, die zu einer Aktivierung von Alveolarepithelzellen, Alveolarmakrophagen, Gefäßendothelzellen und Fibroblasten führen können. Hier kommt es durch Aktivierung von Proteinkinasen letztlich zu einer Freisetzung von Inflammationsmediatoren wie Zytokinen und Stickstoffmonoxid (NO) sowie zu einer Zerstörung der alveolokapillären Barriere. Diese Aufhebung der Kompartimentalisierung macht die Ausschüttung der Inflammationsmediatoren in die systemische Zirkulation möglich und bildet damit eine wichtige Vorraussetzung für die Schädigung anderer Organe.

Somit stellt die maschinelle Beatmung einen Risikofaktor für eine Schädigung sowohl der Lunge als auch anderer Organe dar.

Die beatmungsinduzierten Veränderungen in der Lunge sind durch neuartige, innovative Imaging-Technologien am Zielorgan des alveolären Gasaustauschs darstellbar. Die Technik der intravitalen Konfokalmikroskopie erlaubt eine dynamische Echtzeitdarstellung alveolärer Strukturen und kann möglicherweise helfen, lungenprotektive Beatmungseinstellungen zu regulieren (Abb. 9). Diese Technologie ist in Tierexperimenten implementiert (Bickenbach et al. 2009, 2010), große klinische Studien stehen allerdings noch aus.

5.4 Infektiöse Komplikationen der Beatmung

Die nosokomiale Pneumonie ist mit einer Inzidenz zwischen 8 % und 28 % aller länger als 24 h beatmeten Patienten eine häufige Komplikation der maschinellen Beatmung (▶ Kap. 74, „Antibiotika, Antibiotikaprophylaxe und Antimykotika in der Intensivmedizin" und ▶ 75, „Nosokomiale Infektionen auf der Intensivstation"). Sie verlängert die Verweildauer auf der Intensivstation und im Krankenhaus und ist mit einer hohen Letalität von 20–76 % je nach Patientenpopulation verbunden. Die Inzidenz der nosokomialen Pneumonie steigt mit der Dauer der endotrachealen Intubation und Beatmung. Bei nichtinvasiver Beatmung ist sie weniger häufig als beim intubierten Patienten, sodass der Ausdruck „tubusassoziierte Pneumonie" treffender ist als „beatmungsassoziierte Pneumonie". Der Tubus wird zur Leitschiene für Bakterien, die sich aus dem Oropharynxbereich nach intratracheal ausbreiten und hier über die Tracheobronchitis letztlich eine Pneumonie verursachen können (Hunter 2006).

Zur Verhinderung der beatmungsassoziierten Pneumonie eignen sich entsprechend dieser Pathophysiologie (Shaw 2005):

- möglichst steriles Umgehen mit allen Teilen des Beatmungssystems,
- Oberkörperhochlagerung,
- Verkürzung der Beatmungsdauer,
- Anwendung nichtinvasiver Beatmung wann immer möglich.

Auch wenn verschiedene Untersuchungen die frühe enterale Ernährung, selektive Darmdekontamination (SDD), geschlossene Absaugsysteme, Verzicht auf Anhebung des pH-Werts des Magensafts zur Stressulkusprophylaxe u. a. vorgeschlagen haben, ist für eine klare Empfehlung dieser Interventionen keine eindeutige Evidenz gegeben (Dellinger et al. 2008).

5.4.1 Sinusitis

Die Sinusitis ist zwar eine typische Komplikation beatmeter Patienten, wird aber oft nicht diagnostiziert. Die klinischen Zeichen der Sinusitis werden häufig im Rahmen der zugrundeliegenden, zur Beatmung führenden Erkrankung nicht entsprechend gewertet.

> Bei Fortbestehen von Infektionszeichen ohne eindeutigen Grund sollte die Sinusitis beim beatmeten Patienten mittels bildgebender Diagnostik ausgeschlossen werden.

Gerade bei nasotracheal intubierten Patienten tritt die Sinusitis besonders gehäuft auf, sodass diese Intubationstechnik nur im Ausnahmefall für längere Zeit angewendet werden sollte.

Verhinderung nosokomialer Infektionen der Atemwege
Eine Reduktion der beschriebenen infektiösen beatmungsassoziierten Nebenwirkungen durch eine frühzeitige Tracheotomie ist zwar belegt (Combes et al. 2007; Rumbak et al. 2004), allerdings zeigen auch neuere, randomisierte, kontrollierte Studien keine signifikante Reduktion von Beatmungsdauer oder Mortalität (Durbin et al. 2010). Der Stellenwert der frühzeitigen Tracheotomie kann deshalb nicht abschließend beurteilt werden. Vorliegende Studienergebnisse lassen jedoch den Schluss zu, dass ausreichende Erfahrung mit dem Umgang einliegender Trachealkanülen unbedingt erforderlich ist, um schwerwiegende Komplikationen sicher vermeiden zu können (Clec'h et al. 2007).

Abb. 8 Ursachen für den beatmungsinduzierten Lungenschaden (VILI = „ventilator induced lung injury")

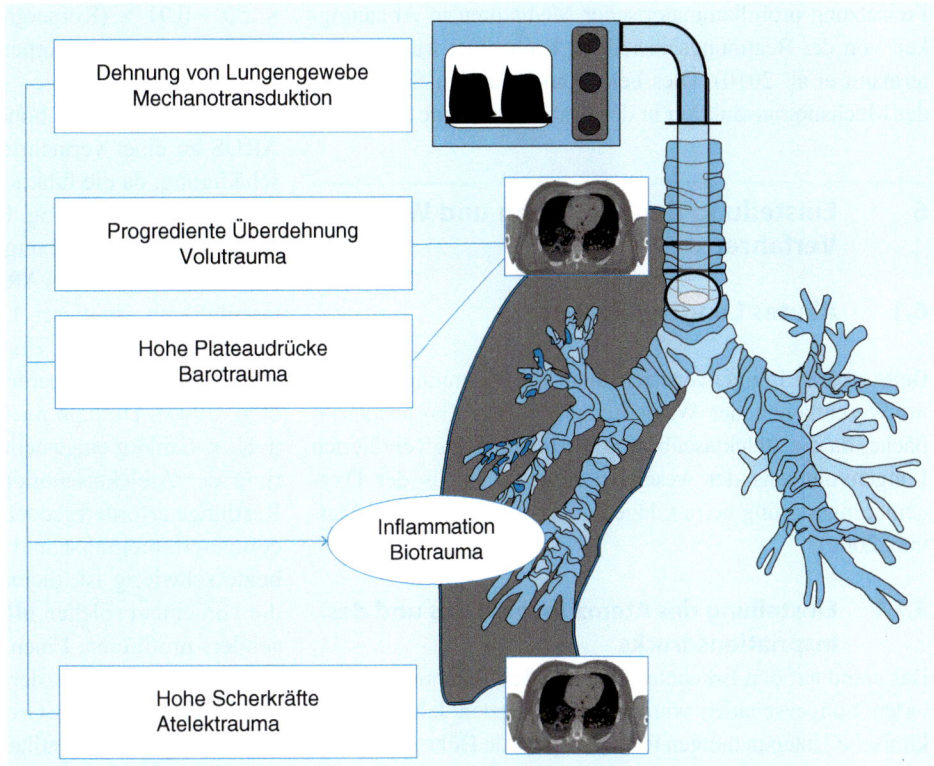

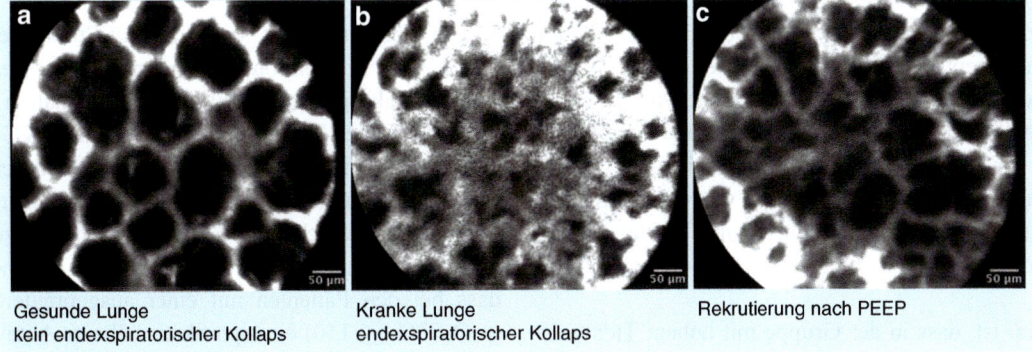

Abb. 9 a–c Technik der intravitalen Konfokalmikroskopie zur Darstellung von Alveolen im Tiermodell des akuten Lungenversagens. Die ausgewählten exemplarischen Bilder zeigen Alveolen der gesunden Lunge (a), nach Schädigung (b) sowie nach Rekrutierung durch einen positiv end-exspiratorischen Druck (PEEP) (c)

Nachhaltig muss in diesem Zusammenhang der Stellenwert der nichtinvasiven Beatmung zur Verhinderung nosokomialer Infektionen betont werden.

5.5 Beatmung als proinflammatorischer Stimulus

Beatmung mit hohen Atemzugvolumina und ohne PEEP kann zu einer pulmonalen Freisetzung proinflammatorischer Mediatoren führen (Frank et al. 2006). Allerdings scheint dieser Mechanismus wesentlich von der Art des vorbestehenden Lungenschadens abzuhängen, da in verschiedenen Modellen unterschiedliche, teilweise widersprüchliche Ergebnisse gefunden wurden. Bei Patienten mit einem akuten Lungenversagen kommt es bei protektiver Beatmung zu einer Abnahme inflammatorischer Mediatoren (Parsons et al. 2005). Allerdings ist nicht belegt, ob dies durch Reduktion pulmonaler Freisetzung bedingt ist, oder aber als Ausdruck der klinischen Verbesserung der Patienten interpretiert werden kann (Ranieri et al. 1999). Vor kurzem konnte allerdings auch erstmals bei lungengesunden Patienten eine

Freisetzung proinflammatorischer Mediatoren in Abhängigkeit von der Beatmungseinstellung beobachtet werden (Determann et al. 2010). Dies betont nochmal den Stellenwert der Mechanotransduktion in der beatmeten Lunge.

6 Einstellung der Beatmung und Wahl des Verfahrens

6.1 Akutes Lungenversagen

Beim akuten Lungenversagen dient die Beatmungstherapie im Wesentlichen der Wiederherstellung der Gasaustauschfläche, da die atelektasenbedingte Abnahme des ventilierten Lungenvolumens der wesentliche Mechanismus der Oxygenierungsstörung beim Lungenversagen ist (Ware und Matthay 2000).

6.1.1 Einstellung des Atemzugvolumens und des Inspriationsdrucks

Basierend auf den Erkenntnissen über den beatmungsassoziierten Lungenschaden wurden in den letzten Jahren große klinische Untersuchungen über die optimale Höhe des Atemzugvolumens beim akuten Lungenversagen durchgeführt. Die größte dieser Studien wurde vom amerikanischen ARDS-Network (Acute Respiratory Distress Syndrome Network 2000) mit der Unterstützung der amerikanischen Gesundheitsbehörde (NIH) durchgeführt. Bei 861 Patienten mit akutem Lungenversagen wurde die Anwendung eines damals konventionellen Atemzugvolumens in Höhe von 12 ml/kg KG mit einem reduzierten Atemzugvolumen von 6 ml/kg KG untersucht. Die Untersuchung wurde vorzeitig abgebrochen, da ein signifikanter Abfall der Letalität von 40 % auf 30 % bei Anwendung geringer Atemzugvolumen erzielt wurde, und eine Fortführung der Studie somit ethisch unvertretbar war.

Interessant ist, dass in der Gruppe mit hohem Tidalvolumen in den ersten beiden Tagen nach Studieneinschluss ein besserer Gasaustausch zu verzeichnen war. Dieses Ergebnis bestätigt die klinische Erfahrung, dass mit hohen Tidalvolumina kurzfristig sehr wohl eine Rekrutierung von atelektatischen Lungenarealen erzielt werden kann. Dies hat jedoch keine positiven Auswirkungen auf den Krankheitsverlauf, da die negativen Effekte der hierdurch induzierten Lungenschädigung derart überwiegen, so dass eine dramatisch höhere Sterblichkeit von ARDS Patienten resultiert.

Ermittlung des Atemzugvolumens
Das Atemzugvolumen beim akuten Lungenversagen soll ca. 6 ml/kg des idealen Körpergewichts betragen. Von enormer Bedeutung hierbei ist, dass sich das ideale Körpergewicht aus der Körpergröße ableitet, wozu in der ARDSnet-Studie folgende Formeln Verwendung fanden:

- 50 + 0,91 × (Körpergröße–152,4) bei Männern,
- 45,5, + 0,91 × (Körpergröße–152,4) bei Frauen.

Die Anwendung höherer Tidalvolumina führt beim ARDS zu einer vermehrten ventilatorassoziierten Lungenschädigung, da die funktionell noch für eine Ventilation zur Verfügung stehende sog. Babylunge (▶ Kap. 63, „Intensivtherapie bei akutem Lungenversagen") überdehnt wird. Je nach Schweregrad des ARDS und dem Ausmaß der Atelektasenbildung ist dieser Lungenanteil allerdings so klein, dass auch bei einem Tidalvolumen von 6 ml/kg KG eine endinspiratorische Überdehnung zustande kommt (Terragni et al. 2007). Deshalb muss das Tidalvolumen beim ARDS u. U. < 6 ml/kg eingestellt werden. Die genaue Quantifizierung der Atelektasenbildung und der noch ventilierbaren Restlunge erfordert jedoch bislang aufwendige funktionelle computertomografische Untersuchungen, weshalb es bis heute schwierig ist, diejenigen Patienten zu identifizieren, die von einem solchen **ultraprotektiven** Tidalvolumen besonders profitieren. Einen Anhalt hierfür bietet der inspiratorische Plateaudruck, der < 30 cm H_2O liegen sollte. Auch die Einhaltung dieses Grenzwertes verhindert jedoch nicht zuverlässig eine ventilatorassoziierte Lungenschädigung (Terragni et al. 2007).

Insgesamt sollte der sogenannte driving pressure, die Differenz aus Inspirations- und Exspirationsdruck, nicht 15 cm H_2O überschreiten (Williams et al. 2019).

Kürzlich wurde die sog. Xtravent-Studie veröffentlicht, bei der die konventionell lungenprotektive Beatmung mit einer extrakorporalen Kohlendioxidelimination kombiniert mit sehr kleinen Tidalvolumina (ca. 3 ml/kg KG) verglichen wurde. Das primäre Outcome wurde anhand der ventilatorfreien Tage gemessen. Wenngleich hierfür zunächst kein Unterschied zwischen den Studiengruppen gezeigt werden konnte, so zeigte sich zumindest in einer Post-hoc-Analyse, dass bei den Patienten mit einer ausgeprägteren Hypoxie ($p_aO_2/F_iO_2 \leq 150$) ein signifikant höherer Anteil ventilatorfreier Tage nach 60 Tagen zu verzeichnen war (Bein et al. 2013).

Gerade die ausgeprägt geschädigte Lunge mit möglicherweise konsolidierter, nicht rekruitierbarer Gasaustauschfläche profitiert also höchstwahrscheinlich von dieser **ultraprotektiven** Beatmung.

6.1.2 Positiv endexspiratorischer Druck (PEEP)

Da die Anwendung hoher Atemzugvolumina zur Vermeidung der Atelektasenbildung beim Lungenversagen ungeeignet ist, stellt sich die Frage nach dem Stellenwert des PEEP. Schon Anfang der 1970er-Jahre wurde gezeigt, dass mit PEEP das endexspiratorische Lungenvolumen erhöht und dementsprechend die Oxygenierung verbessert werden kann (Falke et al. 1972). PEEP gehört seitdem zu den wesentlichen

Bestandteilen der Beatmungstherapie beim Lungenversagen, wobei die optimale Höhe des PEEP nach wie vor unbekannt ist. Weitere Untersuchungen müssen zeigen, welcher Algorithmus der PEEP-Einstellung die besten klinischen Erfolge bringt.

Ganz wesentlich für die PEEP-Einstellung ist die Berücksichtigung der individuellen Reaktion eines Patienten auf den PEEP: Kommt es durch PEEP zu einer Rekrutierung bisher verschlossener Lungenareale, könnte dies hilfreich sein. Ist allerdings das Potenzial einer möglichen Rekrutierung bereits erschöpft, wird PEEP eher zu einer weiteren Überdehnung führen. Dies könnte sehr gut erklären, warum in großen, randomisierten kontrollierten Studien kein positiver Effekt höherer PEEP-Werte gefunden werden konnte. Hier wurde eben nicht die individuelle Reaktion auf PEEP zugrunde gelegt, sondern eine fixe PEEP-Einstellungen gewählt (Brower et al. 2004; Meade et al. 2008; Mercat et al. 2008).

Das Rekrutierungspotenzial ist nicht nur vom Ausmaß, sondern wesentlich von der Art der bestehenden Atelektasen abhängig: So ist die Effektivität von PEEP bei Vorliegen neu aufgetretener, kollaptischer Atelektasen in der Regel hoch, wohingegen bei länger bestehenden, konsolidierten Atelektasen selbst hohe PEEP-Level nicht zu einer Verbesserung des Gasaustausches, sondern eher zu einer weiteren Lungenschädigung beitragen. Unklar bleibt, ob Patienten mit hohem Anteil an rekrutierbarem Lungengewebe damit gleichzeitig eine bessere Prognose haben. So war in einer klinischen Studie die Letalität bei diesen Patienten sogar höher als bei denen mit nur geringer Rekrutierung durch PEEP (Gattinoni et al. 2006). Eine mögliche Erklärung ist, dass v. a. das schwere, prognostisch ungünstigere ARDS durch einen massiven Inflammationprozess mit ausgeprägter Atelektasenbildung und damit ein generell höheres Rekrutierungspotenzial gekennzeichnet ist.

Eine Möglichkeit, den Effekt des PEEP auch außerhalb des CT zu bestimmen, besteht darin, nicht nur die Wirkungen auf die Oxygenierung, sondern auch auf den p_aCO_2 oder die Lungenmechanik zu analysieren. In der erwähnten CT-Untersuchung war ein Abfall des p_aCO_2 ebenso wie eine Verbesserung der Lungenmechanik recht gut geeignet, das Rekrutierungspozential dieser Lunge zu bestimmen (Gattinoni et al. 2006).

Zur bettseitigen Adjustierung des PEEP erscheinen zudem nichtinvasive Impedanzmessungen (elektrische Impedanztomographie, EIT) vielversprechend, bei denen die Rekruitierbarkeit einer Lunge durch Abschätzung der regionalen Volumenverteilung beurteilt werden kann, um bei dem Patienten angepasste Ventilatoreinstellungen vorzunehmen. PEEP-Titrierungen unter Berücksichtigung der regionalen Ventilation können hilfreich sein beim Monitoring von Rekruitierbarkeit einerseits und von möglichen Überdehnungen der Lunge andererseits (Moerer et al. 2011).

In der Zukunft werden klinische Untersuchungen nach solchen Untersuchungsergebnissen stratifiziert werden müssen, um den Effekt des PEEP herauszuarbeiten.

Typischerweise finden PEEP-Werte zwischen 10 und 20 cm H_2O bei der Behandlung des akuten Lungenversagens Verwendung.

Die ARDSnet-Studie benutzte einen einfachen Einstellalgorithmus, der neben den Einstellungen des Atemzugvolumens auch eine Tabelle zur PEEP-Einstellung in Abhängigkeit von der notwendigen F_iO_2 und den angestrebten Oxygenierungszielen der Beatmungstherapie umfasst (ARDS-Network 2000). Dieser Algorithmus wird auf dem Boden des nachgewiesenen Outcome-Effekts für die klinische Anwendung empfohlen (Tab. 1).

6.1.3 Atemfrequenz und I : E-Verhältnis

Bei Reduktion des Atemzugvolumens ist häufig keine Normoventilation zu erreichen. Experimentelle Untersuchungen zeigten, dass eine Erhöhung der Atemfrequenz zu einer relativen Zunahme der Totraumventilation führt, sodass Atemfrequenzen von mehr als 20/min zunächst nur selten eingestellt wurden. Die resultierende Erhöhung des p_aCO_2 wurde toleriert und als Konzept der „permissiven Hyperkapnie" bezeichnet. Interessanterweise wurden in der schon zitierten ARDS-Network-Studie deutlich höhere Atemfrequenzen

Tab. 1 Beatmungseinstellung für Patienten mit akutem Lungenversagen (ALI/ARDS) entsprechend der ARDSnet Studie (2000)

Parameter	Einstellung
Beatmungsmodus	Assistiert oder kontrolliert
Atemzugvolumen	6 ml/kg errechnetes Körpergewicht (oben)
Plateaudruck	< 30 cm H_2O
Driving Pressure	< 15 cm H_2O
Atemfrequenz und pH (Ziel)	6–35/min, pH-Wert > 7,3, wenn möglich
I : E-Verhältnis	1:1–1:3
Oxygenierungsziel	– p_aO_2: 55–80 mm Hg – S_pO_2: 88–95 %
Entwöhnung von der Beatmung	Spontanatmungsversuch mittels PS wenn $F_iO_2 < 0,4$; PEEP < 8 cm H_2O
F_iO_2	0,3	0,4	0,4	0,5	0,5	0,6	0,7	0,7	0,7	0,8	0,9	0,9	0,9	1,0
PEEP	5	5	8	8	10	10	10	12	14	14	14	16	18	18–24

eingestellt, wodurch das Ausmaß der permissiven Hyperkapnie reduziert werden konnte.

Hyperkapnie kann zu einer Zunahme des pulmonalen Drucks führen, sodass sich hieraus bei schon vorbestehender Erhöhung des rechtsventrikulären Widerstands ein Rechtsherzversagen entwickeln kann. In solchen Fällen kann die Hyperkapnie nur bei gleichzeitiger Senkung des Pulmonalisdrucks realisiert werden. Eine hyperkapnische Azidose kann selbst organprotektiv wirken (Laffey et al. 2004). Andererseits sind negative Effekte wie eine Steigerung des Hirndrucks oder die Abnahme des renalen Blutflusses bekannt (Kuiper et al. 2005). Bis heute kann deshalb keine Empfehlung für den therapeutischen Einsatz einer hyperkapnischen Azidose außerhalb der Strategie der permissiven Hyperkapnie gegeben werden.

> Bei lungenprotektiver Beatmung kann die Atemfrequenz im Bedarfsfall bis zu ca. 30–35/min gesteigert werden. Die permissive Hyperkapnie sollte sich langsam entwickeln und nicht in einem pH-Wert < 7,20 resultieren.

6.1.4 Wahl des Beatmungsverfahrens

Es existieren bis heute keine Daten, welches spezifische Beatmungsverfahren beim Lungenversagen überlegen ist. Insbesondere die Diskussion um volumenkontrollierte vs. druckkontrollierte Beatmung wurde durch die Untersuchungen zum optimalen Atemzugvolumen entschärft, da offensichtlich die Einhaltung einer Zielvorgabe wichtiger ist als der Modus per se.

Möglicherweise bieten noch seltenere Beatmungsverfahren wie die Hochfrequenz-Oszillations-Ventilation (HFOV) mit extrem niedrigen Tidalvolumina und relativ hohen Atemwegsmitteldrücken Vorteile im Hinblick auf eine Reduktion des ventilatorassoziierten Lungenschadens bei gleichzeitiger Optimierung des Gasaustausches (Downar und Mehta 2006). Eine entsprechende Empfehlung kann jedoch zum jetzigen Zeitpunkt nicht gegeben werden, da eindeutige Ergebnisse größerer klinischer Studien nicht vorliegen.

Zwei große multizentrische, randomisierte Studien haben die HFOV mit konventioneller lungenprotektiver Beatmung verglichen. In der OSCILLATE-Studie zeigte sich in der HFOV-Gruppe eine signifkant höhere Sterblichkeit als in der Kontrollgruppe (47 % vs. 35 %; $p = 0{,}005$), sodass die Studie sogar vorzeitig abgebrochen wurde. Gründe für dieses Ergebnis sind möglicherweise in den höheren Dosen von Midazolam in dieser Patientengruppe, dem häufigeren Einsatz von Muskelrelaxanzien und der Gabe vasoaktiver Medikamente über einen längeren Zeitraum zu sehen (Ferguson et al. 2013). Demgegenüber zeigte sich in der britischen OSCAR-Studie bei fast gleichen Einschlusskriterien kein signifikanter Unterschied zwischen den Gruppen hinsichtlich der 30-Tage-Sterblichkeit (Young et al. 2013). Die Experten raten derzeit vom Einsatz des Verfahrens in der Routineversorgung ab.

Interessant sind Berichte, dass die Beibehaltung einer spontanen Atemaktivität mittels BIPAP beim akuten Lungenversagen zur Verbesserung des Gasaustauschs verglichen zur kontrollierten Beatmung führt (Neumann et al. 2005; Putensen et al. 1999). Offensichtlich kann die Atelektasenbildung in den dorsal und zwerchfellnah liegenden Lungenarealen durch Aktivität des Zwerchfells bzw. dessen unter Spontanatmung optimierter Auslenkung reduziert werden (Abb. 10). Hierfür ist wohl der regional erhöhte transpulmonale Druckgradient verantwortlich, der sich ergibt, wenn das Zwerchfell einen negativen Druck zusätzlich zum durch die Beatmung applizierten Beatmungsdruck aufbaut. Aufgrund der umgekehrten Vorzeichen der Spontanatmung kommt es hierbei kaum zu einer Beeinträchtigung der Hämodynamik, sodass der Sauerstofftransport hierdurch eindeutig verbessert werden kann (Henzler et al. 2004, 2006).

Eine kleine klinische Untersuchung zeigt, dass BIPAP mit früher Spontanatmung bei Patienten mit akutem Lungenschaden zu einer Verkürzung der Beatmungstherapie beiträgt (Putensen et al. 2001). Inwieweit das klinische Outcome hiervon beeinflusst wird, ist heute noch unklar (Putensen et al. 2006a).

6.2 Obstruktive Ventilationsstörung

Bei der obstruktiven Ventilationsstörung besteht das wesentliche **Ziel** der Beatmung in der Übernahme der Atemarbeit, ohne hierbei die die Lunge weiter zu überblähen.

6.2.1 Einstellung des Atemzugvolumens, der Atemfrequenz und des I:E-Verhältnisses

Bei den klassischen obstruktiven Ventilationsstörungen sind die Füllungsvolumina der Lunge hoch.

Die Vermeidung bzw. Limitierung der dynamischen Hyperinflation bei der Beatmung von Patienten mit obstruktiver Ventilationsstörung ist wesentlich (Calverley und Koulouris 2005). Dazu werden wie beim ARDS niedrige Atemzugvolumina von 6 ml/kg KG empfohlen. Die Abnahme der CO_2-Exhalation darf nur bedingt zu einer Erhöhung der Atemfrequenz führen, da mit zunehmender Atemfrequenz die Dauer der Exspiration abnimmt und ihrerseits zur unvollständigen Exspiration führt. Zur Ermöglichung einer ausreichend langen Exspiration werden I : E Zeiten von 1:2–1:4 gewählt.

Zur Erkennung einer ausreichend langen Exspiration dient die Flusskurve, die einen möglichst vollständigen exspiratorischen Gasfluss zeigen sollte. Modifikationen der Beatmungseinstellung sollten anhand des exspiratorischen Gasflusses überprüft werden (Abb. 11).

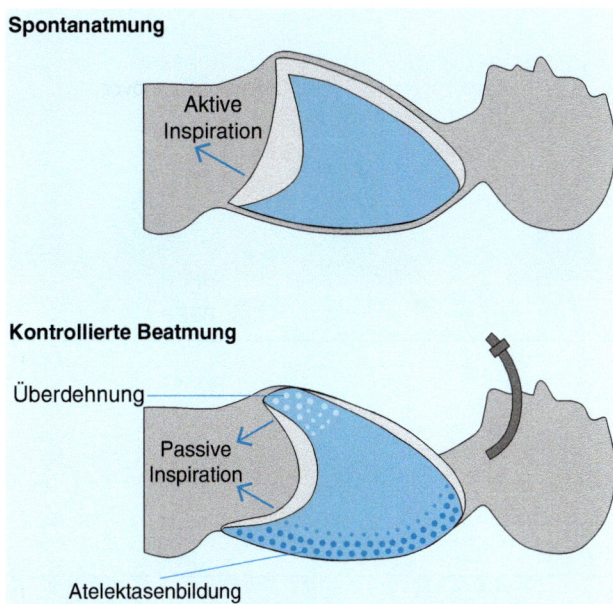

Abb. 10 Stellung und Exkursion des Zwerchfells während Spontanatmung und kontrollierter Beatmung. Während bei unbehinderter Spontanatmung die größten Zwerchfellexkursionen hinten unten zu verzeichnen sind, wird dieser Bezirk unter Narkose zur Prädilektionsstelle der Atelektasenbildung. Die passive Zwerchfellauslenkung in ventralen Lungenarealen hingegen kann bei beim akuten Lungenversagen zu einer zusätzlichen Schädigung der Lunge durch Überdehnung führen

6.2.2 PEEP

Patienten mit COPD lernen, durch die Technik der Lippenbremse einen extrapulmonalen, exspiratorischen Druck aufzubauen, um der dynamischen Erhöhung des Atemwegswiderstands während der Exspiration entgegenzuwirken. Hierdurch wird der Widerstand in den Bronchiolen gesenkt und die Exspiration vereinfacht. Ebenso kann ein externer PEEP bei der Beatmung sinnvoll sein, solange dieser nicht höher ist als der intrinsische PEEP ($PEEP_i$), da anderenfalls eine Zunahme der Überblähung resultieren würde (Jolliet et al. 2001; Ram et al. 2004).

> Der PEEP bei der Beatmung des Patienten mit obstruktiven Ventilationsstörungen sollte bei ca. 75 % des $PEEP_i$ eingestellt werden.

Entsprechend konnte gezeigt werden, dass die Anwendung eines dosierten PEEP beim spontan oder assistiert spontanatmenden COPD-Patienten die Atemarbeit senkt (Guerin et al. 2000). Ein zweiter Grund für die PEEP-Anwendung bei COPD liegt darin, dass ca. 50 % aller Exazerbationen einer COPD durch pulmonale Infektionen bedingt sind („acute on chronic lung failure"). Hier kann PEEP zur Wiedereröffnung etwaiger atelektatischer Lungenareale beitragen.

▶ **Cave** Die Höhe des PEEP bei COPD kann nur durch langsame Titration unter Überwachung der exspiratorischen Flusskurve, des Gasaustauschs und der Kreislaufsituation ermittelt werden (Rodriguez-Roisin 2006); dabei ist mit eher geringeren PEEP-Werten von 3–6 mbar anzufangen, um den intrinsischen PEEP nicht zu überschreiten.

6.2.3 Wahl des Beatmungsverfahrens

Bei der COPD führt der Anstieg der Atemarbeit auf dem Boden der eingeschränkten Lungenmechanik zur Beatmung dieser Patienten. Entsprechend sind v. a. solche Beatmungsverfahren geeignet, die eine optimale Übernahme der Atemarbeit ermöglichen. Je nach Schweregrad der respiratorischen Erschöpfung und dem Allgemeinzustand des Patienten ist zunächst ein Therapieversuch mit nichtinvasiver Beatmung gerechtfertigt (Abschn. 6.3). Bei Versagen der nichtinvasiven Beatmung ist allerdings eine zügige Intubation und häufig auch eine kontrollierte Beatmung indiziert, da nur so eine komplette Übernahme der Atemarbeit ermöglicht und dem Patienten eine notwendige Ruhepause verschafft werden kann (Laghi et al. 1995).

> Die Therapie der Muskelermüdung besteht in der Entlastung der Muskulatur. Die Atemmuskulatur ist nur durch die Übernahme der Atemarbeit durch maschinelle Beatmung zu entlasten.

Druckunterstützte Beatmung (PS) ist zur assistierten Beatmung dieser Patienten geeignet, da jeder Atemhub unterstützt und eine gute **Entlastung der Muskulatur** erreicht wird, die mit der Höhe der Druckunterstützung dosiert werden kann. Mit PS kann dem Patienten die Atemarbeit weitgehend abgenommen werden. PS kann darüber hinaus durch graduelle Reduktion zur **Entwöhnung von der assistierten Beatmung** eingesetzt werden.

6.3 Nichtinvasive Beatmung (NIV)

Bei der NIV wird die maschinelle Beatmung über eine dicht sitzende Nasen- oder Gesichtsmaske appliziert, ohne hierfür einen invasiven künstlichen Atemweg zu verwenden. Auch der Einsatz eines Beatmungshelms ist hierfür möglich. Es werden vergleichbar zur konventionellen Beatmungstechnik verschiedene Beatmungsverfahren verwendet. Zum Einsatz kommen sowohl Intensivbeatmungsgeräte, die eine optimale Überwachung bieten, allerdings häufig nicht zu unterdrückende Leckage-Alarme liefern, und preiswertere High-flow-CPAP-Geräte, die keine Druckunterstützung liefern,

Abb. 11 Diagnose eines intrinsischen PEEP (PEEP$_i$) durch Analyse der Flowkurve. Messung des PEEP$_i$ bei kontrollierter Beatmung durch exspiratorisches Okklusionsmanöver

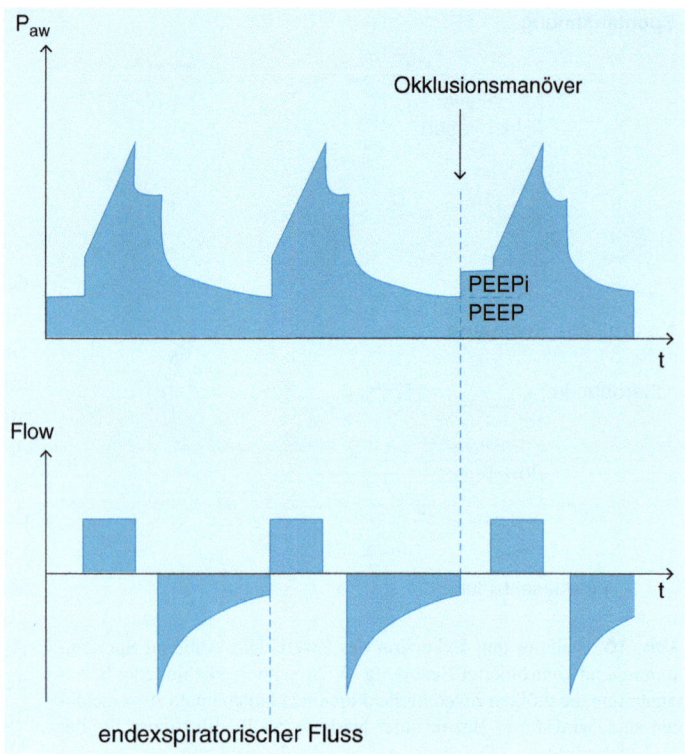

jedoch einfach und problemlos zu handhaben sind. Bei Beachtung der Voraussetzungen und Kontraindikationen des Verfahrens kann hiermit ebenso suffizient wie mittels konventioneller Beatmungstechnik die Atemarbeit übernommen werden (Schönhofer et al. 2008). Übernahme der Atemarbeit bedeutet also nicht notwendigerweise Intubation.

Voraussetzungen der NIV
- Wacher, adäquat reagierender Patient
- Maske ist ohne größere Leckage anzupassen
- Patient toleriert die Maske
- Kein wesentliches Aspirationsrisiko
- Keine Verletzungen im Gesichtsbereich
- Logistische Voraussetzungen zur Durchführung und Überwachung der NIV gegeben

6.3.1 Indikationen der NIV

Der Vorteil der NIV ist die Vermeidung der Risiken bzw. Nachteile der invasiven Beatmung. Hierzu gehören laryngeale und tracheale Verletzungen, ein notwendigerweise höherer Sedierungsgrad sowie ein schlechterer Patientenkomfort. Von entscheidender Bedeutung für die Bewertung der NIV im Rahmen der Intensivtherapie ist jedoch die mögliche Reduktion der Inzidenz beatmungsassoziierter Pneumonien (Abschn. 5.4) durch den Verzicht auf den Endotrachealtubus als Leitschiene für Bakterien, da hierdurch möglicherweise auch die Letalität reduziert werden kann.

Die Vorteile der NIV können prinzipiell zu verschiedenen Zeitpunkten des Aufenthaltes eines Patienten auf der Intensivstation genutzt werden: So kann die NIV der primären Vermeidung einer Intubation dienen oder nach Intubation zur schnelleren Entwöhnung von der Beatmung eingesetzt werden. Nach Extubation kann NIV zur Prophylaxe einer Reintubation durchgeführt oder bei erfolglosem Extubationsversuch („extubation failure") zur Vermeidung einer Reintubation genutzt werden.

Ziele der NIV
- Vermeidung der Intubation
- Entwöhnung von der Beatmung
- Vermeidung der Reintubation
- zur Prophylaxe bei Risikofaktoren
- bei „extubation failure"

Die NIV wird eingesetzt, um die Ziele der maschinellen Beatmung, nämlich die Übernahme der Atemarbeit und/oder die Optimierung des Gasaustausches, bei Vermeidung der tubusassoziierten Risiken nutzen zu können.

Bis heute vorliegende Studien machen deutlich, dass NIV prinzipiell bei allen der oben genannten Indikationen zu einer Verbesserung des Outcomes von Intensivpatienten beitragen kann. Von größerer Bedeutung für den Erfolg der NIV sind hingegen Art und Ursache der respiratorischen Insuffizienz und damit das Ziel der Beatmung.

6.3.2 NIV zur Vermeidung der Intubation

Klinische Studien zeigen eindeutig, dass der Einsatz von NIV zur Vermeidung einer Intubation sinnvoll ist. Insbesondere bei exazerbierter COPD mit hyperkapnischer respiratorischer Insuffizienz (Brochard et al. 1995; Plant et al. 2000) und hyperkapnischem kardiogenem Lungenödem (Lin et al. 1995; Park et al. 2004; Gray et al. 2008) kann NIV im Vergleich zu Sauerstoffinsufflation meist zu einer Verbesserung des Gasaustauschs, einer Reduktion der Intubations- und Komplikationsrate sowie der Aufenthaltsdauer im Krankenhaus beitragen. In einigen Untersuchungen konnte hierdurch auch die Letalität reduziert werden (Ram et al. 2004; Masip et al. 2005). Die für eine erfolgreiche Beatmungstherapie bei COPD wichtige Übernahme der Atemarbeit gelingt also offensichtlich gut, während die positiven Effekte bei kardiogenem Lungenödem sowohl Folge der pulmonalen Effekte als auch einer kardialen Entlastung durch den positiven Atemwegsdruck (Abschn. 5.1) sind.

Auch bei hypoxischer respiratorischer Insuffizienz wie bei schwerer Pneumonie kann der Gasaustausch durch NIV und den damit verbundenen positiven Atemwegsdruck verbessert werden. Diese Effekte sind allerdings im Wesentlichen von der Dauer der Therapie abhängig, und sie sind kurze Zeit nach Unterbrechung der Beatmung oft kaum noch nachweisbar (Putensen et al. 2006a). Der Einsatz von NIV kann zwar auch hier zu einer Reduktion der Intubations- und Komplikationsrate sowie der Aufenthaltsdauer im Krankenhaus beitragen, ein deutlicher Einfluss auf die Letalität konnte jedoch bislang nicht gezeigt werden (Delclaux et al. 2000).

6.3.3 NIV zur Entwöhnung von der Beatmung

Patienten mit schwieriger und prolongierter Entwöhnung von der Beatmung können u. U. früher erfolgreich extubiert werden, wenn nach Extubation sofort mit NIV begonnen wird (Ferrer et al. 2003; Nava et al. 1998). So können möglicherweise auch die Patienten extubiert werden, bei denen ein Spontanatmungsversuch (Abschn. 7) nicht erfolgreich war. In den besonders erfolgreichen klinischen Studien, die für dieses Procedere neben anderen positiven Effekten auch eine höhere Überlebensrate nachweisen konnten, wurden allerdings auch zum großen Teil COPD-Patienten untersucht (Ferrer et al. 2006).

6.3.4 NIV zur Vermeidung der Reintubation

Gelingt eine Extubation nach schwieriger Entwöhnung von der Beatmung, kann durch den prophylaktischen Einsatz der NIV die Rate an Reintubationen verringert werden (Ferrer et al. 2006). Auch hier sind jedoch die positiven Effekte v. a. bei COPD Patienten nachweisbar. Demgegenüber konnte eine klinische Studie aus dem Jahr 2004 keinerlei positive Effekte für den Einsatz von NIV bei vorwiegend hypoxischer respiratorischer Insuffizienz innerhalb von 48 h nach Extubation nachweisen (Esteban et al. 2004). Im Gegenteil war die Letalität in der Gruppe mit NIV sogar höher als in der Kontrollgruppe. Von Bedeutung für die Ergebnisse dieser Studie ist mit Sicherheit die unterschiedliche Zeitspanne bis zur Reintubation: Während die Patienten in der Kontrollgruppe bei persistierender respiratorischer Insuffizienz im Mittel innerhalb von 2 h reintubiert wurden, erfolgte die Reintubation bei den erfolglos behandelten Patienten in der NIV-Gruppe erst im Mittel nach 12 h. Dieser Unterschied macht deutlich, dass eine erfolglose NIV-Therapie nicht zu lange fortgeführt werden darf.

6.3.5 Fazit für die Praxis

Die Ergebnisse klinischer Studien lassen den Schluss zu, dass ein Therapieversuch mit NIV immer gerechtfertigt ist, solange keine Kontraindikationen vorliegen. Allerdings sind die positiven Effekte v. a. dann deutlich ausgeprägt, wenn NIV zur Übernahme der Atemarbeit eingesetzt wird, also die Ventilation im eigentlichen Sinne unterstützt werden soll. Ist das Ziel der NIV hingegen die Rekrutierung und Stabilisierung von Alveolarbezirken beim primär hypoxischen Lungenversagen, ist die Effektivität von NIV deutlich geringer. Hier scheinen Faktoren wie Undichtigkeiten an Maske oder Helm und die intermittierende Unterbrechung der Therapie einer dauerhaften Stabilisierung der Gasräume entgegenzustehen. Weiterhin muss berücksichtigt werden, dass positiver Atemwegsdruck bei konsolidierten Atelektasen kaum zu einer raschen Rekrutierung beiträgt (Abschn. 6.1).

Es ist wichtig, diese Grenzen der NIV zu kennen und bei Versagen der NIV rechtzeitig eine Intubation durchzuführen. Im Allgemeinen wird hierfür ein Zeitraum von 1–2 h empfohlen. Kommt es in diesem Zeitraum nicht zu einer deutlichen Verbesserung des Gasaustausches und der Klinik, darf der Entschluss zur Intubation nicht verzögert werden (Abb. 12).

Prädiktoren für den Erfolg der NIV
- Gute Synchronisation zwischen Ventilator und Patient
- Intakter Zahnstatus
- Niedriger Apache-Score (Krankheitsschweregrad)
- Niedrige Leckage
- Ausreichende Sekretmobilisation
- Adäquate Neurologie/Compliance des Patienten
- Erfahrung des behandelnden Teams
- Ausreichendes Equipment (z. B. Masken unterschiedlicher Größe)
- Engmaschige Überwachung

Die NIV ist heute Beatmungstherapie der 1. Wahl bei respiratorisch insuffizienten COPD-Patienten. Sollte die NIV allerdings im individuellen Patienten nicht möglich oder nicht erfolgreich sein, darf die Entscheidung zur notwendigen Intubation nicht verzögert werden (Peigang und Marini 2002).

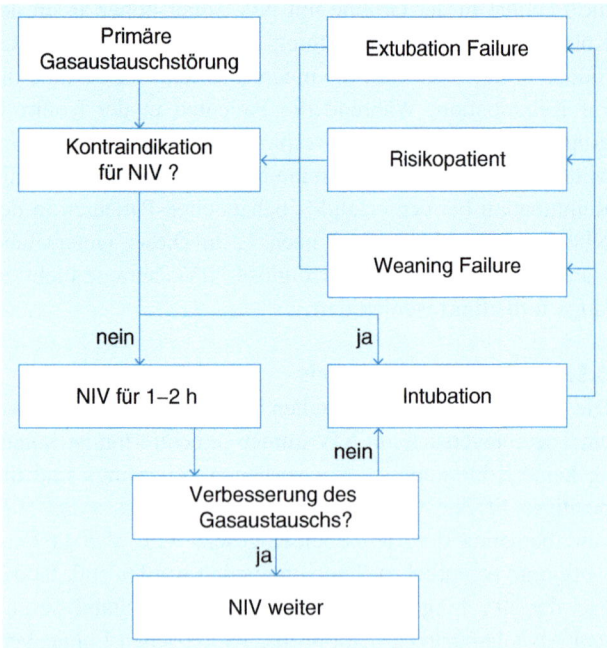

Abb. 12 Algorithmus zum Einsatz der nichtinvasiven Beatmung (NIV)

Tab. 2 Durch eine internationale Task Force definierte 3 Weaning-Gruppen. (Nach Boles et al. 2007)

Kategorie	Weaning	Kennzeichen
1	Einfaches Weaning	Erfolgreiches Weaning nach dem ersten SBT und der ersten Extubation
2	Schwieriges Weaning	Erfolgreiches Weaning nach initial erfolglosem Weaning spätestens beim 3. SBT oder innerhalb von 7 Tagen nach dem ersten erfolglosen SBT
3	Prolongiertes Weaning	Erfolgreiches Weaning erst nach mindestens 3 erfolglosen SBT oder Beatmung länger als 7 Tage nach dem ersten erfolglosen SBT

SBT = „spontaneous breathing trial" (Spontanatmungsversuch)

dieser Patienten muss nach Entlassung außerklinisch beatmet werden (Windisch et al. 2010). Gerade in der Kategorie 3 der Weaning-Klassifikation (prolongiertes Weaning; Tab. 2) werden demzufolge sehr unterschiedliche Patienten mit auch sehr unterschiedlichen Prognosefaktoren zusammengefasst. Um dieser Problematik gerecht zu werden, wurden die Kategorien in Hinblick auf Patientenoutcome und ausstehender Weiterversorgung entsprechend angepasst (https://www.awmf.org/uploads/tx_szleitlinien/020-015l_S2k_Prolongiertes_Weaning_2019_09_1.pdf).

7 Entwöhnung von der Beatmung

Da die maschinelle Beatmung mit nennenswerten Risiken und Nebenwirkungen behaftet ist, deren Häufigkeit mit der Beatmungsdauer zunimmt, sollte eine möglichst frühe Entwöhnung von der Beatmung angestrebt werden. Bei ca. 20 % aller beatmeten Patienten gestaltet sich die Entwöhnung schwierig und kann hier bis zu 60 % der gesamten Beatmungsdauer beanspruchen. Eine profunde Kenntnis der Pathophysiologie und der Klinik dieser Phase ist für die intensivmedizinische Praxis unverzichtbar (Marelich et al. 2000).

7.1 Begriffsbestimmung

Die Entwöhnung bezeichnet den Übergang von maschineller Beatmung zur vollständigen Spontanatmung. Im weiteren Sinn beginnt dieser Prozess mit der graduellen Reduktion der maschinellen Ventilation und der entsprechenden Zunahme der Spontanatemaktivität. In engeren Sinn umfasst die Entwöhnung die Phase der Beendigung der Beatmungstherapie.

Durch eine internationale Task Force wurden 3 Weaning-Gruppen definiert (Boles et al. 2007), bei denen der Weaning-Erfolg in einen zeitlichen Kontext eingeordnet wird (Tab. 2).

Insbesondere Patienten der Kategorie 3 werden oftmals in spezialisierten Weaning-Kliniken versorgt. Die Beatmungszeiten liegen mitunter weit über 7 Tage nach dem ersten SBT („spontaneous breathing trial"), und ein beträchtlicher Anteil

7.2 Grundlagen der Entwöhnung

Die wesentliche Voraussetzung für eine erfolgreiche Entwöhnung ist ein Gleichgewicht zwischen der notwendigen und der möglichen Atemarbeit (Lellouche et al. 2006).

Überschreitet die notwendige Atemarbeit die Leistungskapazität der Atemmuskulatur, wird sich der Patient an seiner eigenen Atmung erschöpfen und eine zunehmende respiratorische Insuffizienz entwickeln (Goldstone 2002).

Klinische und physiologische Zeichen und Verlauf der inspiratorischen Muskelerschöpfung
- Tachypnoe, T_V erniedrigt
- „rapid shallow breathing"
- Diskoordination der Atmung:
- CO_2-Retention, Entwicklung einer respiratorischen Azidose
- „paradoxe Atmung"
- „respiratory alternans"

Da die Atemarbeit der wesentliche, pathophysiologische Faktor während der Entwöhnung ist, wäre es wünschenswert, die Atemarbeit direkt messen zu können.

Die Atemarbeit (work of breathing, WOB) kann im physikalischen Sinne als das Produkt aus transpulmonalem Druck (p_{tp}) und Zugvolumen (V_T) für einen Atemzug gemessen werden:

$$WOB = p_{tp} * V_T$$

Der transpulmonale Druck während assistierter Beatmung ergibt sich aus der Summe des applizierten Atemwegsdrucks (p_{aw}) und dem vom Patienten aufgebrachten Pleuradruck (p_{pl}). Der p_{pl} kann mit einem Druckmesskatheter im Ösophagus abgeschätzt werden, sodass ein solcher Ösophaguskatheter zur direkten Messung der Atemarbeit notwendig ist. Da diese Technik allerdings mit vielen Fehlerquellen behaftet ist, hat sich diese Messung klinisch nicht etabliert.

Da die direkte Messung der Atemarbeit in der klinischen Routine nicht zur Verfügung steht, ist es wichtig, die verschiedenen Determinanten der Atemarbeit aufzuzeigen, um das Konzept einer balancierten Atemlast während der Entwöhnung umzusetzen.

7.2.1 Erforderliche Atemarbeit

Die Atemarbeit unterteilt sich in die patientenabhängige und die sog. zusätzliche, durch das Beatmungssystem bedingte Atemarbeit.

Determinanten der erforderlichen Atemarbeit
- **Patientenabhängige Faktoren**
  - Compliance
  - Resistance
  - Auto-PEEP
  - VO_2
  - VCO_2
  - Grad der Analgosedierung
  - Schmerzen, Stress
- **„Added work of breathing"**
  - Größe des Endotrachealtubus
  - Triggerschwelle
  - Demand-flow-Systeme
  - Höhe des Gasflusses
  - Grad der Synchronisation

Mechanik des respiratorischen Systems
Die von der Atemmuskulatur zu leistende Atemarbeit hängt maßgeblich von der Mechanik des respiratorischen Systems ab. Ist die Compliance erniedrigt, muss für ein suffizientes Atemzugvolumen (V_T) ein erhöhter Druck aufgebaut werden. Eine Verbesserung der Compliance führt zu einer Senkung der Atemarbeit.

Es sollten alle therapierbaren Ursachen einer erniedrigten Compliance, wie etwa Pleuraergüsse, Pneumothoraces o. Ä., vor beginnender Entwöhnung behandelt werden. In diesem Zusammenhang muss auch besonderes Augenmerk auf die Flüssigkeitstherapie und -bilanz gerichtet werden, da die mit der Beatmung einhergehende Wasser- und Natriumretention häufig zu einem interstitiellen Ödem mit Abnahme der Compliance führt, sodass in der Phase der Entwöhnung die Gabe von Diuretika oftmals hilfreich ist.

Zur Überwindung einer erhöhten Resistance muss eine höhere Atemarbeit geleistet werden. Entsprechend gestaltet sich die Entwöhnung bei COPD-Patienten besonders schwierig und langwierig.

Metabolisches Gleichgewicht
Die O_2-Aufnahme und die CO_2-Abgabe sind wesentliche Determinanten des respiratorischen Bedarfs und der Atemarbeit. Aus diesem Grund ist die Entwöhnung bei allen Zuständen mit relevanter Erhöhung der VO_2 oder VCO_2 (Fieber, septisches Syndrom) schwierig. In diesen Situationen sollte zunächst die Infektion beherrscht und die Temperatur soweit gesenkt werden, dass eine Erhöhung des metabolischen und respiratorischen Umsatzes vermieden wird.

Ernährungsregime
Während der Entwöhnung soll eine normokalorische Ernährung angestrebt werden. Es liegen keine überzeugenden Befunde für ein spezifisches Ernährungsregime vor.

Um das Verhältnis von Kohlendioxidproduktion und Sauerstoffverbrauch, den respiratorischen Quotienten (RQ), bei respiratorisch eingeschränkten Patienten günstig zu beeinflussen, wird meist eine kohlenhydratarme und lipidreiche Ernährung empfohlen. Da der RQ für Fett (0,7) geringer als der für Kohlenhydrate (1,0) ist, führt dies im Vergleich zu isoenergetischer kohlenhydratreicher und lipidarmer Ernährung zu einer Reduktion der CO_2-Produktion (Tappy et al. 1998). Ob diese Strategie durch eine Entlastung der zu leistenden Atemarbeit auch das Outcome dieser Patienten verbessert, konnte allerdings bis heute nicht belegt werden.

Das Gleichgewicht der Elektrolyte und Mineralien spielt eine wesentliche Rolle für die Leistungsfähigkeit der Atemmuskulatur. Ein Mangel an Phosphat, Kalzium oder Magnesium kann ebenso wie die Ausbildung einer Azidose zu einer klinisch relevanten Abnahme der muskulären Kraft führen (Aubier 1989).

Die Korrektur etwaiger Elektrolytstörungen verbessert die muskuläre Kapazität, sodass bei der schwierigen Entwöhnung Elektrolytstörungen aktiv gesucht, diagnostiziert und korrigiert werden müssen.

Sonstige Faktoren
Schmerzen oder physischer und psychischer Stress können den Verlauf der Entwöhnung erschweren. Neben einer suffizienten medikamentösen Analgosedierung ist dementsprechend die psychologische Betreuung des Patienten während der Entwöhnung besonders wichtig. Hierzu kann die Bildung eines Teams der betreuenden Personen unter Einschluss der Familienangehörigen hilfreich sein. Mit normalen

Umweltreizen aus dem gewohnten Umfeld (Musik, Bücher, Erzählungen etc.) kann der Patient stimuliert werden.

Das Einhalten eines Schlaf-wach-Rhythmus ist wichtig, da bei Schlafmangel neben der generellen Beeinträchtigung des Wohlbefindens auch eine Fehlregulation der Atemsteuerung resultiert. Bei länger dauernden, schwierigen Verläufen der Entwöhnung bietet der Nachtschlaf eine Gelegenheit zur Erholung der Atemmuskulatur.

Die Bedeutung der Erholungsphasen wird dadurch unterstrichen, dass nach der Entwicklung einer inspiratorischen Muskelermüdung die Gewährung längerer Erholungsphasen die einzige Möglichkeit zur Wiederherstellung der ursprünglichen Muskelkraft ist (Laghi et al. 1995).

Endotrachealer Tubus
Der Endotrachealtubus (ETT) führt zu einer Querschnittsverengung der oberen Atemwege und zu einem Anstieg des Strömungswiderstands. Die Widerstandserhöhung ist vom Innendurchmesser des Tubus und der Gasströmung abhängig. Bei klinisch verwendeten Tubendurchmessern wird sich in aller Regel eine turbulente Gasströmung einstellen, sodass die Tubusresistance nicht linear, sondern quasi exponentiell von Gasfluss und Durchmesser abhängt (Guttmann et al. 1993). Die Atemarbeit steigt mit Abnahme des Tubusdurchmessers und Zunahme der Gasströmung erheblich an (Shapiro et al. 1986).

Für den Verlauf der Entwöhnung ist dies relevant, wenn ein Patient diese zusätzliche Atemarbeit nicht leisten kann und deswegen zu erschöpfen droht.

Bei der schwierigen Entwöhnung sollen möglichst großlumige Tuben oder Trachealkanülen gewählt werden, da hierdurch die zusätzliche Atemarbeit minimiert wird.

Häufig wird zur Erleichterung der Entwöhnung eine frühzeitige Tracheotomie in perkutaner Dilatationstechnik durchgeführt. Auch wenn dieses Verfahren heute weite klinische Verbreitung besitzt, ist keine überzeugende Datenlage verfügbar, dass hierdurch wirklich die Dauer oder der Verlauf der Beatmungstherapie positiv beeinflusst werden können. Homogen wird aber in der Klinik ein einfacheres Handling des Patienten berichtet, da sowohl die Sekretmobilisation und das Absaugen als auch die intermittierende Beatmung mittels Kanüle einfacher erscheint als durch nichtinvasive Verfahren. Ein direkter Vergleich der frühen Tracheotomie zu nichtinvasiven Beatmungstechniken bei der Entwöhnung steht allerdings noch aus.

Technische Einflüsse
Eine weitere Ursache zusätzlicher Atemarbeit ist das Beatmungssystem selbst. Zur Erkennung einer Inspirationsbemühung ist der Triggermechanismus notwendig. Die Sensitivität des Triggermechanismus ist entscheidend für das Ausmaß der zusätzlichen Atemarbeit. Je höher die Triggerschwelle eingestellt ist, desto mehr Atemarbeit muss der Patient leisten (Samodelov und Falke 1988).

Die Triggerschwelle wird so sensibel wie möglich eingestellt, ohne dass es zum Phänomen der Selbsttriggerung („auto-triggern") kommt.

Das Auto-triggern darf allerdings nicht automatisch zur Erhöhung der Triggerschwelle führen, sondern es müssen zunächst mögliche Gründe hierfür überprüft werden, wie etwa Wasser im System o. Ä. Ebenso darf eine Tachypnoe nicht durch Verstellen des Triggers maskiert werden, sondern es muss die Ursache hierfür gesucht und ggf. behandelt werden.

In modernen Beatmungsgeräten wird die inspiratorische Gasströmung bei der assistierten Spontanatmung durch einen Demand-flow-Regler kontrolliert. Mit Hilfe dieser Regulation wird soviel Gasfluss vom Beatmungsgerät appliziert, dass der vorgewählte Druck im Beatmungssystem aufrechterhalten wird. Wenn mit einer solchen Regulation keine Druckkonstanz während der Inspiration gewährleistet ist, steigt die Atemarbeit des Patienten an. Die Entwicklung mikroprozessorgesteuerter Beatmungsgeräte mit schnellen Ventilen hat dieses Problem minimiert. Dennoch führt auch ein gutes Regelsystem mit mechanischen Ventilen zu einer zusätzlichen Atemarbeit.

Mit kontinuierlichen Flusssystemen (z. B. High-Flow-CPAP) kann annähernd vollständige Druckstabilität erreicht werden. Allerdings muss die Gasströmung unter Zuhilfenahme eines ausreichend großen Reservoirs höher sein als die vom Patienten benötigte Gasströmung (Abb. 13).

Synchronisation
Bei der assistierten Spontanatmung wird der transpulmonale Druckgradient anteilig vom Patienten und vom Beatmungsgerät aufgebracht. Die maschinelle Assistenz sollte synchron zur Atembemühung des Patienten appliziert werden. Geht diese Synchronisation verloren, kommt es zu einer Verschiebung zwischen Inspirationsbemühung und maschineller Unterstützung, die zu einer ineffektiven Entlastung der Atemmuskulatur und zur Behinderung der Exspiration führen kann. Klinische Folgen sind ein Anstieg der Atemarbeit sowie das Gefühl der Dyspnoe (Fabry et al. 1995).

Synchronisationsstörungen sind durch die genaue, klinische Beobachtung zu diagnostizieren, wobei die Aktivität der Atemhilfsmuskulatur, nasale und juguläre oder Einziehungen der unteren Thoraxapertur oder aber eine etwaige exspiratorische Aktivität der Bauchmuskeln führende Befunde sind.

7.2.2 Mögliche Atemarbeit
Für die erfolgreiche Entwöhnung ist es Bedingung, die notwendige Atemarbeit ohne maschinelle Unterstützung aufbringen zu können. Hierfür sind ein adäquater Atemantrieb

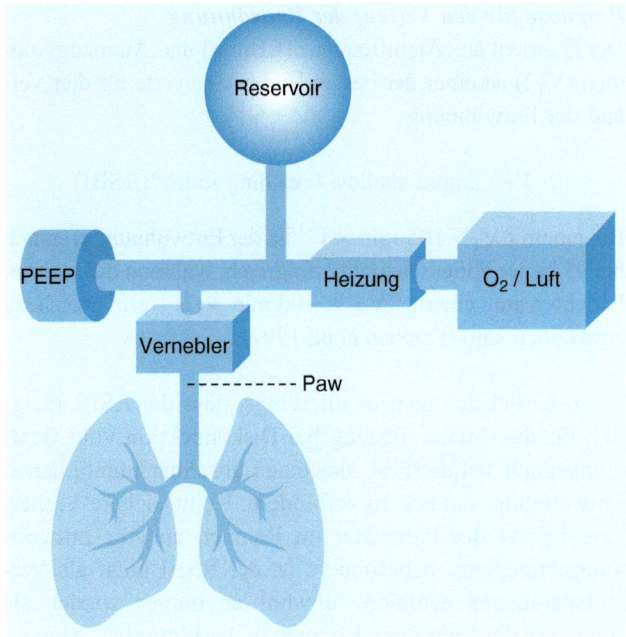

Abb. 13 Schematische Darstellung eines High-flow-CPAP-Systems

und die entsprechende Leistungsfähigkeit der Atemmuskulatur Grundvoraussetzung (Goldstone 2002).

Bei der akuten respiratorischen Insuffizienz ist der Atemantrieb in aller Regel stimuliert, was zu einer Ermüdung der Atemmuskulatur durch den permanent erhöhten „drive" führen kann. Deswegen darf der Atemantrieb während der Entwöhnung weder zu hoch noch zu niedrig sein. Eine wesentliche Rolle spielt in diesem Zusammenhang die Modulation des Atemantriebs mittels Analgosedierung. Die Anwendung kurzwirksamer Medikamente hat sich bewährt, da sie eine zeitnahe Reaktion auf die gegebene Situation erlauben.

Kraft und Ausdauer der Atemmuskulatur werden von vielen Faktoren bestimmt, wobei die dynamische Hyperinflation klinisch die wichtigste Rolle spielt (Abschn. 6.2). Entwickelt sich während der Entwöhnung eine dynamische Hyperinflation, so wird durch die veränderte Geometrie des respiratorischen Systems die Atemmuskulatur in einem Bereich ungünstiger Länge-Kraft-Relation arbeiten müssen.

7.2.3 Hämodynamische Konsequenzen der Entwöhnung

Während in Ruhe der O_2-Verbrauch der Atemmuskulatur 1–3 % der gesamten VO_2 beträgt, kann dieser Anteil während der Entwöhnung auf 5 % ansteigen. Da der Sauerstoffbedarf des Zwerchfells lediglich durch eine Erhöhung des Herzzeitvolumens gewährleistet werden kann, muss die kardiale Leistungsfähigkeit während der Entwöhnung erhalten sein (Hurford und Favorito 1995).

▶ **Cave** Ein Patient im Schock sollte nicht entwöhnt werden.

> Eine eventuelle Hyper- oder Hypovolämie muss vor dem Weaning korrigiert werden.

Ein weiterer Grund für die engmaschige Kontrolle der kardialen Funktion ist die Reduktion des intrathorakalen Drucks während der Entwöhnung. Hiermit wird der venöse Rückstrom zum rechten Herzen verbessert, es steigt aber die Nachlast des linken Ventrikels, was v. a. bei vorbestehender Herzinsuffizienz zum Versagen des linken Ventrikels führen kann (Pinsky 2005).

▶ **Cave** Eine latente linksventrikuläre Herzinsuffizienz kann durch abrupte Änderung der intrathorakalen Drücke während der Entwöhnung demaskiert werden. Hierdurch kann es beim Risikopatienten zu transienten koronaren Ischämien und zum Linksherzversagen kommen (Lemaire et al. 1988).

Wegen der hämodynamischen Konsequenzen des intrathorakalen Drucks ist bei der Entwöhnung von kardialen Risikopatienten ein invasives Kreislaufmonitoring manchmal unumgänglich.

8 Schwierige Entwöhnung

Die Häufigkeit der schwierigen Entwöhnung beträgt ca. 20 % aller beatmeten Patienten. Nach kurzzeitiger Beatmungstherapie, etwa zur postoperativen Nachbeatmung oder bei Traumata, verläuft die Entwöhnung in aller Regel unproblematisch. Nach lang dauernder Beatmung und bei COPD ist bei bis zu 50 % der Patienten mit Entwöhnungsproblemen zu rechnen.

Um objektive Daten für den Verlauf der Entwöhnung zu erhalten, wird heute meist ein sog. Spontanatmungsversuch („spontaneous breathing trial"; SBT) mit geringer Druckunterstützung benutzt (Brochard et al. 1994; Esteban et al. 1997). Die Kriterien, die zur Beurteilung eines solchen Versuchs herangezogen werden, sind in Tab. 3 gezeigt.

Nach erfolgreichem Spontanatmungsversuch ist eine direkte Entwöhnung in aller Regel möglich, während Patienten, die einen solchen Versuch nicht erfolgreich abschließen, als schwierig zu entwöhnen eingeschätzt werden. Dieses Vorgehen dient der Klassifizierung der Patienten während der Entwöhnung und ist wesentlicher Bestandteil von Entwöhnungsprotokollen.

Tab. 3 Erfolgversprechende Kriterien zur Beurteilung eines T-Stück-Versuchs

Parameter	Wert
Atemzugvolumen (TV)	> 5 ml/kg KG
Atemfrequenz (f)	< 35/min
Sauerstoffsättigung (S_aO_2)	> 90 % (bei F_iO_2 < 0,4)
Maximaler Inspirationsdruck (p_{imax})	< 20 mbar
Herzfrequenz (HF)	< 140/min und keine andauernde Abweichung > 20 % vom Kontrollwert
Systolischer Blutdruck	< 180 mm Hg oder > 90 mm Hg und keine andauernde Abweichung > 20 % vom Kontrollwert
Psychische Verfassung	Keine Unruhe, Agitation oder Angst

8.1 Entwöhnungskonzepte

8.1.1 Zielgrößen

Es gibt keine wissenschaftlich fundierten Präferenzen für ein spezifisches Verfahren zur Entwöhnung (Boles et al. 2007). Gerade bei schwierig zu entwöhnenden Patienten wird sich das Vorgehen eher am individuellen Verlauf als an einem festen Schema orientieren müssen. Zur Entwicklung einer erfolgreichen Entwöhnungsstrategie müssen v. a. folgende Fragen beantwortet werden:

- Welche Kriterien werden für Verlauf und Erfolg der Entwöhnung angelegt?
- Wann kann mit der Entwöhnung begonnen werden?
- Welche Entwöhnungstechnik wird gewählt?

8.1.2 Auswahl objektiver Entwöhnungskriterien

Anhand objektiver Kriterien zur Beurteilung der Entwöhnung sollte es möglich sein, die Patienten zu identifizieren, die noch nicht zu entwöhnen sind. Bei diesen Patienten sollte anhand der Entwöhnungskriterien auch die Ursache der Ventilatorabhängigkeit beurteilbar sein, um so eventuelle Änderungen des therapeutischen Managements objektivieren zu können. Auf der anderen Seite sollen Patienten identifiziert werden, die einfach und schnell zu entwöhnen sind, damit die Beatmungstherapie nicht unnötig prolongiert wird.

Atemmuster

Da die häufigste Ursache der gescheiterten Entwöhnung in der Entwicklung einer respiratorischen Muskelermüdung besteht, die durch ein typisches Atemmuster gekennzeichnet ist, wurde das Atemmuster als **valider** und einfach zu bestimmender Parameter für die erfolgreiche Entwöhnung beschrieben.

Prognose für den Verlauf der Entwöhnung

Der Quotient aus Atemfrequenz (f:1/min) und Atemzugvolumen (V_T:l) ist einer der besten Vorhersagewerte für den Verlauf der Entwöhnung:

$$f/V_T : \text{„rapid shallow breathing index"(RSBI)}$$

Bei einem $f/V_T > 105/\text{min} \times l^{-1}$ ist der Entwöhnungsversuch bei 95 % der Patienten nicht erfolgreich, während die meisten Patienten mit einem $f/V_T < 100/\text{min} \times l^{-1}$ erfolgreich zu entwöhnen sind (Esteban et al. 1997).

Zu berücksichtigen ist allerdings, dass der RSBI lediglich für die direkte Testung bei Diskonnektion vom Beatmungsgerät validiert ist, um einen absehbar unmöglichen Entwöhnungsversuch zu verhindern. Keine sichere Vorhersage besitzt der Parameter im Rahmen anderer Entwöhnungsstrategien; insbesondere ist der RSBI nicht als Verlaufsparameter evaluiert, obwohl er immer wieder als solcher in der Literatur, aber auch in der klinischen Anwendung herangezogen wird (Esteban et al. 1997; Yang und Tobin 1991).

Atemarbeit und Sauerstoffverbrauch

Da die Atemarbeit klinisch nur schwierig zu messen ist, wurde als indirektes Maß hierfür der gesteigerte Sauerstoffverbrauch (VO_2) bei einsetzender Spontanatmung benutzt. Die Differenz des VO_2 zwischen kontrollierter Beatmung und Spontanatmung sollte demnach der Zunahme des O_2-Verbrauchs der nun arbeitenden Atemmuskulatur entsprechen und mit der Höhe der inspiratorischen Atemarbeit korrelieren („oxygen cost of breathing"). Die VO_2-Differenz kann nichtinvasiv mit Hilfe der indirekten Kalorimetrie bestimmt werden.

Auch wenn es bezüglich der Grenzwerte für die VO_2-Differenz während der Entwöhnung unterschiedliche, z. T. widersprüchliche Ergebnisse gibt (5–50 %), ist die Entwöhnung bei einem exzessiven VO_2-Anstieg durch Spontanatmung (> 10–15 %) in aller Regel nicht erfolgreich (Hormann et al. 1992).

Atemwegsokklusionsdruck (P0.1)

Der P0.1 ist der negative Druck in den ersten 100 ms einer Inspiration gegen ein geschlossenes System. Da hierbei kein Gas im respiratorischen System fließt, ist dieser Wert von lungenmechanischen Größen weitgehend unabhängig. Bei gegebener Muskelkraft ist der P0.1 direkt proportional zum Atemantrieb. Während die P0.1-Normalwerte beim Gesunden bei 1–2 cm H_2O liegen, ist der P0.1 während der akuten respiratorischen Insuffizienz erhöht und sinkt wieder mit Besserung der respiratorischen Leistungsfähigkeit.

Da der erhöhte zentrale Atemantrieb mit Besserung der respiratorischen Insuffizienz wieder abnimmt, wird ein niedriger P0.1 als prädiktiver Wert für die erfolgreiche Entwöhnung angegeben. Auch hier besteht hinsichtlich des Grenzwertes für eine erfolgreiche Entwöhnung Unklarheit, da je nach Studie Grenzwerte zwischen 3 und 6 cm H_2O angegeben werden. Des Weiteren gilt zu berücksichtigen, dass ein hoher Atemantrieb sowohl auf eine noch unzureichende respiratorische Funktion hinweisen kann als auch durch das Ankämpfen eines Patienten gegen die Beatmung oder den Endotrachealtubus, durch Schmerzen oder psychische Agitation bedingt sein kann (Sassoon und Mahutte 1993).

Weniger der absolute Wert als mehr der Trend des P0.1 ist somit für den Erfolg der Entwöhnung von Bedeutung.

Gasaustausch
Nach den Leitlinien der europäischen Gesellschaft für Intensivmedizin aus dem Jahr 2007 kann die Entwöhnung von der Beatmung beginnen, wenn neben anderen Kriterien (unten) bei einer $F_iO_2 \leq 0{,}4$ und einem PEEP < 8 cm H_2O ein $p_aO_2 \geq 60$ mm Hg erreicht wird (Boles et al. 2007). Während des folgenden Spontanatmungsversuchs sollten diese Kriterien bei einem PEEP von 5 cm H_2O und einer Druckunterstützung von 5–8 cm H_2O zur Kompensation des Tubuswiderstandes (unten) als Voraussetzung zur Extubation eingehalten werden. Weiterhin sollte es hierbei nicht zu einem exzessiven CO_2-Anstieg (> 8 mm Hg) kommen. Diese Werte sind allerdings eher als Hilfestellung denn als strikte Grenzwerte zu verstehen.

So kann der Entwöhnungsprozess wahrscheinlich auch bei einer F_iO_2 von 0,6 und einem PEEP von 10 cm H_2O beginnen, ohne dass mit negativen Auswirkungen gerechnet werden muss. Insbesondere bei Implementierung von nichtinvasiver Beatmung (unten) in den Entwöhnungsprozess ist die Erweiterung der Kriterien möglich sinnvoll, da dann auch nach Extubation eine intermittierende Ventilatorunterstützung möglich ist. Allerdings gilt der Patient strenggenommen auch solange nicht als erfolgreich von der Beatmung entwöhnt, solange er von nichtinvasiver Beatmung abhängig ist. In jedem Fall müssen die vorgeschlagenen Grenzwerte nach entsprechender klinischer Einschätzung nicht genau eingehalten werden.

Es ist nicht möglich, den gesamten Prozess der Entwöhnung anhand eines objektiv erfassbaren Kriteriums zu beurteilen, sodass in der klinischen Routine die Kombination der zur Verfügung stehenden klinischen und physiologischen Parameter gewertet werden muss (Meade et al. 2001).

8.2 Weaningprotokolle

Auch bei Erfüllen der oben genannten Kriterien zeigen ca. 20 % der Patienten Zeichen der Erschöpfung bzw. der erneuten Gasaustauschstörung während eines Spontanatmungsversuchs. Auf der anderen Seite benötigen bis zu 50 % der Patienten mit akzidenteller Extubation keine Reintubation, sodass offensichtlich ein relevanter Anteil der Patienten maschinell beatmet wird, ohne dass dies wirklich nötig wäre (Boulain 1998). Offensichtlich wird in der klinischen Praxis eine konservative Einstellung bevorzugt, wodurch ein relevanter Anteil von Patienten beatmet bleibt, obwohl sie eigentlich entwöhnt werden könnten. Die Standardisierung der Entwöhnung ist sinnvoll, um beim individuellen Patienten zu überprüfen, ob er schon entwöhnt werden kann.

Durch die Anwendung von Entwöhnungsprotokollen verläuft die Entwöhnung in aller Regel **kürzer und erfolgreicher** als bei einem Vorgehen, das von der subjektiven Einschätzung der Behandelnden geprägt ist (Ely et al. 1996; Kollef et al. 1997; Marelich et al. 2000). Ein mögliches Entwöhnungsprotokoll ist in Abb. 14 gezeigt. Die Implementierung solcher Entwöhnungsprotokolle in die Software moderner Beatmungsgeräte ist heute ebenfalls möglich (Lellouche et al. 2006).

8.3 Analgosedierung

Grundvoraussetzung für eine möglichst rasche Entwöhnung von der Beatmung ist die Kontrolle der Analgosedierung. So führte in einer klinischen Studie mit 128 Intensivpatienten allein ein täglicher Sedierungsstop bis zum Erwachen zu einer Reduktion der Beatmungs- und Intensivaufenthaltsdauer um mehr als 2 bzw. 3 Tage (Kress et al. 2000). In dieser Hinsicht kann der Einsatz sehr kurz wirksamer Sedativa vorteilhaft sein, bei adäquater Kontrolle des Sedierungsgrades spielt die Wahl des Wirkstoffes jedoch wahrscheinlich nur eine untergeordnete Rolle im Hinblick auf die Beatmungsdauer (Kress und Hall 2006). Deshalb sollte der Sedierungsgrad zum einen in der Therapieverordnung täglich festgelegt und zum anderen regelmäßig kontrolliert werden. Hierfür empfiehlt sich die Nutzung von Sedierungsscore s wie etwa die Richmond Agitation Sedation Scale (RASS), die eine objektivierbare Einschätzung der Sedierungstiefe erlauben (Ely et al. 2003). Inzwischen konnte auch gezeigt werden, dass der kombinierte Einsatz von Entwöhnungs- und Sedierungsprotokollen im Vergleich zur alleinigen Nutzung von Entwöhnungsprotokllen zu einer schnelleren Entwöhnung führen kann (Girard et al. 2008).

8.3.1 Spontanatmungsversuch („spontanous breathing trial"; SBT)

Das traditionellste Verfahren zur Entwöhnung von der Beatmung besteht darin, den Patienten intermittierend von der maschinellen Beatmung zu diskonnektieren und über ein T-Stück spontan atmen zu lassen. T-Stück-Versuche über 30 min bis maximal 120 min reichen zur Beurteilung der Spontanatmung aus (Esteban et al. 1999). In der Praxis finden hierfür sog. „feuchte Nasen " häufige Verwendung, die

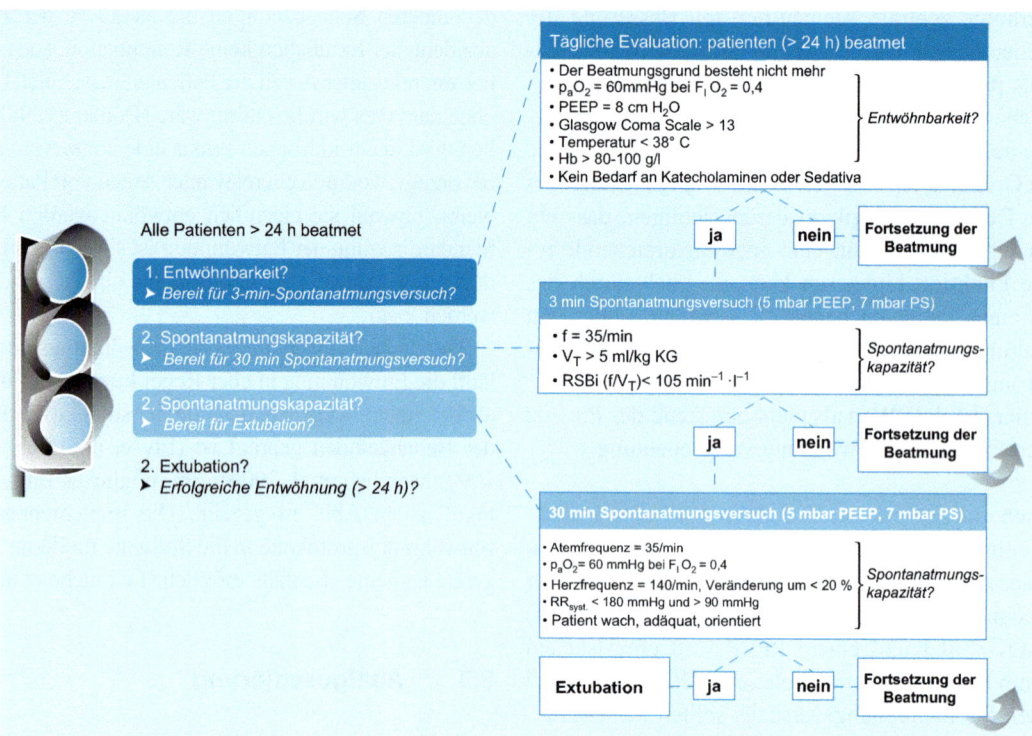

Abb. 14 Beispiel für ein Weaningprotokoll

lediglich eine gewisse Anreicherung der Atemluft mit O_2 ermöglichen. Alternativ hierzu werden auch Schlauchsysteme verwendet, die neben der O_2-Anreicherung eine Befeuchtung und Erwärmung des Inspirationsgases oder die Anwendung eines geringen kontinuierlichen Atemwegsdrucks (CPAP) ermöglichen.

> Um eine vorzeitige Erschöpfung des Patienten im Rahmen des Spontanatmungsversuchs zu vermeiden, wird heute jedoch meist eine geringfügige Respiratorunterstützung zur Kompensation der künstlichen zusätzlichen Atemarbeit empfohlen (unten)

Zwischen den Phasen der reinen Spontanatmung wird bei diesem Vorgehen der Patient in aller Regel kontrolliert oder assistiert-kontrolliert beatmet.

8.3.2 Kompensation der zusätzlichen Atemarbeit

Der Endotrachealtubus und das Beatmungssystem erhöhen die Atemarbeit. Intubierte Patienten müssen während eines T-Stück-Versuchs diese zusätzliche Atemarbeit leisten, die nach der Extubation wegfällt. Patienten, die zwar ihre eigentliche Atemarbeit leisten könnten, jedoch wegen der zusätzlichen Atemarbeit durch den Tubus erschöpfen, würden einen T-Stück-Versuch nicht erfolgreich bestehen.

Druckunterstützte Beatmung zur Kompensation zusätzlicher Atemarbeit

Eine geringe Druckunterstützung von 7–12 mbar wurde verwendet, um lediglich die zusätzliche geräte- und tubusbedingte Atemarbeit zu kompensieren (Brochard et al. 1991). Ist bei einem solchen Spontanatmungsversuch mit PS ein befriedigendes Atemmuster zu beobachten, kann der Patient extubiert werden. Im Vergleich zum T-Stück scheint der Anteil der erfolgreichen Spontanatmungsversuche mit diesem Verfahren höher zu sein (Esteban et al. 1997; Ezingeard et al. 2006).

Automatische Tubuskompensation

Die exakte Kompensation der tubusbedingten Atemarbeit mittels einer fixen Druckunterstützung ist beim individuellen Patienten allerdings schwierig, da der Tubuswiderstand und damit die tubusbedingte Mehrarbeit nicht linear vom Gasfluss abhängen. Somit ist auch die tubusbedingte zusätzliche Atemarbeit eine variable, flussabhängige Größe, die mit einer fixen Druckunterstützung nur unzureichend kompensiert werden kann (Abb. 15).

Deswegen wurde die konventionelle Druckunterstützung dahingehend modifiziert, dass sie nicht mehr fix, sondern entsprechend dem nicht linearen Zusammenhang zwischen Tubuswiderstand und Gasfluss appliziert wird. Da mit dem Verfahren der Tubuswiderstand exakt für jeden Gasfluss kompensiert wird, wurde das Verfahren „automatische Tubuskompensation (ATC)" genannt (Fabry et al. 1997). Mit

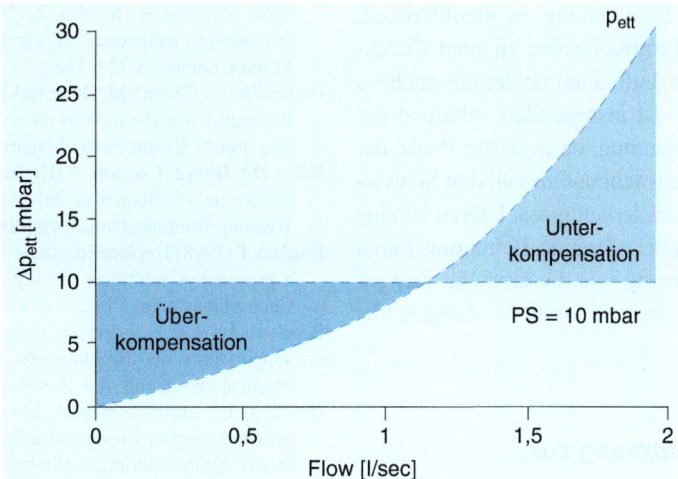

Abb. 15 Schematische Darstellung des Druckverlustes über den Endotrachealtubus (p_{ett}) in Abhängigkeit vom Gasfluss (Flow). Da der exponentielle Anstieg von p_{ett} bei steigendem Flow die wesentliche Determinante der zusätzlichen Atemarbeit darstellt, wird verständlich, dass mit einer fixen Druckunterstützung von z. B. 10 mbar (PSV 10) die zusätzliche Atemarbeit eigentlich nur bei einem fixen Fluss exakt kompensiert werden kann. Da bei Spontanatmung der Gasfluss aber variabel ist, wird sich mit PSV entweder eine Unterkompensation bei hohem Flow (am Beginn der Inspiration) oder Überkompensation bei niedrigem Flow ergeben. Im Gegensatz zur fixen Druckunterstützung wird bei der automatischen Tubuskompensation der Atemwegsdruck so gesteuert, dass zu jedem Flow der entsprechende p_{ett} vom Beatmungsgerät übernommen wird, sodass der Patient auch bei variablem Gasfluss vollständig von der tubusbedingten Atemarbeit entlastet werden kann (PS „pressure support")

ATC wird die exakteste Kompensation der zusätzlichen Atemarbeit bei verschiedensten Atemmustern erreicht (Guttmann et al. 2002).

Da keine wissenschaftlichen Daten über die klinische Anwendung zur Entwöhnung an größeren Patientenkollektiven vorliegen, kann dieser Ansatz derzeit nicht abschließend beurteilt werden.

Intermittierende maschinelle Ventilation (IMV)
SIMV zur Entwöhnung erschien v. a. deshalb sinnvoll, da die Reduktion der maschinellen Atemfrequenz eine einfache, schrittweise Entwöhnung von der Beatmung ermöglicht. In modernen Respiratoren wird der Gasfluss für die Spontanatmung durch ein Demand-flow System zur Verfügung gestellt. Hierdurch wird die zusätzliche Atemarbeit für die Spontanatemzüge bei SIMV höher als mit kontinuierlichen Flowsystemen. Außerdem bleibt die Atemmuskulatur auch während der maschinell applizierten Atemhübe aktiv, sodass die Atemarbeit während SIMV bei ungünstiger Einstellung der Frequenz, des Atemzugvolumens oder der Flowcharakteristik sogar deutlich erhöht sein kann (4). Daher kann dieses Verfahren heute nicht mehr generell empfohlen werden.

8.3.3 BIPAP zur Entwöhnung
Für die Entwöhnung von der Beatmung liegen keine spezifischen Daten für BIPAP vor. In der klinischen Anwendung wird empfohlen, die BIPAP-Drucklevel einander anzunähern, um dann ein weiteres Weaning über CPAP zu erreichen. Die Entwöhnung mit BIPAP muss zunächst an größeren Patientenkollektiven untersucht werden, bevor hierzu eine Empfehlung gegeben werden kann.

8.4 Wahl des Beatmungsverfahrens für die Entwöhnung

Nachdem die Verfahren der assistierten Spontanatmung, und hier v. a. SIMV und PS, weite klinische Verbreitung gefunden hatten (Esteban et al. 2002), wurde in großen, multizentrischen Studien versucht, die verschiedenen Verfahren miteinander zu vergleichen, um ihren Stellenwert für die schwierige Entwöhnung einzuordnen (Brochard et al. 1994; Esteban et al. 1995, 1997). Auch wenn das Ergebnis dieser Untersuchungen nicht eindeutig ist, kann man doch feststellen:

- SIMV bietet keine spezifischen Vorteile als Entwöhnungsmodus und wird nicht empfohlen.
- Sowohl T-Stück-Versuche als auch assistierte Beatmung mit einer geringen Druckunterstützung können für die Entwöhnung empfohlen werden.
- Im direkten Vergleich beider Verfahren führt Druckunterstützung zu einer etwas höheren Anzahl erfolgreich entwöhnter Patienten.

Viel wichtiger als die Auswahl der eigentlichen Technik der Entwöhnung scheint also die Organisation dieser Phase zu sein. Entwöhnungsprotokolle sollten hierbei eine Hilfe darstellen, den Prozess zu organisieren und dem Team zu helfen, den richtigen Zeitpunkt der Entwöhnung zu identifizieren. Auf keinen Fall sollen diese Protokolle aber zu einer Checklistenmentalität führen, die der Individualität des Geschehens keinen Platz mehr lässt. Dies ist insbesondere während der Entwöhnung von größter Bedeutung, da in dieser Phase der Patient aus seiner Sedierung erwacht und mit all den Schwierigkeiten der Situation umgehen lernen muss. Hierzu ist eine enge, verständnisvolle und unterstützende Betreuung durch das Pflegeteam ebenso notwendig wie die ärztliche Zuwendung, die in einem standardisierten Protokoll nicht abgebildet werden kann.

8.5 Nichtinvasive Beatmung zur Entwöhnung

Die Entwöhnung kann durch die Anwendung der nichtinvasiven Beatmung (NIV) statt der Entwöhnung über den künstlichen Atemweg, bis keinerlei Atemhilfe mehr notwendig ist, beschleunigt werden.

NIV führt v. a. bei COPD -Patienten zu einer kürzeren und erfolgreicheren Entwöhnung (Nava et al. 1998; Ferrer et al. 2003).

Die Anwendung von NIV als Bestandteil einer Entwöhnungsstrategie zumindest bei der COPD ist unbedingt zu empfehlen, es muss allerdings bedacht werden, dass bei den Patienten hierdurch kein Schutz der Atemwege mehr gewährleistet ist, was v. a. bei relevanter Aspirationsgefahr berücksichtigt werden muss.

Allerdings gibt es für den Stellenwert der NIV im prolongierten Weaning wenig Evidenz. Wenn die NIV-Fähigkeit bei Patienten nach längerer Beatmungsdauer gegeben ist, sollte insbesondere bei Patienten mit hyperkapnisch bedingter respiratorischer Insuffizienz (v. a. COPD-Patienten) überprüft werden, ob eine längerdauernde Einstellung auf NIV möglich ist, da diese Patienten auch nach formell erfolgreich abgeschlossenem Weaning von außerklinischer Beatmung profitieren.

Literatur

Aubier M (1989) Respiratory muscle fatigue. Intensive Care Med 15 (Suppl 1):17–20

Baum M, Benzer H, Putensen C, Koller W, Putz G (1989) Biphasic positive airway pressure (BIPAP) – a new form of augmented ventilation. Anaesthesist 38:452–458

Bein T, Weber-Carstens S, Goldmann A, Müller T, Staudinger T, Brederlau J, Muellenbach R, Dembinski R, Graf BM, Wewalka M, Philipp A, Wernecke KD, Lubnow M, Slutsky AS (2013) Lower tidal volume strategy (≈3 ml/kg) combined with extracorporeal CO2 removal versus ‚conventional' protective ventilation (6 ml/kg) in severe ARDS: the prospective randomized Xtravent-study. Intensive Care Med 39:847–856

Bickenbach J, Dembinski R, Czaplik M, Meissner S, Tabuchi A, Mertens M, Knels L, Schroeder W, Pelosi P, Koch E, Kuebler WM, Rossaint R, Kuhlen R (2009) Comparison of two in vivo microscopy techniques to visualize alveolar mechanics. J Clin Monit Comput 23:323–332

Bickenbach J, Czaplik M, Dembinski R, Pelosi P, Schroeder W, Marx G, Rossaint R (2010) In vivo microscopy in a porcine model of acute lung injury. Respir Physiol Neurobiol 172:192–200

Boles JM, Bion J, Connors A, Herridge M, Marsh B, Melot C, Pearl R, Silverman H, Stanchina M, Vieillard-Baron A, Welte T (2007) Weaning from mechanical ventilation. Eur Respir J 29:1033–1056

Boulain T (1998) Unplanned extubations in the adult intensive care unit: a prospective multicenter study. Association des Reanimateurs du Centre-Ouest. Am J Respir Crit Care Med 157:1131–1137

Brochard L, Harf A, Lorino H, Lemaire F (1989) Inspiratory pressure support prevents diaphragmatic fatigue during weaning from mechanical ventilation. Am Rev Respir Dis 139:513–521

Brochard L, Rua F, Lorino H, Lemaire F, Harf A (1991) Inspiratory pressure support compensates for the additional work of breathing caused by the endotracheal tube. Anesthesiology 75:739–745

Brochard L, Rauss A, Benito S, Conti G, Mancebo J, Rekik N, Gasparetto A, Lemaire F (1994) Comparison of three methods of gradual withdrawal from ventilatory support during weaning from mechanical ventilation. Am J Respir Crit Care Med 150:896–903

Brochard L, Mancebo J, Wysocki M, Lofaso F, Conti G, Rauss A, Simonneau G, Benito S, Gasparetto A, Lemaire F (1995) Noninvasive ventilation for acute exacerbations of chronic obstructive pulmonary disease. N Engl J Med 333:817–822

Brower RG, Lanken PN, MacIntyre N, Matthay MA, Morris A, Ancukiewicz M, Schoenfeld D, Thompson BT (2004) Higher versus lower positive end-expiratory pressures in patients with the acute respiratory distress syndrome. N Engl J Med 351:327–336

Calverley PM, Koulouris NG (2005) Flow limitation and dynamic hyperinflation: key concepts in modern respiratory physiology. Eur Respir J 25:186–199

Clec'h C, Alberti C, Vincent F, Garrouste-Orgeas M, de Lassence A, Toledano D, Azoulay E, Adrie C, Jamali S, Zaccaria I, Cohen Y, Timsit JF (2007) Tracheostomy does not improve the outcome of patients requiring prolonged mechanical ventilation: a propensity analysis. Crit Care Med 35:132–138

Combes A, Luyt CE, Nieszkowska A, Trouillet JL, Gibert C, Chastre J (2007) Is tracheostomy associated with better outcomes for patients requiring long-term mechanical ventilation? Crit Care Med 35: 802–807

Delclaux C, L'Her E, Alberti C, Mancebo J, Abroug F, Conti G, Guerin C, Schortgen F, Lefort Y, Antonelli M, Lepage E, Lemaire F, Brochard L (2000) Treatment of acute hypoxemic non-hypercapnic respiratory insufficiency with continuous positive airway pressure delivered by a face mask: a randomized controlled trial. JAMA 284:2352–2360

Dellinger RP, Levy MM, Carlet JM, Bion J, Parker MM, Jaeschke R, Reinhart K, Angus DC, Brun-Buisson C, Beale R, Calandra T, Dhainaut JF, Gerlach H, Harvey M, Marini JJ, Marshall J, Ranieri M, Ramsay G, Sevransky J, Thompson BT, Townsend S, Vender JS, Zimmerman JL, Vincent JL (2008) Surviving Sepsis Campaign: international guidelines for management of severe sepsis and septic shock: 2008. Crit Care Med 36:296–327

Determann RM, Royakkers A, Wolthuis EK, Vlaar AP, Choi G, Paulus F, Hofstra JJ, de Graaff MJ, Korevaar JC, Schultz MJ (2010) Ventilation with lower tidal volumes as compared with conventional tidal volumes for patients without acute lung injury: a preventive randomized controlled trial. Crit Care 14:R1

Downar J, Mehta S (2006) Bench-to-bedside review: high-frequency oscillatory ventilation in adults with acute respiratory distress syndrome. Crit Care 10:240

Durbin CG Jr, Perkins MP, Moores LK (2010) Should tracheostomy be performed as early as 72 hours in patients requiring prolonged mechanical ventilation? Respir Care 55:76–87

Ely EW, Baker AM, Dunagan DP, Burke HL, Smith AC, Kelly PT, Johnson MM, Browder RW, Bowton DL, Haponik EF (1996) Effect on the duration of mechanical ventilation of identifying patients capable of breathing spontaneously. N Engl J Med 335:1864–1869

Ely EW, Truman B, Shintani A, Thomason JW, Wheeler AP, Gordon S, Francis J, Speroff T, Gautam S, Margolin R, Sessler CN, Dittus RS, Bernard GR (2003) Monitoring sedation status over time in ICU patients: reliability and validity of the Richmond Agitation-Sedation Scale (RASS). JAMA 289:2983–2991

Esteban A, Frutos F, Tobin MJ, Alia I, Solsona JF, Valverdu I, Fernandez R, de la Cal MA, Benito S, Tomas R (1995) A comparison of four methods of weaning patients from mechanical ventilation. Spanish Lung Failure Collaborative Group. N Engl J Med 332:345–350

Esteban A, Alia I, Gordo F, Fernandez R, Solsona JF, Vallverdu I, Macias S, Allegue JM, Blanco J, Carriedo D, Leon M, de la Cal MA, Taboada F, de Gonzalez V, Palazon E, Carrizosa F, Tomas R, Suarez J, Goldwasser RS (1997) Extubation outcome after spontaneous breathing trials with T-tube or pressure support ventilation. The Spanish Lung Failure Collaborative Group. Am J Respir Crit Care Med 156:459–465

Esteban A, Alia I, Tobin MJ, Gil A, Gordo F, Vallverdu I, Blanch L, Bonet A, Vazquez A, de Pablo R, Torres A, de la Cal MA, Macias S (1999) Effect of spontaneous breathing trial duration on outcome of attempts to discontinue mechanical ventilation. Spanish Lung Failure Collaborative Group. Am J Respir Crit Care Med 159:512–518

Esteban A, Anzueto A, Frutos F, Alia I, Brochard L, Stewart TE, Benito S, Epstein SK, Apezteguia C, Nightingale P, Arroliga AC, Tobin MJ (2002) Characteristics and outcomes in adult patients receiving mechanical ventilation: a 28-day international study. JAMA 287:345–355

Esteban A, Frutos-Vivar F, Ferguson ND, Arabi Y, Apezteguia C, Gonzalez M, Epstein SK, Hill NS, Nava S, Soares MA, D'Empaire G, Alia I, Anzueto A (2004) Noninvasive positive-pressure ventilation for respiratory failure after extubation. N Engl J Med 350:2452–2460

Esteban A, Ferguson ND, Meade MO, Frutos-Vivar F, Apezteguia C, Brochard L, Raymondos K, Nin N, Hurtado J, Tomicic V, Gonzalez M, Elizalde J, Nightingale P, Abroug F, Pelosi P, Arabi Y, Moreno R, Jibaja M, D'Empaire G, Sandi F, Matamis D, Montanez AM, Anzueto A (2008) Evolution of mechanical ventilation in response to clinical research. Am J Respir Crit Care Med 177:170–177

Ezingeard E, Diconne E, Guyomarc'h S, Venet C, Page D, Gery P, Vermesch R, Bertrand M, Pingat J, Tardy B, Bertrand JC, Zeni F (2006) Weaning from mechanical ventilation with pressure support in patients failing a T-tube trial of spontaneous breathing. Intensive Care Med 32:165–169

Fabry B, Guttmann J, Eberhard L, Bauer T, Haberthur C, Wolff G (1995) An analysis of desynchronization between the spontaneously breathing patient and ventilator during inspiratory pressure support. Chest 107:1387–1394

Fabry B, Haberthur C, Zappe D, Guttmann J, Kuhlen R, Stocker R (1997) Breathing pattern and additional work of breathing in spontaneously breathing patients with different ventilatory demands during inspiratory pressure support and automatic tube compensation. Intensive Care Med 23:545–552

Falke KJ, Pontoppidan H, Kumar A, Leith DE, Geffin B, Laver MB (1972) Ventilation with end-expiratory pressure in acute lung disease. J Clin Invest 51:2315–2323

Ferguson ND, Cook DJ, Guyatt GH, Mehta S, Hand L, Austin P, Zhou Q, Matte A, Walter SD, Lamontagne F, Granton JT, Arabi YM, Arroliga AC, Stewart TE, Slutsky AS, Meade MO, OSCILLATE Trial Investigators, Canadian Critical Care Trials Group Canadian Critical Care Trials Group (2013) High frequency oscillation in early acute respiratory distress syndrome. N Engl J Med 368:795–805

Ferrer M, Esquinas A, Arancibia F, Bauer TT, Gonzalez G, Carrillo A, Rodriguez-Roisin R, Torres A (2003) Noninvasive ventilation during persistent weaning failure: a randomized controlled trial. Am J Respir Crit Care Med 168:70–76

Ferrer M, Valencia M, Nicolas JM, Bernadich O, Badia JR, Torres A (2006) Early noninvasive ventilation averts extubation failure in patients at risk: a randomized trial. Am J Respir Crit Care Med 173:164–170

Frank JA, Parsons PE, Matthay MA (2006) Pathogenetic significance of biological markers of ventilator-associated lung injury in experimental and clinical studies. Chest 130:1906–1914

Gattinoni L, Caironi P, Cressoni M, Chiumello D, Ranieri VM, Quintel M, Russo S, Patroniti N, Cornejo R, Bugedo G (2006) Lung recruitment in patients with the acute respiratory distress syndrome. N Engl J Med 354:1775–1786

Girard TD, Kress JP, Fuchs BD, Thomason JW, Schweickert WD, Pun BT, Taichman DB, Dunn JG, Pohlman AS, Kinniry PA, Jackson JC, Canonico AE, Light RW, Shintani AK, Thompson JL, Gordon SM, Hall JB, Dittus RS, Bernard GR, Ely EW (2008) Efficacy and safety of a paired sedation and ventilator weaning protocol for mechanically ventilated patients in intensive care (Awakening and Breathing Controlled trial): a randomised controlled trial. Lancet 371:126–134

Goldstone J (2002) The pulmonary physician in critical care. 10: difficult weaning. Thorax 57:986–991

Gray A, Goodacre S, Newby DE, Masson M, Sampson F, Nicholl J (2008) Noninvasive ventilation in acute cardiogenic pulmonary edema. N Engl J Med 359:142–151

Guerin C, Milic-Emili J, Fournier G (2000) Effect of PEEP on work of breathing in mechanically ventilated COPD patients. Intensive Care Med 26:1207–1214

Guttmann J, Eberhard L, Fabry B, Bertschmann W, Wolff G (1993) Continuous calculation of intratracheal pressure in tracheally intubated patients. Anesthesiology 79:503–513

Guttmann J, Haberthur C, Mols G, Lichtwarck-Aschoff M (2002) Automatic tube compensation (ATC). Minerva Anestesiol 68:369–377

Henzler D, Dembinski R, Bensberg R, Hochhausen N, Rossaint R, Kuhlen R (2004) Ventilation with biphasic positive airway pressure in experimental lung injury. Influence of transpulmonary pressure on gas exchange and haemodynamics. Intensive Care Med 30:935–943

Henzler D, Pelosi P, Bensberg R, Dembinski R, Quintel M, Pielen V, Rossaint R, Kuhlen R (2006) Effects of partial ventilatory support modalities on respiratory function in severe hypoxemic lung injury. Crit Care Med 34:1738–1745

Hormann C, Baum M, Luz G, Putensen C, Putz G (1992) Tidal volume, breathing frequency, and oxygen consumption at different pressure support levels in the early stage of weaning in patients without chronic obstructive pulmonary disease. Intensive Care Med 18:226–230

Hunter JD (2006) Ventilator associated pneumonia. Postgrad Med J 82:172–178

Hurford WE, Favorito F (1995) Association of myocardial ischemia with failure to wean from mechanical ventilation. Crit Care Med 23:1475–1480

Jolliet P, Abajo B, Pasquina P, Chevrolet JC (2001) Non-invasive pressure support ventilation in severe community-acquired pneumonia. Intensive Care Med 27:812–821

Kollef MH, Shapiro SD, Silver P, St John RE, Prentice D, Sauer S, Ahrens TS, Shannon W, Baker-Clinkscale D (1997) A randomized, controlled trial of protocol-directed versus physician-directed weaning from mechanical ventilation. Crit Care Med 25:567–574

Kress JP, Hall JB (2006) Sedation in the mechanically ventilated patient. Crit Care Med 34:2541–2546

Kress JP, Pohlman AS, O'Connor MF, Hall JB (2000) Daily interruption of sedative infusions in critically ill patients undergoing mechanical ventilation. N Engl J Med 342:1471–1477

Kuiper JW, Groeneveld AB, Slutsky AS, Plotz FB (2005) Mechanical ventilation and acute renal failure. Crit Care Med 33:1408–1415

Laffey JG, O'Croinin D, McLoughlin P, Kavanagh BP (2004) Permissive hypercapnia – role in protective lung ventilatory strategies. Intensive Care Med 30:347–356

Laghi F, D'Alfonso N, Tobin MJ (1995) Pattern of recovery from diaphragmatic fatigue over 24 hours. J Appl Physiol 79:539–546

Lellouche F, Mancebo J, Jolliet P, Roeseler J, Schortgen F, Dojat M, Cabello B, Bouadma L, Rodriguez P, Maggiore S, Reynaert M, Mersmann S, Brochard L (2006) A multicenter randomized trial of computer-driven protocolized weaning from mechanical ventilation. Am J Respir Crit Care Med 174:894–900

Lemaire F, Teboul JL, Cinotti L, Giotto G, Abrouk F, Steg G, Quin-Mavier I, Zapol WM (1988) Acute left ventricular dysfunction during unsuccessful weaning from mechanical ventilation. Anesthesiology 69:171–179

Leung P, Jubran A, Tobin MJ (1997) Comparison of assisted ventilator modes on triggering, patient effort, and dyspnea. Am J Respir Crit Care Med 155:1940–1948

Lin M, Yang YF, Chiang HT, Chang MS, Chiang BN, Cheitlin MD (1995) Reappraisal of continuous positive airway pressure therapy in acute cardiogenic pulmonary edema. Short-term results and long-term follow-up. Chest 107:1379–1386

Lionetti V, Recchia FA, Ranieri VM (2005) Overview of ventilator-induced lung injury mechanisms. Curr Opin Crit Care 11:82–86

Lowe GJ, Ferguson ND (2006) Lung-protective ventilation in neurosurgical patients. Curr Opin Crit Care 12:3–7

MacIntyre NR (2005) Current issues in mechanical ventilation for respiratory failure. Chest 128:561S–567S

Marelich GP, Murin S, Battistella F, Inciardi J, Vierra T, Roby M (2000) Protocol weaning of mechanical ventilation in medical and surgical patients by respiratory care practitioners and nurses: effect on weaning time and incidence of ventilator-associated pneumonia. Chest 118:459–467

Marini JJ, Rodriguez RM, Lamb V (1986) The inspiratory workload of patient-initiated mechanical ventilation. Am Rev Respir Dis 134:902–909

Masip J, Roque M, Sanchez B, Fernandez R, Subirana M, Exposito JA (2005) Noninvasive ventilation in acute cardiogenic pulmonary edema: systematic review and meta-analysis. JAMA 294:3124–3130

Meade M, Guyatt G, Cook D, Griffith L, Sinuff T, Kergl C, Mancebo J, Esteban A, Epstein S (2001) Predicting success in weaning from mechanical ventilation. Chest 120:400S–424S

Meade MO, Cook DJ, Guyatt GH, Slutsky AS, Arabi YM, Cooper DJ, Davies AR, Hand LE, Zhou Q, Thabane L, Austin P, Lapinsky S, Baxter A, Russell J, Skrobik Y, Ronco JJ, Stewart TE (2008) Ventilation strategy using low tidal volumes, recruitment maneuvers, and high positive end-expiratory pressure for acute lung injury and acute respiratory distress syndrome: a randomized controlled trial. JAMA 299:637–645

Mercat A, Richard JC, Vielle B, Jaber S, Osman D, Diehl JL, Lefrant JY, Prat G, Richecoeur J, Nieszkowska A, Gervais C, Baudot J, Bouadma L, Brochard L (2008) Positive end-expiratory pressure setting in adults with acute lung injury and acute respiratory distress syndrome: a randomized controlled trial. JAMA 299:646–655

Moerer O, Hahn G, Quintel M (2011) Lung impedance measurements to monitor alveolar ventilation. Curr Opin Crit Care 17(3):260–267

Nava S, Ambrosino N, Clini E, Prato M, Orlando G, Vitacca M, Brigada P, Fracchia C, Rubini F (1998) Noninvasive mechanical ventilation in the weaning of patients with respiratory failure due to chronic obstructive pulmonary disease. A randomized, controlled trial. Ann Intern Med 128:721–728

Neumann P, Wrigge H, Zinserling J, Hinz J, Maripuu E, Andersson LG, Putensen C, Hedenstierna G (2005) Spontaneous breathing affects the spatial ventilation and perfusion distribution during mechanical ventilatory support. Crit Care Med 33:1090–1095

Park M, Sangean MC, Volpe MS, Feltrim MI, Nozawa E, Leite PF, Passos Amato MB, Lorenzi-Filho G (2004) Randomized, prospective trial of oxygen, continuous positive airway pressure, and bilevel positive airway pressure by face mask in acute cardiogenic pulmonary edema. Crit Care Med 32:2407–2415

Parsons PE, Eisner MD, Thompson BT, Matthay MA, Ancukiewicz M, Bernard GR, Wheeler AP (2005) Lower tidal volume ventilation and plasma cytokine markers of inflammation in patients with acute lung injury. Crit Care Med 33:1–6

Peigang Y, Marini JJ (2002) Ventilation of patients with asthma and chronic obstructive pulmonary disease. Curr Opin Crit Care 8:70–76

Pinhu L, Whitehead T, Evans T, Griffiths M (2003) Ventilator-associated lung injury. Lancet 361:332–340

Pinsky MR (2005) Cardiovascular issues in respiratory care. Chest 128:592S–597S

Plant PK, Owen JL, Elliott MW (2000) Early use of non-invasive ventilation for acute exacerbations of chronic obstructive pulmonary disease on general respiratory wards: a multicentre randomised controlled trial. Lancet 355:1931–1935

Putensen C, Mutz NJ, Putensen-Himmer G, Zinserling J (1999) Spontaneous breathing during ventilatory support improves ventilation-perfusion distributions in patients with acute respiratory distress syndrome. Am J Respir Crit Care Med 159:1241–1248

Putensen C, Zech S, Wrigge H, Zinserling J, Stuber F, von Spiegel T, Mutz N (2001) Long-term effects of spontaneous breathing during ventilatory support in patients with acute lung injury. Am J Respir Crit Care Med 164:43–49

Putensen C, Muders T, Varelmann D, Wrigge H (2006a) The impact of spontaneous breathing during mechanical ventilation. Curr Opin Crit Care 12:13–18

Putensen C, Wrigge H, Hering R (2006b) The effects of mechanical ventilation on the gut and abdomen. Curr Opin Crit Care 12:160–165

Ram FS, Picot J, Lightowler J, Wedzicha JA (2004) Non-invasive positive pressure ventilation for treatment of respiratory failure due to exacerbations of chronic obstructive pulmonary disease. Cochrane Database Syst Rev: CD004104

Ranieri VM, Suter PM, Tortorella C, De TR, Dayer JM, Brienza A, Bruno F, Slutsky AS (1999) Effect of mechanical ventilation on inflammatory mediators in patients with acute respiratory distress syndrome: a randomized controlled trial. JAMA 282:54–61

Rodriguez-Roisin R (2006) COPD exacerbations.5: management. Thorax 61:535–544

Rumbak MJ, Newton M, Truncale T, Schwartz SW, Adams JW, Hazard PB (2004) A prospective, randomized, study comparing early percutaneous dilational tracheotomy to prolonged translaryngeal intubation (delayed tracheotomy) in critically ill medical patients. Crit Care Med 32:1689–1694

Sakr Y, Vincent JL, Reinhart K, Groeneveld J, Michalopoulos A, Sprung CL, Artigas A, Ranieri VM (2005) High tidal volume and positive fluid balance are associated with worse outcome in acute lung injury. Chest 128:3098–3108

Samodelov LF, Falke KJ (1988) Total inspiratory work with modern demand valve devices compared to continuous flow CPAP. Intensive Care Med 14:632–639

Sassoon CS, Mahutte CK (1993) Airway occlusion pressure and breathing pattern as predictors of weaning outcome. Am Rev Respir Dis 148:860–866

Schönhofer B, Kuhlen R, Neumann P, Westhoff M, Berndt C, Sitter H (2008) Non-invasive mechanical ventilation in acute respiratory failure. Pneumologie 62:449–479

Shapiro M, Wilson RK, Casar G, Bloom K, Teague RB (1986) Work of breathing through different sized endotracheal tubes. Crit Care Med 14:1028–1031

Shaw MJ (2005) Ventilator-associated pneumonia. Curr Opin Pulm Med 11:236–241

Slutsky AS (1994a) Consensus conference on mechanical ventilation – January 28–30, 1993 at Northbrook, Illinois, USA. Part 1. Intensive Care Med 20:65–79

Slutsky AS (1994b) Consensus conference on mechanical ventilation – January 28–30, 1993 at Northbrook, Illinois, USA. Part 2. Intensive Care Med 20:150–162

Tappy L, Schwarz JM, Schneiter P, Cayeux C, Revelly JP, Fagerquist CK, Jequier E, Chiolero R (1998) Effects of isoenergetic glucose-based or lipid-based parenteral nutrition on glucose metabolism, de novo lipogenesis, and respiratory gas exchanges in critically ill patients. Crit Care Med 26:860–867

Terragni PP, Rosboch G, Tealdi A, Corno E, Menaldo E, Davini O, Gandini G, Herrmann P, Mascia L, Quintel M, Slutsky AS, Gattinoni L, Ranieri VM (2007) Tidal hyperinflation during low tidal volume ventilation in acute respiratory distress syndrome. Am J Respir Crit Care Med 175:160–166

The Acute Respiratory Distress Syndrome Network (2000) Ventilation with lower tidal volumes as compared with traditional tidal volumes for acute lung injury and the acute respiratory distress syndrome. N Engl J Med 342:1301–1308

Vieillard-Baron A, Jardin F (2003) Why protect the right ventricle in patients with acute respiratory distress syndrome? Curr Opin Crit Care 9:15–21

Ware LB, Matthay MA (2000) The acute respiratory distress syndrome. N Engl J Med 342:1334–1349

Williams EC, Motta-Ribeiro GC, Vidal Melo MF (2019) Driving pressure and transpulmonary pressure: how do we guide safe mechanical ventilation? Anesthesiology 131(1):155–163. https://doi.org/10.1097/ALN.0000000000002731

Windisch W, Brambring J, Budweiser S, Dellweg D, Geiseler J, Gerhard F, Köhnlein T, Mellies U, Schönhofer B, Schucher B, Siemon K, Walterspacher S, Winterholler M, Sitter H, Projektgruppe Nichtinvasive und invasive Beatmung als Therapie der chronischen respiratorischen Insuffizienz (2010) Nichtinvasive und invasive Beatmung als Therapie der chronischen respiratorischen Insuffizienz S2-Leitlinie herausgegeben von der Deutschen Gesellschaft für Pneumologie und Beatmungsmedizin e. V. Pneumologie 64:207–240

Yang KL, Tobin MJ (1991) A prospective study of indexes predicting the outcome of trials of weaning from mechanical ventilation. N Engl J Med 324:1445–1450

Younes M (1992) Proportional assist ventilation, a new approach to ventilatory support. Theory. Am Rev Respir Dis 145:114–120

Younes M, Puddy A, Roberts D, Light RB, Quesada A, Taylor K, Oppenheimer L, Cramp H (1992) Proportional assist ventilation. Results of an initial clinical trial. Am Rev Respir Dis 145:121–129

Younes M, Kun J, Masiowski B, Webster K, Roberts D (2001a) A method for noninvasive determination of inspiratory resistance during proportional assist ventilation. Am J Respir Crit Care Med 163:829–839

Younes M, Webster K, Kun J, Roberts D, Masiowski B (2001b) A method for measuring passive elastance during proportional assist ventilation. Am J Respir Crit Care Med 164:50–60

Young D, Lamb SE, Shah S, MacKenzie I, Tunnicliffe W, Lall R, Rowan K, Cuthbertson BH, OSCAR Study Group (2013) High-frequency oscillation for acute respiratory distress syndrome. N Engl J Med 368:806–813

Heimbeatmung und Überleitung in die Heimbeatmung

Christopher Wagner, Sönke Wallis und Daniel Drömann

Inhalt

1   Einleitung 513
2   Wann muss und sollte die Indikation für eine Heimbeatmung gestellt werden? 514
3   Warum sind die eigene Wohnung oder eine qualifizierte Pflegeeinrichtung die am besten geeigneten Orte für eine außerklinische Langzeitbeatmung? 514
4   Nichtinvasive Beatmung versus Tracheotomie und invasive Beatmung 514
5   Zeitpunkt für die Entlassung eines beatmeten Patienten 515
5.1 Voraussetzungen 515
5.2 Überleitmanagement 516

Literatur 516

1 Einleitung

Die außerklinische Beatmung ist personalintensiv und teuer. Die Jahrestherapiekosten eines außerklinisch invasiv beatmeten Patienten können bis zu 300.000 Euro betragen. Die Anzahl der Ersteinleitungen steigt stetig, der weitaus größte Anteil entfällt hierbei auf die nicht-invasive Beatmung. Ca. 40 % aller Patienten in Deutschland, welche aus einem Weaning-Zentrum entlassen werden, benötigen eine außerklinische Beatmung (Windisch et al. 2020).

Nach der Therapie einer akuten respiratorischen Insuffizienz mittels maschineller Beatmung können viele Patienten nur verzögert vom Respirator entwöhnt werden. Um ein erfolgreiches Weaning zu erzielen, erfolgt die Verlegung dieser Patienten zunächst oft in spezialisierte Weaningzentren. Wenn trotz aller getroffenen Maßnahmen keine Entwöhnung vom Respirator möglich ist, muss eine außerklinische Beatmung in Erwägung gezogen werden.

C. Wagner (✉) · D. Drömann
Medizinische Klinik III, Universitätsklinikum Schleswig-Holstein – Campus Lübeck, Lübeck, Deutschland
E-Mail: christopher.wagner@uksh.de; daniel.droemann@uksh.de

S. Wallis
Schön Klinik Neustadt SE & Co. KG, Neustadt, Deutschland
E-Mail: swallis@schoen-klinik.de

Auch Erkrankungen mit rasch progredienter respiratorischer Insuffizienz wie z. B. eine Amyotrophe Lateralsklerose erfordern ab einem gewissen Zeitpunkt eine außerklinische Beatmung. Da mit Diagnosestellung der Grunderkrankung die Notwendigkeit einer Beatmungstherapie früh erkannt wird, kann die Organisation frühzeitig ins Auge gefasst werden.

Im Gegensatz dazu ist die Indikationsstellung für eine außerklinischen Beatmung im Rahmen eines prolongierten Weanings ein längerer Prozess. Hier ist die respiratorische Insuffizienz meist multifaktoriell bedingt. Sie entsteht nach einer langen Folge von für sich genommen reversibler Krisen auf dem Boden einer vorbestehenden – häufig pulmonalen – Grunderkrankung (Windisch et al. 2020).

Generell gilt es zu beachten, dass Angehörige und Patient zu jedem Zeitpunkt in die Entscheidung für oder gegen eine Beatmungstherapie eingebunden werden müssen und die Entscheidung weder dem Patientenwillen noch den Grundsätzen der Palliativmedizin widersprechen darf.

Um eine adäquate Versorgung der Patienten mit außerklinischer Beatmung sicherzustellen ist eine umfassende Organisation mit Einbindung vieler Fachrichtungen und Spezialisten notwendig.

Nachvollziehbar, aber vielleicht nicht hilfreich ist, dass die Behandler nach ehrgeizigen Therapieversuchen ein Weaning-

© Springer-Verlag GmbH Deutschland, ein Teil von Springer Nature 2024
G. Marx et al. (Hrsg.), *Die Intensivmedizin*, Springer Reference Medizin,
https://doi.org/10.1007/978-3-662-68699-7_33

versagen mit der Notwendigkeit einer sich anschließenden außerklinischen Beatmungstherapie als ein Scheitern ihrer Bemühungen verstehen. So gerät man als Behandlerteam schnell in ein medizinisches Dilemma: Wie soll man sich bei einer Abhängigkeit von Beatmungsgeräten, aber inzwischen fehlendem Lebenswillen bzw. fehlender Möglichkeit, den eigenen Willen zu äußern verhalten?

Dieses Kapitel soll aufzeigen, wie die Indikation für eine außerklinische Beatmung nach intensivstationärer Behandlung gestellt werden kann und wie Barrieren, die einer erfolgreichen Aufnahme einer außerklinischen Beatmung im Weg stehen, frühzeitig erkannt und überwunden werden können.

2 Wann muss und sollte die Indikation für eine Heimbeatmung gestellt werden?

Im Falle eines erfolglosen Weanings sollte vor Einleitung einer Heimbeatmung die Verlegung in ein qualifiziertes Weaningzentrum erfolgen. In einem derartigen Zentrum kann dann in bis zu 80 % der Fälle dennoch ein erfolgreiches Weaning erzielt werden (Bornitz et al. 2020).

Wurde ein Patient in ein qualifiziertes Weaningzentrum verlegt und konnte auch dort trotz aller Bemühungen, nach Ausschluss aller reversiblen Ursachen einer respiratorischen Insuffizienz, kein stabiler pulmonaler Gasaustausch ohne eine Beatmung erreicht werden, so muss ggf. eine außerklinische Beatmungstherapie in Betracht gezogen werden.

Für Erkrankungen mit meist elektiver Einleitung einer außerklinischen Beatmung existieren unterschiedliche Kriterien zur Indikationsstellung je nach dem zugrundeliegenden Krankheitsbild. Grundvoraussetzung ist im Regelfall der Nachweis einer ventilatorischen Insuffizienz anhand einer chronischen Hyperkapnie tagsüber oder ein nächtlicher pCO_2-Anstieg.

Die Grenzwerte unterscheiden sich hierbei je nach zugrundeliegender Erkrankung wie z. B. COPD, neuromuskuläre Erkrankungen, Obesitas-Hypoventilationssyndrom usw. (Windisch et al. 2017).

Bei diesen chronischen Erkrankungen ist im Regelfall dauerhaft die Notwendigkeit einer außerklinischen Beatmung gegeben.

Im Unterschied hierzu ist es bei Patienten nach Weaningversagen oder prolongiertem Weaning mit Fortführung einer außerklinischen nicht-invasiven Beatmung (NIV) auch möglich, dass sich im weiteren Verlauf noch ein Weaningpotential entwickelt (Schönhofer et al. 2014). Auch hier ist wiederum die für die ventilatorische Insuffizienz zugrundeliegende Ursache ausschlaggebend. Im Falle einer critical-illness-Neuropathie kann unter Umständen durch konsequente Physiotherapie ein erfolgreiches Weaning erzielt werden.

Andererseits profitieren Patienten mit COPD und persistierender Hyperkapnie > 53 mmHg 2–4 Wochen nach Rückbildung der respiratorischen Azidose von einer Beatmung, welche über einen längeren Zeitraum durchgeführt wird. In dieser Konstellation senkt eine außerklinische nicht-invasive Beatmung die Rehospitalisierungsrate (Murphy et al. 2017).

Eine weitere Voraussetzung ist, dass die zugrundeliegende Erkrankung so optimal wie möglich behandelt wird. Darüber hinaus ist eine effiziente Behandlung der Begleiterkrankungen essenziell. Eine außerklinische invasive Beatmung sollte u. a. dann eingeleitet werden, wenn eine NIV nicht toleriert wird, keine Spontanatmung mehr möglich ist, aber auch bei schwerer Dysphagie in Kombination mit undurchführbarem Sekretmanagement (Giesa et al. 2017).

3 Warum sind die eigene Wohnung oder eine qualifizierte Pflegeeinrichtung die am besten geeigneten Orte für eine außerklinische Langzeitbeatmung?

Primär ist eine Steigerung der Lebensqualität sowie die maximal mögliche Integration der Patienten in ihr soziales Umfeld durch eine Beatmung im häuslichen Umfeld erwünscht (Downes et al. 2007). Gerade bei außerklinisch invasiv beatmeten jungen Patienten mit neuromuskulären Erkrankungen kann eine gute Lebensqualität (Huttmann et al. 2015) erreicht werden. Sekundäre Ziele sind eine Kostenminimierung sowie die Entlastung der Intensivstationen, um andere akut erkrankte Patienten versorgen zu können. Auch das Risiko einer Infektion durch multiresistente Erreger kann durch eine Versorgung außerhalb des Krankenhauses gesenkt werden (MacIntyre et al. 2005). Aber auch hier stellen Infektionen eine häufige Komplikation mit Notwendigkeit einer Krankenhausbehandlung dar (Kun et al. 2012). Die Unterschiede aus Sicht der Patienten zwischen einer stationären und einer häuslichen Versorgung zeigt Tab. 1.

4 Nichtinvasive Beatmung versus Tracheotomie und invasive Beatmung

Die Vorteile der nicht-invasiven Beatmung liegen in einer Steigerung der Lebensqualität durch die Erhaltung des natürlichen Atemweges. Der Stimmapparat bleibt benutzbar. Außerdem wird das Risiko für Trachealverletzungen reduziert.

Trotz eines reduzierten Aspirationsrisikos steigt durch eine invasive Beatmungstherapie das Risiko von pulmonalen Infektionen. Zudem spielen ökonomische Aspekte eine Rolle, da die Kosten für die Betreuung invasiv beatmeter Patienten hoch sind.

Üblicherweise werden Patienten mit ausschließlich nächtlichem Beatmungsbedarf nicht-invasiv und Patienten mit

Tab. 1 Patienteneindruck Intensivstation vs. zu Hause. (Mod. nach (MacIntyre et al. 2005))

Intensivstation	Zu Hause
Lärm	Relativ ruhig
Hell	Tag-und-Nacht-Rhythmus
Eingeschränkte Sicht nach draußen	Außenwelt einfacher sichtbar und vielleicht sogar zugänglich
Überfüllt und beengend	Geräumig
Besucherzeiten eingeschränkt	Unterstützende Besuche erwünscht
Immobilisation	Mobilität vergrößert
Sterile Umgebung	Persönliche Dinge
Wenig Selbstkontrolle	Mehr Unabhängigkeit
Eingeschränkte Kommunikationsmöglichkeiten	Mehr Zeit für Gespräche
Hohe Abhängigkeit von Technik	Mehr Vertrauen auf Unterstützung durch die Familie
Geringe Behandlungszeit durch Pflegepersonal	Liebevolle Pflege durch die Familie

einer Beatmungspflichtigkeit von mehr als 20 Stunden am Tag invasiv beatmet.

Tab. 2 zeigt eine Übersicht von Erkrankungen, die eine nicht-invasive oder auch invasive Beatmung notwendig machen können.

5 Zeitpunkt für die Entlassung eines beatmeten Patienten

Die Wahl des optimalen Zeitpunktes der Entlassung eines beatmeten Patienten bleibt eine individuelle Entscheidung.

5.1 Voraussetzungen

Grundvoraussetzung für eine Entlassung der Patienten ist die Zustimmung des Patienten und sein Wunsch nach einer außerklinischen Beatmungstherapie sowie eine entsprechende Ausstattung und Fachkompetenz des übernehmenden Beatmungsteams. Daneben sollte nicht nur eine adäquate ambulante Weiterbetreuung sichergestellt sein, sondern es sollte auch nach Entlassung die Anbindung an ein Weaning- und Beatmungszentrum sichergestellt sein. Dies ist nicht nur für die notwendigen Kontrollen und Therapieoptimierungen der Beatmung erforderlich, sondern auch für die Reevaluation des Weaningpotentials oder einer Dekanülierungsmöglichkeit. Gerade bei Patienten mit multifaktoriell bedingter ventilatorischer Insuffizienz nach intensivstationärer Behandlung entwickelt sich nach einem initial erfolglosen Weaning noch ein Weaningpotential. Dies ist insbesondere bei critical-illness-Neuropathie, der Stabilisierung von Komorbiditäten oder Regredienz einer Dysphagie möglich (Schönhofer et al. 2014).

Tab. 2 Erkrankungen mit ggf. vorhandener Option/Indikation zur Heimbeatmung. (Mod. nach Make et al. 1998)

Erkrankungen des zentralen Nervensystems		– Arnold-Chiari-Malformation – SHT – zerebrovaskuläre Erkrankung – angeborene oder erworbene zentrale Atemstörung – Meningomyelozele – Rückenmarktrauma
Neuromuskuläre Erkrankungen		– amyotrophe Lateralsklerose (ALS) – Guillain-Barré-Syndrom – Muskeldystrophien – Myasthenia gravis – Phrenikusparese – Poliomyelitis – spinale Muskelatrophie – myotone Dystrophie
Skeletterkrankungen		– Kyphoskoliose – Thoraxwanddeformitäten – Zustand nach Thorakoplastie
Kardiovaskuläre Erkrankungen		– angeborene Herzinsuffizienz – erworbene Herzinsuffizienz
Atemwegserkrankungen	Obere Atemwege	– Pierre-Robin Syndrom – Tracheomalazie – Stimmbandparese
	Untere Atemwege	– bronchopulmonale Dysplasie – COPD – zystische Fibrose – Komplikationen von infektiösen Pneumonien – Interstitielle Lungenerkrankungen

Neben diesen Voraussetzungen muss auch die Versorgung mit den notwendigen Hilfsmitteln wie z. B. Ernährungspumpe, Absaugung, Sauerstoffversorgung, Pflegebett und vieles mehr erfolgen. Zu beachten ist insbesondere, dass bei Beatmungszeiten von > 16 h die Verordnung eines zweiten Beatmungsgeräts erforderlich ist (Windisch et al. 2017).

Generell sind allgemein übliche Kriterien zur Entlassung aus dem Krankenhaus auch bei außerklinisch beatmeten Patienten zu beachten. Bei außerklinisch beatmeten Patienten sollten jedoch einige Punkte eine besondere Beachtung erhalten:

- Möglichkeit zur Umstellung auf NIV wurde geprüft
- Es existiert ein stabiler Atemweg
- Die Beatmungssituation ist mit dem außerklinischen Beatmungsgerät stabil (Windisch et al. 2017)

In den aktuellen Leitlinien der Deutschen Gesellschaft für Pneumologie und Beatmungsmedizin e.V. werden keine allgemeingültigen Beatmungsparameter als Voraussetzung für die Krankenhausentlassung definiert (Windisch et al. 2017; Schönhofer et al. 2014). Weiterhin sollte ein funktionierendes Sekretmanagement etabliert sein. Insbesondere bei neuromuskulär erkrankten Patienten mit Husteninsuffizienz ist evtl. eine mechanische Hustenhilfe notwendig und indiziert (Windisch et al. 2017).

5.2 Überleitmanagement

Ist die Indikation zur außerklinischen Beatmung gestellt und liegt das Einverständnis des Patienten oder seines gesetzlichen Vertreters vor, kann die Überleitung in die ambulante Versorgung in die Wege geleitet werden. Es empfiehlt sich ausreichend lange, spätestens 2 Wochen, vor der geplanten Entlassung mit dem Überleitprozess zu beginnen. Das Einberufen einer Überleitkonferenz zur Planung der Entlassung ist dringend zu empfehlen. Bereits im Vorfeld sollte ein frühzeitiges Einbinden der Kostenträger erfolgen um ein qualifiziertes Überleitmanagement zu gewährleisten.

An der Überleitkonferenz sollten idealerweise die weiter betreuende Pflegeinstitution, der Hausarzt/der weiter betreuende Vertragsarzt, der Kostenträger, der vertraglich ermächtigte Leistungserbringer und der MDK, aber auch die Angehörigen des Patienten sowie der Patient selbst teilnehmen (Randerath et al. 2011).

Literatur

Bornitz F, Ewert R, Knaak C, Magnet FS, Windisch W, Herth F (2020) Weaning from invasive ventilation in specialist centers following primary weaning failure: a prospective multi-center study of weanability in patients receiving prolonged domiciliary ventilation. Dtsch Arztebl Int 117(12):205–210. https://doi.org/10.3238/arztebl.2020.0205

Downes JJ, Boroughs DS, Dougherty J, Parra M (2007) A statewide program for home care of children with chronic respiratory failure. Caring 26(9):16–8, 20, 22–3 passim

Giesa C, Wolter F, Ewig S (2017) Infektionen bei außerklinischer Beatmung. DMW – Dtsch Med Wochenschr 142(16):1211–1216. https://doi.org/10.1055/s-0042-121788

Huttmann SE, Windisch W, Storre JH (2015) Invasive home mechanical ventilation: living conditions and health-related quality of life. Respiration 89(4):312–321. https://doi.org/10.1159/000375169

Kun SS, Edwards JD, Davidson Ward SL, Keens TG (2012) Hospital readmissions for newly discharged pediatric home mechanical ventilation patients. Pediatr Pulmonol 47(4):409–414. https://doi.org/10.1002/ppul.21536

MacIntyre NR et al (2005) Management of patients requiring prolonged mechanical ventilation: report of a NAMDRC consensus conference. Chest 128(6):3937–3954. https://doi.org/10.1378/chest.128.6.3937

Make BJ et al (1998) Mechanical ventilation beyond the intensive care unit. Report of a consensus conference of the American College of Chest Physicians. Chest 113(5 Suppl):289S–344S. https://doi.org/10.1378/chest.113.5_supplement.289s

Murphy PB et al (2017) Effect of home noninvasive ventilation with oxygen therapy vs oxygen therapy alone on hospital readmission or death after an acute COPD exacerbation: a randomized clinical trial. JAMA 317(21):2177–2186. https://doi.org/10.1001/jama.2017.4451

Randerath WJ et al (2011) Durchführungsempfehlungen zur invasiven außerklinischen Beatmung. Pneumologie 65(2):72–88. https://doi.org/10.1055/s-0030-1256121

Schönhofer B et al (2014) Prolongiertes Weaning. Pneumologie 68(01):19–75. https://doi.org/10.1055/s-0033-1359038

Windisch W et al (2017) S2k-Leitlinie: Nichtinvasive und invasive Beatmung als Therapie der chronischen respiratorischen Insuffizienz – Revision 2017. Pneumologie 71(11):722–795. https://doi.org/10.1055/s-0043-118040

Windisch W et al (2020) Prolonged weaning from mechanical ventilation results from specialized weaning: centers – a registry-based study from the WeanNet initiative. Dtsch Arztebl Int 117(12):197–204. https://doi.org/10.3238/arztebl.2020.0197

Drainagen in der Intensivmedizin

Patrick Kassenbrock, Ursula Wild und Samir G. Sakka

Inhalt

1	**Allgemeine Grundlagen**	517
1.1	Begriffsbestimmung und Funktion von Drainagen	517
1.2	Geschichte	518
1.3	Drainagesysteme	518
1.4	Allgemeine Grundsätze zur Anlage und Pflege	518
1.5	Material und Struktur	518
1.6	Notwendigkeit von Drainagen	519
2	**Thoraxdrainage**	519
2.1	Pneumothorax	519
2.2	Pleuraerguss	521
2.3	Praktische Durchführung	522
3	**Perikardpunktion und -drainage**	525
3.1	Perikarderguss	525
3.2	Perkutane Perikardiozentese	527
4	**Drainagen und Sonden in der Neurochirurgie**	528
4.1	Intrakranieller Druck	528
4.2	Lumbale Liquordrainage	530
5	**Drainagen in der Allgemein- und Viszeralchirurgie**	531
5.1	Übersicht der unterschiedlichen Drainagetypen	531
5.2	Indikationen zur prophylaktischen Anlage von Drainagen	533
5.3	Entfernung der Drainage	535
5.4	Indikatorfunktion von Drainagen	535
6	**Drainagen und Katheter in der Urologie**	535
6.1	Harnableitende Drainagen	535
6.2	Drainagen bei urologischen Eingriffen	537
	Literatur	537

P. Kassenbrock (✉) · S. G. Sakka
Gemeinschaftsklinikum Mittelrhein, Klinik für Intensivmedizin,
Akademisches Lehrkrankenhaus der Universitätsmedizin der Johannes
Gutenberg-Universität Mainz, Koblenz, Deutschland
E-Mail: Patrick.Kassenbrock@gk.de; Samir.Sakka@gk.de

U. Wild
Klinik für Anästhesiologie und operative Intensivmedizin, Kliniken der
Stadt Köln, Krankenhaus Merheim, Köln, Deutschland
E-Mail: wildu@kliniken-koeln.de

1 Allgemeine Grundlagen

1.1 Begriffsbestimmung und Funktion von Drainagen

▶ **Definitionen**

Drainage — Eine Drainage ist eine therapeutische Maßnahme zur Ableitung von Flüssigkeiten oder Gasen. Grundsätzlich unterscheidet man innere und äußere Drainagen.

Innere Drainage — Innere Drainagen werden operativ oder interventionell platziert, es werden damit Stenosen oder andere Hindernisse im Körper umgangen. Beispiele hierfür sind ein endovaskulärer Stent bei einer Koronararterienstenose oder eine Zystojejunostomie zur Ableitung einer Pankreaszyste.

Äußere Drainage — Äußere Drainagen dienen der Ableitung aus dem Körper heraus. Als Beispiele sind hier Thorax-, Perikard-, abdominelle und Liquordrainagen zu nennen.

1.2 Geschichte

Bereits im 5. Jahrhundert v. Chr. leitete Hippokrates Abszessinhalt über Drainagen aus Holz, Gold oder Silber ab. Ebenso wurden auch Pleuraempyeme entlastet, wie von Celsus 25 v. Cr. bis 50 n. Chr. beschrieben. Von Chassaignac wurde erstmals im Jahr 1895 eine Kautschukdrainage verwendet. Im Jahr 1891 beschrieb Bülau die Ableitung von Pleuraempyemen über eine Heber-Drainage (Bülau 1891). Der Einsatz einer Vakuumpumpe zur Thoraxdrainage wurde erstmalig von S. Robinson im Jahr 1910 erwähnt (Robinson 1910). Murphy entwickelte im Jahr 1947 ein System, das eine höhere Sogwirkung bot (Roth et al. 2006). Redon veröffentlichte 1955 eine Arbeit über eine evakuierte Flasche zur Sekretableitung (Redon 1955).

1.3 Drainagesysteme

Eingeteilt werden Drainagen in 3 Arten von Systemen:
Offene Drainagen leiten die Flüssigkeit nicht in ein Gefäß, sondern z. B. in einen Verband ab. Treibende Kraft für den Transport ist hierbei die Schwerkraft.
Bedingt geschlossene Drainagen leiten die Flüssigkeit in einen Behälter ab, der nach der Drainagenanlage steril mit dieser konnektiert wird und regelmäßig gewechselt werden muss. Bei der Schwerkraftdrainage erfolgt die Ableitung allein der Schwerkraft folgend, d. h. ohne Sog. Zusätzlich zur Schwerkraft kann die Kapillarwirkung genutzt werden, oder es kann ein Sog über eine Pumpe angelegt werden (Roth et al. 2006).
Geschlossene Drainagen sind von vornherein fest mit dem Sammelbehälter verbunden. Hier erfolgt der Transport der Flüssigkeit über eine vakuumbedingte Sogwirkung oder über eine automatische, volumengesteuerte Pumpfunktion (Treutner et al. 2003).

1.4 Allgemeine Grundsätze zur Anlage und Pflege

Die Anlage einer Drainage sollte stets **unter streng aseptischen Kautelen** erfolgen. Hierzu gehören eine gründliche Händedesinfektion, sterile Handschuhe, steriler Kittel, Mundschutz und Haube sowie die Verwendung eines sterilen Lochtuchs. Die Punktionsstelle und deren Umgebung sollten vor der Anlage adäquat desinfiziert werden. Nach der Platzierung sollte die Drainage fixiert werden, meist mittels einer Annaht. Anschließend wird ein steriler Verband aufgelegt.

Ebenso sollten alle Manipulationen einschließlich der Wechsel der Auffangbehälter und der Drainageentfernung sowie die Verbandwechsel unter aseptischen Bedingungen erfolgen.

▶ **Cave** Über den Drainageweg können Krankheitserreger in den Körper eindringen (Keimaszension), da äußere Drainagen eine direkte Verbindung von innen nach außen darstellen. Insbesondere gilt dies für offene Drainagesysteme, allerdings sind auch bedingt geschlossene Systeme beim Wechsel der Ablassbehälter für das Eindringen von Erregern gefährdet.

Generell sollten Drainagen, sobald sie nicht mehr benötigt werden, entfernt werden.

> Sobald der Verband feucht oder durchgeblutet ist, muss er gewechselt werden, da Blut und andere Körperflüssigkeiten einen Nährboden für Krankheitserreger darstellen.

1.5 Material und Struktur

Drainagen werden meist aus Kunststoffen (wie Polyvinylchlorid = PVC, Polyurethan und Silikon) oder modifizierten Naturstoffen (z. B. Latex, Kautschuk, Weichgummi) hergestellt. Die potenziell allergisierende Wirkung der verschiedenen Stoffe sowie das Herauslösen der Weichmacher sollten bei längerer Liegedauer einer Drainage berücksichtigt werden (Treutner et al. 2003). Das optimale Drainagematerial ist hypoallergen, pyrogenfrei und mechanisch belastbar. Da die Drainage ein in den Körper eingebrachter Fremdkörper ist, kommt es zu einer Immunantwort.

▶ **Definitionen**

Biostabilität   Als Biostabilität bezeichnet man eine intakte Materialbeschaffenheit auch über eine längere Liegedauer (keine oder nur geringe Veränderung beim Kontakt mit Sekreten, deren Enzymen und Schleimhäuten).

Biokompatibilität   Unter Biokompatibilität versteht man die „Verträglichkeit" des Drainagematerials für den Körper (Treutner et al. 2003). Insbesondere Silikon weist eine hohe Biostabilität und -kompatibilität auf.

Hinsichtlich der Struktur einer Drainage kann man zum einen unterschiedliche Durchmesser unterscheiden. Schmalkalibrige Drainagen neigen eher dazu, zu verstopfen, bei großlumigen Drainagen mit Sog kann Körpergewebe angesaugt werden. Es gibt Drainagen mit einer oder mehreren Öffnungen am distalen Ende, Letztere können über mehrere Zentimeter des Drainageendstücks verteilt sein.

Die Flexibilität einer Drainage hängt vom Diameter und dem verwendeten Material ab. Wird ein Sog an die Drainage angelegt, sollte die Stabilität des Materials ausreichen, um nicht zum Kollaps zu führen. Bei einer rauen Oberfläche besteht eher die Gefahr, dass sich dort Krankheitserreger ansiedeln, zudem ist die Gefahr der Verletzung umgebender Strukturen (z. B. Schleimhäute) höher.

1.6 Notwendigkeit von Drainagen

In den letzten Jahren kommt zunehmend eine Diskussion um die Abwägung von Nutzen und Risiken einer Drainage auf. Dies bezieht sich in erster Linie auf Drainagen in der Weichteilchirurgie, in deren Rahmen die Anlage von Drainagen am Ende einer Operation immer noch Standard ist (Willy et al. 2003). Daten aus der Schilddrüsenchirurgie und nach Splenektomie bzw. Adrenalektomie zeigen keinen Vorteil einer routinemäßigen Anlage einer Drainage bei unkompliziertem Operationsverlauf (Ariyanayagam et al. 1993; Major et al. 2012).

Letztlich sollte bei jeder Anlage einer Drainage das „Pro" und das „Kontra" sorgfältig gegeneinander abgewogen werden. Dass eine Drainage oftmals diagnostisch wie therapeutisch von großem Nutzen sein kann, ist unbestritten. Demgegenüber stehen aber die Risiken der Anlage, das Infektionsrisiko und die Gefahr der „falschen Sicherheit". Leitet eine Drainage z. B. postoperativ kein oder nur wenig Sekret ab, heißt das nicht, dass nicht dennoch eine Nachblutung bestehen kann, die vielleicht nur deshalb nicht bemerkt wird, weil die Drainage sich an einer anderen Stelle befindet oder z. B. durch Koagel bzw. Strukturen verlegt ist.

2 Thoraxdrainage

2.1 Pneumothorax

2.1.1 Einteilung und Ätiologie

Gelangt Luft in den Pleuraspalt, d. h. in den Raum zwischen Pleura visceralis und Pleura parietalis, so spricht man von einem Pneumothorax. Je nach Ausdehnung kann es zum vollständigen Kollaps der betroffenen Lunge kommen.

Ein Pneumothorax kann spontan auftreten (meist unilateral). Dieser **Spontanpneumothorax** wird nochmals in eine primäre Form (ohne Lungenvorerkrankung) und eine sekundäre Form (bei vorliegender Schädigung der Lunge) unterteilt (Kaneda et al. 2013). Risikopatienten für einen primären Spontanpneumothorax sind junge Männer mit asthenischem Körperbau, während die sekundäre Form ältere Patienten, Raucher und Patienten mit einer COPD bzw. einem Lungenemphysem betrifft (Baumann et al. 2001; Ghezel-Ahmadi et al. 2012).

Beim Spontanpneumothorax kommt es zu einer Ruptur von Lungengewebe mit Beteiligung der Pleura visceralis und somit zum Lufteintritt in den Pleuraraum (Luh 2010; Saltzman et al. 2012). Eine weitere mögliche Ursache für einen Pneumothorax ist ein **Trauma**, wobei Luft über eine Verletzung von außen in den Pleuraspalt eintritt. Man spricht hier von einem **offenen Pneumothorax**. Der Spontanpneumothorax kommt häufiger als der traumatische Pneumothorax vor (Surleti et al. 2011).

Darüber hinaus kann ein Pneumothorax auch **iatrogen**, beispielsweise bei der Anlage eines zentralvenösen Katheters (ZVK), bei anderen Punktionen (z. B. Regionalanalgesieverfahren) oder im Rahmen von Oberbauch- oder Thoraxeingriffen entstehen. Eine invasive Beatmung mit hohem inspiratorischem Spitzendruck kann ebenfalls zur Entstehung eines Pneumothorax führen (Ghezel-Ahmadi et al. 2012).

Unter einem **Mantelpneumothorax** versteht man einen in der Regel apikal gelegenen Pneumothorax, der meist nur wenige Zentimeter (< 4 cm apikal) breit ist und mit einer geringen respiratorischen Einschränkung einhergeht.

Besonders erwähnenswert ist der **Spannungspneumothorax**, bei dem es durch die Verletzung (z. B. im Rahmen einer Rippenserienfraktur) zu einem Ventilmechanismus kommt, sodass Luft in den Pleuraspalt zwar eindringt, aber nicht mehr austritt. Dieser lebensbedrohliche Zustand führt zu einer zunehmenden pulmonalen Kompression, die nicht nur

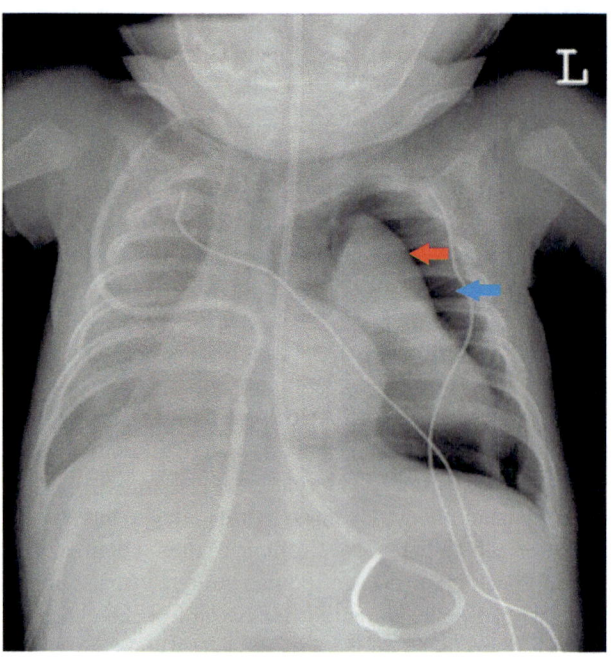

Abb. 1 Röntgenbild eines Spannungspneumothorax links beim Kind. (Aus MacLusky et al. 2006) Zusammengefallenen Lungenflügel (roter Pfeil) mit Luftansammlung daneben (blauer Pfeil)

die Respiration erheblich einschränkt, sondern auch zu einer Kompression des Mediastinums und der zentralen Gefäße und des Herzens führt. Erfolgt nicht eine sofortige Entlastung, kann es zum nicht überwindbaren Herz-Kreislauf-Stillstand kommen (Henry et al. 2003) (Abb. 1).

2.1.2 Klinik und Diagnostik

Zum klinischen Bild des Pneumothorax gehört in erster Linie eine akut auftretende Dyspnoe, manchmal verbunden mit thorakalen Schmerzen, ausgelöst durch eine Reizung der Pleura parietalis (Ghezel-Ahmadi et al. 2012). Je nach Schwere des Befundes kann die respiratorische Insuffizienz mit einer Zyanose und/oder Husten einhergehen, evtl. beobachtet man eine asymmetrische Atemexkursion. Die Symptome eines Spannungspneumothorax können darüber hinaus eine obere Einflussstauung und eine akute kardiale Insuffizienz umfassen (Henry et al. 2003).

Entwickeln maschinell beatmete Patienten plötzlich Ventilationsprobleme (akute Notwendigkeit höherer Beatmungsdrücke, reduzierte S_pO_2), evtl. verbunden mit einem einseitig abgeschwächten Atemgeräusch, so sollte an einen Pneumothorax gedacht werden (Ghezel-Ahmadi et al. 2012).

Zur Sicherung der Verdachtsdiagnose kann eine Sonografie oder ein Röntgenbild des Thorax angefertigt werden. Da für Letzteres beim liegenden Patienten eine geringere Sensitivität zum Nachweis des Pneumothorax besteht, kommt (oft bei Traumapatienten) die Computertomografie zum Einsatz. Auch eine Zunahme eines Pneumothorax kann sonografisch beim beatmeten Patienten gesichert werden (Oveland et al. 2012).

2.1.3 Indikationen der Entlastung

Unverzüglich entlastet werden muss ein Pneumothorax, wenn eine akute respiratorische Insuffizienz droht oder bereits besteht. Dies kann notfallmäßig zunächst über eine Punktion geschehen. Hierbei wird in der **Monaldi-Position** (2.–3. ICR, ventrale Medioklavikularlinie) mit einer großlumigen Kanüle (z. B. 16-G-Venenverweilkanüle) (Henry et al. 2003) oder mit einer speziellen Pneumothorax-Entlastungsnadel punktiert.

Anschließend wird zur weiteren Elimination der Luftansammlung aus dem Pleuraraum eine Drainage angelegt (Technik siehe unten). Alternativ wird z. T. ein dünnlumiger Pleurakatheter eingebracht, wobei die Nachteile in schnellem Stenosieren und leichtem Abknicken liegen. Studien zur Effizienz zeigten beim iatrogenen Pneumothorax im Gegensatz zum Spontanpneumothorax eine höhere Erfolgsrate (Galbois et al. 2012). Bei beatmeten Patienten ist das Risiko eines Spannungspneumothorax besonders hoch, daher sollte hier auf jeden Fall eine Drainage angelegt werden.

Abseits von Notfallsituationen wird für das Anlegen einer Thoraxdrainage normalerweise die **Bülau-Position** (4.–6. ICR, vordere bis mittlere Axillarlinie) gewählt.

Bei rezidivierenden Pneumothoraces kann eine Pleurodese erfolgen, ggf. ist auch eine Bullektomie (Resektion von Bullae beim Lungenemphysem) oder Pleurektomie erforderlich (Kaneda et al. 2013). Insbesondere für die Entlastung eines Spontanpneumothorax gibt es keine eindeutige Empfehlung darüber, in welchen Fällen welche Therapiemaßnahme (Drainage, einfache Luftaspiration oder konservative Therapie) vorgezogen werden sollte (Kaneda et al. 2013).

Ein kleiner, primärer Spontanpneumothorax ohne respiratorische Insuffizienz mit einem Lungenvolumenverlust < 15 %, der sich unter einer klinischen Beobachtungszeit von 3–6 h nicht vergrößert, kann beobachtet werden (Baumann et al. 2001; Henry et al. 2003). Nach 24 h und darüber hinaus sollte der Befund bis zur Regredienz radiologisch kontrolliert werden. Ein kleiner (< 1 cm oder rein apikaler) sekundärer Spontanpneumothorax beim asymptomatischen Patienten kann ebenfalls beobachtet werden (Henry et al. 2003). Die Resorptionsrate der Luft beträgt 50–70 ml/Tag bzw. 1,25 % der Gesamtmenge an Luft im Pleuraspalt. Im Tiermodell konnte gezeigt werden, dass die Resorptionsrate unter Sauerstoffgabe höher ist (Hill et al. 1995).

Ein Spontanpneumothorax mit einer Größe > 20 % des Lungenvolumens bzw. > 2 cm Ausmaß im Thoraxröntgenbild sollte bei erstmaligem Auftreten über eine Aspiration, ggf. auch über eine Drainage entlastet werden (Henry et al. 2003; Van Schil et al. 2005).

> Beim symptomatischen Pneumothorax sollte eine Drainage erfolgen.

Beim symptomatischen Pneumothorax empfiehlt sich zudem die Gabe von 100 %igem Sauerstoff, um den arteriellen Stickstoffpartialdruck zu senken und den Sauerstoffpartialdruck zu erhöhen (Henry et al. 2003).

2.2 Pleuraerguss

2.2.1 Einteilung und Ätiologie

Bei einer pathologischen Ansammlung von Flüssigkeit im Pleuraspalt spricht man allgemein von einem Pleuraerguss. Ein Pleuraerguss kann entweder ein Transsudat oder ein Exsudat sein (Tab. 1). Beim Exsudat ist die Ursache eine erhöhte Kapillarpermeabilität, z. B. bei einer Leberzirrhose, im Rahmen einer malignen Grunderkrankung, aber auch im Rahmen einer Pneumonie vorkommend. Beim Transsudat liegt die Ursache in einem erhöhten hydrostatischen Druck bzw. in einem erniedrigten onkotischen Druck (z. B. Hypoalbuminämie) (Garrido et al. 2006; Yu 2011).

Sonderformen des Pleuraergusses sind der **Hämatothorax**, eine in der Regel traumatische Ansammlung von Blut im Pleuraraum, und der **Chylothorax** (Lymphflüssigkeit im Pleuraraum, meist traumatisch, tumorassoziiert oder iatrogen). Darüber hinaus ist das **Pleuraempyem** zu nennen, d. h. man findet Eiter zwischen den Pleurablättern. Ursache für einen Pleuraerguss ist in der Regel eine vorangegangene Pneumonie.

2.2.2 Klinik und Diagnostik

Die Symptome des Pleuraergusses umfassen Dyspnoe (insbesondere im Liegen), Thoraxschmerzen, Husten, Fieber und allgemeine Schwäche. Je nach Ursache des Pleuraergusses können weitere Symptome auftreten.

Im Thoraxröntgenbild beim liegenden Patienten lässt sich ein Erguss ab etwa 175 ml nachweisen (Woodring 1984). Darüber hinaus lässt sich ein Pleuraerguss meist gut sonografisch darstellen, auch über das Ausmaß und eventuelle Septierung oder organisierte Anteile des Ergusses lassen sich Aussagen treffen (Abb. 2).

Ultraschallgesteuert kann zudem eine Punktion (**Thorakozentese**) durchgeführt werden. Dabei sollte ausreichend Material für eine mikrobiologische, histopathologische und laborchemische Untersuchung gewonnen werden. Mikrobiologisch lassen sich mittels Gram-Färbung und weiteren Verfahren evtl. vorhandene Erreger nachweisen. In der histopathologischen Untersuchung geht es primär um den Nachweis maligner Zellen und deren Differenzierung (Garrido et al. 2006).

Die Computertomografie ermöglicht neben dem Nachweis eines Pleuraergusses Aussagen über dessen Menge, Lokalisation und eine mögliche Septierung. Anhand der Dichte lässt sich darüber hinaus die Beschaffenheit (serös, blutig, putride) unterscheiden (Yu 2011).

2.2.3 Indikationen der Entlastung

Ein Pleuraerguss sollte entlastet werden, wenn er entweder symptomatisch (d. h. bei einer Einschränkung der Ventilation) oder die Genese unklar ist, sodass Material zur Analytik gewonnen werden kann.

Oftmals lässt sich ein Pleuraerguss jedoch nicht durch eine einmalige Punktion beheben, sodass eine längerfristige Ableitung erforderlich sein kann. Dies ist v. a. dann der Fall, wenn der Erguss durch eine akute Erkrankung bedingt ist (z. B. im Rahmen einer Pneumonie) und die aktuelle Situation des Patienten deutlich beeinträchtigt ist (z. B. Notwendigkeit einer invasiven Beatmung). Es gibt Krankheitsbilder (z. B. eine chronische Herzinsuffizienz), bei denen es aufgrund ihrer chronischen Verlaufsform rezidivierend zum

Tab. 1 Pleuraerguss – Differenzierung von Transsudat und Exsudat anhand der Light-Kriterien. (Light et al. 1972; Yu 2011)

	Exsudat	Transsudat
Aussehen	trüb	serös, klar
Leukozytenzahl	> 50.000/mm^3	< 10.000/mm^3
pH	< 7,2	> 7,2
Proteingehalt	> 3 g/dl	< 3 g/dl
Pleura-/Serum-Protein	> 0,5	< 0,5
LDH	> 200 U/l	< 200 U/l
Pleura-/Serum-LDH	> 0,6	< 0,6
Glukose	< 60 mg/dl	≥ 60 mg/dl

LDH = Laktatdehydrogenase

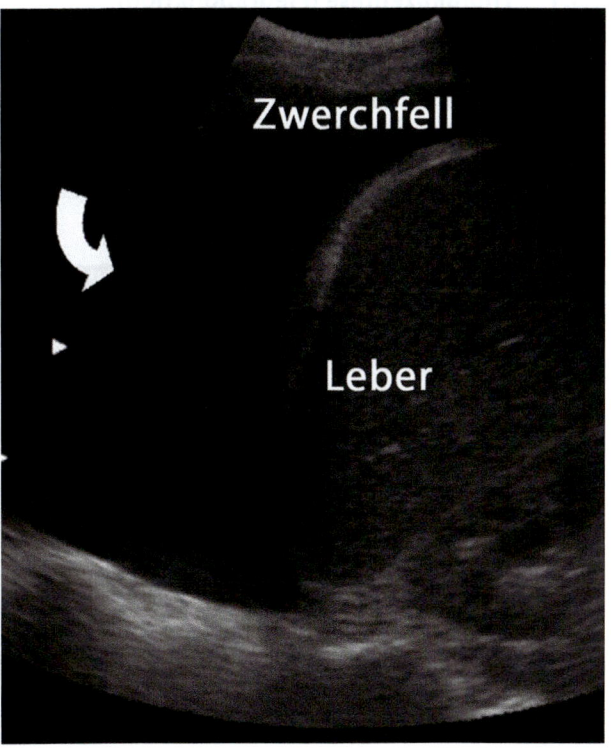

Abb. 2 Sonografische Darstellung eines Pleuraergusses (Pfeil). (Aus Singh 2011)

Pleuraerguss kommt. Allein wegen der Infektionsgefahr ist es hier nicht möglich, dauerhaft eine Thoraxdrainage anzulegen. Sollte eine ursächliche Therapie nicht oder nicht ausreichend möglich sein, können wiederholte Thorakozentesen bei respiratorischer Insuffizienz erforderlich sein.

In der Intensivmedizin spielen Thoraxdrainagen auch in der postoperativen Versorgung von Patienten nach Thoraxeingriffen eine Rolle. Hierzu zählen Eingriffe an Lunge, Ösophagus und in der Herzchirurgie. Nach Lungenresektionen werden vielfach zwei pleurale Drainagen angelegt, wobei die ventrale und apikale zur Luft- und die dorsale und basale zur Flüssigkeitsableitung dient (Gambazzi und Schirren 2003) (Abb. 3). In der Herzchirurgie werden Drainagen ins Mediastinum und ggf. weitere pleural platziert.

Beim Pneumothorax ist die Indikation zur Thoraxdrainage bei jedem ventilierten Patienten, beim Spannungspneumothorax nach initialer Punktion, bei wiederholtem Pneumothorax nach Thorakozentese und bei großen Pneumothoraces bei Patienten über 50 Jahren zu stellen (Laws et al. 2003). Weitere Indikationen für eine Thoraxdrainage sind ein maligner Pleuraerguss, ein Pleuraempyem bzw. parapneumonischer Erguss, ein Chylothorax, eine Liquorfistel in den Pleuraraum sowie ein traumatischer Hämatothorax (Laws et al. 2003; Varela et al. 2009).

2.3 Praktische Durchführung

2.3.1 Thorakozentese (Pleurapunktion)

Technik
Als Standardmonitoring sollten eine nichtinvasive Blutdruckmessung sowie eine Messung der Sauerstoffsättigung gegeben sein, die Gabe von Sauerstoff über eine Nasensonde wird empfohlen.

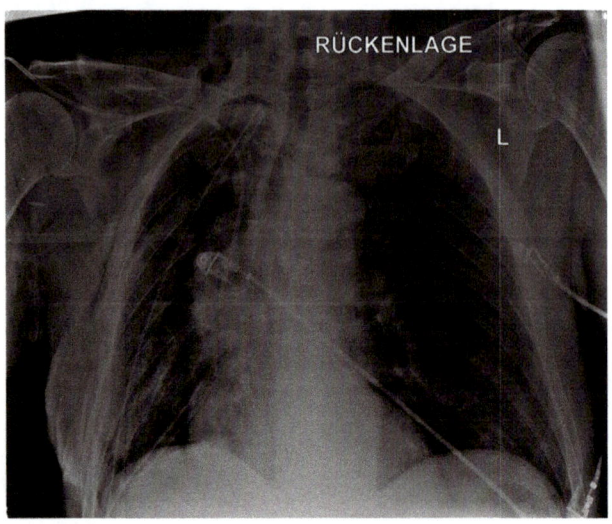

Abb. 3 Röntgenbild mit zwei einliegenden Thoraxdrainagen

Der Patient befindet sich idealerweise in sitzender Position. Dazu sollte er sich an die Bettkante setzen und dort durch eine helfende Person gestützt werden, die Beine sollten aufgestellt werden. Alternativ kann der Patient auch im Bett mit erhöhtem Kopfteil gelagert werden. Unter sonografischer Kontrolle (ausreichende Ergussmenge für eine Punktion > 300 ml) wird in der Regel von dorsal in der Mitte des Hemithorax punktiert.

> Aufgrund der Gefahr einer Organverletzung sollte die Pleurapunktion nicht tiefer als im 8. ICR durchgeführt werden.

Der Patient sollte ausreichend analgesiert werden. Beim Einsatz von Opioiden ist deren atemdepressive Wirkung zu beachten.

Nach Hautdesinfektion erfolgt eine Lokalanästhesie mit einer schmalkalibrigen Kanüle (26 G) und z. B. Mepivacain 1 %. Anschließend sollte mit einer 20-G-Kanüle unter wiederholter Aspiration bis zur Pleura parietalis infiltriert werden, meist lässt sich schon Erguss oder Luft aspirieren.

Gegebenenfalls kann man den Zugangsweg durch eine kleine Stichinzision vereinfachen. Es gibt spezielle Sets für Pleurapunktionen, die in der Regel eine großlumige Kanüle (meist 16–18 G) und den Katheter, verbunden mit einem Auffangbeutel, enthalten (Abb. 4).

> Die Punktion sollte immer am Oberrand der Rippe erfolgen, um eine Verletzung der Interkostalgefäße und -nerven zu vermeiden.

Wegen der Gefahr der Wundinfektion oder eines sekundären Pleuraempyems ist auf streng sterile Bedingungen zu achten.

Die lokalanästhesierte Stelle wird punktiert und, sobald Flüssigkeit zurückläuft, die Kanüle zurückgezogen und der Katheter platziert. In der Regel enthalten die Sets einen Katheter, an den über einen 3-Wege-Hahn schon der Auffangbeutel angeschlossen ist. Über den freien Schenkel des 3-Wege-Hahns kann Material zur Analytik entnommen werden. Wurde ausreichend Flüssigkeit drainiert, so kann der Katheter unter Exspiration entfernt werden. Die Stelle sollte anschließend mit einem Verband verschlossen werden.

Komplikationen
Komplikationen sind

- Pneumothorax (2–6 %),
- Blutungen und Hämatothorax (1 %),
- Nerven- und Organverletzungen (v. a. von Leber, Milz und Lunge) sowie

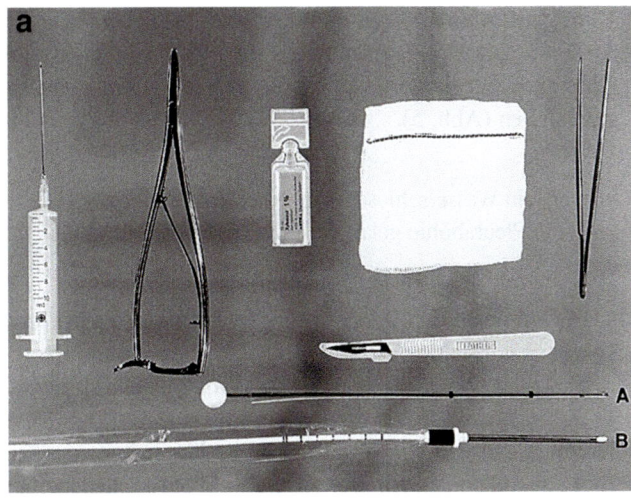
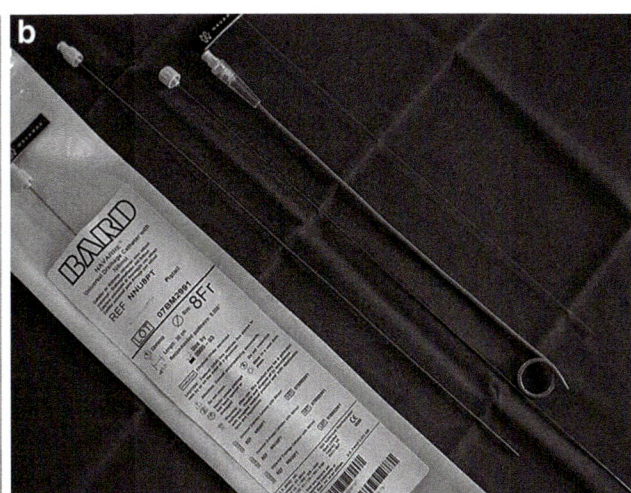

Abb. 4 a, b Pleurapunktionsset. (Aus Blank 2011)

- eine vagale Reaktion mit Gefahr der Bradykardie und Bewusstlosigkeit (Garrido et al. 2006; Yu 2011).

Durch den Einsatz der Sonografie kann das Risiko einer Fehlpunktion verringert werden (Diacon et al. 2003). Als Hinweis, dass ein Erguss punktionsfähig ist, dient eine Breite von mehr als 1 cm Pleuraerguss in der lateralen Thoraxröntgenaufnahme.

Zu beachten ist ein Reexpansionsödem, das bei zu rascher Entlastung oder einem Ablassen von > 1000 ml entsteht. Die Inzidenz eines Reexpansionsödems ist besonders hoch bei großem Pneumothorax und Behandlung mittels Thorakozentese. Ebenfalls erhöht ist die Inzidenz bei der Drainage bei jungen Patienten sowie einer vorangegangenen Dauer des Pneumothorax von > 3 Tagen (Kesieme et al. 2012; Matsuura et al. 1991). Als Mechanismen werden die erhöhte Kapillarpermeabilität und Extravasation von Flüssigkeit angenommen (Kesieme et al. 2012).

Kontraindikationen
Als Kontraindikation für die Punktion wird eine erhöhte µl) angesehen, die nach Möglichkeit vor/µl) angesehen, die nach Möglichkeit vor der Intervention normalisiert werden sollte. Eine Antikoagulation mit Vitamin K-Antagonisten sollte laut Empfehlungen der BTS (British Thoracic Society) rechtzeitig vor der Anlage gestoppt werden. Bei Notfallindikationen müssen ggf. Gerinnungspräparate zum Einsatz kommen (Garrido et al. 2006; Laws et al. 2003).

2.3.2 Thoraxdrainage

Technik
Das empfohlene Standardmonitoring ist identisch zu dem bei der Pleurapunktion (siehe oben). Der Patient wird so gelagert, dass er auf dem Rücken oder leicht zur Gegenseite gedreht liegt und den Arm im Schultergelenk abduziert, am besten bis hinter den Kopf. Alternativ kann die Lagerung auch in die laterale Dekubitusposition erfolgen.

Als sichere Stelle für die Punktion wird das Fenster zwischen dem Vorderrand des M. latissimus dorsi, dem lateralen Rand des M. pectoralis major und der Mamillenlinie angesehen („triangle of safety" (Henry et al. 2003)). Die Punktion sollte am besten im 4.–6. ICR in der vorderen Axillarlinie erfolgen (Bülau-Position). Auch für die Anlage einer Thoraxdrainage empfiehlt sich die sonografische Kontrolle. Bei einem Realtime-Einsatz muss der Schallkopf steril abgedeckt werden.

Analgesie des Patienten und Lokalanästhesie sowie Eingehen am Oberrand der Rippe sind identisch zum Vorgehen bei der Pleurapunktion (siehe oben).

Verwendet man (insbesondere zur Einlage großlumiger Drainagen) die Technik der **Minithorakotomie**, so erfolgt anschließend die Hautinzision parallel zum Verlauf der Rippe. Der Durchmesser der Inzision sollte ein wenig größer als der Durchmesser der Drainage sein, ca. 3 cm. Mit dem Finger wird versucht, einen Weg durch die Inzisionsstelle in den Pleuraraum zu bahnen. Zur Hilfe kann eine Klemme oder eine stumpfe Schere genommen werden, welche eingeführt, geöffnet und dann offen zurück gezogen werden sollte. Die Penetration der Pleura parietalis schließlich ist meist deutlich fühl- und hörbar. Bei einem Pneumothorax bemerkt man in der Regel sofort einen Austritt von Luft und/oder Flüssigkeit. Die Drainage wird nun mittels einer Kornzange durch den freipräparierten Weg eingebracht. Die Spitze sollte beim Pneumothorax nach kranial, beim Pleuraerguss nach dorsobasal platziert werden. Alle Öffnungen der Drainage (auch die seitlichen) müssen intrathorakal liegen.

Für Drainagen mit geringem Lumen (< 8 F) besteht die Möglichkeit der Platzierung in Seldinger-Technik. Hierzu wird eine Kanüle mit Spritze verwendet, die unter Aspiration eingeführt wird, bis sich Luft oder Flüssigkeit aspirieren lässt. Anschließend wird die Spritze abgenommen und ein Draht eingeführt, danach wird die Kanüle zurückgezogen und die Drainage über den Draht geführt. Der Nachteil der Verwendung von dünnlumigen Drainagen besteht darin, dass sie schneller durch Koagel oder anderes Material verlegt werden. Sie werden allerdings von wachen Patienten als deutlich angenehmer eingestuft (Gambazzi und Schirren 2003; Laws et al. 2003).

Fixierung und Lagekontrolle
Drainagen sollten generell mittels Annaht fixiert werden. Hierzu wird ein nichtresorbierbarer Faden verwendet. Zudem empfiehlt es sich bei Drainagen > 16 F, eine Tabaksbeutel- oder U-Naht anzulegen, um nach der Entfernung der Drainage ein schnelles Wiederverschließen der offenen Wunde zu ermöglichen und damit das potenzielle Eindringen von Luft in den Pleuraspalt zu verhindern. Ist der Schnitt größer als das Lumen der Drainage, so sollte zusätzlich eine Haut- oder Subkutannaht erfolgen mit nichtresorbierbarem Nahtmaterial (z. B. Seide, Stärke 1).

Nach Anlage einer Thoraxdrainage sollte zur Lagekontrolle ein Thoraxröntgenbild (am besten in 2 Ebenen) angefertigt werden (Gambazzi und Schirren 2003; Laws et al. 2003).

Kontraindikationen
Die Kontraindikationen zur Anlage einer Thoraxdrainage entsprechen denen der Thorakozentese (siehe oben).

Komplikationen
Bei der Anlage von Thoraxdrainagen kann es, wie bei jeder Intervention, zu Komplikationen kommen, über die nach Möglichkeit vor der Anlage aufgeklärt werden muss. In ca. 3 % der Fälle kommt es zu Früh-, in 8 % der Fälle zu Spätkomplikationen beim geübten Arzt (Laws et al. 2003).

Komplikationen durch die Anlage selbst sind mögliche Verletzungen von umliegenden Strukturen oder Organen. Fehllagen der Thoraxdrainage sind häufig im Lappenspalt oder im Lungenparenchym, aber auch im Mediastinum oder extrathorakal. Stellt man klinisch oder radiologisch eine Fehllage fest, sollte umgehend eine Reposition erfolgen. Durch Verletzung von Gefäßen kann ein Hämatothorax resultieren. Als Blutungsquelle sind v. a. die Interkostalgefäße zu nennen. Bei einer Blutung aus einer Interkostalarterie sollte eine chirurgische Intervention resultieren. Darüber hinaus kann es zu Infektionen durch die Thoraxdrainage bzw. deren Anlage kommen. Gefürchtet ist die Entwicklung eines Pleuraempyems (Ball et al. 2007).

Aufgrund des erhöhten Risikos von Verletzungen wird die Benutzung eines Trokars nicht mehr empfohlen (Gambazzi und Schirren 2003).

Management und Pflege der liegenden Thoraxdrainage
Am Ende des Drainageschlauchs wird zum Auffangen von Flüssigkeit ein skalierter Behälter zur Volumenmessung angeschlossen (Abb. 5).

> Über ein Wasserschloss wird verhindert, dass Luft zurück in die Pleurahöhle gelangen kann (Ventilmechanismus).

Bei mit positivem Druck beatmeten Patienten reicht dieses Vorgehen normalerweise allein aus, um einen Pneumothorax zu entlasten. Alternativ besteht die Möglichkeit, zusätzlich einen Sog anzulegen (in der Regel −20 cm H_2O). Dies bietet den theoretischen Vorteil, dass sich die Pleura besser an die Thoraxwand anlegt. Ein Vorteil in Bezug auf Liegedauer der Thoraxdrainage und Krankenhausaufenthaltsdauer des Patienten konnte nicht aufgezeigt werden (Coughlin et al. 2012).

▶ **Cave** Keinesfalls darf nach einer Pneumektomie eine pleurale Drainage unter Sog gesetzt werden, da dies die Gefahr einer vollständigen Mediastinalverziehung hin zur Seite der Resektion und eines Herz-Kreislauf-Stillstandes birgt.

Ein Verbandwechsel sollte bei liegender Thoraxdrainage täglich stattfinden. Insbesondere sollte auf Zeichen der Infektion der Einstichstelle (Rötungen, Sekretaustritt) geachtet werden.

2 Phänomene werden nach Anlage einer Thoraxdrainage häufig beobachtet:

- Als „**Pendeln**" bezeichnet man, wenn eine kleinere Menge an Flüssigkeit im Schlauchsystem der Drainage synchron zur Atmung hin- und herpendelt. Je weniger Lungenmasse den intrathorakalen Raum ausfüllt, umso ausgeprägter ist dieses „Pendeln". Beispielsweise liegt beim Pneumothorax zu Beginn ein ausgiebiges „Pendeln" vor. Je mehr Luft im Verlauf durch die Drainage entfernt wird, desto mehr lässt das „Pendeln" nach.

Mit „**Fisteln**" ist das Durchtreten von Luft durch die Drainage gemeint, in der Regel zu erkennen durch Blasenbildung und hörbares „Blubbern" im Wasserschloss des Auffangbehälters. Beim Pneumothorax, der durch Verletzung von Lungenparenchym entstanden ist, kann dies noch über eine längere Zeit nach Drainagenanlage zu beobachten sein. Liegt ein „Fisteln" vor, so sollten eine Undichtigkeit des Schlauchsystems, eine zu großlumige Eintrittsstelle der Drainage oder eine Dislokation der Drainage ausgeschlossen werden. Nach Lungenresektionen bzw. bei bronchialen Anastomosen kann das „Fisteln" ein

Abb. 5 Sammelbehälter einer Thoraxdrainage mit Wasserschloss. (Aus Larsen und Ziegenfuß 2013)

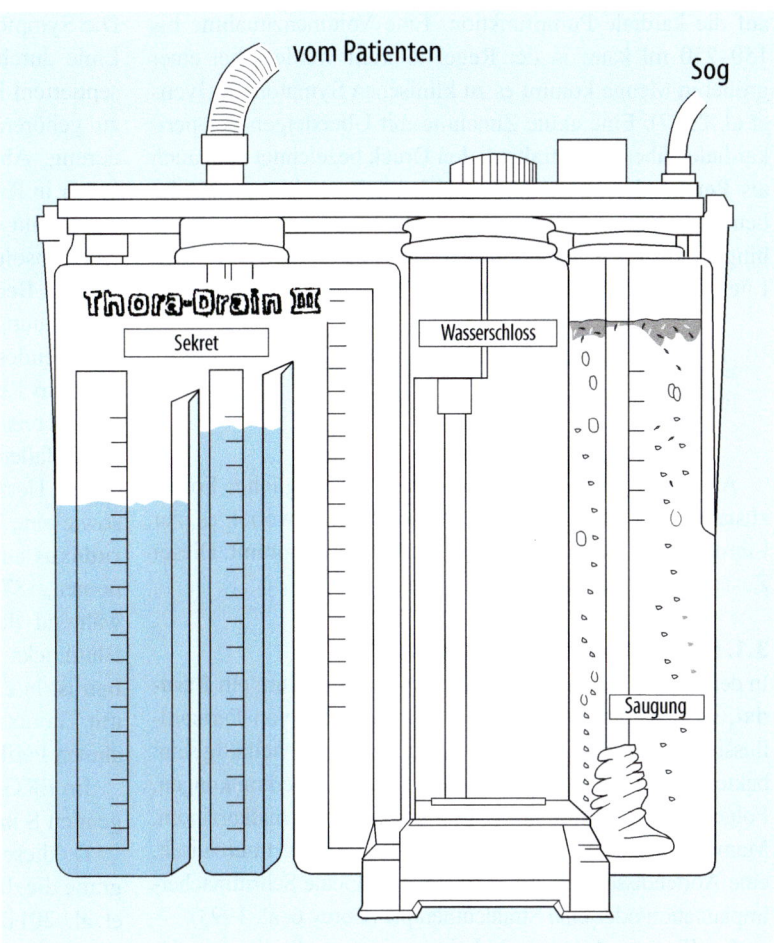

Zeichen für eine Anastomoseninsuffizienz sein. Die Qualität des Sekrets kann einen Hinweis auf die Lokalisation einer Fistel geben. Massives Schäumen (Zeichen für eiweißreiches Sekret) bei Systemen mit dem Steigrohr im Sekretauffangbehälter findet man bei einer peripheren Fistel. Fehlendes Schäumen spricht für eine zentrale Bronchialfistel.

Entfernung
Für den am ehesten geeigneten Zeitpunkt der Entfernung gibt es bislang wenig Daten (Laws et al. 2003; Varela et al. 2009). Vor der Entfernung einer Thoraxdrainage kann diese abgeklemmt werden, wobei der Nutzen für diese Maßnahme jedoch nicht belegt ist (Davis 1994). Bei Zustand nach einem Pneumothorax wird das Abklemmen der Thoraxdrainage auf Grund der Gefahr eines Spannungspneumothorax nicht mehr empfohlen (Al-Tarshihi et al. 2008). Es sollte sichergestellt sein, dass sie keine Luft bzw. weniger als 2 ml/kg KG Sekret fördert (Gambazzi und Schirren 2003).

Beim Spontanpneumothorax sollte die Drainage für 5 Tage belassen werden, um die Rezidivrate gering zu halten (Ghezel-Ahmadi et al. 2012). Dennoch kommt es, v. a. innerhalb der ersten 6 Monate, aber auch noch in den ersten 2 Jahren, bei 16–52 % der Patienten zu einem Rezidiv (Ghezel-Ahmadi et al. 2012; Schramel 1997).

3 Perikardpunktion und -drainage

3.1 Perikarderguss

Ein Perikarderguss bezeichnet die Flüssigkeitsansammlung zwischen den beiden Perikardblättern (äußere, kollagenreiche und innere Mesothelzellschicht), die über die physiologische Menge von 10–50 ml hinausgeht, welche von den Mesothelzellen produziert (Plasmaultrafiltrat) und vom lymphatischen System resorbiert wird. Das gesamte Perikard ist normalerweise weniger als 2 mm dick (Ivens et al. 2007).

Kommt es zu einer pathologischen Flüssigkeitsansammlung, so kann der ansteigende Druck zu einer kardialen Kompression führen, sodass zunächst die diastolische Füllung und später die systolische Funktion des Herzens eingeschränkt sind.

Von Relevanz sind hierbei zum einen die absolute Flüssigkeitsmenge, zum anderen die Geschwindigkeit der Zunahme. Je schneller der Anstieg, umso negativer die Auswirkungen auf die kardiale Pumpfunktion. Eine Volumenzunahme bis 150–250 ml kann in der Regel toleriert werden, bei einer größeren Menge kommt es zu klinischen Symptomen (Ivens et al. 2007). Eine akute Zunahme mit Übersteigen des perikardialen über den intrakardialen Druck bezeichnet man auch als **Perikardtamponade**. Dabei handelt es sich um ein lebensbedrohliches Krankheitsbild. Bei chronischen Verläufen hingegen können weitaus größere Mengen an Erguss (wenige Liter) asymptomatisch bleiben.

> Eine Perikardtamponade ist ein lebensgefährliches, sofort zu therapierendes Krankheitsbild.

Als **Pericarditis constrictiva** wird ein möglicher Folgezustand der akuten Perikarditis bezeichnet, wobei es zur Fibrosierung und Kalzifizierung des Perikards kommt. Dieser Zustand ist in der Regel irreversibel.

3.1.1 Ätiologie und Einteilung

In der Regel handelt es sich beim Perikarderguss um ein **Exsudat**, welches durch eine vermehrte Produktion von Perikardflüssigkeit entsteht. Die Ursachen hierfür können vielfältig sein: bakterielle oder virale Infektionen, Autoimmunerkrankungen, Folge eines Myokardinfarkts, Malignome (Bronchialkarzinom, Mammakarzinom), Niereninsuffizienz (Urämie), traumatisch, eine Aortendissektion, Thoraxoperationen, eine Schrittmacherimplantation oder eine Strahlentherapie (Corey et al. 1993).

Ein **Transsudat** entsteht bei verminderter Resorption der Perikardflüssigkeit, z. B. bei Herzinsuffizienz oder pulmonaler Hypertension.

Eine zeitliche Einteilung kann vorgenommen werden (Imazio und Adler 2012) in

- akut (innerhalb einer Woche),
- subakut (1 Woche bis 3 Monate) und
- chronisch (mehr als 3 Monate).

Ähnlich wie beim Pleuraerguss ist die Zusammensetzung je nach Pathogenese unterschiedlich. So kommt es nach Traumata oder bei Aneurysmaruptur sowie postoperativ oder -interventionell (Schrittmacherplatzierung) in der Regel zu einem hämorrhagischen Perikarderguss. Hämorrhagisch kann der Erguss aber auch bei Neoplasien oder bei idiopathischer Genese sein (Mirhosseini et al. 2012). Bei der Urämie ist ein fibrinhaltiger Erguss typisch, parainfektiös kann ein eitriger Erguss vorliegen, ebenso ist ein chylogener Erguss bei Verletzung der Lymphgefäße möglich.

3.1.2 Klinik und Diagnostik

> Die Präsentation klinischer Symptome ist abhängig von der Geschwindigkeit der Zunahme des Perikardergusses.

Die Symptome eines großen Perikardergusses sind in erster Linie durch die Kompression des Herzens, d. h. bei nicht septiertem Perikard des Niedrigdrucksystems, bedingt. Hierzu gehören bei einer langsamen Zunahme Leistungsminderung, Abgeschlagenheit, Dyspnoe (zuerst bei Belastung, später in Ruhe) und retrosternale Schmerzen.

Kommt es zur Perikardtamponade, so handelt es sich um einen absoluten Notfall. Die klinischen Symptome beschreibt die sog. **Beck-Trias**: erhöhter Jugularvenendruck (obere Einflussstauung), Hypotonie sowie ein schwach und schnell schlagendes Herz (Imazio und Adler 2012). Dies geht bis hin zum Rechtsherz- und/oder Linksherzversagen und zum Herz-Kreislauf-Stillstand (Ivens et al. 2007).

Es fallen eine Abschwächung der Herztöne, ein verminderter Herzspitzenstoß, eine Tachypnoe und Tachykardie sowie eine Hypotension, Einflussstauung und ein **Pulsus paradoxus** auf (Mirhosseini et al. 2012). Letzterer ist ein Phänomen, 1873 erstmals von Kussmaul beschrieben, bei dem es während der Inspiration zu einem Abfall des systolischen Blutdrucks kommt (Kussmaul 1873). Das sog. **Perikardreiben** ist in ca. 35 % der Fälle hörbar und tritt in Kombination mit Thoraxschmerzen und Fieber eher bei der idiopathischen akuten Perikarditis auf (Mirhosseini et al. 2012).

Im EKG kann eine ST-Streckenelevation aus dem aufsteigenden S nachweisbar sein (Rahman und Liu 2011).

Da diese Symptome unspezifisch sind, ist die Echokardiografie die diagnostische Methode der Wahl (Sagrista-Sauleda et al. 2011). Zur weiteren Präzisierung kann eine CT des Thorax oder ein Kardio-MRT ergänzt werden. Im Thoraxröntgenbild kann eine Vergrößerung der Herzsilhouette, charakteristisch ist die „Bocksbeutelform", nachweisbar sein. Dieser Befund ist unspezifisch und sollte eher zum Ausschluss anderer thorakaler Ursachen oder als erster Hinweis betrachtet werden. Grundsätzlich gilt eine Kardiomegalie ohne pulmonale Ursache als verdächtig für das Vorliegen eines Perikardergusses (Mirhosseini et al. 2012).

3.1.3 Indikationen der Perikarddrainage

Die Möglichkeiten der Therapie des Perikardergusses reichen von der einfachen Punktion (Perikardiozentese) bis hin zur chirurgischen Perikardektomie.

Die Therapie sollte so gut wie möglich auf die Ätiologie bezogen sein. Beim Nachweis einer zugrunde liegenden Erkrankung sollte der Fokus der Therapie auf der Beseitigung dieser Erkrankung liegen, soweit dies möglich ist (Imazio und Adler 2012).

Bei einer Perikardtamponade ist die **Perikardiozentese** eine lebensrettende Maßnahme (Imazio und Adler 2012; Maisch et al. 2004). Ebenfalls indiziert ist diese Maßnahme bei einem symptomatischen Perikarderguss ohne Zeichen der Inflammation oder bei fehlendem Erfolg einer antiinflammatorischen Therapie. Empfohlen wird das Belassen einer Drainage bis zu einer Fördermenge von < 30 ml in 24 h (Imazio und Adler 2012). Zur Diagnostik sollte eine

Perikardiozentese bei Verdacht auf purulenten oder neoplastischen Erguss oder bei einem großen Erguss (> 20 mm Durchmesser echokardiografisch), der nicht auf konservative Maßnahmen anspricht, erfolgen (Imazio und Adler 2012; Maisch et al. 2004). Eine Perikardpunktion lässt sich komplikationsarm durchführen bei einem anterior lokalisierten, großen Erguss. Schwieriger gestaltet sich die Punktion bei kleinen, posterioren Flüssigkeitsansammlungen.

Eine chirurgische Drainage ist indiziert bei purulentem und hämatogenem Erguss (Maisch et al. 2004), meist wird hier die subxiphoidale Perikardiotomie gewählt (Niclauss und Segesser 2011).

Alternativ kann eine chirurgische partielle oder weite, anteriore **Perikardfensterung** durchgeführt werden. Ein interventionelles Verfahren stellt die perkutane Ballonperikardiotomie dar. Bei diesem Verfahren wird unter Röntgendurchleuchtung und EKG-Kontrolle transkutan ein Ballonkatheter zur Fensterung des Perikards eingeführt (Imazio und Adler 2012). Dieses Verfahren wird v. a. bei Patienten mit deutlich reduzierter Lebenserwartung und neoplastischer Erkrankung gewählt.

Kommt es nach einer Perikardiozentese zum Rezidiv oder ist Biopsiematerial erforderlich, so sollte eine der chirurgischen Maßnahmen gewählt werden (Imazio und Adler 2012).

Ein Unterschied zwischen chirurgischer und perkutaner Drainagenanlage im Hinblick auf die Überlebensrate besteht nicht. Es zeigte sich, dass beim perkutanen Verfahren die Rate an erneuter Notwendigkeit der Drainage erhöht und die Komplikationsrate im Vergleich zum invasiven Verfahren geringer ist (Saltzman et al. 2012).

Die Überlebensrate ist postoperativ (nach chirurgischer Perikardfensterung) geringer bei Patienten mit Malignomen, insbesondere mit Bronchialkarzinomen, echokardiografischen Zeichen einer Tamponade und einem computertomografisch nachgewiesenen ausgeprägten Befund (Mirhosseini et al. 2012).

Bei rezidivierenden Perikardergüssen mit deutlicher Symptomatik, die gegenüber konservativen Maßnahmen resistent sind, sollte eine **Perikardektomie** durchgeführt werden. Generell sollte diese chirurgische Maßnahme aber auf Ausnahmefälle beschränkt bleiben, indiziert ist sie bei einer Pericarditis constrictiva (Imazio und Adler 2012).

3.2 Perkutane Perikardiozentese

Technik
Am häufigsten verwendet wird der **subxiphoidale Zugang**. Zunächst wird hier das Vorgehen unter Durchleuchtung geschildert:
Von links subxiphoidal ausgehend wird (evtl. nach einer Stichinzision) mit einer Kanüle mit Mandrin (Tuohy- oder 18-G-Nadel) oder einer Kanüle mit aufgesetzter Spritze in Richtung zum rechten Ohr (Winkel zur Haut von 15–30°) unter Aspiration vorgegangen. Bei sichtbarer Perikardflüssigkeit in der Spritze werden die Spritze bzw. der Mandrin entfernt und das Kontrastmittel eingespritzt. Dann wird ein Führungsdraht vorgeschoben, dessen Lage radiologisch verifiziert wird. Anschließend wird über den Führungsdraht ein Dilatator eingeführt, der Weg dilatiert und dann ein Pigtail-Katheter eingeführt, der Führungsdraht wird entfernt (Maisch et al. 2004).

Zum Teil wird mit einer 21-G-Nadel eine Probepunktion durchgeführt, um zuvor die Richtung zum Perikard und den Abstand zu bestimmen. Bei Durchstechen des parietalen Perikards kann dieses als Widerstand wahrgenommen werden (Jung 2012).

Es gibt noch einen weiteren, links apikalen Zugang. Der Zugangsweg sollte abhängig von der Lokalisation des Ergusses gewählt werden.

Die echokardiografisch kontrollierte Perikardiozentese kann am Bett durchgeführt werden. Es sollte zunächst sichergestellt werden, welches der bestgeeignete Zugangsweg ist, der mit einer möglichst kurzen Entfernung zum Perikard verbunden ist (Jung 2012). Anschließend erfolgt die Punktion unter Aspiration, bis Perikarderguss aspiriert werden kann. Über einen Führungsdraht wird schließlich der Katheter eingeführt.

Komplikationen und Kontraindikationen
Die häufigste Komplikation bei der Perikardiozentese ist die Verletzung des Myokards und der Koronararterien. Darüber hinaus kann es zur Luftembolie, zum Pneumothorax, zu vasovagalen Reaktionen und Punktion der Bauchhöhle kommen, ebenfalls zu Blutungen und Infektionen. Generell kann die echokardiografisch oder radiologisch gesteuerte Technik als sicher angesehen werden (Imazio und Adler 2012).

> Die Größe des Perikardergusses korreliert mit der Prognose.

Infektiös bedingte Ergüsse und solche nach einer Strahlentherapie haben ein höheres Risiko für Komplikationen. Das Risiko, in eine Pericarditis constrictiva überzugehen, ist beim idiopathischen Perikarderguss sehr gering (Maisch et al. 2004).

Als absolute Kontraindikationen für eine Perikardpunktion werden in den Leitlinien der European Society of Cardiology (ESC) eine Aortendissektion und als relative Kontraindikationen eine nicht korrigierte Koagulopathie sowie die Einnahme von Antikoagulanzien, eine Thrombozytopenie < 50000/µl und kleine, posterior lokalisierte Ergüsse benannt (Maisch et al. 2004).

Kontrolle
Eine liegende Drainage sollte grundsätzlich belassen werden, so lange sie > 30 ml pro Tag fördert. Grundsätzlich erhöht sich mit jeder Zunahme der Liegedauer die Infektionsrate (Sagrista-Sauleda et al. 2011).

Von der ESC werden echokardiografische Kontrollen nach 1–2 Wochen, nach 1 und 6 Monaten empfohlen. Insgesamt sollte die Nachbeobachtung in Abhängigkeit von der Klinik, der Größe des Befundes und dem klinischen Verlauf bestimmt werden.

Durch ein Mediastinalemphysem, z. B. nach herzchirurgischen Eingriffen, kann die sonografische Sicht deutlich eingeschränkt sein, hier empfiehlt sich die radiologische Kontrolle (Duvernoy et al. 1992).

4 Drainagen und Sonden in der Neurochirurgie

Drainagen in der Neurochirurgie werden in der Regel vom Neurochirurgen selbst platziert. Sie dienen in aller Regel zur Messung des intrakraniellen Drucks (ICP) bzw. zur Therapie bei erhöhtem ICP und zur Liquordrainage.

4.1 Intrakranieller Druck

Der intrakranielle Druck beträgt normalerweise beim Erwachsenen **bis zu 15 mm Hg** und kann pathologisch erhöht sein

- nach einem Schädel-Hirn-Trauma (SHT),
- bei einer intrakraniellen Blutung oder
- einer zerebralen Ischämie,
- bei einem Hirntumor oder
- Liquorzirkulationsstörungen
- sowie einer Reihe weiterer Ursachen.

Eine mäßige Erhöhung kann physiologisch in Abhängigkeit von der Körperposition, im REM-Schlaf und beim Husten oder Pressen auftreten.

Der ICP beeinflusst maßgeblich den zerebralen Perfusionsdruck (CPP). Dieser errechnet sich aus dem mittleren arteriellen Blutdruck (MAD) minus der Summe aus ICP und zentralem Venendruck (ZVD). Der CPP beträgt normalerweise **60–100 mm Hg**. Die zerebrale Autoregulation der Gefäße sorgt für einen konstant bleibenden CPP und somit eine Aufrechterhaltung des zerebralen Blutflusses. Bei einem Abfall des MAD kommt es zu einer zerebralen Vasokonstriktion, ebenso bei erniedrigtem arteriellem CO_2-Partialdruck, und damit zu einer Abnahme des ICP. Physiologisch besteht die zerebrale Autoregulation bei einem MAD zwischen ca. 50 und 150 mm Hg. Unter- bzw. oberhalb dieses Wertebereichs kommt es zur Dekompensation des Systems und zu einem linearen Zusammenhang zwischen ICP und Blutfluss.

4.1.1 Symptome des erhöhten intrakraniellen Drucks

Bei steigendem ICP kommt es zunächst zu Kopfschmerzen, Erbrechen und weiteren neurologischen Symptomen wie Somnolenz, Sopor, Unruhe, später dann Stupor, Erlöschen der Pupillenreaktion, einer Cheyne-Stokes-Atmung und Streckstellung der Extremitäten bis hin zu Koma und Atemlähmung (Prange 2004).

4.1.2 Methoden und Indikation zum Monitoring des intrakraniellen Drucks

Zur Messung des ICP stehen invasive wie auch nichtinvasive Verfahren zur Wahl, auf Letztere wird an dieser Stelle nicht eingegangen.

Zur invasiven Messung des intrakraniellen Drucks werden hauptsächlich 3 Prinzipien eingesetzt:

- ventrikuläre Druckmessung,
- parenchymatöse Druckmessung und
- epidurale Druckmessung (Abb. 6).

Ebenfalls bestehen die Möglichkeiten einer subduralen oder subarachnoidalen Messung, die aber im klinischen Alltag selten zu finden sind.

Der Vorteil der ventrikulären Druckmessung ist die gleichzeitige Möglichkeit der kontinuierlichen ICP-kontrollierten Liquordrainage. Auch die Applikation von Medikamenten, insbesondere von Antiinfektiva, über eine ventrikuläre Drainage ist möglich.

Es konnte gezeigt werden, dass eine externe Ventrikeldrainage (EVD) im Vergleich zur intraparenchymatösen Sonde mit einer kürzeren Intensivverweildauer und einer geringeren Komplikationsrate assoziiert ist (Kasotakis et al. 2012). Die EVD-Anlage gilt, u. a. aufgrund der therapeutischen Optionen, als Goldstandard des Hirndruck-Monitorings (Czosnyka und Pickard 2004; Raboel et al. 2012).

Ein erhöhter Hirndruck sollte so schnell wie möglich beseitigt werden. Hierbei ist eine Ventrikeldrainage oftmals hilfreich, zumal Liquor zu diagnostischen Zwecken entnommen werden kann (Linsler et al. 2012; Narayan et al. 1982).

> Die Drainage von Liquor zur Senkung des ICP ist weder über eine Parenchym- noch über eine epidurale Drucksonde, sondern nur über eine externe Ventrikeldrainage möglich.

In Studien wird ein besseres Outcome bei Patienten mit SHT und Hirndruck-Monitoring beschrieben (Fakhry et al. 2004; Palmer et al. 2001). In Anbetracht der Empfehlungen der The Brain Trauma Foundation et al. (2007) hat sich die ICP-Überwachung bei Patienten mit schwerem SHT

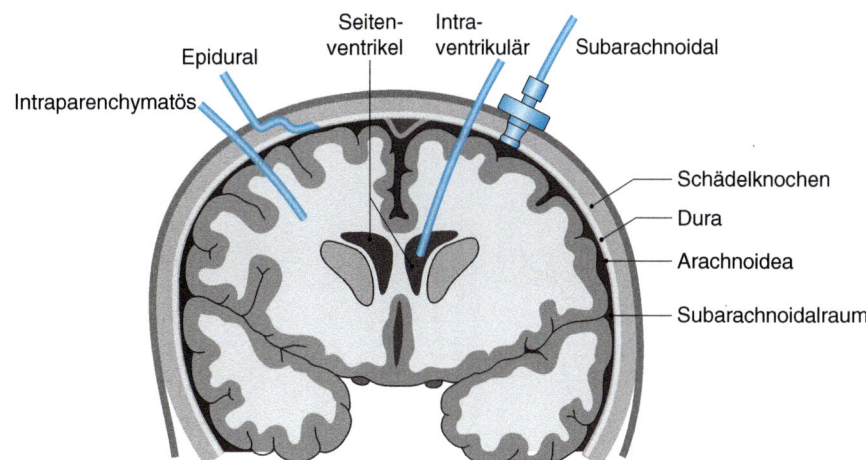

Abb. 6 Diverse Sonden zur ICP-Messung

heutzutage etabliert. In einer randomisierten klinischen Studie zum Einfluss des Hirndruck-Monitorings bei SHT-Patienten auf die Prognose konnte kein Überlebensvorteil bei Patienten mit ICP-Monitoring nachgewiesen werden (Chesnut et al. 2012). Diese Studie wurde allerdings in Bezug auf ihre statistische Methodik und die Einschätzung durch das Kriterium, dass ein normaler Hirndruck an einem bestimmten Schwellenwert festgemacht wurde, kritisiert (Hutchinson et al. 2013).

Die Anlage einer intrakraniellen Sonde geht mit Risiken wie Infektionen und Blutungen einher, sodass die Indikation präzise gestellt werden muss (Narayan et al. 1982). Empfohlen wird eine Messung des ICP bei Patienten mit schwerem SHT (GCS < 8) und auffälligem cCT-Befund sowie bei Patienten mit normalem cCT-Befund, aber Risikofaktoren wie einer Hypotonie, einem Alter über 40 Jahren oder uni- bzw. bilateralen Beuge- oder Strecksynergismen. Bei allen anderen Patienten mit einem SHT empfiehlt sich eine Kontroll-cCT nach 12–24 h (Narayan et al. 1982; The Brain Trauma Foundation et al. 2000). Bei Patienten mit einem leichten oder moderaten SHT ist ein Routinehirndruck-Monitoring nicht indiziert (The Brain Trauma Foundation et al. 2000).

Ebenfalls empfohlen wird die Anwendung eines Hirndruck-Monitorings bei Patienten mit einer Subarachnoidalblutung mit einem Grad nach WFNS III und größer und bei ausgedehnter zerebraler Ischämie sowie postoperativ nach Raumforderungen in der Nähe des Ventrikelsystems (Karpel-Massler et al. 2012).

> Bei einer vorhanden intrakraniellen Druckmessung sollten als Zielwerte ein ICP < 20 mm Hg und ein CPP > 50 und < 70 mmHg angestrebt werden.

Um sicherzustellen, dass die via ICP-Monitoring abgeleitete Hirndruckkurve valide ist, muss eine pulsatile Kurve gegeben sein. Zudem sollten drei charakteristische Punkte bzw. Einkerbungen in der Kurve als Zeichen der Fortleitung der Pulsdruckkurve zu erkennen sein (Abb. 7; Raboel et al. 2012).

Techniken

Die Platzierung einer intraparenchymatösen Sonde ist technisch einfacher als die einer epiduralen Sonde, welche wegen der relativ hohen Rate an Fehlmessungen nur noch selten zum Einsatz kommt (Karpel-Massler et al. 2012).

Eine Parenchymsonde wird über eine frontale Bohrlochtrepanation 2–3 cm ins Hirngewebe eingeführt und an einen Druckaufnehmer (Druckmesssysteme siehe unten) angeschlossen. Wurde die Sonde einmal platziert, ist eine Rekalibrierung – außer bei den aerostatischen Spiegelberg-Sonden (Fa. Spiegelberg, Hamburg) – nicht mehr möglich. Einschränkungen des aerostatischen Systems beinhalten allerdings, dass die ICP-Kurve mit zeitlicher Latenz dargestellt wird (Karpel-Massler et al. 2012).

Die EVD wird ebenfalls über eine Bohrlochtrepanation (1,5–2 mm Durchmesser) über dem sog. Kocher-Punkt eingebracht. Es gibt flexible EVD-Sonden und solche aus Metall. Für das Platzieren der Duisburger Nadel (eine Metallkanüle) wird eine selbstschneidende Schraube eingebracht. Alternativ verwendet man eine flexible Drainage. Beide werden im Vorderhorn des Seitenventrikels platziert, und die Druckmessung erfolgt über eine Flüssigkeitssäule. Die Drainage wird an einen Druck-Transducer angeschlossen, welcher extern gegen den Atmosphärendruck kalibriert wird und sich auf Höhe des Meatus acusticus externus befinden sollte (Karpel-Massler et al. 2012). Moderne Systeme (z. B. LiquoGuard, Fa. Möller Medical, Fulda) ermöglichen eine gleichzeitige Druckmessung und elektronisch steuerbare Liquorableitung.

Modifikationen dieser Technik ermöglichen Anlagen okzipitoparietal und okzipital. Generell lässt sich feststellen, dass, je schmaler das Ventrikelsystem ist (z. B. bei jüngeren

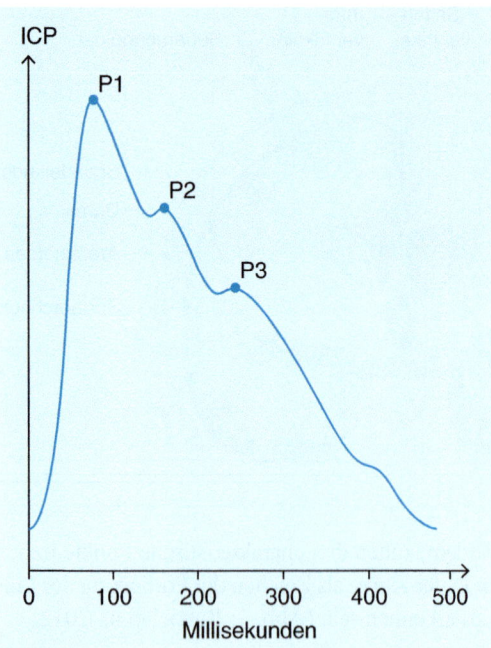

Abb. 7 Typische ICP-Kurve mit charakteristischen Einkerbungen. (Aus Raboel et al. 2012)

Menschen), desto schwieriger die Platzierung der EVD. Ein potenzielles Problem besteht bei Vorliegen von sog. „Schlitzventrikeln". Aufgrund von Kompression der weichen Hirndrucksonde kann es zu Fehlmessungen kommen. Aus diesem Grund sind neuere Systeme mit einem Tip-Sensor ausgestattet.

Bei einer epiduralen Sonde wird der Druckaufnehmer unmittelbar auf der Dura mater platziert.

Systeme zur Hirndruckmessung
Man unterscheidet grundsätzlich fiberoptische, piezoelektrische und aerostatische Systeme. Bei den fiberoptischen Systemen wird eine Änderung des ICP anhand der Reflexion von Licht detektiert. Die piezoelektrischen Systeme beruhen auf einer Biegung eines Dehnungsrezeptors als Indikator für einen veränderten Hirndruck. Die aerostatischen Systeme (Spiegelberg-Sonde) verfügen über einen Ballon an ihrer Spitze zur Registrierung von ICP und intrakranieller Compliance (Raboel et al. 2012).

Komplikationen
Bei einer Liegedauer einer EVD von mehr als 5 Tagen beträgt das Risiko einer Infektion (Hautinfektionen, Ventrikulitis, Meningitis, Sepsis) 5–20 % (Beer et al. 2008; Czosnyka und Pickard 2004). Häufige Erreger sind Staphylokokken und gramnegative Erreger wie Escherichia coli (Mayhall et al. 1984). Ein prophylaktischer Wechsel des Systems (je nach Studie am 5. oder 6. Tag nach Anlage vorgenommen) zeigte in einer Metaanalyse keine zufriedenstellende Risikoreduktion (Lozier et al. 2008). Hingegen kann eine subkutane Tunnelung die Infektionsrate senken (Beer et al. 2008). Ein absolut steriles Vorgehen bei der Anlage ist zwingend erforderlich. Die prophylaktische Gabe eines Antibiotikums vor der Anlage ist umstritten (Raboel et al. 2012). Besteht ein konstanter Liquorfluss von innen nach außen, ist das Infektionsrisiko als geringer einzustufen. Heute stehen zur Reduktion des Infektionsrisikos antibiotikabeschichtete oder silberimprägnierte Katheter, deren Wirksamkeit wissenschaftlich belegt ist, zur Verfügung (Lajcak et al. 2013; Zabramski et al. 2003).

Zudem besteht bei der Anlage das Risiko einer Blutung (je nach Studie und Diagnostik 10–40 %) (Raboel et al. 2012). Diese Risiken sind bei den intraparenchymatösen Sonden im Vergleich zur EVD geringer (Karpel-Massler et al. 2012). Auch bei epiduralen Sonden sind die Infektions- und Blutungsraten gering, die Platzierung ist aber schwieriger.

Ein Risiko einer externen Liquordrainage ist die übermäßige Drainage, die zu intrazerebralen Blutungen und in schweren Fällen zu einer Subinkarzeration des Gehirns führen kann (Raboel et al. 2012).

Neurologische Komplikationen durch Verletzungen von Hirngewebe bei der Punktion sind selten und betreffen bezüglich einer EVD-Anlage meist die Region der Capsula interna.

Weitere Komplikationen können Dislokationen, Fehlfunktionen, Obstruktionen oder Abknicken der Drainage sein (Bratton et al. 2007). Aufgrund der manuellen Justierung der EVD sind Fehler in der Anwendung möglich.

Ein spezielles Problem bei der Anwendung mancher intraparenchymatöser Sonden ist die Temperaturempfindlichkeit der Messung und somit Fehlmessungen durch Änderungen der Körpertemperatur (Karpel-Massler et al. 2012). Eine Übersicht über die Vor- und Nachteile der unterschiedlichen Hirndrucksonden gibt Tab. 2.

4.2 Lumbale Liquordrainage

Voraussetzung für die Anlage einer lumbalen Drainage ist eine intakte Liquorzirkulation. Indikation zur Anlage ist oftmals die Überbrückung bis zur definitiven Versorgung (z. B. mit einem VP-Shunt) bei unzureichender Liquorresorption (Hydrocephalus malresoptivus). Eine solche Liquorresorptionsstörung tritt häufig nach intrazerebralen Blutungen oder Subarachnoidalblutungen mit Ventrikelanschluss sowie im Rahmen einer Meningitis auf. Vorteil der lumbalen Drainage gegenüber einer EVD ist das seltenere Auftreten eines permanenten Hydrozephalus (Bardutzky et al. 2009).

Ein weiteres Einsatzgebiet der lumbalen Drainage ist die thorakoabdominelle Aortenchirurgie zur Myelonprotektion (Fedorow et al. 2010). Die Blutversorgung des Rückenmarks wird bei der operativen Versorgung eines thorakoabdominellen Aortenaneurysmas häufig beeinträchtigt, da hierfür die

Tab. 2 Vor- und Nachteile der unterschiedlichen Hirndrucksonden. (Adaptiert nach Karpel-Massler et al. 2012)

	Vorteile	Nachteile
Externe Ventrikeldrainage	– gleichzeitige Liquordrainage möglich – Applikation von Medikamenten möglich – Rekalibrierung auch nach Platzierung möglich – relativ genaue Druckmessung – Platzierung technisch schwieriger als bei intraparenchymatöser Sonde	– Infektionsgefahr durch Verbindung des Liquorsystems nach außen – Anwendungsfehler durch fehlerhafte Kalibrierung möglich
Intraparenchymatöse Sonde	– geringe Infektionsrate – Platzierung technisch einfacher – Platzierung kann läsionsnah erfolgen	– Rekalibrierung nach Platzierung nicht mehr möglich – Messung temperaturabhängig – Druckmessung nur an einem Ort
Epidurale Sonde	– sehr geringe Infektionsrate – Dura bleibt intakt – geringe Blutungsrate	– Platzierung technisch schwierig – Fehlfunktionen häufiger

aus der Aorta abgehenden Interkostalarterien und die Aa. lumbales eine wichtige Rolle spielen. Kommt es perioperativ zu einer Ischämie, so kann über die Drainage von Liquor der spinale Perfusionsdruck und somit die Ischämietoleranz erhöht werden.

Die Anlage einer lumbalen Drainage muss unter streng sterilen Bedingungen erfolgen. Verwendet werden spezielle Sets, die eine Tuohy-Nadel (14 G), einen Seldinger-Draht und eine 16-G-Silikon-Drainage enthalten. Der Patient sollte sich in sitzender Position oder Seitenlage befinden.

Punktiert wird in der Regel – wie bei einer diagnostischen Lumbalpunktion – auf Höhe L 4/5. Die Kanüle wird beim Rückfluss von Liquor entfernt und der Katheter ca. 8–20 cm nach kranial platziert. An diesen kann ein System mit Auffangbehälter angebracht werden. Der Druckaufnehmer sollte sich zur Kalibrierung auf Höhe des rechten Vorhofs befinden.

Die Risiken der Punktion zur Lumbaldrainage entsprechen denen der diagnostischen Lumbalpunktion (Infektionen, Blutungen, Verletzungen des Rückenmarks). Zudem kann es zum Bruch oder Abscheren des Katheters kommen, ebenfalls kann ein Liquorleck entstehen. Eine Überdrainage geht mit einem erhöhten Risiko einer intrazerebralen Blutung sowie der Herniation des Gehirns im Bereich des Foramen magnum einher (Fedorow et al. 2010). Aus diesem Grund wird z. T. die intermittierende Liquordrainage der kontinuierlichen vorgezogen. Außerdem muss darauf geachtet werden, dass die Tropfkammer nicht tiefer als 15 cm unterhalb des Meatus acusticus externus platziert wird.

Auch druckgesteuerte Systeme, wie das LiquoGuard-System, können zur Ableitung genutzt werden. Ein möglicher Vorteil besteht hier in der geringeren Gefahr der Überdrainage. In einem Fallbericht wurde die Anwendung zur Prävention der spinalen Ischämie eingesetzt, weitere klinische Studien hierzu stehen allerdings noch aus (Klemz et al. 2010).

Um sicherzustellen, dass bei einem Hydrozephalus keine Liquorzirkulationsstörung vorliegt, sollte man bei liegender Drainage überprüfen, ob sich Druckänderungen gleichsam auf die ventrikuläre und lumbale Messung auswirken (Steiner 2010).

5 Drainagen in der Allgemein- und Viszeralchirurgie

In der Viszeralchirurgie werden nach einer Reihe von Operationen Drainagen eingebracht, um postoperative Blutungen, Anastomoseninsuffizienzen oder entzündliches Sekret zu erkennen. Im Allgemeinen werden die Drainagen nach 3–5 Tagen entfernt.

Im Folgenden werden die in der Allgemeinchirurgie am häufigsten verwendeten Drainagen kurz vorgestellt.

5.1 Übersicht der unterschiedlichen Drainagetypen

5.1.1 Redon-Drainage

Bei der Redon-Drainage handelt es sich um ein geschlossenes Drainagesystem, wobei ein Auffangbehälter direkt an die Drainage angeschlossen wird. Die Redon-Flasche enthält ein Vakuum, sodass eine permanente Sogwirkung besteht, welche ein schnelleres Zusammenwachsen der Hautschichten herbeiführen soll. Das Vakuum lässt sich aus dem Behältnis – falls erforderlich – relativ einfach entfernen. Am distalen Ende der Drainage befinden sich mehrere seitliche Öffnungen. Die Anwendungsgebiete der Redon-Drainage sind vielfältig (Abb. 8). Sie wird subfaszial, subkutan oder intraperitoneal eingebracht. Je nach Operationsgebiet und zu erwartender Sekretmenge kann eine sog. Mini-Redon-Drainage verwendet werden (Abb. 9).

5.1.2 Slit-Drainage

Diese relativ junge Form der Drainage („slit" = engl. Schlitz) wird als Alternative zur Redon-Drainage eingesetzt. Hierbei erfolgt die Ableitung von Sekret nicht über seitliche Öffnungen, sondern über eine Kapillarwirkung.

Abb. 8 Redon-Drainage. (Abbildung von Fa. pfm medical ag, Köln, mit freundlicher Genehmigung)

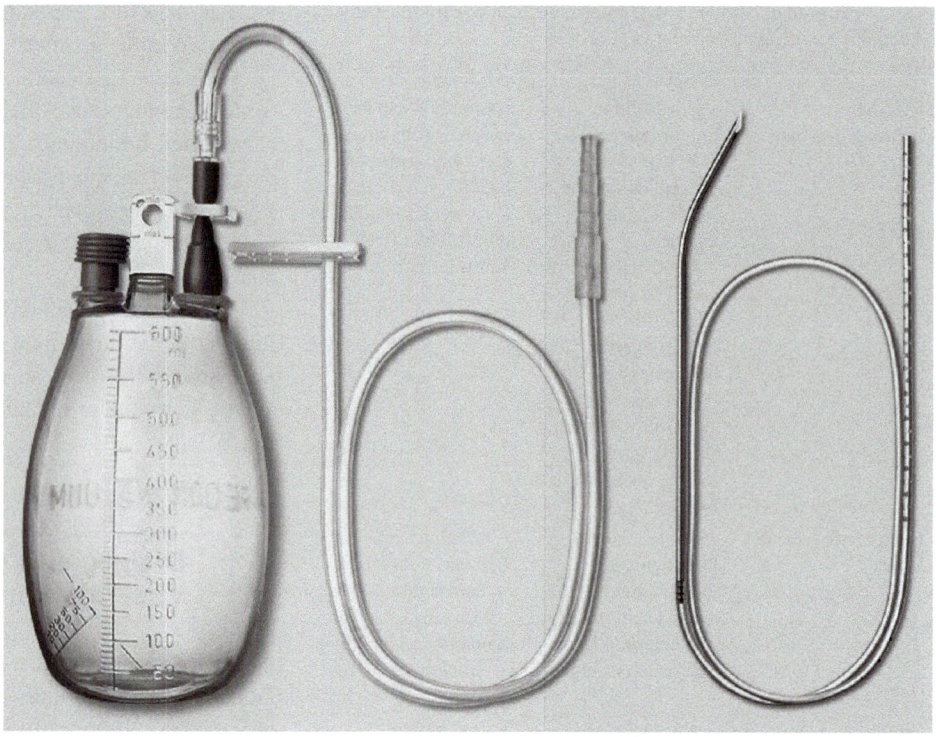

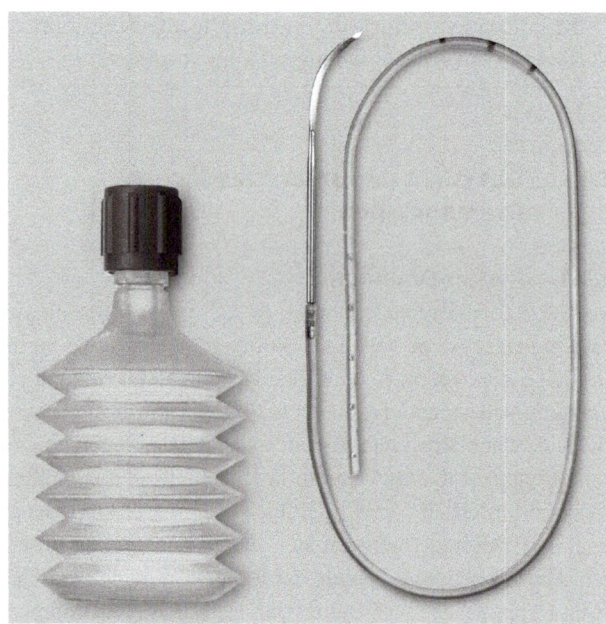

Abb. 9 Mini-Redon-Drainage. (Abbildung von Fa. pfm medical ag, Köln, mit freundlicher Genehmigung)

5.1.3 Kapillardrainage

Das Prinzip der Kapillardrainage ist der Sekretabfluss durch die Kapillarwirkung des Schlauchsystems.

Es gibt zum einen die **Penrose-Drainage**, welche aus Gummi besteht und innen einen Gazestreifen enthält, sodass eine Kapillarwirkung entsteht. Es handelt sich um eine offene Drainage, an die ein Auffangbeutel angeschlossen werden kann. Die Penrose-Drainage wird z. B. bei einer Cholezystektomie eingesetzt (Abb. 10). Bei der **Easy-Flow-Drainage** handelt es sich um eine Silikon-Drainage mit Innenrillen, die ebenfalls eine Kapillarwirkung ausüben. Sie wird, ebenso wie die Penrose-Drainage, vielfach in Abszess- oder Wundhöhlen eingelegt (Abb. 11).

5.1.4 Robinson-Drainage

Die Robinson-Drainage ist eine geschlossene Drainage, das Sekret kann aus dem Auffangbeutel entleert werden. Sie leitet Flüssigkeit der Schwerkraft folgend ab und wird häufig bei tiefer liegenden Wundhöhlen eingesetzt.

5.1.5 Spüldrainage

Eine Spüldrainage besitzt zwei Schenkel, einen einführenden, über den eine Spüllösung eingebracht wird, und einen zweiten Schenkel, der diese wieder ableitet. Die Drainage kann passiv erfolgen oder über einen Sog. Infizierte Wunden können so intermittierend oder kontinuierlich gespült werden. Klemmt man den ableitenden Schenkel vorübergehend ab, so bewirkt man einen längeren Verbleib der Spüllösung in der Wunde.

5.1.6 T-Drainage

Diese Gummidrainage wird in den Ductus choledochus eingelegt und ist, wie der Name besagt, T-förmig. Die Ausleitung der Drainage erfolgt durch die Bauchdecke nach außen.

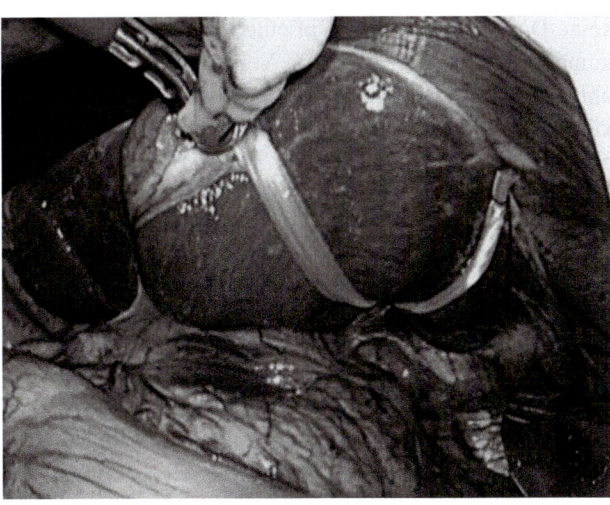

Abb. 10 Penrose-Drainage. (Aus Lee et al. 2010)

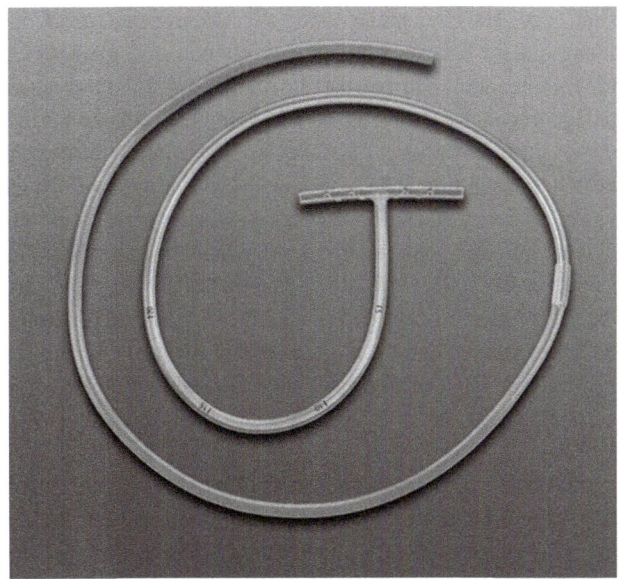

Abb. 12 T-Drainage. (Abbildung von Fa. P. J. Dahlhausen & Co. GmbH, Köln, mit freundlicher Genehmigung)

Kontroverse. Die Anlage erfolgt oft aus dem Gefühl einer erhöhten Sicherheit, eventuelle postoperative Komplikationen besser zu erkennen. Letztlich unterscheiden sich die Indikationen, bei welchen Operationen eine Drainage angelegt wird, je nach Klinik.

5.2.1 Hernienchirurgie

In der Regel werden in der Hernienchirurgie Redon-Drainagen angewendet, die subkutan platziert werden. Die Drainage wird postoperativ für 2 Tage, nach einer Netzimplantation länger belassen. Eine Drainage sollte bei einer Fördermenge > 100 ml in 24–48 h bzw. bei lymphoseröser Sekretion belassen werden. Beim Abgang von Lymphe über die Drainage kann es sich um eine Lymphfistel durch Verletzung eines Lymphgefäßes handeln.

Binnebösel et al. beschrieben 2010 anhand der Literatur zum Einsatz von Drainagen, dass die Platzierung einer prophylaktischen Drainage nach konventioneller Hernienoperation (nach Shouldice oder Lichtenstein) nicht erforderlich ist (Binnebösel et al. 2010). Im Vergleich zur Redon-Drainage, die häufiger verwendet wird, werden Slit-Drainagen als weniger schmerzhaft empfunden (Graupe et al. 1992). Zum Nutzen-Risiko-Verhältnis prophylaktischer Drainagen bei laparoskopischer Operationstechnik ist bislang wenig bekannt (Binnebösel et al. 2010), hier werden normalerweise keine Drainagen eingesetzt.

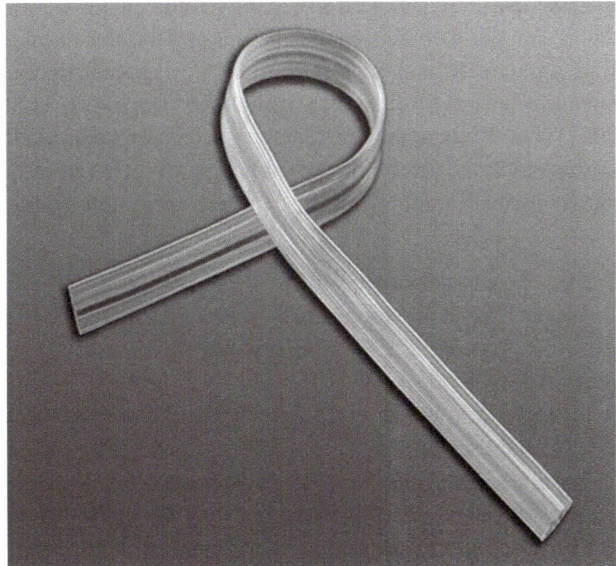

Abb. 11 Easy-Flow-Drainage. (Abbildung von Fa. P. J. Dahlhausen & Co. GmbH, Köln, mit freundlicher Genehmigung)

Eingesetzt wird sie im Rahmen von Leber- und Gallenblasenoperationen, wenn die Gallenflüssigkeit für eine gewisse Zeit nach außen abgeleitet werden soll. Dies dient zum einen der Entlastung der Gallengänge und zum anderen dem Nachweis der Produktion von Gallenflüssigkeit nach ausgedehnten hepatischen Eingriffen und nach einer Lebertransplantation (Abb. 12).

5.2 Indikationen zur prophylaktischen Anlage von Drainagen

Über das prophylaktische Einbringen von Drainagen nach komplikationslosen Operationen besteht eine anhaltende

5.2.2 Schilddrüsenchirurgie

Auch in der Schilddrüsenchirurgie wird die postoperative Anlage einer Drainage kontrovers beurteilt. Ein wichtiger Punkt, der für die Anlage spricht, ist der, dass bei Auftreten eines postoperativen Hämatoms die Gefahr einer Kompression der Halsweichteile und der Atemwege groß ist. Insbesondere bei sehr großen Resektionen und großem zurückbleibendem Totraum ist die Indikation zur Drainagenanlage gegeben, um die Entstehung eines Seroms zu verhindern (Hurtado-López et al. 2001). Eine weitere Indikation besteht bei subtotaler Resektion bei M. Basedow, da ein hoch vaskularisiertes Gewebe zurück gelassen wird, was mit einem erhöhten Blutungsrisiko verbunden ist (Hurtado-López et al. 2001). Allerdings zeigen andere Studien, dass die Komplikationsrate und die Länge des Krankenhausaufenthaltes bei entsprechend guter Operationstechnik und perioperativer Blutstillung auch ohne Anlage einer Drainage nicht höher ist (Peix et al. 1992; Ruark und Abdel-Misih 1992).

Zusammenfassend bleibt festzuhalten, dass bei komplikationslosem Operationsverlauf eine routinemäßige Anlage einer Drainage nicht unbedingt erforderlich ist und dass die Patienten ohnehin in den ersten 6 h postoperativ gut überwacht werden müssen bezüglich des Auftretens von Symptomen der respiratorischen Insuffizienz.

Im Vergleich zu einer herkömmlichen Redon-Saugdrainage zur Schwerkraftdrainage nach Robinson besteht kein Vorteil in der Effektivität für das eine oder andere Verfahren (Schwarz et al. 1996).

Die Drainage kann entfernt werden, wenn sie in 6 h weniger als 15 ml fördert (Minami et al. 2014).

5.2.3 Appendektomie

In einer Metaanalyse wurden Studien zur Drainagenanlage bei Operation einer „einfachen" akuten Appendizitis und einer perforierten bzw. gangränösen Appendizitis miteinander verglichen (Petrowsky et al. 2004). Sämtlichen Studien wurde ein IIb-Evidenzlevel (randomisierte klinische Studie niedriger Qualität) zugeordnet. Die Ergebnisse bezüglich postoperativer Wundinfektionen waren widersprüchlich: In einigen Studien fand sich eine höhere, in anderen sogar eine geringere Rate an Wundinfektionen. Zur Ausbildung einer Fäkalfistel kam es nur bei Patienten mit einer Drainage, die Rate betrug 4,2–7,5 %.

Zusammenfassend bleibt festzuhalten, dass die Anwendung prophylaktischer Drainagen bei der Appendektomie keinen Vorteil hat (Binnebösel et al. 2010).

5.2.4 Kolorektale Chirurgie

Bereits im Jahr 1990 wurde gezeigt, dass die Komplikationsraten (Anastomoseninsuffizienz, verzögerte Wundheilung und häufigere Notwendigkeit zur Relaparotomie) bei den Patienten mit einer Drainage erhöht waren (Hagmüller et al. 1990). In einer aktuellen Cochrane-Analyse zu dieser Fragestellung konnte ebenfalls kein Benefit der Drainagenanlage aufgezeigt werden (Jesus et al. 2004). Bei laparoskopischen kolorektalen Eingriffen wurden die Patienten in drei Gruppen unterteilt: In einer Gruppe wurde routinemäßig eine Drainage platziert, in einer zweiten Gruppe wurde keine Drainage gelegt, und in einer dritten Gruppe nur bei kompliziertem intraoperativem Verlauf. Bei den Patienten ohne eine Drainage war die Operationsdauer signifikant kürzer, ebenso der postoperative Verlauf. Auch die Rate an postoperativen Komplikationen, insbesondere Wundinfektionen, war in der Gruppe ohne eine Drainage niedriger (Hermeneit et al. 2008). Als Fazit wurde in dieser Studie herausgearbeitet, dass die prophylaktische Anlage einer Drainage im Rahmen der heute vielfach praktizierten Fasttrack-Chirurgie nicht sinnvoll ist.

5.2.5 Gallenblasenchirurgie

Bei der laparoskopischen Cholezystektomie ist eine prophylaktische Drainagenanlage wenig verbreitet. Bislang konnte kein Vorteil für den Einsatz einer Drainage gezeigt werden (Ishikawa et al. 2011).

Im Vergleich dazu sind die Rate an Wundinfektionen, die postoperative Übelkeit sowie die Krankenhausverweildauer bei der konventionellen Cholezystektomie erhöht. Eine passive Drainage ist im Vergleich zu einer Saugdrainage mit weniger Schmerzen verbunden (Gurusamy et al. 2007). Die Einlage einer Drainage nach einer komplikationslosen Cholezystektomie, unabhängig ob offen oder laparoskopisch durchgeführt, ist demnach nicht notwendig.

5.2.6 Leberchirurgie

Eine generelle Empfehlung für die Einlage einer Drainage nach unkomplizierter Leberresektion besteht nicht (Binnebösel et al. 2010).

Allerdings konnten bestimmte Risikofaktoren identifiziert werden, bei denen u. U. eine Drainagenanlage angezeigt sein könnte. Hierzu gehören Patienten, die eine ausgedehnte Leberresektion erhalten, das heißt v. a. bei Beteiligung der Gefäße der Glisson-Trias, bei intraoperativer Gallengangleckage sowie bei Patienten mit hepatozellulärem Karzinom und Pfortaderthrombose (Hirokawa et al. 2011).

5.2.7 Pankreaschirurgie

Drainagen bei der elektiven Pankreasresektion werden relativ häufig eingesetzt, da sie zum einen Pankreassekret ableiten und als Indikator bzw. zur Therapie bei möglichen Komplikationen wie einem Hämatom, einem Abszess, einer Fistel oder Pseudozyste dienen sollen. Gleichzeitig ist durch eine Drainage neben einem Infektionsrisiko das Risiko der Fistelbildung und der Erosion von Gefäßen gegeben (Paulus et al. 2012). In einer prospektiven, randomisierten, klinischen Studie konnte kein Vorteil der prophylaktischen Drainagenanlage nachgewiesen werden (Conlon et al. 2001). Für die elektive distale Pankreatektomie kann die Indikatorfunktion der Drainage in manchen Fällen hilfreich sein, die Morbidität wird dadurch aber nicht positiv beeinflusst (Paulus et al. 2012).

5.3 Entfernung der Drainage

Aus klinischen Untersuchungen zum Einsatz von Drainagen in der Unfall- und Neurochirurgie kann abgeleitet werden, dass grundsätzlich mit der Liegedauer einer Drainage das Infektionsrisiko ansteigt (Willy et al. 2003).

> Daher lässt sich der Leitsatz formulieren, dass eine Drainage so früh wie möglich entfernt werden sollte. Die Fördermenge, ab der dies erfolgt, ist jedoch von der Lokalisation abhängig.

Zu berücksichtigen ist, dass die Entfernung der Drainage schmerzhaft sein kann. Dies gilt insbesondere für die Entfernung von Saugdrainagen, weil sich die Drainagenspitze regelrecht am umliegenden Gewebe „festsaugt" (Willy et al. 2003).

5.4 Indikatorfunktion von Drainagen

Besonders in der Allgemeinchirurgie spielt die Indikatorfunktion von Drainagen eine wichtige Rolle. Nicht nur Blut oder entzündliches Sekret, sondern auch verschiedene Enzyme und Stoffe können Hinweise auf postoperative Komplikationen liefern. So kann es nach Eingriffen am harnableitenden System postoperativ zu einer Urinleckage kommen. Hier kann aus dem Drainagesekret Kreatinin und Harnstoff zur Sicherung der Diagnose bestimmt werden. Alternativ kann auch die Gabe von Farbstoffen oder Röntgenkontrastmittel zur Detektion von Insuffizienzen erfolgen.

Besteht der Verdacht einer Anastomoseninsuffizienz im Bereich des Duodenums, können erhöhte Amylase- und Bilirubinwerte wegweisend sein. Ähnliches gilt für eine Pankreasfistel, bei der man Amylase und Lipase im Drainagesekret nachweisen kann. Bei einer Verletzung von Leberparenchym oder Gallengängen lässt sich Bilirubin nachweisen.

6 Drainagen und Katheter in der Urologie

6.1 Harnableitende Drainagen

6.1.1 Transurethraler Harnblasenkatheter

Indikationen
Die Indikationen zur Anlage eines transurethralen Blasenkatheters sind

- ein Harnverhalt (z. B. neurologisch bedingte Blasenentleerungsstörung),
- die Gewinnung von Harn zur mikrobiologischen bzw. laborchemischen Untersuchung,
- diagnostische Maßnahmen (Zystografie oder Urografie) sowie
- während Operationen zur Harnableitung.

Auch Spülkatheter, welche z. B. bei der Blasentamponade indiziert sind, können transurethral platziert werden.

> In der Intensivmedizin ist die hauptsächliche Indikation die Stundenurinmessung zur exakten Flüssigkeitsbilanzierung und die Messung des intraabdominellen Drucks.

Eine absolute Kontraindikation für eine transurethrale Ableitung stellen nur eine Verletzung der Urethra oder ein urethraler Tumor dar. Schwierig kann die Anlage aber z. B. bei einer vergrößerten Prostata sein. Bei ausgeprägter Einengung der Harnröhre sollte die Notwendigkeit zur transurethralen Anlage kritisch geprüft werden.

Technik
Die Anlage erfolgt in Rückenlage des Patienten und sollte unter streng sterilen Kautelen durchgeführt werden. Beim Mann wird die Haut und die Vorhaut des Penis mit der einen Hand zurück gehalten, während die andere die Glans penis desinfiziert und den vorderen Teil der Harnröhre mit einem anästhesierenden Gleitmittel füllt. Dann wird der Penis nach oben gezogen und der Katheter vorgeschoben. Bei Erreichen des Harnblasensphinkters wird der Penis leicht abgesenkt und der Katheter weiter vorgeschoben bis zum Abfließen von Urin. Dann wird der Ballon des Katheters mit 10 ml destilliertem Wasser oder Glycerinlösung geblockt.

Bei der Frau wird die Katheterisierung ebenfalls in Rückenlage mit leicht gespreizten und angewinkelten Beinen oder in Steinschnittlage durchgeführt. Zunächst werden die äußeren Schamlippen desinfiziert und mit einer Hand gespreizt, dann wird die Vulva desinfiziert und ein Lochtuch platziert. Der Katheter wird mit Gleitmittel bestrichen und in die Urethra eingeführt. Fließt Urin zurück, erfolgt die Blockung wie oben beschrieben. Verwendet werden bei Männern wie auch bei Frauen Katheter der Größen 12–14 Charrière.

Komplikationen
Ein häufiges Problem im Zusammenhang mit der Anlage eines transurethralen Katheters ist das Infektionsrisiko.

> Katheterassoziierte Harnwegsinfekte sind die häufigste nosokomiale Infektion (Geffers et al. 2002). Pro Tag steigt das Infektionsrisiko bei einem liegenden transurethralen Katheter um 3–10 %, Escherichia coli ist der am häufigsten verursachende Erreger (Al Mohajer und Darouiche 2013).

Neben der Liegedauer sind Risikofaktoren für eine Infektion weibliches Geschlecht (kürzere Harnröhre), fehlende Antibiotikatherapie, die Anlage außerhalb des Operationssaals, das Vorhandensein anderer Infektionen und Erkrankungen, ein liegender Ureterstent sowie die Nutzung des Katheters zur Messung des produzierten Urins (Maki und Tambyah 2001).

Um das Risiko einer katheterassoziierten Infektion zu minimieren, sollte die Anlage aseptisch erfolgen, möglichst Silikon- und keine Latexkatheter sowie geschlossene Systeme verwendet und die Indikation bei liegendem Katheter täglich neu geprüft werden. Für eine systemische Antibiotikaprophylaxe gibt es keine wissenschaftlich basierte Empfehlung. Im Hinblick auf das Infektionsrisiko sind ein Urinalkondom oder ein suprapubischer Katheter überlegen (Al Mohajer und Darouiche 2013).

Weitere Komplikationen können Verletzungen der Urethra (Via falsa) und umliegender Strukturen bei der Anlage, das Entstehen einer Prostatitis, Urethritis oder Epididymitis, die Obstruktion des Katheters sowie eine Beeinträchtigung des Wohlbefindens des Patienten sein. Urethrastrikturen können durch starken Zug am Katheter, lange Katheterliegedauer und bei großlumigen Kathetern entstehen.

Stellenwert
Die Vorteile der transurethralen Katheterisierung liegen in der einfachen Anwendung, der Verfügbarkeit großlumiger Katheter sowie den wenigen Kontraindikationen.

6.1.2 Suprapubischer Harnblasenkatheter

Indikationen
Die Indikationen zur suprapubischen Harnblasenkatheterisierung sind ähnlich denen der transurethralen. Zusätzlich kann dieser Katheter auch bei postvesikalen Erkrankungen, inklusive eines Harnröhrenrisses, und bei obstruktiven Blasenentleerungsstörungen angelegt werden. Ein suprapubischer Katheter eignet sich zudem zum Blasentraining mit einer Restharnkontrolle.

Absolute **Kontraindikationen** sind eine unzureichend gefüllte Harnblase, ein Abdominaltumor mit Verdrängung der Harnblase, eine erhöhte Blutungsneigung sowie Hauterkrankungen oder -infektionen im Bereich der Punktionsstelle.

Technik
Die Anlage muss durch einen Arzt erfolgen, ein steriles Vorgehen ist obligat. Der Patient sollte auf dem Rücken, evtl. mit leicht erniedrigtem Oberkörper, liegen. Zunächst wird sonografisch bestimmt, ob die Harnblase ausreichend ($\geq$ 300 ml) gefüllt ist. Dies kann auch über eine transurethrale Katheterisierung und Füllung erreicht werden. Nach Desinfizieren der Haut und Lokalanästhesie wird ca. 2 Querfinger oberhalb der Symphyse in der Medianlinie unter sonografischer Kontrolle eine Stichinzision durchgeführt (Abb. 13). Ein 10- bis 12-Charrière-Trokar mit innen liegendem Katheter wird eingeführt, der Trokar entfernt und der Katheter angenäht. Bei Ballon-Cystofix-Kathetern (Fa. B. Braun Melsungen AG) muss der Ballon mit 5 ml Glycerol gefüllt werden. Die Anlage ist nicht nur perkutan, sondern auch offenchirurgisch möglich.

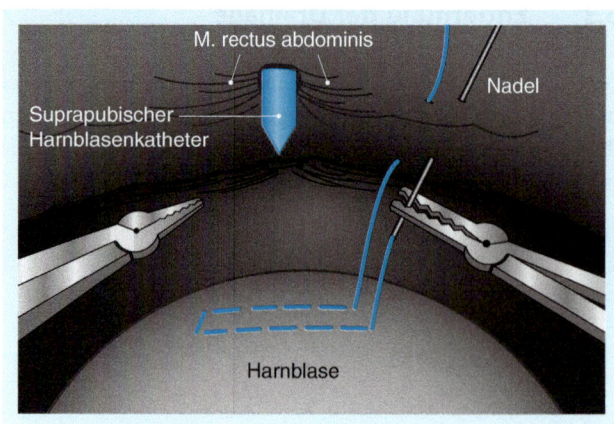

Abb. 13 Suprapubische Katheterisierung

Komplikationen
Mögliche Komplikationen sind neben Infektionen (wobei das Risiko geringer als bei transurethralen Kathetern ist) Blutungen und Verletzungen von Organen (v. a. des Darms). Ebenfalls kann es zur Dislokation des Katheters und zu Obstruktionen kommen. Die Gesamtrate an Komplikationen liegt bei ca. 30 %, davon 10 % bei der Anlage selbst und ca. 20 % innerhalb der nächsten 30 Tage (Ahluwalia et al. 2006). Ein höheres Risiko weisen Patienten mit neurogener Blasenstörung, Komorbiditäten und nach Beckeneingriffen auf (Ahluwalia et al. 2006).

Stellenwert
Vorteile liegen neben dem geringeren Infektionsrisiko in der besseren Patientenverträglichkeit und der geringeren Gefahr urethraler Verletzungen. Generell sollte wegen der geringeren Infektionsrate nach Ausschluss von Kontraindikationen eher der suprapubischen Katheterisierung der Vorzug gegeben werden.

6.1.3 Perkutane Nephrostomie

Dieses Verfahren bedeutet eine Harnableitung aus dem Nierenbecken über die Haut mittels einer Drainage.

Indikationen
Indikationen sind diagnostischer Natur zur Einbringung von Kontrastmittel und Darstellung von Nierenbecken und Ureter und eine Nierenbeckendruckmessung. Therapeutisch wird dieses Verfahren angewendet bei Ureterobstruktionen

(z. B. durch Nierensteine oder Tumoren) und zur notfallmäßigen Ableitung bei infizierten Harnstauungsnieren. Eine weitere Indikation ist das „Trockenlegen" der Harnblase, z. B. bei Fisteln. Eine Kontraindikation ist die erhöhte Blutungsneigung. Ist das Nierenbecken nur unzureichend gefüllt, kann die Anlage schwierig sein.

Technik
Die Punktion erfolgt unter radiologischer Durchleuchtung (nach retrograder Kontrastmittelgabe) oder sonografischer Kontrolle in Bauchlage und sollte unter sterilen Kautelen durchgeführt werden. Mit einer Feinnadel wird durch den Retroperitonealraum die untere oder mittlere Kelchgruppe punktiert, bis sich Urin entleert. Anschließend wird über die Nadel Kontrastmittel appliziert und unter Röntgendurchleuchtung ein Draht bis zur Nierenbeckenwand vorgeschoben und die Nadel entfernt. Nach Dilatierung wird der Nephrostomiekatheter (ein Pigtail-Katheter) eingeführt und der Draht entfernt. Anschließend wird der Katheter ggf. geblockt und durch Annaht fixiert.

Das Kathetermaterial ist in der Regel Polyurethan oder Silikon. Es gibt sie in Größen zwischen 6 und 24 Charrière, je nachdem, ob man einen einfachen oder zweilumigen Katheter mit der Möglichkeit der Ballonblockierung verwendet.

Komplikationen
Zu den möglichen Komplikationen gehören eine Hämaturie, Blutungen, Infektionen und Verletzung aller möglichen umliegenden Organe und Strukturen. Zudem kann der Katheter inkrustrieren und dislozieren. Insgesamt liegt die Erfolgsrate der perkutanen Nephrostomie mit 98 % sehr hoch (Radecka und Magnusson 2004).

6.2 Drainagen bei urologischen Eingriffen

Ähnlich zum Vorgehen bei allgemeinchirurgischen Eingriffen besteht auch in der Urologie für viele Eingriffe keine Indikation zur prophylaktischen Anlage einer Drainage, auch nicht bei ausgedehnten Eingriffen wie der radikalen Prostatektomie (Sachedina et al. 2009). Eingesetzt werden in der Urologie in der Regel Redon-, Robinson- oder Penrose-Drainagen.

Literatur

Ahluwalia RS, Johal N, Kouriefs C, Kooiman G, Montgomery BS, Plail RO (2006) The surgical risk of suprapubic catheter insertion and long-term sequelae. Ann R Coll Surg Engl 88:210–213
Al Mohajer M, Darouiche RO (2013) Prevention and treatment of urinary catheter-associated infections. Curr Infect Dis Rep 15(2): 116–123
Al-Tarshihi MI et al (2008) Thoracostomy tube complications and pitfalls: an experience at a tertiary level military hospital. RMJ 33(2):141–144
Ariyanayagam DC et al (1993) Thyroid surgery without drainage: 15 years of clinical experience. J R Coll Surg Edinb 38:69–70
Ball CG et al (2007) Chest tube complications: how well are we training our residents? J Can Chir 50:450–458
Bardutzky J, Huttner H, Dörfler A, Schwab S, Staykov D (2009) Intraventrikuläre Fibrinolyse und lumbale Drainage nach intrazerebraler Blutung mit Ventrikeleinbruch: Ergebnisse der monozentrischen Pilotstudie. Akt Neurol 36:797
Baumann MH et al (2001) Management of spontaneous pneumothorax: an American College of Chest Physicians Delphi consensusstatement. Chest 1992:590–602
Beer R, Lackner P, Pfausler B, Schmutzhard E (2008) Nosocomial ventriculitis and meningitis in neurocritical care patients. J Neurol 255:1617–1624
Binnebösel M, Krones CJ, Klink CD, Junge K, Schumpelick V, Stumpf M (2010) Prophylaktische Drainagen in der Allgemein- und Viszeralchirurgie – von der Tradition zur Evidenz. Periop Med 2:32–42
Blank W (2011) Interventional chest sonography. In: Matthis G (Hrsg) Chest sonography. Springer, Berlin/Heidelberg/New York, S 187–209
Bratton SL, Chestnut RM, Ghajar J, Mcconell Hammond FF, Harris OA, Hartl R et al (2007) Intracranial pressure monitoring technology. J Neurotrauma 24(Suppl 1):45–54
Bülau G (1891) Über die Heber-Drainage zur Behandlung des Empyems. Z Klin Med 18:31–45
Chesnut RM, Temkin N, Carney N, Dikmen S, Rondina C, Videtta W et al (2012) A trial of intracranial-pressure monitoring in traumatic brain injury. N Engl J Med 367:2471–2481
Conlon KC, Labow D, Leung D, Smith A, Jarnagin W, Coit DG et al (2001) Prospective randomized clinical trial of the value of intraperitoneal drainage after pancreatic resection. Ann Surg 234:487–493
Corey GR et al (1993) Etiology of large pericardial effusions. Am J Med 95:209–213
Coughlin SM et al (2012) Management of chest tubes after pulmonary resection: a systematic review and meta-analysis. Can J Surg 55: 264–270
Czosnyka M, Pickard JD (2004) Monitoring and interpretation of intracranial pressure. J Neurol Neurosurg Psychiatry 75:813–821
Davis JW (1994) Randomised study of algorithms for discontinuing tube thoracostomy drainage. J Am Coll Surg 179:553–557
Diacon AH et al (2003) Accuracy of pleural puncture sites: a prospective comparison of clinical examination with ultrasound. Chest 123: 436–441
Duvernoy O et al (1992) Complications of percutaneous pericardiocentesis under fluoroscopic guidance. Acta Radiol 33:309–313
Fakhry SM, Trask AL, Waller MA, Watts DD, Neurotrauma Task Force IRTC (2004) Management of brain-injured patients by an evidencebased medicine protocol improves outcomes and decreases hospital charges. J Trauma 56:492–500
Fedorow CA, Moon MC, Mutch WAC, Grocott HP (2010) Lumbar cerebrospinal fluid drainage for thoracoabdominal aortic surgery: rationale and practical considerations for management. Anesth Analg 111:46–58
Galbois A et al (2012) Outcome of spontaneous and iatrogenic pneumothoraces managed with small-bore chest tubes. Acta Anasthesiol Scand 56:507–512
Gambazzi F, Schirren J (2003) Thoraxdrainagen – Was ist „evidence based"? Chirurg 74:99–107
Garrido VV et al (2006) Diagnosis and treatment of pleural effusion. Arch Bronconeumol 42:349–372
Geffers C, Gastmeier P, Rüden H (2002) Nosokomiale Infektionen. Gesundheitsberichterstattung des Bundes 8. Robert Koch Institut, Berlin

Ghezel-Ahmadi D et al (2012) Pneumothorax, welche Therapie ist notwendig? Ein klinischer Überblick. Zentralbl Chir 137:214–222

Graupe F, Böhm B, Hucke HP, Stock W (1992) Slit drainage – progress in drainage treatment after herniotomy. Chirurg 63:443–446

Gurusamy KS, Samraj K, Mullerat P, Davidson BR (2007) Routine abdominal drainage for uncomplicated laparoscopic cholecystectomy. Cochrane Database Syst Rev 17:CD006004

Hagmüller E, Lorenz D, Werthmann K, Trede M (1990) Uses and risks of drainage following elective colon resection. A prospective, randomized and controlled clinical study. Chirurg 61:266–271

Henry M, Arnold T, Harvey J (2003) BTS guidelines for the management of spontaneous pneumothorax. Thorax 58(Suppl 2):39–52

Hermeneit S, Müller M, Terzic A, Rodehorst A, Böttger T (2008) Sinn oder Unsinn einer prophylaktischen Drainage nach laparoskopischer Kolonresektion – eine prospektive Untersuchung. Zentralbl Chir 133:250–254

Hill RC et al (1995) Resolution of experimental pneumothorax in rabbits by oxygen therapy. Ann Thorac Surg 59:825–828

Hirokawa F, Hayashi M, Miyamoto Y, Asakuma M, Shimizu T, Komeda K, Inoue Y, Tanigawa N (2011) Re-evaluation of the necessity of prophylactic drainage after liver resection. Am Surg 77:539–544

Hurtado-López LM, López-Romero S, Rizzo-Fuentes C, Zaldívar-Ramírez FR, Cervantes-Sánchez C (2001) Selective use of drains in thyroid surgery. Head Neck 23:189–193

Hutchinson PJ, Kolias AG, Czosnyka M, Kirkpatrick PJ, Pickard JD, Menon DK (2013) Intracranial pressure monitoring in severe traumatic brain injury. BMJ 346:f1000. https://doi.org/10.1136/bmj

Imazio M, Adler Y (2012) Management of pericardial effusion. Eur Heart J 34:1186–1187

Ishikawa K, Matsumata T, Kishihara F, Fukuyama Y, Masuda H, Kitano S (2011) Laparoscopic cholecystectomy with and without prophylactic drainage. Dig Endosc 23:153–156

Ivens EL et al (2007) Pericardial disease: what the general cardiologist needs to know. Heart 93:993–1000

Jesus EC, Karliczek A, Matos D, Castro AA, Atallah AN (2004) Prophylactic anastomotic drainage for colorectal surgery. Cochrane Database Syst Rev 4:CD002100

Jung HO (2012) Pericardial effusion and pericardiocentesis: role of echocardiography. Korean Circ J 42:725–734

Kaneda H et al (2013) Three-step management of pneumothorax: time for a re-think on initial management. Interact Cardiovasc Thorac Surg 16:186–192

Karpel-Massler G, Aschoff A, Unterberg A (2012) Überwachung des intrakraniellen Drucks und des zerebralen Perfusionsdrucks. In: Schwab S, Schellinger P, Werner C, Unterberg A, Hacke W (Hrsg) NeuroIntensiv. Springer, Berlin/Heidelberg/New York, S 63–69

Kasotakis G, Michailidou M, Bramos A, Chang Y, Velmahos G, Alam H et al (2012) Intraparenchymal vs extracranial ventricular drain intracranial pressure monitors in traumatic brain injury: less is more? J Am Coll Surg 214:950–957

Kesieme EB et al (2012) Tube thoracostomy: complications and its management. Pulm Med 2012. https://doi.org/10.1155/2012/256878

Klemz N, Luther B, Köster P, Nowak T, Berendes E (2010) Kontinuierliche kontrollierte lumbale Liquordrainage zur Prävention der spinalen Ischämie bei thorakoabdominaler Aortenchirurgie. Gefässchirurgie 15:113–116

Kussmaul A (1873) Über schwielige Mediastino-Perikarditis und den paradoxen Puls. Berl Klein Wochenschr 10:433–435

Lajcak M, Heidecke V, Haude KH, Rainov NG (2013) Infection rates of external ventricular drains are reduced by the use of silver-impregnated catheters. Acta Neurochir 155:875–881

Larsen R, Ziegenfuß T (2013) Thoraxdrainagen, Kap. 11. In: Larsen R, Ziegenfuß T (Hrsg) Beatmung. Springer, Berlin/Heidelberg/New York, S 197

Laws D et al (2003) BTS guidelines for the insertion of a chest drain. Thorax 58(Suppl 2):53–59

Lee S-W, George Bouras G, Nomura E et al (2010) Intracorporeal stapled anastomosis following laparoscopic segmental gastrectomy for gastric cancer: technical report and surgical outcomes. Surg Endosc 24(7):1774–1780

Light RW et al (1972) Pleural effusions: the diagnostic separation of transudates and exsudates. Ann Intern Med 77:507–513

Linsler S et al (2012) Automated intracranial pressure-controlled cerebrospinal fluid external drainage with LiquoGuard. Acta Neurochir 155:1589–1594

Lozier AP, Sciacca RR, Romagnoli MF, Connolly ES Jr (2008) Ventriculostomy-related infections: a critical review of the literature. Neurosurgery 62:688–700

Luh SP (2010) Review: diagnosis and treatment of primary spontaneous pneumothorax. J Zhejiang Univ Sci B 11:735–744

MacLusky I, Solomon M, Laxer R, Ford-Jones EL, Friedman J, Gerstle T (2006) Respirology. In: Atlas of pediatrics. Springer, Berlin/Heidelberg/New York. ISBN 1573401889

Maisch B et al (2004) Guidelines on the diagnosis and management of pericardial diseases executive summary; The task force on the diagnosis and management of pericardial diseases of the European Society of Cardiology. Eur Heart J 25:587–610

Major P et al (2012) Do we really need routine drainage after laparoscopic adrenalectomy and splenectomy? Wideochir Inne Tech Malo Inwazyjne 7:33–39

Maki DG, Tambyah DA (2001) Engineering out the risk for infection with urinary catheters. Emerg Infect Dis 7:342–347

Matsuura Y et al (1991) Clinical analysis of reexpansion pulmonary edema. Chest 100:1562–1566

Mayhall CG, Archer NH, Archer Lamb V, Spadora AC, Baggett JW, Ward JD (1984) Ventriculostomy-related infections. N Engl J Med 310:553–559

Minami S, Sakimura C, Hayashida N, Yamanouchi K, Kuroki T, Eguchi S (2014) Timing of drainage tube removal after thyroid surgery: a retrospective study. Surg Today 44:137–141. https://doi.org/10.1007/s00595-013-0531-7

Mirhosseini SM et al (2012) Risk factors affecting the survival rate in patients with symptomatic pericardial effusion undergoing surgical intervention. Interact Cardiovasc Thorac Surg 16:495–500. https://doi.org/10.1093/icvts/ivs491

Narayan RK et al (1982) Intracranial pressure – to monitor or not to monitor? J Neurosurg 56:650–659

Niclauss S, Segesser LK (2011) Perikarderguss – perkutane versus offen chirurgische Behandlungsoptionen. Schweiz Med Forum 11:187–191

Oveland NP et al (2012) Using thoracic ultrasound to accurately assess pneumothorax progression during positive pressure ventilation: a comparison with computed tomography. Chest 143:415–422. https://doi.org/10.1378/chest

Palmer S, Bader MK, Qureshi A, Palmer J, Shaver T, Borzatta M et al (2001) The impact on outcomes in a community hospital setting of using the AANS traumatic brain injury guidelines. Americans Associations for Neurologic Surgeons. J Trauma 50:657–664

Paulus EM, Zarzaur BL, Behrmann SW (2012) Routine peritoneal drainage of the surgical bed after elective distal pancreatectomy: is it necessary? Am J Surg 204:422–427

Peix JL, Teboul F, Feldman H, Massard JL (1992) Drainage after thyroidectomy: a randomized clinical trial. Int Surg 77:122–124

Petrowsky H, Demartines N, Rousson V, Clavien PA (2004) Evidence-based value of prophylactic drainage in gastrointestinal surgery: a systematic review and meta-analyses. Ann Surg 240:1074–1084

Prange H (2004) Monitoring des erhöhten intrakraniellen Drucks (ICP). In: Prange H, Bitsch A (Hrsg) Neurologische Intensivmedizin. Georg Thieme Verlag, Stuttgart, S 15–20

Raboel PH, Bartek J Jr, Andresen M, Bellander BM, Romner B (2012) Intracranial pressure monitoring: invasive versus non-invasive methods – a review. Crit Care Res Pract 2012:950393. https://doi.org/10.1155/2012/950393

Radecka E, Magnusson A (2004) Complications associated with percutaneous nephrostomies. A retrospective study. Acta Radiol 45:184–188

Rahman A, Liu D (2011) Pericarditis – clinical features and management. Aust Fam Physician 40:791–796

Redon H (1955) Closing of large wounds by suppression. Presse Med 63:1034

Robinson S (1910) Acute thoracic empyema. Avoidance of chronic empyema. Rib trephining for suction drainage. Boston Med Surg J 163:561–570

Roth B et al (2006) Indikation der Saug-Spüldrainage und Hygienesicherheit bei Drainagen. GMS Krankenhaushyg Interdiszip 1:Doc27

Ruark DS, Abdel-Misih RZ (1992) Thyroid and parathyroid surgery without drains. Head Neck 14:285–287

Sachedina N, De Los SR, Manoharan M, Soloway MS (2009) Total prostatectomy and lymph node dissection may bei done safely without pelvic drainage: an extended experience of over 600 cases. Can J Urol 16:4721–4725

Sagrista-Sauleda J et al (2011) Diagnosis and management of pericardial effusion. World J Cardiol 3:135–143

Saltzman AJ et al (2012) Comparison of surgical pericardial drainage with percutaneous catheter drainage for pericardial effusion. J Invasive Cardiol 24:590–593

Schramel FM (1997) Current aspects of spontaneous pneumothorax. Eur Respir J 10:1372–1379

Schwarz W, Willy C, Ndjee C, Gerngroß H (1996) Schwerkraft- oder Saugdrainage in der Schilddrüsenchirurgie? Effizienzkontrolle mittels sonographischer Resthämatombestimmung. Langenbecks Arch Chir 381:337–341

Singh AK (2011) Drainage of intrathoracic fluid collections. In: Gervais DA, Sabharwal T (Hrsg) Interventional radiology procedures in biopsy and drainage. Springer, London, S S119–S127. https://doi.org/10.1007/978-1-84800-899-1_15

Steiner T (2010) Intracerebrale Blutungen – Therapie. In: Hermann DM, Steiner T, Diener HC (Hrsg) Vaskuläre Neurologie. Georg Thieme, Stuttgart, S 221–228

Surleti S et al (2011) Pneumothorax in the emergency room: personal caseload. G Chir 32:473–478

The Brain Trauma Foundation, The American Association of Neurological Surgeons, The Joint Section on Neurotrauma and Critical Care (2000) Indications for intracranial pressure monitoring. J Neurotrauma 17:479–491

The Brain Trauma Foundation, The American Association of Neurological Surgeons, The Joint Section on Neurotrauma and Critical Care (2007) Guidelines for the management of severe traumatic brain injury. J Neurotrauma 24(Suppl 1), Brain Trauma Foundation. https://doi.org/10.1089/neu.2007.9999

Treutner KH et al (2003) Material and structure of drainages. Chirurg 74:85–90

Van Schil PE et al (2005) Current management of spontaneous pneumothorax. Monaldi Arch Chest Dis 63:204–212

Varela G et al (2009) Postoperative chest tube management: measuring air leak using an electronic device decreases variability in the clinical practice. Eur J Cardiothorac Surg 35:28–31

Willy C, Sterk J, Gerngroß H, Schmidt R (2003) Drainagen in der Weichteilchirurgie. Chirurg 74:108–114

Woodring JH (1984) Recognition of pleural effusion on supine radiographs: how much fluid is required? Am J Roentgenol 142:59–64

Yu H (2011) Management of pleural effusion, empyema, and lung abscess. Semin Interv Radiol 28:75–86

Zabramski JM, Whiting D, Darouiche RO, Horner TG, Olson J, Robertson C et al (2003) Efficacy of antimicrobial-impregnated external ventricular drain catheters: a prospective, randomized, controlled trial. J Neurosurg 98:725–730

Katheter in der Intensivmedizin

Maximilian Ragaller und Oliver Vicent

Inhalt

1	**Einleitung**	542
2	**Periphere Venenverweilkanülen**	542
2.1	Indikationen	542
2.2	Kathetermaterial	542
2.3	Auswahl der Punktionsstelle, Punktion und Pflege	543
2.4	Komplikationen	544
3	**Zentrale Venenkatheter**	544
3.1	Indikationen für zentrale Venenkatheter	544
3.2	Kathetertypen und Kathetermaterial	545
3.3	Auswahl der Punktionsstelle	545
3.4	Risiken und Komplikationen zentraler Venenkatheter	554
3.5	Infusionsfilter	558
4	**Pulmonalarterienkatheter**	558
4.1	Indikationen für den Pulmonalarterienkatheter	558
4.2	Kathetermaterial und Kathetertypen	559
4.3	Punktionsorte und Anlagetechnik	559
4.4	Katheterpflege und Komplikationen des PAK	560
5	**Arterielle Katheter**	561
5.1	Indikationen	561
5.2	Anlagetechnik, Kathertertypen und Punktionsstellen	561
5.3	Komplikationen arterieller Zugangswege	562
6	**Spezielle intravasale Kathetertechniken**	563
6.1	Bulbus-jugularis-Katheter	563
6.2	Linksatrialer Katheter	564
6.3	Intraaortale Gegenpulsationskatheter	564
6.4	Katheter für Dialyse und Hämofiltration	565
6.5	Katheter zur intravasalen Temperatursteuerung	566
7	**Harnblasenkatheter**	567
7.1	Indikationen und Kathetertypen	567
7.2	Suprapubischer Blasenkatheter	568
7.3	Transurethraler oder suprapubischer Katheter?	568
	Literatur	569

M. Ragaller (✉) · O. Vicent
Klinik und Poliklinik für Anästhesiologie und Intensivtherapie,
Universitätsklinikum Carl Gustav Carus an der Technischen Universität Dresden, Dresden, Deutschland
E-Mail: maximilian.ragaller@uniklinikum-dresden.de; oliver.vicent@uniklinikum-dresden.de

1 Einleitung

Eine intensivmedizinische Behandlung ist ohne intravasale Katheter zur sicheren Applikation von hochwirksamen Medikamenten oder zur hämodynamischen Überwachung nicht mehr denkbar. Der Zugang zum intravasalen Kompartiment des extrazellulären Raums ist bei instabilen Intensivpatienten mit unzureichender oder völlig fehlender gastrointestinaler Resorption vital indiziert, da nur dadurch die Möglichkeit gegeben ist, schnell und sicher Medikamente (z. B. Katecholamine, Antiinfektiva etc.), Flüssigkeit, Elektrolyte und andere Substanzen zuzuführen. Für diese Zwecke werden entweder großlumige periphervenöse Verweilkanülen oder mehrlumige zentralvenöse Katheter (ZVK) verwendet.

Zentralvenöse und arterielle Katheter dienen zum Monitoring der Hämodynamik:

- zentralvenöser Druck (ZVD),
- zentralvenöse Sauerstoffsättigung ($S_{cv}O_2$),
- kontinuierlicher arterieller Druck,
- Herzzeitvolumenbestimmung (HZV) via Pulskonturanalyse,
- Blutgasanalyse etc.

Diese Parameter werden heute zusammen mit den nichtinvasiven Parametern wie Pulsoxymetrie und Kapnometrie als unabdingbarer Monitoringstandard bei kritisch kranken Patienten angesehen.

Darüber hinaus können bei ausgewählten Krankheitsbildern oder Indikationen mit speziellen Kathetern organspezifische Parameter zur Therapiesteuerung erhoben werden. Als Beispiele seien nur der Pulmonaliskatheter zur Beurteilung von Lungenstrombahn und rechtem Ventrikel oder im Bereich der Neurointensivmedizin der Sättigungskatheter im Bulbus der V. jugularis genannt. Bei herzchirurgischen Patienten mit eingeschränkter linksventrikulärer Funktion wird ein intraoperativ gelegter Katheter im linken Atrium zur Überwachung der linksventrikulären Funktion und Therapiesteuerung auch auf der Intensivstation genutzt.

Die durch das invasive Monitoring gewonnenen Informationen erleichtern eine differenzierte Herz-Kreislauf-Therapie und ermöglichen eine Individualisierung der Behandlung. Allerdings muss bei der Anwendung der invasiven Verfahren eine sorgfältige Nutzen-Risiko-Abwägung erfolgen. Die Anlage solcher Katheter wird nur dann zur Verbesserung der Behandlungsergebnisse führen, wenn die gewonnenen Daten in Übereinstimmung mit der Klinik richtig interpretiert werden und die Therapie danach gesteuert wird. Darüber hinaus muss der Anwender die spezifischen Risiken der jeweiligen Kathetertechnik kennen und beherrschen, damit der Nutzen dieser invasiven Methoden für den Patienten die unbestreitbaren Risiken bei Weitem aufwiegt.

Insbesondere die hygienischen Maßnahmen zur Vermeidung von unnötigen katheterassoziierten Infektionen müssen durch wiederholte Ausbildungsprogramme für das ärztliche und pflegerische Personal gelehrt und in der alltäglichen intensivmedizinischen Praxis umgesetzt werden (O'Grady et al. 2011; Kommission für Krankenhaushygiene und Infektionsprävention beim RKI 2017; Srinivasan et al. 2011; Longmate et al. 2011; Guerin et al. 2013; Timsit et al. 2018).

> Nach heutiger Auffassung von Hygiene und Patientensicherheit auf Intensivstationen sind nosokomiale, katheterassoziierte septische Erkrankungen zumindest in den ersten 10 Tagen des Aufenthalts auf der Intensivstation vermeidbar (Longmate et al. 2011; McLaws und Burrel 2012; Miller und Maragakis 2012).

Einen wichtigen Beitrag zur Vermeidung nosokomialer Infektionen können Programme wie das deutschlandweite Surveillance-System zur Erfassung von Krankenhausinfektionen (KISS) leisten (Gastmeier et al. 2006).

Asepsis im Umgang mit Kathetern
In Anbetracht der zunehmenden Resistenz von Keimen innerhalb und außerhalb von Krankenhäusern und der bescheidenen Neuentwicklungen im Bereich der Antiinfektiva ist die strikte Asepsis nicht nur im Operationssaal sondern auch auf der Intensivstation eine conditio sine qua non (Boucher et al. 2009).

2 Periphere Venenverweilkanülen

2.1 Indikationen

Die periphere Verweilkanüle mit möglichst großen Lumen ist der minimale Standard für einen Intensivpatienten. Darüber sind sowohl eine Volumenersatztherapie mit kristallinen und kolloidalen Infusionslösungen, eine Blutkomponententherapie wie auch eine intravenöse medikamentöse Therapie möglich. Die Indikationen für eine periphere Verweilkanüle sind in der Übersicht aufgeführt.

Indikationen für periphere Verweilkanülen
- Flüssigkeits- und Volumentherapie
- Transfusion von Blutkomponenten
- Medikamentenapplikation
- Parenterale Ernährung
- Notfallsituation allgemein
- Blutabnahme

2.2 Kathetermaterial

Die Vorteile von kurzen peripheren Kanülen liegen in der meist einfachen Punktionstechnik und in der Möglichkeit, bei ausreichend großem Radius (Lumen) entsprechend dem Hagen-Poiseuille-Gesetz rasch größere Flüssigkeitsmengen zu applizieren, was im Schockzustand oder bei größeren akuten Blutverlusten notwendig ist. Auch sind darüber Infusionen oder Transfusionen über kommerziell erhältliche Druckinfusions-/Drucktransfusionssysteme möglich. Einen Überblick über die Kanülengrößen und unterschiedlichen gebrauchten Maßeinheiten gibt Tab. 1.

Die Durchflussraten und damit die pro Zeiteinheit applizierbare Flüssigkeitsmenge sind neben dem Radius von der Länge der Kanüle und dem Druckunterschied Δ-p abhängig. Unter der Annahme eines Δ-p von 100 cm Wassersäule ergeben sich für eine 14-G-Kanüle die Tab. 2 aufgeführten Werte.

Aus der in Tab. 2 dargestellten Beispielrechnung wird schnell klar, dass zentrale Venenzugänge, die in der Regel als größtes Lumen 18 G und eine Länge von mindestens 15 cm besitzen, für eine rasche Volumenzufuhr in Schockzuständen nicht geeignet sind.

Laut Empfehlungen (Kategorie 1 B) des Robert Koch-Instituts (RKI) weisen periphere Verweilkanülen aus Polytetrafluorethylen (PTFE), Tetrafluorethylen-Hexafluor-Copolymere (FEP) oder Polyurethan die geringsten Phlebitisraten auf, sind am wenigsten mit Septikämien assoziiert und sollten daher bevorzugt werden. Stahlkanülen sind für die Anwendung als Verweilkanülen als obsolet zu betrachten (Kommission für Krankenhaushygiene und Infektionsprävention beim RKI 2002).

Für die Anwendung von peripheren Verweilkanülen gilt die EU-Direktive 2010/32EU zur Verhinderung von Sichtverletzungen im Krankenhaus und im Gesundheitswesen ab Mai 2013 verbindlich. Neben den versicherungsrechtlichen Aspekten einer solchen Regelung sollten diese Kanülen allein schon aus verantwortlichen Überlegungen zum Eigenschutz verwendet werden (Gonzales-Sinde Reig 2010).

2.3 Auswahl der Punktionsstelle, Punktion und Pflege

> Aus der Sicht der Praktikabilität und Stabilität des Zugangs wie auch aus hygienischen Gesichtspunkten sind die Venen am Handrücken die optimalen Punktionsstellen.

Als Punktionsorte kommen die Venen der Arme, insbesondere des Handrückens und des Unterarms, die V. jugularis externa und in besonderen Fällen die Venen des Fußrückens oder der medialen Fußknöchelregion in Frage. Bei Säuglingen und Kleinkindern sind auch die relativ großen und leicht zugänglichen Venen der Kopfhaut von Bedeutung. Die häufig zur Blutabnahme verwendeten Venen der Ellenbeuge oder andere über Gelenke hinweg laufende Venen sind für Verweilkanülen nicht geeignet, da sie bei Bewegung leicht dislozieren können, der Infusionsfluss gehemmt wird oder bei Perforation ein mitunter schmerzhaftes Paravasat entstehen kann. Für bestimmte Patienten z. B. in der Neurochirurgie oder bei Verbrennungen oder Verletzungen der Hände und Arme sind für kurze Zeit die Venen am Fuß akzeptable Zugangswege.

Die V. jugularis externa ist zwar bei den meisten Menschen leicht zu identifizieren, ihre Punktion aber durch ihre nur lockere Fixierung im Gewebe nicht immer einfach. Darüber hinaus besteht aufgrund ihres oft stark gebogenen Verlaufs die Gefahr der sekundären Perforation, sodass Druckinfusionen über diese Venen aufmerksam überwacht werden sollten.

▶ **Cave** Auch wenn periphere Venenverweilkanülen relativ einfach zu platzieren sind und im Vergleich zu einem ZVK deutlich geringe Risiken in sich bergen, ist auch hier auf eine atraumatische und v. a. aseptische Punktionstechnik zu achten.

Vor der Punktion sind hygienische Händedesinfektion (RKI-Empfehlung Kategorie 1A), das Tragen von Schutzhandschuhen (Eigenschutz) und eine Desinfektion der zuvor festgelegten Einstichstelle unter Einhaltung der Einwirkzeit (RKI-Empfehlung Kategorie 1B) absolut zu empfehlen. Ein steriles Abdecken der Umgebung ist zwar nicht erforderlich, jedoch sollte eine Kontamination des Punktionsortes durch erneute Palpation oder Unachtsamkeit vermieden werden.

Nach erfolgreicher Punktion wird die Kanüle mit einem sterilen Verband sicher fixiert, wobei ggf. auch ein Annähen der Kanüle (ggf. Lokalanästhesie) erwogen werden kann

Tab. 1 Maßeinheiten intravasaler Katheter

Gauge [G]	[mm]	French [F]	[mm]
20	0,90	3	1
18	1,26	4	1,35
16	1,67	5	1,67
14	2,13	6	2
12	2,7	7	2,3
10	3,4	8	2,7
		9	3,0
		10	3,3

Tab. 2 Durchflussraten und Zeitbedarf (Δ-p: 100 cm Wassersäule; 14-G-Kanüle). (Adaptiert nach Pargger 2004)

Länge [cm]	Durchflussrate [ml/min]	Zeitbedarf [min] für Infusion von 1 l Flüssigkeit
4,5	300	3,3
5,2	260	3,8
10	80	12,5
15	68	14,7
20	65	15,4
30	50	20

(unruhiger Patient). Die Verwendung von unsterilen Pflasterzügeln sollte vermieden werden. Als steriler Verband eignen sich Gaze und Transparentverbände gleichermaßen, wobei es von entscheidender Bedeutung ist, dass die Kanüle bzw. die Einstichstelle im Verlauf täglich mindestens einmal inspiziert und der Verband bei Bedarf (Verschmutzung, Lockerung, Infektionsverdacht) steril gewechselt wird (no-touch-Technik). Antibakterielle Cremes oder Salben sind ohne gesicherten positiven Effekt auf die lokale Infektionsrate, fördern wahrscheinlich nur die Kolonisation mit resistenten Keimen und sollten daher nicht verwendet werden (O'Grady et al. 2011; Kommission für Krankenhaushygiene und Infektionsprävention beim RKI 2002).

Die Liegedauer von peripheren Verweilkanülen sollte nur so lang wie unbedingt nötig sein, wobei bei einer Rötung der Punktionsstelle oder gar einer Phlebitis die Kanüle sofort entfernt werden muss. Ebenso sollten unter unsterilen Bedingungen gelegte Verweilkanülen (Notfallsituation) so schnell wie möglich entfernt respektive durch steril angelegte Zugänge ersetzt werden.

In der Regel spielt das Ruhen (d. h. die Nichtnutzung) von peripheren Verweilkanülen auf Intensivstationen keine Rolle. Im Ausnahmefall kann für 24 h die Kanüle mit einem sterilen Verschlussmandrin gesichert werden (O'Grady et al. 2011; Kommission für Krankenhaushygiene und Infektionsprävention beim RKI 2002). Auf der eigenen Station werden ungenutzte periphere Verweilkanülen entweder entfernt oder mit einer kontinuierlichen Infusion mit kristalliner Lösung offengehalten (24 h).

Der intraossäre Zugang an der medialen Tuberositas tibiae stellt einen weiteren, v. a. in der präklinischen Notfallmedizin, im Schockraum oder bei Kindern benutzten Weg zur sicheren und effektiven Applikation von Volumen und Medikamenten dar. Für die Anlage sollte man heute eher halb automatische Systeme (z. B. Bohrmaschine EZ-IO™; Bone Injection Gun) verwenden, da diese schneller und sicherer sind als manuelle Punktionsnadeln. Wenn ausreichend Zeit ist, sollte bei wachen Patienten eine Lokalanästhesie der Haut erfolgen. Die intraossäre Kanüle sollte nach Anlage anderer Zugangswege so schnell wie möglich, spätestens aber nach 24 h entfernt werden, um intraossäre Infektionen zu vermeiden (Leidel et al. 2012).

2.4 Komplikationen

Obwohl periphere Kanülen relativ wenig invasiv sind, sind sie mit einer hohen Komplikationsrate von 30–50 % behaftet. Lokale Komplikationen wie Thrombosierung, Perforation mit subkutaner Infusion, Phlebitis, Schmerzen (Reizung der Venenwand durch saure, basische oder hypo-/hypertone Medikamente/Infusionen) und lokale bakterielle Infektionen werden häufig beobachtet. Septische Infektionen mit einer Verweilkanüle als Ursache wurden in der Vergangenheit in bis zu 2 % der Fälle beobachtet und müssen heute durch sorgfältige Überwachung und sorgfältige hygienische Pflege vermieden werden (Kommission für Krankenhaushygiene und Infektionsprävention beim RKI 2002).

> Die Venenwand reizende Medikamente sollten entweder in entsprechender Verdünnung oder über einen zentralen Venenzugang appliziert werden.

3 Zentrale Venenkatheter

Der zentrale Venenkatheter (ZVK) ist ein allgemein akzeptierter Standard in der modernen Intensivmedizin, weshalb die verschiedenen Punktionstechniken einschließlich der ultraschallgesteuerten Anlage, die Kenntnisse über Komplikationen und deren Beherrschung sowie die mit dem ZVK assoziierten Monitoringverfahren von einem intensivmedizinisch tätigen Arzt in Theorie und Praxis beherrscht werden müssen. Die heute selbstverständliche Anwendung der **Seldinger-Technik** stellt medizinhistorisch den wichtigsten Schritt für die flächendeckende Einführung in der Intensivmedizin dar (Seldinger 1953). Die Weiterentwicklung zu mehrlumigen Kathetern – heute werden zumindest in der eigenen Intensivstation in der Regel mindestens 3-lumige Katheter verwendet – ermöglicht die selektive Applikation von hochwirksamen Medikamenten wie Katecholaminen, Phosphodiesterasehemmern, Sedativa oder parenteralen Ernährungslösungen. Dabei ist jedoch die Indikation für mehrlumige Katheter streng zu stellen, da jedes weitere Lumen eine potenzielle Infektionsquelle darstellt (Kommission für Krankenhaushygiene und Infektionsprävention beim RKI 2017).

Durch die Position in einer der großen Hohlvenen des Körpers sind die für periphere Verweilkanülen typischen Schmerzen und Venenreizungen oder Phlebitiden auch bei der Anwendung von sauren oder alkalischen Arzneimitteln praktisch ausgeschlossen. Neben seiner Funktion als sicherer Zugangsweg liefert der ZVK auch wichtige Daten für die Steuerung und Therapie der Hämodynamik. Spielte in früheren Jahren der zentrale Venendruck (ZVD) die wichtigste Rolle zur Beurteilung der Volumensituation und der rechtsventrikulären Vorlast, so wird heute insbesondere bei Patienten mit schwerer Sepsis oder septischem Schock auf die zentralvenöse Sauerstoffsättigung ($S_{cv}O_2$) das Hauptaugenmerk gelegt. Auch für die Messung des Herzminutenvolumens über die Thermodilutionstechnik ist der ZVK eine unabdingbare Voraussetzung.

3.1 Indikationen für zentrale Venenkatheter

Aufgrund der oben beschriebenen relativ breiten Einsatzmöglichkeiten und bei relativ wenigen Kontraindikationen haben sich die Indikationen und die Anwendung mittlerweile erheblich über die Grenzen der Intensivstation hinaus erweitert (Übersicht).

Indikationen für zentrale Venenkatheter
- Infusion von vasoaktiven Medikamenten
- Infusion von venenreizenden Medikamenten (z. B. Chemotherapeutika, KCl, Antiinfektiva etc.)
- Parenterale Ernährung (hyperonkotische Lösungen)
- Sicherer Venenzugang bei schlechtem peripherem Venenstatus oder peripheren Verletzungen
- Relativ sicherer Zugang bei unruhigen, agitierten Patienten
- Monitoring von $S_{cv}O_2$, ZVD, HZV etc.
- Transvenöse Schrittmachertherapie
- Operationen in der Neurochirurgie in halbsitzender Position (Therapie einer Luftembolie)
- Hämofiltration/Hämodialyse
- Blutabnahme
- prophylaktische Anlage zur präoperativen Patientenkonditionierung

Auch wenn die Verwendung eines zentralen Venenkatheters immer häufiger wird und der Umgang mit demselben mittlerweile auch Routine auf den Normalstationen ist, müssen ärztliches wie auch pflegerisches Personal sich der mitunter vitalen Risiken und Gefahren bei der Anwendung eines ZVK bewusst sein. Es hat – wie bei jeder invasiven Diagnose- oder Therapiemaßnahme – eine sorgfältige, individuelle Nutzen-Risiko-Abschätzung zu erfolgen. Je weniger ein Patient mit einem ZVK überwacht werden kann (Normalstation), desto strenger sollte die Indikation für die Anlage oder die Weiterverwendung gestellt werden.

3.2 Kathetertypen und Kathetermaterial

In der Klinik sind je nach Indikation oder Einsatzgebiet drei Haupttypen von zentralen Venenkathetern im Einsatz:

- nicht getunnelte ZVK,
- getunnelte ZVK
- implantierte Portsysteme.

Getunnelte ZVK und v. a. implantierte Portsysteme sind Zugangswege für die Langzeittherapie (Wochen/Monate) bei parenteraler Ernährungstherapie oder Chemotherapie v. a. im onkologischen Bereich. Für diese speziellen Katheterverfahren sei auf die Empfehlungen der onkologischen Fachgesellschaften verwiesen (Hentrich et al. 2014). Im intensivmedizinischen oder perioperativen Setting dominieren nicht getunnelte zentrale Venenkatheter, die über die großen Halsvenen eingebracht sind. Dafür werden heute in der Regel Katheter aus Polyurethan oder Silikon empfohlen, da bei PVC- und Polyethylenkathetern verstärkt Adhäsionen von Mikroorganismen nachweisbar waren (Kommission für Krankenhaushygiene und Infektionsprävention beim RKI 2002).

Die Medizinprodukteindustrie liefert heute eine breite Palette von Kathetern, die mit bis zu 5 Lumina, mit hohen Flussraten, unterschiedlichen Längen, verschiedenen Beschichtungen und zusätzlich Messfühlern ausgestattet sind. Eine spezielle Typenempfehlung kann hier nicht gegeben werden, da sich die Auswahl der Katheter nach den individuellen Bedürfnissen beim Patienten richten soll. Aus mikrobiologischer Sicht sind einlumige Katheter vorzuziehen, wobei bei strikter Einhaltung der Hygienemaßnahmen die Verwendung von mehrlumigen Kathetern nicht zu vermehrten Septikämien oder Kolonisationen führten (Kommission für Krankenhaushygiene und Infektionsprävention beim RKI 2017). Der Einsatz von antimikrobiell beschichteten Kathetern kann aufgrund der uneindeutigen Datenlage weder generell empfohlen noch abgelehnt werden (siehe unten) (O'Grady et al. 2011; Kommission für Krankenhaushygiene und Infektionsprävention beim RKI 2017). Auf der Intensivstation der Autoren werden aktuell in der Regel 3 oder 5-lumige Katheter ohne antibakterielle Beschichtung eingesetzt.

3.3 Auswahl der Punktionsstelle

Grundsätzlich sollte die Insertionsstelle frei von lokalen Infektionen oder Wunden und gut zugänglich bei der Punktion und für die weitere Pflege sein. Die optimale Punktionsstelle wird seit Jahren kontrovers diskutiert, denn je nach betrachtetem Risiko lassen sich geringe Vorteile für die eine oder andere Punktionsregion finden.

> Letztlich entscheidend für eine möglichst geringe Komplikationsrate wird eine zügige, atraumatische, d. h. ohne Fehlversuche und unter strikt sterilen Bedingungen durchgeführte Katheteranlage sein.

So steigt die Komplikationsrate mit der Anzahl der Punktionsversuche stark an. Während bei einem Punktionsversuch die Rate der anlagebedingten Komplikationen 1,6 % beträgt, liegt sie bei 3 oder mehr Versuchen bei 43,2 % (Nayeemuddin et al. 2013).

> Die Katheteranlage sollte, egal welcher Punktionsort verwendet wird, immer in der Seldinger-Technik erfolgen.

Prinzipiell stehen insgesamt 12 größere Venen für die Punktion zur Verfügung (Übersicht).

Punktionsstellen für zentrale Venenkatheter
- V. jugularis interna rechts/links
- V. anonyma rechts/links
- V. subclavia rechts/links
- V. femoralis rechts/links
- V. jugularis externa rechts/links
- V. basilica rechts/links

Dabei ist zu bemerken, dass die ZVK-Anlage über die V. jugularis externa und über die V. basilica eher die Ausnahme bilden. Bei der Punktion der V. jugularis externa lässt sich in ca. 10 % der Fälle der Seldinger-Draht und damit auch der Katheter nicht nach zentral vorschieben oder weicht in den Arm ab. Während dieser Zugangsweg für einen ZVK in der Erwachsenenmedizin eher zu den Ausnahmen zählt, zeigen Daten aus der Pädiatrie gute Ergebnisse bezüglich der zentralen Lage (90 %) und der assoziierten Komplikationen (Tecklenburg et al. 2010).

Über die im distalen bis mittleren Drittel des Oberarms in der Regel gut zu punktierende V. basilica lässt sich ein Katheter in die obere Hohlvene oder V. subclavia vorschieben (PICC = Peripheral Inserted Central Catheter). Da der Katheter über einen vergleichsweise langen gekrümmten Weg in der Vene vorgeschoben werden muss, besteht eine größere Gefahr der Perforation, sodass das Vorschieben sehr vorsichtig erfolgen sollte.

Aufgrund des langen Katheterverlaufes in einer relativ dünnen Vene besteht ein erhebliches Risiko für eine Thrombose oder Phlebitis mit Ausdehnungsmöglichkeit auf V. subclavia und V. jugularis interna. Darüber hinaus können Armbewegungen zu einem unkontrollierten Wandern der Katheterspitze führen und Perforationen in der oberen Hohlvene oder im Vorhof nach sich ziehen. Aufgrund dieser genannten Komplikationen und des nicht ausreichend belegten präventiven Nutzens bezüglich Katheter-assoziierter Infektionen wird die präferenzielle Anlage von peripher eingeführten zentralen Venenkathetern beim Erwachsenen nicht empfohlen (Kat. 1B). Allerdings stellt die PICC-Technik eine Option für ambulante Patienten dar, die einen zentralen venösen Zugang benötigen (Kommission für Krankenhaushygiene und Infektionsprävention beim RKI 2017; Pargger 2004; Timsit et al. 2018).

Wahl des Punktionsortes
Übereinstimmend werden in der Literatur als Zugangswege zum zentralen Venensystem die Punktionsorte am Hals die V. jugularis interna, die V. anonyma und die V. subclavia empfohlen (Abb. 1; Gefäßanatomie am Hals). In den Empfehlungen bezüglich der Vermeidung von ZVK-assoziierten Infektionen sollte die V. jugularis interna bevorzugt werden (O'Grady et al. 2011; Kommission für Krankenhaushygiene und Infektionsprävention beim RKI 2002; Pittiruti et al. 2000).

Meist wird zumindest für die Erstanlage die rechte Halsseite bevorzugt, da hier die Punktion für Rechtshänder leichter ist und auch die rechte Halsseite im Operationssaal und auf der Intensivstation leichter zugänglich ist. Ob es einen wirklichen Unterschied zwischen rechter und linker Halsseite gibt, ist nicht eindeutig geklärt, wobei einige Untersucher die Punktion von der linken Seite durchaus bevorzugen und von weniger Komplikationen berichten (Onders et al. 2006).

> Grundsätzlich gilt für alle Zugangswege am Hals, dass eine durch Ultraschall unterstützte Punktion bei weniger Punktionsversuchen häufiger und schneller

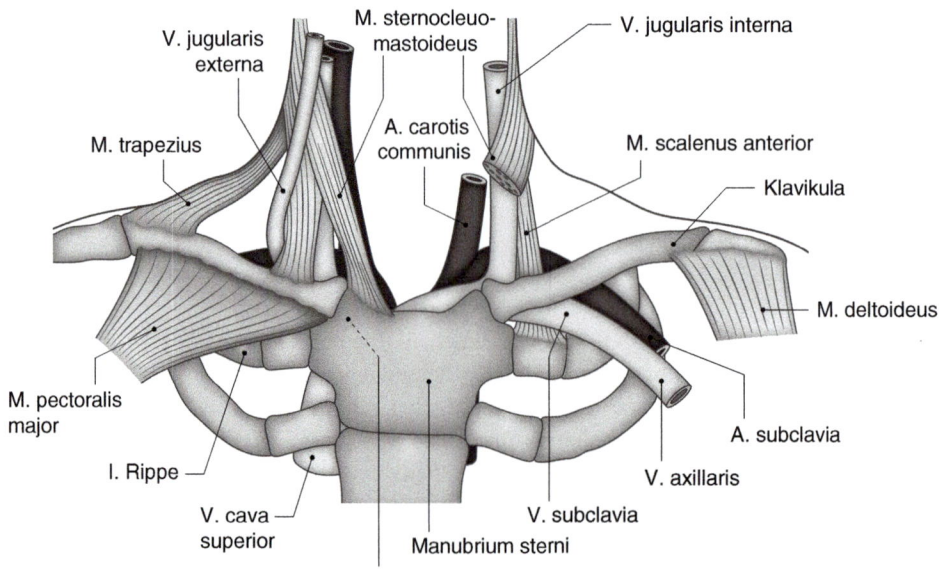

Abb. 1 Überblick über die Gefäßanatomie des Halses

> erfolgreich ist und zu weniger Komplikationen wie arteriellen Fehlpunktionen, Pneumothoraces und Blutstrominfektionen führt als die Landmarkentechnik.

Eine unabdingbare Voraussetzung ist jedoch der sichere, geschickte und sterile Umgang mit der Ultraschalltechnik (Lamperti et al. 2012; Bertini und Frediani 2012; Boschin 2011; Dodge et al. 2012; Hind et al. 2003; Scheiermann et al. 2010; Schummer et al. 2009; Karakitsos et al. 2006; Wu et al. 2013). Im Folgenden werden zu jedem der möglichen Zugangswege zunächst das Landmarkenverfahren und im Anschluss die ultraschallgestützte Technik besprochen.

3.3.1 V. jugularis interna

Der wahrscheinlich häufigste zentrale Zugangsweg wird über die Punktion der V. jugularis interna realisiert (Abb. 2). Die Vene drainiert den intrakraniellen Raum und entspringt im Bulbus jugularis und verläuft relativ gradlinig unter dem M. sternocleidomastoideus in Richtung auf den medialen Anteil der Klavikula zu. Typischerweise sollte die Vene etwa in Höhe des Thyroids im Dreieck von lateralem und medialem Muskelanteil des M. sternocleidomastoideus und der Klavikula erscheinen. Als wichtige Landmarke verläuft die gut tastbare A. carotis communis medial der Vene. Allerdings sind Lagevariationen der Vene medial, posterior und anterior zur Arterie nicht selten (Maecken und Grau 2007).

Die klassische Punktionsstelle liegt in diesem Dreieck. Bei der Punktion in Kopftieflage sollte der Kopf leicht überstreckt werden und je nach Autor 0–15° zur gegenüberliegenden Seite gedreht werden. An der oberen Spitze des beschriebenen Dreiecks wird dann in einem Winkel von etwa 45° zur Haut in kaudaler Richtung eingestochen. Je nach Weichteilmantel des Halses erreicht man dann in 1–4 cm Tiefe die Vene.

Wenn keine arterielle Fehlpunktion vorliegt (pulsatiler Fluss über die Kanüle), kann der Seldiger-Draht eingeführt werden. Dies sollte behutsam und unter ständiger EKG-Kontrolle erfolgen, um Herzrhythmusstörungen oder Perforation der Venen- oder Herzwand zu vermeiden. Ist der Draht sicher in der Vene platziert, wird der ein- oder mehrlumige Katheter über den Führungsdraht vorgeschoben (Seldinger-Technik). Die Spitze des zentralen Venenkatheters sollte in der oberen Hohlvene nahe am Übergang in den rechten Vorhof zu liegen kommen, dazu muss der Katheter je nach Körpergröße und Punktionsort etwa 12–18 cm vorgeschoben werden. Es kann auch eine grobe Abschätzung der Lage mittels Führungsdraht (Einstichstelle bis Mitte Sternum) erfolgen.

Die beste Methode zur Beurteilung der Lage der Katheterspitze ist umstritten. Pawlik und Mitarbeiter empfehlen zur optimalen Platzierung die Ableitung eines EKG entweder über eine leitende Flüssigkeitssäule (NaCl 0,9 %) oder über einen im Katheter liegenden Führungsdraht während der Anlage. Die richtige Position des Katheters ist erreicht, wenn die P-Welle des abgeleiteten EKG deutlich größer wird, also ein P-atriale deutlich wird (Pawlik et al. 2004).

Eine weitere, valide Methode zur Lagekontrolle der Katheterspitze ist die transösophageale Echokardiografie (TEE) oder die transthorakale Echokardiografie (TTE), ggf. unter Verwendung eines Kontrastmittels (z. B. NaCl mit Mikrobläschen) (Smit et al. 2018).

Darüber hinaus gibt es Hinweise, dass die Lage der Katheterspitze im oberen Drittel des rechten Vorhofs mit besseren Flussraten, weniger Thrombusbildung und einer

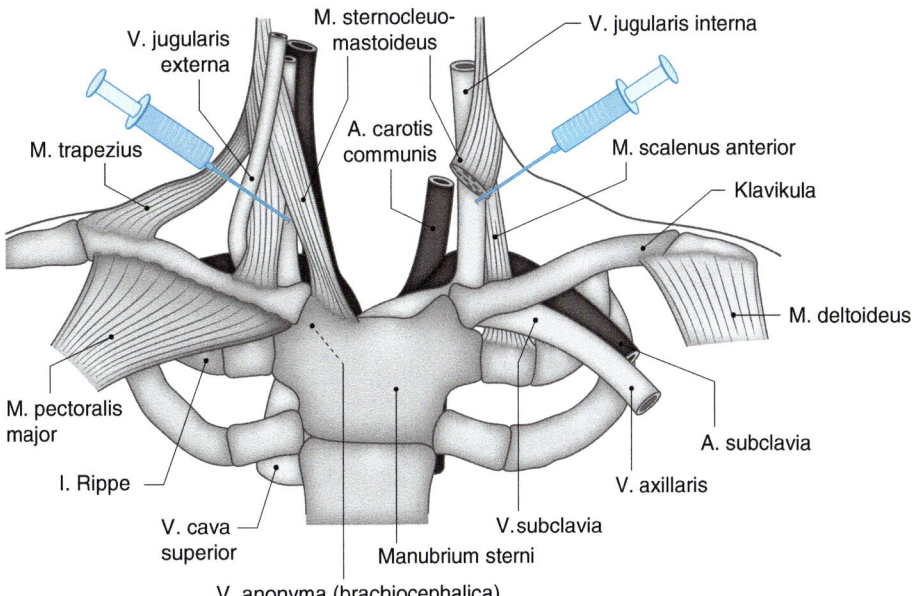

Abb. 2 Punktion der V. jugularis interna rechts und links im Dreieck zwischen Klavikula und medialem und lateralem Schenkel des M. sternocleidomastoideus

längeren Liegedauer einhergehen. Überprüft man die Lage der Katheterspitze mit einem Thoraxröntgenbild, so kommt das rechte Atrium etwa 1,5–2 Wirbelkörper tiefer als die Carina zur Darstellung. Da sowohl Habitus, Atemlage, Körperposition oder vorbestehende Veränderungen am Herzen den Übergang von der Hohlvene zum Vorhof beeinflussen können, sollte die Katheterspitze etwa in Höhe der Carina zu liegen kommen (Nayeemuddin et al. 2013). Ist eine exakte Positionsermittlung erwünscht, sollte eine Kontrastmitteldarstellung des ZVK erfolgen.

Die Punktion der A. carotis ist mit bis zu 6,6 % die häufigste Komplikation dieses Zugangsweges (Kusminsky 2007). Ist man sich nicht sicher, ob die A. carotis punktiert wurde (z. B. kein pulsatiler Fluss bei einem Patienten mit ausgeprägter Hypotonie/Schock), kann eine rasch durchgeführte Blutgasanalyse meist Klarheit bringen. Man kann auch versuchen, während der Punktion die A. carotis mit der linken Hand zu lokalisieren und etwas nach medial zu drängen, um lateral davon zu punktieren. Ein Einführen des Drahtes oder gar die Insertion eines mehrlumigen Katheters in die A. carotis sollte wegen der Gefahr der Ablösung von Plaques, der Thromboemboliegefahr im Stromgebiet der A. carotis und der Blutungsgefahr unbedingt vermieden werden.

Nach erfolgter Punktion der A. carotis sollte diese für ca. 5 min komprimiert, jedoch nicht abgedrückt werden, um ein massives Einbluten in die Halsweichteile zu verhindern. Ein größeres Hämatom erschwert nicht nur die weitere Katheteranlage, sondern kann auch zur Obstruktion der Atemwege führen oder behindert die zerebrale Perfusion. Lässt sich die Blutung nicht auf diese Weise stoppen, ist neben der primären Sicherung der Atemwege ein gefäßchirurgisches Konsil bzw. bei bekannten Störungen der Gerinnung eine Substitutionstherapie indiziert.

Da die Stichrichtung prinzipiell direkt in Richtung der Pleurakuppel erfolgt, steigt, je weiter kaudal man die Vene zu punktieren versucht, die Gefahr einer Pleurapunktion mit Lungenverletzung und konsekutivem Pneumothorax an.

3.3.2 V. subclavia

Die V. subclavia wird ebenfalls gern als Zugangsweg zur oberen Hohlvene benutzt (Abb. 3). Die Vene ist die Endstrecke der venösen Drainage des Armes, sie zieht aus der Axilla kommend zwischen dem Schlüsselbein und der I. Rippe hindurch und vereinigt sich dann mit der V. jugularis interna zur V. anonyma bzw. zur V. brachiocephalica. Im Verlauf zwischen Klavikula und I. Rippe ist die Vene gewissermaßen zwischen den Knochen aufgespannt und kollabiert daher auch bei ausgeprägtem Volumenmangel kaum; sie ist somit im Schock gut zu punktieren.

Bei der infraklavikulären Technik wird in der Medioklavikularlinie die Haut etwa 1–2 cm unterhalb der Klavikula durchstochen und dann die Nadel in Stichrichtung auf das Jugulum bis zum Knochenkontakt mit dem Unterrand des Schlüsselbeins vorgeschoben. Dann wird die Kanüle unter Wahrung des Knochenkontakts zwischen Klavikula und I. Rippe in Richtung auf das Jugulum weiter vorgeschoben, wobei je nach Weichteilmantel das Gefäß nach 3–6 cm erreicht wird (Abb. 3). Das weitere Vorgehen in Seldinger-Technik sowie die Platzierungstechniken entsprechen dem oben beschriebenen Vorgehen.

Als Komplikation steht, neben dem Nichtauffinden der Vene und der Unmöglichkeit, den Führungsdraht vorzuschieben, der Pneumothorax, der v. a. bei beatmeten Patienten rasch zu einem Spannungspneumothorax führen kann, als wichtigste und zugleich gefährlichste im Vordergrund. Die Pneumothoraxrate ist bei der V. subclavia höher als bei der V. jugularis und beim Ungeübten zusätzlich deutlich erhöht (Parienti et al. 2015). Insgesamt beträgt die Inzidenz

Abb. 3 Punktion der rechten und linken V. subclavia über den infraklavikulären Zugang

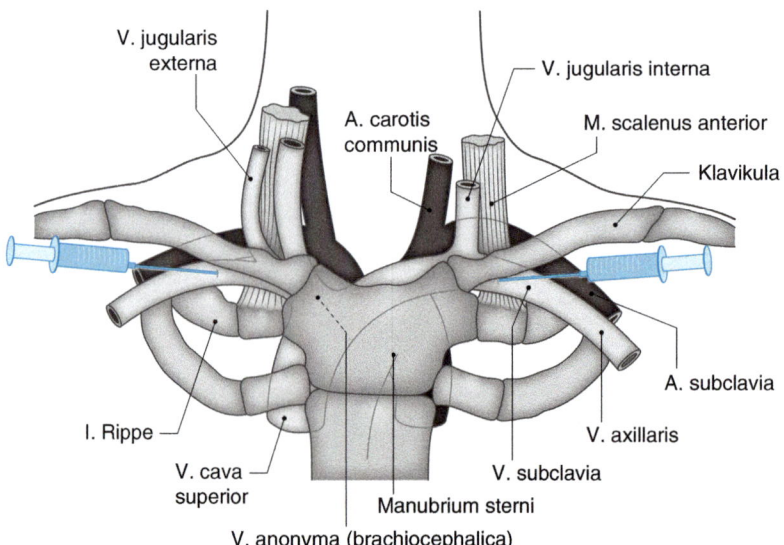

von schweren Komplikationen beim Zugang über die V. subclavia etwa 5–6 % (Nayeemuddin et al. 2013; Kusminsky 2007; Cunningham und Gallmaier 2007). Eine Thoraxröntgenbild zum Ausschluss eines Pneumothorax ist dann obligat, wenn die Sonografie den Verdacht nahelegt und ggf. eine Thoraxsaugdrainage gelegt werden soll.

Eine Punktion der A. subclavia ist mit bis zu 1 % eher seltener, kann aber wegen der schlechten Komprimierbarkeit der Arterie an dieser Stelle v. a. bei Patienten mit kompromittierter Gerinnung zu heftigen Blutungen mit Hämatothorax führen. Darüber hinaus ist bei der Punktion der linken V. subclavia die Gefahr der Verletzung des Ductus thoracicus mit der möglichen Folge eines Chylothorax gegeben.

> Bei Patienten, die aufgrund eines Nierenversagens höchstwahrscheinlich dialysepflichtig werden, sollte, wegen der zukünftig notwendigen Anlage eines Dialyseshunts, auf eine ZVK-Anlage in der V. subclavia verzichtet werden (Thrombosegefahr!) (O'Grady et al. 2011).

Aufgrund dieser doch nicht unerheblichen Risiken wird dieser Zugangsweg in der Klinik des Autors erst dann durch erfahrene Kollegen angewendet, wenn die Zugangswege über V. anonyma oder V. jugularis interna nicht möglich sind.

3.3.3 V. anonyma (V. brachiocephalica)

Der Zugang zur V. anonyma oder V. brachiocephalica wird in der Literatur unterschiedlich bezeichnet (Abb. 4). Während Nessler diesen als supraklavikuläre Punktion der V. anonyma beschreibt, führten Yoffa und Mitarbeiter diesen Zugang als supraklavikuläre Punktion der V. subclavia in die Klinik ein (Nessler 1976; Yoffa 1965).

Dieser Zugang zielt primär auf die Punktion der V. brachiochephalica, welche als Zusammenfluss der V. jugularis interna und der V. subclavia entsteht. Die entscheidende Landmarke ist dabei der Winkel, der zwischen dem lateralen Kopf des M. sternocleidomastoideus und der Klavikula gebildet wird. Diese anatomische Landmarke kann beim wachen Patienten durch Anspannen des M. sternocleidomastoideus, z. B. durch Anheben des Kopfes, gut dargestellt werden. Die Punktion erfolgt dann ca. 1–2 cm lateral des Muskels – was in etwa auch der Mitte der Klavikula entspricht – und ca. 1–2 cm kranial des Schlüsselbeines mit Stichrichtung auf das Jugulum flach unter dem M. sternocleidomastoideus. Die Vene wird in etwa 1–3 cm Tiefe ab Hautniveau erreicht. Die Stichrichtung ist somit anterior der Zwerchfellkuppel und medioventral der A. subclavia und ebenfalls ventral der A. carotis communis (Abb. 4).

Auch bei diesem Zugang bietet die rechte Körperseite Vorteile, da die rechte V. anonyma direkter in die V. cava verläuft, die Pleurakuppel rechts in der Regel tiefer steht und der Ductus thoracicus nicht im Stichfeld liegt. Darüber hinaus ist ein Abweichen des Katheters in die V. jugularis interna der ipsilateralen Seite sowie ein Vorschieben des Katheters in die kontralaterale V. subclavia extrem selten. Die Punktion von der linken Seite erfolgt prinzipiell in derselben Technik, wobei jedoch der Winkel zur koronaren Körperebene etwas flacher sein sollte, da die linke V. anonyma nahezu horizontal verläuft.

In einer frühen deutschsprachigen Publikation von Nessler wurden bei 2500 Punktionen neben einer sehr guten Erfolgsrate von 95 % lediglich eine Pneumothoraxrate von 1,2 % und eine Phlebitisrate von 0,9 % berichtet. Als weitere Vorteile wurden beschrieben:

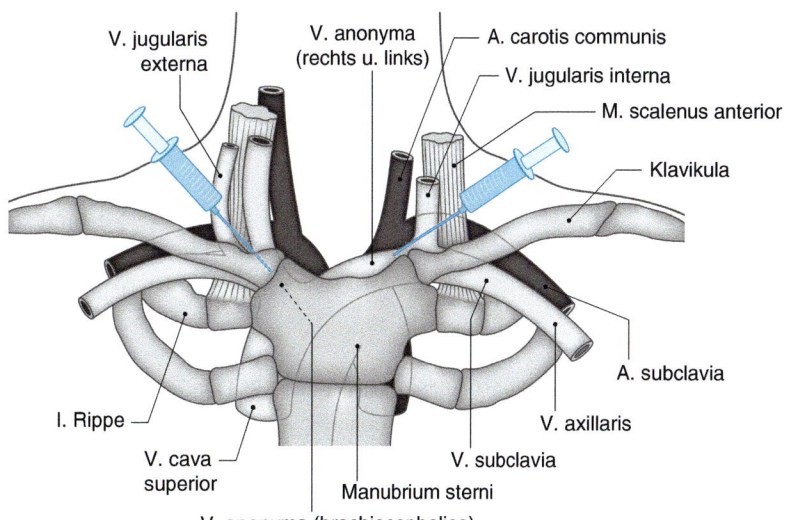

Abb. 4 Punktion der rechten und linken V. anonyma (brachiocephalica) über den supraklavikulären Zugangsweg

Tab. 3 Komplikationsraten von zentralen Venenzugängen am Hals. (Adaptiert nach Cunningham und Gallmaier 2007)

Komplikation	V. jugularis interna	V. subclavia	V. anonyma
Anlageversagen	12 %	12–20 %	3,2 %
Fehllage	bis 15 %	5 %	0,3 %
Pneumothorax	1–1,5 %	1–5 %	0,3 %
Arterielle Punktion	6 %	0,5–4 %	0,7–1,2 %
Lymphfistel	–	–	0,5 %

- leichte Zugänglichkeit des Gefäßes auch in Schocksituationen,
- praktisch nicht auftretende Katheterfehllagen,
- die Einfachheit von Katheterfixierung und -pflege sowie
- die fehlende Einschränkung der Patientenmobilität (Nessler 1976)

Auch in der englischen Erstpublikation von Yoffa (1965) wurden Vorteile gegenüber dem infraklavikulären Zugangsweg beschrieben. In einer vergleichenden Untersuchung der drei oben beschriebenen Zugangswege am Hals bezüglich typischer ZVK-assoziierter Komplikationen schneidet der Zugang über die V. anonyma am besten ab (Tab. 3; Cunningham und Gallmaier 2007).

Trotz dieser eigentlich überzeugenden Ergebnisse fand dieser Zugang bislang eher wenig Eingang in die Literatur oder tägliche Praxis. In der Klinik der Autoren wird aufgrund der beschriebenen Vorteile dieser Zugang standardmäßig gelehrt und erfolgreich angewendet.

3.3.4 V. femoralis

Die V. femoralis ist im Vergleich zu den oben beschriebenen Venen relativ einfach zu punktieren und hat eine niedrige Rate an akuten Komplikationen. Die Punktion erfolgt, indem man unterhalb des Leistenbandes die A. femoralis aufsucht und etwa 1–2 cm medial davon die Vene mit einer Stichrichtung in etwa 45–90° zur Haut je nach Weichteilmantel in 3–6 cm Tiefe erreicht (IVAN-Regel Übersicht; Abb. 5).

IVAN-Regel
- Innen
- Vene
- Arterie
- Nerv

Die einzig wirkliche akute Gefahr, die mit etwa 1 % Häufigkeit auftritt, ist die akzidentelle Punktion der A. femoralis. Aufgrund der günstigen anatomischen Zugänglichkeit ist eine arterielle Blutung durch Kompression jedoch leicht beherrschbar. Diese Vorteile werden jedoch durch eine erhöhte Kolonisationsrate, Bakteriämierate und Thromboserate in Frage gestellt (Kommission für Krankenhaushygiene und Infektionsprävention beim RKI 2002; Ge et al. 2012), wobei neuere Untersuchungen jedoch keine Unterschiede mehr in der Infektionsrate oder Thromboserate im Vergleich zu den Zugängen am Hals zeigen (O'Grady et al. 2011; Marik et al. 2012). Ein entscheidender Nachteil ist die fehlende Möglichkeit der Gewinnung von zentralvenösem Blut zur Analyse der Sauerstoffsättigung; hinzu kommt die Gefahr der Dislokation bei motorisch unruhigen Patienten. Die Fixierung eine zentralen Venenkatheters sollte immer durch Annaht erfolgen. Ein steriler transparenter oder Gaze-Verband zur Abdeckung ist selbstverständlich.

3.3.5 Ultraschallgestützte Gefäßpunktionen

Die bisher beschriebenen Landmarkentechniken haben beim Geübten Erfolgsraten von bis zu 96 % und gehören zur Standardausbildung eines Intensivmediziners. Liegen jedoch anatomische oder pathologische Gefäßvarianten bzw. andere Erkrankungen wie Adipositas, Struma, Skoliose oder ein Zustand nach operativen Eingriffen am Hals vor, kann diese Technik schwierig oder erfolglos sein oder mit einem erhöhten Punktionsrisiko einhergehen. Hier bietet die Ultraschalluntersuchung die Möglichkeit, die Gefäße zweifelsfrei darzustellen und die Punktionskanüle unter Sicht sicher ins Gefäß zu steuern. Dadurch kann die Erfolgsrate der Punktion erhöht und die Komplikationen gesenkt werden.

> Die Ultraschallunterstützung kann bei zentralvenösen, aber auch bei arteriellen Punktionen die Erfolgsrate und die Sicherheit für pädiatrische und erwachsene Patienten erhöhen.

Die Vorteile für den Patienten waren so überzeugend, dass die ultraschallgestützte Technik bereits seit 2002 in den englischen Guidelines gefordert wird (National Institute for Clinical Excellence 2002). Eine Überprüfung der Umsetzung dieser Guidelines zeigte in der Routineanwendung perioperativ eine signifikante Reduktion der Komplikationen (Wigmore et al. 2007). Bei Intensivpatienten konnte eine Steigerung der Erfolgsrate auf 100 %, eine Reduktion der Karotispunktionen von 8,4 % auf 1 %, eine Reduktion der Pneumothoraxrate von 2,4 auf 0 % und sogar eine Reduktion von katheterassoziierten Infektionen von 16 auf 10 % beobachtet werden. Auch unerfahrene Anwender erzielen mit der ultraschallgestützten Methode schon bei der ersten Punktion deutlich höhere Erfolgsraten (Dodge et al. 2012; Hind et al. 2003; Karakitsos et al. 2006).

Dabei ist jedoch zu beachten, dass bei ultraschallgestützten Katheteranlagen der Schallkopf und die Zuleitung mit einem sterilen Überzug versehen sein muss. Zur Kopplung zwischen steril verhülltem Schallkopf und Haut sollte ein steriles Medium (NaCl, Desinfektionsmittel oder Ultraschallgel) verwendet werden. Eine direkte Punktion durch steriles Ultraschallgel sollte, z. B. durch Entfernen mit einer

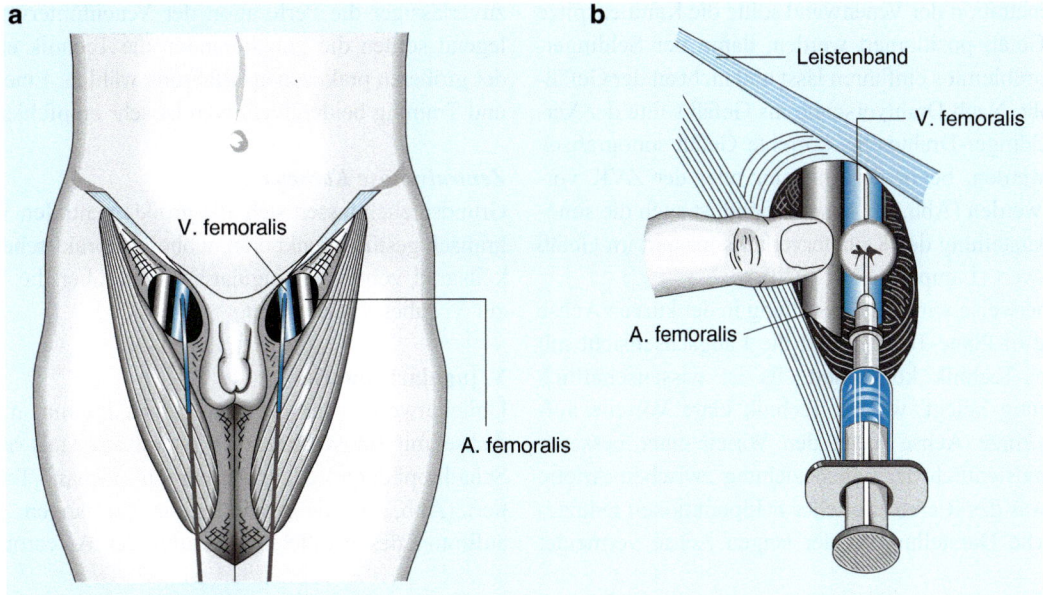

Abb. 5 Punktion der V. femoralis unterhalb des Leistenbandes und medial der A. femoralis (IVAN-Regel: innen – Vene – Arterie – Nerv) in zentraler Stichrichtung 45–90° zur Hautoberfläche

Kompresse, vermieden werden, um keine Gelpartikel ins Gewebe zu verschleppen. (Kommission für Krankenhaushygiene und Infektionsprävention beim RKI 2017).

Von der European Society of Anaesthesiology wird eindeutig die zentralvenöse und arterielle Punktion unter direkter sonografischer Sicht der Gefäße und der Punktionskanüle empfohlen (Lamperti et al. 2020).

Basale Ultraschallkenntnisse
Der Anwender ultraschallgestützer Gefäßpunktionen sollte sowohl Kenntnisse in der Sonoanatomie der zentralen venösen Gefäße und der umliegenden Gewebestrukturen sowie basale Kenntnisse zu physikalischen Grundlagen des Ultraschalls, Artefakten und Bildoptimierung und darüber hinaus Fertigkeiten zur sicheren Kanülen- und Schallkopfführung besitzen. Die Grundlagen sollten innerhalb einer strukturierten Weiterbildung eines Ultraschallkurses inklusive Punktionsübungen am Phantom und Punktion unter Supervision am Patienten angeeignet werden. Generell stellt die Sonografie zunehmend ein grundlegendes Arbeitsmittel des Intensiv- und Notfallmediziners dar.

Technische Ausstattung
Für die ultraschallgestütze Gefäßpunktion wird üblicherweise ein linearer Schallkopf mit einem Frequenzspektrum von 5–18 MHz verwendet. Selten ist ein konvexer Schallkopf mit einem niedrigeren Frequenzspektrum von 2–5 MHz bei tief liegenden Gefäßen (> 6 cm Tiefe) notwendig. Die qualitativen Anforderungen sind eher gering. Die Farbdoppleranwendung ist wünschenswert, aber für eine einfache Gefäßpunktion nicht essenziell. Bei großkalibrigen Kanülen für extrakorporale Lungenersatzverfahren sollte das Gerät Flussmessungen ermöglichen.

Ultraschallgestützte Punktionstechniken
Hinsichtlich der Visualisierung der Venen unterscheidet man die Darstellung in der langen Achse von der kurzen Achse. Während erstere Technik den Gefäßverlauf abbildet, zeigt letztere den Gefäßquerschnitt.

Die Führung der Punktionskanüle unter Sicht ist eine unerlässliche Notwendigkeit, denn nur dadurch kann die Stärke des Ultraschalls ausgespielt und die versehentliche Punktion umliegender Strukturen wie arterieller Gefäße und der Pleura vermieden werden.

Bei der **In-plane-Technik** wird die Kanüle in ihrer gesamten Länge in die Schallebene vorgeschoben und komplett dargestellt. Alternativ kommt die **Out-of-plane-Technik** zum Einsatz, bei der die Kanüle nur mit der Kanülenspitze in die Schallebene geführt wird und demzufolge nur der Kanülenspitzenreflex sichtbar wird. Die Kanülenöffnung sollte zum Schallkopf gerichtet geführt werden und nach dem Hautdurchstich während des Vorschubes bis in die Vene durch Gleiten und Kippen mit dem Schallkopf verfolgt werden.

> Bei Patienten auf der Intensivstation sollten vor der Hautdesinfektion und Punktion der zentralen Venen beidseits sonografisch untersucht werden, um Pathologien, Normvarianten und pathologische Veränderungen rechtzeitig erkennen und den optimalen Punktionsort festlegen zu können.

Nach Penetration der Venenwand sollte die Kanülenspitze mittig im Gefäß positioniert werden, damit der Seldinger-Draht sich problemlos einführen lässt und nicht an der Gefäßwand anstößt. Nach Drahtvorschub ins Gefäß sollte der Verlauf des Seldinger-Drahtes ins korrekte Gefäß sonografisch verifiziert werden, bevor der Dilatator oder der ZVK vorgeschoben werden (Abb. 6). Abschließend ist auch die sonografische Darstellung des Katheterverlaufs ins und im Gefäß empfehlenswert (Lamperti et al. 2020).

Überlicherweise wird die Darstellung in der kurzen Achse mit der Out-of-Plane-Technik und die Langachsensicht mit der In-plane-Technik kombiniert. Es ist wissenschaftlich nicht eindeutig belegt, welche Technik klare Vorteile aufweist. Die kurze Achse bietet den Vorteil einer besseren Übersicht hinsichtlich der Lagebeziehung zwischen Arterie und Vene, was das Risiko arterieller Fehlpunktionen reduzieren kann. Die Darstellung in der langen Achse vermeidet zuverlässiger die Perforation der Venenhinterwand. Grundlegend sollten die Punktierenden die Technik entsprechend der größeren praktischen Erfahrung wählen. Eine Aneignung und Training beider Techniken ist sehr empfehlenswert.

Zentralvenöse Katheter

Grundsätzlich lassen sich alle großen zentralen Venen sonografisch gestützt punktieren, wobei der praktische Schwierigkeitsgrad von der V. jugularis interna über die V. anonyma zur V. subclavia zunimmt.

V. jugularis interna

Üblicherweise wird die V. jugularis interna in der kurzen Achse mit transversal anterolateral am Hals aufgesetztem Schallkopf dargestellt und in der Out-of-plane-Technik punktiert (Abb. 7). Die Abbildung in der langen Achse kann aufgrund des parallelen Verlaufes der A. carotis leicht zu

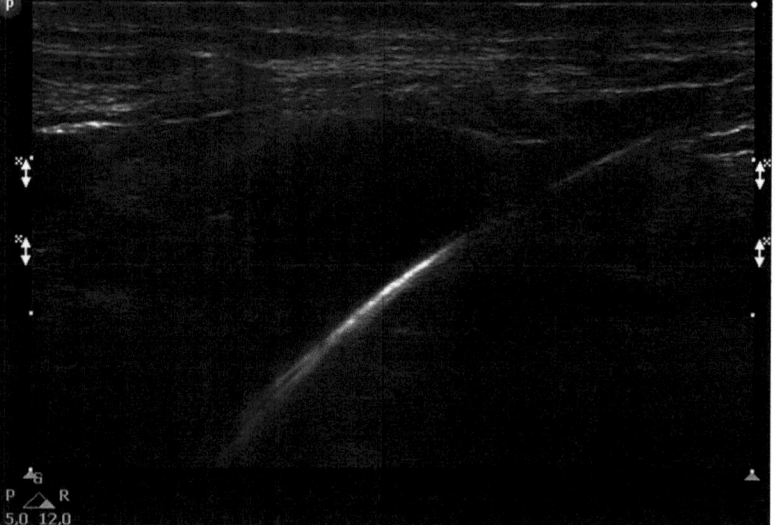

Abb. 6 Kontrolle des Vorschubs des Seldinger-Drahtes in die V. anonyma

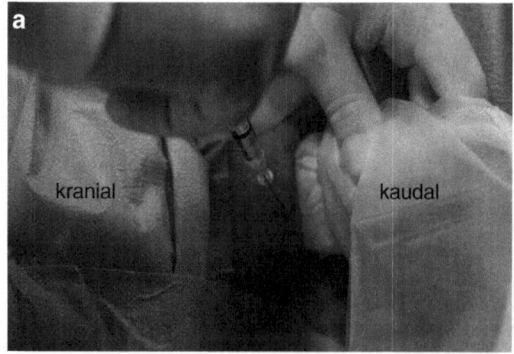

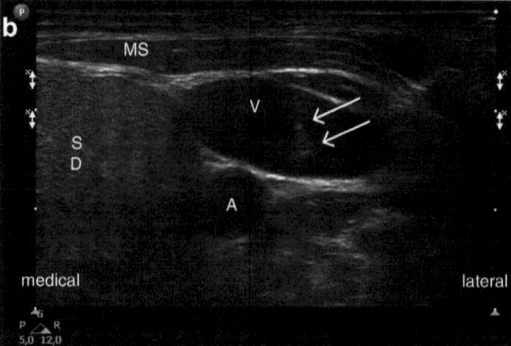

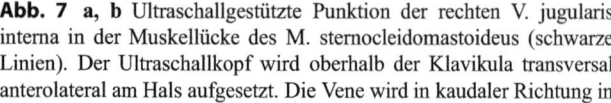

Abb. 7 a, b Ultraschallgestützte Punktion der rechten V. jugularis interna in der Muskellücke des M. sternocleidomastoideus (schwarze Linien). Der Ultraschallkopf wird oberhalb der Klavikula transversal anterolateral am Hals aufgesetzt. Die Vene wird in kaudaler Richtung in Out-of-plane-Technik punktiert. Im Sonografiebild ist die Kanüle in der Vene (V) zu erkennen (weiße Pfeile; A = A. carotis communis; MS = M. sternocleidomastoideus; SD = Schilddrüse)

Verwechslungen führen. Die Lagebeziehung zwischen Vene und Arterie ist sehr variabel und hängt neben der anatomischen Variabilität v. a. von der Lagerung des Kopfes und der Ausrichtung des Schallkopfes ab. Mit Rotation des Kopfes zur Gegenseite und einem zu lateralen Aufsetzen des Schallkopfes kommt es häufiger zu einem Übereinanderliegen der Vene und Arterie im Sonogramm. Da die Arterie damit unter der Vene im Punktionsweg liegt, kann es zu einer unbeabsichtigen arteriellen Fehlpunktion kommen, wenn die Hinterwand der Vene perforiert wird. Daher sollten die Gefäße möglichst nebeneinander im Ultraschallbild liegen, indem der Kopf in Neutralstellung gebracht und der Schallkopf eher von anterior aufgesetzt wird.

V. anonyma (bzw. V. brachiocephalica)

Verfolgt man die V. jugularis interna nach kaudal bis in den supraklavikulären Bereich, sodass der Schallkopf nahezu parallel zur Klavikula ausgerichtet ist, und kippt hierauf mit dem Schallkopf die Schallebene unter die Klavikula nach dorsokaudal, dann gelingt die Darstellung der V. anonyma (bzw. V. brachiocephalica) in der langen Achse. Die Punktion der V. anonyma erfolgt bevorzugt „in-plane" von lateral nach medial, da die Pleura in unmittelbarer anatomischer Nähe liegt und eine sichere Kontrolle über die gesamte Kanüle beim Vorschub essenziell ist (Abb. 8).

V. subclavia

Aus oben genannten Gründen empfiehlt sich auch für die Anlage eines Katheters in die V. subclavia die In-plane-Technik bei Abbildung der Vene in der langen Achse. Der Schallkopf wird dazu schräg zur Körperachse unterhalb der Klavikula aufgesetzt und der Verlauf der Vene unter die Klavikula dargestellt (Abb. 9). Die Kanüle wird distaler als bei der Landmarkentechnik eingeführt und sollte die Venenwand kurz vor dem Schallschatten der Klavikula unter Sicht durchdringen, da die Vene hier meist weniger atemabhängiger kollabiert. Auch wenn an dieser Stelle häufig die Rippe schützend zwischen Vene und Pleura liegt, sollte eine vollständige Perforation der Vene nach dorsal sorgsam vermieden werden, um nicht die darunterliegende Pleura zu verletzen.

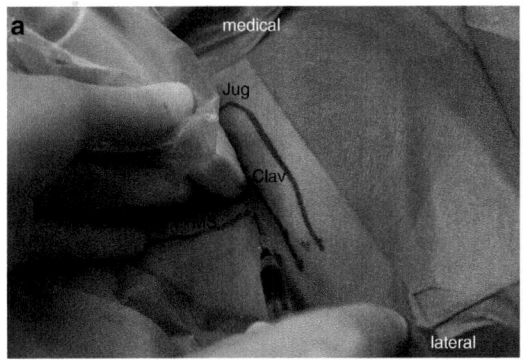
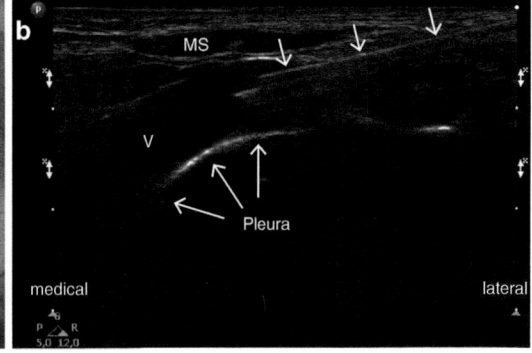

Abb. 8 a, b Ultraschallgestützte Punktion der rechten V. anonyma oberhalb der Klavikula und lateral des M. sternocleidomastoideus mit parallel zur Klavikula platziertem Schallkopf. (a) Die Vene wird in In-plane-Technik von lateral nach mediokaudal punktiert (Clav. = Klavikula; Jug. = Jugulum; MS = M. sternocleidomastoideus). (b) Im Sonografiebild wird die Lage und Stichrichtung der Kanüle in der Vene deutlich (breite Pfeile; V = V. anonyma; MS = M. sternocleidomastoideus). Darüber hinaus ist die Pleura deutlich als zu respektierende Struktur abgrenzbar (schlanke Pfeile)

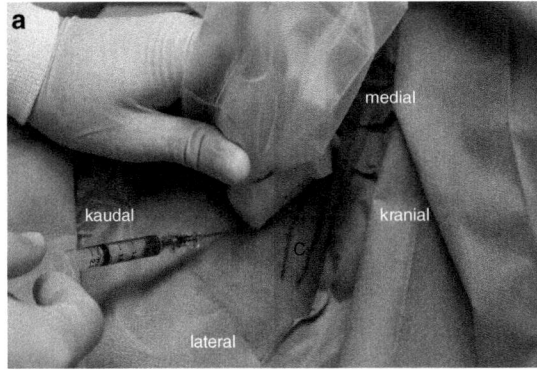
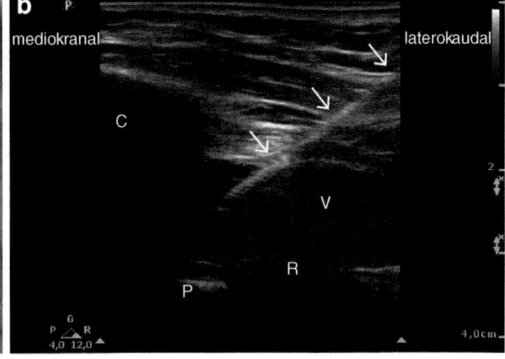

Abb. 9 a, b Ultraschallgestützte Punktion der linken V. subclavia unterhalb der Klavikula (C) mit Stichrichtung von lateral nach medial unter Wahrung des Knochenkontakts zur Klavikula. Der Schallkopf wird unterhalb der Klavikula schräg zur Körperachse platziert und die Vene (V) und Punktionskanüle in In-plan-Technik (weiße Pfeile) dargestellt (C = Klavikula; P = Pleura; R = I. Rippe)

Neben einem verbesserten Punktionserfolg und einer Risikoreduktion bietet die sonografisch gestützte Punktion der V. subclavia noch den Vorteil, dass sich im Vergleich zur Landmarkentechnik das „pinch-off" Syndrom (Kompression des ZVK zwischen Klavikula und erster Rippe) seltener ereignet (Tamura et al. 2014).

V. femoralis
Die V.-femoralis-Punktion wird am günstigsten in der Kurzachsendarstellung und Out-of-plane-Technik knapp unterhalb des Leistenbandes vorgenommen.

Arterielle Punktionen
Auch bei der arteriellen Kanülierung bietet die sonografisch gestützte Punktion Vorteile. Neben der Punktion unter Sicht kann v. a. vorher der optimale Punktionsort unter Berücksichtigung von Gefäßaufzweigungen, Kinking, Plaques und Gefäßkaliber mittels sonografischer Evaluation ermittelt werden. In der klinischen Erfahrung gelingt beispielsweise bei der Kanülierung der A. femoralis gelegentlich kein Drahtvorschub, da distal der Bifurkation der Arterie in die Aa. femoralis superficialis et profunda punktiert wurde.

Die Kombination aus Darstellung in der langen Achse und In-plane-Kanülenführung scheint gegenüber der Kurzachsentechnik mit einer Out-of-plane-Punktion den Vorteil weniger notwendiger Punktionsversuche aufzuweisen (Berk et al. 2013).

3.4 Risiken und Komplikationen zentraler Venenkatheter

Aufgrund der Häufigkeit der Anwendung und der Bedeutung von zentralen Venenkathetern in der modernen Intensivmedizin ist die Kenntnis und v. a. die Vermeidung von katheterassoziierten Komplikationen eine conditio sine qua non der Anwendung.

Risikofaktoren von ZVK
Die in der Übersicht aufgeführten Risikofaktoren (Kusminsky 2007; Lissauer et al. 2012) sind vor der Katheteranlage zu bedenken und, wenn möglich, zu eliminieren, um die Rate an ZVK-assoziierten Komplikationen möglichst gering zu halten.

Risikofaktoren zentraler Venenkatheter
- Unerfahrenheit in der Anlage, Anwendung und Pflege
- Frustrane Punktionsversuche und Anzahl der Punktionsversuche (> 2 Versuche)
- Body-Mass-Index > 30 und < 20
- Hypovolämie, ausgeprägte Dehydratation, Schock
- Koagulopathien (Thrombozyten < 50.000)
- Kathetergröße/-durchmesser (Dialysekatheter, 5-Lumen-Katheter)
- Mehrfachkatheterisierungen
- Anatomische oder pathologische Veränderungen im Punktionsgebiet (Bestrahlung; Operationen, Thrombosen)
- Männliches Geschlecht
- Ungeplante Chirurgie, Relaparatomie

Von den beschrieben Risikofaktoren sind besonders mehrfache Punktionsversuche mit 28–43 % der ZVK-assoziierten Komplikationen verbunden (Kusminsky 2007). Ein entscheidender Schritt zur Minimierung der Risiken und damit der Komplikationen bei der Insertion eines zentralen Venenkatheters ist zweifelsohne die ultraschallgestützte Punktion (O'Grady et al. 2011; Hind et al. 2003; Karakitsos et al. 2006; Kusminsky 2007; Timsit et al. 2018; Wigmore et al. 2007).

> Ziel der Ausbildung sollte sein, zwei alternative Zugangswege sicher auch unter erschwerten Bedingungen zu beherrschen.

Komplikationen von zentralen Venenkathetern
Auch bei adäquater Indikationsstellung, sorgfältiger Katheteranlage und Pflege kann es bei der Anwendung von zentralen Venenkathetern zu mitunter gravierenden Komplikationen kommen, die frühzeitig erkannt und behandelt werden müssen (Übersicht).

Komplikationen von zentralen Venenkathetern
- Pneumothorax
- Fehlpunktionen, Gefäßverletzungen
- Arrhythmien
- Neurologische Komplikationen
- ZVK-Fehllage
- Infektionen (unsterile Kautelen bei Anlage, unzureichende Katheterpflege)
- Thrombosen
- Luftembolien
- Katheterbruch, technische Fehler

In der Reihenfolge des Auftretens lassen sich Komplikationen bei der Anlage, im täglichen Gebrauch des liegenden Katheters und bei der Entfernung unterscheiden. Generell beträgt die Inzidenz von ZVK-assoziierten unerwünschten Ereignissen zwischen 5–19 % (Kusminsky 2007).

Pneumothorax
Ein durch die Punktion verursachter Pneumothorax mit einer Inzidenz von bis zu 6,6 % ist eine gefürchtete und folgenreiche

Komplikation. Gehäuft treten Pneumothoraces nach mehrfachen Punktionsversuchen, in Notfallsituationen und bei der Verwendung großlumiger Katheter auf. Für die der Zugänge am Hals werden folgende Pneumothoraxraten angegeben:

- 0,3 % V. anonyma,
- 1–1,5 % V. jugularis interna und
- bis zu 6 % für V. subclavia (einige Untersucher geben eine höhere Rate bei Kanülierung der V. subclavia an; Kusminsky 2007; Cunningham und Gallmaier 2007).

Die **Symptome** eines Pneumothorax, wie Atemnot, Abnahme des Atemgeräusches auf der ipsilateralen Seite, ungleiches Heben und Senken der Thoraxwand bei spontan atmenden Patienten oder der Anstieg des Beatmungsdruckes, Abfall des Tidalvolumens, Abfall der Sauerstoffsättigung beim beatmeten Patienten oder hämodynamische Symptome wie Hypotension, Tachykardie und Schock treten in der Regel innerhalb von 6 h auf. Neben einer verstärkten Aufmerksamkeit bezüglich dieser Symptome ist, besonders bei schwieriger Punktion oder bei kritisch Kranken, eine sofortige Kontrolle per Thoraxröntgenbild oder Ultraschall erforderlich. Liegt ein Pneumothorax vor, ist je nach Ausmaß der intrapleuralen Luft, Symptomatik und Dynamik des Krankheitsbildes (Spannungspneumothorax) eine Entlastung mittels Thoraxsaugdrainage erforderlich.

Fehlpunktion
Die Verletzung von Gefäßen und die arterielle Fehlpunktion sind ebenfalls nicht zu unterschätzende Komplikationen mit einem weiten Spektrum an Folgen für den Patienten. Die oben bereits angesprochene Punktion der A. carotis communis ist dabei mit etwa 6 % beim Erwachsenen und bis zu 25 % bei Kindern die häufigste Komplikation. Die Punktion (Plaqueablösung) und die Kombination aus Hämatombildung und erforderlicher digitaler Kompression werden als Ursache für konsekutive transiente oder bleibende neurologische Schäden (Apoplex) verantwortlich gemacht (Liao et al. 2019). Bei versehentlicher Punktion der A. subclavia (0,5–4 %) kann ein Hämatothorax die Folge sein.

▶ **Cave** Aufgrund dieser mitunter dramatischen Folgen sollte eine arterielle Punktion unbedingt vermieden werden und großer Wert auf die Identifizierung des zu punktierenden Gefäßes als Vene gelegt werden.

Größere Gefäßverletzungen oder Perforationen sind mit einer Inzidenz von 0,1–1 % eher selten und treten insbesondere durch die unsachgemäße Anwendung der steifen Dilatatoren bei der Anlage von dicklumigen Kathetern oder Schleusen auf. Die Dilatatoren sollten nur zur Aufdehnung der Haut und des subkutanen Gewebes verwendet werden, da ein zu tiefes Vorschieben dieser relativ starren Plastikstäbe ein erhebliches Perforationsrisiko bis zur Ventrikelruptur mit sich bringt (Porter et al. 1997).

Verletzung der großen Gefäße (V. cava superior, Aorta) gehen häufig mit erheblichen intrathorakalen Blutungen oder bei Perforation von Vorhof oder Ventrikel mit einer Herzbeuteltamponade einher und sind lebensbedrohlich. Das diagnostische therapeutische Vorgehen zur Beherrschung dieser Komplikation richtet sich nach dem klinischen Ausmaß des Schadens und reicht von radiologischen Interventionen bis hin zur gefäßchirurgischen Eingriffen (Kusminsky 2007).

Arrhythmien
Arrhythmien sind mit 25–75 % sehr häufige unerwünschte Nebenwirkungen einer ZVK-Anlage oder Pulmonalarterienkatheteranlage (unten), wobei meist transiente und folgenlose supraventrikuläre oder ventrikuläre Extrasystolen ausgelöst werden. In einzelnen Fällen kann es jedoch zu einer ventrikulären Tachykardie (VT) oder zum Kammerflimmern kommen. Wesentliche Ursache ist das zu tiefe Vorschieben des Führungsdrahtes oder des Katheters (>25 bis 30 cm) und die damit verbundene Irritation des Reizleitungssystems. In aller Regel verschwinden die Arrhythmien nach dem Zurückziehen des Führungsdrahtes respektive des Katheters.

Neurologische Komplikationen
Neben der Auslösung eines Hirninfarktes sind Verletzungen des Plexus brachialis und ein Horner-Syndrom möglich, wobei bei Punktionsversuchen der V. jugularis interna eher der obere Anteil des Plexus, bei der Punktion der V. subclavia eher der untere Anteil geschädigt wird.

Verletzungen des Ductus thoracicus
Derartige Verletzungen sind mehreren Fallberichten oder Fallserien beschrieben worden. Diese bleiben meist unbemerkt und werden erst mit dem Auftreten eines Chylothorax, einer Thrombose oder einer lymphokutanen Fistel manifest. Erstaunlicherweise treten diese Verletzungen auch bei einer Punktion von rechts auf (Kusminsky 2007).

Katheterfehllage
Katheterfehllagen stellen eine weitere nicht zu unterschätzende Quelle von Komplikationen dar, wobei i. Allg. bei der Punktion der V. subclavia mehr Fehllagen der Katheterspitze beschrieben sind. Heute besteht allgemeiner Konsens, dass sich die Katheterspitze in der oberen Hohlvene außerhalb des Herzbeutels befinden und parallel zur Venenwand liegen sollte. Neben den beiden oben diskutierten Methoden zur richtigen Lage der Katheterspitze ist der rechte tracheobronchiale Winkel eine sichere Landmarke, die eine Position außerhalb des Perikards zuverlässig anzeigt. Zu tief liegende oder in der ipsilateralen V. jugularis interna oder in den Venen der kontralateralen Seite liegende Katheter sollten zurückgezogen werden, in Einzelfällen ist eine erneute Punktion erforderlich.

Katheterassoziierte Infektionen

Neben den oben beschriebenen Komplikationen, die meist unmittelbar im Zusammenhang mit der Punktion stehen, sind katheterassoziierte Blutstrominfektionen oder Sepsis und die Ausbildung von Thrombosen die relevanten Probleme, welche mit zunehmender Liegedauer eine Rolle spielen. Man nimmt an, dass zentrale Venenkatheter für mehr als 90 % aller durch Gefäßzugänge verursachten Infektionen verantwortlich sind. Die Inzidenzraten betragen weltweit zwischen 2,5 und 6,8/1000 Kathetertagen (Marik et al. 2012; Rosenthal et al. 2012). Durch entsprechende Maßnahmen der Prävention konnten in Deutschland und in den USA die Inzidenzraten auf etwa 1–2/1000 Kathetertage gesenkt werden (Srinivasan et al. 2011; Gastmeier et al. 2006; Schroder et al. 2015). Die durch Venenkatheterinfektionen zusätzlich bedingte Sterblichkeitsrate wird mit 4–25 % angegeben; (Srinivasan et al. 2011).

Pathophysiologisch können katheterassoziierte Infektionen über 3 Mechanismen entstehen:

- Bei der extraluminalen Infektion dringen die Keime von der Einstichstelle aus entlang der Katheteraußenseite in die Blutbahn vor. Die Kontamination der Haut kann durch Trachealsekret, Speichel oder Erbrochens etc. erfolgen.
- Im Rahmen einer intraluminalen Infektion gelangen Keime nach Manipulationen (unsteriles Vorgehen bei Diskonnektion) am ZVK oder aus infizierten Infusionslösungen in das Katheterlumen und werden so in die Blutbahn verbreitet.
- Darüber hinaus können Keime aus anderen Infektionsherden über die Blutströmung den Katheter sekundär besiedeln und von dort erneut streuen.

Beim Übergang von einer Kontamination zur Besiedelung und der daraus sich entwickelnden Infektion spielen Biofilme, die an der Katheteroberfläche (intra- und extraluminal) entstehen eine entscheidende Rolle. Diese werden nahezu von allen relevanten Erregerspezies an Fremdmaterialen gebildet und können komplexe, bakterielle Ökosysteme ausbilden, welche sich der Diagnostik und der Eradikation entziehen können (Kommission für Krankenhaushygiene und Infektionsprävention beim RKI 2017; Donlan 2011).

Ein entscheidender Schritt zur Senkung dieser Zahlen ist eine regelmäßige und standardisierte Ausbildung des ärztlichen und pflegerischen Personals bezüglich Indikation, Anlage und Pflege zentralvenöser Katheter (Kommission für Krankenhaushygiene und Infektionsprävention beim RKI 2017; Longmate et al. 2011; Miller und Maragakis 2012; Mouraou et al. 2013; Labeau et al. 2009).

Durch repetitive Vermittlung und konsequente Umsetzung von hygienischen Maßnahmen bei der Katheteranlage („insertion bundle") und sorgfältige Pflege während der Liegezeit („postinsertion bundle") ist es möglich, die Infektionsrate bis zum 9. Tag auf null zu senken (Longmate et al. 2011; Guerin et al. 2013; McLaws und Burrel 2012; Miller und Maragakis 2012).

In den aktuellen Leitlinien des Center for Disease Control (CDC), aber auch vom Robert Koch-Institut (RKI) werden die in Tab. 4 dargestellten Maßnahmenbündel empfohlen (O'Grady et al. 2011; Kommission für Krankenhaushygiene und Infektionsprävention beim RKI 2017).

Tab. 4 Maßnahmenbündel zur Vermeidung von katheterassoziierten Infektionen

Katheteranlage „insertion bundle"	Katheterpflege „postinsertion bundle"
Sorgfältige Nutzen-Risiko-Analyse auch aus infektionsmedizinischer Sicht → **1A**	Benutzung von sauberen Schutzhandschuhen bei täglichem Umgang → **1B**
Vermeidung der V. femoralis als ZVK-Zugang → **1A**	Strenge Asepsis (Mundschutz, Mütze, sterile Handschuhe, steriler Kittel) und großflächige sterile Patientenabdeckung beim Katheterwechsel oder Neuanlage maximum barrier precautions MBP → **1B**
Nutzung des Ultraschalls wenn immer möglich → **1B**	Tägliches Monitoring der Punktionsstelle (Rötung, Schmerzen, Fieber etc.) → **1B**
Händedesinfektion → **1B**	Steriler Gaze- oder Transparentverband zur Katheterabdeckung → **1A**
Strenge Asepsis (Mundschutz, Mütze, sterile Handschuhe, steriler Kittel) und großflächige sterile Patientenabdeckung maximum barrier precautions MBP → **1B**	Erneuerung des Verbandes bei Verschmutzung, Lockerung oder Befeuchtung → **1B**
Sorgfältige Hautdesinfektion (Chlorhexidin > 0,5 % und Alkohol > 70 %) oder (Octenidin 0,1 % und Alkohol > 70 %)* → **1A**	Verbandswechsel bei Gaze-Verband alle 48 h, bei Transparentverband alle 7 Tage → **1B/2**
Einhaltung der Trockenzeit der Antiseptika → **1B**	Keine Anwendung von topischen Antibiotika → **1B**
Verwendung eines sterilen Einführungsschutzes beim PAK → **1B**	Verwendung einer sterilen Hülle beim PAK → **1B**
	Verwendung von Chlorhexidin imprägnierten Verbänden → **1A** [§]
	Verwendung von antiseptisch oder antibiotisch imprägnierten Kathetern nur, wenn trotz Einhaltung der Hygienemaßnahmen die Infektionsrate erhöht ist → **1A**
	Keine systemische Antibiotikaprophylaxe → **1B**

Die fett gedruckten Zahlen und Buchstaben geben den Grad der CDC-Empfehlung (2011) an, wobei Kategorie 1 eine starke Empfehlung und Kategorie 2 eher eine schwache Empfehlung darstellen; die Buchstaben A–C geben den Grad der wissenschaftlichen Evidenz an (O'Grady et al. 2011); * (Kommission für Krankenhaushygiene und Infektionsprävention beim RKI 2017; § Talbot et al. 2017)

Eine andere vielversprechende Möglichkeit zur Reduktion der über die Liegedauer entstehenden Infektionen ist die Anwendung von Chlorhexidin-getränkten Wundverbänden in der Katheterpflege, was in einer Studie zu einer 60 %igen Reduktion der katheterbedingten Infektionen geführt hat (Timsit et al. 2012). Weitere Studien konnten ebenfalls Vorteile für diese Wundverbände zeigen (Lorente 2016), so dass die CDC ihre Empfehlungen 2017 dahingehend veränderte und die Chlorhexidin-getränkten Wundverbände als 1A Empfehlung aufnahm (Talbot et al. 2017). Das RKI ist in seiner aktuellen Empfehlung noch der Meinung, dass der Einsatz dieser Wundverbände momentan dann befürwortet, wenn trotz hoher hygienischer Standards die Katheterinfektionsrate weiterhin erhöht ist (Kommission für Krankenhaushygiene und Infektionsprävention beim RKI 2017; Timsit et al. 2018).

Bezüglich der Anwendung von antiseptischen oder antibakteriell beschichteten Kathetern (z. B. mit Minocyclin/Rifampicin oder Chlorhexidin/Silbersulfadiazin 2. Generation) gibt es eine umfangreiche und z. T. widersprüchliche Literatur. Eine aktuelle Metanalyse zeigt bezüglich der katheterbedingten Blutstrominfektionen signifikante Vorteile der beschichteten Katheter im Vergleich zum Standard. Da jedoch viele dieser Untersuchungen vor der konsequenten Umsetzung von Präventionsmaßnahmen durchgeführt wurden, diese Katheter erheblich kostenintensiver sind und die Gefahr der Resistenzinduktion nicht vollständig geklärt ist, sollte der Einsatz dieser Katheter nur dann erfolgen, wenn trotz Durchführung aller empfohlenen hygienischen Maßnahmen die Katheterinfektionsrate einer Station über dem Wert vergleichbarer Einrichtungen liegt (O'Grady et al. 2011; Kommission für Krankenhaushygiene und Infektionsprävention beim RKI 2002; Hockenhull et al. 2009). Darüber hinaus kann aus individualmedizinischer Sicht bei besonders gefährdeten Patienten (z. B. Z. n. Transplantation, Immunsuppression, etc.) eine Anwendung sinnvoll sein (Kommission für Krankenhaushygiene und Infektionsprävention beim RKI 2017).

Thrombosen
Die Induktion einer Venenthrombose durch einen ZVK ist mit 33–59 % eine häufige Komplikation, wobei jedoch klinische Symptome oder gravierende Folgen für die Patienten eher seltener sind. Die multifaktorielle Pathogenese umfasst Endothelverletzungen, Kathetermaterial, turbulente Strömung um den Katheter, biochemische Eigenschaften der über den Katheter applizierten Medikamente und Infusionen sowie die Grunderkrankung des Patienten (gesteigerte Koagulabilität, disseminierte intravaskuläre Koagulation, Transfusion von Blutprodukten etc.). Weiterhin ist die Wahrscheinlichkeit einer Venenthrombose mit der Liegedauer des Katheters zunehmend. Allgemein nimmt man an, dass, je größer der Blutfluss im Gefäß ist und je zentraler der Katheter liegt, desto geringer das Thromboserisiko wird. Ein Verschluss der V. cava superior wird mit einer Häufigkeit von 1: 1000 Kathetern geschätzt (Kusminsky 2007). Die Gefahr der katheterinduzierten Venenthrombose ist bei Tumorpatienten besonders hoch (41 %) und gefürchtet, da es bei diesen Patienten mit 15–30 % zum postphlebitischen Syndrom und in 11 % zu akuten Lungenembolien kommt (Kusminsky 2007).

Luftembolien oder technische Defekte wie Katheterbruch oder Abscherung des Führungsdrahtes sind selten und treten meist bei falscher Technik auf. Luftembolien treten dann auf, wenn in Oberkörperhochlage punktiert wird und der Katheter nicht verschlossen wird, oder bei akzidenteller Eröffnung des zentralen Infusionssystems. Je nach Menge der aspirierten Luftmenge kann es bis zur tödlichen Luftembolie kommen. Zur Abscherung des Führungsdrahtes kommt es bei Zurückziehen des Drahtes durch die Nadel, v. a., wenn nach traumatischer Punktion bereits ein Knick im Draht vorhanden ist. Ein Zurückziehen des Drahtes über die Nadel ist deshalb in keinem Fall zu empfehlen.

Personalausstattung
In vielen Untersuchungen ist eine eindeutige Assoziation zwischen der personellen Besetzung und Qualifikation im Pflegebereich und dem Risiko für Katheter-assoziierte Blutstrominfektionen (CRBSI) gezeigt werden (Kommission für Krankenhaushygiene und Infektionsprävention beim RKI 2017; Zingg et al. 2015). Nach Ergebnissen der Studie von Hugonnet et al. war die Risikoreduktion für CRBSI dann am größten wenn eine Pflegekraft nicht mehr als 2 ICU-Patienten zu betreuen hatte (Hugonnet et al. 2007).

Liegedauer und Katheterwechsel
Die Notwendigkeit von invasiven Kathetern ist bei jeder Visite in die Besprechung des Patienten aufzunehmen, da die möglichst frühzeitige Entfernung von nicht mehr indizierten Kathetern eine Katheter-assoziierte Infektion vermeiden kann. Wie die Indikation für einen ZVK so ist auch die Indikation zur Entfernung oder zum Wechsel sorgfältig abzuwägen. Ein routinemäßiger Wechsel nach 10,14 oder 21 Tagen ist aus infektiologischer Sicht nicht gerechtfertigt (1B) (Kommission für Krankenhaushygiene und Infektionsprävention beim RKI 2017; Rupp et al. 2012).

Der Wechsel eines zentralen Katheters über einen Führungsdraht (guide wire change) wird in der Literatur unterschiedlich beurteilt (Kommission für Krankenhaushygiene und Infektionsprävention beim RKI 2017; O'Grady et al. 2011). Der Autor hält diese Methode nur in zwingenden medizinischen Situationen (keine andere Punktionsstelle möglich, schwierige Punktionen in der Vorgeschichte, Notfallsituation, etc.) unter aseptischen Bedingungen (MBP) für indiziert. Wenn immer möglich sollte jedoch eine neue Punktionsstelle verwendet werden.

3.5 Infusionsfilter

Die Anwendung von Infusionsfiltern zur Infektionsprävention, zur Verminderung der Infusion von Fremdkörperpartikeln oder zur Verhinderung von Medikamenteninkompatibilität wird aktuell unterschiedlich diskutiert. Unter der Vorstellung, dass Bakterien, Endotoxin, Glaspartikel (aus Ampullen), Luftbläschen, Gummipartikel oder Konglomeratpartikel bei Medikamenteninkompatibilität im Patienten direkt toxische Wirkungen hervorrufen, die Mikrozirkulation stören oder eine SIRS-Reaktion hervorrufen, wurden Infusionsfilter für kristalline und fetthaltige Lösungen in die Klinik eingeführt. Derzeit werden für kristalline Lösungen Filter mit der Porengröße von 0,2 μm und 1,2 μm für lipidhaltige Lösungen eingesetzt.

Ältere Studien konnten konnten zwar zeigen, dass Infusionsfilter gut Mikroorganismen und Endotoxin zurückhalten, die Rate der Thrombophlebitiden senken und sich die Standzeiten der Infusionssysteme verlängerten, ein Effekt auf die katheterinduzierte Sepsisrate war jedoch nicht zu beobachten (van den Hoogen et al. 2006). Zwei aktuelle Studien mit relativ hoher Patientenzahl aus der Pädiatrie belegen jedoch signifikante Effekte von Infusionsfiltern bezüglich der Reduktion von allgemeiner Komplikationsrate, SIRS, Intensivaufenthalt und Beatmungszeit. Darüber hinaus führte die Anwendung von Infusionsfiltern zur signifikanten Reduktion von pulmonalen und renalen Organkomplikationen (Boehne et al. 2013; Jack et al. 2013).

Auf der eigenen Intensivstation werden Infusionspartikelfilter standardmäßig bei jedem Patienten verwendet, wobei für lipidhaltige Lösungen ein neutraler 1,2-μm-Filter für 24 h eingesetzt wird, während alle kristallinen Lösungen über einen negativ geladenen 0,2-μm-Filter laufen. Diese Filter werden alle 96 h oder bei Zusetzung (Verstopfung) gewechselt.

4 Pulmonalarterienkatheter

Der von Swan und Ganz 1970 in die Klinik eingeführte Pulmonalarterienkatheter (PAK) und die darüber gemessenen Parameter stellten über Jahrzehnte insbesondere bei kritisch kranken Patienten die ultimative Methode zur Beurteilung der Herz-Kreislauf-Funktion dar, da er die gleichzeitige Messung von Füllungsdrücken, Herzminutenvolumen und der gemischtvenösen Sättigung erlaubte. Durch wiederholte Messungen sollte die individuelle Druck-Volumen-Kurve und damit die jeweilige Position des Herz-Kreislauf-Systems auf der Frank-Starling-Kurve ermittelt werden. Man war sich sicher, damit eine Methode zur Steuerung von Volumen- und Katecholamintherapie auch klinisch verfügbar zu haben (Vincent et al. 2013). Nach Publikation der Studie von Conners et al. (1996) zur Nutzen-Risiko- und Kostenanalyse des Pulmonalarterienkatheters, die eine höhere Sterblichkeit, höhere Morbidität und höhere Kosten in der mit PAK versorgten Patientengruppe zeigte, wurden die Indikationen drastisch eingeschränkt und damit der praktische Einsatz deutlich vermindert. Auch bei Patienten, die sich einer kardialen Bypassoperation unterziehen mussten, war die Anwendung des PAK mit einer erhöhten Sterblichkeit und mit einem höheren Risiko für Organkomplikationen assoziiert (Schwann et al. 2011). Eine Metaanalyse aus dem Jahr 2005 und die aktuelle Cochrane-Metaanalyse zum generellen Einsatz des PAK zeigen keine erhöhte oder reduzierte Sterblichkeit bei der Anwendung des PAK, keine Effekte auf Liegedauer oder Kosten. Die Autoren stellen zu recht fest, dass ein PAK eine Methode des hämodynamischen Monitorings und keine therapeutische Intervention ist (Schwann et al. 2011; Rajaram et al. 2013; Shah et al. 2005).

Die Interpretation der mit dem Pulmonaliskatheter gewonnenen Daten ist von der individuellen Herzkreislaufsituation und den Rahmenbedingungen abhängig. Darüber hinaus ist es oft unklar, welche Zielparameter qualitativ und quantitativ erreicht werden sollen, weil bei verschiedenen intensivmedizinischen Krankheitsbildern mit wissenschaftlicher Evidenz unterlegte Therapieziele der Hämodynamik fehlen. (Schwann et al. 2011; Shah et al. 2005; Barnett et al. 2013).

Auch wenn der PAK heute nicht mehr der Goldstandard des hämodynamischen Monitorings ist, bleibt er in den Händen erfahrener Intensivmediziner in ausgewählten Situationen ein wertvolles diagnostisches Hilfsmittel zur Beurteilung der Herz-Kreislauf-Situation insbesondere im kleinen Kreislauf, sodass auch weiterhin eine Ausbildung an diesem Monitoringverfahren gerechtfertigt ist (Vincent et al. 2013; De Backer und Vincent 2018).

4.1 Indikationen für den Pulmonalarterienkatheter

Die relativen Indikationen für einen Einsatz des PAK sind in der Übersicht zusammengefasst, wobei die Expertise des Nutzers in der Anwendung des Katheters und der Interpretation der Daten eine unabdingbare Voraussetzung für eine sinnvolle Indikation ist (Shah et al. 2005; Barnett et al. 2013; Habicher et al. 2018).

Mögliche Indikationen für den PAK

- Differenzierung und Steuerung eines schweren Low output syndroms
- Rechtsherzversagen/präoperative Rechtsherzdysfunktion
- Schwere pulmonale Hypertonie
- Schweres ARDS
- Große chirurgische Eingriffe bei Patienten mit schwerer Herzinsuffizienz

- Herzchirurgische Patienten mit hoch dosierten vasoaktiven Medikamenten
- Septischer Schock mit hoch dosierten vasoaktiven Medikamenten

4.2 Kathetermaterial und Kathetertypen

Die in der Regel 110 cm langen Katheter haben einen Durchmesser von 5–8 F und sind meist aus Polyvinylchlorid (PVC) gefertigt, was ihnen eine gewisse Steifigkeit verleiht und bei der Platzierung von Vorteil ist. Wegen der erhöhten Thrombogenität des PVC sind die Katheter mit Heparin beschichtet. Bei Patienten mit Heparin-Überempfindlichkeit (HIT-II) sollten unbeschichtete Katheter verwendet werden. In der Standardausführung eines PAK befinden sich an der Spitze des Katheters ein kleiner Ballon (1,5 cm^3) und ein Thermistor zur Temperaturmessung (Abb. 10). Die unterschiedlichen auf dem Markt befindlichen Kathetertypen sind in Tab. 5 aufgeführt.

4.3 Punktionsorte und Anlagetechnik

Prinzipiell kann ein PAK über alle oben beschriebenen Zugangswege am Hals (Ausnahme V. jugularis externa) angelegt respektive eingeschwemmt werden. Punktionstechnik, Hygienevorkehrungen, Fehler und Gefahren von ZVK-Punktionen gelten in gleichem Maße für die PAK-Anlage.

Ein Pulmonaliskatheter mit einem Durchmesser von 7,5 oder 8,0 French (F) wird regelhaft über eine 0,5–1 F größere Schleuse mit Rückschlagventil und Seitenlumen eingeführt.

▶ **Cave** Da es sich bei einer Schleuse um eine sehr dicklumige Kanüle (8,5–9,0 F) handelt, ist eine besonders sorgfältige und vorsichtige Punktionstechnik erforderlich, da ein versehentliches Einführen der Schleuse in die A. carotis communis zu schwerwiegenden neurologischen Folgen oder tödlichen Blutungskomplikationen führen kann.

Darüber hinaus ist neben der sterilen Technik aufgrund des komplexen Handlings immer eine Assistenz bei der Anlage erforderlich.

Vor dem Einschwemmen wird der Ballon auf Funktionstüchtigkeit geprüft, eine Pre-Insertions-Kalibrierung des optischen SO$_2$-Messkanals durchgeführt, die anderen Lumina mit Elektrolytlösung gefüllt und die sterile Schutzhülle über den Katheter gezogen. Das Ende mit den Anschlüssen wird der Assistenz übergeben und das distale Lumen mit einem Druckaufnehmer verbunden, wodurch die jeweilige Lage während des Einschwemmens bestimmt werden kann und so die Platzierung gesteuert wird (Abb. 11).

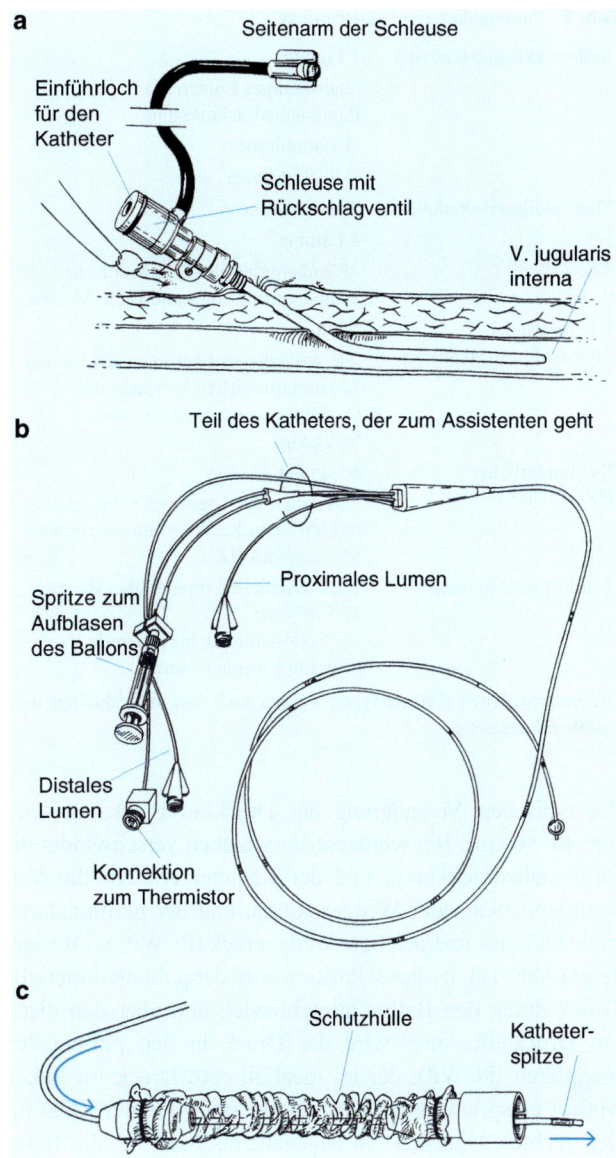

Abb. 10 a–c Darstellung der speziellen Besonderheiten eines Standardpulmonalarterienkatheters (PAK). Die Einführung in ein zentralvenöses Gefäß erfolgt über eine Schleuse mit Rückschlagventil und seitlichem Zugang (**a**). PAK mit den verschiedenen Lumina, Thermistor zur Temperaturmessung, Führungsballon mit spezieller Spritze (**b**). Sterile Schutzhülle zur Verschiebung des PAK in situ (**c**). (Aus Wilhelm et al. 2009)

Der PAK wird nun über die Schleuse hinausgeschoben und unter ständiger Kontrolle der Druckkurve aus dem distalen Lumen zunächst in den rechten Vorhof vorgeschoben, und die rechtsatriale Druckkurve wird registriert. In dieser Position wird der Ballon mit 1–1,5 cm^3 aufgeblasen und vorsichtig weiter vorgeschoben bzw. der Katheter schwimmt nun mit dem Blutstrom in den rechten Ventrikel, der an seiner typischen Druckkurve erkannt wird (ca. nach 25–40 cm).

Nach Dokumentation des rechtsventrikulären Drucks wird der PAK in die Pulmonalarterie vorgeschoben, was erneut an

Tab. 5 Pulmonalarterienkathetertypen

Ballonokklusionskatheter	3 Lumina
	-endständiges Lumen zur Pulmonalisdruckmessung
	-1 Ballonlumen
	-1 ZVD-Lumen
Thermodilutionskatheter	Standardkatheter
	4 Lumina
	-wie oben plus ein Thermistor zur Temperaturmessung und HZV-Messung
Fiberoptischer Thermodilutionskatheter	5 Lumina
	-ein zusätzliches fiberoptisches Lumen zu kontinuierlichen Messung der O_2-Sättigung (gemischtvenöse Sättigung)
Kontinuierlicher HZV-Katheter	6 Lumina
	-zusätzlich ein Thermoelement im rechten Ventrikel zur kontinuierlichen Messung des HZV;
Schrittmacherkatheter	1–2 zusätzliche Lumina, über die eine Vorhof -oder Ventrikelschrittmacherelektrode eingeführt werden kann

Die verschiedenen Kathetertypen werden nach den individuellen Indikationen eingesetzt

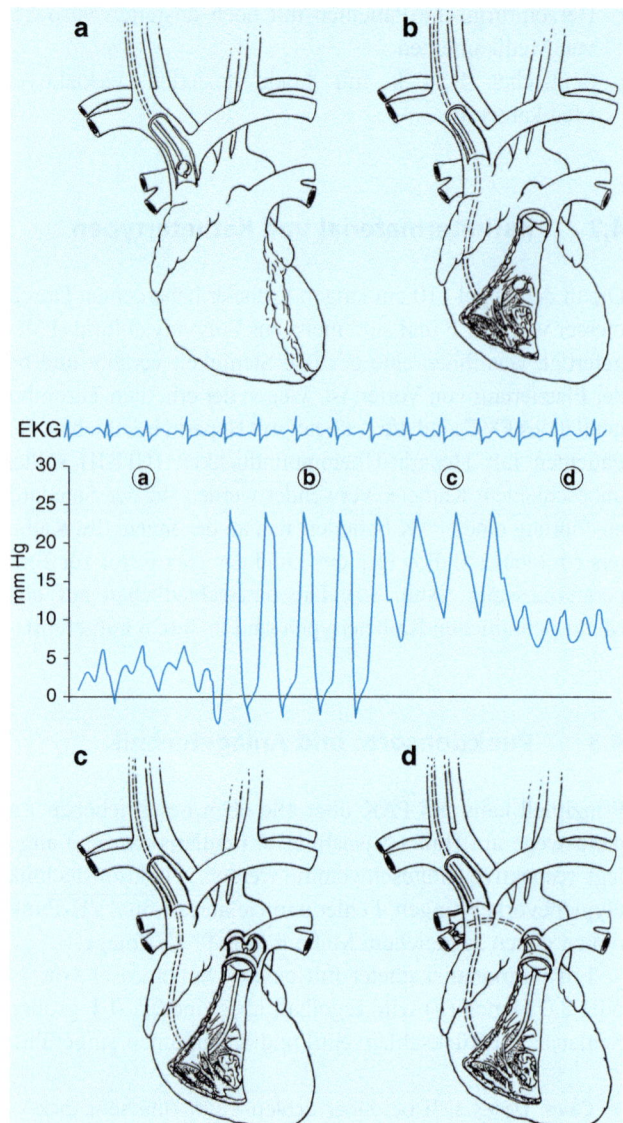

Abb. 11 a–d Einschwemmen des PAK unter Druckmonitoring mit anatomischer Lagedarstellung. Das distale Katheterlumen ist mit einer Flüssigkeitssäule aus Kochsalz gefüllt und mit einem externen Druckaufnehmer verbunden. Es lassen sich die typischen Druckkurven für den rechten Vorhof (**a**), für den rechten Ventrikel (**b**), die A. pulmonalis (**c**) und für die Wedgeposition (Verschlussposition, (**d**) darstellen. (Aus Wilhelm et al. 2009)

der typischen Veränderung der Druckkurve erkannt wird (ca. 40–50 cm). Bei weiterem Vorschieben verschwindet die Pulmonalisdruckkurve, und der Katheter erreicht die Verschlussposition oder Wedgeposition, und der pulmonalarterielle Okklusionsdruck oder Wedgedruck (PCWP) wird angezeigt (Abb. 11). In dieser Position wird der pulmonalarterielle Druck durch den Ballon ausgeblendet, und über den distalen Druckaufnehmer wird der Druck in den pulmonalen Kapillaren (PCWP), der im Idealfall dem Druck im linken Vorhof entspricht, gemessen. Dieser stellt wie der ZVD für den rechten Ventrikel ein angenähertes Maß für die linksventrikuläre Vorlast dar.

Nach Entlastung des Ballons muss wieder die normale pulmonalarterielle Druckkurve zu sehen sein. Der PAK hat nun seine optimale Position erreicht, und die Messung von PCWP, HZV $ScvO_2$ kann erfolgen.

Kathetermanagement
Einige Autoren empfehlen nach der Messung, zur Vermeidung eines unbemerkten Spontanverschlusses der Pulmonalarterie, den PAK 2 cm zurückzuziehen und dann zu fixieren. Auch bei mit Heparin beschichteten Kathetern sollte zumindest das distale (pulmonale) Lumen mit heparinisierter Kochsalzlösung gespült werden, um stets eine stabile pulmonalarterielle Druckkurve zu gewährleisten und auch, um Fibrinablagerungen an der Fiberoptik zu vermeiden.

Weitere Hinweise zur Bedienung von speziellen Kathetertypen sind den jeweils beiliegenden Bedienungsmanualen zu entnehmen.

4.4 Katheterpflege und Komplikationen des PAK

Für den täglichen Umgang mit dem PAK gelten die gleichen oben beschriebenen hygienischen Vorsichtsmaßnahmen und Regeln wie für einen ZVK. Der PAK sollte, wenn möglich, in seiner vollen Länge von der sterilen Schutzhülle überzogen sein.

> Bei der Katheteranlage sollte immer ein Defibrillator am Bett bereit sein, um bei schwerwiegenden Rhythmusstörungen rasch eingreifen zu können.

Da der PAK ein empfindlicher optischer Katheter ist, sollten die Anlage und der tägliche Umgang mit großer Vorsicht erfolgen, denn Knicken, Verbiegen oder Einklemmen hat meist eine nicht behebbare Beschädigung der Fiberoptik und damit einen Funktionsverlust zur Folge.

Der PAK ist eine sehr invasive Diagnose- und Monitoringmethode und deshalb auch mit einem erhöhten Komplikationsrisiko verbunden (Tab. 6).

Aufgrund der Invasivität der Maßnahme ergibt sich zwingend die Forderung, einen PAK nur so lange liegen zu lassen, wie er zur Diagnostik und Therapiesteuerung unbedingt benötigt wird. Die Entfernung sollte sorgfältig und vorsichtig (Rhythmusstörungen, Blutungsgefahr, Knotenbildung) unter den gleichen Vorsichtsmaßnahmen wie die Anlage erfolgen.

Für den Stellenwert der mit dem Pulmonalarterienkatheter bestimmbaren Parameter und deren differenzierte Interpretation sei hier auch auf das ▶ Kap. 19, „Hämodynamisches und respiratorisches Monitoring" verwiesen.

5 Arterielle Katheter

5.1 Indikationen

Arterielle Gefäßzugänge zur kontinuierlichen – Schlag zu Schlag – Überwachung des arteriellen Blutdrucks, zur kontinuierlichen Herzzeitvolumenmessung über die Pulskonturanalyse oder zur Gewinnung von arteriellem Blut zur Bestimmung der Blutgasanalyse (BGA) werden bei Intensivpatienten sehr häufig eingesetzt. Auch wenn durch routinemäßige pulsoxymetrische Sättigung (S_aO_2) und endtidale CO_2-Konzentrationsmessung (exspiratorisches CO_2) die Häufigkeit von BGA für die Beurteilung der Gasaustauschfunktion der Lunge zurückgegangen ist, liefert die kontinuierliche Blutdruckkurve wichtige und verlässliche Daten für die Steuerung der Hämodynamik. Auf der eigenen Station sind ca. 95–98 % der Patienten mit einer invasiven Druckmessung über einen arteriellen Katheter versehen. Dennoch muss die Indikation dieser wichtigen und vermeintlich einfachen Monitoringmaßnahme immer überlegt gestellt werden (Tab. 7).

5.2 Anlagetechnik, Kathertertypen und Punktionsstellen

Arterielle Katheter können entweder wie eine periphere Verweilkanüle (Vorschieben über die Nadel) oder in Seldinger-Technik mit einem weichen, geraden Draht angelegt werden. Die Seldinger-Technik bietet den Vorteil, dass sie auch bei kleinen oder stark artherosklerotisch veränderten Gefäßen meist gut anwendbar ist. Als Kanülen werden in der Regel 20-G- (A. radialis) oder 18-G-Kanülen (A. femoralis) aus Teflon oder Polyethylen verwendet. Neben der durch Pulspalpation geführten Punktionstechnik eines arteriellen Gefäßes kann, bei Patienten mit ausgeprägter Atherosklerose, Adipositas, Ödemen oder Hypotension eine ultraschallgestützte Technik von Vorteil sein (Lamperti et al. 2020; Boschin 2011; Huma et al. 2021).

Der ebenfalls arteriell eingebrachte Katheter zur kontinuierlichen HZV-Messung über Pulskonturanalyse (PiCCO)

Tab. 6 Komplikationen des PAK

Komplikation	Vermeidung, Behandlung
Ballonruptur	Bei sachgerechtem Umgang heute extrem selten; in der Regel keine Folgen für den Patienten
Knotenbildung des Katheters	Selten
	Katheter mit Knoten in die Schleuse zurückziehen und entfernen; ggf. gefäßchirurgische Intervention
Lungeninfarkt bei unbemerktem Spontandauerverschluss der A. pulmonalis	Durch kontinuierliche Überwachung der pulmonalarteriellen Druckkurve vermeidbar; oder Katheter aus Wedgeposition 2–3 cm zurückziehen; Ballon sicher entlüften
Perforation der A. pulmonalis Ruptur beim Ballonaufblasen; bei intraoperativen Manipulationen am Herzen	Sehr selten, aber sehr gefährlich Seitengetrennte Beatmung mit PEEP; Optimierung der Blutgerinnung; ggf. gefäßchirurgische Intervention
Herzrhythmusstörungen	Sehr häufig (> 50 %); auch VT
	In der Regel selbstlimitierend Defibrillatorbereitschaft
Thromboembolische Ereignisse	Wie bei ZVK
	Seit Heparinbeschichtung sehr selten
Infektionen	Wie bei ZVK
	Prävention; rasche Entfernung
Schädigung von Herzbinnenstrukturen	Laut Autopsieberichten bis zu 75 %
	Klinisch meist unbemerkt; Liegedauer?

Tab. 7 Indikationen für arterielle Katheter

Instabile Hämodynamik (kontinuierliche Druck- und HZV-Messung)	Sepsis, Polytrauma, Myokardinfarkt etc.
Dauerinfusion von vasoaktiven Pharmaka	Katecholamine, Phosphodiesterasehemmer, Vasodilatanzien etc.
Steuerung der Volumentherapie (PPV, SSV)	Volumenverlusten, Sepsis,
Gezielte Steuerung des Blutdrucks (MAP, CPP)	SHT, große Gefäßchirurgie, Triple-H-Therapie bei Subarachnoidalblutung;
Gezielte Senkung des Blutdrucks; Afterload-Senkung;	Aneurysmen; Herzinsuffizienz
Häufige Blutgasanalysen	Beatmung, ARDS; Pneumonie; COPD etc.

weist zusätzlich einen Temperaturfühler auf. Darüber hinaus ist dieser Katheter eher weich und gegen mechanische Belastungen wenig resistent, sodass bei der Anlage ein besonders behutsames Vorgehen erforderlich ist, um den Katheter nicht zu beschädigen.

Das Monitoringsystem zur kontinuierlichen Blutdruckmessung besteht neben dem Katheter aus einem starren Druckschlauchsystem mit 3-Wege-Hahn, Druckaufnehmer, elektronischem Druckwandler, Spülsystem und der Fixierung des Druckaufnahmesystems.

5.2.1 A. radialis

Der Standardzugangsweg zum arteriellen Gefäßsystem erfolgt über die A. radialis der nicht dominanten Hand. Das Auffinden des Pulses über dem distalen Ende des Radius bereitet in der Regel keine Schwierigkeiten. Da die Hand von 2 Arterien versorgt wird (A. radialis und A. ulnaris), ist bei Schädigung der A. radialis die Hand meist nicht gefährdet. Um die Versorgung über beide Arterien zu testen, empfehlen manche Autoren auch für Intensivpatienten den aus der Anästhesie bekannten Allen-Test. Da der Stellenwert dieser Untersuchung jedoch umstritten ist und Intensivpatienten meist nicht aktiv mitmachen können, verzichten die Autoren meist auf diesen Test. Hier kann ein hochauflösender Ultraschall gute Informationen über die Durchblutungssituation liefern.

Zur Punktion wird die Hand hyperextendiert gelagert und fixiert. Die Punktion erfolgt nach Desinfektion wie beim ZVK unter aseptischen Kautelen (Haube, Mundschutz, steriler Kittel, Handschuhe, großflächiges steriles Lochtuch). Dabei sollte der erste Punktionsversuch so distal wie möglich erfolgen um bei einem evtl. erneuten Versuch nicht durch ein Hämatom behindert zu sein. Bei einigen Patienten kommt es durch die Punktion zu einem Gefäßspasmus, der eine weitere Punktion unmöglich machen kann. Hier kann entweder eine gewisse Zeit abgewartet werden, bis sich der Spasmus gelöst hat, oder es muss die A. radialis der anderen Hand punktiert werden.

Nach erfolgreicher Punktion (pulsatile Blutung) wird der Druckaufnehmer angeschlossen, geeicht und die Blutdruckkurve am Monitor beurteilt. Die Fixierung erfolgt entweder mit sterilem Pflasterverband oder, wie dies die Autoren bevorzugen, durch Annaht. Die sichere Fixierung mit Naht ist insbesondere bei unruhigen Patienten oder bei Patienten, die aufwendig gelagert werden (z. B. ARDS), von Vorteil.

Das gesamte Schlauchsystem zur Übertragung der Druckwelle der Flüssigkeitssäule auf den Druckaufnehmer sollte eine möglichst verzerrungsfreie Übertragung gewährleisten. Da mögliche Fehler bei der Signalübertragung mit der Länge der Flüssigkeitssäule (Eigenresonanz, Dämpfung) oder Querschittsveränderungen (3-Wege-Hahn) zunehmen, wird auf der eigenen Station ein etwa 50 cm langer Druckschlauch mit nur einem 3-Wege-Hahn verwendet. Der elektromagnetische Druckaufnehmer wird am Oberarm in Herzhöhe befestigt.

Für die Pflege und den Umgang mit einem arteriellen Katheter gelten die beim ZVK ausführlich dargestellten Maßnahmen.

5.2.2 A. femoralis

Die ebenfalls leicht unterhalb des Leistenbandes aufzufindende A. femoralis (IVAN-Regel; Abschn. 3.3) wird meist dann als arterieller Zugang verwendet, wenn die Punktion der A. radialis nicht möglich ist oder der Zugangsort wegen Infektion gewechselt werden muss. Für die Anwendung des PiCCO-Katheters ist die A. femoralis der Zugang 1. Wahl.

Die Punktion erfolgt in Seldinger-Technik und kann wieder, insbesondere bei sehr adipösen Patienten, ultraschallgestützt durchgeführt werden. Bezüglich Fixierung, Pflege und Umgang gilt das bei A. radialis Gesagte.

Ob arterielle Katheter in der Leiste aufgrund der Nähe zur Perianalregion mehr Infektionen oder Septitiden induzieren, ist umstritten (O'Grady et al. 2011), andere Literatur konnte diese Auffassung nicht mehr bestätigen (Kommission für Krankenhaushygiene und Infektionsprävention beim RKI 2017; Scheer et al. 2002).

> Bei Patienten mit peripherer arterieller Verschlusskrankheit sollte auf eine Punktion der A. femoralis wenn immer möglich verzichtet werden.

5.2.3 Andere arterielle Zugangswege

Die A. dorsalis pedis (z. B. bei neurochirurgischen Operationen) und die A. brachialis (Achtung: Endarterie) werden eher selten bei Intensivpatienten für eine invasive Blutdrucküberwachung genutzt. Prinzipiell gelten die bei der A. radialis dargestellten Vorgehensweisen.

5.3 Komplikationen arterieller Zugangswege

Generell ist festzustellen, dass arterielle Gefäßzugänge sowohl bei der Anlage wie auch in der weiteren intensivmedizinischen Nutzung eher sichere klinische Prozeduren sind. Die Art, Häufigkeit und die klinischen Folgen für den Patienten hängen von der Punktionstechnik (einfache oder mehrfache Punktion), vom Verhältnis Kanülenlumen zum Gefäßlumen, vom Punktionsort, der Liegedauer der Kanüle (> 96 h) und der Fixierung der Kanüle ab. Die klinisch relevanten Komplikationen sind in Tab. 8 aufgeführt (Scheer et al. 2002).

Der Stellenwert des arteriellen Katheters und der daraus abgeleiteten Messparameter wie Blutdruck, HZV, PPV, Volumenindizes, Pulskonturanalyse etc. ist in hohem Maße abhängig von einer sorgfältigen (stabilen) Ableitung einer Kurve, denn nur dann können die Algorithmen des Monitors plausible Messwerte anzeigen. Eine zu starke oder zu

Tab. 8 Komplikationen arterieller Katheter. (Scheer et al. 2002)

Komplikation	Inzidenz	Gefahren, Vermeidung, Behandlung
Blutung bei Diskonnektion oder akzidentieller Entfernung	A. radialis 0,53 %	Erheblicher Blutverlust, Hypotension, Schock
	A. femoralis 1,58 %	Zur Vermeidung sichere Fixierung durch Naht, sorgfältige Pflege
Hämatome, Perforation durch den Seldinger-Draht	A. radialis 14,4 %	In der Regel vorübergehend und ohne Folgen
	A. femoralis 6,1 %	Cave: retroperitoneales Hämatom
Temporäre Gefäßverschlüsse, Thrombosen	A. radialis 19,7 %	Je dicker die Kanüle, desto mehr temporäre Gefäßverschlüsse
	A. femoralis 1,45 %	Verhinderung durch (Heparin)-Spülung
Permanente Ischämie	A. radialis 0,09 %	Extrem selten; aber Amputationen möglich
	A. femoralis 0,18 %	
Pseudoaneurysmen	A. radialis 0,09 %	Bei schwieriger, traumatischer Punktion; Mehrfachpunktionen; ggf. gefäßchirurgische Intervention
	A. femoralis 0,3 %	
Infektionen (Sepsis)	A. radialis 0,13 %	Aseptische Punktion und hygienische Pflege; regelmäßiges Wechseln des Spülsystems (24 h); bei Rötung, Schwellung, eitriger Sekretion, Sepsis: unverzügliche Entfernung
	A. femoralis 0,44 %	
Falsch-hohe/ niedrige Blutdruckwerte; schlechte Pulskurve	Inzidenz nicht bekannt (wahrscheinlich recht häufig!)	Falscher Nullabgleich; falscher Nullpunkt; falsches Schlauchsystem; Thrombosierung der Kanüle; Luft im System

schwache Dämpfung im Schlauchsystem, eine Fehllage des Druckaufnehmers im Vergleich zum Nullpunkt oder andere technische Störungen müssen erkannt werden, bevor die Messwerte für die Steuerung der Herz-Kreislauf-Therapie verwendet werden können. Deshalb muss das gesamte Messsystem nicht nur regelmäßig auf eine Infektion untersucht werden, sondern engmaschig geeicht und die Pulsdruckkurve regelmäßig vom Pflegepersonal überprüft werden (Vincent et al. 2013; Albrecht und Ragaller 1996).

6 Spezielle intravasale Kathetertechniken

Neben den klassischen Gefäßkathetern zur Überwachung des Herz-Kreislauf-Systems und zur Medikamentenapplikation gibt es in der Intensivmedizin weitere Katheter, die für diagnostische oder therapeutische Zwecke zur Anwendung kommen. Die wichtigsten dieser meist nur in speziellen Patientenkollektiven zum Einsatz kommenden Katheter und deren Anlagetechnik sollen im Folgenden erörtert werden.

6.1 Bulbus-jugularis-Katheter

Die Vermeidung eines zerebralen Sauerstoffmangels ist eines der vordringlichen Ziele in der Behandlung von Patienten mit Schädel-Hirn-Trauma, intrakranieller Blutung, oder während und nach einer kardiopulmonalen Reanimation.

> Die kontinuierliche Messung von intrakraniellem Druck (ICP) und daraus abgeleitet des zerebralen Perfusionsdrucks (CPP) bilden den Standard des speziellen Monitrings bei neurologischen oder neurochirurgischen Patienten.

Mit der Entwicklung der Katheterisierung des Bulbus venae jugularis wurde ein mit geringem Aufwand durchführbares kontinuierliches Messverfahren der zerebrovenösen Sauerstoffsättigung (S_jO_2) in die Klinik eingeführt, welches über die globale zerebrale Perfusion und Sauerstoffversorgung Aufschluss geben kann (Arshi et al. 2013; Vinsonneau et al. 2009). Die S_jO_2 spiegelt bei konstanter arterieller Sättigung und Hämoglobinkonzentration das Verhältnis von zerebralem Blutfluss und zerebraler Sauerstoffmetabolisierung wider. Der Normalbereich variiert zwischen 55 % und 75 %, wobei Werte unter 55 % eine Minderdurchblutung und Ischämie anzeigen, während Werte > 75 % eher auf einen verminderten zerebralen Sauerstoffmetabolismus hinweisen. Ein Sättigungswert > 90 % signalisiert den Stillstand der zerebralen Sauerstoffextraktion, dem meist eine globale Infarzierung zugrunde liegt.

In den aktuellen Leitlinien zu Management schwerer Schädelhirntraumen wird die Messung der arterio-bulbärvenösen Sauerstoffgehaltsdifferenz im Rahmen des multimodalen Monitorings empfohlen (Level III-Empfehlung) (Carney et al. 2017). Für die Steuerung der Therapie in der Postreanimationsphase scheinen die ermittelten Werte jedoch keine therapeutisch nutzbare Zusatzinformation zu erbringen (Richter et al. 2021).

6.1.1 Indikationen und Messparameter

Die die in der Literatur vorgeschlagenen Indikationen und Bulbus-jug.-Katheter erhebbaren Parameter und sind in den Übersichten aufgeführt (Vinsonneau et al. 2009).

Indikationen für einen Bulbus-jugularis-Katheter
- Hirndurchblutung/Sauerstoffversorgung bei SHT, SAB etc.
- Hirndurchblutung/Sauerstoffversorgung bei operativen Eingriffen (z. B. Karotis-Operation; Herzoperation)

- Fokale Ischämien
- Steuerung therapeutischer Interventionen (z. B. Hyperventilation, Triple H; Kühlung etc.)

Messparameter/abgeleitete Parameter des Bulbus-jugularis-Katheters
- S_jO_2 Normalbereich: 55–75 %
- Arteriell-jugularvenöse Sauerstoffgehaltsdifferenz $AJDO_2 = C_{art}O_2 - C_{jug}O_2$
- Normalbereich: 6,3 ± 1,2 ml O_2/100 ml Blut
- Laktat (Metabolit des Stoffwechsels) im jugularvenösen Blut = AJDL
- Laktat-Oxygen-Index LOI = $AJDL/AJDO_2$ (Normalbereich: < 0,08)
- Adenosin und andere Metaboliten (experimentell)

6.1.2 Technik der Katheterisierung

Wir verwenden als Bulbus-V.-jugularis-Katheter in der Regel einen 4 F fiberoptischen Katheter (z. B. OpticathU440, Fa. Abbott), der über eine 5-F-Schleuse retrograd zur Flussrichtung in die V. jugularis eingeführt wird. Bezüglich der aseptischen Punktionstechnik, der hygienischen Pflege und Fixierung gelten die gleichen Bedingungen wie bei zentralen Venenkathetern.

Nach Bestimmung der zu punktierenden Seite wird der Patient wie zur Anlage eines ZVK in die V. jugularis interna gelagert. Die Einstichstelle liegt lateral der A. carotis etwa in Höhe des Unterrands des Schildknorpels, wobei die Stichrichtung nach kranial verläuft. Nach Erreichen des Gefäßes wird in Seldinger-Technik zunächst eine Einführungsschleuse gelegt. Über die Schleuse wird der J-Draht erneut in kranialer Richtung vorgeschoben, bis ein federnder Widerstand spürbar wird. An der Ansatzstelle der Schleuse wird der Draht abgeknickt und wieder entfernt. Der Abstand Knick – Drahtspitze ist die Distanz Schleuseneingang – Bulbus jugularis. Diese Distanz, ca. um 1 cm gemindert, wird dann der fiberoptische Katheter vorgeschoben und die korrekte Lage mit einer seitlichen Aufnahme des kraniozervikalen Übergangs überprüft, wobei die Spitze des Katheters ca. 1 cm oberhalb der Oberkante des 2. HWK liegen sollte. Der fiberoptische Katheter wird in vivo kalibriert (8–12 h Rekalibrierung erforderlich) und sollte zur Vermeidung von Koageln an der Spitze mit 2 ml/h Heparin-Lösung gespült werden.

Als **Komplikationen** eines Bulbus-jugularis-Katheters sind die akzidentielle Punktion der A. carotis, die Katheterinfektion oder eine Jugularvenenthrombose beschrieben worden.

Einschränkend muss zum Bulbus-jugularis-Katheter allerdings gesagt werden, dass es sich hierbei um eine artefaktempfindliche Methode handelt, die einer sehr sorgfältigen Datenakquisition bedarf. Darüber hinaus ist diese Methode aktuell nur im Rahmen eines multimodalen neurologischen Monitorings (ICP, CPP, Pupillenkontrolle, transkranielle Dopplersonografie etc.) zu empfehlen (Arshi et al. 2013; Vinsonneau et al. 2009).

6.2 Linksatrialer Katheter

Die Anwendung eines linksatrialen Katheters zur direkten Messung des linksatrialen Druckes als Korrelat der linksventrikulären Vorlast ist eine Spezifität herzchirurgischer Patienten und wird in etwa 23 % der deutschen Herzkliniken zum hämodynamischen Monitoring eingesetzt.

Die Anlage erfolgt intraoperativ entweder über eine Pulmonalvene oder direkt durch Kanülierung des linken Vorhofs. Neben der Indikation als Monitoringverfahren der linksventrikulären Vorlast besteht auch die Möglichkeit, diesen Zugang therapeutisch zu nutzen. Bei Applikation von vasoaktiven oder positiv-inotropen Pharmaka (z. B. Adrenalin) über einen solchen Katheter soll die arterielle und koronararterielle Strombahn effektiver erreicht und gleichzeitig die pulmonalarterielle Strombahn weniger beeinflusst werden. Einschränkend bei der Anwendung des linksatrialen Katheters ist die nur kurze Nutzungszeit von 24 h postoperativ sowie die Risiken schwerer Blutungen, Mitralklappenverletzungen und zerebrale Luftembolien zu nennen. Insgesamt kann aufgrund der doch spärlichen Datenlage keine evidenzbasierte Empfehlung für die Anwendung eines linksatrialen Katheters gegeben werden (Carl et al. 2010).

6.3 Intraaortale Gegenpulsationskatheter

Die Anwendung der intraaortalen Ballongegenpulsation (IABP) ist ein kardiochirurgisch-kardiologisches Verfahren zur mechanischen Herz-Kreislauf-Unterstützung bei „low cardiac output syndrome" (LCOS) des linken Ventrikels. Die beiden wesentlichen Mechanismen der IABP sind die Erhöhung des koronaren Blutflusses (Inflation des Ballons nach Aortenklappenschluss) und die Nachlastsenkung des linken Ventrikels (akute Deflation am Beginn der Systole), was zu einer etwa 15 %en Reduktion des myokardialen Sauerstoffbedarfs und in Summe der Effekte bis zu einer Steigerung des Herzminutenvolumens um bis zu 20 % führen kann (Carl et al. 2010). Der Einsatz prä-, intra- oder postoperativ beträgt in den verschiedenen Herzzentren zwischen 2 und 21 %, wobei die IABP meist schon intraoperativ zur Entwöhnung von der Herz-Lungen-Maschine implantiert wird.

Eine weitere Indikation ist auch die Überbrückung von durch intraoperative Ischämien induzierter transienter Myokardinsuffizienz oder Protektionsschäden. Zur Indikationsstellung bleibt jedoch festzuhalten, dass es aktuell keine international konsentierten Empfehlungen für den Einsatz im perioperativen Bereich gibt (Carl et al. 2010; Litton und Delaney 2013; Theologou et al. 2011).

Eine aktuelle Studie zum Einsatz beim kardiogenen Schock nach Myokardinfarkt (bislang eine Klasse-1B-Empfehlung für die IABP) konnte keine Vorteile der IABP bezüglich Morbidität oder Mortalität gegenüber dem konservativen Vorgehen zeigen, weshalb diese Indikation nicht mehr empfohlen wird (Thiel et al. 2012). Aufgrund dieser und anderer Studienergebnisse wird die Anwendung der IABP in cardiogenen Schock aktuell nicht empfohlen (Kolh et al. 2014).

Der Standardzugangsweg ist über die A. femoralis, wobei der Katheter 7,5 F mit dem Gegenpulsationsballon (Auswahl nach Körpergröße) über eine im Set enthaltene Schleuse vorsichtig (Drucküberwachung im Innenlumen) vorgeschoben wird, bis die Spitze knapp unterhalb des Aortenbogens in der Aorta descendens zu liegen kommt (weitere Spezifika der Inbetriebnahme einer IABP sind den Bedienungsanleitungen der Hersteller zu entnehmen). Die Anlage der IABP erfolgt unter streng aseptischen Bedingungen intraoperativ oder auf der Intensivstation. Die Lagekontrolle kann entweder über TEE oder per Thoraxröntgenbild erfolgen.

Die wesentlichen Risiken bestehen in vaskulären Komplikationen (Ischämie des Beines, Kompartmentsyndrom, Thrombosen, Blutungen), die mit 6–33 % in der Literatur angegeben werden. Aortenruptur oder -dissektion sind mit < 1 % selten, verlaufen aber häufig letal.

▶ **Cave** Zur Vermeidung von Thrombosen (große thrombogene Oberfläche des Ballons) sollte der IABP-Katheter so rasch wie möglich wieder entfernt werden bzw. sollte eine Stillstandzeit von 30 min in keinem Fall überschritten werden.

Obwohl von den Herstellern der IABP nicht vorgeschrieben, hat sich in der klinischen Praxis ein Anheben der PTT auf moderat erhöhte Werte (PTT $\cong 50 \pm 5$ s) etabliert.

Als Kontraindikationen gelten eine schwere Aortenklappeninsuffizienz, thorakale oder abdominale Aortenaneurysmen und eine schwere pAVK, wobei die Nutzen-Risiko Abschätzung im individuellen Einzelfall erfolgen sollte (Carl et al. 2010). Bezüglich der Pflege und Fixierung der Punktionsstelle gelten die bei arteriellen Kathetern gemachten Aussagen.

6.4 Katheter für Dialyse und Hämofiltration

Für Patienten, die ein akutes Nierenversagen erleiden, sind die oben beschriebenen Zugangswege zu den großen, zentralen Venen des Körpers die Methoden der Wahl, um eine akute Nierenersatztherapie zu etablieren. Sowohl eine intermittierende Hämodialyse (IHD) mit hohem Blut- und Dialysatfluss wie auch eine kontinuierliche Hämofiltration (CVVH) mit niedriger Flussrate oder eine Hämodiafiltration (CVVHD) können über spezielle zentralvenös platzierte Katheter durchgeführt werden. Die Entscheidung, ob eine intermittierende Dialyse oder eine kontinuierliche Hämofiltration durchgeführt werden und mit welcher Dosis dialysiert wird, hängt primär vom Bedarf und der hämodynamischen Situation des Patienten, der auf einer Station etablierten Technik und der Expertise des Personals ab (Abi Antoun und Palevsky 2009).

6.4.1 Indikationen und Punktionsstellen für Dialysekatheter

Als Indikationen für eine Akutdialyse oder Hämofiltration gelten die in der Übersicht beschriebenen Erkrankungen oder Zustände, wobei die beiden Verfahren als komplementär zu betrachten sind. Allgemein gilt:

> Je kleiner das Molekül ist und je schneller die Substanz aus dem Körper entfernt werden sollte, desto eher ist eine Dialyse indiziert.

Bei hämodynamisch instabilen Patienten ist eher die kontinuierliche Hämofiltration zu bevorzugen (Vinsonneau et al. 2009; Abi Antoun und Palevsky 2009).

Indikationen für ein akutes Nierensatzverfahren (A.E.I.O.U)
- Azidose
- Elektrolytstörungen (Hyperkaliämie)
- Intoxikationen
- Overload (Oligo-/Anurie/Volumensteuerung)
- Urämiekomplikationen

Die für die Punktion zentraler Venenkatheter ausgeführten Methoden (Ultraschalltechnik, Landmarken-Technik) und Hygieneregeln gelten auch für die Anlage von meist doppellumigen Dialysekathetern. Der Punktionsort richtet sich nach den Gegebenheiten beim Patienten, wobei zu beachten ist, dass ein Dialysekatheter, wenn möglich, entfernt von einem zentralen Venenkatheter platziert werden sollte, damit es zu keinen Interaktionen zwischen den Kathetern kommt oder über den ZVK applizierte Medikamente sofort wieder über den Dialysekatheter entfernt werden. Einige Autoren bevorzugen aus diesem Grund die V. femoralis für den Dialysezugang bei liegendem ZVK in der V. jugularis interna (Abb. 12). Die V. subclavia sollte nur im Ausnahmefall mit einem Dialysekatheter versehen werden, da hier ein hohes Risiko der Thrombosierung besteht und konsekutiv im Fall einer chronischen Dialysepflichtigkeit ein Dialyse-Shunt an diesem Arm in der Regel nicht mehr angelegt werden kann (Kommission für Krankenhaushygiene und Infektionsprävention beim RKI 2002; Canaud 2009). Bezüglich der Dialysekath.

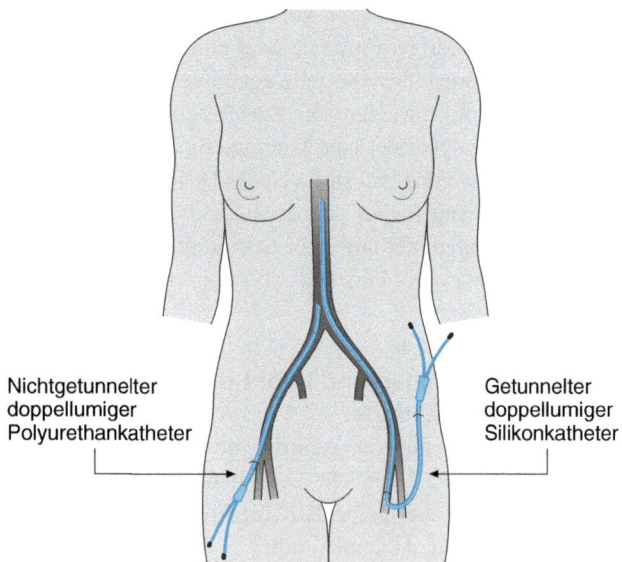

Abb. 12 Ungetunnelter und getunnelter Doppelumendialysekatheter in der V. femoralis. Shaldon-Katheter (Doppellumenkatheter) ungetunnelt in der rechten V. femoralis, der in der distalen V. cava inferior oder V. iliaca communis zu liegen kommen sollte (links im Bild). Getunnelter Doppellumenkatheter für die Langzeitanwendung (z. B. > 14 Tage), eingebracht über die linke V. femoralis (rechts im Bild) und Lage in der distalen V. cava. Zum Schutz vor katheterassoziierten Infektionen läuft der Katheter über eine längere Strecke unter der Haut (z. B. 8–12 cm)

assoziierten Infektionsraten oder Malfunktion gibt es keine Unterschiede zwischen der femorale und der jugularen Insertion (Timsit et al. 2018).

6.4.2 Kathetertypen, Kathetermaterial, Katheterpflege

Die Leistungsfähigkeit (Blutflussrate) ist abhängig von der Länge, dem Innendurchmesser der Lumina und dem Material des Katheters.

Für eine effektive CVVH/CVVHD wird eine Blutflussrate von 200–300 ml/min benötigt, wobei der negative wie der positive Druck im Schlauchsystem 100 mm Hg im Betrag nicht überschreiten sollte. In der Regel werden zwischen 15 und 30 cm lange doppellumige Katheter – Shaldon-Katheter – aus thermosensiblem Polyurethan (z. B. MAH-URKAR®) mit einer Dicke von 8–13,5 F verwendet (Abb. 13). Darüber hinaus kommen auch einlumige Katheter wie der aus Silikon gefertigte Demers-Katheter zur Single-needle-Technik zur Anwendung.

Da getunnelte Dialysekatheter bezüglich der Infektionsraten Vorteile besitzen, sollten diese Technik insbesondere bei längerdauernder (> 14 Tage) oder chronischer Dialysepflichtigkeit zum Einsatz kommen (Abb. 13).

▶ **Cave** Aufgrund der Dicke der Katheter ist ein versehentliches Einbringen in ein arterielles Gefäß wegen der Gefahr des Gefäßverschlusses oder der akuten Blutung unbedingt zu vermeiden. Um eine optimale Funktion zu gewährleisten, müssen die Katheter sicher in der oberen oder unteren Hohlvene platziert sein (Canaud 2009).

Für die hygienische Pflege des Katheters im täglichen Umgang gelten die beim ZVK dargestellten Regeln. Insbesondere sollten Dialysekatheter nicht zu Blutabnahme, zur parenteralen Ernährung oder für intravenöse Injektionen verwendet werden. Die Katheter sollten sicher fixiert sein (Naht), um eine akzidentielle Entfernung mit erhöhtem Blutverlust zu verhindern. Zur Vermeidung von Thrombosen sollten die No-flow-Phasen minimiert oder die Katheter mit antithrombotischen Lösungen gespült werden (Canaud 2009).

6.4.3 Komplikationen von Dialysekathetern

Prinzipiell kann es bei Anlage und im praktischen Umgang zu denselben Komplikationen kommen wie beim ZVK (Abschn. 3.4). Einen Überblick über spezifische Komplikationen der Dialysekatheter gibt Tab. 9.

6.5 Katheter zur intravasalen Temperatursteuerung

Die milde kontrollierte Hypothermie (32–36 °C) respektive die Verhinderung der Hyperthermie ist ein seit Jahren bekanntes und in verschiedenen Fachgebieten angewandtes Verfahren zur Neuroprotektion respektive zur Prävention von neurologischen Sekundärschäden. Nach kardiopulmonaler Reanimation wird aktuell eine Zieltemperatur von 32–36 °C angestrebt (Postreanimationbehandlung) angestrebt (Nolan et al. 2021). Aber auch beim Schädel-Hirn-Trauma, beim Schlaganfall oder beim Fieber von Patienten mit zerebralen Verletzungen und Erkrankungen gibt es Hinweise die Gewährleistung der Normothermie, positive Effekte bezüglich des neurologischen Outcomes hat (Polderman 2004).

Zur Etablierung der Hypothermie/Normothermie ist neben verschiedenen Systemen mit modifizierten Kühlmatten auch ein invasives Verfahren mit einem in der unteren Hohlvenen platzierten Katheter entwickelt worden (Coolline-, Icy-Katheter Fa. Zoll™, USA). Diese heparinbeschichteten Katheter (9,3 F; Längen 22 cm oder 38 cm) besitzen neben Lumina für die Medikamentenapplikation 2 oder 3 an der Außenseite des Katheters angebrachte Ballons, die mit entsprechend

Abb. 13 Doppellumiger Shaldon-Katheter (Anlage in Seldinger-Technik). Die Darstellung der Flussverhältnisse ganz rechts zeigt das mögliche Phänomen der Rezirkulation

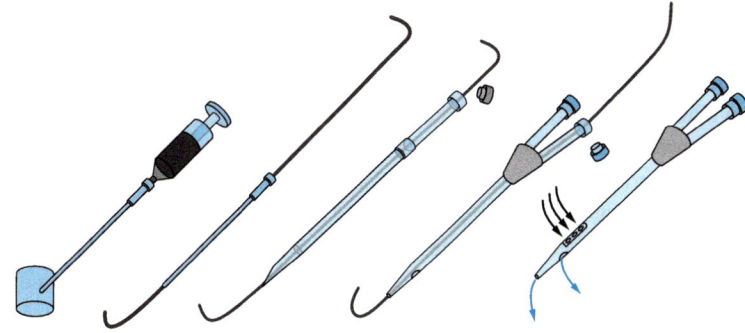

Tab. 9 Spezifische Komplikationen von Dialysekathetern

Rezirkulation	Bei doppellumigen Kathetern in der V. femoralis ca. 20 %; in der V. jugularis interna ca. 10 %
Katheter Malfunktion	Fehllage; Abknicken; Hypovolämie, Gefäßperforation; Hämatombildung
Thrombose	Bei Kathetermalfunktion; unzureichende Antikoagulation; intermittierende Dialyse
Infektionen	Bei nicht getunnelten PU-Katheter: 5,9/1000 Kathetertage

extern temperierter Kochsalzlösung durchspült werden (Flussraten zwischen 1,4 und 2,2 l/h). Dadurch kann nach 1–3 h (je nach Köperoberfläche und Ausgangstemperatur) die gewünschte Temperatur erreicht werden. Der Katheter kann auch zum Aufwärmen von unterkühlten Patienten, zur intraoperativen Temperatursteuerung oder zur Temperatursenkung von hochfiebrigen Patienten (> 40 °C) eingesetzt werden (Al-Senani et al. 2004; Davis et al. 2013).

Für die Anlage und Pflege des Katheters gelten dieselben Risiken und hygienischen Regeln wie für die ZVK-Anlage. Bei der Anlage ist jedoch zu beachten, dass die Ballons bei der Einführung nicht verletzt werden und der Katheter sicher in der unteren Hohlvene zu liegen kommt, um seine maximale Kühlwirkung entfalten zu können. Die Anschlüsse für die Kühllösung sind so eindeutig gestaltet, dass eine Verwechslung nicht möglich ist. Wird der Katheter nicht mehr benötigt, sollte er rasch entfernt werden, da er aufgrund der großen Oberfläche der Ballons trotz Heparinbeschichtung ein erhöhtes Thromboserisiko darstellt (Wang et al. 2018).

7 Harnblasenkatheter

Ein weiterer wichtiger Katheter in der Betreuung von kritisch Kranken ist der Harnblasenkatheter, der neben der hygienischen Urinableitung versehen mit einem Stundenuringefäß für die Bestimmung der Flüssigkeitsbilanz eine wichtige Rolle spielt. Der Harnblasenkatheter wird auch salopp als der „Pulmonaliskatheter des kleinen Mannes" bezeichnet, da eine urinproduzierende Niere auch einigermaßen perfundiert sein muss, was wiederum nur bei einer relativen stabilen Herz-Kreislauf-Funktion der Fall ist.

7.1 Indikationen und Kathetertypen

Die Indikationen für einen transurethralen oder suprapubischen Harnblasenkatheter sind in der Übersicht aufgeführt.

Indikationen und Kathetertypen
- Messung der Urinausscheidung/Bilanzierung
- Messung des Intraabdominellen Drucks (IABP)
- Harnretention (postoperativ, neurogen, Prostatahyperplasie)
- Harninkontinenz
- Blasenspülung (Blasentamponade)
- Intraoperativ bei großen Eingriffen/Bilanzierung
- Urindiagnostik, mikrobiologisches Monitoring

Es kommen verschiedene Kathetertypen zum Einsatz:

- gerader Nelaton-Katheter,
- gekrümmter Tieman-Katheter.

Neben den verschiedenen Kathetertypen finden unterschiedliche Dicken Verwendung:

- für Männer 14–18 Charr,
- für Frauen 10–12 Charr,
- für Kinder 6–10 Charr.

Für Patienten auf der Intensivstation haben sich Katheter mit Temperatursonde und zur IABP-Messung bewährt, da damit gleichzeitig die Körperkerntemperatur gemessen werden kann. Für bestimmte urologische Notfallsituationen z. B. Blasentamponade werden mehrlumige Spülkatheter eingesetzt.

Da die Anlage eines transurethralen Harnblasenkatheters im Regelfall durch das Pflegepersonal erfolgt, sei hier auf die einschlägigen Lehrbücher der Intensivpflege hingewiesen. Wichtig sind jedoch eine sterile Technik und ein vorsichtiges und gewaltloses Vorschieben des Katheters, da es sonst zu aufsteigenden Infektionen oder Verletzungen und Blutungen an der Harnröhre kommen kann.

Bei Verletzungen der Harnröhre und der Blase, Prostataerkrankungen oder Strikturen ist die Anlage immer durch die Kollegen der Urologie erforderlich.

Da etwa 14 % aller Infektionen auf der Intensivstation im Urogenitaltrakt auftreten, müssen sowohl die Anlage und v. a. die tägliche Pflege nach hygienischem Standard erfolgen. Auch sollten Harnblasenkatheter nur so lange liegen, wie sie unbedingt benötigt werden, da mit der Liegedauer das Infektionsrisiko und die Gefahr einer Striktur der Harnröhre steigt (Tiwari et al. 2012; Vincent et al. 2009; Marquis et al. 2009).

7.2 Suprapubischer Blasenkatheter

Ein suprapubischer Blasenkatheter ist indiziert, wenn die transurethrale Anlage nicht möglich ist (Verletzungen, Infektionen, Prostatahyperplasie) oder wenn eine dauerhafte Urinableitung unter Umgehung der Harnröhre gewünscht ist. Als Kontraindikationen sind Harnblasenkarzinom und therapeutische Antikoagulation zu nennen.

Es stehen verschiedene Kathetersets mit Kathetergrößen von 24–20 G (z. B. Cystofix®) zur Verfügung. Zur Anlage wird der Patient in Rückenlage gelagert und die Blase entweder durch Flüssigkeitsgabe oder retrograde Füllung über einen transurethralen Katheter gefüllt. Die gefüllte Blase lässt sich leicht im Ultraschall darstellen. Nun wird, ggf. nach Lokalanästhesie, die Desinfektion und eine sterile Abdeckung durchgeführt und unter aseptischen Bedingungen die Blase mit einer scharfen Hohlnadel senkrecht zur Bauchhaut etwa 3 cm oberhalb der Symphyse punktiert, bis Urin zurückfließt. Der Katheter wird durch die Hohlnadel vorgeschoben und mit 5–10 ml Aqua dest. geblockt und durch Naht an der Bauchhaut fixiert (Abb. 14).

Als **Komplikationen** sind die Verletzung der hinteren Blasenwand mit Ausbildung einer vesikorektalen oder vesikovaginalen-Fistel und v. a. akute Blutungen (Blasentamponade) beschrieben worden.

> Kommt es bei der Anlage zu solchen unerwünschten Ereignissen, sollte in jedem Fall ein Urologe hinzugezogen werden.

7.3 Transurethraler oder suprapubischer Katheter?

Infektionen des Urogenitaltraktes sind mit 14–21 % eine sehr häufige auf der Intensivstation erworbene Infektion; sie werden deshalb auch als Qualitätsindikator im KISS erfasst. Das Vorhandensein eines Harnblasenkatheters ist dabei ein

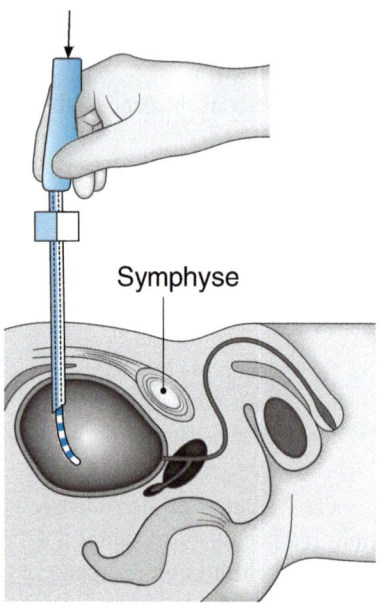
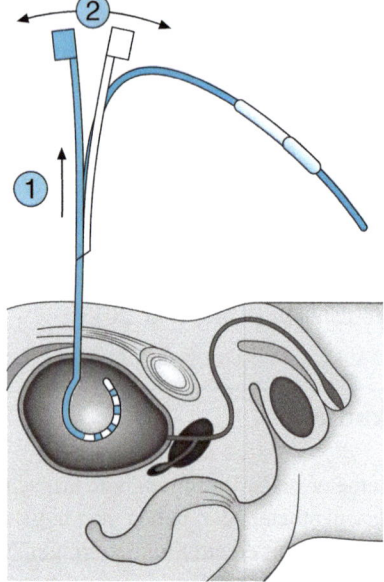

Abb. 14 Nach Auffüllen der Harnblase über vermehrte Infusion oder retrograd und Darstellung in der Sonografie wird mit einer scharfen Punktionsnadel (24–20 G) die Harnblase punktiert. Ein Pigtail-Katheter (wie hier dargestellt) oder ein mit Ballon versehener Katheter wird in die Blase vorgeschoben, bis sich Urin über den Katheter entleert. Die Nadel wird zurückgezogen (①), gespalten (②) und entfernt. Der Katheter wird, ggf. mit sterilem NaCl geblockt, an der Bauchhaut durch Naht fixiert und die Einstichstelle mit einem sterilen Gazeverband abgedeckt. Die hygienischen Maßnahmen entsprechen dem Vorgehen bei ZVK-Anlage

entscheidender Faktor, der diese Infektionen begünstigt. Dabei ist, eine sterile Anlagetechnik vorausgesetzt, weniger die Katheterisierung selbst die Ursache für die Infektion. Vielmehr sind die wirklichen Risikofaktoren: Dauer der Liegezeit, weibliches Geschlecht, die Anzahl der Rekatheterisierungen und ein alkalischer Urin.

Die Biofilmbildung zwischen Katheter und Harnröhre und dessen mikrobiologische Besiedelung mit meist gramnegativen Keimen wie E. coli wird dabei als wichtigster Pathomechanismus angesehen (Tiwari et al. 2012; Vincent et al. 2009; Marquis et al. 2009).

Unter der Vorstellung, den Fremdkörper aus der Harnröhre zu entfernen und dadurch die Biofilmbildung zu verhindern, wurde von einigen Autoren zu Verminderung der Infektionsrate die primäre suprapubische Harnblasenkatheteranlage vorgeschlagen. Mehrere vergleichende Studien zeigen jedoch insbesondere bei Frauen keine entscheidenden Vorteile der suprapubischen Katheterlage, da die geringfügigen Vorteile bei den Infektionen durch andere Komplikationen aufgewogen wurden (Marquis et al. 2009; Healy et al. 2012; Baan et al. 2003).

Zur Prävention von Urogenitaltraktinfektionen wurden auch antiseptisch oder antibiotisch beschichtete Katheter eingesetzt. Während mit Silberverbindungen beschichtete Katheter auch noch nach einer Woche die Infektionen reduzieren konnten, gelang dies mit antibiotisch beschichteten Kathetern nur für bis zu 7 Tage (Schumm und Lam 2008; Rupp et al. 2004). Die Verwendung dieser Katheter wird derzeit nicht generell empfohlen, kann aber bei bestimmten Patientengruppen oder auf Stationen mit hohen Infektionsraten erwogen werden. Die entscheidenden Maßnahmen zur Reduktion von Infektionen (Tiwari et al. 2012; Marquis et al. 2009) sind in der Übersicht genannt.

Maßnahmen zur Reduktion von Urogenitaltraktinfektionen
- Korrekte Indikationsstellung
- Aseptische Anlage und hygienische Pflege
- Geschlossenes Urinsammelsystem ohne Reflux
- Rasche Entfernung des Katheters in Fall einer Infektion oder bei fehlender Indikation

Literatur

Abi Antoun T, Palevsky P (2009) Selection of modality of renal replacement therapy. Semin Dial 22:108–113

Albrecht DM, Ragaller M (1996) Beurteilung von Fehlergrößen von Druckmesssystemen und deren klinische Relevanz. Anasthesiol Intensivmed Notfallmed Schmerzther 31(S1):2–5

Al-Senani F, Graffagnino C, Grotta J, Saiki R et al (2004) A prospective, multicenter pilot study to evaluate the feasibility and safety of using the CoolGard System and Icy catheter following cardiac arrest. Resuscitation 62:143–150

Arshi B, Mack W, Emanuel B (2013) Invasive and noninvasive multimodal bedside monitoring in subarachnoid hemorrhage: a review of techniques an available data. Neurol Res Int. https://doi.org/10.1155/2013/987934

Baan A, Vermeulen H, van der Meulen J, Debossuyt P, Gouma D (2003) The effect of suprapubic catheterization versus transurethral catheterization after abdominal surgery on urinary tract infection: a randomized controlled trial. Dig Surg 20:290–295

Barnett C, Vaduganathan M, Lan G, Butler J, Gheorghaide M (2013) Critical reappraisal of pulmonary artery catheterization and invasive haemodynamic assessment in acute heart failure. Exp Rev Cardiovasc Ther 11:417–424

Berk D, Gurkan Y, Kus A, Ulugol H, Solak M, Toker K (2013) Ultrasound guided radial arterial cannulation: long axis/in-plane versus short axis/out-of-plane approaches? J Clin Monit Comput 27:319–324

Bertini P, Frediani M (2012) Ultrasound guided supraclavicular central vein cannulation in adults: a technical report. J Vasc Access 23. https://doi.org/10.5301/jva5000088

Boehne M, Jack T, Köditz H et al (2013) In-line filtration minimizes organ dysfunction: new aspects from a prospective, randomized, controlled trial. BMC Pediatir 13(21):1–8

Boschin MG (2011) Ultraschall in der Äasthesie und Intensivmedizin -Ultraschall bei Gefäßpunktionen. Anasthesiol Intensivmed Notfallmed Schmerzther 46:202–210

Boucher HW, Talbot GH, Bradley JS, Edwards JE, Gilbert D, Rice LB, Scheld M, Spellberg B, Bartlett J (2009) Bad bugs, no drugs: no ESKAPE! An update from the Infectious Diseases Society of America. Clin Infect Dis 48:1–12. http://www.ncbi.nlm.nih.gov/entrez/query.fcgi?cmd=Retrieve&db=PubMed&dopt=Abstract&list_uids=19035777

Canaud B (2009) Vascular access for continuous renal replacement therapy. In: Ronco C, Bellomo R, Kellum JA (Hrsg) Critical care nephrology, 2. Aufl. Saunders Elsevier, Philadelphia, S 1336–1341

Carl M, Alms A, Braun JDA et al (2010) S3-Leitlinie zur intensivmedizinischen Versorgung herzchirurgischer Patienten Hämodynamisches Monitoring und Herz-Kreislauf. AWMF Register 001/016, 1–228

Carney N, Totten AM, O'Reilly C et al (2017) Guidelines for the management of severe traumatic brain injury, fourth edition. Neurosurgery 80(1):6–15

Conners A, Speroff T, Dawson N, Thomas C, Investigators SUPPORT (1996) The effectiveness of right heart catheterization in the initial care of critically ill patients. JAMA 276:889–897

Cunningham SC, Gallmaier E (2007) Supraclavicular approach for central venous catheterization: „Safer, Simpler, Speedier". J Am Coll Surg 205:514–516

Davis J, Rodriguez L, Quintana O et al (2013) Use of a warming catheter to achieve normothermia in large burns. J Burn Care Res 34:191–195

De Backer D, Vincent JL (2018) The pulmonary artery catheter: is it still alive? Curr Opin Crit Care 24:204–208

Dodge KL, Lynch C, Moore EE et al (2012) Use of ultrasound guideance improves central venous catheter insertion success rates among junior residents. J Ultrasound Med 1519:1526

Donlan RM (2011) Biofilm elimination on intravascular catheters: important considerations for the infectious disease practitioner. Clin Infect Dis 52(8):1038–1045

Gastmeier P, Geffers C, Brandt C, Zuscheid I et al (2006) Effectiveness of a nationwide nosocomial infection surveillance system for reducing nosocomial infections. J Hosp Infect 64:16–22

Ge X, Cavalazzi R, Li C et al (2012) Central venous access sites for the prevention of venous thrombosis, stenosis and infection. Cochrane Database Syst Rev (3):CD004084. https://doi.org/10.1002/14651858.CD004084.pub3

Gonzales-Sinde Reig A (2010) Richtlinie 2010/32/EU des Rates Zur Vermeidung von Verletzungen durch scharfe/spitze Instrumente im Krankenhaus und Gesundheitssektor. Amtsblatt der EU L134:66–72

Guerin K, Wagner J, Rains K, Bessesen M (2013) Reduction in central line-associated bloodstream infections by implementation of a postinsertion care bundle. Am J Infect Control 38(430):433

Habicher M, Zajonz T, Heringlake M et al (2018) S3 -Leitlinie zur intensivmedizinischen Versorgung herzchirurgischer Patienten. Anaesthesist 67:375–379

Healy EF, Walsh C, Cotter A, Walsh S (2012) Suprapubic compared with transurethral bladder catheterization for gynecologic surgery: a systematic and meta-analysis. Obstet Gynecol 120:678–687

Hentrich M, Schalk E, Schmidt-Heber M et al (2014) Central venous catheter-related infectionsin hematology and oncology: 2012 updated guidelines on diagnosis, management and prevention by the Infectious Diseases Working Party of the Society of Hematology and Medical Onkology. Ann Oncol 25(5):936–947

Hind D, Calvert N, McWilliams R et al (2003) Ultrasonic locating devices for central cannulation: meta-analysis. BMJ 327:361–364

Hockenhull J, Dwan K, Smith G, Gamble C et al (2009) The clinical effectiveness of central venous catheters treated with anti-infective agents in preventing catheter-related bloodstream infections: a systemic review. Crit Care Med 37:702–712

Hoogen A van den, Krediet T, Uiterwaal C, Bolenius J, Gerards L, Fleer A (2006) In-line filters in central venous catheters in a neonatal intensive care unit. J Perinat Med 34:71–74

Hugonnet S, Chevrolet JC, Pittet D (2007) The effect of workload on infection risk in critically ill patients. Crit Care Med 35(1):76–81

Huma F, Chaudhary O, Krumm S et al (2021) Workflow of Ultrasound-Guided Arterial Access. J Cardiothorac Vasc Anesth 35(6): 1611–1617

Jack T, Boehne M, Brent B, Hoy L, Köditz H et al (2013) In-line filtration reduces severe complications and length of stay on pediatric intensive care unit: a prospective, randomized, controlled trial. Intensive Care Med 38:1008–1016

Karakitsos D, Labropoulos N, De Groot E et al (2006) Real-time ultrasound-guided catheterization of the jugular vein: a prospective comparison with the landmark technique in critical care patients. Crit Care 10:162–170

Kolh P, Windecker S, Alfonso F et al (2014) 2014 ESC/EACTS Guidelines on myocardial revascularization. Eur J Cardiothorac Surg 46: 517–592

Kommission für Krankenhaushygiene und Infektionsprävention beim RKI (2002) Prävention Gefäßkatheter assoziierter Infektionen. Bundesgesundheitsblatt 45:907–924

Kommission für Krankenhaushygiene und Infektionsprävention beim RKI (2017) Prävention von Infektionen, die von Gefäßkathetern ausgehen (Teil 1- Nicht getunnelte zentralvenöse Katheter). Bundesgesundheitsblatt 60:171–206

Kusminsky RE (2007) Complications of central venous catheterization. J Am Coll Surg 204:681–696

Labeau S, Vandijk D, Rello J et al (2009) Centers for Disease Control and Prevention guidelines for preventing central venous catheter-related: results of a knowledge test among 3405 european intensive care nurses. Crit Care Med 37:320–323

Lamperti M, Bodenham A, Pittiruti M et al (2012) International evidence-based recommendations on ultrasound guided vascular acces. Intensive Care Med 38:1105–1117

Lamperti M, Biasucci DG, Disma N et al (2020) European Society of Anaesthesiology guidelines on peri-operative use of ultrasound-guided for vascular access (PERSEUS vascular access). Eur J Anaesthesiol 37(5):344–376

Leidel B, Kirchhoff C, Bogner V, Braunstein V, Biberthaler P, Kanz KG (2012) Comparison of intraosseous versus central venous vascular acces in adults under resuscitation in the emergency department with inaccessible peripheral veins. Resuscitation 83:40–45

Liao PH, Lai CY, Wu CH et al (2019) Central venous catheter use increases ischemic stroke risk: a nationwide population-based study. QJM 112(10):771–778

Lissauer M, Leekha S, Preas M, Thom KA, Johnson S (2012) Risk factors for central line associated bloodstream infections in the era of best practice. J Trauma Acute Care Surg 72:1174–1180

Litton E, Delaney A (2013) Prophylactic intraaortic ballon counterpulsation in high-risk cardiac surgery: a survey of opinion and current practice. HSR Proc Intensive Care Cardiovasc Anesthesiol 5:33–39

Longmate A, Ellis K, Boyle L et al (2011) Elimination of central-venous-catheter-related bloodstream infections from the intensive care unit. BMJ Qual Saf 20:174–180

Lorente L (2016) What is new for the prewention of catheter-related bloodstream infections? Ann Tranl Med 4(6):119

Maecken T, Grau T (2007) Ultrasound imaging in vascular access. Crit Care Med 35(S5):178–185

Marik PE, Flemmer M, Harrison W (2012) The risk of catheter-related infection with femoral venous catheters as compared to subclavia and internal jugular venous catheters: a systematic review of the literature and meta-analysis. Crit Care Med 40:2479–2485

Marquis F, Ahern S, Leblance M (2009) Urinary tract infections in the intensive care unit. In: Ronco C, Bellomo R, Kellum JA (Hrsg) Critical care nephrology, 2. Aufl. Saunders Elsevier, Philadelphia, S 845–849

McLaws M, Burrel AR (2012) Zero risk for central line associated bloodstream infection: are we there yet? Crit Care Med 40(388):393

Miller SE, Maragakis LL (2012) Central line-associated bloodstream infection prevention. Curr Opin Infect Dis 25:412–422

Mouraou N, Lamperti M, Kelly LJ et al (2013) Evidence-based consensus on the insertion of central venous acces devices: definition of minimal requirements for training. Br J Anaesth 110:347–356. https://doi.org/10.1093/bja/aes499

National Institute for Clinical Excellence (2002) Guidance on the use of ultrasound locating devices for placing venous catheters. NICE Technology Appraisal 49

Nayeemuddin M, Pherwani AD, Asquith JR (2013) Imaging and management of complications of central venous catheters. Clin Radiol 68:529–544

Nessler R (1976) Der supraclaviculäre Zugang zur V. Anonyma. Anaesthesist 25:303–307

Nolan JP, Sandroni C, Böttiger W et al (2021) European Resuscitation Council and European Society of Intensive Care Medicine guidelines 2021: post-resuscitation care. Intensive Care Med 47:369–421

O'Grady N, Alexander M, Burns LA, Dellinger P et al (2011) Summary of recomendations: guidelines for the prevention of intravascular catheter-related Infections. Clin Infect Dis 52:1087–1099

Onders R, Shenk R, Stellato T (2006) Long-term central venous catheters: size and location do matter. Am J Surg 191:396–399

Pargger H (2004) Intravasale Katheter und Monitoring. In: Burchardi R, Larsen R, Schüttler J (Hrsg) Die Intensivmedizin. Springer Medizin, Heidelberg, S 109–129

Parienti JJ, Mongardon N, Megarbane B et al (2015) Intravascular complications of central venous catherization by insertion site. N Engl J Med 373(13):1220–1229

Pawlik MT, Kutz N, Keyl C, Lemberger P, Hansen E (2004) Central venous catheter placement: comparison of the intravascular guide-wire and the fluid column electrocardiograms. Eur J Anaesthesiol 21: 594–599

Pittiruti M, Malerba M, Carriero C, Tazza L, Gui D (2000) Which is the easeast and safest technique for central venuos acces? A retrospective survey of more than 5400 cases. J Vasc Access 1:100–107

Polderman K (2004) Applcation of therapeutic hypothermia in the ICU: opportunities and pitfalls of a promising treatment madolity. Part1: indications and evidence. Intensive Care Med 30:556–575

Porter JM, Page R, Phelan D (1997) Ventricular perforation associated with central venous introducerdilator systems. Can J Anaesth 44: 317–320

Rajaram SS, Desai NK, Kalra A et al (2013) Pulmonary artery catheters for adult patients in the intensive care. Cochrane Database Syst Rev: CD003408. https://doi.org/10.1002/14651858.CD003408.pub3

Richter J, Skilenka P, Setra AE et al (2021) Is jugular bulb oximetry monitoring associated with outcome in out of hospital cardiac arrest patients? J Clin Monit Comput 35:741–748

Rosenthal V, Bijie H, Maki DG et al (2012) International Nosocomial Infection Control Consortium (INICC) report data summary of 36 countries for 2004–2009. Am J Infect Control 40:396–407

Rupp M, Fitzgerald T, Marion N et al (2004) Effect of silver-coated urinary catheters: efficacy, cost-effectiveness, and antimicrobial resistence. Am J Infect Control 32:445–450

Rupp SM, Apfelbaum JL, Blitt C et al (2012) Practice guideline for central venous access: a report by the American society of Anesthesiologists Task Force on Central Venous Access. Anesthesiology 3:539–573

Scheer BV, Perel A, Pfeiffer U (2002) Clinical review: complications and risk factors of peripheral arterial catheters used for hemodynamic monitoring in anaesthesia and intensive care medicine. Crit Care 6: 198–204

Scheiermann P, Seeger FH, Breitkreutz R (2010) Ultraschallgestützte zentrale Venenpunktion bei Erwachsenen und Kindern. Anaesthesist 59:53–61

Schroder C, Schwab F, Behnke M et al (2015) Epidemiology of healthcare associated infections in Germany: nearly 20 years of surveillance. Int J Med Microbiol 305(7):799–806

Schumm K, Lam T (2008) Types of urethral chteters for management of short-term voiding problems in hospitalized adults: a short version cochrane review. Neurourol Urodyn 27:738–746

Schummer W, Sakka SG, Hüttemann E, Reinhart K, Schummer C (2009) Ultraschall und Lagekontrolle bei der Anlage zentraler Venenkatheter. Anaesthesist 58:677–685

Schwann N, Hillel Z, Hoeft A, Barash P (2011) Lack of effectiveness of the pulmonary artery catheter in cardiac surgery. Anesth Analg 113: 994–1002

Seldinger SI (1953) Catheter replacement of the needle in percutaneous arteriography. Acta Radiol 39:368–376

Shah M, Hasselblad V, Stevenson L, O'Conner C, Sopko G, Califf R (2005) Impact of the pulmonary artery catheter in critically ill patients. JAMA 294:1664–1670

Smit JM, Raadsen R, Blans MJ, Petjak M, Van de Ven PM, Tuinman PR (2018) PR.Bedside ultrasound to detect central venous catheter misplacement and associated iatrogenic complications: a systematic review and meta-analysis. Crit Care 22(1):65

Srinivasan A, Wise M, Bell M et al (2011) Vital signs: central line-associated blood stream infections – United States 2001, 2008, 2009. MMWR Morb Mort Weekly Rep 60:243–248

Talbot TR, Stone EC, Irwin K, et al (2017) Updated recommendation on the use of Chlorhexidine-Impregnated Dressings for Prevention of Intravascular Catheter-related Infections. https://www.cdc.gov/infectioncontrol/guidelines/bsi/c-i-dressings/index.html. Zugegriffen am 22.08.2021

Tamura A, Sone M, Ehara S et al (2014) Is ultrasound-guided central venous port placement effective to avoid pinch-off syndrome? J Vasc Access 15(4):311–316

Tecklenburg F, Cochran JB, Webb JB et al (2010) Central venous access via external jugular vein in children. Pediatr Emerg Care 26:554–557

Theologou T, Bashir M, Rengarajan A, Khahn O et al (2011) Preoperative intra aortic ballon pumps in patients undergoing coronary artery bypass grafting. Cochrane Database Syst Rev. https://doi.org/10.1002/14651858.CD004472.pub.3

Thiel H, Zeymer U, Neumann F et al (2012) Intraaortic ballon support for myocardial infarction with cardiogenic shock. N Engl J Med 367: 1287–1296

Timsit JF, Mimoz O, Mourviller B et al (2012) Randomized controlled trial of chlorhexidine dressing and highly adhesive dressing for preventing catheter-related infections in critically ill adults. Am J Respir Crit Care Med 186:1272–1278

Timsit JF, Rupp M, Bouza E et al (2018) A state of the art review on optimal practices to prevent, recognize, and manage complications associated with intravascular devices in the critically ill. Intensive Care Med 44:742–759

Tiwari M, Charlton M, Anderson J, Hermsen E, Rupp M (2012) Inappropriate use of urinary catheters: a orospective observational study. Am J Infect Control 40:51–54

Vincent JL, Rello J, Marshall JC, Silva E et al (2009) International study of the prevalence and outcomes of infection in intensive care units. JAMA 302:2323–2329

Vincent JL, Rhodes A, Perel A et al (2013) Clinical review: update on hemodynamic monitoring – a consensus of 16. Crit Care 15: 229–235

Vinsonneau C, Ridel C, Dhainaut JF (2009) Indications for and contraindications to intermittent hemodialysis in critically ill patients. In: Ronco C, Bellomo R, Kellum JA (Hrsg) Critical care nephrology, 2. Aufl. Saunders Elsevier, Philadelphia, S 1239–1243

Wang X, Moy BT, Hiendlmayr B et al (2018) Intravascular cooling catheter-related venous thromboembolism after hypothermia: a case report and review of the literature. Hypothermia Temp Manag 8(2): 117–120

Wigmore TJ, Smythe J, Hacking M, Raobaikady R, MacCallum N (2007) Effect of the implementation of NICE guidelines for ultrasound guidance on the complication rates associated with central venous catheter placement. Br J Anaesth 99:662–665

Wilhelm W, Larsen R, Pargger H, Ziegeler S, Merzlufft F et al (2009) Hämydynamisches und respiratorisches Monitoring, intravasale Katheter, Kap. 15. In: Burchardi H et al (Hrsg) Die Intensivmedizin, 11. Aufl. Springer, Berlin, S 147–179

Wu SY, Ling Q, Cao L, Wang J, Xu MX, Zeng WA (2013) Real-time two-dimensional ultrasound guidance for central venous cannulation: a meta-analysis. Anesthesiology 118:361–375

Yoffa D (1965) Supraclavicular subclavian venopuncture catheterization. Lancet 2:614–617

Zingg W, Holmes A, Dettenkofer M et al (2015) Hospital organisation, management, and structure for prevention of health care associated infection: a systematic review and expert consens. Lancet Infect Dis 15(2):212–242

Kardiopulmonale Reanimation

Holger Herff, Udo Wagner und Volker Wenzel

Inhalt

1 Ursachen des Kreislaufstillstands 573
1.1 Vorzeichen eines Kreislaufstillstandes 573
2 Formen des Kreislaufstillstands 574
3 Diagnose des Kreislaufstillstands 574
4 Basismaßnahmen („Basic Life Support", BLS) 574
4.1 Thoraxkompression 575
4.2 Freimachen und Freihalten der Atemwege 575
4.3 Beatmung 576
4.4 Automatische Externe Defibrillation 576
5 Erweiterte Maßnahmen („Advanced Life Support", ALS) 577
5.1 Präkordialer Schlag 577
5.2 Defibrillation 578
5.3 Sicherung der Atemwege 578
5.4 Pharmakotherapie 579
5.5 Koordination der Maßnahmen 581
5.6 Reanimation in besonderen Situationen 582
5.7 Beendigung der Reanimationsmaßnahmen 583
6 Postreanimationsphase 583
6.1 Unmittelbare Maßnahmen 583
6.2 Target Temperature Management oder therapeutische Hypothermie 584
6.3 Prognosestellung nach CPR 584
6.4 Koordination der intensivmedizinischen Maßnahmen 584
7 Zukunft 584
Literatur 585

H. Herff
Anästhesiologie, PAN Klinik Köln, Köln, Deutschland
E-Mail: h.herff@koeln-anaesthesie.de

U. Wagner
Landeskrankenhaus-Universitaetskliniken Innsbruck, Klinik für Anaesthesie und Allgemeine Intensivmedizin, Innsbruck, Österreich

V. Wenzel (✉)
Klinik für Anästhesiologie, Intensivmedizin, Notfallmedizin und Schmerztherapie, Klinikum Friedrichshafen, Friedrichshafen, Deutschland
E-Mail: wenzel.volker@medizincampus.de

1 Ursachen des Kreislaufstillstands

Die wichtigsten **respiratorischen und kardiozirkulatorischen Ursachen** eines Kreislaufstillstands sind in Tab. 1 zusammengefasst.

1.1 Vorzeichen eines Kreislaufstillstandes

Zunehmend gerät in den letzten Jahren ins Bewusstsein, dass eine Vielzahl der Patienten mit plötzlichem Kreislaufstillstand schon in den Tagen vor dem Ereignis erste Anzeichen

Tab. 1 Ursachen eines Atem- und Kreislaufstillstands

Respiratorische Ursachen	Kardiozirkulatorische Ursachen
Erniedrigter O$_2$-Partialdruck der Umgebungsluft	koronare Herzerkrankungen (bis über 80 %)
Störungen der Atemregulation (Opioidkrise USA)	Erkrankungen des Reizleitungssystems
Verlegung der Atemwege	Angeborene Herzfehler/ Gefäßanomalien
Störungen der Atemmechanik	Hypertrophe Kardiomyophatien
Störungen des alveolären Gasaustauschs	Pulmonale Embolie
Folge: Ateminsuffizienz, Atemstillstand, Kreislaufstillstand	**Folge**: Kreislaufinsuffizienz, Kreislaufstillstand, Atemstillstand

zeigten. Bei außerklinischen Kreislaufstillständen handelt es sich häufig um Symptome einer kardiovaskulären Erkrankung, die schon wenige Tage zuvor auftreten können, die aber von den Patienten häufig falsch gedeutet werden. Aufklärung und Diagnostik dieser Patienten würde den Rahmen dieses Kapitels sprengen und fallen vom Fachgebiet eher in die kardiologische/hausärztliche Tätigkeit. Insbesondere empfehlen die Leitlinien die sorgfältige Synkopen Abklärung. Es sei auch darauf verwiesen, dass mindestens ein Drittel der Patienten zuvor über akute Brustschmerzen klagen, so dass die Bedeutung von Aufklärungskampagnen über kardiale Symptome des akuten Koronarsyndroms und rechtzeitiges Aufsuchen professioneller Hilfe sicher in ihrer Bedeutung für den plötzlichen Herztod nicht hoch genug eingeschätzt werden können. Aber auch innerklinische Kreislaufstillstände zeigen häufig Vorzeichen; eine frühzeitige Detektion kann die Überlebenschance verbessern (Chan et al. 2010). Allgemein wird daher, dass jede „physiologische Verschlechterung" möglichst frühzeitig erkannt werden soll. Dazu soll jedes Mitglied des Behandlungsteams explizit geschult, ermächtigt und ermuntert werden. Das frühzeitige Hinzuziehen entsprechend geschulter medizinischer Notfallteams, die ggf. neben klassischen Reanimationsteams implementiert werden, kann in solchen Situationen helfen einen innerklinischen Kreislaufstillstand noch abzuwenden. Die Alarmierungsschwelle solcher Teams sollte entsprechend niederschwellig angesetzt werden.

2 Formen des Kreislaufstillstands

Die Formen des Kreislaufstillstandes im EKG werden im Hinblick auf ihre spezifische Therapie in defibrillierbare Formen, zu denen Kammerflimmern und ventrikuläre Tachykardie gehören, und in nicht defibrillierbare Formen eingeteilt, zu denen die pulslose elektrische Aktivität und die Asystolie gehören.

Kammerflimmern ist die häufigste Ursache des plötzlichen Herztodes und im EKG durch einen oszillierenden Erregungsablauf ohne abgrenzbare Kammerkomplexe charakterisiert.

Die **pulslose ventrikuläre Tachykardie** ist durch breite, monoforme Kammerkomplexe (Frequenz > 150/min) ohne einen tastbaren Puls gekennzeichnet und gehört ebenso wie das Kammerflimmern zur Gruppe der Arrhythmien, bei der die Notwendigkeit eines schnellen Defibrillationsversuches besteht.

Die **pulslose elektrische Aktivität** ist eine organisierte elektrische Aktivität des Herzens ohne gleichzeitige mechanische Kontraktion und palpablen Puls.

Bei der **Asystolie** lassen sich weder elektrische noch mechanische Aktivitäten des Herzens nachweisen, was im EKG mit einer Nulllinie korreliert. Diese Nulllinie ist meist leicht wellenförmig. Bei einer völlig geraden Nulllinie sollten unbedingt die Elektroden überprüft werden, da es sich um einen Ableitungsfehler handeln kann.

▶ **Cave** Bei der Ableitung des EKG ist darauf zu achten, dass die Amplitudenverstärkung für die Darstellung der EKG-Kurve auf dem Oszilloskop maximal eingestellt ist, da sonst fälschlich eine Nulllinie sichtbar wird, die als Asystolie fehlinterpretiert werden kann.

3 Diagnose des Kreislaufstillstands

Symptome des akuten Kreislaufstillstands sind ein fehlender Puls, Bewusstlosigkeit sowie Atemstillstand oder Schnappatmung. In mehreren Studien konnte eindrücklich belegt werden, dass selbst professionelle Retter teilweise Schwierigkeiten haben, das Fehlen oder Vorhandensein eines Pulses mit hinreichender Sicherheit festzustellen. Allgemein wird angenommen, dass die Folgen durch Unterlassung einer Reanimation bei tatsächlichem Kreislaufstillstand deutlich kritischer sind als etwaige Schäden nach unnötiger CPR. Entsprechend niederschwellig ist die Indikation zum Beginn der Reanimationsmaßnahmen angesetzt.

Im Rahmen der Leitlinien 2021 wird daher explizit darauf verwiesen, bei allen Patienten, die nicht auf Ansprache reagieren und keine normale Atmung haben, mit einer Reanimation zu beginnen. Schnappatmung wird als Zeichen des Kreislaufstillstandes gewertet. Zu Beginn des Kreislaufstillstandes können noch krampfartige Bewegungen auftreten, reagiert die Person im Anschluss nicht, soll mit CPR begonnen werden.

4 Basismaßnahmen („Basic Life Support", BLS)

Allen anderen vorangestellt und erste empfohlene Maßnahme im Rahmen des BLS beim Erwachsenen ist der initiale Hilferuf. Aufgrund der Häufigkeit kardialer Ereignisse und der hohen statistischen Wahrscheinlichkeit, dass schnellstmöglich ein Defibrillator am Notfallort zur Terminierung eines Kammerflimmerns benötigt wird, empfehlen die Leitlinien die Rettungskette schnellstmöglich und vor Beginn mit den Basismaßnahmen in Gang zu setzen

4.1 Thoraxkompression

Entscheidende medizinische Maßnahme bei jeder CPR ist die „qualitativ hochwertige Herzdruckmassage", weshalb diese hier vorangestellt werden sollen. Bei der CPR wird der Thorax des Patienten mit einer Frequenz von mindestens 100–120/min mindestens 5 cm (jedoch nicht mehr als 6 cm) in der Mitte der Brust (entspricht der unteren Hälfte des Sternums) komprimiert. Durch die intrathorakalen Druckschwankungen und die Kompression des Herzens wird so ein vorwärts gerichteter Blutfluss erzeugt. Um einen besseren venösen Rückstrom zu ermöglichen, muss der Thorax nach jeder Herzdruckmassage vollständig entlastet werden. Der Patient soll schnellstmöglich auf einer festen Unterlage gelagert werden.

Koronardurchblutung
Eine entscheidende hämodynamische Variable zur Wiederherstellung spontaner Herzaktionen ist der koronare Perfusionsdruck. Selbst bei optimaler Reanimationstechnik beträgt das Herzzeitvolumen maximal etwa 30 % des normalen Herzzeitvolumens unter Spontanzirkulation und die Hirndurchblutung höchstens 20 % der normalen Ruhedurchblutung (Delguercio et al. 1965).

4.1.1 Effektivitätskontrolle

Die Effektivitätskontrolle einer erfolgreichen Reanimation ist schwierig. So kann sich eine wirksame CPR in einer Verengung der Pupillen sowie einer besseren Durchblutung der Haut und der Schleimhäute manifestieren. Da der koronare Perfusionsdruck in den meisten Fällen während der CPR nicht gemessen werden kann, kann bei intubierten Patienten die endexspiratorische CO_2-Konzentration als indirekter Indikator der Perfusion während der CPR herangezogen werden. Erfolgreich reanimierte Patienten weisen in der Regel während der CPR eine etwa 3-mal höhere endexspiratorische CO_2-Konzentration (> 10 mmHg) auf, als erfolglos reanimierte Patienten.

Ein plötzlicher Anstieg der endexpiratorischen CO_2-Konzentration kann Hinweis für die Rückkehr des Spontankreislaufs („return of spontaneous circulation"; ROSC) sein (Pokorna et al. 2010).

4.1.2 Komplikationen der externen Herzdruckmassage

Am häufigsten kommt es bei Reanimationen zu Frakturen an Sternum und Rippen, während Organverletzungen von Leber, Milz, Herz oder Lunge und ein Pneumothorax bei richtiger Technik selten sind. Ursachen dieser Verletzungen sind in den meisten Fällen eine zu aggressive Thoraxkompression und ein falsch gewählter Kompressionspunkt.

Oft beginnen Ersthelfer nicht mit Reanimationsmaßnahmen, weil sie Angst haben, bei Patienten ohne Kreislaufstillstand ernsthafte Verletzungen hervorzurufen, auch wenn dies nur sehr selten geschieht.

4.2 Freimachen und Freihalten der Atemwege

Zum Freimachen der Atemwege bei bewusstlosen Patienten wird durch eine Hand auf der Stirn des Patienten dessen Kopf nackenwärts vorsichtig überstreckt und das Kinn mit den Fingerspitzen der anderen Hand angehoben.

Alternativ kann von professionellen Helfern auch der Unterkiefer vorgeschoben werden (Esmarch- Handgriff). Führt auch dies nicht zum gewünschten Erfolg, so muss die Mundhöhle inspiziert und ggf. ausgeräumt (z. B. mit einer Magill-Zange) sowie abgesaugt werden.

Professionelle Helfer können einen Atemstillstand beurteilen durch

- **sehen** (nach Bewegungen des Brustkorbs),
- **hören** (nach Atemgeräuschen),
- **fühlen** (nach einem Luftstrom).

▶ **Cave** Bei Verdacht auf ein Trauma der Halswirbelsäule sollte der Kopf weder überstreckt noch anteflektiert werden (Gefahr der Rückenmarkschädigung)! In diesem Fall sollte nur der Unterkiefer nach vorn geschoben werden, um den Luftweg freizumachen. Es muss aber bedacht werden, dass ein freier Luftweg und die Wiedererlangung der Atmung Priorität vor einer vermuteten Wirbelsäulenverletzung haben.

4.2.1 Fremdkörperaspiration

Ist der Patient bei Bewusstsein, kann bei einer schweren Atemwegsverlegung versucht werden, den Fremdkörper durch bis zu 5 Schläge zwischen die Schulterblätter zu entfernen. Kompressionen des Oberbauchs („Heimlich-Manöver") werden zurückhaltender oder nur im Wechsel mit den Schlägen zwischen die Schulterblätter empfohlen. Ist der Patient bewusstlos, sollte von professionellen Helfern versucht werden, den Fremdkörper mit einer Magill-Zange direkt zu fassen. Kann der Fremdkörper beim bewusstlosen Patienten nicht entfernt werden, soll mit Reanimationsmaßnahmen begonnen werden, da durch Thoraxkompressionen im Vergleich zu Oberbauchkompressionen höhere Atemwegsdrücke erzeugt werden können, die zur Dislokation des Bolus beitragen können.

4.3 Beatmung

4.3.1 Mund-zu-Mund-/Mund-zu-Nase-Beatmung

Stehen keine Hilfsmittel zur Verfügung, ist die Mund-zu-Mund-/-Nase-Beatmung nach wie vor Methode der Wahl beim Kreislaufstillstand.

Mund-zu-Mund-/Mund-zu-Nase-Beatmung
Die 2-malige Beatmung folgt den initialen 30 Thoraxkompressionen, die Inspirationsdauer (Insufflationsdauer) sollte 1 s betragen.

Bei ungeschütztem Atemweg wird über 1 s beatmet. Zeichen einer effektiven Ventilation sind das Heben und Senken des Thorax und das fühlbare Entweichen von Luft aus Mund oder Nase bei der Exspiration. Ist nach der 1. Beatmung keine normale Thoraxbewegung zu erkennen, ist der Mundraum des Patienten zu inspizieren und ggf. dessen Kopfposition zu variieren. Sollte eine Beatmung nicht adäquat möglich sein oder sonstige Gründe gegen eine Mund-zu-Mund/Mund-zu-Nase Beatmung sprechen, wie z. B. Eigenschutz, sollten ausschließlich Thoraxkompressionen durchgeführt werden.

▶ **Cave** Eine Hyperventilation (hohe Beatmungsfrequenz oder zu hohes Tidalvolumen) ist nicht nur unnötig, sondern schädlich, weil dadurch der intrathorakale Druck ansteigt und nachfolgend der venöse Rückstrom zum Herzen und die Koronarperfusion verringert werden. Entsprechend kann die Überlebensrate sinken.

4.3.2 Beatmungsbeutel-Masken-System

Wie bei der Atemspende ohne Hilfsmittel wird hierfür der Kopf überstreckt und die Beatmungsmaske mit dem sog. C- Griff (Daumen und Zeigefinger, beim Rechtshänder in der Regel der linken Hand) fest auf die Mund-Nasen-Partie aufgesetzt und Gas über die Kompression des Beatmungsbeutel in die Lungen der Patienten insuffliert. Außerdem besteht die Möglichkeit, zusätzlich Sauerstoff direkt in den Beatmungsbeutel einzuleiten; hierbei lassen sich inspiratorische O_2-Konzentrationen bis etwa 50 % erzielen, bei Einleitung der O_2-Zufuhr über einen Reservoirbeutel bis zu 80–90 %. Da während eines Atem- und/oder Kreis-laufstillstands die Zufuhr einer möglichst hohen inspiratorischen Sauerstoffkonzentration sinnvoll ist, sollte ein Reservoirbeutel verwendet werden.

▶ **Cave** Der sog. Sellick- Handgriff (Krikoiddruck) während der Atemspende oder Intubation, bei dem durch Ausübung von Druck auf den Ringknorpel der Ösophagus komprimiert und dadurch eine Mageninsufflation verhindert werden soll, wird routinemäßig nicht mehr empfohlen. Die Effektivität des Sellick-Handgriffs ist nie bewiesen worden. Studien an narkotisierten Patienten kamen zu dem Ergebnis, dass durch den Krikoiddruck bei vielen Patienten die Beatmung sogar erschwert wurde und der Ösophagus nicht komprimiert wird, sondern nur nach lateral verschoben wird und dementsprechend offen ist und durchgängig bleibt.

4.3.3 Fehler und Gefahren bei der Beatmung: Magenbeatmung

Die Atemmechanik eines Patienten mit Atem- und/oder Kreislaufstillstand ist durch eine progressive Abnahme der pulmonalen Compliance und des Ösophagusverschlussdrucks charakterisiert.

Das Risiko der Mageninsufflation steigt mit zunehmenden Beatmungsvolumina und hohem inspiratorischem Gasfluss. Bei einem ungeschützten Atemweg führt ein Tidalvolumen von 1 l zu einer signifikant stärkeren Magenblähung als ein Tidalvolumen von 500 ml. Mit jeder Insufflation in den Magen verringert sich durch den nachfolgenden Zwerchfellhochstand die Lungencompliance. Hierdurch nehmen das Tidalvolumen ab und der Anteil des bei der nächsten Insufflation in den Magen applizierten Volumens zu. Es entsteht ein Circulus vitiosus aus sinkenden Tidal- und steigenden Magenvolumina; zudem nimmt die Gefahr von Regurgitation und Aspiration zu. Um den Beatmungsspitzendruck und damit das Risiko einer Magenbeatmung zu senken, kann das Tidalvolumen bei der Maskenbeatmung mit Sauerstoff ($F_IO_2 > 0{,}4$) auf 6–8 ml/kg KG (etwa 500–600 ml) gesenkt werden.

4.4 Automatische Externe Defibrillation

In den letzten Jahren sind an vielen öffentlichen Stellen automatisierte Defibrillatoren (AED) aufgestellt worden, dazu gehören in vielen Krankenhäusern auch periphere Bettenstationen. In solch einem Setting ist es daher immer sinnvoll nach einem solchen Gerät Ausschau zu halten/zu fragen. Der frühzeitige Einsatz kann einen defibrillierbaren Rhythmus gegebenenfalls frühzeitig wieder in einen Sinusrhythmus überführen, was die Überlebenschancen dramatisch erhöhen können. Die individuelle Anwendung ist zumeist auf dem Gerät/den Elektroden graphisch beschrieben und sollte jedem medizinisch erfahrenen Helfer möglich sein. Bis zum Eintreffen des AED werden Thoraxkompressionen durchgeführt, nach Anbringen des AED erfolgt schnellstmöglich eine Rhythmusanalyse durchgeführt und defibrilliert, Danach wird umgehend die Herzdruckmassage fortgesetzt. Eine eingehendere Darstellung der Defibrillation erfolgt in diesem Kapitel unter der Rubrik Advance Life Support (ALS s.u.)

5 Erweiterte Maßnahmen („Advanced Life Support", ALS)

Einen Überblick über die erweiterten Maßnahmen am Erwachsenen gibt Abb. 1. Die Beschreibung der einzelnen Elemente erfolgt im Text.

5.1 Präkordialer Schlag

Der präkordiale Schlag wurde als Erstmaßnahme überhaupt nur dann angewandt, wenn der Eintritt des defibrillierbaren Kreislaufstillstands unmittelbar beobachtet wurde und nicht sofort ein Defibrillator verfügbar war. Ein kurzer, kräftiger Faustschlag aus etwa 20 cm Entfernung auf die untere Hälfte des Sternums vermag unter diesen Voraussetzungen zur Kardioversion eines defibrillierbaren Herzrhythmus führen. Weder die Autoren noch die Leitlinien des Jahres 2021 empfehlen den präkordialen Schlag.

▶ **Cave** Der präkordiale Schlag ist nicht ungefährlich, da er sowohl Bradykardien als auch Kammertachykardien in Kammerflimmern umwandeln kann. Er darf daher nur von medizinischem Personal durchgeführt werden, das in

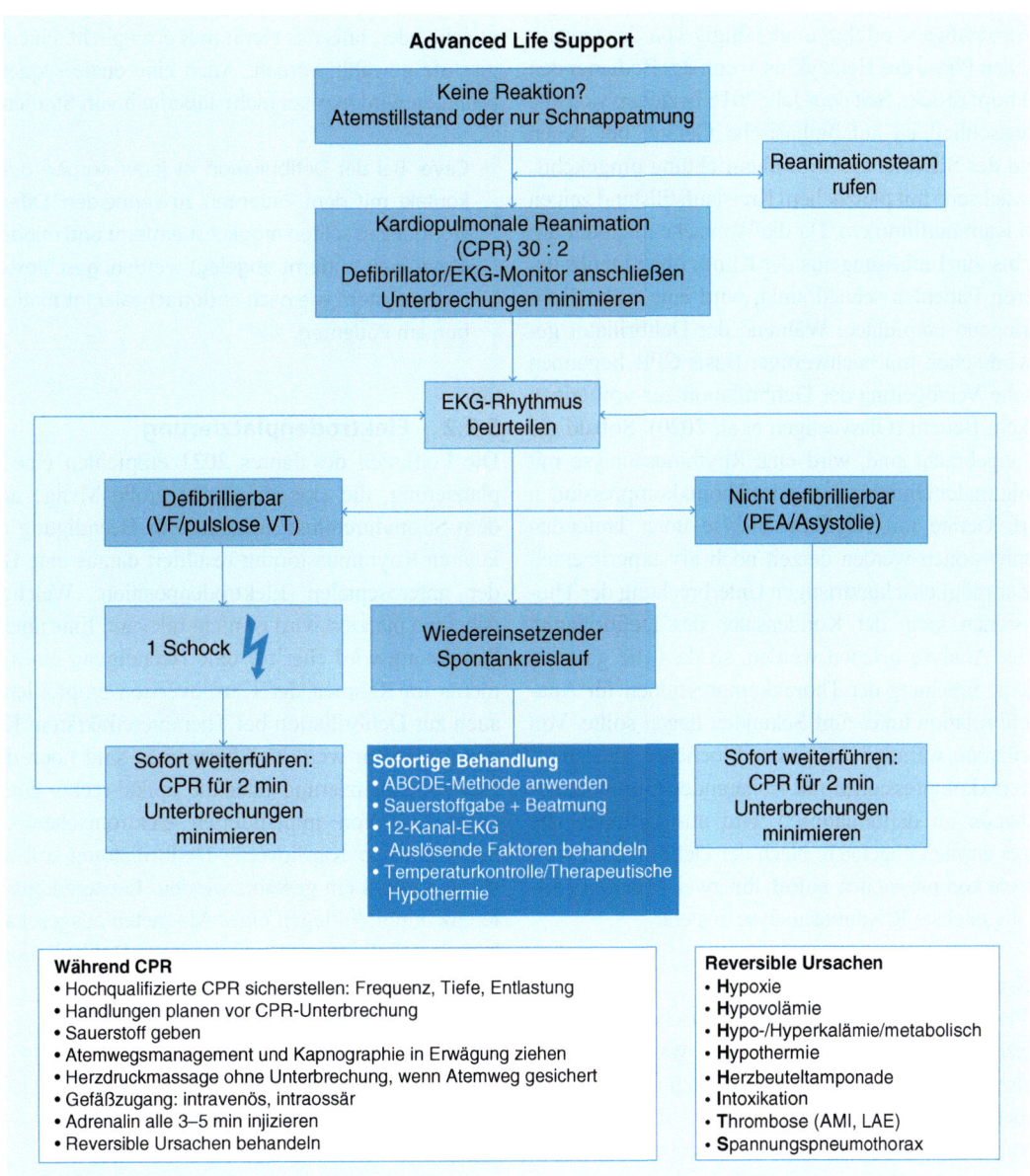

Abb. 1 ALS-Algorithmus beim Erwachsenen. Empfehlungen des European Resuscitation Council (PEA = pulslose elektrische Aktivität, VF = „ventricular fibrillation", VT = „ventricular tachycardia")

dieser Technik ausgebildet ist. Der präkordiale Schlag darf die EKG-Diagnostik und eine eventuelle Defibrillation nicht verzögern.

5.2 Defibrillation

Die Defibrillation soll möglichst viele Myokardzellen („kritische Myokardmasse") gleichzeitig depolarisieren, d. h. eine kurz andauernde Asystolie erzeugen und es damit dem physiologischen Schrittmacherzentrum des Herzens ermöglichen, seine normale Aktivität wieder aufzunehmen. Voraussetzung ist, dass hierfür noch genügend Vorräte an energiereichen Phosphaten im Myokard zur Verfügung stehen. Bei der Defibrillation wird von einem Kondensator ein Stromimpuls abgegeben; die Stromabgabe erfolgt, unab-hängig von der jeweiligen elektrischen Phase des Herzzyklus, wenn der Bediener den Entladungsknopf drückt. Seit dem Jahr 2015 beziehen sich alle Leitlinien ausschließlich auf biphasische Geräte, bei denen sich während des Schocks die Stromflussrichtung umgekehrt.

Viele Erwachsene mit plötzlichem Kreislaufstillstand zeigen im EKG ein Kammerflimmern. Da die Wahrscheinlichkeit des Überlebens bis zur Entlassung aus der Klinik ohne Defibrillation bei diesen Patienten schnell sinkt, wird eine frühe Defibrillation dringend empfohlen. Während der Defibrillator geholt wird, wird schon mit hochwertiger Basis CPR begonnen eine künstliche Verzögerung der Defibrillation zur vorherigen CPR zeigt kein Benefit (Olasveengen et al. 2020). Sobald die Elektroden angebracht sind, wird eine Rhythmusanalyse mit möglichst minimaler Unterbrechung der Thoraxkompressionen durchgeführt. Geräte mit Rhythmusanalyse unter laufenden Thoraxkompressionen werden derzeit noch als experimentell eingestuft. Zur möglichst kurzfristigen Unterbrechung der Thoraxkompressionen kann der Kondensator des Defibrillators schon vor der Analyse geladen werden, so dass die gesamte Pause der Unterbrechung der Thoraxkompressionen für Analyse und Defibrillation unter fünf Sekunden liegen sollte. Von einer Defibrillation während der ununterbrochenen Durchführung der Thoraxkompressionen mit isolierenden Gummihandschuhen („hands on defibrillation") wird aus Gründen des Eigenschutzes explizit abgeraten. Nach der Defibrillation werden die Thoraxkompressionen sofort für zwei Minuten fortgesetzt, bis die nächste Rhythmusanalyse ansteht.

5.2.1 Schockabgabe

Seit den CPR-Leitlinien 2010 wird die „Einschockstrategie" mit biphasischen Defibrillatoren empfohlen, was auch 2021 erneut betont wird. Biphasische Geräte entfalten mit dem Einzelschock bereits ihre maximale Wirkung, und unnötige Schocks verursachen u. a. thermische Schäden am Myokard. Außerdem werden durch weniger Schockabgaben die Phasen ohne Thoraxkompressionen reduziert. Nur bei unmittelbar erfolgter Beobachtung des defibrillierbaren Kreislaufstillstandes am Monitor und sofortiger Verfügbarkeit des Defibrillators beispielsweise im Herzkatheterlabor werden noch Serien bis zu drei hintereinander folgenden Defibrillationen empfohlen.

Energiemenge
Bei geradlinig biphasischen Geräten sollte der erste Schock idealerweise mit einer Ausgangsenergie von mindestens 150 J abgegeben werden. Bei gepulsten biphasischen Geräten soll bei Erwachsenen eine Energiemenge von mindestens 120–150 J gewählt werden. Gerätehersteller sollten die wirksame Energiestufe auf der Vorderseite von biphasischen Geräten angeben. Ist die wirksame Energiestufe nicht bekannt, sollte der erste Schock bei Erwachsenen gemäß der Leitlinien 2021 schon mit der maximalen Energiemenge des Defibrillators durchgeführt werden. Bei refraktärem oder wiederkehrenden Kammerflimmern sollte für alle weiteren Schocks entweder die gleiche oder, falls das Gerät dies ermöglicht, eine höhere Energiestufe gewählt werden. Auch eine duale sequenzielle Defibrillation wird explizit nicht außerhalb von Studien empfohlen.

▶ **Cave** Bei der Defibrillation ist jeder Körper- oder Metallkontakt mit dem Patienten zu vermeiden. Offene Sauerstoffquellen sollten möglichst entfernt und mindestens ein Meter weit entfernt abgelegt werden; geschlossene Beatmungssystem wie nach endotrachealer Intubation verbleiben am Patienten.

5.2.2 Elektrodenplatzierung

Die Leitlinien des Jahres 2021 empfehlen eine Elektrodenplatzierung, die eine möglichst große Menge an Myozyten dem Stromdurchfluss aussetzt. Zur Beendigung einer ventrikulären Rhythmusstörung resultiert daraus eine Bevorzugung der anteroseptalen Elektrodenposition. Welche Elektrode dabei wo platziert wird ist nicht relevant. Eine anteroposteriore Platzierung wird eher für eine Beendigung eines Vorhofflimmerns im Rahmen der Kardioversion empfohlen, kann aber auch zur Defibrillation bei Therapierefraktärem Kammerflimmern erwogen werden. Alternativen sind noch die biaxilläre Elektrodenplatzierung oder die apikal-rechts dorsale Platzierung sein. Von implantierten elektronischen Geräten wie Schrittmacher/ Kardioverter-Defibrillatoren soll ein Mindestabstand von 8 cm gewahrt werden. Letztere können bei Interferenz durch Auflegen eines Magneten ausgeschaltet werden. In jedem Fall ist nach erfolgreicher Defibrillation eine Kontrolle solcher Geräte zwingend.

5.3 Sicherung der Atemwege

Ein Endotrachealtubus bietet einen sicheren Schutz vor Aspiration und ermöglicht neben einer suffizienten Beatmung ohne Unterbrechung der CPR auch das

Absaugen von bereits in die Lunge eingedrungenem Aspirat und stellt somit für den erfahrenen Anwender die bewährteste Atemwegssicherung während der CPR dar.

Die Leitlinien des Jahres 2021 verweisen explizit darauf, dass die endotracheale Intubation nur von im klinischen Notfallatemwegsmanagement sehr erfahrenen Helfern ausgeführt werden soll. Sie beschreiben ein sequenzielles Modell, dass im Wesentlichen die Erfahrung der Helfer berücksichtigen soll. Leider zeigte sich, dass in klinischen Studien der mutmaßliche Benefit der Intubation durch häufige Komplikationen bei der Durchführung verloren gingen. Entsprechend wird die Intubation nur noch Helfern empfohlen, die eine erwartbare Chance haben in zwei Intubationsversuchen mit über 95 % Wahrscheinlichkeit den Tubus in der Trachea zu platzieren. Weniger erfahrenen Helfern wird gleich die Verwendung supraglottischer Atemwegshilfen empfohlen. Sollte auch dazu die Erfahrung fehlen, sollte mittels Maske-Beutel eine Beatmung fortgesetzt werden, bis erfahreneres Personal zur Verfügung steht. Gelingt ein Intubationsversuch nicht ohne längere Unterbrechung der CPR, sollte die Maskenbeatmung auch von Erfahreneren fortgesetzt und ggf. supraglottische Atemwegshilfen als Alternative eingesetzt werden. Es gibt keine gesicherten Erkenntnisse, die die routinemäßige Verwendung eines bestimmten Vorgehens während der Reanimation unterstützen. Jeder Anwender muss die Auswahl der Airway-Management-Strategie individuell den jeweiligen Umständen und seinen eigenen klinischen Erfahrungen anpassen.

Die Verwendung sowohl der direkten als auch der Videolaryngoskopie gemäß lokalem Standard wird empfohlen. Wegen der Gefahr einer versehentlichen Intubation des Ösophagus soll die endotracheale Tubuslage neben der Auskultation (unsicher) zusätzlich durch Kapnographie überprüft werden. Ein niedriges endtidales CO_2 ist allerdings bei der CPR nicht zwangsläufig durch eine Fehlintubation bedingt, sondern kann auch Folge einer vollkommen unzureichenden Lungenperfusion mit entsprechend ausbleibendem Gasaustausch sein. Nach erfolgreich gesichertem Atemweg wird mit einer Frequenz von 10/min ohne Unterbrechung der Thoraxkompressionen beatmet.

5.4 Pharmakotherapie

5.4.1 Zugangswege für die Medikamentenzufuhr

Intravenöser i.v. Zugang
Muss bei einem Patienten mit Kreislaufstillstand ein venöser Zugang geschaffen werden, so wird in der Regel eine Venenverweilkanüle am Handrücken, Unterarm oder in der Ellenbeuge angelegt; auch die V. jugularis externa ist häufig gut zugänglich.

Der beste Gefäßzugang ist die größte Vene, die ohne Unterbrechung der CPR-Maßnahmen punktiert werden kann.

Der periphervenösen Applikation von Medikamenten muss eine Bolusgabe von mindestens 20 ml Flüssigkeit und ein Anheben der betreffenden Extremität für etwa 10–20 s folgen, um das Einschwemmen des Medikamentes in die zentrale Zirkulation sicherzustellen.

▶ **Cave** Die Anlage eines zentralen Venenkatheters, während der CPR wird nicht empfohlen, da hierdurch, auch bei optimaler Beherrschung der Technik, wertvolle Zeit verloren geht und die Thoraxkompression während der Katheterisierung unterbrochen werden muss.

Ein bereits sicher liegender zentraler Venenkatheter sollte hingegen während der CPR in jedem Fall für die Medikamentenzufuhr benutzt werden.

Intraossärer i.o. Zugang
Die i.o.-Infusion ist eine einfache und schnelle Methode, um Notfallmedikamente, Flüssigkeiten und sogar Kontrastmittel zu applizieren. Außerdem ist der intraossäre Zugang komplikationsarm und kann selbst nach minimalem Trainingsaufwand in weniger als 30 s angelegt werden. Wegen der einfachen Handhabung (v. a. durch batteriebetriebene Geräte) hat sich die intraossäre Applikationsmethode v. a. beim Kindernotfall durchgesetzt und ist nun auch als sichere und effektive Methode für Erwachsene validiert.

Zugangswege bei kardiopulmonaler Reanimation
Zugangsweg der 1. Wahl ist der intravenöse Zugang.

Spätestens nach 2 min oder nach 3 fehlgeschlagenen Venenpunktionsversuchen sollte als Weg der 2. Wahl auf die intraossäre Methode zurückgegriffen werden.

Die endotracheale Applikation wird aufgrund stark schwankender und oft zu niedriger Plasmaspiegel der applizierten CPR-Medikamente nicht mehr empfohlen.

5.4.2 Medikamente bei der kardiopulmonalen Reanimation

Sauerstoff
Eine frühestmögliche Beatmung mit hoher O_2-Konzentration, ob über Maske oder Tubus, kann das Ausmaß der Hypoxie während laufender CPR vermindern. Nach Rückkehr eines Spontankreislaufs gibt es Daten, die einen schlechteren Outcome belegt bei Verwendung hoher inspiratorischer

Sauerstoffkonzentrationen gezeigt haben (Kilgannon et al. 2010). Daher sollte, sofern eine zuverlässige Bestimmung der O_2-Konzentration im Körper möglich ist (Pulsoxymetrie oder arterielle Blutgasanalyse), die FiO_2 so angepasst werden, dass eine SaO_2 von 94–98 % erreicht wird.

Adrenalin

Adrenalin wird seit über 100 Jahren bei der CPR verwendet. Erst in den letzten Jahren (u. a. PARAMEDIC2 Studie) konnte aber eine positive Korrelation mit der Langzeitüberlebensrate gezeigt werden (White et al. 2010). Allerdings zeigte sich auch hier keine Verbesserung des neurologischen Outcomes. (3) Hochdosiertes Adrenalin hat in keiner Studie einen Benefit gezeigt. Entsprechend wird Folgendes empfohlen:

Applikation von Adrenalin

Während der CPR wird alle 3–5 min 1 mg Adrenalin injiziert.

Dabei wird bei Kreislaufstillstand mit einem nicht defibrillierbaren Rhythmus 1 mg Adrenalin schnellstmöglich gegeben, sobald ein i.v.- oder i.o.-Zugang geschaffen wurde.

Bei defibrillierbaren Herzrhythmen soll 1 mg Adrenalin nach dem 3. Defibrillationsversuch appliziert werden (dabei erfüllt eine initiale Serie von drei Defibrillationsversuchen (zwei per definitionem frustran) bei beobachtetem Kreislaufstillstand ebenfalls die Indikation zur Adrenalingabe).

Eine hohe Adrenalinapplikation von > 1 mg kann nach Wiederherstellung eines Spontankreislaufs eine myokardiale Ischämie oder ventrikuläre Rhythmusstörungen auslösen. Hat sich ein Spontankreislauf eingestellt und ist weiteres Adrenalin notwendig, muss titriert werden, um einen adäquaten Blutdruck zu erreichen. Dosen von 50–100 µg reichen für die meisten hypotensiven Patienten aus. Generell wird in den Leitlinien zur Stabilisierung dieser Patienten Noradrenalin und Dobutamin erwähnt, eine eingehende Diskussion der Kreislaufstabilisierung des instabilen Patienten mittels differenzierter Katecholamintherapie bleibt in diesem Rahmen anderen Kapiteln dieses Buches überlassen.

Vasopressin

Vasopressin steigerte in tierexperimentellen CPR-Untersuchungen den myokardialen und den zerebralen Blutfluss, das zerebrale Sauerstoffangebot sowie die neurologische Regenerationsrate nach erfolgreicher CPR. In Vergleichen zwischen Vasopressin und Adrenalin konnte sowohl bei innerklinischem als auch bei außerklinischem Kreislaufstillstand kein Überlebensvorteil im Vergleich mit der Standard-Adrenalin-Therapie nachgewiesen werden (Mentzelopoulos et al. 2012). Wenn 20 IU Vasopressin mit 1 mg Adrenalin pro ACLS-Zyklus und einmalig 40 mg Methylprednisolon bei der CPR injiziert wurden, konnte die Klinikentlassung mit guter neurologischer Leistung signifikant gesteigert werden (Mentzelopoulos et al. 2013).

Ab einem bestimmten Zeitpunkt bestimmt wahrscheinlich die bei CPR Beginn vorliegende Ischämie weitaus mehr den Ausgang einer kardialen Reanimation als die Qualität jeglicher ärztlichen Therapie. Benötigt ein CPR-Patient überhaupt einen Vasopressor, spricht dies für eine ausgeprägte Ischämie dieser Patienten was sich in der hohen Mortalität dieser Patienten widerspiegelt (Nolan et al. 2012). Dies macht jedoch Vasopressorstudien sehr schwierig und führt entsprechend häufig nicht zu einem positiven Studienergebnis, wie es für Vasopressin auch gilt. Letztlich empfehlen die europäischen Leitlinien aufgrund des fehlenden Nachweises eines Vorteils die Verwendung von Vasopressin nicht. Nichtsdestotrotz zeigte sich aber auch keine Unterlegenheit von Vasopressin gegenüber Adrenalin. Amerikanisch-pragmatische empfehlen daher die Leitlinien der American Heart Association, einer der bedeutendsten und ältesten Gesellschaft zur Erstellung von CPR Leitlinien, dass bei einer erfolglosen CPR die Applikation von 40 IU Vasopressin erwogen werden kann, wenn mit Adrenalin kein Spontankreislauf erreicht wird (Empfehlungsgrad 2b).

Antiarrhythmika

Die Datenlage für einen Nutzen beim Kreislaufstillstand ist sehr begrenzt. Kein während der CPR verwendetes Antiarrhythmikum wies bei der Erstellung der Leitlinien 2021 eine verbesserte Klinikentlassungsrate gegenüber Placebo auf. Allerdings konnte sowohl mit der Gabe von Amiodaron als auch Lidocain im therapierefraktären Kammerflimmern eine verbesserte Krankenhausaufnahmerate erzielt werden; in der Subgruppe der Patienten mit beobachteten Kreislaufstillstand zeigte sich sogar ein Überlebensvorteil für beide Substanzen. Daher wird der Einsatz von Amiodaron nach 3 erfolglosen Defibrillationen weiter empfohlen. Lidocain kann als Alternative erwogen werden.

Applikation von Antiarrhythmika

nach erfolglosem 3. Defibrillationsversuch, wenn VF/VT weiter bestehen, 300 mg Amiodaron (oder 100 mg Lidocain) i.v./i. o. bei Persistieren (weitere fünf Defibrillationen) oder Wiederauftreten von Kammerflimmern kann ein weiterer Bolus von 150 mg Amiodaron oder 50 mg Lidocain erwogen werden.

Kalzium

Da es keine klinischen Daten gibt, die einen positiven Effekt von Kalzium bei der CPR zeigen, sollte eine Injektion nur bei eindeutiger Indikation erfolgen. Dazu gehört eine Hyperkaliämie, Hypokalzämie oder Überdosis eines Kalziumkanalblockers.

Als Anfangsdosis werden 10 ml 10 %iges Kalziumchlorid gegeben, die, wenn nötig, wiederholt werden kann. Kalzium und Natriumbikarbonat dürfen nicht gleichzeitig infundiert werden, da die Gefahr von Ausfällungen besteht.

Magnesium

Bei ventrikulärer oder supraventrikulärer Tachykardie mit Hypomagnesämie, „torsades de pointes" oder Digoxintoxizität können 2 g Magnesiumlösung 50 % über 1–2 min appliziert werden. Eine Wiederholung ist nach 10–15 min möglich. Der Benefit einer Routineinjektion von Magnesium ist bei der CPR nicht erwiesen.

Atropin
Mehrere neue Studien konnten keinen Vorteil von Atropin bei Kreislaufstillständen zeigen. Es gibt daher keine wissenschaftliche Evidenz für eine Applikation von Atropin im Rahmen der CPR. Bei herztransplantierten Patienten kann sogar eine Asystolie ausgelöst werden.

Natriumbikarbonat
Bei einem Kreislaufstillstand kommt es zu einer kombinierten respiratorischen und metabolischen Azidose. Vorteile durch Pufferung mit Natriumbikarbonat konnten bisher in klinischen Studien nicht gezeigt werden. Daher wird die routinemäßige Infusion von Natriumbikarbonat bei der CPR oder bei Wiedereinsetzen eines Spontankreislaufs, die vor 20 Jahren sicher noch eine weitverbreitete Therapie war, nicht empfohlen; eine Erwähnung in den Leitlinien 2021 erfolgt im Kapitel ALS nicht mehr. Bei lebensbedrohlicher Hyperkaliämie und Kreislaufstillstand mit Hyperkaliämie findet der Einsatz von Natriumbikarbonat in den Unterkapiteln eine entsprechende Erwägung und kann erwogen werden. Bei diesen Indikationen kann Natriumbikarbonat in einer Dosierung von 50 mmol (50 ml einer 8,4 %igen Lösung) intravenös infundiert werden.

Kortikosteroide
Die Gabe von Kortikosteroiden unter Reanimation wird nicht empfohlen.

Thrombolyse
Große Studien zur Thrombolyse bei der CPR konnte keinen Überlebensvorteil dieser Maßnahme zeigen, aber auch keine wesentlichen Komplikationen. Daher wird eine routinemäßige Thrombolyse nicht empfohlen. Bei Verdacht auf eine akute Pulmonalembolie oder einen ST-Streckenhebungsinfarkt mit zu langem Zeitintervall bis zur perkutanen koronaren Intervention (PCI) kann diese Maßnahme erwogen werden. Nach einer Thrombolyse bei CPR mit Pulmonalembolie sollte mindestens 60–90 min weiter reanimiert werden, bevor die Reanimation beendet wird.

Flüssigkeiten
Zur Induktion einer Hypothermie nach einer Reanimation wurde noch vor einigen Jahren größere Mengen kalter Flüssigkeit gegeben, was zu erhöhten Raten an Lungenödemen und Re-Arrests führte. Ohne dass dies letztlich klinisch untersucht wurde, empfehlen die Leitlinien 2021 als Expertenkonsens eine zurückhaltende Flüssigkeitsgabe.

5.5 Koordination der Maßnahmen

Entscheidendes Moment einer erfolgreichen CPR Therapie ist die koordinierte Anwendung und Abstimmung der einzelnen Maßnahmen aufeinander. Auch bei den erweiterten CPR-Maßnahmen (Abb. 1) ist die möglichst ununterbrochene und effiziente Durchführung der Basis- CPR unerlässlich und entscheidende Erfolgsdeterminante. Beim Kreislaufstillstand wird nach der Diagnose sofort mit der Basis-CPR im Verhältnis 30 Thoraxkompressionen zu 2 Beatmungen begonnen. Nach der schnellstmöglichen EKG-Analyse erfolgt, bei einem defibrillationspflichtigen EKG Bild, eine einmalige biphasische Defibrillation. Ohne Abwarten einer EKG-Änderung wird die Basis-CPR fortgesetzt und erst nach 2 min erneut das EKG analysiert. Falls erforderlich, wird dann erneut einmalig defibrilliert; erst nach weiteren 2 min erfolgen, sofern nötig, eine 3. Defibrillation und die Vasopressorinjektion. Sollte ein nicht defibrillationspflichtiges EKG Bild vorliegen, sollte Adrenalin schnellstmöglich appliziert werden, sofern ein geeigneter Zugangsweg etabliert ist. Die EKG-Analysen und ggf. weitere Defibrillationen werden in 2-minütigem Abstand fortgesetzt sowie Adrenalin (1 mg) alle 3–5 min appliziert. Gegebenenfalls kann die Applikation weiterer Medikamente wie z. B. Amiodaron indiziert sein. Die Basis-CPR wird erst eingestellt, wenn ein ausreichender Spontankreislauf wieder hergestellt worden ist.

Intubation und Anlage eines venösen Zugangs sind unverzüglich nach der ersten EKG-Analyse anzustreben, dürfen jedoch die effiziente Basis-CPR nur im geringstmöglichen Umfang beeinträchtigen. Keinesfalls darf z. B. eine schwierige Intubation die Basis-CPR längere Zeit unterbrechen.

> Bei der Durchführung der CPR-Maßnahmen sollten auch immer potenziell therapierbare Ursachen eines Kreislaufstillstandes bedacht werden, die im Algorithmus als **vier Hs und HITS** bezeichnet werden (Abb. 1, rechts unten; Darstellung s.u.).

Point Of Care Ultraschall (POCUS)
Eine zunehmende Bedeutung bei der CPR hat der Point of Care Ultraschall. Zweifelsfrei ist dessen Nutzen zum Beispiel bei der Detektion von z. B. Spannungspneumothoraces oder Herzbeuteltamponaden. Allerdings erfordert dieser eine ausreichende Expertise des Anwenders und ist sehr Untersucherabhängig. Zudem zeigen sich beispielsweise nicht selten eine Überinterpretation der Rechtskardialen Befunde im Sinne einer Überfüllung des rechten Ventrikels schon nach wenigen Minuten CPR, die gegebenenfalls als Folge einer Lungenembolie fehlinterpretiert werden könnte. Zudem erfordert ein transthorakaler Ultraschall eine kurze Unterbrechung der Thoraxkompressionen, so dass die Untersuchung bestenfalls

möglichst parallel zur Rhythmusanalyse erfolgen sollte, um die Unterbrechung der Thoraxkompressionen bestmöglich zu minimieren. Letztlich fehlt dem Verfahren auch noch die Evidenz, so dass es beispielsweise keinesfalls als alleiniges Kriterium zum Abbruch von CPR Bemühungen aufgrund fehlender kardialer Kontraktilität herangezogen werden sollte.

5.6 Reanimation in besonderen Situationen

Dieser Abschnitt stellt ein eigenes ausführliches Kapitel der aktuellen CPR Leitlinien dar. Kernbestandteil sind die oben dargestellten 4 Hs und 4 Hits als potenziell reversible Ursachen einer CPR, die gezielt behandelt werden und daher bedacht werden sollten. Eine komplette Darstellung dieses Abschnittes der CPR Leitlinien sprengt den Rahmen dieses Kapitels. Daher sollen die wichtigsten Punkte hier in engster Anlehnung an die Leitlinien kurz diskutiert werden:

Hypoxie

Allgemeine Maßnahmen sind eine Öffnung des Atemweges und eine adäquate Ventilation, als Basisbestandteil jedweder CPR. In Situationen, in denen von einer Hypoxie als wahrscheinlicher Ursache des Kreislaufstillstandes ausgegangen werden kann, wobei einem Ertrinkungsopfer empfehlen die Leitlinien 2021 eine Vorschaltung von fünf Beatmungen vor Beginn der Thoraxkompressionen, um eine ausreichende pulmonale Oxygenierung zu erzielen.

Hpovolämie

Als Hauptursache werden in den Leitlinien 2021 das Trauma angeführt. Letztlich wird auf einen ausreichenden Flüssigkeitsbolus im Sinne einer Schocktherapie verwiesen.

Hypo/Hyperkaliaämie

Diese Elektrolytstörungen sollen bestmöglich in der Point of Care Analyse nachgewiesen werden. Elektrolytentgleisungen im Sinne einer Hypokaliämie können durch Kaliumgabe ausgeglichen werden (Höchstinfusionsmenge der Präparate und klinischen Bedarf beachten). Im Falle einer Hyperkaliämie empfehlen die Leitlinien ein sequenzielles Vorgehen: Zuerst empfehlen sie zur Verminderung der Wirkung der Hyperkaliämie auf das Herz, 10 ml Kalziumchlorid 10 % i.v. durch schnelle Bolus Injektion zu applizieren. Dies kann wiederholt werden, wenn der Kreislaufstillstand therapierefraktär ist oder länger anhält. Zudem empfehlen sie K+ nach intrazellulär zu verschieben, indem rasch 10 Einheiten lösliches Insulin und 25 g Glukose i.v. appliziert werden. (Blutzuckermonitoring und Gabe einer 10 %igen Glukoseinfusion, um eine Hypoglykämie zu vermeiden.) Durch rasche Gabe von 50 mmol Natriumbikarbonat i.v. (50 ml 8,4 %ige Lösung kann Kalium zudem nach intrazellulär verschoben werden). Bei therapierefraktärem hyperkaliämischen Kreislaufstillstand kann letztlich eine Notfalldialyse unter CPR erwogen werden (ERC 2021).

Hypothermie

Eine akzidentielle Hypothermie ergibt sich häufig schon aus der Auffindesituation; eine Temperaturmessung kann beweisend sein. Präklinischer Wärmeerhalt, Triage, schneller Transport in ein Krankenhaus und Wiedererwärmung werden als „Schlüsselinterventionen" bezeichnet. Die Thoraxkompressions- und Beatmungsrate soll wie bei der Reanimation normothermer Patienten sein. Therapierefraktäres Kammerflimmern (VF) soll nach drei Defibrillationsversuchen erst wieder bei einer Kerntemperatur > 30 °C defibrilliert werden. Bei einer Kerntemperatur < 30 °C soll kein Adrenalin gegeben werden. Bei einer Kerntemperatur > 30 °C sollen die Verabreichungsintervalle für Adrenalin auf 6–10 min verlängert werden. Bei akzidentieller Hypothermie soll, wenn irgend möglich, der Transport in eine Klinik mit extrakorporaler Erwärmungsmöglichkeit durchgeführt werden. Zur Prognoseeinschätzung raten die Leitlinien 2021 von einfacher Orientierung am Kaliumspiegel im Serum ab, sondern empfehlen validierte Score Systeme (HOPE- oder ICE- Score Bradley et al. 2018).

Herzbeuteltamponade

Die Diagnose der Herzbeuteltamponade kann im Point of Care Ultraschall gestellt werden. Eine ultraschallgezielte Perikardiozentese ist unmittelbar durchzuführen.

Intoxikation

Insgesamt handelt es sich um schwierig zu entdeckende Situationen (Umgebungsanamnese) und allgemein eine seltene Ursache für einen Kreislaufstillstand. Es gilt im besonderen Maße Eigenschutz zu beachten. Sollten Antidota zur Verfügung stehen, können sie angewendet werden. Allgemein hilft die frühzeitige Kontaktaufnahme zu den entsprechenden Vergiftungszentralen.

Thrombose (Kardial/Lungenarterienembolie)

Der koronare Verschluss im Sinne eines akuten Koronarsyndroms ist sicher die führende Ursache des Kreislaufstillstandes. Eine kausale Therapie, während der CPR ist letztlich zumindest präklinisch kaum möglich. Bei persistierender Wiederherstellung eines Spontankreislaufes empfehlen die Leitlinien eine umgehende Verlegung in ein Zentrum mit der Option der koronaren Intervention.

Die Lungenarterienembolie kann mittels Thrombolyse kausal therapiert werden. Hinweise können Anamnese (Immobilisation, Malignom, etc.) und ggf. die Situation vor dem Kreislaufstillstand geben. Der Kreislaufstillstand manifestiert sich üblicherweise als PEA. Niedrige endtidale CO_2-Werte (unter 13 mmHg) obwohl per se unspezifisch können ein weiterer Hinweis sein. Die Leitlinien empfehlen: Erwägen Sie eine von qualifiziertem Personal durchgeführte Notfallechokardiographie als zusätzliches Diagnosewerkzeug. Verabreichen Sie Trombolytika bei Kreislaufstillstand, wenn eine Lungenarterienembolie die vermutete Ursache für einen Kreislaufstillstand ist. Wenn Trombolytika verabreicht wurden, sollen Sie die CPR-Versuche mindestens 60–90 min lang fortsetzen, bevor Sie die Wiederbelebungsversuche beenden." Dies dient dem Ziel eine ausreichende Einwirkzeit der Trombolytika auf den Thrombus zu erreichen.

Spannungspneumothorax
Auch hierbei handelt es sich um einen klinischen Verdacht, der mittels Ultraschalles oder Röntgen bestätigt werden kann. Bei begründetem Verdacht muss eine umgehende Entlastung erfolgen.

Schwangerschaft
Jenseits der 20. Schwangerschaftswoche, oder wenn der Uterus vier Zentimeter über dem Bauchnabel zu tasten ist, empfehlen die Leitlinien eine Linksverschiebung des Uterus und ggf. eine Linksseitenlage sofern darunter eine suffiziente CPR durchzuführen ist, um einem aortocavalen Uteruskompressionsyndroms vorzubeugen. Sollte ein sofortiger Spontankreislauf innerhalb von vier Minuten nicht herzustellen sein, wird ein Notfall-Kaiserschnitt mit dem Ziel den Fötus innerhalb von 5min nach dem Kollaps zu entbinden empfohlen (ERC 2021).

5.7 Beendigung der Reanimationsmaßnahmen

Die Diagnose des definitiven Hirntodes kann während der CPR nicht gestellt werden. Die Chancen, doch noch erfolgreich zu reanimieren, sind in der Regel dann gering, wenn auch nach 60 min dauernder CPR eine spontane elektrische Aktivität nicht zu erreichen ist, lediglich eine elektrische Aktivität mit verlangsamten Kammerkomplexen resultiert oder anhaltendes Kammerflimmern mit ständigen Amplitudenverlusten besteht. In diesen Fällen kann – mit bestimmten Einschränkungen – von einem definitiven Herztod ausgegangen werden. Die Vorhersage nicht erfolgreicher CPR-Versuche ist sehr komplex und daher sehr fehleranfällig. Deshalb kann keine allgemein gültige Entscheidungslinie gegeben werden. Das Einstellen der CPR ist eine individuelle Entscheidung des behandelnden Arztes, die aufgrund des initialen EKG-Rhythmus, ggf. der Durchführung von Laien-CPR, Eintreffzeiten der Rettungskräfte, dem Reanimationsverlauf und auch der Berücksichtigung der bisherigen Lebensqualität im Sinne des Patientenwunsches getroffen werden sollte. Ein Transport in die Zielklinik im mitteleuropäischen Notarztsystem ist unter laufender CPR – außer bei unterkühlten Patienten – medizinisch meist sinnlos. Abgesehen von seltenen, speziellen pathologischen Umständen (z. B. Hypothermie, Medikamentenintoxikation) gibt es auch im Krankenhaus keine speziellen Maßnahmen, mit denen ein vor Ort erfolglos reanimierter Patient in der Klinik erfolgreich wiederbelebt werden könnte. Eine rezente ECMO CPR Studie hat dies bestätigt (Suverein et al. 2023)

6 Postreanimationsphase

6.1 Unmittelbare Maßnahmen

In jedem Fall ist nach erfolgreicher Reanimation eine Intensivtherapie notwendig. Die Postreanimationsbehandlung hat einen wesentlichen Einfluss auf das neurologische Langzeitergebnis nach einem Kreislaufstillstand.

Die komplexen pathophysiologischen Vorgänge nach einem Kreislaufstillstand werden als „Post- Cardiac- Arrest- Syndrom" zusammengefasst (Nolan et al. 2008). In der ersten Phase sind Patienten durch Hypotension, Herzrhythmusstörungen und ein vermindertes Herzzeitvolumen gefährdet. Das Ziel muss daher die intensivmedizinische Stabilisierung von Sauerstoffversorgung, Kreislauf und Metabolismus sein. Erste Maßnahmen sind auf der ventilatorischen Seite, sofern noch nicht erfolgt, eine adäquate Sicherung der Atemweg und eine Beatmung mit dem Zeil einer Aufrechterhaltung der spO2 von 94–98 %, und einer Normokapnie. Bezüglich der Kreislaufsituation muss, sofern noch nicht erfolgt, ein sicherer intravenöser Zugang etabliert werden; die Anlage einer arteriellen Kanüle ist zu empfehlen. Ein adäquater mittlerer arterieller Druck beträgt über 65 mmHg. Möglichst schnell ist außerdem ein 12 Kanal EKG zu schreiben, um die Patienten bei einer ST Hebung schnellstmöglich einer koronaren Intervention zuzuführen. Auch bei fehlender ST Hebung aber klinischem Verdacht auf eine koronare Genese des Kreislaufstillstandes ist eine solche Untersuchung zu überlegen. Eine Sedierung in den ersten 24 h nach einer CPR ist zwar nicht evidenzbasiert, bei der Durchführung einer therapeutischen Hypothermie jedoch zwingend notwendig. Diese sollte mit möglichst kurzwirksamen Substanzen durchgeführt werden, um rasch keinen Sedativa Überhang mehr zu haben. Insbesondere sollte die Sedierung bei der therapeutischen Hypothermie ausreichend tief sein, um Kältezittern zu unterdrücken. In therapierefraktären Situationen können dazu auch Muskelrelaxanzien erwogen werden. Kommt es in der Postreanimationsphase zu Krampfanfällen, sind diese effektiv und nachhaltig zu therapieren; Levetiracetam oder Natriumvalproat werden als Mittel der ersten Wahl empfohlen. Eine EEG-Kontrolle wird bei Krampfanfällen frühzeitig empfohlen. Der Blutzuckerspiegel sollte bei Patienten nach wiederhergestelltem Kreislauf auf Werte ≤ 10 mmol/l eingestellt werden, wobei Hypoglykämien zu verhindern sind (Padkin 2009). Zudem werden eine

Stressulcus-Prophylaxe und eine Thromboseprophylaxe empfohlen. Eine generelle Antibiotikaprophylaxe wird nicht empfohlen.

6.2 Target Temperature Management oder therapeutische Hypothermie

Der Einsatz des Target Temperature Management zur Neuroprotektion hat sich nach erfolgreicher CPR seit den frühen 2000er-Jahren zu einem Standardverfahren entwickelt (Zeiner et al. 2000). So führt die strenge Kontrolle oder sogar Reduktion der Körpertemperatur über eine generelle Verlangsamung des Stoffwechsels der Hirnzellen nicht nur zu einer Herabsetzung des Glukose- und Sauerstoffverbrauchs, sondern auch zu einer verminderten Bildung freier Radikale. Außerdem hemmt eine milde Hypothermie direkt die Aktivität apoptoseinduzierender Proteasen (Caspasen) und stabilisiert die Mitochondrienfunktion.

Die Patienten sollten gemäß den Leitlinien unabhängig von dem initialen EKG Bild für mindestens 24 h auf eine konstante Körpertemperatur von 32–36 °C gehalten werden. Ein Nachweis der Überlegenheit einer milden therapeutischen Hypothermie konnte im Rahmen der in diesem Zusammenhang bekanntesten TTM Studie nicht erbracht werden (Nielsen et al. 2013). Ein Fieber ist für mindestens 72 h nach erfolgreicher CPR zu vermeiden; die Wiedererwärmung sollte langsam erfolgen. Aufgrund fehlender evidenzbasierter Daten können bei therapeutischer Hypothermie 0,25–0,5 °C Erwärmung pro Stunde angesetzt werden; überschießende Temperatursteigerungen sind in jedem Fall zu vermeiden. Im Rahmen der Leitlinien 2015 ist eine deutliche Tendenz zu einem 36 Grad Ziel festzustellen, wobei es dabei in einer Registerstudie sogar zu einem fraglichen Anstieg der Mortalität gekommen sein soll. Letztlich ist die optimale TTM Temperatur auch nach 20 Jahren weiter nicht eindeutig bestimmt und Gegenstand weiterer aktueller Studien (Dankiewicz et al. 2019).

Zur Aufrechterhaltung der Körpertemperatur können verschiedene Maßnahmen wie externe Kühlung, Einsatz entsprechender Kühlkatheter oder sogar extrakorporale Kühlverfahren zum Einsatz kommen. Die Infusion größerer Mengen kalter Infusionslösungen wird aufgrund erhöhter Rate von Lungenödemen nicht mehr empfohlen (Kim et al. 2014).

Der Einsatz von therapeutischer Hypothermie kann mit Komplikationen verbunden sein, deren Ausmaß vom Grad der Hypothermie und der klinischen Überwachung der Patienten abhängt. So kann es zu Shivering mit gesteigertem Metabolismus, erhöhtem systemischem Gefäßwiderstand, Arrhythmien, Elektrolytstörungen, vermehrter Diurese, gestörter Insulinregulation, Störungen der Blutgerinnung und erhöhten Infektionsraten kommen. Eine intensivmedizinische Überwachung mit strikter Kontrolle des Wasser- und Elektrolythaushaltes sowie des Blutzuckerspiegels sollte durchgeführt werden.

6.3 Prognosestellung nach CPR

Einer besonders sorgfältigen Abwägung obliegt die neurologische Prognosestellung nach initial erfolgreicher CPR, sofern die Patienten nicht selbstständig erwachen. Jede Fehldiagnose in einem solchen Setting mit der Folge einer Therapiezieländerung hätte katastrophale Folgen. Allein eine falsch pessimistische Prognose könnte die Gefahr einer „selbsterfüllenden Prophezeihungsverzerrung" nach sich ziehen. Im Sinne einer möglichst hohen Spezifität steht daher die zeitliche Rückstellung der entsprechenden Diagnostik: so soll nach therapeutischer Hypothermie frühestens nach 72 Stunden und definitivem Ausschluss eines Sedativaüberhangs eine Evaluation erfolgen. Allgemein ungünstige Prognosefaktoren in dieser Phase sind sofern mindestens zwei davon auftreten: fehlende Pupillen- oder Kornealreflexe, beidseitig fehlende N20 Welle in somatisch evozierten Potentialen, hochgradig malignes EEG bei > 24 h, NSE > 60 myg/l bei 48 oder 72 Stunden, ein Status Myoklonus oder diffuse und ausgedehnte anoxische Schädigungen im CT/MRT des Gehirns. Letztlich handelt es sich bei der Prognosestellung um ein multimodales Vorgehen im Rahmen einer intensivneurologischen Beurteilung und gehört in entsprechend fachärztlich versierte Hände. Bei vorhandenem Rehabilitationspotential ist dies durch Initiierung der entsprechenden Rehabilitationsmaßnahmen zu forcieren.

6.4 Koordination der intensivmedizinischen Maßnahmen

Die oben dargestellte komplexe intensivmedizinische Behandlung stellt die aufnehmenden Kliniken vor einen hohen organisatorischen Aufwand. Entsprechend erscheint es plausibel, dass eine solche Therapie in entsprechend leistungsfähige Kliniken gehört. Ein Konzept, die Versorgung dieser Patienten auf einem bestmöglichen Niveau zu sichern, ist die Etablierung sogenannter „Cardiac Arrest Center". Als Mindestanforderung müssen sie neben anderen über ein rund um die Uhr verfügbares Herzkatheterlabor, eine Notaufnahme, eine Intensivstation und bildgebende Verfahren wie Echokardiografie, CT und MRT verfügen. In diesem Zusammenhang geben die Leitlinien 2021 eine schwache Empfehlung aus, erwachsene Patienten in einem solchen Zentrum zu behandeln.

7 Zukunft

Seit der Wiederentdeckung der CPR Anfang der 1950er-Jahre sind mit extrem hohem Aufwand, verschiedene Medikamente, Kompressionstechniken und andere Reanimationsstrategien untersucht worden. Man muss aber anmerken, dass die heutigen Leitlinien nicht sehr stark von den Vorschlägen zur Optimierung der CPR abweichen, die Peter Safar in den 1950er-Jahren erstellt hat (Safar 1989).

Die Enttäuschungen über mangelnde Effizienz neuer CPR-Strategien konnten in vielen klinischen Studien gezeigt werden, wenn man als Zielgröße die Krankenhausentlassungsrate zugrunde legt. Die diesem Phänomen zugrunde liegenden Mechanismen sind wahrscheinlich eine Kombination aus einer letztendlich sekundär nicht zu überlebenden vorbestehenden Ischämiedauer und einer mangelhaften CPR-Qualität sein. In einer US-Studie hatten Überlebende eines Kreislaufstillstands eine vergleichbare Lebenserwartung wie nicht reanimierte, alters- und morbiditätsgematchte Patienten, was eine prinzipiell gute Prognose nach einer CPR bestätigt. Entscheidend waren aber hier die Details der CPR-Strategie: Nur ca. 1/4 der überlebenden CPR-Patienten benötigte eine Injektion von Adrenalin; alle anderen Patienten bekamen bereits bei der Durchführung der Basis-CPR-Maßnahmen wie Thoraxkompressionen und Beatmung einen Spontankreislauf. Dies deutet darauf hin, dass die „besten" CPR-Patienten sehr schnell einen Spontankreislauf wiedererlangen. Benötigt ein Patient einen Vasopressor, so ist die Prognose wahrscheinlich deutlich schlechter (Nolan et al. 2012).

In den letzten 15 Jahren wurden spezielle technische Hilfsmittel (weiter)entwickelt, die eine qualitativ hochwertig CPR garantieren und damit die Hämodynamik sowie das Outcome der Patienten verbessern sollten. Letztlich konnte keine Überlegenheit dieser automatisierten CPR Geräte gezeigt werden, so dass auch in den Leitlinien 2021 ihre Verwendung nur in ausgesuchten Situationen wie beispielsweise bei unzureichenden Zugangsmöglichkeiten zu den Patienten empfohlen werden. Anwendungsgebiete solcher Geräte könnten zudem die innerklinische CPR während der PCI, CT-Untersuchungen sein. Ebenso könnten sie präklinisch z. B. eine adäquate CPR während des Transports im Rettungswagen sicherstellen.

Eine derzeit intensiv propagierte Strategie mit möglichem Zukunftspotenzial ist die Etablierung einer extrakorporalen Kreislaufunterstützung (eCPR) mittels entsprechender venös-arterieller Pumpensysteme. Die Leitlinien empfehlen diese jedoch bei letztlich mangelnder Evidenz nur zur Verwendung bei ausgesuchten Patienten und in besonderen Situationen (z. B. hypothermer Arrest), wenn herkömmliche ALS Maßnahmen fehlschlagen. Hier wird die Zukunft zeigen, ob angesichts des beträchtlichen logistischen Aufwandes die eCPR eine breitere Verwendung finden wird.

Literatur

Bradley SM, Liu W, McNally B et al (2018) Temporal trends in the use of therapeutic hypothermia for out-of-hospital cardiac arrest. JAMA Netw Open 1(7):e184511. h

Chan PS, Jain R, Nallmothu BK et al (2010) Rapid response teams: a systematic review and meta-analysis. Arch Intern Med 170:18–26

Dankiewicz J, Cronberg T, Lilja G et al (2019) Targeted hypothermia versus targeted Normthermia after out-of-hospital cardiac arrest (TTM2): a randomized clinical trial-rationale and design. Am Heart J 217:23–31

Delguercio LR, Feins NR, Cohn JD et al (1965) Comparison of blood flow during external and internal cardiac massage in man. Circ 31(Suppl 1):171–180

ERC (2021) Reanimationsleitlinien. Notfall Rettungsmed 24:271–773

Kilgannon JH, Jones AE, Shapiro NI et al (2010) Association between arterial hyperoxia following resuscitation from cardiac arrest and in-hospital mortality. JAMA 303:2165–2171

Kim F, Nichol G, Maynard C et al (2014) Effect of prehospital induction of mild hypothermia on survival and neurological status among adults with cardiac arrest: a randomized clinical trial. JAMA 3311:45–52

Mentzelopoulos SD, Zakynthinos SG, Siempos I et al (2012) Vasopressin for cardiac arrest: meta-analysis of randomized controlled trials. Resuscitation 83:32–39

Mentzelopoulos SD, Malachias S, Chamos C, Konstantopoulos D, Ntaidou T, Papastylianou A, Kolliantzaki I, Theodoridi M, Ischaki H, Makris D, Zakynthinos E, Zintzaras E, Sourlas S, Aloizos S, Zakynthinos SG (2013) Vasopressin, steroids, and epinephrine and neurologically favorable survival after in-hospital cardiac arrest: a randomized clinical trial. JAMA 310(3):270–279

Nielsen N, Wetterslev J, Cronberg T et al (2013) Targeted temperature management at 33°C versus 36°C after cardiac arrest. N Engl J Med 369:2197–2206

Nolan JP, Neumar RW, Adrie C et al (2008) Post-cardiac arrest syndrome: epidemiology, pathophysiology, treatment, and prognostication. A scientific statement from the International Liaison Committee on Resuscitation; the American Heart Association Emergency Cardiovascular Care Committee; the Council on Cardiovascular Surgery and Anesthesia; the Council on Cardiopulmonary, Perioperative, and Critical Care; the Council on Clinical Cardiology; the Council on Stroke. Resuscitation 79:350–379

Nolan JP, Soar J, Wenzel V, Paal P (2012) Cardiopulmonary resuscitation and management of cardiac arrest. Nat Rev Cardiol 9(9):499–511

Nolan JP et al (2020) Executive Summary: 2020 International consensus on Cardiopulmonary Resuscitation and Emergency Cardiovascular Care science with treatment recommendations. Circulation 142 (16_suppl_1):S2–S27

Olasveengen TM, Mancini ME, Perkins GD et al (2020) Adult basic life support: 2020 international consensus on cardiopulmonary resuscitation and emergency cardiovascular care science with treatment recommendations. Circulation 142:S41–S91

Padkin A (2009) Glucose control after cardiac arrest. Resuscitation 80:611–612

Pokorna M, Necas E, Kratochvil J et al (2010) A sudden increase in partial pressure end-tidal carbon dioxide (PETCO2) at the moment of return of spontaneous circulation. J Emerg Med 38:614–621

Safar P (1989) History of cardiopulmonary-cerebral resuscitation. In: Kaye WBN (Hrsg) Cardiopulmonary resuscitation. Churchill Livingston, New York, S 1–53

Suverein MM et al (2023) Extracorporeal CPR for cardiac arrest. N Engl J Med 388:299–309

White L, Rogers J, Bloomingdale M et al (2010) Dispatcher-assisted cardiopulmonary resuscitation: risks for patients not in cardiac arrest. Circulation 121:91–97

Zeiner A, Holzer M, Sterz F et al (2000) Mild resuscitative hypothermia to improve neurological outcome after cardiac arrest. A clinical feasibility trials. Hypothermia after Cardiac Arrest (HACA) Study Group. Stroke 31:86–94

Teil IV

Prinzipien der Therapie

Pharmakodynamik und Pharmakokinetik beim Intensivpatienten, Interaktionen

34

Julia Langgartner

Inhalt

1   Allgemeine Grundlagen 589
1.1 Pharmakodynamik 589
1.2 Pharmakokinetische Grundbegriffe 591

2   Besondere klinische Situationen 595
2.1 Patienten mit Niereninsuffizienz und Nierenersatztherapie 595
2.2 Patienten mit Leberinsuffizienz 599
2.3 Patienten mit Adipositas 600
2.4 Alte Patienten 602
2.5 Säuglinge und Kinder 602

3   Interaktionen 603
3.1 Pharmakodynamische Interaktionen 603
3.2 Pharmakokinetische Interaktionen 603
3.3 Pharmazeutische Interaktionen 604

4   Fazit 604

Literatur 605

1 Allgemeine Grundlagen

1.1 Pharmakodynamik

Die Pharmakodynamik beschreibt die Einflüsse eines Pharmakons auf den Organismus, befasst sich also mit der Art und Weise seiner biologischen Wirkungen. Sie beinhaltet Überlegungen zu Wirkungsmechanismen, Rezeptortheorien, Dosis-Wirkungs-Beziehungen und Nebenwirkungen.

1.1.1 Wirkungsmechanismen

Pharmaka sind in der Lage, sowohl **spezifische Wirkungen**, die über Rezeptoren vermittelt werden, als auch **unspezifische Wirkungen**, die meist von den physikalischen Eigenschaften der Substanz abhängig und nicht rezeptorabhängig sind, zu vermitteln. Zur Auslösung spezifischer Wirkungen sind, anders als bei den unspezifischen Wirkungen, nur relativ niedrige Dosen bzw. Konzentrationen des Pharmakons notwendig, und es gibt einen genau definierbaren Angriffsort. Sowohl die spezifische als auch die unspezifische Bindung eines Wirkstoffes führt zu charakteristischen Veränderungen auf subzellulärer und molekularer Ebene, die zu wenigen grundlegenden Reaktionsmustern zusammengefasst werden können.

Grundlegende Wirkmechanismen von Pharmaka
- Wechselwirkung mit Rezeptoren (Stimulation, Blockade)
- Beeinflussung von spannungsabhängigen Ionenkanälen (Öffnung, Blockade)
- Interaktion mit membranständigen Transportsystemen
- Beeinflussung der Enzymaktivität (Aktivierung, Hemmung)
- Veränderung der Biosynthese (z. B. in Mikroorganismen)

1.1.2 Rezeptortheorie

Rezeptoren bzw. Rezeptorproteine sind komplexe Moleküle mit der Möglichkeit der selektiven Anlagerung von Substanzen, den sog. Liganden. Auf diese Weise ist gemäß dem

J. Langgartner (✉)
Medizinische Klinik II, Klinikum Landshut, Landshut, Deutschland
E-Mail: julia.langgartner@ukr.de

Schlüssel-Schloss-Prinzip eine Wechselwirkung zwischen Ligand und Rezeptor möglich. Die Bindung aktiver Liganden führt zu einer Konformationsänderung des Rezeptors, wodurch über die Änderung des Funktionszustandes des Rezeptors die Zellfunktion beeinflusst wird.

Überwiegend findet man Rezeptoren in der äußeren Zellmembran, wenige befinden sich auch intrazellulär. Die wichtigsten membranständigen Rezeptorsysteme sind die **Ionenkanalrezeptoren** und die **G-Protein-gekoppelten Rezeptoren**. Es existieren unterschiedliche Ionenkanäle mit weitgehender selektiver Permeabilität für Natrium-, Kalium-, Kalzium- und Chloridionen. Neben der rezeptorabhängigen Aktivierung ist die Beeinflussung über eine Veränderung des Membranpotenzials möglich. Hier setzen ebenfalls Arzneistoffe an. Tab. 1 zeigt Beispiele für an Ionenkanälen angreifende Pharmaka.

Guanylnukleotid-bindende Proteine (G-Proteine) befinden sich an der Innenseite der Plasmamembran und steuern die Aktivität enzymatisch wirkender Effektorproteine, wie z. B. der Adenylatcyclase oder Guanylatcyclase. Durch die Wirkung der Effektorproteine entsteht ein intrazellulärer Botenstoff („second messenger"). Dieser beeinflusst benachbarte Ionenkanäle oder intrazelluläre Proteine.

1.1.3 Dosis-Wirkungs-Beziehungen

Neben der qualitativen Wirkung eines Pharmakons interessiert auch dessen quantitative Wirkung in Bezug auf Haupt- und Nebenwirkungen. Die Beschreibung der Wirksamkeit eines Pharmakons im Organismus erfolgt mit Hilfe der in der Box erklärten Begriffe.

> **Begriffserklärungen**
> *Intrinsische Aktivität*
> Fähigkeit eines Pharmakons, einen biologischen Effekt zu induzieren. Sie ist ein Maß für die maximal mögliche Wirkung einer Substanz. Pharmaka mit der gleichen intrinsischen Aktivität weisen die gleichen auslösbaren Maximaleffekte auf, sind also äquieffektiv. Zwei Substanzen sind aber nur dann auch äquipotent, wenn zur Erreichung der gleichen Wirkungsstärke auch die gleiche Dosis benötigt wird.
>
> *Affinität*
> Menge einer Substanz, die verabreicht werden muss, um eine definierte Wirkung zu erzielen. Sie ist somit ein Maß für die Dosis. Affinität und Spezifität eines Liganden sind umso höher, je genauer dieser auf eine Rezeptorbindungsstelle passt.

Dosis-Wirkungs-Kurven
Darstellung der Abhängigkeit der Wirkung einer Substanz von seiner Dosis bzw. Konzentration. Die Beziehung zwischen der verabreichten Dosis und dem ausgelösten biologischen Effekt ist in der Regel nicht linear (Abb. 1). So führt eine Verdoppelung der Dosis nicht zu einer Verdoppelung der Wirkung. Bei der Interpretation dieser Kurven können die folgenden Größen ermittelt werden:

- **Schwellendosis**: Kleinste Dosis, bei der ein Effekt eintritt. Sie ist ein Maß für die Affinität.
- **Maximaleffekt**: Maß für die intrinsische Aktivität.
- **Anstiegssteilheit** der Kurve: Maß für den Dosisbereich zwischen Wirkungseintritt und Maximum.
- **effektive Dosis (ED_{50})**: Dosis, mit der bei 50 % der Probanden der spezifische Effekt einer Substanz erzielt werden kann.
- **ED_{95}**: Dosis, die erforderlich ist, um 95 % der möglichen Wirkung (= **submaximaler Effekt**) zu erreichen.

Tab. 1 An Ionenkanälen angreifende Pharmaka

Pharmakongruppe	Beispiel	Kanaltyp	Wirkung
Ca-Antagonisten	Verapamil Diltiazem Nifedipin	Ca^{2+}-Kanal	Hemmung
If-Kanal-Blocker	Ivabradin	Funny-Ionen-Kanäle	Blockade
Benzodiazepine	Diazepam Flunitrazepam	GABA-aktivierte Cl^--Kanäle	Stimulation
Antiarrhythmika	Lidocain Procainamid Chinidin	Na^+-Kanäle	Blockade
Muskelrelaxanzien	Pancuronium Tubocurarin	Ach-aktivierte K^+-Kanäle und inaktivierte Ca^{2+}-Kanäle	Blockade
Diuretika	Amilorid Triamteren	Epitheliale Na^+-Kanäle	Blockade

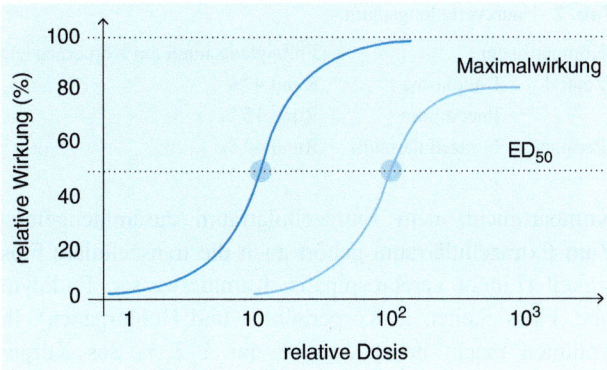

Abb. 1 Beispiel für eine Dosis-Wirkungs-Kurve

> **Therapeutische Breite**
> Maß für die Sicherheit hinsichtlich toxischer Wirkungen bei einer regelrechten Anwendung eines Pharmakons. Sie ist definiert als LD50/ED50, wobei die LD50 der Dosis entspricht, die bei 50 % der Versuchstiere einen letalen Effekt hervorruft. Je höher die therapeutische Breite ist, desto sicherer ist das Medikament in der Anwendung.

1.1.4 Synergismus

Bei gleichzeitiger Gabe zweier oder auch mehrerer Arzneimittel kann es zu einer Wirkungsverstärkung kommen. Dabei können sich die Medikamente in ihrer Wirkung **addieren**, sodass der Gesamteffekt gleich der Summe der Einzeleffekte ist. Von einer **Potenzierung** spricht man, wenn der Gesamteffekt größer ist als die Summe der Einzeleffekte. Zu einer wirklichen Potenzierung kann es nur dann kommen, wenn die Wirkstoffe verschiedene Angriffsorte aufweisen. Dieser Effekt wird z. B. ganz bewusst bei der Kombination von β-Laktamantibiotika (Angriffsort: Zellwand) mit einem Aminoglykosid (Angriffsort: Proteinsynthese) ausgenutzt.

1.1.5 Gewöhnung

Bei wiederholter Zufuhr einer Substanz kann es dazu kommen, dass die Dosis gesteigert werden muss, um die gleiche Wirkung wie bei der ersten Gabe zu erzielen. Der Grund für die Gewöhnung kann in pharmakodynamischen, pharmakokinetischen oder physiologischen Mechanismen liegen. Typischerweise kommt es gerade bei der Therapie mit indirekten Mimetika, die Agonisten aus präsynaptischen Speichern freisetzen, zur **Tachyphylaxie**. Sie bezeichnet eine Gewöhnung, die sehr rasch einsetzt. Grund für den Wirkungsverlust bei wiederholter Gabe ist die Entleerung der Speichervorräte. Ein Beispiel für einen pharmakokinetischen Effekt ist die **Enzyminduktion**, z. B. des Cytochrom-P_{450}-Systems in der Leber. So kann es nach wiederholter Gabe oder bei kontinuierlicher Gabe von Substanzen, die eine Enzyminduktion bewirken, nach wenigen Tagen nicht nur zu einem vermehrten Abbau der Substanz selbst, sondern auch aller über das induzierte Enzymsystem metabolisierten Pharmaka kommen.

Durch **physiologische Gegenregulation** kann ebenfalls eine Gewöhnung eintreten. Hierunter fallen die autonomen Reflexe und die humoralen Regulationssysteme. Pharmakodynamische und pharmakokinetische Parameter bleiben dabei unverändert. Beispiele hierfür sind die Kreislaufregulation oder das Renin-Angiotensin-Aldosteron-System.

1.2 Pharmakokinetische Grundbegriffe

Die Pharmakokinetik beschreibt den Weg des Pharmakons und dessen zeitliche Abfolge durch den Organismus. Die Vorgänge der **Resorption, Verteilung** und **Elimination** werden durch sie beschrieben.

Der zeitliche Verlauf der Arzneimittelwirkung ist vom Aufnahmeort, der Geschwindigkeit der Zufuhr, von der Verteilung im Körper und von der Elimination abhängig. Eine Vielzahl an Faktoren, von denen längst nicht alle bekannt sind, beeinflusst diese Vorgänge.

1.2.1 Resorption

In der Intensivmedizin werden Arzneimittel überwiegend **intravenös** verabreicht. Hier ist die Anflutungs- bzw. Verteilungsgeschwindigkeit des Pharmakons im Vergleich zu anderen systemischen Applikationsarten am höchsten. Die Bioverfügbarkeit parenteral zugeführter Substanzen ist grundsätzlich höher als bei oraler Applikation, da sie keinem First-pass-Effekt in der Leber unterliegen. Ein Vorteil der intravenösen Gabe gerade beim Intensivpatienten ist, dass hier die Bioverfügbarkeit unabhängig von der Durchblutung in den Resorptionsorganen ist.

Die Resorption der meisten **oral** verabreichten Medikamente erfolgt im oberen Dünndarm (Ausnahme: Vitamin B_{12}, Gallensäuren mit Resorption im Ileum). Die Resorptionsgeschwindigkeit und Resorptionsquote einer Substanz sind von der pharmazeutischen Zubereitung (Tablette, Dragée, Kapsel, Saft, Tropfen), dem Magen-Darm-Inhalt, den physikochemischen Eigenschaften der Substanz, dem Funktionszustand des Resorptionsorgans und dem Ausmaß der intramukosalen Metabolisierung abhängig.

Nach Resorption des Pharmakons gelangt es in den Pfortaderkreislauf und die Leber. Hier kann ein Teil der Substanz abgefangen, metabolisiert oder eliminiert werden (hepatischer First-pass-Effekt). Bei der nachfolgenden Passage der

Lunge kann ebenfalls noch ein Teil des Pharmakons abgefangen werden (pulmonaler First-pass-Effekt). Somit steht erst der Teil, der den großen Kreislauf erreicht, für die Wirkung zur Verfügung.

Das Ausmaß der Verfügbarkeit des Wirkstoffes am Wirkort bzw. Plasma bezogen auf die verabreichte Dosis wird durch den Begriff **Bioverfügbarkeit** beschrieben. Bei intravenöser Gabe wird die Bioverfügbarkeit definitionsgemäß gleich 100 % gesetzt. Die intravenöse Bioverfügbarkeit dient als Referenz für die Ermittlung der Bioverfügbarkeit anderer Darreichungsformen der Substanz. Die im Organismus bioverfügbare Substanzmenge kann durch die Fläche unter der Konzentrations-Zeit-Kurve dargestellt werden. Sie wird „**area under the curve**" **(AUC)** genannt und kann über das Flächenintegral oder Näherungsverfahren berechnet werden.

Neben diesen Applikationswegen stehen noch andere Wege (transrektale, transdermale, intramuskuläre, subkutane, sublinguale oder inhalative Applikation) zur Verfügung.

1.2.2 Verteilung und Verteilungsräume

Für die Verteilung des Pharmakons ist das Blutplasma verantwortlich. Man bezeichnet es deshalb als zentrales Kompartiment, von dem aus die Substanzen in periphere Kompartimente (Interstitium und Intrazellulärraum) gelangen. Daneben gibt es noch spezielle periphere Kompartimente wie den Liquor, das Kammerwasser des Auges oder die Endolymphe des Innenohrs. Diese speziellen Verteilungsräume sind aber durch besondere Barrieren, wie die Blut-Hirn-Schranke, abgegrenzt und nur erschwert zu erreichen.

Gegenüber den peripheren Verteilungsräumen ist das Plasma als zentrales Kompartiment sehr klein. Im einfachsten Fall steht die gemessene Plasmakonzentration des Wirkstoffes in direkter Beziehung zur verabreichten Wirkstoffmenge. Wenn die verabreichte Substanz aus dem Plasma nicht in andere Kompartimente umverteilt wird und ungebunden ist, entspricht das Plasmavolumen dem Verteilungsvolumen der Substanz (V_d). Die meisten Substanzen werden aber vom Plasma in periphere Räume umverteilt und binden sich an andere Gewebe.

Nur wenige Pharmaka verteilen sich ausschließlich im Plasma. Hierbei handelt es sich um Makromoleküle (> 70.000 D). Erst nach Spaltung in kleinere Moleküle können sie nach extravasal gelangen und somit ausgeschieden werden. Diese Eigenschaft wird bei der Gabe einiger kolloidaler Plasmaersatzstoffe, wie HES 130.000, 200.000 etc. in der Volumentherapie ausgenutzt. Auch die Verteilung ausschließlich im Extrazellulärraum ist selten. Hiervon sind nur rein hydrophile Verbindungen, wie osmotische Diuretika, betroffen. Die meisten Substanzen verteilen sich zwischen Plasma und Interstitium.

Plasmaraum und Interstitium werden für niedermolekulare Stoffe unter kinetischen Aspekten häufig zu einem Kompartiment, dem Extrazellulärraum zusammengefasst. Zum Extrazellulärraum gehört auch die transzelluläre Flüssigkeit (Liquor cerebrospinalis, Kammerwasser, Endolymphe, Flüssigkeiten in Körperhöhlen und Hohlorganen). Ihr Volumen macht normalerweise nur 1–2 % des Körpergewichts aus, kann aber unter pathologischen Zuständen, wie z. B. bei Aszites aufgrund einer Leberzirrhose erhebliche Ausmaße annehmen (Tab. 2).

Tab. 2 Hauptverteilungsräume

Kompartiment		Flüssigkeitsanteil am Körpergewicht
Zentral	Blutplasma	Rund 4 %
	Interstitium	Rund 15 %
Peripher	Intrazellulärraum	Rund 40 %

Große Bedeutung im Zusammenhang mit der Verteilung von Substanzen hat die **Proteinbindung**. Die wichtigsten bindenden Proteine sind:

- Plasmaproteine (Albumin, saures α1-Glykoprotein, Lipoprotein),
- Hämoglobin,
- Muskel- und Nukleoproteine.

Gebundener und freier Anteil eines Pharmakons stehen im Gleichgewicht, wobei nur der freie Anteil für die Verteilung im Gewebe verfügbar ist. Der freie Anteil wird auch als der pharmakologisch aktive Teil bezeichnet. Mit Zunahme der Wasserlöslichkeit eines Pharmakons nimmt dessen proteingebundener Anteil ab. Hydrophobe Hypnotika und Benzodiazepine haben dementsprechend hohe Proteinbindungsraten von > 90 %.

> Nur der freie, nicht proteingebundene Anteil eines Pharmakons kann biologische Membranen passieren und pharmakologische Wirkungen hervorrufen („free drug hypothesis")!

Das Ausmaß der Proteinbindung einer Substanz wird durch verschiedene Faktoren beeinflusst.

Einflussfaktoren auf die Proteinbindung
- Affinität des Pharmakons zu den Proteinbindungsstellen in Abhängigkeit vom Grad der Hydrophobie
- Konzentration des Pharmakons im Plasma bzw. Gewebe
- Konzentration der bindenden Proteine
- Temperatur
- pH-Wert
- Injektionsgeschwindigkeit

Die Proteinbindungsrate ist keine absolute Größe für eine Substanz, sondern ändert sich bei zunehmender Besetzung der Bindungsstellen mit der Substanzkonzentration. Bei einigen Substanzen kann die Proteinbindungsrate bei intravenöser Gabe durch die Injektionsgeschwindigkeit beeinflusst werden. So konnte gezeigt werden, dass die zur Narkoseeinleitung erforderliche Dosis von Thiopental bei sehr schneller Injektion um ca. 1/3 geringer als bei langsamer Injektion ist (Aveling et al. 1978). Durch die Bolusgabe kommt es zu einer Sättigung der Bindungsstellen am Albumin und damit zu einer kurzfristigen Erhöhung des freien Anteils.

Neben der Proteinbindung haben auch die Organdurchblutung, der Verteilungskoeffizient, die unspezifische Bindung im Gewebe und die pH-Differenzen zwischen den Kompartimenten Einfluss auf die Arzneimittelkonzentration an den Wirkorten.

1.2.3 Elimination und Gesamtkörperclearance

Die Ausscheidung von Pharmaka kann über die Niere, Gallenwege, Schleimhäute oder Haut und Hautanhangsgebilde erfolgen. Der renalen und biliären Ausscheidung kommt dabei die größte Bedeutung zu. Die Eliminationswege unterliegen verschiedenen, sowohl medikamenten- als auch patientenspezifischen Einflussfaktoren. Die Ursachen für veränderte Resorption und Elimination beim Intensivpatienten zeigt Abb. 2.

Hydrophile Substanzen (bis ca. 60.000 D) können über die Nieren ausgeschieden werden, größere hydrophile und lipophile Moleküle müssen, um ausgeschieden werden zu können, gespalten bzw. in wasserlösliche Moleküle umgewandelt werden. Eine zentrale Rolle spielt hier die Leber. Die Metabolisierung in der Leber kann in 2 Schritte unterteilt werden (Tab. 3).

In der Phase-I-Reaktion entstehende Metaboliten sind meist weniger aktiv als der Ausgangsstoff (Entgiftung). Der Metabolit kann aber auch den eigentlichen Wirkstoff darstellen (Prodrug-Aktivierung) oder sogar toxisch sein (Giftung). Phase-II-Reaktionen können sich an Phase-I-Reaktionen anschließen, oder sie erfolgen primär. Am Ende dieser 2-Schritt-Metabolisierung kommt es in der Mehrzahl der Fälle, aber nicht immer, zum Verlust der gewünschten pharmakologischen Wirkung.

> **Beispiel**
>
> Morphin wird zu Morphin-3- und Morphin-6-Glukuronid transformiert und sollte somit inaktiviert und für die Ausscheidung vorbereitet sein. Bei funktionell anephrischen Patienten kommt es aber zu einer Anreicherung von Morphin-6-Glukuronid, das ins Gehirn eindringt und dort identische pharmakologische Effekte wie Morphin auslöst. Niereninsuffiziente Patienten zeigten Zeichen einer Morphinüberdosierung ohne Nachweis von Morphin, aber von Morphin-6-Glucuronid im Blut (Osborne et al. 1986). ◄

Die Cytochrom-P_{450}-Enzyme sind die häufigsten Katalysatoren dieser Reaktionen. Hier finden auch die meisten pharmakokinetischen Arzneimittelinteraktionen statt.

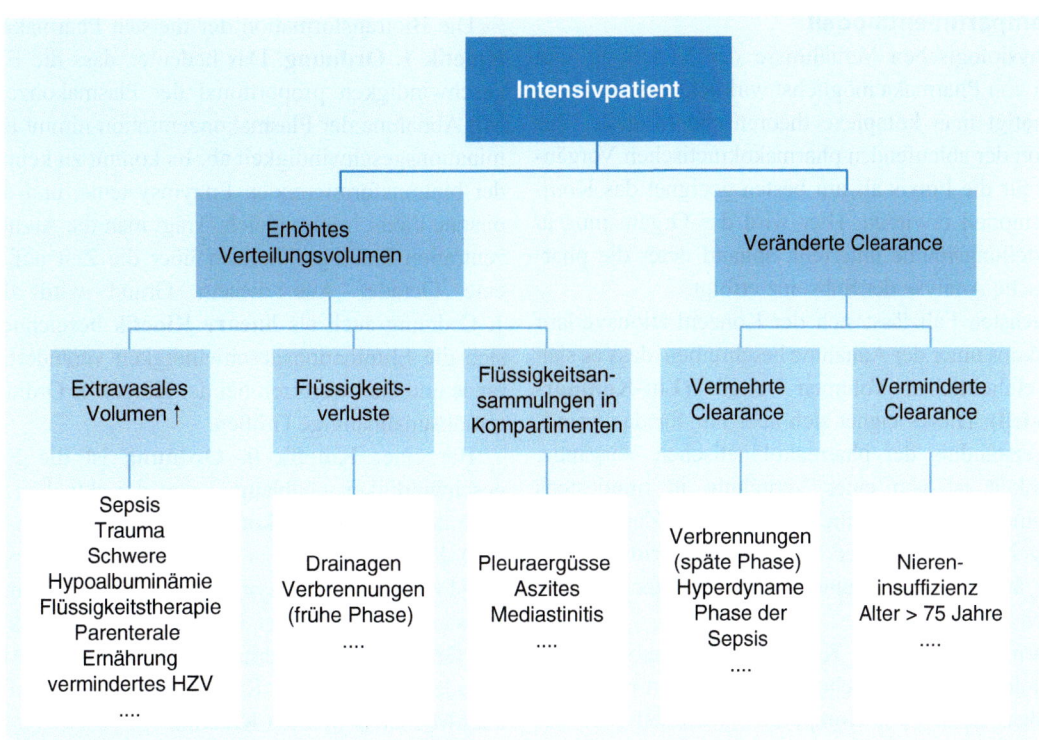

Abb. 2 Ursachen für veränderte Resorption und Elimination beim Intensivpatienten

Tab. 3 Hepatische Biotransformation

Metabolisierungsschritt	Vorgang	Wirkung
Phase-I-Reaktion	– Oxidation – Reduktion – Hydrolyse – Dekarboxylierung	Entstehung biologisch aktiver oder inaktiver Metaboliten
Phase-II-Reaktion	– Glukuronidierung – Sulfatierung – Acetylierung – Methylierung	Entstehung unwirksamer, wasserlöslicher Metaboliten

Als **Gesamtkörperclearance (Cl_{tot})** wird das Volumen an Blut oder Plasma bezeichnet, das pro Zeiteinheit vollständig von dem Pharmakon befreit wird. Sie ist Ausdruck für die gesamte Leistung der Elimination und setzt sich aus den einzelnen organbezogenen Eliminationsprozessen zusammen. Im Allgemeinen wird nur zwischen der renalen Clearance (Cl_{ren}), die leicht berechnet werden kann, und der extrarenalen Clearance ($Cl_{extraren}$) unterschieden.

$$Cl_{tot} = Cl_{ren} + Cl_{extraren} [ml/min]$$

Die totale Clearance kann nicht nur aus den Einzel-Clearances der beteiligten Organe, sondern auch mathematisch aus der applizierten Dosis (D) und der Fläche unter dem Konzentrationsverlauf im Plasma (AUC) berechnet werden.

$$Cl_{tot} = D/AUC [ml/min]$$

1.2.4 Kompartimentmodell

Um die physiologischen Verhältnisse der Verteilung und Elimination von Pharmaka möglichst wirklichkeitsnah abzubilden, benötigt man komplexe theoretische Modelle. Zur Interpretation der ablaufenden pharmakokinetischen Vorgänge hat sich für die Praxis als am besten geeignet das Kompartimentenmodell erwiesen. Hier wird der Organismus in wenige Verteilungsräume unterteilt, anhand derer die pharmakokinetische Analyse der Substanz erfolgt.

Im einfachsten Fall lässt sich der Konzentrationsverlauf des Pharmakons unter der Annahme beschreiben, dass es sich in einem einheitlichen Volumen verteilt (**Ein-Kompartiment-Modell**). Dieses eignet sich aber nur für das grundsätzliche Verständnis der pharmakokinetischen Vorgänge. In Wirklichkeit ist von einer Verteilung in mindestens 2 Kompartimente unterschiedlicher Größe und Zugänglichkeit auszugehen (**Zwei- oder Mehr-Kompartiment-Modell**). Aber auch dies stellt eine starke Vereinfachung der tatsächlichen Vorgänge dar.

Die pharmakokinetischen Kompartimente haben meist keine physiologische Entsprechung und sind rein mathematische Größen. Beim Zwei-Kompartiment-Modell wird der Organismus in ein zentrales und ein peripheres Kompartiment unterteilt. Man kann davon ausgehen, dass das zentrale Kompartiment dem Blutvolumen und den Organen mit sehr hohem (Gehirn, Herz, Lunge) und hohem Anteil (Nieren, Leber, Gastrointestinaltrakt, Endokrinum) des Herzzeitvolumens entspricht. Entsprechend umfasst das periphere Kompartiment Organe mit mittlerem (Skelettmuskulatur, Haut) und geringem Perfusionsanteil (Fettgewebe).

Anders als im Zwei-Kompartiment-Modell wird im **Drei-Kompartiment-Modell** eine Einteilung in ein zentrales und in zwei parallele periphere Kompartimente vorgenommen. Es erfolgt die getrennte Betrachtung von Organen mit mittlerer und geringer Durchblutung. Dadurch lässt sich im Drei-Kompartiment-Modell die Kinetik lipophiler Substanzen genauer beschreiben.

Das Drei-Kompartiment-System kommt dabei den tatsächlichen pharmakokinetischen Verhältnissen am nächsten. Für die Praxis meist ausreichend ist die Anwendung des Zwei-Kompartiment-Modells.

1.2.5 Kinetik 1. und 0. Ordnung

Für die Wirkung eines Pharmakons ist dessen Konzentration am Wirkort entscheidend. Diese ist aber messtechnisch meist nicht direkt zugänglich. Um trotzdem die Konzentrationen an den Wirkorten abschätzen zu können, wurden pharmakokinetische Modelle entwickelt, die zugrunde legen, dass die Konzentration des Pharmakons am Wirkort Folge der Plasmakonzentrationen ist. Für solche Berechnungen müssen die Bioverfügbarkeit, das Verteilungsvolumen, die Clearance und die Plasmahalbwertszeit eines Pharmakons bekannt sein oder errechnet werden.

Die Biotransformation der meisten Pharmaka folgt einer **Kinetik 1. Ordnung**. Das bedeutet, dass die Eliminationsgeschwindigkeit proportional der Plasmakonzentration ist. Mit Abnahme der Plasmakonzentration nimmt auch die Eliminationsgeschwindigkeit ab. Es kommt zu keiner Sättigung der biotransformierenden Enzymsysteme, und die Extraktionsrate bleibt immer gleich. Trägt man die Arzneimittelkonzentration halblogarithmisch über die Zeit auf, ergibt sich eine Gerade. Aus diesem Grund wird die Kinetik 1. Ordnung auch als **lineare Kinetik** bezeichnet. Während sich die Eliminationsgeschwindigkeit verändert, sind Clearance und Halbwertszeit bei der Kinetik 1. Ordnung konzentrationsunabhängige Größen.

Bei einer **Kinetik 0. Ordnung** ist die Eliminationsgeschwindigkeit unabhängig von der aktuellen Plasmakonzentration und damit konstant. Anders als bei der Kinetik 1. Ordnung kommt es zu einer Sättigung des speziellen biotransformierenden Enzymsystems. Eine weitere Zufuhr an Substanz führt zu einer überproportionalen Akkumulation. Als Grafik dargestellt erhält man bei linearem Maßstab eine Gerade. Synonyme für Kinetik 0. Ordnung sind Sättigungs- oder Michaelis-Menten-Kinetik.

Eine für die Intensivmedizin wichtige Ausnahme bildet Thiopental (Rowe et al. 1976): Bei einer Dosierung im

Bereich von 50–60 µg/ml, zur Hemmung des zerebralen Funktionsstoffwechsels, kann es zur Sättigung des Enzymsystems kommen. Somit kommt es zu einem Übergang der Kinetik 1. Ordnung in eine Kinetik 0. Ordnung mit der Gefahr der extremen Verweildauer von Thiopental in der pharmakologisch aktiven Form mit z. T. extrem verlängerten Aufwachzeiten.

1.2.6 Halbwertszeiten

Die **Plasmahalbwertszeit** ($t_{1/2}$) ist ein Maß für die Eliminationsgeschwindigkeit. Sie kennzeichnet den Zeitraum, in dem sich die Konzentration eines Pharmakons im Plasma halbiert. Sie ist nicht mit der Wirkungsdauer eines Medikamentes gleichzusetzen!

Bei einer Kinetik 1. Ordnung ist die Eliminationsgeschwindigkeit einer Substanz proportional ihrer Konzentration, woraus sich ein exponentieller Abfall der Konzentration ergibt. Der Abfall der Plasmakonzentration folgt bei den meisten Pharmaka einer Kinetik 1. Ordnung, d. h. die Plasmaspiegel halbieren sich in immer gleichen Zeitabständen.

In der 1. Phase nach Aufnahme einer Substanz in die Blutbahn wird deren Konzentrationsabfall v. a. durch Verteilungsvorgänge bestimmt. Die Halbwertszeit, die hierfür ermittelt werden kann, wird als **Verteilungshalbwertszeit** bezeichnet. Später wird die Plasmakonzentration durch die Eliminationsvorgänge bestimmt. Die hierfür berechnete Halbwertszeit wird als **Eliminations-** oder **terminale Halbwertszeit** bezeichnet. Sie ist ein Maß für die Verweildauer eines Pharmakons im Körper. Beide Halbwertszeiten erlauben keine quantitativen Aussagen zur Abnahme der Arzneimittelkonzentrationen am Wirkort (Lazarou et al. 1998).

> Die Eliminationshalbwertszeit ist nicht mit der Wirkungsdauer eines Pharmakons gleichzusetzen. Die Wirkdauer ist meist lediglich proportional der Eliminationshalbwertszeit.

Die Geschwindigkeit, mit der ein Arzneimittel zum Wirkkompartiment transportiert wird, ist entscheidend für den Wirkungseintritt der Substanz. Dies wird mathematisch mit der **Äquilibrierungshalbwertszeit** erfasst. Sie gibt Aufschluss über die Anschlagszeit der Wirkung.

Seit Einführung der totalen intravenösen Anästhesie ist der Begriff der **kontextsensitiven Halbwertszeit** hinzugekommen. Man versteht darunter die Zeitspanne von der Beendigung einer Arzneimittelinfusion bis zum Erreichen einer 50 %igen Plasmakonzentration des Pharmakons. Als Grundlage wird angenommen, dass die Abnahme der Plasmakonzentration proportional zur Abnahme der Konzentration an den Wirkorten verläuft. Sie ist von der Applikationszeit abhängig und verlängert sich mit zunehmender Infusionsdauer (Egan 1995). Die verschiedenen Halbwertszeiten und ihre Bedeutung zeigt Tab. 4.

Tab. 4 Verschiedene Halbwertszeiten

Halbwertszeit	Bedeutung
Plasmahalbwertszeit	Zeitraum, innerhalb dessen sich die Konzentration einer Substanz im Plasma halbiert
Äquilibrierungshalbwertszeit	Maß für die Anschlagszeit der Wirkung
Verteilungshalbwertszeit	Kennzeichnet den Verteilungszeitraum
Eliminationshalbwertszeit	Kennzeichnet den Zeitraum der Elimination
Kontextsensitive Halbwertszeit	Zeitraum, innerhalb dessen sich die Konzentration eines kontinuierlich infundierten Pharmakons nach Infusionsende halbiert

2 Besondere klinische Situationen

2.1 Patienten mit Niereninsuffizienz und Nierenersatztherapie

Ungefähr die Hälfte aller Arzneimittel wird über die Niere ausgeschieden. Dabei gelangen durch glomeruläre Filtration hydro- und lipophile Substanzen gleichermaßen in den Primärharn. Bei dieser Ultrafiltration wird Plasmawasser mit den gelösten Stoffen (bis ca. 60.000 D) perfusionsdruckabhängig abgepresst. Größere Substanzen können den glomerulären Filter nicht passieren.

Löslichkeitseigenschaften der Substanzen spielen bei der glomerulären Filtration keine Rolle. So werden lipophile Substanzen zwar gut filtriert, aber trotzdem schlecht ausgeschieden, da nach der primären Filtration eine tubuläre Rückresorption im proximalen Tubulus erfolgt. Ist die Eiweißbindung einer Substanz hoch, so gelangt bereits primär nur ein kleiner Anteil in den Primärharn, da nur der nicht gebundene Anteil einer Substanz filtriert werden kann. Neben der Ultrafiltration können Pharmaka mittels tubulärer Sekretion in den Harn gelangen. Bei der tubulären Sekretion handelt es sich um einen aktiven Prozess, bei dem mit Hilfe von Carrier-Systemen dissoziierte organische Säuren und Basen (z. B. Penicilline, Sulfonamide, Sulfonylharnstoffe, Diuretika) gegen ein Konzentrationsgefälle ausgeschleust werden. Hierdurch kann die Effizienz der Ausscheidung hydrophiler Substanzen gesteigert werden.

Die Prävalenz des akuten Nierenversagens (ANV) bei Intensivpatienten wird in der Literatur mit 5–67 % angegeben (Avasthi et al. 2003; Brivet et al. 1996; Nisula et al. 2013; Schwilk et al. 1997; Stanski et al. 1983; Thomas et al. 2015). Bei 85 % der Patienten ist das ANV Teil eines Multiorganversagens (Schuster 2001). Aber gerade diese Patienten benötigen häufig eine Vielzahl an Medikamenten, und es stellt sich die Frage nach der Dosierung der über die Niere ausgeschiedenen Pharmaka. Dabei muss die Abwägung zwischen potenzieller Überdosierung mit Auftreten schwerer Nebenwirkungen und Unterdosierung mit der Gefahr der unzureichenden Wirkung erfolgen.

2.1.1 Abschätzung der Nierenfunktion

Am Anfang der Überlegungen zur Dosisanpassung von Medikamenten steht die Abschätzung der Nierenfunktion des Patienten. Hierfür stehen verschiedene Möglichkeiten zur Verfügung.

Ein schnell zu bestimmender Parameter ist das **Serumkreatinin**. Es wird neben der Urinausscheidung zur Diagnostik und Einteilung einer Nierenfunktionsstörung herangezogen. Das Serumkreatinin ist als Abbauprodukt des Muskelstoffwechsels abhängig von der Muskelmasse des Patienten. Kreatinin wird vorwiegend glomerulär filtriert, ein geringer Teil wird auch tubulär sezerniert. Zu einem Anstieg kommt es erst dann, wenn mehr als 60 % der aktiven Nephrone bereits ausgefallen sind. Daher ist dieser Parameter v. a. zur Verlaufsbeobachtung der Nierenfunktion geeignet. Eine zuverlässige Einschätzung der Nierenfunktion mittels Kreatinin alleine ist aber kaum möglich.

Auch die Bestimmung des **Serumharnstoffs** ist zur Abschätzung der Filtrationsleistung nicht geeignet. Harnstoff wird zur Hälfte tubulär reabsorbiert und ist abhängig von der Ernährung und dem Proteinmetabolismus. Ein Anstieg erfolgt bei einer Nierenfunktionseinschränkung von 60–70 %. Er kann aber Hinweis auf die Schwere der Urämie liefern.

Ein weiterer endogener Parameter ist das **Cystatin C**. Cystatin C ist ein Plasmaprotein, das von allen kernhaltigen Zellen in konstanter Rate gebildet wird. Es wird glomerulär filtriert und von den Zellen im proximalen Tubulus reabsorbiert und metabolisiert. Sein Vorteil ist, dass es in seiner Konzentration unabhängig von Geschlecht, Muskelmasse und Alter (1–50 Jahre) ist. Ab dem 50. Lebensjahr steigt die Cystatin-C-Konzentration an und korreliert zum Abfall der GFR. Vermehrt gebildet wird Cystatin C aber bei Rauchern, Hyperthyreose und Glukokortikoidtherapie. Vermindert ist es bei Vorliegen einer Hypothyreose (Dharnidharka et al. 2002; Laterza et al. 2002; Newman et al. 1995). Liegt der Kreatininwert im Normbereich, kann Cystatin C eine geringgradige Funktionseinschränkung der Nieren anzeigen, bei erhöhtem Kreatinin bietet es jedoch keine zusätzliche Information.

Besser geeignet ist die **endogene Kreatininclearance im 24-h-Sammelurin**. Von der Höhe der Kreatin-Clearance kann direkt auf die glomeruläre Filtrationsleistung rückgeschlossen werden. Die Berechnung der Kreatininclearance erfolgt aus dem im 24-h-Sammelurin gemessenen Kreatinin, dem aktuellen Serumkreatinin und der Urinmenge innerhalb von 24 h.

$$Cl_{Krea} = U_{Krea} \times V_{urin}/P_{Krea}\,[ml/min]$$

Nicht immer liegt zum Zeitpunkt der Entscheidung über die Dosierung eines Medikaments die endogene Kreatininclearance vor. Auch ist diese aufwendig und fehleranfällig. Mit Hilfe der **Näherungsformel nach Cockroft u. Gault** kann die Kreatininclearance berechnet werden. Dabei wird die Kreatininclearance anhand Serumkreatinin, Alter, Gewicht und Geschlecht abgeschätzt.

Schätzung der Kreatininclearance nach Cockroft u. Gault

$$\textbf{Männer}: Cl_{Krea} = (140 - Alter) \times KG/72 \times S_{Krea}$$
$$\textbf{Frauen}: Cl_{Krea} = (140 - Alter) \times KG \times 0{,}85/72 \times S_{Krea}$$

Cl_{Krea} = Kreatininclearance, Alter = Lebensalter [Jahre]; KG = Körpergewicht [kg]; S_{Krea} = Serumkreatinin [mg/dl]

Eine weitere Möglichkeit, die Kreatininclearance abzuschätzen ist die **MDRD-Formel**, die anhand der Daten von über 1600 Patienten mit Nierenerkrankungen entwickelt wurde.

MDRD-Formel

$$\begin{aligned}GFR(ml/min/1{,}73\ m^2) =\ &186 \times (Kreatinin\ i.\ S./0{,}95) - 1{,}154 \times (Alter)\\&- 0{,}203 \times 0{,}742 (\textbf{bei Frauen})\\&\times 1{,}21 (\textbf{bei Patienten mit schwarzer Hautfarbe})\end{aligned}$$

Die CKD-Epi Formeln basieren auf dem Kreatinin und dem Alter des Patienten.

Ethnizität	Geschlecht	Alter	Serumkreatinin µmol/l (mg/dl)	Formel
kaukasisch und andere	Frauen	≤ 62	(≤ 0,7)	GFR = 144 × (Scr/0,7) 0,329 × (0,993)
		> 62	(> 0,7)	GFR = 144 × (Scr/0,7) 1,209 × (0,993)
	Männer	≤ 80	(≤ 0,9)	GFR = 141 × (Scr/0,9) 0,411 × (0,993)
		> 80	(> 0,9)	GFR = 141 × (Scr/0,9) 1,209 × (0,993)
afrikanische Herkunft	Frauen	≤ 62	(≤ 0,7)	GFR = 166 × (Scr/0,7) 0,329 × (0,993)
		> 62	(> 0,7)	GFR = 166 × (Scr/0,7) 1,209 × (0,993)
	Männer	≤ 80	(≤ 0,9)	GFR = 163 × (Scr/0,9) 0,411 × (0,993)
		> 80	(> 0,9)	GFR = 163 × (Scr/0,9) 1,209 × (0,993)

GFR: Glomeruläre Filtrationsrate, Scr: Serumkreatinin. (Levey et al. 2009)

Die Cock-Croft-Gault Formel wird wegen ihrer im Vergleich zu MDRD und CKD-EPI geringerer Präzision und der Berücksichtigung des Körpergewichts, in der Praxis kaum noch verwendet.

In den aktuellen Leitlinien der DEGAM wird auf die Festlegung auf eine bestimmte Formel zur Abschätzung der GFR verzichtet, aber die CKD-Epi Formeln empfohlen. (DEGAM 2019 Leitlinie S3: Versorgung von Patienten mit chronischer nicht-dialysepflichtiger Nierenerkrankung)

Da es durch die oben genannten Formeln meist zu einer Überschätzung der Kreatininclearance kommt, ist man weiterhin auf der Suche nach Formeln, die eine noch genauere Abschätzung der Nierenfunktion, vor allem bei Patienten über 70 Jahren, ermöglichen. Schaeffner et al. (2012) stellten entsprechend 2 neue Formeln zur Abschätzung der Nierenfunktion bei Patienten $\geq$ 70 Jahren vor. In diese Formeln geht nicht nur das Kreatinin (BIS!), sondern auch die Cystatin-C-Konzentration ein („BIS"). Größere Erfahrungen hierzu liegen bisher nicht vor.

2.1.2 Dosisanpassung bei Niereninsuffizienz

Luzius Dettli hat in den 1960er-Jahren erstmals beschrieben (Derry et al. 1995), dass sich die Clearance eines Arzneimittels linear zur Kreatininclearance als Maß für die Nierenfunktion verhält. Diese Abhängigkeit wird in einer mathematischen Funktion durch die Steilheit A und den Achsenabschnitt Cl_{anur} charakterisiert, welcher die Clearance bei anurischen Patienten darstellt.

$$Cl = Cl_{anur} + A - GFR$$

Weil diese Abhängigkeit linear ist, können die Parameter zwischen beiden Extremen (normal und Anurie) interpoliert werden. Die Halbwertszeit ist dabei der Clearance umgekehrt proportional.

Mit Hilfe der sich daraus ergebenden **Proportionalitätsregel nach Dettli** kann die Dosis des zu verabreichenden Medikamentes wie folgt berechnet werden:

Proportionalitätsregel nach Dettli

$$D/T_{au} = (D/T_{au})\text{norm} \times (T_{half})\text{norm}/T_{half}$$

D = Dosis; T_{au} = Dosierungsintervall; T_{half} = Halbwertszeit

Bei Medikamenten mit gewünschtem Spitzenspiegel sollte für die Dosisanpassung besser die Halbierungsregel nach Kunin (1967) angewendet werden. Grundlage hier ist die Kumulationskinetik. Um eine rasche Aufsättigung zu erreichen, muss eine hohe Anfangsdosis gewählt werden, die meist der normalen Dosis entspricht. Die Erhaltungsdosis entspricht der halben Startdosis. Als Dosierungsintervall wird die interpolierte Halbwertszeit gewählt.

Halbierungsregel nach Kunin

$$D/T_{au} = 0{,}5 \times D_{start}/T_{half}$$
D = Dosis; T_{au} = Dosierungsintervall; T_{half} = Halbwertszeit

Der Unterschied zwischen beiden Regeln ist, dass bei der Dosisanpassung nach der Kunin-Regel (Halbierungsregel) die Spitzenspiegel des verabreichten Medikamentes gleich bleiben, es aber zu einer Erhöhung der Talspiegel kommt. Anders bei der Dosisanpassung nach Dettli (Proportionalitätsregel), hier bleibt die AUC gleich, aber die Talspiegel werden seltener erreicht.

Entsprechend der Pharmakokinetik des zu verabreichenden Medikamentes (z. B. hohe Spitzenspiegel erwünscht) kann zwischen beiden Formeln gewählt werden.

Beispiel Gentamicin
Das Aminoglykosid Gentamicin hat eine Halbwertszeit von 2 h, die Gabe erfolgt 3-mal täglich alle 8 h. Bei Niereninsuffizienz kommt es zu einer Verlängerung der HWZ auf 12 h (Faktor 6).

- Dosisanpassung nach der Proportionalitätsregel: Entweder Gabe der normalen Dosis statt alle 8 h nur alle 48 h oder Dosis entsprechend reduzieren.
- Dosisanpassung nach der Halbierungsregel: Beginn der Therapie mit normaler Startdosis und dann Weiterführung der Therapie mit der halben Startdosis nach jeder HWZ (12 h).

Basierend auf diesen pharmakokinetischen Überlegungen werden Empfehlungen für die Dosisanpassung bei verschiedenen Ausprägungen der Niereninsuffizienz meist in Form von Übersichtstabellen ausgegeben. Die Universität Heidelberg bietet unter der Internetadresse http://www.dosing.de die Möglichkeit der individuellen Dosisberechnung für eine Vielzahl an Medikamenten.

Bei der Anwendung dieser Formeln und Dosierungstabellen muss aber immer bedacht werden, dass es sich dabei um vereinfachte Schemata handelt, die der klinischen Patientensituation nur bedingt gerecht werden können, da eine Vielzahl von Einflussfaktoren nicht berücksichtigt wird.

2.1.3 Dosisanpassung bei Patienten mit Nierenersatztherapie

Ist die Nierenfunktionsstörung so weit fortgeschritten, dass eine Nierenersatztherapie nötig ist, gestaltet sich die Dosisanpassung von Medikamenten noch komplizierter, da durch das Nierenersatzverfahren selbst ein Teil des Medikamentes aus dem Körper eliminiert wird, der bei der Dosisanpassung berücksichtigt werden muss. So kann es bei alleiniger Berücksichtigung und Dosierung des Medikaments nach der

Kreatininclearance des Patienten sogar zu einer Unterdosierung des Medikamentes mit u. U. fatalen Folgen kommen (z. B. fehlendes Ansprechen auf eine Antibiotikatherapie bei Sepsis).

Neben den patientenspezifischen Faktoren, wie Restausscheidung, weiteres Organversagen, alternative Eliminationswege, müssen unter einer Nierenersatztherapie weitere Einflussfaktoren auf die Elimination von Medikamenten berücksichtigt werden:

- **Medikamentenabhängige Faktoren:** Liegt die Molekülgröße des Medikamentes unterhalb der Porengröße der Filtermembran, wie es häufig der Fall ist, so kann das Antibiotikum theoretisch frei filtriert werden. Die Proteinbindung eines Medikamentes verhindert aber die schnelle Elimination aus dem Blutsystem, da es zu keiner Filtration von Eiweißen über die Dialysemembranen kommt. Je größer das Verteilungsvolumen des Medikamentes, desto größer ist die Halbwertszeit im Körper.
- **Verfahrensabhängige Faktoren:** Neben dem gewählten Verfahren selbst (z. B. kontinuierlich oder intermittierende Therapie; Hämofiltration, Hämodialyse oder SLEDD) sind dies v. a. das Filtermaterial mit Porengröße und Oberfläche sowie die gewählten Einstellungen zu Ultrafiltrationsrate und natürlich auch die Einsatzdauer des Verfahrens.

Die Abschätzung der Arzneimittelelimination bei kontinuierlicher Nierenersatztherapie (CRRT) basiert ebenfalls auf dem Konzept der totalen Kreatininclearance sowie den pharmakokinetischen Überlegungen von Dettli und Kunin. Die Spezifität der CVVH-Clearance entspricht ungefähr der an der glomerulären Basalmembran. Tubuläre Sekretion und Resorption werden dabei aber nicht berücksichtigt.

Konzept der totalen Kreatininclearance

$$CL_{creaTOT} = CL_{creaREN} + CL_{creaCRRT}$$

$CL_{creaTOT}$ = totale Kreatininclearance; $CL_{creaREN}$ = Restfunktion der Niere; $CL_{creaCRRT}$ = Clearance mittels kontinuierlicher Nierenersatztherapie

Die Gesamtclearance wird, wie in Abschn. 1.2 bereits erwähnt, in einen renalen und einen nicht renalen Anteil geteilt. Der nicht renale Anteil wird als Q0 bezeichnet, wobei Q0 = 0 „ausschließlich renale Clearance" und Q0 = 1 „ausschließlich nicht renale Clearance" bedeutet Die Q0-Werte sind für die meisten Medikamente verfügbar (z. B. http://www.dosing.de).

Gesamtclearance eines Medikamentes

$$CL_{gesamt} = CL_{REN} + Q0$$

Bei der Berechnung der Medikamentendosierung muss als erstes die Summe aus renaler Clearance und CRRT-Clearance abgeschätzt werden. Dann erfolgt die Berechnung der prozentualen, reduzierten Dosis. In diese Formel geht implizit eine normale Kreatininclearance von 100 ml/min ein.

Individuelle Ausscheidungskapazität

$$= Q0 + (1 - Q0) \times CL_{TOTren}/100 \text{ ml/min}$$

Fallbeispiel: Patient mit akutem Nierenversagen

- Es ist keine Restfunktion der Niere vorhanden, der Patient wird mit einer kontinuierlichen Hämofiltration therapiert. Die CVVH-Clearance beträgt 25 ml/min (es werden 1,5 l/h filtriert). Das verabreichte Antibiotikum hat einen Q0-Wert von 0,3.
- Es ergibt sich eine gesamte renale Clearance ($CL_{TOT\,en}$): keine Restfunktion der Niere + CVVH-Clearance = 25 ml/min.
- Damit sollte die Tagesdosis entsprechend der individuellen Ausscheidungskapazität (0,3 + 0,7 × 0,25 = 0,475) auf 47,5 % der Standarddosis reduziert werden.
- Auch hier muss dann noch die Entscheidung getroffen werden, ob das Dosisintervall verlängert oder die Einzeldosis reduziert wird, je nachdem, ob es auf die Spitzenkonzentrationen oder auf gleichmäßige Wirkspiegel ankommt.

Wie bereits bei der Dosisanpassung bei Patienten mit Niereninsuffizienz ohne Nierenersatztherapie erwähnt, ist durch diese Formel nur die Möglichkeit der Abschätzung geben. Streng genommen ist sie nur bei kontinuierlicher venovenöser Hämofiltration (CVVH) mit Postdilution anwendbar. Bei Prädilution ist die CRRT nicht einfach mit der Ultrafiltrationsrate gleichzusetzen, sondern es geht auch noch der Blutfluss mit ein. Außerdem werden auch hier die vorher genannten Einflussfaktoren nicht adäquat berücksichtigt.

Leider ist die Zahl der zu diesem Thema vorhandenen Studien begrenzt. Vorteil dieser Studien ist, dass durch die direkte Messung der Medikamentenspiegel im Blut definitive Rückschlüsse und Empfehlungen für die klinische Praxis gegeben werden können. Wichtig ist bei der Übertragung dieser Empfehlungen, die entsprechenden Studien bezüglich der eingesetzten Verfahren, verwendeten Filter und Einstellungen genau zu lesen.

Optimum ist noch immer die direkte Messung der Medikamentenkonzentrationen im Blut, was aber nur bei wenigen Medikamenten und meist nicht zeitnah möglich ist. Bei den Pharmaka, bei denen dies möglich ist, sollten unbedingt Wirkspiegel bestimmt werden. Weiterhin wichtig ist die klinische Kontrolle des Patienten, um Nebenwirkungen frühzeitig zu erkennen. Bei fehlendem Ansprechen der Pharmakotherapie sollte auch eine potenzielle Unterdosierung in Betracht gezogen werden.

Das Vorgehen zur Dosisanpassung von Medikamenten bei Patienten mit Nierenfunktion zeigt Abb. 3.

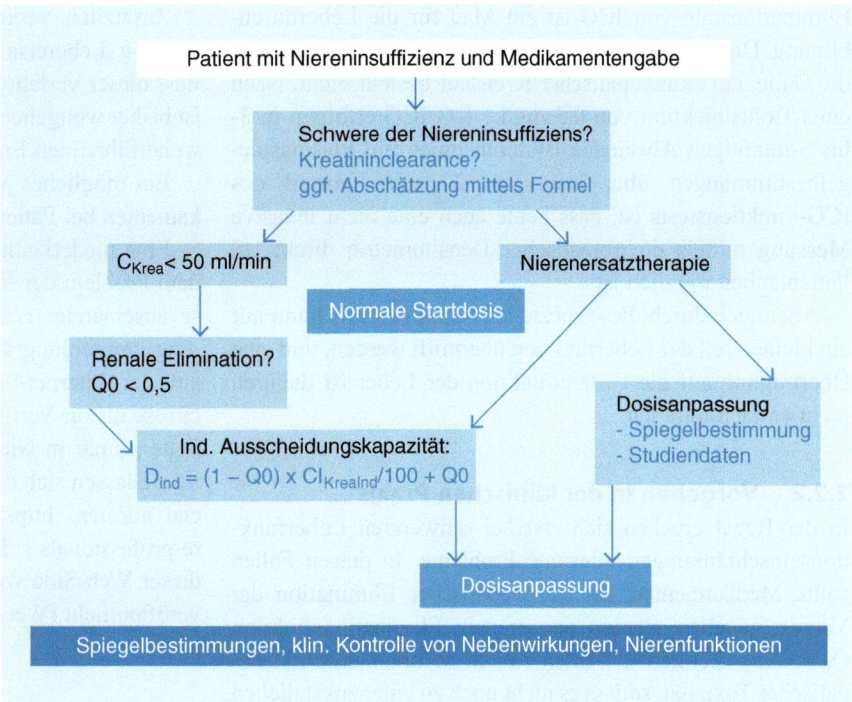

Abb. 3 Vorgehen zur Dosisanpassung von Medikamenten bei Patienten mit Nierenfunktionsstörungen

2.2 Patienten mit Leberinsuffizienz

Basierend auf den Abrechnungsdaten von 25 Mio. Versicherten der größten deutschen gesetzlichen Krankenversicherung ergibt sich eine Inzidenz des akuten Leberversagens in Deutschland von 1,13/100.000 Personenjahre bei 4652 Fällen. (Weiler et al. 2020). Die Inzidenz der Leberzirrhose ist unsicher, da bei einer Vielzahl der Patienten eine Leberzirrhose unerkannt bleibt. In den europäischen Ländern liegt die Prävalenz einer chronischen Lebererkrankung oder Leberzirrhose im Median bei 833 pro 100.000 (Range 447–1100) (Moon et al. 2020). Bei einer Leberinsuffizienz kommt es neben einer verringerten Enzymaktivität zu einem reduzierten Enzymgehalt mit verminderter intrinsischer Clearance. Es kommt zu einer Verminderung des hepatischen Blutflusses und der vermehrten Ausbildung intra- und extrahepatischer Shuntverbindungen. Diese pathophysiologischen Mechanismen führen zu einer Veränderung der Pharmakokinetik der verabreichten Medikamente.

Bei Leberzirrhose kann aufgrund der Veränderungen des hepatischen Blutflusses und der Ausbildung von Kollateralen die Bioverfügbarkeit stark zunehmen. Ein Teil der oralen Dosis gelangt dabei direkt von der Portalvene in den systemischen Kreislauf. Bei diesen Substanzen muss entsprechend nach oraler Gabe die Einzeldosis reduziert werden.

Phase-I-Reaktionen sind störanfälliger als Phase-II-Reaktionen, denn sie benötigen mehr Energie. Sauerstoffmangel beeinträchtigt frühzeitig Phase-I-Reaktionen und verlängert die Elimination zahlreicher Medikamente. Die Aktivität des Cytochrom-P_{450}-Systems kann durch Krankheit oder Pharmaka gesteigert (z. B. Hepatitis, Barbiturate) oder vermindert (z. B. Leberzirrhose, Cimetidin) werden. Die Phase-II-Reaktion wird durch die meisten Lebererkrankungen nicht beeinträchtigt.

Durch evtl. vorhandenen Aszites kommt es zu einer Veränderung des aktuellen Verteilungsvolumens. Auch eine vorhandene Hypalbuinämie führt zu einer Veränderung des Medikamentenstoffwechsels.

2.2.1 Abschätzung der Leberfunktion

Anders als bei der Niereninsuffizienz mit der Bestimmung der Kreatininclearance existiert für die Leberfunktionsstörung kein eigener, die Organfunktion umfassend beschreibender Einzelparameter. Laborchemische Tests finden als Screening-Methode aufgrund ihrer einfachen Durchführbarkeit vielfache Verwendung in der Abschätzung der Leberfunktion. Sie können aber nur Hinweise auf die Syntheseleistung und exkretorische Funktion der Leber geben. Mit Hilfe von Scores wird versucht, die Leberfunktion zu quantifizieren und eine Prognoseeinschätzung zu erstellen. Der bekannteste Score ist der Child-Score, der nach wie vor als Goldstandard in der Leberfunktionsbeurteilung gilt.

Des Weiteren stehen spezielle Funktionstest, wie z. B. der Methacetin-Atemtest, und die Messung der Indocyaningrün (ICG)-Clearance zur Verfügung. Der ICG-Test misst die hepatische Extraktion des Farbstoffes Indocyaningrün. Die

Eliminationsrate von ICG ist ein Maß für die Leberdurchblutung. Die Ausscheidung von ICG erfolgt unverändert über die Galle, ein extrahepatischer Kreislauf besteht nicht. Nach einer Bolusinjektion von 0,5 mg/kg KG ICG erfolgen in 3- bis 5-minütigen Abständen Blutentnahmen mit Plasmaspiegelbestimmungen über insgesamt 20 min. Vorteil des ICG-Funktionstests ist, dass heute auch eine nicht invasive Messung mittels dichromatischer Densitometrie direkt am Patientenbett möglich ist.

Aber auch durch diese speziellen Funktionstests kann nur ein kleiner Teil der Leberfunktion überprüft werden, und eine Übertragung auf die Gesamtfunktion der Leber ist dadurch nicht einfach möglich.

2.2.2 Vorgehen in der klinischen Praxis

In der Regel ergeben sich erst bei schwereren Leberfunktionseinschränkungen relevante Probleme. In diesen Fällen sollte Medikamenten mit extrahepatischer Elimination der Vorzug gegeben werden (extrarenale Eliminationsfraktion $Q_0 < 0{,}5$). Gemieden werden sollten Medikamente mit hepatischer Toxizität, sodass es nicht noch zu einer zusätzlichen Leberschädigung kommt. Des Weiteren sollten Pharmaka, die in Form von Prodrugs vorliegen, möglichst nicht verwendet werden. Ansonsten spielt hier die klinische Kontrolle des Patienten eine große Rolle, um Hinweise auf eine mögliche Überdosierung frühzeitig zu erkennen.

Zusätzlich verkompliziert der immer häufigere Einsatz von sog. Leberersatztherapien die Gesamtsituation. Der Einfluss dieser Verfahren auf die Elimination von Medikamenten ist bisher weitgehend unklar, sodass für diese Patienten keine weiterführenden Empfehlungen vorliegen.

Ein mögliches Vorgehen zur Dosisanpassung von Medikamenten bei Patienten mit Leberinsuffizienz zeigt Abb. 4.

Eine niederländische Arbeitsgruppe hat sich intensiv mit dem Problem der Medikamentendosierung und Leberzirrhose auseinander gesetzt. Daraus entstanden ist eine Dosierungsempfehlung für eine Vielzahl an Medikamenten, die auf der Internet-Seite https://www.geneesmiddelenbijlevercirrose.nl/ zur Verfügung gestellt werden. Allerdings ist diese Seite primär in Niederländisch. Für einen Teil der Medikamente lassen sich die Informationen auch in englischer Sprache abrufen. https://www.drugsinlivercirrhosis.org/healthcare-professionals/. Die Grundlagen und Hintergründe zu dieser Web-Side wurden von Weersink 2018 in Drug Safty veröffentlicht (Weersink et al. 2018).

2.3 Patienten mit Adipositas

2.3.1 Pharmakokinetische Veränderungen

Die physiologischen Veränderungen, die bei der Adipositas auftreten, können die Pharmakokinetik von Medikamenten

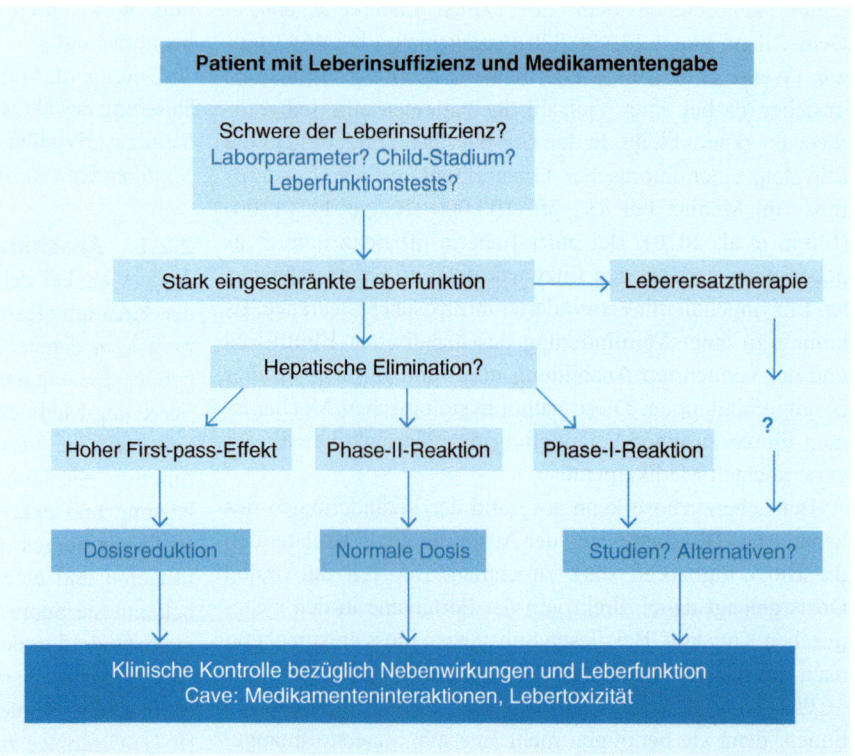

Abb. 4 Überlegungen zur Dosisanpassung von Medikamenten bei Patienten mit Leberfunktionsstörungen

nachhaltig beeinflussen. Der Einfluss der Adipositas auf die **Absorption** und **Bioverfügbarkeit** ist nicht ganz klar. Im Gegensatz zu der erwarteten Verminderung der Bioverfügbarkeit aufgrund der bei Adipositas erhöhten Splanchnikusperfusion (Alexander et al. 1962) zeigten Studien zu Midazolam (Greenblatt et al. 1984) und Propanolol (Bowman et al. 1986), beide mit moderater bis hoher hepatischer Extraktion, keine signifikanten Unterschiede der Bioverfügbarkeit gegenüber Normalgewichtigen. Ebenso zeigte sich für Ciclosporin bei Patienten nach Nierentransplantation keine Änderung der Bioverfügbarkeit (Flechner et al. 1989). Insgesamt scheint also die Absorption oraler Medikamente nicht signifikant gestört zu sein, obwohl einige Autoren über eine Verzögerung der Magenentleerung bei Adipositas berichten (Maddox et al. 1989).

Das **Verteilungsvolumen** eines Medikamentes ist, wie bereits erörtert, von einer Vielzahl von Faktoren abhängig. Diese Faktoren können wiederum durch Erkrankungen beeinflusst werden. Bei Adipositas kommt es sowohl zur Zunahme von Fettgewebe als auch fettfreiem Gewebe im Vergleich zu Nichtadipösen. Die Zunahme des Fettgewebes liegt deutlich über der der fettfreien Masse, die 20–40 % der Gesamtzunahme ausmacht. Somit resultiert eine relative Abnahme des prozentualen Anteils von fettfreier Masse und Wasser bei Adipösen gegenüber Nichtadipösen mit Veränderung des Verteilungsvolumens der Medikamente.

Generell kann festgestellt werden, dass das Verteilungsvolumen bei lipophilen Medikamenten stärker durch die Adipositas beeinflusst wird als bei weniger lipophilen Medikamenten. Hier kommt es nur zu geringer oder auch keiner Veränderung des Verteilungsvolumens. Es gibt aber auch Ausnahmen zu dieser Verallgemeinerung: Ciclosporin, stark lipophil, zeigte in mehreren Untersuchungen ein vergleichbares Verteilungsvolumen für adipöse und normalgewichtige Individuen (Flechner et al. 1989; Uchino et al. 2005).

Der Einfluss der Adipositas auf die **Plasmaproteinbindung** ist noch immer unklar. Änderungen der Konzentration der Plasmaproteine oder Veränderungen der Affinität der Plasmaproteine für Substrate können eine Verschiebung von Medikamenten in das Gewebe bewirken. Bei der Bindung an Albumin (z. B. Thiopental, Phenytoin) bei Adipösen kommt es zu keiner signifikanten Änderung der Plasmaproteinbindung (Cheymol 1987). Außerdem liegt aufgrund von Studien die Vermutung nahe, dass sich bei Adipositas die Affinität der Plasmaproteinbindung ändern kann ohne nachweisbare Änderung der Plasmaproteinkonzentration (Derry et al. 1995).

Bei Adipösen können erhöhte Spiegel an Lipoproteinen, Triglyceriden, Cholesterol und freien Fettsäuren nachgewiesen werden. Diese binden sich an die Serumproteine und hemmen somit die Bindung von Medikamenten. Als Folge davon steigt der freie Anteil der Medikamente im Plasma an. Diese Veränderungen sind noch wenig untersucht und Gegenstand der Forschung.

Trotz der häufig vorkommenden fettigen Degeneration der Leber bei Adipösen ist die **Clearance** der meisten hepatisch eliminierten Medikamente nicht vermindert. Bei einigen Medikamenten aber, wie Methylprednisolon oder Propranolol, ist die hepatische Clearance deutlich reduziert. Vor allem die Phase-II-Metabolisierung von Medikamenten (wie Lorazepam) ist erhöht, während die Phase-I-Reaktionen substratabhängig und normalerweise erhöht oder unverändert sind.

Bei Adipösen ist eine höhere glomeruläre Filtrationsrate (GFR) beobachtet worden, somit werden primär glomerulär filtrierte Medikamente vermehrt ausgeschieden. Grund hierfür ist der Anstieg des Nierengewichts mit vermehrter renaler Durchblutung. Bei Adipösen mit Nierenfunktionseinschränkungen sollte die Dosierung nach der gemessenen, nicht einer aus Formeln berechneten GFR erfolgen.

Bei der Dosierung von Medikamenten stellt sich immer wieder die Frage, welches Gewicht als Grundlage für die Dosisberechnung zugrunde gelegt werden soll. Entsprechend wurde eine Vielzahl von Größen entwickelt, um der Beschreibung der Zusammensetzung des Körpers aus Fettmasse und fettfreier Masse gerecht zu werden (Tab. 5).

Der **BMI**, der am häufigsten zur Definition der Adipositas herangezogen wird, steigt mit dem Körpergewicht an, kann aber nicht zwischen Fett- oder Muskelgewebe unterscheiden. Er ist nicht geschlechtsspezifisch, und sein Vorhersagewert für Erkrankungen wurde nicht an Frauen evaluiert.

Die Bestimmung der **Körperoberfläche** erscheint ein plausibles Körpermaß zu sein, da Größe und Gewicht eingehen, das Geschlecht aber nicht. Sie wird meist zur Dosierung von Chemotherapeutika eingesetzt, wobei ab einer KOF von 2 m^2 die Dosis gekappt wird.

Für die Dosierung von Antibiotika, speziell den Aminoglykosiden, wurde das **angepasste Gewicht (ABW)** entwickelt, in dessen Formel ein Korrekturfaktor, entsprechend

Tab. 5 Körpermaße

	Formel	Einheit
Body-Mass-Index (BMI)	Aktuelles Gewicht (TBW)/Größe^2	kg/m^2
Körperoberfläche (KOF)	TBW 0,425 × Größe 0,725 × 0,007184	m^2
Idealgewicht (IBW)	45,4 + 0,89 × (Größe–152,4) [+4,5 (für Männer)]	kg
Lean body weight (LBW)	1,1 × TBW–0,0128 × BMI × TBW (für Männer) 1,07 × TBW–0,0148 × BMI × TBW (für Frauen)	kg
Angepasstes Gewicht (ABW)	IBW + KF×(TBW IBW) KF = Korrekturfaktor von 0,4	kg
Prozentualer Anteil des IBW (%IBW)	TBW/IBW × 100 oder (TBW–IBW)/IBW × 100	%
Vorhergesagtes Normalgewicht	1,57 × TBW–0,0183 × BMI × TBW–10,5 (für Männer) 1,75 × TBW–0,0242 × BMI × TBW–12,6 (für Frauen)	kg

der Lipophilie des Medikamentes (Aminoglykoside z. B. 0,3) eingeht.

Keines dieser einzelnen Körpermaße ist besser geeignet als ein anderes, um die Pharmakokinetik von Medikamenten beim Adipösen zu beschreiben. Bei chronischer Gabe von Medikamenten, bei der v. a. die Clearance eine Rolle spielt, sollte die Dosis nicht auf das aktuelle Gewicht, sondern eher auf das LBW bezogen werden. Für das Verteilungsvolumen stark lipophiler Substanzen sollte das TBW herangezogen werden, und bei chronischer Gabe sollte die Dosierung eher nach der LBW erfolgen (Green und Duffull 2004).

2.3.2 Vorgehen in der klinischen Praxis

Es liegen nur sehr wenige Studien (Alobaid et al. 2016; Barras und Legg 2017; Bone et al. 2014; Erstad 2004; Hussain et al. 2018; Ingrande und Lemmens 2013; Vaughns et al. 2015), zur Dosierung von Medikamenten bei Patienten mit Adipositas per magna vor, die herangezogen werden können. Spezielle Untersuchungen zur Medikamentengabe bei adipösen Intensivpatienten gibt es nicht. Es sollte aber bedacht werden, dass die Adipositas einen signifikanten Einfluss auf die Pharmakokinetik von Substanzen nehmen kann. Welches Gewicht als Grundlage für die Dosisberechnung herangezogen werden sollte, ist sowohl abhängig von dem Medikament selbst als auch von der Art und Dauer der Gabe. So weit wie möglich sollte bei diesen Patienten ein Drug-Monitoring durchgeführt werden und mit Hilfe der klinischen Beobachtung der Erfolg bzw. das Auftreten von Nebenwirkungen frühzeitig erfasst werden. Mehr Klinische Studien in diesem Bereich sowie das Ausweiten des Drugmonitorings wären gerade bei der derzeitigen Entwicklung der Bevölkerungsstruktur dringend notwendig und wünschenswert.

2.4 Alte Patienten

Mit zunehmendem Alter kommt es zu einer Abnahme der Nierenmasse, welche die Nierenrinde stärker als das Nierenmark betrifft. In Analogie zur kortikalen Betonung der Abnahme der Gesamtnierenmasse beobachtet man auch eine altersabhängige, kortikale Reduktion des renalen Blutflusses auf der Basis einer Widerstandserhöhung sowohl in den afferenten als auch den efferenten Arteriolen (Baylis und Corman 1998). Bereits ab dem 30. Lebensjahr kommt es zu einem kontinuierlichen Abfall der glomerulären Filtrationsrate (Rowe et al. 1976). Neben der Reduktion der renalen Clearance von bis zu 50 % kommt es auch zur Einschränkung tubulärer Funktionen. Die Folge ist eine verlangsamte Ausscheidung von Substanzen mit überwiegend renaler Elimination.

Die metabolische Kapazität der Leber ändert sich mit zunehmendem Alter nur geringfügig. Verändert sind v. a. die Phase-I-Reaktionen, Phase-II-Reaktionen laufen relativ ungestört ab. So ist z. B. die Metabolisierung von Oxazepam mittels Glukuronidierung (Phase-II-Reaktion) nahezu unverändert, während die Hydroxylierung von Midazolam (Phase-I-Reaktion) deutlich verlangsamt ist.

Neben diesen altersbedingten Veränderungen der für die Metabolisierung und Ausscheidung maßgeblichen Organe kann es mit zunehmendem Alter bei häufig bestehender Komorbidität auch zu Veränderungen des Verteilungsvolumens von Medikamenten kommen.

> Wichtig ist, sich der allein durch das Alter bedingten Veränderungen der Pharmakokinetik von Medikamenten bewusst zu sein und diese bei der Auswahl und Dosierung von Pharmaka zu berücksichtigen.

2.5 Säuglinge und Kinder

Kinder sind während ihrer Entwicklung großen körperlichen Veränderungen unterworfen. Entsprechend dieser Vorgänge ist auch die Pharmakokinetik verändert und nicht der eines Erwachsenen gleichzusetzen. Um in klinischen Studien diesem Umstand Rechnung zu tragen, erfolgt die Einteilung der Kinder in 5 altersabhängige Kategorien (Tab. 6).

Obwohl die Auswahl und Dosierung von Medikamenten häufig an diese einzelnen Altersgruppen angepasst wird, ist diese Einteilung nur bedingt brauchbar. Für 80 % der Arzneimittel fehlt die Zulassung für Kinder, meist fehlen geeignete Zubereitungen, sodass es immer wieder zu Zwischenfällen bei der Anwendung gekommen ist. Ein besonderes Problem stellt hier v. a. die Pharmakotherapie in der Intensivtherapie von Früh- und Neugeborenen dar. Die Pharmakodynamik im Kindesalter ist noch weitgehend unerforscht. Die Übersicht zeigt Beispiele für Unterschiede bezüglich der Pharmakokinetik zwischen Kindern und Erwachsenen (nach Syberth und Schwab 2007).

Unterschiede bezüglich der Pharmakokinetik zwischen Kindern und Erwachsenen
- Die Säureproduktion ist bei Neugeborenen stark vermindert (Erwachsenenwerte ca. ≥ 3 Jahre),. und in den ersten 6 Monaten ist die Magenentleerung verzögert.

Tab. 6 Alterseinteilung von Kindern und Jugendlichen

Kategorie	Alter
Frühgeborenes	Geburt vor dem kalkulierten Termin
Neugeborenes	0–27 Tage
Kleinkind	28 Tage bis 23 Monate
Kind	2–11 Jahre
Jugendlicher	12–18 Jahre

- Die Resorption durch die Haut ist bei Früh- und Neugeborenen gesteigert.
- Das Verhältnis Extrazellulärraum und Gesamtkörpervolumen verändert sich altersabhängig; Neugeborenes: Die Extrazellulärflüssigkeit beträgt 45 % des Körpergewichts, beim Erwachsenen sind dies 20–25 %.
- Die Fett- und Muskelmasse ist bei Kindern gering.
- Relativ großes Verteilungsvolumen mit Verlängerung der Plasmahalbwertszeit.
- Die hepatische Metabolisierung verfolgt einen komplexen Verlauf mit einer eingeschränkten Leistungsfähigkeit bei Früh- und Neugeborenen und anschließend gegenüber Erwachsenen gesteigerter Biotransformation ab 1 Monat.
- Bei der renalen Elimination ist eine ähnliche Entwicklung wie bei der hepatischen Metabolisierung zu beobachten.

Vor allem bei Medikamenten mit geringer therapeutischer Breite sind die pharmakokinetischen Besonderheiten im Kindesalter zu berücksichtigen. Die Möglichkeit der direkten Bestimmung von Plasmakonzentrationen von Arzneimitteln hat Dosisempfehlungen basierend auf dem Körpergewicht und dem Alter des Kindes sowie dessen Reifungsgrad ermöglicht. Wo möglich, sollte aber der Individualdosierung durch individuelle Bestimmung von Plasmakonzentrationen der Vorzug zur Therapiesteuerung gegeben werden.

3 Interaktionen

Arzneimittelinteraktionen beschreiben die Wechselwirkungen zwischen mehreren gleichzeitig verabreichten Medikamenten, ohne Aussagen darüber zu machen, ob sich daraus vor- oder nachteilige Konsequenzen für den Organismus ergeben.

Während eines Krankenhausaufenthaltes erhält ein Patient im Durchschnitt etwa 10 verschiedene Medikamente, wobei die Streubreite zwischen 1 und 47 Medikamenten liegt (Kennedy et al. 2000; Stanski et al. 1983). Aufgrund der Vielzahl verwendeter Medikamente in der Intensivmedizin sind Interaktionen gerade hier häufiger anzutreffen. Nimmt der Patient weniger als 6 Arzneimittel zu sich, liegt die Häufigkeit unerwünschter Arzneimittelinteraktionen bei ca. 5 %. Die Häufigkeit steigt auf über 40 % an, wenn der Patient mehr als 15 verschiedene Medikamente erhält (Stanski et al. 1983).

> Die Häufigkeit schwerer unerwünschter Arzneimittelwirkungen wird mit 6,7 %, die tödlicher Komplikationen mit 0,32 % angegeben (Lazarou et al. 1998).

Die Häufigkeit von Arzneimittelinteraktionen in der Intensiv- und Notfallmedizin ist nicht bekannt, diese stellen aber ein alltägliches Phänomen dar.

Arzneimittelinteraktionen sind aber nicht immer unerwünscht, sondern können auch gezielt ausgenutzt werden.

Beispiele für erwünschte Arzneimittelinteraktionen

- Durch die Gabe von Clonidin kann eine Einsparung von Anästhetika und Analgetika erreicht werden.
- Hypnotika werden durch die gleichzeitige Gabe von Benzodiazepinen in ihrer Wirkung verstärkt.
- Naloxon-Gabe bei Atemdepression aufgrund einer Opioidüberdosierung.

Die Arzneimittelinteraktionen können in pharmakodynamische, pharmakokinetische und pharmazeutische Interaktionen unterteilt werden.

3.1 Pharmakodynamische Interaktionen

Von pharmakodynamischen Interaktionen spricht man, wenn sich gleichzeitig applizierte Arzneimittel in ihrer biologischen Wirkung gegenseitig beeinflussen. Dabei kann es zu einer Wirkungsverstärkung oder auch zu einer Wirkungsabschwächung kommen. Beide sind bedingt durch Wirkungsmechanismen der einzelnen Substanzen und daher relativ gut vorhersehbar. Klinisch relevant sind v. a. die Wirkungsverstärkungen, da es hierdurch zu Symptomen einer Überdosierung (wie bei Intoxikationen) durch eine oder beide beteiligten Substanzen kommen kann (Tab. 7).

3.2 Pharmakokinetische Interaktionen

Pharmakokinetische Interaktionen können zu jedem Zeitpunkt zwischen Applikation und Ausscheidung der Medikamente auftreten. Es können sowohl einzelne als auch mehrere Teilprozesse der Pharmakokinetik betroffen sein (Olkkola und Ahonen 2001). So können sich 2 (oder mehrere) gleichzeitig verabreichte Medikamente in ihrer Resorption,

Tab. 7 Pharmakodynamische Interaktionen

Arzneimittelkombination	Klinische Wirkung
Trizyklische Antidepressiva + Sympathomimetika	Blutdruckkrisen, Arrhythmien
Makrolide + Citalopram	QT-Zeit-Verlängerung
Orale Antikoagulanzien + Acetylsalicylsäure	Blutungsrisiko
Aminoglykoside + Schleifendiuretika	Verstärkte Ototoxizität
ACE-Hemmer + kaliumsparende Diuretika	Hyperkaliämie
ACE-Hemmer + NSAID	Verminderter antihypertensiver Effekt
Insulin + nicht selektive β-Blocker	Fehlende Warnsymptome bei Hypoglykämie

Tab. 8 Beispiele für pharmakokinetische Interaktionen. (Nach Wood 1991)

Interaktion	Arzneimittel	Verändernde Substanz	Wirkung
Veränderung des gastrointestinalen pH-Wertes	Ketoconazol	Antazida, H_2-Blocker, Protonenpumpenhemmer	Verminderung der Bioverfügbarkeit um bis zu 80 %
Beeinflussung der Resorption durch Komplexbildung	Tetrazykline, Chinolone	Antazida, Eisenionen	Verminderung der Resorption
Veränderung der Resorption durch Hemmung oder Induktion von P-Glykoprotein	Digoxin	Rifampicin	Verminderung der Resorption
Gehemmter Metabolismus	Lovastatin	Azol-Antimykotikum	Erhöhung des Plasmaspiegels
Beschleunigter Metabolismus	Clarithromycin	Rifampicin	Verminderung des Plasmaspiegels
Beeinflussung der renalen Elimination	Penicilline, Cephalosporine	Probenecid	Verminderte tubuläre Sekretion, Erhöhung der Plasmaspiegel
Veränderung der Eiweißbindung	Methotrexat	Sulfonamide	Erhöhte Toxizität

Verteilung (v. a. Proteinbindung), Metabolisierung oder Ausscheidung beeinflussen (Tab. 8).

Die Resorption eines Medikamentes wird durch Veränderungen des Magen-pH-Werts und der -motilität, durch Nahrungsaufnahme, durch Chelat- oder Komplexbildung vermindert oder beschleunigt.

Durch Verdrängung eines Arzneistoffes von den Bindungsstellen an Plasmaproteinen oder im Gewebe werden dessen Verteilung und dadurch auch die freie Konzentration des Pharmakons verändert. Viele Anästhetika sind in der Lage, diverse Medikamente aus ihrer Plasmaproteinbindung zu verdrängen. Die klinische Relevanz dieser Interaktionen ist aber meist unbedeutend (Grandison und Boudinot 2000; Olkkola und Ahonen 2001; Stanski et al. 1983).

Die **Gefahr einer Überdosierungserscheinung** ergibt sich allerdings bei der Kombination mehrerer Medikamente mit folgenden Charakteristika:

- Plasmaproteinbindung > 90 %,
- kleines Verteilungsvolumen,
- geringe therapeutische Breite,
- Hemmung des Medikamentenabbaus durch die involvierten Substanzen.

Das wichtigste Organ im Arzneimittelstoffwechsel ist die Leber. Die häufigsten pharmakokinetischen Interaktionen sind auf Wechselwirkungen zurückzuführen, die während einer Phase-I-Reaktion das Enzymsystem der Cytochrom-P_{450}-Isoenzyme betreffen, Phase-II-Reaktionen sind weniger betroffen (Bovill 1997; Papp-Jámbor et al. 2002). Durch die Induktion oder Inhibition des Cytochrom-P_{450}-Systems oder durch die Kompetition mehrerer Medikamente am selben Enzym wird deren Metabolisierung entweder verlangsamt oder beschleunigt. Im Vergleich zur biliären Exkretion sind bei der Elimination von Pharmaka über die Niere auf der Ebene der glomerulären Filtration, der tubulär passiven Rückresorption sowie der aktiven Sekretion zahlreiche Interaktionen bekannt.

Viele dieser pharmakokinetischen Interaktionen beruhen auf der Konkurrenz der Substanzen um Bindungsstellen von Transportsystemen. Solche Interaktionen sind dosisabhängig und treten erst im Sättigungsbereich der Bindungsstellen in Erscheinung. Aufgrund der meist nur geringen Arzneimittelspezifität sind pharmakokinetische Interaktionen schlecht vorhersehbar.

3.3 Pharmazeutische Interaktionen

Pharmazeutische Interaktionen sind Folge physikochemischer Reaktionen zwischen gleichzeitig intravenös applizierten Substanzen, wie die Präzipitation bei Vermischung einer sauren mit einer alkalischen Lösung. Hierbei spielen folgende Wechselwirkungen eine Rolle:

- zwischen den Wirkstoffen,
- zwischen den zugesetzten Hilfsstoffen,
- zwischen den Wirk- und den Hilfsstoffen.

Auch ohne sichtbare Präzipitation kann es bei gleichzeitiger Applikation zweier Substanzen zur Interaktion mit Wirkungsverlust kommen (Olkkola und Ahonen 2001). Eine weitere Form der pharmazeutischen Interaktion ist die Absorption einer Substanz an das Material des Behälters (Tab. 9).

4 Fazit

- Das Risiko von Arzneimittelinteraktionen ist in der Intensivmedizin besonders groß, da hier zahlreiche Medikamente, häufig mit geringer therapeutischer Breite, eingesetzt werden.
- Die Wahrscheinlichkeit einer Medikamenteninteraktion steigt exponentiell mit der Anzahl der verabreichten Arzneimittel.

Tab. 9 Beispiele für pharmazeutische Interaktionen

Interaktion	Arzneimittel	Verändernde Substanz	Wirkung
Inkompatibilität	Zahlreiche Substanzen	Furosemid	Inaktivierung
Inkompatibilität	Sulfonamide, Aminoglycoside (Bovill 1997)	Penicillin	Gegenseitige Inaktivierung im Infusionsgemisch
Inkompatibilität	Katecholamine, Kalzium	Natriumbicarbonat	Wirkungsabschwächung
Adsorption an Behälter oder Infusionsleitungen	Insulin, Glyceroltrinitrat	–	Wirkungsabschwächung

- Bei den pharmakodynamischen Interaktionen sind v. a. die Wirkungsverstärkungen relevant.
- Medikamente mit geringer therapeutischer Breite, wie z. B. Digitoxin, Digoxin, Theophyllin, Antikoagulanzien vom Cumarin-Typ oder Antiepileptika, und solche, die den Metabolismus besonders stark beeinflussen (z. B. Barbiturate, Phenytoin, Rifampicin, Carbamazepin, Makrolide, Azol-Antimykotika) bergen ein besonderes Risiko.
- Wenn möglich sollten problematische Kombinationen vermieden werden. Hierfür sind Kenntnisse über die Grundlagen der Pharmakokinetik und die Metabolisierungswege der häufigsten in der Intensivmedizin verwendeten Medikamente wichtig.
- Hilfe bei der Erkennung von Interaktionen bieten große Datenbanken (z. B. http://www.pharmazie.de). Eine weitere Möglichkeit ist die regelmäßige Visite und Durchsicht der verordneten Medikamente zusammen mit einem Apotheker.

Literatur

Alexander JK, Dennis EW, Smith WG, Amad KH, Duncan WC, Austin RC (1962) Blood volume, cardiac output, and disposition of systemic blood flow in extreme obesity. Cardiovasc Res Cent Bull 1:39–44

Alobaid AS, Hites M, Lipman J et al (2016) Effect of obesity on the pharmacokinetics of antimicrobials in critically ill patients: a structured review. Int J Antimicrob Agents 47:259–268

Avasthi G, Sandhu JS, Mohindra K (2003) Acute renal failure in medical and surgical intensive care units a one year prospective study. Ren Fail 25:105–113

Aveling W, Brandshaw AD, Crankshaw DP (1978) The effect of speed of injection on the potency of anaesthetic induction agents. Anaesth Intensive Care 6:116–119

Barras M, Legg A (2017) Drug dosing in obese adults. Aust Prescr 40:189–193

Baylis C, Corman B (1998) The aging kidney: insights from experimental studies. J Am Soc Nephrol 9:699–709

Bone HG, Freyhoff J, Utech M (2014) The obese patient in the intensive care unit – what is different? Anasthesiol Intensivmed Notfallmed Schmerzther AINS 49(5):288–296

Bovill JG (1997) Adverse drug interactions in anesthesia. J Clin Anesth 9:3–13

Bowman SL, Hudson SA, Simpson G, Munro JF, Clements JA (1986) A comparison of the pharmacokinetics of propanolol in obese and normal volunteers. Br J Clin Pharmacol 21:529–532

Brivet FG, Kleinknecht DJ, Loirat P, Landais PJ (1996) Acute renal failure in intensive care units – causes, outcome, and prognostic factors of hospital mortality; a prospective, multicenter study. French Study Group on Acute Renal Failure. Crit Care Med 24:192–198

Cheymol G (1987) Comparative pharmacokinetics of intravenous propanolol in obese and normal volunteers. J Clin Pharmacol 27:874–879

Derry CL, Kroboth PD, Pittenger AL, Kroboth FJ, Corey SE, Smith RB (1995) Pharmacokinetics and pharmacodynamics of triazolam after two intermittent doses in obese and normal-weight men. J Clin Psychopharmacol 15:197–205

Dharnidharka VR, Kwon C, Stevens G (2002) Serum cystatin C is superior to serum creatinine as a marker of kidney function: a meta-analysis. Am J Kidney Dis 40:221–226

Egan TD (1995) Remifentanil pharmacokinetics and pharmacodynamics. A preliminary appraisal. Clin Pharmacokinet 29:80–94

Erstad BL (2004) Dosing of medications in morbidly obese patients in the intensive care unit setting. Intensive Care Med 30:18–32

Flechner SM, Kolbeinsson ME, Tam J, Lum B (1989) The impact of body weight on cyclosporine pharmacokinetics in renal transplant recipients. Transplantation 47:806–810

Grandison MK, Boudinot FD (2000) Age related changes in protein binding of drugs: implications for therapy. Clin Pharmacokinet 38:271–290

Green B, Duffull SB (2004) What is the best size descriptor to use for pharmacokinetic studies in the obese? Br J Clin Pharmacol 58:119–133

Greenblatt DJ, Abernethy DR, Locniskar A, Harmatz JS, Limjuco RA, Shader RI (1984) Effect of age, gender, and obesity on midazolam kinetics. Anesthesiology 61:27–35

Hussain Z, Curtain C, Mirkazemi C et al (2018) Peri-operative medication dosing in adult obese elective surgical patients: a systematic review of clinical studies. Clin Drug Investig 38:673–693

Ingrande J, Lemmens H (2013) Anesthetic pharmacology and the morbidly obese patient. Curr Anesthesiol Rep 3:10–17

Kennedy JM, van Rij AM, Spears GF et al (2000) Polypharmacy in a general surgical unit and consequences of drug withdrawal. Br J Clin Pharmacol 49:353–362

Kunin CM (1967) A guide to use of antibiotics in patients with renal disease. A table of recommended doses and factors governing serum levels. Ann Intern Med 67:151–158

Laterza OF, Price CP, Scott MG (2002) Cystatin C: an improved estimator of glomerular filtration rate. Clin Chem 48:699–707

Lazarou J, Pomeranz BH, Corey PN (1998) Incidence of adverse drug reactions in hospitalized patients. JAMA 279:1200–1205

Levey AS, Stevens LA, Schmid CH, Zhang YL, Castro AF 3rd, Feldman HI et al (2009) A new equation to estimate glomerular filtration rate. Ann Intern Med 150(9):604–612

Maddox A, Horowitz M, Wishart J, Collins P (1989) Gastric and oesophageal emptying in obesity. Scand J Gastroenterol 24:593–598

Moon AM, Singal AG, Tapper EB (2020) Contemporary epidemiology of chronic liver disease and cirrhosis. Clin Gastroenterol Hepatol 18(12):2650–2666

Newman DJ, Thakkar H, Edwards RG et al (1995) Serum cystatin C measured by automated immunoassay: a more sensitive marker of

changes in GFR than serum creatinine for glomerular filtration rate. Kidney Int 47:312–318
Nisula S, Kaukonen K-M, Vaara ST et al (2013) Incidence, risk factors and 90-day mortality of patients with acute kidney injury in Finnish intensive care units: the FINNAKI study. Intensive Care Med 39(3):420–428
Olkkola KT, Ahonen J (2001) Drug interactions. Curr Opin Anesth 14:411–416
Osborne R, Joel S, Slevin M (1986) Morphine intoxication in renal failure; the role of morphine-6-glucuronide. Br Med J 293:1101
Papp-Jámbor C, Jaschinksi U, Forst H (2002) Cytochrom-P_{450}-Enzyme und ihre Bedeutung für Medikamenteninteraktionen. Anaesthesist 51:2–15
Rowe JW, Shock NW, DeFronzo RA (1976) The influence of age on the renal response to water deprivation in man. Nephron 17:270–278
Schaeffner ES, Eber N, Delanaye P et al (2012) Two novel equations to estimate kidney function in persons aged 70 years or older. Ann Intern Med 157:471–481
Schuster HP (2001) Update – Akutes Nierenversagen in der Intensivmedizin Intensivmed. Intensivmed Notfallmed 38:179–186
Schwilk B, Wiedeck H, Stein B, Reinelt H, Treiber H, Bothner U (1997) Epidemiology of acute renal failure and outcome of haemodiafiltration in intensive care. Intensive Care Med 23:1204–1211
Stanski DR, Mihm FG, Rosenthal MH, Kalman SM (1983) Pharmacokinetics of high-dose thiopental used in cerebral resuscitation. Anesthesiology 53:169–171
Syberth HW, Schwab M (2007) Besonderheiten der Arzneimitteltherapie im Kindesalter. In: Pharmakotherapie Klinische Pharmakologie, 13. Aufl. Springer, Berlin/Heidelberg/New York
Thomas ME, Blaine C, Dawnay A et al (2015) The definition of acute kidney injury and its use in practice. Kidney Int 87:62–73
Uchino S, Kellum JA, Bellomo R, Doig GS, Morimatsu H, Morgera S, Schetz M, Tan I, Bouman C, Magedo E, Gibney N, Tolwani A, Ronco C (2005) Beginning and ending supportive therapy for the kidney (best kidney) investigators. Acute renal failure in critically ill patients: a multinational, multicenter study. JAMA 294:813–818
Vaughns JD, Ziesenitz V, van den Anker J (2015) Clinical pharmacology of frequently used intravenous drugs during bariatric surgery in adolescents. Curr Pharm Des 21:5650–5659
Weersink RA, Bouma M, Burger DM, Drenth JPH, Harkes-Idzinga SF, Hunfeld NGM, Metselaar HJ, Monster-Simons MH, Taxis K, Borgsteede SD (2018) Evidence-based recommendations to improve the safe use of drugs in patients with liver cirrhosis. Drug Saf 41(6):603–613
Weiler N, Schlotmann A, Schnitzbauer AA, Zeuzem S, Welker MW (2020) The epidemiology of acute liver failure – results of a population-based study including 25 million state-insured individuals. Dtsch Arztebl Int 117:43–50
Wood M (1991) Pharmacokinetic drug interactions in anaesthetic practice. Clin Pharmacokinet 21:285–307

Wichtige Webseiten

https://www.bfarm.de/DE/Arzneimittel/Arzneimittelinformationen/Arzneimittel-recherchieren/ABDA/_node.html (nur für Ärzte, Kliniken etc.). Zugegriffen am 15.03.2023

https://www.dosing.de. Webseite der Abt. für klinische Pharmakologie und Pharmakoepidemiologie, Copyright 1998–2023 Abt. Klinische Pharmakologie & Pharmakoepidemiologie, Universitätsklinikum Heidelberg

https://www.pharmazie.de. Datenbank der Bundesvereinigung Dtsch. Apothekerverbände (ABDA), sowie 20 andere Datenbanken. Umfassender Datenzugriff kostenpflichtig

Ernährung der Intensivpatient*in

Wolfgang H. Hartl

Inhalt

1	**Einleitung**	608
1.1	Stadien-abhängige Ernährungstherapie (Elke et al. 2018)	608
1.2	Allgemeine Voraussetzungen für eine medizinische Ernährungstherapie (Elke et al. 2018; Weimann et al. 2022)	608
1.3	Indikation für eine medizinische Ernährungstherapie (Elke et al. 2018)	610
2	**Festlegung der ernährungstherapeutischen Ziele (Elke et al. 2018, 2023)**	610
2.1	Kalorisches Ziel	610
2.2	Ziel der Proteinzufuhr	610
3	**Festlegung der Kalorienzufuhrrate (Elke et al. 2018; Hartl et al. 2022)**	610
3.1	Kalorienzufuhr in der Akutphase	610
3.2	Kalorienzufuhr bei vorbestehender Mangelernährung, in der Postakutphase (Rekonvaleszenz/Rehabilitationsphase) bzw. in der chronischen Phase der kritischen Erkrankung	612
4	**Festlegung der Proteinzufuhrrate (Elke et al. 2018)**	613
4.1	Proteinzufuhr in der Akutphase	613
4.2	Proteinzufuhr in der Postakutphase (Rekonvaleszenz/Rehabilitationsphase), in der chronischen Phase der kritischen Erkrankung bzw. bei vorbestehender Mangelernährung	613
4.3	Proteinzufuhr unter mechanischer Nierenersatztherapie	613
4.4	Proteinzufuhr bei intestinalen Verlusten	613
5	**Techniken der enteralen medizinischen Ernährungstherapie (Elke et al. 2018)**	613
5.1	Applikationswege und -arten	613
5.2	Überwachung (Hartl et al. 2013)	614
5.3	Kontraindikationen	614
5.4	Phasen-abhängiger/Organ-spezifischer Einsatz von spezifischen Nährlösungen	614
5.5	Therapie paralytischer intestinaler Funktionsstörungen (Keller et al. 2022; Elke et al. 2018)	614
5.6	Therapie resorptiver intestinaler Funktionsstörungen	616
6	**Techniken der parenteralen medizinischen Ernährungstherapie (Hartl et al. 2009, 2013; Elke et al. 2018)**	616
7	**Makronährstoffzufuhr (Elke et al. 2018; Hartl et al. 2013)**	617
7.1	Immunmodulierende Substanzen	617
7.2	Kohlenhydrate, Fette und Aminosäuren	617
8	**Mikronährstoffzufuhr (Elke et al. 2023)**	617

W. H. Hartl (✉)
Klinik für Allgemeine, Viszeral- und Transplantationschirurgie,
Ludwig-Maximilians-Universität München – Klinikum der Universität
Campus Großhadern, München, Deutschland
E-Mail: whartl@med.uni-muenchen.de

9	Spezielle Gruppen von kritisch Kranken (Elke et al. 2018, 2023)	617
9.1	Adipöse kritisch Kranke und kritisch Kranke nach bariatrischen Operationen	618
9.2	Kritisch Kranke mit extrakorporaler Unterstützung der kardialen und/oder pulmonalen Funktion/mit mechanischen Herzunterstützungssystemen	620
	Literatur	622

Abkürzungen

BMI	Body Mass Index
CRRT	kontinuierliche Nierenersatztherapie
CT	Computertomografie
DGEM	Deutsche Gesellschaft für Ernährungsmedizin
ECMO	Extracorporeal Membrane Oxygenation
ECLS	Extracorporeal Life Support
EE	Enterale Ernährung
MET	medizinische Ernährungstherapie
PE	Parenterale Ernährung
PEG/PEJ	Perkutane endoskopische Gastrostomie/Jejunostomie
REU	Ruheenergieumsatz
SGA	Subjective Global Assessment
SOP	Standard Operating Procedures

1 Einleitung

1.1 Stadien-abhängige Ernährungstherapie (Elke et al. 2018)

Grundsätzlich sollte die medizinische Ernährungstherapie (MET) des kritisch Kranken an die Phasen der „kritischen" Erkrankung angepasst werden. Die Systemveränderungen, die regelhaft nach einer Homöostasestörung zu beobachten sind und die mit der MET interagieren, hängen ganz wesentlich von der Zeit ab, die seit dem Auftreten der Homöostasestörung vergangen ist (Abb. 1). Die verschiedenen Phasen der „kritischen" Erkrankung können zusätzlich nach klinischen Kriterien charakterisiert werden (Tab. 1).

1.2 Allgemeine Voraussetzungen für eine medizinische Ernährungstherapie (Elke et al. 2018; Weimann et al. 2022)

Grundvoraussetzung einer effektiven, jedoch immer nur symptomatischen MET ist es, dass die kausale Therapie der Grunderkrankung die Signalketten so schnell und effektiv wie möglich unterbricht, mittels derer der inflammatorische/infektiöse Fokus die Katabolie auslöst.

Die MET sollte immer unter Verwendung eines Protokolls erfolgen (Abteilungs-spezifische SOP), dabei ist die tägliche Registrierung der tatsächlich zugeführten Substrat- und Flüssigkeitsmenge (oral/enteral/parenteral) essenzieller Bestandteil des Protokolls. Zum Zeitpunkt der Aufnahme auf die Intensivstation sollte ferner der Ernährungszustand des kritisch Kranken abgeschätzt werden. Letzteres dient zur besseren prognostischen Einschätzung und soll auch bei mangelernährten Patienten*innen eine besondere Sorgfalt bei der Durchführung der MET induzieren.

Zur Einschätzung des Ernährungszustands bei Aufnahme sollten die aktuellen Kriterien der krankheitsspezifischen Mangelernährung der Deutschen Gesellschaft für Ernährungsmedizin (DGEM) (Tab. 2) bzw. das SGA (Subjective Global Assessment) (Tab. 3) herangezogen werden.

Zur Verlaufsbeobachtung sollte bei allen Intensivpatienten*innen als minimale Voraussetzung die regelmäßige Messung des aktuellen Körpergewichts möglich sein; Messungen sollten mittels Bettwaage bzw. bei mobilisierbaren Patienten*innen durch eine konventionelle Personenwaage erfolgen.

Nichtinvasive serielle Untersuchungen der Skelettmuskelmasse mittels Sonografie/MRT/CT/Bioimpedanzanalyse können dazu beitragen, den Ernährungszustand zum Aufnahmezeitpunkt als auch während des Intensivaufenthaltes einzuschätzen. Allerdings schränkt ein generalisiertes, durch Infektion/Inflammation ausgelöstes kapillares Leck (Vergrößerung des dritten Raums) die Aussagekraft morphologischer Methoden wie der CT oder der Sonografie, aber auch der Bioimpedanzanalyse ein; Volumina korrelieren dann nicht mehr mit der Proteinmasse und es wären spezifische Adjustierungen an den Wassergehalt des untersuchten Kompartiments durchzuführen.

Zur präziseren Einschätzung des Ernährungszustandes im Verlauf bietet der sog. Sarkopenie-Index Vorteile, da er weitgehend unabhängig von der Nierenfunktion ist und leicht erhoben werden kann. Der Index lässt sich berechnen als Quotient zwischen der Serumkreatinin-Konzentration x100 und der Serum-Cystatin-C-Konzentration. Im Hinblick auf die Diagnose einer Mangelernährung bei kritisch kranken Patienten wurden mit 90 % Sensitivität und 90 % Spezifität Schwellenwerte von 101 bzw. 43 publiziert (Barreto et al. 2019). Die besondere Wertigkeit liegt jedoch nicht im interindividuellen, sondern im intraindividuellen Vergleich (Verlaufskontrolle).

Eine während der intensivmedizinischen Therapie zunehmende Katabolie hat zwei zentrale Konsequenzen: Es müssen die Konzepte kritisch hinterfragt werden, die a) zur Beherrschung des Katabolie-auslösenden, inflammatori-

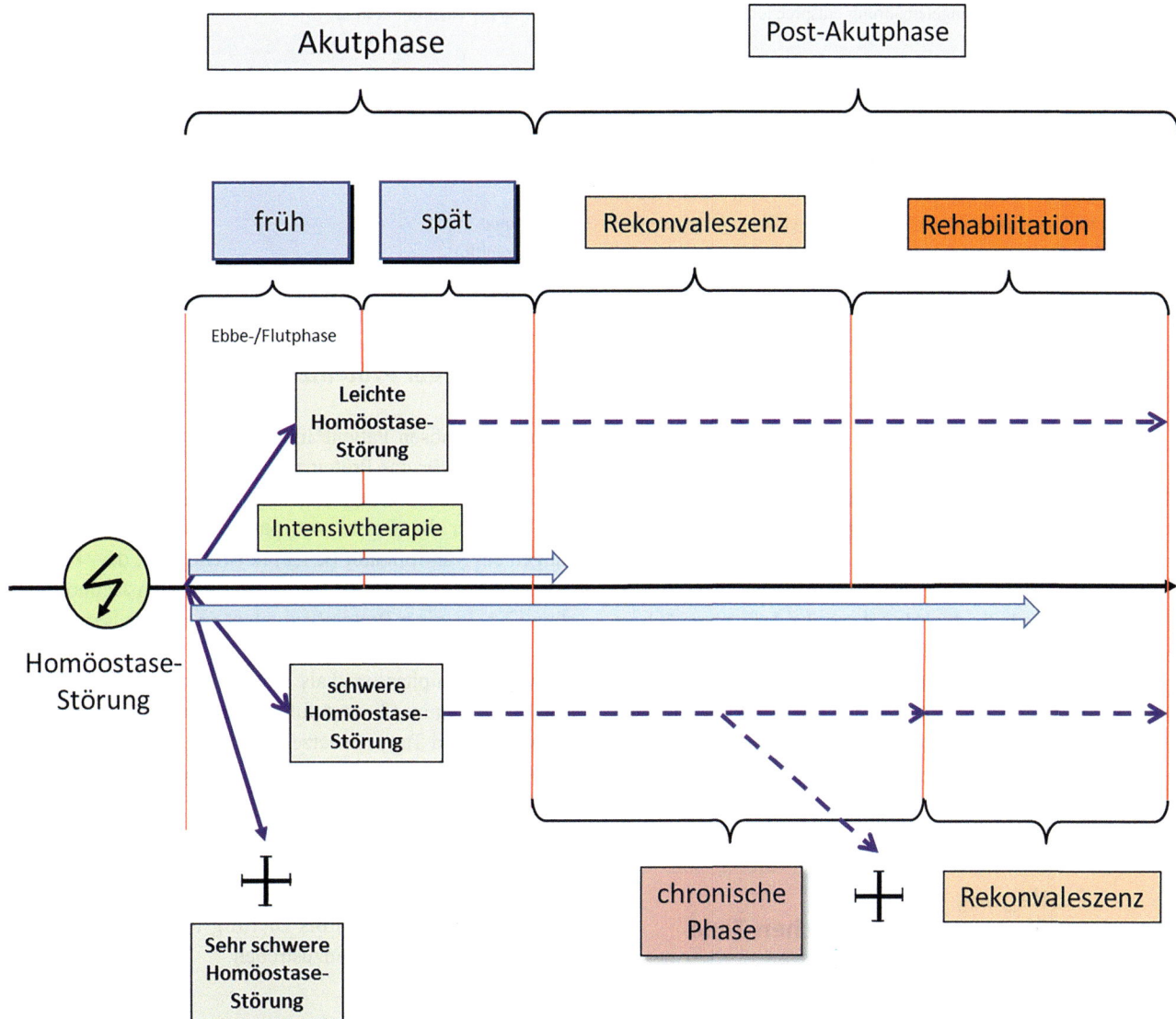

Abb. 1 Phaseneinteilung des „kritischen" Krankseins in Abhängigkeit vom Schweregrad der Homöostasestörung. (Nach Elke et al. 2018)

Tab. 1 Definition der Erkrankungsphasen im Verlauf einer kritischen Erkrankung. (Nach Elke et al. 2018)

Erkrankungsphase	Organdysfunktion	Inflammation	Metabolischer Zustand	Ungefähre Dauer/Zeitraum (Tage)
Akutphase				
Frühe Akutphase	Schwere oder zunehmende (Mehr-) Organdysfunktion	Progrediente Inflammation	Katabol	1–3
Späte Akutphase	Stabile oder sich bessernde Organdysfunktion	Regrediente Inflammation	Katabol-anabol	2–4
Postakutphase				
Rekonvaleszenz/ Rehabilitation	Weitgehend wiederhergestellte Organfunktion	Resolution der Inflammation	Anabol	> 7
Chronische Phase	Persistierende Organdysfunktion	Persistierende Immunsuppression	Katabol	> 7

Durch einen sog. „second hit" (erneute Homöostasestörung) ist ein Rückschritt von der Postakut- in die Akutphase jederzeit möglich.

Tab. 2 Definition der Mangelernährung entsprechend DGEM. (Nach Elke et al. 2018; Valentini et al. 2013)

Kriterium
Allgemeine Kriterien (Bezugsgröße: Körpergewicht vor Homöostasestörung)
• BMI < 18,5 kg/m² *oder*
• ungewollter Gewichtsverlust > 10 % in den letzten 3–6 Monaten *oder*
• BMI < 20 kg/m² und ungewollter Gewichtsverlust > 5 % in den letzten 3–6 Monaten *oder*
• Nahrungskarenz > 7 Tage *oder*
• reduzierte Energieaufnahme ≤ 75 % des geschätzten Energiebedarfs für ≥ 1 Monat
• (Hinweise für eine verminderte Muskelmasse: Trizepshautfaltendicke < 10. Perzentile)
Zusätzlich: subklinische, milde oder mäßige chronische Inflammation vor der Homöostasestörung
• laborchemische Zeichen einer inflammatorischen Krankheitsaktivität (z. B. „Crohn's Disease Activity Index")

schen/infektiösen Fokus angewendet werden, und die b) die Grundlagen der Kalorienzufuhr im Rahmen der MET bilden.

1.3 Indikation für eine medizinische Ernährungstherapie (Elke et al. 2018)

Bei kritisch Kranken, bei denen keine bedarfsdeckende orale Ernährung innerhalb der Akutphase der kritischen Erkrankung absehbar ist, sollte eine medizinische Ernährungstherapie innerhalb von etwa 24 h nach Aufnahme auf die Intensivstation begonnen werden (unter Berücksichtigung des Kalorien- und Protein-/Aminosäureziels in der Akutphase, und der individuellen metabolischen und gastrointestinalen Toleranz, vgl. unten).

2 Festlegung der ernährungstherapeutischen Ziele (Elke et al. 2018, 2023)

2.1 Kalorisches Ziel

Zur Bestimmung des Ruheenergieumsatzes/kalorischen Ziels sollte idealerweise die indirekte Kalorimetrie eingesetzt werden. Spezifische Zielgruppen sind kritisch Kranke mit hohem Katabolie-Risiko (protrahierter septischer Schock), mit einem Risiko für ein Refeeding Syndrom (BMI < 18 kg/m²), einer voraussichtlichen Behandlungsdauer ≥ 7 Tage auf der Intensivstation, und mit Adipositas (BMI > 30 kg/m², vgl. unten). Details zur technischen Durchführung der indirekten Kalorimetrie finden sich in (Elke et al. 2023).

Wenn keine Kalorimetrie zur Verfügung steht, sollte in der Akutphase der Energieumsatz bzw. das kalorische Ziel bei nicht-adipösen kritisch Kranke (BMI < 30 kg/m²) mit 24 kcal/kg aktuelles Körpergewicht/Tag geschätzt werden. Komplexe Formeln zur Berechnung des Energieumsatzes sollten nicht angewendet werden. Bei nicht-adipösen Patienten*innen ist bei Einsatz der Schätzformel das aktuelle Körpergewicht (idealerweise vor Homöostasestörung) als Berechnungsgrundlage zu verwenden.

2.2 Ziel der Proteinzufuhr

Bei nicht-adipösen Patient*innen (BMI < 30 kg/m²) ist die Bezugsgröße für das Proteinziel das aktuelle Körpergewicht vor Homöostasestörung. Grundsätzlich ist zu berücksichtigen, dass für die Zufuhr von parenteralen Aminosäurenlösungen ein Multiplikator (x 1,2) notwendig ist, da – bezogen auf die Gewichtseinheit – Lösungen mit freien Aminosäuren etwa 17 % weniger Proteinäquivalent enthalten als geformtes Protein.

Für die Akutphase sind als Ziel der Proteinzufuhr 1,0 bzw. als Ziel der Aminosäurenzufuhr 1,2 g pro kg aktuellem Körpergewicht und Tag anzusetzen.

In der chronischen Phase der kritischen Erkrankung und bei Patienten*innen mit vorbestehender Mangelernährung entspricht das Ziel der Protein-/Aminosäurenzufuhr dem Ziel in der Akutphase. In der Rekonvaleszenzphase ist ein höheres Proteinziel (in Kombination mit einem intensiven Widerstandstraining) von bis zu 1,6 g Protein/kg aktuellem Körpergewicht und Tag anzustreben.

3 Festlegung der Kalorienzufuhrrate (Elke et al. 2018; Hartl et al. 2022)

Sowohl beim Einsatz von enteralen als auch parenteralen Produkten sollten die Gesamtkalorien aller zugeführten Makronährstoffe (inkl. Proteinen/Aminosäuren) sowie aller nicht ernährungsbezogener Präparate (Sedierung mit Propofol, Einsatz einer Citratdialyse) bei der Berechnung der Kalorienzufuhrrate berücksichtigt werden. 2 %-iges Propofol hat einen Fettgehalt von 0,1 g/ml ≈ 0,9 kcal/ml; Tri-Natrium-Citrat-Lösung von 0,59 kcal/mmol ≈ 3 kcal/g (die Zufuhr von 11–20 mmol/h entspricht einer Kalorienzufuhr von 150–270 kcal/h).

3.1 Kalorienzufuhr in der Akutphase

Die Kalorienzufuhrrate sollte mit 75 % des gemessenen oder geschätzten Energieumsatzes (also des Kalorienziels, s. o.)

Tab. 3 Diagnostik der Mangelernährung entsprechend dem Subjective Global Assessment (SGA) (nach Schütz und Plauth 2004); Nach Erhebung der Anamnese und Abschluß der körperlichen Untersuchung erfolgt auf der Basis dieser Befunde die rein subjektive Einschätzung des Ernährungszustandes (A, B oder C)

A. Anamnese

1. Gewichtsveränderung

- in den vergangenen 6 Monaten: _____ kg (_____ % Körpergewicht)
  - Abnahme < 5 % Körpergewicht
  - Abnahme 5–10 % Körpergewicht
  - Abnahme > 10 % Körpergewicht
- in den vergangenen zwei Wochen:
  - Zunahme
  - keine Veränderung
  - Abnahme

2. Nahrungszufuhr

- Veränderungen im Vergleich zur üblichen Zufuhr: nein
  - ○ suboptimale feste Kost   ja → Dauer: _____
  - ○ ausschließlich Flüssigkost
  - ○ hypokalorische Flüssigkeiten
  - ○ keine Nahrungsaufnahme

3. Gastrointestinale Symptome (> 2 Wochen): nein
  - ○ Übelkeit   ○ Erbrechen   ja:
  - ○ Durchfall   ○ Appetitlosigkeit

4. Beeinträchtigung der Leistungsfähigkeit:

- in den vergangenen 6 Monaten:
  - keine
  - mäßig/eingeschränkt arbeitsfähig
  - stark/bettlägerig
- in den vergangenen zwei Wochen:
  - Verbesserung
  - Verschlechterung

5. Auswirkung der Erkrankung auf den Nährstoffbedarf:

- Hauptdiagnose: _____
- metabolischer Bedarf
  - kein/niedriger Stress
  - mäßiger Stress
  - hoher Stress

B. Körperliche Untersuchung

	normal	leicht	mäßig	stark
Verlust von subkutanem Fettgewebe				
Muskelschwund (Quadrizeps, Deltoideus)				
Knöchelödem				
präsakrale Ödeme (Anasarka)				
Aszites				

C. Subjektive Einschätzung des Ernährungszustandes

A = gut ernährt
B = mäßig mangelernährt bzw. mit Verdacht auf Mangelernährung
C = schwer mangelernährt

beginnen, und sollte entsprechend der individuellen metabolischen Toleranz (vgl. unten) so gesteigert werden, dass bis zum Ende der Akutphase (4–7 Tage nach Beginn der kritischen Erkrankung) 100 % des Kalorienziels erreicht werden. Bei eindeutigen Zeichen einer individuellen metabolischen Intoleranz (Blutzuckerspiegel > 200 mg/dl trotz einer Insulinzufuhr von > 1 IE/h) sollte die Kalorien-/Makronährstoffzufuhr so weit reduziert werden, bis eine Toleranz erreicht ist. Bei einer nicht beherrschbaren Intoleranz kann eine komplette Unterbrechung der Kalorienzufuhr bzw. dann auch eine weitere Steigerung der Insulinzufuhr zur Blutzuckerkontrolle nötig sein. Ein praxisorientiertes Konzept zur individuellen Steuerung der Substratzufuhr anhand des maximal täglichen Insulinbedarfs zeigt Abb. 2.

Ein weiterer Surrogatmarker für Intoleranzen gegenüber exogenen Substraten ist die Hypophosphatämie (< 0,65 mmol/l) (Refeeding-Syndrom). Ein Absinken der Phosphat-Konzentration kann als Indikator für eine schwere Substratverwertungsstörung angesehen werden – sofern andere Ursachen wie z. B. ein Phosphatentzug unter mechanischer Nierenersatztherapie, die Verabreichung hoher Katecholamindosen mit Verschiebung von Phosphat nach intrazellulär, eine respiratorische Alkalose oder eine medikamentös ausgeglichene Azidose ausgeschlossen sind. Es sollte dann eine Reduktion der aktuell praktizierten exogenen Kalorien-/Proteinzufuhr auf 25 % des kalorischen Ziels durchgeführt werden. Gleichzeitig sollte eine parenterale Phosphatzufuhr zur Normalisierung der Phosphatkonzentration erfolgen. Bleibt die Phosphatkonzentration dann in den nächsten 36 h stabil, dann ist eine Steigerung der Kalorien- bzw. Proteinzufuhr auf 100 % des Ziels indiziert (unter der Voraussetzung eines Insulinbedarfs < 2 IE/h).

3.2 Kalorienzufuhr bei vorbestehender Mangelernährung, in der Postakutphase (Rekonvaleszenz/Rehabilitationsphase) bzw. in der chronischen Phase der kritischen Erkrankung

In der anabolen Erholungsphase (Rekonvaleszenz/Rehabilitation) und in der chronischen Phase sollte die Kalorienzufuhr 100 % des gemessenen/geschätzten Energieumsatzes (also des Kalorienziels) betragen. Bei Patienten*innen mit vorbestehender Mangelernährung können die gleichen, an die individuelle metabolische Toleranz und die Phasen der Erkrankung angepassten Kalorienzufuhrraten bzw. das gleiche Kalorienziel verwendet werden, wie bei Patienten*innen ohne vorbestehende Mangelernährung. Allerdings sollte hier die MET unter besonders sorgfältiger Überwachung und unter Berücksichtigung eines Refeeding-Syndroms erfolgen.

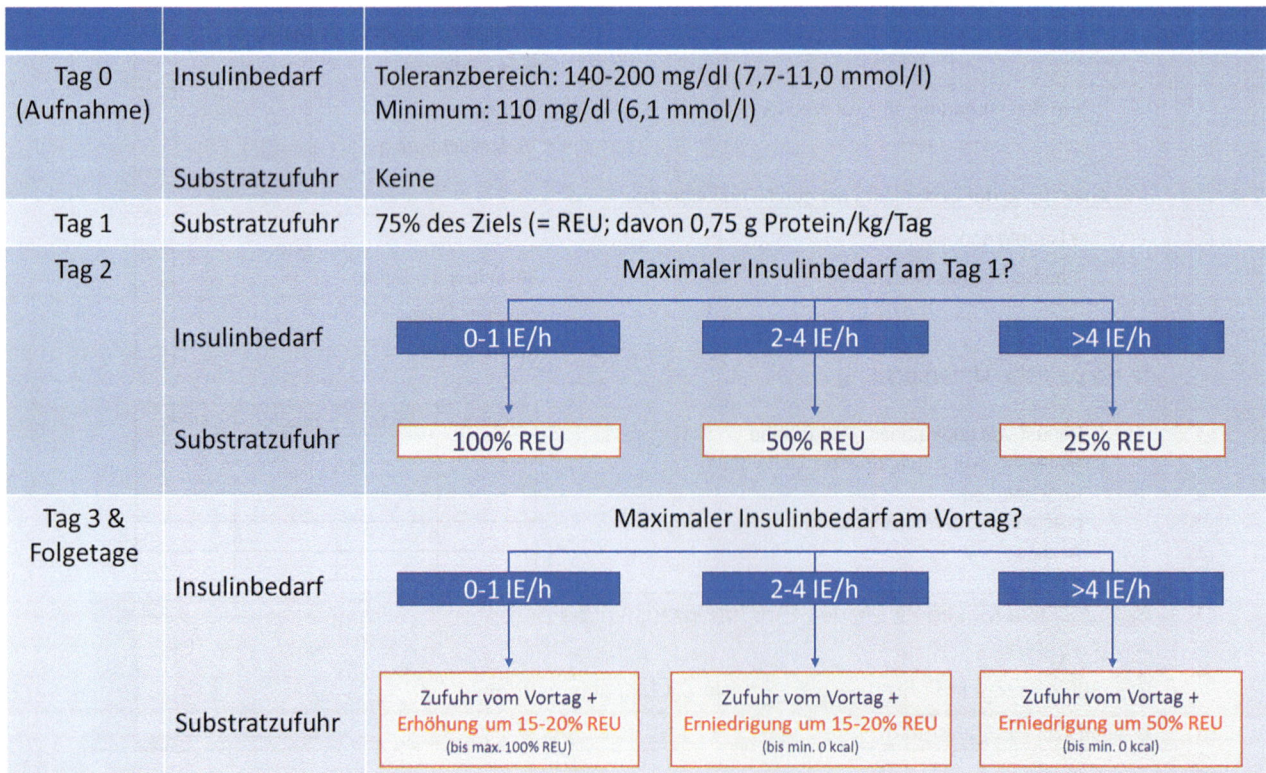

Abb. 2 Individuelle Steuerung der Kalorienzufuhr anhand des Ausmaßes der Insulinresistenz und des Ruheenergieumsatzes. Das Ziel ist die Aufrechterhaltung einer Blutzuckerkonzentration < 180–200 mg/dl. Der Tag 0 bezieht sich auf den Tag der Homöostasestörung. (*REU* Ruheenergieumsatz = kalorisches Ziel). (Nach Elke et al. 2023)

4 Festlegung der Proteinzufuhrrate (Elke et al. 2018)

4.1 Proteinzufuhr in der Akutphase

Die Protein-/Aminosäurenzufuhrrate sollte parallel zur Kalorienzufuhr mit 75 % des Proteinziels beginnen, und sollte entsprechend der individuellen metabolischen Toleranz so gesteigert werden, dass bis zum Ende der Akutphase (4–7 Tage nach Beginn der kritischen Erkrankung) 100 % des Proteinziels erreicht werden. Bei eindeutigen Zeichen einer individuellen metabolischen Intoleranz (> 1 IE/h zur Aufrechterhaltung einer Blutglukosekonzentration < 180 mg/dl) ist die Protein-/Aminosäurenzufuhr proportional zur Gesamtkalorienzufuhr zu reduzieren.

4.2 Proteinzufuhr in der Postakutphase (Rekonvaleszenz/Rehabilitationsphase), in der chronischen Phase der kritischen Erkrankung bzw. bei vorbestehender Mangelernährung

In der chronischen Phase der kritischen Erkrankung, bei Patienten*innen mit vorbestehender Mangelernährung, und in der Rehabilitationsphase beträgt die Protein/Aminosäuren-Zufuhr 100 % des Ziels.

4.3 Proteinzufuhr unter mechanischer Nierenersatztherapie

Bei kritisch kranken Patienten*innen unter kontinuierlicher/intermittierender Nierenersatztherapie werden die gleichen, an die individuelle metabolische Toleranz und die Phasen der Erkrankung angepassten Protein/Aminosäurenzufuhrraten bzw. das gleiche Protein-/Aminosäurenziel verwendet wie bei Patienten*innen ohne Nierenersatztherapie. Es sollte jedoch der Therapie-assoziierte Verlust an Aminosäuren mittels entsprechender kontinuierlicher Aminosäurenzufuhr zusätzlich zur Kalorien-/Protein-/Aminosäurenzufuhr kompensiert werden.

Der während einer Hämodialyse auftretende Aminosäurenverlust kann approximativ mit ca. 2 g/Stunde (u. a. abhängig von Dialysedosis), bei kontinuierlichen Nierenersatzverfahren mit ca. 0,2 g/L Filtrat bzw. Dialysat (kontinuierliche venovenöse Hämofiltration, CVVH) bzw. 0,6 g/Stunde (kontinuierliche venovenöse Hämodialyse, CVVHD) angenommen werden. Unter Einsatz einer „Sustained low efficiency dialysis (SLED)" liegt der Verlust an Aminosäuren in derselben Größenordnung wie bei kontinuierlichen Nierenersatzverfahren

4.4 Proteinzufuhr bei intestinalen Verlusten

Eiweißverluste über Drainagen (Aszites) oder Verbände sollten ausgeglichen werden. Bei offenem Abdomen/ausgeprägtem portalen Hypertonus kann der Eiweißverlust über Vakuumverbände/Drainagen bis zu 15–30 g/l Exsudat betragen. Die genaue Höhe des Verlustes kann über die Bestimmung der Gesamteiweißkonzentration im Drainagesekret ermittelt werden.

Der Ausgleich erfolgt durch intravenöse Albumin-Supplementierung. Als grobe Faustregel sind pro Liter abgelassenem Aszites 6–8 g Albumin i.v. zuzuführen.

5 Techniken der enteralen medizinischen Ernährungstherapie (Elke et al. 2018)

5.1 Applikationswege und -arten

In allen Krankheitsphasen ist der orale Zugangsweg zu bevorzugen. Bei nicht-zielgerechter oraler Ernährung sollte in allen Krankheitsphasen aus ökonomischen Gründen bevorzugt eine enterale Ernährung eingesetzt werden. Bei korrekter Applikation in der Akutphase (Berücksichtigung der individuellen Toleranz) ist – im Hinblick auf die Prognose der Patienten*in – der enterale mit dem parenteralen Applikationsweg vergleichbar. Eine (ggf. supplementäre bzw. exklusive) parenterale Ernährung kommt nur zum Einsatz, wenn das Kalorien- und Proteinziel über die enterale Ernährung nicht oder nur unzureichend erreicht wird. Das Konzept der „Zottenernährung" ist verlassen.

Bei vorbestehender Mangelernährung sollte in der Akutphase – entsprechend der individuellen metabolischen Toleranz – frühzeitig eine ggf. supplementäre parenterale Ernährung zum Erreichen des Kalorien- und Proteinziels eingesetzt werden.

Unter enteraler MET ist der gastrale Zugangsweg gegenüber dem jejunalen Zugangsweg zu bevorzugen, wobei bei hohem Aspirationsrisiko/ausgeprägtem gastralen Reflux und geringem technischen Aufwand (Sondenanlage) ein jejunaler Zugang verwendet werden kann. Besteht in der chronischen Phase/Rehabilitationsphase die Indikation für eine enterale MET voraussichtlich für länger als 4–6 Wochen, so sollte eine PEG (perkutane endoskopische Gastrostomie)/PEJ (perkutane endoskopische Jejunostomie) angelegt werden.

Die gastrale Nahrung kann kontinuierlich oder als Bolusgabe zugeführt werden, die jejunale Ernährung sollte kontinuierlich (mittels Pumpe) appliziert werden. Beide Applikationswege müssen den Tag-Nacht-Rhythmus nicht berücksichtigen und sind über 24 h anzuwenden. Eine enterale MET kann auch bei nicht-invasiver Beatmung (NIV) erfolgen (Voraussetzung: effektive Schutzreflexe vorhanden und funktionierender Gastrointestinal-Trakt) bzw. kann auch bei Bauchlage oder offenem Abdomen zur Anwendung kommen (unter Berücksichtigung der individuellen Toleranz).

5.2 Überwachung (Hartl et al. 2013)

Voraussetzung der enteralen MET ist das individuelle Monitoring der metabolischen (s. o.) und gastrointestinalen Toleranz (Tab. 4).

Bei Patienten*innen mit abdominal-chirurgischer Grunderkrankung ist für das gastrale Residualvolumen (GRV) ein Schwellenwert von 200 mL anzusetzen. Bei Erreichen des Schwellenwertes sollte eine Modifizierung der Zufuhrrate erfolgen (Pausieren der enteralen Ernährung für 4–6 Stunden, und anschließend erneute Messung des GRV).

Tab. 4 Überwachung der gastrointestinalen Toleranz unter enteraler Ernährung. Voraussetzung sind a) die Verwendung einer großlumigen und einlumigen Magensonde (≥ 14 Ch) (sog. „Ernährungssonden", Jejunalsonden oder mehrlumige Magensonden mit kleinerem Durchmesser sind zur Überwachung nicht geeignet), und b) die korrekte Position der Sonde im Magen ohne Knickbildung

Maßnahme	Häufigkeit
Klinische Untersuchung des Abdomens	Mindestens 1x täglich: Perkussion, Palpation, Auskultation und Inspektion
Bestimmung der Refluxmenge über Magensonde	1x/Pflegeschicht
Bestimmung des gastralen Residualvolumens (Aspiration mittels großvolumiger Magenspritze)	Alle 4–6 Stunden bei - abdominal-chirurgischen Patienten*innen in der Akutphase - hohem Risiko einer paralytischen Funktionsstörung - nicht-invasiver mechanischer Beatmung: verzichtbar bei - Bei internistischen Patienten*innen mit invasiver Beatmung unter intensiver pflegerischer Überwachung
Darmtätigkeit (Stuhlbeschaffenheit und -frequenz)	1x Pflegeschicht
Konventionell-radiologische Untersuchung (konv. Röntgen-Abdomen in Rückenlage und in anterior-posteriorer Technik)	Nach Bedarf bei auffälligem klinischen Untersuchungsbefund (Distension, Verdacht auf Dickdarm-Ileus)

5.3 Kontraindikationen

Bei schwerer intestinaler Dysfunktion (Tab. 5) darf eine enterale Ernährungstherapie nicht durchgeführt werden, sondern es muss eine parenterale Ernährung erfolgen, um das jeweilige Kalorien- und Proteinziel unter Beachtung der individuellen metabolischen Toleranz zu erreichen. Isolierte Magenentleerungsstörungen/Oberbauchatonien stellen aufgrund ihrer vergleichsweise leichten Überbrückbarkeit dagegen per se keine Kontraindikation dar.

Speziell bei Patienten*innen mit hämodynamischer Instabilität (hohe oder steigende Dosen an vasoaktiven Medikamenten, z. B. Noradrenalin ≥ 0,5 μg/kg min, oder bei einem arteriellen Mitteldruck < 50 mmHg) sollte eine enterale Ernährungstherapie zunächst nicht durchgeführt werden. Erst nach Stabilisierung der hämodynamischen Situation (z. B. bei rückläufiger bzw. mindestens konstanter Dosis an vasoaktiven Medikamenten, bzw. bei regredienten Zeichen einer Organminderperfusion- z. B. mit der Laktat-Konzentration als biochemischem Marker- erfolgt dann der Beginn einer enteralen MET (aufbauend mit zunächst nur minimaler Zufuhrrate, < 25 kcal/h). Im Zweifelsfall ist eine parenterale Ernährung gesteuert nach der individuellen metabolischen Toleranz (s. o.) zu bevorzugen.

Abb. 3 zeigt ein Gesamtkonzept zur individuellen Steuerung der Substratzufuhr anhand des Ausmaßes des Noradrenalinbedarfs, des gastrointestinalen Funktionszustandes und der metabolischen Toleranz (Insulinresistenz).

5.4 Phasen-abhängiger/Organ-spezifischer Einsatz von spezifischen Nährlösungen

Tab. 6 zeigt Indikationen für den Phasen-abhängigen/Organspezifischen Einsatz von speziellen Nährlösungen. Bei Nierenversagen ist keine Anpassung der Zusammensetzung der Nährlösungen erforderlich.

5.5 Therapie paralytischer intestinaler Funktionsstörungen (Keller et al. 2022; Elke et al. 2018)

Tab. 7 zeigt Indikationen für die Therapie paralytischer intestinaler Funktionsstörungen in Abhängigkeit von der anatomischen Lokalisation. Prucalopid ist in Deutschland als einziges Medikament zur Therapie der laxantienrefraktären Obstipation und Magenatonie zugelassen. Ansonsten ist ggf. der „Off-label use" zu beachten (Sincalid, Pyridostigmin, Neostigmin, Amidotrizoesäure, Erythromycin).

Tab. 5 Kontraindikationen für eine enterale Ernährung. (Nach Elke et al. 2018)

Kontraindikationen
Funktionell
• hämodynamische Instabilität (hohe oder steigende Dosen an vasoaktiven Medikamenten)
• metabolische Entgleisung mit unkontrollierter Hypoxämie und Azidose
• unkontrollierte gastrointestinale Blutung
• schwere Magenentleerungsstörung (gastrales Residualvolumen > 500 ml/6 h)
• mesenteriale Ischämie
• abdominelles Kompartment-Syndrom
• paralytischer Dünndarmileus
• sehr schwere Leberdysfunktion (Ammoniakkonzentration $\geq$ 200 micromol/l)
• Pseudoobstruktion des Kolons
• schwere Absorptionsstörungen (tgl. Stuhlgewicht > 350 g/Tag)
anatomisch
• Dünndarm-/Dickdarm-Leckage
• schwere entzündliche Veränderungen des Dickdarms (nekrotisierende Clostridien-Colitis)
• High-Output-Fistel ohne distalen Zugang zur Nahrungszufuhr
• mechanischer Dünndarm-/Dickdarm-Ileus

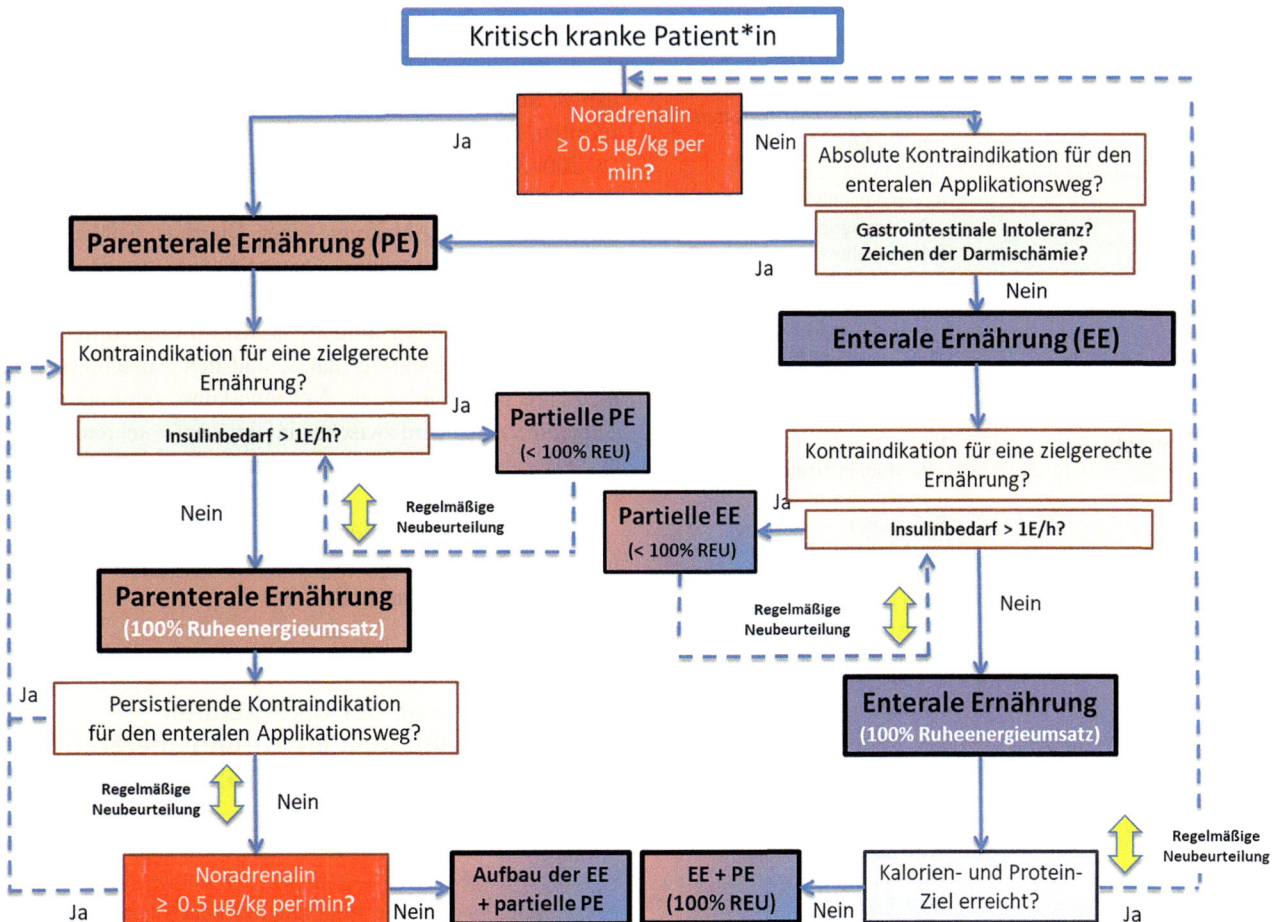

Abb. 3 Individuelle Steuerung der Kalorien-Zufuhr anhand des Ausmaßes des Noradrenalinbedarfs, des gastrointestinalen Funktionszustandes und der Insulinresistenz. (*REU* Ruheenergieumsatz, *PE* parenterale Ernährung; *EE* enterale Ernährung). (Modifiziert nach Hartl et al. 2022)

Tab. 6 Indikation spezieller enteraler Nährlösungen in Abhängigkeit von der Krankheitsphase und Organfunktion

Art der Nährlösung	Indikation
Ballaststoff-frei	- Akutphase (erhöhtes Risiko bzgl. intestinal-ischämischer Komplikationen) - Ileostoma - Kurzdarmsyndrom - neu angelegte Kolonanastomosen
Ballaststoff-haltig (fermentierbare Fasern, z. B. Fruktooligosaccharide, Pektin, Inulin etc.)	Chronische/rehabilitative Phase
Erhöhter Gehalt an verzweigt-kettigen Aminosäuren	Schwere Leberdysfunktion (Ammoniakkonzentration 100–200 μmol/l) und zusätzlich hepatische Enzephalopathie
Fettfrei	Persistierende abdominelle Lymphfisteln (parallele Infusion von parenteralen Fettlösungen zur Verhinderung eines Mangels an essenziellen Fettsäuren *obligat*)
Erhöhter Gehalt an Proteinen/Protein-Zusätze	Bei Nichterreichen des Proteinziels mittels Standard-Nährlösungen

Tab. 7 Indikation spezifischer antiparalytischer Therapien in Abhängigkeit von der anatomischen Lokalisation

Indikation	Therapie
Akute gastrale oder intestinale Paralyse	Reduktion/Terminierung einer antiperistaltisch wirksamen Ko-Medikation (Katecholamine, Opiate, Beta-2-Mimetika, Sedativa, Antidepressiva) (*sorgfältige Schaden-/Nutzen-Abwägung*)
Akute intestinale Paralyse	- selektive 5-HT4-Rezeptoragonisten (Prucaloprid) - Opiatantagonisten (Methylnaltrexon, Naloxegol) - Cholezystokininanaloga (Sincalid) - Acetylcholinesterasehemmer (Pyridostigmin, Neostigmin)
Akute, nicht vital bedrohliche Kolonparalyse (leichte Pseudoobstruktion)	- mechanische Maßnahmen (Klysma, Darmrohr, Hebe-Senk-Einlauf) - Paraffinöl (Rizinusöl) - osmotisch wirksame Substanzen: • Macrogol (Polyethylenglykol mit einem Molekulargewicht von 3350 bis 4000) • Amidotrizoesäure (*nicht in der Akutphase nach Neu-Anlage distaler Anastomosen*)
Vital bedrohliche Kolon-Paralyse (schwere Pseudoobstruktion)	Endoskopische Dekompression, ggf. chirurgische Therapie (z. B. Coecostomie)
Akute gastrale Paralyse	Prokinetika mit proximaler Wirksamkeit - Metoclopramid (maximal 30 mg für 5 Tage) - Erythromycin - selektive 5-HT4-Rezeptoragonisten (Prucaloprid)
Chronische bzw. Therapie-refraktäre gastrale Paralyse (ohne intestinale Paralyse)	Endoskopische Anlage einer Jejunalsonde (mit zusätzlicher großlumiger Magensonde)

5.6 Therapie resorptiver intestinaler Funktionsstörungen

Die Diagnose einer Diarrhoe orientiert sich an ihrer Zeitdauer und an der Konsistenz und dem Gewicht des Stuhlgangs. Schwere Diarrhoen sind charakterisiert durch ungeformten, flüssigen Stuhlgang, einem erhöhten Stuhlgewicht (> 200–300 g/Tag), und einer längeren Dauer (> 48 Stunden) bzw. durch eine Kombination dieser Variablen.

Die klinische Abklärung einer Diarrhoe beinhaltet die abdominelle Untersuchung, Quantifizierung des Stuhls, mikrobiologische Analyse einer Stuhlprobe auf Clostridium difficile (inklusive Bestimmung des Clostridium-difficile-Toxins A und B), Elektrolytstatus, und den Ausschluss einer medikamentös-induzierten Nebenwirkung (antimikrobielle Therapie). Auch wird zwischen infektiöser (= sekretorischer) und osmotischer Diarrhoe unterschieden, wobei letztere nach Nahrungskarenz sistiert.

Tab. 8 zeigt Indikationen für die Therapie resorptiver intestinaler Funktionsstörungen in Abhängigkeit vom Ausmaß und Pathomechanismus.

6 Techniken der parenteralen medizinischen Ernährungstherapie (Hartl et al. 2009, 2013; Elke et al. 2018)

Eine parenterale Ernährung erfolgt bei Kontraindikationen für eine enterale Ernährung (s. o.), um das an die Phase der Erkrankung und an die individuelle metabolische Toleranz angepasste Kalorien- bzw. Proteinziel zu erreichen. Eine kombinierte enteral-parenterale Ernährungstherapie ist dann indiziert, wenn die Kalorien- bzw. Protein-Zufuhrrate nicht alleine durch eine sichere enterale Ernährung erreicht werden kann. In der Akutphase kann temporär auf eine parenterale

Tab. 8 Indikation spezifischer Therapien bei resorptiven intestinalen Funktionsstörungen in Abhängigkeit von der Pathophysiologie

Indikation	Therapie
Leichte spezifische sekretorische Diarrhoe	- Terminierung der vorbestehenden Antibiose - Clostridien: spezifischen Antibiose (orales Vancomycin oder orales Fidaxomicin)
Schwere spezifische sekretorische Diarrhoe (nekrotisierende Kolitis)	- Terminierung der vorbestehenden Antibiose - parenterale MET - chirurgische Therapie bei schwerer Organdysfunktion - Clostridien: spezifischen Antibiose (orales Vancomycin oder orales Fidaxomicin)
Leichte unspezifische osmotische Diarrhoe	- Loperamid - eingestellte Opiumtinktur (Dropizol® 3 × 15 mg, höhere Dosierungen möglich – große therapeutische Breite) - Verwendung ballaststoffhaltiger Nährlösungen (fermentierbare Ballaststoffe)
Schwere unspezifische osmotische Diarrhoe	Zusätzlich: - Verwendung von Oligopeptidlösungen - Verwendung von Nährlösungen ohne fermentierbare Oligosaccharide, Disaccharide, Monosaccharide und Polyole („FODMAPS")
Therapierefraktäre unspezifische osmotische Diarrhoe	- temporäre parenterale MET - bei Sistieren der Diarrhoe Wiederaufnahme der enteralen MET mit niedriger Zufuhrrate (entsprechend der gastrointestinalen Toleranz)

Fettzufuhr verzichtet werden. Tab. 9 zeigt Indikationen für den Einsatz verschiedener parenteraler Präparate in Abhängigkeit von der klinischen Situation.

7 Makronährstoffzufuhr (Elke et al. 2018; Hartl et al. 2013)

7.1 Immunmodulierende Substanzen

Immunmodulierende (speziell mit Arginin, Omega-3-Fettsäuren, Gamma-Linolensäure und Antioxidanzien angereicherte) enterale Nährlösungen sollten bei kritisch kranken Patient*innen nicht eingesetzt werden. Eine über den Tagesbedarf hinausgehende spezifische enterale oder parenterale Glutamin- oder Argininzufuhr (Pharmakotherapie) ist ebenfalls nicht indiziert.

7.2 Kohlenhydrate, Fette und Aminosäuren

Tab. 10 zeigt spezifische Charakteristika der für den parenteralen Einsatz zur Verfügung stehenden Substrate.

Im Rahmen einer MET erfolgt in der Akutphase und/oder bei ausgeprägtem Stressstoffwechsel mindestens 3–4 mal täglich eine Kontrolle der Blutzuckerkonzentration. Unter Insulintherapie muss die Überwachungsfrequenz in Abhängigkeit von der Dosis erhöht werden. Bei der Blutzuckereinstellung durch Insulingabe ist aus Sicherheitsgründen ein unterer Zielwert von 110 mg/dL (6,1 mmol/L) zu verwenden, und eine Konzentration von 80 mg/dl (4,4 mmol/L) nicht zu unterschreiten. Blutzuckerkonzentrationen bis zu 200 mg/dL (11 mmol/L) können toleriert werden. Empfehlungen für das Vorgehen in der Praxis finden sich in den Tab. 11 und 12.

8 Mikronährstoffzufuhr (Elke et al. 2023)

Vitamine und Spurenelemente sollten dann substituiert werden, wenn mit enteraler Ernährung das kalorische Ziel nicht erreicht werden kann bzw. wenn eine supplementäre parenterale Ernährung notwendig ist, um entsprechend der Krankheitsphase und der individuellen metabolischen Toleranz das gewünschte Kalorien- und Proteinziel zu erreichen. Unter exklusiver parenteraler Ernährung besteht immer eine Indikation zur Substitution von Mikronährstoffen.

Manche Kombinationspräparate zur Substitution enthalten nicht immer Vitamin K (Kofaktor bei der Synthese der Gerinnungsfaktoren II, VII, IX und X [Prothrombinkomplex], Protein C und S). In diesen Fällen erfolgt eine getrennte (zusätzliche) Substitution in Abhängigkeit von der gewünschten bzw. notwendigen Antikoagulation. Viele Vitamine sind licht- und sauerstoffempfindlich. Daher werden Vitaminpräparate vor Licht geschützt oder möglichst als Kurzinfusionen innerhalb von 30–60 Minuten verabreicht. Tab. 13 gibt eine Übersicht zu verschiedenen Richtwerten des Mikronährstoffbedarfs und -gehalts in handelsüblichen Präparaten.

Tab. 14 gibt Empfehlungen zur spezifischen Krankheitsbezogenen bzw. individuellen (nach Spiegelbestimmung) Substitution und (Hochdosis-)Pharmakotherapie von Mikronährstoffen.

9 Spezielle Gruppen von kritisch Kranken (Elke et al. 2018, 2023)

Aufgrund der nicht ausreichenden Evidenz gibt es keine spezifischen Empfehlungen für kritisch kranke Patient*innen mit vorbestehendem Diabetes mellitus, für Polytrauma-

Tab. 9 Indikation für den Einsatz verschiedener parenteraler Konzepte in Abhängigkeit von der klinischen Situation

Konzept	Indikation	Präparate

Supplementäre parenterale MET (Verabreichung über periphere Vene möglich)	Frühe Akutphase	- niedrigosmolare (≤ 900 mosmol/l) Zwei-Komponenten-Nährlösungen (Glukose, Aminosäuren, Mikronährstoffe)
		- Zweikammerbeutel mit reduziertem Kalorien- und Aminosäurengehalt
		Limitierungen bei peripher-venöser Applikation:
		    bedenkliche Hygiene
		    Verwendung von Infusionspumpen nicht möglich (unsichere Zufuhrrate)
		    keine zielgerechte parenterale MET möglich

Inkomplette parenterale MET	• späte Akutphase
	• schwere Hypertriglyzeridämie (> 250 mg/dl)
		- hochosmolare (> 900 mosmol/l) Zwei-Komponenten-Nährlösungen (Glukose, Aminosäuren, Mikronährstoffe)
		- Zweikammerbeutel mit erhöhtem Glukose- und Aminosäurengehalt
		Limitierungen:
		  - eine fettfreie MET > 7 Tage ist zu vermeiden
		  - auch bei persistierender Hypertriglyzeridämie sollten mindestens 2 x/Woche Fette parenteral zugeführt werden

Komplette parenterale MET (Verabreichung nur über zentralen intravenösen Verweilkatheter)	Postakutphase/chronische Phase	- hochosmolare (> 900 mosmol/l) Drei-Komponenten-Nährlösungen (Glukose, Fette, Aminosäuren, Mikronährstoffe)
		- Dreikammerbeutel mit vorgegebenem Kalorien- und Aminosäurengehalt
		Limitierungen:
		  - die Zusammensetzung ist nicht die Determinante der Kalorien- und Proteinzufuhrrate!
		  - Beachtung der vorgegebenen maximalen Infusionsdauer (abhängig vom Produkt und Körpergewicht) und Prävention von Infektionen, die von zentralen intravasalen Verweilkathetern ausgehen

Elektrolytfreie komplette parenterale MET	Schwere Hypernatriämie/-Kaliämie/-Phosphatämie	- getrennte Zufuhr von Mikronährstoffen und hochosmolaren Lösungen der Einzelkomponenten:
		    Glukoselösungen 40 %, 20 %, 10 % (entspr. Flüssigkeitsbedarf)
		    Aminosäuren-Lösungen 10 %
		    Lipidlösungen 10–20 %
		Limitierungen:
		  - erhöhter Elektrolytüberwachungsbedarf
		  - Glukose 5 % ist zur MET nicht geeignet

Leber-spezifische komplette parenterale MET	Schwere Leberdysfunktion (Ammoniakkonzentration > 100 micromol/l) mit hepatischer Enzephalopathie	Aminosäurelösungen mit einem erhöhten Gehalt an verzweigtkettigen Aminosäuren (+ Mikronährstoffe, hochosmolare Glukoselösungen, Fettlösungen)
Prolongierte komplette parenterale MET	Prolongiertes intestinales Versagen (ohne relevante weitere Organdysfunktion)	Glutamin-Dipeptid-haltige Aminosäurelösungen (oder Dipeptid-haltige Infusions-Zusätze in Kombination mit Aminosäuren-Lösungen 10 %) (+ Mikronährstoffe, hochosmolare Glukoselösungen, Fettlösungen)

Patienten*innen oder für erwachsene Verbrennungspatienten*innen.

9.1 Adipöse kritisch Kranke und kritisch Kranke nach bariatrischen Operationen

Adipöse Patienten*innen (BMI ≥ 30 kg/m^2) benötigen ein hypokalorisches MET-Konzept bei gleichzeitig hoher Proteinzufuhr. Es sollten enterale Ernährungslösungen mit niedriger Kaloriendichte (< 2 kcal/ml) und einem verringerten Verhältnis zwischen Nicht-Eiweiß- und Eiweiß-Kalorien zur Anwendung kommen.

Der Energieumsatz sollte, wenn immer möglich, mittels indirekter Kalorimetrie gemessen werden, und das Ziel der Kalorienzufuhr sollte 60 % des gemessenen Energieumsatzes betragen, wobei sich die tatsächliche Kalorienzufuhr an der metabolischen Toleranz (s. o.) orientiert.

Tab. 10 Charakteristika der für den parenteralen Einsatz zur Verfügung stehenden Substrate

Parenterales Substrat	Quelle	Besonderheiten	Untergrenze der Zufuhrrate	Obergrenze der Zufuhrrate
Kohlenhydrate	Glukose 10 %, 20 %, 40 % (keine Fruktose)	- keine exklusive Zufuhr - Kontrolle der Blutzuckerkonzentration mehrfach täglich	- 1–2 g/kg Tag - 0 g bei schwerster metabolischer Intoleranz	4 g/kg Tag (ohne Hyperglykämie (> 200 mg/dl) und Insulin-Applikation)
Lipide	- Olivenöl 10 %, 20 % - Sojaölreduziert und supplementiert mit Kokos- und Fischöl, bzw. mit Kokos-, Oliven- und Fischöl 20 %	- Infusion kontinuierlich über 12–24 h - relativer kalorischer Fettanteil (innerhalb der Nicht-Eiweiß-Kalorien) < 50 % - Kontrolle der Triglyzerid-Konzentration mindestens 2x/Woche - keine klinisch relevanten Unterschiede zwischen Kokos-, Oliven- und Fischöl *Kontraindikationen:* - angeborene Störungen des Lipidstoffwechsels - klinische Zeichen einer schweren Hypoxie (SaO_2 < 85 %, Laktatazidose), DIC	- 0,5 bis 0,8 g/kg Tag zur Vermeidung eines Mangels an essenziellen Fettsäuren (bei Verwendung von nicht auf Sojaöl basierenden, 20 % Lipidlösungen) - 0 g (maximal für eine Woche) bei (Hypertriglyzeridämie > 250 mg/dl)	1,5 g/kg Tag
Aminosäuren	Synthetisch 10 %	- keine exklusive Zufuhr - bei Nierenversagen keine spezifische Anpassung - falls unter parenteraler MET das Proteinziel nicht mittels Standard-Produkten (Zwei-/Drei-Kammerbeutel) erreicht wird → zusätzliche Verabreichung von Aminosäuren 10 % - Umrechnung von Protein- auf Aminosäurenzufuhr durch Verwendung eines Multiplikators von 1,2 (unterschiedliche Dichte)	- 0,3–0,4 g/kg Tag - 0 g (maximal für eine Woche) bei schwerster metabolischer Intoleranz	1,8 g/kg Tag

Tab. 11 Initiierung einer Insulintherapie zur Einstellung der Blutzucker (BZ)-Konzentration (ohne vorbestehende Insulin-Perfusortherapie)

BZ-Konzentration (mg/dl)	Bolusmenge (IU)	Insulin-Infusionsrate (IU/h)
201–250	8	2
251–300	12	4
301–350	16	4
> 350	20	5

Es wird gleichzeitig ein Bolus verabreicht und eine Dauerinfusion gestartet

Tab. 12 Modifikation einer Insulintherapie zur Einstellung der Blutzucker (BZ)-Konzentration. (unter laufender Insulin-Perfusortherapie)

BZ-Konzentration (mg/dl)	Bolusmenge (U)	Insulin-Infusionsrate (U/h)
< 60	0	Abbruch, sofortige Gabe von Glukose 50 % 50 ml → BZ-Messung nach 30 min, falls BZ > 80, weiter mit 50 % der alten Insulin-Infusionsrate, sonst weiter Pausierung
60–80	0	Abbruch → BZ-Messung nach 30 min, falls BZ > 80, weiter mit 50 % der alten Insulin-Infusionsrate,
80–200	0	Keine Veränderung → BZ-Messung nach 3–4 h, falls BZ in den nächste 4 h bis auf 80 fällt → weiter mit 70 % der vorbestehenden Insulin-Infusionsrate
201–250	4	Erhöhung der Insulin-Infusionsrate um 30 %
251–300	8	Erhöhung der Insulin-Infusionsrate um 30 %
301–350	12	Erhöhung der Insulin-Infusionsrate um 30 %
> 350	16	Erhöhung der Insulin-Infusionsrate um 50 %

Es wird gleichzeitig ein Bolus verabreicht und die Insulin-Infusionsrate geändert

Bei Insulin-Infusionsraten > 1 U/h ist unter MET die Kalorienzufuhr zu reduzieren

Bei Insulin-Infusionsraten > 6–8 U/h ist eine stündliche BZ-Messung erforderlich

Steht eine indirekte Kalorimetrie nicht zur Verfügung, dann berechnet sich das Kalorienziel (d. h. 60 % des Energieumsatzes) durch folgende Formeln: bei einem BMI zwischen 30–50 kg/m^2 mit 11–14 kcal/aktuelles Körpergewicht und Tag, bei einem BMI > 50 kg/m^2 mit 22–25 kcal/**ideales** Körpergewicht und Tag. Das Idealgewicht wird wie folgt definiert: Idealgewicht (kg) = 48,4 + 77,0 × (Körpergröße − 1,50 m). Das Proteinziel liegt bei adipösen kritisch kranken Patienten*innen (BMI ≥ 30 kg/m^2) bei 1,5 g/kg (bzw. 1,8 g/kg Aminosäuren) **Idealgewicht** und Tag.

Als Obergrenze für die Glukosezufuhr sind bei einem BMI zwischen 30–50 kg/m^2 maximal 2,5 g Glukose/kg aktuelles Körpergewicht und Tag, und bei einem BMI > 50 kg/m^2 maximal 5 g Glukose/kg **ideales** Körpergewicht anzusetzen. Die Obergrenzen der Fett-Zufuhr liegen bei einem BMI zwischen 30–50 kg/m^2 bei 0,9 g Fett/kg aktuelles Körpergewicht

Tab. 13 Übersicht zu Richtwerten des Mikronährstoffbedarfs bei gesunden Erwachsenen unter bilanzierter enteraler Ernährung und zum Mikronährstoffgehalt in handelsüblichen Präparaten. (Nach Elke et al. 2023)

Mikronährstoffe	Tagesbedarf für gesunde Erwachsene. (Alter 31–70 Jahre)	Tageszufuhr unter bilanzierter EE[a] gemäß EU-Richtlinie	Gehalt kommerzieller Präparate zur EE[b]	Gehalt kommerzieller Präparate zur PE
Spurenelemente				
Chrom	20–35 µg	18,75–225 µg	35–150 µg	10 µg/10 µg
Kupfer	0,9 mg	0,9–7,5 mg	1–3 mg	1,3 mg/0,4 mg
Fluorid	3–5 mg	0–3 mg	0–3 mg	0,95 mg/0,95 mg
Iod	150 µg	97,5–525 µg	150–300 µg	130 µg/130 µg
Eisen	8 mg	7,5–30 mg	18–30 mg	1,1 mg/1,1 mg
Mangan	1,8–2,3 mg	0,75–7,5 mg	2–3 mg	0,27 mg/-
Molybdän	45 µg	52,5–270 µg	50–250 µg	19 µg/19 µg
Selen	55 µg	37,5–150 µg	50–150 µg	32 µg/78 µg
Zink	8–11 mg	7,5–22,5 mg	10–20 mg	6,5 mg/5,0 mg
Vitamine				
A (Retinol)[c]	700–900 µg	525–2700 µg	900–1500 µg	1,05 mg/3530 IE
D (Cholecalciferol)	15–20 µg	7,5–37,5 µg	25 µg	55 µg/200 IE
E (alpha-Tocopherol)	15 mg	7,5–45 mg	15 mg	10,2 mg/10 IE
K (Phyllochinon)[d]	90–120 µg	52,5–300 µg	120 µg	-/150 µg
B1 (Thiamin)	1,1–1,2 mg	0,9–7,5 mg	1,5 mg[e]	3,51 mg/2,5 mg
B2 (Riboflavin)	1,1–1,3 mg	1,2–7,5 mg	1,2 mg[e]	4,14 mg/3,6 mg
B3 (Niacin)	11–16 mg	13,5–45 mg	18 mg[e]	46 mg/40 mg
B5 (Pantothensäure)	5 mg	2,25–22,5 mg	5 mg[e]	17,25 mg/15 mg
B6 (Pyridoxin)	1,5–1,7 mg	1,2–7,5 mg	1,5 mg[e]	4,53 mg/4 mg
B7 (Biotin)	30 µg	11,25–112,5 µg	30 µg[e]	69 µg/60 µg
B9 (Folsäure)	400 µg	150–750 µg	330–400 µg[e]	-/400 µg
B12 (Cyanocobalamin)	2,4 µg	1,05–10,5 µg	> 2,5 µg[e]	-/5 µg
C (Ascorbinsäure)	75–90 mg	33,75–330 mg	100 mg[e]	125 mg/100 mg

EE enterale Ernährung, *PE* parenterale Ernährung,
Kobalt wird als Vitamin B12 bereitgestellt. Da es keine Angaben zum Tagesbedarf für Carnitin, Cholin und Cobalt gibt, sind diese nicht in der Tabelle aufgeführt. Zum Erreichen einer Hochdosis einzelner Mikronährstoffe sollte auf die Verwendung von Einzelpräparationen zurückgegriffen werden.
a) Die EU-Richtlinie regelt den Inhalt von Lebensmitteln für besondere medizinische Zwecke, wobei die Mengen pro 100 kcal angegeben werden. Minimale und maximale Dosen entsprechend einer Zufuhr von 1500 kcal/Tag angegeben.
b) Bilanzierte Mikronährstoffmenge in enteralen Nährlösungen. Im Falle einer höheren Nährstoffzufuhr (z. B. 2000 kcal pro Tag oder mehr) stellt eine Überschreitung dieser Empfehlung kein Risiko dar, wenn man die oberen tolerierbaren Werte berücksichtigt.
c) Retinol umfasst Retinol und Retinylester.
d) Die Verabreichung der fettlöslichen Vitamine erfolgt zusammen mit der Lipidemulsion, wenn diese isoliert infundiert wird (komplette PE).

und Tag, und bei einem BMI > 50 kg/m² bei 1,5 g Fett/kg **ideales** KG und Tag. Zur Vermeidung eines Mangels an essenziellen Fettsäuren liegen die minimalen Zufuhrraten bei 0,5 g Fett/aktuelles bzw. **ideales** kg und Tag (unter Zufuhr von nicht-Sojaöl-basierten, 20 % Lipidlösungen).

Kritisch kranke Patienten*innen mit bariatrischer Anamnese sollten ferner – unabhängig von der Basis-MET – zusätzlich Multivitaminpräparate/Präparate mit Spurenelementen zur Behandlung eines Mikronährstoffmangels erhalten.

9.2 Kritisch Kranke mit extrakorporaler Unterstützung der kardialen und/oder pulmonalen Funktion/mit mechanischen Herzunterstützungssystemen

Bei kritisch kranken Patienten*innen mit ECMO/ECLS sollte der Energieumsatz (Ziel der Kalorienzufuhr) primär mittels Körpergewichts-bezogener Formel geschätzt werden (s. o.). Eine indirekte Kalorimetrie sollte nicht zur Anwendung kommen. Besteht eine Indikation für eine parenterale Ernährung,

Tab. 14 Spezielle Empfehlungen zur krankheitsbezogenen bzw. individuellen (nach Spiegelbestimmung) Substitution und (Hochdosis-)Pharmakotherapie von einzelnen Mikronährstoffen bei kritisch Kranken (jenseits der Deckung des Basisbedarfs). (Nach Elke et al. 2018, 2023)

Mikronährstoff	Indikation	Therapie	Laborkontrolle
Vitamin B1			
	- klinische Anhaltspunkte für Thiaminmangel (z. B. chronischer Alkoholabusus, Mangelernährung) - nach bariatrischen Eingriffen - großzügige Indikationsstellung	Großzügige Dosierung (Substitution und Pharmakotherapie) bei hoher therapeutischer Breite	Verzichtbar
Vitamin C			
	Alle kritisch Kranken	- keine Pharmakotherapie - Substitution im Rahmen der Basis-Zufuhr	Keine
Vitamin D			
	- Mangelernährung - Immobilität - chronisch Krankheit - Pflegebedürftigkeit	Individualisierte Vitamin-D-Substitution nach Spiegel (25(OH)D ≤ 30 nmol/l (≤ 12 ng/ml): bis zu 10.000 IE Vitamin D/Tag enteral	Spiegelbestimmung bei Aufnahme und im Verlauf 1x/Woche
Kupfer (Cu)			
	- schwere Verbrennungen - CRRT > 2 Wochen - langfristige PE	Individualisierte Cu-Substitution nach Spiegel (Plasma-Cu < 8 mmol/l: 4–8 mg/Tag als intravenöse Kurzinfusion)	Spiegelbestimmung bei Aufnahme und im Verlauf 1x/Woche
Selen (Se)			
	- CRRT - Verbrennungen	- krankheitsbezogene Se-Substitution: 375 µg/Tag - keine hochdosierte Pharmakotherapie (1000–4000 µg/Tag)	Entfällt
	Polytrauma/herzchirurgische Eingriffe	- krankheitsbezogene Pharmakotherapie: 275 µg/Tag - keine hochdosierte Pharmakotherapie (1000–4000 µg/Tag)	Entfällt
	Langzeit-PE (> 2 Wochen):	Individualisierte Se-Substitution nach Spiegel (Plasmaspiegel < 0,4 mmol/l [< 32 µg/l]: 100 mg Se/Tag i.v. bis Normalisierung)	1x/Woche Zur Bestimmung des Status ist die Selen-Konzentration im Plasma erforderlich, idealerweise sollte zusätzlich die Glutathionperoxidase (GPX-3) – Konzentration im Plasma bestimmt werden (funktioneller Status). Die gleichzeitige Bestimmung von CRP und Albumin ist für die Auswertung erforderlich.
Zink (Zn)			
	- Verbrennungen > 20 % Körperoberfläche - GI-Verluste (protrahierte Durchfälle)	Individualisierte Zinksubstitution nach Spiegel (Plasma-Zn < 70 µg/dl: 30–35 mg/Tag i.v. für 2–3 Wochen)	Spiegelbestimmung bei Aufnahme und im Verlauf 1x/Woche
	Langzeit-PE	Krankheitsbezogene Zinksubstitution: 12 mg/Tag i.v. für die Dauer der PE	Entfällt (ggf. Spiegelbestimmung alle 6–12 Monate)
Phosphat (Ph)			
	Alle kritisch Kranken	Individualisierte Phosphatsubstitution nach Spiegel (Plasma-Ph < 0,65 mmol/l: 36 mmol/8 h in G5 % 250 ml i.v.)	1x täglich, speziell bei CRRT CAVE: ohne Substitution ist die Ph-Konzentration ein Surrogatmarker eines Refeeding-Syndroms unter MET

AOX Antioxidanzien, *CRRT* kontinuierliche Nierenersatztherapie, *GI* gastrointestinal, *i.v.* intravenös, *PE* parenterale Ernährung, *GPX* Glutathionperoxidase

so können Lipide entsprechend den Empfehlungen oben, jedoch unter engmaschiger Kontrolle des Membranoxygenators (Lipid-Depot-Bildung) infundiert werden. Die Infusion der Lipidemulsion sollte nicht direkt in den ECMO-Kreislauf, sondern über einen zentralen, Kreislauf-fernen Venenzugang als kontinuierliche Infusion über 12–24 h erfolgen

Literatur

Barreto EF, Kanderi T, DiCecco SR et al (2019) Sarcopenia index is a simple objective screening tool for malnutrition in the critically ill. J Parenter Enter Nutr 43(6):780–788

Elke G, Hartl WH, Kreymann KG et al (2018) DGEM Leitlinie: Klinische Ernährung in der Intensivmedizin. Aktuel Ernährungsmed 43:341–408

Elke G, Hartl WH, Adolph M et al (2023) Laborchemisches und kalorimetrisches Monitoring der medizinischen Ernährungstherapie auf der Intensiv- und Intermediate Care Station: 2. Positionspapier der Sektion Metabolismus und Ernährung der Deutschen Interdisziplinären Vereinigung für Intensiv- und Notfallmedizin (DIVI). Med Klin Intensivmed Notfmed Apr 17:1–13.

Hartl WH, Jauch KW, Parhofer K, Rittler P (2009) Working group for developing the guidelines for parenteral nutrition of The German Association for Nutritional Medicine. Complications and monitoring – guidelines on Parenteral Nutrition, Chapter 11. Ger Med Sci 7: Doc17

Hartl WH, Parhofer K, Kuppinger D, Rittler P, das DGEM Steering Commitee (2013) Besonderheiten der Überwachung bei künstlicher Ernährung. Aktuel Ernährungsmed 38:90–100

Hartl WH, Weimann A, Elke G (2022) Steuerung der Kalorien- und Proteinzufuhr – Grundlagen und praktische Umsetzung. In: Kluge S, Heringlake M, Marx G, Busch H-J (Hrsg) DIVI Jahrbuch 2021/2022. Medizinisch Wissenschaftliche Verlagsgesellschaft, Berlin, S 197–208

Keller J, Wedel T, Seidl H et al (2022) Update S3-Leitlinie Intestinale Motilitätsstörungen: Definition, Pathophysiologie, Diagnostik und Therapie. Gemeinsame Leitlinie der Deutschen Gesellschaft für Gastroenterologie, Verdauungs- und Stoffwechselkrankheiten (DGVS) und der Deutschen Gesellschaft für Neurogastroenterologie und Motilität (DGNM). Z Gastroenterol 60(2):192–218

Schütz T, Plauth M (2004). http://www.backlog.de/feedme/scripts/sga.pdf. Zugegriffen am 27.03.2023

Valentini LV, Volkert D, Schütz T, Ockenga J et al (2013) Leitlinie der Deutschen Gesellschaft für Ernährungsmedizin (DGEM). DGEM-Terminologie in der Klinischen Ernährung. Aktuel Ernährungsmed 38:97–111

Weimann A, Hartl WH, Adolph M et al (2022) Erfassung und apparatives Monitoring des Ernährungsstatus von Patient*innen auf der Intensiv- und Intermediate Care Station: 1. Positionspapier der Sektion Metabolismus und Ernährung der Deutschen Interdisziplinären Vereinigung für Intensiv- und Notfallmedizin (DIVI). Med Klin Intensivmed Notfmed 117(Suppl 2):37–50

Volumentherapie

Tim-Philipp Simon, Kai Zacharowski und Gernot Marx

Inhalt

1　Einleitung 623
2　Volumenersatzmittel 624
2.1　Kristalloide Lösungen 625
2.2　Balancierte Lösungen 625
2.3　Kolloidale Lösungen 626
Literatur 629

1　Einleitung

Die weitreichende Diskussion um den richtigen Volumenersatz lässt häufig vergessen, dass es in der Intensivtherapie vor jeder Volumengabe essenziell ist, den Volumenbedarf eines Patienten richtig abzuschätzen und damit eine Hypervolämie oder auch Hypovolämie zu vermeiden. Jeder Volumenersatz stellt eine medikamentöse Therapie dar, und eine medikamentöse Überdosierung muss vermieden werden.

Dazu ist es unabdingbar, dass jeder Patient mit einem Verdacht auf einen Volumenmangel insbesondere mit der Fragestellung Blutung, Dehydratation, Sepsis oder anderer Differenzialdiagnosen für einen Volumenverlust unter Berücksichtigung der Anamnese körperlich untersucht wird (Marx 2020). Des Weiteren empfiehlt die deutsche S3 Leitlinie „Intravasale Volumentherapie bei Erwachsenen" bei der Diagnose eines Volumenmangels ergänzend Parameter wie Laktat, Laktat Clearance, Rekapillarisierungszeit, ScvO2, Hämatokrit oder Base Excess (BE) zu erheben. Vor allem bei einer bekannten Herzinsuffizienz sollte man die klinischen Zeichen auf eine intravasale Hypervolämie beachten.

Die einfach zu bestimmenden und regelmäßig genutzten Parameter nicht invasiver Blutdruck, Herzfrequenz und Urinproduktion sind zwar geeignet, das Ausmaß einer dekompensierten Hämodynamik orientierend zu bewerten. Zur Beurteilung eines noch kompensierten und zur näheren Einschätzung eines dekompensierten Schocks reichen sie jedoch nicht aus. Die meisten Patienten benötigen daher eine über diese Grobeinschätzung hinausführende Diagnostik. Validierte hämodynamische Grenzwerte für das Vorliegen eines hypovolämischen Schocks sind unbekannt; sie werden durch Alter (abweichende Normalwerte bei Neugeborenen, Säuglingen und Kindern), Begleiterkrankungen (z. B. diabetische Neuropathie) und vorbestehende Medikation (z. B. mit β-Blockern) wesentlich beeinflusst.

Für jeden Patienten und jedes spezielle Krankheitsbild sollten die hierfür geeignete Volumentherapie und das geeignete Monitoring gewählt werden. Entscheidend ist in jeder Situation eine zielgerichtete Therapie, z. B. anhand eines festgelegten Algorithmus. Hierfür sollte man in der Initialphase der Volumentherapie die zunächst vorhandenen und bereits beschriebenen klinischen Parameter nutzen, um entsprechend die Volumentherapie zu steuern. Im weiteren Verlauf sollte jedoch zügig ein erweitertes hämodynamisches Monitoring installiert werden (▶ Kap. 19, „Hämodynamisches und respiratorisches Monitoring").

T.-P. Simon (✉) · G. Marx
Klinik für Operative Intensivmedizin und Intermediate Care, Universitätsklinikum Aachen, Aachen, Deutschland
E-Mail: tsimon@ukaachen.de; gmarx@ukaachen.de

K. Zacharowski
Klinik für Anästhesiologie, Intensivmedizin und Schmerztherapie, Universitätsklinikum Frankfurt a. M., Goethe-Universität, Frankfurt am Main, Deutschland
E-Mail: kai.zacharowski@kgu.de

© Springer-Verlag GmbH Deutschland, ein Teil von Springer Nature 2024
G. Marx et al. (Hrsg.), *Die Intensivmedizin*, Springer Reference Medizin,
https://doi.org/10.1007/978-3-662-68699-7_39

Rivers und Kollegen zeigten 2001 in einer viel beachteten Studie, dass ein zielgerichteter früher Flüssigkeitsersatz bei Patienten mit schwerer Sepsis und im septischen Schock das Überleben signifikant verbessert (Rivers et al. 2001) und prägten damit die Volumentherapie kritisch kranker Patienten über die nächsten Jahre. Rivers und Kollegen verwendeten dabei den ZVD zur Beurteilung des Flüssigkeitsstatus und auch die Guidelines der Surviving Sepsis Campaign empfahlen lange Zeit einen ZVD von 8–12 mmHg als Zielparameter der Volumentherapie. Der ZVD ist leicht zu ermitteln, aber es gibt viele Faktoren, die neben dem intravasalen Volumenstatus diesen Parameter in der Intensivmedizin beeinflussen wie z. B. der periphere Gefäßtonus, die rechtsventrikuläre Compliance, der pulmonale Gefäßwiderstand sowie der intrathorakale Druck (Beatmung). Des Weiteren ist die Vorhersagekraft des ZVD auf die Steigerung des HZV durch die Volumengabe als gering einzuschätzen. In der aktuellen S3-Leitlinine „Intravasale Volumentherapie bei Erwachsenen" wird daher von einer Verwendung des ZVD für die Diagnose eines Volumenmangels bei spontan atmenden sowie bei beatmeten Patienten sowohl bei peri-operativen als auch bei intensivmedizinischen Patienten abgeraten. Stattdessen soll zur Diagnose eines Volumenmangels/einer Volumenreagibilität ein standardisiertes „passive leg raise" Manöver durchgeführt werden. Dieser einfache und bettseitig gut durchzuführende Test in Kombination mit einem hämodynamischen Monitoring kann die Reaktion eines Patienten auf die Volumengabe anzeigen (Monnet et al. 2006).

Neben dem ZVD wurde in aktuellen Studien der letzten Jahre auch der Benefit von Rivers zielgerichteter Flüssigkeitstherapie in Frage gestellt. So konnten 2014 und 2015 3 große randomisierte Studien, die bei Patienten im septischen Schock eine zielgerichtete Volumentherapie mit einer „Standardtherapie" verglichen, keinen Überlebensvorteil der zielgerichteten Volumentherapie zeigen (Yealy et al. 2014; Mouncey et al. 2015; Peake et al. 2014). Einschränkend muss jedoch bedacht werden, dass zum Zeitpunkt des Studieneinschlusses die Patienten in diesen Studien bereits hämodynamisch stabilisiert waren und sich zum anderen 10 Jahre nach Rivers Veröffentlichung eine zielgerichtete Volumentherapie in der Frühphase des septischen Schocks als „Standardtherapie" etabliert hat. Trotzdem verdeutlicht auch diese erneute Diskussion die Tatsache, dass auch eine Volumentherapie eine medikamentöse Therapie ist, die einer genauen Indikationsstellung und Steuerung bedarf.

Dabei könnte ein standardisierter Algorithmus zur Volumentherapie des Intensivpatienten in der Praxis deutliche Vorteile bringen. Abb. 1 zeigt ein Beispiel eines in der Klinik angewendeten Algorithmus zur Volumentherapie.

2 Volumenersatzmittel

Nach der erfolgreichen Einschätzung des Volumenstatus eines Patienten sollte die Wahl des richtigen Volumenersatzes erfolgen. Wegen des hohen Preises, der begrenzten Verfügbarkeit und potenzieller Nebenwirkungen körpereigener Plasmapräparate (z. B. teilweise noch unbekanntes Infektionsrisiko) werden sehr häufig körperfremde Volumenersatzmittel eingesetzt, an die spezielle Anforderungen zu stellen sind (Übersicht).

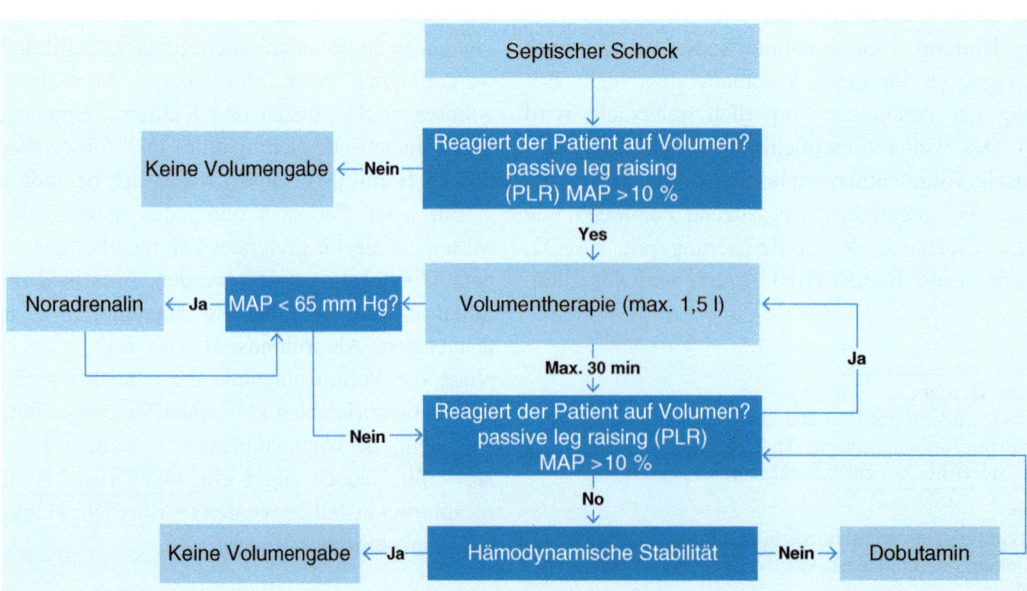

Abb. 1 Algorithmus zur Volumentherapie

Anforderungen an einen idealen Plasmaersatz
- Großer Volumeneffekt
- Ausreichende Verweildauer im Gefäßsystem
- Keine Kumulation im Plasma, vollständige Ausscheidung ohne Gewebespeicherung
- Keine Verschlechterung der Gewebeoxygenierung
- Keine Beeinträchtigung des Elektrolythaushaltes
- Keine Beeinträchtigung des Säure-Basen Status
- Keine Beeinträchtigung der Nierenfunktion
- Keine Beeinträchtigung der Gerinnung
- Keine Allergisierung
- Kein Infektionsrisiko
- Niedrige Kosten

Es wird eine Vielzahl von Präparaten angeboten, um in den verschiedensten klinischen Situationen das verlorene Plasmavolumen wieder auszugleichen. Unter den Volumenersatzmitteln unterscheidet man vor allem zwischen kristalloiden und kolloidalen Infusionslösungen.

2.1 Kristalloide Lösungen

Im Vergleich zu Kolloiden wird für eine vergleichbare Kreislaufstabilisierung ein 2- bis 4-fach größeres Infusionsvolumen an Kristalloiden benötigt, dies ist für eine rasche und suffiziente Volumentherapie unbedingt zu beachten. Darüber hinaus ist die intravasale Verweildauer der Kristalloide mit ca. 30 min deutlich kürzer als die künstlicher Kolloide. Die Infusion größerer Mengen bikarbonatfreier Lösungen führt zur Dilutionsazidose. Den Lösungen kann aus galenischen Gründen jedoch kein Bikarbonat HCO_3^- zugesetzt werden; in vielen Ringer-Lösungen ist daher stattdessen Laktat enthalten (Ringer-Laktat). Da die Leber nur die ungeladene Milchsäure (Laktat$^+$ H$^+$) oxidativ zu CO_2 und H_2O metabolisieren oder zur Glukoneogenese benutzen kann, wird dem Organismus auf diese Weise pro 1 mol zugeführtem Laktat 1 mol H$^+$ aus H_2CO_3 entzogen und 1 mol HCO_3^- freigesetzt.

Ringer-Laktat lösungen sind im Vergleich zur Serumosmolarität hypotone Lösungen, was speziell bei Patienten mit einem Hirnödem zu berücksichtigen ist. Zusätzlich bindet es Kalzium und erhöht den Sauerstoffverbrauch des Patienten durch den oben genannten Metabolismus.

Da kristalloide Lösungen keine onkotisch wirksamen Bestandteile besitzen, diffundieren sie rasch ins Interstitium. Die Folgen dieser interstitiellen Überwässerung sind ein verminderter pulmonaler und ein verminderter peripherer Gasaustausch sowie ein erhöhter intraabdomineller Druck.

Die Vorteile der Kristalloide liegen bei den Kosten und dem Fehlen allergischer Reaktionen.

2.2 Balancierte Lösungen

Lange Zeit waren die meisten Plasmaersatzmittel nur in einer nicht balancierten (nicht physiologischen) NaCl-Lösung zu erhalten. Natrium, Kalium, Chlorid und Kalzium können bei der Substitution größerer Mengen der einzelnen Lösungen den Säure-Basen-Haushalt nachhaltig stören. Folgen eines unphysiologisch hohen Chloridgehalts, z. B. in 0,9 % NaCl-Lösung (154 statt 103 mmol/l) sind eine renale Vasokonstriktion, ein verminderter renaler Blutfluss (RBF), eine verminderte glomeruläre Filtrationsrate (GFR), eine verminderte Diurese sowie eine Supprimierung des Renin-Aldosteron-Systems. Bei der Infusion größerer Mengen an NaCL-Lösung besteht die Gefahr der Induktion einer hyperchlorämen Azidose. Diese hyperchlorämeAzidose kann nicht nur zu einer Modulation der systemischen Inflammationsreaktion führen, sondern der Gebrauch von NaCl-Lösungen kann zu vermehrten postoperativen Infektionen führen (Shaw et al. 2012). In einer australischen Studie mit mehr als 1400 Patienten konnte sogar gezeigt werden, dass die restriktivere Anwendung von NaCl zu einer Reduktion der akuten Nierenschädigung und der Notwendigkeit eines Nierenersatzverfahrens geführt hat (Yunos et al. 2012).

Neuere kolloidale und kristalloide Lösungen sind in acetathaltiger Lösung gelöst und enthalten weitgehend physiologische Elektrolytkonzentrationen. Im Idealfall sind die balancierten Lösungen

- **isoionisch** (die Konzentration der Anionen entspricht der der Kationen) mit physiologischen Werten der wichtigsten Plasmaelektrolyte [Natrium (140 ± 5 mmol/l), Kalium (4,5 ± 0,5 mmol/l), Kalzium (2,5 ± 0,5 mmol/l)] sowie Chlorid (103 ± 3 mmol/l),
- **isoonkotisch** mit einer plasmaähnlichen In-vivo-Osmolalität,
- **isotonisch** durch ihren plasmaadaptierten Elektrolytanteil und
- **isohydrisch** (potenzieller BE von 0 ± 10 mmol/l).

Bei diesen Lösungen besteht eine geringere Gefahr, Störungen des Elektrolyt- und Säure-Basen-Haushaltes durch Substitution zu induzieren.

Die Frage nach der Elektrolytzusammensetzung des Volumenersatzes war in den letzten Jahren Gegenstand vieler Diskussionen und Studien. In einer großen Observationsstudie aus den USA konnte eine reduzierte Krankenhaussterblichkeit und weniger postoperative Komplikationen beim Einsatz von balancierten Lösungen im Vergleich zu 0,9 %iger NaCl-Lösung gezeigt werden (Shaw et al. 2012). Sümpelmann und Kollegen konnten auch bei 396 Kindern zeigen, dass der perioperative Einsatz einer balancierten HES-Lösung im Vergleich zu einer unbalancierten zu weniger Störungen im Säure-Basen-Haushalt geführt hat (Sümpelmann et al. 2010). Zuletzt wurde sowohl in der SMART- als auch in der SALT-ED-Studie eine geringere Rate an Nierenfunktionsstörungen beobachtet, wenn balancierte Elektrolytlösungen im Vergleich zu Kochsalzlösung bei kritisch und nicht kritisch kranken Patienten verwendet wurden (Semler et al. 2018; Self et al. 2018). Andererseits geben die Ergebnisse der kürzlich veröffentlichten PLUS-Studie keinen Hinweis auf eine höhere Sterblichkeit oder ein höheres Risiko einer Nierenschädigung bei der Verwendung von Kochsalzlösung im Vergleich zu balancierten Elektrolytlösungen bei kritisch kranken Patienten (Finfer et al. 2022). Hauptkritikpunkt an diesen Studien ist die Heterogenität der eingeschlossenen Patienten, die die Aussagekraft der Ergebnisse in unbekanntem Maße beeinflusst. Die deutsche S3 Leitlinie „Intravasale Volumentherapie bei Erwachsenen" rät vom Einsatz isotoner Kochsalzlösung als Volumenersatz in der Intensivmedizin ab und empfiehlt stattdessen den Gebrauch balancierter kristalloider und kolloidaler Lösungen (Marx 2020).

2.3 Kolloidale Lösungen

Kolloide sind hochmolekulare Substanzen. Klinisch werden **körpereigene** Kolloide (Humanalbumin, Plasmaproteinlösung, gefrorenes Frischplasma) und **künstliche** Kolloide [Hydroxyethylstärke (HES) und Gelatine] verwendet. Im Gegensatz zu Kristalloiden können Kolloide nicht frei durch Kapillarmembranen diffundieren, was ihre längere Verweildauer im Gefäßsystem erklärt. Kolloide üben einen onkotischen Druck aus und verfügen über eine entsprechende Bindungskapazität für Wasser. Künstliche Kolloide (HES und Gelatinepräparate) erhöhen den Plasma-KOD und verfügen über einen lang anhaltenden Volumeneffekt. Hierdurch lassen sich auch die kardiale Vorlast und das Schlagvolumen verbessern, wie in einer Studie im Vergleich zu Kristalloiden gezeigt werden konnte (Trof et al. 2010).

2.3.1 Humanalbumin

Als körpereigenes Kolloid wird Albumin aus menschlichem Plasma gewonnen, das zur Reduktion des Infektionsrisikos u. a. einer Virusinaktivierung unterzogen wird. Albumin ist das Protein mit der höchsten Konzentration im Plasma und hauptverantwortlich für die Aufrechterhaltung des kolloidosmotischen Drucks (KOD). Üblicherweise wird Humanalbumin als 5- oder 20- bis 25 %ige Lösung angeboten. Die 5 %ige Lösung ist isoonkotisch, und ein volumenexpandierender Effekt liegt nur bei einem erniedrigten Plasma-KOD vor. Die 20- bis 25 %ige Lösung ist hyperonkotisch und kann daher mit einem geringeren Infusionsvolumen das zirkulierende Volumen durch Flüssigkeitsverschiebungen in das Gefäßsystem effizient vergrößern, v. a. bei Patienten mit ausgeprägten Ödemen. Die Häufigkeit allergischer Zwischenfälle wird mit einer Rate von 14/100.000 Infusionen angegeben.

Der Einsatz von Humanalbumin zur Volumentherapie bei kritisch kranken Patienten ist sicher (ob alle potenziell infektionsrelevanten Erreger im Herstellungsprozess tatsächlich eliminiert werden, ist bis heute nicht 100 %ig zu beantworten), im Vergleich zu Kristalloiden und künstlichen Kolloiden jedoch mit höheren Kosten verbunden, und wird daher nicht empfohlen (Alderson et al. 2014).

Eine von Wilkes 2001 durchgeführte Metaanalyse zeigte anhand von 55 Studien keinen Überlebensvorteil bei der Verwendung von Humanalbumin im Vergleich zu anderen Volumenersatzmitteln (Wilkes und Navickis 2001). In einer randomisierten doppelblinden Multicenterstudie wurde bei 7000 Intensivpatienten die Volumentherapie mit 4 % Humanalbumin und mit 0,9 % NaCl-Lösung verglichen. In dieser großen Studie (SAFE Study) konnte bezüglich Morbidität und Letalität im Vergleich von 4 % Humanalbumin zu 0,9 % NaCl-Lösung kein Unterschied gefunden werden (Finfer et al. 2004). In einer Untergruppe dieser Untersuchung wurden 460 SHT-Patienten über 24 Monate nach Randomisierung verfolgt. Es zeigte sich unter Einsatz von 4 % Albuminlösung ein schlechteres Outcome im Vergleich zu der Behandlung mit 0,9 % NaCl-Lösung. Die 28-Tage-Letalität betrug bei Patienten, die mit Albumin behandelt wurden, 33,2 % und bei Patienten, bei denen NaCl-Lösung verwendet wurde, 20,4 %. Bei Patienten mit einem schweren Schädel-Hirn-Trauma war der Unterschied sogar noch größer (41,8 % vs. 22,2 %) (Myburgh et al. 2007). Die in dieser Studie verwendete 4 %ige Albuminlösung ist hypoosmolar, sodass sich die Ergebnisse sicherlich nicht auf Kolloide allgemein anwenden lassen, aber es zeigt sich zum wiederholten Mal, dass ein genauer Blick auf die Eigenschaften der verwendeten Volumenlösung die Anwendung deutlich sicherer machen kann.

Schortgen et al. (Schortgen et al. 2001) zeigten in einer multizentrischen europäischen Beobachtungsstudie, dass die Applikation von 20 % Humanalbumin mit einer erhöhten Inzidenz von Nierenschädigungen und sogar einer gesteigerten 28-Tage-Letalität assoziiert ist. Daher scheint die Verwendung von 20 % Humanalbumin bei kritisch kranken Patienten nicht von Vorteil zu sein.

2.3.2 Gelatine

Gelatine wird als Spaltprodukt aus dem höhermolekularen Kollagen hergestellt und weist ein Molekulargewicht von ca. 35 kD auf. Es sind verschiedene Präparate verfügbar, in der Regel 3,5–5,5 %ige Lösungen, mit einem KOD, der nur gering höher ist als der physiologische des Plasmas. Die Substanz wird metabolisiert und über die Nieren ausgeschieden. Die intravasale Halbwertszeit von 2–3 h ist relativ kurz, sodass repetitive Infusionen notwendig sind.

Gelatine muss in einer 1,5- bis 2-fachen Menge des Blutverlustes verabreicht werden, um eine Normovolämie aufrecht zu erhalten. Für Gelatinepräparate besteht keine obere Dosisbegrenzung.

Anaphylaktoide Reaktionen
Anaphylaktoide Reaktionen stellen die wichtigste Gefährdung dar und treten je nach Präparat mit einer Inzidenz von 0,066–0,146 % auf (Ring und Messmer 1977). Die Betrachtung von Gelatinelösungen und anaphylaktoiden Reaktionen muss differenziert erfolgen: Im Vergleich zur modifizierten flüssigen Gelatine und Oxypolygelatine wird der harnstoffvernetzten Gelatine bezüglich der allergischen Reaktionen eine höhere Rate allergischer Reaktionen (bis zu 10 %) zugeschrieben. Auch Gelatine ist heutzutage in balancierter Lösung erhältlich.

Nachdem das „Pharmacovigilance Risk Assessment Committee" (PRAC) von der Verwendung von HES bei Patienten mit Sepsis und Verbrennungen abgeraten hat (EMA 2013) (siehe unten), ist Gelatine aktuell das am häufigsten verwendete künstliche Kolloid auf Intensivstationen in Europa. Es gibt jedoch bisher nur wenige Daten zum Einsatz und zur Sicherheit von Gelatine als Volumenersatz. In einer Metaanalyse von 30 randomisierten und kontrollierten Studien mit insgesamt über 2700 Patienten haben Saw et al. 2012 festgestellt, dass der Einsatz von Gelatine in Bezug auf die Inzidenz des akuten Nierenversagens bei kritisch kranken Patienten und beim perioperativen Einsatz Vorteile gegenüber von HES-Präparaten zeigt (Saw et al. 2012). Andererseits haben Smart et al. (2021) vor kurzem in ihrer randomisierten kontrollierten Studie nach der Verwendung von 4 % Gelatine zur Volumentherapie nach Herzoperationen im Vergleich zu kristalloider Flüssigkeit erhöhte Biomarkerkonzentrationen für renale tubuläre Schädigung und Nierenfunktionsstörung gemessen und unterstützen damit die Bedenken, dass auch der Einsatz von Gelatine zu einer klinisch relevanten Nierenschädigung beitragen könnte. Einen wichtigen Beitrag zur Klärung der Sicherheit von Gelatine liefern hoffentlich die Ergebnisse der ersten randomisierten kontrollierten multizentrischen Studie zum Einsatz von 4 % Gelatine im Vergleich zu balancierten Kristalloiden bei Patienten mit Sepsis und septischen Schock. Die Rekrutierungsphase dieser Genius-Studie ist aktuell gestoppt und die Auswertungen werden erwartet (Marx et al. 2021).

2.3.3 Hydroxyethylstärke (HES)

Bei Hydroxyethylstärke handelt es sich um ein künstlich hergestelltes Polymer, das aus Wachsmaisstärke und Kartoffelstärke gewonnen wird und somit vorwiegend aus Amylopektin, also verzweigten Glukosemolekülketten, besteht. Die Glukoseeinheiten sind teilweise hydroxyethyliert. Im Organismus wird HES hydrolytisch durch die α-Amylase gespalten und entweder metabolisiert oder durch das retikuloendotheliale System eliminiert oder renal ausgeschieden. Für die glomeruläre Filtration gilt ein Molekulargewicht der Spaltprodukte von 60–70 kDa als Nierenschwelle. Es gibt verschiedene HES-Präparate, die sich bezüglich ihres Molekulargewichts, ihrer Konzentration, ihres Substitutionsgrads und ihres Substitutionsmusters unterscheiden. In den letzten Jahren verwendete HES-Lösungen haben ein Molekulargewicht von 130–200 kDa. Gebräuchliche HES-Konzentrationen sind 6 %-ig (= isoonkotisch) und 10 %-ig (= hyperonkotisch). Unter dem Substitutionsgrad versteht man den Anteil der Glukoseeinheiten, der hydroxyethyliert ist. Üblich ist ein Substitutionsgrad von 0,4–0,5. Das Substitutionsmuster beschreibt das Verhältnis der in C2 und C6 Position substituierten Glukoseeinheiten. Im Handel befindliche HES-Lösungen haben ein Substitutionsmuster von 5:1 bis 9:1. Die initiale Volumenwirkung von HES ist im Wesentlichen proportional der Konzentration, die intravasale Verweildauer und somit die klinische Wirkdauer hingegen ist abhängig von der Molekülgröße und dem Substitutionsgrad bzw. Substitutionsmuster. Ein größeres Molekulargewicht und ein höherer Substitutionsgrad führen zu einer langsameren Elimination und nach wiederholter Gabe solcher Präparate zu einer vermehrten Akkumulation von HES im Serum. Dies ist neben einer möglichen Beeinträchtigung der Gerinnung und der Nierenfunktion ein weiterer Aspekt, weswegen es zunehmend Sicherheitsbedenken gegenüber Hydroxyethylstärke gibt und ihr Einsatz bei kritisch kranken Patienten, vor allem in der Sepsis, in den letzten Jahren intensiv diskutiert wird.

Früher waren die meisten HES-Produkte in 0,9 % NaCl als Trägersubstanz gelöst. Heute sind die aktuellen HES-Präparate in balancierten Trägerlösungen erhältlich, die genau wie balancierte kristalloide Infusionslösungen den Vorteil einer physiologischen Elektrolytzusammensetzung haben.

2.3.4 Kontroverse um den Einsatz kolloidaler Lösungen bei kritisch kranken Patienten

In den letzten Jahren war die Volumentherapie bei kritisch kranken Patienten, insbesondere über die Bedeutung und das Risiko kolloidaler Lösungen, Gegenstand einer erheblichen Diskussion. Vor allem die Frage, welches Volumenersatzmittel für die Flüssigkeitstherapie in der Sepsis am besten geeignet ist, wurde kontrovers diskutiert. Auf der einen Seite haben kolloidale Volumenersatzmittel den Vorteil eines effektiven und schnell verfügbaren Plasmaersatzes. Dies wurde vor Kurzem z. B. in einer klinischen Studie beobachtet, in der eine Therapie mit Kolloiden sowohl bei septischen als auch bei nicht septischen Patienten bessere Werte für Herzfüllung, Herzzeitvolumen und Schlagkraft zur Folge hatte als die Behandlung mit Kristalloiden (Trof et al. 2010). Auf der anderen Seite wurde in vielen Studien der vergangenen

Jahre vor allem die Sicherheit von Hydroxyethylstärke beim Einsatz in der Sepsis in Frage gestellt. Schortgen und Kollegen beschrieben 2001 in einer französichen Multicenterstudie den Gebrauch von 6 % HES 200/0,62 als unabhängigen Risikofaktor für das Auftreten einer akuten Nierenschädigung bei Patienten mit schwerer Sepsis und im septischen Schock (Schortgen et al. 2001). Auch in der multizentrischen VISEP-Studie aus dem Jahr 2008 wurde eine signifikant höhere Rate an Nierenschädigungen bei Patienten, die im septischen Schock mit 10 % HES 200/0,5 behandelt wurden, im Vergleich zur Therapie mit Ringerlaktat beobachtet (Brunkhorst et al. 2008). Kritisiert wurde diese Studie vor allem aufgrund von zwei Aspekten: zum einen waren etwa 80 % der Patienten bei Studieneinschluss schon im Vorfeld im Rahmen der „Early Goal-directet therapy" hämodynamisch stabilisiert. Zum anderen haben die infundierten Mengen an Hydroxyethylstärke die zugelassene Maximaldosis z. T. deutlich überschritten (Nohé et al. 2011). Im Gegensatz zu den Ergebnissen der VISEP-Studie stehen die Resultate einer Beobachtungsstudie an 3147 kritisch kranken Patienten auf europäischen Intensivstationen, bei denen unter anderem die Gründe für die Notwendigkeit einer Nierenersatztherapie evaluiert wurden. Die 2007 von Sakr und Kollegen publizierten Daten zeigen eine signifikante Korrelation der Krankheitsbilder Sepsis, Herzversagen und maligne Bluterkrankungen mit der Notwendigkeit zur Nierenersatztherapie, wohingegen kein Zusammenhang mit dem Einsatz von HES-Präparaten nachgewiesen werden konnte (Sakr et al. 2007). Untersucht wurden in dieser Studie jedoch nicht nur septische Patienten und es wurden verschiedene HES-Lösungen verwendet. Ein wichtiger Unterschied im Vergleich zur VISEP-Studie war zudem die deutlich geringere kumulative Dosis an verabreichter Hydroxyethylstärke.

Die größten Bedenken richteten sich nach den Ergebnissen dieser Studien vor allem gegen den Gebrauch von hoch konzentrierten HES-Lösungen (10 %) mit einem Molekulargewicht von mehr als 200 kDa und einem Substitutionsgrad größer als 0,5, wobei die Frage, ob die HES-induzierte Nierenschädigung in der Sepsis abhängig von der Konzentration, dem Molekulargewicht oder dem Substitutionsgrad der verwendeten HES-Lösung ist, genau wie der Pathomechanismus der HES-induzierten renalen Schädigung ungeklärt blieb. Diese älteren HES-Lösungen sind mittlerweile für den klinischen Einsatz durch moderne HES-Präparate der dritten Generation, die so genannte Tetra-Stärke, mit einem Molekulargewicht von 130 kDa und einem Substitutionsgrad von 0,4–0,42 ersetzt worden. Einige große klinische Studien der jüngeren Vergangenheit lieferten bezüglich deren Sicherheit z. T. unterschiedliche Ergebnisse. Auf der einen Seite haben z. B. Muller et al. 2012, die die Daten einer französischen Multicenterstudie im Hinblick auf Faktorenausgewertet haben, die mit dem Auftreten von Nierenfunktionsstörungen bei Patienten mit schwerer Sepsis und septischem Schock im Zusammenhang standen, festgestellt, dass der Gebrauch von 6 % HES 130/0,4 nicht assoziiert war mit einer renalen Dysfunktion oder der Notwendigkeit einer Nierenersatztherapie (Muller et al. 2012). Auch in der CRYSTMAS-Studie, in der die Wirksamkeit und Sicherheit von 6 % HES 130/0,4 im Vergleich zu NaCl im Rahmen der hämodynamischen Stabilisierung von Patienten mit schwerer Sepsis untersucht wurde, hatte die Volumentherapie mit 6 % HES 130/0,4 keinen negativen Einfluss auf die Nierenfunktion (Guidet et al. 2012). Magder und Kollegen stellten in ihrer Studie an herzchirurgischen Patienten ebenfalls keine Unterschiede bezüglich der Nierenfunktion zwischen den Patienten, die postoperativ NaCl und denen, die Hydroxyethystärke als Volumenersatzmittel erhalten haben, fest. Weiterhin fielen ihnen eine signifikant verbesserte Hämodynamik und eine signifikant niedrigere Rate an Pneumonien und Mediastinalinfektionen nach der Therapie mit Hydroxyethylstärke auf (Magder et al. 2010). Eine südafrikanische Studie, in der die Volumentherapie mit 6 % HES 130/0,4 und NaCl bei Patienten mit schwerem Trauma verglichen wurde, zeigte sogar eine bessere Nierenfunktion und Laktat-Clearance nach der Gabe der modernen HES-Lösung im Vergleich zu NaCl bei Patienten mit penetrierendem Trauma (James et al. 2011).

Im Gegensatz zu den gerade erwähnten Studien stehen die Ergebnisse der „Scandinavian Starch for Severe Sepsis/Septic Shock (6S)" Studie, in der die Inzidenz von Nierenschädigungen und die Notwendigkeit einer Nierenersatztherapie nach der Volumentherapie mit 6 % HES 130/0,42 im Vergleich zu Ringer-Acetat bei Patienten mit schwerer Sepsis signifikant erhöht waren. Außerdem zeigte sich eine höhere 90-Tages-Letalität bei den mit Hydroxyethylstärke behandelten Patienten (Perner et al. 2012). In einer australischen Multicenterstudie wurden ebenfalls die Wirksamkeit und Sicherheit von 6 % HES 130/0,4 im Vergleich zu NaCl in einer heterogenen Population von über 7000 Intensivpatienten untersucht. Auch hier bedurften mehr Patienten, die mit Hydroxyethylstärke behandelt wurden, einer Nierenersatztherapie. Im Gegensatz zu den Ergebnissen der skandinavischen Untersuchung hatte die Therapie mit Hydroxyethylstärke in dieser Studie aber keine erhöhte 90-Tages-Letalität zur Folge (Myburgh et al. 2012). Genau wie in der VISEP-Studie waren auch in diesen beiden Studien sehr viele Patienten bei Studieneinschluss ca. 10 Stunden nach Diagnose der Sepsis bereits hämodynamisch stabilisiert. Daher muss zum einen die Aussagekraft der Ergebnisse bezüglich der initialen Volumentherapie im septischen Schock kritisch hinterfragt werden; zum anderen ist ein Vergleich mit den Ergebnissen des vorliegenden Versuchs, in dem gerade diese ersten 12 Stunden der Sepsis untersucht worden sind, schwierig. Im Gegensatz zu den zuvor erwähnten Studien wurde in einer aktuellen französischen multizentrischen Studie, in der Annane und Kollegen den Einfluss von verschiedenen kristalloiden und kolloidalen Infusionslösungen bei ca. 3000 kritisch kranken

Patienten verglichen haben, auch diese Frühphase der Volumenersatztherapie berücksichtigt. Die Daten dieser sogenannten CRISTAL-Studie zeigen keine signifikanten Unterschiede in der 28-Tages-Mortalität nach dem Gebrauch von kristalloiden oder kolloidalen Volumenersatzmitteln bei Patienten mit einem hypovolämen Schock und ergeben sogar eine erniedrigte 90-Tages-Mortalität nach der Behandlung mit kolloidalen Infusionslösungen (Annane et al. 2013). Aufgrund des erhöhten Risikos von Nierenschädigungen und eines erhöhten Mortalitätsrisikos hat das Pharmacovigilance Risk Assessment Committee (PRAC) der European Medicines Agency (EMA) Ende 2013 die Empfehlung ausgesprochen, dass Hydroxyethylstärke nicht mehr in der Sepsis, bei Verbrennungspatienten und kritisch kranken Patienten eingesetzt werden darf. In den aktualisierten und vor kurzem veröffentlichten internationalen Guidelines der Surviving Sepsis Campaign wird ebenfalls von dem Gebrauch von Hydroxyethylstärke zur Flüssigkeitstherapie in der Sepsis und im septischen Schock abgeraten (Evans et al. 2021). Auch die aktuelle deutsche S3 Leitlinie „Intravasale Volumentherapie bei Erwachsenen" rät vom Einsatz von Hydroxyethylstärke bei Intensivpatienten ab (Marx 2020).

Für die Behandlung einer Hypovolämie im akutem hämorrhagischem Schock ist HES aber weiterhin ausdrücklich zugelassen und die EMA betonte die Notwendigkeit neuer Studien auf diesem Gebiet. Auch die aktuellen europäischen Leitlinien zum Management akuter Blutungen und die deutsche S3-Leitlinie zur intravasalen Volumentherapie bei Erwachsenen empfehlen den Einsatz kolloidaler Lösungen als Volumenersatz zur Erreichung einer ausreichenden Gewebedurchblutung im hämorrhagischem Schock. Mehrere Studien unterstreichen nach wie vor die Indikation für den Einsatz künstlicher Kolloide bei Traumapatienten. So konnten in einer Metaanalyse Qureshi und Kollegen keine erhöhte Sterblichkeit im Zusammenhang mit der Verwendung von Kolloiden im Vergleich zu Kristalloiden bei kritisch kranken, Trauma- und chirurgischen Patienten feststellen. Sie kommen zu dem Schluss, dass die derzeitigen allgemeinen Beschränkungen für die Verwendung von Kolloidlösungen nicht durch Beweise gestützt werden (Qureshi et al. 2016). Bisher gibt es noch keine eindeutige Evidenz, welche Volumenersatzlösung zur Stabilisierung von Pateinten im hämorrhagischem Schock bevorzugt werden sollte.

Zusammenfassend lässt sich feststellen, dass bei der Volumentherapie vor jeder Volumengabe die Indikation geprüft und (z. B. bei Schock) zur Steuerung ein zielbasierter Algorithmus (wie z. B. Abb. 1) angewendet werden sollte, damit überwacht wird, wie der Patient auf die Volumengabe reagiert.

> Das erste Ziel der Volumentherapie ist das Erreichen einer Normovolämie durch Hämodilution.

Fazit
- Volumenstatus des Patienten vor jeder Volumengabe erfassen und Indikation überprüfen.
- Dosisüberschreitungen vermeiden.
- Kristalloide: Hauptnachteil ist die interstitielle Überwässerung.
- Hyperchloräme Azidose bei Einsatz von 0,9 % NaCl-Lösung.
- Kein HES bei Patienten im septischen Schock, Schwerbrandverletzten und kritisch kranken Patienten
- Sicherheit und Nutzen von Gelatine wird geprüft
- 20 % Humanalbumin bei kritisch kranken Patienten ist nicht indiziert.
- Kristalloide wie auch Kolloide sind in balancierten Lösungen zu bevorzugen.

Literatur

Alderson P, Bunn F, Lefebvre C, Li WP, Li L, Roberts I, Schierhout G (2014, Oct 18) Albumin Reviewers. Human albumin solution for resuscitation and volume expansion in critically ill patients. Cochrane Database Syst Rev (4):CD001208. https://doi.org/10.1002/14651858.CD001208.pub2. Update in: Cochrane Database Syst Rev. 2011;(10):CD001208. PMID: 15495011

Annane D, Siami S, Jaber S, Martin C, Elatrous S, Declère AD, Preiser JC, Outin H, Troché G, Charpentier C et al (2013) Effects of fluid resuscitation with colloids vs crystalloids on mortality in critically ill patients presenting with hypovolemic shock: the CRISTAL randomized trial. JAMA 310:1809

Brunkhorst FM, Engel C, Bloos F, Meier-Hellmann A, Ragaller M, Weiler N, Moerer O, Gruendling M, Oppert M, Grond S et al (2008) Intensive insulin therapy and pentastarch resuscitation in severe sepsis. N Engl J Med 358(2):125–139

EMA (2013) EMA: PRAC confirms that hydroxyethyl-starch solutions (HES) should no longer be used in patients with sepsis, burn injuries or in critically ill patients. Amsterdam, NL

Evans L, Rhodes A, Alhazzani W, Antonelli M, Coopersmith CM, French C, Machado FR, Mcintyre L, Ostermann M, Prescott HC et al (2021) Surviving sepsis campaign: international guidelines for management of sepsis and septic shock 2021. Crit Care Med 49(11):e1063–e1143

Finfer S, Micallef S, Hammond N, Navarra L, Bellomo R, Billot L, Delaney A, Gallagher M, Gattas D, Li Q et al (2022) Balanced multielectrolyte solution versus saline in critically ill adults. N Engl J Med 386(9):815–826

Finfer SR, Boyce NW, Norton RN (2004) The SAFE study: a landmark trial of the safety of albumin in intensive care. Med J Aust 181(5):237–238

Guidet B, Martinet O, Boulain T, Philippart F, Poussel JF, Maizel J, Forceville X, Feissel M, Hasselmann M, Heininger A et al (2012) Assessment of hemodynamic efficacy and safety of 6 % hydroxyethylstarch 130/0.4 vs. 0.9 % NaCl fluid replacement in patients with severe sepsis: the CRYSTMAS study. Crit Care 16(3):R94

James MF, Michell WL, Joubert IA, Nicol AJ, Navsaria PH, Gillespie RS (2011) Resuscitation with hydroxyethyl starch improves renal function and lactate clearance in penetrating trauma in a randomized controlled study: the FIRST trial (Fluids in Resuscitation of Severe Trauma). Br J Anaesth 107(5):693–702

Magder S, Potter BJ, Varennes BD, Doucette S, Fergusson D, Group CCCT (2010) Fluids after cardiac surgery: a pilot study of the use of colloids versus crystalloids. Crit Care Med 38(11):2117–2124

Marx G (2020) S3-Leitlinie Intravasale Volumentherapie bei Erwachsenen In. AWMF online

Marx G, Zacharowski K, Ichai C, Asehnoune K, Černý V, Dembinski R, Ferrer Roca R, Fries D, Molnar Z, Rosenberger P, Sanchez-Sanchez M, Schürholz T, Dehnhardt T, Schmier S, von Kleist E, Brauer U, Simon TP (2021) Efficacy and safety of early target-controlled plasma volume replacement with a balanced gelatine solution versus a balanced electrolyte solution in patients with severe sepsis/septic shock: study protocol, design, and rationale of a prospective, randomized, controlled, double-blind, multicentric, international clinical trial : GENIUS-Gelatine use in ICU and sepsis. Trials 22(1):376. https://doi.org/10.1186/s13063-021-05311-8. PMID: 34078421; PMCID: PMC8170449

Monnet X, Rienzo M, Osman D, Anguel N, Richard C, Pinsky MR, Teboul JL (2006) Passive leg raising predicts fluid responsiveness in the critically ill. Crit Care Med 34(5):1402–1407

Mouncey PR, Osborn TM, Power GS, Harrison DA, Sadique MZ, Grieve RD, Jahan R, Harvey SE, Bell D, Bion JF et al (2015) Trial of early, goal-directed resuscitation for septic shock. N Engl J Med 372(14):1301–1311

Muller L, Jaber S, Molinari N, Favier L, Larché J, Motte G, Lazarovici S, Jacques L, Alonso S, Leone M et al (2012) Fluid management and risk factors for renal dysfunction in patients with severe sepsis and/or septic shock. Crit Care 16(1):R34. https://doi.org/10.1186/cc11213

Myburgh J, Cooper DJ, Finfer S, Bellomo R, Norton R, Bishop N, Kai Lo S, Vallance S, Investigators SS, Group AaNZICSCT et al (2007) Saline or albumin for fluid resuscitation in patients with traumatic brain injury. N Engl J Med 357(9):874–884

Myburgh JA, Finfer S, Bellomo R, Billot L, Cass A, Gattas D, Glass P, Lipman J, Liu B, McArthur C et al (2012) Hydroxyethyl starch or saline for fluid resuscitation in intensive care. N Engl J Med 367(20):1901–1911

Nohé B, Ploppa A, Schmidt V, Unertl K (2011) Volume replacement in intensive care medicine. Anaesthesist 60(5):457–464, 466–473

Peake SL, Delaney A, Bailey M, Bellomo R, Cameron PA, Cooper DJ, Higgins AM, Holdgate A, Howe BD, Webb SA et al (2014) Goal-directed resuscitation for patients with early septic shock. N Engl J Med 371(16):1496–1506

Perner A, Haase N, Guttormsen AB, Tenhunen J, Klemenzson G, Åneman A, Madsen KR, Møller MH, Elkjær JM, Poulsen LM et al (2012) Hydroxyethyl starch 130/0.42 versus Ringer's acetate in severe sepsis. N Engl J Med 367(2):124–134

Qureshi SH, Rizvi SI, Patel NN, Murphy GJ (2016) Meta-analysis of colloids versus crystalloids in critically ill, trauma and surgical patients. Br J Surg 103(1):14–26

Ring J, Messmer K (1977) Incidence and severity of anaphylactoid reactions to colloid volume substitutes. Lancet 1(8009):466–469

Rivers E, Nguyen B, Havstad S, Ressler J, Muzzin A, Knoblich B, Peterson E, Tomlanovich M (2001) Group EG-DTC: early goal-directed therapy in the treatment of severe sepsis and septic shock. N Engl J Med 345(19):1368–1377

Sakr Y, Payen D, Reinhart K, Sipmann FS, Zavala E, Bewley J, Marx G, Vincent JL (2007) Effects of hydroxyethyl starch administration on renal function in critically ill patients. Br J Anaesth 98(2):216–224

Saw MM, Chandler B, Ho KM (2012) Benefits and risks of using gelatin solution as a plasma expander for perioperative and critically ill patients: a meta-analysis. Anaesth Intensive Care 40(1):17–32

Schortgen F, Lacherade JC, Bruneel F, Cattaneo I, Hemery F, Lemaire F, Brochard L (2001) Effects of hydroxyethylstarch and gelatin on renal function in severe sepsis: a multicentre randomised study. Lancet 357(9260):911–916

Self WH, Semler MW, Wanderer JP, Wang L, Byrne DW, Collins SP, Slovis CM, Lindsell CJ, Ehrenfeld JM, Siew ED et al (2018) Balanced crystalloids versus saline in noncritically ill adults. N Engl J Med 378(9):819–828

Semler MW, Self WH, Rice TW (2018) Balanced crystalloids versus saline in critically ill adults. N Engl J Med 378(20):1951

Shaw AD, Bagshaw SM, Goldstein SL, Scherer LA, Duan M, Schermer CR, Kellum JA (2012) Major complications, mortality, and resource utilization after open abdominal surgery: 0.9 % saline compared to Plasma-Lyte. Ann Surg 255(5):821–829

Smart L, Boyd C, Litton E, Pavey W, Vlakovsky AU, Mori T, Barden A, Ho KM (2021) A randomised controlled trial of succinylated gelatin (4 %) fluid on urinary acute kidney injury biomarkers in cardiac surgical patients. Intensive Care Med Exp 9(1):48. https://doi.org/10.1186/s40635-021-00412-9

Sümpelmann R, Witt L, Brütt M, Osterkorn D, Koppert W, Osthaus WA (2010) Changes in acid-base, electrolyte and hemoglobin concentrations during infusion of hydroxyethyl starch 130/0.42/6: 1 in normal saline or in balanced electrolyte solution in children. Paediatr Anaesth 20(1):100–104

Trof RJ, Sukul SP, Twisk JW, Girbes AR, Groeneveld AB (2010) Greater cardiac response of colloid than saline fluid loading in septic and non-septic critically ill patients with clinical hypovolaemia. Intensive Care Med 36(4):697–701

Wilkes MM, Navickis RJ (2001) Patient survival after human albumin administration. A meta-analysis of randomized, controlled trials. Ann Intern Med 135(3):149–164

Yealy DM, Kellum JA, Huang DT, Barnato AE, Weissfeld LA, Pike F, Terndrup T, Wang HE, Hou PC, LoVecchio F et al (2014) A randomized trial of protocol-based care for early septic shock. N Engl J Med 370(18):1683–1693

Yunos NM, Bellomo R, Hegarty C, Story D, Ho L, Bailey M (2012) Association between a chloride-liberal vs chloride-restrictive intravenous fluid administration strategy and kidney injury in critically ill adults. JAMA 308(15):1566–1572

Inotropika und Vasopressoren

Steffen Rex und Kira Erber

Inhalt

1	**Physiologie und Pharmakologie**	631
1.1	Terminologie, Funktion der Katecholamine, Vasopressoren und Inotropika	631
1.2	Synthese, Regulation, Inaktivierung	632
1.3	Katecholaminrezeptoren	633
2	**Katecholamine**	634
2.1	Noradrenalin	634
2.2	Adrenalin	635
2.3	Dopamin	635
2.4	Dobutamin	636
2.5	Isoproterenol	636
3	**PDE-III-Inhibitoren**	636
3.1	Indikationsempfehlungen	637
4	**Levosimendan**	637
4.1	Indikationsempfehlungen	638
5	**Vasopressin**	638
5.1	Indikationsempfehlungen	638
6	**Refraktäre Vasoplegie**	639
	Literatur	640

1 Physiologie und Pharmakologie

1.1 Terminologie, Funktion der Katecholamine, Vasopressoren und Inotropika

Im Alltag des Intensivmediziners werden diverse Inotropika und Vasopressoren zur hämodynamischen Stabilisierung eingesetzt.

S. Rex
Department of Anesthesiology, Campus Gasthuisberg & Department of Cardiovascular Sciences, Katholieke Universiteit Leuven, Leuven, Belgien
E-Mail: steffen.rex@uzleuven.be

K. Erber (✉)
Klinik für Anästhesiologie und Intensivmedizin, Universitätsklinikum Schleswig-Holstein, Lübeck, Deutschland
E-Mail: kira.erber@uksh.de

Hierbei unterscheidet man **endogene Katecholamine** (Dopam, Noradrenalin, Adrenalin; Abb. 1a) von **synthetisch hergestellten Katecholaminen** (Dobutamin, Isoproterenol; Abb. 1b). Darüber hinaus werden auch Substanzen (Phosphodiesterase-III-Inhibitoren, Levosimendan, Vasopressin) eingesetzt, die sich in ihrem Wirkmechanismus von den Katecholaminen unterscheiden und daher gesondert geschildert werden.

Noradrenalin und Adrenalin sind die Neurotransmitter des **sympathischen Nervensystems (SNS)**. Bei der im sympathischen Grenzstrang lokalisierten Umschaltung vom präganglionären auf das postganglionäre Neuron fungiert noch Acetylcholin als Transmitter. Vom postsynaptischen Neuron wird hingegen Noradrenalin als Transmitter freigesetzt, um die Endorgane wie Herz und Gefäße zu kontrollieren. Im **Nebennierenmark (NNM)** übernehmen die chromaffinen Zellen die Funktion des postganglionären Neurons und se-

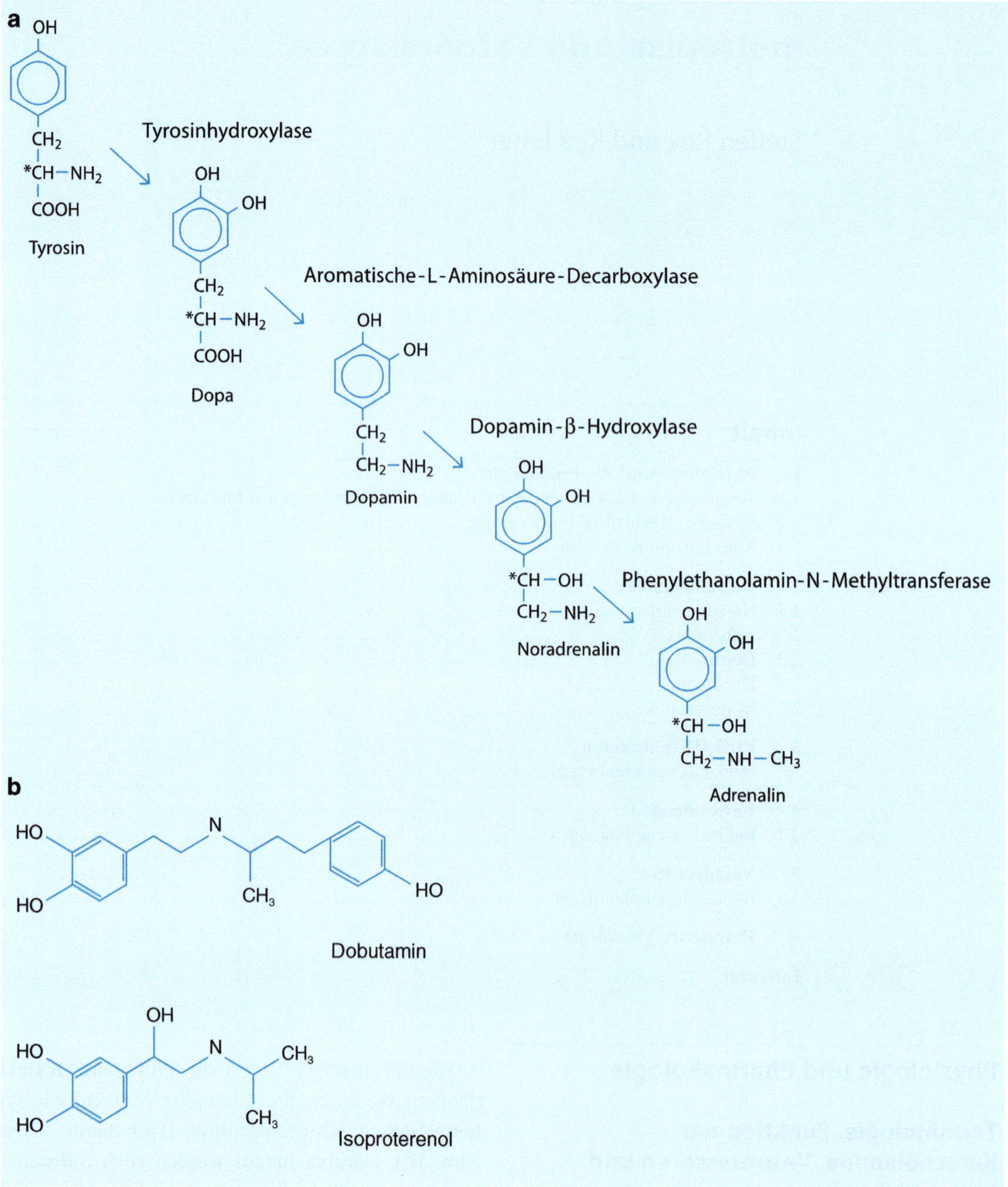

Abb. 1 (a) Syntheseweg der endogenen Katecholamine aus Tyrosin (b) und synthetisch hergestellte Katecholamine. (Abb. 1a aus Irlbeck et al. 2012)

zernieren nach sympathischer Stimulation Noradrenalin (15–20 % des Katecholamingehalts im NNM) und Adrenalin (80–85 % des Katecholamingehalts). Die Katecholaminsekretion des NNM in Ruhe beträgt ca. 0,02 μg/kg KG/min Adrenalin und 0,02 μg/kg KG/min Noradrenalin (Lawson und Johnson 2001). Die Herkunft des Dopamins in der peripheren Zirkulation ist unklar. Bis jetzt konnten keine Dopamin-haltigen Neurone im peripheren Nervensystem identifiziert werden. Man nimmt an, dass das in der Blutbahn zirkulierende Dopamin einem „spill-over" aus dem Gehirn entstammt.

1.2 Synthese, Regulation, Inaktivierung

Der **Syntheseweg** der endogenen Katecholamine ist in Abb. 1 dargestellt.

Tyrosin wird aus der Nahrung aufgenommen oder in der Leber aus Phenylalanin synthetisiert.

Der geschwindigkeitsbestimmende Schritt bei der Katecholaminsynthese ist die Umwandlung von Tyrosin zu Dihydroxyphenylalanin (DOPA) durch die Tyrosinhydroxylase. Sowohl die Synthese als auch die Ausschüttung der Katecholamine unterliegt vielfältigen Regulationsmechanismen. Eine erhöhte SNS-Aktivität wie bei der chronischen Herzinsuffizienz stimuliert die Synthese der Tyrosinhydroxylase. Glukokortikoide fördern die Umwandlung von Noradrenalin zu Adrenalin im NNM. Noradrenalin selbst blockiert die Tyrosinhydroxylase und hemmt seine eigene Freisetzung über präsynaptische α$_2$-Rezeptoren (negative Feedback-Hemmung). Die Aktivierung präsynaptischer β$_2$-Rezeptoren führt hingegen zu einer vermehrten Ausschüttung von Noradrenalin.

Die **Inaktivierung** der Katecholamine findet über 3 verschiedene Wege statt:

- Wiederaufnahme in das postsynaptische Neuron.
  Dies ist ein aktiver, energieverbrauchender Prozess, der medikamentös gehemmt werden kann, z. B. durch Ephedrin, trizyklische Antidepressiva oder Kokain. Der größte Teil des wiederaufgenommenen Noradrenalins wird zum Wiedergebrauch gespeichert, ein kleiner Teil durch die Monoaminoxidase (MAO) abgebaut.
- Extraneuronale Aufnahme und Abbau durch MAO und Katechol-O-Methyltransferase (COMT).
- Diffusion in die Zirkulation und Abbau in Leber und Niere. Dieser 3. Weg nimmt die größte Zeit in Anspruch, ist von entscheidender Bedeutung für exogen zugeführte Katecholamine und erklärt, warum diese mit einer Plasmahalbwertszeit von ca. 3 min ca. 10-mal längere Effekte zeigen als die im Rahmen einer nervalen Stimulation freigesetzten Transmitter.

1.3 Katecholaminrezeptoren

Katecholamine vermitteln ihre Wirkungen über die Bindung an α-, β- und Dopamin (D)-Rezeptoren. In den Zielorganen bestimmen primär die Dichte und die Verteilung der einzelnen Rezeptortypen die Wirkungen der Katecholamine (Tab. 1). In vivo werden die Effekte der Katecholamine aber auch durch Interaktionen mit autonomen Reflexbögen

Tab. 1 Übersicht der klinisch gebräuchlichsten Inotropika und Vasopressoren. (Nach https://doi.org/10.1007/s00134-019-05801-z, Bangash et al. 2012; Fellahi et al. 2013; Irlbeck et al. 2012; Overgaard und Dzavik 2008)

Wirkstoff	Rezeptoren
Adrenalin	Niedrige Dosierungen: β >> α; **β$_1$ > β$_2$**; Hohe Dosierungen: α >> β; α$_1$ >> α$_2$
Noradrenalin	**α** >>> β$_1$ (β$_2$); α$_1$ >> α$_2$
Dopamin	**D$_1$**; β$_1$ >> β$_2$; in höherer Dosierung α$_1$
Dobutamin	β$_1$ >> β$_2$ > α$_1$
Vasopressin	V$_{1a}$, V$_{1b}$ > V$_2$
Isoproterenol	β$_1$ = β$_2$

modifiziert (z. B. Herzfrequenzabfall bei vasopressorinduziertem Blutdruckanstieg). Weiterhin verändern sowohl Azidose (Modest un als auch Hypoxie (wie sie im Schock auf Ebene der Mikrozirkulation nahezu obligat vorliegen) die Bindungseigenschaften der Katecholaminrezeptoren.

Die Bindung der Katecholamine an die transmembranösen Rezeptoren bewirkt die Aktivierung verschiedener regulatorischer G-Proteine (Abb. 2):

- **β$_1$-, β$_2$- und D$_1$-ähnliche-Rezeptoren** sind an ein stimulatorisches G-Protein (G$_s$) gekoppelt, das die membranständige Adenylatcyclase aktiviert, sodass cAMP aus ATP gebildet wird. cAMP aktiviert die Proteinkinase A (PKA), die wiederum eine Reihe verschiedener Proteine phosphoryliert. Hierbei kommt es zur Öffnung langsamer Ca^{2+}-Kanäle, sodass die zytosolische Ca^{2+}-Konzentration ansteigt. Weiterhin setzt die PKA die Ca^{2+}-Affinität von Troponin I herab. Daneben wird über Phospholamban die Ca^{2+}-ATPase im sarkoplasmatischen Retikulum (SR) aktiviert und damit die Wiederaufnahme von Ca^{2+} beschleunigt. Im Myokard resultieren hieraus eine positive Ino-, Chrono-, Dromo- und Lusitropie. In der glatten Gefäßmuskulatur wird über die PKA der K$^+$-Ausstrom aus der Zelle gesteigert und damit eine Hyperpolarisation erreicht. Die Aktivierung der sarkoplasmatischen Ca^{2+}-ATPase vermindert den intrazellulären Ca^{2+}-Gehalt. Es resultiert eine Vasodilatation.
- **α$_2$- und D$_2$-ähnliche-Rezeptoren** sind an inhibitorische G-Proteine (G$_i$) gekoppelt, welche die membranständige Adenylatcyclase hemmen, sodass weniger cAMP zur Verfügung steht. Daneben wird durch G$_i$ und G$_0$ der transmembranöse Ca^{2+}-Flux gehemmt, während der K$^+$-Ausstrom stimuliert wird. Hieraus resultieren eine Hyperpolarisation der Zelle und eine verminderte zytosolische Ca^{2+}-Konzentration.
- **α$_1$-Rezeptoren** sind an ein weiteres G-Protein (G$_q$) gekoppelt, das die Phospholipase C$_\beta$ (PLC$_\beta$) aktiviert, die ihrerseits das membrangebundene Phosphatidylinositol-Bisphosphat (PIP$_2$) zum membranständigen Diacylglycerol (DAG) und zum ins Zytoplasma wandernden Inositol-Trisphosphat (IP$_3$) hydrolysiert. IP$_3$ bindet an einen eigenen IP$_3$-Rezeptor an den Membranen intrazellulärer Ca^{2+}-Speicher und setzt hierdurch Ca^{2+} frei. DAG aktiviert die Proteinkinase C (PKC), die ihrerseits über die Phosphorylierung verschiedener Proteine den intrazellulären Ca^{2+}-Gehalt erhöht.

Der Vollständigkeit halber sei an dieser Stelle auch der β$_3$-Rezeptor genannt, der im braunen Fettgewebe angesiedelt ist und dort Thermogenese und Lipolyse zur Aufgabe hat und keine direkte Rolle in der Regulation der Hämodynamik spielt.

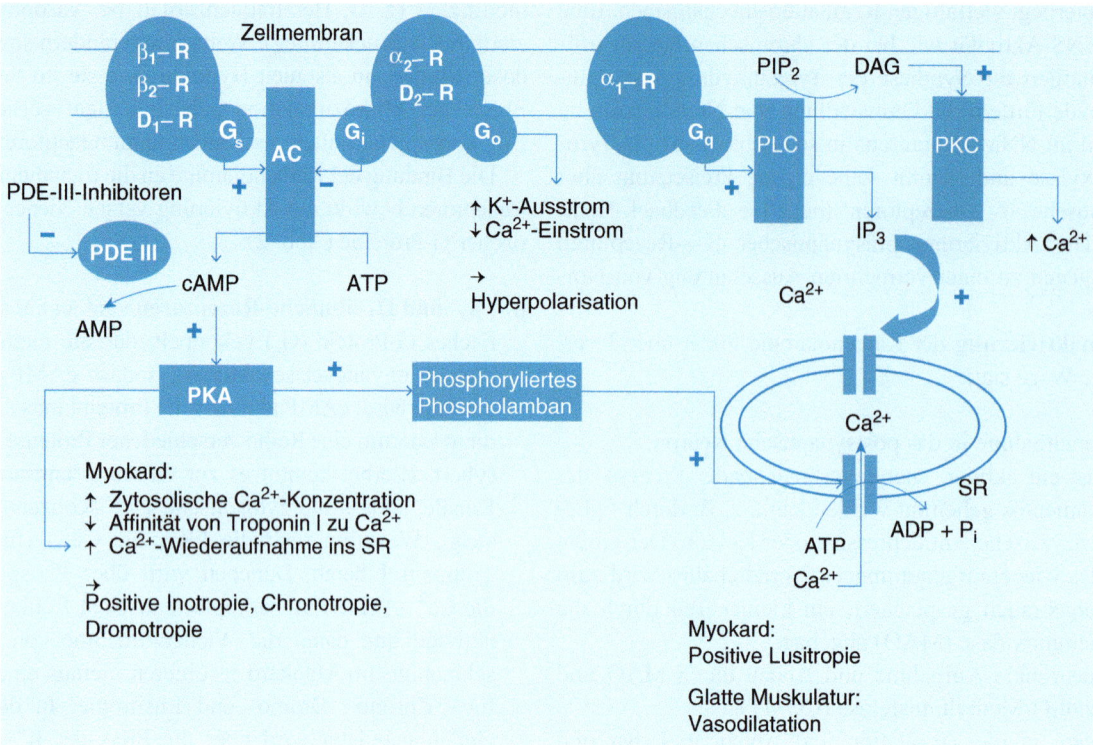

Abb. 2 Molekulare Wirkungen der Katecholamine und der Phosphodiesterase-III-Inhibitoren

2 Katecholamine

2.1 Noradrenalin

Noradrenalin hat deutlich stärkere α- als β-agonistische Wirkungen. Bezogen auf die β-Rezeptoren zeigt sich eine deutlich höhere Affinität zu den $β_1$-Rezeptoren. Anders als der reine $α_1$-Agonist Phenylephrin hat Noradrenalin somit neben den vasokonstriktorischen Effekten auch positiv inotrope Wirkungen und wird daher auch zu den „Inopressoren" gezählt.

Die Halbwertszeit von Noradrenalin beläuft sich auf ca. 3 Minuten, entsprechend kurz ist die Wirkdauer.

Über eine Aktivierung venöser α-Rezeptoren steigert Noradrenalin den venösen Rückstrom und erzielt so eine hämodynamische Stabilisierung hypovolämer Patienten durch eine Steigerung der kardialen Vorlast (Persichini et al. 2012). Die Aktivierung arterieller α-Rezeptoren steigert zusätzlich den Blutdruck und damit die kardiale Nachlast. Bei einer Entkopplung von ventrikulärer Kontraktilität und der Nachlast („ventricular-arterial uncoupling") kann dadurch im Fall einer akuten Herzinsuffizienz u. U. eine Verschlechterung der Herzauswurfleistung einhergehend mit einem erhöhten myokardialen Sauerstoffverbrauch resultieren, weshalb eine hoch dosierte Noradrenalin-Monotherapie nur gesteuert durch ein erweitertes hämodynamisches Monitoring erfolgen sollte. Die Wirkungen von Noradrenalin auf den koronaren Blutfluss sind komplex und im Einzelfall nicht immer vorherzusagen. Auf der einen Seite vermittelt die Aktivierung von $α_1$- und $α_2$-Rezeptoren an der Gefäßmuskulatur eine Vasokonstriktion, auf der anderen Seite ist Noradrenalin an den Koronarien auch ein potenter $β_2$-Rezeptoragonist (Sun et al. 2002) und hebt den diastolischen Blutdruck an. Bei längerer Einwirkung konnte Noradrenalin im Tierversuch in den Kardiomyozyten Apoptosemechanismen induzieren (Communal et al. 1998). In in-vitro Experimenten und in Tiermodellen konnte gezeigt werden, dass Noradrenalin über die Bindung an α- und β-Rezeptoren auf Immunzellen immunmodulierende Effekte hat, deren Auswirkungen im klinischen Setting jedoch weitestgehend unbekannt sind (Stolk et al. 2016).

2.1.1 Indikationsempfehlungen

Noradrenalin ist der Vasopressor der Wahl zur Blutdruckstabilisierung im septischen Schock (Beale et al. 2004; Dellinger et al. 2013; Avni et al. 2015; Russell 2019; Brunckhorst et al. 2020; Evans et al. 2021).

Darüber hinaus spricht sich die European Society of Cardiology (ESC) in Ihren Leitlinien 2021 (Masip et al. 2022) zur Behandlung der akuten Herzinsuffizienz ebenfalls für Noradrenalin als Vasopressor aus, wenn trotz adäquatem Volumenstatus der systolische Blutdruck weiterhin die

Grenze von 90 mmHg nicht überschreitet (Ahmad et al. 2019; Maack et al. 2019).

Die Dosierungen werden hier mit bis zu 1 μg/kgKG/min angegeben, um einen adäquaten Perfusionsdruck zu erzielen.

Auch im Rahmen der mit dem Einsatz der Herz-Lungen-Maschine assoziierten Vasoplegie nach herzchirurgischen Eingriffen wird Noradrenalin als erster Vasopressor in moderater Dosierung empfohlen (Barnes et al. 2020; Datt et al. 2021).

2.2 Adrenalin

Adrenalin ist das klassische Stress- und Fluchthormon. Es hat potente β_1-, β_2- und α_1-agonistische Effekte, wobei in niedrigen Dosierungen die Wirkungen an den β-Rezeptoren vorherrschen, während in hohen Dosierungen die α_1-agonistischen Effekte dominieren. Ähnlich wie beim Noradrenalin wird in den Koronarien die α_1-Rezeptor-vermittelte Vasokonstriktion durch andere Mechanismen zum Teil wieder aufgehoben, sodass netto eine Steigerung des myokardialen Blutflusses resultiert (Overgaard und Dzavik 2008). Durch die Steigerung von Herzfrequenz und Kontraktilität kommt es jedoch zu einem starken Anstieg des myokardialen Sauerstoffbedarfs.

Die therapeutische Gabe von Adrenalin führt regelmäßig zu einer Hyperlaktatämie, wobei es umstritten ist, ob diese auf eine Reduktion der Mikrozirkulation und damit eine Gewebshypoxie oder auf die Aktivierung bestimmter Stoffwechselwege im Laktatmetabolismus zurückzuführen ist (Levy 2005; Heringlake et al. 2007).Wie bei den anderen vasokonstriktiv eingesetzten Katecholaminen lässt sich auch unter Adrenalin eine Verschlechterung der visceralen Perfusion detektieren (Meier-Hellmann et al. 1997; Mothes et al. 2016). Adrenalin wirkt bei längerer Gabe durch die Aktivierung von Apoptosemechanismen kardiotoxisch (Singh et al. 2001). Seine Halbwertzeit und damit einhergehend auch die Wirkdauer ist kurz, vergleichbar der des Noradrenalins. Die Dosierungen sind abhängig von der Indikation stark differierend.

2.2.1 Indikationsempfehlungen

Trotz seiner vielfachen Anwendung gibt es wie eingangs bereits erwähnt kaum Daten, die den Einsatz von Adrenalin rechtfertigen könnten. Der Einsatz von Adrenalin wurde selbst wiederholt mit einer Zunahme der Mortalität assoziiert (Leopold et al. 2018). Eine rezente prospektive Studie an Patienten mit infarktbedingtem kardiogenen Schock musste vorzeitig abgebrochen werden, weil Patienten, die mit Adrenalin behandelt wurden, eine höhere Inzidenz an therapierefraktärem Schock aufwiesen als die mit Noradrenalin behandelte Patienten (Levy et al. 2018). Für alle Indikationen wird empfohlen, dass Adrenalin (wie übrigens auch andere vasoaktive Substanzen) aufgrund seines Nebenwirkungsprofils mit einer engen Indikationsstellung und – wenn möglich – nur kurzzeitig und mit der niedrigst-möglichen Dosis appliziert wird (Tarvasmäki et al. 2016).

Adrenalin findet aufgrund seiner positiv inotropen Wirkung noch häufig Anwendung im perioperativen Rahmen bei Eingriffen am Herz (Van Beersel und Rex 2019). Im septischen Schock wird Adrenalin eingesetzt, wenn die Patienten sich nicht durch Noradrenalin stabilisieren lassen (Russell 2019). Bei der Therapie des kardiogenen Schocks sollte Adrenalin nicht mehr routinemässig angewendet werden (Chioncel et al. 2020).

Adrenalin in Bolusgaben von 1 mg (verdünnt, meist mit 9 ml NaCl 0,9 %) ist weiterhin in den Leitlinien des European Resuscitation Councils (ERC) zur Reanimation von 2021 (Soar et al. 2021) vorgesehen (dies obwohl Adrenalin bei out-of-hospital cardiac arrest gegenüber Placebo das Überleben mit gutem neurologischen Outcome nicht verbessern konnte (Perkins et al. 2018).

Als weitere Indikation stellt Adrenalin das Katecholamin der Wahl im anaphylaktischen Schock dar (Vadas und Perelman 2012). Hier wird für den Erwachsenen empfohlen sofort nach Diagnosestellung 0,5 mg (pur) i. m. in den lateralen Oberschenkel zu applizieren. Darüber hinaus kann Adrenalin in diesem Fall bei Bronchospasmus in Dosen von 3–4 mg (pur) vernebelt werden.

Auch im Rahmen bradykarder Herzrhythmusstörungen hat Adrenalin bei fehlendem Ansprechen auf andere chronotrope Medikamente oder während des Bridgings zur passageren Schrittmachereinlage seine Indikation. Hierbei werden intermittierende Bolusgaben von 2–10 μg initial empfohlen, gefolgt durch eine niedrigdosierte kontinuierliche Applikation.

2.3 Dopamin

Dopamin ist im postganglionären sympathischen Neuron die endogene Vorläufersubstanz von Noradrenalin und Adrenalin. In therapeutischer Dosierung interagiert es dosisabhängig mit dopaminergen und adrenergen Rezeptoren und vermittelt daher eine Vielzahl von zum Teil nur schlecht vorherzusehenden Wirkungen. In niedrigen Konzentrationen (0,5–2 μg/kg KG/min) werden primär Dopamin-Rezeptoren stimuliert. Postsynaptische D_1-Rezeptoren im koronaren, renalen, mesenterialen und zerebralen Gefäßbett vermitteln eine Vasodilatation, ebenso wie präsynaptische D_2-Rezeptoren, die die Noradrenalin-Ausschüttung hemmen. Daneben hat niedrig dosiertes Dopamin einen direkten natriuretischen Effekt. Die früher oftmals propagierte Gabe von niedrig dosiertem Dopamin zur Nephroprotektion bei Intensivpatienten hat sich allerdings als wirkungslos herausgestellt (Bellomo et al. 2000).

Im mittleren Dosisbereich (3–10 µg/kg KG/min) bindet Dopamin an β-Rezeptoren, sodass eine Zunahme von Kontraktilität, Chronotropie und Nachlast resultieren. Im hohen Dosisbereich (10–20 µg/kg KG/min) überwiegt die α_1-Rezeptor-vermittelte Vasokonstriktion.

Dopamin hat auch in niedriger Dosierung zahlreiche Nebenwirkungen: Es verschlechtert die Splanchnikusperfusion, hemmt die gastrointestinale Motilität, senkt den Atemantrieb und hat über die Hemmung der Prolaktin-Ausschüttung immunsuppressive Wirkungen. Darüber hinaus steigert Dopamin bei kritisch kranken Patienten den Proteinkatabolismus (Debaveye und Van den Berghe 2004).

In einer randomisierten kontrollierten Studie an Schockpatienten war der Gebrauch von Dopamin im Vergleich zu Noradrenalin generell mit einer erhöhten Tachyarrhythmierate und in der Subgruppe der Patienten mit kardiogenem Schock sogar mit einer erhöhten Letalität verbunden (De Backer et al. 2010). Eine Metaanalyse demonstrierte auch für Patienten im septischen Schock eine höhere Sterblichkeit, wenn mit Dopamin und nicht mit Noradrenalin behandelt wurde (De Backer et al. 2012).

2.3.1 Indikation

Aufgrund der Vielzahl an Nebenwirkungen des Präparats und besserer oder nebenwirkungsärmerer Alternativen ist der Einsatz von Dopamin in den letzten Jahren mehr und mehr zurückgegangen und eine Empfehlung zur Applikation lässt sich nicht mehr aussprechen.

2.4 Dobutamin

Das synthetisch hergestellte Dobutamin ist ein 1:1-Gemisch zweier Enantiomere: Das (+)-Enantiomer aktiviert β_1- und β_2-Rezeptoren (im Verhältnis 3:1), während das (−)-Enantiomer agonistische Wirkungen am α_1-Rezeptor zeigt. Hieraus resultiert eine scheinbare β_1–Selektivität, da sich β_2- und α_1-Adrenozeptor-vermittelte Wirkungen teilweise gegenseitig aufheben. Dobutamin bewirkt so eine deutliche Steigerung der Kontraktilität der Herzmuskelzellen und eine verbesserte Myocardrelaxation (Lusitropie) während die positive Chronotropie in der Regel nur gering ausgeprägt ist. Im Gefäßsystem resultiert v. a. in niedriger Dosierung eine schwache Vasodilatation, da hier die β_2-Stimulation überwiegt. Es kommt zu einem diskreten Abfall des systemischen und pulmonal-arteriellen Drucks und so zu einer gewissen Nachlastsenkung für beide Herzkammern. Diese Nachlastsenkung gepaart mit steigender Inotropie führt zu einer Steigerung des Herzzeitvolumens.

Jedoch steigert auch der Einsatz von Dobutamin den Sauerstoffbedarf des Herzens erheblich und es können maligne tachykarde Herzrhythmusstörungen ausgelöst werden (Burger et al. 2002).

Dobutamin hat mit 2–3 min eine ähnlich kurze Halbwertszeit wie Adrenalin und Noradrenalin. Bei einem Wirkeintritt von knapp 2 min zeigt sich zügig ein Effekt. Die Startdosis bei im Vorhinein nicht betablockierten Patienten beläuft sich dabei auf 2–3 µg/kgKG/min, lässt sich, falls notwendig, im Verlauf auf bis zu 20 µg/kgKG/min steigern.

2.4.1 Indikationsempfehlungen

Bei akuter Herzinsuffizienz mit Hypotonie und Minderperfusion ist laut ESC-Leitlinien Dobutamin unabhängig vom Volumenstatus zur Anhebung des Herzzeitvolumens, zur Blutdrucksteigerung und Verbesserung der peripheren Perfusion indiziert (Ahmad et al. 2019; Maack et al. 2019).

Darüber hinaus wird es im Rahmen einer Stressechokardiografie eingesetzt.

Die STEMI-Leitlinien der ESC 2017 (Ibanez et al. 2017) empfehlen u. a. Dobutamin als Therapeutikum der Wahl zur Steigerung eines erniedrigten Herzzeitvolumens und im infarktbedingten Schock wird gemäß Leitlinie der Einsatz von Dobutamin kombiniert mit der Applikation von Noradrenalin empfohlen (Werdan et al. 2019).

2.5 Isoproterenol

Isoproterenol, ein Strukturisomer zu Orciprenalin, ist ein nicht selektiver synthetischer β-Adrenorezeptoragonist mit starker positiv chronotroper und inotroper Wirkung, der aber auch eine systemische und eine pulmonale Vasodilatation hervorruft. Hierdurch kann es zu einer deutlichen Beeinträchtigung der myokardialen Sauerstoffbilanz kommen.

▶ **Cave** Isoproterenol kann schwere (Tachy-)Arrhythmien auslösen. Es sollte daher v. a. im infarktbedingten kardiogenen Schock nicht eingesetzt werden.

2.5.1 Indikationsempfehlungen

Isoproterenol ist hilfreich bei der Therapie höhergradiger symptomatischer Bradykardien und bei Patienten mit sympathisch denerviertem Herz nach Transplantation. In Deutschland ist es nur über die internationale Apotheke zu beziehen.

3 PDE-III-Inhibitoren

Die Phosphodiesterase Typ III (PDE-III) ist in kardialen Myozyten und glatten Gefäßmuskelzellen lokalisiert und baut cAMP zu AMP ab (Abb. 2). PDE-III-Inhibitoren erhöhen daher die intrazelluläre cAMP-Konzentration und steigern über diesen Weg die myokardiale Kontraktilität (Hadadzadeh et al. 2013), verbessern u. U. die diastolische Funktion (positive Lusitropie) (Axelsson et al. 2010) und vermitteln eine Vasodilatation (Overgaard und Dzavik 2008). Sie werden vom Wirkspektrum her als Inodilatatoren bezeichnet. Diese Kombination aus Vasodilatation, einhergehend mit Vor- und Nachlastsenkung, bei gleichzeitig steigender Inotropie könnte ursächlich dafür sein, dass der myokardiale Sauerstoffbedarfbedarf unter Therapie mit PDE-Hemmern verglichen mit den Katecholaminen weniger stark zunimmt (Schütz et al. 2000). Darüber hinaus lässt sich durch Kalziumeinstrom am Sinusknoten auch eine positiv chronotrope Wirkung feststellen.

Milrinon ist der am häufigsten eingesetzte PDE-III-Inhibitor und besitzt mit 2–4 h eine wesentlich längere Halbwertszeit als die Katecholamine. Als Bolus appliziert erreicht es sein Wirkmaximum binnen 5 min.

Enoximon als zweiter Vertreter dieser Substanzklasse weist mit 4–6 h eine etwas längere Eliminationshalbwertszeit auf.

Die Dosierungsempfehlungen orientieren sich am Ausgangsblutdruck der jeweiligen Patienten. In Abhängigkeit davon, lässt sich eine Bolusapplikation mit bis zu 25 μg/kgKG über einen Zeitraum von bis zu 10 min applizieren. Anschließend empfielt die ESC in Ihrer Leitlinie zur Therapie der Herzinsuffizienz eine kontinuierliche Zufuhr von 0,35 μg/kgKG/min–0,75 μg/kgKG/min. Bei im Vorwege bereits eher normo- bis hypotensiven Druckverhältnissen wird empfohlen Noradrenalin als Vasopressor zu ergänzen, um den Blutdruckabfall in der Initialphase der Therapie abzufangen (Mollhoff 2000). Alternativ kann hierzu auch Vasopressin genutzt werden (Gold et al. 2000).

3.1 Indikationsempfehlungen

Auch PDE-Hemmer haben in den Leitlinienempfehlungen der ESC zur Behandlung der Herzinsuffizienz als Inotropikum ihren Stellenwert. Vor allem wenn die Patienten eine bestehende Betablockertherapie aufweisen, wird die Applikation der PDE-Hemmer gegenüber Dobutamin favorisiert (Maack et al. 2019; Ahmad et al. 2019).

▶ PDE-III-Inhibitoren wirken auch dann noch, wenn die β-adrenergen Rezeptoren wie im Fall der chronischen Herzinsuffizienz down-reguliert oder durch β-Blocker besetzt sind.

Milrinon wurde lange Zeit zurückhaltend gebraucht, da bei Patienten mit dekompensierter Herzinsuffizienz ischämischer Genese beim Einsatz von Milrinon eine Zunahme der Letalität beobachtet wurde (Felker et al. 2003).

Neuere Daten zeigen jedoch, dass Milrinon in der Behandlung des kardiogenen Schocks dem Dobutamin gleichwertige Effekte hat (Mathew et al. 2021).

In einer grossen retrospektiven dänischen Registerstudie war der Einsatz von Milrinon im Vergleich zu Dobutamin bei herzchirurgischen Patienten mit einer Zunahme der Letalität assoziiert.
(Nielsen et al. 2018)

Prospektive Studien mit harten Endpunkten zum Einsatz von Milrinon (und auch Dobutamin) bei herzchirurgischen Patienten sind leider noch immer nicht verfügbar. Es ist daher schwierig, hierüber endgültige Empfehlungen auszusprechen.

Milrinon kann auch inhalativ verwendet werden, um eine elektive pulmonale Vasodilatation zu erreichen. Haraldssons et al. (2001)

4 Levosimendan

Levosimendan ist ein „Calcium-Sensitizer", der die Sensitivität der Myokardfibrillen für Calcium erhöht und die Konformation des Ca^{2+}-Troponin-C-Komplexes stabilisiert. Im Vergleich zu anderen positiv inotropen Substanzen steigert Levosimendan die Myokardkontraktilität, ohne den myokardialen Sauerstoffverbrauch wesentlich zu erhöhen. Darüber hinaus verursacht Levosimendan über eine Öffnung ATP-abhängiger K^+-Kanäle in den Gefäßmuskelzellen eine Vasodilatation, v. a. in den koronaren und mesenterialen Arterien (Pollesello und Mebazaa 2004). Dieser Mechanismus lässt sich auch an den Mitochodrien der Herzmuskelzellen beobachten und scheint hier für eine Schutzfunktion bei Ischämie verantwortlich zu sein (Kopustinskiene et al. 2004). Experimentelle Daten belegen, dass Levosimendan auch in der pulmonalen Strombahn eine Vasodilatation hervorruft u. a. durch die Steigerung der Stickstoffmonoxid (NO)-Produktion durch die induzierbare NO-Synthetase (Grossini et al. 2005). Levosimendan kann hiermit die Kopplung zwischen rechtem Ventrikel und pulmonaler Strombahn verbessern (Missant et al. 2007). Levosimendan zählt daher zu den Inodilatatoren.

Levosimendan selbst weist eine Halbwertszeit von etwa einer Stunde auf, hat jedoch einen biologisch aktiven azetylierten Metaboliten (OR-1896) mit einer Halbwertszeit von 80–96 h. Dieser Metabolit hat ebenfalls Ca^{2+}-sensibilisierende und schwache PDE-III-hemmende Eigenschaften und besitzt damit ähnlich positiv inotrope Effekte wie der Wirkstoff selbst (Kivikko et al. 2002). So erklärt sich, dass die hämodynamischen Effekte auch nach Beendigung der Levosimendan-Zufuhr für einen Zeitraum von bis zu 14 Tagen anhalten können.

4.1 Indikationsempfehlungen

Levosimendan wird gemäß ESC-Leitlinie als Inotropikum der Wahl für die Therapie der akuten Herzinsuffizienz und des kardiogenen Schocks bei Patienten empfohlen, die chronisch mit Betablockern therapiert sind (Chioncel et al. 2020; McDonagh et al. 2021).

Bei Patienten mit fortgeschrittener chronischer Herzinsuffizienz zeigte sich unter intermittierenden Levosimendangaben eine Verbesserung des Verlaufsparameters NT-proBNP bei gleichzeitiger Reduktion der Krankenhauseinweisungen (Comin-Colet et al. 2018).

Darüber hinaus lässt sich bei Patienten mit rechtsventrikulärer Dysfunktion bei pulmonaler Hypertonie unter Levosimendan eine Verbesserung der Rechtsherzfunktion bei gleichzeitiger Abnahme der rechtsventrikulären Nachlast beobachten (Hansen et al. 2018; Qiu et al. 2017).

Bei Patienten mit Sepsis konnte Levosimendan in einer grossen multizentrischen Studie im Vergleich zu Placebo weder den SOFA-Score noch das Überleben verbessern. DOI: https://doi.org/10.1056/NEJMoa1609409

Bei herzchirurgischen Eingriffen ist die Datenlage für Levosimendan widersprüchlich. In zahlreichen kleineren Studien konnte für Levosimendan ein Überlebensvorteil sowie eine Reduktion der Aufenthaltsdauer auf der Intensivstation und der Notwendigkeit eines Nierenersatzverfahrens im Vergleich mit anderen Inotropika gezeigt werden, v. a. bei Patienten mit einer deutlich reduzierten linksventrikulären Funktion (Ejektionsfraktion < 35 %) und auch bei der präoperativen Gabe (Eris et al. 2014; Sanfilippo et al. 2017; Chen et al. 2017; Belletti et al. 2015; Weber et al. 2020).

In zwei grossen multizentrischen Studien konnte für Levosimendan hingegen kein statistisch signifikanter Vorteil in Bezug auf das Gesamtüberleben nach herzchirurgischen Eingriffen gezeigt werden (Cholley et al. 2017; Mehta et al. 2017; Landoni et al. 2017). Allerdings zeigte sich unter Levosimendantherapie ein reduziertes postoperatives Auftreten eines Low-Cardiac-Output-Syndroms (LCOS) (Mehta et al. 2017). Darüber hinaus zeigte sich in der Subgruppe der Patienten, die eine isolierte Bypasschirurgie erhielten, ein signifikanter Überlebensvorteil (van Diepen et al. 2020).

In einer weiteren multizentrischen Studie konnte Levosimendan das Überleben von Patienten, die postoperativ ein LCOS entwickelten nicht verbessern Landoni et al. 2017.

In der Therapie des kardiogenen Schocks mittels Extra-Corporalem-Life-Support (ECLS) stellte sich unter Levosimendan ein signifikant größerer Weaningerfolg vom Device ein (Affronti et al. 2013; Distelmaier et al. 2016), ohne dass es zu einem höheren Bedarf an Vasoaktiva kommt (Jacky et al. 2018). Zusätzlich ließ sich eine reduzierte 30-Tage-Mortalität verzeichnen (Affronti et al. 2013).

Aufgrund der mit den vasodilatatorischen Effekten assoziierten Hypotonien, die in einzelnen Studien unter Levosimendan beobachtet werden konnten, wird die kontinuierliche Applikation unter adäquatem Monitoring und ggf. gleichzeitiger Gabe eines Vasokonstriktors empfohlen (Toller et al. 2015). Risiken und Nutzen abwägend scheint eine Startdosierung von 0,1 µg/kgKG/min am sinnvollsten (Landoni et al. 2012; Cholley et al. 2017; Mehta et al. 2017).

5 Vasopressin

(Arginin-)Vasopressin („antidiuretisches Hormon, ADH") wird im Nucleus supraopticus und Nucleus paraventricularis des Hypothalamus synthetisiert und in der Neurohypophyse gespeichert.

Seine Halbwertszeit beträgt ungefähr 20 min. Die wesentliche Funktion besteht in einer sehr präzisen Regulation des Wasserhaushaltes. Schon minimale Änderungen der Plasmaosmolalität führen zu einer Ausschüttung von geringen Mengen an Vasopressin (1–7 pg/ml), das über V_2-Rezeptoren am Sammelrohr der Niere die Wasserrückresorption steigert (Russell 2011).

In der Kreislaufregulation spielt Vasopressin normalerweise eine untergeordnete Rolle. Nur im Schock werden über die Aktivierung arterieller Barorezeptoren hohe Konzentrationen an Vasopressin (7–187 pg/ml) freigesetzt, die über V_1-Rezeptoren der Gefäßmuskulatur eine Vasokonstriktion vermitteln (Landry und Oliver 2001). Darüber hinaus hemmt Vasopressin andere an einer Vasodilatation beteiligte Mechanismen wie ATP-abhängige Kaliumkanäle, die NO-Produktion und die Down-Regulation adrenerger Rezeptoren. Vasopressin kann seine vasokonstriktorischen Effekte auch bei Hypoxie und Azidose aufrechterhalten (Overgaard und Dzavik 2008). Über indirekte Effekte (Anstieg der kardialen Nachlast und reflektorische Steigerung der Vagusaktivität) kann die Substanz das Herzzeitvolumen reduzieren.

Interessanterweise finden sich keine Vasopressin-Rezeptoren in der pulmonalen Strombahn. Vasopressin ist somit der einzige Vasokonstriktor, der den pulmonal-vaskulären Widerstand nicht erhöht.

5.1 Indikationsempfehlungen

Vasopressin wird aktuell nicht als alleiniger Vasopressor empfohlen und ist somit auch nicht Vasopressor der ersten Wahl. Umso mehr gewinnt Vasopressin jedoch an Stellenwert in der Therapie katecholaminrefraktärer Hypotonien, vor allem im distributiven Schock mit Downregulation der Adrenozeptoren. In diesen Situationen zeigte sich bei Hinzunahme von Vasopressin zu einer bestehenden Noradrenalintherapie ein signifikanter Anstieg des mittleren arteriellen Blutdrucks (MAD) mit einer Zunahme des systemischen Widerstands (SVR) und der Möglichkeit die Noradrenalinzufuhr im Verlauf zu reduzieren, was zu einer ebenfalls signifikanten Abnahme des pulmonalarteriellen Drucks führte (Dunser et al. 2001) und in einer Meta-Analyse die kardiotoxischen Effekte von Noradrenalin (Arrhythmien) reduzieren konnte (McIntyre et al. 2018).

Russell et al. konnten bei Patienten im septischen Schock sogar einen Benefit im Überleben zeigen, wenn moderate Dosen an Noradrenalin mit einer Vasopressintherapie ergänzt wurden, um einen MAD > 65 mmHg zu erreichen und die Hämodynamik zu stabilisieren (Russell et al. 2008).

Auch bei herzchirurgischen Eingriffen ist der Einsatz von Vasopressin mit einer Reduktion einiger postoperativer Komplikationen (Vasodilatatorischer Schock, neu aufgetretenes Vorhofflimmern) assoziiert (Parihar et al. 2022). Das mag unter anderem an der Fähigkeit liegen, die NO-Produktion zu modulieren, zu senken und NO-induzierte Effekte im Sinne einer Vasodilatation zu neutralisieren (Omar et al. 2015; Shaefi et al. 2018; Barnes et al. 2020).

Auch bei Patienten mit vorbestehendem pulmonalarteriellen Hochdruck oder einer Rechtsherzinsuffizienz scheint Vasopressin einen supportiven Effekt zu haben, da sich im Gegensatz zu Noradrenalin beim Einsatz von Vasopressin kein Anstieg des pulmonalen Widerstands respektive des pulmonalarteriellen Drucks zeigt. Damit kommt es bei diesen Patienten anders als bei reinen Noradrenalingebrauch nicht zu einer Nachlastzunahme für den rechten Ventrikel (Demiselle et al. 2020; Yimin et al. 2013).

Die Empfehlungen zur initialen Dosierung belaufen sich, angepasst an die jeweiligen Indikationen, auf 0,5 IE/h bis hin zu 0,04 IE/kgKG/h.

6 Refraktäre Vasoplegie

Sowohl im Rahmen des septischen Schocks als auch postoperativ nach kardiochirurgischen Eingriffen wird mitunter eine Vasoplegie beobachtet, die mit Katecholaminen und/oder Vasopressin allein nicht zu therapieren ist und sich damit auch mit einer erhöhten Mortalität assoziiert zeigt (Busse et al. 2020; Gomes et al. 1998).

Diese therapierefraktäre Vasoplegie ist charakterisiert durch einen sehr niedrigen systemvaskulären Widerstand bei normalem oder hyperdynamem Herzzeitvolumen (HZV).

Hier wird von manchen Autoren der Einsatz einer adjunktiven Therapie mit Kortikosteroiden, Vitamin C und Thiamin empfohlen (Marik et al. 2017). Die Evidenz zu den einzelnen Substanzen ist allerdings sehr dünn (v. a. retrospektive Studien mit geringen Patientenzahlen).

Kortikosteroide inhibieren den Arachidonsäure-Weg sowie die Translokation des Transkriptionsfaktors NF-κB. Darüber hinaus werden die induzierbare NO-Synthetase (iNOS) und die Cyclooxygenase 2 gehemmt. Dies führte in Zellkulturuntersuchungen aus dem vorigen Jahrhundert unter anderem zu einer Entzündungshemmung und einer geringer ausgeprägten NO-vermittelten Vasodilatation. Desweiteren zeigt sich unter Glukokortikoiden eine Zunahme der adrenergen Rezeptoren (Bellissant und Annane 2000). Die Anwesenheit von Vitamin C hat auch eine synergistische Wirkung im Sinne einer zusätzlichen Steigerung der Katecholaminsynthese und einer verbesserten Ansprechbarkeit auf Vasopressorgaben gezeigt (Han et al. 2010).

Vitamin C, welches sowohl in der Sepsis als auch bei Patienten nach kardiopulmonalem Bypass deutliche erniedrigte Plasmaspiegel aufweist, dient als Cofaktor für die endogene Katecholaminproduktion (Levine et al. 1999) und wirkt mit seinen antioxidativen Eigenschaften der durch reaktiven Sauerstoff induzierten Abnahme des Gefäßtonus sowie einer möglichen Endothelschädigung entgegen (Rudyk et al. 2013; Parihar et al. 2008). In der Regel beläuft sich die Dosis hierbei auf 25 mg/kgKG 4x täglich, respektive 6 g auf 4 Einzeldosen verteilt (Marik et al. 2017).

Thiamin (Vitamin B1) dient als Cofaktor der Laktatdehydrogenase. Es verhindert die Konversion von Vitamin C zu Oxalat und damit die Entstehung einer Oxalaturie und verbessert die Laktatclearance (Wieruszewski et al. 2018). Als Dosis werden bis zu 100 mg alle 6 Stunden empfohlen (Busse et al. 2020).

Bei Patienten mit einem sogenannten Vasoplegischen Syndrom, einem distributiven Schock nach oder während kardiochirurgischer Eingriffen, definiert mit einem Auftreten binnen 24 Stunden nach Operationsbeginn, einem erniedrigten systemvaskulären Widerstand (< 800 dyne s/cm^5) bei gleichzeitig gutem Cardiac Index (CI) $> 2,2$ l/kg/m^2 hat sich auch die Applikation von **Methylenblau** bewährt (Cottyn et al. 2022). Methylenblau hemmt die iNOS und damit die NO-Synthese sowie die cGMP-Synthese und steigert damit den Tonus in der glatten Gefäßmuskulatur (Lenglet et al. 2011; Ginimuge und Jyothi 2010). Die Dosierungsempfehlungen variieren zwischen 1 und 2 mg/kgKG. Über den optimalen Zeitpunkt der Applikation herrscht noch keine Einigkeit (Busse et al. 2020; Datt et al. 2021). Es gibt jedoch bereits einige Berichte darüber, dass die frühe Applikation outcome-relevant im Sinne eines zügigen Vasopressorweanings und einer Mortalitätsreduktion ist (Mehaffey et al. 2017; Habib et al. 2018). Methylenblau ist kontraindiziert bei Patienten mit 6-Phosphat-Dehydrogenase-Mangel. In sehr hohen Dosen kann Methylenblau kardiale Arrhythmien, koronare, renale und viscerale Vasokonstriktion sowie einen Anstieg des pulmonal-vaskulären Widerstands verursachen. Weiterhin hemmt Methylenblau die Mono-Amino-Oxidase A, wodurch ein serotoninerges Syndrom hervorgerufen werden kann bei Patienten, die mit selektiven Serotonin-Reuptake-Inhibitoren behandelt werden (Cottyn et al. 2022).

Literatur

Affronti A, Di Bella I, Carino D et al (2013) Levosimendan may improve weaning outcomes in venoarterial ECMO patients. ASAIO J. 59:554–557

Ahmad T, Miller PE, McCullough M, Desai NR, Riello R, Psotka M, Bohm M, Allen LA, Teerlink JR, Rosano GMC, Lindenfeld J (2019) Why has positive inotropy failed in chronic heart failure? Lessons from prior inotrope trials. Eur J Heart Fail 21:1064–1078

Avni T, Lador A, Lev S et al (2015) Vasopressors for the treatment of septic shock: systematic review and meta-analysis. PLoS One 10: e0129305

Axelsson B, Arbeus M, Magnuson A, Hultman J (2010) Milrinone improves diastolic function in coronary artery bypass surgery as assessed by acoustic quantification and peak filling rate: a prospective randomized study. J Cardiothorac Vasc Anesth. 24(2):244–249

Bangash MN, Kong ML, Pearse RM (2012) Use of inotropes and vasopressor agents in critically ill patients. Br J Pharmacol 165:2015–2033

Barnes TJ, Hockstein MA, Jabaley CS (2020) Vasoplegia after cardiopulmonary bypass: a narrative review of pathophysiology and emerging targeted therapies. SAGE Open Med 8:2050312120935466

Beale RJ, Hollenberg SM, Vincent JL et al (2004) Vasopressor and inotropic support in septic shock: an evidence-based review. Crit Care Med 32:455–465

Belletti A, Castro ML, Silvetti S, Greco T, Biondi-Zoccai G, Pasin L, Zangrillo A, Landoni G (2015) The Effect of inotropes and vasopressors on mortality: a meta-analysis of randomized clinical trials. Br J Anaesth. 2015 Nov;115(5):656-675. https://doi.org/10.1093/bja/aev284

Bellissant E, Annane D (2000) Effect of hydrocortisone on phenylephrine – mean arterial pressure dose-response relationship in septic shock. Clin Pharmacol Ther 68(3):293–303

Bellomo R, Chapman M, Finfer S, Hickling K, Myburgh J (2000) Low-dose dopamine in patients with early renal dysfunction: a placebo-controlled randomised trial. Australian and New Zealand Intensive Care Society (ANZICS) Clinical Trials Group. Lancet 356:2139–2143

Brunckhorst FM, Weigand MA, Pletz M et al (2020) S3-Leitlinie Sepsis-Prävention, Diagnose, Therapie und Nachsorge. Med Klin Intensivmed Notfallmed 115:37–109. https://doi.org/10.1007/s00063-020-00685-0

Burger AJ, Horton DP, LeJemtel T et al (2002) Effect of nesiritide (B-type natriuretic peptide) and dobutamine on ventricular arrhythmias in the treatment of patients with acutely decompensated congestive heart failure: the PRECEDENT study. Am Heart J 144:1102–1108

Busse LW, Barker N, Petersen C (2020) Vasoplegic syndrome following cardiothoracic surgery-review of pathophysiology and update of treatment options. Crit Care 24:36

Chen Q-H, Zheng R-Q, Lin H, Shao J, Yu J-Q, Wang H-L (2017) Effect of levosimendan on prognosis in adult patients undergoing cardiac surgery: a meta-analysis of randomized controlled trials. Crit Care 21 (1):253. https://doi.org/10.1186/s13054-017-1848-1

Chioncel O, John Parissis J, Alexandre Mebazaa A et al (2020) Epidemiology, pathophysiology and contemporary management of cardiogenic shock – a position statement from the Heart Failure Association of the European Society of Cardiology. Eur J Heart Fail 22(8):1315–1341. https://doi.org/10.1002/ejhf.1922. Epub 2020 Jul 16

Cholley B, Caruba T, Grosjean S et al (2017) Effect of levosimendan on low cardiac output syndrome in patients with low ejection fraction undergoing coronary artery bypass grafting with cardiopulmonary bypass: The LICORN randomized clinical trial. JAMA 318:548–556. https://doi.org/10.1001/jama.2017.9973

Comin-Colet J, Manito N, Segovia-Cubero J et al (2018) Efficacy and safety of intermittent intravenous outpatient administration of levosimendan in patients with advanced heart failure: the LION-HEART multicentre randomised trial. Eur J Heart Fail 20:1128–1136. https://doi.org/10.1002/ejhf.1145

Communal C, Singh K, Pimentel DR, Colucci WS (1998) Norepinephrine stimulates apoptosis in adult rat ventricular myocytes by activation of the beta-adrenergic pathway. Circulation 98:1329–1334

Cottyn J, Roussel E, Rex S, Al Tmimi L (2022) The role of methylene blue in the management of vasoplegic syndrome: a narrative review. Acta Anaesthesiol Belgica 73(2):91–102. https://doi.org/10.56126/73.2.11

Datt V, Wadhhwa R, Sharma V, Virmani S, Minhas HS, Malik S (2021) Vasoplegic syndrome after cardiovascular surgery: a review of pathophysiology and outcome-oriented therapeutic management. J Card Surg 36(10):3749–3760. https://doi.org/10.1111/jocs.15805. Epub 2021 Jul 12

De Backer D, Biston P, Devriendt J, Madl C, Chochrad D, Aldecoa C, Brasseur A, Defrance P, Gottignies P, Vincent JL (2010) Comparison of dopamine and norepinephrine in the treatment of shock. N Engl J Med 362:779–789

De Backer D, Aldecoa C, Njimi H, Vincent JL (2012) Dopamine versus norepinephrine in the treatment of septic shock: a meta-analysis*. Crit Care Med 40:725–730

Debaveye YA, Van den Berghe GH (2004) Is there still a place for dopamine in the modern intensive care unit? Anesth Analg 98:461–468

Dellinger RP, Levy MM, Rhodes A, Annane D, Gerlach H et al (2013) Surviving sepsis campaign. Crit Care Med 41(2):580–637

Demiselle J, Fage N, Radermacher P, Asfar P (2020) Vasopressin and its analogues in shock states: a review. Ann Intensive Care 10(1):9. https://doi.org/10.1186/s13613-020-0628-2

Diepen S van, Mehta RH, Leimberger JD, Goodman SG, Fremes S, Jankowich R, Heringlake M et al (2020) Levosimendan in patients with reduced left ventricular function undergoing isolated coronary or valve surgery. J Thorac Cardiovasc Surg 159(6):2302–2309.e6. https://doi.org/10.1016/j.jtcvs.2019.06.020

Distelmaier K, Roth C, Schrutka L et al (2016) Beneficial effects of levosimendan on survival in patients undergoing extracorporeal membrane oxygenation after cardiovascular surgery. Br J Anaesth 117:52–58

Dunser MW, Mayr AJ, Ulmer H, Ritsch N, Knotzer H et al (2001) The effects of vasopressin on systemic hemodynamics in catecholamine-resistant septic and postcardiotomy shock: a retrospective analysis. Anesth Analg 93(1):7–13

Eris C, Yavuz S, Toktas F, Turk T, Gucu A et al (2014) Preoperative usages of levosimendan in patients undergoing coronary artery bypass grafting. Int J Clin Exp Med 7(1):219–229

Evans L, Rhodes A, Alhazzani W, Antonelli M, Coopersmith CM (2021) Surviving sepsis campaign: international guidelines for management of sepsis and septic shock 2021. Critical Care Medicine 49:e1063–e1143. https://doi.org/10.1097/CCM.0000000000005337

Felker GM, Benza RL, Chandler AB, Leimberger JD, Cuffe MS, Califf RM, Gheorghiade M, O'Connor CM, OPTIME-CHF Investigators (2003) Heart failure etiology and response to milrinone in decompensated heart failure: results from the OPTIME-CHF study. J Am Coll Cardiol 41:997–1003

Fellahi JL, Fischer MO, Daccache G, Gerard JL, Hanouz JL (2013) Positive inotropic agents in myocardial ischemia-reperfusion injury: a benefit/risk analysis. Anesthesiology 118:1460–1465

Ginimuge PR, Jyothi SD (2010) Methylene Blue revisited. J Anesthesiol Clin Pharmacol 26(4):517–520

Gold JA, Cullinane S, Chen J, Oz MC, Oliver JA, Landry DW (2000) Vasopressin as an alternative to norepinephrine in the treatment of milrinone-induced hypotension. Crit Care Med 28:249–252

Gomes WJ, Carvalho AC, Palma JH et al (1998) Vasoplegic syndrome after open heart surgery. J Cardiovasc Surg (Torino) 39:619–623

Grossini E, Caimmi PP, Molinari C, Teodori G, Vacca G (2005) Hemodynamic effect of intracoronary administration of levosimendan in the anesthetized pig. J Cardiovasc Pharmacol 46:333–342

Habib AM, Elsherbeny AG, Almehizia RA (2018) Methylene blue for vasoplegic syndrome post cardiac surgery. Indian J Crit Care Med 22(3):168–173

Hadadzadeh M, Hosseini SH, Mostafavi Pour Manshadi SMY, Naderi N, Emami MM (2013) Effect of milrinone on short term outcome of patients with myocardial dysfunction undergoing off-pump coronary artery bypass graft: a randomized clinical trial. Acta Med Iran 51(10):681–686

Han M, Pendem S, Teh SL et al (2010) Ascorbate protects endothelial barrier function during septic insult: role of protein phosphatase type 2A. Free Radic Biol Med 48(1):128–135

Hansen MS, Andersen A, Nielsen-Kuds JE (2018) Levosimendan in pulmonary hypertension and right heart failure. Pulm Circ 8(3):1–7. https://doi.org/10.1177/2045894018790905

Haraldsson A, Kieler-Jensen N, Ricksten SE (2001) The additive pulmonary vasodilatory effects of inhaled prostacyclin and inhaled milrinone in postcardiac surgical patients with pulmonary hypertension. Anaesth Analg 93(6):1439–1445. https://doi.org/10.1097/00000539-200112000-00018

Heringlake M, Wernerus M, Grünefeld J, Klaus S, Heinze H et al (2007) The metabolic and renal effects of adrenaline and milrinone in patients with myocardial dysfunction after coronary artery bypass grafting. Critical Care 11(2):R51

Ibanez B, James S, Agewall S et al (2017) ESC Guidelines for the management of acute myocardial infarction in patients presenting with ST-segment elevation: The Task Force for the management of acute myocardial infarction in patients presenting with ST-segment elevation of the European Society of Cardiology (ESC). Eur Heart J 39:119–177

Irlbeck M, Fechner M, Zwissler B (2012) Herz-Kreislauf-wirksame Medikamente. In: Rossaint R, Werner C, Zwissler B (Hrsg) Die Anästhesiologie. Allgemeine und spezielle Anästhesiologie, Schmerztherapie und Intensivmedizin, 3. Aufl. Springer, Berlin/Heidelberg/New York, S 331–351

Jacky A, Rudiger A, Krüger B et al (2018) Comparison of levosimendan and milrinone for ECLS weaning in patients after cardiac surgery – a retrospective before and after study. J Cardiothorac Vasc Anesth 32(5):2112–2119

Kivikko M, Antila S, Eha J, Lehtonen L, Pentikainen PJ (2002) Pharmacokinetics of levosimendan and its metabolites during and after a 24-hour continuous infusion in patients with severe heart failure. Int J Clin Pharmacol Ther 40:465–471

Kopustinskiene DM, Pollesello P, Saris NE (2004) Potassium-specific effects of levosimendan on heart mitochondria. Biochem Pharmacol 68:807–812. https://doi.org/10.1016/j.bcp.2004.05.018

Landoni G, Biondi-Zoccai G, Greco M et al (2012) Effects of levosimendan on mortality and hospitalization. A meta-analysis of randomized controlled studies. Crit Care Med 40:634–646

Landoni G, Zangrillo A, et al for the CHEETAH Study Group (2017) Levosimendan for Hemodynamic Support after Cardiac Surgery N Engl J Med 2017 376(21):2021–2031 https://doi.org/10.1056/NEJMoa161632

Landry DW, Oliver JA (2001) The pathogenesis of vasodilatory shock. N Engl J Med 345:588–595

Lawson NW, Johnson JO (2001) Autonomic nervous system: physiology and pharmacology. In: Barash PG, Cullen BF, Stoelting RK (Hrsg) Clinical anesthesia, 4. Aufl. Lippincott Williams & Wilkins, Philadelphia, S 261–325

Lenglet S, Mach F, Montecucco F (2011) Methylene blue: potential use of an antique molecule in vasoplegic syndrome during cardiac surgery. Expert Rev Cardiovasc Ther 9(12):1519–1525. https://doi.org/10.1586/erc.11.160

Léopold V, Gayat E, Pirracchio R et al (2018) Epinephrine and short-term survival in cardiogenic shock: an individual data meta-analysis of 2583 patients. Intensive Care Med 44(6):847–856. https://doi.org/10.1007/s00134-018-5222-9

Levine M, Rumsey SC, Daruwala R, Park JB, Wang Y (1999) Criteria and recommendations for vitamin C intake. JAMA 281(15):1415–1423. https://doi.org/10.1001/jama.281.15.1415

Levy B (2005) Bench-to-bedside review: is there a place for epinephrine in septic shock? Crit Care 9(6):561–565. https://doi.org/10.1186/cc3901

Levy B, Clere-Jehl R, Annick Legras A et al (2018) Epinephrine versus norepinephrine for cardiogenic shock after acute myocardial infarction. J Am Coll Cardiol 72(2):173–182. https://doi.org/10.1016/j.jacc.2018.04.051

Maack C, Eschenhagen T, Hamdani N, Heinzel FR, Lyon AR, Manstein DJ, Metzger J, Papp Z, Tocchetti CG, Yilmaz MB, Anker SD, Balligand JL, Bauersachs J, Brutsaert D, Carrier L, Chlopicki S, Cleland JG, de Boer RA, Dietl A, Fischmeister R, Harjola VP, Heymans S, Hilfiker-Kleiner D, Holzmeister J, de Keulenaer G, Limongelli G, Linke WA, Lund LH, Masip J, Metra M, Mueller C, Pieske B, Ponikowski P, Ristic A, Ruschitzka F, Seferovic PM, Skouri H, Zimmermann WH, Mebazaa A (2019) Treatments targeting inotropy. Eur Heart J 40:3626–3644

Marik PE, Khangoora V, Rivera R et al (2017) Hydrocortisone, vitamin C and thiamine for the treatment of severe sepsis ans septic shock: a retrospective before-after study. Chest 151(6):1229–1238. https://doi.org/10.1016/j.chest.2016.11.036. Epub 2016 Dec 6

Masip J, Peacock WF, Arrigo M, Rossello X, Platz E, Cullen L, Mebazaa A, Price S, Bueno H, Di Somma S, Tavares M, Cowie MR, Maisel A, Mueller C, Miró Ó, Acute Heart Failure Study Group of the Association for Acute Cardiovascular Care (ACVC) of the European Society of Cardiology (2022) Acute Heart Failure in the 2021 ESC Heart Failure Guidelines: a scientific statement from the Association for Acute CardioVascular Care (ACVC) of the European Society of Cardiology. Eur Heart J Acute Cardiovasc Care 11(2):173–185. https://doi.org/10.1093/ehjacc/zuab122

Mathew R, Di Santo P, Jung RG et al (2021) Milrinone as compared with dobutamine in the treatment of cardiogenic shock. N Engl J Med 385(6):516–525. https://doi.org/10.1056/NEJMoa2026845

McDonagh TA, Metra M, Adamo M, Gardner RS, Baumbach A, Böhm M, Burri H, Butler J, Čelutkienė J, Chioncel O, Cleland JGF, Coats AJS, Crespo-Leiro MG, Farmakis D, Gilard M, Heymans S, Hoes AW, Jaarsma T, Jankowska EA, Lainscak M, Lam CSP, Lyon AR, McMurray JJV, Mebazaa A, Mindham R, Muneretto C, Piepoli MF, Price S, Rosano GMC, Ruschitzka F, Skibelund AK, ESC Scientific Document Group (2021) ESC Guidelines for the diagnosis and treatment of acute and chronic heart failure. Eur Heart J. https://doi.org/10.1093/eurheartj/ehab368

McIntyre WF, Um KJ, Alhazzani W et al (2018) Association of vasopressin plus catecholamine vasopressors vs catecholamines alone with atrial fibrillation in patients with distributive shock: a systematic review and meta-analysis. JAMA 319(18):1889–1900. https://doi.org/10.1001/jama.2018.4528

Mehaffey JH, Johnston LE, Hawkins RB et al (2017) Methylene blue for vasoplegic syndrome after cardiac surgery: early administration improves survival. Ann Thorac Surg 104(1):36–41

Mehta RH, Leimberger JD, van Diepen S et al (2017) Levosimendan in patients with left ventricular dysfunction undergoing cardiac surgery. N Engl J Med 376:2032–2042. https://doi.org/10.1056/NEJMoa1616218

Meier-Hellmann A, Reinhart K, Bredle DL, Specht M, Spies CD, Hannemann L (1997) Epinephrine impairs splanchnic perfusion in septic shock. Crit Care Med 25(3):399–404

Missant C, Steffen Rex S, Segers P, Wouters PF (2007) Levosimendan improves right ventriculovascular coupling in a porcine model of right ventricular dysfunction. Crit Care Med 35(3):707–715. https://doi.org/10.1097/01.CCM.0000257326.96342.57

Mollhoff T (2000) Einsatz hämodynamisch aktiver Substanzen in der Kardiochirurgie. Intensivmed 37:715–723

Mothes H, Koeppen J, Bayer O, Richter M, Kabisch B et al (2016) Acute mesenteric ischemia following cardiovascular surgery – a nested case-control study. Int J Surg 26:79–85

Nielsen DV, Torp-Pedersen C, Skals RK et al (2018) Intraoperative milrinone versus dobutamine in cardiac surgery patients: a retrospective cohort study on mortality. Crit Care 22(1):51. https://doi.org/10.1186/s13054-018-1969-1

Omar S, Zedan A, Nugent K (2015) Cardiac vasoplegia syndrome:pathophysiology, risk factors and treatment. Am J Med Sci 349(1):80–88

Overgaard CB, Dzavik V (2008) Inotropes and vasopressors: review of physiology and clinical use in cardiovascular disease. Circulation 118:1047–1056

Parihar A, Parihar MS, Milner S, Bhat S (2008) Oxidative stress and anti-oxidative mobilization in burn injury. Burns 34(1):6–17. https://doi.org/10.1016/j.burns.2007.04.009

Parihar A, Patel SP, Solomon BJ, Pascotto RD et al (2022) Uninterrupted continuation of VV-ECMO without anticoagulation for 44 days in COVID-19 ARDS: a precarious quandary. J Cardiothorac Vasc Anesth 36(8 Pt B):3193–3196. https://doi.org/10.1053/j.jvca.2022.04.006. Epub 2022 Apr 10

Perkins GD, Chen J, Deakin CD (2018) A randomized trial of epinephrine in out-of-hospital cardiac arrest. N Engl J Med 379:711–721. https://doi.org/10.1056/NEJMoa1806842

Persichini R, Silva S, Teboul JL, Jozwiak M, Chemla D, Richard C, Monnet X (2012) Effects of norepinephrine on mean systemic pressure and venous return in human septic shock. Crit Care Med 40:3146–3153

Pollesello P, Mebazaa A (2004) ATP-dependent potassium channels as a key target for the treatment of myocardial and vascular dysfunction. Curr Opin Crit Care 10:436–441

Qiu J, Jia L, Hao Y et al (2017) Efficacy and safety of levosimendan in patients with acute right heart failure: a meta-analysis. Life Sci 184:30–36. https://doi.org/10.1016/j.lfs.2017.07.001

Rudyk O, Phinikaridou A, Prysyazhna O, Burgoyne JR, Botnar RM, Eaton P (2013) Protein kinase G oxidation is a major cause of injury during sepsis. Proc Natl Acad Sci U S A. 110(24):9909–9913. https://doi.org/10.1073/pnas.1301026110

Russell JA (2011) Bench to bedside review: vasopressin in the management of septic shock. Crit Care 15(4):266

Russell JA (2019) Vasopressor therapy in critically ill patients with shock. Intensive Care Med 45(11):1503–1517. https://doi.org/10.1007/s00134-019-05801-z. Epub 2019 Oct 23

Russell JA, Walley KR, Singer J et al (2008) VASST investigators: vasopressin versus norepinephrine infusion in patients with septic shock. N Engl J Med 358:877–887

Sanfilippo F, Knight JB, Scolletta S, Santonocito C, Pastore F et al (2017) Levosimendan for patients with severely reduced left ventricular systolic function and/or low cardiac output syndrome undergoing cardiac surgery: a systematic review and meta-analysis. Crit Care 21(1):252

Schütz W, Anhäupl T, Gauss A (2000) Grundsätze der Katecholamintherapie – Teil 1: Charakterisierung der therapeutisch bedeutsamen Sympathomimetika. Anasthesiol Intensivmed Notfallmed Schmerzthe 35(2):67–81

Shaefi S, Mittel A, Klick J, Evans A, Ivascu NS, Gutsche J, Augoustides JGT (2018) Vasoplegia after cardiovascular procedures-pathophysiology and targeted therapy. J Cardiothorac Vasc Anesth 32(2):1013–1022

Singh K, Xiao L, Remondino A, Sawyer DB, Colucci WS (2001) Adrenergic regulation of cardiac myocyte apoptosis. J Cell Physiol 189:257–265

Soar J, Böttiger BW, Carli P et al (2021) European resuscitation council guidelines 2021: adult advanced life support. Resuscitation. 161:115–151. https://doi.org/10.1016/j.resuscitation.2021.02.010. Epub 2021 Mar 24. www.cprguidelines.eu Leitlinien des ERC 2021

Stolk RF, van der Poll T, Angus DC et al (2016) Potentially inadvertent immunomodulation: norepinephrine use in sepsis. Am J Respir Crit Care Med 194(5):550–558. https://doi.org/10.1164/rccm.201604-0862CP

Sun D, Huang A, Mital S, Kichuk MR, Marboe CC, Addonizio LJ, Michler RE, Koller A, Hintze TH, Kaley G (2002) Norepinephrine elicits beta2-receptor-mediated dilation of isolated human coronary arterioles. Circulation 106:550–555

Tarvasmäki T, Lassus J, Varpula M, Sionis A, Sund R et al (2016) Current real-life use of vasopressors and inotropes in cardiogenic shock – adrenaline use is associated with excess organ injury and mortality. Crit Care 20(1):208

Toller W, Heringlake M, Guarracino F et al (2015) Preoperative and perioperative use of levosimendan in cardiac surgery:european expert opinion. Int J Cardiol 184:323–336

Vadas P, Perelman B (2012) Effect of epinephrine on platelet-activating factor-stimulated human vascular smooth muscle cells. J Allergy Clin Immunol 129:1329–1333. https://doi.org/10.1016/j.jaci.2012.02.027

Van Beersel D, Rex S (2019) Inotropes and vasoactive agents: differences between Europe and the United States. Curr Anesthesiol Rep 9:02–213. https://doi.org/10.1007/s40140-019-00323-2

Weber C, Esser M, Eghbalzadeh K et al (2020) Levosimendan reduces mortality and low cardiac output syndrome in cardiac surgery. Thorac Cardiovasc Surg 68(5):401–409

Werdan K et al (2019) Deutsch-österreichische S3 Leitlinie „Infarktbedingter kardiogener Schock – Diagnose, Monitoring und Therapie"

Wieruszewski PM, Nei SD, Maltais S, Schaff HV, Wittwer ED (2018) Vitamin C for vasoplegia after cardiopulmonary bypass: a case series. A&A Practice 11(4):96–99

Yimin H, Xiaoyu L, Yuping H, Weiyan L, Ning L (2013) The effect of vasopressin on the hemodynamics in CABG patients. J Cardiothorac Surg 8(49):1–1

Hämostase

38

W. Miesbach und H. Schöchl

Inhalt

1	**Einleitung**	643
2	**Gerinnungsdiagnostik**	645
2.1	Präanalytische Probleme	645
2.2	Standardgerinnungsbefunde	645
2.3	Viskoelastische Testverfahren	646
2.4	Thrombozytenfunktionstestung	646
3	**Gerinnungsaktive Substanzen**	648
3.1	Hämostatische Substanzen	648
3.2	Gerinnungsfaktorkonzentrate	652
3.3	Allogene Blutprodukte	654
4	**Angeborene und erworbene Störungen der Hämostase**	655
4.1	Störungen der primären Hämostase	655
4.2	Erworbene Thrombozytopathien	657
4.3	Medikamentöse Beeinflussung der Thrombozytenfunktion	658
4.4	Von-Willebrand-Syndrom	659
4.5	Störungen der plasmatischen Gerinnung	660
4.6	Polytrauma	662
4.7	Disseminierte intravasale Koagulopathie (DIC)	664
4.8	FXIII-Mangel	666
4.9	Medikamentöse Störung der plasmatischen Gerinnung	667
5	**Antikoagulation bei Intensivpatienten**	671
	Literatur	672

1 Einleitung

Die Blutstillung (Hämostase) ist ein lebenswichtiger mehrschrittiger Prozess, der eine Blutung mithilfe eines Gerinnsels (Thrombus) aus Fibrin beendet. Wir unterscheiden die primäre Hämostase von der sekundären Hämostase.

Die primäre Hämostase besteht aus mehreren Schritten, die die Thrombozyten durchlaufen. Sie setzt unmittelbar nach Gefäßverletzung ein, vermittelt durch die Vaskonstriktion und Freilegung von subendothelialen Strukturen nach Aktivierung der Blutplättchen und Bindung an den von Glycoprotein (GP) Ib/V/IX an Kollagen gebundenen Von-Willebrand-Faktor (vWF). Die Aktivierung und das Andocken ans Subendothel führen schließlich zur Freisetzung von

W. Miesbach (✉)
Schwerpunkt Hämostaseologie/Hämophiliezentrum, Medizinische Klinik II, Institut für Transfusionsmedizin, Universitätsklinikum Frankfurt, Frankfurt am Main, Deutschland
E-Mail: wolfgang.miesbach@kgu.de

H. Schöchl
Abteilung für Anästhesiologie und Intensivmedizin, AUVA Unfallkrankenhaus Salzburg und Ludwig-Boltzmann-Institut für experimentelle und klinisch Traumatologie, Wien, Österreich
E-Mail: herbert.schoechl@medical-education.at

Thromboxan A2 und weiteren Inhaltsstoffen der Plättchen, was den Aktivierungsvorgang und die Adhäsion der Thrombozyten an das verletzte Gefäßendothel verstärkt.

Auf die Adhäsion folgt die Aggregation der Thrombozyten untereinander, und zwar primär über den GP-IIb/IIIa-Rezeptor und Fibrinogen unter Freisetzung von endogenem Adenosindiphosphat (ADP) und Bildung von Thromboxan A2. Aus der Aktivierung des GP IIb/IIIa resultiert zudem die Fähigkeit zur Bindung freien, plasmatischen Fibrinogens, und somit die Voraussetzung zur Aggregation der Thrombozyten. Dies führt schließlich zur Einleitung der sekundären Hämostase.

Bei der sekundären Hämostase werden bestimmte Plasmaproteine und Gerinnungsfaktoren, meist Serinproteasen durch proteolytische Spaltung aktiviert.

Insgesamt sind 13 Faktoren an der Aktivierung des plasmatischen Gerinnungssystems durch aufeinander folgende proteolytische Spaltungen beteiligt. Nach ihrer Aktivierung bilden sie das Enzym des folgenden Enzymkomplexes. Sie bilden ein selbstamplifizierendes System, stellen also im ersten Schritt das Substrat und im zweiten das Enzym des folgenden Reaktionsschrittes dar. Verstärkt wird das Signal dabei im Sinne einer Amplifizierung dadurch, dass ein einzelnes Enzym bis zu seiner Inaktivierung mehrere Substrate umsetzen kann.

Diese Kaskade kann auf zwei verschiedenen Wegen in Gang gesetzt werden: durch das intrinsische und das extrinsische System. Bei beiden Mechanismen wird schließlich Faktor X zu Faktor Xa aktiviert. Dieser wiederum spaltet Prothrombin (Faktor II), es entsteht Thrombin (Faktor IIa). Diese Reaktion auf der Thrombozytenmembran findet in Anwesenheit von Kalzium statt und wird durch positive Rückkopplung mit dem Komplex der Faktoren VIII und IX stark beschleunigt. Mit der Bildung von enzymatisch aktivem Thrombin endet die Aktivierungsphase der Gerinnung.

Um ungewollte oder überschießende Gerinnung zu verhindern, existieren im Körper auch Mechanismen zur Hemmung der Hämostase: Proteaseinhibitoren (wie Antithrombin, Protein C, Protein S) können Thrombin und andere Gerinnungsfaktoren hemmen. Nach abgeschlossener Wundheilung wird der Fibrinthrombus durch die Serinprotease Plasmin wieder abgebaut (Fibrinolyse).

Im Verlauf der Hämostase laufen beide Wege immer parallel ab, daher wurde der Prozess der Gerinnungskaskade zuletzt durch das zellbasierte Modell der Hämostase ersetzt, das die enge Interaktion von zellulärer und plasmatischer Gerinnung beschreibt und die Basis bildet für unser heutiges Verständnis der physiologischen Abläufe im Hämostasesystem (Hoffman und Monroe 2001, s. Abb. 1).

Die Initiation der Gerinnung wird ausgelöst durch die Bildung eines Initiationskomplexes, bestehend aus dem aktivierten Faktor VIIa und Gewebethromboplastin, auch „tissue factor" (TF) genannt, der zunächst geringe Mengen der Faktoren IX und X aktiviert.

Der Tissue-Faktor findet sich als Transmembranprotein auf einer ganzen Reihe von Zellen des extravasalen Kompartiments, u. a. auch auf Fibroblasten, die als Bestandteil der Gefäßwand in der Adventitia lokalisiert sind.

Mit der vollständigen Aktivierung der Thrombozyten beginnt die Amplifikationsphase. In dieser Phase wird durch

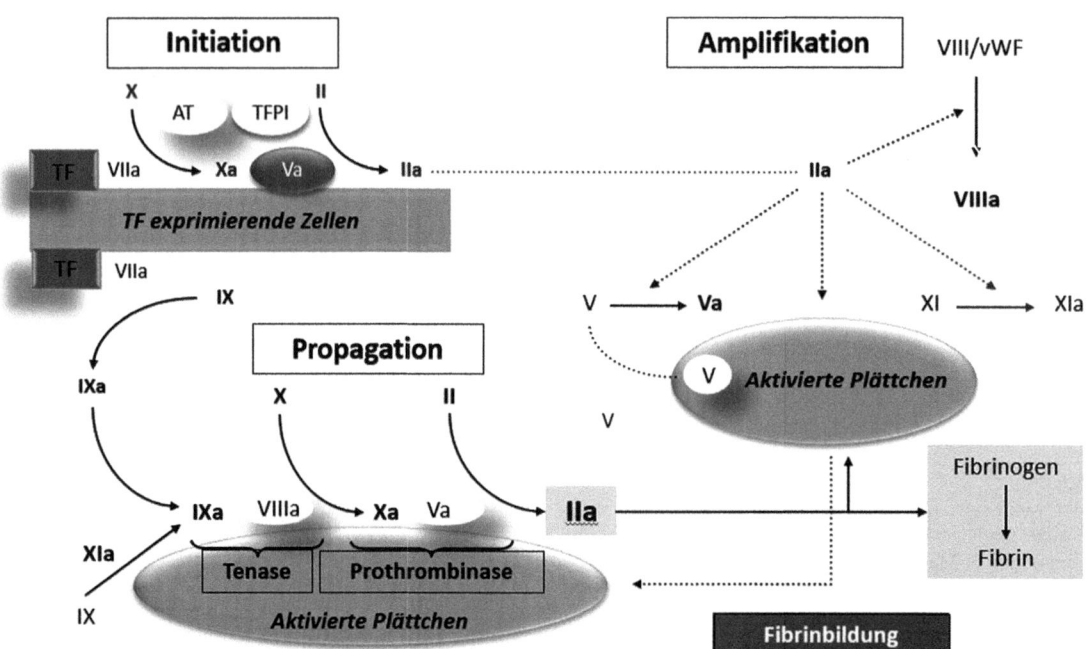

Abb. 1 „Zellbasiertes Modell" der Gerinnung. Den nichtaktivierten, im Plasma zirkulierenden Faktor kennzeichnet nur die römische Ziffer. Aktivierte Faktoren erhalten ein kleines „a" (z. B. Faktor VIIa für den aktivierten Faktor VII); *TF* „tissue factor"; *AT* Antithrombin; *TFPI* „tissue factor pathway inhibitor"; *vWF* Von-Willebrand-Faktor. (Mod. nach (Hoffman und Monroe 3rd. 2001))

eine ganze Reihe metabolischer und struktureller Veränderungen im Thrombozyten die Voraussetzung geschaffen, damit die exponenzielle Thrombingeneration membrangebunden auf der Plättchenoberfläche erfolgen kann.

Die Kombination aus Adhäsion an Kollagen und Stimulation mit Thrombin stellt einen starken Aktivierungsreiz für die Thrombozyten dar.

Aktivierter Faktor XIa stellt auf der Thrombozytenoberfläche zusätzlich Faktor IXa für die Bildung des Tenasekomplexes zur Verfügung, dessen Aufgabe in der Bereitstellung ausreichender Mengen von Faktor Xa liegt. Mit Bildung des Prothrombinasekomplexes aus Faktor Xa/Va auf der Thrombozytenoberfläche beginnt der „thrombin-burst", der ausreichende Mengen Thrombin für die Spaltung des Fibrinogens zur Verfügung stellt.

Faktor XIII, katalysiert die Peptidbindung, das sog. „cross-linking", zwischen den noch löslichen Fibrinfäden (Dickneite et al. 2015). Dieser Schritt ist essenziell für die strukturelle Stabilität des Gerinnsels. Das Fibrin verliert in dieser Reaktion seine Löslichkeit.

2 Gerinnungsdiagnostik

2.1 Präanalytische Probleme

Die Gerinnungsanalytik erfordert üblicherweise eine temporäre Antikoagulation der Blutprobe mit Zitrat. Hierbei sollte die präanalytische Lagerungs- und Transportdauer 2–3 h nicht überschreiten. Eine Analyse der Blutproben nach einem Zeitraum von über 3 h kann zu Fehlmessungen, insbesondere der aktivierten partiellen Thromboplastinzeit (aPTT), führen (Luxembourg und Lindhoff-Last 2014).

Eine Unterfüllung der Probengefäße verändert das optimale Blut-Zitrat-Verhältnis und kann so die Gerinnungszeiten verlängern, da das am Beginn der Analyse zugesetzte Kalzium erneut komplexiert.

Der Hämatokrit der entnommenen Blutprobe hat ebenfalls Einfluss auf das Messergebnis. In einem Bereich von 25–60 % beträgt das empfohlene Blut-Zitrat-Verhältnis 9:1. Außerhalb dieses Bereiches kommt es durch die relative Hypo- bzw. Hyperplasmaämie in der Probe zu einer Störung des Kalzium-Zitrat-Verhältnisses. Die bei einem Hämatokrit von > 60 % resultierende Hypoplasmaämie führt dann ebenfalls zu einem Zitratüberschuss mit entsprechender falsch-niedriger Beeinflussung der Gerinnungszeiten. Bei einem Hämatokrit von < 25 % finden wir gegensätzliche Veränderungen.

Die durch die Kolloide verursachte Trübungsreaktion des Plasmas führt zu einer artifiziellen Verkürzung der gemessenen Gerinnungszeit bei Bestimmung von Thromboplastinzeit (PTZ/Quick-Wert), der International Normalized Ratio (INR) und der aPTT. Im Gegensatz dazu resultieren bei Bestimmung des plasmatischen Fibrinogens nach Clauss falsch-hohe Werte (Hiippala 1995).

2.2 Standardgerinnungsbefunde

Die klinische Routinediagnostik des Gerinnungsstatus umfasst in der Regel die Bestimmung von Standardgerinnungstests (SGT) wie PTZ/Quick-Wert, der INR und aPTT. Die Thrombinzeit (TT) hat durch die Verschreibung von Dabigatran neue Aktualität erfahren. PTZ/INR bildet dabei laborchemisch die extrinsische, die aPTT die intrinsische Gerinnungskaskade ab. Die TT erlaubt Rückschlüsse über die Umwandlungsgeschwindigkeit von Fibrinogen zu Fibrin.

Der prädiktive Wert dieser SGT zur perioperativen Detektion einer Blutungsursache ist allerdings gering (Levy et al. 2014; Haas et al. 2015). SGT werden im Plasma gemessen und klammern somit korpuskuläre Elemente wie Blutplättchen, Erythrozyten und Tissue-Faktor exprimierende Zellen aus, die aber einen wesentlichen Anteil zur Gerinnselbildung leisten (Haas et al. 2015). Daneben spiegeln SGT nur die Initiationsphase der Gerinnung wider, während die Amplifikations- und Propagationsphase keine Berücksichtigung finden. Außerdem sind die Testreagenzien, mit Ausnahme der INR nicht standardisiert. Erst eine Reduktion eines singulären Gerinnungsfaktors auf Werte unter 35–40 % verursacht eine Verlängerung der SGT. Der mäßige, simultane Abfall mehrerer Gerinnungsfaktoren beeinflusst die Testergebnisse stärker als ein ausgeprägter Abfall eines einzelnen Gerinnungsfaktors (Burns et al. 1993). Da die Messung der Proben in der konventionellen Gerinnungsdiagnostik standardisiert bei 37 °C erfolgt, können auch Beeinträchtigungen der Gerinnung infolge von Hypothermie nicht abgebildet werden (Reed et al. 1992). Ähnliches gilt für Kalzium, das im Zuge der Gerinnungsanalytik im Überschuss zugesetzt wird. Außerdem bieten die plasmatisch-basierten Standardtests keine Informationen über die Qualität und die Stabilität des Gerinnsels. Die Testergebnisse sind oft nur mit einer erheblichen Zeitverzögerung verfügbar.

Im Gerinnungslabor kann neben der Einzelfaktorenbestimmung (und Hemmkörperdiagnostik) die anspruchsvolle Bestimmung der verschiedenen Von-Willebrand-Parameter sowie weitere Untersuchungen zur Thrombozytenfunktion und der Thrombophiliemarker durchgeführt werden. Generell ist die funktionale Fibrinogenmessung nach Clauss der Messung des abgeleiteten Fibrinogens („PT derived fibrinogen") vorzuziehen, da insbesondere bei Zuständen, die mit einer

Dysfibrinogenämie einhergehen, falsch hohe Fibrinogenwerte gemessen werden und damit eine Blutungsgefahr verkannt werden kann (Miesbach et al. 2010).

Eine in Deutschland durchschnittliche „Turnaround-Zeit" von 40–60 min zwischen Blutentnahme und der Ergebnisbereitstellung kann dazu führen kann, dass die erhobenen Gerinnungsparameter in einigen Fällen nicht mehr die aktuelle Blutungsursache reflektieren.

2.3 Viskoelastische Testverfahren

Viskoelastische Testmethoden (VET) ermöglichen zum Unterschied zu den SGT ein rasches und globales Erfassen des gesamten Gerinnungsablaufs, von der Initiierung der Gerinnung über die Geschwindigkeit der Gerinnselbildung bis hin zur Qualität und Stärke des gebildeten Clots (Schöchl et al. 2013). Außerdem ermöglichen die VET vorzeitige Lysen eines Gerinnsels zu detektieren (Schöchl et al. 2012b). Im Unterschied zu den SGT erfolgt die Gerinnungsanalyse bei den VET im Vollblut. Korpuskuläre Elemente wie Plättchen und Erythrozyten, welche nach dem „zellbasierten Gerinnungsmodell" eine zentrale Rolle im Gerinnungsablauf spielen, bleiben somit verfügbar. Erste Testergebnisse sind üblicherweise bereits nach Minuten verfügbar (Gratz et al. 2019). Aufgrund der einfachen Handhabung können VET auch patientennahe im Sinne eines „Point-of-care(POC)-Monitorings" eingesetzt werden, wie in der nachfolgenden Übersicht beschrieben.

> **Vorteile viskoelastischer Testverfahren**
> - Vorteile viskoelastischer Testverfahren
> - Korpuskulare Elemente integriert
> - Keine/Kurze Transportzeiten
> - Auf die aktuelle Temperatur des Patienten adjustierbar
> - Vollblutanalyse
> - Schnelle Testergebnisse
> - Therapieerfolg rasch verfügbar
> - Point-of-care(POC)-tauglich

2.3.1 Viskoelastisches Messprinzip

Derzeit befinden sich mehrere Geräte mit unterschiedlicher Technologie in der klinischen Anwendung. TEG 5000®, ClotPro® (beide Haemonetics Corporation, Braintree, MA, USA) und ROTEM® (Werfen, Barcelona, Spanien) nutzen einen Cup, der mit Zitratblut gefüllt wird. In diesem Cup taucht entweder ein mit einem Torsionsdraht verbundene Pin (TEG 5000) oder ein zylindrischer Stempel (ROTEM und ClotPro). Je nach verwendeter Technologie rotiert entweder der Cup (TEG 5000 und ClotPro) oder der Stempel kontinuierlich in einem Winkel von 7,5° nach rechts und links. Mit der Ausbildung der ersten Fibrinfäden wird die Drehung des Cups oder Stempels in Abhängigkeit von der steigenden Gerinnselfestigkeit gehemmt. Diese Inhibierung der Bewegung wird dann als Kurve über die Zeit aufgetragen (Abb. 2).

TEG 6s und Quantra sind vollautomatische viskoelastische Testgeräte, bei denen die Blutprobe in eine Messkartusche eingebracht, automatisch angesaugt und mit unterschiedlichen Aktivatoren versetzt wird. Das sich bildenden Gerinnsel wird dann mittels Schallwellen in Schwingung versetzt. Mit zunehmender Gerinnselfestigkeit reduziert sich diese Vibration und kann dann ebenfalls als Kurve über die Zeit aufgetragen werden.

2.3.2 Verfügbare Reagenzien für VET

Zur Differenzialdiagnose einer zugrundeliegenden Gerinnungsstörung werden üblicherweise unterschiedliche Aktivatoren und/oder Inhibitoren zur Anwendung gebracht. Tab. 1 gibt die unterschiedlichen Messmethoden mit den jeweiligen Aktivatoren wieder. Tab. 2 gibt die Nomenklatur von TEG, ROTEM/ClotPro und Quantra wider.

Obwohl die Messprinzipien der verfügbaren Systeme vergleichbar sind, ergeben sich aufgrund von Unterschieden in der technischen Umsetzung der Geräte sowie der Verwendung unterschiedlicher Aktivatoren Abweichungen in den Messwerten und Referenzbereichen (Ziegler et al. 2019). Die Messergebnisse der Systeme sind somit nicht direkt miteinander vergleichbar und Therapiealgorithmen, die für das jeweilige Gerät entwickelt wurden, können nicht auf ein anderes Gerät übertragen werden. In Abb. 3 erläutert einen Therapiealgorithmus, der sich aus ROTEM-Messungen ableitet.

2.4 Thrombozytenfunktionstestung

Eine verminderte Plättchenfunktion ist ein häufiger Laborbefund bei Intensivpatienten. Sowohl Diagnostik als auch die Interpretation der Ergebnisse sind leider nur wenig standardisiert. Viele der zur Verfügung stehenden Geräte wurden primär entwickelt, um den Einfluss von Plättchenhemmer, wie Acetylsalicylsäure (ASS, z. B. Aspirin®) oder P2Y12-Antagonisten auf die Plättchenfunktion zu erfassen und weniger, um eine potenzielle Blutungsursache zu detektieren.

Zurzeit gibt es keinen allgemein akzeptierten point-of-care-tauglichen Goldstandard zur Evaluierung der Plättchenfunktion. Zur Abschätzung der verschiedenen thrombozytären Aktivierungswege, werden üblicherweise mehrere unterschiedliche Agonisten wie ADP, Kollagen, Arachidonsäure und Ristocetin verwendet. Mit Ausnahme der „platelet function analyzer" (PFA) kommen statische Messmethoden zur Anwendung. Die für die Plättchenaktivierung notwendigen Scherkräfte bleiben somit meist unberücksichtigt.

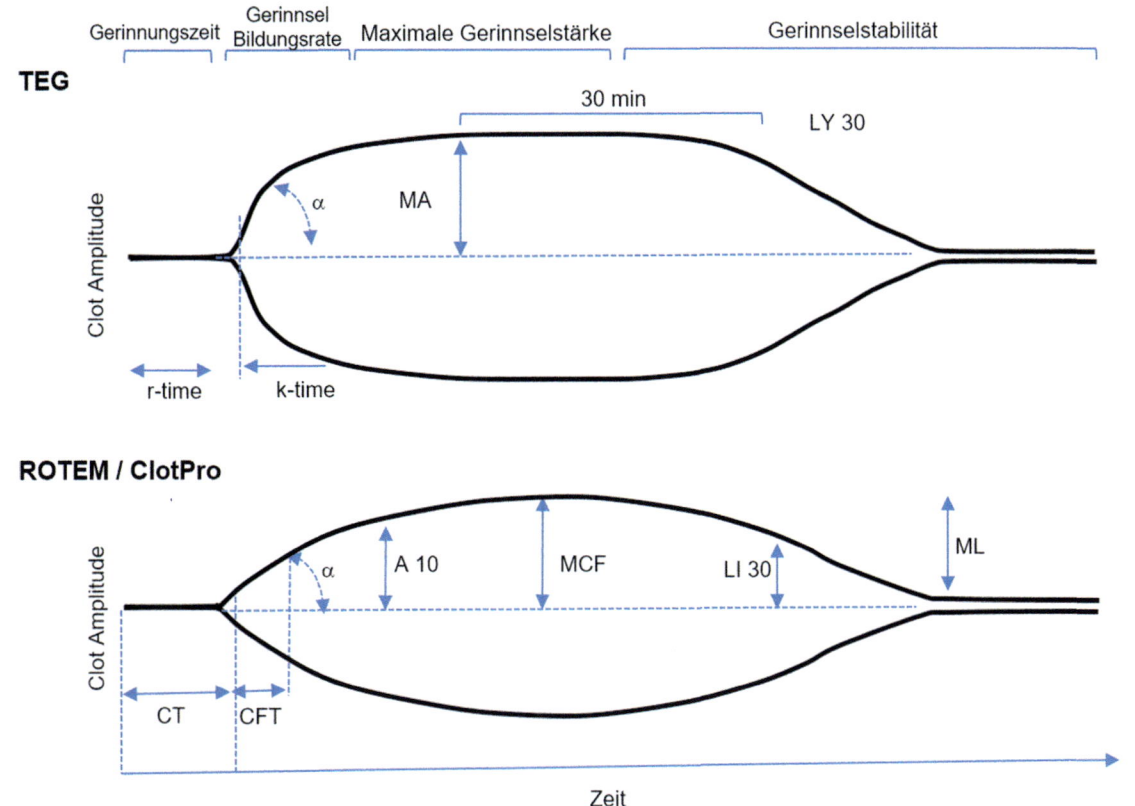

Abb. 2 Parameter der viskoelastischen Geräte TEG- und ROTEM/ClotPro. *r-time* „reaction time"; *k-time* „kinetic time"; *α* α-Winkel; *MA* „maximum amplitude", *LY* Lyse nach 30 min; *CT* „clotting time", *CFT* „clot formation time", *A10* Amplitude nach 10 min; *MCF* „maximum clot firmness"; *LI* Lysis-Index; *ML* Maximum Lysis

2.4.1 Point-of-care-taugliche Testmethoden zur Evaluierung der Plättchenfunktion

Multiplate

Die Multi-Elektroden-Aggregometrie (MEA) ist eine Form der Impedanzaggregometrie, bei der eine mit isotoner Kochsalzlösung verdünnte und mit Zitrat oder Hirudin antikoagulierte Vollblutprobe analysiert wird. Dabei werden 2 Silberelektroden in einen mit einem Rührstäbchen versehenen Cup eingetaucht und auf 37 °C erwärmt. Nach der Zugabe eines Plättchenagonisten – Arachidonsäure, ADP, Kollagen oder Thrombin-Receptor-activating-Peptid (TRAP) – werden die Thrombozyten stimuliert und aggregieren an den Silberdrähten. Damit erhöht sich der Widerstand des Stromflusses zwischen den Elektroden. Die Impedanzveränderung zwischen den Elektroden wird während der Anlagerung und Aggregation der Thrombozyten gemessen und als grafisches Bild aufgezeichnet. Die Ergebnisse werden in sog. Aggregationseinheiten (AUC) ausgedrückt. Diese Methode ist point-of-care-tauglich und liefert die Resultate innerhalb von wenigen Minuten.

Mithilfe des ASPI-Tests kann die hemmende Wirkung von ASS auf Thrombozyten detektiert werden. Der ADP-Test zeigt den Einfluss von P2Y12-Rezeptorhemmer (Clopidogrel, Prasugrel, Ticagrelor) auf die Plättchen. TRAP ist ein starker Thrombozytenaktivator. Die Thrombozytenaggregation im TRAP-Test ist nur bei schweren Thrombozytenfunktionsstörungen vermindert (Abb. 4) (Mueller et al. 2007; Moenen et al. 2019; Nakajima et al. 2019).

Platelet Function Analyzer PFA 100/200

Mithilfe des PFA 100/200® (Innovance, Siemens) wird Zitratblut unter konstantem Druck mit hohen Scherkräften durch eine Teflonkapillare gepresst. In den PFA-Messzellen werden somit die Schwerkräfte, die in den Kapillaren für die Thrombozytenaktivierung von Bedeutung sind, nachgeahmt. In der Apertur der Kapillare befindet sich eine mit Kollagen beschichtete Membran, die mit Epinephrin oder Adenosindiphosphat getränkt ist. Durch diese Plättchenaktivatoren adhärieren und aggregieren die Thrombozyten und verschließen in weiterer Folge die Apertur. Das Sistieren des Blutflusses wird als Verschlusszeit bezeichnet. Die Messung stoppt spätestens nach 300 s. Die Messmethodik erfordert eine Plättchenzahl von >100.000/μl und ein Hämatokrit von > 30 %. Die Verschlusszeiten des PFA 100/200® sind bei schweren Störungen der Thrombozytenfunktion, wie bei der Thrombasthenie Glanzmann und beim Bernard-Soulier-Syndrom sowie beim Von-Willebrand-Syndrom verlängert. Ein

Tab. 1 Assays von den viskoelastische Testgeräten TEG, ROTEM/ClotPro und Quantra

Assay-Namen	Aktivatoren	Information
Intrinsische Tests		
INTEM (ROTEM) IN-test (ClotPro)	Ellagsäure	Intrinsische Gerinnungsfaktoren (XII, XI, IX, VIII), heparinsensitiv
CK (TEG) (Quantra)	Kaolin	
Extrinsische Tests		
EXTEM (ROTEM) EX-test (ClotPro)	Tissue-Faktor	Extrinsische Gerinnungsfaktoren (VII), wenig heparinsensitiv
CRT, Rapid TEG	Kaolin + Tissue-Faktor	
Fibrinpolymerisationstests		
FIBTEM (ROTEM)	Cytochalasin	Stärke des Fibringerinnsels. Ermöglicht die Differenzialdiagnose einer verminderten Clot-Amplitude in den Globaltests
FIB-test (ClotPro)	Cytochalasin + Tirofiban	
Functional Fibrinogen (TEG)	Abciximab	
Fibrinogen Contribution, FCS (Quantra)		
Heparinasetests		
HEPTEM (ROTEM) HEP-test (ClotPro)	Intrinsisch aktivierter Test + Heparinase	Erlaubt den Ausschluss eines Heparineffekts oder Heparinrestwirkung, s. Abb. 3
CKH (TEG)		
Heparinase Clot Time, CTH (Quantra)		
Lysetests		
APTEM (ROTEM) AP-Test (ClotPro)	Extrinsisch aktivierter Test + Tranexamsäure	Gibt Aufschluss über den Effekt eines Antifibrinolytikums auf das Gerinnsel

Normalbefund schließt allerdings das Vorliegen einer leichten Thrombozytenfunktionsstörung nicht aus (Abb. 5), (Francis et al. 1999; Franchini 2005).

Platelet-Mapping (PM)

Das TEG-Platelet-Mapping PM® misst den Grad der Thrombozytenhemmung im Verhältnis zur Grundfunktion der Thrombozyten. Mithilfe des TEG-PM kann der Einfluss verschiedener Thrombozytenaggregationshemmer wie ASS oder Clopidogrel auf die Gerinnselamplitude untersucht werden. Dabei werden mit Adenosindiphosphat (ADP) oder Thromboxan (TxA2) die Thrombozyten aktiviert und deren Beitrag zur gesamten Gerinnselstärke gemessen.

Ausgangspunkt ist die maximale Amplitude (MA), die hauptsächlich durch die Interaktion von Fibrin und Thrombozyten entsteht. Sind Plättchenhemmer in der Probe vorhanden, werden die Thrombozyten nur eingeschränkt durch ADP oder TxA2 stimuliert. Daraus lässt sich eine Messdifferenz zwischen beiden Amplituden ableiten, die als prozentuelle Plättchenhemmung angegeben wird. Die Messung des Einflusses von ADP oder ASS auf die Clot-Amplitude erfordert allerdings 3 Kanäle: 1. ein kaolininduziertes TEG, um die maximale Gerinnselbildung als Reaktion auf Thrombin zu messen, 2. Reptilase und aktivierter FXIII, um Fibrin zu polymerisieren und zu vernetzen, ohne dabei die Thrombozyten zu aktivieren, und 3. Aktivator F plus entweder ADP oder Arachidonsäure zur Messung des Beitrags von Thrombozyten am Gerinnsel (Bochsen et al. 2007). Die Kosten dieser Testreihe sind hoch und die Wertigkeit des PM nur sehr mäßig validiert (Abb. 6) (Barton et al. 2021).

In Metaanalysen konnte keine objektive Überlegenheit eines Point-of-Care-Geräts gegenüber einem anderen gefunden werden. Die Vorhersagekraft aller Plättchenfunktionstests für den perioperativen Blutungs- und Transfusionsbedarf ist gering, mit signifikanter Variabilität zwischen und innerhalb dieser Teste. Darüber hinaus gibt es kaum Studien, die den Nutzen für therapeutische Entscheidungen bei blutenden Patienten belegen. Ein allgemeiner und großzügiger Einsatz perioperativer Thrombozytenfunktionstestung wird somit kritisch gesehen (Bolliger et al. 2021).

3 Gerinnungsaktive Substanzen

Die Implementierung von Therapiealgorithmen im Rahmen koagulopathischer Blutungen wird durch Guidelines explizit empfohlen (Spahn et al. 2019). Neben der Transfusion allogener Blutprodukte erlauben gerinnungsaktive Substanzen und Gerinnungsfaktorkonzentrate eine individualisierte Gerinnungstherapie. Es konnte zeigen werden, dass die Implementierung solcher Algorithmen zu einer relevanten Reduktion des Transfusionsbedarfs beitragen konnte (Stein et al. 2017).

3.1 Hämostatische Substanzen

3.1.1 Tranexamsäure

Wirkmechanismus

Tranexamsäure (TXA) blockiert als Lysinanalogon mit hoher Affinität die Lysinbindungstelle von Plasminogen und verhindert damit dessen Bindung an Fibrin. Dadurch wird die biochemische Spaltung von Plasminogen zu Plasmin stark verzögert und somit die Lyse gehemmt (Mannucci und Levi

Tab. 2 Nomenklatur von TEG, ROTEM/ClotPro und Quantra

Parameter	TEG	ROTEM/ClotPro	Quantra
Initiierungszeit der Gerinnung (Zeit, bis eine Amplitude von 2 mm erreicht wird)			
	r („reaction time", min)	CT („clotting time", s)	Clot Time (CT, s)
Kinetik der Gerinnselbildung			
Zeit von 2 mm bis 20 mm Amplitude	K („kinetic time", min)	CFT („clot formation time", s)	
α Winkel	Tangente zwischen 2 mm und 20 mm Amplitude	Tangente zwischen 2 mm und 20 mm Amplitude	
Gerinnselstärke			
Amplitude nach 5/10 min	A 10, mm	A 5/10, mm	
Maximale Amplitude (mm)	MA (Maximum Amplitude)	MCF („maximum clot firmness")	Clot Stiffness (CS, hPa)
Clot Lysis Ausmaß der Lyse zu einem bestimmten Zeitpunkt	Ly30, Ly60 (Amplitudenabnahme 30/60 min nach MA, %)	CL30, CL60 (Amplitude 30/60/45 min nach Erreichen der CT, %)	Clot Stability to Lysis, (CSL)

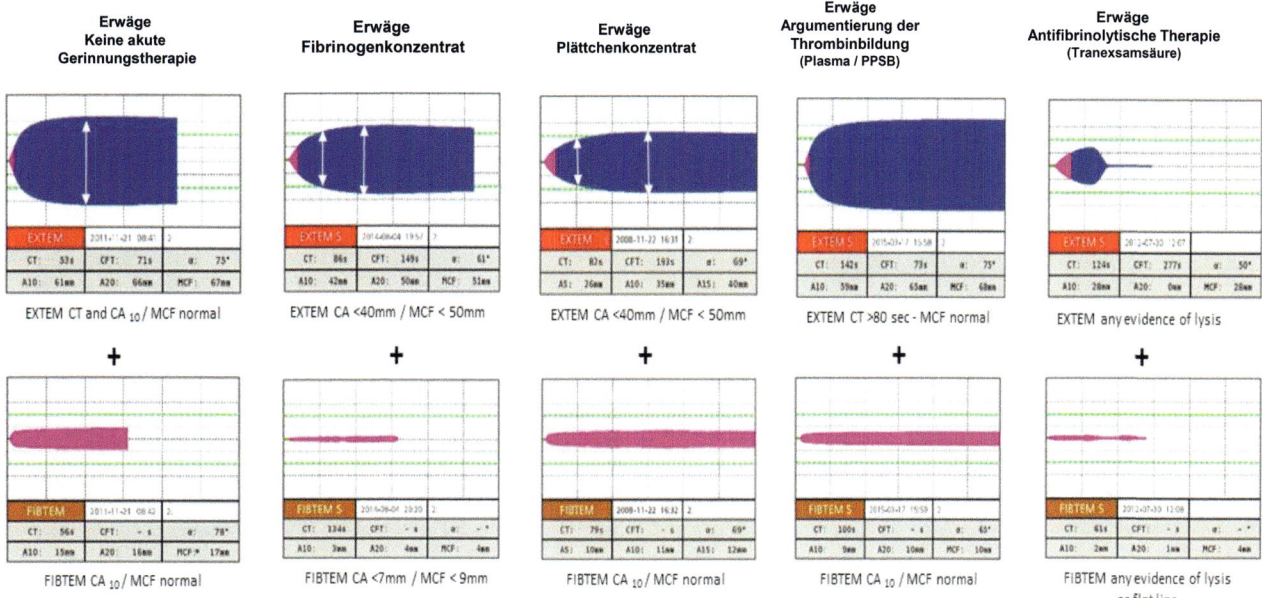

Abb. 3 Beispiel eines ROTEM-Algorithmus, der für Traumapatienten entwickelt wurde. (Mod. nach Schöchl et al. 2012a)

2007). Daneben wird TXA auch ein antiinflammatorischer Effekt zugesprochen, wiewohl dieser Wirkmechanismus weit weniger belegt ist (Fenger-Eriksen et al. 2021).

Dosis

TXA wird üblicherweise in einer Dosierung von 15–30 mg/kg Körpergewicht (KG) über 10 min verabreicht. Im Rahmen herzchirurgischer Eingriffe werden deutlich höhere Dosen zugeführt (50 mg/kg KG) (Myles et al. 2017). Eine kontinuierliche Gabe von 1–2 g/kg KG kann erwogen werden.

Nebenwirkungen

In zahlreichen randomisierten, kontrollierten Studien aus der Traumatologie, Orthopädie und im Rahmen von herzchirurgischen Eingriffen konnten blutsparenden Effekte durch TXA nachgewiesen werden, ohne die Rate an thromboembolischen Ereignissen relevant zu erhöhen (Taeuber et al. 2021). Eine Ausnahme bilden dabei Patienten mit Blutungen im oberen gastrointestinalen Trakt. Die Verabreichung von TXA war mit einer höheren Rate an Thromboembolien assoziiert, ohne nachweislichen blutstillenden Effekt (2020). Nach Bolusgabe von TXA wurden Blutdruckabfälle beschrieben. TXA kann

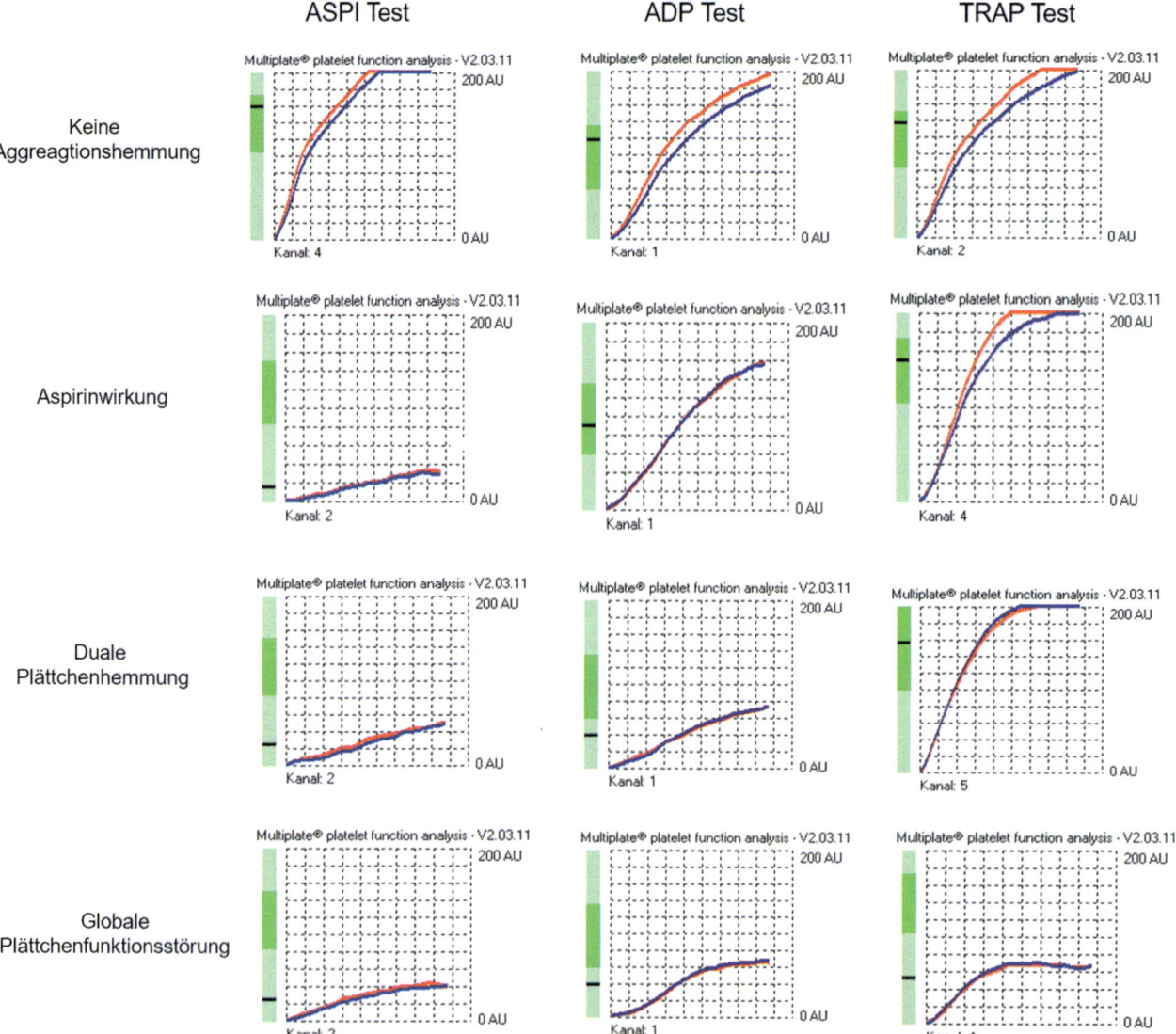

Abb. 4 Multiplate-Testergebnisse mit unterschiedlichen Plättchenaktivatoren erlauben eine Differenzialdiagnose der Ursache einer Plättchenfunktionsstörung

insbesondere in höheren Dosierungen zu Krämpfen führen (Murao et al. 2021). Des Weiteren wurden gastrointestinale Störungen, Exantheme und selten temporäre Sehstörungen beschrieben.

3.1.2 Desmopressin (DDAVP)

Wirkmechanismus

DDAVP (z. B. Minirin®) führt zu einer verstärkten Freisetzung des Von-Willebrand-Faktors (vWF) und FVIII aus dem Endothel und den Lebersinoiden, mit bis zu 4fachem Anstieg dieser Gerinnungsfaktoren. Das Wirkmaximum wird nach etwa 1 h erreicht, um dann über die nächsten 4–8 h wieder abzufallen. Daneben wurde auch eine verstärkte Freisetzung von Tissue-Plasminogen-Aktivator (t-PA) mit leicht gesteigerter fibrinolytischer Aktivität beschrieben. Die Konzentrationssteigerung insbesondere der hochmolekularen Von-Willebrand-Multimere kann die primäre Hämostase nach Einnahme von Acetylsalicylsäure verbessern. Für ADP-Hemmer, wie Clopidogrel oder Prasugrel, gibt es keine schlüssigen Daten, die eine verbesserte Thrombozytenfunktion nach Verabreichung von DDAVP nahelegen.

Dosis

Bei Patienten mit Von-Willebrand-Syndrom (vWS) Typ 1 und 2 (außer Typ 2B und Typ 3) kann DDAVP in einer Dosierung von 0,3 µg/kg KG in Form einer Kurzinfusion über 30 min zur Therapie bei akuten Blutungen und als Prophylaxe verabreicht werden. Da es auch Nonresponder auf DDAVP gibt, sollte im Zweifelsfall vor operativen Eingriffen eine entsprechende Austestung erfolgen. Eine Wiederholungsgabe ist frühestens nach 8–12 h angezeigt.

Abb. 5 Messmethodik des Platelet Function Analyzer PFA 100/200. Das Blut wird durch eine Kapillare gepresst. Die Zeit, die aktivierte Thrombozyten benötigen, um die Apertur zu okkludieren, wird als Verschlusszeit abgelesen

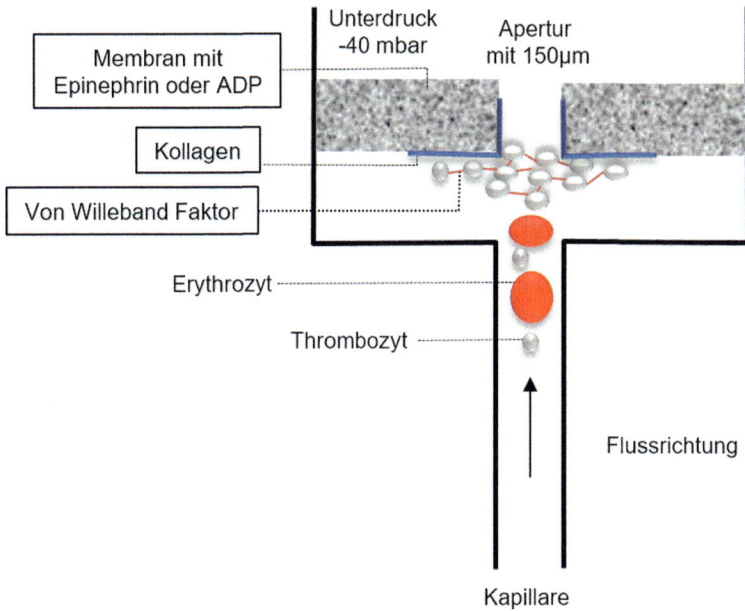

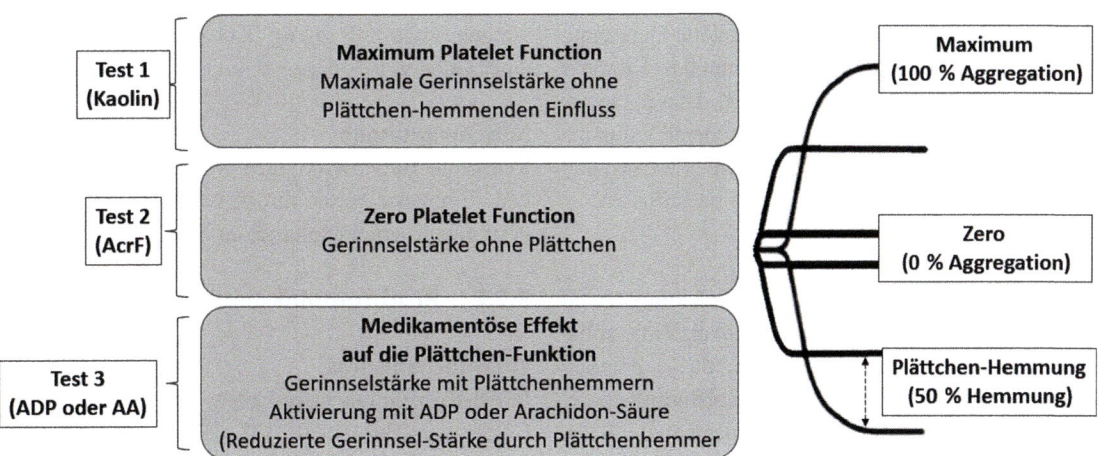

Abb. 6 Mithilfe des Platelet-Mapping werden die Plättchen isoliert mit Adenosindiphosphat (*ADP*) oder Arachidonsäure (*AA*) stimuliert und die Amplitudendifferenz der Gerinnselstärke (*% Hemmung*) zwischen normaler Stimulation und Stimulation unter Plättchenhemmer gemessen

Nebenwirkung

DDAVP kann Krampfanfälle auslösen, daher sollte die Anwendung bei Patienten mit vorbestehender Epilepsie unterbleiben. Weitere Nebenwirkungen können insbesondere bei mehrfacher Anwendung im Rahmen einer hyponatriämischen Hypervolämie auftreten. Daher sollte unter DDAVP-Therapie eine Flüssigkeitsrestriktion (maximal 1,5 l/Tag) und bei Hyponatriämie eine vorsichtige Natriumgabe erfolgen.

3.1.3 Protamin

Wirkmechanismus

Protaminhydrochlorid bindet an das saure Heparin, bildet inaktive Komplexe und hebt so dessen gerinnungshemmende Wirkungen auf. Da der Effekt bereits nach wenigen Minuten eintritt, eignet sich Protamin zur schnellen Reversierung der Heparinwirkung. Die Anti-Faktor-IIa-Aktivitäten von niedermolekularen Heparinen wird durch Protamin rasch und vollständig antagonisiert. Die Anti-Faktor-Xa-Aktivität bleibt, abhängig vom jeweiligen niedermolekularen Heparin, zwischen 40 und 80 % erhalten. Die Wirkung von Fondaparinux kann durch Protamin somit nicht antagonisiert werden.

Dosis

1000 IE Protaminsulfat inaktivieren ca. 1000 IE Heparin. Um eine Überdosierung zu vermeiden, sollte die erforderliche Protaminmenge dem aktuellen Gerinnungsstatus angepasst werden.

Nebenwirkungen

Die häufigste Nebenwirkung im Zusammenhang mit der Verabreichung von Protamin ist die anaphylaktische Reaktion, mit einer Inzidenz von 0,06 % und 10,6 % (Kimmel et al. 2002). Nach Bolusgabe kann Protamin zu einer Histaminfreisetzung aus Mastzellen führen, die mit erheblichen Blutdruckabfällen und Bradykardien einhergehen. Bei Überdosierungen interagiert Protamin mit der Fibrinpolymerisation, verstärkt die t-PA-Freisetzung aus dem Endothel und kann gerinnungsinhibierende Wirkung entfalten und somit Blutungen verstärken. Durch Komplementaktivierung kann eine pulmonale Hypertonie ausgelöst werden (Applefield und Krishnan 2021).

3.1.4 Kalzium

Wirkmechanismus

Kalzium spielt bei zahlreichen Schritten der Gerinnungsaktivierung eine zentrale Rolle. Es dient als Bindeglied zwischen den negativ geladenen Phospholipiden und den ebenfalls negativ geladenen Gerinnungsfaktoren. Ein Kalziummangel beeinflusst daher Gerinnungsabläufe auf unterschiedliche Weise maßgeblich. Für eine ungestörte Gerinnung sollte die Konzentration an ionisiertem Kalzium 0,8–1 mmol/l nicht unterschreiten (James und Roche 2004). Dieser Grenzwert kann insbesondere nach Transfusion größerer Volumina an Fresh Frozen Plasma (FFP) rasch unterschritten werden und dadurch die Hämostase nachhaltig ungünstig beeinflussen.

Dosis

10 ml Kalziumchlorid 5,5 % oder 10 ml Kalziumgluconat 10 % langsam i.v. Zur Korrektur einer Hypokalziämie sollte 10 % Kalziumchlorid verabreicht werden, da es deutlich mehr ionisiertes Kalzium enthält als 10 % Kalziumgluconatlösung (270 mg vs. 90 mg pro 10 ml) (Lehmann et al. 2015).

Nebenwirkungen

Eine zu rasche Verabreichung kann zu Hitzegefühl, Übelkeit, Erbrechen, Vasodilatation mit Blutdruckabfall, Bradykardie und Herzrhythmusstörungen führen. Die Injektion von Kalziumchlorid in Muskeln, subkutan oder in perivaskuläres Gewebe kann zu schwerer Nekrose führen.

3.2 Gerinnungsfaktorkonzentrate

3.2.1 Fibrinogenkonzentrat

Wirkmechanismus

Fibrinogen stellt das zentrale Substrat des Gerinnungsprozesses dar. Es wird durch Thrombin gespalten und in Fibrin überführt. Daneben bindet Fibrinogen mit hoher Affinität an Glykoprotein-IIb/IIIa-Rezeptoren von aktivierten Thrombozyten und spielt somit auch eine bedeutende Rolle in der Aggregation von Blutplättchen. Im Rahmen schwerer Blutverluste fällt der Fibrinogenspiegel früh und rasch ab. Die kritische Grenze, welche mit erhöhter Blutungsneigung einhergeht, wird bei 1,5–2 g/l vermutet. Deshalb empfehlen aktuelle Guidelines eine prompte Fibrinogensubstitution, spätestens ab Werten von < 1,5 g/dl (Vlaar et al. 2021). Alternativ können auch verminderte Gerinnselamplituden in den viskoelastischen Fibrinpolymerisationstests herangezogen werden. Eine Clot-Amplitude nach 10 min Laufzeit im ROTEM/ClotPro von < 10 mm, oder des Functional Fibrinogen Tests im TEG von < 20 mm, werden als Indikation zur Fibrinogensubstitution angesehen (Baksaas-Aasen et al. 2019).

Zum raschen Ausgleich einer Hypofibrinogenämie stehen Fibrinogenkonzentrate (FC) zur Verfügung. Das lyophilisierte FC-Pulver lässt sich mit destilliertem Wasser rasch rekonstituieren. Das Auflösen des Pulvers darf durch Schütteln nicht beschleunigt werden, da damit eine Schädigung des Fibrinogenmoleküls einhergeht. Eine blutgruppengleiche Verabreichung von FC ist nicht notwendig.

Dosis: Der Fibrinogengehalt von FC liegt bei etwa 15–20 mg/ml. Als initiale Dosis bei schweren Blutungen werden etwa 50 mg/kg KG empfohlen. Dies entspricht einer Gabe von 3–4 g.

Nebenwirkungen

Relevante Nebenwirkungen wurden bislang nicht beschrieben. Ein gesteigertes thromboembolisches Risiko wird als gering angesehen (Solomon et al. 2015).

3.2.2 Prothrombinkomplexkonzentrat (PPSB)

Wirkmechanismus

PPSB-Konzentrate beinhalten die Vitamin-K-abhängigen Gerinnungsfaktoren II, VII, IX und X, außerdem Gerinnungsinhibitoren wie Antithrombin, Protein C und S und zumeist auch Heparin (Grottke et al. 2013). Die Konzentration der Gerinnungsfaktoren in PPSB ist etwa 25-mal höher als im Plasma. Verglichen mit FFP kann mit PPSB eine raschere und effektivere Reversierung von Vitamin-K-Antagonisten erreicht werden.

PPSB ist für die Reversierung von Vitamin-K-Antagonisten (VKA) zugelassen. Daneben wird PPSB auch im Rahmen schwerer, lebensbedrohlicher Blutungen oder bei schweren Blutungen im Zuge einer Verbauchskoagulopathie eingesetzt. PPSB kann auch, wenn keine spezifischer Antagonisten für direkte orale Antikoagulanzien (DOAK) verfügbar sind, zu deren Reversierung eingesetzt werden (Miesbach und Seifried 2012).

Dosis

Die notwendige Dosierung zur Reversierung von VKA ist in Tab. 3 dargestellt. Bei einer akuten Blutung anderer Genese hängt die erforderliche Dosis vom Ausmaß des Blutverlustes

Tab. 3 Dosierung von Prothrombinkomplexkonzentrat (*PPSB*), abhängig von dem Ausgangswert der International Normalized Ratio (*INR*). (Spahn et al. 2019)

INR	Dosis von PPSB
INR 2–4	25 IE/kg KG
INR 4–6	35 IE/kg KG
INR >6	50 IE/kg KG

ab. Zumeist wurden Dosierungen von 1000–2000 IE verwendet. Größere Studien zur Gabe von PPSB außerhalb der Reversierung von VKA liegen allerdings nicht vor.

Nebenwirkung

Das Thromboembolierisiko nach Gabe von PPSB wird mit ca. 5–6 % angegeben (Faulkner et al. 2021). Bei einer bekannten heparininduzierten Thrombozytopenie darf nur heparinfreies PPSB verabreicht werden.

3.2.3 FXIII-Konzentrat (Fibrogammin P)

Wirkmechanismus

Faktor XIII stabilisiert das Gerinnsel durch Quervernetzung der Fibrinfäden. Außerdem baut FXIII α_2-Antiplasmin in das Gerinnsel ein und schützt es so vor vorzeitiger Lyse. FXIII hat eine lange Halbwertszeit von etwa 12 Tagen und wird daher auch nur langsam nachsynthetisiert. Diffuse Blutungen bei Intensivpatienten, die einige Tage postoperativ auftreten, sollten deshalb auf einen relevanten FXIII-Mangel abgeklärt werden. Ein FXIII-Mangel kann allerdings weder aus den Standardgerinnungsbefunden noch mittels viskoelastischer Testverfahren abgeleitet werden. Zum Ausschluss eines FXIII-Mangels ist daher eine FXIII-Konzentrationsbestimmung unerlässlich (Tone et al. 2016). Als kritischer Grenze für eine FXIII-Substitution bei bestehender Blutungsneigung wird eine Konzentration < 30 % angesehen. Bei anhaltenden aktiven Blutungen sollten allerdings höhere Werte angestrebt werden (Kozek-Langenecker et al. 2017).

Dosis: Da die Konzentration von FXIII im Plasma niedrig ist, sollte bei dringlicher Indikation auf eine FXIII-Konzentrat zurückgegriffen werden. Es werden in der Regel Dosierungen von 15–20 IE/kg, (1250–2500 IE) verabreicht.

Nebenwirkungen

FXIII-Konzentrate gelten als weitgehend sicher. In sehr seltenen Fällen wurden inhibitorische Antikörper beobachtet.

3.2.4 Von-Willebrand-Konzentrat

Wirkmechanismus

Zur Behandlung des Von-Willebrand-Syndroms stehen 3 plasmatische Präparate (Haemate P®, Wilate®, Willfact®) und mit Veyvondi® ein rekombinant hergestelltes Produkt zur Verfügung, die sich in ihrem Gehalt sowie der Zusammensetzung (mit und ohne FVIII) unterscheiden.

Dosis

Von-Willebrand-Konzentrate sind zur Therapie von akuten Blutungen, zur Prophylaxe von Blutungen vor großen Operationen und zur Langzeitprophylaxe bei Patienten mit vWS indiziert. Ein Mangel an FVIII oder vWF kann durch die Gabe von Von-Willebrand-Faktor-haltigen Konzentraten unverzüglich korrigiert werden. Perioperativ werden je nach Eingriff Werte des vWF und des FVIIII von mindestens 50 % angestrebt (Connell et al. 2021).

Nebenwirkungen

Umfangreiche Pharmakovigilanzuntersuchungen hatten in den letzten Jahren keine schweren Nebenwirkungen ergeben. In seltenen Einzelfällen kann es zu allergischen Reaktionen kommen. Sehr selten sind thrombotische Ereignisse beschrieben.

3.2.5 Rekombinanter FVIIa (rFVIIa)

Wirkmechanismus

Das rekombinant hergestellte Eptacog alfa (z. B. Novo7®) ist chemisch nahezu identisch mit dem humanen Faktor VII. Die Verabreichung von rFVIIa verursacht einen raschen Anstieg von Thrombin, auch dann, wenn die Konzentration anderer Gerinnungsfaktoren niedrig ist. Da für eine suffiziente Gerinnselbildung Fibrinogen und Plättchen unabdingbar sind, sollte vor Gabe von rFVIIa die Fibrinogenkonzentration > 0,5 g/l liegen und die Plättchenzahl > 50.000/μl nicht unterschreiten. Außerdem konnte gezeigt werden, dass rFVIIa im sauren Milieu mit pH-Werten von < 7,1 nicht wirksam ist.

Indikation

rFVIIa wurde für die Hemmkörperhämophilie, erworbene Hemmkörper in Rahmen der Hämophiliebehandlung, dem Bernard-Soulier-Syndrom, der Thrombasthenie Glanzmann und einem Faktor-VII-Mangel zugelassen. rFVIIa wurde auch bei schweren klinischen Blutungen unterschiedlicher Genese off-label eingesetzt. In randomisierten kontrollierten Studien konnte allerdings keine Überlegenheit von Eptacog alfa zu Placebo gezeigt werden (Chang et al. 2021).

Dosis

Die Initialdosis beträgt je nach Indikation zwischen 15 μg/kg KG und 90 μg/kg KG. Da die Halbwertszeit 2,5 h beträgt, sind repetitive Dosen insbesondere bei akquirierten Hemmkörpern notwendig.

Nebenwirkungen

Die Verabreichung von rVIIa ist mit einer erhöhten Rate sowohl arterieller als auch venöser thromboembolischer Ereignisse assoziiert.

3.3 Allogene Blutprodukte

3.3.1 Plasma

Im Plasma liegen alle Gerinnungsfaktoren (GF) und Inhibitoren in balancierter Form vor. Die Konzentration der GF ist allerdings abhängig vom Produktionsverfahren der verfügbaren Plasmen. Einen suffizienten Anstieg der Aktivität von Gerinnungsproteinen ist somit nur durch die Verabreichung ausreichend hoher Volumina möglich (35 ml/kg KG) (Chowdary et al. 2004). Im gefrorenen Frischplasma hängt die Aktivität der Gerinnungsfaktoren stark vom individuellen Spender ab. Im Solvent-Detergent(SD)-Plasma werden individuelle Konzentrationsunterschiede der Gerinnungsfaktoren von singulären Spendern durch ein Pooling von 500–1600 Einzelspenderplasmen ausgeglichen. Durch chemische Inaktivierung von Viren wird allerding die Aktivität der Gerinnungsfaktoren in SD-Plasma um etwa 15 % vermindert (Tab. 4). Lyophilisiertes Plasma wird ebenfalls von Einzelspendern gewonnen, kann bei Raumtemperatur gelagert werden und steht nach Rekonstitution rasch für eine Transfusion zur Verfügung. Plasmen müssen blutgruppenkompatibel transfundiert werden (Adam und Fischer 2020).

Indikation

Die Indiktion zur Transfusion von Plasma liegt dann vor, wenn schwere Blutverluste zu ersetzen sind. Die meisten sog. Massiv-Transfusions-Protokolle empfehlen ein Verhältnis von Erythrozytenkonzentraten zu Plasma von 1:1. Bei schweren, nichttraumatologischen Blutungen ist die Evidenz für ein derartiges EK:Plasma-Verhältnis allerdings schwach (Mesar et al. 2017; Vlaar et al. 2021). Da der Gehalt an Fibrinogen im Plasma gering ist, sollte im Rahmen von Massivtransfusionen unbedingt darauf geachtet werden, dass die Fibrinogenkonzentration nicht < 1,5 g/l abfällt. Das Konzept Erythrozytenkonzentrate (EK), Plasma und PC im Verhältnis 1:1:1 zu substituieren, basiert auf der Idee, rekonstituiertes Vollblut zu transfundieren. Die herstellungsbedingte Zugabe von Stabilisatorlösungen in den einzelnen Komponenten verursacht allerdings eine Dilution. Der Hämatokrit in rekonstituiertem Vollblut beträgt 30 %, die Plättchenzahl 120.000/μl und das endogene Thrombinpotenzial ist um etwa 25 % niedriger ist als im Vollblut (Ponschab et al. 2015).

Als weitere, seltene Indikation von Plasma wird ein relevanter Faktor-V- oder -XI-Mangel angesehen, da dafür im deutschsprachigen Raum keine spezifischen Gerinnungsfaktorkonzentrate zur Verfügung stehen.

Eine prophylaktische Transfusion vom Plasma zur Vermeidung von Blutungskomplikationen z. B. vor invasiven Eingriffen bei Leberfunktionsstörungen, bei Anlage eines zentralen Venenkatheters (ZVK), einer Feinnadelbiopsie oder Anlage einer Thoraxdrainage wird nicht empfohlen. Ebenso ist eine Plasmagabe bei nichtblutenden Patienten auf der Intensivstation („intensiv care unit", ICU) mit verlängerten Standardgerinnungstests nicht angezeigt. Plasma sollte auch keinesfalls als Volumenersatzmittel Anwendung finden (Vlaar et al. 2020).

Dosis

Zur suffizienten Anhebung des Gerinnungsfaktorpotenzials müssen zwingend ausreichend hohe Plasmavolumina verabreicht werden. Dosierungen von unter 600 ml (2–3 Beutel) müssen als inadäquat betrachtet werden. Für eine suffiziente Substitution von Gerinnungsfaktoren sind Volumina von zumindest 15–20 ml/kg KG zu transfundieren, die mit einer Transfusionsrate von 30–50 ml/min verabreicht werden sollten. Kommt SD-Plasma zum Einsatz, müssen aufgrund des geringeren Gehalts von Gerinnungsfaktoren um etwa 10–15 % höhere Volumen als mit FFP verabreicht werden.

Nebenwirkungen

Mit einer Inzidenz von 0,02–1,12 % pro transfundierter Einheit stellt der transfusionsassoziierte Lungenschaden (TRALI, „transfusion related lung injury") nach wie vor ein lebensbedrohliches Ergebnis dar (McVey et al. 2019). Da für einen suffizienten Anstieg der Gerinnungsproteine hohe Volumina an Plasma notwendig sind, kann dies bei bis zu 1 % der Patienten zu einer kardialen Überlastung (TACO, „transfusion associate cardiac overload") führen (Li et al. 2011). Daneben scheinen ICU-Patienten nach Plasmatransfusionen höhere Raten von nosokomialen Infektionen aufzuweisen (Sarani et al. 2008).

Tab. 4 Unterschiedliche Zusammensetzung der verfügbaren Plasmen

Gefrorenes Frischplasma (*FFP*)	Solvent-Detergent-Plasma (SD-Plasma)	Lyophilisiertes Plasma (LHP)
Einzelspenderplasma/Aphärese	Pooling von 500–1600 Einzelspendern	Einzelspenderplasma
Zentrifugation und Filtration	Ultrafiltration zur Zelleliminierung	Zellfiltration und Lyophilisierung
Schockgefroren (−30 C)	Tiefgefroren	Gefriergetrocknetes Lyophilisat
Aktivität der Gerinnungsfaktoren (GF) ca. 80 %, hohe Variabilität	10–15 % geringere Aktivität der GF als FFP	Fibrinogen: ca. 2,2 g/l, FVIII: 80 %
4–6 Monate Lagerung bis zur Zweituntersuchung	Behandlung mit Lösungsmitteln (Solvent) zur Viruseliminierung	Quarantänelagerung

3.3.2 Plättchenkonzentrate

Indikation

Die Verabreichung von Plättchenkonzentraten (PC) sollte grundsätzlich streng gestellt werden. Thrombozytenkonzentrate sind in der Regel AB0-kompatibel und über einen Filter (Porengröße 170–230 μm) zu transfundieren. Die aktuellen European-Trauma-Bleeding-Guidelines empfehlen eine Plättchentransfusion bei Polytrauma nur, wenn die Thrombozytenzahl < 50.000/μl absinkt. Bei Schädel-Hirn-Verletzten und bei anhaltender Blutung bei Schwerverletzten sollte eine Grenze von 100.000/μl angestrebt werden, ohne dass dafür ausreichende Evidenz vorliegt (Spahn et al. 2019). Eine prophylaktische Transfusion von Plättchen bei onkologischen Patienten ohne klinische Blutung wird nur bei sehr niedrigen Thrombozytenzahlen (< 10.000/μl) empfohlen. Plättchentransfusionen sind bei Immunthrombozytopenie, in der schweren Sepsis und bei einer Verbrauchskoagulopathie nur im Fall von bedrohlichen Blutungen indiziert. Auch im Rahmen eines hämolytisch-urämischen Syndroms und der thrombotisch-thrombozytopenischen Purpura mit bedrohlicher Blutung sollten Thrombozytenkonzentrate nur nach Ausschöpfung aller anderen Therapieoptionen transfundiert werden.

Dosis

Die Menge einer Thrombzytentransfusion orientierte sich an der Art des Eingriffs oder der bestehenden Blutung sowie der vorhandenen Thrombozytenzahl. Thrombozytenkonzentrate werden entweder aus einem Pool von 4–8 Buffy Coats hergestellt oder mittels Thrombozytenapherese von einem Einzelspender gewonnen. Ein Apharesethrombozytenkonzentrat enthält zumindest $2{,}0\text{--}4{,}5 \times 10^{11}$ Thrombozyten.

Nebenwirkungen

Neben anaphylaktischen und febrilen Transfusionsreaktionen wurden transfusionsassoziierte Lungenschäden sowie Alloimmunisierung gegen Antikörper des Humane Leukozytenantigen-System (HLA)- und Human Platelet Antigen (HPA) System beschrieben. Plättchenkonzentrate haben bei Raumtemperatur (22–24 °C) eine Haltbarkeit von 5 Tagen. Aufgrund der Lagertemperatur kann eine bakterielle Kontamination der PC bei transfundierten Patienten zu lebensbedrohlichen Infektionen führen (Escolar et al. 2022).

4 Angeborene und erworbene Störungen der Hämostase

Während die Diagnose einer angeborenen Gerinnungsstörung bei ICU-Aufnahme dieser Patienten zumeist bekannt ist, sind erworbene Gerinnungsstörungen oft multifaktorieller Natur und somit deutlich schwieriger zu diagnostizieren. Koagulopathien werden bei ICU-Patienten regelhaft beobachtet und sind mit einer schlechten Prognose assoziiert. Die häufigsten Ursachen einer Gerinnungsstörung bei kritisch Kranken sind die schwere Sepsis, eine Verbrauchskoagulopathie infolge disseminierter intravasaler Gerinnung (DIC), schwere Leber- und Nierenfunktionsstörungen, und Polytraumata, aber auch schwere Schädel-Hirn-Traumata und im Rahmen von Massivblutungen anderer Genese.

4.1 Störungen der primären Hämostase

Plättchen spielen nicht nur eine zentrale Rolle in der Gerinnung, sondern initiieren sowohl pro- als auch antiinflammatorische Prozesse. Daneben erfüllen sie vielfältige Aufgaben in der Immunantwort.

4.1.1 Thrombozytopenien

Thrombozytopenien können bei ICU-Patienten häufig beobachtet werden und sind oft frühe Manifestation septischer Komplikationen oder einer DIC (Stanworth et al. 2013). Bereits bei ICU-Aufnahme konnte eine Thrombozytopenie bei 8,3–67,6 % der Patienten nachgewiesen werden. Eine Thrombozytopenie während des Intensivaufenthalts entwickelt sich bei 13–44 % der Patienten (Jonsson et al. 2021). Die Ursachen einer Thrombozytopenie bei ICU-Patienten sind vielfältig: Ein Abfall der Plättchenzahl kann durch einen erhöhten Verbrauch oder auch durch eine gesteigerter Abbaurate von Thrombozyten verursacht werden. Thrombozytenpooling in der Milz kann ebenso eine Rolle spielen wie Dilution der Plättchen durch hohe Flüssigkeitszufuhr oder verminderte Thrombozytenproduktion infolge einer Knochenmarkdepression (Ostadi et al. 2019) (Tab. 5).

Leichte Thrombozytopenien (< 100–120 G/l) haben nur mäßigen Einfluss auf das Blutungsrisiko. Schwere Thrombozytopenie (< 50 G/l) hingegen können mit erheblicher Blutungsneigung einhergehen und konnten auch als unabhängiger Risikofaktor der ICU-Mortalität identifiziert werden (Williamson et al. 2013). Eine Thrombozytopenie ist somit eher ein Surrogat-Marker der Schwere der Grunderkrankung als Ausdruck einer gesteigerten Blutungsneigung (Stanworth et al. 2013).

Sepsis ist die häufigste Ursache einer Thrombozytopenie bei ICU-Patienten und eng mit der Schwere der Erkrankung und der Organdysfunktion korreliert (Hui et al. 2011). Die im Rahmen der Sepsis auftretende Thrombozytopenie ist sowohl auf eine verminderte Produktion, aber vor allem auf einen gesteigerten Verbrauch von Thrombozyten und einen immunvermittelten Plättchenabbau zurückzuführen (Vardon-Bounes et al. 2019).

Tab. 5 Ursachen einer Thrombozytopenie bei Patienten der Intensivstation (ICU)

Ausschluss einer Pseudothrombozytopenie	• Dilution durch Flüssigkeit
	• EDTA-vermittelte Plättchenaggregation
	• Geronnene Blutprobe
Verminderte Produktion	• Malnutrition
	• (Vitamin-B_{12}- und Folsäuremangel)
	• Knochenmark
	• Maligne Infiltration
	• Myelodysplasien
	• Virale Infektionen (HIV, Hepatitis C)
Verstärkter Abbau	• Immunmediierte Thrombozytopenie
	• Immunthrombozytopenie
	• Systemischer Lupus erythematodes
	• Antiphospholipidsyndrom
	• HIT I/II
	• Mikroangiopathien (HUS, TTP, DIC)
Gesteigerte Sequestration	• Portale Hypertension
	• Leberzirrhose
	• Kardiale Dekompensation
Medikamente	• Antibiotika (Linezolid)
	• HIT II
	• Medikamentös bedingte Thrombozytopathien können unter folgender Homepage abgerufen werden: http://www.ouhsc.edu/platelets/ditp.html

4.1.2 Heparininduzierte Thrombozytopenie HIT

Die heparininduzierte Thrombozytopenie (HIT) ist eine prothrombotische unerwünschte Arzneimittelwirkung, bedingt durch die Entwicklung von IgG-Antikörper gegen Plättchenfaktor 4 (PF4) und Heparin. Die HIT tritt bei bis 7 % der Patienten auf, abhängig von dem Zeitraum der Heparinexposition, der Art des Heparins, der Indikation und der Patientenpopulation. Ein Drittel bis die Hälfte der HIT-Fälle wird durch eine Thrombose kompliziert, die sowohl venös als auch arteriell sein kann (Arepally 2017).

An eine HIT sollte immer dann gedacht werden, wenn im Rahmen einer Heparintherapie, insbesondere bei unfraktioniertem Heparin (UFH) nach 5–10 Tagen ein Thrombozytensturz auf > 50 % des Ausgangswerts zu verzeichnen ist. Bei Reexposition mit Heparin kann das Zeitintervall auch kürzer sein. Selbst wenn der Thrombozytenwert noch im Normbereich ist, kann ein Abfall der Thrombozyten um 50 % auf eine HIT hindeuten.

Die Inzidenz liegt zwischen < 0,1 % und 7 %, je nach Heparintyp unfraktioniertes Heparin (UFH) vs niedermolekulares Heparin (LMWH), Dauer der Heparinexposition und Patientengruppe (z. B. chirurgisch vs. medizinisch). Ein Drittel bis die Hälfte der HIT-Fälle wird durch eine Thrombose kompliziert, die venös oder arteriell sein kann. Dies erfordert die Initiierung einer Antikoagulation bereits bei Verdacht, in Abhängigkeit von der Thrombozytenanzahl (Cuker et al. 2018).

▶ **Diagnose** Der Nachweis von Immunglobulin-G-Antikörper gegen einen Komplex von Plättchenfaktor 4 (PF-4) und Heparin erfolgt mittels ELISA-Test. Der Test ist sehr sensitiv, jedoch nicht sehr spezifisch und weist eine hohe negative Prädiktivität auf. Bei Nachweis sollte daher ein funktioneller Bestätigungstest erfolgen (HIPA-Test).

Zur Abschätzung einer HIT-Wahrscheinlichkeit wurden Scores entwickelt. Das klinische 4Ts-Scoring-System ist das einfachste und am weitesten verbreitete Risikobewertungsinstrument und umfasst wesentliche, zuvor beschriebene Krankheitsmerkmale (Zeitpunkt der Heparintherapie, Komplikationen der Thrombozytopenie und Thrombose sowie Ausschluss anderer Ursachen) und kategorisiert die Erkrankungswahrscheinlichkeit anhand des kumulativen Scores (geringes Risiko: 0–3; mittleres Risiko: 4–5; hohes Risiko: 6–8). Der Score hat einen hohen negativ prädiktiven Wert, d. h. Patienten mit einem niedrigen Score (0–3 Punkte) haben eine Wahrscheinlichkeit für das Vorhandensein von signifikanten HIT-Antikörpern von < 5 %. In diesem Fall sollte die Indikation zur Durchführung einer HIT-Diagnostik kritisch überdacht werden. Tab. 6

▶ **Therapie** Die Behandlung der HIT hängt in hohem Maße von der schnellen Diagnose, dem Stopp der Antikoagulation mit Heparin und der Einleitung einer alternativen Antikoagulation ab – angepasst an die Thrombozytenzahl. Auf die Substitution von Plättchen sollte verzichtet werden. Zugelassen zur Behandlung der HIT sind Argatroban, Danaparoid und Bivalirudin (das kaum mehr verwendet wird):

- *Argatroban* (Argatra®): Argatroban ist ein synthetischer, reversibler Thrombininhibitor, der überwiegend hepatisch abgebaut wird, ist zugelassen zur parenteralen Prophylaxe und Therapie thromboembolischer Ereignisse. Die Halbwertszeit ist mit 2 h sehr kurz. Dadurch ist die Therapie gut steuerbar. Im Falle von Blutungen oder einer Operation sollte ca. 2 h nach Stopp des Perfusors die Gerinnungsfunktion wiederhergestellt sein.
  Dosierung: Die laut Fachinformation empfohlene Dosierung von 2 µg/kg KG/min wird anhand der aPTT 2 h nach Infusionsbeginn angepasst. Zielbereich = 1,5–3-Faches der normalen aPTT.
  Bei Patienten mit Leberfunktionsstörungen ab Child-Pugh B soll eine Dosisreduktion auf An-

Tab. 6 4T-Score: Abschätzung der HIT-Wahrscheinlichkeit. (Nach Lo et al. 2006)

Wahrscheinlichkeitskriterien, auf denen der HIT-Typ-II-Verdacht basiert			
Punkte	2	1	0
Thrombozytopenie	Niedrigster Wert ≥ 20.000/μl und > 50 % Abfall	Niedrigster Wert 10.000–19.000/μl oder 30–50 % Abfall	Niedrigster Wert < 10.000/μl oder < 30 % Abfall
Tag des Auftretens des Thrombozytenabfalls	Tag 5–10 oder Tag ≤ 1 bei früherer Heparintherapie (innerhalb der letzten 30 Tage)	Tag > 10 oder unbekannt oder Tag ≤ 1 bei früherer Heparintherapie (innerhalb der letzten 30–100 Tage)	Kein zeitlicher Zusammenhang oder Tag < 4 (keine frühere Heparintherapie)
Thrombosen oder andere Komplikationen	Gesicherte neue Thrombose, Hautnekrosen, Anaphylaxie nach Heparinbolus	Verdacht auf Thrombose, Progression oder Rezidiv einer Thromboembolie, nichtnekrotisierende Hautläsion	Keine Komplikationen
Andere Gründe für Thrombozytenabfall	Keine	Wahrscheinlich	Definitiv
Gesamt-Score	≤ 3: niedrige klinische Wahrscheinlichkeit (s. u.), HIT-Diagnostik nur bei dringendem klinischen Verdacht, Thrombozytenkontrolle, andere Ursachen? ≥ 4: HIT-Diagnostik, Umstellung der Antikoagulation auf ein für die Therapie der HIT zugelassenes Antikoagulans		

fangsdosis 0,25 μg/kg KG/min erfolgen. Bei schwerer Leberinsuffizienz ist Argatroban kontraindiziert.

- *Danaparoid* (Oragran®): Danaparoid ist eine Mischung aus natürlich vorkommenden Gykosamin-Glykane (GAG) (Heparansulfat, Dermatan und Chondroitin) und war das erste alternative Mittel, das für die Behandlung der HIT zur Verfügung stand.
Dosierung: Zur Prophylaxe kann es gewichtsabhängig subkutan dosiert werden (750 IE 2- bis 3-mal/Tag). Die therapeutische Dosierung erfolgt Anti-Faktor Xa-Aktivität gesteuert: 3750 IE (5 Ampullen a 0,6 ml) mit 0,9 % Natriumchlorid (NaCl) in 50 ml Perfusorspritze (75 IE/ml). Zuvor sollte eine Niereninsuffizienz ausgeschlossen werden, da Danaparoid vorwiegend renal eliminiert wird.
- *Fondaparinux (Arixtra®):* Fondaparinux ein synthetisches Pentasaccharid-LMWH, ist ein weiteres Antikoagulans, das in zunehmendem Maße außerhalb der Zulassung zur Behandlung der HIT eingesetzt wird. Nur wenige Fallberichte und/oder Fallserien haben über die Sicherheit und Wirksamkeit verschiedener DOAK bei HIT berichtet. Derzeit liegen keine ausreichenden klinischen Informationen vor, um den Einsatz von DOAK bei der Behandlung der HIT zu empfehlen.

4.2 Erworbene Thrombozytopathien

4.2.1 Hypothermie

Ein Abfall der Körperkerntemperaturen auf < 34 °C führt zu einer vermehrten Sequestration von Thrombozyten in Leber und Milz (de Vrij et al. 2014). Darüber hinaus treten bereits bei Temperaturen < 35 °C reversible Störungen der thrombozytären Adhäsion und Aggregation auf (Van Poucke et al. 2014; Wolberg et al. 2004).

4.2.2 Mechanische Schädigung der Thrombozyten

Bei jeder Form der extrakorporalen Zirkulation, wie z. B. im Rahmen kardiochirurgischer Eingriffe, einer Hämodialyse, einer extrakorporale Mbranoxygenationstherapie (ECMO)-Therapie, oder von Linksherzunterstützungssystemen (LVAD), können rasch thrombozytären Funktionsstörungen auftreten. Sie werden einerseits durch Aktivierung und mechanische Schädigung der Plättchen an Fremdoberflächen verursacht, andererseits können Hypothermie und Medikamente, wie beispielsweise Heparin, die Thrombozytenfunktion nachhaltig beeinträchtigen (Paparella et al. 2004). Diese Effekte können oft mit schweren Blutungen einhergehen.

4.2.3 Leber- und Nierenfunktionsstörungen

Patienten mit terminaler Niereninsuffizienz können erhebliche Thrombozytenfunktionsstörungen entwickeln. Die zum Teil schweren Koagulopathien manifestieren sich hauptsächlich in Form von mukosalen oder serösen Hämatomen. Eine urämische Anämie, Dialysebehandlungen sowie die Kumulation von Medikamenten, die aufgrund einer eingeschränkten Clearance nicht abgebaut werden können, verstärken die Blutungsneigungen weiter. Eine renale Thrombozytopathie beeinträchtigt auch die Interaktion zwischen Plättchen und der Gefäßwand. Dabei ist sowohl die Thrombozytenaktivierung, als auch die Adhäsion und Aggregation mit fortschreitendem Nierenversagen zunehmend kompromittiert. Als mögliche Ursachen wird ein verminderter ADP- und Serotoningehalt in Thrombozytengranula, eine eingeschränkte thrombinvermittelte Adenosintriphosphat (ATP)-Freisetzung und Thromboxan-A2-Synthese vermutet. Eine Dialyse kann diese Thrombozytendefekte zwar teilweise korrigieren, aber nicht vollständig beseitigen (Kaw und Malhotra 2006).

Auch schwere Lebererkrankung können Plättchenfunktionsstörungen verursachen. Als Ursache wurden sowohl „Storage-pool-Defekte" wie auch eine gestörte Plättchenaktivierung durch Kollagen, Thrombin, Arachidonsäure, Epinephrin und Ristocetin postuliert (Witters et al. 2008).

4.3 Medikamentöse Beeinflussung der Thrombozytenfunktion

4.3.1 Thrombozytenaggregationshemmer

Thrombozytenaggregationshemmer gelten als häufige Begleitmedikationen von ICU-Patienten. Sie werden großzügig zur Primärprophylaxe bei koronarer Herzerkrankung, als Rezidiv- und Sekundärprophylaxe nach akutem Koronarsyndrom, nach Stentimplantation und ischämischen Schlaganfall sowie zur Prävention von Gefäßverschlüssen bei peripherer arterieller Verschlusskrankheit eingesetzt. Die duale Plättchenhemmung mit ASS und ADP-Rezeptor-Antagonisten wie Clopidogrel, Prasugrel oder Ticagrelor wird nach Implantation koronarer Stents zur Sekundärprophylaxe in den ersten Wochen oder Monaten perioperativ fortgeführt.

Die Einnahme von Thrombozytenaggregationshemmern erhöht das Blutungsrisiko. Das Risiko einer chirurgischen Blutung wird durch ASS oder Clopidogrel allein um etwa 20 % und durch eine duale Thrombozytenaggregationshemmertherapie um 50 % erhöht (Chassot et al. 2007).

Acetylsalicylsäure (ASS)
ASS hemmt die Synthese des Plättchenaktivators Thromboxan A2. Etwa 25 % aller Patienten, die ASS einnehmen, gelten als Hyperresponder und ca. 20 % als Nonrsponder (Kazimi et al. 2021).

Als Antidot bei einer relevanten Blutung wird vielfach die Verabreichung von 0,3 µ/kg DDAVP empfohlen. Solide Daten für diesen Therapieansatz liegen allerdings nicht vor. Bei Patienten mit Schädel-Hirn-Trauma konnte DDAVP die Expansion von intrazerebralen Hämatomen nur dann verhindern, wenn ASS in einer Dosierung von < 80 mg/Tag verabreicht wurde (Barletta et al. 2020).

Das Ausmaß der Thrombozytenhemmung durch ASS oder P2Y12-Rezeptorblocker kann mithilfe diverser Thrombozytenfunktionstests verifiziert werden, wobei hier im Wesentlichen Responder von Nonrespondern unterschieden werden können. Eine Abschätzung des Blutungsrisikos lässt sich daraus nicht ableiten.

P2Y12-Hemmer
P2Y12-Hemmer blockieren selektiv die Bindung von ADP an den P2Y12-Rezeptor auf den Oberflächen von Thrombozyten. Dies führt zu einer Hemmung der ADP-vermittelten Thrombozytenaggregation, der Freisetzung von Plättcheninhaltsstoffen sowie der Bildung von Thromboxan.

▶ *Clopidogrel* (z. B. Plavix®): Clopidogrel stell ein Prodrug dar und muss in der Leber erst in die pharmakologisch aktive Substanz metabolisiert werden. Die Blockierung des P2Y12-Rezeptors ist irreversibel. Die Thrombozytenfunktion normalisiert sich nach Absetzen im Laufe von 5–7 Tagen.

Prasugrel (Efient®): Prasugrel stellt ebenso wie Clopidogrel ein Produg dar, welches nach Aufnahme erst zur aktiven Wirksubstanz metabolisiert wird. Verglichen mit Clopidogrel zeichnet sich Prasugrel jedoch durch eine stärkere und schnelle irreversible Hemmung der ADP-Rezeptoren aus. Diese Eigenschaften steigert die Wirksamkeit, erhöht aber auch das Blutungsrisiko. Gastrointestinale Blutungen waren bei Prasugrel in Vergleich zu Clopidogrel (RR (relative risk) 1,40) signifikant erhöht. Die Plättchenfunktion normalisiert sich 7–10 Tage.

Ticagrelor (z. B. Brilique®): Die orale Bioverfügbarkeit beträgt etwa 35 % mit hoher Plasmaeiweißbindung. Im Unterschied zu Clopidogrel oder Prasugrel ist die Rezeptorbindung reversibel und die Halbwertszeit mit ca. 8 h deutlich kürzer. Die Plättchenfunktion normalisiert sich nach Absetzen innerhalb von 1–3 Tagen. Die thrombozytenhemmende Wirkung ist bezogen auf die therapeutische Dosis stärker und somit das Blutungsrisiko höher. Das spezifische Antikörperfragment Bentracimab, welches mit hoher Affinität an Ticagrelor bindet und dessen Wirkung unmittelbar reversiert, steht vor der Zulassung (Bhatt et al. 2019). Die Hämoabsorption mittels CytoSorb®-Filter stellt eine potenzielle Alternative zur Elimination von Ticagrelor dar. Kleine Fallserien aus dem herzchirurgischen Bereich konnten günstige Ergebnisse zeigen (Javanbakht et al. 2020).

4.3.2 Antibiotika

Die hochdosierte Gabe von β-Lactamen, Sulfonamiden, Linezolid oder Imipenem können mit erheblichen Thrombozytenfunktionsstörungen einhergehen. β-Lactam-Antibiotika, wie Penicillin, hemmen in vitro viele wichtige Thrombozytenfunktionen wie Sekretion, Adhäsion und auch Aggregation, wahrscheinlich über eine Hemmung des Kalziumeinstroms und einer Störung der Agonistenbindung an spezifische Thrombozytenrezeptoren (Burroughs und Johnson 1993). Durch die irreversible Bindung von Penicillin an Blutplättchen resultiert eine dosis- und zeitabhängige Wirkung auf die Thrombozytenfunktion (Burroughs und Johnson 1990). Cephalosporine und Teicoplanin scheinen nur bei sehr hohen Konzentrationen die Thrombozytenaggregation zu beeinträchtigen (Ziemen et al. 1986).

4.3.3 Phytopräparate

Manche Phytopräparate, wie Grüntee, Ginkgo, Glukosamine, Chondroitin und Carnitin beeinflussen in höheren Dosen die Plättchenaggregation. Auch Kamille, das als Tee harmlos ist, kann bei Einnahme als Kapseln oder Tropfen die Thrombozytenaggregation hemmen. Ginkgo allein ist vermutlich unbedeutend, kann aber, in Kombination mit Thrombozytenaggregationshemmern oder Antikoagulanzien insbesondere bei älteren Menschen das Blutungsrisiko erhöhen (Kellermann und Kloft 2011) (Wang et al. 2015).

4.4 Von-Willebrand-Syndrom

Das Von-Willebrand-Syndrom (vWS) ist die häufigste angeborene Blutstillungsstörung mit einer Prävalenz von 1:100 bis 1:1000. Bis zu 1 % der Bevölkerung ist somit davon betroffen. Das vWS manifestiert sich klinisch ausgesprochen variabel. Daher wird die Erkrankung häufig übersehen bzw. die Diagnosestellung erst im Erwachsenenalter gestellt, nachdem es zuvor im Rahmen größerer Operationen oder sonstiger invasiver Eingriffe bereits zu Blutungskomplikationen gekommen ist. Darüber hinaus kommt das vWS weder in der konventionellen Gerinnungsdiagnostik (TPZ oder aPTT) noch in Point-of-care-Verfahren (Impedanzaggregometrie oder viskoelastische Testverfahren) zur Abbildung. Die Synthese des Von-Willebrand-Faktors (vWF) erfolgt in den vaskulären Endothelzellen und Megakaryozyten. Aus einer Vorstufe des Moleküls, den sog. Monomeren, entstehen durch zahlreiche Modifikationen schließlich die Von-Willebrand-Multimere. In Abhängigkeit von der Anzahl zusammengelagerter Monomere werden dabei Moleküle unterschiedlicher Größe bis zu einem Molekulargewicht von 20.000 kDa generiert. Ein Teil des synthetisierten Proteins wird in den Weibel-Pallade-Körper der Endothelzellen bzw. den α-Granula der Thrombozyten gespeichert, während der andere Teil konstitutiv freigesetzt wird.

Die wichtigste Funktion des vWF besteht in der Adhäsion von Thrombozyten an subendothelialem Kollagen über den Oberflächenrezeptor Glykoprotein Ib (GP Ib) unter hohen Scherkräften in der Mikrozirkulation. Darüber hinaus verhindert er durch Bindung an den Faktor VIII dessen vorzeitige Inaktivierung. Während die Bindung des Faktors VIII unabhängig von der Größe der Von-Willebrand-Multimere erfolgt, ist die Funktion der primären Hämostase an das Vorhandensein großer Von-Willebrand-Moleküle gebunden. Neben seiner Funktion in der Blutgerinnung reguliert der vWF auch die Angiogenese.

4.4.1 Angeborenes Von- Willebrand-Syndrom

Beim vWS handelt es sich um eine sehr heterogene Erkrankung. Pathophysiologisch finden sich auf der Ebene des vWF quantitative und qualitative Defekte bzw. deren Kombination. Entsprechend werden 3 Haupttypen des vWS unterschieden (Tab. 7).

Die klinische Symptomatik kann erheblich variieren. Neben inapparenten Verläufen finden sich verlängerte

Tab. 7 Einteilung des Von-Willebrand-Syndroms (vWS)

Typ	Kennzeichen
Typ 1	Konzentration und funktionelle Parameter des vWF sind proportional vermindert, während das Verteilungsmuster der Multimere unverändert ist
Typ 2	Qualitative Defekte des vWF
Typ2A	Verminderung oder Verlust der hochmolekularen Multimere mit Störung der primären Hämostase
Typ2B	Varianten mit einer erhöhten Affinität für den thrombozytären GP Ib, Multimerverteilung kann normal sein oder aber hochmolekulare Multimere fehlen
Typ2M	Varianten mit plättchenabhängigen, funktionellen Defiziten des vWF, hochmolekulare Multimere vorhanden
Typ2N	vWF mit einer defekten Faktor-VIII-Bindung
Typ 3	Nahezu vollständiger Verlust des vWF

vWF Von-Willebrand-Faktor, *GP Ib* Glykoprotein Ib

Schleimhautblutungen nach kleineren Operationen, in sehr seltenen Fällen auch Gelenk- und Muskelblutungen. Bei Frauen kommt es zu verlängerten und verstärkten Regelblutungen.

4.4.2 Erworbenes Von-Willebrand-Syndrom
Aortenklappenstenose
Pathophysiologisch zeigt sich eine relative Abnahme der großen Multimere, diagnostisch vergleichbar dem Von-Willebrand-Subtyp IIa mit Störung der thrombozytären Adhäsion. Während das vWS postoperativ wieder verschwindet, können intraoperativ gleichwohl schwere Blutungen auftreten, wenn präoperativ kein entsprechendes Screening erfolgt (Siedlecki et al. 1996; Vincentelli et al. 2003).

4.4.3 Extrakorporale Zirkulation
Im Rahmen extrakorporaler Eliminationsverfahren kann ebenfalls das erworbene vWS auftreten, hervorgerufen durch hohe Scherbelastungen, die zu einem Verlust von hochmolekularen Multimeren des Von-Willebrand-Faktors führen (Schlagenhauf et al. 2020).

Auch nach operativen Eingriffen, die mit einem hohen Endothelschaden einhergehen, zeigen sich die Von-Willebrand-Multimere vermindert und können so zu einer verstärkten Blutungsneigung beitragen (Reinecke et al. 2016).

4.4.4 Diagnose
Bei entsprechendem Verdacht muss eine gezielte Diagnostik erfolgen. Als Screeningmethode geeignet ist das PFA-100, dessen Epinephrinmesszelle eine Sensitivität von 80 % für das vWS aufweist. Die phänotypische Charakterisierung erfolgt anhand der Bestimmung des vWF-Antigens, des Ristocetinkofaktors, der einen indirekten Parameter zur Bestimmung der Bindungsaffinität zwischen vWF und thrombozytären GP Ib darstellt, und weiterer funktioneller Untersuchungen des vWF.

4.4.5 Therapie des Von-Willebrand-Syndroms

Desmopressin (DDAVP, z. B. Minirin®): Im Rahmen einer Blutung kann DDAVP in einer Dosierung von 0,3 µg/kg in Form einer Kurzinfusion über 30 min verabreicht werden. Das es rasch zu einer Tachyphylaxie kommt, ist eine Repetitionsdosis erst nach 12 h sinnvoll und die wiederholte Gabe auf maximal 3–4 Tage zu beschränken.

Von-Willebrand-Faktorkonzentrat (Haemate P®, Wilate®, Willfact®, Veyvondi®): Bei Patienten mit vWS Typ IIb und III kommen als Therapie nur vWF-haltige Plasmakonzentrate in Betracht. Für akute operative Eingriffe sollte eine Aktivität des Von-Willebrand-Faktors und FVIII auf mindestens 50 % angestrebt werden.

4.5 Störungen der plasmatischen Gerinnung

4.5.1 Leberfunktionsstörung

Die Leber als Syntheseort der meisten hämostatischen Proteine, Gerinnungsinhibitoren und von Thrombopoietin spielt eine zentrale Rolle in der Hämostase. Daneben eliminiert die Leber aktivierte Gerinnungsfaktoren, Inaktivierungskomplexe und Degradationsprodukte aus der Zirkulation. Cholestatische Lebererkrankungen können zu einer verminderten Aufnahme von fettlöslichen Vitaminen führen und damit zu einem Abfall der Vitamin-K-abhängige Gerinnungsfaktoren. Chronische Lebererkrankungen gehen oft auch mit einem erhöhten fibrinolytischen Potenzial, Dysfibrinogenämien, Thrombozytopathien und Thrombzytopenien einher.

Eine kompromittierte Syntheseleistung der Leber führt zu pathologischen Screeningtests der Gerinnung, insbesondere des Quickwerts, der INR aber auch der aPTT und des Fibrinogens. Die Standardgerinnungsbefunde erfassen allerdings nur die Prokoagulatoren der Gerinnung und sind somit ungeeignet, das Blutungs- oder Thromboserisiko ausreichend abzuschätzen. Bei einer chronischen Leberinsuffizienz liegt zumeist zwar ein niedriges, aber insgesamt ausgewogenes Verhältnis zwischen Prokoagulatoren und Inhibitoren vor (Northup und Caldwell 2013). Die Thrombinbildung ist auch bei niedrigen Quick-Werten meist normal, manchmal sogar erhöht, was das gesteigerte Thomboserisiko von Patienten mit Leberzirrhose erklärt (Hunt 2014). Die INR ist allerdings ein wertvoller Parameter für die Einschätzung des Schweregrads der proteinsynthetischen Dysfunktion und somit auch für die Prognoseabschätzung bei akuten und chronischen Lebererkrankungen geeignet. Eine Abschätzung des Blutungsrisikos ist damit allerdings nicht möglich. Die INR sollte zu diesem Zweck somit nie isoliert betrachtet werden. Auch die Fibrinogenkonzentration ist eher als ein Surrogatmarker für die Schwere der Erkrankung anzusehen. Daher ist eine routinemäßige Korrektur dieser Hämostaselaborwerte, mit dem Ziel, spontane oder interventionsbedingte Blutungen zu vermeiden, nicht angezeigt. Eine Hauptschwierigkeit bei der hämostatischen Beurteilung dieser Patienten besteht darin, dass kein etablierter Labortest verfügbar ist, welcher die komplexe Interaktion von Pro- und Antikoagulatoren valide widerspiegelt.

Ösophagusvarizenblutungen bei lebererkrankten Patienten sind meist auf eine portale Hypertension und konsekutive vaskuläre Veränderungen zurückzuführen und nicht Folge einer relevanten Koagulopathie.

Wenn bei erniedrigten Standardgerinnungsbefunden keine manifeste klinische Blutung vorliegt, sollten keine gerinnungsaktiven Substanzen verabreicht werden, da sie zu keiner Outcome-verbesserung beitragen (Agarwal et al. 2012; Northup et al. 2021). Auch die Korrektur erniedrigter Fibrinogenwerte hatte keinen nennenswerten Einfluss auf Mortalität und Blutungskomplikationen, was darauf hindeutet, dass Fibrinogen, außer bei sehr niedrigen Konzentrationen, keine direkte Größe in der Pathophysiologie von Blutungen bei kritisch kranken Zirrhosepatienten darstellt (Budnick et al. 2021).

Therapie

Ein relevanter Vitamin-K-Mangel kann eine bestehende Koagulopathie ungünstig beeinflussen. Die Verabreichung von Vitamin K (10–20 mg/Tag) kann in dieser Situation das Gerinnungspotenzial verbessern.

Plasmatransfusionen sollten zurückhaltend eingesetzt werden, da für einen suffizienten Anstieg der Gerinnungsfaktoren hohe Volumina erforderlich sind, die ihrerseits den Pfortaderdruck steigern, das Risiko einer transfusionsassoziierten Kreislaufüberlastung (TACO) erhöhen und in seltenen Fällen zu einer transfusionsbedingten akute Lungenschädigung (TALI) führen. Bei ausgeprägtem FV-Mangel ist allerdings Plasma das Mittel der Wahl, da keine FV-Konzentrate zur Verfügung stehen.

Aus ähnlichen Gründen sollten bei Patienten mit oberen gastrointestinalen Blutungen Erythrozytenkonzentrate restriktiv verabreicht werden. Eine randomisierte kontrollierte Studie konnte Überlebensvorteile für Patienten mit Leberzirrhose und akuter oberer gastrointestinaler Blutung zeigen, wenn erst ab einem Hämoglobin(Hb)-Wert von < 7 g/dl – verglichen mit einem Hb < 9 g/dl – transfundiert wurden (Villanueva et al. 2013).

Grenzwerte für die Behandlung akuter Blutungen oder Hochrisikoeingriffe bei fortgeschrittener Lebererkrankung sind in Tab. 8 beschrieben.

Thrombopoietinagonisten sind möglicherweise eine interessante Alternative zur Thrombozytentransfusion, benötigen jedoch etwa 10 Tage, um die Thrombozytenzahl suffizient anzuheben.

Mithilfe von Prothrombinkomplexkonzentrat (PPSB) kann das Gerinnungspotenzial rasch und mit relativ geringen Volumina angehoben werden. Die Studienlage zu PPSB ist allerdings dünn und Dosierungen sind meist INR- oder

Tab. 8 Grenzwerte für die Behandlung akuter Blutungen oder bei Hochrisikoeingriffen bei fortgeschrittener Lebererkrankung. (O'Leary et al. 2019)

	Grenzwerte
Hämatokrit	< 25 %
Thrombozytenzahl	< 50.000
Fibrinogen	< 120 mg/dl

Quick-getriggert, was bei Leberzirrhose aus den oben genannten Gründen problematisch ist.

Eine antifibrinolytische Therapie mit Tranexamsäure bei Patienten mit akuter oberer gastrointestinaler Blutung und Leberzirrhose sollte nicht durchgeführt werden, da sie zu einer erhöhten Rate an thromboembolischen Ereignissen führt, ohne relevanten blutstillenden Effekt (2020). Bei schweren Blutungen nach invasiven Eingriffen im akuten Leberversagen kann TXA als „Rescue-Therapie" allerdings eingesetzt werden.

Desmopressin kann bei Patienten mit gleichzeitigem Nierenversagen erwogen werden. Da sowohl vWF als auch FVIII bei Leberinsuffizienz oft deutlich erhöht sind, ist die Wirksamkeit allerding fraglich und durch Studien kaum belegt (O'Leary et al. 2019).

4.5.2 Hemmkörperhämophilie

Die erworbene Hemmkörperhämophilie ist eine seltene und potenziell lebensbedrohliche Erkrankung mit einer Inzidenz von 1–1,5:1 Mio. pro Jahr. Die Auslöser einer Hemmkörperhämophilie sind vielfältig (Abb. 7). Grundsätzlich können Hemmkörper gegen jeden Gerinnungsfaktor gerichtet sein, finden sich aber am häufigsten gegen Faktor VIII und Faktor IX. Klinisch imponiert die Hemmkörperhämophilie in spontan auftretenden flächenhaften Blutungen in Weichteilen, Haut und Muskulatur aber auch im Gastrointestinaltrakt, retroperitoneal oder als Bluten nach Operationen oder interventionellen Eingriffen.

Diagnostik
Liegt eine Hemmkörperhämophilie gegen FVIII oder FIX vor, findet sich eine deutlich verlängerte aPTT. Ein Plasmatauschversuch kann die Verdachtsdiagnose zeitnah bestätigen. Mithilfe einer Einzelfaktoranalyse wird der betroffene Gerinnungsfaktor identifiziert und der Hemmkörper festgestellt (Shander et al. 2011).

Therapie
Neben einer immunsuppressiven Therapie mit Steroiden, Cyclophosphamid, Calcineurininhibitoren oder Rituximab können verschiedene Bypass-Präparate zur Blutungskontrolle eingesetzt werden. Neben FEIBA (aktivierter PPSB-Komplex) ist auch rekombinanter FVIIa (Eptacog α, Novoseven®) in der Dosierung von 90 µg/kg KG für die Hemmkörperhämophilie zugelassen. Da die Halbwertszeit von rFVIIa nur etwa 2,5 h beträgt, sind repetitive Dosen notwendig. Des Weiteren steht auch rekombinanter, porciner Faktor VIII (Susoctocog alfa, Obizur®) zur Verfügung. Als Initialdosis werden 200 IE/kg KG verabreicht. Häufigkeit der Gabe und die Höhe der Dosis richten sich nach den Ergebnissen der Faktor-VIII-Aktivität, der Höhe des Hemmkörpers und der Blutungssymptomatik.

4.5.3 Hypothermie

Die Gerinnung ist ein hochgradig temperaturabhängiger Prozess. Eine Verminderung der Körperkerntemperatur auf < 34 °C beeinträchtigt nicht nur die plasmatische Gerinnung, sondern auch die Funktion der Blutplättchen (Wolberg et al. 2004).

4.5.4 Azidose

Eine schwere Azidose vermindert die Aktivität von Gerinnungsfaktoren und führt zu Störungen der Plättchenfunktion. Tierexperimentelle Untersuchungen konnten zeigen, dass eine Abnahme des pH-Werts von 7,4 auf 7,1 zu einer Reduktion der Thrombinbildung um 50 % führte (Martini et al. 2005). Außerdem scheint der Abbau von Fibrinogen im azidotischen Milieu beschleunigt abzulaufen (Martini und Holcomb 2007). Mehrere Studien legen nahe, dass die alleinige Korrektur der Azidose durch eine Puffertherapie mit Bikarbonat oder Trispuffer zu keiner nachhaltigen Verbesserung der Koagulopathie führten (Darlington et al. 2011; Wong et al. 1980).

4.5.5 Anämie

Eine ausreichende Zahl an Blutkörperchen ist nicht nur als Sauerstoffträger unabdingbar. Durch einen Verlust von Erythrozyten wird eine Margination von Plasma und Plättchen an den Randstrom des Gefäßes vermindert und dadurch der Kontakt insbesondere der Thrombozyten mit der Gefäßläsion herabgesetzt. Außerdem scheinen Erythrozyten über die Freisetzung von Adenosindiphosphat (ADP) zu einer Plättchenaktivierung beizutragen. Die aktuellen Europäischen Trauma Guidelines empfehlen daher Hb-Werte von 7–9 g/dl (Spahn et al. 2019).

4.5.6 Kalzium

Kalzium ist unerlässlich für eine suffiziente Hämostase. Es dient als Brücke zwischen den negativ geladenen Oberflächen der Vitamin-K-abhängigen Gerinnungsfaktoren und negativ geladenen Phospholipiden. Hämodilution und die Infusion von größeren Volumina zitrathaltiger Blutprodukte (FFP) sind häufige Ursachen einer Hypokalzämie. Es liegen wenige Studien zu gerinnungsrelevanten notwendigen Kalziumspiegeln vor. Die Kalziumkonzentration sollte jedoch nicht tiefer als auf 0,9 mmol/l abfallen.

Abb. 7 Ursachen der erworbenen Hemmkörperhämophilie

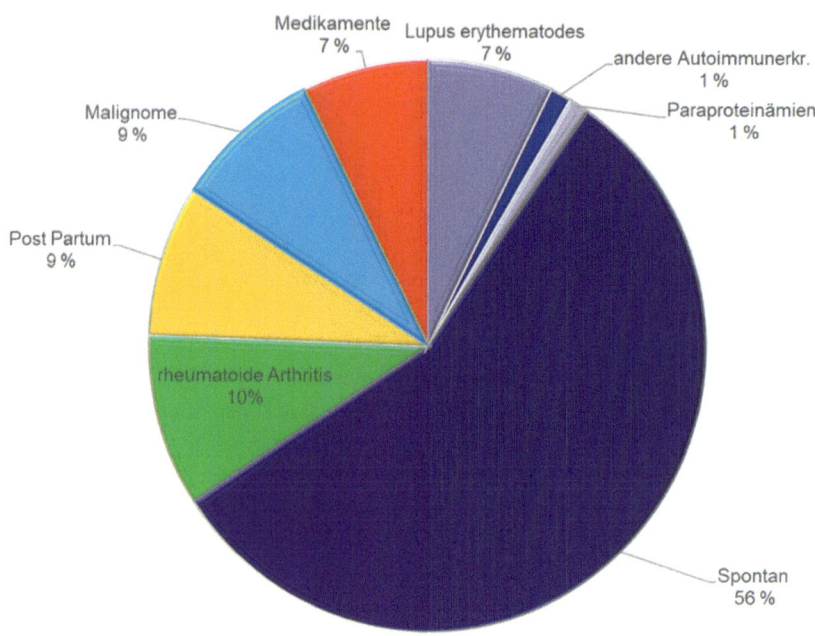

4.6 Polytrauma

Die traumainduzierte Koagulopathie (TIC) ist eine komplexe Gerinnungsstörung und kann, je nach zugrundeliegender Diagnostik, bei etwa 25–40 % aller Schwerverletzten bereits bei Schockraumaufnahme nachgewiesen werden (Moore et al. 2021). Die TIC wird heute als eigenständiges Krankheitsbild betrachtet. Die schockbedingte, hypoxische Endothelschädigung vermittelt eine überschießende Freisetzung von Tissue-Plasminogen-Aktivator (t-PA) aus den Weibel-Palade-Körpern (Moore et al. 2021). Die dadurch stark gesteigerte Plasminbildung verursachte eine profibrinolytische Aktivierung, die zu einer vorzeitigen Lyse bestehender Gerinnsel führt und dadurch zu einer deutlichen Aggravierung der Blutungssituation beitragen kann (Schöchl et al. 2009). Ein Gewebetrauma ohne Schock, mit nur geringer Katecholaminfreisetzung, verursacht durch die massive Expression von Tissue-Faktor eher einen hyperkoagulaben, prothrombotischen Zustand, mit erhöhtem Risiko, später ein Multiorganversagen zu erleiden (Duque et al. 2021). Die durch Inflammation und hohe Adrenalinspiegel verursachte Schädigung der Glycocalyx erhöht die Permeabilität des Gefäßsystems mit ausgeprägtem Flüssigkeitsshift ins Gewebe und aggraviert eine bestehende Hypovolämie. Hypothermie und Azidose sind häufige Begleiterscheinungen Schwerverletzter und können eine bestehende TIC noch weiter verstärken.

Neben plasmatischen Gerinnungsbeeinträchtigungen konnte auch traumainduzierte Störungen der Plättchenfunktion bereits bei Schockraumaufnahme nachgewiesen werden, wobei weder der genaue Mechanismus noch die Konsequenz einer alterierten Thrombozytenfunktion auf das klinische Outcome bislang völlig geklärt sind (Solomon et al. 2011).

4.6.1 Diagnose einer traumainduzierten Gerinnungsstörung (TIC)

Das typische klinische Erscheinungsbild einer TIC ist die diffuse, chirurgisch schwer stillbare Blutung aus Wundoberflächen, Schleimhäuten oder Kathetereinstichstellen. Standardgerinnungsbefunde wie Quick, INR oder die aktivierte partielle Thromboplastinzeit (aPTT) spiegeln die Komplexität einer TIC nur unzureichend wider. Daher werden in vielen Traumazentren viskoelastische Testmethoden bevorzugt zur Diagnostik herangezogen. Eine klare Überlegenheit der VET im Sinne einer Reduktion der Mortalität konnte aber bislang nur bei polytraumatisierten Patienten mit schweren Schädel-Hirn-Verletzungen nachgewiesen werden (Baksaas-Aasen et al. 2021). Konsequenterweise werden in den European Trauma Bleeding Guidelines sowohl Standardgerinnungstests (Quick, aPTT, Fibrinogen), als auch VET-Verfahren empfohlen (Spahn et al. 2019).

Eine schwere Blutung führt nicht nur zu einer kompromittierten Organperfusion, sondern früher oder später durch den anhaltenden Verlust von Gerinnungsfaktoren auch zu einer Gerinnungsstörung. Fibrinogen scheint von allen Gerinnungsfaktoren der vulnerabelste zu sein und fällt bei Schwerverletzten relativ früh auf ein kritisches Niveau ab und ist somit der häufigste initiale Gerinnungsdefekt bei Traumapatienten (Floccard et al. 2012). Thrombozyten fallen bei Massivblutungen deutlich langsamer ab, da sie initial rasch aus den Depots im

Knochenmark und der Milz mobilisiert werden können (Hess et al. 2009).

4.6.2 Therapie der TIC

Damage Control Resuscitation
Das als „Damage Control Resuscitation" (DCR) bezeichnete Behandlungskonzept fasst Maßnahmen zusammen, die auf eine Vermeidung und/oder rasche Optimierung einer TIC abzielt (Cap et al. 2018). Es werden dabei im Wesentlichen 4 Behandlungsziele adressiert: 1. eine restriktive Volumentherapie zur Vermeidung einer Dilutionskoagulopathie, 2. eine akzeptierte Hypotension, solange der Patient aktiv blutet und eine chirurgische Blutstillung noch nicht erreicht wurde, 3. die konsequente Wiederherstellung einer Normothermie und 4. eine frühe aggressive hämostatische Optimierung. Es hat sich gezeigt, dass durch die konsequente Umsetzung des DCR-Konzepts die Mortalität von Schwerverletzten signifikant reduziert werden konnte.

Abschätzung des Risikos, eine Massivtransfusion (MT) zu erhalten
Bislang liegt keine allgemein akzeptierte Begrifflichkeit der Massivblutung vor, wird aber zumeist als massiver und aktiver Blutverlust mit klinischen Schockzeichen und der Menge der notwendigen Transfusion von Erythrozytenkonzentraten definiert (s. Tab. 9) (McQuilten et al. 2021), wobei sowohl das Blutungsausmaß wie auch die Geschwindigkeit des Blutverlustes für die Folgeschäden bestimmend sind.

Etwa 80 % aller Blutprodukte werden in den ersten 6–8 h nach Schockraumaufnahme verabreicht. Es liegt daher nahe, Patienten, die ein hohes Risiko für eine Massivtransfusion (MT) aufweisen, frühzeitig zu identifizieren.

Einfache Parameter wie Hypotension und Tachykardie haben sich insbesondere bei jungen Patienten als wenig hilfreich erwiesen, da durch Kompensationsmechanismen relevante Blutverluste lange maskiert werden und zu keinen nennenswerten Blutdruckabfällen führen. Aus diesen Gründen wurden Scores entwickelt, um schon bei Schockraumaufnahme Patienten zu identifizieren, die ein hohes MT-Risiko aufweisen. In diese MT-Scores fließen üblicherweise physiologische Parameter wie Herzfrequenz und Blutdruck sowie rasch verfügbare Laborparameter ein, wie etwa Hämoglobin und Base Exzess. Daneben werden Verletzungsmuster erfasst, die erfahrungsgemäß mit hohen Blutverlusten einhergehen, etwa freie Flüssigkeit im Abdomen oder komplexe Becken- oder Extremitätenfrakturen. Leider ist die positive Vorhersagekraft all dieser Scores gering und im Einzelfall nur eingeschränkt hilfreich (Brockamp et al. 2012).

Viskoelastische Testergebnisse korrelieren ebenfalls gut mit dem späteren Transfusionsbedarf. Eine Gerinnselamplitude nach einer Laufzeit von 5 min < 35 mm im EXTEM und < 4 mm im Fibrinpolymerisationstest (FIBTEM) konnte hochprädiktiv eine Massivtransfusion bereits bei Schockraumaufnahme vorhersagen (Schöchl et al. 2011).

4.6.3 Permissive Hypotension

Das Konzept der permissiven Hypotension beruht darauf, dass vor der chirurgischen Blutstillung, der Blutdruck bewusst nicht in den Normalbereich angehoben werden sollte. Zur Aufrechterhaltung einer suffizienten Gewebeperfusion kommt der Normovolämie eine zentrale Bedeutung zu. Eine allzu aggressive Volumentherapie kann allerdings durch das Anheben des hydrostatischen Drucks formierte Gerinnsel abscheren und damit eine bereits sistierte Blutung neu aufflammen lassen. Artifizielle Kolloide, insbesondere die Hydroxyäthylstärke sollen wegen potenzieller Interaktion mit der Gerinnung bei akut blutenden Patienten eher restriktiv eingesetzt werden.

Obwohl in allen durch die permissive Hypotension keine signifikanten Überlebensvorteile gezeigt werden konnten, empfehlen sowohl die aktuellen European Guidelines on Management of major Bleeding (GOR 1C) als auch die aktuellen S3-Leitlinien (GOR B) bei blutenden Traumapatienten die permissive Hypotension mit einem systolischen Blutdruck von 80–90 mmHg bis zur definitiven chirurgischen Blutstillung. Für Schädel-Hirn-Traumata wird dieses Konzept als kontraindiziert angesehen (Spahn et al. 2019).

4.6.4 Optimierung der Rahmenbedingungen für eine suffiziente Hämostase

Hypothermie ist ein häufiges Begleitphänomen bei Polytraumen und mit einem vermehrten Auftreten von Gerinnungsstörungen, einer höheren Inzidenz von Multiorganversagen und einer erhöhten Mortalität belastet. Hypothermie beeinflusst ähnlich der Azidose sowohl Zahl als auch Funktion der Blutplättchen. Es liegen Hinweise dafür vor, dass eine Hypothermie fibrinolytische Prozesse stark aktiviert.

4.6.5 Frühe aggressive hämostatische Therapie

Eine Reihe von retrospektiven Studien zeigen, dass eine frühe hämostatische Intervention das Überleben Schwerverletzter signifikant verbessert.

Tab. 9 Definition der Massivblutung

Ausmaß des Blutverlustes	Zeit
50 % des zirkulierenden Blutvolumens	< 3 h
> 10 Erythrozytenkonzentrate	in 24 h
> 4 Erythrozytenkonzentrate	< 3 h
> 6 Erythrozytenkonzentrate	< 6 h
> 150 ml	Pro min
> 2 Erythrozytenkonzentrate	in 15 min

Behandlung der (Hyper-)Fibrinolyse

Je schwerer das Ausmaß des hämorrhagischen Schock, desto ausgeprägter ist die profibrinolytische Aktivierung! Daher empfehlen die aktuellen Guidelines zur Schwerverletztenversorgung eine Hyperfibrinolyse frühzeitig (innerhalb der ersten 2 h) durch die Verabreichung von 1 g Tranexamsäure über 10 min zu therapieren, gefolgt von einer kontinuierlichen Verabreichung eines weiteren Gramms über die nächsten 8 h (Spahn et al. 2019).

Das Konzept der balancierten Transfusion von EK, FFP und Plättchen

Retrospektive Untersuchungen sowohl aus militärischen aber auch zivilen Traumazentren legen nahe, dass Patienten, bei denen ein hohes Verhältnis von FFP und Plättchenkonzentraten (PC) zu EK verabreicht wurde, Überlebensvorteile aufweisen. Das optimale Verhältnis von FFP und PC zu EK ist allerdings immer noch in Diskussion und nicht schlüssig beantwortet. In einer prospektiven, randomisierten Studie (PROPPR) wurden an 680 Patienten 2 unterschiedliche Mischungsverhältnisse von Plasma, PC zu EK verglichen (1:1:1 vs. 1:1:2). Es konnten keine signifikanten Unterschiede in der 24-h- (12,7 % in der 1:1:1 Gruppe vs. 17,0 % in der 1:1:2 Gruppe) und 30-Tage-Mortalität (22,4 % vs. 26,1 %) zwischen beiden Regimen gefunden werden (Holcomb et al. 2015).

Nicht nur die Menge zugeführten Plasmas, sondern insbesondere die Zeitspanne bis zum Beginn der hämostatischen Intervention stellt eine Schlüsselgröße für das Überleben von koagulopathischen Patienten dar. Daher ist es notwendig, FFP möglichst frühzeitig zu transfundieren. Plasma wird in den meisten Traumazentren tiefgefroren gelagert und muss somit vor dem Einsatz aufgetaut werden, was üblicherweise mit erheblichen Zeitverzögerungen einhergeht. „Getautes Plasma" steht nur wenigen Traumazentren zur Verfügung. Eine potenzielle Alternative stellt lyophilisiertes Plasma dar, das nach sehr kurzer Rekonstitutionszeit verabreicht werden kann.

Fibrinogensubstitution

Eine Reihe von Studien fand eine enge Beziehung von verminderten Fibrinogenwerten und der Mortalität nach Trauma. Niedrige Fibrinogenkonzentrationen bei Aufnahme auf Intensivstation konnten als unabhängigen Prädiktor der Frühmortalität identifiziert werden. Ob ein Anheben des Fibrinogens die Sterblichkeit von Traumapatienten positiv beeinflusst, kann abschließend nicht beurteilt werden. Es liegen zu dieser Frage keine randomisierten kontrollierten Studien vor.

Die aktuellen Europäischen Traumaleitlinien empfehlen den Fibrinogenspiegel bei blutenden Patienten auf Werte von 1,5 g/l anzuheben (Spahn et al. 2019).

Augmentierung der Thrombinbildung

Unmittelbar nach dem Trauma wird die Thrombinbildung stark aktiviert und scheint somit, mit Ausnahme von schwersten Verletzungen, kein initiales Problem bei Schockraumaufnahme darzustellen. Zur suffizienten Anhebung des Thrombinpotenzials kann neben der Transfusion von FFP auch die Therapie mit Prothrombinkomplexkonzentrat (PPSB) erwogen werden. Zum Einsatz von PPSB bei traumatisierten Patienten liegen gegenwärtig nur wenige Untersuchungen vor (van den Brink et al. 2020). In einer prospektiven Untersuchung an Traumapatienten zeigte sich ein signifikant höheres endogenes Thrombinpotenzial über 4 Tage nach Verabreichung von PPSB, verglichen zu Patienten, die nur FC erhielten. Um das thromboembolische Risiko nach PPSB-Gabe zu minimieren, sollte nach Sistieren der Blutung Antithrombin III in den Normalbereich angehoben werden (Schöchl et al. 2014). Für diese Therapieempfehlung liegen allerdings keine validen prospektiven Studien vor.

4.7 Disseminierte intravasale Koagulopathie (DIC)

Als disseminierte intravasale Gerinnung („disseminated intravascular coagulation"; DIC) wird eine erworbene, multifaktorielle, komplexe und potenziell lebensbedrohliche Hämostasestörung verstanden. Das zentral pathophysiologische Moment der DIC ist die unkontrollierte, systemisch überschießende Gerinnungsaktivierung mit Mikrothrombosierung in der Endstrombahn, bei zeitgleicher Aktivierung des Endothels. Der überschließenden Thrombinbildung folgt ein rascher Verbrauch des Inhibitorpotenzials. Eine kurze Phase initialer profibrinolytischer Aktivierung mündet innerhalb weniger Stunden in eine Lysehemmung. Bei der DIC handelt es sich um kein eigenständiges Krankheitsbild, sondern um ein Sekundärphänomen, getriggert durch vielfältige Noxen (Tab. 10).

4.7.1 Pathophysiologie der sepsisassoziierten DIC

Die häufigste Ursache einer DIC ist die schwere Sepsis. Lipopolysaccharide aus gramnegativen Bakterien führen zu einer Tissue-Faktor(TF)-Expression auf Endothelzellen und Monozyten (Levi und Sivapalaratnam 2018). Bei der grampositiven Sepsis geschieht dies über die Freisetzung proinflammatorischer Zytokine. Die stark hochgeregelte Expression von TF auf Monozyten und Endothelzellen verursacht eine überschießende Thrombingenerierung. Ein rascher Abfall endogener Gerinnungsinhibitoren, wie Antithrombin, Tissue-factor-pathway-Inhibitoren (TFPI) oder Protein C verstärken das Ausmaß der Thrombinämie. Insbesondere Antithrombin, als wichtigster Inhibitor von Thrombin, wird über

Tab. 10 Zur Entwicklung einer zur disseminierten intravasalen Gerinnung (DIC) prädisponierenden Erkrankung

Erkrankungsgruppe	Erkrankung
Septische Erkrankungen und schwere Infektionen	Unabhängig vom Erreger
Schwangerschafts-/Geburtskomplikationen	Abruptio placentae Fruchtwasserembolie Septischer Abort
Maligne Erkrankungen	Myelo- und lymphoproliferative Erkrankungen, solide Tumoren
Traumata	Polytrauma Schädel-Hirn-Trauma Fettemboliesyndrom Verbrennungen
Organschädigungen	Nekrotisierende Pankreatitis Leberzerfallskoma Akute Glomerulonephritis
Gefäßschädigungen/-anomalien	Aortenaneurysma Kasabach-Merritt-Syndrom
Schwere toxische oder immunologische Systemreaktion	Hämolytische Transfusionsreaktion Akute Transplantatabstoßung Schlangenbisse Medikamente
Sonstige	Hyper- und Hypothermie Anaphylaktischer Schock Ertrinkungsunfall

die Bildung von Thrombin-Antithrombin-Komplexen rasch verbraucht. Daneben aggravieren proteolytisch wirksame Enzyme aus Monozyten den bestehenden Antithrombinmangel durch unspezifischen Abbau (Levi und Sivapalaratnam 2018).

Thrombin führt über die Bindung an endotheliale Thrombomodulinrezeptoren zu einer Aktivierung von Protein C (PC). Aktiviertes Protein C (aPC) entwickelt zusammen mit seinem Kofaktor Protein S einen gerinnungshemmenden Effekt über die Inaktivierung von FV und FVIII. Dies kann in der Initialphase der DIC die Ursache einer vermehrten Blutungsneigung sein. Im weiteren Verlauf kommt es aber zu einer schnellen Erschöpfung des aPC-Systems, sodass die Thrombingeneration weiter unbehindert fortschreitet. Als weiterer Verstärkungsmechanismus der Thrombinbildung wurde sowohl bei Patienten als auch im Tiermodell zusätzlich ein funktioneller TFPI-Mangel im Rahmen einer sepsisinduzierten DIC nachgewiesen (Levi und Sivapalaratnam 2018).

Getriggert durch Inflammation, Hypoxie und hohe Katecholaminspiegel werden signifikante Mengen von Tissue-Plasminogen-Aktivator (t-PA) aus dem Endothel freigesetzt. Durch die t-PA-vermittelte Umsetzung von Plasminogen zu Plasmin wird die Lyse initial hochgeregelt. Über diesen profibrinolytischen Aktivierungsprozess werden Mikrothrombosen aufgelöst und damit die Endstrombahn wiedereröffnet. Mit leichter Verzögerung wird der wichtigste Antagonist von t-PA, Plasminogenaktivatorinhibitor (PAI-1), ebenfalls aus dem Endothel freigesetzt und verursacht in weiterer Folge eine Inhibierung der Lyse („fibrinolytic shutdown"). Diese Lysehemmung aggraviert den schon bestehenden, prothrombotischen Zustand weiter. Das Ausmaß des PAI-1-Spiegels korreliert mit dem Outcome von septischen Patienten.

Über die Bindung von Thrombin am proteaseaktivierten Rezeptor 1 (PAR-1) auf der Endotheloberfläche und der Aktivierung von Thrombozyten, spielt Thrombin auch eine zentrale Rolle in der Entzündungsverstärkung (Conway 2019). Abb. 8 gibt zusammenfassend einen schematischen Überblick über die Pathophysiologie der DIC.

4.7.2 Klinik der DIC

Das klinische Bild einer DIC ist heterogen und hängt von der Grundkrankheit ab. Neben den durch Mikrothrombosierung verursachten Organdysfunktionen von Nieren, Leber oder Lunge sind in sehr schweren Fällen auch Thrombosierungen der Haut sichtbar (Abb. 9).

Nur bei etwa 15 % der DIC-Patienten resultiert aus dem intravasalen Verbrauch von Gerinnungsfaktoren und Thrombozyten eine vermehrte Blutungsneigung. Hier werden Gerinnungsfaktoren unzureichend synthetisiert und unterschreiten eine für die Hämostase kritische Grenze. Klinisch finden sich vor allem mikrovaskuläre Blutungen im Bereich der Haut- und Schleimhäute sowie diffuse Blutungen aus verletztem Gewebe oder Kathetereinstichstellen.

4.7.3 Diagnose der DIC

Die Diagnose der DIC ist schwierig und oft nur über Verlaufskontrollen der Gerinnungsparameter verifizierbar. Die pathognomonische Thrombinämie kann aufgrund fehlender Messverfahren üblicherweise nicht zur Diagnostik herangezogen werden. Die konventionelle Gerinnungsdiagnostik allein ist aufgrund fehlender Spezifität ungeeignet.

Als Surrogatparameter der hochgeregelten Gerinnungsaktivierung wird häufig ein Abfall der Fibrinogenspiegel, der Thrombozyten und steigende Konzentrationen an Fibrinspaltprodukte, z. B. D-Dimere herangezogen.

Unter Berücksichtigung der klinischen Wahrscheinlichkeit einer DIC sind daher auf der Basis einzelner Laborparameter Scores zur DIC-Diagnostik entwickelt worden. Gut validiert ist dabei der DIC-Score der International Society of Thrombosis and Haemostasis (ISTH). Das Ausmaß der Entgleisung korreliert mit der Mortalität. Dabei ist allerdings zu berücksichtigen, dass der Score nur dann angewandt werden darf, wenn eine zur einer DIC prädisponierende Grunderkrankung – wie in Tab. 11 dargestellt – vorliegt.

4.7.4 Therapie der DIC

Primär muss die auslösende Ursache der DIC behandelt werden. In einer Vielzahl von Studien wurde versucht, der überschießenden Gerinnungsaktivierung durch Stärkung des

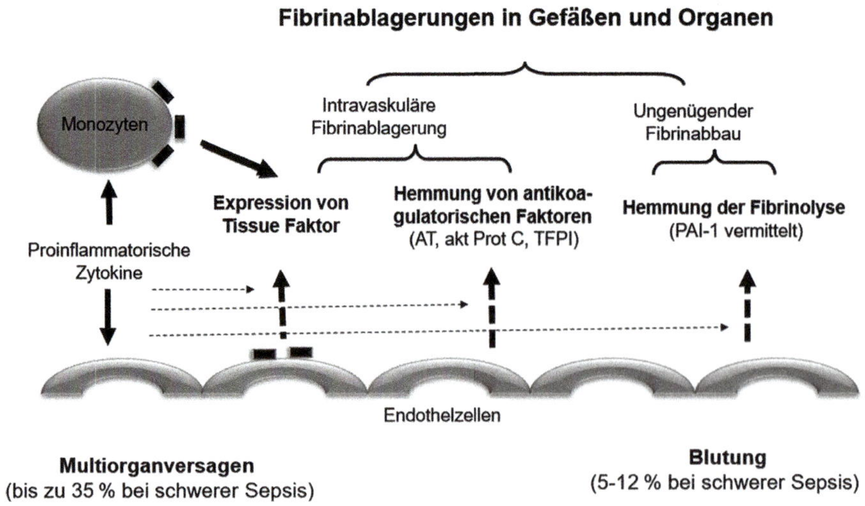

Abb. 8 Schematischer Überblick über die pathophysiologischen Abläufe der disseminierten intravasalen Koagulopathie (DIC). *AT ...*, *akt Prot C ...*, *TFPI ...*, *PAI-1 ...*

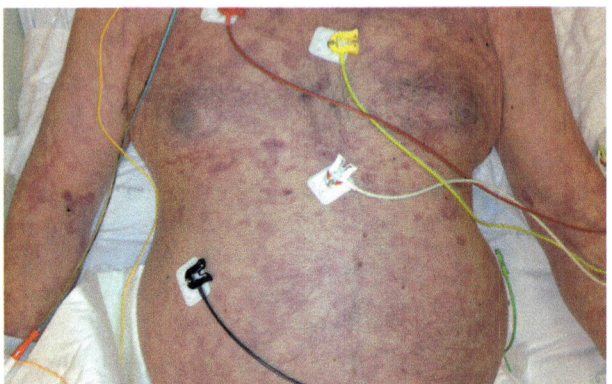

Abb. 9 Schwere disseminierte intravasale Gerinnung bei gramnegativer Sepsis. (Mit freundlicher Genehmigung von Dr. Alberto Grassetto, Vittorio Veneto)

endogenen Inhibitorenpotenzials entgegenzuwirken. Der Einsatz von Antithrombin, rekombinantem aktiviertem Protein C, rekombinantem TFPI (rTFPI), und rekombinantem Thrombomodulin (rTM) haben sich allerdings als wenig zielführend erwiesen.

Allerdings zeigte eine Metaanalyse, in die Patienten mit schwerer Sepsis und begleitender DIC einschlossen wurden, dass die Mortalität durch eine Antithrombin-Gabe günstig beeinflusst werden konnte (Umemura et al. 2016). Die Substitution von Antithrombin kann erwogen werden, wenn die Aktivität unter ein Niveau von 50 % absinkt. Antithrombin sollte allerdings nicht gleichzeitig mit Heparin kombiniert werden, da dies das Blutungsrisiko erhöht (Iba et al. 2021). Ein allgemeiner Konsens zu AT-Substitution in der DIC besteht allerdings zurzeit nicht.

Kommt es im Rahmen der DIC zum Auftreten substitutionspflichtiger Blutungen, so scheint die Gabe von Faktorenkonzentraten, Frischplasmen und Thrombozytenkonzentraten indiziert. Die anzustrebenden Grenzwerte sind in Tab. 12 zusammengefasst.

4.8 FXIII-Mangel

Im Rahmen der Blutgerinnung ist FXIII für die Quervernetzung von löslichem Fibrin verantwortlich. Erst dadurch wird das Fibringerinnsel mechanisch stabil. Auch schützt FXIII das Gerinnsel durch den Einbau von α_2-Antiplasmin vor vorzeitiger Lyse (Dorgalaleh und Rashidpanah 2016). Außerdem kommt FXIII neben seiner Funktion im Gerinnungssystem eine zentrale Rolle in der Wundheilung und Angiogenese zu. Die Halbwertszeit von FXIII beträgt zwischen 9–14 Tage. Diffuse Blutungen bei ICU-Patienten sind oft der erste klinische Hinweis auf einen relevanten FXIII-Mangel. Ursache des erworbenen FXIII-Mangels sind meist schwere Hämorrhagien. Sie können durchaus zu einer relevanten Reduktion der FXIII-Aktivität führen (Budnick et al. 2021). Patienten, die eine Massivtransfusion erhalten, sind besonders gefährdet, einen FXIII-Mangel zu entwickeln (Dirkmann et al. 2012). Erworbene FXIII-Mangelzustände können bei Intensivpatienten allerdings vielfältige andere Ursachen haben.

Diagnostik
Selbst profunde FXIII-Mangelzustände können durch die Standardgerinnungsbefunde wie Quick-Wert, INR oder die aPTT nicht adäquat abgebildet. Auch viskoelastische Testverfahren sind für die Diagnostik von FXIII-Defizienzen wenig geeignet. Der Therapieeffekt von FXIII auf die Fibrinpolymerisationstests (FIBTEM, „functional fibrinogen") kann üblicherweise durch einen Amplitudenanstieg detektiert werden (Schlimp et al. 2013). Dies ist als ein Resultat

Tab. 11 DIC-Score entsprechend den Kriterien der International Society of Thrombosis and Haemostasis (ISTH)[a]. (Levi und Sivapalaratnam 2018)

Parameter	0 Punkte	1 Punkt	2 Punkte
Thrombozytenzahl	> 100.000/µl	< 100.000/µl	< 50.000/µl
Fibrinogenkonzentration	> 100 mg/dl	< 100 mg/dl	–
Thromboplastinzeit oder (Quick-Wert)	> 70 %	< 70 %	< 40 %
D-Dimere oder Fibrinspaltprodukte	< 500 ng/ml	> 500 ng/ml	> 5000 ng/ml
Bewertung:	< 5 Punkte: DIC unwahrscheinlich, Wiederholung der Bewertung in 6–24 h ≥ 5 Punkte: mit DIC vereinbar		

[a] Wichtig ist das Vorhandensein einer Erkrankung, die mit einer DIC vereinbar ist – sonst den Score nicht anwenden!

Tab. 12 Zielbereiche für eine Substitution von Gerinnungsfaktoren/Thrombozyten bei Blutungen im Rahmen einer DIC

Gerinnung	
Quick-Wert (%)	40–60
Fibrinogen	100–150 ng/dl
Thrombozyten (µl)	< 50.000–100.000
Antithrombin (%)	50–200

optimierter Quervernetzung des Fibrinnetzwerkes zu verstehen (Abb. 10).

Bislang sind für den erworbenen FXIII-Mangel keine verbindlichen Therapiegrenzwerte festgelegt. Ein Absinken < 30 % der normalen FXIII-Konzentration mit gleichzeitiger Blutungsneigung wird entsprechend der aktuellen Guidelines der Europäischen Anästhesiegesellschaft (ESA) als Interventionsgrenze angesehen (Kozek-Langenecker et al. 2017). Sollten jedoch diffuse Blutungen auftreten, sind FXIII-Konzentrationen von zumindest 40–50 % anzustreben.

Therapie

In Frischplasma ist zwar FXIII vorhanden, aber aufgrund der niedrigen Konzentration von etwa 250–300 E/Beutel ist ein relevanter FXIII-Mangel durch Plasmagabe allein nur schwer zu behandeln, da für einen ausreichenden Anstieg von FXIII vergleichsweise große Volumina erforderlich wären (von Heymann et al. 2009). Eine Anhebung der FXIII-Aktivität ist mit FXIII-Konzentraten (Fibrogammin P) schneller und suffizienter zu bewerkstelligen. Es werden in der Regel Dosierungen von 15–20 IE/kg (1250–2500 IE) verabreicht (Innerhofer et al. 2017; Kleber et al. 2022).

4.9 Medikamentöse Störung der plasmatischen Gerinnung

4.9.1 Vitamin-K-Antagonisten

Vitamin-K-Antagonisten (VKA) hemmen die γ-Carboxylierung der Vitamin-K-abhängigen Gerinnungsfaktoren II, VII, IX und X in der Leber. Die Indikation für VKA hat sich in den letzten Jahren zunehmend eingeschränkt. Nach wie vor werden VKA zur Vermeidung von thromboembolischen Ereignissen nach der Implantation von künstlichen Herzklappen eingesetzt. Ebenso bei valvulärem Vorhofflimmern oder schweren Thrombophilien, wie dem Antiphospholipidsyndrom.

Diagnostik

Quick und INR sind bestens geeignet, einen Vitamin-K-Mangel zu diagnostizieren. Üblicherweise werden VKA so verabreicht, dass die INR zwischen 2 und 3 liegt. Das (spontane) Blutungsrisiko steigt mit zunehmender INR exponenziell an. Dies macht auch regelmäßige Testung der Wirkung erforderlich.

Therapie von Blutungen unter VKA

Vitamin K

Nach Verabreichung von 5–10 mg Vitamin K erfolgt die Neusynthese der Vitamin-K-abhängigen Gerinnungsfaktoren in der Leber mit einer zeitlichen Verzögerung von 5–12 h. Daher ist Vitamin K als alleinige Therapie zur Reversierung von VKA mit bedrohlichen Blutungen ungeeignet (Sahai et al. 2017).

Plasmatransfusion

Zur Blutungskontrolle oder vor akuten Interventionen in Zusammenhang mit VKA ist die Transfusion von Plasmen nach wir vor gängige Praxis in vielen Teilen der Welt. Um einen suffizienten Anstieg der depletierten Gerinnungsfaktoren zu erreichen, müssten allerdings sehr große Volumina transfundiert werden. Dies erhöht das TACO-Risiko und verursacht auch eine deutliche zeitliche Verzögerung der INR-Normalisierung (Goldstein et al. 2015).

Prothrombinkomplexkonzentrat (PPSB): Dosis

Die Dosierung von PPSB richtet sich nach dem Ausmaß der Antikoagulation. In den aktuellen European Trauma Bleeding Guidelines wird folgendes Dosierungsschema empfohlen (Tab. 13. (Spahn et al. 2019).

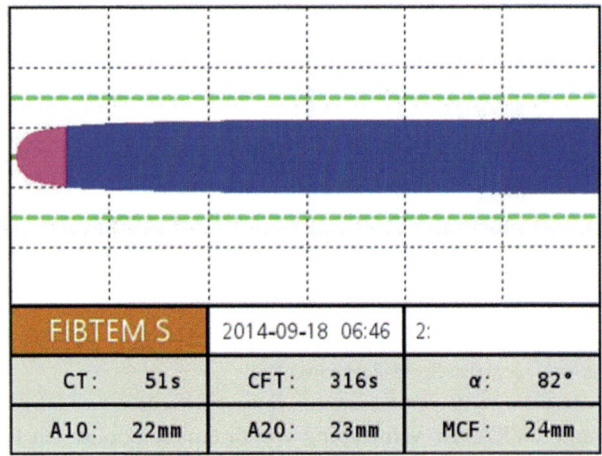
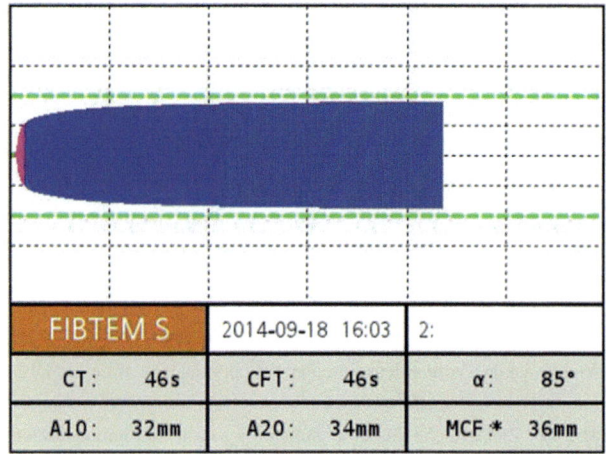

Abb. 10 Clot-Amplitude vor und nach Gabe von 1250 IE Faktor VIII (FXIII)

Tab. 13 Dosierung von Prothrombinkomplexkonzentrat (PPSB) nach der International Normalized Ratio (INR). (Nach Spahn et al. 2019)

INR	Dosis
2–4,0	25 IE/kg
4–6,0	35 IE/kg
> 6,0	50 IE/kg

4.9.2 Direkte orale Antikoagulanzien (DOAK)

Zahlreiche Studien konnten eine effektivere antithrombotische Wirksamkeit der DOAK bei geringerem Blutungsrisiko im Vergleich zu VKA zeigen (Chai-Adisaksopha et al. 2014). Ein zusätzlicher Vorteil der DOAK liegt darin, dass ein regelmäßiges Monitoring der antithrombotischen Wirkung in den meisten Fällen als nicht notwendig erachtet wird.

Die Zulassungen für DOAK umfasst heute im Wesentlichen die Prävention des Schlaganfalls und systemischer Embolie bei nichtvalvulärem Vorhofflimmern. Daneben sind DOAK auch für die Behandlung der tiefen Beinvenenthrombose, der Lungenembolie und zur Rezidivprophylaxe venöser Thromboembolien zugelassen. DOAK kommen außerdem zur perioperativen Prophylaxe venöser Thromboembolien nach elektiven Hüft- und Kniegelenksersatz zum Einsatz. Rivaroxaban ist in Kombination mit Acetylsalicylsäure und ADP-Inhibitoren wie Clopidogrel oder Ticagrelor für das akute Koronarsyndrom zugelassen.

Die pharmakologischen Charakteristika der zugelassenen FXa-Inhibitoren und von Dabigatran sind in Tab. 14 dargestellt.

Aufgrund der sehr gut vorhersehbaren Pharmakokinetik und -dynamik ist mit einer Kumulation hauptsächlich bei eingeschränkter Nieren- und Leberfunktion zu rechnen. Eine Kombination von DOAK mit Hemmern des Effluxtransporters P-Glykoprotein wie Amiodaron, Verapamil, Chinidin, Ketokonazol, Itraconazol, Tacrolimus, Ciclosporin und Clarithromycin kann allerdings zu einer deutlichen Erhöhung der Plasmakonzentrationen führen. Insbesondere die Kombination von Dabigatran mit Kalziumantagonisten wie Amiodaron erfordert eine engmaschige klinische Überwachung. Daneben konnte gezeigt werden, dass bestimmte Genpolymorphismen, die für den Abbau von Rivaroxaban verantwortlich sind, zu unerwartet hohen Plasmaspiegeln führen können. Eine Zusammenfassung hierzu findet sich in Tab. 15.

Gerinnungstests von DOAK

Jeder 4. Patient unter oraler Antikoagulation muss die Therapie innerhalb von 2 Jahren, zumeist für Operationen oder andere invasive Eingriffe temporär unterbrechen. Im Vorfeld elektiver Operationen und Interventionen können die DOAK unter Beachtung ihrer Eliminationshalbwertszeiten und der Nierenfunktion rechtzeitig pausiert werden (Douketis et al. 2019). Ein Bridging mit z. B. niedermolekularem Heparin ist in der Regel nicht notwendig und erhöht eher das Blutungsrisiko.

Der Zeitpunkt der letzten Einnahme ist für die Beurteilung der antikoagulatorischen Restaktivität im Hinblick auf die Pharmakokinetik essenziell. Idealerweise sollte daher insbesondere vor blutungsriskanten Eingriffen oder bei eingeschränkter Nieren- oder Leberfunktion die Restaktivität der DOAK mithilfe kalibrierter spezifischer Tests quantifiziert werden (Douxfils et al. 2021). Einschränkend ist allerdings festzuhalten, dass bislang kaum belastbare klinische Daten vorliegen, welche die Sinnhaftigkeit der Plasmaspiegelbestimmungen belegen. DOAK-Spiegel < 50 ng/ml gehen üblicherweise nur mit einem geringem Blutungsrisiko einher (Levy et al. 2016). Ab welchen DOAK-Konzentrationen eine Reversierung zwingend angebracht ist, hängt primär von der Art des Eingriffs oder der potenziellen Organschädigung ab.

Stellenwert der Standardgerinnungstests unter DOAK

INR, Quick oder aktivierte partielle Thromboplastinzeit (aPTT) sind zur Abschätzung einer relevanten Konzentration von DOAK nur eingeschränkt geeignet, da keine lineare

Tab. 14 Pharmakologische Eigenschaften der direkten oralen Antikoagulanzien (DOAK). (Mod. nach Levy et al. 2018)

	Apixaban	Edoxaban	Rivaroxaban	Dabigatran
Wirkungsweise	FXa-Inhibitor			Thrombininhibitor
Maximaler Wirkspiegel (h)	1–2	1–2	2–4	1–3
Halbwertszeit (h)	12	10–14	7–11	8–15
Renale Elimination (%)	25	50	33	80
Substrat für Cytochrom-P-Enzyme	CYP 3A4		CYP 3A4, CYP 2 J2	Nein
Substrat für P-Glykoprotein	Ja	Ja	Ja	Ja
Renale Elimination (%)	25	50	33	80
Dialysabel	Nein			ja
Dosierung	2-mal/Tag	1-mal/Tag	1- (bis 2-)mal/Tag	1- (bis 2-)mal/Tag
Antidot für lebens- oder organbedrohliche Blutungen	Andexanet alfa	PPSB[a]	Andexanet alfa	Idarucizumab

[a]*PPSB* Prothrombinkomplexkonzentrat, da noch keine Zulassung für Andexanet alfa

Tab. 15 Wirkungsverstärkung von direkten oralen Antikoagulanzien (DOAK) unter gleichzeitiger Einnahme von anderen Medikamenten

Dabigatran	
	Ketokonazol
	Itraconazol
	Chinidin
	Verapamil
	Diltazem
	Amiodaron
	Clarithromycin
	Ciclosporin
	Tacrolimus
FXa-Hemmer	
	Ketokonazol
	Antivirale Medikamente
	Retonavir
	Erythromycin
	Clarithromycin

Beziehung zwischen deren Plasmakonzentration und der Prolongierung von SGT besteht (Douxfils et al. 2021). Für Dabigatran kann die Thrombinzeit (TZ) als Screeningmethode herangezogen werden. Die TZ ist allerdings sehr sensitiv, sodass Plasmakonzentrationen des Dabigatran von 30 ng/ml bereits zu einer deutlichen Verlängerung auf > 80 s führen und bei Dabigatrankonzentrationen > 100 ng/ml die TZ unmessbar wird. Die Einschätzung eines potenziellen Blutungsrisikos ist somit nicht möglich (Sarode 2019).

Harnstreifenschnelltests

Zur schnellen qualitativen Bestimmung von DOAK wurden Harnstreifentests entwickelt. Sie können rasche und orientierende Informationen über eine eventuelle Einnahme von DOAK liefern und außerdem eine Differenzierung zwischen Dabigatran und FXa-Inhibitoren ermöglichen. Ein kurzes Eintauchen des Teststreifens in eine Harnprobe führt bei Einnahme von DOAK zu einem Farbumschlag, der je nach eingenommener Substanzgruppe unterschiedlich ausfällt.

Diese Tests ermöglichen jedoch nur eine qualitative Zuordnung. Eine quantitative Abschätzung des Plasmaspieles ist damit nicht möglich (Abb. 11; Harenberg et al. 2020).

Konzentrationsmessung von Dabigatran

Für die Quantifizierung von Dabigatran steht mit dem sog. Hemoclot-Test® eine „verdünnte Thrombinzeit" oder die Ecarin Clotting Time (ECT) zur Verfügung. Dabigatran bewirkt eine lineare, konzentrationsabhängige Verlängerung dieser Zeiten und ermöglicht damit ein Monitoring der antikoagulatorischen Aktivität.

Konzentrationsmessung von FXa-Inhibitoren

Chromogene Anti-Faktor-Xa-Aktivitätstests können zur Einschätzung der Plasmaspiegel von Apixaban, Edoxaban und Rivaroxaban herangezogen werden, benötigen jedoch die Kalibrierung mit substanzspezifischen Reagenzien (Levy et al. 2018).

Viskoelastische Tests (VET)

VET stellen eine interessante Alternative zur zeitaufwendigen Konzentrationsmessung dar. Der Test kann im Vollblut als Point-of-care-Methode durchgeführt werden und relevante Ergebnisse sind in wenigen Minuten verfügbar. Dabei wird die Clotting Time (CT) als Surrogatgröße für die Plasmakonzentration herangezogen. Die ersten kommerziell verfügbaren DOAK-Tests wurden für das ClotPro® entwickelt. Für die Xa-Hemmer können mithilfe des Russel Viper Venom Tests (RVV-test) klinisch relevante Cut-off-Werte gemessen werden, die es erlauben, Konzentrationen über 50 oder > 100 ng/ml sicher abgeschätzt werden. Ein ecarinbasierter Vollbluttest (ECA-Test) für Dabigatran liefert ausgezeichnete Korrelationen des Dabigatranplasmaspiegels und der Clotting Time (Oberladstätter et al. 2021b).

Dabigatran

Der direkte Thrombininhibitor Dabigatran hemmt selektiv und reversibel sowohl freies als auch fibringebundenes

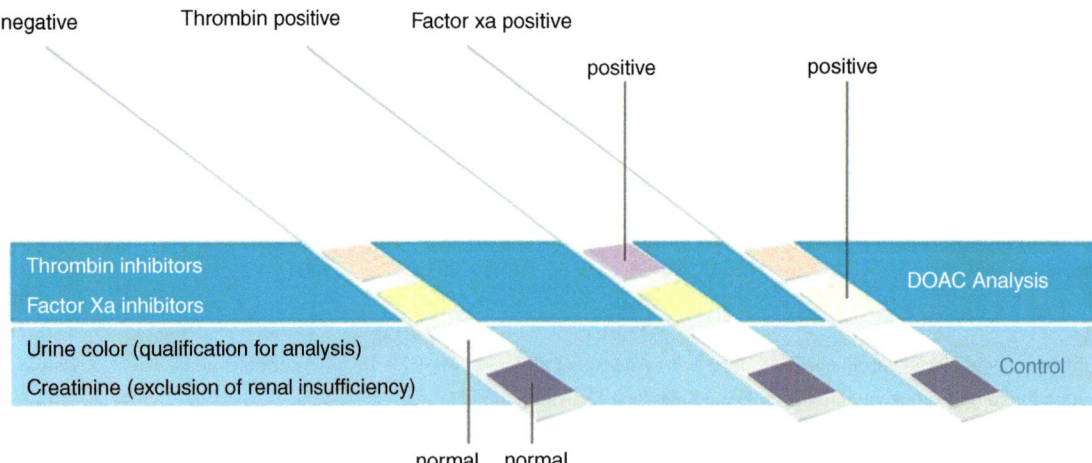

Abb. 11 Der DOAK-Teststreifen verfärbt sich nach Urinkontakt und erlaubt eine rasche Differenzierung

Thrombin. Die Anwendung erfolgt oral als Prodrug Dabigatran-Etexilat. Die maximale Plasmakonzentration wird etwa 2 h nach Einnahme erreicht, die Plasmahalbwertszeit beträgt beim Gesunden etwa 14 h. Die Elimination erfolgt überwiegend renal, sodass bei eingeschränkter Nierenfunktion mit einer Kumulation zu rechnen ist. Dabigatran wird zu einem geringen Teil in der Leber metabolisiert und über die Galle ausgeschieden.

Gerinnungstherapie bei lebensbedrohlichen oder organschädigenden Dabigatranblutungen

- **Aktivkohle**
  Bei Überdosierungen oder in einer akuten Blutungssituation, kann, wenn die letzte Einnahme von Dabigatran < 2 h zurückliegt, die Gabe von medizinischer Kohle in einer Dosierung von 0,5–1 g/kg KG in Erwägung gezogen werden. Verlässliche Daten zu diesem Therapieansatz liegen allerdings nicht vor.
- **Hämodialyse**
  Aufgrund der niedrigen Plasmaeiweißbindung kann Dabigatran via Hämodialyse entfernt werden, wobei anzumerken ist, dass gerade in einer akuten Blutungssituation das Einbringen entsprechender Dialysekatheter durchaus kritisch zu werten ist und nach Zulassung des spezifischen Antidots nur Ausnahmen vorbehalten sein sollten (Awad et al. 2015).
- **Idarucizumab (Praxbind®)**
  Das monoklonalen Antikörperfragment Idarucizumab wurde als spezifisches Antidot für Dabigatran entwickelt. Idarucizumab bindet mit sehr hoher Affinität an freies und fibringebundenes Dabigatran und inaktiviert Dabigatran innerhalb von wenigen Minuten vollständig und irreversibel. Dieser Effekt hält etwa 24 h an. Die intravenöse Dosierung beträgt 5 g (2-mal 2,5 mg/50 ml im Abstand von nicht mehr als 15 min) und kann als Bolus verabreicht werden (Pollack Jr. et al. 2017). Es ist allerdings darauf zu achten, dass bei sehr hohen initialen Dabigatranplasmaspiegeln eine Redistribution aus dem Interstitium erfolgen kann und der Plasmaspiegel von Dabigatran einige Stunden nach Reversierung wieder relevant ansteigen kann (Hegemann et al. 2018).
  Nebenwirkungen: In der Zulassungsstudie lag die Thromboserate bei 4,5 % nach 30 Tagen und bei 6,3 % nach 90 Tagen, wobei etwa die Hälfte der Thrombosen venösen und arteriellen Ursprungs war.
- **Prothrombinkomplexkonzentrat (PPSB)**
  Die Gabe von PPSB ist nur dann zu rechtfertigen, wenn Idarucizumab nicht zur Verfügung steht. Zum Unterschied von Idarucizumab kann PPSB auch Thrombosen induzieren, sollten exzessive Dosierungen vermieden werden. Die PPSB Dosierung hängt ab vom Ausmaß der zu antagonisierenden Dabigatrankonzentration.

FXa-Inhibitoren

Die Xabane Rivaroxaban, Apixaban und Edoxaban sind selektive und reversible, orale direkte Faktor-Xa-Inhibitoren. Nach Einnahme von Rivaroxaban liegt die orale Bioverfügbarkeit bei 80–100 %. Die maximale Plasmakonzentration wird etwa 2–4 h nach der Einnahme erreicht. Die Substanzen werden zu 50–75 % in der Leber metabolisiert und der verbleibende Teil über die Niere ausgeschieden. Schwere Leberfunktionsstörungen können somit zu Kumulationen der Xabane führen.

Gerinnungstherapie bei lebens- oder organbedrohlichen Blutungen unter Xabanen

Andexante alfa (Ondexxya®)

Andexanet alfa erhielt eine bedingte Zulassung als spezifischer Antagonist für lebensbedrohliche Blutungen unter Rivaroxaban und Apixaban (Connolly et al. 2019). Für Edoxaban laufen aktuell Studien, die allerdings noch nicht abgeschlossen sind. Bei Andexanet alfa handelt sich um ein rekombinant modifiziertes Molekül, das strukturell dem humanen Faktor Xa ähnlich ist, jedoch ohne relevante gerinnungsaktivierende Wirkung.

Dosierung: Andexanet alfa wird als i.v.-Bolus von 400 mg über 15 min (niedrige Dosis) oder 800 mg über 30 min (hohe Dosis) appliziert, gefolgt von einer Dauerinfusion von 4 mg/min (niedrige Dosis) oder 8 mg/min (hohe Dosis) über die nächsten 120 min. Die niedrige Dosierung sollte dann gewählt werden, wenn die Einnahme des FXa-Inhibitors weniger als 8 h zurückliegt. Die maximale Aufhebung der Anti-FXa-Aktivität wird innerhalb der ersten 2 min nach Bolusverabreichung erreicht. Die Wirksamkeit der Reversierung mit Andexanet alfa sollte weder mit einer Konzentrationsmessung der Plasmaspiegel noch mit alternativen Methoden wir dem RVV-Test erfolgen, sondern ausschließlich anhand klinischer Parameter (EMEA) (Oberladstätter et al. 2021a).

Nebenwirkungen: Die Rate thromboembolischer Ereignisse in den Zulassungsstudien lag bei ca 11 %. Bei 17 % gesunder Probanden wurden geringe Titer von Anti-Andexanet-alfa-Antikörpern festgestellt, die jedoch nicht neutralisierend waren.

Prothrombin – Komplex-Konzentrat
PPSB wurde in zahlreichen Studien zur Reversierung von Xabanen untersucht und hat sich als wirksame Substanz zur Blutungskontrolle erweisen. PPSB ist allerdings bislang nicht zur Reversierung von Xabanassoziierten Blutungen zugelassen. Publizierte Metaanalysen zeigten nur geringe Unterschiede in der hämostatischen Effektivität zwischen Andexanet alfa und PPSB. Die Rate an thromboembolischen Ereignissen war allerding bei Andexanet alfa deutlich höher (4,6 % PPSB vs 11 % AA) (Nederpelt et al. 2021).

Dosis: Die notwendige Dosis zur Reversierung hängt vom Ausmaß der Xabankonzentration ab und sollte zwischen 25–50 IE/kg KG liegen. Im Rahmen publizierter Studien wurden häufig Dosen von 2000 IE mit guter Effektivität verabreicht (Majeed et al. 2017; Schulman et al. 2018). Nach PPSB-Gabe ist mit keiner relevanten Konzentrationsänderung der FXa-Inhibitoren zu rechnen und somit eine Kontrollmessung weder mit chromogenen Tests noch Alternativen wie dem RVV-Test sinnvoll (Oberladstätter et al. 2021a).

Extrakorporale Eliminationsverfahren
FXa-Inhibitoren weisen eine hohe Plasmabindung auf und sind somit nicht dialysabel. Die Hämoabsorption stellt eine potenzielle Alternative dar. In einer experimentellen Arbeit konnte nach 1-stündiger Anwendung von CytoSorb® über 91 % des vorhandenen Rivaroxaban eliminiert werden (Koertge et al. 2018). Kleine Fallserien aus dem herzchirurgischen Bereich konnten vergleichbare Ergebnisse zeigen.

5 Antikoagulation bei Intensivpatienten

Im Rahmen einer intensivmedizinischen Behandlung können die Grunderkrankung, die Immobilisierung, invasive Maßnahmen wie zentralvenöse Katheter und Entzündungen das Thromboserisiko erhöhen. Daher besteht für die Patienten ein hohes Risiko für thromboembolische Ereignisse und eine medikamentöse Thromboseprophylaxe wird generell empfohlen (Minet et al. 2015).

Zur Thromboseprophylaxe werden hauptsächlich niedermolekulare Heparine (NMH) in Hochrisikoprophylaxedosen und unfraktioniertes Heparin (UFH) eingesetzt. Bei der Verwendung von NMH ist es wichtig, eine mögliche Akkumulation bei Niereninsuffizienz und eine mögliche verringerte Resorption aufgrund einer beeinträchtigten Perfusion und Mikrozirkulation zu berücksichtigen, insbesondere unter Katecholamintherapie (Rhodes et al. 2017).

Bei der Thromboseprophylaxe ist NMH aufgrund seiner höheren Wirksamkeit und des geringeren Blutungsrisikos sowie des geringeren Risikos des Auftretens einer HIT gegenüber UFH zu bevorzugen (Beitland et al. 2015).

Die Verabreichung von intravenösem UFH in niedriger Dosierung sollte bei Blutungsneigung, Niereninsuffizienz oder unsicherer Resorption als Option in Betracht gezogen werden (Afshari et al. 2018). Die kontinuierliche intravenöse Verabreichung von UFH kann entweder in einer festen niedrigen Dosis, z. B. 400 IE/h oder kontrolliert durch die aPTT erfolgen. Die aPTT kann jedoch auch durch andere Faktoren während der Intensivbehandlung beeinflusst werden, z. B. durch Lebersynthesestörungen.

Von einer Heparinresistenz wird dann gesprochen, wenn die täglichen Heparindosen > 35.000 IE überschreiten, um die gewünschte aPTT-Verlängerung zu erreichen. Die dafür in Frage kommenden Ursachen sind in „Ursachen einer Heparinresistenz" zusammengefasst.

> **Ursachen einer Heparinresistenz**
> - Antithrombinmangel
> - Erhöhte Heparin-Clearance
> - Erhöhte Konzentration an heparinbindenden Proteinen
> - Hohes Fibrinogen, Faktor VIII, histidinreiches GP
> - Erhöhte Konzentration von Plättchenfaktor 4
> - Thrombozytose und/oder erhöhter Thrombozyten-Zerfall
> - Hohe Konzentration von Faktoren, welche die aPTT beeinflussen: FVIII, FIX, FXI, FXII

Die Kontrolle der antikoagulatorischen Wirksamkeit von NMH kann mittels der Anti-Xa-Aktivitätsmessung durchgeführt werden und ist besonders bei Patienten mit

Niereninsuffizienz, aber auch bei unsicherer subkutaner Resorption sinnvoll (Afshari et al. 2018). Zur Prophylaxe werden Werte zwischen 0,1–0,2 IE empfohlen. Die Bestimmung der Anti-Xa-Aktivität sollte erst unmittelbar vor der nächsten Gabe erfolgen und nicht wie sonst üblich 4 h nach der subkutanen Gabe (Ko et al. 2016).

Von besonderer Bedeutung ist die Antikoagulation bei Sepsis und infektionsgetriggerten Störungen der Blutgerinnung, wie z. B. COVID-19. Hierbei kann ein progredienter Gerinnungsverbrauch, wie bei einer DIC mit Blutungskomplikation sowohl die Diagnose auch als Therapie erschweren. Daher wird kontrovers diskutiert, ob eine über die Prophylaxedosis hinausgehende Dosierung generell angezeigt ist. Bei kritischen Verläufen von COVID-19 kann eine therapeutische Antikoagulation von Vorteil sein (Miesbach und Makris 2020).

Spezifische Fragen zur Antikoagulation stellen sich auch beim Einsatz von extrakorporalen Maßnahmen wie Nierenersatzverfahren und Kreislaufunterstützung- und -ersatzverfahren. Bei extrakorporalen Kreislaufersatzverfahren (venoarterielle oder venovenöse extrakorporale Membranoxygenierung, ECMO oder extrakorporale Lebenserhaltung, ECLS) muss eine therapeutisch dosierte Antikoagulation durchgeführt werden, um eine Thrombusbildung zu vermeiden (Chlebowski et al. 2020). Die intravenöse und eng überwachte Verabreichung von UFH wird bevorzugt. Da UFH über Antithrombin wirkt, ist eine ausreichende Konzentration von Antithrombin erforderlich. Zur Überwachung stehen die aPTT (Ziel: 60–80 s, bei blutungsgefährdeten Patienten: 40–60 s) die ACT (aktivierte Gerinnungszeit, Ziel: 180–200 s) oder die aXa-Aktivität des UFH zur Verfügung (Chlebowski et al. 2020). Je nach verwendetem System kann es zu einer reversiblen Schädigung des Von-Willebrand-Faktors kommen, was zu einer zusätzlichen Blutungsneigung führen kann (Kalbhenn et al. 2018).

Literatur

Adam EH, Fischer D (2020) Plasma transfusion practice in adult surgical patients: systematic review of the literature. Transfus Med Hemother 47(5):347–359

Afshari A, Ageno W, Ahmed A, Duranteau J, Faraoni D, Kozek-Langenecker S, Llau J, Nizard J, Solca M, Stensballe J, Thienpont E, Tsiridis E, Venclauskas L, Samama CM (2018) European Guidelines on perioperative venous thromboembolism prophylaxis: executive summary. Eur J Anaesthesiol 35(2):77–83

Agarwal B, Wright G, Gatt A, Riddell A, Vemala V, Mallett S, Chowdary P, Davenport A, Jalan R, Burroughs A (2012) Evaluation of coagulation abnormalities in acute liver failure. J Hepatol 57(4):780–786

Applefield D, Krishnan S (2021) Protamine, StatPearls. StatPearls Publishing, Treasure Island. Copyright © 2021, StatPearls Publishing LLC

Arepally GM (2017) Heparin-induced thrombocytopenia. Blood 129(21):2864–2872

Awad NI, Brunetti L, Juurlink DN (2015) Enhanced elimination of dabigatran through extracorporeal methods. J Med Toxicol 11(1):85–95

Baksaas-Aasen K, Van Dieren S, Balvers K, Juffermans NP, Næss PA, Rourke C, Eaglestone S, Ostrowski SR, Stensballe J, Stanworth S, Maegele M, Goslings JC, Johansson PI, Brohi K, Gaarder C (2019) Data-driven development of ROTEM and TEG algorithms for the management of trauma hemorrhage: a prospective observational multicenter study. Ann Surg 270(6):1178–1185

Baksaas-Aasen K, Gall LS, Stensballe J, Juffermans NP, Curry N, Maegele M, Brooks A, Rourke C, Gillespie S, Murphy J, Maroni R, Vulliamy P, Henriksen HH, Pedersen KH, Kolstadbraaten KM, Wirtz MR, Kleinveld DJB, Schäfer N, Chinna S, Davenport RA, Naess PA, Goslings JC, Eaglestone S, Stanworth S, Johansson PI, Gaarder C, Brohi K (2021) Viscoelastic haemostatic assay augmented protocols for major trauma haemorrhage (ITACTIC): a randomized, controlled trial. Intensive Care Med 47(1):49–59

Barletta JF, Abdul-Rahman D, Hall ST, Mangram AJ, Dzandu JK, Frontera JA, Zach V (2020) The role of desmopressin on hematoma expansion in patients with mild traumatic brain injury prescribed pre-injury antiplatelet medications. Neurocrit Care 33(2):405–413

Barton CA, Oetken HJ, Roberti GJ, Dewey EN, Goodman A, Schreiber M (2021) Thromboelastography with platelet mapping: Limited predictive ability in detecting preinjury antiplatelet agent use. J Trauma Acute Care Surg 91(5):803–808

Beitland S, Sandven I, Kjærvik LK, Sandset PM, Sunde K, Eken T (2015) Thromboprophylaxis with low molecular weight heparin versus unfractionated heparin in intensive care patients: a systematic review with meta-analysis and trial sequential analysis. Intensive Care Med 41(7):1209–1219

Bhatt DL, Pollack CV, Weitz JI, Jennings LK, Xu S, Arnold SE, Umstead BR, Mays MC, Lee JS (2019) Antibody-based ticagrelor reversal agent in healthy volunteers. N Engl J Med 380(19):1825–1833

Bochsen L, Wiinberg B, Kjelgaard-Hansen M, Steinbrüchel DA, Johansson PI (2007) Evaluation of the TEG platelet mapping assay in blood donors. Thromb J 5:3

Bolliger D, Lancé MD, Siegemund M (2021) Point-of-care platelet function monitoring: implications for patients with platelet inhibitors in cardiac surgery. J Cardiothorac Vasc Anesth 35(4):1049–1059

Brink DP van den, Wirtz MR, Neto AS, Schöchl H, Viersen V, Binnekade J, Juffermans NP (2020) Effectiveness of prothrombin complex concentrate for the treatment of bleeding: a systematic review and meta-analysis. J Thromb Haemost, 18(10):2457–2467

Brockamp T, Nienaber U, Mutschler M, Wafaisade A, Peiniger S, Lefering R, Bouillon B, Maegele M (2012) Predicting on-going hemorrhage and transfusion requirement after severe trauma: a validation of six scoring systems and algorithms on the Trauma Register DGU. Crit Care 16(4):R129

Budnick IM, Davis JPE, Sundararaghavan A, Konkol SB, Lau CE, Alsobrooks JP, Stotts MJ, Intagliata NM, Lisman T, Northup PG (2021) Transfusion with cryoprecipitate for very low fibrinogen levels does not affect bleeding or survival in critically ill cirrhosis patients. Thromb Haemost 121(10):1317–1325

Burns ER, Goldberg SN, Wenz B (1993) Paradoxic effect of multiple mild coagulation factor deficiencies on the prothrombin time and activated partial thromboplastin time. Am J Clin Pathol 100(2):94–98

Burroughs SF, Johnson GJ (1990) Beta-lactam antibiotic-induced platelet dysfunction: evidence for irreversible inhibition of platelet activation in vitro and in vivo after prolonged exposure to penicillin. Blood 75(7):1473–1480

Burroughs SF, Johnson GJ (1993) Beta-lactam antibiotics inhibit agonist-stimulated platelet calcium influx. Thromb Haemost 69(5):503–508

Cap AP, Pidcoke HF, Spinella P, Strandenes G, Borgman MA, Schreiber M, Holcomb J, Tien HC, Beckett AN, Doughty H, Woolley T, Rappold J, Ward K, Reade M, Prat N, Ausset S, Kheirabadi B, Benov A, Griffin EP, Corley JB, Simon CD, Fahie R, Jenkins D, Eastridge BJ, Stockinger Z (2018) Damage control resuscitation. Mil Med 183(suppl_2):36–43

Chai-Adisaksopha C, Crowther M, Isayama T, Lim W (2014) The impact of bleeding complications in patients receiving target-specific oral anticoagulants: a systematic review and meta-analysis. Blood 124(15):2450–2458

Chang Z, Chu X, Liu Y, Liu D, Feng Z (2021) Use of recombinant activated factor VII for the treatment of perioperative bleeding in noncardiac surgery patients without hemophilia: a systematic review and meta-analysis of randomized controlled trials. J Crit Care 62:164–171

Chassot PG, Delabays A, Spahn DR (2007) Perioperative use of antiplatelet drugs. Best Pract Res Clin Anaesthesiol 21(2):241–256

Chlebowski MM, Baltagi S, Carlson M, Levy JH, Spinella PC (2020) Clinical controversies in anticoagulation monitoring and antithrombin supplementation for ECMO. Crit Care 24(1):19

Chowdary P, Saayman AG, Paulus U, Findlay GP, Collins PW (2004) Efficacy of standard dose and 30 ml/kg fresh frozen plasma in correcting laboratory parameters of haemostasis in critically ill patients. Br J Haematol 125(1):69–73

Connell NT, Flood VH, Brignardello-Petersen R, Abdul-Kadir R, Arapshian A, Couper S, Grow JM, Kouides P, Laffan M, Lavin M, Leebeek FWG, O'Brien SH, Ozelo MC, Tosetto A, Weyand AC, James PD, Kalot MA, Husainat N, Mustafa RA (2021) ASH ISTH NHF WFH 2021 guidelines on the management of von Willebrand disease. Blood Adv 5(1):301–325

Connolly SJ, Crowther M, Eikelboom JW, Gibson CM, Curnutte JT, Lawrence JH, Yue P, Bronson MD, Lu G, Conley PB, Verhamme P, Schmidt J, Middeldorp S, Cohen AT, Beyer-Westendorf J, Albaladejo P, Lopez-Sendon J, Demchuk AM, Pallin DJ, Concha M, Goodman S, Leeds J, Souza S, Siegal DM, Zotova E, Meeks B, Ahmad S, Nakamya J, Milling TJ Jr (2019) Full study report of Andexanet Alfa for bleeding associated with factor Xa inhibitors. N Engl J Med 380(14):1326–1335

Conway EM (2019) Thrombin: coagulation's master regulator of innate immunity. J Thromb Haemost 17(11):1785–1789

Cuker A, Arepally GM, Chong BH, Cines DB, Greinacher A, Gruel Y, Linkins LA, Rodner SB, Selleng S, Warkentin TE, Wex A, Mustafa RA, Morgan RL, Santesso N (2018) American Society of Hematology 2018 guidelines for management of venous thromboembolism: heparin-induced thrombocytopenia. Blood Adv 2(22):3360–3392

Darlington DN, Kheirabadi BS, Delgado AV, Scherer MR, Martini WZ, Dubick MA (2011) Coagulation changes to systemic acidosis and bicarbonate correction in swine. J Trauma 71(5):1271–1277

Dickneite G, Herwald H, Korte W, Allanore Y, Denton CP, Matucci Cerinic M (2015) Coagulation factor XIII: a multifunctional transglutaminase with clinical potential in a range of conditions. Thromb Haemost 113(4):686–697

Dirkmann D, Görlinger K, Gisbertz C, Dusse F, Peters J (2012) Factor XIII and tranexamic acid but not recombinant factor VIIa attenuate tissue plasminogen activator-induced hyperfibrinolysis in human whole blood. Anesth Analg 114(6):1182–1188

Dorgalaleh A, Rashidpanah J (2016) Blood coagulation factor XIII and factor XIII deficiency. Blood Rev 30(6):461–475

Douketis JD, Spyropoulos AC, Duncan J, Carrier M, Le Gal G, Tafur AJ, Vanassche T, Verhamme P, Shivakumar S, Gross PL, Lee AYY, Yeo E, Solymoss S, Kassis J, Le Templier G, Kowalski S, Blostein M, Shah V, MacKay E, Wu C, Clark NP, Bates SM, Spencer FA, Arnaoutoglou E, Coppens M, Arnold DM, Caprini JA, Li N, Moffat KA, Syed S, Schulman S (2019) Perioperative management of patients with atrial fibrillation receiving a direct oral anticoagulant. JAMA Intern Med 179(11):1469–1478

Douxfils J, Adcock DM, Bates SM, Favaloro EJ, Gouin-Thibault I, Guillermo C, Kawai Y, Lindhoff-Last E, Kitchen S, Gosselin RC (2021) 2021 update of the International Council for Standardization in Haematology recommendations for laboratory measurement of direct oral anticoagulants. Thromb Haemost 121(8):1008–1020

Duque P, Calvo A, Lockie C, Schöchl H (2021) Pathophysiology of trauma-induced coagulopathy. Transfus Med Rev 35(4):80–86

EMEA. https://www.ema.europa.eu/en/medicines/dhpc/ondexxya-andexanet-alfa-commercial-anti-fxa-activity-assays-are-unsuitable-measuring-anti-fxa

Escolar G, Diaz-Ricart M, McCullough J (2022) Impact of different pathogen reduction technologies on the biochemistry, function, and clinical effectiveness of platelet concentrates: an updated view during a pandemic. Transfusion 62(1):227–246

Faulkner H, Chakankar S, Mammi M, Lo JYT, Doucette J, Al-Otaibi N, Abboud J, Le A, Mekary RA, Bunevicius A (2021) Safety and efficacy of prothrombin complex concentrate (PCC) for anticoagulation reversal in patients undergoing urgent neurosurgical procedures: a systematic review and metaanalysis. Neurosurg Rev 44(4):1921–1931

Fenger-Eriksen C, Rasmussen M, Juul N, Krog J, Hvas AM (2021) Effect of tranexamic acid on markers of inflammation in children undergoing craniofacial surgery. Acta Anaesthesiol Scand 65(1):34–39

Floccard B, Rugeri L, Faure A, Saint Denis M, Boyle EM, Peguet O, Levrat A, Guillaume C, Marcotte G, Vulliez A, Hautin E, David JS, Négrier C, Allaouchiche B (2012) Early coagulopathy in trauma patients: an on-scene and hospital admission study. Injury 43(1):26–32

Franchini M (2005) The platelet function analyzer (PFA-100): an update on its clinical use. Clin Lab 51(7–8):367–372

Francis J, Francis D, Larson L, Helms E, Garcia M (1999) Can the Platelet Function Analyzer (PFA)-100 test substitute for the template bleeding time in routine clinical practice? Platelets 10(2–3):132–136

Goldstein JN, Refaai MA, Milling TJ Jr, Lewis B, Goldberg-Alberts R, Hug BA, Sarode R (2015) Four-factor prothrombin complex concentrate versus plasma for rapid vitamin K antagonist reversal in patients needing urgent surgical or invasive interventions: a phase 3b, open-label, non-inferiority, randomised trial. Lancet 385(9982):2077–2087

Gratz J, Güting H, Thorn S, Brazinova A, Görlinger K, Schäfer N, Schöchl H, Stanworth S, Maegele M (2019) Protocolised thromboelastometric-guided haemostatic management in patients with traumatic brain injury: a pilot study. Anaesthesia 74(7):883–890

Grottke O, Rossaint R, Henskens Y, van Oerle R, Ten Cate H, Spronk HM (2013) Thrombin generation capacity of prothrombin complex concentrate in an in vitro dilutional model. PLoS One 8(5):e64100

Haas T, Fries D, Tanaka KA, Asmis L, Curry NS, Schöchl H (2015) Usefulness of standard plasma coagulation tests in the management of perioperative coagulopathic bleeding: is there any evidence? Br J Anaesth 114(2):217–224

HALT-IT Trial Collaborators (2020) Effects of a high-dose 24-h infusion of tranexamic acid on death and thromboembolic events in patients with acute gastrointestinal bleeding (HALT-IT): an international randomised, double-blind, placebo-controlled trial. Lancet 395(10241):1927–1936. https://doi.org/10.1016/S0140-6736(20)30848-5

Harenberg J, Beyer-Westendorf J, Crowther M, Douxfils J, Elalamy I, Verhamme P, Bauersachs R, Hetjens S, Weiss C (2020) Accuracy of a Rapid Diagnostic Test for the Presence of Direct Oral Factor Xa or Thrombin Inhibitors in Urine-A Multicenter Trial. Thromb Haemost 120(1):132–140

Hegemann I, Ganter C, Widmer CC, Becker M, Müller D, Spahn DR (2018) Ongoing redistribution of dabigatran necessitates repetitive application of idarucizumab. Br J Anaesth 121(2):505–508

Hess JR, Lindell AL, Stansbury LG, Dutton RP, Scalea TM (2009) The prevalence of abnormal results of conventional coagulation tests on admission to a trauma center. Transfusion 49(1):34–39

Heymann C von, Keller MK, Spies C, Schuster M, Meinck K, Sander M, Wernecke KD, Kiesewetter H, Pruss A (2009) Activity of clotting factors in fresh-frozen plasma during storage at 4 degrees C over 6 days. Transfusion 49(5): 913–920

Hiippala ST (1995) Dextran and hydroxyethyl starch interfere with fibrinogen assays. Blood Coagul Fibrinolysis 6(8):743–746

Hoffman M, Monroe DM 3rd. (2001) A cell-based model of hemostasis. Thromb Haemost 85(6):958–965

Holcomb JB, Tilley BC, Baraniuk S, Fox EE, Wade CE, Podbielski JM, del Junco DJ, Brasel KJ, Bulger EM, Callcut RA, Cohen MJ, Cotton BA, Fabian TC, Inaba K, Kerby JD, Muskat P, O'Keeffe T, Rizoli S, Robinson BR, Scalea TM, Schreiber MA, Stein DM, Weinberg JA, Callum JL, Hess JR, Matijevic N, Miller CN, Pittet JF, Hoyt DB, Pearson GD, Leroux B, van Belle G (2015) Transfusion of plasma, platelets, and red blood cells in a 1:1:1 vs a 1:1:2 ratio and mortality in patients with severe trauma: the PROPPR randomized clinical trial. JAMA 313(5):471–482

Hui P, Cook DJ, Lim W, Fraser GA, Arnold DM (2011) The frequency and clinical significance of thrombocytopenia complicating critical illness: a systematic review. Chest 139(2):271–278

Hunt BJ (2014) Bleeding and coagulopathies in critical care. N Engl J Med 370(9):847–859

Iba T, Warkentin TE, Connors JM, Levy JH (2021) Therapeutic strategies in patients with coagulopathy and disseminated intravascular coagulation: awareness of the phase-dependent characteristics. Minerva Med

Innerhofer P, Fries D, Mittermayr M, Innerhofer N, von Langen D, Hell T, Gruber G, Schmid S, Friesenecker B, Lorenz IH, Ströhle M, Rastner V, Trübsbach S, Raab H, Treml B, Wally D, Treichl B, Mayr A, Kranewitter C, Oswald E (2017) Reversal of trauma-induced coagulopathy using first-line coagulation factor concentrates or fresh frozen plasma (RETIC): a single-centre, parallel-group, open-label, randomised trial. Lancet Haematol 4(6):e258–e271

James MF, Roche AM (2004) Dose-response relationship between plasma ionized calcium concentration and thrombelastography. J Cardiothorac Vasc Anesth 18(5):581–586

Javanbakht M, Trevor M, Rezaei Hemami M, Rahimi K, Branagan-Harris M, Degener F, Adam D, Preissing F, Scheier J, Cook SF, Mortensen E (2020) Ticagrelor removal by CytoSorb(®) in patients requiring emergent or urgent cardiac surgery: a UK-based cost-utility analysis. Pharmacoecon Open 4(2):307–319

Jonsson AB, Rygård SL, Hildebrandt T, Perner A, Møller MH, Russell L (2021) Thrombocytopenia in intensive care unit patients: a scoping review. Acta Anaesthesiol Scand 65(1):2–14

Kalbhenn J, Schlagenhauf A, Rosenfelder S, Schmutz A, Zieger B (2018) Acquired von Willebrand syndrome and impaired platelet function during venovenous extracorporeal membrane oxygenation: rapid onset and fast recovery. J Heart Lung Transplant 37(8):985–991

Kaw D, Malhotra D (2006) Platelet dysfunction and end-stage renal disease. Semin Dial 19(4):317–322

Kazimi AU, Weber CF, Keese M, Miesbach W (2021) The pre- and postoperative prevalence and risk factors of ASA nonresponse in vascular surgery. Clin Appl Thromb Hemost 27: 10760296211044723

Kellermann AJ, Kloft C (2011) Is there a risk of bleeding associated with standardized Ginkgo biloba extract therapy? A systematic review and meta-analysis. Pharmacotherapy 31(5):490–502

Kimmel SE, Sekeres M, Berlin JA, Ellison N (2002) Mortality and adverse events after protamine administration in patients undergoing cardiopulmonary bypass. Anesth Analg 94(6):1402–1408

Kleber C, Sablotzki A, Casu S, Olivieri M, Thoms KM, Horter J, Schmitt FCF, Birschmann I, Fries D, Maegele M, Schöchl H, Wilhelmi M (2022) The impact of acquired coagulation factor XIII deficiency in traumatic bleeding and wound healing. Crit Care 26 (1):69. https://doi.org/10.1186/s13054-022-03940-2

Ko A, Harada MY, Barmparas G, Chung K, Mason R, Yim DA, Dhillon N, Margulies DR, Gewertz BL, Ley EJ (2016) Association between enoxaparin dosage adjusted by anti-factor Xa trough level and clinically evident venous thromboembolism after trauma. JAMA Surg 151(11):1006–1013

Koertge A, Wasserkort R, Wild T, Mitzner S (2018) Extracorporeal hemoperfusion as a potential therapeutic option for critical accumulation of rivaroxaban. Blood Purif 45(1–3):126–128

Kozek-Langenecker SA, Ahmed AB, Afshari A, Albaladejo P, Aldecoa C, Barauskas G, De Robertis E, Faraoni D, Filipescu DC, Fries D, Haas T, Jacob M, Lancé MD, Pitarch JVL, Mallett S, Meier J, Molnar ZL, Rahe-Meyer N, Samama CM, Stensballe J, Van der Linden PJF, Wikkelsø AJ, Wouters P, Wyffels P, Zacharowski K (2017) Management of severe perioperative bleeding: guidelines from the European Society of Anaesthesiology: first update 2016. Eur J Anaesthesiol 34(6):332–395

Lehmann M, Wallbank AM, Dennis KA, Wufsus AR, Davis KM, Rana K, Neeves KB (2015) On-chip recalcification of citrated whole blood using a microfluidic herringbone mixer. Biomicrofluidics 9(6):064106

Levi M, Sivapalaratnam S (2018) Disseminated intravascular coagulation: an update on pathogenesis and diagnosis. Expert Rev Hematol 11(8):663–672

Levy JH, Szlam F, Wolberg AS, Winkler A (2014) Clinical use of the activated partial thromboplastin time and prothrombin time for screening: a review of the literature and current guidelines for testing. Clin Lab Med 34(3):453–477

Levy JH, Ageno W, Chan NC, Crowther M, Verhamme P, Weitz JI (2016) When and how to use antidotes for the reversal of direct oral anticoagulants: guidance from the SSC of the ISTH. J Thromb Haemost 14(3):623–627

Levy JH, Douketis J, Weitz JI (2018) Reversal agents for non-vitamin K antagonist oral anticoagulants. Nat Rev Cardiol 15(5):273–281

Li G, Rachmale S, Kojicic M, Shahjehan K, Malinchoc M, Kor DJ, Gajic O (2011) Incidence and transfusion risk factors for transfusion-associated circulatory overload among medical intensive care unit patients. Transfusion 51(2):338–343

Lo GK, Juhl D, Warkentin TE, Sigouin CS, Eichler P, Greinacher A (2006) Evaluation of pretest clinical score (4 T's) for the diagnosis of heparin-induced thrombocytopenia in two clinical settings. J Thromb Haemost 4(4):759–765

Luxembourg B, Lindhoff-Last E (2014) Incidental finding of pathological coagulation parameters. Internist (Berl) 55(10):1139–1148

Majeed A, Ågren A, Holmström M, Bruzelius M, Chaireti R, Odeberg J, Hempel EL, Magnusson M, Frisk T, Schulman S (2017) Management of rivaroxaban- or apixaban-associated major bleeding with prothrombin complex concentrates: a cohort study. Blood 130(15):1706–1712

Mannucci PM, Levi M (2007) Prevention and treatment of major blood loss. N Engl J Med 356(22):2301–2311

Martini WZ, Holcomb JB (2007) Acidosis and coagulopathy: the differential effects on fibrinogen synthesis and breakdown in pigs. Ann Surg 246(5):831–835

Martini WZ, Pusateri AE, Uscilowicz JM, Delgado AV, Holcomb JB (2005) Independent contributions of hypothermia and acidosis to coagulopathy in swine. J Trauma 58(5):1002–1009. discussion 1009-1010

McQuilten ZK, Flint AW, Green L, Sanderson B, Winearls J, Wood EM (2021) Epidemiology of massive transfusion – a common intervention in need of a definition. Transfus Med Rev 35(4):73–79

McVey MJ, Kapur R, Cserti-Gazdewich C, Semple JW, Karkouti K, Kuebler WM (2019) Transfusion-related acute lung injury in the perioperative patient. Anesthesiology 131(3):693–715

Mesar T, Larentzakis A, Dzik W, Chang Y, Velmahos G, Yeh DD (2017) Association between ratio of fresh frozen plasma to red blood cells during massive transfusion and survival among patients without traumatic injury. JAMA Surg 152(6):574–580

Miesbach W, Makris M (2020) COVID-19: coagulopathy, risk of thrombosis, and the rationale for anticoagulation. Clin Appl Thromb Hemost 26:1076029620938149

Miesbach W, Seifried E (2012) New direct oral anticoagulants – current therapeutic options and treatment recommendations for bleeding complications. Thromb Haemost 108(4):625–632

Miesbach W, Schenk J, Alesci S, Lindhoff-Last E (2010) Comparison of the fibrinogen Clauss assay and the fibrinogen PT derived method in patients with dysfibrinogenemia. Thromb Res 126(6):e428–e433

Minet C, Potton L, Bonadona A, Hamidfar-Roy R, Somohano CA, Lugosi M, Cartier JC, Ferretti G, Schwebel C, Timsit JF (2015) Venous thromboembolism in the ICU: main characteristics, diagnosis and thromboprophylaxis. Crit Care 19(1):287

Moenen F, Vries MJA, Nelemans PJ, van Rooy KJM, Vranken J, Verhezen PWM, Wetzels RJH, Ten Cate H, Schouten HC, Beckers EAM, Henskens YMC (2019) Screening for platelet function disorders with multiplate and platelet function analyzer. Platelets 30(1):81–87

Moore EE, Moore HB, Kornblith LZ, Neal MD, Hoffman M, Mutch NJ, Schöchl H, Hunt BJ, Sauaia A (2021) Trauma-induced coagulopathy. Nat Rev Dis Primers 7(1):30

Mueller T, Dieplinger B, Poelz W, Calatzis A, Haltmayer M (2007) Utility of whole blood impedance aggregometry for the assessment of clopidogrel action using the novel Multiplate analyzer – comparison with two flow cytometric methods. Thromb Res 121(2):249–258

Murao S, Nakata H, Roberts I, Yamakawa K (2021) Effect of tranexamic acid on thrombotic events and seizures in bleeding patients: a systematic review and meta-analysis. Crit Care 25(1):380

Myles PS, Smith JA, Forbes A, Silbert B, Jayarajah M, Painter T, Cooper DJ, Marasco S, McNeil J, Bussières JS, McGuinness S, Byrne K, Chan MT, Landoni G, Wallace S (2017) Tranexamic acid in patients undergoing coronary-artery surgery. N Engl J Med 376(2):136–148

Nakajima Y, Nogami K, Yada K, Ogiwara K, Furukawa S, Shimonishi N, Shima M (2019) Whole blood ristocetin-induced platelet impedance aggregometry does not reflect clinical severity in patients with type 1 von Willebrand disease. Haemophilia 25(3):e174–e179

Nederpelt CJ, Naar L, Krijnen P, le Cessie S, Kaafarani HMA, Huisman MV, Velmahos GC, Schipper IB (2021) Andexanet Alfa or prothrombin complex concentrate for factor Xa inhibitor reversal in acute major bleeding: a systematic review and meta-analysis. Crit Care Med 49(10):e1025–e1036

Northup PG, Caldwell SH (2013) Coagulation in liver disease: a guide for the clinician. Clin Gastroenterol Hepatol 11(9):1064–1074

Northup PG, Lisman T, Roberts LN (2021) Treatment of bleeding in patients with liver disease. J Thromb Haemost 19(7):1644–1652

O'Leary JG, Greenberg CS, Patton HM, Caldwell SH (2019) AGA clinical practice update: coagulation in cirrhosis. Gastroenterology 157(1):34–43.e31

Oberladstätter D, Schlimp CJ, Zipperle J, Osuchowski MF, Voelckel W, Grottke O, Schöchl H (2021a) Impact of idarucizumab and Andexanet Alfa on DOAC plasma concentration and ClotPro(®) clotting time: an ex vivo spiking study in a cohort of trauma patients. J Clin Med 10(16)

Oberladstätter D, Voelckel W, Schlimp C, Zipperle J, Ziegler B, Grottke O, Schöchl H (2021b) A prospective observational study of the rapid detection of clinically-relevant plasma direct oral anticoagulant levels following acute traumatic injury. Anaesthesia 76(3):373–380

Ostadi Z, Shadvar K, Sanaie S, Mahmoodpoor A, Saghaleini SH (2019) Thrombocytopenia in the intensive care unit. Pak J Med Sci 35(1):282–287

Paparella D, Brister SJ, Buchanan MR (2004) Coagulation disorders of cardiopulmonary bypass: a review. Intensive Care Med 30(10):1873–1881

Pollack CV Jr, Reilly PA, van Ryn J, Eikelboom JW, Glund S, Bernstein RA, Dubiel R, Huisman MV, Hylek EM, Kam CW, Kamphuisen PW, Kreuzer J, Levy JH, Royle G, Sellke FW, Stangier J, Steiner T, Verhamme P, Wang B, Young L, Weitz JI (2017) Idarucizumab for dabigatran reversal – full cohort analysis. N Engl J Med 377(5):431–441

Ponschab M, Schöchl H, Gabriel C, Süssner S, Cadamuro J, Haschke-Becher E, Gratz J, Zipperle J, Redl H, Schlimp CJ (2015) Haemostatic profile of reconstituted blood in a proposed 1:1:1 ratio of packed red blood cells, platelet concentrate and four different plasma preparations. Anaesthesia 70(5):528–536

Reed RL 2nd, Johnson TD, Hudson JD, Fischer RP (1992) The disparity between hypothermic coagulopathy and clotting studies. J Trauma 33(3):465–470

Reinecke IR, Weber CF, Budde U, Seifried E, Miesbach WA (2016) Prospective evaluation of ADAMTS-13 and von Willebrand factor multimers in cardiac surgery. Blood Coagul Fibrinolysis 27(8):886–891

Rhodes A, Evans LE, Alhazzani W, Levy MM, Antonelli M, Ferrer R, Kumar A, Sevransky JE, Sprung CL, Nunnally ME, Rochwerg B, Rubenfeld GD, Angus DC, Annane D, Beale RJ, Bellinghan GJ, Bernard GR, Chiche JD, Coopersmith C, De Backer DP, French CJ, Fujishima S, Gerlach H, Hidalgo JL, Hollenberg SM, Jones AE, Karnad DR, Kleinpell RM, Koh Y, Lisboa TC, Machado FR, Marini JJ, Marshall JC, Mazuski JE, McIntyre LA, McLean AS, Mehta S, Moreno RP, Myburgh J, Navalesi P, Nishida O, Osborn TM, Perner A, Plunkett CM, Ranieri M, Schorr CA, Seckel MA, Seymour CW, Shieh L, Shukri KA, Simpson SQ, Singer M, Thompson BT, Townsend SR, Van der Poll T, Vincent JL, Wiersinga WJ, Zimmerman JL, Dellinger RP (2017) Surviving sepsis campaign: international guidelines for management of sepsis and septic shock: 2016. Crit Care Med 45(3):486–552

Sahai T, Tavares MF, Sweeney JD (2017) Rapid response to intravenous vitamin K may obviate the need to transfuse prothrombin complex concentrates. Transfusion 57(8):1885–1890

Sarani B, Dunkman WJ, Dean L, Sonnad S, Rohrbach JI, Gracias VH (2008) Transfusion of fresh frozen plasma in critically ill surgical patients is associated with an increased risk of infection. Crit Care Med 36(4):1114–1118

Sarode R (2019) Direct oral anticoagulant monitoring: what laboratory tests are available to guide us? Hematology Am Soc Hematol Educ Program 2019(1):194–197

Schlagenhauf A, Kalbhenn J, Geisen U, Beyersdorf F, Zieger B (2020) Acquired von Willebrand syndrome and platelet function defects during extracorporeal life support (mechanical circulatory support). Hamostaseologie 40(2):221–225

Schlimp CJ, Cadamuro J, Solomon C, Redl H, Schöchl H (2013) The effect of fibrinogen concentrate and factor XIII on thromboelastometry in 33 % diluted blood with albumin, gelatine, hydroxyethyl starch or saline in vitro. Blood Transfus 11(4):510–517

Schöchl H, Frietsch T, Pavelka M, Jámbor C (2009) Hyperfibrinolysis after major trauma: differential diagnosis of lysis patterns and prognostic value of thrombelastometry. J Trauma 67(1):125–131

Schöchl H, Cotton B, Inaba K, Nienaber U, Fischer H, Voelckel W, Solomon C (2011) FIBTEM provides early prediction of massive transfusion in trauma. Crit Care 15(6):R265

Schöchl H, Maegele M, Solomon C, Görlinger K, Voelckel W (2012a) Early and individualized goal-directed therapy for trauma-induced coagulopathy. Scand J Trauma Resusc Emerg Med 20:15

Schöchl H, Voelckel W, Maegele M, Solomon C (2012b) Trauma-associated hyperfibrinolysis. Hamostaseologie 32(1):22–27

Schöchl H, Voelckel W, Grassetto A, Schlimp CJ (2013) Practical application of point-of-care coagulation testing to guide treatment decisions in trauma. J Trauma Acute Care Surg 74(6):1587–1598

Schöchl H, Voelckel W, Maegele M, Kirchmair L, Schlimp CJ (2014) Endogenous thrombin potential following hemostatic therapy with 4-factor prothrombin complex concentrate: a 7-day observational study of trauma patients. Crit Care 18(4):R147

Schulman S, Gross PL, Ritchie B, Nahirniak S, Lin Y, Lieberman L, Carrier M, Crowther MA, Ghosh I, Lazo-Langner A, Zondag M (2018) Prothrombin complex concentrate for major bleeding on factor Xa inhibitors: a prospective cohort study. Thromb Haemost 118(5):842–851

Shander A, Walsh CE, Cromwell C (2011) Acquired hemophilia: a rare but life-threatening potential cause of bleeding in the intensive care unit. Intensive Care Med 37(8):1240–1249

Siedlecki CA, Lestini BJ, Kottke-Marchant KK, Eppell SJ, Wilson DL, Marchant RE (1996) Shear-dependent changes in the three-dimensional structure of human von Willebrand factor. Blood 88(8):2939–2950

Solomon C, Traintinger S, Ziegler B, Hanke A, Rahe-Meyer N, Voelckel W, Schöchl H (2011) Platelet function following trauma. A multiple electrode aggregometry study. Thromb Haemost 106(2):322–330

Solomon C, Gröner A, Ye J, Pendrak I (2015) Safety of fibrinogen concentrate: analysis of more than 27 years of pharmacovigilance data. Thromb Haemost 113(4):759–771

Spahn DR, Bouillon B, Cerny V, Duranteau J, Filipescu D, Hunt BJ, Komadina R, Maegele M, Nardi G, Riddez L, Samama CM, Vincent JL, Rossaint R (2019) The European guideline on management of major bleeding and coagulopathy following trauma: fifth edition. Crit Care 23(1):98

Stanworth SJ, Walsh TS, Prescott RJ, Lee RJ, Watson DM, Wyncoll DL (2013) Thrombocytopenia and platelet transfusion in UK critical care: a multicenter observational study. Transfusion 53(5):1050–1058

Stein P, Kaserer A, Sprengel K, Wanner GA, Seifert B, Theusinger OM, Spahn DR (2017) Change of transfusion and treatment paradigm in major trauma patients. Anaesthesia 72(11):1317–1326

Taeuber I, Weibel S, Herrmann E, Neef V, Schlesinger T, Kranke P, Messroghli L, Zacharowski K, Choorapoikayil S, Meybohm P (2021) Association of intravenous tranexamic acid with thromboembolic events and mortality: a systematic review, meta-analysis, and meta-regression. JAMA Surg 156(6):e210884

Tone KJ, James TE, Fergusson DA, Tinmouth A, Tay J, Avey MT, Kilty S, Lalu MM (2016) Acquired factor XIII inhibitor in hospitalized and perioperative patients: a systematic review of case reports and case series. Transfus Med Rev 30(3):123–131

Umemura Y, Yamakawa K, Ogura H, Yuhara H, Fujimi S (2016) Efficacy and safety of anticoagulant therapy in three specific populations with sepsis: a meta-analysis of randomized controlled trials. J Thromb Haemost 14(3):518–530

Van Poucke S, Stevens K, Marcus AE, Lancé M (2014) Hypothermia: effects on platelet function and hemostasis. Thromb J 12(1):31

Vardon-Bounes F, Ruiz S, Gratacap MP, Garcia C, Payrastre B, Minville V (2019) Platelets are critical key players in sepsis. Int J Mol Sci 20(14):3494

Villanueva C, Colomo A, Bosch A, Concepción M, Hernandez-Gea V, Aracil C, Graupera I, Poca M, Alvarez-Urturi C, Gordillo J, Guarner-Argente C, Santaló M, Muñiz E, Guarner C (2013) Transfusion strategies for acute upper gastrointestinal bleeding. N Engl J Med 368(1):11–21

Vincentelli A, Susen S, Le Tourneau T, Six I, Fabre O, Juthier F, Bauters A, Decoene C, Goudemand J, Prat A, Jude B (2003) Acquired von Willebrand syndrome in aortic stenosis. N Engl J Med 349(4):343–349

Vlaar AP, Oczkowski S, de Bruin S, Wijnberge M, Antonelli M, Aubron C, Aries P, Duranteau J, Juffermans NP, Meier J, Murphy GJ, Abbasciano R, Muller M, Shah A, Perner A, Rygaard S, Walsh TS, Guyatt G, Dionne JC, Cecconi M (2020) Transfusion strategies in non-bleeding critically ill adults: a clinical practice guideline from the European Society of Intensive Care Medicine. Intensive Care Med 46(4):673–696

Vlaar APJ, Dionne JC, de Bruin S, Wijnberge M, Raasveld SJ, van Baarle F, Antonelli M, Aubron C, Duranteau J, Juffermans NP, Meier J, Murphy GJ, Abbasciano R, Müller MCA, Lance M, Nielsen ND, Schöchl H, Hunt BJ, Cecconi M, Oczkowski S (2021) Transfusion strategies in bleeding critically ill adults: a clinical practice guideline from the European Society of Intensive Care Medicine. Intensive Care Med 47(12):1368–1392

Vrij EL de, Vogelaar PC, Goris M, Houwertjes MC, Herwig A, Dugbartey GJ, Boerema AS, Strijkstra AM, Bouma HR, Henning RH (2014) Platelet dynamics during natural and pharmacologically induced torpor and forced hypothermia. PLoS One 9(4):e93218

Wang CZ, Moss J, Yuan CS (2015) Commonly used dietary supplements on coagulation function during surgery. Medicines (Basel) 2(3):157–185

Williamson DR, Lesur O, Tétrault JP, Nault V, Pilon D (2013) Thrombocytopenia in the critically ill: prevalence, incidence, risk factors, and clinical outcomes. Can J Anaesth 60(7):641–651

Witters P, Freson K, Verslype C, Peerlinck K, Hoylaerts M, Nevens F, Van Geet C, Cassiman D (2008) Review article: blood platelet number and function in chronic liver disease and cirrhosis. Aliment Pharmacol Ther 27(11):1017–1029

Wolberg AS, Meng ZH, Monroe DM 3rd, Hoffman M (2004) A systematic evaluation of the effect of temperature on coagulation enzyme activity and platelet function. J Trauma 56(6):1221–1228

Wong DW, Mishkin FS, Tanaka TT (1980) The effects of bicarbonate on blood coagulation. JAMA 244(1):61–62

Ziegler B, Voelckel W, Zipperle J, Grottke O, Schöchl H (2019) Comparison between the new fully automated viscoelastic coagulation analysers TEG 6s and ROTEM Sigma in trauma patients: a prospective observational study. Eur J Anaesthesiol 36(11):834–842

Ziemen M, Shah PM, Henkel-Bussmann M, Breddin HK (1986) Hemostatic parameters influenced by imipenem/cilastatin. Infection 14 (Suppl 2): S138–S142

Schmerz, Sedierung und Delir

Claudia Spies, Björn Weiß, Alawi Lütz und Anika Müller

Inhalt

1   Zusammenfassung 677
2   Einführung 678
2.1   Integratives Gesamtkonzept zur Analgesie, Sedierung und dem Management von Schmerzen, Stress und Delir. 678
3   Analgesie 678
3.1   Monitoring von Schmerz und Analgesie 678
3.2   Analgetika im Rahmen der intensivmedizinischen Therapie 679
4   Sedierung, Stress und Anxiolyse 682
4.1   Neue Sedierungskonzepte 682
4.2   Messung der Sedierungstiefe 682
4.3   Einsatz von Sedativa im Rahmen der Intensivmedizin 683
5   Delir 684
5.1   Einführung 684
5.2   Monitoring des Delirs 685
5.3   Therapie des Delirs 685

Literatur 687

Für die S3-Leitliniengruppe Analgesie, Sedierung und Delirmanagement in der Intensivmedizin (DAS-Leitlinie 2020):

Martin Bellgardt, Andreas Binder, Enrico Bock, Kerstin Böhm, Stephan Braune, Hartmut Bürkle, Teresa Deffner, Süha Demirakca, Rahel Eckardt-Felmberg, Ingo Fietze, Thomas Fink, Stephan Freys, Andreas Fründ, Lars Garten, Bernhard Gohrbandt, Christian Göpel, Martin Grutza, Hans-Christian Hansen, Irene Harth, Wolfgang Hartl, Hans-Jürgen Heppner, Carsten Hermes, Anja Heymann, Anke Hierundar, Johannes Horter, Uwe Janssens, Christine Jungk, Bernd Kallmünzer, Stefan Kleinschmidt, Matthias Kochanek, Matthias Kumpf, David Kuppinger, Andreas Markewitz, Bernd Mitzlaff, Anika Müller, Christine Müller-Brandes, Wolfgang Müllges, Maritta Orth, Christian Putensen, Sabrina Sayk, Michael Schäfer, Nils Schallner, Peter Schellongowski, Monika Schindler, Stefan Schröder, Gerhard Schwarzmann, Claudia Spies, Peter Tonner, Sascha Treskatsch, Uwe Trieschmann, Frank Wappler, Christian Waydhas, Björn Weiß

C. Spies (✉) · B. Weiß · A. Lütz · A. Müller
Klinik für Anästhesiologie m.S. operative Intensivmedizin (Campus Charité Mitte und Campus Virchow-Klinikum), Charité – Universitätsmedizin Berlin, Berlin, Deutschland
E-Mail: claudia.spies@charite.de; bjoern.weiss@charite.de; alawi.luetz@charite.de; anika.mueller@charite.de

1   Zusammenfassung

Analgesie, Sedierung und Delirmanagement sind herausfordernde Elemente einer intensivmedizinischen Behandlung und können den Behandlungserfolg verbessern, aber auch die Behandlung verzögern und das Behandlungsergebnis gefährden. Im folgenden Kapitel wird das integrative Gesamtkonzept des Managements von Analgesie, Sedierung und Delir vorgestellt und es wird systematisch dargestellt, wie ein solches Management gelingen kann. Für jede der Domänen wird hierzu erläutert, wie ein situationsadaptiertes, validiertes Monitoring erfolgen kann. Im Weiteren wird das evidenzbasierte Therapieziel für die Domäne erläutert und dann beschrieben, wie mit pharmakologischen und nicht pharmakologischen Therapieansätzen ein wacher, kooperativer, angst-, schmerz- und delirfreier Patient zu erreichen ist.

2 Einführung

2.1 Integratives Gesamtkonzept zur Analgesie, Sedierung und dem Management von Schmerzen, Stress und Delir.

Das Management von Sedierung, Schmerzen, Stress, Angst und dem Delir ist Bestandteil jeder intensivmedizinischen Behandlung. Ähnlich wie Ernährung und Physiotherapie gehört es zur Grundversorgung intensivpflichtiger Patienten und trägt unabhängig von der zu Grunde liegenden Erkrankung maßgeblich zum Behandlungserfolg bei. In Deutschland stellt es zudem einen Qualitätsindikator der intensivmedizinischen Versorgung dar. Besonders relevant ist das Management, weil Delirien und Fehler im Analgosedierungs- und symptomorientierten Management mit funktionellen Langzeitbeeinträchtigungen assoziiert sind. Dazu zählen neben kognitiven Störungen auch Störungen der mentalen Gesundheit sowie Beeinträchtigungen der Mobilität (Herridge et al. 2011; Olafson et al. 2021; Pandharipande et al. 2013).

Zu einem multimodalen Management zählen in diesem Zusammenhang die Definition von Zielvorgaben, das Monitoring mit validierten Messinstrumenten, sowie der zielgesteuerte Einsatz von pharmakologischen und nicht-pharmakologischen Therapieansätzen. Die Sedierung von intensivpflichtigen Patienten ist dabei grundsätzlich zu vermeiden. Der Einsatz von Sedativa zum Erreichen einer tiefen Bewusstlosigkeit bleibt heute wenigen Indikationen vorbehalten.

Mit der Implementierung von Behandlungsprotokollen lässt sich der intensivstationäre Verlauf und letztendlich das Behandlungsergebnis von intensivpflichtigen Patienten nachhaltig verbessern. Die aktuellen Behandlungsempfehlungen für kritisch kranke Patienten sind in der 2021 online publizierten S3-Leitlinie „Analgesie, Sedierung und Delirmanagement in der Intensivmedizin" zusammengefasst (Taskforce 2021). Diese Leitlinie reflektiert den interdisziplinären Konsens von 17 Fachgesellschaften. Die Vorgängerversion der Leitlinie wurde 2015 als DAS-Leitlinie veröffentlicht (Taskforce 2015). Seit 2010 ist das Delirmanagement fester Bestandteil in den Handlungsempfehlungen.

Ziel des integrativen Managements von Delir, Analgesie und Sedierung ist der wache, kooperative, schmerz-, angst- und delirfreie Patient, der spontan atmet und aktiv an dem Genesungsprozess und den damit verbundenen Entscheidungen teilnehmen kann (siehe Abb. 1). Die Leitlinie fasst dies in ihrem Leitsatz zusammen.

Dies gilt unabhängig davon, ob der Patient beatmet oder nicht-beatmet ist, wobei erwähnt sei, dass die Umsetzung der

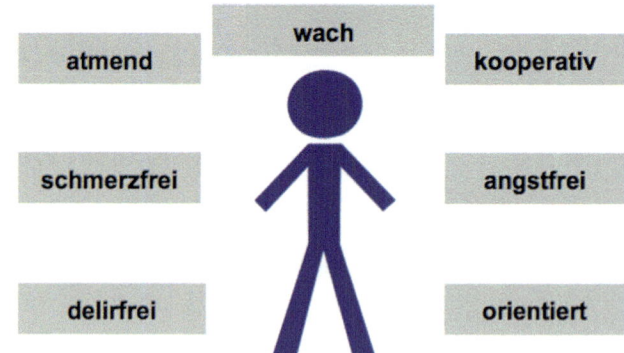

Abb. 1 Vereinfachtes Schema: „Der Intensivpatient"

Leitlinienempfehlungen insbesondere bei Patienten mit orotrachealem Tubus anspruchsvoll ist und multiprofessionelle Strategien nötig sind, die Ärzte, Pflegende und andere an der Behandlung beteiligte Heilberufe einschließen. Das Konzept setzt voraus, dass Ziele bezüglich Sedierungs- und Schmerzmanagement konkret definiert, angepasst und in regelmäßigen Abständen gemessen werden. Nur so lässt sich eine auf die individuellen Bedürfnisse abgestimmte Therapie realisieren.

3 Analgesie

3.1 Monitoring von Schmerz und Analgesie

Die Kommunikation mit schwerstkranken Patienten unterliegt Besonderheiten, da die Kommunikationsfähigkeit des Patienten eingeschränkt sein kann.

Kommunikationsbarrieren können sich zum einen aus einer Beatmung ergeben (z. B. Tubus), zum anderen aus patientenbezogenen Faktoren, wie einem Delir oder Symptomen im Rahmen von anderen Störungen des ZNS und PNS. So kann sich ein bewusstseinsklarer Patient im Rahmen einer Critical Illness Polyneuropathie/Criticall Illness Myopathie durch eine profunde Schwäche unter Umständen nicht oder nur sehr eingeschränkt äußern. In mehreren Untersuchungen konnte gezeigt werden, dass Schmerzen gerade bei Intensivpatienten regelhaft unterschätzt werden und daher Patienten häufig nicht adäquat schmerztherapiert sind (Krampe et al. 2021; Novaes et al. 1997). Um eine adäquate Schmerztherapie zu gewährleisten, muss das Schmerzintensitätsniveau der Patienten engmaschig überwacht werden.

Für Patienten, die ihr Schmerzniveau selbst beurteilen können, ist die individuelle Selbstauskunft mittels validierter Schmerzskala Goldstandard zur Schmerzmessung. Hierzu stehen eine Reihe von Skalen, wie zum Beispiel die Numerische Rating Skala (NRS), die Visuelle Analog Skala (VAS) oder die Verbale Rating Skala (VRS)) zur Verfügung. Die „visually enlarged and laminated" NRS-V gilt aktuell als

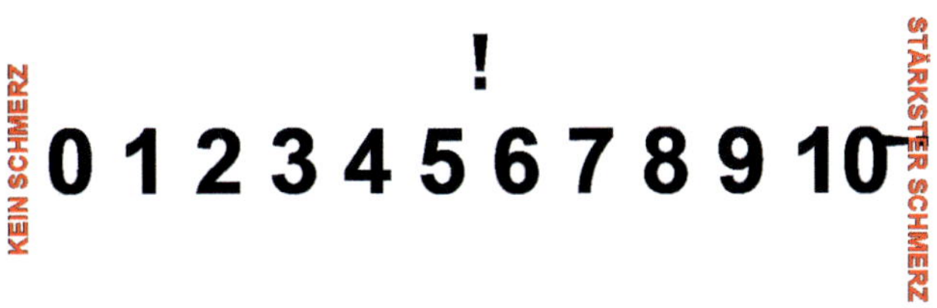

KEIN SCHMERZ **0 1 2 3 4 5 6 7 8 9 10** **STÄRKSTER SCHMERZ**

!

Abb. 2 NRS-V nach Chanques et al. (2010) Die Skala wird dem Patienten auf einem 30 cm x 10 cm großen, laminierten Papier vorgehalten

Referenzstandard unter den Selbsteinschätzungsskalen (siehe Abb. 2) (Chanques et al. 2010).

Bei Patienten, die keine Selbstauskunft zum aktuellen Schmerzniveau geben können, müssen standardisierte Fremdeinschätzungsinstrumente wie zum Beispiel die „Behavioural Pain Scale (BPS)" zur Beurteilung der Schmerzstärke herangezogen werden (siehe Tab. 1). Eine modifizierte Version der BPS für nicht intubierte Patienten (BPS-NI) kommt dann zum Einsatz, wenn solche Patienten keine Selbsteinschätzung ihrer Schmerzintensität vornehmen können (z. B. im Delir) (Chanques et al. 2009; Payen et al. 2001). An Stelle des Kriteriums „Anpassung an das Beatmungsgerät" werden hier „Vokalisation/Schmerzlaute" bewertet. Neben BPS und BPS-NI stehen auch andere Fremdeinschätzungsinstrumente wie z. B. das „Critical-Care-Pain-Observation-Tool (CPOT)" zur Verfügung (siehe Tab. 2).

Obwohl diese Messinstrumente zur Verfügung stehen, konnte in Studien gezeigt werden, dass das subjektive Schmerzerleben nur eine moderate Korrelation mit den Selbsteinschätzungsinstrumenten zeigt (Gelinas und Johnston 2007; Tousignant-Laflamme et al. 2010).

Die apparative Messung von Schmerz wäre in diesem Zusammenhang ein wünschenswertes Hilfsmittel um das Schmerzniveau insbesondere bei nicht kommunikationsfähigen Patienten zu erfassen. Allerdings unterliegen Messungen wie z. B. die des Hautwiderstandes oder des pupillären Dilatationsreflexes vielen Störfaktoren. Dazu zählen im intensivmedizinischen Bereich insbesondere Pharmaka wie z. B. Alpha-2-Agonisten, Betablocker oder eine Katecholamintherapie. Bisher konnte nur im postoperativen Kontext gezeigt werden, dass die Messung des pupillären Dilatationsreflexes gut mit der individuellen Schmerzwahrnehmung korreliert (Aissou et al. 2012).

> **Praxis:**
> Eine Schmerztherapie sollte immer an die individuellen Bedürfnisse des Patienten angepasst werden. Als Interventionsgrenze gilt eine NRS-V von > 4. Ist die NRS-V = 4, hängt die Intervention vom Patientenwunsch ab. Beim BPS und dem BPS-NI gilt ein Zielwert < 6.

Tab. 1 Behavioral Pain Scale; nach Payen et al.

ITEM	BESCHREIBUNG	PUNKTE
Gesichtsausdruck:	Entspannt	1
	Teilweise angespannt	2
	Stark angespannt	3
	Grimassieren	1
Obere Extremität:	Keine Bewegung	1
	Teilweise Bewegung	2
	Anziehen mit Bewegung der Finger	3
	Ständiges Anziehen	1
Adaptation an Ventilator:	Toleranz	1
	Seltenes Husten	2
	Gegenatmung	3
	Keine kontrollierte Beatmung möglich	4

3.2 Analgetika im Rahmen der intensivmedizinischen Therapie

3.2.1 Einführung: Analgetika

Schmerzen auf der Intensivstation sind vielfältiger Ätiologie und bedürfen einer situationsgerechten, adäquaten Behandlung. Grundsätzlich sollte auch bedacht werden, dass Schmerzspitzen – beispielsweise im Rahmen von Interventionen- eine Bedarfsmedikation in vielen Situationen sinnvoll und möglich machen. Insbesondere letztere können zu einer akuten, erheblichen Schmerzzunahme führen (3–4 Punkte auf der NRS-V) und müssen daher vorausschauend therapiert werden.

> **Wünschenswerte Eigenschaften eines Analgetikums:**
> - Bedarfsgerechte Anwendbarkeit
> - Schneller Wirkeintritt
> - Schnelle Wirkbeendigung
> - Lineare Dosis-Wirkungs-Beziehung
> - Keine sedierende Wirkung
> - Keine Akkumulation von aktiven Metaboliten
> - Keine organabhängige Metabolisierung

Keine der bisher verfügbaren Substanzen erfüllt alle diese Eigenschaften, sodass die Entscheidung zugunsten einer Substanz oder Substanzkombination individuell getroffen werden muss. Eine Therapie nach dem WHO-Stufenschema ist häufig auch im intensivmedizinischen Bereich anwendbar.

3.2.2 Applikationswege

Grundsätzlich steht eine Vielzahl von Applikationswegen für Analgetika zur Verfügung. Neben der intravenösen Applikationsform, besteht die Möglichkeit Analgetika oral, rektal, transdermal, transmukosal, epidural, subkutan oder intramuskulär zu applizieren. Im intensivmedizinischen Kontext

Tab. 2 Vereinfachtes Schema zur Auswahl des Testverfahrens zur Schmerzerfassung abgestimmt auf Beatmungsstatus, Delir und Sedierung. RASS: Richmond-Agitation and Sedation Scale; NRS-V: Numeric Rating Scale, visually enlarged and laminated; BPS: Behavioural Pain Scale; BPS-NI: Behavioural Pain Scale, not intubated; 1) Delirmonitoring mit einem Delirmessinstrument gilt als Zuverlässig bei einem RASS von -2 bis $+4$. Ist der RASS < -2 lassen sich keine zuverlässigen Aussagen über den Delirstatus treffen

Beatmung	Nein	Ja	Nein	Ja	Nein	Ja
Delir	Nein	Nein	Ja	Ja	1)	1)
Sedierung	RASS > -2	RASS > -2	RASS > -2	RASS > -2	RASS < -2	RASS < -2
Schmerz-Score:						
NRS-V	✓	✓	●	●	●	●
BPS	●	●	●	✓	●	✓
BPS-NI	●	●	✓	●	✓	●

führen nicht-intravenöse parenterale Applikationswege durch Mikrozirkulationsstörungen häufig zu verlängertem Wirkeintritt und konsekutiven Dosierungsproblemen. Bei enteralen Applikationsformen hängen Wirkspiegel maßgeblich von der gastrointestinalen Motilität und der Resorptionsfähigkeit ab. Zudem können retardierte Formulierungen aufgrund ihrer Galenik nicht zur Verabreichung über eine enterale Sonde geeignet sein. Insgesamt bleibt die intravenöse Verabreichung aktuell Applikationsform der ersten Wahl.

3.2.3 Opioidanalgetika

Opioide finden einen breiten Einsatz im Rahmen einer intensivmedizinischen Behandlung. Dabei können sowohl patientengesteuerte Applikationsformen, als auch fremdgesteuerte, kontinuierliche oder bedarfsadaptierte Applikationsformen angewendet werden. Im deutschen Raum kommen für die kontinuierliche Applikation typischerweise Fentanyl, Sufentanil und Remifentanil zur Anwendung. Für die diskontinuierliche Gabe wird in Deutschland sowohl für fremdgesteuerte, wie patientengesteuerte Verfahren führend Piritramid eingesetzt. Patientenkontrollierte Verfahren haben einen positiven Effekt auf die Patientenzufriedenheit und das Erreichen des gewünschten Analgesieniveaus. Fremdgesteuerte Verfahren kommen dennoch häufig zum Einsatz. Insbesondere bei deliranten Patienten oder solchen mit vorbestehenden kognitiven Funktionseinschränkungen, sollte fremdgesteuerten Verfahren der Vorzug gegeben werden.

> **Praxis:**
> Das abrupte Absetzen von Opioiden kann zu unkontrollierten Schmerzzuständen und Entzugssymptomatik führen. Dauerinfusionen sollten daher ausgeschlichen und in eine Bedarfsmedikation überführt werden. Zusätzlich kann der Einsatz von Adjuvantien wie z. B. Clonidin sinnvoll sein *(siehe Abschn. 2.2.6.1)*. Patientenkontrollierten Analgesieverfahren sollten bevorzugt zum Einsatz kommen.

3.2.4 Nicht-Opioid Analgetika

Die Anwendung von Nicht-Opioidanalgetika sollte nach strenger Nutzen-Risiko Abwägung erfolgen und es sollte eine individuelle, patientenabhängige Entscheidung getroffen werden. Beim günstiger Nutzen-Risiko Evaluation können diese mit einer Opioidtherapie kombiniert werden oder diese ersetzen. Während die US-amerikanische Leitlinie die Gabe von Acteaminophen oder Nefopam (NSAIDs) explizit als standardmäßige Co-Analgetikatherapie oder als Ersatz von Opioiden vorschlägt, fokussieren die deutschen Leitlinien auf einen Einsatz unter strenger Berücksichtigung der Nutzen-Risiko Konstellation.

Potenziell positive Nebeneffekte sind die zusätzlichen antypyretischen und antiphlogistischen Effekte.

Durch Nicht-Opioid-Analgetika kann überdies eine Dosisreduktion der Opioide erreicht werden. Hierdurch können unerwünschte Wirkungen wie eine Darmparalyse, Nausea und Emesis reduziert werden. In Deutschland kommen vornehmlich Metamizol und Paracetamol zum Einsatz. Eine engmaschige Kontrolle des Blutbildes ist bei Metamizol zu empfehlen, da es zu einer schweren Agranulozytose kommen kann. COX-II Inhibitoren sind unter Berücksichtigung der Kontraindikationen ebenfalls grunsätzlich geeignet. Unerwünschte Wirkungen umfassen neben gastrointestinalen Komplikationen (Ulkus, Anastomoseninsufizienzen) eine Reduktion der renalen Perfusion über eine reduzierte vasodilatative Wirkung am Vas afferens. Entsprechend sind Nicht-Opioidanalgetika nicht in jeder klinischen Konstellation geeignet.

3.2.5 Regionale Katheterverfahren im intensivmedizinischen Bereich

Neuroaxiale und periphere Regionalverfahren erfreuen sich einer großen Beliebtheit in der Anästhesie und werden alleine oder in Kombination mit einer Allgemeinanästhesie angewendet. So kann peri- und postoperativ häufig mit sehr geringen Dosen von Opioiden eine suffiziente Analgesie erreicht werden. Insbesondere rückenmarksnahe Verfahren, wie eine Peridualanästhesie, erhöhen zudem die gastrointestinale Motilität durch eine Sympathikusblockade. Dieser Aspekt ist für intensivpflichtige Patienten von Bedeutung, da eine gastrointestinale Paralyse eine häufige Komplikation im Rahmen einer Intensivtherapie darstellt. Die Anlage von rückenmarksnahen und peripheren Regionalverfahren unterliegt den gleichen Vorsichtsmaßnahmen und Sicherheitsstandards wie in der Anästhesiologie. Es gebietet sich, eine gründliche Nutzen-Risiko Bewertung vorzunehmen.

▶ **Cave** Da rückenmarksnahe Verfahren mit nicht unerheblichen Komplikationen verbunden sein können, ist die Überprüfung der motorischen Funktion als Ausschlussdiagnostikum für eine epidurale/spinale Raumforderung mindestens zweimal pro Tag erforderlich. Entsprechend ist im Verlauf durch das behandelnde Team zu gewährleisten, dass der Patient zweimal pro Tag einer neurologischen Untersuchung zugänglich ist. Die aktuelle Leitlinie der DGAI zur Antikoagulation vor Katheteranlage und Katheterentfernung ist unbedingt zu beachten.

Als Kontraindikationen gelten:
- Sepsis
- Schock mit hochdosierter Katecholamintherapie
- Infektionen oder frische Blutungen im ZNS-Bereich
- erhöhter Hirndruck
- spezifische neurologische Erkrankungen ohne Dokumentation
- Aortenklappen- oder Mitralklappenstenose
- manifeste Gerinnungsstörung (auch durch Antikoagulation)
- lokale Hautinfektionen im Punktionsbereich
- Allergien gegen Lokalanästhetika oder sonstige Bestandteile
- fehlende Einwilligung des Patienten oder gesetzlichen Vertreters.

3.2.6 Adjuvante Substanzen im Rahmen der analgetischen Therapie

Alpha-2-Adrenorezeptoragonisten
Der Alpha-2-Adrenorezeptoragonist Clonidin wird seit den sechziger Jahren als Antihypertensivum eingesetzt. Durch Aktivierung des präsynaptischen Alpha-2-Rezeptors wird die Ausschüttung des Neurotransmitters Noradrenalin verhindert. Das Wirkspektrum umfasst neben der antihypertensiven Wirkung zusätzlich co-analgetische, sedierende und anxiolytische Wirkungen. Die analgetische Wirkung wird über Alpha-2-Rezeptoren im Rückenmark vermittelt. Zu berücksichtigen ist die bradykardisierende Wirkung von Alpha-2-Agonisten. Bei bradykarden Herzrhythmusstörungen sind Alpha-2-Agonisten daher kontraindiziert. Zudem kann Clonidin die gastrointestinale Motilität negativ beeinflussen.

Zusätzlich steht der selektivere Alpha-2-Rezeptor Agonist Dexmedetomidin zur Verfügung, der eine kürzere Halbwertszeit hat. Die terminale Eliminationshalbwertszeit liegt auch bei einer Infusionsdauer von > 72 h bei etwa 2 h. Der Einsatz von Dexmedetomidin war neben dem sedierenden und co-analgetischen Effekts mit einer geringeren Delirinzidenz im Vergleich zu Midazolam assoziiert (Riker et al. 2009). Dieser Effekt konnte für den weniger selektiven Alpha-2-Agonisten Clonidin nur bei Alkoholentzugsdelir gezeigt werden (Spies et al. 2003). Typische unerwünschte Wirkungen sind eine dosisabhängige Bradykardie, sowie eine Hypotension. Wie auch bei anderen Analgetika und Sedativa wird eine entsprechende Titration der Substanzen bis zur erwünschten Wirkung empfohlen. Neuere Studien zeigen, dass unter Dexmedetomidin kein Überlebensvorteil zu erwarten ist, es aber eine wichtige Rolle in der multimodalen Therapie zur Stressreduktion insbesondere in der Weaning-Phase spielen kann (Reade et al. 2016; Shehabi et al. 2019).

Ketamin
Ketamin ist ein analgetisch und hypnotisch wirkendes Anästhetikum, das auch auf Intensivstationen zum Einsatz kommt. Es wirkt inhibitorisch auf glutamaterge NMDA-Rezeptoren und zeigt in niedriger Dosierung vornehmlich einen analgetischen Effekt. Ketamin verursacht eine dissoziative Anästhesie in hohen Dosen. Diese kann mit Alpträumen

und Halluzinationen einhergehen. Ebenso sind Speichelfluss sowie ein erhöhter Blutdruck typische Effekte. Die halluzinogene Wirkung bedingt, dass es in der Praxis, wenn höhere Dosen eingesetzt werden, häufig mit einem Benzodiazepin oder Propofol kombiniert wird. Im Falle einer niedrigen Dosierung (z. B. beim Postamputationsschmerz), ist dies in der Regel nicht notwendig. Für Ketamin wird eine zusätzliche neuroprotektive Wirkung diskutiert. Kleinere Untersuchungen haben gezeigt, dass unter Ketamin eine größere hämodynamische Stabilität unter Einsparung von Katecholaminen erreicht werden kann. Dies kann sich positiv auf den zerebralen Perfusionsdruck auswirken. Zum neuroprotektiven Potenzial gibt es widersprüchliche Daten.

4 Sedierung, Stress und Anxiolyse

4.1 Neue Sedierungskonzepte

Studien seit Beginn der 2000er-Jahre zeigen konsistent, dass die Sedierung von intensivpflichtigen Patienten vermieden werden sollte. Sie ist mit einer signifikant erhöhten Mortalität, einer verlängerten Intensivbehandlungsdauer, Beatmungsdauer, sowie einer längeren Krankenhausbehandlungsdauer verknüpft (Shehabi et al. 2012a). Die frühe, tiefe Sedierung von Patienten innerhalb der ersten 48 Stunden nach Intensivaufnahme ist mit einem signifikant schlechteren Behandlungsergebnis noch nach einem Jahr verknüpft (Balzer et al. 2015; Shehabi, Bellomo, Reade, Bailey, Bass, Howe, McArthur, Seppelt, Webb, Weisbrodt, et al. 2012b).

Dies bedeutet im Umkehrschluss nicht, dass immer auf den Einsatz von Sedativa verzichtet werden kann. Insbesondere zur Stressreduktion und zur Behandlung von Agitationszuständen kann es notwendig sein, Substanzen mit sedierendem Wirkprofil symptomorientiert einzusetzen (Strom et al. 2010). In speziellen Situationen kann auch eine tiefe Sedierung medizinisch indiziert sein. Hierzu zählen Kurznarkosen im Rahmen einer Intervention oder die therapeutische Sedierung im Rahmen der Neurointensivmedizin. Eine große, multizentrische Studie fand selbst in der Therapie des moderaten und schweren ARDS keinen Vorteil in der tiefen Sedierung und Muskelrelaxierung gegenüber einer Sedierung mit dem Ziel des wachen und aufmerksamen Patienten (Moss et al. 2019). Eine pauschale Indikation zur tiefen Sedierung erscheint hier nicht gerechtfertigt, sondern es bedarf einer individuellen Festlegung.

Ist eine tiefe Sedierung in einem Fall notwendig, sollte das Sedierungsziel schnell erreicht werden. Mit Wegfall der Indikation soll der Patient möglichst rasch wieder einem Protokoll für keine/leichte Sedierung zugeführt werden (Ziel-RASS 0/-1). Hierbei ist der Anspruch an die Steuerbarkeit der Sedativa besonders hoch, um eine unbeabsichtigte, prolongierte Übersedierung zu vermeiden. Neben der Auswahl der geeigneten Substanz (oder Substanzkombination) sind zusätzlich die Definition von Behandlungszielen und das engmaschige Monitoring mit einer validierten und zuverlässigen Messskala notwendig. Muss ein Patient zeitweise tief sediert werden, so ist die Durchführung eines täglichen Aufwach- und Spontanatmungsversuches unerlässlich. Bereits 1996 konnten Ely und Kollegen zeigen, dass ein protokollbasierter Spontanatmungsversuch mit definierten Abbruchkriterien einer individuellen ärztlichen Festlegung, ob ein Patient vom Respirator entwöhnt werden kann, überlegen ist (Ely et al. 1996). Durch protokollbasierte Aufwachversuche kann die Beatmungsdauer zusätzlich um zwei Tage reduziert und die beatmungsassoziierte Komplikationsrate signifikant gesenkt werden (Kress et al. 2000). Die Kombination von Aufwach- und Spontanatmungsversuchen ist mit einer signifikanten

Reduktion der Mortalität verbunden (Girard et al. 2008).

> **Praxis:**
> Eine therapeutische tiefe Sedierung findet heute nur noch im Rahmen eines erhöhten intrakraniellen Druckes oder zur Durchbrechung eines persistierenden Status epilepticus statt.

▶ **Cave** Eine tiefe Sedierung ist mit einem schlechteren Behandlungsergebnis assoziiert und sollte nur nach strenger Indikationsstellung erfolgen. Hier sollte Sie mit kombinierten Aufwach- und Spontanatmungsversuchen verbunden werden. Diese ersetzen aber keine Wachheit.

4.2 Messung der Sedierungstiefe

Nur durch die Festlegung individueller Sedierungsziele und regelmäßiger Überprüfung der aktuellen Sedierungstiefe mit Hilfe valider Messinstrumente kann eine akzidentelle Übersedierung vermieden werden.

Die „Richmond Agitation-Sedation Scale (RASS)" ist klinischer Referenzstandard zur Messung der Sedierungstiefe und Schwere von Agitation und erreicht in der Vorversion der amerikanischen Guidelines zum Thema Schmerz, Agitation und Delir die besten psychometrischen Ergebnisse in einer Testung. Anhand einer zehnstufigen Skala wird die Reaktion des Patienten auf Ansprache und taktilen Stimulus bewertet. Klinischer Vorteil der Skala ist die hohe Reliabilität, welche sich aus der hohen Standardisierung der Durchführung ergibt (siehe Tab. 3).

Tab. 3 Richmond Agitation and Sedation Scale, nach Sessler et al. (2002)

Punkte	Bewertung	Beschreibung
+4	Sehr streitlustig	Offene Streitlust, gewalttätig, unmittelbare Gefahr für das Personal
+3	Sehr agitiert	Zieht oder entfernt Schläuche oder Katheter; aggressiv
+2	Agitiert	Häufige ungezielte Bewegung, atmet gegen das Beatmungsgerät
+1	Unruhig/Ängstlich	Ängstlich, aber Bewegungen nicht aggressiv oder lebhaft
0	Aufmerksam, ruhig	
−1	Schläfrig	Nicht ganz aufmerksam, aber erwacht anhaltend durch Stimme (> 10 s)
−2	Leichte Sedierung	Erwacht kurz mit Augenkontakt durch Stimme (< 10 s)
−3	Mäßige Sedierung	Bewegung oder Augenöffnung durch Stimme (aber keinen Augenkontakt)
−4	Tiefe Sedierung	Keine Reaktion auf Stimme, aber Bewegung oder Augenöffnung durch körperlichen Reiz
−5	Nicht erweckbar	Keine Reaktion auf Stimme oder körperlichen Reiz

> **Praxis:**
> Ein Sedierungsziel sollte mindestens einmal pro Tag definiert werden. Die Sedierungstiefe und Schwere der Agitation soll mindestens alle 8 Stunden mit der RASS gemessen und dokumentiert werden.

4.3 Einsatz von Sedativa im Rahmen der Intensivmedizin

Die Einteilung in Kurz-, Mittel- und Langzeitsedierung ist heute noch üblich und gibt eine Hilfestellung bei der Wahl der auszuwählenden Substanzen und findet in nationalen und internationalen Leitlinien Anwendung. Neuere Studien legen nahe, zusätzlich eine klinische Unterscheidung nach Sedierungsziel vorzunehmen. Im Regelfall soll ein wacher, kooperativer Patient angestrebt werden und nur in Ausnahmefällen sollte eine tiefe Sedierung erzielt werden. Entsprechend erfolgt in dieser Darstellung die Einteilung nach Sedativa zur „tiefen Sedierung" (definiert als Ziel-RASS < − 3) oder nach Sedativa die symptomorientiert zur Anwendung kommen (Ziel-RASS 0/-1).

4.3.1 Einsatz von Sedativa zur tiefen Sedierung im Rahmen der Intensivbehandlung

Die tiefe Sedierung ist auf wenige, spezielle Indikationen beschränkt (siehe Abschn. 4.1). Für eine Sedierungsdauer < 7 Tage und einem Patientenalter > 16 Jahren ist Propofol das empfohlene Sedativum zum Erreichen einer tiefen Bewusstlosigkeit. Es gilt im Vergleich zu Benzodiazepinen als besser steuerbar (Carson et al. 2006; Fong et al. 2007; Martin et al. 2010b). Limitiert ist die Anwendung durch die potenziell lebensbedrohliche Nebenwirkung eines Propofolinfusionssyndroms (PRIS). Dieses ist vor allem bei längerer Anwendung in hoher Dosis beschrieben und auf eine mitochondriale Dysfunktion zurückzuführen. Manifestationsort sind Herz- und Skelettmuskulatur und es geht mit einer Rhabdomyolyse, Herzrhythmusstörungen und einer schweren metabolischen Azidose einher. Bei Anwendung von Propofol als kontinuierliches Sedativum ist die engmaschige Überwachung von Rhabdomyolyseparametern und des Säure-Basen-Haushalts dringendst empfohlen. Die Grünfärbung des Urins unter Propofol gilt als gutartige und harmlose Nebenwirkung, die auf einen chromophoben Metaboliten zurückzuführen ist. Besonders bei alkalischem pH-Wert des Urins kann die Grünverfärbung auftreten. Bei einer länger andauernden Sedierung, muss ein individuelles Konzept festgelegt werden. Als Modulatoren am GABA-A Rezeptor kommen neben Propofol nur Benzodiazepine in Betracht. Hierbei ist Midazolam das im europäischen Raum am häufigsten verwendete Sedativum in der Intensivtherapie (Martin et al. 2006). Benzodiazepine zeichnen sich durch eine große therapeutische Breite aus, haben allerdings einige schwerwiegende Nachteile, wie ein prodelirogenes Potenzial, eine potenzielle Toleranz und eine unvorhersehbare Wirkdauer durch Akkumulation (Pandharipande et al. 2006). Daher bleibt insbesondere das im US-amerikanischen Raum verwendete, länger wirksame Benzodiazepin Lorazepam in Deutschland speziellen Anwendungsgebieten wie der Therapie des Status epilepticus vorbehalten. Das in Deutschland zur Sedierung in der Intensivmedizin zugelassene Lormetazepam hat die Vorteile der Zytochrom P450 unabhängigen Biotransformation (Doenicke et al. 1991). Es gibt aktuell noch keine randomisiert-kontrollierte Studie, die Lormetazepam als Sedativum im Rahmen der Intensivmedizin untersucht, allerdings Anwendungsbeobachtungen die nahelegen, dass es ein Benzodiazepin mit besserer Steuerbarkeit ohne ein Risiko für eine Übersedierung sein könnte.

> **Praxis:**
> Volatile Anästhetika wie Isofluran und Sevofluran bieten eine Alternative zur tiefen Sedierung. Ein Vorteil bietet die gute Steuerbarkeit und das in der Regel rasche Erwachen des Patienten nach Beendigung der Anwendung. Nachteil ist vor allem die verhältnismäßig aufwendige Applikationsform. Es stehen für den intensivmedizinischen Bereich Applikatoren zur Verfügung, die mit Intensivrespiratoren kompatibel sind.

Da eine tiefe Sedierung nur bedingt durch klinische Messinstrumente gesteuert werden kann, können apparative Verfahren zum Einsatz kommen. In der Regel kommen Verfahren aus dem anästhesiologischen Bereich zum Einsatz, die EMG und EEG-Daten (in der Regel vereinfachte Ableitungen) messen und in einen „Narkosetiefenindex" umrechnen. Eine Anwendung muss für den Individualfall abgewogen werden, da eine valide Funktion nicht zuletzt aufgrund von zahlreicher Einflussfaktoren nicht gewährleistet werden kann.

4.3.2 Symptomorientierter Einsatz von Substanen mit sedierendem Wirkprofil beim wachen und kooperativen Patienten

Der Einsatz von Pharmaka zur symptomorientierten Behandlung von Angst, Stress und Unruhe kann dann gerechtfertigt sein, wenn differenzialdiagnostisch andere Ursachen (z. B. Schmerzen) ausgeschlossen sind. Für Unruhe (RASS $\geq +1$) lässt sich im günstigsten Fall eine konkrete Ursache eruieren, die spezifisch therapiert werden kann. Die vorschnelle Gabe eines Sedativums verschleiert wegweisende Symptome und verhindert so eine Therapie. Wird die Indikation zur Gabe von Substanzen mit sedierendem Wirkprofil gestellt, sollte eine Symptomquantifizierung erfolgen. Nur so kann eine geeignete Substanz zum Einsatz kommen.

Zur symptomorientierten Therapie von Stress, Angst, Unruhe und Agitation stehen grundsätzlich Alpha-2-Agonisten, Neuroleptika und Benzodiazepine zur Verfügung. Bei Letzteren ist die Indikation insbesondere wegen ihres prodelirogenen Potenzials streng zu stellen. Der Einsatz ist jedoch bei ausgeprägter Angstsymptomatik rational begründbar.

Alpha-2-Agonisten sind geeignete Substanzen zur Stressreduktion und symptomatischen Behandlung von Agitation. Propofol wirkt in subtherapeutischen Dosen euphorisierend und antiemetisch, hat in höherer Dosis allerdings einen Bewusstseinsverlust zur Folge. Hierdurch eignet es sich vornehmlich für das Erreichen von tiefen Sedierungsstadien und spielt in der symptomorientierten Therapie keine relevante Rolle.

Neben pharmakologischen Maßnahmen sollten zusätzlich nicht-pharmakologische Maßnahmen zum Einsatz kommen, die der Reorientierung und der Anxiolyse dienen. Durch einfache Maßnahmen wie das Tragen einer Brille oder eines Hörgerätes, lässt sich Angst vermindern. Auch der intensive Kontakt zu nahestehenden Personen kann anxiolytisch wirken. Erschöpfung am Respirator, Desynchronisation und konsekutive Dyspnoe sollte mit einer alternativen Respiratoreinstellung begegnet werden und nicht primär zum Einsatz von Sedativa führen. Eine differenzierte neurologische Untersuchung zum Ausschluss einer primären Enzephalopathie ist ebenfalls dringend empfohlen sofern der Patient neu aufgetretenen Veränderungen von quantitativem oder qualitativem Bewusstsein zeigt.

> **Typische Ursachen für Angst, Unruhe, Stress und vegetative Symptome während einer intensivmedizinischen Behandlung:**
> - Schmerzen
> - Desorientierung
> - Angst
> - Dyspnoe
> - Übelkeit
> - Harndrang/Stuhldrang
> - Unbequeme Position im Bett
> - Hirnorganische Pathologie (z. B. intrazerebrale Blutung)

5 Delir

5.1 Einführung

Das Delir im Rahmen einer Intensivtherapie ist häufig und betrifft je nach untersuchtem Patientenkollektiv zwischen 20 % und fast 90 % der Patienten (Luetz et al. 2010; Pandharipande et al. 2007). Ein Delir ist dabei keine eigenständige Krankheitsentität, sondern es liegt eine medizinische Ursache zugrunde und es ist Ausdruck einer Mitbeteiligung des Gehirns im Sinne einer akuten Organdysfunktion. Es ist eines der häufigsten klinischen Erscheinungsbilder einer sekundären Enzephalopathie auf der Intensivstation.

Umgangssprachlich wird ein Delir auch als „ITS-Syndrom", „Durchgangssyndrom" oder „ITS-Psychose" bezeichnet. Delir (*engl. delirium*) entstammt der psychiatrischen Nomenklatur des Syndroms und ist somit die korrekte Bezeichnung und sollte zur Vermeidung von Missverständnissen und Abgrenzung anderer Krankheitszustände verwendet werden.

Ein Delir wird nach dem „Diagnostische und Statistische Manual Psychischer Störungen (DSM)" oder alternativ der „Internationale Klassifikation der Krankheiten (ICD)" definiert. Das von der American Psychiatric Association (APA) entwickelte DSM definiert das Delir als eine akute Aufmerksamkeits- und Bewusstseinsstörung mit fluktuierendem Verlauf, die mit einer kognitiven Funktionseinschränkung einhergeht (wie Gedächtnisstörung, Desorientiertheit, Sprachstörung) und der ein medizinischer Krankheitsfaktor zu Grunde liegt. Für die Diagnose anhand der ICD-10-Klassifikation müssen zusätzlich Störungen der Psychomotorik, des Schlaf-Wach-Rhythmus sowie affektive Störungen vorliegen. Die ICD-10 Kriterien gelten dementsprechend als restriktiver.

> **Praxis:**
> Im klinischen Alltag wird eine hyperaktive von einer hypoaktiven Verlaufsform des Delirs unterschieden. Über 50 % der deliranten Patienten leiden unter einer Mischformen. Das hyperaktive Delir ist zwar klinisch auffällig und wird kaum übersehen, stellt aber die seltenste Form dar und betrifft nur ca. 2 % der Betroffenen.

Ein Delir hat einen negativen Einfluss auf das Behandlungsergebnis. Delirante Patienten erleiden häufiger schwerwiegende Komplikationen wie z. B. nosokomiale Infektionen. Das Delir ist mit einer erhöhten Letalität, einer verlängerten Beatmungsdauer, einer verlängerten Behandlungsdauer auf der Intensivstation sowie mit einem schlechteren kognitiven Langzeitergebnis assoziiert (Ely et al. 2001a, 2004; Lat et al. 2009; Martin et al. 2010a). Daher kommen sowohl der Detektion des Delirs, als auch der rechtzeitigen Therapie der zugrunde liegenden Störung sowie einer symptomorientierten Therapie entscheidende Bedeutung zu.

5.2 Monitoring des Delirs

Aufgrund der negativen Konsequenzen für das Behandlungsergebnis der Patienten, muss ein Delir schnellst möglich diagnostiziert werden. Die DSM–5 Kriterien gelten als diagnostischer Referenzstandard für die Diagnose eines Delirs. Eine psychiatrische Exploration des intensivmedizinischen Patienten ist aufwendig und nicht regelmäßig zu gewährleisten. Für die klinische Routine wurden daher Testverfahren entwickelt, die eine zeitnahe und bettseitige Diagnose ermöglichen. Viele dieser Verfahren sind von Ärzten und dem Pflegepersonal anwendbar. Das regelmäßige Screening auf delirante Symptome wird daher empfohlen.

> **Praxis:**
> Im Rahmen einer Intensivtherapie wird ein mindestens achtstündliches Screening auf ein Delir mittels validiertem Testverfahren empfohlen.

Geeignete klinische Tests für die Diagnose eines Delirs sind zum Beispiel die „Confusion Assessment Method" für die Intensivstation (CAM-ICU)" (Ely et al. 2001b), die „Intensive Care Delirium Screening Checklist (ICDSC)" (Devlin et al. 2007), der „Delirium Detection Score (DDS)" (Otter et al. 2005) oder die „Nursing Delirium Screening Scale (Nu-DESC)" (Gaudreau et al. 2005). Das gewählte diagnostische Instrument muss in einer Validierungsstudie gegen den Referenzstandard untersucht worden sein und in richtlinienkonform übersetzter Form vorliegen. Es handelt sich bei den Tests um Checklisten, anhand derer Punkte vergeben werden. Die CAM-ICU, die aktuell am häufigsten eingesetzt wird, beinhaltet konkrete Untersuchungsverfahren und Fragen und existiert zusätzlich als Fließdiagramm, welches zu einer dichotomen „Delir: ja/nein-Entscheidung" führt. Die Punkteskalen der anderen Instrumente erlaubt zusätzlich subsyndromale Ausprägungen zu diagnostizieren, die in der Literatur auch als subsyndromales Delir (SSD) bekannt sind (Ouimet et al. 2007). Leiden Patienten unter einem SSD, erfüllen sie nicht ausreichend viele Kriterien für die Diagnose eines Delirs, haben aber ein signifikant schlechteres Behandlungsergebnis als Patienten, die keine Punkte erhalten.

> **Praxis:**
> Für Delirsymptome ist ein fluktuierender Verlauf charakteristisch. Diese Beobachtung macht die systematische, sensibilisierte Krankenbeobachtung zu einer wichtigen Ergänzung des zeitlich eng umschriebenen Delirscreenings. Verändern sich beispielsweise Aufmerksamkeit oder Bewusstseinslage eines Patienten, so sollte eine unmittelbare Testung auf ein Delir erfolgen. Die Tests können bei allen erwachsenen Patienten angewendet werden, sollten aber insbesondere bei älteren Patienten das prämorbide, kognitive Niveau (vor Aufnahme auf die Intensivstation) berücksichtigen.

5.3 Therapie des Delirs

5.3.1 Grundprinzipien

Jeder zusätzliche Tag im Delir ist für den Patienten mit einem erhöhten Risiko zu versterben assoziiert (Pisani et al. 2009). Im kardiochirurgischen Kontext konnte gezeigt werden, dass die Delirdauer zusätzlich mit einer verlängerten kognitiven Rehabilitation assoziiert ist (Saczynski et al. 2012). Ebenso zeigten Studien, dass eine frühe symptomatische Therapie das Behandlungsergebnis delirianter Patienten verbessern kann. Insbesondere vor dem Hintergrund, dass ein Delir in bis zu einem Drittel der Fälle erstes Symptom einer Sepsis darstellt, gilt es, eine schnelle Ursachenforschung einzuleiten, um möglichst rasch zu einer kausalen Behandlung zu kommen (Martin et al. 2010a). Neben einer Sepsis kommen noch andere Differenzialdiagnosen in Betracht.

Neben der Ursachendiagnostik und der Einleitung einer Differenzialdiagnostik, sollte schnellstmöglich symptomorientiert behandelt werden. Dabei werden pharmakologische und nicht-pharmakologische Maßnahmen parallel eingesetzt.

Tab. 4 Delirium Detection Score (DDS) nach Otter et al.

Orientierung:	
	☐ 0: orientiert zu Person, Ort, Zeit, Fähigkeit zur Konzentration
	☐ 1: nicht sicher orientiert zu Ort/Zeit, Unfähigkeit zur Konzentration
	☐ 4: nicht orientiert zu Ort und oder Zeit
	☐ 7: nicht orientiert zu Ort, Zeit und Person
Halluzinationen	☐ 0: normale Aktivität
	☐ 1: gelegentlich leichte Halluzinationen
	☐ 4: permanent leichte Halluzinationen
	☐ 7: permanent schwere Halluzinationen
Agitation	☐ 0: normale Aktivität
	☐ 1: leicht gesteigerte Aktivität
	☐ 4: moderate Unruhe
	☐ 7: schwere Unruhe
Angst	☐ 0: keine
	☐ 1: leichte Angst
	☐ 4: gelegentlich moderate Angst
	☐ 7: Panikattacken
Schweißausbrüche	☐ 0: keine
	☐ 1: meist unbemerkt, v.a. Hände
	☐ 4: Schweißperlen auf der Stirn
	☐ 7: Starkes Schwitzen
Summe:	> 7 Punkte: Delir
	≤ 7 Punkte: kein Delir

Kausale Ursachen für ein Delir:
- Infektionen
- Entzug
- Metabolische Entgleisungen
- SIRS
- Hypoxie
- Hypoglykämie
- Hirnorganische Störungen (z. B. akute Blutung)
- Medikamente
- Schwermetallintoxikation

5.3.2 Pharmakologische, symptomorientierte Therapie

Der Einsatz von Pharmaka zur Behandlung deliranter Symptome ist Bestandteil einer multimodalen Therapie. (Heymann und Spies 2010) Dazu sollte immer eine Quantifizierung und Qualifizierung der vorhandenen Symptome erfolgen. Eine objektive Quantifizierung sollte mit Hilfe eines validierten Scores erfolgen. Der DDS kann hier eine Hilfe sein, weil er unterschiedliche Symptomebenen abbildet (siehe Tab. 4).

Zur Behandlung von psychotischen Symptomen sind Neuroleptika geeignet. Mögliche Substanzen, die im Kontext der symptomorientierten Behandlung des Delirs untersucht wurden, sind zum Beispiel Haloperidol, Risperidon, Olanzapin und Quetiapin. Der Vorteil von Haloperidol ist die mögliche parenterale Gabe. Bei der Anwendung von Haloperidol können bei myokardialer Vorschädigung mit verlängerter QTc-Zeit maligne Herzrhythmusstörungen in Form von „Torsade-de-Pointes-Tachykardien" auftreten. Eine Evaluation der Risikokonstellation ist empfohlen. Das typische Nebenwirkungsspektrum umfasst extrapyramidale Nebenwirkungen wie Früh- und Spätdyskinesien, ein Parkinsonoid sowie eine Akathisie. Bei Patienten mit Morbus Parkinson oder anderen neurologischen Erkrankungen, die das dopaminerge System betreffen, ist Haloperidol kontraindiziert.

▶ **Cave** Eine möglichst kontinuierliche Überwachung der QTc-Zeit ist bei Anwendung von Haloperidol zu empfehlen, da es zu „Torsade-de-Pointes-Tachykardien" kommen kann. Therapie der Wahl ist die intravenöse Gabe von Magnesium.

In einer systematischen Übersichtsarbeit wurde die Effektivität und Nebenwirkungsraten von Haloperidol, Olanzapin und Risperidon verglichen. Die Autor*innen kommen zu dem Ergebnis, dass eine niedrig dosierte Haloperidoltherapie eine vergleichbare Effektivität und Nebenwirkungsrate wie eine Therapie mit atypischen Neuroleptika aufweist. Im höheren Dosisbereich (> 4,5 mg/Tag) sind in einer Untersuchung unter Haloperidol signifikant mehr extrapyramidale Nebenwirkungen aufgetreten als unter Olanzapin (Lonergan et al. 2007).

Das geeignete Substanzspektrum zur Therapie von Hyperaktivität und Unruhe entspricht dem in Abschn. 3.3.2 genannten Medikamentenspektrum („Symptomorientierter Einsatz von Substanzen mit sedierendem Wirkprofil beim wachen und kooperativen Patienten"). Benzodiazepine (z. B. Midazolam, Lorazepam) stellen einen unabhängigen Risikofaktor für die Entwicklung eines Delirs dar und sind daher, abgesehen vom Alkoholentzugsdelir, nicht zur Behandlung eines Delirs empfohlen. Neuere Studien zeigen, dass sowohl eine Hochdosistherapie als auch die prophylaktische Gabe von Haloperidol keinen positiven Effekt auf das Behandlungsergebnis haben (Girard et al. 2018; van den Boogaard et al. 2018).

5.3.3 Nicht-Pharmakologische, symptomorientierte Therapie

Nicht-pharmakologische Maßnahmen bilden für die Prävention und Therapie des Delirs eine entscheidende Säule. Die Vermeidung der Sedierung allein als „nicht-pharmakologische Therapie" ist wesentlich. Der wache, kooperative Patient hat allerdings andere Ansprüche und Bedürfnisse an sein Umfeld als der bewusstlose Patient. Insbesondere Orientierung, bzw. Re-Orientierung, das Schaffen einer Umgebung mit vertrauten Elementen sowie kognitive Stimulation und der Erhalt des Tag-Nacht-Rhythmus sind wesentliche Elemente der Präventionsstrategien.

Typische Maßnahmen zur Orientierung sind die Versorgung mit Hör- und Sehhilfen, der Kontakt zu Angehörigen sowie das Anbringen einer Uhr in Sichtweite. Neben Desorientierung zählen qualitative Schlafveränderungen bis hin zu einer vollständig aufgehobenen Schlafarchitektur zu typischen Komplikationen einer intensivmedizinischen Therapie. Dies erklärt, dass Schlaflosigkeit nach Schmerz von Patienten als zweithäufigster Stressor auf einer Intensivstation benannt wird. Schlafentzug wird dabei nicht nur subjektiv als störend empfunden, sondern hat einen Einfluss auf die kognitive Leistungsfähigkeit der Patienten und kann den Genesungsprozess behindern. Ein Monitoring von Schlaf ist deshalb beim intensivpflichtigen Patienten bedeutsam und auch Teil der Leitlinienempfehlungen. Grundsätzlich ist der Goldstandard zur Diagnostik von Schlafstörungen die Polysomnographie. Diese ist allerdings nicht routinemäßig implementierbar und muss so durch praxisnahe Verfahren ersetzt werden. Hierzu eignen sich zum einen apparative Verfahren wie die Actigraphie oder ein 1-Kanal-EEG, aber auch subjektive Selbsteinschätzungsscores, die die Schlafqualität des Patienten beurteilen.

Literatur

Aissou M, Snauwaert A, Dupuis C, Atchabahian A, Aubrun F, Beaussier M (2012) Objective assessment of the immediate postoperative analgesia using pupillary reflex measurement: a prospective and observational study. Anesthesiology 116(5):1006–1012. https://doi.org/10.1097/ALN.0b013e318251d1fb

Balzer F, Weiss B, Kumpf O, Treskatsch S, Spies C, Wernecke KD, Krannich A, Kastrup M (2015) Early deep sedation is associated with decreased in-hospital and two-year follow-up survival. Crit Care 19:197. https://doi.org/10.1186/s13054-015-0929-2

Boogaard M van de, Slooter AJC, Brüggemann RJM, Schoonhoven L, Beishuizen A, Vermeijden JW, Pretorius D, de Koning J, Simons KS, Dennesen PJW, Van der Voort PHJ, Houterman S, van der Hoeven, JG, Pickkers P, van der Woude MCE, Besselink A, Hofstra LS, Spronk PE, van den Bergh W, Hannink G et al (2018) Effect of haloperidol on survival among critically Ill adults with a high risk of delirium: the REDUCE randomized clinical trial. JAMA 319(7): 680–690. https://doi.org/10.1001/jama.2018.0160

Carson SS, Kress JP, Rodgers JE, Vinayak A, Campbell-Bright S, Levitt J, Bourdet S, Ivanova A, Henderson AG, Pohlman A, Chang L, Rich PB, Hall J (2006) A randomized trial of intermittent lorazepam versus propofol with daily interruption in mechanically ventilated patients. Crit Care Med 34(5):1326–1332. https://doi.org/10.1097/01.ccm.0000215513.63207.7f

Chanques G, Payen JF, Mercier G, de Lattre S, Viel E, Jung B, Cisse M, Lefrant JY, Jaber S (2009) Assessing pain in non-intubated critically ill patients unable to self report: an adaptation of the Behavioral Pain Scale. Intensive Care Med 35(12):2060–2067. https://doi.org/10.1007/s00134-009-1590-5

Chanques G, Viel E, Constantin JM, Jung B, de Lattre S, Carr J, Cisse M, Lefrant JY, Jaber S (2010) The measurement of pain in intensive care unit: comparison of 5 self-report intensity scales. In: Pain (Hrsg) International Association for the Study of Pain, Bd 151. Published by Elsevier B.V, S 711–721. https://doi.org/10.1016/j.pain.2010.08.039

Devlin JW, Fong JJ, Schumaker G, O'Connor H, Ruthazer R, Garpestad E (2007) Use of a validated delirium assessment tool improves the ability of physicians to identify delirium in medical intensive care unit patients. Crit Care Med 35(12):2721–2724; quiz 2725. https://doi.org/10.1097/01.ccm.0000292011.93074.82

Doenicke A, Dorow R, Tauber U (1991) [The pharmacokinetics of lormetazepam following cimetidine]. Anaesthesist 40(12):675–679. (Die Pharmakokinetik von Lormetazepam nach Cimetidin.). http://www.ncbi.nlm.nih.gov/pubmed/1685875?dopt=Citation

Ely EW, Baker AM, Dunagan DP, Burke HL, Smith AC, Kelly PT, Johnson MM, Browder RW, Bowton DL, Haponik EF (1996) Effect on the duration of mechanical ventilation of identifying patients capable of breathing spontaneously. N Engl J Med 335(25): 1864–1869. https://doi.org/10.1056/nejm199612193352502

Ely EW, Gautam S, Margolin R, Francis J, May L, Speroff T, Truman B, Dittus R, Bernard R, Inouye SK (2001a) The impact of delirium in the intensive care unit on hospital length of stay. Intensive Care Med 27(12):1892–1900. https://doi.org/10.1007/s00134-001-1132-2

Ely EW, Margolin R, Francis J, May L, Truman B, Dittus R, Speroff T, Gautam S, Bernard GR, Inouye SK (2001b) Evaluation of delirium in critically ill patients: validation of the Confusion Assessment Method for the Intensive Care Unit (CAM-ICU). Crit Care Med 29(7):1370–1379. https://doi.org/10.1097/00003246-200107000-00012

Ely EW, Shintani A, Truman B, Speroff T, Gordon SM, Harrell FE Jr, Inouye SK, Bernard GR, Dittus RS (2004) Delirium as a predictor of mortality in mechanically ventilated patients in the intensive care unit. JAMA 291(14):1753–1762. https://doi.org/10.1001/jama.291.14.1753

Fong JJ, Kanji S, Dasta JF, Garpestad E, Devlin JW (2007) Propofol associated with a shorter duration of mechanical ventilation than scheduled intermittent lorazepam: a database analysis using Project IMPACT. Ann Pharmacother 41(12):1986–1991. https://doi.org/10.1345/aph.1K296

Gaudreau JD, Gagnon P, Harel F, Tremblay A, Roy MA (2005) Fast, systematic, and continuous delirium assessment in hospitalized patients: the nursing delirium screening scale. J Pain Symptom Manage 29(4):368–375. https://doi.org/10.1016/j.jpainsymman.2004.07.009

Gelinas C, Johnston C (2007) Pain assessment in the critically ill ventilated adult: validation of the Critical-Care Pain Observation Tool and physiologic indicators. Clin J Pain 23(6):497–505. https://doi.org/10.1097/AJP.0b013e31806a23fb

Girard TD, Kress JP, Fuchs BD, Thomason JW, Schweickert WD, Pun BT, Taichman DB, Dunn JG, Pohlman AS, Kinniry PA, Jackson JC, Canonico AE, Light RW, Shintani AK, Thompson JL, Gordon SM, Hall JB, Dittus RS, Bernard GR, Ely EW (2008) Efficacy and safety of a paired sedation and ventilator weaning protocol for mechanically ventilated patients in intensive care (Awakening and Breathing Controlled trial): a randomised controlled trial. Lancet 371(9607):126–134. https://doi.org/10.1016/s0140-6736(08)60105-1

Girard TD, Exline MC, Carson SS, Hough CL, Rock P, Gong MN, Douglas IS, Malhotra A, Owens RL, Feinstein DJ, Khan B, Pisani MA, Hyzy RC, Schmidt GA, Schweickert WD, Hite RD, Bowton DL, Masica AL, Thompson JL, Ely EW et al (2018) Haloperidol and Ziprasidone for Treatment of Delirium in Critical Illness. N Engl J Med 379(26):2506–2516. https://doi.org/10.1056/NEJMoa1808217

Herridge MS, Tansey CM, Matté A, Tomlinson G, Diaz-Granados N, Cooper A, Guest CB, Mazer CD, Mehta S, Stewart TE, Kudlow P, Cook D, Slutsky AS, Cheung AM (2011) Functional disability 5 years after acute respiratory distress syndrome. N Engl J Med 364(14):1293–1304. https://doi.org/10.1056/NEJMoa1011802

Heymann A, Spies C (2010) [Postoperative delirium and cognitive deficit. Prevention and therapy]. Anasthesiol Intensivmed Notfallmed Schmerzther 45(2):112–116; quiz 117. (Postoperatives Delir und kognitives Defizit. Prävention und Therapie). https://doi.org/10.1055/s-0030-1248146

Krampe H, Denke C, Gülden J, Mauersberger VM, Ehlen L, Schönthaler E, Wunderlich MM, Lütz A, Balzer F, Weiss B, Spies CD (2021) Perceived severity of stressors in the intensive care unit: a systematic review and semi-quantitative analysis of the literature on the perspectives of patients, health care providers and relatives. J Clin Med 10(17). https://doi.org/10.3390/jcm10173928

Kress JP, Pohlman AS, O'Connor MF, Hall JB (2000) Daily interruption of sedative infusions in critically ill patients undergoing mechanical ventilation. N Engl J Med 342(20):1471–1477. https://doi.org/10.1056/nejm200005183422002

Kumpf O, Braun JP, Brinkmann A, Bause H, Bellgardt M, Bloos F, Dubb R, Greim C, Kaltwasser A, Marx G, Riessen R, Spies C, Weimann J, Wobker G, Muhl E, Waydhas C (2017) Quality indicators in intensive care medicine for Germany – third edition 2017. Ger Med Sci 15:Doc10. https://doi.org/10.3205/000251

Lat I, McMillian W, Taylor S, Janzen JM, Papadopoulos S, Korth L, Ehtisham A, Nold J, Agarwal S, Azocar R, Burke P (2009) The impact of delirium on clinical outcomes in mechanically ventilated surgical and trauma patients. Crit Care Med 37(6):1898–1905. https://doi.org/10.1097/CCM.0b013e31819ffe38

Lonergan E, Britton AM, Luxenberg J, Wyller T (2007) Antipsychotics for delirium. Cochrane Database Syst Rev 2:Cd005594. https://doi.org/10.1002/14651858.CD005594.pub2

Luetz A, Heymann A, Radtke FM, Chenitir C, Neuhaus U, Nachtigall I, von Dossow V, Marz S, Eggers V, Heinz A, Wernecke KD, Spies CD (2010) Different assessment tools for intensive care unit delirium: which score to use? Crit Care Med 38(2):409–418. https://doi.org/10.1097/CCM.0b013e3181cabb42

Martin BJ, Buth KJ, Arora RC, Baskett RJ (2010a) Delirium as a predictor of sepsis in post-coronary artery bypass grafting patients: a retrospective cohort study. In. Crit Care 14:R171. https://doi.org/10.1186/cc9273

Martin J, Franck M, Fischer M, Spies C (2006) Sedation and analgesia in German intensive care units: how is it done in reality? Results of a patient-based survey of analgesia and sedation. Intensive Care Med 32(8):1137–1142. https://doi.org/10.1007/s00134-006-0214-6

Martin J, Heymann A, Basell K, Baron R, Biniek R, Burkle H, Dall P, Dictus C, Eggers V, Eichler I, Engelmann L, Garten L, Hartl W, Haase U, Huth R, Kessler P, Kleinschmidt S, Koppert W, Kretz FJ, Spies C et al (2010b) Evidence and consensus-based German guidelines for the management of analgesia, sedation and delirium in intensive care – short version. Ger Med Sci 8:Doc02. https://doi.org/10.3205/000091

Moss M, Huang DT, Brower RG, Ferguson ND, Ginde AA, Gong MN, Grissom CK, Gundel S, Hayden D, Hite RD, Hou PC, Hough CL, Iwashyna TJ, Khan A, Liu KD, Talmor D, Thompson BT, Ulysse CA, Yealy DM, Angus DC (2019) Early neuromuscular blockade in the acute respiratory distress syndrome. N Engl J Med 380(21):1997–2008. https://doi.org/10.1056/NEJMoa1901686

Novaes MA, Aronovich A, Ferraz MB, Knobel E (1997) Stressors in ICU: patients' evaluation. Intensive Care Med 23(12):1282–1285. http://www.ncbi.nlm.nih.gov/pubmed/9470087?dopt=Citation. Zugegriffen am 13.12.2022

Olafson K, Marrie RA, Bolton JM, Bernstein CN, Bienvenu OJ, Kredentser MS, Logsetty S, Chateau D, Nie Y, Blouw M, Afifi TO, Stein MB, Leslie WD, Katz LY, Mota N, El-Gabalawy R, Enns MW, Leong C, Sweatman S, Sareen J (2021) The 5-year pre- and post-hospitalization treated prevalence of mental disorders and psychotropic medication use in critically ill patients: a Canadian population-based study. Intensive Care Med 47(12):1450–1461. https://doi.org/10.1007/s00134-021-06513-z

Otter H, Martin J, Basell K, von Heymann C, Hein OV, Bollert P, Jansch P, Behnisch I, Wernecke KD, Konertz W, Loening S, Blohmer JU, Spies C (2005) Validity and reliability of the DDS for severity of delirium in the ICU. Neurocrit Care 2:150–158. https://doi.org/10.1385/ncc:2:2:150

Ouimet S, Riker R, Bergeron N, Cossette M, Kavanagh B, Skrobik Y (2007) Subsyndromal delirium in the ICU: evidence for a disease spectrum. Intensive Care Med 33(6):1007–1013. https://doi.org/10.1007/s00134-007-0618-y

Pandharipande P, Shintani A, Peterson J, Pun BT, Wilkinson GR, Dittus RS, Bernard GR, Ely EW (2006) Lorazepam is an independent risk factor for transitioning to delirium in intensive care unit patients. Anesthesiology 104(1):21–26. http://www.ncbi.nlm.nih.gov/pubmed/16394685?dopt=Citation. Zugegriffen am 13.12.2022

Pandharipande P, Cotton BA, Shintani A, Thompson J, Costabile S, Truman Pun B, Dittus R, Ely EW (2007) Motoric subtypes of delirium in mechanically ventilated surgical and trauma intensive care unit patients. Intensive Care Med 33(10):1726–1731. https://doi.org/10.1007/s00134-007-0687-y

Pandharipande PP, Girard TD, Jackson JC, Morandi A, Thompson JL, Pun BT, Brummel NE, Hughes CG, Vasilevskis EE, Shintani AK, Moons KG, Geevarghese SK, Canonico A, Hopkins RO, Bernard GR, Dittus RS, Ely EW (2013) Long-term cognitive impairment after critical illness. N Engl J Med 369(14):1306–1316. https://doi.org/10.1056/NEJMoa1301372

Payen JF, Bru O, Bosson JL, Lagrasta A, Novel E, Deschaux I, Lavagne P, Jacquot C (2001) Assessing pain in critically ill sedated patients by using a behavioral pain scale. Crit Care Med 29(12): 2258–2263. http://www.ncbi.nlm.nih.gov/pubmed/11801819?dopt=Citation. Zugegriffen am 13.12.2022

Pisani MA, Kong SY, Kasl SV, Murphy TE, Araujo KL, Van Ness PH (2009) Days of delirium are associated with 1-year mortality in an older intensive care unit population. Am J Respir Crit Care Med 180(11):1092–1097. https://doi.org/10.1164/rccm.200904-0537OC

Reade MC, Eastwood GM, Bellomo R, Bailey M, Bersten A, Cheung B, Davies A, Delaney A, Ghosh A, van Haren F, Harley N, Knight D, McGuiness S, Mulder J, O'Donoghue S, Simpson N, Young P (2016) Effect of dexmedetomidine added to standard care on ventilator-free time in patients with agitated delirium: a randomized clinical trial. JAMA 315(14):1460–1468. https://doi.org/10.1001/jama.2016.2707

Riker RR, Shehabi Y, Bokesch PM, Ceraso D, Wisemandle W, Koura F, Whitten P, Margolis BD, Byrne DW, Ely EW, Rocha MG (2009) Dexmedetomidine vs midazolam for sedation of critically ill patients: a randomized trial. JAMA 301(5):489–499. https://doi.org/10.1001/jama.2009.56

Saczynski JS, Marcantonio ER, Quach L, Fong TG, Gross A, Inouye SK, Jones RN (2012) Cognitive trajectories after postoperative delirium. N Engl J Med 367(1):30–39. https://doi.org/10.1056/NEJMoa1112923

Sessler CN, Gosnell MS, Grap MJ, Brophy GM, O'Neal PV, Keane KA, Tesoro EP, Elswick RK (2002) The richmond agitation-sedation scale: validity and reliability in adult intensive care unit patients. In. Am J Respir Crit Care Med 166:1338–1344. https://doi.org/10.1164/rccm.2107138

Shehabi Y, Bellomo R, Reade MC, Bailey M, Bass F, Howe B, McArthur C, Seppelt IM, Webb S, Weisbrodt L (2012a) Early intensive care sedation predicts long-term mortality in ventilated critically ill patients. Am J Respir Crit Care Med 186(8):724–731. https://doi.org/10.1164/rccm.201203-0522OC

Shehabi Y, Bellomo R, Reade MC, Bailey M, Bass F, Howe B, McArthur C, Seppelt IM, Webb S, Weisbrodt L, Sedation Practice in Intensive Care Evaluation Study, I, Group, A. C. T (2012b) Early intensive care sedation predicts long-term mortality in ventilated critically ill patients. Am J Respir Crit Care Med 186(8):724–731. https://doi.org/10.1164/rccm.201203-0522OC

Shehabi Y, Howe BD, Bellomo R, Arabi YM, Bailey M, Bass FE, Bin Kadiman S, McArthur CJ, Murray L, Reade MC, Seppelt IM, Takala J, Wise MP, Webb SA, Group, A. C. T, the, S. I. I. I. I (2019) Early sedation with dexmedetomidine in critically Ill patients. N Engl J Med 380(26):2506–2517. https://doi.org/10.1056/NEJMoa1904710

Spies CD, Otter HE, Huske B, Sinha P, Neumann T, Rettig J, Lenzenhuber E, Kox WJ, Sellers EM (2003) Alcohol withdrawal severity is decreased by symptom-orientated adjusted bolus therapy in the ICU. Intensive Care Med 29(12):2230–2238. https://doi.org/10.1007/s00134-003-2033-3

Strom T, Martinussen T, Toft P (2010) A protocol of no sedation for critically ill patients receiving mechanical ventilation: a randomised trial. Lancet 375:475–480). 2010 Elsevier Ltd. https://doi.org/10.1016/s0140-6736(09)62072-9

Taskforce D (2021) S3-Leitlinie Analgesie, Sedierung und Delirmanagement in der Intensivmedizin (DAS-Leitlinie 2020) AWMF Online, Das Portal der wissenschaftlichen Medizin Register 001/012. https://www.awmf.org/leitlinien/detail/ll/001-012.html. Zugegriffen am 13.12.2022

Taskforce DAS, Baron R, Binder A, Biniek R, Braune S, Buerkle H, Dall P, Demirakca S, Eckardt R, Eggers V, Eichler I, Fietze I, Freys S, Frund A, Garten L, Gohrbandt B, Harth I, Hartl W, Heppner HJ, Weisshaar G et al (2015) Evidence and consensus based guideline for the management of delirium, analgesia, and sedation in intensive care medicine. Revision 2015 (DAS-Guideline 2015) – short version. Ger Med Sci 13: Doc19. https://doi.org/10.3205/000223

Tousignant-Laflamme Y, Bourgault P, Gelinas C, Marchand S (2010) Assessing pain behaviors in healthy subjects using the Critical-Care Pain Observation Tool (CPOT): a pilot study. J Pain 11(10): 983–987. https://doi.org/10.1016/j.jpain.2010.01.266

Prophylaxen

40

Tobias M. Bingold, Martin Hoffmann, Susanne Krotsetis und Elke Muhl

Inhalt

1	**Pneumonieprophylaxe**	692
1.1	Einleitung	692
1.2	Definition und Prävalenz der Pneumonie	692
1.3	Allgemeine Maßnahmen	693
1.4	Spezifische Maßnahmen	693
2	**Thromboseprophylaxe**	695
2.1	Ratio der generellen Thromboseprophylaxe	695
2.2	Orale Antikoagulanzien	696
2.3	Basismaßnahmen und physikalische Maßnahmen	696
2.4	Bridging	697
3	**Stressulkusprophylaxe**	698
3.1	Physiologie	699
3.2	Therapie	699
3.3	Studien zur Stressulkusprophylaxe	699
3.4	Medikamentöse Prophylaxe	700
3.5	Beendigung der Therapie	701
3.6	Fazit	701
4	**Delirprophylaxe**	702
4.1	Einleitung	702
4.2	Pharmakologischer Ansatz	702
4.3	Nichtpharmakologischer Ansatz	703
5	**Dekubitusprophylaxe**	704
5.1	Einleitung	704
5.2	Definition	704
5.3	Einteilung	704

T. M. Bingold (✉)
Clinical Affairs, ADVITOS GmbH, München, Deutschland
E-Mail: tobias.bingold@advitos.com

M. Hoffmann
Klinik für Allgemein-Viszeral- und minimalinvasive Chirurgie, Asklepios Paulinen-Klinik Wiesbaden, Wiesbaden, Deutschland
E-Mail: mart.hoffmann@asklepios.com

S. Krotsetis
Pflegedirektion, Universitätsklinikum Schleswig-Holstein – Campus Lübeck, Lübeck, Deutschland
E-Mail: susanne.krotsetis@uksh.de

E. Muhl
Klinik für Chirurgie, Universitaetsklinikum Schleswig-Holstein, Campus Luebeck, Luebeck, Deutschland

© Springer-Verlag GmbH Deutschland, ein Teil von Springer Nature 2024
G. Marx et al. (Hrsg.), *Die Intensivmedizin*, Springer Reference Medizin,
https://doi.org/10.1007/978-3-662-68699-7_43

5.4 Ätiologie 704
5.5 Risikofaktoren 704
5.6 Prophylaktische Maßnahmen 705

Literatur 705

1 Pneumonieprophylaxe

1.1 Einleitung

Die Pneumonieprophylaxe bei beatmeten Patienten zur Vermeidung einer Ventilator-assoziierten Pneumonie (VAP) ist auf Grund einer deutlich erhöhten Morbidität und Letalität von elementarer Bedeutung. Eine Auswertung der Medical Information Mart for Intensive Care III (MIMIC III) Datenbank ergab nach entsprechender Adjustierung eine Erhöhung des Risikos bzgl. der 90d und 180d Mortalität bei Patienten mit einer VAP gegenüber Patienten ohne eine VAP entsprechend bei dem 1,465fachen (OR = 1,465, 95 % Konfidenz Intervall (KI) 1,188–1,807, p < 0,001) und dem 1,635-fachen (OR = 1,635, 95 % KI: 1,333–2,005, p < 0,001) (Luo et al. 2021).

Ziel dieses Kapitels ist es einen Überblick über die empfohlenen Maßnahmen zur Pneumonieprophylaxe auf der Intensivstation zu geben (Tab. 1). Die entsprechenden Empfehlungen der KRINKO (11/2013) sowie der CDC (2005) sind mittlerweile älter, so dass entsprechende Weiterentwicklungen im Text dargestellt sind.

Neue Aspekte sind der Einfluss des Mikrobioms auf das Risiko einer VAP.

1.2 Definition und Prävalenz der Pneumonie

Um die Effizienz einer Pneumonieprophylaxe überprüfen zu können ist es elementar sowohl eine präzise Definition zu verwenden als auch Kennzahlen zur Überprüfung des Wirkgrades anzuwenden.

Die *Epidemiologische Definition* einer Krankenhausassoziierten Pneumonie (HAI) oder einer Ventilator-assoziierten Pneumonie (VAP) ist primär zur statistischen Erfassung und nicht zur Beurteilung einer Therapiebedürftigkeit des einzelnen Patienten gedacht. Insbesondere ist es kein Ziel dieser Erfassung die Vermeidbarkeit oder Unvermeidbarkeit einer Infektion zu beurteilen. Gemäß der in Deutschland empfohlenen Definition gelten Infektionen, die bereits bei der Aufnahme in das Krankenhaus vorhanden sind, bzw. in der Inkubationsphase sind nicht als HAI oder VAP. Ebenfalls werden Pneumonien nicht erfasst, wenn es sich um Komplikationen oder Ausbreitungen von bereits bei Aufnahme vorhandenen Infektionen handelt oder ein Erregerwechsel diagnostiziert wird der keine neue Infektion nach einem klinisch freien Intervall darstellt (http://www.rki.de/). Über die

Tab. 1 Maßnahmen zur Pneumonieprophylaxe auf der Intensivstation

Allgemeine Maßnahmen
- Weiterbildung der Pflege und Ärzte zur Epidemiologie von VAP und Infektionskontrollmaßnahmen
- zur Prävention der VAP
- Kontinuierliche Erfassung von Pneumonien bei ICU Patienten
- Nutzung eines „National Nosocomial Infection Surveillance Systems"
- Vermeidung von Keimübertragung von Person – Person (Händedesinfektion, Handschuhe, Sterilität bei invasiven Maßnahmen)

Behandlungsstrategien
- Protektive Beatmungsstrategien sowie Vermeidung der invasiven Beatmung
- (optimiertes, zügige Entwöhnung von der Beatmung)

Spezifische Strategien
- Orale Intubation wenn möglich*
- Beatmungsschlauchwechsel bei längerer Beatmung eines Patienten nicht routinemäßig sondern bei entsprechender Verschmutzung oder Beschädigung*
- Atemwegsbefeuchtung ohne Empfehlung, aber Wechsel von HME Filtern nur bei Verschmutzung, Beschädigung, Funktionsverlust, bzw. nach 5–7 Tagen*
- Verwendung geschlossener Absaugsysteme, keine Unterschied bzgl. Reduktion von Pneumonieraten, jedoch besserer Schutz vor Kontamination der Umgebung*
- Bei länger zu erwartender Ventilation Anwendung eines Tubus mit subglottischer Sekretabsaugung* (siehe Text)
- Mehrfach tägliche/kontinuierliche Kontrolle des Cuffdruckes (siehe Text)
- Oberkörperhochlagerung zur Aspirationsprophylaxe in halbsitzende Position (30–45°)* (siehe Text)
- Die Verwendung von Bauchlagerung kann zu einer Reduktion der Pneumonieraten beitragen.* Zusätzlich ist eine Multizentrische Studie publiziert worden, die bei schwerem ARDS einen signifikanten Überlebensvorteil durch Bauchlagerung nachweisen konnte (Guerin et al. 2013) (siehe Text)
- Kontinuierliche laterale Rotationstherapie kann die Inzidenz von Pneumonien senken. Der Einsatz sollte entsprechend erwogen werden*
- Orale Hygiene* (siehe Text)

Empfehlungen gemäß „Comprehensive evidence-based clinical practice guidelines for ventilator – associated pneumonia: Prevention" (Muscedere et al. 2008)

Hompage des Robert Koch-Institutes (RKI) können die aktuellen, an die CDC-adaptierten Definitionen heruntergeladen werden (http://www.rki.de/).

Die Prävalenz der tiefen Atemwegsinfektionen in deutschen Krankenhäusern wurde mit 0,72 % im Jahre 1994 angegeben, die Prävalenz auf Intensivstationen ist jedoch mit 9 % deutlich höher (Gastmeier et al. 1998). Sinnvoller ist es jedoch die Device assoziierte Infektionsrate zu erfassen (Pneumonien/1000 Beatmungstage). Diese beträgt auf deutschen Intensivstationen 6,53 Ventilator assoziierte Infektionen/1000 Beatmungstage (Geffers und Gastmeier 2011).

In Deutschland besteht die Möglichkeit die Inzidenz beatmungsassoziierter Infektionen über das KISS System (Krankenhaus-Infektions-Surveillance-System) zu erfassen und neben der eigenen VAP-Rate auch ein Benchmark mit anderen vergleichbaren Intensivstationen zu erhalten (Gastmeier et al. 2011; Geffers und Gastmeier 2011).

Zur Implementierung einer verbesserten Pneumonieprophylaxe hat sich in einer Vielzahl von Studien die Einführung eines Maßnahmenbündels als sehr wirksam erwiesen (Kollef 2011). Es ist zu empfehlen in der eigenen Einrichtung zu überprüfen, welche Pneumonieprophylaxe-Maßnahmen bereits gut funktionieren und bei welchen Maßnahmen Bedarf zu Verbesserung besteht. Im Anschluss kann ein Paket an Maßnahmen definiert werden und mit den entsprechenden Mitteln des Change Managements in die Praxis umgesetzt werden.

1.3 Allgemeine Maßnahmen

Die Wichtigste Maßnahme zur Verbesserung der Pneumonieprophylaxe ist es, eine ausreichende Vigilanz für das Thema zu schaffen. Es muss allen Mitarbeitern, unabhängig der Berufsgruppenzugehörigkeit die Brisanz des Themas bewusst sein. Um dies zu erreichen bedarf es regelmäßiger Schulungsmaßnahmen bzgl.

- Wissen über Inzidenz und Risiko einer VAP auf der eigenen Station
- Basismaßnahmen wie Händehygiene, hygienischer Umgang mit dem Atemweg
- Einstellung des Ventilators zur möglichst lungenprotektiven Beatmung
- Entwöhnung von der Beatmung incl. Sedierungs- und Delirkontrolle
- Nicht invasive Beatmung
- Für die ärztlichen Mitarbeiter Umgang mit Antiinfektiva bzgl. Indikation, Wahl des richtigen Antiinfektivums sowie der minimal notwendigen Dauer einer Antiinfektivatherapie; Antibiotic Stewardship

1.4 Spezifische Maßnahmen

1.4.1 Orale Hygiene

Die Mundpflege ist bei Patienten auf der Intensivstation von wesentlicher Bedeutung bzgl. der Entstehung einer beatmungsassoziierten Pneumonie. Pathophysiologisch steht die Entstehung eines Biofilmes im Vordergrund. Dieser bildet sich auf Zahn-Plaques und ist in Bezug auf die chemische und mechanische Reinigung sehr resistent (Marsh 2010). Dies ist von Relevanz, da bei intubierten Patienten bereits in den 90iger Jahren eine deutliche Zunahme von oraler Plaquebildung beschrieben ist (Scannapieco et al. 1992).

In der Literatur existieren zahlreiche Untersuchungen, die den Einfluss verschiedener Maßnahmen untersucht haben. Eine Cochrane Metaanalyse hat Studien zur oralen Hygiene bei beatmeten Patienten im Bezug auf das Risiko eine VAP zu entwickeln 2020 zusammengefasst (Zhao et al. 2020). Es wurden unterschiedliche Ansätze von der Verwendung von Chlorhexidine (CHX) über Zahnreinigung mit einer Zahnbürste und über desinfizierende Spüllösungen untersucht. Zu beachten ist, das 31 von 40 Studien ein hohes Risiko für einen Bias aufwiesen und nur zwei ein niedriges Risiko.

Mit einer moderaten Evidenz konnte in 13 Studien (1206 Patienten) gezeigt werden, dass CHX Mundspülung oder die Verwendung von CHX-Gel als Bestandteil einer Zahnreinigung die VAP Inzidenz im Vergleich zu Plazebo von 26 % auf 18 % reduziert (RR 0,67, 95 % KI 0,47–0,97; p = 0,03; I2 = 66 %). *Dies entspricht einer Number needed to treet (NNT) von 12 Patienten (95 % KI 7-128).* Das heißt, wenn 12 Patienten mit Chlorhexidine oral behandelt werden kann bei einem Patienten eine VAP vermieden werden. Nichtsdestotrotz konnte keine Reduktion der Mortalität, der Länge der Beatmungsdauer oder des Aufenthaltes auf der Intensivstation nachgewiesen werden (Mortalität RR 1,03, 95 % KI 0,80–1,33; p = 0,86, I2 = 0 %; 9 RCTs; moderate Evidenz) (Länge der Beatmungsdauer RR -1.10d, 95 % KI -3.20-1.00d; p = 0,30, I2 = 74 %; 4 RCTs; sehr niedrige Evidenz).

Eine Zahnreinigung (± Antiseptika) kann im Vergleich zu Plazebo die Inzidenz einer VAP reduzieren (RR 0,61, 95 % KI 0,41–0,91; p = 0,01, I2 = 40 %; 5 RCTs, 910 Patienten; niedrige Evidenz). Es zeigte sich in der Metaanalyse auch ein Hinweis, dass hierdurch die Läge des Aufenthaltes auf der Intensivstation reduziert werden kann (RR -1,89d, 95 % KI -3,52- -0.27d; p = 0,02, I2 = 0 %; 3 RCTs, 749 Patienten, sehr niedrige Evidenz). Es zeigten sich keine Unterschiede in Bezug auf die Mortalität oder Beatmungsdauer.

Bei Übertragung der Ergebnisse in die tägliche Praxis muss die Chlorhexidine-Konzentration der in den Studien verwendeten Lösungen beachtet werden (bis zu 2 %), da diese in den USA höher konzentriert sind als in Deutschland üblich. CHX ist nicht frei von Nebenwirkungen, zum einen kann es allergen wirken und zum anderen ist zu beachten, dass die Lösungen häufig Ethanol enthalten. Im September 2013 wurde auf Grund z. T. schwerwiegender anaphylaktischer Reaktionen durch das BfArM eine Risikoinformation herausgegeben (http://www.bfarm.de). Bei der Anwendung ist v. a. bei wiederholter Anwendung über längere Zeit auf eine potenziell allergische Reaktion zu achten.

1.4.2 SDD/SOD

Bei der „Selektiven Darmdekontamination" (SDD) erhalten Patienten zur Pneumonie-Prophylaxe in die Mundhöhle eine Mischung aus nicht-resorbierbaren Antiinfektiva, in der Regel Polymyxin E (entspricht Colistin), einem Aminoglykosid und Amphotericin B. Zusätzlich wird die Antiinfektivamischung über die Magensonde verabreicht und für 2–4 Tage prophylaktisch eine i. v. Antiinfektiva-Gabe, in der Regel mit Cefotaxim durchgeführt. Bei der „Selektiven Oralen Dekontamination" (SOD) wird dagegen die nicht-resorbierbare Antiinfektivamischung nur oral angewendet. Im Gegensatz zu vielen der anderen Prophylaxe Maßnahmen ist für die SDD und SOD Anwendung eine signifikante Reduktion der Letalität um ca. 10 % mehrfach nachgewiesen worden (de Smet et al. 2009).

Eine bedenkenlose Empfehlung kann dennoch nicht ausgesprochen werden, da zu beachten ist, dass bei dem routinemäßigen Einsatz einer SDD/SOD Lösung Colistin, als eines der letzten wirklichen Reserve-Antibiotika bei Multiresistenten Erregern, zur Prophylaxe eingesetzt wird und so möglicherweise einer Resistenzentwicklung Vorschub geleistet wird. Weiterhin ist der insbesondere der systemische Einsatz von Antiinfektiva zur Prophylaxe aus infektiologischer Sicht kritisch zu betrachten. Dennoch ist der Einsatz einer SOD/SDD insbesondere bei kritisch Kranken Patienten zu erwägen. Alternativ ist der Einsatz von Chlorhexidine oder Povidone-Iod zu einer Desinfektion des Rachenraumes in Kombination mit einer subglottischen Absaugung zu erwägen. Eine Reduktion der Mortalität ist hierfür aber bisher nicht untersucht.

1.4.3 Subglottische Absaugung

Durch die Anwendung eines Tubus mit einem zusätzlichen Lumen oberhalb des Cuffs ist es möglich subglottisch sich ansammelnde Sekrete abzusaugen.

Die Anwendung dieser Tuben bedeutet eine relevante Materialkostensteigerung. Gemäß der derzeitigen Studienlage ist eine regelmäßige intermittierende Absaugung durch das Pflegepersonal vergleichbar mit einer pumpengesteuerten Absaugung geeignet, die Pneumonie-Raten zu reduzieren. Eine Metaanalyse aus dem Jahr 2016 konnte durch die Anwendung einer subglottischen Absaugung eine Risk Ratio von 0,58 (95 % KI 0,51–0,67; I2 = 0 %) ermitteln, so dass die Anwendung mit einer deutlichen Reduktion der Pneumonierate einhergeht. Als sekundäre Endpunkte konnte keine Reduktion der Verweildauer auf der Intensivstation, der Verkürzung der Beatmungsdauer oder der Mortalität ermittelt werden (Caroff et al. 2016).

Auf Grund der derzeitigen Studienlage ist die Anwendung einer subglottischen Absaugung zu empfehlen.

Ob eine kontinuierliche oder eine diskontinuierliche Absaugung des Sekrets von Vorteil ist, bleibt offen (Wen et al. 2017).

1.4.4 Cuffdruck-Kontrolle

Die kontinuierliche Kontrolle des Cuff-Druckes ist z. T. noch eine relative wenig beachtete Entität im täglichen intensivmedizinischen Procedere. Ein zu niedriger Cuff-Druck (Pcuff < 20 cmH$_2$O) ist ein unabhängiger Risikofaktor einer VAP (Rello et al. 1996). Aktuell wird ein Cuff-Druck von ca. 25 cmH$_2$O als suffizient empfohlen. Das Problem bei einer intermittierenden Cuff-Druck Kontrolle ist, dass kontinuierliche Messungen des Cuff-Druckes deutliche Abfälle in Abhängigkeit von der Sedierungstiefe, Beatmungsform etc. aufzeigten (Rouzé und Nseir 2013). Eine Metaanalyse aus dem Jahr 2019, sieben RCTs mit 970 beatmeten Patienten konnte einen signifikanten Vorteil für den Einsatz einer kontinuierlichen Cuffdruckeinstellung aufzeigen (Wen et al. 2019). Im Detail zeigte sich für eine kontinuierliche Cuffdruckeinstellung gegenüber einer intermittierenden Cuffdruckeintsellung eine Überlegenheit für die Inzidenz Pcuff < 20 cm H$_2$O (OR 0,03; 95 % KI: 0,01–0,07), dem Pcuff > 30 cm H$_2$O OR 0,06; 95 % KI: 0,03–0,15 sowie für die VAP-Rate OR 0,39; 95 % KI: 0,28–0,55. Bezüglich der Dauer der mechanischen Beatmung, der Aufenthaltsdauer auf der Intensivstation sowie bzgl. der Mortalität ergaben sich keine Unterschiede.

1.4.5 Cuff Form und Material

Die eigentliche Barriere zum Schutz vor einer Mikroaspiration ist der Cuff. Die Hersteller der Tuben bieten verschiedenste Formen und Materialien an. Die Studienlage ist dennoch limitiert. Als potenzielles Risiko für eine Mikroaspiration gilt hierbei die Bildung von Längsfalten in den „High Volume low Pressure" Cuffs (HVLP). Zur Vermeidung einer Aspiration sind Material und die Cuff Form entscheidend. Als vorteilhaft zur Vermeidung einer Mikroaspiration wird u. a. die Kegelform des Cuffs postuliert, wobei der Kegel auf dem Kopf steht. Die kegelförmigen Cuffs zeigen in vitro eine deutliche Reduktion an Mikroaspirationen an. In vivo ist die Studienlage ist bisher unzureichend um eine definitive Empfehlung geben zu können (Bowton et al. 2013; Mahmoodpoor et al. 2013).

Bei Betrachtung der Materialen, d. h. entweder der Verwendung von einem dickeren Polyvinyl Chlorid (PVC) Cuff oder eines dünnwandigeren Polyurethan (PU) Cuff bestehen Hinweise, dass das PU Material vorteilhaft sein könnte. Auch hier ist die Studienlage unzureichend, um eine definitive Empfehlung zum Einsatz von PU Cuffs zu geben. Eine Metaanalyse mit sechs Studien ergab keinen signifikanten Unterschied zwischen PU und PVC Cuffs. Die Evidenz ist aber als sehr niedrig einzustufen, so dass hier weitere, qualitativ hochwertige Studien erforderlich wären (Saito et al. 2021).

Auch eine Multicenter-Studie zum Einsatz von „noble metal coating" Endotrachealtuben (Innen und Außen Beschichtung mit Silber, Palladium and Gold) zeigte nur eine

Verzögerung in der Entwicklung einer VAP, sowie eine Tendenz zu einem geringeren Einsatz von Antiinfektiva (Damas et al. 2022).

1.4.6 Lagerung

Lange Zeit galt die Empfehlung bei Patienten eine 45° Oberkörperhochlagerung durchzuführen. Die Evidenz ging auf eine kleine Untersuchung an 86 beatmeten Patienten aus dem Jahr 1999 zurück (Drakulovic et al. 1999). Es konnte die VAP Rate von 34 auf 8 % reduziert werden, eine Adjustierung auf die Beatmungstage erfolgte nicht. Eine holländische Studie zeigte 2006, dass zu 85 % der Zeit die 45° nicht zu erreichen war. Durchschnittlich wurden in der Beobachtungswoche nur 22,6–28,1° erreicht (van Nieuwenhoven et al. 2006). Zudem konnte kein Unterschied in der VAP Rate festgestellt werden.

In der Zwischenzeit werden u. a. die Bauchlagerung und die laterale Trendelenburglagerung als Alternativen zur klassischen Rückenlagerung empfohlen. Eine Metaanalyse aus 2022 hat diese Lagerungen nun verglichen und mit niedrigem Evidenzgrad herausgearbeitet, dass das VAP-Risiko durch eine Oberkörperhochlagerung gegenüber einer normalen Rückenlagerung reduziert werden kann (RR: 0,38, 95 % KI: 0,25–0,52; n = 11 Studien) (Pozuelo-Carrascosa et al. 2022). Ein Trend zur VAP Reduktion konnte auch für eine Bauchlagerung aufgezeigt werden. Bzgl. einer Reduktion des Mortalitätsrisikos war dieser Effekt nur für die Bauchlagerung signifikant aufzuzeigen (RR: 0,71, 95 % KI: 0,50–0,91; n = 4).

Die Autoren ranken als beste bzw. zweitbeste Option zur Risikoreduktion wie folgend:

- VAP: Oberkörperhochlagerung (71,4 %) und laterale – Trendelenburglagerung (65,3 %)
- Mortalitätsrisiko: Bauchlagerung (89,3 %) und Oberkörperhochlagerung (61,1 %)
- Verweildauer Intensivstation: Bauchlagerung (59,3 %) und laterale – Trendelenburglagerung (51,9 %)
- Verweildauer Krankenhaus: Oberkörperhochlagerung (68,9 %) und laterale – Trendelenburglagerung (65,8 %)
- Beatmungsdauer: Oberkörperhochlagerung (67,6 %) und Bauchlagerung (65,7 %)

1.4.7 Probiotika

In den vergangenen Jahren wurden einzelne Studien publiziert, die mit unterschiedlichen Probiotika positive Effekte zur Reduktion des VAP Risikos aufzeigen konnten. In Metaanalyse aus dem Jahr 2019 und 2022 wurden entsprechend Studien zusammengefasst (Batra et al. 2020; Song et al. 2022). Die Studienergebnisse sind auf Grund z. T. hoher Heterogenität, niedrigen Fallzahlen und hohem Risk of Bias sehr vorsichtig zu interpretieren. Insbesondere wurden unterschiedliche Probiotika in den Metaanalysen zusammen ausgewertet. Die Autoren beschreiben ein signifikant reduziertes VAP-Risiko durch den Einsatz von Probiotika sowie eine signifikante Reduktion der Beatmungsdauer, der Verweildauer auf der Intensivstation sowie der Mortalität. Die Daten sind trotz zweier sehr ähnlicher Metaanalysen vor einer Übertragung in die klinische Praxis sehr vorsichtig zu beurteilen, da in Studien mit septischen Patienten das Überleben z. T. schlechter war. Hierzu zeigt zusätzlich eine multizentrische Studie mit 2653 Patienten, dass der Einsatz von Lactobacillus rhamnosus GG keinem signifikanten Unterschied im Bezug auf das VAP Risiko, führte (Johnstone et al. 2021).

2 Thromboseprophylaxe

2.1 Ratio der generellen Thromboseprophylaxe

Aufgrund des heterogenen Patientenkollektivs ist die Studienlage zur Thromboseprophylaxe in der Intensivmedizin naturgemäß deutlich eingeschränkt. Studien in heterogenen Kollektiven zeigen Thromboseraten von 10–88 % bei fehlender medikamentöser Prophylaxe (Attia et al. 2001; Limpus et al. 2006). Die prinzipielle Notwendigkeit einer Thromboseprophylaxe bei allen intensivmedizinisch behandelten Patienten resultiert aus dem hohen Thromboserisiko durch dispositionelle und expositionelle Faktoren. Eine Einteilung in verschiedene Risikogruppen ist daher nicht notwendig.

Bezüglich der Fragestellung, welches Medikament zur Durchführung der Thromboseprophylaxe Verwendung finden soll wurden randomisiert kontrollierte Studien zum Vergleich zwischen unfraktioniertem Heparin (UFH) und niedermolekularem Heparin (NMH) durchgeführt. Zusammenfassend zeigen beide Substanzklassen eine vergleichbare Wirkung zur Verhinderung der venösen Thombose. Eine überlegene Wirkung haben die NMH allerdings bei Traumapatienten. Bezüglich der Inzidenz einer Lungenembolie zeigt sich ebenfalls eine statistisch signifikante Überlegenheit der NMH insbesondere auch bei Sepsispatienten. Aus diesem Grund sollte die Thomboseprophylaxe mit einem NMH bevorzugt durchgeführt werden (Lentine et al. 2005; Alhazzani 2013a, b; Cook et al. 2011).

Bei Gabe von Vasopressoren oder herabgesetztem Herzminutenvolumen kann die subkutane Resorption von NMH herabgesetzt sein (Priglinger et al. 2003; Dörffler-Melly et al. 2002). Zu dieser Fragestellung existieren allerdings nur Fall-Kontrollstudien mit niedrigen Patientenzahlen. Diese zeigten eine Herabsetzung der anti-Xa-Spiegel. Die Bedeutung dieser Ergebnisse ist aber nicht klinisch validiert (Priglinger et al. 2003; Dörffler-Melly et al. 2002). Als Alternative kann die i. v.-Gabe eines UFH erfolgen. Zur Thromboseprophylaxe ist diese jedoch ebenfalls nicht durch Studien validiert (Cook et al. 2000).

Bei Durchführung einer medikamentösen Thromboseprophylaxe sollte grundsätzlich das Blutungsrisiko der Patienten bedacht werden (Übersicht; Haas et al. 2016).

In ▶ Kap. 59, „Thrombose in der Intensivmedizin" sind die Thrombosen in allen weiteren Aspekten beschrieben.

Exemplarische Darstellung von Eingriffen, mit denen ein hohes Blutungsrisiko assoziiert ist

- Große Bauchoperation
- Große Gefäßoperation
- Große orthopädische Operation
- Große intrathorakale Chirurgie
- Aortokoronarer Bypass
- Herzklappenersatz
- Neurochirurgische Operation
- Prostata-, Blasenoperation
- Komplexe Tumorchirurgie
- Punktion nicht komprimierbarer Gefäße
- Polytrauma
- Sepsis

2.2 Orale Antikoagulanzien

Eine intensivmedizinische Thromboseprophylaxe mit den neuen oralen Antikoagulanzien kann nicht empfohlen werden. Weder gibt es Erfahrungen mit diesen Substanzen bei Intensivpatienten noch erscheinen sie aufgrund der Applikationsform (oral) und der Pharmakodynamik und Pharmakokinetik geeignet.

2.3 Basismaßnahmen und physikalische Maßnahmen

2.3.1 Basismaßnahmen

Unter Basismaßnahmen versteht man die möglichst frühe Mobilisation des Patienten (soweit möglich) und Bewegungsübungen durch die Physiotherapie. Die sog. Basismaßnahmen sollten immer durchgeführt werden. Hierzu gibt es gute Daten, die einen signifikanten Vorteil dieser Maßnahme belegen (SIGN 2002).

2.3.2 Physikalische Maßnahmen

Unter physikalischen Maßnahmen versteht man den Einsatz von medizinischen Thromboseprophylaxestrümpfen (MTPS) oder der intermittierenden pneumatischen Kompression (IPC). Die klinische Wirkung beider Therapieverfahren besteht in der Verringerung des Querschnitts der Venen der unteren Extremität. Im Gegensatz zu Europa wird in den USA zur physikalischen Prophylaxe häufig die intermittierende pneumatische Kompression eingesetzt.

Zum Vergleich von MTPS und IPC haben Morris und Woodcock eine Metaanalyse vorgelegt, in die 10 Vergleichsstudien einbezogen wurden. 5 Studien zeigten keinen signifikanten Unterschied. Aufgrund der relativ kleinen Kollektive sind die Daten nicht ausreichend, um eine definitive Schlussfolgerung hinsichtlich der Äquivalenz zu ziehen. Nur in 3 dieser Studien ergab sich eine statistische Signifikanz mit Vorteilen für die IPC im Hinblick auf eine niedrigere TVT-Rate (Morris und Woodcock 2010). Für beide Verfahren wurde bei Nichtintensivpatienten eine relative Risikoreduktion von über 60 % nachgewiesen (Haas et al. 2016; Kahn 2012; Gould et al. 2012). Einschränkend muss festgestellt werden, dass bei internistischen Patienten die Wirkung physikalischer Massnahmen unzureichend ist (Lentine et al. 2005).

Die deutsche Leitlinie empfiehlt den bevorzugten Einsatz der IPC (Encke und Haas 2015).

Einen Vorteil hat die IPC für insbesondere für Patienten nach bariatrischer Chirurgie, die intensivmedizinisch behandelt werden müssen, da für diese weder Strümpfe noch eine elastische Wicklung ein adäquates Therapiekonzept darstellen.

2.3.3 Spezielle Indikationen

Laparoskopische/thorakoskopische Eingriffe
Trotz des geringeren Zugangstraumas bestehen keine Unterschiede zwischen der Gerinnungsaktivierung bei minimalinvasiver und offener Chirurgie. Die S3-Leitlinien stellen klar fest, dass es keinen Unterschied in Bezug auf das Thromboserisiko bei offener oder minimalinvasiver Operation gibt (Haas et al. 2016).

Bariatrische Chirurgie
Übergewicht wurde bis dato als ein Risikofaktor unter vielen für die Entstehung einer Thrombose betrachtet. Verschiedene Studien legen aber den Schluss nahe, dass Patienten mit einem BMI von > 32 kg/m² Körperoberfläche von einer höheren Dosierung durch signifikant niedrigere Thromboseraten profitieren (Rondina et al. 2010; Scholten et al. 2002). Die Datenlage zu dieser Fragestellung ist jedoch schlecht, da morbides Übergewicht häufig ein Ausschlusskriterium in den Zulassungsstudien darstellte. Die amerikanischen Leitlinien von 2012 (Kahn 2012; Gould et al. 2012) sowie verschiedene Metaanalysen (Rocha 2006; Borkgren-Onkonek 2008; Geerts et al. 2008) raten zu einer höheren Dosierung, ohne eindeutige Empfehlungen auszusprechen.

Französische Arbeitsgruppen (Susen et al. 2020) empfehlen entsprechend aktueller Literatur bei Adipositas und COVID-19 eine Thromboseprophylaxe für den Hochrisiko-Bereich mit Enoxaparin 40 mg, ab einem Körpergewicht von über 120 kg von 60 mg.

Eine gewichtsadaptierte Dosierung könnte wie in Tab. 2 dargestellt vorgenommen werden.

Tab. 2 Gewichtsadaptierte Dosierung von Medikamenten zur Thromboseprophylaxe

Substanz	Körpergewicht			
	< 50 kg	50–100 kg	100–150 kg	> 150 kg
Enoxaparin	20 mg 1×/Tag	40 mg 1×/Tag	40 mg 2×/Tag	60 mg 2×/Tag
Dalteparin	2500 U 1×/Tag	5000 U 1×/Tag	5000 U 2×/Tag	7500 U 2×/Tag
Tinzaparin	3500 U 1×/Tag	4500 U 1×/Tag	4500 U 2×/Tag	6750 U 2×/Tag

Allgemein sollte eine Nutzen-Risiko-Abwägung auf individueller Basis durchgeführt werden.

Niereninsuffizienz
Patienten mit eingeschränkter Nierenfunktion waren von den meisten Studien mit niedermolekularen Heparinen ausgeschlossen. Für Enoxaparin liegen Studiendaten vor, die eine Anpassung der Dosis auf 30 mg 1×/Tag bei einer Clearance < 30 ml/min vorsieht. Hiermit wurde keine erhöhte Blutungsneigung nachgewiesen. Die bestimmten Anti-Xa-Werte waren im angestrebten Bereich (Kurse und Lee 2004; Duplaga et al. 2001). Eine Studie an Intensivpatienten mit schwerer Niereninsuffizienz und Dalteparin in Hochrisikodosierung (5000 IE 1×/Tag) wies keine Bioakkumulation von Dalteparin nach (Douketis et al. 2008). Weiterhin bestand auch keine erhöhte Blutungsneigung.

Patienten mit chronisch entzündlichen Darmerkrankungen
Diese Patienten haben ein im Vergleich zur Normalbevölkerung deutlich erhöhtes Thromboserisiko. Aus diesem Grund sollen diese Patienten eine höhere Dosierung der Thromboseprophylaxe bekommen (Nylund et al. 2013). Im eigenen Vorgehen erhalten die Patienten bei einem Gewicht von über 50 kg zweimal täglich die subkutane Injektion eines NMH in Hochrisikodosierung.

Patienten mit Covid-19 auf der Intensivstation
Kritisch kranke Patienten mit schweren Verlauf einer Covid-19-Infektion haben ein besonders hohes Risiko für thrombembolische Ereignisse im venösen System bis 23 %–38 % (Nopp et al. 2020; Hasan et al. 2020), aber auch im arteriellen System. Alle hospitalisierten Patienten mit Covid-19 sollen daher laut der entsprechenden S3-Leitlinie (Kluge et al. 2021) in Abwesenheit von Kontraindikationen eine standardmäßige medikamentöse Thromboseprophylaxe mit niedermolekularem Heparin erhalten in einer für den Hochrisikobereich zugelassenen Dosierung z. B. Enoxaparin 4000 IE, Dalteparin 500 IE, Tinzaparin 4500 IE, Certoparin 3000 IE, Nadroparin (< 70 kg 3800 IE, > 70 kg 5700 IE). Alternativ kann Fondaparinux zur Anwendung kommen, z. B. bei Heparinunverträglichkeit oder stattgehabter heparininduzierter Thrombozytopenie.

Die für den Hochrisikobereich dosierte Thromboseprophylaxe scheint nicht mit einem erhöhten Blutungsrisiko assoziiert zu sein (Tacquard et al. 2021).

2.4 Bridging

Definition

> **Bridging**
> Das Absetzen einer oralen Antikoagulation und die perioperative Überbrückung mit anderen Substanzen werden als Bridging bezeichnet.

Bei jeglicher Unterbrechung der oralen Antikoagulation ist es zunächst notwendig, sich über das potenzielle Blutungsrisiko und das potenzielle Risiko einer arteriellen bzw. venösen Thrombose durch den Eingriff ein Bild zu machen. Bezüglich des Blutungsrisikos sei auf die Übersicht in Abschn. 2.1 verwiesen. Bezüglich des Risikos einer Embolie können 3 Risikogruppen in Abhängigkeit von der Grunderkrankung ohne orale Antikoagulationsbehandlung differenziert werden:

- Hochrisikogruppe (jährliche Thromboembolierate unbehandelt > 10 %),
- mittlere Risikogruppe (jährliche Thromboembolierate unbehandelt 5–10 %),
- Niedrigrisikogruppe (jährliche Thromboembolierate unbehandelt < 5 %).

Patienten mit nichtvalvulärem Vorhofflimmern können in Bezug auf das Thromboembolierisiko mittels des sog. $CHADS_2$-Scores (Gage et al. 2001) (Tab. 3) stratifiziert werden.

Bei Patienten mit Zustand nach Herzklappenoperation sind insbesondere das Alter und der Typ der mechanischen Herzklappe von Bedeutung. Ältere Klappenprothesentypen, insbesondere Klappenersatz in Mitralposition und begleitendes Vorhofflimmern, sind mit einem hohen Risiko für ein arteriell-thromboembolisches Ereignis assoziiert (Rocha 2006). Eine Risikoabschätzung für thromboembolische Ereignisse im arteriellen und venösen Stromgebiet gibt Tab. 4.

Für Patienten mit geringem und mittlerem Risiko bei nichtvalvulärem Vorhofflimmern und Zustand nach Herzklappenoperation wies eine große Studie kein erhöhtes Risiko einer arteriellen Thromboembolie bei Verwendung der Hochrisikothromboseprophylaxedosis von Enoxaparin (4000 IE) bzw. Nadroparin (2850–5700 IE) nach. Patienten mit einem hohen

Risiko für ein arteriell thromboembolisches Ereignis wurden mit einer therapeutischen Heparinisierung gewichtsadaptiert mit Enoxaparin 1 mg/kg KG 2× täglich antikoaguliert. Die Ergebnisse dieser prospektiv-randomisierten Studie sprechen klar für eine bis dato möglicherweise zu intensive Antikoagulation bei der Bridging-Therapie (Pengo et al. 2010).

Für eine halbtherapeutische Dosierung im niedrigen bis mittleren Risikobereich liegen bisher wenige Daten vor. Allerdings gibt es Daten, die für die Sicherheit dieser Dosierung sprechen (Hammerstingl und Omran 2009; Klamroth et al. 2010).

2.4.1 Postoperativer Wiederbeginn

Für den postoperativen Wiederbeginn der therapeutischen Bridging-Antikoagulation liegen keine endgültigen Daten vor. Bei Applikation „close to surgery" sollte das Blutungsrisiko bedacht und die Dosis halbiert werden.

3 Stressulkusprophylaxe

Die Stressulkusprophylaxe (SUP) dient dem Schutz vor „Stress" bedingten Schädigungen der Magenschleimhaut während der intensivmedizinischen Behandlung. Bei einer Schädigung entstehen zunächst oberflächliche Erosionen und bei stärkerer Schädigung Ulzerationen. Diese Schädigungen entstehen durch eine Imbalance zwischen der H^+ Ionenkonzentration des Magensaftes und der Integrität der Schleimschicht. Diese Imbalance wird häufig ausgelöst durch eine verminderte Kapillarperfusion im Schock, oder in der Sepsis. Die verminderte Kapillarperfusion bedingt einen Abfall der HCO_3^- Konzentration in der Schleimschicht bei persistierender H^+ Ionenkonzentration im Magensaft. Die Schädigung der Schleimschicht wird durch Gallensäuren und Lysolecithin bei Entwicklung einer Pylorus-Insuffizienz verstärkt.

Die **Inzidenz** von Stressulzera wird bei Patienten auf der Intensivstation mit 2–15 % angegeben, die hohen Inzidenzraten beruhen jedoch auf 15–20 Jahre alten Daten (Cook et al. 1994; Bateman et al. 2013). Dennoch ist die Morbidität und Letalität bei Patienten mit Ulkus bedingten Blutungen erhöht.

Tab. 3 $CHADS_2$-Score, ab einem Score von 2 sollte eine orale Antikoagulation erfolgen, ein Score von 1 impliziert eine individuelle Risikoabschätzung

$CHADS_2$-Risiko-Kriterien	Score
Zustand nach Insult/TIA	2
Alter	1
Hypertonie	1
Diabetes mellitus	1
Herzinsuffizienz	1

TIA = transitorische ischämische Attacke

Tab. 4 Risiko einer arteriellen und venösen Thrombembolie

Nichtvalvuläres Vorhofflimmern		
Thromboembolisches Risiko: Gering	**Mittel**	**Hoch**
$CHADS_2$-Score: 0–2 (Keinesfalls eine frühere zerebrale Ischämie)	$CHADS_2$-Score: 3 und 4	$CHADS_2$-Score: 5 und 6 Zerebrale Ischämie in den letzten 3 Monaten
Zustand nach Herzklappenoperation		
Thromboembolisches Risiko: Gering bis mittel	**Mittel**	**Hoch**
Doppelflügel-Aortenklappenprothese (≥ 3 Monate) bei Sinusrhythmus ohne weitere Risikofaktoren	Doppelflügel-Aortenklappenprothese und 1 zusätzlicher Risikofaktor (Vorhofflimmern, Hochdruck, Diabetes mellitus, Herzinsuffizienz, Alter ≥ 75 Jahre, Zustand nach zerebraler Ischämie) Biologische Herzklappenprothese oder Herzklappenrekonstruktion in den ersten 3 postoperativen Monaten bei Sinusrhythmus	Mechanischer Mitralklappenersatz Kippscheiben- und ältere Herzklappenprothesen Doppelflügel-Aortenklappenprothesen und > 1 der nebengenannten Risikofaktoren Doppelklappenersatz Biologische Mitralklappenprothese mit Vorhofflimmern
Tiefe Venenthrombose/Embolie		
Thromboembolisches Risiko: Gering	**Mittel**	**Hoch**
Venöse Thromboembolie ≥12 Monate zurückliegend	Venöse Thromboembolie 3–12 Monate zurückliegend Wiederholte Thromboembolie Zustand nach Thromboembolie bei aktivem Krebsleiden (Palliativsituation oder Behandlung ≤ 6 Monate zurückliegend)	Venöse Thromboembolie innerhalb der letzten 3 Monate Venöse Thromboembolie mit Lungenembolie innerhalb der letzten 6–12 Monate oder bei erheblicher Thrombophilie (z. B. Antithrombinmangel, Antiphospholipidantikörper oder vergleichbare Konstellation)

Die Reduktion der Inzidenz relevanter Blutungen sowie die Nebenwirkungen einer medikamentösen SUP führen aktuell zu einer deutlich kritischeren Indikationsstellung.

3.1 Physiologie

Der Schutz vor Selbstverdauung des Magens wird durch die Schleimschicht, die Epithelzellen des Magens mit sehr hohem Regenerationspotenzial sowie besonders dichten tight-junctions zwischen den Epithelzellen aufrechterhalten. Die hydrophobe, ca. 0,5 mm dicke Schleimschicht („unstirred layer") besteht zu großen Teilen aus makromolekularen Glykoproteinen, den Muzinen. Zwischen diese Muzine sind Phospholipide und HCO_3^- eingelagert. Hierdurch herrscht an der Epithelzelloberfläche ein pH von 7.

Die adäquate Funktion des Schleimes ist von einem konstanten Blutfluss in den Kapillaren abhängig, die die Epithel-, Neben- und Belegzellen versorgen. Das Kapillarblut ist für den aktiven Transport von HCO_3^- sowie die Synthese von Muzin in das Magenlumen erforderlich. Die Perfusion wird v. a. durch NO, Hydrogensulfid sowie durch Prostaglandine gesteuert (Tarnawski et al. 2012). Letztere induzieren zusätzlich das hohe Regenerationspotenzial der Epithelzellen sowie die Muzinsynthese in den Nebenzellen (Holt und Hollander 1986). Bei Abfall des pH Wertes auf den Epithelzellen < 6,9 ist ein vermehrtes Auftreten von Ulzerationen zu beobachten. Bei eingeschränkter Kapillarperfusion sind zusätzlich die Konzentration von H^+ Ionen und Gallensäuren im Magenlumen von Bedeutung. Bei niedrigen Konzentrationen sind die Schleimhautschäden deutlich geringer ausgeprägt (Starlinger und Schiessel 1988).

Die Produktion der Magensäure erfolgt in den *Belegzellen*. Neben direkter Stimulation über die Nahrung erfolgt die neuronale Stimulation über den N.vagus (Histamin). Die H^+ Ionen entstehen primär aus H_2O und CO_2. Die H^+/K^+-ATPase (Protonenpumpe) fördert unter hohem ATP Verbrauch die Protonen im Austausch gegen K^+ in die Canaliculi des Magens. Das entstandene HCO_3^- wird an der Basalmembran im Austausch mit Cl^- in das Blut abgegeben. Dieses Blut transportiert das HCO_3^- zu den Epithel- und Nebenzellen.

Risikofaktoren zur Entstehung einer intensivmedizinisch assoziierten Schleimhauterosion/-ulkus Modifiziert nach (Cook et al. 1994, 1999).

3.2 Therapie

Die Datenlage für eine Evidenz basierte Empfehlung zur SUP ist unzureichend. *Aktuell wird nur noch eine SUP für Patienten mit entsprechenden Risikofaktoren (*Tab. 5 und 6*) empfohlen.*

Tab. 5 Risikofaktoren zur Entstehung einer intensivmedizinisch assoziierten Schleimhauterosion/-ulkus Modifiziert nach. (Cook et al. 1994, 1999)

Stress (Operation, Polytrauma, Verbrennung)
Sepsis
Schock
Invasive Beatmung > 48 h
Koagulopathie
Antikoagulation
Magen- Duodenalulkus-Anamnese
Steroidtherapie
Prostaglandin E Hemmung (Cyclooxygenase-Inhibitoren)

In der S3-Sepsis-Leitlinien wird für Patienten mit einer Sepsis oder einem septischen Schock bei denen Risikofaktoren für eine gastrointestinale Blutung (GI) vorliegen eine SUP mit Protonenpumpeninhibitoren (PPI) empfohlen (Empfehlungsgrad stark, Evidenzgrad niedrig) (Brunkhorst et al. 2020). H2-Blocker (H2B) stehen aktuell für eine Therapie nicht mehr zur Verfügung. In der Leitlinie wird weiterhin als Expertenkonsens empfohlen, dass Patienten ohne Risikofaktoren für GI keine SUP erhalten sollen.

Um individuell das Risiko einer GI einschätzen zu können und sich bei der Entscheidung für eine SUP auf Patienten mit hohem Risiko zu konzentrieren kann folgende Klassifikation (Tab. 6) hilfreich sein.

3.3 Studien zur Stressulkusprophylaxe

Generell gilt, dass die meisten vorliegenden Studien nur eine moderate Qualität aufweisen. Dies ist auch bei der Interpretation der Ergebnisse zu berücksichtigen. So zeigen eine Metaanalyse aus 2018 (Alhazzani et al. 2018) wie auch eine Metaanalyse aus dem Jahre 2014 (Krag et al. 2014) für den Einsatz einer SUP mit H2RB oder PPI keinen signifikanten Überlebensvorteil oder eine signifikant erhöhte Pneumonierate. Das Blutungsrisikos war bei Einsatz einer SUP mit einem PPI gegenüber H2B signifikant niedriger (OR) 0,38; 95 % Konfidenz Intervall (KI) 0,20, 0,73], Sucralfat (OR 0,30; 95 % KI 0,13, 0,69), und Placebo (OR 0,24; 95 % KI 0,10, 0,60) (Evidenz alle moderate Qualität). Es gab keinen signifikanten Unterschied zwischen H2B, Sucralfat und Placebo. PPIs erhöhen nach dieser Metaanalyse im Vergleich zu H2B wahrscheinlich das Risiko eine Pneumonie zu entwickeln (OR 1,27; 95 % KI 0,96, 1,68), Sucralfat (OR 1,65; 95 % KI 1,20, 2,27) und Placebo (OR 1,52; 95 % KI 0,95, 2,42) (alle moderate Qualität). Diese Ergebnisse wurden durch eine Kohortenanalyse (21.000 Patienten nach kardiochirurgischen Eingriffen) bestätigt (Bateman et al. 2013). Auch eine Metaanalyse aus 2020 mit Inkludierung des PEPTIC trial, die eine erhöhtes Letalitätsrisiko für PPI aufzeigte ergab für den Einsatz von SUP keinen Letalitätsvorteil

Tab. 6 Risikofaktoren für eine GI, adaptiert nach Finkenstedt et al. 2020

Risiko-gruppe	Risikofaktor*	Risiko für klinisch relevante GI	Risiko für offene GI	Risikoreduktion durch PPI	Risikoreduktion durch H2B	Risikoreduktion durch Sucralfat
Niedrig	Kritisch kranker Patient ohne Risikofaktoren; akutes Leberversagen; Steroidtherapie Immunsuppression; Antikoagulatien; maligner Tumor; männlich	1–2 %	2–6 %	Minimale Reduktion, nicht ausreichend für eine Indikation	Minimale Reduktion, nicht ausreichend für eine Indikation	Kein signifikanter Effekt
Moderat	Mechanische Beatmung mit enteraler Ernährung, Schock, Sepsis, akutes Nierenversagen	2–4 %	6–9 %	Minimale Reduktion, nicht ausreichend für eine Indikation	Minimale Reduktion, nicht ausreichend für eine Indikation	Kein signifikanter Effekt
Hoch	Koagulopathie	4–8 %	9–16 %	Signifikante Reduktion	Signifikante Reduktion, geringer als PPI	Kein signifikanter Effekt
Sehr hoch	Mechanische Beatmung ohne enteraler Ernährung, Chronische Lebererkrankung	8–10 %	16–22 %	Signifikante Reduktion	Signifikante Reduktion, geringer als PPI	Kein signifikanter Effekt

* Risikofaktoren, die in den zwei Metaanalysen identifiziert wurden: Mechanische Beatmung, Neurochirurgie, Schädel-Hirnverletzung, Lungenversagen, Sepsis, Verbrennung, Hypotonie, Postoperative Komplikationen, Akutes Nierenversagen, Polytrauma, Störung Säure-Basenhaushalt, Koagulopathie, wiederholte chirurgische Eingriffe, Kreislaufversagen, Koma, präoperativer GCS < 9, inadäquater Spiegel antidiuretische Hormon, postoperative Komplikation mit Indikation zur Re-OP, Alter ≥ 60 Jahre, pyogene ZNS Infektionen, signifikanter Juckreiz, Schock, Schlaganfall, oder SHT mit GCS < 10, Kortikoidtherapie, Therapie mit Antikoagulantien, Leberversagen, akute Pankreatitis, große Thorax- oder Abdominalchirurgische Eingriffe, Nierenersatztherapie, chronische Lebererkrankung und große neurologische Schädigung
** Risiko für offen gastrointestinale Blutung: Blutung ohne hämodynamische Veränderung, Notwendigkeit einer Transfusion, Hb Abfall oder Indikation für eine operative Intervention. (Finkenstedt et al. 2020; Wang et al. 2020)

(Wang et al. 2020). Für Patienten mit einem hohen GI Risiko zeigen PPI die höchste Präventionsrate auf, RR 0,46, 95 % KI 0,29–0,66.

Nachdem Ranitidin und damit die H2B aktuell für eine SUP nicht mehr zur Verfügung stehen ist der Blick auf eine der wenigen prospektiv verblindet durchgeführten Untersuchungen mit PPI aus dem Jahre 2018 interessant. In dieser europäischen Multicenterstudie (SUP-ICU) mit 3298 Patienten zeigte sich ebenfalls kein signifikanter Unterschied bzgl. der Letalität (relative Risko (RR), 1,02; 95 % KI 0,91–1,13; p = 0,76) (Krag et al. 2018). Ebenso konnte bzgl. der klinischen relevanten Ereignisse (GI, Pneumonie, Clostridioides Infektionen oder Myokardinfarkten) kein signifikanter Unterschied dokumentiert werden (21,9 % PPI Gruppe, 22,6 % Placebo (RR, 0,96; 95 % KI, 0,83–1,11)). Die absolute Rate an GI betrug in der PPI Gruppe 2,5 % und in der Placebo Gruppe 4,2 % (RR 0,58, 95 % KI 0,40–0,86). Ein Jahr nach der Studie zeigte sich weiterhin kein Unterschied in der Letalität zwischen der Placebogruppe und der PPI Gruppe (Halling et al. 2022).

Die Sinnhaftigkeit einer SUP ist kritisch zu hinterfragen, nachdem eine Post-hoc Analyse die Risikofaktoren für eine SUP zwar identifiziert, aber keine starke Evidenz für den Einsatz von PPI aufgezeigt werden konnte (Granholm et al. 2021). Risikofaktoren, die identifiziert werden konnten, waren eine Kreislaufunterstützung, Schweregrad der Erkrankung und eine Nierenersatztherapie. Darüber hinaus ist kritisch zu beachten, dass in einer vordefinierten Subgruppenanalyse Patienten in der PPI Gruppe versus Placebo bei einem SAPS II >53 eine signifikant erhöhte Letalität aufwiesen (Marker et al. 2019). Die Autoren verweisen darauf, dass ein Teil des Effektes durch z. T. fehlende SAPS II Werte in der Originalstudie zu erklären sei, nicht jedoch vollständig das erhöhte Risiko zu versterben erklärt.

Relevante Ausschlusskriterien der SUP-ICU Studie (Marker et al. 2019) waren u. a. Kontraindikationen für PPI, laufende Therapie mit PPI, stattgehabte oder persistierende GI bei Krankenhausaufnahme, diagnostiziertes Magen-Darm-Ulkus, Organtransplantation.

3.4 Medikamentöse Prophylaxe

3.4.1 Histamin-2-Rezeptorblocker (H2RB)

Ranitidin steht bis mindestens Januar 2023 nicht mehr in Deutschland zu Verfügung, Cimetidin sollte auf Grund des Nebenwirkungsprofils nicht zur SUP eingesetzt werden. Seit Januar 2021 ruht die Zulassung für Ranitidin beim Bundesinstitut für Arzneimittel und Medizinprodukte auf Grund einer Überprüfung der EMA (Bundesinstitut für Arzneimittel und Medizinprodukte 2022). Die Zulassung ruht, nachdem in einigen Präparaten krebserregende Substanzen nachgewiesen wurden.

Ranitidin und Cimetidin, zwei selektive H2RB waren zur Prophylaxe von stressbedingten Blutungen von Magen und Duodenum zugelassen (Fachinformation). H2RB hemmen dosisabhängig, kompetitiv Histamin an den H2 Rezeptoren (Brunton 1991). Durch die verminderte Histamin-Wirkung sinken die Freisetzung von H^+ Ionen sowie die Magensaftsekretion. Zusätzlich sinkt die Pepsinproduktion (schnellere Ulkusabheilung). Die Halbwertszeit der H2RB beträgt 2–3 h und steigt bei eingeschränkter Nierenfunktion deutlich an. H2RB inhibieren verschiedene Cytochrom P450 Systeme (V. a. Cimetidin). Bei Cumarin Präparaten sowie Theophyllin ist auf eine Spiegelkontrolle zu achten. Zusätzlich muss die renal-tubuläre Sekretion beachtet werden. Bei eingeschränkter Nierenfunktion muss eine Dosisreduktion erfolgen. H2RB führen zu einer veränderten Resorption von Arzneimitteln (siehe Fachinformation). Als schwerwiegende Nebenwirkungen kann eine Agranulozytose bis hin zu einer Panzytopenie auftreten.

3.4.2 Sucralfat

Sucralfat ist gemäß Fachinformation (Juli 2012) zur Prophylaxe stressbedingter Schleimhautläsionen im Gastrointestinaltrakt bei Intensivpatienten zugelassen. Sucralfat ist ein Aluminium-Saccharose-Sulfat, welches bei einem pH < 4 polymerisiert und auf Epithelzellen sowie dem Ulkusgrund von Magen und v. a. Duodenalulzera fest anhaftet (Brunton 1991). Diese Polymerschicht bindet Proteine sowie Pepsin und Gallensäuren. Zusätzlich stimuliert Sucralfat die Prostaglandinsynthese. Sucralfat soll 2–4*/d verabreicht werden. Die Nebenwirkungen sind sehr gering. Bei Patienten mit einer Urämie ist beobachtet worden, dass erhöhte Phosphatspiegel sich normalisieren (Sherman et al. 1983). Doch bei schwerer Niereninsuffizienz kann ein erhöhter Serum Aluminiumspiegel beobachten werden, so dass bei diesen Patienten von einer Anwendung abgeraten wird. Bei oraler Verabreichung von u. a. Digitoxin und Tetracyclinen muss mit einer verminderten Resorption gerechnet werden.

3.4.3 Protonenpumpeninhibitoren (PPI)

PPI sind als Prophylaxe nicht zur SUP sondern nur zur Rezidiv-Ulkusprophylaxe oder zur Prophylaxe bei NSAR-Therapie zugelassen. PPI sind nicht magensaftresistent und werden als Prodrug verabreicht. Die Halbwertszeit beträgt 0,5–2 h (Klotz 2005). Durch eine irreversible Hemmung der H^+/K^+-ATPase ist die Säuresekretion länger inhibiert. PPI gelten damit als die wirksamste Medikamentengruppe zur Reduktion der Magensäure. Die therapeutische Zielgröße einer PPI Prophylaxe ist die Anhebung des Magensafts auf einen ph $\geq$ 4. Initial hebt eine Einzeldosis eines PPI den pH auf $\geq$ 4 für ca. 2–10 h/24 h (Kirchheiner et al. 2009). Bei Verabreichung von mehreren Dosen/Tag kann 60–80 % des Tages ein pH von $\geq$ 4 erreicht werden. Nach fünf bis sieben Tagen Behandlung wird mit einer Standarddosierung von Omeprazol 40mg eine Wirkdauer von 14–16 h bzw. bei Pantoprazol 40 mg von 8–18 h erreicht (Klotz 2005). Der Abbau der PPI erfolgt durch das Cytochrom-P450-System (CYP2C19, CYP3A4). CYP2C19 liegt bei der kaukasischen Bevölkerung mit verschiedenen genetischen Mutationen vor. Ca. 60–65 % der Patienten haben einen normalen Wildtyp (wt) und damit einen raschen PPI Stoffwechsel (extensive metabolizer, EM). 30–35 % der Bevölkerung besitzen nur ein wt-Allel (heterozygote extensive metabolizer, hetEM), während bei 2–4 % der Patienten nur mutierte Allele mit fehlender Enzymaktivität vorliegen (poor metabolizer, PM). Dies bedeutet, dass ca. 30–40 % der Patienten (hetEM und v. a. PM) bei normaler PPI Dosierung wesentlich höhere Plasmakonzentrationen als EM Patienten haben. Auch bei PPI ist die Wechselwirkung bzw. Beeinflussung der Wirkung anderer intensivmedizinisch verwendeter Medikamente zu beachten (z. B. Clopidogrel Wirkverlust).

3.5 Beendigung der Therapie

Wichtig erscheint, bei einer Indikation für eine SUP, diese in Verlauf der Therapie, insbesondere bei Verlegung von der Intensivstation zu überprüfen. Nur Patienten mit einem fortbestehendem Risikoprofil haben eine entsprechende Indikation. Eine Studie aus Australien konnte hier durch eine entsprechende Qualitätsverbesserungsmaßnahme (Bundle-Maßnahme und Pharmakologen-assistiertes Deeskalations-Protokoll) die Inzidenz zur Verabreichung von SUP und die Folgekosten signifikant reduzieren. Die Reduktion der Arzneimittelkosten in Australien für eine SUP wurde mit 2,08 MioAU$/Jahr beziffert, die Kosten für die Behandlung von Komplikationen wurde mit 16,59 AU$/Jahr beziffert (Anstey et al. 2019). In der Untersuchung konnte u. a. die Rate an Pneumonien (5,4 % mit SUP versus 1,8 % ohne SUP, p = 0,006) sowie nicht signifikant die Rate an Clostridioides Infektionen (1,3 % mit SUP, 0,9 % ohne SUP) und oberen GI (0,8 % mit SUP versus 0,6 % ohne SUP) reduziert werden. Eine Metaanalyse einer chinesischen Arbeitsgruppe hat acht Studien identifiziert, die den Einfluss der Assistenz eines Pharmakologen untersucht hat (Xu et al. 2021). In 50 % der Studien konnte ein Kosteneffekt dokumentiert werden, für die Versorgung wichtiger, es konnte in vier Studien keine Effekte auf die Komplikationen einer SUP Pharmakotherapie dokumentiert werden, jedoch konnte bei 62,5 % der Untersuchungen ein positiver Effekt auf einen adäquaten Einsatz der Medikation verzeichnet werden. Bei der Bewertung der Ergebnisse muss jedoch berücksichtigt werden, dass einerseits die Fallzahlen der Einzelstudien klein waren und es sich nur bei zwei der Untersuchungen um prospektive Studien handelte.

3.6 Fazit

Die Indikation für eine medikamentöse SUP ist sehr kritisch zu stellen. Ein gesteigertes Pneumonie- sowie Clostridium-difficile-Infektionsrisiko (Barletta et al. 2013; Amaral et al. 2010) und relevante Wechselwirkungen mit anderen intensivmedizinisch verwendeten Medikamenten müssen bei der

Verwendung einer medikamentösen SUP bedacht werden. Ebenso die Hinweise aus der SUP-ICU Studie mit einer erhöhten Letalität bei Verwendung von PPI als SUP bei Patienten mit einem SAPS II Score > 53 sollten die Indikation und die Dauer einer SUP kritisch hinterfragen lassen.

Basis einer SUP ist die rasche Behandlung der Grunderkrankung mit Aufrechterhaltung der kapillären Magenperfusion. Die frühe enterale Ernährung (< 48 h) ist ein wesentliche therapeutische Strategie stressbedingte Veränderungen der Magenschleimhaut zu vermeiden.

Bei kritisch kranken Intensivpatienten mit hohem GI Risiko ist eine medikamentöse SUP indiziert (Tab. 6). Bei Einsatz einer medikamentösen SUP muss bei Verwendung von PPI auf eine ausreichend lange Anhebung des Magensaft pH auf ≥ 4 geachtet werden. Eine Kontrolle des Magen pH kann ggf. sinnvoll sein. Eine Medikation mit PPI wird empfohlen, diese Medikamente sind jedoch für diese Indikation nicht zugelassen. Die Wirkpotenz von PPI gilt höher als bei H2RB. Sowohl H2RB als auch PPI können initial zur Wirkoptimierung kontinuierlich verabreicht werden. Sucralfat zeigt in Studien eine geringe Risikoreduktion von Blutungen als H2RB. Sucralfat bietet aber bei rückläufigem Risiko für eine Blutung den Vorteil den Magensaft pH als Schutzbarriere vor pathogener Besiedelung des Magens aufrechtzuerhalten. Bei klinischer Stabilisation des Patienten sollte, insbesondere wenn eine enterale Ernährung möglich ist, eine rasche Beendigung der Therapie erfolgen.

4 Delirprophylaxe

4.1 Einleitung

Das Auftreten eines Delirs ist, durch nicht implementierte Screening-Instrumente (▶ Kap. 39, „Schmerz, Sedierung und Delir") und das mangelnde Bewusstsein über die weitreichenden Konsequenzen für die Betroffenen und das Gesundheitssystem, ein oft unterschätztes Krankheitsbild auf einer Intensivstation (ITS) (Klouwenberg et al. 2014). Besonders die Form des hypoaktiven oder stillen Delirs, welches den überwiegenden Teil dieses Krankheitsbildes darstellt, wird ohne entsprechende diagnostische Maßnahmen häufig nicht wahrgenommen (van Eijk et al. 2009; Teodorczuk und MacLullich 2018).

Ein Delir betrifft zwischen 20 und 50 % der Patient*innen einer Intensivstation (Ryan et al. 2013). Durch ein Delir, wenn nicht erkannt und behandelt, steigt die Krankenhausverweildauer (Dziegielewski et al. 2021) sowie das Risiko einer längeren mechanischen Ventilationszeit oder Reintubation. Die Kosten eines Aufenthalts auf einer Intensivstation erhöhen sich, und die Mortalitätsrate steigt signifikant an (Ely et al. 2004; Leslie et al. 2008; Salluh et al. 2015). Häufig erholen sich die Patient*innen in vielen Fällen funktionell und kognitiv nicht mehr in vollem Umfang (Witlox et al. 2010; Pandharipande et al. 2013). Belastende Auswirkungen für das therapeutische Team und Angehörige, ausgelöst durch das komplexe Krankheitsbild des Delirs, rücken vermehrt in den Fokus von wissenschaftlichen Untersuchungen (Shankar et al. 2014; van Beusekom et al. 2016). Insbesondere die Integration von Angehörigen in ein Maßnahmenbündel prophylaktischer Interventionen hat in den letzten Jahren an Bedeutung gewonnen (Marra et al. 2017).

Somit liegt der Schwerpunkt einer Delirbehandlung in der Prävention und in prophylaktisch initiierten Maßnahmen, um die auslösenden Faktoren eines Deliriums zu minimieren. Die Umsetzung delirprophylaktischer Maßnahmen, die ein **zielgerichtetes Monitoring des Delirs** und eine **protokollgesteuerte Wahl von Substanzen** insbesondere für die Tiefe und Art der **Sedierung und** Analgesie beinhalten, werden in den S3-Leitlinien zur Analgesie, Sedierung und Delirmanagement der Intensivmedizin der Arbeitsgemeinschaft der Wissenschaftlichen Medizinischen Fachgesellschaften – AWMF (2015, z. Z. in Überarbeitung) empfohlen (▶ Kap. 39, „Schmerz, Sedierung und Delir"). Marra et al. (2017) fassen nichtpharmakologische Maßnahmen, die im Sinne einer Delirprophylaxe- und -management zu sehen sind, in dem sog. „ABCDEF-Bündel" („awakening, breathing coordination, delirium monitoring and management, early mobility, family") zusammen.

Eine erfolgreiche Delirprophylaxe und Delirmanagement können nur in einer multiprofessionellen Teamarbeit gelingen, in der pharmakologische und nichtpharmakologische Ansätze gemeinsam geplant und ausgeführt werden (Morandi et al. 2019).

4.2 Pharmakologischer Ansatz

Trotz einer Vielzahl an Studien, den pharmakologischen Ansatz zur Prophylaxe eines Delirs mit Antidementiva, Antipsychotika oder A-2-Agonisten betreffend, ist die Ergebnislage dieser Studien nicht endgültig.

4.2.1 Acetylcholinesterasehemmer

Systematische Übersichtsarbeiten von randomisiert kontrollierten Studien bezüglich der prophylaktischen Verabreichung eines Acetylcholinesterasehemmer, zur Vermeidung eines postoperativen Delirs bei älteren Patienten (≥ 60 Jahre) (Tampi et al. 2016) sowie zur pharmakologischen Behandlung eines Delir (Yu et al. 2018), konnten keine ausreichende Evidenz für einen positiven Effekt feststellen.

4.2.2 Typische und atypische Neuroleptika

Studien zum prophylaktischen Einsatz antipsychotischer Medikamente wie Haloperidol, Risperidon und Ziprasidon zeigten laut der aktuellen Studienlage wenig bis keine validen Ergebnisse. Burry et al. (2018) fanden in ihrer Übersichtsarbeit keine Evidenz die eindeutig die Verkürzung der Dauer eines

Delir durch die Gabe von Neuroleptika nachweist. Ebenfalls wurden in den untersuchten Studien weder der Schweregrad noch die Symptome eines Delirs reduziert oder die Mortalität gesenkt. Das wahrscheinlich kein oder nur ein geringer Unterschied zwischen der Gabe von Haloperidol und einem Placebo zur Prävention eines Delir bei kritisch Kranken besteht, zeigen die Ergebnisse des Reviews von Herling et al. (2018). Es ist wichtig zu beachten, dass viele klinisch relevante Endpunkte in den Studien nicht dargestellt wurden und mehr methodisch robuste Studien gefordert werden. Kotfis et al. (2018) betonen in ihrer Arbeit, dass beim Einsatz von Neuroleptika die Risiken einer übermäßigen Sedierung, eine QTc-Intervall Verlängerung und die Entwicklung eines neuroleptischen malignen Syndroms bedacht werden sollten.

4.2.3 α-2-Agonisten

Die Evidenzlage zum effektiven **prophylaktischen** Einsatz von α-2-Agonisten ist nicht robust und große, randomisiert kontrollierte Studien stehen aus. Die **Behandlung** mit Dexmedetomidin (α-2-Rezeptoragonist) wurde in der Studie von Reade et al. (2016) bei Patienten*innen mit einem hyperaktiven/agitierten Delir im Weaning untersucht. Hier konnte ein schnelleres Abklingen von Deliriumssymptomen und eine längere Zeit ohne Beatmungsgerät aufgezeigt werden. Eine weitere randomisierte Studie von Carrasco et al. (2016) mit Dexmedetomidin, bei nicht beatmeten Patienten*innen mit hyperaktivem Delirium, zeigte kürzere Behandlungszeiten auf der Intensivstation und weniger Episoden einer (unerwünschten) zu tiefen Sedierung.

4.3 Nichtpharmakologischer Ansatz

4.3.1 Mobilisierung

Bestehende Immobilität (oder auch „intensive care unit-acquired weakness" = ITS-erworbene Schwäche) bei Patienten*innen einer Intensivstation, verursacht durch sedierende Medikamente und oder die Schwere der Erkrankung, wird schon seit langer Zeit maßgeblich im Zusammenhang mit der Prävalenz eines Delirs gesehen (Vasilevskis et al. 2010; Banerjee et al. 2011). Lang et al. (2020) kamen in einer systematischen Übersichtsarbeit, trotz heterogener Studienqualitäten, zu dem Ergebnis, dass die Frühmobilisation kritisch Kranker, wenn protokollbasiert (Beschreibung und Beachtung von Sicherheitskriterien) implementiert und ausgeführt, mit wenig unerwünschten Nebenwirkungen assoziiert ist.

4.3.2 Schlaf

Studien an gesunden Erwachsenen haben gezeigt, dass Schlafentzug Auswirkungen auf die Atmung, das Immunsystem und die kognitive Funktion hat. In jüngerer Zeit demonstrierte die Forschung, dass der Schlaf bei kritisch kranken Patienten*innen deutlich gestört ist. Dies betrifft sowohl die Dauer, die Schlafarchitektur als auch den zirkadianen Rhythmus. Dementsprechend kann die negative Auswirkung von gestörtem Schlaf auf die Prognose von Patienten*innen einer Intensivstation gravierend sein (Boyko et al. 2019; Pisani und D'Ambrosio 2020).

Den deutlichen Zusammenhang von Schlafstörungen bzw. dem Mangel an ausreichenden REM-Phasen (REM = „rapid eye movement") und dem Auftreten eines Delirs auf einer ITS wurde schon von Trompeo et al. (2011) beschrieben. Honarmand et al. (2020) ermittelten 3 Gruppen von Risikofaktoren für einen gestörten Schlaf auf der Intensivstation:

- Physiologische (z. B. Schmerz, Atmungsprobleme, Durst, ...)
- Psychologische (z. B. Angst, Einsamkeit, ...)
- Lokale Faktoren (z. B. Lärm, Therapie-und Pflegebezogene Tätigkeiten, Licht, ...)

Da Benzodiazepine ungeeignet sind, einen gesunden Schlaf zu initiieren (Pandharipande et al. 2006; Trompeo et al. 2011), sollte der Fokus auf den nichtpharmakologischen Interventionen zur Förderung des Schlafes liegen (Übersicht).

Nichtpharmakologischen Interventionen zur Förderung des Schlafs

- Reduktion von Geräuschen (Kamdar et al. 2020) → Anwendung von Ohrstöpseln (van Rompaey et al. 2012).
- Angepasste/reduzierte Beleuchtung (Demoule et al. 2017; Simons et al. 2019).
- „Schlafenszeiten" planen und einhalten (Dennis et al. 2010) → Schlafprotokolle.
- Überdenken des Analgosedierungsregime hinsichtlich Delir auslösender Substanzen (Kotfis et al. 2018).

4.3.3 Orientierungshilfen

Benötigte Hör- und Sehhilfen sollten den Patienten*innen frühestmöglich wieder zur Verfügung stehen, um das Erfassen der Umwelt zu ermöglichen. Kalender, Uhren und Tageslicht, die bei der zeitlichen Orientierung des Patienten hilfreich sind, sollten genutzt werden (van Rompaey et al. 2009). Eine individuelle Pflegeplanung, die der Koordination des Tagesablaufes der pflegerischen und therapeutischen Maßnahmen dient, kann ebenfalls eine Orientierungshilfe für den Patienten darstellen.

4.3.4 Einbezug von Angehörigen

Als ein Risikofaktor zur Entwicklung eines Delirs gilt unter anderem die Abwesenheit von Familie und Freunden in einer für den Patienten belastenden Situation (van Rompaey et al. 2009). International variiert die Praxis des Einbezuges von Angehörigen auf den Intensivstationen (Morandi et al. 2017), wird aber in nationalen wie internationalen Leitlinien empfohlen (Devlin et al. 2018; Müller et al. 2015). Rosa et al. (2017)

konnten in ihrer Arbeit Hinweise auf positive Effekte von offenen Besuchszeiten aufzeigen. Kritische Kranke sind mit intensiven existenziellen Fragen konfrontiert (Ortega et al. 2020). Häufig sind Erinnerungen an den Aufenthalt auf der Intensivstation unzusammenhängend und mit einer Unsicherheit darüber was real war und was nicht verbunden. Familienmitglieder begleiten und beobachten die Auswirkungen der kritischen Erkrankung und können eine Ressource in der Delirprävention- und management sein (Freeman et al. 2021).

5 Dekubitusprophylaxe

5.1 Einleitung

Die Dekubitusprophylaxe wird als ein Qualitätsindikator der Pflege gewertet und stellt in der stationären Krankenversorgung, mit steigenden Krankenhausfallzahlen bei gleichzeitig weniger personellen Ressourcen und zunehmend älteren und multimorbiden Patienten, eine pflegerische Herausforderung dar. Die Zahlen für alle Versorgungsbereiche erweisen sich als heterogen. Daten aus dem Krankenhausbereich zeigen Prävalenzzahlen von 0,07 % bis 4,37 % ab Kategorie 1 bzw. 1,6 % ab Kategorie 2 auf (Tomova-Simitchieva et al. 2019). Eine umfangreiche Leitlinie, basierend auf den aktuellen Forschungsergebnissen zu den Hintergründen, Erkennung, Prävention und Behandlung von Dekubitus ist vom National Pressure Ulcer Advisory Panel, European Pressure Ulcer Advisory Panel und der Pan Pacific Pressure Injury Alliance (NPUAP/EPUAP/PPPIA) 2014 herausgegeben.

5.2 Definition

Die bisher häufig verwendeten Begriffe eines „Grades" oder einer „Stufe" in der Klassifikation eines Dekubitus sind durch das neutrale Wort „Kategorie" in der internationalen Terminologie ersetzt worden (Tab. 7). Somit soll die Mutmaßung einer obligatorischen Entwicklung eines Dekubitus von z. B. Grad I nach III verhindert werden. Das European Pressure Ulcer Advisory Panel und National Pressure Ulcer Advisory Panel (2014) definiert einen Dekubitus wie folgt:

5.2.1 Definition Dekubitus
„Ein Dekubitus ist eine lokal begrenzte Schädigung der Haut und/oder des darunterliegenden Gewebes, in der Regel über knöchernen Vorsprüngen" (NPUAP/EPUAP/PPPIA 2014).

5.3 Einteilung

Die Einteilung des Dekubitus erfolgt nach NPUAP/EPUAP/PPPIA (2014) (Tab. 7).

Tab. 7 Einteilung des Dekubitus. Nach NPUAP/EPUAP/PPPIA (2014)

Kategorie	Kennzeichen
Kategorie I	Nicht wegdrückbare, umschriebene Rötung bei intakter Haut, meist über einem knöchernen Vorsprung
Kategorie II	Teilverlust der Haut (bis in die Epidermis und/oder Dermis) Stellt sich als Abschürfung oder Blase ohne nekrotisches Gewebe dar
Kategorie III	Verlust aller Hautschichten Sehnen und/oder Knochen sind nicht sichtbar Die Tiefe eines Dekubitus der Kategorie III variiert je nach Lokalisation und Stärke des darunterliegenden subkutanen Fettgewebes
Kategorie IV	Totaler Gewebsverlust mit freiliegenden Faszien, Muskeln, Knochen und Sehnen Die Gefahr einer Osteomyelitis oder Ostitis steigt bei einem Befund der Kategorie IV stark an

5.4 Ätiologie

Die Ursachen, die zur Entstehung eines Dekubitus führen, sind nicht eindeutig geklärt. Internationale Leitlinien (NPUAP/EPUAP/PPPIA 2014) und Forschungsergebnisse formulieren als Hauptursachen die zur Schädigung der Haut führen können:

- „die Auswirkung von Druck oder von Druck in Kombination von Scherkräften" (NPUAP/EPUAP/PPPIA 2014) und
- das Zusammenspiel von Nässe und Reibung (Kottner et al. 2009).

5.5 Risikofaktoren

Für Patienten einer Intensivstation spielen mehrere Faktoren eine Rolle, die die Entstehung eines Dekubitus begünstigt. Obwohl auf internationaler Ebene die Datenlage eine unterschiedliche Ausprägung der verschiedenen Prävalenzfaktoren aufzeigt, werden die in der Übersicht gelisteten Faktoren, des Instituts für Qualitätssicherung und Transparenz im Gesundheitswesen (IQTIG) 2017, eindeutig als signifikante Risikofaktoren gewertet:

- Alter → das Risiko steigt mit zunehmenden Alter
- Beatmung → das Risiko steigt mit Dauer der mechanischen Beatmung (Beatmungsstunden)
- Eingeschränkte Mobilität
- Infektionen
- Schweregrad der Erkrankung(en) Untergewicht und Mangelernährung
- Adipositas
- Diabetes Mellitus

- Inkontinenz
- Demenz

Weitere spezifische Risikofaktoren für kritisch Kranke wie:

- Scherkräfte
- Dekubitus in der Vorgeschichte
- Dauer des Aufenthaltes auf der Intensivstation
- Dehydrierung
- Erhöhte Körpertemperatur um 1–2 °C
- Septischer Schock
- Vasopressoren
- Sedierung

stellten de Almeida Medeiros et al. (2018) und Cox et al. (2018) in retrospektiven Studien dar.

5.6 Prophylaktische Maßnahmen

5.6.1 Risikoassessments

Die zur Risikoeinschätzung genutzten Pflegeassessments, wie z. B. Braden-, Norton- oder Waterlow-Skala, bilden nach heutigem Stand der Wissenschaft die Dekubitusinzidenz von Patienten einer Intensivstation nicht ausreichend ab. Gründe dafür werden in der Varianz der Beobachterübereinstimmung genannt (Pancorbo-Hidalgo et al. 2006; Kottner und Balzer 2010). Darüber hinaus sind relevante Faktoren, die zur Entwicklung eines Dekubitalgeschwürs auf einer Intensivstation führen, nicht in den verwendeten Skalen aufgeführt (Cox 2011). Da aber das Erheben einer Pflegeanamnese, Patientenbeobachtung und die Planung und Evaluation von Pflegemaßnahmen Eckpunkte pflegerischen Handels sind, werden von der EPUAP, NPUAP und PPPIA (2014) strukturierte, einrichtungsinterne Leitlinien mit Angaben zur Risikoeinschätzung und Ressourceneinschätzung zu Zeitpunkten der Erst- und Wiederholungseinschätzung und der Verfahrensweise bei der Dokumentation empfohlen.

5.6.2 Druckentlastende und druckverteilende Maßnahmen

Regelmäßige manuelle Wechsellagerung des Patienten, abhängig vom akuten Krankheitsbild, ist ein fest integrierter Bestandteil der präventiven Maßnahmen zur Verhinderung der Dekubitusentstehung. Dabei ist die 30-Grad-Lagerung einer stark druckerhöhenden 90-Grad-Lagerung vorzuziehen. Randomisiert-kontrollierte Studien (Young 2004; Defloor und Grypdonck 2005; Vanderwee et al. 2007) konnten allerdings keinen signifikanten Unterschied in der Dekubitusinzidenz im Zusammenhang mit dem zeitlichen Intervall der Wechsellagerung (2- bis 3- oder 4-stündlich) feststellen.

Als verwendete Lagerungsunterlage ist eine nonenergetische viskoelastische Schaumstoffmatratze mit erhöhten druckverteilenden Eigenschaften einer im stationären Bereich verwendeten Standardmatratze vorzuziehen (McInnes et al. 2011). Die Vorteile eines energetischen (Wechseldruckmatratzen-) Systems gegenüber dem nonenergetischen sind nicht evident nachgewiesen, und der Einsatz sollte anhand der individuellen Patientensituation beschlossen werden.

Im Falle einer Bauchlagerung sollten Druckpunkte im Gesicht und Körper entsprechend entlastend sein (NPUAP/EPUAP/PPPIA 2014).

Fersen sollten „frei gelagert" werden, ohne Druck auf die Achillessehne, am besten durch das Platzieren eines Schaumkissen unter der Wade (NPUAP/EPUAP/PPPIA 2014).

5.6.3 Ernährung

Der Benefit ernährungsbezogener prophylaktischer Maßnahmen (Gabe von Ernährungssupplementen) der enteralen und parenteralen Ernährung oder eines speziellen Ernährungsmanagements wird in der Leitlinie, aufgrund von ungenügender Evidenz, nicht routinemäßig empfohlen (NPUAP/EPUAP/PPPIA 2014).

5.6.4 Hautpflege

Das Fördern und Aufrechterhalten von intakten Hautverhältnissen, vor allem bei Altershaut, mittels handelsüblicher feuchtigkeitsspendender Hautpflegeprodukte sollte fester Bestandteil täglicher Grundpflegemaßnahmen sein, um einen Dekubitus aufgrund zu trockener Hautverhältnisse zu verhindern. Weiterhin wird empfohlen Altershaut vor übermäßiger Feuchtigkeit zu schützen und, um Hautverletzungen zu verhindern, atraumatische Verbandsmaterialien einzusetzen (NPUAP/EPUAP/PPPIA 2014).

Literatur

Alhazzani W, Lim W, Jaeschke RZ et al (2013a) Heparin thromboprophylaxis in medicalsurgical critically ill patients: a systematic review and meta-analysis of randomized trials. Crit Care Med 41(9): 2088–2098. http://www.ncbi.nlm.nih.gov/pubmed/23782973

Alhazzani W, Alenezi F, Jaeschke RZ, Moayyedi P, Cook DJ (2013b) Proton pump inhibitors versus histamine 2 receptor antagonists for stress ulcer prophylaxis in critically ill patients: a systematic review and meta-analysis. Crit Care Med 41:693–705. https://doi.org/10.1097/CCM.0b013e3182758734

Alhazzani W, Alshamsi F, Belley-Cote E, Heels-Ansdell D, Brignardello-Petersen R, Alquraini M et al (2018) Efficacy and safety of stress ulcer prophylaxis in critically ill patients: a network meta-analysis of randomized trials. Intensive care med 44(1):1–11. https://doi.org/10.1007/s00134-017-5005-8

Angeloni G, Alberti S, Romagnoli E, Banzato A, Formichi M, Cucchini U, Pengo V (2011) Low molecular weight heparin (parnaparin) for cardioembolic events prevention in patients with atrial fibrillation undergoing elective electrical cardioversion: a prospective cohort study. Intern Emerg med 6(2):117–123. https://doi.org/10.1007/s11739-010-0479-1

Almeida Medeiros AB de, Fernandes MIDCD, de Sá Tinôco JD, Cossi MS, de Oliveira Lopes MV, de Carvalho Lira ALB (2018) Predictors of pressure ulcer risk in adult intensive care patients: a retrospective case-control study. Intensive Crit Care Nurs 45:6–10

Amaral MC, Favas C, Alves JD, Riso N, Riscado MV (2010) Stress-related mucosal disease: incidence of bleeding and the role of omeprazole in its prophylaxis. Eur J Intern Med 21:386–388. https://doi.org/10.1016/j.ejim.2010.06.010

Anstey MH, Litton E, Palmer RN, Neppalli S, Tan BJ, Hawkins DJ, Krishnamurthy RB, Jacques A, Sonawane RV, Chapman AR, Norman R (2019) Clinical and economic benefits of de-escalating stress ulcer prophylaxis therapy in the intensive care unit: a quality improvement study. Anaesth Intensive Care 47:503–509. https://doi.org/10.1177/0310057X19860972

Attia J, Ray JG, Cook DJ et al (2001) Deep vein thrombosis and its prevention in critically ill adults. Arch Intern Med 161(10):1268–1279

Banerjee A, Girard TD, Pandharipande P (2011) The complex interplay between delirium, sedation, and early mobility during critical illness: applications in the trauma unit. Curr Opin Anaesthesiol 24(2):195–201

Barletta JF, El-Ibiary SY, Davis LE, Nguyen B, Raney CR (2013) Proton pump inhibitors and the risk for hospital-acquired Clostridium difficile infection. Mayo Clin Proc 88:1085–1090. https://doi.org/10.1016/j.mayocp.2013.07.004

Bateman BT, Bykov K, Choudhry NK, Schneeweiss S, Gagne JJ, Polinski JM, Franklin JM, Doherty M, Fischer MA, Rassen JA (2013) Type of stress ulcer prophylaxis and risk of nosocomial pneumonia in cardiac surgical patients: cohort study. BMJ 19:f5416. https://doi.org/10.1136/bmj.f5416

Batra P, Soni KD, Mathur P (2020) Efficacy of probiotics in the prevention of VAP in critically ill ICU patients: an updated systematic review and meta-analysis of randomized control trials. J Intensive Care 8:81. https://doi.org/10.1186/s40560-020-00487-8

Beusekom I van,, Bakhshi-Raiez F, de Keizer N, Dongelmans D, van der Schaaf M (2016) Reported burden on informal caregivers of ICU survivors: a literature review. Crit Care 20(1):16

Borkgren-Okonek MJ, Hart RW, Pantano JE, Rantis PC, Guske PJ, Kane JM et al (2008) Enoxaparin thromboprophylaxis in gastric bypass patients: extended duration, dose stratification, and antifactor Xa activity. Surg Obes Relat Dis: Official Journal of the American Society for Bariatric Surgery 4(5):625–631. https://doi.org/10.1016/j.soard.2007.11.010

Bowton DL, Hite RD, Martin RS, Sherertz R (2013) The impact of hospital-wide use of a tapered-cuff endotracheal tube on the incidence of ventilator-associated pneumonia. Respir Care 58:1582–1587. https://doi.org/10.4187/respcare.02278

Boyko Y, Toft P, Ørding H, Lauridsen JT, Nikolic M, Jennum P (2019) Atypical sleep in critically ill patients on mechanical ventilation is associated with increased mortality. Sleep Breath 23:379–388

Brunkhorst FM, Weigand MA, Pletz M, Gastmeier P, Lemmen SW, Meier-Hellmann A, Ragaller M, Weyland A, Marx G, Bucher M, Gerlach H, Salzberger B, Grabein B, Welte T, Werdan K, Kluge S, Bone HG, Putensen C, Rossaint R, Quintel M, Spies C, Weiß B, John S, Oppert M, Jörres A, Brenner T, Elke G, Gründling M, Mayer K, Weimann A, Felbinger TW, Axer H, Deutsche Sepsis Gesellschaft e. V (2020) S3-Leitlinie Sepsis – Prävention, Diagnose, Therapie und Nachsorge: Langfassung [S3 Guideline Sepsis-prevention, diagnosis, therapy, and aftercare: long version]. Med Klin Intensivmed Notfmed 115:37–109. https://doi.org/10.1007/s00063-020-00685-0

Brunton (1991) Agents for control of gastric acidity and treatment peptic ulcers. In: GoodmanGilman A, Rall TW, Nies AS, Taylor P (Hrsg) Goodman & Gilman's the pharmacological basis of therapeutics. McGraw-Hill, New York, S 897–913

Bundesamt für Arzneimittel und Medizinprodukte (2022). https://www.bfarm.de/SharedDocs/Risikoinformationen/Pharmakovigilanz/DE/RV_STP/m-r/ranitidin.html. Zugegriffen am 01.02.2022

Burry L, Mehta S, Perreault MM, Luxenberg JS, Siddiqi N, Hutton B, Fergusson DA, Bell C, Rose L (2018) Antipsychotics for treatment of delirium in hospitalised non-ICU patients. Cochrane Database Syst Rev 6:CD005594

Caroff DA, Li L, Muscedere J, Klompas M (2016) Subglottic secretion drainage and objective outcomes: a systematic review and meta-analysis. Crit Care Med 44:830–840. https://doi.org/10.1097/CCM.0000000000001414

Carrasco G, Baeza N, Cabré L, Portillo E, Gimeno G, Manzanedo D, Calizaya M (2016) Dexmedetomidine for the treatment of hyperactive delirium refractory to haloperidol in nonintubated icu patients: a nonrandomized controlled trial. Crit Care Med 44(7):1295–1306

Cook D, Heyland D, Griffith L, Cook R, Marshall J, Pagliarello J (1999) Risk factors for clinically important upper gastrointestinal bleeding in patients requiring mechanical ventilation. Canadian Critical Care Trials Group. Crit Care Med 27:2812–2817. https://doi.org/10.1097/00003246-199912000-00034

Cook D, Attia J, Weaver B et al (2000) Venous thromboembolic disease: an observational study in medical-surgical intensive care unit patients. J Crit Care 15(4):127–132. http://www.ncbi.nlm.nih.gov/pubmed/11138871

Cook D, Meade M, Guyatt G et al (2011) Dalteparin versus unfractionated heparin in critically ill patients. N Engl J Med 364(14):1305–1314. https://doi.org/10.1056/NEJMoa1014475

Cook DJ, Fuller HD, Guyatt GH, Marshall JC, Leasa D, Hall R, Winton TL, Rutledge F, Todd TJ, Roy P et al (1994) Risk factors for gastrointestinal bleeding in critically ill patients. Canadian Critical Care Trials Group. N Engl J Med 10:377–381. https://doi.org/10.1056/NEJM199402103300601

Cox J (2011) Predictors of pressure ulcer in adult critical care patients. Am J Crit Care 20(5):364–374

Cox J, Roche S, Murphy V (2018) Pressure injury risk factors in critical care patients: a descriptive analysis. Adv Skin Wound Care 31(7):328–334

Damas P, Legrain C, Lambermont B, Dardenne N, Guntz J, Kisoka G, Demaret P, Rousseau AF, Jadot L, Piret S, Noirot D, Bertrand A, Donneau AF, Misset B (2022) Prevention of ventilator-associated pneumonia by noble metal coating of endotracheal tubes: a multicenter, randomized, double-blind study. Ann Intensive Care 12:1. https://doi.org/10.1186/s13613-021-00961-y

Defloor T, Grypdonck MF (2005) Pressure ulcers: validation of two risk assessment scales. J Clin Nurs 14(3):378–382

Demoule A, Carreira S, Lavault S, Pallanca O, Morawiec E, Mayaux J, Similowski T (2017) Impact of earplugs and eye mask on sleep in critically ill patients: a prospective randomized study. Crit Care 21(1):1–9

Dennis CM, Lee R, Woodard EK, Szalaj JJ, Walker CA (2010) Benefits of quiet time for neuro-intensive care patients. J Neurosci Nurs 42(4):217–224

Devlin JW, Skrobik Y, Gélinas C, Needham DM, Slooter AJ, Pandharipande PP, Alhazzani W (2018) Clinical practice guidelines for the prevention and management of pain, agitation/sedation, delirium, immobility, and sleep disruption in adult patients in the ICU. Crit Care Med 46:e825–e873

Dörffler-Melly J, de Jonge E, Pont AC et al (2002) Bioavailability of subcutaneous lowmolecular-weight heparin to patients on vasopressors. Lancet 359(9309):849–850. http://www.ncbi.nlm.nih.gov/pubmed/11897286

Douketis J, Cook D, Meade M, Guyatt G, Geerts W, Skrobik Y et al (2008) Prophylaxis against deep vein thrombosis in critically ill patients with severe renal insufficiency with the low-molecular-weight heparin dalteparin: an assessment of safety and pharmacodynamics: the DIRECT study. Arch Intern Med 168 (16):1805–1812. https://doi.org/10.1001/archinte.168.16.1805

Drakulovic MB, Torres A, Bauer TT, Nicolas JM, Nogué S, Ferrer M (1999) Supine body position as a risk factor for nosocomial pneumonia in mechanically ventilated patients: a randomised trial. Lancet 354:1851–1858. https://doi.org/10.1016/S0140-6736(98)12251-1

Duplaga BA, Rivers CW, Nutescu E (2001) Dosing and monitoring of low-molecular-weight heparins in special populations. Pharmacotherapy 21(2):218–234. https://doi.org/10.1592/phco.21.2.218.34112

Dziegielewski C, Skead C, Canturk T, Webber C, Fernando SM, Thompson LH, Kyeremanteng K (2021) Delirium and associated length of stay and costs in critically ill patients. Crit Care Res Pract 2021:6612187

Eijk MM van, Van Marum RJ, Klijn IA, De Wit N, Kesecioglu J, Slooter AJ (2009) Comparison of delirium assessment tools in a mixed intensive care unit. Crit Care Med 37:1881–1885

Ely EW, Shintani A, Truman B, Speroff T, Gordon SM, Harrell FE Jr, Dittus RS (2004) Delirium as a predictor of mortality in mechanically ventilated patients. Crit Care Med 32(11):1753–1763

Finkenstedt A, Berger MM, Joannidis M (2020) Stress ulcer prophylaxis: is mortality a useful endpoint? Intensive Care Med 46:2058–2060. https://doi.org/10.1007/s00134-020-06250-9

Freeman S, Yorke J, Dar P (2021) Critically ill patients' experience of agitation: a qualitative meta-synthesis. Nurs Crit Care 27:91–105

Gage BF, Waterman AD, Shannon W, Boechler M, Rich MW, Radford MJ (2001) Validation of clinical classification schemes for predicting stroke: results from the National Registry of Atrial Fibrillation. JAMA 285(22):2864–2870. https://doi.org/10.1001/jama.285.22.2864

Gastmeier P, Kampf G, Wischnewski N, Hauer T, Schulgen G, Schumacher M, Daschner F, Rüden H (1998) Prevalence of nosocomial infections in representative German hospitals. J Hosp Infect 38:37–49. https://doi.org/10.1016/s0195-6701(98)90173-6

Gastmeier P, Behnke M, Reichardt C, Geffers C (2011) Qualitätsmanagement zur Infektionsprävention im Krankenhaus. Die Bedeutung der Surveillance [Quality management for preventing healthcare-acquired infections. The importance of surveillance]. Bundesgesundheitsbl Gesundheitsforsch Gesundheitsschutz 54:207–212. German. https://doi.org/10.1007/s00103-010-1200-2

Geerts WH, Bergqvist D, Pineo GF, Heit JA, Samama CM, Lassen MR, Colwell CW (2008) Prevention of venous thromboembolism: American College of Chest Physicians Evidence-Based Clinical Practice Guidelines (8th Edition). Chest 133(6 Suppl):381S–453S. https://doi.org/10.1378/chest.08-0656

Geffers C, Gastmeier P (2011) Nosocomial infections and multidrug-resistant organisms in Germany: epidemiological data from KISS (the Hospital Infection Surveillance System). Dtsch Arztebl Int 108:87–93. https://doi.org/10.3238/arztebl.2011.0087

Gould MK, Garcia DA, Wren SM, Karanicolas PJ, Arcelus JI, Heit JA, Samama CM (2012) Prevention of VTE in nonorthopedic surgical patients: Antithrombotic Therapy and Prevention of Thrombosis, 9th ed: American College of Chest Physicians Evidence-Based Clinical Practice Guidelines. Chest 141(2 Suppl):e227S–e277S. https://doi.org/10.1378/chest.11-2297

Granholm A, Krag M, Marker S, Alhazzani W, Perner A, Møller MH (2021) Predictors of gastrointestinal bleeding in adult ICU patients in the SUP-ICU trial. Acta Anaesthesiol Scand 65:792–800. https://doi.org/10.1111/aas.13805

Guérin C, Reignier J, Richard JC, Beuret P, Gacouin A, Boulain T, Mercier E, Badet M, Mercat A, Baudin O, Clavel M, Chatellier D, Jaber S, Rosselli S, Mancebo J, Sirodot M, Hilbert G, Bengler C, Richecoeur J, Gainnier M, Bayle F, Bourdin G, Leray V, Girard R, Baboi L, Ayzac L, PROSEVA Study Group (2013) Prone positioning in severe acute respiratory distress syndrome. N Engl J Med 368:2159–2168. https://doi.org/10.1056/NEJMoa1214103

Haas S, Encke A, Kopp I (2016) German S3 practice guidelines on prevention of venous thromboembolism – new and established evidence. Dtsch Med Wochenschr 141(7):453–456. https://doi.org/10.1055/s-0042-100484

Halling CMB, Møller MH, Marker S, Krag M, Kjellberg J, Perner A, Gyrd-Hansen D (2022) The effects of pantoprazole vs. placebo on 1-year outcomes, resource use and employment status in ICU patients at risk for gastrointestinal bleeding: a secondary analysis of the SUP-ICU trial. Intensive Care Med. https://doi.org/10.1007/s00134-022-06631-2

Hammerstingl C, Omran H (2009) Bridging of oral anticoagulation with low-molecular-weight heparin: experience in 373 patients with renal insufficiency undergoing invasive procedures. Thrombosis and haemostasis 101(6):1085–1090

Hasan SS, Radford S, Kow CS, Zaidi ST (2020) Venous thromboembolism in critically ill COVID-19 patients receiving prophylactic or therapeutic anticoagulationb: a systematic review and metra-analysis. J Thromb Thrombolysis 50:814–821. https://doi.org/10.1007/s11239-020-02235-z

Herling SF, Greve IE, Vasilevskis EE, Egerod I, Bekker Mortensen C, Møller AM, Svenningsen H, Thomsen T (2018) Interventions for preventing intensive care unit delirium in adults. Cochrane Database Syst Rev 11:CD009783

Holt KM, Hollander D (1986) Acute gastric mucosal injury: pathogenesis and therapy. Annu Rev Med 37:107–124. https://doi.org/10.1146/annurev.me.37.020186.000543

Honarmand K, Rafay H, Le J, Mohan S, Rochwerg B, Devlin JW, Bosma KJ (2020) A systematic review of risk factors for sleep disruption in critically ill adults. Crit Care Med 48(7):1066–1074

Johnstone J, Meade M, Lauzier F, Marshall J, Duan E, Dionne J, Arabi YM, Heels-Ansdell D, Thabane L, Lamarche D, Surette M, Zytaruk N, Mehta S, Dodek P, McIntyre L, English S, Rochwerg B, Karachi T, Henderson W, Wood G, Ovakim D, Herridge M, Granton J, Wilcox ME, Goffi A, Stelfox HT, Niven D, Muscedere J, Lamontagne F, D'Aragon F, St-Arnaud C, Ball I, Nagpal D, Girard M, Aslanian P, Charbonney E, Williamson D, Sligl W, Friedrich J, Adhikari NK, Marquis F, Archambault P, Khwaja K, Kristof A, Kutsogiannis J, Zarychanski R, Paunovic B, Reeve B, Lellouche F, Hosek P, Tsang J, Binnie A, Trop S, Loubani O, Hall R, Cirone R, Reynolds S, Lysecki P, Golan E, Cartin-Ceba R, Taylor R, Cook D (2021) Prevention of Severe Pneumonia and Endotracheal Colonization Trial (PROSPECT) Investigators and the Canadian Critical Care Trials Group. Effect of probiotics on incident ventilator-associated pneumonia in critically ill patients: a randomized clinical trial. JAMA 326:1024–1033. https://doi.org/10.1001/jama.2021.13355

Kahn SR, Lim W, Dunn AS, Cushman M, Dentali F, Akl EA et al (2012) Prevention of VTE in nonsurgical patients: Antithrombotic Therapy and Prevention of Thrombosis, 9th ed: American College of Chest Physicians Evidence-Based Clinical Practice Guidelines. Chest 141 (2 Suppl):e195S–e226S. https://doi.org/10.1378/chest.11-2296

Kamdar BB, Simons KS, Spronk PE (2020) Can ICUs create more sleep by creating less noise? Intensive Care Med 46(3):498–500

Kirchheiner J, Glatt S, Fuhr U, Klotz U, Meineke I, Seufferlein T, Brockmöller J (2009) Relative potency of proton-pump inhibitors-comparison of effects on intragastric pH. Eur J Clin Pharmacol 65:19–31. https://doi.org/10.1007/s00228-008-0576-5

Klamroth R, Gottstein S, Essers E, Landgraf H (2010) Bridging with enoxaparin using a half-therapeutic dose regimen: safety and efficacy. VASA. Zeitschrift für Gefasskrankheiten 39(3):243–248. https://doi.org/10.1024/0301-1526/a000036

Klotz U (2005) Pharmakologie der Protonenpumpenhemmer [Pharmacology of proton pump inhibitors]. Pharm Unserer Zeit 34:200–204. https://doi.org/10.1002/pauz.200500119

Klouwenberg PM, Zaal IJ, Spitoni C, Ong DS, Van Der Kooi AW, Bonten MJ, Cremer OL (2014) The attributable mortality of delirium in critically ill patients: prospective cohort study. BMJ 349:g6652

Kluge S, Janssens U, Welte T et al (2021) S3-Leitlinie – Empfehlungen zur stationären Therapie von Patienten mit Covid-19. Stand 05.10.2021. AWMF-Register-Nr. 113/001. https://www.awmf.org/leitlinien/aktuelle-leitlinien.html

Kollef MH (2011) Prevention of nosocomial pneumonia in the intensive care unit: beyond the use of bundles. Surg Infect 12:211–220. https://doi.org/10.1089/sur.2010.060

Kotfis K, Marra A, Ely EW (2018) ICU delirium – a diagnostic and therapeutic challenge in the intensive care unit. Anaesthesiol Intensive Ther 50(2):160

Kottner J, Balzer K (2010) Do pressure ulcer risk assessment scales improve clinical practice? J Multidiscip Healthc 3:103–111

Kottner J, Balzer K, Dassen T, Heinze S (2009) Pressure ulcers: a critical review of definitions and classifications. Ostomy Wound Manage 55(9):22–2913

Krag M, Perner A, Wetterslev J, Wise MP, Hylander Møller M (2014) Stress ulcer prophylaxis versus placebo or no prophylaxis in critically ill patients. A systematic review of randomised clinical trials with meta-analysis and trial sequential analysis. Intensive Care Med 40:11–22. https://doi.org/10.1007/s00134-013-3125-3

Krag M, Marker S, Perner A, Wetterslev J, Wise MP, Schefold JC, Keus F, Guttormsen AB, Bendel S, Borthwick M, Lange T, Rasmussen BS, Siegemund M, Bundgaard H, Elkmann T, Jensen JV, Nielsen RD, Liboriussen L, Bestle MH, Elkjær JM, Palmqvist DF, Bäcklund M, Laake JH, Bådstøløkken PM, Grönlund J, Breum O, Walli A, Winding R, Iversen S, Jarnvig IL, White JO, Brand B, Madsen MB, Quist L, Thornberg KJ, Møller A, Wiis J, Granholm A, Anthon CT, Meyhoff TS, Hjortrup PB, Aagaard SR, Andreasen JB, Sørensen CA, Haure P, Hauge J, Hollinger A, Scheuzger J, Tuchscherer D, Vuilliomenet T, Takala J, Jakob SM, Vang ML, Pælestik KB, Andersen KLD, van der Horst ICC, Dieperink W, Fjølner J, Kjer CKW, Sølling C, Sølling CG, Karttunen J, Morgan MPG, Sjøbø B, Engstrøm J, Agerholm-Larsen B, Møller MH, SUP-ICU Trial Group (2018) Pantoprazole in patients at risk for gastrointestinal bleeding in the ICU. N Engl J Med 379:2199–2208. https://doi.org/10.1056/NEJMoa1714919

Kruse MW, Lee JJ (2004) Retrospective evaluation of a pharmacokinetic program for adjusting enoxaparin in renal impairment. Am heart J 148(4):582–589. https://doi.org/10.1016/j.ahj.2004.04.015

Lang JK, Paykel MS, Haines K, Hodgson CL (2020) Clinical practice guidelines for early mobilization in the ICU: a systematic review. Crit Care Med 48(11):e1121–e1128

Lentine KL, Flavin KE, Gould MK (2005) Variability in the use of thromboprophylaxis and outcomes in critically ill medical patients. Am J Med 118(12):1373–1380. http://www.ncbi.nlm.nih.gov/pubmed/16378781

Leslie DL, Marcantonio ER, Zhang Y, Leo-Summers L, Inouye SK (2008) One-year health care costs associated with delirium in the elderly population. Arch Intern Med 168:27–32

Limpus A, Chaboyer W, McDonald E et al (2006) Mechanical thromboprophylaxis in critically ill patients: a systematic review and meta-analysis. Am J Crit Care 15(4):402–412. http://www.ncbi.nlm.nih.gov/pubmed/16823018

Luo W, Xing R, Wang C (2021) The effect of ventilator-associated pneumonia on the prognosis of intensive care unit patients within 90 days and 180 days. BMC Infect Dis 21:684. https://doi.org/10.1186/s12879-021-06383-2

Mahmoodpoor A, Peyrovi-far A, Hamishehkar H, Bakhtyiari Z, Mirinezhad MM, Hamidi M, Golzari SE (2013) Comparison of prophylactic effects of polyurethane cylindrical or tapered cuff and polyvinyl chloride cuff endotracheal tubes on ventilator-associated pneumonia. Acta Med Iran 51:461–466

Marker S, Perner A, Wetterslev J, Krag M, Lange T, Wise MP, Borthwick M, Bendel S, Keus F, Guttormsen AB, Schefold JC, Møller MH, SUP-ICU Investigators (2019) Pantoprazole prophylaxis in ICU patients with high severity of disease: a post hoc analysis of the placebo-controlled SUP-ICU trial. Intensive Care Med 45:609–618. https://doi.org/10.1007/s00134-019-05589-y

Marra A, Ely EW, Pandharipande P, Patel MB (2017) The ABCDEF bundle in critical care. Crit Care Clin 33(2):225–243

Marsh PD (2010) Controlling the oral biofilm with antimicrobials. J Dent 38(Suppl 1):S11–S15. https://doi.org/10.1016/S0300-5712(10)70005-1

McInnes E, Jammali-Blasi A, Bell-Syer SE, Dumville JC, Middleton V, Cullum N (2011) Support surfaces for pressure ulcer prevention. Cochrane Database Syst Rev 4:CD001735

Morandi A, Piva S, Ely EW, Myatra SN, Salluh JI, Amare D, Latronico N (2017) Worldwide ABCDEF (Assessing pain, both spontaneous awakening and breathing trials, choice of drugs, delirium monitoring/management, early exercise/mobility, and family empowerment) survey. Crit Care Med 45(11):e1111

Morandi A, Pozzi C, Milisen K, Hobbele H, Bottomley JM, Lanzoni A, Bellelli G (2019) An interdisciplinary statement of scientific societies for the advancement of delirium care across Europe (EDA, EANS, EUGMS, COTEC, IPTOP/WCPT). BMC Geriatr 19(1):1–11

Morris RJ, Woodcock JP (2010) Intermittent pneumatic compression or graduated compression stockings for deep vein thrombosis prophylaxis? A systematic review of direct clinical comparisons. Ann Surg 251(3):393–396. https://doi.org/10.1097/SLA.0b013e3181b5d61c

Müller A, Weiß B, Spies CD (2015) Analgesie, Sedierung und Delirmanagement – Die neue S3-Leitlinie „Analgesie, Sedierung und Delirmanagement in der Intensivmedizin AINS-Anästhesiologie". Intensivmedizin Notfallmedizin Schmerztherapie 50(11/12):698–703. (z. Z. in Überarbeitung)

Muscedere J, Dodek P, Keenan S, Fowler R, Cook D, Heyland D, VAP Guidelines Committee and the Canadian Critical Care Trials Group (2008) Comprehensive evidence-based clinical practice guidelines for ventilator-associated pneumonia: prevention. J Crit Care 23:126–137. https://doi.org/10.1016/j.jcrc.2007.11.014

National Pressure Ulcer Advisory Panel, European Pressure Ulcer Advisory Panel and Pan Pacific Pressure Injury Alliance (2014) Prevention and treatment of pressure ulcers: quick reference guide (Hrsg. E Haesler). Cambridge Media, Osborne Park

Nieuwenhoven CA van, Vandenbroucke-Grauls C, van Tiel FH, Joore HC, van Schijndel RJ, van der Tweel I, Ramsay G, Bonten MJ (2006) Feasibility and effects of the semirecumbent position to prevent ventilator-associated pneumonia: a randomized study. Crit Care Med 34:396–402. https://doi.org/10.1097/01.ccm.0000198529.76602.5e

Nopp S, Moik F, Jilma B et al (2020) Risk of venous thromboembolism in patients with Covid-19: a systematic review and meta-analysis. Res Pract Thromb Haemost 4(7):1178–1191. https://doi.org/10.1002/rth2.12429

Nylund CM, Goudie A, Garza JM, Crouch G, Denson LA (2013) Venous thrombotic events in hospitalized children and adolescents with inflammatory bowel disease. J Pediatr Gastroenterol Nutr 56(5):485–491. https://doi.org/10.1097/MPG.0b013e3182801e43

Ortega DG, Papathanassoglou E, Norris CM (2020) The lived experience of delirium in intensive care unit patients: a meta-ethnography. Aust Crit Care 33(2):193–202

Pancorbo-Hidalgo PL, Garcia-Fernandez FP, Lopez-Medina IM, Alvarez-Nieto C (2006) Risk assessment scales for pressure ulcer prevention: a systematic review. J Adv Nurs 54(1):94–100

Pandharipande P, Shintani A, Peterson J, Pun BT, Wilkinson GR, Dittus RS, Ely EW (2006) Lorazepam is an independent risk factor for transitioning to delirium in intensive care unit patients. Anesthesiology 104(1):21–26

Pandharipande PP, Girard TD, Jackson JC, Morandi A, Thompson JL, Pun BT, Ely EW (2013) Long-term cognitive impairment after critical illness. N Engl J Med 369:1306–1316

Pisani MA, D'Ambrosio C (2020) Sleep and delirium in adults who are critically ill: a contemporary review. Chest 157(4):977–984

Pozuelo-Carrascosa DP, Cobo-Cuenca AI, Carmona-Torres JM, Laredo-Aguilera JA, Santacruz-Salas E, Fernandez-Rodriguez R (2022) Body position for preventing ventilator-associated pneumonia for critically ill patients: a systematic review and network meta-analysis. J Intensive Care 10:9. https://doi.org/10.1186/s40560-022-00600-z

Priglinger U, le Karth G, Geppert A et al (2003) Prophylactic anticoagulation with enoxaparin: is the subcutaneous route appropriate in the critically ill? Crit Care Med 31(5):1405–1409. http://www.ncbi.nlm.nih.gov/pubmed/12771610

Reade MC, Eastwood GM, Bellomo R, Bailey M, Bersten A, Cheung B, Australian and New Zealand Intensive Care Society Clinical Trials Group (2016) Effect of dexmedetomidine added to standard care on ventilator-free time in patients with agitated delirium: a randomized clinical trial. JAMA 315(14):1460–1468

Rello J, Soñora R, Jubert P, Artigas A, Rué M, Vallés J (1996) Pneumonia in intubated patients: role of respiratory airway care. Am J Respir Crit Care Med 154:111–115. https://doi.org/10.1164/ajrccm.154.1.8680665

Rocha AT, Vasconcellos AG de, Da Luz Neto ER, Araújo, DMA, Alves ES, Lopes AA (2006) Risk of venous thromboembolism and efficacy of thromboprophylaxis in hospitalized obese medical patients and in obese patients undergoing bariatric surgery. Obes Surg 16(12):1645–1655. https://doi.org/10.1381/096089206779319383

Rompaey B van, Elseviers MM, Schuurmans MJ, Shortridge-Baggett LM, Truijen S, Bossaert L (2009) Risk factors for delirium in intensive care patients: a prospective cohort study. Crit Care 13(3):1–12

Rompaey B van, Elseviers MM, Van Drom W, Fromont V, Jorens PG (2012) The effect of earplugs during the night on the onset of delirium and sleep perception: a randomized controlled trial in intensive care patients. Crit Care 16(3):1–11

Rondina MT, Wheeler M, Rodgers GM, Draper L, Pendleton RC (2010) Weight-based dosing of enoxaparin for VTE prophylaxis in morbidly obese, medically-Ill patients. Thromb Res 125(3):220–223. https://doi.org/10.1016/j.thromres.2009.02.003

Rosa RG, Tonietto TF, da Silva DB, Gutierres FA, Ascoli AM, Madeira LC, Teixeira C (2017) Effectiveness and safety of an extended ICU visitation model for delirium prevention: a before and after study. Crit Care Med 45(10):1660–1667

Rouzé A, Nseir S (2013) Continuous control of tracheal cuff pressure for the prevention of ventilator-associated pneumonia in critically ill patients: where is the evidence? Curr Opin Crit Care 19:440–447. https://doi.org/10.1097/MCC.0b013e3283636b71

Ryan D, O'Regan N, Caoimh R, Clare J, O'Connor M, Leonard M, Timmons S (2013) Delirium in an adult acute hospital population: predictors, prevalence and detection. BMJ Open 3(1):e001772

Saito M, Maruyama K, Mihara T, Hoshijima H, Hirabayashi G, Andoh T (2021) Comparison of polyurethane tracheal tube cuffs and conventional polyvinyl chloride tube cuff for prevention of ventilator-associated pneumonia: a systematic review with meta-analysis. Medicine (Baltimore) 100:e24906. https://doi.org/10.1097/MD.0000000000024906

Salluh JI, Wang H, Schneider EB, Nagaraja N, Yenokyan G, Damluji A, Stevens RD (2015) Outcome of delirium in critically ill patients: systematic review and meta-analysis. BMJ 350:h2538

Scannapieco FA, Stewart EM, Mylotte JM (1992) Colonization of dental plaque by respiratory pathogens in medical intensive care patients. Crit Care Med 20:740–745. https://doi.org/10.1097/00003246-199206000-00007

Scholten DJ, Hoedema RM, Scholten SE (2002) A comparison of two different prophylactic dose regimens of low molecular weight heparin in bariatric surgery. Obes Surg 12(1):19–24. https://doi.org/10.1381/096089202321144522

Schwahn-Schreiber C, Breu FX, Rabe E, Buschmann I, Döller W, Lulay GR et al (2018) S1-Leitlinie Intermittierende Pneumatische Kompression (IPK, AIK). Der Hautarzt 69(8):662–673. https://doi.org/10.1007/s00105-018-4219-1

Shankar KN, Hirschman KB, Hanlon AL, Naylor MD (2014) Burden in caregivers of cognitively impaired elderly adults at time of hospitalization: a cross-sectional analysis. J Am Geriatr Soc 62:276–284

Sherman RA, Hwang ER, Walker JA, Eisinger RP (1983) Reduction in serum phosphorus due to sucralfate. Am J Gastroenterol 78:210–211

Simons KS, Van den Boogaard M, Jager CP (2019) Impact of intensive care unit light and noise exposure on critically ill patients. Neth J Crit Care 27(4):145–149

Smet AM de, Kluytmans JA, Cooper BS, Mascini EM, Benus RF, van der Werf TS, van der Hoeven JG, Pickkers P, Bogaers-Hofman D, van der Meer NJ, Bernards AT, Kuijper EJ, Joore JC, Leverstein-van Hall MA, Bindels AJ, Jansz AR, Wesselink RM, de Jongh BM, Dennesen PJ, van Asselt GJ, te Velde LF, Frenay IH, Kaasjager K, Bosch FH, van Iterson M, Thijsen SF, Kluge GH, Pauw W, de Vries JW, Kaan JA, Arends JP, Aarts LP, Sturm PD, Harinck HI, Voss A, Uijtendaal EV, Blok HE, Thieme Groen ES, Pouw ME, Kalkman CJ, Bonten MJ (2009) Decontamination of the digestive tract and oropharynx in ICU patients. N Engl J Med 360:20–31. https://doi.org/10.1056/NEJMoa0800394

Song H, Hu W, Zhou X, Tao J, Zhang S, Su X, Wu W (2022) Clinical benefits from administering probiotics to mechanical ventilated patients in intensive care unit: a PRISMA-guided meta-analysis. Front Nutr 8:798827. https://doi.org/10.3389/fnut.2021.798827

Starlinger M, Schiessel R (1988) Bicarbonate (HCO3) delivery to the gastroduodenal mucosa by the blood: its importance for mucosal integrity. Gut 29:647–654. https://doi.org/10.1136/gut.29.5.647

Susen S, Tacquard CA, Godon A et al (2020) Prevention of thrombotic risk in hospitalized patients with COVID-19 and hemostasis monitoring. Crit Care 24:364–371. https://doi.org/10.1186/s13054-020-03000-7

Tacquard C, Mansour A, Godon A et al (2021) Impact of high-dose prophylactic anticoagulation in critically ill patients with COVID-19 pneumoinia. Chest 159(6):2417–2427. https://doi.org/10.1016/j.chest.2021.01.017

Tampi R, Tampi DJ, Ghori AK (2016) Acetylcholinesterase inhibitors for delirium in older adults. Am J Alzheimers Dis Other Dement 31(4):305–310

Tarnawski AS, Ahluwalia A, Jones MK (2012) The mechanisms of gastric mucosal injury: focus on microvascular endothelium as a key target. Curr Med Chem 19:4–15. https://doi.org/10.2174/092986712803414079

Teodorczuk A, MacLullich A (2018) New waves of delirium understanding. Int J Geriatr Psychiatry 33:1417–1419

Tomova-Simitchieva T, Akdeniz M, Blume-Peytavi U, Lahmann N, Kottner J (2019) Die Epidemiologie des Dekubitus in Deutschland: eine systematische Übersicht. Das Gesundheitswesen 81(6):505–512

Trompeo AC, Vidi Y, Locane MD, Braghiroli A, Mascia L, Bosma K, Ranieri VM (2011) Sleep disturbances in the critically ill patients: role of delirium and sedative agents. Minerva Anestesiol 77:604–612

Vanderwee K, Grypdonck MHF, De Bacquer D, Defloor T (2007) Effectiveness of turning with unequal time intervals on the incidence of pressure lesions. J Adv Nurs 57(1):59–68

Vasilevskis EE, Ely EW, Speroff T, Pun BT, Boehm L, Dittus RS (2010) Reducing Iatrogenic risks. ICU-acquired delirium and weakness – crossing the quality chasm. Chest 138(5):1224–1233

Wang Y, Ye Z, Ge L, Siemieniuk RAC, Wang X, Wang Y, Hou L, Ma Z, Agoritsas T, Vandvik PO, Perner A, Møller MH, Guyatt GH, Liu L (2020) Efficacy and safety of gastrointestinal bleeding prophylaxis in critically ill patients: systematic review and network meta-analysis. BMJ 368:l6744. https://doi.org/10.1136/bmj.l6744

Wen Z, Zhang H, Ding J, Wang Z, Shen M (2017) Continuous versus intermittent subglottic secretion drainage to prevent ventilator-associated pneumonia: a systematic review. Crit Care Nurse 37:e10–e17. https://doi.org/10.4037/ccn2017940

Wen Z, Wei L, Chen J, Xie A, Li M, Bian L (2019) Is continuous better than intermittent control of tracheal cuff pressure? A meta-analysis. Nurs Crit Care 24:76–82. https://doi.org/10.1111/nicc.12393

Witlox J, Eurelings LS, de Jonghe JF, Kalisvaart KJ, Eikelenboom P, Van Gool WA (2010) Delirium in elderly patients and the risk of postdischarge mortality, institutionalization, and dementia: a meta-analysis. JAMA 304:443–451

Xu P, Yi Q, Wang C, Zeng L, Olsen KM, Zhao R, Jiang M, Xu T, Zhang L (2021) Pharmacist-led intervention on the inappropriate use of stress ulcer prophylaxis pharmacotherapy in intensive care units: a systematic review. Front Pharmacol 25:741724. https://doi.org/10.3389/fphar.2021.741724

Young T (2004) The 30° tilt position vs the 90° lateral and supine positions in reducing the incidence of non-blanching erythema in a hospital inpatient population: a randomized controlled trial. J Tissue Viabil 14(3):89–96

Yu A, Wu S, Zhang Z, Dening T, Zhao S, Pinner G, Yang D (2018) Cholinesterase inhibitors for the treatment of delirium in non-ICU settings. Cochrane Database Syst Rev 6:CD012494

Zhao T, Wu X, Zhang Q, Li C, Worthington HV, Hua F (2020) Oral hygiene care for critically ill patients to prevent ventilator-associated pneumonia. Cochrane Database Syst Rev 12:CD008367. https://doi.org/10.1002/14651858.CD008367.pub4

Teil V

Extrakorporale Organunterstützung, VAD-Systeme

Extrakorporale Verfahren zur Unterstützung bei Lungenversagen

Christopher Lotz, Jonas Ajouri, Tobias M. Bingold, Harald Keller und Ralf M. Muellenbach

Inhalt

1	Einführung und Historie	714
2	Grundlagen und Technik	714
2.1	Kanülierung und Kreisläufe	714
2.2	Rezirkulation	715
2.3	Antrieb und Membranoxygenatoren (MO)	716
3	Indikationen und Kontraindikationen	716
4	Mechanische Beatmung und ECMO	717
5	Antikoagulation unter ECMO	718
6	Entwöhnung von der vvECMO	718
7	Komplikationen	719
8	Fazit und Ethische Aspekte	719
	Literatur	720

C. Lotz
Klinik und Poliklinik für Anästhesiologie, Intensivmedizin, Notfallmedizin und Schmerztherapie, Universitätsklinikum Würzburg, Würzburg, Deutschland
E-Mail: lotz_c@ukw.de

J. Ajouri
Klinik für Anästhesiologie, Intensivmedizin, Notfallmedizin und Schmerztherapie, ECMO-Zentrum, Klinikum Kassel, Kassel, Deutschland

T. M. Bingold
Clinical Affairs, ADVITOS GmbH, München, Deutschland
E-Mail: tobias.bingold@advitos.com; tobias.bingold@kgu.de

H. Keller
Thorax-, Herz-, Thorakale Gefäßchirurgie, Abteilung Kardiotechnik, Universitätsklinikum Frankfurt, Frankfurt am Main, Deutschland

R. M. Muellenbach (✉)
Klinik für Anästhesiologie, Intensivmedizin, Notfallmedizin und Schmerztherapie, ECMO-Zentrum, Klinikum Kassel, Kassel, Deutschland
E-Mail: ralf.muellenbach@gnh.net

Abkürzungen

ACT	Activated Clotting Time
aPTT	aktivierte partielle Thromplastinzeit
ARDS	Acute Respiratory Distress Syndrome
ATIII	Antithrombin III
AZV	Atemzugvolumen
AF	Atemfrequenz
F_iO_2	Fraktion des inspiratorischen O_2
$ECCO_2R$	ExtraCorporeal CO_2 Removal
ELSO	Extracorporeal Life Support Organization
HWZ	Halbwertszeit
P-SILI	Patient – Self-inflicted Lung Injury
MP	Mechanical Power
PBW	Predicted Body Weight
p_aO_2	arterieller Sauerstoffpartialdruck
p_aCO_2	arterieller Kohlendioxidpartialdruck
VILI	Ventilator Induced Lung Injuries
vvECMO	venovenöse extrakorporale Membranoxygenierung

© Springer-Verlag GmbH Deutschland, ein Teil von Springer Nature 2024
G. Marx et al. (Hrsg.), *Die Intensivmedizin*, Springer Reference Medizin, https://doi.org/10.1007/978-3-662-68699-7_49

1 Einführung und Historie

Die veno-venöse extrakorporale Membranoxygenierung (vvECMO) wird seit über einem halben Jahrhundert als Lungenersatzverfahren eingesetzt und hat sich seitdem zu einem etablierten Bestandteil der modernen Therapie des akuten Lungenversagens (ARDS) entwickelt. Ihren Ursprung hat die extrakorporalen Membranoxygenierung in der Herzchirurgie, als essenzielle Komponente des von J. Gibbon 1953 erstmals eingesetzten kardio-pulmonalen Bypasses. Der erste ECMO-Einsatz in der Intensivmedizin geht auf J. Donald Hill zurück, der diese 1971 erfolgreich bei einem Polytrauma-Patienten mit schwerstem ARDS einsetzte. Es folgte 1975 der erste erfolgreiche Einsatz bei einem Neugeborenen („Baby Esperanza") (Bartlett 2017). Der Erfolg aus diesen sowie weiteren Fallberichten führte zur Verbreitung der ECMO in der Intensivmedizin. Sie galt als Hoffnungsträger und Rescue-Therapie für Patienten mit therapierefraktärer Hypoxie oder respiratorischer Azidose. In diesen ersten beschriebenen ARDS-Anwendungen wurde noch ein veno-arterieller Bypass genutzt, der durch einen hohen Blutfluss eine suffiziente Oxygenierung sicherstellen konnte. 1978 setzten Kolobow und Gattinoni die ECMO erstmals zur extrakorporalen CO_2-Elimination ein (Kolobow et al. 1978) Die Intention dahinter war über die CO_2-Elimination die Beatmungsinvasivität (u. a. Beatmungsdrücke und Tidalvolumina) während der ARDS-Therapie reduzieren zu können. Der hierfür benötigte extrakorporale Blutfluss war so niedrig, dass erstmalig auch die Nutzung eines veno-venösen Bypasses möglich wurde. Einen Rückschlag erhielt die ECMO-Therapie durch das enttäuschende Ergebnis der ersten multizentrischen Studie (1978), in der sie mit der konventionellen ARDS-Therapie verglichen wurde. Hierbei betrug die Mortalität in beiden Behandlungsgruppen 90 % (Hill et al. 1978). Das intensivmedizinische Interesse und die Nutzung der ECMO blieben in den folgenden Jahrzehnten daher vor Allem auf die Neonatologie und auf wenige ARDS-Zentren beschränkt. Gleichzeitig führten die Erfolge in der Neonatologie zur stetigen technischen Weiterentwicklung und Optimierung der ECMO-Systeme (Quintel et al. 2020). Hieraus entwickelten sich über die Jahre die modernen und deutlich kleineren ECMO-Systeme. Diese sind durch den Einsatz von Hohlfaser-Oxygenatoren, Systemkomponenten mit verbesserter Biokompatibilität (z. B. Beschichtung) und den Austausch von Roller- gegen Zentrifugalpumpen gekennzeichnet (Rehder et al. 2012). Der erneut fehlende Überlebensvorteil in einer veröffentlichten zweiten randomisierten Studie führte dazu, dass sich die ECMO in der ARDS-Therapie weiterhin nicht durchsetzen konnte (Morris et al. 1994).

Erst mit der H1N1-Pandemie (2009–2010), die weltweit zu einer Vielzahl von schweren ARDS-Verläufen führte, stiegen das Interesse und die Nutzungszahlen der vvECMO wieder an. Erstmalig gelang mit der multizentrischen-randomisierten CESAR („Conventional ventilatory support vs Extracorporeal membrane oxygenation for Severe Adult Respiratory failure") – Studie der Nachweis eines Überlebensvorteils durch die Behandlung in einem ARDS-Zentrum mit der Möglichkeit der ECMO-Therapie (Peek et al. 2009). Neben den Ergebnissen weiterer Beobachtungsstudien führte insbesondere die CESAR-Studie zur Akzeptanz und Etablierung der vvECMO in der ARDS-Therapie. Dies zeigte auch die Aufnahme der vvECMO als Rescue-Therapie in der 2017 herausgegebenen S3-Leitlinie „Invasive Beatmung und Einsatz extrakorporaler Verfahren bei akuter respiratorischer Insuffizienz" (Fichtner et al. 2018). Die EOLIA („ECMO to Rescue Lung Injury in Severe ARDS") -Studie konnte 2018 als zweite hochwertige Studie, eine Mortalitätsreduktion durch die ECMO-Therapie aufzeigen (35 vs. 46 %, p = 0,09). Außerdem wiesen die Ergebnisse der Studie darauf hin, dass bereits der frühzeitige ECMO-Einsatz im schweren ARDS sinnvoll sein kann (Combes et al. 2018). Dieser Überlebensvorteil konnte auch in Studien, die im Rahmen der Coronavirus Disease 2019 (COVID-19) Pandemie veröffentlicht wurden, reproduziert werden. Insbesondere seit der COVID-19 Pandemie steht die vvECMO nicht mehr nur als etablierte Rescue-Therapie, sondern zunehmend auch als zur Organprotektion genutztes Verfahren im intensivmedizinischen Fokus (Supady et al. 2022).

2 Grundlagen und Technik

Die ECMO wird aktuell zur extrakorporalen Unterstützung der Lunge, aber auch des Herzens eingesetzt. Bei primär kardialer Indikation wird die Therapie als ECLS („Extracorporeal Life Support") bezeichnet.

Das ECMO-System setzt sich aus den ECMO-Kanülen, einer Blutpumpe, einem Membranoxygenator und einem Wärmetauscher zusammen (Abb. 1). Der Blutfluss durch das System bestimmt die Oxygenierung, während durch den Frischgasfluss die Decarboxylierung gesteuert wird. Aufgrund der höheren Diffusionskapazität von CO_2 im Vergleich zu O_2 kann auch bei niedrigen Blutflüssen eine gute extrakorporale CO_2-Elimination erreicht werden (Muller et al. 2009). Dies wird als $ECCO_2R$ (ExtraCorporeal CO_2 Removal, CO_2-Clearance) genutzt (Karagiannidis et al. 2017; Sklar et al. 2015) (Tab. 1).

2.1 Kanülierung und Kreisläufe

Die Kanülen müssen als Grundvoraussetzung einen guten Blutfluss gewährleisten (Durchmesser), dürfen nicht abknicken (Drahtarmierung) und sollten eine hohe Biokompatibilität besitzen. Aus Sicherheitsgründen sollte vor jeder Kanülierung der Gefäßdurchmesser mittels Ultraschall gemessen werden. Die Größe der Kanüle sowie der Punktionsort richten sich nach der Anatomie der Patienten sowie den erforder-

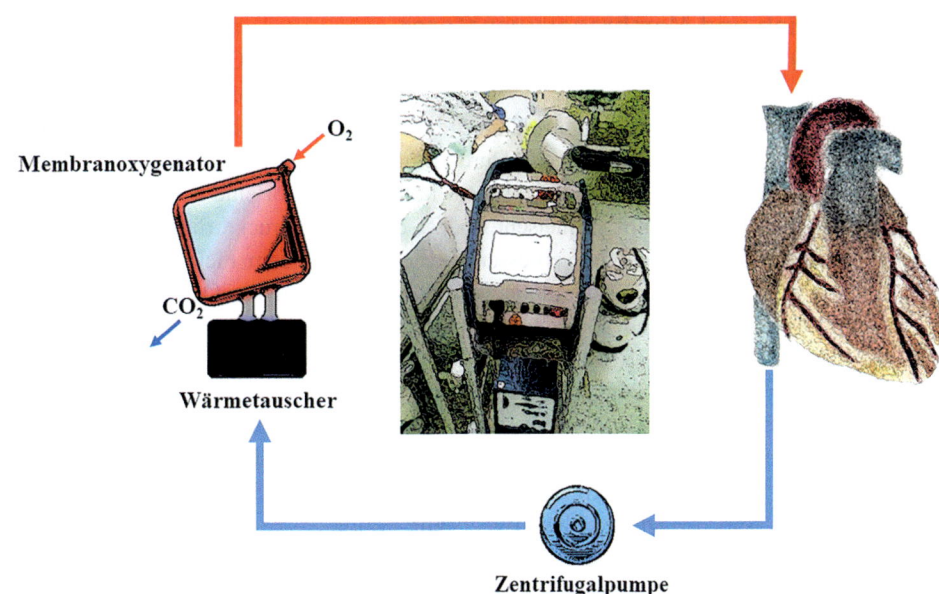

Abb. 1 Schema vvECMO
Kreislauf einer veno-venösen maschinellen Kreislaufunterstützung (vvECMO). Das Blut fließt durch Schwerkraft und dem Sog der Zentrifugalpumpe aus der drainierenden Kanüle durch einen Membranoxygenator in die rückgebende Kanüle. Im Membranoxygenator findet der Gasaustausch statt. Durch einen Wärmetauscher kann am Oxygenator die Temperatur des Blutes reguliert werden

Tab. 1 Extrakorporale Lungenunterstützungsverfahren

	Low-flow	Mid-flow	High-flow
Blutfluss	< 800 ml/min	< 2400 ml/min	> 2400 ml/min
Verfahren	$ECCO_2R$	$ECCO_2R$, (ECMO)	ECMO
Indikation	Status asthmaticus, exazerbierte COPD, NIV-Unterstützung, Frühzeitige Extubation	Status asthmaticus, COPD, Weaning, Vermeidung von Intubation	Klassische ECMO

lichen Blutflussraten. Die Kanülierung kann minimal invasiv in Seldinger Technik erfolgen. Die Platzierung der Kanülen erfolgt am sichersten ultraschallgestützt. Alternativ können die Kanülen chirurgisch platziert werden. Technisch ist der zu erzielende ECMO-Fluss von dem Durchmesser der ansaugenden Kanüle abhängig (Lehle et al. 2014). Nach dem Hagen-Poiseuille-Gesetz sinkt der Widerstand entsprechend der Zunahme des Innendurchmessers der Kanüle ($1/r^4$). Zusätzlich ist für die Effizienz der vvECMO-Therapie das HZV des Patienten entscheidend. Je höher das HZV, desto geringer fällt der prozentuale Anteil an Oxygenierung durch die vvECMO aus. Die vvECMO-Kanülierung mittels Monolumenkanülen erfolgt typischerweise perkutan in Seldinger-Technik in beide Femoralvenen. Alternativ wird Blut über eine Femoralvene drainiert und jugulär rückgeführt. Neben Monolumenkanülen sind auch Doppellumenkanülen für die vvECMO verfügbar. Eine Doppellumenkanüle wird in die V. jugularis int. eingeführt und ultraschallkontrolliert bis in die V. cava inf. vorgeschoben. Das Blut wird gleichzeitig aus der Vena cava inferior et superior drainiert. Die Rückführung erfolgt über ein zweites Lumen vor dem rechten Vorhof, wobei dieses in Richtung der Trikuspidalklappe ausgerichtet ist. Vorteile sind eine größere Mobilität der Patienten als auch eine geringere Anzahl an Katheter-assoziierten Infektionen, sowie eine geringere Rezirkulation.

2.2 Rezirkulation

Rezirkulation ist ein Phänomen bei dem das rückgeführte oxygenierte und decarboxylierte Blut sofort durch die drainierende Kanüle in das ECMO-System gezogen wird ohne die systemische Zirkulation zu passieren (Abrams et al. 2015). Rezirkulation entsteht, wenn rückführende und drainierende Monolumenkanülen nahe zueinander platziert werden und der Rückflussjet in Richtung des Drainageeinlasses gerichtet ist. Neben der Distanz zwischen den Kanülenspitzen spielt der Blutfluss der ECMO und die Kanülengrößen eine relevante Rolle. Je höher bei Durchmischung der Blutfluss eingestellt wird desto geringer ist die Effizienz der ECMO (Lim 2023). Zusätzlich führt die Zunahme des intrathorakalen oder intrakardialen Druckes mit Reduktion des venösen Rückflusses zu einer höheren Rezirkulation. Es gibt verschiedene Methoden zur Kalkulation der Rezirkulation, wobei häufig die folgende Formel Anwendung findet:

$$\text{Rezirkulation}\,(\%) = (S_{pre}O_2 - SvO_2)/(S_{post}O_2 - SvO_2) \times 100.$$

$S_{pre}O_2$ = Sauerstoffsättigung vor dem Oxygenator, $S_{post}O_2$ = Sauerstoffsättigung nach dem Oxygenator, SvO_2 = Sauerstoffsättigung in der V. cava sup. oder V. cava inf. mit Abnahme des Blutes über einen zentralen Venenkatheter.

2.3 Antrieb und Membranoxygenatoren (MO)

Aktuell wird bei ECMO-Systemen am häufigsten als Blutpumpe eine Zentrifugalpumpe verwendet. Durch Einführung der Zentrifugalpumpen wird das Blut nicht mehr kontinuierlich, wie bei einer Rollenpumpe gequetscht, sodass die Biokompatibilität der Systeme deutlich verbessert werden konnte. Probleme wie eine Hämolyse, Thrombozytenschädigung/-aktivierung sowie der Abrieb von Schlauchpartikeln wird deutlich reduziert. Aktuell hat die Hämolyse bei adäquater Anwendung von ECMO Systemen keinen relevanten Einfluss mehr (Lehle et al. 2014).

Die Gasaustauschmembran besteht in der Regel aus heparinbeschichteten Polymethylpenten-Hohlfasern (Toomasian et al. 2005). Ein stark reduzierter Fluss-Widerstand ermöglicht einen optimierten Blutfluss durch die Hohlfasern. Die Hohlfasern bestehen aus einer mikroporösen Membran und sind zusätzlich mit einer Diffusionsmembran (Abb. 2) umhüllt. Diese Membran verhindert den früher problematischen Austritt von Plasma.

Membranoxygenatoren haben je nach klinischer Indikation und Hersteller eine Oberfläche von 0,3–1,9 m^2 mit einem entsprechenden Füllungsvolumen von 55 ml bis > 200 ml. Die kleineren Membranoxygenatoren ermöglichen durch die reduzierten Füllungsvolumina bei ausreichendem Gasaustausch auch den Einsatz in der Pädiatrie (Fallon et al. 2013). Die Gasaustauschfläche entspricht nur ca. 10 % der Oberfläche der menschlichen Lunge (200–300 m^2). Der Gasaustausch per se erfolgt entsprechend der Physiologie der Lunge. Im Gegensatz zur Lunge hat das Blut im Membranoxygenator eine längere Kontaktzeit bei gleichzeitig höherer Paritaldruckdifferenz zwischen Blut und Gasseite. Entsprechend dem Fick'schen Gesetz kann somit eine vergleichbar effiziente Oxygenierung und Decarboxylierung des Blutes erreicht werden (Abb. 3). Die aktuelle verfügbaren MO haben eine Oxygenierungsleistung von ca. 3 ml/kg/min sowie eine Decarboxylierungsleistung von 3–6 ml/kg/min (Terragni et al. 2010).

Der Gasaustausch über den Membranoxygenator folgt der Partialdruckdifferenz.

3 Indikationen und Kontraindikationen

Der ECMO-Einsatz ist auf spezialisierte Zentren beschränkt. Hierbei ist ein geschultes, erfahrenes Personal 24 h/7d pro Woche erforderlich. Ein Einbau einer ECMO muss jederzeit kurzfristig möglich sein; zudem müssen Komplikationen durch erfahrene chirurgische Kollegen jederzeit behandelbar sein. Ein therapeutisches Gesamtkonzept inklusive einer breiten Erfahrung in der konventionellen Behandlung von

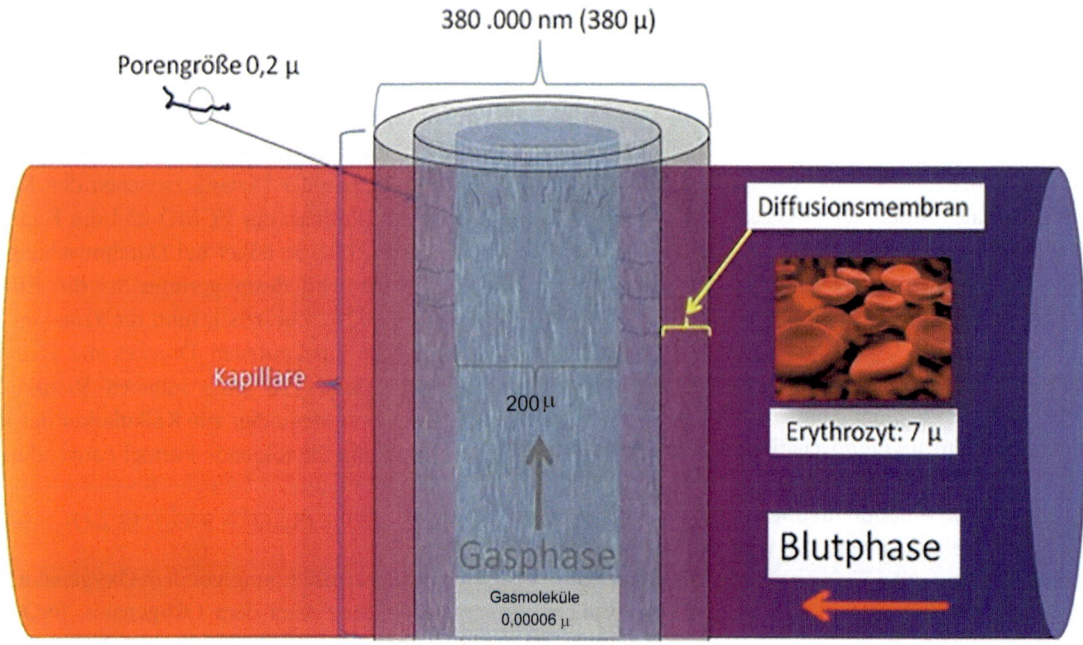

Abb. 2 Schematische Darstellung einer Diffusionsmembran (Abbildung Harald Keller)

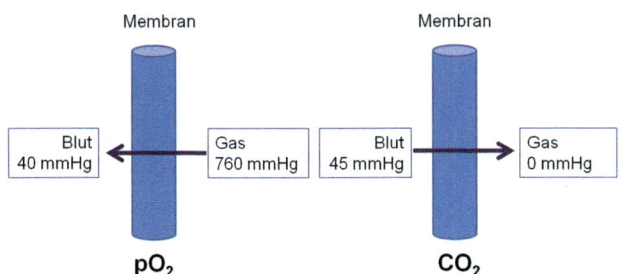

Abb. 3 Diffusion von Gasen im Membranoxygenator (Abbildung Harald Keller)

ARDS-Patienten ist erforderlich. Die klassische Indikation der vvECMO ist das schwere, aber potenziell-reversible ARDS. Ihr Einsatz ist gerechtfertigt, wenn Hypoxämie oder schwere respiratorische Azidose trotz optimaler konservativer ARDS-Therapie (u. A. optimierte Beatmung und Lagerungstherapie) persistieren. Dies gilt auch, wenn der Gasaustausch nur noch durch nicht-lungenprotektive Beatmung aufrechterhalten werden kann. Angelehnt an die Einschlusskriterien der EOLIA-Studie wird u. A. von der Extracorporeal Life Support Organization (ELSO) der Einsatz der vvECMO empfohlen, wenn unter den o. g. Bedingungen, eines der folgenden Kriterien erfüllt ist (Tonna et al. 2021):

$$p_aO_2/F_iO_2 - \text{Ratio} < 80 \text{ für} > 6\,h$$

$$p_aO_2/F_iO_2 - \text{Ratio} < 50 \text{ für} > 3\,h$$

$$pH < 7{,}25 \text{ bei } p_aCO_2 > 60\,\text{mmHg für} > 6\,h$$

Die ECMO ist bzw. ersetzt keine kausale Therapie, sondern sichert als Rescue-Maßnahme den Gasaustausch und verschafft Zeit bis zur Regeneration der nativen Lungenfunktion. Zudem hat sie das Potenzial durch die Ermöglichung einer lungenprotektiven Beatmung zusätzliche beatmungsassoziierte Lungenschäden (VILIs) zu minimieren (Quintel et al. 2020). Die Indikation zur ECMO-Therapie im moderaten bis schweren ARDS als organprotektives Verfahren steht in den letzten Jahren zunehmend im Fokus (Hoppe et al. 2023). Ziel ist es potenziell durch VILIs stark gefährdete Patienten zu identifizieren und frühzeitig an ein ARDS-/ECMO-Zentrum anzubinden. In mehreren Studien konnte gezeigt werden, dass die prolongierte invasive Beatmung mit potenziell schädlicher Intensität einen eigenständigen Mortalitätsfaktor darstellt (Acute Respiratory Distress Syndrome Network et al. 2000) (Amato et al. 2015).

Die ECMO oder ECCO$_2$R wird neben der ARDS-Therapie in weiteren ausgewählten klinischen Situationen bei zum Teil noch geringer Evidenzlage erfolgreich eingesetzt. Hierzu zählen z. B.:

- Hoch-Risiko-Operationen in der Thoraxchirurgie
- Rescue-Therapie/Bridging-Therapie bis zur Lungentransplantation

Tab. 2 Kontraindikationen zur veno-venösen ECMO-Therapie. (Modifiziert nach Harnisch und Moerer 2021; Tonna et al. 2021)

Absolut
• Irreversibler pulmonaler Funktionsverlust und kontraindizierte Lungentransplantation • Ablehnung durch Patient • Unkontrollierte intrakranielle Hypertension/Herniation • Höchstgradig reduzierte Lebenserwartung (z. B. fortgeschrittene Malignome)
Relative Kontraindikationen (Auszug)
• Kontraindikation zur Antikoagulation • Immunsuppression z. B. mit unkontrolliertem Infekt • Pulmonale Fibrosierung • Dauer der Invasiven Beatmung > 7–10 d

- Vermeidung von Intubation oder Erleichterung des Weanings z. B. bei exazerbierter COPD
- schwerste respiratorische Azidose (z. B. Status asthmaticus)

Die Indikation zur ECMO-Therapie stellt immer eine Individualentscheidung dar, die neben der Grunderkrankung auch die vorangehende Therapie, Lebensalter der Patienten und Vorerkrankungen berücksichtigen muss. Vor ECMO-Implantation sind mögliche relative Kontraindikationen im Sinne einer Nutzen-/Risikobewertung zu prüfen (s. Tab. 2). Zusätzlich können Scoring-Systeme wie z. B. der RESP-/Preset- oder Preserve-Score bei der Entscheidung für oder gegen eine ECMO helfen (Harnisch und Moerer 2021).

4 Mechanische Beatmung und ECMO

Die Beatmungsstrategie, während der ECMO-Therapie dient vorrangig der Reduktion von beatmungsassoziierten Lungenschäden (VILI) (Abrams et al. 2020). Durch eine „protektive" Beatmung oder „Lung Rest"-Strategie können Baro-, Volu- und Biotraumata der gesunden Lungenabschnitte reduziert werden (siehe Tab. 3) (Tonna et al. 2021). Unter o. g. Annahme wurde auch die Beatmung mit noch niedrigeren „ultraprotektiven" Tidalvolumina (2–4 ml/kg PBW) untersucht (u. A. XTRAVENT- und REST-Trial). Ein Überlebensvorteil konnte aber nicht nachgewiesen werden (Bein et al. 2013; McNamee et al. 2021). Das derzeit empfohlene Tidalvolumen liegt bei 4–6 ml/kg PBW (Predicted Body Weight). Eine weitere Reduktion scheint bei Lungen mit minimaler residualer Belüftung sinnvoll, kann aufgrund der Studienlage aber nicht generell empfohlen werden (Kredel et al. 2019; Tonna et al. 2021). Die Limitierung von inspiratorischem Beatmungsdruck („Driving Pressure") und Plateaudruck ist hingegen mit reduzierter Mortalität assoziiert und zählt zu den gesicherten Therapieempfehlungen (Assouline et al. 2023; Abrams et al. 2020).

Die „Mechanische Power" (MP) ist ein neuerer Parameter, der die Gesamtenergie darstellen soll, die von der Beatmung

Tab. 3 Empfehlungen zur Beatmungseinstellung unter ECMO-Therapie

	Empfohlen	Akzeptiert
Atemzugvolumen	4–6 ml/kg PBW	≤ 6 ml/kg PBW
Plateaudruck	< 25	≤ 30
Driving Pressure	≤ 15 cmH20	=
PEEP	≥ 10 cmH2O	10–24 cmH2O
F_iO_2	So niedrig wie möglich	0,3–0,5
Atemfrequenz	4–15/min	4–30/min
Beatmungsmodus	Keine Präferenz	–

Tab. 4 Modifizierte Formel zur Kalkulation der Mechanischen Power. (Modifiziert nach Costa et al. 2021)

Mechanische Power (Joule/min) = 0,098 x AZV x AF x (ΔPinsp + PEEP)

Tab. 5 Antikoagulation unter ECMO. (Modifiziert nach McMichael et al. 2022)

Antikoagulanz	Monitoring	Ziel-Bereich
Unfraktioniertes Heparin	aPTT, Anti-Xa, ACT	aPTT: 1,5–2,5x verlängert
Argatroban	aPTT, ACT, (ECT, pDTT)	ACT: 160–180–(220) sek.
Bivalirudin	aPTT, ACT, (ECT, pDTT)	Anti-Xa-Spiegel 0,3–0,7IU/ml
Empfohlenes Gerinnungsmonitoring		
Thrombozyten, Quick/INR, Fibrinogen, D-Dimere, freies Hb, Haptoglobin, ATIII,		

ACT - Activated Clotting Time, aPTT – aktivierter partielle Thromoplastinzeit, ECT – Ecarin Clotting Time, Hb – Hämoglobin, pDTT – Plasma dilutierte Thrombinzeit

auf die Lungen übertragen wird (Costa et al. 2021). Das Konzept der MP berücksichtigt den Einfluss o. g. statischer Beatmungsparametern und zusätzlich dynamischer Parameter (siehe Tab. 4). Die MP kann, auch bei „Prä-ECMO" Patienten, helfen das Risiko von VILIs abzuschätzen (Grenzwerte ≥ 12–17 J/min) oder eine lungenprotektive Beatmung zu steuern. Eine modifizierte Formel ermöglicht die bettseitige Kalkulation (s. Tab. 2). Die Studienlage zu Grenz-/Zielwerten und Nutzen der MP ist bisher jedoch limitiert.

Nach Initiierung der ECMO-Therapie ist die schnelle Korrektur einer vorbestehenden Hyperkapnie zu vermeiden, da dies mit der Entwicklung neurologischer Komplikationen assoziiert wird (Assouline et al. 2023). Eine (assistierte) Spontanatmung unter ECMO ist möglich und bei zunehmender Erholung der nativen Lungenfunktion wünschenswert. Insbesondere in der Frühphase der Therapie besteht aber das Risiko selbst-induzierter Lungenschäden (P-SILI = Patient self inflicted lung injury) (Ohshimo 2021; Collins et al. 2023). Hierfür sind u. a. forcierte Inspirationsversuche mit hohem transpulmonalem Druckgradient und Patient-Ventilator-Asynchronien verantwortlich. Neben Sedierungsvertiefung und kontrollierter Beatmung besteht in diesem Fall die Option den CO_2-abhängigen Atemantrieb über den Frischgasfluss zu titrieren. Die Lagerungstherapie ist in Beobachtungsstudien und deren Metaanalysen mit ECMO sicher durchführbar, sinnvoll und mit einem Überlebensvorteil assoziiert. Randomisierte Studien, die eine generelle Empfehlung zulassen, liegen aktuell nicht vor (Papazian et al. 2022).

5 Antikoagulation unter ECMO

Moderne ECMO-Systeme führen, trotz verbesserter Biokompatibilität, zu einer komplexen Beeinflussung der Blutgerinnung (Murphy et al. 2015). Der Kontakt von Blut mit der Fremdoberfläche und Scherkräfte erzeugen primär einen prothrombotischen Zustand. Eine systemische Antikoagulation wird deshalb regelhaft empfohlen (McMichael et al. 2022). Die Balance des Gerinnungssystems kann aber auch zur Hypokoagulabilität (durch z. B. Thrombopenie und Fibrinogenmangel) mit Blutungskomplikationen verschoben sein. Das Risiko steigt u. A. mit Dauer der ECMO-Therapie und kann durch zusätzliche Gerinnungsstörungen (z. B. bei Sepsis oder Trauma) aggraviert werden (Nunez et al. 2022).

Unfraktioniertes Heparin ist aktuell, aufgrund der kurzen HWZ und Antagonisierbarkeit, das meistgenutzte Antikoagulanz (Esper et al. 2017). Die Steuerung erfolgt mittels aPTT, Activated Clotting Time (ACT) oder Anti-Xa-Spiegel. Besonderheiten und Limitierungen der einzelnen Verfahren sind zu beachten. Bei (vermuteter) Heparin-Induzierter Thrombopenie Typ II muss auch unter ECMO auf ein alternatives Antikoagulanz gewechselt werden. Hierfür werden meist die direkten Thrombin-Inhibitoren Argatroban und Bivalirudin genutzt, die nach aktueller Datenlage als sicher und effektiv gelten (Choi et al. 2019). Tägliche klinische und laborchemische Kontrollen der Gerinnung sind empfohlen (s. Tab. 5). Bei der Differenzierung von Hyper- und Hypokoagulabilität oder zur gezielten Substitution bei Blutungen können zusätzlich viskoelastischer Verfahren eingesetzt werden. Bei schwerwiegenden Blutungskomplikationen ist im Einzelfall die prolongierte Pausierung der Antikoagulation eine Option ohne deutlich erhöhte Komplikationsrate (Olson et al. 2021).

6 Entwöhnung von der vvECMO

Nach einer Behandlungsphase, in der die Unterstützung der Lungenfunktion für das Überleben der Patienten unverzichtbar ist, folgt durch die Erholung der nativen Lunge eine Phase der schrittweisen Entwöhnung von der vvECMO. Das vvECMO Weaning muss Oxygenierung und Decarboxylierungskapazität der nativen Lunge berücksichtigen und ein Weaningversuch beide Komponenten des Gasaustausches überprüfen. Je nach Zentrum sind verschiedene Vorgehensweisen etabliert. Grundsätzlich sollte vor einem Weaningversuch eine assistierte Spontanatmung erreicht sein, sowie ausreichende hämodynamische Stabilität mit ggf. niedrigdosierter Katecholaminunterstützung gegeben sein. Zusätzlich muss die Atemmechanik des Patienten beurteilt werden. In den meisten Fällen erfolgt das vvECMO-Weaning vor der Entwöhnung der Beatmungsmaschine. Ein umgekehrtes Vorgehen mit einem primären Weaning der Beatmungsmaschine vor der vvECMO ist jedoch ebenfalls möglich und muss im Individualfall beurteilt werden.

Eine Möglichkeit des ECMO Weanings besteht aus der schrittweisen Reduktion des Blutflusses über mehrere Tage mit nachfolgendem Auslassversuch. Hierbei wird beispielsweise unter Erhalt eines $p_aO_2 > 60$ mmHg der Blutfluss in Schritten von 0,5 L/Min bis zu einem Minimum von 2 L/min reduziert. Unterhalb 2 L/min ist eine erhöhte Gefahr der Thrombenbildung anzunehmen. Im nächsten Schritt kann der Frischgasfluss unter Kontrolle des p_aCO_2 und des Säure-Base Haushalts reduziert werden.

Alternativ sind auch tägliche Weaningversuche über die Reduktion der F_iO_2 des Frischgases und nachfolgend des Frischgasflusses möglich. Hierbei kann beispielsweise eine Reduktion von 100 % auf 60 %, 30 % und 21 % in fünfminütigen Abständen erfolgen. Erreicht der Patient durchgehend $sO_2 > 90$ % und einen niedrigen Atemwegsokklusionsdruck P0.1 (Normwert 1–4 cm H_2O) kann der Weaningversuch fortgeführt werden durch eine schrittweise Reduktion des Frischgasflusses (beispielsweise 30 % alle 5–10 Minuten). Durch einen Frischgasfluss von 0 L/Min erfolgt dann ein Auslassversuch der vvECMO (Vasques et al. 2019). Sind hier über 1–2 Stunden durchgehend ein $p_aO_2 > 60$ mmHg, eine Atemfrequenz < 30–35/Min und ein niedriger P0.1 möglich, sowie klinisch keine Zeichen der respiratorischen Erschöpfung festzustellen, so ist der Weaningversuch erfolgreich und die Dekanülierung möglich. Zur Prävention einer transienten Hypoxie ist während des Weaningversuchs die F_iO_2 an der Beatmungsmaschine auf > 60 % zu erhöhen.

7 Komplikationen

Die Komplikationen bei einer extrakorporalen Lungenersatztherapie können vielseitig sein. In Tab. 6 ist eine Übersicht zusammengestellt. Die Inzidenz der Komplikationen ist in den vergangenen Jahren deutlich rückläufig. Genaue Angaben aus großen aktuellen Behandlungskohorten fehlen. Fatale Komplikationen durch die Systeme per se (Schlauchruptur etc.) sind mittlerweile selten zu beobachten. Relevant sind weiterhin die neurologischen Komplikationen mit häufig letalem Ausgang auf Grund von intrakraniellen Blutungen oder Ischämien (Lorusso et al. 2017; Thiagarajan et al. 2017).

Tab. 6 Komplikationen der vvECMO Therapie (Auswahl)

Kanülenprobleme
• Blutung/Thrombose, Gefäßverletzung
• Dislokation
Geräte- & Membranproblem
• Membrandysfunktion
• Schlauch- Membrandefekte
• Gerätedefekte (Pumpenantrieb, Steuerung)
Systemische Komplikationen
• DIC
• Thrombozytopenie
• Zerebrale Blutung, Ischämie
• Lungenblutung
• Hämatothorax
• Retroperitoneales Hämatom
• Relevante Blutung
• Gastrointestinale Blutungen

8 Fazit und Ethische Aspekte

Extrakorporale Lungenunterstützung mit vvECMO hat in den letzten Jahren zunehmende Bedeutung in der Behandlung des ARDS bekommen. Nicht zuletzt die COVID-19 Pandemie hat zu einer regelhaften Anwendung der vvECMO geführt. Die vvECMO Therapie bleibt hierbei ein komplexes Verfahren, welches in ein Behandlungskonzept aus hochqualitativer konservativer ARDS-Therapie eingebunden werden muss. Eine regelhafte Anwendung, geschultes Personal sowie eine entsprechende Expertise in moderner ARDS-Therapie sind Grundlage einer erfolgreichen Therapie. Die Durchführung randomisierter, kontrollierter Studien in dieser vulnerablen Patientenpopulation und die Generation hochwertiger Evidenz ist deutlich erschwert. In der Kontrollgruppe müsste unweigerlich eine potenziell lebensrettende Therapie vorenthalten werden, zudem besteht die Unmöglichkeit eine informierte Einwilligung durch die Patienten zu erhalten (Schou et al. 2021). Diese Probleme haben bereits zum Abbruch der EOLIA Studie geführt (Combes et al. 2018) und lassen größere randomisierte Studien auch in Zukunft fraglich erscheinen.

Grundsätzlich ist die Indikation zur vvECMO kritisch zu stellen und nur im Falle der Möglichkeit einer kausalen Therapie gegeben. Hierfür sollte ein möglichst umfassendes Bild des Patienten vor vvECMO Implantation erreicht werden. Gleichzeitig ist die vvECMO jedoch oftmals ein Notfallverfahren, bei dem weder die Patienten autonome Entscheidungen treffen noch im Vorfeld mit den Angehörigen Gespräche möglich sind. Daher sollte rasch nach Beginn der ECMO-Therapie eine umfassende Aufklärung der Angehörigen erfolgen und über Nutzen und Risiken informiert werden. Ziele und Limitationen des Verfahrens sollten ebenfalls besprochen werden. Ist eine kausale Therapie nicht mehr möglich oder entspricht das zu erwartende Behandlungsergebnis nicht dem Willen des Patienten darf durch das extrakorporale Verfahren nicht unnötig Leiden verlängert werden. Hier gilt es sowohl dem Patienten als auch den Angehörigen die notwendige Unterstützung bei Beendigung der Therapie zukommen zu lassen. Den Angehörigen muss vermittelt werden muss, dass von Ihnen keine Entscheidung für oder gegen das Leben getroffen wird, sondern die palliative Versorgung nun die einzig richtige Therapieoption darstellt (Makdisi und Makdisi 2017).

Literatur

Abrams D, Bacchetta M, Brodie D (2015) Recirculation in venovenous extracorporeal membrane oxygenation. ASAIO J 61:115–121

Abrams D, Schmidt M, Pham T, Beitler JR, Fan E, Goligher EC, McNamee JJ, Patroniti N, Wilcox ME, Combes A, Ferguson ND, Mcauley DF, Pesenti A, Quintel M, Fraser J, Hodgson CL, Hough CL, Mercat A, Mueller T, Pellegrino V, Ranieri VM, Rowan K, Shekar K, Brochard L, Brodie D (2020) Mechanical ventilation for acute respiratory distress syndrome during extracorporeal life support. Research and practice. Am J Respir Crit Care Med 201:514–525

Acute Respiratory Distress Syndrome Network, Brower RG, Matthay MA, Morris A, Schoenfeld D, Thompson BT, Wheeler A (2000) Ventilation with lower tidal volumes as compared with traditional tidal volumes for acute lung injury and the acute respiratory distress syndrome. N Engl J Med 342(18):1301–1308. https://doi.org/10.1056/NEJM200005043421801

Amato MB, Meade MO, Slutsky AS, Brochard L, Costa EL, Schoenfeld DA, Stewart TE, Briel M, Talmor D, Mercat A, Richard JC, Carvalho CR, Brower RG (2015) Driving pressure and survival in the acute respiratory distress syndrome. N Engl J Med 372:747–755

Assouline B, Combes A, Schmidt M (2023) Setting and monitoring of mechanical ventilation during venovenous ECMO. Crit Care 27(1):95. https://doi.org/10.1186/S13054-023-04372-2

Bartlett RH (2017) Esperanza: the first neonatal ECMO patient. ASAIO J 63:832–843

Bein T, Weber-Carstens S, Goldmann A, Muller T, Staudinger T, Brederlau J, Muellenbach R, Dembinski R, Graf BM, Wewalka M, Philipp A, Wernecke KD, Lubnow M, Slutsky AS (2013) Lower tidal volume strategy (approximately 3 Ml/Kg) combined with extracorporeal CO_2 removal versus ‚conventional' protective ventilation (6 Ml/Kg) in severe ARDS: the prospective randomized xtravent-study. Intensive Care Med 39:847–856

Choi JH, Luc JGY, Weber MP, Reddy HG, Maynes EJ, Deb AK, Samuels LE, Morris RJ, Massey HT, Loforte A, Tchantchaleishvili V (2019) Heparin-induced thrombocytopenia during extracorporeal life support: incidence, management and outcomes. Ann Cardiothorac Surg 8:19–31

Collins PD, Giosa L, Camarda V, Camporota L (2023) Physiological adaptations during weaning from veno-venous extracorporeal membrane oxygenation. Intensive Care Med Exp 11(1):7. https://doi.org/10.1186/S40635-023-00493-8

Combes A, Hajage D, Capellier G, Demoule A, Lavoue S, Guervilly C, da Silva D, Zafrani L, Tirot P, Veber B, Maury E, Levy B, Cohen Y, Richard C, Kalfon P, Bouadma L, Mehdaoui H, Beduneau G, Lebreton G, Brochard L, Ferguson ND, Fan E, Slutsky AS, Brodie D, Mercat A, Eolia Trial Group, And Ecmonet (2018) Extracorporeal membrane oxygenation for severe acute respiratory distress syndrome. N Engl J Med 378:1965–1975

Costa ELV, Slutsky AS, Brochard LJ, Brower R, Serpa-Neto A, Cavalcanti AB, Mercat A, Meade M, Morais CCA, Goligher E, Carvalho CRR, Amato MBP (2021) Ventilatory variables and mechanical power in patients with acute respiratory distress syndrome. Am J Respir Crit Care Med 204:303–311

Esper SA, Welsby IJ, Subramaniam K, John Wallisch W, Levy JH, Waters JH, Triulzi DJ, Hayanga JWA, Schears GJ (2017) Adult extracorporeal membrane oxygenation: an international survey of transfusion and anticoagulation techniques. Vox Sang 112:443–452

Fallon SC, Shekerdemian LS, Olutoye OO, Cass DL, Zamora IJ, Nguyen T, Kim ES, Larimer EL, Lee TC (2013) Initial experience with single-vessel cannulation for venovenous extracorporeal membrane oxygenation in pediatric respiratory failure. Pediatr Crit Care Med 14:366–373

Fichtner F, Moerer O, Laudi S, Weber-Carstens S, Nothacker M, Kaisers U, Investigators, The Guideline Group On Mechanical, V. And Extracorporeal Membrane Oxygenation In Acute Respiratory Investigators (2018) Mechanical ventilation and extracorporeal membrane oxygena tion in acute respiratory insufficiency. Dtsch Arztebl Int 115:840–847

Harnisch LO, Moerer O (2021) Contraindications to the initiation of veno-venous ECMO for severe acute respiratory failure in adults: a systematic review and practical approach based on the current literature. Membranes (Basel) 11(8):584. https://doi.org/10.3390/Membranes11080584

Hill JD, Rodvien R, Snider MT, Bartlett RH (1978) Clinical extracorporeal membrane oxygenation for acute respiratory insufficiency. Trans Am Soc Artif Intern Organs 24:753–763

Hoppe K, Khan E, Meybohm P, Riese T (2023) Mechanical power of ventilation and driving pressure: two undervalued parameters for pre extracorporeal membrane oxygenation ventilation and during daily management? Crit Care 27:111. (1):95. https://doi.org/10.1186/S13054-023-04372-2

Karagiannidis C, Philipp A, Strassmann S, Schafer S, Merten M, Windisch W (2017) Extracorporeal CO_2 elimination ($ECCO_2R$) for hypercapnic respiratory failure: from pathophysiology to clinical application. Pneumologie 71:215–220

Kolobow T, Gattinoni L, Tomlinson T, Pierce JE (1978) An alternative to breathing. J Thorac Cardiovasc Surg 75(2):261–266

Kredel M, Lotz C, Rolfes C, Muellenbach R (2019) Mechanical ventilation during extracorporal support: the relevance of Vt. Am J Respir Crit Care Med 199:930–931

Lehle K, Philipp A, Muller T, Schettler F, Bein T, Schmid C, Lubnow M (2014) Flow dynamics of different adult ECMO systems: a clinical evaluation. Artif Organs 38:391–398

Lim H (2023) The physiology of extracorporeal membrane oxygenation: the fick principle. Perfusion 38:236–244

Lorusso R, Gelsomino S, Parise O, Di Mauro M, Barili F, Geskes G, Vizzardi E, Rycus PT, Muellenbach R, Mueller T, Pesenti A, Combes A, Peek G, Frenckner B, Di Nardo M, Swol J, Maessen J, Thiagarajan RR (2017) Neurologic injury in adults supported with veno-venous extracorporeal membrane oxygenation for respiratory failure: findings from the extracorporeal life support organization database. Crit Care Med 45:1389–1397

Makdisi T, Makdisi G (2017) Extra corporeal membrane oxygenation support: ethical dilemmas. Ann Transl Med 5:112

McMichael ABV, Ryerson LM, Ratano D, Fan E, Faraoni D, Annich GM (2022) 2021 ELSO adult and pediatric anticoagulation guidelines. ASAIO J 68:303–310

McNamee JJ, Gillies MA, Barrett NA, Perkins GD, Tunnicliffe W, Young D, Bentley A, Harrison DA, Brodie D, Boyle AJ, Millar JE, Szakmany T, Bannard-Smith J, Tully RP, Agus A, McDowell C, Jackson C, Mcauley DF, Rest Investigators (2021) Effect of lower tidal volume ventilation facilitated by extracorporeal carbon dioxide removal vs standard care ventilation on 90-day mortality in patients with acute hypoxemic respiratory failure: the REST randomized clinical trial. JAMA 326:1013–1023

Morris AH, Wallace CJ, Menlove RL, Clemmer TP, Orme JF Jr, Weaver LK, Dean NC, Thomas F, East TD, Pace NL, Suchyta MR, Beck E, Bombino M, Sittig DF, Böhm S, Hoffmann B, Becks H, Butler S, Pearl J, Rasmusson B (1994) Randomized clinical trial of pressure-controlled inverse ratio ventilation and extracorporeal CO_2 removal for adult respiratory distress syndrome. Am J Respir Crit Care Med. 149(2 Pt 1):295–305

Muller T, Lubnow M, Philipp A, Bein T, Jeron A, Luchner A, Rupprecht L, Reng M, Langgartner J, Wrede CE, Zimmermann M, Birnbaum D, Schmid C, Riegger GA, Pfeifer M (2009) Extracorporeal pumpless interventional lung assist in clinical practice: determinants of efficacy. Eur Respir J 33:551–558

Murphy DA, Hockings LE, Andrews RK, Aubron C, Gardiner EE, Pellegrino VA, Davis AK (2015) Extracorporeal membrane oxygenation-hemostatic complications. Transfus Med Rev 29:90–101

Nunez JI, Gosling AF, O'Gara B, Kennedy KF, Rycus P, Abrams D, Brodie D, Shaefi S, Garan AR, Grandin EW (2022) Bleeding and thrombotic events in adults supported with venovenous extracorporeal membrane oxygenation: an ELSO registry analysis. Intensive Care Med 48:213–224

Ohshimo S (2021) Oxygen administration for patients with ARD. J Intensive Care 9(1):17. https://doi.org/10.1186/S40560-021-00532-0

Olson SR, Murphree CR, Zonies D, Meyer AD, Mccarty OJT, Deloughery TG, Shatzel JJ (2021) Thrombosis and bleeding in Extracorporeal Membrane Oxygenation (ECMO) without anticoagulation: a systematic review. ASAIO J 67:290–296

Papazian L, Schmidt M, Hajage D, Combes A, Petit M, Lebreton G, Rilinger J, Giani M, Le Breton C, Duburcq T, Jozwiak M, Wengenmayer T, Roux D, Parke R, Loundou A, Guervilly C, Boyer L (2022) Effect of prone positioning on survival in adult patients receiving venovenous extracorporeal membrane oxygenation for acute respiratory distress syndrome: a systematic review and meta-analysis. Intensive Care Med 48:270–280

Peek GJ, Mugford M, Tiruvoipati R, Wilson A, Allen E, Thalanany MM, Hibbert CL, Truesdale A, Clemens F, Cooper N, Firmin RK, Elbourne D, Collaboration, Cesar Trial (2009) Efficacy and economic assessment of conventional ventilatory support versus extracorporeal membrane oxygenation for severe adult respiratory failure (CESAR): a multicentre randomised controlled trial. Lancet 374:1351–1363

Quintel M, Bartlett RH, Grocott MPW, Combes A, Ranieri MV, Baiocchi M, Nava S, Brodie D, Camporota L, Vasques F, Busana M, Marini JJ, Gattinoni L (2020) Extracorporeal membrane oxygenation for respiratory failure. Anesthesiology 132:1257–1276

Rehder KJ, Turner DA, Bonadonna D, Walczak RJ, Rudder RJ, Cheifetz IM (2012) Technological advances in extracorporeal membrane oxygenation for respiratory failure. Expert Rev Respir Med 6:377–384

Schou A, Molgaard J, Andersen LW, Holm S, Sorensen M (2021) Ethics in extracorporeal life support: a narrative review. Crit Care 25:256

Sklar MC, Beloncle F, Katsios CM, Brochard L, Friedrich JO (2015) Extracorporeal carbon dioxide removal in patients with chronic obstructive pulmonary disease: a systematic review. Intensive Care Med 41:1752–1762

Supady A, Combes A, Barbaro RP, Camporota L, Diaz R, Fan E, Giani M, Hodgson C, Hough CL, Karagiannidis C, Kochanek M, Rabie AA, Riera J, Slutsky AS, Brodie D (2022) Respiratory indications for ECMO: focus on COVID-19. Intensive Care Med 48:1326–1337

Terragni PP, Birocco A, Faggiano C, Ranieri VM (2010) Extracorporeal CO_2 removal. Contrib Nephrol 165:185–196

Thiagarajan RR, Barbaro RP, Rycus PT, McMullan DM, Conrad SA, Fortenberry JD, Paden ML, Centers EM (2017) Extracorporeal life support organization registry international report 2016. ASAIO J 63:60–67

Tonna JE, Abrams D, Brodie D, Greenwood JC, Rubio Mateo-Sidron JA, Usman A, Fan E (2021) Management of adult patients supported with Venovenous Extracorporeal Membrane Oxygenation (VV ECMO): guideline from the Extracorporeal Life Support Organization (ELSO). ASAIO J 67:601–610

Toomasian JM, Schreiner RJ, Meyer DE, Schmidt ME, Hagan SE, Griffith GW, Bartlett RH, Cook KE (2005) A polymethylpentene fiber gas exchanger for long-term extracorporeal life support. ASAIO J 51:390–397

Vasques F, Romitti F, Gattinoni L, Camporota L (2019) How I wean patients from veno-venous extra-corporeal membrane oxygenation. Crit Care 23:316

Mechanische Unterstützung bei Herzversagen

Fabian Emrich und Thomas Walther

Inhalt

1 Definition der Herzinsuffizienz 724
2 Mechanische Kreislaufunterstützung bei Herzinsuffizienz 724
3 Akute Herzinsuffizienz 725
3.1 Extrakorporale Herz- und Lungenersatzsysteme (ECLS/ECMO) 725
3.2 Intensivmedizinisches Management bei ECMO-Therapie 726
4 Minimalinvasive, temporäre Herzunterstützung mittels Impella® 727
4.1 Intensivmedizinisches Management bei Impella-Unterstützung 728
4.2 ECMELLA 728
5 IABP 728
6 Chronische Herzinsuffizienz 729
6.1 Ventrikuläre Unterstützungssysteme (VAD) 729
7 Intensivmedizinisches Management nach LVAD-Implantation 730
7.1 Hömodynamisches Monitoring 730
7.2 Rechtsherzfunktion 730
7.3 Gerinnungsmanagement 731
7.4 Driveline 731
8 Spätkomplikationen und deren Management bei VAD-Patienten 731
8.1 Driveline-Infektion 731
8.2 Blutungskomplikationen 731
8.3 Pumpenthrombose 732
9 Right Ventricular Assist Device (RVAD) 732
10 Biventricular Assist Device (BiVAD) 732
11 Intensivmedizinisches Management 732
12 Total artificial Heart (TAH) 734
Literatur 734

Die Erkrankungshäufigkeit der Herzinsuffizienz hat in den letzten Jahren stetig zugenommen und stellt als Einzeldiagnose eine der häufigsten Ursachen für eine Hospitalisierung dar. Trotz aktueller Fortschritte im Bereich der medikamentösen Therapie der Herzinsuffizienz benötigen viele Patienten zusätzlich eine mechanische Kreislaufunterstützung. Hierbei wird zwischen Systemen zur kurzzeitigen Unterstützung bei akuter Herzinsuffizienz und Systemen zur längerfristigen Unterstützung bei chronischer Herzinsuffizienz unterschieden. Im folgenden Beitrag werden diese Systeme mit den entsprechenden Anwendungsbereichen vorgestellt und intensivmedizinisch relevante Aspekte angesprochen.

F. Emrich (✉) · T. Walther
Klinik für Herz- und Gefäßchirurgie, Universitäres Herzzentrum, Universitätsklinikum Frankfurt, Frankfurt am Main, Deutschland
E-Mail: Fabian.Emrich@kgu.de; Thomas.Walther@kgu.de

1 Definition der Herzinsuffizienz

Als Herzinsuffizienz wird ein klinischer Zustand bezeichnet, bei dem die Funktion des Herzens nicht ausreicht, eine für den Metabolismus der peripheren Organe ausreichende Menge Blut durch den Organismus zu pumpen, und dies trotz eines suffizienten venösen Rückstroms (Gold 1977). Bei Herzinsuffizienz treten verschiedene Symptome auf, u. a. Luftnot, geschwollene Knöchel und Erschöpfung sowie gegebenenfalls ein erhöhter jugularvenöser Druck, Rasselgeräusche über der Lunge und weitere periphere Ödeme (McDonagh et al. 2021). Eine Herzinsuffizienz kann durch myokardiale Erkrankungen (Kardiomyopathien), nach Myokardinfarkt, Herzklappenerkrankungen, Perikarderkrankungen oder durch Herzrhythmusstörungen verursacht sein.

Bei der Herzinsuffizienz kann zwischen einer akuten und einer chronischen Form unterschieden werden. Zusätzlich kann die Herzinsuffizienz ggf. noch in Richtung einer isolierten Rechts- oder Linksherzinsuffizienz bzw. einer Globalinsuffizienz weiter differenziert werden (Abb. 1).

Als Herzinsuffizienz wird eine reduzierte linksventrikuläre Ejektionsfraktion (EF) < 40 % bezeichnet („heart failure with reduced ejection fraction", HFrEF) (McDonagh et al. 2021). Weiterhin werden Patienten mit moderat reduzierter LV-EF (40 bis 50 %) beschrieben sowie Patienten mit Symptomen einer Herzinsuffizienz, jedoch erhaltener EF > 50 % („heart failure with preserved ejection fraction", HFpEF).

In diesem Beitrag beziehen wir uns im Wesentlichen auf Patienten mit reduzierter links- bzw. rechtsventrikulärer Pumpfunktion. Für die Behandlung von Patienten mit weiteren Formen der Herzinsuffizienz, beispielsweise Herzinsuffizienz mit erhaltener Pumpfunktion, wird auf weitere Literatur und die entsprechenden Leitlinien verwiesen.

Bei bestehender Herzinsuffizienz wird zunächst eine optimale medikamentöse Therapie (OMT) eingeleitet und je nach Empfehlung der Leitlinien und nach individueller Verträglichkeit ausdosiert. Die in den Leitlinien empfohlene OMT ist in der nachfolgenden Abb. 2 dargestellt:

Falls jedoch trotz OMT keine klinische Stabilisierung erzielt werden kann, sollte der Einsatz erweiterter Maßnahmen der mechanischen Kreislaufunterstützung (MCS = „mechanical circulatory support") erwogen werden.

Zur besseren Einteilung und Therapieentscheidung bei Herzinsuffizienz wurde von dem Interagency Registry für Mechanically Assisted Circulatory Support (INTERMACS) eine Klassifikation mit mehreren Stadien und entsprechenden Therapieempfehlungen etabliert (Tab. 1). Hierbei repräsentieren die Intermacs Stadien 1 und 2 das Bild einer akuten Herzinsuffizienz bis hin zum kardiogenen Schock und die Intermacs Stadien 3–7 die verschiedenen Stadien der chronischen Herzinsuffizienz.

2 Mechanische Kreislaufunterstützung bei Herzinsuffizienz

Im Falle einer akuten Herzinsuffizienz bzw. im kardiogenen Schock ist oftmals eine alleinige medikamentöse Therapie nicht ausreichend und nur durch zügige Etablierung einer zusätzlichen mechanischen Kreislaufunterstützung kann eine kritische Minderperfusion von Organsystemen vermieden werden. Hierfür werden Systeme zur Kurzzeitunterstützung herangezogen mit dem Ziel einer Stabilisierung bis zur Erholung des Herzens („Bridge to Recovery") bzw. als Überbrückung bis zu einer Entscheidung über das weitere therapeutische Vorgehen („Bridge to Decision").

Ziele der mechanischen Kreislaufunterstützung sind:

- Etablierung einer ausreichenden Perfusion aller lebenswichtiger Organe, dazu partielle (1–3 Liter/min.) oder komplette Unterstützung des Kreislaufes
- Entlastung des linken/rechten Ventrikels, damit sich das Myokard erholen kann

Abb. 1 Formen der Herzinsuffizienz

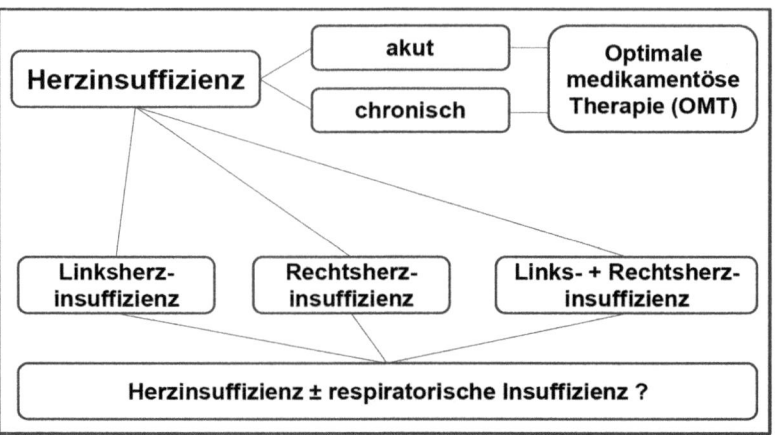

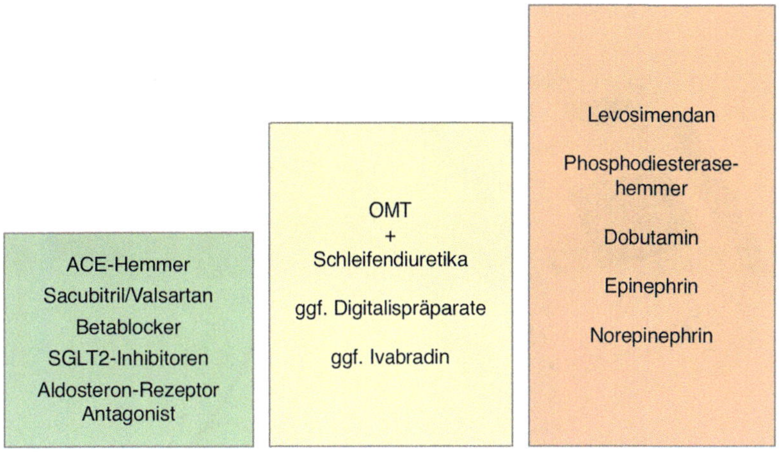

Abb. 2 Stufenschema der optimalen medikamentösen Therapie in Anlehnung an die aktuellen ESC-Leitlinien. (McDonagh et al. 2021)

ACE-Hemmer
Sacubitril/Valsartan
Betablocker
SGLT2-Inhibitoren
Aldosteron-Rezeptor Antagonist

OMT
+
Schleifendiuretika
ggf. Digitalispräparate
ggf. Ivabradin

Levosimendan
Phosphodiesterasehemmer
Dobutamin
Epinephrin
Norepinephrin

Tab. 1 INTERMACS Kriterien

INTERMACS Level	Beschreibung	NYHA
1 „crash and burn"	Kardiogener Schock	IV
2 „sliding on inotropes"	Verschlechterung trotz Inotropika	IV
3 „dependent stability"	Stabil unter Inotropika	IV
4 „frequent flyer"	Rezidivierende Dekompensationen	IV
5 „housebound"	Stabil, nicht belastbar	IV
6 „walking wounded"	Stabil, wenig belastbar	III
7 „placeholder"	Leicht belastbar, keine Dekompensation	III

- Etablierung eines stabilen Herzrhythmus mit Rest-Auswurf (Vermeidung von Stase und Thrombenbildung)
- Ggf. Venting des Herzens, um eine Überdehnung zu vermeiden
- Kreislaufstabilisierung, um dann unmittelbare Ursachen zu therapieren (beispielsweise Optimierung der Koronarversorgung bei Stenosierungen, Versorgung von akuten Klappenvitien etc.)

Zur mechanischen Kreislaufunterstützung werden in der klinischen Praxis verschiedene Systeme eingesetzt. Für die akute Unterstützung werden insbesondere die ExtraCorporale Membran Oxygenierung (ECMO) und die IMPELLA, sowie nach herzchirurgischen Eingriffen seltener auch die Intra Aortale Ballon gegenPulsation (IABP) eingesetzt. Für die längerfristige Unterstützung kommen chronisch nutzbare Systeme, insbesondere ventrikuläre Assistdevices (VADs) zum Einsatz. Ein komplett künstliches Herz („total artificial heart" = TAH) ist in der weiteren Entwicklung und wird aktuell nur bei wenigen Patienten an hoch spezialisierten Zentren eingesetzt.

3 Akute Herzinsuffizienz

3.1 Extrakorporale Herz- und Lungenersatzsysteme (ECLS/ECMO)

Der Begriff ECLS (Extracorporeal Life Support) oder ECMO (Extracorporeal Membrane Oxygenation) wird je nach Zentrum synonym verwendet und beschreibt eine minimalisierte Herz-Lungen-Maschine bestehend aus einer extrakorporalen Pumpe (meist Zentrifugalpumpe) und einem Oxygenator, ggf. mit Wärmetauscher zur Temperaturregulation (Abb. 3). Der Begriff ECMO stammt initial von einer veno-venösen Implantation bei isoliertem Lungenversagen (VV-ECMO).

Bei Herzversagen werden die Kanülen in veno-arterieller Implantationstechnik eingebracht (VA-ECMO). Dies kann offen chirurgisch, aber auch perkutan in Seldinger-Technik erfolgen. Der venöse Abfluss wird hierbei meist über die V. femoralis gewährleistet. Die arterielle Kanülierung findet über die A. femoralis, oder die A. axillaris statt. Unmittelbar nach herzchirurgischem Eingriff (post Kardiotomie) ist auch ein Anschluss mit zentraler Kanülierung über den rechten Vorhof und die Aorta ascendens möglich (Abb. 4). Da hierbei jedoch in der Regel der Thorax offen belassen werden muss, eignet sich dieses Verfahren nur für eine kurzzeitige (max. 2–3 Tage dauernde) Unterstützung. Bei der Notwendigkeit einer längerfristigen Unterstützung sollte frühzeitig eine Umkanülierung nach peripher und ein Thoraxverschluss angestrebt werden.

Bei arterieller Kanülierung von A. femoralis oder A. axillaris ist stets auf eine ausreichende Perfusion der entsprechenden Extremität zu achten, ggf. muss zusätzlich eine distale Perfusionskanüle eingebracht werden. ECLS/ECMO-Systeme stellen einen geschlossenen Kreislauf (ohne Reservoir) dar, weswegen beim Anschluss stets auf eine ausreichende Entlüftung der Schlauchsysteme geachtet werden muss.

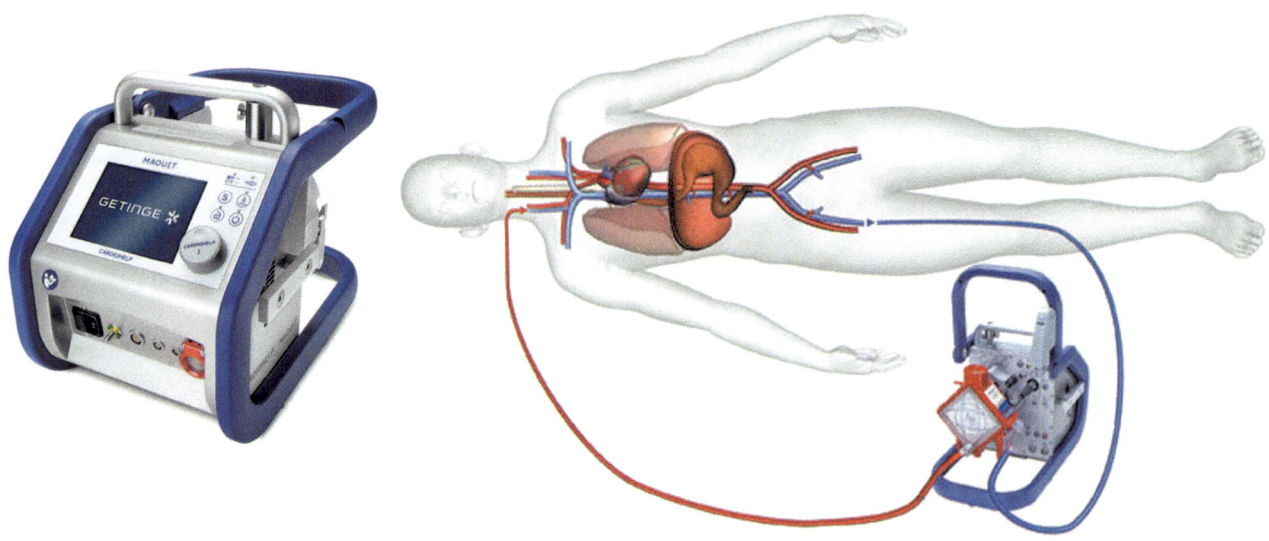

Abb. 3 Portable ECMO-Konsole „Cardiohelp" (Fa. Maquet, links) und schematische Darstellung der veno-venösen Kanülierung über die V. femoralis und die V. jugularis. (Mit freundlicher Genehmigung der Firma Getinge)

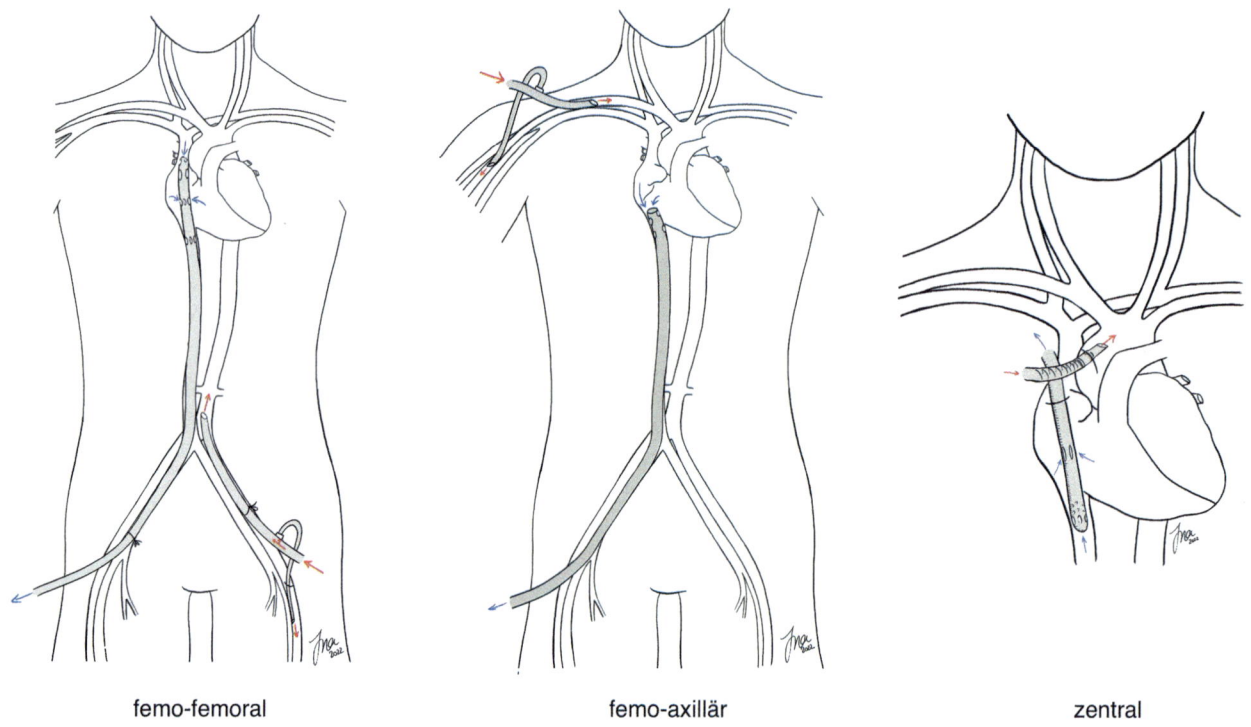

femo-femoral   femo-axillär   zentral

Abb. 4 Schematische Darstellung unterschiedlicher Kanülierungsstrategien für eine veno-arterielle (VA)-ECMO. (Zeichnungen: Ina Ischewski)

3.2 Intensivmedizinisches Management bei ECMO-Therapie

An der ECLS/ECMO kann sowohl die Flussrate der Pumpe als auch der Gasaustausch über den Oxygenator separat eingestellt werden. Hierbei sind zunächst Flussraten von ca. 3 l/m²/min bzw. 60 ml/Kg/KG beim Erwachsenen anzustreben. Ggf. sind jedoch niedrigere Flussraten ausreichend und können durch eine niedrigere Nachlast eine Erholung des Herzens begünstigen. Die Kanülendrucke sollten möglichst gering sein, venös minimal − 300 mmHG, arteriell maximal + 400 mmHG.

Entsprechend ist ein ausreichender Volumenstatus zu gewährleisten, um ein Ansaugen der venösen Kanüle an der Gefäßwand mit Flussabfall zu vermeiden. Für die Patienten sollte ein mittlerer arterieller Druck (MAP) von 60–80 mmHg angestrebt werden. Meist ist hierzu zusätzlich eine differenzierte Katecholamintherapie nötig. An ECMO sollte nach Möglichkeit auf Inotropika verzichtet und vornehmlich mit Vasopressoren gearbeitet werden, um den kardialen Sauerstoffverbrauch niedrig zu halten. Es ist jedoch darauf zu achten, dass die Aortenklappe regelmäßig öffnet, um eine Stase mit der Gefahr einer Thrombenbildung innerhalb des Herzens zu vermeiden. Ggf. müssen doch niedrigdosiert Inotropika gegeben werden, um einen Restauswurf des linken Ventrikels zu generieren.

Über den Gasfluss am Oxygenator kann sowohl die Oxygenierung als auch die Decarboxylierung reguliert werden. Hierbei sind normwertige Partialdrücke ($pO_2 > 80$ mmHG und $pCO_2 < 45$ mmHG) anzustreben. Zusätzlich sollte eine protektive Lungenbeatmung mit einem maximalen FiO_2 von 0,6 aufrechterhalten werden.

Die ECLS-Systeme benötigen in der Regel eine systemische Antikoagulation, die meist mittels Messung der ACT („accelerated clotting time") mit Zielwerten zwischen 150–200 s gesteuert wird. In den ersten 24 Stunden kann in der Regel auf eine Antikoagulation verzichtet werden. Dies ist insbesondere postoperativ sinnvoll, um nach chirurgischen Eingriffen zunächst eine normale Blutgerinnung zu ermöglichen und Nachblutungen zu vermeiden.

Da gehäuft Blutungskomplikationen auftreten können, ist eine regelmäßige Kontrolle der Kanülierungsstellen bzw. Thoraxdrainagen obligat. Laborchemisch sind engmaschig der Hämoglobingehalt, die Thrombozytenzahl sowie die weiteren Gerinnungs- und ggf. Hämolyseparameter zu kontrollieren. Die Thrombozytenzahl sollte hierbei, wenn möglich, über 100.000/µl gehalten werden.

Eine ausreichende Perfusion, insbesondere der kanülierten Extremität, sollte klinisch kontrolliert und zusätzlich mittels Dopplersonografie sichergestellt werden.

Durch eine ECLS/ECMO-Therapie kann bei Low Cardiac Output unmittelbar eine ausreichende Körperperfusion erreicht werden. Aufgrund der venösen Drainage sinkt die Vorlast des Herzens und ermöglicht eine gute Entlastung des rechten Ventrikels. Bei peripherer Kanülierung (insb. über die A. femoralis) findet jedoch durch den retrograden Fluss gegen die Aortenklappe durch die dadurch erhöhte Nachlast oft keine ausreichende Entlastung des linken Ventrikels statt. Bei fehlender Öffnung der Aortenklappe kann es zu einer Stase mit Thrombenbildung im Herzen kommen, therapeutisch ist dann eine zusätzliche Entlastung des linken Herzen mittels Vent oder Impella (s. u.) indiziert.

Eine Alternative bietet hier das i-Cor®-System der Firma Xenios, welches die volle Unterstützung einer ECMO gewährleistet, jedoch zusätzlich eine EKG-synchronisierte Pulsatilität generieren kann. Dadurch wird eine bessere Entlastung des linken Ventrikels in der Diastole ermöglicht, was die Erholung der Herzfunktion begünstigen soll (Ündar et al. 2018).

CAVE: Bei vermehrtem Auswurf des Herzens, jedoch gleichzeitig bestehender Lungeninsuffizienz kann es zu einem sogenannten Wasserscheidenphänomen kommen. Hierbei erfolgt dann die Durchblutung der rechten oberen Körperhälfte und der Koronararterien mit nicht oxygeniertem Blut durch den regulären Kreislauf (und somit an der ECMO „vorbei"). Die Pulsoxymetrie sollte deshalb immer an der rechten Hand abgeleitet werden.

Die Gefahr von Blutungs- oder thromboembolischen Komplikation unter ECMO-Therapie steigt von Tag zu Tag an und die Überlebenswahrscheinlichkeit ist im Schnitt nach zwölf Tagen auf ein Minimum reduziert (Smith et al. 2017). Bei fehlender Erholungstendenz des Herzens sollte deswegen frühzeitig eine weiterführende Therapie evaluiert werden.

4 Minimalinvasive, temporäre Herzunterstützung mittels Impella®

Als weitere Möglichkeit zur kurzfristigen Unterstützung der Herzfunktion stehen mittlerweile Axialpumpen (Impella®, Firma Abiomed) zur Verfügung. Je nach Bauart können diese einen Blutfluss zwischen 2,5 Liter (Impella 2.5®) und 6,0 Liter (Impella 5.5®) generieren (Abb. 5). Die linksventrikuläre Impella wird retrograd über die A. femoralis oder die A. axillaris gelegt und die Pumpe wird so über die Aortenklappe platziert, dass der Einlass im linken Ventrikel und der Auslass in der Aorta ascendens zu liegen kommen. Die rechtsventrikuläre Impella wird entsprechend antegrad femoral venös durch die Trikuspidalklappe und dann über die Pulmonalklappe gelegt und perfundiert somit über die A. pulmonalis die Lungenstrombahn.

Die Platzierung der Impella-Pumpen erfolgt TEE-gesteuert sowie unter fluoroskopischer Kontrolle. Nach Vorlegen eines Führungsdrahtes wird die Pumpe in Seldinger-Technik platziert. Der Zugangsweg kann perkutan über die A. femoralis (Impella® 2.5 und Impella CP®) oder chirurgisch über eine Schornsteinprothese auf die A. axillaris bzw. die Aorta ascendens (Impella 5.0® und Impella 5.5®) erfolgen. Zur isolierten Rechtsherzunterstützung steht die Impella RP® zur Verfügung, die ebenfalls perkutan über die V. femoralis bis in den Pulmonalishauptstamm eingebracht werden kann.

Im Gegensatz zu den ECMO-Systemen stellen die Impella-Systeme eine rein mechanische Unterstützung ohne zusätzliche Möglichkeit zur Oxygenierung dar und setzen demnach eine ausreichende Lungenfunktion voraus. Ebenso bietet die Impella nur eine einseitige Unterstützung für entweder den linken oder den rechten Ventrikel, weswegen eine ausreichende Pumpfunktion des jeweils anderen Ventrikels gewährleistet sein muss.

Die Pumpen sind für eine Unterstützungsdauer von 14 Tagen zugelassen, bis auf die Impella 5.5®, die aktuell eine Zulassung für bis zu 30 Tage hat.

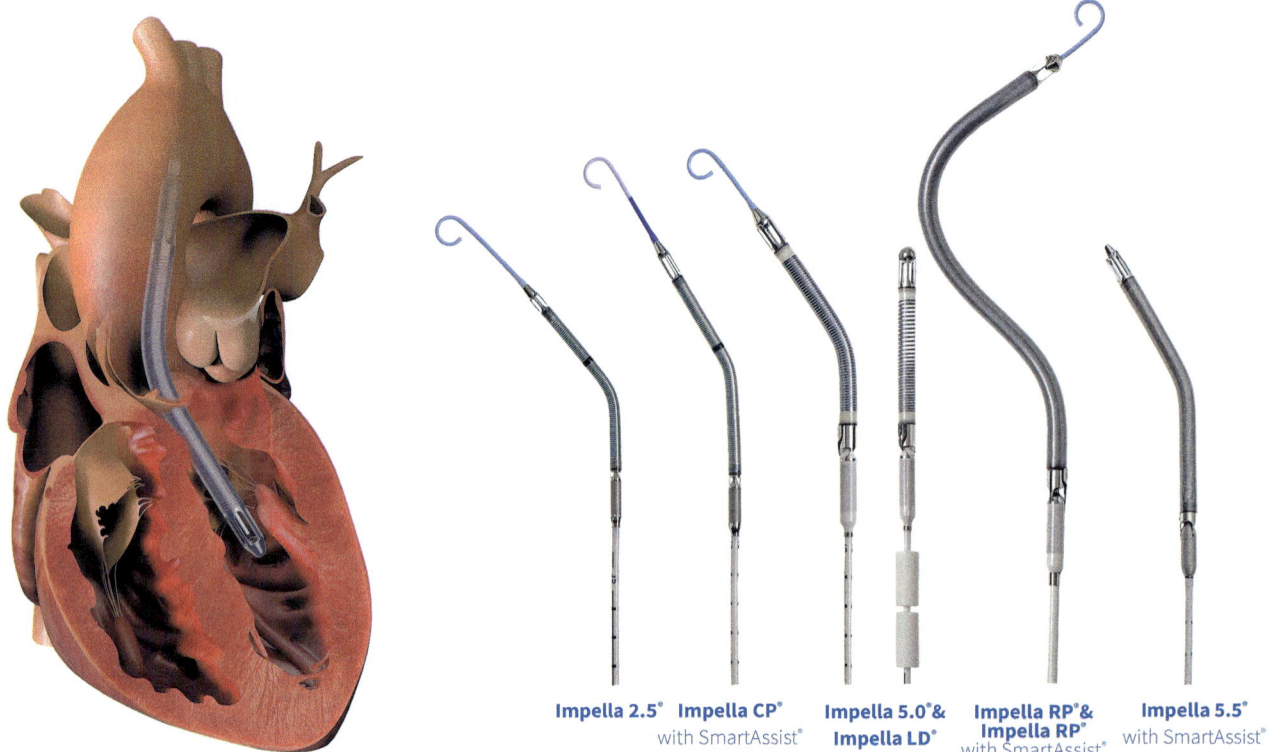

Abb. 5 Derzeit verfügbare Impella®-Systeme. (Mit freundlicher Genehmigung der Firma Abiomed)

4.1 Intensivmedizinisches Management bei Impella-Unterstützung

Auch bei der Impella-Therapie kann es zu Blutungskomplikationen, insbesondere an den Kanülierungsstellen kommen. Da die Impella mit sehr hohen Drehzahlen läuft, ist das Blut einer extremen mechanischen Belastung ausgesetzt. Es kann zur Hämolyse und/oder Thrombozytenfunktionsstörungen kommen. Die entsprechenden Laborparameter müssen engmaschig kontrolliert werden.

Eine korrekte Lage der Impella über die Aortenklappe (bzw. Pulmonalklappe) hinweg sollte regelmäßig radiologisch und echokardiografisch kontrolliert werden. Die neueren Modelle (Impella CP® und Impella 5.5®) sind mit dem „Smart Assist®"-System ausgestattet, das eine Fehllage automatisch erkennt und über die Steuereinheit einen entsprechenden Hinweis gibt.

Bei peripherer Anlage der Impella über die A. femoralis kann es zu einer peripheren Minderperfusion der Extremität kommen. Auch hier sollten regelmäßig klinische und dopplersonografische Kontrollen erfolgen.

4.2 ECMELLA

In den letzten Jahren hat sich bei schwerem biventrikulärem Herzversagen das sogenannte ECMELLA (oder auch ECPELLA)-Konzept etabliert. Dies beschreibt eine Kombination aus ECMO und Impella. Hierbei dient die Impella zunächst als Vent zur Entlastung des linken Ventrikels während einer laufenden ECMO-Therapie. Dies begünstigt durch die Entlastung des linken Ventrikels die Erholung der Herzfunktion. Nach Erreichen einer ausreichenden Rechtsherzfunktion und bei gutem Gasaustausch kann die ECMO entwöhnt und eine isolierte linksventrikuläre Unterstützung über die Impella fortgeführt werden (Eulert-Grehn et al. 2021).

5 IABP

Die früher häufig genutzte Intraaortale Ballonpumpe (IABP) hat nach aktueller Studienlage zur Therapie bei kardiogenem Schock an Bedeutung verloren und ist fast komplett aus dem klinischen Alltag verschwunden (Thiele et al. 2013). Sehr selten findet sie noch in einzelnen Fällen bei Postkardiotomie-Patienten nach akutem Koronarsyndrom Anwendung. Hierbei wird über die A. femoralis ein länglicher Ballon in die Aorta descendens eingebracht. Der Ballon wird dann pulssynchron in der Diastole mit Helium gefüllt, um die Koronarperfusion zu verbessern und in der Systole entleert, was die Nachlast senkt und dadurch die Herzfunktion entlasten soll.

Die Vor- und Nachteile der einzelnen Systeme zur Kurzzeitunterstützung sind in Tab. 2 aufgeführt.

Tab. 2 Übersicht zu kurzfristigen mechanischen Unterstützungssystemen mit Auflistung derer Vor- und Nachteile

Mechanische Unterstützung	Kanülierung	Zeitdauer	Vorteile	Nachteile
VA-ECMO	Femoral axillär zentral	7–10 Tage	- sofortige Kreislaufunterstützung - Oxygenierung des Bluts - Entlastung des rechten Ventrikels	- mangelnde Entlastung des linken Ventrikels
IMPELLA	Femoral axillär zentral	Max. 30 Tage	- sofortige Kreislaufunterstützung - Entlastung des linken Ventrikels	- keine Oxygenierung - keine Entlastung des rechten Ventrikels
Kombination ECMELLA	Femoral axillär zentral	Max. 30 Tage	- sofortige Organperfusion - Oxygenierung des Bluts - Entlastung des rechten und linken Ventrikels	- Invasivität - mechanische Belastung des Bluts
IABP	Femoral	2–3 Tage (max. 30 Tage)	- gesteigerte Koronarperfusion - Entlastung des linken Ventrikels	- keine Oxygenierung - keine Kreislaufunterstützung

6 Chronische Herzinsuffizienz

6.1 Ventrikuläre Unterstützungssysteme (VAD)

Ventrikuläre Unterstützungssysteme wurden zunächst entwickelt, um Patienten, die auf ein Spenderorgan zur Transplantation warteten, sich jedoch klinisch verschlechterten bis zum Organangebot mechanisch zu unterstützen (Bridge to Transplant, BTT).

Je nachdem, welche Herzkammer unterstützt wird, spricht man von:

- Left ventricular assist device (LVAD) bei linksventrikulärer Unterstützung
- Right ventricular assist device (RVAD) bei rechtsventrikulärer Unterstützung
- Biventricular assist device (BiVAD) bei biventrikulärer Unterstützung

Im klinischen Alltag am häufigsten werden linksventrikuläre Systeme (LVAD) angewendet. Die frühen Systeme waren meist extrakorporal zu implantieren, pneumatisch angetrieben und hatten ein pulsatiles Flussprofil. Über die Jahre wurden die Systeme jedoch weiterentwickelt und es erwiesen sich Pumpen mit kontinuierlichem Fluss als vorteilhaft (Slaughter et al. 2009). Die LVADs der neuesten Generation sind deutlich kleinere Zentrifugalpumpen, die komplett intraperikardial implantiert werden können (Abb. 6). Seit der REMATCH-Studie, in der sich nach LVAD-Implantation ein klarer Überlebensvorteil gegenüber einer optimalen medikamentösen Therapie zeigte, erfolgte eine Zulassung der Pumpen auch als Dauertherapie (Destination Therapy, DT) bei Patienten, die nicht zur Transplantation gelistet werden können (Rose et al. 2001).

In einigen Fällen (insbesondere im Rahmen einer Myokarditis) kann sich das Herz unter der Entlastung auch wieder erholen und das LVAD schließlich explantiert werden. Demnach kann man bei der LVAD-Therapie grundlegend drei Therapieziele unterscheiden:

- „Bridge To Transplant" (BTT)
- „Bridge To Recovery" (BTR)
- „Destination Therapy" (DT)

In seltenen Fällen spricht man bei Patienten, die einer akuten LVAD-Therapie bedürfen, die aber noch nicht für eine Transplantation evaluiert werden konnten, auch von einer „Bridge-To-Decision" (BTD)-Therapie.

Ein LVAD kann über komplette Sternotomie oder minimalinvasiv über eine laterale Minithorakotomie implantiert werden. Die Pumpe wird hierbei mit der „Inflow-Kanüle" über einen Fixierungsring am Apex in den linken Ventrikel eingebracht. Das Blut wird dann aus dem linken Herzen angesaugt und über eine mit dem System verbundene Gefäßprothese („Outflow-Graft"), die auf die Aorta ascendens anastomosiert wird, in den Körperkreislauf gepumpt. Das Stromkabel, die sogenannte „Driveline", wird subkutan getunnelt und meist links oder rechts in der Medioklavikularlinie knapp oberhalb des Bauchnabels aus der Haut ausgeleitet und führt dann zur Steuereinheit („Controller") und den Batterien, die der Patient immer bei sich tragen muss.

Da bei einer LVAD-Therapie das Blut einer großen Fremdoberfläche ausgesetzt ist, muss eine orale Antikoagulation mit einem Cumarin-Derivat erfolgen (Ziel INR meist 2–3). Zusätzlich sollte eine Thrombozytenaggregationshemmung mit ASS erfolgen. Direkte orale Koagulanzien (DOAK) sind nicht zugelassen. Bei zu niedrigen INR-Werten (< 2) ist eine intravenöse Therapie mit unfraktioniertem Heparin bis zum Erreichen des Ziel-INR indiziert.

Ein LVAD läuft kontinuierlich mit einer fest eingestellten Drehzahl und kann theoretisch bis zu 10 Liter/Minute pumpen. Die Drehzahl wird einmalig an den Bedarf des Patienten angepasst und kann im Verlauf nur durch medizinisches

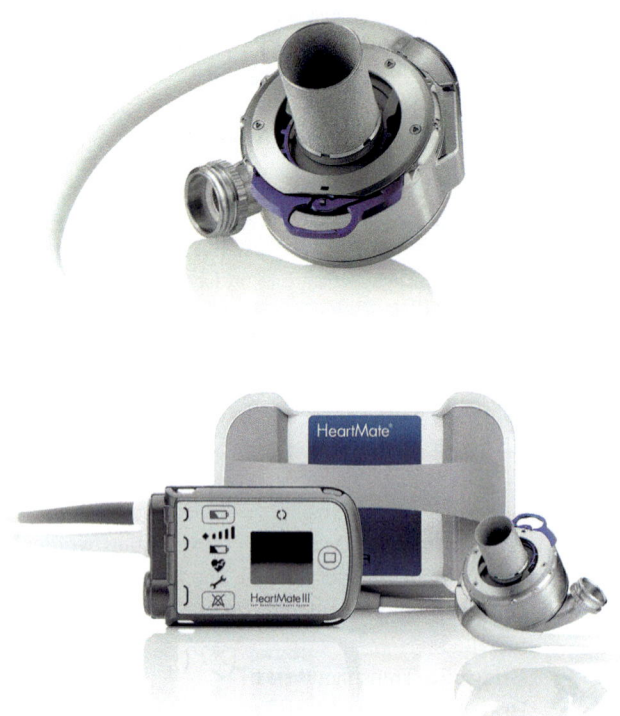 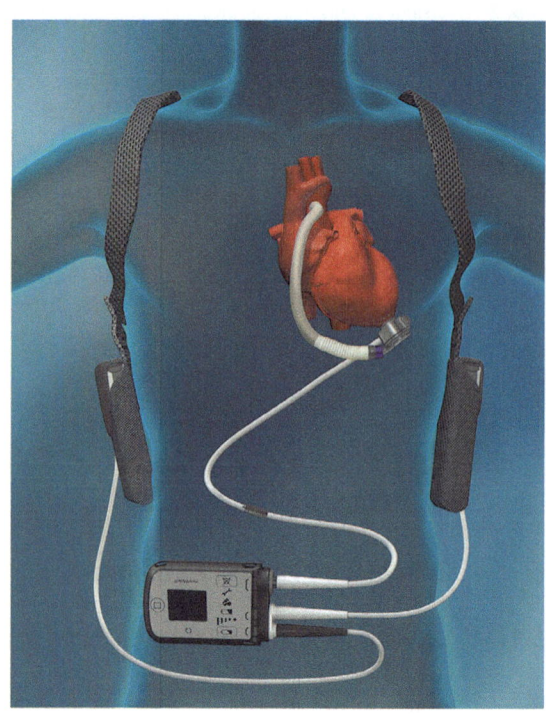

Abb. 6 Darstellung des LVAD-System Heart Mate 3® (links) und schematische Darstellung der Positionierung am Patienten (rechts). (Mit freundlicher Genehmigung der Firma Abbot)

Personal verändert werden. Der am Controller angezeigte Fluss (Flow) ist ein errechneter Wert aus Drehzahl, Stromverbrauch (power) und Hämatokrit des Patienten. Zudem kann der Wert abhängig von Vor- und Nachlast schwanken. Er steht demnach nicht für das tatsächliche Herz-Zeit-Volumen, sondern dient eher als Orientierungs- und Verlaufsparameter. Fällt der Fluss jedoch unter die kritische Grenze von 2,5 l/min, gibt das Gerät einen lauten Alarm und fordert den Patienten auf, sich im LVAD-Zentrum zu melden.

Der Pulsindex (PI) wird bei einigen Geräten kontinuierlich gemessen und über das Display angezeigt. Er gibt einen Anhaltspunkt für Vor- und Nachlast sowie die linksventrikuläre Funktion und kann ebenfalls als Verlaufsparameter herangezogen werden.

Der am Display angezeigte Stromverbrauch der Pumpe (Power/Watt) wird online gemessen. Erhöhte Werte können ein Indikator für eine Pumpenthrombose sein.

7 Intensivmedizinisches Management nach LVAD-Implantation

7.1 Hömodynamisches Monitoring

Intraoperativ wird das LVAD TEE-gesteuert so eingestellt, dass beide Ventrikel gut entlastet sind und das Septum mittig steht. Erfahrungsgemäß ist die Drehzahl dabei initial etwas niedriger eingestellt und muss in den ersten Tagen noch nach oben korrigiert werden.

Zum hämodynamischen Monitoring sollte neben einer arteriellen Linie intraoperativ bereits ein Pulmonaliskatheter eingeschwemmt werden. Anhand der gemessenen Parameter und Widerstände muss eine differenzierte Katecholamin- und Volumentherapie erfolgen. Zu beachten ist, dass bei höchstgradig eingeschränkter LV-Funktion unter LVAD-Therapie durch den fehlenden Auswurf eine laminare Druckkurve abgeleitet werden kann. Das modernste LVAD (HeartMate 3®, Fa. Abbot) reduziert alle zwei Sekunden automatisch den Fluss und erzeugt dadurch eine Pseudopulsatilität, was sich als physiologisch günstig erwiesen hat. Für einen Patienten am LVAD wird ein Mitteldruck (MAP) von 70–80 mmHG angestrebt. Ein MAP über 90 mmHG stellt für die LVAD-Pumpen eine zu große Nachlast dar und kann zu „Low-Flow"-Alarmen führen. Je nach Situation kann demnach auch eine frühzeitige antihypertensive Therapie notwendig werden. „Low-Flow"-Alarme können jedoch auch aufgrund anderer Ursachen, beispielsweise Hypovolämie, Rechtsherzversagen oder mechanische Komplikationen, auftreten (Abb. 7).

7.2 Rechtsherzfunktion

Die rechtsventikuläre Funktion stellt bei den meisten LVAD-Patienten die Achillesferse der Therapie dar. Es ist essenziell, eine Rechtsherzdekompensation frühzeitig zu erkennen und

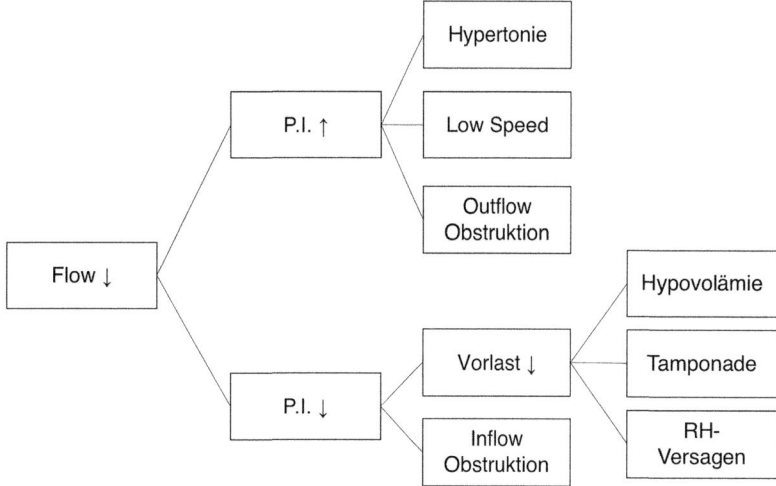

Abb. 7 Flow-Chart zur Ursachenfindung bei „Low-Flow"-Alarm eines LVAD

zu behandeln. Dazu empfiehlt sich regelmäßig echokardiografisch die RV-Funktion zu kontrollieren und die Volumen- und Katecholamintherapie entsprechend anzupassen. Zur Unterstützung der RV-Funktion kann additiv eine Therapie mit Levosimendan oder Phosphodiesterasehemmern (Milrinon) bzw. inhalativ mit Iloprost oder (falls verfügbar) Stickstoffmonoxyd (NO) in Erwägung gezogen werden.

Bei komplettem Rechtherzversagen kann eine Unterstützung mittels (temporärem) RVAD oder Impella RP® nötig werden (s. u.).

7.3 Gerinnungsmanagement

Aufgrund der großen Wundfläche und der Invasivität ins Blut-Kreislauf-System sind postoperative Blutungskomplikationen häufig. In den ersten 24 Stunden nach der Operation ist keine Antikoagulation nötig und es kann bei Bedarf sogar eine Substitution von Thrombozyten und Gerinnungspräparaten erfolgen. Nach 24 Stunden sollte bei sistierender Blutung eine Antikoagulation mit i.v. appliziertem unfraktioniertem Heparin erfolgen. Dies sollte stufenweise bis zu einer Ziel PTT von 60–80 s gesteigert werden. Erst nach Entfernung von Drainagen und passageren Schrittmacherdrähten sollte dann überlappend die orale Antikoagulation bis zum Erreichen der Ziel-INR begonnen und anschließend die Heparintherapie beendet werden.

7.4 Driveline

Postoperativ sollte die Driveline möglichst immobil fixiert sein, um das Einwachsen im Subkutangewebe zu begünstigen. Unnötige Manipulationen sind zu vermeiden. Verbandswechsel sollten nach einem standardisierten Schema von geschultem Personal und in enger Absprache mit dem Chirurgen erfolgen (Bernhardt et al. 2020).

8 Spätkomplikationen und deren Management bei VAD-Patienten

8.1 Driveline-Infektion

Die Driveline-Austrittstelle stellt eine potenzielle Eintrittspforte für Keime dar. Es ist hier besonders auf eine strenge Hygiene zu achten. Regelmäßige Verbandwechsel müssen in steriler Umgebung erfolgen. Eine Infektion der Driveline ist die häufigste Komplikation nach LVAD-Implantation. 40–60 % der Patienten entwickeln sie im Verlauf der Therapie, die meisten davon innerhalb des ersten Jahres (Vandersmissen et al. 2020). Eine Infektion stellt sich durch Rötung und/oder Nässen um die Austrittstelle dar. Gelegentlich kann es auch zur Bildung von „wildem Fleisch" kommen. Regelmäßige mikrobiologische Abstriche sind obligat. Je nach Ausprägung erfolgt die Therapie bei oberflächlichen Infektionen mit einer antibiogrammgerechten Antibiose, bei tieferen Infektionen durch chirurgische Sanierung und ggf. VAC-Therapie. Auch eine additive Therapie mit Kaltplasma erscheint erfolgversprechend (Hilker und Woedtke von 2017). Bei V. a. eine tiefe Infektion sollte stets eine (PET-)CT-Untersuchung durchgeführt werden, um eine intrathorakale Beteiligung mit Infektion des Pumpensystems auszuschließen.

8.2 Blutungskomplikationen

Blutungskomplikationen treten im Verlauf der Therapie bei etwa 15–20 % der LVAD-Patienten auf. Am häufigsten werden hierbei gastrointestinale Blutungen beschrieben, die nicht selten durch eine INR-Entgleisung verursacht sind. Auf Vitamin-K-Präparate sollte in dem Fall aufgrund der schlechten Steuerbarkeit und der Gefahr einer Pumpenthrombose verzichtet werden. Die Gabe von gefrorenem Frischplasma (FFP) oder Prothrombinkomplex-Konzentrat (PPSB) ist im Notfall unter engmaschiger Kontrolle der Gerinnungswerte möglich.

Da Patienten unter VAD-Therapie meist ein erworbenes „von-Willebrand-Syndrom" entwickeln, kann auch die Gabe von von-Willebrand-Faktor + Faktor VIII (Haemate®) hilfreich sein.

8.3 Pumpenthrombose

Eine Thrombose des Pumpensystems bleibt anfangs klinisch oft unauffällig und zeigt sich nur durch eine Erhöhung des Stromverbrauchs (Watt) und/oder der Flusszahl am LVAD-Controller. Parallel kann es durch die bestehende Hämolyse zu einer Braunfärbung des Urins kommen. Laborchemisch zeigt sich meist eine entsprechende Erhöhung der Hämolyseparameter, insbesondere der LDH. Bei V. a. Pumpenthrombose sollte sofort die Überweisung in ein LVAD-Zentrum erfolgen. Die Therapie bei stabilen Patienten erfolgt zunächst mit unfraktioniertem Heparin (Goldstein et al. 2013). Bleiben die Werte am LVAD jedoch erhöht, oder wird der Patient hämodynamisch instabil, muss (nach Abwägen von Nutzen und Risiko) ggf. eine systemische Lysetherapie erfolgen. Vor Beginn der Lyse sollte unter Heparinisierung (PTT > 60 s) zunächst ein INR < 2 angestrebt werden, um das Blutungsrisiko zu minimieren. Jedes Zentrum hat ein eigenes Lyseschema. Meist wird jedoch mit einem Bolus (z. B. Actilyse® 10 mg über 30 min) begonnen und anschließend eine Erhaltungsdosis über 6–12 Stunden gegeben.

9 Right Ventricular Assist Device (RVAD)

Bei isolierter rechtsventrikulärer Funktionsstörung können die VAD-Systeme auch als RVAD implantiert werden. Hierbei wird die Inflow-Kanüle der Pumpe meist im rechten Atrium platziert. Der Outflow-Graft wird auf die A. pulmonalis anastomosiert. Eine isolierte RVAD-Therapie ist eher selten, weswegen es auch aktuell kein dafür offiziell zugelassenes Device gibt. Es handelt sich hierbei meist um einen „Off-Label-Use" und wird in der Regel deshalb auch nur von erfahrenen Zentren durchgeführt.

Häufiger hingegen kommt eine temporäre RVAD-Therapie im Rahmen eines akuten Rechtsherzversagens (nach LVAD-Implantation oder sonstiger Herzoperation) vor.

Hierfür werden Zentrifugalpumpen (wie bei der ECLS/ECMO) verwendet. Die venöse Drainage wird meist über die V. femoralis gewährleistet. Der zuführende Schenkel wird über eine Schornsteinprothese auf die A. pulmonalis etabliert. Die Prothese kann perkutan ausgeleitet werden, was einen Thoraxverschluss erlaubt. Nach erfolgreicher Entwöhnung vom RVAD kann die Explantation dann am wachen, extubierten Patienten mit Versenkung des Prothesenstumpfs im Subkutangewebe erfolgen. Im Falle eines zusätzlichen Lungenversagens kann das RVAD mit einem Oxygenator (ähnlich einer VV-ECMO) ausgestattet werden.

Ein RVAD läuft in der Regel mit niedrigeren Flussraten als ein LVAD. Auch hier sind TEE-gesteuerte Anpassungen empfohlen. Bei zu hohen Flussraten kann es zu einer pulmonalen Hyperperfusion mit konsekutivem Lungenödem kommen.

10 Biventricular Assist Device (BiVAD)

Bei biventrikulärem Herzversagen steht zur längerfristigen Therapie das Excor®-System der Firma Berlin Heart zur Verfügung (Abb. 8). Hierbei handelt es sich um ein extrakorporales, pulsatiles System mit pneumatischem Antrieb. Die Anastomosierung am Herzen erfolgt über spezielle Prothesen, die perkutan ausgeleitet werden. Am Ein- und Auslass befinden sich mechanische Klappen, um einen gerichteten Blutfluss zu gewährleisten. Die beiden künstlichen Ventrikel mit den Luftkammern befinden sich außerhalb des Körpers und sind über Luftschläuche mit der Antriebseinheit verbunden. Das Excor® steht in verschiedenen Größen zur Verfügung und ist auch im pädiatrischen Bereich einsetzbar.

Eine BiVAD-Implantation erfolgt meist bei Patienten auf der Warteliste zur Transplantation, die sich hämodynamisch verschlechtern, um einen drohenden Endorganschaden zu verhindern. Die Systeme ermöglichen eine längerfristige Unterstützung bis zur Transplantation, sind jedoch aufgrund der extrakorporalen Lage nicht als Destinationstherapie geeignet.

In seltenen Fällen kann als Destinationstherapie eine beidseitige VAD-Implantation (z. B Heart Mate 3) als BiVAD erfolgen. Auch hierbei handelt es sich aber um eine Off-Label-Therapie und sie gehört in die Hand erfahrener Chirurgen. Außerdem ist die Lebensqualität der Patienten mit zwei Drivelines, zwei Controllern und vier Batterien deutlich eingeschränkt.

11 Intensivmedizinisches Management

Analog zu den oben beschriebenen Maßnahmen sollte ein hämodynamisches Monitoring mit entsprechender Volumen- und Katecholamintherapie erfolgen. Im Vordergrund steht hierbei die Erhaltung bzw. die rasche Erholung der peripheren Organfunktion. Auch hier ist nach initialer Optimierung der Gerinnung in den ersten 24 Stunden auf eine ausreichende Antikoagulation zu achten. Da pulsatile Systeme

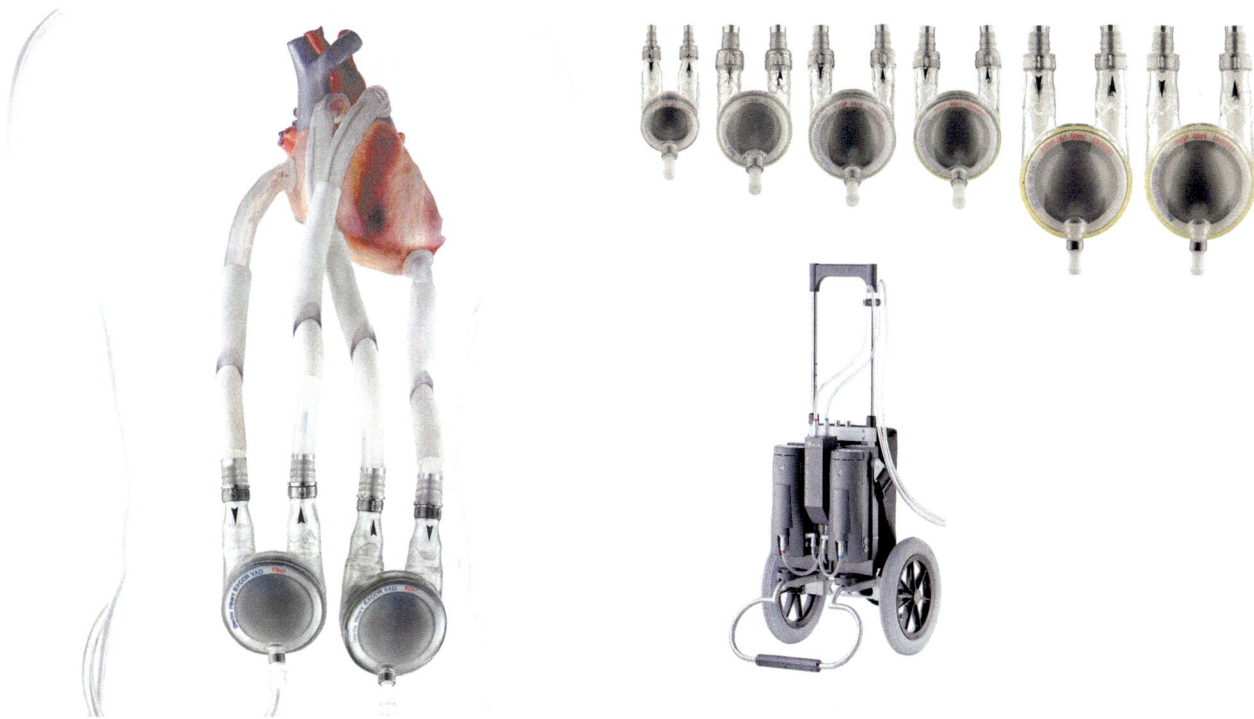

Abb. 8 Das BiVAD-System-Excor®. (Mit freundlicher Genehmigung der Firma Berlin Heart)

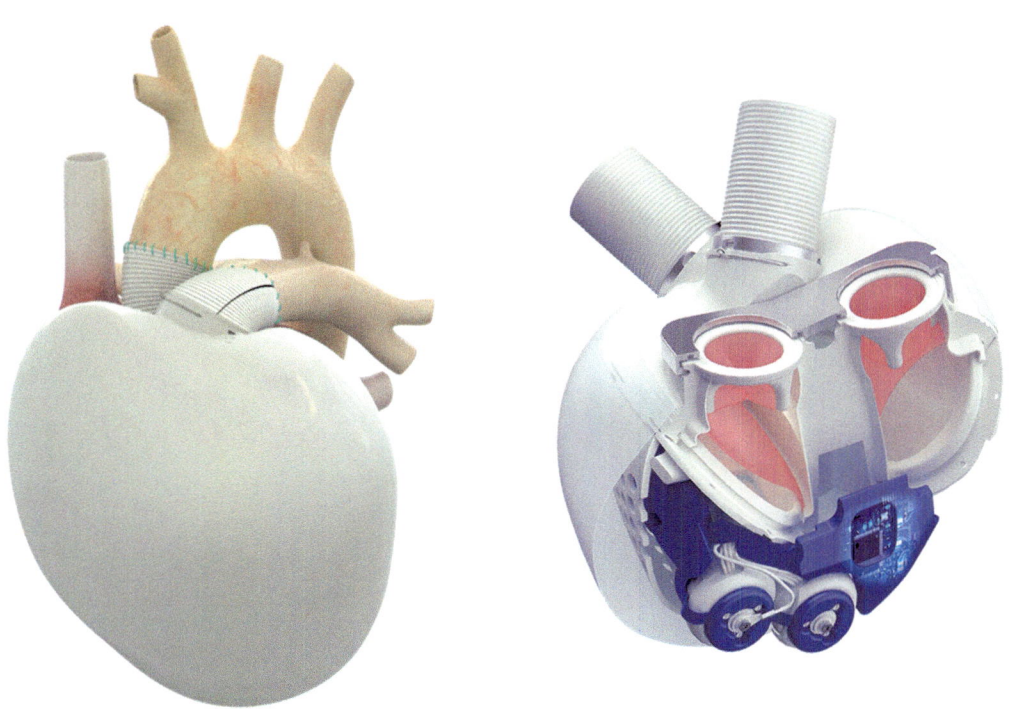

Abb. 9 Das Aeson® Total Artificial Heart. (Mit freundlicher Genehmigung der Firma Carmat)

anfälliger für thrombembolische Komplikationen sind, müssen die künstlichen Ventrikel regelmäßig auf Thromben und Ablagerungen hin untersucht werden.

12 Total artificial Heart (TAH)

In seltenen Fällen kann bei biventrikulärem Herzversagen auch ein TAH implantiert werden. Im Unterschied zu den oben beschriebenen Systemen wird hierbei das Herz komplett entfernt und durch ein intrakorporales Pumpensystem ersetzt, welches direkt an die großen Gefäße angeschlossen wird. Dadurch dienen die Systeme nur als Bridge-to-Transplant oder Destinationstherapie. Auch beim TAH führt eine Driveline aus dem Körper zu einer Steuereinheit und der Stromversorgung. Die Systeme werden nur sehr selten und in wenigen, hoch spezialisierten Zentren implantiert. Eine vielversprechende Entwicklung ist das Aeson® der Firma Carmat, welches sich aktuell aber noch in der klinischen Erprobung befindet (Abb. 9). Es enthält im Gegensatz zur Konkurrenz biologische Klappen und bedarf deswegen einer geringeren Antikoagulation. Zudem passt es seine Leistung dynamisch dem körperlichen Bedarf an.

Literatur

Bernhardt AM, Schlöglhofer T, Lauenroth V et al (2020) Prevention and early treatment of driveline infections in ventricular assist device patients – the DESTINE staging proposal and the first standard of care protocol. J Crit Care 56(C):106–112

Eulert-Grehn J-J, Starck C, Kempfert J, Falk V, Potapov E (2021) ECMELLA 2.0: Single Arterial Access Technique for a Staged Approach in Cardiogenic Shock. Ann Thorac Surg 111(2):e135–e137

Gold HK (1977) Heart failure – physiological and pathophysiological concepts. In: Willerson JT, Sanders CA (Hrsg) Clinical Cardiology. Grune and Stratton, New York, S 63

Goldstein DJ, John R, Salerno C et al (2013) Algorithm for the diagnosis and management of suspected pump thrombus. HEALUN 32(7):667–670

Hilker L, Woedtke von T (2017) Cold atmospheric plasma: a new tool for the treatment of superficial driveline infections. Eur J Cardiothorac Surg 51(1):186–187

McDonagh TA, Metra M, Adamo M et al (2021) ESC Guidelines for the diagnosis and treatment of acute and chronic heart failure. Eur Heart J 42(36):3599–3726

Rose EA, Gelijns AC, Moskowitz AJ et al (2001) Long-term use of a left ventricular assist device for end-stage heart failure. N Engl J Med 345(20):1435–1443

Slaughter MS, Rogers JG, Milano CA et al (2009) Advanced heart failure treated with continuous-flow left ventricular assist device. N Engl J Med 361(23):2241–2251

Smith M, Vukomanovic A, Brodie D, Thiagarajan R, Rycus P, Buscher H (2017) Duration of veno-arterial extracorporeal life support (VA ECMO) and outcome: an analysis of the Extracorporeal Life Support Organization (ELSO) registry. Crit Care 21(1):1–9

Thiele H, Zeymer U, Neumann F-J et al (2013) Intra-aortic balloon counterpulsation in acute myocardial infarction complicated by cardiogenic shock (IABP-SHOCK II): final 12 month results of a randomised, open-label trial. Lancet 382(9905):1638–1645

Ündar A, Wang S, Moroi M, Kunselman AR, Brehm CE (2018) Evaluation and Comparison of Hemodynamic Performance of Three ECLS Systems in a Simulated Adult Cardiogenic Shock Model. Artif Organs 42(8):776–785

Vandersmissen K, Roppe M, Vissers S, Droogne W, Jacobs S, Meyns B (2020) Driveline Infections after LVAD Implantation. HEALUN 39(4):S487

Extrakorporale Verfahren zur Unterstützung bei Leberversagen

Jörg Bojunga

Inhalt

1   Einleitung 735
2   Extrakorporale Leberersatzverfahren (ELS) 736
2.1   Molecular-Adsorbents-Recirculatory-System (MARS) 736
2.2   Prometheus 737
2.3   High-Volume Plasmaaustausch (HVP) 737
2.4   Biologische extrakorporale Leberunterstützung 738
3   Einsatzgebiete 738
3.1   ELF bei akutem (ALF) und akut-auf-chronischem Leberversagen (ACLF) 738
3.2   Akute alkoholtoxische Hepatitis 739
3.3   Hepatische Enzephalopathie 739
3.4   Cholestatischer Pruritus 739
4   Praktisches Vorgehen 739
5   Zusammenfassung und Ausblick 740
Literatur 740

1 Einleitung

Das akute Leberversagen (ALV), das chronische Leberversagen (CLV) und das akut-auf-chronische Leberversagen (ACLF) sind Krankheitsbilder, die in der Intensivmedizin häufig vorkommen und mit einer hohen Mortalität von 60–90 % assoziiert sind (Bower et al. 2007). Trotz unterschiedlicher Ursachen und individueller zeitlicher Verläufe bieten die Patienten in fortgeschrittenen Stadien ähnliche Symptome und Komplikationen. Dazu zählen (Chen et al. 2013; Grace und Angus 2013; Khashab et al. 2007):

- die hepatische Enzephalopathie (HE),
- der Ikterus mit Hyperbilirubinämie,
- die Koagulopathie mit Mangel an Gerinnungsfaktoren auf dem Boden einer gestörten Proteinsynthese,
- Aszites,
- gastrointestinale Blutungen,
- das hepatorenale Syndrom (HRS),
- das hepatopulmonale Syndrom und
- die portopulmonale Hypertonie.

In der Folge können systemische Infektionen oder ein Multiorganversagen auftreten, was häufig zum Tod der Patienten führt.

> Trotz erheblicher Fortschritte in der Intensivmedizin in den letzten Jahrzehnten und gut etablierter extrakorporaler Unterstützungssysteme bei Versagen anderer Organe (Niere, Herz, Lunge) bleibt bei Patienten mit Leberversagen die orthotope Lebertransplantation die einzige kurative Therapieoption, insbesondere, weil die extrakorporale Organunterstützung im Hinblick auf die verschiedenen Funktionen der Leber schwer umzusetzen ist.

J. Bojunga (✉)
Medizinische Klinik 1, Klinik für Gastroenterologie, Hepatologie, Pneumologie und Endokrinologie, Universitätsklinikum Frankfurt, Frankfurt am Main, Deutschland

Internistische Intensivmedizin, Medizinische Klinik, Universitätsklinikum Frankfurt, Frankfurt am Main, Deutschland
E-Mail: joerg.bojunga@kgu.de

Ein wesentlicher Pathomechanismus bei jeder Form des Leberversagens ist die Unfähigkeit der Leber, die zirkulierenden Toxine endo- oder exogener Natur zu metabolisieren und zu eliminieren. Die Höhe der Bilirubin-Konzentration im Serum korreliert hierbei gut mit dem Ausmaß der beeinträchtigten Leberfunktion (Oppert et al. 2009). Ein Leberunterstützungsverfahren sollte also in der Lage sein, die ausgefallene Entgiftungsfunktion der erkrankten Leber zu ersetzen. Darüber hinaus sollte das optimale Leberunterstützungsverfahren in der Lage sein, Synthese- und Regulationsfunktion (Galleproduktion, Stoffwechselhomöostase, Immunfunktion) der Leber zumindest in Teilen zu ersetzen.

2 Extrakorporale Leberersatzverfahren (ELS)

Extrakorporale Leberersatzverfahren (ELS) stellen seit vielen Jahren einen wichtigen Baustein in der Therapie des Leberversagens dar. Während sich allerdings die Ergebnisse der Lebertransplantation (LTX) bei kritisch kranken Patienten mit akutem Leberversagen (ALF) oder akut-auf-chronischem Leberversagen (ACLF) ständig verbessert haben, bleiben die Ergebnisse für Patienten, die nicht für eine LTX in Frage kommen, weiterhin schlecht. Das Ziel von ELS ist es daher, eine Überbrückung und einen Ersatz der Leberfunktion entweder bis zur Organerholung oder bis zur Durchführung einer LTX zu ermöglichen. Studien zum Einsatz verschiedener ELS-Verfahren konnten bisher jedoch keinen Überlebensvorteil für diese Verfahren nachweisen. Durch Modifizierung und Optimierung der drei wichtigsten Säulen der ELS – Krankheit (Patientenauswahl), Gerät (ELS-System) und Dosis (Intensität) – könnten jedoch zukünftig bessere Ergebnisse erzielt werden. Die Ergebnisse der hierzu laufenden klinischen Studien muss abgewartet werden.

Grundlage der ELS-Verfahren ist das Potenzial der Leber, sich auch bei fortgeschrittenem und ausgeprägtem Leberversagen zu regenerieren und zur Ausgangsfunktion zurückzukehren. Während des Leberversagens können ELS optimalerweise dann die Leberfunktion teilweise oder auch ganz ersetzen, und damit sowohl den Patienten am Leben erhalten als auch eine Voraussetzung für die Regeneration der Leberfunktion bieten. ELS-Verfahren arbeiten dabei außerhalb des Körpers, indem Vollblut oder Plasma des Patienten durch einen Adsorptions-, Dialyse- oder Zellfilter geleitet wird, um zirkulierende Toxine zu entfernen und ggf. funktionelle Substanzen zuzuführen. Das Potenzial für eine Reversibilität eines Leberausfalls besteht dabei sowohl bei Patienten mit akutem Leberversagen (ALF) als auch mit akutem auf-chronischen Leberversagen (ACLF). Daher kann ELS sowohl bei Patienten mit ALF als auch ACLF angezeigt sein, um das transplantationsfreie Überleben zu verbessern. Alternativ kann ELS bei Patienten mit Leberversagen als Überbrückung zur LTX indiziert sein, um sie zu stabilisieren, bis eine Leber für eine Transplantation zur Verfügung steht. Andere mögliche Anwendungen von ELS können die Behandlung von Komplikation wie hepatischer Enzephalopathie, schwerem Pruritus, schwere Sepsis, Intoxikation oder Nierenfunktionsstörung umfassen.

Da die Akkumulation und die fehlende Elimination endo- und exogener Toxine eines der Hauptprobleme bei jeder Form des Leberversagens darstellt, liegt der Fokus heute auf dem Einsatz von **Detoxifikationssystemen**, die primär die Entgiftungsfunktion der Leber und damit indirekt ihre Regeneration unterstützen. Im Gegensatz zu extrakorporalen Organersatzverfahren bei Nierenversagen (z. B. Hämodialyse, Hämofiltration), bei denen es hauptsächlich um die Elimination von wasserlöslichen Toxinen geht, muss die Detoxifikation beim Leberversagen ein breiteres Spektrum an Proteinen und Toxinen verschiedener Größen erfassen. Problematisch ist in diesem Zusammenhang, dass weder die zu eliminierenden Toxine noch deren Aggregatszustand klar definiert sind. Unbekannt sind weiterhin die notwendigen Clearance-Raten, die für eine Verbesserung des Patientenzustandes erforderlich sind, ebenso wie die Zielwerte, die zu erreichen sind. In Annäherung an diese Problematik bedient man sich zweier Substanzen als Surrogatparameter:

- Ammoniak als Surrogatparameter für wasserlösliche Toxine und
- Bilirubin als Surrogatparameter für albumingebundene Toxine.

Diese Bindung macht Albumin zum wesentlichen Ziel der heutigen Detoxifikationssysteme MARS und Prometheus.

2.1 Molecular-Adsorbents-Recirculatory-System (MARS)

MARS („molecular adsorbents recirculatory system"; Fa. Gambro, Schweden) wurde an der Universität Rostock entwickelt und erstmals 1993 in Studien getestet (Stange et al. 1993). Seit 1999 ist das System CE-zertifiziert und stellt das derzeit am häufigsten angewandte Leberdialyseverfahren weltweit dar. Zur Durchführung werden eine spezielle MARS-Monitoring-Einheit und eine Hämodialysemaschine benötigt. Das Blut des Patienten (primäre Zirkulation) wird durch einen speziellen albuminundurchlässigen Filter geleitet. In der sekundären Zirkulation befindet sich 20 %ige Albuminlösung als Dialysat, sodass hydrophobe Substanzen und Toxine entsprechend dem Konzentrationsgradienten aus dem Blut des Patienten in die sekundäre Zirkulation übertreten können. Da der Filter für Albumin impermeabel ist, können nur ungebundene Toxine die Membran passieren, wodurch die Elimination von Substanzen, die eine starke

Bindung an Albumin aufweisen wie beispielsweise unkonjugiertes Bilirubin, limitiert ist. In die sekundäre Zirkulation ist ein Dialysekreislauf zur Elimination wasserlöslicher Toxine eingeschaltet. Nach Passieren von zwei weiteren Adsorbern gelangt die gereinigte Albuminlösung dann wieder in den Hämofilter der primären Zirkulation.

Ein MARS-Zyklus dauert ca. 6–8 h und wird von den Patienten meist gut toleriert. Relevante hämodynamische Beeinträchtigungen werden selten beobachtet. Gelegentlich kommt es zu einer Hyperkoagulabilität und zu einem Abfall der Thrombozyten (Rifai 2008).

MARS® ist das am besten untersuchte ELS-System. MARS wurde sowohl bei Patienten mit ALF als auch ACLF untersucht. Bei **ALF** zeigen klinische Studien durchweg keinen Überlebensvorteil für die Patienten. Eine der relevantesten dieser Studien, die **FULMAR-Studie** (Saliba et al. 2013), war eine multizentrische randomisierte kontrollierte Studie, die MARS plus medizinischer Standardtherapie (SMT) (n = 57) mit SMT allein (n = 53) bei ALF-Patienten verglich. Dabei zeigte sich kein Unterschied im 6-Monats-Überleben zwischen den Gruppen (75,5 vs. 82,9 %). Bei Patienten mit **ACLF** zeigt MARS einige positive Auswirkungen auf die einzelnen Organfunktionen. Positive Wirkungen wurden bei der schweren portalen Hypertonie, der hepatischen Enzephalopathie, der Nierenfunktion und des Pruritus beobachtet. Die größte kontrollierte klinische Studie zu MARS bei ACLF-Patienten ist die randomisierte **RELIEF-Studie** (Bañares et al. 2013), die MARS plus SMT (n = 95) gegen SMT (n = 94) verglich. In dieser Studie konnte MARS eine signifikante Reduktion des Serumkreatinins, des Bilirubins und des Grades der hepatischen Enzephalopathie im Vergleich zu SMT nachweisen. Der primäre Endpunkt, das 28-Tage-Überleben, war jedoch nicht signifikant unterschiedlich (60,7 % vs. 58,9 %). In einer Metaanalyse zeigte sich ein verbessertes 10-Tage- und 30-Tage-Überleben bei einer hochintensiven MARS-Therapie von fünf oder mehr Sitzungen in der Gesamtkohorte (10-Tage-Überleben 98,6 % vs. 82,8 %; 30-Tage-Überleben 73,9 % vs. 64,3 %) sowie in der ACLF-Subgruppe (10-Tage-Überleben 97,8 % vs. 78,6 %; 30-Tage-Überleben 73,3 % vs. 58,5 %) (Bañares et al. 2019).

2.2 Prometheus

Das Prometheus-Verfahren (Fa. Fresenius, Deutschland) wurde an der Universität in Krems entwickelt und erstmalig 1999 vorgestellt (Falkenhagen et al. 1999). Es basiert auf der Methode der fraktionierten Plasmaseparation und Adsorption (FPSA).

Bei dem Verfahren wird das Blut des Patienten in der primären extrakorporalen Zirkulation durch einen im Gegensatz zum MARS-Verfahren albuminpermeablen Filter geleitet und passiert anschließend 2 Adsorbersäulen. Aufgrund der Porengröße des Primärfilters können albumingebundene Toxine im Gegensatz zum MARS-Verfahren den Filter frei passieren und an die Adsorber binden, was zur effektiven Elimination von Toxinen mit starker Albuminbindung führt. Nach den Adsorbern wird die albuminreiche Plasmafraktion wieder in die primäre Zirkulation geleitet, wo sie einer konventionellen Dialyse zugeführt wird, was die Entfernung aller wasserlöslichen Toxine ermöglicht. Eine Behandlung mit dem Prometheus-Verfahren dauert max. ca. 6 h.

Die erste Studie zum Prometheus-Verfahren zeigte einen im Vergleich zu MARS deutlicheren Abfall des systemischen Blutdrucks während der Behandlung (Rifai et al. 2003), am ehesten verursacht durch den akut auftretenden intravasalen Volumenmangel, während ein Teil des Blutes durch die primäre extrakorporale Zirkulation fließt. Zudem beschrieben sind ein Abfall des systemischen Albuminspiegels (Evenepoel et al. 2006), eine transiente Leukopenie (Rifai et al. 2003) und katheterassoziierte Probleme durch Clotting trotz Heparingabe. Blutungen oder Thrombopenien wie beim MARS-Verfahren wurden bisher aber nicht beobachtet.

> Vergleicht man die beiden Verfahren, so liegt der wesentliche Unterschied darin, dass durch Prometheus höhere Clearance-Raten für albumingebundene Toxine, u. a. für Ammoniak, unkonjugiertes Bilirubin und Harnstoff, erreicht werden können (Evenepoel et al. 2005). Ein signifikanter Vorteil für das Outcome der Patienten konnte bisher nicht gezeigt werden.

Die **HELIOS-Studie** (Kribben et al. 2012), eine große randomisierte kontrollierte Studie, verglich Prometheus plus SMT (8–11 Sitzungen, jeweils 4 h) (n = 77) oder SMT allein (n = 68) bei **ACLF-Patienten**. Unter der Prometheus-Therapie wurde nach 28 Tagen eine anhaltende Bilirubinsenkung beobachtet. In der Intention-to-treat-Analyse wurden jedoch keine Unterschiede beim 28-Tage-Überleben (66 % vs. 63 %) oder 90-Tage-Überleben (47 % vs. 38 %) festgestellt. In der Subgruppenanalyse zeigten jedoch diejenigen mit einem MELD von mehr als 30 einen 90-Tage-Überlebensvorteil mit Prometheus-Therapie gegenüber SMT allein. Obwohl andere Studien über verbesserte Kreatinin- und Ammoniakwerte bei der Prometheus-Therapie gegenüber SMT berichtet hatten, wurde dies in der HELIOS-Studie nicht bestätigt. Damit können aufgrund der bisherigen Ergebnisse keine evidenzbasierten allgemeinen Empfehlungen für die Verwendung von MARS oder Prometheus zur Behandlung von Patienten mit ACLF außerhalb von Studien gegeben werden.

2.3 High-Volume Plasmaaustausch (HVP)

Auch der sog. **High-Volume Plasmaaustausch (HVP)**, der für andere medizinische Indikationen etabliert ist, wurde als

ELS-System untersucht. HVP beruht auf Plasmatrennung und Elimination aus Vollblut. Der anschließende Ersatz von entzogenen Flüssigkeiten und Blutprodukten wird in der Regel mit frisch gefrorenem Plasma durchgeführt. Zwei große klinische Studien wurden mit HVP durchgeführt. In der Studie von Qin et al. (2014) wurden Patienten mit **ACLF** randomisiert, die für eine Transplantation nicht geeignet waren. Diese erhielten entweder einen HVP plus SMT (n = 104) oder SMT allein (n = 130). Die Studie zeigte ein signifikant verbessertes 90-Tage-Überleben (60 % vs. 47 %) und medianes Überleben (879 vs. 649 Tage). Obwohl diese Ergebnisse ermutigend sind, wurde diese Studie ausschließlich in einer Hepatitis-B-Virus-infizierten Patientenkohorte durchgeführt, was die allgemeine Aussagekraft einschränkt. Bei Patienten mit **ALF** wurde von Larsen et al. (2016) eine randomisierte, multizentrische Studie zum Vergleich von HVP plus SMT (n = 92) vs. SMT allein (n = 90) durchgeführt. Obwohl sich das Überleben in keiner der Gruppen mit anschließender Transplantation unterschied, war das transplantationsfreie Überleben bis zur Entlassung aus dem Krankenhaus bei den mit HVP behandelten Patienten signifikant verbessert (58,7 % vs. 47,8 %). Darüber hinaus reduzierten sich die systemische Entzündungsreaktion und der SOFA-Score in der HVP-Gruppe signifikant. Auch Metaanalysen weisen auf eine mögliche Rolle des HVP bei ALF und ACLF hin (Tan et al. 2020).

2.4 Biologische extrakorporale Leberunterstützung

Auch biologische extrakorporale Leberunterstützungsverfahren sind bei Leberversagen getestet worden, spielen jedoch aktuell in der Praxis keine Rolle. Zu Beginn der Entwicklung von Leberersatzverfahren lag eine große Erwartung und Hoffnung auf diesen biologischen Systemen, deren Funktionsweise pathophysiologisch Vorteile zu haben schien. Das ELAD®-System (Extracorporeal Liver Assist Device) unterscheidet sich von den oben genannten Systemen dadurch, dass bei ELAD ein biologischer Dialysator verwendet wird. Die Hohlfaser-Dialysekartuschen enthalten dabei humane Hepatoblastomzellen (HepG2/C3A), die in der Lage sind, in-vivo-Funktionen wie Albuminsynthese und Cytochrom-P450-Aktivität nachzuahmen. Die wichtigste Studie zu ELAD war eine multinationale, randomisierte, kontrollierte Phase-III-Studie, in der ELAD plus SMT (n = 96) mit SMT allein (n = 107) bei Patienten mit schwerer alkoholischer Hepatitis verglichen wurde. Es zeigte sich zu keinem Zeitpunkt ein Unterschied im Gesamtüberleben (51 % vs. 49,5 %) (Thompson et al. 2018). Nach dieser Studie wurde die Entwicklung von ELAD gestoppt. Insgesamt zeigten diese biologischen Systeme bisher keinen oder bestenfalls einen marginalen Nutzen im Gesamtüberleben oder im transplantationsfreien Überleben.

3 Einsatzgebiete

3.1 ELF bei akutem (ALF) und akut-auf-chronischem Leberversagen (ACLF)

In den letzten 20–30 Jahren hat sich die Prognose des ALF mit deutlich weniger Todesfällen von Patienten auf der Warteliste verbessert. Auch die Todesfälle durch ein Hirnödem – einer typischen Komplikation des ALF – sind deutlich zurückgegangen. Unterschiedliche Gründe könnten für die eher ernüchternden Daten zu Leberersatzverfahren bei ALF und ACLF beigetragen haben. Dass die FULMAR-Studie keinen Überlebensvorteil zeigte, ist möglicherweise auf die kurze Zeit zwischen Beginn des Leberersatzverfahrens und der Durchführung einer Lebertransplantation zurückzuführen (mediane Zeit von der Randomisierung bis zur Lebertransplantation: 16,2 h), so dass im Median nur lediglich eine MARS-Therapiesitzung durchgeführt wurde.

Die europäische hepatologische Fachgesellschaft EASL gibt folgende Empfehlung zum Einsatz von extrakorporalen Leberunterstützungssystemen bei ALF (Wendon et al. 2017):

- Leberunterstützungssysteme (biologisch oder adsorbierend) sollten nur im Rahmen von randomisierten kontrollierten Studien (RCT) eingesetzt werden (Evidenzgrad II-1, Empfehlungsgrad 1).
- Plasmaaustausch verbessert in RCT signifikant das transplantationsfreie Überleben bei Patienten mit ALF und moduliert die Immundysfunktion (Evidenzgrad I, Empfehlungsgrad 1).
- Ein Plasmaaustausch kann insbesondere bei Patienten nützlich sein, wenn die Patienten frühzeitig behandelt werden und sich letztendlich keiner LTX unterziehen (Evidenzgrad I, Empfehlungsgrad 2).

Zudem war das ACLF – im Gegensatz zu ALF – zu dem Zeitpunkt, als die RELIEF- oder HELIOS-Studie durchgeführt wurde, eine ungenau definierte Entität. Daher wurden in beide Studien höchstwahrscheinlich Patienten mit „ACLF" eingeschlossen, deren Mortalitätsrisiko stark von 0 % bis 100 % variierte – wie dies die Daten der CANONIC-Studie gezeigt haben (Moreau et al. 2013). Die Definition eines ACLF basierend auf dem Chronic Liver Failure Consortium (CLIF-C ACLF)-Score ermöglicht eine genauere Vorhersage der Sterblichkeit von Patienten mit ACLF. Bei Werten von 34 oder weniger liegt die 28-Tage-Mortalität bei 5 %, während Werte von mindestens 65 mit einer 28-Tage-Mortalität von mindestens 80 % einhergehen. Es ist daher denkbar, dass frühere Studien zu ELS-Systemen daher negativ ausgingen, weil Patienten eingeschlossen wurden, die entweder „zu gut" (CLIF-C ACLF-Score < 34) oder aber auch „zu krank" (CLIF-C ACLF-Score > 65) waren, um einen Vorteil von den ELS-Systemen zu haben. Die Zielpopulation von Personen mit ACLF, die für ein ELS in Frage kommen, sollte CLIF-C-ACLF-Werte zwischen 34 und 65 aufweisen.

3.2 Akute alkoholtoxische Hepatitis

Ein weiteres mögliches Einsatzgebiet für extrakorporale Leberunterstützungsverfahren ist die akute alkoholtoxische Hepatitis (AH). Auch hier fehlen jedoch größere kontrollierte Studien mit einem Beleg der Wirksamkeit. In einer kleineren Arbeit, die 2003 von Jalan et al. publiziert wurde, konnte bei 8 Patienten mit einer AH eine signifikante Verbesserung sowohl der biochemischen Parameter Bilirubin, Kreatinin und INR als auch hämodynamischer Parameter wie dem mittleren arteriellen Blutdruck, dem systemischen Widerstand und dem kardialen Output beobachtet werden (Jalan et al. 2003).

Ein Vergleich von MARS und Prometheus bei der AH wurde 2006 publiziert. Lalemann et al. fanden eine signifikante Verbesserung der hämodynamischen Parameter in der Gruppe der MARS-, nicht jedoch in der Gruppe der mit Prometheus behandelten Patienten (Laleman et al. 2006). Belastbare Daten zum Überleben der Patienten finden sich in keiner der beiden Studien. Es ist bekannt, dass diese Patientengruppe eine hohe Mortalität hat, die nur durch eine Transplantation entscheidend gebessert werden kann. Daten zu einer frühen Transplantation weit vor Erreichen der üblicherweise geforderten 6-monatigen Alkoholkarenz sind vielversprechend, rufen jedoch ethische Bedenken hervor (Mathurin et al. 2011).

Eine Transplantation kommt bei der akuten Alkoholhepatitis gemäß den Richtlinien der Bundesärztekammer nur in Ausnahmefällen in Frage. Wird in diesen Fällen ein extrakorporales Leberunterstützungsverfahren angewendet, so müssen die Erfolgsaussichten und Perspektiven realistisch betrachtet werden. Aus den Daten von Kantola et al. (2009, 2011) geht hervor, dass Patienten mit einem ACLF auf dem Boden einer alkoholassoziierten Lebererkrankung die schlechteste Prognose aller Gruppen haben, die mit einem extrakorporalen Leberunterstützungsverfahren behandelt werden. In diesem Zusammenhang kommt der richtigen Auswahl der Patienten eine besondere Bedeutung zu.

3.3 Hepatische Enzephalopathie

Es gibt zahlreiche Hinweise und einige kontrollierte Studien, dass durch den Einsatz einer extrakorporalen Leberunterstützung eine effektive Therapie einer hepatischen Enzephalopathie möglich ist. Hassanein et al. (2007) untersuchten 70 Patienten mit ACLF, die der medizinischen Standardbehandlung mit oder ohne MARS-Therapie unterzogen wurden. In der Gruppe der MARS-behandelten Patienten wurde eine signifikant schnellere und ausgeprägtere Verbesserung der hepatischen Enzephalopathie beobachtet als in der Gruppe der Standardbehandelten. Auch von Sen et al. (2004) konnte eine signifikante Verbesserung der hepatischen Enzephalopathie in einer kontrollierten Studie mit 18 Patienten mit ACLF, die mit MARS behandelt wurden, gezeigt werden.

Die Senkung des intrakraniellen Drucks und damit die kausale Therapie des potenziell letalen Hirnödems bei einer schweren hepatischen Enzephalopathie wurde bisher nur tierexperimentell untersucht. In zwei Studien mit Schweinen wurde eine Abnahme des intrakraniellen Drucks sowohl unter MARS als auch unter Prometheus beobachtet (Ryska et al. 2009; Sen et al. 2006).

3.4 Cholestatischer Pruritus

Der cholestatische Pruritus ist weitaus weniger gefährlich als das ALV oder das ACLF. Dennoch ist er für die Patienten mit Hyperbilirubinämie im Rahmen chronischer Leber- und Gallenwegserkrankungen belastend und häufig trotz antipruriginöser Therapie nur schlecht zu kontrollieren. Es gibt zahlreiche Studien und Fallberichte, in denen über eine Verbesserung eines cholestatischen Pruritus unter der Behandlung mit MARS und Prometheus berichtet wird, wobei die Effekte teils unterschiedlich und häufig nicht nachhaltig waren (Bellmann et al. 2004; Pares et al. 2010; Rifai et al. 2006).

4 Praktisches Vorgehen

> Zum praktischen Vorgehen gibt es für extrakorporale Leberunterstützungsverfahren derzeit weder klare Empfehlungen noch etablierte Leitlinien.

Die Auswahl des Verfahrens hängt im Wesentlichen davon ab, ob und welches Verfahren vor Ort verfügbar ist. In den seltensten Fällen kann der Intensivmediziner zwischen MARS und Prometheus wählen.

> Die entscheidende Frage ist die Auswahl des richtigen Patienten, der voraussichtlich von der Behandlung profitieren wird.

Wie aus den Daten von Kantola et al. (2009) hervorgeht, ist die zugrunde liegende Lebererkrankung der wichtigste prognostische Prädiktor für das Überleben der Patienten. Aus den Daten kann weiter gefolgert werden, dass Patienten mit ALV besser für den Einsatz eines extrakorporalen

Leberunterstützungsverfahrens geeignet sind als Patienten mit ACLF. Bei der Gruppe mit ACLF scheinen Patienten mit einem MELD-Score von > 30 Punkten und/oder einem hepatorenalen Syndrom (HRS) Typ 1 am ehesten zu profitieren. Es sollte also vor Behandlungsbeginn feststehen, ob ein ALV oder ein ACLF vorliegt. Der MELD-Score sollte bestimmt werden. Ein hepatorenales Syndrom sollte abgeklärt oder ausgeschlossen worden sein. Um in der Komplexität intensivmedizinischer Behandlungskonzepte diese wichtigen Punkte nicht zu übersehen, empfiehlt sich die Etablierung von und die regelmäßige Überprüfung anhand eigener klinikinterner Standards.

Die Entscheidung für oder gegen die Nutzung eines extrakorporalen Verfahrens sollte, wenn möglich, im interdisziplinären Kontext, beispielsweise in gemeinsamen Boards mit Hepatologen, Intensivmedizinern und Transplantchirurgen, getroffen werden. Ein Therapieziel sollte definiert sein. Soll der Patient nicht nur bis zu einer möglichen Erholung der Leberfunktion behandelt werden (sog. „bridging to recovery"), sondern bis zu einer möglichen Lebertransplantation (sog. „bridging to transplant"), so ist eine zeitgleiche Evaluation im Hinblick auf eine mögliche Lebertransplantation und anschließend die Aufnahme auf die Transplantationswarteliste erforderlich. Hierzu ist die Verlegung des Patienten an ein entsprechendes Zentrum unumgänglich.

Des Weiteren ist zu bedenken, dass die Behandlung mit einem extrakorporalen Verfahren zeit- und ressourcenintensiv ist. Ähnlich wie bei der Hämodialyse sind repetitive Behandlungszyklen für einen erfolgreichen Verlauf nötig. Nicht überall stehen die entsprechenden finanziellen und personellen Mittel zur Verfügung.

5 Zusammenfassung und Ausblick

Aufgrund der aktuellen Datenlage kann ein standardmäßiger Einsatz extrakorporaler Leberunterstützungssysteme weder beim akuten noch beim akut-auf-chronischen Leberversagen oder der alkoholtoxischen Hepatitis als Standard empfohlen werden. In speziellen Situationen kann der Einsatz jedoch hilfreich sein, entweder als Überbrückung bis zu einer möglichen Transplantation oder bis zu einer Erholung der Leberfunktion. Insbesondere bei Patienten mit einem hepatorenalen Syndrom (HRS) Typ 1 oder bei einer therapierefraktären hepatischen Enzephalopathie ist der Einsatz von MARS oder Prometheus zu evaluieren. Zudem ist es sinnvoll, den CLIF-C ACLF-Score und damit den Schweregrad des ACLF zu bestimmen: die Zielpopulation von Personen mit ACLF, die für ein ELS in Frage kommen, sollte möglichst einen CLIF-C-ACLF-Wert zwischen 34 und 65 aufweisen. Beim ALF kann ein Plasmaaustausch erwogen werden, insb. wenn keine Lebertransplantation in Frage kommt. Dieser sollte möglichst frühzeitig erfolgen.

Um einen nachhaltigen Überlebensvorteil zu demonstrieren, sind weitere Studien notwendig. Ebenso müssen in künftigen Untersuchungen der richtige Einsatzzeitpunkt, die nötige Intensität und die optimale Dauer der Behandlung geklärt werden. Die Gruppe der Patienten, die am ehesten von einer extrakorporalen Leberunterstützungsbehandlung profitiert, muss klarer definiert werden.

Literatur

Bañares R, Nevens F, Larsen FS, Jalan R, Albillos A, Dollinger M, Saliba F, Sauerbruch T, Klammt S, Ockenga J, Pares A, Wendon J, Brünnler T, Kramer L, Mathurin P, de la Mata M, Gasbarrini A, Müllhaupt B, Wilmer A, Arroyo V et al (2013) Extracorporeal albumin dialysis with the molecular adsorbent recirculating system in acute-on-chronic liver failure: the RELIEF trial. Hepatology 57(3):1153–1162. https://doi.org/10.1002/hep.26185

Bañares R, Ibáñez-Samaniego L, Torner JM, Pavesi M, Olmedo C, Catalina MV, Albillos A, Larsen FS, Nevens F, Hassanein T, Schmidt H, Heeman U, Jalan R, Moreau R, Arroyo V (2019) Meta-analysis of individual patient data of albumin dialysis in acute-on-chronic liver failure: focus on treatment intensity. Ther Adv Gastroenterol 12:1756284819879565

Bellmann R et al (2004) Treatment of refractory cholestatic pruritus after liver transplantation with albumin dialysis. Liver Transpl 10(1):107–114

Bower WA et al (2007) Population-based surveillance for acute liver failure. Am J Gastroenterol 102(11):2459–2463

Chen HS et al (2013) Portopulmonary hypertension in cirrhotic patients: prevalence, clinical features and risk factors. Exp Ther Med 5(3):819–824

Evenepoel P et al (2005) Detoxifying capacity and kinetics of prometheus – a new extracorporeal system for the treatment of liver failure. Blood Purif 23(5):349–358

Evenepoel P et al (2006) Prometheus versus molecular adsorbents recirculating system: comparison of efficiency in two different liver detoxification devices. Artif Organs 30(4):276–284

Falkenhagen D et al (1999) Fractionated plasma separation and adsorption system: a novel system for blood purification to remove albumin bound substances. Artif Organs 23(1):81–86

Grace JA, Angus PW (2013) Hepatopulmonary syndrome: update on recent advances in pathophysiology, investigation, and treatment. J Gastroenterol Hepatol 28(2):213–219

Hassanein TI et al (2007) Randomized controlled study of extracorporeal albumin dialysis for hepatic encephalopathy in advanced cirrhosis. Hepatology 46(6):1853–1862

Jalan R et al (2003) Extracorporeal liver support with molecular adsorbents recirculating system in patients with severe acute alcoholic hepatitis. J Hepatol 38(1):24–31

Kantola T et al (2009) Survival predictors in patients treated with a molecular adsorbent recirculating system. World J Gastroenterol 15(24):3015–3024

Kantola T et al (2011) Bridging therapies and liver transplantation in acute liver failure, 10 years of MARS experience from Finland. Scand J Surg 100(1):8–13

Khashab M, Tector AJ, Kwo PY (2007) Epidemiology of acute liver failure. Curr Gastroenterol Rep 9(1):66–73

Kribben A et al (2012) Effects of fractionated plasma separation and adsorption on survival in patients with acute-on-chronic liver failure. Gastroenterology 142(4):782–789 e3

Laleman W et al (2006) Effect of the molecular adsorbent recirculating system and Prometheus devices on systemic haemodynamics and vasoactive agents in patients with acute-on-chronic alcoholic liver failure. Crit Care 10(4):R108

Larsen FS, Schmidt LE, Bernsmeier C, Rasmussen A, Isoniemi H, Patel VC, Triantafyllou E, Bernal W, Auzinger G, Shawcross D, Eefsen M, Bjerring PN, Clemmesen JO, Hockerstedt K, Frederiksen HJ, Hansen BA, Antoniades CG, Wendon J (2016) High-volume plasma exchange in patients with acute liver failure: an open randomised controlled trial. J Hepatol 64(1):69–78. https://doi.org/10.1016/J.JHEP.2015.08.018

Mathurin P et al (2011) Early liver transplantation for severe alcoholic hepatitis. N Engl J Med 365(19):1790–1800

Moreau R, Jalan R, Gines P, Pavesi M, Angeli P, Cordoba J, Durand F, Gustot T, Saliba F, Domenicali M, Gerbes A, Wendon J, Alessandria C, Laleman W, Zeuzem S, Trebicka J, Bernardi M, Arroyo V (2013) Acute-on-chronic liver failure is a distinct syndrome that develops in patients with acute decompensation of cirrhosis. Multicenter Study 144(7):1426–1437, 1437.e1-9

Oppert M et al (2009) Extracorporeal liver support therapy with Prometheus in patients with liver failure in the intensive care unit. Ther Apher Dial 13(5):426–430

Pares A et al (2010) Treatment of resistant pruritus from cholestasis with albumin dialysis: combined analysis of patients from three centers. J Hepatol 53(2):307–312

Qin G, Shao JG, Wang B, Shen Y, Zheng J, Liu XJ, Zhang YY, Liu YM, Qin Y, Wang LJ (2014) Artificial liver support system improves short- and long-term outcomes of patients with HBV-associated acute-on-chronic liver failure: a single-center experience. Medicine 93(28):e338. https://doi.org/10.1097/MD.0000000000000338

Rifai K (2008) Extracorporeal albumin dialysis. Hepatol Res 38(Suppl 1):S41–S45

Rifai K et al (2003) Prometheus – a new extracorporeal system for the treatment of liver failure. J Hepatol 39(6):984–990

Rifai K et al (2006) Treatment of severe refractory pruritus with fractionated plasma separation and adsorption (Prometheus). Scand J Gastroenterol 41(10):1212–1217

Ryska M et al (2009) Fractionated plasma separation and adsorption significantly decreases intracranial pressure in acute liver failure: experimental study. Eur Surg Res 42(4):230–235

Saliba F, Camus C, Durand F, Mathurin P, Letierce A, Delafosse B, Barange K, Perrigault PF, Belnard M, Ichaï P, Samuel D (2013) Albumin dialysis with a noncell artificial liver support device in patients with acute liver failure: a randomized, controlled trial. Ann Intern Med 159(8):522–531. https://doi.org/10.7326/0003-4819-159-8-201310150-00005

Sen S et al (2004) Pathophysiological effects of albumin dialysis in acute-on-chronic liver failure: a randomized controlled study. Liver Transpl 10(9):1109–1119

Sen S et al (2006) Effect of albumin dialysis on intracranial pressure increase in pigs with acute liver failure: a randomized study. Crit Care Med 34(1):158–164

Stange J et al (1993) Dialysis against a recycled albumin solution enables the removal of albumin-bound toxins. Artif Organs 17(9):809–813

Tan EXX, Wang MX, Pang J, Lee GH (2020) Plasma exchange in patients with acute and acute-on-chronic liver failure: a systematic review. World J Gastroenterol 26(2):219. https://doi.org/10.3748/WJG.V26.I2.219

Thompson J, Jones N, Al-Khafaji A, Malik S, Reich D, Munoz S, MacNicholas R, Hassanein T, Teperman L, Stein L, Duarte-Rojo A, Malik R, Adhami T, Asrani S, Shah N, Gaglio P, Duddempudi A, Borg B, Jalan R, Subramanian R et al (2018) Extracorporeal cellular therapy (ELAD) in severe alcoholic hepatitis: a multinational, prospective, controlled, randomized trial. Liver Transpl 24(3):380–393. https://doi.org/10.1002/LT.24986

Wendon J, Cordoba J, Dhawan A, Larsen FS, Manns M, Samuel D, Simpson KJ, Yaron I, Bernardi M (2017) EASL Clinical Practical Guidelines on the management of acute (fulminant) liver failure. J Hepatol 66(5):1047–1081. https://doi.org/10.1016/J.JHEP.2016.12.003

Extrakorporale Verfahren zur Behandlung des akuten Nierenversagens

44

Bernhard K. Krämer

Inhalt

1	Einleitung	743
2	Dialysekatheter	743
3	Hämofilter	744
4	Verfahrenswahl: Kontinuierliche oder intermittierende Behandlung?	744
4.1	Intermittierende Hämodialyse	746
4.2	Kontinuierliche Therapieverfahren	747
5	Hybridverfahren – SLEDD („slow-extended daily dialysis")	748
6	Behandlungsbeginn	749
7	Dialysedosis	749
8	Antikoagulation für die Nierenersatztherapie	750
8.1	Antikoagulation mit unfraktioniertem Heparin	750
8.2	Regionale Antikoagulation mit Citrat	751
Literatur		751

1 Einleitung

Nach aktuellen epidemiologischen Daten treten Nierenfunktionsstörungen bei 1/3 aller intensivmedizinisch behandelten Patienten auf. Eine Nierenersatztherapie wird bei etwa 6–10 % erforderlich. Eine Abnahme der renalen Clearance erhöht die Morbidität und Letalität auch dann, wenn eine Nierenersatztherapie letztlich doch nicht erforderlich wird (Uchino et al. 2010). Seit einigen Jahren wird daher anstelle des Begriffs akutes Nierenversagen (ANV) die Bezeichnung akute Nierenfunktionsstörung („acute kidney injury", AKI) verwendet. Der Schweregrad von Nierenfunktionsstörungen wird anhand der RIFLE- oder AKIN-Kriterien festgelegt (Einzelheiten s. ▶ Kap. 73, „Intensivtherapie bei akutem Nierenversagen" (ANV), extrakorporale Eliminationsverfahren und Plasmaseparation"). Spätestens im Stadium 3 nach beiden Klassifikationen wird in der Regel eine Nierenersatztherapie erforderlich (Singbartl und Kellum 2012).

2 Dialysekatheter

Eine unabdingbare Voraussetzung für jede effektive Nierenersatztherapie ist ein suffizienter vaskulärer Zugang. Die Verfahren der zentralvenösen Katheterisierung werden ausführlich in ▶ Kap. 32, „Katheter in der Intensivmedizin" besprochen. Bei der Anlage eines Dialysekatheters sind zusätzliche Aspekte zu berücksichtigen. Um stabil hohe Flussraten zu erzielen, ist ein möglichst krümmungsfreier Verlauf günstig. Dies spricht für die rechte V. jugularis interna als Zugangsweg. Die V. subclavia sollte vermieden werden, weil Thrombosen und nachfolgende Stenosen dieses Gefäßes für den Fall einer dauerhaften Dialysepflichtigkeit die Funktion eines Dialyseshunts deutlich einschränken.

B. K. Krämer (✉)
V. Medizinische Klinik (Nephrologie, Hypertensiologie, Endokrinologie, Diabetologie, Rheumatologie, Pneumologie), Universitätsmedizin Mannheim, Medizinische Fakultät Mannheim der Universität Heidelberg, Mannheim, Deutschland
E-Mail: bernhard.kraemer@umm.de

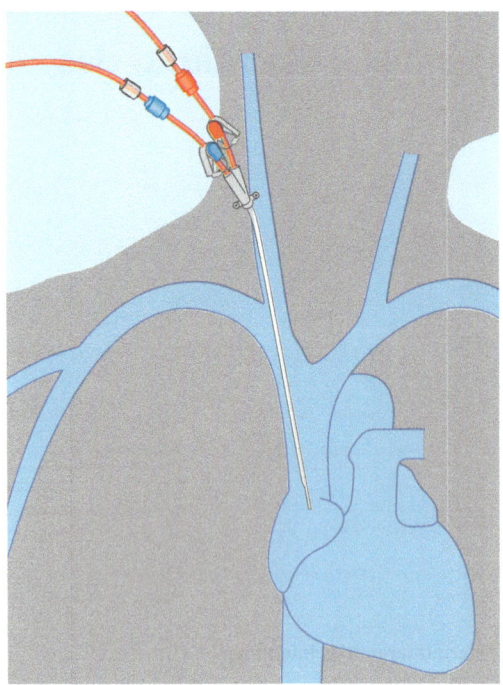

Abb. 1 Dialysekatheter über die V. jugularis interna rechts. Die V. jugularis interna rechts ist der bevorzugte Zugangsort für die Anlage eines Dialysekatheters. Der weitgehend krümmungsfreie Verlauf gewährleistet gute Blutflüsse. Eine möglichst zentrale Lage reduziert die Rezirkulationsrate. (Abbildung von Fa. Fresenius Medical Care Deutschland GmbH, mit freundlicher Genehmigung)

Eine möglichst zentrale Lage des Katheters verbessert den Blutfluss und verringert die Rezirkulationsrate (Abb. 1). Beim Zugang über die V. femoralis sollten daher 25 cm lange Katheter und bei der V. jugularis interna rechts zumeist 15 cm lange und bei der V. jugularis interna links 20 cm lange verwendet werden. Die Katheterdurchmesser liegen bei 12–13,5 F. Jede Zunahme des Katheterquerschnitts erhöht die Flussrate überproportional, allerdings steigt mit dem Durchmesser auch das Gefäßtrauma. Prinzipiell stehen Katheter mit seitlichen Öffnungen zum Ansaugen des Blutes oder Katheter im sog. Shotgun-Design mit nur 2 endständigen Öffnungen zur Verfügung. Nach klinischen Erfahrungen erlauben die Katheter mit dem neuen Design exzellente Blutflüsse bei sehr niedrigen Drücken (Kindgen-Milles et al. 2007).

3 Hämofilter

> Der Hämofilter ist das zentrale Element einer jeden Nierenersatztherapie.

Zur Behandlung des ANV werden heute immer synthetische Kapillarhämofilter, z. B. aus Polysulfon, Polyamid oder Polyacrylnitril, verwendet. Diese Filter sind im Vergleich zu älteren Membranen biokompatibel, d. h. sie aktivieren kaum das

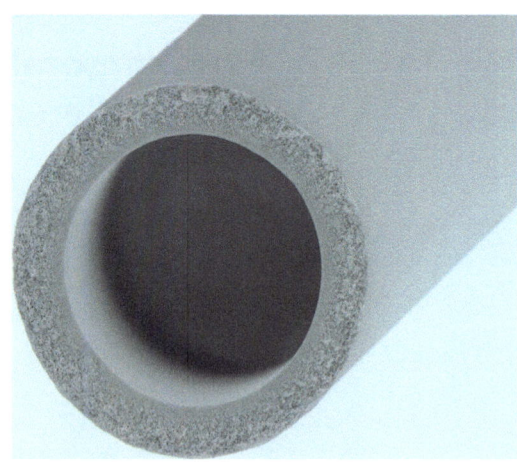

Abb. 2 Elektronenmikroskopische Aufnahme einer Kapillare eines Hämofilters. Moderne Hämofilter bestehen aus etwa 10.000–12.000 einzelnen Kapillaren mit hoher Permeabilität. (Abbildung von Fa. Fresenius Medical Care Deutschland GmbH, mit freundlicher Genehmigung)

Komplementsystem oder zelluläre Blutbestandteile und verursachen keine zusätzliche inflammatorische Reaktion (Dhondt et al. 2000).

In seltenen Fällen kann es zu schwerwiegenden Interaktionen zwischen ACE-Hemmern und Polyacrylnitrilmembranen kommen (Kammerl et al. 2000). Die heute üblichen Hämofilter enthalten ca. 10.000–12.000 Hohlfasern mit einem Durchmesser von etwa 300 µm und haben eine hohe Wasserdurchlässigkeit (High-flux-Filter). Die Porengröße ist so dimensioniert, dass praktisch alle Medikamente und auch ein Teil der sog. Mittelmoleküle die Membran passieren können. Die Obergrenze der Durchlässigkeit wird als Cut-off-Wert bezeichnet, der bei den meisten Membranen zwischen 20 und 30 kDa liegt (Abb. 2).

Neben den Standardfiltern sind sog. High-cut-off Filter mit Porengrößen von 40–60 kDa verfügbar. Die Anwendung dieser Filter wird für klinische Situationen wie Rhabdomyolyse oder septischen Schock diskutiert, um z. B. Myoglobin oder Sepsismediatoren zu entfernen (Morgera et al. 2003). Trotz vielversprechender tierexperimenteller Daten und Einzelfallbeschreibungen gibt es derzeit keine Studie, die eine Verbesserung der Prognose durch solche Filter zeigt (Seeliger et al. 2020). Für die klinische Praxis ergibt sich daraus, dass ein biokompatibler High-flux-Standardfilter für alle Patienten – unabhängig von der Ursache des ANV – verwendet werden kann (Kerr und Huang 2010).

4 Verfahrenswahl: Kontinuierliche oder intermittierende Behandlung?

Die extrakorporale Blutreinigung kann intermittierend oder kontinuierlich erfolgen. Das klassische intermittierende Verfahren ist die intermittierende Hämodialyse (iHD), mit der für

4–5 h pro Tag eine Blutreinigung durchgeführt wird. Intermittierende Verfahren waren bis Anfang der 1980er-Jahre die einzige Behandlungsmöglichkeit (Kolff 1972). Die kontinuierliche Nierenersatztherapie („continuous renal replacement therapy"; CRRT) wurde als arteriovenöse Hämofiltration erstmals 1978 von Kramer in Göttingen beschrieben (Kramer et al. 1981).

> Mittlerweile werden die kontinuierlichen Verfahren wegen der höheren Effektivität sowie zur Vermeidung des komplikationsbehafteten arteriellen Zugangs nur noch pumpengetrieben venovenös durchgeführt.

Die Frage nach dem optimalen Nierenersatzverfahren für die häufig hämodynamisch instabilen und katecholaminpflichtigen Intensivpatienten war Gegenstand zahlreicher Studien der vergangenen 2 Jahrzehnte. Nach der Datenlage zeichnen sich CRRT-Verfahren (Abb. 3) im Vergleich zur intermittierenden Hämodialyse (iHD) durch eine besonders gute hämodynamische Stabilität aus. Blutdruckabfälle treten seltener auf, und eine Eskalation der Katecholamintherapie ist weniger häufig erforderlich. Darüber hinaus erlaubt eine kontinuierliche Behandlung eine bessere Kontrolle des Flüssigkeitshaushaltes, denn das Bilanzziel kann jederzeit an neue Bedürfnisse angepasst werden, und die Verteilung des Flüssigkeitsentzugs auf 24 h erlaubt eine sehr schonende Elimination auch größerer Volumina. Schließlich erfolgt die gesamte Blutreinigung – ebenso wie der Ausgleich der renalen Azidose durch Pufferung – unter CRRT langsamer, aber äußerst effektiv und schonend.

Nach Erreichen der angestrebten Zielbereiche, z. B. für Harnstoff und Kreatinin, aber auch für den pH-Wert, die Elektrolytspiegel und v. a. auch den Flüssigkeitshaushalt bleiben die Serumwerte stabil. Das für die iHD typische „Sägezahnprofil" wird so vermieden (Abb. 4). Diese Homöostase ist besonders wichtig für Patienten mit Hirndruckgefährdung (Neurochirurgie, Leberversagen), denn eine rasche Senkung der Serumosmolalität durch die iHD kann zur Verschiebung von Flüssigkeit ins Gewebe bis hin zum Hirnödem führen (Davenport et al. 1993), auch wenn dies mit den modernen Dialysesystemen eine geringere Rolle spielt.

Die beschriebenen Vorteile lassen erwarten, dass CRRT-Verfahren im Vergleich zur iHD die Prognose verbessern. In mehreren prospektiv-randomisierten Studien, die in einer Metaanalyse und einem Cochrane Review aggregiert wurden, konnte ein solch positiver Effekt aber nicht nachgewiesen werden. Es zeigte sich zwar eine stabilere Hämodynamik unter CRRT, eine Abnahme der Sterblichkeit wurde aber nicht beobachtet (Rabindranath et al. 2006; Bagshaw et al. 2008; Lins et al. 2009; Nash et al. 2017). Die Ursachen dafür sind unklar. Unzweifelhaft lässt sich ein Randomisierungsbias bei den Studien nicht ausschließen, weil besonders die schwerstkranken Patienten mit der Notwendigkeit eines frühen Dialysebeginns aufgrund logistischer Schwierigkeiten nicht randomisiert werden konnten.

Verfahrenswahl

Dennoch bleibt als Fazit, dass die aktuelle Datenlage keinen Überlebensvorteil für eines der Verfahren zeigt. Es bleibt also in der Hand des Anwenders, in Abhängigkeit von den lokalen

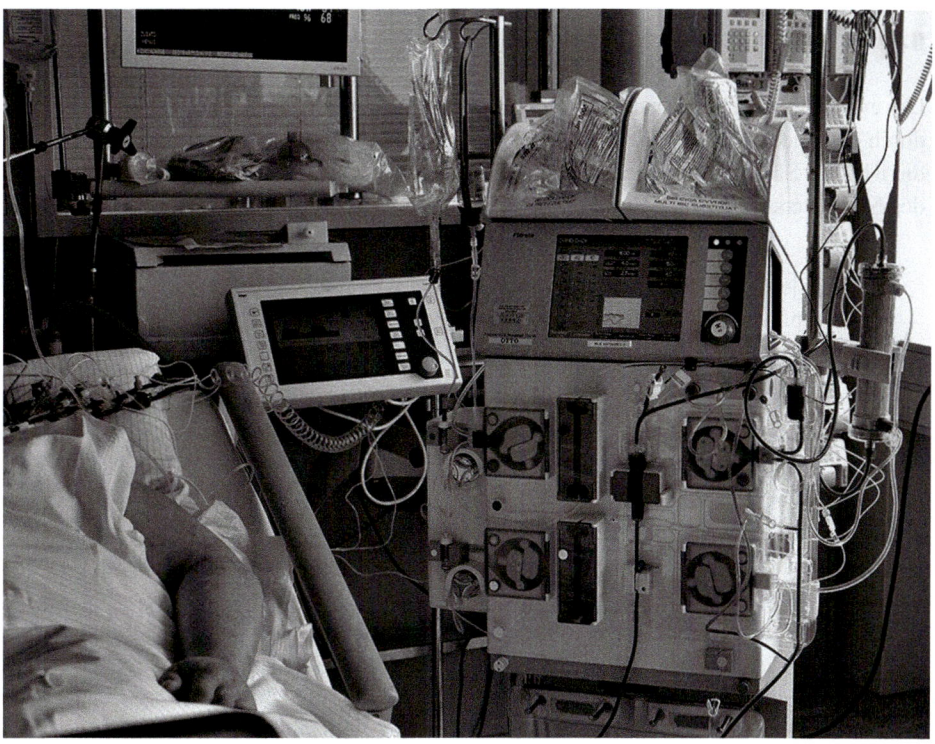

Abb. 3 Kontinuierliche Nierenersatztherapie auf der Intensivstation. Die Behandlung des akuten Nierenversagens erfolgt bei hämodynamisch instabilen Intensivpatienten meist mit kontinuierlichen Nierenersatzverfahren. (Abbildung von Prof. D. Kindgen-Milles)

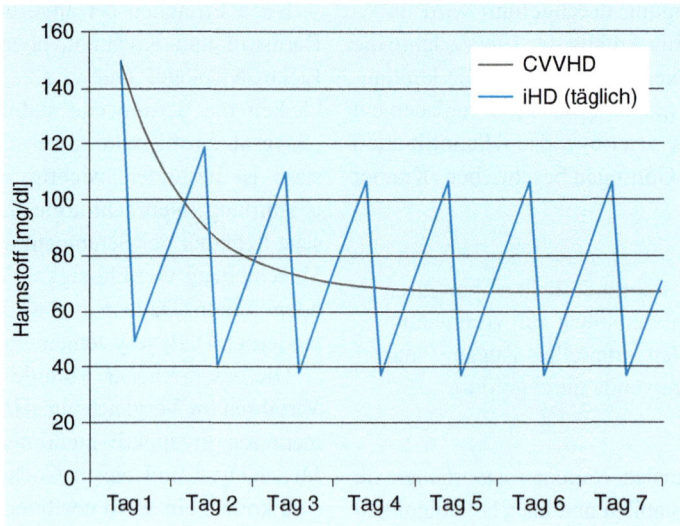

Abb. 4 Vergleich zwischen intermittierender Dialyse (iHD) und kontinuierlicher Nierenersatztherapie („continuous renal replacement therapy"; CRRT) am Beispiel Serumharnstoff. Bei der kontinuierlichen Nierenersatztherapie erfolgt im Vergleich zur intermittierenden Dialyse eine etwas langsamere, aber sehr schonende Blutreinigung. Nach Erreichen des Zielbereichs bleibt der Harnstoff weitgehend konstant. Die kurze Behandlungsdauer von nur 4–5 h unter iHD führt zu einem typischen „Sägezahnprofil". Selbst unter täglicher Behandlung treten starke Schwankungen des Harnstoffwertes auf. Diese gehen einher mit entsprechenden Änderungen der Serumosmolarität, die im Einzelfall auch zum Hirnödem führen können. Die exemplarisch am Beispiel Harnstoff gezeigten Verläufe finden sich auch für andere Variablen, wie pH-Wert, Elektrolytspiegel und v. a. auch den Flüssigkeitshaushalt. (Abbildung von Fa. Fresenius Medical Care Deutschland GmbH, mit freundlicher Genehmigung)

Ressourcen das geeignete Nierenersatzverfahren auszuwählen. CRRT-Verfahren sollten bevorzugt bei hämodynamischer Instabilität, Hirndruckgefährdung sowie bei Notwendigkeit des Entzugs größerer Flüssigkeitsmengen eingesetzt werden.

4.1 Intermittierende Hämodialyse

Die erste erfolgreiche Behandlung eines ANV erfolgte 1945 durch den Niederländer Willem Kolff (1972). Bis 1978 blieb die iHD das Standardverfahren zur Behandlung aller Formen des Nierenversagens.

> Die Ziele jeder Nierenersatztherapie sind die Elimination von harnpflichtigen Substanzen und Flüssigkeit sowie die Zufuhr von Puffersubstanz zum Azidoseausgleich.

Bei der Dialyse erfolgt der Stoffaustausch per Diffusion über eine semipermeable Membran. Das Patientenblut fließt durch eine Kapillare, an der auf der „Wasserseite" im Gegenstrom sterile Dialysierflüssigkeit entlang geleitet wird. Der Stoffaustausch zwischen den Kompartimenten erfolgt über die Membran in beide Richtungen, wobei natürlich die Elimination von der Blut- auf die Wasserseite überwiegt. In umgekehrter Richtung erfolgt ein Transfer v. a. von Bicarbonat zur Pufferung der renalen Azidose (Abb. 5).

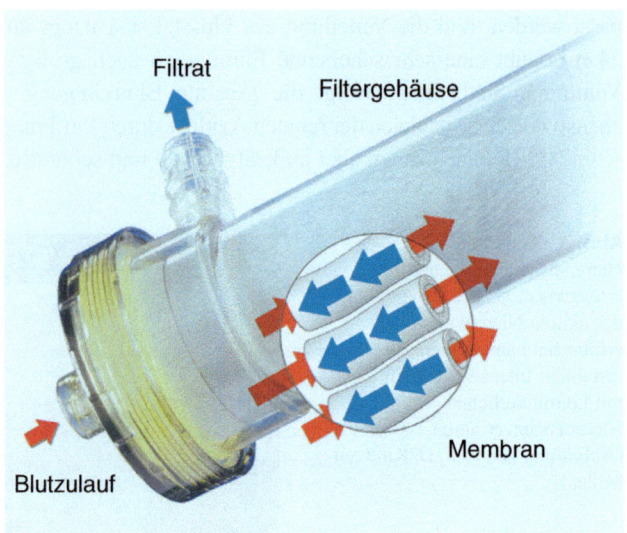

Abb. 5 Schematische Darstellung einer Hämodialyse. Bei der Hämodialyse fließt das Blut durch die Hohlfasern des Filters. An der Außenseite der Kapillaren wird im Gegenstrom sterile Dialysierflüssigkeit entlang geleitet. Die Urämietoxine treten entsprechend dem Konzentrationsgefälle von der Blut- auf die Wasserseite über und werden als verbrauchtes Dialysat mit dem Ultrafiltrat entfernt. Von der Wasserseite erfolgt ein Übertritt von Puffersubstanz (Bicarbonat) ins Blut. (Abbildung von Fa. Fresenius Medical Care Deutschland GmbH, mit freundlicher Genehmigung)

Die Effektivität von Diffusionsprozessen ist abhängig vom Konzentrationsgefälle zwischen den Kompartimenten. Sie nimmt mit steigendem Molekulargewicht ab, weshalb

Dialyseverfahren sehr effektiv kleine Moleküle (< 500 Da) entfernen können. Dialyse ist weniger effektiv im Mittelmolekülbereich und ineffektiv zur Entfernung großer Moleküle, wie z. B. Entzündungsmediatoren.

Die Dialysierflüssigkeit wird aus Leitungswasser durch Filtration, Enthärtung und Umkehrosmose hergestellt. Der Flüssigkeit wird ein Konzentrat beigemischt, wodurch für jeden Patienten ein individuell konfektioniertes Dialysat (Elektrolyte, Pufferbase, Glukose) hergestellt werden kann. Die Einstellungen für eine Standardintensivdialyse sind ein Blutfluss von 200–300 ml/min und ein Dialysatfluss von 300–500 ml/min (Himmelfarb und Ikizler 2010).

4.2 Kontinuierliche Therapieverfahren

In der Klinik stehen heute als CRRT-Verfahren („continuous renal replacement therapy") die Hämofiltration (konvektive Blutreinigung), die Hämodialyse (Diffusion) oder die Hämodiafiltration (Kombination von Diffusion und Filtration) zur Verfügung (Abb. 6). Klinische Studien konnten bisher keinen Vorteil für ein spezifisches kontinuierliches Verfahren nachweisen (Friedrich et al. 2012; Wald et al. 2012).

4.2.1 Hämofiltration (CVVH)

Die Blutreinigung bei der Hämofiltration erfolgt konvektiv, d. h. durch Abpressen von Plasmawasser über die Membran (Ultrafiltration). Die treibende Kraft ist der Druckgradient zwischen der Blut- und der Wasserseite des Filters. Die Elimination der Moleküle erfolgt dabei konzentrationsunabhängig und bis zum Cut-off des Hämofilters auch weitgehend unabhängig vom Molekulargewicht. Die Menge des pro Zeiteinheit über den Filter gebildeten Ultrafiltrats (z. B. 2000 ml/h) entspricht der Clearance und kann in erster Näherung dem Glomerulumfiltrat der Nieren gleichgesetzt werden.

Zum Ausgleich für das Ultrafiltrat wird eine Substitutionslösung infundiert, welche Puffer (bevorzugt Bicarbonat, möglich ist auch Laktat), Elektrolyte und meist auch Glukose enthält. Die Substitutionslösung wird üblicherweise hinter dem Hämofilter zugeführt (Postdilutions-CVVH), weil dann das Ultrafiltrat unverdünnt abgepresst wird und die Clearance-Effektivität höher ist. Zur Vermeidung einer Hämokon-

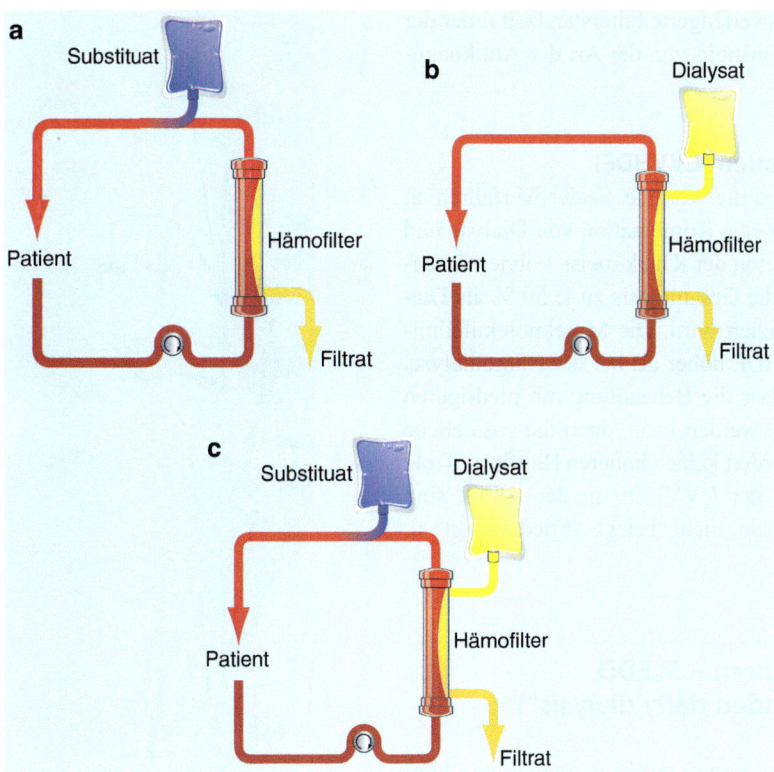

Abb. 6 a-c Flussschemata für kontinuierliche Nierenersatzverfahren Hämofiltration (**a**), Hämodialyse (**b**) und Hämodiafiltration (**c**). Bei allen Verfahren wird das Blut pumpengesteuert über einen Dialysekatheter aus einer zentralen Vene entnommen, durch den Hämofilter befördert und dann wieder zum Patienten zurück befördert. Bei der Hämofiltration (**a**) wird Ultrafiltrat über den Hämofilter abgepresst (Konvektion) und verworfen. Eine Substitutionslösung wird üblicherweise in Postdilution hinter dem Filter zugeführt. Bei der Hämodialyse (**b**) fließt im Gegenstrom eine sterile Dialysierflüssigkeit am Filter entlang. Die Urämietoxine treten entsprechend dem Konzentrationsgefälle von der Blut- auf die Wasserseite über (Diffusion). Die Hämodiafiltration (**c**) vereint Konvektion und Diffusion in einem Verfahren. Üblicherweise erfolgt die Zufuhr der Substitutionslösung in Postdilution. Bei der Hämodiafiltration kann auch mit niedrigen Blutflüssen eine ausgezeichnete Clearance erreicht werden. (Abbildung von Fa. Fresenius Medical Care Deutschland GmbH, mit freundlicher Genehmigung)

zentration soll nicht mehr als 20 % des Plasmavolumens abgezogen werden. Wenn eine ausreichende Antikoagulation nicht möglich ist oder ein häufiges Filter-Clotting auftritt, kann die Substitutionslösung vor dem Filter infundiert werden (Prädilution), und der Hämatokrit im Filter steigt weniger stark an. Dies verlängert die Filterstandzeit, reduziert aber durch Verdünnung die Clearance. Zur Kompensation muss die Ultrafiltrationsrate um etwa 15 % erhöht werden.

4.2.2 Hämodialyse (CVVHD)

Die Blutreinigung bei der venovenösen Hämodialyse erfolgt prinzipiell per diffusionem und ist daher sehr effektiv bezogen auf die Elimination kleiner Moleküle, jedoch weniger effektiv im Mittelmolekülbereich. Bei Verwendung von High-flux-Hämofiltern kommt es auch bei der Dialyse aufgrund der gegenläufigen Druckprofile auf der Blut- und Wasserseite zu einer Ultrafiltration (Sato et al. 2010), daher ist die Elimination von Mittelmolekülen heute höher als mit älteren Filtern.

Bei der Hämodialyse ist der Massentransfer über den Hämofilter im Vergleich zur Hämofiltration geringer. In Studien zeigte sich daher beim Vergleich zwischen CVVH und CVVHD eine signifikant verlängerte Filterstandzeit unter der CVVHD, und zwar unabhängig von der Art der Antikoagulation (Ricci et al. 2006).

4.2.3 Hämodiafiltration (CVVHDF)

Die CVVHDF verbindet die Vorteile beider Verfahren in einem Aufbau. Es findet eine Kombination von Dialyse und Ultrafiltration statt, wobei in der Klinik meist – ohne wissenschaftliche Rationale – die Gesamtdosis zu je 50 % als Dialyse und Filtration appliziert wird. Die Mittelmolekülelimination ist bei der CVVHDF höher als bei der Hämodialyse. Ein Vorteil ist zudem, dass die Behandlung mit niedrigeren Blutflüssen durchgeführt werden kann, denn die zusätzliche Dialysekomponente erfordert keinen höheren Blutfluss. Trotz der weiten Verbreitung der CVVHDF in der Klinik sind prognoserelevante Vorteile nicht belegt (Friedrich et al. 2012).

5 Hybridverfahren – SLEDD („slow-extended daily dialysis")

In Ergänzung zu den klassischen intermittierenden und kontinuierlichen Nierenersatzverfahren steht seit einigen Jahren eine neue Therapieform zur Verfügung, die als SLEDD („slow-extended daily dialysis" oder auch nur SLED „slow-extended dialysis") bezeichnet wird. Das Prinzip besteht darin, eine Hämodialyse mit geringerer Intensität, dafür aber verlängerter Behandlungszeit von 8–12 h durchzuführen. Das Verfahren ermöglicht eine äußerst effektive, aber dennoch schonende Blutreinigung und vermeidet eine 24-stündige Behandlung mit Immobilisation und kontinuierlicher Antikoagulation.

Eine SLEDD-Behandlung kann prinzipiell mit allen Dialysegeräten durchgeführt werden (Marshall et al. 2004). In Deutschland wird häufig das technisch sehr einfache Genius-Therapiesystem eingesetzt (Abb. 7). Dieses System kann auch von Intensivpflegekräften bedient werden und ermöglicht eine sehr kostengünstige Behandlung (Hopf et al. 2007).

Klinische Studien zeigen, dass die Verlängerung der Dialysedauer die Qualität der Blutreinigung deutlich steigert (Basile et al. 2011). Die hämodynamische Verträglichkeit ist den CRRT-Verfahren vergleichbar (Kielstein et al. 2004). Eine erste prospektiv-randomisierte Studie an Intensivpatienten zum Vergleich von CVVH vs. SLEDD zeigte eine Gleichwertigkeit der beiden Verfahren (Schwenger et al. 2012), sodass die SLEDD-Behandlung eine wertvolle Erweiterung des therapeutischen Spektrums darstellt.

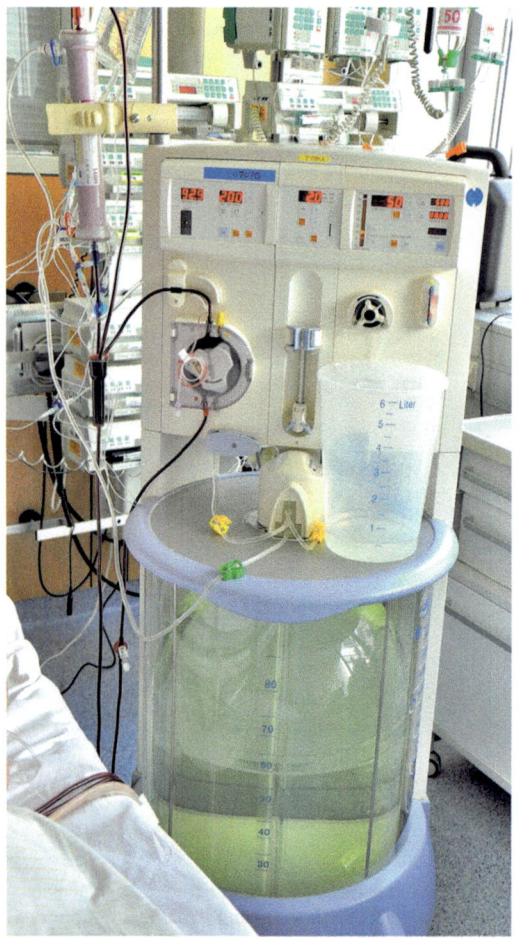

Abb. 7 „Slow-extended daily dialysis" (SLEDD). Eine neue Therapieoption ist die Behandlung in Form einer täglichen verlängerten Hämodialyse von etwa 8–12 h Dauer. Häufig werden dabei mobile Tankdialysegeräte verwendet, die aufgrund des einfachen technischen Aufbaus gut für die Anwendung auch durch Intensivpflegepersonal geeignet sind. (D. Kindgen-Milles)

6 Behandlungsbeginn

Die Indikation für den Beginn einer Nierenersatztherapie ergibt sich aus der Notwendigkeit, die durch das Versagen der exkretorischen Nierenfunktion bedingten metabolischen Störungen zu kompensieren. Man unterscheidet **absolute** und **relative** Indikationen für den Behandlungsbeginn (Übersicht).

Absolute Indikationen für eine Nierenersatztherapie

- Diuretikaresistente Überwässerung
- Bedrohliche Hyperkaliämie (z. B. Kalium > 6,5 mmol/l, Herzrhythmusstörungen)
- Metabolische Azidose (pH-Wert < 7,15)
- Urämiesymptome

Bei der Mehrzahl der Patienten wird bei **relativen Indikationen** mit der Behandlung begonnen, wie etwa

- bei einer progredienten Überwässerung,
- einem kontinuierlich ansteigenden Kalium oder
- einem raschen Anstieg der Retentionsparameter (Ostermann et al. 2012).

Die Entscheidung für den Behandlungsbeginn ergibt sich aus der Zusammenschau mehrerer Variablen und der Berücksichtigung des zeitlichen Trends. Bei einer rapiden Verschlechterung, z. B. einem schnellen Anstieg der Retentionsparameter ohne Aussicht auf Umkehr des zugrunde liegenden Krankheitsprozesses, sollte frühzeitig mit der Behandlung begonnen werden (Morath et al. 2006).

> Spätestens dann, wenn durch den Ausfall der Nierenfunktion andere Organsysteme in Mitleidenschaft gezogen werden, muss die Behandlung beginnen.

Eine besondere Bedeutung haben Flüssigkeitsstatus und Diurese. Die rückläufige Urinausscheidung bzw. Anurie ist das wichtigste Kriterium für den Beginn der extrakorporalen Therapie, denn dann schreitet die Urämie kontinuierlich voran. In den vergangenen Jahren haben mehrere Studien gezeigt, dass eine Volumenüberladung zu Behandlungsbeginn – meist definiert als Körpergewicht > 10 % des Ausgangsgewichtes – mit einer signifikanten Zunahme der Letalität verbunden ist (Vaara et al. 2012).

> Die Flüssigkeitsüberladung ist daher heute sehr häufig das ausschlaggebende Kriterium für den Behandlungsbeginn (Prowle et al. 2010).

Zu beachten ist, dass bei Patienten mit Nierenversagen und Sepsis die initial erforderliche hohe Volumenbeladung die Retentionsparameter Harnstoff und Kreatinin im Serum verdünnt, mit der Folge einer falsch-guten Einschätzung der Nierenfunktion und einem möglicherweise zu späten Dialysebeginn (Joannidis und Forni 2011).

Während eine frühere Metaanalyse von 15 klinischen Studien zeigte, dass ein früher Behandlungsbeginn die Letalität signifikant verringert, insbesondere bei chirurgischen Patienten (Karvellas et al. 2011), konnte in einer aktuellen Metaanalyse der Vorteil eines frühen Behandlunsbeginns nicht bestätigt werden (schweres AKI AKIN 2–3 (oder SOFA ≥ 3), n = 1879, RR für 28 Tage Mortalität 1,01) (Gaudry et al. 2020). Zudem wurde 2020 ebenfalls, die mit 3019 randomisierten Patienten (AKI AKIN 2–3, Randomisierung zu frühem Behandlungsbeginn innerhalb von 12 Stunden oder Behandlungsbeginn erst bei Serumkalium ≥ 6 mmol/L oder pH ≤ 7,20 oder Serumbicarbonat ≤ 12 mmol/L oder persistierendes AKI ≥ 72 Stunden) mit Abstand größte Studie, STARRT-AKI, veröffentlicht, die ebenfalls keinen Vorteil für einen früheren Behandlungsbeginn zeigen konnte (90 Tage Mortalität RR 1,0, jedoch mehr persistierende Dialysepflichtigkeit und mehr Nebenwirkungen bei frühem Dialysebeginn)(STARRT-AKI Investigators 2020). Bei frühem Behandlungsbeginn lag der Serumharnstoff durchschnittlich bei 136 mg/dL und bei verzögertem Behandlungsbeginn bei 183 mg/dL, wobei jedoch in dieser letzteren Gruppe nur 62 % ein Nierenersatzverfahren benötigten, davon 44 % bei Hyperhydratation, 17 % bei Azidose und 5 % bei Hyperkaliämie (STARRT-AKI Investigators 2020). Weiterhin fand sich in Subgruppenanalysen auch keine Vorteil eines früheren Behandlungsbeginns bei operativen Patienten bzw. bei Patienten mit Sepsis (STARRT-AKI Investigators 2020). In einer höchst aktuellen, randomisierten Studie (AKIKI 2) fanden sich allerdings Hinweise darauf, daß ein früherer Behandlungsbeginn, das heißt nach 3 Tagen Oligurie (< 500 mL/Tag) und/oder einem BUN-Wert > 112 mg/dL (= Harnstoff von 240 mg/dL) bei schwerem AKI AKIN 3 vorteilhaft gegenüber einem späteren Behandlungsbeginn sein könnte (60-Tage Mortalität HR 1,64, p = 0,018, in multivariater Analyse) (Gaudry et al. 2021).

> Zusammenfassend stellt sich aktuell die Indikation zur Nierenersatztherapie beim Auftreten *absoluter* Indikationen (Überwässerung, Azidose, Hyperkaliämie, Urämiesymptome; siehe oben) oder bei schwerem AKI AKIN 3 mit persistierender Oligurie (> 72 Stunden) und/oder Harnstoffwerten > 240 mg/dL.

7 Dialysedosis

Die **Ziele** einer Nierenersatztherapie sind

- die Kontrolle des Flüssigkeitshaushaltes,
- die Entfernung von Urämietoxinen,
- die Normalisierung des gestörten Elektrolythaushaltes und
- die Pufferung der renalen Azidose.

Das Erreichen dieser Ziele erfordert eine ausreichend hohe Dialysedosis, die patientenbezogen verschrieben und appliziert werden muss. In der Praxis ist oft schon die verschriebene Dialysedosis zu gering. Behandlungsunterbrechungen durch Transporte und Interventionen sowie verzögerter Wiederaufbau des Systems nach Clotting reduzieren die tatsächlich applizierte Dosis weiter („delivery failure") (Davenport et al. 2008). Für Patienten mit terminaler Niereninsuffizienz und chronischer Dialysebehandlung existieren Formeln zur Berechnung der Dialysedosis, und die verabreichte Dosis kann gemessen werden.

Für Intensivpatienten mit ANV gibt es keine validierten Berechnungsgrundlagen. Die empfohlenen Dosen beruhen weitgehend auf empirischen Daten (Kanagasundaram et al. 2003).

Intermittierende Hämodialyse

Bei Behandlung mit iHD sind etwa 5 Behandlungen von mindestens 4 h Dauer pro Woche erforderlich (KDIGO 2012).

„Continuous renal replacement therapy" (CRRT)

Bei Behandlung mit CRRT-Verfahren wird die erforderliche Dosis einfach und praktikabel berechnet. Es wird angenommen, dass der über den Hämofilter erfolgende Austausch (Dialysat und/oder Filtrat) in erster Näherung dem Glomerulumfiltrat der Nieren entspricht. Die Dialysedosis ergibt sich dann aus der Gesamtaustauschrate pro Zeiteinheit.

Hämodialyse (CVVHD) und Hämodiafiltration (CVVHDF)

Bei einer CVVH oder CVVHD entspricht ein Ultrafiltrat respektive Dialysat (bei CVVHDF die Addition aus Dialysat und Ultrafiltrat) von 2000 ml/h einer Clearance von etwa 33 ml/min (2000 ml/h: 60 min = 33 ml/min). Bei diesem Ansatz wird nicht berücksichtigt, dass die Clearance höhermolekularer Substanzen bei der CVVHD etwas geringer ist, denn die Grundlage für die Berechnung einer Dialysedosis ist immer die niedermolekulare Clearance (Kreatinin und Harnstoff), und in diesem Bereich gibt es keine Unterschiede zwischen den einzelnen Verfahren (Wynckel et al. 2004). Bei der Verschreibung der Dosis muss zudem das zu reinigende Körpervolumen berücksichtigt werden. Die Gesamtdosis wird daher durch das Körpergewicht dividiert und in ml/kg/h angegeben. Beispiel: ein 80 kg schwerer Patient mit einer CVVH (oder CVVHD oder CVVHDF) mit 2000 ml/h Umsatz erhält eine Dialysedosis von 25 ml/kg/h (2000 ml/h: 80 kg = 25 ml/kg/h).

Mindestdosis

In den letzten 10 Jahren wurde in zahlreichen prospektiv-randomisierten Studien nach der optimalen bzw. minimal erforderlichen Dialysedosis für Intensivpatienten gesucht. Für einige Jahre wurden hohe Dosen von ≥ 35 ml/kg KG/h empfohlen, weil sich damit ein Überlebensvorteil zeigte (Ronco et al. 2000). Neuere Studien konnten diesen Zusammenhang nicht mehr belegen, sodass heute eine Mindestdosis von 20–25 ml/kg KG/h empfohlen wird (Palevsky et al. 2008; Tolwani et al. 2008; Bellomo et al. 2009).

Mindestdosis

Die Empfehlung der Mindestdosis von 20–25 ml/kg KG/h gilt für den durchschnittlichen Intensivpatienten unabhängig von Grundleiden, Komorbidität und Ursache des ANV (Vijayan und Palevsky 2012). Wenn mit dieser Dosierung die Ziele der Nierenersatztherapie (Kontrolle der Retentionswerte, z. B. Serumharnstoff < 100 mg/dl, Normalisierung der Elektrolyte, Ausgleich der renalen Azidose) nicht erreicht werden, muss die Dosis erhöht werden.

Es kann nicht ausgeschlossen werden, dass einzelne Patienten oder Subgruppen (wie z. B. Sepsispatienten) von einer höheren Dosis profitieren, allerdings reicht die Evidenzlage nicht für eine Empfehlung, dort grundsätzlich mit höheren Dosen zu behandeln (KDIGO 2012). Andererseits kann eine intensivere Nierenersatztherapie jedoch möglicherweise mit einer verzögerten Erholung der Niere einhergehen (Wang et al. 2018).

> Entscheidend ist aber, ob die verschriebene Dosis auch tatsächlich appliziert wurde. Nach Studienlage liegt auch in erfahrenen Zentren die applizierte Dosis immer deutlich unter der verordneten, sodass generell mit einer höheren Dosis von etwa 25–30 ml/kg KG/h begonnen werden sollte (Vesconi et al. 2009).

8 Antikoagulation für die Nierenersatztherapie

Eine wesentliche Voraussetzung für jede effektive Nierenersatztherapie ist die ausreichende Antikoagulation des extrakorporalen Kreislaufs (Oudemans-van Straaten et al. 2006). Ein häufiges Thrombosieren des Systems führt zu einer unzureichenden Blutreinigung („delivery failure"), aber auch zu Blutverlusten, weil das im extrakorporalen System vorhandene Blut (etwa 200 ml) nicht retransfundiert werden kann (Oudemans-van Straaten et al. 2011).

8.1 Antikoagulation mit unfraktioniertem Heparin

Das weltweit am häufigsten eingesetzte Antikoagulans ist unfraktioniertes Heparin. Die Substanz ist überall verfügbar, preiswert, mit Standardlabormethoden und bettseitig gut zu steuern und im Notfall auch mit Protamin antagonisierbar. Der wesentliche Nachteil ist, dass die Antikoagulation für den extrakorporalen Kreislauf nur über eine systemisch wirksame Gerinnungshemmung zu erzielen ist. Akzeptable Filterstandzeiten werden in der Regel nur mit effektiven Heparindosen erreicht, und dann steigt parallel das Blutungsrisiko (van de Wetering et al. 1996).

Die Heparin-Antikoagulation beginnt mit der Gabe eines Heparin-Bolus (z. B. 50 IE/kg KG), sofern nicht bereits eine Antikoagulation besteht, gefolgt von einer Infusion von z. B. 5–20 IE/kg KG/h. Die individuelle Dosis muss an das aPTT-Ziel angepasst werden, das wiederum in Abhängigkeit vom Blutungsrisiko festgelegt wird. Heparin sollte direkt in den arteriellen Schenkel des extrakorporalen Systems, also vor dem Filter, appliziert werden. Ein AT-III-Spiegel > 70 % verbessert die Effektivität und verlängert die Filterstandzeit (du Cheyron et al. 2006).

8.2 Regionale Antikoagulation mit Citrat

Das Ziel der regionalen Citratantikoagulation (RCA) ist eine effektive, aber auf den extrakorporalen Kreislauf beschränkte Gerinnungshemmung. Bei blutungsgefährdeten Patienten kann mit diesem Verfahren eine systemische Antikoagulation vollständig vermieden werden. Citrat ist eine im Körper natürlich vorkommende Substanz (Citratzyklus), die aufgrund ihrer zweifach negativen Ladung die zweifach positiv geladenen (ionisierten) Kalziummoleküle in Form eines Chelatkomplexes bindet. Auf diese Weise wird der Serumspiegel des für die plasmatische Gerinnung essenziellen Kalziums effektiv abgesenkt. Ab einem ionisierten Kalzium von < 0,35 mmol/l ist die plasmatische Gerinnung vollständig blockiert.

Das in den extrakorporalen Kreislauf infundierte Citrat wird je nach Verfahren zu etwa 50 % – zusammen mit dem gebundenen Kalzium – bereits im Hämofilter wieder entfernt. Zur Vermeidung einer negativen Kalziumbilanz muss daher bei den meisten Citratprotokollen eine Kalziuminfusion erfolgen. Das infundierte Citrat wird überwiegend in der Leber zu Bicarbonat metabolisiert und trägt somit auch zur Pufferung der Azidose bei. Moderne Geräte für die Citrat-CRRT bieten eine weitgehend automatisierte Infusion und Bilanzierung von Citrat und Kalzium nach vorgegebenen Algorithmen, sodass sich die RCA trotz der scheinbar hohen Komplexität schnell verbreitet. RCA ist für alle gängigen CRRT-Verfahren beschrieben worden (CVVH (Mehta et al. 1990; Monchi et al. 2003; Hetzel et al. 2011); CVVHDF (Durao et al. 2008); CVVHD (Morgera et al. 2005, 2009; Kalb et al. 2013)). Inzwischen liegen Metaanalysen vor (Wu et al. 2012; Zhang und Hongying 2012; Bai et al. 2015), die unzweifelhaft belegen, dass die RCA sicher durchführbar ist und im Vergleich zur Heparinantikoagulation signifikant das Blutungsrisiko sowie den Transfusionsbedarf reduziert und die Filterstandzeit verlängert. Eine Verlängerung der Filterstandzeit unter RCA, weniger Blutungskomplikationen jedoch kein Effekt auf die Mortalität und signifikant mehr neue Infektionen wurden in einer aktuellen, randomisierten Studie bestätigt (Zarbock et al. 2020). Die RCA ist auch bei den meisten Patienten mit Leberfunktionsstörungen sicher anwendbar (Saner et al. 2012; Schultheiss et al. 2012). Die Protokolle beinhalten klare Empfehlungen zur Überwachung der Therapie, sodass eine Citratkumulation erkannt werden kann, bevor eine Citratintoxikation manifest wird.

Die letzte KDIGO („kidney disease improving global outcomes") Guideline von 2012 empfiehlt erstmals die RCA als Standardantikoagulation für alle Patienten und nicht mehr nur für solche mit erhöhtem Blutungsrisiko (KDIGO 2012).

> Die RCA ist eine der wichtigsten Innovationen der kontinuierlichen Nierenersatztherapie des letzten Jahrzehnts. Das Verfahren wird sich aufgrund der beschriebenen Vorteile in den kommenden Jahren als Standard der Antikoagulation entwickeln (Oudemans-van Straaten und Ostermann 2012).

Literatur

Bagshaw SM, Berthiaume LR, Delaney A, Bellomo R (2008) Continuous versus intermittent renal replacement therapy for critically ill patients with acute kidney injury: a meta-analysis. Crit Care Med 36: 610–617

Bai M, Zhou M, He L et al (2015) citrate versus heparin anticoagulation for continuous renal replacement therapy: an updated meta-analysis of RCTs. Intensive Care Med 41:2098–2110

Basile C, Libutti P, Di Turo AL et al (2011) Removal of uraemic retention solutes in standard bicarbonate haemodialysis and long-hour slow-flow bicarbonate haemodialysis. Nephrol Dial Transplant 26:1296–1303

Bellomo R, Cass A, Cole L et al (2009) Intensity of continuous renal-replacement therapy in critically ill patients. N Engl J Med 361: 1627–1638

Cheyron D du, Bouchet B, Bruel C, Daubin C, Ramakers M, Charbonneau P (2006) Antithrombin supplementation for anticoagulation during continuous hemofiltration in critically ill patients with septic shock: a case-control study. Crit Care 10:R45

Davenport A, Will EJ, Davidson AM (1993) Improved cardiovascular stability during continuous modes of renal replacement therapy in critically ill patients with acute hepatic and renal failure. Crit Care Med 21:328–338

Davenport A, Bouman C, Kirpalani A, Skippen P, Tolwani A, Mehta RL, Palevsky PM (2008) Delivery of renal replacement therapy in acute kidney injury: what are the key issues? Clin J Am Soc Nephrol 3:869–875

Dhondt A, Vanholder R, Tielemans C, Glorieux G, Waterloos MA, De Smet R, Lameire N (2000) Effect of regional citrate anticoagulation on leukopenia, complement activation, and expression of leukocyte surface molecules during hemodialysis with unmodified cellulose membranes. Nephron 85:334–342

Durao MS, Monte JC, Batista MC et al (2008) The use of regional citrate anticoagulation for continuous venovenous hemodiafiltration in acute kidney injury. Crit Care Med 36:3024–3029

Friedrich JO, Wald R, Bagshaw SM, Burns KE, Adhikari NK (2012) Hemofiltration compared to hemodialysis for acute kidney injury: systematic review and meta-analysis. Crit Care 16:R146

Gaudry S, Hajage D, Beinchou N et al (2020) Delayed versus early initiation of renal replacement therapy for severe acute kidney injury: a systematic review and individual patient data meta-analysis of randomized clinical trials. Lancet 395:1506–1515

Gaudry S, Hajage D, Martin-Lefevre L et al (2021) Comparison of two delayed strategies for renal replacement therapy initiation for severe acute kidney injury (AKIKI 2): a multicenter, open-label, randomized, controlled trial. Lancet 397:1293–1300

Hetzel GR, Schmitz M, Wissing H et al (2011) Regional citrate versus systemic heparin for anticoagulation in critically ill patients on continuous venovenous haemofiltration: a prospective randomized multicentre trial. Nephrol Dial Transplant 26:232–239

Himmelfarb J, Ikizler TA (2010) Hemodialysis. N Engl J Med 363:1833–1845

Hopf HB, Hochscherf M, Jehmlich M, Leischik M, Ritter J (2007) Mobile single-pass batch hemodialysis system in intensive care medicine-reduction of costs and workload in renal replacement therapy. Anaesthesist 56:686–690

Joannidis M, Forni LG (2011) Clinical review: timing of renal replacement therapy. Crit Care 15:223

Kalb R, Kram R, Morgera S, Slowinski T, Kindgen-Milles D (2013) Regional citrate anticoagulation for high volume continuous venovenous hemodialysis in surgical patients with high bleeding risk. Therapeutic apheresis and dialysis: official peer-reviewed. J Int Soc Apher Jpn Soc Apher Jpn Soc Dial Ther 17:202–212

Kammerl MC, Schaefer RM, Schweda F, Schreiber M, Riegger GA, Krämer BK (2000) Extracorporal therapy with AN69 membranes in combination with ACE inhibition causing severe anaphylactoid reaction: still a current problem? Clin Nephrol 53:486–488

Kanagasundaram NS, Greene T, Larive AB, Daugirdas JT, Depner TA, Garcia M, Paganini EP (2003) Prescribing an equilibrated intermittent hemodialysis dose in intensive care unit acute renal failure. Kidney Int 64:2298–2310

Karvellas CJ, Farhat MR, Sajjad I, Mogensen SS, Leung AA, Wald R, Bagshaw SM (2011) A comparison of early versus late initiation of renal replacement therapy in critically ill patients with acute kidney injury: a systematic review and meta-analysis. Crit Care 15:R72

KDIGO Outcomes (2012) KDIGO Practice guidelines for acute kidney injury. Kidney Int Suppl 2. http://www.kdigo.org/clinical_practice_guidelines/pdf/KDIGO-AKI-Suppl-Appendices-A-F_March2012.pdf. Zugegriffen im Mai 2013

Kerr PG, Huang L (2010) Review: membranes for haemodialysis. Nephrology 15:381–385

Kielstein JT, Kretschmer U, Ernst T, Hafer C, Bahr MJ, Haller H, Fliser D (2004) Efficacy and cardiovascular tolerability of extended dialysis in critically ill patients: a randomized controlled study. Am J Kidney Dis 43:342–349

Kindgen-Milles D, Kram R, Kleinekofort W (2007) Assessment of temporary dialysis catheter performance on the basis of flow and pressure measurements in vivo and in vitro. ASAIO J 53:351–356

Kolff WJ (1972) Hemodialysis in the management of renal disease. Annu Rev Med 23:321–332

Kramer P, Schrader J, Bohnsack W, Grieben G, Grone HJ, Scheler F (1981) Continuous arteriovenous haemofiltration. A new kidney replacement therapy. Proc Eur Dial Transplant Assoc 18:743–749

Lins RL, Elseviers MM, Van der Niepen P, Hoste E, Malbrain ML, Damas P, Devriendt J (2009) Intermittent versus continuous renal replacement therapy for acute kidney injury patients admitted to the intensive care unit: results of a randomized clinical trial. Nephrol Dial Transplant 24:512–518

Marshall MR, Ma T, Galler D, Rankin AP, Williams AB (2004) Sustained low-efficiency daily diafiltration (SLEDD-f) for critically ill patients requiring renal replacement therapy: towards an adequate therapy. Nephrol Dial Transplant 19:877–884

Mehta RL, McDonald BR, Aguilar MM, Ward DM (1990) Regional citrate anticoagulation for continuous arteriovenous hemodialysis in critically ill patients. Kidney Int 38:976–981

Monchi M, Berghmans D, Ledoux D, Canivet JL, Dubois B, Damas P (2003) Citrate vs. heparin for anticoagulation in continuous venovenous hemofiltration: a prospective randomized study. Intensive Care Med 30(2):260–265

Morath C, Miftari N, Dikow R, Hainer C, Zeier M, Schwenger V, Weigand MA (2006) Renal replacement therapy in the intensive care unit. Anaesthesist 55:901–913; quiz 914

Morgera S, Rocktaschel J, Haase M et al (2003) Intermittent high permeability hemofiltration in septic patients with acute renal failure. Intensive Care Med 29:1989–1995

Morgera S, Haase M, Ruckert M et al (2005) Regional citrate anticoagulation in continuous hemodialysis – acid-base and electrolyte balance at an increased dose of dialysis. Nephron Clin Pract 101:c211–c219

Morgera S, Schneider M, Slowinski T et al (2009) A safe citrate anticoagulation protocol with variable treatment efficacy and excellent control of the acid-base status. Crit Care Med 37:2018–2024

Nash DM, Przech S, Wald R, O'Reilly D (2017) Systematic review and meta-analysis of renal replacement therapy modalities for acute kidney injury in the intensive care unit. J Crit Care 41:138–144

Ostermann M, Dickie H, Barrett NA (2012) Renal replacement therapy in critically ill patients with acute kidney injury – when to start. Nephrol Dial Transplant 27:2242–2248

Oudemans-van Straaten HM, Ostermann M (2012) Bench-to-bedside review: citrate for continuous renal replacement therapy, from science to practice. Crit Care 16:249

Oudemans-van Straaten HM, Wester JP, de Pont AC, Schetz MR (2006) Anticoagulation strategies in continuous renal replacement therapy: can the choice be evidence based? Intensive Care Med 32:188–202

Oudemans-van Straaten HM, Kellum JA, Bellomo R (2011) Clinical review: anticoagulation for continuous renal replacement therapy – heparin or citrate? Crit Care 15:202

Palevsky PM, Zhang JH, O'Connor TZ et al (2008) Intensity of renal support in critically ill patients with acute kidney injury. N Engl J Med 359:7–20

Prowle JR, Echeverri JE, Ligabo EV, Ronco C, Bellomo R (2010) Fluid balance and acute kidney injury. Nat Rev Nephrol 6:107–115

Rabindranath KS, Strippoli GF, Daly C, Roderick PJ, Wallace S, MacLeod AM (2006) Haemodiafiltration, haemofiltration and haemodialysis for end-stage kidney disease. Cochrane Database Syst Rev CD006258

Ricci Z, Ronco C, Bachetoni A et al (2006) Solute removal during continuous renal replacement therapy in critically ill patients: convection versus diffusion. Crit Care 10:R67

Ronco C, Bellomo R, Homel P, Brendolan A, Dan M, Piccinni P, La Greca G (2000) Effects of different doses in continuous veno-venous haemofiltration on outcomes of acute renal failure: a prospective randomised trial. Lancet 356:26–30

Saner FH, Treckmann JW, Geis A et al (2012) Efficacy and safety of regional citrate anticoagulation in liver transplant patients requiring post-operative renal replacement therapy. Nephrol Dial Transplant 27:1651–1657

Sato Y, Kimura K, Chikaraishi T (2010) Internal filtration in dialyzers with different membrane permeabilities. J Artif Organs 13:113–116

Schultheiss C, Saugel B, Phillip V et al (2012) Continuous venovenous hemodialysis with regional citrate anticoagulation in patients with liver failure: a prospective observational study. Crit Care 16:R162

Schwenger V, Weigand MA, Hoffmann O et al (2012) Sustained low efficiency dialysis using a single-pass batch system in acute kidney injury – a randomized interventional trial: the REnal Replacement Therapy Study in Intensive Care Unit PatiEnts. Crit Care 16:R140

Seeliger B, Stahl K, David S (2020) Extracorporeal techniques for blood purification in sepsis: an update. Internist 61:1010–1016

Singbartl K, Kellum JA (2012) AKI in the ICU: definition, epidemiology, risk stratification, and outcomes. Kidney Int 81:819–825

STARRT-AKI Investigators (2020) Timing of initiation of renal-replacement therapy in acute kidney injury. N Engl J Med 383:240–251

Tolwani AJ, Campbell RC, Stofan BS, Lai KR, Oster RA, Wille KM (2008) Standard versus high-dose CVVHDF for ICU-related acute renal failure. J Am Soc Nephrol 19:1233–1238

Uchino S, Bellomo R, Bagshaw SM, Goldsmith D (2010) Transient azotaemia is associated with a high risk of death in hospitalized patients. Nephrol Dial Transplant 25:1833–1839

Vaara ST, Korhonen AM, Kaukonen KM et al (2012) Fluid overload is associated with an increased risk for 90-day mortality in critically ill patients with renal replacement therapy: data from the prospective FINNAKI study. Crit Care 16:R197

Vesconi S, Cruz DN, Fumagalli R et al (2009) Delivered dose of renal replacement therapy and mortality in critically ill patients with acute kidney injury. Crit Care 13:R57

Vijayan A, Palevsky PM (2012) Dosing of renal replacement therapy in acute kidney injury. Am J Kidney Dis 59:569–576

Wald R, Friedrich JO, Bagshaw SM et al (2012) Optimal Mode of clearance in critically ill patients with Acute Kidney Injury (OMAKI) – a pilot randomized controlled trial of hemofiltration versus hemodialysis: a Canadian Critical Care Trials Group project. Crit Care 16:R205

Wang Y, Gallagher M, Li Q et al (2018) Renal replacement therapy intensity for acute kidney injury and recovery to dialysis independence: a systematic review and individual patient data meta-analysis. Nephrol Dial Transplant 33:1017–1024

Wetering J van de, Westendorp RG, van der Hoeven JG, Stolk B, Feuth JD, Chang PC (1996) Heparin use in continuous renal replacement procedures: the struggle between filter coagulation and patient hemorrhage. J Am Soc Nephrol 7:145–150

Wu MY, Hsu YH, Bai CH, Lin YF, Wu CH, Tam KW (2012) Regional citrate versus heparin anticoagulation for continuous renal replacement therapy: a meta-analysis of randomized controlled trials. Am J Kidney Dis 59:810–818

Wynckel A, Cornillet J, Bene B, Stolz A, Lepouse C, Paris B, Chanard J (2004) Improved removal of small proteins using continuous venovenous hemofiltration to treat acute renal failure. ASAIO J 50:81–84

Zarbock A, Küllmar M, Kindgen-Milles D et al (2020) Effect of regional anticoagulation vs systemic heparin anticoagulation during continuous kidney replacement therapy on dialysis filter life span and mortality among critically ill patients with acute kidney injury. J Am Med Assoc 324:1629–1639

Zhang Z, Hongying N (2012) Efficacy and safety of regional citrate anticoagulation in critically ill patients undergoing continuous renal replacement therapy. Intensive Care Med 38:20–28

Teil VI

Störungen des ZNS und neuromuskuläre Erkrankungen

Koma, metabolische Störungen und Hirntod

45

Andreas Bitsch

Inhalt

1	**Koma**	757
1.1	Pathogenese	757
1.2	Beurteilung der Bewusstseinslage	758
1.3	Diagnostik	759
1.4	Therapie	761
1.5	Differenzierung komaähnlicher Syndrome	761
2	**Metabolische Störungen**	764
2.1	Ursachen	765
3	**Irreversibler Hirnfunktionsausfall**	765
3.1	Pathogenese	765
3.2	Kriterien des irreversiblen Hirnfunktionsausfalls	767
3.3	Diagnostik des irreversiblen Hirnfunktionsausfalls	767
	Literatur	769

1 Koma

▶ **Definition**
Koma
Das Bewusstsein versetzt den Menschen in die Lage, seine eigene Existenz zu reflektieren und mit der Umgebung zu interagieren. Bewusstsein kann quantitativ (Bewusstseinsgrad, Wachheit) und qualitativ (Bewusstseinsinhalt, „content") beschrieben werden. Koma bezeichnet die stärkste Ausprägung einer quantitativen Bewusstseinsstörung und geht einher mit dem Verlust aller kognitiven Leistungen, dem Verlust der elektiven Reagibilität (ungezielte Reaktionen auf Schmerzreize sind noch möglich) und dem Fehlen der Erweckbarkeit (Brown et al. 2010; Sakusic und Rabinstein 2021). Komatöse Patienten interagieren nicht mit ihrer Umwelt. Die Augen sind geschlossen, Grimmasieren und ungezielte Bewegungen der Extremitäten können vorkommen, das EEG ist verändert.

A. Bitsch (✉)
Klinik für Neurologie und Stroke Unit, Mediclin Krankenhaus Plau am See, Plau am See, Deutschland
E-Mail: andreas.bitsch@mediclin.de

1.1 Pathogenese

Bewusstsein setzt Wachheit („arousal") und höhere Hirnfunktionen („content") voraus. Letztere sind affektive und kognitive Funktionen, z. B. Aufmerksamkeit, Gedächtnis, Antrieb, exekutive Funktionen (Handlungskontrolle, Flexibilität des Verhaltens, Adaptation an die Umwelt). Die Wachheit ist an eine weitgehend ungestörte Funktion des **aszendierenden retikulären aktivierenden Systems (ARAS)** gebunden. Es handelt sich um eine Gruppe von Neuronen des rostralen Pons, des Mittelhirns, des Thalamus und des Hypothalamus. Die oben genannten höheren Hirnfunktionen hingegen lokalisieren sich vornehmlich in den Kortex und seine Verbindungen zur subkortikalen weißen Substanz (Berkeley und Romergryko 2010; Brown et al. 2010).

Voraussetzung für die Entstehung des Komas ist eine beidseitige supratentorielle oder Zwischenhirn-Schädigung, die das ARAS oder seine kortikalen Projektionen unterbricht. Hierbei ist es ohne Bedeutung, ob es sich um eine funktionelle oder strukturelle bzw. um eine primäre (z. B. Schädel-Hirn-Trauma) oder sekundäre (z. B. metabolische) Schädigung handelt. Die Ursache des Komas entscheidet weniger über die klinische Ausprägung als über die zeitliche Dynamik der Bewusstseinsstörung. Koma kann verursacht werden durch strukturelle, toxische, metabolische und entzündliche Ursachen sowie durch epileptische Aktivität (Sakusic und Rabinstein 2021) (Tab. 1). Ein Koma entsteht in der Regel im Rahmen einer akuten Erkrankung, kann sich in der Folge aber zu einer chronischen Bewusstseinsstörung entwickeln, z. B. im Sinne eines Syndroms der reaktionslosen Wachheit.

1.2 Beurteilung der Bewusstseinslage

▶ **Definitionen**

Quantitative Bewusstseinsstörung

Das Kontinuum der Wachheitsgrade reicht von Wachheit über Somnolenz, Sopor bis zum Koma, wobei die Begriffe „Somnolenz" und „Sopor" nur unscharf definiert sind. Eine Beschreibung der Bewusstseinsinhalte („content") ist mit Hilfe der Begriffe Somnolenz und Sopor nicht möglich, im Koma fehlen sie.

Stupor

Der Stupor wird z. B. bei psychiatrischen Erkrankungen beobachtet (depressiver Stupor, katatoner Stupor), kommt aber auch bei neurologischen Erkrankungen vor, z. B. dem Status epilepticus non-convulsivus. Es handelt sich um eine *qualitative* Bewusstseinsstörung, bei der weniger die Wachheit als die Bewusstseinsinhalte gestört sind. Die motorische und geistige Aktivität sind in der Regel stark eingeschränkt. Die Augen sind zumeist geöffnet, der Patient reagiert aber nicht oder nur deutlich vermindert auf externe Stimuli. Der Begriff Stupor hat im angloamerikanischen Sprachraum eine andere Bedeutung, die ungefähr der des deutschen Begriffs „Sopor" entspricht.

Somnolenz

Ein somnolenter Patient ist durch Ansprache jederzeit erweckbar – d. h. er öffnet die Augen und verhält sich dann zunächst adäquat. Er fällt allerdings rasch wieder in einen schlafähnlichen Zustand zurück, sobald der Untersucher seine Aufmerksamkeit von ihm abwendet.

Sopor

Ein soporöser Patient ist durch Ansprache nicht erweckbar. Auch bei kräftiger Stimulation (Schütteln, Schmerzreiz) wird er nur kurz wach und öffnet die Augen. Er ist zu Lautäußerungen, nicht aber zu einer Kommunikation fähig. Auf Schmerzreiz erfolgt eine gerichtete Abwehrreaktion.

Koma

Der komatöse Patient zeigt auf Schmerzreiz lediglich ungerichtete Reaktionen (leichtes, oberflächliches Koma) oder auch auf stärksten Schmerzreiz keine Reaktion (tiefes Koma). Der komatöse Patient ist bewusstlos, die Augen bleiben geschlossen, und eine Kommunikation ist unmöglich. Die Tiefe des Komas kann anhand des Vorhandenseins oder Fehlens anderer Merkmale abgeschätzt werden.

Tab. 1 Ursachen des Komas

Strukturelle intrakranielle Erkrankungen
Zerebrovaskuläre Erkrankungen
- Hirnstamm-Infarkte
- Große, ggf. bds. hemisphärielle Infarkte
- bds. Thalamusinfarkte
- Schwere Subarachnoidalblutung
- Hirnstammblutung
- Ausgedehnte Sinusthrombose mit Hirnödem
- Thrombose der inneren Hirnvenen
- intrakranielle Blutung mit Masseneffekt
- Hypophysen-Apoplexie
- Posteriores reversibles Enzephalopathiesyndrom (PRES)
- Hypertensive Enzephalopathie

Schädel-Hirn-Trauma
- bilaterale Kontusionen
- diffuse axonale Schädigung

Tumor
- supratentoriell mit Masseneffekt
- cerebellär mit Masseneffekt
- Hirnstamm
- Diffus infiltrierender Tumor

Infektionserkrankungen
- Bakterielle Meningitis
- intrakranieller Abszess oder multiple Abszesse mit Masseneffekt
- virale Enzephalitis
- tuberkulöse Meningitis
- schwere Meningoenzephalitis durch Plize oder andere seltene Krankheitserreger

Autoimmunerkrankungen
- akute demyelinisierende Enzephalomyelitis (ADEM)
- multiple Sklerose und Neuromyelitis optica Spektrum-Erkrankungen (NMOSD) mit Beteiligung des Hirnstamms oder raumfordernder Läsion an anderen Lokalisationen
- Autoimmunenzephalitis mit Hirnstammbeteiligung

Akuter Hydrozephalus
zerebrale Fettembolie
Thiamin-Mangel (Wernicke-Enzephalopathie)

Diffuse Dysfunktion des Gehirns
- *Hypoxisch*-ischämische Enzephalopathie
- *Epileptische* Anfälle, Status epilepticus
- *Metabolische* Erkrankungen: Hyponatriämie, Hyperkalzämie, Urämie, Hyperammonämie, Hypoglykämie, Hyperglykämie
- *Endokrine* Erkrankungen: Addison-Krise, Hypothyreose
- *Intoxikation*: CO, Cyanid, Opiate, Alkohol und andere Drogen, Sedativa
- unerwünschte *Arzneimittelwirkungen*: Serotonin-Syndrom, malgnes Neuroleptika-Syndrom
- *Respiratorische Insuffizienz*: Hypoxie, Hyperkapnie
- *Septische* Enzephalopathie
- *Hypothermie*

Hierzu zählen neben der Reaktion auf Schmerzreize Spontanbewegungen, Hirnstammreflexe, Körperhaltung, Muskeltonus und Spontanatmung.

1.2.1 Glasgow Coma Scale

Alternativ kann die Schwere der Bewusstseinsstörung mit der Glasgow Coma Scale ermittelt werden (Teasdale und Jennett 1974). Hierbei wird der jeweils besten Reaktion in den folgenden Kategorien ein Punktwert zugeordnet:

- Augenöffnen (1–4 Punkte),
- verbale Antwort (1–5 Punkte) und
- motorische Reaktion (1–6 Punkte).

Diese Skala wurde ursprünglich für Patienten mit akutem Schädel-Hirn-Trauma entwickelt. Ihre **Vorteile** sind die einfache Handhabung sowie die standardisierbare und reproduzierbare Durchführbarkeit. Ein **Nachteil** ist, dass die **Lokalisation** der Schädigung nicht berücksichtigt wird. So wird z. B. ein Patient mit einem linksseitigen Mediainfarkt und einer Aphasie einen niedrigeren Punktwert erhalten und als tiefer komatös eingestuft als ein Patient mit einem rechtsseitigen Mediainfarkt, der keine Aphasie aufweist. Häufig ist es besser, den Zustand des Patienten mit einigen Worten zu beschreiben als sich auf eine bloße Zahl zu beschränken.

1.3 Diagnostik

Die initiale Diagnostik und Behandlung muss zügig erfolgen (Abb. 1).

Nach Sicherung der Vitalfunktionen erfolgt die Suche nach der Ursache des Komas. Unbedingt muss eine Fremdanamnese erhoben werden, die frühere Krankheiten, derzeitige Medikation, zeitliche Dynamik der Komaentstehung und Beschwerden in der unmittelbaren Vorgeschichte umfasst. Es schließt sich eine kurze allgemeine und neurologische Untersuchung an. Bei der allgemeinen Untersuchung wird insbesondere auf Herz-Kreislauf-Funktion, Atemfunktion, Atmungsform (Tab. 2), Geruch der Atemluft, Verletzungen, Hauterscheinungen und Fieber geachtet.

Die neurologische Untersuchung dient der Ermittlung der Komatiefe und soll insbesondere klinische Zeichen einer epileptischen Aktivität (z. B. Myoklonien, Spontannystagmus, Blickdeviation) und fokale neurologische Symptome aufdecken (Übersicht).

Neurologische Untersuchung beim bewusstseinsgestörten Patienten

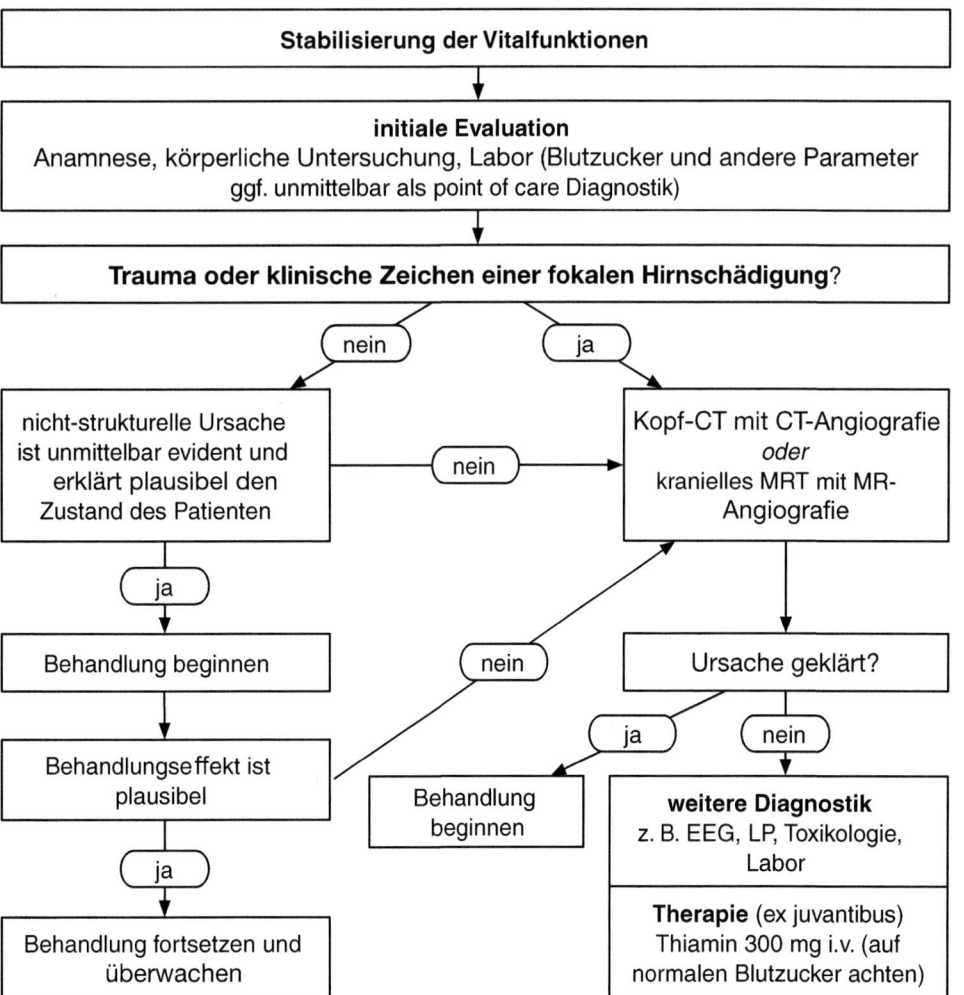

Abb. 1 Intiale Diagnostik und Behandlung von Patienten mit akutem Koma

Tab. 2 Pathologische Atmungsformen

Bezeichnung	Beschreibung	Ursache
Cheyne-Stokes-Atmung	Periodisch, alternierend vertiefte Atmung und Apnoepausen	Bilaterale kortikale Läsionen, metabolische Enzephalopathie, dienzephale Läsion, erhöhter intrakranieller Druck
Hyperventilation	Regelmäßige Atmung mit erhöhter Frequenz	Zentral: Läsion der Formatio reticularis, bds. Thalamusläsionen
		Metabolisch: Hypoxämie, Ketoazidose (Kussmaul-Atmung)
Apneuistische Atmung	Verlängerte Pause nach der Inspiration oder Respirationskrampf bei der Inspiration	Läsion des mittleren oder kaudalen Pons oder des dorsolateralen Tegmentums (z. B. Basilaristhrombose)
Biotsche Atmung (ataktische Atmung)	Unregelmäßiger Wechsel von oberflächlichen und tiefen Atemzügen, regellose Pausen	Läsion der dorsomedialen Medulla oblongata (z. B. Meningitis, Prozesse der hinteren Schädelgrube) oder des ventralen Anteils des Mittelhirns (Tegmentum)
„Undines Fluch"	Normale Atmung im Wachzustand, Sistieren der Atmung im Schlaf/bei Ablenkung	Läsion von Medulla oder oberem Halsmark, Differenzialdiagnose: Schlafapnoe
Hypoventilation	Flache Atmung mit verringertem Atemminutenvolumen	Schädigung des unteren Hirnstamms, metabolisch (z. B. Myxödem), Sedativa, Lungenerkrankungen, neuromuskuläre Erkrankungen

- Meningismus (vor Prüfung muss eine Fraktur im HWS-Bereich ausgeschlossen werden); **Cave**: Meningismus kann im Koma fehlen
- Pupillengröße (weit/mittelweit/eng), -form (rund/entrundet) und -reaktion (normal/träge/fehlend jeweils bei direkter und indirekter Beleuchtung)

    - bds. Miosis: z. B. Opiate, pontine Läsionen, CO_2-Narkose
    - bds. Mydriasis mit erhaltener Lichtreagibilität: z. B. Serotonin-Syndrom
    - Anisokorie: Kompression des Mittelhirns (oder Läsion ebendort) oder des N. oculomotorius

Spontane Augenbewegungen, z. B.

- „Déviation conjugée" (horizontale konjugierte Blickdeviation): Läsion ipsilateral im Kortex („der Patient schaut seinen Herd an") oder kontralateral im Thalamus oder Pons; bei epileptischem Fokus kontralateral im Kortex
- horizontale Bulbusdivergenz: leichtgradig ist diese z. B. bei tief sedierten Patienten normal, auch im tiefen Koma ohne substanzielle Hirnschädigung; eine deutliche Bulbusdivergenz kann eine Hirnschädigung anzeigen, hat aber keine neurologisch topische Bedeutung
- vertikale Bulbusdivergenz (skew deviation): Läsion im Hirnstamm
- „Ocular bobbing" (plötzliche konjugierte Abwärtsbewegung der Bulbi mit nachfolgender langsamer Aufwärtsbewegung): bilaterale Ponsläsion oder diffuse zerebrale Schädigung
- „Ocular dipping" (langsame, konjugierte, extreme Abwärtsbewegung der Bulbi, nach einigen Sekunden rasche Rückkehr in die Ausgangsstellung): diffuse Hypoxie
- „schwimmende" Bulbi (langsame, unregelmäßige, nicht immer konjugierte, horizontale Augenbewegungen): diffuse Hirnschädigung mit intaktem Hirnstamm
- Kornealreflex
- Würg- und Hustenreflex
- Okulozephaler Reflex (Puppenaugen- oder Puppenkopfphänomen): im Koma lösen bei intaktem Hirnstamm rasche, passive Bewegungen des Kopfes gegenläufige konjugierte Bulbusbewegungen aus; vor Prüfung HWS-Fraktur ausschließen

Spontanbewegungen (gerichtet, ungerichtet, symmetrisch, asymmetrisch) nicht-epileptische Myoklonien: metabolisch (hepatisch, renal, Elektrolytentgleisungen (Ca, Na, Mg)), toxisch (Opioide, Lithium, serotonerge Medikamente), hypoxisch. Differenzialdiagnostisch: Lance Adams Syndron (Aktionsmyoklonien bei nicht komatösen kontaktierbaren und reagiblen Patienten)

Epileptische Myoklonien: in der Regel rhythmisch, fokal, segmental oder generalisiert, ggf. Stimulus-sensitiv

Beugesynergismen: spontan oder Stimulus-sensitiv, betrifft in der Regel die oberen Extremitäten symmetrisch, v. a. bei ausgedehnter kortikaler Schädigung

Strecksynergismen: spontan oder Stimulus-sensitiv, betrifft zunächst die unteren Extremitäten, mit zunehmender zerebraler Schädigung auch die oberen; kann eine schwere Hirnschädigung anzeigen mit funktioneller Trennung von Großhirn und Hirnstamm

Lazarus-Zeichen: spontan oder Stimulus-sensitiv, Beugung im Ellenbogengelenk, Adduktion im Schultergelenk, Extension der Handgelenke; kann im Zustand des irreversiblen Hirnfunktionsverlustes als intendierte Bewegung fehlgedeutet werden („greift nach dem Tubus")

Spinale Automatismen: spontan oder Stimulus-sensitiv, zumeist beidseite Beugung der Beine im Hüft-, Knie- und

Sprunggelenk, bei spinalen Läsion und auch bei ausgedehnten zerebralen Läsionen

Muskeleigenreflexe: diagnostisch im Koma häufig wenig hilfreich

Pyramidenbahnzeichen: können bei akuter Schädigung der Pyramidenbahnen auch fehlen

Reaktion auf Schmerzreiz (gerichtet, ungerichtet)

Ergeben sich Hinweise auf eine fokale Läsion (z. B. durch Asymmetrie der klinischen Befunde), so ist eine strukturelle Hirnschädigung (Ischämie, Blutung, Schädel-Hirn-Trauma, Tumor) wahrscheinlicher als eine metabolische Entgleisung. Auf der Basis der anamnestischen Hinweise und klinischen Untersuchungsergebnisse kann die in der Übersicht dargestellte laborgestützte und apparative Diagnostik eingesetzt werden.

Weiterführende apparative und Labordiagnostik

- Labor (Suche z. B. nach Hyo-/Hyperglykämie, Hypo-/Hypernatriämie, Hypo-/Hyperkalzämie, Leber- oder Niereninsuffizienz, Myokardinfarkt, Sepsis, Hypoxie, Hyperkapnie, Hypothyreose, Addison-Krise)
- Glukose (Schnelltest), Elektrolyte, Leberenzyme, Ammoniak, Nierenretentionswerte, CK, CK-MB, Troponin, CRP, Procalcitonin (ggf. auch Interleukin-6), arterielle Blutgasanalyse, Osmolalität, Blutbild, Gerinnung, Schilddrüsenwerte, Kortisol, Laktat
Bei hypoxisch-ischämischer Enzephalopathie nach Herzstillstand neuronenspezifische Enolase (s) nach 3 Tagen zur Prognosebestimmung (Konzentration > 90 mg/ml zeigt schlechte Prognose an (Leitlinien der DGN 2017), Tab. 3)
- EKG (z. B.: Infarktzeichen, Brady-/Tachykardie, absolute Arrhythmie)
- Bildgebende Verfahren (CCT mit arterieller und venöser CT-Angiographie, ggf. auch Perfusions-CT (z. B. zum Nachweis einer Basilaristhrombose, Hirnvenen- oder Sinusthrombose), cMRT inkl. Diffusionswichtung (DWI) und MR-Angiographie (z. B. akut zum Nachweis eines frischen Infarktes (DWI) oder einer Herpesenzephalitis)
- Lumbalpunktion (Zellzahl, Protein, Laktat, ggf. Erregerdiagnostik; zuvor muss eine Erhöhung des intrakraniellen Drucks mittels CCT oder cMRT unwahrscheinlich gemacht werden)
- Toxikologie (Blut, Urin, Mageninhalt)
- EEG (Status epilepticus?)
- Evozierte Potenziale (insbesondere Medianus-SEP zur Prognoseabschätzung bei hypoxischer Enzephalopathie, AEP zur Funktionsprüfung des Hirnstamms)
- Echokardiographie (z. B. bei Verdacht auf Endokarditis)

Es ist zu beachten, dass strukturelle Läsionen, die nahezu symmetrisch beide Hemisphären betreffen (wie z. B. multiple Infarkte oder eine Thrombose der inneren Hirnvenen), eine metabolische Ursache vortäuschen können. Andererseits kann eine Stoffwechselentgleisung insbesondere bei älteren Patienten klinisch zu einer fokalen Betonung der neurologischen Ausfälle führen und somit eine strukturelle Läsion vortäuschen. Dies gilt insbesondere für die Hypoglykämie.

Weiterhin ist zu bedenken, dass auch der Nachweis einer metabolischen Störung nicht mit dem Ausschluss einer strukturellen Hirnläsion gleichgesetzt werden darf, da Stoffwechselentgleisungen als Folge einer strukturellen Läsion auftreten können. Entsprechend zwingend sind aus diesen Gründen bei den meisten komatösen Patienten die neuroradiologische Untersuchung sowie ggf. auch die Liquordiagnostik.

1.4 Therapie

Zunächst muss immer eine Hypoglykämie ausgeschlossen oder ggf. mittels Gabe von Glukose (16–25 g i.v.) behandelt werden. Da die **Hypoglykämie** eine sehr häufige Ursache des Komas darstellt und eine länger dauernde Hypoglykämie zu irreversiblen Hirnschäden führen kann, sollte diese Maßnahme vor zeitaufwendigeren Untersuchungen möglichst rasch durchgeführt werden.

Falls Hinweise auf das Vorliegen einer Wernicke-Enzephalopathie bestehen, sollten zusätzlich zur Glukoseinfusion 300 mg **Thiamin** i.v. verabreicht werden, da die alleinige Gabe von Glukose bei Patienten mit Thiaminmangel eine Wernicke-Enzephalopathie hervorrufen kann. Bei andauerndem Koma und weiterhin unklarer Komaursache sollte die Thiamin-Gabe fortgeführt werden (z. B. mit 3-mal 300 mg pro Tag).

Andere Therapien sind von der Ursache des Komas abhängig, sodass eine adäquate Therapie nur eingeleitet werden kann, wenn die Ursache des Komas feststeht.

1.5 Differenzierung komaähnlicher Syndrome

Verschiedene Syndrome sind dem Koma ähnlich und können zu Verwechslungen Anlass geben. Sowohl die Klassifikation als auch die Nomenklatur dieser Syndrome sind derzeit im Fluss, da insbesondere durch funktionelle bildgebende Verfahren zunehmend neue Erkenntnisse gewonnen werden. So konnten in Einzelfällen Reaktionen auf Stimuli auch bei solchen Patienten sichtbar gemacht werden, die allein auf der Basis der klinischen Untersuchung als reaktionslos galten (Bruno et al. 2011; Cruse et al. 2011). Solche Studien sind allerdings nicht unumstritten, und die Diskussion ist noch nicht beendet.

Tab. 3 Metabolische Störungen mit zerebralen Manifestationen (Prange und Bitsch 2004). Alle genannten Erkrankungen können in unterschiedlichem Ausmaß auch zu Bewusstseinsstörungen führen

Störung	Symptome	Diagnostik/Prognose	Therapie
Hypoxie	Koma, Verwirrtheit, Myoklonien, epileptische Anfälle, Mydriasis	Neuronenspezifische Enolase (im Blut), EEG, CCT, MRT, AEP, Medianus-SEP sehr schlechte Prognose bei Erfüllen von einem der folgenden Kriterien, wenn Medikamenteneinfluss und Hypothermie ausgeschlossen sind (Leitlinien der Deutschen Gesellschaft für Neurologie 2017): – NSE-Spiegel nach 72 h > 90 ng/ml – Medianus-SEP mit beidseitig erloschenen kortikalen Potenzialen N20 (nach 72 h) schlechte Prognose (vereinzelt günstiger Verlauf möglich) bei Status epilepticus oder Status myoclonicus innerhalb von 48 h nach Hypoxie und > 30 min Dauer (Status myoclonicus: Koma, kontinuierliche generalisierte Myoklonien, maligne EEG-Befunde (flaches EEG, Alpha-Koma, Burst suppression) ohne Ansprechen auf antikonvulsive Therapie schlechte Prognose bei ausgeprägtem Ödem und aufgehobener Mark-Rinden-Grenze im CCT oder bei ausgedehnten Läsionen im MRT (DWI) im Kortex und den Basalganglien (Leitlinien DNG 2017)	therapeutische Hypothermie bei Hypoxie nach Herzstillstand (32–36 °C über 24 h, danach kontrollierte Erwärmung um 0,5 °C/h) (Leitlinie DGN 2017)
Hyperglykämie: ketoazidotisches/ hyperosmolares Koma	Polyurie, Polydipsie, Exsikkose, Abgeschlagenheit, ggf. Kussmaul-Atmung, Azetongeruch, Delir	Glukose in Serum und Urin, BGA, Osmolalität	Normalisierung der Stoffwechselsituation
Hypoglykämie	Heißhunger, erhöhter Sympathikotonus, epileptische Anfälle, Sehstörungen, Zephalgie, neurologische Herdsymptome (z. B. Hemiparese)	Glukose im Serum	Normalisierung der Stoffwechselsituation
NNR-Insuffizienz (Addison-Krise)	Abgeschlagenheit, Erbrechen, Hypotonie, Exsikkose, Hyperpigmentierung, abdominale Schmerzen, Adynamie	Na$^+$ (↓), K$^+$ (↑), Kortisol (↓), ACTH (↑ oder ↓ – je nach Ursache), ACTH-Test	100 mg Hydrokortison i.v. alle 6 h, ggf. Rehydratation mit Glukose 5 %
Hypothyreose	Abgeschlagenheit, Reflexverlust, Hypothermie, Hypoventilation, Bradykardie, Hypotonie, Myxödem	T$_3$, T$_4$, TSH, fT$_4$, Cholesterin, respiratorische Azidose, Na$^+$, K$^+$	Normalisierung der Stoffwechselsituation
Thyreotoxikose	Fieber, Schwitzen, Tachykardie, kardiale Rhythmusstörungen, Tremor (zumeist feinschlägiger Halte- und Aktionstremor), Diarrhö	fT$_3$, fT$_4$, TSH, Natrium	Normalisierung der Stoffwechselsituation
Hepatisches Koma	Schläfrigkeit, Asterixis, Foetor hepaticus, Ikterus, Spidernaevi, Palmarerythem, Aszites, Splenomegalie	γ-GT, GOT, GPT, AP, Bilirubin, Ammoniak, Albumin, Quick-Wert, Cholinesterase, Sonographie, EEG (zur Quantifizierung der hepatischen Enzephalopathie), CCT, MRT	Senkung des Ammoniakspiegels und Kompensation der Synthesestörung
Urämisches Koma	Foetor uraemicus, Kussmaul-Atmung, bräunlich-graue Haut, Tremor, Myoklonien, Asterixis, Tetanie, epileptische Anfälle, fokal-neurologische Ausfälle	Kreatinin, Harnstoff, K$^+$, Kalzium, Phosphat, Blutgasanalyse, Blutbild, EEG	Ggf. Behebung der Ursache (obstruktive Uropathie, prärenales Nierenversagen), Dialyse

(Fortsetzung)

Tab. 3 (Fortsetzung)

Störung	Symptome	Diagnostik/Prognose	Therapie
Hyponatriämie	Delir, epileptische Anfälle, bei zentraler pontiner Myelinolyse ggf. Tetraparese, Hirnnervenausfälle, protrahierte Bewusstseinsstörung	Na^+ und Osmolalität im Serum und Urin	Wird eine Hyponatriämie zu schnell ausgeglichen, steigt das Risiko einer zentralen pontinen Myelinolyse. In den ersten 24 h Na-Anstieg von nicht mehr als 10 mmol/l anstreben (Bullmann 2016)
– Dehydratation	Hypotonie, Tachykardie	Kreatinin, Thoraxröntgenaufnahme, CCT, MRT, Lumbalpunktion	NaCl 0,9 % i.v. (Na^+-Anstieg < 1 mmol/l/h bzw. < 10 mmol/l/Tag)
– Überwässerung	Ödeme, Lungenstauung, Aszites		Flüssigkeitsrestriktion, bei instabilem Kreislauf: NaCl 5,85 % fraktioniert, ggf. Diuretika
Hypernatriämie	Exsikkose, Tachykardie, Hypotonie	Na^+, K^+, Blutbild, Blutzucker, Kreatinin, Blutgasanalyse, Durstversuch	Reiner H_2O-Verlust: Glukose 5 %, bei Na^+-Defizit: NaCl 0,9 %
Hypokaliämie	Muskelschwäche, Faszikulationen, Adynamie, kardiale Rhythmusstörungen	K^+ im Serum und Urin, Na^+, Chlorid, Bikarbonat, Blutgasanalyse, Renin, Aldosteron, EKG	KCl i.v. (nicht mehr als 10–20 mmol/h) oder p.o.
Hypokalzämie	Tetanie, epileptische Anfälle, Delir	Ca^{2+}, Na^+, K^+, Kreatinin, AP, Phosphat, Blutgasanalyse, Parathormon, Vitamin D, EKG	Im Notfall 10–20 ml Ca^{2+}-Gluconat 10 % i.v., ansonsten 1–2 g Ca^{2+}-Brausetabletten p.o.
Hyperkalzämie	Delir, Polyurie, Magen-Darm-Ulzera, Pankreatitis	Ca^{2+}, Na^+, K^+, Kreatinin, Blutbild, AP, PSA, Elektrophorese, Parathormon, EKG, CCT	Forcierte Diurese (z. B. Furosemid 40–120 mg i.v.) einmalig 15–60 mg Pamidronsäure i.v. (langsam über 1 h), bei Tumor: Prednison 100 mg/Tag i.v. Dialyse Primärer Hyperparathyreoidismus → Operation
Septische Enzephalopathie	Bewusstseinsstörung, Delir	Blutkulturen, Fokussuche	Therapie der Sepsis

1.5.1 Locked-in-Syndrom

Das Locked-in-Syndrom (Laureys et al. 2005) zeichnet sich durch eine Tetraplegie und die Lähmung fast aller motorischen Hirnnerven aus (die Folge ist u. a. eine Anarthrie). Lediglich vertikale Augenbewegungen und Lidbewegungen sind möglich. Die Patienten sind bei Bewusstsein, nehmen ihre Umgebung wahr und haben in der Regel auch keine kognitiven Störungen. Sehr selten können auch die Augenbewegungen fehlen, was zu der fatalen Fehldiagnose eines Coma vigile (s. unten) führen kann.

Ursache ist eine bilaterale Zerstörung der ventralen Brückenanteile mit den hier verlaufenden motorischen Efferenzen, die zu einer supranukleären motorischen Deefferenzierung führt. Das Locked-in-Syndrom ist am häufigsten Folge einer Basilaristhrombose und seltener bedingt durch pontine Tumoren, pontine Blutungen, eine zentrale pontine Myelinolyse oder ein Schädel-Hirn-Trauma.

1.5.2 Schwere generalisierte neuromuskuläre Erkrankungen

Patienten mit schweren neuromuskulären Erkrankungen – wie Guillain-Barré-Syndrom, Myasthenia gravis, paralytische Poliomyelitis oder schwere Hypokaliämie – können eine Tetraparese und eine Parese der Hirnnerven entwickeln – ein Zustand, der Ähnlichkeit mit einem Koma oder einem Locked-in-Syndrom aufweist. Die fehlende Bewusstseinsstörung, die anderen Charakteristika der zugrunde liegenden Erkrankung und die Umstände der Entwicklung des Zustands gestatten jedoch meist die Abgrenzung.

1.5.3 Syndrom reaktionsloser Wachheit (früher: persistent vegetative state, Wachkoma, Coma vigile, apallisches Syndrom)

Patienten mit einem Syndrom der reaktionslosen Wachheit machen einen wachen Eindruck, da die Augen außer im Schlaf in der Regel geöffnet sind, zeigen jedoch keine kognitiven Funktionen, keine zielgerichteten motorischen Aktivitäten und auch keine Affekte, die in einem erkennbaren Zusammenhang zur jeweiligen Situation stehen.

Die in der Übersicht genannten klinischen Kriterien müssen erfüllt sein, um die Diagnose Syndroms der reaktionslosen Wachheit stellen zu können.

Klinische Kriterien des Syndroms der reaktiponslosen Wachhheit (Bernat 2006; Laureys und Boly 2007; Wijdicks und Cranford 2005)

- Kein Hinweis auf das Vorhandensein eines Bewusstseins oder einer Wahrnehmung der Umwelt; keine Interaktion mit anderen Personen.
- Keine willkürlichen Reaktionen auf visuelle, akustische, taktile oder Schmerzreize.
- Kein Hinweis auf Sprachverständnis oder sprachliche Äußerungen.
- Intermittierende Phasen von Wachheit (Schlaf-wach-Zyklen)
- Ausreichend erhaltene hypothalamische und autonome Hirnstammfunktion, um mit Hilfe von Medikamenten und Pflege zu überleben.
- Blasen- und Mastdarminkontinenz
- In unterschiedlichem Ausmaß erhaltene Hirnnervenfunktionen (Pupillenraktion, okulozephaler Reflex, Kornealreflex, vestibulookulärer Reflex, Würgereflex) und spinale Reflexe.

Ursachen des Syndroms der reaktionslosen Wachheit (SRW) sind u. a. Hypoxie, Hypoglykämie, Enzephalitis und Schädel-Hirn-Trauma. Beim Schädel-Hirn-Trauma führt in der Regel eine diffuse axonale Schädigung zum SRW, bei anderen Erkrankungen, z. B. der Hypoxie, finden sich am häufigsten beidseitige Thalamusläsionen und ausgedehnte Kortexläsionen.

Prognose: Die Chancen, dass sich ein Patienten von einem SRW wieder erholt, sind 12 Monate nach einem traumatischen und 3 Monate nach einem nichttraumatischen Hirnschaden gering (Bernat 2006; Leitlinien der Deutschen Gesellschaft für Neurologie 2017; Wijdicks und Cranford 2005), wenngleich auch jenseits von 12 Monaten vereinzelt noch positive Verläufe vorkommen – vornehmlich in Bezug auf eine Kontaktaufnahme mit der Umwelt und nicht in Bezug auf das Erreichen von Unabhängigkeit. Bei der hypoxisch-ischämischen Enzephalopathie nach Herzstillstand sagen NSE-Werte von > 90 ng/ml und/oder bilateral fehlende kortikale Potenziale (N20) der somatosensorisch evozierten Potenziale am Tag 3 nach dem Ereignis eine schlechte Prognose voraus (Tod, SRW oder sehr schwere neurologische Störungen) (Leitlinien der DGN, 2017).

1.5.4 Syndrom des minimalen Bewusstseins (minimally conscious state, minimally responsive state) und akinetischer Mutismus

Patienten mit diesen Syndromen machen einen wachen Eindruck, reagieren aber im Gegensatz zu Patienten im PVS in unterschiedlichem Ausmaß auf ihre Umwelt. Die Grenzen zwischen dem Syndrom des minimalen Bewusstseins (SMB) und dem akinetischen Mutismus (AM) sind fließend.

Der SMB entspricht in vielerlei Hinsicht dem SRW, zeichnet sich aber durch mindestens eine der folgenden Eigenschaften aus (Bernat 2006; Bruno et al. 2011; Wijdicks und Cranford 2005):

- Einfache Aufforderungen werden befolgt.
- Gestische oder verbale Ja/Nein-Antworten (unabhängig von deren Richtigkeit).
- Verständliche Verbalisation.
- Zielbewusstes Verhalten, einschließlich Bewegungen oder Affekte, die in Zusammenhang zu externen Stimuli und nicht reflektorisch auftreten. Beispiele:
- situativ adäquates Lachen oder Weinen,
- Lautäußerungen oder Gesten als direkte Antwort auf verbale Stimuli oder Fragen,
- Greifen nach Gegenständen mit klarem Zusammenhang zwischen der Lokalisation des Gegenstandes und der Greifrichtung,
- Berühren oder Halten von Objekten in einer an Größe und Form des Objektes angepassten Weise,
- Gezielte Blickfolgebewegungen und nachhaltige Fixierung von Gegenständen.

Der AM ist ein emotionsloser, weitgehend reaktionsloser Zustand. Der Patient fixiert vornehmlich sich bewegende Gegenstände. Der Zustand ist außerdem geprägt von einer starken psychomotorischen Hemmung und Antriebslosigkeit (Abulie). Schmerzreize lösen entweder keine Reaktion aus oder eine Dekortikationsstellung.

Beide Syndrome entstehen am häufigsten durch bilaterale Läsionen im frontoorbitalen Kortex oder in den nach frontal projizierenden Bahnen des ARAS. Meist sind Teile des limbischen Systems mitbetroffen (z. B. Gyrus cinguli). Ursachen sind z. B. bilaterale A.-cerebri-anterior-Infarkte, Traumata oder Tumoren (Faymonville et al. 2004; Wijdicks und Cranford 2005). Beim nicht penetrierenden Schädel-Hirn-Trauma konnte in einer Placebo-kontrollierten Studie gezeigt werden, dass die Gabe von Amantadin (2 × 100 mg, Steigerung stufenweise bis 2 × 200 mg) die Verbesserung des neurologischen Zustandes beschleunigen kann (Giacino et al. 2012).

1.5.5 Prolongierte Hypersomnie

Die Hypersomnie ist definiert als Zustand eines intensiven und permanenten Schlafs, aus dem die Patienten kurzzeitig erweckt werden können. Gähnen und eine normale Schlafposition helfen bei der Unterscheidung zum Koma. Ursache ist u. a. eine beidseitige Thalamusläsion, wie sie bei Thrombosen der Basilarisspitze oder der inneren Hirnvenen vorkommt.

2 Metabolische Störungen

Bei Patienten mit Stoffwechselentgleisungen entwickelt sich das Koma oft langsam, wobei meist Aufmerksamkeitsstörungen und Verwirrtheitszustände vorausgehen. Häufig zeigen die Patienten einen Tremor, oft in Form eines „**flapping tremor**" (**Asterixis**), bevor das Koma eintritt.

Eine normale Pupillenreaktion bei Vorhandensein anderer Zeichen einer Mittelhirnschädigung weist auf eine metabolische Ursache des Komas hin. Atemstörungen und bestimmte Konstellationen in der arteriellen Blutgasanalyse sind oft wegweisend für bestimmte Komaursachen, z. B. Hyperventilation und metabolische Azidose für Diabetes mellitus und Urämie, während Hyperventilation und respiratorische Alkalose bei Lungenerkrankungen, Sepsis und psychiatrischen Erkrankungen auftreten.

Änderungen im Muskeltonus und Reflexstatus sowie Myoklonien und Anfälle können sich im Verlauf eines metabolisch bedingten Komas einstellen.

> In der Regel verursachen rasche Veränderungen der Stoffwechselsituation schwerere Symptome als besonders hohe Absolutwerte, die sich langsam entwickelt haben.

2.1 Ursachen

Die Ursachen endogener metabolischer Störungen sind vielfältig. Am häufigsten sind **Blutzuckerentgleisungen**, **Hypoxie** (z. B. nach Herzstillstand oder nach Status asthmaticus), Leber- und Nierenerkrankungen. Die **septische Enzephalopathie** wird vermutlich einerseits exogen durch Moleküle bakterieller Herkunft, andererseits aber auch endogen durch körpereigene Entzündungsmediatoren verursacht. Noch vor Entstehung eines Komas entwickelt sich eine delirante Symptomatik (hyper- oder hypomotorisch), die dem Auftreten klinischer und laborchemischer Entzündungszeichen Stunden bis Tage vorausgehen kann („die Sepsis fängt im Kopf an").

Zum Teil verursachen metabolische Erkrankungen morphologische Veränderungen des Hirnparenchyms. So können nach einer globalen Hypoxie z. B. ein Hirnödem und später eine Atrophie auftreten. Die pathophysiologischen Veränderungen bei metabolischen Störungen sind uneinheitlich und werden durch die zugrunde liegende Störung bedingt. Die Therapie richtet sich ebenfalls nach der Art der metabolischen Störung. Tab. 3 gibt eine Übersicht über die häufigsten metabolischen Störungen und deren akute Therapie.

3 Irreversibler Hirnfunktionsausfall

Bei hinreichend schwerwiegender Ursache kann nach Eintritt des Komas innerhalb von einigen Stunden ein akuter und irreversibler Funktionsverlust des Gehirns entstehen. Dies trifft insbesondere für das postanoxische Koma zu. Der irreversible Hirnfunktionsausfall ist durch typische klinische, neurophysiologische und bildgebende Befunde charakterisiert (s. u.).

3.1 Pathogenese

Der irreversible Hirnfunktionsausfall kann sich auf der Basis unterschiedlicher Ursachen (hypoxisch, ischämisch, entzündlich, traumatisch, toxisch) entwickeln. Pathogenetische Endstrecke ist allerdings praktisch immer die zunehmende Anoxie als Folge einer graduell oder kontinuierlich erfolgenden Ödementwicklung.

3.1.1 Anatomische Grundlagen

Das Gehirn ist umgeben von einer starren knöchernen Kapsel, die nur eine größere Öffnung, das Foramen magnum, aufweist. Der Schädelinnenraum ist durch harte Bindegewebsduplikaturen, die Falx cerebri und das Tentorium cerebelli, in sich gekammert. Das Tentorium cerebelli grenzt den supratentoriellen Bereich (Großhirn) vom infratentoriellen Raum ab (Zerebellum, Pons, Medulla oblongata). Das Tentorium enthält einen schlitzförmigen Spalt, durch den das Mittelhirn als wichtiges Verbindungsstück zwischen Großhirn bzw. Zwischenhirn auf der einen und Hirnstamm, Kleinhirn und Rückenmark auf der anderen Seite verläuft.

3.1.2 Pathomechanismen

Schädigende Einflüsse rufen im Gehirn ebenso wie in anderen Organen eine **Schwellung** hervor. Ist diese unabhängig von der Ursache sehr ausgeprägt, so kann die Volumenzunahme im Hirnparenchym durch die liquorgefüllten Reserveräume (Ventrikelsystem, basale Zisternen) nicht mehr kompensiert werden. Es kommt zu **Massenverschiebungen**, deren Vektor davon abhängt, ob der volumenbeanspruchende Prozess umschrieben oder generalisiert ist.

3.1.3 Subfalxiale Herniation

Bei primär hemisphäriellen Prozessen führt die Massenverschiebung zur sog. subfalxialen Herniation mit Verlagerung der Mittellinienstrukturen zur kontralateralen (gesunden) Seite (Abb. 2, *Pfeil 1*).

3.1.4 Transtentorielle Einklemmung

Bei Progredienz des raumfordernden Prozesses stellt sich eine Verschiebung des Hirngewebes von kranial nach kaudal ein (Abb. 2, *Pfeil 2*). Typisch für diese Situation ist eine Elongation und Torquierung des Hinstamms. Man spricht von einer transtentoriellen Einklemmung, bei der sich temporobasale Anteile des Großhirns in den Tentoriumschlitz verlagern. Es folgen Symptome wie zunehmende Bewusstseinsstörung, Streckbewegungen der Extremitäten, Miosis, später Mydriasis und Verlust der Lichtreaktion der Pupillen.

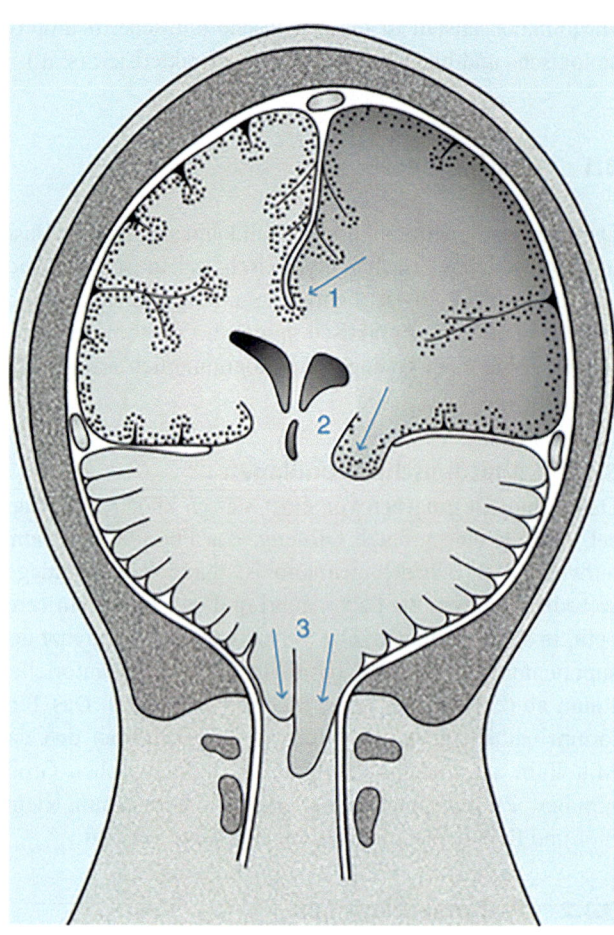

Abb. 2 Intrakranielle Massenverschiebungen bei lokalisiertem Hirnödem: *1* subfalxiale Herniation, *2* transtentorielle Herniation („Einklemmung"), *3* foraminale Herniation

3.1.5 Circulus vitiosus

Die zunehmende Schwellung des Gehirns löst einen Circulus vitiosus aus. Die in Abb. 3 dargestellte Druck-Volumen-Kurve zeigt auf der Y-Achse den intrakraniellen Druckanstieg (ICP) und auf der X-Achse die Volumenzunahme an. Solange die intrakraniellen Reserveräume noch nicht erschöpft sind, führt ein definierter Volumenanstieg des Gehirns (ΔV) zu einem geringeren, gut kompensierten Druckanstieg. Sind jedoch diese Komplementärräume erschöpft, hat eine weitere Volumenzunahme einen massiven Druckanstieg zur Folge. Das hat aus klinischer Sicht die Konsequenz, dass ein kontinuierlich ansteigender intrakranieller Druck zu einer schwer vorhersehbaren, plötzlichen und raschen Verschlechterung des Zustands des Patienten führen kann.

Im Verlauf dieses Prozesses wird der kritische Umkehrpunkt („point of no return") überschritten, wenn der ICP-Wert den des mittleren arteriellen Druckes erreicht. Der zerebrale Perfusionsdruck (CPP = MAP–ICP) ist jetzt Null. Es tritt ein kompletter Durchblutungsstopp ein, der sich zunächst regional entwickelt, dann aber für das Gesamthirn

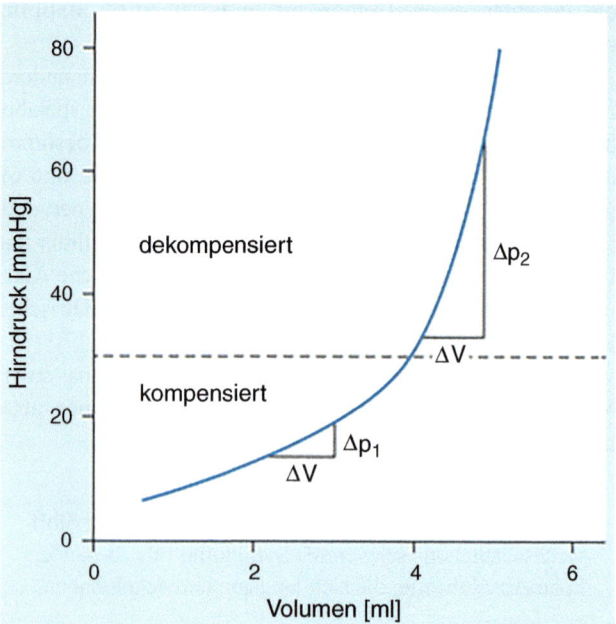

Abb. 3 Intrakranielle Druck-Volumen-Beziehung (Munro-Kellie-Doktrin)

zutrifft, wenn der Prozess auch den infratentoriellen Raum erfasst.

3.1.6 Einklemmung im Foramen magnum

Im Endstadium entsteht das Bild der sog. foraminalen Herniation (Abb. 2, *Pfeil 3*). Sie ist selbst für kurze Zeit nicht mit dem Leben zu vereinbaren, weil wichtige Atmungs- und Kreislaufzentren im unteren Hirnstamm komprimiert und funktionsunfähig werden.

Die komplette Durchblutungsunterbrechung wird vom Hirnparenchym nur über einen Zeitraum von wenigen Minuten überlebt (abhängig vom Alter des Patienten, der Körpertemperatur und dem Grad der Vorschädigung). Bereits ein Abfall der Hirndurchblutung auf 10–15 % des Normalwertes hat eine kritische Reduktion des Energieniveaus der Hirnzellen, den Verlust des Ionengleichgewichts der Zellmembranen und schließlich den Untergang der Zellen zur Folge. Die Überlebenszeit bzw. Wiederbelebungszeit des Hirnparenchyms kann lediglich durch Hypothermie oder massive medikamentöse Stoffwechselsenkungen etwas verlängert werden.

Der irreversible Hirnfunktionsausfall (früher „Hirntod") ist somit das Ergebnis eines Prozesses, bei dem zunächst durch lokale Druckzunahme die lokale Durchblutung gestört wird. Das entstehende Perfusionsdefizit führt zu weiterer Gewebeschädigung und Schwellung mit ICP-Anstieg. Am Ende dieses Prozesses, der wenige Stunden bis einige Tage andauern kann, steht der zerebrale Kreislaufstillstand. Ist dieser erst einmal eingetreten, kann zwar evtl. mit Hilfe der

Intensivtherapie der Körperkreislauf stabilisiert und die Versorgung peripherer Organe sichergestellt werden, das Gehirn ist aber nicht mehr zu retten.

3.2 Kriterien des irreversiblen Hirnfunktionsausfalls

Der irreversible Hirnfunktionsausfall ist ein sicheres Todeszeichen und umfasst den irreversiblen Verlust der Funktion von Großhirn, Kleinhirn und Hirnstamm (Bundesärztekammer 2015). Das Syndrom des irreversiblen Hirnvunktionsausfalls ist klinisch gekennzeichnet durch:

- tiefes Koma mit Verlust sämtlicher motorischer Reaktionen (motorische Aktionen, die auf Rückenmarkniveau generiert werden, sind weiter möglich – spinale Automatismen, Lazarus-Zeichen), Verlust des Muskeltonus sowie Verschwinden der vom Gehirn regulierten autonomen Reaktionen – die hirngesteuerten Reflexe erlöschen in rostral-kaudaler Reihenfolge.
- Verlust der Hirnnerven- und Hirnstammfunktionen.
- Verlust der Atemfunktion.

▶ **Cave** Die Feststellung des irreversiblen Hirnfunktionsverlustes erfordert neben dem Nachweis einer akuten und schweren Hirnschädigung den Ausschluss reversibler Ursachen. Bei schweren Intoxikationen, noch im Blut nachweisbaren wirksamen Konzentrationen von sedierenden/narkotisierenden Medikamenten, medikamentös oder toxisch bedingter Blockade der neuromuskulären Übertragung, reversiblen Erkrankungen des Hirnstamms oder des peripheren Nervensystems, Unterkühlung, Kreislaufschock, endokrinem oder metabolischem Koma sind die genannten Kriterien daher nicht ohne Einschränkungen anwendbar.

3.3 Diagnostik des irreversiblen Hirnfunktionsausfalls

Die diagnostische Verifizierung des irreversiblen Hirnfunktonsausfalls ist in mehreren Schritten vorzunehmen (Abb. 4) und auf dem veröffentlichten Musterprotokollbogen zu dokumentieren (Bundesärztekammer 2015). Am Anfang steht der zweifelsfreie Nachweis einer akuten, schweren, primären oder sekundären Hirnschädigung. Reversible Ursachen eines Hirnfunktionsausfalls (s. o.) müssen ausgeschlossen werden. Es folgt die Feststellung des Komas, der Hirnstammarflexie und der Apnoe. Anschließend muss die Irreversibilität nachgewiesen werden durch Untersuchungen im zeitlichen Verlauf oder technische Zusatzuntersuchungen (Abb. 4).

3.3.1 Klärung der Ursache

Die Ursache des zum irreversiblen Hirnfunktionsausfall führenden Prozesses muss aufgeklärt werden. Eine eindeutige Diagnose ist die Voraussetzung für die **Feststellung** des Hirntodes. „Primäre" zerebrale Prozesse sind schwere Schädel-Hirn-Verletzungen, intrakranielle Blutungen, große Hirninfarkte, Enzephalitiden, akute Verschlusshydrozephali und Hirntumoren. Als „sekundäre" Hirnschädigungen werden u. a. zerebrale Hypoxie nach Herz-Kreislauf-Stillstand, schwere Intoxikationen und Sepsis mit Multiorganversagen klassifiziert.

3.3.2 Klinische Untersuchung

Das Hirntodsyndrom (Koma, Hirnstammareflexie, Apnoe) ist durch zwei von einander unabhängige Untersucher zu verifizieren. Die Untersucher (approbierte Ärzte) müssen über mehrjährige Erfahrungen in der Intensivbehandlung von Patienten mit schweren Hirnschädigungen und über eine Facharztanerkennung verfügen. Mindestens einer der beteiligten Ärzte muss Facharzt für Neurologie oder Neurochirurgie sein. Bei Kindern bis zum vollendeten 14. Lebensjahr muss einer der Ärzte Facharzt für Kinder- und Jugendmedizin sein. Die Ärzte dürfen keinem Transplantationsteam angehören.

Zu untersuchen sind im Einzelnen (Befunde beim irreversiblen Hirnfunktionsverlust in Klammern)

- Ausmaß der Vigilanzminderung (Koma)
- Pupillen (bds. lichtstarr, weit)
- Kornealreflex (fehlend)
- okulozephaler Reflex [gegenläufige Bewegung der Bulbi bei passiver Kopfdrehung] (fehlend)
- vestibulookulärer Reflex [Bulbusbewegungen nach Kaltspülung des äußeren Gehörganges] (fehlend)
- Schmerzreaktionen im Trigeminusversorgungsbereich und außerhalb davon (fehlend)
- Pharyngeal- und Trachealreflex (fehlend)
- Spontanatmung (Ausfall): Nachweis durch Apnoetest (fehlender Atemantrieb bei Hyperkapnie)

Der Untersucher muss außerdem die **Körpertemperatur** registrieren.

Sedierende Medikamente müssen bezüglich ihres Einflusses auf die aktuelle Bewusstseinslage erfasst werden. Informationen über Vorgeschichte und bisherigen Verlauf sind notwendig. Das Auftreten vegetativer Entgleisungen wie Temperaturabfall, Elektrolytstörungen und Urinflut

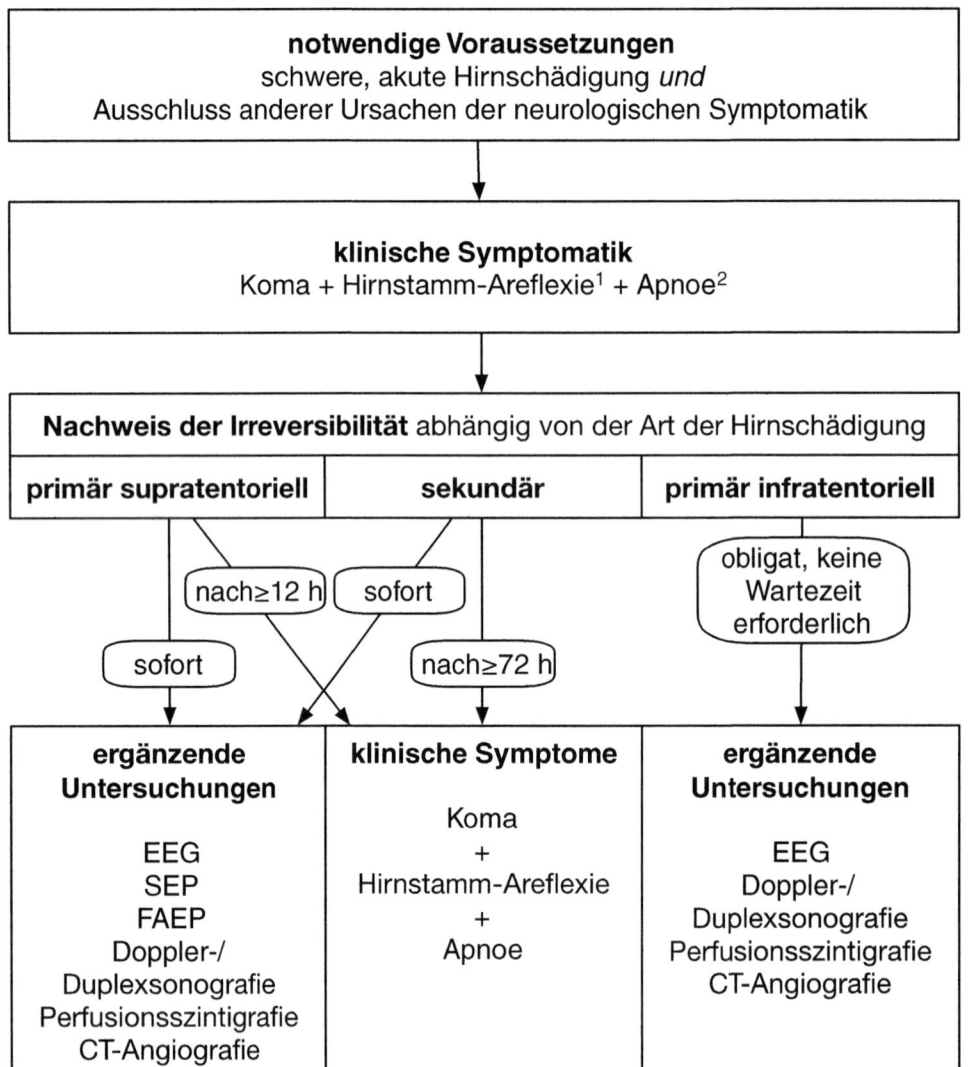

Abb. 4 Diagnostik des irreversiblen Hirnfunktionsausfalls ab Beginn des dritten Lebensjahres (Bundeärztekammer 2015). [1]Wenn nicht alle Hirnstammreflexe untersucht werden können, muss eine ergänzende apparative Untersuchung erfolgen. [2]Wenn kein Apnoe-Test durchgeführt werden kann oder der Ausgangs-p_aCO_2 über 45 mmHg beträgt, muss durch ein apparatives Zusatzverfahren der zerebrale Perfusionsstillstand nachgewiesen werden.

(Diabetes insipidus) wird für die Diagnose des Hirntodes nicht gefordert, es stützt aber die Diagnose.

3.3.3 Nachweis der Irreversibilität

Der Nachweis der Irreversibilität ist obligat. Hierfür wird im einfachsten Falle eine bestimmte **Beobachtungszeit** verlangt (Abb. 4), nach deren Verstreichen die beiden Untersucher ihren klinischen Befund bestätigen müssen.

3.3.4 Zusatzuntersuchungen

Um die diagnostische Prozedur durch Wegfall der Beobachtungszeit zeitlich zu verkürzen, sind ergänzende Untersuchungen zum Nachweis der Irreversibilität vorgesehen (Befunde beim irreversiblen Hirnfuktionsverlust in Klammern):

EEG (Nullinien-EEG)

Frühe akustisch evozierte Potenziale [FAEP] (progredienter Verlust der Wellen mit oder ohne Erhalt der Wellen I und II; isoliertes Erhaltensein der Wellen I und II ein- oder beidseitig)

Somatosensorisch evozierte Potenziale des N. medianus [SEP] (Ausfall der kortikalen Potenziale bds.)

extra- und transkranielle Doppler-/Duplexsonografie der hirnversorgenden Arterien oder Hirnperfusionsszintigrafie oder CT-Angiografie (zerebraler Perfusionsstillstand)

Für alle apparativen Zusatzuntersuchungen wurden klar definierte Durchführungs- und Bewertungsbestimmungen von den entsprechenden Fachverbänden vorgegeben. Sie können der weiterführenden Literatur entnommen werden (Bundesärztekammer 2015) (Näheres in ▶ Kap. 51, „Neuromuskuläre Erkrankungen bei Intensivpatienten").

Literatur

Berkeley JL, Romergryko GG (2010) Coma and brain death. In: Robey MT (Hrsg) Neurocritical care. Cambridge University Press, Cambridge

Bernat JL (2006) Chronic disorders of consciousness. Lancet 367: 1181–1192

Brown EN, Lydic R, Schiff ND (2010) General anesthesia, sleep, and coma. N Engl J Med 363(27):2638–2650

Bruno MA, Vanhaudenhuyse A, Thibaut A, Moonen G, Laureys S (2011) From unresponsive wakefulness to minimally conscious PLUS and functional locked-in syndromes: recent advances in our understanding of disorders of consciousness. J Neurol 258: 1373–1384

Bullmann C, Hyponatriämie (2016) Arzneiverordnung in der Praxis Bd 43, 4. https://www.akdae.de/Arzneimitteltherapie/AVP/Artikel/201604/188h/index.php

Bundesärztekammer (2015) Richtlinie gemäß § 16Abs. 1 S.1 Nr. 1 TPG für die Regeln zur Feststellung des Todes nach § 3 Abs.1 S.1 Nr. 2 TPG und die Verfahrensregeln zur Feststellung des endgültigen, nicht behebbaren Ausfalls der Gesamtfunktion des Großhirns, des Kleinhirns und des Hirnstamms nach § 3 Abs. 2 Nr. 2 TPG, Vierte Fortschreibung. Deutsches Ärzteblatt. https://www.bundesaerztekammer.de/fileadmin/user_upload/downloads/irrev.Hirnfunktionsausfall.pdf

Cruse D, Chennu S, Chatelle C, Bekinschtein TA, Fernández-Espejo D, Pickard JD, Laureys S, Owen AM (2011) Bedside detection of awareness in the vegetative state: a cohort study. Lancet 378:2088–2094

Faymonville ME, Pantke KH, Berré J et al (2004) Zerebrale Funktionen bei hirngeschädigten Patienten. Was bedeuten Koma, Vegetative state, minimally conscius state, Locked-in Syndrom und Hirntod. Anaesthesist 53:1195–1202

Giacino JT, Whyte J, Bagiella E, Kalmar K, Childs N, Khademi A, Eifert B, Long D, Katz DI, Cho S, Yablon SA, Luther M, Hammond FM, Nordenbo A, Novak P, Mercer W, Maurer-Karattup P, Sherer M (2012) Placebo-controlled trial of amantadine for severe traumatic brain injury. N Engl J Med 366:819–826

Laureys S, Boly M (2007) What is it like to be vegetative or minimally conscious? Curr Opin Neurol 20:609–613

Laureys S, Pellas F, Van Eeckhout P, Ghorbel S, Schnakers C, Perrin F, Berre J, Faymonville ME, Pantke KH, Damas F, Lamy M, Moonen G, Goldman S (2005) The locked-in syndrome: what is it like to be conscious but paralyzed and voiceless? Prog Brain Res 150:495–511

Leitlinien für Diagnostik und Therapie in der Neurologie: Hypoxisch-ischämische Enzephalopathie (HIE) im Erwachsenenalter. 16. September 2017, gültig bis: 15. September 2022. https://dgn.org/leitlinien/ll-030119-2018-hypoxisch-ischaemische-enzephalopathie-hie-im-erwachsenenalter/

Prange W, Bitsch A (Hrsg) (2004) Neurologische Intensivmedizin – Praxisleitfaden für neurologische Intensivstationen und Stroke Units. Thieme, Stuttgart

Sakusic A, Rabinstein AA (2021) Acute Coma. Neurol Clin 39:257–272

Teasdale G, Jennett B (1974) Assessment of coma and impaired consciousness. A practical scale. Lancet II:81–83

Wijdicks EFM, Cranford RE (2005) Clinical diagnosis of prolonged states of impaired consciousness in adults. Mayo Clin Proc 80(8): 1037–1046

Zerebrovaskuläre Notfälle

Thorsten Steiner, Lea Küppers-Tiedt, Stefan Schwab und Werner Hacke

Inhalt

1 Einleitung 771
2 Klinisches Bild 772
2.1 Differenzialdiagnosen 772
2.2 Neurologisches Bild 772
3 Aufnahme auf die Intensivstation 772
3.1 Indikationen 772
3.2 Akutversorgung 773
4 Ischämischer Hirninfarkt 774
4.1 Ätiologie 774
4.2 Diagnostik 774
4.3 Therapie 775
5 Intrazerebrale Blutung 777
5.1 Ätiologie 777
5.2 Diagnostik 778
5.3 Therapie 778
6 Subarachnoidale Blutung 780
6.1 Klinisches Bild 780
6.2 Diagnostik 780
6.3 Therapie 781

Literatur 783

T. Steiner (✉)
Neurologische Klinik, Varisano-Kliniken Frankfurt Hoechst, Frankfurt am Main, Deutschland

Neurologische Klinik, Universitätsklinik Heidelberg, Heidelberg, Deutschland
E-Mail: neurologie@varisano.de

L. Küppers-Tiedt
Klinik für Neurologie, Varisano – Klinikum Frankfurt Höchst, Frankfurt, Deutschland
E-Mail: lea.kueppers@varisano.de

S. Schwab
Neurologische Klinik, Universitätsklinikum Erlangen, Erlangen, Deutschland
E-Mail: stefan.schwab@uk-erlangen.de

W. Hacke
Universitaetsklinikum Heidelberg, Neurologische Klinik, Heidelberg, Deutschland
E-Mail: werner_hacke@med.uni-heidelberg.de

1 Einleitung

Unter zerebrovaskulären Notfällen werden in diesem Kapitel folgende Krankheitsbilder zusammengefasst:

- akute zerebrale ischämische Infarkte (AIS),
- spontane intrazerebrale Blutungen (ICB),
- subarachnoidale Blutungen (SAB),

Die Reihenfolge dieser Aufstellung entspricht der Häufigkeit der Krankheitsbilder (Tab. 1; Feigin et al. 2021).

Tab. 1 Häufigkeit zerebrovaskulärer Notfälle

Art des Notfalls	Häufigkeit [ca %]
Ischämischer Schlaganfall	80
Intrazerebrale Blutung	15
Subarachnoidale Blutung	5
Andere vaskuläre Malformationen	< 1

2 Klinisches Bild

Erstes Kriterium bei der klinischen Evaluation ist die **Vigilanz**: Verletzungen der Hemisphären führen erst dann zu einer Vigilanzminderung, wenn entweder beide Hemisphären betroffen sind oder wenn es durch eine Raumforderung in einer Hemisphäre zu einer Hirnstammkompression kommt. Infratentorielle Prozesse führen häufig bereits bei Symptombeginn zu einer ausgeprägten Vigilanzminderung.

2.1 Differenzialdiagnosen

Prinzipiell ist ein **ischämischer Hirninfarkt** klinisch nicht mit ausreichender Sicherheit von einer **intrazerebralen Blutung** zu unterscheiden. Große Blutungen führen im Durchschnitt früher zu einer Vigilanzminderung als Infarkte. Der Kliniker erlebt jedoch häufig nicht den initialen Verlauf. Der dringende klinische Verdacht eines Schlaganfalls ergibt sich aus der Akuität des Symptombeginns und dem Vorliegen fokaler neurologischer Defizite. In der Notfallsituation können **Syndrome der Hemisphären** von **infratentoriellen Syndromen** unterschieden werden. Diese Unterscheidung ist wichtig, da im Hirnstamm lebenswichtige Steuerungsfunktionen für Herz, Kreislauf und Atmung lokalisiert sind und Hirnstammprozesse daher einen akut letalen Ausgang nehmen können.

2.2 Neurologisches Bild

Fokale Defizite treten bei einer **Schädigung der Hemisphären** kontralateral (sensomotorische Hemiparese) auf, während Hirnstammläsionen (oberhalb der Pyramidenbahnkreuzung) zu beidseitigen (Tetraparese) oder gekreuzten Symptomen (z. B. kontralaterale Hemiparese mit dissoziierter Sensibilitätsstörung und ipsilateraler Hirnnervenparese) führen. Beispielsweise können Achsabweichungen der Bulbi, Nystagmen, Okulomotorikstörungen, Störung des Pupillen- oder Cornealreflexes, Schluckstörungen oder Dysarthrie als Zeichen der Hirnstammschädigung auftreten.

Schädigungen bestimmter Gangliengruppen führen zu Atemstörungen (dorsolateraler Pons), Schwindel (Vestibulariskerne: lateraler Pons) und Erbrechen (Area postrema in der Medulla oblongata). Dysarthrie, Ataxie und Vigilanzminderung können sowohl bei Läsionen der Hemisphären als auch bei infratentoriellen Läsionen auftreten. Bei der gezielten Suche nach weiteren klinischen Kennzeichen der jeweiligen Syndrome gelingt die differenzialdiagnostische Eingrenzung in den meisten Fällen.

3 Aufnahme auf die Intensivstation

3.1 Indikationen

▶ Eine progrediente neurologische Verschlechterung, vor allem der Vigilanz kann durch prolongierte Blutung, Hirnödem oder Liquorzirkulationsstörung bedingt sein und ist eine Indikation zur Aufnahme auf die Intensiv-station.

Patienten mit **initialer Bewusstseinstrübung, schwerer SAB** oder mit **ausgedehnter ICB** müssen intensivmedizinisch überwacht werden, falls eine therapeutische Konsequenz zu erwarten ist. Bei exzessiver Hypertonie ist eine adäquate Blutdrucküberwachung und -therapie meist nur auf der Intensivstation möglich.

Ergeben sich aus der initial durchgeführten kranialen Computertomographie (CCT) Hinweise auf eine **Liquorzirkulationsstörung**, z. B. bei Blutungen mit Ventrikeleinbruch, SAB, raumfordernder Kleinhirn- oder Hirnstamminfarkt oder bei Verdacht auf eine Kompression des III. Ventrikels bzw. eine Blockade des Foramen Monroi, sind eine Ventrikeldrainage und intensivmedizinische Überwachung notwendig.

> **Übersicht**
> **Allgemeine Maßnahmen**
> - Therapie der respiratorischen Insuffizienz: wegen Gefahr der Hypoxie und Hyperkapnie
> - Fiebersenkung
> - Therapie einer Kreislaufinstabilität: Hypertonie (wenn systolischer Blutdruck > 200 mmHg und diastolischer Blutdruck > 110 mmHg bei ischämischem Schlaganfall bzw. systolischem Blutdruck > 170 mmHg nach Thrombolyse bzw. systolischer Blutdruck > 140 mmHg bei der intrazerebralen Blutung), Hypotonie, Hypo- und Hypervolämie
> - Therapie metabolischer Störungen: Hyperglykämie, Hyponatriämie
>
> *(Fortsetzung)*

- Optimierung der Kopflagerung (30°-Oberkörperhochlagerung, achsengerechte Kopfstellung)

Behandlung von erhöhtem intrakraniellen Druck (ICP > 20 mmHg)
- Kurzfristige Notfallmaßnahme:
- Hyperventilation
  - Ziel: p_aCO_2 30–35 mmHg
- Osmotherapie
  - Mannitol 20 %: 100 ml als Bolus i.v.
  - Hypertone Kochsalzlösung (NaCl 10 %) 150 ml als Bolus i.v.
  - Kontrolle der Serumosmolarität: < 315 mmol/l und Serumnatriumwert < 155 mmol/l
- Bei Unwirksamkeit oder Ausschöpfung der bisherigen Maßnahmen: Thiopental
  - unter Volumengabe; nicht bei zerebralem Perfusionsdruck < 70 mmHg
  - 250 mg als Bolus i.v.
- Bei Unwirksamkeit oder Ausschöpfung der bisherigen Maßnahmen:
  - Operative Massnahmen erwägen (z. B. dekompressive Hemikraniektomie, Liquordrainage)
- Bei Unwirksamkeit oder Ausschöpfung der bisherigen Maßnahmen: Anwendung nichtvalidierter Therapieformen in Erwägung ziehen
  - milde Hypothermie (32–33 °C)
  - Barbituratkoma

3.2 Akutversorgung

Ein Großteil der Patienten mit akuter zerebrovaskulärer Erkrankung, die auf einer Intensivstation behandelt werden müssen, ist (durch Schluckstörungen, Erbrechen und Vigilanzminderung) stark aspirationsgefährdet. Daher ist in der Akutversorgung ein besonderes Augenmerk auf Aspirationsschutz zu legen (Oberkörperhochlagerung, Anlage einer Magensonde).

Ab einer Sauerstoffsättigung < 95 % sollte Sauerstoff gegeben werden (Kobayashi et al. 2018). Bei respiratorischer Insuffizienz sollte zur Vermeidung einer zerebralen Hypoxie frühzeitig, d. h. vor Erreichen kritischer arterieller Blutgaswerte, intubiert werden. Bei bewusstseinsgetrübten Patienten mit beeinträchtigten Schutzreflexen wird die Indikation zur **Intubation zur Sicherung der Atemwege** ebenfalls großzügig gestellt. Eine Nicht-invasive Beatmung kommt aufgrund der eingeschränkten Schutzreflexe, der Vigilanzstörung und der Aspirationsgefahr im Regelfall nicht in Frage.

▶ **Cave** Die Intubation soll schonend erfolgen, um Hirndruckspitzen durch Pressen oder Blutdruckanstieg zu verhindern.

Ein **Blutdruckabfall** nach der Intubation muss möglichst schnell mit Volumengaben, bei fehlender Wirkung mit Katecholaminen behandelt werden, um einen Abfall des zerebralen Perfusionsdrucks zu verhindern. Depolarisierende Muskelrelaxanzien können durch initiale Faszikulationen hirndrucksteigernd wirken und sollten daher nicht ohne Präcurarisierung verwendet werden.

Bei der Überwachung der Vitalparameter ist das Blutdruckmangement in der Akutphase zerebrovaskulärer Erkrankungen von entscheidender Bedeutung.

Spontan erhöhte Blutdruckwerte in der Akutphase nach einem Schlaganfall sind ein häufiges Phänomen. Ebenso regelhaft kann eine Verschlechterung neurologischer Symptome nach Gabe von Antihypertonika beobachtet werden

Bei ischämischen Schlaganfällen sollte erst dann eine Senkung des Blutdrucks vorgenommen werden, wenn bei mehreren Blutdruckmessungen in 15-minütigen Abständen keine Tendenz einer spontanen Senkung zu beobachten ist bzw. erst bei dauerhaft erhöhten Blutdruckwerten die Gefahr einer Einblutung in das Infarktgewebe steigt (Tab. 2) (Ringleb et al. 1998).

Tab. 2 Blutdruckbehandlung bei Schlaganfällen: a) Bei Ischämie: moderate Senkung des Drucks (nicht mehr als 25 % in 24 Stunden), wenn systolischer Blutdruck > 220 mmHg und diastolischer Blutdruck > 120 mmHg; bei Thrombolyse oder interventioneller Therapie, wenn systolischer Blutdruck > 180/105 mmHg (Ringleb et al. 2021) b); bei intrazerebraler Blutung sollte der systolische Druck unter 140 mmHg, allerdings insgesamt nicht um mehr als 90 mmHg gesenkt werden (Steiner et al. 2021). Der Blutdruck sollte wiederholt im Abstand von 15 min gemessen werden oder kontinuierlich

Medikament	Dosierung	Nebenwirkungen
Parenterale Einmalgaben		
Urapidil i.v. (Ebrantil)	5–25 mg	Hypotension
Clonidin s.c./i.v. (Catapressan, Paracefan)	0,075 mg	Initiale Blutdrucksteigerung, Sedierung
Parenterale Dauertherapie		
Clevidipin (! Off-label Therapie, sofern nicht perioperativ)	2,0 mg/h über die ersten 1,5 Minuten, dann nach Wirkung bis maximal 32 mg/h	
Urapidil 250 mg/50 ml	2–8 ml/h	oben
Clonidin 0,75 mg/50 ml	1–5 ml/h	Sedierung
Dihydralacin 100 mg/50 ml (Nepresol)	1–2 ml/h	Kombination mit Clonidin zur Vermeidung von Tachykardien

▶ **Cave** Der Blutdruck darf bei Ischämie nicht zu rasch oder gar auf hypotensive Werte gesenkt werden, um bei erhöhtem intrakraniellem Druck den zerebralen Perfusionsdruck nicht zu reduzieren.

Für intracerebrale Blutungen gelten deutlich niedrigere Zielwerte (< 140 mmHg systolisch).

Bezüglich der protektiven Wirkung einer Temperatursenkung bei akuten zerebralen Schädigungen sind die Datenlage und die Leitlinienempfehlungen uneinheitlich. Es gibt aber Hinweise darauf, dass Hyperthermie in der Akutphase eines Schlaganfalles mit einer Erhöhung der Akutletalität verbunden ist (Prasad und Krishnan 2010) und Patienten mit Fieber von einer Temperatursenkung profitieren (den Hertog et al. 2009; Greer et al. 2008). Daher halten wir eine Temperatursenkung ab 37,5 °C für sinnvoll. Gleiches gilt für Hyper- als auch Hypoglykämien, so dass ein engmaschiges Monitoring des Blutzuckers und eine konsequente Therapie leitliniengerecht erfolgen sollten (Zielbereich zwischen 70 mg/dl und 200 mg/dl (4 und 11 mmol/l) (Ringleb et al. 2021). Diese strenge Blutzuckereinstellung betreffend den unteren Zielwert, bei der auch Werte bis 70 mg/dl toleriert werden, geht mit 5-fach vermehrten Hypoglykämien und ohne Überlebensvorteil bei kritisch Kranken einher (Yamada et al. 2017). Alle anderen intensivmedizinischen Leitlinien im deutschsprachigen Raum, aber auch international, empfehlen daher eine eher moderate bis milde Blutzuckereinstellung zwischen 140 und 180 mg%, entsprechend 7,8–10 mmol/L. (Roth et al. 2021).

4 Ischämischer Hirninfarkt

Die pathophysiologische Begründung, den ischämischen Infarkt als Notfall zu behandeln, ergibt sich aus dem Penumbrakonzept: Eine irreversible Schädigung von Neuronen tritt ab einer Senkung des zerebralen Blutflusses auf Werte < 8–10 ml/100 g Hirngewebe/min ein. Außerhalb des Infarktkerns kann die Durchblutung – abhängig von der Qualität der Kollateralversorgung – im Ischämiebereich bei 10–20 ml/100 g/min liegen, d. h. nach Wiederherstellung einer normalen Perfusion können Neurone in dieser Zone prinzipiell zu normaler Funktion zurückkehren. Dieser Bereich wird **Penumbra** genannt.

> Von entscheidender Bedeutung für diesen Prozess ist die Zeit: Der Infarktkern kann zunehmend die ganze Penumbra erfassen. Gelingt es nicht, in dieser Zeit eine normale Perfusion herzustellen, erstreckt sich der Infarkt über das gesamte Ischämiegebiet. Deshalb wird dieser Zeitraum als therapeutisches Fenster bezeichnet. Die Größe des therapeutischen Fensters ist interindividuellen Schwankungen unterworfen und beispielsweise vom Ausmass der Kollateralversorgung abhängig.

Tab. 3 Seltene Ursachen für ischämische Schlaganfälle bei jungen Erwachsen (16 bis 45 Jahre). nach (Nach Nedeltechev et al. 2005)

Etiology	N	%
Dissektionen	500	36,5
Antiphospholipid Syndrom	147	10,7
Vaskulitis	113	8,2
Migraine	105	7,7
Orale Kontraceptiva	72	5,3
Drogen	63	4,6
Moyamoya	47	3,4
Systemischer Lupus Erythematodes mit/ohne Antiphospholipid-AK	39	2,8
Schwangerschaft/postpartiale	27	2,0
HIV-assoziiert	24	1,8
Neurozystizerkose	19	1,4
Protein S Mangel	17	1,2
Fibromuskuläre Dysplasie	16	1,2

4.1 Ätiologie

Die TOAST (Trial of Org 10172 in Acute Stroke Treatment)-Klassifikation weist die Ursachen für ischämische Infarkte in 5 Subgruppen zu (Adams et al. 1993: Etwa 25 % der Schlaganfälle lassen sich auf eine Erkrankung der großen Gefäße und etwa 20 % auf eine Erkrankung der kleinen Gefäße (Mikroangiopathie) zurückführen, ca. 15 % sind kardioembolisch bedingt (Kolominsky-Rabas et al. 2001). Seltene, andere Ursachen finden sich besonders bei jungen Patienten mit Schlaganfällen. Die Tab. 3 zeigt eine Untersuchung von Patienten im Alter von 16 bis 45. Wenn keine Ursache oder mehrere konkurrierende Ursachen gefunden werden, wird die Kategorie „unklare Ursache" gewählt.

4.2 Diagnostik

Ohne bildgebende Verfahren ist eine eindeutige und aus therapeutischen Gründen notwendige Differenzierung von Ischämie und Blutung nicht möglich (Abb. 1 und 3).

4.2.1 Kraniale Computertomographie und Kernspintomographie

Frühzeichen eines Hemisphäreninfarkts sind bei 60 % der CCT bereits innerhalb von 2 Stunden und bei 80 % innerhalb von 3 Stunden nach Symptombeginn sichtbar (Hacke et al. 1998; von Kummer et al. 1995).

Mittels Perfusions-CT und CT-Angiographie oder diffusions- und perfusionsgewichteter Magnetresonanztomographie (MRT) ist es möglich, noch besser zwischen Ischämie- und Infarktbezirk zu unterscheiden und einen zugrundeliegenden Gefäßverschluß nachzuweisen. (Abb. 2). Vor einer systemischen Thrombolyse im 4,5-Stunden-Zeitfenster ist ein Nativ-CT ausreichend, dennoch sollte bei Thrombolyseindikation

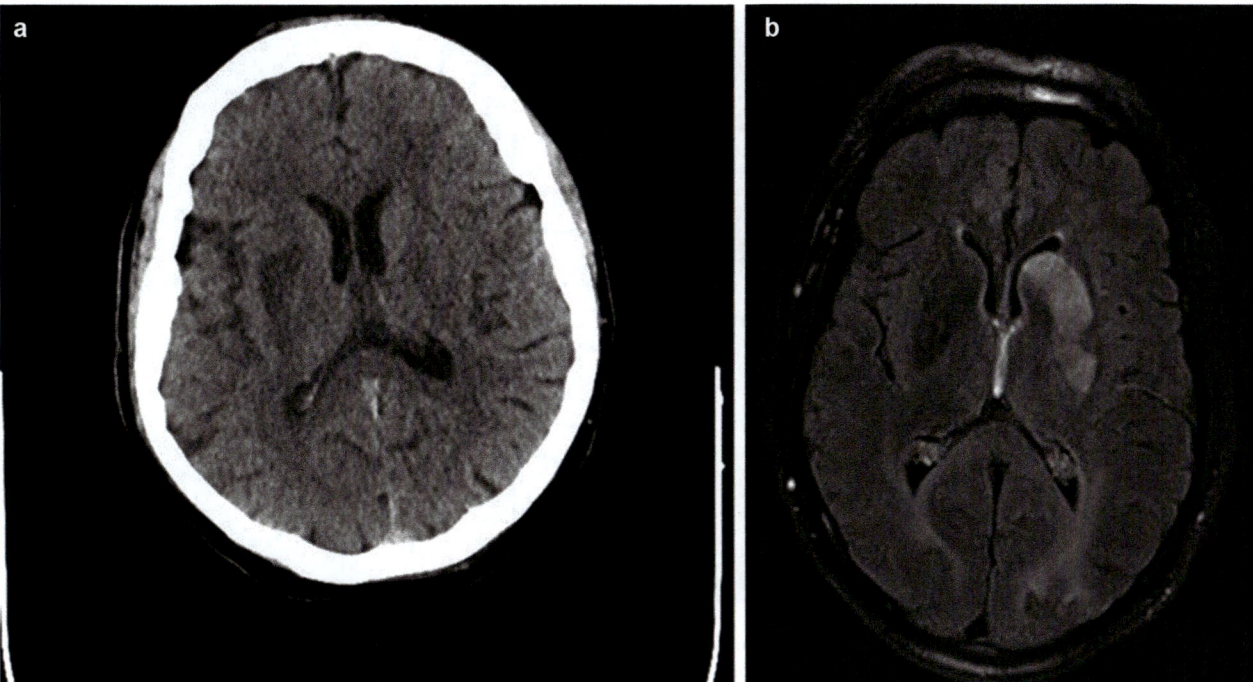

Abb. 1 Darstellung eines ischämischen Hirninfarktes **a**) im Nativ-CCT Dichteminderung in den Stammganglien rechts, **b**) im MRT, Infarktdemarkation in der FLAIR-Sequenz in den Stammganglien links

zusätzlich eine nicht-invasive Gefäßdiagnostik (CT- oder MR-Angiographie) durchgeführt werden, um die Indikation zu einer interventionellen Rekanalisation prüfen zu können (Ringleb et al. 2021). Sowohl CT- als auch MRT-Bildgebung sind für den Nachweis einer intrazerebralen Blutung geeignet (Nguyen et al. 2021).

4.3 Therapie

4.3.1 Lysetherapie

Wirksamkeit und Sicherheit einer **Therapie mit rt-PA** Alteplase (Actilyse®) beim Hemisphäreninfarkt gelten in einem Zeitfenster zwischen Symptom- und Therapiebeginn von < 4,5 h als gesichert (Hacke et al. 2008; Berge et al. 2021). Allerdings gelten klare Anwendungseinschränkungen, die wir im Folgenden wiedergeben.

> **Anwendungseinschränkungen für die Lysetherapie mit Actilyse (Alteplase)**
> Die Therapie darf nur innerhalb von 4,5 h nach Beginn der Symptome eines Schlaganfalls eingeleitet werden, nachdem zuvor eine intrakranielle Blutung durch geeignete bildgebende Verfahren, wie eine Computertomographie (CT) des Schädels, ausgeschlossen wurde.

> Die Therapie darf nur unter Hinzuziehung eines in der neurologischen Intensivmedizin erfahrenen Arztes erfolgen.
> Die Therapie des akuten ischämischen Schlaganfalls mit Actilyse darf nur auf Intensivstationen bzw. auf entsprechend ausgestatteten „Stroke Units" erfolgen, welche weiterhin durch die folgenden Merkmale gekennzeichnet sind:
>
> - Die Möglichkeit zur Durchführung einer CCT muss 24 h am Tag bestehen.
> - Der als verantwortlich geltende Radiologe muss in der Auswertung von CCT in der Frühphase des ischämischen Insults nachweislich qualifiziert sein.
> - Es muss eine interdisziplinäre Zusammenarbeit mit einem nahegelegenen neurochirurgischen Zentrum etabliert sein.

rt-PA wird in einer **Dosierung** von 0,9 mg/kg KG (maximal 90 mg) i.v. verabreicht, wobei 10 % der Dosis als Bolus über eine Minute gegeben werden, der Rest über eine Stunde als Dauerinfusion. Die systemische Thrombolyse im 4,5 Stunden Zeitfenster soll unabhängig vom Alter und bei behindernden Schlaganfallsymptomen unabhängig vom Schweregrad erfolgen. Aufgrund der Zeitabhängigkeit soll die Thrombolyse so

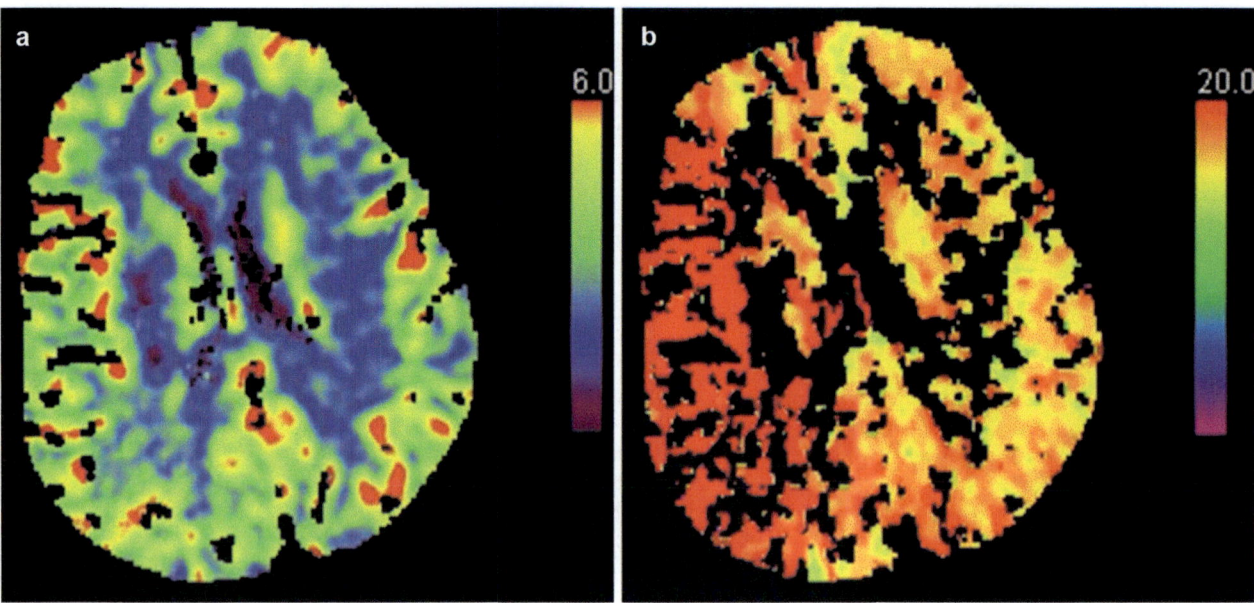

Abb. 2 Erweiterte Bildgebung beim ischämischen Hirninfarkt mit Perfusions-CT. Beispiel für ein deutliches „Mismatch" zwischen Veränderungen in der **a**) CBV-Darstellung (cerebral blood flow) und der **b**) TTP-Darstellung (time-to-peak) als Ausdruck einer deutlichen Differenz zwischen irreversibel (CBV) und reversibel (TTP) geschädigtem Hirngewebe im Stromgebiet der A. cerebri media rechts. Letzteres ist prinzipiell durch Thrombolyse/Thrombektomie zu retten („Tissue At Risk")

früh wie möglich gegeben werden. In einem Zeitfenster von > 4,5 h soll vor der Thrombolyse eine erweiterte Bildgebung (wie oben beschrieben) durchgeführt werden.

▶ **Cave** Das größte Risiko der Thrombolyse ist eine intrazerebrale Blutung.

Die **Rate symptomatischer intrazerebraler Blutungen** lag in der ECASS-III-Studie (Therapiezeitfenster 4,5 h) bei 2,4 % und 0,2 % in der rt-PA- bzw. in der Placebogruppe (Hacke et al. 2008). Entscheidend ist die Beachtung klinischer und computertomographischer Ausschlusskriterien (Boehringer Ingelheim 2011).

4.3.2 Mechanische Rekanalisation (Thrombektomie)

Bei Verschluss einer großen Arterie im vorderen Kreislauf (A. Carotis, A. cerebri media, A. cerebri anterior) soll innerhalb von 6 Stunden zusätzlich zur Thrombolyse eine mechanische Thrombektomie erfolgen (Turc et al. 2019). In Einzelfällen kann entschieden werden, das Zeitfenster bei Anwendung erweiterter Bildgebung zu verlängern (Nogueira et al. 2018; Albers et al. 2018) Bei einem Hirninfarkt durch einen Gefäßverschluss der A. vertebralis oder A. basilaris sollte möglichst frühzeitig eine mechanische Thrombektomie erfolgen (wenn möglich in Kombination mit einer systemischen Thrombolyse). Das Zeitfenster hierfür kann auf der Basis der klinischen und bildgebenden Befunde bis zu 24 Stunden betragen (Liu et al. 2020).

4.3.3 Behandlung des raumfordernden postischämischen Ödems

Zu den **allgemeinen Maßnahmen in der Initialtherapie** gehören:

- Oberkörperhochlagerung ($\leq 30°$),
- Fiebersenkung bzw. Normothermie,
- Normalisierung der Blutzuckerwerte,
- Optimierung der Blutdruckwerte (oben), wobei die Aufrechterhaltung einer suffizienten zerebralen Perfusion oberstes Gebot sein muss.
- Osmotherapeutika (Mannitol, hypertone Kochsalzlösung) können eingesetzt werden, haben aber häufig bei raumfordernden Infarkten nur einen begrenzten Effekt.

Etwa 10 % der Patienten mit einem Hemisphäreninfarkt entwickeln innerhalb von 24–72 h nach Symptombeginn ein **raumforderndes Hirnödem, einen sog. malignen Mediainfarkt**. Insgesamt 80 % dieser Patienten sterben durch ein zentrales Herz-Kreislauf-Versagen nach transtentorieller Herniation mit Hirnstammkompression, sofern lediglich eine konservative Hirndrucktherapie durchgeführt wird (Hacke et al. 1996). Durch eine **Entlastungstrepanation** kann die Zahl der Patienten, die aufgrund der Erkrankung sterben oder schwerstbehindert überleben von 75 % auf 24 % gesenkt werden (Vahedi et al. 2007). Diese Therapie ist auch bei älteren Patienten (> 60 Jahre) effektiv, wenn auch die absolute Senkung der Mortalität etwas geringer (bis 40 %) ausfällt. Es sollte, möglichst unter Einbeziehung des Patientenwillens und der Angehörigen eine kritische Abwägung erfolgen, da nach Hemikraniektomie das Risiko eines Überlebens mit schwerer Behinderung (mRS 5) erhöht ist. In Einzelfällen ist auch die **moderate systemische Hypothermie** eine Option (Steiner et al. 2001) – Hyperthermie sollte aber immer vermieden werden (van der Worp et al. 2021).

Bei raumfordernden Kleinhirninfarkten sollte die Anlage einer externen Ventrikeldrainage bei obstruktivem Hydrozephalus sowie bei drohender klinischer Verschlechterung eine chirurgische Entlastung erfolgen.

Behandlung weiterer Komplikationen
Hämodynamisch wirksame **Stenosen** der extra- oder intrazerebralen Gefäße (z. B. Dissektion der A. carotis interna, Stenosen der A. cerebri media) stellen ein besonderes Problem dar, wenn die neurologische Symptomatik mit Veränderungen des Blutdrucks fluktuiert. Dieses Problem kann sich insbesondere bei Patienten mit chronischer Hypertonie einstellen, bei denen die zerebrale Perfusion an ein höheres Druckniveau adaptiert ist. In diesen Fällen muss der systemische Druck bis über die „Symptomschwelle" angehoben werden. Durch Katecholaminzufuhr wird der systemische Druck angehoben (**Hypertension**). Empfohlene systolische Werte liegen für Normotoniker bei mindestens 140 mmHg und für Hypertoniker bei mindestens 160 mmHg. Bei zusätzlicher Volumengabe soll eine deutliche **Hämodilution** vermieden werden. Ziel der Therapie ist ein langsames Ausschleichen, ohne dass erneut neurologische Fokalsymptome auftreten. Grundsätzlich besteht bei symptomatischen Karotisstenosen die Indikation zu Intervention entweder mittels Thrombendarteriektomie oder Stenting (Ringleb et al. 2021).

5 Intrazerebrale Blutung

Spontane intrazerebrale Blutungen (ICB) haben eine Inzidenz von etwa 25–30/100.000 Einwohner pro Jahr. Sie stellen nach dem ischämischen Hirninfarkten die zweithäufigste Ursache für einen Schlaganfall (ca. 15 %) dar. Die Sterblichkeit ist unverändert hoch mit bis zu 50 % innerhalb von 3 Monaten und von 60 % innerhalb eines Jahres (Sacco et al. 2009).

▶ Etwa 30 % aller Patienten mit spontaner ICB erleiden eine Nachblutung innerhalb der ersten 3 Stunden nach Symptombeginn, weitere 10 % bluten innerhalb der folgenden 21 Stunden nach (Al-Shahi Salman et al. 2018). Daher ist eines der wichtigsten Ziele der Akutbehandlung die Verhinderung der Hämatomexpansion.

5.1 Ätiologie

5.1.1 Hypertensiv bedingte arteriosklerotische Mikroangiopathie

Die arterielle Hypertonie ist der **wesentliche Risikofaktor** für viele Subtypen der spontanen ICB (vgl. Tab. 4). Durch die moderne neuroradiologische Diagnostik mit Angiographie, CT und MRT werden jedoch vermehrt auch andere Blutungsursachen diagnostiziert. Die meisten Patienten mit spontaner ICB haben bei Aufnahme und während des Klinikaufenthalts erhöhte Blutdruckwerte. Der Anteil hypertensiver Blutungen schwankt zwischen 45 und 70 % (Bahemuka 1987; Boonyakarnakul et al. 1993; Brott et al. 1986).

5.1.2 Weitere Ursachen für intrazerebrale Blutungen

Weitere Ursachen für intrazerebrale Ursachen sind der Tab. 4 zu entnehmen:

Tab. 4 Ursachen für intrazerebrale Blutungen. (Nach Steiner 2009)

Hypertensiv bedingte arteriosklerotische Mikroangiopathie (50 bis 70 % aller ICB)
Genetisch bedingte Erkrankungen
Zerebrale Amyloidangiopathy (CAA) (bis zu 7–17 %)
Sporadisch
Hereditär
Andere: z. B. familiäre zerebrale Amyloidangiopathie, CADASIL, COL4A1-assoziierte zerebrovaskuläre Erkrankung
Hämorrhagische Diathesen
Vaskuläre Malformationen (ca. 5 %)
Arteriovenöse Malformation (AVM)
Dural Fisteln
Sinusvenenthrombose
Rupturiete Aneurysmata
Kavernome
Sporadisch
Familiär
Andere Ursachen
Tumor assoziiert
Toxisch: Sympathomimetika (Adrenalin, Ectasy, Monoaminoxidasehemmer), Amphetamine, Alkoholexzess, Kohlenmonoxid, Kokain
Traumatisch
Infektiös: z. B. Endokarditis (rupturierendes mykotisches Aneurysma)
Vaskulitisch: Arteritis, Angiitis
Kollagenosen (z. B. Dissektionen intrakranieller Arterien)
Koexistierende Ursachen
Unbekannte Ursache
Nicht klassifizierbar

5.2 Diagnostik

Nach Sicherung der Vitalfunktionen muss auch bei gering ausgeprägter Symptomatik ohne Verzögerung eine radiologische Diagnostik erfolgen (Abb. 3). Bei Blutungen im Stammganglienbereich in Verbindung mit einer Bluthochdruckanamnese reicht eine **CCT** meist aus. Bei atypisch lokalisierter Blutung oder fehlender Hypertonusanamnese ist die Nativ-CT zur weiteren Differenzialdiagnose nicht ausreichend.

Bei einigen Patienten, bei denen z. B. der Verdacht auf eine große arteriovenöse Malformation besteht, kann bereits die **kontrastmittelangehobene CT** (CTA) die Diagnose sichern; oft wird aber eine **MRT** oder eine **Angiographie** notwendig sein, um behandelbare Blutungsursachen möglichst schnell zu diagnostizieren.

▶ Eine sofortige Angiographie ist bei Verdacht auf zerebrale Aneurysmen indiziert wenn nach Durchführung einer CTA weiterhin der Verdacht auf ein Aneurysma besteht oder eine CTA nicht zur Verfügung steht. Der Verdacht ergibt sich bei Blutungen in den Vorzugslokalisationen – wie Temporallappen und Fissura Sylvii, medianer Frontallappen und Interhemisphärenspalt – sowie bei begleitender Subarachnoidalblutung.

5.3 Therapie

Die wesentlichen therapeutischen Probleme in der Akutphase der spontanen ICB sind:

- Nachblutungen, die sich bei fast 30 % aller ICB bereits innerhalb von 3 h nach Symptombeginn ereignen und mit einer messbaren klinischen und prognostischen Verschlechterung einhergehen,
- Erhöhungen des intrakraniellen Drucks; akut durch Zunahme der Blutung, subakut durch Ödembildung oder Hydrozephalus bei Einbruch der ICB in das Ventrikelsystem,
- Begleiterscheinungen und Komplikationen, wie erhöhte Blutdruck-, Temperatur- und Blutzuckerwerte, Schmerzen und Krampfanfälle u. a. Diese Begleiterscheinungen können zu einer Exazerbation der erstgenannten Probleme führen. Die Behandlungen der Begleiterscheinungen und Komplikationen sind mit Ausnahme eines erhöhten Blutdrucks ähnlich wie bei der Ischämie.

5.3.1 Operative Hämatomausräumung

In der STICH- (International Surgical Trial in Intracerebral Haemorrhage) Studie wurden 1033 Patienten mit akuter ICB

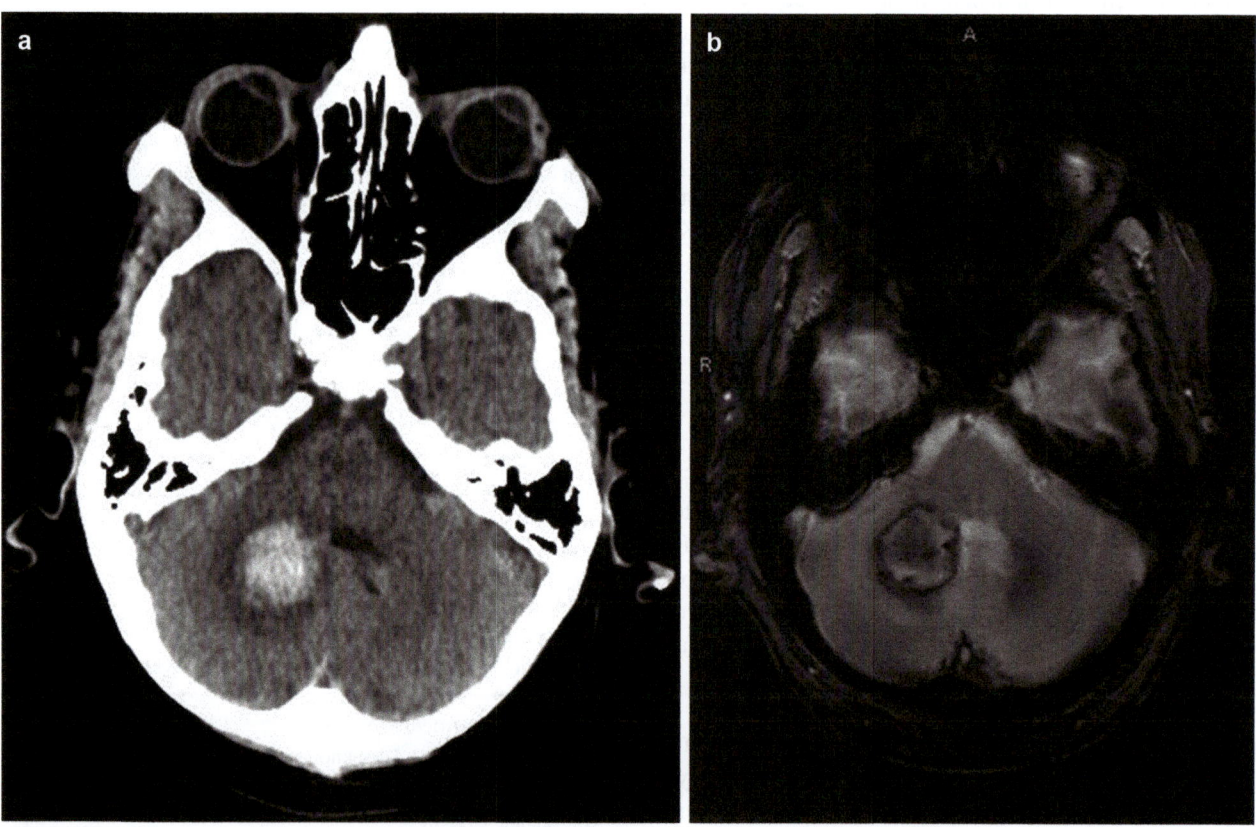

Abb. 3 Darstellung einer Kleinhirnblutung rechts im **a**) Nativ-CCT und **b**) MRT (T2*-Wichtung)

innerhalb von 3 Tagen nach Beginn der Blutung eingeschlossen. Wesentliches Einschlusskriterium war das Prinzip der „Unsicherheit" („the clinical uncertainty principle"): Patienten mit einer ICB wurden dann eingeschlossen, wenn die verantwortlichen Ärzte nicht sicher waren, ob ein frühzeitiges operatives oder konservatives Vorgehen bei dem jeweiligen Patienten gewählt werden sollte.

Die Operation erfolgte dann innerhalb von 24 Stunden nach Randomisierung. Die Blutung musste mindestens 2 cm im Durchmesser betragen und der Glasgow Coma Score (GCS) bei Aufnahme > 5 sein. Patienten mit sekundären Blutungen und Kleinhirnblutungen wurden nicht eingeschlossen. Primärer Endpunkt war ein „gutes klinisches Ergebnis" („favourable outcome") auf der Extended Glasgow Outcome Scale (eGOS) nach 6 Monaten.

In der STICH-Studie ergab sich kein Vorteil für die Hämatomausräumung bezüglich des klinisch-funktionellen Ergebnisses und der Mortalität. Verschiedene Post-hoc-Analysen von STICH geben Anlass zu der Vermutung, dass bestimmte Untergruppen von Blutungen von einer Operation profitieren könnten, wie oberflächennah gelegene Blutungen (< 1 cm) oder lobäre Blutungen ohne Ventrikeleinbruch. Diese Vermutung bestätigte sich allerdings nicht in der STICH-2-Studie (Mendelow et al. 2013): Patienten mussten innerhalb von 48 Stunden nach Symptombeginn eingeschlossen und innerhalb von 12 Stunden operiert werden. Die mediane Zeit von Symptombeginn bis zur Operation lag bei den operierten Patienten bei 26 Stunden und bei den initial nicht der Operation zugewiesenen Patienten (konservative Behandlungsgruppe) bei 46 Stunden. Dies betraf 20 % der konservativen Behandlungsgruppe. Leider waren die Patienten auch in dieser Studie wieder nach dem Prinzip der Unsicherheit eingeschlossen worden, das heißt nur dann, wenn sich der behandelnde Neurochirurg nicht sicher war, dass eine Operation Erfolg haben könnte. Damit bleibt die Entscheidung für eine Operation wieder eine individuelle Entscheidung.

Auch diverse Metaanalysen konnten keine Vorteile der chirurgischen gegenüber der konservativen Therapie nachweisen (Gregson et al. 2012). Ein Grund für dieses Ergebnis ist sicher die Heterogenität der verschiedenen Studien. In einer neuen Analyse der beiden STICH-Studien von Gregson et al. 2019 fanden sich Vorteile einer Hämatomausräumung bei Patienten mit einem initialen GCS von 10–13 und großen Blutungen mit Volumina zwischen 60 und 110 ml. Daher kann bei dieser Patientenpopulation eine Hämatomausräumung erwogen werden (Steiner et al. 2021). Auch eine minimalinvasive Methode mit Anlage eine Katheters in das Hämatom mit Absaugung der Blutung und anschließender Applikation von rt-PA in die Hämatomhöhle zur Drainage der Blutung ist eine Option. Im Endeffekt bleibt die operative Therapie aber weiterhin eine individuelle Entscheidung, die im interdisziplinären Konsens getroffen werden sollte.

> **Übersicht**
>
> Aus den o.g. Gründen muss die Entscheidung für eine Operation individuell getroffen werden. Folgende Richtlinien sollten dabei beachtet werden:
>
> - Initial komatöse Patienten oder Patienten mit bilateralen Pupillenstörungen profitieren in der Regel nicht von einer Operation.
> - Bei Nachweis einer Liquorzirkulationsstörung wird eine externe Ventrikeldrainage angelegt (unten), falls die individuelle Prognose nicht gegen den Eingriff spricht.
> - Patienten mit kleinen Blutungen ohne Bewusstseinstrübung oder Pupillenstörung haben möglicherweise auch ohne Operation eine gute Prognose.
> - Patienten mit progredienter Verschlechterung können möglicherweise von einer frühzeitigen Hämatomausräumung profitieren.

5.3.2 Nichtoperative Behandlung der spontanen ICB

Behandlung der Hypertonie

Es ist davon auszugehen, dass die akute arterielle Hypertension ein Hauptfaktor der Hämatomexpansion ist. Nach drei grossen randomisierten klinischen Studien (INTERACT, INTERACT-2, ATACH-2) (Anderson et al. 2008; Anderson et al. 2013; Qureshi et al. 2014), mehreren kleineren Studien und Metaanalysen empfehlen die aktuellen Leilinien eine Blutdrucksenkung des systolischen Blutdruckes unter 140 mmHg möglichst innerhalb von 2 Stunden. Dabei sollte der systolische Blutdruck aber nicht mehr als 90 mmHg gesenkt werden, da sich dann das Risiko eines akuten Nierenversagens erhöht (Steiner et al. 2021). Zur Akuttherapie empfehlen wir intravenöse Antihypertensiva wie Urapidil, Clonidin, Dihydralazin oder Clevidipin.

Hämostatische Therapie

Bereits vor Jahren wurde versucht, mit hämostatischen Substanzen Blutungen zu stoppen oder das Risiko von Nachblutungen zu senken.

Die intravenöse Gabe von Tranexamsäure (1 g Bolus, 1 g über 8 Stunden) wurde in der TICH-2-Studie untersucht (Sprigg et al. 2018). Es konnte dadurch eine signifikante Reduktion der Nachblutungen in 24 Stunden und der frühen Sterblichkeit, aber keine Verbesserung des funktionellen

Outcomes erreicht werden. Daher empfehlen wir die Gabe von Tranexamsäure nach obigem Schema bei spontanen intrazerebralen Blutungen (ohne Einnahme von gerinnungshemmende Substanzen) zu erwägen.

Bei Blutungen unter oralen Vitamin-K-Antagonisten sollten 10 mg Vitamin K infundiert und die INR mittels Prothrombin-Komplex-Konzentrat (PPSB, mindestens 30 U/kg, iv) normalisiert werden. Bei Blutungen unter direkten Antikoagulantien sollten die spezifischen Antidots (Idarucizumab bei Dabigatran sowie Andexanet alpha bei Rivaroxaban und Apixaban) gegeben werden. Für Edoxaban ist die Therapie bislang nicht zugelassen, daher wird weiterhin die Gabe von PPSB (50 IU/kg KG) empfohlen. Dies gilt auch für die anderen direkten Antikoagulantien, wenn das spezifische Antidot nicht zur Verfügung steht (Steiner et al. 2021).

Thrombozytenkonzentrate sollten auch bei Blutungen unter Thrombozytenaggregationshemmern nicht gegeben werden (Baharoglu et al. 2016).

Auch der Einsatz von rekombinantem Faktor VIIa bei akuter ICB wird nicht empfohlen, da prospektive Studien keinen klinischen Effekt gezeigt haben (Steiner et al. 2021).

5.3.3 Externe Ventrikeldrainage

Bei Zeichen des **Liquoraufstaus** in der CT ist eine externe Ventrikeldrainage(EVD) indiziert. Bei intraventrikulärer Blutung, Kompression des III. Ventrikels oder bei einer Monroi-Foramen-Blockade kann eine doppelseitige Drainage sinnvoll sein.

▶ **Cave** Bei Überdrainage besteht das Risiko einer Nachblutung, da der Gegendruck abnimmt und eine Sogwirkung entsteht. Das System kann durch den blutigen Liquor leicht verstopfen und muss daher in kurzen Intervallen auf Durchgängigkeit überprüft werden. Am 1. postoperativen Tag wird eine CCT zur Beurteilung der Ventrikelweite und der Lage der Drainage durchgeführt.

Bei Verlegung des 3. und/oder 4. Ventrikels kann nach Anlage einer externen Ventrikeldrainage eine intrathekale Thrombolyse mit Alteplase (1 mg alle 8 Stunden) bis zur Durchgängigkeit des 3. und 4. Ventrikels oder bis zu maximal 12 Gaben erwogen werden. Dies führt zwar zu einer raschen Elimination des Blutes aus dem Ventrikelsystem, bislang konnte aber keine Verbesserung des funktionellen Outcomes nachgewiesen werden, wohl aber eine reduzierte Sterblichkeitsrate (Hanley et al. 2017).

Läßt der Abfluß stark blutigen Liquors nach, wird die EVD abgeklemmt und eine Messung des intrakraniellen Drucks über die Ableitung durchgeführt. Steigt der intrakranielle Druck, wird die Drainage wieder freigegeben. Bleibt der Druck bei geschlossener Ableitung im Bereich unter 20–25 cm H_2O, wird nach 24 Stunden eine CT durchgeführt. Bei normaler Ventrikelweite kann die EVD dann entfernt werden. Alternativ können bei freiem dritten und vierten Ventrikel eine Lumbaldrainage angelegt werden und hierüber die Abklemmversuche erfolgen. Es gibt Hinweise darauf, dass sich durch die Kombination aus intraventrikulärer Thrombolyse und frühzeitiger Anlage einer Lumbaldrainage die Rate von persistierenden Liquorzirkulationsstörungen senken läßt (Staykov et al. 2016).

Bei persistierender Liquorzirkulationsstörung wird ein **permanenter Shunt** angelegt.

6 Subarachnoidale Blutung

6.1 Klinisches Bild

Die anamnestischen Angaben des „typischen" Patienten mit subarachnoidaler Blutung (SAB) bestehen in plötzlich einsetzenden, ausgeprägten („so stark wie noch nie") **Nacken- und Hinterhauptkopfschmerzen**, in der Regel verbunden mit Übelkeit und Erbrechen. Klinisch findet sich bei fast jedem Patienten eine **Nackensteifigkeit**. Prinzipiell können bei einer SAB neurologische Fokalsymptome wie bei jedem zerebralen Infarkt oder einer ICB (oben) auftreten.

Therapeutische Konsequenzen richten sich nach dem initialen Schweregrad der SAB, der mit der der WFNS oder PAASH-Skala erfasst werden kann (Tab. 5). Folgende Faktoren sind für die **Prognose** von Bedeutung (Kassell et al. 1990):

- Grad der initialen Bewusstseinsstörung,
- subarachnoidale Blutmenge (schlechte Prognose, wenn bei Aneurysmen im Basilarisgebiet die Blutmenge mehr als 15 cm^3 beträgt),
- Lokalisation des Aneurysmas.

6.2 Diagnostik

Schon der Verdacht einer SAB rechtfertigt die Durchführung einer CT. Die Wahrscheinlichkeit des Blutnachweises mittels CT liegt bei 95 % am ersten Tag und sinkt auf 50 % am 3. Tag. Im Liquor ist Blut bzw. eine xantochrome Verfärbung allerdings noch 2–3 Wochen nach einer SAB nachweisbar. Daher muss bei persistierendem Verdacht auf eine SAB bei unauffälligem CCT eine Lumbalpunktion durchgeführt werden. Bei positivem Nachweis einer SAB muss eine CTA und bei weiter bestehendem Verdacht oder Nichtverfügbarkeit einer CTA eine digitale Subtraktionsangiographie zum Nachweis der Blutungsquelle erfolgen. In 80 % der Fälle sind

Tab. 5 Schweregrad der SAB und Prognose WFNS und PAASH, adaptiert nach van Heuven et al. 2008

Scale	grade	Criteria	Proportion of patients with poor outcome*	Odds ratio for poor outcome*
WFNS	I	GCS 15	14,8 %	reference
	II	GCS 13–14 no focal deficits	29,4 %	2,3
	III	GCS 13–14 focal deficits	52,6 %	6,1
	IV	GCS 7–12	58,3 %	7,7
	V	GCS 3–6	92,7 %	69
PAASH	I	GCS 15	14,8 %	reference
	II	GCS 11–14	41,3 %	3,9
	III	GCS 8–10	74,4 %	16
	IV	GCS 4–7	84,7 %	30
	V	GCS 3	93,9 %	84

*definiert als Glasgow Outcome Skala-Werte 1 bis 3 or modified Rankin Skala-Werte 4 bis 6
WFNS: World Federation of Neurological Surgeons Grading Scale for Subarachnoid Haemorrhage (Report of World Federation of Neurological Surgeons Committee, 1988). PAASH: Prognosis on Admission of Aneurysmal Subarachnoid Haemorrhage (PAASH) grading scale (Takagi et al. 1999). GCS: Glasgow Coma Score

Aneurysmen die Ursache einer SAB. Weitere Blutungsquellen sind:

- arteriovenöse Fehlbildungen,
- Schädel-Hirn-Trauma,
- Dissektionen,
- mykotische Aneurysmen,
- Gerinnungsstörungen,
- Cocainmissbrauch.

6.3 Therapie

Die Therapie der SAB besteht aus der Akutversorgung des Aneurysmas zur Ausschaltung der Blutungsquelle sowie der **Therapie der Komplikationen**. Dies sind Nachblutungen, Gefäßspasmen und Hydrozephalus, wobei diese in bestimmten Zeitintervallen gehäuft auftreten. Außerdem treten Hyponatriämie und epileptische Anfälle auf.

6.3.1 Verhinderung von Nachblutungen

▶ Nachblutungen treten in bis zu 15 % bei nicht versorgten Aneurysmata innerhalb der ersten Stunden nach der Initialblutung auf. Das Blutungsrisiko ist in den ersten 4 Woche höher als in den ersten 6 Monaten. Innerhalb dieses Zeitraums bluten 35–40 % der nicht versorgten Aneurysmata nach (Steiner et al. 2013).

Aus diesem Grund ist die primäre Aufgabe bei einer Subarachnoidalblutung mit neuroradiologischem Nachweis eines Aneurysmas der neuroradiologische oder neurochirurgische Verschluß des Aneurysmas mittels Coils bzw. Clips zur Verhinderung der Nachblutung.

Die **ISAT-** (International Subarachnoid Aneurysm Trial) **Studie** verglich bei 2143 Patienten mit rupturiertem Aneurysma die Effektivität des Verschlusses durch „Coils" (n = 1070) oder „Clips" (n = 1073). Insgesamt ergab sich in dieser Studie ein Vorteil für die endovaskulär versorgten Patienten in Bezug auf Versterben oder Überleben mit schwerer Behinderung nach einem Jahr sowie Versterben innerhalb von 5 Jahren. Die Nachblutungsrate war insgesamt gering (< 2/1000) und in der endovaskulär behandelten Gruppe etwas größer (ISAT 2002).

Die ESO (European Stroke Organisation) empfiehlt auf der Basis der gegenwärtigen Studienlage folgendes Vorgehen (Steiner et al. 2013):

- Das beste Vorgehen ist eine individuelle Entscheidung bei jedem Patienten, die interdisziplinär zwischen den behandelnden Neurologen, Neuroradiologen und Neurochirurgen diskutiert werden muss.
- Basierend auf dieser Diskussion müssen Patienten aufgeklärt und in die Entscheidung einbezogen werden.
- Falls eine gleichwertige Behandlung der Aneurysmen durch beide Methoden möglich ist, sollte das endovaskuläre Coiling bevorzugt werden (Klasse I; Level A)

Im Allgemeinen hängt die Entscheidung, ob Clipping oder Coiling von 3 Faktoren ab:

1. Patient: Alter, Komorbiditäten, Grad der SAB, begleitende intracerebrale Blutung, Größe, Lage und Konfiguration des Aneurysmas, Vorhandensein von Kollateralgefäßen (Klasse III; Level B)
2. Prozedur: Kompetenz, technische Fertigkeiten und Verfügbarkeit (Klasse III, Level B)
3. Logistik: Grad der Interdisziplinarität (Klasse III, Level B)

Faktoren, die für eine chirurgische Behandlung (Clipping) sprechen:

1. Jüngeres Alter
2. Begleitende raumfordernde intraparenchymale Blutung (Klasse II; Level B)
3. Lokalisation: A. cerebri media, ACI und A. pericallosa (Klasse III; Level B)
4. Breite Aneurysmabasis (Klasse III; Level B)
5. Bestehende arterielle Gefäßäste aus dem Aneurysmasack entspringend (Klasse III, Level B)
6. Unvorteilhafte Gefäß- und Aneurysmakonfiguration für Coiling (Klasse IV, Level C)

Faktoren, die für eine endovaskuläre Behandlung (Coiling) sprechen:

1. Alter über 70, (Klasse II; Level B), keine raumfordernde ICB (Klasse II; Level B)
2. Aneurysma-spezifische Faktoren:
   a. Hinteres Stromgebiet
   b. Schmaler Hals
   c. Unilobär (Klasse III; Level B)

Ältere Pat. sollten von der Behandlung nicht per se ausgeschlossen werden; Ob Therapie oder nicht ist immer abhängig vom klinischen und allgemeinen Zustand des Patienten.

6.3.2 Vasospasmen

Vasospasmen beginnen ab dem 3.–5. Tag nach einer SAB, erreichen ihr Maximum zwischen dem 5. und dem 14. Tag und bilden sich innerhalb von 3–4 Wochen zurück. Sie treten bei über 70 % der Patienten auf.

▶ **Cave** Unbehandelt führen Vasospasmen in über 25 % der Fälle zu zerebralen Infarkten und zum Tod.

Das Auftreten von Spasmen kann mittels **transkranieller Dopplersonographie** (mittlere Flussgeschwindigkeit > 120 cm/s) oder **digitaler Subtraktionsangiographie** nachgewiesen bzw. kontrolliert werden.

Der **Kalziumantagonist Nimodipin** bewirkt eine Relaxation der glatten Muskelzellen in zerebralen Gefäßen. Außerdem konnte eine spasmenprophylaktische Wirkung bei SAB nachgewiesen werden (Philippon et al. 1986; Barker und Ogilvy 1996). Eine Dosierungsempfehlung ist nachfolgend aufgeführt. Nimodipin-Tabletten können gemörsert und über eine Magensonde appliziert werden, falls ein Patient unter einer bedeutsamen Schluckstörung leidet.

Dosierungsschema für Nimodipin zur Spasmenprophylaxe und zur Therapie bei subarachnoidaler Blutung ab Aufnahmetag über 2–3 Wochen

- Bei analgosedierten bzw. bewusstseinsgestörten Patienten unter Beobachtung des Blutdrucks langsame Steigerung
  - **1–6 h:** 1 mg/h i.v. (wegen Thrombophlebitisgefahr über zentralvenösen Katheter)
  - **7–12 h:** 1,5 mg/h i.v.
  - **ab 12 h:** 2 mg/h (Erhaltungsdosis)
- Bei wachen Patienten
  - 6-mal 2 Tbl. à 30 mg über 3 Wochen
- Nebenwirkungen
  - Arterielle Hypotonie
  - Kopfschmerzen
  - akuter Ileus
  - pulmonaler Rechts-links-Shunt
  - Erhöhung der Leberenzymwerte

▶ Die Anwendung von Nimodipin führt bei einer nicht unwesentlichen Zahl der Patienten zu einer Blutdrucksenkung, die so ausgeprägt sein kann, dass die Therapie abgebrochen werden muss.

Durch Spasmen kann der zerebrale Perfusionsdruck so stark absinken, dass es zu **ischämischen Infarkten** kommt. In dieser Situation muss eine Verbesserung des zerebralen Blutflusses und der Oxygenierung angestrebt werden, was durch eine Anhebung des zerebralen Perfusionsdrucks erreicht werden kann. Ein Therapie- bzw. Dosierungsschema ist nachfolgend aufgeführt, wobei berücksichtigt ist, ob das Aneurysma bereits verschlossen wurde.

In etwa 50 % der Fälle sind Vasospasmen mit einem sogenannten verzögerten ischämischen Defizit (Delayed Neurological Ischemic Deficit, DNID) assoziiert. Ein DNID kann also auch ohne nachweisbare Vasospasmen auftreten. Als pathophysiologische Erklärungen wurden u. a. Autoregulationsstörungen in Folge der eingeschränkten Vasoreaktivität, das Auftreten von Mircrothromben, das Auftreten von Depolarisationswellen (Cortical Spreading Depression) vorgeschlagen. Zahlreiche klinische Studien zielten auf eine Vorbeugung des DNID. Bislang konnte aber kein Nachweis der Wirksamkeit dieser Maßnahmen erbracht werden. So u. a. eine 2012 veröffentlichte Untersuchung die zeigte, dass die Gabe von Magnesium keinen Effekt auf das Outcome hat (Mees et al. 2012).

Wenn Vasospasmen trotz Nimodipin-Gabe und hypertensiver Therapie (s.u.) zu ischämischen Defiziten führen, sollte eine angiographische Ballondilatation (Angioplasty) oder intraarterielle Gabe von Nimodipin erwogen werden. Allerdings existieren keine prospektiven Studien, die einen eindeutigen klinischen Effekt der Angioplastie bewiesen hätten.

> **Management des zerebralen Perfusionsdrucks**
> - **Indikation:** Auftreten neurologischer Fokalsymptome bzw. Bewusstseinsverschlechterung bei erfolgloser Vasospasmusbehandlung mit Nimodipin oder wenn Kontraindikationen für die Behandlung bestehen
> - **Ziel:** Anheben des systolischen Blutdrucks bis zum Verschwinden neurologischer Symptome bis zu
>   - systolische Blutdruckwerte von 240 mmHg bei geclipptem und bis 160 mmHg bei ungeclipptem Aneurysma
>   - zentralem Venendruck von 8–12 mmHg
> - **Medikamente** (die Therapie erfordert ein Dauermonitoring der Herz-Kreislauf-Parameter)
>   - Katecholamine: Noradrenalin, ggf. Dobutamin
> - **Risiken**
>   - Hämatothorax
>   - Herzinsuffizienz
>   - Herzinfarkt
>   - Elektrolytentgleisung
>   - Aneurysmaruptur
>   - Hirnödem
>
> Die früher propagierte Triple-H-Therapie ist auf Grund der negativen Effekte der erheblichen Hämodilution und der Nebenwirkungen der massiven Hypervolämie (Lungenödem, Herzinsuffizienz) zu Gunsten der reinen hypertensiven Therapie verlassen worden und wird in den Leitlinien nicht mehr empfohlen.

6.3.3 Liquorzirkulationsstörung und Hydrozephalus

Ein Hydrozephalus entwickelt sich entweder durch Verlegung der inneren Abflusswege (**Okklusivhydrozephalus**) oder der Paccioni-Granulationen (**Hydrocephalus aresorptivus**). Dies geschieht akut oder in den ersten Tagen. Wird ein Hydrozephalus von einer Vigilanzstörung begleitet, besteht die Indikation zur Anlage einer EVD (oben).

Fazit

Durch intensivmedizinische Therapieverfahren konnten Prognose und Outcome schwerer Schlaganfälle in den vergangenen Jahren erheblich verbessert werden. Zahlreiche Untersuchungen belegen, dass der noch vor Jahren herrschende Fatalismus gegenüber der Schlaganfallbehandlung heute nicht mehr gerechtfertigt ist, wenn die Patienten nach den richtigen Kriterien selektiert und differenziert behandelt werden. Dies gilt sowohl für ischämische Infarkte als auch für die verschiedenen Formen der intrakraniellen Blutungen.

Der entscheidende prognostische Faktor ist die Zeit bis zur Behandlung.

Literatur

Adams HP Jr, Bendixen BH, Kappelle LJ, Biller J, Love BB, Gordon DL et al (1993) Classification of subtype of acute ischemic stroke. Definitions for use in a multicenter clinical trial. TOAST. Trial of Org 10172 in Acute Stroke Treatment. Stroke 24(1):35–41

Albers GW, Marks MP, Kemp S et al (2018) Thrombectomy for stroke at 6 to 16 hours with selection by perfusion imaging. N Engl J Med 378(8):708–701

Al-Shahi Salman R, Frantzias J, Lee RJ et al (2018) Absolute risk and predictors of the growth of acute spontaneous intracerebral haemorrhage: a systematic review and meta-analysis of individual patient data. Lancet Neurol 17:885–894

Anderson CS, Huang Y, Wang JG, Arima H, Neal B, Peng B, Heeley E, Skulina C, Parsons MW, Kim JS, Tao QL, Li YC, Jiang JD, Tai LW, Zhang JL, Xu E, Cheng Y, Heritier S, Morgenstern LB, Chalmers J (2008) Intensive blood pressure reduction in acute cerebral haemorrhage trial (interact): a randomised pilot trial. Lancet Neurol 7: 391–399

Anderson CS, Heeley E, Huang Y et al (2013) Rapid blood-pressure lowering in patients with acute intracerebral hemorrhage. N Engl J Med 368:2355–2365

Baharoglu MI, Cordonnier C, Salman RA et al (2016) Platelet transfusion versus standard care after acute stroke due to spontaneous cerebral haemorrhage associated with antiplatelet therapy (PATCH): a randomised, open-label, phase 3 trial. Lancet 387:2605–2613

Bahemuka M (1987) Primary intracerebral hemorrhage and heart weigt: a clinicopathologic case-control review of 218 patients. Stroke 8: 531–536

Barker FG, Ogilvy CS (1996) Efficacy of prophylactic nimodipine for delayed ischemic deficit after subarachnoid hemorrhage: a metaanalysis. J Neurosurg 84(3):405–414

Berge E, Whiteley W, Audebert H, De Marchis GM, Fonseca AC, Padiglioni C, Pérez de la Ossa N, Strbian D, Tsivgoulis G, Turc G (2021) European Stroke Organisation (ESO) guidelines on intravenous thrombolysis for acute ischaemic stroke. Eur Stroke J 6(1): I–LXII

Boonyakarnakul S, Dennis M, Sandercock P, Bamford J, Burn J, Warlow C (1993) Primary intracerebral haemorrhage in the Oxfordshire Community Stroke Project. 1. Incidence, clinical features and causes. Cerebrovas Dis 3:343–349

Brott T, Thalinger K, Hertzberg V (1986) Hypertension as a risk factor for spotaneous intracerebral hemorrhage. Stroke 17:1078–1083

Feigin VL, Stark BA, Johnson CO, Roth GA, Bisignano C, Abady GG et al (2021) Global, regional, and national burden of stroke and its risk factors, 1990–2019: a systematic analysis for the Global Burden of Disease Study 2019. Lancet Neurol 20:795–820

Greer DM, Funk SE, Reaven NL, Ouzounelli M, Uman GC (2008) Impact of fever on outcome in patients with stroke and neurologic injury: a comprehensive meta-analysis. Stroke 39:3029–3035

Gregson BA, Broderick JP, Auer LM, Batjer H, Chen XC, Juvela S et al (2012) Individual patient data subgroup meta-analysis of surgery for spontaneous supratentorial intracerebral hemorrhage. Stroke 43(6): 1496–1504

Gregson BA, Mitchell P, Mendelow AD (2019) Surgical decision making in brain hemorrhage. Stroke 50:1108–1111

Hacke W, Schwab S, Horn M, Spranger M, De Georgia M, von Kummer R (1996) „Malignant" middle cerebral artery territory infarction. Arch Neurol 53:309–315

Hacke W, Kaste M, Fieschi C et al (1998) Randomised, double-blind, placebocontrolled trial of thrombolytic therapy with intravenous recombinant tissue plasminogen activator in patients with acute ischaemic stroke. Results of the second European-Australian Acute Stroke Study (ECAS II). Lancet 352:1245–1251

Hacke W, Kaste M, Bluhmki E, Brozman M, Davalos A, Guidetti D, Larrue V, Lees KR, Medeghri Z, Machnig T, Schneider D, von Kummer R, Wahlgren N, Toni D (2008) Thrombolysis with alteplase 3 to 4.5 hours after acute ischemic stroke. N Engl J Med 359: 1317–1329

Hanley DF, Lane K, McBee N et al (2017) Thrombolytic removal of intraventricular haemorrhage in treatment of severe stroke: results of the randomised, multicentre, multiregion, placebocontrolled CLEAR III trial. Lancet 389:603–611

Hertog HM den, van der Worp HB, van Gemert HM et al (2009) The Paracetamol (Acetaminophen) In Stroke (PAIS) trial: a multicentre, randomised, placebo-controlled, phase III trial. Lancet neurology 8(5):434–440

Heuven AW van, Dorhout Mees SM, Algra A, Rinkel GJ (2008) Validation of a prognostic subarachnoid hemorrhage grading scale derived directly from the Glasgow Coma Scale. Stroke 39(4): 1347–1348

International Subarachnoid Aneurysm Trial (ISAT) Collaborative Group (2002) International Subarachnoid Aneurysm Trial (ISAT) of neurosurgical clipping vs. endovascular coiling in 2143 patients with ruptured intracranial aneurysms: a randomised trial. Lancet 360: 1267–1274

Kassell NF, Torner JC, Haley EC, Jane JA, Adams HP, Kongale GL, Participants (1990) The International Cooperative Study on the timing of aneurysma surgery. Part 1: overall managment results. J Neurosurg 73:18–36

Kobayashi A, Czlonkowska A, Ford GA et al (2018) European Academy of Neurology and European Stroke Organization consensus statement and practical guidance for pre-hospital management of stroke. Eur J Neurol 25(3):425–433

Kolominsky-Rabas PL, Weber M, Gefeller O, Neundoerfer B, Heuschmann PU (2001) Epidemiology of ischemic stroke subtypes according to TOAST criteria: incidence, recurrence, and long-term survival in ischemic stroke subtypes: a population-based study. Stroke 32(12):2735–2740

Kummer R von, Bozzao L, Manelfe C (1995) Early CT diagnosis of hemispheric brain infarction. Springer, Berlin/Heidelberg/New York

Liu X, Dai Q, Ye R et al (2020) Endovascular treatment versus standard medical treatment for vertebrobasilar artery occlusion (BEST): an open-label, randomised controlled trial. Lancet Neurol 19(2): 115–112

Mees SM, Algra A, Vandertop WP, van Kooten F, Kuijsten HA, Boiten J et al (2012) Magnesium for aneurysmal subarachnoid haemorrhage (MASH-2): a randomised placebo-controlled trial. Lancet 380:44–49

Mendelow AD, Gregson BA, Rowan EN, Murray GD, Gholkar A, Mitchell PM, STICH II Investigators (2013) Early surgery versus initial conservative treatment in patients with spontaneous supratentorial intracerebral haematomas (STICH II): a randomised trial. Lancet 382(9890):397–408

Nedeltchev K, der Maur TA, Georgiadis D, Arnold M, Caso V, Mattle HP et al (2005) Ischaemic stroke in young adults: predictors of outcome and recurrence. J Neurol Neurosurg Psychiatry 76(2):191–195

Nguyen TN, Abdalkader M, Nagel S, Qureshi MM, Ribo M, Caparros F et al (2021) Noncontrast computed tomography vs computed tomography perfusion or magnetic resonance imaging selection in late presentation of stroke with large-vessel occlusion. JAMA Neurol 79:22–31

Nogueira RG, Jadhav AP, Haussen DC et al (2018) Thrombectomy 6 to 24 hours after stroke with a mismatch between deficit and infarct. N Engl J Med 378(1):11–21

Philippon J, Grob R, Dagreou F, Guggiari M, Rivierez M, Viars P (1986) Prevention of vasospasm in subarachnoid hemoorhage. A controlled study with nimodipine. Acta Neurochir 82(3–4):110–114

Prasad K, Krishnan PR (2010) Fever is associated with doubling of odds of short-term mortality in ischemic stroke: an updated meta-analysis. Acta Neurol Scand 122(6):404–408

Qureshi AI, Palesch YY, Barsan WG et al (2014) Intensive blood-pressure lowering in patients with acute cerebral hemorrhage. N Engl J Med 375:1033–1043

Report of World Federation of Neurological Surgeons Committee (1988) Report of world federation of neurological surgeons on a universal subarachnoid hemorrhage grading scale. J Neurosurg 68(6):985–986

Ringleb P, Köhrmann M, Jansen O et al (2021) Akuttherapie des ischämischen Schlaganfalls, S2e-Leitlinie. In: Deutsche Gesellschaft für Neurologie (Hrsg) Leitlinien für Diagnostik und Therapie in der Neurologie. https://dgn.org/leitlinien/ll-030-046-akuttherapie-des-ischaemischen-schlaganfalls-2021/

Ringleb PA, Bertram M, Keller E, Hacke W (1998) Hypertension in patients with cerebrovascular accident. To treat or not to treat? Nephrol Dialys Transplant 13:2179–2181

Roth J, Sommerfeld O, Birkenfeld AL, Sponholz C, Müller UA, von Loeffelholz C (2021) Blood sugar targets in Surgical Intensive Care. Dtsch Ärztebl Int 118:629–636. https://doi.org/10.3238/aerztebl.m2021.0221

Sacco S, Marini C, Toni D, Olivieri L, Carolei A (2009) Incidence and 10-year survival of intracerebral hemorrhage in a population-based registry. Stroke 40:394–399

Sprigg N, Flaherty K, Appleton JP et al (2018) Tranexamic acid for hyperacute primary IntraCerebral Haemorrhage (TICH-2): an international randomised, placebo-controlled, phase 3 superiority trial. Lancet 391:2107–2115

Staykov D, Kuramatsu JB, Bardutzky J et al (2016) Efficacy and safety of combined intraventricular fibrinolysis with lumbar drainage for prevention of permanent shunt dependency after intracerebral hemorrhage with severe ventricular involvement: A randomized trial and individual patient data meta-analysis. Ann Neurol 81:93–103

Steiner T (2009) Intrazerebrale Blutungen. In: Hermann D, Steiner T, Diener HC (Hrsg) Vaskuläre Neurologie. Thieme, Stuttgart

Steiner T, Friede T et al (2001) Effect and feasibility of controlled rewarming after moderate hypothermia in stroke patients with malignant infarctions of the middle cerebral artery. Stroke 32:2833–2835

Steiner T, Schneider D, Mayer S, Begtrup K, Broderick J, Diringer M, Skolnick B, Davis S (2006) Dynamics of intraventricular hemorrhage in patients with spontaneous intracerebral hemorrhage: risk factors, clinical impact, and effect of hemostatic therapy with recombinant activated factor VII. Neurosurgery 59:767–774

Steiner T, Juvela S, Unterberg A, Jung C, Forsting M, Rinkel G (2013) ESO guidelines for the management of intracranial aneurysms and subarachnoid haemorrhage. Cerebrovasc Dis 35(2):93–112

Steiner T, Unterberg A et al (2021) Behandlung von spontanen intrazerebralen Blutungen, S2k-Leitlinie. In: Deutsche Gesellschaft für Neurologie (Hrsg) Leitlinien für Diagnostik und Therapie in der Neurologie. Lancet 380:44–49

Takagi K, Tamura A, Nakagomi T, Nakayama H, Gotoh O, Kawai K et al (1999) How should a subarachnoid hemorrhage grading scale be determined? A combinatorial approach based solely on the Glasgow Coma Scale. J Neurosurg 90(4):680–687

Turc G, Bhogal P, Fischer U et al (2019) European Stroke Organisation (ESO) – European Society for Minimally Invasive Neurological Therapy (ESMINT) Guidelines on Mechanical Thrombectomy in Acute Ischaemic StrokeEndorsed by Stroke Alliance for Europe (SAFE). Eur Stroke J 4(1):612

Vahedi K, Hofmeijer J, Juettler E, Vicaut E, George B, Algra A, Amelink GJ, Schmiedeck P, Schwab S, Rothwell PM, Bousser MG, van der Worp HB, Hacke W (2007) Early decompressive surgery in malignant infarction of the middle cerebral artery: a pooled analysis of three randomised controlled trials. Lancet Neurol 6:215–222

Worp HB van der, Hofmeijer J, Jüttler E, Lal A, Michel P, Santalucia P, Schönenberger S, Steiner T, Thomalla G (2021) European Stroke Organisation (ESO) guidelines on the management of space-occupying brain infarction. Eur Stroke J 6(2):III

Yamada T, Shojima N, Noma H, Yamauchi T, Kadowaki T (2017) Glycemic control, mortality, and hypogycemia in critically ill patients: a systematic review and network meta-analysis of randomized controlled trials. Intensive Care Med 43(1):1–15. https://doi.org/10.1007/s00134-016-4523-0

Intensivtherapie bei Anfallsserien und Status epilepticus

Stephanie Gollwitzer, Hajo M. Hamer und Stefan Schwab

Inhalt

1 Klassifikation 788
1.1 Generalisierter konvulsiver Status epilepticus 788
1.2 Fokaler konvulsiver und nonkonvulsiver Status epilepticus 788
1.3 Absencenstatus (nonkonvulsiver generalisierter SE) 788

2 Differenzialdiagnosen 788

3 Epidemiologie 789

4 Pathogenese 789

5 Diagnostik 789

6 Therapie 790
6.1 Allgemeine Empfehlungen 790
6.2 Therapie des generalisierten konvulsiven Status epilepticus 790
6.3 Therapie des fokalen konvulsiven und non-konvulsiven SE 793
6.4 Therapie des Absencenstatus 793

7 Prognose 793

Literatur 793

Definition

Status epilepticus (SE)

Der Status epilepticus (SE) ist definiert als einzelner prolongierter Anfall oder als Serie von zwei oder mehr aufeinander folgenden Anfällen, zwischen denen der neurologische Vorzustand nicht wiedererlangt wird. Nach neuen Definitionskriterien wird ab einer Dauer von 5 min ein Status epilepticus angenommen, da ein spontanes Sistieren bereits nach dieser Zeitspanne zunehmend unwahrscheinlicher wird und eine Therapie ohne weiteren Zeitverlust eingeleitet werden sollte. Man unterscheidet 3 klinische Stadien eines Status epilepticus, denen jeweils unterschiedliche Therapieregimes zugeordnet werden:

- **Initialer SE:** Dauer 5–10 min, bisher unbehandelt; Therapiebeginn mit Benzodiazepinen (Lorazepam, Midazolam, Clonazepam).
- **Etablierter SE:** Dauer 10–30 (maximal 60) min, Therapie mit Benzodiazepinen bereits erfolgt, Einsatz eines nicht stark sedierenden Antikonvulsivums i.v. (Levetiracetam, Valproinsäure, Phenytoin).
- **Refraktärer SE:** Dauer > 30–60 min; kein Durchbrechen durch bisherige pharmakologische Intervention trotz ausreichender Dosierung. Die Bedrohlichkeit des refraktären SE und die daraus resultierende Aggressivität der weiteren Therapie unter Inkaufnahme möglicher medikamentenassoziierter Komplikationen sind hierbei abhängig von der im Folgenden beschriebenen Statusform.

S. Gollwitzer (✉) · H. M. Hamer · S. Schwab
Neurologische Klinik, Universitätsklinikum Erlangen, Erlangen, Deutschland
E-Mail: stephanie.gollwitzer@uk-erlangen.de; hajo.hamer@uk-erlangen.de; stefan.schwab@uk-erlangen.de

1 Klassifikation

1.1 Generalisierter konvulsiver Status epilepticus

Der Status bilateral/generalisoert tonisch-klonischer Anfälle stellt die schwerste Form eines Status epilepticus dar und ist mit der höchsten Letalität vergesellschaftet. Dementsprechend aggressiv sollte therapiert werden. Die Diagnosestellung erfolgt klinisch. Die Behandlung sollte auf einer neurologischen Intensivstation durchgeführt werden unter Monitoring der Vitalparameter, bei bestehender Intubations- und Beatmungsmöglichkeit und unter Verfügbarkeit von EEG und neuroradiologischer Bildgebung.

Eine Sonderform stellt der „subtle" Status dar. Dieser entsteht meist als Endstadium eines therapieresistenten konvulsive Status; aufgrund einer elektromechanischen Entkoppelung sind trotz persistierender iktaler EEG-Aktivität keine oder nur sehr diskrete motorische Entäußerungen (z. B. als Myoklonien) zu beobachten (daher die Bezeichnung „subtle" Status). Die Behandlung des „subtle" Status ist schwierig, die Prognose ungünstig. Diagnosestellung und Therapieüberwachung sind nur mittels EEG möglich.

1.2 Fokaler konvulsiver und nonkonvulsiver Status epilepticus

Hierbei handelt es sich um einen fortdauernden fokalen Anfall mit oder ohne Bewusstseinsstörung und mit oder ohne motorische Symptome. Als nonkonvulsiver SE kann er sich oft lediglich durch eine psychomotorische Verlangsamung und Desorientiertheit äußern. Insbesondere bei älteren Patienten kann die Symptomatik blande sein. Es können jedoch auch Automatismen, dysphasische oder autonome Symptome auftreten sowie Status bewusst erlebter Anfälle im Sinne persistierender (z. B. sensibler) Phänomene.

Es herrscht bislang kein Konsens darüber, ob ein nonkonvulsiver SE per se zu einer überdauernden Hirnschädigung führt oder ob entstehende Schäden in erster Linie auf die zugrunde liegende neurologische Erkrankung zurückzuführen sind. In jedem Fall sollte die Ursache des fokalen SE rasch festgestellt und behandelt werden.

> Von der Behandlung der Grunderkrankung geht die größte antikonvulsive Wirkung aus.

Die Aggressivität der Statustherapie mit Antikonvulsiva muss sich an der Schwere des Status und dem Zustand des Patienten orientieren und gegen mögliche iatrogene Risiken (z. B. durch mechanische Beatmung, hypotensive Wirkung von Sedativa, arrhythmogene Wirkung von Antikonvulsiva, etc.) abgewogen werden.

1.3 Absencenstatus (nonkonvulsiver generalisierter SE)

Der Absencenstatus kann sowohl bei Patienten mit bekannter idiopathisch generalisierter Epilepsie als auch als sog. De-novo-Absencenstatus des Erwachsenen auftreten. Häufig finden sich beim De-novo-Absencenstatus Triggerfaktoren, wie beispielsweise Elektrolytentgleisungen, die Einnahme prokonvulsiver Substanzen oder das abrupte Absetzen antikonvulsiver oder sedierender Medikamente. Klinisch manifestiert sich dieser nonkonvulsive generalisierte SE als isolierte und unterschiedlich stark ausgeprägte Bewusstseinstrübung. Zu einem vollständigen Bewusstseinsverlust kommt es in der Regel nicht. Im EEG imponieren generalisierte irreguläre Spike-Wave-Komplexe.

> Zur Diagnosesicherung und Kontrolle des Therapieerfolges ist wie beim fokalen nonkonvulsiven SE das EEG unerlässlich.

Der Absencenstatus stellt per se keine vitale Gefährdung dar und verursacht nach derzeitigem Kenntnisstand auch keine bleibende Hirnschädigung. Dementsprechend muss eine iatrogene Gefährdung des Patienten durch aggressive Therapieeskalation vermieden werden. Dennoch ist eine stringente Behandlung bis zur Normalisierung des EEG nötig, um die Orientierung und das Reaktionsvermögen des Patienten wiederherzustellen und Folgeschäden, beispielsweise durch inadäquates Verhalten, zu vermeiden.

2 Differenzialdiagnosen

Eine wichtige Differenzialdiagnose zu epileptischen Anfallsserien und Status stellen **dissoziative Anfälle** dar. Diese sind häufig prolongiert, können heftige, teils bizarr oder willkürlich anmutende motorische Entäußerungen fluktuierender Intensität („waxing and waning") und eine intermittierende Reaktivität aufweisen. Sie können eine paradoxe Reaktion auf Benzodiazepine und Antikonvulsiva zeigen. Die korrekte Einordnung solcher nichtepileptischer Anfälle kann klinisch schwierig sein, ist jedoch essenziell zur Vermeidung einer nicht wirksamen und potenziell schädigenden Pharmakotherapie.

Der SE muss außerdem von **Enzephalopathien** unterschiedlicher Genese (z. B. metabolisch, toxisch, erregerbedingt-entzündlich, autoimmun-entzündlich, hypoxisch) unterschieden werden, insbesondere von der posthypoxischen Enzephalopathie mit meist stimulusgetriggerten Frühmyoklonien. Im

EEG dieser Patienten sind häufig rhythmische oder periodische lateralisierte oder generalisierte Komplexe zu sehen, deren Abgrenzung von Statusmustern schwierig sein kann.

Auch **Hypoglykämien, Intoxikationen** und **rhythmogene Synkopen** können klinisch als prolongierte Zustände mit beeinträchtigtem Bewusstsein und fakultativ motorischen Entäußerungen imponieren und somit Differentialdiagnosen zum SE darstellen.

3 Epidemiologie

Ein Status epilepticus (SE), insbesondere der Status bilaeral/generalisiert tonisch-klonischer Anfälle, ist eine der häufigsten Notfallsituationen in der neurologischen Intensivmedizin. Jährlich sind ca. 20 von 100.000 Menschen betroffen.

> Die Letalität des generalisierten konvulsiven Status ist abhängig von seiner Dauer und wird mit bis zu 40 % angegeben.

Über die Prognose anderer Statussubtypen gibt es keine validen Studien; insgesamt spielt hier die Statusdauer wohl eine geringere Rolle.

4 Pathogenese

Besonders häufige Ursachen eines SE sind Alkoholentzug, Entzug von Antikonvulsiva oder andere Auslöser, wie z. B. bestimmte Medikamente (Missbrauch von zentralnervös stimulierenden Substanzen). Andere wichtige Ursachen sind Infektionen und Durchblutungsstörungen des zentralen Nervensystems.

Beim Versagen inhibitorischer Stoppmechanismen, die gewöhnlich einen Anfall beenden, kommt es zu einer exzessiven Aktivierung exzitatorischer Aminosäuren und zu einem Kalziumeinstrom in die Zellen mit potenzieller Zellschädigung. Die energetischen Anforderungen an den Hirnmetabolismus werden um ein Vielfaches gesteigert. Diese Anforderungen können initial durch eine erhöhte zerebrale Durchblutung ausgeglichen werden.

Nach 20–60 min wird die Substratlieferung allerdings inadäquat, und es können neuronale Folgeschäden sowie eine Erhöhung des intrakraniellen Drucks entstehen. Hierbei kann neben dem vermehrten intrakraniellen Blutvolumen auch ein vasogenes Ödem auftreten; weitere Folgen können Ateminsuffizienz mit Azidose und Hypoxämie sein.

Im Verlauf eines SE kommt es zu einer Herunterregelung von GABA-Rezeptoren und einer Heraufregelung von Glutamatrezeptoren, was die Therapie mit meist GABAergen Antikonvulsiva erschwert.

5 Diagnostik

Anamnese

Die initiale Diagnostik, ob ein SE vorliegt und um welche Form es sich handelt, erfolgt klinisch. Besonderes Augenmerk ist auf die Bewusstseinstrübung zu richten sowie auf Anzeichen für Verletzungen, die Kontrolle der Vitalparameter und erhaltene bzw. erloschene Schutzreflexe. Lokalisierende oder lateralisierende Anfallssymptome sollten wegen der diagnostischen Relevanz nicht übersehen werden. Eine Fremdanamnese ist anzustreben, um zu eruieren, ob es sich um ein Erstereignis handelt oder ob bereits eine Epilepsie bekannt ist. Bei bekannter Epilepsie sind die bisherige antikonvulsive Medikation sowie Änderungen oder Unregelmäßigkeiten in deren Einnahme zu klären. Bei vorhandenen Antikonvulsiva sollte nach Möglichkeit vor Beginn der Therapie eine Bestimmung von deren Serumspiegeln erfolgen.

Laboruntersuchung

In jedem Fall ist eine Blutentnahme zwingend. Die in der Übersicht genannten Parameter sollten bestimmt werden.

Parameter der Laboruntersuchung
- Serumglukose (Schnelltest)
- BSG
- Blutbild, Differenzialblutbild
- CRP
- Elektrolyte
- Leberenzyme
- Creatinkinase (CK)

im Verlauf außerdem

- Lipase
- Schilddrüsenhormone,
- Kreatinin

sowie fakultativ kontextabhängig

- Vitamin B_1, B_6, B_{12}, Folsäure,
- NH_3,
- Harnstoff,
- Blutgase,
- Toxikologie-Screening inkl. Ethanol-Bestimmung.

Bei Patienten mit bekannter Epilepsie Serumspiegel verschriebener Antianfallsmedikamente

Bildgebende Diagnostik

Des Weiteren erfordert ein mutmaßlich erstmaliges Anfallsereignis eine sofortige kranielle Bildgebung zum Ausschluss einer zugrunde liegenden akuten Hirnläsion wie z. B. einer intrakraniellen Blutung oder einer zerebralen Ischämie. In der

Akutsituation ist aufgrund der schnellen Verfügbarkeit in der Regel eine CT sinnvoll und ausreichend. Bei ätiologisch unklaren Fällen kann aber rasch auch eine MRT notwendig werden.

Die Diagnosesicherung insbesondere des nonkonvulsiven SE, die Abgrenzung von Differenzialdiagnosen sowie die Kontrolle der Therapie erfolgt mittels EEG. Insbesondere zur Verlaufsbeurteilung stellt das EEG die wichtigste Zusatzdiagnostik dar.

Sonstige diagnostische Maßnahmen
Weitere Diagnostik (wie Lumbalpunktion, Bestimmung von antineuronalen und paraneoplastische Antikörpern, Vaskulitisscreening, mikrobiologische/virologische Untersuchungen, Tumorsuche) muss in Abhängigkeit vom klinischen Verlauf und möglichen Statusursachen erwogen werden.

6 Therapie

6.1 Allgemeine Empfehlungen

Bei Vorliegen eines SE gemäß obiger Definition muss die Therapie bereits in der Prähospitalphase begonnen werden. Laienhelfer sollten in aller Regel umgehend einen Notarzt hinzuziehen. Basismaßnahmen beinhalten das Entfernen potenziell gefährdender Gegenstände und das Freihalten der Atemwege inkl. Entfernung von Zahnersatz. Sobald wie möglich sollte O_2 insuffliert werden.

Die Pharmakotherapie kann u. U. durch Laien begonnen werden (bukkale oder rektale Gabe eines Benzodiazepins, unten); die i.v.-Therapie mit Benzodiazepinen erfolgt durch den Notarzt. Die weitere Behandlung erfolgt auf einer möglichst neurologischen Intensivstation unter ständigem Monitoring der Vitalparameter (Sauerstoffsättigung, Blutdruck, Herz- und Atemfrequenz, Blutgasanalysen zum Hyperkapnie-/Azidoseausschluss) und kontinuierlichem EEG-Monitoring. Neben O_2-Insufflation und Flüssigkeitsgabe müssen bei Hyperthermie (Temperatur > 37,5 °C) fiebersenkende Maßnahmen ergriffen werden, bei Hypoglykämieverdacht muss Glukose substituiert werden. Sollten Hinweise auf einen alkoholassoziierten SE vorliegen, ist Thiamin indiziert (100 mg i.v.).

6.2 Therapie des generalisierten konvulsiven Status epilepticus

6.2.1 Initialstadium (Stufe I)

> Mittel der Wahl zur Therapie des initialen Status bilateral/generalisiert tonisch-klonischer Anfälle sind Benzodiazepine.

Bezüglich der Initialtherapie durch Laien und Pflegepersonal sprechen Studiendaten bei Kindern und Jugendlichen für eine Gleichwertigkeit oder sogar Überlegenheit der intranasalen oder bukkalen Applikation von Midazolam im Vergleich mit der i.v. oder rektalen Gabe von Benzodiazepinen. In einer amerikanischen Studie wurde die Überlegenheit einer i.m.-Gabe von Midazolam (über einen mittlerweile auch Deutschland verfügbaren Applikator) im Vergleich mit i.v.-Lorazepam in der Initialphase gezeigt (Silbergleit et al. 2012).

Allerdings ist bei Erwachsenen immer noch **Lorazepam** intravenös die aktuell empfohlene und evidenzbasierte Ersttherapie sowohl prähospital durch Rettungsassistenten und Notärzte als auch als unter stationären Bedingungen (Alldredge et al. 2001; Prasad et al. 2005). Die empfohlene Dosis beträgt 0,1 mg/kg, maximal sollten 4 mg als Bolus verabreicht werden; eine einmalige Wiederholung ist nach 5 Minuten möglich.

Als vermutlich mindestens gleichwirksame Alternative kann aktuell die intranasale oder intramuskuläre Gabe von Midazolam (10 mg für > 40 kg, 5 mg für 13–40 kg, Einzelgabe oder 0,2 mg/kg, max: 10 mg/Bolusgabe, ggf. nach 5 Minuten 1x wiederholen) gelten, insbesondere, wenn kein i.v.-Zugang vorhanden ist.

Sollte Lorazepam nicht zur Verfügung stehen, beispielsweise aufgrund der Notwendigkeit der gekühlten Lagerung, kommen als weitere i.v.-Präparate **Clonazepam** (0,015 mg/kg KG, 0,5 mg/min, maximal 1 mg) oder **Diazepam** (0,15–0,2 mg/kg KG, maximal 10 mg/Gabe, Einzelgabe) zum Einsatz.

Die Wirksamkeit der Bezodiazepine zur Status-Durchbrechung in der Initialphase konnte durch eine aktuelle Registerstudie belegt werden (Kellinghaus et al. 2019). Als Ursache für fehlenden Therapieerfolg wurde häufig eine Unterdosierung der verabreichten Medikamente beobachtet.

6.2.2 Etablierter Status (Stufe II)

Bei Versagen der adäquat dosierten Initialtherapie innerhalb der letzten 30 Minuten erfolgt die 2. Stufe der medikamentösen Therapie unter Intensivüberwachung. In mehreren aktuellen Studien wurde die Wirksamkeit und Sicherheit der verfügbaren Präparate untersucht. Vergleichbar wirksam und sicher und somit in erster Linie empfehlenswert sind demnach Levetiracetam, Valporat und Fosphenytoin (Kapur et al. 2019). Fosphenytoin ist in Deutschland allerdings nicht erhältlich. Levetiracetam zeigte sich zudem hinsichtlich der Effektivität Phenytoin nicht unterlegen (Lyttle et al. 2019; Dalziel et al. 2019). Bezüglich der Verträglichkeit scheint es jedoch das günstigste Profil aufzuweisen (Chu et al. 2020).

Gemäß der aktuellen Leitlinie wird als Therapie der 1. Wahl daher empfohlen:

Valproat.
Die empfohlene Dosis beträgt 20 mg/kg KG (maximale Infusionsgeschwindigkeit 10 mg/kg KG/min), die Gabe kann ggf. nach 10 min wiederholt werden, kumulativ sollten max.

3000 mg gegeben werden. Die Gabe über einen periphervenösen Zugang ist möglich. Für Patienten mit Mitochondriopathien ist Valproat kontraindiziert. Bei gleichzeitiger Gabe von Carbapanemen ist häufig kein ausreichender Serumspiegel zu erreichen.

Levetiracetam (off label)
Die empfohlene Dosis beträgt 30 mg/kg i.v., max. sollten 500 mg/min gegeben werden, ggf. kann die Gabe nach 10 Minuten wiederholt werden, die kumulative Maximaldosis beläuft sich auf 4500 mg. Ein peripherer Venenzugang ist ebenfalls ausreichend.

Wenn Levetiractem oder Valproat nicht verfügbar sind kommen als Medikamente der 2. Wahl weiterhin in Betracht:

Phenytoin
Über einen separaten, möglichst zentralen i.v.-Zugang/ Schenkel wird Phenytoin-Infusionskonzentrat in einer Dosierung von 20 mg/kg KG i.v. und mit einer Infusionsgeschwindigkeit von maximal 50 mg/min verabreicht. Für die Weiterbehandlung wird ein Phenytoinspiegel von 20–25 µg/ml angestrebt. Aufgrund der hohen Gewebstoxizität muss ein Paravasat vermieden werden, anderenfalls drohen Gewebsnekrosen („purple glove syndrome").

Wegen der potenziell proarrhythmogenen, bradykardisierenden und hypotensiven Wirkung von Phenytoin muss die Gabe unter Monitoring von EKG und Blutdruck erfolgen. Bei Patienten mit höhergradigen AV-Blockierungen oder stark eingeschränkter Herzleistung ist Phenytoin nicht zu empfehlen.

Phenobarbital
15–20 mg/kg KG werden empfohlen, die maximale Infusionsgeschwindigkeit beträgt 100 mg/min (Cave: Atemdepression). Nach Intubation sind unter maschineller Beatmung prinzipiell höhere Dosen möglich.

Lacosamid
Für den Einsatz von Lacosamid zur SE-Therapie liegt in Deutschland bislang keine Zulassung vor. Größere prospektive Studien zur Wirksamkeit und Verträglichkeit der Substanz für diese Indikation fehlen, die Empfehlungen zur Art der Anwendung stützen sich auf kleinere Studien (Strzelczyk et al. 2017) und retrospektive Daten (Kellinghaus et al. 2011). Als Dosierung wird 5 mg/kg KG (infundiert über 15 min) empfohlen. Wegen der möglichen PQ-Zeit-verlängernden Wirkung sollte Lacosamid nur mit Vorsicht bei Patienten mit höhergradigen AV-Blockierungen gegeben werden.

Als weitere Alternative steht ersten Untersuchungen zufolge Brivaracetam als i.v.-Medikation zur Verfügung. Größere Studien zur Effektivität liegen allerdings noch nicht vor.

6.2.3 Therapie des refraktären Status (Stufe III)

Sollte durch Benzodiazepine und i.v.-Antikonvulsiva das Durchbrechen des SE nicht gelingen, beinhaltet Stufe III der Therapie die Behandlung des Patienten mit Anästhetika, was in der Regel eine Intubation mit maschineller Beatmung voraussetzt. Das Ziel der Therapie ist neben dem Beenden des Status auch die Vermeidung von Hirn- und Organschäden durch die fortdauernde epileptische Aktivität. Die Therapie des refraktären Status epilepticus sollte in jedem Fall unter kontinuierlicher EEG-Überwachung erfolgen. Die Therapiesteuerung erfolgt EEG-basiert. Hinsichtlich der Tiefe der Narkose kommen verschiedene Strategien in Betracht: 1. Unterdrückung von Anfallsaktivität im EEG. Dies sitzt zwar die permanente Live-Auswertung des EEG durch entsprechend geschultes Personal voraus, ermöglich aber niedrigere Anästhetika-Dosierungen; 2. Erreichen eines Burst-Suppression-Musters im EEG. Ob dies zur Status-Durchbrechung einen additiven Beitrag leistet ist umstritten, ebenfalls liegen keine Daten zur erforderlichen Dauer dieses Zustands vor. 3. wird die Möglichkeit einer Sedierung bis zur Induktion eines isoelektrischen EEG erwähnt. Diese Variante erfordert hohe Anästhetikadosen und beinhaltet entsprechend schwerwiegende potentielle Nebenwirkungen, weswegen diese Variante in der Parxis selten gewählt wird.

Folgende Medikamente kommen zur Therapie der Stufe 2 in Betracht:

Midazolam
Zunächst wird ein Bolus (0,2 mg/kg KG i.v.) verabreicht, die weitere kontinuierliche Gabe erfolgt EEG-gesteuert. Als Erhaltungsdosis wird in der Regel 0,1–0,5 mg/kg KG/h für 24 h angestrebt.

Propofol
Beginn mit einem Bolus von 2 mg/kg KG i.v.; die Erhaltungsdosis wird nach EEG titriert. Cave: Nach kontinuierlicher, mehr als 48-stündiger Gabe von Propofol kann das sog. Propofol-Infusionssyndrom auftreten, gekennzeichnet durch Herzinsuffizienz, Azidose, Rhabdomyolyse und Nierenversagen. Sollte eine mehrtägige Behandlung notwendig sein, muss zur Prävention ein Substanzwechsel erwogen werden.

Thiopental
5 mg/kg KG i.v. werden initial als Bolus verabreicht, die Erhaltungsdosis bemisst sich ebenfalls nach EEG (oben) und beläuft sich in der Regel auf ca. 0,5–5 mg/kg KG/h. Aufgrund der hypotensiven Wirkung kann die zusätzliche Gabe von Katecholaminen notwendig sein.

Eine Präferenz einer der Substanzen ist aus der bisherigen Datenlage nicht abzuleiten. (Claassen et al. 2002) (Tab. 1)

Tab. 1 Stufenschema der Therapie des generalisierten konvulsiven Status epilepticus. (Nach den aktuellen Leitlinien der Deutschen Gesellschaft für Neurologie, Stand 22.03.2021)

Stufe	Therapie	
I	Benzodiazepine (Initialbehandlung, Dauer: ca. 10 min)	– **Lorazepam** (0,1 mg/kg KG i.v., max. 4 mg Bolus, ggf. erneute Gabe nach 5 Minuten) – **Midazolam** i.m./intranasal (10 mg für > 40 kg, 5 mg für 13–40 kg, Einzelgabe oder 0,2 mg/kg, max: 10 mg/Bolusgabe, ggf. nach 5 Minuten 1x wiederholen) – **Diazepam** i.v. (0,15–0,2 mg/kg KG i.v. 10 mg/Gabe, ggf. erneute Gabe nach 5 Minuten) – **Clonazepam** (0,015 mg/kg KG i.v. maximal 1 mg, ggf. 1x wiederholen)
II	Antikonvulsiva (Intensivüberwachung, Dauer: 30–60 min)	– **Valproat** (20 mg/kg KG i.v., maximal 10 mg/kg KG/min, kumulativ max. 3000 mg; Cave: Mitochondriopathie) – **Levetiracetam** (30 mg/kg KG i.v., maximal 500 mg/min, kumulativ max. 4500 mg) – **Phenytoin-Infusionskonzentrat** über separaten, möglichst zentralen i.v.-Zugang (20 mg/kg KG. i.v., maximal 50 mg/min) – **Phenobarbital** (15–20 mg/kg KG i.v. (maximal 100 mg/min, höhere Dosen sind unter Intensivbedingungen und Intubations-/Beatmungsbereitschaft möglich) – **Lacosamid** (5mg/kg als Kurzinfusion über 15 min)
III	Anästhetika (Intensivtherapie mit Intubationspflicht, Dauer: > 60 min)	– **Midazolam** (0,2 mg/kg KG i.v. als Bolus: Erhaltungsdosis EEG-gesteuert, maximale Dosisrate 2,9 mg/kg/h) – **Propofol** (2 mg/kg KG i.v. als Bolus: Erhaltungsdosis ca. 4–10 mg/kg KG/h, EEG gesteuert) – **Thiopental** (5 mg/kg KG als Bolus: Erhaltungsdosis ca. 0,5–5 mg/kg KG/min EEG-gesteuert)

6.2.4 Therapie des superrefraktären Status

Status epileptici, die durch die bisher genannten Maßnahmen innerhalb von 24 h nicht zu durchbrechen sind, werden in der Literatur häufig als „superrefraktär" bezeichnet. Zu ihrer Behandlung liegen keine systematischen Daten vor, Empfehlungen beruhen auf Fallberichten. Beschrieben wurden Erfolge durch:

- *Hochdosierte Barbiturate* können unter Umständen auch nach Versagen der Anästhetika-Therapie noch einen Effekt aufweisen. Nutzen und Risiken müssen im Einzelfall sorgfältig abgewogen werden.

Ketamin kann durch seine Wirkung am NMDA-Rezeptor nach Versagen GABAerger Substanzen erwogen werden.

- *Inhalationsanästhetika* (Sevofluran, Isofluran) zeigten in kleineren Studien teils positive Effekte, erfordern im klinischen Alltag jedoch einen hohen technischen Aufwand (Mirsattari et al. 2004; Stetefeld et al. 2021).

Die *enterale Applikation anderer Antikonvulsiva* (z. B. Permapanel, Topiramat, Oxcarbazepin) kann mittelfristig Anfallsaktivität reduzieren, insbesondere, wenn ein anderer Wirkmechanismus (z. B. AMPA-Antagonismus) addiert wird. Der Wirkeintritt ist allerdings verzögert.

- *Ketogene Diät* stellt eine gute nicht medikamemntöse Aternative dar und ist über die Magensonde/i.v. bei intubierten Patienten gut realisierbar.
- *Immunmodulation* kann unter der Annahme prokonvulsiver inflammatorischer Prozesse begonnen werden, z. B. als Cortison-Puls. Insbesondere bei Verdacht auf eine autoimmune Genese der SE, auch bei fehlendem Antikörpernachweis, sollten immunmodulatorische Therapien – von Plasmapherese über i.v. Immunglobuline bis hin zu Eskalationsansätzen – rasch in Betracht gezogen werden.
- *Elektrokonvulsive Therapie* wird in Einzelfällen als effektiv beschrieben.

Die *systemische Hypothermie* kann nach aktueller Datenlage nicht mehr empfohlen werden.

Ebenso hat sich das spezifische *Neursteroid Allopregnanolone* als nicht wirksam erwiesen.

Bei Nachweis eines klaren Anfallsfokus ein *epilepsiechirurgischer Eingriff* erwogen werden.

Ebenso kommt in Ausnahmefällen die Implantation eines *Vagusnervstimulators* in Betracht.

6.3 Therapie des fokalen konvulsiven und non-konvulsiven SE

Die Therapie der Stufen I und II ist hinsichtlich der zu wählenden Substanzen identisch mit der Therapie des SGTKA. Die Bedrohlichkeit des fokalen SE ist jedoch als niedriger anzusehen, bleibende Schäden sind in geringerem Maße zu befürchten. Dementsprechend muss nicht mit der gleichen Aggressivität therapiert werden. Dies gilt besonders ab Stufe III. Anästhetika sollten nur in Einzelfällen und nach sorgfältiger Abwägung der Risiken einer iatrogenen Schädigung angewendet werden. Wenn dem fokalen SE eine fassbare Ursache (z. B. Entzündung, Raumforderung) zugrunde liegt, sollte nach Möglichkeit diese behandelt werden. Es bleibt festzuhalten, dass die Prognose maßgeblich von der Ätiologie des SE abhängt.

6.4 Therapie des Absencenstatus

Der Absencenstatus stellt per se nach heutiger Kenntnislage keine vitale Gefährdung dar und verursacht auch keine relevanten neuronalen Schäden. Die Gefährdung des Patienten durch eine aggressive Therapie muss daher vermieden werden. Bis zum Beenden des Status muss der Patient überwacht werden, um Schädigungen infolge mangelnder Handlungs- und Reaktionsfähigkeit auszuschließen. Häufig lässt sich für einen Absencenstatus eine Ursache finden, wie z. B. die Einnahme prokonvulsiver Substanzen, das abrupte Absetzen antikonvulsiver Medikamente oder Elektrolytentgleisungen. Sollte das Beheben der Ursache den Status nicht beenden, ist **Lorazepam** Therapie der 1. Wahl. Die Dosis sollte niedrig gehalten werden (1–2 mg, maximal 4 mg) um eine Atemdepression zu vermeiden. Als Therapie der 2. Wahl wird **Valproat** empfohlen.

7 Prognose

Valide Daten über die Prognose des fokalen SE und Absencenstatus fehlen, diese ist generell jedoch als günstiger anzusehen als die des generalisierten konvulsiven SE. Wichtige Faktoren, die sich auf das klinische Outcome der Patienten auswirken, sind neben Alter, Komorbidität und Ätiologie v. a. die Statusdauer und das Auftreten von Komplikationen während der Behandlung.

Für den refraktären generalisierten konvulsiven SE werden Mortalitätsraten von bis zu 50 % angegeben, neurologische Defizite sind bei einer Vielzahl der überlebenden Patienten zu verzeichnen. Genaue Aussagen sind aufgrund der heterogenen Patientengruppe schwer zu treffen, die Angaben schwanken.

> Es bleibt festzuhalten, dass der generalisierte konvulsive SE einen lebensbedrohlichen Zustand darstellt, der rasch und konsequent behandelt werden muss.

Literatur

Alldredge BK et al (2001) A comparison of lorazepam, diazepam, and placebo for the treatment of out-of-hospital status epilepticus. N Engl J Med 345(9):631–637

Chu SS et al (2020) Therapeutic effect of intravenous levetiracetam in status epilepticus: a meta-analysis and systematic review. Seizure 74: 49–55

Claassen J et al (2002) Treatment of refractory status epilepticus with pentobarbital, propofol, or midazolam: a systematic review. Epilepsia 43(2):146–153

Dalziel SR et al (2019) Levetiracetam versus phenytoin for second-line treatment of convulsive status epilepticus in children (ConSEPT): an open-label, multicentre, randomised controlled trial. Lancet 393(10186):2135–2145

Kapur J et al (2019) Randomized trial of three anticonvulsant medications for status epilepticus. N Engl J Med 381(22):2103–2113

Kellinghaus C et al (2011) Intravenous lacosamide for treatment of status epilepticus. Acta Neurol Scand 123(2):137–141

Kellinghaus C et al (2019) Factors predicting cessation of status epilepticus in clinical practice: Data from a prospective observational registry (SENSE). Ann Neurol 85(3):421–432

Lyttle MD et al (2019) Levetiracetam versus phenytoin for second-line treatment of paediatric convulsive status epilepticus (EcLiPSE): a multicentre, open-label, randomised trial. Lancet 393(10186): 2125–2134

Mirsattari SM et al (2004) Treatment of refractory status epilepticus with inhalational anesthetic agents isoflurane and desflurane. Arch Neurol 61(8):1254–1259

Prasad K et al (2005) Anticonvulsant therapy for status epilepticus. Cochrane Database Syst Rev(4): CD003723

Silbergleit R et al (2012) Intramuscular versus intravenous therapy for prehospital status epilepticus. N Engl J Med 366(7):591–600

Stetefeld HR et al (2021) Isoflurane in (super-) refractory status epilepticus: a multicenter evaluation. Neurocrit Care 35:631

Strzelczyk A et al (2017) Lacosamide in status epilepticus: systematic review of current evidence. Epilepsia 58(6):933–950

Psychische und psychosomatische Störungen bei Intensivpatienten

Tilman Wetterling

Inhalt

1 Einleitung	795
2 Organisch bedingte psychische Störungen	795
2.1 Delir (Durchgangssyndrom, Verwirrtheitszustand)	795
2.2 Demenz (andauernde schwere kognitive Störung)	798
2.3 Entzugssyndrome	798
3 Nichtorganische psychische Störungen	799
3.1 Angststörung	799
3.2 Erregungszustand/Aggression	800
3.3 Akute Belastungsstörung/Posttraumatische Belastungsstörung	801
3.4 Schlafstörungen	801
3.5 Suizidalität	801
4 Einsatz von Psychopharmaka auf der Intensivstation	802
5 Rechtliche Aspekte	802
Literatur	802

1 Einleitung

Die Behandlung auf Intensivstationen bedeutet für die Patienten einen erheblichen psychischen Stress. Die erlebnisreaktiven psychischen Störungen werden von den organisch bedingten Störungen unterschieden. Diese Unterteilung ist mitunter etwas willkürlich, da das psychopathologische Zustandsbild sowohl die durch die organische Schädigung, die das Zentralnervensystem direkt oder indirekt in seiner Funktion beeinträchtigt als auch durch eine Schädigung (z. B. Verletzung, Lähmung) hervorgerufene psychische Reaktionen geprägt werden kann.

2 Organisch bedingte psychische Störungen

Durch somatische Erkrankungen, die auch das Gehirn betreffen, können verschiedene psychische Störungen induziert werden (Wetterling 2019). Die hierfür verwendeten Begriffe sind einem häufigen Wandel unterworfen. In der ICD-10 werden sie als organisch bedingte psychische Störungen (Kap. F0) bezeichnet (WHO 1992). In der ICD-11 (WHO 2019) sind die meisten dieser Erkrankungen in dem Kapitel Neurokognitive Störungen (6D70–6D72) zu finden (Abb. 1).

2.1 Delir (Durchgangssyndrom, Verwirrtheitszustand)

Delirien treten auf einer ITS sehr häufig auf (Zoremba und Coburn 2019). Oft wird der Terminus „Durchgangssyndrom" weitgehend synonym benutzt. Da dieser Begriff schlecht definiert ist, sollte er nicht mehr benutzt werden. Er weist aber auf einen wichtigen Aspekt eines Delirs hin: nämlich

T. Wetterling (✉)
Berlin, Deutschland
E-Mail: kontakt@prof-wetterling.de

Abb. 1 Entscheidungsbaum für organisch bedingte psychische Störungen

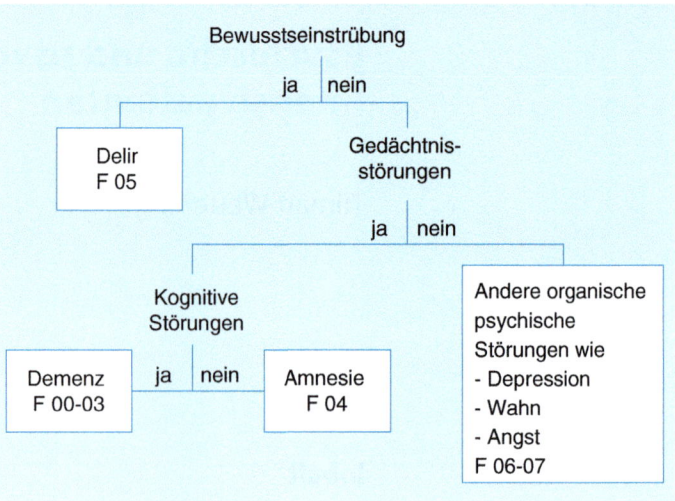

den plötzlichen Beginn (z. B. SHT oder postoperativ) und die im unkomplizierten Fall kurze Dauer (<14 Tage) der psychopathologischen Symptomatik. Vielfach wird auch der Begriff Verwirrtheit verwendet. Er sollte auf die Fälle begrenzt werden, bei denen nur eine Desorientiertheit besteht.

2.1.1 Klinik und Diagnostik

Ein Delir ist durch die folgende klinische Symptomatik gekennzeichnet (ICD-10 (WHO 1992)):

- Kardinalsymptom ist eine Bewusstseinstrübung mit Auffassungsstörung und Desorientiertheit (zu Zeit, Ort, Person) bis hin zu einer Verkennung der Situation.
- psychomotorische Unruhe (Bewegungsunruhe) mit abruptem Wechsel zwischen Übererregung und scheinbarer Ruhe*
- Merkfähigkeitsstörungen, Denkstörungen, Halluzinationen, erhöhte Suggestibilität.
- Störung des Schlaf-Wach-Rhythmus Alle Symptome können im Verlauf eines Delirs stark wechseln oder verschwinden
- Charakteristisch sind ein plötzlicher Beginn und Tagesschwankungen der Symptomatik

Die wichtigsten diagnostischen Schritte sind Tab. 1 dargestellt. Hilfreich ist oft die genaue Fremdanamnese. (* in den ICD-11 Kriterien (WHO 2019) nicht mehr enthalten). Der Schweregrad eines Delirs kann mit verschiedenen Skalen bestimmt werden, u. a. der CAM-ICU und ICDSC (Ely et al. 2001; Radtke et al. 2009).

2.1.2 Ätiologie

Sehr unterschiedliche Erkrankungen können zu einem Delir führen (Tab. 1). Häufigste Ursache für ein Delir ist im Erwachsenenalter ein Alkoholentzugsdelir (s. Abschn. 2.2). Bei Kindern sind es meist Vergiftungen und bei älteren Menschen kommen differenzialdiagnostisch eine Reihe von Erkrankungen in Frage: postoperativ, bes. vorbestehende kognitive Störungen (Demenz), nach Herz-Operationen, Exsikkose, Infekte und Medikamentennebenwirkungen. Das Delirrisiko ist erhöht bei Erkrankungen/Schädigungen des ZNS: v. a. bei neurodegenerativen Erkrankungen (Demenz), COVID-19, Meningoenzephalitis, zerebraler Hypoxie, Z. n. SHT, intrakranielle Blutung, Hirntumor.

2.1.3 Therapie

Im Vordergrund steht immer, wenn möglich, die konsequente Behandlung der körperlichen Grunderkrankung, insbesondere bei metabolischen Störungen. Symptomatische Therapie bei Entzugsdelir (s. Abschn. 2.2).

Therapieansätze bei anderen Ursachen (s. auch Barr et al. 2013):

- Drogen-induziertes Delir:
  – 1–2 mg Clonazepam oder 10 mg Diazepam iv (bei Bedarf nach 2 h wiederholen).
- Medikamenten-induziertes Delir: (z. B. bei Anticholinergika, trizyklischen Antidepressiva, Antiparkinsonmittel (z. B. L-Dopa), Neuroleptika der 1. Generation; Diuretika, Laxanzien, Digitalis, Glukokortikoiden, Antikonvulsiva):
  – Absetzen der Medikamente (sofern nicht lebensnotwendig!).
  – Haloperidol bis max. 4 × 10 mg/d i.v. (Cave: EKG-Monitoring erforderlich)
  – Bei älteren Pat. oder wenn eher sedierende Wirkung erwünscht: Melperon 25 mg i.v. bis zu 4x/d.
  – Ggf. Haloperidol und Melperon kombinieren.

Tab. 1 Differenzialdiagnose von häufig einem Delir zu Grunde liegenden Erkrankungen

	Anamnese	Internistische/neurologische Befunde	Labor	Weitere Untersuchungen
Erkrankungen mit	**ZNS- Beteiligung**			
Demenz	zusätzliche kognitive u. Verhaltensstörungen			CT/MRT: Atrophie
COVID-19		Atemstörung	**PCR-Test positiv**	CT Lunge
Enzephalitis/ Meningitis		Fieber, Meningismus evt. neurol. Herdsymptome	**Lumbalpunktion: Zellzahl, IgG, IgM** Blutkultur	EEG: Allgemein-Veränder. MRT
Epilepsie	Krampfanfälle			**EEG: Krampfpotenziale**
pontine Myelinolyse	Hyponatriämie	Dysarthrie, Schluckstörungen, Gangstörungen	Na^+, K^+, Ca^{++} und Cl^- im Serum	**MRT: Pontine Läsion**
Wernicke-Enzephalopathie	Alkoholanamnese	**Augenmuskelparesen, Ataxie, Polyneuropathie**	y-GT, MCV, **Vitamin B1 + B12**	
Vaskulärer Prozess	Diabetes, Hypertonus, Herzerkrankung	Neurol. Herdsymptome	zerebrovaskuläre Risikofaktoren: Diabetes mellitus, Hyperlipidämie	**CT/MRT: Vaskuläre Läsionen**
Metabolische	**Störung**			
Elektrolytstörung/ Exsikkose			**Na^+, K^+, Ca^{++} und Cl^- im Serum, Hkt**	
Hypo-/ Hyperglykämie	Diabetes mellitus		**Blutzucker**	
Hyperthyreose	Schilddrüsenerkrankung		**TSH**	
Hepatopathie	Lebererkrankung	‚flapping tremor'	**y-GT, GOT, GPT, Bilirubin**, NH_3	EEG: Allgemein-Veränder
Nephropathie	Nierenerkrankung		**Kreatinin**, Na^+, K^+, Ca^{++} und Cl^- im Serum	
Infektionen/Sepsis		Fieber	BSG, Leukozyten, **Urin-/ Blutkultur** ev. Lumbalpunktion	
Nach Trauma etc.				
Hitzschlag	**Anamnese**	trockene Haut	Na^+, K^+, Ca^{++} und Cl^- im Serum	
Schädel-Hirntrauma	**Unfall**	Neurol. Herdsymptome		**CT/MRT: Hirn-Schädigung**
Systemische Hypoxie z. B. Z. n. Herzstillstand	**Herzstillstand etc.**		pO_2	EKG
Verbrennungen	**Verbrennungsunfall**	Hautverbrennungen	Kreatinin, Na^+, K^+, Ca^{++} und Cl^- im Serum	
Substanzinduziert				
Alkoholmissbrauch	**Alkoholanamnese**	Tremor, Schwitzen, erhöhter Puls, Hypertonus	y-GT, MCV, CDT	
Anticholinerge Drogen/ Medikamente	**Drogen-/ Medikamenten-Einnahme**	weite Pupillen, warme, trockene Haut und Schleimhäute		
Benzodiazepin-missbrauch	**Benzodiazepin-Einnahme**		Benzodiazepin-nachweis im Urin	EEG: frontale ß-Wellen
Dopaminerge Medikamente	**Medikamenten-Einnahme**		Spiegel	

▶ **Cave** Desorientierte Pat. ausreichend überwachen

- Bei anderen Formen des Delirs hat die Gabe von Haloperidol oder anderen Antipsychotika kaum einen Effekt (Burry et al. 2018).

Prophylaxe (v. a. postoperativ)

- Engmaschige Kontrolle der Elektrolyte.
- Präoperativ genaue Alkohol-/Med.-Anamnese und ggf. vorgezogenen Entzug.
- Bei älteren Patienten erhöhtes Risiko eines Delirs postoperativ durch vorbestehende kognitive Störungen (bes. Demenz) berücksichtigen (Kratz et al. 2015; Zoremba und Coburn 2019).

Allgemeine Maßnahmen:

- Reorientierung erleichtern (Brille, Uhr etc.),
- Nachts nach Möglichkeit Licht reduzieren, Lärm vermeiden
- Adäquate Schmerzmedikation
- Frühmobilisation

Oft bleiben v. a. bei älteren Patienten nach einem Delir, und/oder nach Operationen, deutliche kognitive Störungen bestehen (Postoperative kognitive Dysfunktion = POCD) (Kohler et al. 2019).

2.2 Demenz (andauernde schwere kognitive Störung)

Aufgrund der steigenden Lebenserwartung und den Fortschritten der Intensivmedizin werden auch auf einer ITS immer mehr Demente behandelt.

2.2.1 Klinik und Diagnostik

Als Demenz wird eine andauernde schwere kognitive Störung bezeichnet. Im Vordergrund stehen klinisch meist Störungen der Merkfähigkeit/des Gedächtnisses. In fortgeschrittenen Stadien kommt es dazu, dass die Patienten vorgegebene Aufgaben nicht mehr durchführen können und auf Hilfe-/Pflegeleistungen angewiesen sind. Verhaltensstörungen sind häufig. Eine adäquate Kommunikation mit dementen Patienten ist abhängig vom Schweregrad erschwert bis nicht mehr möglich. Daraus ergeben rechtliche Probleme hinsichtlich Aufklärung, Einwilligung etc. (s. Abschn. 5). Demente zeigen oft ein ablehnendes und/oder aggressives Verhalten (Abschn. 3.2). Der Grund liegt vor allem darin, dass sie die aktuelle Situation nicht überschauen (Wetterling 2016). Wahnhafte Verkennungen sind nicht selten.

2.2.2 Ätiologie

Eine Demenz wird v. a. durch degenerative Hirnabbauprozesse (Alzheimer, Parkinson etc.) oder auf schwere vaskuläre (Hirninfarkte etc.) oder entzündliche Hirnschädigungen verursacht.

▶ **Cave** Demenz ist Hauptrisikofaktor für ein Delir (Abschn. 2.2).

2.2.3 Therapieansätze

Grundregeln für den Umgang mit dementen Patienten:

- nonverbal Zuwendung zeigen
- Kommunikation in einfachen, kurzen Sätzen, Nebensätze vermeiden
- Einfache Anweisungen, ggf. geduldig wiederholen
- Jede Maßnahme zu erklären versuchen (auch mehrmals)
- Ablehnungen, wenn irgend möglich respektieren, Zwangsmaßnahmen sind ultima ratio, dabei rechtliche Aspekte berücksichtigen (s. Abschn. 5)
- Ängste ansprechen und beachten
- bei aggressivem Verhalten (s. Abschn. 3.1.3)

Allgemeine Maßnahmen wie bei Delir (Abschn. 2.1.3)

▶ **Cave** Demente reagieren auf die Gabe von Psychopharmaka meist sehr stark, manchmal auch paradox. Daher, wenn möglich langsam eindosieren. Kumulation und damit hang-over vermeiden!

Allgemein gilt: Polypharmazie vermeiden. Die Wirksamkeit von Antipsychotika wie Risperidon bei Verhaltensstörungen ist begrenzt und sollte wegen der hohen Komplikationsrate eingehend erwogen werden (AWMF-038 2016).

2.3 Entzugssyndrome

2.3.1 Klinik und Diagnostik

Ein Entzug von psychotrop wirksamen Substanzen kann zu einer ausgeprägten Symptomatik führen, die von vegetativen Störungen (Schwitzen, RR-Anstieg, Herzfrequenzanstieg) und psychischen Symptomen (Unruhe, Schlafstörung, Desorientiertheit) bis zur Ausbildung eines Delirs (Abschn. 2.1) führen können. Die Diagnose erfolgt klinisch.

2.3.2 Ätiologie

Chronische Alkohol- oder Benzodiazepin-/Sedativaabhängigkeit. Ein Alkoholentzugsdelir tritt gehäuft bei schwer körperlich schwer Erkrankten auf, z. B. bei Pneumonie, oder nach Traumata. Ein Delir kann bis 3 Tage nach dem letzten Alkoholkonsum auftreten. Im unkomplizierten Fall beträgt die Dauer der Entzugssymptomatik 2–8 Tage. Bei längerer Dauer sollte die Diagnose überprüft werden (s. Tab. 1) Risikofaktoren für ein Alkoholentzugsdelir sind allgemein schwere körperliche Erkrankungen, insbesondere Herzrhythmusstörungen, Lebererkrankungen (Wetterling 2021). Differenzialdiagnostisch ist eine Wernicke-Enzephalopathie mit Desorientiertheit, Verlangsamung, Merkschwäche; typisch, aber nicht obligat: Augenmuskelparesen, Ataxie und Polyneuropathie oft schwer abzugrenzen.

Bei längerer Benzodiazepin-Medikation ist ein Entzugsdelir bis zu 6 Wochen nach Absetzen (je nach Halbwertszeit des Benzodiazepins bzw. seiner Metaboliten) möglich. Daher sollten Benzodiazepine nach längerer Therapie langsam und schrittweise abgesetzt werden.

2.3.3 Therapie

Für die Behandlung eines Alkoholentzugs sind eine Reihe von Therapieansätzen entwickelt worden (Wetterling 2021). Eine score-gesteuert Therapie, d. h. an der aktuellen Symptomatik orientierte Behandlung hat sich bewährt (AWMF 076-001 2020; Wetterling 2021). Mit der medikamentösen Behandlung sollte wegen Wechselwirkungen erst bei einer Blutalkoholkonzentration < 1 ‰ begonnen werden:

- Bei Unruhe und Angst: Diazepam 2–6 × 10 mg/d i.v. od. p.o. Dosisanpassung nach Wirkung.

▶ **Cave** Bei Leberinsuffizienz kürzer wirksame Benzodiazepine (Lorazepam, Oxazepam) verwenden.

- Bei vegetativen Symptomen (Tremor, Schwitzen, Tachykardie): Clonidin, Beginn mit Bolusinjektion von 0,15–0,6 mg Clonidin i.v., innerhalb von 10–15 Min. Weiterbehandlung 0,3 bis bis zu 4 mg Clonidin/d (Dosisanpassung nach Wirkung (RR, Bradykardie!). Cave: Monitorüberwachung wegen Risiko (bradykarder) Herzrhythmusstörungen, besonders bei Elektrolytstörungen (K^+). Nicht unterdosieren. Therapie nicht zu früh und nicht abrupt beenden; über 3 d ausschleichen.
- Bei psychotischen Symptomen (Angst, Halluzinationen, Wahn): Haloperidol 5 mg langsam i.v., Dosisanpassung nach Wirkung, max. 20 mg/d. Cave: Restriktive Anwendung; Kardiotoxizität durch Clonidin verstärkt > Rhythmusstörungen (Monitorüberwachung!).

Eine Kombination der medikamentösen Strategien ist möglich, insbesondere von Haloperidol und Clonidin.

- Weitere Therapieoption: Clomethiazol, bis 8* 2 Kps/d. Besonders bei i.v. Gabe gute Überwachung der Atmung, denn es wirkt stark atemanaleptisch und führt zu erhöhter Bronchialsekrektion mit, Bronchospasmus. Es besteht ein hohes Risiko einer Clomethiazol-Abhängigkeit.

Bei Alkoholabhängigen, bei denen bei einer schweren Entzugssymptomatik eine Wernicke-Enzephalopathie oft nicht sicher ausgeschlossen werden kann, sollte Vitamin B1, 100 mg/d i.v. gegeben werden. Cave: Glukosegabe erst nach Vitamin-B1-Gabe, weil ansonsten Glucose vermehrt zu Laktat und Pyruvat verstoffwechselt wird.

Bei Benzodiazepin-Entzug Umstellung auf Äquivalenzdosis Oxazepam (Vorteil: kein Metabolit) und dann über 3–6 Wo. schrittweise reduzieren (wöchentlich um die Hälfte der Dosis).

3 Nichtorganische psychische Störungen

Viele psychische Störungen, die auf einer Intensivstation zu beobachten sind, sind als eine Reaktion des Patienten auf die besonderen Bedingungen auf einer ITS anzusehen. In vielen Fällen ist eine organische Grunderkrankung oder eine schwere Verletzung als mit verursachend anzusehen.

3.1 Angststörung

Angst ist ein häufiges menschliches Gefühl. Es tritt besonders in Situationen auf, die von dem Betreffenden nicht übersehen werden können und/oder die der Betreffende für bedrohlich, aber als von ihm selbst nicht zu beeinflussen ansieht. Entsprechende Situationen treten während der Behandlung auf einer ITS häufig auf (Nikayin et al. 2016).

3.1.1 Klinik und Diagnostik

Angstzustände können nur klinisch diagnostiziert werden, d. h. vor allem durch die Angaben und auch das Verhalten des Patienten. „Organische" Ursachen sind ausschließen. Körperliche Symptome bei Angstzuständen können bestehen in: Motorische Unruhe (Zittern), Tachykardie, RR-Anstieg, Schwitzen. Auch völliger sozialer Rückzug (kaum Kontakt möglich) kann vorkommen. Der Patient liegt dann angstvoll angespannt, aber weitgehend regungslos im Bett. In diesen Fällen, besonders bei bekannter Psychose oder Angabe eines Bedrohungsgefühl ist an eine Psychose zu denken und ein psychiatrisches Konsil zu veranlassen.

3.1.2 Ätiologie

Auslöser für Angstzustände können eine Reihe von Erkrankungen/Bedingungen sein:

- „Realangst" (Aufwachen auf Intensivstation, v. a. nach längerer Sedierung bei Beatmung, Z. n. Herzinfarkt, Unfall, etc.)
- Vorbestehende Angststörung oder Panikattacken (Prävalenz in der Bevölkerung etwa 10 %)
- Vorbestehende Psychose (Prävalenz in der Bevölkerung etwa 1 %, im Alter häufiger)

Mögliche organische Ursachen für Angststörungen sind Hyperventilation mit Ca^{++}-Mangel und eine Hyperthyreose. Bei einem Sedativa-Entzug bzw. -Reduktion (bes. bei längerer Benzodiazepin-Medikation) und auch Drogenintoxikationen kommt es häufig zu Angstzuständen. Bei älteren Patienten können zerebrovaskuläre Durchblutungsstörungen, Herzrhythmusstörungen, die zu einer Sauerstoffuntersättigung führen, zu Angstzuständen führen. Differenzialdiagnostisch ist an eine paradoxe Reaktion auf Psychopharmaka (z. B. Benzodiazepine) zu denken.

3.1.3 Therapie

Zunächst sollte immer ein Versuch erfolgen, verbal beruhigend einzuwirken, z. B. durch eine Erklärung der besonderen Situation auf einer ITS. Bei ausbleibendem Erfolg kann eine medikamentöse Behandlung erfolgen mit:

Diazepam 5–10 mg i.m. oder i.v. (cave: nicht bei Benzodiazepin – Abhängigkeit)

Bei psychotischer Angst (Gefühl der Bedrohung) zusätzlich 5 mg Haloperidol i.v. (cave: EKG-Monitoring erforderlich)

- bei Hyperventilation: Beutelrückatmung.
- Bei organischer Ursache nach Möglichkeit kausale Therapie.

3.2 Erregungszustand/Aggression

3.2.1 Klinik und Diagnostik

Ein Erregungszustand kann abrupt, d. h. ohne erkennbare Vorwarnzeichen auftreten. Typische Symptome sind starke psychomotorische Unruhe mit (z. B. Wälzen im Bett, Hin- und-her-Laufen, Nesteln, Schreien). Das aggressive Verhalten kann sich gegen Personen und Sachen richten, oft ist es aber bei starker Erregung ungerichtet. Im Erregungszustand ist oft eine verbale Kommunikation mit dem Betreffenden kaum noch möglich. Die Diagnose ist klinisch zu stellen, dabei ist auf auslösende Situationen zu achten.

3.2.2 Ätiologie

Die biologischen Grundlagen für aggressives Verhalten sind sehr komplex und noch nicht hinreichend geklärt (Flanigan und Russo 2019). Bei frontotemporalen Hirnschädigungen ist gehäuft mit aggressivem Verhalten zu rechnen. Erregungszustände können auftreten bei (Roppolo et al. 2020):

- „Realangst" (Herzinfarkt, Unfall, Aufwachen auf Intensivstation, v. a. nach längerer Sedierung bei Beatmung).
- Narkoseein- oder -ausleitung und nach längerer Beatmung
- Neurologische Erkrankungen: Z. n. epileptischem Anfall. Z. n. SHT, Meningoenzephalitis
- Psychiatrische Erkrankungen: akute Psychose, Delir (s. Abschn. 2.1), Demenz; Minderbegabung.
- bei älteren Patienten: zerebrovaskuläre Durchblutungsstörungen oder Herzrhythmusstörungen, die zu einer Sauerstoffuntersättigung oder Hypoglykämie führen

Weiter ist differenzialdiagnostisch an paradoxe Reaktion auf Psychopharmaka (z. B. Benzodiazepine) zu denken.

Die Unfähigkeit, die aktuelle Situation adäquat zu erfassen, ist bei vielen Patienten (insbesondere mit Demenz oder Delir) der „Auslöser" für Erregungszustände, Aggression oder auch ablehnendes Verhalten (Wetterling 2016).

3.2.3 Therapieansätze

Grundregeln für den Umgang mit Patienten, die zu aggressivem Verhalten neigen, sind: (in Anlehnung an (Roppolo et al. 2020)):

- Ruhe bewahren (sich nicht provozieren lassen) und versuchen, beruhigend einzuwirken
- Konfrontationen möglichst vermeiden
- Versuchen mit dem Patienten ins Gespräch zu kommen (‚talking down')
- Verständnis signalisieren, insbesondere für die kritische Situation
- Hilfe anbieten (auch Medikamente)
- Erregung steigernde Personen wegschicken
- deutlich Grenzen setzen, ohne dass der Patient dies als Gegengewalt ansieht (Hinzuziehen mehrerer Pflegepersonen etc.)
- nur im Extremfall Fixierung am Bett für die unbedingt notwendige Zeit (Dokumentation der Gründe in der Krankenakte! s. rechtliche Aspekte Abschn. 5)
- vor eventuell notwendigen Injektionen für ausreichende Ruhigstellung des Patienten durch Pflegepersonal sorgen, um so Injektionsfehler zu vermeiden.

Medikamentös wird bei akutem aggressivem Verhalten wird die Kombination von Haloperidol 5–10 mg mit Lorazepam 1–1,5 mg empfohlen (Roppolo et al. 2020). Andere Antipsychotika sind möglich (Barr et al. 2013; Roppolo et al. 2020).

3.3 Akute Belastungsstörung/ Posttraumatische Belastungsstörung

3.3.1 Klinik und Diagnostik

Ein schwerer Unfall oder eine lebensbedrohliche Erkrankung, aber auch der Aufenthalt auf einer ITS führt sehr häufig zu einer akuten Belastungsstörung, die klinisch gekennzeichnet ist durch:

Wechsel zwischen Depression, Angst, Ärger, Verzweiflung, Überaktivität und Rückzug.

Die akute Symptomatik dauert in der Regel max. 3 Tage an. Falls eine Bewältigung des zum ITS-Aufenthalt führenden Ereignisses nicht erfolgt, kann es zu einer länger andauernden Reaktion kommen (Parker et al. 2015). Diese sogenannte posttraumatische Belastungsstörung kann auch verzögert entstehen und ist gekennzeichnet durch: Wiederholtes Erleben des Traumas in sich unwillkürlich aufdrängenden Erinnerungen. Gefühl des Betäubtseins, emotionaler Abgestumpftheit gegenüber anderen Menschen und der Umgebung, Unfähigkeit Freude zu empfinden, Schlafstörungen. Meist besteht eine erhebliche Angst, wieder in eine ähnliche Situation zu kommen.

3.3.2 Therapieansätze

Bei längeren ITS- Aufenthalten ist eine konsiliarische psychotherapeutische Behandlung anzustreben. Medikamentös können Antidepressiva vom Typ der Serotonin-Wiederaufnahmehemmer, wie z. B. Paroxetin 20-mg/d oder Sertralin 50–200 mg/d verabreicht werden (Köhler et al. 2013). Cave: Verzögerter Wirkungseintritt (>14 Tage), Unruhe.

3.4 Schlafstörungen

3.4.1 Klinik

Verschiedene Störungen des Schlafs sind denkbar:

- fragmentierter Schlaf (Störung des normalen Schlafrhythmus)
- veränderter Schlaf-Wach-Rhythmus (Schlaf zur Tageszeit, wach zur Nacht)
- Hypo- bzw. Insomnie (Schlafdefizit bzw. -losigkeit)
- Hypersomnie (verlängerte Schlafdauer und/oder exzessive Schläfrigkeit)

Ein fragmentierter Schlaf ist sicherlich die häufigste Form. Grund hierfür sind vor allem die Umgebungsbedingungen auf der ITS und Schmerzen sowie Bewegungseinschränkungen (z. B. nach Operationen an den Extremitäten).

3.4.2 Ätiologie

Ungefähr ein Drittel seines Lebens verbringt ein Mensch schlafend. Normalerweise werden pro Nacht 4–5 Schlafzyklen mit je etwa 100 min Dauer durchlaufen. Den Abschluss bildet eine REM-(Rapid eye movement)-Schlafphase (Traumschlaf). Die Regulierung des Schlaf-wach-Rhythmus ist sehr komplex, dabei spielen äußere Reize (z. B. Tageslicht) eine wichtige Rolle (Telias und Wilcox 2019). Aufgrund der besonderen Bedingungen auf einer ITS und der Schwierigkeiten, die zum ITS-Aufenthalt führenden Ereignisse psychisch zu verarbeiten (s. Abschn. 3.3), treten Schlafstörungen bei den dort behandelten Patienten häufig auf (Telias und Wilcox 2019), vor allem ein fragmentierter Schlaf und/oder eine Hyposomnie. Organische Ursachen für Schlafstörungen können sein: ein Delir, schneller Entzug von Medikamenten, insbesondere Sedativa oder Schmerzmitteln sowie vorbestehende Schlafstörungen wie z. B. ein Schlaf-Apnoe-Syndrom.

3.4.3 Therapieansätze

Spezielle Hinweise, bei welcher Art der Schlafstörung bestimmte Medikamente therapeutisch besonders gut wirksam sind, existieren bisher kaum. Medikamentös können Hypnotika wie Zaleplon, Zolpidem und Zopiclon, kurzwirksame Benzodiazepine und sedierende Neuroleptika mit einer antihistaminergen Wirkung wie Melperon eingesetzt werden. Bei einem Delir und bei anders nicht zu behandelnden Schlafstörungen, insbesondere bei geriatrischen Patienten kann Clomethiazol gegeben werden. Hierbei ist eine Tachyphylaxie, d. h. ein rasches Nachlassen der Wirkung sowie eine Atemdepression und Verschleimung der Atemwege zu berücksichtigen. Nach Übersichtsarbeiten ist eine schlaffördernde Wirkung von Melatonin (Lewis et al. 2018) und von nicht pharmakologischen Maßnahmen wie Ohrstöpseln und Augenmaske (Hu et al. 2015) bei ITS-Patienten nicht hinreichend belegt. Es sollte dennoch versucht werden, nachts den Geräusch- und Lichtpegel niedrig zu halten.

3.5 Suizidalität

Suizide zählen in der BRD zu den häufigsten Todesursachen bei jüngeren Menschen. Nach einem „überlebten" Suizidversuch (z. B. Tablettenintoxikation, Strangulation, Sprung) besteht häufig weiter eine ausgeprägte Suizidalität. Daher ist eine rasche Abklärung durch einen Psychiater anzustreben.

Wichtige Fragen zur Klärung der Selbstmordgefährdung (s. Schneider und Wetterling 2016).

Denken Sie zurzeit daran sich das Leben zu nehmen? (Wie oft? Ständig?)

Haben die Selbstmordgedanken sich Ihnen aufgedrängt?
Halten Sie Ihre Lage für aussichts- und/oder hoffnungslos? (Warum?)
Wie ist Ihre augenblickliche Stimmung?
Können Sie noch an etwas anderes als Ihre Probleme denken?
Haben Sie schon einen Plan für einen Selbstmordversuch gemacht? (Wie?)

▶ **Cave** Entwertende Äußerungen vermeiden, da diese das Insuffizienzgefühl und damit die Suizidalität verstärken können.

Medikamente, die akut das Suizidrisiko verringern, sind nicht bekannt. Benzodiazepine, z. B. Lorazepam 1,5 mg können gegeben werden, um die innere Anspannung der Patienten zu vermindern.

4 Einsatz von Psychopharmaka auf der Intensivstation

Der Einsatz von Psychopharmaka auf einer ITS ist dadurch eingeschränkt, dass diese sehr häufig nur in Tablettenform in den Handel kommen. Zubereitungen für i.v. oder i.m. Applikation liegen meist nur für ältere Präparate vor. Bei Haloperidol i.v. ist eine EKG-Monitoring erforderlich. Wenn eine orale Medikation möglich ist, sind auch neuerer Antipsychotika wie Olanzapin, Risperidon und Ziprasidon auf einer ITS bei einer entsprechenden Indikation, z. B. psychotische Ängste etc. anwendbar (Roppolo et al. 2020).

Eine Fortführung einer Therapie mit Psychopharmaka ist bei den meisten psychiatrischen Erkrankungen wünschenswert, da diese chronisch verlaufen und ein Absetzen zur Exazerbation der psychopathologischen Auffälligkeiten führen kann. Daher sollte eine laufende Psychopharmaka-Medikation nur nach Rücksprache mit dem psychiatrischen Konsiliararzt oder wegen Nebenwirkungen bzw. Wechselwirkungen von Psychopharmaka mit anderen dringend indizierten Medikamenten abgesetzt werden.

In diesem Zusammenhang ist darauf hinzuweisen, dass die meisten Psychopharmaka über Cytochrome P450 Oxidasen abgebaut werden und daher mit einer Vielzahl von anderen Medikamenten interagieren können, tabellarische Übersicht s. (www.neuro24.de) bzw. kostenpflichtige Datenbanken (ABDA o. J.; PSIAC o. J.). Auch bewirken viele Psychopharmaka, insbesondere Antipsychotika, eine QT_c Verlängerung (Basciotta et al. 2020). Grundsätzlich ist bei Gabe von Psychopharmaka damit zu rechnen, dass bei einem kleinen Teil der behandelten Patienten, insbesondere bei Kindern und älteren Patienten paradoxe Effekte (z. B. mit Erregung statt Sedierung bei Benzodiazepinen) auftreten.

5 Rechtliche Aspekte

- Aufklärung und Einwilligung

Die Regelungen des „Patientenrechte"-Gesetzes (§ 630 BGB) hinsichtlich der Informationspflichten und Aufklärungspflichten des Arztes (§ 630c BGB, Abs. 2 bzw. § 630e BGB) sowie für die Einwilligung (§ 630d BGB) sind grundsätzlich nur anwendbar, wenn der Patienten einwilligungsfähig ist. Die Gestaltung des Aufklärungsgesprächs liegt weitgehend im Ermessen des Arztes. Der Umfang der Aufklärung richtet nach der Dringlichkeit des Eingriffes. Je dringlicher ein Eingriff ist, desto geringer sind die Anforderungen an den Umfang der Aufklärung und umgekehrt. Wichtig ist in jedem Fall eine gute Dokumentation.

Häufig gestaltet sich die Aufklärung über notwendige geplante ärztliche Maßnahmen bei älteren Menschen schwierig, weil diese oft nicht in der Lage sind, den Inhalt einer Aufklärung zu verstehen oder/und intellektuell adäquat zu verarbeiten. Dies gilt insbesondere für Demente (s. Abschn. 2.3). Nach Inkrafttreten des neuen Betreuungsgesetzes 2023 kann in solchen Fällen unter bestimmten Voraussetzungen der Ehegatte in medizinisch notwendige Maßnahmen einwilligen (§ 1358 BGB).

Wenn die gesetzlichen Vorgaben auf einer ITS nicht umsetzbar sind (z. B. kein Ehegatte vorhanden), ist die Frage zu klären, ob eine Eilbetreuung beim Vormundschaftsgericht anzuregen ist (Wetterling 2018). Wenn schon z. B. bei Dementen eine Betreuung für Gesundheitsvorsorge (§ 1896 ff. BGB, ab 2023: § 1815 ff. BGB) bzw. Vorsorgevollmacht besteht, ist der Betreuer/Vorsorge-Bevollmächtigte aufzuklären. Dieser kann dann die Einwilligung erteilen.

Kann eine Einwilligung bzw. eine Eilbetreuung für eine unaufschiebbare medizinische Maßnahme nicht rechtzeitig eingeholt werden, darf sie ohne Einwilligung nur durchgeführt werden, wenn sie dem mutmaßlichen Willen des Patienten entspricht (§ 630d BGB, ab 2023 § 1827, Abs. 2 BGB) (Wetterling 2018).

▶ **Cave** Wenn der Patient in seiner Patientenverfügung (§ 1901a BGB, ab § 1827 BGB) für bestimmte Fälle (z. B. Koma) konkrete intensivmedizinische Maßnahmen (Magensonde, Gabe von Antibiotika etc.) ausgeschlossen hat, so dürfen diese nicht durchgeführt werden.

Literatur

ABDA (o.J.) www.dimdi.de/dynamic/de/arzneimittel/arzneimittel-recherchieren/abda-datenbank/datenbankinformation-abda-interaktionen/. Zugegriffen am 08.01.2021

AWMF 076-001 (2020) S3-Leitlinie: „Screening, Diagnose und Behandlung alkoholbezogener Störungen". https://www.awmf.org/

uploads/tx_szleitlinien/076-001l_S3-Screening-Diagnose-Behandlung-alkoholbezogene-Stoerungen_2021-02.pdf. Zugegriffen am 08.10.2021

AWMF-038 (2016) S3 Leitlinie für Demenz. www.awmf.org/uploads/tx_szleitlinien/038-013l_S3-Demenzen-2016-07.pdf. Zugegriffen am 08.01.2021

Barr J, Fraser GL, Puntillo K, Ely EW, Gélinas C, Dasta JF, Davidson JE, Devlin JW, Kress JP, Joffe AM, Coursin DB, Herr DL, Tung A, Robinson BR, Fontaine DK, Ramsay MA, Riker RR, Sessler CN, Pun B, Skrobik Y, Jaeschke R, American College of Critical Care Medicine (2013) Clinical practice guidelines for the management of pain, agitation, and delirium in adult patients in the intensive care unit. Crit Care Med 41:263–306

Basciotta M, Zhou W, Ngo L, Donnino M, Marcantonio ER, Herzig SJ (2020) Antipsychotics and the risk of mortality or cardiopulmonary arrest in hospitalized adults. J Am Geriatr Soc 68:544–550

Burry L, Mehta S, Perreault MM, Luxenberg JS, Siddiqi N, Hutton B, Fergusson DA, Bell C, Rose L (2018) Antipsychotics for treatment of delirium in hospitalised non-ICU patients. Cochrane Database Syst Rev 6:CD005594

Ely EW, Margolin R, Francis J, May L, Truman B, Dittus R, Speroff T, Gautam S, Bernard GR, Inouye SK (2001) Evaluation of delirium in critically ill patients: validation of the Confusion Assessment Method for the Intensive Care Unit (CAM-ICU). Crit Care Med 29:1370–1379 deutsch: https://www.awmf.org/fileadmin/user_upload/Leitlinien/001_Anaesthesiologie_und_Intensivmedizin/001-012a-km_S3_Analgesie_Sedierung_Delirmanagement_Intensivmedizin_2015-08.pdf. Zugegriffen am 08.01.2021

Flanigan ME, Russo SJ (2019) Recent advances in the study of aggression. Neuropsychopharmacology 44:241–244

Hu RF, Jiang XY, Chen J, Zeng Z, Chen XY, Li Y, Huining X, Evans DJ (2015) Non-pharmacological interventions for sleep promotion in the intensive care unit. Cochrane Database Syst Rev 10:CD008808

Kohler J, Borchers F, Endres M, Weiss B, Spies C, Emmrich JV (2019) Cognitive deficits following intensive care. Dtsch Arztebl Int 116:627–634

Köhler S, Arndt A, Sterzer P, Bschor T (2013) Differentialindikation von Antidepressiva. Fortschr Neurol Psychiatr 81:104–118

Kratz T, Heinrich M, Schlauß E, Diefenbacher A (2015) The prevention of postoperative confusion – a prospective intervention with psychogeriatric liaison on surgical wards in a general hospital. Dtsch Arztebl Int 112:289–296

Lewis SR, Pritchard MW, Schofield-Robinson OJ, Alderson P, Smith AF (2018) Melatonin for the promotion of sleep in adults in the intensive care unit. Cochrane Database Syst Rev 5:CD012455

Nikayin S, Rabiee A, Hashem MD, Huang M, Bienvenu OJ, Turnbull AE, Needham DM (2016) Anxiety symptoms in survivors of critical illness: a systematic review and meta-analysis. Gen Hosp Psychiatry 43:23–29

Parker AM, Sricharoenchai T, Raparla S, Schneck KW, Bienvenu OJ, Needham DM (2015) Posttraumatic stress disorder in critical illness survivors: a metaanalysis. Crit Care Med 43:1121–1129

PSIAC (o.J.) www.psiac.de. Zugegriffen am 08.01.2021

Radtke FM, Franck M, Oppermann S, Lütz A, Seeling M, Heymann A, Kleinwächter R, Kork F, Skrobik Y, Spies CD (2009) Die Intensive Care Delirium Screening Checklist (ICDSC) – Richtlinienkonforme Übersetzung und Validierung einer intensivmedizinischen Delirium – Checkliste. Anästhesiol Intensivmed Notfallmed Schmerzther 44:80–86

Roppolo LP, Morris DW, Khan F, Downs R, Metzger J, Carder T, Wong AH, Wilson MP (2020) Improving the management of acutely agitated patients in the emergency department through implementation of Project BETA (Best Practices in the Evaluation and Treatment of Agitation). J Am Coll Emerg Physicians Open 1:898–907

Schneider B, Wetterling T (2016) Sucht und Suizidalität. Kohlhammer, Stuttgart

Telias I, Wilcox ME (2019) Sleep and circadian rhythm in critical illness. Crit Care 23:82

Wetterling T (2016) Ablehnendes Verhalten bei älteren psychiatrischen Patienten. Psychiatr Prax 43:260–226

Wetterling T (2018) Medizinische Aspekte des Betreuungsrechts. Kohlhammer, Stuttgart

Wetterling T (2019) Neuropsychiatrische Aspekte der Multimorbidität, 2. Aufl. Kohlhammer, Stuttgart

Wetterling T (2021) Alkoholmissbrauch und -abhängigkeit. Kohlhammer, Stuttgart

WHO (1992) ICD-10, Genf; deutsch: Dilling et al (2011) Internationale Klassifikation psychischer Störungen: ICD-10 Kapitel V (F), 8., überarb. Aufl. Klinisch-diagnostische Leitlinien, Huber, Bern

WHO (2019) ICD-19, Genf. (deutsche Übersetzung liegt noch nicht vor). https://icd.who.int/browse11/l-m/en#/http%3a%2f%2fid.who.int%2ficd%2fentity%2f213458094. Zugegriffen am 08.01.2021

www.neuro24.de/p450.htm. Zugegriffen am 08.01.2021

Zoremba N, Coburn M (2019) Acute confusional states in hospital. Dtsch Arztebl Int 116:101–106

Intensivtherapie bei Infektionen des ZNS

Bernd Salzberger

Inhalt

1 Einleitung 805
2 Meningitis, Meningoenzephalitis und Enzephalitis 805
2.1 Bakterielle Meningitis 806
2.2 Virale Meningitis 809
2.3 Enzephalitis 809
3 Fokale intrakranielle Infektionen 811
3.1 Hirnabszesse 811
3.2 Subdurale Empyeme und infizierte Sinusvenenthrombosen 811

Literatur 812

1 Einleitung

Bei Infektion en des ZNS finden sich in der Diagnostik und der Therapie zwei Besonderheiten: Zum einen ist dies die Bedeutung des Liquor cerebrospinalis zur Erregerdiagnostik, die v. a. bei der Meningitis und bei der Enzephalitis die wichtigste Rolle spielt. Die Liquorpunktion liefert durch die Zytologie und Laborchemie, aber auch durch kulturelle und andere Methoden meistens die entscheidenden Bausteine zur Diagnose und Therapie.

Die zweite Besonderheit ist die „pharmakologische Abgeschlossenheit des ZNS" durch die Blut-Liquor-Schranke. Diese ist zwar bei akuten Entzündungen deutlich durchlässiger für z. B. antimikrobielle Substanzen, allerdings muss auch die spezifische Penetration einzelner Stoffgruppen in das ZNS berücksichtigt werden. So ist z. B. bei nahezu allen β-Laktamantibiotika eine hochdosierte Therapie notwendig, eine Therapie mit Fluorchinolonen dagegen bei ZNS-Infektionen aufgrund der schlechten Penetration ungünstig.

B. Salzberger (✉)
Abt. Krankenhaushygiene und Infektiologie, Universitätsklinikum Regensburg, Regensburg, Deutschland
E-Mail: bernd.salzberger@klinik.uni-regensburg.de

2 Meningitis, Meningoenzephalitis und Enzephalitis

Eine Meningitis und eine Meningoenzephalitis sind klinisch, laborchemisch und pathologisch nicht immer eindeutig voneinander zu trennen. Eine Infektion der Hirnhäute kann Kopfschmerzen, Meningismus sowie Somnolenz verursachen, bei Beteiligung des Hirnparenchyms kommen zusätzlich Veränderungen der kognitiven Funktionen, des Bewusstseins und fokale neurologische Zeichen dazu. Bei den im Parenchym ablaufenden Enzephalitiden sind in vielen Fällen weder meningeale Symptome noch eine hohe Pleozytose im Liquor vorhanden, hier sind die Veränderungen der Hirnfunktion bzw. fokale Zeichen deutlich ausgeprägter.

Aus klinischer und didaktischer Sicht macht deshalb eine Trennung nach Syndromen Sinn, auch wenn diese in der Wirklichkeit oft nicht so scharf zu differenzieren sind. Die für den Intensivmediziner klinisch schwersten und wichtigsten Formen sind die akuten bakteriellen Meningitiden und die viralen Enzephalitiden.

Der wichtigste Schritt zur Diagnose bei allen diesen Syndromen ist die Liquoruntersuchung (Tab. 1; Abb. 1) (Pfister et al. 2015; Tunkel et al. 2004).

Tab. 1 Liquorbefunde und Syndrome. (Mod. nach Granerod und Crowcroft 2007)

	Zellzahl/μl	Überwiegender Zelltyp	Eiweiß (mg/dl)	Glukose (mg/dl) [a]
Normal	0–5	–	< 50	> 45
Bakterielle Meningitis	1000–5000	Neutrophile	100–500	< 40
Virale Meningitis	50–1000	Lymphozyten	< 200	> 45
Tuberkulöse Meningitis	50–300	Lymphozyten/initial Neutrophile	50–300	< 45
Virale Enzephalitis	50–500	Lymphozyten		> 45

[a] Bei Störungen des Zuckerstoffwechsels muss der Liquor/Serum-Quotient berechnet werden (Normalwert etwa 0,6; Werte < 0,5 sind pathologisch)

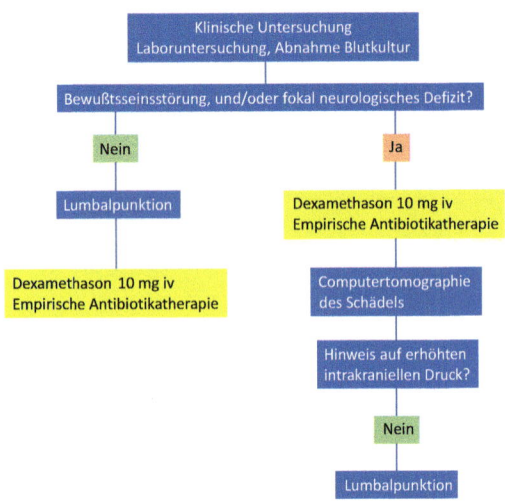

Abb. 1 Liquorpunktion: Entscheidung und Vorbereitung

Tab. 2 Erreger der bakteriellen Meningitis bei Patienten > 16 Jahre. (Mod. nach Pfister et al. 2015)

Erreger	Häufigkeit (nach 1970)
S. pneumoniae	40–50 %
N. meningitidis	2–20 %
L. monocytogenes	6–25 %
H. influenzae	4–8 %
Andere	12–25 %
Unbekannt	0–8 %

2.1 Bakterielle Meningitis

2.1.1 Epidemiologie und Pathogenese

Es gibt keine Daten zur Häufigkeit der akuten bakteriellen Meningitis in Deutschland. Invasive Meningokokkenerkrankungen als die zweithäufigste Form treten etwa mit einer jährlichen Inzidenz von 1/100.000 auf, davon sind etwa 2/3 Meningitiden. Dies korrespondiert bei einer anzunehmenden Dunkelziffer recht gut mit Daten aus den USA, wo in einer Surveillance-Studie die jährliche Inzidenz der akuten bakteriellen Meningitiden etwa 3/100.000 betrug.

Die häufigsten **Erreger** der bakteriellen Meningitis sind heute Pneumokokken (S. pneumoniae), Meningokokken (Neisseria meningitidis) und Listerien (L. monocytogenes). Hämophilusmeningitiden sind nach Einführung der Hib-Impfung selten geworden (Tab. 2). Ebenfalls sehr selten sind parasitäre Erreger, z. B. Acanthamöben bzw. Naegleria fowleri nach Kontakt mit entsprechend kontaminiertem Wasser (Übersicht).

Wichtige Differenzialdiagnosen
- Hirnabszess, subdurales Empyem
- Cryptococcus neoformans (Immundefekt)
- Naegleria fowleri bzw. Acanthamoeba (Kontakt mit kontaminiertem Wasser)

Bakterielle Meningitiden entstehen in aller Regel durch die Sequenz der initialen Besiedlung der Schleimhäute (bei Pneumo- und Meningokokken der oberen Luftwege, bei Listerien des Gastrointestinaltraktes), dann Invasion der Grenzflächen und Besiedlung der Meningen durch bakteriämische Streuung. Pneumokokken können auch lokal invasiv (aus den Nasennebenhöhlen oder otogen) ins ZNS gelangen.

2.1.2 Klinik

Das häufigste Symptom der akuten Meningitis ist ein generalisierter, über wenige Stunden bis Tage zunehmender Kopfschmerz, gefolgt oder begleitet von Somnolenz bis hin zum Koma. Fieber ist ebenfalls häufig. Als lokalisierendes und fast pathognomonisches Zeichen kann eine meningeale Reizung (Nackensteifigkeit, Meningismus) auftreten. Jedes dieser Symptome ist in großen Fallserien bei mehr als 85 % der Patienten vorhanden, die klassische vollständige Trias von Kopfschmerz, Fieber und Meningismus allerdings nur in etwa 2/3 der Fälle. Mindestens eins der Symptome der Trias ist jedoch in mehreren Fallserien in jeweils allen Fällen vorhanden gewesen. Insbesondere bei zusätzlicher Somnolenz und klinischer Verschlechterung muss deshalb bei jedem dieser 3 Symptome eine hohe diagnostische Aufmerksamkeit vorhanden sein und eine bakterielle Meningitis bedacht werden. Der Meningismus als lokalisierendes Symptom kann subtil oder nicht vorhanden sein oder sich nur diskret (Kernig-, Brudzinski-Zeichen) zeigen.

2.1.3 Diagnostik

Der wichtigste Schritt ist die **Liquorpunktion** mit Zytologie, Laborchemie und Erregerdiagnostik. Der typische Befund bei der bakteriellen Meningitis ist ein trüber Liquor mit hoher Zellzahl, überwiegend Granulozyten, erhöhtem Eiweiß und erniedrigter Glukose (Tab. 1).

Liquorpunktion
Vor der Liquorpunktion muss wegen der Gefahr der Herniation ein erhöhter Hirn-druck ausgeschlossen werden. Dies kann durch klinische Kriterien und entsprechende Bildgebung geschehen (Abb. 1).

Die Liquorpunktion sollte möglichst immer, also auch nach Verzögerung durch eine notwendige Bildgebung, durchgeführt werden. Fast alle potenziellen Erreger (außer Meningokokken) können noch mehrere Stunden nach Beginn der antibiotischen Therapie aus dem Liquor kultiviert werden, und die erhöhte Zellzahl und weitere Auffälligkeiten bleiben noch länger bestehen.

Blutkulturen sind bei der akuten bakteriellen Meningitis in 50–70 % aller Fälle positiv. Weitere spezifische Methoden zur Erregerdiagnostik beinhalten Antigentests für Pneumo- bzw. Meningokokken oder den Nachweis bakterieller DNA. Diese Methoden sind sehr sensitiv und spezifisch, der Einsatz kann aber auf solche Fälle beschränkt werden, in denen keine prätherapeutische Liquorpunktion stattfinden kann oder die Kultur negativ bleibt, da sie die initiale empirische Therapie bis zur definitiven Erregerdiagnose kaum beeinflussen.

Weitere Laboruntersuchungen sollten ein Blutbild, Differenzialblutbild, CRP bzw. PCT und Basisparameter der Gerinnungsfunktion beinhalten. Erhöhungen von CRP und PCT (> 0,2 ng/ml) sind sehr viel häufiger bei der akuten bakteriellen Meningitis als bei der viralen Meningitis zu finden, aber Sensitivität und Spezifität sind nicht ausreichend, um hier hinreichend sicher zu differenzieren. Veränderungen des Blutbilds sind häufig nicht vorhanden, diese Laboruntersuchungen sind aber sinnvoll zur Beurteilung der initialen Schwere bzw. des Verlaufs.

2.1.4 Therapie

Die initiale empirische Therapie muss rasch begonnen werden und die wichtigsten vorkommenden Erreger sicher treffen. Hierzu ist bei ambulant erworbener Meningitis eine Kombination eines 3.-Generations-Cephalosporins sowie eines Aminopenicilins adäquat (Tab. 3 und 4). Bei der Meningokokkenmeningitis ist die Gabe eines Antibiotikums vor Krankenhausaufnahme bereits mit einer besseren Prognose verbunden. Insgesamt muss es das Ziel sein, eine Antibiotikatherapie innerhalb von 3 h nach Krankenhausaufnahme zu beginnen.

Glukokortikoidtherapie
Die adjuvante Therapie mit Glukokortikoiden verbessert bei Kindern und Erwachsenen die Prognose der bakteriellen Meningitis und vermindert Spätkomplikationen deutlich. Dies konnte für Pneumokokkenmeningitiden, nicht aber für Meningokokken- oder andere bakterielle Meningitiden klar gezeigt werden. Da Pneumokokken der häufigste Erreger sind, sollte eine empirische Therapie mit Dexamethason 10 mg 4-mal täglich über 4 Tage parallel zur Antibiotikatherapie begonnen werden.

Bei Nachweis anderer Erreger kann diese Therapie abgebrochen werden – hier bringt die Glukokortikoidtherapie keine gesicherten Vorteile, aber den potenziellen Nachteil der rascheren Wiederherstellung der Blut-Hirn-Schranke mit schlechterer Penetration von Antibiotika ins ZNS (de Gans und van de Beek 2002; Vincent et al. 2005).

Die Therapie eines erhöhten Hirndrucks besteht aus der Hochlagerung des Oberkörpers (30°), ggf. kann eine medikamentöse Therapie (z. B. mit hyperosmolaren Lösungen) oder eine Liquorableitung bei Hydrozephalus sinnvoll sein.

Nosokomiale Meningitis und liegender ventrikuloperitonealer Shunt
Nosokomiale Infektionen kommen v. a. nach neurochirurgischen Eingriffen, bei nosokomialen Bakteriämien (z. B. Katheterinfektionen u. a.) und bei einem liegenden ventrikuloperitonealen Liquorshunt vor und haben deshalb ein gänzlich anderes Erregerspektrum. Aus diesem Grund muss die initiale empirische Therapie besonders gut staphylokokkenwirksam sein und auch Pseudomonas aeruginosa miteinbeziehen.

Pneumokokkenmeningitis
Die Pneumokokkenmeningitis ist die häufigste Meningitis in allen Altersklassen. In aller Regel ist die Meningitis Folge einer bakteriämischen Infektion. Seltener ist eine lokale Invasion nach Otitis, Sinusitis oder Mastoiditis. Ein solcher

Tab. 3 Empirische antibiotische Therapie bei akuter bakterieller Meningitis

	Normale Tagesdosis
1. Ambulant erworbene Meningitis	
Drittgenerationscephalosporin	
– Ceftriaxon	2 × 2 g
– Cefotaxim	3 × 4 g
plus	
Aminopenicillin	
– Ampicillin	6 × 2 g oder 4 × 3 g
plus adjuvante Therapie mit	
Dexamethason (über 4 Tage)	4 × 10 mg
2. Nosokomial erworbene Pneumonie (auch Shuntinfektion)	
– Vancomycin (rel. schlechte ZNS-Penetration!)	2 × 1 g
plus	
– Meropenem oder	3 × 1 g
– Ceftazidim (plus Metronidazol, postoperativ)	3 × 2 g (plus 3 × 500 mg)

Tab. 4 Spezifische antibiotische Therapie bei akuter bakterieller Meningitis

	Normale Tagesdosis
Pneumokokkenmeningitis	
– Penicillin G (nach Antibiogramm mit MHK!)	6 × 4 Mio. IU
alternativ (bei Allergie)	
– Ceftriaxon	2 × 2 g
– Vancomycin (rel. schlechte ZNS-Penetration!)	2 × 1 g
Plus	
– Dexamethason (über 4 Tage)	4 × 10 mg
Meningokokkenmeningitis	
– Penicillin G	6 × 4 Mio. IU
alternativ	
– Ceftriaxon	2 × 2 g
Dexamethason absetzen!	
Listerienmeningitis	
– Ampicillin ggf. plus	6 × 2 g
– Gentamycin	1 × 3–5 mg/kg KG (Spiegel)
Dexamethason absetzen!	
Staphylokokkenmeningitis	
1. Methicillin-/Oxacillin-sensibel (MSSA)	
– Flucloxacillin oder	6 × 2 g
– Cefazolin	3 × 2 g
alternativ:	
– Vancomycin	2 × 1 g
– oder Linezolid	2 × 600 mg
plus ggf.	
– Fosfomycin oder	3 × 5 g
– Rifampicin	2 × 450 mg
Dexamethason absetzen!	
2. Methicillin-/Oxacillin-resistent (MRSA)	
– Vancomycin	2 × 1 g
– oder Linezolid	2 × 600 mg
plus ggf.	
– Fosfomycin oder	3 × 5 g
– Rifampicin	2 × 450 mg
Dexamethason absetzen!	

Herd muss durch eine Computertomographie oder andere Bildgebung ausgeschlossen werden.

Häufige Spätkomplikationen der Pneumokokkenmeningitis sind v. a. Hörschäden, die bei Kindern auch zu Entwicklungsstörungen führen können. Studien bei Kindern und Erwachsenen haben klar gezeigt, dass eine adjuvante Steroidtherapie die Prognose verbessert und Spätkomplikationen reduziert.

Die optimale antibiotische Therapie ist in aller Regel Penicillin G (Tab. 4). In Deutschland sind penicillinresistente Pneumokokken extrem selten, deshalb sollte bei entsprechendem Nachweis und MHK-Bestimmung auf Penicillin G umgestellt werden. Penicillinresistente Pneumokokken kommen häufiger z. B. in Spanien, Ungarn, Island und Großbritannien vor.

Die Dauer der Antibiotikatherapie beträgt in der Regel 14 Tage.

Meningokokkenmeningitis

Meningokokkenmeningitiden treten nahezu ausschließlich als Komplikationen bakteriämischer Infektionen auf. Die Therapie der Wahl ist hier hochdosiertes Penicillin G, resistente Erreger sind bisher nur in Einzelfällen außerhalb von Europa beschrieben worden. Die Antibiotikatherapie soll über 7–10 Tage durchgeführt werden.

Eine Wirksamkeit einer adjuvanten Steroidtherapie ist hier nicht vorhanden, deshalb sollte eine begonnene Dexamethasontherapie bei Nachweis von Meningokokken beendet werden (Tunkel et al. 2004). Bei Vorhandensein einer Sepsis mit Gewebsthrombosierungen (Purpura fulminans) ist eine besonders deutliche Erniedrigung von Protein C im Serum vorhanden. Aus pathophysiologischer Sicht sollte der Einsatz von aktiviertem Protein C (Drotrecogin α) bedacht werden. Es sind allerdings nur Daten für kleine Patientenzahlen aus den randomisierten Studien für die Sicherheit und Wirksamkeit einer solchen Therapie vorhanden (Vincent et al. 2005).

> Zusätzlich zur Therapie des Patienten muss eine Antibiotikaprophylaxe bei engen Kontaktpersonen durchgeführt werden.

Je nach Serotyp (bei A, B, C, W135 oder Y) kann eine Impfung angeboten werden.

Listerienmeningoenzephalitis

Auch Listerienmeningitiden entstehen durch Besiedlung der Meningen aus dem Blutstrom. Patienten mit Listerienmeningitis sind öfter Patienten mit Komorbiditäten (Diabetes mellitus). Häufig besteht eine parallele Bakteriämie. Die Therapie muss hier hochdosiert mit Ampicillin erfolgen; v. a. zu Beginn und bei gleichzeitiger Bakteriämie sollte eine Kombinationstherapie mit einem Aminoglykosid erwogen werden (Tab. 4). Zum Therapiemonitoring sollten hier regelmäßige Spiegelbestimmungen durchgeführt werden. Die Therapiedauer beträgt meistens ca. 21 Tage.

Besonderheiten bei Immundefekt: Tuberkulosemeningitis und Kryptokokkenmeningitis

Insbesondere bei gleichzeitigem Verdacht auf einen T-zellulären Immundefekt (HIV-Infektion, Transplantation, medizinisch indizierte Immunsuppression) muss auch an atypische Erreger gedacht werden, z. B. Mycobacterium tuberculosis und Cryptococcus neoformans.

M. tuberculosis kann verschiedene Liquorbefunde verursachen, von einer granulozytären bis zu einer fast rein lymphozytären Meningitis. Häufig ist hier eine überproportionale Erhöhung des Eiweißes und Erniedrigung der Glukose vorhanden. Die Färbung (Ziehl-Neelsen oder Auramin) ist sehr wenig sensitiv, die PCR ist hier nur ähnlich sensitiv wie der mikroskopische Nachweis. Ein negatives PCR-Ergebnis kann deshalb nicht zum Ausschluss einer tuberkulösen Meningitis benutzt werden.

Cryptococcus neoformans tritt als Meningitiserreger v. a. bei HIV-infizierten Patienten auf. Typisch ist ein diskrepanter Befund zwischen schwersten Kopfschmerzen, relativ niedriger Liquorzellzahl und deutlich erhöhtem Liquordruck. Der spezifische Nachweis gelingt mit der Tuschefärbung, kulturell oder dem Nachweis des Antigens im Liquor.

2.2 Virale Meningitis

Virale Meningitiden sind deutlich häufiger als bakterielle, allerdings sind Patienten mit einer viralen Meningitis meist sehr viel weniger akut und schwer krank – die Allgemeinsymptome sind weniger schwer, der Kopfschmerz und Meningismus weniger ausgeprägt und der Verlauf sehr viel langsamer und weniger dramatisch. Deshalb ist dieses Syndrom in der Intensivmedizin deutlich seltener. Der typische Liquorbefund der viralen Meningitis ist ein klarer Liquor mit einer Zellzahl bis ca. 1000, einer mäßigen Eiweißerhöhung und normaler Glukose (Tab. 1). Als Differenzialdiagnose kommen u. a. die Borreliose, eine Lues, die Tuberkulose und nichtinfektiöse Erkrankungen in Frage (Tab. 5).

Eine empirische Therapie sowohl wie eine spezifische Therapie ist bei Viren als Erregern nicht mit einem klinischen Vorteil verbunden. Dies gilt auch für die Herpesvirusmeningitiden (HSV-1, HSV-2, VZV und EBV), für die eine wirksame antivirale Therapie existiert. Aufgrund der meist blanderen Klinik kann auch die spezifische Diagnostik für die möglichen Differenzialdiagnosen (Borrelien- und Luesserologie u. a.) meist abgewartet werden und eine supportive Therapie mit Schmerzmitteln bzw. Antipyretika durchgeführt werden.

Erkrankungen aus der Differenzialdiagnose (Neuroborreliose, Neurosyphilis, Leptospirose und Tuberkulose; Tab. 5) bedürfen der spezifischen und – aufgrund der Blut-Liquor-Schranke – besonders hochdosierten antiinfektiven Therapie.

2.3 Enzephalitis

2.3.1 Epidemiologie und Pathogenese

Enzephalitiden treten etwas mit einer jährlichen Häufigkeit von 3–7/100.000 auf. Etwa 40 % der Fälle bleiben ohne spezifische Diagnose, in 40 % kann ein Erreger gefunden werden, und ca. 20 % sind postinfektiöse Erkrankungen

Tab. 5 Virale Meningitis/Enzephalitis und Differenzialdiagnosen

Virusmeningitis (aseptische Meningitis)	
Coxsackieviren	Parainfluenza
Echoviren	HIV
Adenoviren	Masern
HSV-2	Röteln
VZV	Polioviren
Influenza	Dengue
FSME	West-Nil-Fieber
– Differenzialdiagnosen	
Infektiös	Nichtinfektiös
Tuberkulose	SLE
Borrelia Burgdorferi	Sarkoidose
Treponema pallidum	M. Behçet
Rickettsia spp.	Mollaret-Meningitis
Enzephalitis	
HSV	EBV
VZV	CMV
Adenoviren	Masern
FSME	Japanische Virusenzephalitis
Enterovirus 71	LCMV
HIV	West-Nil-Fieber
Influenza	JC-Virus
Röteln	Rabies (Tollwut)
– Differenzialdiagnosen	
Intrazerebrale Durchblutungsstörung oder Blutung	Hypoglykämie
Intrakranielle Tumoren	Methanolvergiftung
Akute disseminierte Enzephalomyelitis (ADEM)	Glykolvergiftung
	Andere toxische Ursachen
	Migränesyndrome

(ADEM, unten) (Granerod und Crowcroft 2007). Eine virale Enzephalitis kann bei Erstinfektion mit dem betreffenden Virus bzw. v. a. bei latenten Infektionen auch durch Reaktivierung im ZNS entstehen. Herpesviren können so retrograd aus dem Manifestations- bzw. Latenzort ins ZNS eindringen. In den meisten anderen Fällen erfolgt die Infektion des ZNS durch eine virämische Phase.

Meist ist das Parenchym diffus oder multifokal befallen. Das **Erregerspektrum** ist breit (Tab. 5), wichtige Hinweise auf die Diagnose kann v. a. die Expositionsanamnese (Reise, Tierkontakt etc.) geben.

2.3.2 Klinik

Bei der Enzephalitis sind Kopfschmerz, Bewusstseinsstörungen, Persönlichkeitsveränderungen, fokale neurologische Ausfälle und epileptische Anfälle die wichtigsten Symptome. Daneben können auch meningitische Symptome auftreten, Photophobie, Fieber und Abgeschlagenheit.

2.3.3 Diagnostik

Auch hier gilt, dass die **Liquordiagnostik** der wichtigste Schritt zur Diagnose ist (Tab. 1, Abb. 1). Das typische Liquorbild der Virusenzephalitis weist eher eine geringe bis mäßige Pleozytose, eine Eiweißerhöhung und keine Erniedrigung der Glukose auf. Der Nachweis von Erythrozyten ist nicht pathognomonisch für Herpesviren, obwohl diese häufig auch hämorrhagische Nekrosen erzeugen. Der Erregernachweis kann durch PCR oder Viruskultur erfolgen.

Blutuntersuchungen zeigen hier häufig keine Auffälligkeiten, bei einigen Erregern findet sich eine Leukopenie im Differenzialblutbild. Diese Veränderungen sind jedoch nicht pathognomonisch.

Als **Bildgebung** sollte eine MRT des Gehirns erfolgen, parenchymatöse Läsionen sind hier meist besser zu differenzieren als im CT. Falls keine MRT zur Verfügung steht, ist die beste Alternative ein CCT mit Kontrastmittel.

2.3.4 Therapie

Eine spezifische Therapie ist nur für wenige Erreger vorhanden (HSV, VZV, Influenza). Da besonders bei der HSV-induzierten Enzephalitis eine rasche und adäquate Therapie die Prognose verbessert, sollte Acyclovir als empirische Therapie beim Verdacht auf virale Enzephalitis begonnen werden. Dies kann durchaus vor der Liquorpunktion geschehen, da die PCR-Diagnostik hierdurch über viele Stunden nicht beeinflusst wird.

Bei Nachweis von Influenzavirus kann ein Neuraminidaseinhibitor angewandt werden (Oseltamivir, Zanamivir); Daten zur Wirksamkeit sind aus Studien nicht vorhanden.

Herpesvirusenzephalitis

Die Herpesvirusenzephalitis tritt meist ohne vorher klinisch apparente Reaktivierung auf. In der Bildgebung finden sich v. a. fokale Veränderungen im Frontal- bzw. Temporallappen, manchmal mit Einblutung.

Die Prognose der unbehandelten HSV-Enzephalitis ist mit einer hohen Mortalität und einer hohen Rate an Spätkomplikationen schlecht. Eine rechtzeitige antivirale Therapie kann die Überlebensrate deutlich verbessern und die Komplikationen reduzieren (Skoldenberg et al. 1984). Die Diagnose wird sensitiv und spezifisch durch Nachweis der HSV-DNA im Liquor mittels PCR gestellt.

> Bei klinischem Verdacht auf eine HSV-Enzephalitis muss rasch (vor Vorliegen des PCR-Ergebnisses oder der Viruskultur) eine Therapie mit intravenösem Acyclovir begonnen werden. Auf eine adäquate Dosierung muss geachtet werden (normale Tagesdosis 3 × 10 mg/kg KG i. v.), diese ist für HSV wie VZV (unten) ausreichend.

Varizella-zoster-Enzephalitis

Eine Enzephalitis mit Varizella zoster tritt relativ häufig bei Kindern oder Jugendlichen nach Erstinfektion auf (ca. 1:400) und verursacht meist zerebelläre Symptome. Die Prognose ist sehr gut, nahezu alle Patienten erholen sich vollständig.

Anders ist die Prognose der VZV-Enzephalitis bei immunkompromittierten Patienten, die klinisch, radiologisch und im Verlauf der HSV-Enzephalitis ähnelt. Auch hier kann die Enzephalitis einer klinisch apparenten oder inapparenten Reaktivierung folgen. Deshalb sollte auch der Nachweis von VZV aus dem Liquor mittels PCR erfolgen.

Die Therapie sollte in Analogie zur HSV-Enzephalitis mit Acyclovir (3 × 750 mg i. v.) erfolgen. Daten aus Studien liegen hierzu nicht vor, da die VZV-Enzephalitis deutlich seltener auftritt als die HSV-Enzephalitis.

Enzephalitiden durch andere Herpesviren

Eine EBV-Infektion verursacht selten eine Enzephalitis, nahezu ausschließlich im Rahmen der Erstinfektion. Aufgrund der nahezu parallel ablaufenden Mononukleose ist die Diagnose meist bereits klinisch vermutet und kann durch die PCR aus dem Liquor bestätigt werden. CMV und HHV-6 verursachen selten schwere Enzephalitiserkrankungen bei Patienten mit schwerstem zellulärem Immundefekt, z. B. bei weit fortgeschrittener HIV-Infektion oder nach allogener Stammzelltransplantation. Bei diesen Patienten sollte deshalb beim entsprechenden Verdacht eine PCR-Diagnostik erfolgen. Eine antivirale Therapie sollte mit Ganciclovir (2 × 5 mg/kg KG/Tag) eingeleitet werden.

Differenzialdiagnose: Akute disseminierte Enzephalomyelitis (ADEM) oder postinfektiöse Enzephalopathie

Die postinfektiöse akute disseminierte Enzephalomyelitis ist eine seltene Erkrankung und tritt im Anschluss an virale Infektionen oder auch Impfungen auf. Hier ist der Pathomechanismus die Entwicklung einer Vaskulopathie, die klinisch schwer von einer infektiösen Enzephalitis oder einem Schub einer multiplen Sklerose unterschieden werden kann. Radiologisch zeigen sich Entmarkungsherde in der weißen Substanz, die Erregerdiagnostik ist negativ. Auch pathologisch-anatomisch zeigt sich im Gegensatz zur viralen Enzephalitis hier keine Infektion der Neurone. Bei Kindern ist die Prognose dieser Erkrankung gut, eine Ausnahme ist die besonders schwere Form der akuten hämorrhagischen Leukenzephalopathie (Tunkel et al. 2009).

Besonderheiten bei Immundefekt

Eine besondere Form der viralen Enzephalitis wird durch das Papova-Virus/JC-Virus verursacht. Hier kommt es zu rasch progredienten Persönlichkeitsveränderungen, fokalen neurologischen Zeichen und Bewusstseinsstörungen. Nahezu pathognomonisch sind die entsprechenden Veränderungen im NMR (Kernspinresonanz-Spektroskopie) des Gehirns, die bei Liquorpunktion mittels der spezifischen JC-Virus-PCR bestätigt werden sollten. Diese Erkrankung tritt auf bei fortgeschrittener HIV-Infektion, aber auch nach der Gabe von

Biologika (z. B. Natazulimab). Die Therapie besteht bei HIV-infizierten Patienten in der antiretroviralen Therapie, nach der Gabe von Biologika ggf. durch Immunadsorption der Biologika. Cidofovir ist in vitro wirksam, weitgehende klinische Erfahrungen liegen zur Therapie hier nicht vor. CMV und HHV-6 kommen ebenfalls als Erreger einer Virusenzephalitis bei Patienten mit schwerem zellulärem Immundefekt in Frage.

3 Fokale intrakranielle Infektionen

3.1 Hirnabszesse

3.1.1 Pathogenese und Epidemiologie

Hirnabszesse treten durch lokale Infektionen (Sinusitis, Mastoiditis) oder durch bakteriämische Streuung auf. Herdinfektionen sind hier häufig Sinusitiden, Otitiden und Mastoiditiden, Abszesse im Zahnwurzelbereich oder Endokarditiden. Das **Erregerspektrum** umfasst Streptokokken, Anaerobier, S. aureus, Enterobakterien, Candida, Aspergillen und hängt im Wesentlichen vom Infektfokus und den Prädispositionen des Patienten (z. B. Neutropenie mit gramnegativer Bakteriämie oder disseminierter Aspergillose) ab.

3.1.2 Klinik

Typischerweise machen sich intrakranielle Abszesse durch fokale neurologische Zeichen bemerkbar. Kopfschmerzen, Übelkeit und Erbrechen sowie Fieber und andere Allgemeinsymptome sind häufig, auch ein Meningismus kann vorhanden sein.

3.1.3 Diagnostik

Der wichtigste Schritt ist die Bildgebung (CCT mit Kontrastmittel). Die typische Präsentation ist hierbei eine ringförmige Läsion, oft multipel mit Kontrastmittelanreicherung und häufig einem perifokalen Ödem. Eine Erregerdiagnostik kann durch Punktion (stereotaktisch) erfolgen. Die Erregerdiagnostik ist für die Planung der Therapie (Art und Dauer) relevant und sollte, falls der Erreger nicht anderweitig, z. B. in Blutkulturen, isoliert ist, immer vorgenommen werden.

3.1.4 Therapie

Bei Läsionen > 2,5 cm soll, falls klinisch möglich, eine Aspiration mit Ableitung bzw. eine Exzision erfolgen. Eine empirische Therapie des Abszesses sollte begonnen werden (Tab. 6). Bei Hirndruck- bzw. fokalen neurologischen Zeichen und perifokalem Ödem sollte eine supportive Therapie mit Steroiden erfolgen.

Besonderheiten bei Immundefekt
Bei schwer (< 500/μl) und lang (> 2 Wochen) neutropenischen Patienten steigt das Risiko von invasiven

Tab. 6 Antibiotische Therapie von Hirnabszessen, subduralem Empyem und infizierter Thrombophlebitis

Klinische Situation	Substanzen	Normaldosierung
Empirische Therapie	Ceftriaxon plus	2 × 2 g
	Vancomycin plus	2 × 1 g
	Metronidazol	3 × 500 mg
Gleichzeitige Otitis oder Sinusitis	Ceftriaxon plus	2 × 2 g
	Metronidazol	3 × 500 mg
Zahn- oder Kieferabszess	Penicillin G plus	6 × 4 Mio. IU
	Metronidazol	3 × 500 mg
Penetrierendes Trauma oder postoperativ	Vancomycin	2 × 1 g
	Ceftriaxon	2 × 2 g
Bakterielle Endokarditis	Vancomycin	2 × 1 g
	Gentamycin	(3–) 5 mg/kg KG (nach Spiegel)
Lungenabszess, Empyem, infizierte Bronchiektasien	Penicillin plus	6 × 4 Mio. IU
	Metronidazol plus	3 × 500 mg
	Sulfonamid	Nach Substanz

Pilzinfektionen rasch an. Hier sind Candidämien und invasive Aspergillosen zunehmend häufig, die sich auch als Hirnabszesse manifestieren können. Candidämien können durch die mangelnde Sensitivität der Blutkultur für diese Erreger unerkannt bleiben, auch die Diagnose von invasiven Aspergillosen kann schwierig sein.

Bei Patienten mit schwerem T-zellulären Immundefekt (Transplantation, HIV-Infektion) kann eine zerebrale Toxoplasmose radiologisch nicht von multiplen Hirnabszessen unterschieden werden. Hier ist bei ansonsten fehlenden Hinweisen auf einen Fokus für Hirnabszesse eine Abklärung einer HIV-Infektion und ggfs. ein Therapieversuch mit einer antiparasitären Therapie vor etwaiger Hirnbiopsie oder Abszessableitung indiziert.

3.2 Subdurale Empyeme und infizierte Sinusvenenthrombosen

3.2.1 Pathogenese und Epidemiologie

Bei Zugang von Erregern in den Subduralraum (z. B. postoperativ, durch kranielle Osteomyelitis oder nach Besiedlung der Dura) kann es zum subduralen Empyem kommen. Infizierte Thrombosen können ebenso durch fokale Infektionen, aber auch sekundär bei anderen intrakraniellen Infektionen (Meningitis, Hirnabszess) auftreten. Beide Syndrome machen zusammen etwa 15–20 % aller intrakraniellen fokalen Infektionen aus. Die häufigsten **Erreger** sind Staphylokokken und Streptokokken.

3.2.2 Klinik

Beim subduralen Empyem sind meistens Kopfschmerzen und Übelkeit vorhanden, Fieber nur in etwa 50 % der Fälle. Bewusstseinstörungen, fokale neurologische Anzeichen und Anfälle sind häufig. Die Bewusstseinsstörung kann rasch progredient bis zum Koma sein. Die infizierte Venenthrombose kann abhängig von der Lokalisation relativ blande bis akut (z. B. Sinus-cavernosus-Thrombophlebitis) verlaufen. Bei dieser häufigen Lokalisation treten aufgrund der Lokalisation und Nachbarschaft zu den Hirnnerven v. a. Kopfschmerzen, periorbitale Schwellungen und Doppelbildersehen auf. Fieber ist hier bei der Mehrzahl der Patienten vorhanden.

3.2.3 Diagnostik

Die wichtigste Maßnahme zur Diagnose eines subduralen Empyems ist die rasche Bildgebung (CCT oder NMR mit Kontrastmittel und ggf. spezifischen Parametern). Eine Lumbalpunktion ist weniger wichtig („Therapie") und häufig durch die bestehenden Masseneffekte kontraindiziert. Blutkulturen sollten angelegt werden.

Auch für die Diagnose der infizierten Sinusvenenthrombose sind Schnittbildverfahren in aller Regel notwendig, Kontrastmittel erleichtern die Gefäßdarstellung und -beurteilung.

3.2.4 Therapie

Die Therapie wird empirisch rasch begonnen (Tab. 6). Die Ableitung des Empyems wird in der Regel durch neurochirurgische Drainage (z. B. per Bohrloch) vorgenommen. Bei infizierten Venenthrombosen muss ein operativer Eingriff je nach Lage und klinischer Situation erwogen werden.

Die empirische antibiotische Therapie entspricht der bei Hirnabszessen (Tab. 6). Die Therapie muss auch hier für mindestens 3–4 Wochen durchgeführt werden; falls ein operativer Eingriff bzw. Entlastung nicht stattfindet über einen deutlich längeren Zeitraum.

Eine adjuvante Therapie bei Hirndruck wird in Analogie zur bakteriellen Meningitis mit Hochlagerung des Oberkörpers und ggf. hyperosmolaren Lösungen behandelt, bei perifokalem Ödem kann eine Steroidtherapie sinnvoll sein.

Die gleichen Schritte gelten in der Therapie der infizierten Sinusvenenthrombose. Aufgrund des Ausgangs von Infektionen im Gesichtsbereich muss hier ggf. eine operative Sanierung erfolgen.

Literatur

Gans J de, van de Beek D (2002) Dexamethasone in adults with bacterial meningitis. N Engl J Med 347:1549–1556

Granerod J, Crowcroft NS (2007) The epidemiology of acute encephalitis. Neuropsychol Rehabil 17:406–428

Pfister H-W et al (2015) S2k-Leitlinie Ambulant erworbene bakterielle (eitrige) Meningoenzephalitis im Erwachsenenalter. In: Deutsche Gesellschaft für Neurologie (Hrsg) Leitlinien für Diagnostik und Therapie in der Neurologie. www.dgn.org/leitlinien. Zugegriffen am 29.09.2021

Skoldenberg B, Forsgren M, Alestig K et al (1984) Acyclovir versus vidarabine in herpes simplex encephalitis. Randomised multicentre study in consecutive Swedish patients. Lancet 2:707–711

Tunkel AR, Hartman BJ, Kaplan SL et al (2004) Practice guidelines for the management of bacterial meningitis. Clin Infect Dis 39: 1267–1284

Tunkel AR, van de Beek D, Scheld WM (2009) Acute meningitis. In: Mandel GL, Bennett JE, Dolin R (Hrsg) Mandell, Douglas and Bennett's principles and practices of infectious diseases, 7. Aufl. Churchill Livingstone Elsevier, Philadelphia, S 1183–1189

Vincent JL, Nadel S, Kutsogiannis DJ et al (2005) Drotrecogin alfa (activated) in patients with severe sepsis presenting with purpura fulminans, meningitis, or meningococcal disease: a retrospective analysis of patients enrolled in recent clinical studies. Crit Care 9: R331–R343

Querschnittlähmung: Akutbehandlung und Rehabilitation

Michael Baumberger, Franz Michel, Luca Brendebach, Hans Georg Koch, Peter Felleiter und Anke Scheel-Sailer

Inhalt

1   Einführung Querschnittlähmung 813
1.1 Definition und Diagnosestellung 813
1.2 Neurologische Einteilung/Klassifikation 814
1.3 Epidemiologie 815

2   Traumatische Querschnittlähmung 815
2.1 Diagnostik 815
2.2 Rettungs-Bergungskette/Prähospitales Management 816
2.3 Management von Trauma Patienten und operatives Management 816

3   Nicht Traumatische Querschnittlähmung 816

4   Querschnittlähmung Assoziierte Phänomene, Pathologien Und Prävention Von Komplikationen 817
4.1 Autonome Dysfunktion: („autonomic failure") 817
4.2 Cardiovaskuläres Management 817
4.3 Respiratorisches Management 817
4.4 Endokrinologisches Management 819
4.5 Dysphagie, oberer Gastrointestinaltrakt und Nahrungsaufbau 819
4.6 Unterer Gastrointestinaltrakt und Darmrehabilitation 820
4.7 Blasenmanagement 820
4.8 Thermoregulation (sudomotor Management) 820
4.9 Hautmangement und Dekubitusprävention 820
4.10 Thromboseprophylaxe 821
4.11 Spastik- und Schmerzmanagement 821
4.12 Management der Mentalen Funktionen und der Schlaffunktion 821
4.13 Mobilisation 821

5   Neuroprotektive und Neuroregenerative Therapie 821

6   Prognose und Aufklärung Querschnittlähmung 822

7   Wichtige Adressen 822
7.1 Weiterführende Websites 822
7.2 Liste der Querschnittzentren im deutschsprachigen Raum 823

Literatur 824

M. Baumberger (✉) · L. Brendebach · P. Felleiter · A. Scheel-Sailer
Schweizer Paraplegiker-Zentrum Nottwil, Nottwil, Schweiz
E-Mail: michael.baumberger@paraplegie.ch;
luca.brendebach@paraplegie.ch; anke.scheel-sailer@paraplegie.ch

F. Michel
Rehab Basel, Basel, Schweiz
E-Mail: f.michel@rehab.ch

H. G. Koch
Grosswangen, Schweiz
E-Mail: hansgeorg.koch@fibermail.ch

1 Einführung Querschnittlähmung

1.1 Definition und Diagnosestellung

Eine Querschnittlähmung ist definiert als Folge einer Schädigung des Rückenmarks nach Unfall oder durch Krankheit (Chhabra 2015). Die Schädigung der darin verlaufenden motorischen und sensiblen Bahnen sowie des vegetativen Nervensystems führen zur Lähmung der Muskulatur unterhalb des Verletzungsniveaus, zu einer Veränderung der Sensibilität (Schmerz, Temperatur, Tast- und Lagesinn) und zu Störungen der vegetativen Funktionen. Die Reflexe fehlen im akuten Stadium, erscheinen aber nach Abklingen des spinalen Schocks in gesteigerter Form.

Nach Höhe der Affektion unterscheidet man

- Tetraplegie oder zervikale Querschnittlähmung, durch Läsion des zervikalen Rückenmarks (C0–T1), bei der alle 4 Extremitäten betroffen sind.
- Paraplegie oder thorakale oder lumbale Querschnittlähmung, durch Läsion im Bereich thorakal T2– sakral S5 mit Lähmung des Rumpfes und beider Beine.

Als neurologisches Niveau wird das kaudalste Segment mit beidseitig normaler sensomotorischer Funktion bezeichnet (Abschn. 3.1). (www.asia-spinalinjury.org)

Sind nur Teile des Rückenmarks betroffen, können typische inkomplette Querschnittsyndrome unterschieden werden. Häufig sind:

- Central Cord Syndrom
- Brown-Séquard-Syndrom
- Anterior Cord Syndrom
- Cauda Equina Syndrom
- Conus Medullaris Syndrom

1.2 Neurologische Einteilung/Klassifikation

1.2.1 Neurologische Untersuchung (Neurostatus)

Die neurologische Beurteilung einer Querschnittlähmung erfolgt nach den zuletzt 2019 aktualisierten Richtlinien der ASIA (American Spinal Injury Association 2019).

(https://asia-spinalinjury.org/international-standards-neurological-classification-sci-isncsci-worksheet/) (letzter Zugriff 23.10.2022)

Die klinische Untersuchung im Sinne des „International Standard for Neurological Classification of Spinal Cord Injury" (ISNCSCI) lässt Rückschlüsse auf den Ort der Verletzung/Erkrankung im Rückenmark und die Schwere der Lähmung zu und gibt Hinweise im Hinblick auf die Prognose (https://asia-spinalinjury.org/learning/).

Die neurologische Untersuchung (ISNCSCI) sollte so früh wie möglich nach Eintreten der Querschnittlähmung durchgeführt werden und kann auch als Frühindikator für eine Komplikation (z. B. Nachblutung) genutzt werden. Die Qualität der Untersuchung verbessert sich durch Schulung dieser spezialisierten neurologischen Untersuchung (Schuld et al. 2013).

Die neurologische Untersuchung sollte den Empfehlungen der ASIA entsprechend durchgeführt werden. Es empfiehlt sich mit der Prüfung der Sensibilität („pin prick" und „light touch") von kranial her zu beginnen. Die Testung der Sensibilität im Gesicht dient als Referenz, sofern dort keine Schädigung vorliegt.

Die Untersuchung der Motorik beschränkt sich in der Akutphase auf die Testung der Muskelkraft der 10 beidseitigen Schlüsselmuskeln in 10 Myotomen. (International Standards for the Classification of Spinal Cord Injury – Motor Exam Guide – https://asia-spinalinjury.org/wp-content/uploads/2016/02/Motor_Exam_Guide.pdf – letzter Zugriff 22.10.2022)

Der Kraftgrad wird mit standardisiert durchgeführten Testungen in Werte zwischen 0 und 5 eingeteilt.

M 0 = komplette Lähmung
M 1 = palpable oder sichtbare Kontraktion
M 2 = aktive Bewegung, „full range of motion" (ROM) unter Aufhebung der Schwerkraft
M 3 = aktive Bewegung, „full ROM" gegen Schwerkraft
M 4 = aktive Bewegung, „full ROM" gegen moderaten Widerstand in einer Muskel spezifischen Position
M 5 = normale, aktive Bewegung, „full ROM" gegen kräftigen Widerstand für die Person passend

Unterhalb des neurologischen Niveaus vorhandene Sensibilität (oder Motorik) wird als Zone mit partiell erhaltener Funktion bezeichnet (https://asia-spinalinjury.org/learning/. Letzter Zugriff 22.10.2022).

1.2.2 Klassifikation

In der letzten Revision wurden zwei Konzepte überarbeitet: 1) eine neue Definition für die Dokumentation von nicht auf die Querschnittlähmung bezogenen Schädigungen, wie z. B. periphere Nervenschädigungen oder Schmerz, 2) die Definition der „Zone of Partial Preservation" (ZPP) wurde angepasst, sodass sie nun auch bei Menschen mit inkompletten Lähmungen (AIS B, C und D) mit fehlender Kraft und Sensibilität in den kaudalen sakralen Segmenten beschrieben werden kann (https://asia-spinalinjury.org/learning/).

Der Definition entsprechend, unterscheidet sich die komplette von der inkompletten Querschnittlähmung insbesondere durch das Vorhandensein oder Fehlen der „sakralen Aussparung". Findet sich eine perianale Sensibilität in den Segmenten S4–S5 oder eine willkürliche Analkontraktion (= sakrale Aussparung vorhanden), wird die Querschnittlähmung als inkomplette, bei fehlender perianaler Sensibilität als komplette Querschnittlähmung bezeichnet (Waters et al. 1991; Woolsley und Young 1991; American Spinal Injury Association 2019). Die Klassifikation der Querschnittlähmungen gemäß den ASIA-Kriterien ist in Tab. 1 dargestellt. Ergänzend kann für eine differenzierte Klassifikation der EMSCI Kalkulator genutzt werden (Tab. 1, https://ais.emsci.org). Bei der Untersuchung der perianalen Sensibilität muss immer auch eine Rektaluntersuchung zur Beurteilung

Tab. 1 Klassifikation der Querschnittlähmungen gemäß ASIA Impairment Scale (AIS)

Schweregrad	Charakteristik
A	Komplett; keinerlei motorische oder sensible Funktionen in den sakralen Segmenten S4–S5
B	Sensibel inkomplett; sensorische, aber keine motorischen Funktionen unterhalb des neurologischen Niveaus vorhanden, inklusive S4–S5 und keine Muskelkraft drei Segmente unterhalb des neurologischen Niveaus
C	Inkomplett; motorische Funktionen im kaudalsten Segment für willentliche Analkontraktionen oder seonsorisch inlmplett und einige motorische Funktionen mehr als drei Segmente unterhalb des neurologischen Niveaus vorhanden. Für AIS C zeigen weniger als die Hälfte der Kennmuskeln unterhalb des neurologischen Niveaus eine Muskelkraft von ≥ 3
D	Inkomplett; motorische Funktionen unterhalb des neurologischen Niveaus ist in mehr als die Hälfte der Kennmuskeln unterhalb des neurologischen Niveaus ≥ 3
E	Normal; motorische und sensible Funktionen sind wieder normal im ISNCSCI getestet nachdem sie vorher eine eingeschränkte Funktion gezeigt hatten.

https://asia-spinalinjury.org/international-standards-neurological-classification-sci-isncsci-worksheet/
a ASIA-Statusblatt für die Untersuchung Menschen mit Querschnittlähmung (Abb. von American Spinal Injury Association (ASIA 2019), mit freundlicher Genehmigung)

des Sphinktertonus und der willkürlichen analen Kontraktion durchgeführt werden.

1.3 Epidemiologie

Die Inzidenz der traumatischen Querschnittlähmungen in Deutschland beträgt 25/1 Mio. Einwohner und in der Schweiz 19.9/1 Mio. Einwohner (Chamberlain et al. 2017).

Traumatische Querschnittlähmungen entstehen mehrheitlich (> 60 %) bei Verkehrs- und bei Sportunfällen. Eine traumatische Querschnittlähmung tritt über alle Altersgruppen gleich verteilt auf. Rund 60 % sind Paraplegiker und 40 % Tetraplegiker. 2/3 der traumatisch Querschnittgelähmten sind Männer (70 % zu 30 %) (Chamberlain et al. 2017). Bei nicht traumatischen Querschnittlähmungen ist die Geschlechtsverteilung ausgeglichen.

2 Traumatische Querschnittlähmung

2.1 Diagnostik

2.1.1 Neurologische Ausfälle
Eine Verletzung der Wirbelsäule ist in 7,5 % der Fälle mit einem spinalen Trauma verbunden. Die neurologischen Ausfälle sind durch mechanische, thermische oder elektrische Einwirkung auf das Rückenmark (Kontusion, Distraktion, Durchtrennung oder Kompression durch Fraktur/Hämatom oder dadurch bedingte Ischämie, Druckwelle bei Schussverletzungen oder Strom-/Hitze) verursacht. Die assoziierte Ödem Bildung verursacht häufig eine zusätzliche, z. T. reversible Verschlechterung der Ausfallsymptomatik in den ersten Stunden und Tagen. Es kann ausserdem zu Blutungen peri- und intraspinal kommen, die ihrerseits den Schaden nach kranial und kaudal ausweiten.

2.1.2 Bildgebung/Imaging
Sobald sich klinisch Hinweise auf eine Verletzung der Wirbelsäule zeigen, ist eine ergänzende Diagnostik nach Trauma Protokoll indiziert (Leitlinie AWMF 012-019 Polytrauma). Eine initiale Computertomografie (CT) mit einem Spiral-CT bietet einen erheblichen Zeitgewinn in der primären Diagnostik. Sämtliche Skelettfrakturen vom Schädel bis zum Becken und mögliche Verletzungen der inneren Organe sind innerhalb weniger Minuten diagnostiziert, und Probleme können gezielt angegangen werden.

Danach empfiehlt es sich eine Magnetresonanztomografie, falls es die klinische Situation erlaubt, z. B. beim Monotrauma. Mit einer Untersuchung vor der operativen Versorgung, können die Verletzungen im Rückenmark (Blutung, Ödem, Defekte etc.) wie auch über die Art der Wirbelsäulenverletzungen und der für die Stabilität verantwortlichen Bandstrukturen gezielt und genauer untersucht werden, um die Operation differenziert zu planen. Oft können nicht oder wenig dislozierte Wirbelfrakturen und diskoligamentäre Läsionen der Wirbelsäule erst im Magnetresonanzbild dargestellt werden. Nach Stabilisation der Wirbelsäule mit metallischen Implantaten ist die Bildgebung der Verletzungsstelle im MRI beeinträchtigt (Freund et al. 2019; Grassner et al. 2019). Bei unauffälliger radiologischer Untersuchung sollte in jedem Fall eine Kernspintomografie durchgeführt werden, um die folgenden klinischen Bilder nicht zu übersehen: Spinal Cord Injury without radiological abnormality (SCIWORA), Spinal Cord Injury without evidence of trauma (SCIWORET), spinal cord without computer tomography evidence of trauma (SCIWOCTET), spinal cord injury without neuroimaging abnormality (SCIWONA).

2.1.3 Neurophysiologische Diagnostik
Nach Abklingen der Akutphase sollten neurophysiologische Untersuchungen ergänzt werden, um das Ausmass der Rückenmarksschädigung differenziert auch im Hinblick auf die Prognose zu untersuchen (Curt und Dietz 1999).

Labortechnische Untersuchungen werden aktuell noch nicht in der klinischen Routine durchgeführt. Es zeigen sich aber zunehmend Hinweise, dass gewisse Biomaker ergänzend für die Prognose genutzt werden können (Kwon et al. 2019).

2.2 Rettungs-Bergungskette/Prähospitales Management

2.2.1 Präklinik

Bei der präklinischen Versorgung von Menschen mit traumatischer Rückenmarkverletzungen steht neben der Sicherung bzw. Wiederherstellung der Vitalfunktionen insbesondere die Vermeidung von weiteren Schädigungen im Rahmen der Bergung und des Transportes (Transporttrauma). Sekundärschäden durch unsachgemäße Bergung und fehlerhafte Immobilisation des Patienten können zu einer bleibenden Verschlechterung der neurologischen Situation und somit gravierenden Folgen für das weitere Leben führen (Felleiter et al. 2006; Schmidt et al. 2009).

Als Entscheidungshilfe für eine allfällige Wirbelsäulenimmobilisation haben sich die Canadian C-Spine Rules bewährt. Diese beziehen als Hochrisikofaktoren den gefährlichen Unfallmechanismus, Parästhesien in den Extremitäten und das Alter > 65 mit ein. Immobilisationstechniken werden bei allen Patienten mit Verdacht auf eine Verletzung der Wirbelsäule oder klinischem Verdacht auf eine Querschnittlähmung großzügig eingesetzt. Standard ist die Stabilisation der Halswirbelsäule, sei es anfangs durch manuelle Stabilisierung mit dem Halsschienengriff (z. B. während der Abnahme eines Motorradhelms) oder durch die anschließend möglichst frühzeitige Anlage eines stabilen Halskragens. Im Falle einer endotrachealen Intubation sollte die manuelle In-line-Stabilisation unter temporärer Aufhebung der Immobilisation mittels HWS-Immobilisationsschiene durchgeführt werden (S3 Leitlinie AWMF 012-019).

Alle Umlagerungen wirbelsäulenverletzter Patienten werden mit einer Schaufeltrage oder Spineboard durchgeführt, der Transport selbst auf dem Spineboard (mit Fixierung des Rumpfes und des Kopfes mit einem Gurtesystem) oder einer Vakuummatratze.

Zielklinik für einen Patienten mit Verletzungen der Wirbelsäule ist ein für die Versorgung von Wirbelsäulenverletzungen zertifiziertes Traumazentrum (TraumaNetzwerk DGU®)

2.3 Management von Trauma Patienten und operatives Management

2.3.1 Operative und konservative Maßnahmen

Die Wiederherstellung der Statik und Belastungsstabilität der Wirbelsäule wird heute meist operativ durch offene oder geschlossene Reposition und anschließende Stabilisation durch dorsale und/oder ventrale Osteosynthese durchgeführt. Eine konservative Therapie durch spezielle Lagerung oder äußere Stabilisierung (z. B. Halo-Fixateur, Korsett) bis zur knöchernen Ausheilung kann in seltenen Fällen (Patienten im Wachstumsalter) indiziert sein. Das invasive Vorgehen ermöglicht in der Regel eine rasche Mobilisierung der Patienten nach der Versorgung und trägt damit zur Senkung des Risikos typischer Komplikationen wie Thromboembolien, Pneumonien oder Dekubitalulzera bei. Ausserdem führt die zeitnahe (< 8 Stunden) operative Versorgung zu einer Verbesserung der neurologischen Erholung (Badhiwala et al. 2018; Fehlings et al. 2012).

2.3.2 Begleitverletzungen

Bei einer Verletzung der Wirbelsäule ist immer auch auf entsprechende Begleitverletzungen zu achten. Schwere Kopfverletzungen (SHT) gehen in bis zu 6 % mit Schädigungen der Halswirbelsäule einher, zervikale Wirbelsäulentraumata in bis zu 40 % mit einem SHT einher (Pandrich und Demetriades 2020). Bei thorakalen Wirbelfrakturen sind Rippenfrakturen, Herz- und Lungenkontusionen, Hämato-/Pneumothoraces, Paravertebral- und Mediastinalblutungen sowie Pankreasverletzungen mit möglicher posttraumatischer Pankreatitis häufig (Nobel et al. 2002). Bei Verletzungen der Lendenwirbelsäule kommt es zu Leber- und Milzverletzungen, retroperitonealen Hämatomen und Verletzungen der Nieren. Bei Stürzen auf die Füße/Beine ist immer auch an Frakturen des Beckens, der unteren Extremitäten, speziell der Calcanei, zu denken, insbesondere da Schmerz als Leitsymptom fehlen kann.

3 Nicht Traumatische Querschnittlähmung

Nicht traumatische Querschnittlähmungen sind ein heterogenes Cluster verschiedener Erkrankungen. Im Englisch sprachigen Bereich spricht man von „Spinal Cord Disorder". Die folgenden Krankheiten können sich im Rückenmark manifestieren; Tumoren, Metastasen, Hämatome, Ischämien, degenerative Erkrankungen (z. B. Spinalkanalstenose) eine transverse Myelitis (z. B. im Rahmen eines systemischen Lupus erythematosus, „mixed connective tissue disease", Sjögren's Syndrom, Sklerodermie, Antiphospolipid Syndrom oder rheumatoide Arthritis), Infektionen (z. B. Tuberkulose, SARS-CoV-2 (Roman et al. 2021)), toxisch-allergische Reaktionen, autoimmun Erkrankungen, metabolische Erkrankungen z. B. Porphyrie. Als kongenitale Querschnittlähmung ist die Myelomeningocele zu erwähnen.

Grundsätzlich unterscheidet sich die Behandlung einer nicht traumatischen Querschnittlähmung nicht wesentlich von den oben beschriebenen Prinzipien. Ergänzend muss die Grunderkrankung leitliniengerecht diagnostiziert und behandelt werden. Primär ist die Prognose von der zugrunde liegenden Erkrankung abhängig,

Obwohl die spezifische neurologische Untersuchung ISNCSCI für traumatische Querschnittlähmungen als prognostische Klassifikation entwickelt worden ist, wird sie inzwischen auch bei Patienten mit krankheitsbedingter

Querschnittlähmung empfohlen, dann aber ohne prognostische Aussagekraft.

4 Querschnittlähmung Assoziierte Phänomene, Pathologien Und Prävention Von Komplikationen

4.1 Autonome Dysfunktion: („autonomic failure")

Die spezifischen querschnittbedingten vegetativen Dysfunktionen inklusive kardiovaskuläre Funktionsstörungen sind Folge des Ausfalls autonomer Funktionen (Mathias und Bannister 1993; Wecht et al. 2021). Im Gegensatz zum parasympathischen Nervensystem (Hirnnerven III, VII, IX und X und Nervenwurzeln S2–S4) läuft die sympathische Innervation mit Ursprung in den spinalen Segmenten T1–L2 (Nucleus intermediolateralis) über die Rami communicantes zum Grenzstrang und dann zu den Spinalnerven (Wecht et al. 2021). Die akute traumatische Querschnittläsion führt durch den Ausfall der sympathischen Innervation zu einem Überwiegen des Parasympathikus. Der neurogene Schock beschreibt die hämodynamische Veränderungen im Rahmen des spinalen Schocks mit den Symptomen Hypotonie, Bradykardie und Hypothermie, auch bekannt als klassische Trias des neurogenen Schocks (Conti 2020). Ergänzend können die folgenden Symptome des spinalen Schocks auftreten: Störung der bronchopulmonalen, viszeralen und der Schweisssekretion, der Blasen- und Darm- und der Sexualfunktion. Eine seltene Komplikation ist auch das neurogene Lungenödem (Davison et al. 2012).

4.2 Cardiovaskuläres Management

4.2.1 Hypotonie/Hypertonie

Posttraumatisch kann in den ersten Sekunden bis Minuten der Bludruck durch das adrenerge System aufrecht erhalten werden. In der Folge kommt es zur Hypotonie durch den Ausfall des sympathischen Nervensystems. Der neurogene Schock führt zu einer akuten Abnahme des peripheren Gefäßwiderstandes mit Hypotonie und das venöse Pooling zu einer Abnahme des kardialen Preloads. Die Hypotonie ist am ausgeprägtesten in der Phase des spinalen Schocks, welcher Tage bis Wochen und in Extremfällen bis 12 Monate dauern kann (Ditunno 2004)

4.2.2 Orthostatische Hypotonie

Sie tritt bei Läsionen oberhalb T6 häufig auf und stellt insbesondere bei der Mobilisation des Patienten ein Problem dar. Die Symptome bessern sich meist nach Abklingen des spinalen Schocks aufgrund lokaler spinaler Reflexe und Spastizität, sowie durch adaptive zerebrovaskuläre Mechanismen.

4.2.3 Bradykardie

Bradyarrhythmien und Sinusbradykardien treten infolge des Ausfalls der sympathischen Versorgung von T1–T4 bei vielen tetraplegischen Patienten im Akutstadium auf. Ein initialer Sinusstillstand ist selten. Die Bradykardie bessert sich meist nach der Phase des spinalen Schocks. Vorsicht ist jedoch geboten bei Manipulationen am Patienten, wie beispielsweise bei trachealem Absaugen, Intubation oder Bronchoskopie. Ein reflektorischer Sinusstillstand kann als Folge der vagalen Stimulation auftreten.

4.2.4 Autonome Dysregulation

Nach Abklingen des spinalen Schocks kann es bei einer Läsionshöhe T6 oder höher als Ausdruck des chronischen Stadiums einer Querschnittlähmung zur autonomen Dysregulation (Dysreflexie) mit gefährlicher, unkontrollierter Hypertonie kommen (Abb. 1). Der dabei beobachtete massive Blutdruckanstieg stellt eine lebensbedrohliche Komplikation dar, die sofort behandelt werden muss. Falls die Ursache (in 95 % überfüllte Blase) nicht umgehend gefunden werden kann, eignen sich Nitrate (duch Senkung der Vorlast) oder Antihypertensiva wie Urapidil oder Nicardipin zur Kontrolle der Hypertonie.

Die durch Vasoplegie bedingte relative Hypovolämie, oft durch eine blutungsbedingte absolute Hypovolämie verstärkt, wird primär durch die Infusion von Volumenersatzmitteln therapiert. Bei persistierendem Schock werden Katecholamine eingesetzt, bevorzugt Noradrenalin zur Vasokonstriktion, bei ventrikulärer Dysfunktion auch Dobutamin (Adams 2005). Der arterielle Mitteldruck sollte mindestens 70 mmHg und idealerweise gar 90 mmHg betragen, da der erhöhte Blutdruck die neurologische Erholung begünstigt. (Yue 2019)

Bei Verletzungen oberhalb von T6 kommt es durch den Ausfall der sympathischen Innervation des Herzens zu ausgeprägten symptomatischen Bradykardien bis hin zur Asystolie; diese können spontan vor allem in den ersten zwei Wochen nach Querschnittlähmung auftreten, insbesondere jedoch bei vagalen Reizen (z. B. beim Absaugen oder Intubation).

Akut wird mit intravenösem Atropin therapiert, bei rezidivierendem Auftreten kann unter Berücksichtigung der Kontraindikationen Orciprenalin in einer Dosierung von 10–30 mg/Tag p.o. dreimal am Tag eingesetzt werden (Schmid et al. 1993). Der Einsatz eines temporären oder permanenten Herzschrittmachers ist nur selten erforderlich (Mathias 2013).

4.3 Respiratorisches Management

Querschnittläsionen verursachen in Abhängigkeit von der Läsionshöhe eine Lähmung der inspiratorischen und

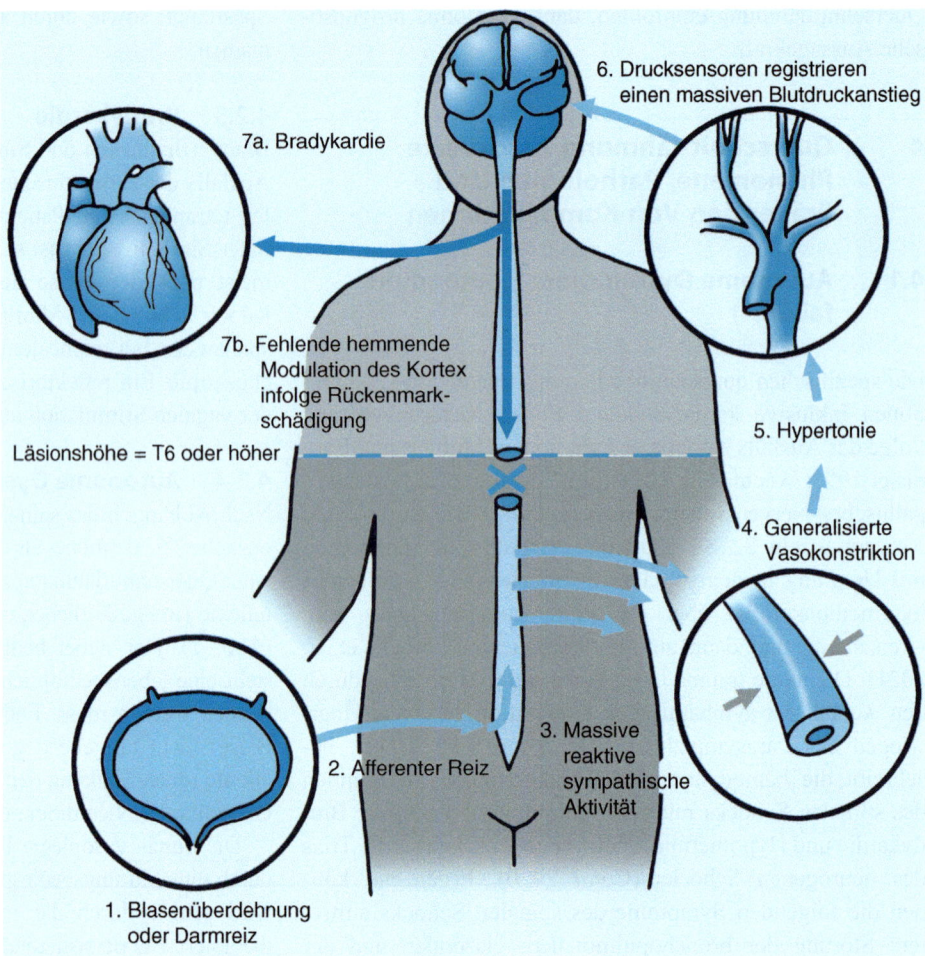

Abb. 1 Pathophysiologie der autonomen Dysregulation. (Nach Blackmer 2003)

exspiratorischen Muskulatur. Die fehlende Kraft der inspiratorischen Muskulatur führt zu einer Abnahme der inspiratorischen Vitalkapazität und somit zu einer reduzierten totalen Lungenkapazität (AWMF LL Ergebniserhebung 179-012; Schilero et al. 2005; Mueller et al. 2012; Linn et al. 2000, 2001; de Troyer und Estenne 1991; Fujiwara et al. 1999; Clay et al. 2017). Folge davon kann eine Hypoventilation sein. Die reduzierte Kraft der exspiratorischen Muskulatur führt zu einer Abnahme des exspiratorischen Reservevolumens (ERV). Bei nur geringer Abnahme der funktionellen Residualkapazität (entspricht der Atemruhelage) beobachtet man einer Erhöhung des Residualvolumens. Folge der geschwächten Atemmuskulatur ist ein schwacher Hustenstoß und damit ein vermindertes Vermögen, die Luftwege von Sekret freizuhalten (Abb. 2) (Bach 2006; Berlowitz und Tamplin 2013).

Querschnittläsionen unterhalb L1 beeinträchtigen die Atemfunktion kaum. Läsionen von T5–T12 führen durch die Lähmung der abdominalen Muskulatur und der Interkostalmuskulatur zur Beeinträchtigung von forcierter Ausatmung und Hustenstoß (Bach 2006; Raab et al. 2016, 2018; Mueller et al. 2012).

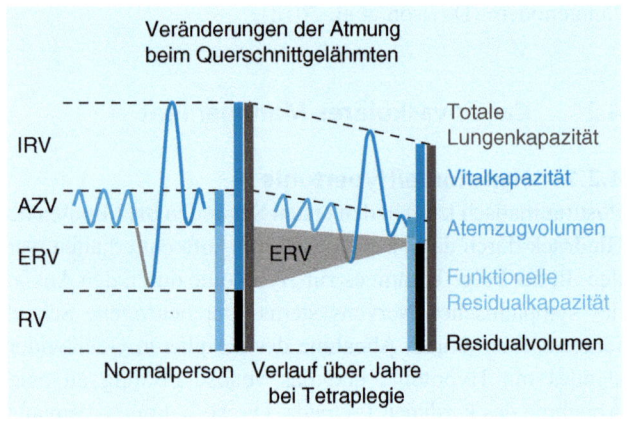

Abb. 2 Veränderungen der Atmung bei Menschen mit Querschnittlähmung

Bei Läsionen von T1–T5 nimmt die Schwächung der Interkostalmuskulatur progressiv zur Läsionshöhe zu. Dadurch wird der Hustenstoß (Cough Peak Flow) und damit die Möglichkeit Sekret abzuhusten entscheidend beeinträchtigt (Bach und Saporito 1996; Sancho et al. 2007; Brown et al. 2006; Mueller et al. 2012). Der Cough Peak Flow kann auch als

Prädiktor für die erfolgreiche Extubation bzw. Dekanülierung genutzt werden (Almeida et al. 2020).

Bei Läsionen oberhalb C4–C8 erfolgt die Exspiration nur passiv. Bei Läsionen C4 und höher kommt es zum Ausfall der Zwerchfellatmung. Für eine suffiziente Inspiration ist zunehmend die zervikale Atemhilfsmuskulatur verantwortlich.

Patienten mit Läsionen C2 oder höher bleiben in der Regel abhängig von einer mechanischen Ventilation, während bis zu 80 % der Patienten mit einer Läsion C3 und C4 erfolgreich von der initialen mechanischen Ventilation entwöhnt werden können. In der Frühphase oder zu einem späteren Zeitpunkt kann die Implantation eines Zwerchfellstimulators erwogen werden (Glenn und Anagnostopoulos 1966; Hirschfeld 2008; Onders et al. 2018; O'Rourke 2020).

4.3.1 Hypersekretion

Das Überwiegen des parasympathischen Einflusses (via N. vagus) auf die Luftwege hat eine Verengung der Luftwege (Bronchokonstriktion) und eine Hypersekretion zur Folge (Grimm et al. 2000; Schilero et al. 2005) Zusammen mit einem verminderten Hustenstoß führt dies zu Sekretstase und Atelektasenbildung. Durch die bakterielle Besiedelung der Luftwege kann es zu Bronchitis und Bronchopneumonien kommen (Dicpinigaitis et al. 1994; Grimm et al. 2006; Mueller et al. 2012).

4.3.2 Atem- und Hustenmanagement

Aufgrund dieser Beeinträchtigungen der Atmung und des Hustenstosses ist eine frühzeitige intensive Atemtherapie mittels manueller und maschineller Unterstützung indiziert (Berlowitz und Tamplin 2013). Folgende gezielten Unterstützungen sollten integriert werden:

1. Training der inspiratorischen Muskulatur zur Verbesserung der Ventilation und damit der Vermeidung von Atelektasen (z. B. Powerlung®, IMT Threshold®) (Berlowitz und Tamplin 2013; Wong et al. 2012).
2. Training der expiratorischen Muskulatur zur Verbesserung des Abhustens von Sekret und damit der Vermeidung von Sekretstase und Bronchopneumonien (z. B. PEP Geräte) (Berlowitz und Tamplin 2013; Wong et al. 2012).
3. Therapie des Bronchospasmus mittels Inhalationen,
4. Manuelle Hustenunterstützung und – wenn das nicht ausreicht – zusätzlich maschinelle Hustenunterstützung (In/Exsufflator) (Senent 2011; Ishikawa 2008)
5. Regelmässiges Blähen der Lungen bis zur maximalen inspiratorischen Kapazität (z. B. Airstaking, Glossopharyngeale Atmung, Beatmungsbeutel) (Kang 2000).
6. Highflow Therapie zur Optimierung des Sekretmanagement (Watanabe 2021).

4.3.3 Atemstörungen im Schlaf

Das zentrale und obstruktive Schlaf-Apnoesyndrom ist bei hoher Querschnittlähmung häufiger als bei der Normalbevölkerung (Berlowitz 2005; Tran et al. 2010; Stockhammer 2002; Burns 2005). Die Symptome bei Tetraplegikern mit obstruktivem Schlaf-Apnoe-Syndrom sind neben den typischen Symptomen wie Tagesmüdigkeit, Schläfrigkeit (Sankari et al. 2014) und Blutdruckveränderungen (McEvoy et al. 1995) auch neurokognitive Beeinträchtigungen wie verminderte Aufmerksamkeit, Konzentrations- und Lernfähigkeits- sowie Gedächtnisleistungsdefizite (Sajkov et al. 1998).

Atemstörungen im Schlaf werden häufig nicht wahrgenommen, da üblicherweise Sauerstoff verabreicht wird und die Atemaussetzer nicht zu Entsättigungen führen. Eine frühzeitige mechanische Atemunterstützung ist insbesondere bei typischer Tagessymptomatik indiziert (Daoud et al. 2020; Chiodo et al. 2016).

4.3.4 Neurogenes Lungenödem

Als Permeabilitätsstörung der pulmonalen Zirkulation kann sich eine weitere potenziell lebensbedrohende Komplikation einer hohen Rückenmarkläsion klinisch manifestieren: das neurogene Lungenödem. Es ist die direkte Folge einer unkontrollierten massiven Freisetzung von Katecholaminen unterhalb der Läsion („catecholamine surge" [Blasttheory]), die durch das akute Rückenmarktrauma ausgelöst wird (Clark 2017; Ditunno 2004).

4.4 Endokrinologisches Management

Als Folge des autonomen Ausfalls ergeben sich bei einem Querschnittgelähmten spezielle Probleme, die Ausdruck einer unvorhersehbaren und unorganisierten Aktivität des Sympathikus sind (Bauman und Spungen 2000). Im Besonderen sind dies ein gestörter Glukose-, Lipid- und Kalziummetabolismus, ein Hypothyreoidismus („low T3 syndrome"), Hyperprolaktinämie, Verlust des ADH-Tagesrhythmus, SIADH, gestörte adrenokortikale Melatoninmangel durch Stress, sowie Hypotestosteronämie. Bei querschnittgelähmten Frauen tritt eine transiente Amenorrhö (Dauer 2–18 Monate, Durchschnitt 8 Monate) als Folge eines hypothalamischen hypophysären Hypogonadismus auf.

4.5 Dysphagie, oberer Gastrointestinaltrakt und Nahrungsaufbau

Insbesondere im Rahmen einer Tetraplegie können Schluckstörungen auftreten, die zu Aspirationen führen können und das Auftreten von Pneumonien begünstigen (Kirshblum et al. 1999). Zu erwähnen ist auch die Gastroparese verbunden mit einer vegetative Dysfunktion des unteren ösophagealen

Sphinkters (Radulovic et al. 2015). Aufgrund des erhöhten Risikos für gastrale Stressulcera als Folge der vagalen Hyperaktivität und der neurogenen Schockphase ist eine Therapie mit Protonenpumpeninhibitoren für die ersten vier Wochen angezeigt (Wuermser et al. 2007).

Begleitend zeigt sich häufig eine akute Pankreatitis (16 ± 5,5 Tage nach Trauma), die selten klinisch relevant wird und eine Folge der autonomen Lähmung ist (Sphinkter-Oddi-Dysfunktion und vagal dominierte Innervation des Pankreas) (Nobel et al. 2002). Auch aus diesen Gründen ist eine Therapie mit Protonenpumpenhemmern für die ersten 4 Wochen grundsätzlich nach Eintritt einer Querschnittlähmung indiziert (Simons et al. 1995; Wuermser et al. 2007).

Eine besondere Rolle spielt die frühenterale Ernährung (Gunnar et al. 2018). Entgegen älterer Empfehlungen wird heutzutage innerhalb der ersten 24 Stunden mit der Ernährung begonnen (Gunnar et al. 2018; AWMF Leitlinie 073-004). Wenn die enterale Ernährung nicht ausreichend möglich ist, sollte eine parenterale Ernährung gestartet werden. Falls keine indirekte Kalorimetrie zur Bestimmung des aktuellen Kalorienverbrauchs möglich ist, sollte in der Akutphase das kalorische Ziel bei nicht adipösen kritisch kranken Patienten (BMI < 30 kg/m^2) mit 24 kcal pro Kilogramm Körpergewicht pro Tag geschätzt werden (Gunnar et al. 2018; Pelekhaty et al. 2021). Ziel dieser Maßnahme ist es, neben der Stimulation des Gastrointestinaltraktes, einer Mangelernährung während der ersten Rehabilitationsphase vorzubeugen. Beginn mit Infusion von Flüssigkost über die Magensonde, anschließend mehrstufiger Kostaufbau und darmregulative Massnahmen.

4.6 Unterer Gastrointestinaltrakt und Darmrehabilitation

Die neurogene Darmlähmung ist eines der Merkmale einer akuten Querschnittlähmung. Charakteristisch ist die Unfähigkeit, den Darm spontan zu entleeren.

In der Akutphase hat sich der Einsatz von Prokinetika Laktulose und Bisacodyl-Suppositorien zusammen mit einer manuellen Ausräumung im zweitäglichen Abführrhythmus etabliert. Wenn diese Maßnahmen nicht erfolgreich sind, muss man zuerst mögliche intraabdominelle Verletzungen/Erkrankungen ausschließen, bevor man mit Neostigmin- (reversibler kompetitiver Hemmstoff der Acetylcholinesterase) und Dexpanthenolinfusionen beginnt (Krassioukov et al. 2010).

Selten kommt ein abdominelles Kompartmentsyndrom bei gleichzeitigem Vorhandensein von massiver Koprostase und Meteorismus vor. Allerdings führt bereits jede abdominelle Druckerhöhung zu einer Reduktion der Zwerchfellbeweglichkeit und damit insbesondere bei Tetraplegikern zu respiratorischer Beeinträchtigung.

4.7 Blasenmanagement

Unmittelbar nach dem Eintreten der Lähmung besteht eine schlaffe Blasenlähmung (spinaler Schock). Hier wird für die Akutphase ein transurethraler Dauerkatheter eingelegt (AWMF 179-001 neurourologische Versorgung querschnittgelähmter Patienten). Im Verlauf der Rehabilitation und nach der häufig beobachteten initialen polyurischen Phase, sollte der sterile intermittierende Katheterismus angestrebt werden. Wenn dies nicht möglich ist, sollte im Verlauf eine suprapubische Ableitung angelegt werden. Häufig treten Komplikationen wie Blaseninfektionen in der Frühphase auf. Eine allfällige Prostatitis sollte differenzialdiagnostisch ausgeschlossen werden.

Die weitere urologische Versorgung ist abhängig von der Blasenlähmungsart, die je nach Läsionshöhe spastisch (Läsion des 1. Neurons = „upper motor neuron bladder" [UMNB]) oder schlaff (Läsion des 2. Neurons = „lower motor neuron bladder" [LMNB]) sein kann.

4.8 Thermoregulation (sudomotor Management)

Bei Läsionen oberhalb T6 kann die Temperaturregulation im Rahmen der vegetativen Dysfunktion relevant gestört sein. In heißer Umgebung kann der Patient z. B. nur an den noch innervierten Körperpartien schwitzen. Die Vasodilatation kann bereits bei Zimmertemperatur zur Auskühlung führen, und eine Steigerung der Körpertemperatur durch Muskelzittern ist aufgrund der Lähmung eingeschränkt (Wecht 2020).

4.9 Hautmangement und Dekubitusprävention

Die Inzidenz von Dekubitus bei Patienten mit Querschnittlähmung auf der Intensivstation beträgt bis zu 50 % und ist häufig lokalisiert im Sakralbereich (Scheel-Sailer et al. 2013). Neben zahlreichen anderen Risikofaktoren erhöhen die fehlende Sensibilität, die Hypotonie, die autonome Dysfunktion, die Pneumonie, die Anämie und die Mangelernährung das Dekubitusrisiko (Najmanova et al. 2021). Alle Patienten mit Querschnittlähmung sollten regelmäßig in 2- bis 3-stündigen Intervallen umgelagert werden (Guideline EPUAP 2019). Auch bei Patienten mit instabilen Frakturen ist eine seitliche Lagerung mit einem Winkel von 30° durch unter die Matratze gelegte Schaumstoffkeile möglich, dennoch sollte eine operative Stabilisierung schnellstens angestrebt werden. Harte Halskragen sind sobald als irgend möglich gegen weiche Kragen auszutauschen, da sich im Bereich der Kanten innerhalb weniger Stunden schwere Drucknekrosen ausbilden können. Die Haut muss im Bereich der Risikoareale (Fersen,

Knöchel, Trochanter major, Sitzbein, Steißbein) täglich kontrolliert werden. Eine nicht wegdrückbare Hautrötung bedeutet bereits einen Dekubitus Grad I und muss sofort konsequent und vollständig entlastet werden.

4.10 Thromboseprophylaxe

Patienten mit einer Querschnittlähmung haben unabhängig von der Lähmungshöhe bereits initial ein sehr hohes Risiko für Becken- und Beinvenenthrombosen und damit auch Lungenembolien (Riklin 2003). Es empfiehlt sich, in den ersten 12 Wochen eine Thromboseprophylaxe mit gewichtsadaptiert dosiertem niedermolekularem Heparin durchzuführen (AWMF Leitlinie Thrombose 179–015). Zusätzlich zur medikamentösen Prävention sollte insbesondere für die Mobilisation in den Rollstuhl eine Kompression der Beine für 3–6 Monaten durchgeführt werden (z. B. manuelles Wickeln der Beine, individuell angepasste Kompressionsstrümpfe [Kompressionsklasse II]). In der Liegephase kann auch eine sequenzielle Kompressionstherapie (AV Impulssystem, pneumatische Strümpfe) durchgeführt werden (Aito 2002). Mit besonderer Indikation können Cava Filter zum Schutz für von Lungenembolien eingelegt werden, obwohl keine Evidenz existiert (Leitlinie Thrombose AWMF 179–015).

4.11 Spastik- und Schmerzmanagement

Menschen mit QSL haben Akutschmerzen im Rahmen der Verletzung und entwickeln teils frühzeitig neuropathische Schmerzen. Für die Behandlung von zentralen neuropathischen Schmerzen bei Querschnittlähmung existiert wenig Evidenz (Finnerup 2015). Neuropathische Schmerzen können gegebenenfalls mit Pregabalin oder Gabapentin behandelt werden (Finnerup 2015; Landmann 2017; Leitlinie 179–006 2k neuropathische Schmerzen Weidner 2018). Beim Einsatz dieser Medikamente sollte auch auf die Nebenwirkungen, insbesondere die Müdigkeit, reduzierte Konzentrationsfähigkeit, Muskelschwäche und Abhängigkeit geachtet werden. Nicht medikamentöse Massnahmen wie z. B. integrierte Psychotherapien sollten ergänzend frühzeitig zum Einsatz kommen. Im Verlauf entwickeln bis zu 80 % der Patienten mit Querschnittlähmung chronische Schmerzen; von diesen werden bis zu 10 % invalidisierend.

4.12 Management der Mentalen Funktionen und der Schlaffunktion

Eine frühzeitige psychologische Unterstützung hat sich als Traumabegleitung etabliert. Grundsätzlich wird eine Patientenzentrierte Kommunikation und eine Aufklärung über die Diagnose angepasst an die individuelle Situation empfohlen (Kirshblum et al. 2016). Die Reaktionen auf die Querschnittlähmung sind individuell sehr verschieden und hängen von den persönlichen Erfahrungen und den Umständen zur Querschnittlähmung ab.

Eine Schlafstörung in der Frühphase tritt in bis zu 90 % aller Patienten auf. Insofern ist ist eine Aufklärung dem Patienten und dem Behandlungsteam gegenüber wichtig. Eine medikamentöse Therapie sollte unter Berücksichtigung aller Nebenwirkungen ausgewählt werden.

4.13 Mobilisation

Der operativ stabilisierte Patient wird, nach Vorgabe des Operateurs, meist am ersten postoperativen Tag mobilisiert. Bei konservativer Frakturbehandlung der Wirbelsäule wird der Patient 10–12 Wochen immobilisiert.

Eine orthostatische Hypotension kann durch vorherige Flüssigkeits- oder Volumengabe und die enterale Gabe eines α-Mimetikums gelindert oder vermieden werden. Beginn mit 15–30 min. Sitzen im individuell angepassten Rollstuhl, tägliche Steigerung nach Befinden des Patienten. Bei Tetraplegikern mit fehlender Kreislaufregulation hilft ein Vertikalisationstraining im Stehbett oder auf dem Kipptisch, den Körper an die aufrechte Position zu gewöhnen.

5 Neuroprotektive und Neuroregenerative Therapie

Die Gabe hoch dosierter Kortikosteroide nach Rückenmarkverletzungen wird seit vielen Jahren sehr kontrovers diskutiert (Himmelseher et al. 1999). Die in der NASCIS III-Studie (National Acute Spinal Cord Injury Study) (Bracken et al. 1997) auch im Langzeitverlauf gezeigten positiven Effekte auf Sensorik und Motorik sind geringfügig, können für den einzelnen Patienten jedoch einen erheblichen Gewinn an Lebensqualität bedeuten. Diesem möglichen Benefit steht eine erhöhte Inzidenz von Infektionen gegenüber, welche in engem Zusammenhang mit der Förderung der Glukoneogenese und den daraus folgenden hyperglykämischen Episoden zu sehen ist. Es ist unbekannt, ob unter der heute in der Intensivmedizin üblichen strengen Kontrolle der Glukosespiegel das Infektrisiko weiterhin erhöht wäre.

Die Gabe von Methylprednisolon (z. B. Solumedrol® oder Urbason®) wird heute nur noch als therapeutische Option empfohlen. Die Indikation wird der individuellen Einschätzung des Behandlers überlassen, ein Verzicht auf den Einsatz dieser Therapie stellt keine Unterlassung dar. Kontraindiziert ist die Gabe von hoch dosiertem Methylprednisolon bei gleichzeitigem Vorliegen eines Schädel-Hirn-Traumas und wenn ein Therapiebeginn nicht innerhalb der ersten 8 h nach dem Rückenmarktrauma möglich war. Ebenfalls besteht keine Indikation bei Stich- und Schnittverletzungen des Rückenmarks und bei Kindern unter 16 Jahren.

Im Hinblick auf die wissenschaftkiuch fundierte Integration von neuroregenerativen Therapien befinden sich einige Interventionsstudien in der Phase 2, nachdem die Phase 1 als Machbarkeits- und Sicherheitsstudie abgeschlossen wurde (Failli et al. 2021). In Fachkreisen rechnen wir damit, dass in den nächsten 10 Jahren unterschiedliche Therapieformen bereits in der Frühphase genutzt werden können (ICORD Webseite).

6 Prognose und Aufklärung Querschnittlähmung

In der Akutphase einer Querschnittverletzung lässt sich kaum eine verlässliche Prognose bezüglich Erholung abgeben (spinaler Schock). In der Akutphase nach Querschnittlähmung ist die Vorhersage der Prognose trotz der Entwicklung unterschiedlicher Vorhersagemodelle weiterhin schwierig (Fehlings et al. 2017; Chay und Kirshblum 2020). Nur im seltenen Fall einer kompletten Durchtrennung des Rückenmarks ist eine neurologische Erholung zur Zeit nicht möglich (Waters 1991).

Die Beobachtung der neurologischen Entwicklung in den ersten Wochen nach der Verletzung ermöglicht Rückschlüsse mit zunehmender Sicherheit auf die Prognose. Eine vorhandene sakrale Aussparung (= perianale Sensibilität vorhanden) wird als positives Zeichen interpretiert, während eine im MRI sichtbare Blutung im Rückenmark oder eine vollständige Kontinuitätsunterbrechung des Rückenmarks als schlechtes prognostisches Zeichen gewertet wird.

Inkomplette Lähmungen (AIS B–D; Tab. 1), rasche Erholung nach dem Trauma und eine neurophysiologisch messbare Aktivität können Zeichen einer positiven Prognose sein (Curt und Dietz 1999). EMSCI Daten und prognostische Marker

Die Überlebensraten unterscheiden sich deutlich abhängig von den Charakteristike der Lähmungshöhe, Die Überlebenserwartung nach einer Paraplegie nähert sich fast der gesunden Vergleichsbevölkerung an (Chamberlain 2018).

7 Wichtige Adressen

7.1 Weiterführende Websites

- International Spinal Cord Society (ISCoS): International Standards and Datasets
  http://www.iscos.org.uk/international-sci-data-sets. Zugegriffen 22.10.2022
- American Spinal Injury Asossiacion ASIA: www.asia-spinalinjury.org. Zugegriffen 22.10.2022

  E-learning für die Statuserhebung bei Patienten mit Querschnittlähmung:
  http://www.asia-spinalinjury.org/elearning/Key_sensory_Points.pdf,
  http://www.asia-spinalinjury.org/elearning/motor_exam_guide.pdf
  International Standards for Neurological Classification of SCI (ISNCSCI) Worksheet
- American Spinal Injury Association: ASIA-ISCOS-Intl Worksheet 2019.pdf
  ASIA-ISCOS-IntlWorksheet_2019.pdf (asia-spinalinjury.org)
  Key_Sensory_Points.pdf (asia-spinalinjury.org)
  Motor_Exam_Guide.pdf (asia-spinalinjury.org). Zugegriffen 22.10.2022
- Spinal Cord Injury Rehabilitation Evidence (Version 7.0): http://www.scireproject.com/rehabilitation-evidence. Zugegriffen 22.10.2022
- ICORD Clinical Trials Infromation: https://icord.org/research/iccp-clinical-trials-information. Zugegriffen 22.10.2022
- Deutschsprachige Medizinische Gesellschaft für Paraplegie: http://www.dmgp.at/. Zugegriffen 22.10.2022
- AWMF online Deutschsprachige Medizinische Gesellschaft für Paraplegiologie e.V.
  https://www.awmf.org/leitlinien/aktuelle-leitlinien/ll-liste/deutschsprachige-medizinische-gesellschaft-fuer-paraplegie-ev.html. Zugegriffen 22.10.2022
  - Querschnittgelähmte Patienten, neuro-urologische Versorgung (AWMF-Register-Nr.179-001) Stand 30.09.2021, gültig 29.09.2026
  - Neurogene Darmfunktionsstörung bei Querschnittlähmung (AWMF-Register-Nr. 179-004) Stand 31.08.2019, gültig 30.08.2024
  - Schmerzen bei Querschnittlähmung (AWMF-Register-Nr. 179-006) Stand 23.05.2018, gültig 22.05.2023
  - Querschnittlähmungsassoziierte Osteoporose (AWMF-Register-Nr. 179-007) Stand 02.01.2018, gültig 01.01.2023
  - Querschnittspezifische Dekubitusbehandlung und -prävention (AWMF-Register-Nr. 179-008) Stand 31.07.2017, gültig 30.07.2022
  - Rehabilitation der unteren Extremität, der Steh- und Gehfunktion bei Menschen mit Querschnittlähmung (AWMF-Register-Nr.179-009) Stand 31.08.2018, gültig 31.12.2022
  - Ergebniserhebung in der Erstbehandlung nach neu erworbener Querschnittlähmung (AWMF-Register Nr.: 179-012) Stand 10.11.2020, gültig 09.11.2025
  - Verbesserung der Funktionsfähigkeit der oberen Extremitäten bei zervikaler Querschnittlähmung (AWMF-Register-Nr. 179-013) Stand 30.06.2020, gültig 29.06.2025

- Thromboemboliprophylaxe bei Querschnittlähmung (AWMF-Register-Nr. 179-015) Stand 01.09.2020, gültig 31.08.2025
- Schwangerschaft, Geburt und Wochenbett bei Frauen mit Querschnittlähmung (AWMF-Register-Nr. 179-002) Stand 30.09.2018, gültig 29.09.2023
- Nichtinvasive und invasive Beatmung als Therapie der chronischen respiratorischen Insuffizienz (AWMF-Register-Nr. 020-008) Stand 20.06.2017, gültig 19.06.2022
- Prolongiertes Weaning (AWMF-Register-Nr. 020-015) Stand 29.08.2019, gültig 28.08.2024
- Management und Durchführung des Intermittierenden Katheterismus (IK) bei neurogener Dysfunktion des unteren Harntraktes (AWMF-Register-Nr.043-048) Stand 12.12.2019, gültig 11.12.2024

- Polytrauma/Schwerverletztenbehandlung AWMF 012-019 S3-Leitlinie Polytrauma/Schwerverletzten-Behandlung Stand: 07/2016: https://www.awmf.org/leitlinien/detail/ll/187-023.html. Zugegriffen 22.10.2022
- Dekubitusklassifikation nach European Pressure Injury Advisory Panel (EPUAP): https://www.epuap.org/wp-content/uploads/2020/06/qrg-2020-german.pdf. Zugegriffen am 22.10.2022

7.2 Liste der Querschnittzentren im deutschsprachigen Raum

https://www.dmgp.de/die-dmgp/dmgp-behandlungszentren. Zugegriffen:12. November 2021

7.2.1 Deutschland

- Heinrich-Sommer Klinik im Berufsförderungswerk, Medizinische und berufliche Rehabilitation, Paulinenstraße 132, D-75323 Bad Wildbad, Tel. +49-7081-175-0, Fax +49-7081-175-115, http://www.bfw-badwildbad.de/
- Berufsgenossenschaftliche Unfallklinik, Abteilung für Querschnittgelähmte, Ludwig-Guttmann-Straße 13, D-67071 Ludwigshafen, Tel. +49-621-6810-0 oder Tel. +49 -621-6810-2325, Fax +49-621-6810 2604, http://www.bgu-ludwigshafen.de/
- Berufsgenossenschaftliche Unfallklinik, Abteilung für Querschnittgelähmte, Schnarrenbergstraße 95, D-72076 Tübingen, Tel. +49-7071-6060 oder Tel. +49-7071-606-1045, Fax +49-7071-606-1048, http://www.bgu-tuebingen.de/ Berufsgenossenschaftliche Unfallklinik, Abteilung für Rückenmarkverletzte, Friedberger Landstraße. 430, D-60389 Frankfurt, Tel. +49-69-4750 oder Tel. +49-69-475-2020, Fax +49-69-475-2224, http://www.bgu-frankfurt.de/
- Berufsgenossenschaftliches Universitätsklinikum, „Bergmannsheil Bochum", Abteilung für Rückenmarkverletzte, Hunscheidtstraße 1, D-44789 Bochum, Tel. +49-234-3020 oder Tel. +49-234-302-6703, Fax +49-234-302-6709, http://www.bergmannsheil.de/
- Berufsgenossenschaftliches Unfallkrankenhaus, Querschnittgelähmten-Zentrum, Bergedorfer Straße 10, D-21033 Hamburg, Tel. +49-40-7306-0 oder Tel. +49-40-7306-2600, Fax +49-40-7306-2620, http://www.buk-hamburg.de/
- Berufsgenossenschaftliche Unfallklinik, Sektion für Rückenmarkverletzte, Großenbaumer Allee 250, D-47249 Duisburg, Tel. +49-203-7688-1 oder Tel. +49-203-7688-3141, Fax +49-203-7688-2283, http://www.bgu-duisburg.de/
- Berufsgenossenschaftliche Kliniken, Bergmannstrost, Zentrum für Rückenmarksverletzte, Merseburger Straße 165, D-06112 Halle-Saale, Tel. +49-345-132-6310 oder Tel. +49-345-132-6311, Fax +49-345-132-6313, http://www.bergmannstrost.de/
- Berufsgenossenschaftliche Unfallklinik, Zentrum für Rückenmarkverletzte, Professor-Küntscher-Straße 8, D-82418 Murnau am Staffelsee, Tel. +49-8841-48-0 oder Tel. +49-8841-48-2432, Fax +49-8841-48-2440, http://www.bgu-murnau.de/
- Gemeinschaftskrankenhaus Herdecke, Gemeinnützige GmbH, Fachabteilung für Rückenmarkverletzte, Gerhard-Kienle-Weg 4, D-58313 Herdecke, Tel. +49-2330-62-3425, Fax +49-2330-62-3373, http://www.gemeinschaftskrankenhaus.de/
- Gesundheitspark Neurologische Rehabilitationsklinik, Zentrum für Querschnittlähmungen, Paracelsusring 6a, D-14547 Beelitz, Tel. +49-33204-223-04, Fax +49-33204-223-03, http://www.recura-kliniken.de/
- Gesundheitszentrum Evangelisches Stift St. Martin, Akademisches Lehrkrankenhaus der Johannes-Gutenberg-Universität Mainz, Johannes-Müller-Straße 7, D-56068 Koblenz, Tel. +49-261-1370 oder Tel. +49-261-137-1627, Fax +49-261-137-1234, http://www.stiftungsklinikum.de
- HELIOS Klinik Hohenstücken, Neurologisches Rehabilitationszentrumfür Kinder und Jugendliche, Brahmsstraße 38, D-14772 Brandenburg an der Havel, Fax +49-3381-79-1119, http://www.helios-kliniken.de/
- Klinik Bavaria GmbH, Zentrum für Querschnittgelähmte, Saidaer Straße 1, D-01731 Kreischa, Tel. +49-352-06-60, Fax +49-352-06-21331, http://www.klinik-bavaria.de/
- Klinikum Chemnitz, Zentrum für Wirbelsäulen- und Rückenmarkverletzte, Dresdner Straße 178, D-09131 Chemnitz, Tel. +49-371-333-10-, Fax +49-371-333-10-532, http://www.klinikumchemnitz.de/
- Klinik Hohe Warte, Klinik für Querschnittgelähmte, Hohe Warte 8, D-95445 Bayreuth, Tel. +49-921-2801 oder Tel. +49-921-2801-501, Fax +49-921-124-05, http://www.klinikum-bayreuth.de/
- Klinik Kipfenberg GmbH, Querschnittzentrum, Kindinger Straße 13, D-85110 Kipfenberg, Tel. +49-8465-175-0,

Fax +49-8465-175-184, http://www.rhoen-klinikum-ag.com/
- Neurologisches Rehabilitationszentrum, Godeshöhe, Waldstraße 2–10, D-53227 Bonn, Tel. +49-228-381-299, Fax +49-228-381-353, http://www.godeshoehe.de/
- Neurologisches Rehabilitationszentrum, Querschnittgelähmtenzentrum, Karl-Liebknecht-Ring 26a, D-17491 Greifswald, Tel. +49-3834-871-00 oder +49-3834-871-301, Fax +49-3834-871-102, http://www.bdh-klinik-greifswald.de/
- Orthopädische Klinik Markgröningen, Zentrum für Rückenmarkverletzungen, Nähere Hurst 20, D-71706 Markgröningen, Tel. +49-7145-910 oder Tel. +49-7145-91-2201, Fax +49-7145-91-2910, http://www.okm.de/
- Orthopädische Klinik und Rehabilitationszentrum, Abteilung für Querschnittlähmungen, Am Mühlenberg, D-37235 Hessisch Lichtenau, Tel. +49-5602-830 oder Tel. +49-5602-83-1380, Fax +49-5602-83-1991, http://www.lichtenau-ev.de/
- SRH Klinikum Karlsbad-Langensteinbach gGmbH, Akademisches Lehrkrankenhaus der Universität Heidelberg, Paraplegiologie Guttmannstraße 1, D-76307 Karlsbad, Tel. +49-7202-61-, 3814, https://www.klinikum-karlsbad.de
- Unfallkrankenhaus Berlin, Behandlungszentrum für Rückenmarkverletzte, Warener Straße 7, D-12683 Berlin, Tel. +49-30-5681-0 oder Tel. +49-30-5861-3401, Fax +49-30- 5681–3403, http://www.ukb.de/
- RKU – Universitäts- und Rehabilitationskliniken Ulm, Querschnittgelähmtenzentrum Ulm, Oberer Eselsberg 45, D-89081 Ulm, Tel. +49-731-177-5108, Fax +49-731-177-1184, http://www.rku.de/
- UniversitätsKlinikum Heidelberg, Klinik für Paraplegiologie, Ludwig-Guttmann-Haus, Schlierbacher Landstraße 200a, D-69118 Heidelberg, Tel. +49-6221-965 oder Tel. +49-6221-966-322, Fax +49-6221-966-345, http://www.klinikum.uni-heidelberg.de/
- Werner-Wicker-Klinik, Zentrum für Rückenmarksverletzte, Am Kreuzfeld 4 , D-34537 Bad Wildungen, Tel. +49-5621-8030 oder Tel. +49-5621-803-207, Fax +49-5621-803-864, http://www.werner-wicker-klinik.de/
- Zentralklinik, Klinik für Wirbelsäulenchirurgie und Querschnittgelähmte, Robert-Koch-Allee 9, D-99437 Bad Berka, Tel. +49-36458-5-0, Fax +49-36458-421-80, http://www.rhoen-klinikum-ag.com/
- MEDIAN Klinik Bad Tennstedt, Rehabilitationsklinik für Neurologie und Orthopädie, Badeweg 2, D-99955 Bad Tennsted, https://www.median-kliniken.de

7.2.2 Österreich

- Rehabilitationszentrum Weißer Hof, Holzgasse 350, A-3400 Klosterneuburg, Tel. +43-5332-790-0, Fax +43-5332-790-5009, www.auva.at/rzweisserhof/
- Rehabilitationszentrum Häring, Rehaweg 1, A-6323 Bad Häring, Tel. +43-5332-790-0, Fax +43-5332-790-5009, www.auva.at/rzhaering/
- Rehabilitationszentrum Tobelbad, Dr.-Georg-Neubauer-Str. 6, A-8144 Tobelbad, Tel. +43-3136-525-71-0, Fax +43-3136-525-71-465, www.auva.at/rktobelbad/

7.2.3 Schweiz

- Clinique romande de réadaptation, Av. Grand-Champsec 90, Case postale 352, 1951 Sion. www.crr-suva.ch
- Paraplegikerzentrum Uniklinik Balgrist, Forchstr. 340, CH-8008 Zürich, Tel. +41-44-386 39 01, Fax +41-44-386 39 09, www.balgrist.ch
- REHAB Basel, Zentrum Für Querschnittgelähmte und Hirnverletzte, Schweizerisches Paraplegikerzentrum, Im Burgfelderhof 40, Postfach, CH-4025 Basel, Tel. +41-61-325 00 00, Fax +41-61-325 00 01, www.rehab.ch/
- Schweizer Paraplegiker-Zentrum, Guido A. Zäch Strasse 1, CH-6207 Nottwil, Tel. +41-41-939 54 54, Fax +41-41-939 54 40, www.paraplegie.ch

Literatur

Adams A (2005) Zur Diagnostik und Therapie der Schockformen – Empfehlungen der Interdisziplinären Arbeitsgruppe Schock der DIVI – Teil VI – Neurogener Schock. Anästh Intensivmed 46: 453–457

Aito S (2002) Primary prevention of deep venous thrombosis and pulmonary embolism in acute spinal cord injured patients. Spinal Cord 40:300–303

Alexander MS et al (2009) International standards to document remaining autonomic function after spinal cord injury. Spinal Cord 47: 36–43

Almeida CN, Lopes AJ, Guimarães FS (2020) Cough peak flow to predict the extubation outcome: comparison between three cough stimulation methods. Can J Respir Ther 56:58–64. https://doi.org/10.29390/cjrt-2020-037

ASIA (2019) American Spinal Injury Association: standard for neurological classification of spinal injured patients. International Standards for Neurological Classification of SCI (ISNCSCI) Worksheet – American Spinal Injury Association (asia-spinalinjury.org). https://asia-spinalinjury.org/international-standards-neurological-classification-sci-isncsci-worksheet/. Zugegriffen im November 2021

ASIA – American Spinal Injury Association (2019) International standards for neurological classification of spinal cord injury. American Spinal Injury Association, Atlanta

Bach JR (1994) Cough in SCI patients. Arch Phys Med Rehabil 75:610

Bach JR (2006) Prevention of respiratory complications of spinal cord injury: a challenge to „model" spinal cord injury units. J Spinal Cord Med 29:3–4

Bach JR, Saporito LR (1996) Criteria for extubation and tracheostomy tube removal for patients with ventilatory failure. A different approach to weaning. Chest 110(6):1566–1571

Badhiwala JH, Ahuja CS, Fehlings MG (2018) Time is spine: a review of translational advances in spinal cord injury. J Neurosurg Spine 30(1):1–18. https://doi.org/10.3171/2018.9.SPINE18682. PMID: 30611186

Bauman WA, Spungen AM (2000) Metabolic changes in persons after spinal cord injury. Phys Med Rehabil Clin N Am 11:109–140

Berlowitz DJ, Tamplin J (2013) Respiratory muscle training for cervical spinal cord injury. Cochrane Database Syst Rev 7. https://doi.org/10.1002/14651858.CD008507

Betz R, Biering-Sørensen F, Burns SP, Donovan W, Graves DE, Guest J et al (2019) ASIA and ISCoS International Standards Committee. The 2019 revision of the International Standards for Neurological Classification of Spinal Cord Injury (ISNCSCI)-what's new? Spinal Cord 57(10):815–817. https://doi.org/10.1038/s41393-019-0350-9

Blackmer J (2003) Rehabilitation medicine: autonomic dysreflexia. Can Med Assoc J 169:931–935

Bracken MB, Shepard MJ, Holford TR et al (1997) Administration of methylprednisolone for 24 or 48 hours or tirilazad mesylate for 48 hours in the treatment of acute spinal cord injury. Results of the Third National Acute Spinal Injury Randomized Controlled Trial National Acute Spinal Cord Study. JAMA 277:1597–1604

Brommer B, Engel O, Kopp MA, Watzlawick R, Müller S, Prüss H et al (2016) Spinal cord injury-induced immune deficiency syndrome enhances infection susceptibility dependent on lesion level. Brain 139(3):692–707. https://doi.org/10.1093/brain/awv375

Brown R, DiMarco AF, Hoit JD, Garshick E (2006) Respiratory dysfunction and management in spinal cord injury. Respir Care 51(8): 853–868

Chamberlain JD (2018) Differenzial survival after traumatic spinal cord injury: evidence from a multi-center longitudinal cohort study in Switzerland. Spinal Cord 56:920–930. https://doi.org/10.1038/s41393-018-0163-2

Chamberlain JD, Ronca E, Brinkhof MWG (2017) Estimating the incidence of traumatic spinal cord injuries in Switzerland use of administrative data to identify potential coverage error in a cohort study. Swiss Med Wkly. https://doi.org/10.4414/smw.2017.14430

Chay W, Kirshblum S (2020) Predicting outcomes after spinal cord injury. Phys Med Rehabil Clin N Am 31(3):331–343. https://doi.org/10.1016/j.pmr.2020.03.003. Epub 2020 May 26

Chhabra HS (2015) ISCoS textbook on comprehensive management of spinal cord injuries, 1. Aufl. Wolters Kluwer, New Dehli. ISBN-13: 978-93-5129-440-5

Chiodo AE, Sitrin RG, Bauman KA (2016) Sleep disordered breathing in spinal cord injury: a systematic review. J Spinal Cord Med 39(4): 374–382. https://doi.org/10.1080/10790268.2015.1126449. Epub 2016 Mar 15. PMID: 27077573 Free PMC article. Review

Clark M (2017) Nature of the non-traumatic spinal cord injury literature: a systematic review. Top Spinal Cord Inj Rehabil 23(4):353–367. https://doi.org/10.1310/sci2304-353

Clay RD, Iyer VN, Reddy DR, Siontis B, Scanlon PD (2017) The „complex restrictive" pulmonary function pattern: clinical and radiologic analysis of a common but previously undescribed restrictive pattern. Chest 152(6):1258–1265

Conti K (2020) Spinal shock: differentiation from neurogenic shock and key management approaches Clinical Management of Shock, IntechOpen. London, UK

Curt A, Dietz V (1999) Electrophysiological recordings in patients with spinal cord injury: significance for predicting outcome. Spinal Cord 37:157–165

Danielle L Davison, Megan Terek, Lakhmir S Chawla (2012) Neurogenic pulmonary edema. Crit Care 16(2):212

Daoud A, Haider S, Sankari A (2020) Noninvasive ventilation and spinal cord injury. Sleep Med Clin 15(4):461–470. https://doi.org/10.1016/j.jsmc.2020.08.006. Epub 2020 Oct 6. PMID: 33131657 Review

David J Berlowitz (2005) A longitudinal evaluation of sleep and breathing in the first year after cervical spinal cord injury. Arch Phys Med Rehabil 86(6):1193–1199

Davison D, Terek M, Chawla L (2012) Neurogenic pulmonary edema. Crit Care 16:1–7

De Troyer A, Estenne M (1991) The expiratory muscles in tetraplegia. Paraplegia 29(6):359–363

Dicpinigaitis PV, Spungen AM, Bauman WA, Absgarten A, Almenoff PL (1994) Bronchial hyperresponsiveness after cervical spinal cord injury. Chest 105:1073–1076

Ditunno JF (2004) Spinal shock revisited: a four-phase model. Spinal Cord 42(7):383–395

Failli V, Kleitman N, Lammertse D, Hsieh J et al (2021) Experimental treatments for spinal cord injury: what you should know. Top Spinal Cord Inj Rehabil 27(2):50–74. https://doi.org/10.46292/sci2702-50

Fehlings MG, Vaccaro A, Wilson JR, Singh A, Cadotte DW, Harrop JS, Aarabi B, Shaffrey C, Dvorak M, Fisher C, Arnold P, Massicotte EM, Lewis S, Rampersaud R (2012) Early versus delayed decompression for traumatic cervical spinal cord injury: results of the Surgical Timing in Acute Spinal Cord Injury Study (STASCIS). PLoS One 7(2):e32037. https://doi.org/10.1371/journal.pone.0032037. Epub 2012 Feb 23. PMID: 22384132

Fehlings MG, Tetreault LA, Wilson JR, Kwon BK, Burns AS, Martin AR et al (2017) A clinical practice guideline for the management of acute spinal cord injury: introduction, rationale, and scope. Global Spine J 7(3 Suppl):84S–94S. https://doi.org/10.1177/2192568217703387

Felleiter P, Reinsberger C, Springe D, Plunien H, Baumberger M (2006) Preclinical diagnosis of traumatic paraplegia or tetraplegia – a prospective study in 100 patients. Anasthesiol Intensivmed Notfallmed Schmerzther 41:9–13

Finnerup NB, Attal N, Haroutounian S, McNicol E, Baron R, Dworkin RH, Gilron I, Haanpää M, Hansson P, Jensen TS, Kamerman PR, Lund K, Moore A, Raja SN, Rice AS, Rowbotham M, Sena E, Siddall P, Smith BH, Wallace M (2015) Pharmacotherapy for neuropathic pain in adults: a systematic review and meta-analysis. Lancet Neurol 14(2):162–173

Freund P, Seif M, Weiskopf N, Friston K, Fehlings MG, Thompson AJ et al (2019) MRI in traumatic spinal cord injury: from clinical assessment to neuroimaging biomarkers. Lancet Neurol 18(12): 1123–1135. https://doi.org/10.1016/s1474-4422(19)30138-3. Accession Number: 31405713

Fujiwara T, Hara Y, Chino N (1999) Expiratory function in complete tetraplegics: study of spirometry, maximal expiratory pressure, and muscle activity of pectoralis major and latissimus dorsi muscles. Am J Phys Med Rehabil 78(5):464–469

Glenn WW, Anagnostopoulos CE (1966) Electronic pacemakers of the heart, gastrointestinal tract, phrenic nerve, bladder, and carotid sinus: current status. Surgery 60:480–494

Grassner L, Wutte C, Zimmermann G, Grillhösl A, Schmid K, Weiß T et al (2019) Influence of preoperative magnetic resonance imaging on surgical decision making for patients with acute traumatic cervical spinal cord injury: a survey among experienced spine surgeons. World Neurosurg 131:e586–e592. https://doi.org/10.1016/j.wneu.2019.08.009

Grimm DR, Chandy D, Almenoff PL, Schilero G, Lesser M (2000) Airway hyperreactivity in subjects with tetraplegia is associated with reduced baseline airway caliber. Chest 118(5):1397–1404

Grimm DR, Schilero GJ, Spungen AM, Bauman WA, Lesser M (2006) Salmeterol improves pulmonary function in persons with tetraplegia. Lung 184:335–339

Gunnar E, Hartl W, Adolph M, Felbinger T et al (2018) DGEM-Leitlinie: „Klinische Ernährung in der Intensivmedizin", (AWMF-Registernummer 073-004). Klin Ernähr Aktuel Ernahrungsmed 43: 341–408. https://doi.org/10.1055/a-0713-8179

Gunnar Elke (2019) Clinical Nutrition in Critical Care Medicine – Guideline of the German Society for 2019. Nutritional Medicine (DGEM). Clin Nutr ESPEN 33:220–275

Himmelseher S, Büttner J, Baethmann A, Piek J, Unterberg AW (1999) Zur Gabe von Kortikosteroiden nach akuter spinaler Traumatisierung. Mitteilung des wissenschaftlichen Arbeitskreises Neuroanästhesie der DGAI. Anästh Intensivmed 10:716–726

Hirschfeld S (2008) Mechanical ventilation or phrenic nerve stimulation for treatment of spinal cord injury-induced respiratory insufficiency. Spinal Cord 46(11):738–742

Ishikawa Y, Bach JR, Komaroff E, Miura T, Jackson-Parekh R. (2008) Cough augmentation in Duchenne muscular dystrophy. Am J Phys Med Rehabil 87(9):726–730

Kang SW, Bach JR (2000) Maximum insufflation capacity: vital capacity and cough flows in neuromuscular disease. Am J Phys Med Rehabil 79(3):222–227

Kirshblum S, Johnston MV, Brown J, O'Connor KC, Jarosz P (1999) Predictors of dysphagia after spinal cord injury. Arch Phys Med Rehabil 80(9):1101–1105

Kirshblum S, Botticello A, DeSipio G, Fichtenbaum J, Shah A, Scelza W (2016) Breaking the news: a pilot study on patient perspectives of discussing prognosis after traumatic spinal cord injury. J Spinal Cord Med 39(2):155–161. https://doi.org/10.1179/2045772315Y.0000000013

Krassioukov A, Eng J, Claxton RN (2010) Neurogenic bowel management after spinal cord injury: a systematic review of the evidence. Spinal Cord 48(10):718–733. https://doi.org/10.1038/sc.2010.14

Kwon BK, Bloom O, Wanner IB, Curt A, Schwab JM, Fawcett J, Wang KK (2019) Neurochemical biomarkers in spinal cord injury. Spinal Cord 57(10):819–831. https://doi.org/10.1038/s41393-019-0319-8. Epub 2019 Jul 4. PMID: 3127329

Landmann G, Chang E-C, Dumat W, Lutz A, Müller R, Scheel-Sailer A, Schwerzmann K, Sigajew N, Ljutow A (2017) Pain in patients with paraplegia Schmerz 31(5):527–545

Linn WS, Adkins RH, Gong H Jr, Waters RL (2000) Pulmonary function in chronic spinal cord injury: a cross-sectional survey of 222 southern California adult outpatients. Arch Phys Med Rehabil 81(6):757–763

Linn WS, Spungen AM, Gong H Jr, Adkins RH, Bauman WA, Waters RL (2001) Forced vital capacity in two large outpatient populations with chronic spinal cord injury. Spinal Cord 39(5):263–268

Loh E (2022) The CanPain SCI clinical practice guidelines for rehabilitation management of neuropathic pain after spinal cord injury: 2021 update. Spinal Cord 60(6):548–566

Mathias CJ (2013) Autonomic Failure: A Textbook of Clinical Disorders of the Autonomic Nervous System 5th Edition. Oxford University Press. ISBN-13: 978-0198566342

Maynard FM, Bracken MB Jr, Creasey G, Ditunno JF et al (1997) International standards for neurological and functional classification of spinal cord injury. Spinal Cord 35:266–274

McEvoy RD, Mykytyn I, Sajkov D, Flavell H, Marshall R, Antic R et al (1995) Sleep apnoea in patients with quadriplegia. Thorax 50(6):613–619

Mueller G, de Groot S, van der Woude L, Hopman MTE (2008) Time-courses of lung function and respiratory muscle pressure generating capacity after spinal cord injury: a prospective cohort study. J Rehabil Med 40(4):269–276. https://doi.org/10.2340/16501977-0162

Mueller G, de Groot S, van der Woude LH, Perret C, Michel F, Hopman MT (2012) Prediction models and development of an easy to use open-access tool for measuring lung function of individuals with motor complete spinal cord injury. J Rehabil Med 44(8):642–647

Najmanova K, Neuhauser C, Krebs J et al (2021) Risk factors for hospital acquired pressure injury in patients with spinal cord injury during first rehabilitation: prospective cohort study. Spinal Cord. https://doi.org/10.1038/s41393-021-00681-x. 9 Aug 2021. Online ahead of print

Nobel D, Baumberger M, Eser P, Michel D, Knecht H, Stocker R (2002) Nontraumatic pancreatitis in spinal cord injury. Spine 1(27):E228–E232

O'Rourke J (2020) Initial assessment of the percutaneous electrical phrenic nerve stimulation system in patients on mechanical ventilation. Crit Care Med 48(5):e362–e370

Onders RP, Elmo M, Kaplan C, Schilz R, Katirji B, Tinkoff G (2018) Long-term experience with diaphragm pacing for traumatic spinal cord injury: early implantation should be considered. Surgery 164(4):705–711

Pandrich M, Demetriades A (2020) Prevalence of concomitant traumatic cranio-spinal injury: a systematic review and meta-analysis. Neurosurg Rev 43:69–77, Springer

Pelekhaty SL, Ramirez CL, Massetti JM, Gaetani D, Riggin K, Schwartzbauer G, Stein DM (2021) Measured vs predicted energy expenditure in mechanically ventilated adults with acute, traumatic spinal cord injuries. Nutr Clin Pract 36(2):464–471. https://doi.org/10.1002/ncp.10609. Epub 2020 Dec 9. PMID: 33300194

Prevention and treatment of pressure Ulcers/Injury (2019) Quick Reference Guide 2019 EPUAP European Pressure Ulcer Advisory Panel, National Pressure Injury Advisory Panel and Pan Pacific Pressure Injury Alliance ISBN 978-0-6480097-9-5

Raab AM, Krebs J, Perret C, Michel F, Hopman MT, Mueller G (2016) Maximum inspiratory pressure is a discriminator of pneumonia in individuals with spinal-cord injury. Respir Care 61(12):1636–1643. https://doi.org/10.4187/respcare.04818. PubMed

Raab AM, Krebs J, Perret C, Pfister M, Hopman M, Mueller G (2018) Evaluation of a clinical implementation of a respiratory muscle training group during spinal cord injury rehabilitation. Spinal Cord Ser Cases 4(1):40. https://doi.org/10.1038/s41394-018-0069-4

Radulovic M, Schilero GJ, Yen C, Bauman WA, Wecht JM, Ivan A, La Fountaine MF, Korsten MA (2015) Greatly increased prevalence of esophageal dysmotility observed in persons with spinal cord injury. Dis Esophagus 28(7):699–704

Riklin C, Baumberger M, Wick L, Michel D, Sauter B, Knecht H (2003) Deep vein thrombosis and heterotopic ossification in spinal cord injury: a 3 year experience at the Swiss Paraplegic Centre Nottwil. Spinal Cord 41(3):192–198

Roman G, Gracia F, Torres A, Palacios A et al (2021) Acute Transverse Myelitis (ATM): clinical review of 43 patients with COVID-19-associated atm and 3 post-vaccination ATM serious adverse events with the ChAdOx1 nCoV-19 vaccine (AZD1222). Front Immunol. https://doi.org/10.3389/fimmu.2021.653786

Sajkov D, Marshall R, Walker P, Mykytyn I, McEvoy RD, Wale J et al (1998) Sleep apnoea related Hypoxia is associated with cognitive disturbances in patients with tetraplegia. Spinal Cord 36(4):231–239

Sancho J, Servera E, Diaz J, Marin J (2007) Predictors of ineffective cough during a chest infection in patients with stable amyotrophic lateral sclerosis. Am J Respir Crit Care Med 175(12):1266–1271

Sankari A, Bascom A, Oomman S, Badr MS (2014) Sleep disordered breathing in chronic spinal cord injury. J Clin Sleep Med 10(1):65–72

Scheel-Sailer A, Wyss A, Boldt C, Post MW, Lay V (2013) Prevalence, location, grade of pressure ulcers and association with specific patient characteristics in adult spinal cord injury patients during the hospital stay: a prospective cohort study. J Spinal Cord 51:828–833. https://doi.org/10.1038/sc.2013.91. Epub 2013

Schilero GJ, Grimm DR, Bauman WA, Lenner R, Lesser M (2005) Assessment of airway caliber and bronchodilator responsiveness in subjects with spinal cord injury. Chest 127(1):149–155

Schmid C, Wahlers T, Schäfers HJ, Haverich A (1993) Supraventricular bradycardia after heart transplantation orciprenaline or pace maker implantation? Thorac Cardiovasc Surg 41(2):101–103. https://doi.org/10.1055/s-2007-1013830

Schmidt O, Gahr R, Gosse A, Heyde C (2009) ATLS® and damage control in spine trauma. World J Emerg Surg 4:9. https://doi.org/10.1186/1749-7922-4-9

Schuld C, Wiese J, Franz S, Putz C, Stierle I, Smoor I, Weidner N, EMSCI Study Group, Rupp R (2013) Effect of formal training in scaling, scoring and classification of the International Standards for Neurological Classification of Spinal Cord Injury. Spinal Cord 51(4):282–288. https://doi.org/10.1038/sc.2012.149. Epub 2012 Nov 27. PMID: 23184026

Senent C (2011) A comparison of assisted cough techniques in stable patients with severe respiratory insufficiency due to amyotrophic lateral sclerosis. Amyotroph Lateral Scler 12(1):26–32

Simons RK, Hoyt DB, Winchell RJ, Holbrook T, Eastman AB (1995) A risk analysis of stress ulceration after trauma. J Trauma 39(2):289–293

Stephen P Burns 1, Mohammad Yavari Rad, Stacey Bryant, Vishesh Kapur (2005) Long-term treatment of sleep apnea in persons with spinal cord injury. Am J Phys Med Rehabil 84(8):620–626

Stockhammer E, Tobon A, Michel F, Eser P, Scheuler W, Bauer W, Baumberger M, Müller W, Kakebeeke TH, Knecht H, Zäch GA (2002) Characteristics of sleep apnea syndrome in tetraplegic patients. Spinal Cord 40(6):286–294

Tran K, Hukins C, Geraghty T, Eckert B, Fraser L (2010) Sleep-disordered breathing in spinal cord-injured patients: a short-term longitudinal study. Respirology 15(2):272–276

Walters BC, Hadley MN, Hurlbert RJ, Aarabi B, Dhall SS, Gelb DE, American Association of Neurological Surgeons, Congress of Neurological Surgeons et al (2013) Guidelines for the management of acute cervical spine and spinal cord injuries: 2013 update. Neurosurgery 60(CN_Suppl_1):82–91. https://doi.org/10.1227/01.neu.0000430319.32247.7f

Watanabe Y, Tamura T, Imai R, Maruyama K, Iizuka M, Ohashi S, Yamaguchi S, Watanabe T (2021) High-flow nasal cannula oxygen therapy was effective for dysphagia associated with respiratory muscle paralysis due to cervical spinal cord injury: A case report. Medicine (Baltimore) 13(32):100

Waters RL, Adkins RH, Yakura JS (1991) Definition of complete spinal cord injury. Paraplegia 29(9):573–581

Wecht JM, Harel NY, Guest J, Kirshblum SC, Forrest GF, Bloom O, Ovechkin AV, Harkema (2020) Cardiovascular Autonomic Dysfunction in Spinal Cord Injury: Epidemiology, Diagnosis, and Management. S. Semin Neurol 40(5):550–559

Wecht J, Krassioukov A, Alexander M, Handrakis J et al (2021) Intentional Standards to document Autonomic Function following SCI (ISAFSCI) second edition. Top Spinal Cord Inj Rehabil 27(2):23–49. https://doi.org/10.46292/sci2702-23

Weaver LC, Fleming JC, Mathias CJ, Krassioukov AV (2012) Disordered cardiovascular control after spinal cord injury. Handb Clin Neurol 109:213–233

Wong SL, Shem K, Crew J (2012) Specialized respiratory management for acute cervical spinal cord injury:: a retrospective analysis. Top Spinal Cord Inj Rehabil 18(4):283–290

Woolsley RM, Young RR (1991) The clinical diagnosis of disorders of the spinal cord. Neurol Clin 9:573–583

Wuermser LA, Ho CH, Chiodo AE, Priebe MM, Kirshblum SC, Scelza WM. (2007) Spinal cord injury medicine. 2. Acute care management of traumatic and nontraumatic injury. Arch Phys Med Rehabil 88(3 Suppl 1):S55–61

Yue JK (2019) Vasopressor support in managing acute spinal cord injury: current knowledge. J Neurosurg Sci 63(3):308–317. https://doi.org/10.23736/S0390-5616.17.04003-6

Neuromuskuläre Erkrankungen bei Intensivpatienten

Tobias Ruck, Hans-Peter Hartung, Sven G. Meuth, Bernd C. Kieseier und Helmar C. Lehmann

Inhalt

1 Einleitung ... 829
2 Guillain-Barré-Syndrom ... 830
3 Akute hepatische Porphyrien ... 834
4 Hypokaliämie ... 835
5 Chronische Polyneuropathien ... 835
6 Amyotrophe Lateralsklerose (ALS) ... 835
7 Störungen der neuromuskulären Übertragung ... 835
7.1 Myasthenia gravis ... 835
7.2 Lambert-Eaton-Syndrom ... 837
7.3 Botulismus ... 838
7.4 Neuromuskuläre Blockade ... 838
8 Primäre Myopathien ... 838
9 Critical-illness-Polyneuropathie (CIP) ... 839
10 Critical-illness-Myopathie (CIM) ... 839
Literatur ... 840

T. Ruck (✉) · S. G. Meuth · B. C. Kieseier
Neurologische Klinik, Universitätsklinikum Düsseldorf, Düsseldorf, Deutschland
E-Mail: tobias.ruck@med.uni-duesseldorf.de; svenguenther.meuth@med.uni-duesseldorf.de; bernd.kieseier@uni-duesseldorf.de

H.-P. Hartung
Medizinische Fakultät, Klinik für Neurologie, Heinrich-Heine-Universität, Düsseldorf, Deutschland

Brain and Mind Center, University of Sydney, Sydney, Australien

Klinik für Neurologie, Medizinische Universität Wien, Wien, Österreich
E-Mail: hans-peter.hartung@uni-duesseldorf.de

H. C. Lehmann
Klinik und Poliklinik für Neurologie, Universitätsklinikum Köln, Köln, Deutschland
E-Mail: helmar.lehmann@uk-koeln.de

© Springer-Verlag GmbH Deutschland, ein Teil von Springer Nature 2024
G. Marx et al. (Hrsg.), *Die Intensivmedizin*, Springer Reference Medizin,
https://doi.org/10.1007/978-3-662-68699-7_59

1 Einleitung

Neuromuskuläre Erkrankungen sind Störungen, die das periphere Nervensystem, die neuromuskuläre Endplatte und/oder die quergestreifte Muskulatur betreffen. Sie können sowohl Ursache als auch Folge einer intensivmedizinischen Behandlung sein.

Neben den allgemeinen Komplikationen, die aufgrund der Immobilität bestehen (z. B. Infektionen, Thrombosen), stellen insbesondere eine Beteiligung der Atemmuskulatur oder die Beteiligung des autonomen Nervensystems krankheitsspezifische Komplikationen dar, die eine intensivmedizinische Behandlung bei neuromuskulären Erkrankungen erforderlich machen. Pathogenetisch kann hierbei eine Störung der elektrischen Erregungsfortbildung entlang des Axons, eine neuromuskuläre Übertragungsstörung oder eine strukturelle Schädigung von Nervenfasern oder Muskelfasern zugrunde liegen. Die Ursachen sind in Tab. 1 gezeigt.

Tab. 1 Ursachen einer akuten schlaffen Paralyse (mit/ohne Ateminsuffizienz)

1	**Neuropathien**
1.1	Immunvermittelt: Guillain-Barré-Syndrom, chronisch inflammatorische demyelinisierende Polyneuropathie (CIDP), vaskulitische Neuropathien
1.2	Infektiöse Neuropathien: Borreliose, diphterische Neuropathie, West-Nil-Virusinfektion
1.3	Akute alkoholische Polyneuropathie bei Thiaminmangel
1.4	Toxische Neuropathien (Hexacarbonschnüffler; Organophosphate, Acrylamid, Arsen-/Blei-/Thalliumneuropathie)
1.5	Medikamenteninduzierte Neuropathien (Chemotherapeutika, Linezolid, Dapson, Nitrofurantoin, Chloroquin, INH, Suramin, Zimeldin, Amiodaron)
2	**Störungen der neuromuskulären Übertragung**
2.1	Myasthenia gravis
2.2	Lambert-Eaton-myasthenes Syndrom
2.3	Botulismus
2.4	Organophosphatintoxikation
3	**Myopathien**
3.1	Erworbene Myopathien: Dermatomyositis, Polymyositis, Einschlusskörpermyositis, immunvermittelte nekrotisierende Myopathie, Anti-Synthetase-Syndrom, toxische Myopathie
3.2	Angeborene Myopathien: myotone Dystrophien, kongenitale (Nemalin-, zentronukleäre) Myopathie, saurer Maltasemangel, mitochondriale Myopathien
4	**Elektrolytstörungen**
4.1	Hypokaliämische periodische Paralyse
4.2	Hyperkaliämische periodische Paralyse
4.3	Hypokaliämie
4.4	Hyperkaliämie
4.5	Hypophosphatämie
4.6	Hypermagnesiämie

In der Mehrzahl der Fälle ist die Diagnose bei Aufnahme auf der Intensivstation bekannt; Grund der Aufnahme ist dann eine akute Exazerbation oder rasche Progredienz mit manifesten oder drohenden vitalen Funktionsstörungen, die eine intensivmedizinische Überwachung und Behandlung erfordern. Gelegentlich können sich jedoch einige dieser Erkrankungen primär mit lebensbedrohlichen Komplikationen manifestieren. Häufige Ursachen sind hier insbesondere das Guillain-Barré-Syndrom und die sich mit Krise manifestierende Myasthenia gravis. Sehr selten sind dagegen dyskaliämische Paralysen, ein Botulismus oder akut nekrotisierende Manifestationen von Myopathien.

Neuromuskuläre Erkrankungen, die im Rahmen einer intensivmedizinischen Behandlung auftreten, sind die Critical-illness-Polyneuropathie und Critical-illness-Myopathie, zusammengefasst auch unter dem Begriff ICU-acquired weakness (oder auch Critical-Illness -Polyneuropathie-Myopathie (CIPM)). Eine wesentliche Komplikation dieser Erkrankungen besteht darin, dass sie die Entwöhnung vom Respirator und die Rehabilitation ganz erheblich erschweren können.

Die Erstversorgung des neuromuskulär Erkrankten folgt den allgemeinen intensivmedizinischen Grundsätzen. Liegen bei Aufnahme auf der Intensivstation keine Vorinformationen über eine neuromuskuläre Erkrankung vor oder handelt es sich um eine Erstmanifestation, so erfolgt, soweit möglich, eine gezielte **Anamneseerhebung** und eine orientierende **neurologische Untersuchung** (Müllges et al. 1994).

Anamnestische Hinweise

- **Neuropathien:** progrediente Schwäche, Sensibilitätsstörung und Muskelatrophien mit strumpf- und handschuhförmigem Verteilungsmuster, Abschwächung/Ausfall der Muskeleigenreflexe
- Störungen der **neuromuskulären Übertragung: belastungsabhängige** muskuläre Schwäche, Doppelbilder, Ptose, Dysphagie, Dysarthrophonie
- **Myopathien:** Schwierigkeiten beim Aufstehen und Treppensteigen; Schwäche der Kopfbeugung/-streckung evtl. Muskelatrophien mit rumpfnahem Schwerpunkt
- **Motoneuronerkrankung** (amyotrophe Lateralsklerose): Schwäche, Faszikulationen, Atrophie, Dysphagie, Dysarthrophonie (gleichzeitiges Auftreten von Zeichen der Schädigung des ersten und zweiten Motononeurons)

Bei der neurologischen Untersuchung soll jener Abschnitt des peripheren Nervensystems und der Muskulatur identifiziert werden, dessen Dysfunktion oder Schädigung dem Krankheitsbild zugrunde liegt (Abb. 1; Tab. 2). In Tab. 3 sind die wegweisenden diagnostischen Zusatzmaßnahmen aufgelistet (Müllges et al. 1994). Entscheidende Bedeutung in der Differenzialdiagnose kommt der Neurographie und der Elektromyographie zu (Abb. 2).

2 Guillain-Barré-Syndrom

Die Inzidenz des Guillain-Barré-Syndroms (GBS, akute Polyneuritis) beträgt etwa 1,5–2 pro 100.000 Einwohner/Jahr (Lehmann et al. 2007b). Es handelt sich um ein Syndrom mit verschiedenen pathologisch und pathogenetisch definierten Varianten (Abb. 3; Dimachkie und Barohn 2013; Lehmann et al. 2012; Sejvar et al. 2011; Winer 2011; Kuwabara und Yuki 2013; Yuki und Hartung 2012).

Krankheitsbilder
In Mitteleuropa am häufigsten ist die klassische demyelinisierende Form, die akute inflammatorische demyelinisierende Polyradikuloneuropathie (AIDP, 60–90 %). Hiervon abgegrenzt werden kann die akute motorische und sensorische axonale Neuropathie (AMSAN, 5–10 %), eine vorwiegend in Asien und Südamerika vorkommende akute motorische axonale Neuropathie (AMAN), sowie das Miller-Fisher-Syndrom, das durch die klinische Trias äußere Augenmuskelparesen, Areflexie und

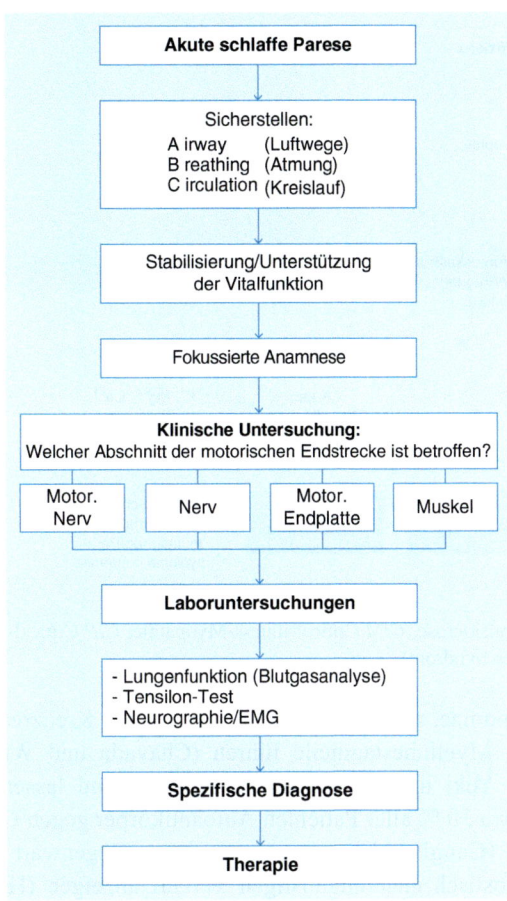

Abb. 1 Klinisches Vorgehen bei akuter schlaffer Parese

Tab. 2 Lokalisation bei Erkrankungen mit muskulärer Schwäche

Lokalisation	Klinische Charakteristika
Peripherer Nerv	– Schwäche und sensible Störungen – Gelegentlich assoziierte autonome Funktionsstörungen – Hirnnervenbeteiligung möglich – Hypo- bis Areflexie
Neuromuskuläre Endplatte	– Kraniale, Schulter-, Beckengürtel- und proximale Muskulatur betroffen – Atemmuskeln können betroffen sein – Bei präsynaptischen Störungen vorübergehende Kraftsteigerung nach Übung (Fazilitierung), autonome Auffälligkeiten möglich – Bei postsynaptischen Störungen: Ermüdbarkeit, Ptosis kurzzeitig durch externe Kühlung („Ice-on-Eye Test") oder durch maximalen Lidschluss („Recovery Test") überwindbar
Muskel	– Befall vornehmlich von Nacken-, Schulter-, Beckengürtel- und proximaler Muskulatur – Mögliche assoziierte Kardiomyopathie – Gelegentlich Beteiligung der Atemmuskulatur – Mögliches Risiko einer Myoglobinurie

Tab. 3 Akute neuromuskuläre Schwäche: Zusatzdiagnostik

	Diagnostik
Unmittelbar bei Aufnahme	Blutbild BSG/CRP Blutgasanalyse Urinanalyse, Kreatinin, Myoglobin Serumelektrolyte Muskelenzyme (CK u. a.)
Weitere klinisch-chemische Tests	Serum/Blut – Leberfunktionstests – Schilddrüsenhormone – Autoantikörper – Bioassays für Botulinumtoxin – Toxikologisches Screening – Parathormon Urin – Porphyrine – δ-Aminolävulinsäure (Spontanurin und 24-h-Urin) Liquor – Entzündungszellen – Eiweiß und Immunglobuline
Bildgebende Verfahren	Kernspintomographie (Wirbelsäule/Rückenmark/Cauda equina)
Elektrophysiologie	Neurographie, EMG, magnetisch evozierte motorische und sensibel evozierte Potenziale, repetitive Nervenstimulation
Pharmakologischer Test	Mit Tensilon (Edrophonium), Pyridostigmin oder Neostigmin (Prostigmin)

Extremitätenataxie gekennzeichnet ist (3–5 % aller GBS-Fälle) (Lehmann und Hartung 2008; Shahrizaila und Yuki 2013; Yuki und Hartung 2012). Sehr seltene Varianten sind die akute Pandysautonomie mit Ausfall sympathischer und parasympathischer vegetativer Funktionen und eine rein ataktische Variante (Hughes und Cornblath 2005).

Symptomatik

Die Erkrankung beginnt in der Regel 1–3 Wochen nach einer Infektion der Atemwege oder des Gastrointestinaltrakts (häufigster Erreger: Campylobacter jejuni), äußerst selten auch nach einer Impfung (Hartung et al. 2012) mit distalen Parästhesien, denen unterschiedlich schnell eine progrediente aufsteigende Muskellähmung folgt. Die relativ symmetrisch ausgebildeten schlaffen Paresen entwickeln sich gewöhnlich über Tage, um schließlich entsprechend einer willkürlichen Definition in Abgrenzung zu chronischen Neuritiden innerhalb von spätestens 4 Wochen das Maximum der Krankheitsausprägung zu erreichen (Tab. 4).

Selten kann es, gerade bei den axonalen Varianten auch perakut innerhalb von Stunden, zu einer Tetraplegie kommen. Die okulomotorischen Hirnnerven und der N. facialis sind häufig mitbetroffen. Im Extremfall kann die komplette Paralyse aller Extremitätenmuskeln, der extraokulären und der Gesichtsmuskulatur zu einem dem Locked-in-Syndrom ähnlichen klinischen Zustand führen.

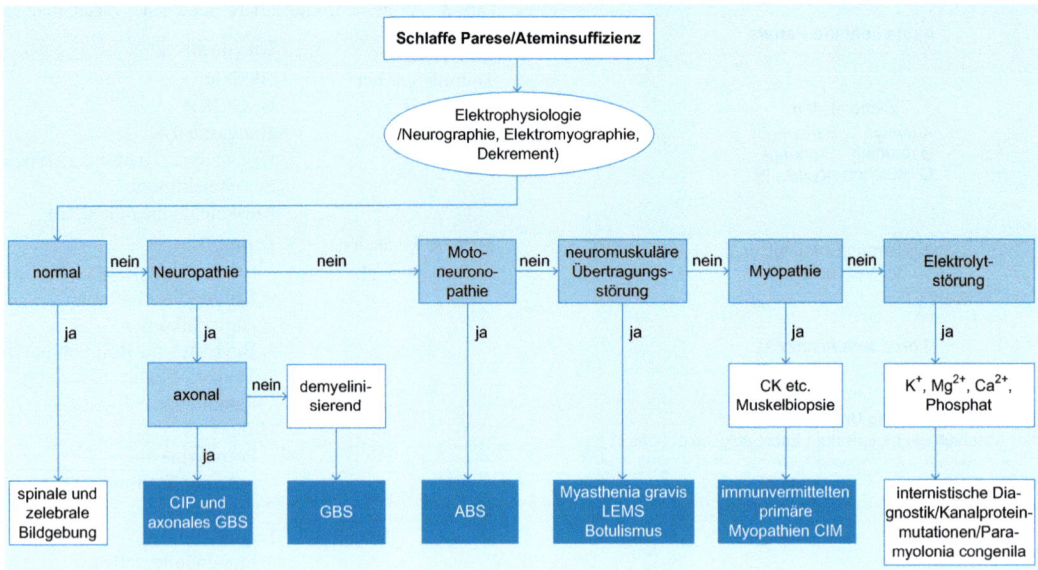

Abb. 2 Diagnostischer Algorithmus bei schlaffer Parese (*ASL* amyotrophe Lateralsklerose, *CIM* Critical-illness-Myopathie, *CIP* Critical-illness-Polyneuropathie, *GBS* Guillain-Barré-Syndrom, *LEMS* Lambert-Eaton-myasthenes-Syndrom)

Prognose

Das GBS ist eine monophasische Erkrankung, d. h. der initialen, z. T. rapiden Verschlechterung folgt eine Regenerationsphase, die mehrere Wochen bis Monate andauern kann. Generell ist die Prognose bei der AIDP besser als bei der AMSAN. 25–30 % aller GBS-Patienten werden aufgrund einer Mitbeteiligung des Zwerchfells und der Atemhilfsmuskulatur beatmungspflichtig (Doets et al. 2018). Weitere 20–30 % entwickeln klinisch apparente autonome Störungen; subklinische Störungen sind mit entsprechenden Untersuchungsverfahren bei 60 % nachzuweisen. Neben diesen beiden sind ein höheres Lebensalter und fehlende oder spät einsetzende Therapie (unten) ungünstige prognostische Faktoren (Rajabally und Uncini 2012; van Doorn et al. 2008).

Die Mortalität beträgt immer noch um 5 %, wobei mehr Patienten noch während der Erholungsphase versterben (van den Berg et al. 2013). 15 % aller Erkrankungen heilen folgenlos aus, 65 % der Patienten behalten mäßig ausgeprägte neurologische Defizite zurück. Etwa 15 % aller Patienten bleiben deutlich behindert, es kann aber über Monate und Jahre fortschreitende klinische Verbesserungen geben.

Ätiologie

Pathologisch ist die AIDP durch eine sowohl humorale (antikörpervermittelte) als auch zellulär (T-Zellen, Makrophagen) vermittelte Autoimmunattacke gegen die Myelinscheiden und in der Folge auch gegen das entmarkte Axon gekennzeichnet (Dalakas 2013; Kieseier et al. 2012; Meyer zu Horste et al. 2007; Yuki und Hartung 2012). Entsprechend dem Konzept des „molekularen Mimikry" wird davon ausgegangen, dass bestimmte Antigene von Erregern einer vorausgehenden Bronchial- oder Darminfektion, z. B. mit Campylobacter jejuni oder Mycoplasma pneumoniae, zu einer antikörpervermittelten Kreuzreaktion gegen Myelinbestandteile führen (Chavada und Willison 2012; Yuki und Odaka 2005). Entsprechend lassen sich bei etwa 30 % aller Patienten Autoantikörper gegen Glykolipide (Ganglioside) nachweisen, deren Gegenwart einen prognostisch eher ungünstigen Verlauf anzeigen (Hadden et al. 2001; Press et al. 2001).

Therapie

Therapeutisch gleichermaßen wirksam sind Plasmapherese (4 Zyklen gleichermaßen wirksam wie 6 Zyklen) (Chevret et al. 2017; Hughes et al. 2014; Lehmann et al. 2007a; Raphaël et al. 2012; Sederholm 2010) und intravenöse Immunglobuline (5-mal 0,4 g/kg KG/Tag) (Hughes et al. 2012; Kieseier et al. 2008; Patwa et al. 2012; Stangel et al. 2009; Buttmann et al. 2013; Lehmann und Hartung 2008). Auch Patienten, die nur leichtgradig betroffen sind, können von einer Plasmapheresebehandlung profitieren. Etwa 60 % aller Patienten sprechen auf Plasmapherese- oder Immunglobulintherapie an. Allerdings kann es bei etwa 15 %, in einem Abstand von 1–3 Wochen nach Beendigung der Therapie, zu einer Zunahme der Symptomatik kommen, die eine neuerliche Behandlung erfordert. Kortikosteroide sind zur Therapie des GBS nicht indiziert und können sogar für die Erholung hinderlich sein (Hughes et al. 2013, 2016; Hughes und van Doorn 2012). Weder randomisierte noch Beobachtungsstudien zeigten Hinweise auf die positive Wirkung anderer Immunsuppressiva beim GBS (Pritchard et al. 2016).

Komplikationen und supportive Therapie

Die häufigsten Komplikationen sind in der Übersicht zusammengefasst und bedingen die Empfehlungen zur supportiven Therapie (Chalela 2001; Hughes und Cornblath 2005).

Abb. 3 Lokalisation und Pathomechanismen verschiedener neuromuskulärer Störungen

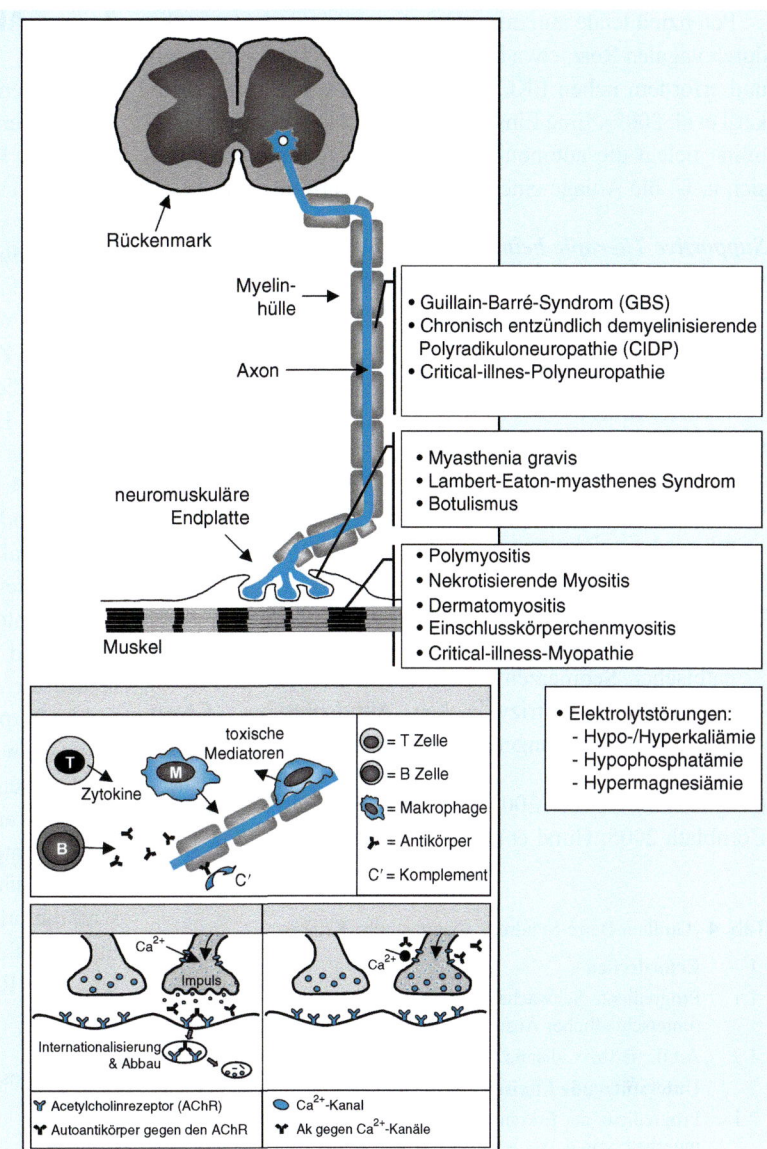

Häufige Komplikationen beim Guillain-Barré-Syndrom
- Ateminsuffizienz
- Autonome Funktionsstörungen: arterielle Hypertension, arterielle Hypotension, Tachykardie, Tachyarrhythmien, Bradyarrhythmien
- Thrombembolie
- Interkurrente Infekte (Pneumonie etc.)
- Persistierende Dysästhesien/Parästhesien

Bei 25–30 % der GBS-Patienten wird vorübergehend eine Beatmung notwendig. Bei Patienten mit rascher Progression und Paresen auch der oberen Extremität ist die Gefahr der Ateminsuffizienz am größten. Hinweise auf eine progrediente Schwäche der Atemmuskulatur sind Kurzatmigkeit, Tachypnoe, Orthopnoe, schwacher Hustenstoß und paradoxe Atembewegungen. Wie bei allen potenziell zu einer Ateminsuffizienz führenden neuromuskulären Erkrankungen sollte eine Intubation rechtzeitig elektiv durchgeführt werden, wobei v. a. klinische Zeichen, die Geschwindigkeit der Verschlechterung, eine grenzwertige Vitalkapazität von 1,2–1,5 l, eine O_2-Sättigung von < 90 % bei Raumluftatmung und Nachweis einer CO_2-Retention in der arteriellen Blutgasanalyse entscheidend sind (Green 2005; Hughes und Cornblath 2005; Rabinstein 2005; Rezania et al. 2012). Im weiteren Verlauf sollte die Indikation zur Tracheotomie nach ca. 1 Woche gestellt werden, wenn eine langzeitige Beatmungspflichtigkeit abzusehen ist. Das Risiko für eine Langzeitbeatmung ist erhöht, wenn Patienten die Arme von der Unterlage nicht abheben können, eine Dysphagie besteht und ein axonales Schädigungsmuster in der Elektrophysiologie vorliegt (Schröder et al. 2019; Walgaard et al. 2010).

Potenziell letale autonome Funktionsstörungen (Asystolie durch vagalen Reiz, etwa beim Absaugen) treten häufiger auf und erfordern neben EKG- auch Blutdruckmonitoring (Mukerji et al. 2009). Eine Einschränkung der Herzfrequenzvariabilität belegt die autonome Mitbeteiligung. Dann empfiehlt sich u. U. die Anlage eines passageren Schrittmachers.

Supportive Therapie beim GBS
- EKG- und Blutdruckmonitoring bei Hinweis auf autonome Mitbeteiligung, ggf. Anlage eines passageren Herzschrittmachers.
- Frühzeitige Indikationsstellung zur Intubation und Tracheotomie.
- Verwendung von Succinylcholin und (u. E.) nichtdepolarisierenden Muskelrelaxanzien kontraindiziert.
- Thrombembolieprophylaxe (hohes Thrombembolierisiko) mit niedermolekularem Heparin, z. B. Enoxaparin (1-mal 40 mg s.c.) und Kompressionsstrümpfen.
- Behandlung von Parästhesien und Schmerzen entsprechend den allgemeinen Richtlinien der Behandlung neuropathischer Schmerzen mit Carbamazepin, Gabapentin, Pregabalin oder trizyklischen Antidepressiva (**Cave:** Herzrhythmusstörungen) als Medikamente der 1. Wahl.

(Angaben nach Green 2005; Howard et al. 2008; Hughes und Cornblath 2005; Hund et al. 1993; Wijdicks et al. 2003).

Tab. 4 Guillain-Barré-Syndrom: diagnostische Kriterien

1	**Erforderlich**
1.1	Progrediente Schwäche mehr als einer Extremität (unterschiedlicher Ausprägungsgrad bis hin zur Tetraplegie)
1.2	Areflexie (bzw. distale Areflexie mit proximaler Hyporeflexie)
2	**Unterstützende klinische Kriterien**
2.1	Progredienz der Erkrankung mit Erreichen des Maximums innerhalb von 4 Wochen
2.2	Relativ symmetrische Ausprägung der Paresen
2.3	Nur geringe sensible Defizite
2.4	Hirnnervenbeteiligung
2.5	Autonome Funktionsstörungen
2.6	Fehlen von Fieber bei Erkrankungsbeginn
3	**Unterstützende Laborbefunde**
3.1	Zytalbuminäre Dissoziation (normale Zellzahl < 10/µl bei erhöhtem Liquoreiweiß)
3.2	Nachweis von anti-Gangliosidantikörpern (v. a. anti-GD1a, anti-GM1, anti-GQ1b bei Miller-Fisher-Syndrom)
3.3	Elektrophysiologie (z. B. bei AIDP: verlängerte F-Wellenlatenzen, F-Wellenausfälle, verlängerte distale motorische Latenzen, verzögerte Nervenleitung, Leitungsblock)
4	**Ausschlusskriterien Lieber Seltene Differentialdiagnosen**
4.1	Botulismus, Diphtherie
4.2	Toxische Neuropathien (Organophosphate, chlorierte Kohlenwasserstoffe, Blei, Nitrofurantoin, Dapson, Suramin, Amiodaron)
4.3	Hexacarbonmissbrauch (Klebstoffschnüffler)
4.4	Akute Porphyrie

3 Akute hepatische Porphyrien

Im Rahmen dieser angeborenen Störung der Hämbiosynthese (akute intermittierende Porphyrie [AIP], Porphyria variegata, hereditäre Koproporphyrie) kann sich nach anfänglichen abdominalen und Rückenschmerzen sehr rasch eine in der Regel deutlicher proximal als distal ausgeprägte symmetrische schlaffe Muskelschwäche ausbilden, die zur kompletten Tetraplegie und zur Ateminsuffizienz führen kann. Typischerweise sind die Achillessehnenreflexe erhalten. Häufig finden sich zusätzlich Zeichen einer autonomen Funktionsstörung (Fieber, Tachykardie, labiler Blutdruck, Harnverhalt, Erbrechen, Konstipation). Daneben werden Verwirrtheitszustände, Psychosen, Depression und epileptische Anfälle beobachtet (Anderson et al. 2005; Palmer 2006; Spiritos et al. 2019).

Elektrodiagnostisch und pathologisch handelt es sich um eine axonale Neuropathie. Potenziell eine porphyrische Krise auslösende Medikamente müssen abgesetzt werden.

Eine Internetdatenbank, die Porphyrieauslösende Medikamente und Alternativen beinhaltet ist die „Nordic Drug Database for Acute Porphyria" die mit EPNET, dem Europäische Porphyrie-Netzwerk zusammenarbeitet findet sich unter www.drugs-porphyria.org. (siehe Tab. 5) Auswahl an Medikamenten, die eine Porphyrie auslösen können.

Der Krankheitsverlauf wird möglicherweise durch hypertensive Entgleisung und Elektrolytentgleisung, insbesondere Hyponatriämie, weiter aggraviert. Als spezifische Therapie wird die Infusion von Hämin und Glukose zur Reduktion der überschießenden δ-Aminolävulinsäureproduktion empfohlen. Die Rücksprache mit einem in der Behandlung der

Tab. 5 Auswahl an Medikamenten, die eine Porphyrie auslösen können

Alkohol	Meprobamat-Mesuximid
Barbiturate u. Thiobarbiturate	Metamizol
Carbamazepin	Methyldopa
Chinolone	Metoclopramid
Chloramphenicol	Nichtsteroidale Antiphlogistika
Chloroquin u. Derivate	Nitrofurantoin
Clonazepam	Östrogene
Clonidin	Orale Kontrazeptiva
Cotrimoxazol	Phenylbutazon
Diazepam	Phenytoin
Diclofenac	Primidon
Dimenhydrinat	Rifampicin
Enfluran	Spironolacton
Ergotamin und Derivate	Sulfonamide
Erythromycin	Tetracycline
Ethosuximid	Theophyllin u. Derivate
Glibenclamid	Thiopental
Hydralazin	Tilidin
Indometacin	Tranylcypromin
	Trimethoprim
	Valproinsäure

Porphyrie erfahrenen Zentrum ist in jedem Fall empfehlenswert. Seit 2020 ist mit Givosiran ein RNAi-Therapeutikum zur Behandlung der AIP zugelassen (Balwani et al. 2020).

4 Hypokaliämie

Eine nicht selten übersehene Ursache einer neuromuskulären Schwäche ist die Hypokaliämie. Unter den zahlreichen Ursachen, wie beispielsweise der Thyreotoxikose (Hsieh et al. 2008; Kung 2006; Maciel et al. 2011) ist bei entsprechender Familienanamnese – die Erkrankung wird autosomal-dominant vererbt – auch an eine seltene **hypokaliämische periodische Lähmung** zu denken. Andere Elektrolytstörungen, die zu einer akuten schlaffen Parese mit Ateminsuffizienz führen können, sind die Hypophosphatämie, Hyperkaliämie einschließlich der ebenfalls genetisch bedingten hypokaliämischen periodischen Lähmung (Alkaabi et al. 2010; Fontaine et al. 2007; Raja Rayan und Hanna 2010) und die Hypermagnesiämie verschiedener Ätiologie.

5 Chronische Polyneuropathien

Gelegentlich können sich vorbestehende chronische Polyneuropathien rasch verschlechtern und zu einer Ateminsuffizienz führen (Henderson et al. 2005). Zu diesen Neuropathien zählt die chronische inflammatorische demyelinisierende Polyneuropathie (CIDP) und die diabetische Neuropathie (Kieseier et al. 2004; Koller et al. 2005; Latov 2014). Zur Therapie der CIDP kommen zunächst Immunglobuline, Plasmapherese oder hochdosiertes Kortison zum Einsatz (Oaklander et al. 2017; Hughes et al. 2008; Lehmann et al. 2009). Häufig sind diese Verschlechterungen durch eine interkurrente, insbesondere pulmonale Infektion getriggert. Nach Ausheilung der Infektion ist zu prüfen, ob eine chronische Hypoventilation vorliegt und es ist ggf. die Indikation für eine nächtliche assistierte Beatmung zu prüfen (Gilchrist 2002).

Eine Untergruppe der CIDP spricht nicht auf die klassische Therapie an, zeigt oft einen GBS-ähnlichen Beginn mit Tremor im Verlauf und es gelingt der Nachweis von IgG-Antikörper gegen paranodale Proteine (Neurofascin 155, Contactin-1, Gliomedin und Caspr) (Doppler und Sommer 2017). Falls die klassische CIDP-Therapie nicht wirksam ist, ist ein Therapieversuch mit Rituximab gerechtfertigt (Querol et al. 2017).

6 Amyotrophe Lateralsklerose (ALS)

Die amyotrophe Lateralsklerose (ALS) ist eine fatale Multisystemerkrankung, die sich klinisch durch fortschreitende myatrophische Paresen der gesamten willkürlich innervierten Muskulatur manifestiert (PMID: 26646612).

Die Inzidenz wird in Deutschland mit etwa 1–3 pro 100.000 pro Jahr angegeben und die mittlere Überlebenszeit beträgt etwa 30 Monate (PMID: 28220290). Das Lebenszeitrisiko beträgt etwa 1:350 für Männer und 1:400 für Frauen (van Es et al. 2017). Aufgrund der Beteiligung der bulbären Muskulatur kommt es bei der Erkrankung zu einer Ateminsuffizienz, die bzw. deren Komplikationen (Bronchopneumonien) in der Mehrzahl der Patienten zum Tode führt.

> Gelegentlich, vor allem bei ausschließlichen Befall oder überwiegendem bulbären Beginn wird die Diagnose ALS erst bei Auftreten einer respiratorischen Insuffizienz auf der Intensivstation gestellt.

Symptomatik: Progrediente Paresen und Muskelatrophien, häufig sichtbar an der kleinen Handmuskulatur („split hand" Phänomen), Faszikulationen, Gewichtsverlust, Sprech- und Schluckstörungen. Typisch ist das gleichzeitige Auftreten von Schädigungsmustern des ersten (Hyperreflexie, Pyramidenbahnzeichen, spastische Parese, gesteigerter Tonus) und zweiten Motoneurons (Hyporeflexie, atrophe Paresen, schlaffer Tonus).

Kausale Therapie: Riluzol ist das einzige zugelassene Medikament, das die Überlebenszeit von ALS-Patienten verlängert (van Es et al. 2017).

Als *symptomatische* Therapie ist bei der ALS zumindest u. a. eine nächtliche und (bei Bedarf auch tagsüber) nichtinvasive Beatmung möglich, die die Überlebenszeit deutlich verlängert und die Lebensqualität verbessert. Weitaus komplexer und schwieriger zu beantworten ist die Frage einer invasiven Beatmung mit (häufig notfallmäßig durchgeführter) Tracheostomie bei fortgesetzter Ateminsuffizienz bei Krankheitsprogression. Punkte, die bei der Aufklärung und Betreuung der Patienten zu berücksichtigen sind z. B., dass die Lebenserwartung verlängert wird, aber nicht das Fortschreiten der Muskelschwäche gestoppt wird. Patienten in der Heimbeatmung bedürfen zudem einer dauerhaften spezialisierten Pflege. Ein weiterer Punkt ist der, dass eine invasive Beatmung, entgegen der Befürchtung vieler Patienten, auch im Verlauf auf Wunsch des Patienten eingestellt werden kann. Eine palliativmedizinische Betreuung sollte erfolgen.

7 Störungen der neuromuskulären Übertragung

7.1 Myasthenia gravis

Die Myasthenia gravis ist eine Autoimmunerkrankung, bei der Autoantikörper, vornehmlich gegen den Acetylcholinrezeptor der postsynaptischen Membran, die neuromuskuläre Übertragung stören (Cavalcante et al. 2012; Gilhus 2012; Jander und Hartung 2006; Melzer et al. 2016; Spillane et al. 2012).

Symptomatik

Charakteristischerweise kommt es zu fluktuierender, belastungsabhängiger Schwäche der Augen-, oropharyngealen und Extremitätenmuskulatur. Selten manifestiert sich die Myasthenia gravis primär mit einer respiratorischen Insuffizienz. Meist bestanden dann bereits vorher andere, bis dahin unerkannt gebliebene, myasthene Symptome (Engstrom 2004). Häufig lösen fieberhafte Infekte eine akute Dekompensation aus (myasthene Krise), selten die in Tab. 6 aufgeführten Medikamente.

Warnzeichen einer myasthenen Krise

- Progrediente Dysarthrie, Verschlucken, Kurzatmigkeit, Hüsteln
- Kopfhalteschwäche, Schwäche der Kieferschließer
- Gewichtsverlust
- Körperlicher Leistungsabfall über Tage bis Wochen
- Rasch fluktuierende Symptome
- Rasche Dosiswechsel und Steigerung der Gesamtdosis von Cholinesterasehemmern
- Fieberhafte Infekte, insbesondere Bronchopneumonie, begünstigen die akute Dekompensation

Auch bei der myasthenen Krise sollte frühzeitig intubiert werden (Dillon 2004). Empirisch gilt ein Abfall der Vitalkapazität auf < 1,2–1,5 l als Indikation. Bei rechtzeitiger Diagnosestellung und konsequent durchgeführter immunsuppressiver Therapie sind myasthene Krisen heutzutage selten. Die Diagnose wird gesichert durch den sog. Tensilontest. Bei deutlicher Besserung der myasthenen Symptome kann die Diagnose als weitgehend gesichert gelten. Elektrophysiologisch ist der Nachweis eines sog. Dekrements, der Abnahme der Amplitude des Summenmuskelaktionspotenzials nach Serienstimulation eines Nervs (N. accessorius oder facialis, axillaris, ulnaris), diagnostisch wertvoll. Der Nachweis von Acetylcholinrezeptorautoantikörpern im Blut belegt die Diagnose, und der intraindividuelle Titerverlauf gibt Anhalt für die zukünftige Krankheitsakuität. Die interindividuellen Antikörpertiter sind jedoch sehr unterschiedlich (Yeh et al. 2003). Bei 10–15 % aller Patienten fehlen Antikörper gegen den Acetylcholinrezeptor; in 70 % dieser Fälle lassen sich Antikörper gegen das MuSK- („muscle specific kinase"-) Antigen nachweisen, selten auch gegen LRP4 („low density lipoprotein receptor-related protein 4") (Deymeer et al. 2007; Koneczny et al. 2014; Melzer et al. 2016).

Tensilontest

- Stabiler i.v. Zugang.
- 10 mg = 1 ml Edrophoniumchlorid (Tensilon), mit 0,9 %iger NaCl auf 10 ml verdünnen.
- Zunächst 1 ml, bei ausreichender Verträglichkeit die übrigen 9 ml i.v. verabreichen.
- Antidot Atropin bereithalten, Gabe bei bradykarder Reaktion.

(Heute in der Praxis häufiger eingesetzt kann der Test auch mit 30–60 mg Pyridostigmin p.o. durchgeführt werden; Vorteil: schwere Nebenwirkungen sehr selten, allerdings Wartezeit bis zur Evaluation ca. 45–60 min)

Therapie

Neben allgemeinen Maßnahmen ist die Verabreichung von Acetylcholinesterasehemmern indiziert (Díaz-Manera et al. 2012; Mehndiratta et al. 2011). Eine Intubation sollte bei Abfall der Vitalkapazität und/oder schwerer Schluckstörung durchgeführt werden (Spillane et al. 2014). In der myasthenen Krise erfolgt eine kausal orientierte Immuntherapie durch Plasmapherese oder Immunadsorption jeden 2. Tag, 3- bis 6-mal (Lehmann et al. 2007a; Saperstein und Barohn 2004). Bei Gabe von Albuminlösung als Ersatz sind Komplikationen vor allem durch die ZVK-Anlage bedingt (Guptill et al. 2013). Alternativ kann zur Therapie eine hochdosierte intravenöse Immunglobulingabe erfolgen (Gajdos et al. 2012; Gilhus et al. 2011), wobei im Einzelfall initial eine weitere Verschlechterung möglich ist.

Wegen der Gefahr initialer Verschlechterungen und verzögerten Wirkeintritts ist eine Therapie der myasthenen Krise alleinig mit Kortikosteroiden ungeeignet, in der Regel wird jedoch begleitend zu einer der oben genannten Therapieoptionen mit einer niedrigdosierten Kortikosteroidtherapie begonnen. Nach Auftreten einer myasthenen Krise ist eine langfristig immunsuppressive Therapie indiziert. In den

Tab. 6 Myasthenia gravis: Medikamente, die eine Exazerbation induzieren können

Myasthenia gravis: exazerbationsinduzierende Substanzen	Antibiotika: Aminoglykoside, Ampicillin, Chinolone, Clindamycin, Colistin, Gyrasehemmer, Lincomycin, Piperacin, Polymyxin, Pyrantel, Streptomycin, Sulfonamide, Tetrazykline
	Antiarrhythmika: β-Blocker, Chinidin, Procainamid, Propafenon, Verapamil
	Antikonvulsiva: Carbamazepin, Phenytoin
	Antirheumatika: D-Penicillamin, Chloroquin, Resochin, Chinin
	Diuretika: Azetazolamid
	Kortikosteroide (initial), Schilddrüsenhormone
	Interferon-α (IFN-α)
	Kontrastmittel: Gadolinium
	Muskelrelaxanzien
	Psychopharmaka: Benzodiazepine, Barbiturate, Opioide, Lithium, Chlorpromazin
	Magnesiumsalze
	Lokalanästhetika

meisten Fällen ist die an der Leukozyten-/Lymphozytenzahl orientierte Azathioprinbehandlung erfolgreich. Alternativ können Methotrexat, Mycophenolat mofetil, Ciclosporin oder Tacrolimus eingesetzt werden.

10–20 % der Patienten zeigen kein ausreichendes Ansprechen auf die immunsuppressive Basistherapie. Bei diesen „therapierefraktären Patienten" treten gehäuft myasthene Krisen auf und Hospitalisationen mit Intensivbehandlungen sind öfter notwendig (Schneider-Gold et al. 2019). Seit 2017 ist der Komplementinhibitor Eculizumab zur Behandlung der therapierefraktären Myasthenia gravis zugelassen (Dalakas 2019; Narayanaswami et al. 2021) und kann auch bei beatmeten Patienten eingesetzt werden (Usman et al. 2021). Auch der gegen das CD20-Antigen auf B-Zellen gerichtete monoklonale Antikörper Rituximab scheint bei schweren Fällen effektiv zu sein (Collongues et al. 2012; Hain et al. 2006). Insbesondere bei Patienten mit MuSK-Antikörpern sollte dies erwogen werden (Diaz-Manera et al. 2012; Hehir et al. 2017). In seltenen Fällen kann auch eine Therapie mit Cyclophosphamid, einer Stammzelltransplantation oder anderen experimentellen Therapien erwogen werden (Melzer et al. 2016).

Therapie der myasthenen Krise
Symptomatische Therapie

- Neostigminperfusor, 6–12 mg/Tag
- Supportive, allgemein-intensivmedizinische Maßnahmen

Kausale, akut wirksame Therapie

- Plasmapherese, 3- bis 6-mal, alle 2–3 Tage
- Immunglobuline, je 0,4 g/kg KG über 5 Tage

Beginn einer dauerhaft immunsuppressiven Therapie

- Kortikosteroide, initial z. B. 10 mg Methylprednisolon/Tag
- Azathioprin; bei (vorheriger) Therapierefraktärität: Eculizumab
- Therapiealternativen: Mycophenolat mofetil, Ciclosporin, Cyclophosphamid, Tacrolimus, Rituximab

Ein weiteres therapeutisches Prinzip der Mystheniebehandlung ist die Thymektomie, die jedoch erst nach Stabilisierung des klinischen Zustandes durchgeführt wird. Darüber hinaus wird sie in der Regel bei Nachweis eines Thymoms, oder bei generalisierter „early onset" (< 60 Jahre) Myasthenia gravis mit Nachweis von Acetylcholinrezeptorantikörpern durchgeführt und sollte frühzeitig nach Diagnosestellung erfolgen (Melzer et al. 2016; Evoli und Meacci 2019).

▶ **Cave** Häufig löst eine hochdosierte Glukokortikosteroidtherapie eine Verschlechterung der Myasthenie aus, deren Tiefpunkt meist um den 6. Tag nach Therapiebeginn durchschritten wird. Eine hochdosierte Kortikosteroidtherapie (aus anderer Indikation) kann eine myasthene Krise auslösen. Seltener kann es auch unter Immunglobulintherapie initial zu Verschlechterungen kommen.

Kommt es in der myasthenen Krise zur respiratorischen Insuffizienz, ist bei adäquater Therapie eine assistierte Beatmung oft nur wenige Tage erforderlich, sodass auf eine Tracheotomie verzichtet werden kann (Thomas et al. 1997). Bei 20 % ist aber auch bei Entlassung aus dem Krankenhaus noch eine mechanische Beatmung notwendig. Risikofaktoren für eine Langzeitbeatmung (> 15 Tage) sind Alter, „late onset" (> 45 Jahre), Erkrankungsschwere vor der Krise, Pneumonie und die Notwendigkeit kardiopulmonaler Wiederbelebung (Neumann et al. 2020). Die Entwöhnung vom Respirator hat die Besonderheiten neuromuskulärer Ventilationsstörungen zu berücksichtigen und schlägt häufiger als bei anderen Erkrankungen fehl (Marinelli und Leatherman 2002). Die sekundäre Erschöpfung der Atemkraft tritt typischerweise etwas verzögert 24–48 h nach Extubation auf, sodass zumindest für diesen Zeitraum eine intensivmedizinische Überwachung fortgeführt werden sollte.

Eine cholinerge Krise als Folge der Überdosierung von Anticholinergika erkennt man an begleitender Übelkeit, Erbrechen, abdominalen Krämpfen, Muskelfaszikulationen, vermehrter oropharyngealer Sekretproduktion, Miosis und Bradykardie.

7.2 Lambert-Eaton-Syndrom

Das Lambert-Eaton-Syndrom (myasthenes Syndrom) ist ebenfalls eine Erkrankung der neuromuskulären Übertragung, wobei jedoch ursächlich Autoantikörper gegen die P/Q-Untereinheit spannungsabhängiger präsynaptischer Kalziumkanäle (anti-VGCC (P/Q-Typ = CaV2.1, 85 % der Patienten positiv) gerichtet sind. In 50 % der Fälle ist die Erkrankung paraneoplastisch mit einem kleinzelligen Bronchialkarzinom assoziiert (dann häufig Nachweis von anti-SOX1 Antikörpern). Typischerweise findet sich, im Unterschied zur Myasthenia gravis, eine proximal und beinbetonte Muskelschwäche, Areflexie, selten sind die Augenmuskeln beteiligt; charakteristisch sind parasympathische Störungen wie Mundtrockenheit und Obstipation. Respiratorische Insuffizienz ist seltener als bei der Myasthenia gravis. Die elektrophysiologischen Untersuchungen zeigen ein Dekrement in der 3-Hz-Serienreizung, Inkrement (mehr als 100 %) bei Doppelreiz und in der 20–50-Hz-Serienreizung (Melzer et al. 2016).

3,4-Aminopyridin kann die neuromuskuläre Übertragung verbessern. Plasmapherese und immunsuppressive Agenzien sind beim nichtparaneoplastischen Lambert-Eaton-Syndrom wirksam (Keogh et al. 2011; Maddison und Newsom-Davis 2003). Bei paraneoplastischem LEMS steht die Tumorbehandlung im Vordergrund.

7.3 Botulismus

Eine andere seltene Ursache einer vital bedrohenden Störung der neuromuskulären Übertragung ist der Botulismus. Neben dem klassischen nahrungsmittelinduziertem Botulismus, bei dem abdominale Schmerzen und Erbrechen etwa 12–16 h nach Nahrungsaufnahme auftreten, sind immer wieder kleine Ausbrüche von Wundbotulismus bei i.v.-Drogenabhängigen vorgekommen. An **Symptomen** entwickeln sich innerhalb weniger Stunden: Mundtrockenheit, Verlust der Akkomodationsfähigkeit, Mydriasis, kaum reagible Pupillen, intermittierende externe Ophthalmoplegie, Bulbärparalyse und im Gegensatz zum GBS, absteigende schlaffe Lähmung, Konstipation, Harnverhalt und orthostatische Hypotension.

▶ **Merke:** Das Auftreten der 5 D's (**D**iplopie, **D**ysphagie, **D**ysarthrie, **D**ysphonie und **d**eszendierende Lähmung) bei mehreren Personen eines Haushaltes ist hochverdächtig auf Nahrungsmittelbotulismus.

Elektrodiagnostisch findet sich bei repetitiver Nervenstimulation eine Zunahme der Amplituden des Summenmuskelaktionspotenzials, die Elektromyographie zeigt den Befund einer akuten Myopathie mit Denervierungsaktivität.

> Bei V. a. Nahrungsmittelbotulismus sollten auch die verdächtigen Nahrungsmittel sichergestellt und untersucht werden.

Als Therapieoption steht ein trivalentes Antiserum vom Pferd zur Verfügung, ein neues humanes Immunglobulin ist zumindest bei Kindern erfolgreich angewandt worden (Arnon et al. 2006). Symptomatisch kann 3,4-Aminopyridin eingesetzt werden (Cherington 2004; Clinical Guidelines for Diagnosis and Treatment of Botulism).

7.4 Neuromuskuläre Blockade

Eine persistierende neuromuskuläre Blockade kann durch wiederholte Anwendung von Pancuronium, Vecuronium oder anderen nichtdepolarisierenden Muskelrelaxanzien auftreten. Sie manifestiert sich klinisch durch einige Tage nach Absetzen der Medikation manifeste schlaffe Tetraparese bis Tetraplegie, gelegentlich verbunden mit einer kompletten Lähmung der Augenmuskeln. Reflexe sind nicht auslösbar. Soweit überprüfbar, finden sich keine sensiblen Defizite. Die Serum-CK ist pathologisch erhöht.

Es kann zu einer Rhabdomyolyse mit nachfolgender Myoglobinurie und akutem Nierenversagen kommen. Häufig liegt eine Multiorgandysfunktion vor, sodass auch die hepatische Eliminierung gestört ist. Dies reduziert die Ausscheidung von Pancuronium, Vecuronium und ihrer Metabolite. Die Diagnose wird elektrophysiologisch und bioptisch gesichert. Durch Serienreizung eines Nervs kann eine persistierende neuromuskuläre Blockade ausgeschlossen werden (Bolton 2005).

▶ **Cave** Die Verwendung von Muskelrelaxanzien sollte bei neuromuskulären Erkrankungen generell vermieden werden, die Verwendung von depolarisierenden Muskelrelaxanzien ist bei neuromuskulären Übertragungsstörungen, aber auch bei neurotraumatologischen Patienten, längerer Immobilisation, Verbrennungen u. a. absolut kontraindiziert.

8 Primäre Myopathien

Eine Reihe angeborener und erworbener Muskelerkrankungen können zur Ateminsuffizienz führen (Tab. 1; Lynn et al. 1994). Auch Patienten mit einer immunvermittelten primären Myopathien – Polymyositis, Dermatomyositis, Einschlusskörpermyositis, immunvermittelter nekrotisierender Myopathie (IMNM) und Antisynthetasesyndrome (Allenbach und Benveniste 2013; Lazarou und Guerne 2013; Tanboon und Nishino 2019) – können wegen Schluckstörungen, muskulärer Ermüdbarkeit und Lungenschädigung intensivpflichtig werden (Lynn et al. 1994). In der Regel ist die Diagnose vor einer solchen Dekompensation bekannt. Bei der Einschlusskörpermyositis sind derartige Verläufe sehr selten und beruhen dann eher auf Komplikationen wie eine Pneumonie. Gesichert wird die Diagnose durch die Muskelbiopsie. Hilfreich sind auch der Nachweis myositis-spezifischer Autoantikörper sowie elektrophysiologische und MR-tomographische Untersuchungen (Benveniste et al. 2019).

Während Dermatomyositis, Polymyositis, Antisynthetasesyndrom und IMNM häufig gut durch antiinflammatorische bzw. immunmodulierende/-suppressive Therapien beeinflusst werden können, sind diese bei der Einschlusskörperchenmyositis in der Regel ineffektiv, auch wenn die entzündliche Komponente z. T. modifiziert werden kann (Engel und Askanas 2006; Raju und Dalakas 2005). Bei Dysphagie und Ateminsuffizienz können jedoch hochdosierte intravenöse Immunglobuline als Therapieoption in Betracht gezogen werden (Carstens und Schmidt 2014; Dalakas 2013; Raju und Dalakas 2005).

Unter den angeborenen Muskelerkrankungen betrifft der Saure-Maltase-Mangel (M. Pompe) regelhaft die Atemmuskulatur. Für diese Erkrankung steht eine

Enzymersatztherapie (Alglucosidase-α) zur Verfügung, die bei den kindlichen Formen zu guten Erfolgen führte. Aussagekräftige Studienergebnisse für diese aufwendige und extrem teure Therapie bei Erwachsenen fehlen jedoch noch.

> Eine Critical-illness-Polyneuropathie (CIP) tritt häufig gemeinsam mit einer Critical-illness-Myopathie (CIM) auf, so dass sich hierfür der Begriff ICU-acquired weakness (oder auch Critical-Illness -Polyneuropathie-Myopathie (CIPM)) eingebürgert hat.

Tab. 7 Neuromuskuläre Ursachen einer verzögerten Entwöhnung vom Respirator

1	**Neuropathien**	
1.1	– Axonal	– Critical-illness-Polyneuropathie (CIP) – Axonales Guillain-Barré-Syndrom (AMSAN, AMAN) – Akute hepatische Porphyrie – Vorderhornzellschaden bei diffuser hypoxischer Myelopathie
1.2	– Demyelinisierend	– Guillain-Barré-Syndrom (AIDP)
2	**Erkrankungen der neuromuskulären Endplatte**	
2.1	Dauerblockade nach Langzeitanwendung von nichtdepolarisierenden Muskelrelaxanzien	
2.3	Myasthenia gravis	
3	**Myopathien**	
3.1	Polymyositis, Dermatomyositis, Einschlusskörpermyositis, immunvermittelte nekrotisierender Myopathie (IMNM), Antisynthetasesyndrome	
3.2	Critical-illness-Myopathie (CIM)	
3.3	Rhabdomyolyse	

9 Critical-illness-Polyneuropathie (CIP)

Die Critical-illness-Polyneuropathie ist eine potenziell reversible Erkrankung des peripheren Nervs, die sich während bzw. im Gefolge des „systemic inflammatory response syndrome" (SIRS) entwickelt. Prädiktoren sind Sepsis, Multiorganversagen, der längere Gebrauch von Muskelrelaxanzien und Steroiden sowie eine septische Enzephalopathie (Bloch et al. 2012; Bolton 2005; de Letter et al. 2001; Howard et al. 2008; Kress und Hall 2014; Latronico und Rasulo 2010; Tankisi et al. 2020; Goedee et al. 2021). In diesem Zusammenhang ist sie eine der häufigsten Ursachen für eine verzögerte bzw. nicht erfolgreiche Entwöhnung vom Respirator und eine protrahierte Rehabilitation (Tab. 7).

Es handelt sich um eine unterdiagnostizierte Entität, die auch erst nach Entlassung von der Intensivstation zu Tage treten und zu respiratorischen Komplikationen führen kann (Eikermann et al. 2006). Klinisch finden sich deutliche schlaffe Paresen und ausgeprägte Muskelatrophien.

Diagnostik
Die entscheidende diagnostische Maßnahme sind die Neurographie und Elektromyographie, nicht zuletzt, da die klinische Untersuchung durch eingeschränkte oder unmögliche Mitarbeit des Patienten und äußere Hindernisse erschwert ist. Neurographisch finden sich mit einer Latenz von ca. 1 Woche bei normalen oder fast normalen distalen motorischen Latenzen und Nervenleitgeschwindigkeiten eine Amplitudenreduktion der Summenmuskel-/Nervenaktionspotenziale im Sinne der axonalen Läsion (Chawla und Gruener 2010; Kress und Hall 2014; Latronico und Rasulo 2010; Pati et al. 2008).

Es ist bemerkenswert, dass bei vielen Patienten überwiegend motorische Fasern betroffen sind. Elektromyographisch findet sich nach etwa 2 Wochen pathologische Spontanaktivität. Ein myopathisches Muster im EMG oder eine reduzierte Antwort bei der direkten Muskelstimulation zeigen eine vergesellschaftete Myopathie an (Hughes und Cornblath 2005). Die Bestimmung der Nervenleitung des N. phrenicus und die Nadelableitung aus der Thoraxwand bzw. dem Zwerchfell sind keine Routinemaßnahmen, können aber mit Sicherheit die CIP als Ursache der verzögerten Entwöhnung von der Beatmung identifizieren (Lefaucheur et al. 2006).

Pathogenese
Pathogenetisch wird vermutet, dass Mediatoren, die im Rahmen des sog. „systemic inflammatory response syndrome" (SIRS) entstehen, über Mikrozirkulationsstörungen in den Vasa nervorum und toxische Mediatoren, möglicherweise durch Inaktivierung von Natriumkanäle bzw. mitochondriale Dysfunktion, eine Schädigung der Axone herbeiführen (Bolton 2005; de Letter et al. 2001; Kress und Hall 2014).

Eine CIP lässt sich klinisch bzw. elektrodiagnostisch bei 70 % aller Patienten mit Sepsis und Multiorganversagen nachweisen. Die Prognose wird ganz wesentlich von der Grunderkrankung bestimmt. In jedem Fall begünstigt eine verzögerte Entwöhnung vom Respirator und eine verlängerte Immobilisation das Risiko, Sekundärkomplikationen wie tiefe Venenthrombose, Lungenembolie und Pneumonie zu entwickeln. Grundsätzlich kann sich die Neuropathie, nach Erholung von Sepsis und Multiorganversagen, innerhalb von Monaten zurückbilden; deutlich behindernde Residualzustände sind jedoch auch beschrieben worden. Eine spezifische Therapie ist nicht bekannt.

10 Critical-illness-Myopathie (CIM)

Die Critical-illness-Myopathie tritt wie die CIP im Zusammenhang mit intensivmedizinischen Maßnahmen zur Behandlung von Sepsis und Multiorganversagen, aber charakteristischerweise auch nach Organtransplantation (Lunge, Leber), Kortikosteroidtherapie, insbesondere bei Status asthmaticus und als Komplikation der Behandlung mit nichtdepolarisierenden Muskelrelaxanzien einzeln oder zusammen mit Kortikosteroiden auf. Entsprechend handelt es sich wahrscheinlich um ein heterogenes Krankheitsbild, dem auch unterschiedliche pathologisch-anatomische Veränderungen der Muskulatur zugrunde liegen (Tab. 8; Bolton 2005; Goodman und Boon 2008; Judemann et al. 2011; Kress und Hall 2014; Z'Graggen und Tankisi 2020; Vanhorebeek et al. 2020).

Die Prognose der Critical-illness-Myopathie hängt, wie bei der CIP, von der Grunderkrankung ab und wird mit Ausnahme der nekrotisierenden Form als relativ günstig angesehen, ist aber offenbar ungünstiger, wenn zusätzlich eine CIP vorliegt (Bolton 2005).

Histologischer Befund
Die bioptischen Befunde sind heterogen (Tab. 8; Kress und Hall 2014).

- Bei der Critical-illness-Myopathie im engeren Sinn sind unspezifische Zeichen der diffusen Muskelschädigung, wahrscheinlich durch Mikrozirkulationsstörung, toxische Metabolite und Hyperkatabolismus zu finden.
- Histologisch abzugrenzen ist der selektive Myosinverlust bei der „Thick-filament-Myopathie", die durch Immobilisation und toxische Agenzien, u. a. auch durch hochdosierte Kortikosteroidgaben, auch experimentell ausgelöst werden kann.
- Schließlich findet sich eine nekrotisierende Myopathie mit Übergang in eine generalisierte (toxische) Rhabdomyolyse (Bolton 2005; Gutmann et al. 1996; Hund 2001).

In der Diagnostik kann auch die Ultraschalluntersuchung der Muskulatur hilfreich sein (Formenti et al. 2019).

Eine spezifische Therapie der CIM ist ebenso wie bei der CIP nicht bekannt. Es handelt sich um monophasische und selbst-limitierende Erkrankungen (Latronico et al. 2012). Verbesserungen sind noch Monate und Jahre nach der akuten Erkrankung zu beobachten, sodass eine langfristig angelegte **rehabilitative Therapie** sinnvoll ist.

Tab. 8 Gegenüberstellung Critical-illness-Polyneuropathie (CIP) und Critical-illness-Myopathie (CIM)

Kriterien	CIP	CIM
Risikofaktoren	SIRS (Sepsis, Trauma)	Nichtdepolarisierende Muskelrelaxanzien und/oder Kortikosteroide; Asthma; Leber-/Niereninsuffizienz; Organtransplantation (Lunge, Leber)
Neurologische Defizite	Motorisch und sensibel; Muskelatrophie	Rein motorisch; Muskelatrophie
Kreatinkinase	Normal	Normal oder leicht erhöht
Klinischer Verlauf	Langsame Rückbildung	Häufig rasche Rückbildung
Neurographie	Amplitudenreduktion der sensiblen und motorischen Aktionspotenziale (axonaler Läsionstyp)	Normal oder generalisiert reduzierte Amplituden bei höhergradiger Muskelatrophie
EMG	Denervierungszeichen (Spontanaktivität)	Myopathisch verändert
Histopathologie	Nerv: Axonale Degeneration sensibler und motorischer Fasern Muskel: Denervierungsatrophie	Nerv: Normal Muskel: Vermehrte Kalibervariation, perifaszikuläre Atrophie, Typ-II-Faseratrophie, zentralisierte Kerne, „rimmed vacuoles", fettige Degeneration, Fibrose, Einzelfasernekrosen Selektiver Verlust von Myosin Nekrose

Literatur

Alkaabi JM, Mushtaq A, Al-Maskari FN, Moussa NA, Gariballa S (2010) Hypokalemic periodic paralysis: a case series, review of the literature and update of management. Eur J Emerg Med 17:45–47

Allenbach Y, Benveniste O (2013) Acquired necrotizing myopathies. Curr Opin Neurol 26:554–560

Anderson K, Bloomer J, Bonkovsky H, Kushner J, Pierach C, Pimstone N, Desnick R (2005) Recommendations for the diagnosis and treatment of the acute porphyrias. Ann Intern Med 142:439–450

Arnon S, Schechter R, Maslanka S, Jewell N, Hatheway C (2006) Human botulism immune globulin for the treatment of infant botulism. N Engl J Med 354:462–471

Balwani M, Sardh E, Ventura P, Peiró PA, Rees DC, Stölzel U, Bissell DM, Bonkovsky HL, Windyga J, Anderson KE, Parker C, Silver SM, Keel SB, Wang JD, Stein PE, Harper P, Vassiliou D, Wang B, Phillips J, Ivanova A, Langendonk JG, Kauppinen R, Minder E, Horie Y, Penz C, Chen J, Liu S, Ko JJ, Sweetser MT, Garg P, Vaishnaw A, Kim JB, Simon AR, Gouya L, Investigators ENVISION (2020) Phase 3 trial of RNAi therapeutic givosiran for acute intermittent porphyria. N Engl J Med 382:2289–2301

Benveniste O, Goebel H-H, Stenzel W (2019) Biomarkers in inflammatory myopathies-an expanded definition. Front Neurol 10:554. https://doi.org/10.3389/fneur.2019.00554. eCollection 2019

Berg B van den, Bunschoten C, van Doorn PA, Jacobs BC (2013) Mortality in Guillain-Barre syndrome. Neurology 80:1650–1654

Bloch S, Polkey MI, Griffiths M, Kemp P (2012) Molecular mechanisms of intensive care unit-acquired weakness. Eur Respir J 39: 1000–1011

Bolton C (2005) Neuromuscular manifestations of critical illness. Muscle Nerve 32:140–163

Buttmann M, Kaveri S, Hartung HP (2013) Polyclonal immunoglobulin G for autoimmune demyelinating nervous system disorders. Trends Pharmacol Sci 34:445–457

Carstens PO, Schmidt J (2014) Diagnosis, pathogenesis and treatment of myositis: recent advances. Clin Exp Immunol 175:425–438

Cavalcante P, Bernasconi P, Mantegazza R (2012) Autoimmune mechanisms in myasthenia gravis. Curr Opin Neurol 25:621–629

Chalela JA (2001) Pearls and pitfalls in the intensive care management of Guillain-Barre syndrome. Semin Neurol 21:399–405

Chavada G, Willison HJ (2012) Autoantibodies in immune-mediated neuropathies. Curr Opin Neurol 25:550–555

Chawla J, Gruener G (2010) Management of critical illness polyneuropathy and myopathy. Neurol Clin 28:961–977

Cherington M (2004) Botulism: update and review. Semin Neurol 24:155–163

Chevret S, Hughes Richard AC, Annane D (2017) Plasma exchange for Guillain-Barré syndrome. Cochrane Database Syst Rev [Internet] (2). http://onlinelibrary.wiley.com/doi/10.1002/14651858.CD001798.pub3/abstract. Zugegriffen am 30.09.2022

Clinical Guidelines for Diagnosis and Treatment of Botulism (2021) U.S. Department of Health and Human Services Centers for Disease Control and Prevention. https://www.cdc.gov/mmwr/volumes/70/rr/rr7002a1.htm. Zugegriffen am 30.09.2022

Collongues N, Casez O et al (2012) Rituximab in refractory and non-refractory myasthenia: a retrospective multicenter study. Muscle Nerve 46(5):687–691

Dalakas MC (2013) Pathophysiology of autoimmune polyneuropathies. Presse Med 42:e181–e192

Dalakas MC (2019) Immunotherapy in myasthenia gravis in the era of biologics. Nat Rev Neurol 15(2):113–124. https://doi.org/10.1038/s41582-018-0110-z

Deymeer F, Gungor-Tuncer O, Yilmaz V, Parman Y, Serdaroglu P, Ozdemir C, Vincent A, Saruhan-Direskeneli G (2007) Clinical comparison of anti-MuSK- vs anti-AChR-positive and seronegative myasthenia gravis. Neurology 68:609–611

Díaz-Manera J, Rojas García R, Illa I (2012) Treatment strategies for myasthenia gravis: an update. Expert Opin Pharmacother 13:1873–1883

Diaz-Manera J, Martinez-Hernandez E et al (2012) Long-lasting treatment effect of rituximab in MuSK myasthenia. Neurology 78(3):189–193

Dillon F (2004) Anesthesia issues in the perioperative management of myasthenia gravis. Semin Neurol 24:83–94

Dimachkie MM, Barohn RJ (2013) Guillain-Barré syndrome. Curr Treat Options Neurol 15:338–349

Doets AY, Verboon C, van den Berg B, Harbo T, Cornblath DR, Willison HJ, Islam Z, Attarian S, Barroso FA, Bateman K, Benedetti L, van den Bergh P, Casasnovas C, Cavaletti G, Chavada G, Claeys KG, Dardiotis E, Davidson A, van Doorn PA, Feasby TE, Galassi G, Gorson KC, Hartung HP, Hsieh ST, Hughes RAC, Illa I, Islam B, Kusunoki S, Kuwabara S, Lehmann HC, Miller JAL, Mohammad QD, Monges S, Nobile Orazio E, Pardo J, Pereon Y, Rinaldi S, Querol L, Reddel SW, Reisin RC, Shahrizaila N, Sindrup SH, Waqar W, Jacobs BC, IGOS Consortium (2018) Regional variation of Guillain-Barré syndrome. Brain 141(10):2866–2877. https://doi.org/10.1093/brain/awy232. PMID: 30247567

Doorn PAvan, Ruts L, Jacobs BC (2008) Clinical features, pathogenesis, and treatment of Guillain-Barre syndrome. Lancet Neurol 7:939–950

Doppler K, Sommer C (2017) Neue Entität der Paranodopathien: eine Zielstruktur mit therapeutischen Konsequenzen. Akt Neurol 44:194–199

Eikermann M, Koch G, Gerwig M, Ochterbeck C, Beiderlinden M, Koeppen S, Neuhäuser M, Peters J (2006) Muscle force and fatigue in patients with sepsis and multiorgan failure. Intensive Care Med 32:251–259

Engel W, Askanas V (2006) Inclusion-body myositis: clinical, diagnostic, and pathologic aspects. Neurology 66:S20–S29

Engstrom J (2004) Myasthenia gravis: diagnostic mimics. Semin Neurol 24:141–147

Es MA van, Hardiman O, Chio A, Al-Chalabi A, Pasterkamp RJ, Veldink JH, van den Berg LH (2017) Amyotrophic lateral sclerosis. Lancet 390(10107):2084–2098. https://doi.org/10.1016/S0140-6736(17)31287-4. Epub 2017 May 25. PMID: 28552366

Evoli A, Meacci E (2019) An update on thymectomy in myasthenia gravis. Expert Rev Neurother 19(9):823–833. https://doi.org/10.1080/14737175.2019.1600404. Epub 2019 Apr 5

Fontaine B, Fournier E, Sternberg D, Vicart S, Tabti N (2007) Hypokalemic periodic paralysis: a model for a clinical and research approach to a rare disorder. Neurotherapeutics 4:225–232

Formenti P et al (2019) Clinical review: peripheral muscular ultrasound in the ICU. Ann Intensive Care 9:57. https://doi.org/10.1186/s13613-019-0531-x

Gajdos P, Chevret S, Toyka KV (2012) Intravenous immunoglobulin for myasthenia gravis. Cochrane Database Syst Rev 12:CD002277

Gilchrist J (2002) Overview of neuromuscular disorders affecting respiratory function. Semin Respir Crit Care Med 23:191–200

Gilhus NE (2012) Myasthenia and the neuromuscular junction. Curr Opin Neurol 25:523–529

Gilhus NE, Owe JF, Hoff JM, Romi F, Skeie GO, Aarli JA (2011) Myasthenia gravis: a review of available treatment approaches. Autoimmune Dis 2011:847393

Goedee HS, Attarian S, Kuntzer T et al (2021) Iatrogenic immune-mediated neuropathies: diagnostic, epidemiological and mechanistic uncertainties for causality and implications for clinical practice. J Neurol Neurosurg Psychiatry 92(9):975–982. https://doi.org/10.1136/jnnp-2019-321663

Goodman B, Boon A (2008) Critical illness neuromyopathy. Phys Med Rehabil Clin N Am 19:97–110, vii

Green D (2005) Weakness in the ICU: Guillain-Barré syndrome, myasthenia gravis, and critical illness polyneuropathy/myopathy. Neurologist 11:338–347

Guptill JT, Oakley D, Kuchibhatla M, Guidon AC, Hobson-Webb LD, Massey JM, Sanders DB, Juel VC (2013) A retrospective study of complications of therapeutic plasma exchange in myasthenia. Muscle Nerve 47:170–176

Gutmann L, Blumenthal D, Schochet S (1996) Acute type II myofiber atrophy in critical illness. Neurology 46:819–821

Hadden RD, Karch H, Hartung HP, Zielasek J, Weissbrich B, Schubert J, Weishaupt A, Cornblath DR, Swan AV, Hughes RA, Toyka KV (2001) Preceding infections, immune factors, and outcome in Guillain-Barre syndrome. Neurology 56:758–765

Hain B, Jordan K, Deschauer M, Zierz S (2006) Successful treatment of MuSK antibody-positive myasthenia gravis with rituximab. Muscle Nerve 33:575–580

Hartung HP, Keller-Stanislawski B, Hughes RA, Lehmann HC (2012) Guillain-Barré syndrome after exposure to influenza. Nervenarzt 83:714–730

Hehir MK, Hobson-Web LD, Benatar M et al (2017) Rituximab as treatment for anti-MuSK myasthenia gravis. Multicenter blinded prospective review. Neurology 89:1069–1077

Henderson R, Sandroni P, Wijdicks E (2005) Chronic inflammatory demyelinating polyneuropathy and respiratory failure. J Neurol 252:1235–1237

Howard RS, Tan SV, Z'Graggen WJ (2008) Weakness on the intensive care unit. Pract Neurol 8:280–295

Hsieh M, Lyu R, Chang W, Chang K, Chen C, Chang H, Wu Y, Chen S, Ro L (2008) Hypokalemic thyrotoxic periodic paralysis: clinical characteristics and predictors of recurrent paralytic attacks. Eur J Neurol 15:559–564

Hughes R, Donofrio P, Bril V, Dalakas M, Deng C, Hanna K, Hartung H, Latov N, Merkies I, van Doorn P (2008) Intravenous immune globulin (10 % caprylate-chromatography purified) for the treatment of chronic inflammatory demyelinating polyradiculoneuropathy (ICE study): a randomised placebo-controlled trial. Lancet Neurol 7:136–144

Hughes RA, Cornblath DR (2005) Guillain-Barre syndrome. Lancet 366:1653–1666

Hughes RA, van Doorn PA (2012) Corticosteroids for Guillain-Barré syndrome. Cochrane Database Syst Rev 8:CD001446

Hughes RA, Swan AV, van Doorn PA (2012) Intravenous immunoglobulin for Guillain-Barré syndrome. Cochrane Database Syst Rev 7:CD002063

Hughes RA, Pritchard J, Hadden RD (2013) Pharmacological treatment other than corticosteroids, intravenous immunoglobulin and plasma exchange for Guillain-Barré syndrome. Cochrane Database Syst Rev 2:CD008630

Hughes RAC, Swan AV, van Doorn PA (2014) Intravenous immunoglobulin for Guillain-Barré syndrome. Cochrane Database Syst Rev [Internet] (9). http://onlinelibrary.wiley.com/doi/10.1002/14651858.CD002063.pub6/abstract. Zugegriffen am 03.09.2022

Hughes RAC, Brassington R, Gunn Angela A, van Doorn Pieter A (2016) Corticosteroids for Guillain-Barré syndrome. Cochrane Database Syst Rev [Internet] (10). http://onlinelibrary.wiley.com/doi/10.1002/14651858.CD001446.pub5/abstract. Zugegriffen am 03.09.2022

Hund E (2001) Neurological complications of sepsis: critical illness polyneuropathy and myopathy. J Neurol 248:929–934

Hund EF, Borel CO, Cornblath DR, Hanley DF, McKhann GM (1993) Intensive management and treatment of severe Guillain-Barre syndrome. Crit Care Med 21:433–446

Jander S, Hartung HP (2006) Aktuelle Aspekte in der Pathogenese, Diagnostik und Therapie der Myasthenia gravis. Akt Neurol 32:3–9

Judemann K, Lunz D, Zausig YA, Graf BM, Zink W (2011) Intensive care unit-acquired weakness in the critically ill: critical illness polyneuropathy and critical illness myopathy. Anaesthesist 60:887–901

Keogh M, Sedehizadeh S, Maddison P (2011) Treatment for Lambert-Eaton myasthenic syndrome. Cochrane Database Syst Rev 16(2):CD003279. https://doi.org/10.1002/14651858.CD003279.pub3

Kieseier B, Meyer zu Hörste G, Lehmann H, Gold R, Hartung H (2008) Intravenous immunoglobulins in the treatment of immune neuropathies. Curr Opin Neurol 21:555–562

Kieseier BC, Kiefer R, Gold R, Hemmer B, Willison HJ, Hartung HP (2004) Advances in understanding and treatment of immune-mediated disorders of the peripheral nervous system. Muscle Nerve 30:131–156

Kieseier BC, Lehmann HC, Meyer Zu Hörste G (2012) Autoimmune diseases of the peripheral nervous system. Autoimmun Rev 11:191–195

Koller H, Kieseier BC, Jander S, Hartung HP (2005) Chronic inflammatory demyelinating neuropathy. N Engl J Med 352:1343–1356

Koneczny I, Cossins J, Vincent A (2014) The role of muscle-specific tyrosine kinase (MuSK) and mystery of MuSK myasthenia gravis. J Anat 224:29–35

Kress JP, Hall JB (2014) ICU-acquired weakness and recovery from critical illness. N Engl J Med 370:1626–1635

Kung A (2006) Clinical review: thyrotoxic periodic paralysis: a diagnostic challenge. J Clin Endocrinol Metab 91:2490–2495

Kuwabara S, Yuki N (2013) Axonal Guillain-Barré syndrome: concepts and controversies. Lancet Neurol 12:1180–1188

Latov N (2014) Diagnosis and treatment of chronic acquired demyelinating polyneuropathies. Nat Rev Neurol. https://doi.org/10.1038/nrneurol.2014.117. (Epub ahead of print 1 July 2014)

Latronico N, Rasulo FA (2010) Presentation and management of ICU myopathy and neuropathy. Curr Opin Crit Care 16:123–127

Latronico N, Tomelleri G, Filosto M (2012) Critical illness myopathy. Curr Opin Rheumatol 24:616–622

Lazarou IN, Guerne PA (2013) Classification, diagnosis and management of idiopathic inflammatory myopathies. J Rheumatol 40:550–564

Lefaucheur J, Nordine T, Rodriguez P, Brochard L (2006) Origin of ICU acquired paresis determined by direct muscle stimulation. J Neurol Neurosurg Psychiatry 77:500–506

Lehmann H, Hartung H (2008) Complementing the therapeutic armamentarium for Miller Fisher syndrome and related immune neuropathies. Brain 131:1168–1170

Lehmann HC, Hartung HP, Hetzel GR, Kieseier BC (2007a) Plasma exchange as a therapeutic option in neurological disorders. Nervenarzt 78:166, 168–170, 172–166

Lehmann HC, Kohne A, Zu Horste GM, Kieseier BC (2007b) Incidence of Guillain-Barre syndrome in Germany. J Peripher Nerv Syst 12:285

Lehmann HC, Meyer zu Hörste G, Kieseier BC, Hartung HP (2009) Pathogenesis and treatment of immune-mediated neuropathies. Ther Adv Neurol Disord 2:261–281

Lehmann HC, Hughes RA, Kieseier BC, Hartung H-P (2012) Recent developments and future directions in Guillain-Barré syndrome. J Peripher Nerv Syst 3:57–70

Letter M de, Schmitz P, Visser L, Verheul F, Schellens R, Op de Coul D, van der Meché F (2001) Risk factors for the development of polyneuropathy and myopathy in critically ill patients. Crit Care Med 29:2281–2286

Lynn D, Woda R, Mendell J (1994) Respiratory dysfunction in muscular dystrophy and other myopathies. Clin Chest Med 15:661–674

Maciel RM, Lindsey SC, Dias da Silva MR (2011) Novel etiopathophysiological aspects of thyrotoxic periodic paralysis. Nat Rev Endocrinol 7:657–667

Maddison P, Newsom-Davis J (2003) Treatment for Lambert-Eaton myasthenic syndrome. Cochrane Database Syst Rev 2003(2):CD003279. https://doi.org/10.1002/14651858.CD003279

Marinelli WA, Leatherman JW (2002) Neuromuscular disorders in the intensive care unit. Crit Care Clin 18:915–929, x

Mehndiratta MM, Pandey S, Kuntzer T (2011) Acetylcholinesterase inhibitor treatment for myasthenia gravis. Cochrane Database Syst Rev 16(2):CD006986. https://doi.org/10.1002/14651858.CD006986.pub2

Melzer N, Ruck T, Fuhr P, Gold R, Hohlfeld R, Marx A, Melms A, Tackenberg B, Schalke B, Schneider-Gold C, Zimprich F, Meuth SG, Wiendl H (2016) Clinical features, pathogenesis, and treatment of myasthenia gravis: a supplement to the Guidelines of the German Neurological Society. J Neurol 263(8):1473–1494. https://doi.org/10.1007/s00415-016-8045-z. Epub 2016 Feb 17. PMID: 2688620

Meyer zu Horste G, Hartung HP, Kieseier BC (2007) From bench to bedside – experimental rationale for immune-specific therapies in the inflamed peripheral nerve. Nat Clin Pract Neurol 3:198–211

Mukerji S, Aloka F, Farooq M, Kassab M, Abela G (2009) Cardiovascular complications of the Guillain-Barré syndrome. Am J Cardiol 104:1452–1455

Müllges W, Toyka KV, Hartung H (1994) Acute muscular weakness. In: Hacke W, Hanley DF (Hrsg) Neurocritical care. Springer, Berlin/Heidelberg/New York, S 307–320

Narayanaswami P et al (2021) International consensus guidance for management of myasthenia gravis: 2020 update. Neurology 96:114–122. https://doi.org/10.1212/WNL.0000000000011124

Neumann B, Angstwurm K, Mergenthaler P, Kohler S, Schönenberger S, Bösel J, Neumann U, Vidal A, Huttner HB, Gerner ST, Thieme A, Steinbrecher A, Dunkel J, Roth C, Schneider H, Schimmel E, Fuhrer H, Fahrendorf C, Alberty A, Zinke J, Meisel A, Dohmen C, Stetefeld HR (2020) Myasthenic crisis demanding mechanical ventilation. Neurology 94:e299–e313. https://doi.org/10.1212/WNL.0000000000008688

Oaklander AL, Lunn MPT, Hughes RAC, van Schaik IN, Frost C, Chalk CH (2017) Treatments for chronic inflammatory demyelinating polyradiculoneuropathy (CIDP): an overview of systematic reviews. Cochrane Database Syst Rev [Internet] (1). http://onlinelibrary.wiley.com/doi/10.1002/14651858.CD010369.pub2/abstract. Zugegriffen am 03.09.2022

Palmer K (2006) Abdominal pain due to acute intermittent porphyria: when is the sound of hoof-beats not horses, but zebras? A case report. Dimens Crit Care Nurs 25:103–109

Pati S, Goodfellow J, Iyadurai S, Hilton-Jones D (2008) Approach to critical illness polyneuropathy and myopathy. Postgrad Med J 84:354–360

Patwa HS, Chaudhry V, Katzberg H, Rae-Grant AD, So YT (2012) Evidence-based guideline: intravenous immunoglobulin in the treatment of neuromuscular disorders: report of the Therapeutics and Technology Assessment Subcommittee of the American Academy of Neurology. Neurology 78:1009–1015

Press R, Mata S, Lolli F, Zhu J, Andersson T, Link H (2001) Temporal profile of anti-ganglioside antibodies and their relation to clinical parameters and treatment in Guillain-Barre syndrome. J Neurol Sci 190:41–47

Pritchard J, Hughes Richard AC, Hadden Robert DM, Brassington R (2016) Pharmacological treatment other than corticosteroids, intravenous immunoglobulin and plasma exchange for Guillain-Barré syndrome. Cochrane Database Syst Rev [Internet] (11). http://onlinelibrary.wiley.com/doi/10.1002/14651858.CD008630.pub4/abstract. Zugegriffen am 03.09.2022

Querol L, Devaux J, Rojas-Garcia R, Illa I (2017) Autoantibodies in chronic inflammatory neuropathies: diagnostic and therapeutic implications. Nat Rev Neurol 13:533–547

Rabinstein A (2005) Update on respiratory management of critically ill neurologic patients. Curr Neurol Neurosci Rep 5:476–482

Raja Rayan DL, Hanna MG (2010) Skeletal muscle channelopathies: nondystrophic myotonias and periodic paralysis. Curr Opin Neurol 23:466–476

Rajabally YA, Uncini A (2012) Outcome and its predictors in Guillain-Barre syndrome. J Neurol Neurosurg Psychiatry 83:711–718

Raju R, Dalakas M (2005) Gene expression profile in the muscles of patients with inflammatory myopathies: effect of therapy with IVIg and biological validation of clinically relevant genes. Brain 128:1887–1896

Raphaël JC, Chevret S, Hughes RA, Annane D (2012) Plasma exchange for Guillain-Barré syndrome. Cochrane Database Syst Rev 7:CD001798

Rezania K, Goldenberg FD, White S (2012) Neuromuscular disorders and acute respiratory failure: diagnosis and management. Neurol Clin 30(161–185):viii

Saperstein D, Barohn R (2004) Management of myasthenia gravis. Semin Neurol 24:41–48

Schneider-Gold C, Hagenacker T, Melzer N, Ruck T (2019) Understanding the burden of refractory myasthenia gravis. Ther Adv Neurol Disord 12:1756286419832242. https://doi.org/10.1177/1756286419832242. eCollection 2019

Schröder JB, Marian T, Muhle P, Claus I, Thomas C, Ruck T, Wiendl H, Warnecke T, Suntrup-Krueger S, Meuth S, Dziewas R (2019) Intubation, tracheostomy, and decannulation in patients with Guillain-Barré-syndrome-does dysphagia matter? Muscle Nerve 59(2):194–200. https://doi.org/10.1002/mus.26377. Epub 2018 Dec 18

Sederholm BH (2010) Treatment of acute immune-mediated neuropathies: Guillain-Barré syndrome and clinical variants. Semin Neurol 30:365–372

Sejvar JJ, Baughman AL, Wise M, Morgan OW (2011) Population incidence of guillain-barré syndrome: a systematic review and meta-analysis. Neuroepidemiology 36:123–133

Shahrizaila N, Yuki N (2013) Bickerstaff brainstem encephalitis and Fisher syndrome: anti-GQ1b antibody syndrome. J Neurol Neurosurg Psychiatry 84:576–583

Spillane J, Higham E, Kullmann DM (2012) Myasthenia gravis. BMJ 345:e8497

Spillane J, Hirsch NP, Kullmann DM, Taylor C, Howard RS (2014) Myasthenia gravis – treatment of acute severe exacerbations in the intensive care unit results in a favourable long-term prognosis. Eur J Neurol 21:171–173

Spiritos Z et al (2019) Acute intermittent porphyria: current perspectives and case presentation. Ther Clin Risk Manag 15:1443–1451

Stangel M, Hartung H, Gold R, Kieseier B (2009) The significance of intravenous immunoglobulin in treatment of immune-mediated polyneuropathies. Nervenarzt 80:678–687

Tanboon J, Nishino I (2019) Classification of idiopathic inflammatory myopathies: pathology perspectives. Curr Opin Neurol 32(5):704–714. https://doi.org/10.1097/WCO.0000000000000740

Tankisi H, de Carvalho M, Z'Graggen WJ (2020) Critical illness neuropathy. J Clin Neurophysiol 37(3):205–207. https://doi.org/10.1097/WNP.0000000000000658

Thomas C, Mayer S, Gungor Y, Swarup R, Webster E, Chang I, Brannagan T, Fink M, Rowland L (1997) Myasthenic crisis: clinical features, mortality, complications, and risk factors for prolonged intubation. Neurology 48:1253–1260

Usman U, Chrisman C, Houston D, Haws CC, Wang A, Muley S (2021) The use of eculizumab in ventilator-dependent myasthenia gravis patients. Muscle Nerve. https://doi.org/10.1002/mus.27326

Vanhorebeek I et al (2020) ICU-acquired weakness. Intensive Care Med 46(4):637–653. https://doi.org/10.1007/s00134-020-05944-4

Walgaard C, Lingsma HF, Ruts L, Drenthen J, van Koningsveld R, Garssen MJ, van Doorn PA, Steyerberg EW, Jacobs BC (2010) Prediction of respiratory insufficiency in Guillain-Barre syndrome. Ann Neurol 67:781–787

Wijdicks E, Henderson R, McClelland R (2003) Emergency intubation for respiratory failure in Guillain-Barré syndrome. Arch Neurol 60:947–948

Winer JB (2011) Guillain-Barré syndrome: clinical variants and their pathogenesis. J Neuroimmunol 231:70–72

Yeh J, Chen W, Chiu H (2003) Predicting the course of myasthenic weakness following double filtration plasmapheresis. Acta Neurol Scand 108:174–178

Yuki N, Hartung HP (2012) Guillain-Barré syndrome. N Engl J Med 366:2294–2304

Yuki N, Odaka M (2005) Ganglioside mimicry as a cause of Guillain-Barre syndrome. Curr Opin Neurol 18:557–561

Z'Graggen WJ, Tankisi H (2020) Critical illness myopathy. J Clin Neurophysiol 37(3):200–204. https://doi.org/10.1097/WNP.0000000000000652

Neurologisch-neurochirurgische Frührehabilitation

Jens D. Rollnik

Inhalt

1	Einleitung	845
2	Phasenmodell der neurologischen Rehabilitation und sozialmedizinische Grundlagen	846
2.1	Gesetzliche Grundlagen	846
2.2	Akutbehandlung und Frührehabilitation der Phase B	846
2.3	Weiterführende neurologische Rehabilitation	848
2.4	Frührehabilitations-Barthel-Index (FRB)	848
3	Krankheitsbilder in der neurologisch-neurochirurgischen Frührehabilitation	849
3.1	„Apallisches Syndrom" (G93.80)	849
3.2	Andere Komata und Differenzialdiagnosen	850
4	Therapieansätze in der neurologisch-neurochirurgischen Frührehabilitation	852
4.1	Neurobiologische Grundlagen	852
4.2	Medikamente in der Rehabilitation	852
4.3	Therapeutisch-aktivierende Pflege	853
4.4	Physiotherapie in der neurologisch-neurochirurgischen Frührehabilitation	854
4.5	Atmungstherapie	855
5	Rehabilitationsprognose	857
6	Fazit	858
	Literatur	859

1 Einleitung

Neurologische und neurochirurgische Patienten weisen eine hohe Morbiditätslast, Bewusstseinsstörungen und Immobilität auf, sodass sich das Weaning von der Beatmung bzw. der Trachealkanüle schwierig gestalten und eine lange Behandlungsdauer auf der Intensivstation resultieren kann. Mit rehabilitativen Interventionen sollte daher bereits im Akutkrankenhaus begonnen werden. Zwar kann dieses Kapitel kein Frührehabilitationslehrbuch (Rollnik 2012a) ersetzen, es sollen aber grundlegende rehabilitative Ansätze und sozialmedizinisches Basiswissen vermittelt werden.

Da die rehabilitativen Möglichkeiten eines Akutkrankenhauses limitiert sind, sollten neurologische und neurochirurgische Patienten möglichst zügig in geeignete Frührehabilitationseinrichtungen verlegt werden, um ein optimales Outcome zu erreichen (Musicco et al. 2003). Dies gilt auch für Patienten im prolongierten Weaning (Rollnik et al. 2010; Oehmichen et al. 2012).

Enge Kontakte zwischen Akutmedizinern und Frührehabilitationseinrichtungen sind empfehlenswert, um den schwer betroffenen neurologischen und neurochirurgischen Patienten eine nahtlose Versorgungskette anbieten zu können und Informationsverluste zu vermeiden.

J. D. Rollnik (✉)
Institut für neurorehabilitative Forschung (InFo), Assoziiertes Institut der Medizinischen Hochschule Hannover (MHH), BDH-Klinik Hessisch Oldendorf gGmbH, Hessisch Oldendorf, Deutschland
E-Mail: aerztl_dienst@bdh-klinik-hessisch-oldendorf.de

2 Phasenmodell der neurologischen Rehabilitation und sozialmedizinische Grundlagen

2.1 Gesetzliche Grundlagen

In der neurologischen und neurochirurgischen Rehabilitation gibt es – im Vergleich mit anderen Indikationsgebieten (z. B. Orthopädie) – deutlich mehr Maßnahmenarten als die allgemein bekannte Anschlussheilbehandlung (AHB). Dies ist schon deswegen sinnvoll, weil viele neurologische Patienten nach Abschluss der Akutbehandlung noch so schwer betroffen sind, dass sie die Eingangskriterien für eine AHB, d. h. weitgehende Selbstständigkeit in den Aktivitäten des täglichen Lebens, gar nicht erfüllen. Diese Lücke schließt die neurologisch-neurochirurgische Frührehabilitation (Phase B), ohne die viele Patienten nach der Akutbehandlung in Pflegeeinrichtungen verlegt werden müssten. In Deutschland gilt aber der Rechtsgrundsatz, dass die **Rehabilitation Vorrang vor Pflegeleistungen** hat (§ 31 SGB XI). Dies ist ohne Zweifel sehr sinnvoll, weil durch die Rehabilitation Pflegebedürftigkeit reduziert oder sogar abgewendet werden kann. In einer eigenen Untersuchung besserten sich etwa 40 % der Frührehabilitanden so weit, dass sie in nachfolgende Rehabilitationsmaßnahmen übergeleitet werden konnten; nur ca. 20 % mussten nach der Frührehabilitation direkt in eine Pflegeeinrichtung verlegt werden (Rollnik und Janosch 2010). Diese Outcome-Daten wurden in einer multizentrischen Untersuchung bestätigt (Pohl et al. 2016).

2.2 Akutbehandlung und Frührehabilitation der Phase B

> Die Verlegung von schwer betroffenen Patienten, in eine spezialisierte neurologische Frührehabilitationseinrichtung sollte auch im prolongierten Weaning so schnell wie möglich, d. h. nach Abschluss der unmittelbaren Akutbehandlung, erfolgen.

In einer Studie mit 1716 Schlaganfallpatienten konnte belegt werden, dass ein früher Beginn der Rehabilitation innerhalb der ersten Woche zu einem signifikant besseren Outcome führte als ein Beginn zwischen zwei und vier Wochen nach dem Ereignis (OR = 2,11) (Musicco et al. 2003).

In Deutschland orientiert sich die neurologische Rehabilitation an dem „BAR-Phasenmodell", entwickelt von der Bundesarbeitsgemeinschaft für Rehabilitation (BAR 1995). Die einzelnen Behandlungsphasen unterscheiden sich nicht nur in den Patientencharakteristika, sondern auch hinsichtlich der leistungsrechtlichen Zuordnung. Im Einzelnen werden die Phasen A–F unterschieden. Unter der „Phase A" versteht man die Primärbehandlung im Akutkrankenhaus. Von hier aus erfolgt dann die Verlegung in die Rehabilitationseinrichtung, wo die Behandlung als „Phase B" (neurologisch-neurochirurgische Frührehabilitation), leistungsrechtlich ebenfalls Krankenhausbehandlung (Rollnik 2009a; Rollnik et al. 2011), fortgesetzt wird.

> **Neurologische Frührehabilitation der Phase B; Eingangskriterien (BAR 1995)**
> - Bewusstlose bzw. qualitativ oder quantitativ schwer bewusstseinsgestörte Patienten (darunter auch solche mit einem sog. „apallischen Syndrom") mit schwersten Hirnschädigungen als Folge von Schädel-Hirn-Traumata, zerebralen Durchblutungsstörungen, Hirnblutungen, Sauerstoffmangel (insbesondere mit Zustand nach Reanimation), Entzündungen, Tumoren, Vergiftungen etc.
> - Patienten mit anderen schweren neurologischen Störungen (z. B. Locked-in-, Guillain-Barré-Syndrom, hoher Querschnittslähmung), die noch intensivbehandlungspflichtig sind.

Es handelt sich bei der Verlegung eines Patienten in eine geeignete Frührehabilitationseinrichtung um eine **Krankenhausdirektverlegung**. Für die Einleitung der Frührehabilitation ist also **keine Antragstellung** (wie bei anderen Rehabilitationsmaßnahmen) erforderlich. Damit keine primäre Fehlbelegung entsteht, ist als Verlegungsdiagnose aber unbedingt eine neurologische oder neurochirurgische Diagnose erforderlich, z. B. eine **„Critical Illness Polyneuropathie (CIP)"** (G62.8), die bei bis zu 70 % der kritisch Kranken beobachtet wird (Schmidt und Rollnik 2016). In der zitierten Studie korrelierte das Ausmaß der axonalen Schädigung (als Ausdruck der Schwere der CIP) übrigens mit der Rehabilitationsdauer.

Die neurologische Frührehabilitation wird im aktuellen DRG-Katalog mit der Prozedur 8–552 abgebildet.

> **Übersicht**
> *OPS 8–552: Neurologisch-neurochirurgische Frührehabilitation (OPS-Version 2021); Mindestmerkmale Strukturmerkmale:*
>
> - Frührehateam mit Behandlungsleitung durch einen Facharzt für Neurologie, Neurochirurgie, Physikalische und rehabilitative Medizin oder Kinder- und Jugendmedizin mit der Zusatzbezeichnung Neuropädiatrie, der über eine mindestens 3-jährige
>
> (Fortsetzung)

Erfahrung in der neurologisch-neurochirurgischen Frührehabilitation verfügt. Im Frührehateam muss der neurologische oder neurochirurgische Sachverstand kontinuierlich eingebunden sein
- Vorhandensein von auf dem Gebiet der neurologisch-neurochirurgischen Frührehabilitation besonders geschultem Pflegepersonal für aktivierend-therapeutische Pflege
- Vorhandensein von folgenden Therapiebereichen: Physiotherapie/Krankengymnastik, Physikalische Therapie, Ergotherapie, Neuropsychologie, Logopädie/fazioorale Therapie

Mindestmerkmale:

- Standardisiertes Frührehabilitations-Assessment in mindestens 5 Bereichen (Bewusstseinslage, Kommunikation, Kognition, Mobilität, Selbsthilfefähigkeit, Verhalten, Emotion) zu Beginn der Behandlung. Der Patient hat einen Frührehabilitations-Barthel-Index nach Schönle bis maximal 30 Punkte zu Beginn der Behandlung.
- Wöchentliche Teambesprechung mit wochenbezogener Dokumentation bisheriger Behandlungsergebnisse und weiterer Behandlungsziele.
- Der vom Patienten benötigte Einsatz der Leistungen der therapeutischen Pflege (Waschtraining, Anziehtraining, Esstraining, Kontinenztraining, Orientierungstraining, Schlucktraining, Tracheostomamanagement, isolierungspflichtige Maßnahmen u. a.) und der Therapiebereiche erfolgt in unterschiedlichen Kombinationen von mindestens 300 Minuten täglich (bei simultanem Einsatz von zwei oder mehr Mitarbeitern dürfen die Mitarbeiterminuten aufsummiert werden) im Durchschnitt der Behandlungsdauer der neurologisch-neurochirurgischen Frührehabilitation. (...)

Die Forderung, 300 min (!) Therapie am Tag zu erbringen, macht deutlich, dass ein Akutkrankenhaus eine wie in der Prozedur geforderte Frührehabilitation in der Regel nicht leisten kann. Als wichtiges Eingangskriterium gilt der Frührehabilitations-Barthel-Index (Abschn. 2.4), der ≤ 30 sein muss, was bei den allermeisten intensivmedizinisch behandelten neurologischen Patienten der Fall sein dürfte.

In besonderer Weise geht die Definition des OPS 8–552 auch auf das Behandlungsteam ein:

Die Teamorientierung in der neurologischen Rehabilitation, d. h. der multidisziplinäre Austausch über das Rehabilitationspotenzial, die Festlegung von realistischen, teilhabeorientierten Zielen und die darauf abgestimmte Modifikation des Therapieplans, ist entscheidend für den Therapieerfolg! In diesem Team ist die therapeutisch-aktivierende Pflege (durch geschultes Personal) essenziell.

2.2.1 Weaning in der neurologisch-neurochirurgischen Frührehabilitation

Eigene Daten belegen, dass 70–90 % der mit Beatmung aufgenommenen Frührehabilitanden primär erfolgreich geweant werden können (Rollnik et al. 2010, 2017a). Nach ca. zweiwöchiger Beatmungsdauer im Akutkrankenhaus gelingt das Weaning im Mittel nach zwei bis drei Wochen neurologischer Frührehabilitation (Rollnik et al. 2010; Schmidt et al. 2018). Multicenterstudien konnten eine Erfolgsquote von über 70 % bei der Beatmungsentwöhnung bestätigen (Oehmichen et al. 2012; Schmidt et al. 2018).

Diese Ergebnisse sprechen dafür, Patienten nicht erst dann in die Frührehabilitation zu verlegen, wenn die Beatmungsentwöhnung abgeschlossen ist. Vielmehr kann im prolongierten Weaning auch eine frühere Verlegung erfolgen, damit der Patient bereits von den therapeutischen Möglichkeiten in der neurologisch-neurochirurgischen Frührehabilitation profitiert.

Eine aktuelle Strukturerhebung zeigt, dass im gesamten Bundesgebiet mittlerweile Frührehabilitationseinrichtungen mit Weaningzentren entstanden sind (Rollnik et al. 2020). Auch eine S2k-Leitlinie zum prolongierten Weaning von neurologisch-neurochirurgischen Frührehabilitanden wurde mittlerweile publiziert (Rollnik et al. 2017b). Die hierin enthaltenen Empfehlungen lassen sich wie folgt zusammenfassen:

Übersicht
- Ziele der neurologisch-neurochirurgischen Frührehabilitation umfassen das Erreichen bzw. die Verbesserung von vegetativer Stabilität, Atemfunktion, Vigilanz und Bewusstsein, Schluckfunktion, Kommunikations-/Interaktionsfähigkeit, Motorik/Sensorik, Kognition, Emotion sowie Selbsthilfefähigkeit.
- Beatmete Patienten mit Erkrankungen des zentralen und/oder peripheren Nervensystems und/oder (neuro-)muskulären Erkrankungen sollten so früh wie möglich in eine neurologisch-neurochirurgische

(Fortsetzung)

Frührehabilitationseinrichtung mit intensivmedizinischer und Weaningkompetenz verlegt werden.
- In der Frührehabilitation muss ein multiprofessionelles Behandlungsteam mit neurorehabilitativer Erfahrung vorhanden sein.
- Nicht-invasive Beatmungsformen sollten bei Patienten mit neurogener Dysphagie oder prolongierter Vigilanzminderung und einer hohen Aspirationsgefahr nicht eingesetzt werden. Bei diesen Patienten sollte die geblockte Trachealkanüle als Beatmungszugang so lange verbleiben, bis keine Makroaspirationsgefahr mehr besteht.
- Im prolongierten Weaning von neurologischen Frührehabilitanden können Entwöhnungsstrategien mit schrittweise ausgeweiteten Spontanatmungsphasen eingesetzt werden.
- Frührehabilitanden gelten als erfolgreich von der Beatmung entwöhnt, wenn sie vollständig ohne Atemunterstützung (inkl. NIV) auskommen.
- Beim prolongierten Weaning in der Frührehabilitation sollten ein Dysphagie- und Trachealkanülenmanagement, Sprachtherapie, Atmungstherapie, psychologische Begleitung und eine palliativmedizinische Versorgung sichergestellt sein. (Rollnik et al. 2017b)

2.3 Weiterführende neurologische Rehabilitation

Wenn sich der Frührehabilitand in der Behandlungsphase B weiter bessert – die Dokumentation dieser Besserung erfolgt durch den Frührehabilitations-Barthel-Index (Abschn. 2.4) –, kann eine Weiterbehandlung in der Phase C oder sogar D (Anschlussrehabilitation bzw. Anschlussheilbehandlung – AHB) erfolgen. Leistungsrechtlich handelt es sich hierbei nicht mehr um eine Krankenhaus-, sondern eine Rehabilitationsbehandlung, für die ein Antrag (Phase C) bei der Krankenkasse bzw. der gesetzlichen Rentenversicherung (Phase D bei noch nicht berenteten Patienten) zu stellen ist. Voraussetzung für die Phase D (zumeist AHB) ist, dass der Rehabilitand in den Aktivitäten des täglichen Lebens Selbständigkeit erreicht hat.

Unter der Phase E versteht man v. a. medizinisch-berufliche (und auch ambulante) Rehabilitationsleistungen. Kostenträger für die medizinisch-berufliche Rehabilitation ist die gesetzliche Rentenversicherung bzw. die Bundesagentur für Arbeit. Auch hier ist zuvor eine Antragstellung erforderlich. Bei der medizinisch-beruflichen Rehabilitation handelt es sich – bei korrekter Indikationsstellung – um eine sehr erfolgreiche Rehabilitationsform mit dem Ziel der beruflichen Teilhabe. In einer multizentrischen Untersuchung zeigte sich, dass zwei Jahre nach Abschluss der Maßnahme ca. 80 % dem ersten Arbeitsmarkt zugeordnet werden konnten (Rollnik et al. 2014).

Unter der Phase F versteht man v. a. die „funktionserhaltende Dauerpflege" in dafür spezialisierten Pflegeeinrichtungen (sog. „Phase F-Einrichtungen"). Diese kommt z. B. für Heimbeatmete und Rehabilitanden mit Trachealkanüle in Frage.

Abb. 1 stellt die möglichen Pathways im Phasenmodell dar. Wichtig ist, dass nicht zwingend eine Phase auf die andere folgen muss. So kann sich z. B. ein Rehabilitand nach der Frührehabilitation der Phase B so rasch verbessern, dass gleich eine Anschlussheilbehandlung folgen kann.

2.4 Frührehabilitations-Barthel-Index (FRB)

Als wichtigstes Assessment für die korrekte Phasenzuordnung, nicht nur in der Frührehabilitation, sondern auch in nachfolgenden Rehabilitationsphasen, gilt der Frührehabilitations-Barthel-Index (FRB; Tab. 1) (Rollnik 2011; Pohl et al. 2010).

Der Medizinische Dienst (MD) gründet seine Entscheidungen auf den FRB, auch wenn andere Instrumente vorgeschlagen wurden, um rehabilitative Fortschritte und Outcome zu erfassen (Rollnik et al. 2012). Der FRB liegt in unterschiedlichen Versionen vor und gliedert sich in einen Frührehabilitation-Index (FRI) (Rollnik 2011; Pohl et al. 2010) und einen Barthel-Index (BI). Während im Frührehabilitations-Index nur Minuspunkte vergeben werden (z. B. absaugpflichtiges Tracheostoma 50 Maluspunkte), ergibt der Barthel-Index Pluspunkte. Der Barthel-Index drückt das Ausmaß der Selbstständigkeit in den Aktivitäten des täglichen Lebens („Activities of Daily Living" – ADL) aus. Je höher der Punktwert (Spannbreite 0–100), desto unabhängiger ist der Patient, d. h. desto weniger Hilfe benötigt er im Alltag. Der Barthel-Index kann in späteren Rehabilitationsphasen auch zur Verweildauerabschätzung herangezogen werden (Rollnik 2009b).

Anwendungsbeispiel für den Frührehabilitations-Barthel-Index (FRB)
- Frührehabilitations-Index (FRI): – 50 Punkte wegen eines absaugpflichtigen Tracheostomas
- Barthel-Index (BI): + 50 Punkte
- Summe Frührehabilitations-Barthel-Index (FRB): 0 Punkte

Der Patient ist also der Frührehabilitationsphase **B** (≤ 30) zuzuordnen.

Hilfestellungen zum Frührehabilitations-Barthel-Index, zur korrekten Phasenzuordnung und Antragsformulare zum Download sind auf der Homepage der BDH-Klinik Hessisch Oldendorf unter https://www.bdh-reha.de/bdh-klinik-hessisch-oldendorf/klinikportrait/bdh-klinik-fuer/zuweiser.php?navid=588567588567 zu finden.

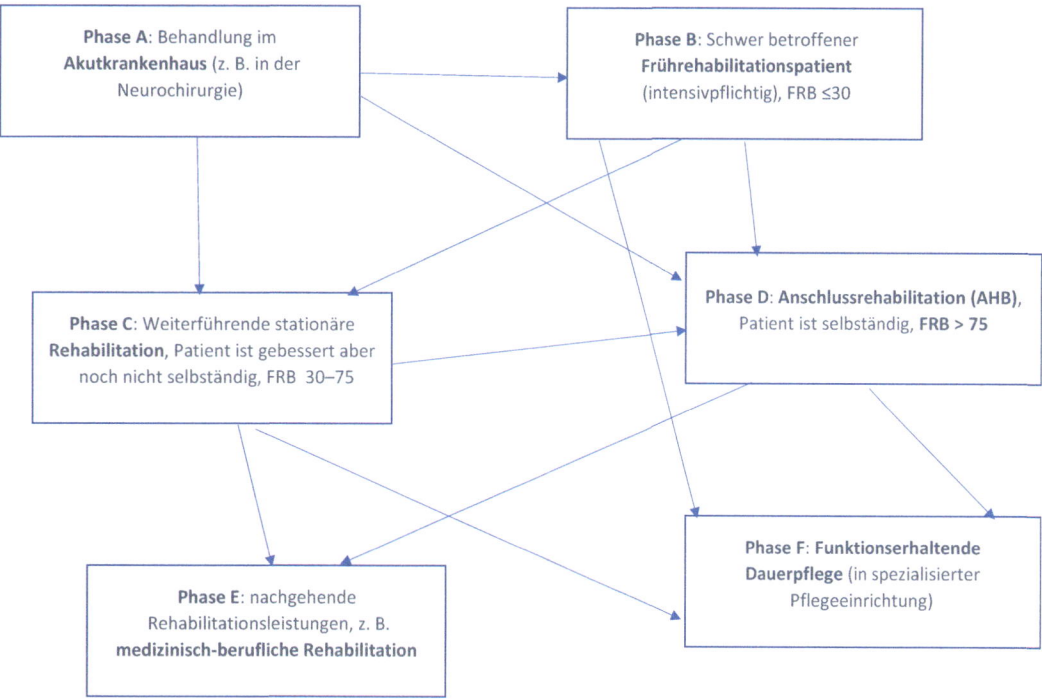

Abb. 1 Phasenmodell der neurologischen Rehabilitation (FRB = Frührehabilitations-Barthel-Index). (Nach BAR 1995)

3 Krankheitsbilder in der neurologisch-neurochirurgischen Frührehabilitation

3.1 „Apallisches Syndrom" (G93.80)

3.1.1 Klinisches Bild

Neurologen scheuen die „Diagnose" des „apallischen Syndroms", da diese oft nicht zutreffend ist. Der Begriff „Syndrom" drückt schon aus, dass keine Aussagen zur Ätiologie mit ihm verbunden sind. Definitionsgemäß versteht man unter einem „apallischen Syndrom" einen subakuten oder chronischen Ausfall sämtlicher Funktionen des zerebralen Kortex (= Pallium) und damit der Großhirnfunktion (Lücking 1977). Dies trifft nur bei einem geringen Prozentsatz der Patienten wirklich zu, sodass es sinnvoller erscheint, die syndromalen Begriffe einer Bewusstseinsstörung zu verwenden, insbesondere Koma, „Unresponsive Wakefulness Syndrome" (UWS, Syndrom der reaktionslosen Wachheit, bei Fehlen jeglicher Interaktion mit der Umwelt) und „Minimally Conscious State (MCS)" (Syndrom des minimalen Bewusstseins, einfache Interaktion). Eine Übersicht dazu findet sich in Tab. 2 (Rollnik und Altenmüller 2014). Bereits der Nachweis von kortikalen somatosensibel evozierten Potenzialen (SSEP) schließt ein „apallisches Syndrom" aus.

Des Weiteren wird dem „apallischen Syndrom" häufig eine Irreversibilität unterstellt. Diese Annahme trifft bei Weitem nicht in allen Fällen zu:

> „Apallische Syndrome" traumatischer Genese können sich innerhalb von 12 Monaten zurückbilden, bei nichttraumatischer Genese (z. B. hypoxischer Hirnschaden) zeigt eine Persistenz von mehr als 3 Monaten eine schlechte Prognose an (Hagel und Rietz 1998).

Nach schwersten Hirnschädigungen wird klinisch oft zunächst ein komatöses Bild beobachtet, das dann in ein UWS oder MCS übergehen kann. Die Krankenbeobachtung Bewusstseinsgestörter ist eine Teamaufgabe, bei der das Pflegepersonal besonders gefordert ist. Pflegende verbringen viel mehr Zeit am Patienten als Therapeuten und Ärzte. Dennoch ist es wichtig, *alle* Mitarbeiter des Teams zu schulen, damit sie Remissionszeichen (Hinweise auf eine Interaktion mit der Umwelt) erkennen und reproduzieren können. Die korrekte Klassifizierung von Bewusstseinsstörungen ist prognostisch von großer Bedeutung und kann z. B. mit der Koma-Remissionsskala erfolgen (Boltzmann et al. 2021).

Remissionszeichen beim Wachkoma (Hagel und Rietz 1998). *Diese Remissionszeichen sprechen für einen Übergang vom UWS zum MCS, da Interaktionen mit der Umwelt (z. B. Reaktionen auf Schmerzreize) beobachtet werden können*

- Schmerzreaktionen mit Grimassieren und ungerichteten Abwehrbewegungen

Tab. 1 Frührehabilitations-Barthel-Index (FRB)

Einstufung nach dem Frührehabilitations-Index (FI):		
	nein	ja
Intensivmedizinisch überwachungspflichtiger Zustand	0	− 50
Absaugpflichtiges Tracheostoma	0	− 50
Intermittierende Beatmung	0	− 50
Beaufsichtigungspflichtige Orientierungsstörung	0	− 50
Beaufsichtigungspflichtige Verhaltensstörung	0	− 50
Schwere Verständigungsstörung	0	− 25
Beaufsichtigungspflichtige Schluckstörung	0	− 50
PUNKTSUMME (Minuspunkte)	(min. −325 Punkte)	

Einstufung nach dem Barthel-Index (BI):			
	nicht möglich	mit Unterstützung	selbständig
1) Essen und Trinken	0	5	10
2) Umsteigen aus dem Rollstuhl ins Bett und umgekehrt	0	5	15
3) Persönliche Pflege (Waschen)	0	0	5
4) Benutzung der Toilette	0	5	10
5) Baden/Duschen	0	0	5
6) Gehen auf ebenem Untergrund	0	10	15
6a) Fortbewegung mit Rollstuhl auf ebenem Untergrund (nur ausfüllen wenn unter 6 „nicht möglich" angekreuzt werden musste)	0	0	5
7) Treppen steigen	0	5	10
8) An-/und Ausziehen	0	5	10
9) Stuhlkontrolle	0	5	10
10) Harnkontrolle	0	5	10
PUNKTSUMME (Pluspunkte)	(max. 100 Punkte)		
GESAMTPUNKTZAHL (Frührehabilitations-Barthel-Index – FRB):			

- Augenfolgebewegungen und Fixieren von Gesichtern oder Gegenständen
- Greifbewegungen

Bei Patienten, bei denen ein „apallisches Syndrom" vermutet wird, sollten neben einer neurologischen Konsiliaruntersuchung auch neurophysiologische Untersuchungen (EEG, evozierte Potenziale) und eine Bildgebung veranlasst werden. Abb. 2a zeigt das MRT eines Patienten mit einem schweren hypoxischen Hirnschaden, Abb. 2b das zugehörige EEG.

Der Begriff „apallisches Syndrom" sollte auch deswegen nur äußerst zurückhaltend verwendet werden, weil solchen Patienten oft jegliches Rehabilitationspotenzial abgesprochen wird. Nicht selten sind „apallische Syndrome" jedoch reversibel. Zumindest können rehabilitative Therapien zu einer Pflegeerleichterung beitragen (Wheatley-Smith et al. 2012), auch dies stellt ein legitimes Rehabilitationsziel dar.

3.2 Andere Komata und Differenzialdiagnosen

Die Differenzialdiagnose der Komata ist überaus vielgestaltig, hier sei auf das ▶ Kap. 45, „Koma, metabolische Störungen und Hirntod" verwiesen. Wegen ihrer Bedeutung für die neurologische Rehabilitation sollen hier jedoch noch kurz 2 Syndrome besprochen werden: das Locked-in-Syndrom und der akinetische Mutismus.

Beim **akinetischen Mutismus** (R41.8) liegt eine erhebliche Frontalhirnschädigung vor (Abb. 3). Hierdurch kommt es zu einer extremen Antriebsstörung. Die Patienten wirken dabei wach, machen jedoch spontan keine sprachlichen, motorischen oder emotionalen Äußerungen. Durch Beobachtung der Patienten gelingt es aber rasch, ein „apallisches Syndrom" auszuschließen, da die Patienten zumindest schwache Reaktionen auf ihre Umwelt zeigen. Auch Abwehrbewegungen bei starken Schmerzreizen sind in der Regel erhalten.

Dem **Locked-in-Syndrom** (G83.5) liegt eine schwere Hirnstammschädigung zugrunde. Dadurch kommt es zu

Tab. 2 Einteilung der Bewusstseinsstörungen. Beim Minimally Conscious State (MCS) differenziert man noch ein MCS+, bei dem der Patient bereits (einfache) Aufforderungen befolgt, und ein MCS−. (Rollnik und Altenmüller 2014)

	Koma	Unresponsive Wakefulness Syndrome (UWS)	Minimally Conscious State (MCS)	
			MCS−	MCS+
Reflexartige Verhaltensmuster	+	+	−	−
Augenöffnung	−	+	+	+
„low-level behavioral responses" (z. B. visuelle Fixation, gerichtete Reaktion auf Schmerzreize, adäquate emotionale Reaktionen)	−	−	+	+
„high-level behavioral responses" (z. B. Befolgen einfacher Aufforderungen)	−	−	−	+

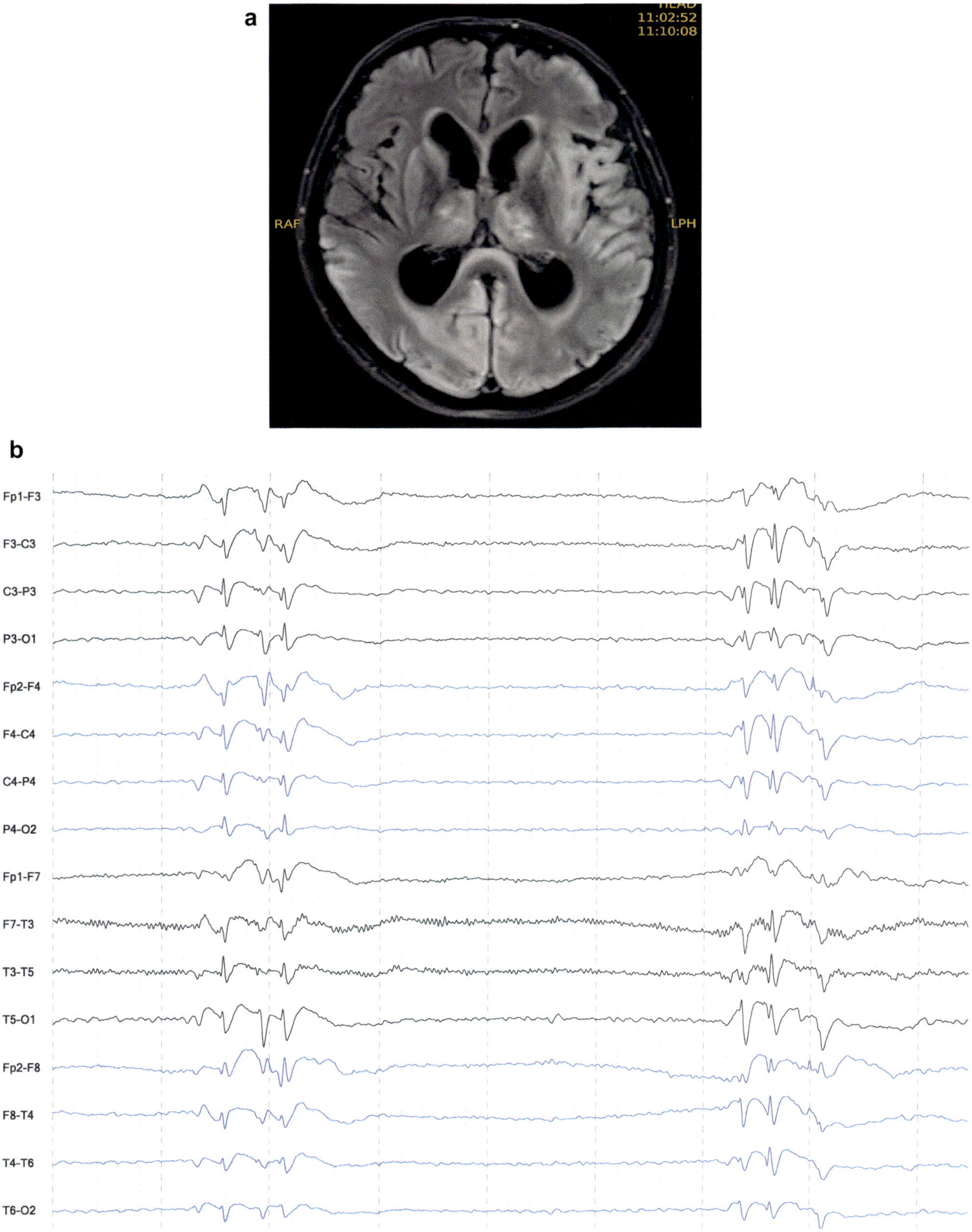

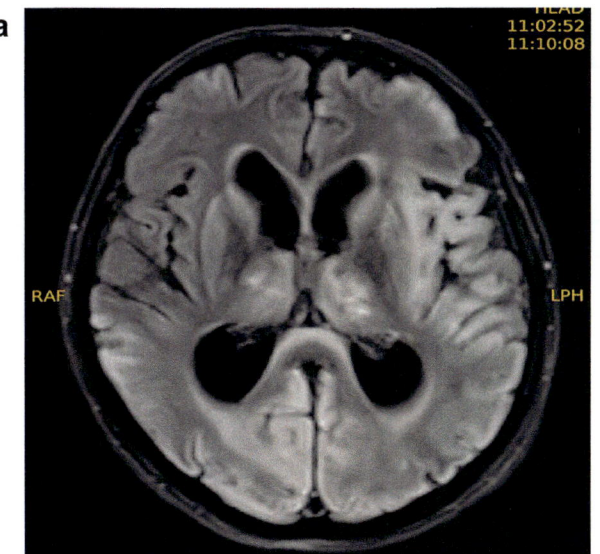

Abb. 2 **a** Kranielle Magnetresonanztomografie (MRT) einer 58-jährigen „apallischen" Patientin im UWS. Die T2-FLAIR-Sequenzen zeigten sechs Wochen nach hypoxischem Hirnschaden ausgedehnte Signalalterationen in den Bereichen, die eine besonders geringe Ischämie-Toleranz aufweisen, nämlich Kortex, Thalamus und Basalganglien. **b** Dazu korrespondierendes EEG mit einem Burst-Suppression-Muster, das die Annahme einer infausten Prognose unterstützt. Die Patientin verstarb wenige Wochen später unter palliativmedizinischer Begleitung

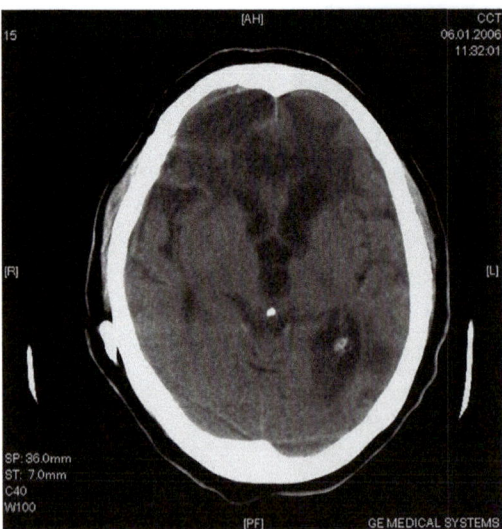

Abb. 3 Kranielle Computertomografie (CCT) einer 73-jährigen Patientin mit akinetischem Mutismus nach schwerem Schädel-Hirn-Trauma. Beidseits frontal zeigen sich ausgedehnte Kontusionsfolgen

einer Tetraparese, einem Ausfall der Hirnnervenfunktionen (mit Ausnahme der vertikalen Augen- und Lidbewegungen, über die evtl. eine Kommunikationsbasis erarbeitet werden kann) und der Hirnstammreflexe.

> Durch den Ausfall der Hirnstammreflexe beim Locked-in-Syndrom kann es zu einer Verwechslung mit dem dissoziierten Hirntod kommen. Ein EEG ist in solchen Fällen einer ausgedehnten infratentoriellen Schädigung nach den „Richtlinien zur Feststellung des Hirntods" obligat, um diese Differenzialdiagnose ausschließen zu können.

4 Therapieansätze in der neurologisch-neurochirurgischen Frührehabilitation

4.1 Neurobiologische Grundlagen

Das zentrale Nervensystem verfügt über die Fähigkeit der neuronalen Plastizität. Dieser liegen Mechanismen wie Vikariation (Funktionswiederherstellung durch eine andere Hirnregion), Plastizität kortikaler Repräsentationsfelder, kollaterale Aussprossung, synaptische Plastizität und sogar Neuroneogenese zu Grunde, die nach einer Hirnschädigung angeregt werden und zu einer Funktionswiederherstellung beitragen (Hummelsheim 1998; Nelles 2004; Gutenbrunner und Glaesener 2007). Die neurologische Rehabilitation macht sich diese Fähigkeit des Gehirns zunutze.

Um die neuronale Plastizität durch Übung optimal anzuregen, sollten folgende Therapieprinzipien beachtet werden (Hummelsheim 1998; Nelles 2004; Gutenbrunner und Glaesener 2007):

1. Repetition: Die Frage, wie oft eine Übung wiederholt werden soll, ist nicht allgemeinverbindlich zu beantworten und auch nicht entscheidend. Beim motorischen Lernen ist die Wiederholungszahl – das zeigt bereits die Alltagserfahrung von Gesunden – nicht nur abhängig von der Komplexität der motorischen Anforderung, sondern vor allem auch der individuellen Lernfähigkeit. Es gibt bei rehabilitativen Interventionen keine klare Dosis-Wirkungsbeziehung! Zudem sind Pausen essenziell, z. B. der Nachtschlaf, um motorisches Lernen zu konsolidieren.
2. Shaping: Mit Shaping ist die sukzessive Steigerung der Anforderungen gemeint. Wichtig ist, das Tempo an den Lern- bzw. Therapieerfolg anzupassen, damit es nicht zu einer Über- aber auch keiner Unterforderung kommt.
3. Aktivitäts- und Teilhabeorientierung (Aufgabenorientierung): Hierunter ist zu verstehen, dass nicht nur isolierte Teilschritte eines Bewegungsablaufs geübt werden, sondern komplexe Aktivitäten unter verschiedenen Kontextbedingungen. Das Gehirn plant Aktivitäten zielorientiert, z. B. das Gehen: Dieses wird beim aufgabenorientierten Üben nicht als isolierte Bewegung, z. B. der Fußhebung und -senkung, trainiert, sondern konkret durch das Gehen unter verschiedenen Bedingungen.

4.2 Medikamente in der Rehabilitation

Zu unterscheiden sind im Folgenden Einflüsse von Begleitmedikamenten und der gezielte Einsatz von Pharmaka zur Förderung der Rehabilitation.

Während der gezielte Einsatz von Pharmaka zur Verbesserung des Outcomes noch nicht generell empfohlen werden kann (z. B. dopaminerge Substanzen), ist von einer Reihe von Medikamenten bekannt, dass sie einen negativen Einfluss auf die Rehabilitation haben. Hierzu gehören insbesondere: Neuroleptika, Benzodiazepine, Barbiturate, Phenytoin, Clonidin und Prazosin (Paolucci und De Angelis 2006). Bei diesen „detrimental drugs" ist belegt, dass sie die neuronale Plastizität einschränken und das Outcome verschlechtern können.

> Der Einsatz von Benzodiazepinen und Neuroleptika („detrimental drugs") als Hypnotika oder Sedativa sollte in der Rehabilitation möglichst vermieden werden!

Kontrovers wird eine Amantadin-Medikation nach Schädel-Hirn-Trauma (SHT) diskutiert (Hughes et al. 2005; Kraus et al. 2005), ein genereller und unkritischer

Einsatz kann nicht empfohlen werden. Die Erfahrung lehrt aber, dass die orale Gabe von 200–300 mg/Tag Amantadin nach SHT Vigilanz und Antrieb (vielleicht auch Outcome) verbessern kann. Wir setzen Amantadin bei ausgewählten SHT-Patienten mit schwerer Antriebsminderung ein und beobachten bei nur geringen Nebenwirkungen oft ein Ansprechen.

> Die Depression ist ein häufiger Begleiter von Erkrankungen des Gehirns, nach Schlaganfall leiden daran bis zu 60 % der Patienten (Lenzi et al. 2008). Es ist bekannt, dass Depressive ein deutlich schlechteres Outcome als nicht depressive Rehabilitanden haben (Paolucci et al. 2001); nur eine konsequente antidepressive Behandlung kann das Rehabilitationsergebnis verbessern (Bilge et al. 2008).

Bei Symptomen einer Depression sollten daher moderne Antidepressiva (z. B. Escitalopram 5 mg Startdosis, 10 mg Zieldosis) permissiv eingesetzt werden.

4.3 Therapeutisch-aktivierende Pflege

Der therapeutisch-aktivierenden Pflege kommt eine große Bedeutung in der Frührehabilitation zu. Eine allgemein verbindliche Definition oder gar Abgrenzung von Grund- und Behandlungspflege zu finden, fällt schwer. Eine Annäherung könnte wie folgt lauten:

> Die Maßnahmen der therapeutischen Pflege sind darauf ausgerichtet, den Patienten im Hinblick auf Vigilanz, Kommunikation, bewusste Wahrnehmung und absichtsvolle Handlungen zu stimulieren, ungerichtete und unspezifische Unruhe zu mindern, seine eigenen Aktivitäten zu erkennen, zu unterstützen und auszubauen. Grundsätzlich wird der Patient in alle Verrichtungen aktiv einbezogen, wobei sich Art und Umfang nach den jeweiligen Ressourcen/Fähigkeiten sowie den Beeinträchtigungen richten. Selbsthilfetraining zur Anbahnung der Selbstpflegefähigkeit findet auch durch die therapeutische Gestaltung von Alltagssituationen (Körperpflege, Anziehen, Nahrungsaufnahme, Mobilisation usw.) statt. Bei jeder pflegerischen Verrichtung wird mit dem Patienten verbal/nonverbal, mimisch/gestisch und taktil Kontakt aufgenommen. Bei Patienten im Wachkoma bzw. frühen Remissionsphasen erfolgt dies immer mit einer Initialberührung, begleitet von einer kurzen verbalen Begrüßung. Vor und bei jeder Verrichtung wird beobachtet, ob der Patient den Kontakt erwidern kann; es wird beobachtet, inwieweit er während der Handlung aufmerksam ist. Willentliche Reaktionen des Patienten werden einbezogen; wenn sie adäquat zur vorgenommenen Handlung sind, werden sie gefördert und ausgebaut. Alle Handlungen, bei denen zunächst keine Unterstützung durch den Patienten erfolgt, werden in Teilsequenzen „geführt" durchgeführt. Die Prinzipien der verbalen, taktilen Vorbereitung und Stimulation sowie das „Führen" dienen der Verbesserung der Wahrnehmung und damit auch der kognitiven Stimulation (Himaj et al. 2011).

Besonders wichtig sind Lagerungstechniken, z. B. zur Spastikhemmung, aber auch Verfahren der sog. „basalen Stimulation". Hierbei ist es wichtig, dass multidisziplinär ein gemeinsames Konzept zur Versorgung schwer betroffener neurologischer Patienten erarbeitet wird. Ziel aller pflegerischen Maßnahmen ist die Erreichung einer möglichst großen Selbstständigkeit des Patienten in seinen alltagspraktischen Fähigkeiten (z. B. Mobilität, Nahrungsaufnahme).

4.3.1 Lagerungstechniken

Die Lagerung muss individuell an den Patienten angepasst sein und vom gesamten interdisziplinären Team in gleicher Weise durchgeführt werden. Lagerungen sollen dem Patienten helfen, die Körperwahrnehmung zu verbessern und aktive Bewegungen durchzuführen. Weitere Ziele sind Vermeidung von Dekubiti, Kontraktur- und Gelenkfehlstellungsprophylaxe, Tonussenkung (Spastikreduktion) und Pneumonieprophylaxe. An dieser Stelle sei auch kurz auf die in der Intensivmedizin verbreiteten Wechseldrucksysteme zur Dekubitusprophylaxe eingegangen.

> Der Nutzen von Wechseldruckmatratzen zur Dekubitusprophylaxe wird schon seit Jahrzehnten kontrovers diskutiert (Conine et al. 1990). Aus rehabilitativer Sicht sind sie vor allem deshalb problematisch, weil sie zu einer sensorischen Deprivation führen (Thome 2003), die sich ungünstig auf den Rehabilitationsprozess auswirken kann.

Die Lagerungen sollten nicht rein statisch erfolgen. Vielmehr muss dem Patienten durch die Lagerung die Möglichkeit gegeben werden, sich trotz der bestehenden Defizite aktiv zu bewegen. Die Lagerung soll die Bewegungen des Patienten nicht behindern, sondern ermöglichen und unterstützen. Zuerst bietet man daher dem Patienten Lagerungen an, die Aktivitäten erleichtern!

Durch eine dem Patienten angepasste Lagerung kann der Tonus maßgeblich beeinflusst werden, sodass Spastik gehemmt oder zumindest reduziert wird. Spastik ist nicht nur schmerzhaft für den Patienten, sondern verringert auch die Einsetzbarkeit gelähmter Extremitäten, sodass eine erhaltene Willkürmotorik behindert wird.

Bei komatösen neurologischen Patienten hat sich eine Oberkörperhochlagerung von 30° zur Hirndrucksenkung, aber auch zur Reduktion respiratorischer Komplikationen bewährt (Abb. 4).

Neben der Seitlagerung wird auch die Rückenlagerung (Abb. 5) durchgeführt, bei der allerdings das Risiko der Entwicklung von sakralen Dekubiti besteht. Wenn kein regelmäßig Lagenwechsel erfolgt.

Abb. 4 a–c Komatöser, beatmeter Patient. **a** Seitlagerung mit 30° Oberkörperhochlagerung, in leichter Schrittstellung mit Lagerung beider Füße zur Spitzfußprophylaxe. **b** Seitlagerung mit 30° Oberkörperhochlagerung. **c** Seitlagerung mit 30° Oberkörperhochlagerung

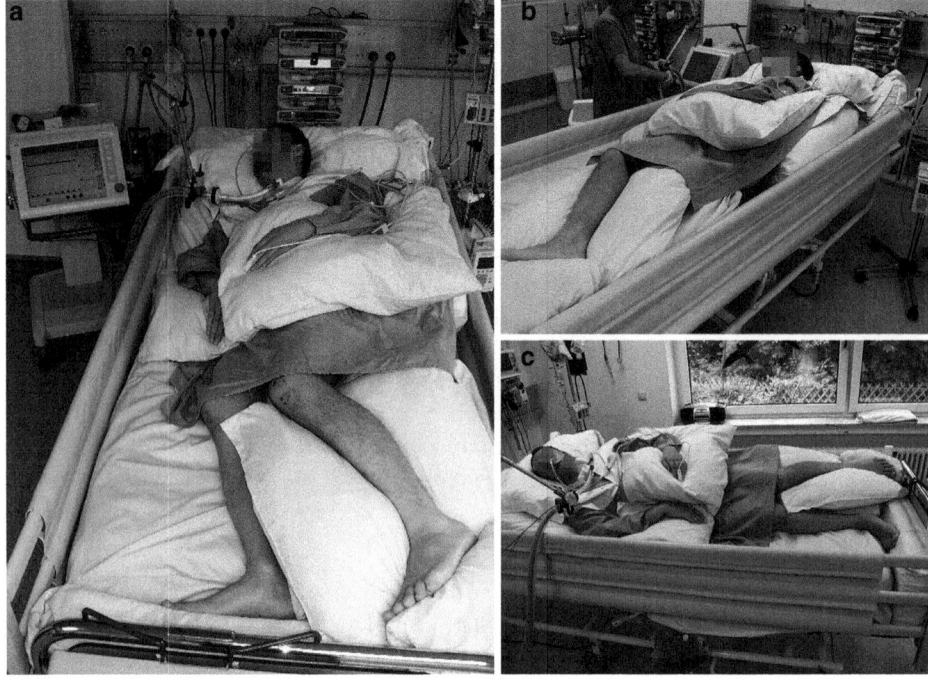

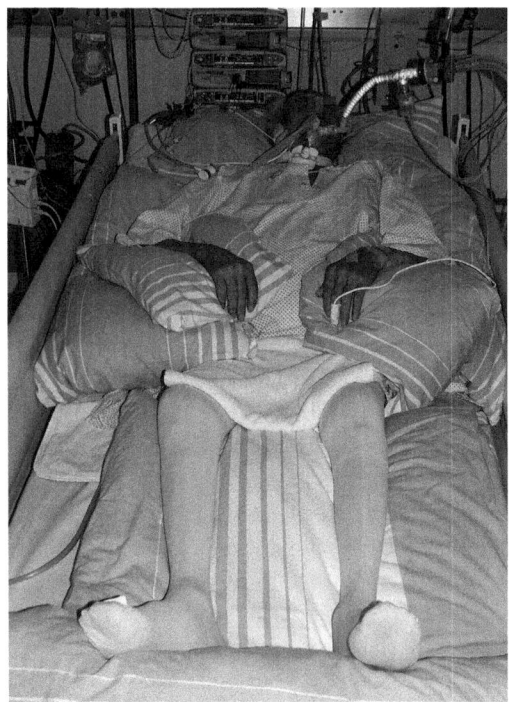

Abb. 5 Lagerung in Rückenlage mit Hochlagerung der Arme wegen Ödemen

4.3.2 Basale Stimulation

Unter basaler Stimulation versteht man die Förderung und Erhaltung der Wahrnehmung, Bewegung und Kommunikation des Patienten. Um dem Patienten ein intaktes und vollständiges Körpergefühl zu ermöglichen, werden ihm verschiedene basale Stimuli angeboten. Diese Angebote können eine dem Körper nachgeformte Ganzkörperwäsche (Abb. 6), ein bekannter Geruch, Geschmack oder auch die Darbietung akustischer Reize (z. B. Lieblingsmusik) sein. Daher ist es ganz wichtig, die Angehörigen nach Vorlieben des Patienten zu befragen.

In der Pflege, aber auch bei anderen therapeutischen Kontakten sollte der Zugang zum Patienten über die gleichzeitige Ansprache, Berührung und motorische Führung bei Sichtkontakt (wenn möglich) erfolgen (Gobiet und Gobiet 1999). Alle Handlungen, die am und in der direkten Gegenwart des Patienten geschehen, müssen zuvor angekündigt werden. Ansprache und Kontaktaufnahme erfolgen bei Hemisymptomatik immer von der betroffenen Seite aus.

4.4 Physiotherapie in der neurologisch-neurochirurgischen Frührehabilitation

Physiotherapie ist von fundamentaler Bedeutung in der neurologischen Frührehabilitation. Über die notwendige Behandlungsfrequenz lassen sich keine definitiven Aussagen treffen. Sicher ist, dass sich in Studien keine strenge Dosis-Wirkungs-Beziehung belegen lässt, „viel" bringt also auch nicht unbedingt „viel" (Rollnik 2004). Dessen ungeachtet fordert die Prozedur „neurochirurgische Frührehabilitation" (G-DRG; Abschn. 2.2) 300 min Therapie pro Tag, wobei der Anteil der Physiotherapie daran jedoch nicht spezifiziert wird. An unserer Einrichtung gilt die Regel, dass ein schwer betroffener Frührehabilitand mindestens zwei physiotherapeutische Einzelbehandlungen (je 30 min) pro Tag erhält.

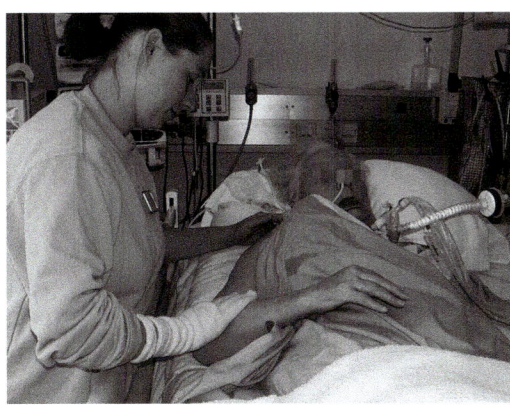

Abb. 6 Ganzkörperwaschung

Tab. 3 Aufgaben und Ziele der Physiotherapie in der neurologisch-neurochirurgischen Frührehabilitation. (Nach Greul 1995)

Aufgabenbereiche	Ziele
Lagerung	– Kontrakturprophylaxe – Vermeidung abnormer Haltungsmuster (Kopf, Rumpf, Extremitäten)
Geführte Bewegungen	– Erhaltung der freien Gelenkbeweglichkeit – Erhaltung der Dehnfähigkeit kontraktiler Gewebsstrukturen und des Gelenkspiels
Drehen und Mobilisation	– Schulung und Erlernen funktioneller Bewegungsabläufe der betroffenen Körperseite – Selbstständige Bewegung der Extremität – Freies Sitzen – Stehen

Die Aufgaben und Ziele der Physiotherapie lassen sich grob in Tab. 3 darstellen.

Für die Therapie wird der Patient vorsichtig in eine Position gebracht, die die Behandlung positiv unterstützt oder die es ihm erleichtert mitzuarbeiten. Dann kann ein an den Patienten angepasstes Bewegen erfolgen. Dabei sollte es sich nicht um ein passives Durchbewegen handeln, sondern vielmehr ein aktivierendes Bewegen.

> Beim Bewegen ist es wichtig, den Patienten nicht passiv zu bewegen, sondern dem Patienten die Möglichkeit zu geben, dass er sich auf die Bewegungen einlassen kann.

Der Therapeut vermittelt dem Rehabilitanden nur den Ansatz einer Bewegung, die er dann möglichst selbstständig initiieren sollte. Dadurch wird erreicht, dass eine Erinnerung an motorische Funktionen stattfindet, möglichst durch häufige **aktive Repetition**. Repetition ist die Grundlage aller übenden Verfahren und regt die kortikale Plastizität an – ein wichtiges neurophysiologisches Substrat der Funktionswiederherstellung (Rollnik 2004).

Hände, Füße und der Mund sollten sehr frühzeitig Beachtung in der Therapie erhalten, da diesen große kortikale Repräsentationsareale zugeordnet sind. So kann man den Patienten z. B. sehr gut eine Bewegung der Hand zum Mund initiieren lassen (Abb. 7 und 8).

Für den Erhalt der Gelenkbeweglichkeit ist es auch wichtig, dass die Muskulatur ihre physiologische Länge behält (Abb. 8). Durch frühzeitige Aktivierung und Bewegung über das gesamte Bewegungsausmaß kann einer Muskelverkürzung vorgebeugt werden. Durch ein frühzeitiges Aktivieren der Muskulatur wird auch das Risiko von Spastizität reduziert. Durch besondere Behandlungstechniken (nach Bobath) wird darüber hinaus der Spastik entgegengewirkt.

In diesem Zusammenhang soll auch darauf hingewiesen werden, dass sich eine spastische Tonuserhöhung bei zentralen Lähmungen in der Regel erst im Verlauf von Wochen einstellt. Nach Rückenmarkschädigungen liegt z. B. initial ein sog. „spinaler Schock" vor, der mit Areflexie und schlaffen Paresen einhergeht. Dennoch muss die Physiotherapie bereits in der Akutphase einsetzen, um einer erst Wochen später einsetzenden Spastik entgegenzuwirken (z. B. mit Methoden aus der Bobath-Lehre).

Stärkung der Atemmuskulatur und Pneumonieprophylaxe sind ebenfalls Aufgaben der Physiotherapie. Zur Anwendung kommen hier Interkostalausstreichungen (Abb. 9a), Packegriffe, manuelle und mechanische Vibrationen, Kontaktatmung (Abb. 9b), unterschiedliche Lagerungen und das frühzeitige Vertikalisieren des Patienten.

Die Patienten sollten nach Absprache mit den Ärzten möglichst früh an die Bettkante mobilisiert werden. Die Vertikalisierung findet unter striktem Monitoring statt (Abb. 10). Durch diese frühzeitige Mobilisation kann eine Steigerung des Wachheitsgrades, eine veränderte und vertiefte Atmung, eine Tonusregulierung durch die Aktivierung der autochthonen Rückenstrecker und ein Kreislauftraining erreicht werden.

Während jeder Therapie muss auf die korrekte Stellung der Gelenkpartner zueinander geachtet werden, da sonst Schmerzen auftreten können. Auf Schmerz wiederum reagiert der Patient kontraproduktiv mit einer Abwehrspannung und Tonuserhöhung.

4.5 Atmungstherapie

In den letzten 15 Jahren hat sich als wichtige, neue therapeutische Disziplin die Atmungstherapie etabliert, vor allem im prolongierten Weaning (Rollnik et al. 2017b; Schönhofer et al. 2019). In einer eigenen Untersuchung über den Einfluss der Atmungstherapie auf die Pneumonierate in der neurologisch-neurochirurgischen Frührehabilitation konnte zwar keine niedrigere Inzidenz belegt werden, allerdings waren die Patienten im Vergleich zu einem historischen Kontrollkollektiv deutlich schwerer betroffen (Schmidt et al. 2019). Immerhin konnte die Studie einen günstigen Einfluss der Dysphagietherapie belegen (Schmidt et al. 2019).

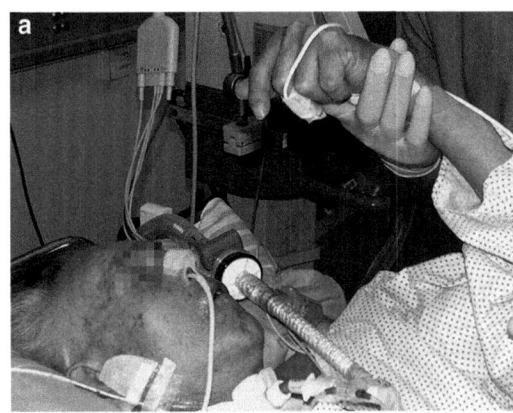 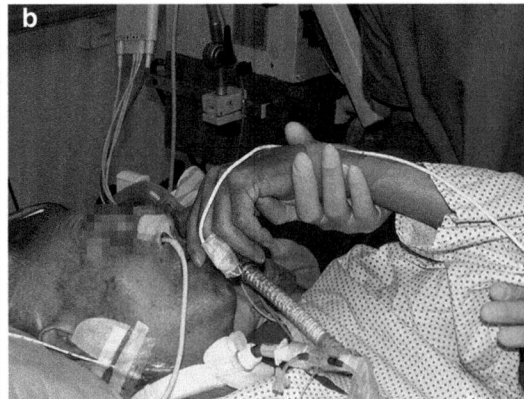

Abb. 7 a, b Präsentation der Hand am Mund. a Vorbereitung. b Erste Kontaktaufnahme der Hand mit dem Mund

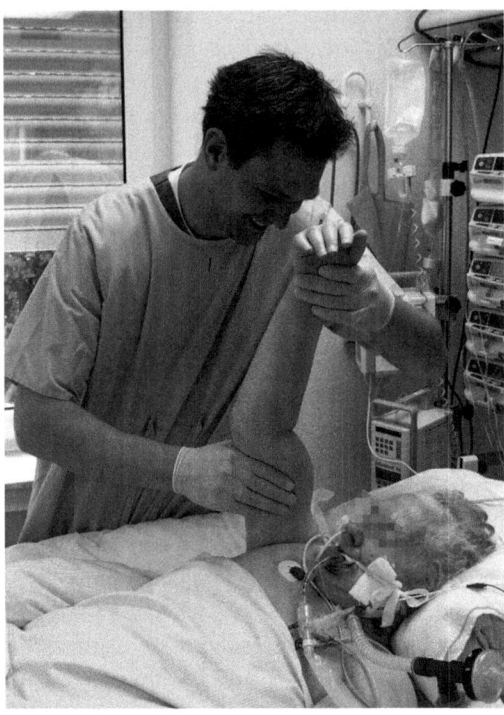

Abb. 8 Bewegungsanbahnende Übungen, auch zur Kontrakturprophylaxe

Pflegekräften, Logopäden und Physiotherapeuten steht die Weiterbildung Atmungstherapie offen. Unter ärztlicher Aufsicht und durch Delegation besetzt die Atmungstherapie Tätigkeitsfelder in der Beatmungsmedizin und Prophylaxe pulmonaler Infekte (z. B. der ventilatorassoziierten Pneumonie, VAP). Atmungstherapeuten arbeiten in der neurologisch-neurochirurgischen Frührehabilitation in einem multidisziplinären Team, zusammen mit Ärzten, Logopäden, Physiotherapeuten und Pflegenden (Rollnik et al. 2017b).

Auch in der Befundung und Diagnostik übernimmt die Atmungstherapie unterstützende Aufgaben, u. a. Blutgasanalysen, transkutane Kapnometrien, Spirometrie- bzw. Peak-Cough-Flow-Messungen und die Auskultation der Lunge.

Zum therapeutischen Spektrum gehören beispielsweise das Atemwegs- und Sekretmanagement, atemtherapeutische Maßnahmen, die pneumologische Rehabilitation, Raucherentwöhnung, Aerosoltherapie, Sauerstofftherapie, Trachealkanülenmanagement, Schulung und Anleitung von Patienten, Angehörigen und Personal sowie die Palliativbetreuung zur Symptomkontrolle (Schönhofer et al. 2019).

Besonders in der neurologisch-neurochirurgischen Frührehabilitation nehmen das Weaning von einer invasiven Beatmung (seltener von einer nicht-invasiven, auf Grund der regelhaft bei neurologischen Patienten prävalenten Dysphagie) und die Einbindung in das Entlassungsmanagement bei Langzeitsauerstofftherapie (LTOT), die Einstellung auf eine Heimbeatmung bei frustranem Weaning (Kategorien 3bI, 3bII und 3cI nach Schönhofer et al. 2019) und die Umstellung von einer invasiven auf eine nicht-invasive Beatmung einen großen Raum der täglichen Arbeit ein.

Je nach Störungsbild, Komorbiditäten und Klinik werden neurologische Patienten kontinuierlich oder diskontinuierlich vom Respirator entwöhnt (Rollnik et al. 2017b). Der jeweilige Beatmungsmodus sowie die Inhalations- und Sauerstofftherapie werden täglich an die individuelle Belastbarkeit des Patienten angepasst. Zur Atelektasen- und Pneumonieprophylaxe werden bestimmte Lagerungen (s. Abb. 11, 12 und 13), Mobilisation sowie aktive und passive Atemübungen und Atemtrainer angeboten. In den Bereich des Sekretmanagements fallen die Aufrechterhaltung der mukoziliären Clearance, welche häufig bei intubierten und kanülierten Patienten eingeschränkt ist, sowie die tussive Clearance, welche ggf. mittels Cough Assist unterstützt werden kann (Rollnik et al. 2017b; Schönhofer et al. 2019).

Die Frühmobilisation sowie das Dysphagie- und Trachealkanülenmanagement stellen für das Weaning einen wichtigen Faktor dar (Rollnik et al. 2017b). Je nach Belastbarkeit können Therapien so abgestimmt werden, dass physiotherapeutische Interventionen, wie Steh- oder Gangtraining, auch unter laufender Beatmung stattfinden können. Durch Entblocken der Trachealkanüle – vor allem in Phasen der

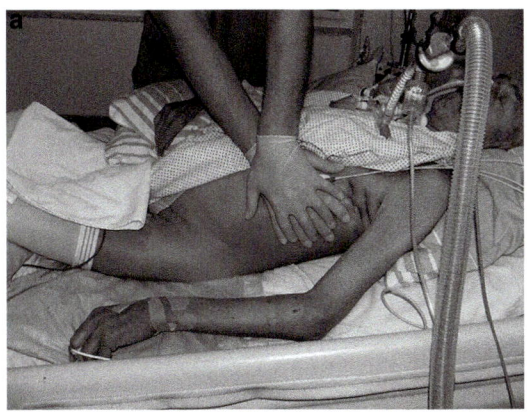 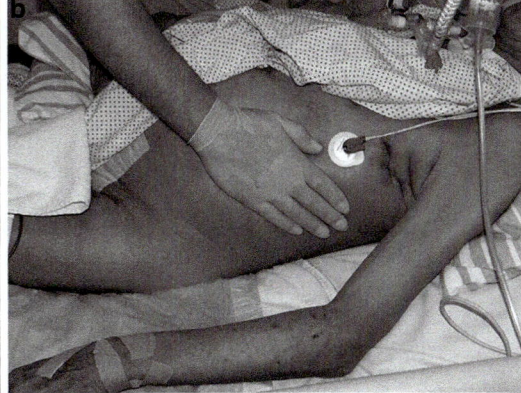

Abb. 9 a, b Behandlung der Atemmuskulatur. a Interkostalausstreichungen. b Kontaktatmung

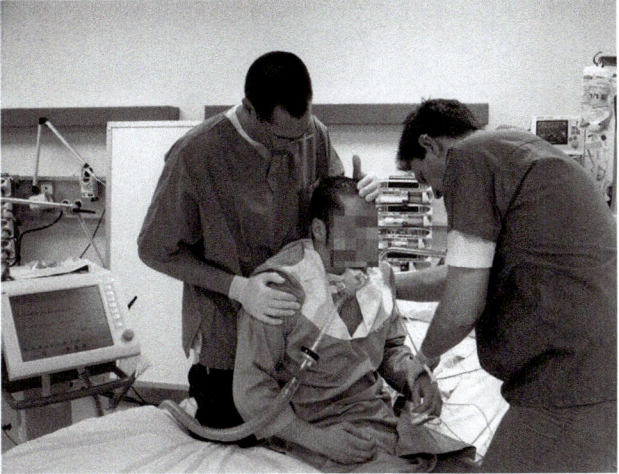

Abb. 10 Vertikalisieren eines beatmeten Patienten mit 2 Therapeuten

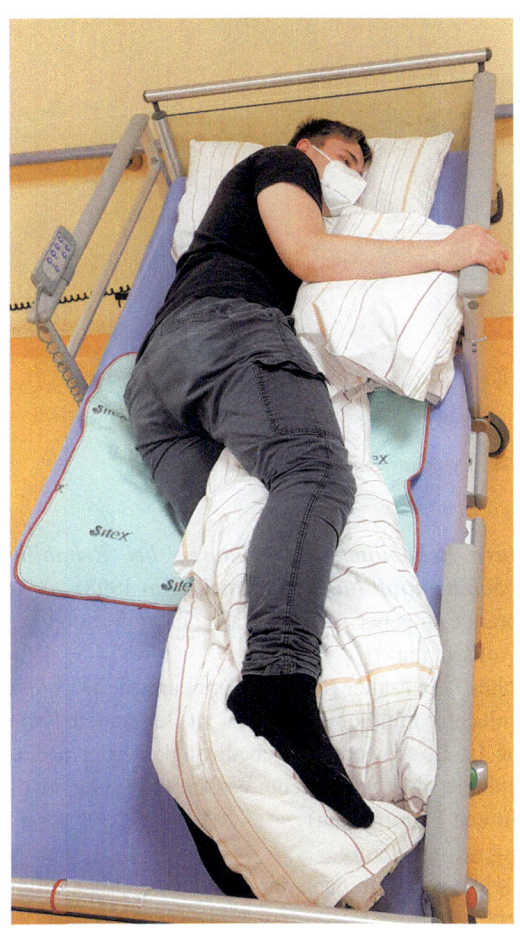

Abb. 11 Demonstration der „Good-Lung-Down"-Lagerung

Spontanatmung – kann zudem die sprachliche Kommunikationsfähigkeit erhalten bzw. verbessert werden.

5 Rehabilitationsprognose

Beim „apallischen Syndrom" wurde bereits auf prognostische Kriterien eingegangen. Auch wurde weiter oben dargestellt, dass sich immerhin ca. 40 % der Frührehabilitationsfälle so weit bessern, dass sie in nachfolgende Rehabilitationsphasen übergeleitet werden können, nur etwa jeder 5. Fall wird primär in eine Pflegeeinrichtung verlegt (Rollnik und Janosch 2010).

Dennoch ist es aus Sicht des Rehabilitationsmediziners überaus wichtig, den Angehörigen eines schwer betroffenen Patienten, v. a. nach einem hypoxischen Hirnschaden, bereits in der Akutklinik eine realistische Prognoseeinschätzung zu vermitteln. Unterbleibt dies, so kommt es nicht selten in der Rehabilitationseinrichtung zu erheblichen Spannungen zwischen Angehörigen und Behandlern. Dies wiederum kann den Rehabilitationsverlauf empfindlich stören.

Zur Prognosestellung ist v. a. auch die Kenntnis negativer Prädiktoren wichtig. Für Rehabilitanden nach einem Schlaganfall sind diese Faktoren wohl bekannt und lassen sich auch auf andere neurologische Erkrankungen übertragen (Übersicht).

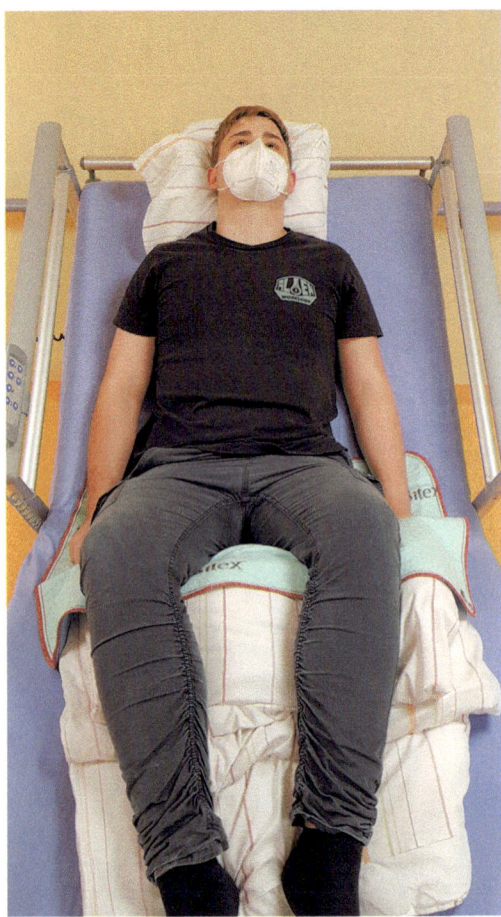

Abb. 12 Demonstration Lagerung im Sitzbett

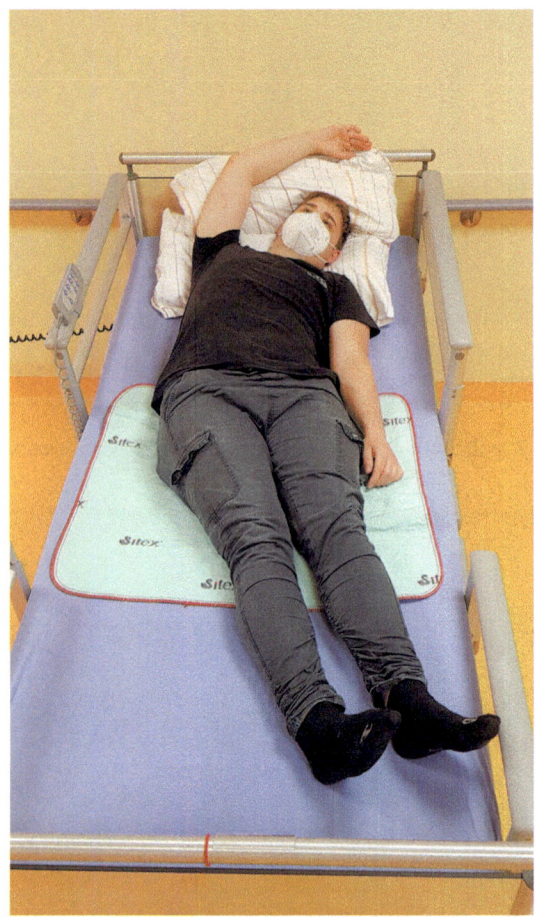

Abb. 13 Demonstration „Halbmond"-Lagerung (Drehdehnlagerung)

Negative Rehabilitationsprädiktoren bei Rehabilitanden nach Schlaganfall (nach* Hummelsheim 1998*)
- Vorangegangener Schlaganfall (auch: vorangegangener Myokardinfarkt)
- Hohes Lebensalter (Begleiterkrankungen, Morbidität)
- Schlechter funktioneller Status zu Beginn der Rehabilitation (z. B. schwere Pflegebedürftigkeit wegen einer Hemiplegie, d. h. ohne jede Willkürbewegung in den gelähmten Extremitäten)
- Kognitive Defizite
- Neglect und Störungen der räumlichen Orientierung
- Depression
- Blasen- und Mastdarminkontinenz
- Mangelnde Motivation
- Längerer Zeitraum zwischen Schlaganfallereignis und Rehabilitationsbeginn
- Gestörte Haltungskontrolle

Diese negativen Prädiktoren wurden auch in aktuellen Studien größtenteils bestätigt (Rollnik 2012b). Als Morbiditätsmaß gilt auch die Besiedelung mit multiresistenten Erregern. Patienten mit solchen Problemkeimen haben eine schlechtere Rehabilitationsprognose und können seltener vom Respirator entwöhnt werden (Rollnik 2018; Schmidt et al. 2018).

Auch wenn höheres Lebensalter das Outcome limitiert, sollte älteren Patienten eine Chance auf Rehabilitation nicht versagt werden, da auch für diese Patientengruppe substanzielle Pflegeerleichterungen und relevante Teilhabeziele erreicht werden können.

6 Fazit

Neurologische und neurochirurgische Patienten sollten zügig in eine fachspezifische Frührehabilitation verlegt werden. Direktverlegungen aus dem Akutkrankenhaus sind ohne vorherigen Kostenübernahmeantrag bei der Krankenkasse möglich.

Bereits während der Akutbehandlung sollten frührehabilitative Behandlungsansätze implementiert werden. Hierzu zählen eine therapeutisch-aktivierende Pflege mit speziellen Lagerungstechniken und Maßnahmen der basalen Stimulation, eine Frühmobilisation durch die Physiotherapie, Atmungstherapie und das Dysphagiemanagement.

Wichtig ist, dass nicht voreilig, z. B. durch die irreführende Diagnose eines „apallischen Syndroms", die Weichen in eine Pflegeeinrichtung gestellt werden. In Deutschland hat nach dem Sozialgesetzbuch jeder Patient einen Anspruch auf Rehabilitation vor Pflege!

Um die Zusammenarbeit zwischen Akutkrankenhäusern und Rehabilitationseinrichtungen zu verbessern, sollten beide Glieder der Behandlungskette eng kommunizieren. Wünschenswert wäre, dass sich Intensivmediziner in „ihren" Rehabilitationseinrichtungen vor Ort einen Überblick über deren Möglichkeiten und Grenzen verschaffen, um dann gezielt Patienten zuweisen zu können.

In vielen Frührehabilitationseinrichtungen gibt es Beatmungsplätze, aber nur in sehr wenigen auch die Möglichkeit einer anschließenden medizinisch-beruflichen Rehabilitation (Phase E) (Rollnik et al. 2013). Letzteres wäre für einen berenteten Patienten irrelevant, für einen jungen Rehabilitanden, der sein Berufsleben noch vor sich hat, jedoch unbedingte Voraussetzung für eine erfolgreiche Teilhabe. Daher ist es notwendig, das Behandlungsspektrum kooperierender Rehabilitationseinrichtungen zu kennen.

Eine korrekte Prognosestellung hilft, den Angehörigen eine realistische Sichtweise über das Outcome zu vermitteln.

Danksagung
Für die Bereitstellung von Bildmaterial und inhaltliche Beratung bedanke ich mich bei Herrn Harenkamp, Herrn von der Heyde und Herrn Schnepper (Physiotherapie der BDH-Klinik Hess. Oldendorf). Für das Kapitel Atmungstherapie bedanke ich mich bei Frau Rohlfes (Atmungstherapie der BDH-Klinik Hess. Oldendorf) für Text- und Bildbeiträge.

Literatur

Bilge C, Koçer E, Koçer A, Türk Börü U (2008) Depression and functional outcome after stroke: the effect of antidepressant therapy on functional recovery. Eur J Phys Rehabil Med 44:13–18

Boltzmann M, Schmidt SB, Gutenbrunner C, Krauss JK, Stangel M, Höglinger GU, Wallesch CW, Rollnik JD (2021) The influence of the CRS-R score on functional outcome in patients with severe brain injury receiving early rehabilitation. BMC Neurol 21:44

Bundesarbeitsgemeinschaft für Rehabilitation (1995) Empfehlungen zur Neurologischen Rehabilitation von Patienten mit schweren und schwersten Hirnschädigungen in den Phasen B und C. BAR Publikation, Frankfurt am Main

Conine TA, Daechsel D, Lau MS (1990) The role of alternating air and Silicore overlays in preventing decubitus ulcers. Int J Rehabil Res 13:57–65

Gobiet W, Gobiet R (1999) Frührehabilitation nach Schädel-Hirn-Traum. Springer, Berlin/Heidelberg/New York, S 89–107

Greul W (1995) Rehabilitative Medizin systematisch. Uni-Med, Lorch, S 193–198

Gutenbrunner C, Glaesener JJ (2007) Rehabilitation, Physikalische Medizin und Naturheilverfahren. Springer, Heidelberg

Hagel K, Rietz S (1998) Die Prognose des apallischen Syndroms. Anästhesist 47:677–682

Himaj J, Müller E, Fey B, Neumaier S, Waibel B, Dirschedl P, Wallesch CW (2011) Elzacher Konzept und Leistungskatalog der therapeutischen Pflege in der neurologischen Frührehabilitation (Phase B). Rehabilitation (Stuttg) 50:94–102

Hughes S, Colantonio A, Santaguida PL, Paton T (2005) Amantadine to enhance readiness for rehabilitation following severe traumatic brain injury. Brain Inj 19(14):1197–1206

Hummelsheim H (1998) Neurologische Rehabilitation. Springer, Berlin/Heidelberg/New York, S 43–46

Kraus MF, Smith GS, Butters M et al (2005) Effects of the dopaminergic agent and NMDA receptor antagonist amantadine on cognitive function, cerebral glucose metabolism and D2 receptor availability in chronic traumatic brain injury: a study using positron emission tomography (PET). Brain Inj 19(7):471–479

Lenzi GL, Altieri M, Maestrini I (2008) Post-stroke depression. Rev Neurol (Paris) 64:837–840

Lücking CH (1977) Clinical pathophysiology of the apallic syndrome. In: Dalle Ore G et al (Hrsg) Apallic syndrome. Springer, Berlin/Heidelberg/New York, S 129–132

Musicco M, Emberti L, Nappi G, Caltagirone C (2003) Italian multicenter study on outcomes of rehabilitation of neurological patients. Arch Phys Med Rehabil 84:551–558

Nelles G (2004) Neurologische Rehabilitation. Thieme-Verlag, Stuttgart, S 2004

Oehmichen F, Ketter G, Mertl-Rötzer M, Platz T, Oehmichen F, Puschendorf W, Rollnik JD, Schaupp M, Pohl M (2012) Beatmungsentwöhnung in neurologischen Weaningzentren. Eine Bestandsaufnahme der AG Neurologische Frührehabilitation. Nervenarzt 83:1300–1307

Paolucci S, De Angelis D (2006) New developments on drug treatment rehabilitation. Clin Exp Hypertens 28(3–4):345–348

Paolucci S, Antonucci G, Grasso MG, Morelli D, Troisi E, Coiro P, De Angelis D, Rizzi F, Bragoni M (2001) Post-stroke depression, antidepressant treatment and rehabilitation results. A case – control study. Cerebrovasc Dis 12:264–271

Pohl M, Bertram M, Hoffmann B, Joebges M, Ketter G, Krusch C, Pause M, Platz T, Puschendorf W, Rollnik J, von Rosen F, Schaupp M, Schleep J, Spranger M, Steube D, Thomas R, Voss A (2010) Der Frühreha-Index: Ein Manual zur Operationalisierung. Rehabilitation (Stuttg) 49:22–29

Pohl M, Bertram M, Bucka C, Hartwich M, Jöbges M, Ketter G, Leineweber B, Mertl-Rötzer M, Platz T, Rollnik JD, Scheidtmann K, Thomas R, von Rosen F, Wallesch C, Woldag H, Peschel P, Mehrholz J (2016) Rehabilitationsverlauf von Patienten in der neurologisch-neurochirurgischen Frührehabilitation: Ergebnisse einer multizentrischen Erfassung im Jahr 2014 in Deutschland. Nervenarzt 87:634–644

Rollnik JD (2004) Kontrollierte Studien über die Effektivität physiotherapeutischer Maßnahmen nach Hirninfarkt (Dosis-Wirkungs-Beziehungen). In: Gutenbrunner C, Weinmann G (Hrsg) Krankengymnastische Methoden und Konzepte. Springer, Berlin/Heidelberg/New York, S 52–53

Rollnik JD (2009a) Veränderungen im Anforderungsprofil an die neurologisch/neurochirurgische Frührehabilitation der Phase B. Akt Neurol 36:368–371

Rollnik JD (2009b) Der Barthel-Index als Verweildauerprädiktor in der neurologischen Rehabilitation. Rehabilitation (Stuttg) 48:91–94

Rollnik JD (2011) The Early Rehabilitation Barthel Index (ERBI). Rehabilitation (Stuttg) 50:408–411

Rollnik JD (2012a) Grundlagen der Palliativmedizin und Prognosestellung. In: Rollnik JD (Hrsg) Die neurologisch-neurochurgische Frührehabilitation. Springer, Berlin/Heidelberg/New York, S 365–371

Rollnik JD (2012b) Die neurologisch-neurochirurgische Frührehabilitation. Springer, Berlin/Heidelberg/New York

Rollnik JD (2018) Einfluss einer Besiedelung mit multiresistenten Erregern (MRE) auf das Outcome neurologischer Rehabilitanden. Neurol Rehabil 24:298–300

Rollnik JD, Altenmüller E (2014) Music in disorders of consciousness. Front Neurosci 8:190

Rollnik JD, Janosch U (2010) Verweildauerentwicklung in der neurologischen Frührehabilitation. Dtsch Ärztebl 107:286–292

Rollnik JD, Berlinghof K, Lenz O, Bertomeu A (2010) Beatmung in der neurologischen Frührehabilitation. Akt Neurol 37:316–318

Rollnik JD, Platz T, Böhm KD, Weber R, Wallesch CW (2011) Argumente für eine Zuordnung der neurologisch-neurochirurgischen Frührehabilitation (Phase B) zum Krankenhausbereich (§ 39 SGB V). Positionspapier der Kliniken des BDH Bundesverband Rehabilitation. Akt Neurol 38:362–368

Rollnik JD, Neunzig HP, Seger W (2012) Versuch einer Operationalisierung und praxisorientierten Erweiterung des Frühreha-Indexes („niedersächsischer Frühreha-Index"). Rehabilitation (Stuttgart) 51:194–199

Rollnik JD, Riedel K, Schmiedel B (2013) Qualitätsanforderungen an Einrichtungen der medizinisch-beruflichen Rehabilitation (Phase II). Prävent Rehabil 25:14–17

Rollnik JD, Sailer M, Kiesel J, Karbe H, Harms J, Busch C, Eckhardt R, Spranger M, Rixecker D, Knickenberg RJ, Weber R, Hesselschwerdt HJ, Scheidtmann K, Köhler M, Müller PT, Specht U, Schmelter T, Hoff-Emden H, Urbach D, Lecheler J (2014) Multizentrische Evaluationsstudie zur medizinisch-beruflichen Rehabilitation (MEmbeR). Rehabilitation (Stuttg) 53:87–93

Rollnik JD, Krauss JK, Gutenbrunner C, Wallesch C, Münte T, Stangel M (2017a) Weaning of neurological early rehabilitation patients from mechanical ventilation: a retrospective observational study. Eur J Phys Med Rehabil 3:441–446

Rollnik JD, Adolphsen J, Bauer J, Bertram M, Brocke J, Dohmen C, Donauer E, Hartwich M, Heidler MD, Huge V, Klarmann S, Lorenzl S, Lück M, Mertl-Rötzer M, Mokrusch T, Nowak DA, Platz T, Riechmann L, Schlachetzki F, von Helden A, Wallesch CW, Zergiebel D, Pohl M (2017b) Prolongiertes Weaning in der neurologisch-neurochirurgischen Frührehabilitation. S2k-Leitlinie herausgegeben von der Weaning-Kommission der Deutschen Gesellschaft für Neurorehabilitation e.V. (DGNR). Nervenarzt 88:652–674

Rollnik JD, Brocke J, Gorsler A, Groß M, Hartwich M, Pohl M, Schmidt-Wilcke T, Platz T (2020) Weaning in der neurologisch-neurochirurgischen Frührehabilitation – Ergebnisse der „WennFrüh" Studie der Deutschen Gesellschaft für Neurorehabilitation. Nervenarzt 91:1122–1129

Schmidt SB, Rollnik JD (2016) Critical illness polyneuropathy (CIP) in neurological early rehabilitation: clinical and neurophysiological features. BMC Neurol 16:256

Schmidt SB, Boltzmann M, Bertram M, Bucka C, Hartwich M, Jöbges M, Ketter G, Leineweber B, Mertl-Rötzer M, Nowak DA, Platz T, Scheidtmann K, Thomas R, von Rosen F, Wallesch CW, Woldag H, Peschel P, Mehrholz J, Pohl M, Rollnik JD (2018) Factors influencing weaning from mechanical ventilation in neurological and neurosurgical early rehabilitation patients. Eur J Phys Med Rehabil 54:939–946

Schmidt SB, Reck C, Boltzmann M, Rollnik JD (2019) Einfluss der Atmungstherapie auf die Inzidenz von nosokomialen Pneumonien in der neurologisch-neurochirurgischen Frührehabilitation: Ergebnisse einer Fall-Kontroll-Analyse. Rehabilitation 58:260–268

Schönhofer B, Geiseler J, Dellweg D, Fuchs H, Moerer O, Weber-Carstens S, Westhoff M, Windisch W, Hirschfeld-Araujo J, Janssens U, Rollnik J, Rosseau S, Schreiter D, Sitter H (2019) Prolongiertes Weaning. S2k-Leitlinie herausgegeben von der Deutschen Gesellschaft für Pneumologie und Beatmungsmedizin e. V. Pneumologie 73:723–814

Thome U (2003) Neurochirurgische und neurologische Pflege. Springer, Berlin/Heidelberg/New York, S 70–71

Wheatley-Smith L, McGuinness S, Colin Wilson F, Scott G, McCann J, Caldwell S (2012) Intensive physiotherapy for vegetative and minimally conscious state patients: a retrospective audit and analysis of therapy intervention. Disabil Rehabil 35(12):1006–1004. [Epub vor Druck 26.09.2012]

Teil VII
Kardiale Störungen

Intensivtherapie bei akuter Herzinsuffizienz, kardiogenem Schock und Herzbeuteltamponade

Sonja Iken, Martin Calineata, Christian Reyher und Andreas Zierer

Inhalt

1	Akute Herzinsuffizienz und kardiogener Schock	863
1.1	Grundlagen	863
1.2	Diagnostisches Vorgehen	865
1.3	Klinik der akuten Herzinsuffizienz	868
1.4	Therapeutisches Vorgehen	869
1.5	Patientenmanagment	872
1.6	Spezielle Formen der akuten Herzinsuffizienz	876
1.7	Langzeittherapie der Herzinsuffizienz	876
2	Perikarderguss und Perikardtamponade	877
2.1	Grundlagen	877
2.2	Symptomatik und klinische Präsentation	879
2.3	Pathophysiologie der Perikardtamponade	879
2.4	Diagnostisches Vorgehen	881
2.5	Therapeutisches Vorgehen	884
	Literatur	888

1 Akute Herzinsuffizienz und kardiogener Schock

1.1 Grundlagen

Die rasch progrediente Verschlechterung der Herzfunktion aufgrund einer kardialen Dysfunktion bezeichnet man als akute Herzinsuffizienz und erfordert einen sofortigen Therapiebeginn. Dabei handelt es sich nicht um eine eigenständige Erkrankung, sondern um ein Syndrom aus verschiedenen typischen Symptomen und klinischen Zeichen, die auf dem Boden einer strukturellen oder funktionellen Herzerkrankung entstehen. Komplexe pathophysiologische Veränderungen der Herzfunktion resultieren in einer Erhöhung der intrakardialen Füllungsdrücke und letztlich einer unzureichenden Herzleistung.

▶ **Definition** Herzinsuffizienz bezeichnet die Unfähigkeit des Herzens bei normalen kardialen Füllungsdrücken den Körper durch eine ausreichende Auswurfleistung mit Sauerstoff zu versorgen.

Im perioperativen und intensivmedizinischen Bereich spielt die akute Herzinsuffizienz sowohl als primäre Erkrankung, aber auch als relevante Komorbidität eine Rolle – sei es als Dekompensation einer bereits manifesten chronischen Herzinsuffizienz oder als unabhängige Erstdiagnose. Die Extremform der akuten Herzinsuffizienz ist der kardiogene Schock: ein akutes Kreislaufversagen mit Gewebe- bzw.

Organminderperfusion und Hypoxie. Die häufigste Ursache für das Auftreten einer akuten Herzinsuffizienz oder eines kardiogenen Schocks ist der Myokardinfarkt.

Um das kardiale Grundproblem zu identifizieren, bedarf es einer zügigen und differenzierten Diagnostik, damit der Patient schnellstmöglich einer kausalen Therapie zugeführt werden kann.

1.1.1 Epidemiologie und Prognose

In den Industrienationen leiden ca. 1–2 % aller Erwachsenen an einer chronischen Herzinsuffizienz, mit einer Steigerung um mehr als 10 % bei den über 70-Jährigen. Trotz verbesserter Therapien ist die Prognose ernst. Mit 5,1 % aller Todesfälle ist die chronische Herzinsuffizienz nach der KHK die zweithäufigste Todesursache bei Frauen und die vierthäufigste Todesursache bei Männern in Deutschland.

Bei Patienten über 65 Jahre ist die akute Herzinsuffizienz der häufigste Grund für eine stationäre Krankenhausaufnahme und ist mit einer hohen Mortalität und Rehospitalisierungsrate vergesellschaftet. Eine akute Herzinsuffizienz kann als „de-novo"-Herzinsuffizienz oder als akute Dekompensation einer bereits bestehenden chronischen Herzinsuffizienz in Erscheinung treten. Die Krankenhausmortalität der akuten Herzinsuffizienz beträgt 4–10 %, die 1-Jahresmortalität 25–30 % und die Letalität nach Rehospitalisierung wird auf bis zu 45 % beziffert (McDonagh et al. 2021).

1.1.2 Ätiologie

Die Ursachen und Einflussfaktoren der akuten Herzinsuffizienz und der akut dekompensierten chronischen Herzinsuffizienz sind multifaktoriell. Häufigste primäre Ursache ist eine akute kardiale Ischämie, aber auch Arryhthmien und Klappendysfunktionen sind Faktoren, die zu einer Dekompensation führen können. Die Herzinsuffizienz stellt die gemeinsame Endstrecke zahlreicher Herz- und Kreislauferkrankungen dar und verschiedenste Erkrankungen gehen mit einer sekundären Herzleistungsminderung einher. Einen Überblick über die häufigsten Ursachen gibt Tab. 1.

1.1.3 Pathophysiologie

Der häufigste kausale Mechanismus bei der Entstehung einer Herzinsuffizienz ist die hypoxische Schädigung von Kardiomyozyten. Eine koronare Minderperfusion führt zu einem konsekutiven Zelltod mit anschließendem kardialen Remodeling – Heilungsprozesse nach akutem Myokardinfarkt, die von Inflammation, zellulärer Migration und Narbenbildung geprägt sind.

Prinzipiell beginnt die Herzinsuffizienz mit einer Schädigung der Myokardzellen, die durch Druck- bzw. Volumenbelastung oder Gewebeverlust verursacht wird. Hieraus resultiert eine Minderung der linksventrikulären Funktion, die verschiedene Gegenregulationsmechanismen in Gang setzt. Oberstes Ziel des Organismus ist es den Sauerstoffbedarf (VO_2) des Körpers zu decken. Über eine Sympathikusaktivierung wird die Herzfrequenz gesteigert, was kurzfristig eine Verbesserung des Herz-Zeit-Volumens (HZV) und eine Zunahme des Sauerstoffangebots (DO_2) bewirkt. Langfristig resultiert aber eine

Tab. 1 Ursachen und Ätiologie der Herzinsuffizienz. (Adaptiert nach McDonagh et al. 2021)

Ursache	Ätiologie
Ischämie	akutes Koronarsyndrom bei koronarer Herzkrankheit
	strukturelle Veränderungen nach Myokardinfarkt (Papillarmuskelabriss, Ventrikelaneurysma, Ventrikelseptumdefekt)
	Rechtsherzinfarkt
	Koronarembolie (Thrombus, Luft)
	Aortendissektion
Valvulär	Stenose
	Insuffizienz
	Endokarditis
	Aortendissektion
Myopathie	Myokarditis
	septische Kardiomyopathie
	Postkardiotomiesyndrom
	peripartale Kardiomyopathie
	Stresskardiomyopathie (Tako-Tsubo)
Hypertonus/Arrhythmie	hypertensive Krise
	Herzrhythmusstörungen (tachykard, bradykard)
Akute Dekompensation einer chronischen Herzinsuffizienz	Restriktion
	reduzierte Compliance
	Volumenüberladung
	veränderte Medikation
	Infektionen
	zerebraler Insult (Störung der Autoregulation)
	Operationen
	Niereninsuffizienz
	Asthma, COPD
	Alkohol- und Drogenabusus
Rechtsherzdekompensation	ARDS
	Lungenembolie
	Lungenresektionen (v. a. nach Pneumektomie)
Andere	Sepsis
	virale Infektionen
	Thyreotoxikose
	Anämie
	Shunts
	Perikardtamponade
	Contusio cordis
	Hypothermie
	Ertrinkungsunfall
	„post cardiac arrest syndrome"
	„low cardiac output syndrome" nach Herzchirurgie

weitere myokardiale Zellschädigung und die Manifestation einer Herzinsuffizienz.

Physiologische Grundlagen des Sauerstofftransportes

Sauerstoffgehalt arterielles Blut [ml O_2/dl] :
$$CaO_2 = Hb \times SaO_2 \times 1{,}34 + paO_2 \times 0{,}0031$$

Sauerstoffangebot [ml O_2/min] :
$$DO_2 = CaO_2 \times HZV$$

Sauerstoffverbrauch [ml O_2/min] :
$$VO_2 = (CaO_2 - CvO_2) \times HZV$$

Arteriovenöse Sauerstoffgehalts-Differenz :
$$avDO_2 = CaO_2 - CvO_2$$

CaO_2 = arterieller O_2-Content [ml O_2/dl], CvO_2 = venöser O_2-Content [ml O_2/dl], DO_2 = O_2-Delivery [Liter O_2/min], Hb = Hämoglobinkonzentration [g/dl], SaO_2 = arterielle Sauerstoffsättigung Hämoglobin [%], paO_2 = arterieller Sauerstoffpartialdruck [mmHg], 1,34 = Hüfner-Zahl [ml O_2/g Hb], 0,0031 = Löslichkeitskoeffizient Sauerstoff in Blutplasma bei 37 °C [ml O_2/dl x mmHg], HZV = Schlagvolumen × Herzfrequenz [l/min]

Der progrediente Abfall des HZV führt außerdem zu einer Aktivierung des Renin-Angiotensin-Aldosteron-Systems (RAAS) mit sekundär vermehrter Ausschüttung von antidiuretischem Hormon (ADH). Dies bewirkt zum einen die Vasokonstriktion von venösen Kapazitätsgefäßen, zum anderen eine erhöhte Flüssigkeitsresorption mit resultierender Zunahme des Blutvolumens. Zunächst kann durch die zunehmende Vordehnung der Myokardfibrillen die Kontraktionskraft über den Frank-Starling-Mechanismus gesteigert werden. Die Zunahme des Blutvolumens bedingt jedoch auch eine Erhöhung des zentralvenösen Drucks (ZVD) sowie eine konsekutive Druckerhöhung im linken Vorhof (Anstieg des PCWP („pulmonary capillary wedge pressure")). Dies resuliert in einer vermehrten linksventrikulären Vorlast und führt beim insuffizienten Ventrikel zur weiteren Aggravierung der Erkrankung (Circulus vitiosus). Die biatriale Druckerhöhung mündet in einer gesteigerten Flüssigkeitsexsudation v. a. in der Lunge (kardiales Lungenödem).

Auf zellulärer Ebene bewirken Änderungen in der Genexpression eine strukturelle und auch funktionelle Veränderung des myokardialen Zellgefüges (Remodeling). Zunächst kann über eine Reduktion der adrenergen β_1-Rezeptoren und der Anzahl von Ca^{2+}-ATPase-Molekülen im sarkoplasmatischen Retikulum Energie eingespart werden. Längerfristig verschlechtert die kardiale Leistungsminderung die Herzinsuffizienz jedoch zusätzlich. Eine Umfangszunahme der extrazellulären Matrix und die Änderung ihrer molekularen Zusammensetzung lassen das Herz weiter dilatieren. Um in der Systole eine ausreichende Auswurffraktion generieren zu können, erhöht sich die Wandspannung (Laplace-Gesetz). Die Überdehnung des Ventrikels und eine Veränderung der Ionenkanäle führt zum sog. ‚elektrischen Remodeling'. Dies kann u. U. Arrhythmien auslösen, welche die Patienten akut vital bedrohen können.

> Die wichtigsten Strategien der Langzeittherapie basieren auf der Modulation dieser pathophysiologischen Vorgänge.

1.1.4 Terminologie

Zeitlicher Verlauf
Anhand des zeitlichen Verlaufs unterscheidet man eine akute von einer chronischen Herzinsuffizienz. Übergänge und Kombinationen sind möglich. Vor allem im intensivmedizinischen Alltag ergibt sich häufig die Situation, dass eine chronische Herzinsuffizienz akut dekompensiert.

Linksventrikuläre (LV) Funktion
Die klinische Einteilung der Herzinsuffizienz in verschiedene Phänotypen erfolgt anhand der linksventrikulären Ejektionsfraktion. Sie wird als Quotient aus Schlagvolumen (SV) und enddiastolischem Volumen (EDV) berechnet (Bozkurt et al. 2021).

- HFrEF:
  „Heart Failure with reduced Ejection Fraction",
  LVEF $\leq$ 40 %
- HFmrEF:
  „Heart Failure with mildly reduced Ejection Fraction",
  LVEF von 41–49 %
- HFpEF:
  „Heart Failure with preserved Ejection Fraction",
  LVEF $\geq$ 50 %.
  Die HFpEF geht mit erhöhten LV-Füllungsdrücken und/oder einer Erhöhung der natriuretischen Peptide einher und wird auch als diastolische Herzinsuffizienz bezeichnet.
- HFimpEF:
  „Heart Failure with improved Ejection Fraction", Baseline-EF $\leq$ 40 % mit $\geq$ 10 % Verbesserung und einer zweiten Messung mit einer EF > 40 %.

1.2 Diagnostisches Vorgehen

Die akute Herzinsuffizienz ist kein eigenständiges Krankheitsbild, sondern vielmehr eine Manifestation von unterschiedlichen kardiovaskulären Störungen. Ihre Ursache ist häufig multifaktoriell bedingt und Symptome müssen sorgfältig differenzialdiagnostisch von anderen Krankheitsentitäten abgegrenzt werden. Ein strukturiertes, symptomorientiertes

Vorgehen ist hierbei prognostisch richtungsweisend. Die zielgerichtete Diagnostik und die adäquate Beurteilung der hämodynamischen Situation sind entscheidend für die Einleitung einer ursachenbezogenen Therapie sowie zur Therapiesteuerung.

Anamnese

Die Anamnese sollte zusätzlich zu einer standardisierten Abfrage der Symptome, Vorerkrankungen und Dauermedikation eine herzinsuffizienz-spezifische Anamnese beinhalten. Hierüber wird der Beginn des Leitsymptoms, das Vorliegen kardiovaskulärer Risikofaktoren und bei chronischer Herzinsuffizienz der Zeitpunkt und die Summe der Dekompensationen der letzten zwölf Monate eruiert.

Körperliche Untersuchung

- Inspektion: Bewusstsein, Haut, Ödeme Jugularvenen
- Palpation: Pulsqualität, Herzfrequenz, Rekapillarisierungszeit
- Auskultation: Atemgeräusch, Atemfrequenz, Herzgeräusch

Elektrokardiogramm (EKG)

Für die Diagnose einer Herzinsuffizienz weist das EKG nur eine eingeschränkte Wertigkeit auf, da Anomalien häufig unspezifisch sind und eine Herzinsuffizienz weder bestätigen noch ausschließen können (Mant et al. 2009). Dennoch kommt dem EKG eine maßgebliche Rolle in der Diagnostik zu, da sich eine Myokardischämie als häufigste ursächliche Erkrankung für das Auftreten einer akuten Herzinsuffizienz im EKG als ST-Streckenveränderung zeigt. Die frühzeitige Diagnose einer koronaren Minderdurchblutung ist insofern entscheidend, als dass Patienten mit einer koronaren Herzerkrankung ohne Zeitverlust einer koronaren Revaskularisierung zugeführt werden können. Diese Maßnahme stellt eine der wenigen kausalen Therapienansätze der akuten Herzinsuffizienz dar (Steg et al. 2012).

Thoraxröntgenaufnahme

Kardiomegalie, Stauungszeichen, Pleuraerguss, Pneumonie.

Laborchemische Untersuchungen
Routinelabor

- Kardiale Biomarker (BNP, NT-proBNP, MR-proANP, Troponin, CK, CK-MB)
- Retentionsparameter
- Blutbild (kardiorenales Anämiesyndrom)
- Serumelektrolyte (Hyponatriämie, Hypokaliämie)
- Transaminasen (Stauungsenzyme)
- Glukose
- Entzündungsparameter (CRP, PCT)
- Schilddrüsenhormone
- Gerinnung, D-Dimere

Arterielle Blutgasanalyse (BGA)

Das Leitsymptom der Herzinsuffizienz ist die Dyspnoe und eine Analyse der arteriellen Blutgase kann u. U. bei der Unterscheidung zwischen einer primär pulmonalen und einer kardialen Genese sowie der Unterscheidung von „low-output-" und „high-output failure" hilfreich sein. Über paO_2 und S_aO_2 kann die respiratorische Situation einschätzt werden. Laktat als Zeichen einer gestörten Mikrozirkulation hat einen hohen prädiktiven Wert bei der Quantifizierung einer Gewebeminderperfusion. Beide Parameter sind Zielgrößen zur Reevaluation des Therapieerfolges (Basir et al. 2019; Tehrani et al. 2020).

Gemischt- oder zentralvenöse Sauerstoffsättigung

Mit der zusätzlichen Analyse eines zentral- oder gemischtvenösen Blutgases kann die jeweilige Sättigung ($S_{cv}O_2$, S_vO_2) als Maß für das Verhältnis zwischen dem vom Körper verbrauchten Sauerstoff und dem über das HZV dem Gewebe zur Verfügung gestellten Sauerstoff ($avDO_2$, VO_2) berechnet werden. Sie gilt als Indikator der Gewebeoxygenierung. Die in der V. cava superior gemessene $S_{cv}O_2$ überschätzt beim kritisch Kranken die S_vO_2, da die Sauerstoffextraktion im Hepaticus-Splanchnicus-Gebiet ansteigt, im Gehirn jedoch zunächst konstant bleibt (Shepherd und Pearse 2009).

Biomarker

Für die differenzialdiagnostische Unterscheidung zwischen primär kardialer und extrakardialer (z. B. pulmonaler) Genese einer Dyspnoe können die natriuretischen Peptide „B-type natriuretic peptide" (BNP), „N-terminal pro B-type natriuretic peptide" (NT-proBNP) und das „mid-regional pro-atrial natriuretic peptide" (MR-proANP) als Biomarker eingesetzt werden. Sie zeigen eine inverse Korrelation zur linksventrikulären Funktion. Bei allen Limitationen (Alter, Geschlecht, Gewicht, Nierenfunktion, linksventrikuläre Masse etc.) schließen Werte von NT-proBNP < 300 pg/ml, BNP < 100 pg/ml oder MR-proANP < 120 pmol/l die kardiale Ursache einer Dyspnoe weitestgehend aus.

Eine individuelle Therapiesteuerung anhand des BNP führt jedoch nicht zu einer Outcome-Verbesserung (Ewald et al. 2008; Gustafsson et al. 2005; Maisel et al. 2008). Aus der Bestimmung des „midregional prohormone adrenomedullin" (MR-proADM) ergibt sich eine zusätzliche prognostische Information, da es eine genauere Vorhersage der 90-Tage-Mortalität von Patienten mit akuter Herzinsuffizienz zu erlauben scheint (Maisel et al. 2010).

Echokardiographie

Die Echokardiographie ist essenzieller Bestandteil der Diagnostik bei akuter Herzinsuffizienz. Als nicht- bzw. geringinvasives Verfahren ermöglicht sie eine bettseitige Beurteilung der Herzfunktion sowie die Identifikation möglicher Ursachen und Begleiterkrankungen der Herzinsuffizienz.

Für die Diagnostik der Herzinsuffizienz sind folgende Untersuchungen richtungsweisend:

- **Ursache der Herzinsuffizienz:**
  Regionale Wandbewegungsstörungen (RWBS) als Zeichen der Myokardischämie, Klappendysfunktion (Stenose, Insuffizienz z. B. Sehnenfadenabriss), Aortendissektion
- **Insuffizienter Herzanteil:**
  Linksherzinsuffizienz (systolisch, diastolisch), Rechtsherzdekompensation, Globalinsuffizienz
- **Hämodynamische Parameter:**
  HZV, pulmonalarterieller Druck, systemvaskulärer Widerstand
- **Sekundäre Zeichen der Dekompensation:**
  Pleuraerguss, Perikarderguss, systolischer Rückfluss Pulmonalvene, systolischer Rückfluss Lebervenen

Eine strukturierte Untersuchung beginnt mit einer Übersicht über die Dimensionen der Herzenhöhlen. Aufgrund der kardialen Anatomie ist hierbei zu berücksichtigen, dass 3D-erhobene Parameter den 2D-Parametern in Bezug auf die Bestimmung der Ventrikelvolumina und -Diameter (LVEDD, LVESD, LVEDV, LVESV) überlegen sind. In Tab. 2 sind die entsprechenden Normwerte aufgeführt.

Quantifizierung der systolischen LV-Funktion
Die linksventrikuläre Ejektionsfraktion (LVEF) kann durch verschiedene Verfahren echokardiographisch gemessen werden. Die Einteilung der EF zeigt Tab. 3. Die Grundlage für die Berechnung ist folgende Formel:

$$EF\ [\%] = EDV - ESV/EDV \times 100$$

Tab. 2 Normalwerte für LV-Größe, -Volumen und LV-EF in der 2D-Echokardiographie. (Hagendorff et al. 2020)

Parameter	Mann	Frau
LVEDD [mm]	42–58	38–52
LVESD [mm]	25–40	21–35
LVEDV [ml]	62–150	46–106
LVESV [ml]	21–61	14–42
LV-EF [%]	52–72	54–74

Tab. 3 Einteilung der linksventrikulären Ejektionsfraktion. (Lang et al. 2015)

LV-Funktion	LVEF (%)
Normal	> 55
Geringgradig reduziert	40–50
Mittelgradig reduziert	30–40
Hochgradig reduziert	< 30

In der 2D-Echokardiographie ist der Goldstandard die Scheibensummationsmethode nach Simpson. In zwei Schnittebenen wird die endiastolische und die endsystolische Fläche des LV gemessen. Über diese biplane Darstellung kann eine Volumetrie des Ventrikels und somit die EF berechnet werden. Als eine weitere Methode der EF-Bestimmung kann das „fractional shortening" (FS), die prozentuale Änderung des LV-Durchmessers während der Systole, bestimmt werden. Mit dem globalen longitudinalen Strain (GLS) wird die Verkürzung der myokardialen Länge in der Systole im Vergleich zur Diastole bestimmt. Da die Länge abnimmt sind hier negative Werte die Regel und ein Strain von −20 % ist als normal zu werten. Auch bei der EF-Bestimmung ist die 3D-Technik der 2D-Berechung überlegen (Lang et al. 2015).

Regionale Wandbewegungsstörungen
Zur Beurteilung von regionalen Wandbewegungsstörungen (RWBS) des linken Ventrikels eignet sich in der 2D-Echokardiographie das 16-Segment-Modell. Hiermit lassen sich RWBS anatomisch dem jeweiligen koronarvaskulären Versorgungsgebiet zuordnen. Die Einteilung der Kontraktilität der einzelnen Abschnitte orientiert sich an der Zunahme der Myokarddicke (Lang et al. 2015).

- Normal bis hyperkinetisch: > 20 % Zunahme der Myokarddicke
- Hypokinesie: < 20 % Zunahme der Myokarddicke
- Akinetisch: keine oder vernachlässigbare Zunahme der Myokarddicke
- Dyskinesie: systolische Abnahme der Myokarddicke oder paradoxe Bewegung

Quantifizierung der rechtsventrikulären Funktion
Der rechte Ventrikel hat eine komplexe Struktur und ist im Unterschied zum linken asymmetrisch geformt. RV-Volumina und -EF können nur mittels 3D-Echokardiographie sicher korrekt bestimmt werden. Für die konventionelle 2D-Echokardiographie eignen sich zur Bestimmung der systolischen RV-Funktion der „RV-fractional area change" (FAC). Eine Flächenverkürzungsfraktion von < 35 % wird als RV-Dysfunktion bewertet. Die sog. TAPSE („tricuspid anular plane systolic excursion") wird durch M-Mode-Anlotung des lateralen Trikuspidalklappenanulus erhoben und bestimmt dessen systolische Auslenkung in longitudinaler Richtung. Eine Reduktion der longitudinalen Kontraktion < 17 mm korreliert mit einer signifikanten Einschränkung der RV-Funktion (Galderisi et al. 2017).

Lungenultraschall

Die Lungensonographie kann zur Diagnostik der akuten Herzinsuffizienz als patientennahe ‚point of care'-Diagnostik eingesetzt werden. Über die Darstellung von B-Linien im

Lungenultraschall kann das Vorliegen einer pulmonalen Stauung verlässlich, schnell und sicher identifiziert werden (Aras und Teerlink 2016; Platz et al. 2016).

Die Diagnose und Beurteilung von Pleuraergüssen stellt einen weiteren Einsatzbereich des Lungenultraschalls dar und ist in dieser Hinsicht der radiologischen Diagnostik überlegen (Yousefifard et al. 2016).

Herzkatheteruntersuchung
- Linksherzkatheter bei V. a. akutes Koronarsyndrom
- Rechtsherzkatheter bei V. a. konstriktive Perikarditis, restriktive Kardiomyopathie, kongenitale Herzerkrankung
- Erhebung kardialer Funktionsparameter
  (LVEF, SVR (= MAP−ZVD/HZV), max. Druckanstiegsgeschwindigkeit (dp/dt; Norm: 1500 mmHg/s))

Erweiterte Diagnostik
Die Diagnose einer „de-novo"-Herzinsuffizienz erfordert zur weiteren Differenzierung der Erkrankung die Durchführung einer erweiterten Diagnostik (Stressechokardiographie, 3D-Echokardiographie, cMRT, CT, SPECT, PET). Im Rahmen der intensivmedizinischen Versorgung von Patienten mit akuter Herzinsuffizienz ist ihr Stellenwert jedoch als nachrangig anzusehen, da die primäre hämodynamische Stabilisierung und Rekompensation des Patienten im Vordergrund stehen.

1.3 Klinik der akuten Herzinsuffizienz

Die klinische Präsentation eines Patienten mit akuter Herzinsuffizienz (AHI) lässt sich in Abhängigkeit der aufgetretenen Symptome in vier Kategorien unterteilen. Diese können häufig nicht klar voneinander getrennt werden, überschneiden sich oder gehen ineinander über. Bei den Beschwerden und Symptomen können Stauungszeichen und Zeichen der peripheren Minderperfusion unterschieden werden und benötigen unterschiedliche therapeutische Ansätze. Einen Überblick über die typischen Symptome und klinischen Zeichen der Herzinsuffizienz gibt Tab. 4.

Akut dekompensierte Herzinsuffizienz
Mit 50–70 % aller Formen der AHI ist die kardiale Dekompensation auf dem Boden einer vorbestehenden chronischen Herzinsuffizienz die häufigste Form. Aufgrund erhöhter Flüssigkeitsretention entsteht eine systemische Stauung (Unterschenkelödeme, Anasarka etc.), die auch mit einer peripheren Minderperfusion assoziiert sein kann.

Akutes Lungenödem
Ein linkskardiales Rückwärtsversagen führt zu einer akuten pulmonalen Stauung mit Erhöhung des pulmonalen Kapillardrucks und ist verantwortlich für die Klinik des akuten Lungenödems. Das Leitsymptom ist die Dyspnoe mit Orthopnoe und Tachypnoe, respiratorischer Insuffizienz (Hypoxämie und/oder Hyperkapnie) und erhöhter Atemarbeit.

Tab. 4 Symptome und Zeichen der Herzinsuffizienz. (Adaptiert nach McDonagh et al. 2021)

Symptome	Zeichen
Typische Symptome	**Spezifische Zeichen**
Dyspnoe, Orthopnoe	Jugularvenenstauung
paroxysmale nächtliche Luftnot	hepatojugulärer Reflux
reduzierte körperliche Belastbarkeit, verlängerte Erholungszeit nach Belastung	3. Herzschlag (Galopprhythmus)
chronische Müdigkeit, Erschöpfung	verlagerter Herzspitzenstoß
Knöchelschwellung	
Weniger typische Symptome	**Weniger spezifische Zeichen**
nächtlicher Husten	Gewichtszunahme (> 2 kg/Woche)
Giemen	Gewichtsverlust (fortgeschrittenes Stadium), Kachexie
Appetitverlust	periphere Ödeme
Völlegefühl	Herzgeräusch
Palpitationen	Tachykardie, Arrhythmie
Synkopen, Schwindel	Tachypnoe, Rasselgeräusche
Verwirrtheit (ältere Patienten)	Pleuraergüsse
Depressionen	Hepatomegalie, Aszites

Isoliertes Rechtsherzversagen
Das isolierte Rechtsherzversagen ist assoziiert mit erhöhten RV- und RA-Drücken und somit Zeichen der systemischen Stauung.

Grundsätzlich führen drei Mechanismen zum Rechtsherzversagen: eine erhöhte rechtsventrikuläre Vorlast, eine erhöhte Nachlast sowie eine Kontraktilitätsminderung. Im Gegensatz zum linken Ventrikel werden akute Veränderungen aufgrund der geringeren kontraktilen Reserve schlechter toleriert. Die Reduktion des RV-Schlagvolumens reduziert die linksventrikuläre Vorlast und somit den systemischen kardialen Auswurf (ventrikuläre Interdependenz). Gleichzeitig führt die RV-Dilatation über einen Septum-Shift nach links zu einer Kompression des linken Ventrikels. Die daraus resultierende Abnahme der LV-Compliance mündet in einer zusätzlichen Abnahme des HZV.

Im perioperativen und intensivmedizinischen Bereich spielt die rechtsventrikuläre Herzinsuffizienz eine bedeutende Rolle. Zahlreiche Erkrankungen und Komplikationen (ARDS, Lungenembolie, Myokardinfarkt, Pneumonie) die zu einer Hypoxie führen, können durch die hypoxisch-pulmonale Vasokonstriktion (Euler-Liljestrand-Reflex) eine Rechtsherzdekompensation verursachen. Im Rahmen herzchirurgischer Eingriffe kann die extrakorporale Zirkulation (EKZ) eine systemische

Inflammationsreaktion auslösen, die v. a. bei Patienten mit vorbestehendem pulmonalem Hypertonus eine rechtsführende kardiale Dekompensation bewirken kann. Eine Rechsherzinsuffizenz kommt bei ca. 10–20 % der herzchirurgischen Patienten vor, die Inzidenz der schwerwiegenden RV-Dysfunktion liegt im Bereich von 0,04–1 % mit vermuteter hoher Dunkelziffer. Die Letalität wird mit ca. 40 % angegeben (Stevenson 2003; Habicher et al. 2018).

Kardiogener Schock

Der kardiogene Schock ist ein akutes Kreislaufversagen, bei dem es aufgrund einer kardialen Dysfunktion zu einer kritischen Reduktion des HZV mit einer konsekutiven Gewebe- bzw. Organminderperfusion und Hypoxie kommt. Für die Diagnose eines kardiogenen Schocks sind Zeichen der Organminderperfusion obligat. Unbehandelt ist dieser Zustand lebensbedrohlich und kann über ein Multiorganversagen zum Tode führen.

Häufigste Ursache ist der Myokardinfarkt. Ohne Koronarintervention beträgt die Letalität 70 % und ist selbst nach erfolgreicher Revaskularisierung mit ca. 50 % weiterhin hoch (Mebazaa et al. 2018; Chioncel et al. 2020).

Killip-Klassifikation

Nach der Killip-Klassifikation (Tab. 5) können Patienten nach akutem Myokardinfarkt eingeteilt werden. Sie dient der Risikostratifizierung (30-Tage-Mortalität) und ordnet anhand der Symptomatik den Schweregrad der klinischen Herzinsuffizienzzeichen ein (Khot et al. 2003).

1.4 Therapeutisches Vorgehen

Generell richtet sich die Therapie nach der Art der Herzinsuffizienz, nach dem zeitlichen Verlauf und der aktuell vorherrschenden Hämodynamik.

> Grundlegende Behandlungsstrategie ist die Verbesserung der Gewebeoxygenierung und eine Entlastung des Herzens.

Als Basismedikation dienen Sauerstoff, Diuretika und Vasodilatatoren. Inotropika sollten individuell und zurückhaltend angewandt werden. Eine mechanische zirkulatorische Unterstützung ist insgesamt selten indiziert. Die initiale Therapie der akuten Herzinsuffizienz wird in Tab. 6 im Überblick dargestellt.

Besonders bei grenzwertiger Myokardfunktion oder chronisch kranken Patienten bewirkt oft eine kleine Veränderung

Tab. 5 Killip-Klassifikation der Herzinsuffizienz nach akutem Myokardinfarkt. (Adaptiert nach Khot et al. 2003)

Stadium	Definition	Sterblichkeit
Killip-Klasse I	Keine Zeichen der Herzinsuffizienz	6 %
Killip-Klasse II	Feinblasige Rasselgeräusche der Lunge, 3. Herzton oder Jugularvenenstauung	17 %
Killip-Klasse III	Lungenödem	38 %
Killip-Klasse IV	Kardiogener Schock oder ausgeprägte Hypotonie (Blutdruck$_{sys}$ < 90 mmHg), Zeichen der peripheren Vasokonstriktion (Oligurie, Zyanose)	81 %

Tab. 6 Initiale Therapie der akuten Herzinsuffizienz. (Modifiziert nach McDonagh et al. 2021)

Therapieziel	Maßnahme	Wirkprinzip	Nebenwirkungen	Kontraindikationen	CoR/LoE
Oxygenierung (Ziel: S_pO_2 > 90 % und paO_2 > 60 mmHg)	Sauerstoff		ggf. Atemdepression bei COPD	Keine absoluten Kontraindikationen	I/C
Minderung der Atemarbeit	Nicht-invasive Beatmung (CPAP 5–10 mbar)	FRC ↑ Atemarbeit ↓ LV-Nachlast ↓	RV-Nachlast ↑ Agitation Aspiration	Rechtsherzversagen unkooperativer Patient fehlende Schutzreflexe Apnoe kardiogener Schock	IIa/B
Reduktion von Stauung und Hypervolämie	Schleifendiuretika	Ausscheidung von Natrium und Wasser	Hypokaliämie Hyponatriämie Hypovolämie Hypotonie	Keine absoluten Kontraindikationen	I/C
Reduktion erhöhter kardialer Füllungsdrücke	Vasodilatatoren Nitrate	Vorlast ↓ Nachlast ↓	Hypotonie Kopfschmerzen Tachyphylaxie	Blutdruck$_{sys}$ < 110 mmHg Aortenstenose	IIb/B
Analgesie und Anxiolyse	Morphin	Linderung von Dyspnoe leichte Sedierung Anxiolyse	Atemdepression Übelkeit Erbrechen	Bradykardie Hypotonie Vigilanzminderung	III/C

CoR = „class of recommendation", LoE = „level of evidence"

die akute Exazerbation der Erkrankung. Nach initialer Stabilisierung sollte zeitnah an den Beginn einer Dauertherapie gedacht werden bzw. die bestehende Medikation reevaluiert und ggf. modifiziert werden.

1.4.1 Kausaltherapie

Möglichkeiten der Kausaltherapie bei akuter Herzinsuffizienz:

- Revaskularisierung bei KHK bzw. Myokardinfarkt
- Operative oder interventionelle Versorgung von Klappendefekten bzw. -stenosen
- Perikardpunktion bzw. -fensterung bei Erguss
- Perikardektomie bei Pericarditis constrictiva
- Kardioversion tachykarder Herzrhythmusstörungen
- Schrittmacherimplantation bei bradykarden Herzrhythmusstörungen

1.4.2 Basistherapie und supportive Maßnahmen

Lagerung

Oberkörper erhöht, ggf. Beine tief lagern. Hierdurch werden die funktionelle Residualkapazität (FRC) erhöht und die Vorlast reduziert.

Sauerstofftherapie

Bei Patienten mit akuter Herzinsuffizienz ohne Zeichen der Hypoxämie sollte von der pauschalisierten Sauerstoffgabe abgesehen werden. Sauerstoff verursacht eine Vasokonstriktion und hierüber eine Reduktion des HZV. Für Patienten mit Hypoxämie – einer SpO_2 < 90 % oder einem PaO_2 < 60 mmHg – wird die Therapie mit Sauerstoff empfohlen. Dabei ist zu beachten, dass bei gleichzeitiger schwerer COPD die Möglichkeit einer Minderung des Atemantriebs besteht. Während einer Sauerstofftherapie sollte der SpO_2 sowie der Säure-Basen-Haushalt engmaschig überwacht werden.

Beatmungstherapie

Die nicht-invasive Beatmung (NIV) verbessert die Oxygenierung, vermeidet Hyperkapnien und reduziert die Atemarbeit des Patienten. Vor allem bei pulmonaler Stauung mit konsekutivem Lungenödem kann eine früh indizierte NIV-Therapie die Rate an Intubationen und die Sterblichkeit reduzieren. Die Indikation zur NIV-Therapie sollte bei respiratorischem Versagen (Atemfrequenz > 25/min, SpO_2 < 90 % trotz Sauerstoffgabe) frühstmöglich gestellt werden. Die inspiratorische Sauerstofffraktion (FiO_2) sollte bis zum Erreichen der Normoxämie gesteigert werden (Masip et al. 2018).

Unter NIV-Therapie bewirkt die Erhöhung des intrathorakalen Drucks eine Reduktion des venösen Rückstroms zum Herzen, was die rechts- und linksventrikuläre Vorlast reduziert. Die intrathorakale Druckerhöhung führt zu einer Steigerung der rechtsventrikulären Nachlast, wodurch es zu einer Verschlechterung der RV-Funktion kommen kann (Meier und Habler 2011; Harjola et al. 2016).

Eine Intubation wird empfohlen, falls es trotz Sauerstoff- und NIV-Therapie zu einem fortschreitenden respiratorischen Versagen kommt.

1.4.3 Medikamentöse Therapie

Diuretika

Die intravenöse Gabe von Schleifendiuretika stellt eine der wichtigsten medikamentösen Therapiemaßnahmen bei der Behandlung der akuten Herzinsuffizienz dar. Über eine erhöhte renale Salz- und Flüssigkeitsausscheidung verringert sich die kardiale Vorlast und Stauungsphänomene wie das kardiale Lundenödem werden reduziert. Aufgrund der postdiuretischen Natriumretention sind die mehrfache Bolusapplikation oder die kontinuierliche Applikation der einmal täglichen Gabe überlegen. Von Beginn der Therapie an sollte die Dosierung und die diuretische Wirkung regelmäßig überprüft und angepasst werden. Zum einen erlaubt dies den Therapiebeginn mit relativ niedrigen Dosierungen, andererseits wird hierdurch eine sukzessive Dehydratation mit Anstieg des Serum-Kreatinins verhindert. Sollte die Behandlung mit Schleifendiuretika nicht ausreichen, um Stauung und Ödeme zu reduzieren, kann die Kombination mit Thiaziden indiziert sein (Mullens und Damman 2019).

Vasodilatatoren

Die Applikation von intravenösen Vasodilatatoren (Nitrate und Nitroprussid) führt zur Erweiterung von venösen und arteriellen Gefäßen. Die folgende Reduktion von Vor- und Nachlast führt beim insuffizienten Herzen zum Anstieg des Schlagvolumens (Cohn et al. 1982; Cotter et al. 1998). Wird ein Lungenödem durch eine akute Nachlasterhöhung verursacht kann durch die Gabe von Vasodilatatoren eine schnelle Symptomlinderung erreicht werden.

Vasodilatatoren sollten nur bei einem systolischen Blutdruck von > 110 mmHg verabreicht werden. Ihr Einsatz darf aufgrund des Risikos einer Hypotonie bei Vorhandensein einer Aortenklappenstenose und/oder einer linksventrikulären Hypertrophie nur mit äußerster Vorsicht erfolgen.

Die aktuellen Leitlinien sprechen für die Verwendung von Vasodilatatoren eine IIb-Empfehlung aus. Bisher konnte für die Verwendung von Vasodilatatoren kein vorteiliger Effekt im Vergleich zur alleinigen Therapie mit Diuretika belegt werden. Auch aktuelle Untersuchungen mit neuen Vasodilatatoren konnten keinen signifikanten Vorteil für diese Therapie nachweisen (Packer et al. 2017; Metra et al. 2019; McDonagh et al. 2021).

Inotropika

Eine Übersicht über die Katecholamintherapie gibt das ▶ Kap. 37, „Inotropika und Vasopressoren".

Die Wahl des Inotropikums unterscheidet sich je nach der führenden Form der akuten kardialen Dekompensation. Für Patienten mit akuter Dekompensation einer bekannten chronischen Herzinsuffizienz und Zeichen einer Organminderperfusion (verlängerte Rekapillarisierungszeit, erhöhter Laktatwert, erhöhte VO_2) sowie im kardiogenen Schock ist das β-Mimetikum Dobutamin das Inotropikum der ersten Wahl. Es bewirkt eine Inotropiesteigerung ohne relevante Beeinträchtigung des systemvaskulären Widerstands (SVR). Nachteilig kann eine begleitende Reflextachykardie sein. Alternativ kann Adrenalin als Katecholamin verwendet werden. Ein Anstieg des myokardialen O_2-Verbrauchs und eine mögliche proarrhythmogene Wirkung können zu einer Erhöhung der Mortalität führen (Ahmad et al. 2019; Maack et al. 2019).

Dopamin hat in hoher Dosierung (> 5 μg/kg KG/min) sowohl inotrope als auch vasodilatatorische Wirkung. Es konnte jedoch gezeigt werden, dass Dopamin im Vergleich zu Noradrenalin vermehrt Tachyarrhythmien auslöst und im kardiogenen Schock zu einer erhöhten Letalität führt. Der Einsatz von Dopamin wird daher im kardiogenen Schock nicht mehr empfohlen (Werdan et al. 2021).

Inodilatatoren, als Pharmaka die gleichzeitig inotrope als auch vasodilatierende Wirkung haben, können bei Patienten mit führender rechtsventrikulärer Dysfunktion und Patienten im hypertensiven Lungenödem mit linkskardialer Dysfunktion eingesetzt werden. Bei Patienten mit gleichzeitiger β-Blocker-Therapie und reduzierter Wirksamkeit von β-Agonisten kann die Therapie mit Phosphodiesterase-Hemmstoffen (PDE-III-Inhibitoren) in Erwägung gezogen werden (Levy et al. 2019). Alternativ kann der Kalzium-Sensitizer Levosimendan eingesetzt werden, durch den ohne Erhöhung des myokardialen Sauerstoffverbrauchs eine positiv-inotrope Wirkung erzielt werden kann (Nieminen et al. 2009). Gegenüber Enoximon konnte im therapierefraktären, infarktbedingten kardiogenen Schock die Letalität gesenkt werden (Fuhrmann et al. 2008). Auch konnte gezeigt werden, dass es zu einer Verbesserung des kurzfristigen Überlebens kommt, jedoch ohne positive Auswirkungen auf das Langzeitüberleben (Uhlig et al. 2020). Die relevanteste Nebenwirkung, insbesondere bei höherer Dosierung oder nach initialer Bolusgabe, ist die periphere Vasodilatation mit Hypotonie.

Vasopressoren
Durch den Einsatz von Vasopressoren wird über eine Erhöhung des peripheren Widerstands der arterielle Blutdruck gesteigert. Diese akute Nachlasterhöhung kann beim insuffizienten Herzen die Symptomatik aggravieren. Gleichzeitig bedarf es jedoch zur adäquaten Myokardperfusion eines ausreichenden arteriellen Mitteldrucks. Risiko und Nutzen sollten individuell abgewogen werden. Bei Hypotension kann ihr Einsatz in Kombination mit Inotropika sinnvoll sein. Noradrenalin ist hier Medikament der ersten Wahl. Adrenalin wirkt stärker proarrhythmogen und beeinflusst bereits in geringer Dosierung die renale und mesenteriale Perfusion negativ (Uhlig et al. 2020).

Einen Überblick über die Katecholamintherapie der akuten Herzinsuffizienz und die entsprechenden Dosierungen ist in Tab. 7 dargestellt.

Opioide
Opioide haben durch ihre analgetische und anxiolytische Wirkung beim akuten Koronarsyndrom einen nachgewiesenen Nutzen. Gleichzeitig induzieren sie jedoch Übelkeit und Erbrechen und wirken atemdepressiv. Der routinemäßige Einsatz bei Patienten ohne Schmerzen muss daher kritisch gesehen werden, da es in diesem Zusammenhang Hinweise auf eine erhöhte Sterblichkeit gibt (Iakobishvili et al. 2011; Gil et al. 2019).

1.4.4 Mechanischer zirkulatorischer Support

Mechanische Unterstützungssysteme können bei Patienten mit therapierefraktärer Herzinsuffizienz und kardiogenem Schock zur temporären Unterstützung der Herzleistung notwendig werden, um die Organperfusion zu verbessern. Bisher fehlt die Evidenz, dass der Einsatz kardialer Unterstützungssysteme das Patientenoutcome verbessert. Es konnte jedoch der Vorteil eines standardisierten, team-basierten Vorgehens mit klar definierten Algorithmen für die Indikation zur Device-Implantation gezeigt werden (Basir et al. 2019).

Zielsetzungen für den Einsatz mechanischer Herzunterstützungssysteme:

- Stabilisierung („bridge to recovery")
- Entscheidungsfindung („bridge to decision")
- Listung zur Transplantation („bridge to candidacy")
- Transplantation („bridge to transplantation")
- Endgültige Therapie („destination therapy")

Intraaortale Gegenpulsationsballonpumpe (IABP)
Über eine EKG-getriggerte Ballooninsufflation (Diastole) und Deflation (Systole) werden in der thorakalen Aorta eine linksventrikuläre Nachlastsenkung und eine Steigerung der Koronarperfusion erreicht. Bei Patienten mit kardiogenem Schock nach Myokardinfarkt konnte nach früher Revaskularisation kein Überlebensvorteil im Vergleich zur rein medikamen-

Tab. 7 Katecholamintherapie der akuten Herzinsuffizienz. (Adaptiert nach McDonagh et al. 2021)

Medikament	Kontinuierliche Infusionsrate
Dobutamin	2–20 μg/kg KG/min
Milrinon	0,375–0,75 μg/kg KG/min
Enoximon	5–20 μg/kg KG/min
Levosimendan	0,1 μg/kg KG/min (0,05–0,2 μg/kg KG/min)
Noradrenalin	0,05–1,0 μg/kg KG/min
Adrenalin	0,05–0,5 μg/kg KG/min

tösen Therapie gezeigt werden. Dennoch soll die IABP als mögliche Therapieoption für die therapierefraktäre Herzinsuffizienz und den kardiogenen Schock erwogen werden (Thiele et al. 2019; McDonagh et al. 2021).

Extrakorporale Membranoxygenierung (ECMO)
Die extrakorporale Membranoxygenierung dient venovenös eingesetzt der Überbrückung therapierefraktärer Oxygenierungsstörungen. Als arteriovenös implantiertes System kann es als intermittierende hämodynamische Unterstützung genutzt werden. Es gibt keine klaren Empfehlungen zu Kontraindikationen. Die Entscheidung zur Implementierung einer ECLS sollte individuell, im klinischen Kontext und durch ein spezialisiertes ECLS-Team erfolgen (Assmann et al. 2022; Boeken et al. 2021).

„Ventricular Assist Device" (VAD)
Bei einem VAD oder Kunstherz handelt es sich um ein permanent implantiertes Herzunterstützungssystem, das ausgewählten Patienten zur überbrückenden Therapie bis zur Herztransplantation eingesetzt werden kann. Aufgrund guter Ergebnisse in der 2- bis 3-Jahres-Überlebensrate werden auch zunehmend Patienten mit sog. „end-stage"-Herzinsuffizienz (Lebenserwartung >1 Jahr) mit VAD versorgt, dies jedoch häufig ohne kurativen Ansatz („destination therapy").

Auf die Systeme des ECLS („extracorporeal life support"), der ECMO („extracorporal membrane oxygenation") und die VAD-Therapie wird in den ▶ Kap. 42, „Mechanische Unterstützung bei Herzversagen" und ▶ Kap. 41, „Extrakorporale Verfahren zur Unterstützung bei Lungenversagen" detailliert eingegangen.

1.5 Patientenmanagment

Einen Algorithmus für das initiale Patientenmanagement bei Verdacht auf akute Herzinsuffizienz zeigt Abb. 1.

Patienten mit akuter Herzinsuffizienz werden nach Grad der hämodynamischen Instabilität und Schweregrad der Erkrankung triagiert. Die Art und Dauer des innerklinischen Aufenthaltes hängen stark von lokalen Gegebenheiten und der klinischen Präsentation des Patienten ab. Da die akute Herzinsuffizienz eine sehr heterogene Erkrankung ist, orientiert sich das Managment an den klinischen Leitsymptomen und beginnt mit der Suche nach einer Kausaltherapie. Die Therapie der akuten Herzinsuffizienz nach der klinischen Klassifikation zeigt Tab. 8.

1.5.1 Akut dekompensierte Herzinsuffizienz

Therapieziele sind die Identifikation der auslösenden Faktoren (z. B. Progress einer bestehenden KHK, vermehrte Salzretention) und die Rekompensation. Bei Zeichen einer systemischen Stauung (Unterschenkelödeme, Anasarka etc.) besteht die Indikation mittels forcierter Diurese die kardiale Vorlast zu reduzieren. Zeigen sich Hinweise auf eine periphere Minderperfusion ist eine differenzierte Therapie mit Inotropika indiziert, bei Hypotonie kann die Applikation von Vasopressoren erforderlich sein.

1.5.2 Akutes Lungenödem

Drei Therapiewege sollten parallel initiiert werden. Der Beginn einer kontinuierlichen Sauerstoffgabe, entweder als nasale „High-Flow"-Sauerstofftherapie oder als NIV-Therapie (CPAP = „continuous positive airway pressure", NIPPV = „non-invasive positive pressure ventilation"), ist vor allem bei Hyoxämie des Patienten relevant. Bei der Einstellung der NIV ist auf eine adäquate, individuell titrierte inspiratorische Druckunterstützung zur Sicherstellung einer ausreichenden alveolären Ventilation sowie auf die Anwendung eines ausreichenden endexspiratorischen Drucks zu achten (Masip et al. 2018).

Die zweite wichtige Therapiemaßnahme ist die intravenöse Gabe von Schleifendiuretika zur Reduktion der Vorlast. Liegt der systolische Blutdruck > 90 mmHg soll zur Nachlastsenkung die Gabe von Vasodilatatoren erwogen werden.

1.5.3 Isoliertes Rechtsherzversagen

> Die Therapie der akuten Rechtsherzinsuffizienz basiert auf einer Reduktion der RV-Nachlast durch pulmonalvaskuläre Widerstandssenkung, Inotropiesteigerung und Aufrechterhaltung des koronaren Perfusionsdrucks.

Eine selektive Minderung des pulmonalarteriellen Widerstands kann über die Inhalation von Vasodilatatoren erreicht werden. Inhalatives Stickstoffmonoxid (iNO) wirkt über zyklisches Guanosin-Monophosphat (cGMP) relaxierend auf glatte Muskelzellen und bleibt in seiner Wirkung durch die Art der Applikation weitestgehend auf die pulmonalen Gefäße begrenzt. Geringe Mengen gelangen jedoch auch nach intravasal und reagieren dort mit Oxyhämoglobin zu Methämoglobin. Außerdem kann in der Atemluft in Kombination mit O_2 das potenziell toxische NO_2 entstehen. Beides muss engmaschig überwacht werden.

Alternativ besteht die Möglichkeit der inhalativen Applikation von Iloprost, einem Carbacyclinderivat von Prostacyclin (PGI, Prostaglandin-I_2). Der vasodilatierende Effekt ist mit dem von NO vergleichbar bei geringerer Toxizität. Die Halbwertszeit von Iloprost beträgt 6–9 min, die vasodilatierende Wirkung hält jedoch für ca. 20–60 min an und eine wiederholte Applikation ist möglich. Beachtet werden muss allerdings, dass die pulmonale Gefäßdilatation eine vorbestehende Oxygenierungsstörung (z. B. bei ARDS) durch Zunahme des Shunt-Volumens aggravieren kann. Außerdem

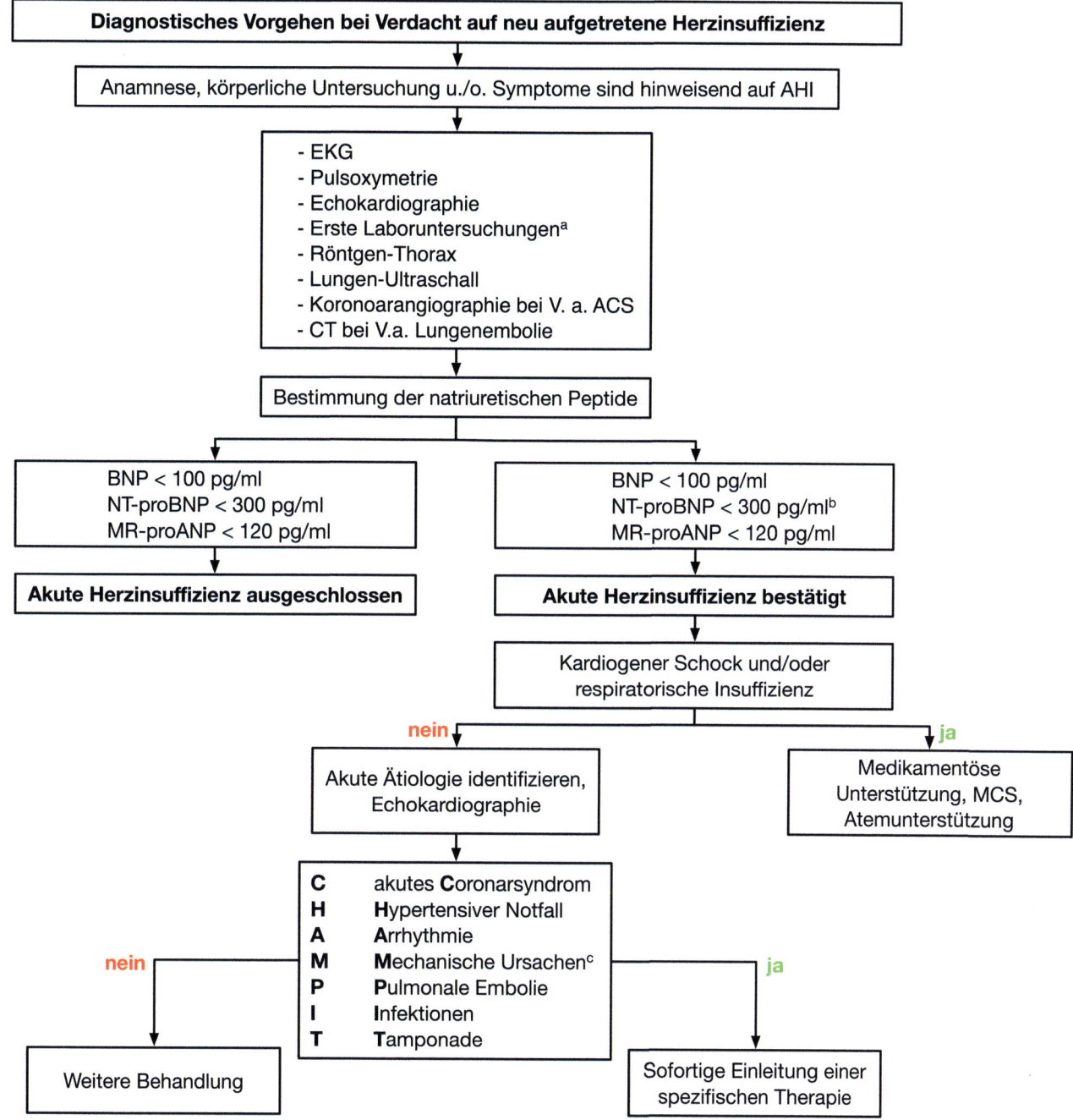

Abb. 1 Diagnostisches Vorgehen bei Verdacht auf akute Herzinsuffizienz. (Adaptiert nach McDonagh et al. 2021)

wird über eine Thrombozytenaggregationshemmung die Blutgerinnselbildung beeinflusst, was vor allem bei chirurgischen Patienten relevant sein kann. Dosisfindungsstudien existieren nicht, es wird eine intermittierende Anwendung (max. alle 60 min) von 10–20 µg empfohlen.

Für herzchirurgische Patienten konnte gezeigt werden, dass auch inhalativ angewendetes Milrinon vor allem in Kombination mit inhalativ verabreichtem Prostazyklin zu einer signifikanten Reduktion des pulmonalarteriellen Druckes führt. Zwar ist Milrinon nur zur intravenösen Gabe

Tab. 8 Therapie der akuten Herzinsuffizienz nach der klinischen Klassifikation. (Modifiziert nach McDonagh et al. 2021).

Krankheitsbild	Maßnahmen
Akut dekompensierte chronische Herzinsuffizienz	Schleifendiuretika
	Vasodilatatoren
	Inotropika bei Hypotension und Zeichen der Organminderperfusion
Lungenödem	Vasodilatatoren bei normalem oder erhöhtem Blutdruck
	Diuretika bei Flüssigkeitsretention
	Inotropika bei Hypotension und Zeichen der Organminderperfusion
	Nicht-invasive Beatmung
	Morphin
Rechtsherzinsuffizienz	Inotropika
	ggf. selektive pulmonale Vasodilatation (Iloprost), Cave: ARDS
	Differenzialdiagnose: Lungenembolie
Kardiogener Schock	Volumengabe möglichst unter echokardiographischer Kontrolle
	Inotropika, ggf. Vasopressoren
	intraaortale Gegenpulsation (IABP)
	Intubation und kontrollierte Beatmung
Hypertensive Herzinsuffizienz	Vasodilatatoren
	ggf. Diuretika
Akute Herzinsuffizienz bei akutem Koronarsyndrom	Revaskularisierung
	Thrombozytenaggregationshemmung

zugelassen, kann aber bei fehlender Verfügbarkeit von inhalativen NO zur Therapie bei ausgeprägter Erhöhung des pulmonalvaskulären Widerstands eingesetzt werden (Haraldsson et al. 2001; Habicher et al. 2018).

Bei Rechtsherzversagen ist Dobutamin das Inotropikum der ersten Wahl aufgrund seiner positiv-inotropen und pulmonal vasodilatierenden Wirkung. Die Gruppe der Inodilatatoren haben im Kontext der rechtventrikulären Dysfunktion aufgrund ihrer nachlast-senkenden Wirkung einen besonderen Stellenwert (Harjola et al. 2016; Habicher et al. 2018).

Die Aufrechterhaltung des systemischen vaskulären Widerstands ist Voraussetzung für eine ausreichende rechtskoronare Perfusion und ist für die Wiederherstellung der intraventrikulären Druckverhältnisse erforderlich. Aufgrund seiner ausgewogenen α- und β-sympathomimetischen Aktivität sollte Noradrenalin der Vasopressor der ersten Wahl sein. Für die Vasopressin-Analoga wird eine im Vergleich zu Noradrenalin weniger ausgeprägte pulmonalarterielle Vasokonstriktion diskutiert (Currigan et al. 2014).

1.5.4 Kardiogener Schock

Bei der Extremform der akuten Herzinsuffizienz ist die schnelle Stabilisierung des Patienten prognostisch entscheidend. Obwohl bisher für kein Monitorverfahren ein Überlebensvorteil gezeigt werden konnte, sollte die Indikation zur Etablierung eines erweiterten hämodynamischen Monitorings zur Therapieüberwachung großzügig gestellt werden. Die Echokardiographie nimmt einen wachsenden Stellenwert in der Akutdiagnostik der hämodynamischen Instabilität ein. Innerhalb kurzer Zeit kann hierdurch die ursächliche Problematik nicht-invasiv detektiert und entsprechend therapiert werden.

Kriterien des kardiogenen Schocks (McDonagh et al. 2021; Werdan et al. 2021):
- $Blutdruck_{syst} < 90$ mmHg oder MAP < 65 mmHg (länger als 30 min)
- Zeichen der Organminderperfusion: Vigilanzminderung, kalte Extremitäten, metabolische Azidose
- Akutes Nierenversagen: Oligurie ($< 0,5$ ml/kg KG/h), Anstieg Serum-Kreatinin
- Minderung des CI $< 2,2$ l/min/m^2
- Anstieg der kardialen Füllungsdrücke: PCWP bzw. LVEDP > 15 mmHg
- Bei Rechtsherzversagen: Erhöhung des ZVD > 10 mmHg (normaler bis verminderter LVEDP)

Die Therapiesteuerung erfolgt anhand verschiedener Zielparameter (Abb. 2). Dabei werden zwei grundsätzliche Strategien unterschieden:

1. ein am Perfusionsdruck orientiertes Vorgehen (McMurray et al. 2012) und
2. eine Therapiesteuerung nach HZV (Rex und Marx 2012; Werdan et al. 2021).

Letzteres scheint der Pathophysiologie der Erkrankung besser zu entsprechen (Druck $\neq$ Volumen).

Zielwerte der Therapie des kardiogenen Schocks:
- CI $\geq$ 2,2–2,5 l/min/m^2
- CPI $> 0,4$ W/m^2
- Laktat (arteriell) < 2 mmol/l
- PCWP < 15 mmHg
- MAP 65–75 mmHg
- Diurese $> 0,5$ ml/kg KG/h

Eine detaillierte Beschreibung der Therapie der akuten myokarialen Ischämie gibt das ▶ Kap. 54, „Intensivtherapie bei akutem Koronarsyndrom, Myokardinfarkt und instabiler Angina pectoris".

1.5.5 HZV-Monitoring

Bei akuter hämodynamischer Instabilität (v. a. im kardiogenen Schock) ist das primäre Therapieziel die Wiederherstellung und Aufrechterhaltung des HZV zur Sicherung einer adäquaten Organperfusion. Zum Monitoring des HZV eignen sich verschiedene Verfahren, die im Verlauf auch zur

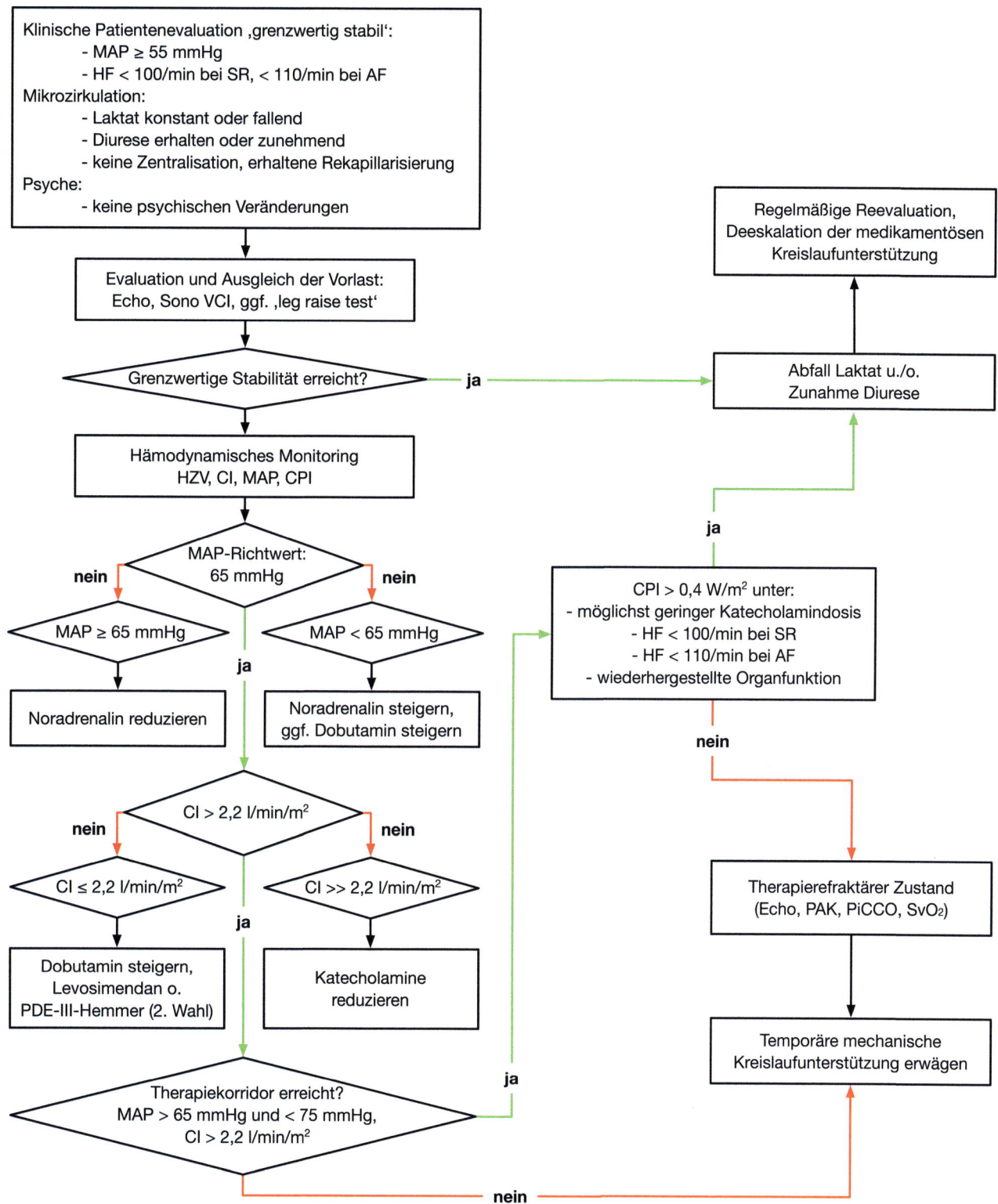

Abb. 2 Algorithmus zur hämodynamischen Therapie des infarktbedingten kardiogenen Schocks. (Adaptiert nach Werdan et al. 2021, deutsch-östereichische S3-Leitlinie)

Überprüfung des Therapieerfolgs eingesetzt werden können. Siehe hierzu auch ▶ Kap. 19, „Hämodynamisches und respiratorisches Monitoring".

Thermodilutionsmethode (modifizierte Stewart-Hamilton-Gleichung)
- Pulmonalarterienkatheter (Swan-Ganz) mit zusätzlicher Möglichkeit der Bestimmung der gemischtvenösen O_2-Sättigung ($SgvO_2$).
- PiCCO-System (kontinuierliche Messung über einen arteriellen und einen zentralvenösen Katheter) mit zusätzlichen relevanten Parametern (extravasales Lungenwasser, Schlagvolumenvarianz).

Echokardiographie
Der Blutfluss in einem Gefäß kann durch Doppler-Techniken nicht-invasiv bestimmt werden und erlaubt die Berechnung von Schlagvolumen und HZV. Die Strömung wird durch Integration des Signals über die Querschnittfläche eines Gefäßes berechnet. Aufgrund der Anatomie bietet sich die Messung über der Aortenklappe an.

> **Echokardiographische Berechnung HZV**
>
> $$HZV = SV \times HF$$
>
> $$SV_{Aorta} = VTI_{LVOT} \times Fläche_{LVOT}$$
>
> $$Fläche_{LVOT} = 0{,}785 \times D^2$$
>
> $$SV_{Aorta} = VTI_{LVOT} \times 0{,}785 \times D^2_{LVOT}$$
>
> VTI = velocity time integral o. Geschwindigkeit-Zeit-Integral [cm/Kontraktion], Formel Kreisfläche: A = 0,785 x D^2, D = Durchmesser [cm], HZV = Herzzeitvolumen [l/min], SV = Schlagvolumen [cm^3/Kontraktion], HF = Herzfrequenz [Schläge/min].

1.6 Spezielle Formen der akuten Herzinsuffizienz

1.6.1 Peripartale Herzinsuffizienz
Bei der peripartalen Herzinsuffizienz handelt es sich um eine schwangerschaftsassoziierte, erworbene dilatative Kardiomyopathie. Sie tritt meist im 3. Trimenon und bis zu 5 Monate postpartal auf. Die Ursache dieser seltenen Komplikation ist weitestgehend unbekannt. Diskutiert werden virale, autoimmunologische sowie hormonelle Vorgänge (Prolaktinderivate) und eine Kombination aus Gestationshypertonie und genetischer Disposition.

Der Verlauf reicht von vollständiger Genesung bis hin zur transplantationspflichtigen terminalen Herzinsuffizienz. Die Therapie orientiert sich an den Vorgaben anderer Herzinsuffizienzformen. Bei schweren Fällen kann die Gabe von Bromocriptin ein möglicher Therapieansatz sein (Hilfiker-Kleiner et al. 2007). Durch die Hemmung der Spaltung von Prolaktin, welches für die Genese der peripartalen Herzinsuffizienz mitverantwortlich gemacht wird, konnten signifikant bessere Erholungsraten verzeichnet werden. Aufgrund der schwangerschaftsassoziierten Hyperkoagulabilität sollte das erhöhte Risiko thrombembolischer Komplikationen bedacht werden.

1.6.2 Tako-Tsubo-Kardiomyopathie
Eine akute stressinduzierte Herzinsuffizienz mit transienter linksventrikulärer Ballonierung bezeichnet man als Tako-Tsubo-Kardiomyopathie. Als Auslöser werden endogene Katecholamine und eine entsprechende genetische Disposition diskutiert. Da diese Erkrankung überwiegend ältere Frauen betrifft, scheint ein relativer Mangel an Östrogen nach der Menopause mit anschließender Sympathikusaktivierung vermeintlicher Auslöser zu sein. Initial gleichen die Symptome denen des akuten Koronarsyndroms. In den ersten Stunden ist die Gefahr von ernsten Komplikationen (kardiogener Schock, VT, Kammerflimmern) besonders hoch. Die Therapie erfolgt symptomatisch. Meist bildet sich die Erkrankung innerhalb weniger Wochen vollständig zurück.

1.7 Langzeittherapie der Herzinsuffizienz

1.7.1 Medikamentöse Langzeittherapie

> Nach initialer hämodynamischer Stabilisierung muss zwingend an die Fortsetzung bzw. Induktion einer medikamentösen Langzeittherapie gedacht werden.

ACE-Hemmer
Die Hemmung des RAAS führt zur Reduktion der myokardialen Fibrose und der linksventrikulären Hypertrophie. Dies bedingt eine Verbesserung der Symptomatik, eine Prognoseverbesserung konnte bisher jedoch nicht gezeigt werden. Aufgrund eines Angiotensin-II-Escape-Phänomens wird häufig eine Kombination mit β-Blockern oder Aldosteronrezeptorantagonisten empfohlen (Maisch et al. 2004; Massie et al. 2008; Shah et al. 2010; Castagno et al. 2012).

β-Blocker
Eine bereits bestehende Therapie sollte auch in der akuten Dekompensation nicht unterbrochen werden. Eine Indikation zum Therapiebeginn wird ab dem Stadium NYHA II gesehen, nach akutem Myokardinfarkt bereits im Stadium NYHA I. Neben einer Redynamisierung der Herzfunktion wirkt die Frequenzkontrolle durch Reduktion des myokardialen

Sauerstoffverbrauchs antiischämisch. Hier konnte in diversen Studien ein Überlebensvorteil gezeigt werden (Wikstrand et al. 2002).

Schrittmacherionenkanalblocker
Bei persistierender Herzfrequenz > 70/min, reduzierter LVEF ≤ 30 % und fortbestehender Symptomatik unter β-Blockertherapie wird der Einsatz von Ivabradin empfohlen. Diese neue Substanzklasse der I_f-Kanal-Inhibitoren bewirkt eine Herzfrequenzsenkung am Sinusknoten ohne Beeinflussung von Erregungsleitung, Inotropie und Blutdruck (Borer et al. 2012).

SGLT-2-Inhibitoren
Bei symptomatischen Patienten mit mittel- bis höhergradig eingeschränkter LVEF reduzieren SGLT-2-Inhibitoren (Natrium-Glukose-Kotransporter 2-Hemmstoff wie z. B. Dapagliflozin) die Beschwerden und Mortalität sowie die Hospitalisierungsrate. Dieser Effekt ist unabhängig von einer Diabeteserkrankung nachweisbar, weswegen die Therapie auch für Patienten ohne Diabetes empfohlen wird (McMurray et al. 2019; Packer et al. 2020).

Aldosteronantagonisten
Neben der blutdrucksenkenden Wirkung durch vermehrte Flüssigkeitsausscheidung ist ein unabhängiger günstiger Effekt auf den Krankheitsverlauf und das Überleben beschrieben worden (Rousseau et al. 2002; Swedberg et al. 2012).

1.7.2 Schrittmacher-Therapie
„Implantable cardioverter-defibrillator" (ICD)
Die häufigsten Gründe für einen plötzlichen Herztod bei Patienten mit Herzinsuffizienz sind ventrikuläre Tachykardien und Kammerflimmern. Implantierbare Defibrillatoren schützen Patienten mit entsprechendem Risiko. Die Implantation eines ICD wird empfohlen für Patienten mit überlebtem Herzstillstand und symptomatischen ventrikulären Tachykardien (Werdan et al. 2021). Außerdem liegt bei Patienten mit ischämischer Ätiologie mehr als drei Monate nach Infarzierung und persistierender LVEF < 35 % trotz optimaler medikamentöser Therapie eine sekundärprophylaktische Indikation vor (Moss et al. 2002). Für Patienten ohne ischämische Ursache ist diese Therapieoption nicht ausreichend evaluiert (Køber et al. 2016).

„Cardiac resynchronization therapy" (CRT)
Bei der kardialen Resynchronisationstherapie werden neben einer Vorhofsonde biventrikuläre Schrittmachersonden platziert. Ein biventrikuläres Pacing resultiert in manchen Fällen über eine Resynchronisierung der Ventrikel in einer Verbesserung der Pumpleistung. Indiziert ist das Verfahren bei Patienten mit reduzierter LV-Funktion (EF ≤ 35 %), einer QRS-Dauer ≥ 130 ms, Linksschenkelblock oder dem echokardiographischen Nachweis einer ventrikulären Dyssynchronie (Cleland et al. 2012; McDonagh et al. 2021).

1.7.3 Herztransplantation (HTX)
Für Patienten mit austherapierter Herzinsuffizienz besteht bei entsprechender Eignung die Möglichkeit einer Herztransplantation als terminale Behandlungsoption. Auch ohne entsprechende Studien herrscht Einigkeit darüber, dass Lebensqualität und die Reintegrationsmöglichkeit ins Berufsleben durch eine Transplantation deutlich gesteigert werden. Die 5-Jahres-Überlebensrate beträgt 70–80 %.

2 Perikarderguss und Perikardtamponade

2.1 Grundlagen

Das Perikard ist ein bindegewebiger Sack der das Herz und die herznahen Gefäße umgibt. Es besteht aus einem äußeren fibrösen Perikard (Pericardium fibrosum) und dem inneren serösen Perikard (Pericardium serosum). Letzteres kann weiter unterteilt werden in eine Lamina visceralis, die auch als Epikard bezeichnet wird und die kardialen Strukturen überzieht, und eine Lamina parietalis die mit dem fibrösen Perikard verwachsen ist. Der Spaltraum zwischen den beiden Laminae wird als Herzbeutelhöhle (Cavitas pericardii) bezeichnet. Sie enthält physiologischerweise ca. 15–50 ml seröse Flüssigkeit, die die reibungsfreie Bewegung des Herzens in der Perikardhöhle ermöglicht (Peebles et al. 2011).

Perikarderguss und Perikardtamponade gehören zusammen mit der Perikarditis und der konstriktiven Perikarditis zu den häufigsten Perikarderkrankungen und werden unter dem Begriff „perikardiale Syndrome" subsummiert. Die unterschiedlichen klinischen Formen der Perikarderkrankungen mit ihren charakteristischen Anzeichen und Symptomen können als isolierte Erkrankung oder als Folge eines systemischen Grundleidens auftreten.

Perikarderguss
Die pathologische Akkumulation von Flüssigkeit im perikardialen Raum wird als Herzbeutel- oder Perikarderguss bezeichnet. Bei der Diagnose handelt es sich um eine herausfordernde und häufig besorgniserregende perikardiale Erkrankung, da bei Progression die hämodynamische Kompromittierung des Patienten droht. Für die hämodynamische Relevanz und den klinischen Verlauf spielt nicht nur das absolute Volumen des Perikardergusses, sondern v. a. die Geschwindigkeit, mit der sich der Erguss im Perikard ansammelt, eine entscheidende Rolle. So kann ein ausgedehnter Perikarderguss, der sich über einen langen Zeitraum angesammelt hat, gut kompensiert werden und asymptomatisch bleiben. Kommt es allerdings zu einer Ansammlung von Flüssigkeit innerhalb von kurzer Zeit, kann bereits eine

geringe Menge ausreichen, um die Ausbildung einer potenziell lebensbedrohlichen Perikardtamponade zu verursachen.

Perikardtamponade
Führt eine pathologische Flüssigkeitsansammlung im Perikard zu einer Behinderung der diastolischen Füllung der Ventrikel spricht man von einer Herzbeutel- oder Perikardtamponade. Bei dieser schwersten Manifestation des Perikardergusses übersteigt der durch die Flüssigkeitsansammlung verursachte intraperikardiale Druck den zentralen Venendruck. Hierdurch kommt es zu einer Behinderung des venösen Rückstroms zum Herzen und zu einer Reduktion der kardialen Vorlast. Übersteigt der intraperikardiale Druck die rechtskardialen diastolischen Drücke führt dies zum Kollaps kardialer Strukturen und es resultieren eine Reduktion des Herzzeitvolumens mit möglicher Organminderperfusion und Schocksymptomatik. Letztlich kommt es zu einem Rückstau von Blut sowohl in die venöse Strombahn der Körperperipherie als auch in die Lungenstrombahn (Spodick 1997, 2003).

2.1.1 Epidemiologie und Ätiologie

Beim Nachweis eines Perikardergusses muss zunächst dessen Größe und hämodynamische Bedeutung evaluiert werden. Darauf folgt in der klinischen Praxis die Herausforderung die Ätiologie sowie die mögliche Assoziation mit einer vorbekannten oder noch unbekannten kardiovaskulären oder systemischen Grunderkrankungen zu klären.

Die Ätiologie von Perikarderkrankungen ist vielfältig und variiert abhängig vom epidemiologischen Hintergrund, der Patientenpopulation und dem klinischen Umfeld. In den westlichen Ländern ist die virale Perikarditis die häufigste Ursache eines Perikardergusses und in 60–80 % der akuten Perikarditisfälle kann ein Perikarderguss nachgewiesen werden (Imazio und Gaita 2015). Dahingegen ist Tuberkulose die häufigste Ursache von Perikarderkrankungen weltweit. Nicht selten bleibt die Ätiologie eines Perikardergusses unklar und wird dann als ‚idiopathisch' bezeichnet (Imazio und Adler 2013; Adler et al. 2015.)

In Tab. 9 sind die wichtigsten Ursachen, die zu der Entwicklung eines Perikardergusses führen können, zusammengefasst (Spodick 2001; Ristić et al. 2014).

2.1.2 Einteilung

Ein Perikarderguss kann anhand ursächlicher Kriterien in infektiös und nicht-infektiös unterteilt werden. Weitere Kriterien zur Klassfikation sind in Tab. 10 aufgeführt.

2.1.3 Prognose

Mittel- bis langfristige Prognosen nach Erstdiagnose eines Perikardergusses hängen in erster Linie von der jeweiligen

Tab. 9 Ätiologie von Perikardergüssen. (Modifiziert nach Ristić et al. 2014)

Ätiologie	Progress zur Perikardtamponade
Neoplasie	wahrscheinlich
infektöse Ursache: - viral (EBV, CMV, Coxsackie) - bakteriell (z. B. TBC)	
iatrogen: - Hämoperikard nach herzchirurgischer OP o. kardiologischer Intervention - Thorakale Bestrahlung	
Postkardiotomie-Syndrom	
Hämoperikard bei - Aortendissektion - Ventrikelruptur nach Myokardinfarkt	
posttraumatischer Perikarderguss	
Nierenversagen	
Systemische Autoimmunerkrankung	selten
Hypo-/Hyperthyreose	
autoreaktive Prozesse (z. B. Postinfarkt-Syndrom)	
Andere Ätiologie (z. B. Chyloperikard), idiopathisch	
Perikarderguss bei Herzinsuffizienz oder pulmonalarterieller Hypertonie	nie
Perikarderguss im 3. Trimenon (bei unauffälligem Schwangerschaftsverlauf)	

Tab. 10 Klassifikation des Perikardgusses. (Adaptiert nach Imazio und Adler 2013; Lazaros et al. 2021a)

Beginn	akut: < 1 Woche subakut: 1 Woche–3 Monate chronisch: > 3 Monate
Größe	mild: < 10 mm (~ 100 ml) moderat: > 10 und < 20 mm (100–500 ml) groß: > 20 mm (> 500 ml)
Verteilung	lokalisiert zirkumferentiell
Zusammensetzung	Transudat Exsudat (z. B. Chylus, Eiter) Blut Luft (nach Trauma) Gas (bakterielle Infektion)
hämodynamischer Effekt	ohne Tamponade-Zeichen mit Tamponade-Zeichen effusiv-konstriktiv

Grunderkrankung ab. Die aktue Perikarditis – mutmaßlich viral oder ‚idiopathisch' – hat eine gute Langzeitprognose und das Risiko der Entwicklung einer Konstriktion ist niedrig (< 1 %). Bei autoimmun-vermittelten und neoplastischen Erkrankungen ist das Risiko intermediär (2–5 %) und bei Vorliegen einer bakteriellen Ätiologie, insbesondere bei Tuberkulose und eitriger Perikarditis, kommt es bei 20–30 %

der Patienten zu dieser Komplikation (Imazio et al. 2011). Neben der Überlebensrate ist bei Perikardergüssen v. a. auch die Rezidivrate von entscheidender Bedeutung, die bei nichtmalignen Perikardergüssen bei bis zu 25–30 % liegen kann.

Die Prognose einer Perikardtamponade ist abhängig von der Dauer und dem Schweregrad der hämodynamischen Kompromittierung; bei zeitgerechter Entlastung ist sie hinsichtlich der initialen Erholung prinzipiell gut.

2.2 Symptomatik und klinische Präsentation

Die meisten Patienten zeigen keine Symptome, die sich spezifisch auf das Vorhandensein eines Perikardergusses zurückführen lassen und häufig handelt es sich um eine Zufallsdiagnose. Symptome der zugrundeliegenden Erkrankung können erste Hinweise geben, jedoch ist ein Perikarderguss per se asymptomatisch, es sei denn er verursacht eine hämodynamische Beeinträchtigung im Sinne einer Perikardtamponade.

Die Bandbreite an klinischen Erstmanifestationen beinhaltet ein thorakales Druckgefühl, Tachypnoe, Dyspnoe, gelegentlich auch Husten und Schluckbeschwerden oder aber Synkopen. Lokale Kompressionen können zu Dysphagie, Heiserkeit, rezidivierendem Schluckauf oder Übelkeit führen (Kompression N. laryngeus recurrens, N. phrenicus, Zwerchfell). Bei chronischen Verläufen leiden Patienten häufig an allgemeiner Abgeschlagenheit, Gewichtsverlust und an Schwindel.

Patienten mit akuter Perikarditis fallen mit typischen perikarditischen Thoraxschmerzen, perikardialen Reibegeräuschen, erhöhten Entzündungsmarkern und Fieber sowie diffusen ST-Hebungen im EKG auf. Viele entwickeln einen Perikarderguss mit häufigem Progress zur Tamponade.

Kommt es als Folge einer rezidivierenden Perikarditis zu einer Perikardkonstriktion kann das entzündlich verdickte Perikard die physiologische Ausdehnung der Herzkammern in der Diastole behindern. Die typischen Symptome der Pericarditis constricitiva ähneln denen der Perikardtamponade.

Bei Patienten mit Perikardtamponade ohne Präsenz zweier oder mehrerer inflammatorischer Zeichen liegt die Wahrscheinlichkeit eines malignen Perikardergusses bei 1:2 (Sagristà-Sauleda et al. 2000).

Die klassischen Zeichen der Herzbeuteltamponade – Hypotension, Halsvenenstauung, abgeschwächte Herzgeräusche – werden auch als Beck's Trias bezeichnet. Entsteht eine Perikardtamponade akut oder subakut so werden häufig zuerst die Folgeerscheinungen des erniedrigten Herzzeitvolumens klinisch apparent. Stehen Symptome wie Nierenversagen, Leberversagen oder Mesenterialischämie in ursächlichem Zusammenhang mit der Diagnose einer Perikardtamponade ist sofortiges Handeln erforderlich (Ristić et al. 2014; Adler et al. 2015).

2.3 Pathophysiologie der Perikardtamponade

Die Diagnose einer Herzbeuteltamponade basiert auf den zugrundeliegenden hämodynamischen Mechanismen. Das Herz wird durch den fibrösen Herzbeutel begrenzt und der intraperikardiale Druck wird durch die Compliance des Herzbeutels bestimmt.

$$C = \Delta V / \Delta p$$

Eine pathologisch vermehrte Flüssigkeitsansammlung im Perikardraum führt zu einer intraperikardialen Druckerhöhung die letztlich eine Kompression kardialer Strukturen mit Beeinträchtigung der Hämodynamik zur Folge hat.

> Die Exsudationsrate, die perikardiale Compliance und die Kinetik des intraperikardialen Druckanstiegs sind die entscheidenden Determinanten für die Dynamik der klinischen Manifestation einer Perikardtamponade; sie kann sich schleichend, subakut oder perakut entwickeln (Spodick 2003).

Der fibröse Herzbeutel besitzt nur eine begrenzte Compliance für eine schnelle Ansammlung von Flüssigkeit und selbst geringe Mengen können zu einem steilen Anstieg des Perikarddrucks führen. Hingegen erlaubt die langsame Ansammlung von Flüssigkeit vor allem bei chronischen Perikardergüssen eine Dehnung des Perikardsacks und so können auch größere Ergussmengen ohne klinische Zeichen einer Perikardtamponade toleriert werden. Letztlich wird aber auch bei langsamer Ergussakkumulation das Perikard weniger nachgiebig. Ist das perikardiale Reservevolumen ausgeschöpft und die Grenze der Perikarddehnbarkeit erreicht, kann eine geringe weitere Steigerung des Perikarddrucks in einer Beeinträchtigung der diastolischen Füllung resultieren und eine Herzbeuteltamponade verursachen (Vakamudi et al. 2017).

Die Entwicklung einer Herzbeuteltamponade verläuft nicht nach dem „Alles-oder-Nichts-Prinzip". Die Erkrankung darf nicht als binäre Diagnose aufgefasst werden, sondern muss als ein Kontinuum verstanden werden. Letztlich können sämtliche Erkrankungen des Perikards unabhängig von ihrer Ätiologie zu einer Perikardtamponade führen (Reddy et al. 1990; Spodick 1997; Schairer et al. 2011; Adler et al. 2015).

▶ **Cave** Bei Patienten mit einem langsamen Progess des Perikardergusses kann eine Diuretikatherapie (z. B. aufgrund peripherer Ödeme) zu einer raschen Reduktion des kompensatorisch erhöhten zentralen Venendrucks unter die Druckwerte des intraperikardialen Drucks führen. Als Folge kann dadurch ein initial benigner und gut kompensierter Perikarderguss rasch zu einer potenziell lebensbedrohlichen Perikardtamponade führen.

2.3.1 Pulsus paradoxus

Bei normalem, niedrigem Perikarddruck erfolgt der venöse Einstrom in die Herzhöhlen unbehindert mit nur geringer interventrikulärer Wechselwirkung. Die intrathorakalen Druckschwankungen während des Atemzyklus verursachen physiologischerweise atemabhängige Veränderungen der kardialen Füllungsdrücke. Während der Inspiration strömt durch das Absinken des intrathorakalen Drucks vermehrt venöses Blut zum Herz zurück. Hieraus resultiert eine Zunahme des rechtsventrikulären Volumens. Die Füllungsdrücke des linken Herzens nehmen hingegen während der Inspiration ab. Zum einen wird die Füllung des linken Ventrikels (LV) durch ein venöses Pooling im pulmonalvaskulären Gefäßsystem vermindert, andererseits verschiebt die inspirationsbedingte Volumenzunahme des rechten Ventrikels das interventrikuläre Septum nach links („septal shift"). Die hierdurch reduzierte Füllung des linken Ventrikels verringert das linksventrikuläre enddiastolische Volumen (LVEDV) und das Schlagvolumen (SV).

In der Exspiration kehren sich die Druckverhältnisse um. Der intrathorakale Druck steigt und der venöse Rückstrom zum Herz wird gemindert. Die resultierende geringere Füllung des rechten Ventrikels (RV) und der gleichzeitig begünstigte Einstrom von Blut aus den Lungenvenen erlaubt nun eine vermehrte Füllung der linken Herzkammer. Das Ergebnis dieser respiratorisch bedingten Änderungen der intrathorakalen Druck- und Volumenverhältnisse ist ein geringer (< 5 mmHg), physiologischer Abfall des systolischen Blutdrucks während der Inspiration (Vakamudi et al. 2017; Sarkar et al. 2018).

Steigt der intraperikardiale Druck durch die Ansammlung von Perikarderguss im Herzbeutel, so wird die normale respiratorische Variation der LV-Füllung und des Schlagvolumens betont. Durch die zunehmende Ergussmenge im Perikard steigen die links- und rechtsatrialen sowie die ventrikulären diastolischen Drücke an. Da die rechtkardialen Füllungdrücke geringer sind, erreicht ein ansteigender intraperikardialer Druck zuerst das Niveau des zentralen Venendrucks bzw. das des Lungenvenendrucks. Hierdurch wird der passive Bluteinstrom aus den Vv. cavae in das rechte Herz und aus den Lungenvenen in das linke Herz verringert oder ganz verhindert.

Die intrathorakalen Druckveränderungen während der Inspiration lassen durch den vermehrten venösen Rückstrom dennoch die Füllung des RV zu. Der RV-enddiastolische Druck steigt, was einen weiteren Anstieg des perikardialen Drucks zur Folge hat. Ist die perikardiale Compliance überschritten gleichen sich die RV- und LV-enddiastolischen Drücke an. Es kommt so vor allem während der Inspiration zu einer sukzessiven Minderung der linksventrikulären Vorlast und einer Abnahme des Schlagvolumens.

Diese Akzentuierung der respiratorisch-bedingten Blutdruckschwankungen zeigt sich klinisch im Phänomen des sogenannten Pulsus paradoxus – einem inspiratorischen Abfall des systolischen Blutdruckes von > 10 mmHg. Adolph Kussmaul beschrieb den Pulsus paradoxus im Jahr 1873 erstmals noch bevor man den Blutdruck überhaupt messen konnte. Es handelt sich jedoch nicht um ein tatsächlich paradoxes, sondern lediglich um ein gesteigertes physiologisches Phänomen. Je größer die Amplitude des Pulsus paradoxus, desto ausgeprägter die Perikardtamponade (Bilchick und Wise 2002).

Ein Pulsus paradoxus kann ohne Vorliegen einer Perikardtamponade auftreten bei:
- Exazerbation obstruktiver Lungenerkrankungen
- Lungenarterienembolie
- Pericarditis constrictiva
- Adipositas
- Obstruktiver Schlafapnoe

Ein Pulsus paradoxus kann trotz Vorliegen einer Perikardtamponade fehlen bei:
- Vorhofseptumdefekt
- Aortenklappeninsuffizienz
- extremer Hypotension (Niedrigdrucktamponade)
- erhöhtem LVEDP
- RV- und LV-Dysfunktion
- muskuloskelettalen Thoraxanomalien

Am einfachsten kann der Pulsus paradoxus bei Patienten mit invasiver arterieller Blutdruckmessung über die Beurteilung der arteriellen Pulskurve nachgewiesen werden. Alternativ kann auch die nicht-invasive Sphygmomanometrie verwendet werden. Die sphygmomanometrische Bestimmung des Pulsus paradoxus korreliert gut mit der Konturanalyse der Pulsoxymetriekurve (Hartert et al. 1999).

Technische Hilfsmittel wie sie heute auf modernen Intensivstationen verwendet werden analysieren ebenfalls die respiratorisch bedingten Schwankungen des arteriellen Blutdrucks mit der Frage nach der Volumenreagibilität des Patienten. Beim beatmeten Patienten spiegelt sich in Parametern wie der systolischen Druckvariation (SPV), Blutdruckamplitudenvariation (PPV) und Schlagvolumenvariation

(SVV) das entgegengesetzte Phänomen des klassischen Pulsus paradoxus wider (Michard 2005; Cannesson et al. 2011).

2.3.2 Sonderformen der Herzbeuteltamponade

Niedrigdrucktamponade
Bei der sog. Niedrigdrucktamponade handelt es sich um eine seltene Form der Herzbeuteltamponade, bei der es trotz vergleichsweise niedrigem Perikarddruck zu einer Kompression der Herzhöhlen kommt. Dieses Phänomen wurde bei Patienten beschrieben bei denen ein intravasaler Volumenmangel beispielsweise aufgrund einer Blutung, Dehydratation oder Diuretikatherapie vorlag. Aufgrund des niedrigen intravasalen Drucks steigt der zentrale Venendruck als Zeichen der rechtsatrialen Einflussstauung während der Entwicklung der Tamponade nur gering an. Häufig fehlen die charakteristischen klinischen Tamponadezeichen, was die Diagnosestellung erschwert (Sagristà-Sauleda et al. 2006; Walsh und Tobias 2017).

Spannungspneumoperikard
Nicht nur pathologische Flüssigkeitsansammlungen innerhalb des Perikardraums können zu klinischen Tamponadezeichen führen, sondern auch Gasansammlungen in Form eines Spannungspneumoperikards. Ursächlich hierfür können u. a. stumpfe oder penetrierende Thoraxtraumata, Magen- und Ösophagusrupturen, pulmonale Malignome mit Fistelbildung in das Perikard oder Beatmungstraumata sein (Haan und Scalea 2006).

2.4 Diagnostisches Vorgehen

Das diagnostische Vorgehen ergibt sich wesenstlich aus der klinischen Präsentation, den Symptomen und der vermuteten vitalen Gefährung des Patienten. Sobald ein Perikarderguss vermutet wird, besteht der primäre diagnostische Ansatz in der Bestätigung der Diagnose, der Quantifizierung der Ergussmenge sowie der Beurteilung der hämodynamischen Auswirkungen. Die erweiterte Diagnostik zur Klärung möglicher Ursachen erfolgt erst sekundär (Adler et al. 2015).

Nicht-appartive Basisdiagnostik, Labor
Die Basisdiagnostik umfasst Anamnese, körperliche Untersuchung und Labordiagnostik (Tab. 11).

EKG
Das EKG eignet sich aufgrund seines geringen negativen Vorhersagewerts nicht als Screening-Instrument zum Ausschluss einer Herzbeuteltamponade und keine EKG-Veränderung ist sensitiv (< 50 %) oder spezifisch für die Diagnose. Eine Sinustachykardie ist eine häufige EKG-Diagnose v. a. bei Vorliegen einer Perikardtamponade. Der Nachweis einer verringerten QRS-Amplitude (Niedervoltage) und eines

Tab. 11 Basisdiagnostik bei Perikarderguss

Anamnese	- Vorerkrankungen - Kürzliche Intervention am Herzen - Reisen, Trauma - Aktuelle Symptome, z. B. Fieber, Schmerzen, Luftnot, Oligurie - Zeitlicher Verlauf der Erkrankung	
Körperliche Untersuchung	- Vitalparameter: Atemfrequenz, Herzfrequenz, Herzrhythmus - Systemischer Blutdruck, Reaktion auf Inspiration (Pulsus paradoxus) - Periphere Perfusion, Rekapillarisierungszeit - Zeichen einer oberen Einflussstauung - Stauung viszeraler Organe (v. a. der Leber) - Ödeme	
Routinelabor	- Entzündungsparameter - Leukozytenzahl, Differenzialblutbild - Nierenfunktionsparameter - Leberwerte - Myokardiale Nekrosemarker - Schilddrüsenwerte	
Erweiterte Labordiagnostik	V. a. autoimmune Ursache	ANA, ENA, ANCA
	V. a. Sarkoidose	ACE, Kalzium im 24 h-Urin
	V. a. M. Still	Ferritin
	V. a. autoimmune Ursache mit periodischem Fieber	FMF- und TRAPS-Mutationen
	V. a. TBC	IGRA-Test
	V. a. Neoplasie	Tumormarker
	V. a. Virusinfektion	Antivirale Antikörper, PCR
	V. a. bakterielle Infektionen	Blutkulturen, spezifische Serologie
	V. a. Konstriktion	BNP

ACE = Angiotensin-konvertierendes Enzym, ANA = antinukleäre Antikörper, ANCA = Anti-Neutrophile zytoplasmatische Antikörper, BNP = natriuretisches Peptid Typ B, ENA = Autoantikörper gegen extrahierbare nukleäre Antigene, FMF = familiäres Mittelmeerfieber, IGRA-Test = Interferon-Gamma-Release Assay, TRAPS = Tumornekrosefaktor-Rezeptor-assoziiertes periodisches Syndrom, PCR = Polymerase-Kettenreaktion

elektrischen Alterans können indikativ für das Vorliegen eines großen Perikardergusses sein. Beide Phänomene werden als Ausdruck des im Erguss schwingenden Herznes und der isolierenden Wirkung der Perikardflüssigkeit auf die Übertragung der elektrischen Potenziale angesehen. Im Rahmen einer akuten Perikarditis können ST-Streckenhebungen diffus über sämtliche EKG-Ableitungen verteilt auftreten (Figueras et al. 2010; Adler et al. 2015; Argula et al. 2015; Chandra et al. 2021).

Konventionelle Thoraxröntgenaufnahme
In der Röntgenthoraxaufnahme stellen sich ausgedehnte Perikardergüsse als globale Vergrößerung des Herzschattens mit scharf abgegrenzten Rändern dar („Waterbottle-

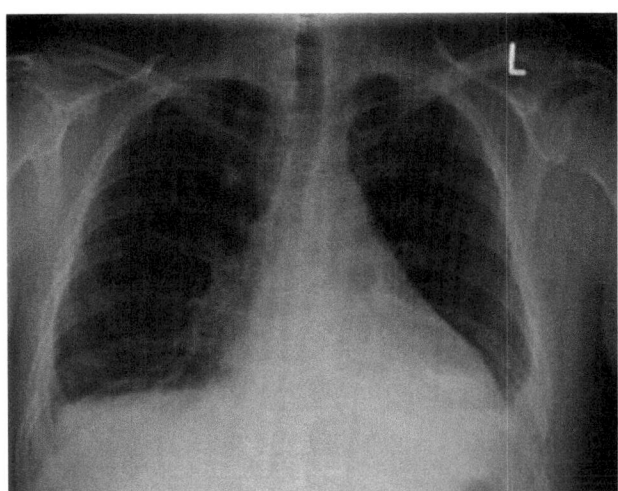

Abb. 3 Konventionelle Thoraxröntgenaufnahme mit globaler Vergrößerung und scharf abgegrenzten Rändern des Herzschattens („Waterbottle-Silhouette", Bocksbeutelherz)

Silhouette", Bocksbeutelherz; Abb. 3; Yared et al. 2010). In lateralen Aufnahmen oder in seitlichen Thoraxdurchleuchtungen lassen sich manchmal streifenförmige Aufhellungen innerhalb des Perikardschattens erkennen (epikardiales Halophänomen). Auch die Röntgenthoraxaufnahme vermag es nicht spezifische Hinweise auf das Vorliegen und die Relevanz eines Perikardergusses zu liefern. Sie erlaubt jedoch die Diagnose oder den Ausschluss von gleichzeitig auftretenden pulmonalen und mediastinalen Pathologien oder Pleuraergüssen (Eisenberg et al. 1993; Lazaros et al. 2019).

Echokardiographie
Transthorakale Echokardiographie

Bei Verdacht auf Perikarderguss ist die transthorakale Echokardiographie das hilfreichste diagnostische Instrument. Sie ist eine einfache, unverzüglich überall anwendbare Untersuchungsmethode und erlaubt eine bettseitige Diagnosestellung. Mittels Echokardiographie kann ein Perikarderguss sicher identifiziert und quantifiziert werden, außerdem können die Lage und Ausbreitung beurteilt werden (Abb. 4). Die Echokardiographie ermöglicht die äußerst wichtige direkte Beurteilung eventueller kardialer Kompressionszeichen und somit die Abschätzung der hämodynamischen Auswirkungen des Perikardergusses. Die Reevaluation eines Perikardergusses bei klinischer Verschlechterung des Patienten als auch erforderliche Kontrolluntersuchungen hämodynamisch nicht relevanter Perikardergüsse sind ebenfalls wichtige Einsatzgebiete für die Echokardiographie. Letztlich kann auch eine erforderliche diagnostische oder therapeutische Perikardpunktion echokardiographisch gesteuert durchgeführt werden.

Die echokardiographische Evaluation eines Perikardergusses und der Perikardmorphologie erfolgt ergänzend zur Standarduntersuchung und immer in mehreren, unterschiedlichen Schnitt- bzw. Anlotebenen. Transthorakal sind hierzu vor allem die parasternale lange (PLAX) und kurze (PSAX)

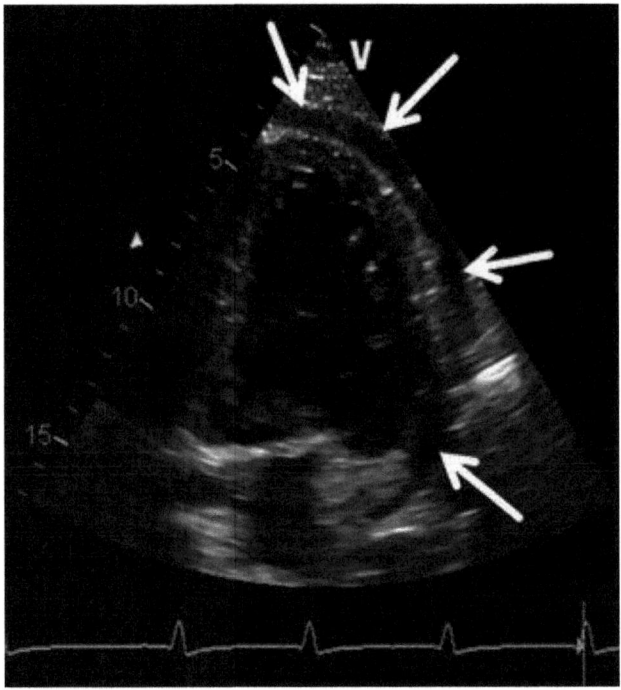

Abb. 4 Transthorakale echokardiographische Untersuchung mit Darstellung eines Perikardergusses vor dem linken Ventrikel (Pfeile)

Achse, der apikale 4-Kammerblick (A4Ch) sowie die subcostalen Anlotungen (S4Ch, SIVC) relevant.

Ein Perikarderguss kann in der PLAX anterior des rechtsventrikulären Ausflusstraktes (RVOT) oder posterior der LV-Hinterwand bzw. subcostal zwischen Leber und rechtem Ventrikel dargestellt werden. Tritt ein Perikarderguss nur in der Systole in Erscheinung handelt es sich um einen physiologischen Erguss. Wenn ein Perikarderguss während des gesamten Herzzyklus darstellbar ist, kann die Bestimmung der enddiastolischen Ergussbreite mittels M-Mode (PLAX oder apikale Schnitte) helfen, um dessen Größe abzuschätzen (Tab. 10, Abb. 5).

Zeigen sich in der Beurteilung der Ergussbeschaffenheit Fibrinfäden, Ergussorganisation, Thrombosierung, Adhäsionen oder tumoröse Auflagerungen kann dies Hinweise auf die Genese des Ergusses geben.

Differenzialdiagnosen bzw. häufige falsch-positive Befunde der Diagnose Perikarderguss:

- Pleuraerguss:
  - zur Differenzierung zwischen Perikard- und Pleuraerguss kann die Darstellung der Aorta als Landmarke in der PLAX helfen
  - ein Perikarderguss ist i. d. R. anterior der Aorta gelegen
  - ein Pleuraerguss ist i. d. R. posterior in unmittelbarer Proximität der Aorta darstellbar
- Epikardiales Fettgewebe:
  - Anlagerung von viszeralem Fettgewebe zwischen Herz und Perikard

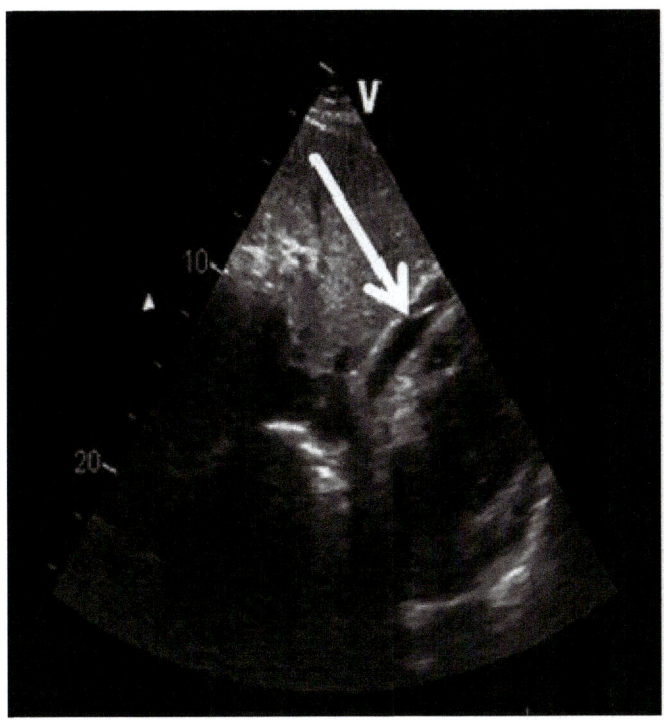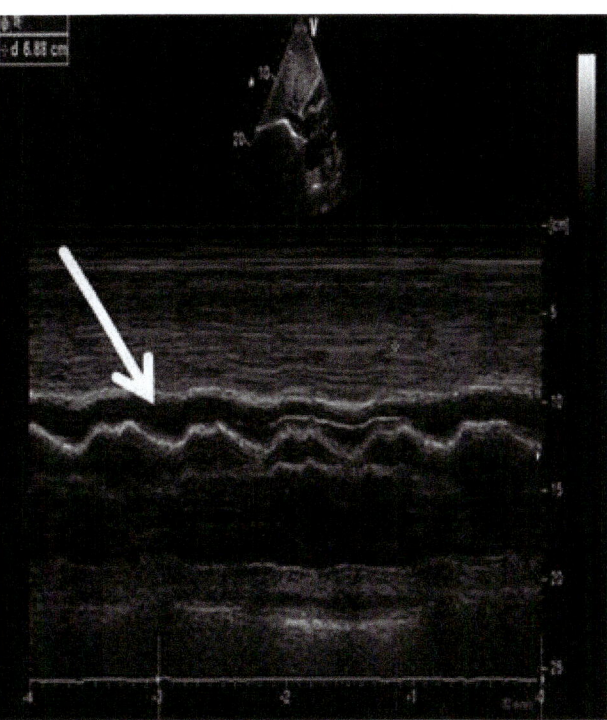

Abb. 5 Transthorakale echokardiographische Untersuchung mit Semiquantifizierung der Ergussmenge anhand der enddiastolischen Breite des Ergusssaumes vor dem rechten Ventrikel (Pfeile)

- epikardiales Fett ist echoreicher als Perikarderguss und imponiert bei der echokardiographischen Darstellung häufig gepunktet

Eine diastolische Kompression v. a. der rechtsseitigen Herzhöhlen bzw. ein Vorhof- oder Ventrikelkollaps weisen auf eine hämodynamische Kompromittierung hin. Ein Kollaps des RA kann aufgrund des niedrigen Drucks in der Diastole oder Systole auftreten. Je länger der Anteil des Herzzyklus ist, währenddessen ein Kollaps vorliegt, desto größer ist die Spezifität für das Vorliegen einer Herzbeuteltamponade (Cosyns et al. 2015).

Kommt es zu einer ausgeprägten inspiratorischen Verschiebung des Ventrikelseptums nach links und kann diese durch Atemmanöver provoziert oder verstärkt werden, ist dies hinweisend für das Vorliegen einer hämodynamisch relevanten Ergussmenge. Zeigt sich eine Stauung der Vena cava inferior mit eingeschränkter Atemvariabilität oder ein „swinging heart" – eine schwingende oder wackelnde Bewegung des Herzens im Perikarderguss – kann dies in der Zusammenschau mit dem klinischen Zustand des Patienten zu der Diagnose einer Perikardtamponade führen (Buck et al. 2009; Hagendorff et al. 2020).

Die Dopplerechokardiographie bietet zusätzliche Möglichkeiten einen Perikarderguss hinsichtlich seiner hämodynamischen Relevanz zu beurteilen. Im transmitralen Dopplerprofil zeigt sich eine gesteigerte respiratorische Variabilität mit Minderung des transvalvulären Einstroms während der Inspiration, was auch in einer reduzierten diastolischen Separation der Mitralsegel echokardiographisch darstellbar sein kann (Roy et al. 2007). Im trikuspidalen und aortalen Dopplerprofil kommt es zu einer inspiratorischen Zunahme der Einstromgeschwindigkeiten.

Spezifische doppler-echokardiographische Zeichen der Perikardtamponade (Vakamudi et al. 2017):
- früh-diastolischer Kollaps des RV
- spät-diastolischer und systolischer Kollaps des RA
- „swinging heart"
- inspiratorische Zunahme der RV-Größe mit Shift des Ventrikelseptums in Richtung LV
- Erweiterung des VCI-Diameters auf > 2,1 cm mit < 50 % inspiratorischer Variation
- Abnorme respiratorische Variation der Flussgeschwindigkeitsprofile

- Inspiratorische Abnahme V_{maxE} über der MK > 25 %
- Inspiratorische Zunahme der V_{maxE} über der TK > 40 %
- Inspiratorische Abnahme des diastolischen Pulmonalvenenflusses
- Exspiratorische Abnahme des diastolischen Lebervenenflusses

> Postoperative Perikardergüsse nach herzchirurgischen Eingriffen können in ihrer klinischen Präsentation deutlich abweichen und sind von vornherein in ihrem zeitlichen Verlauf mit großer Wachsamkeit zu verfolgen.

Transösophageale Echokardiographie

Im Wesentlichen können sämtliche echokardiographischen Befunde einer Herzbeuteltamponade in der transthorakalen Echokardiographie dargestellt werden. Vorteile der transösophagealen Echokardiographie liegen in einer besseren Bildqualität, wodurch Detailfragen evtl. besser geklärt werden können. Insbesondere nach herzchirurgischen Eingriffen kann in den ersten postoperativen Tagen bei liegenden mediastinalen und intraperikardialen Drainagen die Schallqualität der transthorakalen Echokardiographie eingeschränkt sein. Bei intubierten Patienten ohne Kontraindikation für eine transösophageale Echokardiographie ist bei Verdacht auf eine Perikardtamponade die Untersuchungsindikation großzügig zu stellen.

Erweiterte Bildgebung

Für die Akutdiagnostik eines Perikardergusses oder einer Herzbeuteltamponade hat die erweiterte bildgebende Diagnostik keine Relevanz. Sie hat ihren Stellenwert jedoch in der Ursachensuche und kann wertvolle Informationen über die Genese von Perikarderkrankungen liefern (Adler et al. 2015; Chetrit et al. 2021; Lazaros et al. 2021a).

Computertomographie (CT)

Die Computertomographie (CT) ist die bildgebende Diagnostik der Wahl für die Diagnose extrakardialer Ursachen. Sie erlaubt beispielsweise die exakte räumliche Zuordnung lokalisierter Perikardergüsse, die Berurteilung von Perikarddicke und Kalzifikationen, perikaridalen Zysten und Divertikeln. Anhand der Dichtewerte können wertvolle Informationen über die Zusammensetzung eines Perikardergusses gewonnen werden. Häufig wird die CT auch zur präoperativen Planung oder zur zielgesteuerten Punktion von Ergüssen eingesetzt.

Magnetresonanztomographie (Kardio-MR, cMRT)

Die kardiale MRT-Diagnostik erlaubt sowohl die morphologische als auch die funktionelle Berurteilung kardialer und perikardialer Struktuen. Sie bietet den Vorteil, dass sie eine Gewebecharakterisierung und die Beurteilung des Ausmaßes entzündlicher Prozesse erlaubt.

Nukelarmedizinische Diagnostik

In nukelarmedizinischen Untersuchungen wie Positronen-Emissions-Tomographie (PET), PET/CT oder PET-MRT können die metabolische Aktivität von inflammatorischen perikardialen Flüssigkeiten oder malignen Prozessen visualiert werden.

Herzkatheteruntersuchung

Die Durchführung einer Herzkatheteruntersuchung gehört bei Verdacht auf Herzerkrankungen mit perikardialer Beteiligung nicht mehr zur Routinediagnostik, da nicht-invasive Techniken in der Regel ausreichen, um die entsprechenden Differenzialdiagnosen abzuklären. Bei Vorliegen einer Perikardtamponade lassen sich in einer Herzkatheteruntersuchung der Ausgleich intrakardialer Drücke nachweisen. Außerdem kann sie eingesetzt werden, um die manchmal schwierige Differenzierung zwischen konstriktiver Perikarditis und restriktiver Kardiomyopathie zu ermöglichen.

2.5 Therapeutisches Vorgehen

2.5.1 Perikarderguss ohne Zeichen der Perikardtamponade

Verursacht ein Perikarderguss keine hämodynamische Kompromittierung des Patienten stellen sich prinzipiell zwei Fragen:

Wird eine Perikardiozentese für die Diagnosestellung der zugrundeliegenden Ursache benötigt?

Sollte eine Perikardiozentese durchgeführt werden, um die Entwicklung einer lebensgefährlichen Perikardtamponade zu verhindern?

Besteht der klinische Verdacht auf eine bakterielle oder neoplastische Ätiologie des Perikardergusses sollte zu diagnostischen und therapeutischen Zwecken eine Perikard-Drainage erfolgen. Bei Vorliegen einer eitrigen Perikarditis ist eine effektive Perikarddrainage unverzichtbar, außerdem können erweiterte Maßnahmen wie eine intraperikardiale Fibrinolyse mit dem Ziel eine Reakkumulation des Ergusses zu verhindern oder eine Perikardfensterung mit Spülung und Debridement erforderlich werden (Adler et al. 2015; Wiyeh et al. 2018; Lazaros et al. 2021a). Bei Verdacht auf oder Nachweis eines malignen Perikardergusses wird eine Perikarddrainage zur Verhinderung eines Ergussrezidivs empfohlen. Eine intraperikardiale Therapie mit Instillation von Zytostatika oder sklerosierenden Substanzen kann über diesen Zugangsweg erfolgen und ebenfalls die Rezidivrate senken (Adler et al. 2015; Ala et al. 2019).

Liegt kein Verdacht auf eine bakterielle oder neoplastische Ätiologie eines Perikardergusses vor, so entscheidet sich das weitere Vorgehen anhand des Vorliegens von Zeichen einer systemischen Inflammation. Bei Erhöhung von Entzündungsmarkern wie z. B. des CRP-Wertes erfolgen die weiteren Maßnahmen entsprechend der Therapie der akuten Perikarditis. Acetylsalicylsäure (ASS) und nicht-steroidale Antiphlogistika (NSAR, nicht-steroidale Antirheumatika) werden als Therapie der ersten Wahl empfohlen. Die zusätzliche Gabe von Cholchicin führt zu einer rascheren Beschwerdefreiheit und einer Reduktion der Rezidivrate von 30 % auf 10 % (Imazio et al. 2011). Wenn ASS und NSAR sowie Colchicin kontraindiziert sind und eine infektiöse Ursache ausgeschlossen wurde, kann die Gabe von niedrig-dosierten Glukokortikoiden erwogen werden. Glukokortikoide kommen außerdem bei spezifischer Indikation wie beim Vorliegen einer Autoimmunerkrankung zum Einsatz (Adler et al. 2015).

Für die rezidivierende kortikosteroidabhängige Perikarditis ohne Ansprechen auf Colchicin stellen alternative Immusuppressiva wie Azathioprin, intravenöse Immunglobuline und der humane Interleukin-1-Rezeptorantagonist Anakinra neue Therapieoptionen dar (Imazio et al. 2016; Lazaros et al. 2016).

Bei fehlendem Verdacht auf Perikarditis und Ausschluss von infektiösen oder neoplastischen Ursachen sollte weiterführend auf das Vorliegen assoziierter Erkrankungen untersucht werden. Hypoalbuminämie, Herzinsuffizienz oder eine pulmonalarterielle Hypertonie sind einige der Konditionen, die aufgrund eines verminderten onkotischen Drucks bzw. eines erhöhten hydrostatischen Kapillardrucks mit der Entwicklung eines Perikardergusses einhergehen können. Die Behandlung entspricht der zugrundeliegenden Erkrankung.

Ist die Ergussmenge gering bis moderat, ohne hämodynamische Beeinträchtigung und es kann keine ursächliche Erkrankung diagnostiziert werden, liegt ein idiopathischer Perikarderguss vor. Es erfolgt die Kontrolle im Verlauf (Adler et al. 2015; Lazaros et al. 2021a). Das therapeutische Vorgehen und Patientenmanagement bei Perikarderguss sind in Abb. 6 schematisch dargestellt.

Nach der Diagnose eines Perikardergusses kann die Indikation für eine stationäre Behandlung, engmaschige Überwachung und die Durchführung einer umfassenden Diagnostik anhand von bestimmten Kriterien für eine ungünstige Prognose gestellt werden. Folgende klinische Merkmale stellen eine Hochrisikokonstellation für spezifische Ätiologien (non-viral, non-idiopathisch) und die Wahrscheinlichkeit für Rezidive, den Progress zu einer Tamponade oder die Entwicklung einer Konstriktion dar (Adler et al. 2015):

- Körpertemperatur > 38 °C
- akuter bzw. subakuter Krankheitsbeginn
- ausgedehnter Perikarderguss (enddiastolisch > 20 mm)
- Herzbeuteltamponade
- Therapieversagen nach 1 Woche ASS/NSAR
- Myoperikarditis

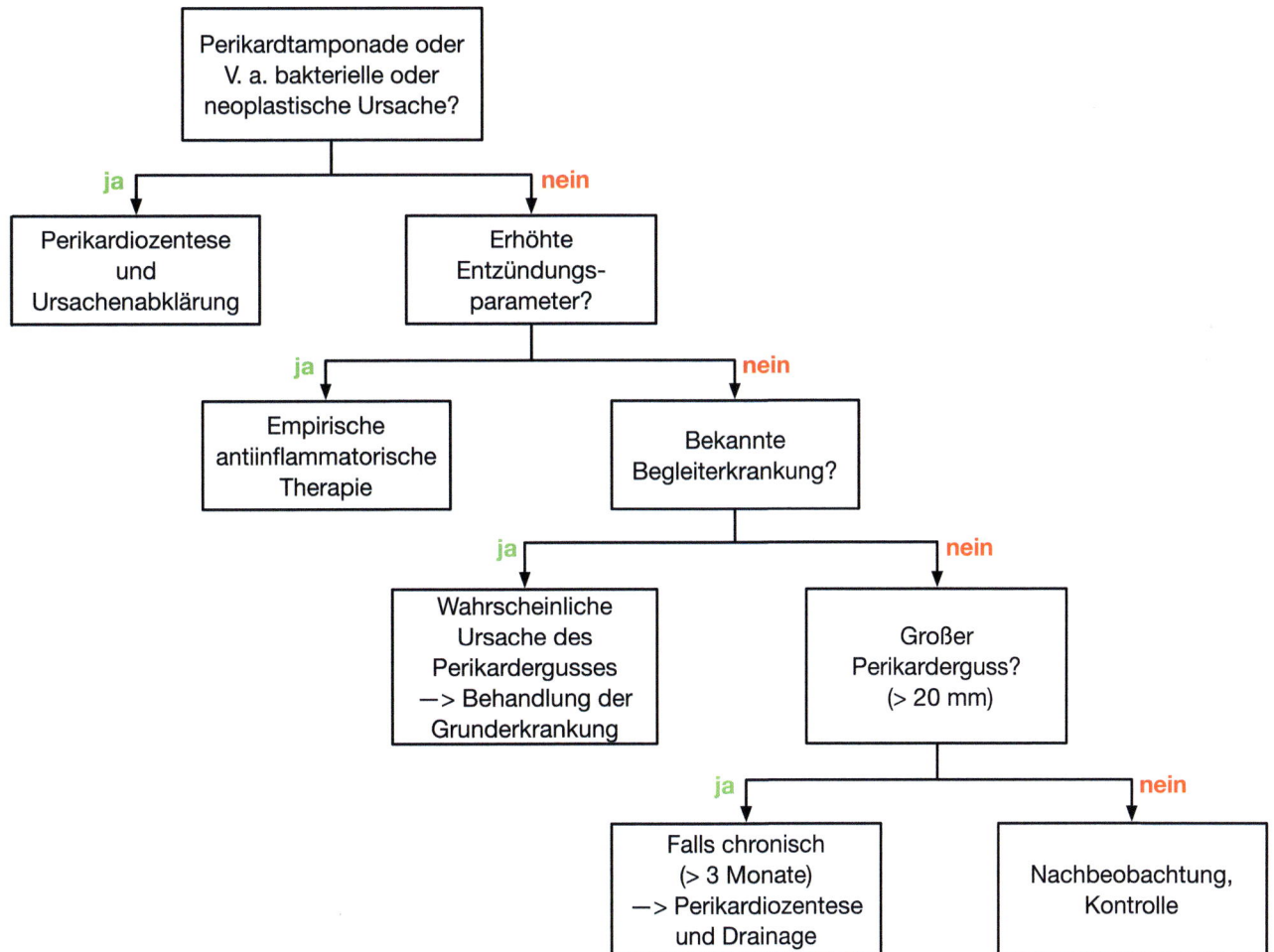

Abb. 6 Triage und Patientenmanagement bei Perikarderguss. (Adaptiert nach Adler et al. 2015)

- Immunsuppression
- thorakale Verletzungen
- Patienten unter oraler Antikoagulation

2.5.2 Perikarderguss mit Zeichen der Perikardtamponade

Eine Perikardiozentese oder Drainage eines Perikardergusses ist bei jedem Patienten indiziert, bei dem eine Perikardtamponade diagnostiziert wurde und sich klinische Zeichen einer potenziell lebensbedrohlichen, hämodynamischen Störung zeigen. Unabhängig von der vermuteten Ursache wird in Abhängigkeit des klinischen Erscheinungsbildes des Patienten, den Änderungen des hämodynamischen Status im zeitlichen Verlauf, der echokardiographischen Befunde und dem erwarteten Nutzen-Risiko-Verhältnis über die Dringlichkeit der Maßnahme entschieden.

Bei Patienten im kardiogenen Schock mit zusätzlicher Hypoxie oder respiratorischer Insuffizienz kann im Vorfeld einer Perikardentlastung eine Intubation erforderlich werden. Hierbei sollten hohe Beatmungsdrücke vermieden werden, da diese den intrathorakalen und damit auch intraperikardialen Druck weiter erhöhen und eine adäquate Füllung des Herzens zusätzlich erschweren (Grocott et al. 2011).

Wird ein Herz-Kreislaufstillstand durch eine Perikardtamponade verursacht, sind Thoraxkompressionen im Rahmen der kardiopulmonalen Reanimation wahrscheinlich nicht effektiv. Die Behebung der Tamponade als potenziell reversible Ursache des Herz-Kreislaufstillstandes hat höchste Priorität und darf durch Thoraxkompressionen nicht verzögert werden (Lott et al. 2021).

Wenn eine Perikardtamponade durch eine akute Aortendissektion, eine freie Ventrikelruptur bei Myokardinfarkt oder ein schweres Thoraxtrauma verursacht wird, muss eine dringliche chirurgische Versorgung angestrebt werden. Die kurzfristige chirurgische Versorgung ist ebenfalls indiziert, wenn ein iatrogenes Hämoperikard z. B. nach kardiologischer Katheterintervention nicht ausreichend über eine perkutane Drainage kontrolliert werden kann (Ristić et al. 2014).

Indikationen und Kontraindikationen für eine Perikardergussentlastung
Indikationen
- V.a. purulenten Perikarderguss
- V.a. tuberkulösen Perikarderguss
- V.a. neoplastischen Perikarderguss
- Tamponade und/oder großer Perikarderguss (> 20 mm diastolisch)
- symptomatischer Perikarderguss (10–20 mm) ohne Therapieansprechen

Relative Kontraindikationen
- Aortendissektion
- Myokardruptur
- Unbehandelte Gerinnungsstörungen
- Thrombozytopenie $< 50.000/mm^3$
- Antikoagulanzientherapie
- Kleine posteriore und lokalisierte Ergüsse

2.5.3 Supportive Therapie

Bei Perikarderguss und beginnender Tamponade kann eine supportive medikamentöse Therapie mit Volumen- und Katecholaminen zur Kreislaufstabilisierung erforderlich werden. Der Nutzen von positiv-inotropen Substanzen für hypotensive Patienten mit Perikardtamponade wird kontrovers diskutiert (Gascho et al. 1981; Spodick 1991). Eine Volumengabe ist bei Hypovolämie generell indiziert (Spodick 2003). Obwohl nur selten berichtet, kann es bei zuvor normo- bzw. hypovolämen Patienten durch Volumensubstitution auch zu einer Beschleunigung bzw. Verstärkung der Tamponade kommen (Iakobishvili et al. 2011).

2.5.4 Interventionelle und chirurgische Therapie

Wird die Indikation zur Entlastung eines Perikardergusses oder einer Perikardtamponade gestellt, kann dies interventionell, echokardiographisch, fluoroskopisch, CT- bzw. MRT-gesteuert sowie offen chirurgisch erfolgen (Abb. 6; Maisch et al. 2004, 2011; Ristić et al. 2013). Die Auswahl eines bestimmten Verfahrens hängt wesentlich von der Ätiologie des Perikardergusses ab. Bei Patienten mit idiopathischer oder viraler Perikarditis ist in der Regel eine einfache Perikardpunktion ausreichend, da die Erkrankung innerhalb von Tagen oder wenigen Wochen selbstlimitierend ist und ein Erguss selten rezidiviert. Eine eitrige Perikarditis sollte chirurgisch entlastet werden (Sagristà-Sauleda et al. 2011).

Perikardiozentese
Die therapeutische oder diagnostische Punktion des Herzbeutels wird als Perikardiozentese oder Perikardpunktion bezeichnet. Neben der Flüssigkeitsentfernung wird die Gewinnung von Perikardflüssigkeit mit anschließender laborchemischer, mikrobiologischer, zytologischer und molekularbiologischer Untersuchung ermöglicht (Tab. 12). In den meisten Fällen kann hierdruch die zugrunde liegende Ätiologie des Perikardergusses aufgeklärt werden (Maisch et al. 2004, 2011).

Von einer blinden Perikardiozentese sollte mit der Ausnahme von lebensbedrohlichen Notfallsituationen aufgrund einer hohen Komplikationsrate Abstand genommen werden. Die Einführung der ultraschall- und fluoroskopisch-geführten Perikardiozentese hat zu einer dramatischen Reduktion der Komplikationsraten beigetragen. Abhängig von der Situation (Notfalleingriff, dringlich, elektiv), der Überwachungsmethode sowie der Erfahrung des Untersuchers wird das Risiko für Komplikationen zwischen 4–10 % angegeben (Tsang et al. 2002; Adler et al. 2015). Die echokardio-

Tab. 12 Analyse von Perikardflüssigkeit und Perikardbiopsie. (Modifiziert nach Adler et al. 2015)

Klinische Präsentation	Analyse von Perikardflüssigkeit und -biopsie
V. a. Tuberkulose	Färbung säurefester Bakterien Mykobakterien-Kulturen PCR zum Genomnachweis Adenosindeaminase > 40 U/l unstimuliertes IFN-γ
V. a. Neoplasie	Zytologie Tumormarker
V. a. Virusinfektion	Genom-Nachweis mittels PCR
V. a. bakterielle Infektion	aerobe und anaerobe Kulturen Glukose

graphische Führung der Prozedur ermöglicht insbesondere die Lokalisierung der am besten geeigneten Punktionsstelle, die dem geringsten Abstand zwischen der Brustwand und der größten Flüssigkeitsmenge entspricht. Bei dieser Methode können neben dem standardmäßigen subxiphoidalen Zugangsweg auch der parasternale und apikale Zugang sicher verwendet werden.

Bei geeigneter Lage können Perikardergüsse auch CT- oder MRT-gesteuert abpunktiert oder eine Verweildrainage eingelegt werden (Abb. 7).

Komplikationen der Perikardiozetese und des perikardialen Zugangs:
- Verletzung von Koronararterien oder der A. mammaria interna
- Verletzung des rechten Ventrikels oder der Leber
- Blutungskomplikationen: Hämoperikard, Hämoperitoneum, Leberhämatom
- Pneumothorax, Pneumoperikard
- Arrhythmien

Technik der Perikardiozentese
Die Perikardpunktion erfolgt unter echokardiographischer Kontrolle oder unter Röntgendurchleuchtung im Herzkatheterlabor. Die Punktion von subxiphoidal ist ein sicherer und der am häufigsten benutzte Zugang zum Perikard. Die radiologische Kontrolle in 2 Ebenen gewährt optimale Bedingungen für eine komplikationslose Untersuchung, insbesondere bei kleineren Ergüssen. Die laterale Ebene ermöglicht eine optimale Lokalisation der Punktionsnadel in Bezug auf das Diaphragma und das Perikard. In dieser Ebene stellt sich bei fast allen Patienten mit moderaten oder kleinen Ergüssen das epikardiale „Halophänomen" dar. Anhand dieser streifenförmigen Aufhellungen innerhalb des Perikardschattens ist während der Fluoroskopie eine Orientierung für die Perikardiozentese möglich (Ristić et al. 2013).

Die Punktion kann in Lokalanästhesie erfolgen und wird zwischen Xiphoid und linkem Rippenbogen in einem Winkel von 45° zur Thoraxwand durchgeführt. Die Stichrichtung ist

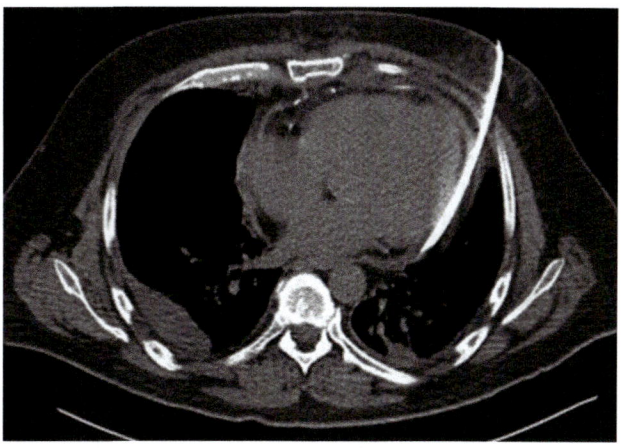

Abb. 7 CT-gesteuerte Einlage einer Perikarddrainage

zur Mitte der linken Klavikula. Das Vorschieben der Kanüle erfolgt unter ständiger Aspiration. Erreicht man das Perikard, wird am Nachlassen des Gewebswiderstandes bemerkt, dass man in die Perikardhöhle vorgedrungen ist. Nun kann bei richtiger Lage Perikarderguss aspiriert werden. Über die Punktionskanüle wird nun ein Führungsdraht vorgeschoben. Der Stichkanal wird im nächsten Schritt durch einen 6 Fr- oder 8 Fr-Dilatator, auf den eine Schleuse aufgebracht ist, erweitert. Über die liegende Schleuse wird ein Pigtail-Katheter im Perikardraum platziert. Der Pigtail-Katheter sollte nicht länger als 48 h belassen werden.

Perikardioskopie
Im Anschluss an die Perikardpunktion kann in gleicher Sitzung eine Perikardioskopie mit flexiblem Fiberglasperikardioskop durchgeführt werden. Diese ermöglicht die direkte Visualisierung pathologischer Veränderungen des Epi- und Perikards und somit die gezielte Biopsie auffälliger Strukturen oder Regionen. Die gezielte, perikardioskopisch gesteuerte Gewebsentnahme leistet in der Regel einen wesentlichen Beitrag zur endgültigen Diagnose der Perikarderkrankung (Maisch et al. 2004, 2011).

Bei rezidivierenden symptomatischen Perikardergüssen sollte eine chirurgische subxiphoidale Perikardfensterung, eine thorakoskopische Perikardfensterung oder eine Perikardfensterung über eine laterale Minithorakotomie durchgeführt werden.

> Im Gegensatz zur Perikardiozentese erfolgt die chirurgische Perikardfensterung in Intubationsnarkose und stellt das invasivere Vorgehen dar, ist aber mit geringeren Rezidivraten verbunden.

Perikardfensterung
Bei einer Perikardfensterung wird über eine laterale Thorakotomie eine Kommunikation zwischen Perikardraum und

Pleurahöhle hergestellt. Ein Perikarderguss kann so aus dem Perikard in die Pleura abgeleitet werden und die Entstehung einer Perikardtamponade wird verhindert. Eine häufige Indikation für diese Methode ist der rezidivierende, große Perikarderguss (häufig maligne) oder die Herzbeuteltamponade, wenn invasivere Maßnahmen mit zu hohem Risiko verbunden sind oder als palliativer Eingriff, wenn die Lebenserwartung des Patienten eingeschränkt ist.

Perikardektomie

Bei rezidivierenden und therapierefraktären, symptomatischen Perikardergüssen, bei dichten Adhäsionen, gekammerten Ergüssen, rezidivierender Tamponade, persistierender Infektion und Progression zu einer Konstriktion kann eine Perikardektomie als Ultima ratio in Erwägung gezogen werden. Eine Perikardektomie ist außerdem die Behandlung der Wahl bei konstriktiver Perikarditis. Der chirurgische Zugang sollte über eine Sternotomie erfolgen, da nur dieser Zugangsweg die Resektion aller an der Konstriktion beteiligten parietalen und epikardialen Perikardblätter erlaubt.

2.5.5 Zytologische und laborchemische Untersuchung

Material, das während einer Perikardpunktion oder -biopsie gewonnen werden konnte, sollte zur Klärung der Ätiologie und Sicherung der Diagnose zwingend weiter untersucht werden (siehe Tab. 12). Die Zusammensetzung und Qualität eines Perikardgusses können bereits erste Hinweise bezüglich der Ursache liefern.

Eine zytologische Abklärung kann bei primären Malignomen oder Metastasen richtungsweisend für die weitere Behandlung sein. Bei der Analyse sollte beachtet werden, dass größere Flüssigkeitsvolumina, Zentrifugierung und rasche Analyse des Sediments die diagnostische Ausbeute verbessern können. Weitere empfohlene Laboruntersuchungen zur Ergussdiagnostik beinhalten eine Bestimmung der LDH, Amylase, Lipase, Glukose- und Cholesterinkonzentration, Blutbild, Hämoglobinkonzentration sowie eine mikrobiologische Testung inklusive einer kulturellen Anzüchtung.

Literatur

Adler Y, Charron P, Imazio M, Badano L, Barón-Esquivias G, Bogaert J, Brucato A, Gueret P, Klingel K, Lionis C, Maisch B, Mayosi B, Pavie A, Ristic AD, Sabaté Tenas M, Seferovic P, Swedberg K, Tomkowski W, ESC Scientific Document Group (2015) 2015 ESC guidelines for the diagnosis and management of pericardial diseases: The Task Force for the Diagnosis and Management of Pericardial Diseases of the European Society of Cardiology (ESC) Endorsed by: The European Association for Cardio-Thoracic Surgery (EACTS). Eur Heart J 36(42):2921–2964. https://doi.org/10.1093/eurheartj/ehv318. Epub 2015 Aug 29. PMID: 26320112; PMCID: PMC7539677

Ahmad T, Miller PE, McCullough M, Desai NR, Riello R, Psotka M, Böhm M, Allen LA, Teerlink JR, Rosano GMC, Lindenfeld J (2019) Why has positive inotropy failed in chronic heart failure? Lessons from prior inotrope trials. Eur J Heart Fail 21(9):1064–1078. https://doi.org/10.1002/ejhf.1557. Epub 2019 Aug 13. PMID: 31407860; PMCID: PMC6774302

Ala CK, Klein AL, Moslehi JJ (2019) Cancer treatment-associated pericardial disease: epidemiology, clinical presentation, diagnosis, and management. Curr Cardiol Rep 21(12):156. https://doi.org/10.1007/s11886-019-1225-6. PMID: 31768769

Aras MA, Teerlink JR (2016) Lung ultrasound: a ‚B-line' to the prediction of decompensated heart failure. Eur Heart J 37(15):1252–1254. https://doi.org/10.1093/eurheartj/ehw094. PMID: 27080198

Argula RG, Negi SI, Banchs J, Yusuf SW (2015) Role of a 12-lead electrocardiogram in the diagnosis of cardiac tamponade as diagnosed by transthoracic echocardiography in patients with malignant pericardial effusion. Clin Cardiol 38(3):139–144. https://doi.org/10.1002/clc.22370. Epub 2015 Feb 18. PMID: 25694103; PMCID: PMC6711093

Assmann A, Beckmann A, Schmid C, Werdan K, Michels G, Miera O, Schmidt F, Klotz S, Starck C, Pilarczyk K, Rastan A, Burckhardt M, Nothacker M, Muellenbach R, Zausig Y, Haake N, Groesdonk H, Ferrari M, Buerke M, Hennersdorf M, Rosenberg M, Schaible T, Köditz H, Kluge S, Janssens U, Lubnow M, Flemmer A, Herber-Jonat S, Wessel L, Buchwald D, Maier S, Krüger L, Fründ A, Jaksties R, Fischer S, Wiebe K, Hartog CS, Dzemali O, Zimpfer D, Ruttmann-Ulmer E, Schlensak C, Kelm M, Ensminger S, Boeken U (2022) Use of extracorporeal circulation (ECLS/ECMO) for cardiac and circulatory failure -A clinical practice Guideline Level 3. ESC Heart Fail 9(1):506–518. https://doi.org/10.1002/ehf2.13718. Epub 2021 Nov 22. PMID: 34811959; PMCID: PMC8788014

Basir MB, Kapur NK, Patel K, Salam MA, Schreiber T, Kaki A, Hanson I, Almany S, Timmis S, Dixon S, Kolski B, Todd J, Senter S, Marso S, Lasorda D, Wilkins C, Lalonde T, Attallah A, Larkin T, Dupont A, Marshall J, Patel N, Overly T, Green M, Tehrani B, Truesdell AG, Sharma R, Akhtar Y, McRae T 3rd, O'Neill B, Finley J, Rahman A, Foster M, Askari R, Goldsweig A, Martin S, Bharadwaj A, Khuddus M, Caputo C, Korpas D, Cawich I, McAllister D, Blank N, Alraies MC, Fisher R, Khandelwal A, Alaswad K, Lemor A, Johnson T, Hacala M, O'Neill WW, National Cardiogenic Shock Initiative Investigators (2019) Improved outcomes associated with the use of shock protocols: updates from the National Cardiogenic Shock Initiative. Catheter Cardiovasc Interv 93(7):1173–1183

Bilchick KC, Wise RA (2002) Paradoxical physical findings described by Kussmaul: pulsus paradoxus and Kussmaul's sign. Lancet 359(9321):1940–1942. https://doi.org/10.1016/S0140-6736(02)08763-9. PMID: 12057571

Boeken U, Ensminger S, Assmann A, Schmid C, Werdan K, Michels G, Miera O, Schmidt F, Klotz S, Starck C, Pilarczyk K, Rastan A, Burckhardt M, Nothacker M, Muellenbach R, Zausig Y, Haake N, Groesdonk H, Ferrari M, Buerke M, Hennersdorf M, Rosenberg M, Schaible T, Köditz H, Kluge S, Janssens U, Lubnow M, Flemmer A, Herber-Jonat S, Wessel L, Buchwald D, Maier S, Krüger L, Fründ A, Jaksties R, Fischer S, Wiebe K, Hartog C, Dzemali O, Zimpfer D, Ruttmann-Ulmer E, Schlensak C, Kelm M, Beckmann A (2021) Einsatz der extrakorporalen Zirkulation (ECLS/ECMO) bei Herz- und Kreislaufversagen : Kurzversion der AWMF-S3-Leitlinie [Use of extracorporeal circulation (ECLS/ECMO) for cardiac and circulatory failure: short version of the S3 guideline]. Anaesthesist 70(11):942–950. https://doi.org/10.1007/s00101-021-01058-8. German. PMID: 34665266

Borer JS, Böhm M, Ford I, Komajda M, Tavazzi L, Sendon JL, Alings M, Lopez-de-Sa E, Swedberg K, SHIFT Investigators (2012) Effect of ivabradine on recurrent hospitalization for worsening heart failure in patients with chronic systolic heart failure: the SHIFT Study. Eur Heart J 33(22):2813–2820. https://doi.org/10.1093/

eurheartj/ehs259. Epub 2012 Aug 27. PMID: 22927555; PMCID: PMC3498004

Bozkurt B, Coats AJS, Tsutsui H, Abdelhamid CM, Adamopoulos S, Albert N, Anker SD, Atherton J, Böhm M, Butler J, Drazner MH, Michael Felker G, Filippatos G, Fiuzat M, Fonarow GC, Gomez-Mesa JE, Heidenreich P, Imamura T, Jankowska EA, Januzzi J, Khazanie P, Kinugawa K, Lam CSP, Matsue Y, Metra M, Ohtani T, Francesco Piepoli M, Ponikowski P, Rosano GMC, Sakata Y, Seferović P, Starling RC, Teerlink JR, Vardeny O, Yamamoto K, Yancy C, Zhang J, Zieroth S (2021) Universal definition and classification of heart failure: a report of the Heart Failure Society of America, Heart Failure Association of the European Society of Cardiology, Japanese Heart Failure Society and Writing Committee of the Universal Definition of Heart Failure: Endorsed by the Canadian Heart Failure Society, Heart Failure Association of India, Cardiac Society of Australia and New Zealand, and Chinese Heart Failure Association. Eur J Heart Fail 23(3):352–380. https://doi.org/10.1002/ejhf.2115. Epub 2021 Mar 3. PMID: 33605000

Buck T, Breithardt OA, Faber L, Fehske W, Flachskampf FA, Franke A, Hagendorff A, Hoffmann R, Kruck I, Kücherer H, Menzel T, Pethig K, Tiemann K, Voigt JU, Weidemann F, Nixdorff U (2009) Manual zur Indikation und Durchführung der Echokardiographie. Clin Res Cardiol Suppl 4:3–51. https://doi.org/10.1007/s11789-009-0051-6

Cannesson M, Aboy M, Hofer CK, Rehman M (2011) Pulse pressure variation: where are we today? J Clin Monit Comput 25(1):45–56. https://doi.org/10.1007/s10877-010-9229-1. PMID: 20390324

Castagno D, Skali H, Takeuchi M, Swedberg K, Yusuf S, Granger CB, Michelson EL, Pfeffer MA, McMurray JJ, Solomon SD, CHARM Investigators (2012) Association of heart rate and outcomes in a broad spectrum of patients with chronic heart failure: results from the CHARM (Candesartan in Heart Failure: Assessment of Reduction in Mortality and morbidity) program. J Am Coll Cardiol 59(20):1785–1795. https://doi.org/10.1016/j.jacc.2011.12.044. PMID: 22575317

Chandra A, Marhefka GD, DeCaro MV (2021) Clinical significance of 12 lead ECG changes in patients undergoing pericardiocentesis for cardiac tamponade. Acta Cardiol 76(1):76–79. https://doi.org/10.1080/00015385.2019.1700336. Epub 2019 Dec 27. PMID: 31881163

Chetrit M, Xu B, Kwon DH, Ramchand J, Rodriguez RE, Tan CD, Jellis CL, Johnston DR, Renapurkar RD, Cremer PC, Klein AL (2021) Imaging-guided therapies for pericardial diseases. JACC Cardiovasc Imaging 13(6):1422–1437. https://doi.org/10.1016/j.jcmg.2019.08.027. Epub 2019 Nov 13. Erratum in: JACC Cardiovasc Imaging Sep;14(9):1884. PMID: 31734199

Chioncel O, Parissis J, Mebazaa A, Thiele H, Desch S, Bauersachs J, Harjola VP, Antohi EL, Arrigo M, Gal TB, Celutkiene J, Collins SP, DeBacker D, Iliescu VA, Jankowska E, Jaarsma T, Keramida K, Lainscak M, Lund LH, Lyon AR, Masip J, Metra M, Miro O, Mortara A, Mueller C, Mullens W, Nikolaou M, Piepoli M, Price S, Rosano G, Vieillard-Baron A, Weinstein JM, Anker SD, Filippatos G, Ruschitzka F, Coats AJS, Seferovic P (2020) Epidemiology, pathophysiology and contemporary management of cardiogenic shock – a position statement from the Heart Failure Association of the European Society of Cardiology. Eur J Heart Fail 22(8):1315–1341. https://doi.org/10.1002/ejhf.1922. Epub 2020 Jul 16. Erratum in: Eur J Heart Fail. 2021 Feb;23(2):345. PMID: 32469155

Cleland JG, Freemantle N, Erdmann E, Gras D, Kappenberger L, Tavazzi L, Daubert JC (2012) Long-term mortality with cardiac resynchronization therapy in the Cardiac Resynchronization-Heart Failure (CARE-HF) trial. Eur J Heart Fail 14(6):628–634. https://doi.org/10.1093/eurjhf/hfs055. Epub 2012 May 2. PMID: 22552183

Cohn JN, Franciosa JA, Francis GS, Archibald D, Tristani F, Fletcher R, Montero A, Cintron G, Clarke J, Hager D, Saunders R, Cobb F, Smith R, Loeb H, Settle H (1982) Effect of short-term infusion of sodium nitroprusside on mortality rate in acute myocardial infarction complicated by left ventricular failure: results of a Veterans Administration cooperative study. N Engl J Med 306(19):1129–1135. https://doi.org/10.1056/NEJM198205133061902. PMID: 7040956

Cosyns B, Plein S, Nihoyanopoulos P, Smiseth O, Achenbach S, Andrade MJ, Pepi M, Ristic A, Imazio M, Paelinck B, Lancellotti P, European Association of Cardiovascular Imaging (EACVI), European Society of Cardiology Working Group (ESC WG) on Myocardial and Pericardial diseases (2015) European Association of Cardiovascular Imaging (EACVI) position paper: multimodality imaging in pericardial disease. Eur Heart J Cardiovasc Imaging 16(1):12–31. https://doi.org/10.1093/ehjci/jeu128. Epub 2014 Sep 23. PMID: 25248336

Cotter G, Metzkor E, Kaluski E, Faigenberg Z, Miller R, Simovitz A, Shaham O, Marghitay D, Koren M, Blatt A, Moshkovitz Y, Zaidenstein R, Golik A (1998) Randomised trial of high-dose isosorbide dinitrate plus low-dose furosemide versus high-dose furosemide plus low-dose isosorbide dinitrate in severe pulmonary oedema. Lancet 351(9100):389–393. https://doi.org/10.1016/S0140-6736(97)08417-1. PMID: 9482291

Currigan DA, Hughes RJ, Wright CE, Angus JA, Soeding PF (2014) Vasoconstrictor responses to vasopressor agents in human pulmonary and radial arteries: an in vitro study. Anesthesiology 121(5):930–936. https://doi.org/10.1097/ALN.0000000000000430. PMID: 25198173

Eisenberg MJ, Dunn MM, Kanth N, Gamsu G, Schiller NB (1993) Diagnostic value of chest radiography for pericardial effusion. J Am Coll Cardiol 22(2):588–593. https://doi.org/10.1016/0735-1097(93)90069-d. PMID: 8335834

Ewald B, Ewald D, Thakkinstian A, Attia J (2008) Meta-analysis of B type natriuretic peptide and N-terminal pro B natriuretic peptide in the diagnosis of clinical heart failure and population screening for left ventricular systolic dysfunction. Intern Med J 38(2):101–113. https://doi.org/10.1111/j.1445-5994.2007.01454.x. PMID: 18290826

Figueras J, Barrabés JA, Serra V, Cortadellas J, Lidón RM, Carrizo A, Garcia-Dorado D (2010) Hospital outcome of moderate to severe pericardial effusion complicating ST-elevation acute myocardial infarction. Circulation 122(19):1902–1909. https://doi.org/10.1161/CIRCULATIONAHA.109.934968. Epub 2010 Oct 25. PMID: 20975001

Fuhrmann JT, Schmeisser A, Schulze MR, Wunderlich C, Schoen SP, Rauwolf T, Weinbrenner C, Strasser RH (2008) Levosimendan is superior to enoximone in refractory cardiogenic shock complicating acute myocardial infarction. Crit Care Med 36(8):2257–2266. https://doi.org/10.1097/CCM.0b013e3181809846. Erratum in: Crit Care Med. 2008 Oct;36(10):2966. PMID: 18664782

Galderisi M, Cosyns B, Edvardsen T, Cardim N, Delgado V, Di Salvo G, Donal E, Sade LE, Ernande L, Garbi M, Grapsa J, Hagendorff A, Kamp O, Magne J, Santoro C, Stefanidis A, Lancellotti P, Popescu B, Habib G, 2016–2018 EACVI Scientific Documents Committee (2017) Standardization of adult transthoracic echocardiography reporting in agreement with recent chamber quantification, diastolic function, and heart valve disease recommendations: an expert consensus document of the European Association of Cardiovascular Imaging. Eur Heart J Cardiovasc Imaging 18(12):1301–1310. https://doi.org/10.1093/ehjci/jex244. PMID: 29045589

Gascho JA, Martins JB, Marcus ML, Kerber RE (1981) Effects of volume expansion and vasodilators in acute pericardial tamponade. Am J Phys 240(1):H49–H53. https://doi.org/10.1152/ajpheart.1981.240.1.H49. PMID: 6161543

Gil V, Domínguez-Rodríguez A, Masip J, Peacock WF, Miró Ò (2019) Morphine use in the treatment of acute cardiogenic pulmonary edema and its effects on patient outcome: a systematic review. Curr Heart Fail Rep 16(4):81–88. https://doi.org/10.1007/s11897-019-00427-0. PMID: 31183779

Grocott HP, Gulati H, Srinathan S, Mackensen GB (2011) Anesthesia and the patient with pericardial disease. Can J Anaesth 58(10):

952–966. https://doi.org/10.1007/s12630-011-9557-8. Epub 2011 Jul 26. PMID: 21789738

Gustafsson F, Steensgaard-Hansen F, Badskjaer J, Poulsen AH, Corell P, Hildebrandt P (2005) Diagnostic and prognostic performance of N-terminal ProBNP in primary care patients with suspected heart failure. J Card Fail 11(5 Suppl):S15–S20. https://doi.org/10.1016/j.cardfail.2005.04.022. PMID: 15948095

Haan JM, Scalea TM (2006) Tension pneumopericardium: a case report and a review of the literature. Am Surg 72(4):330–331. PMID: 16676858

Habicher M, Zajonz T, Heringlake M, Böning A, Treskatsch S, Schirmer U, Markewitz A, Sander M (2018) S3-Leitlinie zur intensivmedizinischen Versorgung herzchirurgischer Patienten: Hämodynamisches Monitoring und Herz-Kreislauf – ein Update [S3 guidelines on intensive medical care of cardiac surgery patients: Hemodynamic monitoring and cardiovascular system-an update]. Anaesthesist 67(5):375–379. https://doi.org/10.1007/s00101-018-0433-6. German. PMID: 29644444

Hagendorff A, Fehske W, Flachskampf FA, Helfen A, Kreidel F, Kruck S, La Rosée K, Tiemann K, Voigt JU, von Bardeleben RS, Zahn R, Knebel F (2020) Manual zur Indikation und Durchführung der Echokardiographie – Update 2020 der Deutschen Gesellschaft für Kardiologie. Kardiologe 14:396–431. https://doi.org/10.1007/s12181-020-00402-3

Haraldsson SA, Kieler-Jensen N, Ricksten SE (2001) The additive pulmonary vasodilatory effects of inhaled prostacyclin and inhaled milrinone in postcardiac surgical patients with pulmonary hypertension. Anesth Analg 93(6):1439–1445. https://doi.org/10.1097/00000539-200112000-00018, table of contents. PMID: 11726420

Harjola VP, Mebazaa A, Čelutkienė J, Bettex D, Bueno H, Chioncel O, Crespo-Leiro MG, Falk V, Filippatos G, Gibbs S, Leite-Moreira A, Lassus J, Masip J, Mueller C, Mullens W, Naeije R, Nordegraaf AV, Parissis J, Riley JP, Ristic A, Rosano G, Rudiger A, Ruschitzka F, Seferovic P, Sztrymf B, Vieillard-Baron A, Yilmaz MB, Konstantinides S (2016) Contemporary management of acute right ventricular failure: a statement from the Heart Failure Association and the Working Group on Pulmonary Circulation and Right Ventricular Function of the European Society of Cardiology. Eur J Heart Fail 18(3):226–241. https://doi.org/10.1002/ejhf.478. PMID: 26995592

Hartert TV, Wheeler AP, Sheller JR (1999) Use of pulse oximetry to recognize severity of airflow obstruction in obstructive airway disease: correlation with pulsus paradoxus. Chest 115(2):475–481. https://doi.org/10.1378/chest.115.2.475. PMID: 10027449

Hilfiker-Kleiner D, Meyer GP, Schieffer E, Goldmann B, Podewski E, Struman I, Fischer P, Drexler H (2007) Recovery from postpartum cardiomyopathy in 2 patients by blocking prolactin release with bromocriptine. J Am Coll Cardiol 50(24):2354–2355. https://doi.org/10.1016/j.jacc.2007.10.006. Epub 2007 Nov 5. PMID: 18068047

Iakobishvili Z, Cohen E, Garty M, Behar S, Shotan A, Sandach A, Gottlieb S, Mager A, Battler A, Hasdai D, Heart Failure Survey in Israel (HFSIS) Investigators (2011) Use of intravenous morphine for acute decompensated heart failure in patients with and without acute coronary syndromes. Acute Card Care 13(2):76–80. https://doi.org/10.3109/17482941.2011.575165. PMID: 21627393

Imazio M, Adler Y (2013) Management of pericardial effusion. Eur Heart J 34(16):1186–1197. https://doi.org/10.1093/eurheartj/ehs372. Epub 2012 Nov 2. PMID: 23125278

Imazio M, Gaita F (2015) Diagnosis and treatment of pericarditis. Heart 101(14):1159–1168. https://doi.org/10.1136/heartjnl-2014-306362. Epub 2015 Apr 8. PMID: 25855795

Imazio M, Brucato A, Cemin R, Ferrua S, Belli R, Maestroni S, Trinchero R, Spodick DH, Adler Y, CORP (COlchicine for Recurrent Pericarditis) Investigators (2011) Colchicine for recurrent pericarditis (CORP): a randomized trial. Ann Intern Med 155(7):409–414. https://doi.org/10.7326/0003-4819-155-7-201110040-00359. Epub 2011 Aug 28. PMID: 21873705

Imazio M, Lazaros G, Picardi E, Vasileiou P, Carraro M, Tousoulis D, Belli R, Gaita F (2016) Intravenous human immunoglobulins for refractory recurrent pericarditis: a systematic review of all published cases. J Cardiovasc Med (Hagerstown) 17(4):263–269. https://doi.org/10.2459/JCM.0000000000000260. PMID: 26090917

Khot UN, Jia G, Moliterno DJ, Lincoff AM, Khot MB, Harrington RA, Topol EJ (2003) Prognostic importance of physical examination for heart failure in non-ST-elevation acute coronary syndromes: the enduring value of Killip classification. JAMA 290(16):2174–2181. https://doi.org/10.1001/jama.290.16.2174. PMID: 14570953

Køber L, Thune JJ, Nielsen JC, Haarbo J, Videbæk L, Korup E, Jensen G, Hildebrandt P, Steffensen FH, Bruun NE, Eiskjær H, Brandes A, Thøgersen AM, Gustafsson F, Egstrup K, Videbæk R, Hassager C, Svendsen JH, Høfsten DE, Torp-Pedersen C, Pehrson S, DANISH Investigators (2016) Defibrillator implantation in patients with nonischemic systolic heart failure. N Engl J Med 375(13):1221–1230. https://doi.org/10.1056/NEJMoa1608029. Epub 2016 Aug 27. PMID: 27571011

Lang RM, Badano LP, Mor-Avi V, Afilalo J, Armstrong A, Ernande L, Flachskampf FA, Foster E, Goldstein SA, Kuznetsova T, Lancellotti P, Muraru D, Picard MH, Rietzschel ER, Rudski L, Spencer KT, Tsang W, Voigt JU (2015) Recommendations for cardiac chamber quantification by echocardiography in adults: an update from the American Society of Echocardiography and the European Association of Cardiovascular Imaging. Eur Heart J Cardiovasc Imaging 16(3):233–270. https://doi.org/10.1093/ehjci/jev014. Erratum in: Eur Heart J Cardiovasc Imaging. 2016 Apr;17(4):412. Erratum in: Eur Heart J Cardiovasc Imaging. 2016 Sep;17 (9):969. PMID: 25712077

Lazaros G, Imazio M, Brucato A, Vassilopoulos D, Vasileiou P, Gattorno M, Tousoulis D, Martini A (2016) Anakinra: an emerging option for refractory idiopathic recurrent pericarditis: a systematic review of published evidence. J Cardiovasc Med (Hagerstown) 17(4):256–262. https://doi.org/10.2459/JCM.0000000000000266. PMID: 26090915

Lazaros G, Antonopoulos AS, Imazio M, Solomou E, Lazarou E, Vassilopoulos D, Adler Y, Stefanadis C, Tousoulis D (2019) Clinical significance of pleural effusions and association with outcome in patients hospitalized with a first episode of acute pericarditis. Intern Emerg Med 14(5):745–751. https://doi.org/10.1007/s11739-019-02041-3. Epub 2019 Mar 13. PMID: 30868443

Lazaros G, Vlachopoulos C, Lazarou E, Tsioufis K (2021a) New approaches to management of pericardial effusions. Curr Cardiol Rep 23(8):106. https://doi.org/10.1007/s11886-021-01539-7. PMID: 34196832; PMCID: PMC8246136

Lazaros G, Vlachopoulos C, Lazarou E, Tousoulis D, Tsioufis C (2021b) Contemporary management of pericardial effusion. Panminerva Med 63(3):288–300. https://doi.org/10.23736/S0031-0808.20.04197-X. Epub 2021 Jan 4. PMID: 33393752

Levy B, Buzon J, Kimmoun A (2019) Inotropes and vasopressors use in cardiogenic shock: when, which and how much? Curr Opin Crit Care 25(4):384–390. https://doi.org/10.1097/MCC.0000000000000632. PMID: 31166204

Lott C, Truhlář A, Alfonzo A, Barelli A, González-Salvado V, Hinkelbein J, Nolan JP, Paal P, Perkins GD, Thies KC, Yeung J, Zideman DA, Soar J, ERC Special Circumstances Writing Group Collaborators (2021) European Resuscitation Council Guidelines 2021: cardiac arrest in special circumstances. Resuscitation 161:152–219. https://doi.org/10.1016/j.resuscitation.2021.02.011. Epub 2021 Mar 24. Erratum in: Resuscitation. 2021 Oct;167:91–92. PMID: 33773826

Maack C, Eschenhagen T, Hamdani N, Heinzel FR, Lyon AR, Manstein DJ, Metzger J, Papp Z, Tocchetti CG, Yilmaz MB, Anker SD, Balligand JL, Bauersachs J, Brutsaert D, Carrier L, Chlopicki S, Cleland JG, de Boer RA, Dietl A, Fischmeister R, Harjola VP, Heymans S, Hilfiker-Kleiner D, Holzmeister J, de Keulenaer G, Limongelli G, Linke WA, Lund LH, Masip J, Metra M, Mueller C,

Pieske B, Ponikowski P, Ristić A, Ruschitzka F, Seferović PM, Skouri H, Zimmermann WH, Mebazaa A (2019) Treatments targeting inotropy. Eur Heart J 40(44):3626–3644. https://doi.org/10.1093/eurheartj/ehy600. PMID: 30295807; PMCID: PMC7963133

Maisch B, Seferović PM, Ristić AD, Erbel R, Rienmüller R, Adler Y, Tomkowski WZ, Thiene G, Yacoub MH, Task Force on the Diagnosis and Management of Pricardial Diseases of the European Society of Cardiology (2004) Guidelines on the diagnosis and management of pericardial diseases executive summary; The Task force on the diagnosis and management of pericardial diseases of the European society of cardiology. Eur Heart J 25(7):587–610. https://doi.org/10.1016/j.ehj.2004.02.002. PMID: 15120056

Maisch B, Ristic AD, Seferovic PM, Tsang TSM (2011) Interventional pericardiology: pericardiocentesis, pericardioscopy, pericardial biopsy, balloon pericardiotomy, and intrapericardial therapy. Springer, Berlin/Heidelberg/New York

Maisel A, Mueller C, Adams K Jr, Anker SD, Aspromonte N, Cleland JG, Cohen-Solal A, Dahlstrom U, DeMaria A, Di Somma S, Filippatos GS, Fonarow GC, Jourdain P, Komajda M, Liu PP, McDonagh T, McDonald K, Mebazaa A, Nieminen MS, Peacock WF, Tubaro M, Valle R, Vanderhyden M, Yancy CW, Zannad F, Braunwald E (2008) State of the art: using natriuretic peptide levels in clinical practice. Eur J Heart Fail 10(9):824–839. https://doi.org/10.1016/j.ejheart.2008.07.014. Epub 2008 Aug 29. PMID: 18760965

Maisel A, Mueller C, Nowak R, Peacock WF, Landsberg JW, Ponikowski P, Mockel M, Hogan C, Wu AH, Richards M, Clopton P, Filippatos GS, Di Somma S, Anand I, Ng L, Daniels LB, Neath SX, Christenson R, Potocki M, McCord J, Terracciano G, Kremastinos D, Hartmann O, von Haehling S, Bergmann A, Morgenthaler NG, Anker SD (2010) Mid-region pro-hormone markers for diagnosis and prognosis in acute dyspnea: results from the BACH (Biomarkers in Acute Heart Failure) trial. J Am Coll Cardiol 55(19):2062–2076. https://doi.org/10.1016/j.jacc.2010.02.025. PMID: 20447528

Mant J, Doust J, Roalfe A, Barton P, Cowie MR, Glasziou P, Mant D, McManus RJ, Holder R, Deeks J, Fletcher K, Qume M, Sohanpal S, Sanders S, Hobbs FD (2009) Systematic review and individual patient data meta-analysis of diagnosis of heart failure, with modelling of implications of different diagnostic strategies in primary care. Health Technol Assess 13(32):1–207. https://doi.org/10.3310/hta13320, iii. PMID: 19586584

Masip J, Peacock WF, Price S, Cullen L, Martin-Sanchez FJ, Seferovic P, Maisel AS, Miro O, Filippatos G, Vrints C, Christ M, Cowie M, Platz E, McMurray J, DiSomma S, Zeymer U, Bueno H, Gale CP, Lettino M, Tavares M, Ruschitzka F, Mebazaa A, Harjola VP, Mueller C, Acute Heart Failure Study Group of the Acute Cardiovascular Care Association and the Committee on Acute Heart Failure of the Heart Failure Association of the European Society of Cardiology (2018) Indications and practical approach to non-invasive ventilation in acute heart failure. Eur Heart J 39(1):17–25. https://doi.org/10.1093/eurheartj/ehx580. PMID: 29186485; PMCID: PMC6251669

Massie BM, Carson PE, McMurray JJ, Komajda M, McKelvie R, Zile MR, Anderson S, Donovan M, Iverson E, Staiger C, Ptaszynska A, I-PRESERVE Investigators (2008) Irbesartan in patients with heart failure and preserved ejection fraction. N Engl J Med 359(23):2456–2467. https://doi.org/10.1056/NEJMoa0805450. Epub 2008 Nov 11. PMID: 19001508

McDonagh TA, Metra M, Adamo M, Gardner RS, Baumbach A, Böhm M, Burri H, Butler J, Čelutkienė J, Chioncel O, Cleland JGF, Coats AJS, Crespo-Leiro MG, Farmakis D, Gilard M, Heymans S, Hoes AW, Jaarsma T, Jankowska EA, Lainscak M, Lam CSP, Lyon AR, McMurray JJV, Mebazaa A, Mindham R, Muneretto C, Francesco Piepoli M, Price S, Rosano GMC, Ruschitzka F, Kathrine Skibelund A, ESC Scientific Document Group (2021) ESC Guidelines for the diagnosis and treatment of acute and chronic heart failure. Eur Heart J 42(36):3599–3726. https://doi.org/10.1093/eurheartj/ehab368. Erratum in: Eur Heart J. 2021 Oct 14. PMID: 34447992

McMurray JJ, Adamopoulos S, Anker SD, Auricchio A, Böhm M, Dickstein K, Falk V, Filippatos G, Fonseca C, Gomez-Sanchez MA, Jaarsma T, Køber L, Lip GY, Maggioni AP, Parkhomenko A, Pieske BM, Popescu BA, Rønnevik PK, Rutten FH, Schwitter J, Seferovic P, Stepinska J, Trindade PT, Voors AA, Zannad F, Zeiher A, Task Force for the diagnosis and treatment of acute and chronic heart failure 2012 of the European Society of Cardiology, Bax JJ, Baumgartner H, Ceconi C, Dean V, Deaton C, Fagard R, Funck-Brentano C, Hasdai D, Hoes A, Kirchhof P, Knuuti J, Kolh P, McDonagh T, Moulin C, Popescu BA, Reiner Z, Sechtem U, Sirnes PA, Tendera M, Torbicki A, Vahanian A, Windecker S, McDonagh T, Sechtem U, Bonet LA, Avraamides P, Ben Lamin HA, Brignole M, Coca A, Cowburn P, Dargie H, Elliott P, Flachskampf FA, Guida GF, Hardman S, Iung B, Merkely B, Mueller C, Nanas JN, Nielsen OW, Orn S, Parissis JT, Ponikowski P, ESC Committee for Practice Guidelines (2012) ESC guidelines for the diagnosis and treatment of acute and chronic heart failure 2012: The task force for the diagnosis and treatment of acute and chronic heart failure 2012 of the European Society of Cardiology. Developed in collaboration with the Heart Failure Association (HFA) of the ESC. Eur J Heart Fail 14(8):803–869. https://doi.org/10.1093/eurjhf/hfs105. Erratum in: Eur J Heart Fail. 2013 Mar;15(3):361–362. PMID: 22828712

McMurray JJV, Solomon SD, Inzucchi SE, Køber L, Kosiborod MN, Martinez FA, Ponikowski P, Sabatine MS, Anand IS, Bělohlávek J, Böhm M, Chiang CE, Chopra VK, de Boer RA, Desai AS, Diez M, Drozdz J, Dukát A, Ge J, Howlett JG, Katova T, Kitakaze M, Ljungman CEA, Merkely B, Nicolau JC, O'Meara E, Petrie MC, Vinh PN, Schou M, Tereshchenko S, Verma S, Held C, DeMets DL, Docherty KF, Jhund PS, Bengtsson O, Sjöstrand M, Langkilde AM, DAPA-HF Trial Committees and Investigators (2019) Dapagliflozin in patients with heart failure and reduced ejection fraction. N Engl J Med 381(21):1995–2008. https://doi.org/10.1056/NEJMoa1911303. Epub 2019 Sep 19. PMID: 31535829

Mebazaa A, Combes A, van Diepen S, Hollinger A, Katz JN, Landoni G, Hajjar LA, Lassus J, Lebreton G, Montalescot G, Park JJ, Price S, Sionis A, Yannopoulos D, Harjola VP, Levy B, Thiele H (2018) Management of cardiogenic shock complicating myocardial infarction. Intensive Care Med 44(6):760–773. https://doi.org/10.1007/s00134-018-5214-9. Epub 2018 May 16. PMID: 29767322

Meier J, Habler O (2011) Rationaler Einsatz von Sauerstoff in Anästhesie und Intensivmedizin [Rational use of oxygen in anesthesiology and intensive care medicine]. Anaesthesist 60(4):292–302. https://doi.org/10.1007/s00101-011-1888-x. German. PMID: 21461755

Metra M, Teerlink JR, Cotter G, Davison BA, Felker GM, Filippatos G, Greenberg BH, Pang PS, Ponikowski P, Voors AA, Adams KF, Anker SD, Arias-Mendoza A, Avendaño P, Bacal F, Böhm M, Bortman G, Cleland JGF, Cohen-Solal A, Crespo-Leiro MG, Dorobantu M, Echeverría LE, Ferrari R, Goland S, Goncalvesová E, Goudev A, Køber L, Lema-Osores J, Levy PD, McDonald K, Manga P, Merkely B, Mueller C, Pieske B, Silva-Cardoso J, Špinar J, Squire I, Stępińska J, Van Mieghem W, von Lewinski D, Wikström G, Yilmaz MB, Hagner N, Holbro T, Hua TA, Sabarwal SV, Severin T, Szecsödy P, Gimpelewicz C, RELAX-AHF-2 Committees Investigators (2019) Effects of serelaxin in patients with acute heart failure. N Engl J Med 381(8):716–726. https://doi.org/10.1056/NEJMoa1801291. PMID: 31433919

Michard F (2005) Changes in arterial pressure during mechanical ventilation. Anesthesiology 103(2):419–428. https://doi.org/10.1097/00000542-200508000-00026; quiz 449–445. PMID: 16052125

Moss AJ, Zareba W, Hall WJ, Klein H, Wilber DJ, Cannom DS, Daubert JP, Higgins SL, Brown MW, Andrews ML, Multicenter Automatic Defibrillator Implantation Trial II Investigators (2002) Prophylactic implantation of a defibrillator in patients with myocardial infarction and reduced ejection fraction. N Engl J Med 346(12):877–883. https://doi.org/10.1056/NEJMoa013474. Epub 2002 Mar 19. PMID: 11907286

Mullens W, Damman K (2019) Response to letters on „The use of diuretics in heart failure with congestion – a position statement from the Heart Failure Association of the European Society of Cardiology". Eur J Heart Fail 21(7):949–950. https://doi.org/10.1002/ejhf.1477. Epub 2019 May 7. PMID: 31066143

Nieminen MS, Pollesello P, Vajda G, Papp Z (2009) Effects of levosimendan on the energy balance: preclinical and clinical evidence. J Cardiovasc Pharmacol 53(4):302–310. https://doi.org/10.1097/FJC.0b013e31819c9a17. PMID: 19276987

Packer M, O'Connor C, McMurray JJV, Wittes J, Abraham WT, Anker SD, Dickstein K, Filippatos G, Holcomb R, Krum H, Maggioni AP, Mebazaa A, Peacock WF, Petrie MC, Ponikowski P, Ruschitzka F, van Veldhuisen DJ, Kowarski LS, Schactman M, Holzmeister J, TRUE-AHF Investigators (2017) Effect of ularitide on cardiovascular mortality in acute heart failure. N Engl J Med 376(20):1956–1964. https://doi.org/10.1056/NEJMoa1601895. Epub 2017 Apr 12. PMID: 28402745

Packer M, Anker SD, Butler J, Filippatos G, Pocock SJ, Carson P, Januzzi J, Verma S, Tsutsui H, Brueckmann M, Jamal W, Kimura K, Schnee J, Zeller C, Cotton D, Bocchi E, Böhm M, Choi DJ, Chopra V, Chuquiure E, Giannetti N, Janssens S, Zhang J, Gonzalez Juanatey JR, Kaul S, Brunner-La Rocca HP, Merkely B, Nicholls SJ, Perrone S, Pina I, Ponikowski P, Sattar N, Senni M, Seronde MF, Spinar J, Squire I, Taddei S, Wanner C, Zannad F, EMPEROR-Reduced Trial Investigators (2020) Cardiovascular and renal outcomes with empagliflozin in heart failure. N Engl J Med 383(15):1413–1424. https://doi.org/10.1056/NEJMoa2022190. Epub 2020 Aug 28. PMID: 32865377

Peebles CR, Shambrook JS, Harden SP (2011) Pericardial disease – anatomy and function. Br J Radiol 84(Spec Iss 3):S324–S337. https://doi.org/10.1259/bjr/16168253. PMID: 22723538; PMCID: PMC3473919

Platz E, Lewis EF, Uno H, Peck J, Pivetta E, Merz AA, Hempel D, Wilson C, Frasure SE, Jhund PS, Cheng S, Solomon SD (2016) Detection and prognostic value of pulmonary congestion by lung ultrasound in ambulatory heart failure patients. Eur Heart J 37(15):1244–1251. https://doi.org/10.1093/eurheartj/ehv745. Epub 2016 Jan 26. PMID: 26819225; PMCID: PMC5006102

Reddy PS, Curtiss EI, Uretsky BF (1990) Spectrum of hemodynamic changes in cardiac tamponade. Am J Cardiol 66(20):1487–1491. https://doi.org/10.1016/0002-9149(90)90540-h. PMID: 2251997

Rex S, Marx G (2012) Treatment of acute heart failure. Anästhesiol Intensivmed 53:610–631

Ristić AD, Wagner HJ, Maksimović R, Maisch B (2013) Epicardial halo phenomenon: a guide for pericardiocentesis? Heart Fail Rev 18(3):307–316. https://doi.org/10.1007/s10741-012-9326-y. PMID: 22648151

Ristić AD, Imazio M, Adler Y, Anastasakis A, Badano LP, Brucato A, Caforio AL, Dubourg O, Elliott P, Gimeno J, Helio T, Klingel K, Linhart A, Maisch B, Mayosi B, Mogensen J, Pinto Y, Seggewiss H, Seferović PM, Tavazzi L, Tomkowski W, Charron P (2014) Triage strategy for urgent management of cardiac tamponade: a position statement of the European Society of Cardiology Working Group on Myocardial and Pericardial Diseases. Eur Heart J 35(34):2279–2284. https://doi.org/10.1093/eurheartj/ehu217. Epub 2014 Jul 7. PMID: 25002749

Rousseau MF, Gurné O, Duprez D, Van Mieghem W, Robert A, Ahn S, Galanti L, Ketelslegers JM, Belgian RALES Investigators (2002) Beneficial neurohormonal profile of spironolactone in severe congestive heart failure: results from the RALES neurohormonal substudy. J Am Coll Cardiol 40(9):1596–1601. https://doi.org/10.1016/s0735-1097(02)02382-3. Erratum in: J Am Coll Cardiol. 2003 Nov 19;42(10):1865. PMID: 12427411

Roy CL, Minor MA, Brookhart MA, Choudhry NK (2007) Does this patient with a pericardial effusion have cardiac tamponade? JAMA 297(16):1810–1818. https://doi.org/10.1001/jama.297.16.1810. PMID: 17456823

Sagristà-Sauleda J, Mercé J, Permanyer-Miralda G, Soler-Soler J (2000) Clinical clues to the causes of large pericardial effusions. Am J Med 109(2):95–101. https://doi.org/10.1016/s0002-9343(00)00459-9. PMID: 10967149

Sagristà-Sauleda J, Angel J, Sambola A, Alguersuari J, Permanyer-Miralda G, Soler-Soler J (2006) Low-pressure cardiac tamponade: clinical and hemodynamic profile. Circulation 114(9):945–952. https://doi.org/10.1161/CIRCULATIONAHA.106.634584. Epub 2006 Aug 21. PMID: 16923755

Sagristà-Sauleda J, Mercé AS, Soler-Soler J (2011) Diagnosis and management of pericardial effusion. World J Cardiol 3(5):135–143. https://doi.org/10.4330/wjc.v3.i5.135. PMID: 21666814; PMCID: PMC3110902

Sarkar M, Bhardwaj R, Madabhavi I, Gowda S, Dogra K (2018) Pulsus paradoxus. Clin Respir J 12(8):2321–2331. https://doi.org/10.1111/crj.12912. PMID: 29873194

Schairer JR, Biswas S, Keteyian SJ, Ananthasubramaniam K (2011) A systematic approach to evaluation of pericardial effusion and cardiac tamponade. Cardiol Rev 19(5):233–238. https://doi.org/10.1097/CRD.0b013e31821e202c. PMID: 21808166

Shah RV, Desai AS, Givertz MM (2010) The effect of renin-angiotensin system inhibitors on mortality and heart failure hospitalization in patients with heart failure and preserved ejection fraction: a systematic review and meta-analysis. J Card Fail 16(3):260–267. https://doi.org/10.1016/j.cardfail.2009.11.007. Epub 2010 Jan 6. PMID: 20206902

Shepherd SJ, Pearse RM (2009) Role of central and mixed venous oxygen saturation measurement in perioperative care. Anesthesiology 111(3):649–656. https://doi.org/10.1097/ALN.0b013e3181af59aa. PMID: 19672190

Spodick DH (1991) Medical treatment of cardiac tamponade. In: Caturelli G (Hrsg) Cura intensiva cardiologica. TIPAR Poligrafica, Rome, S 265–268

Spodick DH (1997) Physiology of cardiac tamponade. In: Spodick DH (Hrsg) The pericardium: a comprehensive textbook. Marcel Dekker, New York, S 180–190

Spodick DH (2001) Pericardial diseases. In: Braunwald E, Zipes D, Libby P (Hrsg) Heart disease: a textbook of cardiovascular medicine, 6. Aufl. WB Saunders, Philadelphia, S 1823–1876

Spodick DH (2003) Acute cardiac tamponade. N Engl J Med 349(7):684–690. https://doi.org/10.1056/NEJMra022643. PMID: 12917306

Steg PG, James SK, Atar D, Badano LP, Blömstrom-Lundqvist C, Borger MA, Di Mario C, Dickstein K, Ducrocq G, Fernandez-Aviles F, Gershlick AH, Giannuzzi P, Halvorsen S, Huber K, Juni P, Kastrati A, Knuuti J, Lenzen MJ, Mahaffey KW, Valgimigli M, van't Hof A, Widimsky P, Zahger D, Task Force on the management of ST-segment elevation acute myocardial infarction of the European Society of Cardiology (ESC) (2012) ESC Guidelines for the management of acute myocardial infarction in patients presenting with ST-segment elevation. Eur Heart J 33(20):2569–2619. https://doi.org/10.1093/eurheartj/ehs215. Epub 2012 Aug 24. PMID: 22922416

Stevenson LW (2003) Clinical use of inotropic therapy for heart failure: looking backward or forward? Part II: chronic inotropic therapy. Circulation 108(4):492–497. https://doi.org/10.1161/01.CIR.0000078349.43742.8A. PMID: 12885733

Swedberg K, Zannad F, McMurray JJ, Krum H, van Veldhuisen DJ, Shi H, Vincent J, Pitt B, EMPHASIS-HF Study Investigators (2012) Eplerenone and atrial fibrillation in mild systolic heart failure: results from the EMPHASIS-HF (Eplerenone in Mild Patients Hospitalization And SurvIval Study in Heart Failure) study. J Am Coll Cardiol 59(18):1598–1603. https://doi.org/10.1016/j.jacc.2011.11.063. PMID: 22538330

Tehrani BN, Truesdell AG, Psotka MA, Rosner C, Singh R, Sinha SS, Damluji AA, Batchelor WB (2020) A standardized and comprehensive approach to the management of cardiogenic shock. JACC Heart Fail 8(11):879–891. https://doi.org/10.1016/j.jchf.2020.09.005. PMID: 33121700; PMCID: PMC8167900

Thiele H, Zeymer U, Thelemann N, Neumann FJ, Hausleiter J, Abdel-Wahab M, Meyer-Saraei R, Fuernau G, Eitel I, Hambrecht R, Böhm M, Werdan K, Felix SB, Hennersdorf M, Schneider S, Ouarrak T, Desch S, de Waha-Thiele S, IABP-SHOCK II Trial (Intraaortic Balloon Pump in Cardiogenic Shock II) Investigators, IABP-SHOCK II Investigators (2019) Intraaortic balloon pump in cardiogenic shock complicating acute myocardial infarction: long-term 6-year outcome of the randomized IABP-SHOCK II trial. Circulation 139(3):395–403. https://doi.org/10.1161/CIRCULATIONAHA.118.038201. Epub 2018 Nov 11. PMID: 30586721

Tsang TS, Enriquez-Sarano M, Freeman WK, Barnes ME, Sinak LJ, Gersh BJ, Bailey KR, Seward JB (2002) Consecutive 1127 therapeutic echocardiographically guided pericardiocenteses: clinical profile, practice patterns, and outcomes spanning 21 years. Mayo Clin Proc 77(5):429–436. https://doi.org/10.4065/77.5.429. PMID: 12004992

Uhlig K, Efremov L, Tongers J, Frantz S, Mikolajczyk R, Sedding D, Schumann J (2020) Inotropic agents and vasodilator strategies for the treatment of cardiogenic shock or low cardiac output syndrome. Cochrane Database Syst Rev 11(11):CD009669. https://doi.org/10.1002/14651858.CD009669.pub4. PMID: 33152122; PMCID: PMC8094388

Vakamudi S, Ho N, Cremer PC (2017) Pericardial effusions: causes, diagnosis, and management. Prog Cardiovasc Dis 59(4):380–388. https://doi.org/10.1016/j.pcad.2016.12.009. Epub 2017 Jan 4. PMID: 28062268

Walsh BM, Tobias LA (2017) Low-pressure pericardial tamponade: case report and review of the literature. J Emerg Med 52(4):516–522. https://doi.org/10.1016/j.jemermed.2016.05.069. Epub 2016 Nov 21. PMID: 27884577

Werdan K, Buerke M, Geppert A, Thiele H, Zwissler B, Ruß M, guideline group* (2021) Infarction-related cardiogenic shock- diagnosis, monitoring and therapy – a German-Austrian S3 Guideline. Dtsch Arztebl Int 118(6):88–95. https://doi.org/10.3238/arztebl.m2021.0012. PMID: 33827749; PMCID: PMC8192735

Wikstrand J, Hjalmarson A, Waagstein F, Fagerberg B, Goldstein S, Kjekshus J, Wedel H, MERIT-HF Study Group (2002) Dose of metoprolol CR/XL and clinical outcomes in patients with heart failure: analysis of the experience in metoprolol CR/XL randomized intervention trial in chronic heart failure (MERIT-HF). J Am Coll Cardiol 40(3):491–498. https://doi.org/10.1016/s0735-1097(02)01970-8. PMID: 12142116

Wiyeh AB, Ochodo EA, Wiysonge CS, Kakia A, Awotedu AA, Ristic A, Mayosi BM (2018) A systematic review of the efficacy and safety of intrapericardial fibrinolysis in patients with pericardial effusion. Int J Cardiol 250:223–228. https://doi.org/10.1016/j.ijcard.2017.10.049. Epub 2017 Nov 6. PMID: 29107356

Yared K, Baggish AL, Picard MH, Hoffmann U, Hung J (2010) Multimodality imaging of pericardial diseases. JACC Cardiovasc Imaging 3(6):650–660. https://doi.org/10.1016/j.jcmg.2010.04.009. PMID: 20541720

Yousefifard M, Baikpour M, Ghelichkhani P, Asady H, Shahsavari Nia K, Moghadas Jafari A, Hosseini M, Safari S (2016) Screening performance characteristic of ultrasonography and radiography in detection of pleural effusion; a meta-analysis. Emerg (Tehran) 4(1):1–10. PMID: 26862542; PMCID: PMC4744606

Intensivtherapie bei akutem Koronarsyndrom, Myokardinfarkt und instabiler Angina pectoris

Stephan Fichtlscherer und Joachim Weil

Inhalt

1	**Definition**	896
2	**Pathophysiologie**	898
2.1	Vulnerable Plaque	898
2.2	Koronarthrombose	899
3	**Epidemiologie**	899
4	**Diagnostik**	900
4.1	Anamnese	900
4.2	Körperliche Untersuchung	901
4.3	Apparative Diagnostik	901
5	**Risikostratifizierung**	904
6	**Differenzialdiagnosen**	905
7	**Initiale Therapie**	905
7.1	Allgemeine Maßnahmen	905
7.2	Prähospitalphase	905
7.3	Hospitalphase	907
7.4	Intensivüberwachung	915
8	**Therapie in der Postinfarktphase**	917
8.1	Allgemeine Maßnahmen	917
8.2	Sekundärprophylaxe	917
9	**Infarktbedingte Komplikationen und deren Therapie**	921
9.1	Periinfarktkomplikationen	921
9.2	Postinfarktkomplikationen	922
	Literatur	925

Dieses Kapitel stellt die Pathophysiologie, das diagnostische und therapeutische Vorgehen der koronaren Herzkrankheit dar und widmet sich darüber hinaus den infarktbedingten Komplikationen und deren Therapie sowie der Sekundärprophylaxe.

Ergänzend sei hier auf die jeweils aktuellen Leitlinien der Deutschen Gesellschaft für Kardiologie (DGK) verwiesen, auf die mittels App (Apple iOS/Google Android) oder auch als Webversion zugegriffen werden kann (https://leitlinien.dgk.org/).

S. Fichtlscherer (✉)
Medizinische Klinik III: Kardiologie, Angiologie Universitäres Herz- & Gefäßzentrum Universitätsklinikum Frankfurt, Frankfurt am Main, Deutschland
E-Mail: fichtlscherer@em.uni-frankfurt.de

J. Weil
Sana-Kliniken Lübeck GmbH, Medizinische Klinik II – Kardiologie und Angiologie, Lübeck, Deutschland
E-Mail: joachim.weil@sana.de

1 Definition

Das akute Koronarsyndrom unterteilt sich in verschiedene Kategorien, wobei zur Unterscheidung insbesondere das Elektrokardiogramm und Serummarker (Troponin T oder I) herangezogen werden (Abb. 1). Man unterscheidet zum einen

- Patienten mit akuten Thoraxschmerzen und persistierenden ST-Streckenhebungen oder einem neuen Links- *oder* Rechtsschenkelblock im EKG (> 20 min) (Abb. 2), und
- Patienten, die *keine* ST-Streckenhebungen, jedoch andere Formen der EKG-Veränderungen aufweisen können. Hierbei unterscheidet man Patienten mit negativem Troponin (= instabile Angina) von solchen mit erhöhten Troponin-Werten oder einer entsprechenden Dynamik dieses Markers.

Im ersteren Fall liegt i. Allg. der akute Verschluss eines epikardialen Gefäßes vor, man spricht dann bei den entsprechenden EKG-Veränderungen vom akuten ST-Hebungsinfarkt („ST elevation myocardial infarction"; STEMI). Im zweiten Fall wird anhand des im Serum bestimmten Troponins (bzw. dynamischen Veränderungen dieses Markers) die Einteilung in einen Nicht-ST-Hebungsinfarkt (Troponinpositiv) oder in eine instabile Angina pectoris (Troponinnegativ) vorgenommen. Obgleich Pathophysiologie und Prognose des akuten Koronarsyndroms prinzipiell ähnlich sind, unterscheidet sich das diagnostische und therapeutische Procedere innerhalb der verschiedenen Kategorien. Eine weitere Einteilung des STEMI, insbesondere auch im Hinblick auf eine pathophysiologische Differenzierung, ist in Tab. 1 dargestellt. Diese Einteilung bildet eine universale Definition des Myokardinfarktes ab, die durch alle internationalen kardiologischen Fachgesellschaften getragen wird.

Das Syndrom der instabilen Angina pectoris beschreibt ein weites Spektrum von Patienten mit sehr unterschiedlicher Koronarmorphologie, das sich von Minimalläsionen ohne kritische Koronarobstruktion über die Ein- und Zweigefäßerkrankung bis hin zur schweren koronaren Dreigefäßerkrankung (Ahmet et al. 1993) erstrecken kann. Ein bereits durchgemachter Myokardinfarkt in der Anamnese, Diabetes mellitus oder eine hämodynamische Instabilität bei klinischer Präsentation sind von besonderer Bedeutung für die Risikostratifizierung bei Patienten mit instabiler Angina pectoris.

Während die akute Krankenhausmortalität bei Patienten mit STEMI höher ist als bei Patienten mit NSTEMI (5–10 vs. 3–5 %), ist die Mortalität nach 6 Monaten (12 und 13 %) und nach 12 Monaten (13–15 %) vergleichbar. Nach 4 Jahren ist sie, bedingt durch ein höheres Lebensalter und mehr Komorbiditäten, bei Patienten mit NSTEMI doppelt so hoch wie bei Patienten nach STEMI.

EKG-Manifestationen einer akuten myokardialen Ischämie Übersicht.

EKG-Manifestationen einer akuten myokardialen Ischämie (ohne LVH oder LSB)
- Neue ST-Hebungen aus dem J-Punkt in zwei benachbarten Ableitungen: $\geq 0{,}1$ mV in allen Ableitungen außer V_2–V_3, hier müssen die ST-Hebungen betragen:
- $\geq 0{,}2$ mV bei Männern ≥ 40 Jahren,
- $\geq 0{,}25$ mV bei Männern < 40 Jahren,

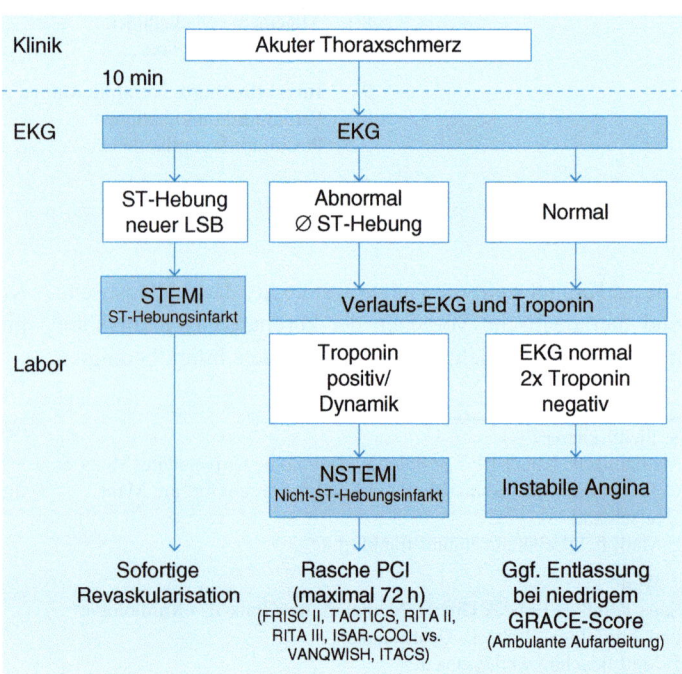

Abb. 1 Einteilung des akuten Koronarsyndroms

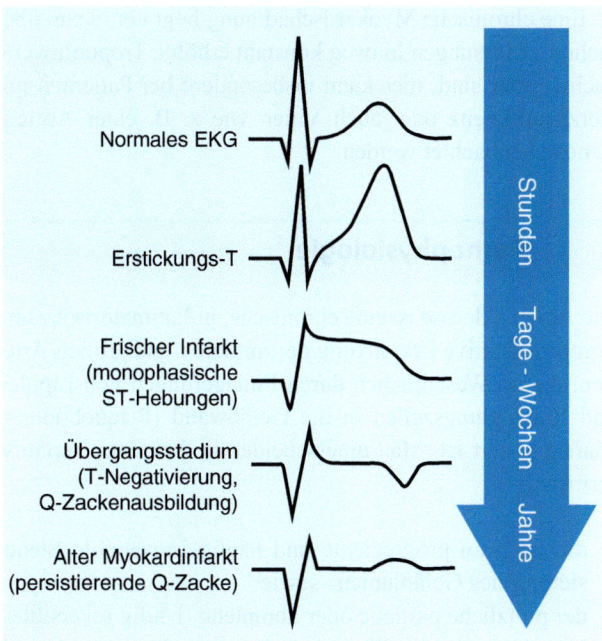

Abb. 2 Verschiedene EKG-Stadien beim akuten ST-Streckenhebungsinfarkt. Der Balken rechts gibt Auskunft über den etwaigen Zeitverlauf der EKG-Veränderungen

- ≥ 0,15 mV bei Frauen.
- Neue horizontale oder deszendierende ST-Streckensenkungen ≥ 0,05 mV in zwei benachbarten Ableitungen und oder T-Negativierungen ≥ 0,1 mV in zwei benachbarten Ableitungen mit prominenten R-Zacken oder einer R/S-Ratio > 1.

Neben den beschriebenen klassischen EKG Kriterien kommt in der initialen Diagnostik in den aktuellen Leitlinien auch und vor allem der Echokardiografie ein hoher Stellenwert sowie Empfehlungsgrad zu. Diese soll insbesondere bei STEMI nicht die primäre Revaskularisation verzögern, kann aber zur Sicherung der Diagnose und auch bezüglich einer etwaigen Differenzialdiagnose und in der Risikostratifizierung von zentraler Bedeutung sein.

Einteilung der instabilen Angina pectoris
Übersicht und Tab. 2.

Formen der instabilen Angina pectoris
- Erstmaliges Auftreten einer Angina pectoris (De-novo-Angina)
- Angina pectoris in Ruhe (Ruheangina)
- Zunahme der Anfallsdauer, Anfallshäufigkeit und Schmerzintensität bei unzureichender Medikamentenwirkung (Crescendo-Angina)
- Angina während der Nacht im Liegen (Angina decubitus)

In den aktuellen europäischen Leitlinien wird die instabile Angina auch als NSTE-ACS beschrieben. Hierbei wird der

Tab. 1 Dritte universale Definition des Myokardinfarktes. (Nach Thygesen et al. 2012)

Typ		Kennzeichen
Typ 1	Spontaner Myokardinfarkt	Verursacht durch eine atherosklerotische Plaqueruptur, Fissur, Erosion oder spontane Dissektion mit resultierender intravasaler Thrombusbildung, die zu einer Reduktion des Koronarflusses und konsekutiver Ischämie führt.
Typ 2	Sekundärer Myokardinfarkt in Folge einer ischämischen Imbalanz	Durch ein Ungleichgewicht von O_2-Angebot/O_2-Verbrauch im Rahmen einer endothelialen Dysfunktion, Koronarspasmus, Koronarembolie, Tachy-, Bradyarrhythmie, Anämie, Hypotension und Hypertonie mit und ohne LVH.
Typ 3	Tödlicher Myokardinfarkt, bei dem Biomarker nicht verfügbar sind	Kardialer Tod, der einen Infarkt vermuten lässt, ohne dass vorher kardiale Marker bestimmt werden konnten. Im EKG ggf. entsprechende ST-Streckenveränderungen oder neuer LSB.
Typ 4a	Myokardinfarkt infolge einer PCI	PCI mit Erhöhung des cTn-Wertes um das 5-Fache der 99. Perzentile des oberen Grenzwertes bei normalen Ausgangswerten oder einem Anstieg > 20 % bei erhöhten Ausgangswerten. Zusätzlich infarkttypische Symptome oder EKG-Veränderungen oder angiografischer Nachweis eines Verschlusses („no-flow" oder „slow-reflow" oder Embolisation) des Hauptgefäßes oder Nebengefäßes oder Nachweis einer neuen Wandbewegungsstörung des Herzens.
Typ 4b	Myokardinfarkt infolge einer Stentthrombose	Angiografischer oder autoptischer Nachweis eines Stentverschlusses/Stentthrombose mit Erhöhung des cTn-Wertes auf > 99. Perzentile des oberen Grenzwertes.
Typ 5	Myokardinfarkt infolge einer koronaren Bypassoperation	Myokardinfarkt mit Erhöhung des cTn-Wertes um mindestens das 10-Fache der 99. Perzentile des oberen Grenzwertes bei normalen Ausgangswerten

(Fortsetzung)

Tab. 1 (Fortsetzung)

Typ	Kennzeichen
	und Nachweis eines neuen pathologischen Q bzw. eines Linksschenkelblocks im EKG oder angiografischer Nachweis eines Bypassverschlusses oder Nachweis einer neuen Wandbewegungsstörung des Herzens.

cTn Troponin C, *LSB* Linksschenkelblock, *LVH* linksventrikuläre Hypertrophie, *PCI* perkutane Koronarintervention

Tab. 2 Klassifikation der instabilen Angina pectoris nach Braunwald (1989)

Schweregrad	Klinik	Zeitintervall der Beschwerden	Risiko
I	Neu aufgetretene Angina pectoris	< 2 Monate, > 3 Episoden pro Tag	+
II	Subakute Ruheangina	2 Tage bis 1 Monat	++
III	Akute Ruheangina	< 2 Tage	+++

Tatsache Rechnung getragen, dass es sich bei der instabilen Angina um eine klinische Entität handelt, der prognostisch relevante Prognosemarker Troponin jedoch nicht erhöht ist.

Die Diagnose des akuten Koronarsyndromes ist in der 2018 erschienenen 4. Universellen Definition des Herzinfarktes (Thygesen, Alpert et al. 2018) wie folgt:

Ein akuter Myokardinfarkt (AMI) definiert als Kardiomyozytennekrose im klinischen Kontext, die durch eine akute myokardiale Ischämie bedingt ist. Eine Kombination von Kriterien ist erforderlich, um die Diagnose zu stellen. Dazu gehört insbesondere die Detektion eines Anstiegs und/oder Abfalls von kardialen Biomarkern vorzugsweise des hochsensitiven kardialen (hs-cTn) Troponin I, mit mindestens einem Wert über der 99. Perzentile oberen Referenz und mindestens einem der folgenden Kriterien:

- Symptome einer Myokardischämie,
- neue ischämische EKG Veränderungen,
- Entwicklung pathologischer Q-Zacke im EKG,
- bildgebender Nachweis für den Verlust von vitalem Myokard oder neue regionale Kinetikstörung, die mit einer ischämischen Ätiologie in Einklang zu bringen ist
- intrakoronarer Thrombus bei der Angiografie oder Autopsie.

Für die Stellung der Diagnose sind neben Symptomanamnese, Erheben von Vitalparamtern das EKG sowie Troponin und Troponin in der Verlaufskontrolle von zentraler Bedeutung. Hier lassen die neuen Troponin Assays bereits einen Infarktausschluss nach 2 Stunden zu. (Thiele et al. 2021b)

Eine chronische Myokardschädigung liegt vor, wenn über mehrere Messungen hinweg konstant erhöhte Troponinwerte nachweisbar sind, dies kann insbesondere bei Patienten mit Herzinsuffizienz oder auch Vitien wie z. B. einer Aortenstenose beobachtet werden.

2 Pathophysiologie

Die Atherosklerose ist eine chronische, inflammatorische und fibroproliferative Erkrankung der mittleren und großen Arterien, die im Wesentlichen durch Einlagerungen von Lipiden und Entzündungszellen in die Gefäßwand (Plaquebildung) charakterisiert ist. Man unterscheidet hierbei zwei Verlaufsformen:

- die langsam progrediente und häufig irreversible Stenosierung des Gefäßlumens sowie
- der plötzliche partielle oder komplette (häufig reversibler) Verschluss des Gefäßes als Folge einer Plaqueruptur mit lokaler Thrombusbildung (Insull 2009).

Klinisch manifestieren sich diese Verlaufsformen dann entweder als stabile Angina pectoris oder als akutes Koronarsyndrom (Libby 2001). Die Plaqueruptur ist ein komplexer Prozess, wobei heute davon ausgegangen wird, dass inflammatorische Vorgänge eine wichtige Rolle spielen. In seltenen Fällen kann ein akutes Koronarsyndrom durch andere Ursachen hervorgerufen werden (z. B. Trauma, thromboembolische Komplikation, Vasospasmus nach Kokain). Beim Menschen erreicht der Infarkt nach 4–6 h Ischämiezeit seine endgültige Größe; hierbei ist das Ausmaß des betroffenen Areals vom Versorgungsgebiet des Gefäßes und einer evtl. vorhandenen Kollateralisierung abhängig.

2.1 Vulnerable Plaque

Das Risiko einer Plaqueruptur ist einerseits von der Plaquekomposition bzw. der Stabilität der Deckplatte der Plaque und der Vulnerabilität, seltener vom eigentlichen Stenosegrad abhängig (Fuster et al. 2005). Etwa 3/4 aller Plaquerupturen treten bei geringen oder moderaten Koronarstenosen auf (Detrano et al. 2008). Häufig besteht eine Latenz zwischen Plaqueruptur und dem ersten Auftreten von klinischen Symptomen (Rittersma et al. 2005). Die zirkadiane Rhythmik des akuten Myokardinfarktes mit einer erhöhten Inzidenz in den frühen Morgenstunden wird erklärt durch die in dieser Zeit verstärkte Aktivität des Sympathikus und die Hyperreagibilität der Thrombozyten. Andererseits können auch physikalischer oder emotioneller Stress eine Plaqueruptur begünstigen (Stone 2004). Es gibt experimentelle und klinische Evidenz, die dafür spricht, dass in vielen Fällen

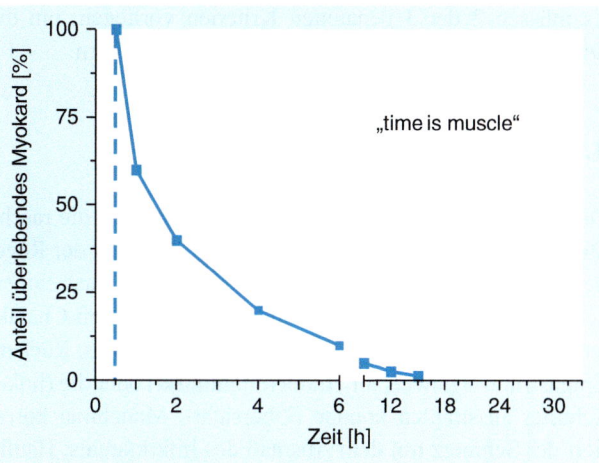

Abb. 3 Zusammenhang zwischen Dauer der Ischämie und Ausmaß der Myokardnekrose

gleichzeitig mehrere Plaques innerhalb des Kranzgefäßsystems bzw. auch anderen Gefäßen instabil sind. Tatsächlich spricht man auch vom vulnerablen Patienten (Lindahl et al. 2000; Rioufol et al. 2002). Dieses Konzept hat insofern besondere therapeutische Bedeutung, als dass neben den fokalen Revaskularisationsmaßnahmen eine systemische Therapie zur Stabilisierung der atherosklerotischen Gefäßveränderungen notwendig wird.

2.2 Koronarthrombose

Die zentrale Bedeutung der Koronarthrombose ist anhand zahlreicher Autopsiebefunde gut dokumentiert (Davies et al. 1986). Der Lipidkern der atherosklerotischen Gefäßablagerungen ist stark thrombogen und enthält eine hohe Konzentration von Gewebsfaktoren (Mizuno et al. 1992), was die Ausbildung einer lokalen Thrombose nach Plaqueruptur erklärt („culprit lesion"). Bei einem kompletten Gefäßverschluss kommt es nach 15–30 min zur Ausbildung einer Myokardnekrose, welche subendokardial („letzte Wiese") beginnt und bis nach subepikardial fortschreitet. Entscheidend für die Therapie und die Prognose des Patienten ist daher die schnelle und nachhaltige Wiederherstellung der Koronarperfusion („time is muscle"; Abb. 3).

3 Epidemiologie

Anders als bei anderen Erkrankungen sind die Inzidenz und Prävalenz des akuten Koronarsyndroms, insbesondere des Nicht-ST-Hebungsinfarktes, aufgrund verschiedener Umstände (asymptomatische Verlaufsformen, plötzlicher Tod außerhalb des Krankenhauses, wiederholte Änderung der Definition des akuten Koronarsyndroms bzw. des Myokardinfarktes) nur schwierig zu bestimmen. Es wird derzeit davon ausgegangen, dass die jährliche Inzidenz des NSTEMI mit 3/1000 Einwohner höher ist als die des STEMI. Allerdings gibt es hier z. T. erhebliche Variationen zwischen verschieden Ländern (z. B. West- und Osteuropa). Bei der Definition eines Myokardinfarktes unterscheidet man verschiedene Ursachen des Herzinfarktes. Hierbei werden neben der klassischen Plaqueruptur (primäre Form) auch sekundäre Formen definiert, die im Rahmen von interventionellen, chirurgischen Eingriffen auftreten oder letztendlich erst durch eine Autopsie diagnostiziert werden können (Thygesen et al. 2012).

In Deutschland starben im Jahr 2010 59.107 Personen (26.132 Frauen (44,2 %) und 32.975 Männer (55,8 %)) an einem akuten Herzinfarkt. Das waren 6,9 % aller verstorbenen Menschen (Quelle: Statisches Bundesamt 2011). In Deutschland hat die alters- und geschlechtsadjustierte Inzidenz des ACS von 6,9 Fällen/1000 Personenjahren im Jahr 2005 auf 5,0 Fälle/1000 Personenjahren im Jahr 2015 abgenommen. (Neumann et al. 2020). Im Jahr 2021 starben am akuten Myokardinfarkt in Deutschland 45.181 Menschen; das waren 13,3 % der Todesfälle an allen Herzkreislauferkrankungen. (Gesundheitsberichterstattung des Bundes 2021)

Die Hospitalisierungsrate des akuten Myokardinfarktes ist für Männer etwa 30 % höher als für Frauen. Diese Differenz ist unabhängig vom Alter, auch wenn sich mit höherem Lebensalter der Unterschied reduziert. Möglicherweise sind Unterschiede in der Lebensweise, der genetischen Ausstattung, eine geschlechtsspezifisch unterschiedliche klinische Symptomatik und hormonelle Besonderheiten dafür verantwortlich.

Dennoch ist die Herzinfarkt bedingte Sterblichkeit seit Jahren rückläufig. In den letzten 30 Jahren ist die Mortalität um 1/3 gesunken. Die Gründe für den Rückgang der Sterblichkeit liegen wahrscheinlich in der verbesserten notärztlichen Versorgung, der flächendeckenden Verfügbarkeit von Herzkatheterlaboren, den Fortschritten in der Diagnostik und Therapie, aber auch in den verbesserte Lebensgewohnheiten, insbesondere dem Verzicht auf Nikotin.

Die Letalität des Myokardinfarktes lag, außerhalb des Krankenhauses, zwischen 30 und 50 %. Die Hälfte der Patienten stirbt innerhalb der ersten 2 h nach Symptombeginn (Tunstall-Pedoe et al. 1999). Die Mortalität und Prognose des akuten Koronarsyndroms ist stark abhängig von der linksventrikulären Funktion. Durch interventionelle Therapiemöglichkeiten, moderne Arzneimittel und die Einführung spezieller Überwachungseinheiten („coronary care units") ist die In-Hospital (30-Tages)-Mortalität von 25–30 % in den 60er-Jahren des vergangenen Jahrhunderts auf derzeit ca. 4–6 % gesunken.

Herzinfarkt mit nicht obstruierten Koronararterien (MINOCA)
1–14 % der Herzinfarkt-Patienten haben keine obstruktive koronare Herzkrankheit (KHK). Der Nachweis einer nichtobstruktiven KHK bei einem Patienten mit Symptomen, die

auf Ischämie und ST-Segment-Hebung oder ein entsprechendes Äquivalent hindeuten, schließt eine Atherothrombose-Ätiologie nicht aus. Entscheidend für die Definition von MINOCA (Myocardial Infarction with Non Obstructive Coronary Arteries) ist das Vorliegen von erhöhten kardialen Biomarkern, typischerweise cTn > 99. Perzentile des oberen Referenzniveaus mit einem relevanten Anstieg oder Abfall in der seriellen Messung und dem Fehlen einer obstruktiven KHK. Letztendlich kann die Diagnose MINOCA gestellt werden, wenn ein entsprechender Anstieg oder Abfall von kardialen Troponin T und klinischer Evidenz für einen Myokardinfarkt (Symptome, EKG Veränderungen, neuen regionalen Wandbewegungsstörungen) sowie dem Ausschluss einer Obstruktion der Koronarien und Fehlen einer alternativen Diagnose für die klinische Präsentation vorliegt. Wenngleich MINOCA stark von der zugrunde liegenden Ursache abhängt, ist die Gesamtprognose ernst. Die 1-Jahres-Mortalität beträgt etwa 3,5 %. (Lindahl et al. 2021)

MINOCA ist nach der durchgeführten Koronarangiografie mit Ausschluss einer Koronarstenose > 50 % eine Arbeitsdiagnose und sollte den behandelnden Arzt dazu veranlassen, zugrunde liegende Ursachen auch mit erweiterten diagnostischen Maßnahmen wie intrakoronare- oder myokardiale Bildgebung zu untersuchen. Ein Takotsubo-Syndrom oder eine Myokarditis sind per definitionem kein MINOCA. Die Identifizierung der zugrunde liegenden Ursache von MINOCA sollte zu spezifischen Behandlungsstrategien führen. Alternative Diagnosen umfassen unter anderen: nichtischämische Ursachen wie Sepsis, Lungenembolie und Myokarditis.

4 Diagnostik

Das akute Koronarsyndrom subsumiert einen fließenden Übergang von der stabilen Angina pectoris, dem Myokardinfarkt ohne ST-Streckenhebungen bis hin zum Infarkt mit ST-Streckenhebungen.

Kriterien für das akute Koronarsyndrom
Differenzialdiagnostisch entscheidend für das ACS sind 3 Kriterien:

Anstieg und Abfall von kardialen Markern vorzugsweise des hochsensitiven Troponins (hs-cTn) T oder I mit einem Wert über der 99. Perzentile der oberen Referenz in Kombination mit mindestens einem der folgenden Kriterien:

Entsprechenden klinischen Symptomen der Myokardischämie

- Neue EKG Veränderungen
- Pathologische Q-Zacken im EKG
- Verlust von viablem Myokard in der Bildgebung

Es müssen 2 der 3 genannten Kriterien vorliegen, um die Diagnose eines akuten Myokardinfarktes zu sichern.

4.1 Anamnese

Die Anamnese ist von besonderer Bedeutung für die rasche Diagnosefindung bei akutem Koronarsyndrom. In der Regel berichten betroffene Patienten über anhaltende Brustschmerzen (> 20 min), von brennendem oder drückendem Charakter, die in den linken Arm, aber auch in Kiefer, Hals, Rücken, Epigastrium (Hinweis für Hinterwandinfarkt) oder die (linke) Schulter ausstrahlen können (Übersicht). Manchmal korreliert der Schmerz mit dem Ausmaß des Infarktareals. Häufig finden sich vegetative Begleitsymptome (Übelkeit, Erbrechen, Kaltschweißigkeit) und das Gefühl von Angst, das sich bis zur Todesangst steigern kann. Etwa 1/3 der Patienten mit STEMI zeigt in den Tagen und Wochen vor dem akuten Ereignis Prodromalsymptome.

Schmerzcharakteristik bei Angina pectoris (nach Braunwald 1989)
Typische Angina

- Druckgefühl retrosternal
- Rezidivierende Beschwerden/lang andauernd
- Auslösbar durch Belastung, Kälte
- Ausstrahlung in linken Arm, Kiefer, Abdomen
- Vegetative Begleitsymptome
- Besserungstendenz auf Nitrate

Atypische Angina

- Mechanisch auslösbar (Palpitation/Thoraxrotation)
- Lageabhängig
- Lokalisiert in einem begrenzten Bereich ($< 3\,cm^2$)
- Wenige Sekunden bis Minuten andauernd

Stumme Infarkte sind nicht selten anzutreffen und stellen, ebenso wie atypische Verläufe (extreme Schwäche, Synkope, Nervosität), eine diagnostische Herausforderung dar. Atypische Verläufe zeigen sich oft bei jüngeren (25–40 Jahre) und älteren (> 75 Jahre) Patienten sowie bei Frauen, Patienten mit Diabetes mellitus, chronischer Niereninsuffizienz oder demenziellen Erkrankungen (Canto et al. 2002). Die alleinige Einschätzung anhand der klinischen Symptomatik ist unzuverlässig (Panju et al. 1998). Bei ausgedehnten Infarkten kann es zum kardiogenen Schock kommen, der eine hohe Mortalität aufweist (Katz et al. 2009).

Spontane Koronardissektion SCAD
Die spontane Koronararteriendissektion („spontaneous coronary artery dissection" [SCAD]) ist ein nicht-atherosklerotischer,

nicht-traumatischer oder iatrogener koronarer Intimaeinriss mit konsekutivem falschen Lumen und dadurch möglicher Ischämie. Eine SCAD macht bis zu 4 % aller ACS aus. Die Inzidenz ist bei Frauen höher und trifft nicht selten in der Schwangerschaft auf.

Die klinischen Präsentationen sind bei der SCAD variabel in aller Regel jedoch mit einem (ggf. zweizeitigen) Schmerzereignis und einer Markererhöhung (cTNT) vergesellschaftet. Angiografisch werden unterschiedliche Formen anhand des TIMI Flusses definiert (SCAD Typ1-Typ3). In Abhängigkeit des TIMI Flusses und der Dissektionslokalisation muss die Diagnostik häufig durch eine intrakoronare Bildgebung ergänzt werden. Hochauflösende Computertomografische Verfahren können die Überwachung im weiteren klinischen Verlauf ggf. gewährleisten.

Das optimale Management der SCAD ist nicht klar definiert, da es keine randomisierten Studien zu den unterschiedlichen Therapieansätzen gibt. Entsprechend der aktuellen Evidenz kann mit Ausnahme von sehr risikoreichen Patienten mit reduziertem Fluss, proximaler Beteiligung oder Verschluss der Koronararterie eine antithrombotischer Therapie die bevorzugte Strategie sein, bleibt aber oftmals eine Einzelfallentscheidung, die auf klinischen wie auf angiografischen Parametern basiert. Bei der Therapie steht vor allem auch die Blutdruckkontrolle sowie eine entsprechende analgetische wie anxiolytische Therapie im Vordergrund. Auch bei konservativer Therapie sollte eine entsprechende Monitorüberwachung auf IMC oder ICU für mindestens 72 h erfolgen. (Adlam et al. 2018)

4.2 Körperliche Untersuchung

Jeder Patient *muss* körperlich untersucht und inspiziert werden. Die vitalen Zeichen (Blutdruck, Puls, Atmung, Temperatur) lassen eine Unterscheidung zwischen Patienten im Schock (RR < 100 mm Hg) und hämodynamisch stabilen Patienten zu. Nicht selten ist die körperliche Untersuchung unauffällig. Bei größeren Infarkten präsentieren sich die Patienten jedoch typischerweise ängstlich, blass, unruhig und kaltschweißig. Viele Patienten haben das Gefühl zu ersticken und versuchen daher, eine sitzende Position einzunehmen.

Fallen bei der Inspektion gestaute Jugularvenen auf, so kann dies ein Zeichen auf einen rechtsventrikulären Infarkt (unten) oder eine akute Herzinsuffizienz sein. Auskultatorisch werden häufig feuchte Rasselgeräusche, als Ausdruck eines Lungenödems, gefunden. Der Nachweis eines niederfrequenten S3-Galopps kann als Hinweis auf eine akute Einschränkung der linksventrikulären Funktion gewertet werden. Das Auftreten eines Summationsgalopps (S3/S4-Galopp) ist v. a. bei Patienten mit schwer eingeschränkter Kammerfunktion zu auskultieren. Bei Nachweis eines Systolikums, gerade bei subakuten Verläufen, muss man immer an eine akute Mitralklappeninsuffizienz als Folge einer Papillarmuskeldysfunktion oder seltener an einen Ventrikelseptumdefekt denken. Präsentieren sich Patienten spät, werden diese sonst seltenen Komplikationen wieder häufiger beobachtet. (Nef et al. 2021)

Differenzialdiagnostisch kommt jedoch auch eine Aortenklappenstenose in Betracht, da diese sich in Form einer Angina pectoris äußern kann. Im Rahmen der körperlichen Untersuchung sollte auch immer ein Pulsstatus erhoben werden, da dies bei der Planung der invasiven Diagnostik (Zugangswege: femoral, brachial, radial), aber auch im Hinblick auf Differenzialdiagnosen von großer Bedeutung ist. Aufgrund der reduzierten Blutungskomplikationen, sowie einer Reduktion der Mortalität wird mittlerweile beim STEMI wie auch NSTEMI der radiale Zugangsweg empfohlen.

Besondere Patientenkollektive
Patienten, die sich *nach Reanimation* mit ACS präsentieren, bedürfen je nach klinischem Status oder EKG Kriterien eines spezifischen Managements. Patienten nach Reanimation und unauffälligen EKG bedürfen keiner sofortigen invasiven Abklärung, können und sollen jedoch im Intervall invasiv untersucht werden. Patienten, die nach Reanimation EKG Veränderungen im Sinne einer akuten Myokardischämie aufweisen, sollten einer Koronar-Angiografie ohne Zeitverlust zugeführt werden. (Desch et al. 2021)

Patienten mit *infaktbedingtem kardiogenen Schock* profitieren von einer raschen Revaskularisation. Bei interventioneller Therapie steht hier vor allem die Therapie der „culprit lesion" im Vordergrund. Der routinemäßige Einsatz einer intraaortalen Gegenpulsation (IABP) wird durch die Leitlinien nicht mehr unterstützt und hat ihren Stellenwert nur noch im „bridging" von Patienten mit mechanischen Infarktkomplikationen.

Andere Unterstützungssysteme (z. B. Impella^{TM}) können bei refraktärem kardiogenen Schock eingesetzt werden unter Berücksichtigung von Alter, Begleiterkrankungen und neurologischem Status. Eine Präferenz für ein System kann aufgrund der noch mangelnden Datenlage und vieler offener Fragen nicht ausgesprochen werden. Hier muss oft eine Einzelfallentscheidung getroffen werden. (Thiele et al. 2021a)

Patienten, die ein ACS im Rahmen einer anderweitigen Behandlung erleiden (post- oder perioperatives ACS) oder im Rahmen einer anderweitigen systemischen Therapie bedürfen in aller Regel einer interdisziplinären Absprache, nicht zuletzt im Hinblick auf etwaige Blutungskomplikationen.

4.3 Apparative Diagnostik

Die weiterführende apparative Diagnostik ist entscheidend für die Diskriminierung zwischen instabiler Angina pectoris und dem NSTEMI bzw. STEMI.

4.3.1 EKG

Ein 12-Kanal-EKG stellt die Basisdiagnostik aller Patienten mit akutem Koronarsyndrom dar und muss innerhalb von 10 min nach Eintreffen des Patienten im Krankenhaus vorliegen (Van de Werf et al. 2008). Bestehen vor Ort entsprechende moderne Versorgungskonzepte, kann das EKG bereits aus dem Notarztwagen an die behandelnde Klinik gesendet werden. Dadurch können wertvolle Minuten gewonnen werden.

> Bei akutem Koronarsyndrom muss ein 12-Kanal-EKG innerhalb von 10 min nach Eintreffen des Patienten im Krankenhaus angefertigt werden.

Instabile Angina pectoris und NSTEMI

Bei instabiler Angina pectoris und NSTEMI findet man häufig

- Abflachung oder Inversion der T-Welle,
- deszendierende ST-Strecken,
- präterminale T-Negativierungen.

Die Anzahl der betroffenen Ableitungen mit ST-Streckensenkungen gibt Aufschluss über das Ausmaß der Ischämie und korreliert mit der Prognose. ST-Streckensenkungen von > 1 mV (1 mm) sind mit einer 11 %igen Ereignisrate für Tod und Reinfarkt innerhalb eines Jahres assoziiert (Cannon et al. 1997). Ähnliches gilt für Patienten, die im EKG passagere ST-Hebungen aufweisen (Nyman et al. 1993). Tiefe, symmetrische T-Negativierungen in den Brustwandableitungen können als Hinweis auf eine proximale Stenose des R. interventricularis anterior (RIVA) oder des Hauptstammes gewertet werden.

Es muss darauf hingewiesen werden, dass ein normales EKG ein akutes Koronarsyndrom nicht ausschließt. Dies gilt insbesondere für Veränderungen im Versorgungsgebiet des Ramus circumflexus (RCX). Daher sollte jedes EKG nach spätestens 4–6 h wiederholt (bei Änderung der Klinik früher) und der Patient während seines Aufenthaltes monitorüberwacht (kontinuierliche ST-Streckenanalyse) werden.

Die charakteristischen EKG-Veränderungen im akuten transmuralen Myokardinfarkt sind die monophasischen ST-Streckenhebungen, die je nach den betroffenen Ableitungen eine Zuordnung zum betroffenen Herzkranzgefäß zulassen (Tab. 3). Selbst im ganz frühen Stadium ist das EKG selten normal. Man unterscheidet verschiedene Phasen, die schematisch in Abb. 2 dargestellt sind.

Bei Verdacht auf einen akuten Hinterwandinfarkt ist es wichtig, auch die rechtsventrikulären Ableitungen zu untersuchen. Eine ST-Hebung in Ableitung VR_4 kann dabei als Hinweis auf eine rechtsventrikuläre Beteiligung gewertet werden. Letzterer ist mit einer erhöhten Mortalität assoziiert und erfordert besondere intensivmedizinische Maßnahmen (wie z. B. Volumentherapie). Ein Rechtsschenkelblock maskiert das Infarkt-EKG in der Regel nicht. Demgegenüber lässt ein kompletter Linksschenkelblock (LSB) in aller Regel keine eindeutige Infarktlokalisation zu. Ist der LSB neu oder bestehen eindeutige klinische Symptome, sollte der Patient entsprechend den Empfehlungen der Fachgesellschaften eine Infarkttherapie erhalten.

Auch Rhythmusstörungen können Ausdruck einer akuten Myokardischämie sein. Hierzu zählt auch das primäre Kammerflimmern. Bradykardien werden etwa bei 1/3 der Patienten beobachtet. Bei Verschluss der AV-Knotenarterie, die in der Regel aus der rechten Kranzarterie (Hinterwandinfarkt) entspringt, kann es zu einem totalen AV-Block kommen. Differenzialdiagnostisch führen verschiedene andere Erkrankungen zur Imitation des Myokardinfarktes im EKG (Pseudoinfarkt; Übersicht).

Mögliche ST-Hebungen im EKG bei anderen Erkrankungen

- Peri-, Myokarditis
- Überleitungsstörungen, Präexzitation
- Lungenembolie
- Linksschenkelblock
- Kardiomyopathien
- Herztumore
- Thoraxtrauma
- Aortendissektion

Tab. 3 Infarktlokalisation im EKG

Lokalisation	EKG	Infarktgefäß
Vorderwandinfarkt		
Isolierter VWI	V_3, V_4	R. diagonalis des RIVA
Septaler Infarkt	V_1, V_2	R. septalis des RIVA
Anteroseptaler Infarkt	V_1–V_4	RIVA
Ausgedehnter VWI	V_1–V_6, I, aVL	Proximaler RIVA
Anterolateraler Infarkt	I, aVL, V_3–V_6	Mittleres Segment des RIVA
Lateraler Infarkt	I, aVL, V_6	R. marginalis der RCX
Hinterwandinfarkt		
Inferiorer Infarkt	II, III, aVF	RCA oder RCX
Posteroseptaler Infarkt	II, III, aVF, V_1–V_2	RCA oder RCX
Posterolateraler Infarkt	I, II, III, aVF, aVL, V_5–V_6	RCA oder RCX
Posteriorer Infarkt	ST-Streckensenkungen V_1–V_3	RCX
Rechtsventrikulärer Infarkt	Vr_3–Vr_6	Proximale RCA

RIVA R. interventricularis anterior, *RCX* R. circumflexus, *RCA* rechte Kranzarterie

- Intrakranielle Blutung
- Hyperkaliämie
- Brugada-Syndrom

Eine Therapie von Herzrhythmusstörungen im akuten Infarktgeschehen bzw. in der Reperfusionsphase ist bei Auftreten von Reperfusionsarrhythmien nicht notwendig, und eine prophylaktische Gabe von Antiarrhythmika oder z. B. von Magnesium ist nicht indiziert.

Durch den häufigen Einsatz reperfundierender Maßnahmen in der Akuttherapie des Myokardinfarktes sind bleibende atrioventrikuläre Leitungsstörungen seltener geworden. Bei Patienten mit inferiorem Infarkt kommt es in der Regel bereits innerhalb einer Woche zu einer Restitution der AV-Überleitung. Demgegenüber muss bei einem Vorderwandinfarkt häufiger mit einer bleibenden Schädigung des Erregungsleitungssystems gerechnet werden. Ein neu aufgetretener Schenkelblock und/oder AV-Block I. Grades stellt keine prophylaktische Schrittmacherindikation dar. Vor der Indikationsstellung zur Schrittmacherimplantation nach länger zurückliegendem Myokardinfarkt (> 4 Wochen) mit deutlich eingeschränkter LV-Funktion bei optimierter pharmakologischer Therapie muss überlegt werden, ob eine ICD-Indikation bestehen kann (Brignole et al. 2013).

> Wegen der erheblichen therapeutischen und prognostischen Konsequenzen ist die Diagnose eines Rechtsherzinfarktes frühzeitig zu stellen.

Neben den klassischen Standardableitungen im EKG wird in den aktuellen Empfehlungen der Fachgesellschaften eine zusätzliche Ableitung von V_7–V_9, die Durchführung von seriellen EKGs, sowie die Registrierung der rechtsventrikulären Ableitungen gefordert.

4.3.2 Bildgebende Verfahren

Bereits in der initialen Phase wird die Hinzunahme der **Echokardiografie** zur Aufarbeitung von Patienten mit ACS von den Leitlinien unterstützt, sollte aber nicht die Zeit bis zur Revaskularisierung verzögern.

Andere bildgebende Verfahren wie die **kardiale Computertomografie** sind aktuell bereits in einigen Zentren in den diagnostischen Algorithmen etabliert, können jedoch aufgrund unterschiedlicher, nicht allgemeiner Expertisen noch nicht generell gefordert werden. Gleichwohl erscheint die Abklärung dreier entscheidender Diagnosen mit ähnlicher Symptomatik (Myokardinfarkt, Lungenembolie, Aortendissektion) in einem Untersuchungsgang attraktiv.

4.3.3 Belastungstests

Patienten mit anhaltenden, typischen Angina-pectoris-Beschwerden sollten keinem Ischämietest unterzogen werden. Da ein Stresstest (Belastungs-EKG, Stressechokardiografie etc.) einen hohen negativ prädiktiven Wert besitzt, sollten alle beschwerdefreien Patienten mit nicht diagnostischem EKG, fehlendem Hinweis auf eine Herzinsuffizienz und normalen Biomarkern vor Entlassung entsprechend untersucht werden. Derartige klinische Abläufe können durch Etablierung einer „Brustschmerzeinheit" („chest pain unit" = CPU) erheblich vereinfacht und beschleunigt werden (Breuckmann et al. 2009).

4.3.4 Laboruntersuchungen

Die Labordiagnostik ist von entscheidender Bedeutung bei der Diskriminierung zwischen instabiler Angina pectoris und einem akuten Myokardinfarkt; hierbei spielt das kardiale Troponin eine zentrale Rolle. Andere biochemische Marker zur Risikostratifizierung (z. B. Kreatinin) und möglichen Differenzialdiagnosen (z. B. D-Dimere bei Lungenembolie, BNP oder NT-BNP bei Herzinsuffizienz oder Entzündungsmarker) können zusätzlich erhoben werden.

Durch die Ischämie kommt es zu einer Schädigung der Zellmembran der kardialen Myozyten und damit zur Freisetzung von intrazellulären Proteinen in die Blutbahn. Diese sog. „Herzmarker" haben eine höhere Spezifität und Sensitivität als die traditionellen Herzenzyme wie Creatinkinase oder das Isoenzym CK-MB. Weiterhin unterscheiden sich kardiale Marker in ihrer Freisetzungskinetik (Tab. 4). Aufgrund ihres nahezu ausschließlichen Vorkommens in Herzmuskelzellen sind kardiale Troponine hochspezifisch für eine myokardiale Zellschädigung.

Tab. 4 Labordiagnostik bei akuter Myokardischämie

Marker	Nachweisbarkeit nach Symptombeginn (h)	Maximal Wert (h)	Normalisierung (Tage)	Referenzwert
Kreatininkinase (CK)	4–6	12	2–3	0–170 U/l
Herzmuskelspezifische Creatininkinase (CK-MB)	4–6	12	2–3	0–25 U/l
Troponin T	4–6	12–48	5–14	0,1 µg/l
hs-Troponin T	3	6–48	5–14	< 14 ng/l Graubereich 14–53 ng/l
Laktatdehydrogenase (LDH)	10	24–48	10–14	120–240 U/l

Die standardisierten Tests auf Troponin T oder I (cTnT, cTnI) beruhen auf einer monoklonalen Antikörpertechnik (Tate 2008). Es gibt keinen grundlegenden Unterschied zwischen der Bestimmung von Troponin T oder Troponin I. Durch die mittlerweile in der klinischen Routine vorhandenen hochsensitiven Troponinnachweise (hsTroponin) kann ein Myokardinfarkt bei Patienten mit akutem Thoraxschmerz häufiger und früher nachgewiesen werden. Durch die hohe Sensitivität lassen sich jedoch gering erhöhte Troponin-Werte (im Graubereich) auch bei Patienten mit stabiler AP und bei gesunden Individuen finden. Chronische Troponin-Erhöhungen müssen daher von akuten Troponin-Erhöhungen unterschieden werden. Der Verlauf bzw. die Dynamik des Troponin-Werts, ausgehend von der initialen Bestimmung, besitzt zentrale Bedeutung.

Diagnosestellung

Für die Diagnosestellung ist die Integration von 4 Merkmalen wesentlich:

Hierzu gehören die 1) dezidierte Symptomanamnese, 2) Vitalparameter, 3) das EKG ggf. Echokardiografie und 4) Troponin bei Aufnahme und eine Troponin-Verlaufskontrolle.

In den 2020er ESC NSTE-ACS-Leitlinien wird die Verwendung von hs-cTn noch stärker betont aufgrund der deutlich niedrigeren Schwelle der Detektion. Für die einzelnen etablierten hs-cTn T und I-Assays bestehen unterschiedliche Cut-offs für das Rule-in und Rule-out, hier sollte jeweils auf die in der eigenen Klinik verwendeten Test verwiesen werden. Basierend auf diesen Cut-offs kann dann eine Kategorisierung in „Rule-out", „Observe" oder „Rule-in" erfolgen. Der im Jahr 2015 noch empfohlene 0/3-h-ESC-hs-cTn-Algorithmus wurde in den 2020er Leitlinien abgewertet auf eine Klasse-IIa-B-Empfehlung und neu der 0/1-h-Algorithmus bzw. alternativ der 0/2-h-Algorithmus aufgewertet auf eine Klasse-1-A-Empfehlung. Wichtig bei der Verwendung dieser hochsensitiven (hs)-cTn- Assays und des 0/1-h-Algorithmus sind die „Turnaround"-Zeit und der Zeitpunkt der genauen Blutentnahme 60 ± 10 min nach der ersten 0-h-Blutentnahme. (Thiele et al. 2021b)

Mittlerweile hat sich die Bestimmung von Troponin T etabliert. Hierbei erlaubt der Einsatz der hochsensitiven (hs) Troponin-T-Tests wie oben beschrieben einen schnellen Ausschluss eines ACS. Auf der anderen Seite können erhöhte hs-Troponin-Werte auch bei Patienten beobachtet werden, bei denen andere Krankheitsentitäten vorliegen. Dies gilt v. a. für Patienten mit (akuter oder chronischer) Niereninsuffizienz, schwerer Herzinsuffizienz, Lungenembolie, Aortendissektion, Myokarditis, Takotsubo-Kardiomyopathie oder Herzrhythmusstörungen. Darüber hinaus werden Troponin-Erhöhungen auch bei Patienten beobachtet, die z. B. mit Apoplex, Verbrennung, Trauma, schwerer respiratorischer Insuffizienz oder Sepsis in der Klinik aufgenommen werden. Insbesondere bei diesen Patientenkollektiven spielen diagnostische Maßnahmen wie EKG, Echokardiografie oder auch die CT eine wesentliche Rolle in der Differenzialdiagnose.

Die Labordiagnostik bei akuter Myokardischämie zeigt Tab. 4 in der Übersicht.

Sind 6 h nach Schmerzbeginn die kardialen Markerproteine weiterhin negativ, so ist eine myokardiale Ischämie eher unwahrscheinlich. Eine erhöhte Laktatdehydrogenase (LDH) spricht für das Vorliegen eines subakuten Infarktes, da dieses Enzym in der Regel erst 10 h nach Schmerzbeginn im Serum nachweisbar ist Tab. 4.

4.3.5 Echokardiografie

Die Echokardiografie des Herzens ist ein aussagekräftiges, nicht invasives und für den Patienten schonendes Verfahren, welches schnell und bettseitig durchführbar ist. In den ESC-Guidelines wird die Echokardiografie deshalb in der Akutphase empfohlen, da sie u. a. zentrale Informationen über die Größe und Funktion der vom Infarkt betroffenen Herzkammer liefern kann. Beim akuten Herzinfarkt treten Wandbewegungsstörungen noch vor dem Anstieg der herzmuskelspezifischen Enzyme auf. Darüber hinaus liefert die Echokardiografie wichtige Informationen zu den verschiedenen Differenzialdiagnosen des akuten Thoraxschmerzes (z. B. Rechtsherzbelastung bei Lungenembolie, indirekte und direkte Zeichen einer Aortendissektion oder Funktion der Mitralklappe oder Funktion des rechten Ventrikels). In der Postinfarktphase liefert v. a. die Echokardiografie wichtige Zusatzinformationen zu möglichen mechanischen Komplikationen. Insbesondere im intensivmedizinischen Setting spielt neben der transthorakalen die transösophageale Echokardiografie eine wichtige Rolle.

4.3.6 Thoraxröntgen

Eine Röntgenaufnahme des Thorax gehört nicht zur Standarddiagnostik und sollte die Therapie und übrige Diagnostik von Patienten mit ACS zeitlich nicht behindern. Dennoch kann die Untersuchung hilfreich bei der Abgrenzung von wichtigen Differenzialdiagnosen sein. Eine Kardiomegalie und Zeichen des Lungenödems sind prognostisch ungünstige Zeichen.

5 Risikostratifizierung

Im klinischen Alltag haben sich für die Risikostratifizierung von Patienten mit akutem Koronarsyndrom Scoringsysteme etabliert, die mittlerweile auch von den Fachgesellschaften empfohlen werden.

Anhand von Klinik, Anamnese, EKG und Serummarkern kann sowohl für die Angina pectoris (Braunwald-Klassifikation, Tab. 5) als auch für den STEMI/NSTEMI (TIMI-Klassifikation (http://www.timi.org) insbesondere der Grace

Tab. 5 Begleitumstände der instabilen Angina pectoris. (Nach Braunwald 1989)

Klasse	Kennzeichen
A	Sekundär instabile Angina pectoris
B	Primär stabile Angina pectoris
C	Postinfarkt-Angina (2 Wochen)

Score (http://www.gracescore.org)) und für den kardiogenen Schock die Killip-Klassifikation (http://www.mdcalc.com); (Tab. 6) eine erste prognostische Abschätzung des Risikos bieten (Tab. 7).

Vor allem für Patienten mit NSTEMI wird im Hinblick auf ein potenzielles Blutungsrisiko, das v. a. im Rahmen der notwendigen antithrombozytären Begleittherapie auftreten kann, der **Crusade-Risk Score** zur Risikostratifizierung empfohlen. In diesen Score gehen klinische Variablen wie Baseline-Hämatokrit, Nierenfunktion, Geschlecht, Diabetes mellitus, Herzfrequenz und systolischer Blutdruck bei Aufnahme sowie vorbestehende Gefäßerkrankungen ein. Zur Kalkulation des individuellen Risikos stehen Internet-basierte Online-Kalkulatoren (http://www.crusadebleedingscore.org) wie auch entsprechende Applikationen für Smartphones zur Verfügung.

6 Differenzialdiagnosen

Der akute Thoraxschmerz repräsentiert ein sehr häufiges klinisches Beschwerdebild und ist gleichzeitig ein großes diagnostisches Dilemma, da sich sowohl lebensbedrohliche akute Ereignisse (Herzinfarkt, Aortendissektion oder Lungenembolie) als auch mehr oder weniger harmlose Schmerzzustände und Erkrankungen (vertebragene Schmerzen) unter dem Leitsymptom „akuter Thoraxschmerz" als Ursache finden. Aufgrund dieser diagnostischen Unsicherheit werden immer noch 2–5 % der akuten Koronarsyndrome unkontrolliert aus den Notaufnahmen entlassen (Pope et al. 2000).

Prinzipiell kann im klinischen Alltag zwischen Diagnosen mit hoher, mittlerer und niedriger Priorität unterschieden werden, wobei Diagnosen mit einer hohen Priorität mit einer hohen Letalität einhergehen. Tab. 8 fasst die wichtigsten Differenzialdiagnosen des akuten Thoraxschmerzes nach Prioritäten zusammen.

7 Initiale Therapie

7.1 Allgemeine Maßnahmen

Der anhaltende, akute Thoraxschmerz stellt i. Allg. ein lebensbedrohliches Ereignis dar, welches sofortiger medizinischer Behandlung bedarf (Notarzt). Die unverzügliche Alarmierung des Rettungsdienstes (durch den Laien) steht daher an erster Stelle. Die Therapie wird bereits am Einsatzort aufgrund der Anamnese und der klinischen Zeichen unter Berücksichtigung möglicher Differenzialdiagnosen (Abschn. 6) eingeleitet.

> Eine Unterscheidung zwischen Myokardinfarkt und instabiler Angina pectoris ist für die Sofortmaßnahmen in der Prähospitalphase nicht notwendig, da jede instabile Angina (Formen Abschn. 1) prinzipiell als Infarktvorläufer betrachtet werden muss.

7.2 Prähospitalphase

Der Patient wird zunächst durch das Rettungspersonal ggf. auch pharmakologisch beruhigt. Bei Verdacht auf ein akutes Koronarsyndrom wird eine Lagerung mit 30° angehobenem Oberkörper, die schnellstmögliche Anfertigung eines 12-Kanal-EKG und ein ununterbrochenes Monitoring des Herzrhythmus empfohlen. Alle Patienten mit erniedrigter Sauerstoffsättigung oder subjektiver Atemnot erhalten Sauerstoff (2–4 l) über eine Nasensonde, bei vermehrter Mundatmung auch mittels Maske. Ein großlumiger Venenverweilkatheter sollte so schnell wie möglich angelegt werden, um im Notfall Medikamente parenteral verabreichen zu können (Übersicht). Subkutane, v. a. intramuskuläre Injektionen sind bei Verdacht auf ein akutes Koronarsyndrom kontraindiziert (erhöhtes Blutungsrisiko bei Lyse oder antithrombozytärer Therapie; Anstieg der Creatinkinase nach muskulärer Injektion).

Sofortmaßnahmen bei der Erstversorgung von Patienten mit akutem Koronarsyndrom
- Lagerung mit erhöhtem Oberkörper
- Sauerstoff 2–4 l über Nasensonde (bei Patienten mit einer Sauerstoffsättigung < 90 % (oder PO2 < 60 mm Hg) und Atemnot). Die Routinegabe von Sauerstoff bei Sättigung über 90 % wird nicht mehr empfohlen.
- Heparin 5000 IE i.v. oder Enoxaparin (30 mg Bolus, 1 mg/kg KG alle 12 h s.c.)
- Acetylsalicylsäure 150 (–300) p.o. oral oder 250 mg i.v.
- Glyceroltrinitrat 2–3 Hub zu je 0,4 mg s.l. (Cave: Blutdruckabfall, Kontraindikation: Infarkt mit Rechtsherzbeteiligung)
- β-Blocker (z. B. Metoprolol 1–5 mg fraktioniert i.v.) bei hämodynamische stabilen Patienten
- Morphin 1–5 mg fraktioniert i.v. sollte bei Schmerzen ebenso wie ein milder Tranqulizer (in aller Regel Benzodiazepine) sollten ebenfalls in Erwägung gezogen werden.

Entsprechende Kontraindikationen und Anwendungsbeschränkungen sind zu beachten.

Die Prognose des akuten Koronarsyndroms wird entscheidend durch die rasche Applikation (oral oder besser

Tab. 6 Killip-Klassifikation*. (Nach Killip und Kimball 1967)

Klasse	Diagnose	Symptomatik	Mortalität
I	Keine Herzinsuffizienz	– Keine pulmonalen Rasselgeräusche – Kein diastolischer Galopp	6 %
II	Leichte Herzinsuffizienz	– Pulmonale Rasselgeräusche – 3. Herzton – Gestaute Halsvenen	17 %
III	Schwere Herzinsuffizienz	– Atemnot – Rasselgeräusche über der gesamten Lunge – 3. Herzton – Lungenödem	28 %
IV	Kardiogener Schock	– Hypotension (RR < 90 mm Hg) – Periphere Vasokonstriktion – Kalte Haut – Oligurie – Zyanose – Bewusstseinsstörungen	81 %

* Die Mortalitätsdaten stammen im Wesentlichen aus der Zeit, in der Infarktpatienten zum überwiegenden Teil lysiert wurden. Aber auch im Zeitalter der primär invasiven Strategie bleibt die Mortalität bei Patienten mit kardiogenem Schock hoch und wird immer noch bei STEMI und NSTEMI um 40–50 % beschrieben.

Tab. 7 Risikomerkmale bei akutem Koronarsyndrom

Merkmal	Hohes Risiko	Mittleres Risiko	Geringes Risiko
Anamnese	Alter > 75 Jahre hohes Risikoprofil (Diabetes mellitus!)	Alter > 70 Jahre früherer Myokardinfarkt Schlaganfall Bypassoperation pAVK	Unauffällig hinsichtlich kardialer Risikofaktoren oder Vorerkrankungen
Thoraxschmerz	Angina in den letzten 48 h Angina > 20 min Ruheangina	Anginadauer > 20 min (aktuell nicht vorhanden)	De-novo-Angina (in den letzten 2 Wochen)
Klinik	Herzinsuffizienzzeichen Hypotonie Tachykardie		
EKG	Dynamische ST-Senkung/Hebungen Schenkelblock Kammertachykardie	T-Welleninversion Q-Zacke	Normal
Troponin	Erhöht	Grenzwertig	Normal

pAVK periphere arterielle Verschlusskrankheit

intravenös) von Acetylsalicylsäure (80–300 mg) verbessert (Antithrombotic Trialists' Collaboration 2002). Wegen der Gefahr thrombotischer Komplikationen sollten alle Patienten, bei denen keine Kontraindikation besteht, mittels unfraktioniertem oder niedermolekularem Heparin (Enoxaparin) antikoaguliert werden. Enoxaparin ist ein in praktisch allen Indikationen des akuten Koronarsyndroms untersuchtes indirektes Antithrombin. Es hat sich v. a. gegenüber dem Standard-Heparin (unfraktioniertes Heparin, UFH) in der Behandlung der verschiedenen Entitäten des akuten Koronarsyndroms und des ST-Hebungsinfarktes als effizient und sicher erwiesen und ist aufgrund der Studienlage den anderen niedermolekularen Heparinen vorzuziehen.

Nitrate vermindern den myokardialen Sauerstoffverbrauch und mindern die klinische Symptomatik. Bei Hypotension (< 90 mm Hg) oder Verdacht auf einen rechtsventrikulären Infarkt sind Nitrate kontraindiziert.

β-Rezeptorenblocker führen aufgrund ihrer negativ chronotropen und inotropen Wirkung ebenfalls zu einer Reduktion des myokardialen Sauerstoffverbrauchs. Die Gabe erfolgt in fraktionierter Dosierung, bis zum Erreichen einer Zielherzfrequenz von 60–70/min in Abhängigkeit vom Blutdruck. Kontraindikationen bestehen bei höhergradigen Leitungsblockierungen (z. B. AV-Block II. Grades Typ Mobitz), Asthma bronchiale, Hypotonie oder Zeichen der Herzinsuffizienz.

Die Gefahr des plötzlichen Herztodes durch Kammerflimmern ist in der ersten Stunde am größten. Daher ist eine kontinuierliche Monitorüberwachung des Herzens imperativ. Nur durch eine rasch einsetzende Reanimation durch Ersthelfer und Rettungsdienst können in diesem Fall der Tod oder

Tab. 8 Wichtige Differenzialdiagnosen des akuten Thoraxschmerzes

Priorität	Krankheitsbild	Diagnostischer Hinweis
„Hoch"	Akute Lungenembolie	D-Dimere, SIQIII-Typ Mc Guinn-White-Syndrom, Tachykardie im EKG, CT
	Akute Aortendissektion	Puls-, Blutdruckdifferenz, CT oder Echokardiografie (TEE), CRP, D-Dimere (Perikarderguss und Aortenklappeninsuffizienz)
	Spontanpneumothorax	Abgeschwächtes Atemgeräusch, hypersonorer Klopfschall über betroffenem Lungenflügel
	Ösophagusruptur (Boerhave-Syndrom)	Vorangegangenes heftiges Erbrechen
	Akute Pankreatitis	Lipase, Amylase
„Mittel"	Tako-Tsubo-Kardiomyopathie	Typisches „apical ballooning", Stresssituation in der Anamnese
	Prinzmetal-Angina	Belastungsunabhängiger Schmerz, frühe Morgenstunden, reversible ST-Hebungen
	Perikarditis und Myokarditis	Perikardreiben, viraler Infekt, Lageabhängigkeit
	Cholezystitis, Cholangitis	Sonografischer Befund, Entzündungszeichen, Transaminasen
„Niedrig"	Pleuritis	Typische Auskultation, Atemabhängigkeit
	Ösophagusspasmus, Ösophagitis	Nahrungsabhängigkeit
	Ulcus ventriculi	Nahrungsabhängigkeit (?)
	Wirbelsäulenbeschwerden der BWS	Bewegungsabhängigkeit der Schmerzen
	Rippenbeschwerden (Tietze-Syndrom)	Auslösbarkeit der Schmerzen

schwere, irreversible Schäden durch die Hypoxie des Gehirns verhindert werden. Die Defibrillation durch den Notarzt oder mittels eines öffentlich zugänglichen automatisierten externen Defibrillators (AED), der durch Laien bedient werden kann, kann das Kammerflimmern beenden, sodass sich wieder ein stabiler Eigenrhythmus einstellt.

Die lange diskutierte prähospitale Gabe von GP-IIb/IIIA-Rezeptorantagonisten (Abciximab, Tirofiban, Eptifibatide) oder die prähospitale Gabe von P2Y-Antagonisten (Clopidogrel, Prasugrel, Ticagrelor) ist aufgrund der aktuellen Studienlagen nicht zu empfehlen. In aller Regel erfolgt die Entscheidung bezüglich der Thrombozytentherapie „am Kathetertisch" bei primär invasivem Vorgehen.

▶ **Cave** Keine Nitrate bei Verdacht auf Rechtsherzbeteiligung, stattdessen dann Volumensubstitution.

7.3 Hospitalphase

7.3.1 ST-Hebungsinfarkt

Innerhalb der ersten Stunde bestehen gute Aussichten, den akuten Gefäßverschluss durch eine Reperfusionsbehandlung [perkutane Koronarintervention (PCI) oder Lysetherapie] fast vollständig rückgängig zu machen. Bei Patienten mit STEMI ist vorrangig eine Akutintervention im Sinne einer Primär-PCI anzustreben, wenn der Transport (inkl. Hubschrauber) an das zuständige kardiologische Interventionszentrum innerhalb von 60 min möglich ist und < 12 h seit Schmerzbeginn vergangen sind. Im Regelfall kann in Deutschland die Transferzeit ausnahmslos eingehalten werden. Unter Akutintervention ist eine invasive und ggf. interventionelle Behandlung innerhalb von ca. 90 min ab Erstkontakt zwischen Arzt und Patienten zu verstehen. Sollte der Transport innerhalb von 60 min nicht möglich sein, erfolgt nach Rücksprache mit einem kardiologischen Zentrum eine alternative Therapie, z. B. Thrombolyse bei Patienten mit STEMI. Alle Patienten mit kardiogenem Schock oder einer Kontraindikation gegen eine Lysetherapie sollten zwingend einer raschen perkutanen Revaskularisation zugeführt werden.

> Invasive Diagnostik und Therapie (PCI) 60–90 min nach erstem Arztkontakt.

Perkutane Koronarintervention (PCI)

Im Jahr 2021 wurden in Deutschland > 1000 Linksherzkathetermessplätze für Erwachsene betrieben. Allerdings bestehen in der Versorgungsdichte mit Linksherzkathetermessplätzen deutliche regionale Unterschiede. Aus diesem Grund muss sich die optimale Behandlungsstrategie nach der lokalen Verfügbarkeit richten.

Bei der Reperfusion des frischen Myokardinfarkts konkurriert die medikamentöse Thrombolyse mit der Sofort-PTCA. In einer Reihe von Studien, in die überwiegend jüngere Infarktpatienten aufgenommen wurden, erwies sich die Sofortintervention der medikamentösen Thrombolyse als überlegen – vorausgesetzt, der Eingriff wird innerhalb von 90 min nach ärztlichem Erstkontakt durchgeführt. Für die Sofort-PTCA sprechen die fehlenden Kontraindikationen, das geringere zerebrale Blutungsrisiko (v. a. bei älteren, hypertensiven Patienten) und die höhere Effektivität. Nachgewiesenermaßen kann selbst mit modernen Thrombolytika nur in ca. 50–60 % der Fälle eine Wiedereröffnung des verschlossenen Koronargefäßes erreicht werden. Die Metaanalyse aus randomisierten Studien zeigt eine Reduktion der Infarktsterblichkeit innerhalb der ersten 30 Tage durch die PCI im Vergleich zur Fibrinolyse um 25 % (Keeley et al. 2003).

Erstes Ziel der raschen Intervention ist die Sicherung der Diagnose. Ist das Infarktgefäß identifiziert, wird versucht, die thrombotisch verschlossene Stelle mittels eines Führungsdrahtes zu passieren, um anschließend eine Ballondilatation/Stentimplantation durchzuführen (Erfolgsrate > 90 %; Abb. 4). Mit der Anwendung von speziellen Aspirationskathetern oder der intrakoronaren Gabe von GPIIb/IIIa-Antagonisten können in Einzelfällen die initiale Thrombuslast und damit die Gefahr des Auftretens einer peripheren Embolisation vermindert und die Langzeitergebnisse verbessert werden (Svilaas et al. 2008); hier sind aktuelle Studien noch in der Auswertung. Eine Routineanwendung dieser Verfahren wird derzeit nicht empfohlen. Das Ausmaß es postinterventionellen Blutflusses wird nach der Graduierung der Thrombolysis in Myocardial Infarction (TIMI) Studien in 4 Stufen (TIMI 0–3) eingeteilt (TIMI Study Group 1985); (Tab. 9).

Spezielle Begleittherapie bei der primär perkutanen Koronarintervention im Rahmen eines ACS oder STEMI

Tab. 10 fasst alle wichtigen Substanzen zusammen, die als Begleittherapie des Myokardinfarktes eine Rolle spielen. Die Bedeutung von Clopidogrel bei perkutaner Koronarintervention ist in zahlreichen Studien belegt (Chen et al. 2005).

Es gibt derzeit keine randomisierten Studien bei akutem Koronarsyndrom (ACS) zwischen Cangrelor und den neuen P2Y$_{12}$-Rezeptor-Inhibitoren Prasugrel und Ticagrelor. Pharmakologischen Studien zeigen aber eine bessere Plättcheninhibition unter Cangrelor. Nach aktueller Studienlage erscheint es sinnvoll, Cangrelor bei nicht vorbehandelten stabilen Patienten, die sich einer Hochrisiko-PCI unterziehen, anzuwenden. In Tab. 11 pharmakologische Daten zu klinisch wichtigen Plättchenaggregationshemmern zusammengefasst.

Für Patienten mit ACS/STEMI muss zu ASS (100 mg/Tag) über einen Zeitraum von 12 Monaten ein P2Y-Inhibitor gegeben werden. Diese Maßnahme verbessert die Prognose von Patienten mit NSTE-ACS. Mit Ticagrelor und Prasugrel sind 2 Substanzen verfügbar geworden, die im direkten Vergleich zu Clopidogrel eine Mortalitätssenkung (Ticagrelor) bzw. eine Reduktion der kardiovaskulären Mortalität, nicht tödlicher Myokardinfarkte und der Schlaganfallrate (Ticagrelor, Prasugrel) bewirken. Prasugrel zeigte hierbei keine Vorteile bei Patienten < 60 kg oder > 75 Jahre und Nachteile bei Patienten mit zurückliegendem Schlaganfall oder TIA (Empfehlungsgrade zeigt Tab. 12). Abb. 5 bildet schematisch die Dauer und Art der Antikoagulation nach PCI/Stentimplan-

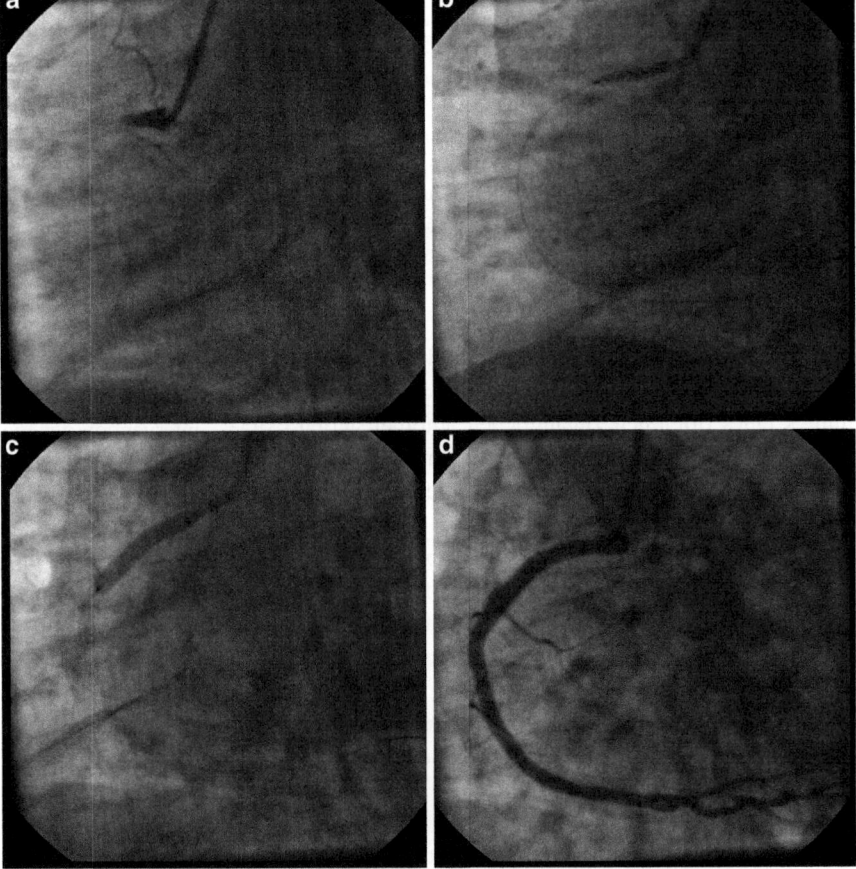

Abb. 4 (a–d) Akuter Hinterwandmyokardinfarkt bei einem 48-jährigen Mann. Schmerzbeginn vor 60 min. Im EKG monophasische ST-Hebungen in II, III und aVF. (**a**) Angiografischer Nachweis einer proximal verschlossenen rechten Kranzarterie. (**b**) Vorbringen eines Führungsdrahtes und Dilatation des proximalen Gefäßabschnitts. (**c**) Implantation eines Stents. (**d**) Abschlussergebnis

Tab. 9 Bedeutung des postinterventionellen Blutflusses (TIMI-Fluss) für die 30-Tages-Mortalität nach akutem ST-Hebungsinfarkt

TIMI-Grad nach 90 min	Beschreibung	Mortalität (%)
3	Ungehinderter Fluss	3,7
2	Zögerlicher Fluss	7,0
0/1	Deutlich reduzierter/fehlender Fluss	8,8

Tab. 10 Wichtige Begleittherapien bei der Behandlung des akuten Myokardinfarktes

Substanz	Dosierung	Bemerkungen
ASS	250–500 mg p.o. oder i.v.; Erhaltungsdosis 100 mg/Tag, lebenslang	Reduktion der 35-Tages-Mortalität um 25 % (vs. Placebo), ISIS-2 Studie. Keine Kombination mit einem NSAID (selektive COX-2-Inhibitoren und nicht selektive NSAID)
Clopidogrel	Initial 600 mg p.o.; Erhaltungsdosis 150 mg/Tag für 1 Woche, dann 75 mg/Tag für mindestens 12 Monate	Relativ wenige Studien bei STEMI
Prasugrel	Initial 60 mg p.o.; Erhaltungsdosis 10 mg für 12 Monate	Absolute Kontraindikation (KI): Zustand nach Apoplex oder TIA. Relative KI: Alter > 75 Jahre (Erhaltungsdosis 5 mg). Körpergewicht < 60 kg (dann ggf. Erhaltungsdosis 5 mg)
Ticagrelor	Initial 180 mg; Erhaltungsdosis 2 × 90 mg für 12 Monate	Ggf. neues Auftreten von Luftnot. Cave bei bestehenden bradykarden Herzrhythmusstörungen
Heparin	100 U/kg KG i.v. Bolus (60 U/kg bei GP-IIb/IIIa-Antagonist), dann nachfolgend Infusion mit 800–1000 U/h für 24–48 h, Ziel PTT 50–70 s	ACT 250–350 s während PCI
Enoxaparin	< 75 Jahre, Kreatinin < 2,5 mg/ml (221 µmol/l) für Männer oder < 2 mg/ml (< 177 µmol/l) für Frauen: i.v. Bolus 30 mg, 15 min später s.c.-Injektion (1 mg/kg KG alle 12 h) bis Entlassung (maximal 8 Tage); > 75 Jahre kein Bolus, s.c. 0,75 mg/kg KG. Bei Kreatininclearence < 30 ml/min s.c.-Injektion alle 24 h	Komplexes Dosierungsschema in Abhängigkeit von Alter und Nierenfunktion
Fondaparinoux	2,5 mg i.v.-Bolus, s.c.-Injektion 2,5 mg/Tag bis Entlassung (maximal 8 Tage), wenn Kreatinin < 3 mg/ml (265 µmol/l)	Einsatz nur bei konservativem Vorgehen
Bivalirudin	i.v.-Bolus 0,75 mg/kg KG, dann Infusion mit 1,75 mg/kg KG/h (ohne ACT-Messung). Beendigung nach Ende der Prozedur (PCI)	Blutungskomplikationen deutlich geringer. Gesamtsterblichkeit unverändert. In den aktuellen Leitlinien IIB Indikation

tation bei Patienten mit Vorhoffliummern ab. **In** Abb. 6. ist die Dauer der dualen Plättchenhemmung (DAPT) dargestellt nach einem akutem Koronar Syndrom oder Myokardinfarkt entsprechend den Empfehlungen der Europäischen Gesellschaft für Kardiologie.

Stressulkusprophylaxe

Ein Protonenpumpenhemmer (vorzugsweise nicht Omeprazol) wird in Kombination mit dualer Plättchenaggregationshemmung bei Patienten mit zurückliegender gastrointestinaler Blutung oder Ulkus empfohlen und ist bei Patienten mit mehreren Risikofaktoren (H.-pylori-Infektion, Alter ≥ 65 Jahre, gleichzeitige Einnahme von Antikoagulanzien oder Steroiden) angebracht.

Die Kombination von Acetylsalicylsäure mit einem NSAID (selektive COX-2-Inhibitoren und nicht selektive NSAID) wird nicht empfohlen, da die antithrombozytäre Wirkung von Acetylsalicylsäure abgeschwächt wird.

Neuere Untersuchungen weisen darauf hin, dass Prasugrel Ticagrelor überlegen sein könnte (ISAR-REACT 5 Studie). Nach einem Jahr trat der Endpunkt Tod, erneuter Herzinfarkt oder Schlaganfall seltener bei mit Prasugrel behandelten Patienten auf (6,9 %) im Vergleich zu Patienten, die Ticagrelor erhalten hatten (9,3 %). Das Risiko für Blutungen war mit der Prasugrel-basierten Strategie nicht erhöht. Die Ergebnisse der Studie sprechen dafür, sowohl bei einem STEMI als auch bei einem NSTEMI und einer instabilen Angina pectoris Prasugrel bevorzugt einzusetzen.

Glykoprotein-IIb/IIIa-Antagonisten können die Rate offener Infarktgefäße mit initial normalem Koronarfluss (TIMI 3)

Tab. 11 Pharmakologische Daten zu den in der Klinik verwendeten Plättchenaggregationshemmern

	Clopidogrel	Prasugrel	Ticagrelor
Klasse	Thienopyridine	Thienopyridine	Triazolopyridine
Reversibilität	Irreversibel	Irreversibel	Reversibel
Aktivierung	Prodrug, durch Metabolismus beeinflusst	Prodrug, durch Metabolismus nicht beeinflusst	Aktive Substanz
„loading dose"	300–600 mg	60 mg	180 mg
Erhaltungsdosis	75 mg/Tag ggf. nach ACS 2 × 75 mg/Tag für 1 Woche	10 mg	2 × 90 mg
Wirkbeginn	2–4 h	30 min	30 min
Wirkdauer	3–10 Tage	5–10 Tage	3–4 Tage
Absetzen vor elektiven chirurgischen Eingriffen	5 Tage	7 Tage	5 Tage

Tab. 12 Leitliniengerechter Einsatz von Plättchenaggregationshemmern bei NSTE-ACS und STEMI

	NSTE-ACS		STEMI	
Empfehlungsstärke (Klasse) und Evidenzgrade	Klasse	Grad	Klasse	Grad
Ticagrelor	I	A	I	A
Prasugrel	I	A	I	A
Duale Plättchenaggregationshemmung für 12 Monate	I	A	I	C
Clopidogrel nur, wenn kein Ticagrelor/Prasugrel möglich (mit 600 mg „loading dose" so früh wie möglich)	I	A	I	C
Patienten unter ASS/Clopidogrel mit niedrigem Blutungsrisiko Rivaroxaban 2 × 2,5 mg erwägen	IIb	B		

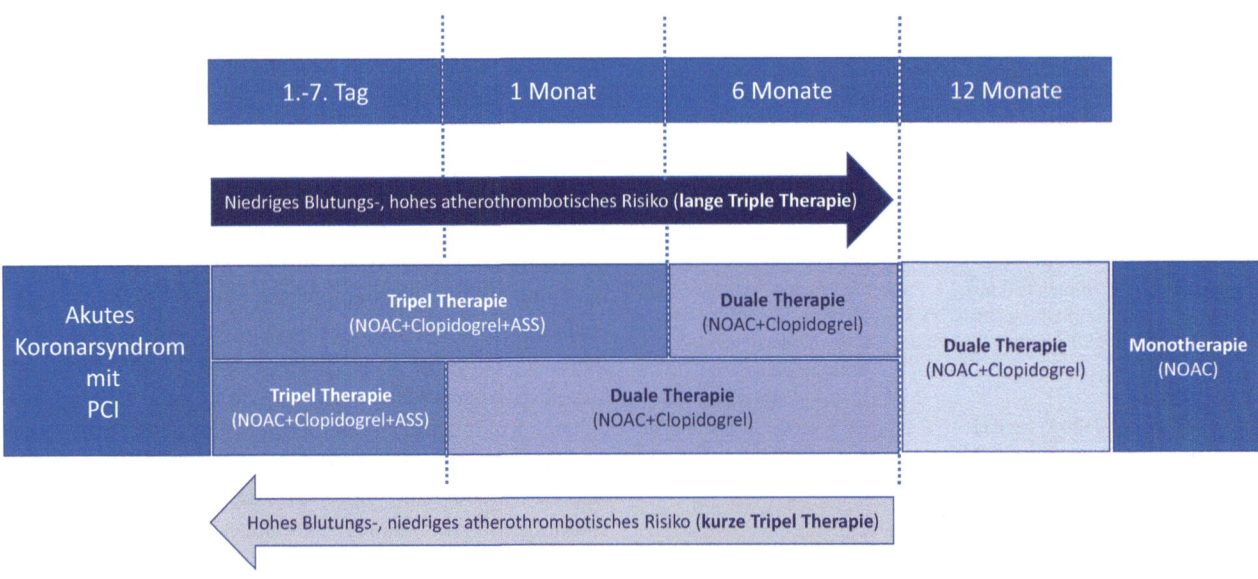

Abb. 5 schematische Darstellung der Dauer der Antikoagulationstherapie nach PCI (Stentimplantation) bei Patienten mit Vorhofflimmern. NOAC = Nicht-Vitamin K-Antagonist; ASS = Acetylsalizylsäure. Die Dauer der Therapie wird im wesentlichen durch das Blutungsrisiko beziehungsweise das ischemische Risiko bestimmt

erhöhen, die Thromboslast vor der Koronarintervention reduzieren und möglicherweise den mikrovaskulären Fluss nach Koronarintervention verbessern. Die aktuellen Leitlinien sehen diese Therapie – nicht zuletzt in der Ära der neuen P2Y-Rezeptorantagonisten – nur noch bei Hochrisikopatienten als indiziert an. Die Entscheidung, diese Substanzen einzusetzen, wird dem interventionellen Kardiologen anheimgestellt, der diese Entscheidung aufgrund des koronaren Befundes in Abhängigkeit von der vorhandenen Thromboslast trifft. Aufgrund der hochpotenten Begleittherapien ist hier v. a. auch das potenzielle Blutungsrisiko mit in die Entscheidung einzubeziehen.

Eine neue therapeutische Möglichkeit eröffnet sich mit dem direkten Thrombininhibitor Bivalirudin. In der

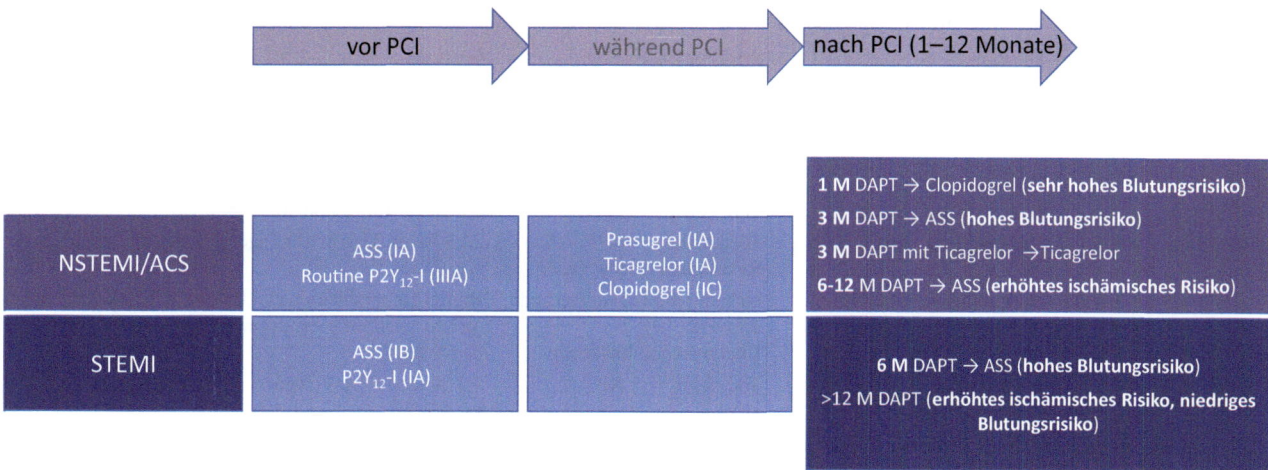

Abb. 6 Empfehlungen zur Dauer der daulen Antiplättchen-Therapie (DAPT) europäischen Gesellschaft für Kardiologie nach akutem Koronarsyndrom oder Myokardinfarkt. In Klammern dargestellt der Empfehlungsgrad. PCI = perkutane Coronarintervention M = Monat, P2Y$_{12}$-I = P2Y$_{12}$-Inhibitor; ACS = akutes Koronarsyndrom; STEMI = ST Hebungs -Myokardinfarkt; NSTEMI = Nicht-ST-Hebungs -Myokardinfarkt, ASS = Acetylsalizylsäure

HORIZONS-AMI-Studie (*Harmonizing Outcomes With Revascularisation and Stents in Patients with Acute Myocardial Infarction*) wurden über 3600 Patienten entweder mit Bivalirudin (+ GP-IIb/IIIa-Antagonisten) oder Heparin (oder Enoxaparin) in Kombination mit einem GP-IIb/IIIa-Antagonisten therapiert (Tab. 13). Dabei wurde eine deutliche Reduktion von schwerwiegenden Blutungen(− 40 %), bei geringer Reduktion der Gesamtsterblichkeit(− 1 %) beobachtet unter Bivalirudin (Stone et al. 2008). Bivalirudin ist daher eine sinnvolle Alternative bei Patienten mit einem hohen Blutungsrisiko.

Bei Patienten, die über eine länger Zeit Heparin erhalten, wird aufgrund des Risikos einer Heaprin-induzierten Thrombozytopenie (HIT) eine regelmäßige Kontrolle der Blutplättchenwerte empfohlen. Die HIT ist Folge einer humoralen Immunreaktion, die sich gegen einen Komplex des endogenen Blutplättchenfaktors 4 (PF4) mit exogenem Heparin richtet. Die Behandlung der HIT besteht aus der sofortigen Beendigung der Heparingabe und der Einleitung einer alternativen Antikoagulation, entweder mit Nicht-Heparin Anti-Faktor-Xa-Therapien (Danaparoid, Fondaparinux) oder mit direkten Thrombininhibitoren (z. B. Argatroban oder Bivalirudin). In der Regel bildet sich die Thrombozytopenie innerhalb von 4–7 Tagen bis zu Werten von mehr als 150×10^9/L zurück. Selten kann es auch länger dauern.

Besondere Patientenkollektive, die z. B. eine HIT aufweisen, sollten nach den aktuellen Leitlinien mittels Bivalirudin oder Argatroban behandelt werden.

Lysetherapie

▶ **Cave** Keine intramuskulären Injektionen vor Lysetherapie (→ unkalkulierbares Blutungsrisiko).

Innerhalb der ersten 12 h nach Schmerzbeginn kann die medikamentöse Thrombolyse **im Ausnahmefall** eine Alternative zur Akutintervention bei Myokardinfarkt (STEMI) darstellen. Thrombolytika wirken durch eine direkte oder indirekte Aktivierung von Plasminogen. Diese Aktivierung führt zu einer Konversion von Plasminogen in Plasmin, ein fibrinolytisches Enzym mit breitem Spektrum. Während ältere Fibrinolytika (z. B. Streptokinase, Urokinase) im Serum frei zirkulierendes Plasminogen aktivieren, sind neuere Substanzen (t-PA, Prourokinase) in der Lage, relativ spezifisch thrombusassoziiertes Plasminogen zu aktivieren.

Hauptrisiko der Fibrinolyse sind Blutungen, insbesondere intrakranielle Blutungen. Bei Patienten > 75 Jahre ist das Nutzen-Risiko-Verhältnis für eine thrombolytische Therapie aufgrund der Datenlage nicht eindeutig, Gleiches gilt für Patienten mit Schmerzereignis > 12 h. Zur Lysetherapie stehen in Deutschland die Fibrinolytika Streptokinase, Alteplase, Reteplase und Tenecteplase zur Verfügung (Tab. 14). Die absoluten und relativen Kontraindikationen zur fibrinolytischen Therapie finden sich in der Übersicht. Bei relativen Kontraindikationen ist das Nutzen-Risiko-Verhältnis für jeden Patienten individuell abzuwägen.

Absolute und relative Kontraindikationen einer Lysetherapie
- *Absolute Kontraindikation*
- Schlaganfall in den letzten 6 Monaten (hämorrhagisch zeitunabhängig)
- Trauma, Operation, Kopfverletzung (< 3 Wochen)
- Neoplasma oder ZNS-Erkrankung
- Magen-Darm-Blutung (< 1 Monat)
- Bekannte Blutungsdiathese
- Dissezierendes Aortenaneurysma
- Relative Kontraindikation

Tab. 13 Ergebnisse verschiedener Studien mit niedermolekularem Heparin und Bivalirudin bei instabiler Angina und NSTEMI

Studie	n	Vergleich	Primärer Endpunkt	Ergebnis
ESSENCE	3171	Enoxaparin vs. UFH	Tod, AMI, rez. AP	19,8 % vs. 23,3 % (30 Tage, p = 0,02)
TIMI 11b	3910	Enoxaparin vs. UFH	Tod, AMI, Revaskularisation	17,3 % vs. 19,6 % (43 Tage, p = 0,049)
FRIC	1506	Dalteparin vs. UFH	Tod, AMI, rez. AP	12,3 % vs. 13,3 % (43 Tage, p = ns)
FRISC	1506	Dalteparin vs. Placebo	Tod, AMI	8,0 % vs. 10,7 % (40 Tage, p = ns)
FRAXIS	3468	Nadoparin vs. UFH	Tod, AMI, Revaskularisation, rez. AP	22,3 % vs. 22,2 % (90 Tage, p = ns)
ACUITY	13.800	Bivalirudin vs. UFH + GP IIb/IIIa vs. Bivalirudin + GP IIb/IIIa	Ischämische Ereignisse und schwere Blutungskomplikationen	Blutungskomplikationen 3,0 % vs. 5,7 % vs. 5,3 % bei gleicher Anzahl ischämischer Ereignisse (30 Tage, p < 0,001)
OASIS-5	20.078	Fondaparinoux vs. Enoxaparin	Tod, AMI, rez. AP	5,7 % vs. 5,8 % (9 Tage, p = ns), Blutungsrisiko 2,2 % vs. 4,1 %

UFH unfraktioniertes Heparin, *AMI* akuter Myokardinfarkt, *rez. AP* rezidivierende Angina pectoris, *GP IIb/IIIa* Glykoprotein-IIb/IIIa-Rezeptorantagonist

Tab. 14 In Deutschland verfügbare Fibrinolytika und deren Dosierung beim akuten Myokardinfarkt (STEMI)

Fibrinolytikum	Dosierung	Heparin-Begleittherapie	Bemerkungen
Streptokinase (SK) – Anistreplase	– 1,5 Mio. IU über 30–60 min – 30 E in 5 min i.v.	– Keine Initialgabe, Heparin nach 12–24 h	– Preisgünstig – Keine Gabe bei vorausgegangener Streptokinasebehandlung (Antikörper)
Alteplase (tPA) – z. B. Actilyse	– 15 mg i.v. Bolus – 0,75 mg/kg KG über 30 min, dann 0,5 mg/kg KG über 60 min i.v. – Gesamtdosis ≤ 100 mg	– i.v.-Bolus: 60 U/kg KG, maximal 4000 U – i.v.-Infusion: 12 U/kg KG/h über 48 h, maximal 1000 U/h – Ziel-PTT 50–70 s	– Im Vergleich zu Streptokinase geringere Letalität nach 30 Tagen (GUSTO-Studie)
Reteplase (r-PA) – z. B. Rapilysin	– 10 U + 10 U i.v. Bolus im Abstand von 30 min	– Alteplase	– Effektivität wie Alteplase (GUSTO-III) – Einfaches Dosisschema – Teuer
Tenecteplase (TNK-tPA) – z. B. Metalyse	– i.v.-Bolus – 30 mg < 60 kg – 35 mg 60 bis < 70 kg – 40 mg 70 bis < 80 kg – 45 mg 80 bis < 90 kg – 50 mg ≥ 90 kg	– Alteplase	– Effektivität wie Alteplase und Reteplase – Einfaches Dosisschema – Teuer

- TIA (< 6 Monate)
- Orale Antikoagulanzientherapie
- Schwangerschaft
- Nicht komprimierbare Gefäßpunktionen
- Therapierefraktäre Hypertonie (> 180 mm Hg)
- Aktives Ulcus ventriculi oder duodeni
- Floride Endokarditis
- Fortgeschrittene Lebererkrankung
- Traumatische Reanimationsmaßnahmen

> Lysetherapie sollte nur dann erfolgen, wenn nicht die Möglichkeit zu einer raschen invasiven Diagnostik und Therapie (PCI) (≤ 120 min) besteht.

Operative Therapie

Da die Prognose von Patienten mit einem STEMI nach erfolgreicher perkutaner Koronarintervention oder Fibrinolyse günstig ist, besitzt die akute chirurgische Revaskularisation als routinemäßige Alternative zur frühen Reperfusionstherapie beim STEMI keinen Stellenwert. Dennoch gibt es Situationen, in denen eine notfallmäßige Bypassversorgung in Erwägung gezogen werden sollte. Dazu gehören eine erfolglose PCI mit persistierendem Verschluss eines Koronargefäßes und hämodynamische Instabilität, Komplikationen nach Ballondilatation (z. B. Perforation der Koronararterie) und schwere Infarktkomplikationen (z. B. Papillarmuskelabriss mit schwerer Mitralklappeninsuffizienz), die eine rasche chirurgische Versorgung notwendig machen. Vor jedem Eingriff sollte im Heart Team diskutiert werden, ob die erwartete Letalität des chirurgischen Eingriffes geringer ist als die einer rein medikamentösen Weiterbehandlung.

7.3.2 Instabile Angina pectoris und Non-ST-Hebungsinfarkt

Die Therapie des Non-ST-Hebungsinfarktes im Krankenhaus hat zum einen das Ziel, die Beschwerden des Patienten zu lindern und Komplikationen im weiteren klinischen Verlauf

(Myokardinfarkt und Tod) zu verhindern. Voraussetzung für die spezifische Therapie ist die richtige Diagnose bzw. Risikostratifizierung. Nur Patienten mit erhöhtem Risiko (Abschn. 5) profitieren von den pharmakotherapeutischen und invasiven Maßnahmen.

Antianginöse Therapie
Sollte die durchgeführte interventionelle Therapie bei Patienten mit instabiler Angina oder NSTEMI keine ausreichende Beschwerdefreiheit bzw. Symptomlinderung erzielen können, kann durch eine gezielte Pharmakotherapie eine deutliche Reduktion der klinischen Symptomatik erreicht werden. Zur Verfügung stehen hierfür Substanzen aus 3 Wirkstoffgruppen:

- Nitrate,
- β-Blocker und
- ggf. Kalziumantagonisten.

Diese Substanzen reduzieren aufgrund ihres pharmakologischen Wirkmechanismus den myokardialen Sauerstoffverbrauch. Obgleich Nitrate und Kalziumantagonisten zu einer Reduktion der Angina-pectoris-Symptomatik führen, liegen bislang keine Daten aus großen randomisierten Studien vor, die einen günstigen Effekt auf die Mortalität bei instabiler Angina oder NSTEMI gezeigt hätten. Demgegenüber führt die sofortige Gabe eines β-Blockers bei Patienten mit akutem Koronarsyndrom ohne ST-Hebungen zu einer signifikanten Senkung der Mortalität (HINR-Studie, BHAT Trial). Sofern keine Kontraindikationen (Asthma bronchiale, höhergradige AV-Blockierung, dekompensierte Herzinsuffizienz, Hypotonie, Schock) vorliegen bzw. bekannt sind, sollte beim akuten Koronarsyndrom die β-Blockertherapie z. B. mit Metoprolol intravenös eingeleitet werden, dies vor allem bei symptomatischen Patienten, z. B. auch begleitend bei einer etwaigen i.v. Therapie mit Nitraten. Therapeutisches Ziel ist es, eine Herzfrequenz von 50–60/min zu erreichen (Tab. 15).

Das Piperazinderivat Ranolazin ist als Ergänzungstherapie zur symptomatischen Behandlung von Patienten mit Angina pectoris indiziert, bei denen Betablocker und/oder Kalziumantagonisten nicht vertragen werden oder keinen therapeutischen Effekt zeigen.

Hierbei sind jeweils die jeweiligen Kontraindikationen (Hypotonie, höhergradige AV-Blockierung oder ausgeprägte Bradykardie, akute Herzinsuffizienz und Asthma bronchiale) zu berücksichtigen.

Tab. 15 Dosierung üblicher β-Blocker zur i.v. Gabe (Cave: nur IIa-Empfehlung)

Substanz	Initialtherapie	Erhaltungstherapie
Metoprolol	Bolus 3 × 5 mg i.v.	2 × 50–100 mg/Tag p.o.
Esmolol	Bolus 0,5 mg/kg KG i.v.	50–200 µg/kg KG/min i.v.
Atenolol	Bolus 5–10 mg i.v.	100 mg/Tag p.o.

Die ESC-Leitlinien (Thiele et al. 2021b) geben keine konkrete Empfehlung ab, wie lange eine Therapie mit einem Betablocker bei Patienten mit akutem Myokardinfarkt fortgesetzt werden sollte. In der modernen Stent-Ära ist optimale Dauer der Betablockertherapie nicht wirklich gut dokumentiert. Ergebnisse einer aktuellen Registerstudie aus Dänemark stellen den Nutzen einer dauerhaften Betablocker-Therapie infrage. Eine Behandlung über die Dauer von 3 Monaten hinaus, erbrachte keinen Zusatznutzen (Holt et al. 2021) Anderseits zeigte eine Registeranalyse aus Südkorea bei Patienten, die einen Drug-Eluting-Stent (DES) implantiert bekamen, in den darauffolgenden drei Jahren ein signifikant niedrigeres Gesamtsterberisiko und niedriges Risiko für einen kardiovaskulären Tod, wenn sie mit einem Betablocker behandelt wurden (Park et al. 2020).

Ranolazin ist ein neues antianginöses Präparat welches bei hochsymptomatischen Patienten in der chronischen Therapie oftmals eingesetzt wird. Es wird vermutet, dass die klinische Wirkung durch eine Hemmung des späten Natriumstroms in den kardialen Zellen erreicht wird. In einer randomisierten und kontrollierten Studie (MERLIN-TIMI 36) an 6560 Patienten mit akutem Koronarsyndrom mit instabiler Angina/Nicht-ST-Hebungsinfarkt (UA/NSTEMI-ACS) gab es allerdings hinsichtlich des allgemeinen Mortalitätsrisikos, des Risikos eines plötzlichen Herztodes oder hinsichtlich der Häufigkeit von symptomatischen dokumentierten Arrhythmien keinen Unterschied zwischen Ranolazin und Placebo, sodass es in der Akutbehandlung keine Rolle spielt.

Antithrombozytäre und gerinnungshemmende Therapie

> Eine fibrinolytische Behandlung ist ohne ST-Hebung im EKG nicht indiziert.

Zur antithrombozytären Basistherapie gehört die sofortige Gabe von Acetylsalicylsäure (ASS). Alle Studien zeigen, relativ unabhängig von der verwendeten Dosierung (ASS 75–1300 mg/Tag), eine signifikante Reduktion der Folgekomplikationen (Myokardinfarkt und Tod). Bei schwerwiegenden Kontraindikationen kann ggf. vor allem Clopidogrel, Prasugrel oder Ticagrelor ersatzweise appliziert werden. Hospitalisierte Patienten, bei denen eine frühe invasive oder eine medikamentöse konservative Therapie geplant ist, sollten zusätzlich Clopidogrel, Prasugrel oder Ticagrelor für mindestens 12 Monate erhalten (abhängig von einem möglichen Blutungsrisiko). Zusätzlich zur antithrombozytären Therapie sollten alle Patienten mit instabiler Angina oder NSTEMI in der Akutphase eine gerinnungshemmende Therapie erhalten. Die Auswahl der Substanz (Tab. 10) erfolgt anhand des Risikos für ischämische Ereignisse einerseits und des Blutungsrisikos andererseits (Tab. 16).

Tab. 16 Faktoren, die das Blutungsrisiko („major bleeding") bei Patienten mit NSTEMI beeinflussen

Variable	Adjustierte Odds-Ratio (95 %-CI)	p-Wert
Alter	1,22 (1,10–1,35)	0,0002
Weibliches Geschlecht	1,36 (1,07–1,73)	0,0116
Niereninsuffizienz	1,53 (1,13–2,08)	0,0062
Vorausgegangene Blutung	2,18 (1,14–4,08)	0,014
Mittlerer arterieller Blutdruck	1,14 (1,02–1,27)	0,019
Diuretika	1,91 (1,46–2,9)	< 0,0001
GP IIb/IIIa Antagonisten	1,86 (1,43–2,43)	< 0,0001
i.v. Inotropika	1,88 (1,35–2,62)	0,0002
Rechtsherzkatheter	2,01 (1,38–2,91)	0,0003

Tab. 17 Dosierung von Glykoprotein-IIb/IIIa-Antagonisten

Substanz	Bolus (i.v.)	Erhaltungsdosis (i.v.)
Eptifibatide	180 µg/kg + 2. Bolus nach 10 min bei PCI	2,0 µg/kg KG/min für 72–96 h
Tirofiban	0,4 µg/kg KG/min für 30 min	0,1 µg/kg KG/min für 48–96 h

Die Wirksamkeit verschiedener **niedermolekularer Heparine** in der Therapie der instabilen Angina wurde in mehreren großen Studien überprüft. Nur für Enoxaparin gibt es 2 Studien, die bezüglich des Endpunktes Tod/Myokardinfarkt eine Überlegenheit des niedermolekularen Heparins gegenüber unfraktioniertem Heparin zeigten (Tab. 13). Bei geplanter, frühzeitiger Koronarintervention sind Enoxaparin und unfraktioniertes Heparin jedoch als gleichwertig anzusehen. Der wesentliche Vorteil des niedermolekularen Heparins liegt in der zuverlässigeren Wirksamkeit (Adjustierung auf PTT nicht notwendig) sowie der einfacheren Handhabung (s.c.-Gabe statt i.v.-Dauerinfusion). Allerdings ist bei schwerer Niereninsuffizienz eine Dosisanpassung aufgrund der Akkumulation der niedermolekularen Heparine notwendig.

Nur wenn eine primär konservative Strategie bevorzugt wird, kann Fondaparinux verwendet werden, da das Blutungsrisiko und die Gesamtmortalität im Vergleich zu Enoxaparin niedriger sind.

Bei primärer invasiver Therapie kann die Antikoagulation in der Regel nach 24 h beendet werden (danach Thromboseprophylaxe). Bei konservativer Therapie soll die Antikoagulation bis zur Entlassung fortgeführt werden. Die Metaanalyse der Studien CAPTURE (Abciximab), PRISM-PLUS (Tirofiban) und PURSUIT (Eptifibatide) ergab, dass die Zugabe eines GP-IIb/IIIa-Antagonisten zu einer bestehenden antithrombotischen Therapie mit ASS und Heparin das Risiko von Tod und Myokardinfarkt in der konservativen Behandlungsphase der instabilen Angina senkt. Bei Patienten mit intermediärem oder hohem Risiko (Troponin-positiv, ST-Senkungen, Diabetes mellitus) sind daher GP-IIb/IIIa-Antagonisten in Addition zur antithrombozytären Therapie sinnvoll.

GP-IIb/IIIa-Antagonisten müssen immer mit einem Antikoagulans (z. B. Heparin oder niedermolekulares Heparin) kombiniert werden. Die alleinige Gabe von Bivalirudin ist eine mögliche therapeutische Alternative, insbesondere bei Patienten mit hohem Blutungsrisiko oder HIT (Tab. 16). Bei geplanter perkutaner Koronarintervention wird Abciximab bevorzugt, da hierfür die meisten Daten vorliegen (Tab. 17).

Ein therapeutisches Dilemma besteht bei Patienten, die aufgrund einer Begleiterkrankung (z. B. Vorhofflimmern, künstliche Herzklappe) auf eine dauerhafte Antikoagulation mit **Vitamin-K-Antagonisten** (z. B. Phenprocoumon, Warfarin) oder mit den neueren Substanzen (z. B. Dabigatran, Rivaroxaban, Apixiban) angewiesen sind. Einerseits erhöht die für das ACS notwendige duale Plättcheninhibition das Blutungsrisiko, andererseits bedingt die Beendigung der antikoagulatorischen Therapie eine Zunahme des thromboembolischen Risikos. Wird dagegen keine antithrombozytäre Therapie eingeleitet, steigt die Wahrscheinlichkeit für ein atherothrombotisches Ereignis signifikant an, dies gilt insbesondere nach Stentimplantation (akute Stentthrombose mit hoher Letalität). Es gibt derzeit keine randomisierten Studien, die die optimale Therapiestrategie bei diesen Patienten untersucht hat. Es bedarf daher einer sorgfältigen, individuellen Nutzen-Risiko-Abwägung unter Berücksichtigung des Blutungsrisikos und des thromboembolischen Risikos. Der INR sollte im Falle einer Tripel-Therapie engmaschig kontrolliert werden und im jeweiligen Zielbereich liegen.

Statine

Aktuelle Registerdaten an mehr als 40.000 Patienten zeigen, dass durch die frühzeitige Gabe eines Statins zur Senkung des LDL-Cholesterins nach einem Myokardinfarkt das Risiko für weitere kardiovaskuläre Ereignisse und Tod reduziert wird. Die Patienten, deren LDL-Cholesterin in den sechs bis zehn Wochen nach dem Infarkt am stärksten gesenkt wurde, hatten in den folgenden vier Jahren ein um ca. 1/3 verringertes Risiko für einen kardiovaskulären Tod verglichen mit den am wenigsten gut kontrollierten Patienten. (Schubert et al. 2021) Daher sollte bereits während des Krankenhausaufenthaltes mit einer Statintherapie begonnen werden (Klasse IA Empfehlung in den aktuellen Leitlinien). Der Zielwert liegt bei einem LDL von < 1,4 mmol/L (< 55 mg/dL). Siehe Abschn. 8.2.2.

Invasive Therapie

Entsprechend der derzeitigen Empfehlungen der Fachgesellschaft wird bei Patienten mit instabiler Angina oder NSTEMI unabhängig vom Primärerfolg der Pharmakotherapie eine frühe Koronarangiografie mit dem Ziel der Revaskularisation (perkutan oder chirurgisch) angestrebt [44]. Die Ergebnisse der FRISC II-(Wallentin et al. 2000), der TACTICS-TIMI 18 (McCullough et al. 2004) und der RITA-3-Studie (Henderson et al. 2015) haben übereinstimmend gezeigt, dass durch die invasive Behandlungsstrategie das Risiko für Tod

Tab. 18 Kriterien für ein hohes Risiko mit Indikation zum raschen invasiven Vorgehen bei NSTE-ACS (ESC)

Primär	Relevanter Anstieg oder Abfall des Troponins (testabhängig)
	Dynamische Veränderungen der ST-Strecke oder T-Welle (symptomatisch oder klinisch stumm)
Sekundär	Diabetes mellitus
	Niereninsuffizienz (eGFR < 60 ml/min/1,73 m^2)
	Eingeschränkte LV-Funktion (< 40 %)
	Frühe Postinfarktangina
	Kurz zurückliegende PCI oder zurückliegende Bypassoperation
	Mittlerer bis hoher GRACE Risk Score

und Myokardinfarkt signifikant gesenkt werden kann. Der invasive Ansatz mit konsekutiver Revaskularisation mittels PCI oder Bypassoperation hat symptomatische wie auch prognostische Ziele.

Kriterien für ein hohes Risiko mit Indikation zum raschen invasiven Vorgehen bei NSTE-ACS (ESC) zeigt Tab. 18.

Patienten, die trotz optimaler konservativer Therapie nicht beschwerdefrei sind, sollten rasch einer invasiven Diagnostik zugeführt werden, da nicht selten ein Gefäßverschluss vorliegt, der sich nicht im EKG in Form von ST-Hebungen demaskiert (z. B. bei Verschluss des R. circumflexus oder dessen Seitästen). Gleiches gilt für Patienten, die hämodynamisch instabil sind oder anhaltende, schwerwiegende Herzrhythmusstörungen aufweisen.

Vorgeschlagener Entscheidungsalgorithmus bei akutem Koronarsyndrom/STEMI
Neben der raschen Dokumentation eines EKG spielen hier neben dem zentralen Laborparameter Troponin T klinische Faktoren eine zentrale Rolle für die Risikostratifizierung.

Der optimale Zeitpunkt der Katheterintervention bei beschwerdefreien Patienten mit Risikomerkmalen ist nicht endgültig geklärt. Nach retrospektiven Analysen von TACTICS steigt das Risiko sprunghaft an, wenn die Katheterintervention bei instabiler Angina über 48 h hinausgezögert wird. In der ISAR-COOL-Studie erwies sich die sofortige Intervention (< 6 h) der Strategie mit Intervention nach Vorbehandlung (2–3 Tage) als überlegen (Neumann et al. 2003). Die aktuellen Leitlinien lassen ein Zeitfenster bis 72 h zu. Wie bei stabiler Angina senkt die Implantation eines Koronarstents auch bei instabiler Angina oder NSTEMI das Risiko einer lokalen Dissektion oder langfristig der Restenose im Vergleich zur alleinigen PTCA. Im Unterschied zur stabilen Angina ist bei NSTEMI oder IAP jedoch eine intensivere antithrombotische Begleittherapie notwendig.

Es können je nach klinischer Situation Metallstents („bare metal stents"; BMS) oder Medikamente freisetzende Stent s („drug eluting stents"; DES) verwendet werden. Hierbei sprechen sich die Leitlinien jedoch eindeutig dafür aus, dass den DES der Vorzug zu geben ist, vorausgesetzt, dies ist mit keinem erhöhten Blutungsrisiko zu erkaufen. Aufgrund der zwingenden Notwendigkeit einer langfristigen antithrombozytären „Doppeltherapie" (in der Regel über 12 Monate) sollte jedoch vor jeder DES-Implantation geklärt werden, ob absehbare Ereignisse (z. B. geplante, lebenswichtige Operation) oder Verhältnisse (erhöhtes Blutungsrisiko) vorliegen, die eine Unterbrechung der antithrombozytären Kombinationstherapie innerhalb des nächsten Jahres notwendig machen. Diese Überlegungen gelten auch für Patienten, die auf eine langfristige Therapie mit Vitamin-K-Antagonisten angewiesen sind. Bare-metal-Stents müssen minimal 4 Wochen nach Implantation mit einer dualen Plättchenhemmung versorgt werden, Drug-eluting-Stents bedürfen einer minimalen dualen Plättchenhemmung für 6 Monate. Diese Gegebenheit muss bei der Wahl der Stents berücksichtigt werden.

Neben der klassischen Plaqueruptur, die mittels interventioneller Therapie behandelt wird, kommen auch andere Pathophysiologien in Frage (z. B. die spontane Koronardissektion), die den interventionellen Kardiologen vor eine besondere Herausforderung stellen kann, da je nach vorherrschendem koronarem Blutfluss und Lokalisation der Dissektion eine konservative oder revaskularisierende Therapie initiiert werden muss.

7.4 Intensivüberwachung

Um die Entscheidungsprozesse und diagnostischen Maßnahmen zu beschleunigen, sollten alle Patienten mit einem akuten Myokardinfarkt auf der Intensivstation versorgt und überwacht werden. Darüber hinaus gewährleistet die Intensivstation eine engmaschige Therapieüberwachung (z. B. bei Gabe von gerinnungshemmenden Substanzen) und erlaubt rasches Handeln im Fall von infarktassoziierten Komplikationen. In der Regel dauert der Intensivaufenthalt etwa 1–2 Tage, bei komplizierten Verläufen oder kardiogenem Schock kann diese Zeit deutlich überschritten werden. Eine minimale Überwachungzeit auf einer CCU („coronary care unit") oder IMC („intermediate care unit") bei unkomplizierten Patienten wird für 24 h gefordert. Eine weitere Monitorüberwachung kann dann z. B. auch telemetrisch erfolgen.

Die Einführung der Intensivstationen Mitte der 60er-Jahre des vergangenen Jahrhunderts hat wesentlich zu der Senkung der Krankenhausmortalität von Patienten mit Myokardinfarkt beigetragen. Eine besondere Situation liegt vor, wenn der Patient während seines Aufenthaltes auf einer Intensivstation (z. B. postoperativ) einen Myokardinfarkt erleidet. In diesem Fall ist eine sorgfältige Abwägung des potenziellen Nutzens weiterführender diagnostischer und therapeutischer Maßnahmen (z. B. PCI, Lyse) und der damit verbundenen langfristigen Konsequenzen (z. B. antithrombozytäre Therapie nach Stentimplantation) und der möglichen Risiken (lebensbedrohliche Blutungen) unter Berücksichtigung der

Begleitumstände (Alter des Patienten, Prognose der Grunderkrankung) durchzuführen. Dies erfordert eine enge interdisziplinäre Zusammenarbeit und Kommunikation.

7.4.1 Klinische Überwachung

Alle Patienten müssen klinisch überwacht werden (problemorientierte körperliche Untersuchung, kontinuierliche Kontrolle der Vitalparameter). Hierdurch können insbesondere infarktassoziierte Komplikationen frühzeitig erkannt werden. Patienten, die im Rahmen des ACS/STEMI einer invasiven Therapie zugeführt wurden, können nach Kontrastmittelexposition und entsprechenden Risikofaktoren ein Nierenversagen entwickeln, weiterhin stellt der jeweilige vaskuläre Zugang (femoral vs. radial) bei diesen Patienten ein potenzielles Blutungsrisiko dar.

7.4.2 EKG-Monitoring

Nach Eintreffen des Patienten auf der Intensivstation muss innerhalb von 10 min ein 12-Kanal-EKG, ggf. mit rechtspräkordialen Ableitungen, angefertigt werden. Dies gilt sowohl für Patienten vor als auch nach erfolgreicher Koronarintervention. Für die anschließende kontinuierliche Monitorüberwachung sind in der Regel 3 Ableitungen ausreichend, wobei sich die P-Wellen und der QRS-Komplex gut abgrenzen lassen müssen. Eine fortlaufende ST-Streckenanalyse kann wertvolle Hinweise auf rezidivierende Ischämien geben. Die automatische Arrhythmieerkennung erlaubt die Dokumentation von Rhythmusstörungen und durch Einstellung von geeigneten Alarmen das sofortige Handeln im Fall von gefährlichen Arrhythmien Beide Methoden ersetzen jedoch nicht die regelmäßige Registrierung durch das 12-Kanal EKG.

7.4.3 Laborparameter

Serielle Laborparameter im Verlauf des Intensivaufenthaltes haben die Funktion, wichtige Organsysteme (z. B. Nierenfunktion, Blutbild, Gerinnungsstatus, Creatinkinase oder Myoglobin, Elektrolyte) zu überwachen und mögliche unerwünschte Wirkungen von Arzneimitteln (z. B. Heparin- oder Aciximab-induzierte Thrombozytopenie) zu erkennen.

7.4.4 Hämodynamische Überwachung

Bei Patienten mit kleinem oder unkompliziertem Myokardinfarkt ist eine kontinuierliche invasive hämodynamische Überwachung i. Allg. nicht notwendig. Der arterielle Blutdruck kann hier über Druckmanschette ausreichend genau kontrolliert werden. Bei großen oder komplizierten Infarkten sollte eine kontinuierliche invasive Überwachung des arteriellen Blutdrucks erfolgen. Besteht zusätzlich eine hämodynamische Instabilität (Tab. 19) oder liegt eine schwere Herzinsuffizienz vor, kann zur Verbesserung der Überwachung ein Pulmonaliskatheter eingesetzt werden, wobei der pulmonalkapilläre Druck zwischen 15 und 20 mm Hg und der Herzindex über 2,0 l/min/m² liegen sollte. (Expertenmeinung) Ist der Patient über 24 h hämodynamisch stabil und bedarf keiner Katecholamintherapie, sollte der Pulmonaliskatheter entfernt werden.

Alternativ kann bei diesen Patienten auch ein PICCO-System zur Beurteilung des Herzindex sowie weiterer hämodynamischer Parameter zum Einsatz kommen. Eine prognostische Relevanz konnte für beide Systeme bislang nicht gezeigt werden, aus diesem Grunde sollte ihr Einsatz – nicht zuletzt im Hinblick auf potenzielle Blutungskomplikationen – zurückhaltend erfolgen.

7.4.5 Blutgasanalyse

Die venösen und arteriellen Blutgaswerte sind immer dann von Nutzen, wenn ein kardiogener Schock vorliegt oder aber

Tab. 19 Hämodynamische Zustände bei Myokardinfarkt

Zustand	Klinisches Bild	Therapie
Normal	– Normaler Blutdruck, Herzfrequenz und Atemfrequenz – Ungestörte periphere Durchblutung	– Überwachung
Hyperdynamer Zustand	– Tachykardie – Laute Herztöne – Normale periphere Durchblutung	– β-Blocker
Bradykardie/Hypotonie	– Normaler zentraler Venendruck – Reduzierte periphere Durchblutung – Häufig bei Hinterwandinfarkt	– Atropin – Passagerer oder frühzeitiger Schrittmacher – Ggf. Flüssigkeit
Hypovolämie/Hypotonie	– Niedriger zentraler Venendruck – Reduzierte periphere Durchblutung	– Flüssigkeit
Rechtsventrikulärer Infarkt	– Erhöhter zentraler Venendruck – Schlechte periphere Durchblutung – Schock (oftmals Katecholamin-refraktär) – Bradykardie – Hypotonie	– Flüssigkeit – Ggf. passagerer Schrittmacher
Linksherzinsuffizienz	– Tachykardie – Tachypnoe – Hypoxämie – Schlechte periphere Durchblutung – Lungenödem	– Positiv inotrope Medikamente – Nichtinvasive Beatmung
Kardiogener Schock	– Hypotonie – Oligurie – Tachykardie, – Schlechte periphere Durchblutung – Lungenödem	– Positiv inotrope Medikamente – Nichtinvasive oder invasive Beatmung – Rasche, komplette Revaskularisation

der Patient beatmet werden muss. Der im akuten Infarktgeschehen erniedrigte O_2-Partialdruck normalisiert sich in der Regel innerhalb der ersten Tage. Eine schwere Störung des Säure-Basen-Haushaltes wird insbesondere beim kardiogenen Schock beobachtet. Im Hinblick auf einen möglichen kardiogenen Schock empfiehlt sich bei Patienten mit zentralem Venenkatheter auch das Monitoring der zentralvenösen Sättigung.

8 Therapie in der Postinfarktphase

8.1 Allgemeine Maßnahmen

8.1.1 Ernährung

Am ersten Tag kann der Patient nüchtern bleiben. In Abhängigkeit vom Krankheitsverlauf und der Schwere des Infarktes kann die Ernährung zwischen einer nahezu normalen Vollkost und leichter Kost variieren. Im kardiogenen Schock ist eine Ernährung kontraindiziert. Nach längerer Nahrungskarenz oder cardiogenem Schock sollte die Ernährung langsam aufgebaut werden (leichte, cholesterin- und kochsalzarme Kost, „Mittelmeerkost"). Der Patient muss über diese Ernährungsform, die er lebenslang beibehalten soll, informiert werden. Eine spätere Diätberatung kann sinnvoll sein. Während der Postinfarktphase sollte eine Obstipation ggf. durch den rechtzeitigen Einsatz von Laxanzien vermieden werden. Zu den Prinzipen der Ernährung des kritisch Kranken: siehe Kapitel Ernährung.

8.1.2 Mobilisation

Die physiotherapeutische Behandlung kann schon sehr früh in der Akutphase (in der Regel auf der Intensivstation) durchgeführt werden. Die **Therapieziele** der rekonditionierenden und reaktivierenden Physiotherapie sind:

- Pneumonieprophylaxe,
- Wiedererlangen der physiologischen Atmung mittels Atemtherapie,
- Thromboseprophylaxe durch spezifische Bewegungstherapie.

Weitere Ziele sind

- Bestimmung und Erhöhung der Belastbarkeitsgrenze,
- Reduktion der Herzarbeit durch Abnahme des belastungsabhängigen Herzfrequenzanstieges und
- Verbesserung der psychischen Situation.

Die Mobilisation von Patienten mit Herzinfarkt erfolgt in Stufen. Hierzu gibt es unterschiedliche Protokolle. Zur Kontrolle dienen Blutdruck und Puls, die vor, während und unmittelbar nach der Belastung gemessen werden. Ein Blutdruckabfall oder Herzrhythmusstörungen während der Belastung machen einen sofortigen Abbruch des Trainings erforderlich. Ist die während der Belastung angestiegene Herzfrequenz bis 3 min nach Belastungsende nicht deutlich zurückgegangen, so weist dies auf eine zu hohe Belastung und eine geringe Leistungsfähigkeit des kardiopulmonalen Systems hin.

8.1.3 Rehabilitation

Eine Rehabilitation ist nicht bei allen Patienten erforderlich. Die Indikation zu einer ambulanten oder stationären Rehabilitationsmaßnahme ist individuell nach Wunsch und Alter des Patienten, Infarktgröße, Folgeschäden durch Reanimationsmaßnahmen und Risikokonstellation zu stellen.

8.1.4 Influenza-Impfung

Alle Patienten, insbesondere ältere, nach einem Koronarsyndrom sollten jährlich gegen Influenzaviren geimpft werden (Ciszewski et al. 2008). Die Bedeutung einer Infektion mit SARS-CoV-2 (COVID-19) ist noch nicht abschließend geklärt. Patienten mit akutem Koronarsyndrom gehören aber wahrscheinlich zu den Risikopatienten und sollten daher die empfohlenen Schutzimpfungen wahrnehmen.

8.2 Sekundärprophylaxe

Patienten mit einem akuten Koronarsyndrom haben ein hohes Risiko für rekurrente ischämische Ereignisse (8–10 % pro Jahr). Daher stellt die konsequente Sekundärprophylaxe ein essenzielles Element der medikamentösen Langzeittherapie dar. Eine Vielzahl von unterschiedlichen klinischen Studien hat den therapeutischen Nutzen der Sekundärprävention eindrucksvoll belegt (Tab. 20). In der Realität hat es sich jedoch gezeigt, dass die konsequente Umsetzung der Sekundärprävention nur unzureichend erfolgt (Abb. 7).

Tab. 20 Tägliche Behandlungskosten, Risikoreduktion und „number needed to treat" verschiedener Medikamente, die bei der Sekundärprävention Anwendung finden

Substanz	Tägliche Behandlungskosten (Euro)	RRR (%)	NNT/Jahr
β-Blocker	0,25–0,80	12–23	43–80
Statine	1,20–1,75	22–30	67
ACE-Inhibitoren	0,20–0,80	6–27	13–200
Eplerenon	2,85	15	50
Acetylsalicylsäure	0,03–0,08	23	67
Prasugrel	2,87	25	42–69
Ticagrelor	3,27	16	53–77
Clopidogrel (+ASS)	3,0	9(–31)	33–48

RRR relative Risikoreduktion der Mortalität, *NNT* „number needed to treat"

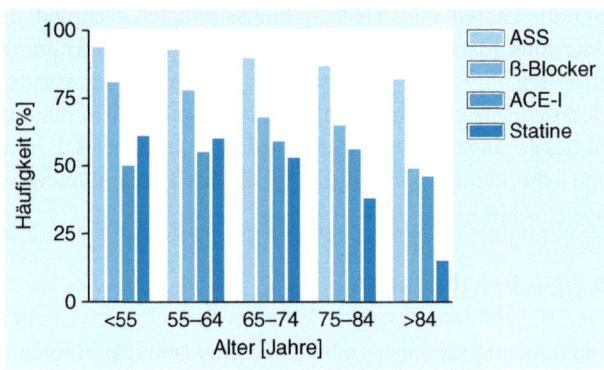

Abb. 7 Pharmakologische Sekundärprophylaxe nach Myokardinfarkt (Euro Heart Survey). Häufigkeit rezeptierter Medikamentengruppen

Die Sekundärprophylaxe verfolgt mehrere therapeutische Ziele und sollte frühzeitig, d. h. bereits im Rahmen der intensivmedizinischen Betreuung, begonnen werden (Abb. 8). Nachfolgend sind die wichtigsten Maßnahmen zur Sekundärprophylaxe zusammengefasst. Bezüglich der antithrombozytären Therapie sei auf die vorherigen Abschnitte verwiesen.

> Die Sekundärprophylaxe ist mit entscheidend für den weiteren klinischen Verlauf der Erkrankung und sollte konsequent durchgeführt werden. Eine frühzeitige Einleitung der Sekundärprävention im Rahmen eines ACS führt erfahrungsgemäß zu einer höheren Patienten-Compliance.

8.2.1 Lebensstiländerung

Eine der wichtigsten Maßnahmen ist der Verzicht auf Nikotin. Tatsächlich ist das Risiko eines Reinfarktes bei Exrauchern bereits nach 2-jähriger Nikotinkarenz auf dem Niveau eines Nichtrauchers. In der Akutphase kann es sinnvoll sein, dem Patienten ein Nikotinpflaster anzubieten. Ein auftretender Nikotinentzug muss ggf. medikamentös (z. B. mit Benzodiazepinen) behandelt werden. Langfristig sollte die Ernährung umgestellt, das Körpergewicht reduziert (Ziel: BMI < 30 kg/m^2, Taillenumfang < 102 cm Männer/< 88 cm Frauen) und ein erhöhter Blutdruck normalisiert werden (Ziel < 120/80 mm Hg). Eine gute Blutzuckereinstellung (Ziel: HbA$_{1c}$ < 6,5 %) bei Diabetikern ist unbedingt notwendig. In diesem Zusammenhang sei erwähnt, dass Patienten mit einem akuten Koronarsyndrom häufig an einem bislang nicht entdeckten Diabetes mellitus erkrankt sind. Daher sollte immer nach einer Störung des Glukosestoffwechsels gefahndet werden.

8.2.2 Lipidsenkende Therapie

Die Langzeittherapie mit CSE-Hemmern (Statine) führt nachweislich zu einer Verbesserung der Prognose bei Patienten mit akutem Koronarsyndrom (Abb. 9; Tab. 21). Dieser Effekt konnte in allen wichtigen Subgruppen (Männer und Frauen, ältere Patienten, Diabetiker, Patienten mit chronischen Nierenerkrankungen) nachgewiesen werden. Die Rationale für einen sofortigen Beginn (innerhalb von 24 h) der lipidsenkenden Therapie bei Patienten mit akutem Koronarsyndrom liegt in der Beobachtung, dass Statine möglicherweise zusätzlich zu einer „Stabilisierung" des Plaques und der Wiederherstellung der natürlichen Endothelfunktion beitragen. Die frühzeitige Gabe von Statinen ist daher bei allen Patienten mit akutem Koronarsyndrom unter Berücksichtigung möglicher Kontraindikationen indiziert. Ziel ist ein LDL-Cholesterin von < 55 mg/dl. Ist dies nicht möglich, sollte im nächsten Schritt Ezetimib in Kombination mit einem Statin verabreicht werden. Liegen die LDL Cholesterinwerte dann weiterhin deutlich > 55 mg/dL besteht eine Indikation zur Behandlung mit PCSK-9 Inhibitoren. Allerdings sollte aufgrund der Kosten, die Indikation sehr streng gestellt werden. PCSK9-Hemmer sind Inhibitoren der Proproteinkonvertase PCSK9, welche die Anzahl von LDL-Rezeptoren an der Zellmembran der Leberzellen reduziert. Durch ihre Hemmung kommt es zu einer Zunahme der LDL-Rezeptoren, wodurch vermehrt LDL-Cholesterin aufgenommen und abgebaut werden kann. PCSK9-Hemmer werden subkutan in das Abdomen, den Oberschenkel oder den Oberarmbereich injiziert.

Die zwei derzeit zugelassenen Antikörper Evolocumab und Alirocumab gegen PCSK9 sind vollständig humane IgG-Subtypen, die an zirkulierendes PCSK-9 binden und dessen Bindung an den LDL-Rezeptor verhindern.

Inclisiran ist eine siRNA (engl. *small interfering RNA*), die an N-Acetylgalactosamin-Kohlenhydrate gekoppelt ist. Diese Kohlenhydrate binden an in der Leber reichlich exprimierte Asialoglycoproteinrezeptoren, was zur Aufnahme in die Hepatozyten führt. Im Zytoplasma der Leberzellen bindet Inclisiran an den RNA-induced silencing complex (RISC-Komplex), der mRNA, die für die Transkription von PCSK9 notwendig ist. Dadurch werden weniger PCSK-9 Moleküle exprimiert.

Durch die Hemmung von PCSK9, kommt es zu einer Zunahme von LDL-Rezeptoren in der Leber, wodurch die Aufnahme der Lipide in die Leberzellen ansteigt und folglich die LDL-Konzentration im Blut abnimmt.

Studien (PROVE-IT) sprechen dafür, dass eine aggressivere LDL-Senkung auf Werte von < 70 mg/dl die Prognose nochmals verbessert (Wiviott et al. 2005). Der therapeutische Nutzen anderer lipidsenkender Substanzen (Fibrate, Nikotinsäure, Ezetimib) bei Patienten mit akutem Koronarsyndrom ist bislang nicht hinreichend untersucht.

Statine auch in Kombination mit Ezetemib effektivere Senkung sowie ggf. Einsatz neuerer Substanzen wie PCSK9 Inhibitoren. SIEHE OBEN

> Bei Patienten, die bereits eine Therapie mit einem Statin erhalten, darf diese im Rahmen eines ACS

Abb. 8 Therapeutische Ziele der Sekundärprophylaxe (CSE-I = Cholesterinsyntheseenzymhemmer, ACE-I = Angiotensin-converting-enzyme-Inhibitor, AT1-A = Angiotensin-1-Antagonist, AA = Aldosteronantagonist)

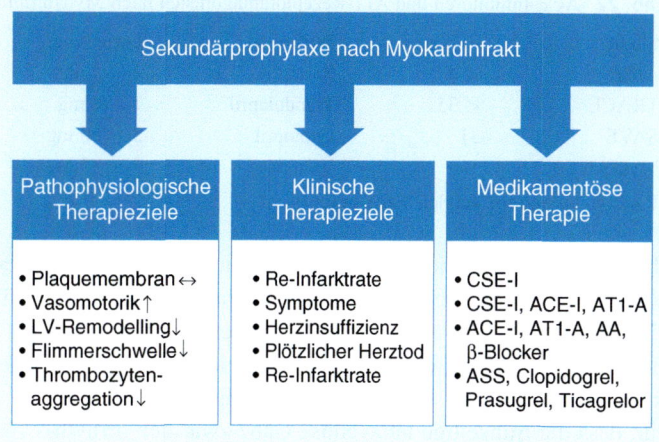

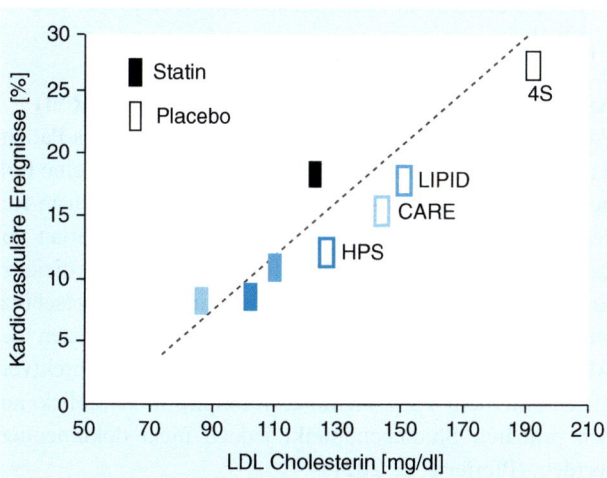

Abb. 9 Effekt von Statinen auf kardiovaskuläre Ereignisse bei Patienten mit akutem Koronarsyndrom

Tab. 21 LDL-senkende Wirkung verschiedener CSE-Hemmer

Substanz	Dosis (mg)	Tageshöchstdosis (mg/Tag)	LDL-Senkung (%)
Atorvastatin	10	80	39
Fluvastatin	40–80	80	25–35
Lovastatin	40	80	31
Pravastatin	40	40	34
Simvastatin	20–40	40(–80)	35–41

nicht pausiert werden. Ziel-LDL nach ACS und Myokardinfarkt < 55 mg/dl (1, mmol/l).

reduzierter linksventrikulärer Funktion (Ejektionsfraktion < 40 %) belegt (Tab. 22). Die systematische Aufarbeitung dieser Studien hat gezeigt, dass die ACE-Inhibitoren nach Myokardinfarkt sicher und gut verträglich sind und die Verabreichung dieser Substanzen mit einer signifikanten Reduktion der Gesamtsterblichkeit einhergeht. ACE-Inhibitoren sollten daher innerhalb der ersten 24 h nach Infarkt begonnen werden, sofern keine Kontraindikationen vorliegen.

Bislang ist nicht eindeutig geklärt, ob auch Patienten mit normaler LV-Funktion von einer Therapie mit einem ACE-Inhibitor profitieren, obgleich einige Daten dafür sprechen, dass ACE-Inhibitoren zu einer Mortalitätssenkung bei Patienten mit bekannter stabiler Atherosklerose und normaler LV-Funktion führen (Danchin et al. 2006). Liegt bei Patienten jedoch zusätzlich eine arterielle Hypertonie oder ein Diabetes mellitus vor, stellen ACE-Hemmer eindeutig ein First-line Medikament dar. Bei ACE-Inhibitor-Unverträglichkeit können alternativ AT1-Rezeptorantagonisten verwendet werden.

> ACE-Inhibitoren oder alternativ AT1-Rezeptorantagonisten sind feste Bestandteile der Postinfarkttherapie, ein lebensverlängernder Effekt ist bei reduzierter LV-Funktion (EF < 40 %) nachgewiesen. Darüber hinaus sollte eine Therapie mit einem ACE-Hemmer oder alternativ einem Angiotensin-II-Rezeptorenblocker (ATRB) bei Risikopatienten, insbesondere bei Vorliegen eines Diabetes oder einer arteriellen Hypertonie, auch bei normaler Kammerfunktion eingeleitet werden.

8.2.3 ACE-Inhibitoren und AT1-Rezeptorantagonisten

Eine Reihe von randomisierten, klinischen Studien hat den therapeutischen Nutzen von ACE-Inhibitoren und AT1-Rezeptorantagonisten bei Patienten nach Myokardinfarkt mit

8.2.4 β-Blocker

β-Blocker reduzieren die Mortalität und Reinfarktrate bei Patienten mit überlebtem Myokardinfarkt in einer Größenordnung von 20 % (Freemantle et al. 1999). Die Mehrzahl dieser Untersuchungen wurde allerdings zu einer Zeit

Tab. 22 ACE-Inhibitoren und AT1-Rezeptorantagonisten nach Myokardinfarkt – randomisierte, klinische Studien (Vergleich zu Placebo)

Studie	EF (%)	Wirkstoff	Dosierung	Nachbeobachtung	Reduktion des relativen Risikos (%)
AIRE	< 40	Ramipril	2 × 5 mg	15 Monate	27 % (11–40)
TRACE	< 35	Trandolapril	1 × 4 mg	2 Jahre	22 % (9–33)
SAVE	31	Captopril	3 × 50 mg	42 Monate	19 % (3–32)
VALIANT	35	Valsartan	2 × 80 mg	24,7 Monate	2,5 %[a]

[a]Risikoreduktion im Vergleich zu Captopril

durchgeführt, in der die Lysetherapie und die katheterbasierte Reperfusion noch nicht zur Standardbehandlung gehörten (Tab. 23). Ob eine ganz frühe, intravenöse Gabe von β-Blockern ebenfalls die Mortalität reduziert, wird derzeit kontrovers diskutiert. Neuere Untersuchungen sprechen dafür, dass die frühzeitige intravenöse Gabe zwar den arrhythmogenen Tod und die Reinfarktrate senkt, das Risiko für einen kardiogenen Schock jedoch erhöht. Daher sollten Patienten mit hämodynamischer Instabilität oder klinischen Zeichen einer Herzinsuffizienz (Killip-Klasse III–IV) keine frühzeitige β-Blocker-Therapie erhalten. Andere Kontraindikationen (z. B. bekanntes Asthma bronchiale, höhergradige AV-Blockierungen) sind zu beachten. In der Postinfarkttherapie ist eine β-Blockerherapie bei Patienten mit reduzierter Kammerfunktion (≤ 40 %) indiziert.

> Herzfrequenzziel unter β-Blockern: 55–60 Schläge/min.

Aldosteronantagonisten
Es ist bekannt, das Aldosteron das linksventrikuläre Remodelling und die Kollagenablagerung bei Patienten mit linksventrikulärer Dysfunktion, insbesondere nach Myokardinfarkt, verstärkt. Da ACE-Inhibitoren nur zu einer unvollständigen Blockade der Aldosteronsynthese führen, erscheint eine zusätzliche Therapie mit einem Aldosteronantagonisten (Spironolakton, Eplerenon) pathophysiologisch sinnvoll. Die Evidenz zum Einsatz von Aldosteronantagonisten nach Myokardinfarkt kommt aus der EPHESUS-Studie (Pitt et al. 2005). Hier wurden Patienten nach Myokardinfarkt und reduzierter linksventrikulärer Funktion (Ejektionsfraktion < 40 %) mit Eplerenon (Beginn 3–14 Tage nach Infarkt) behandelt. Alle Patienten erhielten in dieser Studie eine entsprechende Sekundärprophylaxe mit ACE-Inhibitoren, β-Blockern und Acetylsalicylsäure. Etwa 50 % der Studienpopulation erhielt zusätzlich ein Statin. Die Mortalität in der mit Eplerenon behandelten Gruppe wurde um 15 % gesenkt (relative Risikoreduktion).

Aufgrund des selektiveren Wirkmechanismus treten unter Eplerenon keine unerwünschten Wirkungen wie z. B. Gynäkomastie, Menstruationsstörungen und Impotenz auf. Eplerenon sollte nicht bei Patienten mit Kaliumwerten > 5,0 mmol/l oder bei deutlich reduzierter Nierenfunktion (Kreatininwerten > 221 μmol/l; 2,5 mg/dl) verschrieben werden. Gleiches gilt für Patienten mit schweren Leberschäden.

▶ **Cave** Erhöhte Rate an symptomatischer Hyperkaliämie bei gleichzeitiger Gabe von Aldosteronantagonisten und ACE-Inhibitoren.

Für den routinemäßigen Einsatz von Substanzen wie Magnesium, Glukose/Insulin/Kalium oder Lidocain gibt es keine Indikation für Patienten im Rahmen eines ACS oder STEMI.

Angiotensin-Rezeptor-Neprilysin-Inhibitoren (ARNI)
PARADISE-MI sollte den Nachweis erbringen, dass Patienten mit akutem Myokardinfarkt (EF < 40 %) durch eine früh begonnene Postinfarkt-Therapie mit dem Angiotensin-Rezeptor-Neprilysin-Inhibitor (ARNI) Sacubitril/Valsartan vor kardiovaskulär verursachtem Tod und Herzinsuffizienz-Ereignissen (primärer kombinierter Endpunkt) geschützt werden können. Trotz numerischer Trends zugunsten der ARNI-Therapie konnte deren Überlegenheit im Direktvergleich mit dem ACE-Hemmer Ramipril im Hinblick auf den primären Studienendpunkt jedoch nicht dokumentiert werden. (Pfeffer et al. 2021)

Spezielle Patientengruppen, die unserer Aufmerksamkeit bedürfen:

Für das Patientenkollektiv mit ACS und Herzinsuffizienz oder akuter Herzinsuffizienz sei auf das entsprechende Kapitel in diesem Buch verwiesen.

Bei Patienten mit Diabetes mellitus ist häufig die Symptomatik atypisch und kann unspezifisch sein; diese Patienten haben oftmals eine komplexe Mehrgefäßerkrankung und Prasugrel wie auch Ticagrelor reduzieren im Vergleich zu Clopidogrel hier noch effektiver das Risiko dieser Patienten. Die Diagnose Diabetes mellitus sollte während der stationären Behandlung evaluiert werden, es müssen vor allem Hypoglykämien vermieden werden. Insgesamt muss hier ein multimodaler Ansatz im Hinblick auf die Sekundärprävention erfolgen.

Bei Patienten mit Niereninsuffizienz kann oftmals die Diagnosestellung im Hinblick auf per se erhöhte Troponinwerte erschwert sein. Bei der Intervention sollte eine hohe Kontrastmittelexposition vermieden werden. Dieses Patientenkollektiv weist auch ein erhöhtes Blutungsrisiko auf, weshalb hier eine sorgfältige Auswahl der entsprechenden $P2Y_{12}$

Tab. 23 β-Blocker nach Myokardinfarkt – randomisierte, klinische Studien (Vergleich zu Placebo)

Studie	n	Wirkstoff	Nachbeobachtung	Endpunkt	Reduktion des relativen Risikos (%)
ISIS-1	16027	Atenolol	7 Tage	Letalität	− 15,2
MIAMI	5778	Metoprolol	15 Tage	Letalität	− 12,2
BHAT	3837	Propranolol	25 Monate	Letalität	− 26,5
TIMI-2B	1434	Metoprolol	6 Wochen	Reinfarkt	− 38,3
CAPRICON	1959	Carvedilol	15 Monate	Letalität	− 23,0

Tab. 24 Prospektiv-randomisierte Studien zur prophylaktischen ICD-Implantation

Studie	Patientenpopulation	Anzahl (n)	Design	Ergebnis
MADIT I	MI ≥ 3 Wochen, LVEF ≤ 35 %, asymptomatische NSVT von 3–30 Aktionen und HF > 120/min, VT/VF bei EPU, nicht supprimierbar durch Procainamid	196	ICD vs. konventionelle Therapie	54 %ige Reduktion der Gesamtmortalität
MADIT II	MI ≥ 4 Wochen, LVEF ≤ 30 %	1232	ICD vs. konventionelle Therapie	31 %ige Reduktion der Gesamtmortalität; 50 %ige Mortalitätsreduktion bei QRS-Dauer > 150 ms

EPU elektrophysiologische Untersuchung, *HF* Herzfrequenz, *ICD* implantierbarer Kardioverter-Defibrillator, *LVEF* linksventrukuläre Ejektionsfraktion, *NSVT* „non-sustained ventricular tachycardia", *VT/VF* ventrikuläre Tachykardie/Kammerflimmern

Inhibitoren erfolgen muss, wenngleich die Datenlage spärlich ist. Eine entsprechende Volumengabe/Hydrierung vor und nach Intervention mit einer Kontrastmittelexposition > 100 ml wird mit isotonen kristallinen Lösungen empfohlen.

Patienten mit Anämie weisen eine erhöhten Mortalität auf. Hier ist eine sorgsame Auswahl der Begleitmedikation, aber auch die Auswahl des Stent-Materials bei Intervention von entscheidender Bedeutung.

8.2.5 Prophylaktische Implantation eines Kardioverter-Defibrillators

Bei einer Herzinsuffizienz nach Myokardinfarkt ist der prognostische Nutzen der prophylaktischen ICD-Therapie als gesichert zu betrachten (Tab. 24). Aus den Einschlusskriterien des Multicenter Automatic Defibrillator Implantation Trial (MADIT) sowie von MADIT II (Moss et al. 2002) werden die derzeit gültigen ICD-Indikationen für die Primärprophylaxe des plötzlichen Herztodes abgeleitet. Als eine Hochrisikogruppe mit besonders hoher Effizienz der ICD-Therapie konnten Patienten mit einer LVEF ≤ 30 % und verbreitertem QRS-Komplex identifiziert werden.

Bei Patienten mit koronarer Herzkrankheit scheint es wichtig zu sein, vor der Entscheidung über eine Primärprophylaxe mittels ICD reversible Auswirkungen der Ischämie auf die linksventrikuläre Funktion zu berücksichtigen. Auch die unmittelbare Postinfarktphase scheint kein geeigneter Zeitpunkt zur Risikostratifizierung bezüglich einer ICD-Implantation zu sein: Die DINAMIT-Studie (Defibrillator in Acute Myocardial Infarction Trial) konnte bei Patienten, denen bei schwer eingeschränkter linksventrikulärer Funktion in der frühen Postinfarktphase ein ICD implantiert wurde, zwar eine Reduktion des plötzlichen Herztodes, aber keine Senkung der Gesamtmortalität nachweisen.

Daher sollten vor der Indikationsstellung zum ICD eine (Teil-)Reversibilität der linksventrikulären Funktionseinschränkung abgewartet werden und entsprechend der Kriterien der MADIT-Studien frühestens nach einem Intervall von 3 Wochen nach Myokardinfarkt eine Reevaluation der Patienten erfolgen.

9 Infarktbedingte Komplikationen und deren Therapie

9.1 Periinfarktkomplikationen

9.1.1 Kardiogener Schock

Ein akutes Pumpversagen wird bei etwa 3–13 % der Infarkte beobachtet (insbesondere bei ausgedehnten Vorderwandinfarkten) (Thiele et al. 2019). Auch bei Patienten mit NSTEMI und entsprechenden Risikofaktoren kann es zur Ausbildung eines kardiogenen Schocks kommen. Zur Beurteilung der hämodynamischen Situation spielt die bettseitige Echokardiografie eine zentrale Rolle.

Die Therapie besteht in

- rascher und Revaskularisation der „culprit lesion" und
- einer differenzierten Pharmakotherapie mit positivinotropen Substanzen, unter Berücksichtigung der invasiv erhobenen hämodynamischen Messwerte (Einschwemmkatheter).

Eine frühzeitige Implantation einer Ballonpumpe (IABP) kann anhand der aktuellen Studienlage ebenso wie die Einbeziehung von anderen Herzunterstützungssystemen nicht (generell) empfohlen werden und muss ggf. eine

Einzelfallentscheidung mit Einbeziehung verschiedenster klinischer Parameter sein. Hier bleiben aktuell laufende Studien abzuwarten.

Trotz all dieser Maßnahmen bleibt der kardiogene Schock eine schwerwiegende Komplikation mit hoher Letalität.

9.1.2 Postinfarktangina

Die Inzidenz der Postinfarkt-Angina nach thrombolytischer Therapie liegt bei 20–30 %, die Rate der Reinfarkte bei etwa 5 %. Durch die invasiven Verfahren, insbesondere durch den konsequenten Einsatz von Koronarstents, sind diese Ereignisse nach perkutaner Revaskularisation deutlich niedriger. Wegweisend in der Diagnostik sind Klinik, EKG und Enzymverlauf, mit einem erneuten Anstieg der kardialen Marker. Differenzialdiagnostisch muss an folgende Erkrankungen gedacht werden:

- Perikarditis,
- akute Lungenembolie,
- andere, nicht kardiale Ursachen (z. B. Ulcus ventriculi).

Bei ST-Hebungen ist eine erneute invasive Diagnostik/Therapie oder eine rasche Lysetherapie notwendig. Im Fall von rezidivierenden Beschwerden kann zunächst ein konservativer Therapieversuch unternommen werden, im Zweifel ist jedoch eine rasche invasive Diagnostik anzuraten.

9.1.3 Rhythmusstörungen

Bradykarde Rhythmusstörungen

In der Frühphase (< 6 h) des Infarktes wird in 20–40 % eine Sinusbradykardie infolge eines erhöhten Vagotonus beobachtet. Diese spricht i. Allg. sehr gut auf die i.v. Gabe von Atropin (0,5–1 mg) an. Tritt eine hämodynamisch relevante Sinusbradykardie später auf (> 6 h), ist dies häufig Folge einer Ischämie des Sinusknotens, sodass direkte Parasympathikolytika ineffizient sind. Gelegentlich kann eine passagere Schrittmacherimplantation notwendig werden. Höhergradige AV-Blockierungen (AV Block II. oder III. Grades) sind eher selten, machen jedoch häufig eine passagere Schrittmacherimplantation notwendig. Während der AV Block II. Grades meist bei Vorderwandinfarkten beobachtet wird, ist ein AV-Block III. Grades sowohl bei Vorderwand- als auch bei Hinterwandinfarkten zu sehen (Doppelversorgung des AV-Knotens durch rechte und linke Kranzarterie). Ein passagerer Schrittmacher im Rahmen eines Hinterwandinfarktes ist in der Regel keine Indikation für eine permanente Implantation, die Notwendigkeit der Schrittmachertherapie im Rahmen eines Vorderwandinfarktes ist häufig mit einem späteren permanenten System assoziiert.

Tachykarde Rhythmusstörungen

Ventrikuläre Extrasystolen und ein akzelerierter idioventrikulärer Rhythmus kommen in der Postinfarktphase häufig vor, haben aber keine prognostische Bedeutung. Demgegenüber sind anhaltende (> 30 s) ventrikuläre Tachykardien prognostisch ungünstig. Die Therapie besteht im Ausgleich der Serumelektrolyte (Kalium, ggf. Magnesium) auf hochnormale Werte, die akute Gabe von Amiodaron (150–300 mg i.v.) bei hämodynamisch stabilen und die Kardioversion bei hämodynamisch instabilen Patienten.

Tritt ein Kammerflimmern innerhalb der ersten 12 h nach Infarktbeginn auf und wird überlebt, so ist die Prognose nicht wesentlich unterschiedlich im Vergleich zu Patienten, die diese Rhythmusstörung nicht haben (GUSTO-1-Studie). Bei Patienten mit ausgedehntem Infarkt kann es jedoch auch in der Folgezeit (> 48 h nach Infarktbeginn) zu Kammerflimmern kommen. Durch die Implantation eines ICD ist die Langzeitprognose dieser Patienten deutlich verbessert worden. Die akute Therapie erfolgt entsprechend den derzeit gültigen Empfehlungen zur Reanimation von Kammerflimmern (Nolan et al. 2005a, b). Durch die frühzeitige Gabe von β-Blockern und durch engmaschige Kontrollen des Serumkaliums mit Einstellung auf hochnormale Werte (4,5 mmol/l) kann die Inzidenz von Kammerflimmern nachweislich reduziert werden.

Im klinischen Alltag kommt es auch bei Postinfarktpatienten häufig zu Vorhofflimmern (6–28 %); dies ist nicht selten mit großen Infarkten und Zeichen der LV-Dysfunktion assoziiert. Medikamentöser Behandlungsansatz – bei fehlenden Zeichen der Herzinsuffizienz – sind hier β-Blocker und ggf. Kalziumantagonisten vom Verapamil- oder Diltiazemtyp. Bei Zeichen der Herzinsuffizienz und schneller Überleitung stehen Digitalisglykoside und v. a. Amiodaron zur Verfügung. Bei Ausbildung eines kardiogenen Schocks im Rahmen von Vorhofflimmern ist die elektrische Kardioversion Therapie der Wahl.

9.2 Postinfarktkomplikationen

9.2.1 Kardiale Rupturen

Eine der schwerwiegendsten und in der Regel tödlich verlaufenden Komplikation ist die Ruptur des infarzierten Myokards. Am häufigsten liegt eine Ruptur der freien, linksventrikulären Wand (in ca. 2/3 der Fälle; Abb. 10), gefolgt von einem Papillarmuskelabriss (1/3 der Fälle; Abb. 11) und der Ruptur des Ventrikelseptums (< 2 %; Abb. 12) vor.

Die Ruptur tritt typischerweise nach zunächst unkompliziertem Verlauf am 3.–5. Tag nach Infarktbeginn auf. Risikofaktoren sind Alter, Hypertonus, Vorderwandinfarkt und weibliches Geschlecht. Klinisch manifestiert sich eine Ruptur in einer akuten (Ruptur der freien Wand) oder subakuten (Papillarmuskelabriss, VSD) Herzinsuffizienz. Neben typischer Klinik ist die Echokardiografie die entscheidende diagnostische Maßnahme. Die tägliche körperliche Untersuchung des Patienten (insbesondere Auskultation des Herzens) ist daher in der Postinfarktphase sehr bedeutsam. Präoperativ ist der Einsatz der intraaortalen Ballonpumpe

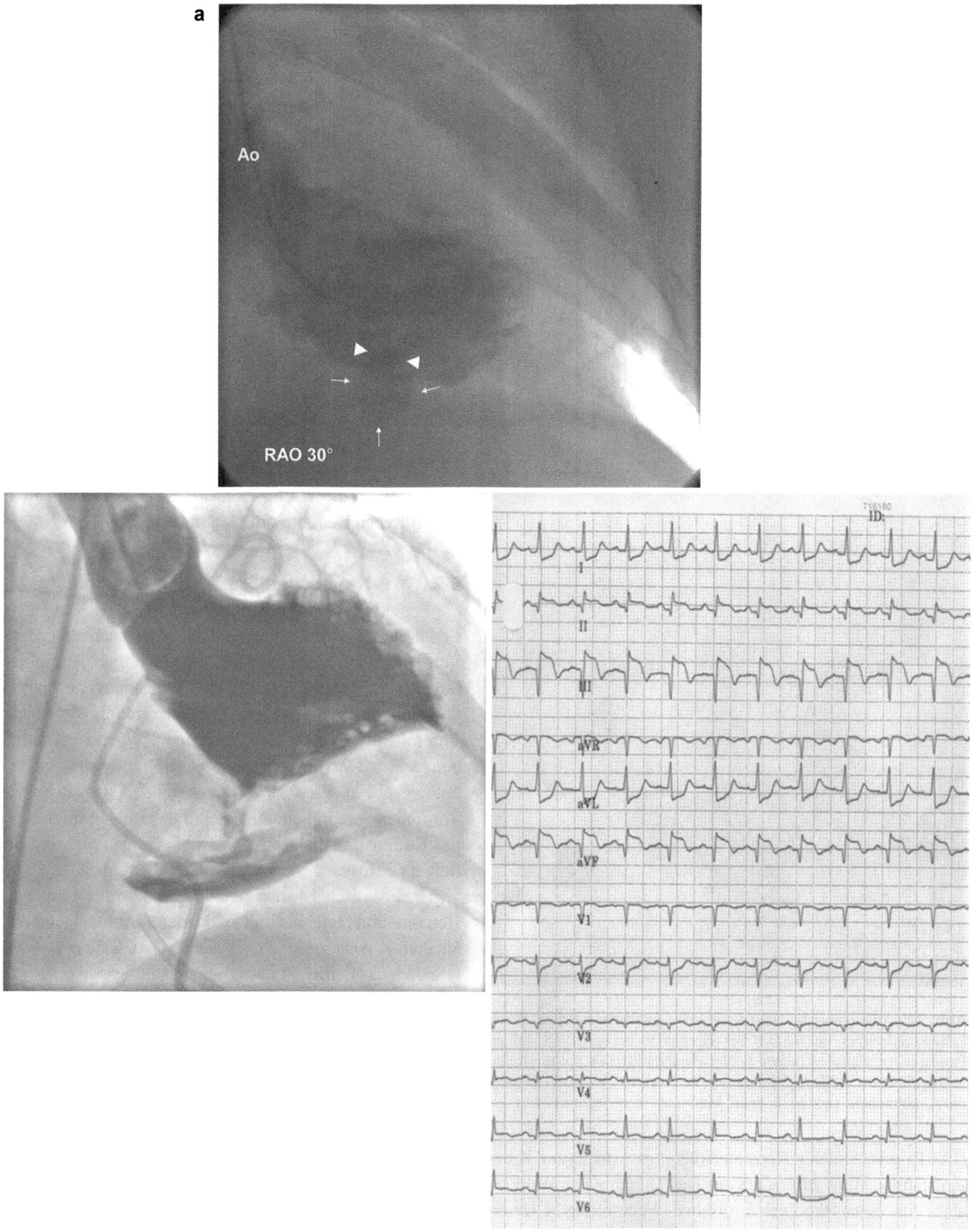

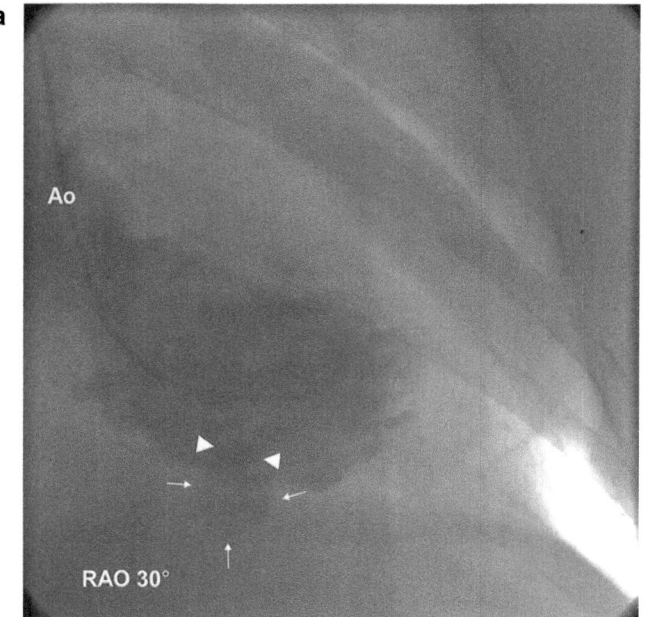

Abb. 10 (a) Angiografische Darstellung einer gedeckten Ventrikelruptur nach Hinterwandmyokardinfarkt. Man beachte die Ausbildung eines Pseudoaneurysmas (*Pfeile*) im Bereich der Hinterwand (*Ao* = Aorta) (b) Ventrikulografie bei Perforation der inferioren Wand bei Hinterwandreinfarkt und zugehöriges Ekg

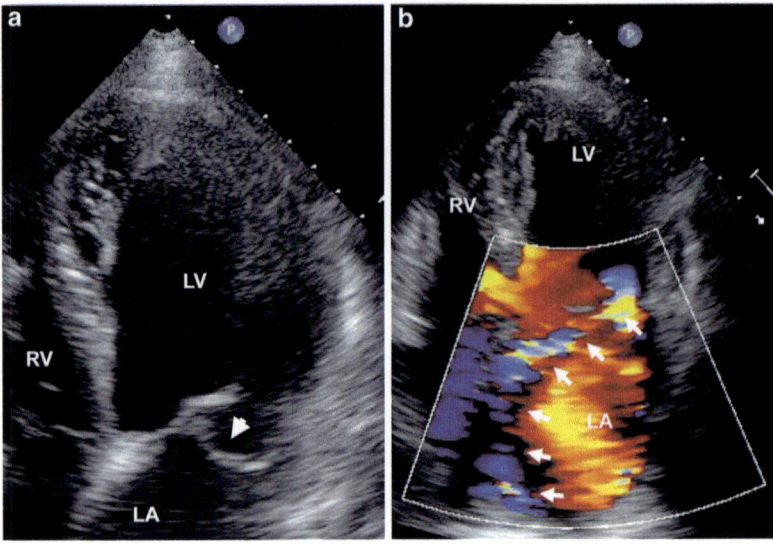

Abb. 11 (a, b) Echokardiografischer Nachweis eines Teilabrisses des Papillarmuskels mit Durchschlagen des hinteren Mitralsegels (A, Pfeilspitze) in den linken Vorhof sowie einer konsekutiven hochgradigen exzentrischen Mitralklappeninsuffizienz (B, Pfeile; LV = linker Ventrikel, RV = rechter Ventrikel, LA = linker Vorhof). (Abb. von Dr. A. Guth, Cardiopraxis Mainz, mit freundlicher Genehmigung)

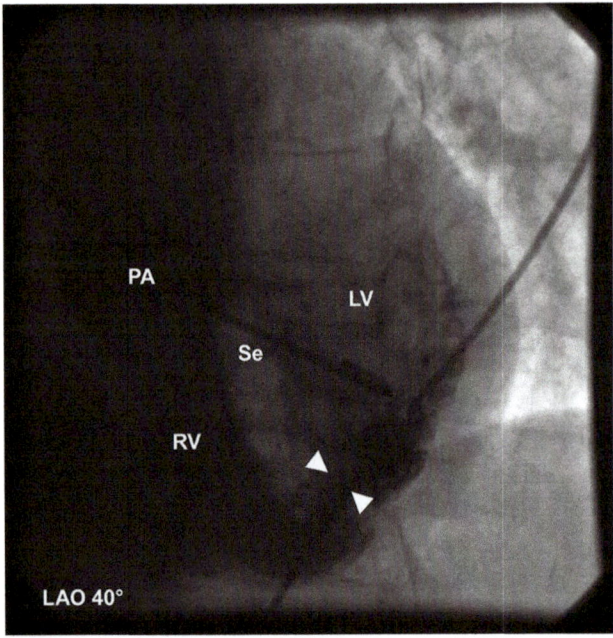

Abb. 12 Angiografische Darstellung eines infarktassoziierten Ventrikelseptumdefektes im Bereich der Herzspitze bei einer 68-jährigen Patientin nach ausgedehntem Vorderwandinfarkt. Das Kontrastmittel gelangt über den VSD (Pfeilspitzen) in den rechten Ventrikel (RV) und die A. pulmonalis (PA; LV = linker Ventrikel, Se = Septum)

(IABP) oder anderer Herzunterstützungssysteme zur Kreislaufstabilisierung zu empfehlen. Die Therapie der Wahl besteht in einer thoraxchirurgischen Versorgung Kleinere Ventrikelseptumdefekte können (im Intervall) auch interventionell verschlossen werden. Neuere Daten weisen daraufhin, dass bei schwerem Papillarmuskelsyndrom mit entsprechender Mitralinsuffizienz in Einzelfällen ein Transkatheterverfahren in Frage kommen kann.

Die Mortalitätsrate bei den jeweiligen Komplikationen, insbesondere bei VSD und freier Ruptur, sind hoch (30–50 %), weshalb hier die rasche Kontaktaufnahme mit einem herzchirurgischen Zentrum erfolgen muss.

9.2.2 Intraventrikuläre Thromben und systemische Embolisation

Etwa 20–30 % der Patienten, besonders nach ausgedehnten Vorderwandinfarkten, weisen wandständige Thromben im linken Ventrikel auf. Ursache ist die thrombogene Oberfläche des infarzierten Gewebes. Die allergrößte Mehrzahl der Thromben wird innerhalb der ersten 2 Wochen nach Infarkt beobachtet. Das Embolierisiko ist größer, wenn mobile Anteile vorliegen. Es ist davon auszugehen, dass etwa 5 % der Thromben zerebral embolisieren. Die Echokardiografie (ggf. mit Kontrastmittel) besitzt eine hohe Sensitivität und Spezifität zur Erfassung intraventrikulärer Thromben.

Therapeutisch ist eine überlappende Antikoagulation mit Heparin und eine nachfolgende orale Antikoagulation mit Vitamin K Anatgonisten (ggf. auch NOAC's) über 3–6 Monate indiziert. Hierbei ist das erhöhte Blutungsrisiko bei gleichzeitiger Gabe von Thrombozytenaggregationshemmern zu berücksichtigen, in aller Regel wäre dann eine Triple Therapie zu vermeiden.

9.2.3 Postinfarktperikarditis

Eine Perikarditis tritt typischerweise innerhalb der 1. Woche nach Infarkt auf und ist vom sog. Dressler-Syndrom abzugrenzen, welches in der Regel ab der 2. bis zur 8. Woche auftritt. Differenzialdiagnostisch sind ein Reinfarkt oder andere nicht kardiale Ursachen auszuschließen. Für eine Perikarditis sprechen der retrosternale, lage- und atemabhängige Schmerz sowie der typische Auskultationsbefund (Perikardreiben). Im EKG finden sich häufig ST-Streckenhebungen konkavförmig aus dem aufsteigenden Schenkel der S-Zacke in allen Ableitungen.

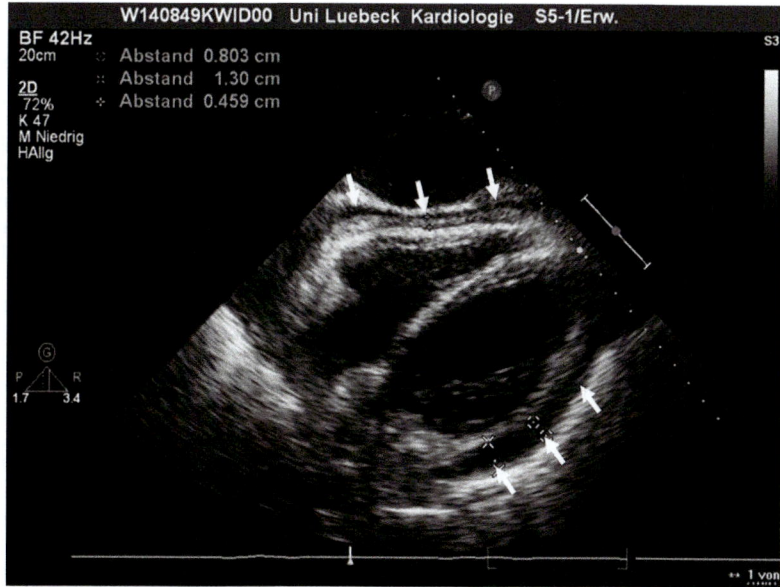

Abb. 13 Echokardiografischer Nachweis eines kleinen, zirkulären Perikardergusses (*Pfeilspitzen*) bei einer Pericarditis epistenocardia nach abgelaufenem Vorderwandmyokardinfarkt

Die Therapie besteht zunächst darin, die Dosis für Acetylsalicylsäure zu erhöhen (bis maximal 4-mal 500 mg/Tag). Bei fehlendem therapeutischem Erfolg können nichtsteroidale Antiphlogistika oder auch Colchicin zum Einsatz kommen. Steroide können im Akutstadium mit der myokardialen Narbenbildung interferieren und sollten daher zurückhaltend eingesetzt werden. Ein großer Perikarderguss (Abb. 13) ist selten (echokardiografische Verlaufskontrollen). Eine Perikardpunktion ist nur bei hämodynamischer Relevanz vorzunehmen.

9.2.4 Linksventrikuläres Aneurysma

Die Ausbildung einer verdünnten Aneurysmawand stellt eine häufige Komplikation (10 %) nach Infarkt dar. Patienten mit anteroapikalem Infarkt sind stärker gefährdet als Patienten mit inferioposteriorem Infarkt. Die Prognose ist von der Größe des Aneurysmas einerseits und der Funktion des verbleibenden Myokards andererseits abhängig.

Erste Hinweise kann das EKG liefern: häufig persistieren die ST-Hebungen in den betroffenen Ableitungen. Die Diagnose wird mittels Echokardiografie oder radiologischen Schnittbildgebungen (CT, MRT) gesichert. Neben dem Auftreten einer klinisch akuten manifesten Herzinsuffizienz sind die Patienten durch maligne ventrikuläre Rhythmusstörungen gefährdet.

Medikamente, die die hier stattfindenden Remodeling-Prozesse beeinflussen, sind v. a. ACE-Hemmer, Angiotensin-II-Rezeptorenblocker (ATRB) und Aldosteronantagonisten.

Die Therapie kann konservativ oder, bei ausgedehnten Befunden und entsprechender klinischer Symptomatik, chirurgisch (Aneurysmektomie, häufig in Verbindung mit einer Bypassoperation) erfolgen. Die Operation ist jedoch mit einem relativ hohem Risiko behaftet. Minimal invasive Verfahren (BioVentrix Revivent TC™) sind derzeit in der klinischen Erprobung. Die Bedeutung einer Antikoagulation mit Vitamin-K-Antagonisten bei ausgedehntem Aneurysma ohne Nachweis von wandständigen Thromben ist Gegenstand aktueller Diskussionen.

> Tägliche klinische Kontrollen (körperliche Untersuchung, insbesondere die reegelmäßige Auskultation und deren Dokumentation während des Krankenhausaufenthaltes) sind oligat.

Literatur

Adlam D, Alfonso F, Maas A, Vrints C (2018) European Society of Cardiology, acute cardiovascular care association, SCAD study group: a position paper on coronary artery dissection. Eur Heart J 39:3353–3333

Ahmet WH, Bittl JA, Braunwald E (1993) Relation between clinical presentation and angiographic findings in unstable angina pectoris and comparison with stable angina. Am J Cardiol 72:544–550

Antithrombotic Trialists' Collaboration (2002) Collaborative meta-analysis of randomised trials of antiplatelet therapy for prevention of death, myocardial infarction, and stroke in high risk patients. BMJ 324:71–86

Braunwald E (1989) Unstable angina: a classification. Circulation 80: 410–414

Breuckmann F, Post F, Erbel R, Münzel T (2009) Acute thoracic pain: chest pain unit – the certification campaign of the German Society of Cardiology. Herz 34:218–223

Brignole M et al (2013) ESC Guidelines on cardiac pacing and cardiac resynchronization therapy: the Task Force on cardiac pacing and resynchronization therapy of the European Society of Cardiology (ESC). Developed in collaboration with the European Heart Rhythm Association (EHRA). Eur Heart J 34(29):2281–2329

Cannon CP, McCabe CH, Stone PH, Rogers WJ, Schactman M, Thompson BW, Pearce DJ, Diver DJ, Kells C, Feldman T, Williams M, Gibson RS, Kronenberg MW, Ganz LI, Anderson HV, Braunwald E (1997) The electrocardiogram predicts one-year outcome of patients with unstable angina and non-Q wave myocardial infarction: results of the TIMI III Registry ECG Ancillary Study. Thrombolysis in Myocardial Ischemia. J Am Coll Cardiol 30:133–140

Canto JG, Fincher C, Kiefe CI, Allison JJ, Li Q, Funkhouser E, Centor RM, Selker HP, Weissman NW (2002) Atypical presentations among medicare beneficiaries with unstable angina pectoris. Am J Cardiol 90:248–253

Chen ZM, Jiang LX, Chen YP, Peto R, Collins R, Jiang LX, Xie JX, Liu LS, COMMIT (ClOpidogrel and Metoprolol in Myocardial Infarction Trial) collaborative group (2005) Addition of clopidogrel to aspirin in 45,852 patients with acute myocardial infarction: randomised placebo- controlled trial. Lancet 366:1607–1621

Ciszewski A, Bilinska ZT, Brydak LB, Kepka C, Kruk M, Romanowska M, Ksiezycka E, Przyluski J, Piotrowski W, Maczynska R, Ruzyllo W (2008) Influenza vaccination in secondary prevention from coronary ischaemic events in coronary artery disease: FLUCAD study. Eur Heart J 29:1350–1358

Danchin N, Cucherat M, Thuillez C, Durand E, Kadri Z, Steg PG (2006) Angiotensinconverting enzyme inhibitors in patients with coronary artery disease and absence of heart failure or left ventricular systolic dysfunction: an overview of long-term randomized controlled trials. Arch Intern Med 166:787–796

Davies MJ, Thomas AC, Knapman PA, Hangartner JR (1986) Intramyocardial platelet aggregation in patients with unstable angina suffering sudden ischemic cardiac death. Circulation 73:418–427

Desch S, Freund A, Akin I, Behnes M, Preusch MR, Zelniker TA, Skurk C, Landmesser U, Graf T, Eitel I, Fuernau G, Haake H, Nordbeck P, Hammer F, Felix SB, Hassager C, Engstrøm T, Fichtlscherer S, Ledwoch J, Lenk K, Joner M, Steiner S, Liebetrau C, Voigt I, Zeymer U, Brand M, Schmitz R, Horstkotte J, Jacobshagen C, Pöss J, Abdel-Wahab M, Lurz P, Jobs A, de Waha-Thiele S, Olbrich D, Sandig F, König IR, Brett S, Vens M, Klinge K, Thiele H (2021) TOMAHAWK Investigators. Angiography after Out-of-Hospital Cardiac Arrest without ST-Segment Elevation. N Engl J Med 385(27):2544–2553. https://doi.org/10.1056/NEJMoa2101909. Epub 2021 Aug 29

Detrano R, Guerci AD, Carr JJ, Bild DE, Burke G, Folsom AR, Liu K, Shea S, Szklo M, Bluemke DA, O'Leary DH, Tracy R, Watson K, Wong ND, Kronmal RA (2008) Coronary calcium as a predictor of coronary events in four racial or ethnic groups. N Engl J Med 358:1336–1345

Freemantle N, Cleland J, Young P, Mason J, Harrison J (1999) Beta blockade after myocardial infarction: systematic review and meta regression analysis. BMJ 318:1730–1737

Fuster V, Moreno PR, Fayad ZA, Corti R, Badimon JJ (2005) Atherothrombosis and high-risk plaque: part I: evolving concepts. J Am Coll Cardiol 46:937–954

Gesundheitsberichterstattung des Bundes (2021). https://www.destatis.de/DE/Themen/Gesellschaft-Umwelt/Gesundheit/Todesursachen/Tabellen/sterbefaelle-herz-kreislauf-erkrankungen-insgesamt.html. Zugegriffen am 16.12.2022

Henderson RA, Jarvis C, Clayton T, Pocock SJ, Fox KAA (2015) 10-years mortality outcome of a routine invasive strategy versus a selective invasive strategy in Non-ST-segment elevation acute coronary syndrome: The British Heart Foundation RITA-3 Randomized Trial. Am Coll Cardiol 66(5):511–520

Holt A, Blanche P, Zareini B, Rajan D, El-Sheikh M, Schjerning AM, Schou M, Torp-Pedersen C, McGettigan P, Gislason GH, Lamberts M (2021) Effect of long-term beta-blocker treatment following myocardial infarction among stable, optimally treated patients without heart failure in the reperfusion era: a Danish, nationwide cohort study. Eur Heart J 42(9):907–914. https://doi.org/10.1093/eurheartj/ehaa1058

Insull W Jr (2009) The pathology of atherosclerosis: plaque development and plaque responses to medical treatment. Am J Med 122:S3–S14

Katz JN, Stebbins AL, Alexander JH, Reynolds HR, Pieper KS, Ruzyllo W, Werdan K, Geppert A, Dzavik V, Van de Werf F, Hochman JS, Investigators TRIUMPH (2009) Predictors of 30-day mortality in patients with refractory cardiogenic shock following acute myocardial infarction despite a patent infarct artery. Am Heart J 158:680–687

Keeley EC, Boura JA, Grines CL (2003) Primary angioplasty versus intravenous thrombolytic therapy for acute myocardial infarction: a quantitative review of 23 randomised trials. Lancet 361:13–20

Killip T, Kimball JT (1967) Treatment of myocardial infarction in a coronary care unit: a two year experience of 250 patients. Am J Cardiol 20:457–464

Libby P (2001) Current concepts of the pathogenesis of the acute coronary syndromes. Circulation 104:365–372

Lindahl B, Toss H, Siegbahn A, Venge P, Wallentin L (2000) Markers of myocardial damage and inflammation in relation to long-term mortality in unstable coronary artery disease. FRISC Study Group. Fragmin during instability in coronary artery disease. N Engl J Med 343:1139–1147

Lindahl B, Baron T, Albertucci M, Prati F (2021) Myocardial infarction with non-obstructive coronary artery disease. EuroIntervention 17(11):e875–e887. https://doi.org/10.4244/EIJ-D-21-00426. Erratum in: EuroIntervention. 2022 Apr 01;17(17):e1366

McCullough PA, Gibson CM, Dibattiste PM, Demopoulos LA, Murphy SA, Weintraub WS, Neumann FJ, Khanal S, Cannon CP (2004) Timing of angiography and revascularization in acute coronary syndromes: an analysis of the TACTICS-TIMI-18 trial. J Interv Cardiol 17(2):81–86. https://doi.org/10.1111/j.1540-8183.2004.021001.x

Mizuno K, Satomura K, Miyamoto A, Arakawa K, Shibuya T, Arai T, Kurita A, Nakamura H, Ambrose JA (1992) Angioscopic evaluation of coronary-artery thrombi in acute coronary syndromes. N Engl J Med 326:287–291

Moss AJ, Zareba W, Hall WJ, Klein H, Wilber DJ, Cannom DS, Daubert JP, Higgins SL, Brown MW, Andrews ML, Multicenter Automatic Defibrillator Implantation Trial II Investigators (2002) Prophylactic implantation of a defibrillator in patients with myocardial infarction and reduced ejection fraction. N Engl J Med 346:877–883

Nef HM, Elsässer A, Möllmann H, Abdel-Hadi M, Bauer T, Brück M, Eggebrecht H, Ehrlich JR, Ferrari MW, Fichtlscherer S, Hink U, Hölschermann H, Kacapor R, Koeth O, Korboukov S, Lamparter S, Laspoulas AJ, Lehmann R, Liebetrau C, Plücker T, Pons-Kühnemann J, Schächinger V, Schieffer B, Schott P, Schulze M, Teupe C, Vasa-Nicotera M, Weber M, Weinbrenner C, Werner G, Hamm CW, Dörr O, CoVCAD –Study Group (2021) Impact of the COVID-19 pandemic on cardiovascular mortality and catherization activity during the lockdown in central Germany: an observational study. Clin Res Cardiol 110(2):292–301. https://doi.org/10.1007/s00392-020-01780-0. Epub 2020 Nov 21. PMID: 33219854; PMCID: PMC7680078

Neumann FJ, Kastrati A, Pogatsa-Murray G, Mehilli J, Bollwein H, Bestehorn HP, Schmitt C, Seyfarth M, Dirschinger J, Schomig A (2003) Evaluation of prolonged antithrombotic pretreatment ('cooling-off' strategy) before intervention in patients with unstable coronary syndromes: a randomized controlled trial. JAMA 290:1593–1599

Neumann JT, Gossling A, Sorensen NA, Blankenberg S, Magnussen C, Westermann D (2020) Temporal trends in incidence and outcome of acute coronary syndrome. Clin Res Cardiol 109:1186–1192

Nolan JP, Deakin CD, Soar J, Böttiger BW, Smith G, European Resuscitation Council (2005a) European Resuscitation Council Guidelines for resuscitation 2005. Section4. Adult advanced life support. Resuscitation 67(Suppl 1):S39–86. https://doi.org/10.1016/j.resuscitation.2005.10.009

Nolan JP et al (2005b) European Resuscitation Council Guidelines for Resuscitation. Resuscitation 67(suppl I):1–181

Nyman I, Areskog M, Areskog NH, Swahn E, Wallentin L (1993) Very early risk stratification by electrocardiogram at rest in men with suspected unstable coronary heart disease. The RISC Study Group. J Intern Med 234:293–301

Panju AA, Hemmelgarn BR, Guyatt GH, Simel DL (1998) The rational clinical examination. Is this patient having a myocardial infarction? JAMA 280:1256–1263

Park J, Han JK, Kang J, Chae IH et al (2020) Optimal dose and type of β-blockers in patients with acute coronary syndrome undergoing percutaneous coronary intervention. Am J Cardiol 137:12–19. https://doi.org/10.1016/j.amjcard.2020.09.044

Pfeffer MA, Claggett B, Lewis EF, for the PARADISE – MI Investigators and Committees et al (2021) Angiotensin receptor-neprilysin inhibition in acute myocardial infarction. N Engl J Med 385:1845–1855. https://doi.org/10.1056/NEJMoa2104508

Pitt B, White H, Nicolau J, Martinez F, Gheorghiade M, Aschermann M, van Veldhuisen DJ, Zannad F, Krum H, Mukherjee R, Vincent J, EPHESUS Investigators (2005) Eplerenone reduces mortality 30 days after randomization following acute myocardial infarction in patients with left ventricular systolic dysfunction and heart failure. J Am Coll Cardiol 46:425–431

Pope JH, Aufderheide TP, Ruthazer R, Woolard RH, Feldman JA, Beshansky JR, Griffith JL, Selker HP (2000) Missed diagnoses of acute cardiac ischemia in the emergency department. N Engl J Med 342:1163–1170

Rioufol G, Finet G, Ginon I, Andre-Fouet X, Rossi R, Vialle E, Desjoyaux E, Convert G, Huret JF, Tabib A (2002) Multiple atherosclerotic plaque rupture in acute coronary syndrome: a three-vessel intravascular ultrasound study. Circulation 106:804–808

Rittersma SZ, van der Wal AC, Koch KT, Piek JJ, Henriques JP, Mulder KJ, Ploegmakers JP, Meesterman M, de Winter RJ (2005) Plaque instability frequently occurs days or weeks before occlusive coronary thrombosis: a pathological thrombectomy study in primary percutaneous coronary intervention. Circulation 111:1160–1165

Schubert J, Lindahl B, Melhus H, Renlund H, Leosdottir M, Yari A, Ueda P, James S, Reading SR, Dluzniewski PJ, Hamer AW, Jernberg T, Hagström E (2021) Low-density lipoprotein cholesterol reduction and statin intensity in myocardial infarction patients and major adverse outcomes: a Swedish nationwide cohort study. Eur Heart J 42(3):243–252. https://doi.org/10.1093/eurheartj/ehaa1011

Statisches Bundesamt (2011) Pressemitteilung Nr. 354 vom 23.09.2011

Stone GW, Witzenbichler B, Guagliumi G (2008) Bivalirudin during primary PCI in acute myocardial infarction. N Engl J Med 358:2218–2230

Stone PH (2004) Triggering myocardial infarction. N Engl J Med 351:1716–1718

Svilaas T, Vlaar PJ, van der Horst IC, Diercks GF, de Smet BJ, van den Heuvel AF, Anthonio RL, Jessurun GA, Tan ES, Suurmeijer AJ, Zijlstra F (2008) Thrombus aspiration during primary percutaneous coronary intervention. N Engl J Med 358:557–567

Tate JR (2008) Troponin revisited 2008: assay performance. Clin Chem Lab Med 46:1489–1500

Thiele H, Ohman EM, de Waha-Thiele S, Zeymer U, Desch S (2019) Management of cardiogenic shock complicating myocardial infarction: an update 2019. Eur Heart J 40(32):2671–2683. https://doi.org/10.1093/eurheart/ehz363

Thiele H, de Waha-Thiele S, Freund A, Zeymer U, Desch S, Fitzgerald S (2021a) Management of cardiogenic shock. EuroIntervention 17(6):451–465. https://doi.org/10.4244/EIJ-D-20-01296

Thiele H, Bauersachs J, Mehilli J, Möllmann H, Landmesser U, Jobs A (2021b) Kommentar zu den 2020er Leitlinien der Europäischen Gesellschaft für Kardiologie (ESC) zum Management des akuten Koronarsyndroms bei Patienten ohne persistierende ST-Strecken-Hebung. Kardiologe 15:19–31. https://doi.org/10.1007/s12181-020-00442-9

Thygesen K, Alpert JS, Jaffe AS, the Writing Group on behalf of the Joint ESC/ACCF/AHA/WHF Task Force for the Universal Definition of Myocardial Infarction et al (2012) Third universal definition of myocardial infarction. Eur Heart J 33:2551–2567

Thygesen K, Alpert JS, Jaffe AS, Chaitman BR, Bax JJ, Morrow DA, White HD, Executive Group on behalf of the Joint European Society of Cardiology (ASC)/American College of Cardiology (ACC)/American Heart Association (AHA)/World Heart Federtion (WHF), Task Force for the Universal Definition of Myocardial Infarction (2018) Fourth universal definition of myocardial infarction (2018). Circulation 138 (20):e618–e651. https://doi.org/10.1161/CIR.0000000000000617. Erratum in: Circulation 2018, Nov 13; 138 (20)e652

TIMI Study Group (1985) The Thrombolysis in Myocardial Infarction (TIMI) trial. Phase I findings. N Engl J Med 312:932–936

Tunstall-Pedoe H, Kuulasmaa K, Mähönen M, Tolonen H, Ruokokoski E, Amouyel P (1999) Contribution of trends in survival and coronary-event rates to changes in coronary heart disease mortality: 10-year results from 37 WHO MONICA project populations. Monitoring trends and determinants in cardiovascular disease. Lancet 353:1547–1557

Van de Werf F, Bax J, Betriu A et al (2008) Management of acute myocardial infarction in patients presenting with persistent ST-segment elevation: the Task Force on the Management of ST-Segment Elevation Acute Myocardial Infarction of the European Society of Cardiology. Eur Heart J 29:2909–2945

Wallentin L, Lagerqvist B, Husted S, Kontny F, Ståhle E, Swahn E (2000) Outcome at 1 year after an invasive compared with a non-invasive strategy in unstable coronary-artery disease: the FRISC II invasive randomized trial. FRISC II Investigators. Fast Revascularisation during instability in Coronary artery disease. Lancet 356(9223):9–16. https://doi.org/10.1016/s0140-6736(00)02427-2

Wiviott SD, Cannon CP, Morrow DA, Ray KK, Pfeffer MA, Braunwald E (2005) PROVE IT-TIMI 22 Investigators. Can low-densitiy lipoprotein be too low? The safety and efficacy of achieving ver low low-density lipoprotein with intensive statin therapy: a PROVE IT-TIMI 22 substudy. J Am Coll Cardiol 46(8):1411–1416. https://doi.org/10.1016/j.jacc.2005.04.064

Intensivtherapie bei Herzrhythmusstörungen

Hans-Joachim Trappe

Inhalt

1	Einleitung	929
2	Pathophysiologische Grundlagen	930
2.1	Bradykarde Herzrhythmusstörungen	930
2.2	Tachykarde Herzrhythmusstörungen	930
3	Wegweisende Befunde und diagnostische Maßnahmen	931
3.1	Klinische Parameter	931
3.2	Allgemeine Diagnostik	931
3.3	Differenzialdiagnostik bradykarder und tachykarder Rhythmusstörungen im Oberflächen-EKG	932
4	Klinik und Therapie bradykarder Herzrhythmusstörungen	932
4.1	Sinusbradykardien	932
4.2	Sinuatriale Blockierungen	933
4.3	Atrioventrikuläre Blockierungen	933
5	Klinik und Therapie tachykarder Herzrhythmusstörungen	934
6	Supraventrikuläre Tachyarrhythmien	934
6.1	Vorhofflimmern	934
6.2	Therapie	935
6.3	Vorhofflattern	937
6.4	Sinustachykardien	937
6.5	AV-Knoten-Reentry-Tachykardien	938
6.6	Ektop atriale Tachykardien	938
6.7	Akzessorische Leitungsbahnen	941
7	Ventrikuläre Tachyarrhythmien	942
7.1	Inzidenz und Pathogenese ventrikulärer Tachykardien	942
7.2	Monomorphe ventrikuläre Tachykardien	943
7.3	Polymorphe ventrikuläre Tachykardien	944
7.4	Torsade-de-pointes-Tachykardien	945
7.5	Kammerflattern und Kammerflimmern	946
8	Fazit	946
	Literatur	947

1 Einleitung

Die Behandlung von Patienten mit Herzrhythmusstörungen ist vielfach schwierig und stellt den Arzt häufig vor große Probleme. Neben der Frage, ob eine Arrhythmie überhaupt behandelt werden soll, muss entschieden werden, welches der zur Verfügung stehenden therapeutischen Verfahren für

H.-J. Trappe (✉)
Ruhr-Universität Bochum, Medizinische Universitätsklinik II, Universitätsklinik Marien Hospital Herne, Herne, Deutschland
E-Mail: hans-joachim.trappe@ruhr-uni-bochum.de

den Patienten am günstigsten ist. Weiterhin müssen Nutzen bzw. Risiken einer Therapie sorgfältig gegeneinander abgewogen werden.

Es ist gesichert, dass Herzrhythmusstörungen nicht als eigenständige Erkrankungen aufzufassen sind, sondern bei zahlreichen kardialen und extrakardialen Erkrankungen sowie bei Elektrolytstörungen auftreten können (El Sherif und Turitto 2011). Supraventrikuläre Arrhythmien sind in der Regel prognostisch günstig, während ventrikuläre Rhythmusstörungen besonders bei

Patienten mit eingeschränkter linksventrikulärer Pumpfunktion lebensbedrohlich sein können. Vor allem dem Schweregrad der Herzinsuffizienz und dem Ausmaß der linksventrikulären Funktionsstörung kommen als prognostische Parameter entscheidende Bedeutung zu (Packer 2020).

Der plötzliche Tod durch einen Herz-Kreislauf-Stillstand ist als schwerwiegendste Form einer Herzrhythmusstörung nicht durch einzelne Parameter bedingt, sondern vielmehr als multifaktorielles Geschehen aufzufassen (Trappe 2016a). In der Bundesrepublik Deutschland erliegen etwa 70.000–100.000 Patienten pro Jahr einem Herz-Kreislauf-Stillstand, der in 65–80 % der Fälle durch eine tachykarde Rhythmusstörung hervorgerufen wird. Bradykardien spielen als ursächlicher Faktor eines Herz-Kreislauf-Stillstands bei Erwachsenen eher eine untergeordnete Rolle und werden in 5–20 % der Patienten beobachtet (Bonnemeier und Potratz 2015).

2 Pathophysiologische Grundlagen

2.1 Bradykarde Herzrhythmusstörungen

Eine Unterdrückung der dominanten Schrittmacheraktivität im Sinusknoten oder eine Beeinflussung der Weiterleitung der im Sinusknoten gebildeten Impulse führt zu Erregungsbildungs- oder Erregungsleitungsstörungen und damit zu bradykarden Arrhythmien. Die Leitung der im Sinusknoten gebildeten Impulse kann vollständig unterbrochen sein, sodass die Ventrikel z. B. von einem Schrittmacher im His-Purkinje-System aktiviert werden, oder sie ist nur partiell beeinträchtigt, sodass die Schrittmacheraktivität des Sinusknotens weiter, wenn auch in veränderter Form, führend ist.

2.2 Tachykarde Herzrhythmusstörungen

Als Mechanismen tachykarder Rhythmusstörungen sind die folgenden 3 elektrophysiologischen Phänomene bekannt (Gaztanaga et al. 2012; Al-Khatib et al. 2018):

- gesteigerte und abnorme Automatie,
- getriggerte Aktivität,
- kreisförmige Erregungen („Reentry") entlang anatomischer Bahnen oder funktioneller Hindernisse.

2.2.1 Gesteigerte und abnorme Automatie

Bei der gesteigerten und abnormen Automatie handelt es sich um eine Erregungsbildungsstörung, die durch Verlust eines stabilen Ruhemembranpotenzials mit Veränderung transmembranärer Ionenströme entsteht. Es kommt zu einer Abnahme des Ruhemembranpotenzials auf Werte um − 50 mV und einer konsekutiven Inaktivierung des schnellen Natriumeinwärtsstromes. Die Depolarisation wird stattdessen durch den „slow calcium channel" getragen. Abnorme Automatiezentren können in jedem beliebigen Myokardareal entstehen (Gaztanaga et al. 2012).

2.2.2 Getriggerte Aktivität

Im Gegensatz zur abnormen Automatie besteht bei der getriggerten Aktivität keine Möglichkeit der spontanen Arrhythmieentwicklung, sondern die getriggerte Aktivität ist immer von der vorausgehenden Erregung abhängig (Shen und Zipes 2014). Als eigentliche Auslöser der Erregungen wirken depolarisierende Nachpotenziale, die im Anschluss an ein Aktionspotenzial entstehen („afterdepolarizations"). Diese können bereits in der Repolarisationsphase eines Aktionspotenzials auftreten („early afterdepolarizations") oder einem Aktionspotenzial folgen („late afterdepolarizations"). Frühe Nachdepolarisationen entstehen aufgrund einer abnormen Verlängerung der Aktionspotenzialdauer, z. B. durch Medikamente oder durch Hypokaliämie. Fassbare Zeichen einer Verlängerung der Aktionspotenzialdauer ist eine Verlängerung der QT-Zeit. Späte Nachdepolarisationen schließen sich an ein Aktionspotenzial an und können, bedingt durch Erhöhung der intrazellulären Kalziumkonzentration, zu ektoper Aktivität führen, etwa bei Überdosierung von Herzglykosiden (Homma et al. 2006).

2.2.3 Kreisende Erregung („Reentry")

Die kreisende Erregung („Reentry") ist sicher der häufigste Mechanismus tachykarder Rhythmusstörungen. Voraussetzung für einen Reentry-Mechanismus ist eine Leitungsverzögerung mit unidirektionaler Leitung und Wiedereintritt eines Impulses in das Gewebe. Für das Zustandekommen einer Tachykardie müssen beide Voraussetzungen, Verkürzung der Erregungswelle und inhomogene Erregbarkeit erfüllt sein (Gaztanaga et al. 2012). Klassische Beispiele für Reentry-Mechanismen sind Tachykardien aufgrund akzessorischer Leitungsbahnen (z. B. Wolff-Parkinson-White-Syndrom) oder AV-Knoten-Reentry-Tachykardien. Auch ektop atrialen Tachykardien und Vorhofflattern liegen kreisförmige Erregungen zugrunde (Cosio 2017).

3 Wegweisende Befunde und diagnostische Maßnahmen

3.1 Klinische Parameter

Die Symptome von Patienten mit Herzrhythmusstörungen reichen vom asymptomatischen Patienten bis hin zum Patienten mit Herz-Kreislauf-Stillstand als schwerwiegendster Form einer malignen Herzrhythmusstörung (Trappe 2010a).

Bradykarde Rhythmusstörungen sind häufig asymptomatisch, können aber auch mit Phasen von Schwindel, Präsynkopen oder Synkopen einhergehen. Tachykardien werden demgegenüber in der Regel vom Patienten sofort registriert und meistens als bedrohlich empfunden. Sie können paroxysmal auftreten, wenige Sekunden bis zu Stunden anhalten oder als Dauertachykardie („unaufhörliche", „incessant" Tachykardie) mit mehr als 50 % Tachykardiezyklen pro Tag imponieren. Sie können plötzlich beginnen und plötzlich enden oder einen langsamen Anfang und ein langsames Ende haben.

Wichtige klinische Hinweise auf den vorliegenden Arrhythmietyp finden sich bei supraventrikulären und ventrikulären Tachykardien, während „klassische", klinisch wegweisende Befunde bei bradykarden Rhythmusstörungen fehlen (Tab. 1). Bei Patienten mit tachykarden Rhythmusstörungen sind Tachykardiefrequenz, Vorliegen eines regelmäßigen oder unregelmäßigen Pulses und charakteristische Befunde im Bereich der Halsvenen wichtig und erlauben in vielen Fällen bereits eine klinische Diagnose der vorliegenden Arrhythmieform.

Klinische Phänomene wie z. B. das „Froschzeichen", das als „Propfung" im Bereich der Halsvenen durch simultane Kontraktionen von Vorhof und Kammern beobachtet wird, sind wegweisend für die Diagnose einer AV-Knoten-Reentry – bzw. „Circus-movement-Tachykardie" bei Vorliegen einer akzessorischen Leitungsbahn. Bei ventrikulären Tachykardien sind Zeichen einer AV-Dissoziation mit irregulären Vorhofwellen im Bereich der Halsvenen, unterschiedlichen Intensitäten des 1. Herztons und unterschiedlichen systolischen Blutdruckamplituden bei ca. 50 % der Patienten nachzuweisen (Wellens und Conover 2006).

> Die klinische Symptomatik wird neben der Herzfrequenz v. a. von der Grunderkrankung und der Pumpfunktion des Herzens bestimmt.

Während supraventrikuläre Tachykardien überwiegend beim Herzgesunden vorkommen, in der Regel gut toleriert werden und meistens nicht mit schweren hämodynamischen Beeinträchtigungen einhergehen, sind ventrikuläre Tachykardien häufiger bei Patienten mit kardialer Grunderkrankung zu beobachten, werden oft schlecht toleriert, zeigen Zeichen eines verminderten Herzzeitvolumens (Angst, Unruhe, Schweißausbruch, Hypotonie) und können zum Tod eines Patienten führen.

3.2 Allgemeine Diagnostik

Von entscheidender Bedeutung in der Diagnostik bradykarder und tachykarder Rhythmusstörungen ist neben einer genauen Erhebung der Anamnese sowie des körperlichen Untersuchungsbefundes (Herz-Lungen-Auskultation, Pulsqualitäten, Blutdruck, Herzinsuffizienzzeichen, Pulsdefizit) vor allem das 12-Kanal-Oberflächen-Elektrokardiogramm, das bei systematischer Analyse und Interpretation in > 90 % zur richtigen Diagnose führt. Die tägliche Praxis zeigt jedoch, dass die Differenzialdiagnose von Herzrhythmusstörungen oft schwierig erscheint und Fehldiagnosen beobachtet werden, weil EKGs nicht systematisch, nicht vollständig (alle 12 EKG-Ableitungen) und nur „oberflächlich" befundet werden (Trappe 2011).

Eine falsche Diagnose und eine daraufhin eingeleitete inadäquate Therapie können zu einer ernsten Gefährdung des Patienten bis hin zur Kreislaufdekompensation und Reanimationspflichtigkeit führen. Es ist daher unumgänglich, bei Patienten mit Rhythmusstörungen aus anamnestischen,

Tab. 1 Klinische Zeichen zur Differenzialdiagnose supraventrikulärer und ventrikulärer Tachyarrhythmien. (Mod. nach (Wellens und Conover 2006))

Tachykardie	Puls	Halsvenen	Blutdruck	1. HT
Sinustachykardie	Regelmäßig	Unauffällig	Konstant	Konstant
Atriale Tachykardie	Regelmäßig	Unauffällig	Konstant	Konstant
VH-Flattern (2:1-ÜL)	Regelmäßig	Flatterwellen	Konstant	Konstant
VH-Flattern (unregelmäßige ÜL)	Unregelmäßig	Unregelmäßig	Wechselnd	Wechselnd
Vorhofflimmern	Unregelmäßig	Unregelmäßig	Wechselnd	Wechselnd
AVNRT	Regelmäßig	Froschzeichen	Konstant	Wechselnd
CMT bei ALB	Regelmäßig	Froschzeichen	Konstant	Wechselnd
Ventrikuläre Tachykardie	Regelmäßig	Unregelmäßig	Wechselnd	Wechselnd

ALB = akzessorische Leitungsbahn, AVNRT = AV-Knoten-Reentry-Tachykardie, CMT = „Circus-movement-Tachykardie", HT = Herzton, VH = Vorhof, ÜL = Überleitung

klinischen und nichtinvasiven Untersuchungsbefunden ein detailliertes „Risikoprofil" zu erstellen und bei speziellen Fragestellungen zusätzliche Maßnahmen wie linksventrikuläre Angiographie, Koronarangiographie und eine elektrophysiologische Untersuchung heranzuziehen (Übersicht).

Diagnostikschema bei Patienten mit bradykarden und tachykarden Herzrhythmusstörungen
Erhebung der Vorgeschichte

- Symptomatik vor und/oder während der Rhythmusstörung
- Häufigkeit der Arrhythmieepisoden
- Beginn der ersten Symptome (erstes Auftreten)
  - Körperliche Untersuchung
  - Laboruntersuchungen
  - Nichtinvasive Untersuchungen
- 12-Kanal-Oberflächen-EKG
- 24-Stunden-Langzeit-EKG
- Belastungs-EKG
- Signalmittelungs-EKG
- Herzfrequenzvariabilität
- Echokardiographie (transthorakal und transösophageal)
  - Invasive Untersuchungen
- Herzkatheteruntersuchung
- Angiographie
- Koronarangiographie
- Elektrophysiologische Untersuchung
- Kathetermapping

3.3 Differenzialdiagnostik bradykarder und tachykarder Rhythmusstörungen im Oberflächen-EKG

Es hat sich bewährt, Herzrhythmusstörungen im Oberflächen-EKG systematisch zu analysieren und jede einzelne Herzaktion (P-Wellen, PQ-Zeit, QRS-Komplex, ST-Strecke, QT-Zeit) in allen 12 EKG-Ableitungen zu befunden und zu beurteilen (Trappe 2009). Während bei bradykarden Rhythmusstörungen die exakte Beurteilung von Leitungszeiten und Korrelationen von P-Welle und QRS-Komplex wichtig ist, hat es sich bei Tachykardien als notwendig erwiesen, solche mit schmalem QRS-Komplex (QRS-Dauer < 0,12 s) Tachykardien mit breitem QRS-Komplex (Dauer ≥ 0,12 s) gegenüberzustellen. In jedem Fall ist eine sorgfältige und systematische Analyse des Elektrokardiogramms der Schlüssel zur richtigen Diagnose. In jedem Fall sind bei der Beurteilung von Herzrhythmusstörungen grundlegende EKG-Kenntnisse erforderlich, denn es gilt ganz besonders für die EKG-Befundung: „Was man nicht kennt, erkennt man nicht"!

Bei Tachykardien mit schmalem QRS-Komplex ist anhand der Beziehung von Morphologie und Relation der P-Welle zum QRS-Komplex (P-R bzw R-P) vielfach schon die Diagnose der vorliegenden Rhythmusstörung möglich (Tab. 2).

Das 12-Kanal-Oberflächen-EKG erlaubt auch bei breiten QRS-Komplex-Tachykardien (QRS-Breite ≥ 0,12 s; Tab. 3) eine Abgrenzung von supraventrikulären und ventrikulären Tachykardien und ermöglicht eine richtige Diagnose, die zu der für den Patienten adäquaten intensivmedizinischen Behandlung führen sollte.

Tab. 2 Differenzialdiagnose von Tachykardien mit schmalem QRS-Komplex. (QRS-Breite < 0,12 s)

1. AV-Block II. Grades	Ja	VH-Frequenz > 250/min → VHFla
		VH-Frequenz < 250/min → EAT
2. Alteration des QRS-Komplexes	Ja	→ CMT bei ALB
3. Relation P-Welle : QRS-Komplex	P in R	→ AVNRT
	PR > RP	→ CMT bei ALB (schnelle ALB)
	PR < RP	→ CMT bei ALB (langsame ALB)
4. Morphologie der P-Welle während Tachykardie		
negativ in I, aVL	Ursprungsort	→ linker Vorhof
positiv in I, aVL	Ursprungsort	→ rechter Vorhof
positiv in II, III	Ursprungsort	→ superior
negativ in II, III	Ursprungsort	→ inferior

ALB = akzessorische Leitungsbahn, AVNRT = AV-Knoten-Reentry-Tachykardie, CM = circus movement Tachykardie, EAT = ektop atriale Tachykardie, VH = Vorhof, VHFlat = Vorhofflattern

4 Klinik und Therapie bradykarder Herzrhythmusstörungen

Bradykarde Rhythmusstörungen werden durch Veränderungen im Bereich des Sinusknotens, der sinuatrialen Überleitung und im AV-Knoten verursacht, werden aber auch bei Überdosierungen von Medikamenten (Digitalis, β-Blocker, Kalziumantagonisten vom Verapamiltyp, spezifische Antiarrhythmika) beobachtet. Notfallmäßig spielen bradykarde Arrhythmien, bedingt durch Erregungsbildungs- oder Erregungsleitungsstörungen besonders in der Akutphase eines Myokardinfarktes eine wichtige Rolle und sollten nicht nur unverzüglich erkannt, sondern auch folgerichtig behandelt werden (Sidhu und Marine 2020).

4.1 Sinusbradykardien

Die Sinusbradykardie ist durch einen regulären Sinusrhythmus mit Frequenzen von < 50/min und einer regulären

Tab. 3 Differenzialdiagnose von Tachykardien mit breitem QRS-Komplex. (QRS-Breite $\geq 0{,}12$ s)

1. AV-Dissoziation	Ja		→ VT
2. Breite des QRS-Komplexes	> 0,14 s		→ VT
	Beachte:	a) SVT bei vorbestehendem SBB	
		b) SVT mit anterograder Leitung über ALB	
3. Linkstypische Achse des QRS-Komplexes	Beachte:	a) SVT bei vorbestehendem SBB	→ VT
		b) SVT mit anterograder Leitung über ALB	
4. Morphologie des QRS-Komplexes			
RSBB	V_1: mono-/biphasisch		VT
	V_6: R/S < 1		→ VT
LSBB	V_1: R (Tachy) < R (Sinus)		→ SVT
	R (Tachy) > R (Sinus)		→ VT
	$V_{1/2}$: „Kerbe" (S-Zacke)		→ VT
	V_6: qR-Konfiguration		→ VT
			→ VT
			→ SVT
			→ VT
			→ VT
			→ VT

ALB = akzessorische Leitungsbahn, AV = atrioventrikulär, LSBB = Linksschenkelblockbild, RSBB = Rechtsschenkelblockbild, SBB = Schenkelblockbild, SVT = supraventrikuläre Tachykardie, Tachy = Tachykardie, VT = ventrikuläre Tachykardie

atrioventrikulären Überleitung charakterisiert (Kusumoto et al. 2019). Sie wird in der Regel bei Athleten, während des Schlafes oder bei Patienten mit Digitalistherapie, β-Blockern, Hypothyreose oder Hypothermie beobachtet. Bei Patienten mit akutem Myokardinfarkt, besonders in den ersten Stunden eines frischen inferioren ST-Hebungs-Infarktes, wird eine Sinusbradykardie in bis zu 40 % der Fälle beobachtet und ist meistens Ausdruck eines gesteigerten Vagotonus. In den meisten Fällen sind Patienten mit Sinusbradykardien symptomfrei und eine spezifische Therapie ist nicht notwendig (Kusumoto et al. 2019).

Liegt allerdings eine symptomatische Sinusbradykardie (z. B. bei Kammerfrequenzen < 40/min) vor, kann eine Behandlung mit Atropin (0,5 mg i.v., ggf. Wiederholung bis max. 3 mg) notwendig werden. Auch eine Adrenalin-Infusion (2–10 µg/min) oder eine transkutane Schrittmacherstimulation kann notwendig sein (Trappe et al. 2015). Die Implantation eines permanenten Schrittmachersystems ist initial nur in seltenen Fällen gerechtfertigt, während die temporäre Stimulation bei Patienten mit akutem Myokardinfarkt häufiger angewendet wird.

4.2 Sinuatriale Blockierungen

Sinuatriale Leitungsstörungen oder ein Sinusarrest sind bedingt durch Störungen der Erregungsleitung und/oder der Erregungsbildung. Elektrokardiographisch ist das Fehlen von P-Wellen bei charakteristischen PP-Intervallen für die Diagnose eines sinuatrialen Blocks (SA-Block) typisch (Trappe und Schuster 2020). Beim SA-Block III. Grades ist die Überleitung der Erregung vom Sinusknoten auf das umliegende atriale Gewebe komplett unterbrochen, und P-Wellen sind nicht sichtbar. Ein Sinusarrest ist durch fehlende Impulsbildung im Sinusknoten gekennzeichnet und geht im 12-Kanal-Oberflächen-EKG mit junktionalen Ersatzrhythmen einher.

Sinuatriale Blockierungen und/oder ein Sinusarrest werden relativ selten beobachtet und kommen in einer Häufigkeit von etwa 2–5 % bei Patienten mit akutem Myokardinfarkt vor, besonders bei inferiorer Infarktlokalisation. Sinuatriale Leitungsstörungen sind meist nur passager, sprechen gut auf Atropin (0,5 mg i.v. bis maximal 3 mg) oder Adrenalin-Infusion (2–10 µg/min) an und haben eine gute Prognose (Kusumoto et al. 2019). Kommt es allerdings zu einem anhaltenden Sinusarrest oder zu höhergradigen sinuatrialen Blockierungen ohne ausreichende Ersatzrhythmen, kann eine passagere Schrittmacherstimulation erforderlich sein, deren Indikation neben dem elektrokardiographischen Befund vom klinischen Bild gestellt wird.

4.3 Atrioventrikuläre Blockierungen

Störungen der Erregungsüberleitung von den Vorhöfen auf die Kammern entstehen typischerweise im AV-Knoten oder im His-Bündel-Bereich und werden als atrioventrikuläre Überleitungsstörungen („AV-Blockierungen") bezeichnet. Solche Blockierungen im Bereich des AV-Knotens werden in AV-Blockierungen I., II. und III. Grades eingeteilt, wobei verschiedene Typen der AV-Überleitungsstörungen II. Grades unterschieden warden. Beim AV-Block II. Grades, Typ

1 (Wenckebach) nimmt die AV-Überleitungszeit von Aktion zu Aktion zu, bis eine Vorhoferregung blockiert ist, also nicht mehr übergeleitet wird. Beim AV-Block II. Grades, Typ 2 (Mobitz), wird eine Vorhoferregung plötzlich und unerwartet blockiert, ohne dass sich das PQ-Intervall zuvor verlängert hat. Die Diagnose eines AV-Blocks ist aus dem Oberflächen-EKG relativ einfach zu stellen (Trappe und Schuster 2020). Während die Überleitungsstörungen beim AV-Block II. Grades, Typ 1 (Wenckebach) in der Regel im AV-Knoten selbst lokalisiert sind, findet man beim AV-Block II. Grades, Typ 2 (Mobitz) die Lokalisation der Blockierung subnodal oder im Bereich des His-Bündels. Ein AV-Block III. Grades ist durch eine komplette Unterbrechung der Erregungsleitung zwischen Vorhöfen und Kammern charakterisiert. AV-Blockierungen können besonders bei akuten ST-Strecken-Hebungs-Myokardinfarkten (meistens bei inferiorer Lokalisation und proximalem Verschluss der rechten Koronararterie), bei Patienten unter Digitalistherapie, nach Herzoperationen oder bei Erkrankungen, die zu einer Fibrosierung im Bereich des AV-Knotens führen, beobachtet werden. Die klinische Symptomatik variiert bei AV-Blockierungen sehr und ist neben der Art der Blockierung von der Frequenz der Kammeraktion und/oder des Ersatzzentrums abhängig.

4.3.1 Therapie

> Während beim AV-Block I. Grades in der Regel keine Therapie notwendig ist, sieht man einmal vom Absetzen oder einer Dosisreduktion dromotrop wirkender Medikamente ab, sind Patienten mit höhergradigen AV-Blockierungen Kandidaten für eine temporäre oder permanente Schrittmacherstimulation.

Während beim AV-Block II. Grades, Typ 1 (Wenckebach) häufig die engmaschige Beobachtung des Patienten ausreicht, sind Patienten mit AV-Blockierungen II. Grades, Typ 2 (Mobitz) bei klinischer Symptomatik (Schwindel, Synkopen) Kandidaten für eine Schrittmacherimplantation, zumal es bei diesen Patienten zu einer Progression des AV-Blocks II. Grades in einen kompletten Block kommen kann (Kusumoto et al. 2019).

Bei AV-Blockierungen II. oder III. Grades, die im Rahmen inferiorer ST-Strecken-Hebungs-Infarkte auftreten, ist die Blockierung oft nur passager, sodass häufig eine temporäre Schrittmacherstimulation ausreicht. Daher sollte die Implantation eines permanenten Schrittmachersystems bei permanenten höhergradigen AV-Blockierungen (II. Grades und III. Grades) und klinischer Symptomatik frühestens 10 Tage nach Infarkteintritt diskutiert werden, während die Indikation zur Schrittmacherimplantation beim AV-Block II. Grades oder III. Grades bei Vorderwandinfarkt früher zu stellen ist (Trappe 2010a).

5 Klinik und Therapie tachykarder Herzrhythmusstörungen

Das Auftreten von tachykarden Herzrhythmusstörungen ist in der Intensivmedizin meist ein schwerwiegender Befund, der rasch gezielte diagnostische und therapeutische Maßnahmen erfordert (Trappe 2010b). Besonders dem 12-Kanal-Oberflächen-EKG kommt als diagnostische Methode eine besondere Bedeutung zu, besonders in der Intensiv- und Notfallmedizin (Trappe 2016b). Tachykarde Rhythmusstörungen sind nicht als eigenständige Erkrankungen aufzufassen, sondern können bei zahlreichen kardialen und extrakardialen Krankheiten sowie bei Elektrolytstörungen auftreten. Tachykarden Rhythmusstörungen können verschiedene supraventrikuläre und ventrikuläre Formen und Mechanismen zugrunde liegen (Abb. 1).

Lebensbedrohliche Situationen werden v. a. durch tachykarde ventrikuläre Rhythmusstörungen hervorgerufen (ventrikuläre Tachykardien, Kammerflattern, Kammerflimmern), wenngleich unter bestimmten Bedingungen (Vorhofflimmern mit schneller anterograder Überleitung bei Vorliegen einer akzessorischen Leitungsbahn) auch supraventrikuläre Tachyarrhythmien das Leben eines Patienten bedrohen können (Kuck et al. 2019).

6 Supraventrikuläre Tachyarrhythmien

6.1 Vorhofflimmern

Vorhofflimmern ist die häufigste Rhythmusstörung im Erwachsenenalter. Die Prävalenz des Vorhofflimmerns liegt bei 1,5 %–2 % in der Allgemeinbevölkerung. Im Alter von 80 Jahren haben etwa 10 % der Bevölkerung Vorhofflimmern, das klinisch unbemerkt verlaufen, aber sich auch durch einen Schlaganfall erstmals manifestieren kann (Dilaveris und Kennedy 2017; Pistoia et al. 2016). Vorhofflimmern kann aber auch zu einer hämodynamischen Beeinträchtigung und sogar zum Herz-Kreislauf-Stillstand führen, wenn es zu einer schnellen Kammerüberleitung mit deutlichem Abfall des Herzzeitvolumens und reduzierter diastolischer Ventrikelfüllung kommt (Abb. 2). Vorhofflimmern ist besonders durch Auftreten thromboembolischer Komplikationen gefürchtet (Jame und Barnes 2020).

> Bei jedem Patienten mit einer akuten zerebralen Ischämie muss an ein Vorhofflimmern gedacht werden!

Die Symptomatik ist primär von der Tachykardiefrequenz abhängig, die durch die Leitungseigenschaften im AV-Knoten bestimmt wird; Art und Ausmaß der kardialen Grunderkrankung und der linksventrikulären Pumpfunktion

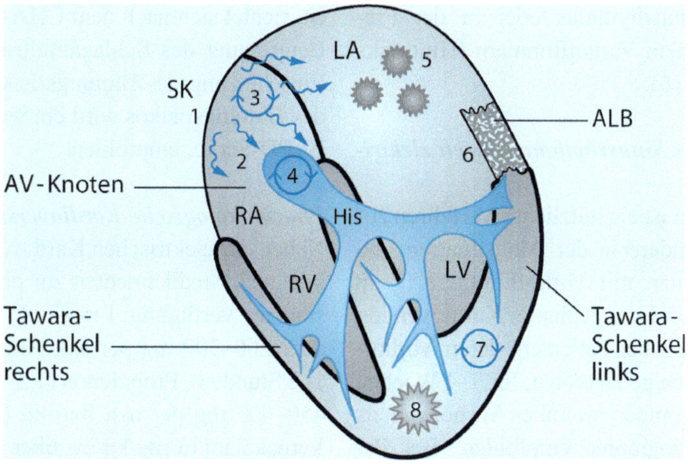

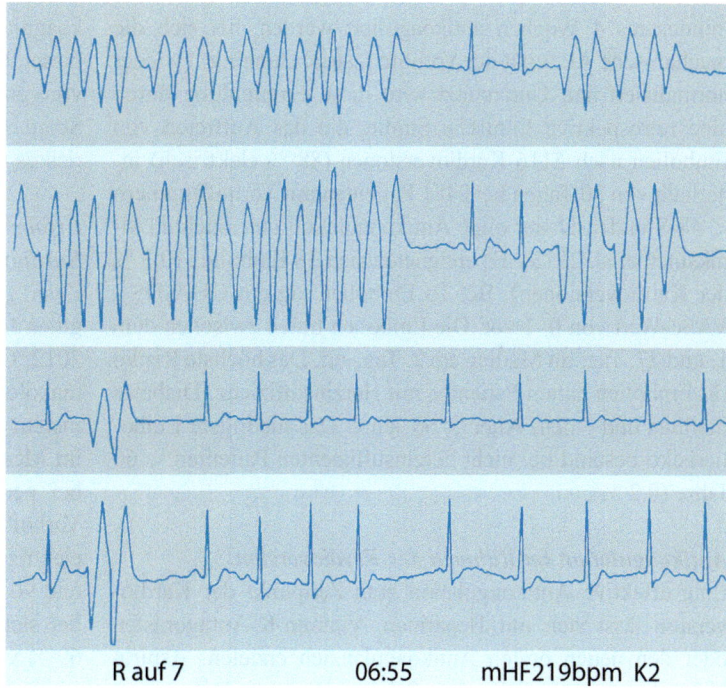

Abb. 1 Formen supraventrikulärer und ventrikulärer Tachyarrhythmien, die zu lebensbedrohlichen Rhythmusstörungen führen können. Abkürzungen: *ALB* akzessorische Leitungsbahn, *AVN* AV-Knoten, *His* His-Bündel, *LA* linker Vorhof, *LV* linker Ventrikel, *RA* rechter Vorhof, *RV* rechter Ventrikel, *SK* Sinusknoten. Ziffern: *1* Sinustachykardien, *2* Vorhofflimmern, *3* Vorhofflattern, *4* AV-Knoten-Reentry-Tachykardien, *5* ektop atriale Tachykardien, *6* „Circus-movement-Tachykardien" bei ALB, *7* ventrikuläre Tachykardien, *8* Kammerflattern/Kammerflimmern

Abb. 2 Langzeit-EKG-Registrierung mit Nachweis deformierter Kammerkomplexe infolge schnell übergeleiteter aberranter atrioventrikulärer Überleitung bei bestehendem Vorhofflimmern. (Kammerfrequenz 219/min)

sind weitere Determinanten der Symptomatik. Sogar lebensbedrohliche Zustände, verbunden mit schwerer Herzinsuffizienz, Lungenödem und Synkopen sind bei tachykardem Vorhofflimmern beschrieben worden (Kotecha und Piccini 2015). Neben den pathophysiologischen Mechanismen eines reduzierten Herzzeitvolumens ist zu bedenken, dass bei Vorhofflimmern mit schneller atrioventrikulärer Überleitung ein Missverhältnis von O_2-Angebot und O_2-Verbrauch vorliegt, das mit einem verminderten diastolischen Koronarfluss und allen sich daraus ergebenden Folgen einhergeht. Tachykardes Vorhofflimmern kann zu einer Einschränkung der linksventrikulären Pumpfunktion mit dem Bild einer „Tachykardiomyopathie" führen.

6.2 Therapie

Die therapeutischen Ziele der Behandlung des tachykarden Vorhofflimmerns liegen in der Intensiv- oder Notfallmedizin entweder in der Beendigung der Arrhythmie und in der

Wiederherstellung eines Sinusrhythmus oder in der Frequenzkontrolle bei chronischem Vorhofflimmern (Hindricks et al. 2021; Eckardt et al. 2016).

Akute Wiederherstellung des Sinusrhythmus durch elektrische Kardioversion

Die elektrische Kardioversion ist ein nützliches Verfahren zur Rhythmuskontrolle, insbesondere in der Akutsituation und bei symptomatischen Patienten mit Vorhofflimmern. Zum Ausschluss von Thromben wird vor geplanter Kardioversion eine effektive Antikoagulation bei Patienten, deren Vorhofflimmern länger als 48 Stunden gedauert hat, für 3–4 Wochen oder der Ausschluss von Thromben im linken Vorhof mittels transösophagealer Echokardiographie empfohlen. Bei Patienten mit kürzlich aufgetretenem Vorhofflimmern können Thromben bei etwa 10 % im linken und bei 0,6 % im rechten Vorhofohr diagnostiziert werden (Klein und Trappe 2015). In solchen Fällen sollte eine Kardioversion erst nach Auflösung der Thromben durch effektive Antikoagulation erfolgen. Nach erfolgreicher Kardioversion müssen die Patienten für mindestens 4 Wochen antikoaguliert werden, bis sich die mechanische Aktivität der Vorhöfe („atrial stunning") wieder normalisiert hat. Unterstützt wird diese Empfehlung durch eine retrospektive finnische Studie, die das Auftreten von Embolien nach 5116 Kardioversionen (88 % elektrisch) innerhalb von 30 Tagen bei 2481 Patienten mit Vorhofflimmern < 48-Stunden-Dauer ohne Antikoagulation untersuchte (Airaksinen et al. 2013). Es ereigneten sich 38 Embolien (0,7 % der Kardioversionen). Bei 10 Embolien lag ein CHA_2DS_2-VASc-Wert von 0–1 vor. Die Embolien traten zwischen dem 1. und 27. Tag, im Median am 2. Tag, auf. Das höchste Risiko für Embolien hatten Patienten mit Herzinsuffizienz, Diabetes mellitus und einem Alter > 60 Jahre. Das niedrigste Embolierisiko bestand bei nicht herzinsuffizienten Patienten < 60 Jahre (0,2 %).

Antikoagulation im Rahmen der Kardioversion

Eine effektive Antikoagulation zum Zeitpunkt der Kardioversion lässt sich mit Heparinen, Vitamin-K-Antagonisten oder den neuen oralen Antikoagulanzien erzielen. Aspirin bietet keinen ausreichenden Schutz. Bei unfraktioniertem Heparin wird nach einem intravenösen Bolus von 60–80 Einheiten/kg Körpergewicht (KG) eine intravenöse Therapie eingesetzt, um die aktivierte Thromboplastinzeit auf etwa 50–70 Sekunden zu verlängern. Eine Antikoagulation zur Kardioversion wird auch mit Enoxaparin in einer Dosis von 1 mg/kg KG subkutan zwei Mal pro Tag erreicht (Klein und Trappe 2015). Eine effektive Antikoagulation mit Vitamin-K-Antagonisten (zum Beispiel Warfarin, Phenprocoumon) wird bei einem INR-Wert („international normalized ratio") von 2–3 angenommen. Bei Kardioversionen scheint ein INR-Wert von > 2,5 besser vor Thromboembolien zu schützen. Die weitere Antikoagulation, die von großer Wichtigkeit ist, richtet sich nach dem CHA_2DS_2-VASc-Score. Neben der Beurteilung des Schlaganfallrisikos sollte gleichzeitig eine Einschätzung des Blutungsrisikos erfolgen. Zur Beurteilung des Blutungsrisikos wird ein weiterer Risikoscore, der HAS-BLED-Score, empfohlen.

Pharmakologische Kardioversion

Neben der elektrischen Kardioversion durch DC-Schock stehen auch Medikamenten zur pharmakologischen Kardioversion zur Verfügung: Flecainid (1,5–2 mg/kg i.v. über 10 min oder 200–300 mg per os), Amiodaron (5–7 mg/kg i.v. über 1–2 Stunden), Propafenon (1,5–2 mg/kg i.v. über 10 min oder 450–600 mg per os), Ibutilid (1 mg i.v. über 10 min) oder Vernakalant (3 mg/kg i.v. über 10 min) sind bekannte Medikamente zur pharmakologischen Kardioversion, wobei Ibutilid in Deutschland nicht verfügbar ist. Vernakalant spielt in Deutschland bei lediglich moderaten Konversionsraten und relativ hohen Kosten kaum eine Bedeutung (Klein und Trappe 2015). Auch für die pharmakologische Kardioversion von Vorhofflimmern wird eine anschließende effektive Antikoagulation für wenigstens 4 Wochen empfohlen. Auch bei diesen Patienten richtet sich die weitere Antikoagulation, die von großer Wichtigkeit ist, nach dem CHA_2DS_2-VASc-Score. Gleichzeitig sollte eine Einschätzung des Blutungsrisikos mit Hilfe des HAS-BLED-Scores erfolgen.

Erfolgsraten von elektrischer oder pharmakologischer Kardioversion

Zwei große prospektive Registerstudien geben einen sehr guten Überblick zur Kardioversion in Europa (Pisters et al. 2012; Crijns et al. 2014). Danach wird besonders eine pharmakologische Kardioversion bei erstmaligem und paroxysmalem Vorhofflimmern (aktuelle Dauer des Vorhofflimmerns im Median 0,5–2 Tage) und eine elektrische Kardioversion bei persistierendem Vorhofflimmern (aktu-elle Dauer des Vorhofflimmerns im Median 30 Tage) durchgeführt. Die elektrische Kardioversion war bei 88 % von 712 Patienten und 90 % von 1946 Patienten erfolgreich. Pharmakologisch ließ sich ein Sinusrhythmus bei 71 % von 1089 Patienten und 69 % von 1026 Patienten erzielen. Eine EKG-Registrierung ergab bei 70 % der erfolgreich kardiovertierten Patienten nach einem Jahr einen Sinusrhythmus (Pisters et al. 2012; Crijns et al. 2014).

Frequenzkontrolle

Die pharmakologische Frequenzkontrolle ist ein therapeutisches Ziel bei chronischem Vorhofflimmern mit tachykarder Überleitung, wenn eine Kardioversion zum Sinusrhythmus nicht sinnvoll ist und nicht angestrebt wird. Die optimale Ziel-Herzfrequenz bei Vorhofflimmer-Patienten ist unklar. Es gibt aber Hinweise, dass eine moderate Frequenzkontrolle (Herzfrequenz < 110 Schläge/Minute in Ruhe) ein akzeptabler Ansatz ist, sofern die Symptomatik keine strengere

Frequenzkontrolle erfordert. Eine Bradykardie sollte in jedem Fall vermieden werden. Für die Frequenzkontrolle von Vorhofflimmern haben sich Digitalis (0,5 mg Digoxin i.v., 0,75–1,5 mg über 24 Stunden in geteilten Dosen. Tagesdosis 0,0625–0,25 mg; Digitoxin 0,4–0,6 mg i.v. Bolus, Tagesdosis 0,05–0,3 mg), Kalziumantagonisten vom Verapamiltyp (2,5–10 mg i.v., nach Bedarf wiederholen; Tagesdosis 40–120 mg 3 × täglich) bzw. Diltiazem (15–25 mg i.v., nach Bedarf wiederholen; Tagesdosis 60 mg 3 × täglich bis zu 360 mg Tagesgesamtdosis) oder β-Blocker (Metoprolol (2–10 mg i.v. Bolus, nach Bedarf wiederholen; Tagesgesamtdosis 100–200 mg pro Tag p.o. je nach Präparat)), Esmolol (0,5 mg/kg i.v. Bolus, dann 0,05–0,25 mg/kg/min i.v.) allein oder in Kombination bewährt (Kirchhof ESC Pocket Guidelines 2016; Kirchhof et al. 2016).

6.3 Vorhofflattern

Vorhofflattern ist eine Rhythmusstörung, der Reentry-Mechanismen zugrunde liegen und die wesentlich seltener vorkommt als Vorhofflimmern (Cosio 2017). Vorhofflattern wird als „gewöhnliche" Form („common type") definiert, wenn Vorhoffrequenzen von ≥ 250/min (Typ I, Frequenz der Flatterwellen 250–340/min) und elektrokardiographisch negative Flatterwellen in den inferioren EKG-Ableitungen II, III und aVF vorliegen, während die „ungewöhnliche" Form („uncommon type") durch positive Flatterwellen in den entsprechenden EKG-Ableitungen (Typ II) charakterisiert wird (Cosio 2017; Trappe und Schuster 2020).

Trotz hoher Vorhofflatter-Frequenzen von ≥ 240/min liegt die typische Kammerfrequenz bei 130–150/min, da es im AV-Knoten zu einer Leitungsverzögerung mit 2:1-Überleitung (oder höherer Überleitungsverzögerung mit 3:1-, 4:1-Überleitung) kommt. Bei Patienten mit Schmalkomplex-Tachykardien (QRS-Breite < 0,12 s), regelmäßigen R-R-Intervallen und Tachykardiefrequenzen um 130–150/min sollte immer an das Vorliegen von Vorhofflattern gedacht werden!

▶ **Cave**

- Lebensbedrohliche Rhythmusstörungen können jedoch auch beim Vorhofflattern beobachtet werden, wenn es bei Kindern, Patienten mit Präexzitationssyndromen, Hyperthyreose oder schnell leitendem AV-Knoten zu einer 1:1-Überleitung kommt.
- Gefährliche Situationen können beim Vorliegen von Vorhofflattern auch durch die Gabe von Chinidin oder Disopyramid ausgelöst werden, da diese Medikamente zu einer Verkürzung der Refraktärzeiten im AV-Knoten führen und so eine 1:1-Überleitung bei Vorhofflattern ermöglichen (Trappe 2010a).

6.3.1 Therapie

Für die Akutbehandlung des Vorhofflatterns sind 3 Optionen möglich:

- medikamentöse Therapie,
- elektrische Kardioversion,
- atriale hochfrequente Überstimulation („overpacing").

Wenn immer möglich, sollte die atriale Überstimulation („overpacing") als eleganteste Behandlungsmethode gewählt werden, wobei diese nur beim Typ-I-Vorhofflattern erfolgversprechend ist, während sich Vorhofflattern vom Typ II in der Regel nicht durch Überstimulation terminieren lässt (Kacprzyk et al. 2020). Als Alternative ist die elektrische Kardioversion anzusehen, die immer dann durchgeführt werden sollte, wenn eine Überstimulation nicht möglich oder nicht erfolgreich ist (Trappe 2010a). Der Stellenwert medikamentöser Behandlungskonzepte liegt in der Frequenzverlangsamung bei persistierendem Vorhofflattern; hier sind Digitalis (Digoxin 0,5 mg i.v. Bolus, 0,75–1,5 mg i.v. über 24 Stunden in geteilten Dosen) und/oder Kalziumantagonisten vom Verapamiltyp (2,5–10 mg i.v. Bolus, nach Bedarf wiederholen) zu empfehlen. Spezifische Antiarrhythmika spielen für die Konversion von Vorhofflattern in einen Sinusrhythmus keine Rolle, wenngleich in Einzelfällen Vorhofflattern durch Antiarrhythmika terminiert werden kann (Trappe und Schuster 2020). Auch bei Patienten mit Vorhofflattern müssen Nutzen und Risiken einer oralen Antikoagulation gegeneinander abgewogen werden (Andrade und Mitchell 2019). Auch bei diesen Patienten sollte eine Einschätzung des Blutungsrisikos (HAS-BLED-Score) erfolgen.

6.4 Sinustachykardien

Eine Sinustachykardie ist durch eine Herzfrequenz von > 100/min mit elektrokardiographisch normalen Befunden von P-Welle, QRS-Komplex, ST-Strecke und T-Welle definiert (Trappe und Schuster 2020). Die Ätiologie von Sinustachykardien ist außerordentlich vielfältig und prinzipiell können physiologische, pharmakologische, reflektorische und pathologische Sinustachykardien unterschieden werden. Sinustachykardien sind bei körperlicher oder psychischer Belastung physiologisch und können durch Medikamente wie Atropin, Isoproterenol, Chinidin und Adrenalin hervorgerufen werden. Sinustachykardien können sich bei Herzinsuffizienz, Myokardinfarkt, Endokarditis oder Myokarditis finden, darüber hinaus bei zahlreichen extrakardialen Erkrankungen (Anämie, Fieber, Kollaps, Hyperthyreose, Hypovolämie). Bei Patienten mit Sinustachykardien steht vor allem die Abklärung der Ursache im Vordergrund. Therapeutisch steht bei Sinustachykardien die Behandlung der Grunderkrankung ganz im Mittelpunkt. Nur in Ausnahmefällen kommt eine symptomatische medikamentöse Behandlung oder eine Therapie mit β-Blockern in Betracht.

6.5 AV-Knoten-Reentry-Tachykardien

Im Erwachsenenalter sind die meisten supraventrikulären Tachykardien durch AV-Knoten-Reentrytachykardien bedingt, während ektop atriale Tachykardien überwiegend im Kindes- oder jungen Erwachsenenalter beobachtet werden (Trappe und Schuster 2020). AV-Knoten-Reentrytachykardien setzen in der Regel plötzlich und unvermittelt ein und sind vielfach von Allgemeinsymptomen wie Angst, Unruhe, Schweißausbruch, Schwäche und Stuhldrang begleitet (Von Bary et al. 2015). Während und nach Beendigung der Tachykardie kann es zu einer Polyurie kommen.

> Die Frequenz der (regelmäßigen) AV-Knoten-Reentry-Tachykardie liegt meistens zwischen 160 und 220/min; im Einzelfall werden jedoch auch niedrigere oder höhere Frequenzen beobachtet. Die Tachykardiefrequenz spielt für die Diagnose einer AV-Knoten-Reentry-Tachykardie keine Rolle!

6.5.1 Therapie

Therapeutische Maßnahmen der 1. Wahl sind vagale Manöver, die leicht durchzuführen sind und durch parasympathische Stimulation zu einer Blockierung oder Leitungsverzögerung im AV-Knoten und so zur Terminierung solcher Tachykardien führen, deren Impulsausbreitung den AV-Knoten miteinbezieht (Helton 2015).

Vagusmanöver
Klassische vagale Manöver sind die Karotissinusmassage (einseitig), die nur nach vorheriger beidseitiger Palpation und Auskultation der A. carotis und nicht länger als 5 s erfolgen sollte. Weitere Vagusmanöver sind die Trendelenburg-Lagerung, der „Dive-Reflex" (Gesicht in kaltes Wasser tauchen), Pressen gegen die geschlossene Glottis oder gegen verschlossenen Mund und Nase (Valsalva-Manöver), rasches Trinken eiskalter Flüssigkeit und die Reizung parasympathischer Fasern mit einem Finger im Rachenraum. Ein „Bulbus-Druck-Versuch" ist aufgrund schwerwiegender Komplikationen (Netzhautablösung) obsolet!

Medikamente
Beim Versagen vagaler Manöver steht eine Reihe von Medikamenten zur Verfügung, die intravenös gegeben werden können und eine hohe Effektivität haben. Die Einführung von Adenosin hat das Spektrum der bisher verfügbaren Medikamente nicht nur erweitert, sondern macht Adenosin aufgrund seiner extrem kurzen Halbwertzeit von wenigen Sekunden zu einem Medikament der ersten Wahl bei Tachykardien mit schmalem QRS-Komplex (QRS-Breite < 0,12 s) (Watanabe et al. 2019).

Der Mechanismus besteht in einem vorübergehenden AV-Block, sodass Adenosin bei Tachykardien, deren Impulsausbreitung den AV-Knoten miteinbezieht, ein geeignetes Medikament zur Terminierung solcher Rhythmusstörungen ist (Abb. 3). Adenosin wird als schneller Bolus intravenös verabreicht und sollte initial in einer Dosierung von 6 mg injiziert werden, bei mangelndem Erfolg wird die Dosis auf 9–18 mg erhöht (Erfolgsrate etwa 90 %). Adenosin kann auch während der Schwangerschaft mit gutem Erfolg gegeben werden (Trappe 2008).

Eine andere Alternative, besonders bei Patienten mit AV-Knoten-Reentrytachykardien, ist die Gabe von Verapamil (5–10 mg i.v. über 3 min, Reduktion der Dosis auf 5 mg bei vorbestender β-Blockerbehandlung oder arterieller Hypotonie (systolischer Blutdruck < 100 mm Hg)).

Eine pharmakologische Intervention mit Ajmalin (50–100 mg langsam i.v. über 5 min !) ist v. a. bei Patienten mit akzessorischen Leitungsbahnen (orthodrome oder antidrome Tachykardien) erfolgreich (Abb. 4).

Bei der Notfalltherapie von Tachykardien muss die i.v.-Gabe von Antiarrhythmika immer unter Monitorkontrolle erfolgen; eine passagere Stimulation oder Reanimation bei Auftreten eines kompletten AV-Blocks (Abb. 5) oder eines Kammerflimmerns muss sofort möglich sein. Zudem muß beachtet werden, da alle Antiarrhythmika negativ inotrop wirken können, sodass vor allem bei Patienten mit bereits eingeschränkter linksventrikulärer Funktion mit einer weiteren Beeinträchtigung der Pumpleistung zu rechnen ist.

Führt auch die medikamentöse Therapie nicht zur Beendigung der Tachykardie, sollte in Kliniken mit der Möglichkeit einer elektrophysiologischen Intervention eine Überstimulation mittels Elektrodenkatheters („overdrive") durchgeführt werden; ist eine solche Maßnahme nicht möglich, so muss eine R-Zacken-getriggerte elektrische Kardioversion in Kurznarkose erfolgen (Trappe 2010a).

6.6 Ektop atriale Tachykardien

Atriale Tachykardien kommen in der Regel als paroxysmale Form vor, mit einem plötzlichen Beginn und einem abrupten Ende der Arrhythmie. Die Frequenzen liegen zwischen 100–250/min. Langsame Tachykardien werden vom Patienten mitunter kaum wahrgenommen, schnelle Tachykardien (Frequenz > 200/min) können zu Palpitationen und Schwindel führen. Eine relativ seltene Form atrialer Tachykardien ist

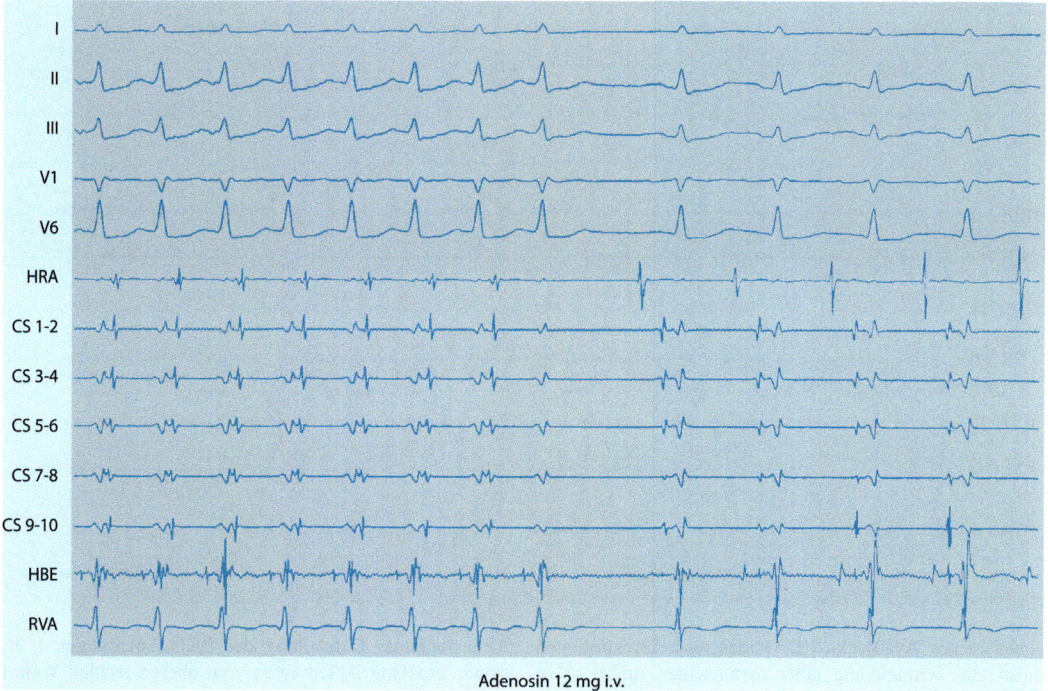

Abb. 3 Beendigung einer Tachykardie mit schmalem QRS-Komplex (QRS-Breite < 0,12 s, Frequenz 190/min) durch intravenöse Gabe von Adenosin (12 mg Bolus): Etwa 4 s nach Injektion von Adenosin kommt es zu einer Blockierung im AV-Knoten und zu einer Terminierung der Tachykardie. Darstellung der EKG-Ableitungen I, II, III, V_1 und V_6 und bipolarer Ableitung vom oberen rechten Vorhof (HRA), His-Bündel (HBE), Koronarsinus (CS_{1-10}) und rechtem Ventrikel (RVA) während einer elektrophysiologischen Untersuchung. Klassische AV-Knoten-Reentry-Tachykardie

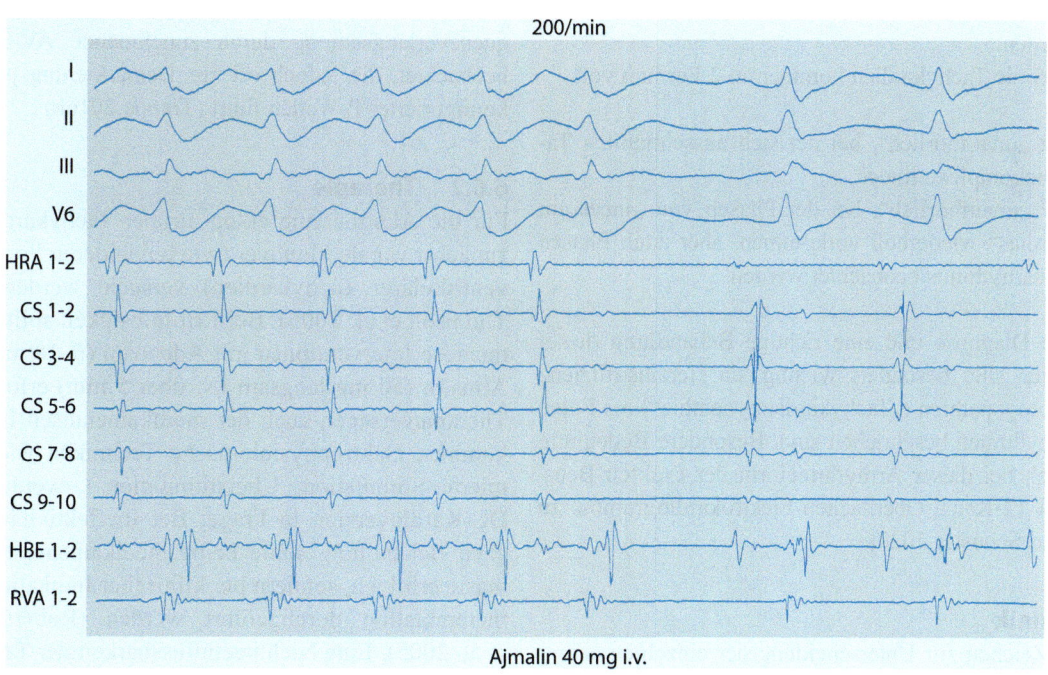

Abb. 4 Beendigung einer Tachykardie mit breitem QRS-Komplex (QRS-Breite > 0,12 s, Frequenz 200/min) durch intravenöse Injektion von 40 mg Ajmalin während einer elektrophysiologischen Untersuchung. Terminierung der Tachykardie 4 min nach Beginn der Ajmalin-Applikation. Darstellung der EKG-Ableitungen I, II, III, und V_6 sowie bipolarer Ableitungen vom oberen rechten Vorhof (HRA), His-Bündel (HBE), Koronarsinus (CS_{1-10}) und rechtem Ventrikel (RVA). Befund eines Patienten mit akzessorischer Leitungsbahn

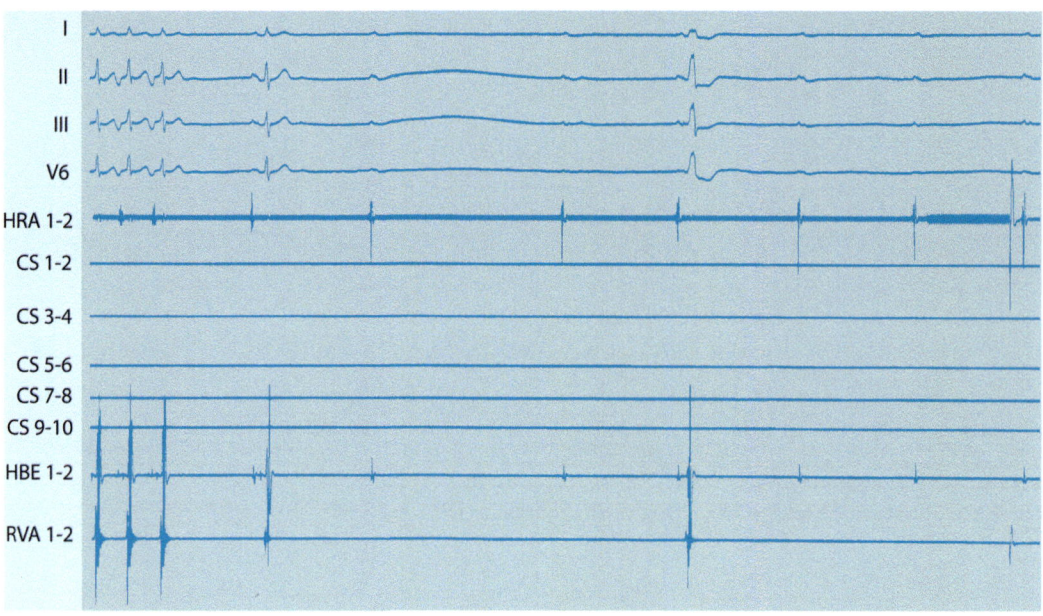

Abb. 5 Nachweis eines AV-Blocks III. Grades nach Injektion von 12 mg Adenosin zur Terminierung einer permanenten junktionalen Reentrytachykardie („PJRT") während einer elektrophysiologischen Untersuchung. Darstellung der EKG-Ableitungen I, II, III, und V_6 sowie bipolarer Ableitungen vom oberen rechten Vorhof (HRA), His-Bündel (HBE), Koronarsinus (CS_{1-10}) und rechtem Ventrikel (RVA)

die „unaufhörliche" Form („incessant tachycardia"), bei der die Tachykardie in mehr als 50 % der Herzaktionen eines Tages vorliegt (Abb. 6). Bei diesen Patienten liegen relativ niedrige Tachykardiefrequenzen (120–140/min) vor, sodass diese Tachykardien vielfach als Sinustachykardien fehlinterpretiert werden.

Ektop atriale Tachykardien kommen in 2 Formen vor:

- konstant „unaufhörlich", bei der sich ausschließlich Tachykardiekomplexe finden,
- repetitiv „unaufhörlich", bei der Phasen von „incessant tachycardias" wiederholt vorkommen, aber auch Phasen von Sinusrhythmus beobachtet werden.

Die exakte Diagnose und eine richtige Behandlung dieser Tachykardien sind besonders wichtig, da Herzinsuffizienz und Kardiomyopathien („Tachykardiemyopathie") als Folge dieser Arrhythmien beschrieben sind. Besondere Bedeutung kommt auch bei dieser Arrhythmieform der exakten Beurteilung des 12-Kanal-Oberflächen-Elektrokardiogramms zu (Trappe und Schuster 2020).

6.6.1 Klinik

Klinische Zeichen zur Unterscheidung der einzelnen supraventrikulären Tachykardieformen sind relativ einfach zu erheben und ergeben sich aus der Analyse von Pulsfrequenz, Beurteilung der Halsvenenpulsationen, des Blutdrucks und der Lautstärke des ersten Herztones (Tab. 1). Im Vergleich zu anderen Tachykardieformen fehlen jedoch bei ektop atrialen Tachykardien spezifische klinische Zeichen.

Die Karotissinusmassage (CSM) ist zur Differenzierung supraventrikulärer Tachykardien wichtig: Während bei paroxysmalen Tachykardien vom Typ der AV-Knoten-Reentrytachykardien eine CSM häufig zur Tachykardieterminierung führt, wird bei atrialen Tachykardien meistens nur eine Frequenzverlangsamung durch zunehmende AV-Blockierung beobachtet, die jedoch oft zur Demarkierung pathologisch konfigurierter P-Wellen führt (Trappe 2016b)

6.6.2 Therapie

Für die Akuttherapie ektop atrialer Tachykardien sollten zunächst vagale Manöver (wie bei anderen Formen supraventrikulärer Tachykardien) versucht werden (Roberts-Thomson et al. 2005). Bei Erfolglosigkeit sollten medikamentöse Interventionen mit Adenosin (6–18 mg i.v.) oder Ajmalin (50 mg langsam i.v. über 5 min) erfolgen. Beim Therapieversagen auch der medikamentösen Intervention kommen elektrophysiologische Techniken wie programmierte Stimulation, Überstimulation („overdrive") oder DC-Kardioversion in Frage. Bei Ineffektivität einer solchen Behandlung sollte keine medikamentöse Polypragmasie erfolgen, sondern bei klinischer Indikation eine Katheterablation durchgeführt werden (Roberts-Thomson et al. 2005). Eine Nichtbeeinflussbarkeit der Tachykardien durch medikamentöse Therapie und/oder elektrische Maßnahmen (Überstimulation, DC-Kardioversion) sollte immer zum Ausschluss oder zur Bestätigung einer „unaufhörlichen" ektop atrialen Tachykardie führen, die nur durch Katheterablation erfolgreich behandelt werden kann (Trappe 1995).

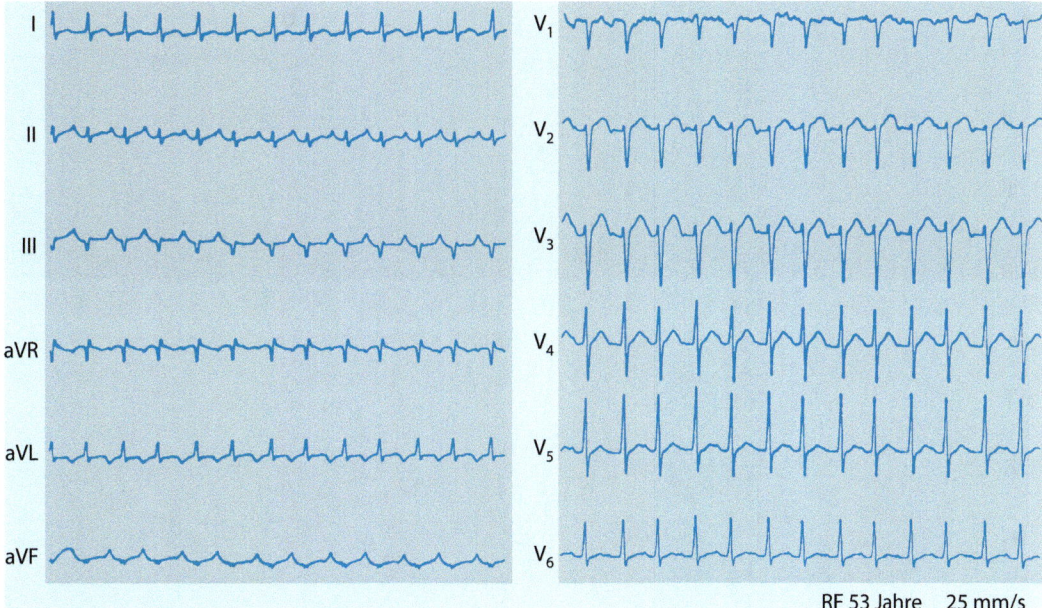

Abb. 6 12-Kanal-Oberflächen-EKG eines Patienten mit links ektop atrialer permanenter Tachykardie. Nachweis einer Tachykardie (Frequenz 140/min) mit schmalen QRS-Komplexen (QRS-Breite < 0,12 s) und einer P-Welle, die jedem QRS-Komplex vorausgeht. Charakteristische elektrokardiographische Zeichen für eine links ektop atriale Tachykardie sind negative P-Wellen in den Ableitungen I und aVL

6.7 Akzessorische Leitungsbahnen

Bei den supraventrikulären Tachyarrhythmien sind besonders Patienten mit akzessorischen Leitungsbahnen gefährdet, an einem plötzlichen Herztod zu versterben (Delise und Sciarra 2020). Während bei Patienten mit akzessorischen Leitungsbahnen v. a. atrioventrikuläre „Circus-movement-Tachykardien" beobachtet werden, kommt es bei ungefähr 10–35 % der Patienten zu Vorhofflimmern, das über die akzessorische Leitungsbahn bei schnell leitenden Fasern zum Kammerflimmern führen kann. Die Höhe der Kammerfrequenz ist dabei ausschließlich von den elektrophysiologischen Charakteristika (Refraktärzeiten) der Bypassbahn abhängig und nicht etwa von den Leitungseigenschaften des AV-Knotens.

▶ **Cave** Bei kurzen Refraktärzeiten der Bypassbahn (< 250 ms) und Vorhofflimmern liegt eine lebensgefährliche Situation vor, bei der Kammerfrequenzen von > 280/min erreicht werden können.

Bei solchen Patienten finden sich im Oberflächen-EKG unregelmäßige RR-Intervalle mit maximaler Präexzitation (QRS-Komplex-Breite ≥ 0,12 s) und RR-Intervalle < 250 ms (Abb. 7). Die charakteristischen Befunde eines Patienten mit WPW-Syndrom, Vorhofflimmern und anterograder Überleitung auf die Kammern über die akzessorische Leitungsbahn sind als „FBI-EKGs" bekannt („fast, broad, irregular") (Trappe und Schuster 2020). Die RR-Intervalle sind bei akzessorischer Leitungsbahn und Vorhofflimmern nur als grobe Risikomarker anzusehen, da Refraktärzeiten von AV-Knoten und akzessorischer Bahn durch Katecholamine oder sympathische Stimulation beeinflusst werden können und im Einzelfall keine sichere Beurteilung des individuellen Risikos zulassen (Delise und Sciarra 2020). Demgegenüber ist die Gefahr bei Patienten mit Wolff-Parkinson-White-Syndrom, Vorhofflimmern und schmalen QRS-Komplexen (QRS-Breite < 0,12 s) deutlich niedriger, da bei diesen Patienten die anterograde Leitung hauptsächlich über den AV-Knoten läuft und eine längere Refraktärzeit der akzessorischen Bahn anzunehmen ist.

Andere Zeichen einer langen Refraktärzeit der akzessorischen Bahn sind das Vorliegen einer intermittierenden Präexzitation (Abb. 8) oder das Verschwinden der δ-Welle im Oberflächen-EKG (Blockade der anterograden Leitung über die akzessorische Bahn) nach Injektion von Ajmalin (50 mg langsam über 5 min i. v.) oder Procainamid (10 mg/kg über 5 min i.v.) (Trappe 2010a).

6.7.1 Therapie

Patienten mit Tachykardien aufgrund akzessorischer Leitungsbahnen sollten sofort behandelt werden: Bei hämodynamisch instabiler Situation und schneller Kammerüberleitung sollte eine sofortige DC-Kardioversion („direct current cardioversion") durchgeführt werden, während bei stabilen Kreislaufverhältnissen Antiarrhythmika, die zu einer Verlängerung der anterograden Refraktärzeit der akzessorischen Leitungsbahn führen und antifibrillatorische Eigenschaften besitzen, angewendet werden können (Wellens und Conover 2006). Bevorzugte Medikamente sind Ajmalin (1 mg/kg

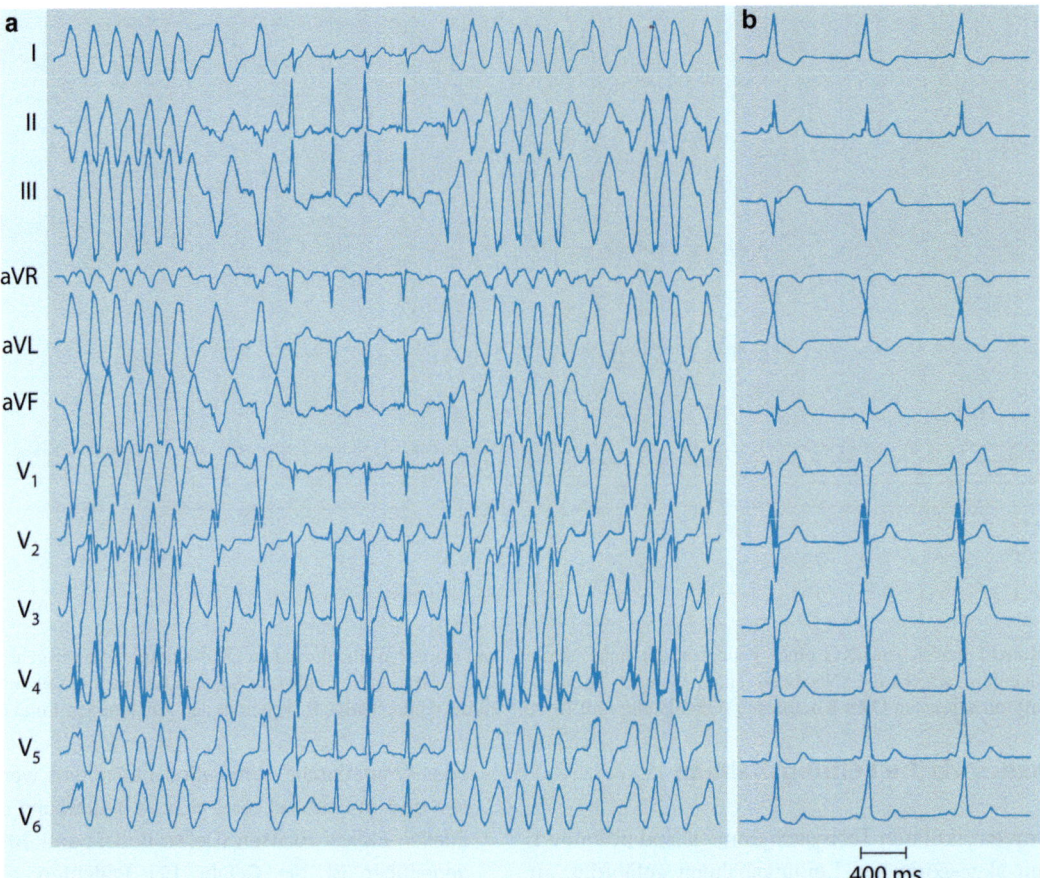

Abb. 7 (a, b) 12-Kanal-Oberflächen-EKG eines Patienten mit Wolff-Parkinson-White-Syndrom und Vorhofflimmern („FBI-EKG"). Nachweis maximaler Präexzitation mit kurzen RR-Abständen (< 250 ms) als Zeichen einer schnellen anterograden Refraktärzeit der akzessorischen Leitungsbahn (a). Klassische Zeichen eines Präexzitationssyndroms mit manifester δ-Welle während Sinusrhythmus (b)

langsam über 5 min i.v.) oder Procainamid (10 mg/kg über 5 min i.v.) (Trappe 2010a). Kommt es unter einer solchen Behandlung zu einer hämodynamischen Verschlechterung, muss eine sofortige elektrische Kardioversion erfolgen. Die Therapie der Wahl besteht bei Patienten mit akzessorischen Leitungsbahnen in der Hochfrequenzstrom-Katheterablation.

▶ **Cave** Die Blockierung des AV-Knotens durch Verapamil und/oder Digitalis ist bei Patienten mit akzessorischen Leitungsbahnen kontraindiziert und kann, beim Auftreten von Vorhofflimmern und anterograder Leitung über die akzessorische Bahn, zur Reanimationssituation und zum Tod führen (Delise und Sciarra 2020).

7 Ventrikuläre Tachyarrhythmien

Ventrikuläre Rhythmusstörungen sind in der Intensivmedizin als monomorphe oder polymorphe ventrikuläre Tachykardien, Torsade-de-pointes-Tachykardien, Kammerflattern oder Kammerflimmern gefürchtet. Der plötzliche Tod ist als schwerwiegendste Form einer ventrikulären tachykarden Herzrhythmusstörung weiterhin als ungelöstes Problem der klinischen Kardiologie anzusehen, der nicht durch einzelne Parameter bedingt ist, sondern als multifaktorielles Geschehen aufzufassen ist (Abb. 9). Die Häufigkeit von plötzlichen Todesfällen ist in Deutschland seit Jahren hoch (etwa 70.000–100.000 plötzliche Todesfälle pro Jahr) (Trappe und Gummert 2011).

7.1 Inzidenz und Pathogenese ventrikulärer Tachykardien

Kammertachykardien sind durch Frequenzen von 100–280/min charakterisiert, können hämodynamisch gut toleriert werden, aber auch zu einer instabilen Situation oder zum kardiogenen Schock führen (Trappe et al. 2015). Pathogenetisch ist die koronare Herzkrankheit die häufigste Ursache ventrikulärer Tachykardien (60–70 %); diese Rhythmus-

Abb. 8 12-Kanal-Oberflächen-EKG eines Patienten mit Wolff-Parkinson-White-Syndrom und intermittierender Präexzitation als Zeichen einer langen anterograden Refraktärzeit der akzessorischen Leitungsbahn

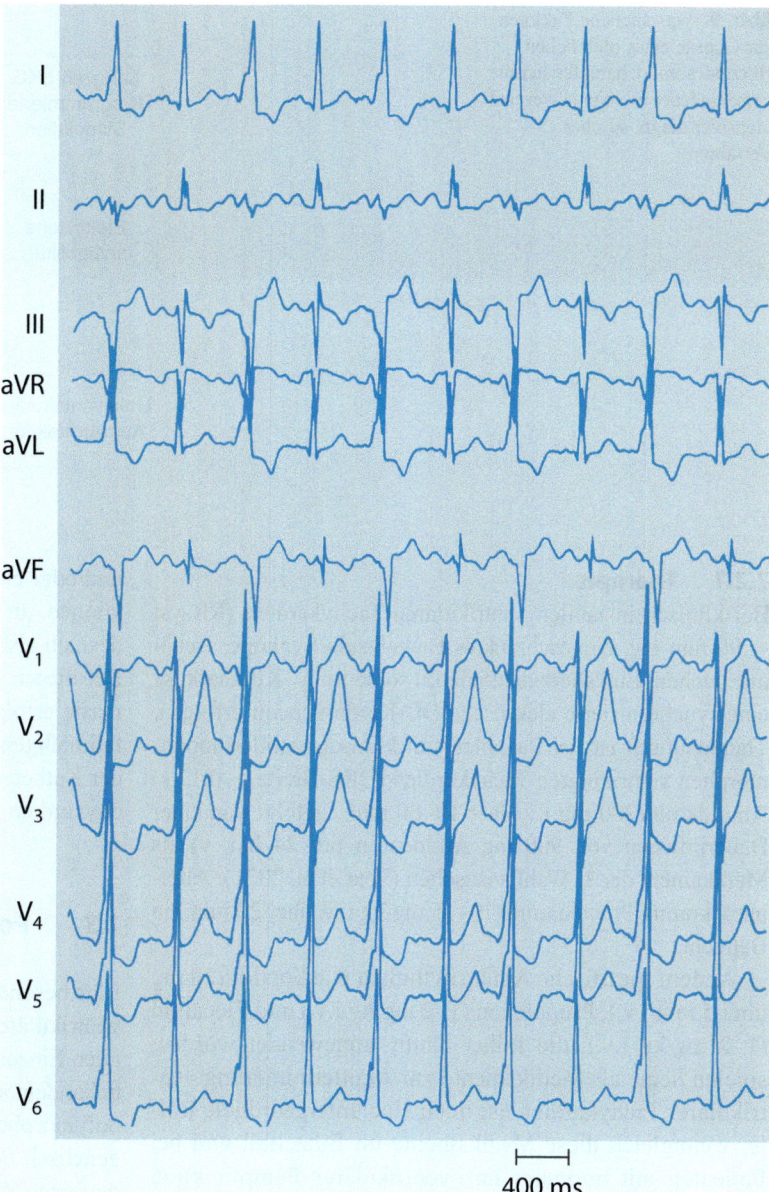

störungen werden aber auch bei Patienten mit dilatativer oder hypertropher Kardiomyopathie (10–15 %) und bei arrhythmogener rechtsventrikulärer Erkrankung („Dysplasie") beobachtet. Bei 2–5 % der Patienten lassen sich keine strukturellen Veränderungen am Herzen nachweisen („idiopathische" ventrikuläre Tachykardien). Ventrikuläre Tachykardien werden nach der Dauer in nicht anhaltende (Dauer < 30 s) oder anhaltende (Dauer > 30 s) Formen eingeteilt und nach der Morphologie in monomorphe oder polymorphe Formen. Eine besondere Form ventrikulärer Tachykardien ist die Torsade-de-pointes-Tachykardie, die ein charakteristisches elektrokardiographisches Bild zeigt und leicht zu diagnostizieren ist (Wellens und Conover 2006).

7.2 Monomorphe ventrikuläre Tachykardien

Monomorphe ventrikuläre Tachykardien sind die häufigsten Tachykardieformen im Postinfarktstadium, bei arrhythmogenen rechtsventrikulären Erkrankungen, bei Schenkelblock-Tachykardien („Bundle-branch-block-Tachykardien"), Ausflussbahntachykardien und idiopathischen Kammertachykardien. Pathophysiologisch liegen monomorphen ventrikulären Tachykardien typischerweise Reentry-Mechanismen zugrunde (Al-Khatib et al. 2018). Monomorphe ventrikuläre Tachykardien sind durch breite QRS-Komplexe (Breite ≥ 0,12 s), regelmäßige RR-Intervalle und eine identische Morphologie der QRS-Komplexe („monomorph") charakterisiert.

Abb. 9 Verschiedene Faktoren zur Genese eines plötzlichen Herztodes und Charakterisierung verschiedener nichtinvasiver und invasiver diagnostischer Verfahren

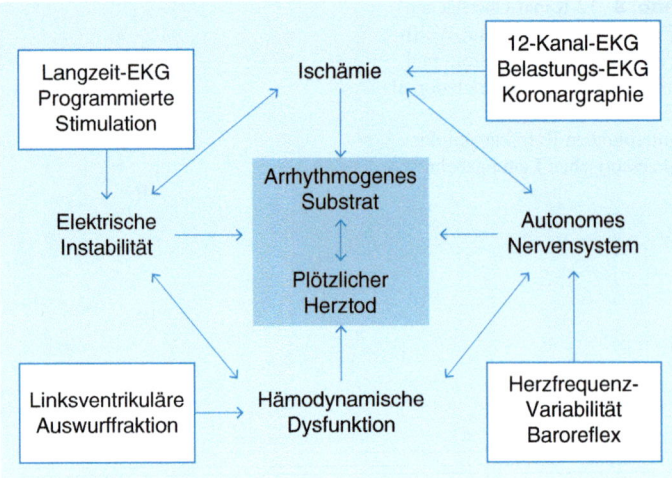

7.2.1 Therapie

Bei klinisch instabilen ventrikulären Tachykardien (RRsyst < 90 mm Hg, eingeschränktes Bewußtsein/Synkope, Ischämiezeichen, Linksherzinsuffizienz) sollte in i.v.-Kurznarkose eine synchronisierte elektrische DC-Kardioversion erfolgen. Therapeutisch ist bei Patienten mit klinisch stabilen monomorphen ventrikulären Tachykardien (QRS-Breite > 0,12 s) Amiodaron (300 mg i.v. über 10–60 min., gefolgt von einer Dauerinfusion von 900 mg Amiodaron pro 24 h i. v) als Medikament der 1. Wahl anzusehen (Soar et al. 2021). Alternativ kommt Procainamid (10–15 mg/kg i. v. über 20 min.) in Betracht.

Andere spezifische Antiarrhythmika wie Sotalol (20 mg über 5 min i.v.), Propafenon (1–2 mg/kg i.v.) und Flecainid (1–2 mg/kg i.v.), die früher häufig angewendet wurden, spielen heute als Medikamente zur Akutterminierung ventrikulärer Tachykardien nur noch eine untergeordnete Rolle, wenngleich diese Medikamente im Einzelfall und bei Patienten mit normaler linksventrikulärer Pumpfunktion erfolgreich sein können. Führt die medikamentöse Therapie nicht zur Terminierung einer ventrikulären Tachykardie, sollte in Kliniken mit der Möglichkeit einer elektrophysiologischen Intervention eine Überstimulation mittels Elektrodenkatheter vom rechten Ventrikel aus durchgeführt werden. Falls eine solche Maßnahme nicht möglich oder nicht erfolgreich ist, muss die elektrische Kardioversion in Kurznarkose erfolgen (R-Zacken getriggert, biphasisch, 150–360 J). Bei einer Tachykardie mit breiten QRS-Komplexen (QRS-Breite > 0,12 s), bei denen der Rhythmus unklar ist, sollte Amiodaron 300 mg i.v. über 10–60 min. oder Procainamid 10–15 mg/kg i.v. über 20 min. gegeben werden.

Sonderfall
In wenigen Fällen liegen monomorphe ventrikuläre Tachykardien vor, die durch Antiarrhythmika, Überstimulation und/oder elektrische Kardioversion nicht beeinflusst werden können, oft schon lange (Stunden bis Wochen!) bestehen und deshalb als „unaufhörlich" („incessant") bezeichnet werden. Bei diesen Patienten sollte keine medikamentöse Polypragmasie erfolgen, sondern unmittelbar die Indikation zur notfallmäßigen Katheterablation gestellt werden. Die Ergebnisse der Katheterablation von „unaufhörlichen" ventrikulären Tachykardien sind gut (Prisecaru et al. 2016).

7.3 Polymorphe ventrikuläre Tachykardien

Eine besondere Situation liegt bei Patienten mit polymorphen ventrikulären Tachykardien vor, deren Mechanismen nicht in allen Einzelheiten geklärt sind und die mitunter schwierig zu behandeln sind (Pflaumer et al. 2020). Die katecholaminerge polymorphe Kammertachykardie (CPVT) ist eine schwere, genetisch bedingte arrhythmogene Störung mit adrenerg induzierter Kammertachykardie (VT), die als Synkope oder plötzlicher Herztod in Erscheinung treten kann. Polymorphe ventrikuläre Tachykardien, die durch angeborene QT-Zeit-Verlängerungen bedingt sind (Romano-Ward-Syndrom, Jervell-Lange-Nielsen-Syndrom), haben in der Regel das charakteristische Bild von Torsade-de-pointes-Tachykardien, deren Behandlung gesondert dargestellt wird. Polymorphe ventrikuläre Tachykardien werden häufiger bei erworbenen QT-Zeit-Verlängerungen beobachtet, und treten typischerweise 3–4 Tage nach Beginn einer antiarrhythmisch medikamentösen Therapie auf. Zu solchen lebensbedrohlichen Rhythmusstörungen führen v. a. Chinidin (Häufigkeit 1–8 %), aber auch alle anderen Antiarrhythmika der Klassen I und III (Häufigkeit 2–5 %). Bei allen Patienten mit polymorphen ventrikulären Tachykardien sollte im 12-Kanal-Oberflächen-EKG immer eine exakte Bestimmung der QT-Zeit erfolgen (Trappe und Schuster 2020).

7.3.1 Therapie

Die Therapie polymorpher ventrikulärer Tachykardien liegt zunächst einmal in der Klärung der Ursache und der Elimination möglicher begünstigender Faktoren, z. B. im sofortigen Absetzen des auslösenden Agens und im Ausgleich von Elektrolytentgleisungen (Al-Khatib 2018). Bei Patienten mit myokardialer Ischämie als Ursache polymorpher ventrikulärer Tachykardien liegen die therapeutischen Interventionen in der Akutrevaskularisation durch perkutane Koronarintervention (PCI) oder Bypassoperation. Antiarrhythmisch medikamentöse Maßnahmen sind die intravenöse Zufuhr von Amiodaron (300 mg. i.v. als Bolus, Dauerinfusion von 900 mg/24 h) und nach den Reanimationsleitlinien 2021 auch die mögliche Gabe von Lidocain (100 mg i.v.). Bei polymorphen Kammertachykardien, die nicht Folge einer Repolarisationsverlängerung sind, ist ebenfalls die Gabe von Betablockern möglich. Demgegenüber sind Klasse-I-Antiarrhythmika unter solchen Voraussetzungen nicht geeignet, da sie vielfach zur Aggravation der Rhythmusstörungen führen. Klasse-I-Antiarrhythmika können durch Verlängerungen der QT-Zeit für polymorphe ventrikuläre Tachykardien verantwortlich sein!

7.4 Torsade-de-pointes-Tachykardien

Die Torsade-de-pointes-Tachykardie zeigt als polymorphe Kammertachykardie ein charakteristisches elektrokardiographisches Bild (Abb. 10). Sie ist gekennzeichnet durch QRS-Komplex-Vektoren, die wechselartige Undulationen um die isoelektrische Linie führen und breite QRS-Komplexe haben (El Sherif et al. 2018).

Die Torsade-de-pointes-Tachykardie („Spitzenumkehrtachykardie") zählt zu den lebensbedrohlichen Rhythmusstörungen, kann in Kammerflimmern übergehen und wird pathophysiologisch durch frühe Nachdepolarisationen bei einer abnormen Verlängerung der Aktionspotenzialdauer (mit Verlängerung der QT-Zeit im Oberflächen-EKG) hervorgerufen. Ursächlich können Torsade-de-pointes-Tachykardien durch Pharmaka bedingt sein, die zu einer pathologischen Verlängerung der QT-Zeit führen (Al-Khatib et al. 2018).

Torsade-de-pointes-Tachykardien werden typischerweise beim Romano-Ward-Syndrom und beim Jervell-Lange-Nielsen-Syndrom beobachtet, bei denen eine angeborene Verlängerung der QT-Zeit vorliegt. Zahlreiche Medikamente (u. a. Antiarrhythmika, Antibiotika, Antidepressiva) können durch eine Verlängerung der QT-Zeit zu Torsade-de-pointes-Tachykardien führen (Anamnese!). Die klinische Symptomatik von Patienten mit Torsade-de-pointes-Tachykardien reicht von Palpitationen und Schwindel bis hin zum Bewusstseinsverlust mit der Notwendigkeit einer sofortigen Reanimation (El Sherif et al. 2018).

7.4.1 Therapie

Liegen reversible Ursachen für Torsade-de-pointes-Tachykardien (Medikamente!) vor, müssen diese sofort beseitigt werden! Therapeutisch wird bei typischen „Spitzenumkehr-Tachykardien" eine parenterale hochdosierte Therapie mit Magnesium (initial Magnesiumsulfat 2 g als Bolus i.v. über 5 min, bei Erfolglosigkeit weitere 2 g $MgSO_4$ über 15 min

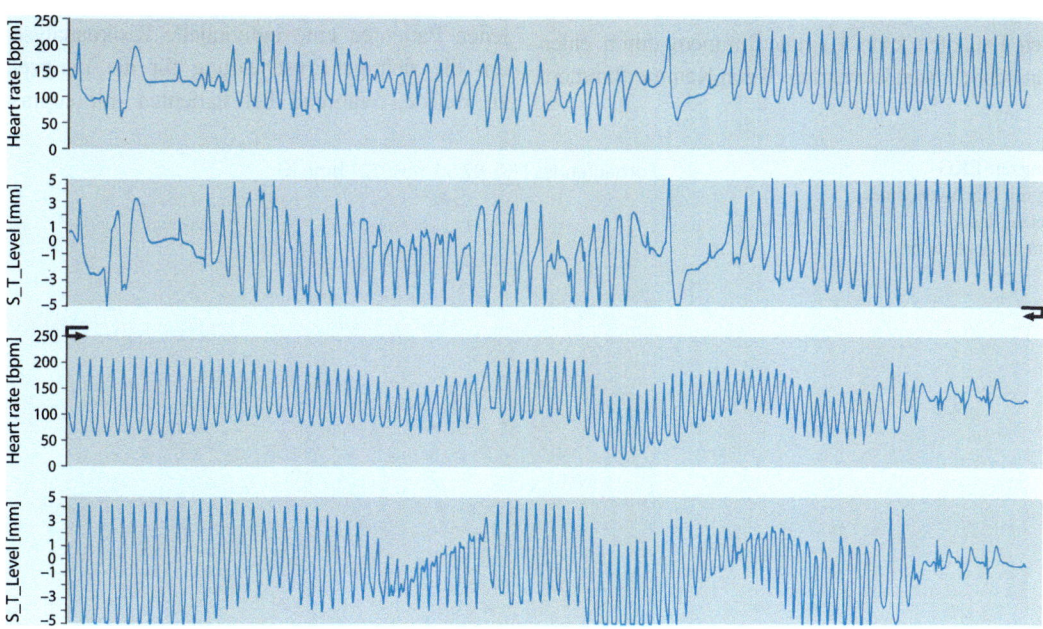

Abb. 10 Langzeit-EKG-Registrierung mit Nachweis einer Torsade-de-pointes-Tachykardie bei einer 30-jährigen Patientin mit idiopathischem QT-Syndrom

mit möglicher Infusion von 500 mg/h i.v.) empfohlen (Thomas und Behr 2016). In jedem Fall sollten repolarisationsverlängernde Antiarrhythmika wie z. B. Sotalol oder Ajmalin vermieden werden.

7.5 Kammerflattern und Kammerflimmern

▶ **Definition** *Kammerflattern*
Beim Kammerflattern liegt eine hochfrequente ventrikuläre Tachykardie vor, deren Frequenz > 250/min beträgt und die mit einer schenkelblockartigen Deformierung des QRS-Komplexes (QRS-Breite $\geq$ 0,12 s) einhergeht. Kammerflattern ist eine lebensbedrohliche Rhythmusstörung, die häufig in Kammerflimmern degeneriert (Abb. 11).

Kammerflimmern
Kammerflimmern ist die „chaotische" Erregung des Herzens, bei der regelrechte Impulse nicht mehr auszumachen sind. Man findet bei Kammerflimmern irreguläre Undulationen der elektrokardiographischen Signale, bei denen einzelne Kammerkomplexe nicht mehr erkennbar sind.

Kammerflattern und Kammerflimmern finden sich meistens bei Patienten mit organischer Herzerkrankung und deutlich eingeschränkter linksventrikulärer Funktion.

> Kammerflattern und Kammerflimmern erfordern die sofortige Defibrillation und den Beginn von Reanimationsmaßnahmen.

Bei vielen Patienten kann Kammerflimmern durch einen Defibrillationsschock beendet warden. Wenn Kammerflimmern nach 3 Schocks fortbesteht, wird nach den Reanimationsleitlinien 2021 die Gabe von Amiodaron 300 mg i.v. (oder Lidocain 100 mg i.v.) empfohlen. Eine weitere Dosis von 150 mg Amiodaron i.v. (oder Lidocain 50 mg i.v.) wird bei fortbestehendem Kammerflimmern nach dem 5. Schock vorgeschlagen (Soar et al. 2021). Lidocain 100 mg i.v. nach dem 3. Schock bzw. 50 mg i.v. nach dem 5. Schock wird als Alternative vorgeschlagen, wenn Amiodaron nicht zur Verfügung steht oder die lokalen Gegebenheiten Lidocain dem Amiodaron vorziehen. In jedem Fall müssen nach einer erfolgreichen Behandlung von Kammerflimmern weitere diagnostische Maßnahmen durchgeführt werden, um dem Patienten die bestmögliche Behandlung zu ermöglichen.

8 Fazit

Herzrhythmusstörungen sind in der Intensivmedizin nicht selten und erfordern in der Regel rasche diagnostische und therapeutische Maßnahmen. Von entscheidender Bedeutung für die Wahl des besten Behandlungskonzepts sind neben der klinischen Symptomatik v. a. Arrhythmietyp und hämodynamische Situation des Patienten. Während bei tachykarden Rhythmusstörungen und Schocksymptomatik, unabhängig von Arrhythmieform und -mechanismus, unverzüglich eine elektrische DC-Kardioversion bzw. Defibrillation durchgeführt werden sollte, kommen bei stabilen Kreislaufverhältnissen neben vagalen Manövern eine Reihe von medikamentösen und/oder elektrophysiologischen Techniken in Frage, die nach individuellen Kriterien und der vorliegenden Rhythmusstörung auszuwählen sind.

Nach Terminierung der akuten Rhythmusstörung ist für jeden Patienten eine individuelle Risikoanalyse notwendig, um die richtige Entscheidung für die Langzeitbehandlung zu treffen. Während bei Patienten mit supraventrikulären

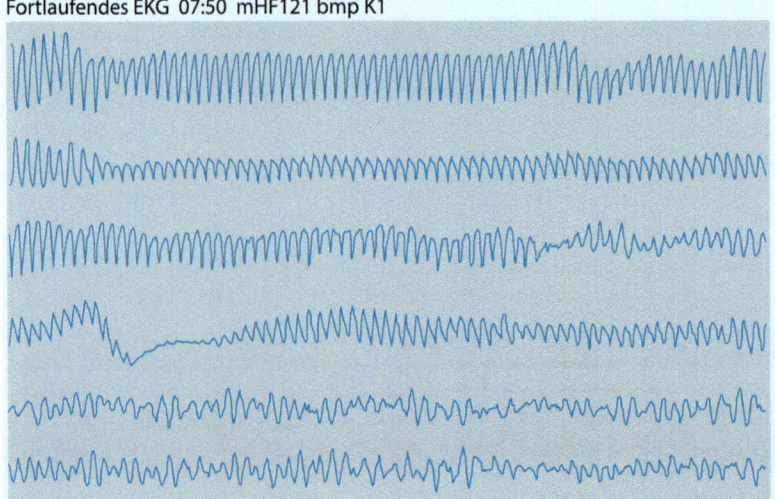

Abb. 11 Langzeit-EKG-Registrierung mit Nachweis eines Kammerflatterns, das in Kammerflimmern degeneriert

Arrhythmien die symptomatische Therapie (Verhinderung von Rezidivarrhythmien, signifikante Frequenzssenkung bei tachykardem Vorhofflimmern) und vor allem kurative Therapiemaßnahmen mit interventionellen Verfahren (Katheterablation) im Vordergrund stehen, spielen bei Patienten mit ventrikulären Tachyarrhythmien darüberhinaus prognostische Überlegungen eine wichtige Rolle.

Literatur

Airaksinen KEJ, Grönberg T, Nuotio I, Nikkinen M, Ylitalo A, Biancari F, Hartikainen JEK (2013) Thromboembolic complications after cardioversion of acute atrial fibrillation. J Am Coll Cardiol 62(13):1187–1192. https://doi.org/10.1016/j.jacc.2013.04.089

Al-Khatib SM, Stevenson WG, Ackerman MJ, Bryant WJ, Callans DJ, Curtis AB, Deal BJ, Dickfeld T, Field ME, Fonarow GC, Gillis AM, Granger CB, Hammill SC, Hlatky MA, Joglar JA, Kay GN, Matlock DD, Myerburg RJ, Page RL (2018) 2017 AHA/ACC/HRS guideline for management of patients with ventricular arrhythmias and the prevention of sudden cardiac death. Circulation 138:e272–e391. https://doi.org/10.1161/CIR.0000000000000549

Andrade JG, Mitchell LB (2019) Periprocedural anticoagulation for cardioversion of acute onset atrial fibrillation and flutter: evidence base for current guidelines. Can J Cardiol 35(10):1301–1310. https://doi.org/10.1016/j.cjca.2019.06.006

Bonnemeier H, Potratz J (2015) Risk stratification for sudden cardiac death. Herzschrittmach Elektrophysiol 26(1):3–4. https://doi.org/10.1007/s00399-015-0356-8

Cosio FG (2017) Atrial flutter, typical and atypical: a review. Arrhythm Electrophysiol Rev 6(2):55–62. https://doi.org/10.15420/aer.2017.5.2

Crijns HJGM, Weijs B, Fairley AM, Lewalter T, Maggioni AP, Martin A, Ponikowski P, Rosenqvist M, Sanders P, Scanavacca M, Bash LD, Chazelle F, Bernhardt A, Gitt AK, Lip GYH, Heuzey JY (2014) Contemporary real life cardioversion of atrial fibrillation: Results from the multinational RHYTHM-AF study. Int J Cardiol 172(3):588–594. https://doi.org/10.1016/j.ijcard.2014.01.099

Delise P, Sciarra L (2020) Sudden cardiac death in patients with ventricular preexcitation. Card Electrophysiol Clin 12(4):519–525. https://doi.org/10.1016/j.ccep.2020.08.002

Dilaveris PE, Kennedy HL (2017) Silent atrial fibrillation: epidemiology, diagnosis, and clinical impact. Clin Cardiol 40(6):413–418. https://doi.org/10.1002/clc.22667

Eckardt L, Häusler KG, Ravens U, Borggrefe M, Kirchhof P (2016) ESC guidelines on atrial fibrillation 2016: Summary of the most relevant recommendations and modifications. Herz 41(8):677–683. https://doi.org/10.1007/s00059-016-4503-8

El Sherif N, Turitto G (2011) Electrolyte disorders and arrhythmogenesis. Cardiol J 18(3):233–245

El Sherif N, Turitto G, Boutjdir M (2018) Acquired long QT syndrome and torsade de pointes. Pacing Clin Electrophysiol 41(4):414–421. https://doi.org/10.1111/pace.13296

Gaztanaga L, Marchlinski FE, Betensky BP (2012) Mechanisms of cardiac arrhythmias. Rev Esp Cardiol 65(2):174–185. https://doi.org/10.1016/j.recesp.2011.09.018

Helton MR (2015) Diagnosis and management of common types of supraventricular tachycardia. Am Fam Physician 92(9):793–800

Hindricks G, Potpara T, Dagres N, Arbelo E, Bax JJ, Blomström-Lundqvist C, Boriani G, Castella M, Dan GA, Dilaveris PE, Fauchier L, Filippatos G, Kalman JM, La Meir M, Lane DA, Lebeau JP, Lettino M, GYH L, Pinto FJ, Thomas GN, Valgimigli M, Van Gelder IC, Van Putte BP, Watkins CL, ESC Scientific Document Group (2021) 2020 ESC Guidelines for the diagnosis and management of atrial fibrillation developed in collaboration with the European Association for Cardio-Thoracic Surgery (EACTS): The Task Force for the diagnosis and management of atrial fibrillation of the European Society of Cardiology (ESC) Developed with the special contribution of the European Heart Rhythm Association (EHRA) of the ESC. Eur Heart J 42(5):373–498. https://doi.org/10.1093/eurheartj/ehaa612

Homma N, Amran MS, Nagasawa Y, Hashimoto K (2006) Topics on the Na+/Ca2+ exchanger: involvement of Na+/Ca2+ exchange system in cardiac triggered activity. J Pharmacol Sci 102(1):17–21. https://doi.org/10.1254/jphs.fmj06002x3

Jame S, Barnes G (2020) Stroke and thromboembolism prevention in atrial fibrillation. Heart 106(1):10–17. https://doi.org/10.1136/heartjnl-2019-314898

Kacprzyk M, Kuniewicz M, Lelakowski J (2020) Atrial flutter in cardiology practice. Pol Merkur Lekarski 48(285):204–208

Kirchhof P (2016) ESC Pocket Guidelines:Management von Vorhofflimmern, 2., überarb. Aufl. Börm Bruckmeier Verlag GmbH. https://doi.org/10.1093/eurheartj/ehw210

Kirchhof P, Benussi S, Kotecha D, Ahlsson A, Atar D, Casadei B, Castella M, Diener HC, Heidbuchel H, Hendriks J, Hindricks G, Manolis AS, Oldgren J, Popescu BA, Schotten U, Bart Van Putte B, Vardas P, Agewall S, Camm J, Esquivias GB, Budts W, Carerj S, Casselman F, Coca A, De Caterina R, Deftereos S, Dobrev D, Ferro JM, Filippatos G, Fitzsimons D, Gorenek B, Guenoun M, Hohnloser SH, Kolh P, Lip YH, Manolis A, McMurray J, Ponikowski P, Rosenhek R, Ruschitzka F, Savelieva I, Sharma S, Suwalski P, Tamargo JL, Taylor CJ, Van Gelder IC, Voors AA, Windecker S, Zamorano J, Zeppenfeld K (2016) 2016 ESC Guidelines for the management of atrial fibrillation developed in collaboration with EACTS. Europace 18(11):1609–1678. https://doi.org/10.1093/europace/euw295

Klein HH, Trappe HJ (2015) Kardioversion von nichtvalvulärem Vorhofflimmern. Dtsch Arztebl Int 112:856–862. https://doi.org/10.3238/arztebl.2015.0856

Kotecha D, Piccini JP (2015) Atrial fibrillation in heart failure: what should we do? Eur Heart J 36(46):3250–3257. https://doi.org/10.1093/eurheartj/ehv513

Kuck KH, Phan HL, Titz RR (2019) New ESC guidelines 2019 for the treatment of supraventricular tachycardia. Herz 44(8):701–711. https://doi.org/10.1007/s00059-019-04866-2

Kusumoto FM, Schoenfeld MH, Barrett C, Edgerton JR, Ellenbogen KA, Gold MR, Goldschlager NF, Hamilton RM, Joglar JA, Kim RJ, Lee R, Marine JE, McLeod CJ, Oken KR, Patton KK, Pellegrini CN, Selzman KA, Thompson A (2019) Varosy PD (2019) 2018 ACC/AHA/HRS Guideline on the Evaluation and Management of Patients With Bradycardia and Cardiac Conduction Delay: A Report of the American College of Cardiology/American Heart Association Task Force on Clinical Practice Guidelines and the Heart Rhythm Society. J Am Coll Cardiol 74(7):e51–e156. https://doi.org/10.1016/j.jacc.2018.10.044

Packer M (2020) What causes sudden death in patients with chronic heart failure and a reduced ejection fraction? Eur Heart J 41(18):1757–1763. https://doi.org/10.1093/eurheartj/ehz553

Pflaumer A, Wilde AAM, Charafeddine F, Davis AM (2020) 50 years of catecholaminergic polymorphic ventricular tachycardia (CPVT) – time to explore the dark side of the moon. Heart Lung Circ 29(4):520–528. https://doi.org/10.1016/j.hlc.2019-10.013

Pisters R, Nieuwlaat R, Prins MH, Heuzey JY, Maggioni AP, Camm AJ, Crijns HJGM (2012) Clinical correlates of immediate success and outcome at 1-year follow-up of real world cardioversion of atrial fibrillation: the Euro Heart Survey. Europace 14(5):666–674. https://doi.org/10.1093/europace/eur406

Pistoia F, Sacco S, Tiseo C, Degan D, Ornello R, Carolei A (2016) The epidemiology of atrial fibrillation and stroke. Cardiol Clin 34(2):255–268. https://doi.org/10.1016/j.ccl.2015.12.002

Prisecaru R, Riahi L, De Greef Y, Stockman D, Schwagten B (2016) Incessant ventricular tachycardia. Neth Heart J 24(10):617–620. https://doi.org/10.1007/s12471-016-0877-8

Roberts-Thomson KC, Kistler PM, Kalman JM (2005) Atrial tachycardia: mechanisms, diagnosis, and management. Curr Probl Cardiol 30(10):529–573. https://doi.org/10.1016/j.cpcardiol.2005.06.004

Shen MJ, Zipes DP (2014) Role of the autonomic nervous system in modulating cardiac arrhythmias. Circ Res 114(6):1004–1021. https://doi.org/10.1161/CIRCRESAHA.113.302549

Sidhu S, Marine JE (2020) Evaluating and managing bradycardia. Trends Cardiovasc Med 30(5):265–272. https://doi.org/10.1016/j.tcm.2019.07.001

Soar J, Böttiger BW, Carli P, Couper K, Deakin CD, Djärv T, Lott C, Olasveegen T, Paal P, Pellis T, Perkins GD, Sandroni C, Nolan JP (2021) European resuscitation council guidelines 2021: adult advanced life support. Resuscitation. https://doi.org/10.1016/j.resuscitation.2021.02.010

Thomas SHL, Behr ER (2016) Pharmacological treatment of acquired QTprolongation and torsade de pointes. Br J Clin Pharmacol 81(3):420–427. https://doi.org/10.1111/bcp.12726

Trappe HJ (1995) Transcatheter ablation of incessant ectopic left atrial tachycardia using radiofrequency current. J Interv Cardiol 8(1):3–8. https://doi.org/10.1111/j.1540-8183.1995.tb00504.x

Trappe HJ (2008) Arrhythmias during pregnancy. Dtsch Med WSchr 133(36):1799–1804. https://doi.org/10.1055/s-0028-1082814

Trappe HJ (2009) Das Elektrokardiogramm 100 Jahre nach Einthoven. Tipps und Tricks zur richtigen Diagnose. Notfall Rettungsmed 12:635–648

Trappe HJ (2010a) Treating critical supraventricular and ventricular arrhythmias. J Emerg Trauma Shock 3(2):143–152. https://doi.org/10.4103/0974-2700.62114

Trappe HJ (2010b) Life-threatening brady- and tachyarrhythmias. Internist 51(8):982–986. https://doi.org/10.1007/s00108-009-2539-z

Trappe HJ (2011) Lebensbedrohliche Herzrhythmusstörungen in der Klinik. Notfall Rettungsmed 14:109–116

Trappe HJ (2016a) Worldwide experience with automated external defibrillators: What have we achieved? What else can we expect? Herzschrittmach Elektrophysiol 27(1):31–37. https://doi.org/10.1007/s00399-016-0414-x

Trappe HJ (2016b) Fundamentals of 12-lead electrocardiography in intensive care medicine. Med Klin Intensivmed Notfallmed 111(6):529–538. https://doi.org/10.1007/s00063-015-0074-3

Trappe HJ, Gummert J (2011) Aktuelle Schrittmacher- und Defibrillatortherapie. Indikationen, Problemfelder und Entwicklungen der letzten Jahre. Dtsch Arztebl Int 108:372–380

Trappe HJ, Schuster HP (2020) EKG-Kurs für Isabel. 8. Thieme, Stuttgart, S 1–336. https://doi.org/10.1055/000000429

Trappe HJ, Arntz HR, Klein HH, Andresen D, Frey N, Simonis G (2015) DGK Pocket-Leitlinie Kardiopulmonale Reanimation. Börm Bruckmeier. https://doi.org/10.1016/j.resuscitation.2015.07.017, S 1–40

Von Bary C, Eckardt L, Steven D, Neuberger HR, Tilz RR, Bonnemeier H, Thomas D, Deneke T, Estner HL, Kuniss M, Luik A, Sommer P, Voss F, Meyer G, Shin DI, Kriatselis C (2015) AV nodal reentrant tachycardia. Diagnosis and therapy. Herzschrittmach Elektrophysiol 26(4):351–358. https://doi.org/10.1007/s00399-015-0399-x

Watanabe T, Hachiya H, Kusa S, Kajiyama T, Yamao K, Miyazaki S, Igarashi M, Nakamura H, Imai Y, Kario K, Iesaka Y (2019) Utility of low-dose adenosine triphosphate sensitivity in slow-fast atrioventricular nodal reentrant tachycardia. Pacing Clin Electrophysiol 42(2):267–274. https://doi.org/10.1111/pace.13590

Wellens HJJ, Conover MB (2006) The ECG in emergency decision making, 2. Aufl. WB Saunders, Philadelphia, S 62–157

Intensivtherapie bei infektiöser Endokarditis

Marcus Maximilian Mücke und Johanna Maria Kessel

Inhalt

1	Einleitung	949
2	Pathophysiologie	950
3	Klinischer Befund und Diagnose	950
3.1	Klinische Symptome und Labor	950
3.2	Blutkulturen und Erregerspektrum	950
3.3	Echokardiografie	952
3.4	Radiologische Bildgebung	952
3.5	Diagnosefindung	954
4	Therapie	956
4.1	Operative Therapie	956
5	Antibiotische Therapie	957
5.1	Kalkulierte antibiotische Therapie	957
5.2	Gezielte Therapie bei bakteriellem Erregernachweis	958
5.3	Blutkultur-negative Endokarditis (BCNIE)	958
5.4	Pilzendokarditis	959
6	Zusammenfassung	959
	Literatur	961

1 Einleitung

Mit einer Inzidenz von 1,5–11,6 pro 100.000 Patientenjahren stellt die infektiöse Endokarditis (IE) eine eher seltene Erkrankung dar (Bin Abdulhak et al. 2014). Dennoch ist sie nach der Sepsis und Pneumonie eine der häufigsten lebensbedrohlichen Infektionen. Dies liegt nicht zuletzt an der Tatsache, dass zunehmend ältere Patienten betroffen sind und deutlich mehr IE nicht mehr durch Penicillin-sensible Streptokokken, sondern von den deutlich virulenteren Staphylokokken verursacht werden (Hoen et al. 2002; Allegranzi et al. 2011; Habib et al. 2019). Während das mediane Alter der Endokarditispatienten vor 100 Jahren noch unter 30 Jahren lag, sind die Patienten heute überwiegend über 50 Jahre alt. Zwei Drittel der Patienten sind männlich (Fowler et al. 2005). Darüber hinaus wächst die Zahl der IE bei Patienten mit künstlichen Herzklappen und Herzschrittmachern/ICDs stetig (Hoen et al. 2002; Cahill und Prendergast 2016). Die am häufigsten betroffenen Klappen sind die Mitralklappe (41 %) und die Aortenklappe (38 %) (Murdoch et al. 2009). Mittlerweile ist in knapp der Hälfte der Fälle zusätzlich zur antiinfektiven Therapie eine operative Sanierung notwendig. Die Krankenhausmortalität unter allen IE liegt mit knapp 18 % weiterhin hoch (Murdoch et al. 2009; Habib et al. 2019).

M. M. Mücke (✉)
Medizinische Klinik 1, Zentrum Innere Medizin, Universitätsklinikum Frankfurt, Frankfurt, Deutschland
E-Mail: Marcus.Muecke@kgu.de

J. M. Kessel
Medizinische Klinik 2, Zentrum Innere Medizin, Universitätsklinikum Frankfurt, Frankfurt, Deutschland
E-Mail: Johanna.Kessel@kgu.de

2 Pathophysiologie

Angeborene oder erworbene strukturelle Veränderungen des Herzens, z. B. durch degenerative Veränderungen, rheumatische Auflagerungen oder angeborene Herzfehler prädisponieren ebenso für eine IE wie einliegende Fremdmaterialien, z. B. Schrittmacher, ICDs und Klappenprothesen. Während das intakte Endothel transienten Bakteriämien, z. B. beim Zähneputzen, standhält, führen Endothelverletzungen, z. B. durch ungünstige Strömungsverhältnisse wie etwa bei degenerativ veränderten Klappen, zur Bildung von Fibrin-Thromben, an denen Bakterien anheften können. Adhäsine, wie das Fibronektin-Bindeprotein von *S. aureus* vermitteln die Anheftung an den Thrombus. Die Kolonisation mit Bakterien verursacht weiteren Endothelschaden und weitere Adhäsion. Es bildet sich u. U. eine bakterielle Vegetation und im Verlauf ein Biofilm, in dem Bakterien persistieren und weitgehend unempfindlich gegenüber Antibiotika sind (Werdan et al. 2014).

3 Klinischer Befund und Diagnose

3.1 Klinische Symptome und Labor

Die Symptome der IE sind oft divers und nicht selten zunächst unspezifisch, sodass die Diagnose auch für Erfahrene herausfordernd bleibt (Murdoch et al. 2009). Abhängig vom Patientenkollektiv und dem verursachenden Erreger kann sich eine IE als akute, rasch progressive Infektion darstellen, aber auch subakut oder chronisch mit (anfangs) lediglich unspezifischen klinischen Zeichen verlaufen. Bei jedem Patienten mit unklarer Sepsis oder (anhaltendem) Fieber und entsprechenden Risikofaktoren sollte eine IE in Betracht gezogen werden.

Typische kardiale Risikofaktoren für eine IE sind eine durchgemachte IE, künstliche Herzklappen (inkl. TAVI) oder Z. n. Klappenreparatur (z. B. Mitralrekonstruktion), ein implantierter Schrittmacher/ICD und angeborene oder erworbene Herz(-klappen-)fehler. Intravenöser Drogenabusus, einliegende intravenöse Katheter, Immunsuppression oder ein kürzlicher zahnärztlicher Eingriff können ebenfalls diagnostisch hinweisend sein (Cahill und Prendergast 2016).

In der klinischen Untersuchung imponiert in den meisten Fällen Fieber (in 90 % der Fälle) und ein (neues) Herzgeräusch (85 %). In einer prospektiven multizentrischen Studie von knapp 500 Patienten zeigten ca. 12 % der Patienten dermatologische Symptome: Klassische und diagnostisch wegweisende Befunde für eine IE wie Osler-Knötchen, Janeway-Läsionen (Abb. 1) oder Roth spots waren jedoch hingegen selten (0,6–2,7 %) (Servy et al. 2014). Splinter-Hämorrhagien zeigten sich zwar häufiger, sind aber weniger spezifisch.

Oft sind Symptome assoziiert mit Komplikationen der IE, welche sich auch ggf. erst im Verlauf entwickeln können. Hierzu gehören u. a. eine neue oder die Aggravation einer bestehenden Herzinsuffizienz mit (neuem) Vitium bis hin zum kardiogenen Schock, Organmanifestationen durch das Streuen weiterer Infektherde (z. B. Osteomyelitis, Abszesse) oder in bis zu 30 % der Fälle (septische) Embolien (z. B. Schlaganfall, Milz- oder Niereninfarkte, bei Rechtsherzendokarditis auch z. B. pulmonale septisch-embolische Herde/Infiltrate) (Thuny et al. 2005; Habib et al. 2019).

Laborchemisch findet sich ein erhöhtes CRP, oft mit Leukozytose und Linksverschiebung. Ein normales CRP schließt i. d. R. eine IE aus. Die BSG ist erhöht und man findet nicht selten eine normochrome-normozytäre Anämie. Der Rheumafaktor kann positiv sein und bei renaler Beteiligung findet sich oft eine Proteinurie und/oder Hämaturie ggf. mit Erhöhung der Retentionsparameter.

Im EKG können eine neue oder progrediente AV- oder Schenkel-Blockierung ein Hinweis auf eine zunehmende paravalvuläre oder myokardiale Ausweitung der Infektion sein (Meine et al. 2001). Deshalb sollten täglich und bei entsprechender Symptomatik 12-Kanal-EKGs geschrieben werden.

3.2 Blutkulturen und Erregerspektrum

Die Blutkulturdiagnostik stellt die wichtigste Laboruntersuchung bei V. a. IE dar. Der blutkulturelle Nachweis des Erregers ist ein Hauptkriterium nach Duke (s. u.) und daher entscheidend für die Diagnosestellung, aber auch für die gezielte Therapie der IE. Die Entnahme von Blutkulturen sollte möglichst vor dem Beginn einer kalkulierten Antibiotikatherapie erfolgen, diese aber nicht verzögern.

> **Übersicht**
> Blutkulturdiagnostik (gemäß RKI-Empfehlungen, modifiziert nach Seifert et al. 2007) bei V. a. IE:
>
> - Vor Beginn einer kalkulierten Antibiotikatherapie, wenn nicht möglich am Ende des Dosierungsintervalls oder (bei nicht septischen Patienten) ggf. unter Antibiotikapause
> - Mindestens drei Sets (= aerobe und anaerobe Flasche), idealerweise sechs Sets, bei klinisch subakutem Verlauf und/oder V. a. anspruchsvolle Erreger auch mehr
> - Abnahme unabhängig von Fieberhöhe, da bei IE eine kontinuierliche Bakteriämie vorliegt (Beeson et al. 1945)
>
> (Fortsetzung)

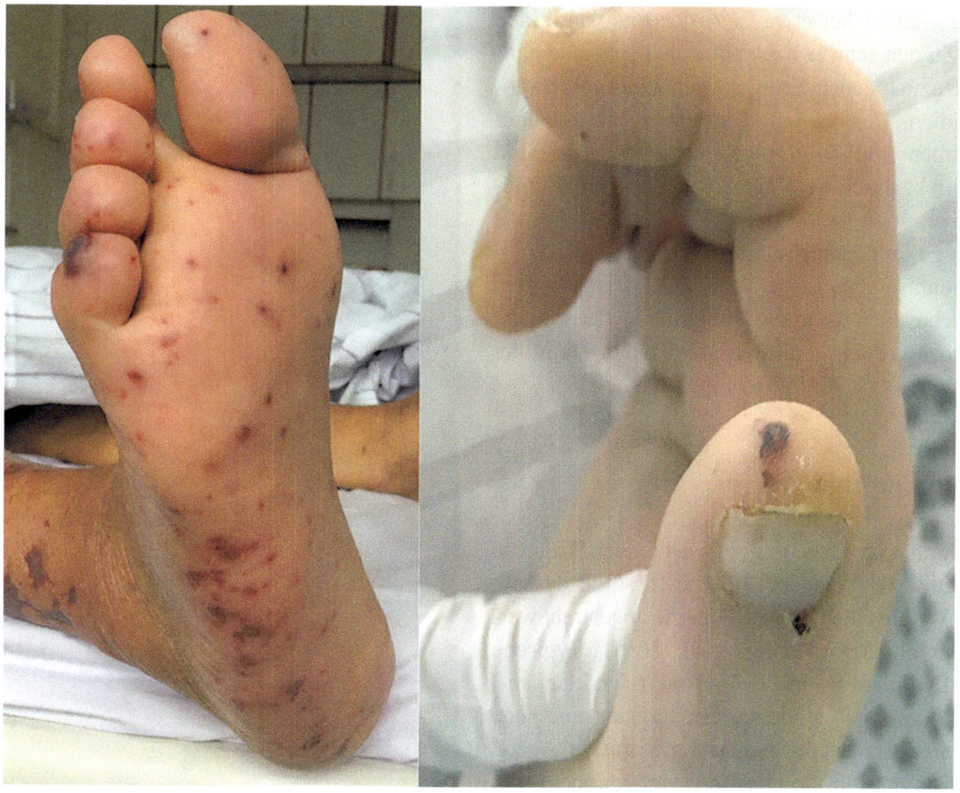

Abb. 1 Janeway-Läsionen am Fuß und am Daumen bei Endokarditis

- Abnahme an verschiedenen peripheren Entnahmestellen zeitgleich oder im Abstand von wenigen Minuten bei kritisch kranken Patienten, sonst im Abstand von einer Stunde, bei subakutem Verlauf auch Gewinnung über 24 h möglich
- Strikt aseptische Entnahmetechnik (Händedesinfektion, Einmalhandschuhe, Hautdesinfektion, keine Palpation der Vene vor Punktion), 8–10 ml/Flasche bei Erwachsenen, bei Kindern können Spezialflaschen mit 1–3 ml Beimpfungsvolumen verwendet werden, Herstellerangaben beachten
- Septum der BK-Flaschen desinfizieren (Cave: Kein Einbringen von Desinfektionsmittel in die Flasche!)
- Zuerst anaerobe Flasche beimpfen, dann aerobe Flasche, weder anaerobe noch aerobe Flasche belüften!
- Zeitpunkt und Entnahmestelle auf dem Anforderungsschein vermerken
- Bei V. a. Katheter-assoziierte Infektion, parallele Abnahme aus Katheter und peripherer Vene unter Bestimmung der Differential-time-to-positivity (DTP). Beträgt diese mehr als zwei Stunden, ist eine Katheter-assoziierte Bakteriämie anzunehmen
- Möglichst sofortiger Transport in das mikrobiologische Labor (binnen 2–4 h), Zwischenlagerung bei Raumtemperatur sollte 12 h nicht überschreiten
- Kontrollblutkulturen sollen in den ersten Tagen der Therapie zur Kontrolle des mikrobiologischen Ansprechens abgenommen werden

Prinzipiell können alle Bakterienspezies und einige Pilze Endokarditiden verursachen. Es gibt jedoch eine Prädominanz einiger Bakterienspezies. Sogar innerhalb dieser Spezies scheinen bestimmte Subspezies oder Stämme besonders häufig Endokarditiden zu verursachen (Simmon et al. 2008; Nienaber et al. 2011). In Europa werden ca. ein Drittel der Endokarditiden durch Streptokokken verursacht, dicht gefolgt von *Staphylococcus aureus*. Koagulase-negative Staphylokokken machen mehr als 10 % und Enterokokken weitere fast 10 % der Endokarditiserreger aus. Gram-negative Erreger sind vergleichsweise selten. Bei ca. 10 % liegt eine Blutkultur-negative Endokarditis (BCNIE) vor, meist aufgrund einer vorangegangenen Antibiotikatherapie (Holland, Baddour et al. 2015). Mitunter verbergen sich hinter BCNIE aber auch anspruchsvolle Erreger der HACEK-Gruppe Haemophilus, Actinobacillus, Cardiobacterium, Eikenella und

Kingella. Diese werden bei etwa 2 % der Endokarditiden nachgewiesen. Zu den schwer bzw. nur durch spezielle Kulturverfahren anzuzüchtenden Erregern gehören auch Bartonellen, Chlamydien, Legionellen, Rickettsien, Mykobakterien, Mykoplasmen und *Tropheryma whipplei* – sie sind oftmals nur indirekt durch Serologien oder molekularbiologisch nachweisbar.

Postoperativ gelingt häufig noch der molekularbiologische oder immunhistochemische Nachweis aus infiziertem (Klappen-)Gewebe, auch wenn die Blutkulturen zuvor negativ waren und das Gewebe kulturell steril bleibt (Fournier et al. 2010; Vollmer et al. 2010; Eichinger et al. 2019).

3.3 Echokardiografie

Die Echokardiografie ist ein zentraler Baustein der Diagnose einer Endokarditis. Bei Verdacht auf eine IE sollte deshalb ohne zeitlichen Verzug eine Echokardiografie angestrebt werden (Baddour et al. 2015; Habib et al. 2015). Typische Zeichen einer Endokarditis im Echo sind (Herzklappen-)Vegetationen, Abszesse, Pseudoaneurysmata oder eine neue Klappendehiszenz bei einer künstlichen Herzklappe (s. Abb. 2 und 3). Die Sensitivität für die Diagnose von Klappenvegetationen liegt bei der transthorakalen Echokardiografie (TTE) für native und künstliche Herzklappen bei 70 % bzw. 50 %, bei der transösophagealen Echokardiografie (TEE) bei 96 % und 92 %. Die Spezifität wird in der Literatur mit ca. 90 % für beide Verfahren angegeben (Baddour et al. 2015; Habib et al. 2015). Schwierigkeiten kann die Diagnose insbesondere bei älteren Kunstklappen, bei bestehenden Veränderungen der Klappen (z. B. Mitralklappenprolaps, degenerative Kalzifikationen) und bei zusätzlichen intrakardialen Devices/Sonden sein (Baddour et al. 2015; Habib et al. 2015). Aktuelle Leitlinien empfehlen eine stufenweise Diagnostik bei geringer klinischer Wahrscheinlichkeit (TTE; TEE nur bei persistierendem Verdacht) und eine gestaffelte Diagnostik (unmittelbare TTE, zusätzlich TEE sobald verfügbar/durchführbar) bei hoher klinischer Wahrscheinlichkeit (s. Abb. 4) (Baddour et al. 2015; Habib et al. 2015).

Die Leitlinien empfehlen bei initial negativem oder unklarem Ergebnis in der Echokardiografie eine Wiederholung der Untersuchung bei weiterhin bestehendem Verdacht auf eine IE in 5–7 Tagen bzw. ggf. früher bei entsprechendem klinischen Befund. Ebenfalls sind Verlaufsechokardiografien bei bestätigter Diagnose einer IE sinnvoll, um Komplikationen frühzeitig zu erkennen und ein Therapieansprechen zu kontrollieren (Baddour et al. 2015; Habib et al. 2015).

Die transösophageale 3D-Echokardiografie kann insbesondere zur genauen Lokalisation und Abschätzung des Ausmaßes sowie Art und Weise des Klappenbefalls nützlich sein und ergänzend zur 2D-TEE/TTE durchgeführt werden (Berdejo et al. 2014).

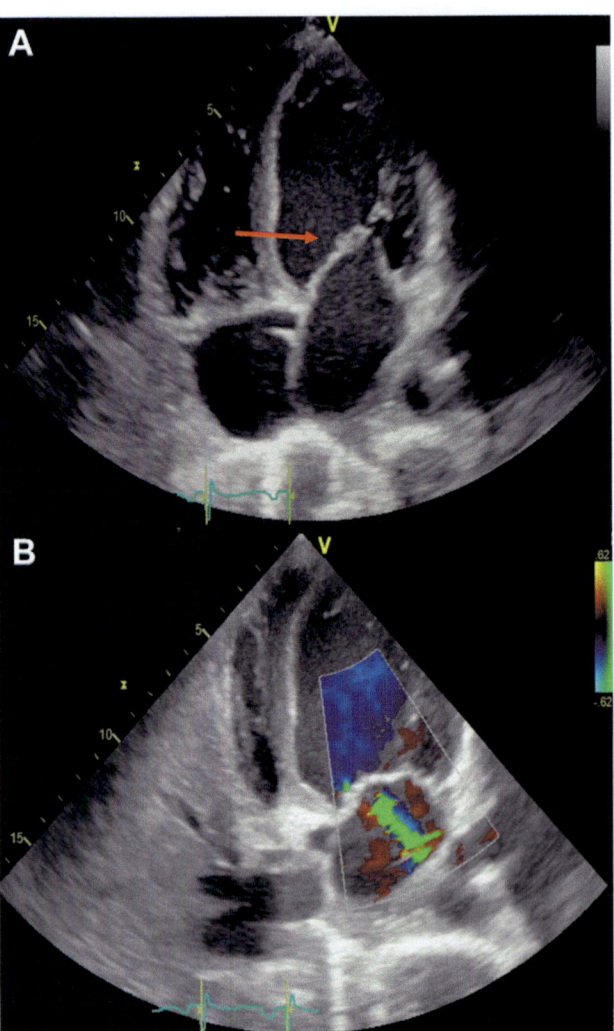

Abb. 2 Bild einer Linksherzendokarditis mit Vegetationen der Mitralklappe (**a**, Pfeil) und begleitender Klappeninsuffizienz (**b**) in der transthorakalen Echokardiografie

3.4 Radiologische Bildgebung

Klassischerweise erfolgt eine zusätzliche radiologische Bildgebung bei etablierter Diagnose einer IE, um Komplikationen, wie z. B. septische Embolien, frühzeitig zu erkennen. Eine Röntgenthoraxaufnahme kann Hinweise auf septische Emboli oder Infiltrate der Lunge aufzeigen. Besser noch demaskieren sich solche Herde in einer Computertomografie (CT) des Thorax. Zudem kann in einer zusätzlichen CT-Abdomen/Becken gezielt nach weiteren septisch-embolischen Manifestationen (s. Abb. 5) gesucht werden (Baddour et al. 2015; Habib et al. 2015).

Angemerkt sei hier auch, dass die Indikation einer radiologischen Bildgebung immer im Kontext der klinischen Präsentation und der körperlichen Untersuchung gestellt werden sollte. In einer kürzlich veröffentlichten prospektiven, multizentrischen Studie wurde bei über 500 Patienten mit

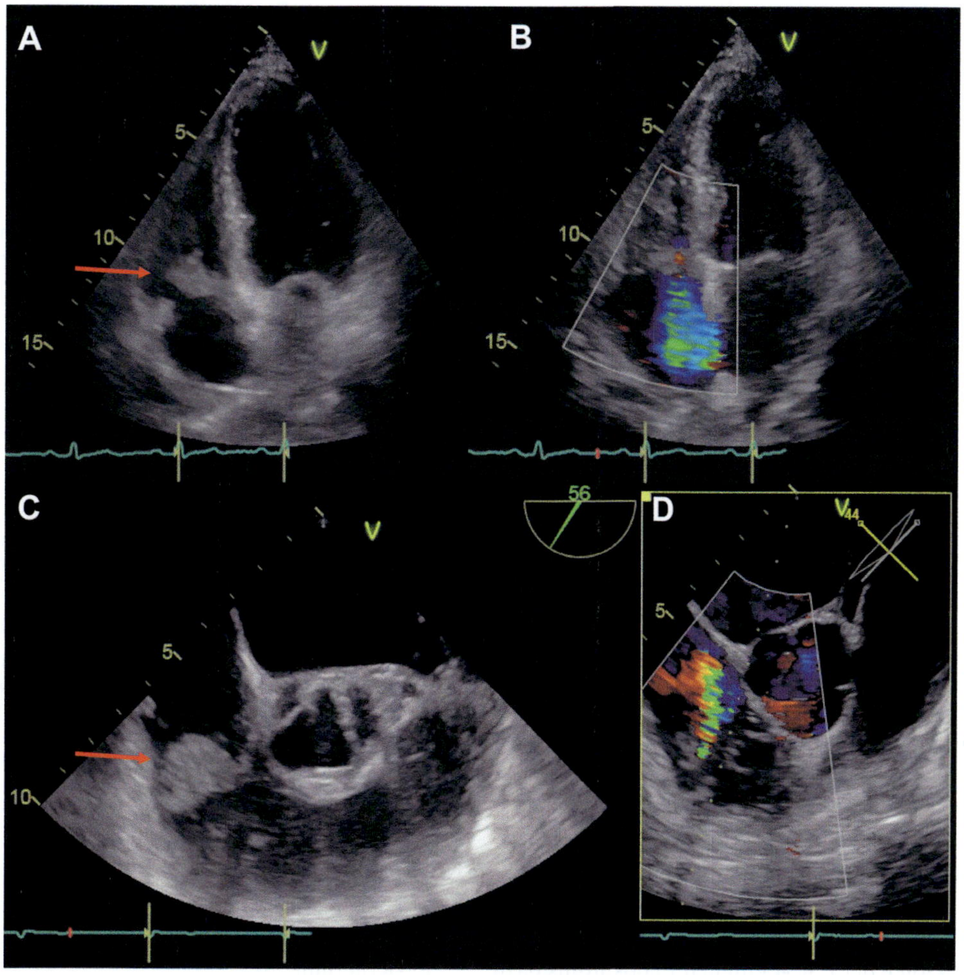

Abb. 3 Bild einer Rechtsherzendokarditis mit Vegetationen der Trikuspidalklappe (**a**, Pfeil) und begleitender Klappeninsuffizienz (**b**) in der transthorakalen Echokardiografie. Entsprechende bildliche Korrelate in der transösophagealen Echokardiografie (**c, d**)

gesicherter oder möglicher IE der Nutzen einer CT von Thorax/Abdomen/Becken und der Einfluss möglicher Befunde einer solchen Bildgebung auf die Diagnose und Therapie untersucht (Lecomte et al. 2019). In über 40 % der Fälle wurden eine oder mehrere IE-assoziierte Läsionen identifiziert. Nur vier Patienten wurden durch die Untersuchung von einer möglichen in eine gesicherte IE höhergestuft (0,8 %). Die gefundenen Läsionen beeinflussten weder die Dauer der antibiotischen Therapie (p = 0,55) noch die Entscheidung hinsichtlich eines operativen Ansatzes (p = 0,39). 42 Patienten (8,0 %) erhielten eine spezifische Therapie einer dieser Läsionen, allerdings waren nur 9 dieser Läsionen (1,9 %) vorher klinisch asymptomatisch und nur durch das CT detektiert worden. Hingegen fand sich ein akutes Nierenversagen innerhalb von fünf Tagen nach der CT bei 78 der Patienten (14,9 %). Diese Studie wirft deshalb Fragen zum Nutzen/Risiko-Verhältnis einer generellen CT-Diagnostik bei asymptomatischen Patienten auf. Zweifelsfrei ist eine weiterführende Diagnostik bei entsprechender Klinik sinnvoll. Ähnlich sollte dies bei Intensivpatienten gehandhabt werden, die klinisch nicht ausreichend beurteilt werden können (z. B., wenn sie analgosediert sind und keine Symptomäußerung möglich ist). Ergänzt wird dies ggf. durch eine weiterführende spezifische Diagnostik, z. B. durch ein MRT der Wirbelsäule bei klinischem Verdacht (z. B. Schmerzen) auf eine Wirbelsäulenbeteiligung.

Insbesondere bei Patienten mit neurologischen Auffälligkeiten oder solchen, die nicht adäquat neurologisch beurteilt werden können, sollte eine zerebrale Bildgebung erwogen werden. Ein generelles Screening bei asymptomatischen Patienten wird nicht empfohlen. Da asymptomatische zerebrale Infarkte bei einer IE relativ häufig beobachtet werden, kann insbesondere ein cMRT eine diagnostische Bedeutung bei Patienten haben, die weitere klinische Hinweise auf eine IE haben ohne bereits die klassischen Diagnosekriterien zu erfüllen: So führte eine frühe cMRT in einer prospektiven Studie mit 53 Patienten mit möglicher IE zu einer Höherstufung in eine gesicherte IE bei 1/3 der Patienten durch das Kriterium septische Embolien (Duval et al. 2010).

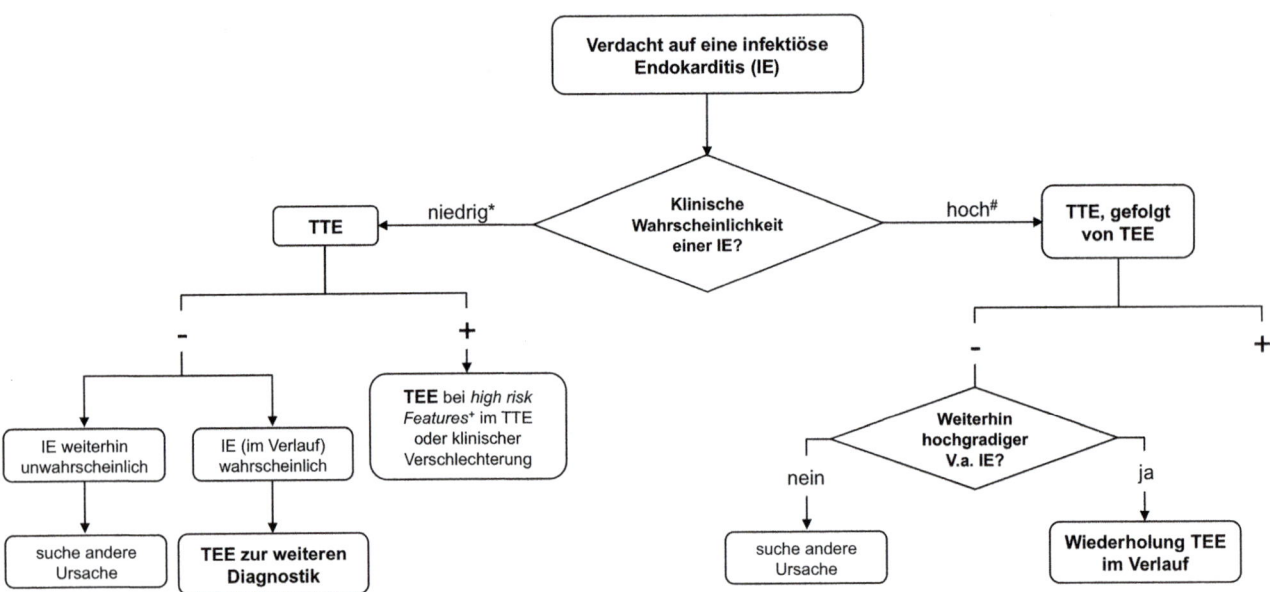

Abb. 4 Empfehlungen zur Auswahl Echokardiografie – transthorakal (TTE) bzw. transösophageal (TEE) – zur Diagnosefindung einer infektiösen Endokarditis (IE) – modifiziert gemäß aktueller Leitlinienempfehlungen (Baddour et al. 2015; Habib et al. 2015). (*Niedriges Risiko für eine IE: z. B. ein Patient mit Fieber und vorbestehendem Herzgeräusch ohne weitere Zeichen einer IE. #hohes Risiko: z. B. Fieber bei einem Patienten mit Herzklappenersatz oder neuem Herzgeräusch oder anderen typischen Zeichen für eine IE. +*high risk features*: große oder flottierende Vegetationen, Klappeninsuffizienz, Hinweise auf perivalvuläre Ausbreitung)

In den letzten Jahren wurden zudem mehrere vielversprechende Studien zur Detektion von Vegetationen im CT bzw. als Anreicherungen an Herzklappen im SPECT/CT und ^{18}F-FDG PET/CT (s. Abb. 6) veröffentlicht (Feuchtner et al. 2009; Erba et al. 2012; Fagman et al. 2012; Saby et al. 2013). Dies hat die Taskforce der ESC-Leitlinien Endokarditis dazu bewegt, einen entsprechenden Nachweis in diesen Modalitäten bei initial möglicher oder ausgeschlossener IE nach den klassischen Diagnosekriterien (s. u.) bei persistierendem klinischen Verdacht – insbesondere bei Patienten mit künstlichen Herzklappen – als zusätzliches Kriterium hinzuzuziehen (s. Diagnosefindung) (Habib et al. 2015).

3.5 Diagnosefindung

Aufgrund der unterschiedlichen Manifestationsformen und -ausprägungen der Endokarditis sollten gemäß aktueller ESC-Leitlinie die modifizierten Duke-Kriterien zur Diagnosestellung einer IE herangezogen werden. Diese haben eine hohe Sensitivität und Spezifität in der Diagnosestellung. Dabei wird in Patienten mit gesicherter, möglicher und ausgeschlossener Diagnose einer IE unterschieden (Li et al. 2000). Um die diagnostische Genauigkeit – insbesondere bei Patienten mit künstlichen Herzklappen und implantierter kardialer Devices – weiter zu verbessern, empfiehlt die Taskforce der ESC-Leitlinien Endokarditis die zusätzliche Einführung und Verwendung der folgenden drei Kriterien in Ergänzung zu den bereits etablierten modifizierten Duke-Kriterien (Habib et al. 2015):

- eindeutige paravalvuläre Läsionen im Herz-CT – als Major-Kriterium
- ^{18}F-FDG PET/CT-Anreicherung an einer Klappenprothese, wenn der Verdacht auf eine Endokarditis besteht und die Klappe vor > drei Monaten implantiert wurde bzw. radiomarkierte WBC-SPECT/CT – als Major-Kriterium
- Identifikation kürzlicher embolischer Ereignisse oder infektiöser Aneurysmata (stumme Ereignisse) – als Minor-Kriterium

> **Einteilung der Wahrscheinlichkeit einer infektiösen Endokarditis gemäß den modifizierten Duke-Kriterien**
> - Gesichert:
>   - Pathologische Kriterien: Erregernachweis oder Histologie einer Vegetation, embolisierte Vegetation, intrakardialer Abszess (s. Abb. 7)
>   - Klinische Kriterien:
>   - Zwei Major-Kriterien ODER
>   - ein Major-Kriterium UND drei Minor-Kriterien ODER
>   - fünf Minor-Kriterien
>
> (Fortsetzung)

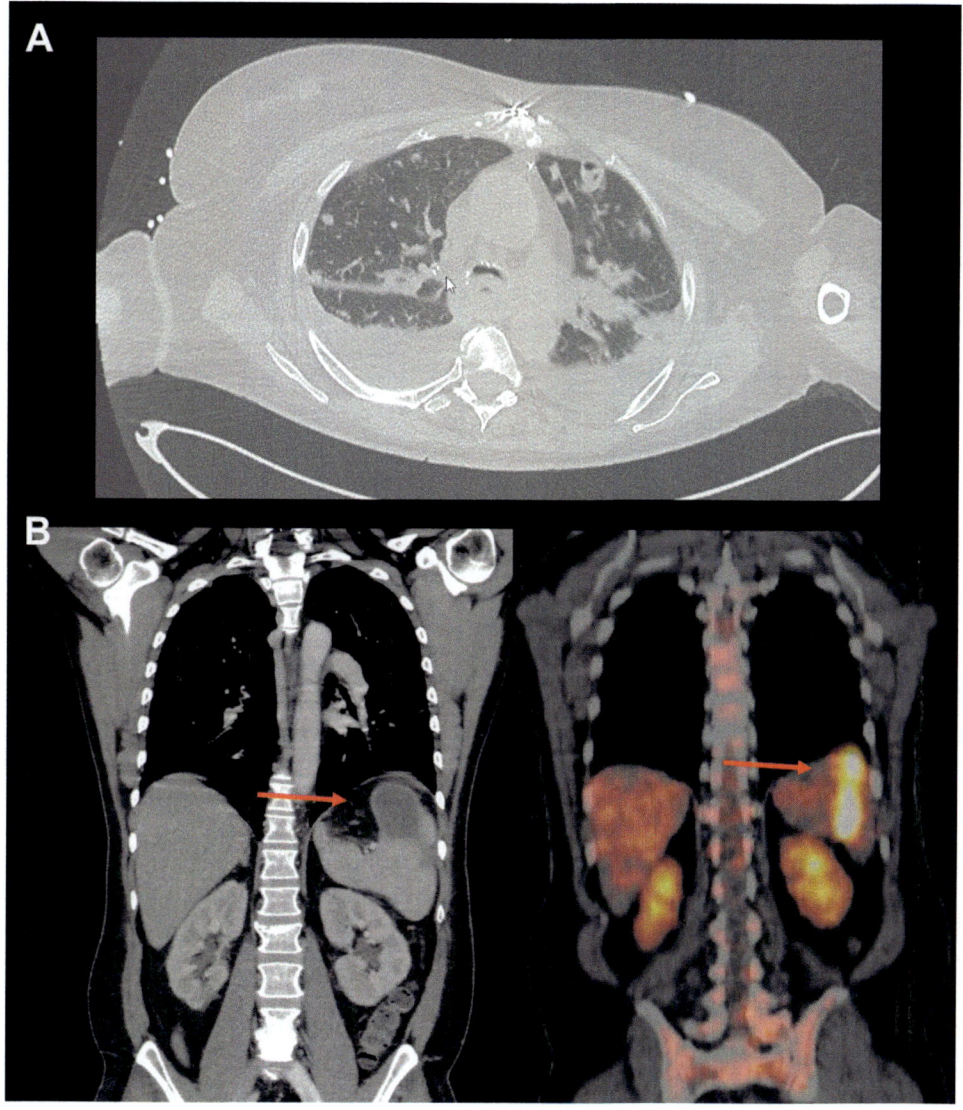

Abb. 5 a, b Septische Herde/Infiltrate bei Endokarditis. **a** Septische Infiltrate bipulmonal bei einem Patienten mit Rechtsherzendokarditis und begleitende Pleuraergüsse in der Computertomografie (CT). **b** Bild eines Milzabzesses, hypodens in der CT und mit Glukose-Uptake im PET-CT

- Möglich:
  - Ein Major-Kriterium UND ein Minor-Kriterium ODER
  - drei Minor-Kriterien
- Ausschluss
  - Bestätigte Alternativdiagnose ODER
  - das Syndrom einer IE verschwindet nach einer Antibiotikatherapie < vier Tage
  - Fehlender Nachweis einer IE im operativen Präparat oder während einer Autopsie nach einer Antibiotikatherapie < vier Tage
  - Die Kriterien einer möglichen IE werden nicht erfüllt

Modifizierte Duke-Kriterien (Li et al. 2000)
Major-Kriterien
- Positive Blutkultur
  - IE typischer Erreger in ≥ zwei separaten Blutkulturen: Viridans-Streptokokken, *Streptococcus bovis*, Erreger der HACEK-Gruppe[*], *Staphylococcus aureus*, ambulant erworbene Enterokokken ohne anderen Fokus
  - Mit IE vereinbare Erreger, wenn in ≥ zwei separaten Blutkulturen > 12 h getrennt abgenommen oder alle drei Blutkulturen positiv oder die Mehrzahl von ≥ vier separaten Blutkulturen positiv, wenn Abstand zwischen erster und letzter Blutkultur > 1 h

(Fortsetzung)

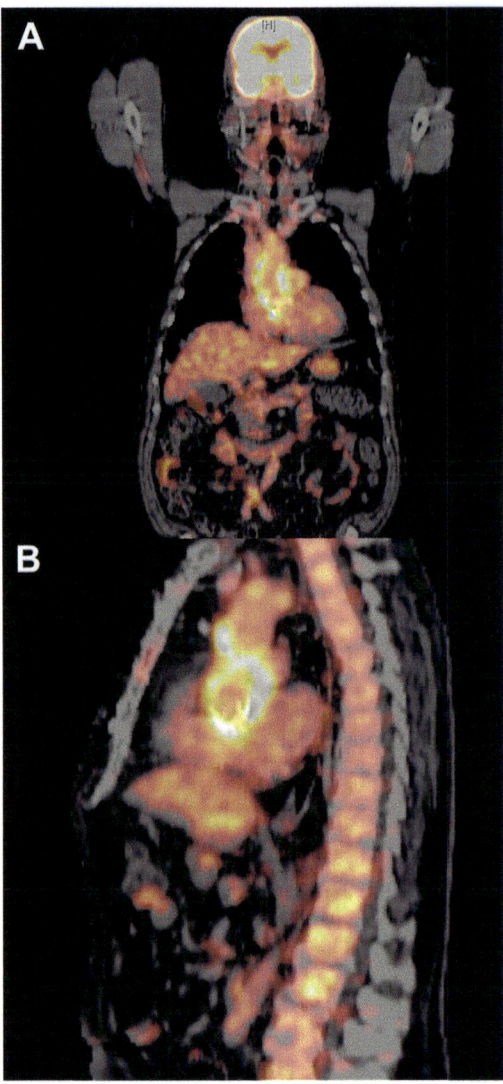

Abb. 6 PET-CT mit Nachweis eines erhöhten Glukose-Uptakes im Bereich einer Aortenklappenprothese als Korrelat einer Prothesenendokarditis

- Eine Blutkultur positiv auf *Coxiella burnetii* ODER Phase I IgG-Antikörpertiter $\geq$ 1:800
- Bildgebung
  - Echokardiografie positiv: Vegetationen, Abszess, Pseudoaneurysma oder intrakardiale Fisteln, neue Klappenprothesendehiszenz, neue Klappeninsuffizienz

Minorkriterien
- Prädisposition, z. B. Klappenprothese, i.v.-Drogenabusus
- Fieber > 38 °C

- Vaskuläre Phänomene: arterielle Embolien, septische Lungeninfarkte, mykotisches Aneurysma, intrakranielle Blutung, Konjunktivalblutung, Janeway-Läsionen
- Immunologische Phänomene: Glomerulonephritis, Osler-Knoten, Roth-Spots, Rheumafaktor
- Positive Blutkultur(en), die nicht die Major-Kriterien erfüllen (außer: einfach positive Blutkultur für Koagulase-negative Staphylokokken oder andere Erreger, die keine IE verursachen) ODER serologischer Nachweis einer aktiven Infektion mit typ. IE-Erregern

*Haempophilus-Spezies, Aggregatibacter-Spezies, *Cardiobacterium hominis*, *Eikenella corrodens* und Kingella-Spezies

4 Therapie

Die Therapie der Endokarditis erfordert eine interdisziplinäre Zusammenarbeit von Infektiologie, Kardiologie, Mikrobiologie und Herzchirurgie. Die Etablierung von sogenannten „Endokarditis-Teams" wird in der ESC-Leitlinie empfohlen und ist mit einer geringeren Mortalität assoziiert (Botelho-Nevers et al. 2009; Chirillo et al. 2013).

4.1 Operative Therapie

Tab. 1 gibt eine Übersicht zur Indikation und zum Timing einer operativen Therapie bei IE gemäß aktueller ESC-Leitlinien. Eine operative Therapie ist bei Vitien mit konsekutiver Herzinsuffizienz, paravalvulärem Abszess oder Fistelung sowie unzureichendem Ansprechen oder bei großen Vegetationen zur Vermeidung einer Embolisierung erforderlich (Cahill und Prendergast 2016). Endokarditiden durch besonders pathogene bzw. schwer behandelbare Erreger wie *S. aureus, S. lugdunensis, P. aeruginosa* und *Candida spp.* müssen i. d. R. für ein kuratives Behandlungsziel operiert werden, insbesondere bei Klappenprothesen (Chirouze et al. 2004). Etwa 40–50 % der Patienten müssen früher oder später operiert werden (Prendergast und Tornos 2010), der optimale Zeitpunkt der OP ist nicht klar definiert. Bei Patienten mit IE und persistierendem kardiogenem Schock oder Lungenödem sollte eine unmittelbare Operation angestrebt werden (Prendergast und Tornos 2010). Bei klinischer Stabilisierung nach Beginn einer konservativen Therapie muss bei bestehender OP-Indikation nicht unmittelbar operiert werden

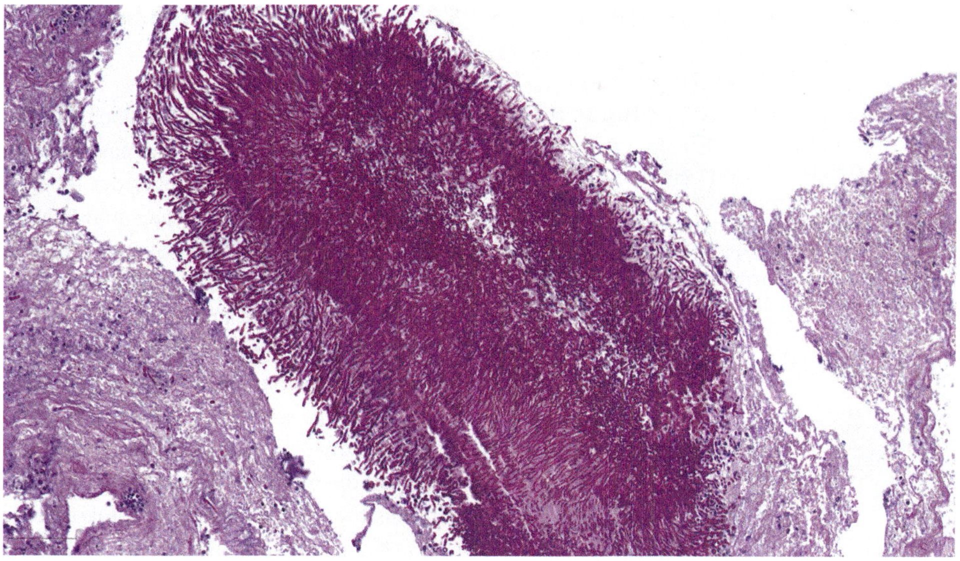

Abb. 7 Histopathologischer Nachweis einer Candida-Endokarditis

Tab. 1 Indikationen und Timing einer operativen Versorgung bei infektiöser Linksherz-Endokarditis gemäß aktueller ESC-Leitlinie. (Modifiziert nach (Habib et al. 2015)).

Indikation	Zeitpunkt	Evidenzlage
Herzinsuffizienz		
Hämodynamisch relevante Klappeninsuffizienz mit Lungenödem oder kardiogenem Schock	Notfällig	I/B
Relevante Klappeninsuffizienz mit klinisch/echokardiografischen Zeichen der Herzinsuffizienz	Zeitnah	I/B
Unkontrollierte Infektion		
Lokal unkontrollierte Infektion (Abszess, Fistel, kein Ansprechen auf Therapie)	Zeitnah	I/B
Infektion mit Pilzen oder multiresistenten Erregern	Zeitnah/ Elektiv	I/C
Persistierender Erregernachweis in Blutkulturen trotz adäquater antiinfektiver Therapie	Zeitnah	IIa/B
Künstliche Herzklappen IE mit Nachweis von *Staphylococcus spp.* oder nicht-HACEK gram-negativer Erreger	Zeitnah/ Elektiv	IIa/C
Prävention von Embolien		
IE der Aorten- oder Mitralklappe mit persistierenden Vegetationen > 10 mm nach einer oder mehrerer Embolien trotz adäquater antiinfektiver Therapie	Zeitnah	I/B
IE der Aorten- oder Mitralklappe bei nativer Klappe mit Vegetationen > 10 mm, assoziiert mit ausgeprägter Klappeninsuffizienz und niedrigem OP-Risiko	Zeitnah	IIa/B
IE der Aorten- oder Mitralklappe mit großen Vegetationen (> 30 mm)	Zeitnah	IIa/B
IE der Aorten- oder Mitralklappe mit großen Vegetationen (> 15 mm) und fehlender anderer Indikation für eine OP	Zeitnah	IIb/C

(Zeitraum für eine operative Therapie abhängig von Befund einige Tage bis wenige Wochen). Bei Nativklappen scheint die frühe Operation binnen 14d vorteilhaft zu sein (Liang et al. 2016). Angemerkt sei hier aber auch, dass trotz klar definierter (theoretischer) OP-Indikationen, die Einschätzung des (peri-)operativen Risikos in Abhängigkeit vom Befund, dem klinischen Zustand des Patienten und seiner Komorbiditäten ein wesentlicher Einflussfaktor auf die Entscheidung für bzw. gegen eine operative Therapie sein kann und auch den Zeitpunkt beeinflusst (Habib et al. 2015). Die Herzchirurgie sollte daher von Beginn an am Therapiekonzept beteiligt werden.

5 Antibiotische Therapie

5.1 Kalkulierte antibiotische Therapie

Eine (zumeist initial kalkulierte) antibiotische Therapie sollte begonnen werden, sobald die erforderliche Zahl Blutkulturen asserviert wurde. Bei nicht-gesicherter Endokarditis und subakutem klinischen Verlauf sowie bei einem stabilen Patienten ist der Beginn weniger dringlich: Hier können in Einzelfällen die Kulturergebnisse abgewartet werden. Generell werden bakterizide Substanzen bevorzugt. Die Behandlungsdauer bei Nativklappen beträgt i. d. R. vier bis sechs Wochen, während die Therapie einer Prothesenendokarditis immer minimal sechs Wochen betragen muss, um eine Erregereradikation zu erzielen.

Die kalkulierte Initialtherapie der Endokarditis muss die häufigsten Erreger erfassen (s. Tab. 2). Eine bekannte

Tab. 2 Kalkulierte Initialtherapie bei V. a. Endokarditis ohne Erregernachweis

Antibiotikum	Dosierung	Kommentar
Ambulant erworbene Nativklappen-IE oder Prothesen-IE > 12 Monate postoperativ		
Ampicillin plus Flucloxacillin plus Gentamicin	12 g/d in 4–6 ED i.v. 12 g/d in 4–6 ED i.v. 3 mg/kgKG/d in 1 ED i.v.	Gentamicin-Talspiegelmonitoring obligat, Zieltalspiegel < 2 µg/ml. Applikation als Einzeldosis reduziert Toxizität gegenüber der dreimal tgl. Applikation
Bei Penicillinallergie		
Vancomycin plus Gentamicin	30–60 mg/kgKG/d in 2 ED i.v. 3 mg/kgKG/d in 1 ED i.v.	Vancomycin Loading-Dosis 30 mg/kgKG Die Kombination birgt ein hohes Risiko für Nephrotoxizität und sollte bei bestehender Niereninsuffizienz oder hohem Alter vermieden werden. Vancomycin- und Gentamicin-Talspiegel sowie Nierenfunktionsparameter sollten engmaschig bestimmt werden. Der angestrebte Vancomycin-Talspiegel liegt bei 20 mg/l. Gentamicin-Talspiegel < 2 µg/ml.
Daptomycin i.v. plus Gentamicin	10–12 mg/kgKG in 1 ED i.v. 3 mg/kgKG/d in 1 ED i.v.	Weniger nephrotoxische Alternative zu Vancomycin plus Gentamicin, geringe Evidenz
Prothesen-IE < 12 Monate postoperativ		
Vancomycin i.v. plus Gentamicin plus Rifampicin	30 mg/kgKG/d in 2 ED 3 mg/kgKG/d in 1 ED i.v. 900 mg/d in 2–3 ED i.v./p.o.	Vancomycin Loading-Dosis 30 mg/kgKG Die Kombination birgt ein hohes Risiko für Nephrotoxizität. Gentamicin- und Vancomycin-Talspiegelmonitoring obligat. Der angestrebte Vancomycin-Spiegel liegt bei 20 mg/l. Gentamicin-Talspiegel < 2 µg/ml. Rifampicin sollte erst nach 3–5 Tagen, sobald die BK steril sind, hinzugefügt werden. (Expertenmeinung) Rifampicin interagiert als potenter Cytochrom P-450-Induktor mit zahlreichen Arzneimitteln, insbesondere auch Cardiaka, Opiate etc.! Insbesondere hohe Dosierungen können Hepatotoxizität verursachen.

ED: Einzeldosis

MRSA-Kolonisation ist relevant, während MRGN und auch VRE eher selten als Erreger in Betracht kommen.

5.2 Gezielte Therapie bei bakteriellem Erregernachweis

Die kalkulierte Therapie sollte nach Erhalt eines plausiblen Erregernachweises gezielt angepasst werden. Staphylokokken nehmen als kausale Erreger der IE zu, insbesondere bei Patienten mit kardialen Devices und Klappenprothesen. Vor allem *S. aureus* ist als Sepsis- und Endokarditiserreger mit hoher Mortalität gefürchtet. Der Nachweis von *S. lugdunensis* sollte analog *S. aureus* (MSSA) behandelt werden, da der Erreger ein ähnliches Pathogenitätspotential besitzt (Non und Santos 2017). Eine Therapieempfehlung bei *Staphylococcus spp.* IE ist in Tab. 3 aufgeführt.

Der Nachweis unterschiedlicher Streptokokken kann Hinweise auf die mögliche Eintrittspforte geben. So kolonisieren Viridans- oder vergrünende Streptokokken den Rachenraum (z. B. Karieserreger), die Vagina und den Gastrointestinaltrakt. Der Nachweis von *Streptococcus gallolyticus* kann mitunter auf ein bislang unentdecktes kolorektales Karzinom hindeuten (Boleij et al. 2011). Die Therapieauswahl (Tab. 4) hängt von der Empfindlichkeit der Erreger ab, die Angabe von MHKs ist daher essenziell.

Endokarditiden durch Enterokokken werden überwiegend durch *E. faecalis* verursacht (90 %), nur relativ selten durch *E. faecium* (5 %) sowie andere Enterokokken (Chirouze et al. 2013). Eine IE durch *E. faecalis* kann auf ein okkultes kolorektales Karzinom hindeuten (Ursi et al. 2021). Die Therapie ist langwierig und erfordert zwei zellwandaktive und/oder synergistische Antibiotika, wobei die Auswahl aufgrund der Resistenzsituation limitiert ist (Tab. 5). Die Dosierungen sind generell höher als bei Viridans-Streptokokken und Streptokokken der Bovis-Gruppe.

Unter den gram-negativen Erregern von Endokarditiden finden sich die Erreger der HACEK-Gruppe (*Haemophilus parainfluenzae, Aggregatibacter spp*). [*A. actinomycetemcomitans, A. aphrophilus, A. paraphrophilus* und *A. segnis*], *Cardiobacterium spp.* [*C. hominis, C. valvarum*], *Eikenella corrodens* und *Kingella spp.* [*K. kingae, K. denitrificans*]. Es handelt sich um schwer anzüchtbare, langsam wachsende Erreger, die normalerweise den Oropharyngealraum und mitunter den Urogenitaltrakt kolonisieren und für 1–3 % der Endokarditiden verantwortlich sind. Die Standardtherapie ist Ceftriaxon für vier Wochen bei Nativklappenendokarditis und für sechs Wochen bei Prothesenendokarditis (Revest et al. 2016).

5.3 Blutkultur-negative Endokarditis (BCNIE)

Häufiger Grund einer BCNIE ist die Abnahme von Blutkulturen unter laufender Antibiotikatherapie. Es gibt aber auch Erreger, die auf konventionellen Nährmedien nicht anzüchtbar sind und die daher meist indirekt (serologisch) oder mittels PCR-Verfahren nachgewiesen werden müssen. Dazu

Tab. 3 Therapieempfehlung bei *Staphylococcus-spp.*-Endokarditis

Antibiotikum	Dosierung	Therapiedauer (Wochen)	Kommentar
***Staphylococcus spp.*, Methicillin-sensibel**			
Nativklappen-IE			
Flucloxacillin oder	12 g/d in 4–6 ED i.v.	4–6	
Cefazolin	6 g–12 g/d in 3–4 ED i.v.		
Betalaktam-Allergie* oder Methicillin-resistente Staphylokokken			
Vancomycin	30–60 mg/kgKG/d in 2–3 ED i.v.	4–6	Loading-Dosis 30 mg/kgKG Vancomycin-Talspiegel sowie Nierenfunktionsparameter sollten engmaschig bestimmt werden. Der angestrebte Vancomycin-Spiegel liegt bei ≥ 20 mg/l.
Daptomycin i.v. ggf. plus Fosfomycin i.v.	10–12 mg/kgKG/d in 1 ED 8(–24) g/d in 4 ED	4–6	Daptomycin kann eine Rhabdomyolyse verursachen, bei klinischer Symptomatik CK-Bestimmung Fosfomycin-Natrium kann aufgrund des hohen Natrium-Gehalts schwere Elektrolytstörungen verursachen
Prothesen-IE			
Methicillin-sensible Staphylokokken			
Flucloxacillin plus Gentamicin plus Rifampicin	12 g/d in 4–6 ED i.v. 3 mg/kgKG/d in 1 ED i.v. 900 mg/d in 2–3 ED i.v./p.o.	> 6	Gentamicin-Talspiegelmonitoring obligat, Ziel-Talspiegel < 2 µg/ml. Rifampicin sollte erst nach 3–5 Tagen, sobald die BK steril sind, hinzugefügt werden°. Rifampicin interagiert als potenter Cytochrom P-450-Induktor mit zahlreichen Arzneimitteln, insbesondere auch Cardiaka, Opiate etc.! Insbesondere hohe Dosierungen können hepatotoxische Nebenwirkungen verursachen.
Betalaktamallergie* oder Methicillin-resistente Staphylokokken			
Vancomycin Plus Gentamicin Plus Rifampicin	30–60 mg/kgKG/d in 2–3 ED i.v. 3 mg/kgKG/d in 1 ED i.v. 900 mg/d in 2–3 ED i.v./p.o.	> 6	Vancomycin Loading-Dosis 30 mg/kgKG Die Kombination birgt ein hohes Risiko für Nephrotoxizität. Vancomycin und Gentamicin-Talspiegelmonitoring obligat. Der angestrebte Vancomycin-Spiegel liegt bei 20 mg/l. Gentamicin-Talspiegel < 2 µg/ml. Rifampicin sollte erst nach 3–5 Tagen, sobald die BK steril sind, hinzugefügt werden. Rifampicin interagiert als potenter Cytochrom P-450-Induktor mit zahlreichen Arzneimitteln, insbesondere auch Cardiaka, Opiate etc.! Insbesondere hohe Dosierungen können hepatotoxische Nebenwirkungen verursachen.

ED: Einzeldosis
*Eine anamnestische Penicillin-Allergie sollte stets auf Plausibilität geprüft werden! Die Behandlungsergebnisse mit Glykopeptid-Antibiotika sind ungünstiger, sodass bei fehlendem Hinweis auf stattgehabte Typ-I-Reaktion alternativ ein Cephalosporin unter Überwachung versucht werden kann.
°Expertenmeinung – ggf. auch Kombination direkt zu Beginn an

gehören *Brucella spp.*, *Bartonella spp.*, *Coxiella burnetii*, *Legionella spp.*, *Mycoplasma spp.* und *Tropheryma whipplei*. Die Therapie wird mit intrazellulär aktiven Substanzen wie z. B. Doxycyclin, Levofloxacin, oder Clarithromycin durchgeführt, die Therapiedauer ist z. T. sehr lang. Bei entsprechendem Nachweis sollten Infektiologen und Mikrobiologen zur Interpretation der Befunde und Erstellung eines Therapieplans konsultiert werden.

5.4 Pilzendokarditis

Endokarditiden durch Pilze betreffen vor allem Patienten mit Z. n. Klappenersatz und Immunsupprimierte. Jeder Nachweis von *Candida spp.* in Blutkulturen sollte, insbesondere bei Risikogruppen, Anlass geben, nach einer IE zu suchen bzw. diese auszuschließen. *Aspergillus spp.* werden fast nie in der BK nachgewiesen. Ein Klappenersatz ist zur Sanierung der Infektion fast immer erforderlich. Ist dies nicht möglich, muss meist eine lebenslange Suppressionstherapie durchgeführt werden. Zur Therapie der Candida-IE wird entweder liposomales Amphotericin B mit oder ohne zusätzliches Flucytosin (außer Handel in Deutschland) eingesetzt oder aber hochdosierte Echinocandine. Zur Therapie von Aspergillus-Endokarditiden werden Aspergillus-wirksame Triazol-Antimykotika eingesetzt. Eine infektiologisch-mikrobiologische Mitbetreuung wird empfohlen.

6 Zusammenfassung

Die infektiöse Endokarditis stellt trotz niedriger Inzidenz nach wie vor eine der häufigsten lebensbedrohlichen Infektionserkrankungen dar. Ein zunehmendes Alter und eine entsprechend hohe Morbidität der Patienten sowie die zunehmende Beteiligung von künstlichen Herzklappen und Herzschrittmachern/ICDs und damit einhergehend eine deutliche Zunahme von Staphylokokken als verursachende Erreger sind dafür

Tab. 4 Therapieempfehlung bei Streptokokken-Endokarditis

Antibiotikum	Dosierung	Therapiedauer (Wochen)	Kommentar
Orale und Verdauungstraktstreptokokken inkl. *Strep.-bovis*-Gruppe Penicillin-MHK ≤ 0,125 mg/l			
Standardtherapie			
Penicillin oder Ampicillin oder Ceftriaxon	20 Mio IE/d in 3–4 ED i.v. 100–200 mg/kgKG/d in 4–6 ED i.v. 2 g/d in 1 ED i.v.	4 6 bei Prothesen-IE	Das Regime sollte bevorzugt bei kompliziertem Verlauf, älteren Patienten, eingeschränkter Nierenfunktion oder Schädigung des N. vestibulocochlearis angewendet werden.
Verkürzte Therapiedauer, nur bei unkompliziertem Verlauf, niedrigem Lebensalter, Krankheitsdauer < drei Monate, Penicillin-MHK ≤ 0,125 mg/l			
Penicillin oder Ampicillin oder Ceftriaxon Jeweils plus Gentamicin	20 Mio IE/d in 3–4 ED i.v. 100–200 mg/kgKG/d in 4–6 ED i.v. 2 g/d in 1 ED i.v. 3 mg/kgKG/d in 1 ED i.v.	2	Nur bei Patienten mit unkompliziertem Verlauf und normaler Nierenfunktion. Voraussetzungen: Nativklappen-IE, keine septischen Absiedlungen. Das Schema ist nicht erprobt bei Pneumokokken und Beta-hämolysierenden Streptokokken Gentamicin-Talspiegel < 2 µg/ml
Penicillin-Allergie			
Vancomycin	30 mg/kgKG/d in 2–3 ED i.v.	4 6 bei Prothesen-IE	Zieltalspiegel 10–15 mg/ml
Streptokokken mit relativer Penicillin-Resistenz (MHK 0,250–2 mg/l)[*]			
Penicillin oder Ampicillin oder Ceftriaxon jeweils plus Gentamicin	24 Mio IE/d in 4–6 ED i.v. 100–200 mg/kgKG/d in 4–6 ED i.v. 2 g/d in 1 ED i.v. 3 mg/kgKG/d in 1 ED i.v.	4 6 bei Prothesen-IE	
Betalaktam-Allergie			
Vancomycin plus Gentamicin	30 mg/kgKG/d in 2–3 ED i.v. 3 mg/kgKG/d in 1 ED i.v./i.m.	4 6 bei Prothesen-IE	Die Kombination birgt ein hohes Risiko für Nephrotoxizität. Vancomycin und Gentamicin-Talspiegelmonitoring obligat. Der angestrebte Vancomycin-Talspiegel liegt bei 10–15 mg/l.

ED: Einzeldosis
[*]Streptokokken mit Penicillin-Resistenz (MHK > 2 mg/l) sollten wie Enterokokken behandelt werden

Tab. 5 Therapieempfehlung bei Enterokokken-Endokarditis

Antibiotikum	Dosierung	Therapiedauer (Wochen)	Kommentar
Enterokokken, Betalaktam- und Gentamicin-Highlevel-sensibel			
Ampicillin plus Gentamicin	200 mg/kgKG/d in 4–6 ED i.v. 3 mg/kgKG/d i.v. in 1 ED	4–6	Eine Therapiedauer von sechs Wochen wird empfohlen, wenn die Symptome bereits > drei Monate vor Diagnosestellung bestanden. Gentamicin-Talspiegelmonitoring, Ziel < 2 µg/ml.
Bevorzugte Therapie bei höherem Alter und/oder eingeschränkter Nierenfunktion, bei Highlevel-Aminoglykosid-Resistenz (nur *E. faecalis*, nicht wirksam bei *E. faecium*!)			
Ampicillin plus Ceftriaxon	200 mg/kgKG/d in 4–6 ED i.v. 4 g/d in 2 ED i.v.	6	Die Kombination ist sowohl bei Highlevel- als auch bei Low-Abstand-level-Gentamicin-Resistenz geeignet. Bei Gentamicin-Highlevel-Resistenz ist sie die Therapie der ersten Wahl.
Betalaktam-Allergie oder -Resistenz (z. B. *E. faecium*, Vancomycin-sensibel)			
Vancomycin plus Gentamicin	30 mg/kgKG/d in 2 ED i.v. 3 mg/kgKG i.v. in 1 ED	6 2–6	Zieltalspiegel 10–15 mg/l Talspiegelmonitoring, Ziel < 2 µg/ml
VRE			
Daptomycin plus eine weitere aktive Substanz, wenn möglich	10–12 mg/kgKG/d in 1 ED i.v.	6	CK-Kontrolle Infektiologische Mitbetreuung

verantwortlich. Die Diagnosefindung und Einschätzung der Wahrscheinlichkeit einer IE erfolgen anhand der modifizierten Duke-Kriterien. Da klinische Symptome und Labor häufig unspezifisch sind, kommen der Bildgebung (insb. der transösophagealen Echokardiografie) und der Erregerdiagnostik eine zentrale Bedeutung zu. Die Therapie der IE erfordert aufgrund der Komplexität stets einen interdisziplinären Ansatz. Die kalkulierte und auch spezifische antibiotische Therapie richtet sich nach der betroffenen Klappenart, dem (erwarteten) Erreger(-spektrum) und individuellen Patientenfaktoren. Nicht selten ist eine operative Sanierung notwendig.

Literatur

Allegranzi B et al (2011) Burden of endemic health-care-associated infection in developing countries: systematic review and meta-analysis. Lancet 377(9761):228–241

Baddour LM et al (2015) Infective endocarditis in adults: diagnosis, antimicrobial therapy, and management of complications: a scientific statement for healthcare professionals from the American Heart Association. Circulation 132(15):1435–1486

Beeson PB et al (1945) Observations on the sites of removal of bacteria from the blood in patients with bacterial endocarditis. J Exp Med 81(1):9–23

Berdejo J et al (2014) Evaluation of vegetation size and its relationship with embolism in infective endocarditis: a real-time 3-dimensional transesophageal echocardiography study. Circ Cardiovasc Imaging 7(1):149–154

Bin Abdulhak AA et al (2014) Global and regional burden of infective endocarditis, 1990–2010: a systematic review of the literature. Glob Heart 9(1):131–143

Boleij A et al (2011) Clinical Importance of Streptococcus gallolyticus infection among colorectal cancer patients: systematic review and meta-analysis. Clin Infect Dis 53(9):870–878

Botelho-Nevers E et al (2009) Dramatic reduction in infective endocarditis-related mortality with a management-based approach. Arch Intern Med 169(14):1290–1298

Cahill TJ, Prendergast BD (2016) Infective endocarditis. Lancet 387(10021):882–893

Chirillo F et al (2013) Impact of a multidisciplinary management strategy on the outcome of patients with native valve infective endocarditis. Am J Cardiol 112(8):1171–1176

Chirouze C et al (2004) Prognostic factors in 61 cases of Staphylococcus aureus prosthetic valve infective endocarditis from the international collaboration on endocarditis merged database. Clin Infect Dis 38(9):1323–1327

Chirouze C et al (2013) Enterococcal endocarditis in the beginning of the 21st century: analysis from the international collaboration on endocarditis-prospective Cohort study. Clin Microbiol Infect 19(12):1140–1147

Duval X et al (2010) Effect of early cerebral magnetic resonance imaging on clinical decisions in infective endocarditis: a prospective study. Ann Intern Med 152(8):497–504. W175

Eichinger S et al (2019) Fluorescence in situ hybridization for identification and visualization of microorganisms in infected heart valve tissue as addition to standard diagnostic tests improves diagnosis of endocarditis. Interact Cardiovasc Thorac Surg 29(5):678–684

Erba PA et al (2012) Added value of 99mTc-HMPAO-labeled leukocyte SPECT/CT in the characterization and management of patients with infectious endocarditis. J Nucl Med 53(8):1235–1243

Fagman E et al (2012) ECG-gated computed tomography: a new role for patients with suspected aortic prosthetic valve endocarditis. Eur Radiol 22(11):2407–2414

Feuchtner GM et al (2009) Multislice computed tomography in infective endocarditis: comparison with transesophageal echocardiography and intraoperative findings. J Am Coll Cardiol 53(5):436–444

Fournier PE et al (2010) Comprehensive diagnostic strategy for blood culture-negative endocarditis: a prospective study of 819 new cases. Clin Infect Dis 51(2):131–140

Fowler VG Jr et al (2005) Staphylococcus aureus endocarditis: a consequence of medical progress. JAMA 293(24):3012–3021

Habib G et al (2015) 2015 ESC guidelines for the management of infective endocarditis: the task force for the management of infective endocarditis of the European Society of Cardiology (ESC). Endorsed by: European Association for Cardio-Thoracic Surgery (EACTS), the European Association of Nuclear Medicine (EANM). Eur Heart J 36(44):3075–3128

Habib G et al (2019) Clinical presentation, aetiology and outcome of infective endocarditis. Results of the ESC-EORP EURO-ENDO (European infective endocarditis) registry: a prospective Cohort study. Eur Heart J 40(39):3222–3232

Hoen B et al (2002) Changing profile of infective endocarditis: results of a 1-year survey in France. JAMA 288(1):75–81

Lecomte R et al (2019) Risk-benefit assessment of systematic thoracoabdominal-pelvic computed tomography in infective endocarditis. Clin Infect Dis 69(9):1605–1612

Li JS et al (2000) Proposed modifications to the Duke criteria for the diagnosis of infective endocarditis. Clin Infect Dis 30(4):633–638

Liang F et al (2016) Optimal timing for early surgery in infective endocarditis: a meta-analysis. Interact Cardiovasc Thorac Surg 22(3):336–345

Meine TJ et al (2001) Cardiac conduction abnormalities in endocarditis defined by the Duke criteria. Am Heart J 142(2):280–285

Murdoch DR et al (2009) Clinical presentation, etiology, and outcome of infective endocarditis in the 21st century: the international collaboration on endocarditis-prospective Cohort study. Arch Intern Med 169(5):463–473

Nienaber JJ et al (2011) Methicillin-susceptible Staphylococcus aureus endocarditis isolates are associated with clonal complex 30 genotype and a distinct repertoire of enterotoxins and adhesins. J Infect Dis 204(5):704–713

Non LR, Santos CA (2017) The occurrence of infective endocarditis with Staphylococcus lugdunensis bacteremia: a retrospective cohort study and systematic review. J Infect 74(2):179–186

Prendergast BD, Tornos P (2010) Surgery for infective endocarditis: who and when? Circulation 121(9):1141–1152

Revest M et al (2016) HACEK endocarditis: state-of-the-art. Expert Rev Anti Infect Ther 14(5):523–530

Saby L et al (2013) Positron emission tomography/computed tomography for diagnosis of prosthetic valve endocarditis: increased valvular 18F-fluorodeoxyglucose uptake as a novel major criterion. J Am Coll Cardiol 61(23):2374–2382

Seifert H et al (2007) Mikrobiologisch-infektiologische Qualitätsstandards (MiQ) 3a und 3b. Elsevier, Jena

Servy A et al (2014) Prognostic value of skin manifestations of infective endocarditis. J Dermatol 150(5):494–500

Simmon KE et al (2008) Phylogenetic analysis of viridans group streptococci causing endocarditis. J Clin Microbiol 46(9):3087–3090

Thuny F et al (2005) Risk of embolism and death in infective endocarditis: prognostic value of echocardiography: a prospective multicenter study. Circulation 112(1):69–75

Ursi MP et al (2021) Enterococcal infective endocarditis is a marker of current occult or future incident colorectal neoplasia. Eur J Intern Med 83:68–73

Vollmer T et al (2010) 23S rDNA real-time polymerase chain reaction of heart valves: a decisive tool in the diagnosis of infective endocarditis. Eur Heart J 31(9):1105–1113

Werdan K et al (2014) Mechanisms of infective endocarditis: pathogen-host interaction and risk states. Nat Rev Cardiol 11(1):35–50